Volume 1

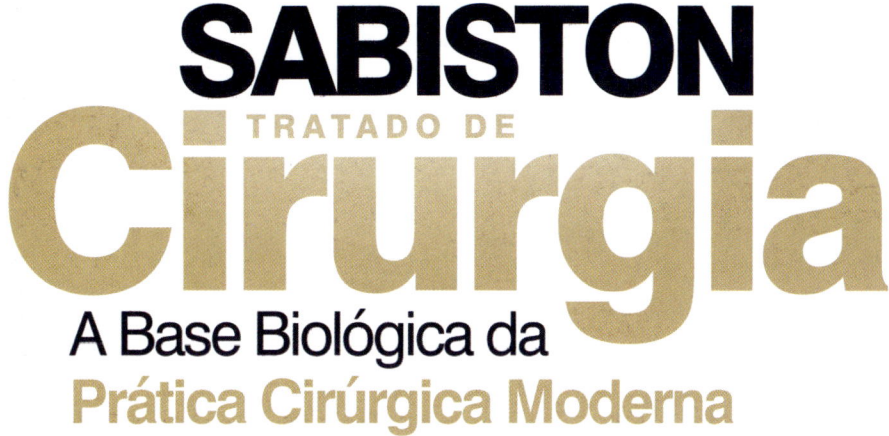

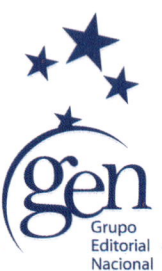

O GEN | Grupo Editorial Nacional – maior plataforma editorial brasileira no segmento científico, técnico e profissional – publica conteúdos nas áreas de ciências da saúde, exatas, humanas, jurídicas e sociais aplicadas, além de prover serviços direcionados à educação continuada e à preparação para concursos.

As editoras que integram o GEN, das mais respeitadas no mercado editorial, construíram catálogos inigualáveis, com obras decisivas para a formação acadêmica e o aperfeiçoamento de várias gerações de profissionais e estudantes, tendo se tornado sinônimo de qualidade e seriedade.

A missão do GEN e dos núcleos de conteúdo que o compõem é prover a melhor informação científica e distribuí-la de maneira flexível e conveniente, a preços justos, gerando benefícios e servindo a autores, docentes, livreiros, funcionários, colaboradores e acionistas.

Nosso comportamento ético incondicional e nossa responsabilidade social e ambiental são reforçados pela natureza educacional de nossa atividade e dão sustentabilidade ao crescimento contínuo e à rentabilidade do grupo.

Volume 1

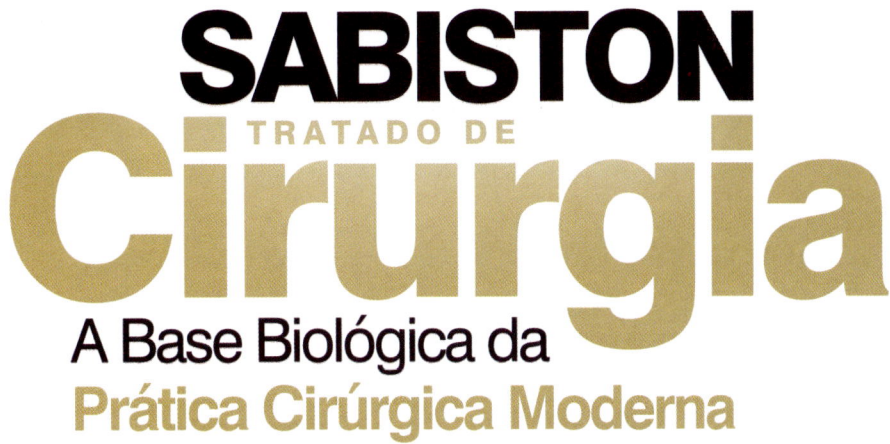

SABISTON
TRATADO DE Cirurgia
A Base Biológica da Prática Cirúrgica Moderna

EDITORES

Courtney M. Townsend, JR., MD
Professor, Robertson-Poth Distinguished Chair in General Surgery, Department of Surgery,
The University of Texas Medical Branch, Galveston, Texas.

R. Daniel Beauchamp, MD
J.C. Foshee Distinguished Professor of Surgery, Professor of Cell and Developmental Biology,
Deputy Director, Vanderbilt-Ingram Cancer Center, Vice President Cancer Center Network Affairs,
Vanderbilt University Medical Center, Nashville, Tennessee.

B. Mark Evers, MD
Professor and Vice-Chair for Research, Department of Surgery, Director, Lucille P. Markey Cancer Center,
Markey Cancer Foundation Endowed Chair, Physician-in-Chief, Oncology Service Line UK Healthcare,
University of Kentucky, Lexington, Kentucky.

Kenneth L. Mattox, MD
Distinguished Service Professor, Michael E. DeBakey Department of Surgery, Baylor College of Medicine,
Chief of Staff and Surgeon-in-Chief, Ben Taub General Hospital, Houston, Texas.

21ª edição

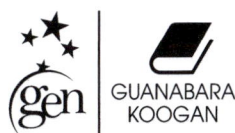

- Os autores deste livro e a editora empenharam seus melhores esforços para assegurar que as informações e os procedimentos apresentados no texto estejam em acordo com os padrões aceitos à época da publicação. Entretanto, tendo em conta a evolução das ciências, as atualizações legislativas, as mudanças regulamentares governamentais e o constante fluxo de novas informações sobre os temas que constam do livro, recomendamos enfaticamente que os leitores consultem sempre outras fontes fidedignas, de modo a se certificarem de que as informações contidas no texto estão corretas e de que não houve alterações nas recomendações ou na legislação regulamentadora.

- Data do fechamento do livro: 25/08/2023

- Os autores e a editora se empenharam para citar adequadamente e dar o devido crédito a todos os detentores de direitos autorais de qualquer material utilizado neste livro, dispondo-se a possíveis acertos posteriores caso, inadvertida e involuntariamente, a identificação de algum deles tenha sido omitida.

- **Atendimento ao cliente: (11) 5080-0751 | faleconosco@grupogen.com.br**

- Traduzido de:
  SABISTON TEXTBOOK OF SURGERY: THE BIOLOGICAL BASIS OF MODERN SURGICAL PRACTICE, TWENTY FIRST EDITION.
  Copyright © 2022, Elsevier Inc. All rights reserved.

  This edition of *Sabiston Textbook of Surgery: The Biological Basis of Modern Surgical Practice*, 21st edition, by Courtney M. Townsend, JR., R. Daniel Beauchamp, B. Mark Evers and Kenneth L. Mattox, is published by arrangement with Elsevier Inc.
  ISBN: 978-0-323-64062-6
  Esta edição de *Sabiston Textbook of Surgery: The Biological Basis of Modern Surgical Practice*, 21ª edição, de Courtney M. Townsend, JR., R. Daniel Beauchamp, B. Mark Evers e Kenneth L. Mattox, é publicada por acordo com a Elsevier Inc.

- Direitos exclusivos para a língua portuguesa
  Copyright © 2024 by
  GEN | Grupo Editorial Nacional Participações S.A.
  Publicado pelo selo Editora Guanabara Koogan Ltda.
  Travessa do Ouvidor, 11
  Rio de Janeiro – RJ – CEP 20040-040
  www.grupogen.com.br

- Reservados todos os direitos. É proibida a duplicação ou reprodução deste volume, no todo ou em parte, em quaisquer formas ou por quaisquer meios (eletrônico, mecânico, gravação, fotocópia, distribuição pela Internet ou outros), sem permissão, por escrito, do GEN | Grupo Editorial Nacional Participações S/A.

- Capa: Bruno Sales

- Imagem da capa: Daniel Graves | iStock

- Editoração eletrônica: volume 1: R.O. Moura
  volume 2: Eramos Serviços Editoriais

Nota
Este livro foi produzido pelo GEN | Grupo Editorial Nacional, sob sua exclusiva responsabilidade. Profissionais da área da Saúde devem fundamentar-se em sua própria experiência e em seu conhecimento para avaliar quaisquer informações, métodos, substâncias ou experimentos descritos nesta publicação antes de empregá-los. O rápido avanço nas Ciências da Saúde requer que diagnósticos e posologias de fármacos, em especial, sejam confirmados em outras fontes confiáveis. Para todos os efeitos legais, a Elsevier, os autores, os editores ou colaboradores relacionados a esta obra não podem ser responsabilizados por qualquer dano ou prejuízo causado a pessoas físicas ou jurídicas em decorrência de produtos, recomendações, instruções ou aplicações de métodos, procedimentos ou ideias contidos neste livro.

- Ficha catalográfica

CIP-BRASIL. CATALOGAÇÃO NA PUBLICAÇÃO
SINDICATO NACIONAL DOS EDITORES DE LIVROS, RJ

S121
21. ed.

Sabiston tratado de cirurgia : a base biológica da prática cirúrgica moderna / editores Courtney M. Townsend ... [et al.] ; tradução Andrea Delcorso ... [et al.]. - 21. ed. - Rio de Janeiro : Guanabara Koogan, 2024.
: il. ; 28 cm.

Tradução de: Sabiston textbook of surgery: the biological basis of modern surgical practice
Inclui bibliografia e índice
ISBN 978-85-9515-981-5

1. Cirurgia. I. Townsend, Courtney M. II. Delcorso, Andrea.

23-84361
CDD: 617
CDU: 616-089.8

Gabriela Faray Ferreira Lopes - Bibliotecária - CRB-7/6643

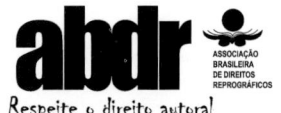

Revisão Técnica e Tradução

REVISÃO TÉCNICA

Adonis Nasr (Capítulo 46)
Médico. Especialista em Cirurgia Geral e Cirurgia do Aparelho Digestivo pelo Hospital de Clínicas da Universidade Federal do Paraná (UFPR). Especialista em Trauma pelo Hospital das Clínicas da Universidade de São Paulo (USP). Doutor em Clínica Cirúrgica pela USP. Professor Associado da UFPR. Professor Adjunto da Pontifícia Universidade Católica do Paraná (PUCPR). Membro de SBAIT, CBC, SBEM, Conselheiro do CRMPR.

Adriana Silveira de Almeida (Capítulo 60)
Médica. Especialista em Cirurgia Geral pelo CNRM/MEC. Especialista em Cirurgia Cardiovascular pelo CNRM/MEC. Pós-graduada em Cirurgia Cardiovascular Minimamente Invasiva. Mestre em Cardiologia pela Universidade Federal do Rio Grande do Sul (UFRGS). Doutora em Cardiologia pela UFRGS. Membro Titular do Colégio Brasileiro de Cirurgiões. Professora Permanente do Mestrado Profissional de Avaliação de Tecnologias para o SUS do Grupo Hospitalar Conceição, Porto Alegre, RS. Supervisora do Programa de Residência Médica em Cirurgia Cardiovascular do Hospital Nossa Senhora da Conceição, Porto Alegre, RS. Cirurgiã Cardiovascular do Serviço de Cirurgia Cardíaca do Hospital Nossa Senhora da Conceição, Grupo Hospitalar Conceição, Porto Alegre, RS.

Alexandre Ferreira Oliveira (Capítulo 56)
Médico. Cirurgião Oncológico e Geral. Especialista em Cirurgia Geral pelo Hospital Universitário da Universidade Federal de Juiz de Fora (UFJF) e em Cirurgia Oncológica pelo Instituto Nacional de Câncer (INCA). Doutor em Cirurgia pela Universidade de São Paulo/Ribeirão Preto (USP/RP). Professor Associado 3 de Oncologia da UFJF. Membro da Diretoria do Colégio Brasileiro de Cirurgiões (CBC) (Diretor do Setor IV). Presidente da Sociedade Brasileira de Cirurgia Oncológica (SBCO) 2019-2021.

Andre Miotto (Capítulo 58)
Médico. Cirurgião torácico. Especialista em Cirurgia Torácica pela Sociedade Brasileira da Cirurgia Torácica (SBCT) e Cirurgia Robótica pela Intuitive-IRCAD. Mestre e Doutor pela Escola Paulista de Medicina da Universidade Federal de São Paulo (Unifesp). Professor Assistente da Disciplina de Cirurgia Torácica da Escola Paulista de Medicina (Unifesp). Membro Titular do Colégio Brasileiro de Cirurgiões e SBCT.

Andrea Povedano (Capítulo 13)
Médica. Professora Adjunta do Departamento de Cirurgia Geral e Especializada da Universidade Federal do Estado do Rio de Janeiro (Unirio). Especialista em Coloproctologia pela Associação Médica Brasileira. Mestre em Cirurgia pela Universidade do Estado do Rio de Janeiro (UFRJ). Doutora em Neurociências pela Unirio. Membro Titular da Sociedade Brasileira de Coloproctologia e do Colégio Brasileiro de Cirurgiões.

Angelica Maria Lucchese (Capítulos 27 e 28)
Médica. Especialista em Cirurgia do Aparelho Digestivo pelo Hospital Sao Lucas da Pontifícia Universidade Católica do Rio Grande do Sul (PUCRS). Mestre em Hepatologia pela Universidade Federal de Ciências da Saúde de Porto Alegre. Doutor em Hepatologia pela Universidade Federal de Ciências da Saúde de Porto Alegre em parceria com Hospital Paul Brousse em Villejuif – França. Membro do Serviço de Cirurgia Oncológica da Santa Casa de Misericórdia de Porto Alegre. Membro de CBC, CBCD, CBCHPB, SBCO.

Antonio Cavalcanti de Albuquerque Martins (Capítulo 55)
Médico. Especialista em Cirurgia Geral e Cirurgia Digestiva pelo Hospital das Clínicas da Universidade Federal de Pernambuco (HC-UFPE). Mestre e Doutor em Cirurgia pelo HC-UFPE. Professor Anatomia e Cirurgia da Faculdade Pernambucana de Saúde (FPS).

Bernardo Mazzini Ketzer (Capítulo 17)
Médico. Especialista em Cirurgia Geral. Doutor em Ciências da Saúde, Disciplina de Gastrocirurgia, da Universidade de São Paulo (USP). Professor da Disciplina de Cirurgia Geral da Faculdade de Medicina de Santo Amaro (FMSA). Membro Titular do Colégio Brasileiro de Cirurgiões.

Bruno M. Pereira (Capítulo 5)
Cirurgião de Trauma, Urgência e Emergência. Especialista em Cirurgia do Trauma pela SBAIT/AMB. Mestre em Ciências da Cirurgia pela Universidade Estadual de Campinas (Unicamp). Doutor em Ciências da Cirurgia pela Unicamp. Professor Titular da Pró-Reitoria de Pós-Graduação e Pesquisa da Universidade Vassouras. Coordenador do Programa de Residência Médica em Cirurgia Geral da Santa Casa de Campinas. Presidente da Sociedade Mundial do Compartimento Abdominal (WSACS 2017-2019). Diretor de Treinamento e Educação do Colégio Brasileiro de Cirurgiões (CBC). Membro Titular do CBC. Membro do American College of Surgeons. Membro da Critical Care Medicine Society. Membro da Sociedade Brasileira do Atendimento Integrado ao Traumatizado.

Carlos Roberto Naufel Junior (Capítulo 49)
Médico. Especialista em Cirurgia Geral e Cirurgia do Aparelho Digestivo pelo Hospital Universitário Evangélico Mackenzie. Mestre em Clínica Cirúrgica pela Faculdade Evangélica Mackenzie do Paraná. Professor Adjunto de Clínica Cirúrgica da Faculdade Evangélica Mackenzie do Paraná. Membro Titular do Colégio Brasileiro de Cirurgiões. Fellow of the American College of Surgeons.

Cassio Andreoni Ribeiro (Capítulo 40)
Médico. Especialista em Cirurgia Robótica e Minimamente Invasiva pela Washington University School of Medicine. Doutor em Urologia pela Universidade Federal de São Paulo (EPM-Unifesp). Professor Livre-docente da Escola Paulista de Medicina da Universidade Federal de São Paulo. Membro Titular do Colégio Brasileiro de Cirurgiões (CBC).

Cezar Daniel Snak de Souza (Capítulo 14)
Médico. Especialista em Anestesiologia pela Escola Paulista de Medicina/Universidade Federal de São Paulo (EPM/Unifesp). Mestre em Neurociências pela EPM/Unifesp. Clinical Fellow in Cardiovascular Anesthesia and Critical Care by University of Toronto/Saint Michael's Hospital, Toronto, Canadá.

Cleinaldo de Almeida Costa (Capítulo 22)
Médico. Especialista em Cirurgia Vascular pela Sociedade Brasileira de Angiologia e Cirurgia Vascular. Mestre em Ciências/Cirurgia Vascular pela Escola Paulista de Medicina da Universidade Federal de São Paulo (EPM/Unifesp). Doutor em Ciências/Medicina (Clínica Cirúrgica) pela Faculdade de Medicina da Universidade de São Paulo (USP). Professor associado da Universidade do Estado do Amazonas (UEA) e da Universidade Federal do Amazonas (UFAM). Membro Titular do Colégio Brasileiro de Cirurgiões.

Daniel Francisco Mello (Capítulo 69)

Médico. Especialista em Cirurgia Plástica e Cirurgia Crânio-maxilo-facial pela Sociedade Brasileira de Cirurgia Plástica. Mestre em Cirurgia pela Faculdade de Ciências Médicas da Santa Casa de Misericórdia de São Paulo (FCMSCSP). Doutor em Cirurgia pela (FCMSCSP). Professor Voluntário da (FCMSCSP). Membro titular de SBCP, ABCCMF e CBC.

Daniel Hardy Melo (Capítulo 38)

Médico. Residência Médica em Cirurgia Geral e Cirurgia de Cabeça e Pescoço pelo Hospital das Clínicas da Faculdade de Medicina de Ribeirão Preto da Universidade de São Paulo (FMRP-USP). Mestre em Ciências Médicas pela FMRP-USP. Doutor em Ciências pela FMRP-USP. Professor Adjunto IV da Universidade Federal do Ceará – *Campus* de Sobral. Membro Titular do Colégio Brasileiro de Cirurgiões (CBC). Especialista em Cirurgia de Cabeça e Pescoço pela SBCPP/AMB. Certificado de Área de Atuação em Administração em Saúde pela ABRAMPAS/AMB.

Diego Laurentino Lima (Capítulo 7)

Cirurgião Geral. Especialista em Cirurgia Geral pelo Hospital dos Servidores do Estado de Pernambuco. Mestre em Ciências da Saúde pela Universidade de Pernambuco. Professor Convidado do Programa de Pós-graduação da Universidade Federal do Rio Grande do Sul. Membro Titular do Colégio Brasileiro de Cirurgiões (CBC) e da Society of American Gastrointestinal and Endoscopic Surgeons (Sages).

Djalma José Fagundes (Capítulo 44)

Médico-Cirurgião Geral. Professor Universitário. Especialista em Cirurgia Geral por Associação Médica Brasileira/Colégio Brasileiro de Cirurgiões (AMB/CBC). Mestre em Técnica Operatória e Cirurgia Experimental pela Universidade Federal de São Paulo (Unifesp). Doutor em Técnica Operatória e Cirurgia Experimental pela Unifesp. Professor Titular/Livre-Docente da Associação Médica Brasileira/Colégio Brasileiro de Cirurgiões. Membro da Associação Médica Brasileira/Colégio Brasileiro de Cirurgiões.

Edgard da Silva Neto (Capítulo 36)

Cirurgião Plástico. Especialista em Cirurgia Plástica pela Sociedade Brasileira de Cirurgia Plástica. Doutor em Biofotônica Aplicada às Ciências da Saúde pela Universidade Nove de Julho. Médico Assistente da Disciplina de Cirurgia Plástica da Irmandade da Santa Casa de Misericórdia de São Paulo. Professor da Universidade Nove de Julho. Membro da Sociedade Brasileira de Cirurgia Plástica. Titular do Colégio Brasileiro de Cirurgiões. Membro Internacional da American Society of Plastic Surgeons.

Edimar Leandro Toderke (Capítulo 52)

Médico. Especialista em Cirurgia Geral pelo Hospital de Ipanema – Rio de Janeiro (RJ). Especialista em Cirurgia do Aparelho Digestivo pelo Hospital de Clínicas da Universidade Federal do Paraná (UFPR) – Curitiba (PR). Mestre em Cirurgia Geral pela UFPR. Professor Adjunto do curso de Medicina da Faculdade Pequeno Príncipe – Curitiba (PR). Membro Titular do Colégio Brasileiro de Cirurgiões.

Edivaldo Massazo Utiyama (Capítulo 57)

Médico. Especialista em Cirurgia Geral pelo Programa de Residência Médica em Cirurgia Geral do Hospital das Clínicas da Faculdade de Medicina da Universidade de São Paulo (FMUSP). Doutor em Ciência Cirúrgica pelo Programa de Pós-Graduação do Departamento de Cirurgia da FMUSP. Professor Titular da Disciplina de Cirurgia Geral e Trauma do Departamento de Cirurgia da FMUSP. Membro Titular do Colégio Brasileiro de Cirurgiões.

Edna Frasson de Souza Montero (Capítulo 25)

Médica. Especialista em Cirurgia Geral pela Residência Médica no Hospital das Clínicas da Faculdade de Medicina – Ribeirão Preto da Universidade de São Paulo (FMRP-USP). Doutora em Medicina (Técnica Operatória e Cirurgia Experimental) pela Universidade Federal de São Paulo (Unifesp). Professora Associada da Disciplina de Cirurgia Geral e do Trauma do Departamento de Cirurgia da Faculdade de Medicina da Universidade de São Paulo (HCFMUSP). Membro do Colégio Brasileiro de Cirurgiões, da Associação Brasileira de Transplantes e da International Society for Experimental Microsurgery.

Eduardo Nacur Silva (Capítulo 26)

Médico-Cirurgião Geral. Coordenador da III Clínica Cirúrgica da Santa Casa de Belo Horizonte. Especialista em Cirurgia Geral pela Universidade Federal de Minas Gerais (UFMG). Mestre em Cirurgia pela UFMG. Membro do Colégio Brasileiro de Cirurgiões. Fellow of the American College of Surgeons.

Eduardo Ramos (Capítulo 54)

Médico. Especialista em Cirurgia Geral. Mestre em Cirurgia pela Universidade Federal do Paraná (UFPR). Doutor em Cirurgia pela UFPR. Professor Associado IV de Anatomia da UFPR.

Elias Jirjoss Ilias (Capítulo 50)

Médico. Mestre e Doutor em Medicina pela Faculdade de Ciências Médicas da Santa Casa de São Paulo (FCMSCSP). Professor Adjunto do Departamento de Cirurgia da FCMSCSP. Membro Titular do Colégio Brasileiro de Cirurgiões (CBC). Membro Titular do Colégio Brasileiro de Cirurgia Digestiva (CBCD). Membro Titular da Sociedade Brasileira de Cirurgia Bariátrica e Metabólica.

Elisângela de Mattos e Silva (Capítulo 73)

Médica-Cirurgiã Pediátrica. Título de Especialista pela Sociedade Brasileira de Cirurgia Pediátrica. Mestre em Clínica Cirúrgica pela Pontifícia Universidade Católica do Paraná (PUCPR). Professora do Curso de Medicina das Faculdades Pequeno Príncipe. Membro do Colégio Brasileiro de Cirurgiões e da Sociedade Brasileira de Cirurgia Pediátrica.

Everton Pontes Martins (Capítulos 31 e 34)

Médico. Especialista em Cirurgia Geral pela Pontifícia Universidade Católica de Campinas (PUC-Campinas). Especialista em Cirurgia Oncológica pelo A. C. Camargo Cancer Center (SP). Especialista em Cirurgia de Cabeça e Pescoço pela Sociedade Brasileira de Cirurgia de Cabeça e Pescoço – AMB. Doutor em Oncologia pela Faculdade de Medicina da Universidade de São Paulo (USP). Professor da Faculdade de Medicina da Unisalesiano, Araçatuba (SP). Supervisor da Residência de Cirurgia Geral da Santa Casa de Araçatuba (SP). Membro Titular do Colégio Brasileiro de Cirurgiões. Membro Titular da Sociedade Brasileira de Cirurgia Oncológica.

Fausto Miranda Jr (Capítulos 62, 65 e 66)

Professor Universitário. Especialista em Angiologia e em Cirurgia Vascular pela Sociedade Brasileira de Angiologia e de Cirurgia Vascular/AMB. Mestre e Doutor em Ciências pela Escola Paulista de Medicina da Universidade Federal de São Paulo (EPM/Unifesp). Professor *Honoris Causa*, Titular Afiliado, Livre-Docente da EPM/Unifesp. Membro Titular do Colégio Brasileiro de Cirurgia e da Sociedade Brasileira de Angiologia e de Cirurgia Vascular.

Fernando Cordeiro (Capítulo 8)

Especialista em Cirurgia Geral pelo Colégio Brasileiro de Cirurgiões (CBC). Especialista em Coloproctologia pela Sociedade Brasileira de Coloproctologia e pelo CBC. Especialista em Gastrenterologia pela Federação Brasileira de Gastrenterologia. Especialista em Direito Médico pela Escola Paulista de Direito. Especialista em Direito Médico pela Faculdade de Direito da Universidade de Coimbra. Mestre em Cirurgia pela Faculdade de Ciências Médicas da Universidade Estadual de Campinas (Unicamp). Doutor em Cirurgia pela Faculdade de Ciências Médicas da Unicamp. Professor Titular da Faculdade de Medicina da Pontifícia Universidade Católica de Campinas (PUC-Campinas). Membro

Emérito do CBC. Membro Titular da Sociedade Brasileira de Coloproctologia. Membro Titular da Federação Brasileira de Gastrenterologia. Fellow of the American College de Surgeons. Fellow of the American Society of Colon and Rectal Surgeons.

Fernando Ponce Leon (Capítulo 72)
Cirurgião Geral. Especialista em Cirurgia Geral e Videolaparoscopia pela Universidade Federal do Rio de Janeiro (UFRJ). Mestre em Ciências Cirúrgicas pela UFRJ. Doutor em Ciências Cirúrgicas pela UFRJ. Membro Titular da Sociedade Brasileira de Cirurgia Videolaparoscópica e Robótica (Sobracil), da Sociedade Brasileira de Hérnia (SBH), do Colégio Brasileiro de Cirurgiões (CBC) e Colégio Americano de Cirurgiões (ACS).

Flavio Daniel Saavedra Tomasich (Capítulo 10)
Médico. Professor Associado IV do Departamento de Cirurgia da Universidade Federal do Paraná (UFPR). Coordenador das disciplinas de Técnica Cirúrgica e Cirurgia Experimental I e II, do Curso de Medicina da UFPR. Membro Titular do Colégio Brasileiro de Cirurgiões (CBC). Segundo Vice-Presidente Nacional do CBC. Membro Titular da Sociedade Brasileira de Cirurgia Oncológica. Titular do Serviço de Cirurgia Abdominal do Hospital Erasto Gaertner Cancer Center. Titular do Serviço de Cirurgia Geral do Hospital do Trabalhador.

Gerson Alves Pereira Júnior (Capítulo 23)
Médico. Especialista em Cirurgia Geral pelo Colégio Brasileiro de Cirurgiões (CBC). Especialista em Cirurgia Digestiva pelo Colégio Brasileiro de Cirurgia Digestiva (CBCD). Especialista em Terapia Intensiva pela Associação de Medicina Intensiva Brasileira (AMIB). Especialista em Medicina de Emergência pela Associação Brasileira de Medicina de Emergência (Abramede). Mestre em Clínica Cirúrgica pela Faculdade de Medicina de Ribeirão Preto da Universidade de São Paulo (FMRP-USP). Doutor em Clínica Cirúrgica pela FMRP-USP. Professor de Cirurgia de Urgência e Trauma da USP. Membro do CBC.

Giulianno Molina de Melo (Capítulo 30 e 37)
Médico, Cirurgião de Cabeça e Pescoço. Especialista em Cirurgia de Cabeça e Pescoço e Cirurgia Geral por Sociedade Brasileira de Cirugia de Cabeça e Pescoço (SBCCP) e Colégio Brasileiro de Cirurgiões (CBC). Mestre em Ciências – Oncologia pela Faculdade de Medicina da Universidade de São Paulo. Doutor em Ciências pela Pós-Graduação em Otorrinolaringologia da Universidade Federal de São Paulo (Unifesp). Professor Afiliado do Departamento de Otorrinolaringologia e Cirurgia de Cabeça e Pescoço da Unifesp. Fellow of the American College of Surgeons (FACS).Titular da SBCCP. Titular do CBC. Fellow of the American Head and Neck Society (AHNS). Fellow of the American Society of Clinical Oncology (ASCO). Membro da Latin American Thyroid Society (LATS).Ex-Coordenador do Departamento de Tireoide da SBCCP. Presidente Interino da Federação Latino-Americana de Sociedades de Cirurgia de Cabeça e Pescoço. American Head and Neck Society (AHNS) Salivary Gland Section Member. Multidisciplinary Salivary Gland Society Member.

Gleydson Cesar Borges (Capítulo 6)
Cirurgião Geral e do Aparelho Digestivo. Coordenador do Serviço de Cirurgia Geral e do Aparelho Digestivo da Santa Casa de Misericórdia de Fortaleza. Coordenador do Internato do Curso de Medicina da Unichristus. Coordenador Adjunto da Pós-graduação em Cirurgia Minimamente Invasiva e Robótica. Mestre em Cirurgia e Especialidades Cirúrgicas – Universidade de Barcelona – Espanha. Professor Orientador do Mestrado Profissional em Tecnologia Minimamente Invasiva e Simulação na Área de Saúde da Unichristus. Vice-Mestre do Setor II do Colégio Brasileiro de Cirurgiões (CBC) (2022/2024). Mestre do CBC – Capítulo Ceará (2020/2021). Presidente Sobracil – CE (2011/2012). Membro Titular do CBC. Membro Titular da Sociedade Brasileira de Cirurgia Minimamente Invasiva e Robótica (Sobracil). Membro Associado da Sociedade Brasileira de Cirurgia Bariátrica e Metabólica (SBCBM).

Guilherme Brasileiro de Aguiar (Capítulo 68)
Médico Neurocirurgião e Neurorradiologista Intervencionista. Especialista em Neurocirurgia pela Sociedade Brasileira de Neurocirurgia – Associação Médica Brasileira. Mestre em Pesquisa em Cirurgia pela Faculdade de Ciências Médicas da Santa Casa de São Paulo (FCMSCSP). Doutor em Ciências da Saúde pela FCMSCSP. Professor da FCMSCSP. Membro da Sociedade Brasileira de Neurocirurgia. Membro Titular do Colégio Brasileiro de Cirurgiões.

Guilherme Visconde Brasil (Capítulo 61)
Médico. Especialista em Cirurgia Cardiovascular pela Sociedade Brasileira de Cirurgia Cardiovascular (SBCCV). Doutor em Ciências pelo Instituto de Biofísica Carlos Chagas Filho (IBCFF) da Universidade Federal do Rio de Janeiro (UFRJ). Professor Adjunto da Faculdade de Medicina da Universidade Federal de Goiás (UFG). Membro da Sociedade Brasileira de Cirurgia Cardiovascular (SBCCV) e do Colégio Brasileiro de Cirurgiões.

Gustavo Cardoso Guimarães (Capítulo 74)
Médico. Coordenador Geral dos Departamentos Cirúrgicos Oncológicos da Beneficência Portuguesa de São Paulo. Coordenador do Programa de Cirurgia Robótica da Beneficência Portuguesa de São Paulo. Especialista em Cirurgia Geral pelo Colégio Brasileiro de Cirurgiões (CBC). Especialista em Urologia pela Sociedade Brasileira de Urologia (SBU). Especialista em Cirurgia Oncológica pela Sociedade Brasileira de Cirurgia Oncológica (SBCO). Especialista em Cancerologia pela Sociedade Brasileira de Cancerologia (SBC). Mestre em Oncologia pela Fundação Antonio Prudente – Hospital AC Camargo. Doutor em Oncologia pela Fundação Antonio Prudente – Hospital AC Camargo. Professor Associado do Departamento de Cirurgia da Santa Casa de São Paulo. Professor Livre-Docente em Oncourologia da Universidade Estadual de Campinas (Unicamp). Membro Titular do CBC, SBU, SBCO, SBC.

Heitor Márcio Gavião Santos (Capítulo 18)
Médico-Cirurgião Geral. Especialista em Cirurgia Geral pelo Hospital Geral de Nova Iguaçu (HGNI) Professor da Pós-Graduação do Instituto Carlos Chagas. Membro Titular do Colégio Brasileiro de Cirurgiões. Fellow of the American College of Surgeons. CFO da Sociedade Brasileira de Hérnia. Fellow of the Americas Hernia Society.

Heládio Feitosa de Castro Filho (Capítulo 48)
Médico. Especialista em Cirurgia Geral pelo Colégio Brasileiro de Cirurgiões/AMB. Especialista em Nutrição Parenteral e Enteral pela Sociedade Brasileira de Nutrição Parenteral e Enteral/AMB. Especialista em Cirurgia Bariátrica pelo Colégio Brasileiro de Cirurgiões/AMB. Mestre em Técnica Operatória e Cirurgia Experimental pela Escola Paulista de Medicina da Universidade Federal de São Paulo (EPM/Unifesp). Professor Assistente do Departamento de Cirurgia da Faculdade de Medicina da Universidade Federal do Ceará. Membro Emérito do Colégio Brasileiro de Cirurgiões. Membro Titular da Sociedade Brasileira de Cirurgia Bariátrica e Metabólica. Membro Titular do Colégio Brasileiro de Cirurgia Digestiva. Fellow of The American College of Surgeons. Fellow of the International Federation for the Surgery of Obesity and Metabolic Disorders. Presidente da Federación Latinoamericana de Cirugía (FELAC) (2021-2023).

Heládio Feitosa e Castro Neto (Capítulo 33)
Cirurgião Geral (Instituto Dr. José Frota 2009-2011 e Hospital Geral de Fortaleza 2011-2012). Cirurgião Oncológico (Instituto do Câncer do Ceará 2012-2015). Cirurgião Oncológico do Instituto do Câncer do Ceará (ICC). Cirurgião e Preceptor da Residência de Cirurgia Geral do Departamento de Cirurgia do Hospital Universitário Walter Cantídio – Universidade Federal do Ceará (UFC). Cirurgião e Preceptor da Residência de Cirurgia Geral do Serviço de Cirurgia do Instituto Dr. José Frota (IJF). Coordenador da Residência de Cancerologia Cirúrgica do ICC. Mestre do Capítulo do Ceará do Colégio Brasileiro de Cirurgiões (CBC) 2022-2023. Membro Titular do CBC. Membro Titular da Sociedade Brasileira de Cirurgia Oncológica (SBCO). Fellow of the American College of Surgeons.

Jacqueline de Fátima Jacysyn (Capítulo 25)
Bióloga. Especialista em Biologia pela Universidade Presbiteriana Mackenzie. Mestre em Ciências pelo Departamento de Imunologia do Instituto de Ciências Biomédicas da Universidade de São Paulo (ICB-USP). Doutora em Imunologia pelo Departamento de Imunologia do ICB-USP. Pesquisadora Científica do Hospital das Clínicas da Faculdade de Medicina da Universidade de São Paulo (HC-FMUSP).

José Eduardo de Aguilar-Nascimento (Capítulo 3)
Médico. Especialista em Cirurgia do Aparelho Digestivo por Colégio Brasileiro de Cirurgiões (CBC), Colégio Brasileiro de Cirurgia Digestiva (CBCD) e Associação Médica Brasileira (AMB). Mestre em Cirurgia Gastroenterológica pela Universidade Federal de São Paulo (Unifesp). Doutor em Medicina pela Unifesp. Professor Titular da Universidade Federal de Mato Grosso e UNIVAG – Centro Universitário de Varzea Grande. Membro Titular do CBC e do CBCD.

José Eduardo Ferreira Manso (Capítulo 39)
Médico. Especialista em Cirurgia Geral pelo Colégio Brasileiro de Cirurgiões (CBC). Mestre em Cirurgia Geral pela Universidade Federal do Rio de Janeiro (UFRJ). Doutor em Cirurgia Geral pela UFRJ. Professor Associado IV da UFRJ. Membro Emérito do CBC. Membro Emérito do Colégio Brasileiro de Cirurgia Digestiva.

Laura Osthoff (Capítulo 71)
Médico Ginecologista. Mestre em Imagem USG pela Universidade do Estado do Rio de Janeiro. Professor Titular Santa Casa de Misericórdia do Rio de Janeiro. Membro de CBC, SOBRACIL, FEBRASGO, ABEGREF.

Luiz Carlos Von Bahten (Capítulo 1)
Médico-Cirurgião. Especialista em Cirurgia Geral pelo Colégio Brasileiro de Cirurgiões (CBC). Mestre em Clínica Cirúrgica pela Universidade Federal do Paraná (UFPR). Doutor em Cirurgia pela Universidade Estadual de Campinas (Unicamp). Professor Titular em Clínica Cirúrgica pela Pontifícia Universidade Católica do Paraná (PUCPR). Professor Associado IV do Departamento de Cirurgia da UFPR. Membro do CBC. Fellow of the American College of Surgeons (ACS).

Luiz Eduardo Villaça Leão (Capítulo 59)
Médico. Especialista em Cirurgia Torácica pela Sociedade Brasileira de Cirurgia Torácica. Especialista em Cirurgia Cardiovascular pela Sociedade Brasileira de Cirurgia Cardiovascular. Mestre em Cirurgia Cardiovascular pela Escola Paulista de Medicina da Universidade Federal de São Paulo (EPM/Unifesp). Doutor em Cirurgia Cardiovascular pela EPM/Unifesp. Livre-Docente em Cirurgia Torácica pela EPM/Unifesp. Professor Titular do Departamento de Cirurgia da EPM/Unifesp.

Luiz Gustavo de Oliveira e Silva (Capítulo 12)
Medico. Especialista em Cirurgia Geral pelo Ministério da Educação e pela Associação Médica Brasileira (AMB). Especialista em Cirurgia Bariátrica pela AMB, Especialista em Videolaparoscopia pela AMB. Mestre em Cirurgia Abdominal pela Universidade Federal do Rio de Janeiro (UFRJ). Professor da Pós-Graduação de Cirurgia Bariátrica e Metabólica do Instituto D'Or de Pesquisa e Ensino (IDOR). Membro Titular do Colégio Brasileiro de Cirurgiões (CBC) e da Sociedade Brasileira de Cirurgia Bariátrica e Metabólica (SBCBM). Fellow of the American College of Surgeons.

Marcus Fernando Kodama Pertille Ramos (Capítulo 42)
Medico. Especialista em Cirurgia Geral e Cirurgia do Aparelho Digestivo pela Faculdade de Medicina da Universiade de São Paulo (USP). Mestre pela Faculdade de Medicina da USP. Doutor pela Faculdade de Medicina da USP. Professor Livre-Docente da Faculdade de Medicina da USP. Membro Titular do Colégio Brasileiro de Cirurgiões (CBC). Fellow of the American College of Surgeons (FACS).

Marcus Vinicius Dantas de Campos Martins (Capítulo 15)
Médico. Especialista em Cirurgia geral pelo Colégio Brasileiro de Cirurgiões. Mestre em Cirurgia pela Universidade Federal do Rio de Janeiro (UFRJ). Professor do Instituto de Educação Médica (Idomed).

Maria de Lourdes Pessole Biondo Simões (Capítulos 29 e 45)
Médica. Especialista em Cirurgia Geral. Mestre em Morfologia pela Universidade Federal do Paraná (UFPR). Doutora em Técnica Operatória e Cirurgia Experimental pela Universidade Federal de São Paulo – Escola Paulista de Medicina. Professora Titular do Departamento de Cirurgia do Curso de Medicina da UFPR. Membro Emérito do Colégio Brasileiro de Cirurgiões.

Maurício Magalhães Costa (Capítulo 35)
Médico. Membro da Academia Nacional de Medicina. Mestre e Doutor em Ginecologia pela Universidade Federal do Rio de Janeiro. Ex-Presidente da Federação Latino-Americana de Mastologia e Sociedade Internacional de Senologia. Membro do Grupo de Trabalho da Global Breast Cancer Initiative da Organização Mundial da Saúde.

Miguel Prestes Nácul (Capítulo 16)
Médico. Especialista em Cirurgia Geral e Cirurgia do Aparelho Digestivo. Mestre em Ciências Cirúrgicas pela Universidade Federal do Rio Grande do Sul (UFRGS). Membro Titular do Colégio Brasileiro de Cirurgiões (CBC). Cirurgião do Hospital de Pronto Socorro de Porto Alegre. Coordenador do Curso de Pós-Graduação em Cirurgia Minimamente Invasiva da Faculdade de Ciências da Saúde do Hospital Moinhos de Vento. Coordenador Médico do Instituto SIMUTEC de Treinamento Médico.

Miki Mochizuki (Capítulo 41)
Médico-Cirurgião do Aparelho Digestivo. Especialista em Cirurgia do Aparelho Digestivo pelo Colégio Brasileiro de Cirurgia Digestiva (CBCD) e pelo Colégio Brasileiro de Cirurgiões (CBC). Mestre em Cirurgia pela Universidade Estadual de Campinas (Unicamp). Professor de Cirurgia da Faculdade de Medicina Anhembi-Anhembi. Membro Titular do CBCD e do CBC.

Niels Olsen Saraiva Câmara (Capítulo 25)
Médico. Especialista em Medicina pela Universidade do Ceará. Mestre em Medicina (Nefrologia) pela Universidade Federal de São Paulo (Unifesp). Doutor em Medicina (Nefrologia) pela Unifesp. Professor Titular do Departamento de Imunologia do Instituto de Ciências Biomédicas da Universidade de São Paulo (ICB-USP). Membro da Academia de Ciências do Estado de São Paulo e da Academia Brasileira de Ciência.

Paulo Roberto Corsi (Capítulo 24)
Especialista em Cirurgia Geral pelo Colégio Brasileiro de Cirurgiões (CBC). Mestre e Doutor em Clínica Cirúrgica pela Faculdade de Ciências Médicas da Santa Casa de São Paulo (FCMSCSP). Professor de Técnica Cirúrgica da FCMSCSP. Membro do Conselho Superior e Ex-Presidente do CBC. Governador do Capítulo Brazil do American College of Surgeons.

Pedro Bijos (Capítulo 70)
Medico. Especialista pelas Sociedades Brasileiras de Cirurgia Plástica (SBCP) e de Microcirurgia Reconstrutiva (SBMR). Membro Titular da SBCP e da SBMR. Membro Emérito do Colégio Brasileiro de Cirurgiões. Membro Honorário da Sociedade Brasileira de Cirurgia da Mão (SBCM). Membro Efetivo do Grupo pelo Avanço da Microcirurgia (GAM).

Pedro Eder Portari Filho (Capítulo 4)
Médico. Mestre em Cirurgia Gastroenterológica pela Universidade Federal Fluminense (UFF). Doutor em Cirurgia Geral pela Universidade Federal do Rio de Janeiro (UFRJ). Professor Adjunto da Universidade Federal do Estado do Rio de Janeiro (Unirio). Membro Titular do Colégio Brasileiro de Cirurgiões (CBC).

Pedro Luiz Toledo de Arruda Lourenção
(Capítulos 21 e 67)

Médico. Cirurgião Pediátrico. Professor Universitário. Especialista em Cirurgia Pediátrica pela Associação Brasileira de Cirurgia Pediátrica. Doutor em Patologia pela Universidade Estadual Paulista (Unesp). Livre-Docente em Cirurgia Pediátrica pela Unesp. Professor Associado da Faculdade de Medicina de Botucatu (Unesp). Membro do Colégio Brasileiro de Cirurgiões e da Associação Brasileira de Cirurgia Pediátrica.

Rafael Luís Luporini (Capítulo 53)

Médico. Especialista em Coloproctologia pela Faculdade de Medicina de São José do Rio Preto (Famerp) e Sociedade Brasileira de Coloproctologia (SBCP). Especialista em Cirurgia Geral pela Famerp e pelo Colégio Brasileiro de Cirurgiões (CBC). Especialista em Endoscopia Digestiva pela Sociedade Brasileira de Endoscopia Digestiva (Sobed). Doutor em Biotecnologia pela Universidade Federal de São Carlos (UFSCar). Professor Adjunto da UFSCar. Membro da SBCP. Membro do Colégio Brasileiro de Cirurgiões (CBC), Membro da Sobed. Membro da Organização Brasileira de Doença de Crohn e Colite (GEDIIB).

Ramiro Colleoni Neto (Capítulo 2)

Médico. Especialista em Cirurgia Geral pelo MEC e pelo Colégio Brasileiro de Cirurgiões (CBC). Especialista em Cirurgia do Aparelho Digestivo pelo MEC e pelo Colégio Brasileiro de Cirurgia Digestiva (CBCD). Especialista em Endoscopia Digestiva pela Sociedade Brasileira de Endoscopia Digestiva (Sobed). Mestre pela Escola Paulista de Medicina da Universidade Federal de São Paulo (EPM/Unifesp). Doutor pela EPM/Unifesp. Professor Adjunto da Disciplina de Gastroenterologia Cirúrgica da EPM/Unifesp. Membro Titular do CBC e do CBCD.

Reynaldo Martins e Quinino (Capítulo 43)

Médico. Especialista em Cirurgia Geral e Cirurgia do Aparelho Digestivo pela Faculdade de Medicina de São José do Rio Preto. Mestre em Gastroenterologia Cirúrgica pela Universidade Federal de São Paulo (Unifesp). Doutor em Gastroenterologia Cirúrgica pela Unifesp. Professor Adjunto da Universidade Federal do Rio Grande do Norte. Membro Titular do Colégio Brasileiro de Cirurgiões, Colégio Brasileiro de Cirurgia Digestiva e Sociedade Brasileira de Cirurgia Bariátrica e Metabólica.

Ricardo Breigeiron (Capítulo 47)

Médico. Especialista em Cirurgia Geral pela Pontifícia Universidade Católica do Rio Grande do Sul (PUCRS) e pelo Colégio Brasileiro de Cirurgiões (CBC). Área de Atuação em Cirurgia do Trauma pelo Hospital de Pronto Socorro de Porto Alegre. Mestre em Clínica Cirúrgica pela PUCRS. Doutor em Clínica Cirúrgica pela Universidade Federal do Rio Grande do Sul. Professor Adjunto da Escola de Medicina da PUCRS. Membro Titular do Colégio Brasileiro de Cirurgiões (TCBC). Membro da Sociedade Brasileira de Atendimento Integrado ao Traumatizado (SBAIT).

Roberto Stefanelli (Capítulo 20)

Cirurgião plástico. Professor Convidado do Serviço de Cirurgia de Emergência da Santa Casa de São Paulo. Membro Titular do Colégio Brasileiro de Cirurgiões.

Rodrigo Nascimento Pinheiro (Capítulo 11)

Cirurgião. Especialista em Cirurgia Oncológica pelo Instituto Nacional de Câncer (INCA). Mestre em Ciências pela Escola Paulista de Medicina, Programa de Pós-graduação em Ciência Cirúrgica Interdisciplinar. Doutor em Ciências pela Escola Paulista de Medicina, Programa de Pós-graduação em Ciência Cirúrgica Interdisciplinar. Supervisor da Residência Médica em Cirurgia Oncológica do Hospital de Base do Distrito Federal. Vice-presidente da Sociedade Brasileira de Cirurgia Oncológica.

Rodrigo Vaz Ferreira (Capítulo 19)

Cirurgião do Trauma pelo Hospital das Clínicas da Faculdade de Medicina da Universidade de São Paulo (HCFMUSP). Doutor em Ciências, Clínica Cirúrgica pela FMUSP. Professor Adjunto de Cirurgia da Universidade do Estado do Amazonas. Membro da Sociedade Brasileira de Atendimento Integrado ao Traumatizado (SBAIT). Titular do Colégio Brasileiro de Cirurgiões. Fellow of the American College of Surgeons.

Ronald Luiz Gomes Flumignan (Capítulos 63 e 64)

Médico. Especialista em Cirurgia Vascular pela Escola Paulista de Medicina da Universidade Federal de São Paulo (EPM/Unifesp) e pela Sociedade Brasileira de Angiologia e Cirurgia Vascular. MBA em Gestão empresarial pela Fundação Getúlio Vargas. Doutor em Ciências pela EPM/Unifesp. Pós-Doutor em Ciências pela EPM/Unifesp. Livre-Docente em Ciências pela EPM/Unifesp. Professor Adjunto Livre-Docente e Vice-chefe da Disciplina de Cirurgia Vascular e Endovascular da EPM/Unifesp. Membro Titular da Sociedade Brasileira de Angiologia e Cirurgia Vascular e do Colégio Brasileiro de Cirurgiões.

Sérgio Dias do Couto Netto (Capítulo 32)

Médico. Cirurgião Geral. Especialista em Cirurgia Geral. Membro Titular do Colégio Brasileiro de Cirurgiões. Fellow of the American College of Surgeons.

Tereza Cristina Bernardo Fernandes (Capítulo 51)

Médica. Especialista em Cirurgia geral e Bariátrica pela Associação Médica Brasileira. Pós-graduação em Acreditação e Qualidade no Serviço de Saúde pela Fundação Educacional Lucas Machado (Faculdade de Ciências Médicas de Minas Gerais). Pós-graduação em Gestão em Saúde pelo Instituto Israelita de Ensino e Pesquisa Albert Einstein (IIEPAE, São Paulo). Professora Assistente da Faculdade de Medicina do Centro Universitário Presidente Antônio Carlos (Juiz de Fora, Minas Gerais). Membro Titular do Colégio Brasileiro de Cirurgiões. Fellow of the American College of Surgeons.

Vicente Guerra Filho (Capítulo 9)

Especialista em Cirurgia geral pelo Colégio Brasileiro de Cirurgiões (CBC) e AMB. Mestre em Cirurgia Geral pela Universidade Federal de Minas Gerais (UFMG). Doutor em Cirurgia Geral pela UFMG. Mestre do capítulo de Goiás do CBC, biênio 2020/21 e 2022/23. Membro Titular do Colégio Brasileiro de Cirurgiões (TCBC). Membro Titular da Sociedade Brasileira de Cirurgia Laparoscópica (Sobracil) Membro Titular da Sociedade Brasileira de Cirurgia Bariátrica e Metabólica (SBCBM).

TRADUÇÃO

Andrea Delcorso (Capítulos 17 a 24, 29 a 33, 37 a 43)
Angela Satie Nishikaku (Capítulos 10 a 12, 63 a 74)
Beatriz Perez Floriano (Capítulos 58 a 62)

Silvia Mariângela Spada (Capítulos 25 a 28, 44 a 57)
Tatiana Ferreira Robaina (Capítulos 1 a 9, 13 a 16, 34 a 36)

*Para nossos pacientes, que nos concedem o privilégio de praticar nosso ofício;
para nossos alunos, residentes e colegas, com quem aprendemos;
e para nossas esposas, Mary, Shannon, Karen e June,
sem cujo apoio isso não teria sido possível.*

Colaboradores

Corinne M. Aberle, MD
Assistant Professor
Division of Cardiothoracic Surgery
University of Miami
Miami, Florida
United States

Naim Abu-Freha, MD, MHA
Department of Gastroenterology
　and Hepatology
Soroka University Medical Center
Faculty of Health Sciences
Ben-Gurion University
　of the Negev
Director, Department
　of Gastroenterology
Assuta Medical Center—Beer Sheva
Beer Sheva, Israel

Andrew B. Adams, MD, PhD
Associate Professor
Surgery
Emory University School of Medicine
Atlanta, Georgia
United States

Reid B. Adams, MD
Chair, Department of Surgery
Claude A. Jessup Professor of Surgery
University of Virginia
Charlottesville, Virginia
United States

Nikhil Agrawal, MD
Resident
Surgery
Baylor College of Medicine
Houston, Texas
United States

Vanita Ahuja, MPH, MBA, MD
Associate Professor of Surgery
Yale University School of Medicine
New Haven, Connecticut
United States
Chief, General Surgery
VA Connecticut HealthCare System
West Haven, Connecticut
United States

Sophoclis Alexopoulos, MD
Associate Professor
Section of Surgical Sciences
Chief, Division of Liver Transplantation
　and Hepatobiliary Surgery
Vanderbilt University Medical Center
Nashville, Tennessee
United States

Kristen A. Aliano, MD
Plastic Surgeon
Private Practice
McGuiness Dermatology and Aesthetics
Dallas-Fort Worth, Texas
United States

Ronald D. Alvarez, MD, MBA
Professor and Chair
Obstetrics and Gynecology
Vanderbilt University Medical Center
Nashville, Tennessee
United States

Vamsi Aribindi, MD
Surgical Resident
Department of Surgery
Baylor College of Medicine
Houston, Texas
United States

Amanda K. Arrington, MD
Associate Professor
Department of Surgery
University of Arizona
Tucson, Arizona
United States

Omar Atassi, MD
Assistant Professor
　of Orthopedic Trauma
Ben Taub General Hospital
Department of Orthopedic Surgery
Baylor College of Medicine
Houston, Texas
United States

I. Raul Badell, MD
Assistant Professor
Surgery
Emory University School of Medicine
Atlanta, Georgia
United States

Faisel G. Bakaeen, MD
Professor
Thoracic and Cardiovascular Surgery
Cleveland Clinic
Cleveland, Ohio
United States

Juan Camilo Barreto, MD
Assistant Professor of Surgery
Division of Surgical Oncology
University of Arkansas for
　Medical Sciences
Little Rock, Arkansas
United States

R. Daniel Beauchamp, MD, FACS
J.C. Foshee Distinguished Professor of Surgery
Professor of Cell and Developmental Biology
Deputy Director, Vanderbilt-Ingram
　Cancer Center
Vice President Cancer Center Network Affairs
Vanderbilt University Medical Center
Nashville, Tennessee
United States

Yolanda Becker, MD, FACS, FAST
Professor of Surgery
Director of Kidney and Pancreas Transplant
University of Chicago
Chicago, Illinois
United States

Elizabeth E. Blears, MS
General Surgery Resident
Allegheny Health Network
Pittsburgh, Pennsylvania
United States

Iuliana Bobanga, MD
Case Western Reserve University
　School of Medicine
Clinical Assistant Professor
Department of Surgery
University Hospitals Cleveland Medical Center
Cleveland, Ohio
United States

Morgan Bonds, MD
Fellow
General, Vascular, and Thoracic Surgery
Virginia Mason Medical Center
Seattle, Washington
United States

Mimi R. Borrelli, MBBS, MSc
Research Fellow
Surgery
Stanford University
Palo Alto, California
United States
Resident
Department of Plastic Surgery
Brown University
Providence, Rhode Island
United States

Stefanos Boukovalas, MD
Microvascular Reconstructive Fellow
Department of Plastic Surgery
The University of Texas MD Anderson
　Cancer Center
Houston, Texas
United States

Benjamin S. Brooke, MD, PhD
Associate Professor of Surgery & Population
  Health Sciences
Chief, Division of Vascular Surgery
Section Chief, Health Services Research
Department of Surgery
University of Utah
Salt Lake City, Utah
United States

Carlos V.R. Brown, MD, FACS
Chief, Division of Acute
  Care Surgery
Department of Surgery
Dell Medical School, University
  of Texas at Austin
Austin, Texas
United States

Alfredo Maximiliano Carbonell, DO
Vice Chairman of Academic Affairs
Department of Surgery
Prisma Health - Upstate
Professor of Surgery
University of South Carolina School
  of Medicine - Greenville
Greenville, South Carolina
United States

Samuel P. Carmichael II, MD MS
Assistant Professor of Surgery
Department of Surgery
Wake Forest University School
  of Medicine
Wake Forest Baptist Health
Winston-Salem, North Carolina
United States

Joshua S. Carson, MD
Assistant Professor of Surgery
Department of Surgery
University of Florida College
  of Medicine
Gainseville, Florida
United States

Howard C. Champion, MD, FACS
Professor of Surgery
F. Edward Hébert School
  of Medicine
Uniformed Service University
  of the Health Sciences
Bethesda, Maryland
United States

Kevin J. Chiang, BA, MD
Acute Care Surgery Fellow
Division of Trauma, Emergency
  Surgery, and Surgical Critical Care
Massachusetts General Hospital
Harvard Medical School
Cambridge, Massachusetts
United States

Dai H. Chung, MD, FACS
Professor and Strauss Chair in Pediatric Surgery
UT Southwestern Medical Center
Dallas, Texas
United States

Michael Coburn, MD
Professor and Chairman
Scott Department of Urology
Baylor College of Medicine
Houston, Texas
United States

Eric L. Cole, MD
Assistant Professor
Division of Plastic Surgery
The University of Texas Medical Branch
Galveston, Texas
United States

Carlo M. Contreras, MD
Associate Professor
Surgery
The Ohio State University
Columbus, Ohio
United States

Robert N. Cooney, MD, FACS, FCCM
Professor and Chairman
Surgery
SUNY Upstate Medical University
Syracuse, New York
United States

Jack Dawson, MD
Associate Professor of Orthopedic Trauma
Chief of Orthopedic Surgery
Ben Taub General Hospital
Department of Orthopedic Surgery
Baylor College of Medicine
Houston, Texas
United States

Abe DeAnda Jr., MD
Professor and Chief
Division of Cardiovascular
  and Thoracic Surgery
University of Texas Medical Branch
Galveston, Texas
United States

Bradley M. Dennis, MD, FACS
Associate Professor of Surgery
Division of Trauma and Surgical Critical Care
Vanderbilt University Medical Center
Nashville, Tennessee
United States

Rajeev Dhupar, MD, MBA, FACS
Chief of Thoracic Surgery
Surgical Services Division
VA Pittsburgh Healthcare System
Assistant Professor
Cardiothoracic Surgery
University of Pittsburgh School of Medicine
Pittsburgh, Pennsylvania
United States

Jose J. Diaz, MD, CNS, FACS, FCCM
Professor of Surgery
Vice Chair Quality & Safety
Chief, Division of Acute Care Surgery
Program Director Acute Care Surgery
Fellowship Program in Trauma
R. Adams Cowley Shock Trauma Center
University of Maryland School of Medicine
Baltimore, Maryland
United States

Sharmila Dissanaike, MD, FACS, FCCM
Peter C. Canizaro Chair and Professor
Department of Surgery
Texas Tech University Health Sciences Center
Lubbock, Texas
United States

Roger R. Dmochowski, MD, MMHC
Professor
Department of Urologic Surgery
Vice Chair for Faculty Affairs
  and Professionalism
Section of Surgical Sciences
Associate Surgeon-in-Chief
Vanderbilt University Medical Center
Nashville, Tennessee
United States

Vikas Dudeja, MBBS, FACS
Selwyn M. Vickers Endowed Scholar
Director and Associate Professor
Division of Surgical Oncology
University of Alabama
Department of Surgery
Birmingham, Alabama
United States

Quan-Yang Duh, MD
Professor, Chief Section of Endocrine Surgery
Surgery
University of California, San Francisco
Attending Surgeon
Surgery
Veterans Affairs Medical Center
San Francisco, California
United States

James S. Economou, MD, PhD
Beaumont Distinguished Professor of Surgery
Distinguished Professor of Microbiology,
  Immunology, and Molecular Genetics
Distinguished Professor of Molecule and
  Medical Pharmacology
University of California-Los Angeles David
  Geffen School of Medicine
Los Angeles, California
United States

Michael E. Egger, MD, MPH
Assistant Professor
Hiram C. Polk Jr, MD, Department of Surgery
University of Louisville
James Graham Brown Cancer Center
Louisville, Kentucky
United States

C. Tyler Ellis, MD, MSCR
Instructor of Surgery
Surgery
University of Louisville
Louisville, Kentucky
United States

B. Mark Evers, MD, FACS
Professor and Vice-Chair for Research
Department of Surgery
Director, Lucille P. Markey Cancer Center
Markey Cancer Foundation Endowed Chair
Physician-in-Chief, Oncology Service Line
    UK Healthcare
University of Kentucky
Lexington, Kentucky
United States

Diana L. Farmer, MD, FACS, FRCS
Chair and Professor
Surgery
University of California, Davis
Sacramento, California
United States

Jeffrey S. Farroni, PhD, JD
Associate Professor
Institute for the Medical Humanities
The University of Texas Medical Branch
Galveston, Texas
United States

Anthony Ferrantella, MD
General Surgery Resident
Department of Surgery
University of Miami Miller School of Medicine
Miami, Florida
United States

Ryan Fields, MD
Chief, Surgical Oncology; Professor of Surgery
Surgery
Barnes-Jewish Hospital & The Alvin J.
    Siteman Comprehensive Cancer Center at
    Washington University School of Medicine
St. Louis, Missouri
United States

Samuel R.G. Finlayson, MD, MPH, MBA, FACS
Professor of Surgery
Claudius Y. Gates, MD, and Catherine B. Gates
    Presidential Endowed Chair in Surgery
Department of Surgery
University of Utah School of Medicine
Salt Lake City, Utah
United States

Celeste C. Finnerty, PhD
Professor
Surgery
The University of Texas Medical Branch
Galveston, Texas
United States

Nicholas A. Fiore II,
Private Practice
Fiore Hand and Wrist
Houston, Texas
United States

Thomas Fishbein, MD
Executive Director
MedStar Georgetown Transplant Institute
MedStar Georgetown University Hospital
Professor of Surgery
Georgetown University School of Medicine
Washington, DC
United States

Yuman Fong, MD
Sangiacomo Chair and Chairman
Department of Surgery
City of Hope Medical Center
Duarte, California
United States

Chuck D. Fraser Jr., MD, FACS
Professor of Surgery and Perioperative Care
Department of Surgery and Perioperative Care
The University of Texas at Austin - Dell
    Medical School
Section Chief for Pediatric and Congenital
    Cardiothoracic Surgery
Texas Center for Pediatric and Congenital
    Heart Disease
Austin, Texas
United States

Gerald M. Fried, MD, CM, FRCSC, FACS
Edward W. Archibald Professor
    and Chairman
Department of Surgery
McGill University
Surgeon-in-Chief, McGill University
    Health Centre
Montreal, Quebec
Canada

Susan Galandiuk, MD
Professor of Surgery, Program Director,
    Section of Colon & Rectal Surgery
Hiram C. Polk Jr, MD, Department
    of Surgery
University of Louisville
Director
Price Institute of Surgical Research
University of Louisville
Louisville, Kentucky
United States

Tong Gan, MD, MS
Resident Physician
Surgery
University of Kentucky
Lexington, Kentucky
United States

S. Peter Goedegebuure, PhD
Associate Professor
Surgery
Washington University School of Medicine
Saint Louis, Missouri
United States

Oliver L. Gunter, MD, FACS
Associate Professor
Director of Emergency General Surgery
Division of Trauma & Surgical Critical Care
Vanderbilt University Medical Center
Nashville, Tennessee
United States

Jennifer M. Gurney, MD, FACS
Chief Defense Committee on Trauma
Joint Trauma System
Falls Church, Virginia
Surgeon
United States Army Institute of Surgical
    Research
San Antonio, Texas
United States

Jennifer L. Halpern, MD
Assistant Professor
Department of Orthopedics
Vanderbilt University Medical Center
Nashville, Tennessee
United States

Jason Hawksworth, MD
Transplant Surgeon
Hepatopancreatobiliary and
    Transplant Surgeon
Assistant Professor of Surgery
MedStar Georgetown Transplant Institute
MedStar Georgetown University Hospital
Washington, DC
United States

Mary Hawn, MD, MPH
Professor and Chair
Surgery
Stanford University
Stanford, California
United States

Antonio Hernandez, MSc, MD
Associate Professor
Anesthesiology
Vanderbilt University Medical Center
Nashville, Tennessee
United States

David N. Herndon, MD
Retired
Kelleys Island, Ohio
United States

Marty J. Heslin, MD, MSHA
Professor and Vice Chair
Surgery
The University of Alabama
　at Birmingham
Birmingham, Alabama
United States

Shinjiro Hirose, MD
Professor of Pediatric Surgery
University of California, Davis
Sacramento, California
United States

Trung Ho, MD
Staff Physician
Surgery
Baylor College of Medicine
Houston, Texas
United States

Richard Hodin, MD
Professor of Surgery
Chief of Academic Affairs
Massachusetts General Hospital
Harvard Medical School
Boston, Massachusetts
United States

Wayne L. Hofstetter, MD
Professor of Surgery and Deputy Chair
Thoracic and Cardiovascular Surgery
The University of Texas MD Anderson
　Cancer Center
Houston, Texas
United States

Ginger E. Holt, MD
Professor and Vice Chair of Education
Orthopaedic Surgery
　and Rehabilitation
Adult Reconstruction Surgery
　and Musculoskeletal Oncology
Director, Musculoskeletal Oncology
Program Director, Orthopaedic
　Residency Program, Musculoskeletal
　Oncology Fellowship
Division of Pediatric Orthopaedics
Vanderbilt University Medical Center
Nashville, Tennessee
United States

Michael S. Hu, MD, MPH, MS
Post-Doctoral Fellow
Surgery
Stanford University
Stanford, California
United States
Resident Physician
Plastic Surgery
University of Pittsburgh Medical Center
Pittsburgh, Pennsylvania
United States

Yinnin Hu, MD
Fellow, Complex General Surgical Oncology,
　Department of Surgery
Memorial Sloan-Kettering Cancer Center
New York, New York
United States

Kelly K. Hunt, MD, FACS
Professor and Chair
Breast Surgical Oncology
The University of Texas MD
　Anderson Cancer Center
Houston, Texas
United States

Neil Hyman, MD
Chief, Section of Colon and Rectal
　Surgery, Codirector Digestive
　Disease Center
Department of Surgery
University of Chicago Medicine
Chicago, Illinois
United States

Uzi Izhar, MD
Professor of Cardiothoracic Surgery
Head - General Thoracic Surgery Unit
Cardiothoracic Surgery
Hadassah University Medical Center
Jerusalem, Israel

Eric H. Jensen, MD, FACS
Professor and Chief of Surgical Oncology
Department of Surgery
University of Minnesota Medical Center
Minneapolis, Minnesota
United States

Gregory J. Jurkovich, MD
Professor and Vice-Chairman
Department of Surgery
University of California, Davis
Sacramento, California
United States

Shana S. Kalaria, MD, MBA
Resident Physician
Division of Plastic Surgery
University of Texas Medical Branch
Galveston, Texas
United States

Seth J. Karp, MD
Chairman
Section of Surgical Sciences
Surgeon-in-Chief
Director
Vanderbilt Transplant Center
Vanderbilt University Medical Center
Nashville, Tennessee
United States

Samuel J. Kesseli, MD
Resident Physician
General Surgery
Duke University Medical Center
Durham, North Carolina
United States

Leena Khaitan, MD, MPH
Professor of Surgery
Department of Surgery
Director, Metabolic and Bariatric
　Surgery Center
Director, Esophageal and Swallowing Center
Digestive Health Institute
University Hospitals, Cleveland Medical Center
Cleveland, Ohio
United States

Kimberly H. Khoo, BS
Medical Student
School of Medicine
The University of Texas Medical Branch
Galveston, Texas
United States

Jae Y. Kim, MD
Chief, Division of Thoracic Surgery
Surgery
City of Hope Cancer Center
Duarte, California
United States

**V. Suzanne Klimberg, MD, PhD,
　MSHCT, FACS**
Courtney M. Townsend, Jr., MD
　Distinguished Chair in General Surgery
Department of Surgery
The University of Texas Medical Branch
Galveston, Texas
Adjunct Professor
The University of Texas MD Anderson
　Cancer Center
Houston, Texas
United States

Patrick H. Knight, MD
Resident
Department of Surgery
Western Michigan University
Homer Stryker MD School of Medicine
Kalamazoo, Michigan
United States

Katherine E. Kramme, DO
Resident
Department of Surgery
Western Michigan University
Homer Stryker MD School
 of Medicine
Kalamazoo, Michigan
United States

Bradley A. Krasnick, MD
Resident
Surgery
Washington University School
 of Medicine
St. Louis, Missouri
United States

Amanda M. Laird, MD
Chief, Section of Endocrine Surgery
Surgical Oncology
Rutgers Cancer Institute of New Jersey
Associate Professor of Surgery
Surgery
Rutgers Robert Wood Johnson
 Medical School
New Brunswick, New Jersey
United States

Alessandra Landmann, MD
Pediatric Surgery Fellow
Surgery
University of Oklahoma Health
 Sciences Center
Oklahoma City, Oklahoma
United States

Christian P. Larsen, MD, DPhil
Professor of Surgery
Mason Professor of Transplantation
Emory University School of Medicine
Atlanta, Georgia
United States

Lillian Liao, MD, MPH
Associate Professor of Surgery
Pediatric Trauma Medical Director
UT Health San Antonio
San Antonio, Texas
United States

Steven K. Libutti, MD
Director
Rutgers Cancer Institute of New Jersey
New Brunswick, New Jersey
United States

Masha Livhits, MD
Assistant Professor of Surgery
Surgery
University of California-Los Angeles David
 Geffen School of Medicine
Los Angeles, California
United States

Michael T. Longaker, MD, MBA
Deane P. and Louise Mitchell Professor
Surgery
Stanford University
Stanford, California
United States

H. Peter Lorenz, MD
Pediatric Plastic Surgery Service
 Chief and Professor
Plastic and Reconstructive Surgery
Stanford University School of Medicine
Palo Alto, California
United States

Amin Madani, MD, PhD, FRCSC, DABS
Resident
Department of Surgery University
 Health Network
Toronto General Hospital
Toronto, Ontario
Canada

David A. Mahvi, MD
Surgical Resident
Surgery
Brigham and Women's Hospital
Boston, Massachusetts
United States

David M. Mahvi, MD
Professor of Surgery
Surgery
Medical University of South Carolina
Charleston, South Carolina
United States

William Marston, MD
Professor
Division of Vascular Surgery
University of North Carolina
 School of Medicine
Chapel Hill, North Carolina
United States

Matthew J. Martin, MD, FACS, FASMBS
Director of Trauma Research
Scripps Mercy Hospital
San Diego, California
United States

R. Shayn Martin, MD, MBA, FACS
Associate Professor of Surgery
Department of Surgery
Wake Forest University School of Medicine
Executive Director, Critical Care Services
Wake Forest Baptist Health
Winston-Salem, North Carolina
United States

Christopher R. McHenry, MD, FACS
Professor of Surgery
Case Western Reserve University School of
 Medicine
Vice Chair
Department of Surgery
MetroHealth Medical Center
Cleveland, Ohio
United States

Kelly M. McMasters, MD, PhD
Chairman
Surgery
University of Louisville
Louisville, Kentucky
United States

Saral Mehra, MD, MBA, FACS
Associate Professor
Surgery
Yale University School of Medicine
New Haven, Connecticut
United States

Matthew Mell, MD, MS
Professor and Chief, Division of Vascular Surgery
Surgery
University of California, Davis
Sacramento, California
United States

J. Wayne Meredith, MD, FACS
Richard T. Myers Professor and Chair
Department of Surgery
Wake Forest University School of Medicine
Chief of Clinical Chairs
Chief of Surgery
Wake Forest Baptist Health
Winston-Salem, North Carolina
United States

Richard S. Miller, MD, FACS
Professor of Surgery, Chief, Division of Trauma
 and Surgical Critical Care
Carol Ann Galvin Directorship in Trauma
 and Surgical Care Surgery, Section of
 Surgical Sciences
Vanderbilt University Medical Center
Nashville, Tennessee
United States

Joseph L. Mills Sr., MD
Reid Professor and Chief of Vascular Surgery
 and Endovascular Therapy
Michael E. DeBakey Department of Surgery
Baylor College of Medicine
Houston, Texas
United States

Emilio Morpurgo, MD, FASCRS
Chairman
Department of Surgery
Regional Center for Videolaparoscopic
 Robotic Surgery
Hospital Camposampiero
Chief ad interim Department of Surgery
Hospital Sant Antonio
Padova, Italy

Nathan T. Mowery, MD, FACS
Associate Professor of Surgery
Department of Surgery
Wake Forest University School
 of Medicine
Wake Forest Baptist Health
Winston-Salem, North Carolina
United States

Carmen L. Mueller, BSc(H), MD, MEd, FRCSC, FACS
Associate Professor
Department of Surgery
McGill University
Montreal, Quebec
Canada

Aussama K. Nassar, MD, MSc, FACS, FRCSC
Clinical Assistant Professor
Surgery
Stanford University
Stanford, California
United States

Elaine E. Nelson, MD
Medical Director of the Emergency
 Department
Regional Medical Center of San Jose
San Jose, California
United States

David Netscher, MD
Professor
Division of Plastic Surgery, Department
 of Orthopedic Surgery
Baylor College of Medicine
Houston, Texas
United States

Uri Netz, MD
Vice Chairman
Department of Surgery A
Soroka University Medical Center
Faculty of Health Sciences
Ben-Gurion University of the Negev
Beer Sheva, Israel

William B. Norbury, MD, FRCS (Plast)
Assistant Professor
Division of Plastic Surgery
The University of Texas Medical Branch
Staff Surgeon
Critical Care and Burns Reconstruction
Shriners Hospital for Children
Galveston, Texas
United States

Robert L. Norris, MD
Emeritus Professor of Emergency Medicine
Stanford University Medical Center
Stanford, California
United States

Brant K. Oelschlager, MD
Professor and Chief; Byers Endowed
 Professor of Esophageal Research
Division of General Surgery
University of Washington Medical Center
Seattle, Washington
United States

Shuab Omer, MD
Associate Professor
Advanced Cardiopulmonary Therapies
 and Transplantation
University of Texas Health Science
 Center Houston
Houston, Texas
United States

Edwin OnKendi, MBChB, FACS
Assistant Professor
Department of Surgery
Texas Tech University Health
 Sciences Center
Lubbock, Texas
United States

Pablo L. Padilla, MD
Plastic Surgery Resident
Division of Plastic and
 Reconstructive Surgery
The University of Texas Medical Branch
Galveston, Texas
United States

Zachary S. Pallister, MD
Assistant Professor of Surgery
Michael E. DeBakey Department of Surgery
Baylor College of Medicine
Houston, Texas
United States

Julie E. Park, MD, FACS
Stephen R. Lewis Professor
 and Program Director
Division of Plastic Surgery
Department of Surgery
The University of Texas Medical Branch
Galveston, Texas
United States

Luigi Pascarella, MD, FACS
Associate Professor of Surgery
University of North Carolina
 School of Medicine
Chapel Hill, North Carolina
United States

Samip Patel, MD, FACS
Associate Professor
Otolaryngology/Head and Neck Surgery
University of North Carolina
 School of Medicine
Chapel Hill, North Carolina
United States

Joel T. Patterson, MD, FACS
Associate Professor
Department of Neurosurgery
The University of Texas
 Medical Branch
Galveston, Texas
United States

Linda G. Phillips, MD
Truman G. Blocker Distinguished
 Professor and Chief
Division of Plastic Surgery
Surgery
University of Texas
 Medical Branch
Galveston, Texas
United States

Iraklis I. Pipinos, MD, PhD
Professor
Surgery
University of Nebraska
 Medical Center
Chief
Vascular Surgery
VA Nebraska and Western Iowa
 Medical Center
Omaha, Nebraska
United States

Russell Postier, MD
Dean Emeritus
College of Medicine
University of Oklahoma
Oklahoma City, Oklahoma
United States

Benjamin K. Poulose, MD, MPH
Robert M. Zollinger Lecrone-Baxter Chair
Chief, Division of General
 and Gastrointestinal Surgery
Center for Abdominal Core Health
The Ohio State University Wexner
 Medical Center
Columbus, Ohio
United States

Lauren S. Prescott, MD, MPH
Assistant Professor
Obstetrics and Gynecology, Division
 of Gynecologic Oncology
Vanderbilt University Medical Center
Nashville, Tennessee
United States

Anna M. Privratsky, DO
Assistant Professor of Surgery
Division of Trauma, Critical Care,
 and Acute Care Surgery
University of Arkansas for
 Medical Sciences
Little Rock, Arkansas
United States

Napat Pruekprasert, MD
Resident
General Surgery
SUNY Upstate Medical University
Syracuse, New York
United States

Pejman Radkani, MD, MSPH
Assistant Professor of Surgery,
    Hepatopancreatobiliary, and
    Liver Transplant Surgeon
Transplant Institute
Medstar Georgetown University Hospital
Assistant Professor of Surgery
Surgery
Georgetown University School of Medicine
Washington, DC
United States

Ravi Rajaram, MD, MSc
Assistant Professor of Surgery
Thoracic and Cardiovascular Surgery
The University of Texas MD
    Anderson Cancer Center
Houston, Texas
United States

Taylor S. Riall, MD, PhD
Professor
Department of Surgery
University of Arizona
Tucson, Arizona
United States

William O. Richards, MD
Professor and Chair
Department of Surgery
University of South Alabama
    College of Medicine
Mobile, Alabama
United States

Bryan Richmond, MD, MBA
The Bert Bradford Chairman and
    Professor of Surgery and Section
    Chief-General Surgery
Department of Surgery
West Virginia University/Charleston Division
Charleston, West Virginia
United States

J. Bart Rose, MD, MAS, FACS
Director of Pancreatobiliary Disease Center
Assistant Professor
Division of Surgical Oncology
University of Alabama
Department of Surgery
Birmingham, Alabama
United States

Michael J. Rosen, MD
Professor of Surgery
Lerner College of Medicine
Cleveland Clinic Foundation
Cleveland, Ohio
United States

Todd K. Rosengart, MD
Professor and Chairman
Michael E. DeBakey Department of Surgery
Baylor College of Medicine
Professor
Texas Heart Institute
Houston, Texas
United States

Ronnie A. Rosenthal, MS, MD
Professor of Surgery and Geriatrics
Yale University School of Medicine
New Haven, Connecticut
United States
Chief
Surgical Service
VA Connecticut Health Care System
West Haven, Connecticut
United States

Evan Ross, MD
Postdoctoral Fellow
Department of Surgery
The University of Texas Medical Branch
Galveston, Texas
United States

Rachel M. Russo, MD, MS
Assistant Professor
Department of Surgery
University of California, Davis
Sacramento, California
United States
Major
United States Air Force Medical Corps
Travis Air Force Base, California
United States

Ira Rutkow, MD, DrPH
Independent Scholar
New York
United States

Christopher Ryan, MD
Resident
General Surgery
Baylor College of Medicine
Houston, Texas
United States

Payam Saadai, MD, FACS, FAAP
Assistant Professor
Pediatric Surgery
University of California, Davis
Assistant Professor
Pediatric Surgery
Shriners Hospitals Northern California
Sacramento, California
United States

Noelle N. Saillant, MD, FACS
Instructor of Surgery
Division of Trauma, Emergency
    Surgery, and Surgical Critical Care
Massachusetts General Hospital
Harvard Medical School
Boston, Massachusetts
United States

Warren Sandberg, MD, PhD
Professor and Chair
Department of Anesthesiology
Chief of Staff for Perioperative
    and Critical Care Services
Vanderbilt University
    Medical Center
Nashville, Tennessee
United States

Ariel P. Santos, MD, MPH, FRCSC, FACS, FCCM
Associate Professor and
    Director of Telemedicine
Department of Surgery
Texas Tech University Health
    Sciences Center
Lubbock, Texas
United States

Robert G. Sawyer, MD, FACS, FCCM
Professor and Chair of Surgery
Surgery
Western Michigan University
    Homer Stryker MD School
    of Medicine
Kalamazoo, Michigan
Adjunct Professor of Surgery
Surgery
University of Virginia
Charlottesville, Virginia
Adjunct Professor of Engineering
    and Applied Sciences
Engineering and Applied Sciences
Western Michigan University
Kalamazoo, Michigan
United States

John P. Saydi, MD
Surgical Resident
Michael E. DeBakey
    Department of Surgery
Baylor College of Medicine
Houston, Texas
United States

Martin Allan Schreiber, MD
Professor of Surgery and Chief,
    Division of Trauma, Critical
    Care & Acute Care Surgery
Oregon Health & Science
    University
Portland, Oregon
United States

Herbert S. Schwartz, MD
Professor of Orthopaedic Surgery
 and Rehabilitation
Professor of Pathology, Microbiology,
 and Immunology
Vanderbilt University
Medical Center
Nashville, Tennessee
United States

Boris Sepesi, MD
Associate Professor
Thoracic and Cardiovascular Surgery
The University of Texas MD
 Anderson Cancer Center
Houston, Texas
United States

Edward R. Sherwood, MD, PhD
Professor and Vice Chair for Research
Department of Anesthesiology
Vanderbilt University Medical Center
Nashville, Tennessee
United States

Mihir Sheth, MD
Orthopedic Surgery Resident
Department of Orthopedic Surgery
Baylor College of Medicine
Houston, Texas
United States

Michael J. Sise, MD, FACS
Clinical Professor of Surgery
University of California-San Diego
 School of Medicine
Senior Vascular and Trauma Surgeon
Scripps Mercy Hospital
San Diego, California
United States

Michael C. Smith, MD
Assistant Professor
Surgery
Vanderbilt University Medical Center
Nashville, Tennessee
United States

Sawyer Gordon Smith, MD
Surgery Resident
Department of Surgery
Oregon Health & Science University
Portland, Oregon
United States

Thomas G. Smith III, MD
Associate Professor
Department of Urology,
 Division of Surgery
The University of Texas MD
 Anderson Cancer Center
Houston, Texas
United States

Christian Sommerhalder, MD, MMS
Surgical Resident
Surgery
The University of Texas Medical Branch
Galveston, Texas
United States

Julie Ann Sosa, MD, MA
Leon Goldman MD Distinguished
 Professor of Surgery and Chair
Department of Surgery
Professor
Department of Medicine
University of California San Francisco
Affiliated faculty
Philip R. Lee Institute for Health
 Policy Studies
University of California-San Francisco
San Francisco, California
United States

Jonathan D. Spicer, MD, PhD
Assistant Professor of Surgery
Department of Surgery
McGill University
Montreal, Canada

Ronald M. Stewart, MD
Professor and Chair of Surgery
Dr. Witten B. Russ Endowed
 Chair in Surgery
Department of Surgery
University of Texas Health Science
 Center at San Antonio
San Antonio, Texas
United States

Debra L. Sudan, MD
Professor of Surgery
Chief, Division of Abdominal
 Transplant Surgery
Duke University Medical Center
Durham, North Carolina
United States

David J. Sugarbaker
Chief of Division of Thoracic Surgery
Baylor College of Medicine
Houston, Texas
United States

Insoo Suh, MD
Associate Professor
Section of Endocrine Surgery
Department of Surgery
University of California, San Francisco
Staff Surgeon, Endocrine and
 General Surgery
San Francisco Veterans Affairs
 Health Care System
San Francisco, California
United States

Daniel Sun, MD
Orthopedic Surgery Resident
Department of Orthopedic Surgery
Baylor College of Medicine
Houston, Texas
United States

Jennifer M. Taylor, MD, MPH
Assistant Professor
Scott Department of Urology
Baylor College of Medicine
Houston, Texas
United States

Jonathan R. Thompson, MD, RPVI
Assistant Professor of Surgery
Surgery
University of Nebraska Medical Center
Omaha, Nebraska
United States

S. Rob Todd, MD, FACS, FCCM
Senior Vice President
Chief, Acute Care Surgery
Grady Health System
Atlanta, Georgia
United States

James S. Tomlinson, MD, PhD
Professor of Surgery
University of California-Los Angeles David
 Geffen School of Medicine
Los Angeles, California
United States

Alfonso Torquati, MD, MSCI
Helen Sheddd Keith Professor
 and Chairman
Department of Surgery
Rush University
Chicago, Illinois
United States

Sara Maria Tosato, MD
General Surgeon
Department of Surgery
Regional Center for Videolaparoscopic
 Robotic Surgery
Hostpital of Camposampiero,
 Padova, Italy

Richard H. Turnage, MD
Professor of Surgery
Department of Surgery
University of Arkansas for Medical
 Sciences Little Rock, Arkansas
Executive Associate Dean for
 Clinical Affairs
College of Medicine
University of Arkansas for Medical Sciences
 Medical Center
Little Rock, Arkansas
United States

Douglas S. Tyler, MD, MSHCT, FACS
John Woods Harris Distinguished Chair
 in Surgery, Professor and Chairman
Department of Surgery
The University of Texas
 Medical Branch
Galveston, Texas
United States

Konstantin Umanskiy, MD
Associate Professor of Surgery
Department of Surgery
University of Chicago Medicine
Chicago, Illinois
United States

Selwyn M. Vickers, MD, FACS
James C. Lee, Jr. Endowed Chair
 and Professor
Senior Vice President and Dean
School of Medicine
University of Alabama Birmingham
Birmingham, Alabama
United States

Ori Wald, MD, PhD
Attending Thoracic Surgeon
Cardiothoracic Surgery
Hadassah Hebrew University Hospital
Jerusalem, Israel

Andrew Well, MD, MPH, MSHCT
Health Transformation Fellow
Congenital Heart Surgery
Texas Center for Pediatric and Congenital
 Heart Disease at Dell Medical School
University of Texas
Austin, Texas
United States

William J. Winslade, PhD, JD, PhD
James Wade Rockwell Professor
 of Philosophy in Medicine
Institute for the Medical Humanities and
 Department of Preventive Medicine
 and Community Health
The University of Texas Medical Branch
Galveston, Texas
United States

Steven E. Wolf, MD
Joseph D. and Lee Hage Jamail
 Chari in Surgery
Professor and Vice-Chair for Finance
Division Chief - Trauma, Burns,
 and Acute Care Surgery
Surgery
The University of Texas Medical Branch
Chief of Staff
Shriners Hospital for Children - Texas
Galveston, Texas
United States

Yanghee Woo, MD, FACS
Associate Professor
Director of Gastrointestinal
 Minimally Invasive Therapies
Vice Chair of International Affairs
City of Hope National Medical Center
Duarte, California
United States

Jennifer Worsham, MD
Assistant Professor
Surgery - Vascular Surgery
The University of Texas Medical Branch
Galveston, Texas
United States

James C. Yang, MD
Senior Investigator
Surgery Branch
National Cancer Institute
Bethesda, Maryland
United States

Wendell G. Yarbrough, MD, MMHC, FACS
Thomas J. Dark Distinguished Chair
Otolaryngology/Head and Neck Surgery
University of North Carolina
 School of Medicine
Chapel Hill, North Carolina
United States

Robert B. Yates, MD
Clinical Assistant Professor
Center for Esophageal and Gastric Surgery
University of Washington Medical Center
Montlake, Washington
United States

Michael W. Yeh, MD
Professor, Chief Section of
 Endocrine Surgery
University of California-Los Angeles
 David Geffen School of Medicine
Los Angeles, California
United States

Natesh Yepuri, MBBS
Resident
Anesthesiology
The Guthrie Clinic
Sayve, Pennsylvania
United States

Amanda C. Yunker, DO, MSCR
Associate Professor
Obstetrics and Gynecology
Vanderbilt University Medical Center
Nashville, Tennessee
United States

Adam Zanation, MD, FACS
Harold C. Pillsbury Distinguished Professor
Executive Vice Chair
Otolaryngology/Head
 and Neck Surgery
University of North Carolina
 School of Medicine
Chapel Hill, North Carolina
United States

Ramón Zapata Sirvent, MD, FACS
Associate Professor
Department of Surgery, Division
 of Plastic Surgery
The University of Texas
 Medical Branch
Galveston, Texas
United States

Victor M. Zaydfudim, MD, MPH
Associate Professor of Surgery
Section of Hepatobiliary and
 Pancreatic Surgery, Division
 of Surgical Oncology
University of Virginia
Charlottesville, Virginia
United States

Apresentação

A cirurgia continua evoluindo à medida que novas tecnologias, técnicas e descobertas são incorporadas aos cuidados de pacientes cirúrgicos. A 21ª edição de *Sabiston Tratado de Cirurgia* reflete essas grandes mudanças, além de novos conhecimentos.

Foram incluídos dois novos capítulos (*Cirurgia Robótica* e *Cirurgia Fetal*) e mais de 119 autores, a fim de garantir que as informações mais recentes fossem apresentadas. Esta nova edição foi revisada, e os capítulos foram atualizados para refletir as inovações da área.

O principal objetivo desta 21ª edição é continuar sendo o tratado mais minucioso, útil, claro e compreensível, apresentando os princípios e as técnicas de cirurgia. Destina-se a estudantes, residentes e especialistas na área. Temos o compromisso de manter a tradição de excelência iniciada em 1936; afinal, a cirurgia continua sendo uma disciplina na qual o conhecimento e a habilidade de um cirurgião se combinam para o bem dos pacientes.

Dr. Courtney M. Townsend, Jr.

Material Suplementar

Este livro conta com os seguintes materiais suplementares:

- Vídeos
- Referências bibliográficas.

O acesso ao material suplementar é gratuito. Basta que o leitor se cadastre, faça seu *login* em nosso *site* (www.grupogen.com.br) e, após, clique em Ambiente de aprendizagem. Em seguida, insira no canto superior esquerdo o código PIN de acesso localizado na primeira capa interna deste livro.

O acesso ao material suplementar online fica disponível até seis meses após a edição do livro ser retirada do mercado.

Caso haja alguma mudança no sistema ou dificuldade de acesso, entre em contato conosco (gendigital@grupogen.com.br).

Prefácio

Esta 21ª edição de *Sabiston Tratado de Cirurgia: A Base Biológica da Prática Cirúrgica Moderna* dá continuidade à sólida tradição de ser *o* livro definitivo da nossa disciplina. Cada capítulo apresenta referências baseadas em evidências, além de uma bibliografia selecionada que será de particular interesse para o leitor. Este material está disponível *online*. A maioria dos autores é nova – especialistas consagrados ou "estrelas em ascensão" em suas respectivas áreas de atuação. Cada capítulo oferece as informações mais atualizadas sobre inovações e técnicas cirúrgicas, bem como sobre o que há de mais moderno em tratamentos multidisciplinares. Esta edição começa com uma visão geral histórica e um capítulo novo sobre ética e profissionalismo. Em seguida, continua com os conhecimentos necessários para o cuidado de pacientes cirúrgicos. Os capítulos sobre reação inflamatória a enfermidades cirúrgicas, choque, metabolismo e cicatrização de feridas apresentam sugestões práticas para o manejo dessas condições, que, de outro modo, seriam complexas aos pacientes cirúrgicos. Há um capítulo totalmente novo referente à avaliação de desfechos cirúrgicos e uma visão geral da pesquisa em serviços de saúde. Esta edição destaca o apoio prático de um cirurgião ativamente praticante, conforme observado no atendimento de emergência de lesões musculoesqueléticas, e o papel do cirurgião em incidentes com grande quantidade de vítimas. Da mesma maneira, há um capítulo inédito sobre cirurgia robótica, o qual pondera a necessidade de inovação e de avanços técnicos em relação à obrigação de treinamentos adicionais e aumento de custos. Vários capítulos fornecem descrições detalhadas das abordagens cirúrgicas mais inovadoras, como o que trata de reconstrução mamária, detalhando não apenas as técnicas de reconstrução após mastectomia, mas também intervenções reconstrutivas oncoplásticas. Há capítulos excelentes que abordam várias disciplinas dentro da cirurgia, como fisiopatologia e princípios biológicos subjacentes da imunologia tumoral e de transplantes e imunoterapia. Cada região anatômica é apresentada por um especialista em doenças. Por exemplo, o capítulo sobre melanoma não apenas apresenta as recomendações mais recentes para intervenção cirúrgica, como também detalha as abordagens multidisciplinares de novas imunoterapias e terapias-alvo. O capítulo sobre fígado é especialmente abrangente e detalha novas intervenções não cirúrgicas, avanços no manejo clínico da hepatite e da esteatose hepática, além de novas técnicas cirúrgicas minimamente invasivas. Cada capítulo é conciso, focado e fornece ao leitor informações baseadas em evidências, para possibilitar o manejo cirúrgico contemporâneo de qualquer problema clínico.

Esta nova edição está disponível tanto em formato impresso quando em eletrônico. O material suplementar *online* consiste em vídeos e referências bibliográficas.

Frederick Christopher foi o primeiro a publicar este *Tratado de Cirurgia*, em 1936. O Dr. Townsend e seus coeditores mais uma vez fizeram um trabalho de mestre ao contrabalançar a abrangência deste texto com a priorização das informações mais necessárias para o cirurgião praticante e o cirurgião em treinamento. A ênfase está em compreender a base biológica das doenças e apresentar as abordagens de tratamento mais precisas e modernas. Esta edição estabelece o padrão de como precisa ser um tratado abrangente de cirurgia. Por isso, deve ser considerada consulta obrigatória e eficiente para qualquer cirurgião que pretenda expandir seus conhecimentos.

Timothy J. Eberlein, MD, FACS, FRCSEd (Hon), FRCS, Glasg (Hon)
Bixby Professor and Chair, Department of Surgery
Spencer T. and Ann W. Olin Distinguished Professor
Director, Alvin J. Siteman Cancer Center
Senior Associate Dean for Cancer Programs
Washington University School of Medicine in St. Louis

Agradecimentos

Gostaríamos de agradecer as inestimáveis contribuições de Karen Martin, Steve Schuenke, Eileen Figueroa, David Chavarria e Barbara Petit, a administradora. Sua dedicação profissional, sua perseverança e sua cooperação entusiasmada são incomparáveis. Eles conseguiram fazer o que era necessário, geralmente com prazos curtos ou instantâneos, sendo fundamentais para o sucesso e a conclusão dessa empreitada.

Todos os nossos autores, que são autoridades respeitadas em suas áreas de atuação e médicos e cirurgiões ocupados, fizeram um trabalho excepcional compartilhando seus ricos conhecimentos.

Também gostaríamos de agradecer o profissionalismo dos nossos colegas da Elsevier: Jessica McCool, estrategista de conteúdo; Joanie Milnes, especialista sênior em desenvolvimento de conteúdo; Kathryn DeFrancisco, gerente de desenvolvimento de conteúdo; Shereen Jameel, gerente de edição; Umarani Natarajan, gerente sênior de projetos; e Margaret Reid, designer sênior de livros.

Vídeos

PARTE 1 — Princípios Básicos Cirúrgicos
Capítulo 5 — **Metabolismo em Pacientes Cirúrgicos**
Elizabeth E. Blears, Joshua S. Carson, Celeste C. Finnerty, Evan Ross, Christian Sommerhalder, David N. Herndon

- **Vídeo 5.1:** Calorimetria indireta
- **Vídeo 5.2:** Composição corporal e DEXA
- **Vídeo 5.3:** Esteira

PARTE 2 — Manejo Perioperatório
Capítulo 15 — **Tecnologia Emergente em Cirurgia: Informática e Eletrônica**
Amin Madani, Carmen L. Mueller, Gerald M. Fried

- **Vídeo 15.1:** Ressecção robótica assistida

PARTE 3 — Trauma e Cuidados Intensivos
Capítulo 18 — **Parede Abdominal Difícil**
Michael C. Smith, Oliver L. Gunter, Richard S. Miller

- **Vídeo 18.1:** Novidades no tratamento de fístula enteroatmosférica usando um "estoma flutuante"

PARTE 4 — Transplante e Imunologia
Capítulo 25 — **Imunobiologia e Imunossupressão do Transplante**
I. Raul Badell, Andrew B. Adams, Christian P. Larsen

- **Vídeo 25.1:** Resultados do primeiro transplante de mão bem-sucedido no mundo

PARTE 6 — Cabeça e Pescoço
Capítulo 34 — **Cabeça e Pescoço**
Wendell G. Yarbrough, Adam Zanation, Samip Patel, Saral Mehra

- **Vídeo 34.1:** Fala traqueoesofágica após laringectomia
- **Vídeo 34.2:** Fala traqueoesofágica após laringectomia sem mãos
- **Video 34.3:** Parotidectomia
- **Video 34.4:** Endoscopia salivar (sialoendoscopia)

PARTE 9 — Esôfago
Capítulo 43 — **Doença do Refluxo Gastresofágico e Hérnias de Hiato**
Robert B. Yates, Brant K. Oelschlager

- **Vídeo 43.1:** Autotransplante de paratireoide
- **Vídeo 43.2:** Adrenalectomia laparoscópica para feocromocitoma em pacientes com NEM-IIA

PARTE 10 — Abdome
Capítulo 48 — **Obesidade Mórbida**
William O. Richards, Leena Khaitan, Alfonso Torquati

- **Vídeo 48.1:** Técnica cirúrgica de derivação gástrica em Y de Roux laparoscópica
- **Video 48.2:** Técnica cirúrgica laparoscópica de banda gástrica ajustável

Capítulo 51 — **Apêndice**
Bryan Richmond

- **Vídeo 51.1:** Apendicectomia laparoscópica
- **Vídeo 51.2:** Apendicectomia laparoscópica em pacientes gestantes
- **Vídeo 51.3:** Apendicectomia por SILS em variedades de gravidade da doença

Capítulo 52 — **Cólon e Reto**
Susan Galandiuk, Uri Netz, Emilio Morpurgo, Sara Maria Tosato, Naim Abu-Freha, C. Tyler Ellis

- **Vídeo 52.1:** Técnica da cirurgia transanal minimamente invasiva (TAMIS)
- **Video 52.2:** Técnica de excisão total de mesorreto transanal (TaTME)

Capítulo 56 — **Pâncreas Exócrino**
Vikas Dudeja, J. Bart Rose, Eric H. Jensen, Selwyn M. Vickers

- **Vídeo 56.1:** Cistogastrostomia laparoscópica
- **Vídeo 56.2:** Pancreatectomia distal laparoscópica com preservação esplênica e dos vasos
- **Video 56.3:** Pancreatectomia distal laparoscópica com preservação esplênica

PARTE 11 — Tórax
Capítulo 58 — **Pulmão, Parede Torácica, Pleura e Mediastino**
Ori Wald, Uzi Izhar, David J. Sugarbaker

- **Vídeo 58.1:** Derrame pleural
- **Vídeo 58.2:** Deslizamento pleural
- **Vídeo 58.3:** Pneumotórax

PARTE 12 — Vascular
Capítulo 62 — **Aorta**
Abe DeAnda Jr., Jennifer Worsham, Matthew Mell

- **Vídeo 62.1:** Substituição da valva aórtica

Capítulo 65 — **Doença Venosa**
Luigi Pascarella, William Marston

- **Vídeo 65.1:** TriVex 1
- **Vídeo 65.2:** TriVex 2

PARTE 13 — Especialidades em Cirurgia Geral
Capítulo 70 — **Cirurgia da Mão**
David Netscher, Nikhil Agrawal, Nicholas A. Fiore II

- **Vídeo 70.1:** Compartimentos extensores
- **Vídeo 70.2:** Capuz dorsal
- **Vídeo 70.3:** Tendões flexores e sistema de polia

Capítulo 71 — **Cirurgia Ginecológica**
Lauren S. Prescott, Amanda C. Yunker, Ronald D. Alvarez

- **Vídeo 71.1:** Histerectomia total laparoscópica com salpingo-ooforectomia direita
- **Vídeo 71.2:** Salpingo-ooforectomia direita laparoscópica
- **Vídeo 71.3:** Salpingo-ooforectomia unilateral laparoscópica

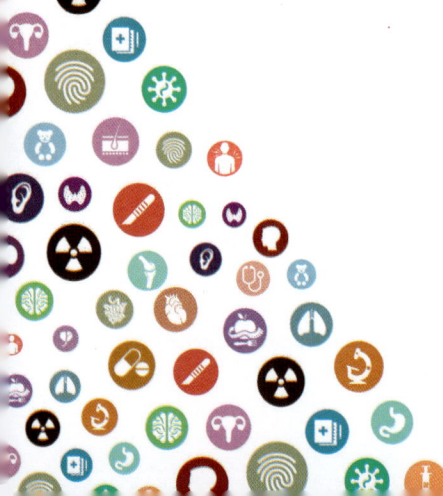

Academia de Medicina
GUANABARA KOOGAN
www.academiademedicina.com.br

Atualize-se com o melhor conteúdo da área.

Conheça a **Academia de Medicina Guanabara Koogan**, portal online, que oferece conteúdo científico exclusivo, elaborado pelo GEN | Grupo Editorial Nacional, com a colaboração de renomados médicos do Brasil.

O portal conta com material diversificado, incluindo artigos, *podcasts*, vídeos e aulas, gravadas e ao vivo (*webinar*), tudo pensado com o objetivo de contribuir para a atualização profissional de médicos nas suas respectivas áreas de atuação.

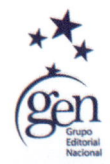 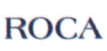

Sumário

VOLUME 1

PARTE 1 Princípios Básicos Cirúrgicos, 1

1. **Nascimento da Cirurgia Moderna: Visão Geral,** 2
   Ira Rutkow
2. **Ética e Profissionalismo em Cirurgia,** 19
   Jeffrey S. Farroni, William J. Winslade
3. **Resposta Inflamatória,** 25
   Katherine E. Kramme, Patrick H. Knight, Robert G. Sawyer
4. **Choque, Eletrólitos e Fluidos,** 42
   Sawyer Gordon Smith, Martin Allan Schreiber
5. **Metabolismo em Pacientes Cirúrgicos,** 95
   Elizabeth E. Blears, Joshua S. Carson, Celeste C. Finnerty, Evan Ross, Christian Sommerhalder, David N. Herndon
6. **Cicatrização de Feridas,** 119
   Stefanos Boukovalas, Kristen A. Aliano, Linda G. Phillips, William B. Norbury
7. **Medicina Regenerativa,** 150
   Mimi R. Borrelli, Michael S. Hu, Michael T. Longaker, H. Peter Lorenz
8. **Análise Crítica da Cirurgia e Pesquisa em Serviços de Saúde,** 157
   Benjamin S. Brooke, Samuel R.G. Finlayson
9. **Segurança no Ambiente Cirúrgico,** 167
   Warren Sandberg, Roger R. Dmochowski, R. Daniel Beauchamp

PARTE 2 Manejo Perioperatório, 183

10. **Princípios da Cirurgia Pré-Operatória e Operatória,** 184
    Victor M. Zaydfudim, Yinnin Hu, Reid B. Adams
11. **Infecções Cirúrgicas e Uso de Antibióticos,** 219
    Ariel P. Santos, Edwin Onkendi, Sharmila Dissanaike
12. **Complicações Cirúrgicas,** 234
    Natesh Yepuri, Napat Pruekprasert, Robert N. Cooney
13. **Cirurgia no Paciente Geriátrico,** 281
    Vanita Ahuja, Ronnie A. Rosenthal
14. **Princípios de Anestesiologia, Tratamento da Dor e Sedação Consciente,** 311
    Antonio Hernandez, Edward R. Sherwood
15. **Tecnologia Emergente em Cirurgia: Informática e Eletrônica,** 345
    Amin Madani, Carmen L. Mueller, Gerald M. Fried
16. **Cirurgia Robótica,** 357
    Yanghee Woo, Yuman Fong

PARTE 3 Trauma e Cuidados Intensivos, 385

17. **Manejo do Trauma Agudo,** 386
    Samuel P. Carmichael II, Nathan T. Mowery, R. Shayn Martin, J. Wayne Meredith
18. **Parede Abdominal Difícil,** 429
    Michael C. Smith, Oliver L. Gunter, Richard S. Miller
19. **Cuidado Emergencial de Lesões Musculoesqueléticas,** 438
    Jack Dawson, Omar Atassi, Daniel Sun, Mihir Sheth
20. **Queimaduras,** 480
    Steven E. Wolf
21. **Mordidas e Picadas,** 502
    Lillian Liao, Robert L. Norris, Elaine E. Nelson, Ronald M. Stewart
22. **Cuidados Cirúrgicos Críticos,** 516
    John P. Saydi, Vamsi Aribindi, S. Rob Todd
23. **Procedimentos Cirúrgicos à Beira do Leito,** 541
    Bradley M. Dennis, Oliver L. Gunter, Jose J. Diaz
24. **Papel do Cirurgião em Acidentes com Múltiplas Vítimas,** 549
    Jennifer M. Gurney, Matthew J. Martin

PARTE 4 Transplante e Imunologia, 565

25. **Imunobiologia e Imunossupressão do Transplante,** 566
    I. Raul Badell, Andrew B. Adams, Christian P. Larsen
26. **Transplante de Fígado,** 609
    Seth J. Karp, Sophoclis Alexopoulos
27. **Transplante de Rins e Pâncreas,** 621
    Yolanda Becker
28. **Transplante de Intestino Delgado,** 636
    Samuel J. Kesseli, Debra L. Sudan

PARTE 5 Oncologia Cirúrgica, 645

29. **Biologia Tumoral e Marcadores Tumorais,** 646
    Bradley A. Krasnick, S. Peter Goedegebuure, Ryan Fields
30. **Imunologia Tumoral e Imunoterapia,** 678
    James S. Economou, James C. Yang, James S. Tomlinson
31. **Melanoma e Câncer de Pele Não Melanoma,** 695
    Kelly M. McMasters, Douglas S. Tyler, Michael E. Egger
32. **Sarcoma de Partes Moles,** 724
    Carlo M. Contreras, Marty J. Heslin
33. **Tumores Ósseos,** 743
    Herbert S. Schwartz, Ginger E. Holt, Jennifer L. Halpern

PARTE 6 Cabeça e Pescoço, 757

34. **Cabeça e Pescoço,** 758
    Wendell G. Yarbrough, Adam Zanation, Samip Patel, Saral Mehra

PARTE 7 Mama, 793

35. **Doenças da Mama,** 794
    V. Suzanne Klimberg, Kelly K. Hunt
36. **Reconstrução da Mama,** 840
    Stefanos Boukovalas, Shana S. Kalaria, Julie E. Park

PARTE 8   Sistema Endócrino, 855

37   Tireoide, 856
Insoo Suh, Julie Ann Sosa

38   Glândulas Paratireoides, 903
Iuliana Bobanga, Christopher R. McHenry

39   Pâncreas Endócrino, 923
Amanda K. Arrington, Taylor S. Riall

40   Glândulas Suprarrenais, 946
Michael W. Yeh, Masha Livhits, Quan-Yang Duh

41   Síndromes de Neoplasia Endócrina Múltipla, 978
Amanda M. Laird, Steven K. Libutti

PARTE 9   Esôfago, 991

42   Esôfago, 992
Ravi Rajaram, Jonathan D. Spicer, Rajeev Dhupar, Jae Y. Kim, Boris Sepesi, Wayne L. Hofstetter

43   Doença do Refluxo Gastroesofágico e Hérnias de Hiato, 1032
Robert B. Yates, Brant K. Oelschlager

VOLUME 2

PARTE 10   Abdome, 1053

44   Parede Abdominal, Umbigo, Peritônio, Mesentérios, Omento e Retroperitônio, 1054
Anna M. Privratsky, Juan Camilo Barreto, Richard H. Turnage

45   Hérnias, 1078
Benjamin K. Poulose, Alfredo Maximiliano Carbonell, Michael J. Rosen

46   Abdome Agudo, 1106
Alessandra Landmann, Morgan Bonds, Russell Postier

47   Hemorragia Gastrintestinal Aguda, 1121
Kevin J. Chiang, Noelle N. Saillant, Richard Hodin

48   Obesidade Mórbida, 1137
William O. Richards, Leena Khaitan, Alfonso Torquati

49   Estômago, 1165
David A. Mahvi, David M. Mahvi

50   Intestino Delgado, 1209
Tong Gan, B. Mark Evers

51   Apêndice, 1270
Bryan Richmond

52   Cólon e Reto, 1287
Susan Galandiuk, Uri Netz, Emilio Morpurgo, Sara Maria Tosato, Naim Abu-Freha, C. Tyler Ellis

53   Ânus, 1367
Neil Hyman, Konstantin Umanskiy

54   Fígado, 1390
Vikas Dudeja, Anthony Ferrantella, Yuman Fong

55   Sistema Biliar, 1456
Pejman Radkani, Jason Hawksworth, Thomas Fishbein

56   Pâncreas Exócrino, 1494
Vikas Dudeja, J. Bart Rose, Eric H. Jensen, Selwyn M. Vickers

57   Baço, 1532
Aussama K. Nassar and Mary Hawn

PARTE 11   Tórax, 1549

58   Pulmão, Parede Torácica, Pleura e Mediastino, 1550
Ori Wald, Uzi Izhar, David J. Sugarbaker

59   Cardiopatia Congênita, 1606
Andrew Well, Chuck D. Fraser Jr.

60   Doença Cardíaca Adquirida: Insuficiência Coronariana, 1644
Shuab Omer, Faisel G. Bakaeen

61   Doença Cardíaca Adquirida: Valvar, 1675
Todd K. Rosengart, Corinne M. Aberle, Christopher Ryan

PARTE 12   Vascular, 1707

62   Aorta, 1708
Abe DeAnda Jr., Jennifer Worsham, Matthew Mell

63   Doença Arterial Periférica, 1726
Joseph L. Mills Sr, Zachary S. Pallister

64   Trauma Vascular, 1751
Michael J. Sise, Carlos V.R. Brown, Howard C. Champion

65   Doença Venosa, 1770
Luigi Pascarella, William Marston

66   Sistema Linfático, 1791
Jonathan R. Thompson, Iraklis I. Pipinos

PARTE 13   Especialidades em Cirurgia Geral, 1799

67   Cirurgia Pediátrica, 1800
Dai H. Chung

68   Neurocirurgia, 1840
Joel T. Patterson

69   Cirurgia Plástica, 1873
Pablo L. Padilla, Kimberly H. Khoo, Trung Ho, Eric L. Cole, Ramón Zapata Sirvent, Linda G. Phillips

70   Cirurgia da Mão, 1902
David Netscher, Nikhil Agrawal, Nicholas A. Fiore II

71   Cirurgia Ginecológica, 1953
Lauren S. Prescott, Amanda C. Yunker, Ronald Alvarez

72   Cirurgia na Paciente Grávida, 1979
Rachel M. Russo, Gregory J. Jurkovich, Diana L. Farmer

73   Cirurgia Fetal, 2000
Payam Saadai, Shinjiro Hirose, Diana L. Farmer

74   Cirurgia Urológica, 2009
Jennifer M. Taylor, Thomas G. Smith III, Michael Coburn

Índice Alfabético, 2049

Parte 1

Princípios Básicos Cirúrgicos

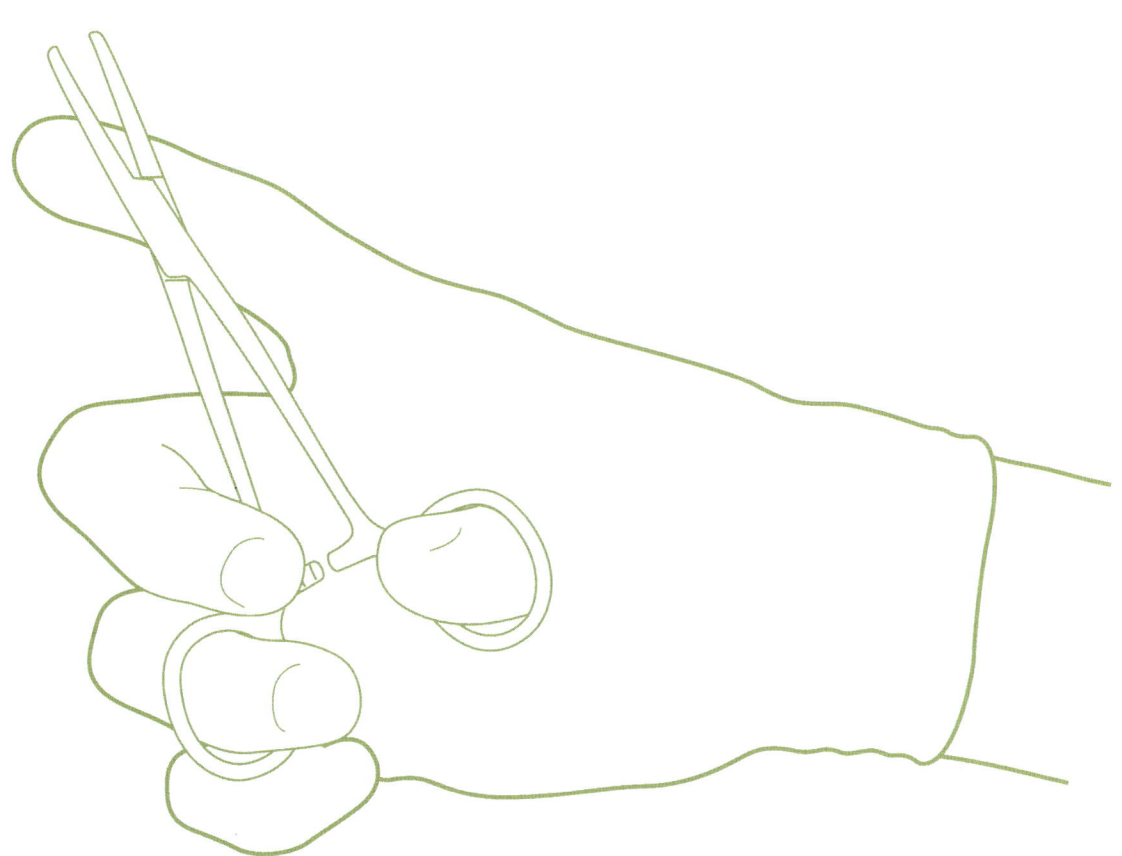

1

Nascimento da Cirurgia Moderna: Visão Geral

Ira Rutkow

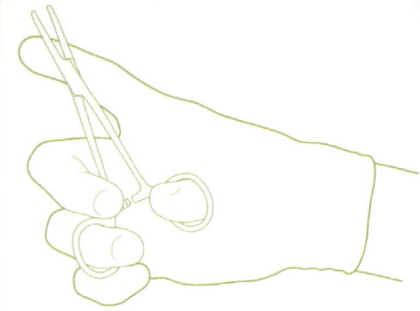

"Se não houvesse passado, a ciência seria um mito; a mente humana, um deserto. O mal prevaleceria sobre o bem, e a escuridão cobriria a face do mundo moral e científico."

Samuel D. Gross (Louisville Review 1:26-27, 1856)

VISÃO GERAL DO CAPÍTULO

O início
Conhecimento da anatomia humana
Controle da hemorragia
Controle da dor
Controle da infecção
Outros avanços que impulsionaram a ascensão à cirurgia moderna
    Raios X
    Transfusão de sangue
    Biopsia por congelação

Ascenção da ciência cirúrgica
    Programas de pós-graduação padronizados de ensino e treinamento cirúrgico
    Laboratórios de pesquisa com cirurgia experimental
    Revistas especializadas, livros didáticos, monografias e tratados
    Sociedades e organizações profissionais
Era moderna
Diversidade
Perspectivas futuras

O INÍCIO

Desde o mais antigo registro histórico até o fim do século XIX, a prática da cirurgia mudou pouco. Durante esses milhares de anos, as cirurgias foram sempre assustadoras, muitas vezes fatais e frequentemente infectadas. Nessa época pré-científica, pré-anestésica e pré-antisséptica, os procedimentos eram realizados apenas para as necessidades mais extremas e eram completamente diferentes da atualidade; pacientes totalmente conscientes eram contidos ou amarrados para evitar que fugissem da "faca" implacável do cirurgião. Quando o cirurgião, ou pelo menos aquelas pessoas que se denominavam "cirurgião", realizava uma cirurgia, era inevitavelmente em decorrência de uma doença que podia ser facilmente observada (ou seja, na pele e logo abaixo da superfície, nas extremidades ou na boca).

Ao longo do século XIV, a maior parte dos procedimentos cirúrgicos era realizada por cirurgiões-barbeiros com mínima formação e por outros adeptos itinerantes da causa cirúrgica. Esses fiéis e anônimos seguidores do ofício da cirurgia asseguravam a sobrevida definitiva daquilo que era então uma vocação passada de pai para filho, embora fossem marginalizados pelos médicos aristocráticos e universitários, que evitavam usar das próprias mãos. Esses "cirurgiões barbeiros" principalmente drenavam abscessos, tratavam fraturas simples, curavam feridas, extraíam dentes e, em raras ocasiões, amputavam um dedo, membro ou mama. Por volta do século XV, os médicos começaram a se interessar pela arte da cirurgia. À medida que as técnicas cirúrgicas evoluíram, os "cirurgiões", sejam médicos por formação universitária ou práticos, ligavam artérias de aneurismas acessíveis, excisavam grandes tumores visíveis, realizavam trepanações, inventavam métodos engenhosos para reduzir hérnias encarceradas e estranguladas, criavam colostomias e ileostomias rudimentares pela simples incisão da pele sobre uma massa intra-abdominal em expansão, representando o estádio terminal de uma oclusão intestinal de longa evolução. Os "cirurgiões" mais empreendedores ampliaram o escopo de suas atividades e se especializaram no tratamento de fístulas anais, cálculos renais e catarata. Embora alguns cirurgiões audaciosos tentassem incisar o abdome, na esperança de seccionar bridas e aderências, as cirurgias abdominais e outros tipos de cirurgia intracorporais eram, em geral, quase desconhecidas.

Apesar da natureza aterrorizante da intervenção cirúrgica, a cirurgia na era pré-científica foi considerada um importante tratamento dentro de toda a Medicina. (Neste capítulo, "Medicina" significa a totalidade da profissão, e "medicina" indica medicina interna como entidade diferenciada de cirurgia, obstetrícia, pediatria e outras especialidades.) Mesmo parecendo paradoxal, em vista de seu limitado escopo técnico, isso é explicado pelo simples fato de que os procedimentos cirúrgicos eram realizados apenas para doenças externas que exigiam um "diagnóstico anatômico objetivo". Os cirurgiões observavam o que precisava ser corrigido (p. ex., abscessos, ossos quebrados, tumores volumosos, feridas graves, dedos e membros necróticos e dentes podres) e tratavam o problema da maneira mais racional possível.

Para os indivíduos que exercem a medicina, o cuidado era mais "subjetivo" envolvendo doenças cujas etiologias não eram vistas nem compreendidas. É difícil tratar os sintomas de doenças como artrite, asma, diabetes e insuficiência cardíaca quando não há conhecimento científico sobre o que constitui suas bases fisiopatológicas.

Foi somente no século XIX, a partir dos avanços realizados na anatomia patológica e na fisiologia experimental, que os médicos adotaram um ponto de vista terapêutico mais próximo dos cirurgiões. Não era mais uma questão de tratar os sinais e sintomas de forma cega. Semelhante aos cirurgiões que operavam doenças que podiam ser descritas fisicamente, os médicos agora cuidavam de pacientes usando detalhes clínicos baseados em achados fisiopatológicos "objetivos". Os cirurgiões nunca precisaram de uma revolução diagnóstica e fisiopatológica como ocorreu com os médicos. Apesar da imperfeição de seu conhecimento científico, os cirurgiões pré-científicos, com sua inabalável abordagem no tratamento de amputação e extirpações, eventualmente curavam com confiança técnica. Apesar de sua destreza, foi necessária ao cirurgião a propagação da revolução na medicina durante as décadas de 1880 e 1890, com a implementação de técnicas assépticas, junto com outras descobertas que viriam em breve, incluindo os raios X, transfusão de sangue e biopsia por congelação, para permitir que os cirurgiões emergissem como especialistas. Levaria ainda várias décadas, até o início do século XX, para que eventos administrativos e organizacionais ocorressem antes que a cirurgia pudesse ser considerada uma profissão de boa-fé.

A explicação para a tardia ascensão da cirurgia foi a demorada sistematização de quatro elementos-chave (conhecimento da anatomia, controle da hemorragia, controle da dor e controle da infecção) que eram mais críticos do que habilidades técnicas quando se tratava de realizar um procedimento cirúrgico. Esses pré-requisitos tinham que ser compreendidos e aceitos antes que a cirurgia pudesse ser considerada uma opção terapêutica viável. Os dois primeiros elementos começaram a ser abordados no século XVI e, embora a cirurgia tenha se beneficiado muito com os avanços, seu alcance não foi estendido para além do exterior do corpo, e a dor e a infecção continuaram sendo problemas para o paciente e os procedimentos cirúrgicos. Durante os 300 anos seguintes, houve pouco avanço até a descoberta da anestesia na década de 1840 e o reconhecimento da antissepsia cirúrgica durante as décadas de 1870 e 1880. O florescimento subsequente da cirurgia científica promoveu iniciativas gerenciais e socioeconômicas (programas padronizados de educação e treinamento cirúrgico de pós-graduação; laboratórios de pesquisa cirúrgica experimental; revistas especializadas, livros didáticos, monografias e tratados; e sociedades profissionais e organizações licenciadas) que promoveram o conceito de profissionalismo. Na década de 1950, o resultado foi uma profissão unificada de natureza prática e acadêmica. Alguns detalhes no surgimento da cirurgia moderna são importantes e dizem respeito aos quatro elementos-chave que possibilitaram que a cirurgia fosse considerada um opção terapêutica viável.

CONHECIMENTO DA ANATOMIA HUMANA

Embora o conhecimento da anatomia seja o principal requisito da cirurgia, foi somente em meados dos anos 1500 e no auge do Renascimento europeu que houve a primeira grande contribuição para a compreensão da estrutura do corpo humano. Isso aconteceu quando os papas Sisto IV (1414–1484) e Clemente VII (1478–1534) reverteram a antiga proibição da Igreja de dissecação humana e sancionaram o estudo da anatomia do cadáver. Andreas Vesalius (1514–1564) (Figura 1.1) deu um passo à frente nos estudos anatômicos junto com seu célebre tratado, *De Humani Corporis Fabrica Libri Septem* (1543). A *Fabrica* rompeu com o passado e proporcionou descrições mais detalhadas do corpo humano do que qualquer um dos seus antecessores. Houve a correção de erros de anatomia que foram propagados milhares de anos antes por autoridades gregas e romanas, especialmente Claudius Galeno (129–199 d.C.), cujas visões enganosas e apoiadas pela Igreja eram baseadas na dissecação de animais e não de humanos. Tão inovadora quanto suas observações anatômicas foi a afirmação contundente de Vesalius de que a dissecção deveria ser realizada pelos próprios médicos. Isso era um repúdio direto à antiga doutrina de que a dissecção era uma tarefa repugnante a ser realizada apenas por indivíduos da classe baixa, enquanto o médico se sentava no alto e lia em voz alta textos anatômicos seculares.

Vesalius nasceu em Bruxelas, em uma família com laços extensivos à corte dos imperadores do Sacro Império Romano-Germânico. Recebeu sua educação médica na França, nas universidades de Montpellier e Paris, e por um curto período ensinou anatomia perto de sua casa em Louvain. Após vários meses de serviço como cirurgião no exército de Carlos V (1500–1558), Vesalius, com 23 anos, aceitou uma nomeação como professor de anatomia na Universidade de Pádua, na Itália. Ele permaneceu lá até 1544, quando renunciou ao cargo para se tornar médico da corte de Carlos V e depois do filho de Carlos, Filipe II (1527–1598). Vesalius acabou sendo transferido para Madri, mas, por várias razões, incluindo supostos problemas com as autoridades da Inquisição espanhola, planejou retornar às suas atividades acadêmicas. No entanto, em 1563, primeiro ele partiu para uma peregrinação de 1 ano à Terra Santa. Em sua viagem de volta, o navio de Vesalius naufragou, e a tripulação ficou presa na pequena ilha de Zakynthos, no Peloponeso. Vesalius morreu lá como resultado de exposição solar, fome e os efeitos de uma doença grave, provavelmente febre tifoide.

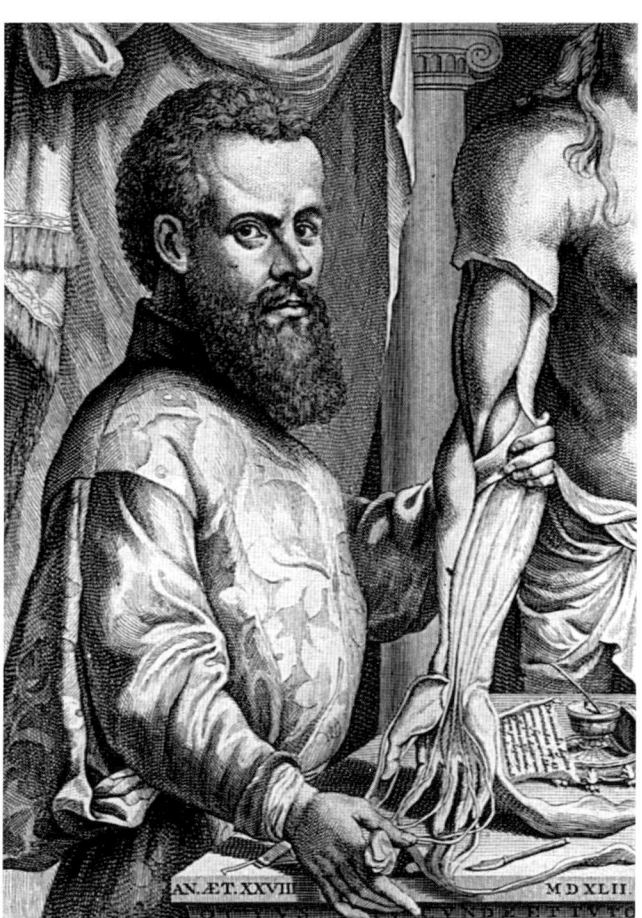

Figura 1.1 Andreas Vesalius (1514–1564).

Os 7 anos que Vesalius passou em Pádua deixaram uma marca indelével na evolução da Medicina e principalmente para a cirurgia. Suas excelentes publicações de dissecações humanas atraíram grandes multidões, e Vesalius estava em constante demanda para fornecer demonstrações anatômicas em outras cidades italianas, o que culminou na publicação da *Fabrica*. Semelhante à maioria das obras revolucionárias, o livro atraiu críticos e simpatizantes, e o jovem Vesalius foi submetido a ataques mordazes por alguns dos mais renomados anatomistas da época. Para seus muitos difamadores, o apaixonado Vesalius muitas vezes respondeu com contra-ataques intemperantes que pouco fizeram para promover sua causa. Em um acesso de raiva, Vesalius queimou uma coleção dos seus próprios manuscritos e desenhos.

A popularidade da *Fabrica* de Vesalius associava-se às suas excelentes ilustrações. Pela primeira vez, desenhos detalhados do corpo humano foram intimamente integrados a um texto escrito preciso. Artistas, que se acredita serem da escola de Ticiano (1477–1576), em Veneza, produziram imagens cientificamente precisas e criativamente belas. As xilogravuras, com seus majestosos esqueletos e homens musculosos esfolados contra fundos de paisagens rurais e urbanas, tornaram-se o padrão para textos anatômicos por vários séculos.

O trabalho de Vesalius abriu caminho para uma ampla pesquisa sobre a anatomia humana, destacada por uma compreensão mais completa da circulação sanguínea. Em 1628, William Harvey (1578–1657) mostrou que o coração atuava como uma bomba e forçava o sangue ao longo das artérias e retornava pelas veias, formando um circuito fechado. Embora não fosse um cirurgião, a pesquisa de Harvey teve enormes implicações para a evolução da cirurgia, particularmente por sua relação com a anatomia e, por conseguinte, a execução das cirurgias. Como resultado, no século XVII, as ligações entre anatomia e cirurgia se intensificaram à medida que surgiram cirurgiões-anatomistas qualificados.

Durante o século XVIII e primeira metade do século XIX, cirurgiões-anatomistas fizeram algumas de suas observações mais notáveis. Cada país tinha seus indivíduos de renome: na Holanda estavam Govard Bidloo (1649–1713), Bernhard Siegfried Albinus (1697–1770) e Pieter Camper (1722–1789); Albrecht von Haller (1708–1777), August Richter (1742–1812) e Johann Friedrich Meckel (1781–1833) trabalharam na Alemanha; Antonio Scarpa (1752–1832) trabalhou na Itália; e na França, Pierre-Joseph Desault (1744–1795), Jules Cloquet (1790–1883) e Alfred Armand Louis Marie Velpeau (1795–1867) foram os mais conhecidos. Acima de tudo, porém, foram os esforços de numerosos cirurgiões-anatomistas britânicos que estabeleceram uma merecida tradição de excelência em pesquisa e ensino.

William Cowper (1666–1709) foi um dos primeiros e mais conhecidos cirurgiões-anatomistas ingleses, e seu aluno, William Cheselden (1688–1752), estabeleceu o primeiro curso formal de instrução em anatomia cirúrgica em Londres em 1711. Em 1713, *Anatomy of the Human Bod* de Cheselden foi publicado e se tornou tão popular que passou por pelo menos 13 edições. Alexander Monro (*primus*) (1697–1767) foi o aprendiz de Cheselden e mais tarde montou um centro de ensino anatômico cirúrgico em Edimburgo, que acabou sendo chefiado por seu filho Alexander (*secundus*) (1737–1817) e seu neto Alexander (*tertius*) (1773-1859). Em Londres, John Hunter (1728–1793) (Figura 1.2), que é considerado um dos maiores cirurgiões de todos os tempos, ganhou fama como anatomista-cirurgião comparativo, enquanto seu irmão, William Hunter (1718–1783), era um obstetra de sucesso que escreveu o aclamado atlas *Anatomy of the Human Gravid Uterus* (1774). Outra dupla de irmãos, John Bell (1763–1820) e Charles Bell (1774–1842), trabalhou em Edimburgo e Londres, onde suas requintadas gravuras anatômicas exerceram uma influência duradoura. Em meados do

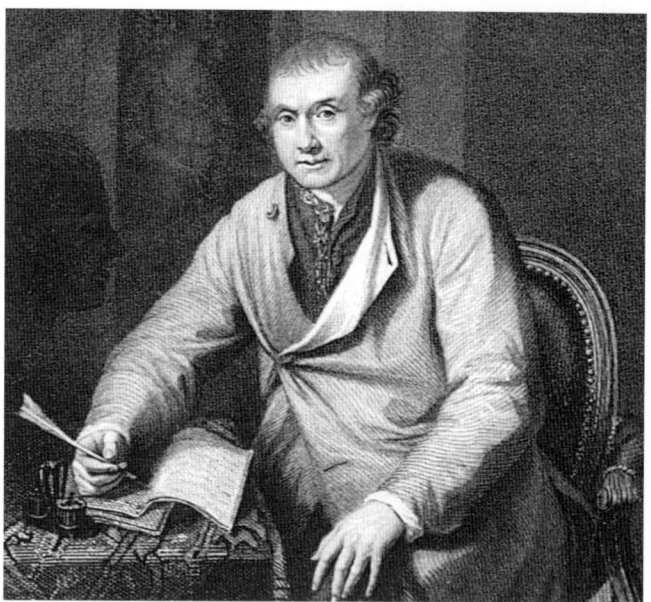

Figura 1.2 John Hunter (1728–1793).

século XIX, a anatomia cirúrgica como disciplina científica estava bem estabelecida. No entanto, à medida que a cirurgia evoluiu para uma profissão mais exigente, os atlas anatômicos e os livros didáticos cirúrgicos ilustrados eram menos propensos a serem escritos pelo cirurgião-anatomista e, em vez disso, foram escritos pelo anatomista em tempo integral.

CONTROLE DA HEMORRAGIA

Embora Vesalius tenha trazido maior compreensão sobre a anatomia humana, um de seus contemporâneos, Ambroise Paré (1510–1590) (Figura 1.3), propôs um método para controlar hemorragia durante a cirurgia. Semelhante a Vesalius, Paré é importante para a história

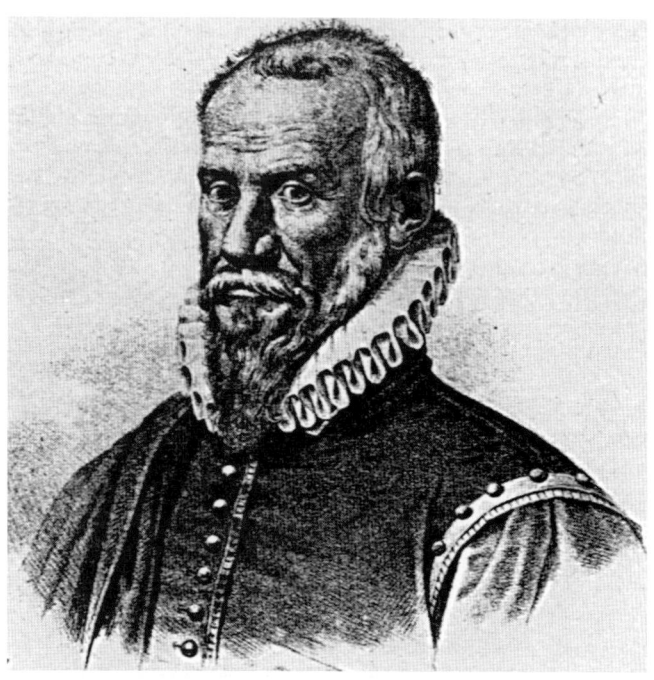

Figura 1.3 Ambroise Paré (1510–1590).

da cirurgia porque também representa uma ruptura final entre os pensamentos e técnicas cirúrgicas da escola antiga e o impulso para uma era mais moderna. Os dois homens eram conhecidos, ambos tendo sido convocados para tratar Henrique II (1519-1559), que sofreu o que provou ser um golpe fatal de lança na cabeça durante um torneio.

Paré nasceu na França e, ainda jovem, foi aprendiz de uma série de cirurgiões-barbeiros itinerantes. Completou sua educação formal em Paris, onde atuou como aprendiz de cirurgião/enfermeiro no famoso Hotel Dieu. De 1536 até pouco antes de sua morte, Paré trabalhou como cirurgião do exército (acompanhava os exércitos franceses em suas expedições militares), enquanto mantinha também uma prática civil em Paris. A reputação de Paré era tão grande que quatro reis franceses, Henrique II, Francisco II (1544-1560), Carlos IX (1550-1574) e Henrique III (1551-1589) o escolheram como seu cirurgião-chefe. Apesar de ser um cirurgião-barbeiro, Paré acabou se tornando membro do Colégio de St. Côme, com sede em Paris, uma importante fraternidade de médicos-cirurgiões com formação universitária. Com a força da personalidade de Paré e a enormidade de seus triunfos clínicos, ocorreu uma aproximação entre os dois grupos, que abriu caminho para a ascensão da cirurgia na França.

Na época de Paré, a aplicação de cauterização ou óleo fervente ou ambos eram os métodos mais comumente empregados para tratar uma ferida e controlar uma hemorragia. Sua utilização refletia a crença em um ditado médico que remonta à época de Hipócrates: "Aquelas doenças que os remédios não curam, o ferro cura; aquelas que o ferro não pode curar, o fogo cura; e aquelas que o fogo não pode curar são consideradas incuráveis." Paré mudou esse pensamento quando, em um campo de batalha perto de Turim, seu suprimento de óleo fervente se esgotou. Sem saber o que fazer, Paré misturou gema de ovo, óleo de rosas (uma combinação de pétalas de rosa moídas e azeite) e terebintina e tratou os feridos restantes. Nos dias seguintes, ele observou que as feridas dos soldados cobertas com a nova mistura não estavam tão inflamadas nem tão sensíveis quanto as feridas tratadas com óleo quente.

Paré abandonou o uso de óleo fervente pouco tempo depois e buscou outras abordagens para tratar feridas e interromper hemorragias. Sua resposta decisiva foi a ligadura, e a sua introdução provou ser uma reviravolta na evolução da cirurgia. A história inicial da ligadura de vasos sanguíneos está envolta em incerteza, e, se foram os chineses e egípcios ou os gregos e romanos que primeiro sugeriram a prática, essa é uma questão de conjectura histórica. Uma coisa é certa: a técnica foi esquecida há muito tempo, e Paré considerou que seu método de ligadura fosse original durante uma amputação e provavelmente uma inspiração divina. Ele até projetou um antecessor do hemostático moderno, um instrumento de pinça chamado *bec de corbin*, ou "bico de corvo", para controlar o sangramento enquanto o vaso era manuseado.

Tal como acontece com muitas ideias inovadoras, as sugestões de Paré sobre ligaduras não foram imediatamente aceitas. As razões dadas para a lenta adoção variam desde a falta de assistentes qualificados para ajudar a expor os vasos sanguíneos até o grande número de instrumentos necessários para alcançar a hemostasia – nos tempos pré-industriais, as ferramentas cirúrgicas eram feitas à mão e de alto custo para produção. O resultado foi que as ligaduras não foram comumente usadas para controlar o sangramento, especialmente durante uma amputação, até que outros instrumentos estivessem disponíveis para fornecer hemostasia temporária. Isso não ocorreu até o início do século XVIII, quando Jean-Louis Petit (1674-1750) inventou o torniquete compressor de parafuso. O dispositivo de Petit exerce pressão direta sobre a artéria principal da extremidade a ser amputada e proporcionava o controle a curto prazo do sangramento necessário para permitir a colocação precisa das ligaduras. Ao longo do restante dos séculos XVIII e XIX, o uso de novos tipos de suturas e torniquetes em conjunto aumentou, à medida que os cirurgiões tentavam ligar praticamente todos os vasos sanguíneos do corpo. No entanto, apesar da abundância de instrumentos elegantes e novos materiais de sutura (variando de couro a crina de cavalo), o controle satisfatório do sangramento, especialmente em cirurgias delicadas, permanecia problemático.

A partir da década de 1880, os cirurgiões começaram a experimentar dispositivos eletrificados que podiam cauterizar. Esses eletrocautérios de primeira geração eram máquinas desajeitadas, mas aceleravam a condução de uma cirurgia. Em 1926, Harvey Cushing (1869-1939), professor de cirurgia em Harvard, experimentou um dispositivo cirúrgico menos complicado que continha dois circuitos elétricos separados, um para incisar o tecido sem sangramento e o outro simplesmente para coagular. O aparelho foi projetado por um físico, William Bovie (1881-1958), e os dois homens colaboraram para desenvolver pontas de metal intercambiáveis, pontas de aço e alças de arame que poderiam ser presas a um cabo tipo pistola esterilizável usado para direcionar a corrente elétrica. À medida que os problemas elétricos e de engenharia foram resolvidos, o bisturi elétrico de Bovie tornou-se uma promessa de instrumento pioneiro; quase um século depois, continua sendo uma ferramenta fundamental no instrumental do cirurgião.

CONTROLE DA DOR

Na era pré-científica, a incapacidade dos cirurgiões de realizar cirurgias sem dor estava entre os dilemas mais aterrorizantes da Medicina. Para evitar o horror do bisturi impiedoso do cirurgião, os pacientes muitas vezes se recusavam a se submeter a uma cirurgia necessária ou adiavam repetidamente o evento. É por isso que um cirurgião estava mais preocupado com a rapidez com que poderia completar o procedimento do que com a eficácia da dissecção. Agentes narcóticos e soporíferos, como haxixe, mandrágora e ópio, foram usados por milhares de anos, mas todos em vão. Nada oferecia qualquer aparente libertação da miserável dor de uma cirurgia. Essa foi uma das razões pelas quais a exploração cirúrgica sistemática do abdome, crânio, articulações e tórax teve que esperar.

Com o aprimoramento do conhecimento anatômico e das técnicas cirúrgicas, a busca por métodos seguros para tornar o paciente insensível à dor tornou-se mais necessária. Em meados da década de 1830, o óxido nitroso havia sido descoberto, e as chamadas brincadeiras com gás hilariante estavam entrando em voga à medida que os jovens se divertiam com os agradáveis efeitos adversos desse composto. Depois de várias cheiradas, os indivíduos perdiam o senso de equilíbrio, continuavam sem inibição e sentiam pouco desconforto ao baterem desajeitadamente em objetos próximos. Alguns médicos e dentistas perceberam que as qualidades analgésicas do óxido nitroso podiam ser aplicáveis a cirurgias e extrações de dentes.

Uma década depois, Horace Wells (1815-1848), um dentista de Connecticut, havia entendido completamente o conceito de usar óxido nitroso para anestesia inalatória. No início de 1845, ele viajou para Boston para compartilhar suas descobertas com um colega dentista, William T.G. Morton (1819-1868), na esperança de que a familiaridade de Morton com a elite médica da cidade levasse a uma demonstração pública de extração indolor de dentes. Morton apresentou Wells a John Collins Warren (1778-1856), professor de cirurgia em Harvard, que o convidou a mostrar sua descoberta a uma classe de estudantes de Medicina, onde um dos quais se ofereceu para extrair seu dente. Wells administrou o gás e agarrou o dente. De repente, o estudante supostamente anestesiado gritou de dor. Seguiu-se um alvoroço com assobios e risos. Um Wells desonrado fugiu da sala seguido por vários espectadores que gritaram com ele que todo o espetáculo era uma "farsa". Para Wells, era demais para suportar. Ele voltou para Hartford e vendeu sua casa e consultório odontológico.

No entanto, Morton entendeu o potencial prático da ideia de Wells e assumiu a causa da cirurgia sem dor. Inseguro sobre a confiabilidade do óxido nitroso, Morton começou a testar um composto que um de seus colegas médicos, Charles T. Jackson (1805–1880), sugeriu que funcionaria melhor como anestésico inalatório – éter sulfúrico. Armado com esse conselho, Morton estudou as propriedades da substância enquanto aperfeiçoava suas técnicas de inalação. No outono de 1846, Morton estava pronto para demonstrar os resultados de seus experimentos ao mundo e implorou a Warren que lhe fornecesse um local público. Em 16 de outubro, com os assentos do anfiteatro de operação do Hospital Geral de Massachusetts lotados, um tenso Morton, depois de anestesiar um homem de 20 anos, virou-se para Warren e disse-lhe que tudo estava pronto. A multidão ficou em silêncio e fixou o olhar em cada movimento do cirurgião. Warren pegou um bisturi, fez uma incisão de 3 polegadas e excisou um pequeno tumor vascular no pescoço do paciente. Por 25 minutos, os espectadores assistiram com atordoada incredulidade como o cirurgião realizava um procedimento cirúrgico indolor.

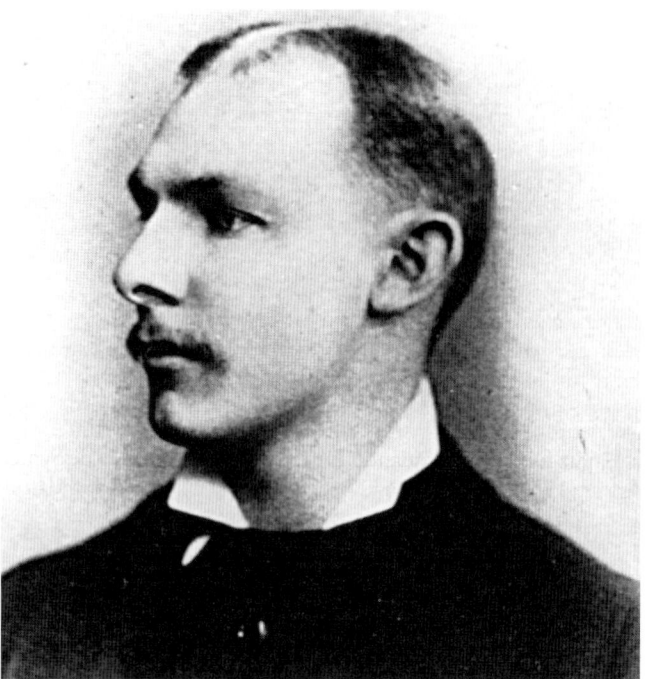

Figura 1.4 William Halsted (1852–1922).

Desconhece-se se os espectadores presentes na sala perceberam que tinham assistido a um dos eventos mais importantes na história da Medicina. Um Warren impressionado, no entanto, lentamente pronunciou as seis palavras mais famosas da cirurgia norte-americana: "Senhores, isso não é uma farsa". Ninguém sabia o que fazer ou dizer. Warren virou-se para seu paciente e perguntou repetidamente se ele sentia alguma coisa. A resposta foi um não definitivo – sem dor, sem desconforto, absolutamente nada. Poucas descobertas médicas foram tão prontamente aceitas quanto a anestesia inalatória. As notícias do importante evento se espalharam rapidamente quando uma nova era na história da cirurgia começou. Em poucos meses, o éter sulfúrico e outro agente inalatório, o clorofórmio, foram usados em hospitais por todo o mundo.

A aceitação da anestesia inalatória estimulou a pesquisa de outras técnicas para alcançar a cirurgia sem dor. Em 1885, William Halsted (1852–1922) (Figura 1.4), professor de cirurgia no Johns Hopkins Hospital em Baltimore, anunciou que havia usado cocaína e anestesia infiltrativa (bloqueio de nervo) com grande sucesso em mais de 1.000 casos cirúrgicos. Ao mesmo tempo, James Corning (1855–1923), de Nova York, realizou os primeiros experimentos sobre raquianestesia, que logo foram expandidos por August Bier (1861–1939), da Alemanha. No fim da década de 1920, a raquianestesia e a anestesia peridural eram amplamente utilizadas nos EUA e na Europa. O próximo grande avanço na cirurgia sem dor ocorreu em 1934, quando a introdução de um agente anestésico intravenoso (tiopental sódico [Sodium Pentothal]) se mostrou tolerável aos pacientes, evitando a sensibilidade da árvore traqueobrônquica aos vapores anestésicos.

CONTROLE DA INFECÇÃO

A anestesia ajudou a tornar o potencial de cura cirúrgica mais sedutor. A rapidez não era mais a principal preocupação. No entanto, por mais que a descoberta da anestesia tenha contribuído para o alívio da dor durante os procedimentos cirúrgicos, a evolução da cirurgia não poderia prosseguir até que o problema da infecção pós-operatória fosse resolvido. Se as formas de aliviar a dor nunca tivessem sido concebidas, um procedimento cirúrgico ainda poderia ser realizado, embora com muita dificuldade. Tal não foi o caso da infecção. Na ausência de antissepsia e assepsia, os procedimentos cirúrgicos eram mais propensos a terminar em morte do que apenas em dor.

Na ascensão da cirurgia moderna, vários indivíduos e suas contribuições se destacam como primordiais. Joseph Lister (1827–1912) (Figura 1.5), um cirurgião inglês, pertence a essa lista seleta por seus esforços para controlar a infecção cirúrgica por meio de antissepsia.

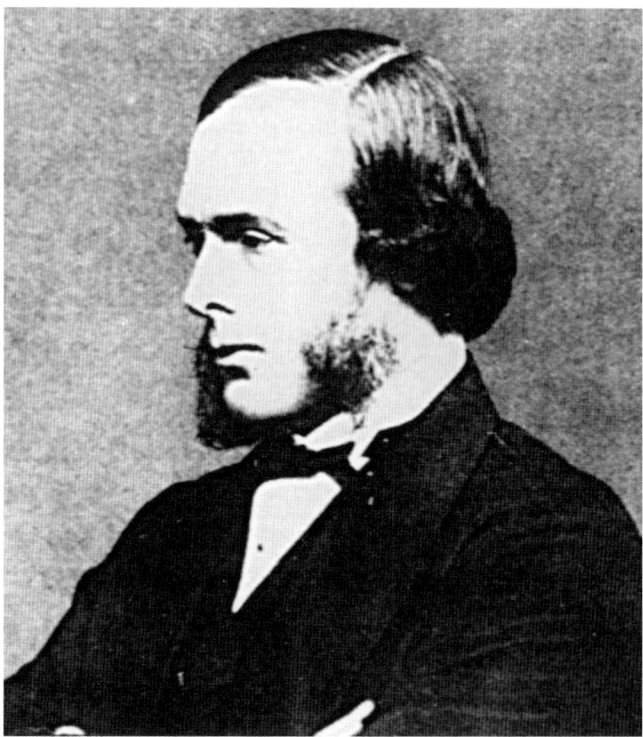

Figura 1.5 Joseph Lister (1827–1912).

A pesquisa de Lister foi baseada nas descobertas do químico francês Louis Pasteur (1822–1895), que estudou o processo de fermentação e mostrou que ele era causado pelo crescimento de microrganismos vivos. Em meados da década de 1860, Lister levantou a hipótese de que esses "germes" invisíveis, ou, como ficaram conhecidos, bactérias, eram a causa das dificuldades de cicatrização de feridas em pacientes cirúrgicos. Ele propôs que era possível prevenir a supuração aplicando uma solução antibacteriana em uma ferida e cobrindo o local com um curativo saturado com o mesmo líquido germicida.

Lister nasceu em uma família *quaker* abastada de Londres. Em 1848, ele recebeu seu diploma de médico pela University College. Lister foi nomeado membro do Royal College of Surgeons 4 anos mais tarde. Ele logo se mudou para Edimburgo, onde se tornou assistente de James Syme (1799–1870). Sua relação mentor-aprendiz foi reforçada quando Lister se casou com a filha de Syme, Agnes (1835–1896). A pedido de seu sogro, Lister se candidatou ao cargo de professor de cirurgia em Glasgow. Os 9 anos que passou lá foram o período mais importante da carreira de Lister como cirurgião-cientista.

Na primavera de 1865, um colega contou a Lister sobre a pesquisa de Pasteur sobre fermentação e putrefação. Lister foi um dos poucos cirurgiões de sua época que, por causa de sua familiaridade com o microscópio (seu pai projetou as lentes acromáticas e foi um dos fundadores da microscopia moderna), teve a capacidade de compreender as descobertas de Pasteur sobre microrganismos em um primeiro momento. De posse desse conhecimento, Lister mostrou que uma lesão já estava cheia de bactérias quando o paciente chegava ao hospital.

Lister reconheceu que a eliminação de bactérias pelo calor excessivo não poderia ser aplicada a um paciente. Em vez disso, ele recorreu à antissepsia química e, depois de experimentar cloreto de zinco e sulfitos, optou pelo ácido carbólico (fenol). Em 1866, Lister instilava ácido carbólico puro em feridas e curativos e borrifava-o no ambiente ao redor do campo operatório e da mesa. No ano seguinte, ele escreveu uma série de artigos sobre sua experiência, nos quais explicava que pus em uma ferida (esses eram os dias do "pus louvável", quando se acreditava erroneamente que quanto mais supuração melhor) não era uma parte normal do corpo. Lister fez inúmeras modificações em sua técnica de curativos, maneira de aplicá-los e escolha de soluções antissépticas – o ácido carbólico acabou sendo abandonado em favor de outras substâncias germicidas. Ele não enfatizou a lavagem das mãos, mas apenas mergulhava os dedos em uma solução de fenol e corrosivo sublimado. Lister estava incorretamente convencido de que a esfregação criava fissuras nas palmas das mãos, onde as bactérias se proliferariam.

Um segundo importante avanço de Lister foi o desenvolvimento de suturas absorvíveis estéreis. Lister acreditava que grande parte da supuração encontrada em feridas era criada por ligaduras previamente contaminadas. Para evitar o problema, Lister desenvolveu uma sutura absorvível impregnada com fenol. Como não era um fio de sutura permanente, era possível cortá-lo rente, fechando a ferida de modo firme, e eliminar a necessidade de deixar as pontas da sutura na incisão, prática cirúrgica que persistiu desde os dias de Paré.

Por muitas razões, a aceitação das ideias de Lister sobre infecção e antissepsia foi um processo desigual e lento. Primeiro, as várias mudanças nos procedimentos que Lister fez durante a evolução de seu método criaram confusão. Em segundo lugar, o listerismo, como exercício técnico, era complicado e demorado. Terceiro, as primeiras tentativas de outros cirurgiões de usar antissepsia foram falhas abjetas. Por fim, e mais importante, a aceitação do listerismo dependia da compreensão e aceitação da teoria dos germes, uma hipótese que muitos cirurgiões de mentalidade prática estavam relutantes em aceitar

Como grupo profissional, os cirurgiões de língua alemã foram os primeiros a compreender a importância da bacteriologia e das ideias de Lister. Em 1875, Richard von Volkmann (1830–1889) e Johann Nussbaum (1829–1890) defenderam favoravelmente o tratamento de fraturas expostas com métodos antissépticos. Na França, Just Lucas-Championière (1843–1913) não ficou muito atrás. No ano seguinte, Lister viajou para os EUA, onde falou no Congresso Médico Internacional realizado na Filadélfia e deu palestras adicionais em Boston e Nova York. As apresentações de Lister eram memoráveis, às vezes durando mais de três horas, mas os cirurgiões norte-americanos não estavam convencidos de sua mensagem. Os cirurgiões norte-americanos não adotaram os princípios da antissepsia até meados da década de 1880. O mesmo também ocorreu no país de origem de Lister, onde inicialmente encontrou uma forte oposição liderada pelo renomado ginecologista Lawson Tait (1845–1899).

Ao longo dos anos, os princípios de antissepsia de Lister deram lugar aos princípios de assepsia, ou a eliminação completa de bactérias. O conceito de assepsia foi vigorosamente defendido por Ernst von Bergmann (1836–1907), professor de cirurgia em Berlim, que recomendou a esterilização a vapor (1886) como o método ideal para erradicar os germes. Em meados da década de 1890, técnicas antissépticas e assépticas menos desajeitadas haviam chegado à maioria dos anfiteatros cirúrgicos norte-americanos e europeus. Quaisquer dúvidas remanescentes sobre a validade dos conceitos de infecção de feridas de Lister foram eliminadas nos campos de batalha da Primeira Guerra Mundial. A solução antisséptica foi desenvolvida por Alexis Carrel (1873–1944) (Figura 1.6), o cirurgião franco-americano ganhador do Prêmio Nobel, e Henry Dakin (1880–1952), um químico inglês.

Uma vez que as técnicas antissépticas e assépticas foram aceitas como elementos rotineiros da prática cirúrgica, era inevitável que outros rituais antibacterianos se estabelecessem, em particular, o uso de toucas, gorros, máscaras, cortinas, aventais e luvas de borracha. Até a década de 1870, os cirurgiões não usavam luvas porque o conceito de bactérias nas mãos não era reconhecido.

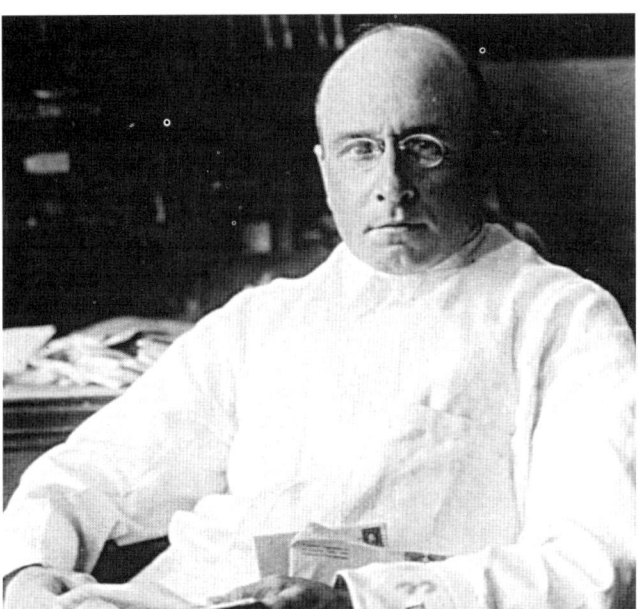

Figura 1.6 Alexis Carrel (1873–1944).

Além disso, nenhuma luva verdadeiramente funcional jamais havia sido projetada. Essa situação mudou em 1878, quando um funcionário da India-Rubber Works, em Surrey, Inglaterra, recebeu patentes britânicas e norte-americanas para a fabricação de uma luva cirúrgica que tinha uma "delicadeza de toque". A identidade do primeiro cirurgião que exigiu o uso consistente de luvas de borracha flexíveis para cada cirurgia é desconhecida. Halsted é considerado o indivíduo que popularizou seu uso, embora a ideia de luvas de borracha não tenha sido totalmente aceita até a década de 1920.

Em 1897, Jan Mikulicz-Radecki (1850–1905), um cirurgião polonês-austríaco, desenvolveu uma máscara de gaze de camada única para ser usada durante um procedimento cirúrgico. Um assistente modificou a máscara colocando duas camadas de musselina de algodão em uma grande armação de arame para manter a gaze longe dos lábios e nariz do cirurgião. Essa modificação foi crucial porque um microbiologista alemão mostrou que gotículas carregadas de bactérias da boca e do nariz aumentavam a probabilidade de infecção da ferida. O silêncio na sala de cirurgia tornou-se uma característica fundamental da cirurgia no início do século XX. Aproximadamente na mesma época, quando também foi determinado que as máscaras ofereciam menos proteção se um indivíduo fosse barbudo, os dias dos cirurgiões que ostentavam barbas espessas e bigodes compridos terminaram.

OUTROS AVANÇOS QUE IMPULSIONARAM A ASCENSÃO À CIRURGIA MODERNA

Raios X

Especialmente proeminente entre outros avanços que promoveram a ascensão da cirurgia moderna foi a descoberta dos raios X por Wilhelm Roentgen (1845–1923). Ele era professor de física na Universidade de Würzburg, na Alemanha, e, no fim de dezembro de 1895, apresentou à sociedade médica daquela cidade um trabalho sobre radiação eletromagnética. Roentgen estava investigando a fotoluminescência de sais metálicos que haviam sido expostos à luz, quando notou um brilho esverdeado vindo de uma tela pintada com uma substância fosforescente localizada em uma prateleira a mais de 3 metros de distância. Ele percebeu que havia raios invisíveis (ele os chamou de raios X) capazes de atravessar objetos feitos de madeira, metal e outros materiais. Significativamente, esses raios também penetraram nos tecidos moles do corpo de tal forma que ossos mais densos foram revelados em uma placa fotográfica especialmente tratada. Semelhante à descoberta da anestesia inalatória, a importância das radiografias foi percebida imediatamente. Em março de 1896, foram relatadas as primeiras contribuições sobre o uso da radiografia na prática da Medicina nos EUA. Em pouco tempo, inúmeras aplicações foram desenvolvidas à medida que os cirurgiões aplicaram rapidamente a nova descoberta ao diagnóstico e localização de luxações e fraturas, remoção de corpos estranhos e tratamento de tumores malignos.

Transfusão de sangue

Ao longo do fim do século XIX, houve relatos dispersos de transfusões de sangue, incluindo uma de Halsted em sua irmã por hemorragia pós-parto com sangue retirado de suas próprias veias. No entanto, foi somente em 1901, quando Karl Landsteiner (1868–1943), um médico austríaco, descobriu os principais grupos sanguíneos humanos, que a transfusão de sangue se tornou uma prática menos arriscada. George Crile (1864–1943), um notável cirurgião de Cleveland, realizou a primeira operação cirúrgica durante a qual uma transfusão de sangue foi usada e o paciente sobreviveu por 5 anos.

O desenvolvimento de um método para tornar o sangue não coagulável foi o passo final necessário para garantir que as transfusões estivessem imediatamente disponíveis. Esse método foi desenvolvido nos anos que antecederam a Primeira Guerra Mundial, quando Richard Lewisohn (1875–1962), de Nova York, e outros mostraram que, adicionando citrato de sódio e glicose como anticoagulante e refrigerando o sangue, ele poderia ser armazenado por vários dias. Uma vez adquirido este conhecimento, os bancos de sangue tornaram-se praticáveis, como demonstrado por Geoffrey Keynes (1887–1982), um notável cirurgião britânico (e irmão mais novo do famoso economista John Maynard Keynes), que construiu uma unidade de armazenamento a frio portátil que permitia que as transfusões fossem realizadas no campo de batalha. Em 1937, Bernard Fantus (1874–1940), diretor do departamento de farmacologia e terapêutica do Cook County Hospital, em Chicago, levou o conceito de armazenamento de sangue um passo adiante quando estabeleceu o primeiro "banco de sangue" hospitalar nos EUA.

Apesar do sucesso no armazenamento e da compatibilidade do sangue, as reações relacionadas ao sistema imune persistiram. Assim, outro avanço importante ocorreu em 1939, quando Landsteiner identificou o fator Rh (assim chamado por causa de sua presença no macaco *rhesus*). Ao mesmo tempo, Charles Drew (1904–1950) (Figura 1.7), um cirurgião que trabalhava na Universidade de Columbia, mostrou como o sangue podia ser separado em dois componentes principais, glóbulos vermelhos e plasma, e que o plasma podia ser congelado por armazenamento a longo prazo. Sua descoberta levou à criação de bancos de sangue em larga escala, especialmente para uso pelos militares durante a Segunda Guerra Mundial. O armazenamento de sangue passou por um refinamento no início da década de 1950, quando as garrafas de vidro quebráveis foram substituídas por sacolas plásticas duráveis.

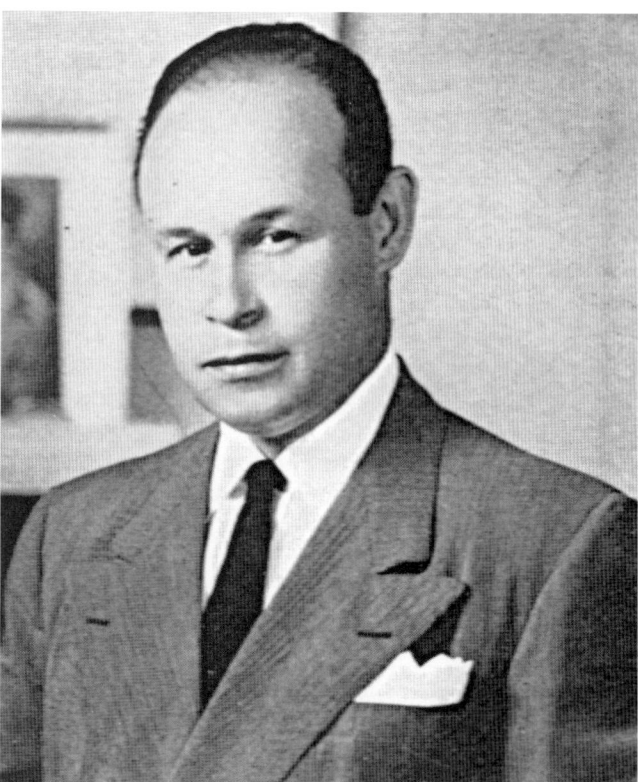

Figura 1.7 Charles Drew (1904–1950).

Biopsia por congelação

A introdução da anestesia e assepsia permitiu que os cirurgiões realizassem procedimentos cirúrgicos tecnicamente mais complexos e significava também que os cirurgiões tiveram que refinar sua capacidade de diagnóstico. Entre as principais adições às suas habilidades de resolução de problemas estava a técnica de biopsia de congelação, uma inovação que passou a ser considerada uma das referências da cirurgia científica. No fim do século XIX e primeiros anos do século XX, a "patologia cirúrgica" consistia em pouco mais do que o conhecimento de um cirurgião de patologia macroscópica e sua capacidade de reconhecer lesões na superfície do corpo. Semelhante à noção do cirurgião-anatomista, o cirurgião-patologista, exemplificado por James Paget (1814–1899), de Londres, e o renomado Theodor Billroth (1829–1894) (Figura 1.8), de Viena, escreveu os principais livros didáticos e proporcionou orientações.

Em 1895, Nicholas Senn (1844–1908), professor de patologia e cirurgia no Rush Medical College, em Chicago, recomendou que um "micrótomo de congelamento" fosse usado como auxílio no diagnóstico durante uma cirurgia. No entanto, os primeiros micrótomos eram dispositivos grosseiros, e o congelamento levava a distorções inaceitáveis na morfologia celular. Essa situação foi remediada à medida que métodos mais sofisticados para o endurecimento dos tecidos evoluíram, particularmente os sistemas desenvolvidos por Thomas Cullen (1868–1953), um ginecologista no Johns Hopkins Hospital, e Leonard Wilson (1866–1943), chefe de patologia da Mayo Clinic. Durante o fim da década de 1920 e início da década de 1930, época em que a patologia estava recebendo reconhecimento como especialidade dentro da Medicina e a influência do cirurgião-patologista estava em declínio, o apoio de Joseph Bloodgood (1867–1935), um distinto cirurgião de Baltimore e um dos primeiros estagiários de Halsted, levou ao uso rotineiro de biopsias por congelação durante um procedimento cirúrgico.

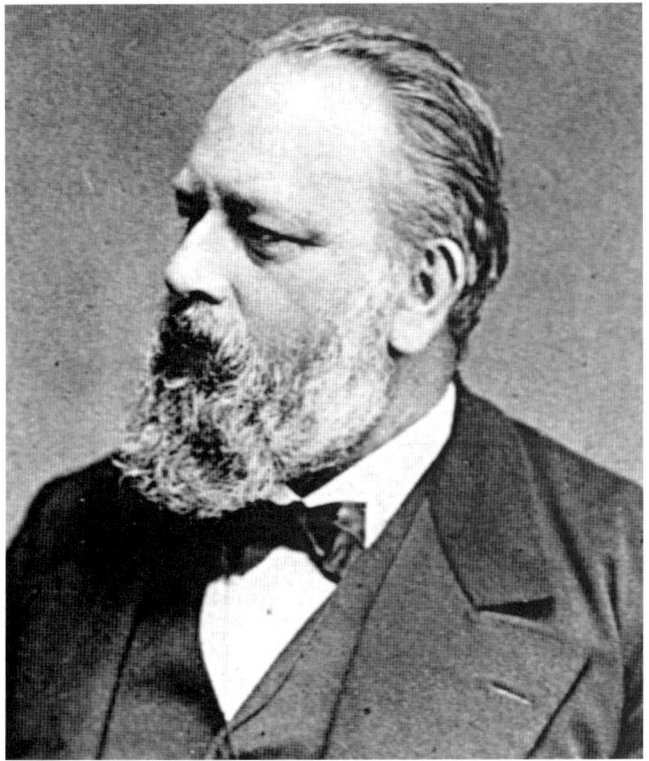

Figura 1.8 Theodor Billroth (1829–1894).

ASCENÇÃO DA CIÊNCIA CIRÚRGICA

Nas primeiras décadas do século XX, as interações entre política, ciência, socioeconomia e avanços técnicos prepararam o cenário para o que se tornaria uma exuberante demonstração do progresso da cirurgia. Os cirurgiões usavam toucas, aventais e máscaras brancas com aparência antisséptica. Os pacientes vestiam roupões brancos, as mesas de operação foram cobertas com pano branco e os instrumentos eram banhados em bacias de metal branco que continham soluções antissépticas novas e aprimoradas. Tudo estava limpo e arrumado, e a realização de um procedimento cirúrgico tinha deixado de ser um processo ao acaso. As inovações foram tão grandes que a base dos procedimentos cirúrgicos básicos, incluindo procedimentos envolvendo o abdome, crânio, articulações e tórax, foi concluída no fim da Primeira Guerra Mundial (1918). Essa transformação foi bem-sucedida não apenas porque os cirurgiões mudaram fundamentalmente, mas também porque a Medicina e sua relação com a ciência foi irrevogavelmente alterada. O sectarismo e o charlatanismo, consequências do dogmatismo médico anterior, não eram mais sustentáveis dentro dos limites da investigação científica.

No entanto, os cirurgiões ainda vivenciavam um persistente desconforto profissional e social e continuavam sendo pejorativamente descritos por alguns médicos como profissionais não reflexivos, que trabalhavam de forma limitada com base apenas em habilidades manuais. O resultado foi que os cirurgiões não tiveram escolha a não ser vencer o medo e a incompreensão gerada pelo desconhecimento de colegas e do público, para promover o ato cirúrgico como uma parte aceitável do novo arsenal de Medicina. Essa não foi uma tarefa fácil, principalmente porque as consequências negativas das cirurgias, como desconforto e complicações, muitas vezes preocupavam mais os pacientes do que o conhecimento de que processos devastadores de doenças poderiam ser corrigidos.

Ficou evidente que conceitos teóricos, modelos de pesquisa e aplicações clínicas eram necessários para demonstrar a base científica da cirurgia. O esforço para conceber novos procedimentos cirúrgicos passou a depender da cirurgia experimental e da criação de laboratórios de pesquisa cirúrgica. Além disso, uma base científica inquestionável para recomendações cirúrgicas, consistindo em dados empíricos coletados e analisados de acordo com padrões nacional e internacionalmente aceitos e separados de suposições individuais, teve que ser desenvolvida. Os cirurgiões também precisavam demonstrar unidade administrativa e organizacional, aderindo às normas culturais e profissionais contemporâneas.

Esses muitos desafios envolveram novas iniciativas administrativas, incluindo a criação de órgãos autorreguladores e de licenciamento. Os cirurgiões mostraram a seriedade de sua intenção de serem vistos como especialistas no campo da Medicina, estabelecendo programas padronizados de educação e treinamento cirúrgico de pós-graduação e sociedades profissionais. Além disso, surgiu um novo tipo de literatura cirúrgica dedicada: revistas especializadas para divulgar prontamente notícias de pesquisas cirúrgicas e inovações técnicas. O resultado dessas medidas foi que a conquista mais importante dos cirurgiões durante a metade do século XX foi garantir a aceitação social da cirurgia como um empreendimento científico legítimo e a cirurgia como uma necessidade terapêutica genuína.

A história da transformação socioeconômica e profissionalização da cirurgia moderna variou de país para país. Na Alemanha, o processo de unificação econômica e política sob o domínio prussiano apresentou novas e ilimitadas oportunidades para médicos e cirurgiões, particularmente quando funcionários do governo decretaram que era necessário mais do que um simples diploma médico para o direito de exercer a profissão. Uma conquista acadêmica notável ocorreu na universidade patrocinada pelo estado, onde renomados professores de cirurgia administravam uma impressionante variedade de programas de treinamento cirúrgico (outras disciplinas médicas desfrutavam das mesmas oportunidades). As conquistas nacionais dos cirurgiões de língua alemã logo se tornaram internacionais e, da década de 1870 até a Primeira Guerra Mundial, as universidades alemãs foram o centro da excelência cirúrgica mundialmente reconhecida.

O fim da era da Áustria-Hungria e da Alemanha como líderes globais em cirurgia ocorreu com o fim da Primeira Guerra Mundial. O conflito destruiu grande parte da Europa – se não as suas características físicas, pelo menos uma grande parte da sua paixão pelo desenvolvimento intelectual e científico. O resultado foi a existência de um vácuo internacional na educação cirúrgica, pesquisa e terapêutica. Foi natural que cirurgiões dos EUA, a nação industrializada menos afetada psicológica e fisicamente pelo resultado da guerra, preenchessem esse vazio. Assim começou a ascensão da cirurgia norte-americana à sua atual posição de liderança mundial. A seguir são descritos alguns detalhes sobre a transformação e profissionalização da cirurgia norte-americana moderna.

Programas de pós-graduação padronizados de ensino e treinamento cirúrgico

Para os cirurgiões norte-americanos do fim do século XIX, qualquer tentativa de aprendizado formal era uma questão de vontade pessoal com oportunidades práticas limitadas. Havia alguns denominados hospitais de ensino, mas nenhum cirurgião acadêmico em tempo integral. Estudar a cirurgia nessas instituições consistia em auxiliar os cirurgiões em suas rotinas diárias e observar a realização de procedimentos cirúrgicos; havia experiência cirúrgica mínima. Pouca ou nenhuma integração das ciências básicas com o diagnóstico e tratamento cirúrgico ocorreu. No fim das contas, a maioria dos cirurgiões norte-americanos era autodidata e, consequentemente, não estava ansiosa para transmitir suas suadas e valiosas habilidades para homens mais jovens que certamente se tornariam concorrentes.

Por outro lado, o sistema alemão de educação e treinamento cirúrgico uniu as ciências básicas ao ensino clínico prático coordenado por acadêmicos em tempo integral. Havia uma competitividade entre os jovens cirurgiões em treinamento que começou na faculdade de medicina, onde apenas os mais inteligentes e mais dedicados eram recompensados. Ao término de um estágio, que geralmente incluía um período em um laboratório de ciências básicas, o jovem médico, se tivesse sorte, seria convidado a se tornar assistente de um professor de cirurgia. Nesse ponto, o futuro cirurgião foi empurrado para o meio de uma intensa disputa para se tornar o primeiro assistente (chamado atualmente de residente-chefe). Não havia progressão regular de baixo para o topo na equipe, e apenas um pequeno número se tornava o primeiro assistente. O primeiro assistente mantinha sua posição até ser chamado para a cadeira de cirurgia de uma universidade ou até que se cansasse de esperar e fosse para a prática. A partir desse labirinto de programas de ensino e treinamento, grandes cirurgiões produziram mais cirurgiões, e esses homens e suas escolas de cirurgia ofereceram a Halsted a inspiração e as filosofias necessárias para estabelecer um sistema norte-americano de educação e treinamento em cirurgia.

Halsted nasceu em uma família abastada de Nova York e recebeu as melhores oportunidades educacionais possíveis. Ele teve professores particulares de ensino fundamental, frequentou o internato na Phillips Andover Academy e se formou em Yale em 1874. Halsted recebeu seu diploma de médico 3 anos depois do College of Physicians and Surgeons, em Nova York (agora Columbia University), e passou a frequentar um estágio de 18 meses no Hospital Bellevue. Com as realizações do mundo médico de língua alemã atraindo dezenas de milhares de médicos norte-americanos para estudar no exterior, Halsted juntou-se à peregrinação e passou de 1878 a 1880 em universidades em Berlim, Hamburgo, Kiel, Leipzig, Viena e Würzburg.

Ele não pôde deixar de notar a diferença gritante entre as maneiras alemã e a norte-americana de ensino e treinamento cirúrgico. O sistema de residência cirúrgica que Halsted implementou no Johns Hopkins Hospital em 1889 foi uma consolidação da abordagem alemã. Em seu programa, o primeiro desse tipo nos EUA, Halsted insistiu em um padrão mais claramente definido de organização e divisão de tarefas. Os residentes dispunham de um volume maior de material operatório, um contato mais íntimo com os problemas clínicos práticos e uma concentração graduada de autoridade e responsabilidade clínica em si mesmos e não no professor. O objetivo de Halsted era treinar excelentes professores de cirurgia, não apenas cirurgiões competentes. Ele mostrou a seus residentes que pesquisas baseadas em princípios anatômicos, patológicos e fisiológicos, juntamente com a experimentação em animais, possibilitavam o desenvolvimento de procedimentos operatórios sofisticados.

Halsted provou para uma profissão e um público muitas vezes desconfiados que uma sequência inequívoca da descoberta à implementação podia ser observada entre o laboratório de pesquisa experimental e a sala de cirurgia clínica. Ao fazê-lo, desenvolveu um sistema de cirurgia tão característico que foi denominado como "escola de cirurgia". Mais precisamente, os princípios cirúrgicos de Halsted tornaram-se amplamente aceitos e reconhecidos cientificamente. Mais do que qualquer outro cirurgião, foi o indiferente e taciturno Halsted quem mudou a cirurgia do melodramático e sujo teatro cirúrgico do século XIX para o silêncio e a limpeza da sala de cirurgia do século XX.

Halsted é considerado "Adão" na cirurgia norte-americana, mas treinou apenas 17 residentes-chefes. A razão para isso era que entre as características definidoras do programa de Halsted estava um tempo indefinido de permanência para seu primeiro assistente. Halsted insistiu que apenas um indivíduo deveria sobreviver à encosta íngreme da pirâmide de residência e apenas a cada poucos anos. Desses homens, vários se tornaram professores de cirurgia em outras instituições, onde iniciaram seus próprios programas de residência, incluindo Harvey Cushing em Harvard, Stephen Watts (1877–1953) na Virgínia, George Heuer (1882–1950) e Mont Reid (1889-1943), em Cincinnati, e Roy McClure (1882–1951) no Henry Ford Hospital, em Detroit. Na década de 1920, havia cerca de uma dúzia de residências cirúrgicas no estilo Halsted nos EUA. No entanto, o aspecto estritamente piramidal do plano Halsted era tão autolimitado (ou seja, um primeiro assistente/residente-chefe com tempo indefinido de nomeação) que, em uma época em que milhares de médicos clamavam por serem reconhecidos como especialistas em cirurgia, seu restritivo estilo de residência cirúrgica não foi adotado amplamente. Por essa razão, seu impacto no dia a dia sobre o número de cirurgiões treinados foi menos significativo do que se poderia pensar.

Não há como negar que a tríade de princípios educacionais de Halsted – conhecimento das ciências básicas, pesquisa experimental e responsabilidade graduada do paciente – tornou-se uma característica proeminente e permanente dos programas de treinamento cirúrgico nos EUA. No entanto, no fim da Segunda Guerra Mundial, a maioria das residências cirúrgicas foi organizada em torno da estrutura retangular menos grave de avanço empregada por Edward Churchill (1895–1972) no Massachusetts General

Hospital a partir da década de 1930. Este estilo de educação e treinamento cirúrgico foi uma resposta aos novos padrões nacionais estabelecidos pela American Medical Association (AMA) e pela American Board of Surgery.

Em 1920, pela primeira vez, o Conselho de Educação Médica da AMA publicou uma lista de 469 hospitais gerais com 3 mil estágios "aprovados". A atualização anual deste diretório tornou-se uma das atividades mais importantes e bem divulgadas da AMA e forneceu aos planejadores de saúde seu primeiro banco de dados nacional detalhado. A AMA ampliou seu envolvimento na educação e treinamento de pós-graduação 7 anos depois, quando emitiu um registro de 1700 residências aprovadas em várias especialidades médicas e cirúrgicas, incluindo anestesia, dermatologia, ginecologia e obstetrícia, medicina, neuropsiquiatria, oftalmologia, ortopedia, otorrinolaringologia, patologia, pediatria, radiologia, cirurgia, tuberculose e urologia. Por esta última ação, a AMA declarou publicamente apoio ao conceito de especialização, uma decisão política chave que afetou profundamente o futuro profissional dos médicos nos EUA e a prestação de cuidados de saúde.

Laboratórios de pesquisa com cirurgia experimental

Halsted acreditava que a pesquisa experimental oferecia aos residentes oportunidades para avaliar problemas cirúrgicos de forma analítica, um objetivo educacional que não poderia ser alcançado apenas pelo tratamento de pacientes. Em 1895, ele organizou um curso de cirurgia em animais para ensinar aos estudantes de medicina como lidar com feridas cirúrgicas e usar técnicas antissépticas e assépticas. As aulas eram populares e, vários anos depois, Halsted chamou Cushing, que havia concluído recentemente sua residência no John Hopkins e depois passou um tempo na Europa aprimorando suas habilidades de pesquisa experimental com os futuros prêmios Nobel Theodor Kocher (1841–1917) (Figura 1.9) e Charles Sherrington (1857–1952), para assumir a responsabilidade de chefiar o curso de cirurgia, bem como seu laboratório experimental.

Cushing, o mais renomado dos assistentes de Halsted, formou-se no Yale College e na Harvard Medical School. Ele se tornou professor de cirurgia em Harvard e primeiro cirurgião-chefe do recém-construído Hospital Peter Bent Brigham. As realizações clínicas de Cushing são lendárias e incluem a descrição de adenomas da glândula hipófise, a descoberta do aumento da pressão arterial sistêmica resultante do aumento da pressão intracraniana e a elaboração de diagramas de éter para a sala de cirurgia. Igualmente impressionantes são as muitas realizações de Cushing fora do mundo da ciência médica, sendo a principal um Prêmio Pulitzer de Biografia ou Autobiografia em 1926 para sua obra de dois volumes *Life of Sir William Osler*.

Cushing descobriu que o espaço da sala de aula de cirurgia era limitado e persuadiu os curadores da universidade a autorizar fundos para construir o primeiro laboratório animal para pesquisa cirúrgica nos EUA, o Hunterian Laboratory of Experimental Medicine, em homenagem ao famoso Hunter. Halsted exigia a mesma excelência de desempenho em seu laboratório e na sala de cirurgia do hospital, e Cushing assegurou a seu mentor que esse pedido seria respeitado. Semelhante a Halsted, Cushing era exigente e certificou-se de que o Hunterian, que incluía gaiolas internas e externas para animais, áreas isoladas para projetos de pesquisa e uma grande sala central com várias mesas de operação, mantivesse um rigoroso ambiente acadêmico onde os alunos aprendessem a pensar como investigadores cirúrgicos enquanto adquiriam os fundamentos da técnica cirúrgica. Quanto aos residentes do programa de Halsted, o tempo no Hunterian tornou-se parte integrante de sua educação e treinamento cirúrgico.

Outros cirurgiões norte-americanos na virada do século demonstraram interesse em pesquisas cirúrgicas experimentais (o livro de Senn, *Experimental Surgery*, o primeiro livro norte-americano sobre o assunto, foi publicado em 1889, e o renomado tratado de Crile, *An Experimental Research into Surgical Shock*, foi publicado em 1899), mas suas investigações científicas não foram conduzidas em um ambiente tão formal quanto o Hunterian. Cushing passou a usar o Hunterian para sua própria pesquisa neurocirúrgica e mais tarde levou o conceito de um laboratório de pesquisa cirúrgica para Boston, onde, várias gerações cirúrgicas depois, Joseph Murray (1919–2012), trabalhando ao lado do Professor de Cirurgia do Brigham's Moseley, Francis D Moore (1913–2001) (Figura 1.10),

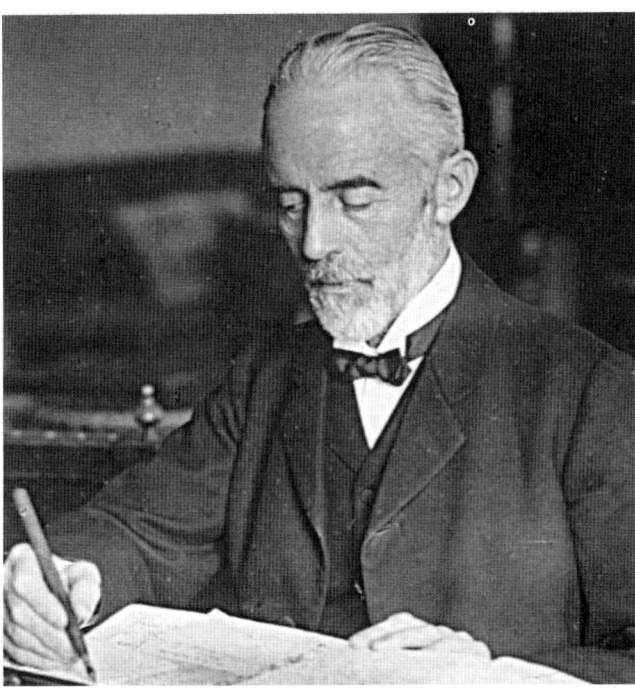

Figura 1.9 Theodor Kocher (1841–1917).

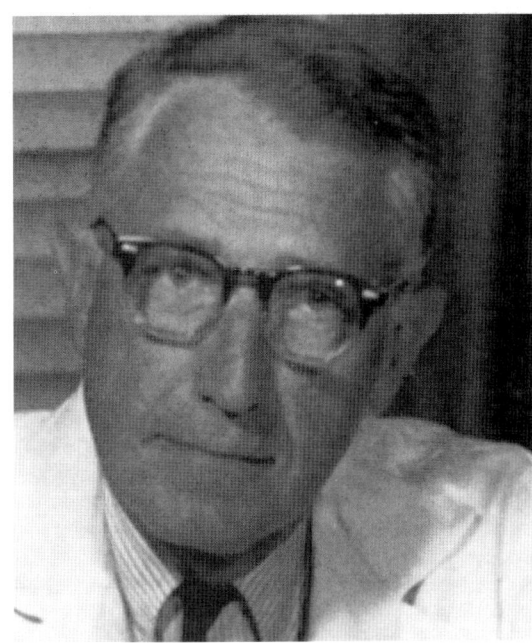

Figura 1.10 Francis D. Moore (1913–2001).

ganhou o Prêmio Nobel de Fisiologia ou Medicina em 1990 por seu trabalho sobre transplante de órgãos e células no tratamento de doenças humanas, especificamente transplante renal.

Outro cirurgião norte-americano foi nomeado ganhador do Nobel. Charles Huggins (1901–1997) (Figura 1.11) nasceu no Canadá, mas se formou na Harvard Medical School e recebeu seu treinamento cirúrgico na Universidade de Michigan. Enquanto trabalhava no laboratório de pesquisa cirúrgica da Universidade de Chicago, Huggins descobriu que o tratamento antiandrogênico, consistindo em orquiectomia ou administração de estrogênios, poderia produzir regressão a longo prazo em pacientes com câncer de próstata avançado. Essas observações formaram a base para o tratamento de tumores malignos por manipulação hormonal e o levaram a receber o Prêmio Nobel de Fisiologia ou Medicina em 1966. Em relação à influência a longo prazo do Hunterian, serviu como modelo amplamente adotado por muitos professores e funcionários do hospital universitário, assim como diretores de programas de residência cirúrgica. Assim começou uma tradição de pesquisa experimental que continua a ser uma característica dos modernos programas de educação e treinamento cirúrgicos norte-americanos, cujos resultados continuam a ser vistos e ouvidos por intermédio do Fórum do Colégio Americano de Cirurgiões Owen H. Wangensteen sobre Problemas Cirúrgicos Fundamentais, realizado durante o Congresso Clínico anual. Owen H. Wangensteen (1898-1981) (Figura 1.12) foi o antigo professor de cirurgia da Universidade de Minnesota, onde deu destaque ao seu departamento como um centro de pesquisa cirúrgica experimental e clínica inovadora.

Revistas especializadas, livros didáticos, monografias e tratados

O progresso da ciência conferiu autoridade e um rápido desenvolvimento no conhecimento médico e cirúrgico. A divulgação oportuna dessas informações na prática clínica da cirurgia passou a depender de revistas médicas semanais e mensais. Os médicos nos EUA mostraram-se hábeis em promover esse novo estilo de jornalismo, e, no fim da década de 1870, mais periódicos relacionados à saúde foram publicados nos EUA do que em quase toda a Europa. No entanto, a maioria das revistas médicas estava fadada ao fracasso precoce devido aos orçamentos limitados e ao pequeno número de leitores. Apesar de incorporar os termos "cirurgia" ou "ciências cirúrgicas" em seu cabeçalho, nenhuma dessas revistas tratava a cirurgia como uma especialidade. Simplesmente não havia médicos suficientes que quisessem ou pudessem se dar ao luxo de praticar cirurgia 24 horas por dia. Os médicos eram incapazes de operar com qualquer expectativa razoável de sucesso, até meados da década de 1880, e a aceitação da teoria dos germes e os conceitos de antissepsia de Lister. Uma vez que isso ocorreu, o impulso para a especialização ganhou velocidade à medida que o número de operações cirúrgicas aumentava junto com um quadro de cirurgiões que se dedicavam em tempo integral.

Para os cirurgiões nos EUA, a publicação dos *Annals of Surgery* em 1885 marcou o início de uma nova era, guiada em muitos aspectos pelo conteúdo da revista da especialidade. A *Annals* se envolveu intimamente com o avanço das ciências cirúrgicas, e suas páginas registram a história da cirurgia nos EUA com mais precisão do que qualquer outra fonte escrita. A revista continua sendo o mais antigo periódico publicado continuamente em inglês dedicado exclusivamente à cirurgia. Outros periódicos de especialidades cirúrgicas logo apareceram, e eles, juntamente com os procedimentos e as adaptações publicados de sociedades de especialidades cirúrgicas emergentes, mostraram-se cruciais para estabelecer diretrizes científicas e éticas para a profissão.

Por mais importantes que os periódicos fossem para a disseminação do conhecimento cirúrgico, os cirurgiões norte-americanos também comunicavam seu conhecimento em livros didáticos, monografias e tratados. Semelhante à ascensão do periódico especializado, esses trabalhos consistentes, ocasionalmente em vários volumes, apareceram pela primeira vez na década de 1880. Quando David Hayes Agnew (1818–1892), professor de cirurgia da Universidade da Pensilvânia, escreveu seus três volumes e 3 mil páginas, *Principles and Practice of Surgery*, ele estava propagando ao mundo cirúrgico internacional que os cirurgiões norte-americanos tinham algo a dizer e estavam dispostos a apoiar essas ideias. Quase ao mesmo tempo, John Ashhurst (1839–1900), futuro sucessor de Agnew na University of Pennsylvania, estava organizando a *International Encyclopedia of Surgery* (1881–1886),

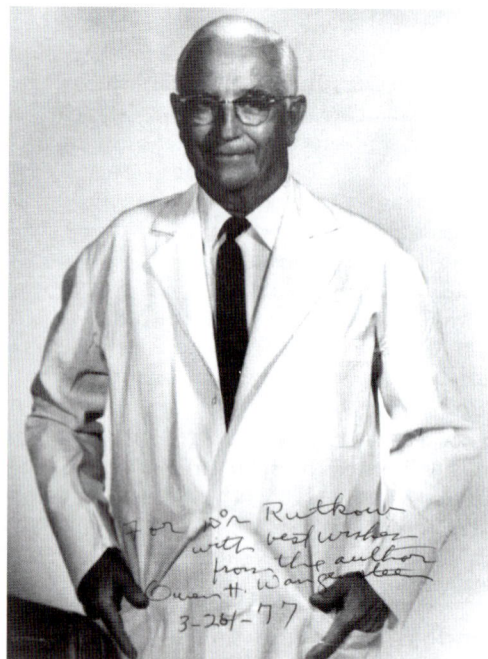

Figura 1.12 Owen H. Wangensteen (1898–1981).

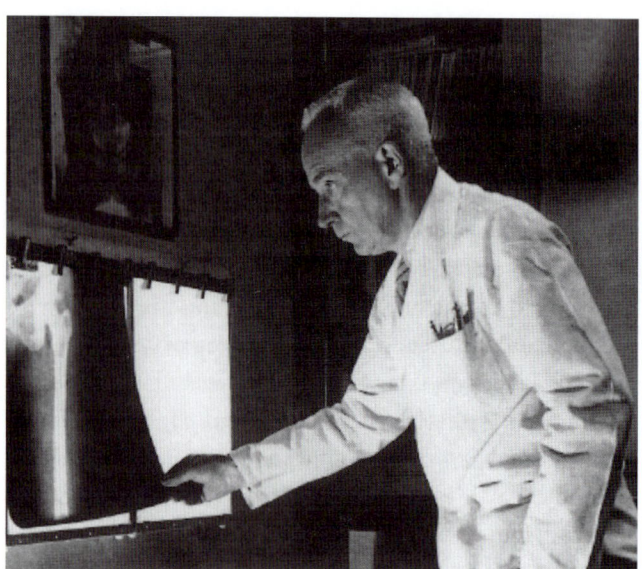

Figura 1.11 Charles Huggins (1901–1997).

em seis volumes, que introduzia o conceito de um manual de cirurgia proposto por vários autores. A *Encyclopedia* foi um sucesso de publicação instantâneo e marcou a primeira vez que cirurgiões norte-americanos e europeus trabalharam juntos como colaboradores de um livro de cirurgia. O esforço de Ashhurst foi logo acompanhado pelo *An American Text-Book of Surgery* (1892), de Keen, que foi o primeiro tratado cirúrgico escrito por vários especialistas, todos norte-americanos.

Esses livros são os antepassados do livro atual. Em 1936, Frederick Christopher (1889–1967), professor associado de cirurgia da Northwestern University e cirurgião-chefe do Evanston Hospital em Evanston, IL, organizou um livro didático de cirurgia, o *Textbook of Surgery*. O *Textbook of Surgery*, que Christopher descreveu como uma "apresentação transversal do melhor da cirurgia norte-americana", rapidamente se tornou um dos mais populares dos livros básicos sobre cirurgia nos EUA. Ele permaneceu no comando por mais quatro edições e, em 1956, foi sucedido por Loyal Davis (1896–1982) (Figura 1.13), professor de cirurgia na Northwestern University. Davis, que também realizou um Ph.D. em ciências neurológicas e tinha estudado com Cushing em Boston, foi um pesquisador cirúrgico incansável e autor prolífico. Ele não apenas editou a sexta, sétima, oitava e nona edições do que ficou conhecido como *Christopher's Textbook of Surgery*, mas, de 1938 a 1981, também foi editor-chefe da renomada revista *Surgery, Gynecology and Obstetrics* (nos últimos anos de sua vida, Davis ganhou mais reconhecimento como sogro do presidente Ronald Reagan). Em 1972, David Sabiston (1924–2009) (Figura 1.14), professor de cirurgia na Duke, assumiu o controle do renomado *Davis-Christopher Textbook of Surgery*. Sabiston foi um cirurgião vascular e cardíaco inovador que ocupou vários cargos de liderança ao longo de sua carreira, incluindo o de Presidente do American College of Surgeons, da American Surgical Association, da Southern Surgical Association e da American Association for Thoracic Surgery. Sabiston não apenas guiou as edições 10 a 15 do *Davis-Christopher Textbook*, mas também atuou como editor-chefe dos *Annals of Surgery* por

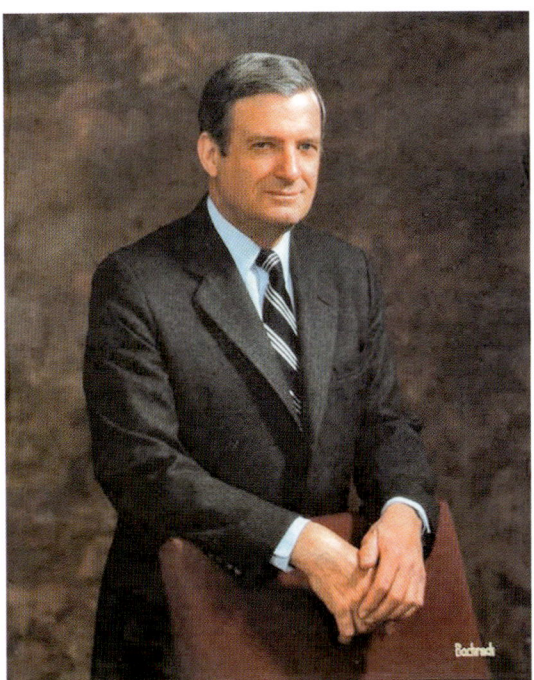

Figura 1.14 David Sabiston (1924–2009).

25 anos. A partir de 2000, com a 16ª edição, Courtney M. Townsend, Jr. (1943–), professor de cirurgia da University of Texas Medical Branch em Galveston, assumiu a responsabilidade editorial do *Sabiston Textbook of Surgery: The Biological Basis of Modern Surgical Practice*. Ele permanece no comando, na atual 21ª edição, e o agora lendário trabalho, que Christopher organizou pela primeira vez há mais de 8 décadas, detém o recorde de ter sido atualizado mais vezes e ser o mais duradouro livro de cirurgia norte-americano.

Sociedades e organizações profissionais

Na década de 1920, a cirurgia na sociedade americana estava se tornando "profissionalizada". A ascensão da ciência cirúrgica levou a um aprimoramento técnico que deu origem à especialização. No entanto, a competência na sala de cirurgia por si só não foi suficiente para destacar a cirurgia como profissão. Qualquer disciplina que considere ser uma profissão deve afirmar o controle exclusivo sobre a experiência de seus membros e convencer o público de que essas habilidades são únicas e confiáveis (ou seja, agir como um monopólio). Para a comunidade em geral, a noção de confiabilidade é considerada um critério fundamental de *status* profissional. Para ganhar e manter essa confiança, o grupo profissional deve ter plena jurisdição sobre suas políticas de admissão e ser capaz de disciplinar e forçar a demissão de qualquer associado que não cumpra as regras de comportamento aceitável. Em sua busca por profissionalização e especialização, os cirurgiões norte-americanos criaram sociedades profissionais autorreguladoras e organizações de licenciamento durante a primeira metade do século XX.

Por volta de 1910, os conflitos entre clínicos gerais e especialistas em cirurgia atingiram um ponto crítico. À medida que as operações cirúrgicas se tornaram mais sofisticadas tecnicamente, médicos e cirurgiões inadequadamente treinados ou incompetentes foram vistos como colocando em risco a vida dos pacientes, bem como a reputação da cirurgia como um todo. Naquele ano, Abraham Flexner (1866–1959) publicou seu agora famoso

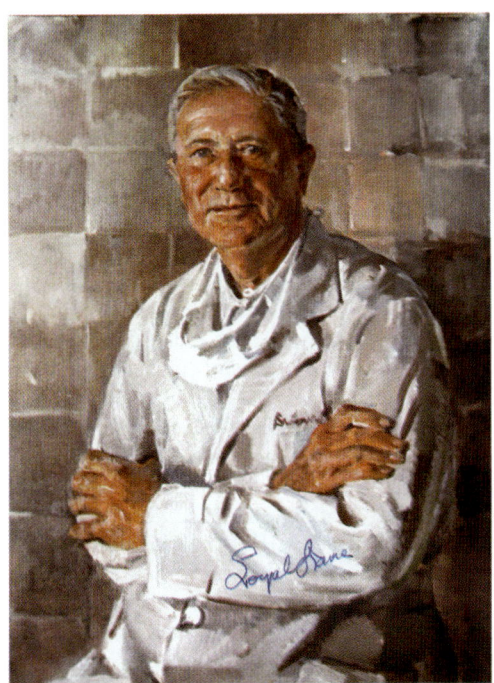

Figura 1.13 Loyal Davis (1896–1982).

relatório que reformou a educação médica nos EUA. Assim como o manifesto de Flexner deixou uma marca indelével em escolas médicas mais progressistas e confiáveis, o estabelecimento do American College of Surgeons 3 anos depois foi feito para mostrar aos clínicos gerais os limites de suas habilidades cirúrgicas e para mostrar ao público que um grupo de cirurgiões especialistas poderia executar cirurgias confiáveis e seguras.

A fundação do American College of Surgeons alterou fundamentalmente o curso da cirurgia nos EUA. Seguindo o padrão dos Royal Colleges of Surgeons da Inglaterra, Irlanda e Escócia, o American College of Surgeons estabeleceu diretrizes profissionais, éticas e morais para todos os médicos que praticavam cirurgia e conferiu a designação *Fellow* pelo American College of Surgeons (FACS) para seus membros. Pela primeira vez, havia uma organização nacional que unia os cirurgiões por filiação exclusiva em causas educacionais, socioeconômicas e políticas comuns. Embora a American Surgical Association tivesse sido fundada mais de três décadas antes, era composta por um pequeno grupo de cirurgiões de elite e não tinha intenção de servir como uma frente de lobby nacional. Havia também sociedades cirúrgicas regionais, incluindo a Southern Surgical Association (1887) e a Western Surgical Association (1891), mas tinham diretrizes de associação menos restritivas do que o American College of Surgeons, e suas diferenças geográficas nunca trouxeram uma unidade nacional.

Como a integridade da profissão médica é em grande parte assegurada pelo controle que exerce sobre a competência de seus membros, a questão do licenciamento médico e dos limites de especialização, seja por mandato do governo ou por autorregulação voluntária, tornou-se de importância crucial. Os governos estaduais começaram a estabelecer padrões de licenciamento mais rígidos, mas seus estatutos não delineavam adequadamente o generalista do especialista. Essa falta de regras e regulamentos para a prática da especialidade era uma preocupação séria. Os líderes da Medicina perceberam que, se a especialidade não passasse a regular os especialistas, órgãos federais ou estaduais seriam obrigados a preencher esse papel, situação que poucos médicos desejavam. Havia também uma pressão leiga. Os pacientes, cada vez mais dependentes de médicos para cuidados clínicos e cirúrgicos com base científica, não conseguiam determinar quem estava qualificado para fazer o quê – a licença médica só estabelecia um padrão mínimo, e a participação em sociedades profissionais revelava pouco sobre a competência

No fim da Primeira Guerra Mundial, a maioria das especialidades cirúrgicas (e médicas) havia estabelecido organizações fraternais reconhecidas nacionalmente, como o American College of Surgeons. No caso do American College of Surgeons, embora seus fundadores esperassem distinguir cirurgiões em tempo integral de clínicos gerais, a organização inicialmente estabeleceu diretrizes de adesão pouco limitativas, na sua pressa em expandir o número de membros – 10 anos após sua criação, havia mais de 7 mil associados. O American College of Surgeons enfatizou a capacidade do candidato de realizar uma cirurgia e estava menos preocupado com a profundidade do conhecimento médico geral que sustentava o julgamento cirúrgico de um indivíduo. Além disso, a adesão não dependia de exames ou entrevistas pessoais. Apesar dessas falhas, o American College of Surgeons começou a esclarecer o conceito de especialista cirúrgico para o público. O American College of Surgeons insinuou que os cirurgiões em tempo integral superavam os médicos clínicos gerais e sua abordagem em tempo parcial à cirurgia, ao mesmo tempo em que reforçava a autoridade profissional e a experiência clínica do especialista cirúrgico.

Mesmo com a presença de organizações como o American College of Surgeons, sem um órgão centralizado poderoso para coordenar as atividades, as tentativas de regular o impulso para a especialização em Medicina progrediram de forma confusa e desconexa. Em resposta a essa abordagem aleatória, bem como às crescentes pressões externas e lutas de poder interno, as especialidades começaram a formar suas próprias organizações para determinar quem era um especialista genuíno. Esses grupos autogovernados e autorregulados ficaram conhecidos como "conselhos" e passaram a avaliar os candidatos com exames escritos e orais, bem como entrevistas presenciais.

O primeiro conselho foi criado em 1917 para oftalmologia e foi seguido por conselhos para otorrinolaringologia (1924), obstetrícia e ginecologia (1930), pediatria (1933), psiquiatria e neurologia (1934), radiologia (1934) e patologia (1936). A certificação por um conselho indicava o nível de especialização de um profissional; assim, os limites da especialização estabelecidos pelo conselho delineavam os limites clínicos da especialidade. Por exemplo, em 1936, praticantes de medicina organizaram um conselho para cobrir toda a medicina interna. Ao fazê-lo, a especialidade exerceu um controle firme sobre suas subespecialidades emergentes, incluindo cardiologia, endocrinologia, gastrenterologia, hematologia e doenças infecciosas. A cirurgia tomou um caminho mais difícil e divisor. Antes que os cirurgiões pudessem estabelecer um conselho para a prática geral da cirurgia, os subespecialistas cirúrgicos haviam organizado conselhos separados em otorrinolaringologia, cólon e reto (1935), oftalmologia, ortopedia (1935) e urologia (1935). A presença dessas subespecialidades cirúrgicas deixou uma questão em aberto e preocupante: o que seria do cirurgião geral?

Em meados da década de 1930, uma facção de cirurgiões gerais mais jovens, liderada por Evarts Graham (1883–1957), decidiu se diferenciar do que consideravam os padrões de admissão menos exigentes do American College of Surgeons. Graham foi professor de cirurgia na Universidade de Washington em St. Louis e o famoso descobridor da colecistografia. Ele demonstrou a ligação entre tabaco e câncer e realizou a primeira pneumonectomia bem-sucedida em um estágio (por ironia do destino, o fumante inveterado Graham morreu de câncer de pulmão). Graham viria a dominar a política da cirurgia norte-americana da década de 1930 até a década de 1950. Naquele momento, Graham e seus apoiadores falaram aos líderes do American College of Surgeons sobre seus planos de organizar um conselho de certificação para cirurgiões gerais. Representantes do American College of Surgeons concordaram relutantemente em cooperar, e o American Board of Surgery foi organizado em 1937.

Apesar do otimismo de que o American Board of Surgery pudesse formular um procedimento de certificação para toda a cirurgia, seu efeito real foi limitado. Graham tentou restringir as subespecialidades cirúrgicas intermediando um relacionamento entre o American Board of Surgery e os conselhos de subespecialidades. Foi um esforço inútil. Os conselhos de subespecialidades cirúrgicas apontaram as recompensas educacionais e financeiras que a própria certificação representava como motivo suficiente para se distanciar dos cirurgiões gerais. O American Board of Surgery nunca ganhou o controle das subespecialidades cirúrgicas e foi incapaz de estabelecer uma posição de governo dentro de toda a cirurgia. Até hoje, existe pouca semelhança econômica ou política entre a cirurgia geral e as várias subespecialidades. A consequência é um *lobby* cirúrgico que funciona de forma dividida e ineficiente.

Embora o início da certificação do conselho tenha sido um processo confuso e contencioso, o estabelecimento dos vários conselhos trouxe mudanças organizacionais importantes para a

Medicina nos EUA. O *status* profissional e a autoridade clínica que a certificação do conselho proporcionava ajudou a distinguir ramos e sub-ramos da Medicina e facilitou o rápido crescimento da especialização. Em 1950, quase 40% dos médicos nos EUA se identificavam como especialistas em tempo integral e, desse grupo, mais de 50% eram certificados pelo conselho. Não demorou muito para que os hospitais começassem a exigir a certificação do conselho como qualificação para membros da equipe e privilégios de admissão.

ERA MODERNA

As três décadas de expansão econômica após a Segunda Guerra Mundial tiveram um impacto dramático na escala da cirurgia, particularmente nos EUA. Aparentemente da noite para o dia, a Medicina tornou-se um grande negócio, sendo os cuidados de saúde rapidamente transformados na maior indústria em crescimento da sociedade. Amplos complexos hospitalares foram construídos, que sintetizavam não apenas o avanço científico das artes da cura, mas também demonstravam a força do "*boom*" norte-americano do pós-guerra. A sociedade deu à ciência cirúrgica um reconhecimento sem precedentes como um bem nacional valioso, notado pela vasta expansão da profissão e pela ampla distribuição de cirurgiões nos EUA. Grandes hospitais urbanos e comunitários estabeleceram programas de educação e treinamento cirúrgico e não encontraram dificuldades para atrair residentes. Não apenas os cirurgiões recebiam os salários mais altos, mas também os norte-americanos se apaixonavam pelo drama da sala de cirurgia. Séries de televisão, filmes, romances e a mais do que ocasional apresentação ao vivo de uma cirurgia cardíaca na televisão atraíam o indivíduo leigo.

Foi um momento emocionante para os cirurgiões norte-americanos, com importantes avanços feitos na sala de cirurgia e no laboratório de ciências básicas. Esse progresso seguiu-se a várias estreias cirúrgicas gerais célebres das décadas de 1930 e 1940, incluindo o trabalho sobre choque cirúrgico de Alfred Blalock (1899–1964) (Figura 1.15), a introdução da duodenopancreatectomia para câncer de pâncreas por Allen Oldfather Whipple (1881–1963) e a descompressão da obstrução intestinal mecânica por um aparelho de sucção por Owen Wangensteen. Entre as dificuldades em identificar as contribuições para a cirurgia após a Segunda Guerra Mundial está o excesso de nomes famosos – tanto que se torna uma tarefa difícil e desagradável tentar qualquer seleção racional de personalidades representativas junto com suas publicações significativas. Esse dilema foi sanado no início da década de 1970, quando o American College of Surgeons e a American Surgical Association patrocinaram conjuntamente o Study on Surgical Services for the United States (SOSSUS). Foi um empreendimento único e vasto da profissão cirúrgica examinar a si mesmo e seu papel no futuro da assistência médica nos EUA. Dentro do relatório de três volumes do estudo (1975) há um relato do subcomitê de pesquisa cirúrgica que nomeou os avanços cirúrgicos mais importantes na era de 1945 a 1970.

Nesse esforço, um grupo de cirurgiões norte-americanos de todas as especialidades e práticas acadêmicas e privadas tentou avaliar a importância relativa dos avanços em sua área de atuação. Os cirurgiões gerais consideraram o transplante renal, a substituição de artérias por enxertos, alimentação parenteral, hemodiálise, vagotomia e antrectomia para úlcera péptica, reanimação torácica fechada para parada cardíaca, efeito de hormônios no câncer e quimioterapia tópica de queimaduras como sendo as de maior importância. De segunda ordem foram a quimioterapia para o câncer, a identificação e tratamento da síndrome de Zollinger-Ellison, a técnica de derivação portocaval, a pesquisa da resposta metabólica ao trauma e a cirurgia endócrina. Colectomia para

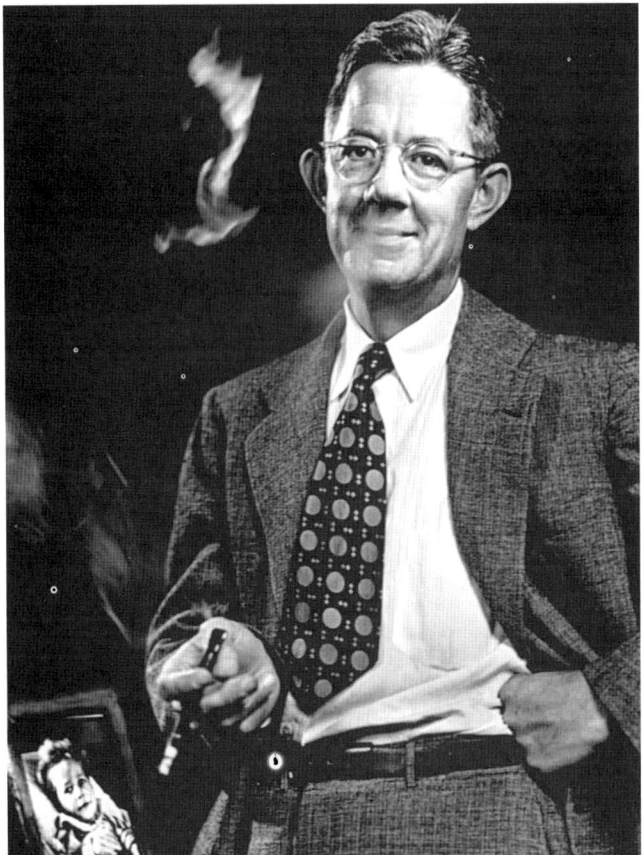

Figura 1.15 Alfred Blalock (1899–1964).

colite ulcerativa, endarterectomia, cateter balão de Fogarty, drenagem de sucção contínua de feridas e desenvolvimento de cateteres intravenosos de demora foram de terceira ordem.

Dentre as demais especialidades cirúrgicas, as contribuições de pesquisa consideradas de primeira ordem foram as seguintes: os cirurgiões pediátricos optaram pela terapia combinada para o tumor de Wilms; os neurocirurgiões optaram por *shunts* para hidrocefalia, cirurgia estereotáxica e microneurocirurgia, e uso de corticosteroides e diuréticos osmóticos para edema cerebral; ortopedistas optaram pela artroplastia total do quadril; os urologistas escolheram as bolsasileais e o uso de hormônios para tratar o câncer de próstata; otorrinolaringologistas selecionaram cirurgia para surdez condutiva; oftalmologistas selecionaram fotocoagulação e cirurgia de retina; e os anestesiologistas selecionaram o desenvolvimento de anestésicos não inflamáveis, relaxantes neuromusculares e o uso de gasometria arterial e medições de pH.

Inovações adicionais de valor de segunda e terceira ordem consistiram no seguinte: cirurgiões pediátricos escolheram a compreensão da patogênese e tratamento da doença de Hirschsprung, o desenvolvimento de próteses de parede abdominal para onfalocele e gastrosquise e cirurgia para ânus imperfurado; os cirurgiões plásticos optaram por implantes de silicone e Silastic, cirurgia de fissura labiopalatina e cirurgia de anomalias craniofaciais; os neurocirurgiões optaram pela cordotomia percutânea e estimulação da coluna dorsal para tratamento da dor crônica e cirurgia para aneurismas encefálicos; os cirurgiões ortopédicos escolheram a instrumentação com haste de Harrington, placas de compressão, osteotomia pélvica para luxação congênita do quadril e sinovectomia para artrite reumatoide; urologistas selecionaram o tratamento do refluxo vesicoureteral, diagnóstico e tratamento da hipertensão renovascular e cirurgia para incontinência urinária; otorrinolaringologistas selecionaram remoção tanslabiríntica de neuroma acústico, cirurgia de conservação para câncer de laringe, septoplastia nasal e miringotomia e tubo de ventilação para otite média serosa; os oftalmologistas selecionaram angiografia de fundo de olho com fluoresceína, microcirurgia intraocular, oftalmoscopia indireta binocular, crioextração de lente, transplante de córnea e desenvolvimento de lentes de contato; e os anestesiologistas escolheram o progresso na anestesia obstétrica e a compreensão do metabolismo dos anestésicos voláteis.

Todos esses avanços foram importantes para o surgimento da cirurgia, mas os desenvolvimentos clínicos que mais cativaram a imaginação do público e mostraram o brilho da cirurgia pós-Segunda Guerra Mundial foram o crescimento da cirurgia cardíaca e do transplante de órgãos. Juntos, esses dois campos servem como placas de sinalização ao longo da nova estrada cirúrgica. O fascínio pelo coração vai muito além do da clínica médica. Do ponto de vista da história da arte, costumes, literatura, filosofia, religião e ciência, o coração representou a sede da alma e a fonte da própria vida. Tal reverência também significou que este nobre órgão foi por muito tempo considerado cirurgicamente intocável.

Embora a sutura de uma facada no pericárdio em 1893 por Daniel Hale Williams (1856–1931) e o tratamento bem-sucedido de uma lesão que penetrou uma câmara cardíaca em 1902 por Luther Hill (1862–1946) tenham sido importantes triunfos, as cirurgias que poderiam ser consideradas como algo além de um evento ocasional não ocorreram até a década de 1940. Durante a Segunda Guerra Mundial, Dwight Harken (1910–1993) ganhou extensa experiência no campo de batalha na remoção de balas e estilhaços dentro ou perto do coração e grandes vasos. Com base em sua experiência de guerra, Harken e outros cirurgiões pioneiros, incluindo Charles Bailey (1910–1993), expandiram a cirurgia intracardíaca desenvolvendo cirurgias para o alívio da estenose da válvula mitral. Em 1951, Charles Hufnagel (1916–1989), trabalhando no Centro Médico da Universidade de Georgetown, projetou e inseriu a primeira válvula cardíaca protética funcional em um homem. No ano seguinte, Donald Murray (1894–1976) completou o primeiro homoenxerto valvar aórtico bem-sucedido.

Aproximadamente na mesma época, Alfred Blalock, professor de cirurgia na Johns Hopkins, trabalhando com Helen Taussig (1898–1986), pediatra, e Vivien Thomas (1910–1985), diretora dos laboratórios de pesquisa cirúrgica do hospital, desenvolveram um procedimento cirúrgico para o alívio de defeitos congênitos da artéria pulmonar. A derivação da artéria subclávia-artéria pulmonar de Blalock-Taussig-Thomas para aumentar o fluxo sanguíneo para os pulmões de um "bebê azul" provou ser um evento importante no surgimento da cirurgia moderna. Não só foi uma realização técnica pioneira, mas também conseguiu dar a muitas crianças muito doentes uma existência relativamente normal. O efeito salutar de tal feito cirúrgico, particularmente seu valor publicitário, no crescimento da cirurgia norte-americana não pode ser exagerado.

Apesar dos sucessos crescentes, os cirurgiões que operaram o coração tiveram que lidar não apenas com o atoleiro de sangue que flui pela área de dissecção, mas também com o movimento implacável do batimento cardíaco. Procedimentos de reparo cardíaco tecnicamente complexos não puderam ser desenvolvidos até que esses problemas fossem resolvidos. John H. Gibbon, Jr. (1903–1973) (Figura 1.16) abordou esse problema criando uma máquina que assumiria o trabalho do coração e dos pulmões enquanto o paciente estivesse sob anestesia, basicamente bombeando sangue rico em oxigênio pelo sistema circulatório enquanto contornava o coração para que o órgão pudesse ser operado mais facilmente.

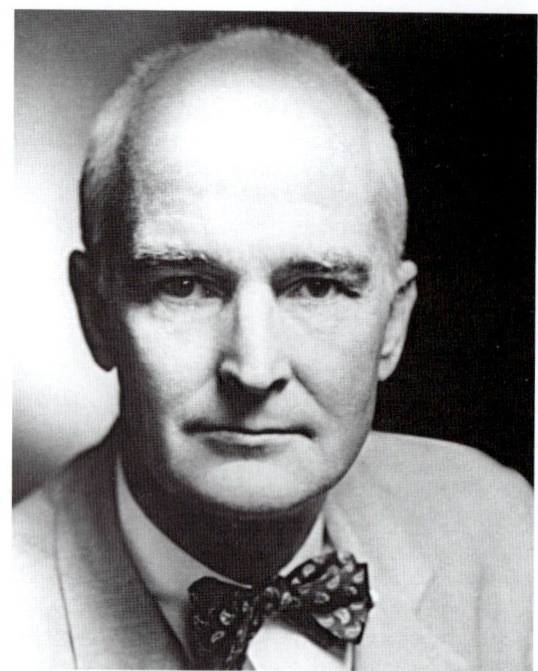

Figura 1.16 John H. Gibbon, Jr. (1903–1973).

A primeira cirurgia de coração aberto bem-sucedida em 1953, realizada com o uso de uma máquina coração-pulmão, foi uma contribuição cirúrgica importante.

O tratamento cirúrgico da doença arterial coronariana ganhou impulso durante a década de 1960 e, em 1980, mais cirurgias cardíacas foram concluídas anualmente para insuficiência da artéria coronária do que para todos os outros tipos de doença cardíaca. Embora a realização de um procedimento de revascularização do miocárdio na Cleveland Clinic em 1967 por René Favaloro (1923–2000) tenha sido comumente considerada como a primeira abordagem cirúrgica bem-sucedida da doença arterial coronariana, Michael DeBakey (1908–2008) (Figura 1.17) havia completado um procedimento semelhante 3 anos antes, mas não relatou o caso até 1973. DeBakey é provavelmente o cirurgião norte-americano mais conhecido da era moderna. Ele era um renomado cirurgião cardíaco e vascular, pesquisador clínico, educador médico e estadista médico internacional, bem como o chanceler de longa data

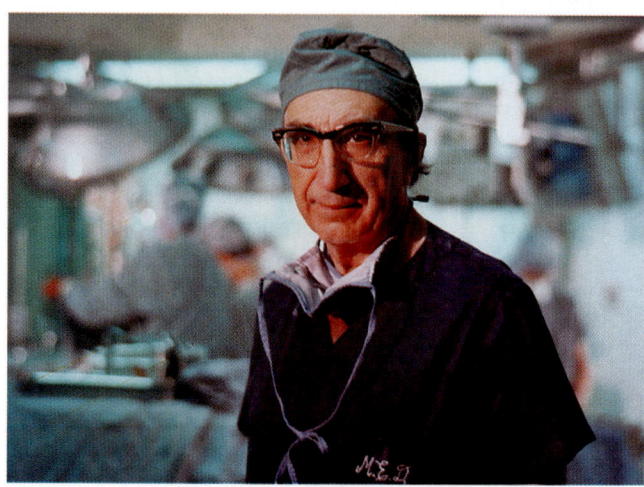

Figura 1.17 Michael DeBakey (1908–2008).

do Baylor College of Medicine. Ele foi pioneiro no uso de enxertos de Dacron para substituir ou reparar vasos sanguíneos, inventou a bomba de roletes, desenvolveu dispositivos de assistência ventricular e criou uma versão inicial do que se tornou a unidade Mobile Army Surgical Hospital (MASH). DeBakey foi um influente conselheiro do governo federal sobre políticas de saúde e atuou como presidente da President's Commission on Heart Disease, Cancer, and Stroke durante a administração Lyndon Johnson.

Conforme relatado no SOSSUS, quando os cirurgiões cardiotorácicos foram questionados sobre os avanços de primeira ordem em sua especialidade no período de 1945 a 1970, eles selecionaram a circulação extracorpórea, a correção aberta e fechada da doença cardiovascular congênita, o desenvolvimento de valvas cardíacas protéticas e o uso de marca-passos cardíacos. De significância de segunda ordem foi o *bypass* coronário para doença arterial coronária.

E quanto à substituição de órgãos danificados ou doentes? Mesmo em meados do século XX, a ideia de transplantar com sucesso partes do corpo danificadas ou doentes beirava a fantasia científica. No início do século XX, Alexis Carrel desenvolveu novas e revolucionárias técnicas de sutura para anastomosar os menores vasos sanguíneos. Usando seu élan cirúrgico em animais experimentais, Carrel começou a transplantar rins, corações e baços. Sua pesquisa foi tecnicamente um sucesso, mas algum processo biológico desconhecido sempre levou à rejeição do órgão transplantado e à morte do animal. Em meados do século XX, pesquisadores médicos começaram a esclarecer a presença de reações imunes defensivas subjacentes e a necessidade de criar imunossupressão como método para permitir que o hospedeiro aceitasse o transplante estranho. Na década de 1950, usando fármacos imunossupressoras de alta potência e outras modalidades modernas, David Hume (1917–1973), John Merrill (1917–1986), Francis Moore e Joseph Murray abriram caminho com transplantes de rim. Em 1963, ocorreu o primeiro transplante de fígado humano; 4 anos depois, Christiaan Barnard (1922–2001) completou com sucesso um transplante de coração humano.

DIVERSIDADE

A evolução da cirurgia foi influenciada por preconceitos étnicos, de gênero, raciais e religiosos. Todos os segmentos da sociedade são afetados por essa discriminação, principalmente afro-americanos, mulheres e certos grupos de imigrantes, que foram vítimas de injustiças que os forçaram a lutar para obter competência em cirurgia. Na década de 1930, Arthur Dean Bevan (1861–1943), professor de cirurgia no Rush Medical College e uma voz importante na cirurgia norte-americana, pediu que medidas restritivas fossem tomadas contra indivíduos com sobrenomes que soassem judaicos, para diminuir sua presença na medicina. Seria historicamente errado negar a crença há muito sussurrada pela comunidade médica judaica de que o antissemitismo era particularmente abundante na cirurgia geral antes da década de 1950, em comparação com as outras especialidades cirúrgicas.

Em 1868, um departamento de cirurgia foi estabelecido na Howard University. No entanto, os três primeiros presidentes eram todos protestantes anglo-saxões brancos. Somente em 1928, quando Austin Curtis (1868–1939) foi nomeado professor de cirurgia, o departamento teve seu primeiro chefe afro-americano. Como todos os médicos negros de sua época, ele foi forçado a treinar em um hospital para "negros", no caso o Provident Hospital, em Chicago, onde ficou sob a supervisão de Daniel Hale Williams (1858–1931), o mais influente e mais bem visto dos primeiros cirurgiões afro-americanos.

Com pouca probabilidade de tornar-se membro da AMA ou de suas sociedades relacionadas, os médicos afro-americanos reuniram-se em 1895 para formar a National Medical Association. Os cirurgiões negros identificaram uma necessidade ainda mais específica quando a Seção Cirúrgica da National Medical Association foi criada em 1906. Desde o início, a Seção Cirúrgica realizou clínicas cirúrgicas "práticas", que representaram o primeiro exemplo de organização da educação cirúrgica do tipo "mostre-me" nos EUA. Quando Williams foi nomeado Fellow do American College of Surgeons em 1913, a notícia se espalhou rapidamente por toda a comunidade cirúrgica afro-americana. Ainda assim, as solicitações de cirurgiões afro-americanos para o American College of Surgeons eram muitas vezes tratadas lentamente, o que sugere que as negações baseadas na raça foram conduzidas clandestinamente em grande parte dos EUA. Em meados da década de 1940, Charles Drew, presidente do Departamento de Cirurgia da Howard University School of Medicine, reconheceu que se recusou a aceitar ser membro do American College of Surgeons porque aquela sociedade cirúrgica supostamente representativa ainda não tinha, em sua opinião, começado a aceitar livremente cirurgiões afro-americanos capazes e bem qualificados. Avanços em direção a mais igualdade racial dentro da profissão foram dados desde aquela época, conforme observado na carreira de Claude H. Organ, Jr. (1926–2005) (Figura 1.18), um distinto editor, educador e historiador. Entre seus livros, os dois volumes de *A Century of Black Surgeons: The U.S.A Experience* e as notáveis publicações de cirurgiões afro-americanos destacaram as inúmeras contribuições feitas pelos cirurgiões afro-americanos ao sistema de saúde dos EUA. Além disso, Organ exerceu enorme influência nos caminhos da cirurgia norte-americana como consagrado editor-chefe da revista *Archives of Surgery*, atuando como presidente do American College of Surgeons e diretor do American Board of Surgery.

Uma das muitas áreas negligenciadas da história cirúrgica diz respeito ao envolvimento das mulheres. Até tempos mais recentes, as opções para as mulheres obterem treinamento cirúrgico avançado eram severamente restritas. A principal razão foi que, em

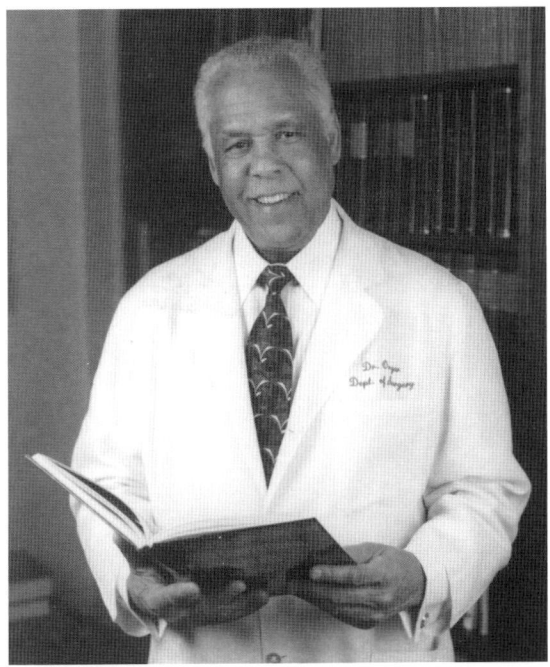

Figura 1.18 Claude H. Organ, Jr. (1926–2005).

meados do século XX, apenas um punhado de mulheres havia realizado cirurgias suficientes para se tornarem mentoras qualificadas. Sem exemplos-modelos e com acesso limitado a cargos hospitalares, a capacidade das poucas médicas praticantes de se especializar em cirurgia parecia uma impossibilidade. Consequentemente, as cirurgiãs foram forçadas a usar estratégias de carreira diferentes das dos homens e a ter metas mais divergentes de sucesso pessoal para alcançar a satisfação profissional. Em meio a tudo isso e com a ajuda de vários cirurgiões homens esclarecidos, mais notavelmente William Williams Keen, da Filadélfia, e William Byford (1817–1890) de Chicago, um pequeno grupo de cirurgiãs existiu na América da virada do século, incluindo Mary Dixon Jones (1828–1908), Emmeline Horton Cleveland (1829–1878), Mary Harris Thompson (1829–1895), Anna Elizabeth Broomall (1847–1931) e Marie Mergler (1851–1901). O movimento em direção à plena igualdade de gênero é visto no papel que Olga Jonasson (1934–2006) (Figura 1.19), uma pioneira em transplante clínico, desempenhou ao encorajar as mulheres a entrar no mundo moderno da cirurgia, dominado pelos homens. Em 1987, quando foi nomeada presidente do Departamento de Cirurgia da Faculdade de Medicina da Ohio State University, Jonasson tornou-se a primeira mulher nos EUA a chefiar um departamento acadêmico de cirurgia em uma faculdade de medicina mista.

PERSPECTIVAS FUTURAS

A história é mais fácil de escrever e entender quando a narrativa principal já terminou. No entanto, a cirurgia continua a evoluir. Como resultado, tirar conclusões claras e organizadas sobre o futuro da profissão é uma tarefa difícil, repleta de conclusões mal concebidas e respostas incompletas. No entanto, vários milênios de história fornecem informações abundantes sobre onde a cirurgia foi e para onde ela pode estar indo.

Ao longo de sua evolução, a prática da cirurgia foi amplamente definida por seus instrumentos e pelos aspectos manuais da profissão. As últimas décadas do século XX e os primeiros anos do século XXI viram um progresso sem precedentes no desenvolvimento de novas técnicas de imagem e de instrumentação. O avanço certamente continuará; se o estudo da história cirúrgica oferece alguma lição, é a de que o progresso sempre pode ser esperado, pelo menos em relação à tecnologia. Haverá procedimentos cirúrgicos mais sofisticados e com melhores resultados. A automação pode mesmo robotizar a mão do cirurgião para determinados procedimentos. Ainda assim, as ciências cirúrgicas sempre conservarão suas raízes históricas como, fundamentalmente, uma arte e uma habilidade manual.

Apesar dos muitos avanços, esses refinamentos não ocorreram sem custos sociais, econômicos e políticos perceptíveis. Esses dilemas frequentemente ofuscam os triunfos clínicos, e isso sugere que, daqui para frente, os desafios mais difíceis dos cirurgiões podem não estar no âmbito clínico, mas sim em compreender melhor as forças sociológicas que afetam a prática da cirurgia. Os anos mais recentes podem ser vistos como o início de uma existência esquizofrênica para os cirurgiões, em que as cirurgias complexas recém-criadas e salvadoras de vidas são recebidas com inúmeros elogios, enquanto as críticas à economia da cirurgia retratam o cirurgião como um indivíduo egoísta movido por finanças.

Embora sejam filosoficamente inconsistentes, as características muito dramáticas e teatrais da cirurgia, que tornam os cirurgiões heróis sob uma perspectiva e símbolos de falsidade e ganância do ponto de vista oposto, são as próprias razões pelas quais a sociedade exige tanto dos cirurgiões. Há a natureza precisa e definitiva da intervenção cirúrgica, a expectativa de sucesso que envolve cada operação, o curto espaço de tempo em que os resultados são alcançados, os altos níveis de renda da maioria dos cirurgiões e a insaciável curiosidade de indivíduos leigos sobre todos os aspectos da cirurgia consensual. Esses fenômenos, cada vez mais sensibilizados nesta era de mídia de massa e comunicação instantânea, fazem os cirurgiões parecerem mais responsáveis do que seus colegas médicos e, simultaneamente, símbólicos do melhor e do pior da Medicina. De maneiras que antes eram inimagináveis, essa vasta transformação econômica, política e social da cirurgia controla o destino do cirurgião individual em uma extensão muito maior do que os cirurgiões como uma força coletiva podem administrar por meio de sua própria profissão.

Os objetivos políticos nacionais tornaram-se fatores avassaladores para garantir e orientar o crescimento futuro da cirurgia. A cirurgia moderna é uma arena de compensações, um equilíbrio entre custos, organização, avanços técnicos e expectativas. Os pacientes serão forçados a enfrentar a realidade de que, por mais avançada que a cirurgia se torne, ela não pode resolver todos os problemas relacionados à saúde da vida. A sociedade precisará chegar a um acordo sobre onde as linhas éticas devem ser traçadas, desde transplantes de rosto até cirurgia robótica e terapia genética para doenças cirúrgicas. A questão final permanece: como o avanço da ciência, da tecnologia e da ética podem ser reunidos na área cinzenta entre o bem privado e o bem público?

Estudar a fascinante história de nossa profissão, com suas muitas personalidades magníficas e notáveis realizações científicas, pode não nos ajudar a prever o futuro da cirurgia. Lembre-se da observação de Theodor Billroth, no fim do século XIX: "Um cirurgião que tenta suturar um ferimento no coração merece perder a estima de seus colegas." A bola de cristal cirúrgica é, na melhor das hipóteses, turva. No entanto, compreender o nosso passado lança alguma luz sobre as práticas clínicas atuais e futuras. Ainda assim, se a história nos ensina alguma coisa, é que a cirurgia avançará e crescerá inexoravelmente. Se os cirurgiões do futuro desejam ser vistos como mais do que meros técnicos, os membros da profissão precisam apreciar melhor o valor de suas glórias passadas. Estude nossa história. Entenda nosso passado. Não permita que a rica herança da cirurgia seja esquecida.

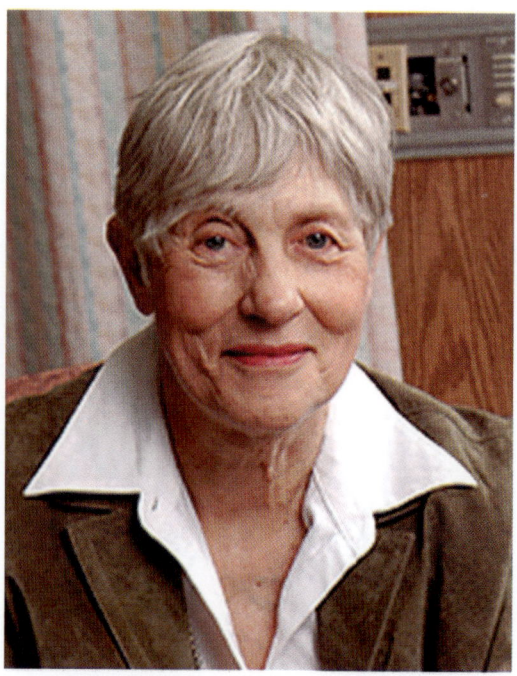

Figura 1.19 Olga Jonasson (1934–2006).

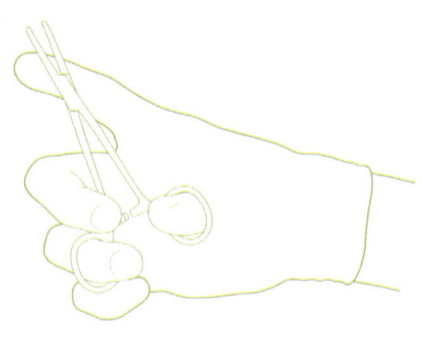

Ética e Profissionalismo em Cirurgia

Jeffrey S. Farroni, William J. Winslade

"A intimidade entre paciente e cirurgião é de curta duração, mas mais próxima do que entre um filho e seu próprio pai."

Aleksandr Solzhenitsyn (O Pavilhão dos Cancerosos, 1967)

VISÃO GERAL DO CAPÍTULO

Estruturas éticas
Abordagem geral para a resolução de questões éticas
Relação médico-paciente
Treinamento cirúrgico e inovação
Conclusão

A prerrogativa de abordar o corpo de outra pessoa para manipular, remover, reparar ou implantar representa um empenho significativo tanto para o cirurgião quanto para o paciente. A equipe médica testemunha intimamente partes do corpo que o próprio paciente nunca vê. O treinamento do cirurgião, resultante de extenso aprendizado técnico, desenvolvimento de habilidades e domínio de tecnologias, melhora a experiência do paciente que será perfurado, cortado e invadido. Grandes expectativas e responsabilidades são impostas ao cirurgião devido, em parte, à rica história e ao prestígio social desses profissionais. O médico e autor Brian Goldman compara essas expectativas ao beisebol. Ao se referir a um rebatedor lendário como aquele que apresenta uma média de rebatidas de 0,4, ele faz a pergunta: "Qual é a média de rebatidas certas que você acha que um cirurgião cardíaco, um enfermeiro ou cirurgião ortopédico, um obstetra ou um paramédico deve ter?"[1] O propósito de sua indagação é destacar as elevadas expectativas de perfeição de rebatidas. Os pacientes não querem ser a exceção ou o erro.

Essa pressão não é nova; aliás, a responsabilidade na prática médica existe desde o início dos registros históricos. O Código Persa de Hamurabi, com cerca de 4.200 anos, inclui cronogramas de pagamento com base na renda e penalidades para tratamentos mal-sucedidos.[2] Documentos do Império Otomano nos séculos XVI e XVII indicam expectativas de tratamento, honorários e prestação de cuidados pós-operatórios.[3,4] Os fios que conectam a sabedoria antiga e a prática moderna incluem confiança, vulnerabilidade e responsabilidade. Valores como colocar o benefício ao paciente acima do próprio interesse, fidelidade à profissão e compromisso com o treinamento ecoam ao longo do tempo, desde o Juramento de Hipócrates até a codificação em padrões profissionais, como o Código de Conduta Profissional do American College of Surgeons. Neste último, surgem noções mais contemporâneas de transparência e consentimento informado.[5] Ingressar na carreira de cirurgião significa fazer parte de sua história, participar de suas decisões carregadas de valores que impactam profundamente a vida das pessoas e contribuem para sua futura inovação. O exercício da Medicina é um empreendimento tanto moral quanto técnico e, como tal, precisamos refletir sobre formas de analisar dilemas éticos no decorrer de sua prática.

ESTRUTURAS ÉTICAS

O foco nas questões éticas e na ambiguidade moral na área da saúde se deve ao desenvolvimento da da tecnologia, à nossa capacidade de manter os corpos vivos e à necessidade de termos uma forma reflexiva e sistemática de navegarmos nesses dilemas. Uma das concepções mais populares de ética clínica é que a prática deve ser guiada por princípios (ou seja, autonomia, beneficência/não maleficência e justiça).[6] Esses termos tornaram-se habituais a muitos médicos e propiciaram uma estrutura fundamental para considerar quando ponderamos sobre cuidados médicos adequados. Um exemplo de respeito à autonomia do paciente é por meio do termo de consentimento informado, no qual a equipe tem a responsabilidade de fornecer informações suficientes sobre as opções de tratamento (ou pesquisa) para que o próprio paciente possa decidir o que é melhor para ele com base em sua seus valores, preferências e objetivos. A autonomia, ou direito à autodeterminação, é frequentemente reconhecida como um princípio dominante na cultura ocidental. No entanto, devemos reconhecer que vivemos em uma comunidade global cada vez mais móvel e diversificada. A sensibilidade às práticas e tradições culturais pode requerer que não necessariamente coloquemos o indivíduo no centro das preocupações. Embora a busca pela qualificação em competência cultural seja um esforço recomendável, não podemos deixar de nos engajar com o indivíduo.[7] Manter um diálogo direto e convidar o paciente a indicar como melhor deseja ser informado é uma boa estratégia para garantir que sua autonomia seja respeitada.

A beneficência e a não maleficência são muitas vezes contempladas em conjunto, na forma de equilibrar a provisão de benefício com a mitigação de riscos/danos ao paciente. A noção hipocrática de *primum non nocere* é frequentemente invocada como uma máxima para transmitir nosso compromisso com o cuidado e a cura do paciente. As análises de risco clínico-benefício devem ser contextualizadas aos objetivos de atendimento do paciente (p. ex., as opções terapêuticas que podem oferecer os "melhores" resultados clínicos podem não ser o que o paciente prefere com base em outras considerações).

O último princípio é a justiça, ou equidade. Normalmente pensamos em justiça em termos de acesso equitativo aos cuidados, distribuição uniforme de benefícios e resultados de saúde em toda a sociedade e tratamento não discriminatório.[8] No nível do paciente, um apelo à justiça faria com que o profissional individual não sucumbisse aos julgamentos de valor social, para impor consciente ou inconscientemente o estigma baseado em etnia, gênero, classe social, estado de saúde mental, vício, país de origem etc. Juntos, os princípios de autonomia, beneficência, não maleficência e justiça são os elementos fundamentais pelos quais vemos as questões éticas.

No entanto, o "principialismo" é apenas uma estrutura dentro da qual podemos analisar questões éticas na medicina. Há uma série de tradições morais que podem ser empregadas para ampliar e enriquecer a reflexão sobre um dilema ético. Mudar a perspectiva de alguém pode fornecer diferentes percepções sobre a resolução de um dilema, seja do caráter de cada agente (virtude), do ato ou dever (deontologia) ou dos resultados ("consequencialismo") (Tabela 2.1). Cada estrutura terá sua utilidade e ressalvas, mas uma reflexão mais profunda pode fornecer uma compreensão mais robusta do problema em questão. Alguns argumentam que a investigação ética deveria ser "uma síntese de teoria e experiência, razão e emoção, filosofia e retórica".[9] O que talvez estejamos lutando para buscar é "superar um excesso de confiança sobre uma abordagem única... para lembrarmos que problemas éticos não possuem simplesmente uma lógica – eles têm uma história; têm significado narrativo; e ocorrem dentro de um contexto social e cultural."[10]

Em relação às qualidades de caráter, o renomado médico e bioeticista Edmond Pellegrino descreveu que as virtudes essenciais da prática médica incluem fidelidade à confiança, supressão do interesse próprio, honestidade intelectual, compaixão, coragem e prudência.[11] O reconhecimento das qualidades inerentes ao exercício da medicina ressalta o espaço privilegiado pelo qual o médico pode acessar e a responsabilidade que lhe é conferida.[12]

Outro mecanismo de investigação ética é a casuística ou análise de casos. Nesse método, busca-se usar como princípios casos previamente resolvidos e aplicá-los às questões ou conflitos em questão.[13,14] Podem surgir problemas ao tentar abstrair grandes noções de um único ou punhado de circunstâncias; no entanto, uma vantagem de uma abordagem por casuística é que ela está imersa na realidade clínica, podendo oferecer soluções concretas e pragmáticas para dilemas éticos estimulando o pensamento prático e a reflexão.

ABORDAGEM GERAL PARA A RESOLUÇÃO DE QUESTÕES ÉTICAS

1. ***Reconhecer a necessidade de investigação ética***: estamos constantemente fazendo julgamentos, muitas vezes, inconscientemente, desde o trivial, por exemplo, decidir o que comer no almoço, até algo mais significativo como, por exemplo, qual modalidade de tratamento vou recomendar ao meu paciente? A base de nossa prática é construída sobre julgamento por meio de treinamento, conhecimento e experiência, bem como nosso próprio arbítrio, valores e princípios. Na maioria das vezes nem pensamos no meio ético que sustenta nossas ações; por exemplo, o paciente vem até você com um problema, você oferece uma solução, o paciente concorda e esperamos que tudo corra bem. No entanto, há momentos em que surgem conflitos reais e a melhor linha de conduta não é evidente, e o treinamento técnico ou a experiência não proporcionam uma solução concreta para um problema. Pode-se usar como exemplo quando considerar a transição da intervenção curativa para paliativa, encontrar um colega cuja capacidade e/ou juízo pareçam comprometidos ou um paciente que, segundo sua estimativa, está tomando decisões que parecem irracionais ou imprudentes. Todas essas são situações em que a incerteza pode impor um sofrimento moral significativo.

Pode parecer um ponto óbvio, mas o passo inicial na análise de um dilema ético é o reconhecimento de que existe conflito de valores ou ambiguidade moral, seja no cuidado ao paciente, dentro/entre a(s) equipe(s) de atendimento, seja na organização/operação da unidade de saúde. O próximo passo é, então, tomar medidas para reunir as informações necessárias para resolver o problema.

2. ***Coletar fatos significativos e entender as perspectivas das partes interessadas relevantes***: uma ferramenta útil e comumente usada para coletar informações relevantes para analisar um dilema ético é o método de quatro tópicos, que captura informações dentro dos domínios de indicações médicas, preferências do paciente, fatores de qualidade de vida e características contextuais (Tabela 2.2).[15] Às vezes podemos focar as condições clínicas do paciente quando existem outros fatores que podem estar impactando no processo de tomada de decisão dele. O que podemos identificar como a recomendação médica clara pode não ser recebido com entusiasmo pelo paciente devido a outras circunstâncias. Uma conversa com o paciente que explora seus valores, preferências, motivações etc. pode revelar informações importantes que ajudarão a facilitar a solução para um dilema. O método de quatro

Tabela 2.1 Exemplos de estruturas morais.	
Estrutura moral	**Princípios orientadores**
Consequencialismo	**Resultados da ação**
Utilitarismo	Maximizar o bem com o mínimo de dano
Bem comum	Maximizar o bem do todo; atento aos vulneráveis
Não consequencialismo	**Intenções dos agentes**
Com base no dever	As obrigações morais são obrigatórias independentemente das consequências; o imperativo
Direitos	categórico
Justiça	A melhor ação é aquela que protege os direitos dos afetados pela ação
	Contrato social, equidade
Centrado no agente	**Status geral do indivíduo**
Virtude	A boa tomada de decisão ética é baseada no bom caráter
Feminista	Particularmente focado na opressão relacionada ao gênero e nas perspectivas dos vulneráveis e marginalizados; ética do cuidado

Tabela 2.2 Os quatro tópicos comumente usados para analisar dilemas éticos na assistência à saúde.

Tópico	Princípio(s) ético(s)	Considerações
Indicações médicas	Beneficência Não maleficência	• Qual é o problema médico do paciente? O problema é agudo? Crônico? Crítico? Reversível? Emergente? Terminal? • Quais são os objetivos do tratamento? • Em que circunstâncias os tratamentos médicos não são indicados? • Quais são as probabilidades de sucesso das várias opções de tratamento? • Em suma, como esse paciente pode ser beneficiado pelos cuidados médicos e de enfermagem e como evitar danos?
Preferências do paciente	Respeito à autonomia	• O paciente foi informado sobre os benefícios e riscos das recomendações de diagnóstico e tratamento, entendeu esta informação e deu consentimento? • O paciente é mentalmente capaz e legalmente competente, e há evidência de incapacidade? • Se mentalmente capaz, que preferências sobre o tratamento o paciente está afirmando? • Se incapacaz, o paciente expressou preferências prévias? • Quem é o substituto apropriado para tomar decisões pelo paciente incapacitado? Que padrões devem governar as decisões do substituto? • O paciente não quer ou não pode cooperar com o tratamento médico? Se sim, por quê?
Qualidade de vida	Beneficência Não maleficência Respeito à autonomia	• Quais são as perspectivas, com ou sem tratamento, para um retorno à vida normal e quais déficits físicos, mentais e sociais o paciente pode experimentar, mesmo se o tratamento for bem-sucedido? • Com que fundamento alguém pode julgar que alguma qualidade de vida seria indesejável para um paciente que não pode fazer ou expressar tal julgamento? • Existem vieses que podem prejudicar a avaliação do profissional sobre a qualidade de vida do paciente? • Que questões éticas surgem em relação a melhorar ou valorizar a qualidade de vida de um paciente? • As avaliações de qualidade de vida levantam alguma dúvida sobre mudanças nos planos de tratamento, como abandonar o tratamento de sustentação da vida? • Existem planos para proporcionar alívio da dor e conforto após a decisão de renunciar ao tratamento de sustentação da vida? • A morte medicamente assistida é eticamente ou legalmente permitida? • Qual é o status legal e ético do suicídio?
Recursos contextuais	Justiça	• Existem interesses profissionais, interprofissionais ou comerciais que possam gerar conflitos de interesse no tratamento clínico dos pacientes? • Existem outras partes além dos médicos e pacientes, como membros da família, que têm interesse nas decisões clínicas? • Quais são os limites impostos à confidencialidade do paciente em relação aos interesses legítimos de terceiros? • Existem fatores financeiros que criam conflitos de interesse nas decisões clínicas? • Existem problemas de alocação de recursos de saúde escassos que podem afetar as decisões clínicas? • Existem questões religiosas que podem afetar as decisões clínicas? • Quais são as questões legais que podem afetar as decisões clínicas? • Existem considerações de pesquisa clínica e educação que podem afetar as decisões clínicas? • Existem questões de saúde e segurança pública que afetam as decisões clínicas? • A afiliação institucional cria conflitos de interesse que podem influenciar as decisões clínicas?

De Jonsen AR, Siegler M, Winslade WJ. *Clinical ethics: a practical approach to ethical decisions in clinical medicine.* 8th ed. New York: McGrawHill Education; 2015.

tópicos inclui itens a serem considerados em cada domínio que podem evocar informações pertinentes. É importante falar com todas as partes relevantes envolvidas no dilema, incluindo outros membros da equipe, outros serviços e familiares e entes queridos significativos, se apropriado. Refletir sobre uma diversidade de perspectivas e opiniões é uma abordagem completa para questões complexas e carregadas de valor.

3. ***Identificar questões/valores éticos em conflito***: após a coleta das informações pertinentes, o próximo passo é identificar quais princípios ou valores podem estar em conflito. O método dos quatro tópicos mencionados acima mapeia cada categoria de informação aos princípios éticos. A lista de princípios conflitantes ou obrigações/deveres concorrentes ajudará a formular um espectro de opções eticamente apropriadas. Essas opções podem, então, ser priorizadas entre aquelas que são eticamente obrigatórias, eticamente permitidas e eticamente proibitivas. Por exemplo, abandonar o paciente seria claramente eticamente proibitivo, e garantir que a voz do paciente seja ouvida ou não negar cuidados básicos e de higiene seriam coisas eticamente obrigatórias. Muitas vezes, o desafio é selecionar opções que são eticamente permissíveis, pois pode haver desacordo sobre quais opções são as "certas" com as quais seguir em frente.

4. **Discutir opções e desenvolver um plano**: emergindo da etapa anterior, com um conjunto selecionado de opções, as partes interessadas são reengajadas quando o plano para avançar é definido. Geralmente, seria aconselhável que a equipe estivesse alinhada em relação a um plano de tratamento (se esse for o problema) antes de se sentar com o paciente e/ou família. Ter uma apresentação unificada normalmente proporciona uma reunião mais produtiva do que se as equipes estiverem debatendo questões na frente da família.

5. **Implementar decisões e refletir sobre os resultados**: o passo final é realizar o plano de ação. Uma consideração importante aqui é ter tolerância para a incerteza. "Os esquemas mais bem elaborados de ratos e homens, muitas vezes ficam tortos..."[16] Palavras de um antigo poema escocês soam verdadeiras aqui, pois mesmo apesar da reflexão cuidadosa, consideração e planejamento, as coisas podem não acontecer como imaginado. Reservar um tempo para contemplar como os eventos poderiam ter sido mais bem planejados, pensar em cenários alternativos ou planejamento de contingência pode organizar melhor as necessidades de cuidados futuros dos pacientes e/ou refinar o raciocínio para um caso semelhante que se apresente no futuro. Veja o Boxe 2.1 para um cenário que destaca esse processo.[17]

RELAÇÃO MÉDICO-PACIENTE

A vulnerabilidade da doença e da lesão, o impacto potencial das intervenções e a inerente disparidade de poder da relação médico-paciente impõem a atenção plena aos princípios morais de alguém na prática da medicina. O cuidado com o paciente é tanto um empreendimento moral quanto técnico. A relação entre médico e paciente mudou ao longo dos últimos 50 anos, desde o início do movimento pelos direitos do paciente. Nossa jurisprudência reconheceu o direito de recusar tratamento[18], bem como permitir que outros consintam ou recusem tratamento em nome de um paciente incapacitado.[19] À medida que o pêndulo se afastou da medicina paternalista em direção ao respeito pelos direitos do paciente de fazer com seu corpo o que entenderem ser o melhor para ele, surgiu um modelo de tomada de decisão compartilhada. Esse modelo incorpora a entrega de informações médicas relevantes; uma explicação das opções de tratamento (incluindo nenhum tratamento); uma exploração dos valores, preferências e objetivos do paciente; e, por fim, o processo de tomada de decisão.[20] Com a tomada de decisão compartilhada, o médico não está impondo tratamento ao paciente nem o paciente demandando intervenções; em vez disso, trata-se de um cuidado orientado ao paciente, facilitado por meio da compreensão mútua (Boxe 2.2).

Boxe 2.1 Quadro de ética – cirurgia paliativa.

A Sra. Smith é uma mulher de 78 anos com câncer de mama avançado que apresenta uma lesão ulcerada e fétida. O câncer é refratário ao tratamento, e os objetivos atuais de cuidados, em coordenação com a equipe de cuidados paliativos, incluem foco na qualidade de vida e conforto. Ela foi encaminhada para cirurgia de ressecção da lesão. Atualmente, não está recebendo intervenções terapêuticas e tem uma ordem de não reanimar fora do hospital (DNR). A Sra. Smith informa à equipe que alguém lhe disse que a ordem de DNR *deve* ser rescindida ou ela não pode realizar o procedimento. A Sra. Smith não tem certeza se está disposta a concordar.

Análise do caso:

1. ***Reconhecimento***

    A decisão de oferecer a Sra. Smith uma intervenção cirúrgica pode ser complicada pela relutância em realizar o procedimento caso ela esteja impondo restrições irracionais quanto aos desfechos apropriados ao seu caso.

2. ***Fatos***

    Usando o método dos quatro tópicos, consideraríamos se a intervenção é ou não apropriada do ponto de vista médico. Claramente, a preferência da Sra. Smith é se submeter ao procedimento para melhorar a qualidade de vida. Talvez ela deseje interagir confortavelmente com sua família durante o tempo restante ou talvez esteja envergonhada com o odor e sinta que a família não a acolherá. As características contextuais podem incluir exposição de responsabilidade se a equipe concordar em não a ressuscitar e ela morrer durante o procedimento. Perspectivas importantes de se entender são as da Sra. Smith, da equipe paliativa, da equipe cirúrgica e de sua família (se ela consentir).

3. ***Conflito de interesses***

    Existe um conflito óbvio relacionado ao risco: benefício (não maleficência: beneficência) em que o procedimento pode não ser seguro de se realizar ou a equipe pode se sentir indevidamente restringida pela decisão pela não reanimação da Sra. Smith. A autonomia da Sra. Smith está em jogo, pois ela está disposta a aceitar riscos potenciais para a perspectiva de reduzir o incômodo da sua doença e, esperançosamente, desfrutar de uma melhor qualidade de vida. A negação da equipe em realizar o procedimento não permitirá a ela essa perspectiva.

4. ***Discussão/planejamento***

    As opções possíveis incluem: não realizar a cirurgia, a menos que a Sra. Smith concorde com a reanimação completa; realizar a cirurgia com o acordo explícito e o consentimento da Sra. Smith de que nenhuma tentativa de reanimação será feita durante o procedimento; chegar a um acordo com a Sra. Smith que tentativas limitadas de reanimação podem ser feitas, se apropriado. A primeira opção busca maximizar os resultados oferecendo o máximo de flexibilidade à equipe, mas pode impor intervenções contrárias aos objetivos de atendimento da Sra. Smith. E se ela não quisesse intubação prolongada porque isso negaria seu desejo de passar o tempo que lhe resta interagindo com a família? Então, novamente, não ter o procedimento também pode comprometer seus objetivos. A segunda opção pode atender melhor às preferências dela, mas a equipe pode não estar disposta a concordar com esse plano, principalmente se uma condição transitória e relativamente fácil de corrigir se manifestar. O risco de necessidade de reanimação está sempre presente sob anestesia, e pode ser razoável que a equipe não realize a intervenção em vez de permitir que um paciente morra na mesa, mesmo que o paciente concorde com tal risco. A terceira opção oferece um compromisso em ter uma conversa mais flexível com a Sra. Smith. Em vez de uma abordagem tudo ou nada, a equipe pode oferecer intervenções limitadas durante o período perioperatório que são definidas por seus objetivos e expectativas.* Após discussões com todas as partes interessadas relevantes, foi decidido que a Sra. Smith rescindiria sua ordem de não ser reanimada, permitindo intervenções limitadas durante o procedimento e recuperação. A ordem seria então restabelecida.

5. ***Ação/reflexão***

    Como terminou o caso? O que poderia ter sido feito de forma diferente?

Para consideração adicional:

- E se a Sra. Smith se opusesse veementemente à rescisão da decisão de não reanimação durante o procedimento?
- Existe uma norma para solucionar este dilema e, em caso afirmativo, qual seria essa norma?
- A intervenção seria apropriada se a Sra. Smith estivesse incapacitada e a família estivesse solicitando a cirurgia em seu nome? E se a família quisesse que a Sra. Smith realizasse uma cirurgia porque isso tornaria o cuidado dela mais fácil para eles?

*Sumrall WD, Mahanna E, Sabharwal V, et al. Do not resuscitate, anesthesia, and perioperative care: a not so clear order. *Ochsner J*. 2016;16:176-179.

> **Boxe 2.2** Cenário ético – nível apropriado de tratamento.
>
> O Sr. Johnson, 27 anos, se envolveu em um acidente de motocicleta em alta velocidade e não usava capacete. Ele sofreu traumatismo craniano grave e apresenta fraturas. Ele está em suporte ventilatório e sem consciência de si mesmo ou do ambiente. Ele não exibe respostas comportamentais sustentadas, reprodutíveis, intencionais ou voluntárias a estímulos visuais, auditivos, táteis ou nocivos. Sofreu fratura do acetábulo e necessitaria de um tratamento cirúrgico. À beira do leito, tanto a esposa quanto o irmão dizem que Johnson não gostaria de viver assim, que a cirurgia não deveria ser realizada e que eles gostariam que a equipe "desligasse os aparelhos". Os pais do Sr. Johnson discordam vigorosamente, informando à equipe que ele tinha paixão pela vida, ele tem uma filha de 5 anos e eles não podem "desistir" dele. Os pais acham que ele gostaria que tudo fosse feito para preservar sua vida, inclusive a cirurgia.
>
> **Análise do caso:**
> 1. **Reconhecimento**
>   Há muita incerteza se o Sr. Johnson deve ser submetido à cirurgia.
> 2. **Fatos**
>   O quadro clínico pode não ser evidente uma vez que, na prática, pode haver diferenças razoáveis sobre a cirurgia ser ou não apropriada para o Sr. Johnson. Normalmente, esse tipo de lesão precisaria ser corrigido o mais rápido possível, mas seu prognóstico e perspectiva de recuperação são incertos. Talvez uma consulta formal com um neurologista seja útil. Como não podemos perguntar as preferências do Sr. Johnson, é importante falar com todas as partes interessadas relevantes. Nesse caso temos a esposa, os pais e o irmão do Sr. Johnson. Todos eles conhecem o Sr. Johnson por perspectivas muito diferentes. Presumimos que todos eles têm os melhores interesses em mente, e cada um deles articula diferentes aspectos de sua personalidade, que podem ser todos verdadeiros. O desafio da equipe será discernir o quanto cada membro de sua família está projetando suas próprias preferências na conversa. Devemos tentar entender o que o Sr. Johnson consideraria uma qualidade de vida aceitável ou inaceitável.[2,3]
> 3. **Conflito de interesses**
>   O principal conflito aqui é diferenciar as preferências de tratamento do Sr. Johnson, ou seja, honrar seu direito à autodeterminação, com o que os outros podem achar que são seus melhores interesses quanto à sua assistência médica, ou seja, equilibrar beneficência *versus* não maleficência. Esse conflito é acrescido por duas questões centrais:
>
>   a) Quem pode servir como representante nas questões de saúde para o Sr. Johnson?
>   Sem uma diretiva, nos EUA, a maioria dos Estados define uma lista priorizada de pessoas que podem servir como tomadoras de decisão substitutas. A política por trás dessas leis é que as pessoas mais próximas ao paciente o conheçam melhor e estejam em posição de ajudar a orientar a equipe na tomada de decisões sobre o tratamento. Por exemplo, na maioria das jurisdições, o cônjuge seria o tomador de decisões.
>   b) Ele deve fazer a cirurgia?
>   A tomada de decisão compartilhada não significa total aquiescência ao cônjuge. Conforme observado no capítulo, discutiríamos as opções de tratamento dentro do contexto das preferências, valores e crenças do paciente para alcançar um entendimento mútuo sobre os objetivos do cuidado e o plano de tratamento. Todos na família estão em posição de auxiliar a equipe a esse respeito, apesar de reconhecer que o cônjuge tem autoridade para tomar decisões.
> 4. **Discussão/planejamento**
>   As opções possíveis incluem prosseguir com a cirurgia, apesar de o substituto indicar o contrário, adiar a opção cirúrgica enquanto coleta mais fatos ou recusar-se a considerar a cirurgia, o que satisfará o cônjuge e o irmão, mas desconsiderará a entrada dos pais. A primeira opção seria difícil de justificar com base nos fatos. A segunda opção oferece uma abordagem medida com algumas vantagens, a saber, pode fornecer mais informações que podem esclarecer o formato de ação (p. ex., triagem para morte por critérios neurológicos) e oferece mais tempo para envolver a família. Pode ser pedir demasiado para a família tomar decisões sobre o fim da vida perante a urgência dessa tragédia. Pode ser necessário algum tempo para permitir a organização do plano de tratamento com escuta ativa, empatia e construção de confiança. Por esse motivo, a terceira opção também pode não ser a ideal. A rejeição total pode ser mal interpretada como abandono.
> 5. **Ação/reflexão**
>   Como evoluiu o caso? O que poderia ter sido feito diferente?
>
> **Considerações adicionais:**
> - Esse caso teria sido mais fácil se o Sr. Johnson tivesse uma diretriz para os médicos? E se o tomador de decisão substituto de Johnson estivesse solicitando intervenções que suas diretrizes indicavam claramente que ele não queria?
> - Quão importante é o conceito de dignidade em casos como este, se for o caso?
> - Sua perspectiva sobre este caso mudaria se os pais fossem advogados?
> - Seria aceitável tentar a intervenção cirúrgica, em parte, porque oferece uma boa oportunidade de treinamento?
>
> De Schneiderman LJ, Jecker NS, Jonsen AR. Medical futility: its meaning and ethical implications. *Ann Intern Med*. 1990;112:949-954; and Jox RJ, Schaider A, Marckmann G, et al.; Medical futility at the end of life: the perspectives of intensive care and palliative care clinicians. *J Med Ethics*. 2012;38:540-545.

Uma dúvida pode surgir sobre se a ética na cirurgia oferece ou não questões únicas para consideração. Uma perspectiva responde afirmativamente a essa pergunta com base no "domínio moral da relação cirurgião-paciente" e categoriza cinco características diferenciais da prática cirúrgica: resgate, proximidade, provação, consequências e participação.[21] Esses cinco domínios exemplificam o poder e a intimidade de um cirurgião na participação da destruição e reconstrução de uma pessoa. O paciente está ciente e o cirurgião é responsável pelas consequências imediatas do procedimento. Como tal, questões éticas e ambiguidade moral são tópicos valiosos para reflexão e consideração.

TREINAMENTO CIRÚRGICO E INOVAÇÃO

A formação cirúrgica está enraizada na antiguidade, adotando um modelo de aprendizagem por meio da experiência. Há preocupações de que essa modalidade de treinamento possa ser comprometida por restrições de horas de residência e aumento da demanda de rendimento e resultados da sala de cirurgia.[22] Uma tensão ética pode surgir quando as expectativas do paciente exigem o "melhor" atendimento ou o cirurgião mais competente e qualificado, quando na realidade ninguém começa a praticar como "o melhor". Sempre existe o primeiro corte, o primeiro erro e a primeira complicação.

O mesmo vale para a prática inovadora e o avanço da profissão; temos uma necessidade essencial de refinar e melhorar técnicas e abordagens. No entanto, a intervenção cirúrgica não se presta necessariamente a ensaios controlados randomizados como, digamos, um agente farmacêutico. A inovação cirúrgica depende não apenas da tecnologia, mas também de novas técnicas, abordagens e estratégias. Uma justificativa ética para a inovação cirúrgica envolve o equilíbrio prudente de experiência laboratorial (experiência animal), domínio da especialidade e estabilidade institucional.[23] Por exemplo, enquanto a tecnologia envolvida na prática neurocirúrgica de rotina não seria possível sem inovação, o desenvolvimento de novas técnicas nem sempre segue uma estrutura sistemática.[24] Uma abordagem é inovação, desenvolvimento, exploração, avaliação e estudo a longo prazo.[25,26] A inovação também pode ser facilitada por meio de vários graus de supervisão com base na finalidade, risco, questões éticas e segurança.[27] Uma abordagem ética para a cirurgia, incluindo a imperativa melhora da prática, além do progresso por si só, ainda é uma fundamentação insuficiente. Deve ser conduzida de uma forma que proteja os pacientes, ofereça a perspectiva de benefício e seja conduzida com os devidos freios e contrapesos.

CONCLUSÃO

Já se passaram duas décadas desde que o Institute of Medicine (agora National Academy of Medicine) divulgou seu relatório identificando causas de morte de pacientes relacionadas a erros médicos e propostas de soluções para a criação de sistemas de saúde mais seguros.[28] A crescente ênfase na segurança e satisfação do paciente, e não apenas na obtenção dos melhores resultados na assistência, assim como as margens de lucro que estão cada vez mais estreitas, resultaram em maiores exigências sobre a equipe de saúde. O foco crescente em unidades de valor de receita, métricas de qualidade e alocação de recursos impulsionaram a corporativização da assistência médica que, sem dúvida, desumanizou a prática médica até certo ponto. As consequências dessa distância profissional ampliada incluem um aumento no estresse do profissional, esgotamento, abuso de substâncias, suicídio e fadiga por compaixão.

Entre todas essas pressões de desempenho e institucionais, resta ao cirurgião cuidar de seu paciente, como mencionado anteriormente, sem falhas. A falibilidade quase parece ser algo que é inadmissível discutir abertamente. Além disso, a cirurgia é uma disciplina que pode carregar estereótipos negativos com o público que não são representativos de sua crescente diversidade e inclusão.[29] Mais uma vez, voltamos à ideia de que os desafios enfrentados pelos médicos hoje reverberaram ao longo da história e não são intransponíveis. O que isso pode significar é que se tornar um "cirurgião completo" ocorrerá não apenas pelo domínio técnico, mas também pela encarnação do "médico excelente" que é um comunicador eficaz, digno da confiança de um paciente.[30]

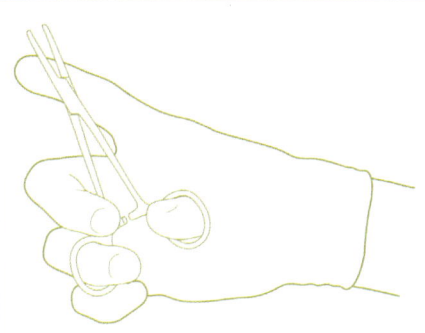

3

Resposta Inflamatória

Katherine E. Kramme, Patrick H. Knight, Robert G. Sawyer

VISÃO GERAL DO CAPÍTULO

Componentes da resposta inflamatória
Células do sistema imunológico
Imunidade inata
Sistema complemento
Imunidade adaptativa
Sistema nervoso e imunidade

Inflamação e doença terminal
Perspectiva histórica

Síndrome da resposta inflamatória sistêmica
Resposta anti-inflamatória compensatória
Genômica e compreensão da inflamação
Diagnóstico e imunoterapia na sepse
Falência de múltiplos órgãos
Síndrome de inflamação, imunossupressão e catabolismo persistentes

---

A resposta inflamatória ocorre após a invasão de microrganismos estranhos por meio de uma lesão tecidual direta ou como reação ao estresse sistêmico, como hipotermia ou hipotensão. Múltiplas vias celulares funcionam simultaneamente na tentativa de impedir outras lesões e estimular a cicatrização. Embora a resposta inflamatória localizada possa ser benéfica, um grande insulto corporal pode resultar em uma resposta inflamatória desregulada e inadequada. O resultado pode ser catastrófico. Tornou-se evidente que a resposta do corpo à lesão é frequentemente um determinante tão importante nos desfechos do paciente quanto a própria lesão inicial.

Os cirurgiões têm diante de si um mundo de resposta inflamatória aguda e crônica. Os mecanismos que regulam o início, a mitigação e a potencialização da resposta inflamatória são fundamentais para entender os muitos fenótipos de um paciente com reação local à cirurgia, síndrome da resposta inflamatória sistêmica (SRIS), falência de múltiplos órgãos e doença crônica crítica.

COMPONENTES DA RESPOSTA INFLAMATÓRIA

O sistema imunológico é composto por várias linhagens celulares, hormônios e moléculas sinalizadoras que funcionam simultaneamente. O equilíbrio entre as vias pró- e anti-inflamatórias é essencial para a cicatrização.

Células do sistema imunológico

Neutrófilos

O neutrófilo, um tipo de leucócito polimorfonuclear (PMN), é um potente mediador da inflamação aguda e muitas vezes o primeiro tipo celular recrutado em resposta a uma lesão e infecção. Como um leucócito PMN circulante, os neutrófilos têm meia-vida curta de aproximadamente 8 horas; a longevidade do neutrófilo aumenta em resposta a sinais inflamatórios, embora a duração exata seja ainda uma questão em debate. Os neutrófilos são produzidos continuamente na medula óssea em resposta ao fator estimulador de colônias de granulócitos (GCSF), e sua produção é regulada pela interleucina (IL)-17 das células T e IL-23 dos macrófagos.

O neutrófilo passa por um processo de captura, rolamento, adesão, rastejamento e transmigração para se mover da corrente sanguínea para o tecido (Figura 3.1). Os neutrófilos contêm três tipos de grânulos pró-inflamatórios – grânulos azurofílicos (primários), grânulos específicos (secundários) e grânulos de gelatinase (terciários). O conteúdo proteolítico desses grânulos pode ser liberado extracelularmente ou no fagossomo intracelular para auxiliar na eliminação de microrganismos invasores. Os neutrófilos também liberam uma rede de fibras à qual aderem histonas, proteínas e enzimas; esta é a armadilha extracelular de neutrófilos (NET). Patógenos extracelulares são aprisionados dentro da NET para evitar a disseminação do patógeno e auxiliar na fagocitose.[1]

Embora classicamente considerado um mediador essencial da resposta inflamatória inicial, as funções do neutrófilo demonstraram se estender além do período inflamatório agudo. Os grânulos de neutrófilos contêm várias proteases que são essenciais para a remodelação do tecido e cicatrização de feridas. Eles estimulam diretamente a angiogênese por meio da liberação de fatores de crescimento endoteliais vasculares (VEGFs). Além disso, os neutrófilos exibem plasticidade e, embora tipicamente pró-inflamatórios, subconjuntos anti-inflamatórios de neutrófilos foram identificados em alguns estados patológicos.[1]

Macrófagos

Com a sua capacidade de consumir e degradar detritos extracelulares (daí o seu nome), o macrófago é um ator fundamental na imunidade inata. O monócito, o precursor do macrófago, diferencia-se em macrófago em resposta à infecção e à lesão tecidual. Não exibido em monócitos imaturos, o macrófago expressa uma grande variedade de receptores de reconhecimento (PRRs) – receptores que reconhecem uma variedade de sinais de perigo intracelulares e extracelulares. Em resposta à estimulação do PRR, os macrófagos neutralizam patógenos invasores via fagocitose e por degradação lisossomal; eles secretam adicionalmente mediadores pró-inflamatórios, incluindo IL-1β e fator de necrose tumoral alfa (TNF-α) que recrutam outras células imunes para o tecido danificado. Os macrófagos também processam substâncias antigênicas

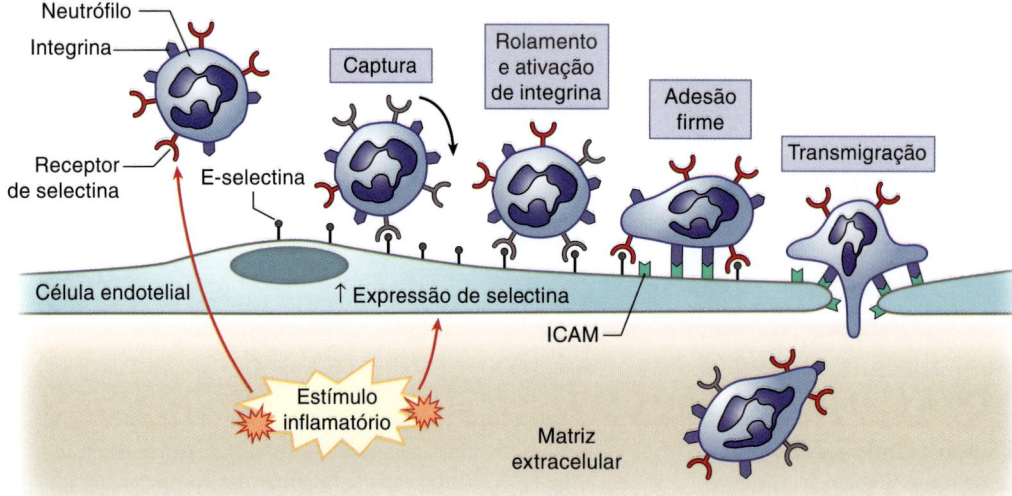

Figura 3.1 Recrutamento e migração de neutrófilos do sangue para o tecido periférico. Uma vez ativadas por um sinal inflamatório, as células endoteliais regulam positivamente a expressão de moléculas de adesão, ou selectinas. Os neutrófilos ligam-se às selectinas e rolam ao longo da célula endotelial. As integrinas na superfície dos neutrófilos interagem fortemente com as moléculas de adesão intracelular (*ICAM*) na célula endotelial. A expressão de moléculas como a caderina e a molécula de adesão celular endotelial plaquetária (PECAM) facilitam a transmigração para a periferia. (Adaptada de Ouellete Y. *Pediatric Critical Care*. Philadelphia, PA: Elsevier, Inc; 2017.)

e as apresentam em sua superfície para ajudar a estimular a diferenciação das células T *helper* (auxiliares); portanto, os macrófagos são células apresentadoras de antígenos profissionais (APCs).[2]

Acreditava-se, por semelhança aos neutrófilos, que se tratava de um único tipo de célula, mas o macrófago demonstra plasticidade e variação fenotípica dependendo de seu ambiente. Os macrófagos M1 expressam citocinas pró-inflamatórias e substâncias proteolíticas; eles são predominantes na infecção viral e bacteriana. Os macrófagos M1 estimulam as células T *helper* pró-inflamatórias. Embora os produtos de macrófagos M1 facilitem uma resposta inflamatória benéfica contra micróbios invasores, eles podem resultar em um estado inflamatório perigoso para o hospedeiro humano. Altas concentrações de citocinas do tipo M1 correlacionam-se com mortalidade em modelos de sepse. Os macrófagos M2 são essenciais para a remodelação de tecidos e cicatrização de feridas; eles expressam uma variedade de marcadores anti-inflamatórios, incluindo IL-10.[2] Os macrófagos são abundantes em todo o corpo. Suas funções variam dependendo do tecido em que residem. Por exemplo, as células de Kupffer do fígado e a micróglia do sistema nervoso central são macrófagos.

Células dendríticas

As células dendríticas formam uma ponte entre a resposta imune inata e a adaptativa, estabelecendo-se como a principal APC. Ao encontrar material estranho, a célula dendrítica engloba e degrada proteínas derivadas de patógenos. Essas proteínas antigênicas são anexadas a uma molécula de classe I ou classe II do complexo de histocompatibilidade principal (MHC). O complexo MHC-antígeno é transportado para a superfície da célula dendrítica, e a célula dendrítica viaja do tecido para os órgãos linfoides, principalmente os linfonodos e o baço. Dentro dos órgãos linfoides, estimula as células T virgens em repouso a se diferenciarem em células T citotóxicas ou células T *helper*.[3] As proteínas extracelulares são processadas dentro do lisossomo das células dendríticas e são apresentadas em conjunto com a molécula do MHC classe II para ativar as células T *helper* CD4+. Em contraste, as proteínas intracelulares são processadas dentro do citosol pelo proteassoma e são apresentadas através da molécula do MHC classe I às células T citotóxicas CD8+. Certos subconjuntos de células dendríticas, no entanto, processam proteínas extracelulares por meio de um processo chamado apresentação cruzada e permitem a apresentação dessas moléculas via MHC classe I. Por meio do processo de apresentação do conjunto antígeno-MHC, a resposta imune adaptativa se inicia.[4]

As células dendríticas também estimulam a atividade das células T via ligantes de superfície, como CD80 e CD86, e via produção de citocinas pró-inflamatórias, como IL-12. Como resultado de seus muitos mecanismos coestimuladores, as células dendríticas são altamente eficientes em provocar a resposta imune adaptativa. Embora os macrófagos e as células B também sejam considerados APCs, não funcionam nesse nível de eficiência para a estimulação imune adaptativa.[3]

As células dendríticas também processam autoantígenos e antígenos não patogênicos. A apresentação desse tipo de antígeno a uma célula T virgem induz a célula T reguladora – uma célula do tipo imunossupressor essencial para a tolerância e homeostase imunológica. Distúrbios dessa via resultam em autoimunidade a autoantígenos e resposta alérgica contra material ambiental não patogênico. O fato de as células dendríticas usarem maquinaria semelhante tanto para induzir uma resposta imune ativa a patógenos estranhos quanto para induzir uma resposta tolerante a autoantígenos é um paradoxo interessante e uma área de interesse na imunobiologia do câncer. As células tumorais podem ser consideradas mestras evasivas do sistema imunológico. Um de seus muitos e apenas parcialmente compreendidos mecanismos de evasão imune é a inibição da função das células dendríticas.[3]

Célula T

Os linfócitos T e B são as células efetoras primárias do sistema imunológico adaptativo; as células T são as células efetoras primárias da resposta imune celular, enquanto as células B mediam principalmente a resposta imune humoral. As células T e B são únicas em sua capacidade de reconhecer antígenos específicos e responder rapidamente por meio da expansão clonal. As células T e B são essenciais para o desenvolvimento da memória imune.

A ativação das células T é um processo complexo e multifacetado. Ele pode ser simplificado em três etapas principais. Embora se deva ter em mente que a ativação do sistema imunológico não é um processo linear (vários eventos que envolvem vários tipos de células ocorrem simultaneamente), existem muitos pontos de ramificação dentro da via que influenciam o resultado final. Uma vez transportadas para os órgãos linfoides, as células dendríticas maduras apresentam complexos antígeno-MHC às células T virgens. Os antígenos derivados de proteínas citosólicas são apresentados através da molécula do MHC classe I; o complexo antígeno-MHC classe I ativa células T citotóxicas CD8+. Os antígenos derivados de proteínas extracelulares são apresentados através da molécula MHC classe II; o complexo antígeno-MHC classe II ativa as células T *helper* CD4+. Apesar de as moléculas do MHC classe I poderem ser encontradas em todas as células nucleadas, o MHC classe II está confinado às APCs. Embora condizente com o ensino clássico, novas pesquisas indicam que a formação de complexos antígeno-MHC não é tão direta. Estudos recentes mostraram que a ativação de certos PRRs pode alterar se uma proteína for anexada a um receptor MHC classe I ou MHC classe II após a absorção. Por exemplo, o receptor *Toll-like* 4 (TLR4) é um PRR mais famoso por seu papel no reconhecimento de lipopolissacarídeos, um componente-chave da parede celular de bactérias gram-negativas extracelulares. A ativação de TLR4 na superfície celular resulta transitoriamente em um aumento na apresentação cruzada e, portanto, em um aumento na carga de peptídeos antigênicos em moléculas de MHC classe I com ativação de células T citotóxicas CD8+. No entanto, uma vez englobado no endossoma, o TLR4 muda para promover a anexação de peptídeos antigênicos às moléculas do MHC classe II; isso, em última análise, promove uma resposta imune predominante de células T *helper* CD4+.[4]

Como autoantígenos e antígenos ambientais benignos podem ser anexados às moléculas de MHC, a apresentação do complexo antígeno-MHC por si só não é suficiente para ativar a via imune adaptativa. Moléculas coestimuladoras são adicionalmente necessárias para a ativação completa das células T, mais notavelmente, CD80 e CD86, localizadas na célula dendrítica ativada e sua interação com CD28 nas células T (Figura 3.2). A estimulação das vias CD28 resulta em um limiar mais baixo para ativação de células T e produção de IL-2.[4]

As citocinas também são essenciais para a ativação total das células T, e o meio inato de citocinas varia com base no tipo de PRR que foi estimulado. IL-12, IL-6 e TNF-α potencializam a inflamação aguda e influenciam a diferenciação das células T. A IL-1 é essencial para regular positivamente a resposta de fase aguda. A interferona (IFN) tipo 1 induz uma resposta predominantemente antiviral e impulsiona a ativação de células T citotóxicas CD8+. Em relação às células T auxiliares CD4+, a IL-12 promove a diferenciação das células T *helper* para as do tipo 1 (Th1). A IL-4 promove essa diferenciação para células Th2. A IL-6 e o fator de crescimento transformador-β (TGF-β) promovem a diferenciação para células Th17. O TGF-β também pode promove a diferenciação em células T do tipo regulador na ausência de infecção. Em resumo, a ativação das células T é alcançada por três etapas principais: apresentação de um complexo antígeno-MHC a uma célula T virgem por uma célula dendrítica madura; coestimulação da célula T por moléculas de superfície localizadas na célula dendrítica; e a presença de citocinas produzidas por células do sistema imunológico inato.[4]

Cada célula T ativada produz um perfil único de citocinas que provoca uma variedade de efeitos a jusante. Da linhagem de células T *helper* CD4+, as células mais bem caracterizadas são as células Th1, Th2 e Th17. Em relação à infecção, as células Th1 combatem principalmente patógenos intracelulares e o fazem por meio da regulação positiva de IFN-γ e propagação da resposta inflamatória. As células Th2 funcionam para eliminar patógenos extracelulares e mediar a resposta alérgica mediante produção de IL-4, IL-5 e IL-13. Um crescente corpo de pesquisas indica que uma resposta imune saudável é fortemente influenciada pela resposta proporcional das células Th1 e Th2.[5]

As células Th17 diferenciam-se em resposta a patógenos extracelulares e fungos; eles estão frequentemente envolvidos em distúrbios autoimunes, e as células Th17 podem adquirir a característica de células Th1 em estados inflamatórios crônicos. As células Th17 impulsionam a produção de IL-17. As células T reguladoras, outra classe de células T *helper* CD4+, são essenciais para o desenvolvimento da memória e tolerância aos autoantígenos; produzem citocinas anti-inflamatórias potentes, como IL-10 e TGF-β. As células T citotóxicas CD8+ têm como alvo as células que foram infectadas com um vírus para destruição e produzem a potente citocina pró-inflamatória IFN-γ.[5]

Em geral, os estudos mostraram que a resposta inflamatória adaptativa dependente de células T é comprometida após anestesia geral, estresse cirúrgico, transfusão de sangue, hipotermia, hiperglicemia e dor pós-operatória; isso ocorre por um aumento simultâneo do hormônio adrenocorticotrófico (ACTH) e dos glicocorticoides. Como as células T desempenham um papel na destruição de células tumorais circulantes e na prevenção de micrometástases, esta observação tem particular importância no âmbito da oncologia cirúrgica. Um estudo recente comparou o perfil pós-operatório de células T de pacientes submetidas à cirurgia para câncer de mama invasivo e para fibroadenomas benignos. No pós-operatório, nenhuma alteração no perfil de células T foi exibida em pacientes do grupo fibroadenoma, enquanto as pacientes do grupo de câncer de mama invasivo exibiram um aumento nas células T reguladoras. A contagem de células T reguladoras se eleva nas 72 horas de pós-operatório, em correlação a um tamanho tumoral maior, positividade do receptor-2 do fator de crescimento epidérmico humano (HER2) e diminuição da duração da sobrevida livre de doença. Menor carga de células Th1 foi correlacionada a maior carga tumoral e positividade de HER2. Isso sugere que a imunossupressão pós-operatória pode deixar os pacientes vulneráveis a metástases e abre oportunidades para pesquisas sobre imunomodulação no estado de imunossupressão pós-operatório.[6]

Célula B

As células B, a célula efetora primária da resposta imune humoral, produzem anticorpos ou imunoglobulinas (Ig) e funcionam como APCs profissionais. As células B desenvolvem-se inicialmente na medula óssea, onde sua maturação celular pode ser correlacionada ao rearranjo estrutural dos segmentos gênicos da imunoglobulina. As células B passam por um processo denominado recombinação V(D)J em que uma série de eventos genéticos recombinantes entre os segmentos gênicos V, D e J das cadeias leve e pesada da imunoglobulina, em última análise, permitem a produção de diferentes imunoglobulinas; as imunoglobulinas têm a capacidade de reconhecer mais de 5×10^{13} anticorpos diferentes. Durante o processo de recombinação V(D)J, a célula B progride através das fases pró-B e pré-B. Após a recombinação V(D)J, a IgM ligada à superfície marca a entrada da célula B no estado de célula B imatura; é neste ponto do seu ciclo de vida que ela deixa a medula óssea e migra para o baço. Dentro do baço, as células B imaturas se tornarão células B foliculares virgens ou células B da zona marginal.[7]

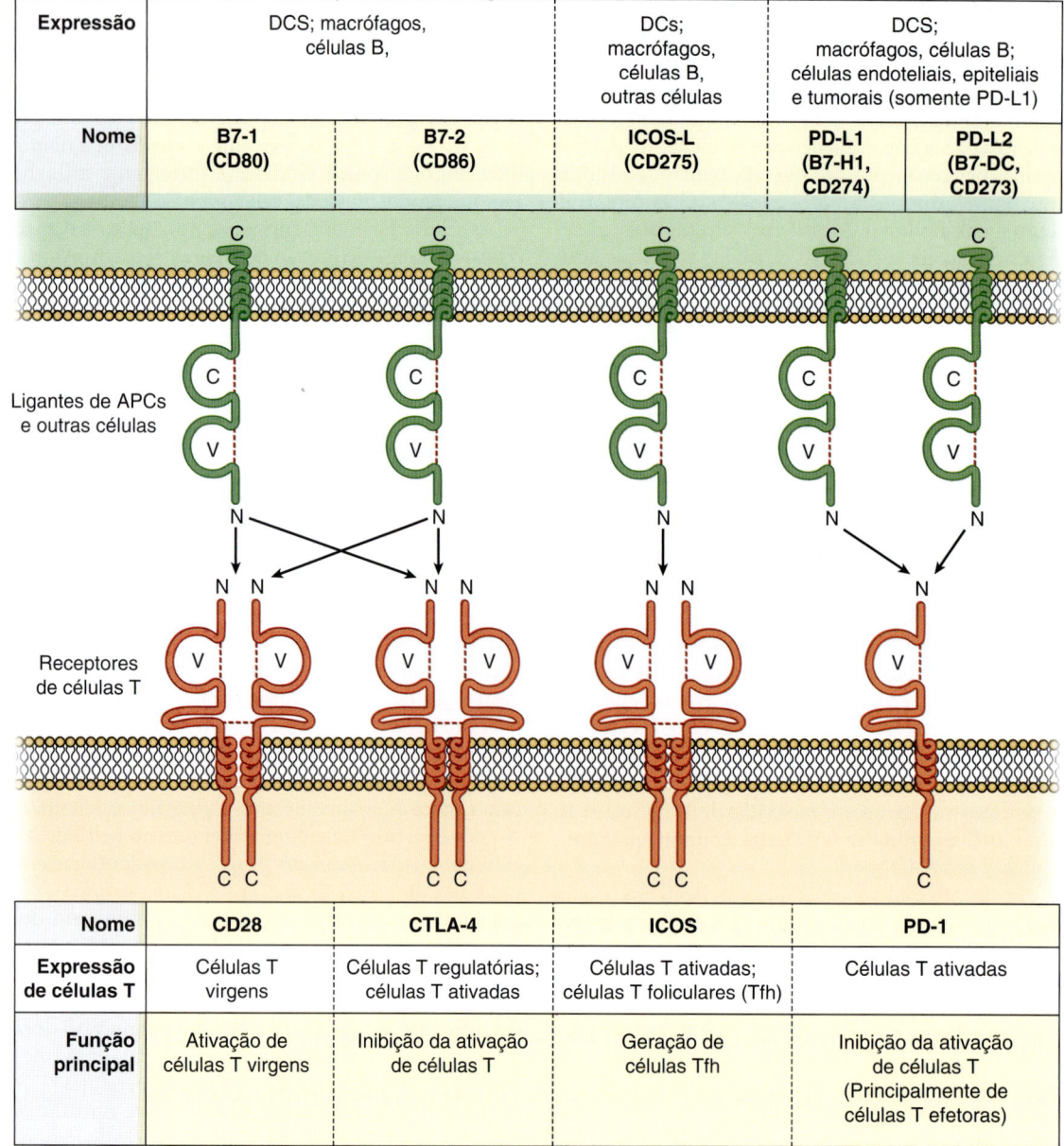

Figura 3.2 Moléculas coestimuladoras da família B7, incluindo CD80/CD86, são expressas em células apresentadoras de antígeno (*APCs*). Os receptores CD28 são expressos principalmente em células T virgens. A ligação ligante-receptor produz um efeito diferente dependendo do tipo de células T que estão sendo estimuladas. (Adaptada de Abbas AK, Lichtman AH, Pillai S. *Cellular and Molecular Immunology*. Philadelphia, PA: Elsevier, Inc; 2018.)

As células B da zona marginal funcionam no baço como a primeira linha de defesa contra invasores transmitidos pelo sangue. Independentemente das células T, essas células B podem produzir rapidamente IgM solúvel durante os estágios iniciais da infecção. As células B foliculares virgens podem ser encontradas dentro dos linfonodos ou como células B circulantes. Sua ativação é dependente de células T. A ativação de células B foliculares resulta em um processo denominado troca de classe, no qual as células B passam da produção de anticorpos IgM para a produção de outras classes de imunoglobulinas, principalmente IgG, IgA e IgE, durante os períodos de infecção. Durante a transição de IgM para outros tipos de imunoglobulinas, ocorrem novos rearranjos genéticos que resultam em imunoglobulinas com maior afinidade pelo antígeno reconhecido pela célula B. As células B de memória são células B que são mantidas após uma resposta imune. Essas células de memória retêm a capacidade de produzir imunoglobulinas de alta afinidade em relação a determinado antígeno, e, caso esse antígeno seja introduzido novamente, essas células B podem montar rapidamente uma resposta imunológica robusta.[7]

Imunidade inata

A imunidade inata representa a primeira linha de defesa celular, bem como um ativador essencial do sistema imunológico adaptativo. Os componentes inatos incluem barreiras físicas, como células epiteliais e muco; células imunes específicas incluindo neutrófilos, células dendríticas, macrófagos e células *natural killer*; citocinas que regulam uma série de atividades imunes; e proteínas do sistema complemento. Embora o ensino clássico postule que as respostas do sistema imunológico inato sejam amplamente inespecíficas, evidências recentes sugerem uma função para o desenvolvimento da memória dentro do sistema imunológico inato para permitir a defesa contra a reinfecção de maneira independente para as células T e B, bem como para a especificidade de resposta baseada no tipo de PRR que é inicialmente estimulado.[8]

A teoria imunológica do próprio/não próprio – uma teoria que depende da ativação do sistema imunológico por estímulos estranhos – foi amplamente suplantada pela hipótese do perigo de Matzinger. A teoria próprio/não próprio não consegue explicar por que o corpo não monta uma resposta imune a muitos estímulos não próprios, como o feto em desenvolvimento ou uma célula maligna mutante. A hipótese do perigo de Matzinger propõe que a ativação e a propagação do sistema imunológico são mais dependentes de sinais de dano celular do que da presença de substância estranha.[9] O dano celular é comunicado por sinais de perigo conhecidos como padrões moleculares associados ao perigo (DAMPs), também denominados alarminas (Figura 3.3). Sinais de perigo específicos para patógenos estranhos são denominados padrões moleculares associados a patógenos (PAMPs). A hipótese de perigo inicial sugere que a necrose celular e a descompartimentação ocorram durante períodos de estresse celular grave, levando a uma liberação passiva de alarminas. Essas alarminas estão tipicamente confinadas ao espaço intracelular e, além disso, normalmente não são liberadas durante a morte celular programada ou apoptose. Teorias mais recentes sugerem que células gravemente estressadas que não estejam sofrendo necrose também são capazes de liberar alarminas de maneira mais ativa por regulação e superexpressão.[10] Por exemplo, IL-1α, uma alarmina bem estudada, pode detectar danos na cromatina e relatar ativamente essa detecção ao tecido vizinho por meio de elevação da secreção de IL-1α. Nesse caso, a IL-1α pode relatar estresse genotóxico que esteja ocorrendo em uma célula que ainda não perdeu a integridade da membrana plasmática.[11]

Receptores *Toll-like*

Os DAMPs são reconhecidos por receptores celulares, amplamente denominados PRR, que são encontrados na superfície celular ou intracelularmente. Os PRRs são receptores evolutivamente conservados que respondem a PAMPs específicos. Esses PAMPs são essenciais para a sobrevivência de microrganismos invasores e não são facilmente alterados; os microrganismos são tipicamente incapazes de alterar os PAMPs na tentativa de evadir o sistema imunológico. A classe de PRR mais bem caracterizada envolvida na resposta inflamatória é a família de receptores *Toll-like* (TLR). A via de sinalização *Toll* foi inicialmente caracterizada na *Drosophila melanogaster*. A proteína *Toll* exerce um papel dependente do fator nuclear κB (NF-κB) conhecido na ativação de células B em resposta ao lipopolissacarídeo, um componente da parede celular da bactéria gram-negativa e um PAMP clássico. A IL-1, um importante mediador de febre, da ativação de células T e da resposta de fase aguda, também demonstrou anteriormente ser dependente da sinalização NF-κB. A descoberta de que o receptor de IL-1 (IL-1R) compartilhava um domínio homólogo com a proteína de *Drosophila*, *Toll*, marcou um avanço fundamental na compreensão das vias de sinalização intracelular do sistema imunológico inato.[12]

O TLR é uma proteína transmembrana com um domínio extracelular de ligação ao ligante e um domínio de sinalização intracelular. Os TLRs são expressos na superfície celular ou no interior do endossoma. A ligação de um DAMP leva a dimerização do TLR e subsequente ativação intracelular de múltiplas vias de sinalização. Dez TLRs humanos foram identificados, sendo que cada um reconhece vários PAMPs e desencadeia diversas respostas celulares a jusante. O TLR4 desempenha um papel fundamental no reconhecimento de LPS bacteriano, enquanto TLR1, TLR2 e TLR6 reconhecem outras lipoproteínas bacterianas comuns.

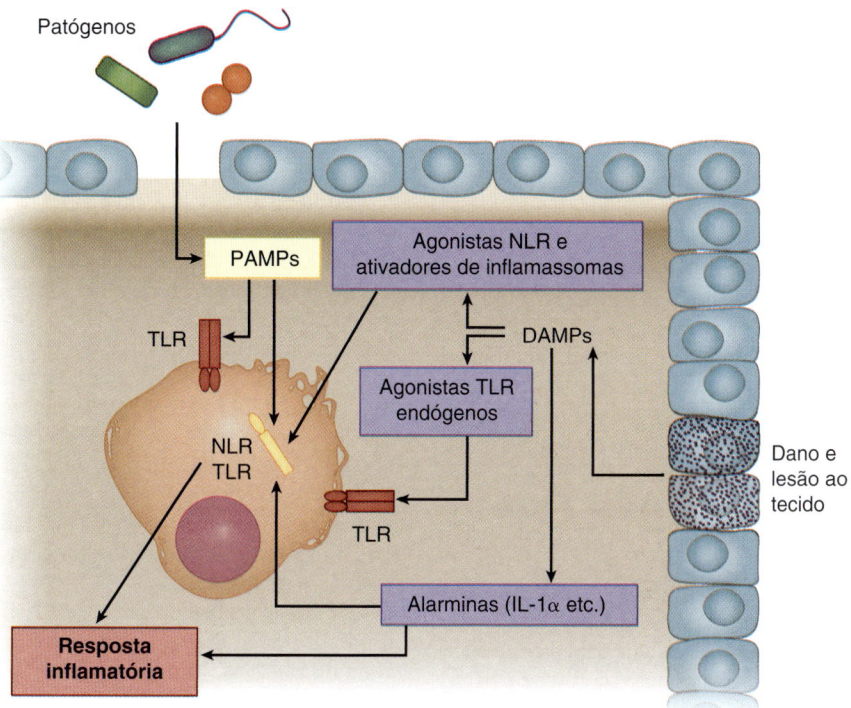

Figura 3.3 Padrões moleculares associados a patógenos (*PAMPs*) presentes em invasores estranhos e padrões moleculares associados ao perigo (*DAMPs*) solicitados por danos celulares desencadeiam várias vias de sinalização celular dos receptores *Toll-like* (*TLRs*) e receptores semelhantes a domínios de oligomerização e de ligação a nucleotídios (*NLRs*). O resultado é a produção de citocinas pró e anti-inflamatórias e a propagação da resposta inflamatória. *IL,* interleucina.

O TLR4 também desempenha um papel no reconhecimento da proteína de alta mobilidade do grupo box-1 (HMGB1, do inglês *high-mobility group box protein 1*) e da proteína de choque térmico (*heat shock protein*) 70, duas alarminas comuns, bem como na mediação da inflamação estéril no cenário de lesão de isquemia-reperfusão. O TLR3 reconhece ácido ribonucleico (RNA) de fita dupla, e TLR7 e TLR8 reconhecem RNA de fita simples específico para invasores virais.[12]

Os TLRs são acionados por meio de vias intracelulares de NF-κB e proteinoquinase ativada por mitógeno para regular positivamente várias citocinas pró-inflamatórias, incluindo IL-1 e TNF-α. Isso permite a ativação de células imunes inatas vizinhas e a ativação de linhagens celulares envolvidas na imunidade adaptativa, incluindo células T *helper*, células T citotóxicas, células T reguladoras e células B.[12]

Inflamassoma

Outra família bem caracterizada de PRR é a família NLR (*nucleotide-binding and oligomerization domain [NOD]–like receptor*).[a] Os NLRs são montados no citoplasma para formar uma estrutura intracelular essencial conhecida como inflamassoma – um PRR intracelular essencial. Os NLRs conjugam-se com a proteína *speck-like* associada à apoptose que contém um domínio de recrutamento de caspase para formar o inflamassoma. O inflamassoma desempenha um papel central na regulação da inflamação estéril por meio do reconhecimento de alarminas endógenas, bem como na ativação da resposta imune inata por meio do reconhecimento de PAMPs estranhos.[13]

O NLR mais bem estudado é o NLRP3. Uma vez primado o inflamassoma NLRP3, ele ativa a protease caspase 1. A caspase 1 é essencial na clivagem e subsequente secreção das citocinas pró-inflamatórias IL-1β e IL-18 pelos macrófagos, além da alarmina pró-inflamatória HMGB1. Fatores endógenos capazes de primar o inflamassoma NLRP3 incluem hipoxia, ativação do complemento, espécies reativas de oxigênio, lipoproteínas de baixa densidade oxidadas, amiloides e proteínas mal enoveladas. O inflamassoma desempenha um papel fundamental no processo inflamatório estéril que acompanha doenças metabólicas, aterosclerose e distúrbios neuroinflamatórios. Evidências emergentes sugerem que o inflamassoma NLRP3 também desempenhe um papel na cardiomiopatia associada à sepse.[14]

Proteína de alta mobilidade do grupo *box-1*

HMGB1 é um DAMP endógeno que medeia uma infinidade de efeitos em cascata dentro da cascata inflamatória. É altamente conservado em várias espécies e pode ser encontrado em todas as linhagens celulares humanas. A função da molécula varia de acordo com sua localização, o receptor a que se liga e seu estado de redução-oxidação. Embora inicialmente identificada como uma proteína de ligação ao ácido desoxirribonucleico em 1973, em 1999 foi encontrada adicionalmente como um produto de secreção extracelular de macrófagos em resposta ao LPS e um mediador-chave da endotoxemia letal.[15]

Dentro do núcleo, a HMGB1 desempenha um papel na regulação da transcrição do gene. Em resposta à lesão celular ou aos PAMPs, como LPS, a HMGB1 é transportada para o citoplasma. A HMGB1 chega ao espaço extracelular por vias ativas e passivas. Em células que sofrem morte necrótica, a liberação de HMGB1 não acetilada é quase instantânea. Em células que sofreram estresse, a piropoptose – ou morte celular pró-inflamatória programada – facilita a liberação de HMGB1 hiperacetilada no ambiente extracelular de forma mais lenta. A piropoptose requer um inflamassoma funcionante e uma caspase 1 ativada. A HMGB1 extracelular estimula a liberação de citocinas pró-inflamatórias TNF-α, IL-1, IL-6 e IL-18 e proteína inflamatória de macrófagos 1 (MIP-1). Também serve como um fator de quimioatração para macrófagos e neutrófilos. Em modelos de camundongos, a neutralização por meio da administração de anticorpos anti-HMGB1 demonstrou reduzir significativamente a letalidade associada à endotoxemia.[15]

A HMGB1 é um alvo em rápido crescimento no campo da pesquisa molecular e clínica, tanto como preditor de morbidade e mortalidade quanto como alvo terapêutico imunológico. Apresenta envolvimento em muitos quadros clínicos agudos, incluindo sepse e choque hemorrágico, bem como em condições inflamatórias crônicas, como aterosclerose e doença inflamatória intestinal, e apresenta um papel fundamental tanto na resposta imune associada ao patógeno quanto na imunidade estéril.[15]

Citocinas

As citocinas são pequenas proteínas que direcionam a resposta inflamatória por meio de uma variedade de efeitos locais e sistêmicos. As citocinas individuais normalmente atingem efeitos pró-inflamatórios ou anti-inflamatórios em cascata por meio da indução de vias de sinalização intracelular que influenciam a expressão gênica. Elas podem participar de sinalização autócrina, parácrina ou endócrina.[16] Historicamente, em relação à sepse, pensava-se que as mortes ocorridas na sepse inicial fossem principalmente decorrentes de uma resposta pró-inflamatória avassaladora, e não à própria infecção. As mortes tardias foram atribuídas a uma resposta imune diminuída secundária à regulação positiva de mediadores anti-inflamatórios que permitiram que a infecção sobrepujasse o hospedeiro.[17] Desde então, muitos estudos mostraram que a resposta inflamatória aguda é um equilíbrio complexo entre mediadores pró-inflamatórios e anti-inflamatórios, de modo a coexistir e trabalhar em conjunto (*in tandem*). A seguir, é apresentada uma seleção de citocinas importantes e suas funções. Uma lista expandida de citocinas, incluindo sua origem celular e efeito biológico, pode ser encontrada nas Tabelas 3.1 e 3.2.

As principais citocinas envolvidas na resposta pró-inflamatória aguda incluem TNF-α, IL-1, IL-6, IL-8, IL-12 e IFN-γ.[16,18,19] TNF-α e IL-1β são considerados mediadores hiperagudos da resposta inflamatória aguda, exibindo efeitos dentro de 1 a 2 horas após a lesão, enquanto a IL-6 e IL-8 funcionam de modo subagudo com um pico entre 1 e 4 horas após a lesão e uma concentração plasmática mais sustentada em comparação com os mediadores hiperagudos.[18] Dos mediadores da resposta anti-inflamatória, talvez os mais bem estudados sejam TGF-β, IL-4 e IL-10.[19] Nas primeiras horas da resposta inflamatória aguda, as citocinas medeiam o recrutamento de leucócitos PMN e estimulam a produção de espécies reativas de oxigênio. As citocinas pró-inflamatórias estão intrinsecamente envolvidas no estado pró-coagulante observado no traumatismo e na infecção.

O TNF-α é uma proteína de 17 kDa secretada por células imunes inatas e adaptativas, bem como por células não imunes, como fibroblastos. Juntamente com a IL-1, ela é liberada rapidamente em resposta a invasores estranhos e lesão tecidual; na verdade, o TNF-α começa a se elevar dentro de 30 minutos após o evento desencadeador.[19] A meia-vida do TNF-α é de 14 a 18 minutos, e os níveis máximos são atingidos dentro de 1 a 2 horas após a lesão do tecido do hospedeiro.[18] O TNF-α e a IL-1 são duas das citocinas mais extensivamente estudadas, pois estão envolvidas

---

[a] N.T.: Receptor semelhante ao domínio de ligação a nucleotídios e oligomerização.

Capítulo 3 Resposta Inflamatória

Tabela 3.1 Fontes celulares e importantes efeitos biológicos de determinadas citocinas.

Citocina	Abreviação	Principais fontes	Importantes efeitos biológicos
Fator de necrose tumoral	TNF	Mφ, outros	Ver Tabela 3.2
Linfotoxina-α	LT-α	Células Th1, células NK	Igual ao TNF
Interferona-α	IFN-α	Leucócitos	Aumenta a expressão de moléculas de MHC de classe I da superfície celular; inibe a replicação viral
Interferona-β	IFN-β	Fibroblastos	Mesmo da IFN-α
Interferona-γ	IFN-γ	Células Th1	Ativa Mφ; promove a diferenciação de células T CD4+ em células Th1; inibe a diferenciação de células T CD4+ em células Th2
Interleucina-1α	IL-1α	Ceratinócitos, outros	Ver Tabela 3.2
Interleucina-1β	IL-1β	Mφ, células NK, DC	Ver Tabela 3.2
Interleucina-2	IL-2	Células Th1	Em combinação com outros estímulos, promove a proliferação de células T; promove a proliferação de células B ativadas; estimula a secreção de citocinas pelas células T; aumenta a citotoxicidade das células NK
Interleucina-3	IL-3	Células NK e células T	Estimula as células-tronco pluripotentes da medula óssea para aumentar a produção de leucócitos, eritrócitos e plaquetas
Interleucina-4	IL-4	Células Th2	Promove o crescimento e diferenciação das células B; promove a diferenciação de células T CD4+ em células Th2; inibe a secreção de citocinas pró-inflamatórias por Mφ
Interleucina-5	IL-5	Células T, mastócitos, Mφ	Induz a produção de eosinófilos pelas células mieloides precursoras
Interleucina-6	IL-6	Mφ, Th2, EC, enterócitos	Induz febre; promove a maturação e a diferenciação de células B; estimula o eixo hipotálamo-hipófise-suprarrenal; induz a síntese hepática de proteínas de fase aguda
Interleucina-8	IL-8	Mφ, EC, enterócitos	Estimula a quimiotaxia por PMNs; estimula a explosão oxidativa por PMNs
Interleucina-9	IL-9	Células Th2	Promove a proliferação de células T ativadas; promove a secreção de imunoglobulinas pelas células B
Interleucina-10	IL-10	Células Th2, Mφ	Inibe a secreção de citocinas pró-inflamatórias por Mφ
Interleucina-11	IL-11	DC, medula óssea	Aumenta a produção de plaquetas; inibe a proliferação de fibroblastos
Interleucina-12	IL-12	Mφ, DC	Promove a diferenciação de células T CD4+ em células Th1; aumenta a secreção de IFN-γ por células Th1
Interleucina-13	IL-13	Células Th2, outros	Inibe a secreção de citocinas pró-inflamatórias pela Mφ
Interleucina-17A	IL-17A	Células Th17	Estimula a produção de citocinas pró-inflamatórias por Mφ e muitos outros tipos celulares
Interleucina-18	IL-18	Mφ, outras	Coestimulação com IL-12 da secreção de IFN-γ por células Th1 e células NK
Interleucina-21	IL-21	Células Th2, células Th17	Modulação da sobrevida de células B; inibição da síntese de IgE; inibição da produção de citocinas pró-inflamatórias por Mφ
Interleucina-23	IL-23	Mφ, DC	Em conjunto com TGF-β, promove a diferenciação de células T virgens em células Th17
Interleucina-27	IL-27	Mφ, DC	Suprime funções efetoras de linfócitos e Mφ
Proteína quimiotática de monócitos 1	MCP-1	EC, outros	Estimula a quimiotaxia por monócitos; estimula a explosão oxidativa por Mφ
Fator de crescimento de colônias de macrófagos	GM-CSF	Células T, Mφ, EC, outros	Aumenta a produção de granulócitos e monócitos pela medula óssea; prepara Mφ para produzir mediadores pró-inflamatórios após ativação por outros estímulos
Fator de crescimento de colônias de granulócitos	G-CSF	Mφ, fibroblastos	Aumenta a produção de granulócitos pela medula óssea
Eritropoetina	EPO	Células renais	Aumenta a produção de eritrócitos pela medula óssea
Fator de crescimento transformador	TGF-β	Células T, Mφ, plaquetas, outros	Estimula a quimiotaxia de monócitos e induz a síntese de proteínas extracelulares por fibroblastos; promove a diferenciação de células T virgens em células Treg; com IL-6 ou IL-23, promove a diferenciação de células T virgens em células Th17; inibe a secreção de imunoglobulinas pelas células B; infrarregula a ativação de células NK

DC, células dendríticas; *EC*, células endoteliais; *Mφ*, células da linhagem monócito-macrófago; *MHC*, complexo principal de histocompatibilidade; *NK, natural killer; PMNs*, neutrófilos polimorfonucleares; *Th1, Th2, Th17*, subconjuntos de células T *helper CD4+*; *Treg*, células T reguladoras.

Tabela 3.2 Lista parcial de efeitos fisiológicos induzidos pela infusão de interleucina-1 (IL-1) ou fator de necrose tumoral (TNF) em humanos.

Efeito	IL-1	TNF
Febre	+	+
Cefaleia	+	+
Anorexia	+	+
Níveis plasmáticos aumentados de hormônio adrenocorticotrófico	+	+
Hipercortisolemia	+	+
Níveis plasmáticos aumentados de nitrito-nitratos	+	+
Hipotensão arterial sistêmica	+	+
Neutrofilia	+	+
Neutropenia transitória	+	+
Níveis plasmáticos aumentados de proteínas de fase aguda	+	+
Ferro sérico diminuído	+	+
Zinco sérico diminuído	–	+
Nível plasmático aumentado de IL-1Ra	+	+
Níveis plasmáticos aumentados de TNF-R1 e TNF-R2	+	+
Nível plasmático aumentado de IL-6	+	+
Nível plasmático aumentado de IL-8	+	+
Ativação de cascatas de coagulação	–	+
Contagem de plaquetas aumentada	+	–
Edema pulmonar	–	+
Lesão hepatocelular	–	+

IL1Ra, receptor antagonista da interleucina-1; *IL-6*, interleucina-6; *IL-8*, interleucina-8; *TNFR1*, receptor 1 tipo fator de necrose tumoral; *TNFR2*, receptor 1 tipo fator de necrose tumoral.

em quase todas as respostas inflamatórias, de sepse e traumatismo a doenças autoimunes e doença de Alzheimer. O TNF-α estimula a sinalização celular ligando-se ao receptor TNF 1 (TNFR1) ou TNFR2 – dois receptores transmembranares encontrados em uma grande variedade de células. O receptor solúvel do TNF-α (sTNFR) modula a função do TNF-α circulante.[19]

A IL-1 é liberada principalmente pelos macrófagos, embora as células do sistema imunológico adaptativo e as células não imunes secretem IL-1. A IL-1 sinaliza por meio de dois receptores transmembranares, receptor de IL-1 tipo 1 (IL-1R1) e IL-1R2. O IL-1R2 solúvel e o antagonista IL-1R (IL1-Ra) modulam a IL-1.[19] Juntamente com o TNF-α, a IL-1 é uma citocina pró-inflamatória hiperaguda com meia-vida de aproximadamente 10 minutos. Como a meia-vida e a concentração de pico de TNF-α e IL-1 são tão breves, nenhum dos dois provou ser de valor prognóstico valioso para a gravidade da lesão ou para prever o desenvolvimento de disfunção orgânica.[18]

O TNF-α e a IL-1 apresentam muitas funções sobrepostas e atuam sinergicamente. Ambos medeiam a resposta da febre e são, portanto, pirogênicos. Além de serem secretados pelos macrófagos, o TNF-α e a IL-1 atuam nos macrófagos de maneira autócrina e parácrina para promover o aumento da produção, atividade e sobrevivência dos macrófagos. Em resposta à estimulação por TNF-α e IL-1, os macrófagos secretam outras citocinas pró-inflamatórias (incluindo IL-6, IL-8 e fator inibidor de migração de macrófagos), mediadores lipídicos e espécies reativas de oxigênio e, assim, propagam a cascata inflamatória. O TNF-α regula positivamente a expressão de moléculas de adesão em células endoteliais, aumenta a produção de múltiplas quimiocinas e promove o aumento da expressão de moléculas de integrinas adesivas em neutrófilos, facilitando, assim, a transmigração de células imunes para o tecido. Juntos, a IL-1 e o TNF-α, mais o sistema complemento, são os principais fatores envolvidos no estado pró-coagulante observado na inflamação aguda, em parte pela indução da expressão do pró-coagulante nas células endoteliais. IL-1, TNF-α e as várias citocinas que eles induzem também ativam o eixo hipotálamo-hipófise-suprarrenal (HHSR) e aumentam a produção de cortisol. Por si só, a infusão de TNF-α em animais experimentais produz um estado inflamatório que é quase indistinguível do choque séptico; um estado semelhante é provocado pela infusão isolada de IL-1.[19]

Interleucina-6. A IL-6 é uma proteína de 21 kDa considerada uma citocina secundária – ou seja, é induzida pelas citocinas primárias IL-1 e TNF-α, além de uma série de outros estímulos, incluindo a endotoxina bacteriana LPS. A IL-6 é secretada por vários tipos de células, principalmente macrófagos, células dendríticas, linfócitos, células endoteliais, fibroblastos e células musculares lisas. É um pirógeno semelhante a IL-1 e TNF-α. De fato, a função primordial da IL-6 é mediar a resposta de fase aguda, um estágio da cascata inflamatória caracterizado por febre, leucocitose e aumento na concentração sérica de reagentes de fase aguda.[19] Reagentes de fase aguda, como proteína C reativa (PCR), proteínas do complemento, fibrinogênio e ferritina, são produzidos pelo fígado.[18,19] No traumatismo, as elevações da PCR começam cerca de 8 horas após a lesão e atingem o pico em 48 horas; ao contrário de TNF-α e IL-1, a IL-6 é um mediador subagudo da resposta pró-inflamatória.[18] Em pacientes traumatizados com SIRS, sepse ou síndrome de disfunção de múltiplos órgãos (MODS), a IL-6 é atualmente considerada de valor prognóstico mais preciso de desfecho com níveis aumentados e sustentados de IL-6 correlacionando-se diretamente com um pior prognóstico.[18,19]

A IL-6 também está envolvida no estado pró-coagulante da resposta inflamatória aguda. A IL-6 não só influencia a resposta imune inata, mas também influencia diretamente a resposta imune adaptativa, facilitando a ativação e a diferenciação de células T e B e a produção de novas células T e B a partir de precursores mieloides. Há evidências de que a disfunção miocárdica que acompanha o choque séptico seja fortemente mediada pela IL-6.[19]

É interessante observar que a IL-6 também exerce efeitos anti-inflamatórios. Embora sua liberação seja estimulada por IL-1 e TNF-α, a IL-6 inibe a liberação de TNF-α e IL-1 subsequentes e regula positivamente a secreção da IL-1Ra moduladora. Outras citocinas anti-inflamatórias como IL-10 e TGB-β também são produzidas em resposta à estimulação de IL-6.[19] A prostaglandina E2, um potente imunossupressor endógeno, é liberada dos macrófagos após a sinalização de IL-6. A IL-6 e seus produtos anti-inflamatórios *produzidos em sequência* têm sido fortemente associados ao desenvolvimento da síndrome da resposta anti-inflamatória compensatória (CARS) – um estado de imunossupressão que ocorre paralelamente à SIRS.[18]

Interleucina-4. A citocina anti-inflamatória IL-4 é secretada por células imunes inatas comuns à resposta inflamatória dirigida contra patógenos extracelulares, incluindo mastócitos, basófilos e eosinófilos, bem como a célula Th2 da imunidade adaptativa. Pode atuar em vias autócrinas e parácrinas para aumentar a liberação de IL-4, TGF-β e IL-10. O papel mais bem caracterizado da IL-4 é a promoção da diferenciação das células Th2 e a inibição simultânea da diferenciação das células Th1. Assim, a IL-4 promove a resposta imune humoral mediada por células B e antagoniza a resposta imune citotóxica mediada por células.[19] Após lesão do sistema nervoso central, aparece uma população de células T produtoras de IL-4. A presença dessas células T produtoras de IL-4 parece ter um papel altamente neuroprotetor e induz a recuperação em neurônios lesados. Em modelos de camundongos, camundongos deficientes em IL-4 com lesão induzida no sistema nervoso central exibem uma recuperação funcional diminuída.[20]

Interleucina-10. A IL-10 é uma proteína de 35 kDa produzida por células do sistema imunológico inato e adaptativo, incluindo monócitos, macrófagos, células *natural killer* e linfócitos. A IL-10 regula negativamente a expressão de TNF-α pró-inflamatório, IL-1, IL-6 e IFN-γ enquanto simultaneamente regula positivamente a expressão de moduladores de citocina pró-inflamatória IL-1Ra e sTNFR para neutralizar TNF-α e IL-1 circulantes. A IL-10 prejudica a fagocitose entre as células do sistema imunológico inato e impede a apresentação eficiente de antígenos entre as APCs. Em modelos de camundongos, a infusão de IL-10 recombinante mostrou efeitos protetores na endotoxemia de LPS, e a imunoneutralização de IL-10 nesses mesmos modelos exibe reversão do efeito protetor. Curiosamente, no entanto, em modelos de sepse polimicrobiana induzida por ligadura e punção cecal, esse efeito protetor da IL-10 não foi observado; de fato, a inibição de IL-10 12 horas após a ligadura cecal e punção aumentou marcadamente a sobrevida. Em conjunto, isso indica que a IL-10 pode ter efeitos protetores e prejudiciais dentro da resposta inflamatória séptica. Foi proposto que a IL-10 desempenha um papel na transição da sepse reversível precoce para a sepse irreversível tardia.[19]

Fator de crescimento transformador-β. O TGF-β é uma citocina dimérica de 25 kDa com uma série de funções que, em geral, exercem um efeito anti-inflamatório. Tem três isoformas – TGF-β1, -β2 e -β3 – que exibem funções sobrepostas. O TGF-β1 é encontrado no osso, na cartilagem e na pele; TGF-β2 é expresso em neurônios e células astrogliais; e o TGF-β3 está localizado no palato e no tecido pulmonar. O TGF-β regula a transição epiteliomesenquimal (EMT), um processo essencial para o desenvolvimento embrionário, remodelação tecidual e reparo de feridas. O TGF-β regula positivamente o VEGF nas células endoteliais e está intrinsecamente envolvido na angiogênese. Notavelmente, o TGF-β está envolvido no desenvolvimento de todos os tipos de células T dentro do timo e inibe a sobrevivência de células T autorreativas na periferia.[21] O TGF-β inibe várias funções das células T, incluindo secreção de IL-2 e proliferação de células T; a presença de TGF-β promove o desenvolvimento de células T reguladoras imunossupressoras. Mediadores pró-inflamatórios de monócitos e macrófagos, incluindo IL-1, TNF-α e HMGB1, são suprimidos por TGF-β, enquanto sTNFR e IL-1Ra imunossupressores são regulados positivamente por TGF-β.[19]

O TGF-β apresenta um efeito paradoxal interessante em células malignas. Na malignidade precoce, o TGF-β funciona como um supressor de tumor. Em células saudáveis, o TGF-β detém a célula na fase G1 da mitose e, portanto, limita a divisão celular. Este processo também ocorre em células malignas desde o início. No entanto, à medida que a malignidade progride e as células malignas adquirem várias mutações e adaptações, as células malignas podem aproveitar o TGF-β e usá-lo para promover proliferação, invasão e metástase de células tumorais. Por meio de EMT, angiogênese e regulação negativa da resposta pró-inflamatória, as células malignas podem usar o TGF-β para proliferar, metastatizar e evitar células fagocíticas e quimiotóxicas da resposta imune.[21]

Sistema complemento

Embora classicamente reconhecido como parte do sistema imunológico inato, o sistema complemento, recentemente, foi destacado como um importante mediador da resposta inflamatória, exercendo influência em todo o sistema imunológico inato e adaptativo. Como comumente observado no sistema imunológico, as proteínas do complemento se estruturam e são ativadas em resposta a vários DAMPs. Existem três vias de ativação para a via do complemento – via clássica, via da lectina e via alternativa – que, em última análise, resultam na destruição de uma célula-alvo (Figura 3.4).

Na via clássica, um complexo antígeno-anticorpo (mediado por IgM ou IgG) liga-se ao componente 1q do complemento (C1q). C1q também pode ser ligado por PCR ou P amiloide sérica dentro da via de ativação clássica. A partir deste ponto, a via da lectina prossegue de forma idêntica à via clássica; no entanto, a via da lectina ativa inicialmente C1q via lectina de ligação a manana, ficolinas e coletinas. O complemento C1q combina-se com várias outras proteínas C1 para formar o complexo C1q; o complexo C1q cliva ainda mais as proteínas do complemento C4 e C2, resultando na convertase C3 (complexo C4b2b). C3 convertase divide C3 em C3a e C3b. C3b complexa-se com C4b2b para formar a C5 convertase e permite a produção de C5a e C5b. A função primária de C5b é iniciar a formação do complexo de ataque à membrana (MAC). A via alternativa depende de uma hidrólise espontânea de base de proteínas C3. O C3b resultante pode se ligar covalentemente a vários componentes da parede celular bacteriana. Após a ligação, o fator B é recrutado; o resultado é um complexo C3bBb que também funciona como uma convertase C3. A partir deste ponto, a via alternativa pode prosseguir de maneira semelhante às vias clássica e das lectinas.[22]

Mais de 30 mediadores da via do complemento foram identificados, cada um com sua função. O objetivo final da via do complemento, independentemente da via de ativação, é a formação

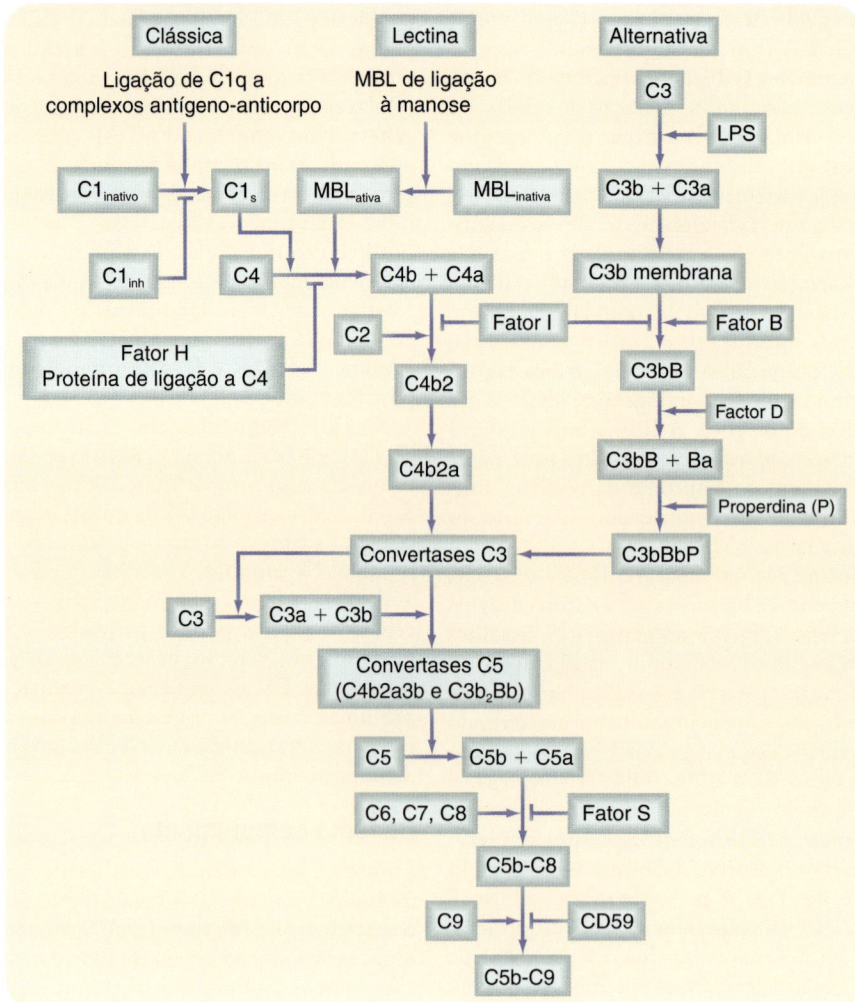

Figura 3.4 A ativação da cascata do complemento pelas vias clássica, da lectina ou alternativa. O resultado final desencadeia na formação de complexos de ataque à membrana ou complexo C5b-C9. Inibidores da via do complemento incluem inibidor C1 ($C1_{inh}$), fator I, fator H, proteína de ligação a C4, fator S e CD59, entre outros, não mostrados aqui. *MBL*, lectina de ligação à manose.

do MAC. O MAC existe sob duas formas. Ele se insere na membrana de células-alvo – incluindo bactérias, células invadidas por um patógeno ou células estressadas que expressam sinais de dano – onde promove vazamento de conteúdo intracelular, lise celular e destruição. Em sua forma solúvel, o MAC, ou sC5b-9, é um potente mediador pró-inflamatório.[22]

Além da morte celular direta, muitos componentes do sistema complemento também funcionam como fatores quimioatratores para outras células do sistema imunológico. As proteínas do complemento são reconhecidas por APCs profissionais e promovem a fagocitose. Elas também mediam a atividade das células T e diminuem o limiar de ativação das células B.

As células hospedeiras contêm proteínas reguladoras do complemento que funcionam para prevenir a ativação aberrante do sistema complemento contra o próprio organismo. No entanto, danos celulares maciços e liberação de DAMPs, como ocorre com sepse ou traumatismo, podem sobrecarregar as funções reguladoras do sistema complemento e resultar em superativação. Este é um dos muitos mediadores da inflamação sistêmica e da trombose vistos em lesões traumáticas. Primeiro em sua classe, o agente terapêutico eculizumabe é um anticorpo anti-C5 aprovado pela Food and Drug Administration (FDA) no tratamento de hemoglobinúria paroxística noturna e síndrome hemolítico-urêmica atípica (SHUa).

Eculizumabe tem uso *off-label* em muitos processos, desde o tratamento de nefropatias até transplante. Vários ensaios clínicos estão em andamento para avaliar sua eficácia em vários estados de doença; notavelmente, a sepse é um foco desses vários estudos. Vários outros medicamentos imunobiológicos direcionados ao sistema complemento estão em desenvolvimento. Uma compreensão da fisiopatologia do sistema complemento é fundamental para expandir o conhecimento neste campo.[22]

Imunidade adaptativa

Historicamente, os termos imunidade inata e adaptativa foram usados para categorizar amplamente a resposta imune em fases inespecíficas e específicas da resposta celular. O sistema imunológico inato, por sua definição clássica, é composto por células e mediadores celulares que são conservados evolutivamente e estão presentes no hospedeiro antes da introdução de um patógeno ou lesão tecidual. Na teoria clássica, o sistema imunológico inato responde essencialmente da mesma maneira a circunstâncias repetidas de dano tecidual ou infecção. Esta definição clássica precisa ser revista; evidências mais recentes sugerem que muitos tipos de células imunes inatas apresentam alguma capacidade para o desenvolvimento de memória. Por exemplo, alterações epigenéticas, principalmente via metilação e acetilação, dentro de macrófagos e células *natural killer* após a exposição a várias moléculas perigosas induzem uma reprogramação celular funcional. Após estimulação secundária, essas células podem ser reativadas e funcionar de modo mais eficiente e independente da estimulação de células B ou T.[23] Dessa maneira, os limites entre a imunidade inata e adaptativa tornaram-se menos evidentes.[8,23,24]

A imunidade adaptativa, por outro lado, é historicamente caracterizada pelo desenvolvimento de uma resposta imune eficiente e direcionada a um patógeno invasor e o subsequente desenvolvimento de células de memória. Se o antígeno desencadeador for reintroduzido em um segundo encontro, as células de memória medeiam uma resposta imune específica e vigorosa para eliminar o invasor. Embora a separação clássica da imunidade inata e adaptativa com base na especificidade possa não ser mais totalmente precisa, o sistema imunológico adaptativo mantém uma função crítica e única – ou seja, a capacidade de sofrer expansão clonal e a expressão clonal de receptores de antígenos altamente diversificados, incluindo receptores de células T (TCRs) e imunoglobulinas.[24]

A imunidade adaptativa ainda é classificada em resposta imune humoral e resposta imune mediada por células. A resposta imune mediada por células é conduzida por linfócitos T ativados; os efeitos das células T são em grande parte impulsionados por citocinas. A resposta imune humoral é conduzida pelas células B ativadas; imunoglobulinas e citocinas realizam os efeitos finais do sistema imunológico humoral.

A imunidade celular depende de células T ativadas. Quando o TCR reconhece seu complexo antígeno-MHC correspondente, a célula T sofre maturação e diferenciação como discutido anteriormente. Essencial neste processo é a IL-2 – um potente fator de crescimento de células T. A IL-2 é produzida por células T *helper* CD4+ de maneiras autócrina e parácrina e resulta em diferenciação acelerada de linfócitos T e expansão clonal. A IL-2 também promove a sobrevivência de células T reguladoras. Em uma resposta secundária a uma provocação repetida do sistema imunológico, a IL-2 pode ser produzida diretamente por células T citotóxicas CD8+. Isso leva a rápida expansão e ativação de células T citotóxicas CD8+, em vez de células CD8+, dependendo das células CD4+ para estimulação por IL-2.[25]

A resposta imune humoral é conduzida por linfócitos B ativados. Em contraste com as células T, que requerem a presença da molécula MHC para reconhecer um antígeno, as células B são capazes de reconhecer antígenos solúveis isolados e ligados à membrana por meio do receptor de células B (BCR). Uma vez que um antígeno é reconhecido pelo BCR, a célula B requer sinais coestimuladores para ativação completa. Os sinais coestimulatórios são fornecidos por células T *helper* CD4+. O resultado é a maturação das células B, mudança de classe para produção de IgG, IgA e IgE e expansão clonal das células B. As células B também podem reconhecer antígenos e subsequentemente amadurecer em um processo facilitado pelas proteínas do complemento e independente das células T.[25]

Sistema nervoso e imunidade

Tornou-se cada vez mais claro que a inflamação não é um processo linear mediado apenas por células e proteínas estritamente associadas ao sistema imunológico. Muitos processos do tipo *crosstalk* entre o sistema nervoso e o sistema imunológico ocorrem em processos inflamatórios crônicos e agudos. Múltiplos circuitos neurais têm sido caracterizados tanto na resposta pró-inflamatória quanto na anti-inflamatória. Demonstrou-se que vários PRRs são expressos diretamente em neurônios, incluindo TLRs (incluindo notavelmente TLR4), TNFR1 e IL-1R. Da mesma maneira, células imunes periféricas, incluindo macrófagos, células dendríticas e células T expressam receptores para neurotransmissores comuns, como a acetilcolina. As células imunes periféricas também produzem e secretam acetilcolina, catecolaminas e outros neurotransmissores comuns. O sistema nervoso funciona para suprimir a resposta inflamatória por meio de duas vias principais: (1) o arco reflexo inflamatório e a via anti-inflamatória colinérgica e (2) o eixo HHSR e a secreção de glicocorticoides.[26-28]

Arco reflexo inflamatório

Um arco reflexo neural é caracterizado pela entrada sensorial aferente periférica que é transmitida ao sistema nervoso central e processada; a ação resultante é conduzida por neurônios motores eferentes para a periferia. Assim, pelo menos duas conexões sinápticas estão envolvidas em cada arco reflexo. O nervo vago medeia múltiplos arcos reflexos nos sistemas cardiovascular, gastrintestinal e endócrino. Como um nervo parassimpático primário, não é nenhuma surpresa que o nervo vago também desempenhe um papel na mediação da resposta imune. É composto por 80% de fibras sensoriais. Os neurônios sensoriais aferentes do nervo vago transmitem sinais periféricos para núcleos do tronco encefálico; os neurônios motores eferentes do nervo vago projetam-se para a periferia e sinalizam principalmente por meio da via da acetilcolinesterase tanto nos neurônios pré-ganglionares como nos pós-ganglionares. Os arcos neurais vagais são integrados no cérebro dentro do complexo vagal dorsal, que é composto pelo núcleo do trato solitário, núcleo motor dorsal do vago e área postrema. As fibras aferentes do nervo vago também apresentam função na mediação da resposta febril e na regulação do eixo HHSR e subsequente secreção de glicocorticoides.[27]

Regulação neural do sistema imunológico inato. Neurônios sensoriais na periferia expressam vários tipos de PRRs, incluindo vários subconjuntos de TLRs e receptores para IL-1 e TNF-α, que podem comunicar diretamente a presença de inflamação para o sistema nervoso.[27] Os paragânglios vagais também contêm células quimiossensoriais que servem como mediadores entre as células do sistema imunológico e os neurônios.[26] O nervo vago participa da via anti-inflamatória colinérgica. A estimulação do nervo vago periférico por mediadores pró-inflamatórios resulta em um aumento nos sinais do nervo vago eferente que levam a uma regulação negativa do TNF-α e de outras citocinas pró-inflamatórias. Essa via foi demonstrada em fígado, coração, pâncreas e trato gastrintestinal para suprimir o excesso de inflamação.[26]

Muitas fibras nervosas motoras eferentes do nervo vago se direcionam para o baço através do nervo esplênico. As terminações nervosas catecolaminérgicas do nervo esplênico estão em íntima associação com linfócitos esplênicos, particularmente células T, que expressam colina acetiltransferase (ChAT), a enzima que catalisa a síntese de acetilcolina. A acetilcolina produzida por linfócitos T que expressam ChAT atua sobre o receptor nicotínico α7 expresso em macrófagos; o resultado é uma inibição das vias de sinalização de NF-κB e uma regulação positiva das vias de sinalização da Janus quinase 2-proteína de transdutor de sinal e ativador de transcrição 3 (JAK2-STAT3). Isso prejudica a função do inflamassoma e, em geral, diminui a transcrição de citocinas pró-inflamatórias.[26]

Em modelo animal roedor, aproximadamente 90% do TNF liberado sistemicamente nos estágios iniciais da endotoxemia mediada por LPS originam-se do baço; de fato, a esplenectomia neste modelo é protetora contra a letalidade na endotoxemia. A sinalização vagal eferente pelo nervo esplênico diminui drasticamente os níveis sistêmicos de TNF e é protetora na resposta séptica. Assim, o baço é um local essencial de mitigação mediada pelo nervo vago do estado pró-inflamatório dentro do reflexo inflamatório.[27]

Regulação neural do sistema imunológico adaptativo. O arco reflexo inflamatório tem sido associado à produção de anticorpos em células B após exposição a antígenos transmitidos pelo sangue. Em resposta à infecção por *Streptococcus pneumoniae*, foi demonstrado que a sinalização do nervo vago promove a retenção de células B na zona marginal do baço. As células B retidas na zona marginal não migram para a polpa vermelha – o local típico de produção de anticorpos no baço.[26,27] O tratamento diário do receptor nicotínico α7 com um agonista resulta em uma redução de 50% na produção de anticorpos no baço durante os períodos de infecção.[27] Assim, ao modular o tráfego celular, a arquitetura linfoide e a produção de anticorpos, o arco reflexo inflamatório neural regula negativamente a resposta imune humoral à infecção.

Sistema neuroendócrino e inflamação

O eixo HHSR é ativado em resposta a uma grande variedade de sinais de estresse e é responsável pelo aumento de glicocorticoides associados a lesão e inflamação, bem como vários outros hormônios que se elevam na resposta inflamatória. O papel protetor dos glicocorticoides, principalmente o cortisol, na resposta ao estresse está bem estabelecido. As citocinas pró-inflamatórias TNF-α, IL-1 e IL-6 exercem efeitos em todos os três níveis do eixo HHSR – no núcleo paraventricular dentro do hipotálamo, regulando positivamente o hormônio liberador de corticotrofina (CRH); na adeno-hipófise, regulando positivamente o ACTH; e, finalmente, na glândula suprarrenal, eles estimulam diretamente a liberação de cortisol.[28] A entrada direta de fibras vagais aferentes também sinaliza o hipotálamo e estimula a liberação de CRH.[27] O cortisol retroalimenta negativamente o hipotálamo e a hipófise para diminuir a liberação de CRH e ACTH, respectivamente. Além disso, o cortisol exerce *feedback* negativo sobre as células imunes, resultando em diminuição na produção de TNF-α pró-inflamatório, IL-1 e IL-6.[28]

Como uma molécula lipofílica, o cortisol é capaz de atravessar a membrana celular. Os glicocorticoides exercem seus efeitos ligando-se ao receptor de glicocorticoide (GR) – um receptor encontrado em quase todos os tipos de células. A onipresença do GR permite que os glicocorticoides influenciem quase todos os tipos de células do organismo e explica a incrível variedade de funções que são moduladas pelos glicocorticoides. Ao se ligar ao cortisol, o GR é liberado de seu complexo com proteínas de choque térmico, e o novo complexo glicocorticoide-GR entra no núcleo e incentiva ou suprime a transcrição de muitos genes-alvo. A produção de IL-1, TNF-α e IL-6 diminui notavelmente após a administração de glicocorticoides, assim como a produção de quimiocinas-chave, moléculas de adesão, enzimas inflamatórias e receptores pró-inflamatórios. O GR também interage diretamente com o fator de transcrição NF-κB para inibir sua função e, assim, limitar a via de sinalização pró-inflamatória do sistema TLR. Esses efeitos dos glicocorticoides são, em geral, anti-inflamatórios e são observados em todo o sistema imunológico inato e adaptativo.[29]

No nível celular, os glicocorticoides promovem a apoptose de basófilos, eosinófilos e neutrófilos. Além disso, promovem a apoptose entre os linfócitos Th1 e Th2. A exposição crônica aos glicocorticoides promove uma transição no perfil de citocinas do macrófago de pró-inflamatório para anti-inflamatório e aumenta a atividade fagocitária do macrófago.[29]

De modo comum a todo sistema imunológico, acreditava-se que o glicocorticoide fossem essencialmente um mediador anti-inflamatório, mas ele também exibe alguns efeitos pró-inflamatórios. Se os glicocorticoides exibem um efeito pró ou anti-inflamatório depende do estado basal do sistema imunológico e do tipo de exposição aos glicocorticoides. Por exemplo, a exposição crônica ao glicocorticoides certamente exemplifica uma resposta anti-inflamatória; entretanto, a exposição aguda a altos níveis de glicocorticoides (como pode ser observado em infecção, isquemia e traumatismo) aumenta temporariamente o sistema imunológico periférico. Estudos sugerem que os glicocorticoides tenham atuação na expressão transitória de vários genes da resposta imune inata, incluindo os TLRs. As citocinas produzidas em resposta à estimulação desses TLRs pelos DAMPs são responsáveis por mediar o aumento de IL-1, IL-6 e IL-8 pró-inflamatórios. Paradoxalmente, é dentro dessas mesmas células que os glicocorticoides regulam negativamente a expressão de citocinas pró-inflamatórias. Estudos de microarranjos (*microarray*) do genoma sugeriram que a dexametasona e o TNF-α podem ter uma função sinérgica; as células cotratadas com dexametasona e TNF-α exibiram uma secreção mais robusta da proteína de fase aguda pró-inflamatória SerpinA3. A expressão de NLRP3, um componente chave do inflamassoma pró-inflamatório, em macrófagos também é regulada positivamente em resposta aos glicocorticoides.[29]

As ações iniciais de glicocorticoide no sistema imunológico inato sugerem que ele seja um mediador essencial para a resposta inflamatória aguda. Camundongos que sofreram adrenalectomia bilateral são mais suscetíveis à endotoxemia por LPS, e sabe-se que humanos com deficiências patológicas de glicocorticoides apresentam uma tendência a desenvolver infecções recorrentes.[29] Os extensos efeitos pró e anti-inflamatórios dos glicocorticoides, vários dos quais parecem ser mediados simultaneamente, são os principais exemplos da complexidade e não linearidade do sistema imunológico.

Uma resposta inflamatória exagerada pode prejudicar o eixo HHSR. Um estado de hipocortisolismo verdadeiro ou relativo pode ser resultante da elevação de imunoglobulinas de ligação ao cortisol, alterações na função das enzimas envolvidas no metabolismo de glicocorticoides ou comprometimento do GR citosólico por meio de mecanismos como afinidade de ligação diminuída, regulação negativa da expressão do receptor ou translocação diminuída ao núcleo. Além disso, a sinalização de glicocorticoides no nível de CRH e ACTH também pode ocorrer. Em conjunto, há uma variedade de maneiras pelas quais pode ocorrer um estado de hipocortisolismo durante a resposta inflamatória.[28]

Em 2008, a Society for Critical Care Medicine introduziu um termo para descrever o prejuízo da função do eixo HHSR observado na doença avançada — insuficiência de corticosteroide relacionada à doença crítica (CIRCI). Caracteriza-se por um estado inflamatório sistêmico desregulado diante de glicocorticoides inadequados e seus efeitos anti-inflamatórios. Os efeitos da CIRCI são observados nos sistemas neurológico, gastrintestinal, pulmonar e cardiovascular e incluem sinais e sintomas como delírio, hipotensão refratária, índice cardíaco elevado, intolerância à nutrição enteral, desequilíbrios eletrolíticos e hipoxia persistente. Diretrizes atualizadas para o tratamento de CIRCI foram publicadas pela Society of Critical Care Medicine (SCCM) em conjunto com a European Society of Intensive Care Medicine (ESICM) em 2017; essas diretrizes destacam os resultados centrados no paciente que foram publicados em relação à CIRCI e fornecem recomendações para o manejo de uma condição clínica que parece ser muito mais prevalente do que anteriormente reconhecido.[30]

INFLAMAÇÃO E DOENÇA TERMINAL

Perspectiva histórica

Historicamente, a sepse foi caracterizada como a resposta inflamatória resultante de uma infecção local em transição para um insulto sistêmico. Manifestava-se por sintomas sistêmicos como febre, taquicardia e taquipneia. Nas décadas de 1970 e 1980, vários estudos clínicos e relatos de casos observaram que os sintomas da sepse poderiam estar presentes em pacientes sem causa infecciosa. Os principais insultos fisiológicos, como traumatismo, queimaduras e cirurgia, foram observados desencadeando um quadro clínico que mimetizava de maneira suspeita a sepse e muitas vezes respondia a terapias semelhantes às da sepse – daí o surgimento do termo "síndrome de sepse". Várias teorias para explicar essa síndrome de sepse foram apresentadas, incluindo lesão celular direta grave e necrose, translocação bacteriana no intestino, tempestade de citocinas e lesão de isquemia-reperfusão. À medida que a compreensão progrediu, o termo "síndrome de sepse" foi gradualmente substituído por SIRS.[31] Em 1992, Bone et al. definiram SIRS como pelo menos dois dos quatro critérios a seguir: temperatura > 38,0°C ou < 36,0°C; frequência cardíaca > 90 bpm; frequência respiratória > 20 respirações/min; e contagem de leucócitos > 12.000 células/mm^3, < 4.000 células/mm^3 ou > 10% de formas imaturas (bastonetes).[32,33]

Hoje, os médicos aceitam que a SIRS está intrinsecamente envolvida na resposta inflamatória de pacientes com fator etiológico infeccioso e não infeccioso. À medida que uma compreensão mais profunda da SIRS se desenvolveu, ficou claro que a resposta sistêmica à infecção e ao traumatismo não era apenas impulsionada por mediadores pró-inflamatórios, mas que mediadores anti-inflamatórios também complicavam o quadro. Na década de 1990, o termo CARS foi introduzido para descrever o estado de imunossupressão que acompanha o paciente crítico. A SIRS foi implicada na resposta pró-inflamatória avassaladora propagada pelo sistema imunológico inato, enquanto a CARS foi principalmente associada ao sistema imunológico adaptativo e a uma tentativa de retornar à homeostase imunológica. O paradigma SIRS/CARS propunha que as mortes precoces após uma grande agressão sistêmica (seja ela infecciosa ou não infecciosa) eram o resultado de uma SIRS vigorosa e que as mortes tardias poderiam ser atribuídas ao estado de imunossupressão impulsionado pela CARS. No entanto, esse paradigma mudou nos últimos 15 anos, e agora entende-se que um insulto sistêmico parece desencadear simultaneamente SIRS e CARS.[33]

O conceito de uma unidade de terapia intensiva (UTI) dedicada a cuidar dos pacientes mais graves foi introduzido pela primeira vez na década de 1970. Isso, juntamente com o avanço do conhecimento clínico, facilitou o aumento da sobrevida de pacientes com falência de um único órgão. Ao longo da década de 1980, à medida que a sobrevivência à falência de um único órgão melhorou, surgiu um novo subconjunto de pacientes com falência de órgãos – os pacientes com falência múltipla de órgãos (FMO). Com mortalidade de 40 a 80%, a FMO rapidamente se tornou um tema de interesse acadêmico e clínico.[33,34]

Estudos epidemiológicos sugerem que a FMO seja um fenômeno bimodal com mortalidade precoce e tardia. A mortalidade precoce na FMO pode ocorrer após um único insulto grave ou uma série de insultos amplificadores, denominados modelos de um golpe e de dois golpes, respectivamente. A mortalidade tardia em FMO foi atribuída a infecções nosocomiais secundárias (Figura 3.5). Com base na compreensão prévia do paradigma SIRS/CARS, a mortalidade precoce na FMO foi atribuída à resposta esmagadora da SIRS e a mortalidade tardia na FMO foi atribuída à imunossupressão por CARS, deixando os pacientes vulneráveis a desenvolver infecções nosocomiais secundárias.[33] A mudança do paradigma SIRS/CARS complica essa teoria inicial.

À medida que o conhecimento clínico continuou avançando, as mortes precoces na FMO diminuíram em grande parte graças a uma melhor compreensão da fisiopatologia da FMO, melhores estratégias de tratamento para choque e danos em órgãos e crescente implementação de protocolos de consenso baseados em evidências dentro da UTI, como *Surviving Sepsis Campaign*, ARDSnet e *ABCDEF Bundle* para dor e delírio. O aumento da adesão a essas estratégias protocoladas se correlaciona a uma diminuição na mortalidade.[35] À medida que as mortes gerais por FMO diminuem, mais pacientes passam para um estado de doença crônica crítica. Os pacientes que não sucumbem a FMO precoce entram em um dos dois caminhos: rápida restauração da homeostase imune ou desregulação imune contínua e transição de doença crítica aguda para doença crítica crônica. Embora a fisiopatologia deste último estado não seja completamente compreendida, as tentativas de entender esse fenômeno crescente resultaram em uma nova entidade clínica: a síndrome da inflamação persistente, imunossupressão e catabolismo (PICS).[34]

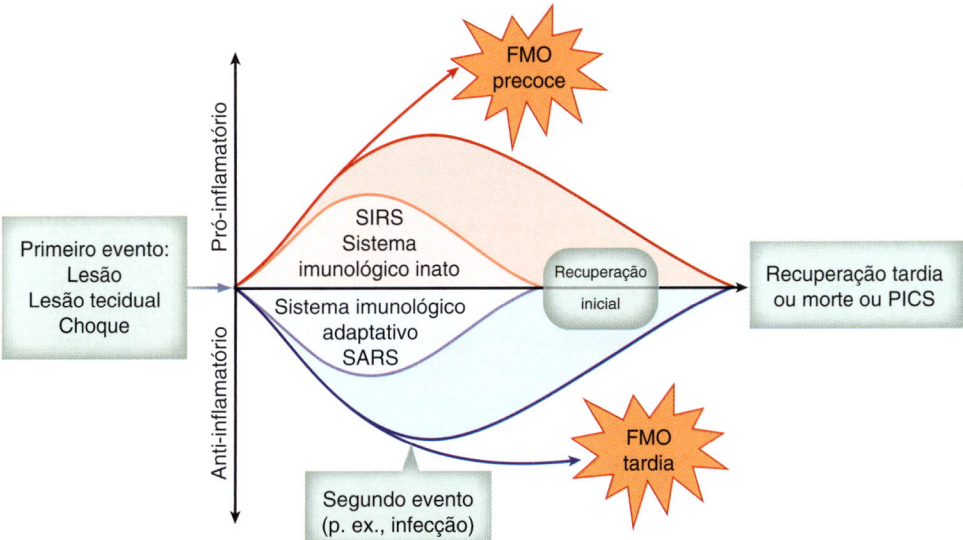

Figura 3.5 Quadro proposto para mortalidade precoce e tardia na falência múltipla de órgãos (*FMO*), incluindo o funcionamento simultâneo das síndromes de resposta inflamatória sistêmica e anti-inflamatória sistêmica (*SIRS* e *SARS*, respectivamente). *PICS*, síndrome da inflamação persistente, imunossupressão e catabolismo. (Adaptada de Sauaia A, Moore FA, Moore EE. Postinjury inflammation and organ dysfunction. *Critical Care Clinics*. 2017;33(1):167-91.)

Síndrome da resposta inflamatória sistêmica

A SIRS é governada principalmente pelo sistema imunológico inato. Lesão tecidual e necrose celular, lesão por isquemia-reperfusão e patógenos invasores sinalizam dano local do hospedeiro por meio da interação com os PRRs. Esses sinais incitadores desencadeiam uma série de eventos sistêmicos, incluindo trombose, perda de polaridade celular, extravasamento de conteúdo intracelular de fluido do sistema capilar. A vasodilatação ocorre secundariamente a mediadores como histamina e bradicinina; isso, juntamente com a regulação positiva de quimiocinas, permite o extravasamento de células imunes, principalmente células imunes fagocíticas, para a periferia. Ocorre então o edema. Conforme descrito anteriormente, uma série de citocinas e outras proteínas inflamatórias inundam a área, direcionando a sinalização celular. Este influxo de citocinas e o estímulo inflamatório em evolução estimula a produção de mais citocinas por meio de uma série de ciclos de *feedback* positivo – esta é a tempestade de citocinas.[16] Quando um limiar crítico de sinalização inflamatória é atingido, microtrombos começam a se formar nos vasos ao redor da área inflamada na tentativa de limitar o acesso de bactérias e citocinas pró-inflamatórias prejudiciais à circulação sistêmica.[31]

Quando as respostas inflamatórias locais falham em controlar um dano local ou o evento desencadeante é substancial o suficiente para provocar uma resposta sistêmica inicial, os efeitos sistêmicos da cascata inflamatória tornam-se rapidamente aparentes. É importante considerar que, além da magnitude do evento desencadeante, fatores basais do paciente, como uso crônico de corticosteroides, desnutrição e idade, desempenham um papel fundamental na determinação da adequação da resposta inflamatória inicial. Muitas das ações inflamatórias locais que são vistas como benéficas, tais como trombose, vasodilatação e liberação de substâncias citotóxicas, têm efeito prejudicial quando ocorrem sistemicamente.[31] Esses eventos se manifestam como diminuição da resistência vascular sistêmica e aumento da capacitância venosa. O índice cardíaco aumenta em resposta a uma pós-carga reduzida. O vazamento da vasculatura leva ao edema pulmonar. Os mediadores citotóxicos lesam diretamente os neurônios periféricos e centrais e predispõem a síndromes de miopatia na UTI e ao delírio. O hospedeiro torna-se, assim, vulnerável ao desenvolvimento subsequente de disfunção orgânica multissistêmica.

Muitos tratamentos que têm como alvo as citocinas e mediadores inflamatórios da resposta imune inata foram propostos, incluindo anticorpo anti-TNF, IL-1Ra recombinante e proteína C recombinante ativada. Infelizmente, estes não mostraram um impacto significativo na diminuição da mortalidade associada à sepse e à SIRS.[31,36]

Resposta anti-inflamatória compensatória

A CARS inicialmente recebeu esse nome sob a suposição de que seguia a resposta SIRS de maneira gradual e compensatória. Isso provou ser um equívoco; recentemente postula-se que a SIRS e a CARS mediam respostas inflamatórias simultâneas, opostas. Se a SIRS representa a ativação avassaladora do sistema imunológico inato, a CARS pode ser sucintamente descrita como a supressão do sistema imunológico adaptativo. A CARS tem como função limitar a ação do sistema imunológico adaptativo e solicitar um retorno ao estado de homeostase imune, bem como acelerar o processo de cicatrização. Quando a resposta pró-inflamatória local é muito expressiva, a resposta SIRS é observada. O mesmo pode ser dito para a CARS – quando a resposta anti-inflamatória local é expressiva, os efeitos anti-inflamatórios começam a ser observados sistemicamente, deixando o hospedeiro vulnerável a imunoparalisia, problemas de cicatrização, infecção nosocomial e potencial de falência múltipla de órgãos.[36,37]

A CARS tem sido associada ao aumento de IL-10 e IL-6 anti-inflamatórias e à regulação negativa do antígeno leucocitário humano DR (HLA-DR); o HLA-DR é uma das várias moléculas que podem compor o complexo de superfície do MHC classe II e é fundamental na apresentação de antígenos aos linfócitos do sistema imunológico adaptativo. Sem a expressão adequada de HLA-DR em monócitos, as células T *helper* CD4+ são incapazes de se diferenciar adequadamente em uma célula efetora em resposta à estimulação do antígeno, e ocorre um estado de imunossupressão.[38,39] Os linfócitos, particularmente os linfócitos T, sofrem apoptose e desenvolve-se um estado de linfopenia. Células T reguladoras aparecem e mediam a supressão tanto de APCs quanto de células T efetoras. Durante o aparecimento de células T reguladoras e a diminuição das células T *helper* CD4+ ativadas, a função das células T citotóxicas CD8+ falha. Assim, nas populações CD4+ e CD8+, as células T de memória não se desenvolvem. Como resultado da má indução das células da classe de memória e das alterações genômicas anti-inflamatórias, a imunoparalisia pode se estender além do período inflamatório agudo e deixar o hospedeiro vulnerável ao desenvolvimento de infecção subsequente.[40]

Genômica e compreensão da inflamação

O paradigma SIRS/CARS anterior – que explica a resposta inflamatória aguda como inicialmente controlada por uma resposta pró-inflamatória e, em seguida, evoluindo para uma resposta anti-inflamatória após alguns dias – é tentador. Assim, compartimenta o imunocomplexo, além do sistema neuro-hormonal, de uma maneira que é academicamente mais fácil de digerir. No entanto, vários estudos não corroboram essa vertente de pensamento anterior. Tornou-se evidente que a resposta pró-inflamatória sistêmica e a resposta anti-inflamatória sistêmica a eventos infecciosos e não infecciosos ocorrem simultaneamente.

O paradigma "primeiro SIRS e então CARS" foi desafiado em 2011 por Xiao et al. como parte do consórcio Glue Grant, que se esforçou para estudar a resposta humana a lesões no nível genômico. O grupo realizou análise de expressão de todo o genoma de leucócitos do sangue total em pacientes com queimaduras graves ou traumatismo contuso grave e um pequeno número de pacientes saudáveis após a administração de uma dose baixa de endotoxina bacteriana. Os resultados foram impressionantes. Em pacientes com traumatismo contuso grave, 80% do genoma leucocitário exibiu alterações na expressão gênica nos primeiros 28 dias após a lesão; essa extrema reorganização e repriorização do transcriptoma leucocitário em resposta a um traumatismo contuso grave foi denominada tempestade genômica. A expressão de alguns genes leucocitários aumentou, incluindo os genes envolvidos na resposta inata, como os TLRs, os receptores NOD e a haptoglobina. A expressão de genes de leucócitos que diminuíram incluiu genes para apresentação de antígenos e ativação de células T. Os resultados foram extraordinariamente semelhantes entre os pacientes queimados e notavelmente semelhantes entre os indivíduos saudáveis que receberam endotoxina bacteriana. Curiosamente, parâmetros clínicos comuns que normalmente se correlacionam a um resultado ruim, como volume de sangue transfundido, déficit de base e escores de gravidade da lesão, apresentaram um efeito muito limitado na expressão gênica.[35,41]

É importante ressaltar que Xiao et al. também demonstraram que os níveis de expressão gênica alterada permanecem elevados no período pós-lesão.[41] Aos 28 dias, nos pacientes com traumatismo contuso grave e aos 90 dias, nos pacientes com queimaduras graves, o RNA mensageiro dos genes leucocitários não havia retornado aos níveis basais.[41] Eles demonstraram que os resultados pós-traumáticos são amplamente dependentes da expressão gênica quantitativa e não qualitativa. Em pacientes com uma recuperação sem complicações, os níveis de expressão gênica retornaram ou estavam em processo de retornar à linha de base entre 7 e 14 dias após a lesão. Isso foi visto para genes regulados positivamente e regulados negativamente. Em pacientes que tiveram um curso hospitalar mais complicado, as alterações na expressão gênica em grande parte não retornaram à linha de base em 28 dias; foi adicionalmente observado neste subconjunto que as alterações iniciais na expressão gênica foram de maior magnitude.[41]

Dadas as inúmeras mudanças na expressão gênica que ocorrem na inflamação sistêmica, pode-se logicamente supor que as variantes genéticas podem alterar a gravidade da resposta de um indivíduo à inflamação sistêmica e, posteriormente, alterar o resultado clínico. Certos polimorfismos de nucleotídio único (SNP) dentro da via de sinalização NF-κB foram associados a elevação de risco de sepse e falência múltipla de órgãos após traumatismo grave.[42]

A regulação negativa persistente de HLA-DR, associada ao receptor MHC-II, demonstrou aumentar o risco de desenvolvimento de necrose pancreática infectada após um episódio de pancreatite aguda grave.[38] O campo em expansão da genômica oferece novos *insights* sobre a fisiopatologia da inflamação sistêmica e aqueles pacientes com maior risco para uma evolução clínica complicada, bem como abre muitas portas para o desenvolvimento de prognósticos clínicos e terapêuticas direcionadas.

Diagnóstico e imunoterapia na sepse

Décadas de pesquisa tentaram desenvolver uma terapia imunomoduladora que alterasse os resultados da sepse. Infelizmente, as terapias imunomoduladoras para sepse e inflamação sistêmica têm mostrado resultados variáveis, muitas vezes irreprodutíveis. Anticorpos direcionados ou formulações recombinantes foram testados para IL-1, TNF-α, IL-10, proteína C ativada, bradicinina, antitrombina III e TLR4, entre muitos outros, sem resultados animadores.[37] Considerando os resultados do consórcio Glue Grant, que sugerem fortemente que as alterações no transcriptoma leucocitário começam quase imediatamente após a lesão e que múltiplas alterações genômicas pró e anti-inflamatórias ocorrem simultaneamente, se uma intervenção pretende alterar a trajetória da resposta imune inata ou adaptativa, é concebível que um o benefício será visto apenas se a intervenção puder ser implementada quase imediatamente após a lesão ou após a infecção.

Um alvo que se mostra promissor é a IFN-γ. Conforme descrito, a regulação negativa do HLA-DR acompanha a resposta inflamatória aguda e tem sido envolvida na CARS como um dos fatores que contribuem para a função prejudicada das células T. A perda de HLA-DR no pós-operatório agudo tem sido associada ao aumento da infecção pós-operatória. Dados recentes sugerem que mediadores solúveis que permanecem presentes no soro 24 horas após a cirurgia são responsáveis por essa regulação negativa do HLA-DR, em vez de lesão tecidual direta ou anestesia. O tratamento *in vitro* com IFN-γ, no entanto, melhorou a apresentação de antígenos entre os monócitos no pós-operatório.[43] Outros trabalhos sugeriram que o fator estimulador de colônias de granulócitos-macrófagos (GM-CSF) também pode melhorar a expressão de HLA-DR em pacientes críticos.[44]

Como as abordagens terapêuticas direcionadas ao sistema imunológico para SIRS e sepse permanecem limitadas, a importância da prevenção e do reconhecimento precoce não pode ser subestimada. Ênfase foi dada para o diagnóstico errado de sepse, pois não existe um teste padrão para determinar se um paciente com inflamação sistêmica também tem uma infecção subjacente; as consequências de um diagnóstico errado de sepse incluem aumento na mortalidade, uso inadequado de antibióticos e aumento nos gastos com saúde. Uma abordagem relativamente nova para este problema é o uso de microarranjos de expressão gênica para melhor delinear pacientes com inflamação sistêmica. No momento desta revisão, três microarranjos de expressão gênica de diagnóstico – Sepsis MetaScore, proporção FAIM3:PLAC8 e Septicyte Lab – foram introduzidos com o objetivo de distinguir pacientes sépticos de pacientes com inflamação não infecciosa. Embora todas as três pontuações exijam mais testes e validação antes da aplicação generalizada, os dados iniciais são promissores para o desempenho desses testes de microperfil na distinção de inflamação sistêmica infecciosa de não infecciosa.[45]

Falência de múltiplos órgãos

A ativação sustentada de SIRS e CARS resulta em lesão sistêmica que pode progredir para FMO. As células efetoras da imunidade inata extravasam da vasculatura sistemicamente para os tecidos; no entanto, sem níveis locais adequados de sinais quimioatrativos, essas células não conseguem migrar além do tecido ao redor da microvasculatura. Embora pacientes pós-traumáticos que não desenvolvem FMO e aqueles que desenvolvem FMO possam apresentar neutropenia inicial (dentro de 3 horas após a lesão), aqueles que desenvolvem FMO desenvolvem neutropenia importante dentro de 6 a 12 horas após a lesão; isto sugere o sequestro de neutrófilos nos tecidos periféricos. Como células imunes ativadas, no entanto, elas continuam a degranular e liberar mediadores citotóxicos. Essas substâncias citotóxicas lesam diretamente o parênquima circundante. Além disso, danificam a microvasculatura e limitam intensamente o transporte de nutrientes para o tecido.[31]

A ativação do complemento não só contribui para o estado de hipercoagulabilidade, mas também para a produção do MAC lítico, múltiplas citocinas inflamatórias e espécies reativas de oxigênio nocivas. Exposição prolongada a citocinas pró-inflamatórias e alterações prolongadas na expressão gênica leucocitária determinam a produção de célula supressora derivada de mieloide (MDSC) com grande poder de imunossupressão. As MDSCs, ao contrário das células típicas derivadas de mieloides, não se diferenciam em células imunes com função efetora. O resultado são células imunes imaturas que são incapazes de propagar vias inflamatórias envolvidas na resolução da inflamação.[36]

Os fatores de risco para o desenvolvimento de FMO incluem síndrome compartimental abdominal, necessidade precoce de transfusão de hemoderivados e infecção, entre muitos outros. Embora a reanimação com hemoderivados *versus* cristaloides excessivos tenha demonstrado diminuir a incidência de FMO, a necessidade de transfusão precoce continua sendo um dos fatores de risco mais fortes de FMO. Os produtos sanguíneos contêm inúmeras substâncias imunoativas, incluindo lipídios pró-inflamatórios e citocinas dentro dos eritrócitos que permanecem apesar da leucodepleção dos produtos sanguíneos.[36] Outros fatores de risco incluem idade avançada, índice de massa corporal (IMC) alto, sexo masculino, escore de gravidade da lesão e déficit de bases na admissão. Curiosamente, enquanto o sexo masculino confere maior risco de desenvolvimento de FMO, o sexo feminino confere maior risco de morte.[46] Além disso, a literatura ortopédica indicou que o controle de danos com fixação externa está associado a uma resposta inflamatória pós-operatória mais controlada do que em pacientes submetidos a haste intramedular, apesar de lesões mais graves no grupo controle de danos.[36]

Neste ponto, vale a pena observar que a nomenclatura em torno da disfunção e da falência de múltiplos órgãos (assim como a nomenclatura em torno de SIRS, CARS e sepse) é vasta. Múltiplas definições de FMO foram propostas, e há vários sistemas de pontuação na literatura. Os sistemas de pontuação mais amplamente aceitos são o *Denver Postinjury Multiple Organ Failure Score*, a *Sequential*

Organ Failure Assessment (SOFA) e o *Marshall Multiple Organ Dysfunction Score* (MODS). Um estudo recente publicado no *Journal of Trauma and Acute Care Surgery* defende o uso do sistema de pontuação de Denver com base em sua simplicidade e capacidade de identificar pacientes de alto risco e sua forte associação com a mortalidade precoce por traumatismo. O sistema de pontuação de Denver usa valores laboratoriais que representam os sistemas respiratório, renal, hepático e cardíaco para atribuir uma pontuação em pacientes com escore de gravidade da lesão > 15 que sobreviveram mais de 48 horas à lesão para prever vários resultados.[47] Outro estudo publicado recentemente sugere que, em pacientes com choque hemorrágico traumático, um melhor indicador prognóstico pode ser a medida da perfusão microcirculatória como desfecho na reanimação. Isso ressalta o papel crítico do estado hipercoagulável na fisiopatologia da FMO.[48]

Com a melhora na compreensão da doença e implementação de protocolos de UTI padronizados, os resultados na mortalidade da FMO melhoraram ao longo do tempo. Pacientes que sobrevivem à FMO entram em um dos seguintes dois fenótipos clínicos. No primeiro fenótipo, a homeostase imune é restaurada dentro de 14 dias após o dano clínico. No segundo fenótipo, a disfunção imune e a disfunção orgânica persistem; e esses pacientes entram em um estado de doença crítica crônica. Esta doença crítica crônica é sustentada por inflamação persistente, imunossupressão e catabolismo.[34]

Síndrome de inflamação, imunossupressão e catabolismo persistentes

As alterações fisiológicas de pacientes com doença crítica crônica que requerem cuidados intensivos prolongados tem sido uma área de notável interesse e estudo nos últimos 20 anos. Dentro deste grupo, há um subconjunto de pacientes que mantém um estado de imunossupressão prolongada e simultânea e inflamação associada a uma resposta de fase aguda persistente que conduz a um estado catabólico basal. O mecanismo dessa síndrome (PICS) baseia-se na manutenção fisiopatológica da inflamação de baixo grau com aumento dos níveis séricos de IL-6 e neutrófilos em conjunto com imunossupressão por depleção e disfunção de linfócitos. Tanto a lesão quanto a falência de múltiplos órgãos reforçam ainda mais a já existente disfunção imune básica em um ciclo que dificilmente é interrompido.[34]

Embora típica e relativamente quiescente, uma das funções do sistema imunológico inato é a ativação e diferenciação de células-tronco hematopoéticas. Com a ativação de células-tronco hematopoéticas através de múltiplas vias redundantes utilizando fatores de crescimento e citocinas como ligantes, incluindo IL-1, IL-6 e IL-17, o organismo tenta repor as células do sistema imunológico inato. O estresse celular grave cria um estado de "mielopoese de emergência" à custa da linfopoese e da eritropoese. É por meio desse processo que os MDSCs são formados. Embora sua função seja incompletamente compreendida, essas células previnem os efeitos tóxicos da proliferação persistente de células T e da produção de citocinas. No entanto, sua ação na doença crítica crônica permite a imunossupressão contínua, e a expansão de MDSCs após a sepse se correlaciona com desfechos clínicos piores.[34]

A cronicidade dessas vias na doença crítica é baseada na presença contínua de DAMPs e PAMPs. PAMPs e DAMPs atuam em vários receptores, como TLRs, NLRs, receptores semelhantes a genes induzíveis por ácido retinoico e receptores *scavengers* com a ativação resultante das vias pró-inflamatórias e liberação de citocinas. A neutrofilia ocorre, embora essas células mieloides imaturas não tenham funcionalidade completa para apresentação de antígenos, expressão de moléculas de adesão e formação de NETs. Simultaneamente, aparecem os anti-inflamatórios IL-10 e TGF-β, as MDSCs começam a se formar e os linfócitos T não se desenvolvem adequadamente, levando a um estado de imunossupressão. Esse estado de imunossupressão é caracterizado por linfopenia generalizada, aparecimento de células T reguladoras, polarização de Th2 e comprometimento da função das células dendríticas. Além desse efeito mielodisplásico, a linfopenia também é induzida por apoptose dos linfócitos T e B efetores (Figura 3.6).

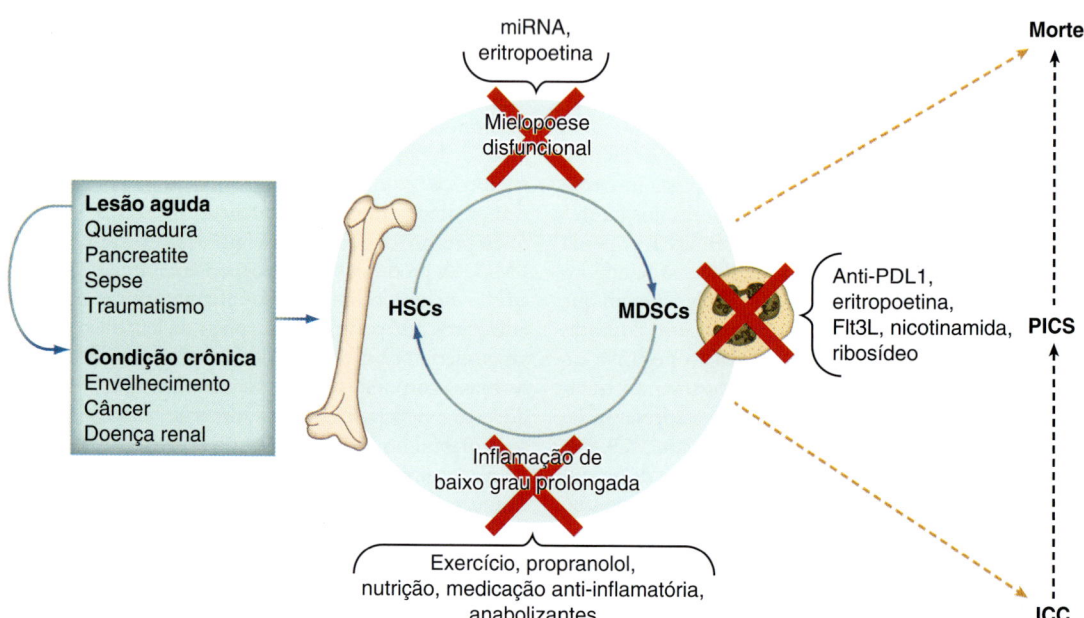

Figura 3.6 Mielodisplasia e presença de estímulo inflamatório contínuo resultam em círculo vicioso associado à síndrome de inflamação, imunossupressão e catabolismo persistentes (*PICS*). Determinadas condições crônicas ou envelhecimento aumentam o risco de PICS. *HSCs*, células-tronco hematopoéticas; *ICC*, doença crônica crítica; *MDSCs*, células supressoras derivadas de mieloides; *miRNA*, microRNA. (Adaptada de Efron PA, Mohr AM, Bihorac A, et al. Persistent inflammation, immunosuppression, and catabolism and the development of chronic critical illness after surgery. *Surgery*. 2018;164(2):178-84.)

Além disso, o estresse fisiológico contínuo perpetua um estado de catabolismo, manifestado por alterações no metabolismo de carboidratos, lipídios e proteínas.[34]

O rim também se torna um problema na doença crítica crônica. Existe uma forte correlação entre a lesão renal aguda e o desenvolvimento de sepse, sendo que a lesão renal aguda que evolui para doença renal crônica tem se mostrado um fator de risco para o desenvolvimento de doença crítica crônica. As células epiteliais que revestem os túbulos renais são extremamente sensíveis ao estresse oxidativo; a necrose dessas células fornece uma ampla gama de DAMPs para perpetuar o processo inflamatório. Uma regulação positiva dos TLRs também ocorre nos rins em resposta ao estresse. O resultado geral é toxicidade direta para o rim e liberação de DAMPs, diminuição da filtração glomerular e regulação positiva de um dos principais tipos de receptores responsáveis pela perpetuação da resposta imune inata.[49]

No músculo esquelético, a sepse e o estresse celular grave induzem disfunção nas mitocôndrias, diminuição na síntese de proteínas e fragmentação de proteínas miofibrilares. A fragmentação das mitocôndrias do músculo esquelético libera substâncias pró-inflamatórias e, dado o tamanho do sistema do músculo esquelético, fornece uma ampla fonte de DAMPs. Clinicamente, isso se manifesta como perda muscular grave e caquexia; em questão de semanas, os pacientes podem perder até 30% de sua massa muscular magra.[49]

Terapias específicas para sepse e inflamação permanecem relativamente elusivas. As recomendações atuais continuam a enfatizar a importância dos cuidados ideais na UTI, incluindo reconhecimento precoce da sepse; utilização de protocolos validados e padronizados (como os de tratamento de dor e delírio); e mobilização precoce e agressiva do paciente. Várias imunoterapias que se mostraram promissoras no tratamento da doença oncológica estão sendo investigadas por seu potencial papel no tratamento da sepse, pois esses pacientes compartilham certas características de seus estados imunossuprimidos.[34] Enfatiza-se o cuidado nutricional adequado, embora os pacientes sépticos demonstrem utilização e metabolismo disfuncionais de nutrientes, mesmo na presença de níveis normais de nutrientes essenciais. A suplementação diária recomendada de proteína para pacientes críticos foi recentemente aumentada para > 1,5 g/kg/dia, com alguns pesquisadores de ponta continuando a recomendar a suplementação com 2,0 g/kg/dia para os pacientes mais graves.[50] Embora ainda não estudado no paciente cronicamente crítico, a administração de propranolol e oxandrolona, com a intenção de diminuir as necessidades catabólicas, tem mostrado bons resultados na população pediátrica de queimados, e os mesmos princípios podem se aplicar a adultos criticamente enfermos.[34,50]

O resultado final desses processos é um estado inflamatório crônico desregulado que deixa o hospedeiro vulnerável à infecção oportunista; isso pode ter um efeito particularmente devastador no ambiente de cuidados intensivos com patógenos multirresistentes. Com o início de tais infecções, são necessárias medidas adicionais de cuidados intensivos, mais PAMPs e DAMPs são fornecidos e ocorre proliferação desse ciclo vicioso. Para aqueles pacientes que sobrevivem à internação na UTI, a doença crítica crônica aumenta o risco de morte após a alta hospitalar. A alta para uma unidade de enfermagem qualificada continua sendo um dos mais fortes preditores de mortalidade nesse grupo de pacientes. A alta da UTI tem um efeito prognóstico importante, e resultados clínicos ruins em termos de mortalidade e estado funcional após essa alta são infelizmente comuns.[34,49] À medida que a população idosa continuar a crescer, a incidência de doenças crônicas críticas e PICS provavelmente também aumentará.[50]

4

Choque, Eletrólitos e Fluidos

Sawyer Gordon Smith, Martin Allan Schreiber

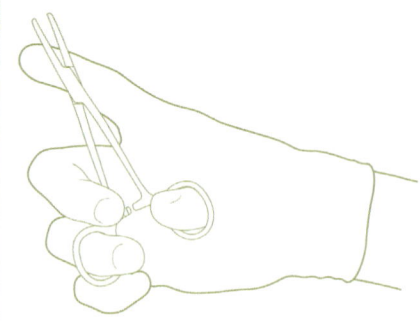

VISÃO GERAL DO CAPÍTULO

História
    Reanimação
    Choque
    Fluidos
    Transfusão sanguínea

Fisiologia do choque
    Hemorragia
    Índice de choque
    Lactato e déficit de base
    Mecanismos compensatórios
    Tríade letal
    Perfusão de oxigênio
    Otimização (supernormalização)
    Perfusão global *versus* perfusão regional
    Choque séptico

Problemas com a reanimação
    Hemorragia
    Imunologia e inflamação no traumatismo

Evolução da reanimação moderna
    Impacto prejudicial dos fluidos
    Reanimação para controle de danos
    Reanimação com sangue total
    Reanimação com 1:1:1
    Protocolo de transfusão maciça

Cristaloides e tipos de fluidos
    Cristaloides
    Solução salina hipertônica
    Coloides

Pesquisa sobre reanimação futura
    Substitutos do sangue
    Perfluorocarbonos
    Novos fluidos
    Plasma liofilizado
    Agentes farmacológicos
    Animação suspensa

Manejo de fluidos perioperatórios
    Água corporal
    Fluidos de manutenção
    Glândula suprarrenal
    Hormônio antidiurético e água

Eletrólitos
    Sódio
    Potássio
    Cálcio
    Magnésio

Os cirurgiões são os mestres dos fluidos porque precisam ser. Eles cuidam de pacientes que não podem comer ou beber por vários motivos; por exemplo, sofreram hemorragia, foram submetidos à cirurgia ou perderam fluidos por cateteres, drenos ou feridas. Os cirurgiões são obrigados a saber como cuidar desses pacientes, que colocam as vidas em suas mãos. Este tópico pode parecer simples apenas para aqueles que não entendem as complexidades do corpo humano e sua capacidade de regular e compensar fluidos. Na realidade, a tarefa de manejar o volume sanguíneo dos pacientes é uma das mais desafiadoras que os cirurgiões enfrentam, muitas vezes, exigindo controle completo da ingestão e saída de fluidos e eletrólitos e, em geral, na presença de perda de sangue. Os cirurgiões ainda não compreendem completamente a fisiologia do choque e da reanimação, e seu conhecimento é superficial. Dada a natureza da profissão, eles estudaram essas temáticas e lidam com pacientes que sangram e, eventualmente, exsanguinam. Historicamente, a experiência obtida em períodos de guerra sempre permitiu avanços no conhecimento sobre o manejo de fluidos e como melhorar a reanimação. As recentes guerras no Iraque e no Afeganistão não são exceção, pois aprendemos muito com elas.

A atenção constante na titulação da terapia para perda de fluidos é necessária, porque o corpo humano é dinâmico. A chave para o tratamento é perceber qual é a condição inicial do paciente e entender que seu estado hídrico está em constante mudança. Sangramento, sepse, distúrbios neuroendócrinos e sistemas regulatórios disfuncionais podem afetar os pacientes que estão passando por alterações dinâmicas de doença e recuperação. O manejo correto do volume sanguíneo é altamente dependente do tempo. Se for bem administrado, os cirurgiões têm a chance de manejar outros aspectos da cirurgia, como nutrição, administração de antibióticos, drenagem de abscessos, alívio de obstrução e encarceramento, tratamento de isquemia e ressecção de tumores. Saber a diferença entre desidratação, anemia, hemorragia e reanimação excessiva é vital.

O corpo humano é predominantemente água, que reside nos espaços intravascular, intracelular e intersticial (ou terceiro espaço). O movimento da água entre esses espaços depende de muitas variáveis. Este capítulo concentra-se no manejo do espaço intravascular, porque é o único espaço ao qual os cirurgiões têm acesso direto, e o manejo do espaço intravascular é a única maneira de impactar os outros dois compartimentos de fluidos.

Este capítulo também examina aspectos históricos do choque, dos fluidos e dos eletrólitos – não apenas para observar fatos interessantes ou homenagear médicos merecedores, mas também para tentar entender como o conhecimento evoluiu ao longo do tempo. Isso é vital para compreender mudanças passadas no tratamento e aceitar futuras mudanças. Muitas vezes, ficamos impressionados com as descobertas do passado, mas também surpresos com o quão estávamos errados e por quê. Certamente, por sua vez, futuros cirurgiões olharão para trás em nosso atual corpo de conhecimento e ficarão surpresos com o quão pouco sabíamos e com que frequência errávamos. Uma consequência de não estudar o passado é repetir seus erros.

Após os destaques históricos, este capítulo discute vários fluidos que atualmente são usados em conjunto com potenciais fluidos em desenvolvimento. Por fim, o cuidado de pacientes perioperatórios é explorado sob a perspectiva de necessidades diárias.

HISTÓRIA

A história é menosprezada por aqueles que estão com pressa para aprender o resultado final. Aprender com o passado, no entanto, é essencial para saber quais tratamentos funcionaram e quais não funcionaram. Os dogmas devem sempre ser desafiados e questionados. Os tratamentos atuais eram baseados na ciência? Estudar a história do choque é importante por pelo menos três razões. Primeiro, os médicos e os fisiologistas ficaram fascinados com a perda de sangue sem necessidade. Em segundo lugar, precisamos avaliar quais experimentos foram ou não realizados. E, em terceiro, precisamos saber mais, porque nossa compreensão atual do choque é elementar.

Reanimação

Uma das primeiras reanimações autênticas na literatura médica é "o caso milagroso de Anne Green", que foi executada por enforcamento em 14 de dezembro de 1650."[1] Ela ficou pendurada por meia hora, tempo durante o qual alguns de seus amigos puxaram "com todo o peso sobre suas pernas, às vezes levantando-a e depois puxando-a para baixo novamente com um solavanco, para assim poder livrá-la da dor" (Figura 4.1). Quando todos pensaram que ela estava morta, o corpo foi retirado, colocado em um caixão e

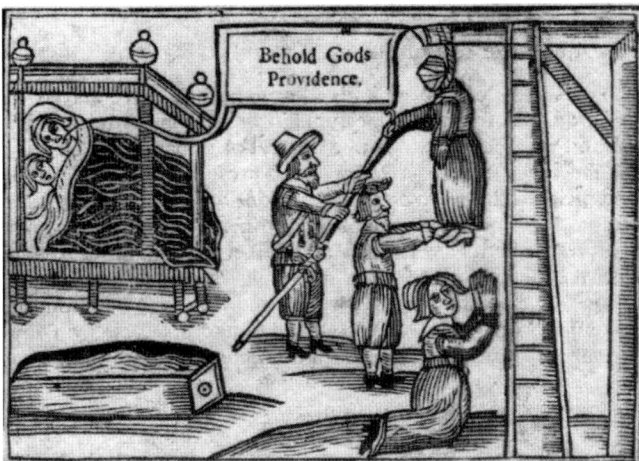

Figura 4.1 Libertação milagrosa de Anne Green, que foi executada em 1650. (De Hughes JT. Miraculous deliverance of Anne Green: an Oxford case of resuscitation in the seventeenth century. *Br Med J (Clin Res Ed)*. 982;285:1792-1793; por cortesia de Bodleian Library, Oxford.)

levado para o domicílio do Dr. William Petty, que, por ordem do rei, foi autorizado a realizar necropsias nos corpos de todas as pessoas que haviam sido executadas.

Quando o caixão foi aberto, observou-se que Green ainda respirava, e um ruído foi ouvido de sua garganta. Petty e seu colega, Thomas Willis, abandonaram todos os pensamentos de dissecação e começaram a reanimar a paciente. Eles a seguraram em pé no caixão e, então, abriram sua boca e, evitando os dentes, despejaram licor aquecido, o que a fez tossir. Eles esfregaram e friccionaram seus dedos, mãos, braços e pés; após 15 minutos de tantos esforços, eles colocaram novamente licor em sua boca. Então, após estimular sua garganta com uma pena, ela abriu os olhos momentaneamente.

Nessa fase, eles fizeram uma venotomia e sangraram 150 mℓ de sangue. Continuaram administrando licor e esfregando seus braços e pernas. Em seguida, aplicaram bandagens compressivas em seus braços e pernas. Um emplastro aquecido foi colocado no tórax e outro emplastro foi inserido como um enema "para dar calor às suas entranhas". Então, colocaram Green em uma cama aquecida com outra mulher para se deitar com ela, para mantê-la quente. Após 12 horas, Green começou a falar; 24 horas após sua reanimação, ela estava respondendo a perguntas sem dificuldades. Após 2 dias, sua memória estava normal, exceto a lembrança de sua execução e da reanimação.

Choque

O choque hemorrágico tem sido amplamente estudado e descrito há muitos séculos. Lesões, intencionais ou não, ocorreram com tanta frequência que grande parte da compreensão do choque foi aprendida pelos cirurgiões que cuidam dos traumatismos.

O que é choque? A definição atual amplamente aceita é a perfusão inadequada do tecido. No entanto, há muitas sutilezas por trás dessa afirmação. Os nutrientes para as células são necessários, mas não há uma definição de quais seriam esses nutrientes. Sem dúvida, o nutriente mais crítico é o oxigênio, mas concentrar-se apenas na oxigenação, provavelmente, representa um pensamento muito elementar. O sangue é altamente complexo e carrega inúmeros nutrientes, tampões, células, anticorpos, hormônios, produtos químicos, eletrólitos e antitoxinas. Mesmo se pensarmos de modo elementar e tentarmos otimizar a perfusão do tecido, o lado resultante da equação é afetado por volume sanguíneo, anemia e débito cardíaco (DC). Além disso, o uso de nutrientes é afetado por infecções e pelos fármacos. O tônus vascular também desempenha seu papel; por exemplo, no choque neurogênico, o tônus simpático é perdido e, na sepse, a resistência vascular sistêmica diminui por causa de um processo homeostático interrompido ou, possivelmente, por causa de fatores evolutivos da própria sepse.

O termo *choque*, aparentemente, foi empregado, pela primeira vez, em 1743, em uma tradução do tratado francês de Henri François Le Dran sobre ferimentos em campos de batalha. Ele usou o termo para designar o ato de impacto ou colisão, em vez do dano funcional e fisiológico resultante. No entanto, o termo pode ser encontrado no livro *Gunshot Wounds of the Extremities*, publicado em 1815 por Guthrie, que o usou para descrever a instabilidade fisiológica.

As teorias humorais persistiram até o fim do século XIX, mas, em 1830, Herman forneceu uma das primeiras descrições claras da fluidoterapia intravenosa (IV). Em resposta a uma epidemia de cólera, ele tentou reidratar os pacientes injetando 180 mℓ de água na veia. Em 1831, O'Shaughnessy também tratou pacientes com cólera administrando grandes volumes de soluções salinas IV e publicou seus resultados no *Lancet*.[2] Essas foram as primeiras tentativas documentadas de substituir e manter o ambiente extracelular interno ou o volume intravascular. Observe, no entanto, que o tratamento da cólera e da desidratação não é o tratamento ideal para o choque hemorrágico.

Em 1872, Gross definiu o choque como "uma manifestação do rudimentar do desarranjo do mecanismo da vida". Sua definição, dada sua precisão e descritividade, tem sido repetidamente citada na literatura. As teorias sobre a causa do choque persistiram até o fim do século XIX; embora fosse inexplicável, era frequentemente observado. George Washington Crile concluiu que a diminuição da pressão venosa central no estado de choque em experimentos com animais era devido a uma falha do sistema nervoso autônomo.[3] Os cirurgiões testemunharam uma mudança marcante nas ideias sobre choque entre 1888 e 1918. No fim da década de 1880, não havia teorias abrangentes, mas a maioria dos cirurgiões aceitava a generalização de que o choque resultava de um mau funcionamento de alguma parte do sistema nervoso. Tal mau funcionamento já demonstrou não ser o motivo principal – mas os cirurgiões ainda estão perplexos com os mecanismos do choque hemorrágico, especialmente em relação à ruptura completa do sistema circulatório que ocorre nos estágios posteriores do choque.

Em 1899, usando avanços contemporâneos com esfigmomanômetros, Crile propôs que um declínio profundo na pressão arterial (PA) poderia explicar todos os sintomas de choque. Ele também ajudou a alterar o modo como os médicos diagnosticavam o choque e como acompanhavam sua evolução. Antes de Crile, a maioria dos cirurgiões se baseava em respiração, pulso ou estado mental em declínio ao avaliar a condição dos pacientes. Após a publicação dos primeiros livros de Crile, muitos cirurgiões começaram a aferir a PA. Além de mudar a maneira como os cirurgiões pensavam sobre o choque, Crile fez parte da revolução terapêutica. Suas teorias permaneceram como geralmente aceitas por quase duas décadas, predominantemente nos círculos cirúrgicos. O trabalho de Crile convenceu Harvey Cushing a aferir a PA em todas as cirurgias, o que, em parte, levou à aceitação geral da medição da PA na medicina clínica. Crile também concluiu que o choque não era um processo de morte, mas, sim, uma organização das defesas do corpo em pacientes que lutavam para viver. Mais tarde, ele deduziu que o volume reduzido de sangue circulante, em vez da PA diminuída, era o fator mais crítico no choque.

As teorias de Crile evoluíram à medida que ele continuou seus experimentos; em 1913, ele propôs a teoria do sistema cinético. Ele estava interessado pelo hormônio da tireoide e sua resposta às feridas, mas percebeu que a epinefrina era um componente-chave da resposta ao choque. Ele se baseou em experimentos de Walter B. Cannon, que descobriu que a epinefrina era liberada em resposta à dor ou emoção, deslocando o sangue dos intestinos para o cérebro e extremidades. A liberação de epinefrina também estimulou o fígado a converter glicogênio em açúcar para liberação na circulação. Cannon argumentou que todas as ações da epinefrina ajudaram o animal em seu esforço para se defender.[4]

Crile incorporou o estudo de Cannon em sua teoria. Ele propôs que os impulsos do cérebro após uma lesão estimulavam as glândulas a secretar seus hormônios, que, por sua vez, efetuavam alterações radicais em todo o corpo. O sistema cinético de Crile incluía uma inter-relação complexa de cérebro, coração, pulmões, vasos sanguíneos, músculos, glândula tireoide e fígado. Ele também observou que, se o corpo recebesse muito estresse, as glândulas suprarrenais ficariam sem epinefrina; o fígado, sem glicogênio; a tireoide, sem seu hormônio; e o próprio cérebro, sem energia, respondendo por mudanças do sistema autônomo. Uma vez que o sistema cinético ficasse sem energia, a PA cairia e o organismo entraria em choque.

Henderson reconheceu a importância da diminuição do retorno venoso e seu efeito sobre o DC e a PA. Seu trabalho foi auxiliado por avanços nas técnicas que permitiram o registro cuidadoso das curvas de volume dos ventrículos. A embolia gordurosa também levou a um estado de choque, mas sua possível contribuição foi questionada porque os resultados do estudo eram difíceis de reproduzir. O centro vasomotor e suas contribuições no choque foram intensamente estudados no início de 1900. Em 1914, Mann observou que vasos inervados unilateralmente da língua de cães, orelhas de coelhos e patas de gatinhos pareciam contraídos durante o choque em comparação a vasos desnervados contralateralmente.

As experiências em campos de batalha continuaram a intensificar a pesquisa sobre choque. Durante a era da Primeira Guerra Mundial, Cannon usou dados clínicos da guerra, bem como dados de experimentos com animais para examinar cuidadosamente o estado de choque. Ele formulou a teoria de que as toxinas e a acidose contribuíram para a redução do tônus vascular descrita anteriormente. Ele e outros, então, se concentraram na acidose e no papel do álcali na prevenção e no prolongamento do choque. A glândula suprarrenal e o efeito dos extratos corticais em animais adrenalectomizados tornaram-se um fascínio durante esse período.

Então, na década de 1930, um conjunto único de experimentos de Blalock[5] determinou que quase todas as lesões agudas estão associadas a alterações no metabolismo de fluidos e eletrólitos. Tais mudanças resultavam principalmente da redução no volume de sangue circulante efetivo. Blalock mostrou que essas reduções após a lesão podem ser resultado de vários mecanismos (Boxe 4.1). Ele mostrou claramente que a perda de fluido em tecidos lesionados era perda de líquido extracelular (LEC) que não estava disponível para o espaço intravascular para manter a circulação. O conceito original de "terceiro espaço", no qual o fluido é sequestrado e, portanto, indisponível para o espaço intravascular, evoluiu a partir dos estudos de Blalock.

Carl John Wiggers descreveu, pela primeira vez, o conceito de "choque irreversível".[6] Seu livro de 1950, *Physiology of Shock*, representava as atitudes em relação ao choque naquela época. Em um resumo excepcionalmente brilhante, Wiggers reuniu os vários sinais e sintomas de choque de vários autores naquele livro (Figura 4.2), juntamente com suas próprias descobertas.

Seus experimentos usaram o que hoje é conhecido como preparação Wiggers. Antes de Crile, a maioria dos cirurgiões confiava em respiração, pulso ou estado mental em declínio ao avaliar a condição dos pacientes. Em seus experimentos mais comuns, ele utilizou cães previamente esplenectomizados e canulou o sistema arterial. Ele aproveitou uma tecnologia em evolução que lhe permitiu medir a pressão dentro do sistema arterial e estudou os efeitos da redução da PA por meio da retirada de sangue.

Boxe 4.1 Causas de choque, segundo Blalock, em 1930.

- Hematogênico (oligoemia)
- Neurogênico (causado principalmente por influências nervosas)
- Vasogênico (resistência vascular inicialmente diminuída e capacidade vascular aumentada, como na sepse)
- Cardiogênico (insuficiência cardíaca como bomba, como no tamponamento cardíaco ou infarto do miocárdio)
- Perda de grande volume (líquido extracelular, como ocorre em pacientes com diarreia, vômito e drenagem de fístula)

Dados de Blalock A. *Principles of surgical care: Shock and other problems*. St. Louis, MO: CV Mosby; 1940.

Complexo de sintomas do choque		
Aparência geral e reações	**Pele e membranas mucosas**	**Circulação e sangue**
Estado mental 　Apatia 　Respostas atrasadas 　Cerebração deprimida 　Voz fraca 　Impassibilidade ou inquietação *Fisionomia* 　Ansiedade direcionada 　Olhos sem brilho 　Globos oculares afundados 　Ptose das pálpebras superiores (leve) 　Rotação dos globos oculares para cima (leve) *Estado neuromuscular* 　Hipotonia 　Fraqueza muscular 　Tremores e contrações 　Movimentos musculares involuntários 　Dificuldade de deglutição *Testes neuromusculares* 　Reflexos do tendão profundo 　Sensibilidade deprimida 　Reflexos visuais e auditivos deprimidos *Sintomas gerais, mas variáveis* 　Sede 　Vômitos 　Diarreia 　Oligúria 　Sangue visível ou oculto no vômito ou nas fezes	*Pele* 　Pálida, lívida, cinza-pálido 　Levemente cianótica 　Úmida, pegajosa 　Mosqueamento de partes dependentes 　Frouxa, seca, inelástica, fria *Membranas mucosas* 　Pálidas, lívidas, levemente cianóticas *Conjuntiva* 　Vitrificada, sem brilho *Língua* 　Seca, pálida, ressecada, enrugada **Respiração e metabolismo** *Respiração* 　Variável, mas não dispneica 　Velocidade geralmente elevada 　Profundidade variável 　Suspiros profundos ocasionais 　Às vezes, irregular ou fásica *Temperatura* 　Subnormal, normal ou supernormal *Taxa metabólica basal* reduzida (?)	*Veias superficiais* 　Em colapso e invisível 　Falha de preenchimento na compressão ou massagem 　Pulsações jugulares inconspícuas *Coração* 　Sons fracos no ápice 　Frequência normalmente rápida *Pulso radial* 　Normalmente rápido 　Volume pequeno, fraco, imperceptível *Pressão sanguínea braquial* 　Reduzida 　Pequena pressão de pulso *Vasos da retina* *Volume de sangue* 　Reduzido *Química do sangue* 　Hemoconcentração ou hemodiluição 　O_2 venoso reduzido 　Diferença de A-V O_2 aumentada 　CO_2 arterial reduzido 　Reserva de álcali reduzida

Figura 4.2 Descrição de Wiggers do complexo de sintomas do choque. (De Wiggers CJ. The present status of shock problem. *Physiol Rev.* 1942;22:74-123.)

Depois de remover o sangue dos cães para um ponto de referência arbitrário (tipicamente, 40 mmHg), ele notou que a PA logo subiu espontaneamente à medida que o fluido foi recrutado espontaneamente para o espaço intravascular.

Para manter a PA dos cães em 40 mmHg, Wiggers teve que, continuamente, retirar sangue adicional. Durante essa fase compensada de choque, os cães poderiam usar suas reservas para sobreviver. A água foi recrutada do compartimento intracelular, bem como do espaço extracelular. O corpo tentava manter o fluxo vascular necessário para sobreviver. No entanto, após certo período, ele descobriu que, para manter a PA dos cães no ponto de referência arbitrário de 40 mmHg, ele tinha que reinfundir sangue perdido; ele chamou essa fase de *choque descompensado ou irreversível*. Por fim, após um período de choque irreversível, os cães morreram.

O modelo ideal é o de hemorragia não controlada, mas seu principal problema é que o volume hemorrágico não é controlado pela natureza do experimento. A variabilidade é mais alta nesse modelo, embora seja a mais realista. Modelos de pressão auxiliados por computador que imitam as pressões durante o choque descontrolado podem ser usados para reduzir a artificialidade do modelo controlado por pressão. Smith et al.[7] desenvolveram um modelo híbrido de hemorragia controlada e descontrolada no qual uma laceração hepática de grau V padronizada é realizada em suínos. O suíno sangra até uma pressão especificada ou volume fixo, e o sangramento é controlado por meio de tamponamento. Isso remove a variabilidade classicamente associada à hemorragia descontrolada.[7]

Fluidos

Como os fluidos intravenosos comumente usados, como solução salina normal, entraram na prática médica? Muitas vezes, é tomado como certo, dado o vasto corpo de conhecimento da Medicina, que eles foram adotados por meio de um processo científico rigoroso, mas esse não foi o caso.

A solução salina normal apresenta um longo histórico e é extremamente útil, mas, atualmente, sabemos que também pode ser prejudicial. Hartog Jakob Hamburger, em seus estudos *in vitro* de lise de hemácias em 1882, sugeriu incorretamente que 0,9% de solução salina era a concentração de sal no sangue humano. Ele escolheu solução salina 0,9% porque exibe o mesmo ponto de congelamento do soro humano. Esse fluido é, muitas vezes, referido como soro fisiológico ou solução normal, na língua inglesa, mas não é fisiológico nem normal.

Em 1831, O'Shaughnessy descreveu sua experiência no tratamento da cólera:

> *A estagnação universal do sistema venoso e a rápida cessação da arterialização do sangue são os efeitos iniciais e mais característicos. Por isso, a pele torna-se azul – por isso, o calor animal não é mais gerado – por isso, as secreções ficam suspensas; as artérias contêm sangue preto, nenhum ácido carbônico sai dos pulmões, e o ar que retorna da expiração é frio como quando entra nesses órgãos.*[8]

O'Shaughnessy escreveu essas palavras com 22 anos, após ter acabado de se graduar na Edinburgh Medical School. Ele testou seu novo método de infusão de fluidos IV em um cão e não observou nenhum efeito colateral. No fim, relatou que o objetivo de seu método era restaurar o sangue à sua densidade específica e restaurar os problemas de deficiência salina. Suas experiências com pacientes com cólera ensinaram-no a prática da sangria venosa, na época muito comum, como boa para "diminuir a congestão venosa", e que o óxido nitroso (gás do riso) não era útil para a oxigenação.

Em 1832, Robert Lewins relatou que testemunhou Thomas Latta injetar quantidades extraordinárias de solução salina nas veias, com os efeitos imediatos de "restaurar a corrente natural nas veias e artérias, melhorar a cor do sangue e recuperar as funções dos pulmões". Lewins descreveu a solução salina de Latta como consistindo em "duas dracmas de muriato e dois escrúpulos de carbonato de sódio, para 60 onças de água". Mais tarde, no entanto, descobriu-se que a solução de Latta equivale a 134 mmol/ℓ de Na^+, 118 mmol/ℓ de Cl^- e 16 mmol/ℓ de bicarbonato (HCO_3^-).

Durante os 50 anos seguintes, muitos relatórios citaram várias receitas usadas para tratar a cólera, mas nenhuma se assemelhava à solução salina 0,9%. Em 1883, Sydney Ringer relatou a influência exercida pelos constituintes do sangue nas contrações do ventrículo (Figura 4.3). Ao estudar um modelo de coração de rã, ele usou solução salina a 0,75% e uma mistura de sangue feita de sangue seco de boi.[9] Em suas tentativas de identificar qual aspecto do sangue causava melhores resultados, ele descobriu que uma "pequena quantidade de claras de ovos evita completamente as mudanças que ocorrem com a solução salina." Concluiu que o benefício da "clara de ovo" se devia à albumina ou ao cloreto de potássio. Para mostrar o que funcionou e o que não funcionou, ele descreveu experimentos intermináveis com alterações de múltiplas variáveis.

No entanto, Ringer, mais tarde, publicou outro artigo para afirmar que suas descobertas relatadas anteriormente não poderiam ser repetidas; por meio de um estudo cuidadoso, ele percebeu que a água usada em seu primeiro artigo, na verdade, não era água destilada, como relatado, mas, sim, água da torneira da New River Water Company. Descobriu-se que seu técnico de laboratório, que era pago para destilar a água, cortou alguns caminhos e usou água da torneira em vez disso. Ringer analisou a água e descobriu que ela continha muitos traços minerais (Figura 4.4). Por meio de experimentos cuidadosos e aplicados, ele descobriu que o bicarbonato de cálcio ou cloreto de cálcio – em doses ainda menores do que no sangue – restaurava as boas contrações dos ventrículos das rãs. O terceiro componente que ele achou essencial para boas contrações era o bicarbonato de sódio. Assim, os três ingredientes que ele considerou essenciais foram potássio, cálcio e bicarbonato. A solução de Ringer logo se tornou onipresente em experimentos de laboratório fisiológicos.

No início do século XX, a terapia de fluidos por injeção na pele (hipodermóclise) e infusão no reto (proctólise) tornou-se rotina. Hartwell e Hoguet relataram seu uso na obstrução intestinal em cães, estabelecendo as bases para a terapia salina em pacientes humanos com obstrução intestinal.

Uma vez que as soluções cristaloides IV foram desenvolvidas, a solução de Ringer foi modificada, principalmente pelo pediatra Alexis Hartmann. Em 1932, querendo desenvolver uma solução alcalinizante para administrar a seus pacientes acidóticos, Hartmann modificou a solução de Ringer adicionando lactato de sódio. O resultado foi solução de Ringer com lactato (RL) ou solução de Hartmann. Ele usou lactato de sódio (em vez de bicarbonato de sódio); a conversão de lactato em bicarbonato de sódio foi suficientemente lenta para diminuir o perigo causado pelo bicarbonato de sódio, que poderia alterar rapidamente os pacientes de acidose compensada para alcalose descompensada.

Em 1924, Rudolph Matas, considerado o criador do moderno tratamento com fluidos, introduziu o conceito de gotejamento IV contínuo, mas também alertou para os perigos potenciais das infusões salinas. Ele afirmou que "a solução salina normal continua a ganhar popularidade, mas os problemas com distúrbios metabólicos são observados repetidamente, mas parece haver ouvidos surdos". Em voluntários saudáveis, experimentos modernos mostraram que a solução salina normal pode causar desconforto e dor abdominal, náuseas, sonolência e diminuição da capacidade mental de realizar tarefas complexas.

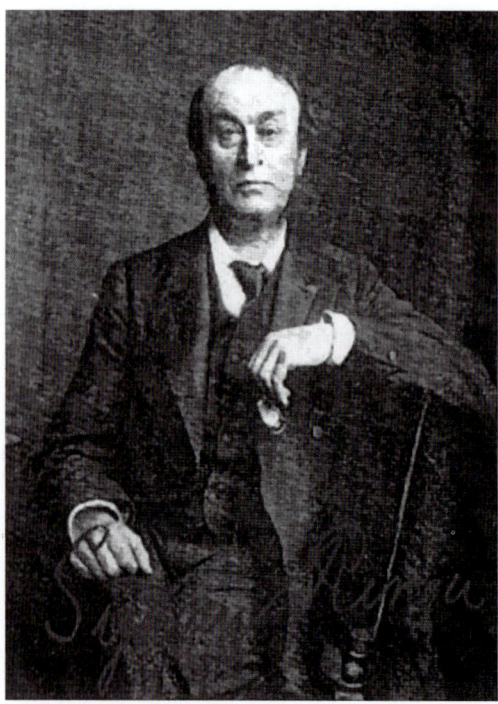

Figura 4.3 Sydney Ringer, creditado pelo desenvolvimento da solução de Ringer lactato. (De Baskett TF. Sydney Ringer and lactated Ringer's solution. *Resuscitation*. 2003;58:5-7.)

Consistem em:		
Cálcio	38,3	por milhão
Magnésio	4,5	"
Sódio	23,3	"
Potássio	7,1	"
Ácido carbônico combinado	78,2	"
Ácido sulfúrico	55,8	"
Cloro	15	"
Silicatos	7,1	"
Ácido carbônico livre	54,2	"

Figura 4.4 Relatório de Sidney Ringer sobre os teores na água da empresa New River Water. (De Baskett TF. Sydney Ringer and lactated Ringer's solution. *Resuscitation*. 2003;58:5-7.)

A questão é que a solução salina normal e a solução RL foram formuladas para outras condições além da reposição de sangue, e as razões para a formulação são arcaicas. Tais soluções têm sido úteis para desidratação; quando usadas em volumes relativamente pequenos (1 a 3 ℓ/dia), são bem toleradas e, de certo modo, inofensivas; elas fornecem água, e o corpo humano pode tolerar as quantidades de eletrólitos que elas contêm. Ao longo dos anos, a solução RL alcançou amplo uso no tratamento do choque hemorrágico. No entanto, solução salina normal e solução RL são principalmente permeáveis através de membrana vascular, mas são mal retidas no espaço vascular. Após algumas horas, apenas cerca de 175 a 200 mℓ de uma infusão de 1 ℓ permanecem no espaço intravascular. Em outros países que não os EUA, a solução RL é, muitas vezes, denominada solução de Hartmann, e a solução salina normal é denominada *solução fisiológica*. Com os avanços da ciência nos últimos 50 anos, é difícil entender por que os avanços nos fluidos de reanimação não foram feitos.

Transfusão sanguínea

Preocupado com o sangue que os pacientes feridos perdiam, Crile começou a realizar experimentos com transfusões sanguíneas. Como ele afirmou: "Após muitos acidentes, a hemorragia profusa, muitas vezes, leva ao choque antes que o paciente chegue ao hospital. Soluções salinas, epinefrina e técnica cirúrgica precisas e podem substituir apenas até certo ponto o sangue perdido." Na virada do século XIX, as transfusões raramente eram usadas. Seu uso aumentou e diminuiu em popularidade por causa de reações de transfusão e dificuldades na prevenção da coagulação do sangue doado. Por meio de seus experimentos em cães, Crile mostrou que o sangue era permutável: ele realizava transfusões de sangue sem correspondência de grupos sanguíneos. Alexis Carrel foi capaz de suturar vasos sanguíneos com sua técnica de triangulação, usando-a para conectar vasos sanguíneos de uma pessoa a outra para fins de transfusões. No entanto, Crile achou a técnica de Carrel muito lenta e trabalhosa em humanos, então desenvolveu uma cânula curta para facilitar as transfusões.

Quando ocorreu a Segunda Guerra Mundial, o choque foi reconhecido como a causa mais comum de morbidade e mortalidade tratáveis. Na época do ataque japonês a Pearl Harbor, em 7 de dezembro de 1941, não havia bancos de sangue ou instalações eficazes de transfusão de sangue. A maioria das instalações militares não possuía estoques de plasma seco. Embora os feridos daquela época fossem transferidos rapidamente para um hospital, a taxa de mortalidade ainda era alta. Os fluidos IV de qualquer tipo estavam essencialmente indisponíveis, exceto por alguns litros de solução salina fabricados por meio de um alambique na sala de cirurgia. O fluido IV geralmente era administrado com a utilização de um antigo frasco de Salvesen e um tubo de borracha reutilizado. Muitas vezes, uma reação febril grave resultava do uso desse tubo.

A primeira documentação escrita de reanimação em pacientes da Segunda Guerra Mundial foi 1 ano após Pearl Harbor, em dezembro de 1942, em notas do 77º Hospital de Evacuação no Norte da África. E. D. Churchill declarou que "os feridos em combate, em sua maioria, sucumbiram ou se recuperaram de qualquer choque existente antes de vê-los. No entanto, casos posteriores chegaram até nós em estado de choque, e alguns dos primeiros casos precisaram de transfusão de sangue completa. Havia bastante plasma sanguíneo reconstituído disponível. No entanto, alguns casos estavam em extrema necessidade de sangue total. Não tínhamos conjuntos de transfusão, embora estejam disponíveis nos EUA: nenhum citrato de sódio; nenhuma água destilada estéril; e sem doadores de sangue".

A decisão inicial de confiar no plasma em vez do sangue parece ter sido baseada, em parte, na opinião do Office of the Surgeon General of the Army e, em parte, na opinião dos pesquisadores civis do National Research Council. Esses pesquisadores civis acreditavam que, no choque, o sangue estava espesso e o nível de hematócrito estava alto. Em 8 de abril de 1943, o Surgeon General (o equivalente norte-americano do Ministério da Saúde) declarou que nenhum sangue seria enviado para a zona de combate. Sete meses depois, a agência novamente se recusou a enviar sangue para o exterior pelos seguintes motivos: (1) sua observação das salas de cirurgia no exterior os convenceu de que o plasma era adequado para a reanimação de homens feridos; (2) sob o ponto de vista logístico, não era prático fazer com que o sangue coletado no local fosse mais disponibilizado do que o que vinha de hospitais gerais na zona de combate; e (3) o meio de transporte era muito escasso. Fármacos vasoconstritores, como a epinefrina, foram condenados, porque acreditava-se que reduziam o fluxo sanguíneo e a perfusão tecidual, pois acumulariam o sangue na porção arterial do sistema circulatório.

Durante a Segunda Guerra Mundial, por necessidade, os esforços para disponibilizar transfusões de sangue aumentaram e levaram à instituição de bancos de sangue para transfusões. A melhor compreensão da hipovolemia e da circulação inadequada levou ao uso do plasma como solução de reanimação preferencial, além da reposição de sangue total. Assim, o tratamento do choque traumático melhorou muito. A administração de sangue total foi considerada extremamente eficaz, por isso, foi amplamente utilizada. Misturar sangue total com citrato de sódio na proporção de 6:1 para ligar o cálcio no sangue, o que impedia a coagulação, funcionou bem.

No entanto, independentemente de qual solução era usada – sangue, coloides ou cristaloides –, o volume de sangue parecia aumentar apenas uma fração do que foi perdido. Na era da Guerra da Coreia, foi reconhecido que mais sangue tinha que ser infundido para que o volume de sangue perdido fosse adequadamente recuperado. A razão para a necessidade de mais sangue era incerta, mas acreditava-se que ocorresse pela hemólise, pelo acúmulo de sangue em certos leitos capilares e pela perda de líquido nos tecidos. Considerável atenção foi dada à elevação dos pés de pacientes em choque.

FISIOLOGIA DO CHOQUE

Hemorragia

A pesquisa e a experiência nos ensinaram muito sobre as respostas fisiológicas ao sangramento. O curso de suporte avançado de vida no traumatismo (ATLS, do inglês *advanced trauma life support*) define quatro classes de choque (Tabela 4.1). Em geral, essa categorização tem ajudado a apontar as respostas fisiológicas ao choque hemorrágico, enfatizando a identificação da perda sanguínea e orientando o tratamento. Conceitualmente, o choque ocorre em três áreas anatômicas do sistema cardiovascular (Figura 4.5). O primeiro nível ocorre no coração, em que as anormalidades cardiogênicas podem ser extrínsecas (pneumotórax hipertensivo, hemotórax ou tamponamento cardíaco) ou intrínsecas (infarto do miocárdio causando falha de bomba, contusão ou laceração cardíaca ou insuficiência cardíaca). O segundo nível envolve vasos grandes ou médios, no qual a hemorragia e a perda de volume sanguíneo levam ao choque. O último nível ocorre com os pequenos vasos nos quais disfunção neurológica ou sepse provoca vasodilatação e má distribuição do volume sanguíneo, levando ao choque.

As quatro classes de choque, de acordo com o curso ATLS, são problemáticas, pois não foram rigorosamente testadas ou comprovadas, mas foram reconhecidas, embora geradas de maneira arbitrária. Os pacientes, muitas vezes, não exibem todas as alterações fisiológicas descritas na Tabela 4.1, particularmente as crianças e os idosos.

Tabela 4.1 Classes ATLS de choque hemorrágico.

	Classe I	Classe II	Classe III	Classe IV
Perda de sangue (%)	0 a 15	15 a 30	30 a 40	> 40
Sistema nervoso central	Ligeiramente ansioso	Medianamente ansioso	Ansioso	Confuso ou letárgico
Pulso (batidas/min)	< 100	> 100	> 120	> 140
Pressão arterial	Normal	Normal	Reduzida	Reduzida
Pressão de pulso	Normal	Reduzida	Reduzida	Reduzida
Frequência respiratória	14 a 20/min	20 a 30/min	30 a 40/min	> 35/min
Urina (mℓ/h)	> 30	20 a 30	5 a 15	Insignificante
Líquido	Cristaloide	Cristaloide	Cristaloide + sangue	Cristaloide + sangue

ATLS, suporte avançado de vida no traumatismo.

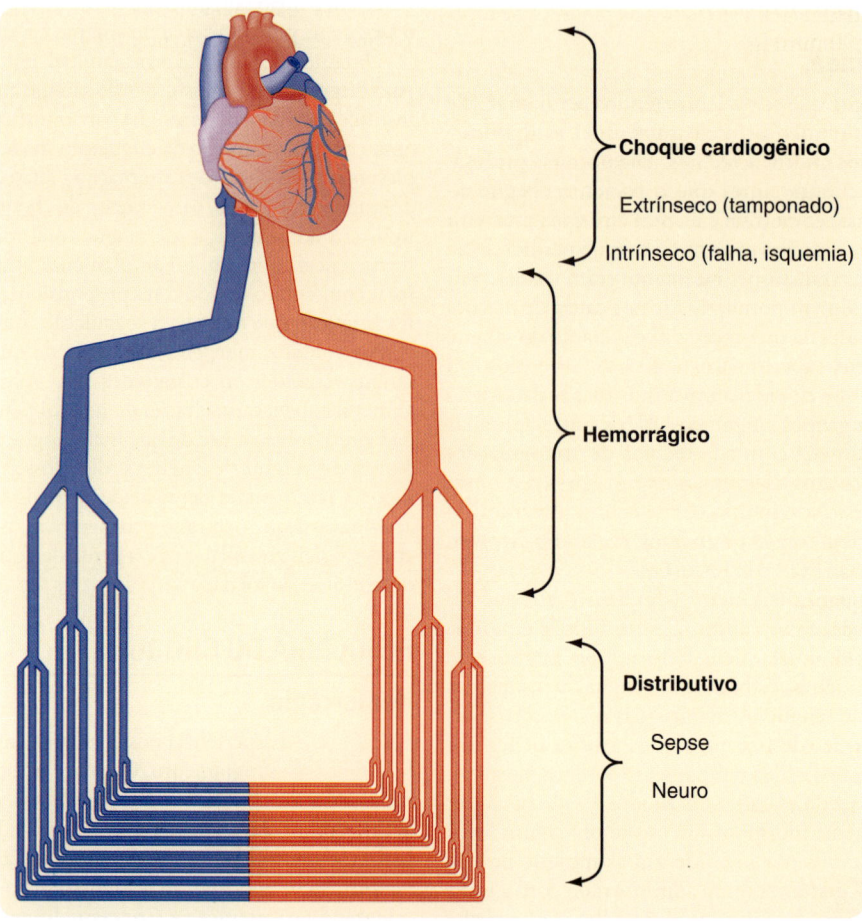

Figura 4.5 Tipos de choque.

Devido à maior composição de água do seu corpo, as crianças são capazes de compensar apesar de grandes volumes de perda de sangue, muitas vezes exibindo apenas taquicardia até atingir um ponto de inflexão em que não são mais capazes de compensar, momento em que apresentam um rápido declínio clínico. Os pacientes idosos apresentam uma fisiologia quase oposta, pois estão menos propensos a compensar a perda de sangue e mostram sinais de um nível mais alto de choque com um volume menor de perda de sangue. Isso se deve à capacidade reduzida de compensação cardíaca e recrutamento de reservas de líquidos.

O problema com os sinais e sintomas ensinados classicamente nas aulas de ATLS é que, na realidade, as manifestações do choque podem ser confusas e difíceis de avaliar, principalmente em pacientes traumatizados. Por exemplo, alterações no estado mental podem ser causadas por perda de sangue, traumatismo cranioencefálico (TCE), dor ou drogas ilícitas. O mesmo dilema se aplica à frequência respiratória e às alterações cutâneas. As alterações na frequência respiratória ou na cor da pele de um paciente são causadas por pneumotórax, dor na fratura de costela ou lesão por inalação?

Embora existam vários métodos desenvolvidos para monitorar pacientes em choque, a PA continua sendo a medida clinicamente mais útil. Ao cuidar de um paciente em choque, as metas de reanimação precisam ser estabelecidas, lembrando que a PA basal e a volemia são extremamente variáveis e, muitas vezes, desconhecidas no início do tratamento. Embora não haja um único ponto de referência de reanimação universalmente aplicável, uma combinação de normalização do lactato sérico, déficit de base, pH e controle da hemorragia, se aplicáveis, são marcadores que podem ser considerados juntamente com o restante do estado clínico geral do paciente.[10]

Os sintomas clínicos são relativamente poucos em pacientes que estão em choque classe I, com exceção da ansiedade. A ansiedade após a lesão é por perda de sangue, dor, traumatismo ou drogas? Uma frequência cardíaca superior a 100 bpm tem sido usada como um sinal físico de sangramento, mas a evidência de seu significado é mínima. Brasel et al.[11] mostraram que a frequência cardíaca não é sensível nem específica para determinar a necessidade de intervenção emergente, a necessidade de transfusões de concentrado de hemácias (PRBC, do inglês *packed red blood cell*) nas primeiras 2 horas após uma lesão ou a gravidade da lesão. A frequência cardíaca não foi alterada pela presença de hipotensão (PA sistólica < 90 mmHg).

Em pacientes que estão em choque classe II, somos ensinados que sua frequência cardíaca está aumentada, mas, como mencionado anteriormente, este é um marcador pouco confiável; pois a dor e o mero nervosismo também podem aumentar a frequência cardíaca. A mudança na pressão de pulso, a diferença entre a pressão sistólica e diastólica, também é difícil de identificar, porque a PA basal dos pacientes nem sempre é conhecida. Acredita-se que a alteração na pressão de pulso seja causada por uma resposta de epinefrina contraindo os vasos, resultando em pressões diastólicas mais altas.

Somente quando os pacientes estão em choque classe III a PA, teoricamente, diminui. Nessa fase, os pacientes perderam de 30 a 40% do seu volume sanguíneo; para um homem médio pesando 75 kg, isso equivale a 2 ℓ de perda de sangue (Figura 4.6). É útil lembrar que uma lata de refrigerante ou cerveja tem 355 mℓ; um engradado de seis latas consiste em 2.130 mℓ. Teoricamente, se um paciente está hipotenso por perda de sangue, ele exibe uma perda equivalente a um engradado de seis latas de sangue. O primeiro e mais importante fator quando um paciente está em choque devido à hemorragia é reconhecer que a perda de sangue é a causa de seu choque e identificar a fonte do sangramento e tratá-la. A reanimação ocorre simultaneamente conforme necessário.

Como o ATLS foi desenvolvido para médicos que não são cirurgiões, às vezes, não são reconhecidas muitas sutilezas em torno da fisiologia de um paciente com sangramento. No entanto, os cirurgiões sabem que há algumas nuances nas variadas respostas a lesões tanto em animais quanto em seres humanos. No caso de hemorragia arterial, por exemplo, os animais não necessariamente manifestam taquicardia como sua primeira resposta ao sangrar, mas, na verdade, tornam-se bradicárdicos. Especula-se que este seja um mecanismo teleológico, pois uma resposta bradicárdica reduz o DC e minimiza a exsanguinação descontrolada. Uma resposta bradicárdica ao sangramento não é consistentemente demonstrada em todos os animais, incluindo os seres humanos. Algumas evidências mostram que essa resposta, denominada bradicardia relativa, ocorre nos seres humanos. A bradicardia relativa é definida como uma frequência cardíaca inferior a 100 bpm com uma PA sistólica, simultaneamente, inferior a 90 mmHg. Quando os pacientes com sangramento apresentam bradicardia relativa, sua taxa de mortalidade é menor. Até 44% dos pacientes hipotensos que não estão sangrando apresentam bradicardia relativa. No entanto, essa frequência cardíaca mais baixa só protege até certo nível, pois os pacientes com frequência cardíaca abaixo de 60 bpm geralmente estão moribundos. Pacientes com sangramento com frequência cardíaca de 60 a 90 bpm têm a maior taxa de sobrevida em comparação com pacientes com taquicardia (frequência cardíaca superior a 90 bpm).[12]

A resposta fisiológica à hemorragia também difere sutilmente conforme a origem da hemorragia, se é arterial ou venosa. O sangramento arterial é um problema óbvio, mas, muitas vezes, cessa temporariamente por conta própria; o corpo humano evoluiu para reter a perda de sangue na adventícia dos vasos, e a artéria seccionada sofrerá espasmos e trombose. Uma artéria lacerada pode realmente sangrar mais que uma artéria seccionada, pois o espasmo da artéria lacerada pode aumentar o orifício no vaso. A trombose da artéria, às vezes, não ocorre em vasos seccionados ou lacerados. Além disso, como o sistema arterial não tem válvulas, a PA registrada pode cair precocemente, mesmo antes de ocorrer uma grande perda de volume. Nesses pacientes com sangramento arterial, a hipotensão pode ocorrer rapidamente, mas como a isquemia ainda não teve chance de ocorrer, as medidas de lactato ou déficit de base podem produzir resultados normais.

Em contraste, o sangramento venoso é tipicamente mais lento, permitindo que o corpo humano tenha tempo para compensar. Essa progressão mais lenta fornece o tempo necessário para o recrutamento de água dos espaços intracelular e intersticial. Isso leva a grandes perdas de volumes de sangue antes que a hipotensão ocorra. Como o sangramento do leito venoso ou capilar é mais lento e o corpo tem a chance de compensar, isso permite que a isquemia tecidual se desenvolva durante o processo e, portanto, há tempo para que os resultados do déficit de lactato e base sejam anormais. A perda de sangue venoso pode ser maciça antes que a hipotensão ocorra.

Geralmente é ensinado que o nível de hematócrito ou hemoglobina (Hgb) não é confiável para prever a perda de sangue. Isso pode ser verdadeiro em pacientes que não foram reanimados; contudo, em pacientes que receberam cristaloides, pode ocorrer uma queda rápida nos níveis de hematócrito e Hgb. Bruns et al.[13] demonstraram que o nível de Hgb pode estar baixo nos primeiros 30 minutos após a chegada dos pacientes aos centros de traumatologia. Portanto, níveis elevados ou normais de Hgb não excluem sangramento significativo. No entanto, um baixo nível de Hgb, por ocorrer rapidamente, em geral, reflete perda grave de sangue.

A falta de bons indicadores para distinguir quais pacientes estão sangrando levou muitos pesquisadores a examinar a variabilidade ou complexidade da frequência cardíaca como um novo sinal vital em potencial. Muitos estudos clínicos mostraram que a variabilidade ou a complexidade da frequência cardíaca está associada a resultados desfavoráveis. A variabilidade ou complexidade da

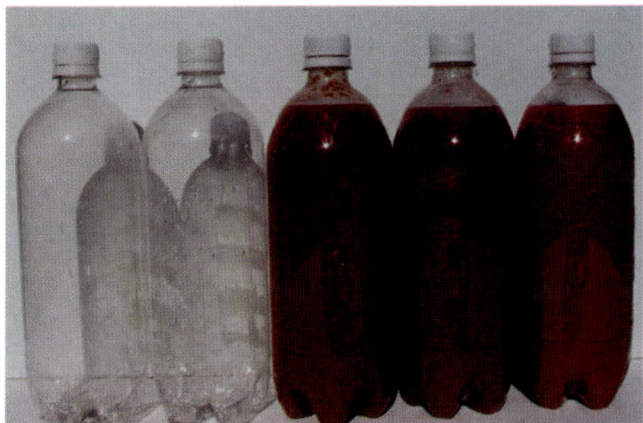

Figura 4.6 Litros de sangue perdido para choque classe III, ou 40% de 5 ℓ, de acordo com o suporte avançado de vida no traumatismo (ATLS).

frequência cardíaca teria que ser calculada usando *software*, com um índice resultante no qual os médicos teriam que confiar. Esta informação não estaria disponível apenas examinando os pacientes. Outro problema com a variabilidade ou complexidade da frequência cardíaca é que o mecanismo fisiológico exato para sua associação com desfecho ruim ainda não foi elucidado.[14] Esse novo sinal vital pode ser programável em monitores usados atualmente, mas sua utilidade ainda não foi confirmada.

A hipotensão foi tradicionalmente definida, arbitrariamente, em 90 mmHg e abaixo. Esse nível, no entanto, pode ser variável de paciente para paciente, principalmente dependendo da idade. Eastridge et al.[15] sugeriram que a hipotensão seja redefinida como abaixo de 110 mmHg. Em 2008, Bruns et al.[16] confirmaram o conceito, mostrando que a PA pré-hospitalar abaixo de 110 mmHg estava associada a um aumento acentuado da mortalidade, e que 15% dos pacientes com PA abaixo de 110 mmHg acabariam por falecer no hospital. Como resultado, recomendaram a redefinição dos critérios de triagem pré-hospitalar do traumatismo. Em pacientes idosos, os sinais vitais normais podem ocultar a hipoperfusão, pois os pacientes geriátricos geralmente apresentam níveis de lactato e déficit de base aumentados.

Índice de choque

Como a frequência cardíaca e a PA sistólica, individualmente, não são precisas na identificação do choque hemorrágico, e dado que a combinação tradicionalmente ensinada de taquicardia e diminuição da PA sistólica nem sempre ocorre em conjunto, foi desenvolvido o índice de choque (IC), que utiliza essas duas variáveis em conjunto. IC é definido como a razão entre a frequência cardíaca e a PA sistólica. Tem se mostrado um melhor marcador para avaliar a gravidade do choque do que a frequência cardíaca e a PA isoladamente. Tem utilidade não apenas em pacientes com traumatismo, muitas vezes em choque hemorrágico, mas também em pacientes que estão em choque por outras causas, como sepse, obstetrícia, infarto do miocárdio, acidente vascular encefálico e outras doenças agudas. Na população de traumatismo, o IC mostrou ser mais útil que a frequência cardíaca e a PA isoladamente, e também demonstrou ser benéfico especificamente nas populações pediátrica e geriátrica. Tem sido correlacionado com a necessidade de intervenções como transfusão de sangue e procedimentos invasivos, incluindo cirurgias. O IC é conhecido como um indicador de estabilidade hemodinâmica. No entanto, o IC não considera a PA diastólica, e assim foi criado um IC modificado (ICM). O ICM é definido como a razão entre a frequência cardíaca e a pressão arterial média. À medida que o ICM aumenta, isso indica baixo volume sistólico e baixa resistência vascular sistêmica, um sinal de circulação hipodinâmica. Em contraste, baixo ICM indica estado hiperdinâmico. O ICM tem sido considerado um marcador melhor que o IC para a predição da taxa de mortalidade. Embora o IC ou o ICM sejam melhores que a frequência cardíaca e a PA sistólica isoladas, a combinação das duas variáveis é indubitavelmente mais útil. Há estudos adicionais mostrando que cálculos mais complexos com mais variáveis são mais úteis que cálculos mais simples. Por exemplo, levando em consideração a idade, mecanismo de lesão, pontuação na Escala de Coma de Glasgow (GSC), níveis de lactato, níveis de Hgb e outros parâmetros fisiológicos resultarão em uma previsão estatisticamente melhor do que por meio de um sinal vital somente. Embora o IC ou o ICM sejam melhores que a frequência cardíaca e a PA sistólica isoladas, a combinação das duas variáveis é indubitavelmente mais útil. É certo que a soma das variáveis permitiria melhor previsão do resultado. Por isso, é fundamental a presença de um cirurgião experiente; em poucos segundos, o clínico astuto rapidamente considerará múltiplas variáveis, incluindo sexo, idade, pontuação ECoG, mecanismo de lesão e outros parâmetros. Considerando que IC e ICM são estatisticamente mais precisos que um parâmetro individual, não há substituto para o clínico experiente à beira do leito. Esta pode ser a razão pela qual IC e ICM não foram amplamente adotados.

Lactato e déficit de base

O lactato tem sido um marcador associado de lesão e, possivelmente, de isquemia, tendo resistido ao teste do tempo.[17] No entanto, novos dados questionam a etiologia e o papel do lactato. A informação emergente é confusa; sugere que podemos não entender o lactato pelo que ele realmente é. Há muito se acredita que o lactato seja um subproduto do metabolismo anaeróbico e é rotineiramente visto como um resíduo final completamente desfavorável. Atualmente, os fisiologistas estão questionando esse paradigma e descobriram que o lactato se comporta de modo mais vantajoso do que o oposto. Uma analogia seria de que os bombeiros estão associados a incêndios, mas isso não significa que os bombeiros sejam ruins, nem significa que tenham causado os incêndios.

A pesquisa mostrou que o lactato aumenta no músculo e no sangue durante o exercício. Está em seu nível mais alto na exaustão ou logo após, o que levou à suposição de que o lactato fosse um produto residual. Além disso, também sabemos que o ácido láctico aparece em resposta à contração muscular e continua na ausência de oxigênio. Além disso, o lactato acumulado desaparece quando um suprimento adequado de oxigênio está presente nos tecidos.

Evidências recentes indicam que o lactato é um metabólito ativo, capaz de se mover entre células, tecidos e órgãos onde pode ser oxidado como combustível ou reconvertido para formar piruvato ou glicose. Parece agora que o aumento da produção e a concentração de lactato, como resultado de anoxia ou disóxia, são frequentemente a exceção, e não a regra. O lactato parece ser um transportador de energia; o transporte de lactato é, agora, objeto de muito debate. O produto final da glicólise é o ácido pirúvico. Acredita-se que a falta de oxigênio converta o piruvato em lactato. No entanto, a formação de lactato pode permitir que o metabolismo de carboidratos continue por meio da glicólise. Postula-se que o lactato seja transferido de seu local de produção no citosol para células vizinhas e para uma variedade de órgãos (p. ex., coração, fígado e rim), em que sua oxidação e metabolismo contínuo podem ocorrer.

O lactato também está sendo estudado como um pseudo-hormônio, pois parece regular o estado redox celular por meio de troca e conversão em piruvato e por meio de seus efeitos na proporção de dinucleotídio de nicotinamida adenina para dinucleotídio de nicotinamida adenina (reduzido) – a proporção NAD^+/NADH. É liberado na circulação sistêmica e absorvido pelos tecidos e órgãos distais, em que também afeta o estado redox dessas células. Outras evidências mostraram que afeta a regeneração da ferida com a promoção do aumento da deposição de colágeno e da neovascularização. O lactato também pode induzir vasodilatação e liberação de catecolaminas e estimular a oxidação de gorduras e carboidratos.

Os níveis de lactato no sangue são altamente dependentes do equilíbrio entre a produção e a eliminação da corrente sanguínea. O fígado é predominantemente responsável pela eliminação do lactato, e a doença hepática afeta os níveis de lactato. Acreditava-se que o lactato fosse produzido a partir de tecidos anaeróbicos, mas, atualmente, parece que vários leitos de tecidos que não estão passando por metabolismo anaeróbico produzem lactato quando sinalizam estresse.

No músculo canino, o lactato é produzido pelo exercício de intensidade moderada quando o suprimento de oxigênio é amplo. Um alto estímulo adrenérgico também causa aumento no lactato à medida que o corpo se prepara ou responde ao estresse. Um estudo com alpinistas do Monte Everest mostrou que a P_{O_2} em repouso no cume era de cerca de 28 mmHg e diminuiu ainda mais durante o exercício. O nível de lactato sanguíneo nesses alpinistas era essencialmente o mesmo que ao nível do mar, embora estivessem em estado de hipoxia.[18] Esses fatos nos levam a questionar o que acreditávamos saber sobre o lactato e seu verdadeiro papel.

Em seres humanos, o lactato pode ser o combustível preferido no cérebro e no coração; nesses tecidos, o lactato infundido é usado antes da glicose em repouso e durante o exercício. Por ser um poupador de glicose, o lactato permite que os níveis de glicose e glicogênio sejam mantidos. Além de o lactato ser preferido no cérebro, as evidências parecem indicar que o lactato é protetor para os tecidos cerebrais no TCE e atua como combustível durante o exercício para o cérebro.[19] O nível de lactato, seja um produto residual ou uma fonte de energia, parece significar sofrimento tecidual, seja por condições anaeróbicas ou outros fatores.[20] Em momentos de estresse, há liberação de epinefrina e outras catecolaminas, o que também causa liberação de lactato.

O déficit de base, uma medida do número de milimoles de base necessários para corrigir o pH de um litro de sangue total para 7,4, parece correlacionar-se bem ao nível de lactato, pelo menos nas primeiras 24 horas após um insulto fisiológico. Rutherford, em 1992, mostrou que um déficit de base de 8 estava associado a uma taxa de mortalidade de 25% em pacientes com mais de 55 anos sem traumatismo craniano ou em pacientes com menos de 55 anos com traumatismo craniano. Quando o déficit de base permanece elevado, a maioria dos médicos acredita que seja uma indicação de choque contínuo.[21]

Um problema com o déficit de base é que ele é comumente influenciado pelo cloreto de vários fluidos de reanimação, resultando em uma acidose hiperclorêmica sem intervalo. Em pacientes com insuficiência renal, o déficit de base também pode ser um mau preditor de desfecho; na fase aguda da insuficiência renal, o déficit de base menor que 6 mmol/ℓ está associado a um desfecho ruim.[22] Com o uso de solução salina hipertônica (SSH), que tem três a oito vezes a concentração de cloreto de sódio da solução salina normal, a acidose hiperclorêmica mostrou-se relativamente inofensiva. No entanto, quando a SSH é usada, o déficit de base deve ser interpretado com cautela.

Mecanismos compensatórios

Quando o choque ocorre, o fluxo sanguíneo é desviado dos tecidos menos críticos para os mais críticos. O mecanismo compensatório inicial em resposta à diminuição do volume intravascular é o aumento da atividade simpática. Tal aumento é mediado por receptores de pressão ou barorreceptores no arco aórtico, átrios e corpos carotídeos. A diminuição da pressão inibe a descarga parassimpática enquanto a norepinefrina e a epinefrina são liberadas e fazem com que os receptores adrenérgicos no miocárdio e no músculo liso vascular sejam ativados. A frequência cardíaca, a contratilidade e a resistência vascular periférica tornam-se aumentadas, resultando no aumento da PA. No entanto, os vários leitos de tecido não são afetados igualmente; o sangue é desviado de órgãos menos críticos (p. ex., pele, músculo esquelético e circulação esplâncnica) para órgãos mais críticos (p. ex., cérebro, fígado e rins).

O aparelho justaglomerular renal, em resposta à vasoconstrição e à diminuição do fluxo sanguíneo, produz a enzima renina, que leva à geração de angiotensina I. A enzima conversora de angiotensina localizada nas células endoteliais das artérias pulmonares converte a angiotensina I em angiotensina II. Por sua vez, a angiotensina II estimula um impulso simpático aumentado no nível do terminal do nervo por meio da liberação de hormônios da medula suprarrenal. Em resposta, a medula suprarrenal afeta o volume intravascular durante o choque, secretando hormônios catecolamínicos – epinefrina, norepinefrina e dopamina –, que são todos produzidos a partir de fenilalanina e tirosina. Eles são chamados de *catecolaminas* porque contêm um grupo catecol derivado do aminoácido tirosina. Acredita-se que a liberação de catecolaminas seja responsável pelo nível elevado de glicose no choque hemorrágico. Embora o papel da elevação da glicose no choque hemorrágico não seja totalmente compreendido, não parece afetar o resultado.[23]

O cortisol, também liberado a partir do córtex suprarrenal, desempenha papel importante no equilíbrio de fluidos. No córtex suprarrenal, a zona glomerular produz aldosterona em resposta à estimulação da angiotensina II. A aldosterona é um mineralocorticoide que modula a função renal aumentando a recuperação de sódio e a excreção de potássio. A angiotensina II também causa a reabsorção de sódio por ação direta nos túbulos renais. O sódio é o íon osmótico primário no corpo humano na regulação do equilíbrio hídrico, com a reabsorção de sódio levando à reabsorção de água, que posteriormente leva à expansão do volume intravascular em resposta ao choque. Um problema é que a liberação desses hormônios não é infinita; portanto, o suprimento pode se esgotar no estado de choque contínuo.

Essa regulação do estado do líquido intravascular ainda é afetada pelos barorreceptores carotídeos e pelos peptídios natriuréticos atriais. Os sinais são enviados para os núcleos supraópticos e paraventriculares no cérebro. O hormônio antidiurético (ADH) é liberado pela hipófise, causando retenção de água livre no nível renal. Simultaneamente, o volume é recrutado dos espaços extravascular e celular. O deslocamento da água ocorre à medida que as pressões hidrostáticas caem no compartimento intravascular. No nível capilar, as pressões hidrostáticas também são reduzidas porque os esfíncteres pré-capilares estão mais vasocontraídos que os esfíncteres pós-capilares.

Tríade letal

A tríade letal de acidose, hipotermia e coagulopatia é comum em pacientes reanimados que estão com hemorragia ou em choque por vários fatores. Nossa compreensão básica é que a perfusão tecidual inadequada resulta em acidose causada pela produção de lactato. No estado de choque, acredita-se que o suprimento de nutrientes às células fique inadequado, o que desencadeia a diminuição da principal molécula de armazenamento de energia do corpo, o trifosfato de adenosina (ATP). O corpo humano depende da produção de ATP para manter as temperaturas homeostáticas, como fazem todos os animais homeotérmicos (de sangue quente). Assim, se a produção de ATP for inadequada para manter a temperatura corporal, o corpo tenderá à temperatura ambiente. Para a maioria dos pacientes humanos, isso é 22°C, a temperatura dentro de hospitais típicos. A hipotermia e a acidose resultantes afetam a eficiência das enzimas, que funcionam melhor a 37°C e pH de 7,4. Para os cirurgiões, o problema fundamental com a hipotermia é que a cascata de coagulação depende de enzimas afetadas pela hipotermia. Se as enzimas não estiverem funcionando de maneira ideal devido à hipotermia, a coagulopatia piora, o que pode contribuir para o sangramento descontrolado de lesões ou da própria cirurgia. Sangramento adicional continua a alimentar a tríade. O método ideal para interromper o "círculo vicioso da morte" é conter o sangramento e as causas da hipotermia. Na maioria das situações comuns, a hipotermia não é gerada pela isquemia, mas é induzida por causa do uso de fluidos à temperatura ambiente ou produtos derivados de sangue refrigerados.

Acidose

A hemorragia desencadeia uma série de respostas. Durante a fase de reanimação, a tríade letal (acidose, hipotermia e coagulopatia) é frequente em pacientes com sangramento grave, provavelmente por causa de dois fatores principais. O primeiro é a diminuição da perfusão que causa acidose láctica e coagulopatia de consumo. O segundo fator é que a temperatura ambiente e os fluidos de grande volume levam ao agravamento da hipotermia e da coagulopatia diluicional, criando uma lesão de reanimação. Alguns acreditam que o estado acidótico não seja necessariamente indesejável porque o corpo tolera melhor a acidose do que a alcalose. O oxigênio é mais facilmente liberado da Hgb no ambiente acidótico. Os cientistas básicos que tentam preservar tecidos *ex vivo* descobriram que as células vivem mais em um ambiente acidótico. A correção da acidose com bicarbonato de sódio tem sido classicamente evitada por tratar-se de um valor ou sintoma laboratorial. O foco deve ser corrigir a causa da acidose. Tratar apenas o pH não mostrou nenhum benefício, mas pode levar à complacência. Também se argumenta que a injeção rápida de bicarbonato de sódio pode piorar a acidose intracelular pela difusão do CO_2 convertido nas células.

A melhor abordagem fundamental para a acidose metabólica do choque é tratar a causa subjacente do choque. No caso do cirurgião, isso se deve à perda de sangue ou tecido isquêmico. No entanto, alguns médicos acreditam que o tratamento do pH tenha vantagens porque as enzimas necessárias para a coagulação funcionam melhor em uma temperatura ideal e pH ideal. A coagulopatia pode contribuir para o sangramento descontrolado, por isso, alguns recomendam o tratamento da acidose com infusão de bicarbonato para pacientes em cenários terríveis. O tratamento da acidose com infusão de bicarbonato de sódio pode trazer benefícios de maneira não intencional e não reconhecida. A infusão rápida de bicarbonato geralmente é acompanhada pelo aumento da PA em pacientes hipotensos. Esse aumento geralmente é atribuído à correção do pH; no entanto, o bicarbonato de sódio nos quadros mais urgentes é administrado em ampolas. A ampola de 50 mℓ de bicarbonato de sódio tem 1 mEq/mℓ – em essência, semelhante a fornecer uma concentração hipertônica de sódio, que rapidamente atrai fluido para o espaço vascular. Dada a sua alta concentração de sódio, um bólus de 50 mℓ de bicarbonato de sódio tem resultados fisiológicos semelhantes a 325 mℓ de soro fisiológico ou 385 mℓ de solução RL. Essencialmente, é como dar pequenas doses de SSH. O bicarbonato de sódio aumenta rapidamente os níveis de CO_2 por sua conversão no fígado; portanto, se a ventilação minuto não for aumentada, pode resultar em acidose respiratória.

THAM (trometamina; tris[hidroximetil] aminometano) é um aminoálcool biologicamente inerte de baixa toxicidade que tampona CO_2 e ácidos. É isento de sódio e limita a produção de CO_2 no processo de tamponamento. A 37°C, o pK_a de THAM é de 7,8, tornando-o um tampão mais eficaz que o bicarbonato de sódio na faixa fisiológica do pH sanguíneo. *In vivo*, THAM complementa a capacidade de tamponamento do sistema de bicarbonato no sangue, gerando bicarbonato de sódio e diminuindo a pressão parcial de CO_2. Distribui-se rapidamente para o espaço extracelular e penetra lentamente no espaço intracelular, exceto no caso de eritrócitos e hepatócitos, e é excretado pelo rim. Ao contrário do bicarbonato de sódio, que requer um sistema aberto para eliminar o CO_2 para exercer seu efeito de tamponamento, THAM é eficaz em um sistema fechado ou semifechado e mantém sua capacidade de tamponamento durante a hipotermia. O acetato de THAM (0,3 M, pH 8,6) é bem tolerado, não causa irritação tecidual ou venosa e é a única formulação disponível nos EUA. THAM pode induzir depressão respiratória e hipoglicemia, o que pode exigir assistência ventilatória e administração de glicose.

A dose de carga inicial de acetato de THAM (0,3 M) para o tratamento da acidemia pode ser estimada da seguinte maneira:

THAM (em mililitros de solução 0,3 M) = peso corporal magro (em quilogramas) × déficit de base (em milimoles por litro)

A dose máxima diária é de 15 mmol/quilograma/dia para um adulto (3,5 ℓ de uma solução 0,3 M em um paciente pesando 70 kg). É indicado no tratamento da insuficiência respiratória (síndrome do desconforto respiratório agudo [SDRA] e síndrome do desconforto respiratório infantil) e tem sido associado ao uso de hipotermia e hipercapnia permissiva (hipoventilação controlada). Outras indicações são acidose diabética e renal, intoxicação por salicilatos e barbitúricos e aumento da pressão intracraniana (PIC) associada a TCE. É usado em soluções cardioplégicas e durante o transplante de fígado. Apesar desses atributos, não foi documentado clinicamente que THAM seja mais eficaz que o bicarbonato de sódio.

Hipotermia

A hipotermia pode ser benéfica e prejudicial. Um conhecimento fundamental da hipotermia é de vital importância no cuidado de pacientes cirúrgicos. Os aspectos benéficos da hipotermia são principalmente resultado da diminuição do metabolismo. Locais lesionados geralmente são resfriados, criando vasoconstrição e diminuindo a inflamação por meio da diminuição do metabolismo. Esse conceito de resfriamento para retardar o metabolismo também é a razão por trás do uso da hipotermia para diminuir a isquemia durante cirurgias cardíacas, transplantes e cirurgias pediátricas e neurológicas. Além disso, as extremidades amputadas são congeladas antes do reimplante. As vítimas de quase afogamento em água fria têm taxas de sobrevivência mais altas, graças à preservação do cérebro e de outros órgãos vitais. Atualmente, a Advanced Life Support Task Force do International Liaison Committee on Resuscitation recomenda o resfriamento (de 32°C a 34°C por 12 a 24 horas) de adultos inconscientes com circulação espontânea após parada cardíaca fora do hospital causada por fibrilação. A hipotermia induzida é muito diferente da hipotermia espontânea, que ocorre normalmente em virtude de choque, perfusão tecidual inadequada ou infusão de líquidos frios.

A hipotermia médica ou acidental é muito diferente da hipotermia associada ao traumatismo (Tabela 4.2). As taxas de sobrevivência após hipotermia acidental variam de cerca de 12 a 39%. A queda de temperatura média é de cerca de 30°C (intervalo, 13,7 a 35,0°C). A temperatura mais baixa registrada em um sobrevivente de hipotermia acidental (13,7°C) foi em uma esquiadora no extremo da Noruega; ela ficou presa sob o gelo e se recuperou totalmente neurologicamente.

Os dados em pacientes com hipotermia associada ao traumatismo diferem. A taxa de sobrevivência cai drasticamente com a temperatura central, atingindo 100% de mortalidade quando chega a 32°C

Tabela 4.2 Classificação da hipotermia.

	Traumatismo	Acidental
Leve	36 a 34°C	35 a 32°C
Moderada	34 a 32°C	32 a 28°C
Grave	< 32°C	< 28°C

em qualquer ponto – seja no pronto-socorro, na sala de cirurgia ou na unidade de terapia intensiva (UTI). Em pacientes com traumatismo, a hipotermia ocorre em virtude do choque e acredita-se seja responsável por perpetuar a hemorragia descontrolada devido à coagulopatia associada. Pacientes traumatizados com temperatura central pós-operatória abaixo de 35°C apresentam um aumento de quatro vezes na mortalidade; abaixo de 33°C, há aumento de sete vezes na taxa de mortalidade. Pacientes com traumatismo hipotérmico tendem a estar mais gravemente feridos, a ser mais velhos e apresentar maior perda de sangue, o que exige maior número de transfusões.[24]

Surpreendentemente, em um estudo usando o National Trauma Data Base, Shafi et al. mostraram que a hipotermia e seu mau prognóstico associado não estava relacionada ao estado de choque. Anteriormente, acreditava-se que uma temperatura central abaixo de 32°C fosse uniformemente fatal em pacientes com traumatismo que também apresentavam dano adicional associado à lesão tecidual e sangramento. No entanto, um pequeno número de pacientes de traumatismo sobreviveu, apesar de uma temperatura central registrada abaixo de 32°C. Beilman et al. demonstraram que a hipotermia estava associada a lesões mais graves, sangramento e maior taxa de disfunção de múltiplos órgãos na UTI, mas não à morte na sua análise multivariada.[25]

Para compreender a hipotermia, temos que lembrar que os humanos são animais homeotérmicos (de sangue quente), em contraste com animais pecilotérmicos (de sangue frio), como cobras e peixes. Para manter temperatura corporal de 37°C, nosso hipotálamo usa uma variedade de mecanismos para controlar rigidamente a temperatura corporal central. Usamos o oxigênio como ingrediente-chave ou combustível para gerar calor nas mitocôndrias na forma de ATP. Quando a produção de ATP está abaixo de seu limite mais baixo, um dos efeitos adversos é a redução da temperatura corporal para a temperatura ambiente, que normalmente é menor que a temperatura corporal central. Em contraste, durante o exercício, usamos mais oxigênio, pois mais ATP é necessário e produzimos excesso de calor. Na tentativa de modular a temperatura central, começamos a transpirar para usar as propriedades de resfriamento da evaporação.

A hipotermia, embora potencialmente benéfica, é prejudicial em pacientes traumatizados, principalmente por causar coagulopatia. O frio afeta a cascata de coagulação, diminuindo a atividade enzimática, aumentando a atividade fibrinolítica e causando disfunção plaquetária. As plaquetas são afetadas pela inibição da produção de tromboxano B_2, o que resulta na diminuição da agregação. Uma substância semelhante à heparina é liberada, causando síndrome semelhante à coagulação intravascular difusa. O fator Hageman e a tromboplastina são algumas das enzimas mais afetadas. Mesmo uma queda na temperatura central de apenas alguns graus resulta em 40% de ineficiência de algumas das enzimas.

O calor afeta tanto a cascata de coagulação que, quando o sangue é coletado em pacientes hipotérmicos e enviado ao laboratório, a amostra é aquecida a 37°C, porque mesmo 1 ou 2 graus a menos atrasam a coagulação e tornam os resultados dos exames imprecisos. Sendo assim, em um paciente hipotérmico e com coagulopatia, se o perfil da coagulação obtido a partir do laboratório apresenta uma anormalidade, o resultado representa o nível de coagulopatia, como se o paciente (e não apenas a amostra) tivesse sido aquecido a 37°C. Portanto, um paciente hipotérmico tem sempre ainda mais coagulopatia que o indicado pelo perfil de coagulação. Um perfil normal de coagulação não necessariamente representa o que está acontecendo no corpo.

O calor é medido em calorias. Uma caloria é a quantidade de energia necessária para elevar a temperatura de 1 mℓ de água (que tem, por definição, um calor específico de 1,0). É preciso 1 kcal para aumentar a temperatura de 1 ℓ de água em 1°C. Se um homem médio (peso de 75 kg) consistisse em água pura, seriam necessárias 75 kcal para aumentar sua temperatura em 1°C. No entanto, os seres humanos não são feitos puramente de água, e o sangue tem um coeficiente de calor específico de 0,87. Assim, o corpo humano, como um todo, tem um coeficiente de calor específico de 0,83. Portanto, na verdade, são necessárias 62,25 kcal (75 kg × 0,83) para aumentar a temperatura corporal em 1°C. Se um paciente perdesse 62,25 kcal, a temperatura corporal cairia 1°C. Esta ciência básica é importante na escolha de métodos para reter calor ou para tratar hipotermia ou hipertermia. Isso permite que a eficiência de um método seja comparada com outra.

A geração de calor metabólico basal normal é de cerca de 70 kcal/hora. Calafrios podem aumentá-la para 250 kcal/h. O calor é transferido para e a partir do corpo por contato ou condução (como em uma frigideira ou *Jacuzzi*), ar ou convecção (como em um forno ou sauna), radiação e evaporação. A convecção é uma maneira extremamente ineficiente de transferir calor, pois as moléculas de ar estão muito distantes em comparação com líquidos e sólidos. A condução e a radiação são as formas mais eficientes de transferir calor. No entanto, o aquecimento do paciente com radiação é repleto de inconsistências e desafios técnicos e, portanto, é difícil de aplicar clinicamente, por isso, nos resta a condução para transferir energia de modo eficiente.

O aquecimento ou resfriamento por meio da manipulação da temperatura dos fluidos IV é útil, pois usam a condução para transferir calor. Embora os fluidos IV possam ser aquecidos, a Food and Drug Administration (FDA) permite que os aquecedores de fluidos sejam ajustados a um máximo de 40°C. Portanto, o diferencial entre um paciente por traumatismo de resfriamento (34°C) e do fluido aquecido é de apenas 6°C. Assim, 1 ℓ de fluido aquecido pode transferir apenas 6 kcal para o paciente. Conforme calculado anteriormente, são necessárias cerca de 62 kcal para aumentar a temperatura central em 1°C. Portanto, precisamos de 10,4 ℓ de fluidos aquecidos para elevar a temperatura central de 1°C para 35°C. Uma vez alcançado isso, a diferença agora é de apenas 5°C entre o paciente e o fluido aquecido, de modo que são necessários 12,5 ℓ de fluidos aquecidos para elevar o paciente de 35°C para 36°C. Um paciente resfriado a 32°C precisa receber 311 kcal (75 kg × 0,83) para ser aquecido a 37°C. Observe que um litro de fluido deve ser administrado na taxa mais alta possível, porque, se a taxa de infusão for lenta, ele esfria até a temperatura ambiente, pois o acesso IV está exposto à temperatura ambiente. Para evitar o resfriamento do acesso IV, devem ser usados dispositivos que aqueçam os fluidos até o ponto de inserção no corpo.

É difícil realizar o aquecimento de pacientes por infusão de fluidos aquecidos, mas os aquecedores de fluidos ainda são extremamente importantes; a principal razão para aquecer os fluidos é evitar que os pacientes sejam resfriados ainda mais. Os fluidos frios podem resfriar os pacientes rapidamente. Os fluidos que normalmente são infundidos estão em temperatura ambiente (22°C) ou 4°C se os fluidos forem refrigerados. A temperatura interna de um refrigerador é de 4°C, e os PRBCs são armazenados neles. Portanto, são necessários 5 ℓ de um fluido a 22°C ou 2 ℓ de hemoderivados frios para resfriar um paciente em 1°C. Dessa maneira, a principal razão para o uso de aquecedores de fluido não é necessariamente aquecer os pacientes, mas evitar resfriá-los durante a reanimação.

As técnicas de reaquecimento são classificadas como passivas ou ativas. O aquecimento ativo é ainda classificado como externo ou interno (Tabela 4.3). O aquecimento passivo envolve a *prevenção* da perda de calor. Um exemplo de aquecimento passivo é secar o paciente para minimizar o resfriamento por evaporação, fornecer

Tabela 4.3 Classificação das técnicas de aquecimento.		
Passiva	**Ativa externa**	**Ativa interna**
Secagem do paciente	Bair Hugger™	Fluidos aquecidos
Fluidos aquecidos	Aquecedores aquecidos	Ventilador aquecido
Cobertores e lençóis aquecidos	Luminárias	Lavagem da cavidade, tubo torácico, abdome, bexiga
Protetores para cabeça	Aquecedores radiantes	Reaquecimento arterial ou venoso contínuo
Aquecimento do quarto	Leito Clinitron®	*Bypass* completo ou parcial

fluidos quentes para evitar o resfriamento ou cobrir o paciente para que a temperatura do ar ambiente imediatamente ao redor dele possa ser maior que a temperatura ambiente. Cobrir a cabeça do paciente ajuda a reduzir uma tremenda quantidade de perda de calor. É preferível usar coberturas revestidas de alumínio para cabeça; elas refletem de volta o calor que normalmente é perdido através do couro cabeludo. O aquecimento do quarto, tecnicamente, ajuda a reduzir o gradiente de perda de calor, mas a equipe cirúrgica geralmente não consegue trabalhar em uma sala umidificada de 37°C. A prevenção da perda de calor por evaporação também inclui o fechamento de uma cavidade corporal aberta, como o tórax ou o abdome. A maneira mais importante de prevenir a perda de calor é tratar o choque hemorrágico controlando o sangramento. Uma vez que o choque tenha sido tratado, o metabolismo aquecerá o paciente a partir de seu núcleo. Este ponto não pode ser subestimado.

O aquecimento ativo é o ato de transferir calorias para o paciente, seja externamente através da pele ou internamente. A pele e a gordura são projetadas para serem altamente eficientes na prevenção da transferência de calor. Considerando que a gordura é isolante contra a perda de calor, também é a razão pela qual a transferência de calor através da pele é difícil. O aquecimento externo ativo é, portanto, ineficiente em virtude do nosso isolamento inato em comparação com o aquecimento interno. O primeiro e mais importante passo para o reaquecimento ativo é remover qualquer roupa molhada ou roupa de cama que esteja presente e secar o paciente antes de iniciar qualquer técnica de aquecimento ativo. Sem essa etapa, a eficiência de todos os métodos cairá drasticamente, e a importância dessa etapa não pode ser exagerada. O aquecimento ativo externo com ar forçado aquecido, como a terapia de gerenciamento de temperatura Bair Hugger™ (Arizant Healthcare Inc., Eden Prairie, MN), é tecnicamente classificado como aquecimento ativo, mas como o ar é um meio terrivelmente ineficiente, poucas calorias são fornecidas aos pacientes. O aquecimento forçado de ar só aumenta a temperatura ambiente do paciente, mas pode, na verdade, a princípio, resfriar o paciente, pois aumenta a perda de calor por evaporação se ele estiver molhado de sangue, fluidos, roupas ou suor. O aquecimento da pele pode ser bom para o paciente e para o cirurgião, mas, na verdade, diminui os tremores (um método altamente eficiente de aquecimento interno que engana a entrada do nervo termorregulador na pele). Como o aquecimento com ar forçado usa convecção, a quantidade real de aquecimento ativo é estimada em apenas 10 kcal/h.

O aquecimento externo ativo é realizado com mais eficiência colocando-se os pacientes em colchões de aquecimento, que usam a condução para transferir calor. Estão disponíveis camas que podem aquecer os pacientes mais rapidamente, como a cama Clinitron® (Hill-Rom, Batesville, IN), que usa camadas fluidas de ar aquecido. Esses leitos não são práticos na sala de cirurgia, mas são aplicáveis na UTI. Outra opção é o uso de almofadas de aquecimento, que utilizam água aquecida para troca de calor por contracorrente. Elas podem ser colocadas sob o paciente durante a cirurgia e podem ser eficazes para minimizar a hipotermia leve. O número de quilocalorias por hora depende da extensão da dilatação ou vasoconstrição dos vasos sanguíneos na pele. Esse sistema de troca de calor por contracorrente também pode ser usado para resfriar o paciente, se necessário.

O melhor método para aquecer os pacientes é fornecer calorias internamente (Tabela 4.4). Aquecer o ar usado para ventiladores é tecnicamente uma forma de aquecimento ativo interno, mas, novamente, é um método ineficiente, pois transfere calor por convecção. A área de superfície dos pulmões é enorme, mas a energia é transferida principalmente por meio de gotículas de água umidificadas, principalmente por convecção e não por condução. A quantidade de calor transferida através do ar umidificado aquecido também é mínima em comparação com os métodos que usam a condução. Um método pelo qual isso pode ser realizado é a lavagem com fluidos aquecidos das cavidades do corpo por meio de sondas nasogástricas, cateteres de Foley, drenos torácicos ou lavagem da cavidade peritoneal. Se a lavagem gástrica for desejada, um método é a lavagem contínua com infusão de fluidos aquecidos através da porta do sifão enquanto o fluido é aspirado para fora através do tubo principal. Instrumentos para aquecer a mão através da condução são muito promissores, mas ainda não estão disponíveis.

Um método que pode reaquecer ativamente um paciente e, também, auxiliar no tratamento do choque é a oxigenação por membrana extracorpórea (ECMO). Com a ECMO, o sangue do paciente é bombeado através de um pulmão artificial, e depois retorna à corrente sanguínea, o que pode apoiar um sistema pulmonar ou cardíaco ineficiente. Junto com a oxigenação no pulmão artificial, o sangue também pode ser aquecido e depois devolvido ao paciente. A literatura recente também se mostra promissora em relação ao uso da ECMO para reaquecimento após hipotermia acidental por meio de relatos de casos e análise de custo-benefício.[26,27] A circulação extracorpórea também pode ser usada, pois fornece sangue aquecido a uma taxa de mais de 5 ℓ/min para cada parte no corpo em que existem capilares. Se a circulação extracorpórea completa não estiver disponível ou não for desejável, as alternativas incluem o reaquecimento venoso ou arterial contínuo. O reaquecimento venovenoso também pode ser realizado usando a bomba de cilindro de uma máquina de diálise (a qual está disponível com mais frequência para o cirurgião médio). Um estudo prospectivo mostrou que o reaquecimento arteriovenoso é altamente eficaz. Ele pode aquecer os pacientes a 37°C em

Tabela 4.4 Calorias distribuídas pelo aquecimento ativo.	
Método	**kcal/h**
Via respiratória da ventilação	9
Aquecedores radiantes sobre a cabeça	17
Cobertores aquecidos	20
Aquecedores convectivos	15 a 26
Lavagens da cavidade corporal	35
Reaquecimento arteriovenoso contínuo	92 a 140
Circulação extracorpórea	710

cerca de 39 minutos, em comparação com um tempo médio de aquecimento de 3,2 horas com técnicas-padrão. Cateteres especiais de aquecimento arterial Gentilello são inseridos na artéria femoral, e um segundo acesso é inserido na veia femoral oposta. A pressão da artéria produz fluxo, que é então direcionado para um fluido mais quente e retorna para a veia. Esse método depende muito da PA do paciente, pois o fluxo está diretamente relacionado à PA. Existem também cateteres de acesso central disponíveis comercialmente que aquecem diretamente o sangue; um sistema de troca por contracorrente aquece a ponta do cateter com fluidos aquecidos e, à medida que o sangue passa por esse cateter aquecido, o calor é transferido diretamente.

Ao longo das últimas décadas, com as mudanças nos métodos de reanimação, a incidência de hipotermia diminuiu. A coagulopatia por diluição também ocorre com menos frequência, pois o volume de cristaloides foi minimizado, e foi dada atenção especial para garantir que todos os fluidos de reanimação e sangue sejam aquecidos antes da infusão.

Coagulopatia

A coagulopatia em pacientes cirúrgicos é multifatorial. Além da acidose e da hipotermia, a outra causa comum de coagulopatia é a diminuição dos fatores de coagulação. Essa diminuição pode ser causada pelo consumo (da tentativa inata de interromper o sangramento), pela diluição (de fluidos infundidos desprovidos de fatores de coagulação) e fatores genéticos (hemofilia).

A coagulopatia, muitas vezes, precisa ser corrigida. Os exames mais usados para coagulopatia são o tempo de protrombina, o tempo de tromboplastina parcial e a razão normalizada internacional. No entanto, esses testes têm se mostrado imprecisos na detecção de coagulopatia em pacientes cirúrgicos. Uma das principais razões é que a coagulopatia é um estado dinâmico que evolui ao longo de diferentes estágios de hipocoagulabilidade, hipercoagulabilidade e fibrinólise. Os testes tradicionais de coagulação do sangue não apresentam a capacidade de detectar a evolução da coagulopatia ao longo desses estágios, pois apenas retratam o estado de coagulação em um recorte no tempo. Além disso, os testes tradicionais são realizados em pH e temperatura normais, não consideram os efeitos da hipotermia e da acidose na coagulação. Esses testes tradicionais também são realizados no soro e não no sangue total, e não apresentam a capacidade de medir a interação dos fatores de coagulação com as plaquetas.

Mais recentemente, a tromboelastografia (TEG) e a tromboelastometria rotacional surgiram como medidas dinâmicas de coagulação que fornecem uma medida mais sensível e fidedigna das alterações de coagulação observadas em pacientes cirúrgicos. TEG e tromboelastometria baseiam-se em princípios semelhantes aos da detecção da força do coágulo, que é o produto final da cascata de coagulação. Elas também são realizadas em sangue total, portanto, consideram a interação funcional dos fatores de coagulação e plaquetas.

Os parâmetros da TEG incluem tempo de reação (tempo R), ângulo alfa (α) e a amplitude máxima (AM). O tempo R reflete o tempo latente até o início da formação de fibrina. Um aumento nesse tempo pode decorrer da deficiência de um fator ou da diminuição da sua atividade, enquanto uma diminuição no tempo R reflete um estado de hipercoagulabilidade. A inclinação do ângulo α reflete a taxa de formação de fibrina e reticulação; um ângulo mais agudo indica aumento na formação de fibrina e um ângulo mais plano indica uma formação mais lenta. A medida da força do coágulo é a AM, que reflete a elasticidade do coágulo. O valor de AM é uma medida da força da interação de fatores de coagulação, fibrina e plaquetas. Defeitos qualitativos ou quantitativos em qualquer um destes resultariam em AM diminuída. A TEG fornece a capacidade adicional de medir o braço fibrinolítico da cascata de coagulação. Os índices LY30 e LY60 fornecem uma medida da taxa de fibrinólise calculando a diminuição da força do coágulo em 30 e 60 minutos, respectivamente. Um grande índice de lise reflete fibrinólise rápida e pode ajudar a orientar o uso de terapia antifibrinolítica, que demonstrou reduzir a mortalidade se usada dentro de 3 horas após a lesão, nesses pacientes. Os componentes de uma TEG podem ajudar a orientar o tratamento de um paciente com hemorragia, pois podem fornecer ao cirurgião informações sobre qual parte da cascata de coagulação está defeituosa. Esses testes são usados rotineiramente em cirurgia cardíaca e estão se tornando mais populares em cirurgias de traumatismo e transplante de fígado na forma de testes no local de atendimento, mas não estão amplamente disponíveis na maioria dos hospitais (Figura 4.7).

Os métodos para definir e tratar a coagulopatia ainda são variados. Conforme discutido anteriormente, interromper a tríade letal é o passo mais importante para interromper o ciclo vicioso da hemorragia. O concentrado de complexo de protrombina (CCP) tornou-se popular para o tratamento da coagulopatia cirúrgica. O CCP, na verdade, tem muitos fatores (fatores II, VII, IX, X), incluindo quantidades variáveis de fator VIIa, dependendo da marca do CCP usado. Para pacientes em uso de varfarina, o CCP é o tratamento de escolha recomendado, pois esse tratamento substitui os fatores perdidos com a varfarina. Isso é particularmente benéfico em pacientes idosos com TCE, nos quais o tratamento com plasma fresco congelado (PFC) pode ser potencialmente um problema se o paciente tiver como comorbidade uma doença cardíaca, podendo induzir insuficiência cardíaca por sobrecarga de volume. O benefício adicional do uso do CCP é que o tempo para reversão da coagulopatia é menor do que quando o PFC é usado. O uso de terapia com componentes sanguíneos é fundamental no tratamento da coagulopatia (ver adiante, em "Evolução da reanimação moderna"). O CCP tem sido estudado em pacientes traumatizados com risco de hemorragia com resultados promissores, mas os estudos não são randomizados e requerem confirmação adicional.[28] Se houvesse um medicamento que parasse ou reduzisse o sangramento, tratasse a coagulopatia com baixo custo e não causasse sérias complicações, seria uma contribuição marcante para a medicina. Novamente, o problema é que as medicações atuais têm alto custo, e os eventos adversos da administração de tal medicamento ainda não são totalmente conhecidos.

Outro alvo da cascata de coagulação para medicamentos é a modulação das vias fibrinolíticas. O ácido tranexâmico (TXA) é um análogo sintético do aminoácido lisina e é um medicamento antifibrinolítico que inibe competitivamente a ativação do plasminogênio em plasmina. Evita a degradação da fibrina, que é uma proteína que forma a estrutura dos coágulos sanguíneos. O TXA exibe cerca de oito vezes a atividade antifibrinolítica de

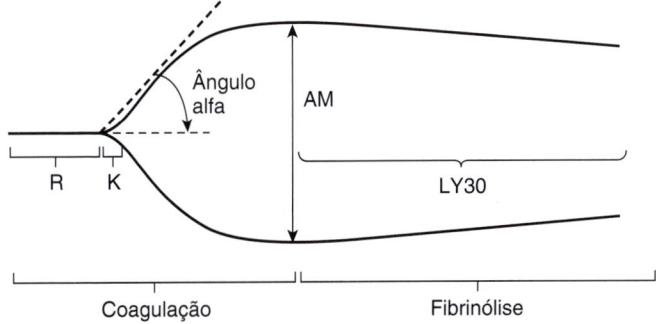

Figura 4.7 Avaliação da coagulação e da fibrinólise.

um análogo mais antigo, o ácido ε-aminocaproico. É usado para tratar ou prevenir a perda excessiva de sangue durante procedimentos cirúrgicos cardíacos, hepáticos, vasculares e ortopédicos. Parece que o TXA tópico é eficaz e seguro após cirurgia de artroplastia total de joelho e quadril, juntamente com sangramento da mucosa orofaríngea em pacientes trombocitopênicos, reduzindo a hemorragia e a necessidade de transfusões de sangue. Estudos mostraram resultados semelhantes em crianças submetidas a cirurgias craniofaciais, cirurgias de coluna e outras. É usado até mesmo para sangramento menstrual intenso na forma de comprimido oral e, na odontologia, como um colutório de 5%. Tem sido recomendado para uso no traumatismo. Parece ser eficaz na redução de novos sangramentos no quadro de hemorragia intracraniana espontânea. Um pequeno estudo duplo-cego, placebo-controlado e randomizado de 238 pacientes mostrou redução na progressão do sangramento intracraniano após o traumatismo, mas, devido ao pequeno tamanho da amostra, não foi estatisticamente significativa. O TXA é usado para tratar a fibrinólise primária, que é parte integrante da patogênese da coagulopatia aguda do traumatismo.

O ensaio Clinical Randomization of an Antifibrinolytic in Significant Hemorrhage (CRASH-2), um estudo multicêntrico randomizado controlado civil de 20.211 pacientes, mostrou que o TXA reduziu a mortalidade por todas as causas *versus* placebo (14,5% *versus* 16,0%).[29] O sangue fornece oxigênio por meio das hemácias, que contêm Hgb. O risco de morte por sangramento também foi reduzido (4,9% *versus* 5,7%). O CRASH-2 também sugeriu que o TXA era menos eficaz e poderia até ser prejudicial se o tratamento demorasse mais de 3 horas após a admissão. Isso foi confirmado no estudo retrospectivo Military Application of Tranexamic Acid in Trauma Emergency Resuscitation (MATTER) e rapidamente incorporado às diretrizes de prática militar e, posteriormente, para civis em todo o mundo.[30] O estudo PED-TRAX demonstrou que, em crianças tratadas em um hospital militar no Afeganistão, a administração de TXA em 66 das 766 crianças foi independentemente associada à diminuição da mortalidade e a melhores resultados neurológicos e pulmonares. Embora o estudo CRASH-2 tenha sido um estudo randomizado com placebo, os críticos do estudo apontam que ele foi realizado em 270 hospitais de 40 países, e o grande tamanho da amostra pode resultar em erro beta 1, indicando que o estudo foi estatisticamente significativo devido ao grande número de pacientes no estudo, mas as pequenas diferenças no resultado podem não ser necessariamente clinicamente relevantes. A redução do risco absoluto foi de aproximadamente 1,5% com um número estimado necessário para tratar de 68. Atualmente, está sendo conduzido o ensaio CRASH-3 para avaliar o efeito do TXA no risco de morte ou incapacidade em pacientes com TCE. A chave será a dosagem, o tempo e a seleção do paciente. O fármaco é atrativo porque é barato (US$ 5,70 por dose) e fácil de usar, com efeitos adversos aparentemente mínimos.

Perfusão de oxigênio

A definição de choque é perfusão tecidual inadequada, mas muitos médicos a simplificaram incorretamente para oxigenação tecidual inadequada. Muito do que sabemos sobre fornecimento e consumo de oxigênio começou com um fisiologista chamado Archibald V. Hill. Ele era um corredor ávido que mediu o consumo de oxigênio de quatro corredores correndo em uma pista de grama de 88 m (Figura 4.8). No processo de seu trabalho, Hill definiu os termos *consumo máximo O_2, necessidade de O_2* e *débito de O_2*. Ele é conhecido principalmente por seu trabalho com Otto Meyerhof, que desvendou a distinção entre metabolismo aeróbico e anaeróbico, pelo qual eles receberam o Prêmio Nobel em 1922.

O sangue fornece oxigênio pelas hemácias, que contêm Hgb. O cálculo simples do fornecimento de oxigênio (D_{O_2}) é o débito cardíaco (DC) multiplicado pelo conteúdo de oxigênio transportado pelo volume de sangue (Ca_{O_2}):

$$D_{O_2} = DC \times Ca_{O_2}$$

Uma molécula de Hgb média transporta 1,34 mℓ de oxigênio por grama, dependendo da saturação de oxigênio da Hgb arterial (Sa_{O_2}) da hemácia. Além disso, uma pequena quantidade de oxigênio é dissolvida no plasma. O valor é calculado multiplicando a constante de solubilidade 0,003 vez a pressão parcial de oxigênio no sangue arterial (Pa_{O_2}). O Ca_{O_2} do sangue arterial é calculado da seguinte forma:

$$Ca_{O_2} = (1,34 \times Hgb \times Sa_{O_2}) + (0,003 \times Pa_{O_2})$$

Em que a Hgb está em gramas por decilitro. O DC é a frequência cardíaca multiplicada pelo volume sistólico. Em um estado normal, o volume sistólico pode estar aumentado, desviando o sangue de um leito tecidual para a vasculatura central, mas a maior parte da mudança no DC deve-se ao aumento da frequência cardíaca. Nos estados de hemorragia e reanimação, o volume sistólico é afetado pela infusão de fluidos. Conforme o volume sanguíneo diminui, afeta o volume sistólico e é compensado pelo aumento na frequência cardíaca. O consumo de oxigênio (V_{O_2}) pelas células é calculado subtraindo o conteúdo de oxigênio no sistema venoso (Cv_{O_2}) do conteúdo de oxigênio liberado no sangue arterial (Ca_{O_2}):

$$V_{O_2} = DC \times (Ca_{O_2} - Cv_{O_2})$$

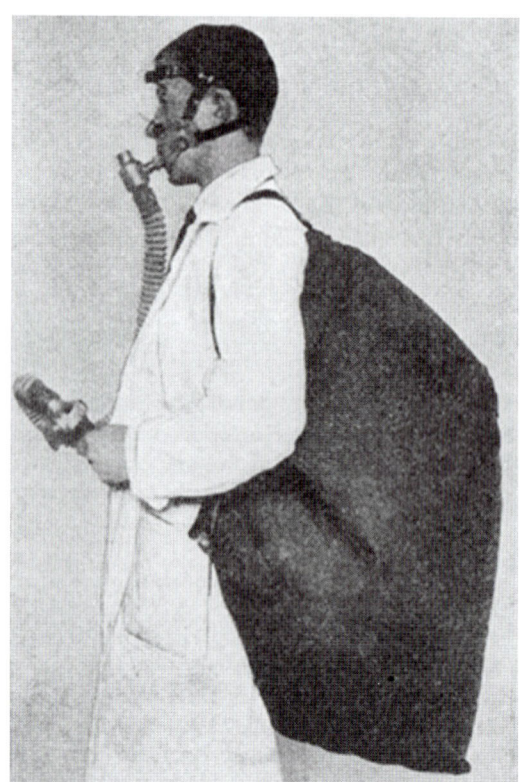

Figura 4.8 Bolsa com tubo lateral, baixa, localizada no lado esquerdo, para uso durante a corrida. A torneira é carregada pela mão esquerda. (De Hill AV, Lupton H. Muscular exercise, lactic acid, and the supply and utilization of oxygen. *Q J Med.* 1923;16:135-171.)

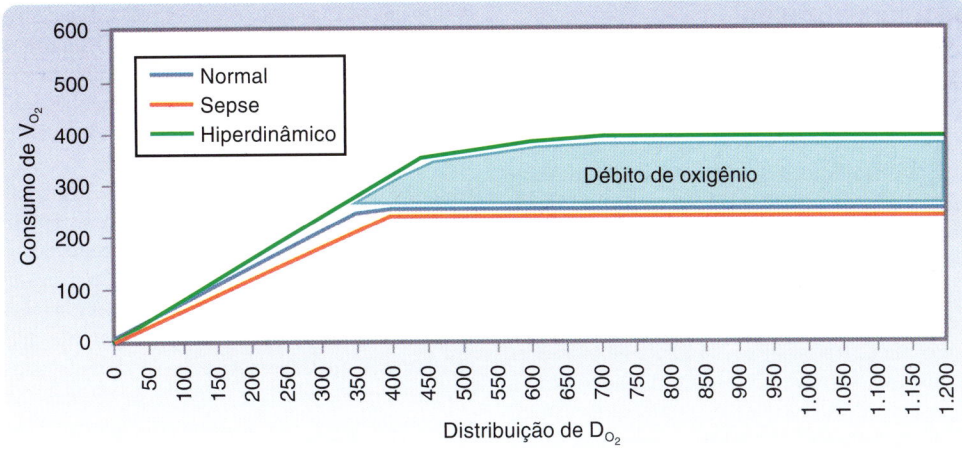

Figura 4.9 Liberação de oxigênio (D_{O_2}) e consumo (V_{O_2}). Durante os estados normais, o fornecimento de oxigênio é de aproximadamente 1.000 mℓ/min de O_2. O consumo de oxigênio em estado normal é de 25% da distribuição e aproximadamente 250 mℓ/min. No fornecimento de oxigênio muito baixo, acredita-se que o consumo seja dependente da distribuição e ocorra no choque. Há débito de oxigênio durante o choque e durante a recuperação, e há um estágio hiperdinâmico durante o qual o sistema circulatório compensa seu débito de oxigênio.

Após simplificar os termos e converter as unidades, o resultado é o seguinte:

$$V_{O_2} = DC \times 1{,}34 \times Hgb \times (Sa_{O_2} - Sv_{O_2})$$

O método mais convencional de amostragem do teor venoso de oxigênio é a coleta de sangue da porta mais distal de um cateter de artéria pulmonar. A amostra é retirada da artéria pulmonar porque o sangue venoso é misturado lá de todas as partes do corpo. O conteúdo de oxigênio na veia cava inferior geralmente é maior do que na veia cava superior ou na veia cava, que é maior do que no seio coronário. A amostra venosa mista média é 75% saturada, portanto, acredita-se que o consumo de oxigênio seja, em média, 25% do oxigênio fornecido (Figura 4.9). Assim, teleologicamente, há ampla reserva de oxigênio fornecida.

Com os avanços tecnológicos, atualmente, estão disponíveis cateteres que podem medir continuamente a saturação venosa na artéria pulmonar. Eles usam tecnologia semelhante ao oxímetro de pulso instalado na extremidade de um cateter de artéria pulmonar, que usa ondas de luz próximas ao infravermelho (NIR, do inglês *near-infrared*) para medir o estado de saturação de oxigênio da Hgb. Esses cateteres modernos também podem calcular o DC continuamente. No passado, o DC era inferido medindo-se a taxa de mudança de temperatura no coração na extremidade distal de um cateter de artéria pulmonar, infundindo-se um volume padrão de água gelada ou em temperatura ambiente na porta proximal e medindo-se a alteração de temperatura. Nos últimos anos, os cateteres de artéria pulmonar não têm sido comumente usados. A oxigenação venosa ainda pode ser medida a partir de acessos centrais, mas essas avaliações não são mais de natureza venosa mista.

O DC e o fornecimento de oxigênio também são afetados pelo volume diastólico final do ventrículo esquerdo. Conforme descrito por Starling, em 1915, o DC aumenta quando as fibras ventriculares aumentam de comprimento. Existe um ponto de enchimento máximo, a partir do qual o DC não aumenta mais (Figura 4.10). O volume diastólico final do ventrículo esquerdo (VDVE) pode ser inferido usando um cateter na artéria pulmonar e medindo a pressão encunhada, que representa a pré-carga. Isso reflete a pressão no ventrículo esquerdo porque os vasos da artéria pulmonar para o ventrículo esquerdo não têm válvulas. Abordagens alternativas podem ajudar a otimizar o

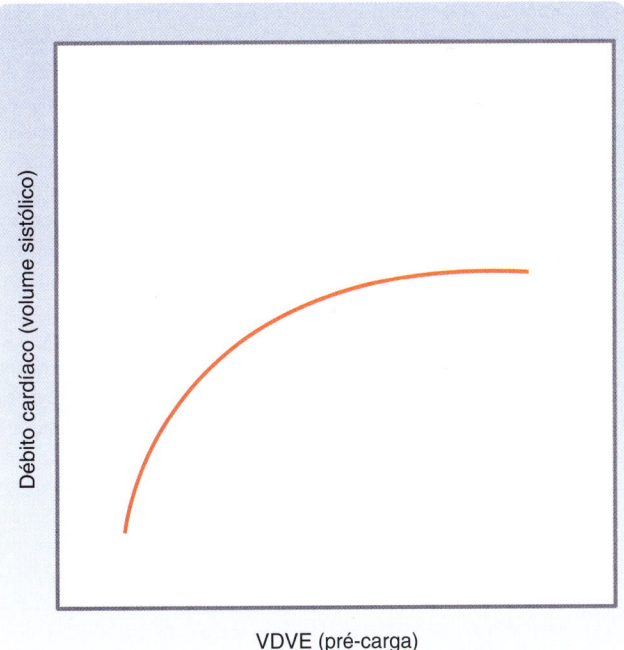

Figura 4.10 Curva de Starling. À medida que a pressão diastólica final do ventrículo esquerdo (*VDVE*) aumenta, as fibras do músculo cardíaco são alongadas, resultando em aumento da contração e aumento do débito cardíaco. Isso ocorre até certo ponto, no qual aumentos de volume e comprimento não resultam em aumentos no débito cardíaco.

volume de enchimento no ventrículo esquerdo. Cateteres de artéria pulmonar para cálculo do volume diastólico final do ventrículo direito estão disponíveis, mas raramente são usados. A ecocardiografia com sondas transtorácicas ou esofágicas pode estimar diretamente os volumes de enchimento no coração. No entanto, variações de volume e o tamanho do coração podem distorcer os resultados. O tamanho do coração também é afetado por condições médicas que podem exercer estresse e dilatar o coração. A interpretação do tamanho do coração e dos dados de reanimação adequados é, portanto, subjetiva.

Otimização (supernormalização)

Durante o fim da década de 1980, os cuidados cirúrgicos intensivos evoluíram para uma especialidade, concentrando-se fortemente no suporte do ventilador e na otimização do fornecimento de oxigênio aos tecidos. Um dos pioneiros dos cuidados intensivos cirúrgicos modernos, William Shoemaker, teorizou que, durante o choque, por causa da falta de fornecimento de oxigênio, havia metabolismo anaeróbico e um débito de oxigênio que precisava ser compensado. Ele demonstrou que, após a reposição de volume, se o fornecimento de oxigênio aumentasse, o consumo também aumentaria – até certo ponto, quando um aumento adicional no fornecimento de oxigênio não resultasse em aumento do consumo. Esse aumento do consumo de oxigênio foi interpretado como o processo de compensação do débito de oxigênio que ocorreu durante a isquemia em todo o corpo. Descobriu-se que os pacientes em choque apresentavam um estágio hiperdinâmico, no qual o fornecimento de oxigênio elevado resultava no consumo elevado. A suposição era de que o consumo aumentado restabelecesse o débito de oxigênio que o corpo sofrera.

Shoemaker popularizou o conceito de otimização ou supernormalização do fornecimento de oxigênio, o que significa que o fornecimento de oxigênio é maximizado ou aumentado até que seu consumo não aumente mais, mas se estabilize (independência de fluxo). O processo de otimização envolve a administração de um bólus rápido de fluido e a confirmação de que ele aumenta a pressão encunhada da artéria pulmonar. Como a resposta à infusão de fluidos era dinâmica, o processo de infusão precisava ocorrer em um curto período, como 20 minutos. No caso de levar mais tempo, as alterações no espaço vascular, especificamente o coração, poderiam ter sido causadas por outras variáveis além dos fluidos utilizados. Além disso, se a resposta não fosse medida imediatamente após a infusão, era sabido que os efeitos da infusão degradavam rapidamente à medida que os fluidos saíam do espaço vascular. A pressão encunhada e o DC devem ser medidos minutos antes da infusão de fluidos para determinar se é eficiente. Se o DC cresce com o aumento da pressão encunhada, assume-se que o fornecimento de oxigênio aumenta. Pela amostragem do conteúdo de oxigênio venoso central na medição do DC, os médicos podem determinar se o consumo de oxigênio também aumenta. Esse processo foi originalmente repetido até que se demonstrou que o bólus de fluido não aumentava o DC. O objetivo era otimizar o fornecimento da porção dependente do fornecimento da curva para a porção que não era dependente do fornecimento (Figura 4.9).

O fluido preferido durante o processo de otimização foi a solução RL por ter baixo custo e ser considerada inócua. Uma vez que a curva de Starling fosse otimizada, nesse volume de VDVE não pudesse mais ser aumentado com aumentos na pressão encunhada (pré-carga), a pressão de cunha seria mantida naquele nível máximo. Além disso, aumentos na pressão da artéria pulmonar sem aumentar o VDVE significavam que os pacientes poderiam sofrer de edema pulmonar desnecessário.

Uma vez que a infusão de fluidos maximizava o DC e o fornecimento de oxigênio, um agente inotrópico seria adicionado para elevar ainda mais o DC a um nível mais alto. O agente recomendado na época foi a dobutamina. A dose foi aumentada, e seu efeito sobre o DC foi documentado. A cada manobra, o consumo de oxigênio era medido e o DC era "otimizado" para atender às demandas de consumo. Esse processo de otimização maximizava o fornecimento de oxigênio para garantir que todos os leitos de tecido fossem alimentados adequadamente. Os estudos clínicos anteriores de Shoemaker mostraram que os pacientes reanimados dessa maneira tinham uma incidência menor de síndrome de disfunção de múltiplos órgãos (SDMO) e de morte. Durante essa época de otimização, SDRA e SDMO foram as principais causas de morte tardia em pacientes com traumatismo.

No entanto, estudos clínicos subsequentes não conseguiram repetir o sucesso de Shoemaker. Estudos prospectivos randomizados mostraram que a otimização do fornecimento e consumo de oxigênio não melhorou o resultado. Em geral, os pacientes que respondiam ao processo de otimização tiveram um bom resultado, mas aqueles que não conseguiam ter seu fornecimento de oxigênio aumentado para um nível mais elevado tiveram um desempenho ruim. Assim, embora a resposta à otimização fosse um prognóstico de resultado, o próprio processo, aparentemente, não alterou o resultado. Uma das razões pelas quais os estudos anteriores foram bem-sucedidos pode ter sido porque os pacientes de controle não haviam sido reanimados adequadamente. Com os estudos posteriores, quando os pacientes foram adequadamente reanimados, o processo de otimização não melhorou o resultado. Na verdade, o uso agressivo de fluidos para atingir o fornecimento de oxigênio supranormal poderia causar aumento da insuficiência de múltiplos órgãos, síndrome compartimental abdominal e aumento da mortalidade por infusões excessivas de cristaloides.[31] Ao longo do tempo, o cateter de artéria pulmonar amplamente utilizado caiu em desuso. Estudos demonstraram que a descontinuação do uso do cateter de artéria pulmonar não afetou negativamente o desfecho. Devido à natureza invasiva do cateter de artéria pulmonar e à preocupação de que os dados derivados do cateter fossem muitas vezes mal interpretados, seu uso praticamente desapareceu das UTIs cirúrgicas atualmente, além do seu uso em pacientes de cirurgia cardíaca.

Além disso, o fornecimento de oxigênio em pacientes hiperdinâmicos não poderia ser levado a um ponto em que o consumo parecesse se estabilizar. Uma teoria era que, à medida que o coração estava sendo forçado com o processo de regularização supramáxima, o metabolismo do coração aumentava de tal modo que era o principal órgão aparentemente consumindo todo o excesso de oxigênio liberado. Quanto mais o coração trabalhava para fornecer oxigênio, mais ele precisava usá-lo. O DC normal para um homem médio é de cerca de 5 ℓ/min, mas os pacientes eram frequentemente levados a um DC de 15 ℓ/min ou mais por dias, sequencialmente.

Os críticos do processo de otimização afirmaram que havia um ponto durante o fornecimento de oxigênio que era dependente do fluxo, mas a união de consumo e fornecimento fazia parecer que o aumento do fornecimento era o fator que aumentava o consumo. Além disso, os defensores da otimização negligenciaram o fato de que o corpo geralmente já estava na parte horizontal da curva de consumo de oxigênio. Raramente, o oxigênio era fornecido quando era crítico ou quando o corpo estava consumindo tudo o que estava sendo fornecido. O resultado do processo de otimização geralmente significava que os pacientes eram inundados com fluidos. A resposta hiperdinâmica e SDMO podem ser decorrentes dos fluidos utilizados, o que pode ter causado uma resposta inflamatória em volumes excessivos.

O conceito de débito de oxigênio, introduzido pelo fisiologista Archibald Hill há 100 anos, pode ter algumas falhas vitais. Seu trabalho original sobre metabolismo aeróbico e anaeróbico em apenas quatro pacientes já foi propagado por um século. No entanto, estudos modernos de fisiologia do exercício mostraram que o débito de oxigênio é compensado durante um curto período; não leva dias. Em contrapartida, o processo de otimização apresentou débito de oxigênio por longos períodos.

Durante a hemorragia maciça, a isquemia de alguns tecidos é teoricamente possível. No entanto, na hemorragia aguda, quando a PA cai para 40 mmHg, o DC e, portanto, o fornecimento de oxigênio tipicamente são reduzidos em 50%. Antes da reanimação com fluidos acelulares, o nível de Hgb não diminui significativamente. Nesse estado, o fornecimento de oxigênio é reduzido apenas pela metade, e o corpo é projetado para ter muitas reservas (as células consomem apenas 25% do oxigênio fornecido no estado normal). Se algum metabolismo anaeróbico em curso estiver realmente ocorrendo é questionável, pois a liberação de oxigênio tem que cair para 25% da linha de base para, teoricamente, ser anaeróbica. Quando a reanimação ocorre sem sangue para restaurar o volume intravascular, o nível de Hgb, teoricamente, pode diminuir em 50%, mas o DC geralmente é restaurado ao estado original. Mais uma vez, o fornecimento de oxigênio é reduzido pela metade, com bastante oxigênio ainda sendo fornecido para evitar o metabolismo anaeróbico em andamento. É difícil reduzir o DC e o nível de Hgb a patamares nos quais fornecimento de oxigênio seja reduzido em 75%, ou seja, abaixo do limiar anaeróbico.

Nos estados de choque hipovolêmico, acreditava-se que, embora o fornecimento global de oxigênio pudesse estar adequado, a hipoxia regional estava em andamento. Diferentes órgãos e leitos teciduais não são semelhantes em relação a necessidade ou consumo de oxigênio. O insulto hipóxico pode ocorrer em órgãos críticos, cujo fluxo geralmente é preservado, enquanto os órgãos não essenciais são sacrificados em termos de fornecimento de oxigênio. No entanto, esses pacientes não estão se movendo ativamente, e sua demanda de oxigênio é mínima. Assim, a teoria do débito de oxigênio está em questionamento. Nos estados de exercício, mesmo que haja débito de oxigênio, ele é restaurado rapidamente, e não leva dias.

Para otimizar o fornecimento de oxigênio, um dos modos mais eficientes, segundo cálculos anteriores, foi adicionar a Hgb. Se o nível de Hgb aumentasse de 8,0 para 10 g/dℓ, pela transfusão de duas unidades de sangue, o fornecimento de oxigênio aumentaria em 25%. As transfusões de sangue faziam parte do processo de otimização porque também aumentavam a pressão da artéria pulmonar e o VDVE e, portanto, o DC; no entanto, raramente se notava que as transfusões colocassem os pacientes na parte horizontal da curva de consumo (Figura 4.9).

Décadas atrás, também se acreditava que um aumento do hematócrito reduziria o fluxo nos capilares, de modo que os médicos tinham reservas quanto à transfusão de muito sangue. Estudos na década de 1950 demonstraram melhor fluxo no nível capilar com sangue diluído. No entanto, a pequena quantidade de fluxo reduzido com a viscosidade mais alta estava na faixa de alguns pontos percentuais e não se comparava ao aumento de 25% no fornecimento de oxigênio com uma transfusão de algumas unidades de PRBCs. As transfusões de sangue por cálculos seriam a maneira mais eficiente de fornecimento de oxigênio, se esse fosse o objetivo.

Estudos atuais de fisiologia do exercício mostraram que atletas profissionais apresentam melhor desempenho quando seus níveis de Hgb estão acima do normal. Os atletas que usam *doping* sanguíneo, passando por transfusões de sangue autólogas ou ingerindo ativadores da produção de eritrócitos, como eritropoetina ou testosterona, agora são banidos por melhora de *performance* ilegal. Esses atletas têm DCs de mais de 20 a 50 ℓ/min. Eles não parecem ter problemas com a aglutinação sanguínea resultante do fluxo mais alto e do sangue mais viscoso que o normal. O argumento contra essa analogia de atletas e sua capacidade de fornecer oxigênio, apesar de um alto nível de hematócrito, é que os pacientes lesionados têm capilares que não são vasodilatados e, muitas vezes, estão bloqueados por eritrócitos e leucócitos.

Perfusão global *versus* perfusão regional

A possibilidade de aferir a PA foi revolucionária. No entanto, como as principais funções do sistema vascular são fornecer os nutrientes necessários e carregar as substâncias excretadas das células, os médicos se perguntam constantemente se o mais importante é a PA ou o fluxo. Durante a sepse, a resistência vascular sistêmica é baixa. Presume-se um mau funcionamento em algum lugar do sistema autorregulatório.

Uma explicação teleológica, no entanto, é possível. A resistência vascular sistêmica reduzida pode ser uma maneira de nosso corpo evoluir de tal modo que o DC possa ser facilmente aumentado à medida que a pós-carga é reduzida. Acredita-se que ocorra algum tipo de desvio no nível capilar; entretanto, uma questão importante é: "A PA deve ser aumentada com administração de agentes pressores, normalizando a PA à custa do fluxo capilar?". Altas doses de agentes pressores provavelmente pioram o fluxo porque os níveis de lactato aumentam se a dose for muito alta. Esse aumento nos níveis de lactato pode ser causado por uma resposta ao estresse, visto que as catecolaminas são reconhecidas por aumentar os níveis de lactato, ou também pode ser ocasionado pela diminuição do fluxo no leito capilar.

Os puristas preferem ter uma pressão mais baixa desde que o fluxo seja adequado, mas alguns órgãos são um pouco sensíveis à pressão. Por exemplo, o cérebro e os rins são tradicionalmente considerados dependentes da pressão; no entanto, quando os primeiros experimentos foram feitos, era difícil isolar o fluxo da pressão devido à inter-relação desses dois valores. Com o conceito de que o fluxo pode ser mais importante do que apenas a pressão, a tecnologia se desenvolveu de modo a se concentrar na medição do fluxo de nutrientes mais do que na pressão.

Durante a hemorragia ou hipovolemia, o sangue é redirecionado para órgãos como cérebro, fígado, coração e rins – à custa de leitos teciduais, como pele, músculo e intestino. Assim, a pesquisa foi sendo desenvolvida de modo a encontrar as consequências desse processo de desvio. O trato gastrintestinal (GI) tornou-se o foco de grande parte dessa pesquisa. Dois métodos principais foram desenvolvidos, a tonometria gástrica e a tecnologia NIR.

A tonometria gástrica mede a adequação do fluxo sanguíneo no trato GI por meio da colocação de um balão permeável ao CO_2 preenchido com solução salina no estômago de um paciente após a supressão do ácido gástrico. O balão é deixado em contato com a mucosa do estômago por 30 minutos, permitindo que o CO_2 da mucosa gástrica passe para o balão e entre em equilíbrio. A solução salina e o gás são então retirados do balão, e a pressão parcial do CO_2 é medida. Esse valor, em conjunto com o HCO_3^- arterial, é utilizado na equação de Henderson-Hasselbalch para calcular o pH da mucosa gástrica e, por inferência, determinar a adequação do fluxo sanguíneo à circulação esplâncnica.

As dificuldades logísticas da tonometria gástrica são preocupantes. Os dados sobre seu uso sugeriram que, embora possa ajudar a prever a sobrevida, reanimar os pacientes com um valor aprimorado não promoveu benefício na sobrevida. A maioria dos médicos já abandonou a tonometria gástrica. Um estudo multicêntrico mostrou que, em pacientes com choque séptico, a tonometria gástrica foi preditiva de desfecho, mas a implementação dessa tecnologia não foi melhor do que usar o índice cardíaco como meta de reanimação.[32] Acredita-se que as variáveis regionais de disfunção orgânica sejam consideradas melhores variáveis de monitoramento do que as variáveis hemodinâmicas relacionadas à pressão. No entanto, os dados parecem indicar consistentemente que a reanimação inicial de pacientes críticos com choque não requer monitoramento de variáveis regionais. Após a estabilização, as variáveis regionais são, na melhor das hipóteses, meramente preditores de resultados, e não metas que devem ser visadas.

O dispositivo ideal para monitorar a adequação da reanimação deve ser não invasivo, simples, barato e portátil. A espectroscopia NIR usa a região NIR do espectro eletromagnético de cerca de 800 nm a 2.500 nm. As aplicações típicas são amplas: física, astronomia, química, farmacêutica, diagnóstico médico e controle de qualidade de alimentos e agroquímicos. A principal atração do NIR é que a luz nesses comprimentos de onda pode penetrar na pele e nos ossos. É por isso que sua mão aparece vermelha quando é colocada sobre uma lanterna; as outras ondas de luz visíveis são absorvidas ou refletidas, mas a luz vermelha e a luz infravermelha atravessam facilmente pele e ossos.

Um dispositivo comum usando a tecnologia NIR que atualmente se tornou padrão na indústria médica é o oxímetro de pulso. Utilizando diferentes ondas de luz, correlaciona-se com variáveis como o citocromo em estado aa_3 pela adição de uma terceira onda de luz na região de 800 nm. Quando o suprimento de oxigênio é inferior ao adequado, a taxa de transporte de elétrons é reduzida e a fosforilação oxidativa diminui, levando, em última análise, ao metabolismo anaeróbico. Os dispositivos ópticos que utilizam comprimentos de onda NIR podem determinar o potencial redox de átomos de cobre no citocromo aa_3, e têm sido usados para estudar processos oxidativos intracelulares de maneira não invasiva. Assim, com a tecnologia NIR, a taxa metabólica do tecido pode ser determinada diretamente para avaliar se está sendo adequadamente perfundido. Modelos animais de choque hemorrágico validaram o uso potencial da tecnologia NIR na medida em que mostraram mudanças nos leitos teciduais regionais (Figura 4.11). A superioridade dos resultados do NIR sobre as medidas convencionais de choque foi demonstrada em estudos com animais e humanos.

Para testar a utilidade desse dispositivo de monitoramento potencialmente ideal, um estudo prospectivo multicêntrico foi realizado para determinar se a tecnologia NIR poderia detectar pacientes em risco de choque hemorrágico e suas sequelas. Realizado em sete centros de traumatologia nível I, o estudo envolveu 383 pacientes que estavam em choque traumático grave com hipotensão e que necessitaram de transfusões sanguíneas. Uma sonda semelhante a um oxímetro de pulso foi colocada no músculo tênar das mãos dos pacientes, determinando continuamente os valores do NIR. A sonda NIR mostrou-se tão sensível quanto o déficit de base na previsão de morte e SDMO em pacientes com traumatismo hipotensivo.[33] As curvas características de operação do receptor mostram que ela também pode ser um pouco melhor que a PA na previsão de desfecho. Mais importante, o valor preditivo negativo foi de 90% (Figura 4.12). A sonda NIR não invasiva e contínua foi capaz de demonstrar o estado de perfusão. Observe, no entanto, que SDMO se desenvolveu em apenas 50 pacientes nesse estudo. Isso provavelmente ocorreu porque o método de reanimação de pacientes com traumatismo mudou durante esse período, e isso reduziu as taxas de SDMO e mortalidade. As mudanças que ocorreram são discutidas mais adiante neste capítulo, mas, resumidamente, foram devidas à reanimação de controle de danos.

A tecnologia NIR pode mostrar quando um paciente está em choque ou mesmo quando um paciente está bem. A hipoperfusão oculta pode ser detectada ou mesmo descartada de modo confiável com NIR. Em um quadro de traumatismo, um método não invasivo que pode detectar continuamente as tendências em parâmetros como o estado da oxigenação regional, déficit de base ou PA certamente terá uma aplicação. Essa tecnologia mudará o modo como os pacientes são tratados? O debate concentra-se agora nesse ponto e levanta algumas questões. Uma vez que o estado de hipoperfusão de um paciente foi determinado, seja por PA, tecnologia NIR ou algum outro dispositivo, o que devemos fazer com essa informação? É necessário aumentar a oferta de oxigênio para os leitos teciduais regionais inadequadamente oxigenados? Estudos anteriores mostraram

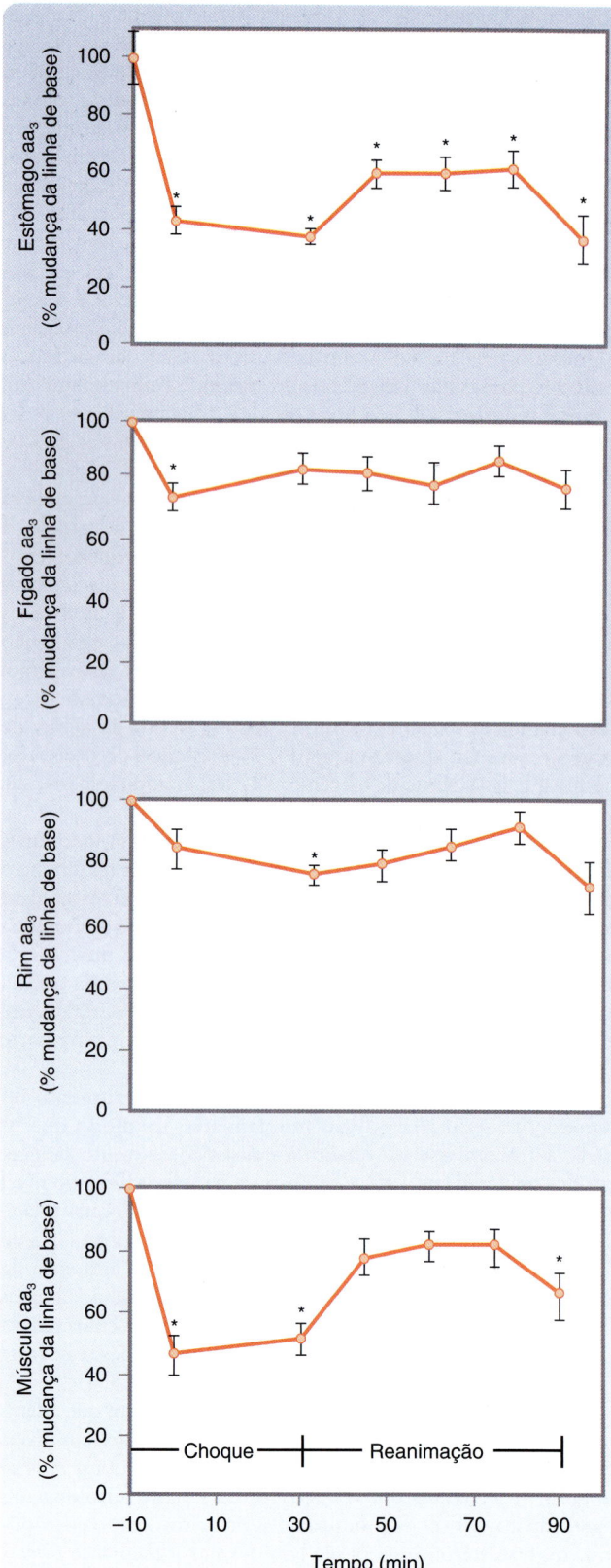

Figura 4.11 Medidas do citocromo aa_3 em coelhos durante choque hemorrágico. São mostrados os leitos teciduais regionais e a oxigenação tecidual implícita. A oxigenação no nível mitocondrial está preservada no rim e no fígado em comparação com o músculo e o estômago. (De Rhee P, Langdale L, Mock C, et al. Near-infrared spectroscopy: continuous measurement of cytochrome oxidation during hemorrhagic shock. *Crit Care Med.* 1997;25:166-170.)

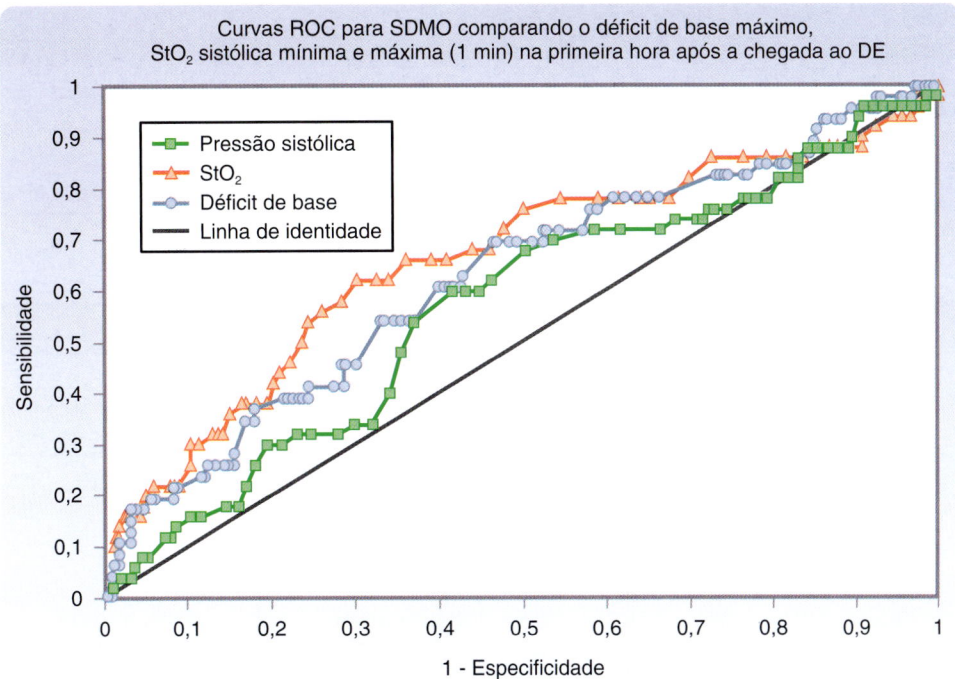

Figura 4.12 Espectroscopia no infravermelho próximo (NIR) em 383 pacientes com choque hemorrágico traumático com hipotensão que necessitaram de transfusão sanguínea. O NIR mediu os níveis de oxigenação tecidual no músculo tênar de maneira não invasiva e se correlacionou bem com o déficit de base arterial. ROC, característica de operação do receptor (do inglês, *receiver operating characteristic*). (De Cohn SM, Nathens AB, Moore FA, et al. Tissue oxygen saturation predicts the development of organ dysfunction during traumatic shock resuscitation. *J Trauma*. 2007;62:44-54.)

que otimizar o fornecimento global de oxigênio não é útil, e que o monitoramento tecidual regional com tonometria gástrica também não mostrou benefício, então a tecnologia NIR será útil ou prejudicial? Um exemplo de dano é a reanimação acentuada de um paciente para corrigir um valor anormal que pode ou não ser clinicamente relevante. O ponto final da reanimação está sendo constantemente debatido. Dado que os resultados do NIR se correlacionam bem com o déficit de base, a tecnologia NIR poderá ser usada no futuro para inferir indiretamente o valor do déficit de base.

A tecnologia NIR apresenta outros usos promissores em cirurgia, como monitoramento direto do fluxo e oxigenação tecidual em pacientes de alto risco (p. ex., naqueles pacientes submetidos a transplante de órgãos; para perfusão com retalho livre; para classificação de queimaduras; na avaliação intraoperatória de isquemia intestinal; na síndrome compartimental; ou mesmo hematomas subdurais e epidurais). Talvez a aplicação mais útil seja na UTI em pacientes com choque séptico sob risco de falência múltipla de órgãos.

Choque séptico

Em 2001, Rivers et al. relataram que, entre os pacientes com sepse grave ou choque séptico de um único departamento de emergência urbana, a mortalidade foi significativamente menor entre aqueles que foram tratados de acordo com um protocolo de 6 horas de terapia precoce direcionada a objetivos do que entre aqueles que receberam terapia-padrão (30,5% *versus* 46,5%). A premissa era que os cuidados-padrão não eram agressivos ou realizados oportunamente. A terapia inicial direcionada a objetivos abordou essa questão, pois exigia cateterismo venoso central para monitorar a pressão venosa central e a saturação venosa central de oxigênio, que foram usados para orientar o uso de fluidos IV, vasopressores, transfusões de PRBCs e dobutamina para atingir alvos fisiológicos pré-especificados. Com base nesse tipo de pesquisa, as diretrizes clínicas da Surviving Sepsis Campaign foram publicadas inicialmente em 2004, e posteriormente atualizadas em 2008, 2014 e 2016.[34] Os vários métodos de tratamento foram classificados por uma comissão de especialistas internacionais.[35] Atualmente, um estudo prospectivo randomizado mostrou que o tratamento baseado em protocolo para choque séptico precoce não melhora o desfecho.[36] O estudo mais recente não foi idêntico ao estudo original de Rivers, pois as taxas de sobrevivência foram muito mais altas, mas esse estudo pode ter mostrado apenas que a terapia-padrão já pode ter adotado muitos dos princípios da terapia precoce dirigida a objetivos e, portanto, a diferença é insignificante. Esse estudo também não encontrou benefício significativo do uso obrigatório de cateterismo venoso central e monitoramento hemodinâmico central em todos os pacientes.

Na atualização mais recente das diretrizes clínicas da Surviving Sepsis Campaign publicadas em 2016, houve uma grande transição no modo como a sepse foi definida. As repetições anteriores da Surviving Sepsis Campaign usaram os critérios de síndrome da resposta inflamatória sistêmica (SIRS) (Tabela 4.5) para definir a sepse, e o paciente precisava apresentar dois entre quatro critérios presentes e uma fonte de infecção para ser considerada sepse. Essa definição estava repleta de problemas, pois qualquer processo não infeccioso que ativasse a cascata inflamatória poderia levar a um quadro fisiológico semelhante. Em vez de usar os critérios de SIRS, atualmente, a sepse é definida como um aumento na pontuação de avaliação de insuficiência de órgãos sequencial (SOFA) de um paciente em 2 pontos da linha de base (Tabela 4.6). Como o escore SOFA pode ser complicado de ser calculado à beira do leito e requer resultados de exames laboratoriais, uma versão mais simples foi desenvolvida. O qSOFA (Tabela 4.7) pode ser calculado à beira do leito do paciente pela identificação de taquipneia, estado mental alterado e hipotensão. Se o paciente atender a dois desses critérios e estiver em risco de sepse, deve ser realizada investigação adicional para uma fonte infecciosa.[37]

Tabela 4.5 Critérios de SIRS.

Temperatura corporal	> 38°C ou < 36°C
Frequência cardíaca	> 90 bpm
Taquipneia	Frequência respiratória > 20/min ou Pa_{CO_2} < 32 mmHg
Leucograma	> 12.000/mm³, < 4.000/mm³, ou > 10% neutrófilos imaturos

SIRS, síndrome da resposta inflamatória sistêmica.

Tabela 4.6 Escore de avaliação de insuficiência de órgãos sequencial (SOFA).

Sistema		Escore				
		0	1	2	3	4
Respiratório	Pa_{O_2}/Fi_{O_2}, mmHg	≥ 400	< 400	< 300	< 200 com suporte respiratório	< 100 com suporte respiratório
Coagulação	Plaquetas, ×10³/μℓ	≥ 150	< 150	< 100	< 50	< 20
Fígado	Bilirrubina, mg/dℓ	< 1,2	1,2 a 1,9	2,0 a 5,9	6,0 a 11,9	> 12,0
Cardiovascular		MAP ≥ 70 mmHg	MAP < 70 mmHg	Dopamina < 5 ou dobutamina (qualquer dose)	Dopamina 5,1 a 15 ou epinefrina ≤ 0,1 ou norepinefrina ≤ 0,1	Dopamina > 15 ou epinefrina > 0,1 ou norepinefrina > 0,1
Sistema nervoso central	Escore na Escala de Coma de Glasgow	15	13 a 14	10 a 12	6 a 9	< 6
Renal	Creatinina, mg/dℓ	< 1,2	1,2 a 1,9	2,0 a 3,4	3,5 a 4,9	> 5,0
	Débito urinário, mℓ/dia				< 500	< 200

Fi_{O_2}, porcentagem de oxigênio inspirado; MAP, pressão arterial média; Pa_{O_2}, pressão parcial de oxigênio arterial.

Tabela 4.7 qSOFA.

Frequência respiratória ≥ 22
Estado mental alterado
Pressão arterial sistólica ≤ 100 mmHg

qSOFA, avaliação de insuficiência de órgão sequencial.

PROBLEMAS COM REANIMAÇÃO

As lições aprendidas com a Guerra da Coreia mostraram que a reanimação com sangue e hemoderivados era útil. Durante toda aquela guerra, prevaleceu o conceito de que uma quantidade limitada de sal e água deveria ser fornecida aos pacientes após ferimentos. Na época da Guerra do Vietnã, o volume de reanimação superior à substituição de sangue se tornou uma prática aceitável para manter a homeostase adequada. Essa prática pode ter sido influenciada por estudos de choque hemorrágico realizados por Tom Shires. Em seu estudo clássico, Shires usou o modelo de Wiggers e sangrou 30 cães até uma PA média de 50 mmHg por 90 minutos. Ele então infundiu solução RL (5% do peso corporal) seguida de sangue em 10 cães, plasma (10 mℓ/kg) seguido de sangue em outros 10 cães e utilizou somente sangue nos 10 cães restantes. Os cães que receberam solução RL tiveram melhores taxas de sobrevivência. Shires concluiu que, embora a reposição do sangue perdido por sangue total continue sendo o tratamento primário do choque, a reposição adjuvante do déficit de volume funcional coexistente no interstício com uma solução salina balanceada parece ser benéfica. Shires concluiu que a reanimação com solução RL deve ser iniciada enquanto as transfusões de sangue total estão sendo mobilizadas.

Logo a comunidade cirúrgica deixou de ser criteriosa com soluções cristaloides para ser agressiva. Os cirurgiões que voltavam da Guerra do Vietnã defendiam o uso de cristaloides, um método aparentemente barato e fácil de reanimar pacientes, afirmando que salvava vidas. No entanto, o que evoluiu a partir desse método de reanimação foi o chamado pulmão de Da Nang, também conhecido como *Shock Lung* e, atualmente, SDRA (a Marinha dos EUA tinha seu hospital de campanha em Da Nang, Vietnã). A explicação para a evolução da nova condição era que os pacientes do campo de batalha agora estavam vivendo o suficiente para desenvolver SDRA, porque suas vidas foram salvas com reanimação agressiva e melhores cuidados intensivos, incluindo melhor capacidade de tratar a insuficiência renal.

No entanto, não havia evidências para dar suporte a essa explicação. A taxa de mortos em ação (o número de pacientes feridos que morreram antes de chegar a uma instalação que tivesse um cirurgião) não mudou por mais de um século (Tabela 4.8). A taxa

Tabela 4.8 Taxas de mortalidade.

	Mortos em ação (%)	Mortos em decorrência de ferimentos (%)
Guerra Civil	16,0	13,0
Guerra Russo-Japonesa	20,0	9,0
Primeira Guerra Mundial	19,6	8,1
Segunda Guerra Mundial	19,8	3,0
Guerra da Coreia	19,5	2,4
Guerra do Vietnã	20,2	3,5

de morte por ferimentos (o número de pacientes feridos que morreram depois de chegar a uma instalação que tinha um médico) diminuiu durante a Segunda Guerra Mundial, graças ao uso de antibióticos, mas foi ligeiramente maior durante a Guerra do Vietnã. A razão para o índice de mortos por ferimentos observado ter sido um pouco maior foi porque os pacientes no Vietnã eram transportados para instalações médicas muito mais rapidamente por helicópteros. O tempo de transporte, de fato, diminuiu, passando de uma média de 4 horas para 40 minutos, mas se os pacientes mais doentes que normalmente teriam morrido no campo fossem transportados mais rapidamente para morrer no centro médico, a taxa de mortos em ação deveria ter caído – e não foi isso que aconteceu.

Além disso, a taxa de insuficiência renal e a causa da insuficiência renal não mudaram significativamente entre a Guerra da Coreia e a Guerra do Vietnã. Outro argumento falso era de que as feridas vistas durante a Guerra do Vietnã foram piores por causa dos rifles AK-47 de alta velocidade do inimigo. Na verdade, as munições ou balas usadas pelo AK-47 eram semelhantes às usadas pelo inimigo na Guerra Russo-Japonesa, Primeira Guerra Mundial e Segunda Guerra Mundial. A munição de 7,62 mm usada no rifle AK-47 foi inventada pelos japoneses na década de 1890.

No início dos anos 1970, o sistema pré-hospitalar nos EUA começou a evoluir. Anteriormente, as ambulâncias geralmente eram carros funerários conduzidos por agentes funerários. É por isso que as primeiras ambulâncias tinham uma configuração de camionetas. À medida que as carreiras de técnicos de emergência médica e paramédicos se desenvolveram, eles começavam a reanimação no campo e continuavam até o hospital. Em 1978, foi ministrado o primeiro curso do ATLS. Para evitar o choque, o curso do ATLS recomendou que todos os pacientes traumatizados tivessem dois acessos IV de grande calibre colocados e recebessem 2 ℓ de solução RL. A recomendação atual no livro do ATLS afirma, especificamente, que os pacientes em choque classe III devem receber 2 ℓ de solução RL seguida de hemoderivados. No entanto, os médicos descobriram que as soluções cristaloides pareciam inócuas e melhoravam a PA em pacientes hipotensos.

Na década de 1980 e início de 1990, a reanimação agressiva foi ensinada e endossada. Os dois acessos IV de grande diâmetro iniciados no campo foram convertidos em acessos IV maiores por meio de um sistema de troca guiada por fio. Acessos venosos centrais foram colocados precocemente para reanimação volêmica agressiva. De fato, alguns centros de traumatologia realizaram rotineiramente flebotomia da safena no nível do tornozelo para colocar cateteres IV diretamente na veia e, assim, maximizar o fluxo durante reanimação.

A tecnologia logo evoluiu e máquinas foram construídas para infundir rapidamente soluções cristaloides. A literatura estava repleta de dados mostrando que a isquemia tecidual resultava em distúrbios de todos os tipos. A otimização do fornecimento de oxigênio era o objetivo. Como resultado, grandes volumes de cristaloides foram infundidos nos pacientes. Os residentes foram encorajados a encharcar pacientes com fluidos. Se os pacientes com traumatismo não evoluíssem para SDRA, foi ensinado que os pacientes não haviam sido reanimados adequadamente, mas muitos estudos clínicos eventualmente mostraram que os fluidos pré-hospitalares não melhoraram o resultado (Tabela 4.9).

Hemorragia

Um dos estudos mais influentes sobre choque hemorrágico foi realizado por Ken Mattox e, em 1994, os resultados foram relatados por Bickell et al.[38] O objetivo do estudo de Mattox, um ensaio clínico prospectivo, era determinar se a retenção de fluidos pré-hospitalares afetava resultados em pacientes hipotensos após uma lesão penetrante no tronco. Acessos IV foram iniciados em pacientes com traumatismo penetrante de tronco com PA inferior a 90 mmHg. Em dias alternados, os pacientes receberam fluidoterapia-padrão no atendimento inicial, ou tiveram os fluidos IV minimizados até que o controle da hemorragia fosse alcançado. A menor oferta de fluidos pré-hospitalares conferiu uma vantagem de sobrevivência estatisticamente significativa – um achado revolucionário e contraintuitivo que chocou os cirurgiões.

Esse artigo de 1994 popularizou o conceito de hipotensão permissiva, ou seja, permitir hipotensão durante hemorragias descontroladas. A justificativa fundamental para a hipotensão permissiva foi

Tabela 4.9 Estudos do fluido pré-hospitalar em pacientes com traumatismo.

Artigo	Resumo dos achados
Aprahamian C, Thompson BM, Towne JB, et al. The effect of a paramedic system on mortality of major open intra-abdominal vascular trauma. *J Trauma*. 1983;23:687-690.	Sistema paramédico Traumatismo vascular aberto intra-abdominal
Kaweski SM, Sise MJ, Virgilio RW. The effect of prehospital fluids on survival in trauma patients. *J Trauma*. 1990;30:1215-1218.	Fluidos pré-hospitalares Pacientes com traumatismo
Bickell WH, Wall MJ Jr, Pepe PE, et al. Immediate versus delayed fluid resuscitation for hypotensive patients with penetrating torso injuries. *N Engl J Med*. 1994;331:1105-1109.	Fluidos pré-cirúrgicos Lesões penetrantes hipotensas do torso
Turner J, Nicholl J, Webber L, et al. A randomised controlled trial of prehospital intravenous fluid replacement therapy in serious trauma. *Health Technol Assess*. 2000;4:1-57.	Pré-hospitalar 1.309 pacientes com traumatismo grave
Kwan I, Bunn F, Roberts I. Timing and volume of fluid administration for patients with bleeding following trauma. *Cochrane Database Syst Rev*. 2001;1:CD002245.	Pré-hospitalar Sangramento em pacientes com traumatismo
Dula DJ, Wood GC, Rejmer AR, et al. Use of prehospital fluids in hypotensive blunt trauma patients. *Prehosp Emerg Care*. 2002;6:417-420.	Pré-hospitalar Pacientes hipotensos com traumatismo contuso
Greaves I, Porter KM, Revell MP. Fluid resuscitation in pre-hospital trauma care: a consensus view. *J R Coll Surg Edinb*. 2002;47:451-457.	Pré-hospitalar Visão de consenso
Dutton RP, Mackenzie CF, Scalea TM. Hypotensive resuscitation during active hemorrhage: impact on in-hospital mortality. *J Trauma*. 2002;52:1141-1146.	Fluidos pré-cirúrgicos Hemorragia ativa hipotensa
Dula DJ, Wood GC, Rejmer AR, et al. Use of prehospital fluids in hypotensive blunt trauma patients. *Prehosp Emerg Care*. 2002;6:417-420.	Fluidos pré-hospitalares Pacientes hipotensos

que a restauração da PA com fluidos aumentaria a hemorragia de fontes não controladas. De fato, Cannon, em 1918, havia declarado que "fontes inacessíveis ou descontroladas de perda de sangue não deveriam ser tratadas com fluidos intravenosos até o momento do controle cirúrgico".

Estudos em animais validaram a ideia de hipotensão permissiva. Burris et al. mostraram que a reanimação moderada apresenta resultados melhores em comparação com nenhuma reanimação ou reanimação agressiva. Em um modelo suíno de hemorragia descontrolada, Sondeen mostrou que o aumento da PA com fluidos ou pressores pode levar ao aumento do sangramento. A teoria era que o aumento da PA desalojaria o coágulo que havia sido formado. O estudo também constatou que a pressão que causaria ressangramento era uma pressão arterial média de 64 ± 2 mmHg, com pressão sistólica de 94 ± 3 mmHg e pressão diastólica de 45 ± 2 mmHg. Outros estudos em animais confirmaram essas hipóteses.

A próxima questão era se a estratégia continuada de hipotensão permissiva na sala de cirurgia resultaria em melhora da sobrevida. Dutton et al. reuniram um grupo de pacientes de forma randomizada para uma PA sistólica-alvo superior a 100 mmHg e outro grupo para uma PA sistólica-alvo de 70 mmHg. A fluidoterapia foi titulada até que o controle definitivo da hemorragia fosse alcançado. No entanto, apesar das tentativas de manter a PA em 70 mmHg, a PA média foi de 100 mmHg no grupo de baixa pressão e 114 mmHg no grupo de alta pressão. A PA dos pacientes subiu espontaneamente. A titulação da PA dos pacientes para o alvo baixo foi difícil, mesmo com menor uso de líquidos. A taxa de sobrevivência não diferiu entre os dois grupos.

A ideia de hipotensão permissiva demorou a deslanchar. O argumento contra permitir qualquer coisa além de reanimação agressiva foi descartado. Os críticos continuaram a enfatizar que o estudo Mattox se concentrou apenas em lesões penetrantes e não deveria ser extrapolado para traumatismo contuso. Os médicos temiam que os pacientes com TCE contuso fossem prejudicados sem uma PA normalizada. No entanto, Shafi e Gentilello examinaram o National Trauma Data Bank e descobriram que a hipotensão era um fator de risco independente para morte, mas não aumentava a taxa de mortalidade em pacientes com TCE mais do que em pacientes sem TCE. O risco de morte quadruplicou em pacientes com hipotensão, tanto no grupo TCE (*odds ratio* [razão de possibilidades; OR], 4,1; intervalo de confiança de 95%, 3,5 a 4,9) quanto no grupo não TCE (OR, 4,6; intervalo de confiança de 95%, 3,4 a 6,0). Além disso, em 2006, Plurad et al. mostraram que a hipotensão no pronto-socorro não era um fator de risco independente para disfunção ou insuficiência renal aguda.

Imunologia e inflamação no traumatismo

A década de 1990 testemunhou uma explosão de informações sobre as alterações da homeostase e da fisioquímica celular durante o choque. As pesquisas científicas de Shires, Carrico, Baue e inúmeros outros lançaram luz sobre os mecanismos básicos subjacentes à reanimação de pacientes em choque. O processo fisiopatológico foi identificado como um estado inflamatório aberrante, resultando em lesão dos tecidos endoteliais provocada pelo sistema imune e, por fim, o órgão-alvo. Esse estado inflamatório leva a um espectro de condições, incluindo sequestro de fluidos, que leva ao edema e progride para lesão pulmonar aguda, SIRS, SDRA e SDMO. Tais condições estavam em todas as UTIs cirúrgicas. A atenção se concentrou nas perturbações bioquímicas e nos mediadores alterados como locais para possíveis intervenções. Acreditava-se que a isquemia e a reperfusão constituiriam a causa fundamental, como mostrado em modelos animais, criariam um estado de dano ao endotélio capilar e alterações subsequentes no órgão-alvo. Foi universalmente aceito que o motivo da lesão de reperfusão era mediado por neutrófilos ativados que emitiam citocinas deletérias e liberavam radicais livres de oxigênio. Os modelos animais usados para estudar esses conceitos eram, na verdade, modelos de isquemia-reperfusão, nos quais a artéria mesentérica superior que fornecia sangue aos intestinos era pinçada por um tempo prolongado antes da remoção da pinça. Mais tarde, acreditou-se que esse não era um modelo adequado para estudar o choque hemorrágico. Verificou-se que houve diferença nos mecanismos fisiopatológicos entre lesão de isquemia-reperfusão e lesão de reanimação.

A morte após lesão traumática foi descrita como trimodal. Alguns pacientes morreram em pouco tempo após a lesão, alguns morreram no hospital em poucas horas, e muitos morreram dias após a hospitalização. No entanto, um estudo mais recente em pacientes com traumatismo mostrou que as mortes ocorrem de forma logarítmica e seguem a regra da biologia; nenhum agrupamento de mortes pode ser visto, a menos que os dados sejam representados ou agrupados como imediatos, precoces ou tardios. A única razão para a distribuição trimodal inicial foi que os pacientes que morreram após 24 horas foram classificados como óbitos tardios.[39]

De acordo com o padrão trimodal tradicional (embora atualmente desacreditado), os pacientes que normalmente morriam primeiro poderiam ser auxiliados por um sistema pré-hospitalar melhor e, mais importante, pela prevenção de lesões. Para o segundo grupo de pacientes, melhor reanimação e controle da hemorragia foram considerados potencialmente salvadores. Para o terceiro grupo (os óbitos tardios), a imunomodulação foi considerada fundamental. Acreditava-se que a causa fosse a anormalidade adaptativa inflamatória após a reanimação bem-sucedida. Quando há interrupção prolongada do fluxo da arteríola final, produzindo isquemia tecidual por um tempo, seguida de reperfusão, é denominada *lesão de reperfusão*. Por exemplo, na lesão na artéria femoral que requer de 4 a 6 horas para a circulação ser restabelecida, as células musculares sofrem isquemia e reperfusão em que as células começam a inchar, o que pode resultar em síndrome compartimental na parte inferior da perna. Acreditava-se que essa isquemia e reperfusão ocorressem após um período de hipotensão. No entanto, sabe-se atualmente que a alteração fisiopatológica se deve à lesão de reanimação e não à lesão de reperfusão.

Com a tecnologia aprimorada, a resposta imunológica após o traumatismo foi bastante pesquisada. No passado, estávamos limitados a estudar fisiologia. Começou a evoluir a teoria de que o choque causava uma resposta inflamatória aberrante que então precisava ser modulada e suprimida. Muitos estudos durante essa época mostraram que o sistema inflamatório foi regulado ou ativado após o choque. Os leucócitos no sangue foram ativados. Os neutrófilos foram identificados como os principais mediadores na fase aguda do choque, enquanto os linfócitos normalmente são os principais agentes nas doenças crônicas (p. ex., câncer e infecções virais). Acreditava-se que o choque, causado por vários mecanismos, induzisse isquemia aos tecidos e, após a reperfusão, desencadeasse uma resposta inflamatória, que afetaria principalmente a microcirculação e aumentaria a lesão nos vasos (Figura 4.13).

Normalmente, os neutrófilos são rapidamente transportados através dos capilares. No entanto, quando eles são sinalizados por quimiocinas, os neutrófilos começam a rolar e aderir firmemente ao endotélio e migrar para fora dos capilares para combater os agentes agressores e iniciar a cura. Os primeiros pesquisadores pensavam que os neutrófilos combateriam invasores (p. ex., bactérias) por

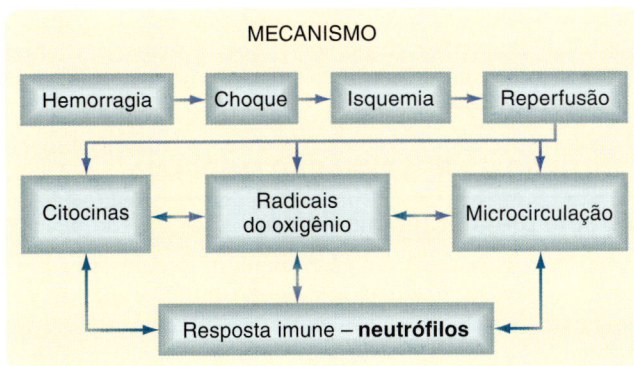

Figura 4.13 Hemorragia provocando ativação de neutrófilos.

meio da atividade fagocitária e da liberação de radicais livres de oxigênio; acreditava-se, então, que esse fosse o motivo do extravasamento no sistema capilar (Figura 4.14). Como os neutrófilos podem ser preparados para ter uma resposta aprimorada, houve uma intensa procura para identificar as causas do aprimoramento e da infrarregulação dos neutrófilos. As várias citocinas direcionadas incluíam interleucina tipos 1 a 18, fator de necrose tumoral (TNF) e moléculas de adesão, como em moléculas de adesão intercelular, moléculas de adesão de células vasculares, E-selectina, L-selectina, P-selectina e fator de ativação de plaquetas.

Essa pesquisa teve muita sobreposição com trabalhos realizados nas áreas de reimplante, isquemia vascular e reperfusão. Clinicamente, já se sabia que o implante de extremidades seccionadas teria resultados fisiopatológicos semelhantes aos da isquemia, reperfusão e edema causados por capilares permeáveis. A resposta imune foi descrita como bimodal. A primeira resposta era desencadeada por traumatismo ou choque, seguido por uma resposta exagerada quando atingida por um segundo insulto (p. ex., infecção).

No fim dos anos 1990, outros pesquisadores se concentraram no papel do trato alimentar. Eles sabiam que sangue da circulação esplâncnica era desviado por vasoconstrição durante o choque hemorrágico, de modo que o intestino sofre mais isquemia durante o choque e é o mais suscetível à lesão por reperfusão. O modelo animal mais usado para estudar o papel do intestino na inflamação foi um modelo murino de oclusão e reperfusão da artéria mesentérica superior. Como a SIRS é um fenômeno estéril, o intestino foi sugerido como um fator potencial no desenvolvimento de SDMO. Os animais mostraram translocação de bactérias para o sistema porta, e essa iniciação da cascata inflamatória foi investigada como fonte de SDMO. Os pesquisadores também sabiam que a liberação da bactéria *Escherichia coli* no sangue liberava endotoxinas que iniciavam ainda mais a liberação de citocinas (p. ex., TNF, caquectina). No entanto, estudos em humanos não conseguiram demonstrar a translocação de bactérias em amostras intraoperatórias de veia porta durante a reanimação. O problema era que, embora a oclusão completa da artéria mesentérica superior por horas seguidas de reperfusão resulte em intestino edemaciado, necrótico e lesionado, esses achados foram extrapolados para humanos em choque hemorrágico. Novamente, durante o choque hemorrágico, a artéria mesentérica superior não é ocluída e, mesmo em estados graves, há fluxo de sangue aos órgãos esplâncnicos.

Como os pacientes que estão em choque sangram e recebem transfusões de sangue, a transfusão de PRBCs também foi sugerida como causa de SDMO. Os pacientes que necessitaram de grandes quantidades de PRBCs foram mais propensos a desenvolver SDMO. Os pesquisadores descobriram que o uso de PRBCs estocados era um fator de risco independente para o desenvolvimento de SDMO. PRBCs têm uma vida útil de 42 dias sob refrigeração. À medida que o sangue envelhece, ocorrem alterações no fluido intravascular que demonstraram afetar negativamente a resposta imune. No entanto, ensaios randomizados em pacientes cardíacos e de UTI não conseguiram identificar piores resultados em pacientes que receberam sangue mais velho. O número de unidades transfundidas nesses estudos é, em média, de 3 a 4 unidades. A idade do sangue não foi estudada de modo randomizado em pacientes que receberam transfusões.

No passado, quando a tecnologia era limitada, os PRBCs eram testados principalmente quanto à capacidade das hemácias de transportar oxigênio e a sua viabilidade sob o microscópio e no corpo.

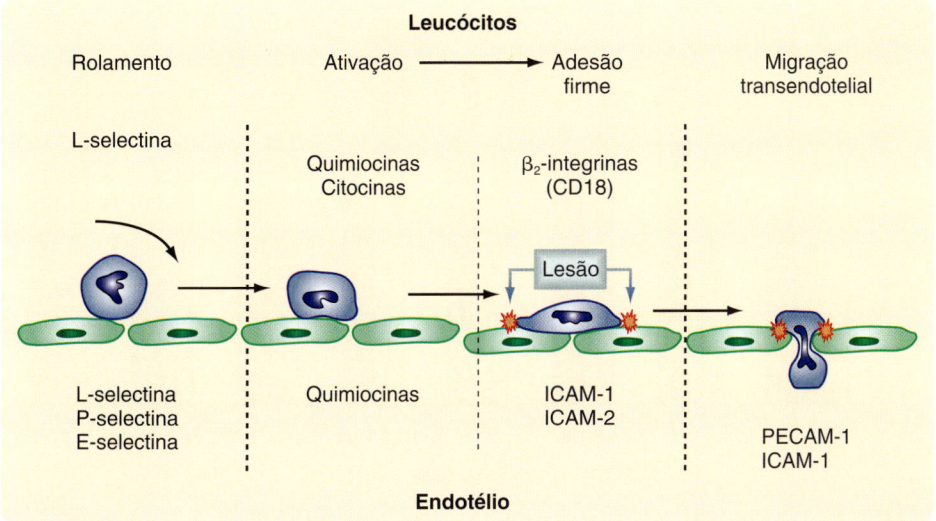

Figura 4.14 Os neutrófilos intravasculares ativados irão aderir e rolar até que outro conjunto de mecanismos cause aderência firme e ocorra migração transendotelial para fora do sistema vascular. Acredita-se que esse processo de transmigração danifique o endotélio com a liberação de um radical livre de oxigênio. Isso pode resultar em extravasamento de fluido para fora do sistema vascular. *ICAM*, moléculas de adesão intercelular; *PECAM*, molécula de adesão plaquetário-endotelial.

A maioria dos grandes centros de traumatologia, hoje, aprendeu a usar PRBCs leucorreduzidos, ou seja, pequeno número de leucócitos que podem liberar radicais livres de oxigênio, e as citocinas agora são filtradas rotineiramente antes que os PRBCs sejam armazenados. A leucorredução remove 99,9% dos leucócitos do doador e, em um grande estudo canadense, reduziu a taxa de mortalidade de 7,03 para 6,19%. Outros estudos de traumatismo não mostraram redução na taxa de mortalidade, mas ainda mostraram diminuição nas taxas de infecção, complicações infecciosas e SDRA tardia. Até o momento, o maior estudo de leucorredução em pacientes com traumatismo não mostrou nenhuma redução nas taxas de infecção, falência de órgãos ou mortalidade.[40]

Numerosos estudos examinaram o bloqueio de citocinas para tratar pacientes sépticos. Dois estudos prospectivos, randomizados, multicêntricos, duplos-cegos, o North American Sepsis Trial (NORASEPT) e o International Sepsis Trial (INTERSEPT), estudaram a taxa de mortalidade durante 28 dias de pacientes críticos que receberam anticorpo anti-TNF. Nenhum dos dois estudos mostrou qualquer benefício. Outros ensaios que testaram outras citocinas em potencial também foram decepcionantes. As citocinas testadas incluíram o receptor anti-interleucina 1, CD11/CD18,[41] anticorpos antiendotoxina, antagonistas da bradicinina e antagonistas do receptor do fator de ativação plaquetário. A busca por um mediador-chave que possa ser manipulado para resolver a "toxemia" do choque continua.[42] No entanto, tais tentativas de simplificar os eventos e encontrar uma solução podem ser o principal problema, porque não há uma resposta simples e nenhuma solução simples. A resposta pode estar em coquetéis de substâncias. Os sistemas humoral e endócrino, sempre mediados pelo sangue, são extremamente complexos. O choque tem muitas causas e mecanismos. Compreender isso é crucial à medida que procuramos soluções.

EVOLUÇÃO DA REANIMAÇÃO MODERNA

Impacto prejudicial dos fluidos

Já em 1996, a Marinha dos EUA usou um modelo suíno para estudar os efeitos de fluidos na ativação de neutrófilos após choque hemorrágico e reanimação. Demonstrou-se que os neutrófilos são ativados após uma hemorragia de 40% do volume sanguíneo quando seguida de reanimação com solução RL. Essa descoberta não foi surpreendente. O que foi esclarecedor foi que o nível de ativação de neutrófilos foi semelhante em animais de controle que não sofreram choque hemorrágico, mas apenas receberam solução RL (Figura 4.15). Em outros animais-controle que não receberam solução RL, mas foram reanimados com sangue perdido ou SSH após choque hemorrágico, os neutrófilos não foram ativados. Foi sugerido que o processo inflamatório não era causado pelo choque e pela reanimação, mas pela própria solução RL.

Esses achados foram repetidos ao longo de vários anos em uma série de experimentos com sangue humano, bem como em experimentos em pequenos e grandes modelos animais de choque hemorrágico. Quando o sangue era diluído com vários fluidos de reanimação, as alterações inflamatórias dependiam do fluido utilizado; apesar de resultados fisiológicos semelhantes *in vivo*, os resultados imunológicos foram diferentes (Figura 4.16).

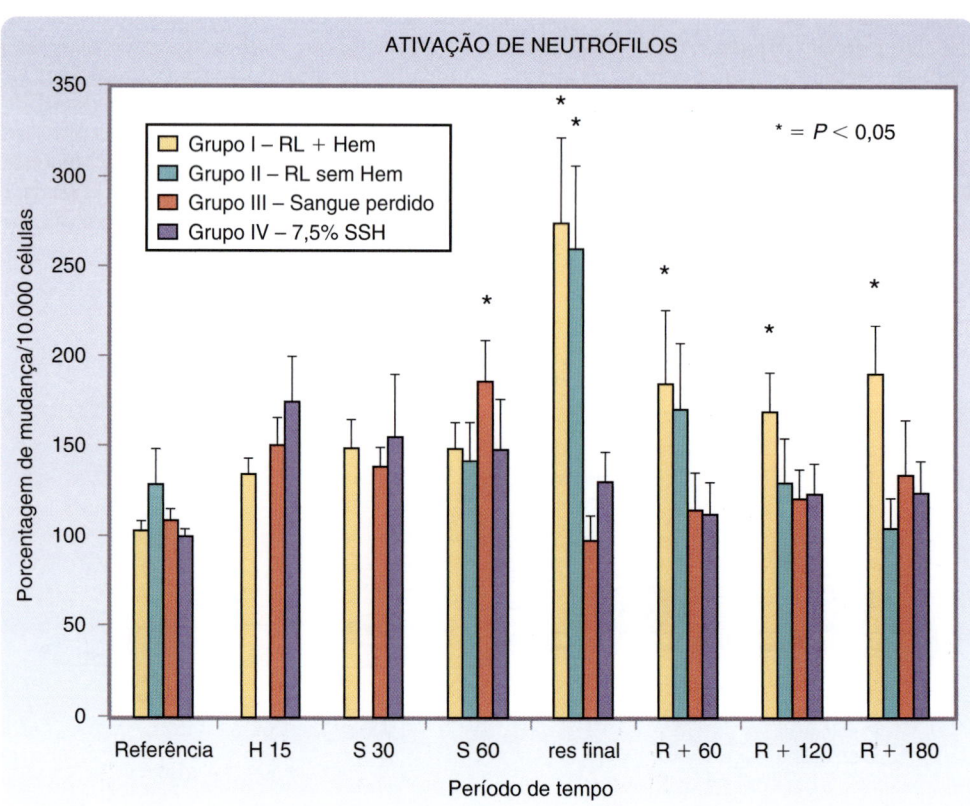

Figura 4.15 Ativação de neutrófilos em sangue total de suínos medida por citometria de fluxo. A maior ativação de neutrófilos ocorreu após choque hemorrágico (*Hem*) e reanimação (*res*) com solução de Ringer com lactato (RL). Ocorreu ativação de neutrófilos semelhante quando o animal não foi reanimado, mas foi infundido com solução RL. Nenhuma ativação ocorreu quando os animais em choque foram reanimados com sangue total ou solução salina hipertônica a 7,5% (*SSH*). (De Rhee P, Burris D, Kaufmann C, et al. Lactated Ringer's resuscitation causes neutrophil activation after hemorrhagic shock. *J Trauma*. 1998;44:313-319.)

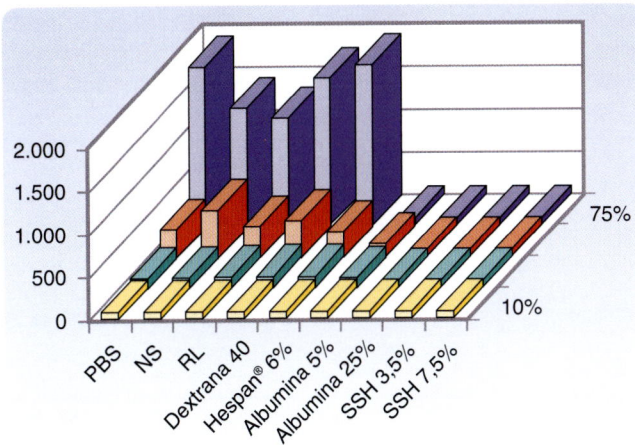

Figura 4.16 Ativação de neutrófilos humanos pelo uso de diversos fluidos de reanimação do sangue total diluído, como medido pela citometria de fluxo. A solução salina tamponada por fosfato (*PBS*) foi usada por causa de seu pH de 7,4. (De Rhee P, Wang D, Ruff P, et al. Human neutrophil activation and increased adhesion by various resuscitation fluids. *Crit Care Med.* 2000;28:74-78.)

A resposta foi generalizada em todo o sistema de resposta inflamatória, inclusive nos níveis de expressão de ácido desoxirribonucleico (DNA) e ácido ribonucleico (RNA).

Em última análise, reconheceu-se que a resposta inflamatória devia-se aos vários fluidos de reanimação. O tipo e a quantidade de fluidos causaram diretamente a inflamação. Todos os fluidos artificiais usados para elevar a PA podem causar as sequelas inflamatórias do choque. O tipo de fluido e a quantidade foram responsáveis pela resposta inflamatória (Tabela 4.10). O que pode ser óbvio hoje não era óbvio na época, e não foi reconhecido por décadas. Não se reconheceu que o sangue é extremamente complexo e que a substituição ou reanimação com fluidos simples que não o sangue tivesse consequências. O sangue faz mais do que aumentar a PA e transportar hemácias. No passado, estudamos a complexidade da resposta imunológica do corpo, mas não percebemos que fluidos como a solução RL e a solução salina normal, desenvolvidos há mais de 100 anos, não são substitutos ideais para o sangue quando usados em grandes quantidades.

Pesquisas posteriores mostraram que, quando o lactato na solução RL foi substituído por outras fontes de energia que poderiam ser mais bem aproveitadas pelas mitocôndrias, os aspectos inflamatórios

Tabela 4.10 Resumo dos estudos feitos pela Marinha dos EUA demonstrando inflamação após a reanimação provocada por fluidos.

Artigo	Modelo	Resumo dos achados
Rhee P, Burris D, Kaufmann C, et al. Lactated Ringer's solution resuscitation causes neutrophil activation after hemorrhagic shock. *J Trauma.* 1998;44:313-319.	Suíno	O RL provoca a ativação dos neutrófilos; a SSH, não
Deb S, Martin B, Sun L, et al. Resuscitation with lactated Ringer's solution in rats with hemorrhagic shock induces immediate apoptosis. *J Trauma.* 1999;46:582-88.	Ratos	O RL provoca mais apoptose no fígado e no intestino do que a SSH
Sun LL, Ruff P, Austin B, et al. Early up-regulation of intercellular adhesion molecule-1 and vascular cell adhesion molecule-1 expression in rats with hemorrhagic shock and resuscitation. *Shock.* 1999;11:416-422.	Ratos	O RL provoca mais liberação de citocina do que a SSH
Alam HB, Sun L, Ruff P, et al. E- and P-selectin expression depends on the resuscitation fluid used in hemorrhaged rats. *J Surg Res.* 2000;94:145-152.	Ratos	O RL provoca mais aumento da expressão da E-selectina e da P-selectina do que a SSH
Rhee P, Wang D, Ruff P, et al. Human neutrophil activation and increased adhesion by various resuscitation fluids. *Crit Care Med.* 2000;28:74-78.	Células humanas	Os fluidos artificiais provocam mais ativação neutrófila do que a SSH e a albumina
Deb S, Sun L, Martin B, et al. Lactated Ringer's solution and hetastarch but not plasma resuscitation after rat hemorrhagic shock is associated with immediate lung apoptosis by the up-regulation of the Bax protein. *J Trauma.* 2000;49:47-53.	Ratos	O RL e o hidroxietilamido aumentam a apoptose pulmonar em comparação com o sangue total plasmático, o plasma e a albumina
Alam HB, Austin B, Koustova E, et al. Resuscitation-induced pulmonary apoptosis and intracellular adhesion molecule-1 expression in rats are attenuated by the use of ketone Ringer's solution. *J Am Coll Surg.* 2001;193:255-263.	Ratos	Substituir lactato por cetonas reduz a apoptose pulmonar e a liberação de moléculas de adesão intercelulares
Koustova E, Stanton K, Gushchin V, et al. Effects of lactated Ringer's solutions on human leukocytes. *J Trauma.* 2002;52:872-878.	Células humanas	O D-RL provoca mais inflamação do que o L-RL
Alam HB, Stegalkina S, Rhee P, et al. cDNA array analysis of gene expression following hemorrhagic shock and resuscitation in rats. *Resuscitation.* 2002;54:195-206.	Ratos	Fluidos diferentes provocam a expressão genética em níveis diferentes
Koustova E, Rhee P, Hancock T, et al. Ketone and pyruvate Ringer's solutions decrease pulmonary apoptosis in a rat model of severe hemorrhagic shock and resuscitation. *Surgery.* 2003;134:267-274.	Ratos	A cetona e a solução de Ringer piruvato protegem contra apoptose em comparação com RL
Stanton K, Alam HB, Rhee P, et al. Human polymorphonuclear cell death after exposure to resuscitation fluids in vitro: apoptosis versus necrosis. *J Trauma.* 2003;54:1065-1074.	Células humanas	Os fluidos artificiais provocam apoptose e necrose

(*continua*)

Tabela 4.10 Resumo dos estudos feitos pela Marinha dos EUA demonstrando inflamação após a reanimação provocada por fluidos. (*continuação*)

Artigo	Modelo	Resumo dos achados
Gushchin V, Alam HB, Rhee P, et al. cDNA profiling in leukocytes exposed to hypertonic resuscitation fluids. *J Am Coll Surg.* 2003;197:426-432.	Células humanas	O RL provoca mais liberação de citocina por meio da expressão genética do que a SSH
Alam HB, Stanton K, Koustova E, et al. Effect of different resuscitation strategies on neutrophil activation in a swine model of hemorrhagic shock. *Resuscitation.* 2004;60:91-99.	Suíno	Os fluidos artificiais provocam a ativação de neutrófilos independentemente das taxas de reanimação
Jaskille A, Alam HB, Rhee P, et al. D-Lactate increases pulmonary apoptosis by restricting phosphorylation of bad and eNOS in a rat model of hemorrhagic shock. *J Trauma.* 2004;57:262-69.	Ratos	O D-lactato nos fluidos provoca mais apoptose do que o L-lactato

cDNA, ácido desoxirribonucleico complementar; RL, solução de Ringer com lactato; SSH, solução salina hipertônica.

foram atenuados. Um desses novos fluidos foi a solução de Ringer de cetona (Tabela 4.11). O ácido láctico ocorre em duas formas estereoisoméricas, bem como em uma verdadeira mistura racêmica dos isômeros. Em sistemas biológicos, raramente ocorre a verdadeira mistura racêmica ou igual molaridade dos isômeros. Normalmente, um ou outro isômero predomina. Os estereoisômeros são denominados L(+) e D(−) ácido láctico. O L(+)-lactato é um intermediário normal do metabolismo dos mamíferos. O isômero D(−)-lactato é produzido quando a glioxalase tecidual converte o metilglioxal em um ácido láctico da forma D, como nas bactérias fermentadoras de lactose. O L(+)-lactato tem baixa toxicidade como consequência do rápido metabolismo. O D(−)-lactato, no entanto, exibe maior potencial tóxico. Distúrbios psiconeuróticos foram descritos com D(−)-lactato puro. Evidências crescentes indicaram uma conexão entre a alta concentração plasmática de lactato racêmico e transtornos de ansiedade e pânico. Os fluidos de diálise racêmica têm sido associados a casos clínicos de toxicidade por D-lactato. Experimentos com os isômeros mostraram que o D(−)-lactato causa alterações inflamatórias significativas em ratos e suínos, bem como a ativação de neutrófilos humanos.

Em 1999, com as novas evidências que sugeriam a solução RL como a causa de SDRA e SDMO, a Marinha dos EUA contratou o Institute of Medicine para revisar o tema do fluido de reanimação ideal.[43] O relatório fez muitas recomendações; as principais recomendações foram que a solução RL fosse fabricada apenas com o isômero L(+) do lactato e que os pesquisadores continuassem a procurar fluidos de reanimação alternativos que não contivessem lactato, mas sim outros nutrientes, como cetonas.

Ele afirmou que o fluido de reanimação ideal é SSH a 7,5% devido à diminuição da inflamação associada a ele, bem como sua vantagem logística em termos de peso e tamanho. Embora o Institute of Medicine tenha sido solicitado a fazer recomendações para os militares, os autores do relatório pensaram que a evidência também se aplicava a ferimentos de civis. Os militares dos EUA também solicitaram à Baxter, entre outros fabricantes de solução RL, que eliminasse o D(−)-lactato na solução RL, o que foi feito. A solução RL da Baxter, atualmente, contém apenas o isômero L(+)-lactato.

A SSH apresenta um longo histórico de pesquisa e desenvolvimento. Tem sido usada em humanos há décadas e tem demonstrado consistentemente ser menos inflamatória que a solução RL. Isso representou uma mudança de paradigma no reconhecimento de que a solução RL e a solução salina normal podem ser prejudiciais. Mais uma vez, o sangue é complexo e os fluidos usados no passado eram um substituto ruim.

Também foi reconhecido que PRBCs são diferentes do sangue total e que constituem um substituto deficiente do sangue total perdido durante a hemorragia. Os PRBCs são separados por centrifugação, lavados e depois filtrados. Grande parte do plasma e seu conteúdo são decantados. Fatores de coagulação, glicose, hormônios e citocinas cruciais para a sinalização não estão presentes nos PRBCs ou na maioria dos fluidos anteriormente usados para reanimação. A evidência de que o tipo de fluido afeta a resposta inflamatória está crescendo e foi confirmada em vários estudos.[44]

O Committee on Tactical Combat Casualty Care foi formado no ano 2000 pela Marinha dos EUA e, atualmente, define a política sobre o manejo pré-hospitalar de vítimas de combate.

Tabela 4.11 Componentes da solução de Ringer de cetona.

Componente	Salina normal (mEq/ℓ)	D-RL (mEq/ℓ)	L-RL (mEq/ℓ)	Solução de Ringer de cetona (mEq/ℓ)
D-lactato	–	14	–	–
L-lactato	–	14	28	–
3-D-β-hidroxibutirato	–	–	–	28
Sódio	154	130	130	130
Potássio	–	4	4	4
Cálcio	–	3	3	3
Cloreto	154	109	109	109

Substituir o lactato com uma fonte de combustível alternativo, como a cetona, afetou a resposta imunológica após a reanimação. RL, solução de Ringer com lactato.

Suas recomendações e seu algoritmo para reanimação foram revolucionários em comparação com as recomendações civis (Figura 4.17). O algoritmo foi formado levando em consideração os seguintes pontos:

1. A maioria das vítimas de combate não necessita de reanimação por fluidos.
2. A hidratação oral é uma opção pouco usada, dado que a maioria das vítimas de combate necessita de reanimação.
3. A reanimação agressiva não tem demonstrado ser benéfica em vítimas civis de traumatismos penetrantes.
4. A reanimação moderada em modelos animais de hemorragia não controlada oferece melhor resultado.
5. Grandes volumes de RL não são seguros.
6. Coloide ou SSH oferece uma vantagem significativa em termos de menos peso para o médico militar ou corporações.

Os fluidos de reanimação de escolha para vítimas em choque hemorrágico, listados do mais para o menos preferido, são sangue total; plasma, hemácias e plaquetas na proporção de 1:1:1; plasma e hemácias, na proporção de 1:1; plasma ou eritrócitos sozinhos; e Hextend® e cristaloide (solução RL ou Plasma-Lyte® A).

À medida que os cristaloides eram reconhecidos como potencialmente deletérios nos pacientes com hemorragia, um comitê de peritos militares recomendou que um expansor de volume plasmático, o hidroxietilamido a 6% (Hextend®), fosse usado como o fluido de escolha nos militares.[45] A razão devia-se ao fato de que, mesmo apesar de o Institute of Medicine ter recomendado a SSH a 7,5%, esta não estava comercialmente disponível e não se encontrava aprovada pela FDA para uso em pacientes com hemorragia. O comitê de especialistas acreditava que um coloide oferecesse o benefício de ser menos pesado e volumoso, o que significava que um médico conseguiria reanimar pacientes com cerca de um terço do volume (comparando com a SSH) e não teria de carregar grandes sacos de RL ou de solução salina normal para o campo de batalha. Reconheceu-se que a maioria das vítimas não passava por choque hemorrágico e não estava em perigo de sangrar até a morte. Apenas uma minoria dos pacientes necessitava de reanimação de fluidos no campo. Cirurgiões e anestesiologistas geralmente preferiam que todos os pacientes estivessem em NPO ("nada por via oral") para evitar a aspiração durante a indução de anestesia e cirurgia, mas os pacientes em traumatismo não estavam em NPO. Com a sequência rápida de indução da anestesia, a aspiração é um risco mínimo. O comitê recomendou um acesso venoso, mas não a administração de fluido, em vítimas de traumatismo conscientes com pulso radial normal. Em vez disso, indicou-se hidratação oral. Naqueles que passam pelo choque hemorrágico manifestado pelo estado mental e pulso reduzidos, recomenda-se a administração de 500 mℓ de Hextend®. O uso de Hextend® foi limitado a 1 ℓ, dado o potencial de coagulopatia exacerbada.

Reanimação para controle de danos

Uma vez que as soluções cristaloides foram reconhecidas como possivelmente a causa primária do processo inflamatório após o choque hemorrágico traumático, esforços foram feitos para reduzir seu uso no campo de batalha. A síndrome compartimental abdominal (Figura 4.18), que havia sido descrita após reanimação agressiva, também foi encontrada diretamente associada ao volume de cristaloide infundido. Assim, foi desenvolvido o conceito de reanimação para controle de dano ou reanimação hemostática.[46] Ele envolvia a concentração do controle rápido do sangramento como a maior prioridade; usar hipotensão permissiva porque isso minimizaria o uso de fluidos acelulares, bem como a possível interrupção da formação natural do coágulo; minimizar o uso de soluções cristaloides; usar SSH para reduzir o volume total de cristaloide necessário; usar hemoderivados precocemente; e considerar o uso de medicamentos, como CCP e TXA, para interromper o sangramento e reduzir a coagulopatia (Boxe 4.2). A justificativa para o uso precoce de hemoderivados era que grandes volumes de cristaloides eram prejudiciais; se houver sangue total disponível, este deve ser usado primeiro, seguido pela terapia de componentes com PRBCs, plasma descongelado e plaquetas em uma proporção de 1:1:1 que se aproximaria do sangue total e minimizaria o uso de fluidos acelulares. A terapia de componentes não é tão ideal em comparação com sangue total fresco, mas, devido a problemas logísticos, nem sempre estava prontamente disponível, e a terapia

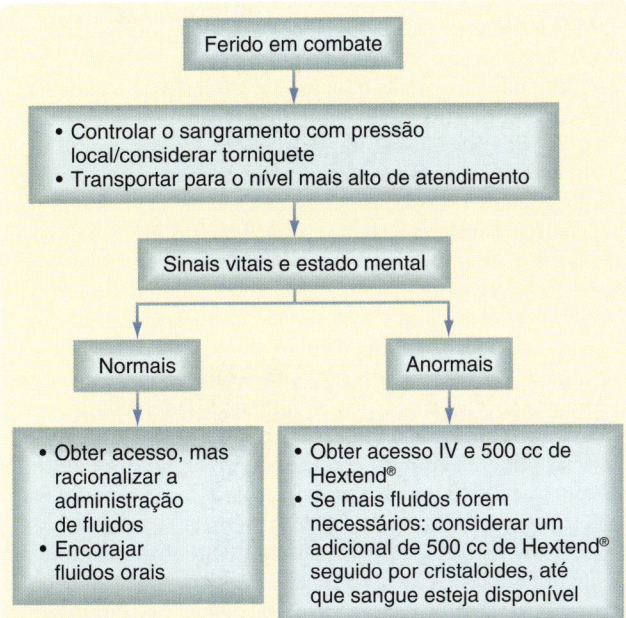

Figura 4.17 Nova recomendação para reanimação com fluidos dos militares dos EUA pelo Committee on Tactical Combat Casualty Care. (De Rhee P, Koustova E, Alam H. Searching for the optimal resuscitation method: recommendations for the initial fluid resuscitation in combat casualties. *J Trauma*. 2003;54:S52-S62.)

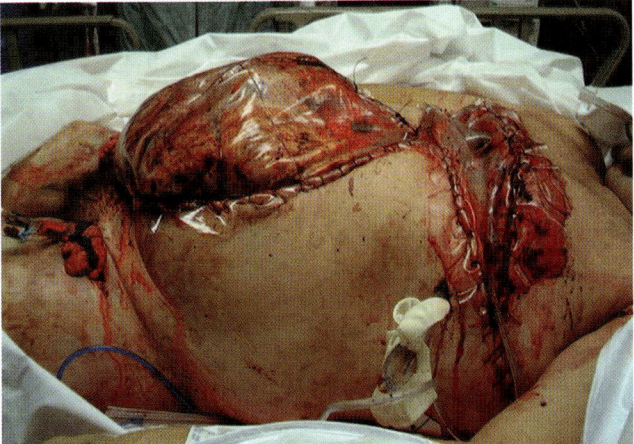

Figura 4.18 Paciente após a cirurgia de controle de danos com síndrome compartimental abdominal e torácica provocada por reanimação maciça por fluidos. (Cortesia do Demetri Demetriades, Trauma Recovery Surgical Critical Care Program, USC University Hospital, Los Angeles.)

> **Boxe 4.2** Componentes do controle de danos ou reanimação hemostática.
>
> - Iniciar hipotensão permissiva até que o controle cirúrgico definitivo seja atingido
> - Minimizar o uso de cristaloides
> - Usar inicialmente SSH a 5%
> - Usar hemoderivados antes (PRBCs, PFC, plaquetas, crioprecipitados)
> - Considerar fármacos para tratamento da coagulopatia (rFVIIa, complexo concentrado de protrombina, TXA).
>
> *PFC*, plasma fresco congelado; *PRBCs*, concentrado de hemácias; *TXA*, ácido tranexâmico. (De Dellinger RP, Levy MM, Carlet JM, et al. Surviving Sepsis Campaign: International guidelines for management of severe sepsis and septic shock: 2008. *Crit Care Med.* 2008;36:296-327.)

de componentes foi usada empiricamente para pacientes com hemorragia ativa descontrolada em andamento. O estado mental era considerado um guia útil para determinar quem precisava de cuidados; o uso do pulso radial foi preferido aos manguitos de PA, que não são práticos quando o profissional está sob fogo cruzado no cenário de combate.

Com a promoção da reanimação para controle de danos, estudos clínicos indicaram que o uso precoce e agressivo de hemoderivados, como PRBCs e PFC, na verdade, reduziu o volume total de PRBCs usado em 25%.[47] Esses estudos também usaram hipotensão permissiva e se concentraram no controle cirúrgico da hemorragia e não na reanimação em primeiro lugar. Outros estudos mostraram que, com reanimação para controle de danos, a incidência de SDRA diminuiu de 25% das admissões em UTI para 9%.[48] A SDRA agora ocorre em pacientes com contusão pulmonar, fraturas de ossos longos, pneumonia ou sepse, mas não é mais uma complicação de rotina em pacientes com traumatismo que são submetidos à reanimação para controle de danos.

Reanimação com sangue total

A reanimação para controle de danos foi desenvolvida porque os cirurgiões na guerra no Iraque reconheceram que o sangue total fresco era útil para soldados com hemorragia maciça. Embora no início dessa guerra os cirurgiões estivessem hesitantes e relutantes em experimentar o banco de sangue móvel (ver mais adiante) que era usado para obter sangue total fresco de soldados não combatentes, eventualmente, eles tentaram e descobriram que era um grande sucesso. Os cirurgiões militares que retornaram notaram repetidamente que os pacientes reanimados com sangue total não pareciam apresentar os problemas de coagulação ou pulmonares observados anteriormente. Após os procedimentos cirúrgicos, mesmo os pacientes submetidos a vários procedimentos de reposição volêmica estavam aquecidos, não acidóticos e sem coagulopatias. Os cirurgiões de traumatologia estavam começando a reconhecer que a reanimação com cristaloides deveria e poderia ser evitada usando a reanimação de controle de danos. Uma vez que só recentemente foi reconhecido que o uso de fluidos excessivos tinha um impacto no resultado, eles ainda não haviam tido a chance de desenvolver o fluido de reanimação ideal para substituir o sangue. Como resultado, os cirurgiões militares defenderam o uso agressivo de plasma fresco, não porque fosse ideal, mas porque, provavelmente, era melhor que soluções cristaloides ou coloides.

Os militares têm uma vantagem logística que o setor civil ainda não tem. Quando as vítimas chegam, os cirurgiões militares ativam o banco de sangue móvel, o que leva à vinda de combatentes para doar seu sangue. Dada a relativa segurança desses doadores do ponto de vista infeccioso, uma vez que todos foram pré-rastreados e têm o seu sangue devidamente tipado e com esse dado gravado nos seus identificadores, sangue total fresco fica prontamente disponível. O sangue doado passa por testes rápidos para o vírus da imunodeficiência humana (HIV) e hepatite C. Esses testes apresentam cerca de 85% de sensibilidade. Pacientes com sangramento são transfundidos com PRBCs e plasma na proporção de 1:1 até que sangue total fresco esteja disponível, geralmente dentro de 60 minutos após a ativação do banco de sangue móvel.

Estudos retrospectivos realizados por Nessen e Spinella mostraram que, em combate, nos quadros em que há controle da gravidade da lesão, revelam que a transfusão de sangue total fresco está associada a melhor sobrevida. À medida que o ritmo operacional no Afeganistão diminuiu e as instalações de tratamento médico foram fechadas, equipes cirúrgicas que prestam cuidados no local de combate foram desenvolvidas. Essas equipes utilizam sangue total líquido armazenado a frio. O sangue total é armazenado a 4°C em citrato-fosfato-dextrose por até 21 dias, e se adenosina for adicionada à solução de armazenamento, ela pode ser armazenada por 35 dias. Alguns centros norte-americanos estão agora usando sangue total líquido armazenado a frio para reanimação. É utilizado sangue total tipo O com baixos títulos de anticorpos para os antígenos A e B. Embora a maioria dos locais que utilizam sangue total líquido armazenado a frio tenha transfusão limitada a até 4 unidades, há um relato de caso de uma transfusão maciça de 38 unidades na literatura civil.[49]

Reanimação com 1:1:1

À medida que as notícias dessas práticas bem-sucedidas em campos de batalha se espalhavam, a literatura civil começou a ecoar os benefícios do controle cirúrgico da hemorragia antes da reanimação e o uso agressivo de PRBCs e PFC, resumidos na Tabela 4.12. Como o sangue total só agora está se tornando disponível no setor civil, os esforços estão concentrados na tentativa de replicar o sangue total por meio da transfusão de componentes do sangue na proporção 1:1:1. A transfusão de componentes, historicamente, tem sido guiada por resultados laboratoriais que indicam a coagulopatia. Essa prática é problemática porque os resultados dos exames atrasam significativamente o tempo até a transfusão e podem não representar o quadro clínico atual, especialmente em pacientes exsanguinados que estão sendo reanimados agressivamente.

Em uma revisão retrospectiva de vítimas de combate, Borgman et al. mostraram a associação entre altas taxas de transfusão de plasma:plaquetas:hemácias e melhor sobrevida. Em um cenário civil, Maegele et al. relataram que o uso agressivo de PFC também apresentou melhores resultados. Achados semelhantes foram relatados por Duchesne et al., que mostraram que a reanimação agressiva com PFC está associada à redução da mortalidade e da coagulopatia.

Tiexaira et al. mostraram que, embora uma abordagem baseada em proporção para transfusão esteja associada a melhores resultados, a proporção de 1 unidade de PFC para 2 unidades de hemácias pode ser equivalente. Os estudos anteriores tendiam a colocar os pacientes em uma proporção de 1:2 no grupo agressivo e não conseguiam distinguir claramente entre 1:1 *versus* 1:2 *versus* 1:3. Outros estudos também não conseguiram encontrar um benefício de sobrevivência com PFC, mas mostraram que reduz a coagulopatia. O uso agressivo de plaquetas[50] e fibrinogênio[51] também foi associado à melhora do desfecho. Em um estudo retrospectivo de seis centros, Zink et al.[52] mostraram que a associação entre a administração precoce de uma alta proporção de PFC e plaquetas melhorou a sobrevida e diminuiu a necessidade geral de hemácias em pacientes com transfusão maciça. A maior diferença na mortalidade ocorreu durante as primeiras 6 horas

Tabela 4.12 Resumo de estudos retrospectivos recentes sobre o uso de plasma fresco congelado.

Artigo	Resumo dos achados
Borgman MA, Spinella PC, Perkins JG, et al. The ratio of blood products transfused affects mortality in patients receiving massive transfusions at a combat support hospital. *J Trauma*. 2007;63:805-813.	Estudo retrospectivo de 246 pacientes; o grupo PRBC:PFC de 1:1,4 apresentou melhores taxas de sobrevida
Gonzalez EA, Moore FA, Holcomb JB, et al. Fresh frozen plasma should be given earlier to patients requiring massive transfusion. *J Trauma*. 2007;62:112-119.	Estudo retrospectivo de 97 pacientes; os autores recomendaram o uso precoce de PFC antes da admissão na UTI
Kashuk JL, Moore EE, Johnson JL, et al. Postinjury life threatening coagulopathy: Is 1:1 fresh frozen plasma:packed red blood cells the answer? *J Trauma*. 2008;65:261-270.	Estudo retrospectivo de 133 pacientes; regressão logística mostrou melhora na coagulopatia, mas nenhuma melhora na sobrevida
Gunter OL, Jr, Au BK, Isbell JM, et al. Optimizing outcomes in damage control resuscitation: Identifying blood product ratios associated with improved survival. *J Trauma*. 2008;65:527-534.	Estudo retrospectivo de 259 pacientes; melhor sobrevida com aumento do uso de PFC e plaquetas após traumatismo maior
Holcomb JB, Wade CE, Michalek JE, et al. Increased plasma and platelet to red blood cell ratios improves outcome in 466 massively transfused civilian trauma patients. *Ann Surg*. 2008;248:447-458.	Estudo retrospectivo de 467 pacientes submetidos à transfusão de 10 unidades de PRBCs ou mais; a sobrevida foi melhor com o aumento do uso de PFC e plaquetas
Spinella PC, Perkins JG, Grathwohl KW, et al. Effect of plasma and red blood cell transfusions on survival in patients with combat related traumatic injuries. *J Trauma*. 2008;64:S69-S77.	708 pacientes submetidos à transfusão mostraram que o uso de PFC foi associado a melhor sobrevida
Maegele M, Lefering R, Paffrath T, et al. Red-blood-cell to plasma ratios transfused during massive transfusion are associated with mortality in severe multiple injury: A retrospective analysis from the Trauma Registry of the Deutsche Gesellschaft für Unfallchirurgie. *Vox Sang*. 2008;95:112-119.	Estudo retrospectivo de 713 pacientes mostrou melhora da sobrevida com aumento do uso agressivo de PFC em pacientes submetidos à transfusão maciça
Duchesne JC, Hunt JP, Wahl G, et al. Review of current blood transfusions strategies in a mature level I trauma center: Were we wrong for the last 60 years? *J Trauma*. 2008;65:272-276.	Estudo retrospectivo de 135 pacientes com transfusões maciças que tiveram melhor evolução com 1:1
Sperry JL, Ochoa JB, Gunn SR, et al. An FFP: PRBC transfusion ratio ≥ 1:1.5 is associated with a lower risk of mortality after massive transfusion. *J Trauma*. 2008;65:986-993.	Estudo de coorte prospectivo e multicêntrico com 415 pacientes mostrou que maior uso de PFC foi associado à menor mortalidade
Moore FA, Nelson T, McKinley BA, et al. Is there a role for aggressive use of fresh frozen plasma in massive transfusion of civilian trauma patients? *Am J Surg*. 2008;196:948-958.	Estudo retrospectivo de 93 pacientes; concluiu que a reanimação para controle de danos com PFC pode ter um papel no traumatismo em civis
Teixeira PG, Inaba K, Shulman I, et al. Impact of plasma transfusion in massively transfused trauma patients. *J Trauma*. 2009;66:693-697.	Estudo retrospectivo de 383 pacientes mostrando que o alto uso de PFC foi associado a melhor sobrevida
Duchesne JC, Islam TM, Stuke L, et al. Hemostatic resuscitation during surgery improves survival in patients with traumatic-induced coagulopathy. *J Trauma*. 2009;67:33-37.	Estudo retrospectivo de 7 anos com 435 pacientes mostrou vantagem de sobrevida em pacientes que receberam PFC:RBC na proporção de 1:1 em comparação com 1:4
Snyder CW, Weinberg JA, McGwin G Jr, et al. The relationship of blood product ratio to mortality: Survival benefit or survival bias? *J Trauma*. 2009;66:358-362.	Estudo retrospectivo de 134 pacientes mostrou uma sobrevida melhorada com uso mais alto de PFC, mas a vantagem não foi persistente quando ajustada para o viés de sobrevida
Watson GA, Sperry JL, Rosengart MR, et al. Fresh frozen plasma is independently associated with a higher risk of multiple organ failure and acute respiratory distress syndrome. *J Trauma*. 2009;67:221-227.	Estudo de coorte multicêntrico prospectivo de pacientes com traumatismo contuso mostrou que o PFC foi associado a risco elevado de insuficiência de múltiplos órgãos e SDRA
Zink KA, Sambasivan CN, Holcomb JB, et al. A high ratio of plasma and platelets to packed red blood cells in the first 6 hours of massive transfusion improves outcomes in a large multicenter study. *Am J Surg*. 2009;197:565-70.	Estudo retrospectivo multicêntrico (16) com 466 pacientes que tiveram mortalidade mais baixa no caso de o PFC e as plaquetas terem sido usados inicialmente e como 1:1
Riskin DJ, Tsai TC, Riskin L, et al. Massive transfusion protocols: The role of aggressive resuscitation versus product ratio in mortality reduction. *J Am Coll Surg*. 2009;209:198-205.	Estudo retrospectivo de 77 pacientes; concluíram que o protocolo de transfusão maciça estava associado à sobrevida melhorada

PFC, plasma fresco congelado; *RBC*, hemácias (*red blood cell*); *SDRA*, síndrome do desconforto respiratório agudo; *UTI*, unidade de tratamento intensivo; *PRBC*, concentrado de hemácias (*packed red blood cell*).

após a admissão, sugerindo que a administração precoce de PFC e plaquetas seja crítica. A maioria dos hospitais usa plaquetas de aférese, que são plaquetas agrupadas; 1 unidade é equivalente ao que era anteriormente chamado de pacote de seis plaquetas. Portanto, para atingir uma proporção de 1:1:1, 1 unidade de plaquetas de aférese deve ser administrada para cada 6 unidades de PRBCs e PFC.

Foram realizados vários estudos usando grandes bancos de dados e estudos prospectivos tentando determinar se o uso agressivo de PFC e plaquetas pode levar a melhores resultados. Foi defendido que os estudos que mostraram uma vantagem eram falaciosos na medida em que sofreram um viés de seleção, uma vez que os sobreviventes precoces sobreviveram tempo suficiente para receber hemoderivados. O estudo Prospective, Observational, Multicenter, Major Trauma Transfusion (PROMMTT) demonstrou que os médicos estavam transfundindo pacientes com hemoderivados em uma proporção de 1:1:1 ou 1:1:2, e que a transfusão precoce de plasma estava associada à melhora da sobrevida de 6 horas.[53]

Para resolver esse debate foi projetado o estudo PROPPR. Este foi um ensaio clínico prospectivo, randomizado, multicêntrico, concebido como um estudo de eficácia e segurança em pacientes com hemorragia grave, comparando plasma, plaquetas e hemácias transfundidos na proporção de 1:1:1 a 1:1:2.[54] Os resultados primários foram de mortalidade por todas as causas em 24 horas e 30 dias. Esse estudo mostrou que não houve diferença significativa na mortalidade em 24 horas ($P = 0,12$) ou em 30 dias ($P = 0,26$). No entanto, mais pacientes no grupo 1:1:1 alcançaram hemostasia e menos morreram como resultado de exsanguinação em 24 horas. Não houve diferenças de segurança entre os dois grupos. O grupo 1:1:1 recebeu mais hemoderivados, mas não apresentou altas taxas de SDRA ou SDMO, infecção, tromboembolismo venoso ou sepse. Holcomb et al.[54] sugeriram que os médicos deveriam considerar o uso de um protocolo de transfusão 1:1:1, transfundindo as unidades iniciais, enquanto os pacientes apresentam hemorragia ativa, e então fazer a transição para o tratamento baseado em exames laboratoriais assim que o controle da hemorragia fosse alcançado. Os autores também observaram que o grupo 1:1:2 aproximou-se de uma proporção cumulativa de 1:1:1 após o término do protocolo guiado por proporção inicial, pois eles usaram tratamento guiado por exames laboratoriais, o que os levou a alcançar a proporção 1:1:1 do grupo.[54]

A liberação elevada de fatores de coagulação para pacientes exsanguinados pode explicar parte do benefício de uma abordagem de alta proporção na transfusão maciça. O plasma é composto por mais de mil proteínas; algumas delas podem exercer efeitos benéficos. Traumatismo e choque resultam em degradação do glicocálice vascular e aumento da permeabilidade endotelial. Esse processo é conhecido como *endoteliopatia do traumatismo*. A reanimação com solução RL exacerba esse processo, enquanto a reanimação com plasma reconstrói o glicocálice e reduz a permeabilidade vascular.[55] Esse fenômeno provavelmente explica o desenvolvimento de SDRA e síndrome compartimental abdominal que ocorre com redução maciça de cristaloides e a redução da disfunção de múltiplos órgãos que ocorreu à medida que reanimação cristaloide após traumatismo perdeu importância.

Protocolo de transfusão maciça

Estudos levaram ao desenvolvimento do protocolo de transfusão maciça (PTM), que exige o uso agressivo de hemocomponentes ou sangue total líquido armazenado a frio, com baixo título de O. O protocolo foi projetado para permitir que o banco de sangue de um hospital melhore os sistemas logísticos para o uso empírico de hemocomponentes. Vários estudos mostraram que a implementação de um PTM melhora a sobrevida em pacientes com traumatismo.[56] Para se qualificar como um centro de traumatologia, o American College of Surgeons Verification Review Committee exige que todos os centros de traumatologia tenham um PTM em vigor.

Um exemplo de diretriz para PTM é que, para pacientes gravemente feridos, o banco de sangue deve fornecer um refrigerador contendo 4 unidades de hemácias tipo O e 4 unidades de plasma AB ou A. Se possível, amostra sanguínea de um paciente pode ser coletada antes de o sangue ser transfundido; mesmo 1 unidade de hemácias, às vezes, pode interferir na compatibilidade. O sangue O negativo é reservado para transfusão em mulheres em idade fértil quando seu tipo sanguíneo for desconhecido ou quando se souber que são Rh-negativas. Se o sangue refrigerado inicial for utilizado, o banco de sangue enviará plasma, plaquetas e hemácias refrigerados adicionais na proporção de 1:1:1 ou sangue total refrigerado.

CRISTALOIDES E TIPOS DE FLUIDOS

Cristaloides

A reanimação salina normal de grande volume produz acidose por diluição do HCO_3^- sérico. Normalmente, os íons cloreto e bicarbonato são redistribuídos para cima ou para baixo entre si, mantendo a neutralidade elétrica. Frequentemente, o resultado da infusão maciça de solução salina normal é uma acidose metabólica hiperclorêmica de intervalo aniônico. Em níveis extremos, a acidose pode prejudicar o desempenho cardíaco, diminuir a capacidade de resposta a fármacos inotrópicos cardíacos, afetar o metabolismo celular, alterar a atividade enzimática e alterar a cascata de coagulação. Muitos argumentariam que, para proteção celular, o corpo humano libera o oxigênio mais facilmente da Hgb no estado acidótico, e que essa acidose, pelo menos até certo ponto, é realmente melhor para o paciente do que a alcalose.

Independentemente das vantagens e desvantagens teóricas da acidose metabólica induzida, não existe evidência clínica de que isso faça diferença. Cirurgiões com experiência no uso de SSH, às vezes, encontram acidose metabólica induzida, mas descobriram que ela tem consequências clínicas mínimas. A acidose hiperclorêmica metabólica induzida é diferente da acidose metabólica espontânea e da acidose láctica hipovolêmica. Não existe evidência de que a acidose hiperclorêmica faça mais do que confundir a interpretação do estado metabólico. Dada a falta de qualquer benefício comprovado significativo de um cristaloide sobre outro, muitos sistemas de traumatologia usam solução salina normal no ambiente pré-hospitalar. Isso ocorre porque estocar apenas uma forma de fluido é conveniente. Outra razão é que, quando há necessidade de transfusão, a solução RL deve ser trocada para solução salina normal, pois a solução RL contém cálcio, que se liga ao citrato, produzindo, teoricamente, a coagulação. Esta é uma política de segurança, embora estudos tenham demonstrado que o uso da solução RL como carreador no mesmo cateter IV do sangue não apresenta efeitos adversos relevantes.

Plasma-Lyte® (Baxter, Deerfield, IL), uma solução cristaloide balanceada, foi desenvolvida há mais de 20 anos, e contém eletrólitos adicionais, como acetato e gliconato. O nível geral de cloreto também é menor. Plasma-Lyte® também contém magnésio; portanto, isso deve ser levado em consideração para pacientes com insuficiência renal. Também pode afetar a resistência vascular periférica e a frequência cardíaca, podendo piorar a isquemia de órgãos. É semelhante a outros cristaloides, pois pode causar edema pulmonar e aumentar a PIC e edema generalizado. Os inúmeros relatos de seu uso abordam sua segurança durante o condicionamento de bombas de circulação extracorpórea e seu uso em isquemia fria, parada circulatória, transplante de órgãos e preservação de órgãos.

Em um estudo que examinou o uso de SSH com dextrana, os pacientes foram randomizados para receber SSH a 7,5% com dextrana ou Plasma Lyte® A. Os valores de sódio, bicarbonato, CO_2 e pH de 2 horas foram comparáveis. O grupo em que foi utilizada SSH com dextrana exigiu menos infusão de cristaloide. No entanto, os volumes infundidos também foram diferentes. Em um estudo de McFarlane, 30 pacientes submetidos à cirurgia hepatobiliar ou pancreática foram randomizados para o uso de solução salina normal a 0,9% ou Plasma-Lyte® 148 a 15 mℓ/kg/h. Durante a cirurgia, o Plasma-Lyte® mostrou-se mais eficaz, produzindo também menos hipercloremia e acidose. No entanto, não foi encontrada diferença significativa no nível de sódio, potássio ou lactato no sangue. Em um estudo de transplante renal, o Plasma Lyte® A não aumentou os níveis de lactato (como a solução RL) e não causou acidose (como a solução salina normal); o melhor perfil metabólico foi mantido em pacientes que receberam Plasma-Lyte®. Plasma-Lyte® também é preferível em várias preparações de células e como meio de armazenamento para plaquetas. Comparado à solução RL e à solução salina normal, o Plasma Lyte® pode ser uma solução balanceada superior, mas não existem estudos que demonstrem que seja mais seguro ou mais eficaz em grandes volumes. Pode ser uma solução ideal para fluido de manutenção diária, mas não oferece um benefício significativo para reanimação em relação a outros cristaloides. Um estudo randomizado realizado por Young et al.[57] mostrou que, comparativamente à solução salina normal, os pacientes reanimados com Plasma-Lyte® A melhoraram o estado ácido-básico e reduziram a hipercloremia 24 horas após a lesão. Os componentes dos vários cristaloides são mostrados na Tabela 4.13. Em resumo, existem vantagens e desvantagens para vários cristaloides. Plasma-Lyte® tem a vantagem de conter magnésio, e os estudos mostraram que isso reduz a necessidade de reposição de magnésio, embora haja preocupações de infundir grandes volumes de Plasma-Lyte® pela possível infusão de magnésio em excesso. Em relação ao cloreto, a solução RL pode ser melhor que o Plasma-Lyte®, que, por sua vez, pode ser melhor que a solução salina normal. Em grande volume, pode haver vantagens na reanimação com solução RL, pois dispõe de menor quantidade de cloreto. Não há estudos que demonstrem vantagem de sobrevida com qualquer cristaloide. Em estudos de choque hemorrágico de curta duração em suínos usando grandes volumes de cristaloides, a solução RL mostrou ser melhor que a solução salina normal e a solução Plasma-Lyte®. Na maioria das instituições, o custo das soluções salina normal e RL e Plasma-Lyte® é semelhante, cerca de US$ 3,00/ℓ. Em um estudo pragmático e randomizado de 15.802 pacientes de UTI, as soluções RL e Plasma-Lyte® foram comparadas com solução salina normal como fluidos de reanimação primária. Os pacientes que receberam cristaloides balanceados apresentaram uma taxa mais baixa de desfecho composto de morte, nova terapia de substituição renal e disfunção renal persistente em comparação com pacientes que receberam solução salina normal.[58]

Solução salina hipertônica

A SSH tem sido extensivamente estudada. Em resumo, os estudos mostraram que o sódio é o principal eletrólito que controla o volume intravascular. Os pesquisadores que trabalharam com SSH em animais com hemorragia aprenderam que as metas de reanimação podem ser alcançadas com volumes muito menores, desde que a carga de sódio seja a mesma. Por exemplo, em um modelo animal de choque hemorrágico, se 1 ℓ de solução salina normal for necessário para atingir uma PA de 120 mmHg, o mesmo resultado pode ser obtido com uma infusão de 120 mℓ de solução salina a 7,5%. No caso de SSH a 5%, apenas 182 mℓ seriam necessários. Em estudos com animais, a SSH atrai água para o espaço intravascular a partir dos espaços intracelular e intersticial.

A SSH demonstrou consistentemente reduzir a resposta inflamatória e, portanto, é considerada imunomoduladora (Figura 4.19). A imunossupressão por SSH pode, portanto, ser benéfica e prejudicial, dependendo de quando e como é usada. Em estudos prospectivos randomizados com SSH isoladamente ou com um coloide como Hetastarch® ou dextrana, os resultados mostram que SSH é equivalente a soluções cristaloides em termos de mortalidade. A concentração mais estudada é a da SSH a 7,5%. De 1995 a 2005, quando a inflamação estava sendo amplamente estudada, as vantagens teóricas da SSH foram a diminuição da resposta inflamatória e, potencialmente, a redução de SDRA e SDMO. Portanto, acreditava-se que se tratasse do fluido ideal na reanimação do choque hemorrágico. Um dos principais problemas com a SSH a 7,5% é que não existe um fabricante que a produza e comercialize. Isso ocorre porque é extremamente difícil e oneroso obter a aprovação da FDA, e há pouco lucro na venda de água salgada. Na Europa, está disponível SSH a 7,5% com dextrana.

Tabela 4.13 Cristaloides disponíveis comercialmente e sua composição.

	Solução salina normal	Ringer com lactato	Plasma-Lyte® A	Normosol®	Plasma
Íons positivos					
Sódio	154	130	140	140	134 a 145
Potássio		4	5	5	3,4 a 5
Cálcio		3			2,25 a 2,65
Magnésio			3	3	0,7 a 1,1
Íons negativos					
Cloreto	154	109	98	98	98 a 108
Lactato		28	27	27	
Bicarbonato					22 a 32
Gliconato			23	23	
pH	5,4 a 7,0	6,5	7,4	7,4	7,4
Osmolaridade	308	273	294	295	280 a 295

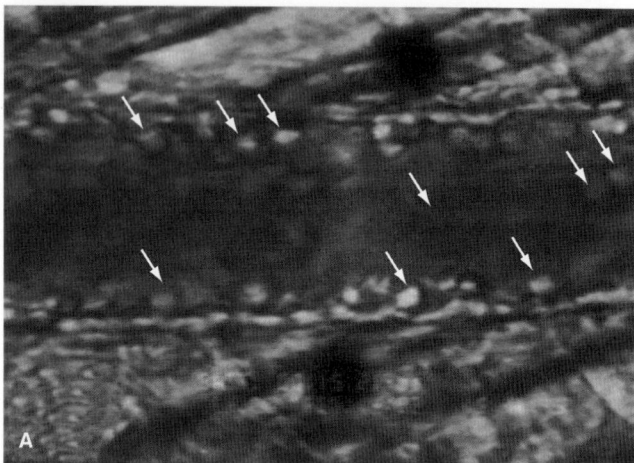
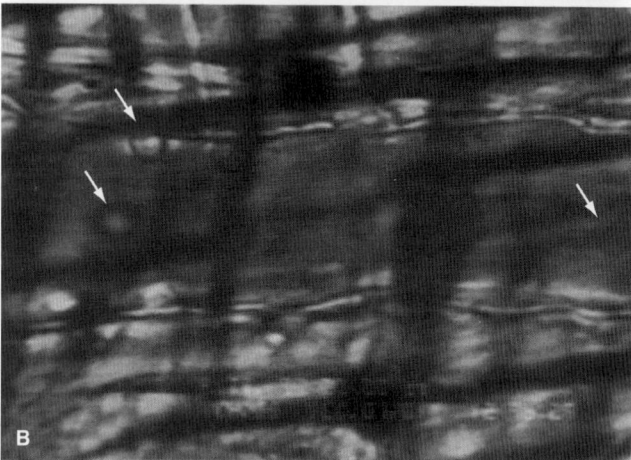

Figura 4.19 A resposta imune à reanimação hipertônica é menor do que após a administração da solução de Ringer com lactato. (De Pascual JL, Khwaja KA, Ferri LE, et al. Hypertonic saline resuscitation attenuates neutrophil lung sequestration and transmigration by diminishing leukocyte-endothelial interactions in a two-hit model of hemorrhagic shock and infection. *J Trauma*. 2003; 54:121-132.)

O Resuscitation Outcomes Consortium (ROC), que é composto por 10 centros de traumatologia nos EUA e Canadá, foi financiado para participar de testes de traumatismo e emergência. O ROC é uma organização financiada pelo governo federal para examinar potenciais intervenções pré-hospitalares.

O primeiro estudo relacionado ao traumatismo do ROC examinou a SSH. Esse estudo prospectivo randomizado recrutou pacientes hipotensos com traumatismo contuso ou penetrante, com e sem TCE. Os pacientes foram randomizados em um entre três grupos de acordo com a dose e o fluido: (1) bólus de 250 mℓ de solução salina normal; (2) bólus de 250 mℓ de SSH a 7,5%; e (3) 250 mℓ de SSH a 7,5% com 6% de dextrana 70. O estudo sobre SSH recrutou 2.221 pacientes usando consentimento informado. Esse ensaio foi constituído por dois estudos. Um estudo de choque hemorrágico que envolveu 894 pacientes e um estudo sobre TCE que incluiu 1.327 pacientes. O estudo sobre TCE envolveu pacientes com ou sem hipotensão; o principal critério de inclusão foi uma pontuação da ECoG de 8 ou menos.

O estudo de SSH e choque mostrou que os pacientes que receberam a SSH apresentaram apenas uma leve elevação no nível de sódio (147 mEq/ℓ *versus* 140 mEq/ℓ no grupo de solução salina normal), pois o volume de infusão era pequeno e apenas no ambiente pré-hospitalar. O nível de Hgb na internação também foi significativamente menor. Os pacientes que receberam SSH com ou sem dextrana apresentaram nível de Hgb de 10,2 g/dℓ em comparação com 11,1 g/dℓ do grupo de solução salina normal. Isso pode refletir a quantidade de reanimação intravascular por SSH *versus* solução salina normal. As taxas gerais de sobrevida em 28 dias foram quase idênticas: pacientes reanimados com SSH, 73%; pacientes com SSH com dextrana, 74,5%; e pacientes com solução salina normal, 74,4% ($P = 0,91$).

No entanto, o estudo sobre SSH foi interrompido antes do fim de sua inscrição planejada pelo Drug Safety and Monitoring Board por dois motivos principais. Em primeiro lugar, a análise provisória mostrou futilidade porque os resultados foram muito semelhantes. Em segundo lugar, uma análise detalhada de subgrupo encontrou um potencial de dano em um subgrupo de pacientes que não receberam transfusão de hemácias nas primeiras 24 horas. Por motivos inexplicáveis, sua taxa de mortalidade era significativamente maior se eles recebiam SSH ou SSH com dextrana. Os pacientes que receberam SSH e SSH com dextrana e que receberam mais de 10 unidades de hemácias nas primeiras 24 horas tiveram uma taxa de mortalidade menor, embora a diferença não tenha sido estatisticamente significativa.

A principal crítica a esse estudo foi que ele permitiu apenas uma pequena dose na fase pré-hospitalar e a perfusão de SSH não continuou no hospital. A reanimação adicional não foi regulada nesse estudo, e todos os pacientes receberam aproximadamente a mesma quantidade de líquido pré-hospitalar. Além disso, o nível de sódio aumentou para apenas 147 mEq/ℓ, significando que não foi usada SSH suficiente para afetar a capacidade imunomoduladora da mesma, pois alguns acham que o nível de sódio precisa ser muito elevado para que esse efeito seja alcançado. Em pacientes hipotensos, 250 mℓ de solução salina normal são clinicamente irrelevantes, mas, como 250 mℓ de SSH com dextrana 0 ou SSH são aproximadamente equivalentes a 2 ℓ de solução salina normal, o grupo de pacientes que recebeu SSH estava sendo reanimado, enquanto o grupo de solução salina normal, não. Assim, o estudo pareceu comparar 250 mℓ de solução salina normal ao equivalente a 2 ℓ de solução salina normal. O apoio para essa teoria é que o nível de Hgb foi menor no grupo de pacientes que recebeu SSH. O estudo da SSH em pacientes com TCE também foi interrompido; a análise provisória também mostrou futilidade, o que significa que o resultado primário foi quase idêntico entre os grupos de solução salina normal e SSH. Tal resultado também pode ser interpretado como mostrando que a SSH é segura, mas, tecnicamente, o estudo não foi desenvolvido para mostrar não inferioridade.

A SSH foi estudada no TCE porque estudos preliminares mostraram-se promissores. A infusão de SSH é altamente eficaz na diminuição da PIC e pode fazer isso enquanto aumenta o volume sanguíneo, a PA e o fluxo sanguíneo para o cérebro. Comparada ao manitol, que costuma ser usado para diminuir a PIC, a SSH pode fazer isso sem desidratar os pacientes ou colocá-los em risco adicional de lesão encefálica secundária causada por hipotensão ou insuficiência renal por manitol. Pacientes que recebem altas doses de gotejamento de manitol também são suscetíveis à insuficiência pulmonar, o que aumenta o tempo de permanência na UTI. A infusão de manitol requer altos volumes diários. O manitol é seguro se usado com cuidado em pacientes com TCE isolado, mas, em pacientes politraumatizados hipotensos, pode ser prejudicial e pode exacerbar a hipotensão.

Comercialmente, a SSH vem em concentrações de 23%, 5% e 3% nos EUA. Curiosamente, todos os estudos em humanos utilizaram SSH a 7,5%, mas essa formulação não está comercialmente disponível. Esse pode ser o principal erro estratégico dos estudos de SSH. A maioria dos estudos em animais e humanos usou SSH a 7,5%, uma concentração arbitrária, visto que SSH a 10% foi altamente irritante para as veias periféricas. A SSH injetada rapidamente em voluntários humanos causa dor no local da infusão. Assim, a via preferida é através de uma veia central. Em estudos com animais, se SSH a 7,5% for administrada por via interóssea, podem ocorrer osteomionecrose e síndrome compartimental. Alguns estudos não traumáticos usaram concentrações de 3% e 23%, mas foi relatada experiência clínica mínima com 5%. Há dois estudos relatando sua experiência usando SSH a 5% em pacientes com traumatismo, com ou sem TCE, e se mostraram seguros.[59] Esse achado é lógico porque os estudos com SSH a 7,5% também mostraram segurança. O uso de SSH a 5% pode ser a melhor estratégia para recrutar volume intravascular em comparação à reanimação com cristaloides. O método utilizado em pacientes traumatizados é administrar SSH a 5% em infusões de 250 mℓ e, se forem necessários mais de 500 mℓ, verificar os níveis de sódio. O teor de sódio de 250 mℓ de SSH a 5% equivale a 1.645 mℓ de solução RL. Assim, um bólus pode ser administrado rapidamente, sem a necessidade de usar soluções hipotônicas como a solução RL.

Coloides

A albumina humana (4 a 5%) em solução salina é considerada a solução coloidal de referência. É fracionada do sangue e tratada termicamente para evitar a transmissão de vírus. Apresenta muitas vantagens teóricas, especialmente em estudos com animais, mas os estudos clínicos não mostraram diferenças nos resultados. Sua principal vantagem teórica é que, em comparação aos cristaloides, é menos inflamatória. Isso pode ser porque é uma molécula natural. Além de seu efeito de diluição, a albumina está associada à coagulopatia mínima. Nenhuma evidência clínica mostrou que a albumina seja melhor do que outros coloides, mas um estudo (SAFE), na Austrália, mostrou que a albumina a 4% é segura, em comparação à solução salina normal, em pacientes de UTI.[60] O estudo SAFE, cuja principal intenção era mostrar equivalência, não encontrou diferença no desfecho primário (taxa de mortalidade em 28 dias) ou em qualquer desfecho secundário. O Committee on Tactical Combat Casualty Care recomendou um fluido de reanimação de baixo volume usando 500 mℓ de Hextend® por motivos táticos. A razão para essa escolha foi que a SSH a 7,5% não está disponível comercialmente. Acredita-se que a adoção de controle de danos ou reanimação hemostática resulte em melhores resultados, diminuição do uso de sangue e diminuição da incidência de SDRA.[61] SDRA e SDMO ainda ocorrem, mas em uma taxa muito menor que a observada anteriormente.

Existem ainda outras vantagens da albumina a 25% sobre os coloides artificiais. A albumina apresenta um efeito anti-inflamatório imunológico comprovado e cinco vezes menos volume do que os coloides artificiais atuais. Diferentemente dos coloides artificiais, não leva potencialmente a efeitos adversos de coagulopatias. Provou-se segura sob o ponto de vista infeccioso e clínico. O volume de fluido que deve ser transportado é obviamente muito menor (Figura 4.20). A albumina custa aproximadamente 30 vezes mais que os cristaloides e três vezes mais que a dextrana ou o Hextend®, mas essas comparações foram feitas com albumina a 5% humana. O custo de 100 mℓ de albumina a 25%, comparado a 500 mℓ de Hextend® em uma base fisiológica, é apenas aproximadamente três vezes maior. Durante a Guerra do Vietnã, a albumina a 25% foi disponibilizada pela primeira vez e parecia ter funcionado bem. Era embalada em uma lata verde que podia ser transportada sem danos, tinha uma longa vida útil e era fácil de usar.

Os coloides sintéticos comumente usados são plasma, albumina, dextrana, gelatina e coloides à base de amido. As soluções de hidroxietilamido são produzidas a partir de amilopectina obtida de sorgo, milho ou batata. Extensos ensaios controlados randomizados examinaram a segurança e a eficácia da albumina a 5%, hidroxietilamido a 6% e dextrana 6%. No entanto, nenhuma evidência mostrou que um coloide seja superior a outro ou que os coloides sejam melhores ou piores que os cristaloides.[62] Coloides como o hidroxietilamido podem ter efeitos pró-inflamatórios semelhantes aos dos cristaloides. Em alguns casos, os coloides causarão mais danos em grandes volumes do que os cristaloides, mas nem todos os coloides devem ser considerados iguais. É bem conhecido que os coloides artificiais podem perpetuar a coagulopatia; dextrana é usada especificamente para ajudar a prevenir a formação de coágulos pós-cirurgia vascular. O sistema inflamatório está estritamente ligado ao processo de coagulação. O hidroxietilamido, particularmente, as preparações de alto peso molecular, está associado a alterações na coagulação, resultando especificamente em alterações nas medidas viscoelásticas e fibrinólise. Estudos questionaram a segurança de soluções concentradas (10%) de hidroxietilamido com peso molecular superior a 200 e razão de substituição molar superior a 0,5 em pacientes com sepse grave, citando taxas aumentadas de morte, lesão renal aguda e uso da terapia renal substitutiva. Para prolongar a expansão intravascular, um alto grau de substituição nas moléculas de glicose protege contra a hidrólise por amilases inespecíficas no sangue. No entanto, isso resulta em acúmulo nos tecidos reticuloendoteliais, como pele, fígado e rins. Devido ao potencial de acúmulo nos tecidos, a dose diária máxima recomendada de hidroxietilamido é de 33 a 55 mℓ/kg/dia. Assim, seria prudente

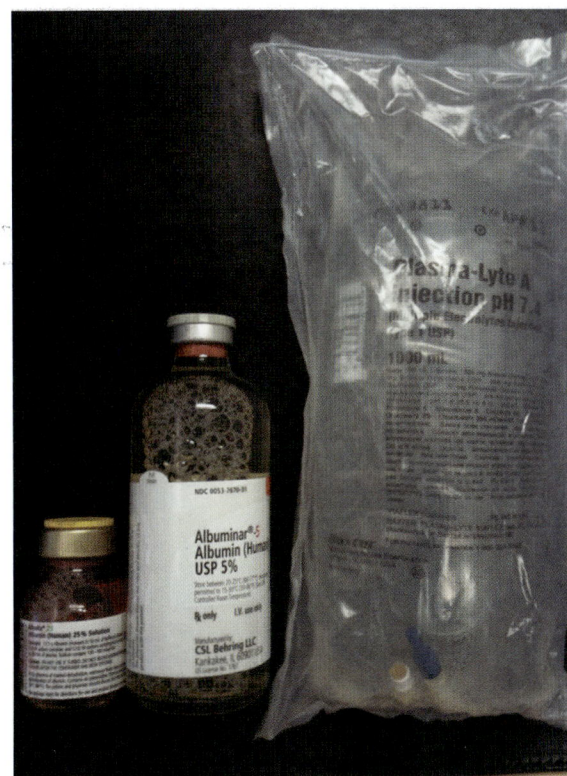

Figura 4.20 Comparação dos tamanhos dos recipientes: 50 mℓ de albumina a 25%, 500 mℓ de albumina a 5% e 1 ℓ de solução de Ringer com lactato. Os 50 mℓ de albumina a 25% são fisiologicamente equivalentes a aproximadamente 2.000 a 2.500 mℓ de cristaloides.

limitar o uso de Hextend® a 1 ℓ em pacientes com traumatismo que são frequentemente prejudicados se tiverem coagulopatia por aumento da hemorragia. Estudos em pacientes com traumatismo mostraram associação entre lesão renal aguda e óbito após traumatismo contuso. Pacientes com sepse grave designados para reanimação volêmica com hidroxietilamido 130/0,4 tiveram um risco aumentado de morte em 90 dias, e foram mais propensos a necessitar de terapia de substituição renal em comparação com aqueles que receberam solução de Ringer com acetato. Em modelos animais, a albumina parece ser melhor para evitar a inflamação, enquanto o hidroxietilamido e a dextrana em altas doses parecem causar inflamação e coagulopatia.

PESQUISA SOBRE REANIMAÇÃO FUTURA

Substitutos do sangue

Ao contrário dos expansores de volume, os substitutos do sangue referem-se a fluidos que podem transportar oxigênio. A cada ano nos EUA, 15 milhões de unidades de hemácias são transfundidas. Os métodos para diminuir a necessidade de transfusões sanguíneas incluem doação autóloga pré-operatória, recuperação de sangue intraoperatória com reinfusão e hemodiluições isovolêmicas. Esses métodos permitem a retirada do sangue do paciente no início da cirurgia, substituindo-o por expansores de volume e, então, ao fim da cirurgia, retransfundir o paciente com o sangue doado. Devido a limitações do fornecimento de sangue, complicações infecciosas e de transfusão e limitações de armazenamento, a necessidade de substitutos do sangue permanece. O substituto de sangue ideal seria aquele que:

- Forneceria oxigênio
- Não exigiria teste de compatibilidade
- Teria poucos efeitos colaterais
- Teria capacidades de armazenamento prolongadas
- Persistiria na circulação
- Seria mais eficaz em termos de custos.

Atualmente, os substitutos sanguíneos são à base de Hgb ou de não Hgb. A pesquisa dos fluidos à base de Hgb data da década de 1920, quando o estroma das células foi lisado para se obter Hgb. A purificação e a esterilização eram obstáculos que levaram anos para serem ultrapassados, mas logo percebeu-se que a Hgb livre tinha efeitos tóxicos (por causa de sua quebra de produtos). Os problemas com a Hgb livre incluem efeitos diuréticos osmóticos, toxicidade renal, anormalidades da coagulação, meia-vida curta e efeitos vasoconstritores (conhecidos por serem causados por soluções de Hgb que removem o óxido nítrico).

Durante as três décadas seguintes (de 1930, 1940 e 1950), os esforços concentraram-se em estabilizar a molécula de Hgb para aumentar sua persistência na circulação e prevenir os efeitos tóxicos. Essas estratégias incluíram fazer a ligação da molécula com a subunidade de tetrâmero, polimerizando-a, encapsulando-a em uma hemácia artificial ou em lipossomos e usando uma tecnologia de microesfera para formar 1 milhão de micromoléculas estáveis. O desenvolvimento de alguns substitutos de Hgb avançou para os estudos clínicos.

Os substitutos sanguíneos são conhecidos como transportadores de oxigênio pela hemoglobina (HBOC, do inglês, *hemoglobin oxygen carriers*). Os HBOC de segunda geração atuais são pasteurizados e, desse modo, livres de patógenos comunicáveis; eles também não têm ABO, Rh ou outros antígenos sanguíneos. São universalmente compatíveis, não exigem bancos de sangue. Podem ser facilmente administrados sem treinamento especial ou experiência. Os problemas da meia-vida curta e da toxicidade renal agora foram superados, mas alguns efeitos colaterais problemáticos permanecem: geração de radicais livres e exacerbação de lesão por reperfusão, produção de metemoglobina e efeitos imunológicos (incluindo imunossupressão e potenciação da patogenicidade relacionada com a endotoxina).

A Hgb para os substitutos sanguíneos vem de diversas fontes, como do sangue humano doado vencido, do sangue bovino ou suíno e da *E. coli* transgênica. Cada fonte tem seus benefícios (disponibilidade, custo) e seus efeitos adversos (complicações infecciosas ou outras). A Hgb humana tem a vantagem de ser um produto que ocorre naturalmente e que tem sido bastante estudado. É óbvio que a desvantagem é a falta de disponibilidade. Cerca de duas unidades de sangue doado são necessárias para fazer uma unidade de HBOC. Mesmo se todo o sangue humano doado fosse resgatado, os números das unidades feitas seriam de apenas 50% do que foi doado.

As vantagens potenciais dos animais como fonte de Hgb são tremendas – eles são uma fonte relativamente barata e seu fornecimento é amplo. No entanto, apesar dos esforços para controlar o rebanho, problemas como encefalite espongiforme bovina são inevitáveis. A Hgb recombinante apresenta problemas também. Os volumes de cultura bacteriana necessários e os métodos de processamento rigoroso são onerosos. Estima-se que apenas 0,1 g de Hgb possa ser gerado a partir de 1 ℓ da cultura de *E. coli*. Isso equivale a 750 ℓ para fazer uma unidade. A produção de 3 milhões de unidades exigiria mais de 1,125 bilhão de litros de cultura.

Um dos primeiros produtos HBOC testados foi fabricado pela Baxter, em 1999. A diaspirina de ligação cruzada da hemoglobina (DCLHb), conhecida como HemAssist® (Baxter), foi testada. Essa solução de Hgb humana quimicamente modificada foi usada em um estudo bastante divulgado em pacientes com choque hemorrágico traumático, um dos primeiros estudos a usar o consentimento da comunidade (em vez do consentimento de cada paciente). Baxter terminou o estudo logo porque os pacientes que receberam o produto do teste apresentaram uma taxa de mortalidade maior em 28 dias (47%) do que aqueles que receberam solução salina normal (25%; $P < 0,015$). O teste foi decepcionante para os pesquisadores que anteciparam o sucesso da primeira hemácia substituta.

Uma análise recente comparou os dados do estudo da Baxter com 17 departamentos de emergência dos EUA e o paralelo de 27 sistemas pré-hospitalares da União Europeia que agora usam a DCLHb. Esse estudo não mostrou nenhuma diferença no resultado. Os autores relataram que nem as aferições da PA média nem as aferições da PA elevada estão correlacionadas ao tratamento com DCLHb de pacientes com choque hemorrágico traumático. Assim, nenhum efeito pressor clinicamente demonstrável da DCLHb poderia estar diretamente relacionado ao resultado de mortalidade adversa no estudo da Baxter.

Dois outros produtos, atualmente, têm o potencial para uso clínico. Ambos são polimerizados em vez de tetramerizados. Supõe-se que a polimerização seja melhor porque os pesos moleculares são maiores (130 kDa) que na tetramerização (65 kDa), o que resulta em uma presença intravascular mais longa. Alguns pesquisadores sugeriram que a polimerização evita o contato com o óxido nítrico, atenuando a vasoconstrição vista em produtos anteriores.

Um desses produtos é o HBOC-201 (Hemopure®, Biopure Corporation), feito a partir de sangue bovino. É universalmente compatível e estável em temperatura ambiente por até 3 anos. Os estudos com animais se mostraram promissores, porém questões de segurança eram um problema; os pacientes que receberam o Hemopure® apresentaram um número elevado de efeitos adversos graves.

As propriedades vasoconstritoras do Hemopure® podem ter provocado infarto do miocárdio em pacientes suscetíveis. A Biopure Corporation faliu e foi assumida pela OPK Biotech, que fabrica um produto chamado oxiglobina (HBOC-301®) para uso veterinário. A aprovação da FDA para o Hemopure® ainda está pendente. A OPK Biotech continuou a desenvolver o Hemopure® para uso humano; a Marinha dos EUA está apoiando a pesquisa para uso potencial no âmbito militar. Os estudos têm proposto a coinfusão de um doador de óxido nítrico como a nitroglicerina em uma proporção fixa, sob a forma de um composto único ou sob a forma de infusões separadas. Contudo, é pouco provável que os cirurgiões aceitem um produto para tratar o choque que necessite de coinfusão com um vasodilatador.

O produto à base de Hgb mais promissor era o PolyHeme®. A forma como é produzido remove quase toda a Hgb tetramérica de ligação cruzada (< 1%). O PolyHeme® é produzido a partir do sangue humano doado vencido e apresenta uma vida útil de aproximadamente 1 ano em temperatura ambiente. De vários estudos humanos, o mais recente era um estudo multicêntrico em pacientes com traumatismo, com a necessidade de informar o consentimento dispensado. Os pacientes foram selecionados aleatoriamente para receber o PolyHeme® ou os cristaloides e hemácias. Um total de 29 centros de traumatologia registrou 714 pacientes. Foi relatado que os pacientes podem ser reanimados com PolyHeme®, sem uso de sangue armazenado, até seis unidades dentro de 12 horas após a lesão; os resultados entre os dois grupos eram comparáveis (taxas de mortalidade de 30 dias, 13,4% no grupo do PolyHeme® e 9,6% no grupo-controle). Contudo, o grupo do PolyHeme® apresentou graves efeitos adversos – especificamente, um número elevado de infartos do miocárdio. No entanto, a proporção de risco-benefício do PolyHeme® é favorável quando o sangue é necessário, mas não está disponível. O PolyHeme® não está sendo usado atualmente devido ao aumento da incidência de eventos adversos graves.

Metanálise de 16 estudos HBOC, incluindo quatro estudos de traumatismo envolvendo o HemAssist® ou o PolyHeme®, mostrou que os pacientes do HBOC têm um risco significativamente elevado para infarto do miocárdio e morte quando comparados com os do grupo-controle. O problema da vasoconstrição permanece. Os vasodilatadores podem ser adicionados à vasoconstrição atenuada, mas ainda não se sabe se o entusiasmo pelos HBOCs persiste. No entanto, sem dúvida, eles têm um benefício potencial real para os pacientes que não têm acesso a hemácias, como nas áreas rurais ou militares.

Os substitutos de Hgb de terceira geração começaram a abordar as deficiências das fórmulas anteriores. A encapsulação da Hgb em lipossomos é uma inovação, mas os esforços para torná-la ideal continuam. A mistura de fosfolipídios e de colesterol na presença da Hgb livre forma uma esfera, com a Hgb no centro. Esses lipossomos exibem curvas de dissociação de oxigênio semelhantes às das hemácias, e a administração pode, transitoriamente, alcançar altos níveis de circulação da Hgb e a capacidade de transportar o oxigênio. A pesquisa ainda está no estágio de teste pré-clínico; o progresso no prolongamento da meia-vida e na elucidação dos efeitos do sistema imune, particularmente no sequestro reticuloendotelial, é crucial antes do início do teste clínico.

Perfluorocarbonos

Os perfluorocarbonos (PFCo) são completamente inertes do ponto de vista biológico e são semelhantes ao Teflon® ou ao Gore-Tex®. Alterar a molécula (ao fluoretar a estrutura de anel) diminui o ponto de fusão e faz dela um líquido em temperatura ambiente.

Em 1966, os PFCo chamaram a atenção de muitas pessoas quando fotografias foram liberadas de um rato completamente submergido na forma líquida, mas respirando e sobrevivendo nela (Figura 4.21). Os PFCo dissolvem quantidades maiores de oxigênio e CO_2 do que o plasma. Eles ainda encontraram um propósito na forma líquida, mas o entusiasmo aumentou pelo seu uso na ventilação líquida parcial. Os estudos com SDRA em adultos não mostraram benefícios, mas ainda continuam em crianças com doença da membrana hialina.

Os PFCo têm dois desafios para superar, a fim de serem usados como substitutos sanguíneos. O primeiro é que a forma líquida é imiscível em água; dessa maneira, os PFCo devem ser suspensos como microgotículas com o uso de agentes emulsificantes. O segundo é que, diferentemente da Hgb, o oxigênio dissolvido nos PFCo tem uma relação linear com a pressão parcial do oxigênio (P_{O_2}), enquanto a Hgb apresenta uma curva de dissociação sigmoide que favorece o carregamento completo nos níveis normais de oxigênio atmosférico. Assim, a porcentagem de oxigênio inspirado (FI_{O_2}) que deve ser aplicada é muito alta.

Os PFCo de segunda geração foram formulados para permitir maior capacidade de transporte de oxigênio, com alterações nas propriedades de emulsão. Esses novos compostos também podem ser armazenados a 4°C, ao passo que as soluções anteriores tinham de ser congeladas. O Oxygent® (Alliance Pharmaceutical Corp./Baxter Healthcare Corp.) é uma emulsão de perflubron a 60% com um diâmetro da partícula média menor que 0,2 μm. O uso da lecitina como um emulsificador eliminou os efeitos adversos da ativação do complemento observados nos estudos anteriores sobre os PFCo. Possíveis cenários atuais para sua utilização incluem

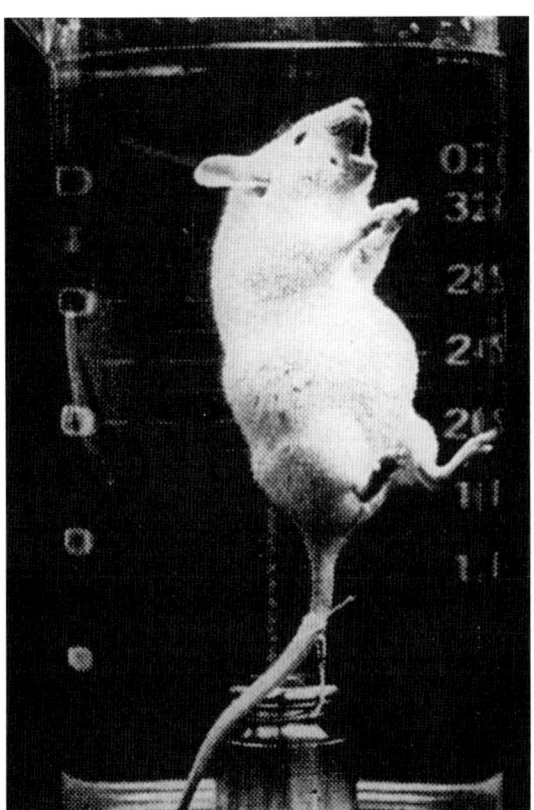

Figura 4.21 Rato sobrevivendo à imersão em perfluorocarbonos. (De Shaffer TH, Wolfson MR. Liquid ventilation. In: Polin RA, Fox WW, Abman SH, eds. *Fetal and Neonatal Physiology*, 3rd ed. Philadelphia, PA: WB Saunders; 2003.)

bypass cardiopulmonar com hemodiluição normovolêmica e angioplastia do balão (para fornecer sangue oxigenado passando pelo cateter enquanto está inflado). Na fase 3 de estudo, o Oxygent® mostrou reduzir a necessidade de transfusão de hemácias em pacientes que passaram por cirurgia não cardíaca (16%, grupo Oxygent®; 26%, grupo de controle; $P < 0,05$). No entanto, os pacientes do Oxygent® apresentaram efeitos adversos mais graves (32% no grupo Oxygent® *versus* 21% no grupo de controle; $P < 0,05$). Na fase 3 de outro estudo, em pacientes com *bypass* cardíaco, o Oxygent® possivelmente aumentou a incidência de acidentes vasculares encefálicos. Todos os outros estudos foram interrompidos.

Dois outros produtos de PFCo foram introduzidos. Nos estudos clínicos de fase inicial, o OxyFluor® (Hemagen) produziu trombocitopenia moderada e sintomas como os da gripe em voluntários saudáveis. A Baxter International deixou de apoiar os desenvolvimentos futuros. Os estudos de fase 2 do Oxycyte® (Synthetic Blood International) foram suspensos; esse produto foi adquirido pela Oxygen Biotherapeutics, Inc. e está sendo comercializado em venda livre sob a forma de um produto cosmético denominado Dermacyte®, um gel à base de oxigênio concentrado para a cicatrização de feridas. O Dermacyte® também está sendo pesquisado para o tratamento de câncer durante a quimioterapia ou a radioterapia, porque os radicais livres de oxigênio, supostamente, podem eliminar as células cancerosas. Os PFCo não estão livres de efeitos adversos nem são eficazes para distribuição e uso de oxigênio.

Novos fluidos

O reconhecimento de que os fluidos atualmente disponíveis não são uma substituição para o sangue e, de fato, podem ser prejudiciais se usados em grandes quantidades para expandir o volume sanguíneo iniciou uma pesquisa animadora por fluidos melhores. O sangue é tão complexo que o objetivo final é desenvolver o sangue total artificial, mas isso vai demorar muito tempo. O método ideal seria fabricar o sangue total com um biorreator usando as células-tronco, mas esse desenvolvimento levaria décadas.

As permutações do desenvolvimento futuro do fluido são intermináveis. Novos cristaloides estão sendo testados, da mesma maneira que as soluções hipertônicas com e sem transportadores de oxigênio, coloides hipertônicos, plasma liofilizado (PL) e terapia medicamentosa.

Em 1999, o Institute of Medicine recomendou a pesquisa para eliminar o lactato no RL e pesquisar o uso dos substratos de energia alternativa nos fluidos de reanimação. Foi reconhecido que, embora a lesão de reperfusão possa ocorrer na reanimação por choque, uma entidade separada, chamada de *lesão por reanimação*, é resultado do método de reanimação e dos fluidos usados.

Duas substâncias já identificadas poderiam alterar a resposta inflamatória após a reanimação. Em modelos de pequenos e grandes animais, os estudos descobriram que simplesmente substituir o lactato no RL por cetonas ou piruvatos reduz a resposta inflamatória após a reanimação por choque hemorrágico. Outros pesquisadores concentraram-se em diversas formas de piruvato para minimizar a lesão por reanimação; o etil-piruvato parece promissor. Estudos em animais mostram que o piruvato da solução de Ringer corrige a acidose láctica e prolonga a sobrevida em ratos com choque hemorrágico. Do ponto de vista celular, a adição de componentes anti-inflamatórios nos fluidos parece mais eficaz.

Os estudos dos mecanismos desses resultados melhorados descobriram que a reanimação suplementada por monocarboxilato fornece substratos de energia, com alteração mínima nos fluidos usados convencionalmente, como o RL. Substituir o lactato na solução RL por piruvato ou cetonas protege o cérebro e os outros tecidos após o choque. Esse achado levou à pesquisa das causas desse efeito protetor e do potencial do uso dos medicamentos sozinhos para tratar o choque hemorrágico.

Plasma liofilizado

O plasma seco (liofilizado) foi utilizado durante a Segunda Guerra Mundial, quando o Exército dos EUA, inicialmente, acreditou que o plasma fosse adequado para reanimar o choque hemorrágico (Figura 4.22). O plasma liofilizado utilizado na Segunda Guerra Mundial veio de vários doadores e não foi rastreado para patógenos virais. A transmissão de hepatite em combatentes feridos era comum. Não há produto de plasma liofilizado disponível nos EUA desde a Segunda Guerra Mundial. No entanto, a capacidade de remover potenciais agentes infecciosos, juntamente com a tecnologia aprimorada para fabricação de plasma liofilizado, reanimou a pesquisa nessa área. O plasma liofilizado é preparado de duas maneiras. Pode ser liofilizado a frio ou pode ser liofilizado pela combinação de ar circulante de baixa temperatura com baixa pressão e baixa umidade. Também pode ser liofilizado por pulverização em uma câmara de alta temperatura, em que é aerossolizado. O produto pode ser armazenado em qualquer uma dessas formas com degradação proteica mínima até que seja reconstituído, ajustado ao pH e então administrado. As vantagens do plasma liofilizado constituem a longa vida útil e a não necessidade de refrigeração e controle de temperatura rígido. Isso evita a difícil logística de armazenamento de produtos frescos congelados e o tempo de preparação do descongelamento do PFC. O plasma liofilizado moderno foi investigado para patógenos para que as preocupações históricas de transmissão de vírus sejam minimizadas.

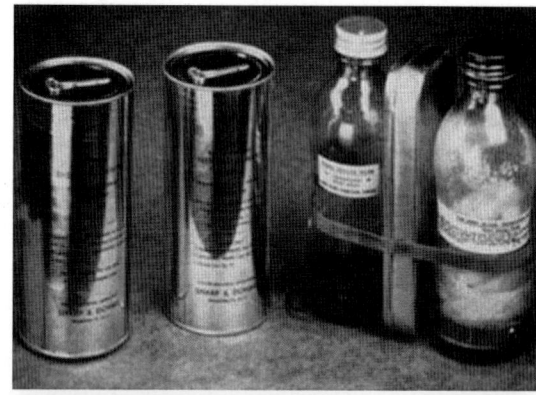

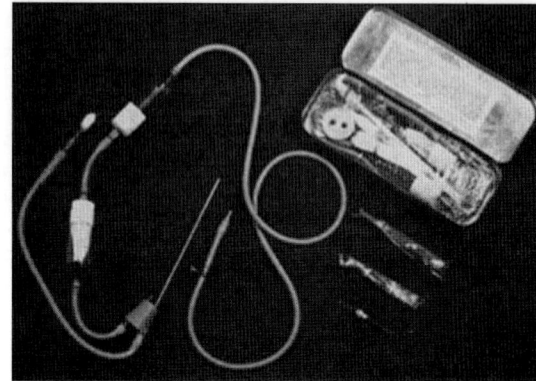

Figura 4.22 Plasma liofilizado usado durante a Segunda Guerra Mundial. (Cortesia de Office of Medical History, U.S. Army Medical Department, Center of History and Heritage, Washington, DC.)

Por meio de financiamento da Marinha dos EUA, o plasma separado do sangue suíno fresco foi liofilizado para produzir PL e depois comparado ao PFC. Após uma hemorragia de 60% do volume sanguíneo, os porcos foram reanimados com PL reconstituído, que foi tão eficaz quanto o plasma descongelado, apresentando um perfil de coagulação idêntico. Um estudo sobre politraumatismo multi-institucional em animais descobriu que o PL era melhor que o Hextend® (que levava a anemia e coagulopatia).[63] Atualmente, essa área de pesquisa e desenvolvimento é excitante e promissora. Atualmente, o PL está disponível na Europa e na África, mas não nos EUA.

O exército francês usa PL e plasma (FLyP®) (FDSP) desde 1994. É produzido a partir de sangue fresco leucodepletado de até 10 voluntários. A seleção do tipo sanguíneo permite diluição e neutralização das hemaglutininas anti-A e anti-B naturais. Este FDSP é, portanto, compatível com qualquer tipo sanguíneo. Também é estável em temperatura ambiente por 2 anos e é facilmente reidratado com 200 mℓ de água para uso em menos de 3 minutos. FLyP® contém todos os fatores de coagulação e proteínas. Os níveis de fibrinogênio e fator de coagulação do FDSP são equivalentes ao do PFC. Os primeiros relatos do uso do FLyP® em 87 vítimas de guerra mostram que ele foi eficaz para prevenir ou tratar a coagulopatia em uma UTI francesa no Afeganistão. O FLyP® foi estudado no ambiente civil, revelando que é eficaz em comparação com ao PFC e resulta no aumento dos níveis de fibrinogênio logo após o traumatismo. (Garrigue D, Coagulation). Este produto francês é transportado por médicos das Forças Especiais dos EUA para uso em condições austeras sob um protocolo Institutional Review Board (IRB).

A Alemanha também tem FDSP (LyoPlas N-w®), proveniente de um único doador selecionado para patógenos transmitidos pelo sangue. Ao contrário do PFC, o LyoPlas N-w® passa por filtração para remover os remanescentes celulares para reduzir ainda mais o risco de infecção ou de reações imunes à transfusão. Mantém-se eficaz durante 12 meses quando é mantido em uma variação de temperaturas entre 4°C e 25°C. A Alemanha colocou em campo mais de 500.000 unidades de LyoPlas N-w® sem efeitos adversos incomuns ou significativos em comparação ao PFC. Além da capacidade de prevenir ou tratar a coagulopatia, é uma excelente maneira de restaurar o volume, pois é um coloide. A política do Corpo Médico das Forças de Defesa de Israel é que o plasma é o fluido de escolha para pacientes gravemente feridos selecionados e, portanto, incluiu o LyoPlas N-w® como parte de seu armamentário para uso no local em que ocorrem ferimentos, por socorristas avançados em todo o exército. Várias empresas estão desenvolvendo plasma liofilizado nos EUA, mas, até o momento, nenhum produto foi aprovado pela FDA.

Tem havido pesquisas para desenvolver hemácias liofilizadas, mas o desafio tem sido superar o processo de congelamento, secagem e reidratação sem danos estressantes às hemácias. Embora as hemácias liofilizadas tenham demonstrado propriedades de deformabilidade viscoelástica aceitáveis, com tempo de armazenamento de cerca de 1 semana pela adição de trealose, uma molécula de açúcar, este produto ainda está em estágios muito iniciais de desenvolvimento. Plaquetas liofilizadas congeladas e partículas derivadas de plaquetas também estão sendo desenvolvidas. As plaquetas congeladas são criopreservadas em 6% de dimetilsulfóxido e podem ser armazenadas por até 10 anos a −80°C. As plaquetas liofilizadas estão em desenvolvimento há mais de 50 anos, mas preservar a funcionalidade tem sido um desafio. As preparações modernas, que são tratadas com paraformaldeído a 1,8%, congeladas em albumina a 5% e depois liofilizadas, têm sido mais animadoras. Uma vez reidratadas, parecem estruturalmente intactas, contêm a maioria das glicoproteínas e são capazes de suportar a geração de trombina e a deposição de fibrina. No entanto, testes *in vivo* mostram que a duração da atividade hemostática é breve, aproximadamente 4 a 6 horas, e algumas vezes limitada a 15 minutos. Estudos recentes de plaquetas humanas liofilizadas congeladas em um modelo suíno de lesão hepática demonstraram melhora na sobrevida e redução da perda de sangue, mas 13% dos animais sobreviventes apresentaram complicações trombóticas. A ideia de liofilizar a frio plasma, hemácias e plaquetas significaria reconstituir sangue total.

Agentes farmacológicos

Os fluidos de reanimação substituem apenas o volume intravascular perdido, mas não apresentam propriedades inerentes que aumentem a sobrevida. Sendo assim, um grupo de trabalho está pesquisando se seria mais lógico desenvolver terapias que promovessem um fenótipo que favorecesse a sobrevida. Entre os pacientes reanimados a partir do choque hemorrágico, um amplo espectro de respostas tem sido observado. Embora alguns pacientes se recuperem sem quaisquer complicações, outros desenvolvem falência múltipla de órgãos. Essa resposta imprevisível não é causada por uma variação extrema do genoma humano. Desde a decodificação do genoma humano, tornou-se claro que apenas 20.000 a 35.000 genes codificadores de proteínas são responsáveis por milhões de diferentes fenótipos. A rápida expansão do conhecimento na área da epigenética tem se concentrado nos mecanismos e nos fenômenos que afetam o fenótipo de uma célula ou de um organismo sem afetar o genótipo. Com o passar dos anos, muitos agentes farmacológicos têm sido testados como possíveis adjuvantes (ou substitutos) dos fluidos de reanimação convencionais. Esses fármacos pertencem a várias classes, incluindo agentes neuroendócrinos, bloqueadores dos canais de cálcio, modificadores da via do ATP, prostaglandinas, esteroides sexuais, antioxidantes, agentes anti-inflamatórios e imunomoduladores. Embora haja uma forte evidência laboratorial dos seus efeitos benéficos na perfusão tecidual, na contratilidade miocárdica, na função reticuloendotelial, na sobrevida celular, na lesão oxidativa e na ativação imune, a maioria desses agentes ainda não é usada na prática clínica como agentes de reanimação.

Essa área de trabalho é um exemplo de pesquisa translacional que é nova e pode ser revolucionária. A transcrição de DNA é regulada, em parte, pela acetilação de histonas nucleares que são controladas por dois grupos de enzimas, histonas desacetilases (HDAC) e histonas acetiltransferases (HAT). Os experimentos com animais mostraram que o choque hemorrágico e a reanimação estão associados ao desequilíbrio da atividade HDAC/HAT e que o estado de acetilação das histonas cardíacas é influenciado pela escolha da estratégia de reanimação. As alterações induzidas pelo choque podem ser revertidas pela infusão de um inibidor farmacológico de HDAC, mesmo quando é administrado apenas por um período limitado após o dano. Os experimentos animais mostraram-se muito promissores ao elucidar os mecanismos por trás do sucesso do uso de um inibidor de HDAC para prolongar a vida após o choque.[64]

Alam et al. têm pesquisado o papel dos inibidores das HDAC, como o ácido valproico (AVP, um antiepiléptico) e o ácido hidroxâmico suberoilanilida. Os autores formulam a hipótese de que estes poderiam ser úteis no tratamento do choque pela restauração da acetilação celular normal. Em seus experimentos, suínos grandes sujeitos a traumatismos (lesões do fêmur e do fígado) e a hemorragia grave (perda sanguínea de 60%) foram randomizados em um de três grupos: sem tratamento (grupo-controle), tratamento com sangue fresco total ou tratamento com AVP (400 mg/kg) sem reanimação. A taxa de sobrevida precoce foi de 100% no grupo do sangue fresco total, 86% no grupo do AVP e de 25% no grupo-controle.[65] De modo impressionante, essa melhoria na sobrevida foi atingida sem o recurso a fluidos de reanimação nem a transfusões sanguíneas convencionais, o que torna essa abordagem interessante para os ambientes pré-hospitalares, logisticamente limitados e ambientes de combate. Parece que os inibidores das HDAC ativam rapidamente as histonas nucleares, bem como diversas proteínas celulares, de modo a criar um fenótipo a favor da sobrevida no choque hemorrágico e séptico. Esse grupo também relatou que o AVP é neuroprotetor e é possível no tratamento do TCE. Foi também demonstrado o seu benefício na sepse. Vários desses inibidores das HDAC têm sido testados em ensaios clínicos de fases 1 e 2 (situações não traumáticas).

Dadas as preocupações de que a inflamação após o traumatismo possa ser um evento patológico, outra abordagem única é usar estrogênio e progesterona para tratar pacientes após choque hemorrágico traumático. Vários estudos laboratoriais independentes apontaram o uso de estrogênio e progesterona como um método promissor para reduzir a lesão secundária no choque hemorrágico e outros processos semelhantes. Esses estudos mostraram que a administração precoce de estrogênio (um forte antioxidante, anti-inflamatório e estabilizador mitocondrial, bem como um agente antiapoptótico) diminuiu significativamente a gravidade da lesão causada pela morte celular precoce e devastadora. O uso de estrogênio já foi testado em 60 ensaios clínicos, principalmente nas áreas de câncer de próstata, sangramento urêmico, transplante de fígado, cirurgia de coluna, cardiologia, cirurgia cardíaca e TCE. Seu histórico de segurança é bom. No entanto, ensaios humanos em TCE não mostraram qualquer eficácia.

Animação suspensa

Os militares têm apoiado pesquisas para desenvolver uma técnica para evitar que os pacientes morram de exsanguinação. A hemorragia reparável do tronco ainda é uma das principais causas de morte potencialmente evitável no campo de batalha, de modo que pesquisas estão sendo conduzidas para identificar um método de preservar a vida de um paciente por tempo suficiente para, posteriormente, reparar as fontes de hemorragia. Este conceito é denominado *animação suspensa*. Em vez de reanimação, o objetivo é interromper a morte celular, seja com hipotermia induzida ou por meios químicos.

Inicialmente, os estudos em animais se concentraram em identificar indutores de hibernação que sinalizem quimicamente às células para diminuir o metabolismo. O soro de esquilos em hibernação pode ser injetado em esquilos não hibernantes e induzir a hibernação. O metabolismo diminui, a frequência cardíaca diminui e a vida parece estar suspensa. Muitos mamíferos são altamente tolerantes à isquemia, como as focas mergulhadoras, que podem permanecer submersas por 45 minutos de cada vez. Os ursos hibernam no frio e as tartarugas podem se enterrar na lama sem morrer. A pesquisa continua de modo a responder a esta questão: como a vida humana pode persistir sem oxigenação no ritmo a que estamos acostumados? Essa fascinante área de pesquisa deve nos ajudar a entender o significado da vida no nível celular, mas o uso clínico de indutores de hibernação está a muitos anos de distância.

A hipotermia ou o resfriamento reduzem as necessidades metabólicas das células. Assim, a hipotermia induzida tem sido estudada para determinar se pode colocar a vida em espera. Uma vez que as demandas metabólicas são diminuídas, a vida pode ser retardada ou "suspensa". Essa suspensão metabólica pode ser efetivamente alcançada com hipotermia, bem como com várias infusões químicas. Curiosamente, a vida ou o metabolismo não parecem terminar com a cessação da perfusão; em vez disso, ele realmente termina durante a reperfusão, quando ocorre dano celular irreversível. A reperfusão das células que esgotaram seu suprimento de nutrientes pode danificar as células e, assim, encerrar a vida. Os mecanismos são complexos, mas a troca de cálcio pode ser um componente-chave.

Como a exsanguinação é uma das principais causas de morte tanto no campo de batalha quanto no traumatismo civil, a suspensão da vida com hipotermia ou parada química celular poderia ganhar tempo para transportar os pacientes para um hospital onde suas lesões vasculares possam ser reparadas e sua vida, restaurada. O trabalho com animais foi realizado para aperfeiçoar um método de indução de animação suspensa e, em seguida, restaurar completamente a vida sem lesão neurológica. A parada hipotérmica induzida clinicamente já está sendo usada em cirurgia cardiotorácica e neurocirurgia, mas o atual período em que o fluxo para o cérebro pode ser interrompido é de apenas 45 minutos. Na cirurgia cardíaca, o coração é parado e resfriado, enquanto o restante do corpo é submetido à perfusão com uma bomba. A ideia é pegar os métodos que são usados para preservar o coração e aplicá-los em todo o corpo, inclusive no cérebro. No entanto, esses métodos são complexos e exigem preparação extensa e imenso trabalho em equipe; não se sabe se eles podem ser simplificados para emergências, como a exsanguinação inesperada.

O trabalho com animais sobre este tema tem sido realizado há 60 anos. O falecido Peter Safar, o pai da reanimação cardiopulmonar moderna, estudou a parada hipotérmica profunda induzida em cães e ratos sob condições controladas. Uma pesquisa financiada pela Marinha dos EUA envolveu uma série de experimentos mostrando que a hipotermia profunda a 10°C pode ser induzida pela infusão de fluidos gelados contendo grandes doses de potássio. Essencialmente, o processo é semelhante à cardioplegia, exceto que uma solução é infundida a fim de parar não apenas o coração, mas o corpo inteiro. A solução utilizada para induzir essa parada hipotérmica e química é um fluido de preservação de órgãos (HypoThermosol®) que contém níveis de potássio de 70 mEq/ℓ.

Os pacientes que morreram de hemorragia traumática exsanguinante geralmente são submetidos a uma toracotomia de reanimação no departamento de emergência para interromper o sangramento e tentar reanimá-los. No entanto, esta é uma manobra desesperada com resultados sombrios; apenas 7,4% desses pacientes sobrevivem. A Marinha dos EUA desenvolveu um novo método; uma vez que o tórax é aberto, em vez de tentar reanimar os pacientes, eles são infundidos com HypoThermosol® frio.

Modelos de grandes animais (suínos) têm sido usados para desenvolver as técnicas que induzem a animação suspensa na situação de emergência; estudos mostraram repetidamente que os suínos podem ser colocados em parada de corpo inteiro e, em seguida, rapidamente (dentro de 20 a 30 minutos) hipotérmicos a 10°C. Durante esse processo, todo o sangue é retirado do suíno; eles são deixados nesse estado por cerca de 1 a 3 horas. Isso, por definição clínica, "mata" os suínos; nenhum metabolismo ocorre durante esse estado, nenhuma atividade cerebral ou cardíaca pode ser detectada e não há sangue no corpo. Esses estudos em animais mostraram a viabilidade dessa abordagem em um modelo clinicamente realista com uma variedade de lesões, incluindo choque hemorrágico com lesões de tecidos moles, lesões vasculares abaixo do diafragma e lesões de órgãos sólidos. A sobrevida é superior a 75% a longo prazo, e os animais recuperam-se neurologicamente intactos, com função cognitiva normal.

Teoricamente, esse é o período em que pacientes humanos poderiam ser levados ao centro cirúrgico para reparos vasculares; tais pacientes quase sempre sofreram lesão vascular importante causando exsanguinação. Como os reparos vasculares seriam feitos em um estado assanguíneo, nenhuma perda sanguínea ocorreria durante os reparos. Esses reparos foram realizados com bombas portáteis menores do que uma lata de refrigerante.[65] Esse também é o período durante o qual pacientes humanos podem ser colocados em uma máquina de *bypass* padrão por uma segunda equipe de cirurgiões; essa máquina seria usada para reviver os pacientes, eliminando o potássio e aquecendo-os enquanto o sangue é infundido. No modelo suíno, todo esse processo mostrou-se viável, mesmo após longos períodos de choque e mesmo com lesões vasculares, de órgãos sólidos e de vísceras ocas associadas.

A pesquisa sobre esse conceito feita pelos militares avançou para o planejamento de um ensaio clínico multicêntrico. Os mecanismos e métodos para suspender a vida e depois reiniciá-la foram claramente identificados. O ensino tradicional era de que a hipotermia durante o atendimento ao traumatismo é ruim, mas há uma diferença entre hipotermia espontânea e hipotermia induzida. A hipotermia espontânea indica choque hemorrágico e está frequentemente associada à reanimação maciça com fluidos frios ou à temperatura ambiente. Esses pacientes gravemente feridos terão desempenho ruim, dada a perda de sangue e a coagulopatia dilucional (o que, obviamente, é prejudicial quando os pacientes têm sangramento descontrolado). A hipotermia induzida apropriadamente, no entanto, pode ser benéfica.

MANEJO DE FLUIDOS PERIOPERATÓRIOS

Água corporal

Os seres humanos são feitos predominantemente de água (50 a 70% do peso corporal). A porcentagem precisa é afetada por sexo, gordura corporal e idade, havendo aumento da porcentagem de água nos homens, aumento da massa corporal magra e extremos de idade. O corpo humano pode ficar sem muitas coisas por longos períodos, mas água não é uma delas. No corpo, a água reside em três compartimentos ou espaços: (1) intracelular, (2) intravascular e (3) intersticial. O compartimento intracelular abriga o maior volume de água, constituindo cerca de 30 a 40% do peso corporal (dois terços da água total do corpo). O volume intravascular geralmente é calculado como 5 a 7% do peso corporal (um sexto da água total do corpo). A água se desloca rapidamente entre os três compartimentos. Grandes recursos de água podem ser removidos do compartimento intracelular para o compartimento intravascular; grandes volumes de água podem ser armazenados no compartimento intersticial. A água no compartimento intersticial é recirculada pelo sistema linfático e, por fim, retorna ao compartimento intravascular.

Uma quantidade fixa de água está nos ossos e no tecido conjuntivo denso, mas essa água é relativamente estável e não é considerada na circulação. A água é secretada por várias células da pele, líquido cerebrospinal e sistemas intraocular, sinovial, renal e GI; esta água também não é considerada na circulação.

Ferramentas clínicas estão disponíveis para medir com precisão o volume de água no corpo. Um método é a espectroscopia por bioimpedância, que mede a impedância da corrente elétrica, que é imperceptível para a pessoa, a fim de estimar a água corporal total. O método é mais bem usado para calcular a gordura corporal.

Métodos para medir o volume intravascular também estão disponíveis comercialmente. Eles geralmente envolvem a injeção de uma concentração conhecida de moléculas marcadas (como potássio-40 ou albumina) que permanecem intravasculares por um tempo conhecido. O potássio é predominantemente um soluto intracelular e a albumina é predominantemente extracelular. A amostragem do sangue e o cálculo do volume com base na concentração diminuída do marcador injetado são bastante precisos. Este método não foi adotado para uso clínico, porque o volume basal não é conhecido; mesmo que fosse conhecido, o volume intravascular é contrátil e expansível, de modo que o volume-alvo intravascular desejado ainda não é conhecido. Durante lesões e doenças, quando a homeostase não é mantida, os valores normais podem não ser aplicáveis ou desejáveis durante a reanimação. A praticidade de medir esses espaços não foi identificada, mas pesquisas mostraram que o volume extracelular de uma pessoa pode ser expandido mesmo se ela estiver desidratada intracelularmente.

Os principais eletrólitos intracelulares são o potássio e o magnésio. Intracelularmente, eles são os principais cátions; fosfatos e proteínas são os principais ânions. Extracelularmente, em contraste, o sódio é o cátion predominante; cloreto e bicarbonato são os ânions predominantes. No plasma (dado seu maior teor de proteína, que se deve aos ânions orgânicos), as concentrações totais de cátions são maiores, enquanto as concentrações de ânions inorgânicos são menores do que nos líquidos intersticiais. A equação de equilíbrio de Gibbs-Donnan afirma que o produto das concentrações de qualquer par de cátions e ânions difusíveis em um lado de uma membrana semipermeável será igual ao produto do mesmo par de íons no outro lado. As paredes celulares são membranas semipermeáveis; o fluxo de água é determinado pelas partículas osmoticamente ativas (cerca de 290 a 310 mOsm). A pressão osmótica efetiva depende daquelas substâncias que não conseguem passar pelos poros da membrana semipermeável.

A unidade de miliequivalentes por litro (mEq/ℓ) refere-se ao número de cargas elétricas; miliosmoles por litro (mOsm/ℓ), ao número de partículas osmoticamente ativas ou íons. Um miliequivalente em uma solução deve ser precisamente balanceado pelo mesmo número de miliequivalentes de um cátion e ânion. O equilíbrio afeta a direção da água à medida que se equilibra. A pressão osmótica de uma solução refere-se ao número real de partículas osmoticamente ativas presentes na solução, mas não depende das capacidades de combinação química das substâncias. Por exemplo, o cloreto de sódio se dissocia a 2 mOsm, enquanto o sulfato de sódio (Na_2SO_4) se dissocia em três partículas: 2 mOsm de sódio e 1 mOsm de sulfato. No entanto, 1 mOsm de uma substância não ionizada, como a glicose, é igual a 1 mOsm da substância.

As proteínas dissolvidas no plasma são responsáveis pela pressão osmótica efetiva entre o plasma e o líquido intersticial, frequentemente conhecida como pressão osmótica coloide. O sódio é bombeado para fora da célula e o potássio para dentro da célula. Assim, o sódio é o principal eletrólito responsável pela pressão osmótica, porém a glicose e a ureia (que não penetram facilmente na membrana celular) também aumentam a pressão osmótica efetiva. A água passa livremente pela membrana celular, de modo que o sódio exerce impacto muito importante no movimento da água. No entanto, a concentração de sódio não está necessariamente relacionada ao *status* do volume do LEC. Um déficit de volume extracelular grave pode ocorrer com uma concentração baixa ou alta de sódio ao longo do tempo.

O gradiente osmótico também é importante no controle da água. O número de partículas osmóticas é a chave. O tamanho da partícula osmótica não importa. Por exemplo, a transfusão de PRBCs fará com que a água passe do espaço intravascular para o espaço intersticial. Imediatamente após a transfusão de PRBCs, a pressão hidrostática aumenta dentro do espaço vascular e a água é expelida. Embora o nível de hematócrito dos PRBCs seja de 60 a 70%, as hemácias atuam como uma partícula osmótica. Devido à diferença de tamanho entre as hemácias e as proteínas no sangue, há menos partículas osmóticas em determinado volume de PRBCs em comparação com o sangue total. Portanto, a pressão osmótica intravascular realmente é reduzida após a transfusão de PRBCs.

A diferença de tamanho entre a hemácia e a albumina é grande (como uma bola de futebol *versus* um grão de areia), mas cada uma atuará como uma partícula osmótica. O número de bolas de futebol que cabem em um estádio é limitado, mas o número de grãos de areia que cabem é muito maior. Da mesma maneira, na transfusão de PRBCs, a água é empurrada para fora do espaço intravascular em direção ao espaço intersticial ou intercelular devido à diminuição do número de partículas osmóticas por volume.

Fluidos de manutenção

Em pacientes cirúrgicos, avaliar o estado intravascular é uma tarefa fundamental, mas também uma das mais difíceis. Pacientes cirúrgicos têm perda de sangue por traumatismo, cirurgias e doenças. Além disso, déficits de volume ocorrem por perdas de líquidos GI em função de vômitos, diarreia, aspiração nasogástrica, fístulas e drenos. O fluido também se desloca para fora do espaço intravascular devido a queimaduras, inflamação (como na pancreatite), obstrução intestinal, infecção e sepse.

No entanto, a principal tarefa diária do cuidado perioperatório do paciente é avaliar o estado intravascular. Está onde precisa estar? É mais seguro para os cirurgiões presumirem que um paciente esteja hipovolêmico ou hipervolêmico do que normal; a faixa normovolêmica é muito pequena. O fluido de manutenção deve ser ajustado constantemente, dependendo do estado atual de cada paciente. Os cirurgiões devem prestar atenção ao estado hídrico de cada paciente e às necessidades corporais, em vez de infundir fluido de manutenção em uma taxa fixa.

Para o atendimento pré-operatório de rotina de pacientes prestes a se submeterem a cirurgias eletivas, a conduta habitual é iniciar um gotejamento de manutenção de cristaloides. Observe, no entanto, que os pacientes submetidos à cirurgia no mesmo dia têm pouca necessidade de fluidos pré-operatórios. Todos os pacientes pré-operatórios são instruídos a não ingerir líquidos por via oral a partir da noite que antecede a cirurgia, uma diretiva que normalmente não resulta em problemas. Lembre-se que todos nós (sendo ou não pacientes cirúrgicos) estamos NPO (latim para *nil per os* ou nada por via oral) quando vamos dormir; normalmente não acordamos hipotensos ou com insuficiência renal. Assim, para pacientes prestes a serem submetidos a cirurgias de grande porte que requeiram internação hospitalar após a cirurgia, não são necessários fluidos IV na noite anterior; eles normalmente receberão muitos fluidos do anestesiologista durante a cirurgia.

Em pacientes submetidos à colectomia, um pequeno estudo prospectivo randomizado mostrou que a minimização de cristaloides durante a cirurgia levou a melhor resultado; tais pacientes tiveram menos náuseas e vômitos, diminuição do tempo de internação e retorno mais rápido da função GI. No entanto, é seguro iniciar esses pacientes com um fluido de manutenção, principalmente para fornecer água (Boxe 4.3). Em pacientes adultos com peso superior a 40 kg, a regra simples para calcular a taxa de fluidos em mℓ/h é 40 mais o peso em kg; ou seja, a taxa de manutenção de um paciente de 73 kg seria de 113 mℓ/h (73 + 40).

Os fluidos de manutenção não foram rigorosamente testados, de modo que o fluido ideal é desconhecido. O padrão atual é usar 5% de dextrose em solução salina meio normal com 20 mEq por litro de potássio. A fonte da formulação do padrão permanece obscura. Para um homem de 70 kg NPO, forneceria sódio e potássio, mas não é o que a pessoa média precisa (Tabela 4.14). As necessidades médias de um homem de 70 kg estão listadas na Tabela 4.15.

Boxe 4.3 Manutenção do cálculo de fluidos.

Cálculo de fluidos IV de manutenção
- 4 mℓ/kg/h para os primeiros 10 kg
- 2 mℓ/kg/h para os próximos 10 kg
- 1 mℓ/kg/h para cada quilograma acima de 20 kg.

Cálculo amostral para um paciente de 45 kg
- 10 kg × 4 mℓ/kg/h = 40 mℓ/h
- 10 kg × 2 mℓ/kg/h = 20 mℓ/h
- 25 kg × 1 mℓ/kg/h = 25 mℓ/h
- Taxa de manutenção = 85 mℓ/h.

Cálculo amostral para um paciente de 73 kg
- 10 kg × 4 mℓ/kg/h = 40 mℓ/h
- 10 kg × 2 mℓ/kg/h = 20 mℓ/h
- 53 kg × 1 mℓ/kg/h = 53 mℓ/h
- Taxa de manutenção = 113 mℓ/h.

Tabela 4.14 Conteúdos da solução de manutenção.*

	Total de 24 h
Água	2.760 mℓ
Dextrose	132 g
Sódio	11,8 g (203 mEq)
Potássio	1,9 g (53 mEq)

*Com 5% de dextrose em salina seminormal com 40 mEq/ℓ de potássio em um paciente de 70 kg por 24 horas.

Tabela 4.15 Necessidades normais diárias para um homem de 70 kg.

	Total de 24 h
Água	2.000 mℓ
Urina	1.500 mℓ
Sódio	2 a 4 g
Potássio	100 mEq

A ingestão diária média de sal em homens norte-americanos tem sido difícil de avaliar; a média é uma estimativa em 7,8 a 11,8 g/dia. Como esse intervalo não inclui o sal adicionado à mesa, provavelmente é subestimado. O U.S. Department of Agriculture recomenda ingestão de sal inferior a 2,3 g/dia. A solução salina normal contém 9 g de cloreto de sódio em 1 ℓ de água. A quantidade de fluidos e eletrólitos infundidos em pacientes com a formulação padrão é altamente imprecisa. Acredita-se que a decisão de administrar 5% de dextrose no fluido de manutenção derive de estudos em jejum de estudantes de medicina de Harvard na década de 1920. Esses estudos descobriram que fornecer cerca de 100 g de glicose diminuía o extravasamento de proteínas na urina. A justificativa para o uso de solução salina meio normal e 20 mEq por litro de potássio é desconhecida. Uma pesquisa com intensivistas mostrou que a maioria desconhecia a ingestão diária recomendada de sódio ou potássio.

Os cirurgiões temem que um volume insuficiente de líquido leve à insuficiência renal. A oligúria em um homem de 70 kg é definida por menos de 400 mℓ de urina produzida e excretada em um período de 24 horas. Esse é o volume mínimo necessário para manter os níveis séricos normais de nitrogênio da ureia e creatinina para que o rim seja capaz de funcionar em seu máximo. Esse volume equivale a 0,24 mℓ/kg/h. Historicamente, os residentes de cirurgia eram obrigados a fornecer aos pacientes fluido de manutenção IV suficiente para produzir 0,5 mℓ/kg/h, provavelmente para construir uma margem de segurança para garantir volume suficiente. Hoje, não é incomum ver os residentes administrarem aos pacientes um bólus de 1 ℓ de líquido de cristaloides para uma produção de urina inferior a 0,5 mℓ/kg/h, uma prática que geralmente leva à super-hidratação. Os rins são maravilhosos para proteger o corpo de médicos que não estudaram fisiologia. Em geral, a super-hidratação não tem sido vista como um problema, e a anasarca tem sido vista como inofensiva; no entanto, essa visão é imprecisa, pois pode levar a problemas de ventilação e hipertensão intra-abdominal.

No pós-operatório, frequentemente, os pacientes estão mais hipervolêmicos inicialmente em virtude de infusões de fluido IV mais altas que o necessário. Devido ao sangramento da cirurgia e à necessidade de infusão IV, os pacientes geralmente recebem muito sangue e líquido durante a cirurgia por conta do medo de hipotensão. Dar alguns litros de sangue e fluido provavelmente não tem consequências. No entanto, para pacientes que perderam litros de sangue, a medição precisa é impossível; devem ser feitas inferências sobre qual é o *status* do volume. Os pacientes que perderam uma quantidade mínima de sangue durante a cirurgia eletiva, que receberam litros de cristaloides e que têm débito urinário adequado não precisam necessariamente de fluidos de manutenção IV. Para pacientes típicos na enfermaria cirúrgica, os rins em funcionamento normal geralmente compensam quaisquer erros na quantidade de sangue e fluido administrado. No entanto, para pacientes de UTI em um ventilador que apresentam lesões traumáticas graves, sepse, outras comorbidades ou perda de sangue, há menos espaço para erros.

Para pacientes de UTI, em geral, muito volume intravascular é melhor do que pouco. Muito volume equivale a aumento do tempo no ventilador, muito pouco equivale a insuficiência renal. A insuficiência pulmonar tem uma taxa de mortalidade associada de 20 a 25%, enquanto a insuficiência renal tem uma taxa de mortalidade associada de 48%. Administrar o volume corretamente poderia equiparar um número perfeito de dias na ventilação e nenhum dia na diálise.

Imediatamente após a cirurgia, as exigências de volume são muito diferentes do que durante o dia seguinte. Novamente, para pacientes de UTI, geralmente é melhor errar no lado conservador com aumento do volume IV no pós-operatório por um período predeterminado. A maioria dos cirurgiões não tem problemas em administrar vários bólus de 1 ℓ de fluidos, mas tem muito medo de ter uma taxa IV de 500 mℓ por 4 horas, mesmo que o volume total de fluido possa ser o mesmo. Quando os líquidos são administrados em bólus, o corpo tende a ficar confuso; a liberação de hormônios flutuará descontroladamente à medida que o corpo tenta compensar essas grandes oscilações de pressão e volume no sistema vascular.

Os pacientes cirúrgicos frequentemente estão hipovolêmicos intravascularmente, apesar de estarem super-hidratados durante a cirurgia. O corpo pode ser dramaticamente sobrecarregado por muitos litros (pelo menos pelos cálculos de quanto líquido foi infundido), mas ainda estar hipovolêmico intravascularmente. Isso se deve a uma resposta inflamatória que leva ao aumento da permeabilidade da vasculatura e ao aumento de líquido no espaço intersticial. A entrada diária total de água nesses pacientes pode ser alta, mas determinar o volume intravascular atual é vital para tentar prever o estado do volume ao longo do tempo, à medida que a água se desloca do espaço intersticial para o espaço intravascular.

Especialmente para pacientes de UTI, a mesma taxa de manutenção ao longo dos dias pode ser um problema. Mais uma vez, é difícil determinar seu estado de hidratação. Os cirurgiões precisam reunir o máximo de informações possível para estimar qual deve ser a taxa de manutenção da perfusão. Conhecer a proporção de nitrogênio ureico no sangue para creatinina é útil. Uma proporção maior que 20 geralmente é indicativa de desidratação; uma proporção inferior a 10 sugere um estado de hiper-hidratação. Tais generalizações são verdadeiras apenas para pacientes com função renal normal. O débito urinário é uma excelente maneira de determinar os estados de volume. Alto rendimento geralmente significa que o corpo está tentando se livrar da água; os cirurgiões devem auxiliá-lo diminuindo a taxa de fluido de manutenção. Anasarca é outra pista útil, assim como os sinais vitais habituais.

Em pacientes idosos com insuficiência cardíaca ou sepse que estejam intravascularmente hipovolêmicos, a anasarca pode ser profunda. Muitos desses pacientes precisarão de mais fluidos IV, apesar da anasarca. Para ajudar a estimar o volume vascular, a pressão venosa central e os dados de cateteres de artéria pulmonar (se disponíveis) podem ser úteis. No entanto, deve-se ter cuidado ao interpretar a frequência cardíaca. A pressão venosa central, a pressão de encunhamento do cateter da artéria pulmonar, o volume sistólico, o DC e o estado do volume estão razoavelmente correlacionados, mas a frequência cardíaca e o volume intravascular são difíceis de correlacionar. A frequência cardíaca é afetada por muitas variáveis conhecidas e desconhecidas, incluindo dor, ansiedade, níveis hormonais e temperatura.

Para os pacientes com gasometria arterial, a relação Pa_{O_2} para FI_{O_2} (P/F) é extremamente útil. A relação P/F é a concentração de oxigênio arterial dividida pela porcentagem inspirada de oxigênio. Em um paciente jovem e saudável sem doença cardíaca, o conteúdo arterial de oxigênio é de cerca de 100; como o ar ambiente é 0,21% de oxigênio, a relação P/F é de cerca de 500 (100/0,21). Se esse mesmo paciente for colocado em 100% de oxigênio, o conteúdo de oxigênio arterial seria de 500 com uma relação P/F de 500. Em um paciente saudável que não tenha pneumonia, sepse ou contusão pulmonar, a relação P/F pode refletir o estado hídrico intersticial ou pulmonar; isso ajudará a direcionar qual deve ser a taxa de manutenção.

Se os pacientes apresentam uma taxa de manutenção de perfusão calculada, o cirurgião, evidentemente, pensa que a taxa de volume intravascular é ideal, e que os desvios de água que ocorrem o tempo todo não devem ser um problema (porque o conteúdo total de água é considerado ideal).

Em pacientes cirúrgicos com baixo débito urinário, o erro mais comum é fornecer furosemida como bólus IV. Na maioria, se não em todos, o débito urinário baixo no pós-operatório significa que eles reduziram o fluxo sanguíneo renal por causa do volume intravascular insuficiente. Quando o fluxo sanguíneo para os rins está diminuído, os rins pressentem um volume intravascular inadequado; portanto, o sistema renina-angiotensina, o ADH, o peptídio natriurético atrial, os barorreceptores carotídeos e outros mecanismos funcionam em um esforço para preservar a água. Se a furosemida for injetada em bólus, ela evita que a alça de Henle distal reabsorva água, aumentando, assim, o débito urinário. O débito urinário aumentado em pacientes com déficit de volume intravascular agrava o problema. Todo um conjunto de mecanismos compensatórios entrará em ação novamente em um esforço para preservar mais água.

O baixo débito urinário é um sinal de que a taxa de manutenção deve ser mais alta; o débito urinário alto geralmente é um sinal de que a taxa de manutenção deve ser menor. Se os cirurgiões forem forçados a retirar água do corpo de um paciente por causa da hipoxia com risco à vida, diuréticos como a furosemida podem ser usados na forma de gotejamento, o que não resulta nos efeitos colaterais tóxicos observados com um bólus de furosemida. Ainda assim, a diminuição do estado do volume intravascular terá inúmeros efeitos em muitos órgãos.

Para reanimação de pacientes, nosso conhecimento de bioquímica e fisiologia pode sugerir que determinado fluido faria muito mais sentido do que outro. Por exemplo, fluidos como Plasma-Lyte® e Normosol-R® se assemelham mais ao conteúdo dos eletrólitos no sangue do que soluções como solução RL ou solução salina normal. As soluções que se assemelham ao soro podem ser ótimas, pois diminuem a chance de acidose hiperclorêmica causada pelas concentrações mais altas de cloreto na solução salina normal. No corpo, cloreto e bicarbonato estão em equilíbrio; na presença de altos níveis de cloreto, ocorrerá uma acidose com déficit de ânion. No entanto, os defensores da solução salina normal argumentam que, embora a acidose devido ao metabolismo anaeróbico geralmente não seja desejada, a acidose hiperclorêmica não é necessariamente prejudicial. Ela pode ajudar a liberar o oxigênio no nível do tecido da molécula de Hgb. Conforme já observado, as soluções cristaloides balanceadas demonstraram melhores resultados em comparação à solução salina normal em pacientes de UTI.

Os custos de monitoramento e substituição de eletrólitos podem ser significativos. A solução salina normal é problemática devido à carga de cloreto, e os fluidos balanceados como Plasma-Lyte® reduzem a necessidade de reposição frequente de eletrólitos como cálcio, potássio e magnésio. Nenhum dos cristaloides é verdadeiramente equilibrado, e todos eles exibem vantagens e desvantagens. Essas soluções também podem ser problemáticas quando o paciente apresenta insuficiência renal. Altas doses de magnésio também são um problema potencial em certas circunstâncias. O aumento do débito urinário em pacientes com déficit de volume intravascular agrava o problema. Todo um conjunto de mecanismos compensatórios entrará em ação novamente em um esforço para preservar mais água. Como os pacientes cirúrgicos geralmente requerem transfusões de sangue, os puristas recomendam o uso de veículos cristaloides sem cálcio, pois há o receio de que o cálcio cause trombose no cateter. Sangue total ou PRBCs misturados a um volume igual de solução RL não aumentou a formação de coágulos *in vitro* em comparação com a reconstituição salina. Essas são ferramentas disponíveis e há momentos para todas elas. Para necessidades de manutenção diária de alguns litros por dia em um paciente sem insuficiência renal, Plasma-Lyte® ou Normosol® podem ser melhores que RL ou soluções salinas.

Glândula suprarrenal

A medula suprarrenal afeta o volume intravascular durante o choque, secretando hormônios catecolamínicos. Eles são chamados de catecolaminas porque contêm um grupo catecol derivado do aminoácido tirosina. As catecolaminas mais abundantes são epinefrina, norepinefrina e dopamina, todas produzidas a partir de fenilalanina e tirosina. O cortisol também é liberado a partir do córtex suprarrenal e desempenha um papel importante no controle do equilíbrio de fluidos. A partir do córtex suprarrenal e da zona glomerulosa, a aldosterona é produzida em resposta a estimulação pela angiotensina II e hiperpotassemia. A aldosterona é um mineralocorticoide que modula a função renal, aumentando a recuperação de sódio e a excreção de potássio.

Muitos outros órgãos estão envolvidos no controle dos hormônios, incluindo a interface hipotálamo-hipófise, que leva à liberação do hormônio adrenocorticotrófico da glândula adeno-hipófise. Esse sistema é afetado por várias circunstâncias, incluindo pressão intravascular, volume intravascular e eletrólitos como o sódio. O aparelho justaglomerular do rim produz a enzima renina, que gera a angiotensina I. A angiotensina I é convertida em angiotensina II pela enzima conversora da angiotensina localizada nas células endoteliais das artérias pulmonares. Essa regulação do estado do fluido intravascular é ainda afetada pelos barorreceptores carotídeos e pelos peptídios natriuréticos atriais. Infundir qualquer um desses hormônios ou bloqueá-los leva a mecanismos compensatórios e perturbações dentro desse sistema complicado.

O sistema também é afetado por muitos outros fatores que descobrimos recentemente – e provavelmente é afetado por outros que ainda não elucidamos. Por exemplo, o TCE demonstrou afetar a interface hipotálamo-hipófise diretamente por traumatismo mecânico ou por PIC elevada. Para esses pacientes, o tratamento torna-se difícil de controlar, pois eles passam por uma ampla gama de respostas fisiológicas. Pacientes submetidos à herniação cerebral passarão de um estado hipertensivo bradicárdico para um estado profundamente taquicárdico e hipotensivo. Durante esse passeio de montanha-russa, a produção de urina também é afetada, e podem ocorrer diabetes insípido (DI) ou síndrome do ADH inapropriado (SIADH). Muito provavelmente, o corpo humano evoluiu teleologicamente para tentar reduzir o edema cerebral a todo custo; frequentemente, resulta em alto volume de urina, exigindo infusões de vasopressina. Pacientes cujo sistema regulatório esteja com defeito ou cujas glândulas suprarrenais estejam esgotadas também precisam de pressores de alta dose. No entanto, estudos têm demonstrado que a infusão de cortisol e hormônio tireoidiano na forma de gotejamento pode diminuir tal instabilidade e minimizar a necessidade de infusão de líquidos e pressores. Pacientes submetidos à herniação cerebral ilustram a complexidade do sistema regulatório; os cirurgiões devem estar cientes das mudanças que podem ocorrer a cada minuto.

A insuficiência de glicocorticoides suprarrenais, mas não a falência completa, ocorre em pacientes com função prejudicada do eixo hipotálamo-hipófise-suprarrenal. Esses pacientes produzem quantidades limitadas de corticosteroides. Os problemas clínicos se desenvolvem quando os pacientes estão estressados por hipovolemia decorrente de hemorragia, início de uma infecção, medo ou hipotermia. Ao avaliar pacientes durante uma emergência cirúrgica, a insuficiência suprarrenal crônica pode ser diagnosticada inicialmente após a descoberta de hipotensão intratável. As causas patológicas da insuficiência suprarrenal crônica incluem a destruição autoimune da glândula suprarrenal, na qual os linfócitos citotóxicos destroem gradualmente as células sintetizadoras de cortisol no córtex suprarrenal. Os pacientes também podem desenvolver adrenalite, em que os sintomas de fadiga, inanição, perda de peso e tontura postural ocorrem gradualmente. Sua queixa principal pode ser uma vaga dor abdominal em cólica, náuseas e mudança nos hábitos intestinais. Os achados laboratoriais sugestivos de insuficiência suprarrenal são hiperpotassemia, acidemia, hiponatremia e níveis séricos de creatinina devido a uma deficiência de aldosterona. O diagnóstico de insuficiência suprarrenal secundária à falência de órgãos-alvo é estabelecido por níveis de hormônio adrenocorticotrófico desproporcionalmente elevados (comparados aos níveis de cortisol).

Os achados clínicos em pacientes com insuficiência suprarrenal aguda súbita podem ser inespecíficos. Se os níveis de cortisol plasmático forem repentinamente reduzidos a zero, os pacientes terão síndrome de dor abdominal, vômitos e abdome sensível e, em seguida, progredirão para prostração, coma e hipotensão não responsiva à infusão de catecolamina. Os sinais e sintomas de uma redução gradual da função do cortisol incluem mal-estar, fadiga e hiponatremia com hiperpotassemia. Pacientes com perda completa de glicocorticoides circulantes podem morrer horas após hipotensão irreversível.

Em pacientes críticos, é difícil estabelecer rapidamente o diagnóstico de insuficiência suprarrenal. Os exames laboratoriais podem confirmar que os níveis plasmáticos dos hormônios estão reduzidos, mas os resultados dos exames levam horas para serem obtidos. Na pendência dos resultados dos exames laboratoriais, os cirurgiões tratam esses pacientes empiricamente com terapia de reposição hormonal. O tratamento da deficiência de glicocorticoides em adultos consiste em uma fusão IV de dexametasona, metilprednisolona ou hidrocortisona. O uso de dexametasona é preferível se enviar exames laboratoriais simultâneos para confirmar o diagnóstico de hipercortisolismo agudo, pois esse medicamento não interfere no teste de cosintropina. Assim que os resultados dos testes retornarem, os esteroides exógenos podem ser rapidamente reduzidos durante os dias subsequentes à medida que a condição do paciente se estabiliza.

A metilprednisolona tem uma potência anti-inflamatória de 5 miligramas por miligrama; dexametasona, de 25 (em relação a 1,0 para hidrocortisona). Pacientes cujas glândulas suprarrenais não sejam funcionais também podem necessitar de reposição de mineralocorticoides. Pacientes com insuficiência suprarrenal primária devem ser tratados com 50 a 200 μg/dia de fludrocortisona para reposição de mineralocorticoides.

Hormônio antidiurético e água

O ADH faz com que a água seja reabsorvida e, assim, reduz o déficit urinário. Sintetizado na região hipotalâmica, o ADH é armazenado na hipófise, de onde é liberado na circulação. O excesso de produção ou liberação de ADH causa super-hidratação; a água é retida e, assim, os níveis de sódio são reduzidos. Como a osmolalidade sérica está predominantemente relacionada ao sódio, ela será menor que o normal (285 mmol/kg) com excesso de ADH.

Um exemplo de super-hidratação é a SIADH. Independentemente de estarem hidratados em excesso devido à grande produção de ADH, os rins são sinalizados para reter água. Portanto, a osmolalidade da urina será alta (> 300 mmol/kg), embora a osmolalidade sérica seja baixa.

No entanto, se o ADH não for sintetizado ou liberado, como em pacientes com TCE, os rins começarão a liberar grandes volumes de água; a osmolalidade da urina será tão baixa quanto 100 mmol/kg. A desidratação resultante levará a níveis séricos elevados de sódio. Em pacientes com TCE, o desenvolvimento de DI está associado à lesão cerebral significativa e ao prognóstico ruim. Em pacientes com DI ou SIADH, o termostato ou regulador de água do corpo está disfuncional; deve-se prestar muita atenção para manter o controle de volume. O tratamento de pacientes com DI deve incluir desmopressina (1-desamino-8-D-darginina vasopressina ou DDAVP); e o tratamento de pacientes com SIADH inclui restrição hídrica.

ELETRÓLITOS

Sódio

O sódio é vital para a homeostase e o potencial de ação no corpo. É a molécula predominante que controla o movimento da água para dentro e para fora do sistema vascular. A faixa normal de concentração sérica de sódio é de 135 a 145 mEq/ℓ. Hiponatremia e hipernatremia, fortemente controladas pelo ADH, são problemas comuns em pacientes cirúrgicos. Em geral, formas leves de hiponatremia e hipernatremia não são um problema, mas a hiponatremia é mais preocupante que a hipernatremia. Dos muitos sinais e sintomas associados a cada uma delas, nenhum deles é específico; nenhum dos sinais ou sintomas por si só levaria um médico a diagnosticar uma anormalidade de sódio. Um exame de sangue é sempre necessário.

Hiponatremia

A hiponatremia pode ser leve (130 a 138 mEq/ℓ), moderada (120 a 130 mEq/ℓ) ou grave (< 120 mEq/ℓ). Tanto a hiponatremia leve quanto a hiponatremia moderada são comuns, mas raramente sintomáticas. A hiponatremia grave, no entanto, pode causar cefaleia e letargia; os pacientes podem até entrar em coma ou ter convulsões. Normalmente, a hiponatremia aguda é sintomática, enquanto a hiponatremia grave crônica pode ser assintomática. A hiponatremia é um problema quando as células incham como resultado da diminuição da capacidade do corpo de manter a osmolalidade homeostática. A razão mais comum para a hiponatremia é iatrogênica com excesso de água administrada por meio de fluidos intravenosos, mas também pode ser comumente causada por processos patológicos no cérebro ou nos pulmões.

Avaliar a causa da hiponatremia é importante, pois os pacientes geralmente são classificados de acordo com a volemia. Os pacientes com hiponatremia geralmente estão hipotônicos; ocasionalmente, podem estar hipertônicos, com altos níveis séricos de glicose ou manitol. Na hiperglicemia grave, a osmolalidade do LEC aumenta e excede a do líquido intracelular. A causa disso é que a glicose penetra lentamente nas membranas celulares quando a insulina está ausente, de modo que a hiperglicemia extrai água das células para o LEC. As concentrações séricas de sódio caem na proporção da diluição causada pela hiperglicemia. O nível de sódio medido é reduzido em 1,6 mEq/ℓ para cada 100 mg/dℓ de glicose acima de 100. Esse fenômeno é denominado *hiponatremia transicional* porque não ocorre nenhuma mudança na água corporal. Nenhuma terapia específica é necessária além do tratamento da hiperglicemia; as concentrações de sódio artificialmente reduzidas retornarão ao normal assim que o nível de glicose no plasma for normalizado. As fórmulas mais comuns para o sódio são mostradas no Boxe 4.4.

Boxe 4.4 Equações sódicas para uso clínico.

Déficit de sódio
Déficit de sódio (mEq) = (meta de [Na] − [Na] plasmática) × ACT
ACT = (peso corporal × 60%)

Déficit hídrico livre
Déficit hídrico livre = (([Na]/140) −1) × ACT

Sódio corrigido
Sódio corrigido = [Na] + 0,016 × (glicose − 100)

Osmolalidade sérica (calculada)
2 × [Na] + BUN/2,8 + glicose/18

Fração de excreção de sódio
FeNa = [Na] urinária + creatinina plasmática/ [Na] plasmática + creatinina urinária
< 1% = pré-renal? (hipovolemia)
> 2% = distúrbio renal intrínseco

ACT, água corporal total; *BUN*, nitrogênio ureico no sangue.

O estado do volume de líquidos do paciente é crítico na avaliação da hiponatremia. Em geral, a hiponatremia é considerada renal ou extrarrenal. A excreção prejudicada de sódio pelos rins deve-se à insuficiência renal ou a problemas com ADH ou diuréticos. As causas extrarrenais incluem perda de sódio devido a feridas, queimaduras, sudorese, insuficiência cardíaca congestiva, cirrose, hipotireoidismo, perdas gastrintestinais e síndrome cerebral de perda de sal. A hiponatremia aguda também pode ocorrer se os pacientes desidratados forem infundidos com fluidos isentos de sódio. Em pacientes com hemorragia ou com depleção intravascular de água (p. ex., por causa de vômito, diarreia, pancreatite ou queimaduras), infusão IV de 5% de dextrose em água pode causar hiponatremia rapidamente. Como a resposta normal à hiponatremia é a supressão da liberação de ADH na hipófise, levando à secreção de água para aumentar a concentração de sódio no soro, o problema fica exacerbado em pacientes hipovolêmicos porque o hipotálamo está secretando ADH em um esforço para preservar a água. Assim, pacientes hiponatrêmicos devem ter níveis indetectáveis de ADH. No entanto, a liberação de ADH pode ser estimulada tanto pela osmolalidade elevada do LEC quanto pelo volume reduzido do LEC. A secreção de ADH comumente ocorre de modo transitório após traumatismos ou queimaduras e até mesmo no pós-operatório imediato, causando hiponatremia euvolêmica. Em pacientes hipovolêmicos, os barorreceptores também estimulam o hipotálamo a reter água por meio da liberação de ADH, uma vez que o mecanismo homeostático de manutenção do volume intravascular é mais forte que a manutenção da concentração adequada de sódio.

A diurese com furosemida ou manitol, além de causar perda de líquido intravascular, pode causar hiponatremia. Também aumenta a perda de sódio pelos rins e aumenta a liberação de ADH à medida que o corpo tenta neutralizar a rápida perda de fluido preservando a água. A hiperglicemia, se for alta o suficiente para que a glicose seja derramada na urina, também induzirá uma diurese osmótica que esgota a água extracelular e também leva à hiponatremia. Juntamente com a diurese, a hiperglicemia pode levar a uma variedade de desequilíbrios eletrolíticos (muitos mecanismos reguladores estão envolvidos) e pode causar oscilações e intensos desequilíbrios hormonais.

A perda renal de sódio pode levar à hiponatremia e à liberação excessiva de peptídios natriuréticos relacionados a lesão ou doença cerebral. Uma condição particularmente difícil de tratar é a síndrome cerebral de perda de sal. Mesmo quando esses pacientes são tratados com sal, os mecanismos reguladores causam alto débito urinário (até 4 a 6 ℓ/dia) com consequentes perdas urinárias de sódio. Essas perdas se correlacionam a níveis plasmáticos elevados do peptídio natriurético cerebral. O sódio perdido deve ser reposto por via intravenosa ou por ingestão enteral.

Em pacientes com lesão cerebral, a hiponatremia que normalmente é bem tolerada pode ser devastadora; acredita-se que cause edema intracelular cerebral à medida que a osmolalidade é reduzida. Nesses pacientes, pode ser necessária a infusão de SSH. Dependendo dos desequilíbrios eletrolíticos, as infusões de sal podem assumir várias formas; sódio pode ser fornecido como cloreto de sódio, acetato de sódio ou bicarbonato de sódio ou em combinações.

Se uma cirurgia urológica ou ginecológica for realizada com irrigação hipo-osmótica, pode ocorrer hiponatremia aguda. Durante a ressecção do endométrio, bem como na ressecção transuretral da próstata, a intoxicação hídrica aguda foi relatada como complicação.

Em pacientes cirúrgicos de UTI, uma causa frequente de hiponatremia é a SIADH. Esta síndrome pode ser aguda ou crônica. Em pacientes hipovolêmicos, a resposta natural do organismo é liberar ADH; entretanto, se o organismo estiver euvolêmico e ainda liberar ADH de maneira inadequada, o diagnóstico de SIADH pode ser realizado. Portanto, o diagnóstico de SIADH deve ser feito apenas em pacientes euvolêmicos. Além disso, a osmolaridade da urina geralmente está acima de 150 mmol/kg, e o sódio urinário, acima de 20 mmol/ℓ. Dada a liberação aberrante de ADH, a osmolalidade sérica é muitas vezes inferior a 270 mmol, e ainda assim os rins excretam urina concentrada. Geralmente é gerenciado com restrições de fluidos. Além disso, é importante diferenciar a SIADH da insuficiência suprarrenal, na qual também ocorre hipopotassemia.

Um paciente hiponatrêmico com osmolaridade urinária de 350 mmol está produzindo ADH, e os rins o estão concentrando como deveriam; a fonte de hiponatremia geralmente é extrarrenal. Tumores secretores de ADH (p. ex., tumores carcinoides ou carcinomas de pequenas células do pulmão) podem causar SIADH crônica. Esses tumores pulmonares geralmente causam hiponatremia euvolêmica. Até 35% dos pacientes com síndrome da imunodeficiência adquirida (AIDS) ativa que são internados apresentam SIADH. A hiponatremia também pode ser causada por disfunção renal em pacientes com condições que prejudicam a capacidade de reter sódio, como doença cística medular, doença renal policística, nefropatia analgésica, pielonefrite crônica e uropatia obstrutiva após síndrome de descompressão.

Hipernatremia

A hipernatremia é geralmente definida como concentração sérica de sódio acima de 145 mEq/ℓ. A hipernatremia moderada (146 a 159 mEq/ℓ) é razoavelmente bem tolerada, enquanto a hipernatremia grave (> 160 mEq/ℓ) pode ser prejudicial. A hipernatremia está associada a fraqueza muscular, inquietação, letargia, insônia e, em casos graves, mielinólise pontina central ou coma. As causas comuns de hipernatremia incluem síndromes endócrinas (nas quais há uma falha na síntese ou liberação de ADH), falha das células tubulares renais em responder ao ADH, aumento da ingestão ou infusão de sal e perda de água. A hipernatremia pode ser um problema, pois a osmose puxará a água para fora das células; a principal preocupação é que se pensa que contrai as células cerebrais. No entanto, a experiência recente com SSH mostrou que níveis de sódio agudamente elevados são relativamente seguros. A SSH é usada para contrair o volume intracelular cerebral em pacientes com TCE para reduzir o volume cerebral total quando o edema intracraniano ou o efeito de massa é um fator. A resposta normal à hipernatremia é que os rins gerem urina hiperosmolar e retenham água. A correção renal da hipernatremia depende de o paciente ter acesso à água.

A hipernatremia está associada à hipertonicidade e deve ser classificada no contexto de hipovolemia, euvolemia ou hipervolemia. A hipernatremia hipovolêmica comumente ocorre em pacientes desidratados com baixa ingestão de água, grandes perdas de líquidos como vômito, perda por sonda nasogástrica ou diarreia. A hipernatremia euvolêmica é observada em pacientes com DI (nefrogênico ou neurogênico) devido à perda excessiva de água livre na urina. A hipernatremia hipervolêmica geralmente é iatrogênica causada por reanimação com soluções hipertônicas ou resultado do excesso de mineralocorticoides na síndrome de Conn ou de Cushing.

A hipernatremia (assim como a hiponatremia) é considerada renal ou extrarrenal. As perdas de fluido renal são decorrentes de diuréticos, da fase poliúrica da necrose tubular aguda ou da diurese pós-obstrutiva do rim. Após a descompressão de um ureter cronicamente obstruído, as células tubulares renais parecem responder menos ao ADH. O DI nefrogênico é definido como uma capacidade prejudicada dos túbulos renais em responder ao ADH e concentrar a urina. A hipernatremia moderada se desenvolve em pacientes com DI nefrogênico quando perdem água na urina diluída, apesar dos níveis plasmáticos elevados de ADH. Se uma infusão de ADH não aumentar a osmolalidade da urina, o DI nefrogênico é o diagnóstico provável. Fármacos como lítio, gliburida, demeclociclina e anfotericina B podem induzir DI. O tratamento de pacientes com DI nefrogênico induzido por lítio é amilorida (5 a 10 mg/dia).

A hipercalcemia ou hipopotassemia grave também prejudica a capacidade das células tubulares renais de absorver sódio. Pacientes com disfunção renal terminal e baixas taxas de filtração glomerular podem produzir um volume fixo de 2 a 4 ℓ/dia de urina isosmótica. Em ambientes quentes e áridos, esses pacientes são particularmente suscetíveis a desidratação e hipernatremia.

As causas extrarrenais de hipernatremia incluem perda de água por vômitos, diarreia, aspiração por sonda nasogástrica, queimaduras, sudorese, febre ou problemas com níveis insuficientes de ADH. A infusão de sódio (como SSH) também pode causar hipernatremia; a duração depende do volume de cristaloides infundidos para reanimação durante 24 horas. Um estudo sobre o uso de SSH a 5% em pacientes com traumatismo mostrou que os níveis de sódio subiram acima de 150 mEq/ℓ e permaneceram elevados por dias. Por outro lado, estudos anteriores sobre o uso de infusões de SSH a 7,5% descobriram que a hipernatremia foi breve. A hipernatremia transitória provavelmente foi causada pelo uso agressivo de outros cristaloides para reanimação após a infusão de SSH, que diluiu rapidamente a hipernatremia.

Ao lidar com a hipernatremia, novamente é importante avaliar primeiro a volemia, pois a correção da hipernatremia depende disso. Em pacientes hipovolêmicos, é suficiente compensar o déficit de volume com líquidos isotônicos. No entanto, pacientes não hipovolêmicos precisam de reposição de água livre com soluções hipotônicas. Em pacientes hipervolêmicos, diuréticos podem ser usados – com cuidado. Em geral, em pacientes assintomáticos, os níveis de sódio não devem ser corrigidos muito rapidamente; isso pode causar edema cerebral. Em pacientes com hipernatremia aguda, a taxa geralmente não é superior a 1 a 2 mEq/h; com hiponatremia crônica, não mais que 0,5 mEq/h. Os níveis de sódio não devem ser corrigidos a uma taxa superior a 8 mEq/dia. O monitoramento cuidadoso e frequente do sódio normalmente é necessário.

Pacientes com DI estão produzindo urina diluída a taxas de centenas de mililitros por hora. Devem ser tratados com desmopressina (DDAVP), um análogo sintético do ADH que apresenta meia-vida de várias horas. O DDAVP aumenta o movimento de água para fora do ducto coletor, mas não tem as propriedades vasoconstritoras do ADH. Pacientes com DI leve podem ser tratados com DDAVP intranasal e ingestão de água. O DDAVP pode ser administrado por via oral, intranasal, subcutânea ou IV. A dose intranasal é de 10 μg, 1 ou 2 vezes/dia. Em pacientes de UTI, a administração IV é preferida para controle e precisão.

Potássio

O potássio é o principal íon intracelular; sódio, o principal íon extracelular. A concentração normal de potássio no soro é de 4,5 mmol/ℓ. Pequenas alterações no soro refletem grandes alterações intracelulares que podem causar morbidade e mortalidade significativas. A ingestão média diária de potássio é de 50 a 100 mmol/dia. Os rins controlam a excreção diária, que varia amplamente de 20 a 400 mmol. O eixo hormonal renina-angiotensina-aldosterona é o principal regulador da eliminação (*clearance*) do potássio. À medida que a aldosterona aumenta no plasma, também aumenta a excreção de potássio.

Hipopotassemia

Pacientes com hipopotassemia têm [K^+] inferior a 3,5 mmol/ℓ. A hipopotassemia, em geral, é resultante da hiperpolarização do potencial de repouso da célula. A hiperpolarização interfere na função neuromuscular. A hipopotassemia está associada a fadiga e fraqueza generalizada, íleo paralítico, arritmia atrial e insuficiência renal aguda. Ocasionalmente, a rabdomiólise ocorre em pacientes cuja [K^+] cai abaixo de 2,5 mmol/ℓ. A paralisia flácida com comprometimento respiratório pode ocorrer quando a [K^+] diminui para menos de 2 mmol/ℓ.

A hipopotassemia é causada por perdas renais, perdas extrarrenais, desvios intracelulares de medicamentos ou hipertireoidismo. As perdas extrarrenais podem ser causadas por vômitos persistentes, sondas gástricas, diarreia, alcalose, secreção de catecolaminas, administração de insulina ou fístulas entéricas ou pancreáticas de alto débito. A hipopotassemia é um problema comum em pacientes com insuficiência cardíaca congestiva que estão recebendo múltiplos fármacos. Também pode se desenvolver em pacientes tratados com diuréticos que forçam a função renal a excretar urina com uma concentração elevada de potássio. A terapia diurética a longo prazo pode produzir um equilíbrio negativo sustentado de potássio. Pacientes com deficiência crônica de potássio podem desenvolver distúrbios do ritmo cardíaco. O eletrocardiograma dos pacientes com hipopotassemia mostrará uma depressão das ondas T e das ondas U. A hipopotassemia leva a arritmia cardíaca, particularmente taquicardia atrial com ou sem bloqueio, dissociação atrioventricular, taquicardia ventricular e fibrilação ventricular. O risco de arritmia associada à hipopotassemia é maior em pacientes tratados com digoxina, mesmo quando as concentrações de potássio estão no intervalo normal baixo. A hipopotassemia não causada por diuréticos pode ocorrer por um distúrbio endócrino raro, incluindo hiperaldosteronismo primário e tumores secretores de renina. A hipopotassemia também está frequentemente associada a hipomagnesemia e acidemia.

Tratamento da hipopotassemia aguda. Pacientes hipopotassêmicos necessitam de reposição de potássio, que pode ser obtida por via oral ou IV. A suplementação oral é geralmente de 40 a 100 mEq/dia, em duas a quatro doses. A taxa IV é de 10 a 20 mEq/h; se o potássio for infundido a taxas superiores a 10 mEq/h, é necessário monitoramento cardíaco. Em situações de emergência, a taxa pode chegar a 40 mEq/h, mas deve ser infundida por veia central; altas concentrações de potássio nos fluidos IV podem ser irritantes para as veias periféricas. Em pacientes com disfunção renal, cuja excreção de potássio esteja reduzida, tanto a taxa IV de reposição de potássio quanto a dose total devem ser mais baixas.

Após o tratamento, é necessário o monitoramento frequente dos níveis de potássio. Como a hipopotassemia representa grandes déficits intracelulares, a reposição dos níveis corporais totais pode levar dias. A terapia com potássio é administrada como sal de cloreto, porque a hipopotassemia é comumente associada a uma contração na água extracelular, na qual o cloreto é o ânion predominante. O potássio nos alimentos está ligado ao fosfato. Os sais de fosfato de potássio podem precisar ser administrados IV, particularmente quando a expansão da água intracelular é prevista. Para reduzir o risco de arritmia cardíaca grave com doença cardíaca ou após cirurgia cardíaca em pacientes com valor sérico abaixo de 3,5 mmol/ℓ, a [K^+] sérica deve ser prontamente corrigida para um nível superior a 4,0 mmol/ℓ. Pacientes com perda GI substancial e contínua de potássio necessitam de reposição extraordinária de potássio para corrigir a hipopotassemia.

Os níveis de magnésio devem ser monitorados concomitantemente; hipomagnesemia pode produzir hipopotassemia refratária. O magnésio é um cofator importante para a captação de potássio e para a manutenção dos níveis de potássio intracelular, e os níveis de magnésio devem estar completos antes da reposição de potássio. Além disso, o magnésio suplementar reduz o risco de arritmia.

Pacientes hipopotassêmicos com acidemia concomitante são tratados com reposição de potássio antes que seu pH seja corrigido pela administração de bicarbonato. Pacientes diabéticos com cetoacidose podem, inicialmente, ter [K^+] normal, mas a hipopotassemia se desenvolve rapidamente à medida que a insulina é administrada e à medida que a glicose se desloca para dentro das células; para esses pacientes, suplementos de potássio devem ser adicionados ao fluido de reanimação, uma vez que o médico esteja confiante de que a função renal esteja adequada. Se ocorrer hipopotassemia enquanto os pacientes estiverem sob terapia diurética, medicamentos adicionais podem reduzir a perda renal de potássio. Por exemplo, trianterene ou espironolactona bloqueia o efeito da aldosterona e reduz a perda de potássio na urina.

Hiperpotassemia

A hiperpotassemia é definida como [K^+] de mais de 5,0 mmol/ℓ. Se os níveis excederem 6 mmol/ℓ, ocorrem perturbações no potencial de repouso da membrana celular, o que prejudica a despolarização e a repolarização normais. A causa mais comum de hiperpotassemia é a insuficiência renal em pacientes hospitalizados. O transporte de potássio é passivo, mas o transporte de sódio requer energia. Essa diferença na célula é mantida pela atividade da Na^+,K^+-adenosina trifosfatase (ATPase), que exige energia. Essa energia é fornecida na forma de ATP celular. Seus níveis são altamente variáveis em diferentes estágios de choque quando os nutrientes não estão disponíveis (sejam carboidratos ou oxigênio). Quando os níveis de ATP celular caem, a bomba de sódio é prejudicada. Se os níveis de sódio ou potássio estiverem gravemente altos ou baixos, o potencial de membrana será afetado. Por fim, sem energia, ocorre a morte celular, e o gradiente sódio-potássio não pode ser mantido; o gradiente de sódio é necessário para manter o potencial de membrana.

O principal problema clínico da hiperpotassemia é a arritmia cardíaca, que pode ser letal. A hiperpotassemia está associada a ondas T pontiagudas; hiperpotassemia perigosa (6 a 7 mmol/ℓ) é indicada por ondas T maiores que ondas R (Figura 4.23).

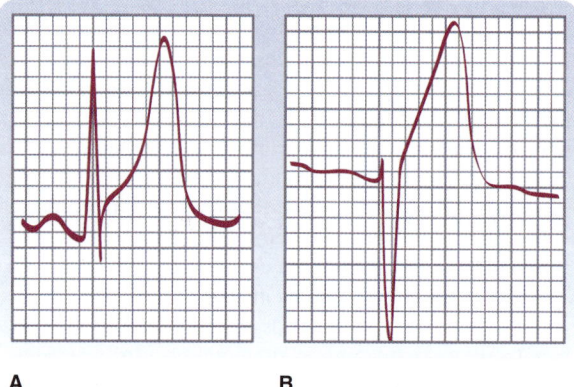

Figura 4.23 Alterações eletrocardiográficas. **A.** Indicação de hiperpotassemia. A onda T é alta, estreita e simétrica. **B.** Indicação de infarto agudo do miocárdio. A onda T é alta, mas com base larga e assimétrica. (De Somers MP, Brady WJ, Perron AD, et al. The prominent T wave: electrocardiographic differential diagnosis. *Am J Emerg Med*. 2002;20: 243-251.)

A causa mais comum de hiperpotassemia é o início agudo de disfunção ou insuficiência renal. Lesões celulares (como sepse ou isquemia-reperfusão) também podem liberar potássio de sua fonte intracelular, o que pode sobrecarregar a capacidade dos rins de eliminar o potássio. Pelo menos 20% da função renal normal é necessária para responder à aldosterona e manter os níveis normais de potássio. A reperfusão de tecidos isquêmicos que resulta em rabdomiólise causa altos níveis de potássio; para prevenir a parada cardíaca, um bólus de bicarbonato de sódio IV pode trazer algum benefício. O bicarbonato desloca o potássio intracelularmente.

Os fármacos podem ter efeito direto nos túbulos renais e na excreção de potássio; exemplos incluem trianterene, espironolactona, betabloqueadores, ciclosporina e tacrolimo. Eles geralmente são um fator contribuinte, mas não uma causa primária. A succinilcolina, um agente paralítico despolarizante, é usada em pacientes com atrofia muscular por desuso, repouso prolongado no leito, síndromes de denervação neurológica, queimaduras graves, traumatismo muscular direto ou rabdomiólise; pode causar hiperpotassemia grave, resultando em parada cardíaca. Ao coletar amostras de sangue dos pacientes, os médicos devem reconhecer que a hemólise da amostra pode liberar potássio, de modo que os resultados dos testes laboratoriais podem ser espúrios. Se a amostra ou os resultados do teste forem suspeitos, outra amostra deve ser coletada antes que esforços drásticos sejam feitos para tratar a hiperpotassemia.

Além disso, a lesão de isquemia-reperfusão está associada à hiperpotassemia. A revascularização após uma lesão isquêmica pode causar hiperpotassemia grave com base na duração do episódio isquêmico, variando de 4 a 6 horas. Desse modo, geralmente é recomendado administrar bicarbonato antes da reperfusão.

Tratamento da hiperpotassemia. Em pacientes com risco de desenvolver arritmia cardíaca por hiperpotassemia, várias intervenções são úteis. O cálcio administrado IV pode reduzir imediatamente o risco de arritmia, e esta deve ser a primeira terapia administrada; antagoniza o efeito de despolarização da [K^+] elevada. A infusão de bicarbonato de sódio tampona os prótons extracelulares e permite a transferência líquida de prótons citosólicos através da membrana celular por meio do ácido carbônico. O deslocamento de prótons para fora da célula está associado a um deslocamento de potássio para dentro das células. A terapia com bicarbonato é mais eficaz em pacientes hiperpotassêmicos com acidemia metabólica. As infusões de insulina e glicose provocam aumento na atividade da Na^+,K^+-ATPase e reduzem a concentração de potássio na água extracelular à medida que este é bombeado para a célula.

Em pacientes com deficiência de aldosterona e hiperpotassemia, um fármaco mineralocorticoide, como a 9α-fludrocortisona, aumentará a excreção renal de potássio. Em pacientes com insuficiência renal aguda, a hemodiálise é o método mais confiável para controlar a hiperpotassemia. Os métodos de filtração contínua eliminam o potássio a uma velocidade mais lenta que a hemodiálise. A hiperpotassemia crônica associada à disfunção renal pode ser controlada pela administração oral ou retal de poliestirenossulfonato de sódio, uma resina de troca catiônica que se liga ao potássio no lúmen intestinal. As resinas de ligação administradas por via retal são particularmente eficazes, porque a mucosa colônica pode excretar muco com grandes quantidades de potássio. Os cirurgiões devem estabelecer claramente um processo para controlar a hiperpotassemia, pois os níveis de potássio em rápida escalada representam uma ameaça imediata e requerem terapia urgente (Boxe 4.5). A manipulação renal disfuncional de potássio por deficiência ou resistência mineralocorticoide leva à hiperpotassemia. A insuficiência renal é comumente associada a defeitos tubulares e problemas de gerenciamento de potássio, juntamente com hiperaldosteronismo. No entanto, em pacientes com função renal normal, a avaliação

> **Boxe 4.5** Diretrizes para tratamento de pacientes adultos com hiperpotassemia.
>
> Primeiro: interrompa toda a infusão de potássio
>
> **Evidência eletrocardiográfica de parada pendente**
> Perda da onda P e arrasto amplo do QRS; terapia eficaz imediata indicada
> 1. Infusão intravenosa (IV) de sais de cálcio
>   10 mℓ de cloreto de cálcio a 10% durante um período de 10 minutos *ou*
>   10 mℓ de gliconato de cálcio a 10% durante um período de 3 a 5 minutos
> 2. Infusão IV de bicarbonato de sódio
>   50 a 100 mEq durante um período de 10 a 20 minutos; benefício proporcional à extensão da acidemia pré-terapia
>
> **Evidência eletrocardiográfica do efeito do potássio**
> Pico de ondas T; terapia imediata necessária
> 1. Infusão de glicose e insulina
>   Infusão IV de 50 mℓ de $D_{50}W$ e 10 unidades de insulina regular; monitorar glicose
> 2. Hemodiálise imediata
>
> **Evidência bioquímica de hiperpotassemia e ausência de alterações eletrocardiográficas**
> Terapia eficaz necessária dentro de horas
> 1. Resinas de ligação de potássio no trato gastrintestinal com 20% de sorbitol
> 2. Promoção da caliurese renal por diurético de alça

$D_{50}W$, 50% de dextrose em água.

dos níveis de aldosterona, renina e cortisol pode ajudar a diferenciar entre a deficiência e a resistência mineralocorticoide. Em pacientes com deficiência de aldosterona, a fludrocortisona é útil.

Cálcio

O cálcio, um cátion bivalente, é um componente essencial de muitas reações extracelulares e intracelulares. É o eletrólito mais abundante no corpo em geral. Cerca de 99% dele são encontrados nos ossos; o 1% restante circula no sangue. Para os cirurgiões, é de particular interesse, uma vez que é um cofator essencial na cascata de coagulação, e o cálcio ionizado intracelular (iCa^{2+}) participa da regulação da função celular neuronal, hormonal, muscular e renal. A concentração sérica total de cálcio (normalmente, 8,5 a 10,5 mg/dℓ) está presente em três formas moleculares: cálcio ligado a proteínas, cálcio difusível ligado a ânions (bicarbonato, fosfato e acetato) e cálcio livremente difusível como iCa^{2+}.

A espécie bioquimicamente ativa é o iCa^{2+}, que constitui cerca de 45% do cálcio sérico total. Mais de 80% do cálcio ligado às proteínas está ligado à albumina, de modo que a concentração total de cálcio no soro diminuirá em pacientes com hipoalbuminemia. Fisiologicamente, o nível total de cálcio plasmático deve ser corrigido em relação ao nível de albumina. Os níveis normais de cálcio podem variar de 8,5 a 10,5 mg/dia, assumindo um nível de albumina de 4,5 g/dℓ. A concentração de cálcio [Ca] geralmente muda em 0,8 mg/dℓ para cada alteração de 1,0 g/dℓ na concentração plasmática de albumina. Esta fórmula estima o nível total de cálcio plasmático real:

[iCa^{2+}] corrigida = [Ca] total + (0,8 × [4,5 − nível de albumina])

A acidose diminui a quantidade de cálcio ligado à albumina, enquanto a alcalose aumenta a fração ligada de cálcio. Uma pequena quantidade de cálcio (cerca de 6%) está ligada a ânions como citrato e sulfato. O restante é [iCa^{2+}] que é biologicamente ativa.

O aumento de [iCa^{2+}] é controlado por enzimas da membrana celular que transportam o cálcio para fora da célula. Nas células musculares, [iCa^{2+}] é armazenada no retículo sarcoplasmático. Ela pode ser liberado rapidamente no fluido intracelular, no qual tem papel fundamental nos eventos moleculares que causam a contração muscular. O controle rigoroso de [iCa^{2+}] no LEC é essencial. A concentração sérica de cálcio é controlada pela interação do paratormônio (PTH), calcitonina e vitamina D. O PTH e a calcitonina são hormônios sujeitos à liberação regulatória pelas células endócrinas, enquanto a vitamina D é consumida na dieta ou formada na pele como colecalciferol em resposta à irradiação ultravioleta. O osso contém um enorme reservatório de cálcio na forma de matriz de cálcio e outras moléculas. A rotatividade de sais de cálcio no osso é constante e fundamental para manter a [iCa^{2+}] estável no LEC. Os receptores nas membranas das células da paratireoide liberam PTH quando [iCa^{2+}] no LEC diminui. O PTH ativa os osteoclastos nos ossos, que liberam cálcio da matriz estrutural do osso. O PTH estimula as células tubulares do néfron proximal a absorver cálcio do filtrado e a excretar fosfatos. PTH com vitamina D aumenta a absorção de cálcio do lúmen do intestino.

A calcitonina tem efeitos opostos no metabolismo do cálcio (em comparação com o PTH). À medida que os níveis de calcitonina no LEC aumentam devido à sua excreção pelas células do tipo C da tireoide, a [iCa^{2+}] diminui e mais cálcio se liga à matriz óssea. A vitamina D circulante no sangue é convertida no fígado em 25-hidroxicolecalciferol. Então, o 25-hidroxicolecalciferol que circula no sangue encontra células renais que hidroxilam ainda mais o esterol em 1,25-di-hidroxicolecalciferol, que é o hormônio modulador de cálcio mais potente. Em seguida, o 1,25-di-hidroxicolecalciferol aumenta o transporte de cálcio e fosfato do lúmen do intestino para o LEC do intestino. Além disso, em conjunto com o PTH, o 1,25-di-hidroxicolecalciferol aumenta a reabsorção óssea, elevando a concentração de cálcio no LEC. Em resumo, múltiplos mecanismos hormonais produzem um equilíbrio de influências na concentração de cálcio no LEC.

Hipocalcemia

A hipocalcemia é definida como concentração sérica total abaixo de 8,4 mg/dℓ ou concentração de cálcio ionizado abaixo de 4,5 mg/dℓ. Varia de uma anormalidade bioquímica assintomática a um distúrbio com risco à vida, dependendo de sua duração, gravidade e rapidez de desenvolvimento. É causada pela perda de cálcio da circulação ou pela entrada insuficiente de cálcio na circulação.

A hipocalcemia aguda pode ser fatal. Prejudica a despolarização transmembranar; [iCa^{2+}] abaixo de 0,8 mEq/ℓ pode levar à disfunção do sistema nervoso central. Pacientes hipocalcêmicos podem ter parestesias, espasmos musculares (incluindo tetania) e convulsões. Se os pacientes hiperventilarem, uma alcalose respiratória pode exacerbar sua condição e reduzir ainda mais [iCa^{2+}]. A disfunção cardíaca também é comum. Pacientes com baixa [iCa^{2+}] podem necessitar de infusão IV de cálcio para restaurar a função cardíaca. Pacientes hipocalcêmicos apresentam intervalo QT prolongado no eletrocardiograma, que pode progredir para bloqueio cardíaco completo ou fibrilação ventricular.

O hipoparatireoidismo, a causa mais comum de hipocalcemia, geralmente se desenvolve por causa de cirurgia na parte central do pescoço, como ressecção radical de câncer de cabeça e pescoço ou incidentalmente após tireoidectomia. A hipocalcemia se desenvolve em 1 a 2% dos pacientes após uma tireoidectomia total. A hipocalcemia pode ser transitória, permanente ou intermitente, como ocorre com a deficiência de vitamina D durante o inverno. O hipoparatireoidismo autoimune pode ser um defeito isolado ou parte da síndrome autoimune poliglandular tipo I em associação com insuficiência suprarrenal e candidíase mucocutânea; a maioria desses pacientes tem autoanticorpos dirigidos contra o receptor sensível ao cálcio. As causas congênitas de hipocalcemia incluem a ativação de mutações do receptor sensível ao cálcio, que redefine a relação cálcio-PTH para um nível sérico mais baixo de cálcio. Mutações que afetam o processamento intracelular da molécula pré-pro-PTH podem levar a hipoparatireoidismo, hipocalcemia ou ambos. Finalmente, alguns casos de hipoparatireoidismo estão associados a hipoplasia ou aplasia das glândulas paratireoides; a mais conhecida é a síndrome de DiGeorge.

O pseudo-hipoparatireoidismo é um grupo de distúrbios caracterizados pela resistência pós-receptor ao PTH. Uma variante clássica é a osteodistrofia hereditária de Albright, associada a baixa estatura, face redonda, dígitos curtos e retardo mental. A hipomagnesemia induz resistência ao PTH e, também, afeta a produção de PTH. A hipermagnesemia grave (> 6 mg/dℓ) pode levar à hipocalcemia pela inibição da secreção de PTH. Quando associada à diminuição da ingestão dietética de cálcio, a deficiência de vitamina D leva à hipocalcemia. O baixo nível de cálcio estimula a secreção de PTH (hiperparatireoidismo secundário), levando à hipofosfatemia.

A rabdomiólise e a síndrome de lise tumoral causam perda de cálcio da circulação quando grandes quantidades de fosfato intracelular são liberadas, aumentando assim os níveis de cálcio nos tecidos ósseo e extraesquelético. Um mecanismo semelhante provoca hipocalcemia com administração de fosfato.

A pancreatite aguda resulta em sequestro de cálcio no abdome, causando hipocalcemia. Após cirurgia para hiperparatireoidismo, pacientes com doença prolongada grave (como aqueles com hiperparatireoidismo secundário ou terciário que apresentam insuficiência renal) podem desenvolver uma forma de hipocalcemia conhecida como síndrome do osso faminto, na qual o cálcio sérico é rapidamente depositado no osso. A síndrome também é raramente observada após correção de acidose metabólica de longa duração ou após tireoidectomia para hipertireoidismo.

Vários medicamentos (como ácido etilenodiaminotetracético [EDTA], citrato presente no sangue transfundido, lactato e foscarnete) quelam o cálcio na circulação, às vezes produzindo hipocalcemia na qual o nível de iCa^{2+} está diminuído, embora o nível total de cálcio possa ser normal. A hipocalcemia aguda no pós-operatório pode ocorrer em resposta a transfusões de sangue rápidas. No passado, o sangue armazenado continha uma concentração mais alta de citrato, que se liga e quela o cálcio sérico. Agora que o citrato foi eliminado das técnicas de armazenamento do banco de sangue, isso raramente é visto. Metástases esqueléticas osteoblásticas extensas (como de câncer de próstata e mama) também podem causar hipocalcemia. A quimioterapia, incluindo cisplatina, 5-fluoruracila e leucovorina, causa hipocalcemia mediada por hipomagnesemia. Em pacientes com sepse, a hipocalcemia geralmente está associada à hipoalbuminemia.

A síndrome de lise tumoral é uma constelação de anormalidades eletrolíticas que incluem hipocalcemia, hiperfosfatemia, hiperuricemia e hiperpotassemia. Tais anormalidades ocorrem quando a terapia antineoplásica causa aumento súbito na morte de células tumorais e liberação de conteúdo citosólico. Tumores sólidos e linfomas têm sido implicados. A insuficiência renal aguda ocorre em pacientes com síndrome de lise tumoral e previne a correção espontânea das anormalidades eletrolíticas; a diálise de emergência pode ser a única maneira de corrigir de modo abrangente as anormalidades.

A hipocalcemia aguda é frequente após a reanimação do choque. Em um estudo de pacientes em choque por queimadura, Wray et al. levantaram a hipótese de que um fator importante que contribui para o desenvolvimento de hipocalcemia foi a diminuição dos níveis de 1,25-di-hidroxicolecalciferol, talvez causados por uma súbita falta de vitamina D na dieta. Em pacientes com pancreatite grave, especula-se que a queda no cálcio seja a consequência de o cálcio extracelular ionizado se ligar às gorduras no flegmão inflamatório peripancreático. A infusão rápida de uma carga de citrato durante a transfusão de hemoderivados (particularmente concentrados de plaquetas e PFC) também pode levar a hipocalcemia aguda grave ([iCa^{2+}] $< 0,62$ mmol/ℓ) e hipotensão. Podem ocorrer aumentos rápidos no fosfato sérico após administração inadequada ou dosagem excessiva de catárticos contendo fosfato; à medida que a concentração de fosfato aumenta, ocorre hipocalcemia grave.

Tratamento da hipocalcemia. Pacientes com hipocalcemia aguda sintomática (nível de cálcio $< 7,0$ mg/dℓ, nível de iCa^{2+} $< 0,8$ mmol/ℓ) devem ser tratados imediatamente com infusão de cálcio IV. O cálcio pode ser administrado por via oral ou IV na forma de gliconato de cálcio ou cloreto de cálcio. O gliconato de cálcio é preferível ao cloreto de cálcio, pois causa menos necrose tecidual se extravasar. Os primeiros 100 a 200 mg de cálcio elementar (1 a 2 g de gliconato de cálcio) devem ser administrados durante 10 a 20 minutos. A administração mais rápida pode resultar em disfunção cardíaca e até parada. Os primeiros 100 a 200 mg devem ser seguidos por uma infusão lenta de cálcio a 0,5 a 1,5 mg/kg/h. A infusão de cálcio deve continuar até que o paciente esteja recebendo doses efetivas de cálcio oral e vitamina D. O cálcio para infusão deve ser diluído em solução salina ou dextrose para evitar irritação das veias. A infusão não deve conter bicarbonato ou fosfato, pois ambos podem formar um sal de cálcio insolúvel. Se a administração de bicarbonato ou fosfato for necessária, uma linha IV separada deve ser usada.

A hipomagnesemia coexistente deve ser corrigida em todos os pacientes. Deve-se ter cuidado em pacientes com insuficiência renal, pois eles não podem excretar o excesso de magnésio. O magnésio é administrado por infusão, iniciado com 2 g de sulfato de magnésio durante 10 a 15 minutos, seguido de 1 g/h. Em pacientes com hiperfosfatemia grave (como aqueles com síndrome de lise tumoral, rabdomiólise ou insuficiência renal crônica), o tratamento é focado na correção da hiperfosfatemia.

A hiperfosfatemia aguda geralmente se resolve em pacientes com função renal intacta. A excreção de fosfato pode ser auxiliada pela infusão de solução salina (isso pode levar ao agravamento da hipocalcemia); além disso, a acetazolamida, um inibidor da anidrase carbônica, pode ser administrada na dose de 10 a 15 mg/kg a cada 3 a 4 horas. A hemodiálise pode ser necessária para pacientes com hipocalcemia sintomática e hiperfosfatemia, especialmente se a função renal estiver comprometida. A hiperfosfatemia crônica é controlada por uma dieta pobre em fosfato e pelo uso de aglutinantes de fosfato nas refeições.

A hipocalcemia crônica (hipoparatireoidismo) é tratada com administração oral de cálcio e, se insuficiente, com suplementação de vitamina D. O nível sérico de cálcio deve ser direcionado para cerca de 8,0 mg/dℓ. A maioria dos pacientes será totalmente assintomática nesse nível. A elevação adicional levará à hipercalciúria devido à falta de efeito do PTH nos túbulos renais. A hipercalciúria crônica acarreta os riscos de nefrocalcinose, nefrolitíase e insuficiência renal.

Várias preparações orais de cálcio estão disponíveis. O carbonato de cálcio é a forma mais barata, mas é pouco absorvida, especialmente em pacientes idosos e com acloridria. Da mesma maneira, várias apresentações de vitamina D estão disponíveis. Se as preparações orais de cálcio não atingirem a reposição adequada de cálcio, a vitamina D deve ser adicionada. A dose diária inicial usual é de 50.000 UI de 25-hidroxivitamina D (ou 0,25 a 0,5 mg de 1,25-hidroxivitamina D). As doses de cálcio e vitamina D são estabelecidas por titulação gradual. Quando níveis adequados de cálcio são alcançados, a excreção urinária de cálcio é medida. Se for detectada hipercalciúria, um diurético tiazídico pode ser adicionado para diminuir a calciúria e aumentar ainda mais o nível sérico de cálcio. Se o nível de fósforo for superior a 6,0 mg/dℓ quando o nível de cálcio for satisfatório, um aglutinante de fosfato não absorvível deve ser adicionado. Uma vez que os níveis de cálcio e fósforo estejam controlados, o paciente deve ser monitorado a cada 3 a 6 meses para ambos os níveis e para a excreção urinária de cálcio.

É necessária consideração especial para o tratamento de mulheres com hipoparatireoidismo que estejam grávidas ou amamentando. Durante a gestação, as necessidades de vitamina D aumentam gradualmente, até três vezes mais do que as necessidades pré-gestacionais. Doses suplementares de vitamina D devem ser tituladas, usando medições frequentes dos níveis séricos de cálcio. Após o parto, se o bebê for alimentado com mamadeira, a dose deve ser diminuída para a dose pré-gestacional. Se o bebê for amamentado, a dose de calcitriol deve ser reduzida para 50% da dose pré-gestacional,[4] porque a produção endógena de calcitriol é estimulada pela prolactina e pelo aumento da produção de peptídio relacionado ao PTH (PTHrP), que também é estimulado pela prolactina.

Diversos relatos descreveram o controle bem-sucedido da hipocalcemia com PTH sintético (1,34-PTH, teriparatida) por administração subcutânea 2 vezes/dia, com menor risco de hipercalciúria.

Hipercalcemia

Suspeita-se de hipercalcemia leve quando os níveis séricos totais de cálcio estão na faixa de 10,5 a 12 mg/dℓ. Pacientes com concentração sérica de cálcio de 12 a 14,5 mg/dℓ apresentam hipercalcemia moderada. Pacientes com hipercalcemia transitória geralmente são assintomáticos. Aqueles com elevações sustentadas na excreção renal de cálcio são suscetíveis ao desenvolvimento de litíase renal, dor abdominal e dor óssea. Os pacientes apresentam hipercalcemia grave quando os níveis séricos de cálcio excedem 15 mg/dℓ; esses pacientes apresentam sintomas de fraqueza, estupor e disfunção do sistema nervoso central. Em pacientes hipercalcêmicos, ocorre também um defeito de concentração renal, levando à poliúria e a perda de sódio e água. Na verdade, muitos pacientes hipercalcêmicos estão desidratados. A crise hipercalcêmica é uma síndrome na qual os níveis séricos totais de cálcio excedem 17 mg/dℓ; esses pacientes estão sujeitos a taquiarritmia cardíaca com risco à vida, coma, insuficiência renal aguda e íleo com distensão abdominal.

A causa mais comum de hipercalcemia (na verdade, em 90% de todos os pacientes) é o hiperparatireoidismo primário; outras causas incluem secreção desregulada de PTH e doença maligna. Ocorre mais comumente com doenças malignas em pacientes hospitalizados e com hiperparatireoidismo na população geral. O câncer de mama é a causa maligna mais comum. Outras causas raras incluem tireotoxicose, sobrecarga de vitaminas A e D, doenças granulomatosas e medicamentos comumente usados, como diuréticos tiazídicos e lítio. Outra causa rara de hipercalcemia é a hipercalcemia hipocalciúrica familiar, que se deve a uma mutação autossômica dominante no receptor sensível ao cálcio, causando aumento da retenção de cálcio e magnésio pelos rins. Os sinais e sintomas de hipercalcemia são inespecíficos e incluem náuseas, vômitos, estado mental alterado, constipação intestinal, depressão, letargia, mialgias, artralgias, poliúria, cefaleia, dor abdominal e nos flancos (cálculos renais) e coma. Às vezes, são descritos como dores abdominais, queixas psíquicas e cálculos renais. No entanto, a maioria desses sintomas se manifesta após hipercalcemia crônica e não após hipercalcemia aguda. Normalmente, a apresentação clínica de um paciente é reconhecida como relacionada à hipercalcemia somente após o diagnóstico por resultados de exames de sangue. É extremamente difícil diagnosticar a hipercalcemia apenas pela anamnese do paciente.

A desmineralização óssea é encontrada em pacientes com hiperparatireoidismo grave e prolongado. A maioria (85%) desses pacientes tem um adenoma solitário hiperfuncionante em uma glândula paratireoide; os 15% restantes têm liberação excessiva de PTH como resultado da hiperplasia de todas as quatro glândulas. O PTH induz fosfatúria e deprime as concentrações séricas de fosfato; tal achado laboratorial corrobora o diagnóstico de hiperparatireoidismo primário. O hiperparatireoidismo secundário, doença endócrina caracterizada pela hiperplasia das glândulas paratireoides, desenvolve-se em pacientes com insuficiência renal crônica. A diminuição da função renal resulta em síntese prejudicada de 1,25-di-hidroxicolecalciferol. Embora os pacientes tenham baixos níveis séricos de cálcio, sua osteomalacia indica secreção excessiva de PTH. Para controlar os níveis elevados de PTH em pacientes com hiperparatireoidismo secundário, a remoção cirúrgica da maior parte do tecido paratireoidiano pode ser necessária.

A hipercalcemia humoral da malignidade (HHM) é uma síndrome clínica na qual os níveis elevados de cálcio são causados pela síntese do fator humoral pelo processo tumoral. Normalmente, a HHM ocorre em pacientes com produção tumoral excessiva de PTHrP. No entanto, casos raros caracterizados por produção excessiva de PTH e calcitriol também foram descritos. Os pacientes com HHM constituem cerca de 80% de todos os pacientes com hipercalcemia associada à doença maligna. PTHrP e PTH compartilham o mesmo receptor, mas a apresentação clínica é diferente. Os pacientes com HHM têm um grau marcadamente maior de excreção renal de cálcio; o PTH estimula potentemente a reabsorção tubular de cálcio e a hipercalciúria é menos pronunciada. A HHM geralmente está associada a baixos níveis séricos de calcitriol; o PTH estimula a produção de calcitriol e seu nível geralmente está elevado. O PTHrP estimula apenas a reabsorção óssea, com atividade osteoblástica muito baixa e, portanto, níveis de fosfatase alcalina geralmente normais; o PTH estimula a reabsorção e a formação óssea.

Os pacientes com HHM geralmente têm uma doença maligna clinicamente óbvia e um prognóstico ruim. As únicas exceções a essa regra são pacientes com tumores endócrinos pequenos e bem diferenciados (como feocromocitomas ou tumores de células das ilhotas). No entanto, esses tumores constituem uma minoria de casos. A HHM é mais comumente observada em carcinomas de células escamosas (p. ex., de pulmão, esôfago, colo do útero ou cabeça e pescoço) e em tumores malignos renais, da bexiga e do ovário. O tratamento de pacientes com HHM visa reduzir a carga tumoral, diminuir a reabsorção osteoclástica do osso e aumentar a excreção de cálcio pela urina.

A maioria dos casos de hipercalcemia está associada à doença de Hodgkin. O outro terço dos casos está associado ao linfoma não Hodgkin e é causado pelo aumento da produção de calcitriol pelas células malignas. A hipercalcemia geralmente responde bem ao tratamento com corticosteroides. Mieloma múltiplo, linfoma e tumores sólidos metastáticos para o osso (principalmente câncer de mama, pulmão e próstata) causam hipercalcemia por atividade osteoclástica excessiva. Os medicamentos também podem causar hipercalcemia, incluindo teofilina, lítio, diuréticos tiazídicos e doses extraordinariamente altas de vitaminas A e D.

Além disso, a hipercalcemia pode se desenvolver em pacientes jovens, normalmente ativos, com taxas altas de renovação óssea e que são repentinamente forçados à imobilidade, como durante o repouso em cama forçado após uma lesão ou enfermidade mais grave. Essa hipercalcemia decorrente da imobilização é resolvida com o retorno à atividade normal.

Outra causa de hipercalcemia é a síndrome leite-álcali, uma condição rara causada pela ingestão de grandes quantidades de cálcio juntamente com bicarbonato de sódio. Atualmente, é associada à ingestão de carbonato de cálcio em preparações antiácidos de venda livre e em medicamentos usados para prevenir e tratar a osteoporose. As características da síndrome incluem hipercalcemia, insuficiência renal e alcalose metabólica. O mecanismo fisiopatológico exato é desconhecido. Em casos raros, a quantidade de cálcio ingerida pode ser tão baixa quanto 2.000 a 3.000 mg/dia, mas, na maioria dos pacientes, a quantidade está entre 6.000 e 15.000 mg/dia. O tratamento consiste em reidratação, diurese e interrupção da ingestão de cálcio e antiácidos. Se a diurese for impossível devido à insuficiência renal, a diálise usando um dialisado com baixa concentração de cálcio é eficaz. A insuficiência renal geralmente se resolve em pacientes com hipercalcemia a curto prazo, mas pode persistir naqueles com hipercalcemia crônica.

Tratamento da hipercalcemia. O tratamento definitivo da hipercalcemia depende da correção do problema primário. Assim, pacientes com hiperparatireoidismo secundário a um adenoma ou hiperplasia da paratireoide são curados da hipercalcemia pela excisão do tecido paratireoidiano doente. Pacientes hipercalcêmicos que fazem uso de medicamentos tiazídicos devem ser convertidos para terapias alternativas. Pacientes com neoplasia maligna e hipercalcemia podem responder a excisão cirúrgica, radioterapia ou quimioterapia. Pacientes sintomáticos com hipercalcemia grave relacionada à doença maligna podem ser tratados de maneira rápida e eficaz por infusão de solução salina para expandir o volume intravascular, seguida da administração de um diurético de alça (ou seja, furosemida) para induzir diurese salina com depuração urinária de cálcio associada. Pacientes com hipercalcemia grave frequentemente apresentam volume extracelular contraído, portanto, a infusão de solução salina isotônica é essencial. Pacientes hipercalcêmicos com insuficiência renal que não possam se beneficiar da diurese induzida por fármacos podem ser tratados por hemodiálise.

A hipercalcemia grave denominada crise hipercalcêmica ocorre com concentração sérica de cálcio acima de 14 mg/dℓ e está relacionada à liberação de cálcio do osso pelo tumor; pode ser controlada pela administração de bisfosfonatos. Essas medicações têm uma potente capacidade de reduzir a liberação de cálcio do osso mediada por osteoclastos. Várias formulações de bisfosfonatos estão disponíveis (em ordem de preferência, ácido zoledrônico, pamidronato dissódico e etidronato dissódico), todas produzindo um declínio lento na [iCa^{2+}] durante vários dias. Em pacientes com câncer de mama metastático, os bifosfonatos administrados como agentes profiláticos a longo prazo em uma dosagem regular demonstraram prevenir a hipercalcemia de forma eficaz.

A administração de calcitonina exógena é, em geral, inicialmente eficaz em pacientes com hipercalcemia. A calcitonina (4 U/kg subcutânea a cada 12 horas) inibe a reabsorção óssea e diminui a reabsorção tubular renal de cálcio, com início de ação mais curto do que os bisfosfonatos; portanto, é a melhor escolha para controle de cálcio a curto prazo. No entanto, o tratamento prolongado frequentemente leva à taquifilaxia, possivelmente relacionada ao desenvolvimento de anticorpos contra a calcitonina exógena. Agentes quelantes (EDTA ou sais de fosfato) que se ligam e neutralizam a [iCa^{2+}] raramente são indicados. Esses agentes estão associados a complicações da calcificação metastática, insuficiência renal aguda e risco de reduzir a [iCa^{2+}] a níveis hipocalcêmicos.

Magnésio

O magnésio, um cátion essencial na célula, é o segundo cátion mais prevalente. É um cofator crítico em qualquer reação alimentada por ATP; portanto, deficiências podem afetar o metabolismo. Atua também como antagonista dos canais de cálcio e desempenha papel fundamental na modulação de qualquer atividade que envolva cálcio, como contração muscular e liberação de insulina. A concentração normal de magnésio [Mg^{2+}] no plasma varia entre 1,5 e 2,0 mEq/ℓ. Assim como o cálcio, existe em três estados: ligado a proteínas (30%, ligado principalmente à albumina), ligado a ânions (10%) e ionizado (60%).

O magnésio é principalmente intracelular, com menos de 1% das reservas corporais no LEC. Os níveis plasmáticos de magnésio medidos, muitas vezes, não refletem o conteúdo corporal total de magnésio. As sequelas clínicas do teor alterado de magnésio dependem mais dos níveis de magnésio nos tecidos do que da concentração de magnésio no sangue. Consequentemente, muitas vezes, é difícil correlacionar consistentemente os sintomas com os níveis específicos de magnésio no plasma. Um método para inferir o nível de magnésio no tecido é um teste fisiológico que mede a resposta renal a uma carga de magnésio. Acredita-se que os pacientes que retêm mais de 30% de uma carga de 800 mg de magnésio IV apresentam depleção de magnésio, enquanto aqueles que retêm menos de 20% estão repletos de magnésio.

Os rins são responsáveis por manter o equilíbrio de magnésio, excretando o magnésio absorvido. As formas ionizadas e ligadas de magnésio são filtradas livremente pelo glomérulo. O túbulo distal reabsorve 10% do magnésio filtrado e desempenha papel importante na homeostase do magnésio independente do cálcio. A regulação hormonal da homeostase do magnésio não foi completamente determinada. PTH, glucagon e ADH aumentam a reabsorção de magnésio na alça de Henle. No túbulo contorcido distal, acredita-se que a aldosterona, o ADH e o glucagon aumentem a reabsorção de magnésio. Para manter a homeostase do magnésio, a reabsorção renal de magnésio varia amplamente. A reabsorção fracionada de magnésio filtrado pode diminuir para quase zero na presença de hipermagnesemia ou redução da taxa de filtração glomerular. Por outro lado, em resposta à depleção de magnésio ou à ingestão diminuída, a reabsorção fracionada de magnésio pode subir para 99,5% para minimizar as perdas urinárias.

Hipomagnesemia

Em pacientes de UTI, a prevalência de hipomagnesemia varia de 11 a 65%, mas geralmente é assintomática. Alguns estudos mostraram pouca significância para a hipomagnesemia; outros estudos mostraram associação com mortalidade. Qualquer associação com mortalidade não é necessariamente causal, é claro, e pode apenas refletir o estado de saúde do paciente. Os sintomas de hipomagnesemia foram relatados em graus modestos de depleção, mas, em geral, os sintomas se tornam mais comuns à medida que o nível sérico de magnésio se torna mais baixo que 1,2 mg/dℓ. A associação de sintomas específicos com hipomagnesemia é difícil. No entanto, hipomagnesemia grave em pacientes pós-cirúrgicos pode levar a arritmias ventriculares com risco à vida, como *torsade de pointes*.

A hipopotassemia está comumente associada à hipomagnesemia e ocorre em 40% dos pacientes com hipomagnesemia. A recíproca também é verdadeira; 60% dos pacientes com hipopotassemia apresentam hipomagnesemia concomitante. As causas da hipomagnesemia são múltiplas, incluindo perdas renais, gastrintestinais e cutâneas, bem como a síndrome do osso faminto. As perdas cutâneas podem ocorrer em virtude de queimaduras ou necrólise epidérmica tóxica. As perdas renais podem ser decorrentes de uma longa lista de medicamentos, mas os mais comuns são os diuréticos.

A hipomagnesemia também causa um distúrbio específico de perda renal de potássio que é refratário à suplementação de potássio até que o magnésio esteja adequadamente completo. Recentemente, o mecanismo pelo qual a depleção de magnésio resulta em perda renal de potássio foi elucidado. A diminuição do magnésio intracelular retarda a produção de ATP. Em todo o corpo, essa produção retardada de ATP tem efeito negativo na atividade da Na^+, K^+-ATPase. O resultado é a perda de potássio intracelular, que flui para baixo de seu gradiente de concentração para o túbulo e é perdido na urina.

Hipocalcemia, hiponatremia e hipofosfatemia também são comuns em pacientes com hipomagnesemia. A hipomagnesemia intracelular pode se desenvolver em pacientes com síndrome de diarreia crônica ou naqueles submetidos à terapia diurética agressiva prolongada. A deficiência de magnésio também é comum em pacientes com grande ingestão de etanol. Pacientes diabéticos com diurese osmótica persistente por glicosúria comumente apresentam hipomagnesemia.

Tratamento da hipomagnesemia. Pacientes com hipomagnesemia leve podem ser tratados com reposição oral; a hipomagnesemia sintomática deve ser tratada com uma infusão IV de magnésio. A formulação mais comum é o sulfato de magnésio; 1 g de sulfato de magnésio contém 0,1 g de magnésio elementar. Nenhum estudo foi feito para determinar o regime ideal para reposição de magnésio, mas as declarações de consenso sugerem 8 a 12 g de sulfato de magnésio nas primeiras 24 horas, e então de 4 a 6 g/dia durante 3 ou 4 dias para repor as reservas corporais. A terapia com magnésio IV é recomendada em alguns pacientes com doença aguda sem depleção de magnésio documentada. O American College of Cardiology e a American Heart Association recomendam 1 a 2 g de sulfato de magnésio como bólus IV durante 5 minutos para terapia de *torsade de pointes*. Dados emergentes sugeriram que o magnésio também pode desempenhar um papel na redução da lesão de reperfusão e na diminuição do tamanho do infarto em pacientes com infarto agudo do miocárdio. Atualmente, a American Heart Association recomenda 2 g de sulfato de magnésio por 15 minutos, seguido de 18 g por 24 horas em pacientes com suspeita de infarto do miocárdio que apresentem hipomagnesemia.

A reposição de magnésio deve ser realizada com cautela em pacientes com insuficiência renal, e as recomendações exigem reduções de dose de 50 a 75% da linha de base. Durante as infusões, os pacientes devem ser monitorados frequentemente para avaliação da diminuição dos reflexos tendíneos profundos. A suplementação oral demonstrou corrigir com sucesso o aumento da retenção de magnésio. Os diuréticos poupadores de potássio podem ser úteis em pacientes com perda renal crônica de magnésio. Diuréticos que bloqueiam o canal de sódio no túbulo contorcido distal, como amilorida e triantereno, reduzem a perda de magnésio em alguns pacientes. A hipomagnesemia grave ($< 1,0$ mEq/ℓ) requer terapia sustentada devido ao lento equilíbrio do magnésio extracelular com os estoques intracelulares. A correção da hipomagnesemia também pode reduzir o risco de arritmia cardíaca. A magnitude da deficiência de magnésio frequentemente é paralela à magnitude da hipocalcemia. A hipocalcemia em pacientes com deficiência de magnésio é resistente apenas à reposição de cálcio; portanto, esses pacientes devem receber magnésio concomitantemente.

Hipermagnesemia

A hipermagnesemia é uma anormalidade comum em pacientes com insuficiência renal, mas é incomum entre outros pacientes. A toxicidade da teofilina, agora rara, foi associada à hipermagnesemia no passado. A hipermagnesemia pode ser exacerbada pela ingestão de medicamentos contendo magnésio, particularmente antiácidos; os sais de Epsom também contêm magnésio, assim como o citrato de magnésio, que é frequentemente usado em cuidados cirúrgicos. Níveis elevados de magnésio parecem ser bem tolerados e, em geral, sem sequelas. Em um relato, um paciente em cetoacidose diabética com hipomagnesemia recebeu 50 g de sulfato de magnésio por 6 horas, em vez dos 2 g pretendidos. Apesar de um nível documentado de magnésio de 24 mg/dℓ e morbidade significativa a curto prazo, o paciente se recuperou completamente.

As doses excessivas de magnésio administradas IV podem ser mais bem toleradas que as superdosagens orais. A hipermagnesemia devido à ingestão oral de magnésio é incomum na ausência de insuficiência renal. Um caso fatal de hipermagnesemia foi documentado em uma criança com deficiência de desenvolvimento que recebeu magnésio para aliviar a constipação intestinal. Apesar das infusões de cálcio e diálise, a criança morreu. A ingestão crônica de magnésio provavelmente tornou a condição da criança refratária ao tratamento, talvez por causa da maior carga corporal total de magnésio devido à sobrecarga crônica. A hipermagnesemia também foi relatada repetidamente após o uso de enemas contendo magnésio. Em pacientes pós-cirúrgicos que estejam oligúricos, a hipermagnesemia pode ocorrer em virtude da retenção de magnésio, em particular se o paciente estiver acidótico.

O magnésio pode bloquear a transmissão sináptica dos impulsos nervosos. Também causa a perda inicial dos reflexos tendíneos profundos e pode levar a paralisia flácida e apneia. A toxicidade neuromuscular também afeta o músculo liso, resultando em íleo e retenção urinária. Em casos de intoxicação oral, o desenvolvimento de íleo pode retardar o trânsito intestinal, aumentando ainda mais a absorção de magnésio. Também foi relatado que a hipermagnesemia causa um bloqueio parassimpático resultando em pupilas fixas e dilatadas, mimetizando herniação do tronco encefálico. Outros sinais neurológicos incluem letargia, confusão e coma.

O magnésio bloqueia o deslocamento do cálcio para as células miocárdicas e pode atuar como um bloqueador dos canais de cálcio. No tecido cardíaco, também bloqueia os canais de potássio necessários para a repolarização. Pacientes com hipermagnesemia grave podem apresentar evidências de insuficiência cardíaca. Outras manifestações cardíacas de hipermagnesemia, pelo menos inicialmente, incluem bradicardia e hipotensão. Níveis mais altos de magnésio causam prolongamento do intervalo PR, aumento da duração do QRS e prolongamento do intervalo QT. Casos extremos podem resultar em bloqueio cardíaco completo ou parada cardíaca.

Os distúrbios metabólicos decorrentes de hipermagnesemia têm sido menos reconhecidos que aqueles devidos à hipomagnesemia. A hipocalcemia pode ocorrer, embora seja tipicamente leve e assintomática. Hipermagnesemia sintomática (apesar da função renal normal) tem sido relatada com infusões de magnésio, tipicamente durante o tratamento de pacientes que estejam em trabalho de parto pré-termo ou com pré-eclâmpsia ou eclâmpsia.

As medições de magnésio de rotina geralmente não são realizadas, embora os protocolos de infusão (uma carga de 4 a 6 g, seguida de 1 a 2 g/h) resultem em níveis séricos de magnésio de 4 a 8 mg/dℓ. Pacientes obstétricas que sofrem superdosagens acidentais de magnésio geralmente têm bons resultados, apesar de os níveis de magnésio chegarem a 19 mg/dℓ.

Tratamento da hipermagnesemia. Os princípios para o tratamento da hipermagnesemia são semelhantes aos do tratamento da hipercalcemia. O cálcio é administrado para estabilizar o coração, solução salina normal é administrada para expansão de fluidos e diuréticos são administrados para acelerar a excreção renal. Em pacientes com hipermagnesemia e função renal intacta, a interrupção da infusão ou fornecimento de magnésio permitirá que eles se recuperem. A hipermagnesemia grave é tratada com gliconato de cálcio a 10% (10 a 20 mℓ por 10 minutos) administrado IV. Os pacientes geralmente recebem 100 a 200 mg IV de cálcio elementar durante 5 a 10 minutos. Para acelerar a depuração renal de magnésio, diuréticos de alça e diurese salina são opções intuitivas, mas nenhuma literatura apoia explicitamente esse uso.

Em pacientes gravemente enfermos, distúrbios da homeostase do magnésio podem ter efeitos dramáticos. No entanto, tais distúrbios muitas vezes não são reconhecidos. Em pacientes da UTI, a hipomagnesemia é comum e associada a desfechos ruins; portanto, a medição do magnésio sérico deve ser rotina. Diferentemente da depleção de magnésio, a hipermagnesemia é um problema raro, mas frequentemente iatrogênico e fatal.

Em pacientes com insuficiência renal, a diálise corrige rapidamente a hipermagnesemia e é a única maneira de reduzir agudamente os níveis de magnésio. O uso agressivo de diálise pode melhorar a sobrevida. Em pacientes com disfunção renal grave, a diálise oferece uma maneira de eliminar rapidamente o magnésio. Tanto a diálise peritoneal quanto a hemodiálise são eficazes na redução dos níveis de magnésio. A hemodiálise intermitente corrige a hipermagnesemia mais rapidamente que a diálise peritoneal ou a terapia de substituição renal contínua.

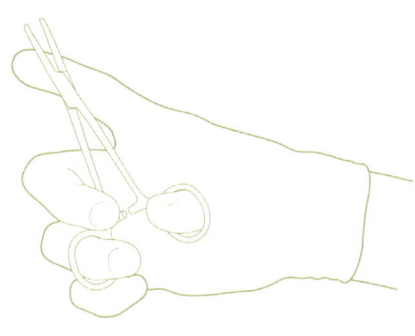

5

Metabolismo em Pacientes Cirúrgicos

*Elizabeth E. Blears, Joshua S. Carson, Celeste C. Finnerty,
Evan Ross, Christian Sommerhalder, David N. Herndon*

VISÃO GERAL DO CAPÍTULO

Ciência do metabolismo
   História da pesquisa do metabolismo
   Bioenergética celular
   Manutenção da estrutura e função celular
Metabolismo cirúrgico

Avaliação do estado nutricional
Metabolismo na doença crítica
Doenças inflamatórias sem hipermetabolismo
Doenças inflamatórias com hipermetabolismo
Conclusão

 Os vídeos deste capítulo se encontram *online* no Ambiente de aprendizagem do GEN.

CIÊNCIA DO METABOLISMO

O metabolismo engloba todas as reações bioquímicas e biofísicas que mantêm a homeostase energética do organismo necessária para a vida celular continuada em resposta a qualquer mudança de condições do meio.[1,2] O entendimento completo dos processos metabólicos em funcionamento nos sistemas vivos requer explorar as sobreposições entre química, física e biologia.[2] Conceitualmente, esses processos são organizados em vias nas quais enzimas e substratos interagem de maneira gradual para alcançar certos resultados críticos para a vida.[2] Esses caminhos estão interligados e influenciados, de tal forma que a saída de uma via pode servir como via de entrada ou via reguladora de outra.[2] Rotas metabólicas, portanto, têm a capacidade de influenciar e serem influenciadas entre si.[2] Elas são caracterizadas como anabólicas, para construir e desenvolver o organismo; ou catabólicas, para quebrar e degradar componentes do organismo.[1,2] Processos de ambas as categorias trabalham em harmonia sob um rígido equilíbrio de regulação a fim de alcançar os principais objetivos do metabolismo: a manutenção da vida por meio de um balanço energético e estrutural positivo ao lado de um balanço negativo de consumo.[1-3]

História da pesquisa do metabolismo

A pesquisa formal sobre o metabolismo começou essencialmente no laboratório do químico francês Antoine-Laurent de Lavoisier no final de 1700.[2,3] Um contemporâneo de Lavoisier, Joseph Priestly, havia demonstrado anteriormente que um camundongo não poderia sobreviver em um frasco selado se uma chama havia queimado nele primeiro; da mesma forma, uma chama não pode queimar em um frasco no qual um camundongo tenha respirado pela primeira vez (e sufocado).[2,3] Lavoisier logo estabeleceu que o oxigênio era o fator limitante comum tanto para a manutenção de uma chama acesa quanto para a sobrevivência de um camundongo respirando.[2,3] Ao fazer essa conexão, ele descobriu a sobreposição fundamental entre química e biologia que está no cerne do metabolismo bioenergético: a oxidação.[2,3]

Antes do uso do éter como anestésico cirúrgico em meados de 1800, os procedimentos cirúrgicos eram realizados em pacientes acordados.[4] Ao deixar os pacientes inconscientes, a eterização permitia um abordagem cirúrgica mais lenta e cautelosa.[4] Por volta da mesma época, Joseph Lister foi pioneiro no uso de ácido carbólico para prevenir infecções, e a mortalidade cirúrgica começou a diminuir.[4] À medida que a sobrevida cirúrgica aumentou, as consequências das cirurgias tornaram-se mais notáveis, levando à melhor compreensão da recuperação do trauma tecidual e da ressecção cirúrgica de órgãos.[4] Na década de 1930, David Cuthbertson havia descrito o fenômeno do balanço nitrogenado negativo após o trauma orgânico e sugeriu que as perdas ocorreriam principalmente pela degradação muscular.[5]

Desde então, ficou claro que o trauma tecidual, seja por intervenção cirúrgica ou lesões acidentais, induz um estado catabólico impulsionado pela sinalização do estresse (Figura 5.1).[2,3,5] Desde a célula até o organismo como um todo, o cirurgião encontra respostas graves ao estresse.[4] Portanto, o cirurgião informado é bem versado nas consequências metabólicas de lesões e doenças, bem como em técnicas para mitigar essas alterações em benefício de seus pacientes.[4]

Bioenergética celular

O trifosfato de adenosina (ATP) é a moeda mais comum da bioenergética celular em virtude da energia química armazenada na ligação fosfato terminal.[3] Em vez de permitir que a hidrólise da ligação fosfato do ATP ocorra espontaneamente, a célula emparelha a reação com outras, exigindo grande quantidade de energia livre para prosseguir, como a ativação e inativação de enzimas.[2,3] O ATP é sintetizado a partir do difosfato de adenosina (ADP) e fosfato por meio de uma reação conhecida como fosforilação.[2,3]

Múltiplas enzimas são capazes de fosforilar ADP para criar ATP, sendo as mais relevantes para a bioenergética a ATP sintase, a fosfoglicerato quinase e a piruvato quinase.[2,3]

A fosforilação ocorre em condições anaeróbicas como parte da glicólise e na presença de oxigênio via fosforilação oxidativa.[2,3] Vários processos metabólicos estão ligados entre si para apoiar o processo de fosforilação oxidativa, incluindo glicólise, catabolismo de aminoácidos, lipólise e o ciclo do ácido cítrico (Figura 5.2).[2,3]

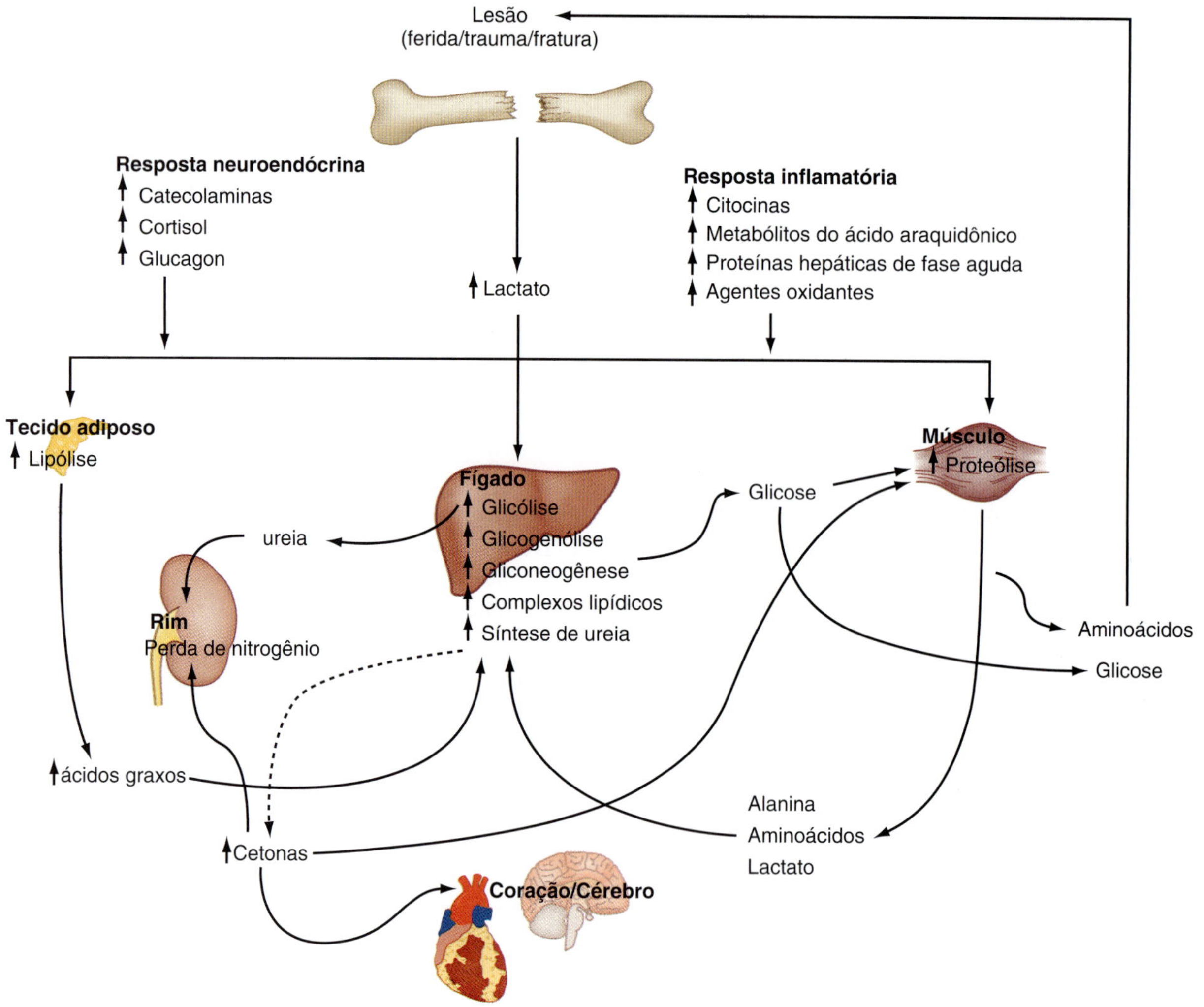

Figura 5.1 Visão geral simplificada das vias metabólicas.

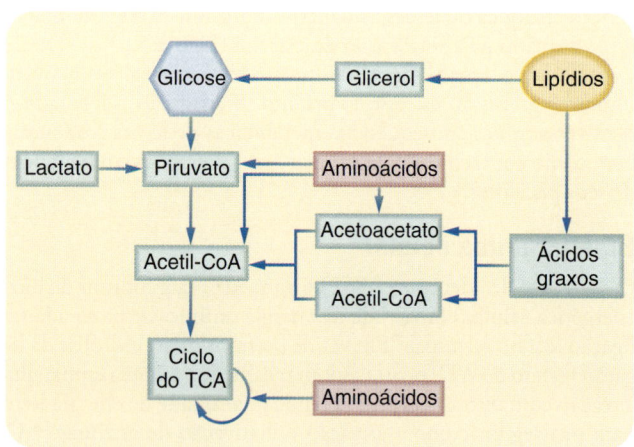

Figura 5.2 Visão geral dos caminhos básicos do substrato de combustível. *CoA*, coenzima A; *TCA*, ácido tricarboxílico.

Ciclo do ácido cítrico

O ciclo do ácido cítrico, também chamado de ciclo do ácido tricarboxílico (TCA), ou ciclo de Krebs, é uma série evolutivamente conservada de reações enzimáticas que ocorrem quase exclusivamente na matriz mitocondrial (Figura 5.3).[2,3,6] A força motriz de prótons necessária para conduzir a síntese de ATP é derivada da capacidade redutora do dinucleotídio flavina adenina ($FADH_2$) e do dinucleotídio nicotina adenina (NADH). Esses carreadores doam os elétrons de alta energia que alimentam a cadeia de transporte de elétrons.[2,3,6] É importante ressaltar que o ciclo de Krebs só prossegue quando o fornecimento de oxigênio é alto. Quando a disponibilidade celular de oxigênio é baixa, a célula fermenta piruvato em lactato, tornando o piruvato indisponível para conversão em acetil-coenzima A (acetil-CoA) e início do ciclo de Krebs.[2,3,6] Como nem todas as células contêm mitocôndrias (p. ex., hemácias), uma concentração basal de produção de lactato está presente o tempo todo no corpo humano.[2,3,6]

A acetil-CoA, derivada da oxidação de ácidos graxos, degradação de aminoácidos ou glicólise, fornece os carbonos iniciais na forma de um grupo acetil ligado a CoA.[2,3,6] No início do ciclo, o citrato é sintetizado pela enzima citrato sintase a partir de oxaloacetato e acetil-CoA.[2,3,6] O citrato é, então, convertido em isocitrato pela enzima aconitase.[2,3,6] Na próxima etapa, o NADH é regenerado a partir do dinucleotídio nicotina adenina oxidado (NAD_+) e uma molécula de CO_2 é liberada após a conversão de isocitrato em α-cetoglutarato pela enzima isocitrato desidrogenase.[2,3,6] Em seguida, α-cetoglutarato é convertido em succinil-CoA através da adição de um CoA e a remoção de CO_2 pela α-cetoglutarato desidrogenase, regenerando outra molécula de NADH.[2,3,6] Succinil-CoA torna-se succinato pela ação da succinil-CoA sintetase.[2,3,6]

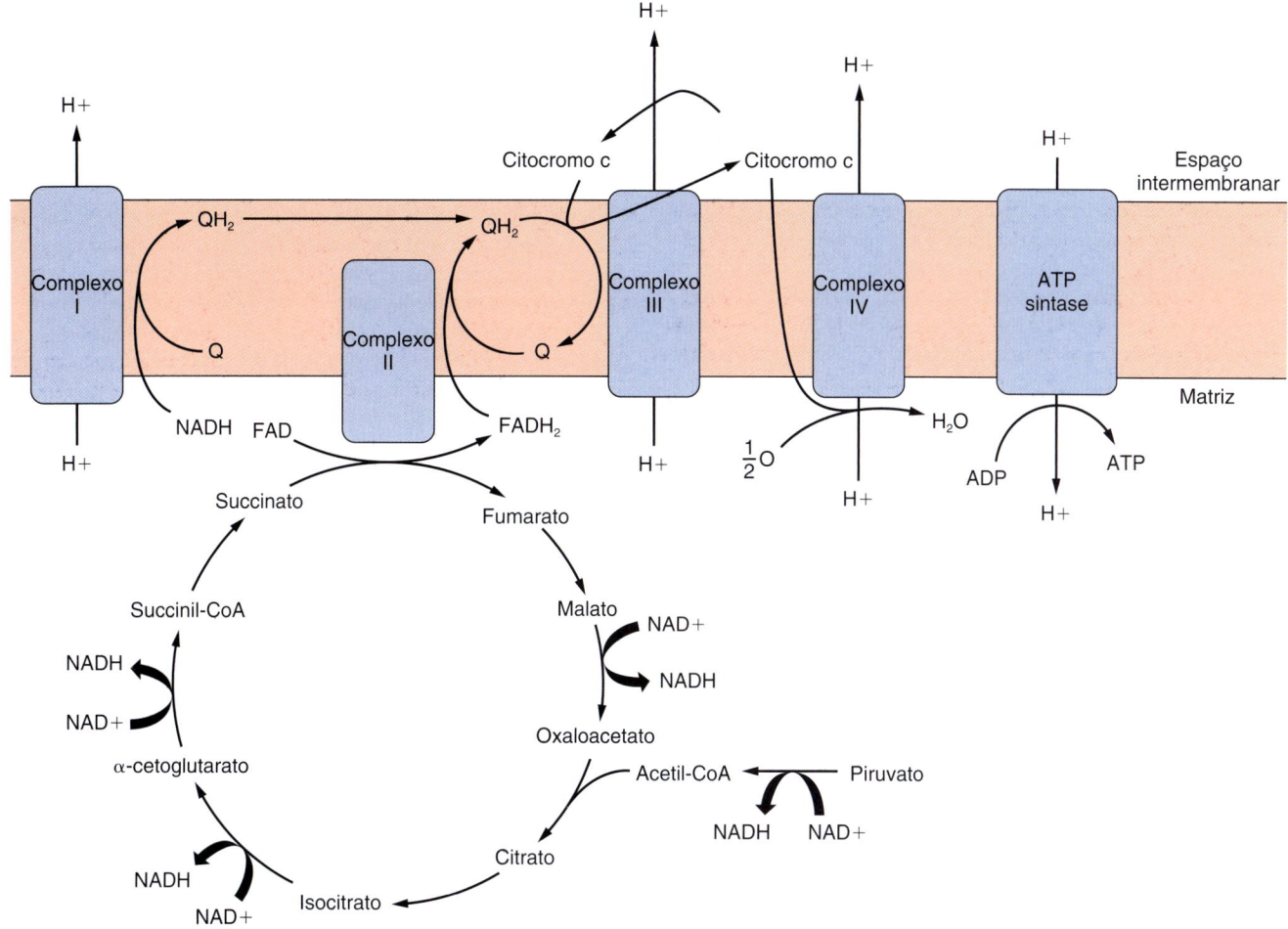

Figura 5.3 O ciclo do ácido cítrico (ácido tricarboxílico [TCA]/Krebs) aproveita elétrons de alta energia por meio da oxidação do piruvato para alimentar a cadeia de transporte de elétrons, que gera o gradiente de prótons usado pela ATP sintase para sintetizar ATP. (Adaptada de Berg JM, Tymoczko JL, Stryer L. *Biochemistry*. 7th ed. New York: W. H. Freeman & Co; 2012; and Sazanov LA. A giant molecular proton pump: structure and mechanism of respiratory complex I. *Nat Rev Mol Cell Biol*. 2015;16:375-388.) *ADP*, difosfato de adenosina; *ATP*, trifosfato de adenosina; *CoA*, coenzima A; *FADH₂*, dinucleotídio flavina adenina; *NAD+*, dinucleotídio nicotina adenina oxidado; *NADH*, dinucleotídio nicotina adenina; *TCA*, ácido tricarboxílico.

O succinato é, então, convertido em fumarato através da ação da succina desidrogenase, uma reação que também regenera o FADH$_2$ a partir do FADH, que por sua vez reduz a coenzima Q.[2,3,6] É importante ressaltar que a succinato desidrogenase também é o complexo II na cadeia de transporte de elétrons, e marca uma interseção crítica entre o TCA e a cadeia de transporte de elétrons.[2,3,6] O fumarato é convertido em malato pela adição de água pela fumarase, e malato é convertido em oxaloacetato pela malato desidrogenase, regenerando uma molécula final de NADH e reiniciando o ciclo.[2,3,6]

Fosforilação oxidativa

A fosforilação oxidativa é o processo pelo qual a síntese de ATP é acoplada ao movimento de elétrons pela cadeia mitocondrial de transporte de elétrons e ao consumo associado de oxigênio.[2,3,6] Esse processo é o mais eficiente para a síntese de ATP, gerando aproximadamente 36 moléculas de ATP por molécula de glicose, em comparação com as duas moléculas de ATP geradas durante a glicólise.[2,3,6]

A energia livre liberada por reações de oxidação gradual entre NADH, FADH$_2$ e ubiquinol bombeia prótons da matriz mitocondrial, através da membrana mitocondrial interna e do espaço intermembranar.[2,3,6] Essa ação de bombeamento cria um tremendo desequilíbrio na concentração de prótons entre o espaço intermembranar e a matriz.[2,3,6] A energia potencial armazenada nesse gradiente de prótons é, então, usada para alimentar o ADP fosforilante da ATP sintase para gerar ATP.[2,3,6]

A cadeia de transporte de elétrons (Figura 5.3) envolve a transferência de elétrons de NADH e FADH$_2$ para a ubiquinona (também chamada de coenzima Q) por meio de uma série de quatro grandes complexos proteicos que residem na membrana interna mitocondrial.[2,3,6] Como os elétrons iniciam o processo em um estado de alta energia e terminam em um estado de baixa energia, a cadeia de transporte de elétrons implica a liberação gradual de energia, em que os complexos proteicos aproveitam para bombear prótons da matriz mitocondrial para o espaço intermembranar; cada reação na cadeia de transporte de elétrons representa uma ligeira diminuição na energia dos elétrons à medida que eles passam de complexo para complexo.[2,3,6] Uma molécula de oxigênio permanece no final da cadeia de transporte de elétrons como o aceptor final de elétrons, onde se une a dois prótons livres para se formar água em uma reação altamente exotérmica.[2,3,6] Sem oxigênio, os elétrons na cadeia de transporte de elétrons não podem continuar a reduzir seu gradiente de energia potencial, e a progressão dos elétrons através da cadeia de transporte é interrompida.[2,3,6]

Além da transferência controlada de elétrons de um complexo para outro na cadeia de transporte de elétrons, fatores termodinâmicos que atuam dentro das mitocôndrias às vezes também favorecem a criação não intencional de espécies reativas de oxigênio, especialmente o ânion superóxido (uma molécula de oxigênio com um elétron extra).[2,3,6] O ânion superóxido é altamente reativo, tornando-o prejudicial às células. Da mesma forma, as mitocôndrias têm uma enzima superóxido dismutase dependente de manganês que catalisa imediatamente a conversão de superóxido em peróxido de hidrogênio mais manejável.[2,3,6] O acúmulo de elétrons no complexo I e no complexo III, que ocorre quando a liberação de substrato é alta e as concentrações de ADP são baixas, contribui para a criação de mais superóxido.[2,3,6] Curiosamente, ao dissipar o gradiente de prótons, as proteínas desacopladoras mitocondriais descarregam esse acúmulo de elétrons patogênicos e, assim, diminuem a criação de espécies reativas de oxigênio.[7,8]

Fermentação

Em baixas concentrações de oxigênio celular, a fosforilação oxidativa deixa de funcionar eficientemente, ainda assim a célula deve continuar a fabricar ATP.[2,3,6] Como o ATP pode ser produzido sem oxigênio via glicólise, a célula deve contar com a via glicolítica para sustentar sua necessidade energética.[2,3,6] Durante a glicólise, a gliceraldeído-3-fosfato desidrogenase reduz NAD_+ a NADH quando o gliceraldeído 3-fosfato é convertido em 1,3-bifosfoglicerato.[2,3,6] Como o NADH não é consumido pela cadeia de transporte de elétrons sob condições de baixo oxigênio, as concentrações de NADH começam a aumentar na célula.[2,3,6] Para descartar o NADH acumulado e regenerar NAD_+ para uso na via glicolítica, a célula depende da fermentação do piruvato em lactato pela enzima lactato desidrogenase, levando ao acúmulo celular de lactato.[2,3,6] Esse processo está subjacente à elevação do lactato sanguíneo observada com hipoperfusão durante a doença crítica ou na síndrome compartimental.[2,3,5,6]

Ciclo do ácido láctico (Cori)

Na primeira etapa do ciclo de Cori (Figura 5.4), o lactato formado nos tecidos periféricos é transportado na corrente sanguínea para o fígado, onde a lactato desidrogenase converte o lactato em piruvato para a gliconeogênese.[2,3,6] A glicose assim produzida é transportada de volta à corrente sanguínea, onde pode ser fornecida às células que precisam de substratos de combustível.[2,3,6] Se a liberação de oxigênio voltou ao normal, o piruvato criado pela glicólise entrará no ciclo de Krebs; se a liberação de oxigênio permanecer baixa, as células continuarão a fermentar o piruvato em lactato, fazendo com que o ciclo de Cori se repita.[2,3,6]

Glicólise

No processo de glicólise (Figura 5.5), a glicose é convertida em piruvato pela ação sequencial de 10 enzimas ao custo de duas moléculas de ATP, mas com a geração de quatro moléculas de ATP.[2,3,6] A glicólise tem três etapas limitantes de velocidade que são o alvo dos processos regulatórios: (1) entrada na via catalisada por hexoquinase e glicoquinase; (2) conversão irreversível de frutose-6-fosfato em frutose-1,6-bifosfato pela fosfofrutoquinase; e (3) a etapa final da via, a formação de piruvato e ATP a partir de fosfoenolpiruvato e ADP pela piruvato quinase.[2,3,6]

Hexoquinase e glicoquinase. A glicose e outros monossacarídeos entram na célula por difusão facilitada, um processo mediado pela família de proteínas transportadoras de glicose (GLUT) que permite que os monossacarídeos atravessem a membrana celular impulsionados principalmente por seus gradientes de concentração.[2,3,6] Após entrar na célula, as enzimas hexoquinases fosforilam as moléculas. Como os monossacarídeos fosforilados não podem passar pela GLUT, essa modificação prende efetivamente o monossacarídeo no interior da célula.[2,3,6]

A glicoquinase é uma isoforma de hexoquinase com duas peculiaridades: primeiro, ao contrário da hexoquinase, o produto de sua reação, glicose-6-fosfato, não inibe a glicoquinase e, segundo, apresenta baixa afinidade de ligação pela glicose em comparação com as demais enzimas hexoquinase.[2,3,6] Essas duas diferenças significam que a atividade da glicoquinase varia apenas em resposta à disponibilidade de glicose, permitindo que ela atue como um sensor de disponibilidade de combustível.[2,3,6]

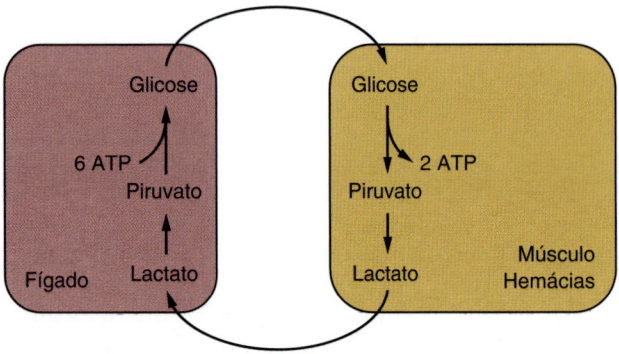

Figura 5.4 No ciclo do ácido láctico (Cori), o lactato que é produzido nos tecidos periféricos é convertido novamente em glicose pelo fígado e, então, liberado na circulação para dar suporte à glicólise contínua na periferia. (Adaptada de Berg JM, Tymoczko JL, Stryer L. *Biochemistry*. 7th ed. New York: W. H. Freeman & Co; 2012.) *ATP*, trifosfato de adenosina.

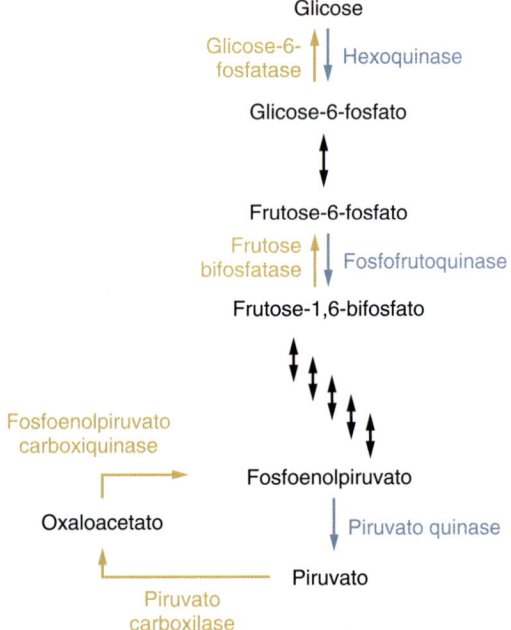

Figura 5.5 Glicólise e gliconeogênese são os dois processos opostos que estão no centro do metabolismo da glicose; quando a glicólise disponibiliza energia para a célula, a gliconeogênese pode ser usada para exportar glicose para a circulação a fim de disponibilizar energia para o corpo. Destacados em *amarelo* estão os pontos de regulação na gliconeogênese, enquanto os pontos de regulação na glicólise são destacados em *azul*. (Adaptada de Berg JM, Tymoczko JL, Stryer L. *Biochemistry*. 7th ed. New York: W. H. Freeman & Co; 2012.)

Fosfofrutoquinase. Das 10 reações que compõem a via glicolítica, a primeira reação irreversível é a conversão de frutose-6-fosfato em frutose-1,6-bifosfato pela fosfofrutoquinase.[2,3,6] Como essa etapa da via é irreversível, atua como um ponto crítico de regulação – a atividade da fosfofrutoquinase é sensível a mudanças na disponibilidade de energia devido à inibição por produtos do processo glicolítico e facilitação pelo excesso de glicose.[2,3,6]

Piruvato quinase. A etapa final da glicólise envolve a remoção de um fosfato do fosfoenolpiruvato e a subsequente fosforilação do ADP para regenerar o ATP.[2,3,6] Essa reação irreversível é catalisada pela piruvato quinase,[2,3,6] a qual é inibida por seus produtos e por sinais de hormônios do estresse, como epinefrina e glucagon.[4,5] Por outro lado, a insulina impulsiona a atividade da piruvato quinase e, portanto, a glicólise.[2,3,6]

Gliconeogênese

Tal como acontece com todos os processos em bioenergética, a glicólise tem um processo oposto que essencialmente executa todas as reações glicolíticas ao contrário: a gliconeogênese (Figura 5.5).[2,3,6] Quando a glicólise quebra a glicose e outros monossacarídeos em piruvato, a gliconeogênese toma vários substratos iniciais, converte-os em piruvato ou oxaloacetato e, em seguida, converte-os em glicose.[2,3,6] Embora todas as células do corpo humano possam realizar a gliconeogênese, somente quando o processo ocorre no fígado e nos rins a glicose resultante pode ser transportada de volta à corrente sanguínea para se defender contra a hipoglicemia.[2,3,6] Isso se deve à expressão tecido-específica da enzima glicose-6-fosfatase que desfosforila a glicose-6-fosfato, permitindo que ela passe pela GLUT.[2,3,6]

Os substratos iniciais mais importantes para a gliconeogênese são o lactato, os ácidos graxos e os aminoácidos.[2,3,6] O lactato entra na via gliconeogênica pela ação da lactato desidrogenase, uma enzima que converte lactato em piruvato.[2,3,6] Os ácidos graxos que contêm um número ímpar de carbonos podem ser convertidos em piruvato a partir de propionil-CoA por meio da ação combinada da propionil-CoA carboxilase e das enzimas do ciclo de Krebs. Por fim, alguns (mas não todos) aminoácidos podem ser convertidos em glicose e/ou oxaloacetato.[2,3,6]

Glicogênio

O glicogênio é uma grande molécula de polissacarídeo composta de longas cadeias de moléculas de glicose; é encontrado principalmente nas células hepáticas e musculares esqueléticas, em que serve como forma de armazenamento de glicose.[2,3,6] O glicogênio é sintetizado pela glicogênio sintase, uma enzima que essencialmente polimeriza a glicose em resposta a sinais de aumento da disponibilidade de energia, como as concentrações celulares de glicose 6-fosfato e insulina.[2,3,6] O glicogênio pode ser decomposto pela glicogênio fosforilase, um enzima que libera glicose-1-fosfato da molécula de glicogênio – a glicogênio fosforilase é ativada por sinais de estresse como epinefrina e glucagon.[2,3,6]

O glicogênio é armazenado principalmente no fígado e nas células do músculo esquelético.[2,3,6] Quando uma molécula de glicose-1-fosfato é liberada da molécula de glicogênio, ela pode ser convertida em glicose-6-fosfato pela fosfoglucomutase.[2,3,6] A glicose-6-fosfato pode, então, ser retirada de seu fosfato pela glicose-6-fosfatase e exportada para a circulação como defesa contra a hipoglicemia por aproximadamente as primeiras 24 horas após a inanição.[2,3,6] Enquanto as células hepáticas exibem altas concentrações da enzima glicose-6-fosfatase e podem liberar moléculas de glicose na circulação, outros tecidos ricos em glicogênio, como os músculos esqueléticos, apresentam concentrações muito baixas, e não podem exportar quantidades significativas de glicose para a corrente sanguínea.[2,3,6]

Oxidação de ácidos graxos

Além dos monossacarídeos, as células podem usar lipídios como substratos combustíveis por meio do processo de oxidação de ácidos graxos, também chamado de betaoxidação, que ocorre nas mitocôndrias.[2,3,6] As longas cadeias de carbono dos ácidos graxos são degradadas em dois carbonos por vez em grupos acetil, que são, assim, ligados a CoA, formando acetil-CoA para entrar no ciclo de Krebs.[2,3,6] Esse processo também regenera o $FADH_2$ e o NADH, tornando o processo de oxidação de ácidos graxos bioenergeticamente muito recompensador para a célula.[2,3,6]

Cetogênese

O termo *corpo cetônico* geralmente se refere a três substâncias: β-hidroxibutirato, acetoacetato e acetona.[2,3,6] Quando a disponibilidade de carboidratos é extremamente baixa, como durante o jejum ou fome, quando a gliconeogênese e a glicogenólise se esgotam, o corpo muda para o uso de corpos cetônicos como substratos de combustível.[2,3,6] Por exemplo, enquanto o cérebro normalmente usa glicose como energia, no quarto dia de jejum, o cérebro obtém cerca de 70% de sua energia dos corpos cetônicos.[2,3,6] A acetil-CoA produzida via degradação de ácidos graxos normalmente entraria no ciclo de Krebs; no entanto, como o oxaloacetato é esgotado pela gliconeogênese em curso durante a inanição, a acetil-CoA é usada para formar corpos cetônicos.[2,3,6] Os corpos cetônicos, por sua vez, podem ser decompostos em piruvato para uso como combustível pelo encéfalo, pelo coração e pelos músculos.[2,3,6]

Mitocôndria

As mitocôndrias são organelas produtoras de energia envolvidas por uma dupla membrana e que se encontram no centro da homeostase da energia celular.[2] As mitocôndrias geram ATP, a principal fonte de combustível do corpo, por meio da fosforilação oxidativa e atuam como componentes críticos da resposta celular e do organismo a estresse grave. Em momentos de estresse celular e de sobrevivência, as mitocôndrias são capazes de tamponar as concentrações de cálcio celular, enquanto em momentos de estresse letal, liberam citocromo C no citoplasma, ativando a cascata da caspase, que leva à morte celular programada.[2] No que se refere ao organismo, as mitocôndrias dentro do córtex da suprarrenal sintetizam os hormônios glicocorticoides e mineralocorticoides que auxiliam na adaptação ao estresse.[2]

As mitocôndrias apresentam uma origem evolutiva antiga e intrigante: embora os detalhes do processo ainda sejam debatidos, está claro que, em algum ponto do passado distante, um órgão unicelular engolfou uma célula semelhante à mitocôndria e, em vez de digerir a protomitocôndria para alimentação, estabeleceu uma relação endossimbiótica.[2] Desde então, hospedeiro e mitocôndria coexistiram pacificamente, cada um se tornando mais dependente do outro para sobreviver.[2] A história evolutiva da mitocôndria é clara em sua estrutura: ela é a única organela das células eucarióticas que contém o próprio ácido desoxirribonucleico (DNA), DNA mitocondrial (mtDNA) evidente para distingui-lo do DNA nuclear.[2] Além disso, as mitocôndrias sofrem os próprios processos de fissão e fusão, independentemente do processo mitótico celular.[2]

Controle de acoplamento mitocondrial. Quando uma mitocôndria é capaz de converter totalmente a energia potencial do gradiente de prótons em fosforilação de ATP, diz-se que está totalmente "acoplada" – em outras palavras, a síntese de ATP é *acoplada* à força motriz do próton.[2,3] Vários produtos químicos e proteínas são capazes de interferir no acoplamento da cadeia de transporte de elétrons mitocondrial, levando à dissipação da força próton-motriz como energia térmica em vez da fosforilação do ADP – essas mitocôndrias são chamadas com frequência de "vazantes".[2,3,7] Várias proteínas foram descritas recentemente como capazes de dissipar o gradiente de prótons sem a síntese de ATP, permitindo que os prótons contornem a ATP sintase e se difundam diretamente na matriz mitocondrial.[7] A mais bem definida dessas proteínas é a chamada proteína desacopladora 1, que serve para desacoplar a difusão de prótons da síntese de ATP, fazendo com que as mitocôndrias se tornem termogênicas e ineficientes em momentos de estresse ou inflamação.[7]

Tecido adiposo marrom

O tecido adiposo marrom (TAM) é um tecido termogênico de linhagem mesenquimal, que assim é denominado por causa de sua aparência caracteristicamente escura no corte histológico devido a conteúdo mitocondrial abundante e gotículas lipídicas limitadas.[8] Como o TAM contém mitocôndrias altamente desacopladas e, assim, ineficientes, cada célula atua como um sumidouro de energia e, portanto, pode ser útil em humanos como um tratamento potencial para obesidade e diabetes.[8]

Adultos têm depósitos muito pequenos de TAM, em geral localizados acima da clavícula, próximo às vértebras, no mediastino e ao redor do rim.[8] O TAM é caracterizado pela expressão abundante da proteína de desacoplamento, o que gera mitocôndrias que são altamente termogênicas devido à expressão elevada da proteína de desacoplamento-1.[8] Embora o mecanismo exato da termogênese mitocondrial não seja claro, ele está nitidamente ligado à dissipação do gradiente de prótons.[8] Por exemplo, a perda do gradiente de prótons faz com que a molécula de ATP sintase funcione ao contrário, agindo como uma bomba de prótons que tenta restaurar o gradiente de prótons à custa da hidrólise altamente exotérmica do ATP.[2,8] Além disso, a dissipação do gradiente de prótons permite que a cadeia de transporte de elétrons prossiga em sua taxa máxima, resultando em aumento do consumo de oxigênio por combustão com H_2 para produzir H_2O.[2,8]

A denominação TAM é um pouco enganosa, pois acredita-se que as células do TAM sejam derivadas de células positivas para o marcador de superfície do fator miogênico 5, tornando-as mais intimamente relacionadas às células musculares do que às células do tecido adiposo branco.[8] Curiosamente, as células do tecido adiposo branco são capazes de adquirir características do TAM em resposta ao estresse em um processo chamado *beiging* ou *browning* (escurecimento), que parece ser impulsionado pelo coativador gama 1α do receptor ativado por proliferador de peroxissomo, o "regulador mestre" da biogênese mitocondrial.[8] Por exemplo, evidências de escurecimento do tecido adiposo branco podem ser encontradas em pacientes após queimaduras graves, o que sugere que esse processo pode contribuir para o aumento das necessidades nutricionais durante o estresse grave.[7]

Manutenção da estrutura e função celular

Os aspectos estruturais e funcionais das células são compostos de várias combinações de proteínas, lipídios, carboidratos e ácidos nucleicos.[2] A síntese e degradação desses componentes celulares estão sob forte regulação, cuja perda pode levar a disfunção celular grave.[2]

Metabolismo de aminoácidos

Os aminoácidos (também chamados de peptídeos) são pequenas moléculas orgânicas que consistem em um grupo carboxila, um grupo amino e várias cadeias laterais, cuja identidade determina o comportamento do aminoácido.[2,3] Embora mais de 500 aminoácidos possam ser encontrados na natureza, apenas 21 aparecem nas proteínas humanas.[2,3] Há uma série de propósitos no corpo para os aminoácidos além da síntese de proteínas, incluindo seu uso como precursores de neurotransmissores e ácidos nucleicos ou como substratos de combustível (ambos como glicose e como cetonas).[2,3]

Aminoácidos proteinogênicos. As proteínas humanas são formadas a partir de longas cadeias de aminoácidos que se ligam sequencialmente por meio de ligações peptídicas covalentes entre os grupos carboxila e amino; cadeias de aminoácidos são, portanto, chamadas de polipeptídeos.[2,3] Dos 21 aminoácidos que aparecem nas proteínas humanas (Tabela 5.1), apenas 20 são codificados diretamente no código genético, sendo o 21º – selenocisteína – codificado por um códon de parada que é traduzido, em circunstâncias específicas, de maneira diferenciada.[2,3]

Fontes de aminoácidos. Dos 21 aminoácidos que são usados para construir proteínas humanas, 12 podem ser sintetizados pelo organismo a partir de vários outros substratos, enquanto os nove restantes devem ser consumidos na dieta – esses aminoácidos que devem ser ingeridos de fontes externas são chamados de aminoácidos "essenciais".[2,3,9] Além de serem classificados por sua fonte, os aminoácidos podem ser classificados de acordo com sua estrutura, como no caso dos três aminoácidos de cadeia ramificada (BCAAs) que contêm um ácido alifático de cadeia lateral: isoleucina, leucina e valina.[2,3,9] Os BCAAs, em particular a leucina, são um importante componente da sinalização do estado nutricional do músculo esquelético; isoladamente estimulam a síntese de proteínas musculares no mesmo grau que a mistura completa de todos os aminoácidos, sugerindo que os BCAAs sinalizam a disponibilidade de aminoácidos para a síntese de proteínas.[2,3,9]

Tabela 5.1 Aminoácidos proteinogênicos.

	Nome	Abreviação	
Aminoácidos essenciais	Histidina	HIS	H
	Isoleucina	ILE	I
	Leucina	LEU	L
	Lisina	LYS	K
	Metionina	MET	M
	Fenilalanina	PHE	F
	Treonina	THR	T
	Triptofano	TRP	W
	Valina	VAL	V
Aminoácidos condicionalmente essenciais	Arginina	ARG	R
	Cisteína	CYS	C
	Glutamina	GLN	Q
	Glicina	GLY	G
	Prolina	PRO	P
	Tirosina	TYR	Y
Aminoácidos não essenciais	Alanina	ALA	A
	Asparagina	ASN	N
	Aspartato	ASP	D
	Glutamato	GLU	E
	Selenocisteína	SEC	U
	Serina	SER	S

Aminoácidos como combustível. Treze aminoácidos podem ser oxidados em glicose e, portanto, são denominados aminoácidos "glicogênicos" (alanina, arginina, asparagina, aspartato, cisteína, glutamato, glicina, histidina, metionina, prolina, serina, valina e glutamina); cinco podem ser convertidos em cetonas ou glicose (isoleucina, fenilalanina, treonina, triptofano e tirosina); e os dois últimos só podem ser convertidos em cetonas (leucina e lisina).[2,3,9]

Alanina é convertida em piruvato e, depois, em glicose no fígado como parte do ciclo glicose-alanina, um processo muito semelhante ao ciclo de Cori.[3] O catabolismo dos BCAAs no músculo esquelético leva à criação de íons amônio tóxicos.[3] Para se desfazer dos íons de amônio acumulados, as células do músculo esquelético sintetizam alanina, que é transportada ao fígado para conversão de volta em glicose.[3]

Aminoácidos como precursores de neurotransmissores. O corpo humano usa os aminoácidos triptofano, tirosina e fenilalanina como precursores de neurotransmissores.[3,9] O triptofano é convertido em serotonina, enquanto a tirosina (um produto da fenilalanina) é convertida em todos os neurotransmissores catecolaminas, incluindo dopamina, epinefrina e norepinefrina. A fenilalanina pode ser convertida em tirosina, bem como em feniletilamina.[3,9]

Subprodutos tóxicos do metabolismo de aminoácidos. A amônia tóxica, resultante da decomposição de aminoácidos e nucleotídeos, deve ser convertida em ureia solúvel em água para excreção na urina.[3]

Enquanto os resíduos nitrogenados são formados em todo o corpo, o fígado é o principal órgão que converte os resíduos em ureia.[3] Como o corpo não pode se dar ao luxo de ter o íon amônio altamente reativo circulando livremente, os resíduos nitrogenados são empacotados nos aminoácidos glutamina e alanina para serem transportados pelo sangue até o fígado, onde o grupo amina pode ser removido e convertido em ureia pelas enzimas do ciclo da ureia.[3] Pacientes com insuficiência hepática correm o risco de desenvolver encefalopatia hepática, acúmulo de ureia e outras toxinas na corrente sanguínea que interferem com a função neural normal.[10] Assim, deve-se ter cautela ao administrar a nutrição proteica de pacientes com insuficiência hepática.[10]

Ciclo da ureia

No fígado, as enzimas mitocondriais e citosólicas trabalham juntas para produzir ureia a partir da amônia em um processo chamado *ciclo da ureia* (Figura 5.6).[3] O ciclo da ureia começa na mitocôndria com a transferência da amônia do glutamato ou glutamina para uma molécula fosforilada de bicarbonato pela enzima carbamoil fosfato sintetase 1, criando carbamoil fosfato.[3] O carbamoil fosfato, então, reage com a ornitina para formar citrulina pela ação da ornitina transcarbamilase, também nas mitocôndrias.[3] Então, a citrulina é transportada para fora da mitocôndria e para o citoplasma por meio do transportador ornitina-citrulina, quando reage com o aspartato para formar argininosuccinato por meio da enzima argininosuccinato sintetase.[3] Por sua vez, o argininosuccinato é decomposto em arginina e fumarato através da ação da argininosuccinato liase.[3] O fumarato é, então, livre para participar do ciclo de Krebs, enquanto a arginina é degradada em ureia e ornitina pela enzima arginase.[3] Assim, a ornitina é transportada de volta para a mitocôndria pelo transportador ornitina-citrulina; então o ciclo pode recomeçar.[3]

Metabolismo de lipídios

Colesterol. Junto com os fosfolipídios, o colesterol é um elemento essencial das membranas celulares.[3] O colesterol é um álcool esteroide que consiste em três ciclo-hexanos e um único ciclopentano.[3] O substrato inicial da via de biossíntese do colesterol é a acetil-CoA e a principal enzima limitante da velocidade, a β-hidroxi β-metilglutaril-CoA.[3] A β-hidroxi β-metilglutaril-CoA redutase é alvo da classe de medicamentos das estatinas, usadas para reduzir as taxas de colesterol.[3] Como o colesterol pode ser totalmente sintetizado pelo corpo humano, ele não tem necessidade dietética.[3]

A molécula de colesterol é a espinha dorsal de todos os hormônios esteroides na fisiologia humana.[3] A primeira (e limitante de velocidade) reação para sintetizar todos os hormônios esteroides é a conversão do colesterol em pregnenolona por uma enzima de clivagem da cadeia lateral do colesterol.[3] Os esteroides são sintetizados no retículo endoplasmático, as reações finais da biossíntese de aldosterona, corticosterona e cortisol também ocorrem nas mitocôndrias.[3] Enquanto os hormônios esteroides sexuais femininos são derivados exclusivamente dos tecidos gonadais, alguns andrógenos intermediários são sintetizados nas glândulas suprarrenais e enviados às gônadas para posterior processamento.[3] Todos os mineralocorticoides e glicocorticoides são derivados das glândulas suprarrenais.[3]

Ácidos graxos. Os ácidos graxos são moléculas orgânicas hidrofóbicas que consistem em cadeias alifáticas (hidrocarbonetos) ligadas a um grupo ácido carboxílico.[3] O comprimento de sua cadeia alifática e a localização (se houver) de ligações carbono-carbono duplas e/ou triplas são usados para classificar os ácidos graxos. Os ácidos graxos que não contêm ligações múltiplas são denominados ácidos graxos "saturados", enquanto aqueles que contêm pelo menos uma ligação múltipla são denominados "insaturados".[3] Um ácido graxo que tem uma única ligação múltipla é denominado ácido graxo "monoinsaturado", enquanto aquele que contém mais de uma ligação múltipla é denominado ácido graxo "poli-insaturado".[3] Quando a primeira ligação saturada ocorre na terceira ligação carbono-carbono contada a partir da cauda (ou extremidade "ômega"), o ácido graxo é chamado de ácido graxo "ômega-3".[3] Quando a ligação está na sexta ligação carbono-carbono contada a partir da cauda, o ácido graxo é chamado de ácido graxo "ômega-6".[3] Observa-se que os ácidos graxos ômega-3 e ômega-6 não podem ser sintetizados no corpo humano, tornando-os nutrientes essenciais.[3,11]

Os ácidos graxos ômega-3 e ômega-6 são convertidos em eicosanoides, moléculas de 20 carbonos poderosas, mas de curta duração, que são sintetizadas em resposta à lesão tecidual e ao estresse.[11,12] Ciclo-oxigenase (COX) e lipo-oxigenase são as famílias de enzimas mais bem compreendidas que participam dessas reações.[3] As prostaglandinas, moléculas poderosas e pleiotrópicas

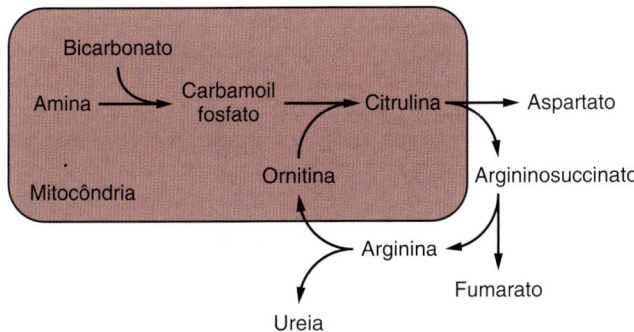

Figura 5.6 O ciclo da ureia serve para converter aminas potencialmente nocivas em ureia solúvel em água para excreção na urina. (De Blair NF, Cremer PD, Tchan MC. Urea cycle disorders: a life-threatening yet treatable cause of metabolic encephalopathy in adults. *Pract Neurol.* 2015;15:45-48.)

sinalizadoras de lesão, são sintetizadas a partir do ácido araquidônico pelas enzimas COX-1 e COX-2.[3] A inibição das enzimas COX-1 e COX-2 por medicamentos anti-inflamatórios não esteroides leva à redução da dor e da inflamação devido à diminuição da síntese de prostaglandinas no local da lesão.[3] As enzimas lipo-oxigenases sintetizam os leucotrienos pró-inflamatórios que estão envolvidos no processo da asma.[3,11,12]

Fosfolipídios. Os fosfolipídios são moléculas polares que consistem em um grupo de cabeça fosforilado hidrofílico e um par de caudas hidrofóbicas de ácidos graxos, com uma cauda totalmente saturada e a outra insaturada.[3] Devido à sua polaridade, os fosfolipídios formam espontaneamente bicamadas lipídicas na água; consequentemente, servem como o principal componente da membrana celular.[2] A espinha dorsal comum de todos os fosfolipídios, o ácido fosfatídico, é sintetizado na célula a partir de diacilglicerol, que por sua vez é sintetizado a partir de glicerol-6-fosfato e acil-CoA pela sequência ações da glicerol-3-fosfato aciltransferase e acilglicerol-3-fosfato aciltransferase.[3]

Triglicerídeos. A gordura corporal humana é composta principalmente por triglicerídeos, a forma de armazenamento e transporte de lipídios que consiste em uma molécula de glicerol ligada a três caudas de ácidos graxos.[2] Os triglicerídeos são armazenados em gotículas lipídicas no tecido adiposo – quando o corpo precisa liberar a energia armazenada no triglicerídeo, sinais hormonais como epinefrina ou glucagon ativam a lipase hormônio-sensível no tecido adiposo para hidrolisar a ligação éster e liberar ácidos graxos livres na circulação.[3] Como a lipase hormônio-sensível responde a vários hormônios do estresse, elevações transitórias das concentrações de ácidos graxos livres são normais no período perioperatório, embora o significado clínico dessa elevação não seja claro.[3,4]

Metabolismo do ácido nucleico

Síntese e degradação de nucleotídios. Os nucleotídios são pequenas moléculas orgânicas compostas por um açúcar de cinco carbonos, uma base nitrogenada e um grupo fosfato.[2] Dividem-se em duas categorias baseadas em sua estrutura: pirimidinas e purinas.[2] Nos nucleotídios de pirimidina, a base nitrogenada é um anel de pirimidina, enquanto os nucleotídios de purina contêm um anel de purina (um anel de pirimidina unido a um anel de imidazol).[2,3] Adenina e guanina são nucleotídios de purina, enquanto citosina, uracila e timina são nucleotídios de pirimidina.[2,3] Os ácidos nucleicos, longos polímeros de nucleotídios, dão origem às moléculas de DNA e ao ácido ribonucleico (RNA), que formam o sistema de armazenamento de informações de toda a vida celular. Quando o açúcar nucleotídio é uma ribose, a molécula é designada RNA, e quando o açúcar é uma desoxirribose, a molécula é conhecida como DNA.[2,3]

A síntese de nucleotídios ocorre principalmente no fígado, onde os aminoácidos servem como substratos estruturais.[3] Aspartato, glicina e glutamina são necessários para sintetizar os nucleotídios de purina, enquanto aspartato e glutamina são necessários para construir os nucleotídios de pirimidina.[3] Devido ao seu conteúdo de nitrogênio, a degradação de nucleotídios gera amônia, que o corpo deve excretar como ureia.[3,10]

Hormônios anabólicos e catabólicos

Insulina. A insulina é um poderoso hormônio peptídico anabólico que facilita a captação celular de substratos estruturais e combustíveis.[3] Em termos bioenergéticos, a insulina impulsiona a captação celular de substratos combustíveis da corrente sanguínea, promove o uso de glicose como fonte de energia e aumenta a síntese de glicogênio enquanto suprime a glicogenólise.[3]

A insulina é sintetizada pelo pâncreas e secretada na corrente sanguínea em resposta a elevações da glicose sanguínea.[3] A insulina endógena é degradada principalmente pelo fígado e pelos rins, e tem meia-vida entre 5 e 15 minutos.[3] O receptor de insulina é uma tirosinoquinase que sinaliza através do sistema mensageiro secundário fosfatidilinositol-3,4,5-trifosfato para ativar a proteinoquinase B.[3] A insulina impulsiona a captação de glicose da corrente sanguínea por meio da estimulação do tráfego de GLUT-4 pré-sintetizada para a membrana do músculo esquelético e células do tecido adiposo.[3] Esse mecanismo é responsável pela rápida diminuição das concentrações de glicose no sangue induzida pela administração exógena de insulina.[3] Embora o mecanismo exato não seja claro, a insulina também aumenta a atividade das bombas Na-K ATPase nas membranas celulares, levando a uma diminuição do potássio no sangue.[3]

Glucagon. O glucagon é um hormônio peptídico que protege o corpo contra a hipoglicemia, estimulando a gliconeogênese e a quebra do glicogênio no fígado.[3] Embora seja amplamente conhecido por seus efeitos no metabolismo da glicose e dos ácidos graxos, evidências recentes sugerem que o glucagon também influencia na renovação de aminoácidos, embora os mecanismos exatos responsáveis por esse efeito não sejam bem compreendidos.[3]

Assim como a insulina, o glucagon é sintetizado no pâncreas e liberado em resposta a mudanças nas concentrações de glicose no sangue.[3] No entanto, enquanto a insulina é secretada pelas células beta em resposta ao aumento da glicose no sangue, o glucagon é secretado pelas células alfa em resposta à queda das concentrações de glicose no sangue.[3] É importante ressaltar que a secreção de glucagon também pode ser impulsionada pela epinefrina.[3] O glucagon se liga a receptores acoplados à proteína G que sinalizam através do sistema de segundo mensageiro monofosfato de adenosina cíclico.[2,3]

Hormônio da tireoide. A glândula tireoide desempenha um papel importante na homeostase energética por meio das ações dos dois hormônios peptídicos que ela secreta: tri-iodotironina (T3) e tiroxina (T4).[3] Os hormônios tireoidianos são sintetizados a partir da tirosina e do iodo na glândula tireoide, e são metabolizados via selênio contendo enzimas nos tecidos-alvo – assim, iodo e selênio são minerais essenciais para a função da glândula tireoide.[3] O hipotálamo conduz a secreção do hormônio tireoidiano por meio de sua regulação da hipófise, tornando a tireoide um componente do eixo hipotálamo-hipófise.[3]

Os hormônios tireoidianos funcionam ligando-se ao receptor do hormônio da tireoide, um receptor nuclear que tem como alvo genes metabólicos e estruturais para regulação positiva.[3] O receptor do hormônio da tireoide regula muitos genes associados ao consumo de glicose e lipídios, levando ao aumento da disponibilidade e utilização de lipídios e carboidratos como substratos combustíveis.[3] Além disso, o hormônio tireoidiano aumenta a frequência e o débito cardíacos.[3]

Glicocorticoides. Os glicocorticoides constituem uma família de hormônios esteroides que são sintetizados a partir do colesterol nas mitocôndrias das células da zona fasciculada do córtex da suprarrenal.[2,3] A síntese e a liberação de glicocorticoides estão sob o controle do hormônio adrenocorticotrófico secretado pela hipófise em resposta ao estresse.[2,3] Os glicocorticoides têm efeitos pleiotrópicos poderosos que aumentam a disponibilidade e a utilização do substrato como combustível.[2,3] Promovem a gliconeogênese e qualquer processo catabólico que libere substratos gliconeogênicos; consequentemente, promovem a degradação de aminoácidos e a lipólise.[2,3] Na fisiologia humana, o cortisol é considerado o mais significativo dos glicocorticoides.[2-5] Acredita-se que as altas concentrações de glicocorticoides e catecolaminas em momentos de estresse sejam a causa da hiperglicemia de estresse.[2-5]

De acordo com a compreensão clássica de sua função, os glicocorticoides se ligam ao receptor de glicocorticoide, um receptor citoplasmático que se transloca para o núcleo após a ligação.[2] No núcleo, o receptor de glicocorticoide regula positivamente e suprime vários genes.[2] Embora sejam muito menos compreendidos, uma subclasse de receptores de glicocorticoides encontrados na membrana celular medeia respostas celulares rápidas e não genômicas à administração de glicocorticoides.[2]

Hormônios sexuais. Os hormônios sexuais são esteroides que determinam características sexuais secundárias através da alteração da transcrição gênica.[3] Os hormônios sexuais englobam os androgênios (responsáveis pelas características sexuais secundárias masculinas) e estrogênios (responsáveis pelas características sexuais secundárias femininas).[3] Os androgênios conduzem alterações estruturais e bioenergéticas nas células, especialmente no músculo esquelético, que promovem a síntese de proteínas, bem como a captação e oxidação de glicose.[3] Os hormônios androgênicos, e especialmente seus análogos sintéticos, podem exibir diferentes graus de atividades androgênicas em relação aos seus efeitos anabólicos – por exemplo, o análogo sintético da testosterona, oxandrolona, tem cerca de 25% do potencial androgênico da testosterona, mas mais de 300% de sua atividade anabólica.[3] Embora o papel dos estrogênios no metabolismo energético permaneça incerto, sabe-se que eles diminuem a lipogênese e promovem a homeostase geral da glicose.[3]

METABOLISMO CIRÚRGICO

Avaliação do estado nutricional

A disponibilidade de nutrientes desempenha um papel importante na determinação da probabilidade de recuperação bem-sucedida da operação, tornando a avaliação do estado nutricional um dos aspectos essenciais do atendimento ao paciente cirúrgico.[9] Pacientes com necessidades cirúrgicas podem se apresentar em qualquer lugar no espectro do estado nutricional, desde desnutrido ao superalimentado; ambos os estados podem causar sérios prejuízos aos pacientes, evidenciados pelo aumento da morbimortalidade cirúrgica.[9,13] A avaliação e o diagnóstico adequados da desnutrição são importantes para a normalização dos desfechos e devem ser anotados no prontuário conforme a seguir.

História e exame físico

Durante a avaliação, o médico deve primeiramente determinar se algum fator histórico pode afetar o estado nutricional atual do paciente: uma exploração das causas potenciais de má ingestão de alimentos, má absorção ou má utilização de nutrientes deve ser incluída na história. Fatores comuns incluem pobreza ou localização geográfica, cirurgias gastrintestinais (GIs) anteriores, abuso de drogas ou álcool, bem como causas congênitas ou patológicas de má absorção.[9] Em segundo lugar, o médico deve decidir a qual subtipo de desnutrição o paciente pertence (p. ex., deficiência de proteínas, deficiência de micronutrientes, déficit calórico geral etc.).[13,14] A categorização deve continuar por patologia específica: relacionada à fome, à doença ou à lesão.[9,13-15] Por fim, qualquer causa patológica encontrada deve ser classificada em sintomas agudos ou crônicos.[9,13-15] Nos pacientes pediátricos, os sinais evidentes de desnutrição aguda incluem edema, olhos encovados e turgor cutâneo deficiente, enquanto a desnutrição crônica pode causar sintomas como sinais de kwashiorkor e retardo do crescimento (Tabela 5.2).[9,13-15] Para os adultos, determinar os prazos do paciente ou da família é mais útil, pois cânceres graves ou síndromes de má absorção podem causar perda de peso de início rápido ou lento, levando o indivíduo a uma aparência caquética em semanas ou anos, sem outras diferenças fenotípicas importantes entre as duas.[9,13-15] Por fim, deve-se notar que as alterações fenotípicas podem ser enganosas, pois pacientes obesos podem estar desnutridos, apesar do excesso de energia calórica devido a resistências hormonais e baixa massa corporal magra.[16]

Escores de avaliação nutricional

Muitos escores diferentes de avaliação nutricional foram desenvolvidos para complementar a história do paciente e o exame físico. Atualmente, as pontuações Nutrition Risk Screening (NRS 2002) e a Nutrition Assessment in Critically Ill (NUTRIC) (Tabela 5.3) são as duas únicas pontuações que levam em conta

Tabela 5.2 Códigos de CID-9 e CID-10 para desnutrição.

Código CID-9	Título CID-9	Código CID-10	Título CID-10	Critério/descrição
260	Kwashiorkor*	E40	Kwashiorkor*	Edema nutricional com despigmentação de pele e cabelo
260	Kwashiorkor*	E42	Kwashiorkor marásmico*	Forma intermediária de desnutrição proteico-calórica grave com sinais de kwashiorkor e marasmo
261	Marasmo nutricional*	E41	Marasmo nutricional*	Atrofia nutricional/caquexia; desnutrição grave indicada de outra forma; grave deficiência de energia
262	Outra desnutrição calórica proteica grave	E43	Desnutrição proteico-calórica inespecífica grave	Edema nutricional sem menção de despigmentação de pele e cabelo
263	Desnutrição de grau moderado	E44.0	Desnutrição proteico-calórica moderada	†
263.1	Desnutrição de grau leve	E44.1	Desnutrição proteico-calórica leve	†
263.2	Desenvolvimento interrompido após desnutrição proteico-calórica	E45	Desenvolvimento atrasado devido à desnutrição proteico-calórica	†

(continua)

Tabela 5.2 Códigos de CID-9 e CID-10 para desnutrição. (*continuação*)

Código CID-9	Título CID-9	Código CID-10	Título CID-10	Critério/descrição
263.8	Outras desnutrições proteico-calóricas	E46	Desnutrição proteico-calórica não especificada	Distúrbio por falta de nutrição adequada ou incapacidade de absorver nutrientes dos alimentos; estado nutricional deficitário devido à ingestão insuficiente, má absorção ou distribuição anormal de nutrientes; falta de energia/proteína suficiente para atender às demandas funcionais como resultado de ingesta proteica dietética inadequada, proteína de baixa qualidade ou aumento da demanda devido à doença
263.9	Desnutrição proteico-calórica não especificada	E46	Desnutrição proteico-calórica não especificada	Ver 263.8
263.9	Desnutrição proteico-calórica não especificada	E64	Sequela de desnutrição proteico-calórica	Ver 263.8

*Raramente deve ser usado nos EUA. †Não listado(a) na descrição da CID-10, mas a descrição foi adicionada para completar. *CID-9*, Classificação Internacional de Doenças, 9th revision; *CID-10*, Classificação Internacional de Doenças, 10th revision. CID-9 e CID-10 apresentam diagnósticos muito mais específicos, como deficiência de niacina (E52), déficit de crescimento – adulto (R62,7), déficit de crescimento – criança (R62,51), obesidade (E66) etc.
(Adaptada de Centers for Medicare and Medicaid Services. ICD-10 Medicare & Medicaid services. 2018. https://www.cms.gov/Medicare/Coding/ICD10/index.html?redirect=/icd10. Accessed February 22, 2019.)

Tabela 5.3 Escore de avaliação nutricional do paciente gravemente doente (Nutrition Assessment in Critically Ill – NUTRIC).

Variável	Critério	Pontos
Idade	< 50 anos	0
	50 a < 70 anos	1
	≥ 75 anos	2
APACHE II	< 15 pontos	0
	15 a < 20 pontos	1
	20 a 28 pontos	2
	≥ 28 pontos	3
SOFA	< 6 pontos	0
	6 a < 10 pontos	1
	≥ 10 pontos	2
Número de comorbidades	0 a 1	0
	≥ 2	1
Dias desde a internação até a internação na UTI	0 a < 1	0
	≥ 1	1
Total	0 a 4	Risco nutricional baixo
	5 a 9	Risco nutricional alto, necessário plano nutricional

A pontuação de 5 ou mais significa um alto risco de desnutrição. A pontuação NUTRIC também pode incluir concentrações de IL-6, com ≥ 400 adicionando 1 ponto. Se as concentrações de IL-6 forem obtidas, uma pontuação de 6 ou mais é então considerada como de alto risco. *APACHE II*, Acute Physiology and Chronic Health Evaluation; *IL-6*, interleucina-6; UTI, unidade de terapia intensiva; *SOFA*, avalição de falência de órgãos sequencial (do inglês *sequential organs failure assessment*). (Adaptada de Heyland DK, Dhaliwal R, Jiang X, et al. Identifying critically ill patients who benefit the most from nutrition therapy: the development and initial validation of a novel risk assessment tool. *Crit Care*. 2011;15:R268.)

a gravidade da doença, bem como os fatores nutricionais.[9,13,15] Outras pontuações como a Malnutrition Universal Screening Tool, a Mini Nutritional Assessment e a mais recente Perioperative Nutrition Screen (Figura 5.7) levam em consideração apenas o estado nutricional atual.[9,13,15] Como os marcadores séricos foram considerados ineficazes para estratificar o risco de desnutrição no pós-operatório devido ao potencial de confusão pela resposta ao estresse agudo, qualquer paciente admitido na unidade de terapia intensiva (UTI), assim como qualquer paciente com suspeita de risco de desnutrição, deve ser rastreado pelo menos por uma avaliação geral.[9,13,15] Se for considerada a desnutrição, um escore de risco nutricional também deve ser utilizado.[9,13,15]

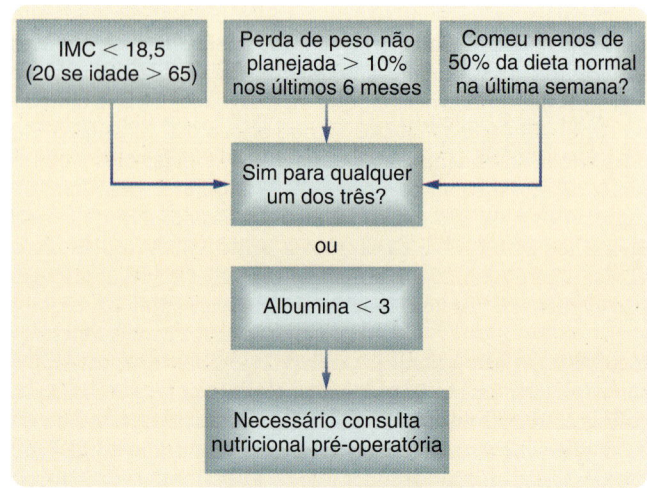

Figura 5.7 A triagem nutricional perioperatória (PONS, do inglês *perioperative nutrition screen*) é uma ferramenta simples para avaliar a necessidade de consulta com nutricionista/nutricional para otimizar o estado nutricional pré-operatório. *IMC*, índice de massa corporal. (Adaptada de Nygren J, Thacker J, Carli F, et al. Guidelines for perioperative care in elective rectal/pelvic surgery: Enhanced Recovery After Surgery [ERAS®] Society recommendations. *World J Surg*. 2013;37:285-305.)

Marcadores séricos

Embora anteriormente defendida como medida confiável do estado nutricional, a utilidade de marcadores séricos como albumina, pré-albumina, proteína de ligação ao retinol e transferrina tem sido questionada.[17,18] Em uma metanálise recente com pacientes privados de nutrientes saudáveis, a albumina e a pré-albumina permaneceram normais até que a desnutrição grave (índice de massa corporal – IMC – < 12 ou 6 semanas de inanição) já tivesse ocorrido.[17] Parece também que, durante o estresse inflamatório, o corpo pode transferir recursos de aminoácidos para a criação de proteínas inflamatórias, diminuindo assim as concentrações de marcadores nutricionais mesmo quando o paciente está adequadamente nutrido.[17,19] Mais especificamente, a síntese fracionada de albumina permanece inalterada após a cirurgia abdominal (e possivelmente outros processos inflamatórios), enquanto o extravasamento capilar de albumina correlaciona-se positivamente com a inflamação, criando uma diminuição na albumina/pré-albumina intravascular.[17,20] É improvável que a relação entre albumina e desfecho seja causal; em vários estudos clínicos, a administração de albumina secundária a baixas concentrações séricas não apresentou melhora nos desfechos clínicos.[21]

Apesar dessas limitações com o uso de marcadores séricos nutricionais no pós-operatório, estudos demonstraram boa ou excelente correlação entre albumina pré-operatória e/ou concentrações de pré-albumina com os resultados do paciente (Tabela 5.4).[15,20] Os marcadores séricos podem, portanto, ser considerados como fatores prognósticos pré-operatórios, mas não necessariamente como indicadores do estado nutricional.[15,20]

Embora nenhum dos métodos de avaliação mencionados seja perfeito, a combinação de triagem para identificar pacientes em risco e o reconhecimento de fatores fenotípicos e etiológicos potenciais podem estabelecer com segurança o estado nutricional de um paciente.

Imagem

As técnicas de imagiologia podem ser utilizadas como complemento da história e do exame físico do paciente. Múltiplas técnicas de imagem estão disponíveis para monitorar tendências de massa corporal magra, mineralidade/densidade óssea e adiposidade em pacientes, auxiliando ainda mais na avaliação nutricional, especialmente a longo prazo.[9,15]

Absorciometria radiológica de dupla emissão (DXA, anteriormente DEXA) é considerada o padrão ouro, capaz de fornecer medidas altamente precisas de tecido ósseo e tecidos moles.[9,22,23] A DXA utiliza radiação ionizante de baixa dose em duas energias diferentes para diferenciar tecidos moles e osso.[9,22,23] A quantidade de cada tipo de tecido pode ser isolada com base em sua densidade calculada, permitindo cálculos de gordura corporal, massa corporal magra e densidade/conteúdo mineral ósseo.[9,22,23] Infelizmente, a precisão e a reprodutibilidade dos exames se desfazem rapidamente se um protocolo padrão não for mantido em todas as medições.[9,22,23] Por exemplo, variáveis como roupas, sondas nasogástricas ou próteses podem alterar os resultados.[9,22,23]

O ultrassom tornou-se um método rápido e confiável à beira do leito para avaliar a massa muscular, principalmente quando a idade e o sexo do paciente são incorporados à avaliação.[9,22,23] Comparada à DXA, a ultrassonografia é vantajosa porque não envolve radiação, pode ser realizada à beira do leito e os músculos podem ser mensurados.[9,22,23] Além disso, a ultrassonografia pode fornecer medidas quantitativas e qualitativas da massa muscular, combinando a medida da dimensão do músculo com a densidade muscular.[9,22,23] Em um estudo recente, as medidas da ultrassonografia correlacionaram-se bem com os exames de DXA; entretanto, protocolos de medição padronizados são necessários devido à dependência do operador do exame ultrassonográfico.[9,22,23] Uma medição simples pode ser realizada usando a ultrassonografia modo B para determinar as dimensões transversais do reto femoral no ponto médio do fêmur entre a espinha ilíaca anterior e o epicôndilo lateral superior do fêmur.[9,22,23]

A tomografia computadorizada (TC) pode ser usada para calcular a massa corporal magra com a ajuda de algoritmos de computador. Por exemplo, nas vértebras L3, os músculos psoas podem ser usados para calcular a massa magra de corpo inteiro.[9,22,23] Além disso, a TC apresenta a vantagem de poder medir as unidades de densidade de Hounsfield, que podem ser usadas como proxy de qualidade muscular, além de medidas quantitativas das dimensões musculares.[9,22,23] As principais limitações do uso da TC para análise antropométrica são o alto custo e a exposição à radiação ionizante; portanto, as medidas de massa magra devem ser realizadas apenas em tomografias solicitadas por outros motivos.[9,22,23]

Avaliação antropométrica

A antropometria consiste em qualquer medida física do corpo humano. Na medicina, qualquer que seja a medida antropométrica utilizada, seja para fins clínicos ou de pesquisa, o fator mais importante é que os métodos sejam padronizados de medida em medida. Os Centers for Disease Control and Prevention publicaram o manual de procedimentos de antropometria do National Health and Nutrition Examination Survey (NHANES) para auxiliar na padronização nacional das medidas antropométricas exatamente por esse motivo.[24]

Peso

Medições de peso precisas em pacientes hospitalizados permitem uma melhor reanimação hídrica e monitoramento da nutrição do paciente.[9,15] Os pesos diários em pacientes de terapia intensiva permitem monitorar tanto as tendências a longo prazo quanto as flutuações menores que ocorrem com bólus de nutrientes ou outros líquidos.[9,15] O aumento do peso corporal no início da internação do paciente na UTI, provavelmente devido à sobrecarga de líquidos, está associado a um risco aumentado de mortalidade, tornando o monitoramento rigoroso do peso corporal um componente vital dos cuidados na UTI.[9,15] Peso atual menos histórico de peso seco (se disponível), aliado a registros de ingestão e saída e achados do exame físico, deve ser usado para avaliar a sobrecarga de líquidos.[9,15] Como não existe nenhum método verificado para calcular ou estimar o peso seco, ele é considerado uma variável clinicamente

Tabela 5.4 Associação entre albumina sérica pré-operatória e desfechos cirúrgicos.

Albuina sérica (g/dℓ)	Taxa de mortalidade em 30 dias (%)	Taxa de morbidade em 30 dias (%)
> 4,5	≤ 1	≤ 10
3,5	5	25
3	9	35
2,5	15	45
< 2,1	≈ 30	65

Adaptada de Gibbs J, Cull W, Henderson W, et al. Preoperative serum albumin level as a predictor of operative mortality and morbidity: results from the National VA Surgical Risk Study. *Arch Surg.* 1999;134:36-42.

determinada usando o peso inicial do paciente na internação ou a extrapolação de alturas e pesos anteriores no prontuário médico antes da admissão.[9,15] Assim como no caso da avaliação nutricional, o estado hídrico de um paciente é sempre mais bem determinado usando uma combinação de fatores, criando um quadro clínico maior.

Peso corporal ideal. Para pacientes nos extremos do tamanho corporal, o peso corporal ideal calculado é um valor clinicamente mais útil para o peso corporal do que o peso medido. Um método comum é:

- Homens: 50 kg + 2,3 kg para cada 2,54 cm acima de 152,4 cm
- Mulheres: 45 kg + 2,3 kg para cada 2,54 cm acima de 152,4 cm

Como esse método é limitado a pacientes com mais de 1,5 metro de altura e é conhecido por subestimar o peso corporal ideal para mulheres, o método de IMC também pode ser usado tomando a altura do paciente e calculando a variação de IMC de 19 a 21 (21 a 23 para mulheres), o que proporciona uma faixa de peso ideal.[9,15] Em pacientes obesos, o peso corporal ajustado oferece uma alternativa,[25,26] que pode ser benéfica:

Peso corporal ajustado = Peso corporal ideal + 0,4 (peso corporal atual − peso corporal ideal)

O peso ajustado frequentemente é usado por nutricionistas para cálculos energéticos na cirurgia bariátrica.[25,26]

Altura. Uma vez que a altura geralmente não se altera durante a hospitalização, uma medida inicial costuma ser suficiente para fins médicos, com exceção de pacientes pediátricos com internação prolongada.[4,9,15] Deve-se notar que, muitas vezes, cuidados intensivos e altura em crianças são medidos com o paciente em decúbito dorsal, enquanto as medidas ambulatoriais são realizadas em pé; isso pode levar a falsos diagnósticos de retardo de crescimento em pacientes pediátricos se não for levado em consideração.[4,9,15]

IMC. É calculado dividindo o peso em quilogramas pela altura em metros, ao quadrado. Embora geralmente seja uma boa estimativa do tamanho corporal, o IMC é limitado pelo fato de que não se pode determinar as proporções de gordura, músculo e osso que compõem a massa corporal.[15] Portanto, o uso do IMC como único indicador de saúde e/ou o estado nutricional pode ser enganoso.[27,28]

Massa corporal magra. A determinação da massa corporal magra total pode ser um importante coadjuvante do IMC. Acredita-se que a perda de massa corporal magra que ocorre em resposta ao ambiente catabólico da doença crítica e após a operação contribua para piores resultados, incluindo taxas de mortalidade mais altas, maior dependência do ventilador e permanência mais longa na UTI.[19,29,30]

Necessidades nutricionais previstas

Uma vez que o paciente tenha sido avaliado quanto ao risco clínico de desnutrição, a quantidade de suplementação nutricional deve ser considerada. Não apenas a quantidade de ingestão calórica é importante, mas o conteúdo dessas calorias também deve ser determinado.[31] Por exemplo, acredita-se que pacientes queimados se beneficiem de dietas ricas em proteínas e carboidratos com baixo teor de gordura, enquanto pacientes diabéticos devem ter carboidratos limitados fornecidos em sua dieta.[23,32] Em geral, acredita-se que pacientes adultos criticamente doentes se beneficiem de dietas ricas em proteínas, enquanto essa abordagem seria proibitiva em pacientes com insuficiência renal que requerem dietas com baixo teor de proteínas e altamente concentradas para evitar toxicidade de ureia e sobrecarga de líquidos.[9,33]

Gasto de energia

Estimar corretamente o gasto energético de um paciente ainda é um desafio na prática clínica. Embora a calorimetria indireta permaneça como o padrão ouro para estimar as necessidades nutricionais, ocorre grande variação durante o processo de obtenção do gasto energético de repouso (GER) clinicamente.[22,28] Erros entre dois exames, mesmo no mesmo dia, podem chegar a 13%, enquanto erros dentro da mesma semana podem ser de até 23%.[22,28] Além disso, o uso do GER para complementar as metas calóricas não demonstrou ter benefícios significativos nos resultados.[22,28] Portanto, se a calorimetria indireta for usada, protocolos rigorosos devem ser executados para padronizar as medidas.[22,28] Se um calorímetro indireto não estiver disponível, o GER pode ser estimado usando equações como a de Harris-Benedict:

Homens: GER = 66,5 + (13,75 × Peso [kg]) + (5,003 × Altura [cm]) − (6,755 × Idade [anos])

Mulheres: GER = 655,1 + (9,563 × Peso [kg]) + (1,85 × Altura [cm]) − (4,676 × Idade [anos])

Existem outras equações, incluindo as equações de Korth e da Organização Mundial da Saúde (OMS), ambas com maior precisão em pacientes com peso normal, enquanto a equação de Harris-Benedict apresenta melhor precisão para pacientes obesos.[15,16] É importante notar que o GER é estimado para um paciente em repouso, enquanto os pacientes críticos e pós-cirúrgicos têm taxas metabólicas elevadas.[22,28] Assim, multiplicadores de fatores de estresse e atividade (variando de 1,2 para atividade leve a 2 para lesão térmica) devem ser usados para se ajustar ao cenário clínico, criando uma estimativa para o gasto total de energia (Tabela 5.5).[22,28,32]

O uso de uma combinação de parâmetros é importante para garantir que o paciente não esteja sendo subalimentado ou superalimentado, pois qualquer método de avaliação único pode subestimar ou superestimar consistentemente as necessidades calóricas.[22,28] A subalimentação abaixo de 70% do GER verdadeiro pode aumentar a mortalidade, enquanto a superalimentação pode causar, além do aumento da mortalidade, aumento de dias de ventilação e do tempo de internação.[15,34-36]

Tabela 5.5 Multiplicadores de gasto de energia de Harris-Benedict.

Quadro	Multiplicador de gasto de energia
Repouso (FA)	1,1
Confinado ao leito (FA)	1,2
Fora do leito (FA)	1,3
Cirurgia menor (FL)	1,2
Trauma esquelético (FL)	1,35
Caquexia do câncer (FL)	1,3 a 1,5
Sepse (FL)	1,6
Lesão traumática grave (FL)	2,1
Febre (FL)	1 + 0,09 por 0,5°C > 38,5

FA, fator de atividade; *FL*, fator de lesão. (Adaptada de Long CL, Schaffel N, Geiger JW, et al. Metabolic response to injury and illness: estimation of energy and protein needs from indirect calorimetry and nitrogen balance. *JPEN J Parenter Enteral Nutr.* 1979;3:452-456; e Reeves MM, Capra S. Predicting energy requirements in the clinical setting: are current methods evidence based? *Nutr Rev.* 2003;61:143-151.)

Outros fatores que devem ser levados em consideração na estimativa das necessidades nutricionais são as perdas hídricas e proteicas secundárias ao quadro clínico. Por exemplo, as necessidades proteicas de um paciente queimado são de 1,5 a 2,5 g/kg/dia para compensar perdas aumentadas.[15,32] De maneira semelhante, pacientes cirúrgicos criticamente enfermos com abdome aberto têm necessidades proteicas que são aproximadamente equivalentes a um paciente com queimadura de 40% da superfície corporal total, e requerem cerca de 15 a 30 g de proteína extra por litro de líquido intraperitoneal perdido para compensar as perdas de proteína.[9,15,32]

Suporte nutricional do paciente cirúrgico

O suporte nutricional antes e após a cirurgia é fundamental para aumentar a probabilidade de resultados positivos.[9] Ao planejar o suporte nutricional, é importante levar em consideração as diferenças entre a administração prescrita e a real alimentação.[9,37,38] Pacientes cirúrgicos podem ter 12 a 20% do tempo de alimentação interrompido, com a maior parte desse tempo de interrupção devido a causas evitáveis, em oposição à intolerância alimentar.[39] Sempre que possível, os hospitais devem ter protocolos rigorosos para minimizar o tempo em que as dietas são interrompidas (p. ex., um estudo recente sugere que 65% do tempo de alimentação perdido pode ser evitado por meio de planejamento adequado).[39] Para atender às necessidades nutricionais previstas, uma solução possível é a alimentação direcionada pela enfermeira com metas de 24 horas em oposição às taxas horárias.[38,40]

Otimização da nutrição pré-operatória. Em pacientes com doenças crônicas, a nutrição pré-operatória é essencial para melhorar os resultados pós-operatórios. Os importantes aspectos comprovados da nutrição pré-operatória para pacientes cirúrgicos com baixo peso parecem ser tanto os ácidos graxos ômega-3 quanto a arginina, que, de maneira independente, mostram redução das internações hospitalares e taxas de infecção no pós-operatório.[11,12] Os ácidos graxos ômega-3 exercem um efeito anti-inflamatório benéfico porque podem competir com os ácidos graxos ômega-6 pró-inflamatórios, que auxiliam na minimização da resposta inflamatória secundária à cirurgia por meio do desvio do ácido araquidônico para longe das prostaglandinas/leucotrienos inflamatórias PGE2 e LTB2, e para PGE3 e LTB5; eles também podem diminuir a inflamação local, prevenindo a translocação de neutrófilos.[11,12] Durante a resposta ao estresse, a síntese de óxido nítrico via arginina e a diminuição da absorção de arginina levam a déficits gerais de arginina, sugerindo que a suplementação pode permitir o retorno às concentrações normais, melhorar a função das células T e a síntese de colágeno.[11,12] Os ácidos graxos ômega-3 e ômega-6, em proporções de aproximadamente 1:1 ou "imunes neutras", demonstraram maior benefício para pacientes cirúrgicos, mas as metanálises não foram bem-sucedidas em demonstrar qualquer superioridade de uma formulação ou de uma proporção sobre outra.[11,12] Se a tolerância oral não for possível, então a suplementação parental pode ser usada.[40]

No outro extremo do espectro, pouco menos de 50% dos pacientes adultos de UTI são obesos, enquanto cerca de 19% dos pacientes pediátricos são obesos.[16] É importante categorizar os pacientes obesos separadamente, pois suas necessidades nutricionais diferem daquelas dos indivíduos eutróficos.[16] Pacientes obesos apresentam alto risco de desnutrição, mesmo que o fenótipo não seja tão óbvio quanto os pacientes com baixo peso; pacientes com IMC superior a 30 têm 1,5 vezes mais chances de estar em estado de desnutrição do que pacientes com IMC normal.[16] Indivíduos obesos são mais resistentes à mobilização de nutrientes, o que dificulta a resposta do corpo ao estresse cirúrgico.[16] Pacientes cirúrgicos obesos devem receber dietas ricas em proteínas, com baixo teor de gordura e baixo teor de carboidratos, a fim de preservar melhor a massa corporal magra e mobilizar triglicerídeos desnecessários.[16] Nesses pacientes, a ingestão calórica deve ser reduzida de acordo com seu peso corporal ideal usando 65 a 70% do GER ou 11 a 14 kcal/kg de peso corporal real por dia, mantendo 2 a 2,5 g/kg/peso corporal ideal por dia de proteína para evitar o catabolismo da massa magra (Tabela 5.6).[16] Além de mais necessidades calóricas específicas, pacientes obesos apresentam maior risco de complicações como hiperlipidemia, hiperglicemia secundária ao aumento da gliconeogênese, entre outras; portanto, devem ser monitorados de perto durante a internação para complicações relacionadas à superalimentação e à subalimentação.[16]

Os protocolos de recuperação aprimorada após a cirurgia (ERAS, do inglês *enhanced recovery after surgery*), que incluem atenção à nutrição pré e pós-operatória, provaram ser úteis na promoção de resultados bem-sucedidos.[41] No pré-operatório, esses protocolos geralmente incluem nutrição adequada no dia anterior à cirurgia e ingestão de carboidratos por meio de líquidos claros até 2 horas antes da cirurgia (Tabela 5.7).[41] No pós-operatório, os protocolos ERAS tentam minimizar o uso de medicamentos opioides que retardam o trânsito gástrico/intestinal, equilibrando esse fator com a necessidade de fornecer controle adequado da dor e iniciar uma dieta regular logo após algumas horas de pós-operatório, em vez de esperar por sinais claros de um retorno da função intestinal.[41] Essas recomendações podem reduzir o tempo de internação e melhorar os resultados da cirurgia.[41]

Iniciação segura da nutrição pós-operatória. A nutrição pós-operatória adequada depende do quadro clínico, incluindo capacidade de deglutição e funcionamento intestinal, entre outros.[42] Na ausência de contraindicações rígidas para alimentação enteral, como descontinuidade intestinal, a nutrição enteral (NE) pode ser iniciada com segurança dentro de 24 horas de pós-operatório.[40,42] A nutrição pós-operatória precoce diminui a mortalidade em comparação com os líquidos intravenosos isolados e, adicionalmente, pode diminuir náuseas e vômitos.[36,40] Embora historicamente tenha sido uma prática padrão, nenhuma evidência apoia o início da alimentação oral com uma dieta líquida clara após a cirurgia, em oposição a uma alimentação regular, uma dieta sólida.[37,42]

Tabela 5.6 Variação das necessidades calóricas com base na classificação do índice de massa corporal (IMC).

IMC	Classificação	Ingestão calórica diária de acordo com a referência
< 18,5	Abaixo do peso	30 a 40 kcal/kg de peso corporal real
18,5 a 24,9	Peso normal	25 a 30 kcal/kg de peso corporal real
25 a 29,9	Excesso de peso	11 a 14 kcal/kg de peso corporal real
30 a 34,9	Obesidade classe I	11 a 14 kcal/kg de peso corporal real
35 a 39,9	Obesidade classe II	11 a 14 kcal/kg de peso corporal real
≥ 40	Obesidade classe III	11 a 14 kcal/kg de peso corporal real
> 50	Obesidade classe III*	22 a 25 kcal/kg peso corporal ideal

*Subdivisão criada exclusivamente para ingestão calórica; obesidade classe III consiste em qualquer IMC maior que 40. (Adaptada de Dickerson RN, Boschert KJ, Kudsk KA, et al. Hypocaloric enteral tube feeding in critically ill obese patients. *Nutrition*. 2002;18:241-246; Dickerson RN. Hypocaloric, high-protein nutrition therapy for critically ill patients with obesity. *Nutr Clin Pract*. 2014;29:786-791; e Choban PS, Burge JC, Scales D, et al. Hypoenergetic nutrition support in hospitalized obese patients: a simplified method for clinical application. *Am J Clin Nutr*. 1997;66:546-550.)

Tabela 5.7 Diretrizes da American Society of Anesthesiologist Task Force para jejum pré-operatório.

Tipo de alimento	Tempo	Notas
Sólidos	Até 6 h antes do procedimento com anestesia geral ou regional	Refeições grandes ou de gordura/carboidratos podem precisar ser adiadas ainda mais
Líquidos	2 h antes do procedimento com anestesia geral ou regional	Isso inclui *shakes* de carboidratos/proteínas. O leite materno para crianças deve ser adiado para 4 h. Isso não inclui álcool

Adaptada de Practice guidelines for preoperative fasting and the use of pharmacologic agents to reduce the risk of pulmonary aspiration: application to healthy patients undergoing elective procedures: an updated report by the American Society of Anesthesiologists Committee on Standards and Practice Parameters. *Anesthesiology.* 2011;114:495-511.

Na ausência de contraindicações para alimentos sólidos, descobriu-se que dietas líquidas claras não têm vantagem fisiológica sobre sólidos.[37,42] A nutrição imediata de consistência apropriada mostrou ser benéfica em vários campos, inclusive após anastomose colorretal e esofagectomia, diminuindo o tempo de internação e complicações pós-operatórias.[36,40] As diretrizes da American Society for Parenteral and Enteral Nutrition (ASPEN) recomendam NE precoce apesar da possível falta de função intestinal no paciente.[9] Como a falta de função intestinal pode ser resultado de atrofia da mucosa e disfunção da barreira imunológica, iniciar alimentação enteral pode realmente melhorar a disfunção GI pós-operatória e diminuir o íleo.[15] A NE ou nutrição parenteral deve ser continuada em pacientes cirúrgicos até que pelo menos 60% de suas necessidades calóricas possam ser atendidas pela ingestão oral.[15] Por fim, é vital lembrar que a suplementação nutricional de um paciente não deve ser interrompida na alta, pois pacientes com desnutrição apresentam duas vezes mais chances de serem hospitalizados outra vez.[15] Portanto, instruções ou mesmo prescrições devem ser dadas aos pacientes conforme necessário.[15]

Anastomoses gastrintestinais. Anteriormente, acreditava-se que o estado *nil per os* (nada por via oral) deve ser mantido por vários dias após a anastomose intestinal por preocupação com a perfuração.[15,42] No entanto, a literatura recente demonstrou que a NE é benéfica para a cicatrização anastomótica.[9,15] Alternativamente, nos casos em que a ingestão via oral é realmente inviável e a inserção de sonda nasogástrica pode causar perfuração, a nutrição parenteral é indicada após 5 a 7 dias para pacientes de baixo risco e mais cedo para pacientes de alto risco se for necessário por ≥ 7 dias.[15,42] Como uma melhora foi encontrada em pacientes que iniciaram nutrição parenteral 7 dias antes da cirurgia, o planejamento pré-operatório é essencial se a alimentação enteral pós-operatória não for possível.[15,40,42]

Instabilidade hemodinâmica/infusão vasopressora. Durante períodos de instabilidade hemodinâmica, e iniciação e escalada de vasopressores, a NE deve ser evitada devido à falta de perfusão no intestino e possível necrose intestinal.[15] No entanto, se um paciente está começando a recuperar sua estabilidade hemodinâmica e está sendo desmamado do suporte vasopressor, a alimentação enteral pode ser considerada – essa prática foi associada à diminuição da mortalidade hospitalar.[9,15] Se a NE precoce durante a retirada do vasopressor for considerada, deve-se realizar monitoramento rigoroso para possível isquemia intestinal.[15]

Nutrição enteral *versus* parenteral

Atualmente, as diretrizes da ASPEN recomendam alimentação enteral sobre nutrição parenteral com base nas melhores evidências disponíveis (Boxe 5.1).[9] Embora uma metanálise recente não tenha mostrado diferenças nas taxas de mortalidade entre NE precoce e nutrição parenteral precoce, o grupo que fez NE apresentou redução nas complicações infecciosas, incluindo infecções da corrente sanguínea relacionadas ao cateter e redução do tempo de internação.[36] A nutrição parenteral total (NPT) pode ser benéfica para pacientes gravemente enfermos que apresentam desnutrição inicial: as diretrizes atuais da Society for Critical Care Medicine recomendam NPT precoce para qualquer paciente com NRS 2002 ou escore NUTRIC ≥ 5 ou desnutrição grave *e* intolerância à NE.[9] Bioquimicamente, pacientes com estado nutricional adequado evidenciado por escores nutricionais de baixo risco (escore NRS ≤ 3 ou escore NUTRIC ≤ 5) podem tolerar inanição por até 7 dias sem grandes efeitos prejudiciais, se houver expectativa de melhora clínica e retomada do suporte nutricional nesse período.[9]

Demonstrou-se que a NE melhora o fluxo sanguíneo intestinal, causa liberação de sais biliares e gastrina, e auxilia na manutenção das junções firmes no intestino.[33,40,43] A falta de alimentação enteral pode levar à disbiose do microbioma intestinal, o que permite que as bactérias atravessem a parede intestinal, provocando sepse e falência multissistêmica de órgãos.[40,44] O efeito total da alimentação enteral no intestino e na resposta imune ainda é uma área de debate ativo, e a literatura existente demonstra tanto benefícios (integridade estrutural e das vilosidades intestinais) quanto danos (possível piora da resposta inflamatória pelo fornecimento de precursores de leucotrienos e prostaglandinas).[29,45]

Boxe 5.1 Nutrição recomendada pela ASPEN para unidade de terapia intensiva (UTI).

- Avaliar os pacientes na admissão à UTI quanto ao risco nutricional e calcular as necessidades energéticas e proteicas para determinar os objetivos da terapia nutricional
- Iniciar NE dentro de 24 a 48 horas após início da doença crítica e admissão na UTI, e aumentar as metas durante a primeira semana de permanência na UTI
- Tomar as medidas necessárias para reduzir o risco de aspiração ou melhorar a tolerância à alimentação gástrica (usar agente procinético, infusão contínua e bochechos com clorexidina; elevar a cabeceira da cama; e desviar o nível de alimentação no tubo gastrintestinal)
- Implementar protocolos de alimentação enteral com estratégias específicas da instituição para promover a oferta de NE
- Não usar volumes residuais gástricos como parte dos cuidados de rotina para monitorar pacientes de UTI em uso de NE
- Iniciar nutrição parenteral precocemente quando a NE não for viável ou suficiente em pacientes de alto risco ou desnutridos (recomenda-se manter por até 7 dias para pacientes de baixo risco)

ASPEN, American Society for Parenteral and Enteral Nutrition. (De McClave SA, Taylor BE, Martindale RG, et al. Guidelines for the provision and assessment of nutrition support therapy in the adult critically Ill patient: Society of Critical Care Medicine (SCCM) and American Society for Parenteral and Enteral Nutrition (A.S.P.E.N.). *JPEN J Parenter Enteral Nutr.* 2016;40:159-211.)

Em relação à localização para alimentação enteral, estudos não têm mostrado diferenças nos resultados relacionados à ocorrência de pneumonia, tempo de internação e taxa de mortalidade, enquanto alguns mostraram melhor fornecimento de nutrientes com uso da alimentação no intestino delgado quando comparada à alimentação gástrica.[36,37,40] As evidências atuais sugerem que a alimentação gástrica é segura, a menos que haja alto risco de aspiração, em que a alimentação pós-pilórica pode reduzir a aspiração e a pneumonia.[42]

Tipos de fórmulas

NE apresenta-se sob muitas fórmulas diferentes para atender a diferentes necessidades clínicas. A maioria dos pacientes se dá bem com fórmulas padrão (que têm a vantagem de serem mais baratas), mas fórmulas especializadas podem ser necessárias, dependendo da situação. É importante ressaltar que a maioria das fórmulas especiais não exibe grandes ensaios clínicos, demonstrando qualquer benefício sobre as formulações padrão.[31] Existem fórmulas especificamente modificadas para pacientes com alergias, incluindo glúten, ovo, soro de leite, caseína e fórmulas sem soja.[31]

Fibra

A fibra pode aumentar a alimentação enteral de várias maneiras, dependendo do tipo de fibra utilizada. A fibra solúvel pode ser fermentada por bactérias intestinais, permitindo um trânsito mais lento, especialmente no caso de diarreia.[31] Apesar dessa vantagem teórica, poucos estudos mostraram diminuição da incidência de diarreia com fibra solúvel. A fibra solúvel também pode ser usada como fonte de energia para os colonócitos pela fermentação bacteriana de dissacarídeos e oligossacarídeos em ácidos graxos de cadeia curta, especificamente butirato, propionato e acetato.[9,15,31] A fibra insolúvel, por outro lado, incrementa o trânsito de nutrientes pelo intestino com o aumento do peristaltismo e do volume fecal.[9,31] As recomendações de fibra solúvel geralmente são entre 10 e 20 g/dia para pacientes normais, especialmente em pacientes que sofrem de diarreia sem outra causa identificável.[9,31] Prebióticos ou fibras digeridas apenas no cólon após a fermentação bacteriana demonstraram melhorar a composição da microbiota intestinal.[15,31,45]

Alimentação trófica

A alimentação trófica geralmente é preconizada para quadros em que um paciente pode não tolerar a alimentação completa. Nessas situações, o apelo da alimentação trófica é que ela ainda pode ajudar a manter a integridade intestinal, evitando as complicações da intolerância alimentar.[36,40,44] No entanto, os principais desfechos, incluindo mortalidade, infecção e dias de ventilação, não mostraram diferença significativa entre a alimentação completa e a trófica em vários estudos multicêntricos.[9,15,42]

Alimentação contínua e em bólus

A alimentação contínua ainda é usada com frequência em hospitais nos EUA.[36,40] Uma taxa horária ou total diária será estimada para um paciente, com a taxa meta mantida constante ao longo do dia.[36,40] Para avaliar a tolerância, os hospitais em geral ainda usam resíduos gástricos, embora tenha se provado ser um mau preditor de complicações: vários ensaios clínicos randomizados não demonstraram aumento na incidência de aspiração em pacientes nos quais o resíduo gástrico para manter a alimentação foi aumentado de 50 a 150 mℓ para 250 a 500 mℓ.[36,40] Como alternativa, os protocolos hospitalares devem incluir triagem e proteção contra aspiração (levantar a cabeceira da cama etc.), e exame físico para distensão ou dor abdominal do paciente.[36,40] Agentes procinéticos, como eritromicina (3 a 7 mg/kg/dia) ou metoclopramida (10 mg, 4 vezes/dia), podem ser usados; no entanto, nenhuma mudança no resultado clínico foi demonstrada com essas terapias.[36,40]

A alimentação em bólus apresenta a vantagem teórica de replicar a fisiologia mais normal das refeições, embora não existam evidências atualmente para orientar a decisão entre alimentação contínua e em bólus.[36,40] Quando optado pela alimentação em bólus, fórmulas com maior densidade calórica devem ser usadas para reduzir o risco de sobrecarga hídrica.[36,40] Água, metade de solução salina normal ou bólus de solução salina normal podem ser administrados via sonda enteral quando necessário para hidratação entre as dietas em bólus, dependendo das concentrações de sódio do paciente.[36,40]

Concentração calórica

A concentração da fórmula pode ser modificada dependendo da idade do paciente e do motivo da internação.[31] Certas patologias que podem requerer fórmulas de maior concentração incluem insuficiência renal, insuficiência cardíaca congestiva, insuficiência hepática e síndrome de liberação inapropriada do hormônio diurético.[31] É importante notar que o aumento da concentração calórica não necessariamente se correlaciona com a mesma mudança de volume vista no exemplo a seguir para um paciente que precisa de 1.200 kcal/mℓ:[15,31]

Fórmula de 1   kcal/mℓ = 1.200 mℓ/dia } 400 mℓ de mudança
Fórmula de 1,5 kcal/mℓ =   800 mℓ/dia
Fórmula de 2   kcal/mℓ =   600 mℓ/dia } 200 mℓ de mudança

Metabolismo na doença crítica

A compreensão do metabolismo na doença crítica é tradicionalmente atribuída à descrição de Cuthbertson de "fluxo e refluxo", em que a fase imediata de "refluxo" de baixo gasto de energia é substituída pela alta taxa de gasto de energia, ou fase de "fluxo", vários dias após a lesão.[5] A fase inicial de "refluxo" ocorre aproximadamente 12 horas após o trauma ou estresse cirúrgico.[5] Nessa fase, o consumo de oxigênio diminuído e as temperaturas reduzidas reduzem as necessidades energéticas totais do corpo e desviam a energia para as respostas imunes.[4,5,19] A partir daí, a fase de "fluxo" é marcada por um aumento no gasto energético basal que pode progredir para um "hipermetabolismo" crônico, um estado catabólico que não responde ao fornecimento adequado de nutrientes se a lesão primária for suficientemente grave.[4,5,19] Essas duas fases se combinam para produzir a primeira resposta inflamatória à lesão, conhecida como "síndrome da resposta inflamatória sistêmica" ou "reação de fase aguda".[19]

Um dos principais mecanismos subjacentes a esse hipermetabolismo é a ativação de receptores *toll-like* nas células imunes inatas por moléculas de padrão molecular associadas a danos – conteúdos intracelulares que as células imunes reconhecem como antígenos de microrganismos contaminantes, como a endotoxina.[19] Esses leucócitos ativados produzem citocinas pró-inflamatórias que fazem com que o corpo desvie aminoácidos da massa corporal magra e gordura periférica para o fígado a fim de produzir proteínas de fase aguda, como proteína C reativa, em vez de proteínas de transporte, como albumina e transferrina.[17-19] Essas proteínas podem, então, desempenhar funções adicionais como antiproteases, opsoninas, fatores de coagulação e componentes estruturais para a cicatrização de feridas.[17-19] Enquanto muitos tipos diferentes de aminoácidos são usados como proteínas de fase aguda, a glutamina se torna a fonte de energia preferida para as células imunes, uma vez que é usada para sintetizar o antioxidante glutationa.[17-19]

Embora o sistema imune apresente respostas anti-inflamatórias autorreguladoras abundantes, se a lesão primária for grave o suficiente, essas respostas contrarregulatórias podem levar a uma supercompensação à imunossupressão, que ficou conhecida como síndrome da resposta anti-inflamatória compensatória (CARS, do inglês *compensatory antiinflammatory response syndrome*).[46]

Embora os efeitos hiperimunes e imunossupressores sejam necessários para manter o equilíbrio entre combater a infecção e limitar a lesão colateral do hospedeiro, esses efeitos podem levar à imunossupressão crônica.[19,46] À medida que mais pacientes sobrevivem às lesões iniciais, uma condição chamada *síndrome da inflamação persistente, imunossupressão e catabolismo* foi bem descrita, ocorrendo em 30 a 50% dos pacientes que sobrevivem a internações prolongadas na UTI com disfunção orgânica.[46] Esse estado catabólico é particularmente desafiador de gerenciar, pois é refratário à reposição nutricional.[46] Esse déficit de nutrientes contribui para a imunossupressão geral do hospedeiro, pois menos combustível está disponível para respostas imunes e simpáticas protetoras.[19,46]

Os tratamentos que visam reduzir a fase de "fluxo", bloqueando citocinas inflamatórias, como fator de necrose tumoral alfa (TNF-α), interleucina-1 (IL-1) e interleucina-6 (IL-6), não transmitiram benefícios para pacientes de UTI em ensaios clínicos prospectivos.[29,47] Enquanto outros medicamentos que visam reduzir as respostas hiperestimuladas ao estresse através do bloqueio dos receptores beta-adrenérgicos têm mostrado efeitos positivos, sua eficácia está limitada a populações particulares, como pacientes com queimaduras graves.[32] Além disso, foram tentados ensaios destinados a aumentar a função imunológica com antioxidantes e suplementação de aminoácidos, como glutamina e arginina; mas muitos desses esforços não melhoraram os resultados e alguns realmente contribuíram para danos na população de UTI.[11,12,29,47,48] Esses desafios destacaram como mudanças metabólicas desencadeiam alterações complexas do sistema imunológico.

Biologia do catabolismo agudo: perda de proteína e balanço nitrogenado

A mudança mais óbvia na doença crítica é a quebra de proteína dentro da massa corporal magra.[29,30] Ao contrário do que ocorre com carboidratos e lipídios, o organismo não tem um mecanismo de estoque de aminoácidos a longo prazo; em vez disso, eles são liberados a partir de proteínas estruturais do músculo esquelético.[3] O grau de renovação de proteínas pode ser entendido em sua forma mais bruta como um equilíbrio diário de nitrogênio (balanço nitrogenado):

Equilíbrio de nitrogênio = [nitrogênio]$^{(ingestão)}$ − [nitrogênio]$^{(débito)}$

$$[nitrogênio]^{(ingestão)} = \frac{g\ de\ proteína}{6{,}25\ g\ proteína/g\ de\ nitrogênio}$$

$$[nitrogênio]^{(débito)} = \left[UUN^* \times \frac{1.000\ m\ell}{litro} \times 24 - \frac{litros\ de\ urina\ por\ hora}{} \right.$$

$$\left. \times \frac{g\ proteína}{6{,}25\ g\ proteína/g\ nitrogênio} + 3 \right]$$

Após o esgotamento das reservas de glicogênio hepático durante a inanição, o corpo muda para o uso de ácidos graxos como substrato combustível, gerando corpos cetônicos no processo.[3] À medida que o corpo transita do estado alimentado para o estado de fome, a proteólise suporta a gliconeogênese até que os tecidos críticos possam usar principalmente os corpos cetônicos como combustível.[3] Mesmo no início da inanição, o corpo de um adulto médio degrada aproximadamente 75 g de proteína muscular por dia.[3,9,14] Esse catabolismo é causado principalmente por glucagon, catecolaminas e glicocorticoides, e contribui para a perda de massa muscular observada em pacientes críticos.[3,9,14]

Biologia do catabolismo agudo: alterações minerais e antioxidantes

Aliadas às mudanças nos macronutrientes, as respostas inflamatórias causam alterações nos micronutrientes (vitaminas e minerais) da fisiologia basal (Tabela 5.8).[9,19] A mais proeminente dessas respostas é a anemia, pois IL-1 e TNF causam redução de ferro e zinco no sangue.[9,15,30] Como muitos microrganismos utilizam ferro e zinco como fatores de crescimento, sugere-se que essas diminuições agudas nas concentrações séricas sejam parte de respostas imunes protetoras contra microrganismos invasores.[9,15,30] Além disso, esses elementos estão diminuídos no soro, mas não são excretados do corpo; eles são armazenados no fígado e podem ser usados novamente no metabolismo celular do hospedeiro após a resolução da infecção.[9,15,30] Enquanto as concentrações séricas de zinco e ferro diminuem, as concentrações plasmáticas de cobre aumentam devido ao aumento significativo da ceruloplasmina, um proteína adicional de fase aguda.[9,15,30] Deficiências de vitaminas hidrossolúveis também podem ser identificadas, pois a diurese começa durante a resolução da fase aguda do estresse.[9,15,30]

Resistência anabólica

As respostas ao estresse que perduram além do tempo em que são adaptativas coincidem com a caquexia, que é refratária à alimentação, e não contribuem mais para a homeostase.[19] Nesse estado metabólico, não há apenas aumento da degradação muscular, mas também da resistência à construção de massa corporal magra.[19,46] O termo "resistência anabólica" é usado para descrever a falha de estímulos anabólicos normais em induzir a tradução de proteínas celulares que ocorre frequentemente em doenças críticas: a quantidade de proteína necessária para superar a resistência anabólica nas doenças graves é estimada em pelo menos 1,2 a 2 g/kg/dia, dependendo da idade e gravidade da doença.[19,46] Os hormônios anabólicos estão diminuídos no estresse crítico e os pacientes estão frequentemente acamados, o que amplifica a resistência anabólica.[19,46] No entanto, a resistência anabólica induzida pela imobilidade pode ser um fenômeno reversível, pois a mobilização precoce e a fisioterapia têm sido correlacionadas a altas precoces da UTI e altas hospitalares.[19,46]

Suporte nutricional da síndrome de realimentação

A síndrome de realimentação é uma condição potencialmente fatal que ocorre em pacientes que passaram por períodos prolongados de inanição.[9,13,15] Após o início do suporte nutricional, seja por via enteral ou parenteral, os pacientes podem apresentar alterações graves de líquidos e eletrólitos (precoce), ou episódios de hipoglicemia (tardio).[9,13,15] A característica marcante é a hipofosfatemia, mas muitas vezes também inclui hábito caquético, deficiência de tiamina, hipomagnesemia e hipopotassemia.[9,13,15] À medida que o fosfato é deslocado até o compartimento intracelular para a produção de ATP para energia, há profundas diminuições nas concentrações extracelulares de fosfato.[9,13,15] Essa hipofosfatemia pode causar arritmias cardíacas, infartos e até mesmo parada cardiorrespiratória.[13,15] Antes de iniciar o suporte nutricional para o paciente com inanição, as anormalidades ou deficiências

Tabela 5.8 Micronutrientes.

Micronutriente	Função	Deficiência	Relevância
Vitamina A	Cofator na síntese de colágeno e reticulação; antioxidante; estimulação imunológica; extravasamento de macrófagos; integridade da mucosa; regulação da síntese de glicoproteínas	Dermatite, cegueira noturna, xeroftalmia, doenças respiratórias (pneumonia, displasia broncopulmonar), integridade epitelial intestinal prejudicada	Cicatrização de feridas e regeneração epitelial; a deficiência pode resultar em atividade diminuída das células T auxiliares, secreção mucosa prejudicada; proteína ligante de retinol sensível ao estado nutricional
Vitamina D	Promove a absorção de cálcio e fósforo (pelo intestino e rim), crescimento ósseo e remodelação óssea (pelos osteoblastos e osteoclastos); regula a síntese de várias proteínas estruturais, incluindo colágeno tipo I	Desmineralização óssea	Deficiência e comprometimento, causando desmineralização óssea e osteopenia
Vitamina E	Propriedades antioxidantes promovem a integridade da membrana celular	Aumento da agregação plaquetária, diminuição da sobrevida dos glóbulos vermelhos, anemia hemolítica, anormalidades neurológicas, diminuição do nível de creatinina sérica, creatinúria excessiva	Esteatorreia prolongada e degeneração neuronal
Vitamina K	Essencial para coagulação; pré-requisito para cicatrização de feridas	Contusão, hemorragia	Deficiência relatada em terapia antibiótica a longo prazo, NPT sem emulsões de gordura, má absorção
Vitamina B_1 (tiamina)	Cofator na reticulação do colágeno; facilita a entrada de glicose no ciclo de Krebs (ciclo do TCA)	Beribéri, acidose láctica, anorexia, fadiga, neuropatia periférica, síndrome de Wernicke-Korsakoff, cardiomegalia	Deficiência relatada em pacientes esgotados que recebem carga súbita de carboidratos; cicatrização de feridas; tratado com tiamina 25 a 100 mg/dia
Vitamina B_5 (ácido pantotênico)	Componente de coenzimas envolvidas na liberação de energia de macronutrientes e síntese de heme e gordura	Fadiga, distúrbios do sono, náuseas, cólicas abdominais, vômitos, diarreia, cãibras musculares, depressão mental, hipoglicemia	Deficiência levando a má cicatrização de feridas e retirada de enxerto de pele
Biotina	Coenzima em reações de carboxilação (gliconeogênese, ácido graxo, síntese de propionato)	Glossite, dermatite, palidez, queda de cabelo	NPT a longo prazo, etilismo, pós-gastrectomia
Vitamina C	Antioxidante, protege contra danos dos radicais livres; reticulação de colágeno e hidroxilação de lisina e prolina durante a formação de colágeno; funções imunomediadas e antibacterianas dos glóbulos brancos; replicação de DNA e RNA; função dos linfócitos	Fadiga, anorexia, dor muscular, escorbuto (anemia, distúrbios hemorrágicos, colágeno defeituoso no osso, cartilagem, dentes, tecidos conjuntivos, degeneração muscular, gengivite, fraqueza capilar, cicatrização prejudicada)	Crucial na cicatrização de feridas; facilita a regeneração tecidual e a formação de colágeno em ossos, dentes e tecido conjuntivo
Cálcio	A remodelação e a degradação do colágeno dependem de colagenases dependentes de cálcio	Osteoporose	Importante na redução da osteopenia e função das colagenases; deficiência levando a hipotensão, colapso cardiovascular, falta de resposta a líquidos e pressores; resistência de órgãos-alvo de PTH; arritmias
Cobre	Promove a reticulação da síntese de colágeno e elastina; elimina os radicais livres	Desmineralização esquelética, intolerância à glicose, anemia, neutropenia, leucopenia, alterações na pigmentação da pele e do cabelo; ligado a arritmias fatais e piores resultados	Exsudato significativo da ferida; perdas de cobre e zinco conhecidas por ocorrerem em pacientes pediátricos queimados
Ferro	Essencial para as moléculas que contêm heme para transporte de oxigênio (hemoglobina) e armazenamento (mioglobina), transporte de elétrons e reações redox (citocromos)	Anemia, queilose, glossite, queda de cabelo, unhas quebradiças, coiloníquias, palidez, hipoxia tecidual, dispneia de esforço, aumento do coração	A deficiência pode ocorrer devido à anemia e perda de sangue; inadequação levando à redução da resistência à infecção e intolerância ao frio

(continua)

Tabela 5.8 Micronutrientes. (*continuação*)

Micronutriente	Função	Deficiência	Relevância
Magnésio	Cofator na síntese de proteínas e colágeno	Náuseas, fraqueza muscular, irritabilidade, perturbação mental	A deficiência pode provocar arritmia cardíaca, aumento da irritabilidade do sistema nervoso e tetania
Selênio	Reduz hidroperóxidos intracelulares; protege os lipídios da membrana do dano oxidativo; pode reduzir a mortalidade em pacientes críticos	Retardo do crescimento, dor e fraqueza muscular, miopatia, cardiomiopatia	Importante na função imune mediada por células; a deficiência pode levar a alterações no metabolismo dos hormônios tireoidianos e aumento das concentrações plasmáticas de glutationa
Zinco	Cofator essencial em uma ampla gama de sistemas enzimáticos envolvidos na síntese de proteínas, metaloenzimas, replicação de DNA, função imunológica, formação de colágeno e reticulação	Perda de cabelo, dermatite, retardo de crescimento, maturação sexual retardada, atrofia testicular, diminuição do apetite, diminuição da acuidade olfatória e gustativa, depressão e diarreia	A deficiência pode prejudicar a cicatrização de feridas; pode afetar a formação óssea; perdas de exsudado da ferida

DNA, ácido desoxirribonucleico; *NPT*, nutrição parenteral total; *PTH*, hormônio da paratireoide; *RNA*, ácido ribonucleico; *TCA*, ácido tricarboxílico. (Adaptada de Norbury WB, Situ E, Herndon DN. Nutritional support in the critically ill. In: Cameron JL, ed. *Current Surgical Therapy*. 9th ed. Philadelphia: Mosby; 2007:1234-1245.)

eletrolíticas devem ser determinadas e corrigidas.[9] Se a síndrome de realimentação for prevista, recomenda-se vitaminas B de alta potência e suplementação vitamínica diária antes de iniciar a NE.[9] A alimentação deve começar com 10 kcal/kg/dia com aumentos lentos ao longo de 4 a 7 dias.[15] A reidratação deve prosseguir com reposição de potássio, fosfato, cálcio e magnésio, e ser monitorada até a restauração do hábito corporal a um estado saudável.[15]

Doenças inflamatórias sem hipermetabolismo
Pacientes transplantados

O número de cirurgias de transplante está aumentando à medida que os sistemas de doação e hospitais se tornam mais equipados para lidar com o aumento de doenças crônicas refratárias ao tratamento. O desenvolvimento de técnicas cirúrgicas e fármacos imunossupressores levaram a melhorias significativas nas taxas de sobrevivência.[49] No conjunto, os pacientes transplantados têm GERs elevados por até 1 ano após o transplante, agravando os déficits nutricionais criados pelo estresse cirúrgico e inflamatório.[49] Além disso, os efeitos colaterais dos medicamentos imunossupressores incluem náuseas, vômitos, dispepsia, pancreatite e diarreia, levando a uma ingestão alimentar inadequada.[49] No pós-operatório, o suporte nutricional ajuda a prevenir a imunossupressão induzida pela desnutrição proteico-calórica, que pode surgir dos efeitos colaterais dos medicamentos imunomoduladores da resposta inflamatória associada ao estresse cirúrgico ou reações imunes alogênicas.[49] Assim, as recomendações atuais para ingestão calórica e proteica são de 30 a 35 kcal/kg e 1,3 a 1,5 g/kg/dia, respectivamente.[49]

As infecções oportunistas constituem importante causa de morte para todos os pacientes transplantados de grandes órgãos, e a otimização nutricional ajuda a reduzir a imunossupressão subjacente a essas infecções.[29,49] Como as consequências fisiológicas do transplante de órgãos são diferentes para cada órgão, as orientações nutricionais específicas variam de acordo com tipo de sistema de órgãos para o qual um transplante está sendo considerado. Para pacientes em avaliação para transplante renal, a doença renal terminal está associada a alterações no *turnover* proteico, pois alguns pacientes podem apresentar acúmulo de compostos tóxicos contendo amônia, e, portanto, necessitar de restrição proteica.[49] Da mesma maneira, pacientes com transplante hepático apresentam uma resposta hipermetabólica semelhante a queimaduras graves ou câncer, pois o fígado é a fonte da maioria das proteínas circulantes, e sua insuficiência indica falta de processamento de proteínas para importantes funções fisiológicas, como coagulação ou uso de glicose, o que resulta na maior necessidade de proteína.[49]

Em geral, os pacientes transplantados apresentam uma ampla gama de desafios metabólicos pré-cirúrgicos e padrões de imunossupressão pós-cirúrgicos. Embora regimes específicos para determinado tipo de paciente transplantado e problemas específicos de desnutrição com regimes de drogas imunossupressoras estejam além do escopo deste capítulo, a American Society of Transplantation (www.myast.org) e a The Transplantation Society (www.tts.org) fornecem recursos para um estudo mais aprofundado.

Suporte na doença inflamatória intestinal e síndrome do intestino curto

Pacientes com doença inflamatória intestinal, o que inclui doença de Crohn e retocolite ulcerativa, frequentemente apresentam dor abdominal, diarreia e constipação intestinal. Seja pela diminuição da ingestão calórica ou pela destruição da mucosa absortiva pela própria doença autoimune, esses pacientes são propensos à desnutrição proteico-calórica e a deficiências de micronutrientes.[45] Exemplos comuns incluem deficiências de selênio e glutationa, e osteoporose devido à deficiência de vitamina D – particularmente em crianças e idosos.[45] Essa forma de desnutrição, em combinação com a destruição tecidual pela própria doença, pode resultar em perda recíproca de proteínas e lesão tecidual com complicações como sangramento GI, fístulas e esteatorreia.[45]

A disbiose da microbiota causada por essas patologias é marcada por uma redução na diversidade bacteriana e maiores quantidades de cepas de *Escherichia coli* mais virulentas, espécies de *Bacteroides* e subespécies de *Mycobacterium avium*, o que pode piorar a absorção de nutrientes.[45] Enquanto as estratégias atuais se concentram em restaurar o microbioma intestinal saudável com alterações na dieta, estratégias adicionais sob investigação incluem o uso de prebióticos (alimentos tipicamente ricos em fibras usados com a intenção de melhorar o equilíbrio do microbioma intestinal), probióticos (alimentos ou suplementos que contêm microrganismos vivos), antibióticos e transplante fecal.[45]

Os regimes mais bem-sucedidos para melhorar a ingestão de alimentos via oral em pacientes com doença inflamatória intestinal incluem dietas ricas em proteínas, baixo teor de gordura e baixo teor de carboidratos.[45] Dietas ricas em sacarose, carboidratos refinados e ácidos graxos ômega-6, e dietas pobres em frutas e vegetais aumentam o risco de doença inflamatória intestinal, especialmente a doença de Crohn.[45] Ainda não está claro se os sintomas ocorrem devido ao aumento de açúcares simples ou se as pessoas consomem açúcares simples em uma tentativa fracassada de aliviar seus sintomas, pois a restrição desses alimentos não surtiu tantos efeitos.[45] A identificação dos principais alimentos desencadeantes pode ser realizada por meio de jejum de 1 semana seguido pela reintrodução gradual de alimentos individuais, enquanto a melhora ou piora dos sintomas é avaliada à medida que cada alimento é introduzido.[45] Essas modificações da dieta podem levar a uma melhora significativa dos sintomas a longo prazo.[45] É importante ressaltar que dietas ricas em carne e álcool aumentam a probabilidade de recidiva da retocolite ulcerativa.[45] Como muitos regimes tendem a ser altamente individualizados, o trabalho na detecção de genotipagem de polimorfismo de nucleotídio único pode fornecer um caminho para melhorar os sintomas com abordagens médicas personalizadas.[45]

Suporte nutricional em pacientes com fístula enterocutânea

Para pacientes que desenvolveram fístulas enterocutâneas primárias ou iatrogênicas, a NPT é preferida porque comprovadamente aumenta a taxa de fechamento espontâneo das fístulas sem aumentar a mortalidade.[15] Além disso, melhorias nos cuidados cirúrgicos e na segurança da nutrição parenteral diminuíram significativamente a mortalidade nessa população.[15] Para pacientes com intestino irradiado e outros tipos de fístulas que estão associadas a uma baixa probabilidade de fechamento, o tratamento cirúrgico agressivo deve ser realizado somente após controle da sepse pré-operatória, estudos diagnósticos para identificar o trajeto da fístula e suporte agressivo à NPT.[15,29] Uma exceção a essa regra é se uma fístula estiver localizada na parte distal do intestino ou houver um débito muito baixo (menos de 200 mℓ/dia): então a NE pode ser tentada com monitoramento vigilante para aumento do débito da fístula.[29,30] A nutrição parenteral deve ser administrada pelo menor tempo possível e também pode ser complementada com antibióticos, como ciprofloxacino, metronidazol ou rifaximina, que fornecem cobertura da flora intestinal aeróbica e anaeróbica como terapia domiciliar.[15,29]

Síndrome do intestino curto

Após a ressecção do intestino delgado, o revestimento endotelial do intestino remanescente hipertrofia dentro de 48 horas, proporcionando absorção adequada de nutrientes apesar da ressecção significativa.[15,29] No entanto, se ocorrer ressecção do intestino e houver falta de hipertrofia, ou se houver ressecção suficiente (aproximadamente menos de 100 cm de intestino restante sem a valva ileocecal ou 50 a 75 cm com a valva ileocecal), é possível ocorrer deficiências nutricionais crônicas.[15,29] A causa mais comum de síndrome do intestino curto (SIC) em adultos é a doença de Crohn, seguida por trombose mesentérica e vólvulo intestinal.[15,29,45] Em crianças, a causa mais comum de SIC é a enterocolite necrosante.[45] As recomendações de tratamento para SIC giram em torno de suporte enteral agressivo para estimular a hipertrofia das vilosidades.[45]

Como último recurso, o tratamento é a NPT domiciliar, que demonstrou aumentar a expectativa de vida entre 10 e 20 anos e promover a sobrevida.[15] Além disso, uma combinação de hormônio do crescimento, glutamina e otimização da dieta reduz a quantidade de NPT necessária ou elimina a necessidade de ensaios em pacientes com SIC.[45] O hormônio do crescimento mostrou efeitos positivos no ganho de peso e na absorção de energia, mas a maioria desses ensaios é a curto prazo, com pacientes retornando à desnutrição basal após a interrupção do tratamento.[45] Atualmente, as evidências são inconclusivas em relação ao uso de hormônio de crescimento humano e glutamina para pacientes com SIC.[45] A suplementação de fibras e alimentos elementares pode ajudar a otimizar a absorção de nutrientes, embora a evidência para essas práticas seja pouca.[31,45]

Suporte nutricional na pancreatite aguda e crônica

Pacientes com pancreatite complicada foram historicamente jejuados até que o episódio de inflamação "esfriasse".[50] No entanto, um estudo embasado em uma metanálise mostrou que as dietas com baixo teor de gorduras nas 48 horas após internação hospitalar eram seguras para pacientes com pancreatite aguda grave ou aguda grave prevista, reduzindo as taxas de falência múltipla de órgãos, mas não a mortalidade quando comparada à NE com atraso superior a 48 horas.[50] Os regimes de alimentação enteral ideais incluem fórmulas à base de peptídeos, baixo teor de ácidos graxos de cadeia longa, ácidos graxos de cadeia média enriquecidos e soluções hipertônicas administradas no jejuno.[50] Se a alimentação enteral não for tolerada, as opções parenterais incluem aminoácidos cristalinos e solução hipertônica contendo glicose com apenas lipídios suficientes para atender às necessidades de ácidos graxos essenciais.[50]

O tratamento cirúrgico de pacientes com pancreatite crônica pode ser excepcionalmente desafiador. Os sintomas da insuficiência pancreática exócrina, como a esteatorreia, só são aparentes quando aproximadamente 80 a 90% do tecido exócrino é perdido.[50] Devido à incapacidade de processar gorduras, esses pacientes respondem melhor a dietas com baixo teor de gordura, baixo teor de carboidrato e alto teor de proteína (0,8 a 1 g/kg/dia).[50] A otimização da dieta com redução da ingestão de gordura e suplementação de enzimas pancreáticas é tratamento suficiente para 80% dos pacientes com desnutrição induzida por pancreatite crônica.[50]

No entanto, se as alterações na dieta não forem suficientes para restaurar o estado nutricional, vias alternativas para alimentação enteral devem ser consideradas (Figura 5.8 e Tabela 5.9).[50] Um teste com alimentação por sonda nasojejunal com uma fórmula com baixo teor de gordura pode ser realizado e, se isso for tolerado, uma jejunostomia para NE domiciliar pode ser considerada.[50] A NE jejunal pode melhorar o estado nutricional sem piorar a dor abdominal e possibilitar o adiamento da cirurgia definitiva até a melhora do estado nutricional; em alguns casos, a cirurgia pode ser totalmente evitada.[50] Além disso, a suplementação com cálcio, vitamina B e vitaminas lipossolúveis é recomendada devido às deficiências comuns desses micronutrientes.[50]

Muitos suplementos de enzimas pancreáticas foram propostos como meio de restaurar a função exócrina do intestino; no entanto, nenhum estudo forneceu evidências confiáveis o suficiente para recomendar seu uso em pacientes com pancreatite aguda ou crônica rotineiramente.[50] A suplementação nutricional pré-operatória prolongada para elevar a albumina a $> 1,5$ g/dℓ tem sido associada à diminuição das taxas de mortalidade e a complicações infecciosas após cirurgia para pacientes com pancreatite crônica.[50]

Doenças inflamatórias com hipermetabolismo
Lesão por queimadura e resposta metabólica de estresse

Uma queimadura maciça é tanto uma lesão metabólica quanto um trauma físico. Após todas as formas de grandes traumas, as respostas inflamatórias e hormonais são ativadas e influenciam o

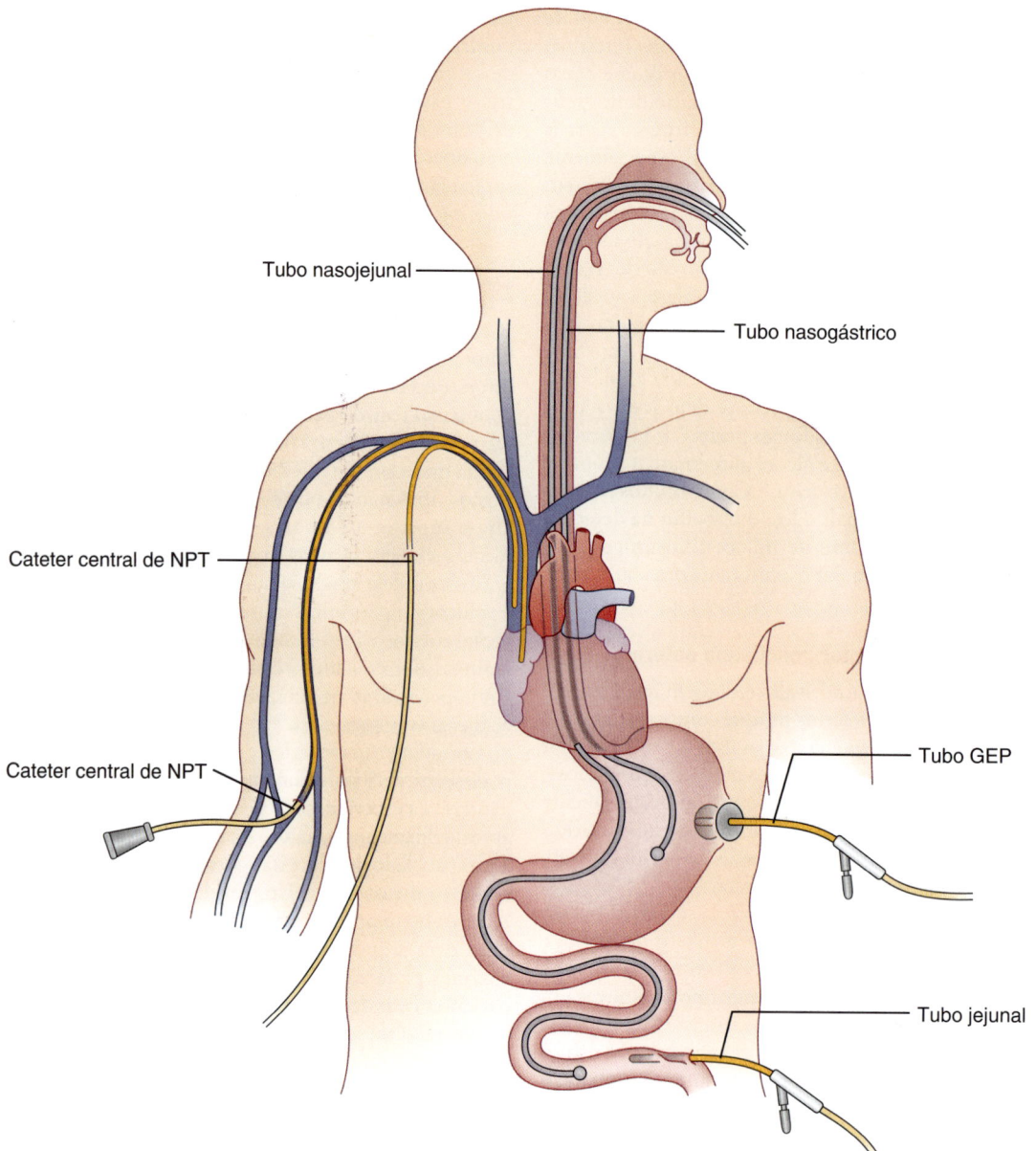

Figura 5.8 Posições do tubo nasogástrico e nasojejunal. *GEP*, gastrostomia endoscópica percutânea; *NPT*, nutrição parenteral total. (De Norbury WB, Herndon DN. Modulation of the hypermetabolic response after burn injury. In: Herndon DN, ed. *Total Burn Care*. 3rd ed. Edinburgh: Saunders; 2007:423.)

uso de macronutrientes.[32] O tecido queimado é um estimulante excepcionalmente potente da resposta imune sistêmica.[32] Assim, a resposta metabólica à queimadura é um exemplo instrutivo da resposta metabólica ao estresse e ao trauma.[32] O estudo da recuperação do corpo após a lesão térmica trouxe grandes contribuições para o campo mais amplo da nutrição cirúrgica.[5]

Lesão por queimadura representa o exemplo definitivo de mudanças no metabolismo induzidas pelo estresse. A resposta ao estresse incitada pela lesão térmica leva à ativação de uma série de processos fisiológicos que respondem às necessidades nutricionais alteradas e tentam restaurar a homeostasia.[23] Ingestão de nutrientes, absorção e uso de substrato são todos alterados pela resposta sistêmica. Embora possam oferecer benefícios fisiológicos transitórios no contexto evolutivo da resposta imediata de luta ou fuga à lesão, no contexto de doença crítica prolongada, essas alterações são frequentemente exageradas e prolongadas.[32] A desregulação metabólica associada à lesão térmica maciça contribui diretamente para complicações clínicas, recuperação retardada e aumento da mortalidade.[4]

Os mecanismos inflamatórios e hormonais subjacentes a essa resposta são complexos, mas sabe-se que incluem um aumento prolongado nas concentrações circulantes de catecolaminas, glicocorticoides e glucagon, levando a taxas elevadas de gliconeogênese, glicogenólise e catabolismo proteico.[23,32] Outras características do uso alterado de macronutrientes incluem resistência à insulina e aumento da lipólise periférica.[4] Embora as necessidades de nutrientes se tornem mais difíceis de prever, alimentação enteral ou parenteral adicional muitas vezes será necessária para aumentar déficits profundos.[32] Mesmo no contexto de entrega agressiva de nutrientes, a perda significativa de massa magra durante o tratamento de queimaduras agudas é inevitável com o padrão de atendimento atual.[32] Além da fase aguda da lesão por queimadura, os

Tabela 5.9 Vias de alimentação enteral.

Via	Adequação	Método de inserção, confirmação	Vantagens	Desvantagens
Nasogástrica	Curto prazo – trato GI funcional	Cego no leito; orientado por fluoroscopia	Fácil de inserir, substituir; pode monitorar pH e volume residual; alimentação por bólus	Complicações do posicionamento incorreto, sinusite, epistaxes, necrose nasal, estrangulamentos esofágicos, esofagite erosiva
Nasoduodenal, nasojejunal	Curto prazo – trato GI funcional, porém com esvaziamento gástrico deficiente, refluxo, risco de aspiração; começar alimentação apenas quando ressuscitado pelo volume e hemodinamicamente	Cego no leito; orientado por fluoroscopia ou endoscopia	Risco de aspiração reduzido; alguns tubos possibilitam a descompressão do estômago enquanto alimentam pelo jejuno	Fácil de obstruir ou deslocar, risco de aspiração, complicações de posicionamento incorreto, deslocamento e refluxo para o estômago, sinusite, epistaxes, necrose nasal; exige infusão contínua; não permite verificar os resíduos gástricos, exceto com porta gástrica especializada
Gastrostomia	Longo prazo – bom esvaziamento gástrico; evitar se houver problemas significativos de refluxo ou aspiração	Cirúrgico, percutâneo, endoscópico, radiológico	Alimentação em bólus; tubos de grande diâmetro, menos provável de bloquear	Riscos de procedimento incluem sangramento, perfuração, risco de aspiração, deslocamento com contaminação peritoneal, infecção no local da ferida, granulação
Jejunostomia	Longo prazo – trato GI funcional, porém com esvaziamento gástrico deficiente, refluxo, risco de aspiração, gastroparesia ou disfunção gástrica	Cirúrgico, percutâneo, endoscópico, radiológico	Teoricamente, risco de aspiração reduzido	Sangramento, infecção, perfuração, migração, aspiração, deslocamento e vazamento na cavidade peritoneal, oclusão, pneumatose, isquemia ou infarto intestinal, obstrução intestinal; difícil de substituir; não pode verificar resíduos; requer infusão contínua

GI, gastrintestinal. (Adaptada de Al-Mousawi A, Branski LK, Andel HL, et al. Ernährungstherapie bei Brandverletzten. In: Kamolz LP, Herndon DN, Jeschke MG, eds. *Verbrennungen: Diagnose, Therapie und Rehabilitation des thermischen Traumas* [German]. New York: Springer-Verlag; 2009:183-194.)

elementos de patologia catabólica persistem em sobreviventes pediátricos de lesão térmica maciça.[4] O balanço nitrogenado negativo, a resistência à insulina, a lipólise e a perda de proteína podem persistir por até 2 anos após lesões graves, causando atraso significativo na reabilitação.[4] Identificar um tratamento ou (mais provavelmente) uma constelação de intervenções capazes de deter ou mesmo reverter esse catabolismo de proteínas continua sendo uma busca ativa na pesquisa de queimaduras.[4]

Uma revisão dos avanços na literatura sobre nutrição em centros de queimados revela um microcosmo da disciplina em desenvolvimento de nutrição cirúrgica. Na era pré-excisão precoce, estudos com pacientes queimados produziram os primeiros dados concretos demonstrando um pico de catecolaminas e GERs aumentados em resposta à lesão traumática.[4] Depois de documentar o conceito de uma resposta metabólica proporcional à lesão traumática, a literatura sobre nutrição em queimados foi fundamental para reconhecer a variabilidade dessa resposta entre pacientes.[4] A cirurgia de queimados liderou o movimento de afastamento das prescrições calóricas empíricas ao mostrar que, mesmo no contexto de uma população com lesões homogêneas (ao controlar o tamanho da queimadura), nenhuma das equações comumente utilizadas para prever as necessidades calóricas foram capazes de prever o GER de um paciente.[4] A literatura sobre queimaduras estabeleceu claramente o valor e a segurança do início precoce da alimentação enteral em pacientes queimados criticamente enfermos.[32] Outros conhecimentos da nutrição cirúrgica moderna com raízes na pesquisa de queimaduras incluem o conceito da translocação de bactérias entéricas e o valor da alimentação trófica, a segurança da alimentação pós-pilórica perioperatória ininterrupta e os efeitos adversos inflamatórios da terapia nutricional com alto teor de gordura.[4]

Talvez o mais importante, a pesquisa sobre nutrição em queimaduras foi crucial em uma das mudanças fundamentais de paradigma na nutrição cirúrgica: tanto em modelos de lesão térmica em animais quanto em humanos, o déficit proteico-calórico refratário observado com essa lesão mostrou estar diretamente associado a ligações entre inflamação sistêmica e vias catabólicas.[4,46] Além disso, por meio de análise rigorosa do impacto de vários regimes nutricionais na massa e na composição corporal em pacientes queimados, Hart et al. estabeleceram que, após certo limite, o aumento do fornecimento de calorias para pacientes gravemente queimados resultou em acúmulo de gordura em vez de restauração da massa muscular.[23] Juntos, esses conhecimentos lançaram as bases para uma mudança fundamental na nutrição cirúrgica contemporânea – o conceito de que a desnutrição não é simplesmente um estado de fome, mas sim um estado global de disfunção metabólica.[4]

A cirurgia de queimaduras também serviu de base para os esforços de integrar terapias que reduzem o desperdício de energia no tratamento do paciente cirúrgico sob estresse agudo. Pacientes com lesões térmicas têm sido o campo de testes para uma ampla gama de intervenções destinadas a mitigar a resposta catabólica ao trauma.[4] Em termos de intervenções farmacêuticas, o hormônio de crescimento humano recombinante em crianças, a oxandrolona, a insulina, o fator de crescimento semelhante à insulina (IGF-1) e os bloqueadores dos receptores beta-adrenérgicos (β-AR), como o propranolol, têm sido usados para mitigar a esmagadora resposta catabólica à lesão térmica – propranolol e oxandrolona mostrando o impacto mais significativo.[4] O propranolol é um antagonista β-AR não seletivo que demonstrou reduzir a termogênese, a taquicardia e o GER em pacientes queimados.[4]

Também parece reduzir o efeito pró-lipolítico do excesso de catecolaminas circulantes e diminui substancialmente a infiltração gordurosa hepática.[4] Esses achados levaram pesquisadores de outras áreas a explorar o betabloqueio como uma estratégia para combater as consequências metabólicas de uma ampla gama de lesões, incluindo lesão cerebral, trauma mecânico e sepse.

Aliada à cirurgia cardíaca, a cirurgia de queimaduras foi uma das primeiras áreas a demonstrar o efeito decididamente anabólico de programas de exercícios estruturados em pacientes em recuperação de lesão traumática.[4] A modulação da resposta ao estresse também inclui o controle da dor e da ansiedade por meio da administração de analgésicos e ansiolíticos, e também como terapia psicológica.[4]

De todas as intervenções usadas para mitigar a resposta associada ao estresse à lesão térmica, a excisão precoce da escara da queimadura é de longe a mais eficaz em termos de redução da demanda total de energia.[4] Embora a excisão da queimadura seja obviamente uma exclusividade de pacientes com lesões térmicas, há uma lição muito mais ampla que se aplica a quase todos os pacientes cirúrgicos. O impacto da excisão precoce na recuperação de pacientes queimados demonstra a importância do "controle de origem" no manejo da resposta inflamatória ao trauma.[4] Há muito tempo apreciamos o valor da intervenção cirúrgica precoce como meio de prevenir as sequelas viciosas de cânceres e infecções.[4] Nos últimos 25 anos, uma geração de cirurgiões de queimados nos ensinou que esse mesmo princípio de controle precoce e agressivo do foco inflamatório no paciente com lesão aguda é, em última análise, a ferramenta mais eficaz para abordar os distúrbios fisiológicos associados à doença traumática.[4]

Suporte nutricional em queimaduras graves. Os estudos das queimaduras foram os primeiros a mostrar os mecanismos moleculares por trás das respostas imunes aprimoradas por modificações na dieta.[4] Em um modelo animal de lesão grave por queimadura, a alteração da nutrição demonstrou redução na liberação de citocinas.[4] Além disso, o GER diminuiu quando a alimentação enteral precoce foi administrada em humanos em comparação com dietas enterais tardias.[32] No entanto, a adição de imunonutrientes (como glutamina e ácidos graxos ômega-3) não demonstrou trazer benefícios nessa população.[32] As recomendações estabelecidas para o cuidado de pacientes com queimaduras graves incluem iniciar alimentação o mais breve possível; fornecer alimentos ricos em proteínas, carboidratos e com baixo teor de gordura para compensar o hipermetabolismo; alimentar o intestino sempre que possível; e suplementar com micronutrientes, mesmo que não identificados como deficientes.[32] Embora a nutrição precoce seja claramente importante, os dados são insuficientes nesse momento para recomendar fórmulas alimentares específicas ou suplementos nutricionais.[32]

Suporte nutricional na sepse

O tratamento de pacientes sépticos começa com a prevenção. Muitas ferramentas no arsenal do médico intensivista, como transfusões de sangue e cateteres venosos, arteriais ou urinários invasivos, estão associadas ao aumento de infecções.[29] Prevenir infecções, portanto, envolve minimizar essas intervenções, bem como otimizar a prevenção de infecções. Essas medidas podem ser complementadas com mobilização precoce e profilaxia de trombose venosa profunda de outros fatores agravantes de doença crítica que podem contribuir para imunossupressão e sepse secundária.[29,30]

Em contraste aos claros benefícios das medidas preventivas, o suporte nutricional de um paciente séptico ainda é um tanto controverso. Enquanto alguns defendem a administração de suporte nutricional imediato e agressivo, a NE trófica é mais comumente recomendada.[36,37,40] Acredita-se que a NE forneça benefícios para pacientes sépticos, mantendo o revestimento epitelial do intestino, evitando, assim, translocação de bactérias e carga microbiana.[45] A quantidade recomendada de proteína para pacientes sépticos durante a reanimação aguda é de aproximadamente 1 g/kg/dia, e a quantidade recomendada de calorias não proteicas é de aproximadamente 15 kcal/kg/dia.[36,37,40] Além disso, a imunonutrição com glutamina ou arginina não é recomendada, uma vez que demonstraram ter efeitos indesejados em pacientes de UTI, especialmente aqueles com infecções preexistentes.[29,47] A regra geral do suporte nutricional em pacientes sépticos ainda é o monitoramento vigilante da tolerância ou intolerância do paciente a alimentos durante a fase aguda de doença crítica com suporte proteico calórico prolongado (> 1,5 g/kg/dia) durante a fase de convalescença.[36,37,40]

Durante a sepse grave, o consumo de oxigênio pode aumentar de 50 a 60% acima da linha de base.[29] Se um paciente séptico manifesta comprometimento da função pulmonar por edema, pneumonia ou fraqueza dos músculos respiratórios, o paciente pode não ser capaz de atender à demanda de oxigênio do corpo, uma condição que pode ser exacerbada por certas dietas.[29,30] A proporção de dióxido de carbono produzido com relação ao oxigênio consumido (V_{CO_2}/V_{O_2}) durante o metabolismo de substratos de combustível é conhecida como quociente respiratório (QR).[29,30] Como diferentes processos estão envolvidos no uso de gorduras e carboidratos, seus QRs diferem: o consumo de carboidrato resulta em um QR de 1, enquanto o consumo de lipídios resulta em um QR de 0,7.[29,30] Normalmente, a reserva pulmonar é substancial o suficiente para proporcionar a eliminação adequada de CO_2, independentemente da composição da dieta; no entanto, em pacientes críticos, a superalimentação com carboidratos pode agravar esse problema, dificultando o desmame do suporte ventilatório.[31] Porém, a redução da ingestão de carboidratos deve ser considerada, à luz de estudos que apontam para o potencial de lesão pulmonar com dietas mais altas em gordura, particularmente ácidos graxos ômega-6.[11,12] Ajustar a proporção correta de macronutrientes e suplementar com micronutrientes, quando em deficiência, pode ajudar a otimizar a sobrevida e facilitar o retorno às atividades da vida diária após uma internação aguda na UTI e a cicatrização de feridas crônicas, contudo são necessários mais estudos nessa população.[9]

Suporte nutricional durante AIDS e câncer: distúrbios da caquexia grave

Uma tentativa de descobrir o mecanismo subjacente à perda proteica refratária à suplementação nutricional levou à identificação do TNF-α, ou "caquexina".[15,46] Mais tarde, descobriu-se que essa citocina contribui para efeitos caquéxicos na inflamação aguda da sepse e em uma variedade de outras patologias.[15,46] A caquexia do câncer é quase idêntica à da síndrome da imunodeficiência adquirida (AIDS), pois o mecanismo de inflamação crônica e os perfis de citocinas são semelhantes (alto teor de citocinas pró-inflamatórias TNF-α, IL-1 e IL-6).[15,46] Essas citocinas podem ser liberadas pelo sistema imune do hospedeiro ou diretamente pelo tumor.[46] Seja por causa de vírus ou quimioterapia, ambas as populações de pacientes podem se tornar profundamente imunossuprimidas com a caquexia grave.[46]

Pacientes com AIDS e pacientes que sofrem de câncer enfrentam infecções oportunistas que afetam o sistema aerodigestivo, crescimento excessivo de *Candida* ou úlceras virais.[46] Além disso, os efeitos adversos da terapia antirretroviral altamente ativa ou quimioterapia frequentemente têm efeitos colaterais digestivos que reduzem a capacidade do paciente de se manter nutrido.[46]

Seja devido ao câncer primário ou lesões ulcerativas, muitos pacientes apresentam deficiências nutricionais secundárias a defeitos da cavidade oral, esôfago ou mecanismos neuromusculares da deglutição.[46] Estratégias gerais para otimizar o suporte de nutrientes nessas patologias desafiadoras incluem o fornecimento de nutrição por via enteral ou parenteral quando sintomas de doença ou efeitos colaterais de medicamentos impedem a ingestão suficiente de nutrientes.[31,46] Se o motivo da restrição calórica for obstrução parcial da orofaringe ou esôfago, alimentos líquidos altamente nutritivos ou na forma de purês podem ser preparados como uma alternativa à alimentação enteral.[31]

A NPT desempenha um papel importante no tratamento da desnutrição após radiação abdominal ou pélvica e inflamação epitelial secundária que impeça a absorção de nutrientes até a resolução da enterite, quando a alimentação enteral pode ser retomada.[9,37] Com frequência, a disgeusia pode surgir de deficiências minerais subjacentes, como ferro, zinco e vitaminas do complexo B; corrigir essas deficiências subjacentes pode ajudar a restaurar a ingestão nutricional normal.[9] Finalmente, medicamentos que ajudam a reduzir as náuseas ou melhorar a motilidade intestinal podem ajudar a tratar náuseas, constipação intestinal ou diarreia associadas, que exacerbam a falta de apetite.[9] Outras novas estratégias foram testadas para diminuir a resposta imune à causa subjacente da caquexia, como a administração de medicamentos anti-inflamatórios não esteroides, medicamentos anticitocinas, aminoácidos e suplementos de ácidos graxos ômega-3.[19,29,46] Finalmente, depressão ou dor coincidentes contribuem para a supressão do apetite, bem como inflamação como resposta ao estresse.[15]

Existem controvérsias significativas sobre a melhor forma de usar o suporte nutricional para melhorar os resultados em pacientes com câncer e imunocomprometidos.[15,19,29] Dietas de baixo teor proteico estão associadas a menores taxas de câncer por inibir o crescimento do tumor, por meio do envolvimento do alvo molecular da via da rapamicina e do IGF-1, bem como fator de crescimento fibroblástico-21. Nos pacientes, suplementos de óleo de peixe ômega-3, altas doses de vitamina D, aumento da fibra alimentar e café foram encontrados como formas de diminuir o risco de recorrência de câncer colorretal, prolongar a sobrevida e diminuir a mortalidade. Suplementos de ácidos graxos ômega-3 melhoram a caquexia do câncer de ducto biliar e do câncer de pâncreas.[11,12]

Suporte nutricional na insuficiência hepática

São necessários aproximadamente 90% de destruição de hepatócitos para o aparecimento de características clínicas de cirrose, como ascite, *caput medusa* ou icterícia. Os valores laboratoriais de pacientes com insuficiência hepática podem revelar elevação da alanina aminotransferase, aspartato aminotransferase, diminuição da albumina e prolongamento do tempo de protrombina, pois o fígado produz todos os fatores de coagulação com exceção do fator de von Willebrand (vWF)/fator VIII, que é produzido pelo endotélio.[49] Portanto, os marcadores mais consistentes de função hepática intrínseca diminuída são o tempo de protrombina prolongado e a hipoalbuminemia.[49] Enquanto a tromboplastina parcial é quase sempre normal na insuficiência hepática, o tempo de sangramento pode ser prolongado ou normal.[49]

Com a perda do controle glicêmico normalmente fornecido pelo fígado através de glicogênese, glicogenólise e gliconeogênese, os estoques de glicogênio muscular são rapidamente esgotados e a resistência à insulina se desenvolve.[49] Proteínas e lipídios tornam-se fontes de energia, causando diminuição das reservas periféricas.[49] Uma condição catabólica muito semelhante ao hipermetabolismo da queimadura ou à sepse se desenvolve durante a insuficiência hepática; concentrações aumentadas de TNF-α, IL-1 e IL-6 foram demonstradas e estão descritas como um potencial mecanismo causal por trás da desnutrição proteico-calórica associada.[49] Dietas ricas em BCAAs foram sugeridas como formas de reduzir o desperdício de proteínas, mas essas abordagens não estão bem estabelecidas.[49] Pacientes com insuficiência hepática geralmente apresentam deficiências nutricionais, que podem exigir suplementação, como baixas concentrações séricas de potássio, magnésio e zinco.[49]

O tratamento de pacientes com insuficiência hepática se concentra em atender à ingestão calórica necessária para manter a massa corporal magra, mantendo a baixa ingestão de líquidos.[49] No entanto, a otimização de regimes específicos, horários e vias de suplementação não são bem estudados nessa população.[49] Os métodos para melhorar a ingestão oral incluem técnicas destinadas a melhorar a percepção sensorial da refeição, incentivando refeições ininterruptas, aumentando a frequência das refeições, diminuindo seu tamanho, fortificando as refeições com alto teor de proteína ou calórico e aumento do apoio da equipe de saúde.[49] Como a encefalopatia provavelmente é resultado do acúmulo de amônia, a restrição proteica para < 40 g/dia é indicada antes que medidas mais invasivas, como desvios hepatorrenais, sejam tentadas.[49] Se houver ascite, o tratamento envolve restrição de sódio e diurese ou paracentese, se necessário.[49]

Deficiências nutricionais em pacientes bariátricos

Muito trabalho foi feito para entender as vias que impulsionam o apetite e como tratar aqueles que o experimentam em excesso. Sempre que menos calorias são consumidas como parte de uma dieta planejada ou fome indesejada, o principal hormônio orexígeno, a grelina, é liberado. Parte do sucesso da cirurgia bariátrica na redução do apetite é teoricamente proveniente da remoção das partes do estômago que secretam a maior parte da grelina, diminuindo, assim, os sinais de apetite.[16,25,26]

Os procedimentos cirúrgicos destinados a induzir a perda de peso se dividem em duas grandes categorias: restritivo e disabsortivo. Procedimentos restritivos reduzem o volume gástrico, desencadeando respostas neuro-humorais de saciedade com porções menores de alimentos. Os procedimentos restritivos incluem procedimentos de bandagem, gastroplastia vertical com banda e gastrectomia vertical. Ao contrário dos procedimentos restritivos, os procedimentos de má absorção redirecionam a via de absorção normal, muitas vezes removendo um comprimento significativo do intestino, para induzir a perda de peso pela diminuição da absorção de nutrientes. Os procedimentos disabsortivos incluem *bypass* jejunoileal (BJI), derivação bilio-pancreática (DBP), DBP com *switch* duodenal (DBP-DS) e *bypass* gástrico em Y de Roux (BGYR). Desses, o BJI funciona apenas por meio de um mecanismo de má absorção, enquanto DBP/DBP-DS e BGYR envolvem a ressecção de seções do estômago para fornecer um mecanismo restritivo e de má absorção para maximizar a perda de peso. Cada um desses procedimentos está associado a complicações pós-operatórias previsíveis que incluem deficiências nutricionais específicas.

Apesar de uma compreensão clara dos riscos de deficiências associadas a cada operação, a taxa de deficiências nutricionais em pacientes bariátricos permanece alta.[26] Dos macronutrientes, os pacientes correm maior risco de desenvolver deficiência proteica, pois não conseguem atender às suas necessidades diárias devido à diminuição da ingestão geral de alimentos.[26] Especula-se que as deficiências dietéticas no paciente bariátrico pós-operatório ocorram devido à baixa adesão à suplementação dietética prescrita ou deficiências pré-operatórias não diagnosticadas.[26] Por exemplo, a deficiência de ferro foi encontrada em 44% dos adultos antes da cirurgia bariátrica, tornando-se uma das deficiências mais comuns em pacientes bariátricos.[25] Além disso, muitos estudos sobre procedimentos bariátricos acompanharam os pacientes pós-cirurgicamente apenas por 1 ou 2 anos, de modo que as consequências metabólicas a longo prazo permanecem desconhecidas.

Banda gástrica ajustável. A deficiência de nutrientes mais comum após o procedimento de banda gástrica ajustável é a de ferro, e os médicos devem manter um limiar baixo a fim de realizar uma investigação para anemia ferropriva.[26] De todos os procedimentos bariátricos, a banda gástrica tem a menor taxa de deficiências nutricionais, mas a maior taxa de reoperação e falha para perda de peso.[26]

Gastrectomia vertical (sleeve). O fundo do estômago é a fonte primária do fator intrínseco, um cofator da vitamina B_{12} necessário para sua absorção no íleo.[25] Quando a grande curvatura é grampeada/ressecada em uma gastrectomia vertical, há diminuição da quantidade de fator intrínseco e menor absorção de vitamina B_{12} no íleo.[25] Assim, a deficiência de vitamina B_{12} é a deficiência nutricional mais comum associada à gastrectomia vertical.[25] Essa deficiência de vitamina torna-se clinicamente aparente com palidez, fadiga e anemia megaloblástica no esfregaço sanguíneo.[25]

Cirurgia de BGYR. A cirurgia aberta de BGYR, BGYR laparoscópica e gastrectomia vertical laparoscópica demonstraram proporcionar perda de peso significativa, e todas foram superiores em comparação à banda gástrica ajustável.[26] A BGYR é capaz de proporcionar perda de peso sustentada não observada em procedimentos restritivos, evitando simultaneamente complicações graves associadas a outros procedimentos de má absorção.[16] Após o BGYR, os pacientes apresentam aumento do peptídeo 1 semelhante ao glucagon (também conhecido como "incretina"), que demonstrou contribuir para a diminuição do apetite.[16] Há também melhora sustentada da apneia obstrutiva do sono, diabetes, hipertensão e outras características da síndrome metabólica.[16]

A deficiência nutricional mais comum associada ao BGYR é a anemia por deficiência de ferro.[25] Se porções do estômago forem contornadas ou ressecadas, os pacientes correm o risco de digestão incompleta de proteínas e nutrientes ligados a proteínas, como ferro, fator intrínseco e vitamina B_{12}.[25] Se o intestino delgado proximal é desviado, como é o caso de BJI, DBP e DBP-DS, e BGYR, então os pacientes correm maior risco de deficiências de nutrientes absorvidos precocemente, principalmente ferro, vitamina D, cobre e cálcio. O risco de deficiências nutricionais é proporcional à quantidade de intestino delgado desviada, que é maior em BJI e DBP.[25]

DBP e DBP-DS. A DBP e a DBP-DS só são realizadas após uma seleção extremamente cuidadosa dos pacientes, pois estão associadas às maiores taxas de deficiências nutricionais.[25] A deficiência nutricional mais comum na DBP e na DBP-DS é a desnutrição proteica, representada pela hipoalbuminemia, com incidência que varia de 3 a 11%.[25] A anemia por deficiência de ferro também é comum, com incidência de aproximadamente 5% dos casos, embora a incidência possa chegar a 12 a 47%.[25] No acompanhamento a longo prazo desses pacientes, foram identificadas deficiências de outras vitaminas e minerais, principalmente cálcio e zinco.[25] Além disso, esse procedimento reduz a absorção de gordura em 70% e está associado a altas taxas de deficiências de vitaminas lipossolúveis.[25]

Recomendações gerais para otimização nutricional em pacientes bariátricos. Pacientes bariátricos podem apresentar concentrações e uso alterados de nutrientes que variam de leve a potencialmente fatais.[25] Além disso, complicações pós-operatórias podem causar desafios consideráveis para se recuperar esses pacientes cirúrgicos graves ou com distúrbios nutricionais. Em geral, o aconselhamento nutricional deve ser iniciado meses antes da cirurgia bariátrica ou de outra cirurgia reconstrutiva.[25] A maioria dos profissionais observa um período de perda de peso pré-operatória para ver se o paciente pode cumprir as restrições dietéticas pós-operatórias.[26] Mesmo uma perda de peso de 10% para pacientes gravemente obesos proporcionará melhorias significativas na visualização durante a cirurgia, minimizando o tamanho do fígado, do omento e da gordura peritoneal.[25] Além disso, diminuirá as taxas de complicações pós-operatórias envolvendo os sistemas cardiopulmonar e vascular.[16] Esses pacientes exigem acompanhamento ambulatorial intensivo. Complexos multivitamínicos devem ser ingeridos diariamente por todos os pacientes após qualquer procedimento bariátrico, com suplementação adicional de ferro e vitamina B_{12} para prevenir anemia após procedimentos restritivo-disabsortivos.[25] Procedimentos de triagem, bem como recomendações específicas para quais suplementos devem ser fornecidos devido a maiores riscos de deficiências nutricionais com base no procedimento cirúrgico bariátrico, são detalhados pela American Society for Metabolic and Bariatric Surgery.[25]

CONCLUSÃO

O cirurgião tem experiência com as causas e consequências do metabolismo desordenado nos casos mais extremos atendidos por médicos especialistas. Assim, o cirurgião bem informado é bem versado na interconexão das vias metabólicas e nos meios de modulá-las para o benefício de seus pacientes. À medida que o campo da bioenergética continua a se expandir, é provável que sejam descobertas melhores terapias que possam otimizar as respostas metabólicas do corpo a doenças e lesões, dentro e fora da sala cirúrgica. As patologias nutricionais nunca foram tão desafiadoras, e cirurgiões-cientistas atenciosos e diligentes continuarão a contribuir para os avanços que as abordam.

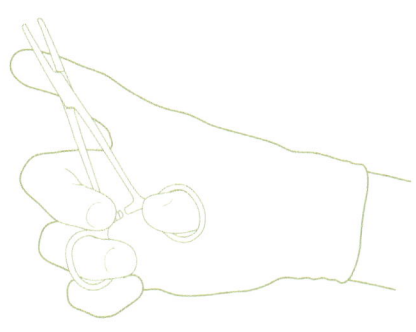

6

Cicatrização de Feridas

*Stefanos Boukovalas, Kristen A. Aliano,
Linda G. Phillips, William B. Norbury*

VISÃO GERAL DO CAPÍTULO

Lesão tecidual e resposta
Fases de cicatrização de feridas
   Fase inflamatória
   Fase proliferativa
   Epitelização
   Fase de maturação
   Remodelação
Cicatrização anormal de feridas
   Cicatrizes hipertróficas e queloides
   Feridas crônicas que não cicatrizam
   Outras causas de cicatrização anormal de feridas
   Tratamento de feridas crônicas
Curativos
Outras terapias
   Oxigenoterapia hiperbárica
   Terapia de feridas por pressão negativa
Cicatrização da ferida fetal
Engenharia de tecidos
Terapia genética e com células-tronco
Novos horizontes

Embora o tratamento e a cicatrização de feridas sejam alguns dos assuntos mais antigos discutidos na literatura médica, e embora tenha havido inúmeros avanços na compreensão das etapas envolvidas na cicatrização de feridas, os mecanismos exatos subjacentes à cicatrização de feridas permanecem obscuros.

LESÃO TECIDUAL E RESPOSTA

As tentativas de restaurar a integridade mecânica, reparar as barreiras à perda de fluidos e infecções e restabelecer os padrões normais de fluxo sanguíneo e linfático são chamadas de reparo de feridas. Durante o reparo da ferida, a reparação perfeita é sacrificada para acelerar o retorno à função. Em contrapartida, a regeneração, que é o objetivo da cicatrização de feridas, consiste na restauração perfeita da arquitetura tecidual preexistente sem formação de cicatriz; a regeneração é alcançável apenas durante o desenvolvimento embrionário, em organismos inferiores ou em determinados tecidos, como o osso e o fígado.

Todas as feridas passam pelas mesmas etapas básicas de reparo. As feridas agudas prosseguem em um processo de reparação ordenado e oportuno para alcançar a restauração sustentada da estrutura e da função. Uma ferida crônica permanece em uma fase inflamatória sustentada e não cicatriza.

FASES DE CICATRIZAÇÃO DE FERIDAS

As três fases da cicatrização de feridas são inflamação, proliferação e maturação. Em uma ferida grande como uma úlcera de pressão, a escara ou exsudato fibrinoso reflete a fase inflamatória; o tecido de granulação faz parte da fase proliferativa, e a contração ou o avanço da margem faz parte da fase de maturação. Todas as três fases podem ocorrer simultaneamente, e as fases podem se sobrepor a seus processos individuais (Figura 6.1).

Fase inflamatória

Durante a reação imediata do tecido à lesão, a hemostasia ocorre rapidamente e é imediatamente seguida pela inflamação. Essa fase representa uma tentativa de limitar o dano interrompendo o sangramento, selando a superfície da ferida e removendo tecido necrótico, corpos estranhos e bactérias. A fase inflamatória é caracterizada pelo aumento da permeabilidade vascular, migração de células para a ferida por quimiotaxia, secreção de citocinas e fatores de crescimento na ferida e ativação das células migratórias.

Hemostasia e inflamação

A lesão dos vasos sanguíneos resulta em intensa vasoconstrição arteriolar e capilar local, seguida de vasodilatação e aumento da permeabilidade vascular (Figura 6.2). Os eritrócitos e as plaquetas aderem ao endotélio capilar danificado, resultando na obstrução dos capilares e levando à cessação da hemorragia. A adesão das plaquetas ao endotélio é mediada principalmente pela interação entre os receptores de glicoproteína de alta afinidade e o receptor de integrina GPIIb-IIIa ($\alpha IIb\beta 3$). As plaquetas também expressam outros receptores de integrina que medeiam a ligação direta ao colágeno ($\alpha 2\beta 1$) e laminina ($\alpha 6\beta 1$) ou ligação indireta à fibronectina ligada à matriz subendotelial ($\alpha 5\beta 1$), vitronectina ($\alpha v\beta 3$) e outros ligantes. A ativação plaquetária ocorre pela ligação ao colágeno tipo IV e tipo V exposto do endotélio danificado, resultando na agregação plaquetária. O contato inicial entre plaquetas e colágeno requer fator VIII de von Willebrand, uma proteína heterodimérica sintetizada por megacariócitos e células endoteliais.

Aumento da permeabilidade vascular

A ligação plaquetária resulta em alterações conformacionais nas plaquetas que desencadeiam vias de transdução de sinal intracelular que levam à ativação plaquetária e à liberação de proteínas

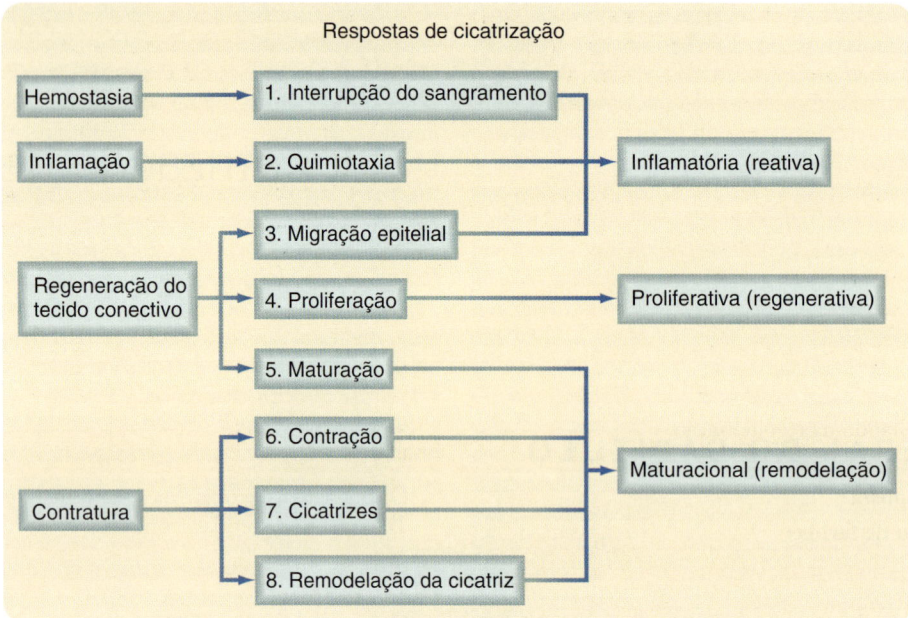

Figura 6.1 Diagrama esquemático da cicatrização de feridas contínua.

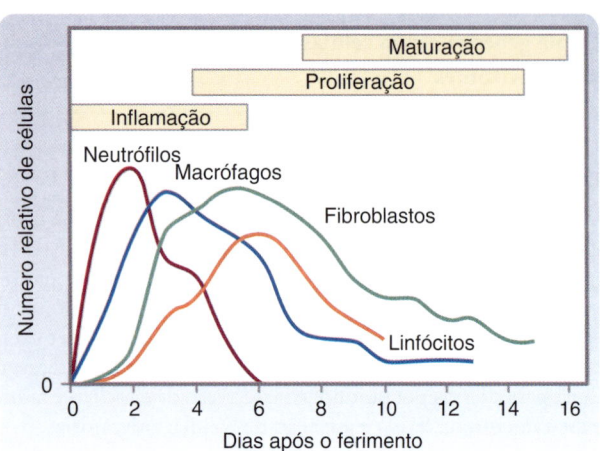

Figura 6.2 Evolução temporal do aparecimento de diferentes células na ferida durante a cicatrização. Macrófagos e neutrófilos são predominantes durante a fase inflamatória (máximo nos dias 3 e 2, respectivamente). Linfócitos aparecem mais tarde e atingem o máximo no 7º dia. Os fibroblastos são as células predominantes durante a fase proliferativa. (Adaptada de Witte MB, Barbul A. General principles of wound healing. *Surg Clin North Am.* 1997;77:509-528.)

biologicamente ativas. As plaquetas liberam fatores a partir de duas fontes diferentes: grânulos alfa e corpos densos. Os grânulos alfa das plaquetas são organelas de armazenamento que contêm fator de crescimento derivado de plaquetas (PDGF), fator de crescimento transformador β (TGF-β), fator de crescimento semelhante à insulina 1 (IGF-1), fibronectina, fibrinogênio, trombospondina e fator de von Willebrand. Os corpos densos contêm aminas vasoativas, como a serotonina, que causam vasodilatação e aumento da permeabilidade vascular. Os mastócitos aderentes à superfície endotelial liberam histamina e serotonina, resultando em aumento da permeabilidade dás células endoteliais e causando extravasamento de plasma do espaço intravascular para o compartimento extracelular.

As plaquetas são ativadas e os fosfolipídios da membrana ligam-se ao fator V, o que permite a interação com o fator X. A atividade da protrombinase ligada à membrana é gerada e potencializa a produção de trombina exponencialmente. A própria trombina ativa as plaquetas e catalisa a conversão do fibrinogênio em fibrina. As bandas de fibrina aprisionam eritrócitos para formar o coágulo e selar a ferida. A malha resultante é a estrutura de suporte para células endoteliais, células inflamatórias e fibroblastos repararem o vaso lesado.

O tromboxano A2 e a prostaglandina F2α, formados a partir da degradação das membranas celulares na cascata do ácido araquidônico, também auxiliam na agregação plaquetária e na vasoconstrição. Embora essas atividades sirvam para limitar a magnitude da lesão, elas também podem causar isquemia localizada, resultando em mais danos às membranas celulares e liberação de mais prostaglandina F2α e tromboxano A2.

Quimiocinas

As quimiocinas estimulam a migração de diferentes tipos de células, particularmente células inflamatórias, para dentro da ferida e são participantes ativos na regulação das diferentes fases da cicatrização de feridas. As famílias de ligantes CXC, CC e C ligam-se a receptores de superfície acoplados à proteína G chamados receptores CXC e receptores CC.

A proteína quimiotática de macrófagos (MCP-1 ou CCL2) é induzida nos ceratinócitos após a lesão. É um potente quimiotático para monócitos/macrófagos, linfócitos T e mastócitos. A expressão desta quimiocina é sustentada em feridas crônicas e resulta na presença prolongada de células polimorfonucleares (PMNs) e macrófagos, levando à resposta inflamatória prolongada. O ligante 1 de quimiocina (C-X-C *motif*) (CXCL1; anteriormente chamado de GRO-α) é um potente regulador quimiotático de células PMN e está aumentado nas feridas agudas. Também está envolvido na reepitelização. A expressão de interleucina-8 (IL-8; também conhecida como CXCL8) está aumentada em feridas agudas e crônicas. Está envolvido na reepitelização e induz a expressão leucocitária de metaloproteinases de matriz (MMPs), o que estimula a remodelação. É também um forte quimioatático para células PMNs e participa da inflamação. Níveis relativamente baixos de IL-8 são encontrados em feridas fetais, o que pode justificar o fato de as feridas fetais terem menos inflamação e cicatrizarem sem cicatrizes. A expressão do CXCL10 produzido por ceratinócitos é elevada em feridas agudas e condições inflamatórias crônicas em resposta à interferona gama (IFN-γ). Prejudica a cicatrização de feridas aumentando a inflamação e recrutando linfócitos para a ferida. Também inibe a proliferação, diminuindo a reepitelização e a angiogênese e evitando a migração de fibroblastos. O fator derivado de células estromais 1 (SDF-1, também conhecido como CXCL12) é expresso por células endoteliais, miofibroblastos e ceratinócitos e está envolvido na inflamação ao recrutar linfócitos para a ferida e promover a angiogênese. É um potente quimiotático para células endoteliais e progenitores da medula óssea da circulação para os tecidos periféricos. Também aumenta a proliferação de ceratinócitos, resultando na reepitelização.

Células polimorfonucleares

A liberação de histamina e serotonina leva à permeabilidade vascular do leito capilar. Os fatores do complemento, como C5a e leucotrieno B4, promovem adesão e quimiotaxia de neutrófilos. Na presença de trombina, as células endoteliais expostas ao leucotrieno C4 e D4 liberam o fator de agregação plaquetária, o que aumenta ainda mais a adesão dos neutrófilos. Os monócitos e as células endoteliais produzem os mediadores inflamatórios IL-1 e fator de necrose tumoral alfa (TNF-α), e esses mediadores promovem ainda mais a adesão dos neutrófilos ao endotélio. A permeabilidade capilar aumentada e os fatores quimiotáticos facilitam a diapedese dos neutrófilos no local inflamatório. À medida que os neutrófilos iniciam sua migração, eles liberam o conteúdo de seus lisosomos e enzimas como elastase e outras proteases na matriz extracelular (MEC), o que facilita ainda mais a migração de neutrófilos. A combinação de intensa vasodilatação e aumento da permeabilidade vascular leva a achados clínicos de inflamação, rubor (vermelhidão), tumor (inchaço), calor e dor. O edema tecidual local é ainda promovido pela deposição de fibrina, um produto final proteico da coagulação que fica aprisionado nos vasos linfáticos.

Evidências sugerem que a migração de PMNs requer interações sequenciais adesivas e não adesivas entre integrinas β1 e β2 e componentes da MEC. As moléculas de integrina são uma família de receptores de superfície celular que estão intimamente ligados ao citoesqueleto da célula. Essas moléculas interagem com componentes da MEC, como a fibronectina, para fornecer adesão e transduzir sinais para o interior da célula.

As integrinas são essenciais para a motilidade celular e são necessárias na inflamação e cicatrização normal de feridas, bem como no desenvolvimento embrionário e metástases tumorais. Após o extravasamento, as PMNs, atraídas pelas quimiotaxinas, migram pela MEC por meio de interações transitórias entre os receptores de integrina e seus ligantes. Quatro fases da motilidade celular mediada por integrina foram descritas: adesão, disseminação, contratilidade ou tração, e retração. A ativação de integrinas específicas por meio da ligação do ligante demonstrou aumentar a adesão celular e ativar a reorganização do citoesqueleto de actina da célula. A propagação é caracterizada pelo desenvolvimento de lamelipódeos e filopódeos. A tração na borda frontal da célula desenvolve-se pela ligação da integrina seguida pela translocação da célula sobre o segmento aderente da membrana plasmática. A integrina é deslocada para a parte posterior da célula e libera seu substrato, permitindo o avanço celular. A regulação da função da integrina por substratos adesivos oferece um mecanismo para controle local de células migratórias. No interior da estrutura da MEC, foram identificados sítios de ligação para integrinas no colágeno, laminina e fibronectina.

O agente quimiotático medeia a resposta de PMN por meio de transdução de sinal à medida que a quimiotaxina se liga a receptores na superfície celular. Produtos bacterianos como N-formil-metionil-leucil-fenilalanina ligam-se para induzir o monofosfato de adenosina cíclico (AMP), mas se houver ocupação máxima do receptor, o superóxido é produzido em taxas máximas. Os neutrófilos também possuem receptores para imunoglobulina G (IgG; receptor Fc) e as proteínas do complemento C3b e C3bi. À medida que a cascata do complemento é liberada e as bactérias são opsonizadas, a ligação dessas proteínas aos receptores celulares nos neutrófilos permite o reconhecimento pelos neutrófilos e a fagocitose das bactérias. Quando os neutrófilos são estimulados, eles expressam mais receptores CR1 e CR3, permitindo uma ligação e fagocitose mais eficientes dessas bactérias.

A ativação funcional ocorre após a migração de PMNs para o local da ferida, o que pode induzir a expressão de novos antígenos de superfície celular, aumento da citotoxicidade ou aumento da produção e liberação de citocinas. Esses neutrófilos ativados procuram debris necróticos, corpo estranho e bactérias e geram radicais de oxigênio livre com elétrons doados pela forma reduzida de nicotinamida adenina dinucleotídio fosfato. Os elétrons são transportados pela membrana para os lisosomos, onde o ânion superóxido (O_2^-) é formado. A superóxido dismutase catalisa a formação de peróxido de hidrogênio (H_2O_2), que é então degradado pela mieloperoxidase nos grânulos azurofílicos dos neutrófilos. Essa interação oxida os haletos com a formação de subprodutos como o ácido hipocloroso. A reação catalisada pelo ferro entre H_2O_2 e O_2^- forma radicais hidroxila (OH·). Este potente radical livre é bactericida, bem como tóxico para os neutrófilos e tecidos viáveis circundantes.

A migração de PMNs termina após vários dias ou quando a contaminação da ferida foi controlada. PMNs individuais sobrevivem não mais que 24 horas e são substituídos predominantemente por células mononucleares. A contaminação continuada da ferida ou infecção secundária causa a ativação do sistema complemento, que fornece um suprimento constante de fatores quimiotáticos e um influxo sustentado de PMNs para a ferida. Uma inflamação prolongada atrasa a cicatrização da ferida, destrói o tecido normal e resulta na formação de abscesso e possivelmente infecção sistêmica. As PMNs não são essenciais para a cicatrização de feridas porque sua fagocitose e papel antimicrobiano podem ser assumidos por macrófagos. As incisões estéreis cicatrizam normalmente sem a presença de PMNs.

Macrófagos

O macrófago é a célula realmente fundamental para a cicatrização de feridas, orquestrando a liberação de citocinas e estimulando muitos processos subsequentes na cicatrização de feridas (Figura 6.3). Os macrófagos teciduais são derivados da quimiotaxia de monócitos em migração e aparecem dentro de 24 a 48 horas após a lesão. Quando os neutrófilos começam a desaparecer, os macrófagos aparecem e induzem a apoptose de PMN. Os fatores quimiotáticos de monócitos incluem produtos bacterianos, produtos de degradação do complemento (C5a), trombina, fibronectina, colágeno, TGF-β e PDGF-BB. A quimiotaxia de monócitos ocorre como resultado da interação de receptores de integrina na superfície do monócito com fibrina e fibronectina da MEC. O receptor de integrina β também transduz o sinal para iniciar a atividade fagocítica do macrófago. A expressão de integrina ativada medeia a transformação de monócitos em macrófagos de feridas. A transformação resulta em aumento da atividade fagocítica e expressão seletiva de citocinas e elementos de transdução de sinal por RNA mensageiro (mRNA), incluindo os genes de resposta de

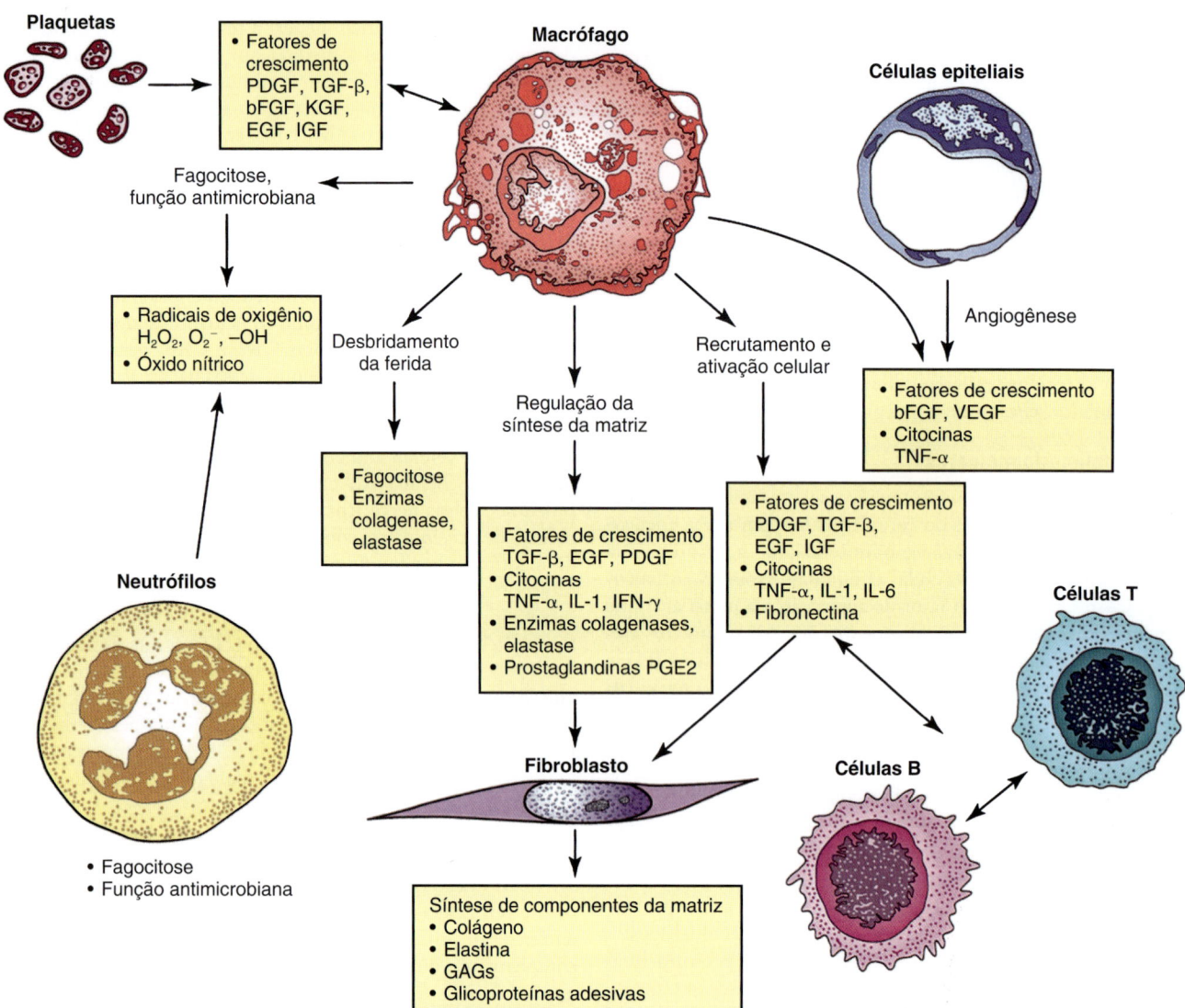

Figura 6.3 Interação de fatores celulares e humorais na cicatrização de feridas. Observe o papel fundamental do macrófago. *bFGF*, fator de crescimento de fibroblasto básico; *EGF*, fator de crescimento epidérmico; *GAGs*, glicosaminoglicanos; H_2O_2, peróxido de hidrogênio; *IFNγ*, interferona gama; *IGF*, fator de crescimento semelhante à insulina; *IL1*, interleucina-1; *IL6*, interleucina-6; *KGF*, fator de crescimento de ceratinócitos; O_2^-, superóxido; ^-OH, radical hidroxila; *PDGF*, fator de crescimento derivado de plaquetas; PGE_2, prostaglandina E2; *TGFβ*, fator de crescimento transformador β; *TNFα*, fator de necrose tumoral α; *VEGF*, fator de crescimento endotelial vascular. (Adaptada de Witte MB, Barbul A. General principles of wound healing. Surg Clin North Am. 1997;77:509-528.)

crescimento precoce (EGR), EGR2 e c-fos. Os macrófagos possuem receptores específicos para IgG, C3b (CR1 e CR3) e fibronectina (receptores de integrina) que permitem o reconhecimento de superfície e fagocitose de patógenos opsonizados.

Os debris bacterianos, como lipopolissacarídeos, ativam monócitos para liberar radicais livres e citocinas que medeiam a angiogênese e a fibroplasia. A presença de IL-2 aumenta a liberação de radicais livres e aumenta a atividade bactericida. A atividade dos radicais livres é potencializada pela IL-2. Os radicais livres geram debris bacterianos, o que potencializa ainda mais a ativação dos monócitos. Os macrófagos de feridas ativados também produzem óxido nítrico (NO), uma substância que demonstrou ter muitas funções além das propriedades antimicrobianas.

À medida que o monócito ou macrófago é ativado, a fosfolipase é induzida, os fosfolipídios da membrana celular são clivados enzimaticamente e o tromboxano A2 e a prostaglandina F2α são liberados. O macrófago também libera leucotrienos B4 e C4 e ácido 15-hidroxieicosatetraenoico e ácido 5-hidroxieicosatetraenoico. O leucotrieno B4 é uma quimiotaxina potente para neutrófilos e aumenta a sua aderência às células endoteliais.

Os macrófagos da ferida liberam proteinases, incluindo MMPs (MMP-1, MMP-2, MMP-3 e MMP-9), que degradam a MEC e são essenciais para a remoção de corpo estranho, promovendo o movimento celular pelos espaços teciduais e regulando a renovação da MEC. Essa atividade é dependente da via do AMP cíclico e pode ser bloqueada por anti-inflamatórios não esteroidais ou glicocorticoides. A colchicina e o ácido retinoico também parecem diminuir a produção de colagenase.

Os macrófagos secretam numerosas citocinas e fatores de crescimento (Tabelas 6.1 e 6.2). IL-1, uma citocina pró-inflamatória, é uma citocina de resposta de fase aguda. Esse pirogênio endógeno causa ativação linfocitária e estimulação do hipotálamo, induzindo a resposta febril. Também afeta diretamente a hemostasia, induzindo a liberação de vasodilatadores e estimulando a coagulação. Seu efeito

Tabela 6.1 Atividade das citocinas na cicatrização de feridas.

Citocina	Fonte celular	Função	Tipo de ferida	
			Aguda	Crônica
Citocinas pró-inflamatórias				
TNF-α	PMNs, macrófagos	Inflamação, re-epitelização, marginalização e citotoxicidade de PMN, com ou sem a síntese de colágeno; fornece substrato metabólico	Níveis aumentados	Níveis aumentados
IL-1	PMNs, macrófagos, ceratinócitos, monócitos	Inflamação, re-epitelização, quimiotaxia de fibroblastos e ceratinócitos, síntese de colágeno	Níveis aumentados	Níveis aumentados
IL-2	Linfócitos T	Aumenta o metabolismo e a infiltração de fibroblastos		
IL-6	PMN, macrófagos, fibroblastos	Inflamação, re-epitelização, proliferação de fibroblastos, síntese de proteínas hepáticas de fase aguda	Níveis aumentados	Níveis aumentados
IL-8	Macrófagos, fibroblastos	Inflamação, quimiotaxia de macrófagos e PMN; re-epitelização, maturação e proliferação de ceratinócitos	Níveis aumentados	Níveis aumentados
IFN-γ	Linfócitos T, macrófagos	Ativa macrófagos e PMN, retarda a síntese e ligação cruzada de colágeno, estimula a atividade da colagenase		
Citocinas anti-inflamatórias				
IL-4	Linfócitos T, basófilos, mastócitos	Inibição da produção de TNF-α, IL-1, IL-6; proliferação de fibroblastos, síntese de colágeno		
IL-10	Linfócitos T, macrófagos, ceratinócitos	Inibição da produção de TNF-α, IL-1, IL-6, inibição de macrófagos e ativação de PMN		

IFNγ, interferona-γ; *IL1, 2, 4, 6, 8, 10*, interleucina1, 2, 4, 6, 8, 10; *PNM*, célula polimorfonuclear; *TNFα*, fator de necrose tumoralα. (Adaptada de Rumalla VK, Borah GL. Cytokines, growth factors, and plastic surgery. *Plast Reconstr Surg.* 2001;108:719-733; e Barrientos S *et al.* Growth factors and cytokines in wound healing. *Wound Repair Regen.* 2008;16:585-601.)

é ainda mais amplificado à medida que as células endoteliais o produzem na presença de TNF-α e endotoxina. A IL-1 tem inúmeros efeitos, como aumento da produção de colagenase, estimulação da degradação da cartilagem e reabsorção óssea, ativação de neutrófilos, regulação de moléculas de adesão e promoção de quimiotaxia. Estimula outras células a secretar citocinas pró-inflamatórias. Seus efeitos se estendem até a fase proliferativa, durante a qual há aumento do crescimento de fibroblastos e ceratinócitos e a síntese de colágeno. Estudos demonstraram níveis aumentados de IL-1 em feridas crônicas que não cicatrizam, sugerindo seu papel na patogênese da má cicatrização de feridas. As primeiras respostas benéficas da IL-1 na cicatrização de feridas parecem ser inadequadas se os níveis elevados ultrapassarem a primeira semana após a lesão.

Subprodutos microbianos induzem os macrófagos a liberar TNF. O TNF-α é essencial para iniciar a resposta à lesão ou às bactérias. Ele regula as moléculas de adesão da superfície celular que promovem a interação de células imunes e endotélio. O TNF-α é detectado em uma ferida dentro de 12 horas e atinge o pico após 72 horas. Seus efeitos incluem hemostasia, aumento da permeabilidade vascular e aumento da proliferação endotelial. Semelhante à IL-1, o TNF-α induz febre, aumento da produção de colagenase, reabsorção de cartilagem e osso e liberação de PDGF, bem como a produção de mais IL-1. No entanto, a produção excessiva de TNF-α tem sido associada à falência multissistêmica de órgãos e aumento da morbidade e mortalidade em estados de doenças inflamatórias, em parte por seus efeitos na ativação de macrófagos e neutrófilos. Estudos observaram níveis elevados de TNF-α em úlceras venosas crônicas que não cicatrizam *versus* que cicatrizam. Assim como no caso da IL-1, o TNF-α parece ser essencial na resposta inflamatória precoce necessária para a cicatrização da ferida, mas a persistência local e sistêmica dessa citocina pode levar ao comprometimento da maturação da ferida.

A IL-6, produzida por monócitos e macrófagos, está envolvida no crescimento de células-tronco, ativação de células B e células T e regulação da síntese de proteínas hepáticas de fase aguda. Nas feridas agudas, a IL-6 também é secretada por PMNs e fibroblastos; um aumento em IL-6 ocorre paralelamente ao aumento na contagem de PMN localmente. A IL-6 é detectável dentro de 12 horas após o ferimento em estudos experimentais e pode persistir em altas concentrações por mais de 1 semana. Também funciona sinergicamente com IL-1, TNF-α e endotoxinas. É um potente estimulador da proliferação de fibroblastos e está diminuído em fibroblastos envelhecidos e feridas fetais.

A IL-8 é secretada principalmente por macrófagos e fibroblastos na ferida aguda com pico de expressão nas primeiras 24 horas. Seus principais efeitos já foram discutidos e incluem aumento da quimiotaxia de PMN e monócitos, degranulação de PMN e expressão de moléculas de adesão celular endotelial.

O IFN-γ, outra citocina pró-inflamatória, é secretado por linfócitos T e macrófagos. Seus principais efeitos são a ativação de macrófagos e PMNs e aumento da citotoxicidade. Também foi demonstrado que reduz a contração local da ferida e ajuda na remodelação do tecido. O IFN-γ tem sido utilizado no tratamento de cicatrizes hipertróficas e queloides, possivelmente por seu efeito em retardar a produção e a fibras cruzadas do colágeno, enquanto a produção de colagenase (MMP-1) aumenta. Experimentalmente, demonstrou-se que prejudica a reepitelização e a resistência da ferida de maneira dose-dependente quando aplicada local ou sistemicamente. Esses achados sugerem que a administração de IFN-γ pode melhorar a hipertrofia da cicatriz, diminuindo a resistência da ferida.

Os macrófagos também liberam fatores de crescimento que estimulam a proliferação de fibroblastos, células endoteliais e queratinócitos, e são importantes na fase proliferativa (Tabela 6.2). O PDGF secretado por macrófagos estimula a síntese de colágeno e

Tabela 6.2 Fatores de crescimento que afetam a cicatrização de feridas.

Fator de crescimento	Fonte celular	Função	Tipo de ferida Aguda	Tipo de ferida Crônica
PDGF	Plaquetas, macrófagos, células endoteliais, ceratinócitos, fibroblastos	Inflamação; formação de tecido de granulação; reepitelização; formação e remodelação de matriz; quimiotáxico para PMN, macrófagos, fibroblastos e células musculares lisas; ativa os PMN, macrófagos e fibroblastos; mitogênico para fibroblastos, células endoteliais; estimula a produção de MMPs, fibronectina e AH; estimula a contração da ferida e angiogênese	Níveis aumentados	Níveis diminuídos
TGF-β (incluindo isoformas $β_1$, $β_2$ e $β_3$)	Plaquetas, linfócitos T, macrófagos, células endoteliais, ceratinócitos, fibroblastos	Inflamação; formação de tecido de granulação; reepitelização; formação e remodelação da matriz; quimiotáxico para PMNs, macrófagos, linfócitos, fibroblastos; estimula a síntese TIMP, migração de ceratinócitos, angiogênese e fibroplasia; inibe a produção de MMPs e proliferação de ceratinócitos; induz a produção de TGF-β	Níveis aumentados	Níveis diminuídos
EGF	Plaquetas, macrófagos, fibroblastos	Mitogênico para ceratinócitos e fibroblastos; estimula a migração de ceratinócitos	Níveis aumentados	Níveis diminuídos
Família FGF-1 e FGF-2	Macrófagos, mastócitos, linfócitos T, células endoteliais, fibroblastos, ceratinócitos, células musculares lisas, condrócitos	Formação de tecido de granulação; reepitelização; formação e remodelação de matriz; quimiotáxico para fibroblastos, mitogênico para fibroblastos e ceratinócitos; estimula a migração de ceratinócitos; angiogênese; contração da ferida e deposição de matriz	Níveis aumentados	Níveis diminuídos
KGF (também denominado FGF-7)	Fibroblastos, ceratinócitos, células musculares lisas, condrócitos, células endoteliais, mastócitos	Estimula a proliferação e migração de ceratinócitos, aumento da transcrição de fatores envolvidos na desintoxicação de ROS, potente mitógeno para células endoteliais vasculares; suprarregula VEGF, estimula a produção de células endoteliais por UPA	Níveis aumentados	Níveis diminuídos
VEGF	Ceratinócitos, plaquetas, PMNs, macrófagos, células endoteliais, células musculares lisas, fibroblastos	Formação de tecido de granulação; aumenta a vasopermeabilidade; mitogênico para células endoteliais	Níveis aumentados	Níveis diminuídos
TGF-α	Macrófagos, linfócitos T, ceratinócitos, plaquetas, fibroblastos, linfócitos	Reepitelização; aumenta a migração e proliferação de ceratinócitos		
IGF-1	Macrófagos, fibroblastos	Estimula a produção de elastina e síntese de colágeno, proliferação de fibroblastos		

AH, ácido hialurônico; *FEG*, fator de crescimento epidérmico; *FGF1, 2, 7*, fator de crescimento de fibroblastos 1, 2, 7; *IGFI*, fator de crescimento semelhante à insulina I; *KGF*, fator de crescimento de ceratinócitos; *MMP*, metaloproteinases de matriz; *PDGF*, fator de crescimento derivado de plaquetas; *PMN*, células polimorfonucleares; *ROS*, espécies reativas de oxigênio; *TGF-α, β*, fator de crescimento transformador α, β; *TIMP*, inibidores teciduais de metaloproteinases; *UPA*, ativador de plasminogênio tipo uroquinase; *VEGF*, fator de crescimento endotelial vascular. (Adaptada de Schwartz SI, ed. *Principles of Surgery*. 7th ed. New York: McGraw-Hill; 1999:269; e Barrientos S, Stojadinovic O, Golinko MS, et al. Growth factors and cytokines in wound healing. *Wound Repair Regen*. 2008;16:585-601.)

proteoglicanos. O PDGF existe como três isômeros – PDGF-AA, PDGF-AB e PDGF-BB. O isômero PDGF-BB é a única preparação de fator de crescimento aprovada pela *Food and Drug Administration* dos EUA e é a mais amplamente estudada clinicamente.

O TGF-α e TGF-β são liberados por monócitos ativados. O TGF-α estimula o crescimento epidérmico e a angiogênese. O próprio TGF-β estimula os monócitos a expressarem outros peptídeos, como TGF-α, IL-1 e PDGF. O TGF-β, que também é liberado por plaquetas e fibroblastos nas feridas, existe como pelo menos três isômeros – $β_1$, $β_2$ e $β_3$ – e seus efeitos incluem migração e maturação de fibroblastos e síntese de MEC. O $TGF-β_1$ demonstrou desempenhar um papel importante no metabolismo do colágeno e na cicatrização de lesões gastrintestinais e anastomoses. Em modelos experimentais, o $TGF-β_1$ acelera a cicatrização de feridas em animais normais, irradiados e com deficiência de esteroides.

O TGF-β é o estimulante mais potente da fibroplasia, e seus fortes efeitos mitogênicos têm sido envolvidos na fibrogênese observada em estados patológicos como esclerodermia e fibrose pulmonar intersticial. A expressão aumentada de mRNA do TGF-β_1 é encontrada em queloides e cicatrizes hipertróficas. Em contrapartida, as feridas fetais demonstraram escassez de TGF-β, sugerindo que o reparo sem cicatriz observado no útero ocorre devido a quantidades baixas ou ausentes de TGF-β. Estudos dos três isômeros sugeriram que, embora o TGF-β_1 e o TGF-β_2 desempenhem um papel importante na fibrose tecidual e na cicatrização pós-lesão, o TGF-β_3 pode limitar a cicatrização. À medida que a concentração de TGF-β aumenta no sítio inflamatório, os fibroblastos são diretamente estimulados a produzir colágeno e fibronectina, levando à fase proliferativa.

Os macrófagos feridos exibem diferentes fenótipos funcionais – M1 (ativado classicamente) e M2 (ativado alternativamente) – que estão nos extremos da função dos macrófagos contínua. Os lipopolissacarídeos e o IFN-γ estimulam a diferenciação em macrófagos M1 que liberam TNF-α, NO e IL-6. Esses mediadores são responsáveis pela defesa do hospedeiro, mas à custa de danos colaterais significativos nos tecidos. Os macrófagos M2 são ativados por IL-4 e IL-13; suprimir reações inflamatórias e respostas imunes adaptativas; e desempenham um papel importante na cicatrização de feridas, angiogênese e defesa contra infecções parasitárias. No entanto, apesar de suas funções benéficas, os macrófagos M2 também podem estar envolvidos em diferentes doenças, como alergia, asma e fibrose, que é resultado de uma resposta de células T auxiliares (Th$_2$) predominantemente por IL-4 ou IL-10. Ambos os fenótipos são importantes quando corretamente balanceados durante as diferentes fases da cicatrização de feridas. Na fase inflamatória, uma maior atividade de macrófagos M1 é necessária para a eliminação de debris de macrófagos e destruição de patógenos invasores. Na fase proliferativa predominam os macrófagos M2. O equilíbrio entre os macrófagos M1 e M2 é provavelmente perturbado durante as respostas anormais de cicatrização de feridas.

Vários estudos têm demonstrado a importância dos macrófagos na cicatrização de feridas por depleção de macrófagos. A depleção de macrófagos retarda a infiltração da ferida por fibroblastos e diminui a fibrose da ferida. Animais recém-nascidos que não possuíam macrófagos, mastócitos e neutrófilos funcionais como resultado de mielopoese defeituosa cicatrizaram sem cicatrizes na mesma velocidade que animais de tipo selvagem se suas feridas estiverem protegidas por cobertura antibiótica, sugerindo que as células inflamatórias não são essenciais para o fechamento da ferida. No entanto, vários modelos de depleção de macrófagos induzíveis específicos baseados em camundongos geneticamente modificados resultaram em um efeito prejudicial de depleção de macrófagos pré-lesão. Os camundongos depletados antes da lesão normalmente mostraram um defeito na reepitelização, formação de tecido de granulação, angiogênese, produção de citocinas da ferida e contração da ferida associada a miofibroblastos. A depleção de macrófagos 9 dias após a lesão não resultou em diferenças morfológicas ou biológicas entre os camundongos de controle e de tratamento, sugerindo que os macrófagos podem não ser necessários em estágios posteriores da cicatrização da ferida.

Linfócitos

Números significativos de linfócitos T aparecem no quinto dia após a lesão e atingem o pico no sétimo dia. Os linfócitos B parecem estar principalmente envolvidos na regulação negativa da cicatrização à medida que a ferida se fecha. Os linfócitos estimulam os fibroblastos com citocinas (IL-2 e fator de ativação de fibroblastos). Os linfócitos também secretam citocinas inibitórias (TGF-β, TNF-α e IFN-γ). Os macrófagos apresentadores de antígenos apresentam debris bacterianos ou proteínas do hospedeiro enzimaticamente degradadas aos linfócitos, estimulando a proliferação de linfócitos e a liberação de citocinas. As células T produzem IFN-γ, que estimula o macrófago a liberar TNF-α e IL-1. O IFN-γ diminui a síntese de prostaglandinas, potencializando o efeito de mediadores inflamatórios, suprimindo a síntese de colágeno e inibindo o êxodo de macrófagos. O IFN-γ parece ser um importante mediador de feridas crônicas que não cicatrizam, e sua presença sugere que os linfócitos T estão envolvidos principalmente na cicatrização crônica de feridas.

Os fármacos que suprimem a função e proliferação de linfócitos T (esteroides, ciclosporina e tacrolimus) resultam em cicatrização prejudicada em modelos experimentais de feridas, possivelmente por diminuição da síntese de NO. A depleção de linfócitos *in vivo* sugere a existência de uma população de linfócitos T incompletamente caracterizada que não é nem CD4+ nem CD8+, que parece ser responsável pela promoção da cicatrização de feridas.

Fase proliferativa

À medida que as respostas agudas de hemostasia e inflamação começam a se resolver, o andaime é colocado para o reparo da ferida por meio de angiogênese, fibroplasia e epitelização. Esta fase é caracterizada pela formação de tecido de granulação, que consiste em um leito capilar; fibroblastos; macrófagos; e um arranjo frouxo de colágeno, fibronectina e ácido hialurônico. Numerosos estudos têm usado fatores de crescimento para modificar o tecido de granulação, particularmente a fibroplasia. A transferência adenoviral, aplicação tópica e injeção subcutânea de PDGF, TGF-β, fator de crescimento de queratinócitos (KGF), fator de crescimento endotelial vascular (VEGF) e fator de crescimento epidérmico (EGF) demonstraram aumentar a proliferação do tecido de granulação.

Angiogênese

A angiogênese é o processo de formação de novos vasos sanguíneos e é necessária para suportar um ambiente de cicatrização da ferida. Após a lesão, as células endoteliais ativadas degradam a membrana basal das vênulas pós-capilares, permitindo a migração das células por meio dessa lacuna. A divisão dessas células endoteliais em migração resulta na formação de túbulos ou lúmens. Eventualmente, ocorre a deposição da membrana basal e resulta em maturação capilar.

Após a lesão, o endotélio é exposto a inúmeros fatores solúveis e entra em contato com células sanguíneas. Essas interações resultam na regulação positiva da expressão de moléculas de adesão à superfície celular, como a molécula-1 de adesão à superfície celular vascular. As enzimas que degradam a matriz, como a plasmina e as metaloproteinases, são liberadas e ativadas e degradam a membrana basal endotelial. A fragmentação da membrana basal permite a migração de células endoteliais para a ferida, promovida pelo fator de crescimento de fibroblastos (FGF), PDGF e TGF-β. As células endoteliais lesadas expressam moléculas de adesão, como a integrina $\alpha_v\beta_3$, que facilita a ligação à fibrina, fibronectina e fibrinogênio e facilita a migração de células endoteliais ao longo da matriz provisória. A molécula de adesão celular endotelial plaquetária-1 (PECAM-1), também encontrada nas células endoteliais, modula sua interação umas com as outras à medida que migram para a ferida.

A formação do tubo capilar é um processo complexo que envolve interações célula-célula e célula-matriz, moduladas por moléculas de adesão nas superfícies das células endoteliais. Observou-se que o PECAM-1 medeia o contato célula-célula, enquanto os receptores de integrina β_1 podem auxiliar na estabilização desses contatos e na formação de junções apertadas entre as células endoteliais. Alguns dos novos capilares diferenciam-se em arteríolas e vênulas, enquanto outros sofrem involução e apoptose com posterior ingestão por macrófagos. A regulação da apoptose endotelial não é bem compreendida.

A angiogênese parece ser estimulada e manipulada por várias citocinas produzidas predominantemente por macrófagos e plaquetas. À medida que o macrófago produz TNF-α, ele orquestra a angiogênese durante a fase inflamatória. A heparina, que pode estimular a migração de células endoteliais capilares, liga-se com alta afinidade a um grupo de fatores angiogênicos.

O VEGF, um membro da família PDGF de fatores de crescimento, tem atividade angiogênica potente. É produzido em grandes quantidades por queratinócitos, macrófagos, células endoteliais, plaquetas e fibroblastos durante a cicatrização de feridas. A ruptura celular e a hipoxia, características da lesão tecidual, parecem ser fortes indutores iniciais de potentes fatores angiogênicos no local da ferida, como VEGF e seu receptor. Os membros da família VEGF incluem VEGF-A, VEGF-B, VEGF-C, VEGF-D, VEGF-E e fator de crescimento placentário. O VEGF-A promove eventos precoces na angiogênese e, posteriormente, é crucial para a cicatrização de feridas. Ele se liga aos receptores de superfície da tirosinoquinase Flt-1 (receptor de VEGF-1 ou VEGFR-1) e ao receptor do domínio de inserção da quinase (receptor de VEGF-2 ou VEGFR-2). O Flt-1 é necessário para a organização dos vasos sanguíneos, enquanto o receptor do domínio de inserção da quinase é importante para a quimiotaxia, proliferação e diferenciação das células endoteliais. Estudos em animais mostraram que a administração de VEGF-A restaura a angiogênese prejudicada encontrada em membros isquêmicos diabéticos; no entanto, outros estudos mostraram que o VEGF exógeno resulta em extravasamento vascular e formação desorganizada de vasos sanguíneos. O VEGF-C, que também está elevado durante a cicatrização de feridas, é liberado principalmente por macrófagos e é importante durante a fase inflamatória da cicatrização de feridas. Embora funcione principalmente por meio do receptor-3 de VEGF, que é expresso em macrófagos e endotélio linfático, também pode ativar o receptor-2 de VEGF, aumentando a permeabilidade vascular. A administração in vivo de VEGF-C em um modelo animal usando um vetor adenoviral em camundongos geneticamente diabéticos resultou em cicatrização acelerada. O fator de crescimento placentário é outro fator pró-angiogênico que é elevado após o ferimento. Está envolvido na inflamação e é expresso por ceratinócitos e células endoteliais. Acredita-se que funcione sinergicamente com o VEGF, potencializando sua função pró-angiogênica.

Ambos os FGFs ácidos e básicos (FGF-1 e FGF-2) são liberados de células parenquimatosas rompidas e são estimulantes precoces da angiogênese. O FGF-2 fornece o estímulo angiogênico inicial nos primeiros 3 dias de reparo da ferida, seguido por um estímulo prolongado subsequente mediado por VEGF do quarto ao sétimo dia. Há um efeito dependente da dose de VEGF e FGF-2 na angiogênese. Tanto o TGF-α como o EGF estimulam a proliferação de células endoteliais. TNF-α é quimiotático para células endoteliais; promove a formação do tubo capilar e pode mediar a angiogênese por meio da indução do fator 1 induzível por hipoxia (HIF-1). Regula a expressão de outros genes responsivos à hipoxia, incluindo NO sintase induzível e VEGF. O mRNA de HIF-1α está presente de forma proeminente em células inflamatórias da ferida durante as 24 horas iniciais, e a proteína HIF-1α está presente em células isoladas da ferida 1 e 5 dias após a lesão in vitro. Os dados também sugerem que há uma interação positiva entre NO endógeno e VEGF, com NO endógeno aumentando a síntese de VEGF. Da mesma forma, o VEGF demonstrou promover a síntese de NO na angiogênese, sugerindo que o NO medeia aspectos da sinalização do VEGF necessários para a proliferação e organização das células endoteliais.

O TGF-β é um fator quimiotáxico para fibroblastos e provavelmente auxilia na angiogênese ao sinalizar o fibroblasto para produzir FGFs. Outros fatores que demonstraram induzir angiogênese incluem angiogenina, IL-8 e ácido láctico. Vários dos materiais da matriz, como fibronectina e ácido hialurônico do local da ferida, são angiogênicos. A fibronectina e a fibrina são produzidas por macrófagos e células endoteliais danificadas. O colágeno parece interagir causando a formação tubular de células endoteliais in vitro. A angiogênese resulta da interação complexa de material de MEC e citocinas.

Fibroplasia

Os fibroblastos são células especializadas que se diferenciam das células mesenquimais em repouso no tecido conjuntivo; eles não chegam à fenda da ferida por diapedese das células circulantes. Após a lesão, os fibroblastos normalmente quiescentes e esparsos são quimioatraídos para o sítio inflamatório; eles dividem e produzem os componentes da MEC. Após estimulação por citocinas derivadas de macrófagos e plaquetas e fatores de crescimento, o fibroblasto, que normalmente está parado na fase G_0, sofre replicação e proliferação. O TGF-β derivado de plaquetas estimula a proliferação de fibroblastos indiretamente pela liberação de PDGF. O fibroblasto também pode estimular a replicação de maneira autócrina pela liberação de FGF-2. Para continuar a proliferar, os fibroblastos requerem estimulação adicional por fatores como EGF ou IGF-1. Embora os fibroblastos necessitem de fatores de crescimento para a proliferação, eles não precisam de fatores de crescimento para sobreviver. Os fibroblastos podem viver quiescentemente em meios livres de fatores de crescimento em monocamadas ou culturas tridimensionais.

A função primária dos fibroblastos é sintetizar colágeno, que eles começam a produzir durante a fase celular da inflamação. O tempo necessário para que as células mesenquimais indiferenciadas se diferenciem em fibroblastos altamente especializados é responsável pelo atraso entre a lesão e o aparecimento de colágeno em uma ferida em cicatrização. Esse período, geralmente de 3 a 5 dias, dependendo do tipo de tecido lesado, é denominado fase de latência da cicatrização da ferida. Os fibroblastos começam a migrar em resposta a substâncias quimiotáticas, como fatores de crescimento (PDGF, TGF-β), fragmentos C5, trombina, TNF-α, eicosanoides, fragmentos de elastina, leucotrieno B4 e fragmentos de colágeno e fibronectina.

A taxa de síntese de colágeno diminui após 4 semanas e, eventualmente, equilibra a taxa de destruição de colágeno pela colagenase (MMP-1). Neste ponto, a ferida entra em uma fase de maturação do colágeno. A fase de maturação continua por meses ou anos. Os níveis de glicoproteínas e mucopolissacarídeos diminuem durante a fase de maturação, e novos capilares regridem e desaparecem. Essas mudanças alteram a aparência da ferida e aumentam sua força.

Epitelização

A epiderme serve como uma barreira física para evitar a perda de líquidos e a invasão bacteriana. As junções celulares estreitas dentro do epitélio contribuem para sua impermeabilidade, e a zona da membrana basal fornece suporte estrutural e fornece ligação entre a epiderme e a derme.

A zona da membrana basal consiste em várias camadas que fixam a interface epidermodérmica e conectam a lâmina densa à derme: (1) lâmina lúcida (elétron-lucente), constituída por laminina e sulfato de heparana; (2) lâmina densa (elétron-densa), contendo colágeno tipo IV; e (3) fibrilas de ancoragem, consistindo em colágeno tipo IV.

A camada basal da epiderme se liga à zona da membrana basal por hemidesmossomos. A reepitelização das feridas começa horas após a lesão. Inicialmente, a ferida é rapidamente selada pela formação de coágulos e depois pela migração de células epiteliais (epidérmicas) pelo defeito. Os ceratinócitos localizados na camada basal da epiderme residual ou nas profundezas dos apêndices dérmicos revestidos por epitélio migram para ressurgir a ferida. A epitelização envolve uma sequência de mudanças nos ceratinócitos da ferida – desprendimento, migração, proliferação, diferenciação e estratificação. Se a zona da membrana basal estiver intacta, a epitelização prossegue mais rapidamente. As células são estimuladas a migrar. Os anexos às células vizinhas e adjacentes e à derme são afrouxados, como demonstrado pela retração dos tonofilamentos intracelulares, dissolução de desmossomos e hemidesmossomas intercelulares que ligam a epiderme à membrana basal e formação de filamentos citoplasmáticos de actina.

As células epidérmicas expressam receptores de integrina que lhes permitem interagir com proteínas da MEC, como a fibronectina. As células migratórias dissecam a ferida separando a escara dessecada do tecido viável. Essa via de dissecção é determinada pelas integrinas que as células epidérmicas expressam em suas membranas celulares. A degradação da MEC, necessária para que as células epidérmicas migrem entre a derme colagenosa e a escara de fibrina, é impulsionada pela produção de colagenase (MMP-1) pelas células epidérmicas e ativador de plasminogênio, que ativa a colagenase e a plasmina. As células migratórias também são fagocitárias e removem debris no seu trajeto. As células atrás da margem condutora das células migratórias começam a proliferar. As células epiteliais movem-se de maneira desordenada, saltitando, até as margens estabelecerem contato. Se a zona da membrana basal não estiver intacta, ela será reparada primeiro. A ausência de células vizinhas na margem da ferida pode ser um sinal para a migração e proliferação de células epidérmicas. A liberação local de EGF, TGF-α e KGF e o aumento da expressão de seus receptores também podem estimular esses processos. A aplicação tópica de fator de crescimento de queratinócitos-2 (KGF-2) em animais jovens e idosos acelera a reepitelização. As proteínas da membrana basal, como a laminina, reaparecem em uma sequência altamente ordenada da margem da ferida para dentro. Depois que a ferida é completamente reepitelizada, as células tornam-se colunares e estratificadas novamente enquanto se fixam firmemente à membrana basal restabelecida e à derme subjacente.

Matriz extracelular

A MEC existe como um arcabouço para estabilizar a estrutura física dos tecidos, mas também desempenha um papel ativo e complexo ao regular o comportamento das células que entram em contato com ela. As células dentro dele produzem os constituintes macromoleculares, incluindo (1) glicosaminoglicanos (GAGs), ou cadeias de polissacarídeos, geralmente encontrados covalentemente ligados a proteínas na forma de proteoglicanos e (2) proteínas fibrosas, como colágeno, elastina, fibronectina e laminina.

No tecido conjuntivo, as moléculas de proteoglicanos formam uma substância fundamental semelhante a um gel. Este gel altamente hidratado permite que a matriz resista à força de compressão enquanto permite a rápida difusão de nutrientes, metabólitos e hormônios entre o sangue e as células do tecido. As fibras de colágeno dentro da matriz servem para organizar e fortalecer a matriz, enquanto as fibras de elastina conferem resiliência (as proteínas da matriz têm funções adesivas).

A matriz da ferida se acumula e muda de composição à medida que a cicatrização progride, equilibrada entre nova deposição e degradação (Figura 6.4). A matriz provisória é um andaime para a migração celular e é composta por fibrina, fibrinogênio, fibronectina e vitronectina. GAGs e proteoglicanos são sintetizados em seguida e suportam mais deposição e remodelação da matriz. Os colágenos, que são as proteínas predominantes da cicatriz, são o resultado final. As proteínas de ligação, como a fibrina e a fibronectina, fornecem ligação à MEC por meio da ligação aos receptores de integrina da superfície celular.

A estimulação de fibroblastos por fatores de crescimento induz a expressão suprarregulada de receptores de integrina, facilitando as interações célula-matriz. A ligação do ligando induz o agrupamento de integrina em locais de adesão focal. A regulação da sinalização celular mediada por integrina pelos cátions bivalentes extracelulares Mg^{2+}, Mn^{2+} e Ca^{2+} talvez seja causada pela indução de mudanças conformacionais nas integrinas.

Existe uma relação dinâmica e recíproca entre os fibroblastos e a MEC. A regulação das citocinas das respostas dos fibroblastos é alterada por variações na composição da MEC. Por exemplo, a expressão de enzimas que degradam a matriz, como as MMPs, é regulada positivamente após a estimulação de fibroblastos por citocinas. A MMP-1 colagenolítica é induzida por IL-1 e regulada negativamente por TGF-β. A ativação do plasminogênio em plasmina pelo ativador do plasminogênio e a pró-colagenase em colagenase pela plasmina resulta na degradação da matriz e facilita a migração celular. A modulação desses processos fornece mecanismos adicionais pelos quais a interação célula-matriz pode ser regulada durante a cicatrização de feridas. A modulação da matriz também é vista na metástase do tumor. As células neoplásicas perdem sua dependência de ancoragem, mediada principalmente por integrinas; isso é provavelmente causado pela diminuição da produção de fibronectina e subsequente diminuição da adesão e, como resultado, essas células podem se desprender do tumor primário e metastatizar.

Um exemplo das interações dinâmicas necessárias que ocorrem na matriz provisória durante a cicatrização de feridas é o efeito de TGF-β em feridas incisionais seladas com selante de fibrina. O selante de fibrina é um derivado dos componentes do plasma que imita a última etapa da cascata de coagulação. O selante de fibrina

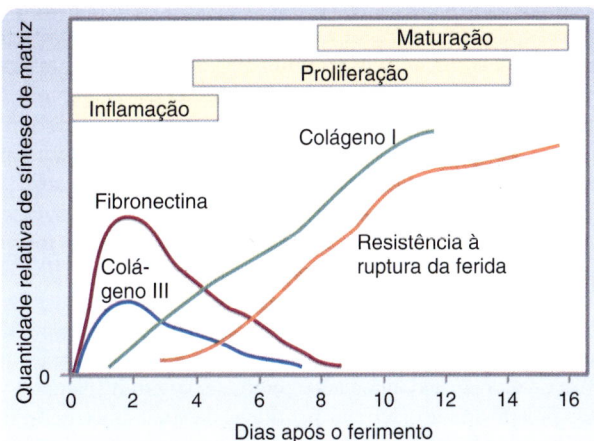

Figura 6.4 Deposição de matriz na ferida ao longo do tempo. A fibronectina e o colágeno tipo III constituem a matriz inicial. O colágeno tipo I se acumula posteriormente e corresponde ao aumento da resistência à ruptura da ferida. (Adaptada de Witte MB, Barbul A. General principles of wound healing. *Surg Clin North Am.* 1997;77:509-528.)

disponível comercialmente tem uma concentração de fibrina aproximadamente dez vezes maior do que o plasma e, consequentemente, fornece uma vedação mais hermética e à prova d'água. O selante de fibrina pode servir como uma barreira mecânica para os eventos precoces mediados por células que ocorrem na cicatrização de feridas. A suplementação de selante de fibrina com TGF-β demonstrou reverter os efeitos inibitórios do selante de fibrina na cicatrização de feridas e aumentar a resistência à tração em comparação com feridas suturadas. O aumento da resistência à tração pode ser resultado da migração celular melhorada para o local da ferida, eliminação mais rápida do selante de fibrina, supressão da gelatinase (MMP-9) e aumento da síntese de MEC em feridas suplementadas com TGF-β.

Estrutura do colágeno. Os colágenos são encontrados em todos os animais multicelulares e são secretados por vários tipos de células. Eles são um componente importante da pele e dos ossos e constituem 25% da massa total de proteínas em mamíferos. A molécula de colágeno rica em prolina e rica em glicina é uma estrutura helicoidal longa, rígida e de fita tripla que consiste em três cadeias α de polipeptídios de colágeno enroladas uma em torno da outra em uma super-hélice em forma de corda. Com sua estrutura em forma de anel, a prolina fornece estabilidade à conformação helicoidal em cada cadeia α, enquanto a glicina, devido ao seu pequeno tamanho, permite o empacotamento apertado das três cadeias α para formar a super-hélice final. Existem pelo menos 20 tipos de colágeno, sendo os principais constituintes do tecido conjuntivo os tipos I, II, III, V e XI. O tipo I é o principal colágeno da pele e do osso e é o mais comum. Em adultos, a pele é aproximadamente 80% do tipo I e 20% do tipo III. Em recém-nascidos, o conteúdo de colágeno tipo III é maior que o encontrado em adultos. No início da cicatrização de feridas, também há aumento da expressão do colágeno tipo III. Os colágenos do tipo I são os colágenos fibrilares ou formadores de fibrilas. Eles são secretados no espaço extracelular, onde são montados como fibrilas de colágeno (10 a 300 nm de diâmetro), que então se agregam em feixes maiores, semelhantes a cabos, chamados fibras de colágeno (vários micrômetros de diâmetro).

Outros tipos de colágenos incluem os tipos IX e XII (colágenos associados a fibrilas) e os tipos IV e VII (colágenos formadores de rede). Os tipos IX e XII são encontrados na superfície das fibrilas de colágeno e servem para ligar as fibrilas umas às outras e a outros componentes da MEC. As moléculas do tipo IV agrupam-se em um padrão semelhante a uma rede e constituem a maior parte da lâmina basal madura. Os dímeros do tipo VII formam fibrilas de ancoragem que ajudam a fixar a lâmina basal ao tecido conjuntivo subjacente e são especialmente abundantes na pele.

Os colágenos do tipo XVII e do tipo XVIII são duas de várias proteínas semelhantes ao colágeno. O tipo XVII tem um domínio transmembranar e é encontrado em hemidesmossomos. O tipo XVIII está localizado na lâmina basal dos vasos sanguíneos. O peptídeo endostatina, que inibe a angiogênese e se mostra promissor como fármaco antineoplásico, é formado pela clivagem do domínio C-terminal do colágeno tipo XVIII.

Síntese de colágeno. As cadeias polipeptídicas de colágeno são sintetizadas nos ribossomos ligados à membrana e entram no lúmen do retículo endoplasmático como cadeias pró-α (Figura 6.5). Esses precursores apresentam peptídeos de sinal aminoterminal para direcioná-los para o retículo endoplasmático, bem como propeptídeos nas extremidades N-terminal e C-terminal. Dentro do lúmen do retículo endoplasmático, algumas das prolinas e lisinas sofrem hidroxilação para formar hidroxiprolina e hidroxilisina. A hidroxilação resulta em uma hélice de fita tripla estável por meio da formação de ligações de hidrogênio intercadeias.

A cadeia pró-α combina-se então com duas outras para formar o pró-colágeno, uma molécula helicoidal de fita tripla ligada a hidrogênio. Em condições como deficiência de vitamina C (ácido ascórbico) (escorbuto), a hidroxilação da prolina é impedida, resultando na formação de triplas hélices instáveis secundárias à síntese de cadeias pró-α defeituosas. A deficiência de vitamina C é caracterizada pela perda gradual de colágeno normal preexistente, o que leva a vasos sanguíneos frágeis e frouxidão dentária.

Após a secreção na MEC, proteases específicas clivam os pró-peptídeos das moléculas de pró-colágeno para formar monômeros de colágeno. Esses monômeros se reúnem para formar fibrilas de colágeno na MEC, impulsionadas pela tendência do colágeno de se autoagregar. A ligação cruzada covalente dos resíduos de lisina fornece resistência à tração. A extensão e o tipo de ligação cruzada variam de tecido para tecido. Em tecidos como os tendões, nos quais a resistência à tração é crucial, a ligação cruzada do colágeno é extremamente alta. Na pele de mamíferos, as fibrilas estão organizadas em um padrão de reticular para resistir ao estresse de tração multidirecional. Nos tendões, as fibrilas estão em feixes paralelos alinhados ao longo do eixo principal de tensão.

Inúmeros fatores podem afetar a síntese de colágeno. Vitamina C (ácido ascórbico), TGF-β, IGF-1 e IGF-2 aumentam a síntese de colágeno. O IFN-γ diminui a síntese de mRNA do pró-colágeno tipo I e os glicocorticoides inibem a transcrição do gene do pró-colágeno, levando à diminuição da síntese de colágeno.

Vários distúrbios genéticos são causados por anormalidades na formação de fibrilas de colágeno. Na osteogênese imperfeita, a deleção de um alelo α1 do pró-colágeno resulta em ossos fracos que fraturam facilmente. A síndrome de Ehlers-Danlos é resultado de mutações que afetam o colágeno tipo III e é caracterizada por pele e vasos sanguíneos frágeis e articulações hipermóveis.

Fibras elásticas. Tecidos como pele, vasos sanguíneos e pulmões requerem força e elasticidade para funcionar. As fibras elásticas na MEC desses tecidos fornecem a resiliência para permitir a retração após o estiramento transitório.

As fibras elásticas são predominantemente compostas por elastina, uma proteína altamente hidrofóbica (≈750 aminoácidos de comprimento). A tropoelastina solúvel é secretada no espaço extracelular, onde forma ligações cruzadas de lisina com outras moléculas de tropoelastina para gerar uma grande rede de fibras e lâminas de elastina. A elastina é composta de segmentos α-helicoidais hidrofóbicos e ricos em alanina e lisina que se alternam ao longo da cadeia polipeptídica. Os segmentos hidrofóbicos são responsáveis pelas propriedades elásticas da molécula. Os segmentos α-hélice ricos em alanina e lisina formam ligações cruzadas entre moléculas adjacentes. Embora a conformação proposta das moléculas de elastina seja controversa, a teoria predominante é que a cadeia polipeptídica de elastina adota uma conformação de espiral aleatória que permite que a rede se estire e retraia como um elástico. As fibras elásticas consistem em um núcleo de elastina coberto por uma bainha de microfibrilas, que são compostas por várias glicoproteínas distintas, como a fibrilina. A fibrilina de ligação à elastina é essencial para a integridade das fibras elásticas.

As microfibrilas aparecem antes da elastina nos tecidos em desenvolvimento e parecem formar um arcabouço no qual as moléculas de elastina secretadas são depositadas. A elastina é produzida precocemente na vida, estabiliza-se e não sofre muita síntese ou degradação adicional, com renovação ao longo da duração da vida. A modificação relacionada à idade é resultado da degradação progressiva à medida que as fibras elásticas se tornam gradualmente tortuosas, desgastadas e porosas. A microscopia eletrônica de varredura mostra que, em humanos, a rede

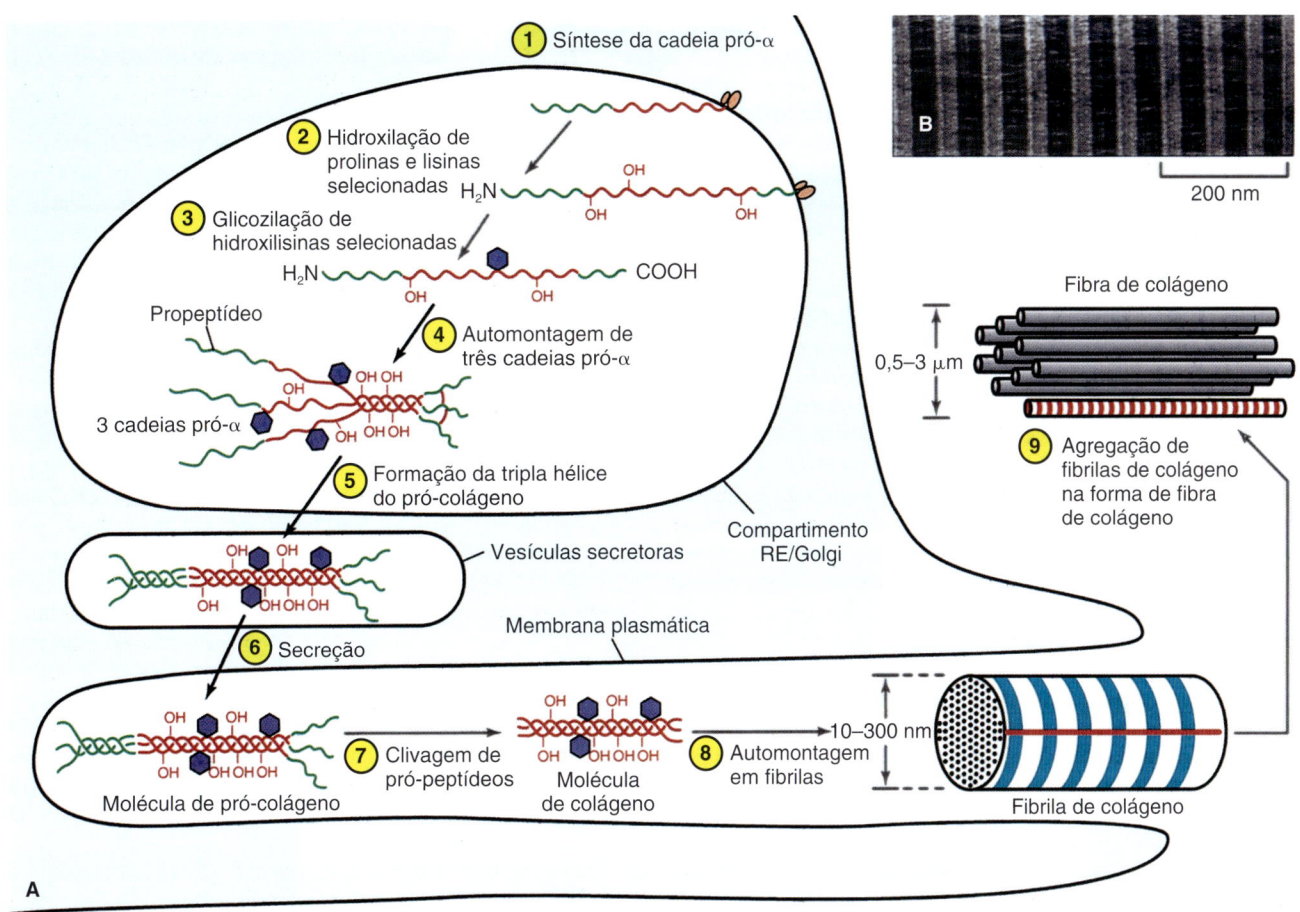

Figura 6.5 Os eventos intracelulares e extracelulares na formação de uma fibrila de colágeno. **A.** As fibrilas de colágeno são mostradas reunidas no espaço extracelular, contidas em uma grande dobra da membrana plasmática. Para exemplo de como as fibrilas de colágeno podem formar disposições ordenadas no espaço extracelular, elas são mostradas mais à frente se reunindo em grandes fibras de colágeno, que são visíveis na microscopia óptica. As ligações cruzadas covalentes que estabilizam os agrupamentos extracelulares não são mostradas. *RE*, retículo endoplasmático. **B.** Microfotografia eletrônica de uma fibrila de colágeno corada negativamente revelando sua aparência estriada típica. (**A.** De Alberts B, Johnson A, Lewis J et al [eds]: *Molecular biology of the cell*, ed 4, New York, 2002, Garland, p. 1100; **B.** Cortesia de Robert Horne.)

elástica cresce amplamente sem distorções durante o crescimento pós-natal, durante o qual as fibras parecem aumentar em sincronia com o crescimento do tecido. Em circunstâncias que não envolvem feridas, há pouca degradação da elastina, provavelmente devido à natureza hidrofóbica da elastina, que torna inacessível o interior desta proteína altamente dobrada. Como resultado deste alto grau de tridimensionalidade e extensa ligação cruzada, a clivagem deve ser considerável antes que haja muita perda de elasticidade. IGF-1 e TGF-β estimulam a produção de elastina. Os glicocorticoides e o FGF básico reduzem a produção de elastina nas células da pele adulta.

As mutações que causam deficiência da proteína elastina resultam em excessiva proliferação celular de músculo liso na parede arterial (hiperplasia da íntima). Esses achados sugerem que é necessária a elasticidade normal de uma artéria para prevenir a proliferação destas células. As mutações genéticas na fibrilina resultam na síndrome de Marfan; os indivíduos intensamente acometidos exibem propensão à ruptura aórtica.

Glicosaminoglicanos e proteoglicanos. GAGs são cadeias de polissacarídeos não ramificadas compostas por unidades repetidas de dissacarídeos, um açúcar amino sulfatado (*N*-acetilglucosamina ou *N*-acetilgalactosamina) e ácido urônico (glicurônico ou idurônico). Os GAGs são altamente carregados negativamente por causa dos grupos sulfato ou carboxila na maioria de seus açúcares.

Existem quatro tipos de GAGs: (1) hialuronana, (2) sulfato de condroitina e sulfato de dermatana, (3) sulfato de heparana e (4) sulfato de queratana.

GAGs no tecido conjuntivo geralmente constituem menos de 10% do peso das proteínas fibrosas. Sua carga altamente negativa atrai cátions osmoticamente ativos, como o Na^+, o que faz com que grandes quantidades de água sejam incorporadas à matriz. Isso resulta em géis hidratados porosos e é responsável pelo turgor que permite que a matriz resista à força de compressão.

A hialuronana é o GAG mais simples. É composto por unidades repetidas de dissacarídeos não sulfatados e é encontrado em tecidos adultos, mas é especialmente prevalente em tecidos fetais. Acredita-se que sua abundância em feridas fetais seja um fator na cicatrização de feridas sem cicatriz observada em tecidos fetais. Ao contrário de outros GAGs, a hialuronana não está ligada covalentemente a nenhuma proteína e é sintetizada diretamente da superfície celular por um complexo enzimático embutido na membrana plasmática.

A hialuronana desempenha vários papéis diferentes devido à sua grande concha de hidratação. É produzida em grandes quantidades durante a cicatrização de feridas, durante a qual facilita a migração celular expandindo fisicamente a MEC e permitindo às células espaço adicional para migração; também reduz a força de adesão das células migratórias às fibras da matriz. A hialuronana sintetizada a partir do lado basal do epitélio cria um espaço livre de células para a migração celular, como durante a embriogênese e a formação do coração e outros órgãos. Quando a migração celular termina, o excesso de hialuronana é degradado pela hialuronidase. Estudos usando derivados de ácido hialurônico sugeriram que esses derivados podem acelerar a cicatrização de feridas em queimaduras, feridas cirúrgicas e feridas crônicas.

Os proteoglicanos constituem um grupo diversificado de glicoproteínas com funções mediadas por suas proteínas centrais e cadeias GAG. O número e os tipos de GAGs ligados à proteína central podem variar muito, e os próprios GAGs podem ser modificados por sulfonação. Por causa de seus GAGs, os proteoglicanos fornecem espaço hidratado ao redor e entre as células. Eles também formam géis de diferentes tamanhos de poros e densidade de carga para regular o movimento de células e moléculas. Perlecana, um proteoglicano de sulfato de heparana, desempenha esse papel na lâmina basal do glomérulo renal. Acredita-se que níveis diminuídos de perlecana desempenhem um papel na albuminúria diabética. Os proteoglicanos funcionam na sinalização química ligando-se a várias moléculas de sinal secretadas, como fatores de crescimento, e modulando sua atividade de sinalização. Os proteoglicanos também podem se ligar a outras proteínas secretadas, como proteases e inibidores de protease. Essa ligação permite que os proteoglicanos regulem as proteínas (1) imobilizando a proteína e restringindo seu alcance de ação, (2) fornecendo um reservatório da proteína para liberação retardada, (3) alterando a proteína para permitir uma apresentação mais eficaz aos receptores da superfície celular, (4) prolongando a ação da proteína, protegendo-a da degradação, ou (5) bloqueando a atividade da proteína.

Os proteoglicanos podem ser componentes das membranas plasmáticas e ter uma proteína central transmembrana ou estão ligados à bicamada lipídica por uma âncora de glicosilfosfatidilinositol. Esses proteoglicanos atuam como correceptores que trabalham com outras proteínas receptoras da superfície celular na ligação das células à MEC e iniciando a resposta das células às proteínas sinalizadoras extracelulares. Por exemplo, as sindecanas são proteoglicanos transmembranares localizados na superfície de muitas células, incluindo fibroblastos e células epiteliais. Nos fibroblastos, as sindecanas são encontradas em adesões focais, onde interagem com a fibronectina na superfície celular e com proteínas do citoesqueleto e de sinalização dentro da célula. Mutações que levam à inativação desses proteoglicanos correceptores resultam em graves defeitos de desenvolvimento.

A MEC possui outras proteínas não colágenas, como as fibronectinas, que possuem múltiplos domínios e podem se ligar a outras macromoléculas da matriz e receptores de superfície celular. Essas interações ajudam a organizar a matriz e facilitam a fixação das células.

A fibronectina existe como isoformas solúveis e fibrilares. A fibronectina plasmática solúvel circula em vários fluidos corporais e aumenta a coagulação do sangue, a cicatrização de feridas e a fagocitose. As formas fibrilares altamente insolúveis montam-se nas superfícies das células e são depositadas na MEC. As fibrilas de fibronectina que se formam na superfície dos fibroblastos são geralmente acopladas às fibras de estresse de actina intracelular vizinhas. Os filamentos de actina promovem a montagem da fibrila de fibronectina e influenciam a orientação da fibrila. As proteínas de adesão transmembrana da integrina mediam essas interações. O citoesqueleto de actina contrátil e miosina puxa a matriz de fibronectina e gera tensão.

Lâmina basal. As lâminas basais são tapetes flexíveis e finos (40 a 120 nm) de MEC especializada que separam células e epitélios do tecido conjuntivo subjacente ou circundante. Na pele, a lâmina basal está presa ao tecido conjuntivo subjacente por fibrilas de ancoragem especializadas. Este composto de lâmina basal e colágeno é a membrana basal.

A lâmina basal atua de várias maneiras: (1) como um filtro molecular para impedir a passagem de macromoléculas (ou seja, no glomérulo renal), (2) como uma barreira seletiva para certas células (ou seja, a lâmina abaixo do epitélio previne fibroblastos de entrar em contato com células epiteliais, mas não impede macrófagos ou linfócitos), (3) como um suporte para a migração de células em regeneração e (4) como um elemento importante na regeneração de tecidos em locais onde a lâmina basal sobrevive.

Embora a composição possa variar de tecido para tecido, a maioria das lâminas basais maduras contém colágeno tipo IV, perlecana e as glicoproteínas laminina e nidogênio. O colágeno tipo IV tem uma estrutura mais flexível que os colágenos fibrilares; sua hélice de fita tripla é interrompida, permitindo múltiplas curvas. As lamininas geralmente consistem em três longas cadeias polipeptídicas (α, β e γ). Camundongos sem a cadeia de laminina $\gamma 1$ morrem durante a embriogênese porque não podem confeccionar uma lâmina basal. A laminina nas membranas basais consiste em vários domínios que se ligam a proteínas receptoras de perlecana, nidogênio e laminina encontradas na superfície celular. As redes de colágeno e laminina tipo IV são conectadas por nidogênio e perlecana, que atuam como pontes estabilizadoras. Muitos dos receptores de superfície celular para colágeno tipo IV e laminina são membros da família das integrinas. Outro tipo importante de receptor de laminina é a distroglicana, uma proteína transmembranar que, juntamente com as integrinas, pode organizar a montagem da lâmina basal.

Degradação da matriz extracelular. A renovação regulada da MEC é essencial para muitos processos biológicos. A degradação da MEC ocorre durante a metástase quando as células neoplásicas migram de seu local de origem para órgãos distantes pela corrente sanguínea ou linfática. Na lesão ou infecção, ocorre a degradação localizada da MEC para que as células possam migrar pela lâmina basal para alcançar o local da lesão ou infecção. Proteases celulares secretadas localmente, como MMPs ou serina proteases, degradam os componentes da MEC. A proteólise da matriz ajuda a célula a migrar (1) abrindo caminho pela matriz; (2) expondo os sítios de ligação, promovendo a ligação ou migração celular; (3) facilitando o desprendimento da célula para que uma célula possa avançar; e (4) liberando proteínas de sinal que promovem a migração celular.

A proteólise é rigidamente regulada. Muitas proteases são secretadas como precursores inativos que são ativados quando necessário. Além disso, os receptores da superfície celular ligam-se a essas proteases para garantir que elas atuem apenas nos locais onde são necessárias. Finalmente, os inibidores de protease, como os inibidores teciduais de metaloproteinase (TIMP), podem se ligar a essas enzimas e bloquear sua atividade.

Fase de maturação

A contração da ferida ocorre pelo movimento centrípeto de toda a espessura da pele circundante e reduz a quantidade de cicatriz desorganizada. Em contraste, a contratura da ferida é uma constrição física ou limitação da função e é resultado do processo de contração da ferida. As contraturas ocorrem quando a cicatriz excessiva ultrapassa a contração normal da ferida e resulta em incapacidade funcional. São exemplos de contraturas as cicatrizes que atravessam as articulações e impedem a extensão e cicatrizes que envolvem a pálpebra ou a boca e causam um ectrópio.

A contração da ferida parece ocorrer como resultado de uma interação complexa dos materiais extracelulares e fibroblastos que não é completamente compreendida. Usando uma rede de colágeno povoada por fibroblastos, Ehrlich demonstrou que a locomoção celular abortada parece causar o agrupamento e a contração das fibras de colágeno. Neste modelo *in vitro*, o colágeno tripsonizado é povoado por fibroblastos que aderem a ele em cultura. Se os fibroblastos dérmicos normais forem cultivados, eles tentam se mover, mas ficam presos pelas fibras de colágeno. As forças de tração fazem com que a treliça se enrole e se contraia.

Vários estudos mostraram que os fibroblastos em uma ferida em contração sofrem mudança para células estimuladas, denominadas *miofibroblastos*. Essas células têm função e estrutura em comum com fibroblastos e células musculares lisas e expressam actina alfa do músculo liso em feixes denominados *fibras de estresse*. A actina aparece no 6º dia após o ferimento, persiste em níveis elevados por 15 dias e desaparece em 4 semanas, quando a célula sofre apoptose. Parece que o fibroblasto estimulado desenvolve habilidade contrátil relacionada à formação de complexos citoplasmáticos de actina-miosina. Quando esta célula estimulada é colocada na rede de colágeno povoada por fibroblastos, a contração ocorre ainda mais rapidamente. A tensão exercida pela tentativa de contração dos fibroblastos parece estimular a estrutura de actina-miosina em seu citoplasma. Se a colchicina, que inibe os microtúbulos, ou a citocalasina D, que inibe os microfilamentos, é adicionada à cultura de tecidos, o resultado é uma contração mínima dos géis de colágeno. Os fibroblastos desenvolvem um arranjo linear na linha de tensão que, quando removido, faz com que as células se tornem arredondadas.

Fibroblastos estimulados, ou miofibroblastos, são achados constantes e abundantes em doenças que envolvem fibrose excessiva, incluindo cirrose hepática, fibrose renal e pulmonar, contratura de Dupuytren e reações desmoplásicas induzidas por neoplasia. Os microfilamentos de actina estão dispostos linearmente ao longo do longo eixo do fibroblasto. Eles estão associados a corpos densos que permitem a fixação a MEC circundante. O *fibronexus* é a entidade de fixação que conecta o citoesqueleto à MEC e atravessa a membrana celular ao fazê-lo.

As MMPs também parecem ser importantes para a contração da ferida. Foi demonstrado que a estromelisina-1 (MMP-3) afeta fortemente a contração da ferida. As MMPs podem ser necessárias para permitir a clivagem da ligação entre o fibroblasto e o colágeno para que a rede possa se contrair. Diferentes populações de fibroblastos de diferentes órgãos respondem ao estímulo de contração de forma heterogênea. É provável que a estromelisina-1, com a participação das integrinas β_1, permita a modificação dos sítios de fixação entre os fibroblastos e as fibrilas de colágeno. Da mesma forma, citocinas como o TGF-β_1 afetam a contração aumentando a expressão da integrina β_1.

Remodelação

A população de fibroblastos diminui e a rede capilar densa regride. A força da ferida aumenta rapidamente dentro de 1 a 6 semanas e então parece estabilizar até 1 ano após a lesão (Figura 6.5). Em comparação com a pele não ferida, a resistência à tração é de apenas 30% na cicatriz. Um aumento na resistência à ruptura ocorre após aproximadamente 21 dias, principalmente como resultado das ligações cruzadas. Embora as ligações cruzadas do colágeno desencadeiem mais contração da ferida e um aumento na resistência, ela também resulta em uma cicatriz que é mais frágil e menos elástica do que a pele normal. Ao contrário da pele normal, a interface epidermodérmica em uma ferida cicatrizada é desprovida de cristas interpapilares, as projeções ondulantes da epiderme que penetram na derme papilar. A perda dessa ancoragem resulta em maior fragilidade e predispõe a neoepiderme à avulsão após pequenos traumas.

CICATRIZAÇÃO ANORMAL DE FERIDAS

Em uma série tão complexa de eventos inter-relacionados na cicatrização de feridas, muitos fatores podem impedir o resultado (Boxe 6.1). A quantidade de tecido perdido ou danificado, a quantidade de material estranho ou inoculação bacteriana e o tempo de exposição a fatores tóxicos podem afetar o tempo de recuperação. Fatores intrínsecos como idade, agentes quimioterápicos, aterosclerose, insuficiência cardíaca ou renal e localização no corpo afetam a cicatrização das feridas. Em última análise, o tipo de cicatriz – seja adequada, inadequada ou proliferativa – é ditado pela quantidade de deposição de colágeno e equilibrado pela quantidade de degradação do colágeno. Se a balança for inclinada em qualquer direção, o resultado é ruim.

Cicatrizes hipertróficas e queloides

Cicatrizes hipertróficas e queloides são cicatrizes proliferativas caracterizadas pela deposição líquida excessiva de colágeno (Figura 6.6). As cicatrizes hipertróficas são cicatrizes elevadas dentro dos limites da ferida original e frequentemente regridem espontaneamente. Os queloides, por definição, crescem além das

Boxe 6.1 Fatores de inibem a cicatrização de feridas.

Infecção
Isquemia
   Circulação
   Respiração
   Tensão local
Diabetes melito
Radiação ionizante
Idade avançada
Desnutrição
Deficiências vitamínicas
   Vitamina C
   Vitamina A
Deficiências de minerais
   Zinco
   Ferro
Fármacos exógenos
   Doxorrubicina (Adriamicina)
   Glicocorticosteroides

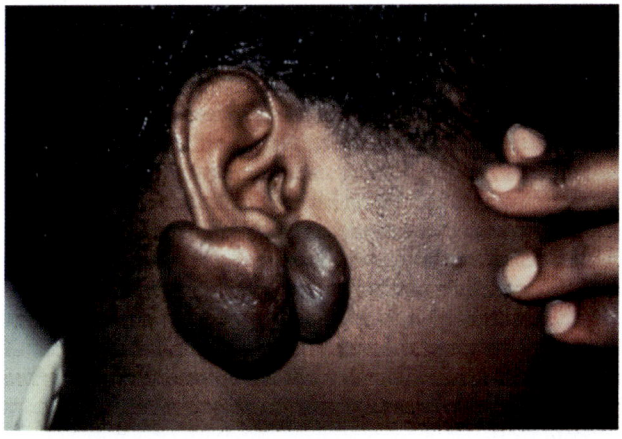

Figura 6.6 Queloides causados por um piercing na orelha.

bordas das feridas originais e raramente regridem com o tempo; eles são mais prevalentes na pele de pigmentação escura, desenvolvendo-se em 15 a 20% dos afro-americanos, asiáticos e hispânicos. Há fortes evidências sugerindo uma suscetibilidade genética, incluindo herança familiar, ocorrência comum em gêmeos e alta prevalência em certas populações étnicas. Estudos recentes sugerem uma forte disposição multigenética para a formação de queloides e expressão diferencial com herança variada. As vias propostas incluem apoptose, endocitose, interação citocina-receptor de citocina, via de sinalização de proteinoquinase ativada por mitógeno, tenascina C, proto-oncogene jun e fatores de crescimento como TGF-β e VEGF.[1,2]

Os queloides geralmente ocorrem acima das clavículas, no tronco, nas extremidades superiores e na face. Sua ocorrência não pode ser prevista e é frequentemente refratária à intervenção médica e cirúrgica. Até o momento, não há nenhum método de prevenção eficaz conhecido para a formação de queloides. Zhang et al.[2] identificaram potenciais alvos moleculares e genéticos que poderiam permitir a prevenção de queloides e cicatrizes, como o proto-oncogene Fos (FOS) e os fatores de transcrição EGR1.

Queloides e cicatrizes hipertróficas diferem histologicamente das cicatrizes normais. As cicatrizes hipertróficas contêm principalmente colágeno tipo III bem organizado, enquanto queloides contêm feixes de colágeno tipo I e III desorganizados. Os queloides e as cicatrizes hipertróficas exibem feixes de colágeno estirados alinhados no mesmo plano da epiderme, enquanto em cicatrizes normais os feixes de colágeno estão dispostos aleatoriamente e relaxados. As cicatrizes queloides possuem feixes de colágeno mais espessos e abundantes que formam estruturas acelulares semelhantes a nódulos na derme profunda com escassez de células centralmente. As cicatrizes hipertróficas, ao contrário, contêm ilhas compostas por agregados de fibroblastos, pequenos vasos e fibras de colágeno por toda a derme.

As cicatrizes hipertróficas são frequentemente evitáveis. Inflamação prolongada e reepitelização insuficiente (p. ex., queimaduras) promovem cicatrizes hipertróficas. As cicatrizes perpendiculares às fibras musculares subjacentes tendem a ser mais planas e estreitas, com menor formação de colágeno do que quando são paralelas às fibras musculares subjacentes. A tensão parece sinalizar a formação de fibroblastos ativados resultando em deposição excessiva de colágeno. A posição de uma cicatriz eletiva pode ser escolhida para induzir uma cicatriz mais estreita e menos óbvia. À medida que as fibras musculares se contraem, as bordas da ferida reaproximam-se quando são perpendiculares ao músculo subjacente e tendem a se afastar se colocadas paralelamente a ele, levando a uma maior tensão da ferida e formação de cicatriz.

As cicatrizes hipertróficas representam um fenótipo de cicatriz hiperproliferativa reversível que tende a regredir quando os estímulos originais (tensão da pele, fatores de crescimento estimuladores) são removidos. Os queloides parecem ter uma predisposição genética e são ativados de forma irreversível por fatores como o TGF-β. Além disso, nessas cicatrizes, a síntese de colágeno é elevada, enquanto a degradação do colágeno é baixa. As MMPs também são afetadas nessas cicatrizes: MMP-1 (colagenase) e MMP-9 (gelatinase, reparo tecidual precoce) estão diminuídas, enquanto MMP-2 (gelatinase, remodelação tecidual tardia) está significativamente elevada. O bloqueio da atividade do TGF-β com anticorpos diminui a fibrose cicatricial. Barnes et al.[3] demonstraram que o aumento do estresse mecânico no leito da ferida promove a cicatrização hipertrófica pela ativação das vias de mecanotransdução. O direcionamento dessas vias pode reduzir cicatrizes e fibrose excessivas, e novas terapias de prevenção em nível molecular e genético podem estar disponíveis em breve.[3]

Prevenção de cicatrizes hipertróficas ou queloides

As três estratégias que reduzem as cicatrizes adversas imediatamente após o fechamento da ferida são o alívio da tensão, hidratação/oclusão e uso de curativo adesivo/roupas de pressão. Feridas com maior tensão (perpendiculares às linhas de Langer) com tensão excessiva no fechamento e em determinadas localizações anatômicas (deltoide e esterno) apresentam maior risco de cicatrização adversa. A formação de cicatriz pode ser reduzida por bandagem pós-cirúrgica da ferida por 3 meses. Loções hidratantes e curativos retentores de umidade (folhas e géis de silicone) podem reduzir a espessura, desconforto e coceira e melhorar a aparência da cicatriz. Após a cicatrização da ferida, a água ainda evapora mais rapidamente pelo tecido cicatricial e pode levar mais de 1 ano para se recuperar aos níveis pré-lesão. Os produtos de silicone podem diminuir as perdas por evaporação e auxiliar na hidratação do estrato córneo. Essas estratégias precisam ser empregadas logo após a cicatrização inicial da ferida. As roupas de pressão devem ser usadas profilaticamente em feridas amplas (p. ex., queimaduras); essas feridas podem levar mais de 2 ou 3 semanas para cicatrizar. As roupas devem ser aplicadas assim que a ferida estiver fechada e o paciente puder tolerar a pressão.[4] Tejiram et al.[4] observaram uma diminuição significativa nos níveis de colágeno I e III tão cedo quanto 1 semana após o início do tratamento com pressão. Evitar a exposição ao sol e usar protetores solares FPS 50+ por 1 ano no pós-operatório reduzem a hiperpigmentação da cicatriz e melhoram a aparência clínica.

Cicatrizes hipertróficas lineares

A hipertrofia cicatricial linear precoce (p. ex., após trauma ou cirurgia) em 6 semanas a 3 meses deve ser tratada com terapia de pressão. Após 6 meses, a terapia com silicone deve ser continuada pelo tempo necessário se houver mais maturação da cicatriz. A hipertrofia contínua pode ser tratada com corticosteroides intralesionais (acetonida de triancinolona, 10 a 40 mg/mℓ) injetados na derme papilar a cada 2 a 4 semanas até ficar plana. Esta é a única opção de manejo não invasivo que possui evidências suficientes para ser recomendada em diretrizes baseadas em evidências. Aproximadamente 50 a 100% dos pacientes respondem e até 50% apresentam recorrência. Os efeitos adversos dos esteroides incluem atrofia da pele, hipopigmentação, telangiectasias e dor excessiva durante as injeções. As injeções devem ser limitadas à própria cicatriz para minimizar a atrofia da gordura adjacente.

A revisão da cicatriz cirúrgica pode ser considerada para cicatrizes hipertróficas lineares permanentes após 1 ano. A ressecção simples e o fechamento primário podem ser combinados com descolamento do tecido adjacente, suturas subcutâneas, Z-plastia adjuvante e bandagem pós-cirúrgica e terapia com silicone.

Cicatrizes hipertróficas também podem ser vistas em conjunto com uma contratura cicatricial. As contraturas cicatriciais são encurtamentos anormais de cicatrizes não maduras, resultando em comprometimento funcional, principalmente se a cicatriz estiver em uma articulação. A correção de uma contratura cicatricial geralmente requer cirurgia com plastia em Z, enxerto de pele ou retalho para liberar a tensão na cicatriz para restaurar a função e reduzir a hipertrofia da cicatriz.

Cicatrizes hipertróficas generalizadas

Queimaduras graves, traumas mecânicos, infecções necrosantes, feridas que requerem mais de 2 a 3 semanas para cicatrizar ou feridas cicatrizadas com enxerto de pele requerem aplicação precoce de silicone e terapia de compressão. Essa terapia deve ser iniciada assim que a ferida esteja fechada e o paciente consiga tolerar a pressão.

O mecanismo de ação da terapia de pressão é pouco compreendido, mas pode envolver a redução da tensão de oxigênio da ferida pela oclusão de pequenos vasos sanguíneos, resultando em diminuição da proliferação de miofibroblastos e síntese de colágeno. Acredita-se que a terapia de pressão atue nos mecanorreceptores celulares que estão envolvidos na apoptose celular e ligados à MEC. O aumento da pressão regula a apoptose dos fibroblastos dérmicos e diminui a cicatrização hipertrófica. Além disso, as células nervosas sensoriais transduzem a pressão mecânica em expressão bioquímica e gênica intracelular, sintetizando e liberando diferentes citocinas envolvidas na fisiopatogenia da cicatrização proliferativa.[2,4]

A terapia com compressão e silicone deve ser continuada ou intensificada e combinada com injeções de corticoides localizadas em áreas de resistência. Bleomicina, 5-fluoruracila (5-FU) e verapamil têm sido usados como adjuvantes à terapia com corticosteroides. Em um pequeno estudo piloto, a pomada de losartana (5%) diminuiu significativamente a vascularização e a flexibilidade e melhorou a qualidade da cicatriz após 3 meses de tratamento, sem recorrências em um acompanhamento de 6 meses.[5] Mais terapias estão sendo investigadas isoladamente ou combinadas com modalidades convencionais.

A laserterapia, embora invasiva, é outro adjuvante útil para reduzir a espessura da cicatriz, remodelar a textura da cicatriz e tratar a vermelhidão residual, telangiectasias ou hiperpigmentação. Hultman *et al.*[6] realizaram o primeiro estudo prospectivo em larga escala demonstrando melhora notável nos sinais e sintomas de cicatrizes de queimaduras hipertróficas após tratamento com *laser* de corante pulsado e *laser* de CO_2.

A cirurgia precoce é indicada quando há comprometimento funcional. Os procedimentos de liberação da contratura da cicatriz de queimadura em pescoço e axila são mais bem realizados com retalhos para melhorar ainda mais os resultados funcionais e estéticos que podem não ser possíveis com enxertos de pele. Grandes cicatrizes hipertróficas generalizadas podem exigir excisão seriada ou expansão do tecido.

Queloides

Os tratamentos de primeira linha incluem injeções intralesionais de corticosteroides combinadas a curativos de silicone e terapia de pressão. 5-FU intralesional, bleomicina e verapamil devem ser usados de acordo com os protocolos de tratamento estabelecidos. Um estudo mostrou melhores resultados quando acetonida de triancinolona intralesional e 5-FU foram usados em combinação em comparação com tratamentos individuais.[7] Casos refratários após 12 meses de terapia devem ser considerados para excisão cirúrgica combinada a terapia adjuvante. A excisão isolada resulta em alta taxa de recorrência de 50 a 100% e potencial aumento do queloide. A irradiação com feixe de elétrons no pós-operatório imediato ou braquiterapia reduz as taxas de recorrência em 50 a 95%. Hipoteticamente, pode estar associada a danos de radiação em tecidos adjacentes ou indução de malignidade; no entanto, a literatura não conseguiu provar associação significativa. Shin *et al.*[8] compararam a excisão cirúrgica com triancinolona *versus* radioterapia, e as taxas de recorrência foram de 15,4 e 14%, respectivamente. Outro estudo demonstrou que a excisão cirúrgica combinada com plasma rico em plaquetas autólogo intraoperatório e radioterapia pós-operatória levam a um tratamento eficaz de queloides de orelha com taxas de recorrência de 6%.[9] Outras terapias potenciais incluem crioterapia, imiquimod, tacrolimus, sirolimus, bleomicina, doxorrubicina, TGF-β, EGF, losartana,[5] verapamil, ácido retinoico, tamoxifeno, toxina botulínica A, extrato de cebola e dispositivos de alívio de tensão da pele, com evidências limitadas até o momento.

Embora as estratégias existentes para o tratamento de cicatrizes hipertróficas e queloides sejam amplamente semelhantes, as diferenças histológicas entre as duas cicatrizes sugerem que, no futuro, abordagens terapêuticas possam ser desenvolvidas especificamente para esses diferentes tipos de cicatrizes. No entanto, no momento, não existe uma única terapia comprovadamente melhor para o manejo dessas cicatrizes excessivas, e o grande número de opções de tratamento reflete isso (Tabela 6.3).

Tabela 6.3 Prevenção e opções de tratamento para queloides e cicatrizes hipertróficas.

Modalidade ou opção de tratamento	Taxa de resposta (%)	Taxa de recidiva (%)	Comentários	Desenho do estudo
Prevenção				
Folhas de silicone preventivas (pós-cirurgia)	0 a 75	25 a 36	Várias preparações disponíveis; toleradas por crianças; caras; evitar em feridas abertas; desenho do estudo pobre	Revisão de vários estudos de casos
Injeção intralesional pós-cirúrgica de corticosteroide (triancinolona acetonida [Kenalog], 10 a 40 mg/mℓ em intervalos de 6 semanas)	NA	0 a 100 (média de 50)	Aceitação pelo paciente e segurança; pode causar hipopigmentação, atrofia da pele, telangiectasia	Revisão de vários estudos de casos
Imiquimod tópico pós-cirúrgico, 5% creme (Aldara)	NA	28	Pode causar hiperpigmentação, irritação	Estudo de caso
Fluoruracila, triancinolona acetonida e *laser* de corante pulsado pós-cirúrgico (melhores resultados)	70 em 12 semanas	NA	Eficaz; pode causar hiperpigmentação, ulceração de feridas	Ensaio clínico
Tratamento de primeira linha				
Crioterapia	50 a 76	NA	Útil em pequenas lesões; fácil de realizar; pode causar hipopigmentação, dor	Revisão de vários estudos de casos
Injeção intralesional de corticosteroide (triancinolona acetonida [Kenalog®], 10 a 40 mg/mℓ em intervalos de 6 semanas)	50 a 100	9 a 50	Baixo custo, necessário múltiplas injeções; podem causar desconforto, atrofia da pele, telangiectasia	Revisão de vários estudos de casos

(continua)

Tabela 6.3 Prevenção e opções de tratamento para queloides e cicatrizes hipertróficas. (*continuação*)

Modalidade ou opção de tratamento	Taxa de resposta (%)	Taxa de recidiva (%)	Comentários	Desenho do estudo
Folhas de elastômero de silicone	50 a 100	NA	Várias preparações disponíveis; toleradas por crianças; caras; mau desenho do estudo	Revisão de vários estudos de casos
Curativo de pressão (24 a 30 mmHg) usado por 6 a 12 meses	90 a 100	NA	Baixo custo; esquema difícil; fraca adesão	Revisão de vários estudos de casos
Excisão cirúrgica	NA	50 a 100	Opção de plastia em Z para queimaduras; tratamento pós-operatório imediato necessário para impedir o crescimento	Revisão de vários estudos de casos
Injeção de corticosteroide intralesional e crioterapia combinadas	84	NA	Consulte os benefícios de tratamentos individuais; pode causar hipopigmentação	Estudo de caso
Terapia tripla para queloide (cirurgia, corticosteroides, folhas de silicone)	88 em 13 meses	12,5 em 13 meses	Entediante; demorada; alto custo	Estudo de caso
Laser de corante pulsado	NA	NA	Encaminhamento ao especialista necessário; caro; resultados variáveis dependendo do estudo (controverso)	Estudo de caso
Tratamento de segunda linha				
Verapamil, 2,5 mg/mℓ, injeção intralesional combinada com excisão perilesional e folhas de silicone	54 em 18 meses	NA	Injeções repetidas; experiência limitada; pode causar desconforto	Ensaio clínico
Fluoruracila, 50 mg/mℓ, injeção intralesional 2 a 3 vezes/sem	88	0	Eficaz; pode causar hiperpigmentação, ulceração da ferida	Revisão de vários estudos de casos
Punção com bleomicina, 1,5 UI/mℓ	92, 88	NA	Eficaz; pode causar fibrose pulmonar, reações cutâneas	Revisão de vários estudos de casos, ensaio controlado
Injeção intralesional de interferona-α2b, 1,5 milhão UI, pó-cirúrgico, 2 vezes/dia durante 4 dias	30 a 50	8 a 19	Alto custo; pode causar prurido, pigmentação alterada, dor	Revisão de vários estudos de casos
Radioterapia isolada	56 (média)	NA	Inibição de crescimento local; pode causar câncer, hiperpigmentação, parestesia	Revisão de vários estudos de casos
Radioterapia pós-operatória	76	NA	Inibição de crescimento local; pode causar câncer	Revisão de vários estudos de casos
Gel de aplicação tópica de extrato de cebola (Mederma)	NA	NA	Efeito limitado isoladamente, melhor em combinação com folhas de silicone	Estudo de caso prospectivo

NA, não disponível. (Adaptada de Juckett G, Hartman-Adams H. Management of keloids and hypertrophic scars. *Am Fam Physician*. 2009;80:253-260.)

Feridas crônicas que não cicatrizam

Por definição, feridas crônicas são feridas que falharam em passar por um processo reparador de maneira ordenada para produzir integridade anatômica e funcional por um período de 3 meses. Nos EUA, estima-se que 3 a 4 milhões de pacientes por ano correm o risco de desenvolver úlceras diabéticas, até 2 milhões de pacientes por ano desenvolvem úlceras crônicas de perna secundárias à insuficiência venosa e 2 a 3 milhões de pacientes por ano desenvolvem pressão úlceras secundárias à imobilidade. Esses números vêm aumentando como resultado do envelhecimento da população e da crescente incidência de fatores de risco para doença aterosclerótica, como diabetes melito e tabagismo. Essas feridas constituem um desafio significativo para os profissionais de saúde e um imenso fardo para os sistemas de saúde e a economia. Os pacientes também relatam redução da qualidade de vida e isolamento social.

Inúmeros fatores comuns promovem condições adversas de cicatrização de feridas (Figura 6.1). Fatores sistêmicos, como desnutrição, envelhecimento, hipoxia tecidual e diabetes, contribuem significativamente para a patogênese das feridas crônicas. Uma combinação de fatores adversos sistêmicos e localizados da ferida sobrecarrega coletivamente os processos normais de cicatrização, resultando em um ambiente hostil de cicatrização da ferida (Figura 6.7).

As feridas crônicas apresentam desarranjos em vários estágios da cicatrização e apresentam níveis anormalmente elevados ou deprimidos de citocinas, fatores de crescimento ou proteinases. O fluido da ferida crônica, ao contrário do fluido da ferida aguda, exibiu níveis maiores de IL-1, IL-6 e TNF-α; os níveis dessas citocinas pró-inflamatórias diminuíram à medida que a ferida cicatrizou. Foi demonstrada uma relação inversa entre TNF-α e fatores de crescimento essenciais, como EGF e PDGF.

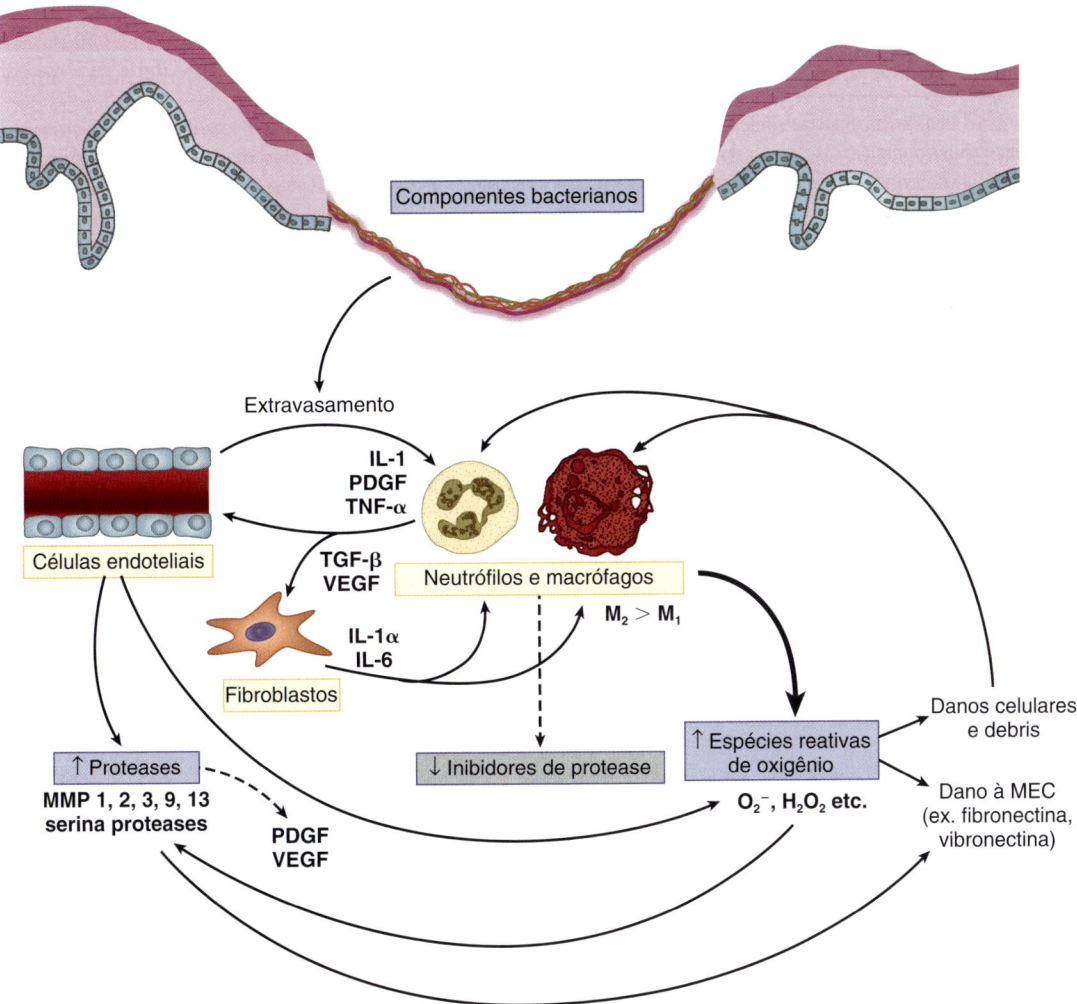

Figura 6.7 Mecanismos envolvidos no desenvolvimento e persistência de feridas crônicas. As feridas crônicas não completam adequadamente as fases "normais" da cicatrização. Um estado de inflamação crônica se desenvolve à medida que muitas das células recrutadas para a ferida na fase proliferativa da cicatrização adotam um perfil secretor pró-inflamatório. Células inflamatórias, particularmente neutrófilos e macrófagos (fenótipo M_1 > fenótipo M_2), persistem na ferida, criando um ambiente altamente pró-oxidante e rico em proteases com abundância de citocinas pró-inflamatórias, como interleucina-1 (IL-1), interleucina- 6 (IL-6) e fator de necrose tumoral alfa (TNF-α). O resultado é um ambiente hostil com regulação negativa de inibidores de protease e dano direto à matriz extracelular (MEC), componentes celulares e fatores de crescimento protetores, como fator de crescimento derivado de plaquetas (PDGF) e fator de crescimento endotelial vascular (VEGF). Espécies reativas de oxigênio e proteases, como metaloproteinases de matriz (MMP-1, −2, −3, −9, −13), são as influências deletérias mais significativas. As linhas contínuas indicam regulação positiva e as linhas tracejadas indicam regulação negativa. A largura da linha é proporcional ao efeito da influência. H_2O_2, peróxido de hidrogênio; O_2^-, superóxido; TGF-β, fator de crescimento transformador-β. (De Greaves NS, Iqbal SA, Baguneid M et al: The role of skin substitutes in the management of chronic cutaneous wounds. *Wound Repair Regen* 21:194-210, 2013.)

As feridas crônicas geralmente exibem estímulos pró-inflamatórios potentes, incluindo colonização bacteriana, tecido necrótico, corpos estranhos e hipoxia tecidual localizada. O edema tecidual é significativo e a distância entre os capilares está aumentada, reduzindo a difusão de oxigênio para as células individuais. Feridas crônicas normalmente possuem altas contagens bacterianas, o que estimula uma resposta inflamatória do hospedeiro com PMNs expressando espécies reativas de oxigênio e proteases, resultando em um ambiente altamente pró-oxidante. O equilíbrio oxidante perturbado é o provável fator chave na amplificação e persistência do estado inflamatório em feridas crônicas. Além do dano direto à membrana celular e à proteína da MEC, espécies reativas de oxigênio derivadas de PMN, como superóxido, radicais hidroxila e peróxido de hidrogênio, podem ativar seletivamente vias de sinalização que levam à ativação de fatores de transcrição que controlam a expressão de quimiocinas e citocinas pró-inflamatórias como IL-1, IL-6 e TNF-α e enzimas proteolíticas como MMPs e serina proteases. Componentes bacterianos, incluindo peptídeos de formilmetionil e proteínas de adesão extracelular, também podem contribuir para a suprarregulação da resposta inflamatória.

A quantidade de MEC normal da ferida é determinada por um equilíbrio dinâmico entre a síntese geral da matriz, deposição e degradação. Uma característica definidora de feridas crônicas é a atividade desequilibrada que sobrecarrega os mecanismos de proteção dos tecidos. Embora os queratinócitos ativados, fibroblastos e células endoteliais tenham demonstrado aumentar a expressão de proteases, neutrófilos e macrófagos são considerados a fonte de proteases, particularmente catepsina G, ativador de plasminogênio do tipo uroquinase e elastase de neutrófilos. A expressão e atividade de gelatinases (MMP-2, MMP-9), colagenases (MMP-1, MMP-8), estromelisinas (MMP-3, MMP-10, MMP-11) e MMP do tipo membrana (MT1- MMP) são regulados positivamente em úlceras venosas crônicas.

As citocinas pró-inflamatórias são potentes indutores da expressão de MMP em feridas crônicas, reduzindo também a expressão de TIMP, resultando em um relativo excesso de atividade de MMP. Por exemplo, inibidor de α1-proteinase, α2-macroglobulina e componentes da MEC, como fibronectina e vibronectina, são rebaixados ou inativados em feridas crônicas. Fatores de crescimento, como PDGF e VEGF, também são direcionados quando há excesso de atividade de protease.

Outras causas propostas para a cronicidade da ferida incluem hiperproliferação de ceratinócitos na periferia, resultando na inibição da migração de fibroblastos e ceratinócitos e apoptose. Os fibroblastos apresentam morfologias alteradas, taxas de proliferação mais lentas e menor responsividade aos fatores de crescimento aplicados. A proporção de células CD4/CD8 é significativamente menor em feridas crônicas e provavelmente é importante na patogênese das úlceras diabéticas. Finalmente, feridas crônicas apresentam níveis reduzidos de importantes fatores de crescimento (FGF, EGF e TGF-β) provavelmente secundários à degradação por proteases excessivas ou aprisionamento por moléculas de MEC.

Feridas cronicamente inflamadas são suscetíveis à transformação neoplásica. O carcinoma de células escamosas (Figura 6.8) foi originalmente relatado em cicatrizes de queimaduras crônicas por Marjolin. Osteomielite crônica, úlceras de pressão, úlceras de estase venosa e hidradenite também podem desenvolver alterações neoplásicas. As biopsias devem ser realizadas em casos de feridas crônicas que parecem clinicamente atípicas. As feridas cutâneas podem apresentar primeiro hiperplasia pseudoepiteliomatosa – uma condição pré-maligna. Tal diagnóstico na biopsia deve levar a biopsias adicionais para excluir carcinoma de células escamosas, que pode já estar presente em outras áreas da ferida.

Outras causas de cicatrização anormal de feridas

Hipoxia

O oxigênio molecular é essencial para a formação de colágeno. A isquemia secundária à insuficiência cardíaca, doença arterial ou tensão simples da ferida impede a perfusão tecidual local adequada. Sob condições hipóxicas, a energia derivada da glicólise pode ser suficiente para iniciar a síntese de colágeno, mas a presença de oxigênio molecular é crítica para a hidroxilação pós-traducional dos resíduos de prolil e lisil necessários para a formação de hélice tripla e ligações cruzadas de fibrilas de colágeno. Embora a hipoxia leve estimule a angiogênese, essa etapa essencial na montagem das fibrilas de colágeno ocorre mal quando a pressão parcial de oxigênio (P_{O_2}) torna-se inferior a 40 mmHg. A P_{O_2} ideal para a síntese de colágeno pode estar presente na periferia da ferida, mas o centro pode permanecer hipóxico.

O papel da anemia na cicatrização de feridas tem sido atribuído a ser predominantemente secundário à hipoperfusão. No entanto, estudos avaliando anastomoses colônicas em um modelo de choque hemorrágico ressuscitado por cristaloides demonstraram parâmetros histológicos alterados – diminuição da infiltração de glóbulos brancos, angiogênese, produção de fibroblastos e produção de colágeno, todos contribuindo para o atraso na cicatrização de feridas.

O tabagismo e o consumo de produtos derivados do tabaco causam vasoconstrição periférica e redução de 30% a 40% no fluxo sanguíneo da ferida. Níveis elevados de monóxido de carbono sérico inibem os sistemas enzimáticos necessários para o metabolismo celular oxidativo. A nicotina também inibe a prostaciclina plaquetária, promovendo a adesão plaquetária, oclusão microvascular trombótica e isquemia tecidual. O uso do tabaco inibe a função das células endoteliais e dos fibroblastos, a atividade da NO sintase, a produção de VEGF, a proliferação de fibroblastos, a síntese de colágeno e os níveis de vitamina C. Estudos em animais sugeriram que a cessação da nicotina por 14 dias antes da cirurgia com retalho resultou em resultados semelhantes aos dos controles, embora a maioria dos médicos recomende a cessação completa do tabagismo em pacientes humanos por 4 a 6 semanas antes de procedimentos eletivos.

Diabetes

O diabetes melito prejudica a cicatrização de várias maneiras.[10] A oclusão de grandes vasos associada ao diabetes e a microangiopatia de órgão-alvo levam cada uma a isquemia tecidual e infecção. A neuropatia sensorial diabética leva a traumas repetidos e pressão não aliviada na ferida. A hipoxia tecidual pode ser demonstrada pela redução da tensão transcutânea de oxigênio no dorso do pé. A membrana basal capilar espessada diminui a perfusão no microambiente, e a localização perivascular elevada da albumina sugere um aumento do vazamento capilar.[11] A suprarregulação do VEGF em pacientes com diabetes também está prejudicada. A hipoxia normalmente é um potente regulador de VEGF, mas as células de pacientes com diabetes não regulam positivamente a expressão de VEGF em resposta à hipoxia.

A neuropatia sensorial em pacientes com diabetes os predispõe a traumas repetidos. Eles são suscetíveis à infecção por causa de uma resposta inflamatória atenuada, quimiotaxia prejudicada e morte bacteriana ineficiente. A infecção aumenta ainda mais o metabolismo tecidual local, sobrecarregando o suprimento sanguíneo tênue, ampliando o risco de necrose tecidual. A função de linfócitos e leucócitos é prejudicada. A degradação do colágeno é aumentada, enquanto a deposição de colágeno é prejudicada. O colágeno é frágil devido à glicosilação na MEC. Além disso, a glicação do colágeno diminui a formação de adesão focal entre o fibroblasto e a matriz, resultando na diminuição da migração do fibroblasto.

A hiperglicemia causa aumento dos produtos finais da glicação avançada, que induzem a produção de moléculas inflamatórias (TNF-α, IL-1) e interferem na síntese de colágeno. A alta exposição à glicose também resulta em alterações na morfologia celular, diminuição da proliferação e diferenciação anormal dos queratinócitos. A diminuição da quimiotaxia, fagocitose, morte bacteriana e expressão reduzida da proteína de choque térmico prejudicam a fase inicial da cicatrização de feridas em pacientes com diabetes. Infiltração leucocitária alterada e IL-6 no fluido da ferida

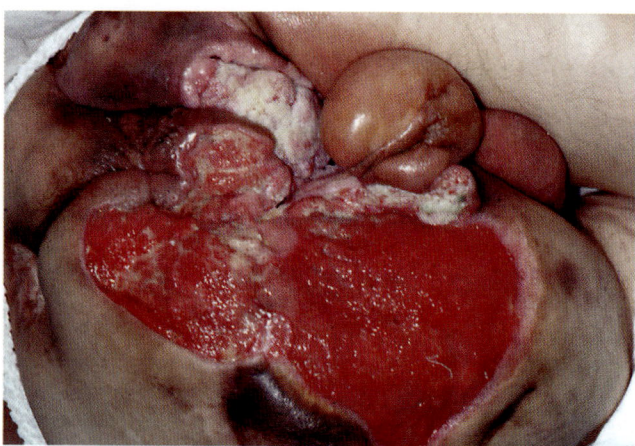

Figura 6.8 Carcinoma de células escamosas em uma escara de decúbito crônica.

caracterizam as fases inflamatórias tardias da cicatrização de feridas nesses pacientes. Os fatores de crescimento são expressos de forma anormal e degradados rapidamente nos fluidos da ferida como resultado do aumento da atividade da enzima degradante da insulina. A atividade da enzima que degrada a insulina no fluido da ferida está positivamente correlacionada com os níveis de hemoglobina A_{1c}. Níveis elevados de MMP e TIMP reduzidos são observados em feridas diabéticas em um padrão semelhante a feridas crônicas. Finalmente, há evidências crescentes de que as células residentes em feridas crônicas sofrem alterações fenotípicas que as tornam senescentes e prejudicam sua capacidade de proliferação e movimento.

A literatura recente sugere vias genéticas que podem desempenhar um papel na fisiopatologia de úlceras diabéticas e feridas crônicas que não cicatrizam.[11] Alterações epigenéticas, incluindo padrões de expressão de micro-RNA, prejudicam a liberação normal de mediadores inflamatórios, modulam a função de macrófagos, monócitos e fibroblastos e desarranjam a resposta inflamatória em feridas diabéticas.[11]

Radiação ionizante

A radiação ionizante exerce seu maior efeito nas células que se dividem rapidamente nas fases G_2 a M do ciclo celular. A lesão de ceratinócitos e fibroblastos prejudica a epitelização e a formação de tecido de granulação durante a cicatrização de feridas. A lesão por radiação nas células endoteliais resulta em endarterite, atrofia, fibrose e retardo no reparo tecidual. A lesão por radiação repetitiva resulta em respostas inflamatórias repetitivas e regeneração celular contínua. Os primeiros efeitos colaterais incluem eritema, descamação seca, hiperpigmentação da pele e perda de cabelo local. Os efeitos tardios incluem atrofia da pele, ressecamento, telangiectasia, discromia, despigmentação, fibrose e ulceração.[12-14] As fases inflamatória e proliferativa podem ser interrompidas pelos efeitos iniciais da radiação. Os fatores afetados incluem TGF-β, VEGF, TNF-α, IFN-γ e citocinas como IL-1 e IL-8. Essas citocinas são superexpressas após a lesão por radiação, levando ao acúmulo descontrolado de matriz e fibrose. O NO, que induz a deposição de colágeno, está diminuído em feridas irradiadas; isso pode explicar a resistência da ferida prejudicada observada em feridas irradiadas. A diminuição da MMP-1 pode contribuir para a reconstituição inadequada dos tecidos moles (Tabela 6.4).

Tabela 6.4 Possíveis fatores essenciais na cicatrização de feridas afetados pela radioterapia em relação às fases da cicatrização.

Fase da cicatrização de feridas	Fatores afetados pela radioterapia
Inflamação	TGF-β, VEGF, IL-1, IL-8, TNF-α, IFN-γ
Proliferação	TGF-β, VEGF, EGF, FGF, PDGF, NO
Remodelação	MMP-1, MMP-2, MMP-12, MMP-13, TIMP

EGF, fator de crescimento epidérmico; *FGF*, fator de crescimento de fibroblastos; *IFN-γ*, interferona gama; *IL-1, -8*, interleucina-1, -8; *MMP-1, -2, -12, -13*, metaloproteinase da matriz -1, -2, -12, -13; *NO*, óxido nítrico; *PDGF*, fator de crescimento derivado de plaquetas; *TGF-β*, fator de crescimento transformador-β; *TIMP*, inibidores teciduais de metaloproteinase; *TNF-α*, fator de necrose tumoral-α; *VEGF*, fator de crescimento endotelial vascular. (De Haubner F, Ohmann E, Pohl F, etal: Wound healing after radiation therapy: Review of the literature. *Radiat Oncol.* 2012;7:162.)

Os ceratinócitos, que são essenciais para a epitelização da ferida, demonstram uma mudança na expressão das queratinas 1 e 10 de alto peso molecular para as queratinas de baixo peso molecular 5 e 14 após a lesão por radiação. Em úlceras que não cicatrizam, essas células apresentam expressão diminuída de TGF-α, TGF-$β_1$, FGF-1, FGF-2, KGF, VEGF e fator de crescimento de hepatócitos (HGF). A expressão de MMP-2, MMP-12 e MMP-13 mostrou ser elevada em queratinócitos e fibroblastos humanos irradiados. Os fibroblastos desempenham um papel central na cicatrização de feridas por meio da deposição e remodelação das fibras de colágeno. No entanto, no tecido irradiado, os fibroblastos geram feixes de colágeno desorganizados a partir da desregulação de MMP e TIMP. Como o TGF-β regula MMPs e TIMP, pode ser de particular relevância para úlceras radiogênicas (Tabela 6.4).

As estratégias para o tratamento de úlceras radiogênicas problemáticas incluem tratamento padrão de feridas, terapia de feridas por pressão negativa, otimização nutricional e fornecimento otimizado de sangue e oxigênio. A oxigenoterapia hiperbárica (HBO) pode melhorar a pressão parcial de oxigênio tecidual no tratamento da osteorradionecrose por meio do aumento da densidade capilar e da neovascularização mais completa.[12,15,16] A terapia com HBO é usada clinicamente em pacientes com úlceras diabéticas crônicas e complicações na cicatrização de feridas após radioterapia, e ensaios clínicos randomizados demonstraram eficácia quando a terapia HBO foi usada em conjunto com cuidados padrão em casos de feridas recalcitrantes, diabéticas e potencialmente induzidas por radiação.[16,17] Nos últimos anos, temos visto mais investigações nesta área. Por exemplo, Wu et al.[14] demonstraram melhora na cicatrização de feridas com injeção de células-tronco derivadas do tecido adiposo, células adiposas centrifugadas e outros produtos extraídos da matriz adiposa em um modelo de camundongo irradiado.

Envelhecimento

Pacientes idosos são mais propensos a apresentar atraso na cicatrização e deiscência da ferida cirúrgica. A epiderme envelhecida apresenta menos células de Langerhans e melanócitos e achatamento da junção dermoepidérmica. A proliferação de ceratinócitos é reduzida e o tempo de renovação fica aumentado em 50%. A derme exibe menos fibroblastos, macrófagos e mastócitos, vascularização reduzida e menos colágeno e GAGs. Há um desequilíbrio quantitativo entre a produção e degradação do colágeno e uma alteração qualitativa do colágeno remanescente, que possui menos feixes em forma de corda e apresenta maior desorganização. A elasticidade da pele é diminuída devido à morfologia alterada da elastina. A diminuição do toque leve e a redução da pressão dos receptores nociceptivos, juntamente com a atrofia dérmica, aumentam a suscetibilidade a lesões por forças mecânicas. A imunossenescência (células de Langerhans reduzidas e atividade de fibroblastos) prejudica a cicatrização de feridas e aumenta a probabilidade de feridas crônicas. Distúrbios microvasculares predispõem a úlceras isquêmicas. Finalmente, há redução da secreção de sebo e produção de vitamina D3.

A desregulação dos componentes da MEC, incluindo MMPs, reepitelização diminuída, síntese de colágeno deprimida, angiogênese prejudicada e fatores de crescimento diminuídos (especialmente FGF-2 e VEGF pró-angiogênicos) foram observados em estudos com animais idosos. A atividade de macrófagos prejudicada (fagocitose reduzida e infiltração retardada) e de linfócitos B prejudicada também foram demonstradas em estudos com animais. Zhao et al.[18] demonstraram recentemente o benefício potencial na aplicação crônica de agentes antienvelhecimento, incluindo metformina e resveratrol, por meio da ativação da via da proteinoquinase ativada por AMP em um estudo com animais idosos.

Desnutrição

O catabolismo de proteínas retarda a cicatrização da ferida e promove a deiscência da ferida, principalmente quando os níveis de albumina sérica são inferiores a 2,0 g/dℓ. Suplementos de proteína podem reverter essa deficiência.

As deficiências de vitaminas afetam a cicatrização de feridas principalmente como resultado de seu efeito como cofatores. A cicatrização retardada pode ocorrer 3 meses após a privação de vitamina C e pode ser revertida com suplementos de 10 mg/dia e não mais que 2.000 mg/dia. A deficiência de vitamina A impede a ativação de monócitos e a deposição de fibronectina, afetando a adesão celular e prejudicando os receptores de TGF-β. A vitamina A contribui para a desestabilização da membrana lisossomal e neutraliza diretamente o efeito dos glicocorticoides. A deficiência de vitamina K limita a síntese de protrombina e fatores VII, IX e X. O metabolismo da vitamina K é impedido por antibióticos; pacientes que têm infecções crônicas ou recorrentes precisam ter os parâmetros de coagulação verificados antes da realização de procedimentos cirúrgicos.

O zinco é um cofator necessário para a RNA polimerase e ácido desoxirribonucleico (DNA) polimerase. A deficiência de zinco prejudica a cicatrização precoce de feridas, mas é rara, exceto em grandes queimaduras, politraumatismo grave e cirrose hepática. A anemia por deficiência de ferro é uma causa discutível de retardo na cicatrização de feridas. Embora o íon ferroso seja um cofator necessário para converter prolina em hidroxiprolina, os relatos são conflitantes quanto aos efeitos da anemia aguda e crônica na cicatrização de feridas. Em geral, os pacientes devem ter uma dieta completa, composta por ingestão adequada de proteínas e valor calórico, além de suplementação de vitaminas e minerais.

Fármacos

Alguns medicamentos administrados exogenamente prejudicam diretamente a cicatrização de feridas. Agentes quimioterápicos, como doxorrubicina (Adriamicina®), mostarda nitrogenada, ciclofosfamida, metotrexato e bis-cloroetilnitrosoureia, são potentes inibidores de feridas em modelos animais e interferem clinicamente na cicatrização de feridas não complicada. Eles reduzem a proliferação de células mesenquimais, a contagem de plaquetas e células inflamatórias e a disponibilidade de fatores de crescimento, principalmente se administrados no pré-operatório. O tamoxifeno, um antiestrogênio, diminui a proliferação celular, com uma diminuição na força de ruptura da ferida que é dose-dependente e pode ser secundária à diminuição da produção de TGF-β. Os glicocorticosteroides prejudicam a proliferação de fibroblastos e a síntese de colágeno, resultando na diminuição da formação de tecido de granulação. Além disso, os esteroides estabilizam as membranas lisossômicas. Mais recentemente, Jozic et al.[19] demonstraram que os esteroides inibem a migração de queratinócitos e a cicatrização adequada de feridas, ativando uma cascata de sinalização fosfolipase/proteinoquinase C do tipo Wnt, que está presente em vários tipos de células, incluindo a pele. Esse mecanismo pode lançar mais luz sobre a disfunção celular induzida pelo estresse e a cicatrização prejudicada de feridas, proporcionando potencial para futuras terapias direcionadas.

A administração de vitamina A pode reverter esse efeito específico. A diminuição da resistência das feridas para a ruptura causada por esteroides exógenos está relacionada ao tempo e à dose. Altas doses de anti-inflamatórios não esteroides têm sido relatadas como retardadoras da cicatrização, mas é improvável que doses dentro da faixa terapêutica tenham efeito.

Tratamento de feridas crônicas

O manejo de uma ferida crônica depende de sua etiologia.[20,21] As terapias atualmente disponíveis são lentas, trabalhosas e de alto custo, sem qualquer garantia de cura se todos os fatores locais e sistêmicos não forem abordados. A pesquisa de cicatrização de feridas identificou proteínas e moléculas estruturais chave na cicatrização normal e desordenada de feridas como possíveis alvos para intervenções futuras. Esta pesquisa levou à aplicação de fatores de crescimento tópicos em feridas crônicas, que, embora inicialmente promissores, quase universalmente falharam em produzir melhorias clinicamente significativas na cicatrização de feridas. Presume-se que a razão para a falha seja resultado da degradação dos fatores de crescimento por proteases no fluido da ferida. Essa falha destacou a natureza complexa da cicatrização de feridas, em que a simples substituição de um elemento não é suficiente.

Os substitutos da pele (discutidos mais adiante) fornecem vários fatores que podem alterar a natureza do microambiente da ferida em favor e permitir que a cicatrização ocorra. O enxerto de pele de espessura parcial consiste na substituição cirúrgica da epiderme nativa e da derme parcial para auxiliar no fechamento da ferida e há uma forte base de evidências no tratamento de queimaduras agudas e feridas crônicas que não cicatrizam. A pele é colhida do paciente e transferida para um leito de ferida adequadamente preparado. O enxerto fornece a cobertura da ferida, proporcionando um ambiente de cicatrização favorável por meio da exclusão de bactérias patogênicas e fornecimento de MEC, células (ceratinócitos e fibroblastos) e moléculas bioativas (citocinas, quimiocinas e fatores de crescimento) que facilitam o reparo da ferida por meio de um processo de "reciprocidade dinâmica" (Figura 6.9). No entanto, enxertos de pele autólogos ocasionalmente são limitados ou indisponíveis. Substitutos biológicos de pele têm sido usados por muitos anos e incluem aloenxertos de pele cadavérica e xenoenxertos de suínos e bovinos. Esses enxertos não são duráveis porque não se integram ao hospedeiro e estão associados à rejeição e à transferência de doenças. No entanto, eles fornecem cobertura temporária adequada da ferida, limitando as complicações até que enxertos autólogos ou outras estratégias de manejo definitivas estejam disponíveis.

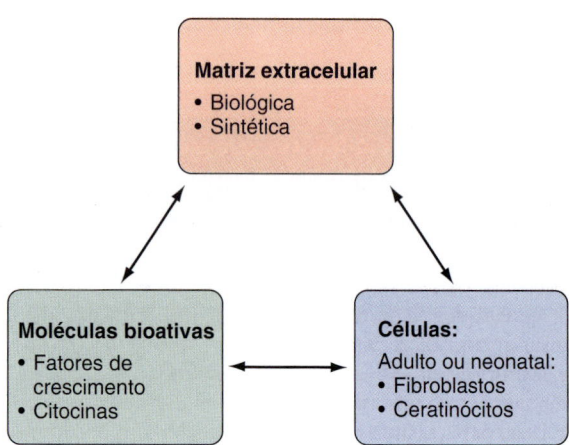

Figura 6.9 Modelo de "reciprocidade dinâmica" de cicatrização de feridas. As interações são dinâmicas, pois variam com o tempo e a localização no local da ferida. Os produtos de qualquer elemento influenciam as ações dos outros. A regulação negativa inadequada de qualquer elemento pode resultar na conversão de uma ferida aguda para uma ferida crônica. (De Greaves NS, Iqbal SA, Baguneid M, et al. The role of skin substitutes in the management of chronic cutaneous wounds. *Wound Repair Regen.* 2013;21:194-210.)

CURATIVOS

Os curativos para feridas – presentes desde a antiguidade – evoluíram muito pouco por muitos anos até 1867, quando Lister introduziu curativos antissépticos embebendo fiapos e gazes em ácido carbólico. Desde então, vários produtos mais sofisticados se tornaram disponíveis; entretanto, certas características dos curativos devem ser consideradas no tratamento não cirúrgico de uma ferida (Boxe 6.2). A cicatrização de feridas é mais bem-sucedida em um ambiente úmido, limpo e quente. Nem todos os curativos podem fornecer todas essas características e nem todas as feridas requerem todas elas; portanto, a escolha do curativo deve corresponder às condições predominantes da ferida.[20,21]

Boxe 6.2 Características do curativo ideal.

Cria um ambiente úmido
Remove excesso de exsudato
Evita a dessecação
Possibilita a troca gasosa
Impermeável aos microrganismos
Isolante térmico
Evita a contaminação por partículas
Não tóxico para as células hospedeiras benéficas
Fornece proteção mecânica
Não traumático
Fácil de usar
Custo-benefício

Adaptado de Morin RJ, Tomaselli NL. Interactive dressings and topical agents. *Clin Plast Surg.* 2007;34:643-658.

Dois conceitos críticos ao selecionar curativos apropriados para feridas são a oclusão e a absorção. Estudos demonstraram que a taxa de epitelização sob um curativo oclusivo úmido é o dobro de uma ferida que é deixada descoberta e deixada secar. Um curativo oclusivo fornece um pH levemente ácido e baixa tensão de oxigênio na superfície da ferida, o que é propício para a proliferação de fibroblastos e formação de tecido de granulação. No entanto, as feridas que produzem quantidades significativas de exsudato ou têm altas contagens bacterianas requerem um curativo que seja absorvente e evite a maceração da pele circundante. Esses curativos também precisam reduzir a carga bacteriana enquanto absorvem o exsudato produzido. A colocação de um curativo oclusivo puro sem propriedades bactericidas permitiria o supercrescimento bacteriano e pioraria a infecção.

Os curativos podem ser categorizados em quatro classes: (1) tecidos não aderentes; (2) curativos oclusivos; (3) curativos absorventes; e (4) cremes, pomadas e soluções (Tabela 6.5). Resumidamente, tecidos não aderentes são gazes de malha fina suplementada com uma substância para aumentar suas propriedades oclusivas ou habilidades antibacterianas, como o Vermelho Escarlate, um curativo relativamente não oclusivo que é impregnado com O-tolilazo-O-tolilazo-β-naftol que é usado em locais de coleta de enxertos de pele no cuidado de queimados. Xeroform é um curativo hidrofóbico relativamente oclusivo contendo 3% de tribromofenato de bismuto em uma base de petrolato, que ajuda a mascarar odores de feridas e tem atividade antimicrobiana contra *Staphylococcus aureus* e *Escherichia coli*.

Os curativos oclusivos proporcionam retenção de umidade, proteção mecânica e uma barreira contra bactérias. Esses curativos podem ser divididos em curativos biológicos e não biológicos. Exemplos de curativos biológicos são aloenxertos, xenoenxertos, âmnios e substitutos de pele. Um aloenxerto é um enxerto

Tabela 6.5 Tipos de curativos.

Categoria	Composição e características	Função	Exemplos	Comentários
Tecidos não aderentes	Gaze de malha fina com suplemento para aumentar propriedades oclusivas e não aderentes, capacidade de facilitação de cicatrização e características antibacterianas	Proteção, ambiente úmido	Scarlet Red, Vaseline gaze, Xeroform, Xeroflo, Mepitel, Adaptic, Telfa	Scarlet Red, Xeroform, Telfa, Vaselina gaze – hidrofóbicas, mais oclusivas; Xeroflo, Mepitel, Adaptic – menos oclusivas, permissão de drenagem de líquido para camadas de curativo sobrejacentes
Absortivo				
Gaze	Gaze de malha aberta	Remoção de exsudatos, previne a maceração	Gaze de malha aberta	Não é eficaz quando saturada; pode ser usada para desbridamento se estiver em contato com a ferida
Espumas	Folhas de poliuretano hidrofóbicas	Proteção, absorção de exsudato	Lyofoam, Allevyn, Curafoam, Flexzan, Vigifoam	Vantagens – confortáveis, podem se expandir e se adaptar à ferida, facilmente removíveis para limpeza. Desvantagens – necessidade de substituição à medida que a ferida cicatriza, os formatos personalizados são difíceis de produzir, proteção limitada contra bactérias, não podem ser usadas durante o banho
Oclusivo				
Não biológicos		Isolamento, retenção da umidade, barreira protetora atua contra bactérias		

(continua)

Tabela 6.5 Tipos de curativos. (*continuação*)

Categoria	Composição e características	Função	Exemplos	Comentários
Filmes	Membranas claras de poliuretano com adesivo acrílico de um lado	Ver anteriormente	Tegaderm, Mefilm, Carrafilm, Bioclusive, Transeal, Opsite	Impermeável; permeável ao oxigênio, dióxido de carbono e vapor de água; não interfere na funcionalidade do paciente; permite a visualização da ferida; não absortivo, pode vazar; requer pele intacta em torno da ferida; a contração da ferida pode ser retardada, a remoção pode romper o epitélio novo
Hidrocoloides	Matriz hidrocoloide (gelatina, pectina, carboximetilcelulose)	Absorve a água dos exsudatos da ferida, incha, liquefaz para formar gel úmido	Duoderm, NuDerm, Comfeel, Hydrocol, Cutinova, Tegasorb	Disponível como pastilhas adesivas, pasta e pó; características semelhantes às dos filmes, porém mais volumosas; maior proteção, embora possa interferir mais na função
Alginatos	Fibras de polissacarídeo semelhante a celulose, derivadas dos sais de cálcio de alginato (alga)	Como acima; a conversão de alginato de cálcio em sal de sódio solúvel após contato com exsudato da ferida resulta em gel hidrofílico	Algiderm, Algosteril, Kaltostat, Curasorb, Carasorb, Melgisorb, SeaSorb, Kalginate, Sorbsan	Ambiente oclusivo; várias formas – rolo, fita adesiva, *pads*
Hidrogéis	Óxido de polietileno ou polímero de carboximetilcelulose e água (80%)	Como acima; agentes de reidratação para feridas secas; pouca absorção de água (alto teor em água)	Vigilon, Nu-gel, Tegagel, FlexiGel, Curagel, Flexderm	Disponível como géis, folhas, gaze impregnada; ambiente oclusivo
Biológicos		Similar aos não biológicos		
Homoenxerto	Derivado de seres humanos geneticamente semelhantes		Pele de cadáver	Curativo temporário; é rejeitado se deixado na ferida por um período prolongado
Xenoenxerto	Enxerto interespécies (p. ex., porco)		Pele de porco	O mesmo que acima
Âmnion	Placenta humana			Bom curativo biológico
Substitutos de pele	Diferentes composições		Integra, Alloderm, Apligraf, Biobrane, Transcyte	Integra – substituto da membrana da pele em bicamada; AlloDerm – derme acelular de cadáver; Apligraf – curativo biológico em bicamada, composto de fibroblastos dérmicos neonatais sobre a matriz de colágeno
Cremes, pomadas e soluções				
Antibacterianos	Diferentes composições	Usado para tratar feridas infectadas	Ácido acético (Gram-negativos, Pseudomonas); Solução de Dakin (amplo espectro antibacteriano); antibacterianos contendo iodo (Iodosorb, Iodoflex, Betadine; amplo espectro antibacteriano e antifúngico); nitrato de prata (amplo espectro antibacteriano); acetato de mafenida (Sulfamylon; amplo espectro antibacteriano) sulfadiazina de prata (Silvadene; amplo espectro antibacteriano, antifúngico e antiviral); Acticoat (amplo espectro antibacteriano)	Ácido acético – prejudica a cicatrização de feridas; Dakin – tóxica para fibroblastos; soluções contendo iodo – tóxicas para fibroblastos, prejudicam a cicatrização de feridas; nitrato de prata – trata queimaduras, diminui a epitelização, hiponatremia, mancha as roupas de preto; acetato de mafenida – penetra na escara, aplicação dolorosa, inibe a reepitelização, inibidor da anidrase carbônica; sulfadiazina de prata – neutropenia transitória, acelera a epitelização de queimaduras de espessura parcial, neovascularização, comumente usada para queimaduras; Acticoat – curativo oclusivo impregnado de prata, atividade antibacteriana dura 3 dias

(*continua*)

Tabela 6.5 Tipos de curativos. (*continuação*)

Categoria	Composição e características	Função	Exemplos	Comentários
Pomadas antibacterianas	Composições diferentes	Usadas para tratar feridas infectadas; fácil de aplicar; lubrificam a superfície da ferida; oclusivas; atividade antibacteriana dura 12 h	Bacitracina (cocos e bacilos gram-positivos); neomicina (gram-negativos) sulfato de polimixina B (gram-negativos); polisporina (polimixina B, bacitracina); neosporina (polimixina B, bacitracina, neomicina); pomada antibiótica tripla (polimixina B, bacitracina, neomicina)	Neosporin – reepitelização aumentada em feridas experimentais em 25% em comparação com feridas sem curativo
Enzimática	Diferentes composições; utiliza enzimas naturais	Remoção de tecido necrótico	Sutilainas (derivado de *Bacillus subtilis*); colagenase (Santyl; derivado de *Clostridium histolyticum*); papaína (derivada de pepsina vegetal)	Sutilainas – digerem colágeno desnaturado; colagenase – digere colágeno desnaturado e nativo; papaína – eficaz contra o colágeno na presença do cofator contendo grupo sulfidrila; adição de ureia duplica ação enzimática da papaína
Outros	Curativo úmido-seco com solução salina e gaze	Remoção de tecido necrótico		Indiscriminado – tanto o tecido necrótico quanto o tecido de granulação recém-formado e epitélio são removidos; pode ser doloroso

Adaptada de Lionelli GT, Lawrence WT. Wound dressings. *Surg Clin North Am.* 2003;83:617-638.

transplantado entre humanos geneticamente únicos, enquanto um xenoenxerto é um enxerto, como pele de porco, transplantado entre espécies. Aloenxertos e xenoenxertos são curativos temporários; ambos serão rejeitados se deixados em uma ferida por um período prolongado. O âmnio é derivado de placentas humanas e é outro curativo biológico eficaz. Inicialmente, esses curativos eram mais utilizados no tratamento de queimaduras; no entanto, podem ser usados como medida temporária em outras feridas.

Os curativos absorventes são úteis para feridas com uma quantidade significativa de exsudato. As úlceras de perna podem produzir 12 g/10 cm^2/24 horas de exsudato. Exemplos incluem gaze de malha larga, a mais antiga desse tipo de curativo, que perde sua eficácia quando saturado; e materiais mais novos, como curativos de espuma, que fornecem as qualidades absorventes para remover grandes quantidades de exsudato e têm propriedades antiaderentes para evitar a ruptura ou rompimento do tecido de granulação recém-formado durante a remoção. Exemplos incluem Lyofoam (ConvaTec, Skillman, NJ), Allevyn (Smith & Nephew, Largo, FL) e Curafoam (Kendall Company, Mansfield, MA). A cicatrização de feridas sob curativos absorventes parece ser mais lenta do que sob curativos oclusivos, possivelmente devido à absorção de citocinas do leito da ferida ou à diminuição da migração de queratinócitos.

A última classe de curativos consiste em cremes, pomadas e soluções. Esta é uma categoria ampla que se estende desde materiais tradicionais, como pasta de óxido de zinco, até preparações contendo fatores de crescimento. Várias categorias incluem curativos com propriedades antibacterianas, como ácido acético, solução de Dakin, nitrato de prata, mafenida (Sulfamylon), sulfadiazina de prata (Silvadene), pomadas contendo iodo (Iodosorb) e bacitracina. A aplicação desses produtos é indicada quando houver sinais clínicos de infecção ou se a cultura quantitativa demonstrar mais de 105 organismos por grama de tecido.

O número de produtos para feridas disponíveis está em constante crescimento, de modo que o cirurgião deve ter informações sobre os curativos disponíveis para permitir o manejo eficaz da ferida (Boxe 6.3).

OUTRAS TERAPIAS

Oxigenoterapia hiperbárica

A isquemia da ferida é a causa mais comum de falha de cicatrização. A HBO utiliza o oxigênio como fármaco e a câmara hiperbárica como sistema de distribuição para aumentar a P_{O_2} na área-alvo. A terapia com HBO é usada para uma miríade de

Boxe 6.3 Opções de curativos para feridas limpas não infectadas.

Feridas incisionais
   Curativos de três camadas
   Pomadas
   Curativos oclusivos
Feridas de espessura parcial (p. ex., abrasões, locais de doação)
   Sem curativo (crosta)
   Gaze impregnada
   Cremes, pomadas
   Curativos oclusivos
Feridas de espessura total (p. ex., escara de pressão)
   Alginatos ou hidrogeis – raramente aplicáveis
   Cremes, géis (p. ex., Silvadene)
   Trocas de curativos úmidos para secos
   Dispositivo de fechamento auxiliado por vácuo

processos patológicos, incluindo infecções bacterianas, doença da descompressão, melhora da retirada de enxertos cutâneos de espessura parcial, sobrevivência e salvamento de retalhos, queimaduras térmicas agudas, fascéite necrosante, feridas crônicas, feridas hipóxicas, osteorradionecrose e lesões por radiação. Há evidências para o tratamento de úlceras diabéticas crônicas e feridas induzidas por radiação.[20,21] A isquemia ou hipoxia tecidual (P_{O_2} < 30 mmHg) prejudica significativamente a atividade metabólica normal e diminui a cicatrização de feridas por prejudicar a proliferação de fibroblastos, síntese de colágeno e epitelização. A terapia com HBO envolve a inalação de oxigênio a 100% a 1,9 a 2,5 atm, o que pode aumentar a P_{O_2} tecidual 10 vezes mais do que o normal. Uma Pa_{O_2} mais alta é suficiente para suprir o tecido com todas as suas necessidades metabólicas, mesmo na ausência de hemoglobina; esse nível elevado dura de 2 a 4 horas após o término da terapia com HBO e induz a síntese de NO sintase de células endoteliais, bem como a angiogênese. Foi relatado que o oxigênio estimula a angiogênese, melhora a função de fibroblastos e leucócitos e normaliza os reflexos microvasculares cutâneos.

Um estudo animal recente analisou os efeitos da terapia com HBO no metabolismo de células de roedores, angiogênese e cicatrização de feridas diabéticas.[22] Experimentos mostraram aumento da proliferação de células-tronco, angiogênese aumentada e capacidade de cicatrização de feridas melhorada. Além disso, este estudo demonstra que uma combinação de tratamento com HBO e terapia com células-tronco tem um efeito sinérgico e pode abrir novos horizontes no tratamento de feridas que não cicatrizam.[22]

A avaliação do suprimento vascular para a área alvo é essencial, e a revascularização antes da terapia com HBO é um pré-requisito essencial para a terapia com HBO. Os pacientes provavelmente se beneficiarão da terapia adjuvante com HBO se a melhora na oxigenação tecidual puder ser demonstrada em uma ferida hipóxica enquanto recebe oxigênio sob condições hiperbáricas. A pressão transcutânea de oxigênio (tcPO$_2$) é usada para avaliar a perfusão e a oxigenação da ferida. Um tcPO$_2$ da ferida inferior a 35 mmHg em ar ambiente indica uma ferida hipóxica. Uma tcPO$_2$ na câmara de 200 mmHg ou mais sugere benefício potencial da terapia com HBO. Os tratamentos com HBO para feridas hipóxicas são geralmente administrados a 1,9 a 2,5 atm para sessões de 90 a 120 minutos cada, com o paciente respirando 100% de oxigênio durante o tratamento. Os tratamentos são administrados 1 vez/dia, 5 a 6 vezes/semana, e devem ser administrados como adjuvante às terapias cirúrgicas ou médicas. A evidência clínica de melhora da ferida deve ser observada após 15 a 20 tratamentos.

As complicações da terapia com HBO são causadas por mudanças na pressão atmosférica e P_{O_2} elevada. O barotrauma da orelha média, variando de hiperemia da membrana timpânica à perfuração do tímpano, é a complicação mais comum. O pneumotórax (particularmente o pneumotórax hipertensivo) é muito menos comum, mas potencialmente fatal. Outras complicações associadas ao aumento da P_{O_2} incluem toxicidade cerebral por oxigênio, manifestada por convulsões semelhantes a convulsões do tipo grande mal; toxicidade pulmonar de oxigênio, resultante de danos de radicais livres de oxigênio ao parênquima pulmonar e vias respiratórias e variando de traqueobronquite a síndrome de angústia respiratória completa; e miopia transitória. As contraindicações absolutas à terapia com HBO são (1) pneumotórax não controlado, (2) tratamento atual ou recente com bleomicina ou doxorrubicina (potencial agravamento da toxicidade cardíaca e pulmonar) e (3) tratamento com dissulfiram (aumenta o risco de desenvolver toxicidade por oxigênio).

Ensaios clínicos randomizados de pequena escala mais antigos demonstraram que a HBO é uma terapia adjuvante útil para úlceras isquêmicas do pé diabético e reduz a taxa de amputação de extremidades. Thistlethwaite et al.[23] realizaram um estudo duplo-cego randomizado em pacientes com úlceras venosas crônicas que demonstrou que a terapia com HBO pode melhorar a cicatrização refratária, mas que a seleção de pacientes é importante. Pacientes com margens periféricas hipóxicas devem realizar 4 semanas de tratamento de alta qualidade da ferida para alcançar um leito de ferida saudável e estabelecer sua trajetória de cicatrização.[23] Um ensaio clínico randomizado multicêntrico mais recente (estudo DAMO2CLES) na Europa mostrou melhores taxas de salvamento de membros e cicatrização de feridas 12 meses após o início do tratamento e sobrevida livre de amputação, mas os resultados não foram estatisticamente significativos.[24] Uma revisão sistemática do Cochrane Database em 2016 revisou a terapia com HBO para feridas crônicas irradiadas e concluiu que a terapia HBO melhora os resultados em pacientes que foram submetidos à radiação em área da cabeça, pescoço, ânus e reto e reduz as taxas de osteorradionecrose após exodontias.[16] No entanto, as recomendações foram baseadas em estudos pequenos e de baixa potência, e mais estudos randomizados eram muito necessários para esclarecer os benefícios dessa terapia dispendiosa. Esses resultados, que concluíram que a terapia com HBO pode ter resultados promissores em feridas crônicas induzidas por radiação, são consistentes com uma revisão sistemática diferente de Borab et al.[17]; no entanto, são necessárias maiores evidências.

A European Consensus Conference on Hyperbaric Medicine em 2016 revisou as evidências disponíveis sobre os efeitos da terapia HBO e concluiu que ela é indicada em fraturas expostas com lesão por esmagamento, prevenção ou tratamento de osteorradionecrose da mandíbula, radionecrose de tecidos moles (cistite, proctite), úlceras do pé diabético e necrose da cabeça do fêmur.[25] Além disso, o consenso concordou que há evidências fracas que suportam os efeitos benéficos da terapia com HBO em enxertos e retalhos de pele comprometidos, úlceras isquêmicas, osteomielite refratária, queimaduras extensas de segundo grau e osteorradionecrose nos ossos além da mandíbula.[25]

Apesar das evidências sugerindo potencial benefício da terapia com HBO na cicatrização de feridas crônicas, seu custo é alto. Os pacientes muitas vezes viajam longas distâncias para tratamentos diários com grande custo para eles e suas famílias. Embora os protocolos relatados para o tratamento de úlceras isquêmicas de membros variem significativamente, a maioria envolve um custo total de US$ 15 mil a US$ 40 mil. A terapia com HBO não é recomendada como tratamento primário para pacientes com úlceras diabéticas ou isquêmicas não complicadas; no entanto, em casos selecionados mais complicados, a terapia com HBO pode ter um papel.

Terapia de feridas por pressão negativa

Uma das descobertas mais significativas das últimas décadas no tratamento de feridas foi a melhora com a terapia de feridas por pressão negativa (TFPN) (Figura 6.10). Com esta tecnologia, o cirurgião tem opções além do fechamento imediato das feridas (ou seja, terapia adjuvante antes ou após a cirurgia ou uma alternativa à cirurgia em pacientes extremamente doentes).

Argenta et al.[26] descreveram originalmente o uso de pressão negativa para auxiliar no fechamento de feridas em 1997. Ao aplicar pressão subatmosférica nas feridas, demonstraram a remoção do edema crônico, aumento do fluxo sanguíneo local e estimulação do tecido de granulação. Esta técnica pode ser usada em feridas agudas, subagudas e crônicas. Estudos adicionais demonstraram

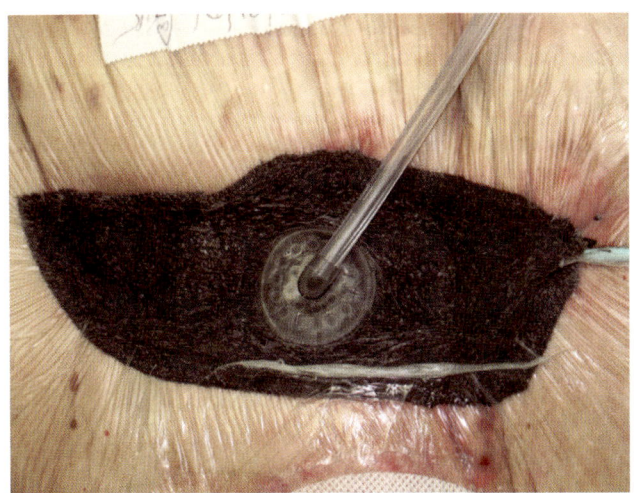

Figura 6.10 Esponja de fechamento de ferida assistida por pressão negativa colocada no abdome de um paciente.

melhora significativa na profundidade da ferida em feridas crônicas tratadas com TFPN em comparação com feridas tratadas com solução salina úmida para curativos úmidos. Além disso, o tratamento com pressão negativa resulta em tempos de cicatrização mais rápidos com menos complicações associadas.[20,21,27]

O mecanismo exato da melhora na cicatrização com TFPN ainda não foi determinado. Muitos pesquisadores inicialmente acreditavam que a razão para o aumento da cicatrização de feridas é a remoção de exsudatos da ferida, mantendo a ferida úmida. Como originalmente idealizado por Argenta et al.[26] com TFPN, há um aumento de cinco vezes no fluxo sanguíneo para os tecidos cutâneos. Outros estudos mostraram um aumento do calibre capilar, a proliferação endotelial estimulada e a angiogênese. É bem conhecido que cargas bacterianas aumentadas resultam em cicatrização mais lenta de feridas; no entanto, apesar do aumento da cicatrização de feridas com TFPN, demonstrou-se que resulta em aumento das contagens bacterianas. Outros estudos sugeriram que a TFPN produz estresse tridimensional dentro das células (microtensão) e em toda a área da ferida (macrotensão), resultando em alterações como aumento da proliferação celular e maior densidade de microvascular. Evidências sugerem que a TFPN altera a composição do fluido da ferida removendo proteinases potencialmente deletérias e citocinas inflamatórias, como MMP-1, MMP-2, MMP-9 e TNF-α.[27]

Os benefícios clínicos da TFPN foram demonstrados em ensaios controlados randomizados e incluem uma diminuição no volume ou tamanho da ferida, preparação acelerada do leito da ferida e formação de tecido de granulação, cicatrização acelerada da ferida, melhor taxa de retirada do enxerto, diminuição do tempo de drenagem para feridas agudas, redução de complicações, aumento da resposta ao tratamento de primeira linha, aumento da sobrevida do paciente e diminuição do custo. Dados mais recentes demonstraram resultados melhores em pacientes com feridas diabéticas, úlceras isquêmicas e feridas cirúrgicas complexas vasculares, abdominais, ginecológicas e outras feridas cirúrgicas oncológicas com ou sem contaminação. Karam et al.[27] realizaram um estudo controlado randomizado incluindo um total de 40 pacientes com úlceras diabéticas que não cicatrizam. Biopsias pré-tratamento e pós-tratamento foram obtidas após 10 dias de terapia contínua, e análise molecular foi realizada. Os resultados demonstraram que a TFPN levou a uma regulação negativa significativa de IL-1β, TNF-α, MMP-1 e MMP-9 e regulação positiva significativa de VEGF, TGF-β1 e TIMP-1 em comparação com o tratamento avançado de feridas com trocas de curativos. Os autores concluíram que a TFPN aumentou significativamente os fatores de crescimento, diminuiu as citocinas inflamatórias e normalizou a atividade da MMP, melhorando a cicatrização de feridas. Além dos melhores resultados, este tratamento representa uma melhora significativa na relação custo-benefício e diminuiu o tempo de internação após feridas agudas e crônicas. Houve relatos de uma redução de 78% na permanência hospitalar e uma redução de 76% no custo com TFPN. Essa redução de custo e eficácia do tratamento de feridas com TFPN se traduziram no tratamento domiciliar de pacientes do Medicare. TFPN com instilação foi outro desenvolvimento recente. A evolução da tecnologia deste novo método de tratamento permitiu a criação e utilização de esponja de espuma de células abertas que permite a instilação periódica do leito da ferida com fluido estéril, facilitando a remoção de exsudato espesso e debris infecciosos. A duração e o intervalo de tempo entre cada instilação podem ser ajustados com base nos requisitos da ferida. Diferentes soluções têm sido usadas para instilação, incluindo solução salina normal e solução diluída de Dakin. Kim et al.[28] realizaram um estudo prospectivo randomizado e concluíram que não houve diferença na eficácia da solução salina normal e de uma solução antisséptica (poli-hexanida 0,1% mais betaína 0,1%) no tratamento de feridas infectadas. Outro avanço tecnológico é a implementação de dispositivos portáteis de fechamento de feridas assistidos a vácuo, adequados para tratamento ambulatorial. Além disso, a utilização de dispositivos descartáveis de uso único tornou-se mais popular recentemente. Esses dispositivos não exigem a substituição do curativo, geralmente duram alguns dias e são particularmente úteis no cenário de TFPN incisional ou no tratamento de feridas relativamente superficiais com baixa saída de fluido exsudativo.

CICATRIZAÇÃO DA FERIDA FETAL

As feridas cutâneas fetais cicatrizam rapidamente sem as cicatrizes e inflamações características das feridas cutâneas de adultos. Na cicatrização cutânea do adulto, os apêndices dérmicos (folículos pilosos, glândulas sudoríferas e sebáceas) não se regeneram. Além disso, feridas adultas cicatrizadas apresentam feixes de colágeno densamente compactados orientados perpendicularmente à superfície da ferida, enquanto o colágeno na pele não lesionada e fetal mantém um padrão reticular. As feridas fetais reepitelizam mais rapidamente, com menos neovascularização e um aumento mais rápido da força. As feridas fetais diferem nas respostas inflamatórias, componentes da MEC, expressão do fator de crescimento e respostas biológicas à expressão do fator de crescimento. Acreditava-se que a cicatrização de feridas fetais representava o reparo tecidual ideal e que entender a cicatrização de feridas fetais forneceria aos cirurgiões as ferramentas para regular e controlar as diferentes etapas na cicatrização de feridas em adultos.[29,30]

A reparação fetal depende da idade gestacional e do tamanho da ferida. O limiar do tamanho da ferida (diâmetro da pele excisada em que 50% das feridas cicatrizam sem cicatriz em uma determinada idade gestacional) parece ser de 6 a 10 mm para animais de 60 dias e 70 dias de gestação e de 4 a 6 mm para animais de 80 dias de gestação e 90 dias de gestação. Feridas maiores podem prolongar o tempo de cicatrização e expor o tecido da ferida a um perfil diferente de MEC e fator de crescimento. Feridas excisionais maiores também podem estimular a formação de miofibroblastos, resultando na formação de cicatrizes. A transição do reparo sem cicatriz para cicatriz ocorre no início do terceiro trimestre. As feridas cicatrizam mais rapidamente em um feto do que em um neonato, e cicatrizam mais lentamente em adultos em comparação com neonatos.

Os apêndices da pele são formados quando os fibroblastos dérmicos induzem o epitélio a formar folículos pilosos ou glândulas. As feridas criadas no início da gestação cicatrizam sem cicatrizes e com apêndices dérmicos, sugerindo regeneração tecidual *versus* reparação. Em contrapartida, as feridas do final da gestação cicatrizam com cicatrizes e sem apêndices dérmicos. A transição da cicatrização sem cicatrizes para a cicatrização sem apêndices dérmicos sugere que os fibroblastos fetais perdem sua capacidade de induzir o epitélio a formar apêndices dérmicos com o avanço da idade gestacional. As propriedades extrínsecas (ambiente do líquido amniótico) e intrínsecas (ou seja, tensão de oxigênio do feto humano, diferenças nos receptores celulares e expressão de hormônios de crescimento) entre a cicatrização de feridas fetais e adultas explicam a diferença na cicatrização de feridas e formação de cicatrizes.[30]

O ambiente fetal, uma diferença extrínseca entre feridas fetais e adultas, é caracterizado por um líquido amniótico rico em ácido hialurônico estéril com concomitante diminuição da resposta inflamatória. Além disso, o aumento do número de receptores de ácido hialurônico e o aumento da quantidade de ácido hialurônico podem criar um ambiente permissivo no qual o movimento dos fibroblastos é facilitado, o que resulta no aumento da taxa e eficiência da cicatrização fetal.

Grande parte da pesquisa em cicatrização de feridas fetais recentemente se concentrou em fibroblastos fetais e outros fatores intrínsecos que se acredita desempenharem um papel mais crítico. Os fibroblastos fetais parecem ter características bastante diferentes dos fibroblastos adultos. A hidroxilação da prolina é um passo limitante na síntese de colágeno pelas células dérmicas. Os fibroblastos humanos fetais de gestação precoce têm atividade de prolil-hidroxilase aumentada que diminui gradualmente para níveis adultos após 20 semanas de gestação. Os colágenos tipos I, III, V e VI aparecem mais cedo, e a proporção do tipo III para o tipo I é maior em feridas fetais, o que é consistente com a maior prevalência de colágeno tipo III no tecido fetal normal. Os fibroblastos fetais *in vitro* têm maior produção de colágeno do que seus equivalentes adultos. Essa maior produção de colágeno pode ser secundária ao mecanismo regulador exclusivo da prolil-hidroxilase e pode explicar por que há maior atividade de fibroblastos em fetos com menos de 20 semanas de gestação.

A síntese de colágeno diminui para níveis adultos após 20 semanas de gestação e a degradação do colágeno aumenta com a idade gestacional. A expressão gênica aumentada de MMP-1, MMP-3 e MMP-9 correlaciona-se com o início da formação de cicatriz na pele fetal não ferida. Esses achados sugerem que a pele fetal de rato de gestação tardia sofre uma remodelação tecidual do tipo adulto após o ferimento que leva à cicatrização observada na pele adulta.

Existem também diferenças nos componentes da MEC de feridas fetais e adultas. Após a lesão, os níveis de fibronectina são semelhantes em adultos e fetos, mas a tenascina, um inibidor da fibronectina, aumenta mais cedo e volta ao normal mais rapidamente no feto. Quantidades maiores de fibronectina em feridas fetais estimulam a fixação celular imediata, enquanto a deposição mais rápida de tenascina no feto permite que as células migrem e epitelizem completamente a ferida mais rapidamente e diminuam o tempo de cicatrização da ferida.

O ácido hialurônico está persistentemente elevado em feridas fetais. Durante a gestação, os níveis decrescentes de ácido hialurônico se correlacionam com o aumento do potencial cicatricial. A composição única da MEC dos tecidos fetais pode influenciar a deposição de fibrilas de colágeno, facilitando a mobilidade e migração celular, levando ao padrão de colágeno frouxo observado em feridas fetais cicatrizadas, em oposição ao padrão de colágeno denso observado em cicatrizes adultas. No entanto, poucos estudos examinaram o efeito da modificação dos componentes da MEC.

Além disso, o feto apresenta uma resposta inflamatória reduzida com ausência de infiltração de neutrófilos e diminuição da infiltração de imunoglobulinas endógenas. A escassez de macrófagos e uma diferença na aparência temporal dos macrófagos nas feridas fetais podem explicar as diferenças nos perfis dos fatores de crescimento e a redução da resposta inflamatória. Esses estudos citam uma correlação direta entre o aumento do recrutamento de macrófagos em fetos mais velhos e o desenvolvimento de cicatrizes aumentadas.

As feridas fetais apresentam níveis diminuídos de TGF-β e FGF-2. O TGF-β é o fator de crescimento mais estudado no reparo de feridas fetais. Sua produção pode ser embotada em condições hipoxêmicas, levando à teoria de que a diminuição da tensão de oxigênio no ambiente fetal inibe a produção de TGF-β e resulta na diminuição da formação de cicatrizes. Tem sido sugerido que a expressão diferencial das diferentes isoformas de TGF-β, em vez da presença de TGF-β, pode ser importante para explicar as diferenças no reparo.

A sinalização Wnt desempenha um papel significativo na embriogênese, bem como em várias fases da cicatrização de feridas.[29] Essa via está envolvida na remodelação e reparo tecidual, levando à cicatrização quando disfuncional. Vários estudos também identificaram uma ligação entre a sinalização Wnt e a expressão e função de TGF-β. Mais informações sobre seu mecanismo de ação e interação com outras vias envolvidas na cicatrização de feridas podem permitir intervenções terapêuticas para diminuição da cicatrização e fibrose.[29]

O PDGF também desaparece mais rapidamente em feridas fetais. A escassez de fatores de crescimento pode ser explicada pela diminuição do recrutamento de células inflamatórias. A cicatrização normal de feridas inflamatórias (tipo adulto) pode ter evoluído para reduzir o risco de infecção em detrimento da qualidade da cicatrização. A manipulação do fator de crescimento para tornar as feridas mais parecidas com o feto falhou em resultar em cicatrização completamente sem cicatrizes e não conseguiu regenerar apêndices dérmicos. Outros fatores de crescimento e citocinas foram propostos para desempenhar um papel na cicatrização fetal, incluindo IGF, EGF, fator de estimulação de migração, TNF-α e IL-1β.

A presença de miofibroblastos e a formação concomitante de cicatrizes sugerem que uma transição no fenótipo de fibroblastos pode contribuir para a cicatrização. As feridas excisionais em cordeiros fetais de 75 dias de gestação mostraram ausência de formação de cicatriz e expressão de alfa actina de músculo liso. A actina do músculo liso alfa aparece após 100 dias de gestação juntamente com a formação de cicatriz.

Achados adicionais recentes destacaram o papel de múltiplas células-tronco pluripotentes, como células-tronco epiteliais, células-tronco mesenquimais (CTMs) e células "*small dot*", na cicatrização de feridas fetais. As células-tronco epiteliais de proliferação lenta, que são intercaladas ao longo das camadas basais, são cercadas por células basais de proliferação mais rápida e sua progênie suprabasal para formar unidades proliferativas epidérmicas. Células-tronco epiteliais também são encontradas na área protuberante dos folículos pilosos e acredita-se que migram para a epiderme após a lesão e se diferenciam em componentes dérmicos, vasculares e neurais.

As CTMs desempenham um papel na cicatrização regenerativa, incluindo imunomodulação, antifibrose, antiapoptose e angiogênese, além de prevenir inflamação excessiva. Eles imunorregulam por meio de múltiplas vias independentes, incluindo a indução da secreção de IL-10 por macrófagos. Células de "*small dot*" também foram identificadas para desempenhar um papel na cicatrização de feridas fetais. Há um aumento vinte vezes maior dessas células no sangue fetal do que no sangue pós-natal. Células de "*small dots*" marcadas com fluorescência transplantadas em um modelo de ferida incisional murina pós-natal migraram para o leito da ferida e diminuíram a cicatrização. Investigações adicionais devem ajudar a elucidar a importância dessas populações de células-tronco na cicatrização de feridas fetais e no tratamento de cicatrização anormal de feridas.

Por fim, foi demonstrado que as células podem perder sua capacidade de replicação após certos estímulos, como múltiplos ciclos de duplicação, exposição a doses subcitotóxicas de estresses exógenos (radiação ionizante, agentes oxidantes, quimioterápicos, citocinas inflamatórias etc.), mesmo embora permaneçam metabolicamente ativos.

Esse fenômeno é descrito como senescência celular. Embora seu papel tenha sido inicialmente identificado como contribuinte para o retardo da cicatrização de feridas em úlceras venosas ou diabéticas, acredita-se agora que pode influenciar a cicatrização de feridas e a remodelação tecidual e potencialmente explicar as diferenças entre a cicatrização de feridas em fetos e adultos.

Mais estudos deverão ajudar a elucidar a importância desses mecanismos e vias na cicatrização de feridas fetais e permitirão a aplicação clínica com o objetivo de melhorar a cicatrização de feridas com diminuição da cicatrização (Tabela 6.6).[29,30]

ENGENHARIA DE TECIDOS

Em 1987, o painel de bioengenharia da National Science Foundation definiu a engenharia de tecidos como "a aplicação dos princípios e métodos da engenharia e das ciências da vida para o desenvolvimento de substitutos biológicos para restaurar, manter ou melhorar a função". Esses princípios e métodos têm sido usados para a criação de produtos para a pele feitos de células, componentes da MEC ou combinações dos dois. Essa pele de engenharia de tecidos se desenvolveu e progrediu rapidamente nos últimos 25 anos, principalmente devido às limitações associadas aos autoenxertos, e pode funcionar fornecendo os componentes celulares ou da matriz que podem ser necessários para a cicatrização de feridas. Esses novos substitutos de pele imitam com mais precisão os tecidos nativos para promover uma cicatrização sustentada sem rejeição. O uso de curativos biológicos, arcabouços, terapia com células-tronco e terapia gênica é um exemplo de engenharia de tecidos em que novos tecidos são criados em vez de transferidos.

Substitutos de pele por bioengenharia podem potencialmente economizar milhões de dólares por ano em serviços de saúde por meio da redução de gastos com curativos e tratamento de complicações induzidas por feridas, particularmente no tratamento de úlceras venosas, diabéticas e por pressão, que formam 90% de todas as feridas crônicas. Os substitutos de pele produzidos por bioengenharia atuam como curativos protetores, limitando a colonização bacteriana e a perda de líquidos, mas também estimulam a cicatrização (Figura 6.11). Sua conformação é variável e dependente da camada de pele para a qual são projetados para substituir.

Existem substitutos da pele epidérmica, dérmica e de bicamada. As substituições epidérmicas são criadas pela expansão de ceratinócitos derivados do paciente em laboratório.[31] São construções frágeis fixadas a um material transportador para facilitar a aplicação na ferida.

Os substitutos dérmicos são baseados em um material de matriz tridimensional estrutural que se comporta de forma semelhante à MEC e pode incorporar células ou moléculas bioativas.

Tabela 6.6 Comparação do perfil de cicatrização regenerativa fetal com a cicatrização pós-natal.

	Fetal	Pós-natal
Fenótipo	Regenerativa	Formação de cicatriz
Fatores de crescimento		
bFGF	Inferior	Superior
PDGF	Inferior	Superior
VEGF	Superior	Inferior
TGF-β		
TGF-β$_1$	Níveis baixos	Níveis altos
TGF-β$_2$	Níveis baixos	Níveis altos
TGF-β$_3$	Níveis altos	Níveis baixos
Resposta inflamatória		
Células inflamatórias	Mínimas	Níveis altos de infiltrado de leucócitos, macrófagos, mastócitos
Citocinas		
Pró-inflamatórias: IL-6, IL-8	Níveis baixos	Níveis altos
Anti-inflamatórias: IL-10	Níveis altos	Níveis baixos
Matriz extracelular		
Colágeno		
Histologia	Fina, trama reticular	Grossa, feixes semelhantes a corda trançada
Colágeno tipo III	Níveis altos	Níveis baixos
Deposição	Imediata	Retardada
Ligações cruzadas	Níveis baixos	Níveis altos
Deposição estimulada por TGF-β1	Ausente	Presente
Ácido hialurônico		
Expressão	Níveis altos	Níveis baixos
	Expressão persistente	Expressão transitória
Peso molecular	Alto	Baixo
Receptores HA (fibroblastos)	Níveis altos	Níveis baixos
Força mecânica		
Miofibroblastos (dia 14)	Ausente	Presente
Células-tronco		
CTMs	Níveis altos	Níveis inferiores
Células com padrão dot	Presentes	Ausentes

bFGF, fator de crescimento de fibroblastos básico; *CTMs*, células-tronco mesenquimais; *HA*, ácido hialurônico; *IL-6, 8, 10*, interleucina-6, 8, 10; *PDGF*, fator de crescimento derivado de plaquetas; *TGF-β*, fator de crescimento transformador-β; *VEGF*, fator de crescimento endotelial vascular. (De Leung A, Crombleholme TM, Keswani SG. Fetal wound healing: Implications for minimal scar formation. *Curr Opin Pediatr*. 2012;24:371-378.)

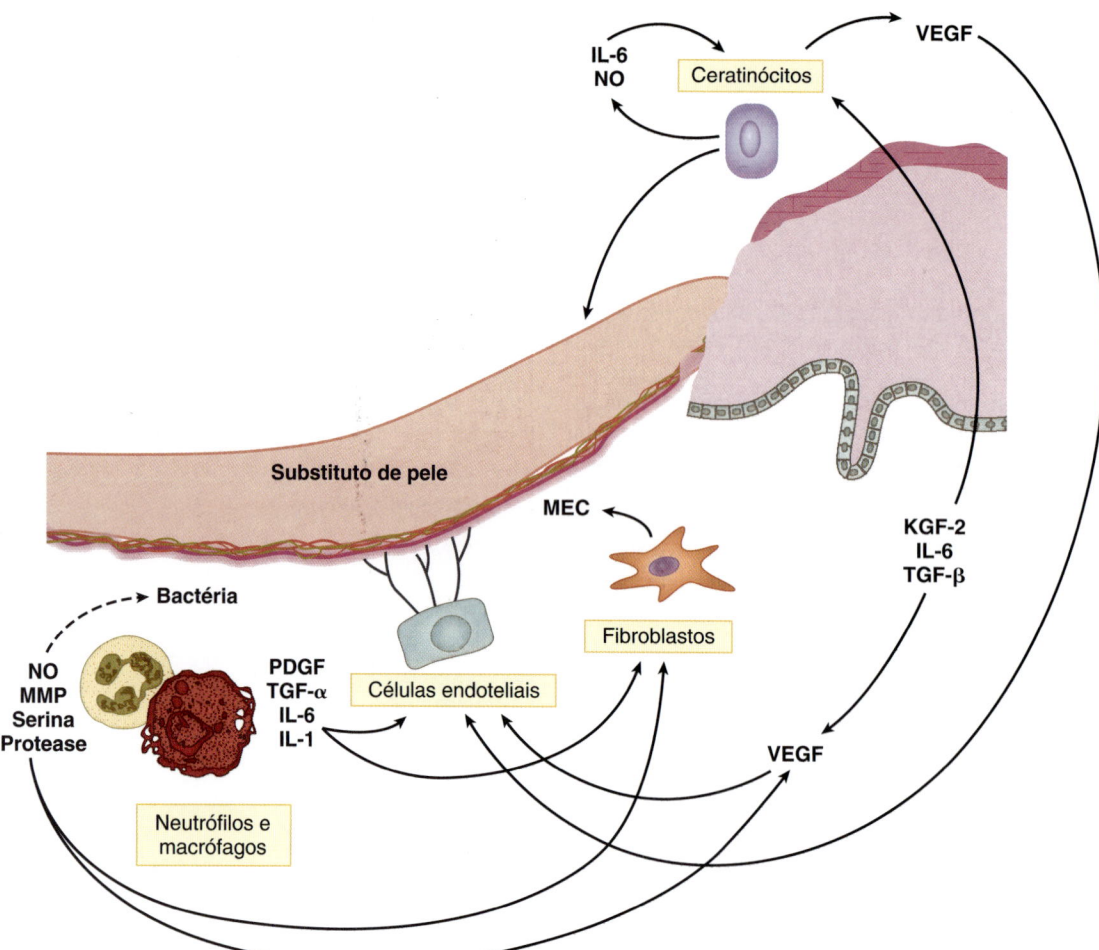

Figura 6.11 Efeito dos substitutos da pele no leito da ferida. Os substitutos da pele apresentam estruturas e conteúdo celular variáveis. Podem ser celulares ou acelulares, mas ambas as formas induzem o influxo de células endógenas, incluindo fibroblastos, queratinócitos, células endoteliais, macrófagos e neutrófilos no leito da ferida. Essas células secretam várias citocinas e fatores de crescimento que estimulam a angiogênese, a deposição de matriz extracelular (MEC) e a reepitelização por meio do processo de reciprocidade dinâmica. O substituto da pele é substituído por tecidos nativos, resultando em uma ferida cicatrizada. As linhas contínuas indicam regulação positiva e as linhas tracejadas indicam regulação negativa. *IL-1*, interleucina-1; *IL-6*, interleucina-6; *KGF-2*, fator de crescimento de queratinócitos-2; *MMP*, metaloproteinase de matriz; *NO*, óxido nítrico; *PDGF*, fator de crescimento derivado de plaquetas; *TGF-α*, fator de crescimento transformador-α; *TGF-β*, fator de crescimento transformador-β; *VEGF*, fator de crescimento endotelial vascular. (De Greaves NS, Iqbal SA, Baguneid M, et al. The role of skin substitutes in the management of chronic cutaneous wounds. *Wound Repair Regen.* 2013;21:194-210.)

O fornecimento desses fatores-chave ao leito da ferida pode proporcionar o estímulo necessário para reequilibrar o microambiente da ferida em favor da cicatrização. Os materiais de bicamada representam uma combinação de características observadas em modelos epidérmicos e dérmicos. Substitutos de pele podem ser utilizados no tratamento de feridas agudas e crônicas. Esta ampla gama de produtos tem vantagens e desvantagens. Alguns, como o Apligraf, são temporários, enquanto outros oferecem cobertura permanente da ferida. No entanto, como qualquer dispositivo médico, muitas vezes está envolvido um alto custo. Não existe um substituto de pele ideal, tornando este um campo ativo de pesquisa.[31,32]

Embora os enxertos de pele possam fornecer cobertura permanente adequada da ferida, a morbidade da área doadora, a dor, a cicatrização e as limitações nas áreas doadoras levaram os pesquisadores ao desenvolvimento de substitutos da pele. Um dos primeiros grandes avanços na engenharia de tecidos para cobertura de feridas foi o desenvolvimento do Integra™. Integra™ é um substituto de bicamada contendo uma camada externa de silicone e uma camada mais profunda composta por cartilagem bovina e GAGs. A camada externa pode ser removida após 2 a 3 semanas de aplicação, e um enxerto de pele de espessura parcial pode ser aplicado sobre o componente dérmico. Pode ser utilizado para cobertura de queimaduras e pode ser aplicado diretamente ao tendão e ao osso.[32]

A medicina regenerativa está desempenhando um papel fundamental em novos avanços no tratamento de feridas e proporcionou o desenvolvimento de muitos outros substitutos da pele; esses produtos foram encontrados para promover resultados reconstrutivos. Esses substitutos podem ser apenas epidérmicos ou apenas dérmicos ou podem substituir a pele de espessura total. Eles também diferem em como são processados e se são derivados de animais ou sinteticamente.[33] Muitos sistemas de classificação foram criados no passado para categorizar a variedade de produtos disponíveis. Davison-Kotler *et al.*[34] propuseram um sistema atualizado em 2018. Seu sistema é baseado em cinco características diferentes: celularidade, estratificação, região substituída, material e permanência. Cada produto é descrito usando estes termos para que sua natureza exata seja facilmente compreendida pelos médicos.

Por exemplo, Alloderm é um substituto dérmico temporário acelular, de camada única, derivado de cadáveres; tem sido muito utilizado na reconstrução mamária. Por outro lado, Biobrane é uma bicamada acelular que substitui a pele de espessura total e é composta por silicone, malha de náilon e colágeno suíno. Ele é colocado em feridas até que estejam totalmente curados, momento em que é removido. EpiCel é um exemplo de um substituto apenas epidérmico. É um produto celular derivado de queratinócitos autógenos.[34] Uma das principais desvantagens dos autoenxertos cultivados é que eles são extremamente finos, suscetíveis a forças de cisalhamento e sofrem muita contração.

Avanços recentes foram feitos em relação aos substitutos epidérmicos e células-tronco no campo do tratamento de queimaduras. Os pesquisadores descobriram que a pele desbridada de pacientes queimados contém células vivas que podem ser cultivadas; linhagens celulares com características de CTMs podem ser criadas. Amini-Ni et al.[35] mergulharam essas células em um arcabouço de pele que foi então usado para tratar feridas em camundongos imunocomprometidos e porcos Yorkshire. O experimento não demonstrou nenhuma sequela negativa e as células promoveram angiogênese e reepitelização.[35] A combinação de terapia de células-tronco com substitutos da pele pode abrir caminhos para tratamentos de feridas mais personalizados no futuro.

TERAPIA GENÉTICA E COM CÉLULAS-TRONCO

A terapia genética também tem aplicações na cicatrização de feridas. O sistema de repetições palindrômicas curtas agrupadas regularmente intercaladas (CRISPR) é utilizado para edição de genes. Originalmente um mecanismo de defesa de células procarióticas, este sistema tem o potencial de atingir genes humanos que codificam fatores de crescimento e citocinas envolvidos no processo de cicatrização de feridas. O CRISPR pode ser utilizado para regular esses genes de maneira induzível.[36]

As CTMs são células indiferenciadas multipotentes que desempenham papéis importantes na cicatrização de feridas. Eles são encontrados em uma variedade de tecidos, incluindo a placenta, medula óssea e gordura. Descobriu-se que elas mediavam cada fase do processo de cicatrização de feridas (Figura 6.12).[37]

Essas células coordenam a atividade das células inflamatórias, inibem os efeitos das citocinas pró-inflamatórias, estimulam a fagocitose e promovem a deposição organizada da MEC. Substitutos de pele contendo CTMs têm sido usados para caracterizar a variedade de citocinas, fatores de crescimento e quimiocinas necessárias para realizar a cicatrização normal de feridas (Tabela 6.7).[37] Proteínas estimuladoras de células epiteliais (EGF, KGF), proteínas angiogênicas (VEGF) e anticicatrizes proteínas (HGF) estão entre as moléculas sinalizadoras produzidas por essas células. As CTMs têm potencial para serem utilizadas como terapia no tratamento de feridas devido à sua capacidade de interagir com as células que circundam a ferida. Elas podem expressar os fatores tróficos necessários para a cicatrização de feridas dérmicas de maneira regulada, reduzindo assim a carga fibrótica da ferida e melhorando a cicatrização (Figura 6.13).[38]

NOVOS HORIZONTES

Com os avanços na engenharia de tecidos, houve o desenvolvimento de uma infinidade de tratamentos inovadores para o tratamento de feridas com o objetivo de estimular as células e os mediadores químicos necessários para a cicatrização de feridas. Esses tratamentos incluem estimulação elétrica, ultrassom terapêutico e terapia de vibração.[39]

As feridas carregam um gradiente elétrico de corrente contínua que pode ser utilizado para acelerar o processo de cicatrização. Estudos bioquímicos descobriram que a estimulação elétrica altera a expressão gênica; isso então afeta a produção de quimiocinas, citocinas e colágeno, promovendo um ambiente favorável à cicatrização.[39] As vias ativadas por energia elétrica incluem as de poliaminas intracelulares, a via PI3 K/PTEN e o canal de membrana KCNJ15/Kir4.2.[40] Nguyen et al.[41] descobriram que, quando os fibroblastos dérmicos humanos são estimulados com corrente elétrica em um biorreator, os níveis de colágeno e MMP-1 aumentam dentro das células.

Estudos em humanos descobriram que as correntes pulsadas monofásicas e bifásicas têm sido eficazes, mas as microcorrentes impregnadas em curativos não. Um estudo piloto realizado em uma pequena amostra de idosos com feridas por pressão nos membros inferiores descobriu que pacientes tratados com tratamento de

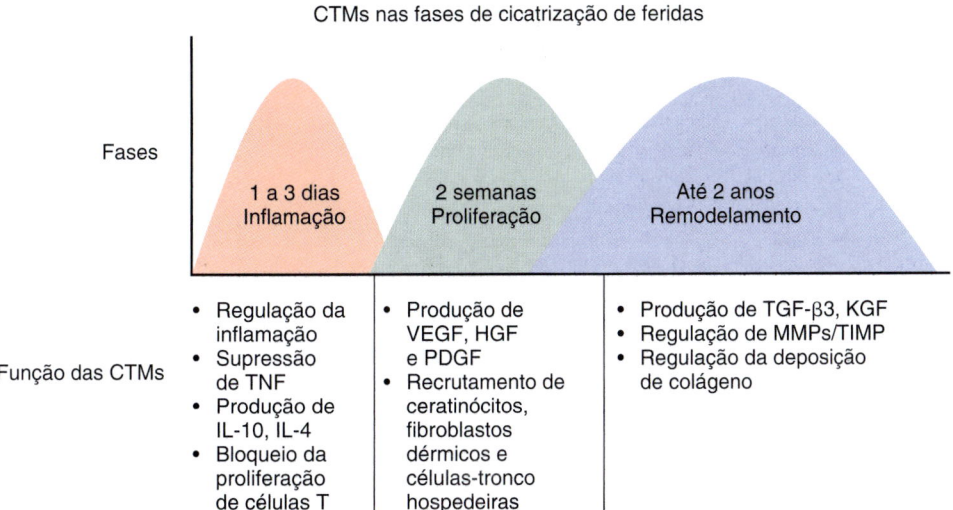

Figura 6.12 Papéis das células-tronco mesenquimais (CTMs) em cada fase do processo de cicatrização de feridas. *HGF*, fator de crescimento de hepatócitos; *IL-4*, interleucina-4; *IL-10*, interleucina-10; *KGF*, fator de crescimento de queratinócitos; *MMPs*, metaloproteinases de matriz; *PDGF*, fator de crescimento derivado de plaquetas; *TGF-β3*, fator de crescimento transformador-β3; *TIMP*, inibidores teciduais de metaloproteinase; *TNF*, fator de necrose tumoral; *VEGF*, fator de crescimento endotelial vascular. (De Maxson S, Lopez EA, Yoo D, et al. Concise review: role of mesenchymal stem cells in wound repair. *Stem Cells Transl Med*. 2012;1:142-149.)

Tabela 6.7 Classes funcionais das proteínas de cicatrização em substitutos de pele contendo células-tronco mesenquimais humanas.

Proteínas específicas	Função principal
MMP-1, MMP-2, MMP-3, MMP-7, MMP-8, MMP-9, MMP-10, MMP-13	Degradação da matriz e fatores de crescimento, facilitam a migração celular
TIMP-1 e TIMP-2	Inibem a atividade das MMPs, angiogênicas
Ang-2, HB-EGF, EGF, FGF-7 (também conhecida como KGF), PlGF, PEDF, TPO, TGF-α, IGF	Estimulam o crescimento e migração
bFGF, PDGF-AA, PDGF-AB, PDGF-BB, VEGF, VEGF-C, VEGF-D	Promovem a angiogênese, também têm efeitos proliferativos e estimuladores da migração
TGF-β3, HGF	Inibem a formação de cicatriz e contratura
IFN-α2	Impede a fibrose por meio da diminuição de TGF-β1 e TGF-β2
α2-Macroglobulina	Inibe a atividade das proteases, coordena a biodisponibilidade dos fatores de crescimento
Acrp-30	Regula o crescimento e a atividade dos ceratinócitos
IL-1Ra	Anti-inflamatória
N-GAL	Antibacteriana
LIF	Suporte de fatores de crescimento angiogênicos
SDF-1β	Recruta células para o local de lesão tecidual
IGFBP-1, IGFBP-2, IGFBP-3	Regulam o IGF e seus efeitos proliferativos

Acrp-30, Adiponectina; *Ang-2*, angiotensina-2; *bFGF*, fator de crescimento de fibroblastos básico; *EGF*, fator de crescimento epidérmico; *FGF-7*, fator de crescimento de fibroblastos-7; *HB-EGF*, fator de crescimento epidérmico ligado à heparina; *HGF*, fator de crescimento de hepatócitos; *IFN-α2*, interferona-α2; *IGF*, fator de crescimento semelhante à insulina; *IGFBP-1, -2, -3*, proteína de ligação ao fator de crescimento semelhante à insulina-1, -2, -3; IL-1Ra, antagonista do receptor de interleucina-1; *KGF*, fator de crescimento de ceratinócitos; *LIF*, fator inibidor de leucemia; *MMP-1, -2, -3, -7, -8, -9, 10, -13*, matriz metaloproteinase-1, -2, -3, -7, -8, -9, 10, -13; *N-GAL*, lipocalina associada à gelatinase de neutrófilos; *PDGF*, fator de crescimento derivado de plaquetas; *PEDF*, fator derivado do epitélio pigmentar; *PlGF*, fator de crescimento da placenta; *SDF-1β*, fator-1β derivado de células estromais; TGF-α, fator de crescimento transformador-α; *TIMP-1, -2*, inibidores teciduais da matriz metaloproteinase-1, -2; *TPO*, trombopoetina; *VEGF*, fator de crescimento endotelial vascular. (De Maxson S, Lopez EA, Yoo D, et al. Concise review: role of mesenchymal stem cells in wound repair. *Stem Cells Transl Med*. 2012;1:142-149.)

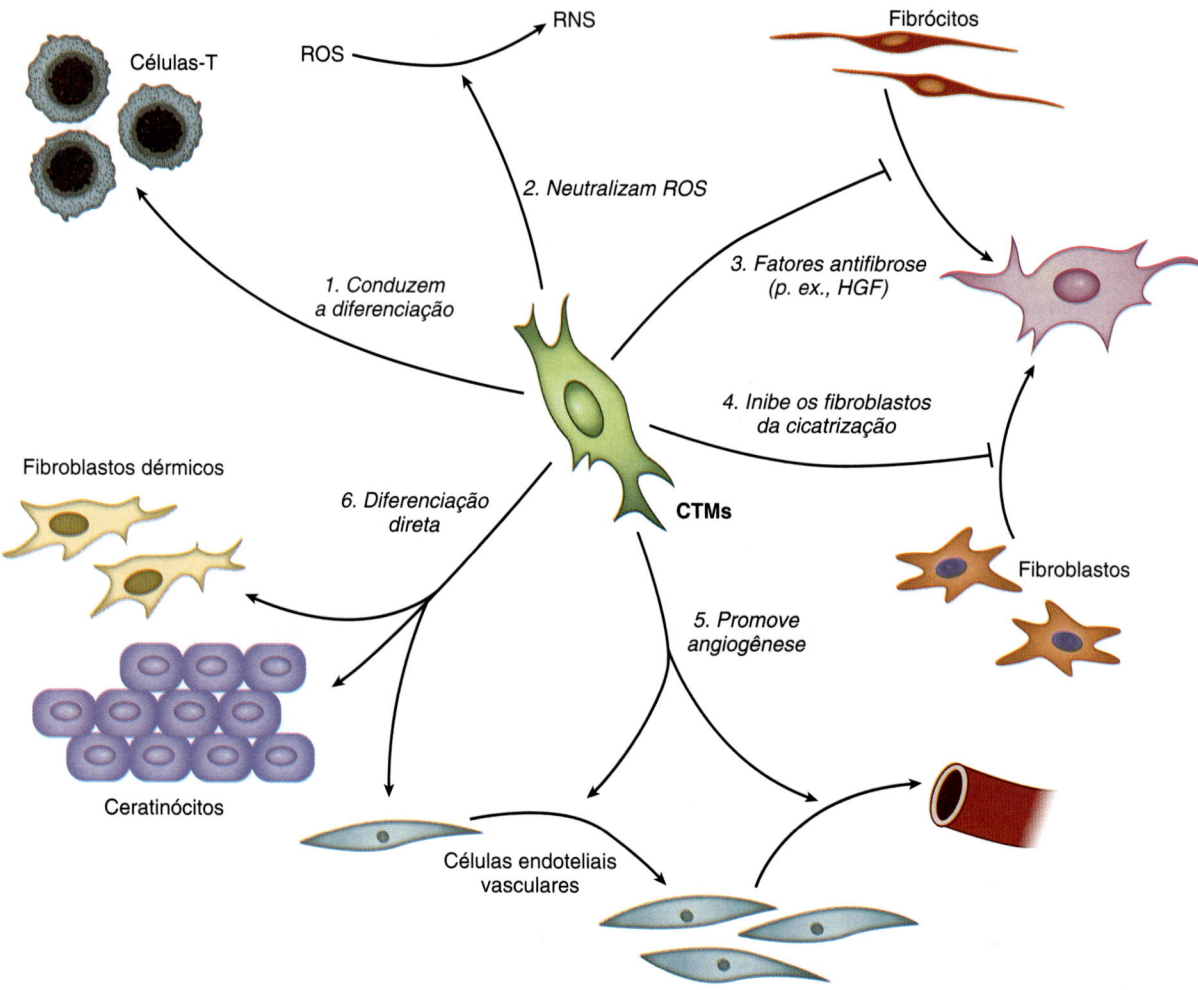

Figura 6.13 As células-tronco mesenquimais (CTMs) podem influenciar a regeneração cutânea por múltiplos mecanismos distintos que atuam em vários tipos de células. *HGF*, fator de crescimento de hepatócitos; *RNS*, espécies reativas de nitrogênio; *ROS*, espécies reativas de oxigênio. (De Jackson WM, Nesti LJ, Tuan RS. Mesenchymal stem cell therapy for attenuation of scar formation during wound healing. *Stem Cell Res Ther*. 2012;3:20.)

estimulação elétrica nervosa transcutânea adicional ao tratamento padrão de feridas apresentaram melhora significativa na dor e no tamanho da ferida, entre outras medidas de resultado, do que o tratamento padrão de feridas sozinho.[42] É provável que a estimulação elétrica afete a expressão gênica. Quando voluntários saudáveis foram expostos à estimulação elétrica por meio de um pequeno dispositivo médico durante 2 dias, os níveis de expressão de 105 genes foram alterados; a maioria teve diminuição da produção de proteína em comparação com antes do tratamento.[43]

O ultrassom, particularmente o ultrassom quilohertz, causa microcorrentes e cavitação, que produz energia mecânica e altera a membrana celular por meio de mudanças conformacionais em proteínas e ativação de vias de sinalização nas células. Acredita-se que a terapia com ultrassom afete a fase proliferativa da cicatrização de feridas; entre outros efeitos, aumenta a atividade dos macrófagos e aumenta a produção de colágeno. A ultrassonografia de baixa frequência demonstrou diminuir o tamanho da úlcera venosa da perna em 4 semanas.[39]

A ultrassonografia de baixa frequência sem contato tem sido usada no tratamento de feridas venosas, diabéticas e por pressão. Quando essa modalidade foi usada em comparação com os métodos de tratamento padrão, a carga bacteriana foi reduzida e os mediadores pró-inflamatórios diminuíram nas feridas, indicando que o tratamento afeta o corpo em nível celular.[44]

Em um nível clínico, em um pequeno estudo, pacientes com ferida esternal que foram submetidos a desbridamento com ultrassom de baixa frequência e fechamento assistido a vácuo tiveram melhores resultados em comparação com aqueles indivíduos que foram submetidos apenas ao fechamento a vácuo. Os pacientes que receberam o desbridamento ultrassonográfico tiveram menor tempo de internação, menor tempo até a negativação das culturas, menor tempo de antibioticoterapia e menor tempo entre a erradicação e o fechamento da ferida.[45] Infelizmente, há poucos estudos na literatura de evidências de nível superior que demonstram melhorias clínicas com terapia de ultrassom. Por exemplo, um ensaio clínico randomizado comparando o desbridamento afiado não cirúrgico e o desbridamento ultrassônico de baixa frequência em úlceras do pé diabético foi encerrado precocemente devido a problemas de recrutamento, e os resultados de seu estudo de 10 pacientes não foram aplicáveis a outras populações maiores.[46]

A terapia de vibração é outra modalidade que pode melhorar a cicatrização de feridas. Anteriormente, descobriu-se que desempenha um papel na promoção da angiogênese óssea.[47] A terapia de vibração de baixa magnitude e alta frequência também recruta células mesenquimais para locais de fratura em ratos com osteoporose.[48] Estimulação mecânica na forma de aceleração de alta frequência foi encontrada em um modelo de rato para preservar o osso alveolar após a extração do dente.[49] Em um modelo de camundongo, a vibração de baixa intensidade foi encontrada para aumentar a angiogênese e o tecido de granulação 1 semana após a criação da ferida. Os camundongos tratados com a terapia de vibração também apresentaram níveis mais altos de IGF-1 e VEGF.[47] Em humanos, a vibração de corpo inteiro pode desempenhar um papel na redução da dor de pacientes com queimaduras nas extremidades. Ray et al.[50] conduziram um estudo piloto randomizado no qual pacientes com 1% ou mais de queimaduras em pelo menos uma extremidade foram divididos aleatoriamente para receber terapia de vibração de corpo inteiro ou tratamento padrão de cuidados durante a reabilitação. Os pesquisadores descobriram que os pacientes que receberam a terapia tiveram menos dor durante e após as sessões de terapia. Embora este estudo não tenha demonstrado um impacto da terapia de vibração diretamente na cicatrização de feridas, demonstrou um benefício potencial no bem-estar geral de pacientes com queimaduras. A terapia de vibração de corpo inteiro também foi encontrada, em um pequeno estudo randomizado, para mitigar a perda óssea em pacientes pediátricos queimados.[51]

Em 2016, Ennis et al.[39] publicaram uma revisão da literatura atual sobre essas modalidades de tratamento e descobriram que a maioria dos estudos era insuficiente e inconclusiva. Há uma escassez de dados de nível I para estimulação elétrica e terapia guiada por ultrassom. No entanto, a evidência mais forte existe para o uso da terapia de estimulação elétrica. Muitas vezes é usado como um tratamento alternativo, uma vez que outros falham, mas as evidências estão aumentando para indicar seu uso mais prontamente. Muito mais trabalho precisa ser feito em relação à eficácia desses tratamentos e como utilizá-los na prática clínica, mas esta é uma área de pesquisa ativa.[39]

À medida que o século XXI continua a avançar, a cicatrização de feridas continuará a ser uma importante área de inovação e descoberta. O campo prevê a interseção de genética, biologia molecular, terapia com células-tronco, bioengenharia e modalidades de medicina complementar/alternativa. Os avanços nesses campos acabarão se traduzindo em melhores resultados para os pacientes, uma gama mais ampla de tratamentos eficazes e a mitigação de feridas crônicas e recalcitrantes.

7

Medicina Regenerativa

*Mimi R. Borrelli, Michael S. Hu,
Michael T. Longaker, H. Peter Lorenz*

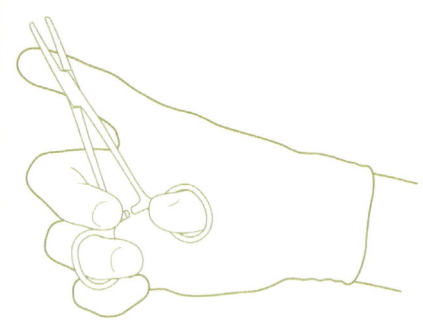

VISÃO GERAL DO CAPÍTULO

Fontes de células-tronco
  Células-tronco embrionárias
  Transferência nuclear de células somáticas
  Células-tronco pluripotentes induzidas
  Células-tronco fetais
  Células-tronco adultas
  Células-tronco hematopoéticas
  Células-tronco mesenquimais/estromais
  Células estromais derivadas da medula óssea
  Células-tronco/estromais derivadas do tecido adiposo
  Células progenitoras endoteliais
  Células-tronco esqueléticas
  Células-tronco adultas diversas
  Células-tronco e câncer

Bioengenharia para medicina regenerativa
  Biomateriais como construções para distribuição e diferenciação celular
  Engenharia de tecidos em nível de órgão
Aplicações clínicas das células-tronco
  Células-tronco embrionárias
  Transferência nuclear de células somáticas
  Células-tronco pluripotentes induzidas
  Transplante de medula óssea
  Células-tronco adultas multipotentes
Conclusão

A medicina regenerativa é um campo em contínuo desenvolvimento que engloba diversas disciplinas como biologia celular e molecular, engenharia de tecidos e ciência de biomateriais para desenvolver terapias para restaurar ou manter células, tecidos e órgãos. Enquanto muitos outros organismos complexos mantêm a capacidade de regenerar membros e reparar órgãos ao longo da vida adulta, os seres humanos trocaram esse potencial regenerativo por velocidade e força de reparo, o que aumenta a vulnerabilidade à cicatrização e à sua associada perda de funcionalidade e apelo estético. No entanto, na última década, houve um grande progresso em direção à base científica da biologia das células-tronco e ao uso clínico da medicina regenerativa baseada em células para restaurar a arquitetura e a função de tecidos e órgãos normais. Com o sucesso contínuo de ensaios clínicos, a engenharia de tecidos apresenta o potencial de reduzir o impacto da escassez de órgãos, morbidade local do doador e rejeição imunológica, todos fatores limitantes para cirurgias de transplante atualmente. O desenvolvimento de tecnologias capazes de induzir a verdadeira regeneração do tecido melhorará a cicatrização de feridas e minimizará o reparo problemático por cicatrização. Este capítulo tem como objetivo proporcionar uma visão geral do momento atual da biologia de células-tronco, engenharia de tecidos e as aplicações clínicas e descrever as ações necessárias para incorporar a medicina regenerativa na prática clínica de rotina.

FONTES DE CÉLULAS-TRONCO

As células-tronco são células indiferenciadas caracterizadas por sua capacidade única de autorrenovação a longo prazo e pela capacidade de se diferenciar em vários tipos de células especializadas em condições apropriadas (Tabela 7.1). Esse potencial para entrar em qualquer programação de diferenciação celular desejado tornou as células-tronco um forte foco de investigação dentro da medicina regenerativa. Tradicionalmente, as células-tronco são classificadas como células pluripotentes, que podem se diferenciar em todas as três linhagens embrionárias (ectoderma, mesoderma e

Tabela 7.1 Definições de tipos de células-tronco.

Terminologia	Definição	Exemplos
Totipotente	Capacidade de formar células diferenciadas no embrião e tecido extraembrionário (p. ex., placenta)	Zigoto, mórula
Pluripotente	Capacidade de formar todas as linhagens de células do corpo, mas não tecido extraembrionário (p. ex., placenta)	Células-tronco embrionárias (ESCs, do inglês *embryonic stem cells*) – derivadas de massas celulares internas do blastócito
Multipotente	Células-tronco do adulto com capacidade de formar múltiplos tipos celulares em determinada linhagem de células	Células-tronco esqueléticas (SSCs, do inglês *skeletal stem cells*)
Unipotente	Células originadas de um tipo celular	Osteócitos, condrócitos

endoderma), ou células multipotentes ("pós-natais" ou "específicas de tecido"), que são mais limitadas em sua capacidade de diferenciação e só podem dar origem a células especializadas de um tipo de tecido específico (Figura 7.1). Múltiplas células-tronco foram investigadas dentro da medicina regenerativa.

Células-tronco embrionárias

As células-tronco embrionárias (ESCs, do inglês *embryonic stem cells*) são células derivadas da massa celular interna do blastocisto antes da implantação. Elas são células pluripotentes e apresentam a capacidade ilimitada de autorrenovação e a capacidade de se diferenciar em qualquer tipo de célula somática. No passado, as ESCs eram cultivadas a partir de material animal (p. ex., camadas "alimentadoras" [*feeder layers*] de fibroblastos de camundongo), que fornecem os fatores de crescimento necessários para manter as ESCs em um estado indiferenciado. Recentemente, ESCs humanas, desenvolvidas para uso clínico, são cultivadas e mantidas em condições livres de soro e de alimentadores e passam por extensos testes microbiológicos conforme recomendações da International Stem Cell Banking Initiative. A Food and Drug Administration (FDA) dos EUA também exige documentação da fonte, possíveis componentes geneticamente modificados e quaisquer agentes patogênicos usados para todas as células derivadas de ESC destinadas ao uso terapêutico.

Várias linhagens de células ESC humanas derivaram de embriões portadores de doenças hereditárias monogênicas ou anormalidades cromossômicas, incluindo doença de Huntington e fibrose cística. Essas linhagens celulares são usadas para modelar doenças, proporcionando melhor compreensão da etiologia e da fisiopatologia.[1] Linhagens ESC humanas saudáveis também foram estabelecidas para construir bancos de células que possam se diferenciar em células e tecidos específicos para reconstrução após lesões congênitas, traumáticas, infecciosas ou malignas. Atualmente, as ESCs humanas estão sendo investigadas para aplicação no tratamento de degeneração macular, doenças cardíacas e câncer.[1]

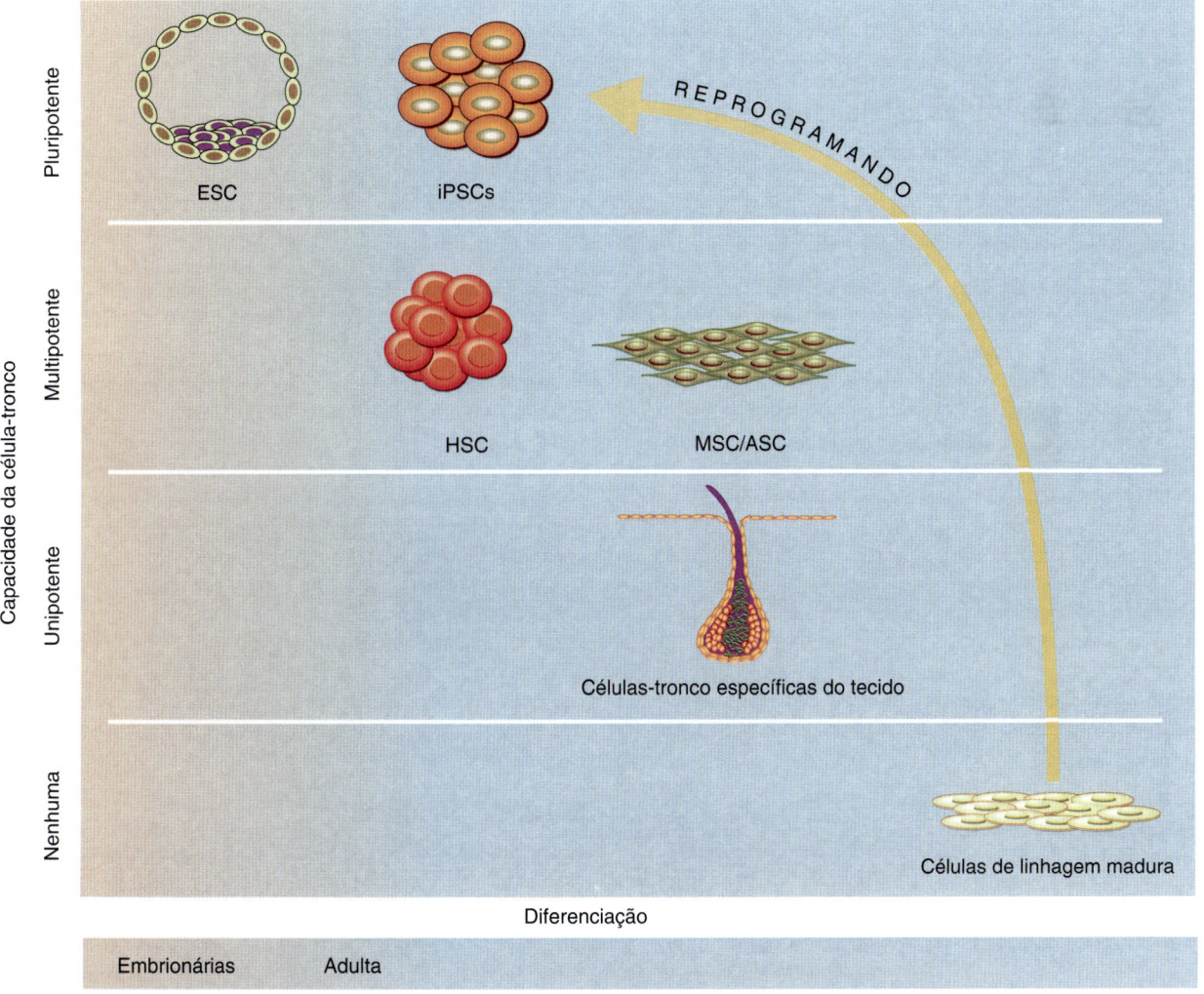

Figura 7.1 Esquema de organização das células-tronco. As células-tronco embrionárias (*ESCs*), derivadas da massa celular interna do blastocisto, têm a maior capacidade de células-tronco (pluripotentes) e são as menos comprometidas com qualquer linhagem tecidual. Células-tronco adultas, como a células-tronco hematopoéticas (*HSCs*) e células-tronco mesenquimais (*MSCs*), têm destinos de diferenciação limitados a certas linhagens de tecidos (multipotentes) e permanecem em um estado relativamente indiferenciado em repouso, mas são ativadas após lesão. As células-tronco específicas de tecido, como as células da protuberância folicular da pele, limitam-se a produzir uma única célula e tipo de tecido (unipotentes) e retêm uma capacidade proliferativa considerável para regenerar seu tecido específico. As células de linhagem madura, como as células epiteliais, não têm potencial regenerativo. As células-tronco pluripotentes induzidas (*iPSCs*) são células de linhagem madura ou células-tronco adultas que foram reprogramadas para um estado de pluripotência relativa e têm muito do mesmo potencial regenerativo das ESCs. *ASC*, célula-tronco de tecido adiposo (*adipose stem cell*).

A pesquisa sobre o uso de ESCs humanas para medicina regenerativa encontrou obstáculos técnicos, políticos e éticos significativos.[2] Apesar do grande número de linhagens de ESC humanas estabelecidas, apenas algumas publicações revisadas por pares e um número limitado de ensaios clínicos foram realizados até o momento.[1] A coleta de blastômeros levantou preocupações de que esse processo danifique embriões potencialmente viáveis. Embora, atualmente, existam técnicas para isolar células únicas de embriões em estágio clivado, quando há células remanescentes suficientes para que a embriogênese prossiga sem perturbações, esses processos falharam em satisfazer aqueles que se opõem.[1] Além disso, a extensa pluripotencialidade e a capacidade de autorrenovação ilimitada das ESCs as colocam em risco de crescimento desregulado e tumorigênese. Além disso, a expansão *in vitro* de blastômeros necessária para a transição para ESCs pode alterar profundamente sua biologia celular e genética e predispor ainda mais à formação de tumores.[3] Embora ESCs indiferenciadas não provoquem uma resposta imune após o transplante, isso não é verdade para células mais diferenciadas derivadas das ESCs, que começam a expressar o complexo de histocompatibilidade principal (MHC, do inglês *major histocompatibility complex*) tipos 1 e 2. A correspondência de MHC é indicada quando as ESCs são usadas clinicamente.[4]

Transferência nuclear de células somáticas

A transferência nuclear de células somáticas (SCNT, do inglês *somatic cell nuclear transfer*) envolve a transferência de um núcleo de uma célula somática diferenciada contendo um perfil genético desejado para um óvulo enucleado. As divisões mitóticas da célula obtida em cultura levam à geração de um blastocisto capaz de produzir um organismo completo. A ovelha Dolly foi o primeiro mamífero a ser clonado a partir de uma célula somática, em 1997.[5] Desde então, a SCNT tem sido usada para clonar com sucesso mais de 20 espécies de mamíferos, incluindo macacos. Após a significativa otimização dos protocolos da SCNT, embriões humanos também foram gerados.[6] SCNT permite a geração de linhagens de células-tronco geneticamente compatíveis, o que oferece um enorme potencial para a terapêutica humana na triagem de tratamentos potencialmente úteis e como fonte de células de substituição para órgãos danificados.

Numerosos obstáculos técnicos, no entanto, também limitaram o uso da SCNT para terapias regenerativas. Primeiro, as células híbridas resultantes são cópias imperfeitas do núcleo da célula doadora, o que pode explicar as anormalidades frequentemente observadas nos tecidos extraembrionários e, se o embrião for viável, em animais clonados após o nascimento. Em segundo lugar, a eficiência da clonagem permanece extremamente baixa em todas as espécies.[6] Terceiro, o óvulo enucleado contém ácido desoxirribonucleico (DNA) mitocondrial, que é geneticamente distinto do DNA mitocondrial do doador do núcleo, e essa incompatibilidade pode levar à rejeição imune após o transplante.[7] Por fim, há também uma escassez de oócitos humanos maduros em metáfase II de doadores de alta qualidade disponíveis para pesquisa.[8] Antes de a SCNT ser amplamente aplicada na prática clínica, essas limitações tecnológicas precisam ser resolvidas.

Células-tronco pluripotentes induzidas

Em 2006, Takahashi e Yamanaka fizeram um grande avanço científico e identificaram um conjunto de quatro fatores de transcrição (Oct4, Sox2, KLF4 e cMyc – os "fatores Yamanaka"), capazes de reprogramar células somáticas de camundongo (p. ex., fibroblastos) criando células-tronco pluripotentes induzidas por ESCs (iPSCs, do inglês *induced pluripotent stem cells*).[9] Logo após essa descoberta, em 2007, as primeiras iPSCs humanas foram geradas a partir de fibroblastos humanos.[10,11] As iPSCs despertaram um grande interesse no campo da medicina regenerativa pela facilidade e reprodutibilidade com que podem ser geradas e a relativa falta de preocupações éticas ou políticas. As iPSCs autólogas podem, teoricamente, reduzir a necessidade de imunossupressão pós-transplante. As iPSCs também são relatadas como mais indutoras de tolerância do que outras células transplantadas (como as ESCs). Isso pode permitir a construção de um extenso banco de células e o uso de células alogênicas sem a necessidade de imunossupressão a longo prazo.[12] Desde 2007, a tecnologia de iPSCs humanas evoluiu rapidamente, e elas estão sendo usadas para modelar uma variedade de doenças humanas, desenvolver terapias celulares e descobrir medicamentos candidatos.[12] A tecnologia CRISPR-Cas9 ajudou a avançar a modelagem de doenças baseada na iPSC, introduzindo mutações causadoras de doenças em iPSCs tipo selvagem e eliminando as mesmas mutações em pacientes com iPSCs.[12]

Embora o primeiro ensaio clínico usando produtos de iPSCs humanas tenha sido lançado em 2014,[13] a tradução de iPSCs humanas para ensaios clínicos não foi direta. O risco de tumorigenicidade é uma grande preocupação, e as mutações genéticas em iPSCs levaram à suspensão do primeiro estudo de iPSCs em humanos.[14] As iPSCs, assim como as ESCs, são mantidas em cultura por períodos prolongados, o que aumenta o risco de acúmulo de anormalidades cariotípicas e de perda de heterozigosidade.[15] Métodos para testar rigorosamente e purificar produtos derivados da iPSC e monitorar a formação de tumores após o transplante são tópicos de investigação atuais.[12] Preservar a natureza de autorrenovação e pluripotência das iPSCs ao mesmo tempo que elimina a tumorigênese e direciona o destino dessas células *in vivo* é um desafio contínuo.

Células-tronco fetais

As células-tronco fetais são células primitivas que podem ser originadas do sangue fetal, fígado, medula óssea, líquido amniótico e tecido placentário. Elas são semelhantes em imunogenicidade às ESCs, porém mais restritas em seus destinos de diferenciação. Sob condições de crescimento apropriadas, as células-tronco fetais podem se diferenciar de forma adipogênica, osteogênica e condrogênica.[16] Um debate ético significativo envolve a coleta e o uso de tecido fetal porque a coleta intrauterina de sangue fetal pode causar danos ou interromper uma gestação. Atualmente, as células-tronco fetais são obtidas de fetos mortos, tecidos que, de outra forma, seriam descartados. É improvável que as células-tronco fetais se tornem uma fonte rotineira de células na medicina regenerativa, mas podem fornecer um meio pelo qual futuras terapias genéticas e celulares autógenas *in utero* podem ser planejadas.

Células-tronco adultas

Em humanos adultos e outros organismos complexos, a capacidade regenerativa de tecidos e órgãos é mantida por células-tronco adultas (ou "específicas de tecidos"). As células-tronco adultas são multipotentes e podem se diferenciar em algumas linhagens teciduais, mas não em todas. Normalmente, os destinos de diferenciação são limitados às células encontradas em seu tecido de origem e são influenciadas pelo microambiente ou "nicho de células-tronco" (Figura 7.2).[17] Apesar de uma diferenciação mais limitada, as células-tronco adultas podem ser isoladas sem preocupações éticas, e isso ajudou a estabelecer sua relevância para aplicações clínicas. As células-tronco hematopoéticas (HSCs, do inglês *hematopoietic stem cells*) foram as primeiras células-tronco adultas a serem descritas. Mais recentemente, células-tronco estromais/mesenquimais (MSCs, do inglês *mesenchymal stem/stromal cells*), células-tronco/estromais

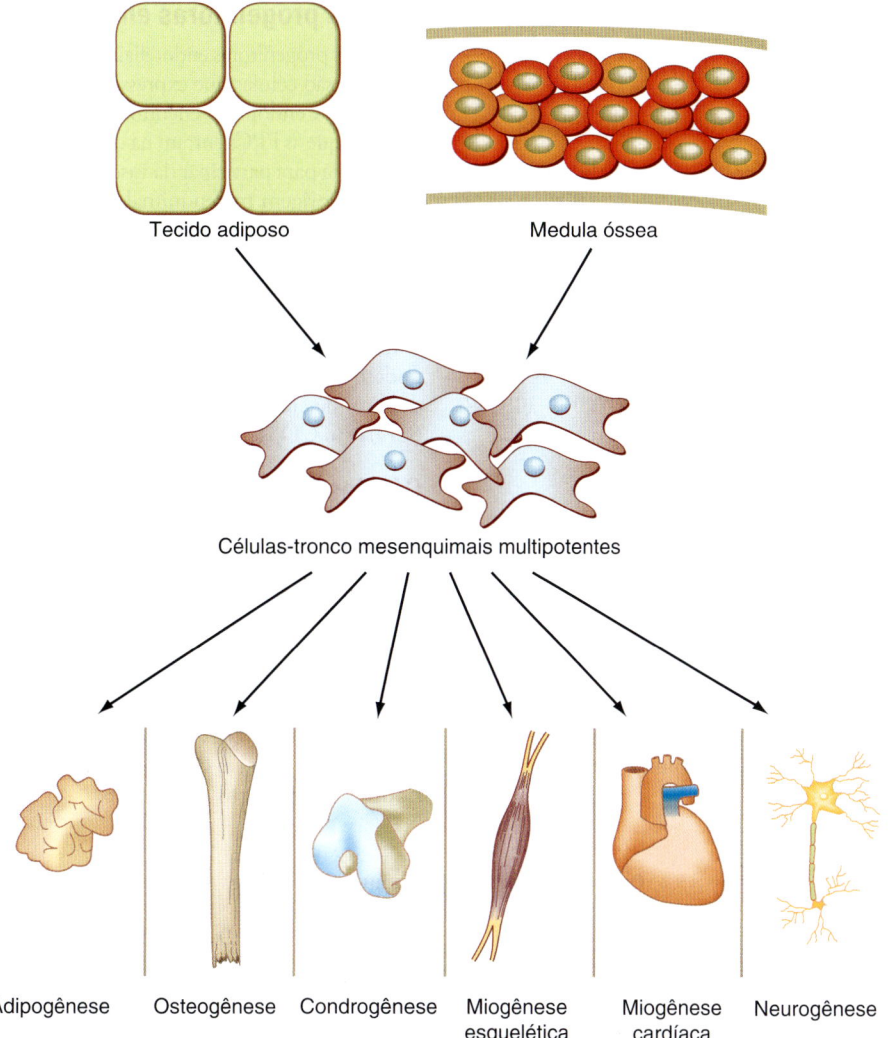

Figura 7.2 As células-tronco mesenquimais multipotentes (MSCs) adultas podem ser isoladas do tecido adiposo (células-tronco adiposas [ASCs]) ou da medula óssea (MSCs). Essas células demonstraram se diferenciar em vários tipos de tecidos *in vitro*, incluindo tecido adiposo (adipogênese), ósseo (osteogênese), cartilagem (condrogênese), músculo esquelético e cardíaco (miogênese esquelética e cardíaca) e nervoso (neurogênese). Houve um sucesso variável na diferenciação experimental dessas células nesses tipos de tecido *in vivo*, um passo necessário antes que as células-tronco multipotentes adultas possam ser usadas clinicamente para aplicações na medicina regenerativa.

derivadas do tecido adiposo (ASCs, do inglês *adipose-derived stem/stromal cells*) e células-tronco esqueléticas (SSCs, do inglês *skeletal stem cells*) também se tornaram foco de pesquisa no campo da medicina regenerativa. É provável que muitas células-tronco residentes em tecidos adicionais sejam descobertas em breve.

Células-tronco hematopoéticas

As HSCs têm sido as células-tronco multipotentes adultas mais estudadas e mais bem caracterizadas desde seu isolamento em camundongos há várias décadas. As HSCs serviram posteriormente como paradigma experimental para estudos básicos sobre a biologia de todas as células-tronco adultas. As HSCs são células formadoras de sangue que residem em nichos especializados na medula óssea adulta e funcionam para manter a homeostase de todas as linhagens de células hematopoéticas ao longo da vida adulta. O transplante de HSCs em pacientes com doenças e malignidades hematológicas continua sendo a terapia com células-tronco mais amplamente utilizada até o momento. HSCs transplantadas em pacientes com nichos de medula óssea limpos enxertam e funcionam para repovoar todas as linhagens do sistema hematopoético.[18]

Células-tronco mesenquimais/estromais

As MSCs representam uma coleção de células progenitoras não hematopoéticas de origem mesodérmica que apresentam formas fusiformes características e podem originar colônias de células únicas ("unidades formadoras de colônias fibroblásticas"). As MSCs são consideradas imunoprivilegiadas[19] e capazes de gerar vários tipos de células do tecido conjuntivo, incluindo osteoblastos, adipócitos, condroblastos, fibroblastos e pericitos,[20] o que as tornou candidatas atraentes para terapia celular. Acredita-se que as MSCs medeiem seus efeitos regenerativos primariamente por meio de sinalização parácrina, especificamente a liberação de agentes imunomoduladores, antioxidantes, antiapoptóticos, angiogênicos e quimiotáticos.[21]

No entanto, houve inconsistências substanciais na definição de MSCs e nos métodos de isolamento. Como não existem marcadores de superfície universais bem-definidos para isolar prospectivamente as MSCs, elas têm sido tipicamente isoladas por sua capacidade inerente de aderir ao plástico de poliestireno da cultura de tecidos, uma técnica inespecífica. O desenvolvimento de definições padronizadas e técnicas de isolamento é essencial no uso contínuo de MSCs para medicina regenerativa. Devido a essa heterogeneidade, há uma tendência crescente de usar o termo "MSC" para abranger muitas células-tronco multipotentes específicas de tecido com capacidades de diferenciação únicas.[22]

Células estromais derivadas da medula óssea

As células estromais derivadas da medula óssea (BMSCs, do inglês *bone marrow–derived stromal cells*), isoladas pela primeira vez da medula óssea na década de 1970, constituem uma porcentagem rara (1 em 10.000) da fração estromal heterogênea da medula óssea adulta. Desde essa descoberta, as BMSCs têm sido um forte foco de pesquisa, mas os métodos relativamente invasivos de isolamento e seu baixo potencial de proliferação tornam as BMSCs uma fonte de células pouco atraente para aplicações clínicas generalizadas. Fontes alternativas de MSCs em diferentes tipos de tecidos foram, portanto, investigadas.

Células-tronco/estromais derivadas do tecido adiposo

As ASCs estão localizadas dentro da fração vascular estromal do tecido adiposo e são interessantes candidatas a células-tronco devido à sua abundância e à facilidade com que podem ser coletadas. Além disso, as ASCs podem se diferenciar em osso, tecido adiposo, cartilagem e músculo *in vitro*,[23] e têm potente potencial angiogênico, adipogênico, antifibrótico e antiapoptótico *in vivo*.[24] Pesquisas recentes indicam que as ASCs constituem uma mistura heterogênea de múltiplas células-tronco e pluripotentes, que ainda precisam ser caracterizadas.

Células progenitoras endoteliais

As células progenitoras endoteliais (EPCs, do inglês *endothelial progenitor cells*) são células que expressam marcadores de superfície hematopoéticos e endoteliais encontrados no sangue periférico. Evidências indicam que as EPCs entram na circulação em resposta a lesão vascular e isquemia para participar da vasculogênese. Acredita-se que as EPCs sejam de origem mesenquimal, mas não há métodos amplamente aceitos de isolamento nem uma definição dos antígenos de superfície que permitam seu isolamento prospectivo.[25] Pesquisas recentes subclassificaram as EPCs em (1) células angiogênicas mieloides, que são derivadas hematopoéticas e incapazes de se diferenciar em células endoteliais e (2) células endoteliais formadoras de colônias, que podem se automontar em vasos sanguíneos e expressar o receptor 2 do fator de crescimento endotelial vascular, diferenciação de *cluster* (CD)146, CD31, E-caderina e fator de von Willebrand (vWF).[26]

Células-tronco esqueléticas

No esqueleto, uma população de SSCs pós-natais foi identificada em camundongos (mSSC)[27] e humanos (hSSC).[28] Estas são células autorrenováveis, que são reguladas positivamente após a fratura e são capazes de se diferenciar em osso, cartilagem, estroma de medula óssea, mas não em gordura (Figura 7.3). Combinações específicas de fatores de nicho podem ativar programas SSC *in situ* para formar cartilagem ou estroma de osso e medula óssea. Esses achados recentes têm enormes implicações no futuro das terapias celulares e seu uso em distúrbios esqueléticos, como osteossarcoma, fraturas e cartilagens danificadas.

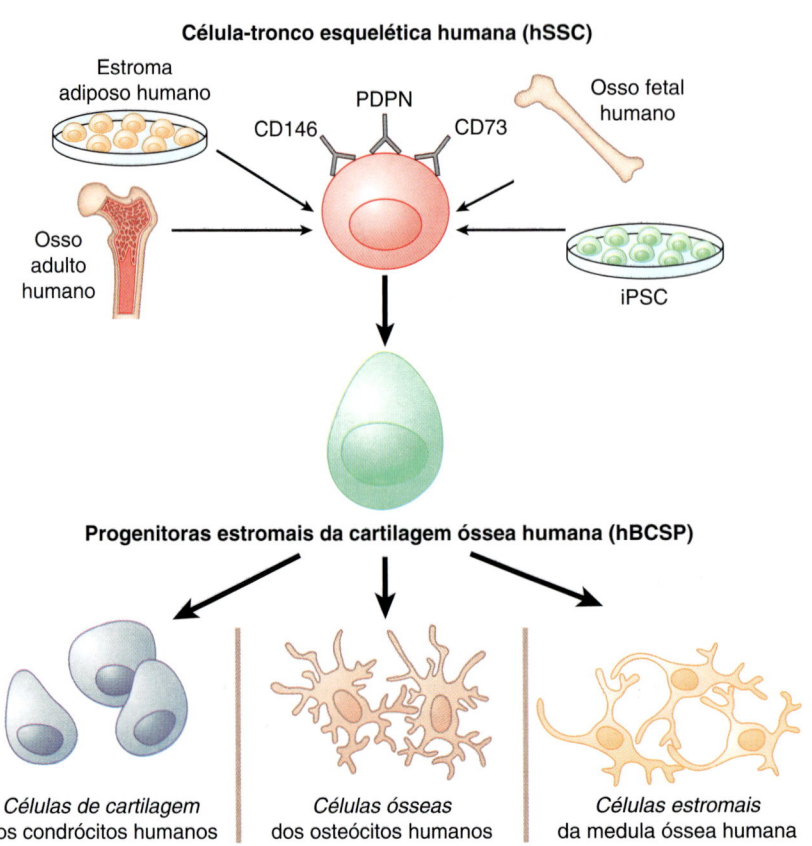

Figura 7.3 Mapa da linhagem da célula-tronco esquelética humana (*hSSC*) e seu progenitor esquelético *downstream*, as células progenitoras estromais da cartilagem óssea humana (*hBCSP*). A hSSC pode se diferenciar em condrócitos, osteócitos e células estromais da medula óssea. Até o momento, a hSSC foi isolada de ossos fetais humanos, ossos adultos humanos, células-tronco pluripotentes induzidas (*iPSCs*) e estroma adiposo humano adulto. As hSSCs são identificadas pela presença de três antígenos de superfície: diferenciação de *cluster* (CD)73, CD164 e PDPN (podoplanina). (De Chan CKF, Gulati GS, Sinha R, et al. Identification of the human skeletal stem cell. *Cell*. 2018;175:43-56 e21.)

Células-tronco adultas diversas

Nos últimos anos, *pools* residentes de células-tronco específicas de tecidos foram identificados em vários outros sistemas de órgãos, especialmente aqueles com alta renovação celular e capacidade regenerativa significativa. Na pele, as células-tronco epidérmicas residem em dois nichos gerais ao longo dos folículos pilosos na região profunda do bulbo das glândulas sebáceas e epiderme interfolicular.[29] Acredita-se que essas células-tronco epidérmicas multipotentes mantenham a homeostase normal da epiderme e a regeneração da epiderme após traumatismo ou lesão. No intestino delgado, um grupo de células proliferativas foi identificado na base das criptas. Essas células-tronco originam células mais diferenciadas, que migram para a superfície para repovoar o epitélio intestinal maduro.[30] Outras células-tronco adultas também foram isoladas de sistemas orgânicos que anteriormente se acreditava terem pouca ou nenhuma capacidade regenerativa, incluindo tecido cardíaco,[31] muscular[32] e tecido neural.[33] O papel dessas populações de células-tronco adultas na homeostase tecidual local e na regeneração de órgãos ainda precisa ser investigado.

Células-tronco e câncer

Acredita-se que as mutações e a desregulação de células-tronco endógenas sejam a base da biologia do câncer.[34] De fato, como a terapia baseada em células-tronco é adaptada para uso clínico, deve-se priorizar a minimização do risco de desregulação potencial de células-tronco e transformação maligna de células-tronco terapêuticas.

BIOENGENHARIA PARA MEDICINA REGENERATIVA

Compreender os fatores bioquímicos e biofísicos que contribuem para o sucesso da medicina regenerativa é essencial para sua ampla aplicação clínica. As células-tronco são extremamente sensíveis ao ambiente circundante, que compreende as células circundantes (processos bioquímicos e biofísicos como mecanotransdução, campos elétricos e gradientes de temperatura).[17] Fatores bioquímicos e biofísicos específicos provavelmente afetam células-tronco específicas e influenciam seu destino de diferenciação. Progressos substanciais foram realizados na engenharia para criar um microambiente biomimético capaz de suportar enxerto, sobrevivência e função terapêutica e ajudar a direcionar o destino das células-tronco (Figura 7.4). A "reabilitação regenerativa" é um campo emergente que combina a medicina regenerativa com princípios de reabilitação, como a fisioterapia, para aumentar o sucesso das terapias baseadas em células.[35]

Biomateriais como construções para distribuição e diferenciação celular

Os biomateriais foram projetados como uma plataforma sintética que pode facilitar sobrevivência, enxerto, proliferação e retenção de células-tronco.[35] Os biomateriais comumente usados incluem polímeros de colágeno, ácido poliglicólico, ácido polilático-coglicólico (poli) e hidrogéis de polietilenoglicol. Esses materiais são porosos para permitir a entrada de células e podem ser facilmente moldados a uma configuração desejada. A tecnologia de bioimpressão tridimensional (3D) ajudou a criar plataformas versáteis com propriedades biomiméticas precisamente definidas para suporte celular e liberação de fator de crescimento, o que ajudou a preencher a disparidade entre construções artificiais e tecidos nativos.[36] Enquanto sistemas de liberação mais eficazes, teoricamente, permitem a implantação de um número relativamente

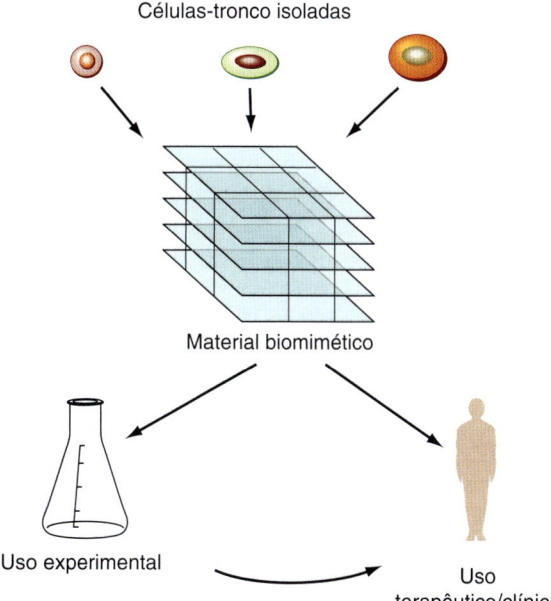

Figura 7.4 Os materiais biomiméticos são projetados para criar nichos de células-tronco favoráveis para estudos experimentais de biologia de células-tronco *in vitro* e para uso clínico em aplicações na medicina regenerativa. Todas as células-tronco são extremamente sensíveis a estímulos ambientais e, consequentemente, o componente de bioengenharia da medicina regenerativa é essencial na modulação e no controle do comportamento das células-tronco.

pequeno de células-tronco, o desenvolvimento de sistemas de liberação para células-tronco específicas capazes de imitar a matriz extracelular fisiológica do tecido e promover a proliferação e a diferenciação direcionada requer uma compreensão profunda da complexa e idiossincrática interação célula-célula e célula-matriz, e como elas são modificadas *in vivo* por estímulos físicos.[35] Essa pesquisa está em seus estágios iniciais, mas desenvolvimentos futuros trazem uma enorme promessa para a capacidade de aumentar as terapias baseadas em células-tronco para aplicações na medicina regenerativa.

Engenharia de tecidos em nível de órgão

Na engenharia em nível de órgãos, a ciência de biomateriais e a engenharia de tecidos são usadas para criar órgãos sintéticos ou parcialmente projetados para transplante. Esta é uma solução promissora para a oferta limitada de órgãos doadores.

Estruturas ocas, como vasos sanguíneos e estruturas uretrais, são de conformação mais simples e alcançaram rapidamente os ensaios clínicos. Vasos acelulares humanos de bioengenharia forneceram acesso à hemodiálise segura e funcional em um estudo clínico de fase II (NCT01744418 e NCT01840956).[37] Em contraste, apesar do sucesso clínico precoce, o arcabouço biodegradável semeado de células autólogas para aumento da bexiga em pacientes com espinha bífida não melhorou a complacência ou a capacidade da bexiga em um recente ensaio clínico de fase II, e a maioria dos indivíduos precisou de cirurgias adicionais devido à ruptura da bexiga e obstrução intestinal.[38] Tecidos hospedeiros doentes podem fornecer ambientes ruins para células transplantadas, e a otimização substancial é necessária antes que bexigas modificadas possam ser aplicadas na clínica.

A engenharia de órgãos 3D sólidos com fisiologia interna complexa, como o fígado e o rim, é extremamente desafiadora devido aos requisitos celulares e materiais adicionais, à maturação tecidual e às considerações funcionais. Embora o progresso tenha ficado para trás em relação às estruturas ocas, os avanços recentes nas tecnologias de bioengenharia foram impressionantes no trabalho pré-clínico.[39]

Os organoides, uma forma de sistema de cultura 3D *in vitro* derivado de células-tronco, são capazes de repetir arquitetura, função e identidade genética de vários órgãos sólidos. Os organoides, estabelecidos a partir de vários órgãos, incluindo cérebro, fígado, rim, estômago, pâncreas, ovário, intestino, pele e pulmão, têm sido usados para modelar doenças, triar medicamentos e simular terapias na medicina regenerativa. Recentemente, também foram desenvolvidos organoides derivados do paciente, o que apresenta um enorme potencial na terapia personalizada.[40]

APLICAÇÕES CLÍNICAS DAS CÉLULAS-TRONCO

As terapias mediadas por células-tronco transformaram o campo da medicina regenerativa e, atualmente, várias terapias estão sob escrutínio cuidadoso em estudos clínicos para avaliar sua segurança e eficácia no tratamento de uma série de doenças.

Células-tronco embrionárias

Um estudo clínico de fase I projetou monocamadas de células do epitélio pigmentar da retina (RPE, do inglês *retinal pigment epithelium*) derivadas de ESCs humanas, e descobriu que elas melhoram a acuidade visual quando liberadas ao espaço sub-retiniano de pacientes com degeneração macular relacionada à idade grave (ARMD, do inglês *age-related macular degeneration*).[41] Atualmente, as ESCs também estão sendo testadas por sua capacidade de gerar células pancreáticas produtoras de insulina para ajudar no tratamento do diabetes melito tipo 1.[42]

Transferência nuclear de células somáticas

Um estudo de referência combinou o núcleo de um paciente com diabetes tipo 1 com oócito enucleado doado para produzir células-tronco capazes de serem diferenciadas em células beta pancreáticas capazes de produzir insulina.

Células-tronco pluripotentes induzidas

O primeiro estudo clínico sobre iPSCs foi lançado em 2013 e envolveu o transplante de células RPE autólogas derivadas de iPSC reprogramadas de células da pele para olhos danificados por ARMD. O primeiro paciente recebeu células autólogas e não apresentou sinais de rejeição imune ou formação de teratoma na ausência de imunossupressores, mas a acuidade visual não melhorou nem diminuiu em 1 ano de acompanhamento.[43] Infelizmente, o estudo foi interrompido devido à descoberta de mutações encontradas nas iPSCs destinadas ao segundo paciente.[14]

Transplante de medula óssea

O transplante de medula óssea é usado com sucesso há mais de 50 anos, e é um exemplo espetacular do potencial das terapias baseadas em células. O transplante de HSCs oferece a melhor chance de cura para inúmeras doenças malignas e não malignas e apresenta o potencial de induzir tolerância no quadro de transplante de órgãos. Atualmente, no entanto, os regimes mieloablativos necessários para garantir que as HSCs enxertem e sobrevivam são altamente tóxicos, e o uso de HSCs para pacientes não malignos não se justifica.

Células-tronco adultas multipotentes

Após resultados preliminares encorajadores, BMSCs autólogas foram usadas para tratar insuficiência cardíaca isquêmica crônica avançada em um ensaio clínico de fase III (NCT01768702). Os resultados, no entanto, não mostraram qualquer benefício no grupo tratado *versus* placebo em qualquer medida de resultados até 39 semanas após o transplante. Uma análise *post hoc* do remodelamento ventricular em 52 semanas sugeriu uma curva de resposta em formato de U, e os pacientes que receberam a dose média mostraram maior benefício.[45] Mais estudos são necessários para determinar o papel dos tratamentos baseados em MSC em doenças miocárdicas isquêmicas.

Um recente estudo clínico de fase III (NCT00475410) liberou ASCs autólogas coletadas em múltiplas injeções locais (até 60 milhões de ASCs), com ou sem cola de fibrina, em fístulas perianais complexas de pacientes sem doença inflamatória intestinal. Não houve maior benefício encontrado no uso de células transplantadas em comparação com cola isolada em relação ao fechamento da fístula em 6 meses.[46] Em contraste, um ensaio clínico de fase III (NCT01541579) descobriu que a injeção de 120 milhões de ASCs alogênicas, sem cola, é superior quando comparada ao placebo no fechamento de fístulas perianais crônicas associadas à doença de Crohn. Os benefícios estavam presentes em 24 semanas[47] e permaneceram evidentes pelo menos 1 ano após o tratamento.[48]

As MSCs também alcançaram ensaios clínicos de fase III para o tratamento da doença do enxerto contra o hospedeiro (GVHD, do inglês *graft-versus-host disease*) devido às suas propriedades imunomoduladoras. Em um estudo, as MSCs foram usadas para tratar GVHD refratária ao tratamento com esteroides (NCT00366145), mas não demonstraram benefício em relação ao placebo 28 dias após a infusão.[49] O segundo estudo (NCT02336230) usou um grupo selecionado de pacientes pediátricos com GVHD grave resistente a esteroides e critérios de resultado rigorosos, e encontrou melhora significativa em pacientes tratados com MSC em comparação aos pacientes tratados com placebo em 28 dias. Um recente ensaio clínico de fase I (NCT02923375) relatou resultados iniciais encorajadores usando células derivadas de iPSC para MSCs de adultos com GVHD.[50]

EPCs foram usadas em vários estudos clínicos randomizados e não randomizados para tratar lesões vasculares. No entanto, a heterogeneidade significativa na metodologia relatada torna difícil tirar conclusões firmes.[25]

Vários ensaios clínicos de fase III estão em andamento explorando o uso de MSCs para doença de Crohn (NCT004829092), insuficiência cardíaca crônica (NCT02032004), dor lombar (NCT02412735) e GVHD pediátrica (NCT02336230), principalmente patrocinados pela indústria e focados em demonstrar a eficácia de MSCs alogênicas armazenadas e descongeladas.

CONCLUSÃO

A medicina regenerativa e as terapias baseadas em células-tronco são promissoras, mas seu potencial clínico completo ainda precisa ser totalmente efetivado. É necessário um trabalho de base considerável para confirmar a segurança, a eficiência e a eficácia dos tecidos e células atualmente projetados antes que uma aplicação mais ampla seja possível. No entanto, avanços empolgantes nas ciências biomédicas e abordagens de engenharia estão ajudando a acelerar significativamente esse processo, e é provável que muitos marcos importantes sejam alcançados nos próximos anos.

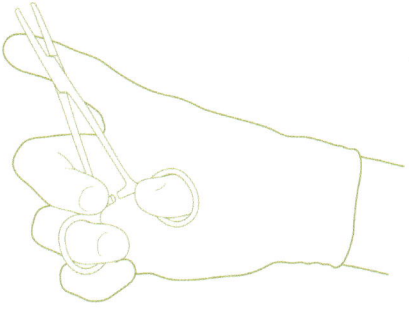

8

Análise Crítica da Cirurgia e Pesquisa em Serviços de Saúde

Benjamin S. Brooke, Samuel R.G. Finlayson

VISÃO GERAL DO CAPÍTULO

Abordagem cirúrgica baseada em evidências
Avaliação de questões de estudo de pesquisa
Desenho do estudo
Estudos de resultados sintéticos e sistemáticos

Avaliação da evidência cirúrgica
Avaliação da qualidade do estudo
Interpretação e aplicação de evidências para a prática cirúrgica
Conclusão

A prática da cirurgia passou por uma evolução substancial ao longo do último século com a disponibilidade de novas evidências científicas que apoiam o uso de diferentes técnicas cirúrgicas e manejos. Para essa missão, são cruciais o processo de avaliação crítica da base de evidências cirúrgicas em todas as oportunidades e a decisão do que pode e deve ser aplicado à prática clínica de rotina.

A avaliação crítica é definida como o processo de examinar cuidadosa e sistematicamente as evidências de pesquisa para julgar sua validade, seu valor e sua relevância para um contexto específico.[1] As decisões relacionadas à prestação de cuidados cirúrgicos devem ser tomadas após uma avaliação cuidadosa das preferências individuais do paciente, experiência e avaliação crítica da evidência na literatura médica. No entanto, dada a amplitude e complexidade das informações, os cirurgiões muitas vezes são desafiados a avaliar criticamente a literatura e extrapolar os achados dos serviços de saúde e estudos de resultados. Este capítulo fornece uma estrutura para avaliar criticamente os resultados cirúrgicos e a pesquisa em serviços de saúde. Isso inclui métodos para avaliar a força da evidência para práticas cirúrgicas, estabelecer a validade de estudos científicos em cirurgia e aplicar práticas de medicina baseadas em evidências para melhorar a qualidade do atendimento cirúrgico. A intenção é fornecer ao leitor ferramentas conceituais e analíticas que um cirurgião moderno e embasado em evidências precisa para navegar na literatura de resultados cirúrgicos e implementar práticas apoiadas em ciência sólida.

ABORDAGEM CIRÚRGICA BASEADA EM EVIDÊNCIAS

Os cirurgiões devem ser capazes de compreender o processo da medicina baseada em evidências para identificar, acessar, aplicar e integrar novos conhecimentos em sua prática clínica e proporcionar cuidado de alta qualidade aos seus pacientes. Na prática, a medicina baseada em evidências envolve os três princípios fundamentais a seguir.[2] Primeiro, a capacidade de tomar decisões clínicas ideais requer conhecimento das melhores evidências de pesquisa disponíveis. Em segundo lugar, deve haver padrões pelos quais julgar se a evidência pode ser confiável. Em terceiro, a qualidade da evidência para o benefício deve ser ponderada em relação aos riscos, encargos e custos associados a estratégias alternativas de gerenciamento, ao mesmo tempo que considera situações, valores e preferências de cada paciente. Essa abordagem baseada em evidências para a prática clínica também pode ser lembrada pelos cinco "As" – perguntar (*Ask*), adquirir (*acquire*), avaliar (*appraise*), aplicar (*apply*) e avaliar (*assess*) (Figura 8.1).[3] Essas cinco etapas fornecem um modelo para praticar a medicina baseada em evidências que todos os médicos são incentivados a usar quando surgem dúvidas durante o atendimento de rotina dos pacientes.

Na prática cirúrgica cotidiana, o processo de medicina baseada em evidências geralmente inicia quando um cirurgião aprende sobre um novo procedimento ou técnica que pode ser usada para tratar uma condição abordada pela sua especialidade cirúrgica. O próximo passo é determinar se algum estudo de pesquisa fornece evidências que sustentem a eficiência e a eficácia desse novo procedimento. Para que um estudo forneça um alto nível de evidência, ele precisa abordar um problema clínico significativo e fornecer resultados novos, estender o que era conhecido anteriormente ou descrever um procedimento inovador que represente uma melhora em relação à técnica existente. O estudo deve incluir pacientes que provavelmente receberão a intervenção na prática cirúrgica diária. Além disso, deve se concentrar em tratamentos cirúrgicos ou estratégias que possam ser replicadas em um ambiente clínico do mundo real.

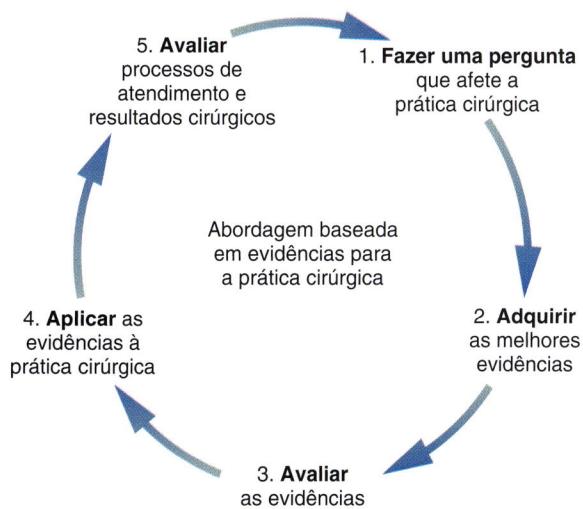

Figura 8.1 Abordagem baseada em evidências na prática clínica.

Avaliação de questões do estudo de pesquisa

Existem várias estratégias que os cirurgiões podem usar para revisar a literatura, avaliar questões de pesquisas e determinar se as evidências científicas devem ser aplicadas à sua prática clínica. Uma estratégia para avaliar as implicações de uma questão de pesquisa é delineada pelo mnemônico FINER – viável (*feasible*), interessante (*interesting*), novo (*novel*), ético (*ethical*) e relevante (*relevant*).[4] O FINER fornece uma estrutura que leva o leitor a se fazer várias perguntas importantes ao considerar um estudo de pesquisa. O estudo é viável e tem poder adequado para responder à questão de pesquisa específica? O estudo aborda um tema de interesse da comunidade cirúrgica? A pesquisa é nova ou inovadora e o estudo atende a todos os padrões éticos de conduta de pesquisa? Finalmente, os resultados do estudo alteram a prática ou política cirúrgica e merecem mais pesquisas ou evidências científicas?

Outra abordagem amplamente aceita para desenvolver e acessar uma questão de pesquisa é a estrutura PICOT – população (*population*), intervenção (*intervention*), comparação (*comparison*), resultado (*outcome*) e tempo (*time*) (Tabela 8.1).[5] PICOT é uma maneira estruturada de resumir os principais componentes de uma questão de pesquisa e também pode ser usado para avaliar um estudo ou interpretar seus resultados.[4] Por exemplo, um cirurgião avaliando um estudo de resultados cirúrgicos seria estimulado a se perguntar: (P) a população do estudo ou problema clínico é comparável a pacientes cirúrgicos ou questões com as quais eu lido na rotina da prática clínica? (I) a intervenção é realmente nova e representa uma melhora em relação aos padrões atuais de atendimento? (C) os comparadores do estudo são válidos e representativos dos cuidados habituais? (O) as medidas de resultados são válidas e confiáveis? e (T) a duração do tratamento e do acompanhamento corresponde à duração importante para os pacientes? Usar a estrutura PICOT para fazer essas perguntas fornece um processo sistemático para determinar se os estudos são válidos e relevantes para a prática clínica.

Desenho do estudo

Existem muitos desenhos de estudo usados para realizar pesquisas cirúrgicas, incluindo estudos experimentais e observacionais (Figura 8.2). O desenho específico do estudo usado para gerar evidências é frequentemente influenciado por considerações práticas, como disponibilidade de recursos e viabilidade. No entanto, o desenho do estudo selecionado para avaliar as intervenções cirúrgicas determinará em grande parte os níveis de confiança sobre causa e efeito.

Vários critérios têm sido propostos para estabelecer evidências epidemiológicas de relações causais, incluindo o conjunto de nove critérios originalmente publicado por Sir Bradford Hill, em 1965.[6] Em resumo, as relações causais existem quando (1) a causa precede o efeito, (2) a causa estava relacionada ao efeito e (3) não é possível encontrar outra explicação plausível para o efeito além da causa proposta.[7] Estudos experimentais prospectivos e randomizados geralmente fornecem a maior garantia de que esses critérios são atendidos e estão associados aos mais altos níveis de evidência. Mas mesmo estudos prospectivos randomizados podem levar a conclusões errôneas se não forem executados ou analisados adequadamente. Avaliar a qualidade da evidência clínica requer um olhar atento aos pontos fortes e às limitações de cada tipo de desenho de estudo (Tabela 8.2).

Tabela 8.1 Estrutura PICOT para avaliar perguntas de pesquisa.

Acrônimo	Definição do elemento	Descrição
P	População ou problema	Amostra de assuntos ou problemas que serão abordados
I	Intervenção	O que está sendo testado no estudo? Pode se aplicar a grupos de terapia, prevenção, diagnóstico ou exposição
C	Comparação	Qual é a principal intervenção que está sendo comparada?
O	Resultado	Os principais resultados que estão sendo examinados e avaliados
T	Tempo	Tempo para coleta de dados e avaliação de acompanhamento

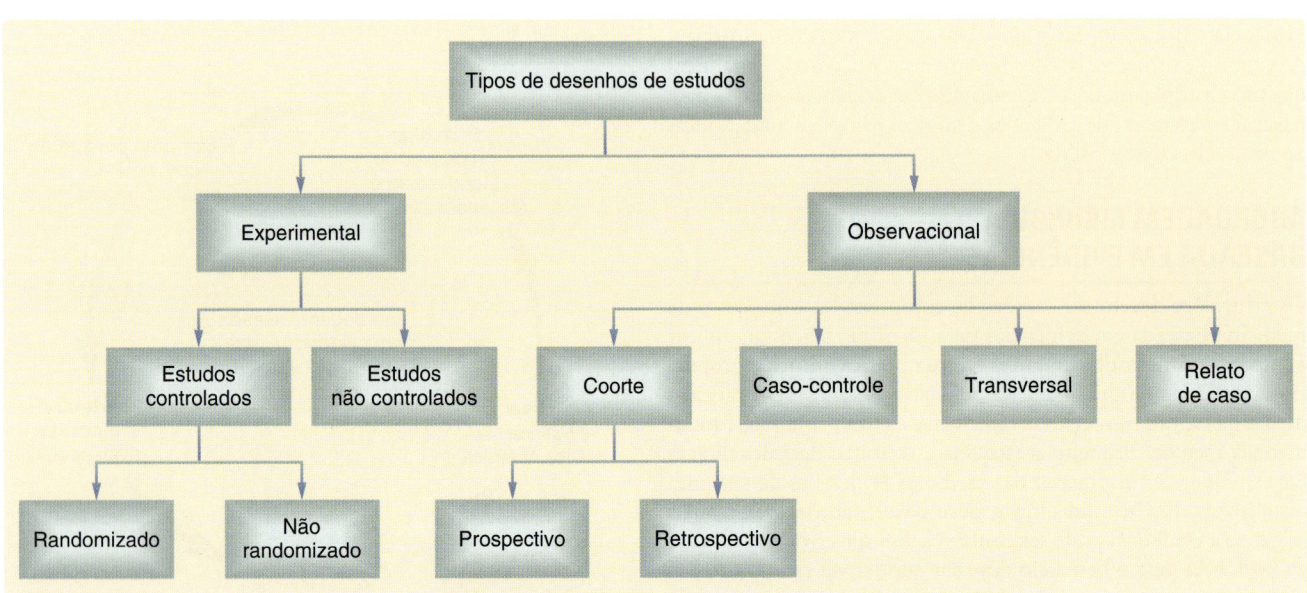

Figura 8.2 Tipos de desenhos de estudos clínicos.

Tabela 8.2 Pontos fortes e fracos de desenhos de estudo comuns usados em pesquisa clínica.

Desenho de estudo	Características	Pontos fortes	Pontos fracos
Estudo controlado randomizado	Alocação de sujeitos em grupo experimental ou grupo de controle ao acaso	– Capacidade de estabelecer efeitos causais entre a exposição e os resultados – Pode estudar mais de uma intervenção	– Caro – Pode ter longa duração – Não é adequado para eventos raros – Geralmente de baixa generalização devido a critérios de seleção
Estudo de coorte	A coorte de indivíduos é comparada com base em diferentes exposições	– Alta generalização – Pode estudar exposições raras e múltiplos resultados	– Algum potencial para estabelecer efeitos causais – Pode levar muito tempo (em potencial) – Viés de seleção – Pode ser caro
Estudo de caso-controle	Os casos são comparados aos controles em relação à exposição	– Pode estudar resultados raros e exposições múltiplas – Relativamente barato – Geração de hipóteses	– Viés de seleção – Viés de recordação – Potencial limitado para estabelecer efeitos causais – Só pode estudar um resultado
Estudo transversal	Medidas de exposição e resultados no mesmo ponto no tempo	– Usado para descrever a prevalência de doenças – Rápido e barato – Geração de hipóteses	– Viés de amostra – Viés de sobrevivência – Potencial muito limitado para estabelecer efeitos causais
Estudo de série de casos e relato de caso	Descrição detalhada de um ou mais assuntos (ou seja, casos) sem um grupo de controle	– Muito detalhado – Barato – Geração de hipóteses	– Viés de seleção – Não generalizável – Sem capacidade de estabelecer efeitos causais

Estudos controlados randomizados

Quando adequadamente desenhados e conduzidos, os estudos clínicos randomizados (ECRs) são considerados o padrão ouro para avaliar a maioria dos tipos de intervenções de saúde. Nesse desenho de estudo, os pacientes são alocados aleatoriamente em um grupo de tratamento ou em um grupo de controle antes de receber uma intervenção usando um elemento de chance para determinar as atribuições, semelhante ao lançamento de uma moeda. Após a randomização, os pacientes são acompanhados exatamente da mesma maneira, e a única diferença é o grupo de tratamento ao qual foram alocados.

O desenho de estudo ECR apresenta maior potencial para determinar a causa entre a exposição e o resultado, uma vez que a randomização equilibra fatores prognósticos conhecidos e desconhecidos (ou seja, fatores de confusão medidos e não medidos) entre os grupos de comparação durante a atribuição do tratamento. Dessa forma, o efeito do tratamento sobre os resultados em relação ao grupo de controle pode ser determinado enquanto outras variáveis são mantidas constantes e o viés de seleção é minimizado. Além disso, a randomização pode facilitar o cegamento (também conhecido como mascaramento) da identidade dos tratamentos de investigadores, participantes e avaliadores.

ECRs podem ser usados para comparar quase todos os tipos de intervenções usadas em pacientes cirúrgicos. Isso inclui procedimentos cirúrgicos, medicamentos usados antes ou após a cirurgia, programas de triagem ou modalidades de diagnóstico, para citar alguns. Mas, embora os ECRs nos ajudem a determinar a presença e a força de uma relação causal entre diferentes intervenções cirúrgicas e determinado resultado, eles também exibem pontos fracos. Primeiro, são muito caros para serem concluídos e podem levar muitos anos para obter resultados quando grandes tamanhos de amostra são necessários. Em segundo lugar, os resultados podem não ser generalizáveis para os pacientes na prática diária devido aos critérios de inscrição exigidos. Em terceiro lugar, muitas intervenções cirúrgicas simplesmente não são passíveis de randomização. Por fim, os ECRs ainda podem produzir resultados tendenciosos se o estudo não for bem desenhado ou executado adequadamente e carecer de rigor metodológico.

Para avaliar se os achados do ECR são válidos, os cirurgiões precisam de informações completas e transparentes sobre a metodologia e os resultados. Essa necessidade de relatórios de ECR adequados alimentou o desenvolvimento da declaração original Consolidated Standards of Reporting Trials (CONSORT) em 1996, e sua revisão subsequente em 2010.[8,9] A declaração CONSORT mais recente inclui uma lista de verificação de 25 itens e um diagrama de fluxo, que fornece orientação relatando todos os tipos de ECRs, mas concentra-se no tipo de projeto mais comum de dois grupos paralelos. Essa lista de verificação fornece uma maneira fácil para os cirurgiões avaliarem a qualidade das evidências derivadas desses tipos de estudos.

Estudo transversal

Um estudo transversal envolve a observação de sujeitos de pesquisa que diferem em uma característica-chave em um momento específico. Dados de exposição e resultados são coletados ao mesmo tempo entre indivíduos que são semelhantes na maioria das outras características, mas diferentes em um fator-chave de interesse. Por exemplo, pode envolver pacientes submetidos a um tipo específico de cirurgia provenientes de diferentes faixas etárias, níveis de renda ou localizações geográficas.

Estudos transversais são comumente usados para descrever a prevalência de doenças ou características que existem em uma comunidade ou ambiente hospitalar. Esse desenho de estudo é barato e é usado com frequência para fazer inferências sobre possíveis relações ou para coletar dados preliminares a fim de apoiar pesquisas e experimentações adicionais (ou seja, geração de hipóteses). No entanto, esses estudos são limitados pelo viés de sobrevivência e não podem analisar associações ao longo de um período de tempo longitudinal ou ser usados para determinar relações de causa e efeito entre exposição e variáveis de desfecho. Além disso, pode haver um viés de amostragem se o momento do estudo transversal levar a uma amostra que não seja representativa de pacientes na população geral.

Estudo de caso-controle

O desenho caso-controle usa uma estratégia de amostragem diferente, na qual os pesquisadores identificam um grupo de indivíduos que apresentam um resultado específico (ou seja, os casos) e, então, comparam esse grupo com um conjunto de indivíduos que não exibem o resultado de interesse (ou seja, os controles). Casos e controles são então comparados com relação à frequência de uma ou mais exposições anteriores. Se os casos tiverem chances substancialmente maiores de exposição a um fator específico em comparação aos indivíduos de controle, isso sugere uma associação, mas não fornece necessariamente evidências de inferência causal.

Existem inúmeros pontos fortes nos estudos de caso-controle. Esse desenho de estudo permite que os investigadores examinem: os fatores de risco associados a desfechos incomuns, a associação de vários fatores de risco com desfechos simultaneamente e os desfechos que ocorrem por um longo tempo após a ocorrência da exposição. Também são relativamente baratos para completar e podem ajudar a gerar hipóteses. No geral, no entanto, os estudos de caso-controle são limitados por seu desenho retrospectivo, que permite o potencial de *recall* e o viés de seleção. Além disso, identificar grupos de controle válidos para comparar com casos pode ser difícil, estimar a frequência de exposição na população em geral é muitas vezes impreciso, e o desenho permite a avaliação de apenas um resultado de cada vez.

Estudo de coorte

Um estudo de coorte é um desenho de estudo observacional no qual grupos de indivíduos são identificados com base na sua exposição a um fator de risco específico e, em seguida, comparados a um grupo que não foi exposto a esse mesmo fator. Esse desenho de estudo pode ser conduzido de um ponto de vista futuro (prospectivo) ou passado (retrospectivo). Estudos de coorte prospectivos são planejados com antecedência e realizados durante um período para avaliar a incidência de resultados entre os grupos de exposição. Em comparação, estudos de coorte retrospectivos analisam dados que já existem e tentam identificar fatores de risco para resultados que já ocorreram. Análises retrospectivas de bancos de dados cirúrgicos existentes, em particular, constituem uma das aplicações mais comuns desse desenho de estudo.[10] Para ambos os tipos de estudos de coorte, a maior incidência de desfechos no grupo exposto sugere uma associação entre aquele fator e o desfecho. No entanto, como os estudos prospectivos coletam informações sobre exposições e resultados de maneira intencional e sistemática, eles fornecem evidências mais fortes para a causa.

Existem vários pontos fortes e limitações dos estudos de coorte. As vantagens dos estudos de coorte são que eles são mais fáceis e menos caros de conduzir do que os ECRs; a incidência (ou taxa) de exposição e os resultados podem ser estimados; e os sujeitos em coortes podem ser combinados para limitar a influência de variáveis de confusão. Além disso, critérios de inscrição e medidas de resultados podem ser padronizados e, ao contrário dos estudos de caso-controle, é possível realizar várias avaliações simultâneas de resultados. No entanto, estudos de coorte também apresentam diversas desvantagens. Como não há randomização, não se pode explicar desequilíbrios não mensurados nas características dos pacientes. O cegamento ou mascaramento é difícil (ou impossível retrospectivamente), e os resultados de interesse podem levar muito tempo para ocorrer, exigindo muitos anos de informações sobre exposições. Para estudos retrospectivos em particular, viés de seleção de tratamento e variáveis de confusão podem levar a diferenças não mensuradas nos grupos de exposição ao longo do tempo que não podem ser controladas com análise estatística. Além disso, as interpretações podem ser limitadas pela falta de dados que são impossíveis para os pesquisadores voltarem no tempo para coletar.

Para avaliar a qualidade da evidência derivada de diferentes tipos de estudos de coorte, vários métodos simplificados de listas de verificação foram desenvolvidos. A declaração Strengthening the Reporting of Observational Studies in Epidemiology (STROBE) é uma dessas listas de verificação que fornece um sistema organizado para avaliar a metodologia e os resultados do estudo observacional semelhante ao sistema CONSORT usado para ECRs.[11] A STROBE fornece orientação sobre como relatar componentes críticos de ensaios de pesquisa de todos os tipos de desenhos de estudos observacionais, incluindo desenhos de estudo de coorte, caso-controle e de corte transversal.

Como parte de uma série de artigos sobre métodos de pesquisa publicados em uma edição especial do *JAMA Surgery* em 2018, outra lista de verificação foi proposta para avaliar a qualidade das evidências derivadas de bancos de dados comumente usados na pesquisa de resultados cirúrgicos.[10] Essa lista de verificação é composta por 10 itens para revisão que podem ser usados ao avaliar os achados de estudos de coorte retrospectivos ou ao considerar questões que possam ser razoavelmente abordadas usando esses bancos de dados. Na mesma edição do *JAMA Surgery*, informações detalhadas foram fornecidas para 13 dos bancos de dados cirúrgicos mais populares, entre eles National Inpatient Sample; Surveillance, Epidemiology, and End Results (SEER) Program;[12] Medicare Claims;[13] National Surgical Quality Improvement Program (NSQIP);[14] Society of Vascular Surgery Vascular Quality Initiative (SVS-VQI);[15] e Society of Thoracic Surgeons (STS) National Database.[16]

Série de casos e relatos de casos

Historicamente, a literatura cirúrgica baseou-se em séries de casos e relatos de casos para descrever as intervenções cirúrgicas e os resultados dos pacientes. Esses têm sido o tipo de desenho de estudo mais citado na literatura cirúrgica até as últimas duas décadas.[17] As observações são realizadas em uma série de indivíduos, geralmente todos recebendo a mesma intervenção cirúrgica, mas sem grupo de controle. A amostragem de uma série de casos é baseada na exposição ou nos desfechos, mas não em ambos. Por exemplo, uma série pode incluir todos os pacientes submetidos à cirurgia em uma única instituição ao longo de uma década, ou um relato de caso pode descrever pacientes que sofreram algum evento adverso raro após a cirurgia.

A força das séries de casos e relatos de casos está na capacidade de fornecer informações narrativas detalhadas sobre determinado tópico quando outros desenhos de estudo não podem ser realizados. Isso, por sua vez, pode ajudar a gerar novas hipóteses. No entanto, a principal limitação desse desenho de estudo é a falta de capacidade de generalizar os achados ou estabelecer uma relação de causa e efeito entre exposições e desfechos. Séries de casos e relatórios não podem ser comparativos, e nenhum risco absoluto nem medidas de efeito relativo para um resultado podem ser calculados. Como tal, estudos com esses desenhos são quase sempre considerados evidências de baixa qualidade.

Estudos de resultados sintéticos e sistemáticos

Metanálises

Uma das formas de qualidade de evidência mais alta é a proveniente de uma metanálise, na qual os resultados de vários estudos sobre o mesmo tópico são combinados. Isso inclui dados gerados com base em desenhos de estudos experimentais ou observacionais (Figura 8.2).

O princípio básico por trás da metanálise é que existe uma associação verdadeira subjacente entre uma exposição e uma variável de resultado avaliada em estudos semelhantes, mas que foi medida com certo grau de erro em cada estudo individual. Ao combinar estudos de resultados semelhantes e usar estatísticas para derivar uma estimativa agrupada, a metanálise pode melhorar a precisão e a exatidão dessa estimativa e ter o poder estatístico de detectar a associação verdadeira. Além disso, as metanálises permitem que os resultados dos estudos sejam generalizados para populações maiores; que a inconsistência dos resultados entre os estudos seja quantificada e analisada; e que seja identificada a presença de viés de publicação entre estudos semelhantes.[18]

No entanto, existem vários fatores que podem limitar a qualidade das evidências derivadas de metanálises.[19] Muitas vezes, os estudos que examinam um tópico específico não apresentam populações de pacientes, desfechos ou grupos de exposição comparáveis. Excesso de variação ou heterogeneidade na exposição ou variáveis de resultado entre estudos individuais, além do que o acaso poderia prever, indica que os resultados dos estudos não são compatíveis e não devem ser agrupados. Essa é uma preocupação particular ao agregar resultados de estudos observacionais em que viés de seleção e confusão podem ter afetado a análise original. Além disso, as evidências derivadas de uma metanálise são, apenas, tão boas quanto a metodologia dos estudos incluídos. Mesmo uma metanálise bem projetada não pode corrigir um desenho de estudo ruim ou viés intrínseco que estava presente quando os estudos incluídos foram originalmente projetados ou analisados.

Análise de custo-benefício

Uma análise de custo-benefício é uma avaliação econômica que mede simultaneamente os resultados e os custos de intervenções alternativas. Esse tipo de evidência de pesquisa tem se tornado cada vez mais prevalente na literatura cirúrgica à medida que a política de saúde se concentra cada vez mais na contenção de custos cirúrgicos e na definição de cuidados de alto valor. Custo-benefício refere-se a análises que comparam diretamente os custos de uma intervenção com alguma outra intervenção alternativa em relação à diferença no benefício clínico. Essa razão de custos diferenciais para benefícios diferenciais é conhecida como razão de custo-benefício incremental (ICER, do inglês *incremental cost-effectiveness ratio*).[20] A ICER é calculada tomando a razão entre o custo incremental (a diferença de custo entre duas estratégias) e a eficácia incremental (a diferença nos resultados entre duas estratégias). Por exemplo, se a intervenção A for mais cara e mais eficaz do que a intervenção B, a ICER indica quanto custaria produzir o aumento incremental na eficácia alcançado pela escolha da intervenção A em vez da intervenção B.

Os resultados de eficácia em estudos de custo-benefício frequentemente são avaliados usando a métrica de anos de vida ajustados pela qualidade (QALYs, do inglês *quality-adjusted life-years*), que mede tanto a quantidade quanto a qualidade de vida.[21] A QALY é construída ponderando a quantidade de tempo gasto em um estado de saúde pela qualidade de vida nesse estado de saúde. QALYs têm sido usadas extensivamente em estudos de resultados cirúrgicos para avaliar diferentes estados de doença, e as estratégias de cuidados de saúde que custam menos de US$ 100.000 por QALY são geralmente consideradas custo-benefício pelos padrões atualmente aceitos.[22] Por exemplo, em um estudo, a ICER para a cirurgia de revascularização do miocárdio *versus* intervenção coronária percutânea para doença arterial coronariana foi calculada em cerca de US$ 30.000 por QALY ganho.[23] Como tal, a cirurgia de revascularização do miocárdio é considerada por essa evidência como apresentando melhor custo-benefício do que a intervenção coronária percutânea para doença arterial coronariana. Estudos que usam uma medida geral de benefício que considera o valor qualitativo da saúde (p. ex., QALY) normalmente são chamados de análises de custo-utilidade.

Estudos de custo-benefício e custo-utilidade podem ajudar os cirurgiões a tomar decisões clínicas, apresentando compensações de custo e resultado entre intervenções concorrentes. Essas compensações podem ser simuladas ao longo do tempo sob diferentes condições usando modelos de Markov que incorporam estimativas de risco de eventos adversos e probabilidade de resultados desejados, como cura, melhora da função ou longevidade. Os modelos de Markov assumem que um paciente está sempre em um número finito de estados de saúde discretos, cada um com um valor e/ou custo especificados, e pode fazer a transição de um estado de saúde para outro ao longo do tempo com base em probabilidades de eventos conhecidas ou estimadas. Ao modelar a dependência temporal das probabilidades para entrar em vários estados de saúde e resultados diferentes, os modelos de Markov permitem que muitos cenários diferentes sejam estimados para qualquer decisão clínica e são, portanto, um método valioso e versátil para modelar as compensações entre estratégias concorrentes.

Revisões sistemáticas

Além da agregação de dados dentro de metanálises, as revisões sistemáticas de pesquisas de resultados constituem outro meio importante para sintetizar e organizar o corpo de evidências cirúrgicas.[18] Revisões sistemáticas começam com uma pergunta ou hipótese e envolvem uma busca sistemática da literatura cirúrgica, usando critérios explícitos para selecionar estudos a fim de responder à pergunta de pesquisa. Isso normalmente começa com o desenvolvimento de uma estratégia de pesquisa abrangente e detalhada, *a priori*, que pode ser usada para identificar, excluir, avaliar e sintetizar resultados de todos os estudos relevantes sobre determinado tópico. Uma vez que uma estratégia de busca é desenvolvida, ela pode ser executada usando vários bancos de dados on-line, incluindo MEDLINE (banco de dados da United States Library of Medicine), EMBASE (banco de dados médico e farmacológico de publicações da Elsevier), CINAHL (índice cumulativo para literatura de enfermagem e saúde aliada) e a Cochrane Collaborative. Comparados às revisões informais ou narrativas da literatura, os métodos utilizados pelas revisões sistemáticas para avaliar os estudos e extrair informações deles são rigorosos e visam reduzir o potencial de subjetividade ou viés nos achados. Além disso, as revisões sistemáticas são relatadas de uma maneira que conduz à replicação da metodologia e dos achados.

Revisões sistemáticas bem conduzidas podem ser um recurso inestimável para os cirurgiões, dado o grande volume de estudos publicados a cada ano sobre qualquer tópico cirúrgico. Eles podem identificar evidências de alta qualidade na literatura e ajudar a definir a base de conhecimento exata sobre qualquer assunto. A Cochrane Collaboration Library (https://www.cochranelibrary.com/cdsr/reviews), em particular, fornece um grande banco de dados de revisões sistemáticas sobre uma ampla gama de tópicos que afetam os pacientes cirúrgicos. Ao examinar criticamente estudos de pesquisa individuais, as revisões sistemáticas podem ajudar a identificar inconsistências entre diferentes fontes de evidência. Finalmente, esses tipos de estudos também ajudam a informar se os resultados da pesquisa podem ser aplicados a subgrupos específicos de pacientes cirúrgicos. Por exemplo, revisões sistemáticas têm sido úteis para definir os tipos de pacientes cirúrgicos de alto risco que mais se beneficiam dos betabloqueadores perioperatórios e aqueles que apresentam risco aumentado de efeitos adversos desses medicamentos durante o período pós-operatório.[24]

Análise de dados qualitativos

Outra forma importante de evidência na pesquisa cirúrgica deriva das análises de dados qualitativos. Dados qualitativos (também conhecidos como dados descritivos) são informações empíricas não numéricas coletadas por pesquisadores para descrever conceitos, opiniões ou interpretações de um tópico específico. Esses dados geralmente são capturados de entrevistas, grupos focais, análise de documentos ou anotações feitas durante uma observação. A análise dessas formas de dados qualitativos pode revelar padrões ou temas consistentes entre pacientes, provedores ou outros sujeitos de pesquisa. Pode, ainda, suscitar hipóteses a serem testadas com métodos quantitativos ou, alternativamente, ajudar os pesquisadores a realizarem um aprofundamento para entender melhor os resultados dos estudos de resultados quantitativos.

Existem várias metodologias diferentes comumente usadas para realizar análises de dados qualitativos, incluindo fenomenologia, análise de conteúdo, teoria fundamentada e etnografia.[25] O objetivo da fenomenologia é estudar como os indivíduos descrevem o significado de suas experiências de vida, entendendo como eles percebem um fenômeno específico. Por exemplo, a qualidade de vida em longo prazo entre pacientes que sofreram amputação primária de um membro inferior por trauma poderia ser estudada dessa maneira. A análise de conteúdo é outro método pelo qual documentos, como transcrições de entrevistas, ou grupos focais são analisados para determinar frequências e padrões de palavras nos dados textuais. Com base em como os materiais são categorizados, os pesquisadores podem fazer inferências sobre temas comuns dentro do texto.

Comparativamente, os métodos da teoria fundamentada são usados para coletar dados descritivos quando os pesquisadores desejam desenvolver novas teorias sobre como os processos ocorrem. Por fim, a etnografia é usada para compreender normas, valores e estruturas sociais dos grupos, principalmente por meio da observação combinada a entrevistas focadas dos participantes.

A necessidade desses tipos de métodos de pesquisa qualitativa em cirurgia é reconhecida porque eles fornecem uma compreensão mais profunda e detalhada dos contextos sociais e ambientais subjacentes aos resultados cirúrgicos.[26] A força da análise de dados qualitativos resulta em sua capacidade de lançar luz sobre fenômenos que seriam quase impossíveis de estudar usando apenas métodos quantitativos. Por exemplo, a teoria fundamentada e os métodos etnográficos têm sido usados para entender o fluxo de trabalho da sala de cirurgia ou as comunicações entre as equipes cirúrgicas que atuam em hospitais de alto volume *versus* baixo volume, e para gerar teorias sobre como as informações são trocadas entre as equipes cirúrgicas e de cuidados primários durante transições de cirurgias e cuidado cirúrgico.[27] As opiniões e experiências de cirurgiões, enfermeiros ou estagiários são investigadas usando esses métodos, unidos à capacidade de observar diretamente os processos de atendimento, bem como a tecnologia usada durante a comunicação. Por outro lado, a análise de conteúdo tem sido usada para explorar questões psicossociais relacionadas à cirurgia de grupos focais de pacientes, incluindo razões subjacentes à satisfação com o atendimento ou problemas que os pacientes percebem como impeditivos de atendimento de alta qualidade durante os episódios de atendimento cirúrgico.[28]

Esses diferentes tipos de métodos qualitativos também podem ser combinados a abordagens quantitativas, sendo então denominados como *pesquisa de método misto*.[29] A pesquisa de método misto envolve coleta e análise de dados qualitativos e quantitativos dentro de um mesmo estudo. Em vez de se concentrar em apenas uma abordagem, o método misto permite que os pesquisadores definam um problema de pesquisa específico e, em seguida, usem uma combinação de metodologias para elucidar as questões relevantes de maneira mais ampla e detalhada. Por exemplo, um estudo recente de pesquisa de métodos mistos que analisa a conformidade do profissional com as listas de verificação de segurança cirúrgica analisou, em primeiro lugar, o uso profissional de uma lista de verificação dentro de uma instituição (ou seja, análise qualitativa) e, em seguida, entrevistou os profissionais para explorar e contextualizar as razões específicas para o uso de sua lista de verificação como oposição à não conformidade (ou seja, análise quantitativa).[30]

AVALIAÇÃO DA EVIDÊNCIA CIRÚRGICA

As evidências que apoiam a tomada de decisão cirúrgica vêm em formas diversas. Em um extremo do espectro, a evidência é simplesmente baseada na impressão empírica de que uma prática específica faz sentido fisiológico e parece funcionar bem. Muito do que os cirurgiões fazem na prática se enquadra nessa categoria e não foi formalmente testado. Mas, no outro extremo do espectro, acumularam-se evidências de vários ensaios clínicos randomizados bem desenhados e conduzidos com resultados consistentes e reprodutíveis. A tarefa do cirurgião que está embasado em evidências é julgar a confiabilidade das evidências científicas e selecionar práticas que estejam de acordo com as melhores evidências disponíveis.

Rubricas diferentes foram criadas para avaliar e determinar hierarquias de estudo ou níveis de evidência. Esses sistemas fornecem um método para julgar a força da evidência científica, variando das fontes mais confiáveis às menos seguras. Embora seja entendido que nem todas as práticas cirúrgicas podem ser submetidas aos mais altos níveis de escrutínio científico, os cirurgiões são aconselhados a basear o maior número possível de suas práticas em evidências coletadas a partir de estudos no topo da hierarquia de evidências. Esse processo é auxiliado por vários sistemas estabelecidos para classificação de evidências.

Uma hierarquia estabelecida é o sistema de "níveis de evidência" popularizado pela U.S. Preventive Medicine Task Force (USPMTF). A USPMTF atribui certeza de evidência em 1 de 3 níveis: alto, moderado e baixo, com base em seis avaliações críticas, e tornou-se parte do vernáculo de clínicos em todas as especialidades médicas. ECRs bem projetados e conduzidos com frequência são referenciados como "evidência de nível 1". Quando o sistema USPMTF foi lançado originalmente, houve debate, uma vez que o sistema simplesmente identificava o desenho do estudo do qual a evidência foi extraída, mas não descrevia fatores importantes que influenciam a qualidade da evidência.[32] Por exemplo, um estudo duplo-cego randomizado controlado por placebo com 20 mil indivíduos receberia a mesma nota no sistema USPMTF que um estudo randomizado não cego com 50 indivíduos. E o último estudo, por sua vez, seria mais bem classificado do que um estudo de coorte prospectivo, multi-institucional e bem projetado com 10 mil indivíduos. Em resposta a essas críticas, foram realizadas alterações subsequentes no sistema de classificação da USPMTF em 2012, a fim de levar em consideração outros fatores além do desenho do estudo, como qualidade, consistência e integridade.[33]

Outro sistema de classificação de evidências que leva em consideração a qualidade e consistência do estudo foi desenvolvido pelo Grading, Recommendations, Assessment, Development, and Evaluation (GRADE) Working Group (Tabela 8.3).[34,35] O GRADE desenvolveu um processo de pontuação estruturado para determinar se as evidências devem ser rebaixadas ou atualizadas com base em diferentes características do estudo. Por exemplo, um ECR multicêntrico executado com ocultação de alocação ruim e alto atrito seria rebaixado pelo sistema GRADE de alta qualidade de evidência para qualidade de evidência moderada ou mesmo

Tabela 8.3 Sistema GRADE – qualidade da evidência e força de recomendação.

Qualidade da evidência	Definições	Força da recomendação	Explicação
Alta	Muito confiante de que o verdadeiro efeito se aproxima da estimativa do efeito. É muito improvável que pesquisas adicionais mudem a confiança na estimativa do efeito	Forte	Muitos ensaios de alta qualidade confirmando o efeito
Moderada	Moderadamente confiante na estimativa do efeito. É provável que o verdadeiro efeito seja próximo da estimativa do efeito, mas existe a possibilidade de que seja substancialmente diferente. É provável que mais pesquisas tenham um impacto importante em nossa confiança na estimativa do efeito	Condicional	Incerteza sobre o equilíbrio entre efeitos colaterais desejáveis e indesejáveis
Baixa	A confiança na estimativa do efeito é limitada: o verdadeiro efeito pode ser substancialmente diferente da estimativa do efeito. É muito provável que mais pesquisas tenham um impacto importante em nossa confiança na estimativa do efeito	Condicional	Incerteza ou variabilidade em valores e preferências
Muito baixa	Bem pouca confiança na estimativa do efeito. O verdadeiro efeito provavelmente será substancialmente diferente da estimativa do efeito	Condicional	Incerteza sobre se a intervenção representa um uso sábio dos recursos

GRADE, Grading, Recommendations, Assessment, Development, and Evaluation.

baixa. Em comparação, um ECR de centro único com um grande tamanho de efeito ou um gradiente de dose-resposta pode ser atualizado de moderada para alta qualidade de evidência. O sistema de classificação atualizado da USPMTF usa critérios semelhantes ao GRADE para determinar quando a qualidade da evidência deve ser aumentada ou diminuída (Tabela 8.4). No entanto, reconhece-se que nenhum sistema de classificação único é perfeito, e os cirurgiões são obrigados a julgar por si mesmos a qualidade e aplicabilidade das evidências científicas.

Avaliação da qualidade do estudo

As evidências científicas de resultados cirúrgicos e pesquisas em serviços de saúde baseiam-se em duas inferências importantes. A primeira inferência é que o resultado observado é o resultado de alguma intervenção específica e não pode ser atribuído a alguma explicação alternativa. Quando as conclusões são críveis e essa inferência é considerada verdadeira, considera-se que o estudo tem validade interna. A segunda inferência é que os resultados do estudo são relevantes para quadros fora do estudo em que o cirurgião busca implementar a prática. Em outras palavras, os resultados do estudo se aplicam à prática clínica do mundo real? A extensão em que isso é verdade é chamada de validade externa ou generalização. Enquanto a validade interna depende de quão bem o estudo é conduzido e os resultados analisados, a validade externa depende de quão bem o plano de estudo reflete a questão clínica que o inspirou e quão bem as conclusões do estudo se aplicam a cenários fora do estudo. A validade externa ruim também pode se referir à diferença entre a eficácia de uma intervenção (ou seja, quão bem ela funciona quando aplicada perfeitamente) e sua eficácia (ou seja, se ela tem o mesmo efeito quando aplicada geralmente em um ambiente não controlado).

Validade interna

A avaliação da validade interna de um estudo requer uma compreensão da influência potencial de viés, confusão e chance nos resultados do estudo. O acaso refere-se à aleatoriedade imprevisível de eventos que podem enganar os pesquisadores, enquanto o viés refere-se a erros sistemáticos em como os sujeitos do estudo foram selecionados ou avaliados. Em comparação, confusão refere-se a diferenças nos grupos de comparação (além da exposição pretendida) que levam a diferenças nos resultados.

Fontes de viés. Existem múltiplas fontes de viés que podem impactar um resultado cirúrgico ou estudo de pesquisa de serviços de saúde.[36] Viés refere-se a um problema sistemático com um estudo

Tabela 8.4 Fatores comuns que reduzem ou aumentam a qualidade da evidência usando os sistemas de avaliação USPMTF e GRADE.

Fatores que reduzem a qualidade da evidência	Fatores que aumentam a qualidade da evidência
Limitações no desenho do estudo ou execução de métodos com risco de viés	Grande magnitude de efeito
Falta de informação sobre importantes resultados de saúde	Todas as fontes plausíveis de confusão reduziriam o efeito demonstrado ou aumentariam o efeito se nenhum efeito fosse observado
Falta de direção da evidência	Gradiente de dose-resposta
Imprecisão ou inconsistência de resultados em estudos individuais	Consistência das descobertas em vários estudos
Viés de publicação	Randomização empregada ou outros métodos válidos usados para ajustar a confusão medida e não medida
Achados não generalizáveis para a prática de rotina	Populações representativas de pacientes estudadas

GRADE, Grading, Recommendations, Assessment, Development, and Evaluation; *USPMTF*, U.S. Preventive Medicine Task Force.

clínico que resulta em uma estimativa imprecisa das diferenças nos resultados entre os grupos comparados. Embora existam várias formas de viés que surgem em estudos de resultados, dois tipos gerais são mais comuns: viés de seleção e viés de medição. A primeira é resultante de erros na escolha dos sujeitos do estudo, enquanto a segunda é resultante de erros na forma como as informações sobre exposições ou desfechos (ou outros dados pertinentes) são obtidas.

O viés de seleção refere-se a qualquer imperfeição no processo de seleção que resulte em tipos errados de indivíduos (ou seja, pessoas que não são típicas da população-alvo) ou em uma amostra de indivíduos em que, por algum motivo não relacionado à intervenção, é mais provável de se obter o resultado de interesse. Por exemplo, voluntários pagos podem estar mais motivados a cumprir os regimes de tratamento e relatar resultados favoráveis, o que leva a uma superestimativa do efeito de uma intervenção. Isso afetaria tanto a validade interna (inferência sobre o tamanho do efeito) quanto a validade externa (generalização para outras populações). Ao avaliar a validade das evidências científicas, os cirurgiões devem considerar cuidadosamente as características dos sujeitos selecionados para o estudo.

O viés de medição refere-se a problemas causados pela maneira como as informações sobre os resultados ou outros dados pertinentes são obtidas. Por exemplo, em um estudo da função sexual após a cirurgia de aneurisma de aorta abdominal aberta, os indivíduos podem relatar sintomas de modo diferente durante uma entrevista pessoal do que fariam se enviassem uma pesquisa anônima. Como outro exemplo, pedir aos cirurgiões para avaliar os resultados da infecção da ferida cirúrgica em seus pacientes pode resultar em taxas errôneas de relatos em comparação às taxas de infecção do local cirúrgico relatadas por epidemiologistas hospitalares. Estudos retrospectivos, em particular, são propensos a uma variedade de tipos de vieses de medição. Por exemplo, o "viés de recordação" pode ocorrer devido à memória seletiva dos sujeitos de eventos passados, e o "viés de averiguação" pode ocorrer se o resultado puder influenciar o quanto os observadores procuram informações sobre as exposições. As fontes de viés de medição podem ser mais sutis do que o viés de seleção e requerem atenção cuidadosa aos métodos de estudo relatados. Os esforços para controlar o viés de medição incluem cegamento (não dizer ao sujeito ou avaliador qual intervenção foi realizada) e desenho de estudo prospectivo.

Fator de confusão. O fator de confusão refere-se a diferenças nos resultados devido a diferenças nos riscos de linha de base dos grupos de comparação. Essas diferenças podem ocorrer devido ao viés de seleção que distribui os fatores de risco conhecidos como variáveis de confusão de maneira desigual entre os grupos de comparação. As variáveis de fator de confusão influenciam tanto a variável de desfecho quanto a variável de exposição, causando uma associação espúria. Por exemplo, uma comparação da mortalidade após colectomia aberta em comparação com colectomia laparoscópica pode ser distorcida devido à maior probabilidade de a colectomia aberta ser realizada como procedimento de emergência em pacientes criticamente enfermos com perfuração. Nesse exemplo, a gravidade da doença é um fator de confusão na associação observada entre mortalidade e abordagem cirúrgica.

Ao analisar a força da evidência em um estudo publicado, os leitores devem avaliar quão bem os pesquisadores explicaram o efeito potencial do fator de confusão. A confusão pode ser minimizada de várias maneiras, tanto no desenho do estudo quanto na análise dos resultados do estudo. No desenho de um estudo, o fator de confusão é abordado de modo mais eficaz com a randomização. Quando os sujeitos são randomizados, as variáveis potencialmente provocadoras de fator de confusão (tanto reconhecidas quanto não reconhecidas) provavelmente serão distribuídas uniformemente entre os grupos de comparação. Assim, enquanto a taxa inicial de resultados em toda a coorte pode ser influenciada por esses fatores, as diferenças entre os grupos de comparação são menos propensas a serem afetadas.

Quando a randomização não é prática, a restrição ou a correspondência podem ser usadas para evitar o fator de confusão. A restrição refere-se ao controle rígido dos critérios de entrada no estudo – por exemplo, apenas inscrever pacientes submetidos a cirurgias eletivas e excluir procedimentos de emergência. No entanto, critérios de entrada restritivos às vezes podem limitar a generalização. Em comparação, a correspondência refere-se ao uso de um grupo de comparação de indivíduos não expostos (controle) que são idênticos aos indivíduos expostos (caso) em um conjunto de características (p. ex., idade, sexo, residência) que têm o potencial de resultar em confusão.

Além de minimizar o fator de confusão por meio de um bom desenho de estudo, o fator de confusão também pode ser abordado durante a fase analítica de um estudo com técnicas estatísticas de ajuste de risco. A técnica mais comum é a análise de regressão multivariada, incluindo modelos de regressão linear e logística. Modelos de regressão logística são usados quando a variável de resultado é binária, enquanto a regressão linear é usada quando o resultado é contínuo. Ambas as abordagens envolvem levar em conta as diferenças na prevalência de fatores de confusão reconhecidos entre os grupos de comparação. No entanto, o ajuste de risco estatístico exibe várias limitações importantes. Primeiro, apenas fatores de confusão reconhecidos podem ser abordados no modelo de regressão. Em segundo lugar, cada variável de um potencial fator de confusão adicionada a um modelo estatístico diminui o poder estatístico do modelo e, portanto, aumenta a chance de um resultado falso-negativo (ou seja, erro tipo II). Terceiro, as estimativas do modelo de regressão não são muito confiáveis quando há bem poucos eventos de resultado. Como regra geral, a regressão logística deve ter pelo menos 10 eventos de resultado para cada variável ajustada no modelo, enquanto a regressão linear requer 10 a 15 resultados por variável incluída no modelo para evitar sobreajuste (*overfitting*).[37,38]

Outras técnicas analíticas usadas para lidar com fatores de confusão incluem estratificação (subanálises nas quais indivíduos com perfis de risco semelhantes são comparados) e ajuste de risco de escore de propensão.[39] Essa última técnica aborda o problema criado por chances desiguais de receber tratamento causadas por diferenças nas características de saúde. Em um estudo observacional dos resultados de determinado tratamento, um escore de propensão é um resumo escalar de todos os fatores de confusão observados que predizem a probabilidade de receber o tratamento. Os escores de propensão são normalmente calculados usando modelos de regressão multivariada e são usados como base para análises estratificadas ou para casos e controles correspondentes em estudos observacionais.

Por fim, outra técnica mais complicada usada para limitar o efeito do fator de confusão é a análise de variável instrumental (IV, do inglês *instrumental variable*). Uma abordagem IV envolve estudar o efeito de determinada exposição sobre os resultados comparando grupos com diferentes níveis de um terceiro fator (ou seja, a IV) que está altamente correlacionado à exposição, mas não afeta o resultado de maneira independente. Por exemplo, um estudo avaliando os efeitos do cateterismo e da revascularização na mortalidade após infarto agudo do miocárdio estaria propenso à confusão relacionada a diferenças nas características de saúde basais das populações que recebem ou não esses tratamentos. Para limitar essa fonte potencial de confusão, os pesquisadores estudaram o efeito de receber cateterismo *versus* não receber cateterismo (os grupos de exposição) na mortalidade após infarto do miocárdio (o desfecho) comparando grupos de pacientes que vivem em distâncias diferentes dos hospitais que prestam esses serviços (a IV).[40] Os pesquisadores presumiram que características de saúde, potencialmente fatores de confusão, seriam distribuídas geograficamente de maneira aleatória e que a distância geográfica afetaria a mortalidade apenas indiretamente por meio de sua correlação com o acesso ao tratamento. Dessa forma, utilizaram a distância para "pseudorrandomizar" sua população de estudo a diferentes níveis de tratamento do infarto agudo do miocárdio.

Teste de hipótese

Em estudos clínicos que comparam resultados entre dois ou mais grupos de tratamento, a suposição subjacente de que não existe diferença entre os grupos é chamada de hipótese nula. Conclusões errôneas em relação à hipótese nula, às vezes, podem ocorrer apenas por acaso. Existem dois tipos de erros relacionados ao acaso: tipo I e tipo II. Os erros do tipo I (também chamados de "erros alfa") ocorrem quando os pesquisadores rejeitam erroneamente a hipótese nula, ou seja, inferem que há diferença nos resultados quando não há diferença. Os erros do tipo II (também chamados de "erros beta") ocorrem quando os pesquisadores confirmam erroneamente a hipótese nula. Em outras palavras, o estudo conclui que não há diferença nos resultados entre os grupos de tratamento quando de fato existe diferença.

Erros do tipo I. O teste estatístico é usado para quantificar a probabilidade de um erro do tipo I. Um "valor *P*" indica a probabilidade de que as diferenças observadas entre os grupos possam ocorrer apenas ao acaso. Em outras palavras, a diferença pode não estar baseada no efeito da intervenção que está sendo testada. O limite para "significância estatística" é convencionalmente estabelecido em um valor *P* de 0,05, significando que a probabilidade de as diferenças observadas serem motivadas apenas pelo acaso pode ocorrer 5 vezes em 100 testes. Embora uma probabilidade de 5% fique aquém da certeza absoluta, esse nível de confiança é geralmente aceito como prova científica e usado em toda a literatura científica.

Erros do tipo I podem ocorrer quando a questão de pesquisa e a análise não foram especificadas *a priori* ou quando vários testes estatísticos são realizados em um estudo com vários subgrupos.[41] Por exemplo, com um valor *P* definido em 0,05, 1 em cada 20 comparações espera-se que por acaso seja considerada estatisticamente significativa e seja um achado falso-positivo. Quando mais de 20 comparações são necessárias em determinado estudo, uma correção de Bonferroni ou procedimento sequencial de Hochberg pode ser usado para proteger contra um erro tipo I.[42,43]

Uma expressão alternativa de probabilidade estatística é o intervalo de confiança. Um intervalo de confiança é uma variedade de valores em que se pode ter certeza de que contém a verdadeira média da população. Os intervalos de confiança também podem ser definidos como uma forma de alcançar a diferença observada que seria esperada se o mesmo estudo fosse repetido um número infinito de vezes. Por exemplo, um intervalo de confiança de 95% incluiria a diferença observada em 95% das vezes que o estudo foi repetido. Os fatores que afetam a largura do intervalo de confiança incluem o tamanho da amostra, o nível de confiança e a variabilidade da amostra. Quando todos os outros fatores são iguais, um tamanho de amostra grande tenderá a produzir uma estimativa melhor do parâmetro populacional.

Muitos testes estatísticos podem ser usados para calcular valores de *P* e intervalos de confiança. O teste estatístico apropriado deve ser selecionado de acordo com vários fatores. Isso inclui (1) determinar o número de observações nos grupos de comparação; (2) o número de grupos sendo comparados; (3) se dois ou mais grupos estão sendo comparados entre si ou se um grupo está sendo comparado consigo mesmo após algum intervalo de tempo; (4) que tipo de dados numéricos estão sendo analisados (p. ex., contínuo ou categórico); (5) se a amostra é normalmente distribuída (ou seja, em forma de sino) ou tem uma distribuição assimétrica; e (6) se o ajuste de risco é necessário. Embora seja improvável que a maioria dos cirurgiões compreenda completamente todas as nuances de análises estatísticas mais complexas, a maioria dos estudos de resultados cirúrgicos emprega desenhos simples e testes estatísticos que estão ao alcance de leigos para interpretar.

Erros tipo II. Erros do tipo II ocorrem em estudos nos quais a hipótese nula é falsamente aceita. Em geral, acontece quando o tamanho da amostra é simplesmente insuficiente para detectar diferenças pequenas, mas clinicamente importantes nos resultados. Quando o tamanho da amostra de um estudo é muito pequeno para detectar diferenças nos resultados entre os grupos de comparação, diz-se que não tem poder estatístico suficiente. Mas uma vez que um estudo está completo, nenhuma análise pode corrigir o poder estatístico insuficiente. Antes de iniciar um estudo prospectivo, os pesquisadores devem realizar um *cálculo de poder*, que envolve determinar o tamanho mínimo de uma diferença significativa nos resultados e, em seguida, calcular o número de observações necessárias para mostrar essa diferença estatisticamente.[44] Os cirurgiões devem ser particularmente cautelosos ao avaliar estudos com resultados nulos, em especial quando nenhum cálculo de poder é relatado explicitamente. Além disso, uma análise de poder *post hoc* também pode ser útil na interpretação dos resultados de estudos retrospectivos quando não forem encontrados efeitos estatisticamente significativos.[43] Um cirurgião que se baseia em evidências é sábio em lembrar o dito: "nenhuma evidência de efeito não é necessariamente evidência de nenhum efeito".

INTERPRETAÇÃO E APLICAÇÃO DE EVIDÊNCIAS PARA A PRÁTICA CIRÚRGICA

Uma vez que você esteja convencido de que o resultado observado de um estudo clínico é o resultado da exposição ou intervenção e não pode ser atribuído a alguma explicação alternativa (ou seja, é internamente válido), então o próximo desafio para o cirurgião é julgar a validade externa. Em outras palavras, deve-se determinar se as descobertas são aplicáveis ao quadro clínico específico que se está enfrentando. Interpretar e aplicar evidências à prática cirúrgica requer uma avaliação cuidadosa da validade externa de cada estudo.

A avaliação da validade externa requer atenção aos componentes centrais de um estudo clínico, incluindo a população de pacientes, a intervenção e os resultados que foram medidos. Mesmo as evidências derivadas de um ECR prospectivo bem projetado podem não ser válidas se a população estudada for diferente dos grupos de pacientes para os quais um cirurgião está tomando decisões clínicas. Por exemplo, considere o bem divulgado ensaio clínico multicêntrico randomizado que foi realizado na Veterans Administration (VA) para comparar a correção de hérnia inguinal laparoscópica *versus* aberta.[45] O estudo randomizou veteranos militares que eram, em média, mais velhos do que a população geral não veterana que sofre correção de hérnia e concluiu que os resultados do reparo aberto são superiores aos do reparo laparoscópico. Mas os indivíduos mais velhos são mais propensos aos riscos da anestesia geral necessária para o reparo laparoscópico da hérnia, enquanto o reparo simples da hérnia aberta pode ser realizado com anestesia local ou de contração alveolar mínima (MAC, do inglês *minimal alveolar contraction*). A esse respeito, um cirurgião pode considerar a evidência fornecida pelo ECR aplicável a pacientes mais velhos, mas reserva-se o julgamento sobre o uso de laparoscopia para reparar hérnias em pacientes mais jovens e saudáveis.

Conforme observado anteriormente, o viés de seleção de sujeitos pode afetar adversamente a validade externa ou a generalização dos resultados de um estudo. Outro exemplo do efeito potencial do viés de seleção na generalização vem do estudo Asymptomatic Carotid Artery Stenosis (ACAS).[46] Nesse grande e prospectivo ensaio randomizado, os indivíduos eram substancialmente mais jovens e saudáveis do que o paciente médio que se submete à endarterectomia carotídea (EC). Como resultado, a taxa de mortalidade perioperatória observada no estudo foi consideravelmente menor do que a observada na população geral ou mesmo nos próprios hospitais onde o estudo foi realizado. Embora os resultados do estudo ACAS tenham mudado significativamente a prática, pode-se argumentar que as evidências fornecidas por ele devem ser aplicadas apenas a pacientes mais jovens com estenose carotídea assintomática.

A validade externa de um estudo clínico também pode depender do cirurgião que pretende aplicar a evidência e da sua experiência, e de resultados esperados. No estudo de hérnia VA, os cirurgiões tinham experiência variável com a abordagem laparoscópica, e o estudo relatou diferenças duas vezes menores nas recorrências de hérnia entre cirurgiões que fizeram mais de 250 casos e cirurgiões que tinham menos experiência em casos.[45] Os cirurgiões que decidem se as evidências do estudo apoiam o uso do reparo laparoscópico precisariam examinar a própria experiência antes de determinar a generalização desse estudo para suas práticas. Além disso, o processo de seleção de cirurgiões para o estudo ACAS exigia que os resultados de EC esperados para cada cirurgião devessem apresentar um acidente vascular encefálico combinado a uma taxa de mortalidade ≤ 3% para pacientes assintomáticos.[46] Assim, os cirurgiões que decidem realizar EC para estenose carotídea assintomática com base nas evidências do estudo também deveriam ser capazes de realizar essa operação com resultados ao menos tão bons.

O tipo de resultado medido também pode afetar a generalização dos estudos clínicos. Os resultados escolhidos para estudos clínicos podem ser aqueles que são mais convenientes ou mais facilmente quantificados e podem não ser os resultados de maior interesse para os pacientes. No estudo de hérnia VA, vários resultados foram estudados, incluindo complicações operatórias, recorrência de hérnia, dor e duração da convalescença. Algumas das diferenças de resultados favoreceram o reparo aberto, enquanto outras favoreceram o reparo laparoscópico. A interpretação da evidência do estudo para um tipo de reparo *versus* outro envolve julgamentos de valor implícitos sobre quais resultados são mais importantes e relevantes para os pacientes. Essa questão também foi ilustrada pelos achados do estudo Carotid Revascularization Endarterectomy *Versus* Stenting Trial (CREST), em que pacientes com estenose carotídea foram randomizados para EC ou implante de *stent* carotídeo.[47] Enquanto o desfecho composto do estudo (acidente vascular cerebral, morte ou infarto do miocárdio) não diferiram entre *stent* da artéria carótida e EC, ainda houve diferenças significativas nas medidas de resultados individuais. Pacientes submetidos a implante de *stent* de artéria carótida apresentaram taxas mais altas de acidente vascular cerebral do que EC, enquanto pacientes submetidos à EC apresentaram maior risco de infarto do miocárdio. Dessa forma, os cirurgiões que aplicam as evidências do CREST às decisões pré-operatórias sobre o método de revascularização carotídea devem pesar o risco relativo de ter um acidente vascular encefálico pós-operatório *versus* um resultado de infarto do miocárdio para um paciente.

CONCLUSÃO

A prática da cirurgia baseada em evidências depende da aplicação criteriosa e sistemática de evidências de pesquisa para a tomada de decisões cirúrgicas cotidianas. Com um corpo cada vez maior de resultados cirúrgicos publicados e estudos de pesquisa em serviços de saúde, saber interpretar a literatura torna-se cada vez mais importante. Os cirurgiões devem ser capazes de avaliar a força da evidência científica, bem como avaliar a qualidade dos estudos de pesquisa antes de tomar decisões sobre a aplicação da evidência à sua prática clínica. A aplicação consistente de práticas de medicina baseada em evidências ajudará a manter cuidados cirúrgicos de alto valor.

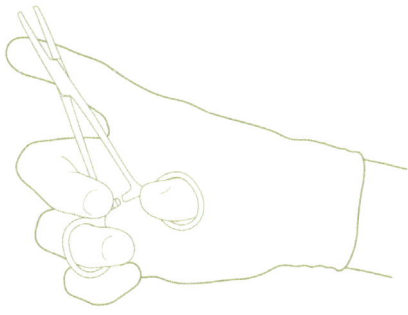

Segurança no Ambiente Cirúrgico

Warren Sandberg, Roger R. Dmochowski, R. Daniel Beauchamp

VISÃO GERAL DO CAPÍTULO

Promover cultura de segurança por meio da liderança

Estruturas organizacionais locais para promover segurança perioperatória

Iniciativas nacionais e de segurança no âmbito do sistema de saúde

Intervenções no nível do sistema para melhorar a segurança

Conclusão

O objetivo de uma cirurgia é melhorar a saúde; por isso, quando uma série de relatos esclarecedores, publicados na década de 1990, forneceu evidências de altas taxas de eventos adversos que resultaram em danos graves a pacientes hospitalizados, nos sentimos motivados com nosso trabalho. Em seu relatório histórico *To Err is Human* (Errar é humano, em tradução livre), publicado em 1999, o Institute of Medicine[1] estimou que 1 milhão de pessoas por ano sofreram lesões e 98 mil por ano morreram como resultado de erros médicos. Quando o foco se voltou especificamente para pacientes cirúrgicos, os cuidados cirúrgicos foram responsáveis por 48 a 66% dos eventos adversos entre as altas hospitalares não psiquiátricas.[2] Eventos adversos ocorreram em 3% dos procedimentos cirúrgicos e partos, e eventos adversos cirúrgicos foram associados a uma taxa de mortalidade de 5,6%, sendo responsáveis por 12,2% dos óbitos hospitalares. Além disso, 54% dos eventos adversos cirúrgicos foram considerados evitáveis.

Os eventos adversos em pacientes cirúrgicos englobam eventos adversos comuns a todos os pacientes hospitalizados, como eventos adversos a medicamentos, quedas, diagnósticos errados, trombose venosa profunda, embolia pulmonar, eventos de aspiração, insuficiência respiratória, pneumonia nosocomial, infarto do miocárdio e arritmias cardíacas. Os eventos adversos específicos da cirurgia também incluem complicações relacionadas à técnica, infecções de feridas e hemorragia pós-operatória. Em 2000, o Institute of Medicine solicitou um esforço nacional (EUA) para reduzir os erros médicos em 50% em 5 anos. No entanto, o resultado ficou muito aquém desse objetivo, apesar de inúmeras iniciativas privadas e públicas destinadas a encontrar soluções.[3] Leape et al.[3] apontaram que esses esforços não eram adequados porque as organizações de saúde não haviam colocado em prática as mudanças culturais necessárias para realizar melhorias concretas e duradouras em sua atuação. Os autores[3] afirmaram que "entidades de saúde devem se tornar 'organizações de alta confiabilidade' que se responsabilizam por oferecer de maneira consistente cuidados seguros e eficazes centrados no paciente". Os autores apresentam cinco conceitos transformadores a serem adotados pelas organizações de saúde objetivando mudança transformadora na cultura: (1) a transparência deve ser um valor praticado em tudo o que se faz; (2) os cuidados devem ser prestados por equipes multiprofissionais que atuam em plataformas integradas de atenção; (3) os pacientes devem se tornar parceiros plenos em todos os aspectos dos cuidados de saúde; (4) os profissionais de saúde precisam encontrar alegria e significado em seu trabalho; e (5) a educação médica deve ser redesenhada para preparar novos médicos para atuarem nesse novo ambiente.

Desde a publicação do documento de posicionamento por Leape et al.,[3] melhorias significativas ocorreram, mas ainda há muito a fazer. A mortalidade entre os pacientes hospitalizados por cirurgia, embora inferior a 1% na maioria dos relatos prospectivos, permanece mais alta do que o que é alcançável por meio de mais foco na segurança do paciente perioperatório. É provável que dados mais confiáveis coletados prospectivamente venham de grandes registros multi-institucionais, como o banco de dados do National Surgical Quality Improvement Program (NSQIP). Ressalta-se que as intervenções cirúrgicas para lesões traumáticas não estão incluídas nos dados do NSQIP, e aproximadamente 10% dos casos são de emergência. Com base nos dados do NSQIP obtidos de 2012 a 2013, Freundlich et al.[4] identificaram 9.255 mortes entre 1,2 milhão de pacientes em 30 dias (0,77%) após seus procedimentos cirúrgicos. As causas mais comuns de mortalidade atribuível nesse estudo foram sangramento, insuficiência respiratória, choque séptico e insuficiência renal. Além disso, no mesmo estudo, os autores estimaram os anos de vida perdidos entre esses pacientes usando a tabela de vida do Centers for Disease Control and Prevention e descobriram que intubação não planejada, hemorragia e choque séptico estavam associados ao maior número de anos de vida perdidos (Tabela 9.1). Esses dados fornecem importantes áreas de foco nos esforços para prevenir mortes perioperatórias evitáveis na América do Norte. Em um estudo recente de resultados de pacientes perioperatórios no African Surgical Outcomes Study, publicado em 2018, relatando taxas de mortalidade em 7 dias em 247 hospitais em 25 países africanos, Biccard et al.[5] relataram uma taxa de mortalidade em 7 dias de 2,1%, 94% das mortes ocorrendo após o dia da cirurgia. É importante ressaltar que esse estudo incluiu pacientes traumatizados e obstétricos, e 57% de toda a coorte de 11.422 pacientes foram operados de emergência, e 11% tiveram infecção pelo vírus da imunodeficiência humana (HIV) como comorbidade. Complicações pós-operatórias ocorreram em 18,2% – infecção foi a complicação mais comum, ocorrendo em 10,2% de todos os pacientes, e 9,7% dos pacientes que desenvolveram infecção pós-operatória morreram.

Tabela 9.1 Anos de vida perdidos associados a cada complicação, por 1 milhão de pacientes.

Complicação	População em estudo			Cirurgia por milhões		
	Mulheres	Homens	Total	Mulheres	Homens	Total
Hemorragia	3.474	2.378	5.852	2.895	1.981	4.876
Intubação não planejada	3.110	3.367	6.477	2.592	2.806	5.397
Choque séptico	1.357	1.284	2.641	1.131	1.070	2.202
Infecção superficial	1.171	816	1.987	976	680	1.656
Infecção do trato urinário	1.094	613	1.707	911	511	1.422
Falência renal	679	961	1.640	566	801	1.367
Infarto do miocárdio	465	532	997	387	443	830
Acidente vascular encefálico	510	441	951	425	368	792
Pneumonia	265	272	537	221	226	447
Insuficiência renal	266	357	623	222	297	519
Falha de desmame	192	224	416	160	187	347
Sepse	255	250	505	212	208	420
Infecção da ferida	314	203	517	261	169	430
Tromboembolia venosa	183	124	307	153	103	256
Êmbolo pulmonar	146	116	262	122	97	219
Deiscência da ferida	45	29	74	38	24	62
Infecção do órgão	0	0	0	0	0	0
Coma	0	0	0	0	0	0

De Freundlich RE, Maile MD, Sferra JJ, et al. Complications associated with mortality in the National Surgical Quality Improvement Program Database. *Anesth Analg.* 2018;127:55-62.

A avaliação ativa e prospectiva da mortalidade perioperatória é possível em ambientes com recursos limitados. Por exemplo, a mortalidade perioperatória foi medida prospectivamente por um grupo de anestesistas quenianos usando uma ferramenta eletrônica de código aberto em um hospital terciário rural do Quênia.[6] A mortalidade perioperatória em 7 dias foi de 1,5%, variando de 0,5% para cesariana a 3,6% para cirurgia de emergência. A ferramenta eletrônica também capturou dados demográficos, de estado de saúde e de processos de cuidados de saúde que destacam as diferenças regionais entre os sistemas de prestação de cuidados de saúde que complicam as comparações globais. Por exemplo, os pacientes quenianos tendiam a ser mais jovens e saudáveis como grupo do que os pacientes norte-americanos.

Outra abordagem para medir a mortalidade perioperatória é conduzir a avaliação como uma amostra estruturada em uma ampla gama de hospitais participantes. Em um estudo de amostragem observacional de mortalidade em 7 dias na Europa, houve enorme heterogeneidade em torno de uma alta (média de 3,6%) taxa de mortalidade, mesmo em lugares como a Grã-Bretanha.[7] Esse resultado provocou vários reexames da mortalidade perioperatória e estimativas muito mais baixas.[8-13] Em um estudo prospectivo em uma população de pacientes semelhante, realizado pelo mesmo grupo de pesquisa,[14] a mortalidade foi muito menor. A avaliação das diferenças entre esses trabalhos é esclarecedora: no trabalho prospectivo, uma das avaliações do estudo foi a determinação da saturação de oxigênio pós-operatória. A mortalidade nesse estudo prospectivo foi muito menor, apenas cerca de 1%. Dessa taxa de mortalidade, 40% ocorreram em unidade de terapia intensiva (UTI). Uma especulação sobre o motivo da diferença é que, no estudo prospectivo, um pesquisador interage fisicamente com os pacientes. O pesquisador reconhece os pacientes em deterioração e os envia para a UTI, onde eles morrem ou são socorridos e se recuperam.

Dada a aparente simplicidade da estatística de mortalidade perioperatória (o número de óbitos – dentro de um período definido – dividido pelo número de cirurgias), é surpreendentemente difícil mensurar com precisão. Os dados de mortalidade registrados prospectivamente têm a vantagem de exibir parâmetros definidos e, no caso do NSQIP, um programa robusto de validação cruzada para garantir que a abstração de dados seja consistente entre os centros. No entanto, esses programas são inerentemente vulneráveis a vieses, pois os desfechos medidos são conhecidos pelas organizações participantes e há fortes incentivos vinculados à estatística de mortalidade. Ao tentar estimar uma taxa de mortalidade perioperatória, estudos observacionais e retrospectivos parecem ser os mais confiáveis para encontrar um limite superior na estimativa. Eles são mais "válidos ambientalmente", representando a prática de rotina sem supervisão incomum ou observação extra, mas requerem atenção cuidadosa a definições, descoberta de casos e curadoria de dados. Por outro lado, os registros, incluindo aqueles com esforços de melhoria de qualidade associados, oferecem a vantagem de definições prospectivas de mortalidade perioperatória, a coleta ativa de dados e a infraestrutura dedicada de manejo de dados; mas provavelmente representam estimativas otimistas. O quadro continua desafiador, mas a solução simples de "prestar mais atenção" – com o compromisso da chefia em melhorar a qualidade do atendimento por meio de medidas educacionais e da criação de sistemas multidisciplinares robustos de atendimento apoiados por tecnologia conforme apropriado – pode produzir melhoras reais na qualidade cirúrgica em todo o espectro de medicina perioperatória.

Diferenças regionais nas populações de pacientes e na disponibilidade de recursos sugerem por que a mortalidade perioperatória permanece em torno de 1% ao longo do tempo. À medida que as técnicas e o manejo médico melhoram, a coorte de pacientes cirúrgicos torna-se continuamente mais velha e "mais doente", e a persistência da mortalidade em torno de 1% reflete a expansão do acesso à cirurgia. Outra tendência que pode impulsionar a persistente alta mortalidade de pacientes internados no perioperatório é a mudança de cada vez mais pacientes para cirurgia ambulatorial, criando uma população de pacientes hospitalizados com a fisiopatologia mais grave e aumento do risco de morbidade e mortalidade. Em tal situação, a manutenção de uma taxa de mortalidade estável diante do aumento da acuidade pode refletir em melhorias na assistência.

Considerando os esforços de abrangência sistemática para melhorar a segurança no ambiente cirúrgico, é importante lembrar que a técnica individual do cirurgião ainda influencia os resultados. Por exemplo, em um estudo com 20 cirurgiões bariátricos, houve uma forte relação entre a avaliação dos pares para habilidade técnica (derivada da revisão de especialistas com base em registros cegos de procedimentos) e taxas de complicações ajustadas ao risco após *bypass* gástrico laparoscópico.[15] Cada diamante na Figura 9.1 representa 1 de 20 cirurgiões bariátricos em prática. A habilidade técnica foi atribuída em uma escala de 1 a 5 (5 sendo o melhor) por revisão cega realizada por pelo menos 10 outros cirurgiões que desconheciam a identidade do cirurgião em ação. As taxas de complicações foram obtidas com base em um registro prospectivo de resultados clínicos auditados externamente após ajuste para comorbidades do paciente.[15] A habilidade cirúrgica foi preditiva da taxa de complicações cirúrgicas, complicações não cirúrgicas (médicas), reoperações, readmissões e consultas no departamento de emergência, indicando que a habilidade do cirurgião é um potencial condutor de muitos dos domínios de desempenho em termos de sistema que atualmente recebem muita atenção na área de melhoria da qualidade.

Como, então, criar um ambiente em que é aceitável reconhecer as diferenças de desempenho como o primeiro passo para a melhoria geral do desempenho? Além disso, como coletar e relatar os dados necessários para avaliar o desempenho atual e monitorar o progresso em direção ao estado desejado?

PROMOVER CULTURA DE SEGURANÇA POR MEIO DA LIDERANÇA

Criar uma cultura de segurança no sistema perioperatório requer investimento na liderança por parte dos cirurgiões. No sistema perioperatório, assim como na sala de cirurgia e na sala de procedimentos, o cirurgião dá o tom, mas não pode alcançar o sucesso sozinho. Criar uma estrutura de governança conjunta no sistema perioperatório na qual equipe de enfermagem, enfermeiros avançados, anestesiologistas e outros consultores médicos estejam totalmente envolvidos na liderança é vital para capturar o empenho e a experiência desses profissionais no esforço de segurança do paciente. Os sistemas de saúde estão reconhecendo esse fato e tentando consolidar a abordagem multidisciplinar, criando fluxos de atendimento nos quais todos os profissionais clínicos ou não envolvidos no cuidado de categorias de doenças selecionadas ou populações de pacientes são agrupados em uma estrutura organizacional. Por exemplo, no Vanderbilt University Medical Center, existem grandes fluxos de serviço organizados em torno do atendimento ao paciente cirúrgico, os quais são liderados conjuntamente pelos presidentes dos departamentos de cirurgia e anestesiologia, e pelos chefes de enfermagem de internação, ambulatório e do cuidado perioperatório. A liderança do empreendimento perioperatório é tripartida, com os chefes de cirurgia e anestesiologia e o chefe adjunto de enfermagem para serviços perioperatórios agindo como coexecutivos.

Essas equipes de liderança oferecem transparência e resolução justa de conflitos sobre recursos escassos, como tempo de cirurgia e acesso a leitos hospitalares, o que gera confiança e reduz divergências. Os modelos executivos de liderança tripartite promovem a modelagem comportamental pelo exemplo. Os chefes articulam a expectativa de engajamento com iniciativas de qualidade, como a higienização das mãos,[16] participando plenamente e usando a autoridade executiva para estimular o bom desempenho dos subordinados. Eles também demonstram compromisso com a segurança do paciente, investindo recursos departamentais e institucionais na criação e operação de organizações de qualidade e segurança em seus respectivos departamentos e em todo o fluxo de atendimento.

No Vanderbilt University Medical Center, há um diretor de qualidade perioperatória que trabalha com liderança clínica, de enfermagem e de administração de áreas de atendimento ao paciente para identificar prioridades e recursos necessários a fim de apoiar a melhora da qualidade e abordar questões de segurança prontamente. O Center for Clinical Improvement (Centro de Melhora Clínica) da instituição presta assistência com recursos para apoiar análises de causas de morte de pacientes, desfechos adversos e quase acidentes. A notificação de resultados adversos e quase acidentes é incentivada em um ambiente "livre de culpa", tanto pessoalmente quanto por meio de uma ferramenta de notificação confidencial digital. Dentro da Perioperative Enterprise (Empresa Perioperatória), há um Comitê Colaborativo de Infecção de Sítio Cirúrgico (do inglês, *Surgical Site Infection Collaborative*) e um Comitê de Qualidade e Segurança Perioperatória (do inglês, *Perioperative Quality and Safety Committee*), que colaboram entre si e recebem contribuições dos vários serviços cirúrgicos, de enfermagem perioperatória e de controle de infecção. Cada serviço cirúrgico realiza conferências semanais ou quinzenais sobre morbidade, mortalidade e melhora (MMM). Os casos identificados nessas conferências de nível de serviço que exemplificam preocupações ou problemas de "sistemas" são encaminhados a um comitê multidisciplinar de MMM que seleciona casos para apresentação em uma conferência sobre o assunto em toda a

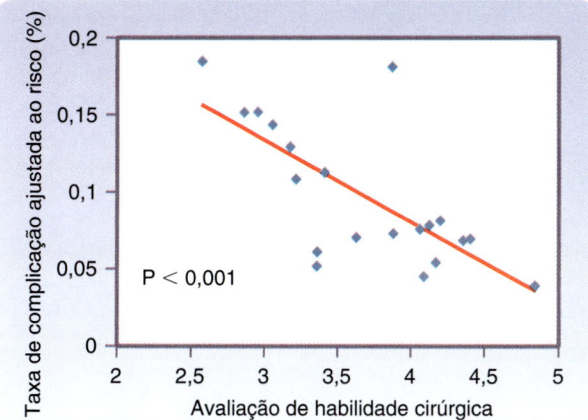

Figura 9.1 Relação entre avaliação sumária de habilidade técnica e taxas de complicações ajustadas ao risco após *bypass* gástrico laparoscópico. (De Birkmeyer JD, Finks JF, O'Reilly A, et al. Surgical skill and complication rates after bariatric surgery. *N Engl J Med.* 2013;369:1434-1442.)

instituição, realizada trimestralmente. Projetos de qualidade no que tange aos sistemas identificados nesses vários locais são "trabalhados" por equipes de melhoria de qualidade até que os problemas de qualidade sejam resolvidos, em geral evidenciado pela diminuição ou eliminação do problema por um período prolongado ou pelo número de casos.

ESTRUTURAS ORGANIZACIONAIS LOCAIS PARA PROMOVER SEGURANÇA PERIOPERATÓRIA

Ao considerar o ambiente de trabalho, os procedimentos e as políticas em qualquer organização de saúde, é importante lembrar que quase todas as etapas, verificações e reverificações no processo perioperatório, não importa quão aparentemente redundantes ou sem sentido, quase certamente foram desenvolvidas como reação a um quase acidente ou a um evento envolvendo danos ao paciente. No entanto, é importante revisar continuamente e otimizar os processos de atendimento ao paciente de maneira proativa para projetar sistemas deliberadamente a fim de garantir a segurança do paciente e da equipe.

Organizações de saúde eficazes desenvolvem e mantêm um programa multidisciplinar de segurança do paciente que opera em uma cultura "livre de culpa", em que a deferência à especialização é uma das normas de comportamento. A entrada para o programa inclui varreduras proativas de oportunidades para melhorar os sistemas, mas apresenta muitas rotas para relatar eventos não rotineiros, quase acidentes e eventos críticos para análise e redesenho do sistema quando necessário. No Vanderbilt University Medical Center, cada um dos principais grupos de funções tem um oficial de segurança do paciente (OSP) nomeado, operando em conjunto com o diretor de qualidade perioperatório. Esses indivíduos são escolhidos por sua discrição e eficácia em receber e encaminhar adequadamente informações sobre problemas de segurança, e por sua capacidade de conduzir tais investigações e melhorias de processo até a conclusão. A estrutura de gestão da qualidade criada no Departamento de Anestesiologia do Vanderbilt University Medical Center pode servir como ilustração de um sistema eficaz e equitativo (Figura 9.2). O OSP pode receber relatórios do sistema de relatórios confidenciais digitais, relatórios de autorrevelações como parte da documentação médica de rotina e relatórios pessoais. A gestão de riscos institucionais também está incluída na revisão de relatórios de modo a integrar a mitigação de riscos com atividades de melhoria. Os departamentos cirúrgicos têm uma estrutura organizacional de qualidade e segurança quase idêntica. As estruturas organizacionais da cirurgia e da anestesiologia estão intimamente associadas, e a comunicação contínua liga as atividades de vigilância e intervenção.

O OSP serve como o principal ponto de entrada e centro de intercâmbio para considerações de segurança, e pode encaminhar questões para um Comitê de Melhoria da Qualidade, Morbidade e Mortalidade (QMMM), de modo a lidar com problemas do sistema de atendimento passíveis de soluções estruturais, processuais e técnicas, ou para o Comitê de Revisão de Pares (do inglês, *Peer Review Committee*), para lidar com eventos relacionados ao desempenho individual, ao conhecimento e à tomada de decisão, ou ambos os comitês. Um departamento de OSP colabora com OSPs de outros departamentos profissionais e de serviços perioperatórios, todos sob a égide de um comitê multidisciplinar do QMMM copresidido pelos OSPs de cirurgia e anestesiologia.

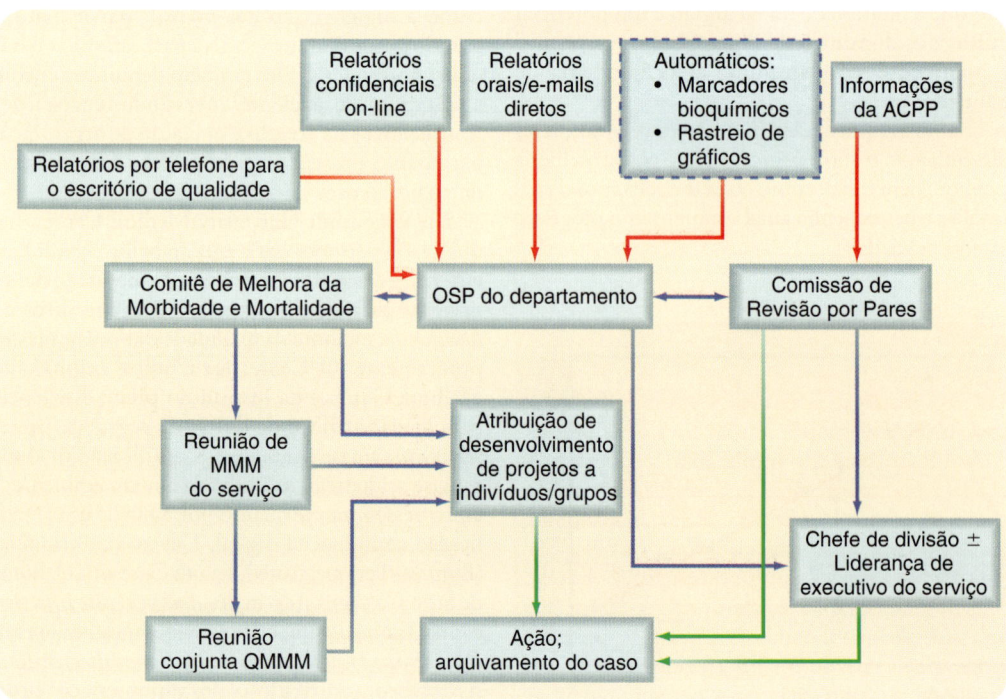

Figura 9.2 Entradas e relações do oficial de segurança do paciente (OSP). As *setas vermelhas* indicam os caminhos pelos quais as informações sobre eventos de segurança do paciente, funções de qualidade do sistema e oportunidades de melhorias são encaminhadas ao OSP. As *setas azuis* indicam os caminhos de comunicação e o encaminhamento de possíveis problemas entre o OSP e as várias funções de melhoria de qualidade, segurança e desempenho em um departamento de procedimentos. As *setas verdes* indicam fluxo de informações e diretrizes às funções executivas e de liderança para itens de ação desenvolvidos pelas funções de qualidade e segurança. A *caixa de contorno tracejada* indica uma nova função de entrada de informações que está sendo implementada no momento da escrita. ACPP, avaliação contínua da prática profissional; MMM, morbidade, mortalidade e melhora; QMMM, melhoria da qualidade, morbidade e mortalidade.

Os projetos encaminhados ao Comitê QMMM incluíram protocolos atualizados para manejo de dispositivos eletrônicos cardíacos implantáveis; desenvolvimento multidisciplinar de políticas e procedimentos para manejo de pacientes cirúrgicos recebendo terapia antiplaquetária dupla para manutenção de *stents* intracoronários farmacológicos; otimização da avaliação perioperatória e manejo do paciente com apneia do sono; e adoção de questionários estruturados pós-cirúrgicos. Trata-se de projetos públicos. Por outro lado, a maior parte do trabalho do Comitê de Revisão de Pares é confidencial e protegida de descoberta por estatuto legal. Tal comitê é composto de médicos selecionados por sua perspicácia clínica, probidade e discrição.

O departamento de OSP mantém um banco de dados confidencial de relatórios, análises, projetos e disposições de projetos do QMMM, bem como referências do Comitê de Revisão por Pares. Devido à natureza sensível do trabalho e à necessidade de preservar um ambiente seguro para relatórios, todo o processo de relatório de segurança e revisão por pares é protegido da liderança operacional (ou seja, as pessoas que tomam decisões sobre acesso à sala de cirurgia, atribuições de equipe, salários), a menos que haja uma recomendação do Comitê QMMM ou do Comitê de Revisão de Pares para ação executiva. Esse processo é ilustrado na Figura 9.2 – a liderança executiva departamental estabelece e apoia as estruturas de qualidade e segurança, mas elas são representadas fora do caminho crítico de funcionamento das estruturas que financiam.

Tem sido dada ênfase crescente à experiência do paciente e de sua família em relação à satisfação com os cuidados. A importância de otimizar essa experiência é agora uma prioridade para os sistemas de prestação de cuidados de saúde. Médicos e provedores podem ocasionalmente ter interações abaixo do ideal com pacientes e familiares. A maioria dessas instâncias representa desvios; no entanto, um número relativamente pequeno de profissionais apresenta padrões de comportamento ou desempenho que podem afetar a equipe ou a experiência do paciente e da família.[17,18] Em nossa instituição, para promover o profissionalismo, quando um único evento ou padrão de eventos é observado ou relatado, o *feedback* oportuno é fornecido por mensageiros médicos treinados para o indivíduo que é o assunto do relatório. Para facilitar a documentação de eventos ou as preocupações do paciente, existe um registro eletrônico para apoiar a notificação. Esse banco de dados fornece uma ferramenta de vigilância que pode identificar eventos ou padrões associados a provedores ou microambientes dentro da instituição. Usando esses dados, um algoritmo de intervenção é aplicado com base no tipo, na frequência e no padrão de eventos ou preocupações. Usando esse modelo de responsabilidade, ocorre uma conversa sem julgamento e não diretiva entre um "profissional preocupado" e um colega, independentemente da hierarquia. Quando comportamentos não profissionais repetidos se tornam evidentes, existem estruturas institucionais para oferecer oportunidades de acesso a uma variedade de recursos para apoiar o bem-estar do médico e do provedor, incluindo aconselhamento, intervenção no abuso de substâncias e avaliação psicológica/cognitiva.

A importância identificada de interações baseadas em equipe centradas na colegialidade, na comunicação eficaz e no respeito mútuo resultou em uma evolução e extensão do sistema resumido voltado ao paciente para um processo paralelo aos membros da equipe de atendimento conhecido como Sistema de Relatório de Colaboradores (do inglês, *Co-Worker Reporting System*). Usando uma infraestrutura semelhante (incluindo banco de dados de relatórios anônimos; envolvimento e interação da liderança do corpo docente e da equipe; e acesso a estruturas institucionais de apoio ao bem-estar), os comportamentos profissionais abaixo do ideal identificados foram marcadamente afetados, com três quartos dos provedores identificados evitando interações reincidentes após a estruturação inicial (conforme resumido anteriormente).[19] Essas observações são particularmente importantes à luz dos dados que demonstram que pacientes operados por cirurgiões que tiveram um número maior de relatos de colegas de trabalho sobre comportamento não profissional nos 36 meses anteriores à cirurgia do paciente experimentaram um risco maior de complicações cirúrgicas e médicas no período perioperatório.[20]

Esse sistema tem sido associado a uma melhora substancial na satisfação do paciente e a uma redução significativa nos custos relacionados à negligência. O sistema de notificação do paciente também foi identificado recentemente como um sinalizador do potencial para resultados abaixo do ideal centrados no provedor.[21]

A satisfação baseada na equipe também foi aprimorada e resultou em melhorias na satisfação da equipe do microambiente, que tiveram efeitos recíprocos na aprovação do cuidado pelo paciente e pela família. Esse sistema foi expandido mais recentemente para incluir preocupações de outros membros da equipe sobre os provedores que podem ter consequências adversas para as interações da equipe de saúde e os resultados dos cuidados. As preocupações baseadas em equipe identificaram várias áreas para melhoria nos comportamentos do provedor e aumentaram a funcionalidade dentro da equipe.

A segurança no ambiente perioperatório também deve ser buscada a partir da orientação de otimizar os resultados cirúrgicos e de saúde, tanto no nível individual do paciente quanto entre as populações. Acelerar o interesse em implementar e testar abordagens cientificamente fundamentadas (ou pelo menos bem fundamentadas) para otimizar a preparação e a recuperação da cirurgia, conhecidas coletivamente como técnicas de recuperação aprimorada após a cirurgia (ERAS), reflete essa orientação. Na medida em que as complicações são evitadas e a recuperação é acelerada e garantida, as abordagens ERAS melhoram a segurança perioperatória.

Melhorias de segurança cujos benefícios incluem os financeiros, que alcançam diretamente o resultado (como a redução do tempo de permanência de programas ERAS eficazes), provavelmente receberão atenção e apoio de todas as partes interessadas. A implementação cuidadosa da ERAS pode reduzir simultaneamente o tempo de internação e as complicações,[22,23] ao mesmo tempo que impacta favoravelmente as considerações tópicas, como consumo de opioides no pós-operatório, e náuseas e vômito no pós-operatório.[24] É importante manter o foco na aplicação de protocolos cientificamente sólidos para acelerar e melhorar a recuperação da cirurgia, em vez de se concentrar em desfechos substitutos, como custo ou tempo de permanência. Um programa ERAS bem implementado e centrado no paciente produzirá melhores resultados para os pacientes, nos quais os resultados econômicos se tornam incidentais, mas são praticamente garantidos.

Apesar de mais de 20 anos desde a descrição formal dos caminhos ERAS, há muito a ser descoberto e muitas oportunidades para implementação mais ampla. O protocolo ERAS original focava na cirurgia colorretal,[25] e não está claro se muitas das táticas desenvolvidas para essa população de pacientes são relevantes ou traduzíveis para outras populações de pacientes cirúrgicos.[26] O foco no tempo de permanência é um resultado na literatura ERAS, bem como a transferência reflexiva de táticas ERAS entre domínios cirúrgicos sem reavaliação de seu perfil de risco/benefício, o que levou seu criador a advertir que as intervenções ERAS devem ser cientificamente baseadas e estudadas de forma holística, em vez de focadas em resultados operacionais ou financeiros.[27] Idealmente, protocolos ERAS devem ser desenvolvidos e implementados usando métodos formais de melhoria da qualidade, incluindo testes rigorosos de eficácia e risco de novas técnicas ou táticas transferidas entre populações de pacientes. Os protocolos implementados devem ser parcimoniosos, incluindo apenas aquelas táticas que promovem a melhor

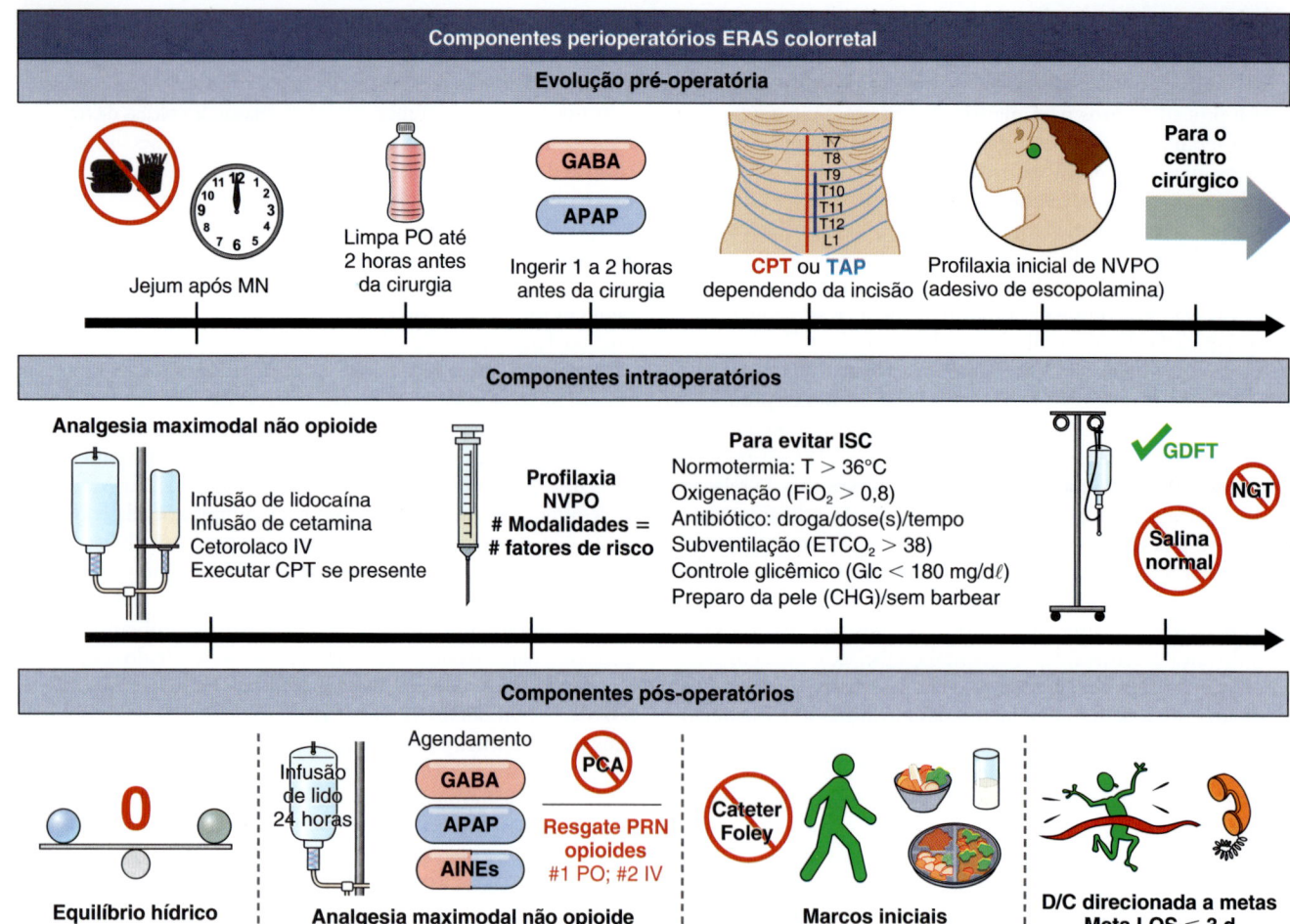

Figura 9.3 Recuperação colorretal melhorada após componentes perioperatórios cirúrgicos (*ERAS*). Esta figura ilustra os princípios e objetivos da via ERAS para pacientes cirúrgicos colorretais em nossa instituição em cada fase do atendimento, começando na noite anterior à cirurgia. Vale ressaltar que a carga de fluido oral pré-operatório na noite anterior e na manhã da cirurgia está atualmente em fase inicial de implementação. *AINE*, anti-inflamatório não esteroide; *APAP*, acetaminofeno; *CHG*, gliconato de clorexidina; *CPT*, cateter peridural torácico; *D/C*, alta hospitalar; $ETCO_2$, dióxido de carbono expirado; $F_{I_{O_2}}$, fração inspirada de oxigênio; *GABA*, gabapentinoide; *GDFT*, fluidoterapia direcionada a metas; *ISC*, infecção do sítio cirúrgico; *IV*, intravenosa; *lido*, lidocaína; *LOS*, tempo de permanência; *MN*, meia-noite; *NVPO*, náuseas e vômitos pós-operatórios; *PCA*, analgesia controlada pelo paciente; *PO*, por via oral; *PRN*, pro re nata (para o qual é necessário); *T*, temperatura; *TAP*, bloqueio do plano transverso abdominal. (De McEvoy MD, Wanderer JP, King AB, et al. A perioperative consult service results in reduction in cost and length of stay for colorectal surgical patients: evidence from a healthcare redesign project. *Perioper Med (Lond)*. 2016;5:3.)

relação benefício/relação, e devem ser apresentados em formatos fáceis de lembrar, conforme mostrado na Figura 9.3.[22] Em nossa instituição, os protocolos ERAS são periodicamente submetidos à revisão formal da literatura para atualizar evidências e revisar os protocolos, e os próprios protocolos são acessíveis via *link* direto na barra lateral do prontuário eletrônico. A Perioperative Quality Initiative é um consórcio internacional focado na recuperação cirúrgica precoce que produz diretrizes prontamente acessíveis e sínteses de evidências focadas em ERAS e protocolos de recuperação precoce – novamente, todos sujeitos à revisão à medida que a qualidade da evidência melhora ao longo do tempo.

INICIATIVAS NACIONAIS E DE SEGURANÇA NO ÂMBITO DO SISTEMA DE SAÚDE

Organizações de alto desempenho também criam um processo eficiente para monitorar a qualidade clínica e aplicar os padrões esperados de desempenho de maneira justa e consistente. Muitas dessas estruturas, como a equipe médica organizada, são mandatadas por órgãos de credenciamento, como a The Joint Commission (TJC), e servem a propósitos significativos de modo a garantir um nível consistente de qualidade na equipe médica. Por exemplo, a exigência de avaliação contínua da prática profissional destina-se a garantir que todos os membros da equipe médica sejam frequentemente avaliados em sua prática de especialidade por métodos objetivos aplicados com mais frequência do que anualmente. Essas avaliações assumem muitas formas, desde a revisão de documentos até a observação direta. As principais características de um processo de avaliação de prática profissional contínua bem projetada incluem mapeamento direto para a prática médica exclusiva do clínico, revisão frequente e critérios objetivos para identificar médicos cuja prática esteja fora das expectativas normativas.

A avaliação frequente entre pares por meio de pesquisa é um meio-termo entre a natureza não específica das revisões de gráficos e o esforço substancial exigido pelas observações diretas. O Boxe 9.1 demonstra a série de nove perguntas entre pares usadas no Departamento de Anestesiologia da Universidade Vanderbilt (mas transferíveis a praticamente qualquer especialidade) para avaliar elementos

> **Boxe 9.1** Elementos de um processo de avaliação de prática profissional contínua com base em pesquisa.
>
> Avalie o indivíduo no contexto do atendimento ao paciente. Avalie como você acredita que o indivíduo demonstra as seguintes competências. As escolhas são: ruim, razoável, bom, excelente ou abstenção (não há base de conhecimento para avaliar essa competência).
>
> 1. Envolve-se na prática baseada em evidências. Integra novas evidências para melhorar as próprias práticas de atendimento ao paciente (competência em *aprendizado e aprimoramento embasados na prática*).
> 2. Demonstra *conhecimento clínico* sobre a ciência estabelecida e em evolução relacionada à prática de _____ (especialidade).
> 3. Comporta-se de maneira que demonstra *profissionalismo* (com honestidade, integridade, ética de trabalho, pontualidade, altruísmo e honra à profissão).
> 4. Comunica-se de maneira que demonstra respeito pelos colegas de trabalho, facilita o trabalho em equipe interdisciplinar e resulta em troca efetiva de informações e atendimento ideal ao paciente (competência em *habilidades interpessoais e de comunicação*).
> 5. Adapta-se bem às mudanças nas demandas clínicas que afetam a carga de trabalho e a alocação de recursos (competência na *prática baseada em sistemas*).
> 6. É organizado e bem preparado para sua tarefa clínica. Fornece atendimento excelente e compassivo ao paciente e demonstra excelência em habilidades clínicas (competência no *atendimento ao paciente*).
> 7. Procura e aceita, de maneira adequada, a consulta de colegas (competências em *aprendizado e aprimoramento embasados na prática, no profissionalismo e nas habilidades interpessoais e de comunicação*).
> 8. Faz com que você se sinta à vontade para entregar os cuidados de um paciente, aceitar a transferência de cuidados ou compartilhar a responsabilidade pelo cuidado de um paciente com ele (*todas as competências*)
> 9. Faz com que você se sinta à vontade para indicar um amigo ou ente querido para ser atendido por ele (*todas as competências*).

de desempenho específicos que mapeiam as seis competências gerais do Accreditation Council for Graduate Medical Education. Há também perguntas gerais e que se somam. No Departamento de Anestesiologia de Vanderbilt, essas perguntas são atribuídas automaticamente (por um programa usado juntamente e que é acessível de dentro do prontuário eletrônico – EMR, do inglês *Electronic Medical Record*) a pares de médicos que trabalharam juntos recentemente. As respostas confidenciais são coletadas pelo mesmo software, e os dados são apresentados a indivíduos designados (o presidente do Comitê de Revisão por Pares, no nosso caso). O sistema do Vanderbilt University Medical Center lida com todas as transações de maneira automática e eletrônica, mas outras práticas operam esses sistemas usando *e-mail*, por exemplo.

Médicos novos na equipe, médicos que solicitam privilégios novos ou ampliados e médicos identificados como diferentes das expectativas normativas estão sujeitos a uma avaliação da prática profissional focada. O TJC permite à organização da equipe médica uma latitude substancial na construção de uma avaliação da prática profissional focada; no entanto, na maioria dos casos, uma avaliação focada na prática profissional envolve alguma forma de supervisão direta na área identificada da prática médica. Além de um processo robusto e eficiente focado nas expectativas normativas da prática, organizações de alto desempenho estabelecem equipes de melhoria de qualidade e segurança (ver anteriormente) que operam de maneira autônoma, mas com o apoio das hierarquias departamentais ou de prática.

Os principais financiadores do governo e de terceiros estão se tornando cada vez mais interessados em qualidade e segurança na assistência à saúde, e concentra-se muita atenção no momento em ambientes de alta criticidade, como sistemas perioperatórios e peri-procedimentos. Atualmente, financiadores coletam regularmente os resultados do processo (p. ex., administração oportuna de antibióticos no pré-operatório) e os resultados de saúde (p. ex., infecção do sítio cirúrgico), e os relatam publicamente (http://www.medicare.gov/hospitalcompare). Organismos de acreditação, conselhos especializados e órgãos do governo estão pressionando os médicos para que se concentrem na qualidade e segurança em suas práticas (Tabela 9.2).

A formação de equipes perioperatórias encontra paralelos na indústria da aviação, em que as equipes se reúnem por períodos relativamente curtos e definidos para realizar uma tarefa complexa que exige habilidades especializadas de cada membro sob condições potencialmente estressantes de perigo inerente. Haynes et al.[28] demonstraram o impacto da implementação de uma lista de verificação de segurança cirúrgica padronizada nos resultados dos pacientes. Em um estudo com mais de 3.700 pacientes cirúrgicos de oito grandes hospitais em oito cidades do mundo, eles descobriram que a implementação da lista de verificação reduziu as taxas de complicações de 11 para 7% e reduziu a taxa de mortalidade pós-operatória de 1,5 para 0,8%.

Logo após o estudo de referência de Haynes et al.,[28] de Vries et al.[29] relataram que a implementação de uma lista de verificação de segurança cirúrgica abrangente e multidisciplinar, que incluía medicamentos, marcação do local operatório e planos de cuidado pós-operatório em seis hospitais na Holanda, resultou na diminuição significativa das taxas de complicações e mortalidade intra-hospitalar. Esses resultados foram comparados com dados de um grupo de controle de cinco hospitais. Quando se compara um período inicial de 3 meses, as taxas de complicações totais em pacientes cirúrgicos foram reduzidas de 27,3 por 100 para 16,7 por 100. A proporção de pacientes com uma ou mais complicações diminuiu de 15,4 para 10,6%, e a taxa mortalidade hospitalar diminuiu de 1,5 para 0,8% na população cirúrgica entre o grupo de estudo de hospitais. Os hospitais-controle não apresentaram mudança nesses resultados nos mesmos intervalos de tempo.

Neily et al.[30] demonstraram que a implementação de um programa de treinamento da equipe médica com *briefings* e *debriefings* intraoperatórios em 74 hospitais do Department of Veterans Affairs resultou em 18% de melhora na mortalidade cirúrgica anual ajustada ao risco, em comparação com uma redução de 7% na mortalidade entre 34 instalações que não receberam tal treinamento. As taxas de mortalidade não começaram a mostrar melhora até o segundo trimestre após a conclusão desse treinamento e melhoraram mais no terceiro trimestre. Outras melhorias relatadas durante as entrevistas estruturadas dos participantes do treinamento da equipe incluíram comunicação aprimorada entre a equipe da sala de cirurgia, maior conscientização da equipe, eficiência geral aprimorada e trabalho em equipe geral aprimorado.

Em contraste com os estudos observacionais positivos mencionados, Urbach et al.[31] relataram os resultados de um grupo de 101 hospitais cirúrgicos em Ontário (Canadá), usando dados administrativos de saúde para comparar mortalidade operatória, taxas de complicações cirúrgicas e outros resultados de 30 dias pós-alta antes e após a adoção de uma lista de verificação de segurança cirúrgica. Na avaliação dos 3 meses antes e depois da adoção da lista de verificação de segurança cirúrgica, incluindo mais de 100 mil procedimentos para cada intervalo de tempo, observaram que o risco ajustado de morte em 30 dias de uma cirurgia foi de 0,71% antes da implementação e 0,65% após a implementação da lista de verificação, uma diferença estatisticamente não significativa.

Tabela 9.2 Principais registros de dados perioperatórios e cirúrgicos, e iniciativas de melhoria da qualidade.

Nome do projeto	Acrônimo	Organizações patrocinadoras	Iniciativas principais	Resultados essenciais	Referências
Projeto de Melhoria do Cuidado Cirúrgico	SCIP	CMS, CDC, AHRQ, ACS, AHA, ASA, AORN, VA, IHI, TJC	(1) Reduzir a incidência e o impacto das ISCs por meio de administração oportuna e descontinuação de antibióticos apropriados; controle adequado da glicose em populações selecionadas de pacientes; depilação por corte; manutenção da normotermia; e remoção adequada de cateteres urinários	A medida de adesão ao processo do SCIP é relatada publicamente, tratada pelo hospital	Fry DE. Surgical site infections and the Surgical Care Improvement Project (SCIP): evolution of national quality measures. Surg Infect (Larchmt). 2008;9:579-584. http://www.jointcommission.org/assets/1/6/Surgical%20Care%20Improvement%20Project.pdf
			(2) Reduzir a incidência de eventos cardíacos maiores no perioperatório, continuando o betabloqueio em pacientes com betabloqueio prévio	Melhor adesão com administração de antibiótico e seleção do antibiótico apropriado em tempo útil esteve associada a uma redução importante das taxas de ISC*	
			(3) Reduzir o tromboembolismo venoso e a embolia pulmonar pelo uso de tromboprofilaxia quando indicado	Adesão ao processo global, avaliado por um escore todos-ou-nenhum, esteve associada a um *odds ratio* ajustado de infecção de 0,85 (com intervalo de confiança de 95%, 0,76 a 0,95), mas nenhuma das medidas individuais do SCIP isoladas se associou significativamente a uma probabilidade reduzida de infecção†	
Programa Nacional de Melhoria da Qualidade Cirúrgica	VA-NSQIP, ACS-NSQIP	VA, ACS	Bases de dados de resultados ajustados ao risco, compreendendo até 135 variáveis clínicas, incluindo fatores de risco perioperatórios; eventos intraoperatórios e pós-operatórios; morbidade; e mortalidade em 30 dias – todos retirados prospectivamente de registros médicos pela equipe de enfermagem dedicada a isso	Metodologia de amostragem: hospitais resumem a informação e enviam para o ACS para análise. A informação é devolvida ao hospital com comparação de risco ajustado com todos os outros hospitais. Os hospitais atuam nesses dados e usam, subsequentemente, o NSQIP de desempenho para monitorar as (desejadas) melhorias de desempenho	https://www.facs.org/quality-programs/data-and-registries/acs-nsqip/ para uma revisão da história, função e evidência da qualidade; e para comparações inter-hospitalares que melhoram o desempenho prognóstico dos pacientes, ver Maggard-Gibbons M. The use of report cards and outcome measurements to improve the safety of surgical care: The American College of Surgeons National Surgical Quality Improvement Program. *BMJ Qual Saf*. 2014;23:589-599.
				Calculadora de risco da ACS NSQIP (https://riskcalculator.facs.org/RiskCalculator/) pode ser utilizada para estimar riscos de complicações, morte e permanência hospitalar	

(continua)

Tabela 9.2 Principais registros de dados perioperatórios e cirúrgicos, e iniciativas de melhoria da qualidade. (*continuação*)

Nome do projeto	Acrônimo	Organizações patronicinadoras	Iniciativas principais	Resultados essenciais	Referências
Banco de Dados Nacional da Society of Thoracic Surgeons	STS National Database	STS	Variáveis clínicas autorrelatadas e prospectivas, em uma base de dados nacional. Mantêm-se três áreas de foco distintas: cirurgia cardíaca no adulto, cirurgia torácica geral e cirurgia cardíaca congênita. Relatórios de resultados de desempenho foram devolvidos pelas organizações participantes em um formato ajustado ao risco para permitir comparação com normas locais, regionais e nacionais	Relatórios públicos *on-line* da STS para CABG, AVR, e AVR + CABG; primeiro relatório público do nível de desempenho de hospital e grupo cirúrgico. Relatórios são publicados *on-line* e no periódico *Consumer Reports*. Os dados atuais estão incompletos – nem todos os hospitais e grupos relataram informação de forma adequada à listagem	http://www.sts.org/nationaldatabase
Programa de Acreditação e Certificação em cirurgia bariátrica e metabólica	MBSAQIP	ACS, ASMBS	Configurações padrão de acreditação e monitoramento para programas de cirurgia bariátrica. Todos os centros acreditados reportam os resultados à base de dados do MBSASQIP por meio de um sistema de recolhimento de dados longitudinal, com base nas definições padronizadas, coletados por revisores de informação treinados; análogo do NSQIP. Oferece relatórios semestrais de comparação de resultados de risco ajustado aos centros participantes	Em 2011, foi publicada a morbidade e a eficácia comparativas dos principais procedimentos de redução de volume gástrico, com base em informação recolhida de 109 centros participantes[‡] Publica periodicamente Recursos para Tratamento Ideal do Paciente de Cirurgia Bariátrica	https://www.facs.org/quality-programs/accreditation-and-verification/metabolic-and-bariatric-surgery-accreditation-and-quality-improvement-program/
Base de Dados de Trauma Nacional da American College of Surgeons	ACS-NTDB	ACS			
Hospital Compare		CMS	Informação recolhida de múltiplas fontes de relatórios obrigatórios ou reunidos independentemente pelos CMS. Inclui informação de questionários sobre a experiência relatada por pacientes com alta recente	Site de relatório público que permite a pacientes individuais observar e comparar informações de desempenho de hospitais locais, bem como regionais e nacionais. Supostamente, os pacientes poderiam usar tais comparações para tomar decisões quanto ao local onde procurar cuidados eletivos para condições específicas	http://www.medicare.gov/hospitalcompare

*Cataife G, Weinberg DA, Wong HH, et al. The effect of Surgical Care Improvement Project (SCIP) compliance on surgical site infections (SSI). *Med Care*. 2014;52:S66-S73.
†Stulberg JJ, Delaney CP, Neuhauser DV, et al. Adherence to surgical care improvement project measures and the association with postoperative infections. *JAMA*. 2010;303:2479-2485. ‡Hotter MM, Schirmer BD, Jones DB, et al. First report from the American College of Surgeons Bariatric Surgery Center Network: laparoscopic sleeve gastrectomy has morbidity and effectiveness positioned between the band and the bypass. *Ann Surg*. 2011;254:410–420, discussion 420-422. *ACS*, American College of Surgeons; *AHA*, American Heart Association; *AHRQ*, Agency for Healthcare Research and Quality; *AORN*, Association of Perioperative Registered Nurses; *ASA*, American Society of Anesthesiologists; *ASMBS*, American Society for Metabolic and Bariatric Surgery; *AVR*, substituição da valva aórtica; *CABG*, cirurgia de revascularização miocárdica; *CDC*, U.S. Centers for Disease Control and Prevention; *CMS*, Centers for Medicare and Medicaid Services; *IHI*, Institute for Healthcare Improvement; *ISC*, infecção do sítio cirúrgico; *MBSAQIP*, Metabolic and Bariatric Surgery Accreditation and Quality Improvement Program; *NSQIP*, National Surgical Quality Improvement Program; *NTDB*, National Trauma Databank; *SCIP*, Surgical Care Improvement Project; *STS*, Society of Thoracic Surgeons; *TJC*, The Joint Commission; *VA*, Department of Veterans Affairs.

Além disso, não houve diferença significativa no risco ajustado de complicações cirúrgicas ao comparar os períodos anteriores e posteriores à implementação. Aparentemente, tal estudo não apoiou a eficácia das listas de verificação de segurança cirúrgica, mas o ensaio exibe várias limitações importantes, incluindo os curtos intervalos de estudo de apenas 3 meses, resultando em níveis inadequados de adoção das listas de verificação, e avaliação inadequada da conformidade e qualidade da prática das listas de verificação. Além disso, o estudo incluiu uma população de pacientes distorcida e provavelmente de baixa acuidade, de 60,8% de casos ambulatoriais, dos quais 20% dos casos eram de problemas oftalmológicos, e 28,7%, de problemas musculoesqueléticos. É provável que essa baixa acuidade tenha contribuído para as baixas taxas de complicações e óbitos observadas em ambos os períodos desse estudo.

Um foco diferente, mas importante, para a implantação da lista de verificação é a prevenção de eventos raros e devastadores. Quase metade dos eventos cirúrgicos que "nunca" resultam em pagamentos de indenização nos EUA advém de "cirurgias erradas" – um conceito que engloba um procedimento errado, local errado ou cirurgia na pessoa errada. A cirurgia errada muitas vezes resulta na morte do paciente e é devastadora para a equipe de atendimento. Estimativas de incidência de cirurgia errada variam de 1:112,994[32] a 1:5000[33], e podem estar aumentando. A aplicação da lista de verificação[28,34] reduziu a frequência de complicações que resultam em lesão e morte. O TJC tornou a implementação do protocolo universal para a prevenção de cirurgia em local errado, paciente errado e procedimento errado, incluindo o tempo limite pré-procedimento, um requisito de acreditação.[35] O protocolo universal inclui os seguintes elementos: verificação pré-procedimento, marcação do local e verificação final durante o tempo limite pré-procedimento. A verificação pré-procedimento inclui verificação da história e do exame físico apropriados no prontuário; presença de um termo de consentimento assinado; avaliação de enfermagem; e avaliação pré-anestésica (quando aplicável). No Vanderbilt University Medical Center, um paciente não emergencial não pode ser transportado para a sala de cirurgia sem concluir esses componentes da verificação pré-procedimento, a qual continua na sala de cirurgia, incluindo a verificação de que o diagnóstico laboratorial, radiológico e outros resultados de testes necessários estão presentes e exibidos adequadamente. O requisito e a presença de hemoderivados, implantes, dispositivos ou equipamentos especiais também são confirmados no processo de verificação pré-procedimento.

O *time-out* (tempo limite) que ocorre imediatamente antes do início do procedimento possibilita verificação final do paciente correto, local correto e procedimento correto. O *time-out* é mais eficaz quando padronizado e realizado de maneira consistente em todas as áreas processuais do hospital; deve ser feito imediatamente antes de iniciar um procedimento invasivo ou fazer a incisão. É iniciado por um membro designado da equipe de procedimentos e envolve os membros imediatos dessa equipe. Durante o intervalo, outras atividades são suspensas para que os membros possam se concentrar na confirmação ativa do paciente, do local e do procedimento. Quaisquer novos membros da equipe devem ser apresentados. No mínimo, eles devem concordar com a identidade correta do paciente, o local correto do procedimento (com a marcação do local verificada quando a lateralidade ou o nível for uma preocupação) e o procedimento correto a ser realizado. Por fim, a conclusão do *time-out* deve ser documentada para o prontuário do paciente.

Essa descrição do *time-out* cirúrgico define os critérios mínimos para satisfazer os requisitos do TJC; no entanto, se esses são os únicos elementos incluídos no processo, o impacto positivo é limitado. O treinamento e a disciplina em Crew Resource Management do Universal Protocol permitem que as organizações melhorem a comunicação entre os profissionais de saúde nas equipes de manejo perioperatório e incorporem medidas de melhoria do processo, como aquelas definidas pelo Surgical Care Improvement Project nas listas de verificação. Essas intervenções baseadas em evidências incluem a administração oportuna de antibióticos perioperatórios e administração de betabloqueadores em pacientes com risco de doença cardíaca isquêmica, profilaxia de tromboembolismo venoso e normotermia intraoperatória. A lista de verificação de tempo limite também pode incluir disponibilidade e esterilidade de instrumentação e dispositivos implantáveis. A conclusão do tempo limite cirúrgico ideal deve incluir um convite aberto para que qualquer membro da equipe se manifeste a qualquer momento durante o procedimento, caso reconheça um problema que represente risco para o paciente ou equipe de saúde. O Boxe 9.2 resume os elementos das listas de verificação de segurança cirúrgica.

Boxe 9.2 Elementos da lista de verificação de segurança cirúrgica.

Entrada
Antes da indução anestésica, os membros da equipe (pelo menos a enfermeira e um anestesista) afirmam que o seguinte foi feito:
- O paciente verificou sua identidade, o sítio cirúrgico e o procedimento, e consente
- O sítio cirúrgico está marcado ou a marcação do local não é aplicável
- O oxímetro de pulso está no paciente e funcionando
- Todos os membros da equipe sabem se o paciente tem alergia conhecida
- As vias respiratórias do paciente e o risco de aspiração foram avaliados, e equipamentos e assistência adequados estão disponíveis
- Se houver risco de perda de sangue de pelo menos 500 mℓ (ou 7 mℓ/kg de peso corporal em crianças), acesso e líquidos apropriados estão disponíveis

Time-out
Antes da incisão na pele, toda a equipe (enfermeiros, cirurgiões, anestesistas e quaisquer outros participantes do cuidado do paciente) ou membros específicos declaram em voz alta o seguinte:
- A equipe confirma que todos os membros foram apresentados por nome e função
- A equipe confirma a identidade do paciente, o sítio cirúrgico e o procedimento
- A equipe revisa os eventos críticos previstos
  - O cirurgião revisa etapas críticas e inesperadas, duração da cirurgia e perda de sangue prevista
  - Os profissionais de anestesia revisam as preocupações específicas do paciente
  - Os enfermeiros revisam a confirmação da esterilidade, a disponibilidade de equipamentos e outras preocupações
- A equipe confirma que os antibióticos profiláticos foram administrados ≤ 60 minutos antes da incisão ser feita ou que antibióticos não são indicados
- A equipe confirma que todos os resultados de imagem essenciais para o paciente correto são exibidos na sala de cirurgia.

Saída
Antes de o paciente sair da sala de cirurgia, é feito o seguinte:
- O enfermeiro revisa em voz alta com a equipe:
  - Nome do procedimento, conforme registrado
  - Se as contagens de agulhas, esponjas e instrumentos estão completas (ou não aplicáveis)
  - Se a amostra (se houver) está rotulada corretamente, incluindo o nome do paciente
  - Se há algum problema com o equipamento que precisa ser resolvido
- O cirurgião, o enfermeiro e o anestesista analisam em voz alta as principais preocupações em relação à recuperação e ao cuidado do paciente.

Adaptado de Haynes AB, Weiser TG, Berry WR, et al. A surgical safety checklist to reduce morbidity and mortality in a global population. N Engl J Med. 2009;360:491-499.

As listas de verificação devem ser realizadas de maneira confiável para serem eficazes, o que exige que a equipe de atendimento alcance o desempenho ideal de modo consistente. Essa é uma vulnerabilidade potencial. Para criar um escudo tecnológico para o desempenho da equipe, o Vanderbilt University Medical Center usou monitoramento e controle de processo automatizados, bem como conceitos de função forçada para implementar uma lista de verificação eletrônica de *time-out*, a fim de reduzir a taxa de cirurgia errada. Criamos uma lista eletrônica de pré-procedimentos e uma lista de verificação de *time-out* mediada por meio do módulo de documentação de enfermagem intraoperatória de nosso sistema de documentação na sala de cirurgia.[36] As perguntas da lista de verificação são exibidas sequencialmente para toda a equipe de atendimento em um grande monitor na sala de cirurgia (Figura 9.4) interposto como uma etapa de documentação necessária entre os eventos "paciente na sala de cirurgia" e "incisão". Os custos totais de desenvolvimento foram de 34 mil dólares, e usaram o *hardware* existente. Em uma instalação de novo *hardware*, o custo adicional teria sido de 2.500 dólares por sala de operação. Conseguimos recriar o sistema ao alterar os EMRs e ele opera até os dias atuais.

Na nossa avaliação da eficácia do sistema, todos os 243.939 casos de sala de cirurgia do *campus* principal entre 30 de julho de 2010 e 5 de abril de 2015 foram submetidos ao procedimento de *time-out* eletrônico e nenhuma cirurgia errada foi detectada. Nos 6 anos anteriores à implantação, houve apenas duas cirurgias erradas detectadas (2 em 253.838 casos). Conduzimos uma análise bayesiana da probabilidade de que a taxa de pós-implementação seja menor que a taxa de pré-implementação, usando taxas relatadas na literatura. Dada a raridade de cirurgias erradas em nosso ambiente medido, há uma incerteza estatística substancial. A análise sugere uma probabilidade de 84% de que a taxa de cirurgia errada seja menor após a implementação, deixando uma chance de 16% de que seja realmente maior. A combinação de relatórios esparsos publicados de taxas de cirurgias erradas sugere uma taxa esperada de cerca de 1 cirurgia errada por 23.600 casos, ou $4,24 \times 10^5$ cirurgias erradas por caso, e 73 cirurgias erradas entre os 243.939 casos estudados após a implementação. A segurança confiável depende de autoavaliação contínua, reforço de processos e relatórios transparentes. A execução do processo de tempo limite, conforme avaliado por "clientes secretos", é altamente eficaz, mas nem sempre perfeita.[37,38] O processo foi eficaz porque os tempos limite levaram à descoberta e solução de problemas de segurança antes de prosseguir. A conclusão bem-sucedida de um intervalo não pode eliminar totalmente a cirurgia errada. Desde 2015, duas cirurgias erradas com circunstâncias únicas, improváveis de serem percebidas por uma lista de verificação, foram detectadas e abordadas, destacando a dificuldade de eliminar completamente o erro.

A implementação de um modelo de atendimento contínuo cirúrgico e de atendimento contínuo para populações médico-cirúrgicas dentro dos hospitais Geisinger Health Systems resultou em melhorias nas taxas de mortalidade, redução no tempo de internação e economia de custos.[39] Esses modelos de atendimento foram implementados com base na hipótese de "que um paciente cirúrgico com deterioração fisiológica durante a internação hospitalar teria um período variável de deterioração oculta antes do 'evento crítico' que resulta na ativação da equipe de código para parada cardiorrespiratória". O cuidado cirúrgico continuado e os modelos de atendimento continuados envolveram o redesenho da prestação de cuidados para incluir a cogestão hospitalar de pacientes cirúrgicos adultos no modelo de atendimento contínuo cirúrgico e a população adulta de todo o hospital no modelo de atendimento contínuo. Os elementos centrais dos modelos redesenhados de atendimento incluíam formação de equipes multiprofissionais sediadas em um andar; colocação de pacientes em unidades de acordo com o grau de desarranjo fisiológico e risco antecipado de deterioração previsto alocado em um andar; criação de uma unidade de rede de segurança chamada Unidade de Cuidados Progressivos; e equipe intensivista/hospitalar da Unidade de Cuidados Progressivos. Além disso, as equipes de atendimento organizaram visitas estratificadas por acuidade em pacientes de maior risco em intervalos periódicos e implementaram um sistema de tecnologia de comunicação em tempo real. Em um estudo de mais de 100 mil internações, as intervenções descritas anteriormente resultaram em uma diminuição no índice de mortalidade ajustado ao risco de 1,16 antes da intervenção para 0,77 em 6 meses após a intervenção com um índice de *mix* de casos inalterado. As intervenções também diminuíram significativamente o tempo de permanência e resultaram em economia de custos nas populações de pacientes de alto risco e alta acuidade. Intervenções mais simples também podem melhorar os resultados. Por exemplo, a implementação de transferências estruturadas de cuidados entre residentes levou a uma redução de erros médicos e eventos adversos evitáveis.[40]

Ao avaliar os resultados e o impacto das melhorias de qualidade decorrentes de mandatos ou relatórios públicos, é importante considerar a fonte dos dados relatados e os incentivos de todos os indivíduos que relatam. Farmer et al.[41] chamaram a atenção para a queda vertiginosa nas taxas de infecções da corrente sanguínea associadas ao acesso venoso central (CLABSIs) no decorrer de um trimestre após os Centers for Medicare and Medicaid Services (CMS) encerrarem o reembolso pelo tratamento para CLABSI (Figura 9.5 A).[41] Essas taxas do CLABSI foram obtidas com base em amostra nacional de dados administrativos usados para faturamento, que até agora refletiram com precisão os cuidados prestados. No entanto, Lee et al.,[42] usando uma fonte de dados de resultados (dados de resultados relatados por instituições a um banco de dados nacional de qualidade), não observaram essencialmente nenhuma mudança imediata nas taxas de CLABSI em torno do período em que os CMS interromperam os reembolsos.[42]

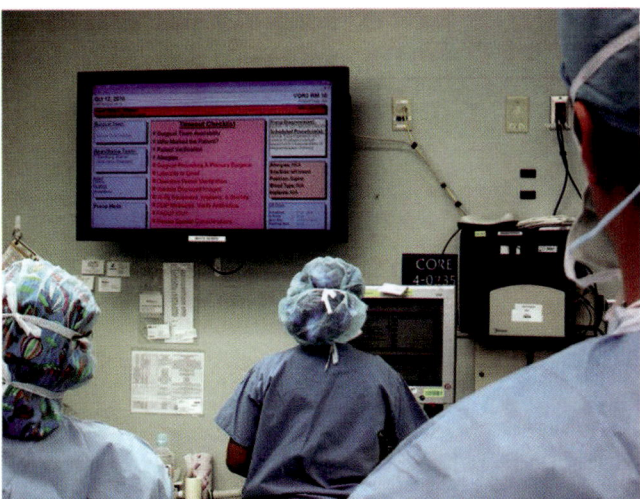

Figura 9.4 *Time-out* mediado por quadro branco eletrônico. A atenção da equipe está focada na tela, na qual as questões de *time-out* estão sendo abordadas sequencialmente. O visor serve como um sistema de enquadramento para essa importante etapa de segurança. A visão é da posição do anestesiologista na cabeceira do leito, com (da esquerda para a direita) o instrumentador cirúrgico, o circulante e o cirurgião. O computador do circulante (visível no canto inferior direito da tela grande) mostra as perguntas e captura as respostas digitadas pelo enfermeiro circulante.

Da mesma forma, Lee et al.[42] não observaram nenhuma alteração na infecção do trato urinário associada a cateter ou pneumonia associada à ventilação mecânica na época do término do reembolso pelo CMS para essas complicações (Figura 9.5 B), enquanto Farmer et al.[41] detectaram uma queda acentuada na codificação administrativa para outra complicação cirúrgica, corpo estranho retido, concomitantemente à cessação do reembolso.

O esforço contínuo para melhorar os resultados cirúrgicos é consistente com a ética do cirurgião e a coisa certa a fazer. No entanto, no atual ambiente de reembolso, pode haver incentivos perversos capazes de limitar o impacto das iniciativas de melhoria da qualidade. Por exemplo, ao realizar uma análise completa da margem financeira de iniciativas para reduzir complicações, um estudo demonstrou que programas bem-sucedidos podem resultar em um fluxo de caixa negativo para um hospital, a menos que o volume cirúrgico do hospital esteja crescendo o suficiente para preencher leitos vagos por pacientes que evitam complicações.[43] Essa constatação mostra a importância de compartilhar os benefícios financeiros dos esforços bem-sucedidos de melhoria da qualidade entre os profissionais e os financiadores.

INTERVENÇÕES NO NÍVEL DO SISTEMA PARA MELHORAR A SEGURANÇA

O objetivo de todos os esforços para melhorar a qualidade e a segurança no ambiente perioperatório é criar sistemas de cuidados que funcionem de modo eficiente; que raramente, ou nunca, falhem; que alertem os médicos de sua falha incipiente; e que, caso falhem, entrem em modo de segurança. Os clínicos que trabalham em sistemas perioperatórios para melhorar a qualidade e a segurança devem pensar em si mesmos, seus planos, suas ações e seu trabalho de melhoria da qualidade como parte de um sistema integrado de cuidados. Uma construção útil é a noção de projeto de sistemas perioperatórios.

O projeto de sistemas perioperatórios descreve uma abordagem racional para gerenciar o fluxo convergente de pacientes com procedimentos de pontos de partida físicos e temporais díspares (frequentemente em casa), através da sala de cirurgia e, em seguida, para um local e horário (p. ex., casa ou leito hospitalar) em que eventos futuros referentes ao paciente não têm mais impacto nas operações da sala de cirurgia.[44] Esse processo para um paciente individual pode ser visualizado como um conjunto de atividades interdependentes que começam com a decisão de realizar uma cirurgia e terminam quando o paciente se recupera definitivamente do procedimento. O risco de interrupção é brevemente ilustrado na Figura 9.6,[44] que mostra as etapas necessárias para levar um paciente a uma cirurgia e alguns dos obstáculos comuns. Em cada ponto, a infraestrutura física e os processos de trabalho afetam o progresso do paciente, a qualidade, a segurança e a eficiência do sistema. O processo perioperatório é extremamente vulnerável a perturbações, principalmente durante a porção intraoperatória crítica. Problemas no atendimento de um único paciente, independentemente de onde ocorram na trajetória de atendimento, com frequência se propagam a montante e a jusante na sala de cirurgia ou em todo o sistema de saúde (p. ex., o impacto de ultrapassar a duração do procedimento reservado para o primeiro caso em uma sala com três casos). Embora o processo perioperatório seja comumente conceituado como um sistema consistente, análises de fluxo de trabalho revelam que mesmo fluxos "definidos" têm tantas exceções a ponto de serem essencialmente caóticos.[45] Com frequência, melhorias em um aspecto do projeto de um sistema perioperatório destacam fragilidades em outros lugares. Por exemplo, melhorar o rendimento da sala de cirurgia muitas vezes desmascara os limites da capacidade da unidade de cuidado pós-anestésico (UCPA).[46] Na prática, muitas etapas do processo perioperatório dependem completamente da conclusão bem-sucedida das etapas anteriores. Essa estreita ligação implica que os sistemas perioperatórios devem ser considerados globalmente ao fazer alterações em uma faceta. Em particular, as questões a montante e a jusante devem ser abordadas em um projeto de sistemas perioperatório eficaz. Qualquer esforço proposto de melhoria de qualidade, segurança ou eficiência deve ser avaliado em termos de seus impactos positivos e negativos prováveis e potenciais no processo perioperatório geral.

Muita esperança tem sido depositada na propagação de EMRs no ambiente perioperatório. Os EMRs permitem pesquisas rápidas de eventos de segurança do paciente aparentemente raros em instituições únicas[47,48] e em várias instalações.[49] Consórcios das principais instalações médicas (Multicenter Perioperative Outcomes Group – https://www.mpogresearch.org/) e esforços da sociedade

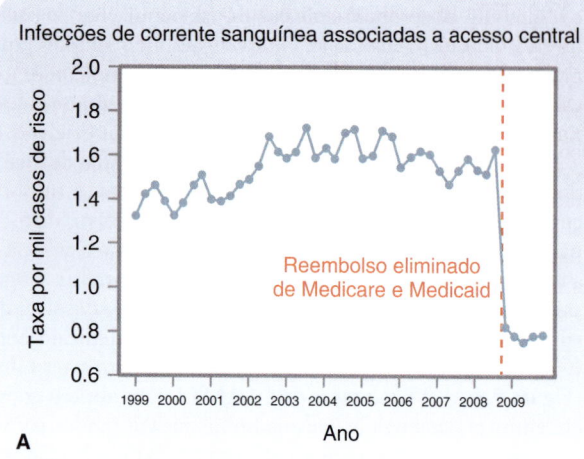
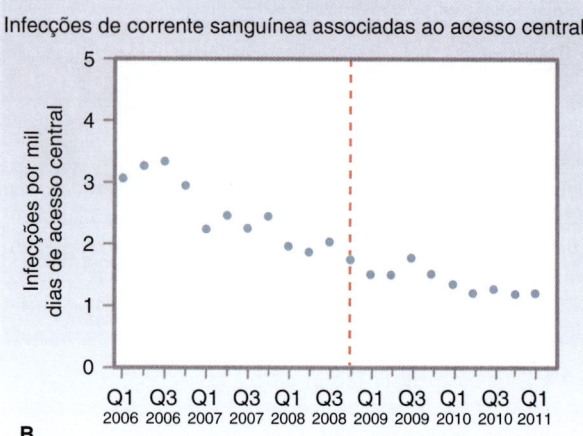

Figura 9.5 A. Infecção da corrente sanguínea associada a acesso central. **B.** Infecções da corrente sanguínea associadas a cateter central. As *linhas tracejadas em vermelho* marcam o fim do reembolso para pacientes com infecções de corrente sanguínea associadas ao acesso central. (**A.** De Farmer SA, Black B, Bonow RO. Tension between quality measurement, public quality reporting, and pay for performance. *JAMA*. 2013;309:349-350. **B.** De Lee GM, Kleinman K, Soumerai SB, et al. Effect of nonpayment for preventable infections in U.S. hospitals. *N Engl J Med*. 2012;367:1428-1437.)

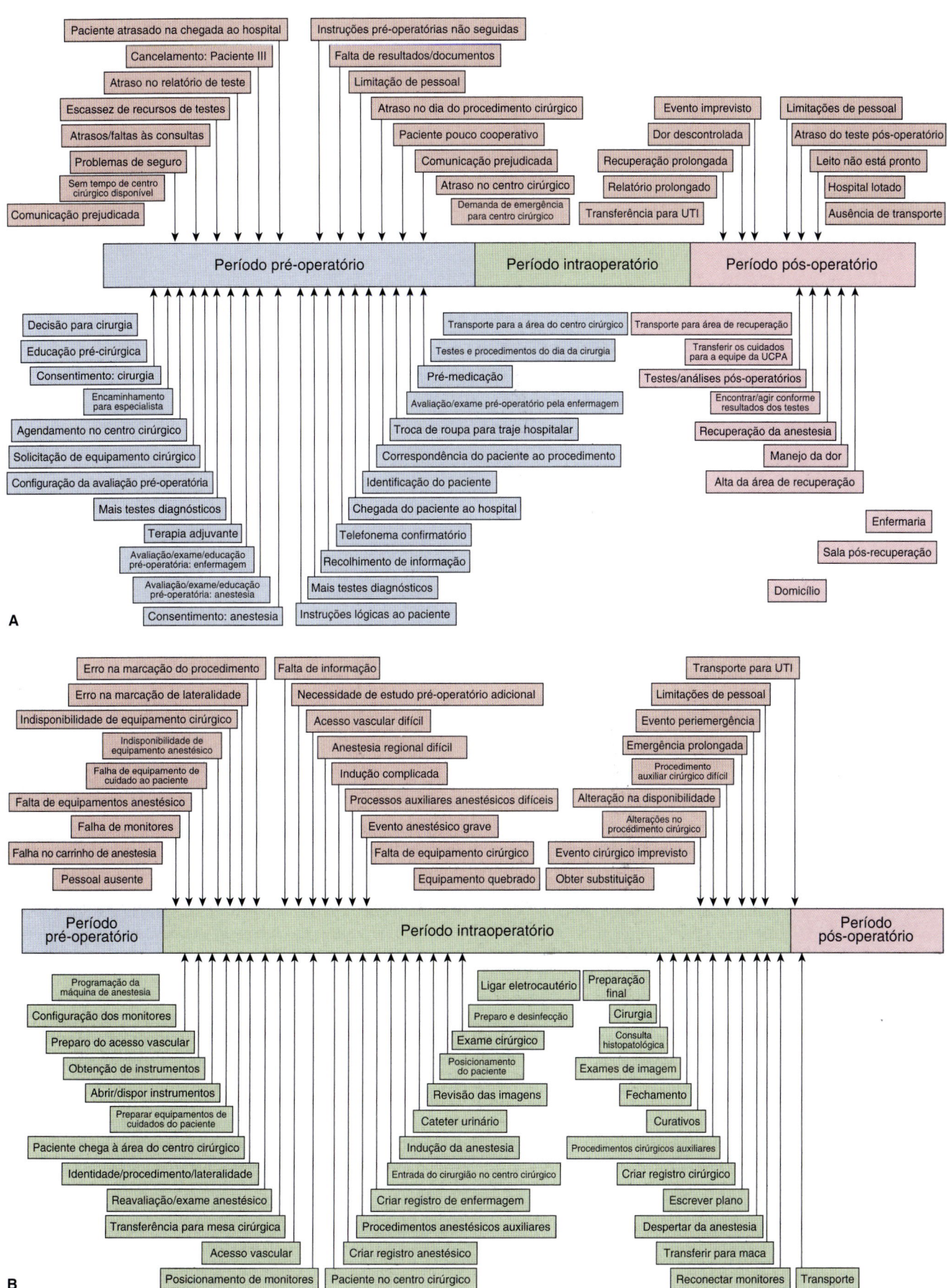

Figura 9.6 Cronograma para o período intraoperatório. *UCPA*, unidade de cuidado pós-anestésico; *UTI*, unidade de terapia intensiva. (De Sandberg WS, Ganous TJ, Steiner C. Setting a research agenda for perioperative systems design. *Semin Laparosc Surg.* 2003;10:57-70.).

profissional norte-americana (p. ex., Anesthesia Quality Institute of the American Society of Anesthesiologists) agora se concentram na agregação de dados de EMRs perioperatórios com o objetivo de estimar a incidência e, mais importante, identificar fatores de risco controláveis para maus resultados perioperatórios.

A convergência dos EMRs e do sistema perioperatório oferece uma possibilidade mais proativa de criar um sistema que funcione de maneira confiável e erre com segurança. Especificamente, o EMR pode servir como substrato para monitoramento eletrônico do progresso do paciente ao longo do encontro terapêutico e comparar esse progresso com o plano desejado. A tecnologia atual é insuficiente para alcançar esse ideal em sua totalidade, mas existem subtarefas tratáveis que são passíveis de monitoramento eletrônico de processo e controle de processo.[50,51] Por exemplo, tarefas importantes de documentação perioperatória, das etapas do processo (como administração oportuna de antibióticos perioperatórios) e das melhorias no monitoramento intraoperatório foram alcançadas usando sistemas com monitoramento computadorizado e contínuo do processo perioperatório, e lembretes automáticos enviados diretamente ao provedor à beira do leito quando as exceções do processo são detectadas.[52-54] No Vanderbilt University Medical Center, os sistemas eletrônicos integram dados de várias fontes e atualizam-se ao longo do tempo para monitorar o estado dos pacientes que podem atender aos critérios para intervenções preventivas. Por exemplo, os pacientes que atendem a certos critérios de risco para apneia obstrutiva do sono (conforme avaliado pela coleta de dados eletrônica pré-operatória necessária) acionam automaticamente uma avaliação de terapia respiratória para pressão positiva contínua nas vias respiratórias na UCPA após a cirurgia. Da mesma forma, os sistemas eletrônicos verificam continuamente pacientes diabéticos (indicados por diagnóstico ou agentes hipoglicemiantes orais ou insulina na lista eletrônica de medicamentos). O sistema laboratorial do hospital é monitorado para verificações regulares de glicose para esses pacientes diabéticos durante o período perioperatório. Se um paciente diabético não for monitorado de acordo com as expectativas do protocolo, um lembrete é enviado ao provedor à beira do leito. Todo esse sistema de monitoramento funciona automaticamente, sem necessidade de intervenção humana, exceto para receber a notificação se for necessária uma ação. A implementação desse sistema coincidiu com a redução de infecções de feridas profundas em pacientes diabéticos submetidos à cirurgia.[55]

A tecnologia pode aproximar ainda mais o suporte eletrônico à decisão do paciente. Por exemplo, pesquisadores em Dartmouth conseguiram reduzir a taxa de transferências não planejadas para UTI pela simples rotina de colocar um oxímetro de pulso conectado a um sistema que propagava alarmes de Sp_{O_2} do quarto do paciente para a enfermeira em todos os pacientes nas unidades monitoradas.[56] O sistema foi tão bem-sucedido que a Dartmouth implementou a oximetria de pulso contínua para todos os pacientes internados.

O monitoramento automático de processos e o controle de processos usando registros eletrônicos e sistemas de informações clínicas são uma promessa substancial, mas mesmo tarefas simples exigem atenção cuidadosa ao desenho do fluxo de atendimento. A Figura 9.7 fornece um exemplo simples de um sistema destinado a garantir que todos os pacientes que entram na sala de recuperação tenham um conjunto de ordens pós-operatórias no momento da transferência. No fluxo de trabalho superior, o sistema é configurado para notificar o médico a escrever pedidos se nenhum pedido da UCPA for encontrado no sistema de entrada de pedido médico computadorizado (CPOE) no momento em que o paciente entrar na UCPA. Consequentemente, a notificação, se disparada, tecnicamente comunica após ser necessária e avisa um provedor que pode ter passado para outra tarefa, criando uma interrupção. O fluxo de trabalho inferior na Figura 9.7 ilustra um fluxo de trabalho melhor. O sistema monitora o fluxo de trabalho de documentação clínica de rotina do centro cirúrgico e o sistema CPOE, aguardando a indicação de que um procedimento cirúrgico passou para a fase de "fechamento". O sistema é acionado somente se não houver ordens da UCPA no momento em que o "fechamento" for documentado. No exemplo da oximetria da Dartmouth, a equipe de projeto acabou implementando um sistema no qual o gatilho de Sp_{O_2} era Sp_{O_2} inferior a 80% por 30 segundos para atingir uma taxa de falsos positivos aceitavelmente baixa.[56] Foi necessária atenção cuidadosa ao projeto do sistema, e a escolha dos limites não era intuitivamente óbvia.

O monitoramento eletrônico de processos e o controle de processos para tarefas simples, como o tempo limite eletrônico descrito na Figura 9.4, podem ajudar a eliminar cirurgias erradas em relação ao local, ao lado e à identificação do paciente nos ambientes em que é implementado. Da mesma forma, em nosso sistema, quando um anestesiologista abre um registro cirúrgico a fim de criar um prontuário para uma operação ou procedimento cirúrgico, ele recebe uma tela inicial com todos os valores laboratoriais anormais e críticos para esse paciente, em ordem cronologicamente decrescente. No entanto, esses sistemas eletrônicos de monitoramento e controle de processos raramente fazem parte do conjunto de recursos dos EMRs comerciais. Ao contrário, eles são construções das equipes de melhoria de qualidade nas instituições que os criaram ou personalizações produzidas para usuários que insistiram nelas.

Quais são alguns dos principais requisitos de recursos de um EMR que permitem que ele facilite a melhoria da qualidade e segurança perioperatória? O benefício de um registro "compreensível", legível e abrangente de todos os eventos que aconteceram com um paciente não pode ser subestimado. Os EMRs atuais podem ter margem para melhorias no que se refere à facilidade de utilização, mas são muito superiores aos registros em papel que vieram substituir quanto à disponibilidade, legibilidade e agregação de dados. No entanto, essas vantagens se acumulam apenas na medida em que o EMR tem acesso a todas as informações sobre um paciente. A maioria dos sistemas hospitalares ainda opera as próprias implementações de EMRs comerciais e limita o compartilhamento de dados para cumprir os regulamentos de privacidade do paciente. A interoperabilidade entre os sistemas disponíveis comercialmente é um objetivo importante para alcançar um maior compartilhamento de dados atualmente fragmentados.

Os sistemas CPOE constituem outro componente importante dos EMRs. A criação de pedidos legíveis por uma pessoa com uma assinatura identificável e informações de contato é, à primeira vista, um grande avanço de segurança, embora tenha havido implementações problemáticas notáveis.[57] Escrever indicações e receitas à mão é, por sua natureza, um potencial ponto de risco para os pacientes. Um ponto decimal equivocado é suficiente para causar danos por subdosagem ou superdosagem. Alergias a medicamentos, interações e efeitos adversos são comuns. Solicitações e pedidos duplicados que criam interações medicamentosas indesejadas são problemáticos. No entanto, como os sistemas de CPOE geralmente são independentes, há uma oportunidade substancial de mitigar o risco por meio de um suporte robusto à decisão. Um sistema de CPOE bem projetado e implementado deve permitir a escrita de ordens pré-operatórias que podem ser ativadas quando o paciente se apresenta para a cirurgia.

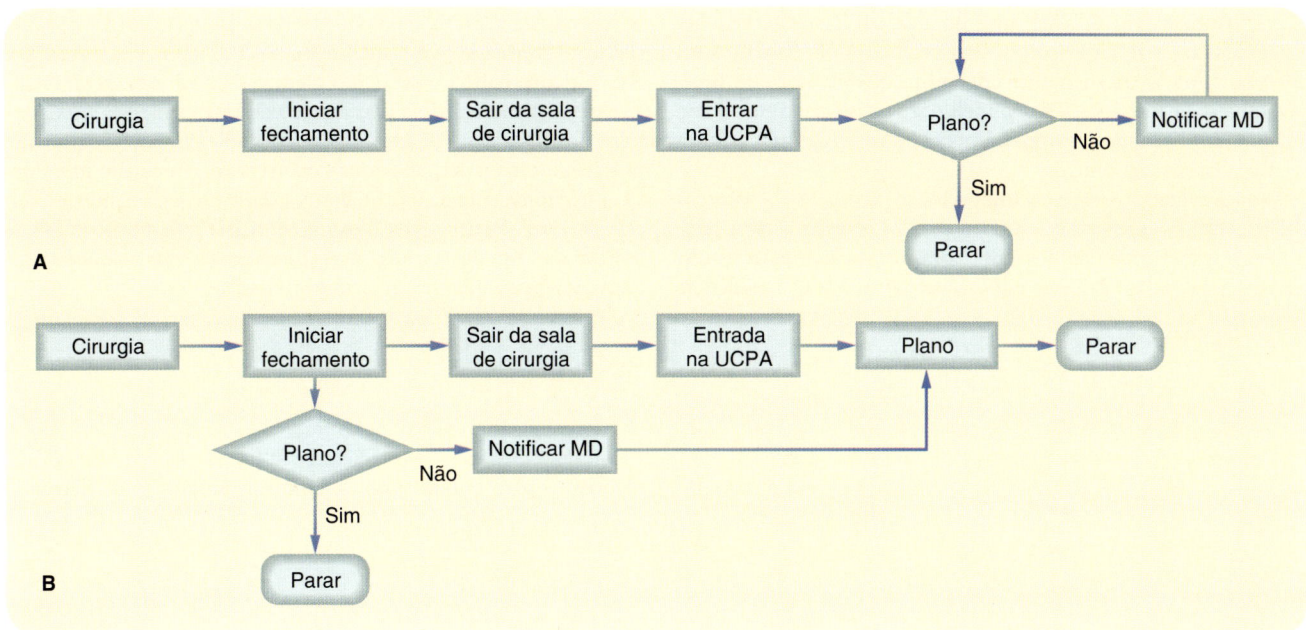

Figura 9.7 A. Fluxograma de lógica de processos projetado para detectar e notificar um médico quando uma etapa do processo (nesse caso, pedidos de sala de recuperação) apresentou uma falha. Esse é o fluxo lógico frequentemente usado na verificação manual de processos e resulta em muitas chamadas telefônicas, e páginas e textos relacionados à falta de documentação, instruções e informações. Ele cria pelo menos duas interrupções e paradas de progresso: uma para a pessoa que detecta o lapso e outra para o destinatário da notificação. Os prontuários eletrônicos permitem automatizar a verificação de etapas do processo ausentes, mas o fluxo de trabalho do médico (MD) ainda gera uma interrupção e uma parada no trabalho, pois a UCPA aguarda instruções. **B.** Fluxograma de lógica de processos no qual a verificação de informações completas necessárias para a próxima etapa está vinculada a um indicador de predicado, nesse caso, a noção de que praticamente todo caso tem um "início do fim" detectável à medida que a equipe começa a fechar a ferida. No exemplo específico, é razoável esperar que, à medida que a equipe inicia o fechamento da ferida cirúrgica, a maioria ou todas as intervenções planejadas na UCPA tenham sido especificadas, e as ordens possam ser escritas pelo anestesiologista para cuidados na UCPA durante o térmico da cirurgia e antes do despertar anestésico. Isso evita ambas as interrupções associadas a um fluxo de trabalho tradicional.

Indicações específicas para a UCPA devem ser acrescentadas às indicações pré-operatórias, mas o sistema deve suspender facilmente (e isolar do conjunto de pedidos principais e ativos) quaisquer indicações de cuidados gerais existentes. Da mesma forma, as ordens da UCPA devem expirar automaticamente ou no "pôr do sol" à medida que o paciente volta para a população de cuidados gerais. Por fim, um sistema de CPOE deve verificar automaticamente as alergias a medicamentos específicas do paciente e as interações medicamentosas cada vez que uma nova entrada é realizada. O sistema deve desafiar o médico a justificar ordens que violem as regras de alergia e interação medicamentosa ou parâmetros de dosagem padrão.

CONCLUSÃO

O cuidado perioperatório está em meio a um renascimento transformador. Um aspecto importante dessa mudança é uma evolução na cultura do cuidado. Essa mudança evolucionária está sendo refletida em vários processos de melhoria contemporâneos, um tanto articulados, sendo desenvolvidos ou usados no momento. A cultura de cuidados de saúde deve ser mudada para se concentrar em cuidados de qualidade e segurança do paciente como um mandato da sociedade. Como observado anteriormente, Leape et al.[3] forneceram ao sistema de saúde os elementos críticos e atributos fundamentais para promulgar essa progressão cultural.

A transparência organizacional é um aspecto fundamental da progressão. Atualmente, existem estruturas de relatórios internos e externos para alcançar resultados transparentes e relatórios de sistemas (p. ex., NSQIP). No entanto, essas estruturas precisarão se ajustar e evoluir em consonância com as melhorias no atendimento e o reconhecimento de fatores anteriormente desvalorizados ou subestimados que interrompem os processos de atendimento ou, de outras maneiras, afetam os resultados. O envolvimento do provedor perioperatório na maturação dessas estruturas de notificação é de extrema importância. Processos de controle interno, como notificação e investigação padronizadas de eventos adversos, bem como locais multidisciplinares para discussão e educação (p. ex., reuniões de MMM) e vinculados a descobertas de processos de melhoria "*just in time*" supervisionados por entidades como o Perioperative Quality and Safety Committee, fornecem controle e melhoria de processos institucionais em tempo real.

A importância do cuidado em equipe durante todo o episódio perioperatório é vital para a integridade do processo. Essencial para um cuidado eficaz em equipe é a comunicação coerente dentro e entre as equipes de atendimento. As listas de verificação e a tecnologia da informação fornecem componentes e suplementos críticos ao processo, mas outros elementos também são vitais para o processo de prestação de cuidados. Todos esses processos devem ser construídos tendo o bem-estar e os desejos do paciente como elementos norteadores centrais. O processo também deve buscar e responder ao *feedback* do paciente e de sua família que reflita sua experiência com o ambiente de cuidados de saúde. A educação otimizada do paciente e as estratégias de comunicação eficazes podem melhorar substancialmente a experiência geral. O reconhecimento de que os comportamentos do médico e do cirurgião podem ter impacto no processo de atendimento levou ao desenvolvimento de métodos e ferramentas para identificar ocorrências abaixo do ideal e iniciar intervenções específicas usando algoritmos estruturados. Além disso, o uso de ferramentas de treinamento em equipe que incorporam *time-out* universal e reuniões/*debriefs* melhora a satisfação no trabalho do cuidador e tem demonstrado impacto positivo sobre a cultura de medidas de segurança.

Nunca é demais enfatizar a importância dos objetivos e esforços perioperatórios que se harmonizam com os objetivos institucionais. O compromisso da liderança com metas claramente enunciadas é vital para o êxito. A educação continuada alia evidência e experiência a todos os membros da equipe de cuidado. Cada membro contribui para a qualidade do cuidado e da segurança, e isso é incorporado no currículo médico e de enfermagem.

Assim como a última década trouxe uma tremenda mudança para o campo do cuidado perioperatório, é razoável supor que nova evolução nos sistemas atuais ocorrerá em um futuro próximo. O conceito recente de que qualquer evento adverso equivale a um "*never event*" fornece uma filosofia sentinela para nossos esforços contínuos a fim de garantir que os cuidados perioperatórios sejam da mais alta qualidade e reprodutibilidade.

Parte 2

Manejo Perioperatório

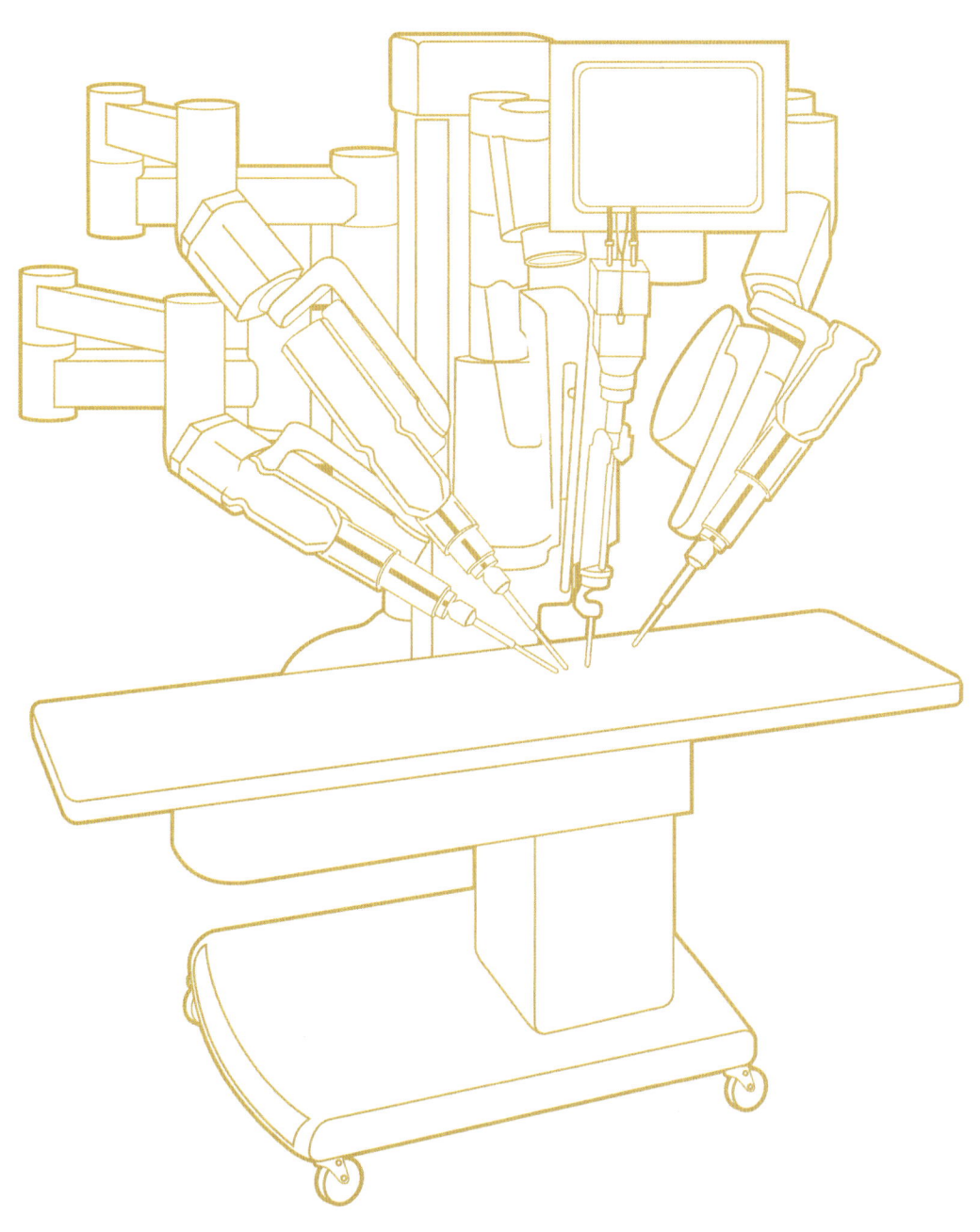

10

Princípios de Pré-Operatório e Cirurgia Operatória

Victor M. Zaydfudim, Yinnin Hu, Reid B. Adams

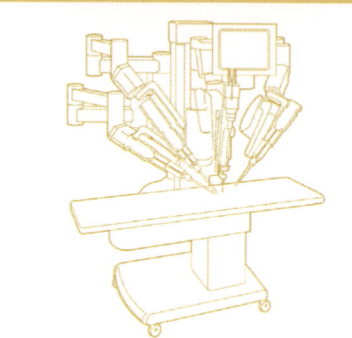

VISÃO GERAL DO CAPÍTULO

Princípios da avaliação cirúrgica
 Relacionamento paciente-cirurgião
 Objetivos cirúrgicos
 Indicações eletivas, de urgência e emergência
 Avaliação de risco
 Consentimento informado

Avaliação de pacientes cirúrgicos geriátricos
 Avaliação geriátrica ampla
 Comprometimento cognitivo e delírio
 Depressão
 Manejo médico
 Estado funcional e fragilidade
 Aconselhamento do paciente

Abordagem de sistemas para avaliação pré-operatória
 Sistema cardiovascular
 Sistema pulmonar
 Sistema renal
 Sistema hepatobiliar
 Sistema hematológico
 Sistema endócrino
 Nutrição e obesidade

Considerações pré-operatórias e protocolos de cuidados
 Linhas de recuperação do paciente
 Profilaxia antibiótica
 Revisão de medicamentos
 Jejum pré-operatório

Sala de operação
 Manutenção de normotermia
 Preparação pré-operatória da pele
 Hemostasia
 Fechamento de feridas
 Adesivos cirúrgicos

Dispositivos cirúrgicos, fontes de energia e grampeadores
 Eletrocirurgia e eletrocautério
 Dissectores ultrassônicos
 Tecnologia de ablação
 Outros dispositivos de energia
 Grampeadores cirúrgicos

Causas potenciais de instabilidade intraoperatória
 Hipertermia maligna
 Embolia gasosa: ar e dióxido de carbono
 Infarto do miocárdio, embolia pulmonar e pneumotórax
 Hemorragia

Cirurgia ambulatorial

PRINCÍPIOS DA AVALIAÇÃO CIRÚRGICA

Relacionamento paciente-cirurgião

O ponto mais importante da relação paciente-cirurgião é a comunicação, que deve ser clara, precisa e inequívoca para estabelecer a compreensão da confiança e das expectativas mútuas. O encontro inicial de um cirurgião com um paciente mais comumente está no contexto de um novo diagnóstico e é iniciado por um encaminhamento profissional ou pela procura espontânea do paciente. A história e o exame físico, tanto em caráter de urgência/emergência quanto eletivo, inicialmente devem se concentrar na confirmação, ou não, da suspeita diagnóstica. Dúvidas sobre os interesses pessoais dos pacientes, bem como suas relações com a comunidade e a sociedade, ajudam a criar um vínculo comum entre o paciente e o cirurgião. Além da comunicação direta com o paciente, o conhecimento de sua situação é complementado por uma revisão completa dos resultados do diagnóstico laboratorial e de imagem relevantes. Por meio deste processo, um cirurgião experiente recria efetivamente o contexto clínico da situação de um paciente durante o período anterior à avaliação da doença em questão.

O manejo adicional do paciente é direcionado pelo diagnóstico diferencial gerado durante a avaliação inicial. Se o diagnóstico diferencial contém itens de equilíbrio que requerem tratamentos distintos, mais investigações podem ser necessárias para distinguir essas opções. Em geral, é importante buscar apenas os estudos diagnósticos que tenham alta probabilidade de produzir resultados viáveis. Testes que provavelmente não alteram o tratamento devem ser evitados. Uma vez estabelecido o diagnóstico, o objetivo e a urgência de uma potencial terapia cirúrgica são considerados.

Objetivos cirúrgicos

Alcançar a compreensão conjunta sobre as expectativas e os objetivos cirúrgicos entre o paciente e o cirurgião é primordial para melhorar a satisfação e os resultados. Há três grandes objetivos potenciais de intervenção cirúrgica: prevenção de doenças, controle de doenças e paliação dos sintomas. Exemplos de operações destinadas à prevenção de doenças incluem mastectomia profilática, colectomia, pancreatectomia ou tireoidectomia para síndromes de câncer hereditário, endarterectomia para estenose carotídea assintomática ou apendicectomia no cenário do procedimento de Ladd para má rotação intestinal. Essas operações têm o objetivo de prevenir um processo patológico. Cirurgias para controle de doenças abordam um processo que está em andamento. Exemplos incluem ressecções para malignidade, colecistectomia para colecistite aguda, enterólise para obstrução intestinal, derivação (*bypass*) para doença vascular oclusiva ou artroplastia do joelho. Com essas operações, os pacientes podem esperar resolução parcial ou completa do processo patológico alvo. Finalmente, operações paliativas visam melhorar a qualidade de vida, em vez de curar uma doença. Exemplos incluem descompressão proximal de obstrução intestinal maligna ou gastrojejunostomia para câncer de pâncreas não ressecável com obstrução da saída gástrica. A comunicação inadequada dos objetivos de uma operação impede o consentimento informado e pode ter implicações drásticas e negativas para a tomada de decisão perioperatória de um paciente.

Indicações eletivas, de urgência e emergência

A triagem apropriada da terapia cirúrgica é importante para os resultados do paciente, bem como a distribuição de recursos. A classificação precisa de urgência cirúrgica também tem implicações para a qualidade dos relatos. O American College of Surgeons (ACS) National Surgical Quality Improvement Program (NSQIP) diferencia entre operações eletivas e de emergência e relata diferentes níveis de acurácia para estimativas de risco do paciente, com casos de emergência apresentando acurácia preditiva superior para mortalidade e razões observadas para esperadas significativamente mais altas.[1] No ACS NSQIP, a cirurgia de emergência é caracterizada por um processo agudo contínuo que pode resultar em deterioração rápida na condição de um paciente para o qual atrasos desnecessários podem potencialmente ameaçar o desfecho clínico. Por outro lado, operações eletivas geralmente envolvem um paciente que completou a avaliação cirúrgica pré-operatória durante um encontro separado entre paciente e cirurgião e é posteriormente agendado para operação. Pacientes internados, encaminhamentos do departamento de emergência e transferências diretas da clínica são excluídos da categorização de pacientes eletivos. Operações urgentes são uma categoria relativamente mal definida e têm um nível de acuidade entre os casos eletivos e emergenciais. A World Society of Emergency Surgery criou a classificação Timing of Acute Care Surgery em 2013, que subdivide os casos urgentes naqueles com tempo ideal para a cirurgia, entre imediato e dentro de 48 horas após o diagnóstico.[2] O reconhecimento da urgência deve ser um dos primeiros passos da avaliação cirúrgica pré-operatória, pois afeta a subsequente tomada de decisão do paciente, o aconselhamento, testes investigativos e o manejo perioperatório.

Avaliação de risco

A avaliação do risco perioperatório tem impacto em todos os aspectos do planejamento cirúrgico, incluindo a decisão de operar, a escolha da operação, o manejo perioperatório e o objetivos das discussões do cuidado. A comunicação com os pacientes sobre os riscos de uma operação proposta deve ser associada a uma revisão completa das comorbidades e do estado funcional do paciente. Portanto, pacientes com alto risco operatório podem ser protegidos de cirurgias inapropriadas, enquanto aqueles com risco limítrofe podem ser clinicamente otimizados no pré-operatório. Do ponto de vista do manejo perioperatório, a estratificação de risco apropriada facilita a alocação do recurso, incluindo monitoramento intraoperatório, uso de serviços de unidade de terapia intensiva (UTI) após a operação e o possível uso de consulta médica. Por fim, a categorização transparente dos fatores de risco do paciente melhora os relatórios institucionais e permite as comparações multi-institucionais de resultados dos pacientes ajustados ao risco.

A avaliação de risco começa considerando a natureza da doença e comorbidades do paciente enquanto pondera os riscos de possíveis intervenções cirúrgicas. Para uma série de diagnósticos, múltiplas abordagens cirúrgicas podem estar disponíveis, cada uma com vantagens e desvantagens em termos de perfil de morbidade, resultados da qualidade e durabilidade da terapia. Estes devem ser ponderados cuidadosamente no contexto da condição de apresentação de cada paciente e nível basal de saúde. A classificação do estado físico da American Society of Anesthesiologists (ASA) atua frequentemente como um critério de avaliação simples e inicial para resumir a comorbidade basal do paciente. A classificação do paciente em ASA 1 a 5 (Tabela 10.1) ajuda a estratificar os pacientes como risco baixo (1 a 2), risco intermediário (3) e risco alto (4 a 5). A adição de uma designação "E" significa operação de emergência, portanto, a indicação de um risco maior. Introduzido pela primeira vez em 1941, o aumento da classe ASA foi mostrado em uma série de estudos de referência como associado à mortalidade pós-operatória precoce. Essa relação permanece verdadeira na era moderna para operações de emergência e eletivas, com a classe 5E associada a quase 20% de probabilidade de mortalidade pós-operatória precoce.[3]

Em seguida, as operações podem ser categorizadas em grupos de risco baixo, intermediário e alto. Essa classificação é mais comumente abordada por meio de opinião de especialistas e diretrizes de consenso, como os propostos pela European Society of Cardiology e European Society Anesthesiology, que estratifica os pacientes com base no risco estimado de eventos cardíacos em 30 dias (Tabela 10.2). A combinação de modelos de risco cirúrgico, incluindo comorbidade do paciente e risco operatório, foi desenvolvida usando regressão logística com mortalidade ou complicação maior como variável dependente.[4] Para procedimentos ambulatoriais de risco muito baixo, o risco de morte é menor do que 1 em 50.000; inversamente, as operações de alto risco realizadas em condições de risco à vida em pacientes críticos podem ter taxas de mortalidade esperadas rotineiramente superiores a 20% (Figura 10.1).

Há uma grande variedade de ferramentas para ajudar a quantificar o risco operatório no cenário pré-operatório. Essas ferramentas podem prever riscos de desfechos amplos, como morte ou tempo de permanência ou eventos específicos, como reoperação, perda de sangue intraoperatória ou complicações cirúrgicas específicas. Do ponto de vista metodológico, essas ferramentas podem ser agrupadas em escalas categóricas, pontuações ou escores de risco ou modelos de predição. As escalas categóricas são fáceis de calcular e são frequentemente subjetivas. O exemplo mais clássico de escala categórica é a Classificação ASA do Estado Físico, que é comumente utilizada na estimativa de risco pré-operatório.

Tabela 10.1 Classificação do estado físico da American Society of Anesthesiologists (EF-ASA).

EF-ASA	Definição
I	Um paciente normal e saudável
II	Um paciente com doença sistêmica leve
III	Um paciente com doença sistêmica grave
IV	Um paciente com doença sistêmica grave que é uma constante ameaça à vida
V	Um paciente moribundo que não deve sobreviver sem a operação

Adaptada de Cohn SL. Preoperative evaluation for noncardiac surgery. *Ann Intern Med.* 2016;165:ITC81-ITC96.

Tabela 10.2 Estimativas de risco cirúrgico dependendo do tipo de operação.

Baixo risco: < 1%	Risco intermediário: 1 a 5%	Risco alto: > 5%
• Cirurgia superficial • Mama • Odontológica • Endócrina: tireoide • Ocular • Reconstrutiva • Doença carotídea assintomática (EAC ou ACS) • Ginecologia: menor • Ortopédica: menor (meniscectomia) • Urológica: menor (ressecção transuretral da próstata)	• Intraperitoneal: esplenectomia, correção de hérnia de hiato, colecistectomia • Doença carotídea sintomática (EAC ou ACS) • Angioplastia arterial periférica • Correção endovascular de aneurisma • Cirurgia de cabeça e pescoço • Neurológica ou ortopédica: maior (cirurgia de quadril e coluna) • Urológica ou ginecológica: maior • Transplante renal • Intratorácica: não maior	• Cirurgia aórtica e vascular maior • Revascularização aberta do membro inferior ou amputação ou tromboembolectomia • Cirurgia duodenopancreática • Ressecção hepática, cirurgia do ducto biliar • Esofagectomia • Correção de intestino perfurado • Ressecção da adrenal • Cistectomia total • Pneumonectomia • Transplante pulmonar ou hepático

ACS, angioplastia carotídea com stent; EAC, endarterectomia carotídea. (De Kristensen SD, Knuuti J, Saraste A, et al. 2014 ESC/ESA guidelines on non-cardiac surgery: cardiovascular assessment and management: The Joint Task Force on Non-Cardiac Surgery: cardiovascular assessment and management of the European Society of Cardiology (ESC) and the European Society of Anaesthesiology (ESA). Eur J Anaesthesiol. 2014;31:517-573.)

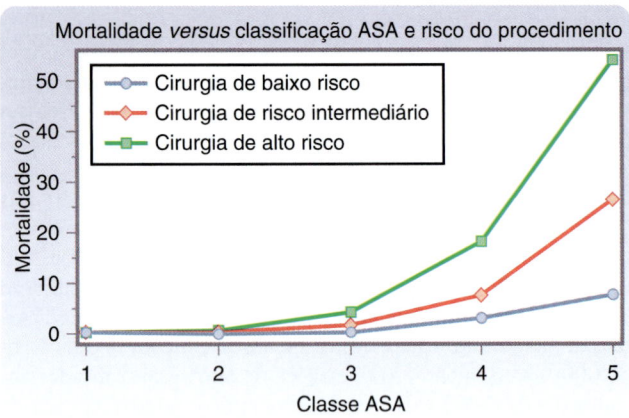

Figura 10.1 Taxa de mortalidade observada em função do estado físico da American Society of Anesthesiologists (ASA) e do risco específico de cirurgia. (Adaptada de Glance LG, Lustik SJ, Hannan EL, et al. The surgical mortality probability model: derivation and validation of a simple risk prediction rule for noncardiac surgery. Ann Surg. 2012;255:696-702.)

Os escores de risco cirúrgico combinam vários preditores, geralmente escolhidos usando modelagem preditiva multivariável, para estimar o risco de um desfecho específico. Um exemplo de escore de risco é o modelo do escore da doença hepática terminal (DHT) utilizado para prever prognósticos a curto prazo em pacientes com doença hepática terminal. Mais recentemente, a adoção de estatísticas avançadas para analisar grandes conjuntos de dados multi-institucionais criou vários modelos de predição de risco que levam em consideração os fatores de risco no nível do paciente para gerar probabilidades estimadas de vários resultados cirúrgicos. O exemplo mais comumente usado e citado de uma pontuação de risco cirúrgico é a calculadora de risco cirúrgico (SRC, do inglês *surgical risk calculator*) do ACS NSQIP.

A SRC universal do ACS NSQIP foi desenvolvida em 2013 usando dados clínicos padronizados de mais de 500 hospitais participantes do NSQIP.[5] Essa ferramenta online prevê desfechos pós-operatórios adversos com base em 20 características pré-operatórias do paciente, incluindo dados demográficos e comorbidades (Tabela 10.3). Os riscos associados ao tipo de procedimento são incorporados usando os códigos Current Procedural Terminology (CPT). Atualizado em 2016, o banco de dados foi calibrado para prever com mais precisão os desfechos em pacientes de menor e maior risco.[6] Atualmente, contém dados de mais de 3,8 milhões de casos em 740 hospitais e está acessível em http://riskcalculator.facs.org. Originalmente desenvolvida para prever oito desfechos adversos pós-operatórios, a ferramenta evoluiu para relatar atualmente as probabilidades de 13 desfechos específicos ou compostos no período de 30 dias da cirurgia (Boxe 10.1).

Os níveis de discriminação para esses resultados são geralmente fortes, com estatísticas-c superiores a 0,75 para todos os desfechos previstos. Em particular, a discriminação para mortalidade pós-operatória em 30 dias é excelente, com estatísticas-c superiores a 0,9.[6] Investigações recentes avaliaram a combinação de modelos de SRC do ACS NSQIP com marcadores biológicos pré-operatórios, como hipoalbuminemia ou com métricas específicas de órgãos, como doença hepática crônica em pacientes selecionados para ressecção hepática. Nos últimos 5 anos, o modelo SR também foi adaptado para a população pediátrica. A SRC Pediátrica incorpora quase 200.000 casos em 67 hospitais e contabiliza 382 códigos de CPT; demonstra excelente acurácia preditiva para mortalidade e morbidade após operações em crianças. A SRC do ACS NSQIP é desenvolvida especificamente para facilitar o aconselhamento e consentimento do paciente antes da cirurgia; como tal, não leva em consideração os achados intraoperatórios. Apesar de sua excelente calibração dentro do amplo conjunto de dados do ACS NSQIP, estudos recentes identificaram lapsos na acurácia preditiva em populações homogêneas menores de pacientes. Portanto, ela não pode substituir a familiaridade com o desempenho específico da instituição e do cirurgião.

Consentimento informado

Os cirurgiões têm a obrigação ética de conversar e buscar o consentimento informado de qualquer paciente que esteja considerando uma operação. A comunicação abrangente, transparente e clara dos riscos perioperatórios potenciais é obrigatória. Para orientar com sucesso o paciente no processo de consentimento, um cirurgião deve ter a compreensão técnica completa da operação proposta, do curso perioperatório mais provável e das potenciais armadilhas e complicações. Uma comunicação clara e precisa de riscos e expectativas é primordial; o jargão técnico deve ser evitado. O processo de consentimento deve levar em consideração todas as facetas anteriores dos objetivos cirúrgicos, urgência e avaliação de risco do paciente. As revisões sistemáticas indicam que componentes comuns de uma discussão de consentimento devem incluir

Tabela 10.3 Variáveis do ACS NSQIP utilizadas na Calculadora de Risco Cirúrgico universal e específica do cólon.

Variável	Categorias	Específica do cólon	Universal
Faixa etária (anos)	< 65, 65 a 74, 75 a 84, ≥ 85	✓	✓
Gênero	Masculino, feminino	✓	✓
Estado funcional	Independente, parcialmente dependente, totalmente dependente	✓	✓
Caso de emergência	Sim, não	✓	✓
Classe ASA	1 ou 2, 3, 4 ou 5	✓	✓
Uso de esteroide para condição crônica	Sim, não	✓	✓
Ascite dentro de 30 dias do pré-operatório	Sim, não	✓	✓
Sepse sistêmica em 48 h do pré-operatório	Nenhuma, SRIS, sepse, choque séptico	✓	✓
Dependente de ventilação	Sim, não	✓	✓
Câncer disseminado	Sim, não	✓	✓
Diabetes	Não, oral, insulina	✓	✓
Hipertensão que requer medicação	Sim, não	✓	✓
Evento cardíaco prévio	Sim, não	✓	✓
Insuficiência cardíaca congestiva em 30 dias no pré-operatório	Sim, não	✓	✓
Dispneia	Sim, não	✓	✓
Fumante atual há 1 ano	Sim, não	✓	✓
História de DPOC	Sim, não	✓	✓
Diálise	Sim, não	✓	✓
Insuficiência renal aguda	Sim, não	✓	✓
Classe IMC	Abaixo do peso, normal, sobrepeso, obeso 1, obeso 2, obeso 3	✓	✓
Grupo de cirurgia de cólon (colectomia)	*Lap* parcial com anastomose, *lap* parcial com ostomia, *lap* parcial aberta com anastomose, parcial aberta com ostomia, *lap* total com ostomia, total aberta com ostomia	✓	✓
Indicação para cirurgia de cólon	Diverticulite, enterite/colite, hemorragia, neoplasia, obstrução/perfuração, insuficiência vascular, vólvulo, outros	✓	
Risco linear específico pela CPT	2.805 valores		✓

ACS, American College of Surgeons; ASA, American Society of Anesthesiologists; CPT, *current procedural terminology*; DPOC, doença pulmonar obstrutiva crônica; IMC, índice de massa corporal; *lap*, laparotomia; NSQIP, National Surgical Quality Improvement Program; SRIS, síndrome da resposta inflamatória sistêmica. (De Bilimoria KY, Liu Y, Paruch JL, et al. Development and evaluation of the universal ACS NSQIP Surgical Risk Calculator: a decision aid and informed consent tool for patients and surgeons. *J Am Coll Surg.* 2013;217:833-842, e831-833.)

Boxe 10.1 Medidas de desfecho relatadas de acordo com a Calculadora de Risco Cirúrgico universal do ACS NSQIP.

- Complicação grave (parada cardíaca, infarto do miocárdio, pneumonia etc.)
- Qualquer complicação (infecções do sítio cirúrgico [ISCs], embolia pulmonar, ventilação por > 48 horas etc.)
- Pneumonia
- Complicação cardíaca
- ISC
- Infecção do trato urinário
- Tromboembolismo venoso
- Insuficiência renal
- Readmissão
- Retorno à sala de cirurgia
- Morte
- Alta para unidade de enfermagem ou reabilitação
- Sepse.

ACS, American College of Surgeons; NSQIP, National Surgical Quality Improvement Program.

(1) o diagnóstico da doença, (2) o procedimento proposto, (3) riscos relacionados ao procedimento, (4) probabilidade de sucesso do procedimento, (5) capacidade mental do paciente e (6) opções alternativas de tratamento.[7] Um dos impedimentos mais desafiadores para o consentimento é a lacuna de conhecimento entre cirurgião e paciente. Para superar isso, os processos de consentimento podem ser aumentados para doenças e procedimentos específicos usando auxiliares na tomada de decisão, materiais visuais, materiais escritos especializados e calculadores de risco previamente discutidos. Em geral, esses instrumentos complementares demonstraram melhorar o conhecimento e a satisfação do paciente com a tomada de decisão.[8]

AVALIAÇÃO DE PACIENTES CIRÚRGICOS GERIÁTRICOS

A população dos EUA continua a envelhecer. Atualmente, 13% da população são compostos por indivíduos com 65 anos ou mais; até 2030, essa proporção será superior a 20%. Os pacientes geriátricos representam mais de 40% dos dias de internação e um terço de todos os procedimentos hospitalares. A população geriátrica apresenta desafios cirúrgicos únicos. Adaptar a avaliação pré-operatória às necessidades exclusivas desses pacientes pode ajudar os cirurgiões a lidar com os desafios funcionais e comorbidades relacionadas à idade. Para garantir que a tomada de decisão esteja adequadamente alinhada entre o médico e o paciente, este e sua família devem compreender claramente os riscos operatórios, os efeitos potenciais de complicações relacionadas à cirurgia na qualidade de vida e os desfechos prováveis. Por outro lado, o cirurgião deve apreciar, valorizar e incorporar os objetivos pessoais de cuidado do paciente em qualquer processo de tomada de decisão e avaliação final.

Avaliação geriátrica ampla

A delimitação cronológica do paciente "geriátrico" é imprecisa. Uma combinação de idade avançada, comorbidades e declínio funcional e/ou cognitivo contribui para a definição do paciente geriátrico. Em razão das complexidades clínicas e sociais da população geriátrica, a avaliação pré-operatória adequada é multifacetada. A colaboração entre o ACS NSQIP e a American Geriatrics Society (AGS) produziu um conjunto de diretrizes para avaliação multidomínio de pacientes geriátricos.[9] Essa abordagem não era nova; o conceito de avaliação geriátrica ampla (AGA) foi implementado pela primeira vez na década de 1980 e 1990 em internações médicas e ambulatórios de longa duração. As avaliações geriátricas mostraram melhorar a vida independente, função física e mortalidade a longo prazo. Estudos que relatam a implementação da AGA em populações cirúrgicas são raras; uma revisão sistemática recente encontrou impactos positivos do uso da AGA na taxa de cancelamento de procedimentos, complicações cirúrgicas e tempo de permanência.[10] É importante ressaltar que, os dados históricos demonstram que os programas de AGA mais eficazes são aqueles que impactam as recomendações de cuidados médicos diretos. A AGA é composta por capacidade médica, funcional, saúde mental, domínios sociais e ambientais. A estrutura colaborativa do ACS NSQIP/AGS (Boxe 10.2) reorienta a AGA para temas mais relevantes nos cuidados operatórios e perioperatórios. Enquanto todos os aspectos da estrutura são vitais, vários deles são mais pertinentes na população geriátrica considerada para a cirurgia.

Comprometimento cognitivo e delírio

Quase um em cada cinco pacientes idosos tem demência ou comprometimento cognitivo. A estrutura do ACS NSQIP/AGS recomenda a avaliação neurocognitiva de rotina para idosos no contexto pré-operatório. Especificamente, as diretrizes recomendam a avaliação cognitiva para qualquer paciente geriátrico sem diagnóstico preexistente de comprometimento cognitivo. Os métodos incluem avaliações cognitivas como o Mini-Cog (Boxe 10.3) e/ou entrevistas com a estrutura de apoio (cônjuge ou família) do paciente ou profissionais de saúde afiliados.[11] As vantagens do Mini-Cog incluem o grande conjunto de evidências que apoiam sua utilidade, facilidade de implementação (3 minutos para completar) e foco na atenção e função executiva. Quaisquer achados sugestivos de comprometimento cognitivo devem levar ao encaminhamento imediato para um especialista em cuidados primários, saúde mental ou geriatria. O estabelecimento do comprometimento cognitivo no início do cenário pré-operatório tem implicações diretas para a comunicação médico-paciente, capacidade de tomada de decisão e consentimento informado.

No cenário pós-operatório, o comprometimento cognitivo prediz fortemente o delírio, que tem uma incidência de quase 50% entre pacientes geriátricos. A documentação de comprometimento

---

Boxe 10.2 Lista de verificação colaborativa ACS NSQIP/AGS para avaliação pré-operatória de pacientes cirúrgicos geriátricos.

Além de realizar uma investigação da história completa e o exame físico do paciente, as seguintes avaliações são fortemente recomendadas:
- Avaliar a **capacidade cognitiva** do paciente e a **capacidade** de entender a cirurgia prevista
- Rastreamento do paciente para **depressão**
- Identificar os fatores de risco do paciente para desenvolver **delírio** pós-operatório
- Rastreamento para abuso/dependência de álcool e outras substâncias
- Realizar uma avaliação **cardíaca** pré-operatória de acordo com o algoritmo do American College of Cardiology/American Heart Association para pacientes submetidos a cirurgia não cardíaca
- Identificar os fatores de risco do paciente para complicações **pulmonares** pós-operatórias e implementar estratégias apropriadas de prevenção
- Documentar o **estado funcional** e histórico de **quedas**
- Determinar o grau de **fragilidade** basal
- Avaliar o **estado nutricional** do paciente e considerar intervenções pré-operatórias, se o paciente estiver em risco nutricional grave
- Fazer um **histórico de medicação** preciso e detalhado e considerar os ajustes perioperatórios apropriados. Monitorar **polifarmácia**
- Determinar os **objetivos** e **expectativas do tratamento** do paciente no contexto dos possíveis desfechos terapêuticos
- Determinar o sistema de apoio familiar e social do paciente
- Solicitar **exames diagnósticos** pré-operatórios apropriados centrados em pacientes idosos.

ACS, American College of Surgeons; *AGS*, America Geriatrics Society; *NSQIP*, National Surgical Quality Improvement Program. (De Chow WB, Rosenthal RA, Merkow RP, et al. Optimal preoperative assessment of the geriatric surgical patient: a best practices guideline from the American College of Surgeons National Surgical Quality Improvement Program and the American Geriatrics Society. *J Am Coll Surg.* 2012;215:453-466.)

---

cognitivo preexistente melhora a interpretação do estado mental perioperatório e encoraja evitar o uso de medicamentos que possam precipitar o delírio. Na população geriátrica, o delírio pós-operatório tem um impacto profundo no tempo de internação hospitalar, cognição pós-operatória a longo prazo, custo de cuidados e mortalidade. Visto que os tratamentos baseados em evidências para o delírio são poucos, a maioria dos estudos se concentra na identificação de fatores de risco e prevenção. As diretrizes de melhores práticas da AGS para delírio recomendam o rastreio pré-operatório de fatores de risco para todos os pacientes cirúrgicos geriátricos (Boxe 10.4).[12] A identificação desses fatores de risco deve aumentar a conscientização para evitar insultos secundários (como administração de medicamentos de alto risco, distúrbios do ciclo do sono) e implementar medidas simples que melhoram a orientação do paciente. Tais medidas incluem a manutenção de medicamentos de alto risco no pré-operatório, realizar medicações de alto risco no pré-operatório, fornecer prótese auditiva, estimular a higiene do sono com preservação do ciclo dia/noite e recorrer à ajuda da família do paciente para reorientação durante a recuperação intra-hospitalar pós-operatória.

Depressão

O aumento da comorbidade e da carga médica, condições altamente prevalentes na população geriátrica, pode exacerbar os sintomas. Fatores de risco adicionais incluem distúrbios do sono, baixo estado funcional, baixo nível de escolaridade e uso pesado

> **Boxe 10.3** Avaliação cognitiva com o Mini-Cog e interpretação do Mini-Cog.
>
> **Avaliação cognitiva com o Mini-Cog: Recordação de três palavras e desenho do relógio[14]**
> 1. CHAME A ATENÇÃO DO PACIENTE, DEPOIS DIGA:
>   "Vou dizer três palavras que eu quero que você se lembre agora e depois. As palavras são: banana, nascer do sol, cadeira. Por favor, diga-as para mim agora."
>   Dê ao paciente três tentativas para repetir as palavras. Se não conseguir após três tentativas, vá para o próximo item.
> 2. DIGA TODAS AS FRASES A SEGUIR NA ORDEM INDICADA:
>   "Por favor, desenhe um relógio no espaço abaixo. Comece desenhando um grande círculo. Coloque todos os números no círculo e coloque os ponteiros para mostrar 11:10 (11 e 10)."
>   Se o indivíduo não terminar de desenhar o relógio em 3 minutos, interrompa e peça para recordar os itens.
> 3. DIGA: "Quais foram as três palavras que eu pedi para você lembrar?"
>
> **Interpretação do Mini-Cog[14]**
> PONTUAÇÃO:
> Recordação de três itens (0 a 3 pontos): 1 ponto para cada palavra correta
> Desenho do relógio (0 ou 2 pontos): 0 pontos para relógio anormal
> 2 pontos para o relógio normal
> UM RELÓGIO NORMAL TEM TODOS OS SEGUINTES ELEMENTOS:
> Todos os números de 1 a 12, cada um apenas uma vez, estão presentes na ordem e direção corretas (sentido horário) dentro do círculo.
> Dois ponteiros estão presentes, um apontando para o 11 e outro apontando para o 2.
> QUALQUER RELÓGIO QUE NÃO TENHA QUALQUER DESSES ELEMENTOS É CLASSIFICADO COMO ANORMAL. A RECUSA EM DESENHAR UM RELÓGIO É PONTUADA COMO ANORMAL.
> A pontuação total de 0, 1 ou 2 sugere possível comprometimento.
> A pontuação total de 3, 4 ou 5 sugere nenhuma deficiência.
> Mini-Cog, copyright S. Borson (soon@uw.edu).
>
> Adaptado de Borson S, Scanlan J, Brush M, et al. The Mini-Cog: a cognitive 'vital signs' measure for dementia screening in multilingua elderly. *Int J Geriatr Psychiatry.* 200;15:1021-1027.

> **Boxe 10.4** Fatores de risco para delírio pós-operatório.
>
> Idade superior a 65 anos
> Comprometimento cognitivo
> Doença grave ou carga de comorbidade
> Deficiência auditiva ou visual
> Fratura de quadril atual
> Presença de infecção
> Dor inadequadamente controlada
> Depressão
> Uso de álcool
> Privação ou perturbação do sono
> Insuficiência renal
> Anemia
> Hipoxia ou hipercarbia
> Desnutrição
> Desidratação
> Anormalidades eletrolíticas (hipernatremia ou hiponatremia)
> Estado funcional deficiente
> Imobilização ou mobilidade limitada
> Polifarmácia e uso de medicamentos psicotrópicos (benzodiazepínicos, anticolinérgicos, anti-histamínicos, antipsicóticos)
> Risco de retenção urinária ou constipação intestinal
> Presença de cateter urinário
> Procedimentos aórticos
>
> Adaptado de Chow WB, Rosenthal RA, Merkow RP, et al. Optimal preoperative assessment of the geriatric surgical patient: a best practices guideline from the American College of Surgeons National Surgical Quality Improvement Program and the American Geriatrics Society. *J Am Coll Surg.* 2012;215:453-466.

de álcool ou de polissubstâncias. Pacientes idosos com sintomas de depressão pré-operatória podem manifestar delírio pós-operatório em uma taxa significativamente maior e com maior duração. A depressão também pode diminuir o limiar para dor e é um preditor de dor crônica pós-operatória. No ambiente de terapia intensiva, a depressão está associada ao aumento da mortalidade e redução da qualidade de vida seguinte à alta hospitalar. Após a cirurgia cardíaca, a depressão e a ansiedade podem aumentar a probabilidade de recorrência da doença coronariana e mortalidade. As diretrizes do ACS NSQIP/AGS recomendam o Patient Health Questionnaire-2 como ferramenta pragmática de triagem pré-operatória para pacientes idosos; resultados positivos devem ser seguidos por encaminhamento apropriado. O manejo ideal da depressão requer uma abordagem multidisciplinar frequentemente envolvendo tanto medicamentos psiquiátricos quanto terapia cognitivo-comportamental.

Manejo médico

A estrutura do ACS NSQIP/AGS enfatiza a importância de obter um histórico de medicação abrangente para todos os pacientes idosos, incluindo medicamentos sem receita médica, colírios, vitaminas e produtos à base de plantas. Reações adversas a medicamentos, dosagem inapropriada e polifarmácia podem ser evitadas considerando-se alterações potenciais no metabolismo e depuração dos fármacos no ambiente perioperatório.

As diretrizes do American College of Cardiology (ACC) e do American Heart Association (AHA) para betabloqueio perioperatório apoiam a administração continuada de betabloqueadores para pacientes que já estão tomando esse medicamento. Pacientes submetidos à cirurgia de risco intermediário com doença da artéria coronária conhecida ou fatores de risco para cardiopatia isquêmica podem ser candidatos ao betabloqueio perioperatório. Se o início de betabloqueadores estiver indicado no ambiente pré-operatório, o tratamento idealmente deve começar semanas antes da cirurgia eletiva e deve ser titulado para uma frequência cardíaca alvo de 60 a 80 bpm. Efeitos adversos do início do betabloqueador muito próximo ao momento da cirurgia incluem risco de acidente vascular encefálico, hipotensão e morte. Para pacientes com fatores de risco cardíaco limitados, o início rápido de betabloqueadores no cenário pré-operatório agudo não é indicado.

Os Critérios da AGS Beers para Uso de Medicamentos Potencialmente Inapropriados são particularmente relevantes para pacientes idosos em risco de polifarmácia. As últimas diretrizes (atualizadas em 2015) servem como referência para verificar medicamentos com perfis de efeitos adversos de alto risco, interações medicamentosas comuns, insuficiência renal e/ou depuração hepática, sedação pré-operatória e predisposição ao delírio.[13] Alguns dos medicamentos, como os benzodiazepínicos, são categoricamente contraindicados, uma vez que demonstraram aumentar o risco de comprometimento cognitivo, delírio, quedas e outros desfechos adversos em adultos idosos.

Estado funcional e fragilidade

Pacientes idosos podem ser prejudicados no desempenho de tarefas necessárias para uma vida independente. Essas limitações funcionais estão associadas a complicações perioperatórias, alta para instalações que não o do domicílio e mortalidade pós-operatória.[14] A associação entre dependência funcional e mortalidade pós-operatória está presente em pacientes com mais de 60 anos, mas é ampliada em pacientes com mais de 80 anos. Uma maneira simples de obter um amplo senso de dependência funcional é perguntar sobre o histórico de quedas. Instrumentos mais detalhados para a pontuação do estado funcional incluem as atividades de vida diária e atividades instrumentais da vida diária, que descrevem a capacidade de executar funções básicas e de nível mais elevado, respectivamente (Boxe 10.5).

Os sistemas de apoio social e familiar que cercam o paciente estão intimamente interligados com o nível funcional do paciente geriátrico. A situação de vida do paciente – independente, com a família, em moradia assistida ou com estrutura de apoio da vizinhança – tem implicações de longo alcance não apenas para sua saúde, mas também como indicadores de disposição e recuperação pós-operatória. A identificação e incorporação da situação de vida dos pacientes e o sistema de apoio na tomada de decisão perioperatória são vitais para o sucesso dos processos de recuperação centrados no paciente e para o manejo das expectativas.

Uma série relatando os desfechos cirúrgicos de octogenários e nonagenários demonstrou que a idade é muitas vezes um marcador independente ruim para risco cirúrgico. Um preditor mais preciso é a fragilidade. Enquanto não existe uma definição única de fragilidade, a AGS sugere que a fragilidade é uma síndrome composta por uma combinação de fraqueza, fadiga, perda de peso, diminuição do equilíbrio, baixa atividade física, processamento motor lento, isolamento social, mudanças cognitivas e vulnerabilidade aos estressores. O impacto da fragilidade nos desfechos pós-operatórios não pode ser exagerado. A fragilidade está associada a complicações maiores e mortalidade pós-operatória precoce por cirurgias cardiotorácicas, ortopédicas, otorrinolaringológicas e eletivas de câncer. Em um grande estudo do ACS NSQIP, o índice de fragilidade pré-operatória foi mais fortemente associado a parada cardíaca pós-operatória e óbito do que a classe ASA ou a história de infarto do miocárdio (IM).[15]

A fragilidade pode ser medida usando escalas exaustivas e multidimensionais, como a AGA ou testes mais pragmáticos como a ferramenta Timed Up e Go (TUG), que mede a mobilidade funcional.[16] Na comparação das quatro escalas de fragilidade para prever resultados pós-operatórios da cirurgia cardíaca, a velocidade da marcha superou várias escalas mais extensas em predizer mortalidade ou morbidade maior. Como medida de velocidade de marcha mais difundida, o tempo do TUG é calculado medindo-se o tempo que um paciente leva para se levantar de uma cadeira, caminhar 3 metros, virar e retornar à posição sentada na mesma cadeira (Figura 10.2). Em um estudo multi-institucional de pacientes submetidos a operações eletivas menores e maiores para tumores malignos sólidos, um tempo de TUG > 20 segundos foi associado a um risco de 50% de complicações maiores entre pacientes com mais de 70 anos, comparado a 14% em pacientes com tempo de TUG ≤ 20 segundos.[17]

Embora o domínio da função física da fragilidade possa ser o mais fácil e objetivo de medir, escalas mais abrangentes, como a AGA, podem produzir resultados mais acionáveis que podem melhorar a otimização no cenário pré-operatório para procedimentos eletivos.

Aconselhamento do paciente

Integrado ao processo de consentimento informado está a comunicação clara entre o médico e o paciente em relação aos objetivos individualizados do tratamento. É fundamental que o paciente tenha uma visão clara e expectativas realistas em relação ao regime provável do tratamento e quaisquer complicações potenciais. No caso de pacientes mais velhos, conduzir essa discussão na presença do sistema de suporte pós-operatório do paciente – incluindo cônjuge, filhos adultos ou enfermeira domiciliar – pode ajudar a garantir que tanto o paciente quanto o sistema de suporte sejam informados quanto aos cuidados pós-operatórios necessários. Isso é ainda mais importante se o paciente apresenta algum comprometimento cognitivo. Independentemente do estado cognitivo

---

Boxe 10.5 Avaliação funcional das atividades de vida diária.

Atividades do Dia a Dia*
- Tomar banho
- Vestir
- Ir ao banheiro
- Transferência
- Continência
- Alimentação

Atividades Instrumentais da Vida Diária[†]
- Capacidade de telefonar
- Ir às compras
- Preparo da comida
- Serviço de limpeza
- Lavanderia
- Transporte
- Gestão de medicamentos
- Lidar com finanças

Outras
- Força muscular
- Equilíbrio
- Marcha
- Velocidade de caminhada
- Capacidade de transferência

*Katz S, Ford AB, Moskowitz RW, et al. Studies of illness in the aged. The index of ADL: a standardized measure of biological and psychosocial function. *JAMA*. 1963;185:914-919. [†]Lawton MP, Brody EM. Assessment of older people: self-maintaining and instrumental activities of daily living. *Gerontologist*. 1969;9:179-186. (De Knittel JG, Wildes TS. Preoperative assessment of geriatric patients. *Anesthesiol Clin*. 2016;34:171-183.)

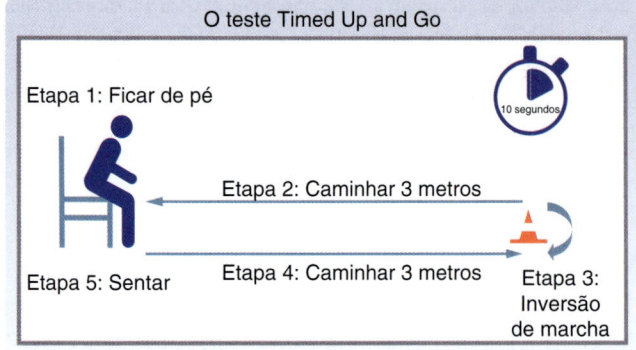

Figura 10.2 Teste *Timed Up and Go*. (Adaptada de www.frailtytoolkit.org.)

ou funcional basal, é altamente recomendado que pacientes mais velhos com cirurgia eletiva prevista providenciem uma diretiva antecipada e designem um procurador de cuidados de saúde ou um tomador de decisão substituto. Esses documentos devem ser destacados no prontuário.

ABORDAGEM DE SISTEMAS PARA AVALIAÇÃO PRÉ-OPERATÓRIA

Sistema cardiovascular

À medida que a população dos EUA continua a envelhecer, observa-se um aumento do número de pacientes com doenças cardíacas submetidos a cirurgias eletivas não cardíacas. As complicações cardíacas perioperatórias estão associadas a morbidade, mortalidade e custo. No entanto, a intervenção cardíaca pré-operatória para reduzir o risco de cirurgia não cardíaca raramente é necessária, exceto quando tal intervenção é indicada para o manejo da condição inicial dos pacientes. No cenário pré-operatório, o objetivo da avaliação cardiológica (se indicado) não é fornecer "autorização" médica, mas sim fornecer informações sobre o perfil de risco cardíaco do paciente e as opções de manejo para esse risco. O princípio abrangente de avaliação cardiovascular pré-operatória é obter testes complementares apenas quando esses testes têm uma probabilidade razoável de mudança de manejo. Essas alterações podem envolver o atraso da operação, revascularização pré-operatória, otimização médica, modificação do monitoramento perioperatório ou encaminhamento para um centro de atendimento especializado.

O ACC e a AHA publicaram diretrizes colaborativas sobre o risco cardíaco perioperatório em 2007 que incluíam a identificação de três categorias de risco específicas da cirurgia.[18] Em geral, pacientes submetidos a operações de baixo risco não requerem qualquer teste cardíaco pré-operatório.

1. Cirurgia de alto risco. Associada a taxas de morbidade cardíaca superiores a 5%. Exemplos incluem cirurgia vascular aórtica e vascular periférica. A cirurgia endovascular está incluída nesta categoria.
2. Cirurgia de risco intermediário: as taxas de morbidade cardíaca variam de 1% a 5%. Exemplos incluem procedimentos abdominais e torácicos, endarterectomia carotídea, cirurgia ortopédica e cirurgia de cabeça e pescoço.
3. Cirurgia de baixo risco: as taxas de morbidade cardíaca são geralmente menores do que 1%. Exemplos incluem cirurgias endoscópicas, de tecidos moles superficiais, de catarata, mama e ambulatoriais.

Escalas/índices de predição de risco

Muitas ferramentas que medem o risco de morbidade cardíaca perioperatória do paciente foram publicadas. A mais difundida – e o instrumento citado pela Diretriz do ACC/AHA de 2014 sobre Avaliação Cardiovascular Perioperatória e Manejo de Pacientes Submetidos à Cirurgia Não Cardíaca – é o Índice de Risco Cardíaco Revisado (RCRI, do inglês Revised Cardiac Risc Index). Originalmente publicado em 1999 por Lee e colaboradores,[19] o RCRI atribui um ponto a cada um dos seis fatores de risco pré-operatórios (Boxe 10.6). Pacientes com 0, 1, 2 ou mais fatores são atribuídos às classes I, II, III ou IV, respectivamente. O RCRI tem força discriminatória moderada entre pacientes com complicações cardíacas de baixo risco *versus* alto risco; sua principal vantagem é a facilidade de implementação e critérios relativamente objetivos. As diretrizes do ACC/AHA também endossam o uso da calculadora de risco ACS NSQIP como alternativa ao RCRI.

Boxe 10.6 Índice de risco cardíaco revisado.

1. Tipo de cirurgia de alto risco
2. Doença isquêmica do coração
3. História de insuficiência cardíaca congestiva
4. História de doença cerebrovascular
5. Terapia de insulina para diabetes
6. Creatinina sérica pré-operatória > 2,0 mg/dℓ

Adaptado de Lee TH, Marcantonio ER, Mangione CM, et al. Derivation and prospective validation of a simple index for prediction of cardiac risk of major noncardiac surgery. *Circulation*. 1999;100:1043-1049.

Exames pré-operatórios (eletrocardiograma, ecocardiograma, teste de esforço, angiografia)

Para pacientes com baixo risco de complicações cardíacas perioperatórias com base em fatores de risco cirúrgicos e clínicos, nenhum teste adicional é indicado antes da cirurgia. Para pacientes com fatores de risco conhecido para doença arterial coronariana, as diretrizes do ACC/AHA 2014 fornecem uma abordagem passo a passo útil para testes pré-operatórios adicionais (Figura 10.3).[20] Primeiro, o cirurgião determina a urgência da operação e identifica os fatores de risco cardíaco do paciente ou a doença da artéria coronária conhecida. Qualquer operação em regime de emergência deve prosseguir usando fatores de risco do paciente para orientar o monitoramento e o manejo perioperatório. Em segundo lugar, em casos de cirurgia de urgência ou eletiva, o paciente deve ser avaliado para síndrome coronariana aguda e, em caso de suspeita, encaminhado para avaliação cardiológica conforme apropriado. Um componente importante dessa avaliação é uma estimativa da capacidade funcional do paciente, classicamente medida em equivalentes metabólicos de tarefa (EMTs). Uma extensa coleção de EMTs para atividades comuns foi compilada por Ainsworth e colaboradores.[21] Exemplos representativos estão listados na Tabela 10.4. As diretrizes do ACC/ACH recomendam que pacientes com EMTs ≥ 4 sem sintomas de doença cardíaca prossigam com operação eletiva ou urgente. Terceiro, na ausência de síndrome coronariana aguda, testes adicionais são realizados com base na combinação de fatores de risco clínicos e cirúrgicos listados acima, levando em consideração a capacidade funcional basal. Qualquer paciente submetido à operação de baixo risco – independentemente dos fatores de risco clínico, mesmo com capacidade funcional < 4 EMTs – tem baixo risco de complicações cardíacas e não requer testes adicionais.

Para pacientes submetidos a uma operação, o eletrocardiograma (ECG) de 12 derivações é indicado naqueles com doença coronariana conhecida, arritmia, doença arterial periférica e doenças cerebrovasculares. Mesmo para pacientes assintomáticos, o ECG pode ser considerado, exceto para aqueles submetidos à operação de baixo risco. A avaliação da função ventricular esquerda por meio da ecocardiografia é razoável para pacientes com dispneia de origem desconhecida ou insuficiência cardíaca progressiva. Para pacientes com disfunção ventricular esquerda conhecida, um ecocardiograma pré-operatório deve ser considerado se não houver uma avaliação no prazo de 1 ano antes da cirurgia ou se eles sofrerem decréscimo no estado funcional ou mudança nos sintomas. O teste ergométrico com imagem cardíaca pode ser indicado para pacientes com risco elevado e capacidade funcional baixa (< 4 EMTs) ou desconhecida se os pacientes tiverem três ou mais fatores de risco. Pacientes que se encaixam nesses critérios e que não conseguem completar o teste ergométrico podem ser encaminhados para o teste de estresse farmacológico, seja por meio de ecocardiografia de estresse com dobutamina ou imagem de perfusão miocárdica por estresse.[20]

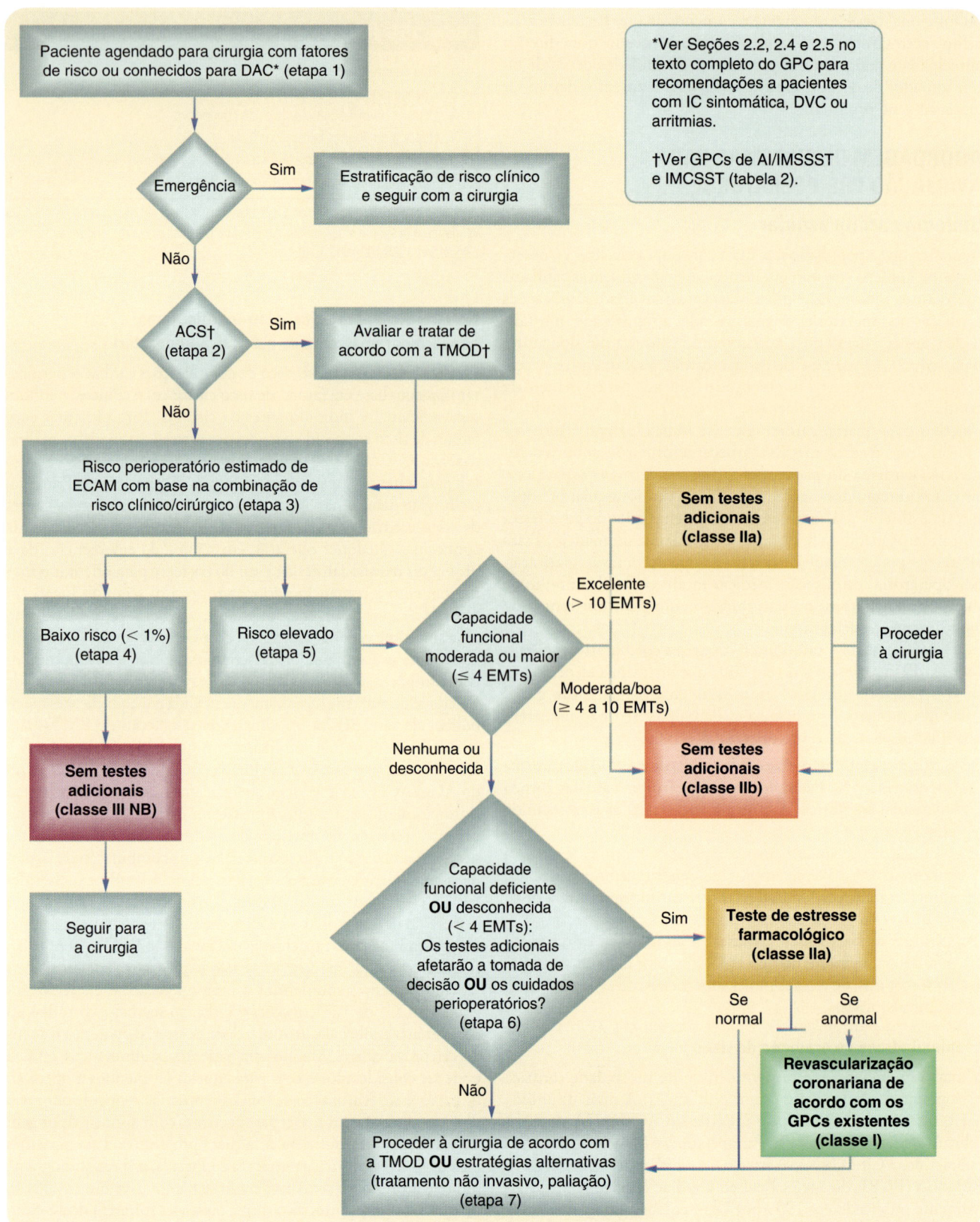

Figura 10.3 Abordagem passo a passo da avaliação cardíaca perioperatória para doença da artéria coronária. *ACS*, American College of Surgeons; *AI*, angina instável; *DAC*, doença da artéria coronária; *DVC*, doença da valva cardíaca; *ECAM*, evento cardiovascular adverso maior; *EMT*, equivalente metabólico da tarefa; *GPC*, guia de prática clínica; *IC*, insuficiência cardíaca; *IMCSST*, infarto do miocárdio com supradesnivelamento do segmento ST; *IMSSST*, infarto do miocárdio sem supradesnivelamento do segmento ST; *TMOD*, terapia médica orientada por diretrizes. (Adaptada de Fleisher LA, Fleischmann KE, Auerbach AD, et al: 2014 ACC/AHA guideline on perioperative cardiovascular evaluation and management of patients undergoing noncardiac surgery: a report of the American College of Cardiology/American Heart Association Task Force on practice guidelines. *J Am Coll Cardiol.* 2014;64:e77-137.)

Tabela 10.4 Requisitos do EMT estimado para várias atividades.

	Você pode:		Você pode:
1 EMT 4 EMTs	Se cuidar? Comer, vestir ou usar o banheiro? Caminhar dentro de casa? Andar um quarteirão ou dois em terreno plano a 2 a 3 mph (3,2 a 4,8 km/h)? Fazer trabalhos leves em casa, como tirar o pó ou lavar a louça?	4 EMTs Maior que 10 EMTs	Subir um lance de escadas ou subir uma colina? Andar em terreno plano a 4 mph (6,4 km/h)? Correr uma curta distância? Fazer trabalhos pesados em casa, como esfregar o chão ou levantar ou mover móveis pesados? Participar de atividades recreativas moderadas, como golfe, boliche, dança, tênis de duplas ou jogar beisebol ou futebol? Participar de esportes extenuantes como natação, tênis individual, futebol, basquete ou esqui?

EMT, equivalente metabólico da tarefa; *kph*, quilômetros por hora; *mph*, milhas por hora. (Adaptada de Hlatky MA, Boineau RE, Higginbotham MB, et al. A brief self-administered questionnaire to determine functional capacity [the Duke Activity Status Index]. *Am J Cardiol.* 1989;64:651-654, copyright 1989 com permissão de Elsevier; e adaptada de Fletcher GF, Balady G, Froelicher VF, et al. Exercise standards. A statement for healthcare professionals from the American Heart Association. Writing Group. *Circulation.* 1995;91:580-615.)

É importante ressaltar que todos os testes devem ser realizados apenas se houver uma probabilidade realista de que os dados obtidos podem mudar a conduta terapêutica.

Cirurgia após revascularização coronariana

Em geral, a revascularização coronariana com finalidade exclusiva da redução do risco cardíaco perioperatório não é indicada. Se a intervenção coronariana percutânea é indicada no pré-operatório, a angioplastia com balão, o implante de *stent* não farmacológico ou a revascularização com *stent* farmacológico (SF) pode ser considerado com base na avaliação da imagem de estresse pré-operatório e achados angiográficos coronarianos. Para pacientes que consideram a cirurgia não cardíaca eletiva após revascularização coronariana recente, a cirurgia deve ser adiada no mínimo 14 dias após a angioplastia com balão e 30 dias após implante de *stent* convencional ou não farmacológico.[20] De modo ideal, a cirurgia eletiva deve ser adiada por 1 ano após o implante de SF em virtude da necessidade de terapia antiplaquetária dupla. Uma operação com interrupção da terapia antiplaquetária dupla pode ser considerada após 180 dias da colocação do SF, se o risco de atraso cirúrgico adicional excede o risco de trombose e isquemia do *stent*. Como em qualquer situação de cuidado ao paciente de alto risco, a comunicação entre um cirurgião e um especialista, neste caso um cardiologista, é imperativa.

Outros pacientes cardíacos de alto risco

Pacientes com insuficiência cardíaca esquerda moderada a grave, insuficiência cardíaca direita e/ou hipertensão pulmonar significativa (pressão da artéria pulmonar > 25 mmHg) e estenose aórtica grave (área valvar aórtica < 1 cm²) estão em risco significativamente aumentado de morte. Operações eletivas ou urgentes em pacientes com essas comorbidades cardíacas requerem uma abordagem multidisciplinar e discussão do risco/benefício. Embora a otimização com o manejo clínico (p. ex., diuréticos) ou a substituição valvar pré-operatória (tradicional ou transcateter) possa ser viável em alguns pacientes, o risco de cirurgias eletivas em pacientes para os quais a função cardíaca não pode ser melhorada pode exceder o benefício potencial da operação, e as estratégias de manejo não operatório devem ser consideradas.

Medicamentos cardiovasculares perioperatórios

Evidências robustas sustentam o uso de betabloqueio perioperatório para reduzir eventos cardíacos; no entanto, há uma escassez de dados indicando melhora da mortalidade cirúrgica. Por outro lado, os betabloqueadores estão associados à bradicardia, hipotensão e acidente vascular encefálico. Por isso, as diretrizes do ACC/AHA recomendam que os betabloqueadores sejam continuados no ambiente perioperatório em pacientes para os quais é estabelecida a medicação pré-operatória. Para pacientes com isquemia miocárdica de risco intermediário ou alto, e pacientes com três ou mais fatores de risco com base no RCRI, os betabloqueadores perioperatórios podem ser iniciados. No entanto, é importante iniciar o tratamento mais do que 7 dias antes da cirurgia.[22] Pacientes em uso de estatinas no início do tratamento devem continuar a terapia no ambiente perioperatório. Aqueles que não tomam estatinas, mas estão prestes a se submeter a uma cirurgia de alto risco – incluindo a cirurgia vascular – devem iniciar o tratamento com estatinas.

O manejo da terapia antiplaquetária no período inicial após revascularização coronariana deve ser determinado por consenso entre o cirurgião, o anestesista e o cardiologista. De modo geral, o uso perioperatório de monoterapia com ácido acetilsalicílico é seguro na grande maioria dos pacientes que necessitam de cirurgias gerais e cardiovasculares. A menos que o risco de sangramento cirúrgico supere o risco de trombose do *stent*, a terapia antiplaquetária dupla deve ser continuada nas primeiras 4 semanas após *stent* convencional e 6 meses após o implante de EF. Se a descontinuação do inibidor de P2Y12 (clopidogrel, prasugrel, ticagrelor) é necessária para prevenir hemorragia cirúrgica, recomenda-se que o ácido acetilsalicílico seja mantido, se possível, e que o inibidor P2Y12 seja reiniciado o mais rápido possível após a operação.

Sistema pulmonar

As complicações pulmonares pós-operatórias ocorrem em aproximadamente 6% dos pacientes após cirurgias abdominais de grande porte e estão associadas ao aumento da mortalidade, internação na UTI e maior tempo de internação hospitalar. Embora a definição exata de complicação pulmonar varie, as principais categorias incluem pneumonia/infecção, insuficiência respiratória que requer ventilação prolongada, exacerbação de doença pulmonar obstrutiva crônica (DPOC) e colapso lobar/parenquimatoso com ou sem derrame associado. O American College of Physicians (ACP) forneceu diretrizes para avaliação do risco de complicações pulmonares em 2006 com base em uma revisão sistemática de fatores de risco pré-operatórios relacionados ao paciente e ao procedimento.[23] O estudo do Assess Respiratory Risk in Surgical Patients in Catalonia (ARISCAT), um dos maiores estudos multi-institucionais prospectivos em complicações pulmonares, complementou essas diretrizes em 2010 e propôs uma escala objetiva para estratificação de risco (Tabela 10.5).[24]

Tabela 10.5 Sistema de escore de risco do ARISCAT (parte superior) e taxa de complicações pulmonares pós-operatórias associadas por intervalos (parte inferior).

	Análise multivariada OR (IC 95%) n = 1.624*	Coeficiente β	Escore de risco**
Idade (anos)			
≤ 50	1		
51 a 80	1,4 (0,6 a 3,3)	0,331	3
> 80	5,1 (1,9 a 13,3)	1,619	16
Sp$_{O_2}$ pré-operatória (%)			
≥ 96	1		
91 a 95	2,2 (1,2 a 4,2)	0,802	8
≤ 90	10,7 (4,1 a 28,1)	2,375	24
Infecção respiratória no último mês	5,5 (2,6 a 11,5)	1,698	17
Anemia pré-operatória (≤ 10 g/dℓ)	3,0 (1,4 a 6,5)	1,105	11
Incisão cirúrgica			
Periférica	1		
Abdominal superior	4,4 (2,3 a 8,5)	1,480	15
Intratorácica	11,4 (4,9 a 26,0)	2,431	24
Duração da cirurgia (h)			
≤ 2	1		
> 2 a 3	4,9 (2,4 a 10,1)	1,593	16
> 3	9,7 (4,7 a 19,9)	2,268	23
Procedimento de emergência	2,2 (1,0 a 4,5)	0,768	8

	Intervalos de escore de risco†		
	Baixo risco (< 26 pontos)	Risco intermediário (26 a 44 pontos)	Alto risco (≥ 45 pontos)
Subamostra com desenvolvimento, n° (%) de pacientes††	1.238 (76,2)	288 (17,7)	98 (6,0)
Subamostra de validação, n° (%) de pacientes	645 (77,1)	135 (16,1)	57 (6,8)
Taxa de CPP, subamostra com desenvolvimento, % (IC 95%)	0,7 (0,2 a 1,2)	6,3 (3,5 a 9,1)	44,9 (35,1 a 54,7)
Taxa de CPP, subamostra de validação, % (IC 95%)	1,6 (0,6 a 2,6)	13,3 (7,6 a 19,0)	42,1 (29,3 a 54,9)

*Por causa de um valor ausente para algumas variáveis, três pacientes foram excluídos. Modelo de regressão logística construído com a subamostra de desenvolvimento, índice-c = 0,90; teste quiquadrado de Hosmer-Lemeshow = 7,862; P = 0,447. **O escore de risco simplificado foi a soma de cada coeficiente de regressão logística β multiplicada por 10, após arredondamento de seu valor. †Os intervalos de risco foram baseados na divisão da subamostra de desenvolvimento em intervalos de risco ideais de acordo com o escore de risco simplificado e aplicação do princípio do comprimento de descrição mínimo. ††Três pacientes foram excluídos por falta de valor em alguma variável. ARISCAT, Assess Respiratory Risk in Surgical Patients in Catalonia; CPP, complicação pulmonar pós-operatória; IC, intervalo de confiança; OR, razão de chances (do inglês, odds ratio); Sp$_{O_2}$, saturação de oxi-hemoglobina pelo ar respirado na oximetria em decúbito dorsal. (De Canet J, Gallart L, Gomar C, et al. Prediction of postoperative pulmonary complications in a population-based surgical cohort. Anesthesiology. 2010;113:1338-1350.)

De modo geral, as diretrizes do ACP indicam que os fatores de risco relacionados ao paciente para complicações pulmonares pós-operatórias incluem idade > 50 anos, ASA classe 2 ou superior, dependência funcional, hipoalbuminemia (< 3,5 g/dℓ), DPOC e insuficiência cardíaca. Embora a DPOC esteja consistentemente associada à morbidade pós-operatória, não há nível específico de comprometimento pulmonar pré-operatório que impede a cirurgia não torácica. De fato, a insuficiência cardíaca congestiva – particularmente quando associada à hipertensão pulmonar – é um preditor mais forte de complicações pulmonares pós-operatórias do que a DPOC grave. O tabagismo ativo está associado a um aumento moderado do risco de complicações pós-operatórias, e a interrupção do tabagismo pelo menos 4 semanas antes da operação reduz o risco de complicações. Embora não haja evidências claras que sustentem uma associação entre obesidade e complicações pulmonares por si, tanto a apneia obstrutiva do sono (AOS) quanto a síndrome de obesidade-hipoventilação – que muitas vezes complementam o excesso de peso, síndrome metabólica e obesidade mórbida – estão associadas a complicações pulmonares e morte.

Fatores de risco relacionados ao procedimento que aumentam o risco de complicações pulmonares incluem cirurgia vascular, cirurgia torácica, cirurgia abdominal, neurocirurgia, anestesia geral, cirurgia de cabeça e pescoço, duração do procedimento (> 3 horas) e cirurgia de emergência. As complicações pulmonares aumentam a probabilidade quanto mais próxima a incisão cirúrgica estiver em relação ao diafragma. Como a anestesia geral apresenta um risco maior de complicações pulmonares clinicamente relevantes do que a anestesia regional, esta última deve ser considerada quando possível para pacientes com múltiplos fatores de risco relacionados ao paciente.

A avaliação pulmonar pré-operatória apropriada começa com uma história completa e exame físico com foco em potenciais fatores de risco relacionados ao paciente. A espirometria é indicada para avaliação fisiológica e estimativa do volume pulmonar residual precedendo a ressecção pulmonar e para pacientes com suspeita de DPOC não diagnosticada. A espirometria e a radiografia de tórax devem ser consideradas em pacientes com diagnóstico preexistente de DPOC ou asma, se a história e o exame físico não puderem determinar se o paciente está em sua fisiologia basal ideal. No entanto, esses testes não devem ser utilizados no rastreamento de rotina para pacientes de baixo risco ou se os resultados dos testes não afetarem a tomada de decisão clínica. Não há limite espirométrico proibitivo abaixo do qual a cirurgia não torácica seja estritamente contraindicada. A radiografia de tórax de rotina pode ser indicada em pacientes com > 50 anos de idade submetidos a cirurgias de alto risco. A radiografia torácica é utilizada em alguns pacientes para estadiamento pré-operatório em preparação para ressecção de neoplasias abdominais e gastrintestinais, embora a tomografia computadorizada (TC) tenha suplantado a radiografia em muitos casos como a modalidade de imagem preferencial para o estadiamento da maioria das malignidades. A saturação de oxigênio de pulso é um fator de risco dentro do índice ARISCAT, e sua baixa utilização de recursos permite o rastreamento de rotina.

Existem inúmeros índices preditivos de complicações pulmonares; os mais citados incluem o índice Arozullah, o índice ARISCAT e as calculadoras de insuficiência respiratória de Gupta. O índice ARISCAT é o mais simples de usar, apresentando sete preditores pré-operatórios prontamente disponíveis em um sistema de pontuação simples (Tabela 10.5).[24] A desvantagem do índice ARISCAT é que ele pode superestimar a taxa de complicações pós-operatórias, pois sua definição de complicação inclui morbidades menores, como pequenos derrames radiográficos e broncospasmo/sibilos. O índice de Arozullah, derivado de uma população veterana, visa especificamente a insuficiência respiratória pós-operatória. Mais complicado para implementação de rotina, inclui mais de 12 fatores de risco, alguns dos quais podem não ser rotineiramente acessíveis. Mais recentemente, Gupta e colaboradores[25] desenvolveram calculadoras de risco usando o conjunto de dados ACS NSQIP com desfechos primários de insuficiência respiratória pós-operatória e pneumonia; essas calculadoras estão disponíveis na web ou como um aplicativo móvel para *download*.

A AOS e a síndrome de obesidade-hipoventilação merecem consideração adicional. Idade avançada, obesidade e gênero masculino estão associados a maior prevalência de AOS. Um questionário simples STOP-BANG foi desenvolvido para rastrear pacientes com AOS e para estratificar pacientes em categorias de risco com base na presença de sintomas. A ferramenta de pontuação com oito questões inclui respostas sim/não para (1) ronco, (2) cansaço diurno, (3) observação de parada respiratória ou interrupção da respiração durante o sono, (4) pressão arterial elevada, (5) índice de massa corporal (IMC) > 35, (6) idade > 50, (7) diâmetro do pescoço > 40 cm e (8) gênero masculino.[26] Pacientes com cinco ou mais fatores de risco são considerados em risco de AOS moderada a grave. Se uma operação eletiva for planejada, esses pacientes devem ser considerados para um estudo do sono. Se positivo, eles devem ter adaptação e otimização da máquina de CPAP pré-operatória (pressão positiva contínua nas vias respiratórias). Pacientes que precisam de cirurgias de urgência ou emergência são tratados para AOS no cenário pós-operatório.

A síndrome de obesidade-hipoventilação é definida como uma combinação de IMC > 30 com Pa_{CO_2} acordado > 45 mmHg indicativo de hipercapnia. Não existem diretrizes rígidas para medições de gases arteriais em pacientes obesos, embora o maior risco de hipoventilação seja observado em pacientes com IMC superior a 50. O problema da hipoventilação pode ser exacerbado nesses pacientes durante o período perioperatório por anestesia geral e opioides. Considerações na capnografia pós-operatória e adesão à triagem de AOS e CPAP pós-operatória podem diminuir o risco de insuficiência respiratória e morte.

Sistema renal

Pacientes com insuficiência renal crônica – principalmente aqueles em hemodiálise – apresentam morbidade e mortalidade perioperatórias substancialmente maiores do que a população geral. Pacientes em diálise têm maior necessidade de períodos mais longos de ventilação mecânica e maior tempo de internação na UTI e de internações hospitalares totais. A causa desse risco elevado é uma alta taxa de doença cardíaca concomitante, além de distúrbios hidreletrolíticos perioperatórios e diátese hemorrágica mediada por uremia. Medidas pré-operatórias para acomodar pacientes com insuficiência renal crônica concentram-se principalmente em uma avaliação completa de comorbidades, que otimiza o estado hidreletrolítico e assegura recursos adequados para cuidados perioperatórios.

A doença renal crônica é um preditor consistente de morte e parada cardíaca no paciente perioperatório. A avaliação de risco cardíaco associado começa com história e exame físico completos, com atenção nos índices preditivos como o RCRI (ver discussão anterior). Tendo em vista que a insuficiência renal é um fator de risco dentro do RCRI, o teste pré-operatório para pacientes com insuficiência renal segue amplamente as diretrizes apresentadas pelo ACC/AHA. Pacientes com insuficiência renal crônica em estágios 1 e 2 e capacidade funcional > 4 EMTs, que são submetidos a cirurgia de risco baixo ou intermediário, não requerem estudos pré-operatórios adicionais. Pacientes com insuficiência renal em estágios 3 a 5 ou que são submetidos a cirurgias de alto risco devem receber avaliação, incluindo ECG, hemograma completo, química do sangue e eletrólitos, assim como urinálise. O ecocardiograma deve ser realizado em pacientes com sobrecarga de volume apesar da doença renal crônica ótima para avaliar disfunção cardíaca concomitante.

Para pacientes em diálise, o manejo pré-operatório concentra-se em otimização hidreletrolítica e preservação da estabilidade hemodinâmica. O momento ideal da diálise pré-operatória é o dia anterior à operação ou no dia da cirurgia. Os objetivos da diálise devem incluir a obtenção de níveis eletrolíticos e euvolemia próximos do normal, tornando o paciente próximo ao peso seco. A hiperpotassemia é uma complicação da doença renal com risco de vida e deve ser considerada no pré-operatório em todos os pacientes com insuficiência renal e abordada durante todos os estágios perioperatórios. Nível normal de potássio é um pré-requisito para pacientes com doença renal crônica que serão submetidos a uma operação eletiva ou de urgência, porque os medicamentos intraoperatórios para combater a hiperpotassemia são limitados e a hiperpotassemia pode resultar em morte intraoperatória. Embora alguns especialistas recomendem aumentar a quantidade de diálise peritoneal por 1 semana antes da cirurgia, não existem dados objetivos sobre essa prática. Pacientes que iniciaram recentemente a diálise podem apresentar função renal residual. Essa função é crítica para a depuração de solutos e equilíbrio hídrico durante o primeiro ano em diálise e confere um benefício de sobrevida a longo prazo para pacientes em diálise. Portanto, a sua preservação durante o período perioperatório é importante. Embora a pesquisa baseada em evidências permaneça inconclusiva, diuréticos de retenção, inibidores da enzima conversora de angiotensina e bloqueadores dos receptores da angiotensina no período perioperatório devem ser considerados, pois esses medicamentos podem resultar em alterações hemodinâmicas durante e após a cirurgia. Uma vez que o paciente está estável após a operação, esses medicamentos devem ser retomados precocemente no pós-operatório, pois podem estar associados à preservação a longo prazo da taxa de filtração glomerular residual.

A insuficiência renal crônica também afeta a função hematológica e a anemia crônica é comum nessa população. Depois de abordar as várias etiologias para anemia crônica, a eritropoetina ou a darbepoietina podem ser iniciadas para otimização pré-operatória. Embora a insuficiência renal crônica não afete a contagem de plaquetas, a disfunção plaquetária urêmica é comum. A desmopressina (DDAVP) deve estar prontamente disponível e ser administrada se houver sangramento médico por disfunção plaquetária. O crioprecipitado e a transfusão de plaquetas podem ser utilizados se necessário. As medicações intra e pós-operatórias devem passar por um ajuste de doses, de maneira rápida e precisa, e agentes nefrotóxicos – incluindo medicamentos anti-inflamatórios não esteroides (AINEs), aminoglicosídeos, anfotericina B e corante de contraste – devem ser evitados, se possível, em pacientes com função renal residual.

Para todos os pacientes com doença renal crônica, evitar insultos renais secundários é vital para a preservação de qualquer função renal residual. Manter o volume intravascular adequado e evitar hipotensão nos períodos intraoperatório e pós-operatório imediato são particularmente importantes. Para pacientes sem função renal residual e em diálise, o uso de medicamentos e agentes nefrotóxicos pode ser considerado.

Sistema hepatobiliar

Pacientes com comprometimento da função hepática têm risco elevado de complicações cirúrgicas e relacionado à anestesia. História e exame físico pré-operatório completos fornecem pistas em relação à disfunção hepática. A hepatite aguda de qualquer etiologia (viral, induzida por medicamentos, autoimune, relacionada à obesidade etc.) requer diagnóstico, avaliação e manejo apropriados. A doença hepática crônica, incluindo fibrose e cirrose, pode ter um impacto significativo no planejamento operatório e desfechos pós-operatórios dos pacientes. Fatores de risco com evidência de doença hepática crônica no histórico podem incluir fatores de comportamento social (p. ex., uso de drogas intravenosas [IV], uso abusivo de álcool), obesidade a longo prazo e doença hepática crônica familiar. Muitas das revisões dos achados de sintomas (prurido e outras manifestações como icterícia, ascite, ginecomastia) e características do exame físico (telangiectasias em aranha, cabeça de medusa, icterícia, esplenomegalia e onda fluida) são geralmente encontradas em pacientes com cirrose de longa data. Em pacientes sem evidência de disfunção hepática na história e exame físico, exames pré-operatórios de rotina para a função hepática no cenário de cirurgia não hepatobiliar têm baixo valor preditivo e não são recomendados.

O risco cirúrgico em pacientes com doença hepática pode ser estratificado por cenários clínicos e medidas objetivas. Contraindicações da cirurgia eletiva incluem hepatite aguda ou fulminante e hepatite alcoólica. A hepatite aguda/fulminante pode ser uma indicação para o transplante de fígado. Pacientes com fibrose sem cirrose geralmente podem tolerar a cirurgia eletiva com baixa morbidade; no entanto, modificações do agente anestésico podem ser necessárias. Anestésicos comuns, como propofol, cetamina, etomidato, benzodiazepínicos e opioides sofrem metabolismo hepático.

Os bloqueadores neuromusculares não despolarizantes também representam um desafio farmacodinâmico, pois pacientes com doença hepática frequentemente têm maior volume de distribuição, mas uma taxa de eliminação mais lenta do fármaco. A cirrose está associada ao aumento da mortalidade em todos os tipos de cirurgia eletiva de grande porte, com razão de chances (*odds ratio*) variando de 3,4 na colecistectomia a 8,0 no enxerto de desvio da artéria coronária.[27]

As três medidas objetivas mais comuns de risco cirúrgico em pacientes com cirrose são o escore de Child-Turcotte-Pugh (CTP), o escore MELD e o volume hepático residual. A classificação CTP (Tabela 10.6) de cirrose foi popularizada na década de 1980, dada a facilidade de cálculo e correlação com mortalidade perioperatória após cirurgia abdominal. Originalmente proposto por Child e Turcotte, esse escore estima o risco do procedimento de derivação portossistêmica para sangramento pelas varizes. Mais tarde, o escore foi modificado por Pugh et al. para incluir o tempo de protrombina (TP) e excluir o estado nutricional. Um escore de CTP de 5 a 6 é considerado classe A (bem compensado), 7 a 9 é considerado classe B (comprometimento significativo) e 10 a 15 é considerado classe C (descompensado). Como a técnica cirúrgica e os cuidados perioperatórios melhoraram nos últimos anos – particularmente com a popularização da cirurgia laparoscópica –, as taxas de mortalidade para cada classe CTP diminuíram. Embora os resultados variem por tipo de procedimento, estimativas amplas de mortalidade para operações abdominais são 10, 20 e 60% para CTP A, B e C, respectivamente.[28]

O escore MELD é preditivo de sobrevida em pacientes com cirrose e foi originalmente desenvolvido principalmente para seleção do transplante. Nos últimos anos, o escore MELD suplantou gradualmente a classificação CTP para operações orientadas ao fígado e estratificação de risco cirúrgico não hepático. Ao contrário do escore CTP, que inclui componentes subjetivos como encefalopatia e ascite, o escore MELD é composto apenas por medidas objetivas: bilirrubina total (mg/dℓ), creatinina (mg/dℓ) e razão de normalização internacional (RNI, %). A mortalidade em 30 dias varia de forma relativamente linear com o escore MELD, com MELD < 8 associado a 6% de mortalidade e MELD > 20 associado a uma mortalidade superior a 50%.[29]

Tabela 10.6 Sistema de escore de Child-Turcotte-Pugh modificado com estatísticas de sobrevida associadas ao histórico.

	Classe A	Classe B	Classe C
Pontos totais	5 a 6	7 a 9	10 a 15
Sobrevida histórica de 1 ano	100%	80%	45%
Sobrevida histórica de 2 anos	85%	60%	35%

	Pontos		
Variáveis	1	2	3
Encefalopatia	Nenhum	Grau 1 a 2	Grau 3 a 4
Ascite	Ausente	Leve	Moderada
Albumina sérica (g/ℓ)	> 3,5	2,8 a 3,5	< 2,8
Razão normalizada internacional	< 1,7	1,7 a 2,3	> 2,3
Bilirrubina total (mg/dℓ) ou fℓ.l	< 2	2 a 3	> 3
(mg/dℓ) em pacientes com CBP/CEP	< 4	4 a 10	> 10

CBP, cirrose biliar primária; *CEP*, colangite esclerosante primária.

As forças preditivas relativas dos escores CTP e MELD são debatidas há mais de uma década. Enquanto alguns estudos sugeriam que o escore MELD de 10 a 14 era um melhor preditor de morte ou necessidade de transplante após cirurgia abdominal do que o CTP classe C, outras análises demonstravam que o escore CTP e a classificação ASA eram preditivos de mortalidade entre os pacientes selecionados para operações abdominais não hepáticas e o MELD não. No geral, a utilidade preditiva dos escores MELD e CTP pode ser maior para operações urgentes do que para operações eletivas; no entanto, a seleção e a otimização apropriadas do paciente no pré-operatório são fundamentais em pacientes com cirrose selecionados para procedimentos de cirurgia eletiva. Problemas cirúrgicos gerais comuns encontrados em pacientes com cirrose incluem hérnias da parede abdominal e doença do trato biliar. A ascite significativa e mal controlada predispõe ao desenvolvimento de hérnia por defeitos da parede abdominal congênita. A correção de hérnia de emergência (para reparo de um defeito transabdominal com vazamento de ascite) está associada a maior morbidade e mortalidade. Assim, manejo e controle/redução pré-operatórios da ascite são fundamentais para o sucesso do reparo da hérnia, durabilidade a longo prazo e segurança perioperatória. Quando o reparo da hérnia é realizado, o fechamento da parede abdominal com sutura (sem tela) é viável e seguro. Vários estudos demonstraram melhores desfechos após uma abordagem laparoscópica para colecistectomia quando em comparação com uma abordagem aberta em pacientes com cirrose. Para todos os pacientes com cirrose, o risco operatório aumenta com CPT maior (B-C) e MELD superior ($>$ 18 a 20). A análise de risco/benefício multidisciplinar é primordial nesses pacientes. Pacientes com cirrose descompensada (CPT-C; alto MELD) aguardando transplante de fígado se beneficiariam de correção de hérnia após o transplante e/ou adiamento da colecistectomia até o momento do transplante de fígado.

Ao considerar a ressecção hepática, o volume hepático residual é preditivo de morbidade pós-operatória, particularmente insuficiência hepática pós-hepatectomia. Geralmente definida como TP $>$ 50% do normal (RNI $>$ 1,7) e bilirrubina sérica $>$ 2,9 mg/dℓ (50 μmol/ℓ) no 5º dia de pós-operatório – muitas vezes referido como os critérios 50-50 –, a insuficiência hepática pós-hepatectomia está associada a uma taxa de mortalidade de até 50%.[30] Para pacientes sem cirrose submetidos à ressecção hepática, um volume hepático residual de 20% é geralmente considerado adequado. Este mínimo é estimado em 40% para pacientes com cirrose compensada. O volume residual do fígado é mais comumente estimado a partir da volumetria por TC ou RM usando *software* integrado, levando-se em consideração o volume hepático proposto a ser ressecado e a área de superfície corporal do paciente.

Pacientes com doença hepática crônica devem ser clinicamente otimizados antes da cirurgia. A função sintética deve ser avaliada por meio de avaliação dos níveis de TP, albumina e fibrinogênio. A creatinina e a bilirrubina total são necessárias para completar a avaliação de risco MELD pré-operatória. No entanto, é importante notar que o TP não se correlaciona diretamente com o risco de sangramento em pacientes com cirrose. De fato, pacientes com cirrose e TP/RNI elevados podem ter hipercoagulabilidade. Ao tratar a ascite com diurese pré-operatória ou paracentese, os cirurgiões podem reduzir o risco de deiscência ou herniação. A função renal é particularmente importante em pacientes com cirrose. Os médicos devem estar cientes de que a função sintética comprometida de pacientes cirróticos pode reduzir artificialmente a síntese de ureia e creatinina. Finalmente, a desnutrição é muito comum entre os pacientes com cirrose e está associada aos desfechos perioperatórios ruins. A suplementação nutricional pré-operatória – incluindo reposição de vitaminas lipossolúveis, conforme indicado – pode ser indicada para pacientes com evidência de perda de peso recente ou hipoalbuminemia.

Sistema hematológico

Sangramento e tromboembolismo estão entre as complicações cirúrgicas mais preocupantes e evitáveis. Por isso, a história hematológica e exame físico completos são indicados para todo paciente candidato a uma operação. Isso inclui avaliação para sintomas de anemia (fadiga, palidez, hematoquezia, dispneia, palpitações), coagulopatia (petéquias, diátese hemorrágica, medicamentos) e hipercoagulabilidade (trombose, edema). O exame físico deve avaliar sinais vitais, hepatomegalia e esplenomegalia, linfadenopatia, tônus da pele, edema de extremidades e sangramento retal. A reconciliação completa dos medicamentos basais é fundamental, pois os medicamentos antitrombóticos requerem um manejo cuidadoso no cenário pré-operatório. Informações sobre a função hepática e renal também impactam a avaliação de risco para sangramento e profilaxia de tromboembolismo venoso perioperatório.

Anemia

A anemia crônica é um dos achados mais comuns na rotina da avaliação pré-operatória de rotina. As causas são frequentemente multimodais, incluindo deficiência nutricional, câncer, doença renal, doença inflamatória, infecção e doenças hereditárias. O oxigênio é transportado pelo sangue via hemoglobina dentro das hemácias; portanto, a anemia pode resultar em comprometimento significativo na oxigenação tecidual. No entanto, considerando a reserva na oferta de oxigênio em comparação com a utilização nos tecidos, os níveis de hemoglobina consideravelmente abaixo dos intervalos normais são geralmente bem tolerados por pacientes saudáveis. Com o tempo, o tratamento de anemia crônica e perioperatória passou de protocolos de transfusão liberal para estratégias restritivas. Isso se deve à falta de evidências de apoio à prática liberal de transfusão de sangue e aos riscos mensuráveis associados à transfusão sanguínea (Tabela 10.7).

Fatores desencadeantes para transfusão de sangue no cenário de anemia devem ser individualizados com base no paciente e em fatores clínicos; porém, as diretrizes gerais podem ser úteis para promover a consistência institucional. Com base em dados de mais de 12.000 pacientes em 31 estudos, a AABB (anteriormente American Association of Blood Banks) forneceu diretrizes atualizadas sobre transfusão em 2016. Para a maioria dos pacientes hospitalizados hemodinamicamente estáveis e assintomáticos, a transfusão não é indicada até que o nível de hemoglobina seja $\leq$ 7 g/dℓ. Isso inclui a população de pacientes criticamente doentes. Essas recomendações são apoiadas pelo Transfusion Requirements in Critical Care (TRICC), que não demonstrou diferença na mortalidade em 30 dias entre protocolos de transfusão liberal ou restritiva em pacientes criticamente doentes e euvolêmicos com anemia na unidade de terapia intensiva. Os achados do ensaio TRICC foram recentemente corroborados pelo Transfusion Requirements in Septic Shock (TRISS) em pacientes com choque séptico.[31] Entre pacientes com sangramento gastrintestinal, um sistema de transfusão restritivo está associado a menor mortalidade em 30 dias.

Potenciais exceções ao limite de transfusão de 7 g/dℓ incluem pacientes com doença cardiovascular e aqueles submetidos à cirurgia cardíaca, para os quais um limiar de transfusão de 8 g/dℓ poderia ser considerado. Os recentes estudos do Transfusion Requirements in Cardiac Surgery III (TRICS III) não encontraram diferença na morte, IM, acidente vascular encefálico ou insuficiência renal entre os limiares de transfusão de 7,5 g/dℓ e 8,5 a 9,5 g/dℓ em pacientes

Tabela 10.7 Risco aproximado por unidade de transfusão de hemácias.

Efeito adverso	Risco aproximado por unidade de transfusão de hemácias
Reação febril[a]	1:60*
Sobrecarga circulatória associada à transfusão[b,c]	1:100[†]
Reação alérgica[d]	1:250
Lesão pulmonar aguda relacionada à transfusão[e]	1:12.000
Infecção pelo vírus da hepatite C[f]	1:1.149.000
Infecção pelo vírus da hepatite B[g]	1:1.208.000 a 1:843.000[‡]
Infecção pelo vírus da imunodeficiência humana[f]	1:1.467.000
Hemólise fatal[h]	1:1.972.000

*Estimado em 1:91 com leucorredução pré-armazenamento e 1:46 com leucorredução pós-armazenamento. [†]Risco estimado por receptor em vez de unidade. [‡]A estimativa é variável dependendo da duração do período infeccioso. [a]Federowicz I, Barrett BB, Andersen JW, et al. Characterization of reactions after transfusion of cellular blood components that are white cell reduced before storage. *Transfusion*. 1996;36:21-28. [b]Popovsky MA, Audet AM, Andrzejewski C Jr. Transfusion-associated circulatory overload in orthopedic surgery patients: a multi-institutional study. *Immunohematology*. 1996;12:87-89. [c]Clifford L, Jia Q, Yadav H, et al. Characterizing the epidemiology of perioperative transfusion-associated circulatory overload. *Anesthesiology*. 2015;122:21-28. [d]DeBaun MR, Gordon M, McKinstry RC, et al. Controlled trial of transfusions for silent cerebral infarcts in sickle cell anemia. *N Engl J Med*. 2014;371:699-710. [e]Use of blood products for elective surgery in 43 European hospitals. The Sanguis Study Group. *Transfus Med*. 1994;4:251-268. [f]Zou S, Dorsey KA, Notari EP, et al. Prevalence, incidence, and residual risk of human immunodeficiency virus and hepatitis C virus infections among United States blood donors since the introduction of nucleic acid testing. *Transfusion*. 2010;50:1495-1504. [g]Stramer SL, Notari EP, Krysztof DE, et al. Hepatitis B virus testing by minipool nucleic acid testing: does it improve blood safety? *Transfusion*. 2013;53:2449-2458. [h]US Food and Drug Administration. Transfusion/donation fatalities: notification process for transfusion related fatalities and donation related deaths. Consultado em 1 de Agosto, 2016. (De Carson JL, Guyatt G, Heddle NM, et al. Clinical Practice Guidelines from the AABB: red blood cell transfusion thresholds and storage. *JAMA*. 2016;316:2025-2035.)

de cirurgia cardíaca.[32] Para pacientes assintomáticos com doenças cardiovasculares basais, o Functional Outcomes in Cardiovascular Patients Undergoing Surgical Hip Fracture (FOCUS) sugere que um limiar de transfusão de 8 g/dℓ não está associado a piores desfechos pós-operatórios quando comparados a um limiar de 10 g/dℓ.

A anemia no paciente com sangramento agudo representa um cenário clínico fundamentalmente diferente. Nesses pacientes, a anemia está mais intimamente associada ao choque hipovolêmico, e a rápida instabilidade hemodinâmica muitas vezes torna os protocolos de transfusão laboratoriais irrealistas. Em pacientes hemodinamicamente estáveis, um sistema de transfusão restritivo pode ser razoável. No entanto, para pacientes com sangramento contínuo, instabilidade hemodinâmica ou trauma acentuado, a transfusão de sangue empírico e os protocolos institucionais de transfusão maciça podem salvar vidas.

Coagulopatia hereditária

O rastreamento laboratorial pré-operatório de rotina para diáteses hemorrágicas é desencorajado; a investigação deve ser guiada por questões que avaliam o risco de sangramento. O cirurgião deve obter história de sangramentos nasais frequentes, menorragia, sangramento intra-articular e doenças hereditárias. As comorbidades comuns que aumentam os riscos de sangramento incluem insuficiência hepática ou renal crônica. Experiências anteriores com procedimentos invasivos e medicamentos anticoagulantes e antiplaquetários atuais devem ser avaliadas. Ao exame físico, epistaxe, sangramento gengival e petéquias cutâneas são sugestivos de distúrbios plaquetários ou do colágeno. Hemartrose, hematomas profundos e equimoses grandes e palpáveis podem indicar deficiência do fator. Devido à incidência relativamente baixa de sangramento maior em operações comuns de cirurgia geral, os estudos que abordam o valor dos testes hemostáticos pré-operatórios de rotina comumente são inadequadamente delineados. Se a história e o exame físico de um paciente indicam um risco aumentado de sangramento, os exames laboratoriais iniciais devem incluir um hemograma completo, com contagem de plaquetas, TP/RNI, tempo de tromboplastina parcial ativado (TTPa), creatinina e painel de função hepática. Pacientes com sinais de distúrbios hemorrágicos hereditários devem ser encaminhados para consulta hematológica pré-operatória.

Ao considerar a abordagem diagnóstica de distúrbios hemorrágicos hereditários, a primeira separação é entre distúrbios de coagulação e de plaquetas e integridade vascular. Se a investigação incluir TP/RNI e TTPa normais, deve-se suspeitar de trombocitopenia ou disfunção plaquetária. O sangramento espontâneo geralmente não ocorre, a menos que a contagem de plaquetas esteja abaixo de 30.000/µℓ. Distúrbios hereditários na função ou armazenamento plaquetário incluem doença de von Willebrand (vWD, a mais comum), Bernard-Soulier e trombastenia de Glanzmann. Causas adquiridas de disfunção plaquetária incluem cirrose, síndromes mielodisplásicas, uremia e impactos farmacológicos do ácido acetilsalicílico, inibidores de P2Y12 e AINEs. TP/RNI e TTPa normais não excluem coagulopatias foras das vias medidas desses dois testes (ou seja, deficiência do fator XIII) ou distúrbios vasculares (distúrbios hereditários e adquiridos do tecido conectivo, vasculite de pequenos vasos).

As causas do prolongamento isolado do TTPa incluem deficiências nos fatores VIII (hemofilia A), IX (hemofilia B) e XI. A hemofilia A e B são de longe as mais comuns e ambas são ligadas a distúrbios recessivos ligados ao X. O TP prolongado isolado, na ausência de contribuintes farmacológicos ou cirrose, é indicativo da deficiência relativamente rara do fator VII. Resultados anormais de TP e TTPa geralmente indicam um defeito na via comum de coagulação, composto por fatores II (protrombina), V, X e fibrinogênio. Distúrbios hereditários da via comum são raros; uma extensa investigação das causas adquiridas é suscetível de indicar contribuintes como deficiência de vitamina K, varfarina supraterapêutica, insuficiência hepática ou coagulação intravascular disseminada. Um amplo resumo da abordagem de rastreamento para distúrbios hemorrágicos é fornecido na Figura 10.4.

Protocolos institucionais para manejo perioperatório em pacientes com distúrbios hemorrágicos hereditários devem ser uma colaboração entre hematologistas, anestesiologistas e cirurgiões.

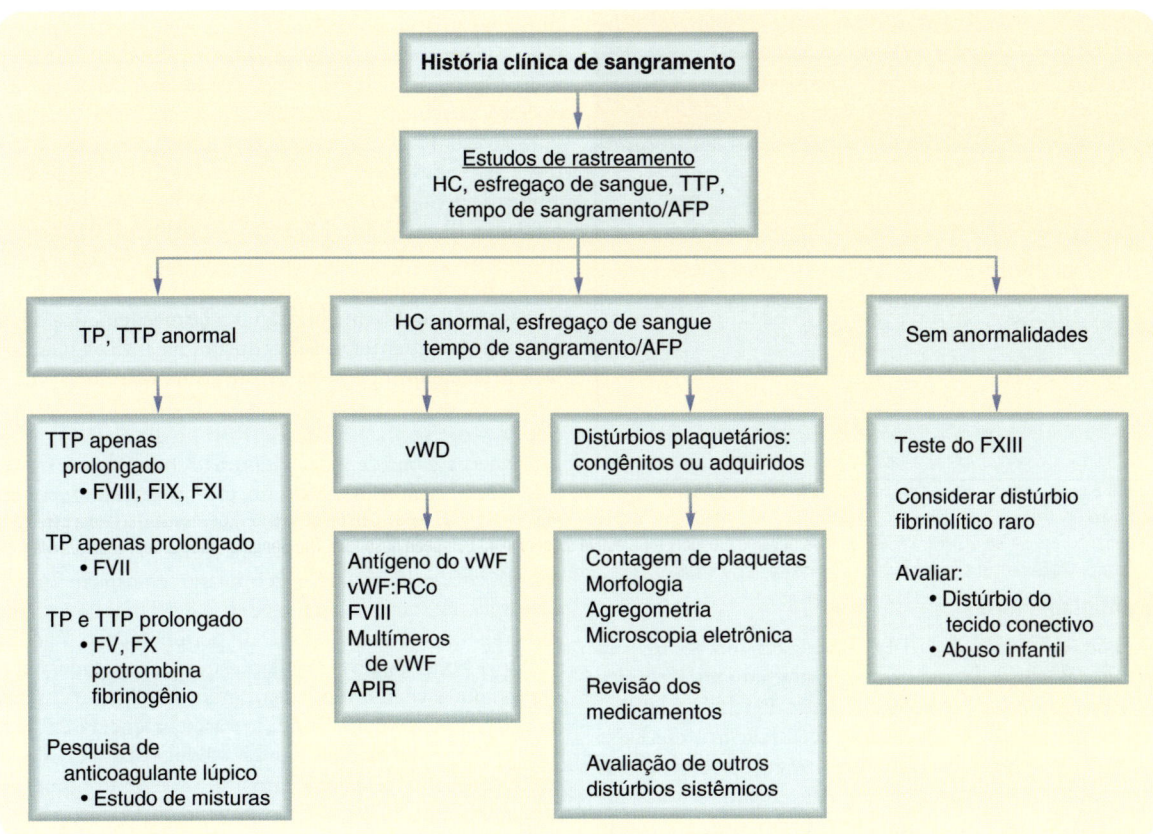

Figura 10.4 Avaliação laboratorial de distúrbios hemorrágicos. *AFP*, analisador de função plaquetária; *APIR*, agregação plaquetária induzida por ristocetina; *HC*, hemograma completo; *TP*, tempo de protrombina; *TTP*, tempo de tromboplastina parcial; *RCo*, cofator de ristocetina; *vWD*, doença de von Willebrand; *vWF*, fator de von Willebrand. (Adaptada de Sharathkumar AA, Pipe SW: Bleeding disorders. *Pediatr Rev.* 2008;29:121-129.)

Esses protocolos variam muito em razão das diferenças nos recursos laboratoriais e tratamentos disponíveis. No entanto, alguns princípios orientadores são relevantes em todos os cenários. As operações eletivas para pacientes com distúrbios hemorrágicos devem ser planejadas com colaboração multidisciplinar para garantir a disponibilidade de todos os recursos laboratoriais e terapêuticos no período pós-operatório. Múltiplas vias de acesso venoso intraoperatório devem estar disponíveis para amostragem de sangue precisa dos sítios de infusão. A analgesia perioperatória não deve incluir medicamentos com efeitos antiplaquetários, como ácido acetilsalicílico e AINEs.

O tratamento pré-operatório da hemofilia A depende da gravidade da doença. Fenótipos leves (fVIII > 5%) respondem bem à DDAVP administrada no dia da cirurgia, o que eleva os níveis de fator VIII até cinco vezes em 90 minutos. Após a administração, os níveis do fator VIII devem ser mensurados nos ambientes pré- e pós-operatórios, e a DDAVP pode ser dosada de novo diariamente ou 2 vezes/dia, quando necessário. A atenção adequada deve ser dada à retenção de líquidos, pois a hiponatremia pode ser uma complicação grave da DDAVP, principalmente em pacientes idosos. Visto que o fator IX não responde à DDAVP, mesmo formas leves de hemofilia B necessitam de reposição do fator antes e depois de uma cirurgia de grande porte para manter níveis adequados. Para ambos os distúrbios, fenótipos graves devem ser tratados com administração de concentrados do fator no ambiente pré-operatório imediato, dentro de 10 a 20 minutos da incisão. Reduzir a necessidade de repetir a dosagem de concentrados do fator minimiza a probabilidade de desenvolvimento de inibidores. Até 25% dos pacientes com hemofilia A grave apresentam inibição de anticorpos para o fator VIII. Os inibidores reduzem a eficácia da terapia de reposição do fator. Para pacientes que tiveram vários tratamentos prévios com reposição do fator, o rastreamento pré-operatório do inibidor deve ser realizado 1 semana antes da cirurgia. A presença de inibidores indica a necessidade de agentes pró-coagulantes que podem contornar a via intrínseca, como o fator VII recombinante ativado ou concentrado do complexo de protrombina ativado.

O fator de von Willebrand (vWF) medeia a adesão das plaquetas ao colágeno e a outras plaquetas. É a proteína transportadora do fator VIII. A vWD, um distúrbio do vWF, é subdividida em três tipos amplos. O tipo 1 é uma deficiência parcial do vWF. É a versão mais comum da vWD e responde bem à DDAVP administrada 1 hora antes da incisão. Como o vWF é um reagente de fase aguda, os níveis geralmente permanecem elevados no pós-operatório. A vWD tipo 2 compreende uma variedade de defeitos qualitativos no vWF, que podem resultar na diminuição da ligação do fator VIII e distúrbios na função plaquetária (2A, 2B e 2 M). Embora a DDAVP possa induzir uma resposta parcial em pacientes com vWD tipos 2A e 2 M, é contraindicada no tipo 2B, pois pode causar trombocitopenia. A vWD tipo 3 é uma deficiência completa ou quase completa do vWF e universalmente não responde à DDAVP. Para todos os pacientes com vWD tipo 3 e na maioria dos pacientes com doença tipo 2, o concentrado de vWF é o tratamento de escolha. A medição pré-operatória dos níveis de fatores deve ser obtida antes da cirurgia eletiva e os níveis-alvo mínimos devem ser adaptados ao tipo de cirurgia (Tabela 10.8).

Tabela 10.8 Níveis recomendados de fator de von Willebrand (vWF) em pacientes com doença de von Willebrand (vWD) selecionados para cirurgia.

Cirurgia de grande porte	100% do vWF no pré-operatório e níveis diários mínimos de 50% até a cicatrização da ferida (5 a 10 dias)
Cirurgia de pequeno porte	Nível de vWF de 60% no pré-operatório e níveis diários mínimos de 30% até a cicatrização da ferida (2 a 4 dias)
Extrações dentárias	Nível de vWF de 60% no pré-operatório (dose única)
Parto e puerpério	80 a 100% do nível do vWF pré-parto e níveis mínimos de 30% (3 a 4 dias)

De Mensah PK, Gooding R. Surgery in patients with inherited bleeding disorders. *Anaesthesia*. 2015;70:112-120; e139-e140.

Terapias antiplaquetárias

As diretrizes do ACC/AHA de 2014 recomendam uma abordagem individualizada para ponderar os riscos de sangramento cirúrgico e risco cardíaco entre pacientes em terapia antiplaquetária crônica.[20] Pacientes em terapia crônica com ácido acetilsalicílico em baixa dose, mas que não foram submetidos previamente à colocação de *stent*, devem continuar com o uso desse medicamento no ambiente perioperatório, se o risco de sangramento é baixo. Em geral, o uso perioperatório da monoterapia antiplaquetária com ácido acetilsalicílico é seguro na grande maioria dos pacientes que necessitam de operações gerais e cardiovasculares. Cirurgias eletivas que exigem a descontinuação da terapia antiplaquetária dupla devem ser evitadas 30 dias após o implante de *stent* convencional ou no período de 12 meses após o implante de *stent* farmacológico (SF). O atraso cirúrgico após o implante do SF pode ser reduzido em 6 meses, se o risco de atraso for maior que o risco de trombose do *stent*. Para cirurgias urgentes dentro de 4 semanas após o implante de *stent* convencional ou SF, a terapia antiplaquetária dupla deve ser continuada, a menos que haja risco significativo de sangramento cirúrgico com risco de vida. Se houver necessidade cirúrgica de descontinuar a terapia com inibidor de P2Y12 durante esse período, o ácido acetilsalicílico deve ser continuada e o uso do inibidor de P2Y12 deve ser reiniciado o mais rápido possível no pós-operatório. Um resumo das recomendações do ACC/AHA para terapia antiplaquetária no cenário de *stent* coronário recente é mostrado na Figura 10.5. É importante ressaltar que, para pacientes que não estavam previamente em terapia com ácido acetilsalicílico, o início do uso desse medicamento para redução do risco cardíaco perioperatório não é suportado pelas evidências atuais. O estudo histórico Perioperative Ischemic Evaluation 2 (POISE-2) concluiu que a administração de ácido acetilsalicílico no ambiente perioperatório não tem impacto na morte ou no IM e aumenta o risco de sangramento grave.[33]

Anticoagulante

A consideração do manejo perioperatório de anticoagulantes pondera o risco de sangramento em relação às complicações tromboembólicas. Além de determinar a duração da interrupção do anticoagulante, os médicos devem decidir se um agente de ponte é indicado. Pacientes com risco excepcionalmente alto de complicações tromboembólicas (ou seja, acidente vascular encefálico isquêmico recente, anticoagulação inadequada na condição de fibrilação atrial com CHA2DS2-VASc > 1) não devem ser submetidos a operações eletivas até que o risco de coagulação seja otimizado. Operações com baixo risco de sangramento – como muitas operações cutâneas – podem prosseguir sem interrupção da anticoagulação crônica. No caso de intervenções cardíacas para arritmia, pode ser indesejável interromper a anticoagulação mesmo no ambiente perioperatório. O American College of Chest Physicians Evidence-Based Clinical Practice Guidelines (2012) representa as recomendações mais amplamente aceitas para manejo antitrombótico perioperatório.[34]

Os médicos devem considerar a farmacocinética dos anticoagulantes para manter as interrupções na anticoagulação crônica tão curtas quanto possível. A varfarina, com meia-vida de 36 a 42 horas, deve ser descontinuada 5 dias antes das operações eletivas, com verificação de TP/RNI no dia da cirurgia. Se a RNI permanecer acima de 1,5, a vitamina K ou o plasma fresco congelado pode ser administrado no pré-operatório dependendo da extensão da coagulopatia e do planejamento operatório. Como a varfarina geralmente leva de 4 a 5 dias para atingir níveis terapêuticos de anticoagulação, reiniciar o seu uso em 24 horas após a cirurgia resultará em uma média de 8 a 9 dias de anticoagulação subterapêutica durante o período perioperatório. Por essa razão, a terapia ponte de anticoagulação deve ser considerada para pacientes com risco muito alto de tromboembolismo.[34] Esses pacientes incluem aqueles com acidente vascular encefálico isquêmico recente, embolia arterial aguda, válvula cardíaca mecânica ou tromboembolismo venoso com alto risco de tromboembolismo. Diretrizes anteriores também recomendavam ponte para fibrilação atrial de alto risco. No entanto, os resultados do ensaio BRIDGE duplo-cego e controlado por placebo concluíram que renunciar à ponte com heparina de baixo peso molecular neste cenário não aumenta o risco de tromboembolismo arterial e diminui o risco de sangramento grave.[35] Quando utilizado no cenário de tratamento de ponte, a heparina não fracionada deve ser interrompida 4 a 6 horas antes da cirurgia, enquanto a heparina de baixo peso molecular deve ser interrompida 24 horas antes da cirurgia. Para operações com alto risco de hemorragia, a dose terapêutica de heparina de baixo peso molecular deve ser retomada 48 a 72 horas após a cirurgia.

Inibidores orais diretos da trombina e do fator Xa

Os agentes anticoagulantes orais modernos incluem o inibidor direto da trombina dabigatrana (Pradaxa®) e inibidores diretos do fator Xa rivaroxabana (Xarelto®), apixabana (Eliquis®), edoxabana (Savaysa®) e betrixabana (Bevyxxa®). Esses agentes apresentam várias vantagens sobre o inibidor tradicional dos fatores de coagulação dependentes de vitamina K, a varfarina. Ou seja, eles oferecem um início mais rápido (menos de 4 horas) e meia-vida mais curta, permitindo um menor período de interrupção no ambiente perioperatório. O teste laboratorial de rotina a longo prazo para níveis do fármaco não é necessário. No entanto, o manejo perioperatório desses agentes requer o conhecimento da farmacocinética básica e opções para reversão.[36] Um resumo dos anticoagulantes orais comuns é fornecido na Tabela 10.9.

A dabigatrana foi aprovada pela US Food and Drug Administration (FDA) para prevenção de acidente vascular encefálico na fibrilação atrial em 2010. Sua depuração é renal com uma meia-vida de 12 a 17 horas. Para pacientes com função renal normal para os quais se prevê uma cirurgia de grande porte, a dabigatrana deve ser mantida por 48 horas antes da cirurgia e retomada 2 a 3 dias após a cirurgia. Ajustes de dosagem são necessários em idosos e para aqueles com insuficiência renal. A dabigatrana pode ser monitorada usando o tempo de trombina diluída ou o nível

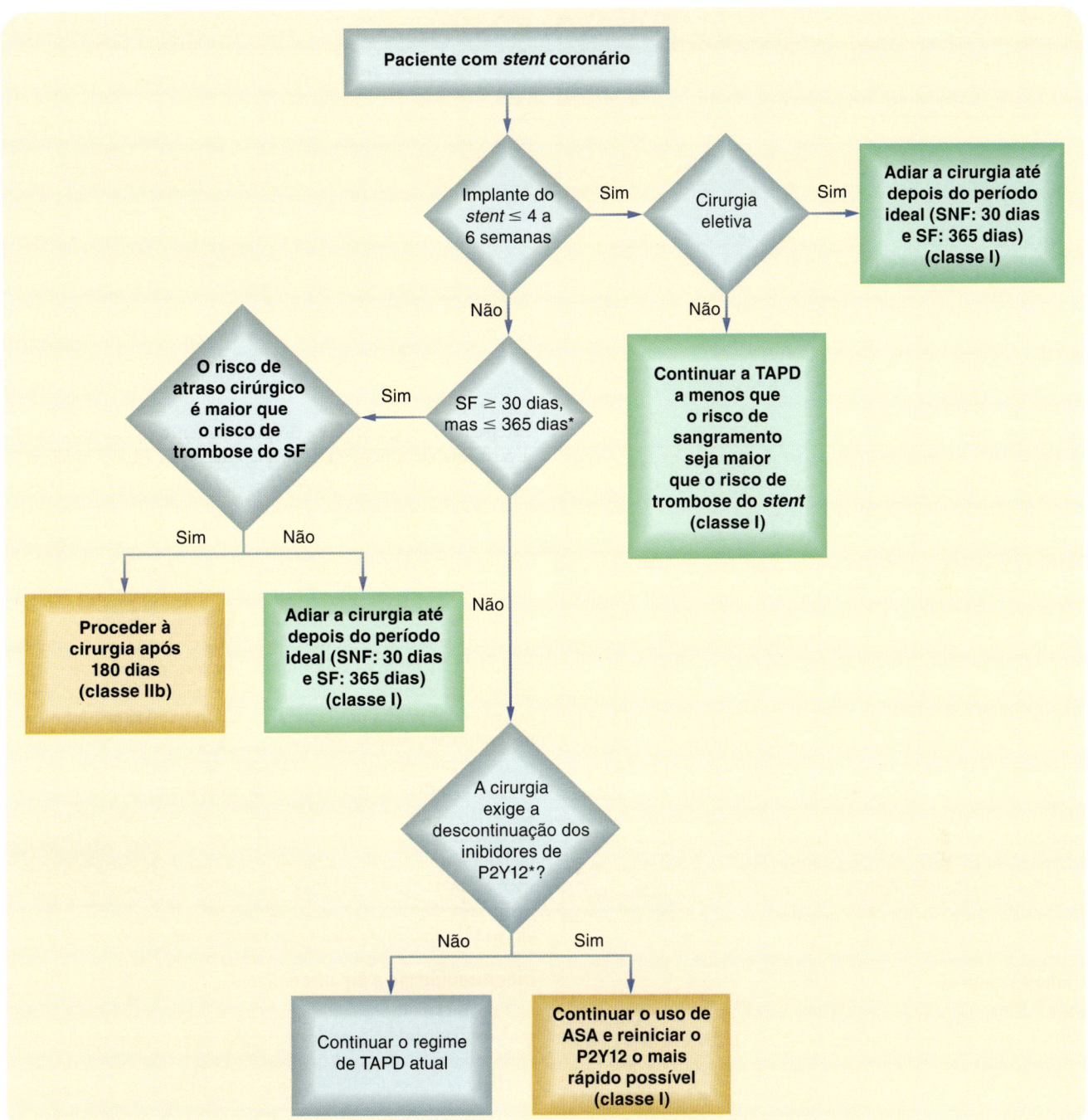

Figura 10.5 Manejo de agentes antiplaquetários em pacientes com *stent* coronário endovascular e cirurgia não cardíaca. *Assumindo que o paciente está atualmente em terapia antiplaquetária dupla (TAPD). *ASA*, ácido acetilsalicílico; *SF, stent* farmacológico; *SNF, stent* não farmacológico; *TAPD*, terapia antiplaquetária dupla. (Adaptada de Fleisher LA, Fleischmann KE, Auerbach AD, et al.: 2014 ACC/AHA guideline on perioperative cardiovascular evaluation and management of patients undergoing noncardiac surgery: a report of the American College of Cardiology/American Heart Association Task Force on practice guidelines. *J Am Coll Cardiol.* 2014;64:e77-e137.)

de fármaco por cromatografia líquida-espectrometria de massa (LC-MS/MS). Em 2015, a FDA aprovou o idarucizumabe (Praxbind®) como um agente de reversão específico para dabigatrana. A reversão rápida é alcançada com uma dose única de 5 g IV.

Rivaroxabana, apixabana, edoxabana e betrixabana são inibidores diretos do fator Xa; eles podem ser monitorados usando um ensaio cromogênico com anti-Xa ou LC-MS/MS. A depuração inclui excreção renal na urina e metabolismo hepático via CYP3A4. Assim, as interações medicamentosas são comuns com inibidores do citocromo P450 (cetoconazol, amiodarona, inibidores seletivos da recaptação de serotonina, cimetidina etc.) e indutores (carbamazepina, fenitoína, rifampicina etc.). Além disso, os inibidores do fator Xa são substratos de transportadores de efluxo da glicoproteína-P. Portanto, os fármacos que inibem tanto o CYP3A4 quanto a glicoproteína-P – o exemplo clássico é o cetoconazol – podem causar profunda amplificação dos efeitos de anticoagulação. Os inibidores orais de Xa têm início rápido (2 a 4 horas) e meias-vidas relativamente curtas, permitindo curtos períodos de interrupção no perioperatório.

Tabela 10.9 Anticoagulantes orais.

Fármaco	Nome comercial	Mecanismo	Monitoramento	Depuração	Início	Meia-vida (horas)	Espera pré-operatória	Retorno pós-operatório	Reversão
Varfarina	Coumadin®	Inibidor da síntese de fator dependente de vitamina K	TP/RNI	Hepática (CYP1A2, CYP3A4)	> 4 dias	36 a 42	5 dias	12 a 24 h	CCP, PFC, vitamina K
Dabigatrana	Pradaxa®	Inibidor direto da trombina	NA	Renal	1 a 2 h	12 a 17	2 dias	2 a 3 dias	Idarucizumab
Rivaroxabana	Xarelto®	Inibidor direto do fator Xa	Ensaio anti-Xa	Hepática (CYP3A4) Renal	2 a 4 h	5 a 9	2 dias	2 a 3 dias	CCP Andexanet al.fa
Apixabana	Eliquis®	Inibidor direto do fator Xa	Ensaio anti-Xa	Hepática (CYP3A4) Renal	3 a 4 h	8 a 12	2 dias	2 a 3 dias	CCP Andexanet al.fa

CCP, concentrado de complexo protrombínico; NA, não aplicável; PFC, plasma fresco congelado; TP/RNI, tempo de protrombina/razão normalizada internacional. (Adaptada de Sunkara T, Ofori E, Zarubin V, et al. Perioperative management of direct oral anticoagulants (DOACs): a systemic review. Health Serv Insights. 2016;9:25-36.)

Eles devem ser interrompidos 48 horas antes da cirurgia e retomados 2 a 3 dias de pós-operatório. Em 2018, a FDA aprovou o andexanet al.fa (Andexxa®) como um agente de reversão direcionado para inibidores orais do fator Xa. A administração envolve um bólus inicial de 400 a 800 mg seguido por uma infusão contínua.

Sistema endócrino

As comorbidades endócrinas podem influenciar significativamente a fisiologia perioperatória, e é muito importante que sejam consideradas durante a avaliação pré-operatória. Embora o diabetes melitos seja a endocrinopatia mais comum, é fundamental diagnosticar e tratar desequilíbrios fisiológicos da tireoide e sistemas adrenocorticais, bem como a hipersecreção de hormônios endógenos por neoplasias funcionais. O manejo das endocrinopatias funcionais é brevemente abordado nesta seção e é discutido mais detalhadamente em capítulos específicos de doenças.

Diabetes melitos

Quase 10% da população dos EUA tem diabetes melitos. As sequelas crônicas são multifatoriais e afetam os sistemas cardiovascular, renal e neurológico. A avaliação pré-operatória deve focar no exame físico pertinente e nos achados laboratoriais. Estes incluem o ECG e estudos de eletrólitos para avaliar os efeitos a longo prazo do mau controle glicêmico no miocárdio, a condutividade cardíaca e a função renal. A hemoglobina A1c (hemoglobina glicada) ajuda a avaliar a eficácia do controle glicêmico.

O manejo clínico do diabetes melitos continua a evoluir. Várias formulações de insulina de ação curta, intermediária e longa estão comercialmente disponíveis. Em geral, a insulina de ação prolongada (glargina ou detemir) deve ser administrada conforme programado durante o período perioperatório. A insulina de ação intermediária (NPH, insulina de zinco, insulina de zinco estendida) deve ser administrada na metade da dose na manhã da cirurgia e retomada na dose normal uma vez que a dieta normal foi retomada. As insulinas de ação curta (regular, lispro, glulisina, asparte e combinações proporcionais de insulinas intermediárias com ação curta, como 70/30 ou 50/50) são geralmente mantidas e não administradas durante a manhã da cirurgia. Bombas de insulina devem ser ajustadas para a taxa de infusão basal e reprogramadas para as configurações regulares assim que uma dieta normal for estabelecida. A consulta de endocrinologia hospitalar é frequentemente útil no manejo de pacientes com regimes complexos de insulina ou controle glicêmico deficiente.

O manejo perioperatório de hipoglicemiantes orais também evoluiu. Em geral, as sulfonilureias (p. ex., gliburida, glipizida, glimepirida e outras sulfonilureias de agente único ou combinadas) são retiradas no dia da cirurgia. Inibidores de DPP-4 (gliptinas) normalmente são administrados na manhã da cirurgia. A administração de metformina na manhã da cirurgia é controversa. Dados históricos sugeriam um risco aumentado de acidose láctica entre os pacientes em uso de metformina; portanto, foram utilizados parâmetros liberais de retenção. Dados mais recentes, incluindo uma revisão sistemática Cochrane, não corroboram este risco aumentado; em vez disso, eles observam uma série de benefícios potenciais de continuar com o uso de metformina no dia da cirurgia, incluindo melhor controle perioperatório da glicose.[37]

Hipertireoidismo e hipotireoidismo

O painel de função da tireoide e a dosagem do hormônio estimulante da tireoide identificam prontamente pacientes com endocrinopatias relacionadas à tireoide. Pacientes com hipertireoidismo geralmente são suprimidos no pré-operatório antes da cirurgia da tireoide. Operações eletivas não tireoidianas devem ser adiadas até que o hipertireoidismo seja tratado. O hipotireoidismo é uma doença crônica indolente, e os pacientes com hipotireoidismo assintomático podem ser iniciados com hormônio de reposição da tireoide a qualquer momento durante o cuidado perioperatório. O hipotireoidismo sintomático manifesta-se por uma diminuição do metabolismo (p. ex., fadiga, ganho de peso, desregulação do calor). O hipotireoidismo sintomático pode afetar a regulação eletrolítica, coagulação, condução miocárdica e outras vias metabólicas; cirurgias eletivas em pacientes com hipotireoidismo sintomático devem ser adiadas até que o hipotireoidismo seja clinicamente corrigido.

Sistema adrenocortical

Pacientes com neoplasias adrenais funcionais, incluindo feocromocitoma e carcinoma adrenocortical funcional, bem como pacientes com paraganglioma funcional, têm superprodução de catecolaminas, que pode ser fatal durante o período perioperatório. A possibilidade de produção hormonal deve ser testada em todos os pacientes com neoplasias adrenais, e o tratamento médico, incluindo o bloqueio α- e beta-adrenérgico, deve ser realizado antes da data de operação planejada para aqueles com produção de catecolaminas. Cirurgias de urgência sem bloqueio adrenérgico suficiente devem ser evitadas, dado o alto risco de morbidade e mortalidade.

Pacientes com insuficiência adrenal são tratados com reposição de glicocorticoide. Além disso, aproximadamente 1% da população dos EUA utiliza glicocorticoides para uma infinidade de condições médicas, incluindo doenças pulmonares, articulares, inflamatórias e outras. Tradicionalmente, a reposição perioperatória de altas doses de esteroides é empregada em pacientes em uso de esteroides basais. No entanto, dados recentes sugerem que a administração adicional de esteroides (em altas doses) não é necessária em todos os pacientes. Pacientes em uso de esteroides em baixas doses (prednisona 5 mg/dia ou dose equivalente) podem continuar a dosagem inicial. Pacientes com doses diárias mais altas de glicocorticoides podem ser testados para supressão da resposta hipotalâmico-hipofisária ao uso de esteroides com o teste de estimulação de hormônio adrenocorticotrófico de baixa dose (cosintropina). A falta de resposta suprarrenal à administração exógena de hormônio adrenocorticotrófico é diagnóstica de insuficiência adrenal, e a administração de dose de reposição fisiológica de glicocorticoides é indicada. Em vez do teste de estimulação para todos os pacientes que utilizam > 5 mg de prednisona (ou dose equivalente), as diretrizes de consenso recomendam reposição de glicocorticoides dependente da extensão da operação planejada (Boxe 10.7).

Endocrinopatias neoplásicas

Várias neoplasias de órgãos sólidos secretam hormônios endógenos. As neoplasias pancreáticas funcionais podem secretar excesso de gastrina, insulina, glucagon, peptídeo intestinal vasoativo e outros peptídeos raros. Pacientes com neoplasias neuroendócrinas pancreáticas e sintomas relativos à endocrinopatia devem completar uma avaliação pré-operatória para estabelecer se apresentam um tumor funcional. Pacientes com carcinoide pancreático primário, intestinal ou pulmonar podem desenvolver hipersecreção de serotonina. Em geral, a produção de serotonina clinicamente significativa por um tumor primário é rara, e os sintomas geralmente se desenvolvem em pacientes com metástases hepáticas.

Metástases hepáticas de tumores carcinoides podem resultar em hipersecreção significativa de serotonina, histamina, prostaglandinas e outros metabólitos. Os sintomas comuns da síndrome carcinoide são rubor e diarreia. A excreção urinária elevada de ácido 5-hidroxi-indolacético é uma confirmação diagnóstica. Pacientes com diagnóstico clínico sintomático e/ou patológico de metástases hepáticas de tumores carcinoides ou neoplasias neuroendócrinas não metastáticas, mas sintomáticas (rubor/diarreia) devem ser tratados com bloqueio do análogo de somatostatina (p. ex., octreotida, octreotida LAR, lanreotida) antes de prosseguir com qualquer intervenção cirúrgica. Pacientes com sintomas de tumores carcinoides de longa data devem ser avaliados para doença cardíaca valvular, pois podem desenvolver regurgitação tricúspide, estenose pulmonar e/ou regurgitação. Após o bloqueio do receptor de somatostatina apropriado, a cardiopatia carcinoide clinicamente significativa deve ser tratada de modo cirúrgico antes de prosseguir com a cirurgia dirigida ao tumor. A instabilidade cardiovascular intraoperatória pode ocorrer, exigindo administração contínua de alta dose de octreotida. A infusão intraoperatória de octreotida é tipicamente desmamada no período pós-operatório.

A hipersecreção endógena de hormônio antidiurético que causa a síndrome da secreção inapropriada do hormônio antidiurético é uma manifestação rara de câncer de pulmão de pequenas células e outras neoplasias pulmonares. A síndrome de secreção inapropriada do hormônio antidiurético também pode resultar de neurocirurgia (em particular cirurgia da hipófise) ou trauma. O manejo exige a manutenção da volemia e correção apropriada do sódio sérico.

Nutrição e obesidade

Estabelecer o estado nutricional de um paciente é um componente vital do planejamento cirúrgico. O estresse fisiológico por cirurgia ou trauma resulta em um estado catabólico transitório com rápido consumo de energia e proteína. A desnutrição no ambiente perioperatório pode ter consequências graves, incluindo cicatrização de feridas prejudicada, aumento da probabilidade de infecção, anormalidades eletrolíticas e disfunção orgânica. A otimização da nutrição perioperatória contrabalança os efeitos do estresse sistêmico para minimizar esses efeitos negativos.

Boxe 10.7 Regimes de glicocorticoides suplementares perioperatórios.

Sem Supressão do EHHA
< 5 mg de prednisona ou equivalente/dia em qualquer duração
Dose única matinal em dias alternados de glicocorticoide de ação curta de qualquer dose ou duração
Qualquer dose de glicocorticoide por < 3 semanas
Tratamento: Administrar a dose diária usual de glicocorticoide durante o período perioperatório

Supressão do EHHA documentada ou presumida
> 20 mg de prednisona ou equivalente/dia durante ≥ 3 semanas
Aparência cushingoide
Insuficiência adrenal bioquímica em um teste de estimulação com ACTH de baixa dose
Procedimentos menores ou anestesia local
Tratamento: administrar a dose usual de glicocorticoide antes da cirurgia
 Sem suplementação, a menos que se observem sinais ou sintomas de insuficiência adrenal, então 25 mg de hidrocortisona IV
Estresse cirúrgico moderado
Tratamento: 50 mg de hidrocortisona IV antes da indução da anestesia, 25 mg de hidrocortisona a cada 8 horas, depois por 24 a 48 horas e, em seguida, retomar a dose usual
Estresse cirúrgico grave
Tratamento: 100 mg de hidrocortisona IV antes da indução da anestesia, 50 mg de hidrocortisona a cada 8 horas, depois por 48 a 72 horas e, em seguida, retomar a dose usual

Supressão do eixo HPA incerta
5 a 20 mg de prednisona ou seu equivalente por ≥ 3 semanas
≥ 5 mg de prednisona ou seu equivalente por ≥ 3 semanas no ano anterior à cirurgia
Procedimentos menores ou anestesia local
Tratamento: administrar a dose usual de glicocorticoide antes da cirurgia
 Sem suplementação
Estresse cirúrgico moderado ou grave
Verificar o teste de estimulação de ACTH de baixa dose para determinar a supressão do eixo HPA ou administrar glicocorticoides suplementares como se estivesse suprimido.

ACTH, hormônio adrenocorticotrófico; HPA, hipotálamo-hipófise-suprarrenal; IV, intravenoso. (Adaptado de Schiff RL, Welsh GA. Perioperative evaluation and management of the patient with endocrine dysfunction. *Med Clin North Am*. 2003;87:175-192; e Kohl BA, Schwartz S. Surgery in the patient with endocrine dysfunction. *Med Clin North Am*. 2009;93:1031-1047.)

Avaliação nutricional pré-operatória

Durante a avaliação pré-operatória, os indicadores de desnutrição incluem história de perda de peso e doença crônica. A história alimentar deve ser coletada, incluindo suplementos nutricionais. No exame físico, achados relevantes incluem IMC, atrofia temporal, edema periférico, massa muscular, turgor cutâneo e presença de petéquias, equimoses ou úlceras de pressão. Entre as muitas ferramentas de triagem para desnutrição, a mais utilizada é a ferramenta de Rastreamento de Risco Nutricional (NRS-2002, do inglês Nutritional Risk Screen; Tabela 10.10). Vários estudos descreveram associações entre o escore de risco nutricional medido pelo NRS-2002 e complicações pós-operatórias, incluindo tempo prolongado de internação hospitalar.

Considerando que os estoques sistêmicos de proteínas são vitais para a cicatrização de feridas no pós-operatório, o estado proteico é um foco particular de avaliação pré-operatória. Os indicadores séricos mais comumente citados de estado proteico são albumina, pré-albumina e transferrina. Em um grande estudo do Veterans Affairs sobre operações não cardíacas, a albumina < 3,5 foi um forte preditor de morbidade e mortalidade pós-operatória precoce. Dada a sua longa meia-vida (20 dias), a albumina é geralmente referenciada como um indicador de estado nutricional crônico. A pré-albumina tem uma meia-vida muito mais curta de 2 dias e, portanto, pode refletir uma nutrição mais recente. Importante ressaltar que a pré-albumina e a albumina são, ambas, proteínas de fase aguda negativas. Durante o estresse agudo e a inflamação, o aumento da produção de proteínas de fase aguda resulta em níveis diminuídos de albumina e pré-albumina, tornando-os menos confiáveis nesta etapa. A transferrina tem meia-vida de 8 a 9 dias. Além de ser uma proteína de fase aguda negativa, os níveis de transferrina também devem considerar os níveis séricos de ferro.

Suplementação nutricional

A suplementação da nutrição no ambiente perioperatório está disponível por via enteral ou parenteral. A via enteral oferece diversas vantagens e é a preferida na grande maioria das situações. A nutrição parenteral requer acesso venoso especial que pode ser propenso à infecção. Também confere riscos aumentados de hiperglicemia. A nutrição parenteral frequentemente carece de glutamina e ácidos graxos ômega-3, que reforçam o sistema imunológico e fornecem apoio às funções imunológicas importantes do trato gastrintestinal. A mucosa intestinal funciona como uma barreira física contra infecções e produz anticorpos contra alvos específicos, incluindo a imunoglobulina A intraluminal. Durante a privação de alimento, a mucosa torna-se mais suscetível à translocação bacteriana; a alimentação enteral ajuda a manter uma barreira da mucosa intestinal saudável, diminuindo os efeitos imunológicos e de translocação indesejáveis.

A pré-habilitação nutricional antes da cirurgia é tema de investigação por décadas. Em 1991, a Veteran Affairs Total Parenteral Nutrition (TPN) Cooperative realizou um estudo randomizado com pacientes em nutrição parenteral total (NPT) no pré-operatório ou sem tratamento prévio à cirurgia não cardíaca. O grupo NPT teve mais complicações infecciosas em geral. No entanto, pacientes gravemente desnutridos que receberam NPT experimentaram menos complicações não infecciosas do que os controles,

Tabela 10.10 Ferramenta de Rastreamento do Risco Nutricional (NRS-2002).

	Estado nutricional deficiente		Gravidade da doença (aumento nos requisitos)
Escore 0 ausente	Estado nutricional normal	**Escore 0** ausente	Requisitos nutricionais normais
Escore 1 leve	Perda de peso > 5% em 3 meses ou ingestão alimentar abaixo de 50 a 75% do requisito normal na semana anterior	**Escore 1** leve	Pacientes crônicos com fratura de quadril,* em particular com complicações agudas: cirrose,* DPOC.* *Hemodiálise crônica, diabetes, oncologia*
Escore 2 moderado	Perda de peso < 5% em 2 meses ou IMC 18,5 a 20,5 + estado geral deficiente ou ingestão alimentar com 25 a 60% da necessidade normal na semana anterior	**Escore 2** moderado	Cirurgia abdominal de grande porte* Acidente vascular encefálico* *Pneumonia grave, malignidade hematológica*
Escore 3 grave	Perda de peso > 5% em 1 mês (> 15% em 3 meses) ou IMC < 18,5 + estado geral deficiente ou ingestão alimentar com 0 a 25% do requisito normal na semana anterior	**Escore 3** grave	Lesão na cabeça* Transplante de medula óssea* *Pacientes em cuidados intensivos (APACHE > 10)*
Escore:	+	**Escore:**	= Escore total
Idade	se 70 anos: adicione 1 ao escore total acima	= Escore total ajustado pela idade	

Escore ≥ 3: o paciente está em risco nutricional, e um plano de cuidados nutricionais é iniciado. **Escore < 3**: reavaliação semanal do paciente. Se, por exemplo, o paciente estiver agendado para uma cirurgia de grande porte, um plano de cuidados nutricionais preventivos é considerado para evitar a condição de risco associada. O **NRS-2002** é baseado em uma interpretação de ensaios clínicos randomizados disponíveis. *Indica que um estudo apoia diretamente a categorização de pacientes com esse diagnóstico. Os diagnósticos mostrados em itálico são baseados nos protótipos fornecidos a seguir. O risco nutricional é definido pelo estado nutricional atual e risco de comprometimento do estado atual em virtude do aumento dos requisitos causado por metabolismo do estresse da condição clínica. Um **plano de cuidados nutricionais** é indicado em todos os pacientes que estão: (1) gravemente desnutridos (escore = 3), (2) gravemente doentes (escore = 3), (3) moderadamente desnutridos + levemente doentes (escore 2 + 1) ou (4) levemente desnutridos + moderadamente doentes (escore 1 + 2). **Protótipos para gravidade da doença. Escore = 1**: paciente com doença crônica, internado por complicações. O paciente está fraco, mas fora do leito regularmente. A necessidade de proteína é aumentada, mas pode ser coberta por dieta oral ou suplementos na maioria dos casos. **Escore = 2**: um paciente confinado ao leito em razão da doença, por exemplo, após uma cirurgia abdominal de grande porte). A necessidade de proteína é substancialmente aumentada, mas pode ser coberta, embora a alimentação artificial seja necessária em muitos casos. **Escore = 3**: um paciente em terapia intensiva com ventilação assistida etc. A necessidade de proteína é aumentada e não pode ser coberta mesmo por alimentação artificial. A quebra de proteínas e a perda de nitrogênio podem ser significativamente atenuadas. *APACHE*, avaliação da fisiologia aguda e saúde crônica; *DPOC*, doença pulmonar obstrutiva crônica; *IMC*, índice de massa corporal. (De Kondrup J, Allison SP, Elia M, et al. ESPEN guidelines for nutrition screening 2002. *Clin Nutr.* 2003;22:415-421.)

sugerindo que a pré-habilitação da NPT pode ter um papel em pacientes selecionados. Dados mais recentes sugerem a adoção do NRS-2002 como ferramenta de rastreio e que considera a pré-habilitação parenteral ou enteral para pacientes com desnutrição grave. Para pacientes que apresentam desnutrição leve, a cirurgia não deve ser adiada para suplementação nutricional pré-operatória.

No pós-operatório, a alimentação enteral deve ser iniciada precocemente. As verdadeiras contraindicações à alimentação entérica são poucas: obstrução, isquemia intestinal, descontinuidade intestinal, fístulas de alto débito e má absorção grave.[38] É importante mencionar que a ventilação mecânica, o suporte vasopressor e o abdome aberto não são contraindicações estritas à nutrição enteral. A nutrição enteral precoce (dentro de 24 horas da cirurgia) é um componente-chave dos protocolos de recuperação mais aprimorada após a cirurgia (ERAS, do inglês enhanced recovery after surgery) e pode estar associada à redução nas complicações pós-operatórias. Aguardar sinais objetivos de função intestinal antes da alimentação enteral não é necessário. Entre os pacientes submetidos à ressecção e reconstrução do trato gastrintestinal superior, a alimentação enteral precoce está associada a menos infecções e menor tempo de internação hospitalar. Deve-se considerar a nutrição parenteral no pós-operatório, somente quando há expectativa de mais de 7 dias de um trato gastrintestinal não funcional.

Obesidade

Extremos de IMC (> 40 ou < 18,5) estão associados à mortalidade cirúrgica e morbidade pós-operatória. No entanto, o IMC levemente elevado (25 a 30) pode realmente estar associado à diminuição da morbidade e mortalidade, um conceito comumente descrito como o "paradoxo da obesidade". Entretanto, a obesidade grave é um fator de risco consistente para complicações pulmonares, cardiovasculares, tromboembólicas e infecciosas. Pacientes obesos apresentam tempos operatórios mais longos e maior tempo de permanência hospitalar. Muitos desses desfechos são atribuídos às comorbidades associadas à obesidade, incluindo doenças cardiovasculares, AOS, síndrome de obesidade-hipoventilação, hipertensão essencial e diabetes. Consequentemente, a AHA recomenda o ECG pré-operatório e a radiografia de tórax para todos os pacientes com IMC > 40, que têm um fator de risco para insuficiência cardíaca ou baixa tolerância ao exercício. O questionário STOP-BANG é um teste de triagem sensível para AOS.[26] A implementação de rotina desta pesquisa de oito questões na população obesa pode auxiliar no direcionamento do teste de polissonografia formal e antecipar problemas de vias respiratórias difíceis.

CONSIDERAÇÕES PRÉ-OPERATÓRIAS E PROTOCOLOS DE CUIDADOS

Mudanças de intervalo na condição clínica desde as consultas devem ser questionadas. A reavaliação das medicações preexistentes, incluindo o momento das doses mais recentes, é realizada. O manejo adequado do anticoagulante basal e agentes antiplaquetários, incluindo o horário da última dose, é confirmado. O consentimento informado é verificado novamente com o paciente para garantir que haja um entendimento preciso e apropriado dos objetivos e riscos do procedimento. Ordens relevantes ao cenário perioperatório imediato são revisadas com as equipes de cirurgia e anestesiologia. Importante em cada operação é a revisão das indicações para profilaxia antibiótica e profilaxia de tromboembolismo venoso. Protocolos de cuidados perioperatórios, como protocolos ERAS e outros semelhantes facilitam a padronização do atendimento ao paciente, incluindo as expectativas pré-operatórias, manejo intraoperatório e recuperação pós-operatória.

Linhas de recuperação do paciente

Várias linhas de cuidados de recuperação de pacientes foram desenvolvidas e implementadas. Os protocolos ERAS são os mais bem estudados e apoiados pela literatura recente. Inicialmente introduzidas no final dos anos 1990 e início dos anos 2000, esses guias foram inicialmente implementadas na cirurgia colorretal. Os pontos fortes incluem (1) padronização do atendimento; (2) educação pré-operatória do paciente, manejo das expectativas e avaliação da necessidade de pré-habilitação; (3) estratégias anestésicas intraoperatórias visando evitar os opioides e a manutenção da volemia intravascular; e (4) mobilização precoce padronizada, manejo multimodal da dor e minimização do uso de opioides, prevenção da sobrecarga de volume e retomada precoce da dieta.[39]

Observa-se uma proliferação de protocolos do tipo ERAS na cirurgia geral abdominal, cirurgia torácica, cirurgia ginecológica, ortopedia e outras subespecialidades cirúrgicas. Os protocolos são muito detalhados, normalmente enumerando o tempo das medicações pré-operatórias, intraoperatórias e pós-operatórias e as expectativas do paciente. A adesão do paciente e a aceitação pela equipe multiprofissional, incluindo cirurgião, anestesista e equipe de enfermagem, são vitais para o sucesso dessas iniciativas. Embora a implementação da guia de cuidados demonstre com frequência melhorias nas métricas pós-operatórias (como infecções, escores de dor, tempo de internação e outros), a observação de efeitos sustentados a longo prazo é o mais importante. O relatório padronizado de conformidade e desfechos desses protocolos de cuidados pós-operatórios foi recomendado para compreender quais elementos são mais bem suportados pelos dados.

Profilaxia antibiótica

As infecções do sítio cirúrgico (ISCs) estão entre as causas mais comuns de infecção nosocomial e estão associadas ao aumento da mortalidade e tempo de internação pós-operatória. As ISCs são classificadas como superficiais (envolvendo apenas a pele ou tecido subcutâneo), incisionais profundas (envolvendo fáscia ou músculo) e infecções de órgãos/espaços. Fatores de risco para ISCs são numerosos, incluindo idade, obesidade, tabagismo, desnutrição, diabetes, imunossupressão, radiação e outros. Embora muitos fatores de risco não sejam modificáveis no perioperatório imediato, duas das medidas acionáveis mais simples que reduzem o risco de ISCs são a seleção adequada de antibióticos perioperatórios e a administração desses antibióticos no período de 1 hora após a incisão.

Os Centros de Controle e Prevenção de Doenças (CDC) classificam as feridas em quatro classes: limpas, limpas-contaminadas, contaminadas e sujas-infectadas (Tabela 10.11). Embora útil do ponto de vista da investigação acadêmica, pesquisas recentes relataram utilidade limitada da classificação de feridas, bem como erros de classificação frequentes das incisões cirúrgicas como fator de risco para complicações pós-operatórias.[40] A profilaxia antimicrobiana pode ser justificada independentemente da classificação da ferida para pacientes em risco particularmente alto de ISC em virtude de condições médicas subjacentes. No entanto, a menos que uma prótese permanente seja prevista, a profilaxia antibiótica geralmente não é necessária para feridas limpas.

O Clinical Practice Guidelines for Antimicrobial Prophylaxis in Surgery, uma rubrica colaborativa desenvolvida em 2013, fornece recomendações específicas da cirurgia para profilaxia antibiótica (Tabela 10.12).[41] A seleção da profilaxia apropriada é guiada por alguns princípios básicos. Primeiro, um agente antimicrobiano é escolhido contra patógenos comuns do sítio cirúrgico. Procedimentos limpos encontram principalmente a microbiota da pele, predominantemente *Staphylococcus aureus* e estafilococos coagulase-negativo.

Tabela 10.11 Classificação das feridas.

Classificação das feridas	Definição
Limpa	Uma ferida operatória não infectada na qual nenhuma inflamação é encontrada e os tratos respiratório, alimentar, genital ou urinário não infectados não são invadidos
Limpa-contaminada	Feridas operatórias nas quais os sistemas respiratório, gastrintestinal, genital ou urinário são invadidos em condições controladas e sem contaminação incomum. Especificamente, operações envolvendo o trato biliar, apêndice, vagina e orofaringe, desde que não seja encontrada nenhuma evidência de infecção ou grande ruptura na técnica
Contaminada	Feridas abertas, frescas e acidentais. Além disso, operações com grandes rupturas na técnica estéril ou contaminação grosseira do trato gastrintestinal e incisões nas quais é observada inflamação aguda não purulenta, incluindo tecido necrótico sem evidência de drenagem purulenta
Suja-infectada	Feridas traumáticas antigas com tecido desvitalizado retido e aquelas que envolvem infecção clínica existente ou vísceras perfuradas. Organismos causadores de infecção pós-operatória estavam presentes no campo operatório antes da cirurgia

Adaptada de www.cdc.gov.

Tabela 10.12 Recomendações para profilaxia antimicrobiana cirúrgica.

Tipo de procedimento	Agentes recomendados[a,b]	Agentes alternativos em pacientes com alergia aos betalactâmicos	Força de evidência[c]
Derivação da artéria coronária cardíaca	Cefazolina, cefuroxima	Clindamicina, vancomicina[d]	A
Procedimentos de inserção de dispositivo cardíaco (p. ex., implante de marca-passo)	Cefazolina, cefuroxima	Clindamicina, vancomicina	A
Dispositivos de assistência ventricular	Cefazolina, cefuroxima	Clindamicina, vancomicina	C
Procedimentos torácicos não cardíacos, incluindo lobectomia, pneumonectomia, ressecção pulmonar e toracotomia	Cefazolina, ampicilina-sulbactam	Clindamicina, vancomicina[d]	A
Cirurgia toracoscópica videoassistida	Cefazolina, ampicilina-sulbactam	Clindamicina, vancomicina[d]	C
Procedimentos gastroduodenais[e] envolvendo a entrada no lúmen do trato gastrintestinal (bariátrica, duodenopancreatectomia[f])	Cefazolina	Clindamicina ou vancomicina + aminoglicosídeo[g] ou aztreonam ou fluoroquinolona[h,j]	A
Procedimentos sem entrada no trato gastrintestinal (antirrefluxo, vagotomia altamente seletiva) para pacientes em alto risco	Cefazolina	Clindamicina ou vancomicina + aminoglicosídeo[g] ou aztreonam ou fluoroquinolona[h,j]	A
Procedimento aberto do trato biliar	Cefazolina, cefoxitina, cefotetan, ceftriaxona,[k] ampicilina-sulbactam[h]	Clindamicina ou vancomicina + aminoglicosídeo[g] ou aztreonam ou fluoroquinolona,[h,j] metronidazol + aminoglicosídeo[g] ou fluoroquinolona[h,j]	A
Procedimento laparoscópico			
Eletivo, baixo risco[l]	Nenhum	Nenhum	A
Eletivo, alto risco[l]	Cefazolina, cefoxitina, cefotetan, ceftriaxona,[k] ampicilina-sulbactam[h]	Clindamicina ou vancomicina + aminoglicosídeo[g] ou aztreonam ou fluoroquinolona,[h,j] metronidazol + aminoglicosídeo[g] ou fluoroquinolona[h,j]	A
Apendectomia para apendicite não complicada	Cefoxitina, cefotetan, cefazolina + metronidazol	Clindamicina + aminoglicosídeo[g] ou aztreonam ou fluoroquinolona,[h,j] metronidazol + aminoglicosídeo ou fluoroquinolona[h,j]	A
Intestino delgado			
Não obstruído	Cefazolina	Clindamicina + aminoglicosídeo[g] ou aztreonam ou fluoroquinolona[h,j]	C
Obstruído	Cefazolina + metronidazol, cefoxitina, cefotetan	Metronidazol + aminoglicosídeo[g] ou fluoroquinolona[h,j]	C
Reparo de hérnia (hernioplastia e herniorrafia)	Cefazolina	Clindamicina, vancomicina	A

(continua)

Tabela 10.12 Recomendações para profilaxia antimicrobiana cirúrgica. (*continuação*)

Tipo de procedimento	Agentes recomendados[a,b]	Agentes alternativos em pacientes com alergia aos betalactâmicos	Força de evidência[c]
Colorretal[m]	Cefazolina + metronidazol, cefoxitina, cefotetan, ampicilina-sulbactam,[h] ceftriaxona + metronidazol,[n] ertapenem	Clindamicina + aminoglicosídeo[g] ou aztreonam ou fluoroquinolona,[h,j] metronidazol + aminoglicosídeo[g] ou fluoroquinolona[h,j]	A
Limpeza de cabeça e pescoço	Nenhum	Nenhum	B
Limpeza com o implante de prótese (excluir tubos de timpanotomia)	Cefazolina, cefuroxima	Clindamicina[d]	C
Cirurgia de câncer limpa-contaminada	Cefazolina + metronidazol, cefuroxima + metronidazol, ampicilina-sulbactam	Clindamicina[d]	A
Outros procedimentos limpos-contaminados, com exceção de tonsilectomia e procedimentos endoscópicos funcionais dos seios paranasais	Cefazolina + metronidazol, cefuroxima + metronidazol, ampicilina-sulbactam	Clindamicina[d]	B
Craniotomia eletiva em neurocirurgia e procedimentos de derivação de líquido cerebrospinal	Cefazolina	Clindamicina, vancomicina[d]	A
Implante de bombas intratecais	Cefazolina	Clindamicina, vancomicina[d]	C
Cesariana	Cefazolina	Clindamicina + aminoglicosídeo[g]	A
Histerectomia (vaginal ou abdominal)	Cefazolina, cefotetan, cefoxitina, ampicilina-sulbactam[h]	Clindamicina ou vancomicina + aminoglicosídeo[g] ou aztreonam ou fluoroquinolona,[h,j] metronidazol + aminoglicosídeo[g] ou fluoroquinolona[h,j]	A
Oftálmico	Neomicina-polimixina B-gramicidina tópica ou fluoroquinolonas tópicas de quarta geração (gatifloxacino ou moxifloxacino) administradas como 1 gota a cada 5 a 15 min em cinco doses.[o] Adição de cefazolina 100 mg por injeção subconjuntival ou cefazolina intracameral 1 a 2,5 mg ou cefuroxima 1 mg no final do procedimento é opcional	Nenhum	B
Operações ortopédicas limpas envolvendo mão, joelho ou pé e não envolvendo implante de materiais estranhos	Nenhum	Nenhum	C
Procedimentos na coluna vertebral com e sem instrumentação	Cefazolina	Clindamicina, vancomicina[d]	A
Reparo de fratura do quadril	Cefazolina	Clindamicina, vancomicina[d]	A
Implante de dispositivos de fixação interna (p. ex., pregos, parafusos, placas, fios)	Cefazolina	Clindamicina, vancomicina[d]	C
Substituição total da articulação	Cefazolina	Clindamicina, vancomicina[d]	A
Instrumentação urológica do trato inferior com fatores de risco para infecção (inclui biópsia transretal da próstata)	Fluoroquinolona,[h,j] trimetoprim-sulfametoxazol, cefazolina	Aminoglicosídeo[g] com ou sem clindamicina	A
Limpeza sem a entrada no trato urinário	Cefazolina (a adição de uma dose única de um aminoglicosídeo pode ser recomendada para a colocação de material protético [p. ex., prótese peniana])	Clindamicina, vancomicina[d]	A
Envolvendo a prótese implantada	Cefazolina ± aminoglicosídeo, cefazolina ± aztreonam, ampicilina-sulbactam	Clindamicina ± aminoglicosídeo ou aztreonam, vancomicina ± aminoglicosídeo ou aztreonam	A
Limpeza com entrada no trato urinário	Cefazolina (a adição de uma dose única de aminoglicosídeo pode ser recomendada para a colocação de material protético [p. ex., prótese peniana])	Fluoroquinolona,[h,j] aminoglicosídeo[g] ± clindamicina	A

(*continua*)

Tabela 10.12 Recomendações para profilaxia antimicrobiana cirúrgica. (*continuação*)

Tipo de procedimento	Agentes recomendados[a,b]	Agentes alternativos em pacientes com alergia aos betalactâmicos	Força de evidência[c]
Limpo-contaminado	Cefazolina + metronidazol, cefoxitina	Fluoroquinolona,[h-j] aminoglicosídeo[g] + metronidazol ou clindamicina	A
Vascular[p]	Cefazolina	Clindamicina, vancomicina[d]	A
Transplante de coração, pulmão, coração-pulmão;[q] transplante de coração[r]	Cefazolina	Clindamicina, vancomicina[d]	A (com base nos procedimentos cardíacos)
Transplante de pulmão e coração-pulmão[r,s]	Cefazolina	Clindamicina, vancomicina[d]	A (com base em procedimentos cardíacos)
Transplante de fígado[q,t]	Piperacilina-tazobactam, cefotaxima + ampicilina	Clindamicina ou vancomicina + aminoglicosídeo[g] ou aztreonam ou fluoroquinolona[h-j]	B
Transplante de pâncreas e pâncreas-rim[r]	Cefazolina, fluconazol (para pacientes com alto risco de infecção fúngica [p. ex., pacientes com drenagem entérica do pâncreas])	Clindamicina ou vancomicina + aminoglicosídeo[g] ou aztreonam ou fluoroquinolona[h-j]	A
	Cefazolina	Clindamicina ou vancomicina + aminoglicosídeo[g] ou aztreonam ou fluoroquinolona[h-j]	A
Cirurgia plástica limpa com fatores de risco ou limpa-contaminada	Cefazolina, ampicilina-sulbactam	Clindamicina, vancomicina[d]	C

[a]O agente antimicrobiano deve ser iniciado em 60 minutos antes da incisão cirúrgica (120 minutos para vancomicina ou fluoroquinolonas). Embora a profilaxia de dose única geralmente seja suficiente, a duração da profilaxia para todos os procedimentos deve ser < 24 horas. Se um agente com meia-vida curta for utilizado (p. ex., cefazolina, cefoxitina), deverá ser readministrado se a duração do procedimento exceder este intervalo (a partir do momento de início da dose pré-operatória). A readministração também pode ser justificada se ocorrer sangramento prolongado ou excessivo ou se houver outros fatores que podem encurtar a meia-vida do agente profilático (p. ex., queimaduras extensas). A readministração pode não ser justificada em pacientes nos quais a meia-vida do agente pode ser prolongada (p. ex., pacientes com insuficiência renal ou falência renal). [b]Para pacientes sabidamente colonizados por *Staphylococcus aureus* resistente à meticilina, é razoável adicionar uma única dose pré-operatória de vancomicina aos agentes recomendados. [c]A força de evidência que apoia o uso ou não de profilaxia é classificada como A (níveis I a III), B (níveis IV a VI) ou C (nível VII). A evidência de nível I é de grandes ensaios clínicos, randomizados controlados e bem conduzidos. A evidência de nível II é proveniente de pequenos ensaios clínicos controlados randomizados e bem conduzidos. A evidência de nível III é de estudos de coorte bem conduzidos. A evidência de nível IV é de estudos de caso-controle bem conduzidos. A evidência de nível V é derivada de estudos não controlados que não foram bem conduzidos. A evidência de nível VI é uma evidência conflitante que tende a favorecer a recomendação. A evidência de nível VII é a opinião de especialistas. [d]Para procedimentos em que são prováveis outros patógenos que não estafilococos e estreptococos, um agente adicional com atividade contra esses patógenos pode ser considerado. Por exemplo, na presença de dados de vigilância mostrando que microrganismos gram-negativos são a causa de infecções do sítio cirúrgico para o procedimento, os médicos podem considerar a combinação de clindamicina ou vancomicina com outro agente (cefazolina, se o paciente não for alérgico a antibióticos betalactâmicos; aztreonam, gentamicina ou fluoroquinolona em dose única, se o paciente for alérgico a antibióticos betalactâmicos). [e]A profilaxia deve ser considerada para pacientes com maior risco de infecções gastroduodenais pós-operatórias, como pacientes com pH gástrico aumentado (p. ex., pacientes recebendo antagonistas do receptor H2 da histamina ou inibidores da bomba de prótons), perfuração gastroduodenal, diminuição da motilidade gástrica, obstrução da saída gástrica, sangramento gástrico, obesidade mórbida ou câncer. A profilaxia antimicrobiana pode ser desnecessária quando não se observa invasão do lúmen do trato intestinal. [f]Considere a cobertura antimicrobiana adicional com o trato biliar infectado. [g]Gentamicina ou tobramicina. [h]Em razão do aumento da resistência da *Escherichia coli* às fluoroquinolonas e à ampicilina-sulbactam, os perfis de suscetibilidade da população local devem ser revisados antes do uso. [i]Ciprofloxacina ou levofloxacino. [j]As fluoroquinolonas estão associadas a um risco aumentado de tendinite e ruptura de tendão em pacientes de todas as idades. No entanto, espera-se que esse risco seja bastante pequeno com a profilaxia antibiótica de dose única. Embora o uso de fluoroquinolonas possa ser necessário para profilaxia antibiótica apropriada em algumas crianças, não são medicamentos de primeira escolha em pacientes pediátricos em virtude da maior incidência de eventos adversos em comparação com indivíduos controles em alguns ensaios clínicos. [k]O uso de ceftriaxona deve ser limitado a pacientes que necessitam de tratamento antimicrobiano para colecistite aguda ou infecções agudas do trato biliar que podem não ser determinadas antes da incisão; a ceftriaxona não deve ser usada em pacientes submetidos à colecistectomia por condições biliares não infectadas, incluindo cólica biliar ou discinesia sem infecção. [l]Fatores que indicam alto risco de complicações infecciosas na colecistectomia laparoscópica incluem procedimentos de emergência, diabetes, duração longa do procedimento, ruptura intraoperatória da vesícula biliar, idade > 70 anos, conversão de colecistectomia laparoscópica para aberta, classificação da American Society of Anesthesiologists ≥ 3, episódio de cólica em até 30 dias antes do procedimento, reintervenção em < 1 mês para complicação não infecciosa, colecistite aguda, derrame biliar, icterícia, gravidez, vesícula biliar não funcionante, imunossupressão e inserção de dispositivo protético. Visto que muitos desses fatores de risco são impossíveis de determinar antes da intervenção cirúrgica, pode ser razoável administrar uma dose única de profilaxia antimicrobiana para todos os pacientes submetidos à colecistectomia laparoscópica. [m]Para a maioria dos pacientes, um preparo intestinal mecânico combinado com sulfato de neomicina oral mais uma base de eritromicina oral ou com sulfato de neomicina oral mais metronidazol oral devem ser administrados além da profilaxia IV. [n]Nos casos em que há aumento da resistência às cefalosporinas de primeira e segunda geração entre isolados gram-negativos em infecções do sítio cirúrgico, uma dose única de ceftriaxona mais metronidazol pode ser preferível ao uso de rotina dos carbapenêmicos. [o]A necessidade de uso contínuo de antimicrobianos tópicos no pós-operatório não foi estabelecida. [p]A profilaxia não é indicada rotineiramente para procedimentos braquiocefálicos. Embora não existam dados que a sustentem, pacientes submetidos a procedimentos braquiocefálicos envolvendo próteses vasculares ou implante de remendo (p. ex., endarterectomia de carótida) podem se beneficiar da profilaxia. [q]Estas diretrizes refletem recomendações para profilaxia antibiótica perioperatória para prevenir infecções do sítio cirúrgico e não fornecem recomendações para prevenção de infecções oportunistas em pacientes transplantados imunossuprimidos (p. ex., para medicamentos antifúngicos ou antivirais). [r]Pacientes com dispositivos de assistência ventricular esquerda como ponte e que sofrem de infecção crônica também podem se beneficiar da cobertura do microrganismo infectante. [s]O regime profilático pode precisar ser modificado para fornecer cobertura contra quaisquer patógenos potenciais, incluindo microrganismos gram-negativos (p. ex., *Pseudomonas aeruginosa*) ou fungos, isolados do pulmão do doador ou do receptor antes do transplante. Pacientes submetidos ao transplante de pulmão com culturas negativas antes do transplante devem receber profilaxia antimicrobiana apropriada para outros tipos de cirurgias cardiotorácicas. Pacientes submetidos ao transplante de pulmão para fibrose cística devem receber 7 a 14 dias de tratamento com antimicrobianos selecionados, de acordo com a cultura antes do transplante e resultados de suscetibilidade. Este tratamento pode incluir agentes antibacterianos ou antifúngicos adicionais. [t]O regime profilático pode precisar ser modificado para fornecer cobertura contra quaisquer patógenos potenciais, incluindo enterococos resistentes à vancomicina, isolados do receptor antes do transplante. (De Bratzler DW, Dellinger EP, Olsen KM, et al. Clinical practice guidelines for antimicrobial prophylaxis in surgery. *Am J Health Syst Pharm*. 2013;70:195-283.)

A cobertura para bastonetes gram-negativos e enterococos deve ser adicionada para casos limpos-contaminados envolvendo vísceras abdominais, o trato biliar e o coração. Os agentes aprovados pela FDA comumente usados incluem cefazolina, cefoxitina, cefotetana e vancomicina. Para a maioria das operações, a cefazolina é uma escolha adequada, considerando seu baixo custo, espectro antimicrobiano e duração da atividade. Para pacientes colonizados com *Staphylococcus aureus* resistente à meticilina, a vancomicina pode ser uma alternativa adequada.

A segunda consideração na profilaxia antimicrobiana é o tempo da primeira dose. Dados históricos do início da década de 1990 sugeriam que a menor taxa de infecção da ferida operatória estava associada à administração de antibiótico no período de 2 horas antes da incisão, em comparação com a administração precoce ou pós-operatória. No entanto, o mais recente ensaio para reduzir erros de profilaxia antimicrobiana (Trial to Reduce Antimicrobial Prophylaxis Errors), um estudo prospectivo e multicêntrico comparando o tempo de administração da terapia antimicrobiana antes de uma variedade de operações, relatou o menor risco de infecção quando os antibióticos foram administrados dentro de 30 minutos da incisão ou entre 31 e 60 minutos antes da incisão.[42] Portanto, os dados apoiam a administração da primeira dose do antibiótico profilático em 60 minutos antes da incisão cirúrgica. Para antibióticos que requerem tempos de infusão mais longos (vancomicina, fluoroquinolonas), a administração pode começar dentro de 120 minutos antes da incisão. A readministração de antibióticos deve ser realizada para manter os níveis séricos terapêuticos, geralmente após cada duas meias-vidas ou se houver perda de sangue maior que 1.500 ml (Tabela 10.13).

A duração da administração de antimicrobianos deve ser limitada para o comprimento mínimo efetivo apropriado para cada procedimento. A maioria das operações limpas e limpas-contaminadas não necessita da administração de antimicrobianos no pós-operatório; quando indicados, os antimicrobianos no pós-operatório devem ser limitados a um período inferior a 24 horas. A evidência para profilaxia de curta duração ou dose única na cirurgia cardiotorácica é inconsistente, e a duração antimicrobiana ideal após essas operações permanece controversa. Enquanto a Society of Thoracic Surgeons reconhece os riscos de resistência e superinfecção por *Clostridium difficile* com a administração prolongada

Tabela 10.13 Diretrizes de prática clínica para profilaxia antimicrobiana em cirurgia.

Antimicrobianos	Dose recomendada		Meia-vida em adultos com função renal normal (horas)[19]	Intervalo de readministração recomendado (desde o início da dose pré-operatória) (horas)[c]
	Adultos[a]	Crianças[b]		
Ampicilina-sulbactam	3 g (ampicilina 2 g/sulbactam 1 g)	50 mg/kg do componente ampicilina	0,8 a 1,3	2
Ampicilina	2 g	50 mg/kg	1 a 1,9	2
Aztreonam	2 g	30 mg/kg	1,3 a 2,4	4
Cefazolina	2 g, 3 g para pacientes com peso ≥ 120 kg	30 mg/kg	1,2 a 2,2	4
Cefuroxima	1,5 g	50 mg/kg	1 a 2	4
Cefotaxima	1 g[d]	50 mg/kg	0,9 a 1,7	3
Cefoxitina	2 g	40 mg/kg	0,7 a 1,1	2
Cefotetana	2 g	40 mg/kg	2,8 a 4,6	6
Ceftriaxona	2 g[e]	50 a 75 mg/kg	5,4 a 10,9	NA
Ciprofloxacina[f]	400 mg	10 mg/kg	3 a 7	NA
Clindamicina	900 mg	10 mg/kg	2 a 4	6
Ertapeném	1 g	15 mg/kg	3 a 5	NA
Fluconazol	400 mg	6 mg/kg	30	NA
Gentamicina[g]	5 mg/kg com base no peso da dosagem (dose única)	2,5 mg/kg com base no peso da dosagem	2 a 3	NA
Levofloxacina[f]	500 mg	10 mg/kg	6 a 8	NA
Metronidazol	500 mg	15 mg/kg; neonatos com peso < 1.200 g devem receber uma dose única de 7,5 mg/kg	6 a 8	NA
Moxifloxacina[f]	400 mg	10 mg/kg	8 a 15	NA
Piperacilina-tazobactam	3,375 g	Lactentes de 2 a 9 meses: 80 mg/kg de componente de piperacilina Crianças > 9 meses e ≤ 40 kg: 100 mg/kg de componente piperacilina	0,7 a 1,2	2
Vancomicina	15 mg/kg	15 mg/kg	4 a 8	NA

(*continua*)

Tabela 10.13 Diretrizes de prática clínica para profilaxia antimicrobiana em cirurgia. (*continuação*)				
	Dose recomendada		**Meia-vida em adultos com função renal normal (horas)[19]**	**Intervalo de readministração recomendado (desde o início da dose pré-operatória) (horas)[c]**
Antimicrobianos	**Adultos[a]**	**Crianças[b]**		
Antibióticos orais para profilaxia da cirurgia colorretal (utilizados em conjunto com a preparação mecânica intestinal)				
Base de eritromicina	1 g	20 mg/kg	0,8 a 3	NA
Metronidazol	1 g	15 mg/kg	6 a 10	NA
Neomicina	1 g	15 mg/kg	2 a 3 (3% absorvido em condições gastrintestinais normais)	NA

[a]Doses para adultos são obtidas de diferentes estudos. [b]A dose pediátrica máxima não deve exceder a dose usual para adultos. [c]Para antimicrobianos com meia-vida curta (p. ex., cefazolina, cefoxitina) utilizados antes de procedimentos longos, a readministração na sala de cirurgia é recomendada em um intervalo de aproximadamente duas vezes a meia-vida do agente em pacientes com função renal normal. Intervalos de readministração recomendados marcados como NA são baseados na duração típica do caso; em procedimentos excepcionalmente longos, podem ser necessárias várias administrações. [d]Embora a bula aprovada pela Food and Drug Administration indique 1 g, os especialistas recomendam 2 g para pacientes obesos. [e]Quando utilizada como dose única em combinação com metronidazol para procedimentos colorretais. [f]Embora as fluoroquinolonas estejam associadas a um risco aumentado de tendinite ou ruptura de tendão em pacientes de todas as idades, o uso desses agentes para profilaxia de dose única é geralmente segura. [g]De modo geral, a gentamicina para profilaxia antibiótica cirúrgica deve ser limitada a uma dose única administrada no pré-operatório. A dosagem é baseada no peso corporal real do paciente. Se o peso real do paciente for mais que 20% acima do peso corporal ideal (PCI), o peso de dosagem (PD) pode ser determinado como segue: PD = PCI + 0,4 (peso real − PCI). *NA*, não aplicável. (De Bratzler DW, Dellinger EP, Olsen KM, et al. Clinical practice guidelines for antimicrobial prophylaxis in surgery. *Am J Health Syst Pharm*. 2013;70:195-283.)

de antibióticos, há evidências de que a duração do antibiótico até 48 horas reduz o risco de infecção de feridas no esterno. Assim, a Surgical Infection Society e a Society of Thoracic Surgeons recomendam considerar a profilaxia antimicrobiana para até 48 horas após a cirurgia cardiotorácica.

Revisão de medicamentos

O manejo de medicamentos no ambiente domiciliar prévio ao ato operatório deve ser adaptado ao paciente e à operação. O objetivo é minimizar a interrupção da homeostase basal, limitando os riscos de sangramento cirúrgico e interações medicamentosas com medicamentos anestésicos. Uma revisão pré-operatória de medicamentos é obrigatória, com atenção aos medicamentos cardíacos, psiquiátricos, neurológicos e diabéticos, bem como agentes anticoagulantes e antiplaquetários. Em geral, medicamentos cardíacos e inaladores devem ser continuados na manhã da cirurgia. No cenário pós-operatório, substitutos parenterais devem ser administrados conforme indicado para minimizar o lapso terapêutico e evitar sintomas de abstinência, como hipertensão de rebote. Medicamentos que afetam o risco de sangramento perioperatório devem ser descontinuados no pré-operatório com base na meia-vida do fármaco. As orientações institucionais sobre o tempo de retenção de antiplaquetários e anticoagulantes antes de procedimentos analgésicos locais, como a colocação epidural ou bloqueio espinal/regional, devem ser revistos com o paciente durante a consulta clínica pré-operatória.

Suplementos à base de plantas, vitaminas, contraceptivos orais e terapias hormonais são frequentemente subnotificados. O estrogênio e o tamoxifeno devem ser mantidos por 4 semanas no pré-operatório devido ao risco de tromboembolismo. Muitos medicamentos fitoterápicos podem afetar a fisiologia perioperatória e devem ser interrompidos dias a semanas antes da cirurgia (Tabela 10.14).

Jejum pré-operatório

A aspiração broncopulmonar pode ser uma complicação com risco de vida no ambiente perioperatório. Limitar a ingestão oral pré-operatória destina-se a reduzir o volume gástrico durante a indução anestésica com o objetivo de minimizar o risco de aspiração. No entanto, há evidências crescentes de que o protocolo tradicional de jejum prévio à cirurgia não é necessário para a redução do risco de aspiração. A ASA forneceu diretrizes práticas atualizadas para o jejum pré-operatório em 2017. Em geral, os líquidos claros – com ou sem suplementação de carboidratos – são permitidos até 2 horas antes de procedimentos eletivos que exijam anestesia geral ou sedação para procedimentos. O leite materno pode ser ingerido até 4 horas antes de procedimentos eletivos. Até o momento, faltam evidências para uma duração específica do jejum para alimentos sólidos. As diretrizes atuais indicam que uma refeição leve pode ser permitida por até 6 horas antes de procedimentos eletivos; no entanto, este intervalo pode ser estendido para refeições mais pesadas e para pacientes com maior risco de aspiração (Tabela 10.15). A ASA não recomenda a administração de rotina de estimulantes gastrintestinais, antiácidos, antieméticos ou anticolinérgicos com o propósito de reduzir o risco de aspiração ou encurtar o período de jejum pré-operatório recomendado.

SALA DE OPERAÇÃO

Preparação adequada da sala de cirurgia – para garantir a disponibilidade e a funcionalidade – é tão importante para uma operação bem-sucedida quanto a seleção e o preparo pré-operatório do paciente.

Os recursos de infraestrutura hospitalar incluem detalhes da sala de cirurgia, como controle de temperatura, limpeza pré-cirúrgica e disponibilidade de anestesia, patologia e serviços de consultoria. A comunicação pré-operatória apropriada com a equipe de anestesia é obrigatória, principalmente quando desafios perioperatórios específicos são previstos. Exemplos incluem pacientes com cardiopatias de alto risco, aqueles com doença hepática e/ou renal subjacente grave ou pacientes agendados para cirurgias de alto risco, quando o manejo intraoperatório de recursos de hemodinâmica é obrigatório. A implementação recente de linhas de recuperação do paciente padronizou muitos aspectos do cuidado anestésico; contudo, a comunicação ativa entre as equipes de cirurgia e anestesiologia continuam sendo importantes para assegurar o manejo intraoperatório mais adequado.

Tabela 10.14 Preocupações perioperatórias e recomendações para medicamentos fitoterápicos.

Nome comum da erva	Preocupações perioperatórias	Efeito farmacológico relevante	Recomendações pré-operatórias
Equinácea	Reações alérgicas; eficácia diminuída de imunossupressores; potencial para imunossupressão com uso prolongado	Ativação da imunidade mediada por células	Sem dados
Éfedra	Risco de isquemia miocárdica e acidente vascular encefálico por taquicardia e hipertensão; arritmias ventriculares com halotano; o uso prolongado causa depleção das catecolaminas endógenas e pode causar instabilidade hemodinâmica intraoperatória; interação potencialmente fatal com inibidores da monoaminoxidase	Aumento da frequência cardíaca e pressão arterial por meio de efeitos simpaticomiméticos diretos e indiretos	Descontinuar pelo menos 24 h antes da cirurgia
Alho	Potencial para aumentar o risco de sangramento, principalmente quando combinado com outros medicamentos que inibem a agregação plaquetária	Inibição da agregação plaquetária (pode ser irreversível); aumento da fibrinólise; atividade hipertensiva duvidosa	Descontinuar pelo menos 7 dias antes da cirurgia
Ginkgo	Potencial para aumentar o risco de sangramento, principalmente quando combinado com outros medicamentos que inibem a agregação plaquetária	Inibição do fator ativador de plaquetas	Descontinuar pelo menos 36 h antes da cirurgia
Ginseng	Hipoglicemia; potencial para aumentar o risco de sangramento; potencial para diminuir o efeito anticoagulante da varfarina	Reduz a glicemia; inibição da agregação plaquetária (pode ser irreversível); aumento de TP/TTP em animais	Descontinuar pelo menos 7 dias antes da cirurgia
Kava	Potencial para aumentar o efeito sedativo dos anestésicos; potencial para dependência, tolerância e retirada após abstinência não estudada	Sedação, ansiólise	Descontinuar pelo menos 24 h antes da cirurgia
Erva-de-São-João	Indução de enzimas do citocromo P450 com efeito na ciclosporina, varfarina, esteroides e inibidores de protease e possivelmente benzodiazepínicos, bloqueadores do canal de cálcio e muitos outros fármacos; diminuição dos níveis séricos de digoxina	Inibição da captação de neurotransmissores; a inibição da monoaminoxidase é improvável	Descontinuar pelo menos 5 dias antes da cirurgia
Valeriana	Potencial para aumentar o efeito sedativo dos anestésicos; abstinência aguda semelhante aos benzodiazepínicos; potencial para aumentar as necessidades anestésicas com o uso prolongado	Sedação	Sem dados

TP/TTP, tempo de protrombina/tempo de tromboplastina parcial. (De Ang-Lee MK, Moss J, Yuan CS. Herbal medicines and perioperative care. *JAMA*. 2001;286:208-216.)

Recursos adicionais incluem medicamentos e produtos necessários no período perioperatório imediato, como analgésicos, líquidos, hemoderivados, antibióticos, anticoagulantes e fármacos vasoativos. Também importante é a presença de assistência cirúrgica adequada e suporte. Apesar do planejamento pré-operatório diligente, operações complexas frequentemente encontram desafios intraoperatórios imprevistos e potencialmente fatais. A disponibilidade imediata de parceiros cirurgiões experientes e de serviços de consultoria deve ser verificada antes de cada operação.

Embora a montagem específica de instrumentos cirúrgicos sempre dependa da operação em questão, o equipamento comum deve estar disponível para qualquer cirurgia. O equipamento básico inclui iluminação adequada, uma mesa de operação em funcionamento correto, instrumentos cirúrgicos, monitores para exibir imagens pré-operatórias, um mecanismo de aspiração e instrumentação de coagulação. Para cirurgias minimamente invasivas, equipamento de insuflação, trocartes, câmera, monitores de vídeo, instrumentos laparoscópicos e/ou robóticos e recursos devem ser previamente requisitados e verificados. O paciente deve ser posicionado de forma segura, minimizando os pontos de pressão para evitar lesão neuromuscular. Para pacientes obesos e pacientes em posição de litotomia, o risco de síndrome compartimental de membros deve ser reconhecido e minimizado, particularmente para operações longas. Campos cirúrgicos e aventais impermeáveis a fluidos devem ser utilizados para criar uma barreira estéril entre o campo operatório e o meio ambiente.

A importância da comunicação entre a equipe cirúrgica, a equipe de anestesistas e a equipe de enfermagem do centro cirúrgico não pode ser subestimada. É necessário um diálogo claro para melhorar o foco, eliminar ou reduzir a confusão e permitir a antecipação. Um processo pré-operatório de *time-out* (checagem) foi implementado na maioria das instituições (Figura 10.6); padroniza o preparo

Tabela 10.15 Períodos mínimos de jejum recomendados entre a ingestão oral e a anestesia geral para operações eletivas.

Material ingerido	Período mínimo de jejum
Líquidos claros	2 h
Leite materno	4 h
Fórmula infantil	6 h
Leite não humano	6 h
Refeição leve	6 h
Frituras e carnes	8+ horas

Adaptada de Practice guidelines for preoperative fasting and the use of pharmacologic agents to reduce the risk of pulmonary aspiration: application to healthy patients undergoing elective procedures: an updated report by the American Society of Anesthesiologists Task Force on Preoperative Fasting and the Use of Pharmacologic Agents to Reduce the Risk of Pulmonary Aspiration. *Anesthesiology*. 2017;126:376-393.

Lista de verificação de segurança cirúrgica
World Health Organization — Patient Safety

Antes da indução de anestesia
(com pelo menos enfermeira e anestesista)

- O paciente confirmou sua identidade, local, procedimento e consentimento?
  - ☐ Sim
- O sítio está marcado?
  - ☐ Sim
  - ☐ Não aplicável
- A verificação do instrumento de anestesia e da medicação está completa?
  - ☐ Sim
- O oxímetro de pulso está no paciente e funcionando?
  - ☐ Sim
- O paciente tem:
- Alergia conhecida?
  - ☐ Não
  - ☐ Sim
- Via respiratória difícil ou risco de aspiração?
  - ☐ Não
  - ☐ Sim e equipamento/assistência disponíveis
- Risco de perda de sangue > 500 mℓ (7 mℓ/kg em crianças)?
  - ☐ Não
  - ☐ Sim e dois acessos IVs/centrais e líquidos planejados

Antes da incisão na pele
(com enfermeira, anestesista e cirurgião)

- ☐ Confirme que todos os membros da equipe se apresentaram por nome e função.
- ☐ Confirme o nome do paciente, procedimento e onde será feita a incisão.
- A profilaxia antibiótica foi administrada nos últimos 60 minutos?
  - ☐ Sim
  - ☐ Não aplicável
- Eventos críticos previstos
- Para o cirurgião:
  - ☐ Quais são as etapas críticas ou não rotineiras?
  - ☐ Quanto tempo levará o caso?
  - ☐ Qual é a perda de sangue prevista?
- Para o anestesista:
  - ☐ Há alguma preocupação específica do paciente?
- Para a equipe de enfermagem:
  - ☐ A esterilidade (incluindo os resultados dos indicadores) foi confirmada?
  - ☐ Existem problemas com o equipamento ou alguma preocupação?
- A imagem essencial é exibida?
  - ☐ Sim
  - ☐ Não aplicável

Antes de o paciente sair da sala de cirurgia
(com enfermeira, anestesista e cirurgião)

- A enfermeira confirma verbalmente:
  - ☐ O nome do procedimento
  - ☐ Conclusão da contagem de instrumentos, esponjas e agulhas
  - ☐ Rotulagem da amostra (leia os rótulos da amostra em voz alta, incluindo o nome do paciente)
  - ☐ Se há problemas com os equipamentos a serem abordados
- Para o cirurgião, anestesista e enfermeira:
  - ☐ Quais são as principais preocupações para a recuperação e manejo desse paciente?

Figura 10.6 Lista de verificação de segurança cirúrgica publicada pela Organização Mundial da Saúde. *IV*, intravenoso. (De https://www.who.int/patientsafety/safesurgery/checklist/en/.)

pré-operatório imediato da "equipe cirúrgica". A atualização contínua de todas as partes na sala de operação em relação às principais etapas do procedimento cirúrgico é vital para minimizar o risco para o paciente e reduzir atrasos devidos à disponibilidade de equipamentos e insumos. Finalmente, a melhor prática usa técnicas de comunicação em circuito fechado para garantir que a comunicação seja ouvida, compreendida e reconhecida por todas as partes.

Manutenção de normotermia

A termorregulação é baseada na entrada sistêmica integrada pelo sistema nervoso central, principalmente o hipotálamo e a medula espinal. Em condições normais, o controle autônomo regula a temperatura central consistentemente entre 36°C e 38°C. A anestesia geral reduz o limiar de resposta ao frio do corpo. Anestésicos voláteis e intravenosos prejudicam a termorregulação, os bloqueadores musculares bloqueiam a resposta de tremores do corpo à hipotermia, e a vasoconstrição compensatória é regulada negativamente. A anestesia neuroaxial (epidural e espinal) enfraquece ainda mais o controle termorregulatório, reduzindo o desconforto térmico e bloqueando o controle nervoso eferente da vasoconstrição e tremores. Os efeitos da anestesia geral e neuraxial são praticamente aditivos; este fator é particularmente relevante devido a um aumento no uso de anestesia neuroaxial como um componente das vias ERAS modernas. Um fator adicional é a exposição de cavidades de grandes volumes (abdominal ou torácica) que contribui significativamente para a perda de calor. O risco de hipotermia é aumentado em pacientes idosos, mulheres e desnutridos durante operações longas.

As consequências da hipotermia intraoperatória são inúmeras. A agregação plaquetária e a cascata de coagulação são prejudicadas, resultando em uma associação entre hipotermia e quase um aumento de 20% na perda de sangue durante a operação. Por causa da vasoconstrição e da consequente diminuição da oxigenação das incisões cirúrgicas, a hipotermia está associada a um aumento da taxa de infecção. Finalmente, a hipotermia altera as ações/metabolismo dos fármacos, de modo que a duração da ação de muitos anestésicos é prolongada e a correção da acidose e do desarranjo eletrolítico é prejudicada. O monitoramento próximo da temperatura corporal central durante toda a operação é mandatório. O melhor e mais pragmático sítio de monitoramento é o esôfago distal para pacientes intubados. As temperaturas sublinguais, axilares e vesicais também se correlacionam bem com a temperatura corporal central. Por outro lado, as temperaturas da pele, da fronte, do meato acústico externo e do reto correlacionam-se mal com a temperatura central.

A hipotermia é mais drástica na primeira hora após a indução em virtude do rápido efeito da vasodilatação induzida pela anestesia. Portanto, é nesse período que as técnicas de reaquecimento são mais críticas. O reaquecimento pode assumir a forma de métodos passivos ou ativos. O isolamento passivo (cobertores, lençóis) pode reduzir a perda de calor em cerca de 30%. Aumento da temperatura ambiente pode mitigar passivamente a perda de calor, mas é impraticável para aumentar a temperatura corporal central. O aquecimento ativo com ar forçado é frequentemente eficaz durante a indução e ao longo de toda a operação para compensar a desregulação térmica rápida. O ar forçado é a abordagem mais comum devido à sua facilidade de uso, eficácia e baixo custo. Ao contrário da crença popular, o aquecimento do fluido IV é relativamente ineficaz porque as temperaturas do fluido infundido não podem exceder a temperatura central do corpo. No entanto, pacientes podem ser resfriados por infusão de fluidos à temperatura ambiente, assim exacerbando a hipotermia induzida pela anestesia. Portanto, qualquer infusão intraoperatória de > 1 ℓ/h deve ser pré-aquecida.

Preparação pré-operatória da pele

As ISCs representam mais de 20% de todas as infecções hospitalares e estão associadas ao aumento do tempo de permanência, mortalidade e custo. Bactérias comensais da pele (*Staphylococcus*, *Pseudomonas* etc.) são responsáveis pela maior parte das ISCs superficiais. A preparação antisséptica da pele no pré-operatório reduz o número de microrganismos transitórios e comensais. As diretrizes do CDC recomendam as seguintes técnicas de aplicação: (1) área ampla para incluir quaisquer potenciais sítios de incisão, (2) movimento de círculo concêntrico, (3) uso de um instrumento de aplicação específico e (4) tempo adequado para deixar a solução secar. A depilação antes da incisão pode melhorar a exposição e permitir a marcação da pele. No entanto, o cabelo deve ser removido apenas com um aparador, pois o barbear está associado ao aumento do risco de ISC.

Os benefícios da preparação da pele dependem da solução antisséptica utilizada. Soluções comuns incluem lavagem e pintura com iodopovidona (Betadine®), antissepsia com clorexidina-álcool (ChloraPrep®) e povacrylex de iodo com álcool isopropílico (Dura-Prep*). Soluções contendo álcool devem ser evitadas nas superfícies mucosas. A escolha ideal do antisséptico para a pele intacta permanece controversa. A maioria dos estudos randomizados no passado comparando as soluções antissépticas demonstrou baixo poder estatístico. Uma revisão Cochrane em 2015 indicou que os produtos que contêm álcool têm a maior probabilidade de ser eficaz, mas observou a baixa qualidade geral de evidência.[43] Uma comparação randomizada multi-institucional de antissepsia com clorexidina-álcool *versus* iodo-povidona para cirurgias limpas-contaminadas observou menor índice de ISC no grupo clorexidina-álcool (9,5% *versus* 16,1%).[44] Recentemente, o ensaio randomizado de uma única instituição que avaliou cirurgias colorretais não conseguiu concluir a não inferioridade do DuraPrep® comparado ao ChloraPrep®, com taxas de ISC de 18,7% *vs.* 15,9%, respectivamente. Portanto, com base nesses dados, a preparação da pele que contém um agente à base de álcool como parte da preparação parece ideal.

Hemostasia

Dissecção meticulosa e conhecimento profundo da anatomia cirúrgica são obrigatórios para minimizar a perda sanguínea intraoperatória. O sangramento cirúrgico obscurece o campo operatório, prolonga o tempo de cirurgia, aumenta o estresse hemodinâmico, induz coagulopatia e torna a reanimação pós-operatória mais desafiadora. Para determinados tipos de câncer, a transfusão de sangue perioperatória está consistentemente associada ao aumento do risco de recidiva e diminuição da sobrevida.

Embora os capilares e as pequenas veias possam ser controlados e divididos com o eletrocautério monopolar sozinho, vasos > 1 mm de diâmetro são controlados adequadamente com ligaduras manuais, grampos, clipes, eletrocautério bipolar ou dispositivos ultrassônicos. Para evitar o deslocamento de ligaduras ou clipes, vasos maiores podem ser controlados por ligadura com sutura. Tradicionalmente, as estruturas vasculares são ligadas com material de sutura permanente, embora o uso de fio de sutura absorvível não seja associado a um risco aumentado de sangramento ou reoperação. Com a rápida expansão de operações minimamente invasivas, inúmeras alternativas para a ligadura manual tradicional foram comercializadas e popularizadas. As endoalças utilizadas na cirurgia minimamente invasiva são semelhantes aos nós cirúrgicos manuais, com pressões de ruptura do vaso semelhantes comparáveis aos nós manuais. Na outra extremidade do espectro, os dispositivos de grampeamento armados com cargas de grampeadores vasculares toleram pressões de rupturas mais baixas – mas ainda suprafisiológicas (Figura 10.7).

Fechamento de feridas

Em geral, incisões para operações limpas e limpas-contaminadas podem ser fechadas primariamente. O fechamento primário das incisões pode utilizar a sutura permanente ou absorvível usando técnicas de sutura contínua ou interrompida. A sutura com material permanente é mais adequada para pacientes desnutridos, debilitados e para cenários em que se prevê o acompanhamento precoce de pacientes ambulatoriais. A sutura absorvível, particularmente quando usada na camada subcuticular, muitas vezes pode criar um fechamento esteticamente atraente que não requer remoção de sutura. Quando se prevê que uma incisão esteja sob tensão significativa, as suturas em colchão vertical distribuem a tensão em dois níveis de profundidade em cada ponto longitudinal e aproximam as camadas dérmicas de forma eficaz. As técnicas de sutura contínua – principalmente quando utilizadas em várias camadas – são mais eficazes no controle da ascite, enquanto a sutura interrompida permite a compressão intermitente da ferida para incisões em alto risco de ISC superficial.

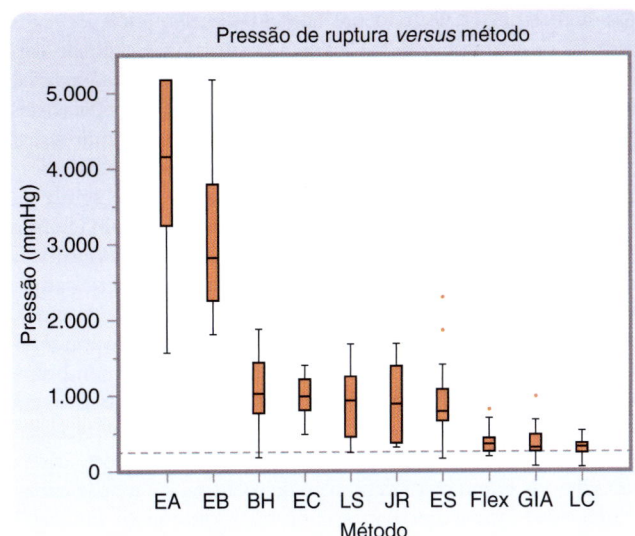

Figura 10.7 Pressão de ruptura da artéria carótida suína pelo método de selagem. *BH*, bisturi harmônico; *EA*, endoalça; *EB*, nós manuais com fios Ethibond®; *EC*, endoclipe; *ES*, Enseal®; *Flex*, grampeador Endopath®; *GIA*, grampeador endo GIA™; *JR*, JustRight®; *LC*, grampeador linear cortante Proximate®; *LS*, ligaSure™. (Adaptada de Tharakan SJ, Hiller D, Shapiro RM, et al. Vessel sealing comparison: OLD school is still hip. *Surg Endosc*. 2016;30:4653-4658.)

O fechamento primário retardado pode ser adequado para pacientes cuidadosamente selecionados após cirurgias contaminadas. O fechamento tardio é comumente visado entre 2 e 5 dias após a operação inicial. Embora haja alguma evidência de que o fechamento primário tardio está associado a uma redução na ISC em comparação com o fechamento primário, há uma heterogeneidade substancial entre os ensaios existentes. As feridas cirúrgicas sujas altamente contaminadas devem ser deixadas abertas, permitindo a cicatrização por segunda intenção com tamponamento em série. O manejo de feridas abertas, em particular durante o período de recuperação ambulatorial, muitas vezes pode ser facilitado pela aplicação de um dispositivo de vácuo de pressão negativa.

O fechamento temporário de incisões abdominais é útil quando a laparotomia de revisão em intervalo mais curto é prevista, quando há ameaça de síndrome compartimental e quando o monitoramento de conteúdo intra-abdominal é prudente. Em quase todos os casos, o fechamento temporário envolve a utilização de um material não aderente sobre a incisão aberta. Tradicionalmente, isso era comumente obtido utilizando um plástico esteril fenestrado, compressa cirúrgica e cobertura com espuma esteril. Uma vedação hermética é obtida colocando-se um dreno de vácuo sobre o dispositivo e cobrindo a ponte com Ioban®. O mecanismo de vácuo reduz o acúmulo de líquido intra-abdominal. Também fornece um meio de monitoramento do sangramento, comprometimento visceral ou infecção e tem um efeito de retenção que neutraliza a retração natural da parede abdominal. No entanto, deve-se ter cuidado para monitorar o equilíbrio de fluidos e eletrólitos nesses pacientes, pois mudanças maciças de fluidos podem ocorrer rapidamente. Mais recentemente, dispositivos específicos de fechamento assistido por vácuo, como o sistema de curativo abdominal V.A.C. e o sistema ABThera®, ganharam popularidade graças à facilidade de aplicação. O fechamento primário tardio deve ser alcançado quando possível no intervalo de 7 a 10 dias.[45] Se isso não for possível, o fechamento em série deve ser iniciado usando dispositivos, como um remendo de Wittman, que podem ser apertados a cada 24 a 48 horas. Uma vez que os bordos da incisão estejam a menos de alguns centímetros de distância, o fechamento fascial definitivo pode ser realizado. A desvantagem dessa técnica é que a aplicação de um remendo de Wittman requer a sutura do remendo à fáscia nativa, o que pode comprometer a integridade do tecido. Para pacientes desnutridos e aqueles que não podem tolerar a pressão abdominal associada ao fechamento em série, uma cobertura de malha absorvível pode permitir a proteção visceral durante a fase aguda da doença. No entanto, resultará em perda de domínio e uma hérnia grande e complexa. Mais recentemente, as matrizes dérmicas bioprotéticas ganharam popularidade como um material alternativo. Derivada da derme cadavérica (suína, humana ou bovina), a matriz dérmica acelular é desprovida de todos os componentes celulares, enquanto retém a matriz extracelular e a membrana basal. Essa estrutura promove a incorporação de fibroblastos e a deposição e remodelamento de colágeno. A revascularização precoce resulta em maior resistência à infecção do que a tela permanente, enquanto a deposição de colágeno e a matriz extracelular retida fornecem à matriz dérmica acelular resistência à tração mais durável e maior flexibilidade do que a malha absorvível. No entanto, há uma escassez de grandes séries publicadas que captam a experiência com a matriz dérmica acelular, sendo que a hérnia recorrente e a frouxidão abdominal podem se desenvolver com o seguimento mais longo.

O uso de agentes de barreira para prevenção de aderências ganhou popularidade nos últimos anos, particularmente para pacientes para os quais múltiplas operações são previstas. Os agentes incluem celulose regenerada oxidada, politetrafluoretileno e ácido hialurônico-carboximetilcelulose. Esses materiais são aplicados nas superfícies cruas das vísceras abdominais e degeneram em gelatina logo depois da cirurgia. Uma metanálise na literatura ginecológica observou evidência de eficácia de baixa qualidade para todos os três materiais em relação ao não tratamento; no entanto, a eficácia relativa entre os agentes permanece incerta.[46]

Adesivos cirúrgicos

Os adesivos teciduais para fechamento da pele foram introduzidos pela primeira vez no início da década de 1960. Nos últimos 25 anos, a melhor resistência à tração foi obtida por compósitos plásticos e estabilizadores. Os adesivos mais comuns são o Dermabond® (octilcianoacrilato) e o Histoacryl® (butilcianoacrilato). Benefícios inerentes dos adesivos teciduais incluem impermeabilidade à água, baixa taxa de infecção e melhor resultado cosmético. Os adesivos podem ser usados sem suturas na pele para pequenas incisões e é comumente adotado dessa maneira na unidade de pronto-atendimento. Para incisões maiores, os adesivos teciduais são mais comumente utilizados para fornecer uma barreira impermeável após fechamento subcuticular ou dérmico com fio absorvível. Uma metanálise recente não observou diferença significativa entre os adesivos teciduais e suturas em termos de deiscência, infecção e cosmese avaliada pelo cirurgião.

O selante de fibrina confere funções adesivas e hemostáticas. O selante de fibrina derivado de banco de sangue funciona combinando a trombina e o fibrinogênio para replicar a etapa final na cascata de coagulação. Como o agente contém todos os componentes necessários para esta reação, ele forma um coágulo, independentemente da condição da via intrínseca do paciente. Alguns dados sugerem que a adição de selante de fibrina pode servir como adjuvante hemostático para compressão manual no controle da hemorragia anastomótica após a inserção de enxertos vasculares de politetrafluoretileno. Embora o selante de fibrina também tenha sido aprovado como adjuvante para anastomoses gastrintestinais, a aplicação para este propósito não ganhou ampla popularidade. Os agentes de fibrina foram adotados para uma variedade de outras aplicações clínicas. Para fístulas perianais, a cola de fibrina evita um impacto adverso na continência; no entanto, apresenta durabilidade inferior comparado ao tratamento cirúrgico convencional. A cola de fibrina é utilizada para tratar fístulas broncopleurais, seja como uma injeção direta de fibrinogênio seguida de trombina tópica ou como agente diluído de pleurodese. Tal como acontece com muitos produtos fabricados e comercializados, os dados do estudo primário precisam ser revisados criticamente para estimar o benefício potencial e equilibrar esse benefício com o dano potencial, a não inferioridade das alternativas e custos associados.

DISPOSITIVOS CIRÚRGICOS, FONTES DE ENERGIA E GRAMPEADORES

Os avanços tecnológicos em dispositivos de energia e grampeamento tecidual revolucionaram a forma como os cirurgiões abordam a dissecção, divisão, hemostasia e reconstrução. Dispositivos de energia como um todo direcionam a energia focada para o tecido-alvo com a finalidade de dissecção e divisão, coagulação ou ablação e citotoxicidade. Os dispositivos de grampeamento são tradicionalmente utilizados para a divisão e anastomose do trato digestório, mas também podem ser empregados para transecção vascular e tecidual. Esta seção se concentra em algumas das energias comuns, além de dispositivos de grampeamento encontrados na sala de cirurgia.

Eletrocirurgia e eletrocautério

Enquanto o uso de eletricidade para induzir a cauterização térmica e a divisão do tecido é relatado desde meados de 1800, a eletrocirurgia moderna como sabemos foi introduzida entre 1914 e 1927 por William T Bovie. A diatermia, descrita pela primeira vez por Karl Franz em 1909, usa correntes elétricas de alta frequência para gerar calor e penetrar tecidos. Bovie desenvolveu um dispositivo de cauterização com corrente alternada disponível comercialmente entre 1914 e 1927, enquanto Harvey Cushing popularizou-o em 1928, com um relato de 500 procedimentos neurocirúrgicos.

Eletrocirurgia monopolar

Em termos estritos, o eletrocautério implica a condução térmica através de uma sonda aquecida por uma corrente elétrica direta. Na cirurgia moderna, essa tecnologia é mais comumente vista com dispositivos portáteis de cauterização tipo caneta que funcionam como um ferro de solda. A eletrocirurgia, por outro lado, indica a condução de uma corrente alternada de radiofrequência através de um circuito que é completado pelo tecido do paciente. No entanto, esses dois termos são frequentemente usados de forma intercambiável. Classicamente, a eletrocirurgia monopolar é realizada usando um gerador de corrente, um eletrodo portátil que fornece corrente ao paciente e um segundo eletrodo grande (a "placa do eletrocautério") que retorna a corrente para completar o circuito. O eletrodo de aplicação tem uma pequena área de contato, resultando em conversão térmica focada, enquanto o eletrodo de retorno tem uma grande área de superfície para dissipar a energia. Com uma forma de onda contínua (modo "corte"), o dispositivo monopolar corta o tecido com pouca propagação térmica e mínima coagulação. Com uma forma de onda intermitente (modo "coagulação"), a corrente é fornecida em menos de 10% do tempo no qual o dispositivo é ativado e é intercalado com curtos períodos de inatividade. O resultado é a menor energia térmica e maior dispersão térmica, resultando em desidratação tecidual e trombose de vasos. Muitos cirurgiões adotam uma configuração de forma de onda combinada (modo "misto"), que substitui a função de corte puro com pequenos períodos de inatividade de corrente para conseguir um efeito coagulante parcial.

Eletrocirurgia bipolar

Dispositivos bipolares colocam os eletrodos de entrega e retorno em proximidade em um único dispositivo. Desta forma, o tecido entre os dois eletrodos completa o circuito elétrico. Uma placa de aterramento é desnecessária, e a propagação térmica além do tecido entre os dois eletrodos é mínima. Com a compressão do tecido vascularizado usando a pinça bipolar, o sangue é excluído do circuito, melhorando a entrega de calor ao tecido comprimido. Os dispositivos bipolares são mais úteis quando a coagulação precisa é necessária nas proximidades das estruturas vitais. Como a corrente atravessa apenas o tecido entre os dois eletrodos portáteis, os dispositivos bipolares são seguros para uso quando um paciente tem um dispositivo eletrônico implantado que, caso contrário, pode ser afetado pelo fornecimento de corrente monopolar.

LigaSure® e Enseal®

As adaptações da eletrocirurgia bipolar compreendem dispositivos de fusão bipolar como o LigaSure® e o Enseal®. Semelhante à eletrocirurgia bipolar convencional, esses dispositivos de dissecção e divisão de tecidos transmitem corrente entre dois eletrodos adjacentes, causando a coagulação do tecido. Ao aplicar a compressão uniforme do tecido-alvo e monitorar a impedância tecidual entre as garras do instrumento, esses dispositivos ajustam a liberação de energia durante o processo de ativação para minimizar a propagação térmica e selar os vasos maiores (até 7 mm). A desnaturação seguida pela ligação cruzada de colágeno e elastina resulta em um selante natural de tecido. Uma lâmina dentro do instrumento então divide o tecido selado.

Dissectores de radiofrequência resfriados com solução salina

Um problema comumente encontrado ao usar a eletrocirurgia com radiofrequência no parênquima altamente vascularizado é a formação de escara densa que limita a coagulação e pode resultar em hemorragia tardia. A formação de escaras ocorre quando a temperatura na superfície de contato do tecido-alvo excede o necessário para a desnaturação de proteínas e selagem de vasos. Os dissectores de radiofrequência refrigerada com solução salina (ou seja, TissueLink, Aquamantys) superam esse problema, direcionando um fluxo de irrigação constante de solução salina para o ponto de contato do tecido, mantendo, assim, a temperatura da superfície $< 105°C$. Esses dispositivos são utilizados mais comumente durante a dissecção do parênquima de órgãos sólidos como o fígado ou o rim. A divisão inicial da cápsula do órgão é necessária (muitas vezes pela eletrocirurgia tradicional de Bovie) para evitar o acúmulo de vapor sob a cápsula. A pressão constante com o dispositivo ligado à solução salina é então usada para alcançar uma profundidade constante de coagulação antes da transecção aguda do tecido desnaturado ou recorte de vasos maiores no interior da zona de tratamento.

Dissectores ultrassônicos

Deve ser feita uma distinção entre o uso de instrumentos de oscilação de alta frequência e a verdadeira tecnologia de energia ultrassônica. O exemplo clássico de ultrassom terapêutico é a litotripsia extracorpórea por ondas de choque, na qual as ondas de choque acústico de alta energia são direcionadas a cálculos patológicos para romper o material e facilitar a passagem. Embora a litotripsia tenha sido historicamente aplicada à colelitíase sintomática, as aplicações atuais estão focadas principalmente em cálculos urológicos e cálculos do ducto pancreático. A litotripsia por ondas de choque é eficaz, principalmente, para cálculos menores (< 2 cm) com menor densidade radiográfica.

Bisturi harmônico

O bisturi harmônico transduz energia ultrassônica de alta frequência por meio de uma garra metálica para gerar vibração mecânica. Quando em contato com o tecido, a vibração de uma única lâmina contra uma lâmina estática resulta em vaporização e coagulação. O efeito de coagulação é aumentado pela compressão do tecido-alvo entre as duas garras do instrumento. A energia transmitida pela mandíbula metálica é modificável; configurações de alta energia resultam em corte rápido, enquanto configurações de baixa energia promovem a coagulação. Como o mecanismo do bisturi é vibratório, o instrumento divide o tecido sem a necessidade de uma lâmina de corte separada.

Aspirador cirúrgico ultrassônico Cavitron®

O aspirador cirúrgico ultrassônico Cavitron® usa a vibração de frequência ultrassônica para dissecar seletivamente o tecido parenquimatoso. O dispositivo direciona a frequência ultrassônica ao longo de uma ponta oca de titânio que vibra longitudinalmente para fragmentar o tecido-alvo. Os hepatócitos são particularmente suscetíveis à fragmentação oscilatória devido ao seu alto teor de água, enquanto o endotélio e o epitélio (vasos sanguíneos, ductos biliares) são seletivamente poupados devido ao baixo teor de água. O aspirador cirúrgico ultrassônico Cavitron® fornece um plano de dissecção preciso através desse processo de fragmentação, mas não confere, por si só, qualquer capacidade de selagem vascular. A ponta do aspirador cirúrgico ultrassônico Cavitron® pode ser conectada ao circuito de eletrocautério monopolar para ablação de tecidos e geralmente é utilizada em conjunto com métodos auxiliares de hemostasia.

Tecnologia de ablação

Ablação por radiofrequência

A energia de radiofrequência fornecida por meio de uma sonda estreita é denominada ablação por radiofrequência (ARF). As aplicações incluem displasia esofágica, fibrilação atrial e tumores encontrados no parênquima de órgãos sólidos. A sonda da RFA pode ser direcionada para o tecido-alvo por abordagem percutânea ou durante a cirurgia aberta ou laparoscópica. O eletrodo na ponta da sonda transmite corrente alternada de alta frequência para o tecido circundante, que é convertida em energia cinética e térmica e resulta em desnaturação e coagulação. Como a ARF tem um mecanismo semelhante à eletrocirurgia, uma placa de aterramento é necessária, e a presença de dispositivos eletrônicos implantáveis ou clipes cirúrgicos metálicos pode ser uma contraindicação. A formação de escara tecidual ao redor do eletrodo tem um efeito isolante e limita o raio efetivo de ARF. Quando realizada próxima a um vaso sanguíneo, a energia térmica é dispersa rapidamente do tecido-alvo, criando um "dissipador de calor" e limitando a eficácia. De modo geral, tumores de até 3 cm podem ser efetivamente extraídos por ARF; uma margem adicional de 0,5 cm de parênquima saudável além da lesão-alvo devem ser submetidas à ablação para garantir a ablação completa do tumor.

Ablação por micro-ondas

A energia do micro-ondas fica entre as ondas infravermelhas e de rádio em frequência. O impacto entre a radiação de energia de micro-ondas e as moléculas polares como a água resultam em oscilação e calor por atrito. Aplicada ao tecido-alvo, o resultado é a morte celular por necrose de coagulação. Semelhante à ARF, a ablação por micro-ondas pode ser realizada por via percutânea ou durante a cirurgia aberta ou minimamente invasiva e é geralmente guiada por imagem de ultrassom ou TC. As vantagens em relação à ARF incluem uma zona de ablação maior e mais homogênea, um efeito dissipador de calor atenuado e menos tempo necessário para completar a ablação. Visto que o mecanismo de ablação por micro-ondas não envolve a transmissão de corrente elétrica, uma placa de aterramento é desnecessária, e o uso na presença de clipes e implantes metálicos é seguro. Considerando-se as vantagens sobre a ARF sem desvantagens comprovadas, a ablação por micro-ondas está aumentando em popularidade como a tecnologia preferida para ablação de tumores em órgãos sólidos, incluindo o fígado e o rim.

Outros dispositivos de energia

Coagulador por feixe de argônio

O coagulador por feixe de argônio (CFA) foi introduzido em 1989. Apesar de seu nome, o CFA não é um dispositivo a *laser*, mas sim uma adaptação da eletrocirurgia monopolar. Um feixe focado de gás argônio – um forte condutor de eletricidade – é direcionado ao tecido-alvo. A corrente de radiofrequência de rádio é transportada de um eletrodo monopolar para o tecido através desta via de gás argônio. As vantagens do CFA sobre a eletrocirurgia convencional incluem atividade mais rápida, penetração mais rasa e dispersão de calor mais rápida.[47] Além disso, o jato de gás argônio concentrado dispersa fisicamente o sangue do tecido-alvo, proporcionando um ambiente seco para promover a coagulação e reduzir a formação de escaras. Por essas razões, o CFA é mais adequado para a obtenção de hemostasia sobre superfícies de parênquima de órgão sólido, como o baço, fígado, rim, pulmão e peritônio. Em virtude da sua baixa profundidade de penetração, o CFA é ineficaz para o controle de vasos sanguíneos maiores. Além disso, o jato focado de gás argônio é insolúvel no sangue, e o direcionamento direto das veias centrais pode resultar em parada cardíaca devido à embolia aérea (argônio). Para minimizar esse risco, os cirurgiões devem manter a taxa de fluxo de gás argônio baixa, utilizar uma abordagem em ângulo em direção ao tecido e evitar a implantação direta de gás argônio em grandes veias em comunicação direta com o átrio direito.

Grampeadores cirúrgicos

O dispositivo de grampeamento cirúrgico foi inventado em 1907 a 1908 em Budapeste, Áustria-Hungria. Após as modificações iniciais para diminuir o peso e a complexidade na década de 1920, os grampeadores cirúrgicos foram modificados e popularizados para uso em cirurgia do trato digestório na União Soviética entre as décadas de 1940 e 1950. Em 1958, um modelo soviético do grampeador cirúrgico foi trazido para os EUA. Esses grampeadores iniciais eram feitos à mão com peças não intercambiáveis e exigiam o carregamento de grampos individuais manualmente. O desenvolvimento e a comercialização de grampeadores cirúrgicos ocorreram nos EUA nas décadas de 1960 e 1970. Os modelos foram otimizados para a produção em massa, incluindo cartuchos de grampeadores intercambiáveis e descartáveis de várias alturas de grampos.

Atualmente, vários grampeadores cirúrgicos diferentes podem facilitar o fechamento, divisão e reconstrução do tecido durante a cirurgia aberta, laparoscópica e robótica. Grampeadores de corte linear (anastomose gastrintestinal) variam em comprimento e altura do grampo para acomodar o fechamento, a transecção e a reconstrução de tecidos de espessura variável. Da mesma forma, grampeadores lineares não cortantes (toracoabdominais) permitem o fechamento tecidual sem divisão. Grampeadores de corte circular (anastomose terminoterminal) permitem a anastomose luminal e a transecção de vísceras ocas de diâmetros variáveis. Em termos de altura do grampo, grampos menores (2 mm abertos; 1 mm fechado) são mais adequados para o fechamento e/ou transecção vascular, e grampos grandes (4,5 mm abertos; 2 mm fechados) são mais adequados para fechamento e/ou transecção de tecidos mais espessos, como o estômago ou o pâncreas. Várias alturas de grampos intermediárias estão comercialmente disponíveis para uso em tipos de tecidos intermediários.

CAUSAS POTENCIAIS DE INSTABILIDADE INTRAOPERATÓRIA

Com a seleção apropriada do paciente e a preparação perioperatória, eventos na sala de cirurgia devem ser raros. O manejo de eventos raros, porém, requer preparação e antecipação. Esta seção aborda causas comuns e potencialmente mortais de instabilidade, incluindo etiologia e estratégias de manejo.

Hipertermia maligna

A hipertermia maligna (HM) é um episódio agudo de hipermetabolismo como resposta a gases anestésicos halogenados voláteis (p. ex., sevoflurano, isoflurano e outros) e à succinilcolina paralítica despolarizante. Os sintomas da HM podem ocorrer em qualquer tempo durante a anestesia geral ou até 60 minutos após a interrupção de anestesia. Manifestações intraoperatórias e/ou pós-operatórias podem incluir febre/hipertermia, taquicardia, taquipneia, aumento em dióxido de carbono exalado (CO_2), rabdomiólise e desordem metabólica, incluindo hiperpotassemia e acidose. Um aumento no CO_2 expirado apesar de um aumento na ventilação minuto é um dos primeiros precursores intraoperatórios de HM. A prevalência de HM foi relatada como variando de um em 10.000 a um em 250.000 casos anestésicos. No entanto, a prevalência entre os indivíduos suscetíveis com anormalidades genéticas "em risco" é consideravelmente maior. Várias mutações genéticas que predispõem os pacientes à HM foram descritas (mais comumente uma mutação no gene RYR1); a maioria dessas mutações é autossômica dominante com penetrância incompleta.

Quando suspeita, a HM é tratada com descontinuação imediata de gases voláteis, administração por via intravenosa de dantroleno em doses de 2,5 mg/kg e resfriamento corporal usando qualquer via disponível. O dantroleno pode ser administrado novamente a cada 10 a 15 minutos para febre contínua, acidose e rigidez muscular. Outras medidas de suporte incluem terapia para arritmias, hiperpotassemia e acidose. Normalmente, o manejo e a observação na UTI são garantidos. Com os avanços atuais, a mortalidade pela HM diminuiu de 60% a 80% há algumas décadas para menos de 5%.

Embolia gasosa: ar e dióxido de carbono

A embolia aérea é uma complicação potencialmente fatal das operações vasculares. Da mesma forma, a embolia por CO_2 pode ser uma complicação fatal de cirurgias minimamente invasivas laparoscópicas ou robóticas. Ambas são resultantes da entrada de ar ou CO_2 na circulação sistêmica, mais frequentemente venosa. Em casos de embolia gasosa, o acesso aéreo ao sistema venoso pode ocorrer por meio de uma venotomia planejada durante casos de acesso vascular ou durante o reparo de grandes vasos. A embolia de CO_2 ocorre mais comumente como uma insuflação não planejada de gás na circulação venosa sistêmica. Em ambos os casos, a diminuição abrupta de CO_2 expirado e o colapso cardiovascular são as primeiras manifestações, e o rápido reconhecimento dos sintomas e a instituição de medidas de reanimação são indicadas.

Em casos de colapso cardiovascular intraoperatório por embolia gasosa ou por CO_2, manobras que permitem o acesso entre o gás e o sistema vascular devem ser encerradas. Além disso, a reanimação cardiopulmonar, incluindo agentes farmacológicos e a reanimação cardiopulmonar mecânica, têm a melhor chance de obter o retorno da circulação espontânea. A ecocardiografia transesofágica intraoperatória pode ajudar a confirmar o diagnóstico e medir a quantidade de gás preso no coração direito. Se houver acesso vascular apropriado no coração direito, pode-se tentar a aspiração de ar. Embora a posição de Trendelenburg possa ser útil, só se deve colocar o paciente em decúbito lateral esquerdo na ausência de colapso cardiovascular, pois compressões torácicas significativas não podem ser realizadas em pacientes que não estão em decúbito dorsal.

Pacientes com forame oval patente estão em risco de colapso da função ventricular esquerda, bem como embolia cerebral mediada por gás. A mortalidade em pacientes com embolia gasosa é de aproximadamente 20%.

Infarto do miocárdio, embolia pulmonar e pneumotórax

Com a avaliação pré-operatória adequada, tanto o IM intraoperatório e a EP intraoperatória são complicações raras entre os pacientes selecionados para cirurgias gerais eletivas. Incidências de ambas são maiores em operações de urgência/emergência e na cirurgia do trauma. O monitoramento intraoperatório pode demonstrar sinais de instabilidade hemodinâmica (como taquicardia e hipotensão). Alterações ECG e disritmias são frequentemente precursoras de isquemia cardíaca e/ou infarto. As alterações clássicas da ECG (p. ex., nova elevação profunda do segmento ST) são diagnósticas; os níveis séricos de troponina podem ser utilizados para corroborar o diagnóstico em pacientes hemodinamicamente estáveis. Em caso de suspeita de IM e instabilidade hemodinâmica, operações não de emergência devem ser abortadas.

A EP raramente é suspeita quando a instabilidade hemodinâmica está ausente. Na maioria dos casos, para que o diagnóstico seja considerado, sintomas intraoperatórios incluem taquicardia significativa, hipotensão, hipoxia, apesar da alta fração de oxigênio e/ou colapso cardiovascular. A ecocardiografia transesofágica pode ser usada rapidamente para avaliar a presença de dilatação/insuficiência do ventrículo direito e "tensão no lado direito do coração." Na ausência de tensão cardíaca direita, a EP clinicamente significativa é menos provável; com tensão cardíaca direita clinicamente significativa, a insuficiência cardíaca direita resultante de IM, EP e pneumotórax deve ser considerada. O tratamento da EP intraoperatória (anticoagulação sistêmica *vs*. trombólise mecânica ou farmacológica dirigida) depende dos sintomas clínicos; porém, na presença de instabilidade hemodinâmica, as operações eletivas devem ser encerradas.

A etiologia de um pneumotórax intraoperatório é multifatorial. As intervenções que levam ao pneumotórax incluem acesso venoso central resultando em lesão pulmonar iatrogênica, alto volume/pressão do ventilador particularmente em pacientes com intubação brônquica do tronco principal, lesão diafragmática e altas pressões de insuflação durante a laparoscopia. Para pacientes com grandes quantidades de ar intrapleural, a instabilidade hemodinâmica pode estar presente quando há tensão suficiente que aumenta as pressões mediastinais que impedem o retorno venoso central. O diagnóstico pode ser feito pela ausculta torácica e/ou inspeção intra-abdominal do diafragma. Em pacientes sem sons respiratórios e/ou abaulamento do diafragma, a drenagem de tórax é indicada e deve levar à melhora sintomática. Se os sintomas desaparecerem e os sinais clínicos de pneumotórax forem revertidos, um cirurgião pode considerar a conclusão da operação eletiva em andamento.

Hemorragia

Quando ocorrem grandes lesões vasculares, a rápida perda de sangue no campo operatório pode ser fatal e difícil de controlar. A exposição é imediatamente comprometida e os próximos passos cirúrgicos devem focar no controle vascular. Se houver suspeita de lesão arterial, a compressão direta e o controle proximal são frequentemente as melhores primeiras etapas. O controle frequentemente pode ser obtido por compressão, isolamento vascular proximal e pinçamento ou uma combinação dessas manobras com posterior reparo vascular.

Quando a compressão não é possível e/ou a artéria principal não pode ser prontamente dissecada, o controle proximal com compressão aórtica supracelíaca pode ser alcançado rapidamente pela retração caudal do estômago, divisão do ligamento gastro-hepático e compressão da aorta (localizada logo à esquerda do esôfago) contra as vértebras. O controle com as mãos livres pode então ser aplicado com a incisão do peritônio, separando os membros do pilar direito do diafragma para expor a aorta torácica e aplicação de pinça aórtica. Essas medidas facilitam a exposição da lesão vascular em ambiente controlado e permitem que os colegas de anestesiologia auxiliem na reanimação.

Em pacientes com lesão venosa importante, a compressão da venotomia combinada com o reparo de sutura direta é frequentemente possível. Nos casos em que o sangramento significativo impede a visualização suficiente da venotomia, a compressão venosa proximal e distal ao local da lesão ajudará na visualização. A exposição e a retração intraoperatória adequadas são primordiais em qualquer operação. A melhor preparação para o manejo da lesão vascular é a dissecção suficiente e a exposição para permitir o manejo de uma lesão vascular antes da hemorragia e exsanguinação.

Em algumas circunstâncias, particularmente em cirurgias de trauma, múltiplos sítios de sangramento, coagulopatia (por hipotermia, sangramento prolongado, sepse, acidose) e instabilidade hemodinâmica podem criar um cenário em que o controle definitivo de todos os sítios de sangramento pode ser impossível ou impraticável. A reanimação direcionada a objetivos com sangue e hemoderivados foi bem estabelecida na reanimação de trauma[48] e deve ser aplicada em pacientes não traumatizados com hemorragia intraoperatória. Esses pacientes com hemorragia intraoperatória, instabilidade clínica e coagulopatia são mais bem atendidos com reanimação com hemoderivados direcionada a objetivos e tamponamento abdominal temporário, seguida de reanimação contínua em uma unidade de terapia intensiva. A hemostasia definitiva tardia pode então ser alcançada em condições mais controladas, seja com retorno à sala de operação ou por embolização angiográfica.

CIRURGIA AMBULATORIAL

Nas últimas décadas, o volume de operações realizadas na unidade ambulatorial aumentou expressivamente. As forças motrizes por trás dessa mudança incluem melhorias na avaliação de risco e no manejo perioperatório, diferenças de custo entre atendimento ambulatorial e hospitalar, satisfação do paciente e aumento da utilização de centros de cirurgia ambulatorial. Os centros de cirurgia ambulatorial expandiram o acesso à cirurgia ambulatorial para pacientes com critérios operatórios sem aumentos associados na mortalidade pós-operatória ou internações inesperadas. No entanto, os cirurgiões devem determinar as indicações para cirurgia independente do ambiente operatório e resistir à demanda induzida pelo sistema de saúde.[49] Implementada adequadamente, a cirurgia ambulatorial pode reduzir o tempo de afastamento do trabalho e melhorar a percepção do paciente sobre o processo de recuperação pós-operatória. No entanto, cirurgiões e serviços de consultoria devem ter cuidado ao selecionar pacientes e casos para o ambulatório.

O processo de avaliação pré-operatória para cirurgia ambulatorial deve ser adaptado ao paciente e ao tipo de operação. No geral, apenas cirurgias de baixo risco e algumas cirurgias de risco intermediário são apropriadas na unidade ambulatorial. Exemplos incluem cirurgias plásticas eletivas em pacientes que não necessitarão de hospitalização pós-operatória, herniorrafia inguinal, colecistectomia eletiva, excisões superficiais e uma série de operações de cabeça e pescoço e ortopédicas. Fatores de risco do paciente devem ser avaliados no pré-operatório. Para pacientes com *status* ASA 1 a 2 submetidos a operações de baixo risco, podem ocorrer avaliações no dia anterior à cirurgia ou mesmo na manhã da cirurgia. Pacientes em maior risco devem ser submetidos à avaliação em uma clínica especializada em anestesia pré-operatória, e o tempo suficiente entre a avaliação e o dia da cirurgia deve ser alocado para permitir testes adicionais, se necessários.

Os objetivos da avaliação pré-operatória para cirurgia ambulatorial são (1) avaliação da adequação para o ambiente ambulatorial, (2) utilização de testes pré-operatórios diretos e estratificação de risco e (3) redução de cancelamentos no dia da cirurgia. A avaliação pré-operatória pode ser realizada por um médico, por profissionais de saúde associados (enfermeiro/médico assistente), por um enfermeiro ou por meio de questionários padronizados. Embora as avaliações médicas sejam confiáveis e abrangentes, também são as mais caras. Por outro lado, avaliações por questionário são baratas, mas dependem da própria percepção de saúde. Quando as avaliações por enfermeiros ou questionários são utilizados, a reavaliação no dia da cirurgia por qualquer cirurgião ou anestesista é aconselhável. Fatores de risco associado à admissão não planejada ou mortalidade pós-operatória precoce em pacientes selecionados para cirurgia ambulatorial incluem idade avançada, hospitalização recente anterior e invasividade da operação.[50]

Certas populações requerem considerações adicionais ao avaliar a adequação para cirurgia ambulatorial. Em geral, pacientes com comorbidade cardiopulmonar significativa, em que as condição(ões) específica(s) do sistema ou outras comorbidades não foram otimizadas, são inadequados para a cirurgia ambulatorial. Pacientes obesos e obesos mórbidos apresentam risco aumentado de broncospasmo, hipoventilação e obstrução das vias respiratórias, mas não são estritamente proibidos de operações ambulatoriais; no entanto, a obesidade supermórbida com IMC > 60 pode ser considerada uma exclusão absoluta. Critérios de exclusão específicos do sistema de órgãos podem incluir critérios cardíacos – angina instável, miocárdio em risco, cardiomiopatia, insuficiência cardíaca moderada a grave, hipertensão pulmonar grave ou doença valvar; pulmonares – AOS sem adesão, STOP-BANG ≥ 5 com antecipação para opioides no pós-operatório, asma grave e mal controlada, fibrose cística ou uso de oxigênio domiciliar; hematológicos – distúrbios da coagulação que requerem infusão pós-operatória de fatores de coagulação e/ou pró-coagulantes; renais – doença renal em estágio final e disfunção adicional do sistema de órgãos, com intervalo muito longo ou muito curto entre a diálise e a operação ou potássio sérico incerto ou > 5,5; exclusões específicas da gravidez – gravidez complicada, feto > 21 semanas, gestação; e outras comorbidades do paciente de alto risco – distrofia muscular, infecções transmitidas pelo ar e altamente contagiosas (p. ex., tuberculose), de alto risco para hemorragia e outros. Pacientes com refluxo gastresofágico crônico, via respiratória difícil ou diabetes mal controlada correm maior risco de complicações relacionadas à anestesia e devem ser considerados para cirurgia ambulatorial apenas em centros com capacidade para admissão pós-operatória.

Os pacientes considerados para cirurgia ambulatorial devem ter recursos de suporte adequados após a alta. Depois da sedação, um paciente não deve ser responsável pelo transporte para casa e deve ter um adulto para levá-lo para casa e estar disponível durante a noite para fornecer ajuda, se necessário. Idealmente, as instalações de atendimento de emergência devem ser facilmente acessíveis, próximas da residência do paciente, caso surjam complicações imprevistas. A ausência desses recursos ambulatoriais deve levar à consideração de hospitalização pós-operatória eletiva para observação.

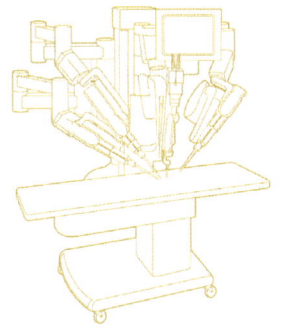

Infecções Cirúrgicas e Uso de Antibióticos

Ariel P. Santos, Edwin Onkendi, Sharmila Dissanaike

VISÃO GERAL DO CAPÍTULO

Infecções de sítio cirúrgico
  Classificação da infecção de sítio cirúrgico
  Fatores de risco para infecção de sítio cirúrgico
  Prevenção da infecção de sítio cirúrgico
  Tratamento da infecção de sítio cirúrgico
Infecções necrosantes de tecidos moles
  Diagnóstico
  Análise de imagem
  Exploração local
  Tratamento de infecções necrosantes dos tecidos moles
Infecções específicas
  Abscesso intra-abdominal
  Abscesso intratorácico

Infecção por *Clostridium difficile*
Clostridium septicum e malignidade colorretal
Infecções relacionadas à assistência à saúde
  Infecções de corrente sanguínea associadas ao cateter
  Infecções do trato urinário associadas ao cateter
  Pneumonia associada à ventilação
Resistência aos antibióticos
  Uso adequado de antibióticos
Patógenos de importância clínica
  Enterobactérias resistentes aos carbapenêmicos
  Enterococos resistentes à vancomicina
  Infecções fúngicas em pacientes cirúrgicos

As infecções cirúrgicas abrangem um amplo grupo de doenças que são responsáveis por grandes mortalidade e morbidade em todo o mundo. As infecções cirúrgicas incluem doenças infecciosas *de novo* que requerem cirurgia ou intervenções para cura; exemplos comuns são os abscessos, as infecções intra-abdominais, como colangite e apendicite, e as infecções necrosantes dos tecidos moles (INTMs), todos os quais serão tratados em detalhes neste capítulo. Outro tipo importante de infecção cirúrgica são as infecções de sítio cirúrgico (ISCs), que ocorrem dentro de 30 dias após um procedimento cirúrgico. As ISCs são responsáveis por 20% das infecções adquiridas na assistência à saúde e resultam em morbidade e custos hospitalares significativos.

As infecções cirúrgicas podem levar à sepse, uma disfunção orgânica com risco de morte decorrente de uma resposta desregulada do hospedeiro à infecção.[1] A sepse é a principal causa de mortalidade hospitalar nos EUA.[2] Estima-se que afete 30 milhões de pessoas em todo o mundo a cada ano, embora isso seja provavelmente uma subestimativa, dada a escassez de dados de países de baixa e média rendas.[3] O controle precoce e efetivo da origem da sepse é importante para o sucesso do seu tratamento. Isso significa que o médico precisa reconhecer quando a fonte de infecção é passível de cura cirúrgica e realizar a cirurgia sem demora em conjunto com outros tratamentos, como a reanimação hídrica e antibióticos. A Surviving Sepsis Campaign (SSC) apresenta um consenso de especialistas sobre diretrizes para o tratamento da sepse, que deve ser familiar a todos os cirurgiões que tratam de pacientes com infecção.[4]

INFECÇÕES DE SÍTIO CIRÚRGICO

As ISCs, que representam 20% de todas as infecções hospitalares, são as mais comuns e dispendiosas dessas infecções. Estão associadas ao aumento do tempo de permanência e a um aumento de duas a onze vezes no risco de mortalidade.[5] Nos EUA, são realizadas mais de 40 milhões de cirurgias, e 2 a 5% são complicadas por ISCs. Há uma incidência anual estimada que varia de 160.000 a 300.000, com um custo estimado nos EUA de US$ 3,5 bilhões a US$ 10 bilhões.[6] O aumento desse custo deve-se a hospitalização prolongada, aumento em visitas à emergência, readmissão, custos com antibióticos e custos adicionais de procedimentos. Cerca de 60% das ISCs são evitáveis com diretrizes baseadas em evidências[6]; como resultado, a ISC é um dos indicadores frequentemente utilizados para avaliar a qualidade dos cuidados cirúrgicos, que é então vinculada à classificação de desempenho e satisfação do paciente.

Classificação da infecção de sítio cirúrgico

A definição de ISC mais comumente utilizada é a do Centro de Controle e Prevenção de Doenças (CDC). A ISC deve ocorrer no período de 30 dias após o procedimento cirúrgico, se nenhum implante for deixado no local, ou dentro de 1 ano se o implante estiver no local e a infecção parece estar relacionada ao procedimento operatório.[7] As ISCs são classificadas com base na profundidade e nas camadas de tecido envolvidas como incisional superficial, incisional profunda e órgão/espaço (Tabela 11.1). A padronização de relatórios desempenha um papel importante na garantia da coleta de dados precisos para pesquisa, da melhoria da qualidade e da comunicação.

Fatores de risco para infecção de sítio cirúrgico

O CDC classifica a ferida em quatro grupos: limpa, limpa-contaminada, contaminada e suja-infectada (Tabela 11.2), com aumento progressivo do risco de ISC. Além disso, fatores do paciente, ambientais e relacionados ao tratamento podem aumentar

Tabela 11.1 Classificação de infecção de sítio cirúrgico de acordo com o CDC/NHSN.

Classificação	Definição
ISC incisional superficial (ISCIS)	A infecção ocorre no período de 30 dias após o procedimento cirúrgico, envolve apenas a pele e o tecido subcutâneo da incisão e tem pelo menos um dos seguintes aspectos: a. Drenagem purulenta da incisão superficial b. Organismos isolados de uma cultura obtida assepticamente de fluido ou tecido da incisão superficial c. Pelo menos um dos seguintes sinais ou sintomas de infecção: dor ou sensibilidade, edema localizado, vermelhidão ou calor, a incisão superficial é deliberadamente aberta pelo cirurgião e é cultura positiva ou não cultivada. Um achado com cultura negativa não atende a esse critério. d. Diagnóstico de ISC incisional superficial pelo cirurgião ou médico assistente.
ISC incisional profunda (ISCIP)	A infecção ocorrerá no período de 30 dias após o procedimento cirúrgico, se nenhum implante for deixado no local, ou dentro de 1 ano, se um implante estiver no local e a infecção parecer estar relacionada ao procedimento cirúrgico e envolver tecidos moles profundos (p. ex., camadas musculares e fasciais) da incisão e o paciente tiver pelo menos um dos seguintes aspectos: a. Drenagem purulenta da incisão profunda, mas não do componente órgão/espaço do sítio cirúrgico b. A incisão profunda sofre deiscência espontânea ou é deliberadamente aberta por um cirurgião e é positiva em cultura ou não cultivada quando o paciente apresenta pelo menos um dos seguintes sinais ou sintomas: febre (> 38°C) ou dor ou sensibilidade localizada. Um achado com cultura negativa não atende a esse critério c. Um abscesso ou outra evidência de infecção envolvendo a incisão profunda é encontrado no exame direto, durante a reoperação ou por exame histopatológico ou radiológico d. Diagnóstico de uma ISC incisional profunda por um cirurgião ou médico assistente. A ferida que apresenta infecção incisional superficial e também profunda é classificada como ISCIP
ISC de órgãos/espaços	A infecção ocorre no período de 30 dias após o procedimento cirúrgico, se nenhum implante for deixado no local, ou dentro de 1 ano, se o implante for no sítio e a infecção parecer estar relacionada ao procedimento cirúrgico e envolver qualquer parte do corpo, excluindo a incisão da pele, fáscia ou camadas musculares, que são abertas ou manipuladas durante o procedimento cirúrgico, e o paciente tiver pelo menos um dos seguintes aspectos: a. Drenagem purulenta de um dreno que é colocado através de um ferimento com arma branca no órgão/espaço b. Organismos isolados de uma cultura de fluido ou tecido obtido assepticamente no órgão/espaço c. Abscesso ou outra evidência de infecção envolvendo o órgão/espaço encontrado no exame direto, durante a reoperação ou por exame histopatológico ou radiológico d. Diagnóstico de uma ISC de órgão/espaço por um cirurgião ou médico assistente

CDC, Centro de Controle e Prevenção de Doenças; *ISC*, infecção de sítio cirúrgico; *NHSN*, National Healthcare Safety Network.

Tabela 11.2 Classificação de feridas cirúrgicas de acordo com o CDC.

Classificação	Descrição
I – Limpa	Uma ferida operatória não infectada na qual não ocorre inflamação e os tratos respiratório, digestório, genital ou urinário não infectado não são invadidos. Além disso, feridas limpas são primariamente fechadas e, se necessário, drenadas com a drenagem fechada. Feridas incisionais operatórias que seguem sem traumatismo penetrante (contuso) devem ser incluídas nesta categoria se atenderem aos critérios
II – Limpa-contaminada	Uma ferida operatória na qual os tratos respiratório, digestório, genital ou urinário são invadidos em condições controladas e sem contaminação incomum. Especificamente, as operações que envolvem o trato biliar, apêndice, vagina e orofaringe estão incluídas nesta categoria, desde que não seja encontrada evidência de infecção ou grande quebra na técnica
III – Contaminada	Feridas abertas, frescas e acidentais. Além disso, são incluídas nesta categoria as operações com grandes quebras na técnica estéril (p. ex., massagem cardíaca aberta) ou derramamento grosseiro do trato gastrintestinal e incisões em que a inflamação aguda, não purulenta, é encontrada
IV – Suja-infectada	Feridas traumáticas antigas com tecido desvitalizado retido e aqueles que envolvem infecção clínica ou vísceras perfuradas. Esta definição sugere que os microrganismos que causam infecção pós-operatória estavam presentes no campo operatório antes da operação

CDC, Centro de Controle e Prevenção de Doenças.

o risco de desenvolvimento de ISCs (Boxe 11.1). De particular interesse são os fatores de risco passíveis de otimização pré-operatória, como interrupção do tabagismo, desnutrição proteico-calórica e obesidade. No geral, as abordagens cirúrgicas laparoscópicas apresentam um risco menor de ISC em comparação com técnicas abertas para o mesmo procedimento.

Prevenção da infecção de sítio cirúrgico

Várias intervenções são propostas para reduzir o risco de ISC. Em 2002, o CDC e o Center for Medicare and Medicaid Services iniciaram o Surgical Infection Prevention Project para reduzir as ISCs e, em 2006, tornou-se o Surgical Care Improvement Programa expandido. O Congresso americano foi o autor do *Deficit Reduction Act* de 2005, que exige que o processo de notificação hospitalar e as medidas de melhoria dos desfechos e de qualidade sejam disponibilizados ao público e ao Center for Medicare and Medicaid Services. A lei também permite o ajuste de pagamento para baixo para infecções relacionadas à assistência à saúde que poderiam ter sido evitadas por meio da aplicação de estratégias baseadas em evidências.[8] Essas intervenções podem ser divididas em três fases: estratégias pré-operatórias, intraoperatórias e pós-operatórias.

O CDC forneceu uma nova e atualizada recomendação baseada em evidências para a prevenção de ISCs.[8] Medidas preventivas para ISC incluem um banho de corpo inteiro ou chuveiro com sabonete (antimicrobiano ou não antimicrobiano) ou um agente antisséptico na noite anterior ou na manhã da operação, profilaxia antimicrobiana adequada antes da incisão e preparação da pele com um agente à base de álcool, a menos que seja contraindicado. Em procedimentos limpos e limpos-contaminados, agentes antimicrobianos profiláticos adicionais não devem ser administrados, mesmo na presença de um dreno, nem devem ser aplicados antimicrobianos tópicos na incisão cirúrgica. A manutenção da normotermia, o controle glicêmico com metas menores a 200 mg/dℓ e a oferta de oxigênio suplementar são outras medidas adjuvantes propostas para reduzir a ISC.

Além da diretriz do CDC de 2017 para a prevenção de ISC, um estudo randomizado demonstrou que o uso profilático de curativos de pressão negativa para feridas fechadas da laparotomia significativamente reduz a incidência de ISC aos 30 dias de pós-operatório, concomitantemente diminuindo o tempo de permanência hospitalar (6,1 *vs.* 14,7 dias; $P = 0,01$).[9]

Tratamento da infecção de sítio cirúrgico

Há cinco etapas no tratamento da ISC (Boxe 11.2). Uma vez que a ISC é diagnosticada, é fundamental obter uma amostra de alta qualidade para coloração de Gram e cultura para identificar os patógenos causadores. Com a crescente prevalência de microrganismos multirresistentes associados à infecção de feridas, a identificação do patógeno causador e sua suscetibilidade antimicrobiana ajuda a orientar a antibioticoterapia apropriada, bem como facilitar o descalonamento rápido, que é importante na prevenção do uso desnecessário de antibióticos que facilita o desenvolvimento adicional de microrganismos resistentes.

O controle da fonte na ISC superficial e profunda geralmente requer a abertura do sítio da incisão e irrigação, drenagem e desbridamento de tecido desvitalizado ou infectado, conforme necessário. Infecções de espaço/órgãos muitas vezes podem ser controladas por drenagem guiada por imagem usando a tomografia computadorizada (TC) ou ultrassonografia (US), se localizadas e bem contidas. No entanto, nos locais com vários sítios ou infecção generalizada – abscessos entre alças do intestino delgado, por exemplo –, a drenagem cirúrgica é necessária e pode ser realizada por abordagem laparoscópica ou aberta.

Boxe 11.1 Fatores de risco para o desenvolvimento de infecção de sítio cirúrgico.

Fatores do paciente
Alcoolismo
Ascite
Idade
Inflamação crônica
Diabetes
História de infecção cutânea ou de tecidos moles
Hiperbilirrubinemia > 1 mg/dℓ
Hipercolesterolemia
Hipoalbuminemia
Hipoxemia
Imunossupressão
Malignidades
Desnutrição
Obesidade
Doença vascular periférica
Anemia pós-operatória
Infecção preexistente
Radioterapia recente
Tabagismo
Terapia com esteroides

Fatores ambientais
Contaminação
Antissepsia inadequada
Desinfecção inadequada
Ventilação inadequada
Aumento do tráfego na sala de cirurgia

Fatores relacionados ao tratamento
Transfusão de sangue
Contaminação: má técnica de fricção antisséptica, falha na assepsia, má utilização de luvas etc.
Drenos
Cirurgia de emergência
Classificação alta da ferida
Hipotermia
Hipoxemia
Profilaxia antibiótica inadequada ou inapropriada
Mau controle glicêmico
Operação prolongada

Boxe 11.2 Estratégias de tratamento para infecção de sítio cirúrgico.

1. Identificação de patógenos.
2. Controle da fonte a partir da abertura da incisão nas infecções do sítio cirúrgico (ISCs) superficiais ou profundas ou por drenagem percutânea guiada por imagem, drenagem laparoscópica ou aberta, se indicada em ISCs de espaço/órgãos.
3. Cobertura antibiótica empírica imediata.
4. Descalonamento oportuno de antibióticos.
5. Cuidados locais com feridas.

INFECÇÕES NECROSANTES DE TECIDOS MOLES

As INTMs são infecções de pele e tecidos moles de rápida progressão associadas à necrose da derme, do tecido subcutâneo, fáscia superficial, fáscia profunda ou músculo. Essa definição inclui uma variedade de condições, como a gangrena de Fournier afetando o períneo e a genitália, gangrena estreptocócica de Meleney e mionecrose causada por *Clostridium*. Embora uma ampla gama de microrganismos possa ser responsável e diferentes regiões anatômicas e tecidos sejam afetadas, essas infecções são agrupadas em virtude das características comuns de rápida progressão, necrose tecidual irreversível, altas taxas de sepse e mortalidade entre 10 e 25%. Os pacientes com INTMs são frequentemente encaminhados para centros regionais de queimados em razão da necessidade de cuidado intensivo, múltiplas operações e reconstrução complexa de grandes defeitos teciduais e cutâneos com uso intensivo de recursos.

Embora incomum em comparação com outras infecções de pele, como celulite ou abscessos, a incidência de INTM parece estar aumentando nos EUA. Isso é muitas vezes atribuído ao aumento da prevalência de obesidade, de diabetes melito tipo 2 e de imunossupressão crônica, que pode predispor um indivíduo à INTM.[2,5] Apesar de essas condições aumentarem o risco, as INTMs também podem ser diagnosticadas em adultos jovens previamente saudáveis e até crianças, embora isso seja raro. As INTMs raramente são "idiopáticas"; uma pequena ferida ou lesão quase sempre precede a infecção devastadora, comumente por várias semanas. A INTM causada por estreptococos e clostrídios geralmente tem um curso fulminante, com rápido início dos sintomas e piora ao longo de dias ou mesmo horas, e pode progredir rapidamente para a morte se não for tratada. Em contraste, as infecções causadas por microbiota mista, estafilococos e microrganismos gram-negativos geralmente têm um curso indolente ao longo de dias a semanas, o que pode induzir os médicos a não considerar o diagnóstico de INTM.

Uma vez que a progressão da INTM é frequentemente fulminante, o prognóstico do paciente depende do reconhecimento precoce e da administração de tratamento apropriado o mais rápido possível.

Diagnóstico

Um grande obstáculo para o tratamento eficaz de INTMs e uma das razões para a alta mortalidade dessas condições é o atraso no diagnóstico. Como essas infecções afetam tecidos subcutâneos, músculos e fáscias, alterações visíveis da pele na superfície são muitas vezes decepcionantes, enganando os médicos quanto à verdadeira extensão da necrose em curso. As características clínicas mais comuns de INTMs presentes em 90% dos casos são eritema, calor e dor – infelizmente, sinais e sintomas comuns que também estão presentes em infecções leves, como celulite e em quase todos os casos de inflamação por qualquer causa. Crepitação, necrose da pele e bolhas são muito mais específicas para INTM, mas infelizmente estão presentes em menos de 40% das vezes, tornando-as marcadamente menos úteis no diagnóstico.[10] Sinais de necrose cutânea e tecidual são patognomônicos e devem provocar a urgência de reanimação e cirurgia; no entanto, a ausência de necrose evidente e a aparência semelhante à celulite não devem desencorajar o cirurgião para uma investigação adicional, incluindo a exploração local da ferida, se necessária, com base nos sinais e sintomas sistêmicos do paciente.

Os sinais e sintomas de doença sistêmica (*i. e.*, sepse) são muito mais prováveis de ser uma característica de INTM do que infecções de pele simples e devem levar a consideração séria do diagnóstico. Embora possa ocorrer febre em quase todas as infecções, a hipotensão não deve estar presente e, se sim, deve servir como um sinal de alerta. De forma similar, a falência de órgãos, como insuficiência renal ou hipoxia, não deve estar presente com celulite ou abscesso não complicado; esses achados no exame clínico e laboratorial, em conjunto com a dor em uma região focal do corpo, devem ser considerados altamente suspeitos para INTMs e tratados em conformidade. O sistema de escore laboratorial de risco para fasciite necrosante foi desenvolvido com base em valores laboratoriais comumente alterados nas INTMs (Tabela 11.3); demonstrou ser útil na diferenciação de INTM de outras infecções, embora a correlação do indicador laboratorial de risco para escore de fasciite necrosante com desfecho em INTM seja menos robusta e as metanálises recentes tenham contestado o seu valor.[11] No entanto, utilizando um sistema de escore formal ou não, qualquer sinal de desarranjo sistêmico, como hiperglicemia inesperada,

Tabela 11.3 Sistema de escore laboratorial de risco para fasciite necrosante (LRINEC).		
Variável	**Unidades**	**Escore**
Proteína C reativa	≥ 150 mg/ℓ	4 pontos
Contagem de leucócitos (por mm)	15 a 25	1 ponto
	> 25	2 pontos
Hemoglobina	11,0 a 13,5 g/dℓ	1 ponto
	< 11 g/dℓ	2 pontos
Sódio sérico	≥ 135 mmol/ℓ	1 ponto
	< 135 mmol/ℓ	2 pontos
Creatinina sérica	> 1,6 mg/dℓ (ou > 141 pmol/ℓ)	2 pontos
Glicose sérica	> 180 mg/dℓ (ou > 10 mmol/ℓ)	1 ponto
Categoria de risco	**Escore LRINEC, pontos**	**Probabilidade de INTMs (%)**
Baixa	≤ 5	< 50
Intermediária	6 a 7	50 a 75
Alta	≥ 8	> 75

INTMs, infecções necrosantes dos tecidos moles; *LRINEC*, indicador laboratorial de risco de fasciite necrosante (do inglês, *laboratory risk indicator for necrotizing fasciitis*).

insuficiência renal aguda ou hiponatremia, exigirá que a equipe cirúrgica refute o diagnóstico de INTM com avaliação adicional, como exames de imagem ou exploração cirúrgica direta.

Análise de imagem

Dada a dificuldade de diagnosticar INTMs com base apenas no exame físico, há muito interesse no uso de exames de imagem para diferenciar INTM de outras infecções. A US, a RM e a TC foram avaliadas quanto a sua eficácia no diagnóstico de INTM; com base na facilidade de acesso e interpretação dos resultados, a TC é a modalidade mais comumente favorecida para imagem adjuvante. As características sugestivas de INTM na TC incluem gás nos tecidos moles (o achado mais fácil para não radiologistas no diagnóstico e o mais específico), múltiplas coleções líquidas, ausência ou heterogeneidade de realce de tecido por contraste intravenoso (IV) e alterações inflamatórias significativas sob a fáscia. Com o uso desses critérios, a sensibilidade da TC na identificação de INTM foi de 100%, a especificidade de 98%, o valor preditivo positivo de 76% e o valor preditivo negativo de 100% em uma série de 184 pacientes.[12]

Exploração local

Considerando a dificuldade de diagnóstico e o aumento da mortalidade associada aos atrasos no tratamento definitivo, a exploração cirúrgica da área questionável é um próximo passo muito razoável quando o diagnóstico permanece em dúvida. Isso requer uma excisão elíptica de espessura total de todos os tecidos através da fáscia, incluindo o músculo, para excluir a fasciite necrosante ou miosite, além de infecção subcutânea.

Uma excisão elíptica de 2 cm em uma extremidade geralmente é suficiente e pode ser realizada com anestesia local à beira do leito. Em áreas de adiposidade, como o *pannus* ou região inguinal, isso é realizado com mais facilidade na sala de cirurgia. O cirurgião deve inspecionar visualmente a presença de necrose tecidual, líquido turvo ou purulência, descoloração acinzentada dos tecidos ou falha do músculo em reagir ao eletrocautério. O tecido nas bordas da incisão deve ser firme e resistir à pressão – o teste de "empurrar", ou *push*. Se o cirurgião for capaz de dissecar mais de um centímetro subcutaneamente apenas com a pressão romba do dedo, isso é considerado um achado positivo, e o desbridamento amplo na sala de cirurgia é indicado. Qualquer fluido encontrado deve ser coletado e enviado imediatamente para a coloração de Gram e cultura, além de pelo menos 1 cm³ de tecido cutâneo ou subcutâneo e amostras de fáscia e músculo.

Tratamento de infecções necrosantes dos tecidos moles

Cirurgia

O desbridamento cirúrgico é a base do tratamento de INTM. Todo o tecido afetado deve ser excisado com pelo menos 1 cm de borda de tecido normal (Figura 11.1). O teste de *push* descrito anteriormente permitirá ao cirurgião delinear rapidamente a extensão da ressecção necessária. O sangramento não é uma indicação da viabilidade do tecido, uma vez que a infecção ativa muitas vezes faz com que essas áreas sejam hiperêmicas; frequentemente há perda significativa de sangue, de modo que a equipe cirúrgica deve estar preparada para essa eventualidade. O uso de torniquetes na dissecção de extremidades e a atenção à hemostasia são necessários para evitar a perda súbita de sangue por desestabilização de um paciente já instável. Todo tecido questionável deve ser ressecado na operação inicial; a necessidade de várias operações e a disseminação da infecção aumentam o risco de mortalidade.[13]

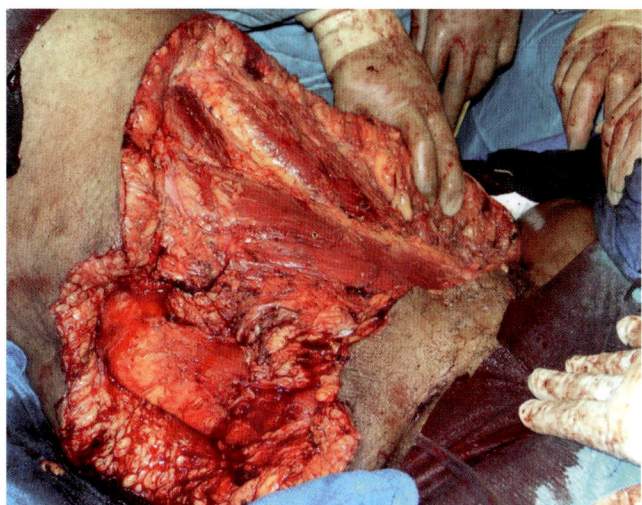

Figura 11.1 Desbridamento cirúrgico de infecção necrosante de tecidos moles.

Embora os procedimentos de preservação da pele tenham sido mostrados em séries limitadas para melhorar eventuais opções reconstrutivas tanto para a cosmese quanto para a função, é essencial que a pele não esteja diretamente envolvida nesses casos e que um amplo enfraquecimento possa ser realizado para remover todo o tecido necrótico, que continua a ser a base do tratamento da INTM.

Antibióticos

Antibióticos de amplo espectro devem ser iniciados assim que há a suspeita do diagnóstico; uma vez que o paciente esteja melhorando clinicamente e os resultados da cultura estejam disponíveis, eles podem ser reduzidos para um ou dois agentes. Em geral, é aconselhável administrar um agente de amplo espectro eficaz contra a maioria dos microrganismos gram-positivos e gram-negativos e garantir a cobertura de *S. aureus* resistente à meticilina e boa cobertura para anaeróbios, adaptada ao antibiograma local. O impacto de anaeróbios em desfechos de INTM é pouco reconhecido em razão da dificuldade de crescimento de anaeróbios em meios de cultura convencional; no entanto, estudos recentes usando o sequenciamento do ácido ribonucleico 16S (RNA) demonstraram que os anaeróbios são provavelmente um contribuinte significativo para a mortalidade nas INTMs.[14] Por fim, há evidências de que a clindamicina tem propriedades de neutralização de toxinas, principalmente em infecções estreptocócicas e clostridiais; por esse motivo, adicionamos rotineiramente a clindamicina ao regime inicial.

Reanimação

Pacientes que demonstrem sepse e choque séptico devem ser tratados em uma unidade de terapia intensiva (UTI), usando as diretrizes padrões para sepse. Estas incluem reanimação precoce, direcionada por metas, com fluidos isotônicos, suporte vasopressor conforme necessário com norepinefrina e vasopressina, além de controle da hiperglicemia. O uso de adjuvantes, tais como a imunoglobulina IV e o oxigênio hiperbárico, foi descrito; no entanto, não há evidências suficientes para recomendar o uso rotineiro. Embora não haja evidências específicas para o uso de antioxidantes ou esteroides em INTMs, estudos recentes sugerem que a administração IV de tiamina, vitamina C e hidrocortisona em combinação podem melhorar os desfechos na sepse.[15] Mais investigações são necessárias quanto à utilidade desta abordagem em INTMs.

Tratamento e reconstrução de feridas

Os grandes defeitos dos tecidos moles que resultam do desbridamento apropriado de INTM exigirão procedimentos reconstrutivos extensos assim que o paciente se recuperar do episódio agudo. Rotineiramente, deixamos a área desbridada completamente exposta, às vezes sob lâmpadas de calor, nas primeiras 48 horas após a cirurgia; uma borrifada de irrigação de antibiótico é utilizada para evitar que o músculo seque excessivamente, e um lubrificante é utilizado para cobrir tendões e outras áreas vulneráveis.[16] Essa abordagem permite a avaliação contínua da ferida na UTI, facilitando o reconhecimento precoce da disseminação da infecção e eliminando a necessidade de cirurgias revisionais programadas. A interrupção da troca de curativos também reduz a dor sentida pelo paciente, e essa abordagem é surpreendentemente bem tolerada pelos pacientes e familiares, após a explicação das indicações. Em áreas do corpo, como a região inguinal ou sob as dobras intertriginosas, nas quais não é possível deixar o tecido exposto ao ar, utilizamos curativos convencionais de gaze, úmido a seco, trocados 1 ou 2 vezes/dia.

Uma vez que a infecção é resolvida, a ferida é colocada em um curativo a vácuo de pressão negativa, e procedimentos reconstrutivos, geralmente um enxerto de pele, são planejados em 2 a 4 semanas. Isso permite tempo para a reabilitação com fisioterapia e nutrição ideal, a fim de otimizar as chances de um bom resultado a longo prazo. A inclusão de substitutos teciduais, como a matriz dérmica acelular e modelos de regeneração na reconstrução, pode melhorar os resultados estéticos e funcionais, embora isso aumente significativamente o custo.

INFECÇÕES ESPECÍFICAS

Abscesso intra-abdominal

As infecções intra-abdominais abrangem uma ampla gama de infecções que foram classificadas anteriormente de várias maneiras, incluindo a classificação com base na natureza da infecção (não complicada e complicada), no cenário da infecção (adquirida na comunidade *vs.* adquirida no hospital) e gravidade da infecção, bem como risco de significativa morbidade, mortalidade e falha do tratamento (risco baixo, moderado e alto).

Este capítulo se concentra em uma dessas infecções (ou seja, abscesso intra-abdominal) no paciente cirúrgico.

Definição, etiologia e classificação do abscesso intra-abdominal

O abscesso intra-abdominal refere-se a uma coleção localizada e encapsulada de fluido infectado dentro dos limites do abdome (cavidade peritoneal, retroperitônio e cavidade pélvica), que ocorre como resultado da contenção protetora dos mecanismos de defesa intra-abdominal do hospedeiro. A falha dos mecanismos de defesa intra-abdominal do hospedeiro em isolar e localizar a infecção leva a uma infecção não contida com peritonite difusa aguda e infecção sistêmica associada à alta morbidade e mortalidade.

Um abscesso pode se desenvolver em um estágio posterior do que anteriormente era uma "infecção flutuante livre" intra-abdominal não contida. Com os mecanismos de defesa intra-abdominal do hospedeiro contra a infecção em vigor, ocorre, então, o desenvolvimento de uma parede capsular ao redor do fluido inflamatório ou fluido infectado para contenção, resultando em um abscesso encapsulado. Uma coleção de fluidos, previamente não infectada, que se torna encapsulada, pode mais tarde se tornar secundariamente infectada por bacteriemia sistêmica ou translocação externa via dreno ou instrumentação, por exemplo, infecção secundária de um pseudocisto pós-pancreatite (Figura 11.2).

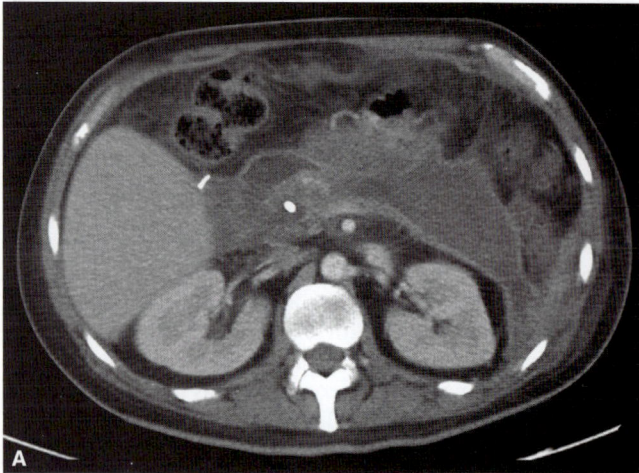
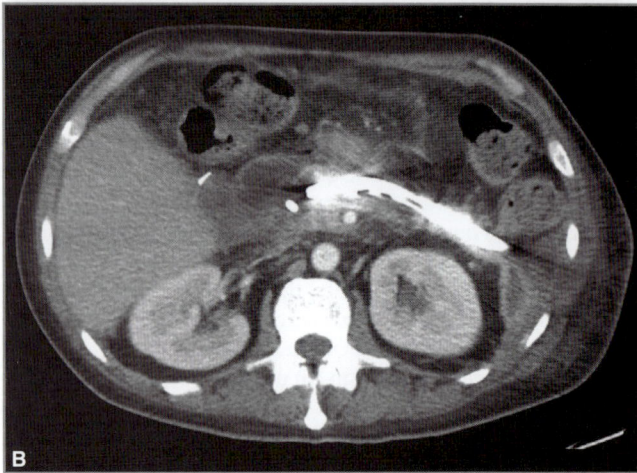
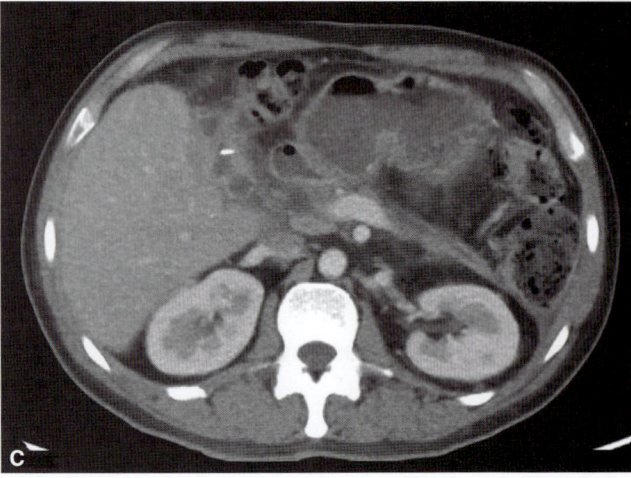

Figura 11.2 A. Abscesso retroperitoneal que se desenvolveu em uma cavidade de necrose pancreática infectada previamente encapsulada, que havia sido desbridada cirurgicamente por necrosectomia pancreática robótica. **B.** Drenagem percutânea de grande calibre do abscesso retroperitoneal. **C.** Resolução completa do abscesso retroperitoneal 6 semanas após drenagem percutânea.

Por outro lado, o líquido intra-abdominal já pode estar infectado no início e, em seguida, tornar-se encapsulado (p. ex., líquido purulento de apendicite aguda rota ou vazamento de líquido contaminado de víscera oca como em uma fístula de anastomose colônica) (Tabela 11.4).

Tabela 11.4 Tipos de abscesso intra-abdominal.

Tipo de abscesso intra-abdominal	Etiologia/exemplos
Abscesso intra-abdominal primário (infecções estabelecidas que se rompem na cavidade peritoneal e se tornam encapsuladas nos abscessos)	Abscesso de apendicite aguda roto, diverticulite aguda com abscesso
Abscesso intra-abdominal primário tardio (vazamento de líquido de víscera oca carregado de microrganismos para o abdome e transformação em abscesso encapsulado com o tempo)	Perfuração gastrintestinal ou vazamento anastomótico pós-operatório levando à formação de abscesso, abscesso sub-hepático se desenvolvendo posteriormente a partir de líquido infectado ao redor, após colecistectomia para colecistite aguda
Abscesso intra-abdominal secundário (coleção de líquido intra-abdominal encapsulada previamente estéril torna-se secundariamente infectada, transformando-se em abscesso)	Pseudocisto estéril pós-pancreatite com infecção secundária por bacteriemia sistêmica ou translocação microbiana para ele via dreno externo; infecção secundária de líquido ascítico/intra-abdominal estéril loculado para instrumentação externa ou infecção sistêmica

Os abscessos intra-abdominais podem, portanto, ser classificados da seguinte forma, com base na localização, na etiologia e na gravidade (Boxe 11.3).

Avaliação diagnóstica

Pacientes com abscesso intra-abdominal geralmente apresentam dor abdominal aguda associada a sinais e sintomas de infecção/inflamação (febre, calafrios, taquicardia, taquipneia e leucocitose), bem como sintomas gastrintestinais (náuseas, anorexia, êmese, íleo, obstipação e diarreia). A investigação inicial deve incluir uma história detalhada e o exame físico, bem como testes laboratoriais. Estes serão sugestivos de uma infecção subjacente, possivelmente com abscesso na maioria dos pacientes. Se a história do paciente e o exame físico não estão disponíveis ou não são confiáveis (p. ex., em virtude do estado mental alterado, intubação ou imunocomprometimento do paciente), deve-se suspeitar de infecção intra-abdominal, incluindo o abscesso, se o paciente apresenta características de infecção de origem desconhecida, incluindo febre persistente.

A investigação por imagem é normalmente necessária para localizar um abscesso intra-abdominal e determinar suas características, incluindo tamanho, relação com estruturas próximas e presença ou ausência de multiloculações. A TC de abdome e pelve com contraste IV é o exame de imagem preferencial e é o padrão-ouro em países com altos recursos para avaliar todas essas características, bem como determinar a provável origem do abscesso. Sempre que possível, a análise de TC do abdome e da pelve deve ser obtida com contraste IV para melhor caracterização e diferenciação do abscesso das estruturas adjacentes. O contraste solúvel em água por via enteral e retal pode ser necessário em pacientes com suspeita de vazamento gastrintestinal.

Em áreas com acesso limitado à TC, a US pode ser útil no diagnóstico. A US tornou-se amplamente disponível em todo o mundo, com equipamentos de US acessíveis, menores e portáteis em uso generalizado. A US no diagnóstico de abscesso intra-abdominal é especialmente útil para abscessos de órgãos sólidos e abscessos não obscurecidos por alças intestinais. É limitada pela alta dependência do usuário, detalhes limitados da patologia circundante associada e falta de utilidade para abscessos envoltos pelo intestino.

Manejo de abscesso intra-abdominal

Reanimação e manejo inicial. A abordagem de tratamento do abscesso intra-abdominal deve incluir diagnóstico imediato, reanimação volêmica adequada e precoce, início precoce de antibioticoterapia IV e controle precoce e completo da fonte por drenagem do abscesso e reavaliação para melhora/deterioração clínica com ajuste de terapia conforme necessário.[17] O abscesso intra-abdominal e sepse e choque séptico associados devem ser tratados como emergências médicas de acordo com as diretrizes da SSC. O tratamento deve se concentrar na reanimação inicial imediata, seguida por frequentes reavaliações hemodinâmicas e administração adicional de fluidos, conforme necessário. A reanimação hídrica inicial e as reavaliações devem preceder a investigação diagnóstica. Pacientes com abscessos intra-abdominais apresentam frequentemente hipovolemia (depleção de volume) em razão das perdas de líquidos intravasculares (por taquipneia, febre, vômitos e diarreia) e diminuição da ingestão de líquidos (por náuseas, anorexia, vômitos e íleo). Se a hipovolemia for grave, pode haver insuficiência renal aguda associada. Como resultado, a reposição de fluido IV é uma parte necessária do tratamento inicial. Mesmo em pacientes sem sinais evidentes de depleção de volume, a administração de fluidos pode ser benéfica, conforme sugerido por dados históricos.

Pacientes com depleção de volume grave associada ao choque séptico e falência de órgãos devem ser tratados com reanimação volêmica mais agressiva, de acordo com as diretrizes da SSC. As principais medidas de tratamento de acordo com a "Surviving Sepsis Campaign: International Guidelines for Management of Sepsis and Septic Shock: 2016" incluem fluidoterapia precoce direcionada a desfechos clínicos (30 mℓ/kg de líquido cristaloide

---

Boxe 11.3 Classificações de abscessos intra-abdominais.

Etiologia
Abscesso intra-abdominal primário
Abscesso intra-abdominal primário tardio
Abscesso intra-abdominal secundário

Localização Intra-abdominal
Abscesso intraperitoneal
Abscesso retroperitoneal
Abscesso pélvico
Abscesso intraparenquimatoso de órgão sólido

Risco de Morbidade, Mortalidade e Necessidade de Intervenção Invasiva
Risco baixo
Risco moderado
Risco alto

nas primeiras 3 a 6 horas para restaurar a pressão arterial média para > 65 mmHg com reavaliações hemodinâmicas e fluidoterapia adicional guiada pelos níveis de lactato sérico como marcador de perfusão tecidual; uso de vasopressores no choque séptico para manter a pressão arterial média de 65 mmHg, se não responsivo a fluidos; suporte inotrópico para baixo débito cardíaco apesar da terapia com fluidos e vasopressores; transfusão de concentrado de hemácias, se hemoglobina < 7) e administração precoce de antibióticos e terapia com esteroides em dose de estresse, se necessário.[18] Uma atualização de 2018 das diretrizes da SSC enfatiza o início imediato dessas medidas na primeira hora.[4]

A antibioticoterapia, com a recomendação de iniciar a antibioticoterapia dentro de 8 horas em pacientes sem choque séptico e no período de 1 hora naqueles com choque séptico, conforme as diretrizes da SSC, deve ser iniciada assim que houver suspeita de abscesso intra-abdominal ou quando confirmado.

Controle da fonte. O controle da fonte é definido como todas as medidas realizadas para eliminar a fonte de infecção, diminuir o inóculo bacteriano e corrigir ou controlar desarranjos anatômicos para restaurar a função fisiológica normal.[19]

Um abscesso encapsulado cria um ambiente com baixo pH que muitas vezes prejudica a função fagocitária do hospedeiro. Além disso, a parede do abscesso impede a permeação de células imunes e antibióticos para o abscesso, diminuindo sua eficácia no tratamento. Em virtude desses fatores, um abscesso intra-abdominal requer alguma forma de drenagem (percutânea ou cirúrgica), além do tratamento com antibióticos para garantir a resolução completa.

O controle da fonte pode ser não cirúrgico ou cirúrgico. O controle da fonte não cirúrgico é frequentemente realizado por drenagem percutânea, a abordagem de primeira escolha para controle da fonte do abscesso encapsulado contido. A drenagem cirúrgica deve ser reservada para falha de drenagem percutânea. Para o paciente com estabilidade hemodinâmica, o controle da fonte via drenagem percutânea deve ser realizado o mais rápido possível. No entanto, isso pode ser adiado em até 24 horas, desde que o paciente esteja coberto com antibióticos de espectro IV apropriados e sob monitoramento rigoroso. A drenagem percutânea é particularmente apropriada para abscessos únicos, uniloculares, que são acessíveis por abordagem percutânea, e está associada a menor morbidade do que a drenagem operatória. A drenagem percutânea requer orientação por imagem. Isso pode ser realizado por orientação da US ou da TC.

Após a drenagem percutânea, o paciente deve ser monitorado rigorosamente quanto à melhora clínica durante a antibioticoterapia. Com frequência, uma única intervenção percutânea é suficiente para drenar a maior parte dos abscessos e resulta na resolução da infecção. Pequenos abscessos com < 5 cm podem ser adequadamente tratados até a resolução completa por antibióticos e aspiração percutânea apenas do conteúdo do abscesso, sem deixar o dreno na cavidade do abscesso. Para abscessos maiores, geralmente é necessário deixar um dreno na cavidade do abscesso para a drenagem contínua, até que toda a cavidade do abscesso entre em colapso e se resolva. Isso impede a reacumulação do conteúdo do abscesso e permite que as paredes colapsadas da cavidade do abscesso fiquem aderidas umas às outras e causem a obliteração do espaço da cavidade. Enquanto o dreno estiver no lugar, o momento de removê-lo pode ser determinado pelo débito diário do dreno, por imagens frequentes do contraste da cavidade do dreno para avaliar as mudanças de intervalo até a resolução e pela imagem de corte transversal do intervalo.

A drenagem percutânea pode ser utilizada como abordagem de tratamento inicial imediato para um abscesso intra-abdominal associado à inflamação gastrintestinal ou perfuração contida com o plano para intervenção cirúrgica de intervalo em um estágio posterior. Com essa abordagem, o flegmão inflamatório significativo associado ao abscesso agudo, que exigiria uma ressecção muito mais extensa, arriscada e complicada, é evitado, preferindo-se a ressecção de intervalo em um estágio posterior.[20] Nesse período, geralmente 4 a 6 semanas depois, ocorre a resolução do flegmão inflamatório agudo e da inflamação do periabscesso, resultando em uma ressecção mais segura e menos extensa, que pode até ser realizada de maneira minimamente invasiva.[21,22] Exemplos clássicos incluem apendicite aguda contida perfurada com flegmão e abscesso periapendicular, diverticulite perfurada aguda com abscesso localizado e colecistite aguda perfurada com abscesso intra-hepático.

O controle cirúrgico da fonte envolve a drenagem cirúrgica do abscesso, bem como medidas operatórias para o manejo da etiologia subjacente do abscesso. Essas medidas incluem a ressecção da víscera alterada pela doença ou perfurada (p. ex., apendicectomia ou colecistectomia), reparo de sutura da víscera perfurada (p. ex., uma úlcera péptica perfurada) e desbridamento de tecido necrótico (p. ex., pancreatite necrosante infectada). As indicações para drenagem cirúrgica incluem indisponibilidade de recursos de intervenção percutânea, abscessos multiloculados complexos, falha no controle da fonte por drenagem percutânea (como indicado pela falta de melhora clínica esperada ou deterioração clínica), abscesso mal localizado inacessível à drenagem percutânea (como abscesso circundado pelo intestino delgado ou outras estruturas essenciais), abscessos associados ao ar livre intraperitoneal difuso ou maciço (suspeita de perfuração de víscera oca não contida) e abscessos associados à peritonite difusa. É provável que ocorra a falha do controle da fonte em pacientes geriátricos e pacientes com desnutrição, imunossupressão e comorbidades médicas crônicas. Por exemplo, demonstrou-se que octogenários e nonagenários têm uma resposta inflamatória atenuada e podem não apresentar sinais evidentes de peritonite.[23]

A drenagem operatória pode ser realizada por meio de uma abordagem minimamente invasiva ou por laparotomia. A laparoscopia é ideal em abscessos facilmente acessíveis, incluindo abscessos na cavidade peritoneal, pelve e órgão sólido. A drenagem laparoscópica completa de abscessos retroperitoneais pode ser difícil em virtude da localização e, às vezes, da aderência firme das estruturas circundantes à parede da cavidade do abscesso, o que limita sua mobilização e, portanto, a exposição do abscesso para drenagem completa. Nesses casos, é melhor realizar a drenagem aberta e o desbridamento completo da cavidade do abscesso.

Abscesso intratorácico

O abscesso intratorácico pode ocorrer de duas formas principais:

1. Empiema pleural (abscesso)
   - Empiema pós-pneumônico agudo
   - Empiema crônico
   - Empiema pós-cirurgia torácica (pós-lobectomia, pós-pneumonectomia, pós-ressecção em cunha)
   - Empiema pós-traumático.
2. Abscesso pulmonar intraparenquimatoso.

Ambos estão associados a morbidade e mortalidade significativas.

O empiema pleural refere-se ao acúmulo de líquido purulento entre as pleuras parietal e visceral, que podem ser loculadas. O empiema pleural (abscesso) geralmente ocorre em pacientes com mau estado físico e nutricional e está frequentemente associado ao curso prolongado de tratamento.

Um empiema agudo é frequentemente uma sequela da pneumonia associada ao derrame pleural. A drenagem inadequada ou tardia do derrame pleural agudo infectado resulta na formação de um empiema crônico.

O empiema crônico é um abscesso intrapleural que se transformou em um abscesso loculado e encapsulado. O empiema crônico pode se desenvolver em um derrame pleural infectado pós-pneumônico mal drenado e levar à cirurgia pós-torácica, muitas vezes por uma fístula broncopleural, trauma pós-torácico com hemotórax e, raramente, translocação transdiafragmática de uma infecção intra-abdominal. O empiema pós-pneumonectomia é particularmente temido devido à alta mortalidade associada.

Manejo de empiema pleural

O sucesso do tratamento da infecção do espaço pleural depende, em grande parte, da idade da infecção. A infecção pleural aguda com poucos dias consiste em derrame pleural infectado fino e, portanto, é passível de antibioticoterapia e drenagem simples da toracostomia tubular, realizada isoladamente. Por outro lado, uma infecção do espaço pleural de poucas semanas geralmente consiste em líquido espesso e, frequentemente, loculado com placa pleural endurecida, o que torna inviável a drenagem simples da toracostomia tubular. A drenagem e o desbridamento/decorticação são necessários para facilitar a cicatrização.[24]

Tratamento de empiema agudo

Toracostomia tubular e antibioticoterapia. Na maioria dos casos, o empiema agudo pode ser tratado totalmente com antibióticos e drenagem com toracostomia tubular fechada do derrame pleural infectado. O tratamento deve ser instituído o mais rápido possível com o objetivo de drenagem completa do espaço pleural infectado e re-expansão completa do pulmão para o espaço total. Às vezes, a instilação de agentes fibrinolíticos pode ser necessária para facilitar a drenagem completa por lise das aderências fibrinosas que podem resultar em loculações. Deve-se repetir a avaliação para garantir a drenagem completa e para evitar o desenvolvimento de um empiema crônico em consequência do tratamento tardio e drenagem inadequada. Um dreno torácico de menor calibre pode ser adequado precocemente no curso da doença. Um dreno torácico que drena a porção posterior e apical do derrame e um dreno torácico angulado que drena os recessos costofrênicos basais e posteriores podem ser necessários.[25]

Tratamento de empiema crônico

Drenagem pleural fechada (toracostomia tubular, toracoscopia e toracotomia). A drenagem pleural fechada é a abordagem preferencial sempre que possível para o manejo do empiema pleural, que pode ser realizado com drenagem toracoscópica e decorticação ou toracotomia com drenagem e decorticação. Raramente, a drenagem simples da toracostomia tubular com instilação de agentes fibrinolíticos e soluções antimicrobianas alcança a drenagem completa e a re-expansão pulmonar.[24]

A drenagem toracoscópica videoassistida e decorticação e a toracotomia aberta com drenagem e decorticação são realizadas com anestesia geral. Portanto, um paciente tem que ser um bom candidato operatório para se submeter a esses procedimentos. A drenagem simples com toracostomia tubular e a drenagem toracoscópica videoassistida e decorticação estão associadas à menor morbidade quando comparadas à toracotomia aberta com decorticação, que pode estar associada à perda significativa de sangue, fístula aérea persistente, arritmias cardíacas e complicações da ferida.[24,26] Por outro lado, a toracostomia tubular e as abordagens toracoscópicas videoassistidas podem não fornecer decorticação e drenagem adequadas e completas com resolução da infecção. Portanto, a drenagem aberta pode ser a única opção em alguns pacientes.

Drenagem pleural aberta. A drenagem pleural aberta é geralmente reservada para pacientes graves que não serão capazes de tolerar a anestesia geral ou não são bons candidatos para a cirurgia em virtude das comorbidades médicas. Várias abordagens são utilizadas, incluindo retalho de Eloesser, toracostomia aberta em janela com ressecção parcial de duas a três costelas, janela torácica limitada com troca de curativo e sistema fechado de feridas por pressão negativa (terapia a vácuo).

Toracostomia em janela com retalho de Eloesser. A toracostomia em janela com retalho de Eloesser (EFTW, do inglês *Eloesser flap thoracostomy window*) foi descrita por Leo Eloesser em 1935 como opção de tratamento operatório para a tuberculose do espaço pleural associada à fístula broncopleural para permitir a drenagem passiva do empiema pleural e atuar como válvula unidirecional para a drenagem do líquido no espaço pleural sem permitir a entrada de ar no espaço pleural. Desse modo, o pulmão pode re-expandir e encher o espaço pleural drenado sem colapso do pneumotórax.[27] Com os avanços na área de terapia antituberculose e antimicrobiana e no tratamento precoce da infecção do espaço pleural, a EFTW apresenta uso limitado nos tempos modernos. No entanto, pode ser útil em pacientes que são maus candidatos para drenagem cirúrgica e decorticação em virtude das comorbidades médicas e do estado nutricional. Outras indicações incluem falha do pulmão em re-expandir completamente após decorticação.

Uma descrição detalhada da EFTW está além do escopo deste capítulo. No entanto, a descrição original do retalho incluía um retalho de pele e de tecido subcutâneo com 5 cm de largura e dois espaços de duas costelas em forma de U entre a linha axilar posterior e a porção caudal da escápula. A base do retalho era de dois espaços costais sobre a menor extensão da cavidade do empiema. A costela e o músculo intercostal profundo ao retalho são ressecados e o retalho é colocado no espaço pleural e suturado à pleural de modo que, à medida que o pulmão se re-expande e a cavidade colapsa, o retalho funciona como uma válvula unidirecional.[27]

A modificação do retalho Eloesser original foi feita por Symbas et al. em 1971;[28] as diferenças eram o uso de um retalho em U invertido, a localização da base do retalho diretamente sobre a menor extensão da cavidade do empiema e a ressecção do segmento de costela ou múltiplos segmentos de costelas ou múltiplas costelas, dependendo do tamanho do empiema e do tamanho do paciente.

A janela de retalho de Eloesser compromete o estado dos pacientes, com um tempo prolongado de cuidados das feridas e trocas de curativos. Avanços no cuidado de feridas facilitaram o seu tratamento, incluindo o fechamento assistido a vácuo (VAC, do inglês *vacuum-assisted closure*). Isso é descrito em detalhes a seguir. Tanto o retalho EFTW quanto o de Eloesser modificado podem ser realizados com anestesia local.

Janela de Clagett (toracostomia aberta em janela com ressecção parcial de costela). Uma toracotomia aberta em janela de Clagett é um procedimento em etapas realizado para o tratamento do empiema crônico e consiste em toracostomia em janela aberta, irrigação com antibióticos e fechamento posterior da janela. A incisão em forma de H é feita sobre o respectivo espaço intercostal, e retalhos constituídos por pele e tecido subcutâneo são levantados. Os músculos subjacentes são poupados e uma ou duas costelas são isoladas e ressecadas. A pleura parietal espessa é aberta sem corte, e o empiema é drenado, desbridado e decorticado. Uma lavagem cirúrgica é realizada. Os retalhos de pele são suturados à pleura com suturas absorvíveis ancoradas aos cotos das costelas, e os retalhos de pele são suturados entre si nos sítios de incisão.

O paciente é então submetido a trocas diárias de curativo para esterilizar a cavidade. Eventualmente, uma vez que o pulmão se reexpande e o espaço pleural é obliterado, os retalhos são liberados e fechados. Alternativamente, a cicatrização por segunda intenção pode ser permitida.[29,30]

Fechamento a vácuo em sistema fechado com toracostomia em janela aberta. Esta abordagem é relatada desde 2004 e envolve a toracostomia em janela aberta, como descrito anteriormente, em combinação com o manejo de feridas usando o sistema VAC. Os benefícios relatados da terapia com o sistema VAC incluem esterilização mais rápida do espaço pleural por sucção a vácuo adicionada em comparação com as trocas de curativo sem sucção, estimulação da formação de tecido de granulação, obliteração mais rápida do espaço pleural pela força de sucção a vácuo e re-expansão pulmonar potencialmente aumentada. Todos esses benefícios devem levar a uma cura mais rápida. Além disso, a terapia pelo sistema VAC pode diminuir a permanência hospitalar durante o manejo ambulatorial de feridas pelo VAC.[31,32]

Fechamento assistido a vácuo pelo sistema fechado com toracostomia minimamente invasiva sem ressecção de costela. Esta abordagem minimamente invasiva foi descrita principalmente para pacientes muito doentes com várias comorbidades. Uma minitoracotomia sem ressecção de costela é feita, e a drenagem do empiema e a decorticação local são realizadas. O espaço pleural é preenchido com esponjas contínuas de VAC, que se estendem para o exterior e estão ligadas a um dispositivo de terapia a vácuo. Uma vez que a infecção tenha sido eliminada e o pulmão tenha se re-expandido, a terapia VAC é descontinuada e a ferida é fechada. A terapia VAC de feridas também pode ser combinada com instilação de líquido antimicrobiano.[33]

Infecção por *Clostridium difficile*

A infecção por *Clostridium difficile* (ICD) é a causa mais comum de diarreia nosocomial nos EUA, com incidência e gravidade crescentes. Apresenta morbidade e mortalidade significativas, causando um enorme encargo financeiro para o sistema de saúde, com um custo anual nos EUA de US$ 6,3 bilhões.[34] Fatores de risco comuns para ICD incluem história de uso de antibióticos, imunocomprometimento, doença inflamatória intestinal, quimioterapia, hospitalização prévia, idade superior a 65 anos, internação em UTI e uso de inibidores da bomba de prótons. Postula-se que a exposição prévia à terapia antimicrobiana e o uso generalizado de inibidores da bomba de prótons causam um aumento na população de bactérias patológicas no trato gastrintestinal, causando disbiose, levando a um aumento da microbiota patogênica dentro do microbioma.

O diagnóstico precoce de ICD é fundamental. Pacientes com passagem inexplicável e de início recente de três ou mais fezes não formadas em 24 horas devem ser testados para ICD. O diagnóstico pode ser feito por meio de um teste de toxina nas fezes como parte de um algoritmo de várias etapas e achados colonoscópicos ou histopatológicos de colite pseudomembranosa. Não se aconselha repetir o teste dentro de 7 dias, a menos que seja para estudos epidemiológicos. Testes de rotina não devem ser realizados em crianças menores de 2 anos de idade, a menos que outras causas infecciosas ou não infecciosas tenham sido excluídas.

Em 2017, a Infectious Diseases Society of America (IDSA) e a Society of Healthcare Epidemiology of America publicaram uma recomendação baseada em evidências para ICD com base na gravidade da doença (Tabela 11.5).[35] Vancomicina oral (PO), 125 mg a cada 6 horas, ou fidaxomicina, 200 mg PO 2 vezes/dia durante 10 dias, é o tratamento recomendado para o episódio inicial de ICD. Para ICD fulminante, definida como presença de hipotensão, choque, íleo ou megacólon tóxico, o tratamento recomendado é a vancomicina oral 500 mg 3 vezes/dia. Na presença de íleo, a vancomicina, 500 mg em 100 cc de solução salina normal pela via retal a cada 6 horas como enema de retenção, deve ser considerada. O metronidazol, 500 mg IV a cada 8 horas, é recomendado em adição à vancomicina retal se o íleo estiver presente. O metronidazol oral é um medicamento alternativo se a vancomicina ou a fidaxomicina estão limitadas ou indisponíveis. O transplante de microbiota fecal está associado à resolução dos sintomas e eficácia para ICD recorrente.[36]

A consulta cirúrgica precoce é recomendada em pacientes com ICD grave e complicada. A abordagem cirúrgica tradicional para ICD grave é a colectomia total abdominal, geralmente reservada para pacientes com peritonite, perfuração, isquemia, necrose ou megacólon tóxico. A colostomia de desvio laparoscópica ou aberta foi descrita como uma opção menos invasiva[37]; ela é combinada com irrigação colônica de 8 ℓ de solução de polietilenoglicol/eletrólito aquecida intraoperatória e enemas colônicos anterógrados com vancomicina (500 mg em 500 m ℓ via ramo eferente de ileostomia) no pós-operatório. Um estudo multicêntrico mostrou que o desvio da ileostomia em alça apresentou menor mortalidade que a colectomia total e deve ser considerado no tratamento cirúrgico da ICD.[38]

A administração eficaz de antibióticos é fundamental para a prevenção de ICD. Considerando a ligação epidemiológica entre o inibidor da bomba de prótons e ICD, o uso desnecessário de inibidores da bomba de prótons deve ser descontinuado. A prevenção pode ser alcançada por meio de lavagem adequada das mãos, de rotina, antes e após o contato com o paciente; importante mencionar que usar um higienizador para as mãos à base de álcool é insuficiente para evitar a transmissão de ICD. Ao contrário da maioria das outras infecções nosocomiais, pacientes com suspeita de ICD devem ser colocados em isolamento em uma sala privada com uma área de banheiro separada. Luvas e avental cirúrgico devem ser uma prática padrão para profissionais médicos e da saúde envolvidos e visitantes com suspeita de doença. A recomendação é continuar essa prática por pelo menos 48 horas após a resolução da diarreia.

Uma revisão sistemática recente com análise de meta-regressão demonstrou que a administração de probióticos no momento da primeira dose do antibiótico reduz o risco de ICD em > 50% em pacientes hospitalizados.[39] A dosagem ideal, formulação e espécies ainda estão sob investigação. Em 2017, a U.S Food and Drug Administration aprovou o uso de bezlotoxumab, um anticorpo monoclonal humano para *C. difficile* que pode ser administrado em dose única IV para fornecer proteção contra infecção recorrente por *C. difficile* por até 2 semanas para pacientes com alto risco de recidiva.[40]

Clostridium septicum e malignidade colorretal

Em geral, a gangrena gasosa ou mionecrose clostridial, é uma doença rara com risco de vida resultante de INTM. Mais comumente, está associada a feridas traumáticas ou cirúrgicas; esse tipo é causado por *Clostridium perfringens*.

No entanto, a forma muito mais rara de gangrena gasosa é o tipo espontâneo não traumático, que ocorre em 16% dos casos; o microrganismo etiológico é o *Clostridium septicum*, mais virulento. A gangrena gasosa espontânea não traumática está frequentemente associada à malignidade subjacente ou imunossupressão. Especificamente, a associação de infecção por *C. septicum* e câncer colorretal é amplamente relatada na literatura. Com essa forte

Tabela 11.5 Recomendações da IDSA/SHEA para o tratamento de infecção por *Clostridium difficile*.

Definição clínica	Sinais/sintomas clínicos	Tratamento recomendado	Força da recomendação/qualidade de evidência
Episódio inicial, não grave	Leucocitose com leucócitos ≤ 15.000 + Creatinina < 1,5 mg/dℓ	Vancomicina 125 mg 4 vezes/dia durante 10 dias OU fidaxomicina 200 mg 2 vezes/dia durante 10 dias	Forte/alta Forte/alta
		Alternar se os agentes acima não estiverem disponíveis: metronidazol 500 mg 3 vezes/dia PO por 10 dias	Fraca/alta
Episódio inicial (grave)	Leucocitose com leucócitos ≥ 15.000 OU Creatinina ≥ 1,5 mg/dℓ	Vancomicina 125 mg 4 vezes/dia PO por 10 dias OU fidaxomicina 200 mg 2 vezes/dia durante 10 dias	Forte/alta Forte/alta
Episódio inicial, fulminante	Hipotensão ou choque, íleo, megacólon	Vancomicina 500 mg PO 4 vezes/dia ou por NGT	Forte/moderada
		Se íleo, considerar a adição da instalação retal de vancomicina	Fraca/baixa
		Administração de metronidazol IV (500 mg a cada 8 h) em conjunto com a vancomicina oral ou retal, particularmente se houver o íleo	Forte/moderada
Primeira recidiva		Vancomicina 125 mg 4 vezes/dia durante 10 dias se o metronidazol foi utilizado para o episódio inicial OU um regime prolongado de vancomicina pulsada e com redução gradual, se uma amostra padrão foi utilizada para o episódio inicial (p. ex., 125 mg 4 vezes/dia durante 10 a 14 dias, 2 vezes/dia durante 1 semana, 1 vez/dia durante 1 semana e depois a cada 2 ou 3 dias por 2 a 8 semanas) OU fidaxomicina 200 mg 2 vezes/dia durante 10 dias, se a vancomicina foi usada para o episódio inicial	Fraca/baixa Fraca/baixa Fraca/moderada
Segunda recidiva ou subsequente		Vancomicina em regime pulsado e com redução gradual OU vancomicina, 125 mg 4 vezes/dia PO por 10 dias seguida por rifaximina 400 mg 3 vezes/dia durante 20 dias OU fidaxomicina 200 mg PO 2 vezes/dia durante 10 dias OU transplante de microbiota fecal	Fraca/baixa Fraca/baixa Fraca/baixa Forte/moderada

IDSA, Infectious Diseases Society of America; *IV*, intravenosa; *PO*, oral; *SHEA*, Society for Healthcare Epidemiology of America; *SNG*, sonda nasogástrica. (Adaptada de McDonald LC, Gerding DN, Johnson S, et al. Clinical practice guidelines for *Clostridium difficile* infection in adults and children: 2017 update by the Infectious Diseases Society of America (IDSA) and Society for Healthcare Epidemiology of America (SHEA). *Clin Infect Dis*. 2018;66:987-994.)

associação, pacientes com hemoculturas positivas para *C. septicum* devem ser submetidos à colonoscopia mesmo que não demonstrem características clínicas evidentes de câncer de cólon. Postula-se que a fisiopatologia desta associação única seja devida à ruptura associada à malignidade da mucosa colônica, resultando em um ambiente hipóxico local, que por sua vez facilita a rápida proliferação de *C. septicum* com produção de exotoxinas. As exotoxinas levam ao aumento da translocação de *C. septicum* do colo intestinal para a circulação sistêmica em razão do aumento induzido por exotoxinas na permeabilidade capilar e subsequente desenvolvimento de infecção de tecidos próximos.[41] Ao contrário de outras espécies de *Clostridium*, *C. septicum* é capaz de invadir e infectar tecidos saudáveis. A mortalidade associada de 50 a 60% na infecção por *C. septicum* é duas a três vezes maior do que de todas as infecções por outras espécies de clostrídios.[41] O tratamento imediato e precoce com antibióticos IV e desbridamento cirúrgico é a base da terapia.

INFECÇÕES RELACIONADAS À ASSISTÊNCIA À SAÚDE

Infelizmente, as infecções associadas à assistência à saúde são comuns e uma das principais causas do aumento da morbidade e dos gastos com assistência médica nos EUA. Órgãos reguladores e seguradoras consideram essas infecções evitáveis e monitoraram a sua incidência, com impacto no reembolso hospitalar. Portanto, é importante, por várias razões, que os cirurgiões estejam familiarizados com essas infecções e participem ativamente dos esforços para reduzir esse dano evitável. Três infecções associadas à assistência à saúde que comumente ocorrem em pacientes cirúrgicos internados serão brevemente discutidas.

Infecções de corrente sanguínea associadas ao cateter

Cateteres venosos centrais são comumente utilizados em pacientes cirúrgicos para fornecer acesso IV, para monitoramento avançado na UTI e na sala de operação e para nutrição parenteral e hemodiálise. Embora as infecções da corrente sanguínea associadas a cateteres sejam incomuns, são responsáveis por uma mortalidade de 25% quando ocorrem. Esforços para reduzir o risco de infecções da corrente sanguínea associadas a cateteres incluem diretrizes de controle de infecções recomendadas pelo CDC e uma lista de verificação para todas as inserções de cateter a fim de garantir atenção à técnica e remoção estéril do cateter o mais rápido possível. Graças a esses esforços, a incidência de infecções de corrente sanguínea associadas a cateteres em UTIs foi reduzida em 58% na última década, com uma redução de 73% nas infecções por *Staphylococcus aureus*.[42]

Infecções do trato urinário associadas ao cateter

O uso de cateter vesical de demora é comum em pacientes cirúrgicos internados. Ele é usado para prevenir a retenção urinária, bem como monitorar o débito urinário por hora. Apesar de sua utilidade, a cada dia o cateter vesical de demora aumenta o risco de o paciente adquirir infecções do trato urinário associadas ao cateter em 3 a 7%.[43] A definição de infecção do trato urinário associada ao cateter implica que um paciente tenha um cateter de demora por dois ou mais dias; sintomas clínicos de uma infecção urinária, como sensibilidade suprapúbica, urgência, frequência ou febre; e uma cultura de urina mostrando crescimento de > 10^5 microrganismos patogênicos. Para reduzir a incidência de infecções do trato urinário associadas ao cateter, recomenda-se que os cateteres de demora sejam usados apenas quando necessário, e não como rotina; sejam colocados usando técnica asséptica rigorosa; e sejam removidos assim que possível. Muitas instituições implementaram protocolos de remoção conduzidos por enfermeiros para agilizar esse processo.

Pneumonia associada à ventilação

A intubação prolongada do trato respiratório, como acontece com muitos pacientes com trauma e submetidos a cirurgias complexas, aumenta o risco de pneumonia. A verdadeira incidência de pneumonia associada à ventilação mecânica é difícil de discernir em razão das diferentes definições e critérios para eventos associados à ventilação e diferentes metodologias de vigilância entre as instituições. No entanto, há uma concordância sobre os princípios gerais para a prevenção de pneumonia associada à ventilação mecânica, que incluem a tentativa de ventilação não invasiva sempre que possível, elevação da cabeceira do leito acima de 30°, aspiração subglótica, minimização das interrupções para a esterilidade do circuito de ventilação e o objetivo geral de liberação rápida de ventilação. As estratégias para atingir esse objetivo incluem a redução do uso de sedativos, pausas diárias rotineiras de sedação com testes de respiração espontânea e mobilidade precoce.[44]

RESISTÊNCIA AOS ANTIBIÓTICOS

A resistência antimicrobiana (RAM) geralmente ocorre naturalmente à medida que os microrganismos evoluem. Entretanto, o desenvolvimento de resistência foi acelerado por práticas de uso de antimicrobianos que são inapropriados, desnecessários e/ou aquém do ideal, conforme definido anteriormente. A ampla e rápida disseminação da RAM, incluindo microrganismos multirresistentes e panresistentes, complicou o tratamento dessas infecções e resultou em aumento da morbidade, mortalidade e custo de assistência médica.

Os mecanismos comuns de RAM incluem a inativação ou modificação direta de antimicrobianos pelos microrganismos; diminuição da permeabilidade do antibiótico para o compartimento intracelular microbiano; efluxo ativo do antibiótico a partir do compartimento intracelular microbiano; alteração ou proteção do receptor/sítio-alvo antimicrobiano, reduzindo, assim, a ligação ao sítio-alvo do antibiótico; e alteração das vias metabólicas microbianas que geralmente são alvos do antibiótico. Esses mecanismos de RAM podem ocorrer por mutações gênicas microbianas intrínsecas ou aquisição de novos genes de outras cepas ou espécies através de plasmídeos, fagos ou transpósons.

Uso adequado de antibióticos

O uso indiscriminado e desnecessário de antimicrobianos está associado a riscos significativos para o paciente, incluindo toxicidades medicamentosas, colite causada por *Clostridium difficile* e infecções por microrganismos multirresistentes. Em um recente estudo do CDC, pelo menos 50% dos pacientes recebem pelo menos um antibiótico durante a internação, e essa tendência geral não mudou na década anterior, mas os pacientes agora estão recebendo os antibióticos mais potentes com mais frequência, incluindo um aumento de 37% no uso de carbapenêmicos e aumento de 32% no uso de vancomicina. Além disso, os antibióticos eram frequentemente administrados sem testes microbiológicos adequados ou por muito tempo e quando não eram necessários. Essas práticas são contribuintes significativos para múltiplas complicações associadas ao uso de antimicrobianos. Há, portanto, uma séria necessidade de medidas apropriadas de uso e administração de antimicrobianos, bem como o monitoramento, para eliminar o uso inadequado, subótimo e desnecessário e os riscos e as complicações associadas.

Até recentemente, não havia um padrão de referência sobre o uso adequado de antibióticos. Atualmente, há uma série de publicações que se concentraram no uso apropriado de antibióticos e medidas para evitar o uso desnecessário, subótimo e inadequado.

Há uma falta de definição padrão do que é o **uso adequado de antimicrobianos**. No entanto, Spivak et al.[45] publicaram recentemente propostas para a definição de uso desnecessário, inadequado e subótimo de antimicrobianos aplicado aos dias de terapia com agentes antimicrobianos específicos. Eles enfatizaram, a partir de uma extensa revisão de literatura, a dificuldade em desenvolver uma definição padrão de adequação do uso de antimicrobianos que é discriminatório, mas reprodutível e objetivo. Como resultado, eles propuseram que a abordagem para a definição ideal de uso adequado de antimicrobianos está em estabelecer a correlação entre as várias definições e dados quantitativos sobre o uso de antimicrobianos e desfechos clínicos. Com base em seu artigo, o **uso desnecessário de antimicrobianos** foi definido como o uso de antimicrobianos para síndromes não infecciosas, antibióticos para infecções não bacterianas, duração do uso de antimicrobianos além do período estabelecido sem indicação clínica e falha em restringir um espectro antibiótico empírico após cultura e sensibilidades revelarem o patógeno infectante. O **uso inadequado de antimicrobianos** foi definido como o uso de agentes antimicrobianos aos quais o patógeno é resistente ou que não são recomendados nas diretrizes de tratamento no cenário de infecção estabelecida. O **uso subótimo de antimicrobianos** foi definido como a escolha, a via de administração ou a dose do medicamento antimicrobiano inadequadas no cenário de infecção estabelecida.

Por outro lado, van den Bosch e colaboradores[46] desenvolveram e validaram seis variáveis de melhoria de qualidade que definem o uso adequado de antibióticos. Estas incluem a prescrição de terapia empírica de antibióticos de acordo com as diretrizes publicadas, obtenção de pelo menos dois conjuntos de hemoculturas antes de iniciar a antibioticoterapia sistêmica, coleta de espécimes para culturas a partir de sítios de infecção suspeitos antes de iniciar a terapia sistêmica, documentação do plano de antibióticos no prontuário do paciente no início da antibioticoterapia sistêmica, troca da antibioticoterapia IV para a forma oral dentro de 48 a 72 horas com base na condição clínica e quando o tratamento oral é adequado; e troca da antibioticoterapia empírica para a terapia direcionada ao patógeno, assim que os resultados de sensibilidade em cultura estiverem disponíveis.[46]

A Global Alliance for Infections in Surgery Working Group, que compreende uma força-tarefa interdisciplinar de 234 especialistas de 83 países, publicou uma declaração global sobre o uso adequado de agentes antimicrobianos ao longo da jornada cirúrgica. Na declaração, sete princípios detalhados de profilaxia antibiótica apropriada e 13 princípios para antibioticoterapia adequada em procedimentos cirúrgicos foram publicados. Estes são detalhados no artigo 2017 Global Alliance Position Article.

Os programas de administração de antibióticos demonstraram otimizar o tratamento da infecção enquanto diminuem a resistência aos antibióticos. A prescrição de antibióticos precisa ser monitorada e auditada. As ferramentas de auditoria que permitem a coleta de dados de grande volume por qualquer membro da equipe médica (incluindo enfermeiras, microbiologistas, médicos, farmacêuticos e profissionais de controle de infecção) sem a necessidade de revisão especializada, ao mesmo tempo que permitem a comparação do tipo hospitalar, são ideais. O CDC desenvolveu ferramentas de auditoria objetivas que atendem a esses critérios, que podem ser utilizados para avaliar o uso apropriado de antibióticos. Essas ferramentas, quando utilizadas com os prontuários eletrônicos, podem facilitar os dados reprodutíveis e em grande escala para avaliar a adequação do uso de antibióticos.

PATÓGENOS DE IMPORTÂNCIA CLÍNICA

Enterobactérias resistentes aos carbapenêmicos

Graças à sua atividade antimicrobiana de amplo espectro contra patógenos gram-positivos, aeróbios gram-negativos e anaeróbios, os carbapenêmicos têm sido, até recentemente, utilizados como antibióticos de última linha para o tratamento de *Enterobacteriaceae* multirresistentes, incluindo espécies produtoras de betalactamase de espectro estendido.[47]

No entanto, atualmente há uma disseminação crescente de enterobactérias resistentes aos carbapenêmicos (ERC), que produzem enzimas que desativam antibióticos betalactâmicos, incluindo carbapenêmicos. Anualmente, as ERCs são responsáveis por 6,6% de aproximadamente 140.000 infecções por enterobactérias associadas à assistência à saúde nos EUA, com espécies de *Klebsiella* resistentes a carbapenêmicos representando 5,6% e *Escherichia coli* resistentes a carbapenêmicos representando 1,3%. Essas duas são as ERCs mais comuns, resultando em cerca de 10.000 infecções anuais nos EUA.

Na Alemanha, as bactérias gram-negativas multirresistentes *E. coli*, *Klebsiella pneumoniae* e *Pseudomonas aeruginosa* são responsáveis por 6,6% a 9,8% das infecções na área comum do hospital e 11,5% a 13,4% das infecções nas UTIs. As ERCs são resistentes a quase todos os antibióticos, incluindo os antibióticos de último recurso (ou seja, carbapenêmicos). As carbapenemases são as enzimas produzidas por ERCs que conferem resistência aos antibióticos, desativando os antibióticos betalactâmicos, incluindo carbapenêmicos, cefalosporinas, penicilinas e monobactam aztreonam. Em virtude das opções de tratamento limitadas resultantes, as infecções por ERC estão associadas a alta mortalidade, com até 50% de todas as infecções da corrente sanguínea por ERC levando à morte.

Modo de transmissão

O modo comum de transmissão de ERC é por contato direto de paciente para paciente, geralmente pelas mãos do profissional de saúde ou indiretamente, por meio de equipamentos médicos e superfícies ambientais.

Reservatórios

Pacientes colonizados e infectados são os principais reservatórios de ERC, principalmente porque as enterobactérias fazem parte da microbiota normal do trato gastrintestinal. As superfícies colonizadas contaminadas também podem atuar como reservatórios.

Fatores de risco para infecções causadas por enterobactérias resistentes aos carbapenêmicos

Fatores que aumentam o risco de infecção por ERC incluem doença crítica, imunossupressão, exposição ao ambiente da UTI, uso de antibióticos de amplo espectro, ventilação mecânica e cateteres vesicais de demora e cateteres venosos centrais.

Tratamento

Apesar da crescente incidência de infecções por ERC em todo o mundo, há falta de dados de alta qualidade sobre as opções ideais de tratamento para infecções ERC. Não existem estudos controles randomizados sobre esse tópico, e os dados atuais disponíveis são limitados aos dados retrospectivos, séries de casos e estudos *in vitro*. Uma série de antimicrobianos que podem ser considerados para o tratamento de infecções por ERC incluem carbapenêmicos, tigeciclina, polimixina B, colistina, fosfomicina e aminoglicosídeos.[35]

Várias séries de casos, estudos retrospectivos e estudos *in vitro* demonstraram que as opções de tratamento em monoterapia contra ERC são extremamente limitadas, incluindo farmacocinética e suscetibilidade a uma nova resistência. Como resultado, a melhor estratégia de tratamento inclui terapia combinada com dois ou mais agentes que aproveitam os potenciais efeitos sinérgicos e minimizam o desenvolvimento de resistência. A terapia combinada tem se mostrado um preditor independente de sobrevida, principalmente carbapenêmicos com tigeciclina ou colistina. Tzouvelekis et al.[48] e Petrosillo et al.[49] demonstraram que a terapia combinada com dois ou mais agentes ativos *in vitro* está associada a menor mortalidade quando comparada à monoterapia com um agente ativo *in vitro* (18,3 a 27,4% *vs.* 38,7 a 49,1%).

Enterococos resistentes à vancomicina

Cerca de um terço de todas as 66 mil infecções anuais por *Enterococcus* são causadas por bactérias resistentes a medicamentos, resultando em morbidade significativa e uma taxa de mortalidade de 6,5%. *E. faecium* é responsável pela maioria do *Enterococcus* resistentes à vancomicina (ERV). Na maioria dos casos, a colonização por ERV é responsável pela maioria dos casos de culturas positivas para ERV. No entanto, isolados de ERV associados à bacteriemia e à infecção sintomática da cavidade corporal justificam o tratamento. As opções de tratamento para ERV são poucas ou nenhuma.

Modo de transmissão

A transmissão é de paciente para paciente por contato direto por meio de transporte temporário nas mãos de profissionais de saúde (lavagem inadequada ou não lavagem das mãos) ou transferência indireta através de equipamentos de assistência ao paciente ou superfícies circundantes, incluindo grades de cama, pias, maçanetas, equipamentos de teste etc.

Reservatórios de ERV

Embora a disseminação de ERV possa ocorrer por contato direto ou indiretamente, conforme indicado anteriormente, a maioria das infecções é causada pela microbiota endógena do paciente, porque os enterococos fazem parte da microbiota normal dos sistemas gastrintestinal e genital feminino. É importante levar em consideração a transmissão indireta via superfícies ambientais e equipamentos, uma vez que o ERV pode persistir por semanas nessas superfícies. Além disso, residentes de instituições de cuidados de longa permanência colonizados por VER podem atuar como reservatórios dessas bactérias em hospitais de cuidados intensivos e vice-versa.

Fatores de risco para infecção causada por ERV

Pacientes em alto risco de infecção por ERV incluem pacientes imunossuprimidos, criticamente doentes, em hemodiálise, em terapia com antibióticos de amplo espectro, com cateteres vesicais de demora ou cateteres venosos centrais, assim como pós-operatório depois de procedimentos abdominais ou torácicos de grande porte.

Tratamento

O tratamento atual para infecção invasiva por ERV envolve, principalmente, o uso de daptomicina ou linezolida. A daptomicina é bactericida contra muitas cepas de ERV com toxicidade relativamente mínima. No entanto, a seleção de cepas ERV não suscetíveis é comum. A linezolida é bacteriostática com potenciais toxicidade significativa e interações medicamentosas com outros fármacos. Tem excelente biodisponibilidade oral. A resistência à linezolida é muito infrequente e pode ocorrer com exposição prolongada. A tedizolida tem mecanismo de ação semelhante ao da linezolida, mas é mais potente.

Infecções fúngicas em pacientes cirúrgicos

As infecções fúngicas invasivas (IFIs) estão se tornando cada vez mais prevalentes, particularmente devido ao uso crescente de terapia imunossupressora no manejo de transplantes, doenças autoimunes e do tecido conjuntivo, malignidade e doenças inflamatórias. Pacientes internados em UTI com doença grave e submetidos a intervenções e cateteres são particularmente vulneráveis às IFIs. *Candida* spp. é a principal causa de infecções fúngicas nosocomiais invasivas e é a terceira principal causa de infecções da corrente sanguínea na UTI e a quarta causa geral de infecção hematogênica disseminada. *Candida albicans* é responsável por mais da metade das IFIs causadas por *Candida*. *C. glabrata* e *C. parapsilosis* são a segunda e a terceira espécies mais comuns, respectivamente. Outras espécies importantes de *Candida* incluem *C. auris*, *C. lusitaniae*, *C. tropicalis* e *C. krusei*.

IFI causadas por espécies não *Candida* frequentemente resultam também de fungos filamentosos, principalmente *Aspergilus* spp. A aspergilose invasiva é atualmente uma causa significativa de IFIs em pacientes críticos na UTI e em pacientes com mielossupressão e pós-transplante de células-tronco.

Infecções causadas por espécies de fungos menos comuns incluem mucormicose, criptococose e fusariose.

Modo de transmissão

Uma vez que *Candida* spp. faz parte da microbiota normal das superfícies mucosas, tende a causar infecções das mucosas locais no trato urinário e trato gastrintestinal ou infecções disseminadas decorrentes da ruptura das superfícies mucosas onde *Candida* faz parte da microbiota normal.

Aspergilus spp. também é transmitido por inalação de conídios, como superfícies ambientais e equipamentos médicos contaminados.

Fatores de risco

Os pacientes mais vulneráveis às IFIs incluem pacientes em terapia imunossupressora para transplante de órgãos, pacientes com malignidade, pacientes queimados, pacientes com doenças autoimunes e distúrbios reumatológicos, pacientes críticos na UTI e pacientes com cateteres vesicais de demora e cateteres venosos centrais de demora crônicos. Outros fatores de risco incluem transplante de células-tronco hematopoéticas, hemodiálise, neutropenia, ventilação mecânica prolongada, nutrição parenteral total, pancreatite necrosante, cirurgia de grande porte e quimioterapia.

Diagnóstico

O diagnóstico de IFIs pode ser desafiador, e as abordagens tradicionais para o diagnóstico por sinais e sintomas clínicos, avaliação laboratorial, achados de imagem e cultura têm limitações significativas. Para melhorar essas limitações, os testes de diagnóstico rápido foram desenvolvidos. Estes incluem o ensaio de beta D-glucana para *Candida* e *Aspergillus* (sensibilidade 57 a 97%, especificidade 56 a 93%), reação em cadeia da polimerase de ácidos nucleicos para todas as espécies de fungos (sensibilidade 96%, especificidade 97%), teste de galactomanana para *Aspergillus* (sensibilidade 71% e especificidade 89% para soro e 76 a 88% e 87 a 100%, respectivamente, para lavado broncoalveolar) e teste para antígeno de manana/anticorpo antimanana para *Candida* spp. (a sensibilidade e a especificidade para antígeno e anticorpo combinadas são de 83 e 86%, respectivamente).

O teste diagnóstico de beta D-glucana é recomendado como método complementar da cultura. A manana é um componente polissacarídico da parede celular fúngica específica de *Candida* spp. O antígeno manana e os anticorpos antimanana podem ser avaliados por testes disponíveis comercialmente.

Tratamento de infecções fúngicas invasivas

A atualização mais recente de 2016 das diretrizes da IDSA fornece a base para recomendações de tratamento para IFIs no paciente cirúrgico. Sugerimos a consulta a essas diretrizes para obter informações mais detalhadas sobre o tratamento de infecções por *Candida*[50] e aspergilose.[51] A seguir estão algumas das recomendações para infecções fúngicas específicas em pacientes cirúrgicos.

Candidemia em pacientes não neutropênicos. Com base nas diretrizes da IDSA, a terapia inicial deve ser uma equinocandina (caspofungina, micafungina ou anidulafungina). A terapia alternativa pode ser com fluconazol em pacientes selecionados. Se uma equinocandina for utilizada como terapia inicial, recomenda-se a transição para fluconazol dentro de 5 a 7 dias quando clinicamente apropriado e respaldado por testes de suscetibilidade antifúngica. A anfotericina B pode ser utilizada em situações de intolerância à equinocandina, indisponibilidade ou resistência com transição para fluconazol no período de 5 a 7 dias com base na condição clínica do paciente e suscetibilidades aos antifúngicos. A anfotericina B é o tratamento recomendado em casos de infecções invasivas por *Candida* resistentes aos azólicos e às equinocandinas. A duração do tratamento é, geralmente, de 2 semanas após hemoculturas negativas documentadas com eliminação da candidemia. Os cateteres venosos centrais devem ser removidos no cenário de candidemia se houver suspeita de ser a fonte de candidemia.[50]

Candidemia em pacientes neutropênicos. As equinocandinas ainda são recomendadas como terapia inicial de candidemia em pacientes neutropênicos. O uso da anfotericina B, enquanto alternativa eficaz, é limitado pela toxicidade. Em pacientes que não estão em estado crítico, tanto o fluconazol quanto o voriconazol são apropriados para a terapia de redução, após a eliminação documentada de candidemia e com suscetibilidades fúngicas apropriadas. A duração do tratamento de 2 semanas é recomendada para candidemia sem complicações metastáticas após a eliminação documentada de candidemia e com suscetibilidades adequadas aos antifúngicos.[50]

Candidíase intra-abdominal. Pacientes com risco significativo de candidíase intra-abdominal incluem aqueles com cirurgia abdominal recente, fístulas anastomóticas ou pancreatite necrosante. O tratamento inclui controle da fonte por meio de drenagem cirúrgica, desbridamento e reparo ou drenagem percutânea, bem como terapia antifúngica. As escolhas de tratamento antifúngico e as diretrizes são semelhantes às usadas para o tratamento de candidemia em pacientes não neutropênicos como detalhado anteriormente.

Aspergilose invasiva. A recomendação da IDSA para o tratamento primário é o início precoce da terapia com voriconazol. O tratamento primário com uma equinocandina não é recomendado. No entanto, a equinocandina pode ser administrada com voriconazol na terapia antifúngica combinada. A duração da terapia fortemente recomendada é de 6 a 12 semanas, dependendo do sítio da infecção, da resposta à terapia e da duração da imunossupressão. A intervenção cirúrgica deve ser considerada em adição à terapia antifúngica em casos de aspergilose abdominal refratária (incluindo obstrução biliar peri-hepática, aspergilose extra-hepática), endocardite/pericardite/miocardite por *Aspergillus*, osteomielite/artrite séptica por *Aspergillus* e aspergilose paranasal.[51]

12 Complicações Cirúrgicas

Natesh Yepuri, Napat Pruekprasert, Robert N. Cooney

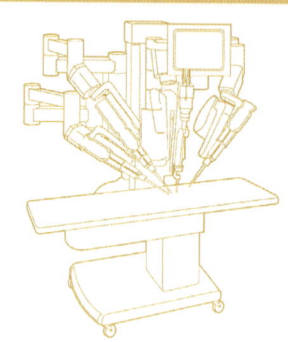

VISÃO GERAL DO CAPÍTULO

Complicações relacionadas com as feridas cirúrgicas
  Seroma
  Hematoma
  Falência aguda da ferida (deiscência)
  Infecção de sítio cirúrgico
Termorregulação
  Hipotermia
  Hipertermia maligna
  Febre pós-operatória
Complicações respiratórias
  Considerações gerais
  Atelectasia
  Pneumonia
  Pneumonite aspirativa e pneumonia por aspiração
  Edema pulmonar e síndrome do desconforto respiratório agudo
  Tromboembolismo venoso
Complicações cardíacas
  Isquemia e infarto agudo do miocárdio no perioperatório
  Hipertensão pós-operatória
  Arritmias pós-operatórias
  Insuficiência cardíaca pós-operatória
Complicações renais e urinárias
  Lesão renal aguda
  Retenção urinária
Disfunção endócrina
  Insuficiência adrenal
  Crise tireotóxica
  Hipotireoidismo
  Síndrome da secreção inapropriada do hormônio antidiurético
Complicações gastrintestinais
  Íleo e obstrução intestinal pós-operatória precoce
  Síndrome compartimental abdominal
  Hemorragia gastrintestinal pós-operatória
  Complicações do estoma
  Colite causada por *Clostridioides difficile*
  Vazamento anastomótico
  Fístulas intestinais
  Fístulas pancreáticas
Complicações hepatobiliares
  Lesões do ducto biliar
  Lesão vasculobiliar
Complicações neurológicas
  Delírio pós-operatório
  Convulsão perioperatória
  Acidente vascular encefálico perioperatório
Complicações na orelha, no nariz e na garganta
  Epistaxe
  Sinusite nosocomial
  Perda auditiva aguda
  Parotidite
Paciente geriátrico e fragilidade
  Tratamento
  Recomendações

O ambiente atual de assistência à saúde aumentou o foco no custo e na qualidade dos cuidados cirúrgicos. Como resultado, muitos hospitais e médicos estão envidando esforços significativos para compreender e avaliar o risco de complicações em pacientes cirúrgicos. Uma abordagem utiliza conjuntos de dados administrativos ajustados pelo risco (p. ex., Vizient) para gerar relatórios que comparam as complicações observadas com as esperadas entre diferentes hospitais e departamentos. Já o American College of Surgeons National Surgical Quality Improvement Program (NSQIP) coleta dados de pacientes individuais e relata desfechos cirúrgicos específicos da instituição e ajustados pelo risco.

Enquanto a maioria dos cirurgiões percebe que as complicações aumentam o custo de cuidados, os incentivos para reduzir os custos com a diminuição das complicações foram limitados em muitos ambientes de prática. Mais recentemente, o Center for Medicare and Medicaid Services vinculou o reembolso profissional por serviços cirúrgicos com o Merit-Based Incentive Payment System, que vincula resultados de custo e qualidade aos pagamentos do cirurgião. À medida que esses programas são implementados, deve haver uma relação mais direta entre custo, qualidade e pagamento do cirurgião.

Embora o julgamento e a técnica individual do cirurgião certamente tenham impacto no risco de complicações, existem muitos outros fatores que contribuem para os resultados cirúrgicos, incluindo aspectos específicos da população de pacientes, a equipe de cuidados perioperatórios e o ambiente no qual são prestados os cuidados cirúrgicos. Basta dizer que mesmo o melhor julgamento e a melhor técnica cirúrgica são apenas tão eficientes quanto o sistema no qual são praticados. Além disso, a transição para os registros médicos eletrônicos (RMEs) tem impactado significativamente o ambiente perioperatório. A implementação de "melhores práticas baseadas em evidências" para melhorar a qualidade requer a adesão de vários indivíduos, incluindo paciente, residentes de cirurgia, profissionais de nível médio, anestesiologistas, enfermeiros, funcionários de tecnologia da informação, infectologistas, entre outros, para dobrar a curva de custo-qualidade. As vias de cuidados clínicos foram desenvolvidas na década de 1980 para fornecer multidisciplinariedade, cuidados baseados em evidências para pacientes específicos ou procedimentos cirúrgicos. No entanto, com a transição para RMEs, os conjuntos de pedidos foram desenvolvidos para facilitar o uso de cuidados padronizados ao paciente. Infelizmente, apesar do potencial teórico para extrair dados de alta qualidade sobre conformidade com conjuntos de pedidos e melhores práticas do RME, a capacidade prática de fazer isso tem sido decepcionante em muitas instituições.

Além de desenvolver e implementar nossas próprias práticas cirúrgicas baseadas em evidências, devemos educar a próxima geração de cirurgiões sobre as melhores práticas e a melhora da qualidade, a fim de reduzir as taxas de complicações em nossos pacientes. Com isso em mente, o Accreditation Council for Graduate Medical Education desenvolveu o programa Continuous Learning Environment Review para fornecer aos hospitais de ensino o *feedback* sobre seu ambiente de educação médica de pós-graduação no que se refere a segurança do paciente, qualidade dos cuidados de saúde, transições de cuidados, supervisão, horas de serviço e manejo de fadiga e profissionalismo. Além disso, o American College of Surgeons desenvolveu a Quality in-Training Initiative, que fornece um currículo detalhado sobre aperfeiçoamento de qualidade para residentes em cirurgia. Essas e outras iniciativas, como o projeto Milestones, que exigem o envolvimento dos residentes e o comprometimento no domínio da prática Improvement of Care, devem ajudar os estagiários a desenvolver as competências necessárias para melhorar a qualidade e reduzir complicações.

As complicações cirúrgicas são um grande tópico, classificado por vários métodos, incluindo fatores de risco do paciente, tipo de complicação, gravidade (p. ex., readmissão hospitalar e/ou mortalidade cirúrgica) e sistemas orgânicos. Focamos muito a classificação por tipo de complicação, gravidade e sistema de órgãos neste capítulo.

COMPLICAÇÕES RELACIONADAS COM AS FERIDAS CIRÚRGICAS

Seroma

O seroma é a coleção de fluido contendo gordura, soro e linfa que se desenvolve na ferida cirúrgica ou no espaço morto da cirurgia. Os seromas são comuns em procedimentos cirúrgicos, que criam espaço morto ou interrupção da drenagem linfática. Exemplos disso incluem cirurgia de mama ou axilar e cirurgia de hérnia. O uso da tela protética na cirurgia de hérnia pode contribuir para a má aderência do retalho e desencadear inflamação, que pode aumentar o risco de formação de seromas.

Apresentação clínica e manejo

Os seromas com frequência se apresentam como coleções de fluidos subcutâneos (SC) palpáveis sob ou adjacente a uma incisão na pele. São mais comuns quando há um espaço morto significativo (p. ex., adiposidade SC ou saco herniário SC grande), e normalmente se desenvolvem após a cirurgia, quando o paciente está no ambiente domiciliar. Os pacientes comumente se queixam de desconforto no sítio do seroma, devido à pressão da coleção de fluidos. Alguns pacientes podem apresentar edema, dor ou eritema, se houver infecção. O diagnóstico de seroma pode ser feito clinicamente com base no exame físico ou por ultrassonografia ou tomografia computadorizada (TC). Técnicas para diminuir o risco de seroma incluem a minimização de espaço morto (p. ex., excisão do excesso de pele) e drenagem cirúrgica de espaço morto. Várias técnicas são aplicadas para reduzir o espaço morto, incluindo o uso de selante de fibrina, suturas em colchoeiro e talco de uso médico, com resultados inconsistentes. Muitos seromas assintomáticos se resolverão espontaneamente porque o fluido pode ser reabsorvido pelos tecidos circundantes. Seromas sintomáticos devem ser aspirados em condições estéreis, com a aplicação de um curativo de pressão. Deve-se ter cuidado com aspirações repetidas de seroma, que podem iniciar a infecção. Em seromas refratários, um dreno pode ser colocado, ou o sítio cirúrgico pode ser aberto e receber cuidados locais para a cicatrização de segunda intenção ou tratado com terapia de pressão negativa. Os seromas infectados devem ser drenados cirurgicamente e tratados com antibióticos. Os implantes protéticos expostos devem ser removidos no cenário de infecção grave.

Hematoma

O hematoma é a coleção de coágulo sanguíneo e sangue no sítio cirúrgico. Ele inclui não apenas os tecidos SC, mas também pode ser encontrado em um espaço tecidual mais profundo onde a cirurgia foi realizada. Os hematomas podem ser causados por hemostasia cirúrgica incompleta ou condições clínicas que prejudicam a coagulação, incluindo distúrbios de coagulação, distúrbios plaquetários ou outras condições que comprometem a hemostasia (p. ex., uremia, cirrose ou sepse). Medicamentos que alteram a coagulação do sangue são um fator importante para a formação de hematoma e devem ser controlados adequadamente no período perioperatório, visando reduzir os riscos de complicações relacionadas com hemorragia ou coagulação (Tabela 12.1). Os agentes antiplaquetários comumente utilizados incluem ácido acetilsalicílico, inibidores de P2Y12 (clopidogrel, prazugrel, ticagrelor) e abciximabe. Embora a varfarina seja o anticoagulante mais comumente utilizado, a necessidade de coletas frequentes de sangue para monitorar seus efeitos reduziu a sua popularidade. Os anticoagulantes orais de ação direta ou novos anticoagulantes orais (anticoagulantes orais diretos) desenvolvidos, como rivaroxabana, apixabana e dabigatrana, são tão eficazes quanto a coumadina na maioria das condições que necessitam de anticoagulação e testes menos frequentes.

Apresentação clínica e manejo

Os hematomas podem ocorrer em vários espaços, e a sua apresentação clínica é distinta. Os hematomas superficiais podem apresentar descoloração da pele, inchaço SC e dor da área afetada devido à pressão. Hematomas em outros locais podem causar efeitos de pressão e irritação, dependendo da localização anatômica. Por exemplo, hematomas na cavidade abdominal podem apresentar-se como síndrome compartimental abdominal (SCA) ou íleo, síndrome compartimental no antebraço ou na perna e comprometimento das vias respiratórias por hematomas anteriores do pescoço. Quando distúrbios de coagulação estão presentes, o sangramento pode persistir, e pacientes com grandes hematomas podem desenvolver anemia ou hipovolemia. Os hematomas infectados podem causar febre, leucocitose ou sepse.

Como a coagulopatia é uma causa comum de hematoma, o manejo perioperatório de pacientes cirúrgicos deve incluir uma avaliação apropriada de distúrbios hemorrágicos e medicamentos anticoagulantes. Os testes de coagulação devem ser realizados seletivamente, uma vez que o rastreamento global não tem custo-benefício, tampouco é recomendado.

A história de um paciente de sangramento ou hematomas inapropriados, doenças relacionadas com a hemostasia, como doença renal ou hepática, ou história familiar de distúrbio hemorrágico deve

Tabela 12.1 Recomendações para o tempo de descontinuação da anticoagulação para cirurgia eletiva.			
Fármaco	**Tempo de descontinuação**		
Varfarina	5 dias		
Inibidores diretos da trombina (dabigatrana)	ClCr ≥ 50 mℓ/min: 1 a 2 dias		
	ClCr < 50 mℓ/min: 3 a 5 dias		
	ClCr (mℓ/min)	Risco de sangramento: baixo	Risco de sangramento: alto (dias)
	≥ 50	2 a 4 h	2 a 3
	30 a 50	2 dias	2 a 3
	< 30	2 a 4 dias	> 5
Inibidores do fator Xa			
Rivaroxabana (Xarelto®)	≥ 24 h		
	ROCKET AF: ≥ 3 dias		
Apixabana (Eliquis®)	Risco de sangramento baixo: ≥ 24 h		
	Risco de sangramento alto: ≥ 48 h		
Agentes antiplaquetários			
Ácido acetilsalicílico	Risco CV alto/baixo: continuar		
	Risco CV baixo/sangramento alto: 7 a 10 dias		
Clopidogrel	5 dias		

Stents: stents convencionais ou não farmacológicos – adiar a cirurgia por 6 semanas; *stents* farmacológicos atrasam a cirurgia por 6 a 12 meses, devido ao risco de oclusão; caso contrário, considere agentes contínuos. *ClCr, clearance* de creatinina; *CV,* cardiovascular. (Adaptada de McBeth PB, Weinberg JA, Sarani B, et al. A surgeon's guide to anticoagulant and antiplatelet medications part one: warfarin and new direct oral anticoagulant medications. *Trauma Surg Acute Care Open.* 2016;1:e000020.)

levantar a preocupação quanto à anormalidade hemostática, de modo que um teste de rastreamento deve ser realizado nesses pacientes antes da cirurgia.

O ácido acetilsalicílico e o clopidogrel são os dois antiplaquetários mais comuns que inibem irreversivelmente a ciclo-oxigenase 1 e o receptor P2Y12, respectivamente. Pacientes que tomam esses medicamentos com frequência apresentam história de doença arterial coronariana e/ou colocação de *stent*. Diretrizes atuais recomendam continuar o ácido acetilsalicílico e manter os agentes anti-P2Y12 antes da cirurgia, dependendo do momento após a colocação do *stent* e da urgência da cirurgia. A varfarina é o fármaco anticoagulante mais comum utilizado para prevenir o risco de eventos tromboembólicos em muitas condições, tais como fibrilação atrial, implante de válvula cardíaca mecânica e distúrbios hipercoaguláveis. O uso de varfarina demonstrou ser um fator de risco independente para sangramento e hematoma em muitos estudos. Portanto, o manejo perioperatório de varfarina e outros anticoagulantes requer alguma consideração dos riscos de sangramento e o benefício da prevenção tromboembólica. O risco de tromboembolismo varia de acordo com a indicação médica de uso de anticoagulantes. O risco de sangramento cirúrgico pode ser avaliado usando o escore HAS-BLED (Tabela 12.2), em que um escore de 0 a 1 tem baixo risco de sangramento, 2 tem risco intermediário e ≥ 3 tem alto risco. Além disso, os procedimentos cirúrgicos podem ser agrupados como: alto risco de sangramento (2 a 4%), como cirurgia cardiovascular, cirurgia ortopédica, cirurgia de câncer de cabeça e pescoço, cirurgia urológica ou cirurgia com mais de 45 minutos; ou baixo risco (0 a 2%), como tempo cirúrgico previsto < 45 minutos, hérnia abdominal ou colecistectomia.[1]

Falência aguda da ferida (deiscência)
Causas

Apesar das melhorias nas técnicas cirúrgicas, nos materiais de sutura e nos cuidados pré e pós-operatórios, a falha aguda da ferida (ou deiscência) continua sendo uma temida complicação cirúrgica.

Tabela 12.2 Escore HAS-BLED que avalia o risco de sangramento.	
Risco HAS-BLED	**Escore**
Hipertensão, PA sistólica > 160 mmHg	1
Função renal ou hepática anormal (1 ponto cada)	1 ou 2
História de AVE	1
História de sangramento	1
INRs lábeis	1
Idosos (> 65 anos)	1
Medicamentos ou álcool (1 ponto cada)	1 ou 2

Função renal anormal: diálise crônica, transplante renal, creatinina sérica ≥ 200 μmol/ℓ; função hepática anormal: doença hepática crônica, como cirrose, bilirrubina > 2× limite superior normal, aspartato aminotransferase/alanina aminotransferase > 3× limite superior normal; história de AVE: déficit neurológico focal súbito por sangramento com duração > 24 horas e diagnosticado por neurologista; história de sangramento: sangramento que requer hospitalização ou que causa queda > 2 g/ℓ no hematócrito ou na transfusão de sangue; INRs lábeis: faixa terapêutica < 60%; fármaco e álcool: antiplaquetários, anti-inflamatórios não esteroides, abuso de álcool. *AVE,* acidente vascular encefálico; *INR,* razão normalizada internacional; *PA,* pressão arterial.

As sequelas da falência aguda da ferida incluem deiscência fascial, evisceração, hemorragia aguda, hérnia incisional, vazamentos anastomóticos e fístulas (discutidos posteriormente). A deiscência da ferida abdominal descreve a ruptura parcial ou total da ferida cirúrgica, que pode ser superficial (pele e gordura SC) ou profunda (fascial), com ou sem extrusão de vísceras abdominais (evisceração). Embora o processo de cicatrização de feridas seja semelhante em todos os tecidos, a taxa e as consequências de falha na cicatrização diferem por tecido (p. ex., falha da cicatrização intestinal = vazamento anastomótico). Após uma incisão, a aponeurose nunca recuperará completamente a sua força original e requer relativamente mais tempo para a resolução.

A fisiologia da cicatrização de feridas inclui quatro fases distintas, mas sobrepostas (hemostasia, inflamação, prolifcração e remodelação), que são reguladas por inúmeras interações intercelulares (monócitos, linfócitos, fibroblastos etc.) e pela liberação de fatores locais e sistêmicos, incluindo citocinas, quimiocinas, fatores de crescimento e inibidores. A falha na cicatrização de feridas geralmente é causada por múltiplos fatores, que incluem fatores relacionados com o paciente, como diabetes, uremia, imunossupressão, icterícia, sepse, hipoalbuminemia, câncer, obesidade e uso de esteroides. Outros fatores que contribuem para a falha da ferida incluem fechamento inadequado (falha técnica), aumento da pressão intra-abdominal (PIA) e fatores locais, como infecção ou radiação.

A deiscência da ferida ocorre em 1 a 3% de todos os procedimentos cirúrgicos e é mais comum durante a primeira semana de pós-operatório (fase inflamatória da cicatrização), quando a resistência da ferida é dependente do material de sutura e da capacidade de retenção do nó. A camada fascial fornece a maior parte da força e é uma âncora para incisões abdominais. A deiscência pode ser causada por falha técnica, se o material de sutura se romper, se os nós forem desfeitos ou se o material de sutura cortar os tecidos que prendem a sutura. Ao longo do tempo (durante a fase fibrótica), a força intrínseca da ferida aumenta, e a integridade da ferida é menos dependente da sutura e da técnica de sutura.

Muitos fatores contribuem para a falha na cicatrização de feridas ou deiscência, incluindo idade avançada, obesidade, desnutrição, câncer, uso de esteroides, sepse intra-abdominal e infecção de sítio cirúrgico local ou hematoma. A infecção contribui para a ruptura aponeurótica e falha em mais da metade de todos os casos de deiscência da ferida. A infecção diminui a formação de colágeno, reduzindo a síntese de colágeno e aumentando a sua degradação (via atividade de colagenase de bactérias e neutrófilos). A cicatriz resultante contém fibrilas de colágeno densas, mas frágeis, com proliferação celular diminuída, que é propensa a interrupções. Fatores técnicos também podem contribuir para a falha da ferida, principalmente a colocação da sutura (muito próximo à borda da fáscia, muito afastada ou sob muita tensão). As linhas de sutura excessivamente apertadas prejudicam a perfusão da ferida e o fornecimento de oxigênio necessário para a cicatrização adequada das feridas.

Apresentação clínica e manejo

A deiscência da ferida pode ser uma manifestação precoce de um processo intra-abdominal (p. ex., abscesso ou vazamento anastomótico) apresentando drenagem de fluido serossanguinolento da ferida ou, em alguns casos, de evisceração súbita sem aviso prévio. Pacientes com evisceração geralmente notam uma sensação repentina de rasgar, que ocorre com tosse intensa ou ânsia de vômito. A deiscência da ferida está associada a uma taxa de mortalidade de até 35%, devido a fatores associados (p. ex., desnutrição, sepse e câncer).

A técnica de sutura ideal para o fechamento da fáscia continua sendo um tema de debate entre muitos cirurgiões. Uma relação de comprimento da sutura:comprimento da ferida maior que 4:1 é recomendada para o fechamento fascial adequado. A técnica tradicional de fechamento de laparotomia pela linha média utiliza a sutura monofilamentar contínua, com as suturas colocadas a 1 cm de profundidade na fáscia normal (a mordida), seguida de 1 cm de progresso. Taxas de hérnia incisional de aproximadamente 6% foram relatadas ao longo de 5 anos com essa técnica. O estudo *Small Bites versus Large Bites for Closure of Abdominal Midline Incisions* (STITCH) comparou técnicas de grandes mordidas (1 cm a cada 1 cm) com pequenas mordidas (0,5 cm a cada 0,5 cm) para o fechamento fascial da linha média.[2] A incidência de hérnia incisional foi de 21% no grupo de mordida grande e de 13% no grupo de mordida pequena, sugerindo a superioridade técnica do método de mordida pequena. A deiscência da ferida também pode ocorrer quando as suturas esmagam a fáscia do paciente, e muitos cirurgiões hesitam em usar a técnica de "pequena mordida" em pacientes obesos ou quando estão preocupados com a qualidade do tecido e utilizam suturas esmagadoras. Conceitos gerais para fechamento fascial incluem a aproximação precisa das camadas anatômicas, que evitam a tensão na linha de sutura e consideram o uso de telas profiláticas ou suturas de contenção em pacientes de "alto risco".

O manejo da deiscência da ferida depende do grau de deiscência (parcial ou completo), do seu tempo, da presença de evisceração ou sepse intra-abdominal e dos fatores individuais do paciente em muitas situações. Quando a deiscência da ferida se apresenta precocemente após a cirurgia sem evisceração, recomenda-se a reaproximação imediata da fáscia. No entanto, se a ruptura fascial for parcial ou apresentar-se tardiamente quando as vísceras estão aderidas ao peritônio, a reoperação de urgência e a reaproximação fascial nem sempre são indicadas. Cuidados locais de feridas e aproximadores abdominais podem ser usados seletivamente em alguns pacientes se o risco de reoperação e/ou lesão intestinal for considerado "alto". A deiscência completa da ferida com evisceração requer reoperação imediata, o que muitas vezes é difícil, pois muitos pacientes são obesos ou apresentam distensão abdominal, com intestino distendido e friável, devido a inflamação ou infecção associada. O intestino eviscerado deve ser manuseado com cuidado para evitar lesões; a proteção com compressas úmidas durante a reexploração pode ajudar. A cavidade peritoneal deve ser explorada quando houver preocupação com um processo intra-abdominal agudo (p. ex., vazamento anastomótico, obstrução intestinal ou sepse). Quando a deiscência da ferida ocorre devido à infecção de tecido mole local, as bordas fasciais devem ser desbridadas de volta ao tecido saudável, e a ferida deve ser fechada novamente sem tensão.

A grande ferida abdominal aberta resultante pode ser tratada de várias formas. Com a sepse abdominal em curso ou edema intestinal maciço, deixar o abdome aberto com um curativo de pressão negativa pode ajudar a resolver a sepse intra-abdominal ou permitir que a diurese diminua o edema intestinal e facilite o fechamento abdominal subsequente. Em muitos casos, o uso de telas absorvíveis (poliglactina ou ácido poliglicólico) ou prótese dérmica acelular é necessário para fechar a fáscia sem tensão indevida. O uso de tela permanente (polipropileno ou politetrafluoretileno) não é recomendado na maioria dos casos, em razão da presença de infecção associada ou lesão intestinal. Em alguns pacientes, o uso de separação de componentes e retalhos de avanço miofascial unilateral ou bilateral pode facilitar o fechamento fascial.

Em muitos casos, a pele e o tecido SC precisarão ser fechados sobre um dreno ou deixado aberto. Em geral, feridas contaminadas ou ativamente infectadas devem ser deixadas abertas. Feridas abertas podem ser tratadas com trocas de curativos úmidos para secos e fechamento primário tardio em alguns casos (em geral, vários dias após a cirurgia). Deixar a ferida aberta, tratar com trocas de curativos e permitir a cicatrização por segunda intenção são opções em casos de infecção grave ou quando os tecidos SC se beneficiariam do cuidado local da ferida. Mais recentemente, o uso da terapia por pressão negativa no tratamento de feridas (NPWT, do inglês *negative pressure wound therapy*) ou curativos de fechamento assistido a vácuo (VAC, do inglês *vacuum-assisted closure*) pode ser aplicado. A aplicação de pressão negativa em feridas abertas reduz o edema tecidual, aumenta a perfusão tecidual e facilita a cicatrização por segunda intenção.[3]

A NPWT também regula o processo inflamatório a partir do recrutamento de fibroblastos (por meio de microdeformação mecânica) e induz a migração celular, reduzindo diretamente as populações bacterianas por meio do comprometimento de processos enzimáticos bacterianos. No entanto, a NPWT não é recomendada em determinadas situações (p. ex., osteomielite não tratada, tecido necrótico com escara e em contato com vasos sanguíneos expostos, sítios anastomóticos ou nervos).

Infecção de sítio cirúrgico

As infecções de sítio cirúrgico (ISCs) são complicações comuns observadas após a cirurgia ou procedimentos invasivos. É uma das infecções hospitalares mais comuns e contribui para o aumento da morbidade, do tempo de internação hospitalar, da readmissão e do custo de cuidados. A estimativa dos custos médios hospitalares adicionais é de US$ 5.000 a US$ 13.000 por ISC.[4] Aproximadamente metade de todas as ISCs são potencialmente evitáveis se as melhores práticas baseadas em evidências forem seguidas. Por essa razão, as ISCs são consideradas indicativas da qualidade geral do cuidado cirúrgico e são rotineiramente monitoradas pela maioria dos hospitais. Como resultado, muitas instituições adotaram programas abrangentes para reduzir a incidência de ISCs. Embora a incidência geral de ISCs esteja diminuindo, as ISCs são relatadas em 2 a 5% dos pacientes cirúrgicos nos EUA e até 11,8% em países de baixa a média renda.[5] Esses dados provavelmente subestimam a verdadeira incidência, uma vez que muitas infecções ocorrem após a alta hospitalar.

O termo ISC refere-se à infecção da incisão da pele, mas também inclui a infecção de órgãos e tecidos anatômicos mais profundos no local em que a cirurgia foi realizada. Existem várias definições padronizadas de ISC, mas a definição mais utilizada é a do Centers for Desease Control and Prevention (CDC), que agrupa as ISCs em superficial, profunda e órgão/espaço, conforme descrito no Boxe 12.1.

Muitos fatores contribuem para as ISCs, incluindo fatores do paciente e vários aspectos do manejo cirúrgico (Tabela 12.3). As ISCs geralmente são causadas pela contaminação do sítio cirúrgico por bactérias endógenas ou por uma quebra na esterilidade da técnica cirúrgica e/ou por instrumentos. As feridas cirúrgicas podem ser classificadas como limpas, limpas-contaminadas, contaminadas ou sujas, com base no risco de contaminação bacteriana pela entrada no trato aerodigestivo ou na presença de infecção estabelecida no sítio cirúrgico. Como era de se esperar, cada uma dessas categorias está associada a riscos de ISC (Tabela 12.4). Patógenos típicos dependem do procedimento realizado desde que a cirurgia rompe a barreira protetora da pele ou da mucosa, e microrganismos endógenos podem ser introduzidos no tecido ou órgão. A infecção após cirurgias envolvendo a pele e os tecidos moles é causada predominantemente por cocos gram-positivos (mais comumente, *Staphylococcus aureus*). Cocos anaeróbios gram-positivos com frequência causam infecções após procedimentos na cavidade oral ou na faringe, e as bactérias anaeróbias são mais prováveis em cirurgias do colo intestinal (Tabela 12.5). Em geral, o *S. aureus* é o patógeno mais comum em ISC. Outros patógenos comuns incluem *Staphylococcus* coagulase-negativo, *Enterococcus* spp., *Escherichia coli*, *Enterobacter* spp. e *Pseudomonas aeruginosa*.

O *S. aureus* resistente à meticilina (MRSA, do inglês *methicillin-resistant S. aureus*) é um patógeno de ISC grave, em virtude de ser mais virulento, difícil de tratar e associado a maior tempo de internação, maiores custos hospitalares e aumento de mortalidade. Há aumento das infecções por MRSA em pacientes com colonização nasal por essas bactérias, além de infecção prévia, hospitalização recente e uso recente de antibióticos.

A maioria das ISCs ocorre em 30 dias após a cirurgia e até 1 ano após o implante de uma prótese cirúrgica. As ISCs superficiais estão presentes com vermelhidão localizada, inchaço, sensibilidade, calor, presença de secreção purulenta ou falha na cicatrização de feridas.

Boxe 12.1 Critérios para a definição de infecção de sítio cirúrgico.

Infecção de sítio cirúrgico incisional superficial

A infecção ocorre no período de 30 dias após a operação *e* envolve apenas a pele e o tecido subcutâneo da incisão *e, por fim, um dos seguintes itens:*

1. Drenagem purulenta, com ou sem confirmação laboratorial, da incisão superficial.
2. Organismos isolados de uma cultura de fluido ou tecido obtida assepticamente da incisão superficial.
3. Pelo menos um dos seguintes sinais ou sintomas de infecção: dor ou sensibilidade, edema localizado, vermelhidão ou calor, *e* a incisão superficial é deliberadamente aberta por um cirurgião, *a menos que* a incisão seja negativa na cultura.
4. Diagnóstico de ISC incisional superficial feito por cirurgião ou médico assistente.

Infecção de sítio cirúrgico incisional profundo

A infecção ocorre no período de 30 dias após a operação, se nenhum implante for deixado no local, ou dentro de 1 ano, se o implante estiver no local *e* a infecção parecer estar relacionada com a operação, *e* envolve tecidos moles profundos (p. ex., fáscia, músculo) da incisão *e pelo menos um dos seguintes itens:*

1. Drenagem purulenta da incisão profunda, mas não do componente órgão/espaço do sítio cirúrgico.
2. Uma incisão profunda espontaneamente deiscente ou deliberadamente aberta por um cirurgião quando o paciente apresenta *pelo menos um dos seguintes sinais ou sintomas:* febre (> 38°C) e dor ou sensibilidade localizada, a menos que a incisão seja negativa em cultura.
3. Um abscesso ou outra evidência de infecção envolvendo a incisão profunda encontrada no exame direto, durante a reoperação ou por exames histopatológicos ou radiológicos.
4. Diagnóstico de ISC incisional profunda feito por cirurgião ou médico assistente.

Infecção do sítio cirúrgico de órgão/espaço

A infecção ocorre no período de 30 dias após a operação, se nenhum implante for deixado no local, ou no período de 1 ano, se o implante estiver no local *e* a infecção parecer estar relacionada com operação, *e* envolve parte da anatomia (p. ex., órgãos e espaços) além da incisão, que foi aberta ou manipulada durante uma operação, e *pelo menos um dos seguintes itens:*

1. Drenagem purulenta de um dreno que é colocado através de uma contraincisão no órgão/espaço.
2. Microrganismos isolados de uma cultura de fluido ou tecido obtida assepticamente no órgão/espaço.
3. Um abscesso ou outra evidência de infecção envolvendo o órgão/espaço que é visualizado ao exame direto, durante a reoperação ou por exame histopatológico ou radiológico.
4. Diagnóstico de ISC de órgão/espaço feito por cirurgião ou médico assistente.

De Horan TC, Gaynes RP, Martone WJ, et al. CDC definitions of nosocomial surgical site infections, 1992: a modification of CDC definitions of surgical wound infections. *Am J Infect Control.* 1992;20:271-274.

Tabela 12.3 Fatores de risco e de proteção em infecções de sítio cirúrgico.

Fatores do paciente	Fatores relacionados com cirurgia e manejo
Idade avançada	Duração da cirurgia
IMC aumentado	Implante de prótese
Escore ASA elevado	Reoperação
Escore NNIS elevado	Maior tempo de internação antes da cirurgia
Diabetes melito	
Tabagismo	Medicação com corticoide
Dependência ou fragilidade	Esterilização inadequada, antissepsia da pele
Desnutrição	
Classe grave de feridas	Procedimento de emergência
Ascite	Hipotermia
Infecção remota coexistente	Transfusão sanguínea intraoperatória
Colonização por *Staphylococcus*	
Doença de pele no sítio cirúrgico	Depilação perioperatória
Anemia	Falha ao obliterar o espaço morto
Aumento do número de comorbidades	**Fatores protetores** Procedimentos laparoscópicos Profilaxia antibiótica

ASA, American Association of Anestesiologists; IMC, índice de massa corporal; NNIS, National Nosocomial Infections Surveillance. (Adaptada de Korol E, Johnston K, Waser N, et al. A systematic review of risk factors associated with surgical site infections among surgical patients. *PLoS One*. 2013;8:e83743; *Global Guidelines for the Prevention of Surgical Site Infection*. Geneva: World Health Organization; 2018. https://www.who.int/infectionprevention/publications/ssi-prevention-guidelines/en/; and Berrios-Torres SI, Umscheid CA, Bratzler DW, et al. Centers for Disease Control and Prevention guideline for the prevention of surgical site infection, 2017. *JAMA Surg*. 2017;152:784-791.)

Tabela 12.4 Classificação de feridas cirúrgicas.

Categoria	Critérios	Taxa de infecção (%)
Limpa	Ausência de invasão da víscera oca	1 a 3
	Fechamento primário da ferida	
	Ausência de inflamação	
	Ausência de quebras na técnica asséptica	
	Procedimento eletivo	
Limpa-contaminada	Invasão da víscera oca, mas controlada	5 a 8
	Ausência de inflamação	
	Fechamento primário da ferida	
	Pequena quebra na técnica asséptica	
	Dreno mecânico utilizado	
	Preparação intestinal pré-operatória	
Contaminada	Derrame descontrolado de conteúdo derivado da víscera	20 a 25
	Inflamação evidente	
	Ferida aberta, traumática	
	Grande quebra na técnica asséptica	
Suja	Derrame não tratado, descontrolado de conteúdo da víscera	30 a 40
	Pus na ferida operatória	
	Ferida supurativa aberta	
	Inflamação grave	

Tabela 12.5 Patógenos comuns relacionados com procedimentos cirúrgicos.

Tipo de cirurgia	Patógenos prováveis
Colocação de todos os enxertos, próteses ou implantes	*Staphylococcus aureus*, estafilococos coagulase-negativos
Cardíaca	*S. aureus*, estafilococos coagulase-negativos
Neurocirurgia	*S. aureus*, estafilococos coagulase-negativos
Mama	*S. aureus*, estafilococos coagulase-negativos
Oftálmica (dados limitados, porém comumente usados em procedimentos como ressecção do segmento anterior, vitrectomia e introflexões esclerais)	*S. aureus*, estafilococos coagulase-negativos, estreptococos, bacilos gram-negativos
Ortopédica (substituição total da articulação, fraturado fechado/uso de pregos, placas ósseas, outro dispositivo de fixação interna, reparo funcional sem implante/trauma relacionado com o uso de dispositivo)	*S. aureus*, estafilococos coagulase-negativos, bacilos gram-negativos
Torácica não cardíaca (lobectomia, pneumonectomia, ressecção em cunha, outros procedimentos mediastinais não cardíacos), toracotomia tubular fechada	*S. aureus*, estafilococos coagulase-negativos, *Streptococcus pneumoniae*, bacilos gram-negativos
Vascular	*S. aureus*, estafilococos coagulase-negativos
Apendectomia	Bacilos gram-negativos, anaeróbios
Trato biliar	Bacilos gram-negativos, anaeróbios
Colorretal	Bacilos gram-negativos, anaeróbios
Gastroduodenal	Bacilos gram-negativos, estreptococos, anaeróbios orofaríngeos (p. ex., peptoestreptococos)
Cabeça e pescoço (principalmente procedimentos com incisão através da mucosa orofaríngea)	*S. aureus*, estreptococos, anaeróbios orofaríngeos (p. ex., peptoestreptococos)
Obstétrica e ginecológica	Bacilos gram-negativos, enterococos, estreptococos do grupo B, anaeróbios
Urológica	Bacilos gram-negativos

De Sganga G, Tascini C, Sozio E, et al. Focus on the prophylaxis, epidemiology and therapy of methicillin-resistant *Staphylococcus aureus* surgical site infections and a position paper on associated risk factors: the perspective of an Italian group of surgeons. *World J Emerg Surg*. 2016;11:26.

As ISCs profundas podem apresentar sinais e sintomas sistêmicos de infecção, incluindo febre, deiscência da ferida e secreção purulenta dos tecidos profundos. A infecção de órgão ou espaço profundo pode se apresentar como secreção purulenta de drenos cirúrgicos ou com sinais sistêmicos de sepse, incluindo febre, taquicardia, taquipneia e leucocitose, com sinais associados de falência de órgãos (diminuição da relação de pressão arterial parcial de oxigênio [Pa_{O_2}]/fração de oxigênio inspirado [FI_{O_2}], trombocitopenia, hiperbilirrubinemia, hipotensão, delírio ou lesão renal aguda [LRA]).

Prevenção e manejo

Os pacientes agendados para cirurgia devem ser tratados para minimizar o risco de ISC. Antes de realizar a cirurgia, qualquer infecção coexistente (pele, urina e pulmão) deve ser tratada e resolvida. Pacientes que fumam cigarros devem parar de fumar por 1 a 2 meses antes da cirurgia eletiva, se possível, e pacientes diabéticos devem ter a glicemia bem controlada. Outras condições que podem precisar ser "otimizadas" incluem estado nutricional, anemia e obesidade. A descolonização de portadores de estafilococos com pomada nasal de mupirocina a 2% pode reduzir o risco de infecção pós-operatória por S. aureus em cirurgias cardíaca e ortopédica. No entanto, há um consenso limitado sobre quem rastrear ou para quais operações o rastreamento deve ser considerado. Antibióticos pré-operatórios devem ser administrados em 60 minutos da incisão na pele para atingir a concentração terapêutica no soro e no tecido durante o procedimento cirúrgico. Pode ser necessária a administração precoce de vancomicina e fluoroquinolonas, devido aos tempos mais prolongados de infusão e meias-vidas. A redosagem de antibióticos pode ser necessária se a duração da cirurgia exceder duas meias-vidas de fármacos ou com a perda maciça de sangue. Deve-se ter cautela em pacientes com depuração ou *clearance* deficiente do fármaco (p. ex., insuficiência renal ou disfunção hepática), e a escolha do medicamento deve correlacionar-se com os microrganismos comuns encontrados no local da cirurgia. Em geral, os antibióticos profiláticos não devem ser continuados após a cirurgia, e a duração da profilaxia antimicrobiana não deve exceder 24 horas. A Tabela 12.6 resume a escolha do antibiótico profilático, a dosagem e a redosagem, ao passo que a Tabela 12.7 revisa a profilaxia antibiótica recomendada por procedimento cirúrgico.

Para o preparo da pele, os pacientes devem tomar banho com sabonete na noite antes da cirurgia. Se o pelo precisar ser removido do local da cirurgia, um tricotomizador (*clipper*) deve ser usado. A pele deve ser preparada com solução antisséptica à base de álcool (p. ex., clorexidina) antes da incisão. O controle glicêmico perioperatório demonstrou reduzir as ISCs com um limiar de glicose < 200 mg/dℓ. Evitar a hipotermia perioperatória (temperatura central < 36°C) demonstrou reduzir o risco de ISC e pode ser obtida com o aquecimento da sala pré-operatória, fluidos intravenosos (IV) etc. Recomenda-se o uso de FI_{O_2} aumentada durante a anestesia geral e por 2 a 6 horas no pós-operatório, principalmente após a cirurgia colônica, para garantir níveis adequados de oxigênio nos tecidos, que estão associados a risco reduzido de ISC. Outras considerações incluem o ambiente da sala de cirurgia (manuseio de ar etc.), processamento estéril de instrumentos cirúrgicos, uso de instrumentos limpos para fechar o abdome em casos contaminados, entre outras. No período intraoperatório, o uso de campos cirúrgicos adesivos na pele (p. ex., Ioban®) pode ajudar a reduzir as ISCs em alguns casos, e dispositivos de proteção de feridas podem ajudar a reduzir as ISCs em cirurgia abdominal aberta, diminuindo a contaminação dos tecidos SC. A sutura com revestimento antimicrobiano foi desenvolvida para reduzir a colonização bacteriana e prevenir a ISC, mas os resultados permanecem controversos. A NPWT tópica (Provena®) está sendo usada por alguns cirurgiões para reduzir a ISC, mas não foi universalmente adaptada como melhor prática neste momento. No entanto, o manejo de feridas abertas com NPWT é comumente usado para reduzir o edema, aumentar o fluxo sanguíneo e diminuir a carga bacteriana. Após a operação, a ferida deve ser avaliada rotineiramente para a vigilância de infecções.

As feridas cirúrgicas infectadas devem ser abertas para permitir a drenagem da infecção, e o desbridamento deve ser considerado se desvitalizado ou na presença de tecido infectado. Antibióticos IV ou orais devem ser administrados quando há sinais de infecção sistêmica, incluindo febre > 38,5°C, taquicardia > 110 bpm (bpm) e leucocitose > 12.000/$\mu\ell$, ou quando a celulite (eritema estende-se > 5 cm da borda da ferida) está presente. Pacientes com fatores de risco para infecção por MRSA devem ser tratados com antibióticos apropriados (p. ex., vancomicina, daptomicina,

Tabela 12.6 Recomendação de escolha do antibiótico profilático, dose e redosagem.

Antimicrobiano	Dose recomendada para adultos	Redosagem (horas após a dose pré-operatória)
Ampicilina-sulbactam	3 g	2
Ampicilina	2 g	2
Aztreonam	2 g	4
Cefazolina	2 g; 3 g se peso corporal > 120 kg	4
Cefuroxima	1,5 g	4
Cefotaxima	1 g	3
Cefoxitina	2 g	2
Cefotetana	2 g	6
Ceftriaxona	2 g	NA
Ciprofloxacino	400 mg	NA
Clindamicina	900 mg	6
Ertapeném	1 g	NA
Fluconazol	400 mg	NA
Gentamicina	5 mg/kg*	NA
Levofloxacino	500 mg	NA
Metronidazol	500 mg	NA
Moxifloxacino	400 mg	NA
Piperacilina-tazobactam	3,375 mg	2
Vancomicina	15 mg/kg	NA
Neomicina	1 g	NA
Antibiótico oral à base de eritromicina (profilaxia para cirurgia colorretal com a preparação mecânica do intestino)	1 g	NA

Não há necessidade de redosagem para a duração típica do caso. Para operações excepcionalmente longas, a redosagem deve ser considerada. *A gentamicina é calculada com base no peso corporal real; se o peso corporal real for > 20% acima do peso corporal ideal (PCI), o peso de dosagem (PD) pode ser calculado a partir de PD = PCI + 0,4 (peso corporal real − PCI). NA, não aplicável. (Adaptada de Bratzler DW, Dellinger EP, Olsen KM, et al. Clinical practice guidelines for antimicrobial prophylaxis in surgery. *Am J Health Syst Pharm*. 2013;70:195-283.)

Tabela 12.7 Profilaxia antibiótica recomendada pelo procedimento cirúrgico.

Tipo de procedimento	Agentes recomendados	Alternativas para pacientes com alergia a betalactâmicos
Gastroduodenal	Cefazolina	Clindamicina ou vancomicina + aminoglicosídeo ou aztreonam ou fluoroquinolona
Trato biliar	Cefazolina, cefoxitina, cefotetana, ceftriaxona, ampicilina-sulbactam	– Clindamicina ou vancomicina + aminoglicosídeo ou aztreonam ou fluoroquinolona – Metronidazol + aminoglicosídeo ou fluoroquinolona
Apendectomia para apendicite não complicada	Cefoxitina, cefotetana, cefazolina + metronidazol	– Clindamicina + aminoglicosídeo ou aztreonam ou fluoroquinolona – Metronidazol + aminoglicosídeo ou fluoroquinolona
Intestino delgado não obstruído	Cefazolina	Clindamicina + aminoglicosídeo ou aztreonam ou fluoroquinolona
Intestino delgado obstruído	Cefazolina + metronidazol, cefoxitina, cefotetana	Metronidazol + aminoglicosídeo ou fluoroquinolona
Reparo de hérnia	Cefazolina	Clindamicina, vancomicina
Colorretal	– Cefazolina + metronidazol, cefoxitina, cefotetana, ampicilina-sulbactam, ceftriaxona + metronidazol, ertapeném	– Clindamicina + aminoglicosídeo ou aztreonam ou fluoroquinolona – Metronidazol + aminoglicosídeo ou fluoroquinolona
Cabeça e pescoço – Ferida limpa – Ferida limpa com implante de prótese – Ferida limpa-contaminada	– Nenhum – Cefazolina, cefuroxima – Cefazolina + metronidazol, cefuroxima + metronidazol	– Nenhum – Clindamicina – Clindamicina
Cirurgia urológica – Instrumentação do trato urinário inferior – Ferida limpa sem a entrada no trato urinário – Envolvendo o implante de prótese – Ferida limpa com entrada no trato urinário – Ferida limpa-contaminada	– Fluoroquinolona, sulfametoxazol-trimetoprima, cefazolina – Cefazolina (além do aminoglicosídeo para implante de material protético) – Cefazolina ± aminoglicosídeo, cefazolina ± aztreonam, ampicilina-sulbactam – Cefazolina (além do aminoglicosídeo para implante de material protético) – Cefazolina + metronidazol, cefoxitina	– Aminoglicosídeo com ou sem clindamicina – Clindamicina, vancomicina – Clindamicina ± aminoglicosídeo ou aztreonam, vancomicina ± aminoglicosídeo ou aztreonam – Fluoroquinolona, aminoglicosídeo com ou sem clindamicina – Fluoroquinolona, aminoglicosídeo + metronidazol ou clindamicina
Vascular	Cefazolina	Clindamicina, vancomicina
Cirurgia de transplante – Fígado – Pâncreas e pâncreas-rim	– Piperacilina-tazobactam, cefotaxima + ampicilina – Cefazolina, fluconazol (para risco elevado de infecção fúngica)	– Clindamicina ou vancomicina + aminoglicosídeo ou aztreonam ou fluoroquinolona – Clindamicina ou vancomicina + aminoglicosídeo ou aztreonam ou fluoroquinolona
Cirurgia plástica	Cefazolina, ampicilina-sulbactam	Clindamicina, vancomicina

De Bratzler DW, Dellinger EP, Olsen KM, et al. Clinical practice guidelines for antimicrobial prophylaxis in surgery. *Am J Health Syst Pharm.* 2013;70:195-283.

linezolida ou ceftarolina). Antibióticos empíricos para cirurgias envolvendo axilas, região inguinal, períneo, trato genital e trato gastrintestinal (GI) devem cobrir as bactérias gram-negativas e anaeróbias. Além disso, os pacientes que necessitam de antibióticos devem ter a drenagem ou a secreção da ferida ou o sítio de infecção enviado para cultura, com o intuito de identificar o patógeno e seu perfil de resistência aos antibióticos. A ferida deve ser umedecida com gaze estéril contendo solução salina normal, pelo menos 1 vez/dia. Os antibióticos devem ser otimizados de acordo com os resultados da cultura, quando disponíveis.

TERMORREGULAÇÃO

Hipotermia

Causas

A manutenção da normotermia é importante fisiologicamente, pois mesmo desvios modestos na temperatura corporal central contribuem para alterações metabólicas, resultando em disfunções celular e tecidual. A hipotermia é uma complicação comum em pacientes cirúrgicos e é definida como a temperatura corporal central abaixo de 35°C. Pode ser classificada por gravidade em três categorias: leve (32 a 35°C), moderada (28 a 32°C) e grave (< 28°C). A vasoconstrição e os tremores são os principais mecanismos protetores termorreguladores do corpo, sendo que ambos podem ser prejudicados no período perioperatório. Fatores de risco para perda de calor e hipotermia perioperatória incluem pacientes idosos, queimaduras, procedimentos cirúrgicos abertos, salas de operação frias, cirurgias prolongadas (> 4 horas), infusão de fluidos à temperatura ambiente, vasodilatação cutânea por agentes anestésicos e aumento das perdas por evaporação das superfícies serosas. A hipotermia pode se desenvolver durante qualquer estágio da cirurgia: pré-operatório, intraoperatório ou pós-operatório. No pré-operatório, o uso de relaxantes musculares prejudica os tremores. No intraoperatório, a perda de calor ocorre a partir de grande área operatória exposta, efeitos anestésicos na produção de calor, temperatura ambiente fria, vasoconstrição e tremor.

A hipotermia após a cirurgia contribui para a lesão de órgãos por vários mecanismos: incompatibilidade na relação ventilação-perfusão (V/Q); a mudança da curva de dissociação da oxi-hemoglobina para a esquerda causa hipoxia tecidual, diminui a contratilidade miocárdica e a vasoconstrição periférica, aumentando a viscosidade do sangue; função plaquetária reduzida; e diminuição da ativação da cascata de coagulação. A hipotermia é comum após a lesão traumática devido a choque, intoxicação por álcool, exposição ambiental, reanimação volêmica e perda do tremor. A hipotermia também está associada ao aumento do risco de ISC.

Apresentação clínica

A hipotermia intraoperatória causa desconforto pós-operatório significativo e tremor, com prejuízo significativo da função cardiovascular, da coagulação do sangue e da cicatrização de feridas, assim como promove o aumento do risco de infecção. Observam-se reduções significativas na pressão arterial e no débito cardíaco quando a temperatura central cai abaixo de 32°C. As manifestações cardiovasculares da hipotermia incluem depressão cardíaca, isquemia miocárdica, arritmias, vasoconstrição periférica, oferta de oxigênio tecidual comprometida, resposta atenuada às catecolaminas e hipotensão. O achado eletrocardiográfico característico de elevação do ponto J e onda de Osborn (entalhe e deflexão na junção QST-ST) é considerado patognomônico da hipotermia. Desfechos adversos do miocárdio foram relatados em pacientes hipotérmicos com doenças cardiovasculares preexistentes (quando comparados com pacientes normotérmicos no pós-operatório). A vasoconstrição periférica devido ao choque é o impedimento mais importante para a oxigenação da ferida. A hipotermia central leve resulta em disfunção imunológica ao impedir a quimiotaxia e a fagocitose pelos granulócitos, a função de macrófagos e a produção de anticorpos. Essas alterações na função imunológica, em combinação com a diminuição da tensão tecidual de oxigênio, a deposição anormal de colágeno e a má cicatrização de feridas, aumentam a suscetibilidade à infecção.

A hipotermia também induz coagulopatia, em virtude de atenuar a função hemostática enzimática e o sequestro de plaquetas, resultando em risco aumentado de sangramento. Com hipotermia leve a moderada, a perfusão renal e a filtração glomerular são diminuídas, resultando na "diurese induzida pelo frio". A diminuição dos fluxos sanguíneos hepáticos e renais, por sua vez, reduz o metabolismo e a excreção do fármaco, com consequente diminuição da depuração ou *clearance* plasmático e potencial prolongamento dos efeitos do fármaco, o que pode levar a atrasos no despertar da anestesia e permanência prolongada na unidade de cuidados de anestesia pós-operatória. Além disso, a reanimação volêmica com lactato de Ringer em paciente com acidose metabólica piora ainda mais a função cardíaca. A hipotermia grave prejudica o reflexo da tosse e aumenta o risco de um paciente cirúrgico comatoso para pneumonia pós-operatória.

Tratamento

Pacientes com risco de hipotermia devem ser monitorados com frequência, e todas as tentativas devem ser feitas para manter a normalidade da temperatura central. Artéria pulmonar, membrana timpânica, bexiga urinária, esôfago, traqueia, nasofaringe ou reto foram estabelecidos como sítios confiáveis para a estimativa das temperaturas centrais. O monitoramento contínuo da temperatura e a manutenção da normotermia são essenciais durante a cirurgia, pois a anestesia, o ambiente frio da sala de cirurgia e o resfriamento evaporativo significativo ocorrem durante a preparação da pele, tornando os pacientes cirúrgicos mais suscetíveis à hipotermia. Aumentar a temperatura ambiente, administrar fluidos IV aquecidos, cobrir os pacientes com cobertores e utilizar dispositivos de aquecimento com ar forçado são técnicas comumente usadas para prevenir a hipotermia intraoperatória. Técnicas invasivas de reaquecimento central também podem ser utilizadas durante a cirurgia, incluindo irrigação intraperitoneal com solução salina aquecida e intubação e ventilação com ar umidificado aquecido ou gases.[6] Aquecedores de água circulante produzem um reaquecimento mais rápido do que os sistemas de troca de calor. A hipotermia central inadvertida é comumente observada no período pós-operatório imediato. A manutenção da temperatura corporal normal diminui a perda de sangue, a necessidade de líquidos, o tempo de permanência na unidade de terapia intensiva (UTI), a falência de órgãos e a mortalidade. A manutenção do volume intravascular e de eletrólitos é importante, particularmente em lesões na cabeça, em que o manitol pode aumentar os efeitos da diurese fria. No entanto, no caso de cirurgia cardiotorácica abdominal de grande porte, cirurgia envolvendo a hipotermia intencional (*bypass* ou derivação cardíaca) ou cirurgia prolongada (> 4 horas), o aquecimento com ar forçado, fluidos quentes IV e temperatura ambiente sozinhos são inadequados para manter a normotermia. Quando o aquecimento rápido é necessário, o reaquecimento arteriovenoso contínuo é mais eficaz. Em pacientes com assistolia, a desfibrilação e os medicamentos têm eficácia imprevisível, e a circulação extracorpórea é essencial para o reaquecimento e a manutenção da perfusão.

Hipertermia maligna

A hipertermia maligna é uma condição com risco de vida que se desenvolve em aproximadamente 1:10.000 a 1:250.000 casos anestésicos, com maior incidência em pacientes mais jovens.[7] Trata-se de um distúrbio farmacogenético autossômico dominante que se apresenta como resposta hipermetabólica à inalação de agentes anestésicos, tais como halotano, isoflurano, sevoflurano, desflurano ou relaxantes musculares despolarizantes, como succinilcolina ou suxametônio.

Durante a contração muscular, o potencial de ação do sinal neuronal é transferido para as células musculares, resultando na liberação de cálcio intracelular do retículo sarcoplasmático via receptores de rianodina para iniciar a contração muscular. A energia utilizada nesse processo também gera calor, e o oxigênio é consumido com a liberação de dióxido de carbono (CO_2). O cálcio é transportado de volta para o armazenamento, e os músculos são então relaxados. Em pacientes geneticamente suscetíveis, mais comumente mutações do receptor de rianodina, determinados gatilhos podem estimular a liberação contínua de cálcio, levando a altos níveis persistentes de cálcio intracelular, causando contração ou rigidez muscular constante, geração de calor, aumento do consumo de oxigênio e liberação de (CO_2), que levam à acidose respiratória e metabólica e, eventualmente, se não tratados, à rabdomiólise.

As apresentações clínicas precoces de hipertermia maligna incluem aumento do (CO_2) expirado ou taquipneia, se o paciente não estiver intubado e ventilado, hipoxia, taquicardia, espasmo do músculo masseter ou trismo. Manifestações tardias de hipertermia maligna incluem rigidez muscular, arritmias cardíacas, acidoses respiratória e metabólica, rabdomiólise e hipertermia, como o nome sugere. As complicações da rabdomiólise incluem coagulação intravascular disseminada, LRA, hiperpotassemia e possível parada cardiorrespiratória.

Como a hipertermia maligna é um distúrbio autossômico dominante, pacientes com história familiar de hipertermia maligna devem ser cuidadosamente avaliados e considerar testes antes da cirurgia. Eles devem ser cuidadosamente monitorados durante a anestesia, e agentes anestésicos sem gatilho devem ser administrados. Uma vez que a hipertermia maligna se desenvolve, o manejo inicial é descontinuar o agente anestésico estimulante e interromper a operação, se possível. O dantroleno é o medicamento de escolha para tratar a hipertermia maligna, e uma dose inicial de 2,5 mg/kg IV deve ser administrada e pode ser repetida de acordo com a resposta: CO_2 expirado, taquicardia, rigidez muscular e acidose. A suplementação de oxigênio deve ser fornecida com a hiperventilação. O sangue deve ser testado para eletrólitos e gasometria para a avaliação de acidose e hiperpotassemia, creatina fosfoquinase e função renal e, em seguida, tratados de acordo. O eletrocardiograma deve ser continuamente monitorado para arritmias. A temperatura corporal central deve ser medida e monitorada. O resfriamento ativo com bolsas de gelo e solução salina normal a 4°C por via IV deve ser iniciado se a temperatura corporal for superior a 39°C, mas deve ser interrompido quando a temperatura do corpo diminui para 38,5°C, para evitar o super-resfriamento e a hipotermia. A função renal deve ser avaliada, e o débito urinário deve ser monitorado de perto. A hidratação IV deve ser administrada com diurese na presença de rabdomiólise; a hemodiálise pode ser necessária em alguns casos. Estudos de coagulação e contagem de plaquetas devem ser verificados para a possibilidade de coagulação intravascular disseminada. Quando estável (i. e., o CO_2 expirado e a temperatura diminuem, a taquicardia ou outra arritmia é melhorada e a rigidez muscular é resolvida), os pacientes devem ser monitorados no ambiente intensivo por pelo menos 24 horas com manutenção de dantroleno. A fraqueza muscular é um efeito adverso do dantroleno, então a respiração e a oxigenação devem ser monitoradas, e a aspiração deve ser prevenida. Outros efeitos adversos do dantroleno são hepatite, flebite e sonolência. Parentes de primeiro grau devem ser informados sobre os riscos potenciais e receber aconselhamento genético.

Febre pós-operatória

Causas

A febre refere-se ao aumento da temperatura central normal do corpo. As febres pós-operatórias podem ser amplamente divididas em causas infecciosa e não infecciosa (síndrome da resposta inflamatória sistêmica [SRIS]) (Tabela 12.8). As febres são, na maioria das vezes, aumentos transitórios na temperatura causados pelos estímulos inflamatórios sistêmicos, como uma resposta normal à lesão. Entretanto, a febre também pode ser um sinal precoce de infecção potencialmente fatal. As citocinas pirogênicas são produzidas em resposta à infecção e ao trauma (incluindo cirurgia) e desempenham um papel importante na regulação da inflamação e da febre no hospedeiro. A duração e a extensão do trauma tecidual durante a cirurgia causam uma liberação de interleucina-1 (IL-1), um ativador primário da resposta febril; os níveis de IL-1 correlacionam-se com o aumento da temperatura central. Além disso, o momento do início da febre fornece uma importante pista diagnóstica; a febre pós-operatória precoce é caracterizada pela liberação de citocinas durante a cirurgia. A febre pós-operatória imediata que ocorre nas primeiras 48 horas após a cirurgia é mais provável devido a uma resposta inflamatória à cirurgia. Os mediadores pró-inflamatórios (fator de necrose tumoral alfa [TNF-α], IL-6 e interferona γ), liberados em resposta à inflamação, causam uma cascata de efeitos sistêmicos, que induzem uma resposta inflamatória febril, também conhecida como SRIS.[8] A SRIS é diagnosticada quando houver a presença de dois ou mais dos seguintes critérios: temperatura > 36°C, frequência cardíaca (FC) > 90 bpm, taxa respiratória > 20/min ou Pa_{CO_2} < 32 mmHg, contagem de leucócitos > 12.000/mm³ ou < 4.000/mm³ ou > 10% de neutrófilos imaturos com núcleos em formas de banda. A febre que se desenvolve 72 horas ou mais após a cirurgia é mais provável ser decorrente de infecção. Portanto, às vezes, pode ser clinicamente desafiador delinear a etiologia precisa dessas febres, uma vez que podem resultar de causas infecciosas e/ou não infecciosas.

No período pós-operatório, as causas infecciosas mais comuns são infecções de feridas, infecções do trato urinário (ITUs) e pneumonia. O acesso IV prolongado, o cateterismo vesical ou a intubação endotraqueal apresentam riscos contínuos de infecção, que resultam da ruptura dos mecanismos normais de defesa do hospedeiro. A ITU pós-operatória é mais comum em pacientes com hipertrofia prostática preexistente. Instrumentação do trato urinário e cateteres urinários de demora lesionam o revestimento epitelial, provocando uma resposta inflamatória que facilita a adesão bacteriana, e o risco de ITU aumenta com a duração do cateterismo vesical.

A infecção da corrente sanguínea relacionada com o cateter (ICSRC) é a causa mais comum de bacteriemia e septicemia nosocomial. Dessa forma, o diagnóstico e tratamento precoces são vitais para reduzir a morbidade e a mortalidade envolvidas. A incidência de ICSRC varia consideravelmente de acordo com o tipo de cateter, a frequência de manipulação do cateter, os fatores subjacentes relacionados com o paciente e os fatores de risco locais, tais como higiene pessoal deficiente, curativo oclusivo transparente e umidade ao redor do sítio de saída;[9] deve-se administrar nutrição parenteral com a escolha de cateteres intravasculares para tratar o risco de hipertrofia maligna. O modo de contaminação por ICSRC varia com a duração do cateterismo (curto vs. longo). As ICSRCs a curto prazo (< 10 dias) são extraluminais e evitáveis, pois resultam de contaminação da microbiota

Tabela 12.8 Causas de febre pós-operatória.

Infecciosa	Não infecciosa
Abscesso	Atelectasia
Bacteriemia	Desidratação
Colecistite acalculosa	Embolia pulmonar
Colite pseudomembranosa	Feocromocitoma
Corpo estranho retido	Ferimento na cabeça
Empiema	Hematoma de órgão sólido
Endocardite	Hematoma retroperitoneal
Faringite	Hemorragia subaracnóidea
Hepatite	Hepatoma
Infecção de tecidos moles	Hipertireoidismo
Infecção do trato urinário	Infarto agudo do miocárdio
Infecções perineais	Infecção da ferida
Infecções relacionadas com o uso de dispositivos	Insuficiência adrenal
	Linfoma
Meningite	Necrose hepática aguda
Osteomielite	Pancreatite
Parotidite	Reação alérgica
Peritonite	Reação medicamentosa
Pneumonia	Reação transfusional
Sepse fúngica	Síndrome da resposta inflamatória sistêmica
Sinusite	
Traqueobronquite	Síndromes de abstinência
Úlceras de decúbito	Tromboflebite

normal residente da pele no sítio de inserção. Em contrapartida, a fonte de infecção é endoluminal e propaga a infecção na ICSRC a longo prazo (> 10 dias), resultando em sepse com falência de múltiplos órgãos. Os microrganismos mais comumente envolvidos em ICSRCs são os estafilococos (ambos *S. aureus* e os estafilococos coagulase-negativos), enterococos, bacilos aeróbios gram-negativos e espécies de fungos (p. ex., *Candida albicans*). O diagnóstico de ICSRC requer pelo menos uma hemocultura positiva obtida de uma veia periférica, manifestações clínicas de infecção (p. ex., febre, calafrios e/ou hipotensão) e nenhuma fonte aparente de infecção da corrente sanguínea (ICS), exceto o cateter. A antibioticoterapia geralmente é iniciada empiricamente. A vancomicina é recomendada para terapia empírica contra MRSA. Fatores responsáveis pela bacteriemia recorrente apesar da terapia parenteral incluem administração de antibióticos através de cateter retido e formação de biofilme. Sepse grave e complicações infecciosas metastáticas (p. ex., endocardite infecciosa) prolongam o curso da ICSRC. Os cateteres devem ser removidos de pacientes com ICSRC associada a qualquer inflamação local ou sistêmica ou condição de imunocomprometimento.

COMPLICAÇÕES RESPIRATÓRIAS

Considerações gerais

Intervenções cirúrgicas (principalmente torácicas e abdominais) e a anestesia impactam a fisiologia pulmonar ao diminuir a capacidade residual funcional (CRF). Na maioria dos pacientes, isso é bem tolerado, mas aqueles com doença pulmonar subjacente (p. ex., doença pulmonar obstrutiva crônica, enfisema, tabagismo etc.) estão propensos a desenvolver complicações pulmonares. A identificação de pacientes de "alto risco" antes da cirurgia pode ser útil, e os testes pré-operatórios de função pulmonar, cessação do tabagismo ou estudos do sono podem ajudar a equipe cirúrgica a reduzir o risco de complicações, otimizando a condição do paciente antes da cirurgia (p. ex., ventilação pré-operatória com dois níveis de pressão positiva nas vias respiratórias, terapia broncodilatadora etc.). Mais recentemente, protocolos-padrão de atendimento ao paciente (p. ex., iCough) foram desenvolvidos para diminuir o risco de complicações pulmonares, que incluem espirometria de incentivo, tosse e respiração profunda, higiene bucal (escovar os dentes e realizar bochechos), elevar a cabeceira da cama e levantar-se da cama 3 vezes/dia. O controle multimodal da dor e o uso criterioso de analgesia regional (p. ex., epidurais torácicas) também podem ajudar a prevenir complicações pulmonares em pacientes cirúrgicos.

Atelectasia

A atelectasia por colapso parcial ou completo dos alvéolos é a complicação respiratória mais comum no paciente pós-operatório. Fatores predisponentes para atelectasia incluem anestesia geral e cirurgia abdominal superior ou torácica com estimulação de vísceras GI, que podem alterar a função diafragmática por vários dias. Os mecanismos incluem diminuição da complacência pulmonar (devido à redução da CRF), bem como secreções endobrônquicas acumuladas, resultando em incompatibilidade e *shunt* (desvio ou derivação) na relação V/Q, que se correlaciona diretamente ao grau de atelectasia. Anestesia, cigarros, obesidade mórbida e doença pulmonar também prejudicam a depuração (*clearance*) mucociliar e diminuem a capacidade do paciente de tossir e eliminar secreções, contribuindo para o risco aumentado de atelectasia.

A atelectasia é a causa mais comum de febre pós-operatória no pós-operatório imediato. Também pode apresentar taquipneia, diminuição da saturação de oxigênio ± uso da musculatura acessória. No exame físico, os sons respiratórios podem estar ausentes ou reduzidos ou ser de natureza "brônquica". A radiografia de tórax pode revelar perda de hemidiafragma esquerdo, broncogramas aéreos ou volume pulmonar diminuído, com desvio traqueal para o lado colapsado em casos graves. A atelectasia pode ser revertida nas primeiras 24 a 48 horas com mobilização precoce, respiração profunda (cinco respirações sequenciais mantidas por 5 a 6 segundos), espirometria de incentivo, tosse, fisioterapia respiratória, broncodilatador, hidratação e aspiração traqueal. O controle multimodal da dor usando paracetamol, agentes anti-inflamatórios não esteroides (AINEs) e opioides conforme necessário ou bloqueios regionais representam a abordagem mais comumente eficaz para o controle ideal da dor perioperatória.

Pneumonia

A pneumonia nosocomial é a segunda principal causa de infecção nosocomial e é mais comum em pacientes cirúrgicos. O diagnóstico de pneumonia pós-operatória requer a ausência de infiltrados antes da admissão ou antes da cirurgia e pode ser classificada como pneumonia adquirida no hospital (desenvolvendo-se 48 horas após a admissão) ou pneumonia associada à ventilação (PAV) (pneumonia em desenvolvimento 48 a 72 horas após a intubação endotraqueal). Aspiração das secreções da orofaringe, diminuição dos mecanismos de defesa humoral, lesão do epitélio superficial por instrumentação (tubo endotraqueal ou sonda nasogástrica [NG]), azotemia, doença crítica, duração da cirurgia/ventilação, idade avançada, condições pulmonares preexistentes (p. ex., doença pulmonar obstrutiva crônica), tabagismo até 1 ano antes da cirurgia, alteração sensorial, desnutrição e antibioticoterapia prévia podem facilitar a colonização. A profilaxia de úlcera de estresse (bloqueadores de histamina 2 [H_2], antiácidos) e a alimentação enteral podem aumentar o pH gástrico, a colonização gástrica e a aspiração (via gastropulmonar), que desempenha um papel importante na patogênese da PAV.[10]

As pneumonias pós-operatórias são comumente causadas por bactérias gram-negativas, aeróbias, por *S. aureus* em pacientes neurocirúrgicos ou por fungos em pacientes imunocomprometidos. A PAV é polimicrobiana em quase metade dos casos, e os microrganismos mais comuns incluem bacilos entéricos gram-negativos (*Pseudomonas aeruginosa*, espécies de *Actinobacter*, espécies de *Enterobacter*, espécies de *Klebsiella*, *Serratia marcescens*, *Escherichia coli*, espécies de *Proteus* e espécies de *Legionella*) ou microrganismos gram-positivos (*S. aureus*). Em cirurgias, traumas e pacientes críticos, o uso de antibióticos profiláticos pode alterar a flora microbiana. Na PAV de início precoce (< 4 dias pós-intubação), os microrganismos são geralmente sensíveis a antibióticos (p. ex., meticilina). Em contrapartida, a PAV de início tardio (> 4 dias pós-intubação) é frequentemente causada por bactérias resistentes a medicamentos. Além disso, o risco de PAV é maior durante os primeiros 5 dias de ventilação mecânica (3%, com média de 3,3 dias); depois disso, entre 5 e 10 dias, o risco cai para 2% ao dia, com declínio de 1% ao dia após 10 dias. A PAV refratária é definida como PAV com falha de melhora após 72 horas. A pneumonia pós-operatória está associada a uma alta mortalidade (50%).

Diagnóstico

Um alto índice de suspeição é necessário para o diagnóstico de pneumonia pós-operatória, principalmente em pacientes com ventilação mecânica. Pacientes com pneumonia pós-operatória geralmente manifestam febre, leucocitose e um novo infiltrado pulmonar. Em pacientes intubados, deve-se suspeitar de PAV quando duas ou mais das seguintes características clínicas estiverem presentes: secreções respiratórias purulentas, temperatura > 38°C ou < 36°C, leucocitose ou leucopenia ou hipoxemia. A hipoxemia deve ser tratada com suporte, aumentando o nível de oxigênio inspirado ou a pressão expiratória final positiva para elevar a Pa_{O_2} para 65 mmHg e/ou a Sp_{O_2} para 92%. Se uma anormalidade radiográfica de tórax mais recente ou persistente é encontrada, secreções traqueobrônquicas devem ser cultivadas (qualitativas ou quantitativas), e a terapia empírica deve ser iniciada.

Tratamento

O manejo da pneumonia pós-operatória depende do estado clínico do paciente, do tempo de ocorrência da pneumonia em relação à admissão, da exposição prévia a antibióticos e do tipo de cirurgia. Embora a intubação e a ventilação mecânica possam ser necessárias, as alternativas para isso devem ser consideradas (p. ex., a ventilação não invasiva com pressão positiva pode ser aplicada para controlar a insuficiência por hipoxia ou hipercarbia em alguns pacientes) antes da intubação, que é o principal fator de risco para PAV. Quando a intubação é considerada, a via orotraqueal é geralmente preferida à intubação nasotraqueal, que tem risco aumentado de sinusite e PAV. Em pacientes intubados por 48 a 72 horas, secreções endotraqueais e orofaríngeas contínuas ou intermitentes devem ser aspiradas antes da extubação. Embora o uso de descontaminação orofaríngea seletiva seja controverso, a clorexidina pode ser benéfica na redução de infecções respiratórias pós-operatórias em pacientes de cirurgia cardíaca. Além disso, o risco de PAV pode ser reduzido com pacotes de cuidados preventivos, incluindo lavagem das mãos, sedação limitante, elevação da cabeceira da cama, mobilidade precoce, tentativas de respiração espontânea com extubação precoce e ventilação com baixo volume corrente. A intubação prolongada resulta na formação de biofilme e na colonização da superfície do tubo endotraqueal por microrganismos. O revestimento do tubo endotraqueal com agentes antibacterianos (prata, sulfadiazina de prata) pode ajudar a reduzir o risco de PAV em alguns pacientes. O uso de sucralfato para a profilaxia da úlcera de estresse está associado à incidência reduzida de pneumonia em relação à profilaxia com antagonistas do receptor H_2. Pacientes diagnosticados com pneumonia pós-operatória e PAV devem ser reavaliados quanto à resposta clínica (em geral, marcada por melhora da febre, leucocitose e infiltrado). O início imediato de antibióticos apropriados no período de 12 horas após o diagnóstico leva a melhor sobrevida, e o regime de antibióticos deve ser modificado para cobrir especificamente os patógenos e o perfil de resistência aos antibióticos a partir dos resultados de cultura.

Pneumonite aspirativa e pneumonia por aspiração

Causas

A aspiração do conteúdo gástrico no período perioperatório está associada a significativas morbidade e mortalidade pulmonares. A pneumonite aspirativa (síndrome de Mendelson) refere-se a uma lesão inflamatória do parênquima pulmonar resultante da aspiração de conteúdo gástrico ácido, geralmente estéril (pH crítico é 2,5). Também pode ocorrer por aspiração de conteúdo orofaríngeo. A pneumonia por aspiração é uma complicação infecciosa comum da nutrição enteral, geralmente resultante da contaminação do aspirado inicial ou secundariamente por aspiração de secreções orofaríngeas colonizadas. Embora as características subjacentes do paciente que predispõem a essas condições sejam semelhantes, a distinção entre as duas entidades é importante, pois a pneumonia por aspiração requer tratamento com antibióticos e a pneumonite aspirativa é tratada com suporte. Pacientes cirúrgicos correm maior risco de pneumonia por aspiração, uma vez que a lesão tecidual, a hemorragia e a anestesia podem contribuir para o comprometimento das defesas do hospedeiro.

Os fatores que predispõem um indivíduo a aumentar o risco de aspiração incluem cirurgia de emergência, doença crônica debilitante, instrumentação orofaríngea ou das vias respiratórias (p. ex., alimentação enteral, intubação prolongada, endoscopia digestiva alta ou traqueostomia), obstrução do intestino delgado, neuropatia autonômica com retardo do esvaziamento gástrico e consciência prejudicada (p. ex., por anestesia geral, crise epiléptica, trauma, álcool, superdosagem de drogas ou AVE). O risco de aspiração correlaciona-se inversamente com o escore de coma de Glasgow do paciente. Pacientes idosos estão em maior risco de aspiração orofaríngea secundária, devido à combinação de dismotilidade faríngea, refluxo gastresofágico e má higiene oral nessa população. Os microrganismos infecciosos comuns na pneumonia aspirativa são *E. coli*, espécies de *Klebsiella*, *Staphylococcus*, *Pseudomonas* e *Bacteroides*.

A patogênese e os resultados da aspiração gástrica dependem da natureza da matéria aspirada, do volume e do pH do ácido gástrico, além do estado imunológico do paciente. Quanto mais ácido (p. ex., pH < 2,5) e volumoso (> 20 mℓ) for o aspirado, maior será a gravidade do dano pulmonar. No entanto, independentemente da acidez, a aspiração de líquido gástrico com material particulado causa dano pulmonar significativo e persistente. As alterações inflamatórias parenquimatosas iniciais (edema do espaço aéreo, hemorragia, membrana hialina) na síndrome de Mendelson são semelhantes à síndrome do desconforto respiratório agudo (SDRA) e atribuídas à ativação e ao recrutamento de neutrófilos e à liberação de citocinas inflamatórias (TNF e IL-8). A aspiração de material particulado pode resultar em morte por obstrução das vias respiratórias ou reação granulomatosa subsequente às partículas estranhas.

Alguns médicos acham que o risco de aspiração pode ser minimizado com o monitoramento dos volumes residuais gástricos em pacientes alimentados por sonda. No entanto, não há consenso sobre os limites seguros ou inseguros dos volumes residuais gástricos nesses pacientes. As alimentações em bólus têm maior risco de aspiração do que a alimentação contínua. O uso de sondas NG de pequeno calibre sugere diminuir a pneumonia por aspiração e o refluxo. Alguns centros preferem usar tubos de alimentação de duplo lúmen, que permitem a alimentação pós-pilórica e descompressão gástrica simultâneas.

De acordo com a American Society of Anesthesiology, a administração de rotina de medicamentos pré-operatórios para reduzir o pH gástrico não é recomendada regularmente para pacientes sem aumento do risco de aspiração pulmonar.[11] A relação risco-benefício do uso de antagonistas profiláticos do receptor de H_2 ou inibidores da bomba de prótons (IBPs) para reduzir o pH ácido gástrico é favorável em pacientes de alto risco. No entanto, nenhum desses medicamentos é absolutamente confiável na prevenção do risco de pneumonite aspirativa.

Apresentação clínica e diagnóstico

A aspiração do conteúdo gástrico em pacientes submetidos à cirurgia eletiva raramente resulta em manifestações pulmonares graves. No entanto, em pacientes críticos, a aspiração pode apresentar uma variedade de sequelas pulmonares. A aspiração gástrica pode causar pneumonite leve, subclínica ou insuficiência respiratória progressiva mais grave com morbidade e mortalidade significativas. Após um evento de aspiração, as alterações clínicas e radiológicas começam a aparecer nas próximas 24 a 36 horas. Sinais e sintomas comuns de aspiração gástrica incluem febre, tosse, estertores, sons respiratórios diminuídos, sibilos e infiltrados na radiografia de tórax. A hipoxia é o sinal mais precoce e mais confiável. A gasometria arterial deve ser realizada para determinar a gravidade da hipoxemia. A ausência de sintomas nas primeiras 2 horas geralmente se correlaciona com um curso benigno. Os riscos de hipercapnia e acidose aumentam na presença de material particulado, e o aspirado traqueobrônquico deve ser coletado para cultura e testes de sensibilidade. Em pacientes em decúbito dorsal, infiltrados são vistos nos segmentos posteriores do lobo superior ou segmentos superiores dos lobos inferiores por aspiração. No entanto, a pneumonite por aspiração difere de outras sequelas de aspiração, uma vez que frequentemente tem um início rápido, é autolimitada e a maioria das alterações radiológicas de aspiração tóxica simples geralmente desaparece em 48 horas. Por outro lado, a persistência dos sintomas e sinais associados de infecção bacteriana devem levantar preocupações sobre a possibilidade de pneumonia por aspiração.

Tratamento

O risco de aspiração é diminuído com a redução de volume do conteúdo gástrico, ao minimizar a regurgitação e proteger as vias respiratórias. Os pacientes devem ficar em dieta oral zero por 2 horas ou mais antes de procedimentos eletivos que requerem anestesia geral ou regional ou níveis profundos de sedação consciente. Em pacientes intubados com suspeita ou aumento do risco de aspiração, a extubação pode ser retardada até que o paciente esteja totalmente acordado e tenha reflexos protetores das vias respiratórias. A descompressão gástrica e a indução de sequência rápida da anestesia com pressão cricoide têm sido defendidas como a forma mais eficaz de prevenir a aspiração durante a intubação em pacientes de alto risco, mas não é 100% eficaz.[12] Quando ocorre aspiração, o tratamento é geralmente de suporte com oxigênio suplementar. A via respiratória deve ser aspirada, o estômago deve ser descomprimido e a broncoscopia deve ser considerada para a retirada da secreção aspirada. Em casos mais graves, o paciente necessita de ventilação mecânica e pressão expiratória final positiva.

Os antibióticos não são necessários na maioria dos casos, uma vez que o conteúdo gástrico aspirado é geralmente estéril. No entanto, em alguns casos (p. ex., conteúdo fétido do intestino delgado com obstrução intestinal), antibióticos devem ser administrados. Antibióticos empíricos (fluoroquinolonas, piperacilina/tazobactam ou ceftriaxona) são recomendados em pacientes com obstrução do intestino delgado ou íleo e para pneumonite que não se resolve em 48 horas. A administração de corticosteroides para reduzir a inflamação pulmonar é controversa e não recomendada rotineiramente.

Edema pulmonar e síndrome do desconforto respiratório agudo

As trocas gasosas respiratórias ocorrem nos alvéolos do parênquima pulmonar. A parede alveolar é composta de uma fina camada de líquido alveolar com células epiteliais, uma membrana basal, espaço intersticial e vasos capilares. O oxigênio se difunde por essa parede alveolar e é transportado principalmente pelos glóbulos vermelhos ou hemácias (RBCs, do inglês *red blood cells*) na circulação, ao passo que o CO_2 é dissolvido no sangue e passa da circulação para o espaço alveolar na direção oposta. Os vasos pulmonares, sua barreira endotelial normal, pressões hidrostáticas e oncóticas teciduais, além do sistema de drenagem linfática, mantêm o equilíbrio hídrico nos espaços alveolar e intersticial. Quando o equilíbrio hídrico normal é interrompido, o líquido acumula-se na parede e nos espaços alveolares, resultando em diminuição da complacência pulmonar, trocas gasosas e hipoxemia. O desequilíbrio do fluido pulmonar é de etiologia multifatorial e pode ser causado por aumento da pressão hidrostática ou vazamento capilar. Exemplos dessas causas incluem excesso na administração de fluido IV, insuficiência cardíaca congestiva, infarto agudo do miocárdio, disfunção valvar, arritmias, sobrecarga hídrica, insuficiência renal, infecção sistêmica ou inflamação, causando aumento da permeabilidade capilar, pneumonite por radiação, toxina, aspiração de fluido gástrico, infecção, pancreatite, trauma, queimadura, interrupção de drenagem linfática e cirurgia de ressecção pulmonar ou tumor. O aumento súbito do fluxo sanguíneo pulmonar também pode elevar a pressão hidrostática e causar edema pulmonar. Exemplos disso incluem edema pulmonar de reexpansão, edema pulmonar por pressão negativa e mudança rápida na força inspiratória com a obstrução das vias respiratórias superiores, tais como espasmo laríngeo após extubação ou fratura facial.

A SDRA é uma forma grave de lesão pulmonar aguda causada por insulto direto ou indireto ao parênquima pulmonar. A lesão pulmonar direta é comumente causada por pneumonia, aspiração, trauma torácico ou inalação de fumaça. A lesão pulmonar indireta é normalmente causada por sepse grave e inflamação sistêmica em decorrência de pancreatite, choque ou isquemia/reperfusão. A fisiopatologia da SDRA é caracterizada por inflamação, aumento da permeabilidade capilar, edema alveolar e desativação do surfactante. A lesão resultante ao epitélio alveolar e o dano endotelial resultam em edema alveolar e colapso, com o comprometimento da troca de gás e complacência pulmonar. Como a patogênese inflamatória da SDRA resulta na destruição de células epiteliais e endoteliais, a resolução demora mais do que o edema pulmonar.

Apresentação clínica e diagnóstico

Pacientes com fatores de risco clínicos para SDRA podem apresentar dispneia, hipoxia e tosse. O exame físico pode indicar diminuição dos sons respiratórios, com crepitações durante a inspiração, taquipneia, uso de músculo respiratório acessório, ansiedade, agitação, pele fria e úmida, sudorese, cianose e arritmias. O diagnóstico diferencial da SDRA inclui edema pulmonar cardiogênico, que é mais comumente observado em pacientes com doença cardíaca preexistente, como sinais ou sintomas de insuficiência cardíaca congestiva (p. ex., edema de membros inferiores, veias do pescoço ingurgitadas e ortopneia). As radiografias de tórax mostram nebulosidade peri-hilar, linhas B de Kerley, linhas septais, espessamento das fissuras, distribuição da opacificação do espaço aéreo em padrão de "asa de morcego", derrames pleurais e, possivelmente, cardiomegalia no edema pulmonar cardiogênico. A gasometria arterial pode revelar a presença de hipoxia, com aumento da Pa_{CO_2} ou acidose respiratória.

A lesão pulmonar aguda e a SDRA são caracterizadas pelo agravamento dos sintomas respiratórios, geralmente 1 semana após o insulto clínico. A radiografia de tórax na SDRA mostra infiltrados bilaterais. A relação Pa_{O_2}/F_{IO_2} normal é de aproximadamente 500. A gravidade da SDRA é categorizada como leve, com uma relação $Pa_{O_2}/F_{IO_2} \leq 300$; moderada, com relação $Pa_{O_2}/F_{IO_2} < 200$; e grave, com relação $Pa_{O_2}/F_{IO_2} < 100$.[13] Nos casos em que a etiologia do edema pulmonar não está clara, a mensuração da pressão venosa central e o ecocardiograma podem ser utilizados para diferenciar entre edema pulmonar cardiogênico e não cardiogênico.

Manejo clínico

Pacientes com edema pulmonar devem ser posicionados na vertical, com a administração de oxigênio e suporte ventilatório, conforme indicação clínica. O oxigênio é administrado para manter a normóxia ($Sp_{O_2} < 92\%$ e $< 88\%$ em pacientes com doença pulmonar obstrutiva crônica). A ventilação não invasiva (p. ex., pressão positiva contínua nas vias respiratórias ou pressão positiva de dois níveis nas vias respiratórias) pode ser benéfica em pacientes com hipoxemia para recrutar alvéolos e melhorar a oxigenação, mas não deve ser utilizada em pacientes com hipotensão ou possível pneumotórax. Em muitos casos, a intubação e a ventilação mecânica são necessárias. Os diuréticos devem ser administrados a pacientes com evidência objetiva de sobrecarga de volume e o débito urinário, bem como a ingestão e a eliminação total de líquidos devem ser monitorados. A furosemida IV de 40 a 80 mg é comumente utilizada e pode ser administrada em doses mais altas em pacientes que tomam diuréticos regularmente ou em pacientes com insuficiência renal. Causas associadas de edema pulmonar também devem ser tratadas (p. ex., agentes inotrópicos ou terapia redutora de pós-carga em pacientes com insuficiência cardíaca congestiva).

Em pacientes com SDRA, o tratamento é focado na causa subjacente (p. ex., inalação de fumaça, sepse etc.), e o tratamento da lesão pulmonar é de suporte com ventilação mecânica para otimizar a oxigenação e dar tempo para que os pulmões se recuperem. A ventilação não invasiva (p. ex., pressão positiva contínua nas vias respiratórias ou pressão positiva de dois níveis nas vias respiratórias) pode ser aplicada para apoiar a oxigenação em pacientes com SDRA leve que não necessitam de ventilação mecânica. Quando a ventilação mecânica é necessária na SDRA, deve-se ter cuidado para evitar lesões pulmonares adicionais, minimizando a lesão pulmonar induzida por ventilação. O peso corporal ideal ou previsto do paciente deve ser calculado, e um volume corrente de 6 mℓ/kg do peso corporal previsto com pressão de platô de ≤ 30 mmH$_2$O deve ser utilizado inicialmente de acordo com os protocolos atuais da ARDS (do inglês *acute respiratory distress syndrome*) *network*. Há evidências emergentes de que as estratégias de ventilação protetora como a ventilação com liberação de pressão nas vias respiratórias com fase inspiratória prolongada e pressão expiratória final positiva possam ajudar a prevenir a lesão pulmonar induzida por ventilação. Como a lesão pulmonar na SDRA é frequentemente heterogênea, o posicionamento em decúbito ventral pode ser usado para diminuir a incompatibilidade V/Q em alguns pacientes. Em casos graves, a sedação profunda e relaxantes musculares podem ser necessários para facilitar a sincronia paciente-ventilação. A terapia de resgate para hipoxemia refratária na SDRA grave inclui oxigenação por membrana extracorpórea em alguns casos. Embora a ventilação oscilatória de alta frequência tenha sido empregada em algumas situações, um estudo recente comparando-a à ventilação padrão da ARDS net não demonstrou benefício na sobrevida.[14] É importante ressaltar que a causa da lesão pulmonar deve ser tratada adequadamente. A avaliação dos gases sanguíneos arteriais pode ser utilizada para monitorar e ajustar as configurações da ventilação de pacientes intubados. Os pacientes devem ser desmamados da ventilação, e o tubo endotraqueal deve ser removido assim que possível.

Tromboembolismo venoso

A tríade de Virchow (estase venosa, lesão endotelial e hipercoagulabilidade) descreve os fatores que contribuem para a formação do coágulo venoso e para a trombose venosa profunda (TVP). O tromboembolismo venoso (TEV) inclui TVP e embolia pulmonar (EP). A TVP descreve um coágulo de sangue no sistema venoso profundo dos membros superiores ou inferiores. As TVPs geralmente começam em sáculos ou válvulas venosas onde o fluxo sanguíneo é turbulento. A formação de coágulos retarda o fluxo sanguíneo venoso, o que aumenta ainda mais a propagação do trombo e a extensão proximal do coágulo. Os trombos recém-formados não estão firmemente aderidos à parede do vaso e podem se desprender e embolizar através do sistema venoso, culminando na vascularização pulmonar. Esses êmbolos pulmonares são posteriormente revestidos com fibrina e plaquetas, causando obstrução mecânica do fluxo sanguíneo pulmonar, hipertensão pulmonar e tensão aguda do ventrículo direito. O TEV está associado ao aumento da morbidade e da mortalidade pós-operatórias em pacientes cirúrgicos, mas é menos significativo quando é detectado precocemente e devidamente tratado. Cerca de 50% dos TEVs ocorrem em pacientes atualmente ou recentemente hospitalizados, principalmente se forem internados para cirurgia.[15] Condições relacionadas com a tríade de Virchow aumentam o risco de formação de coágulos e desenvolvimento de TEV, incluindo viagens de longa distância (> 4 horas), idade avançada, obesidade, fragilidade, malignidade, síndrome nefrótica, varizes, doença inflamatória intestinal, imobilização prolongada, história de TEV, condições de hipercoagulação hereditária, gravidez, uso de anticoncepcionais, trauma e cateteres venosos de demora.

Apresentação clínica e diagnóstico

Os sintomas clínicos de TEV são variáveis, e os pacientes podem ser assintomáticos se o coágulo for pequeno ou não obstrutivo. No entanto, muitos pacientes com TVP apresentam sintomas significativos, incluindo edema unilateral ou bilateral das extremidades, calor e sensibilidade localizada. Em pacientes com EP aguda, o sintoma mais comum é dispneia, ou falta de ar. No entanto, pode haver variabilidade significativa na sintomatologia da EP dependendo do tamanho do coágulo, da sua localização na vascularização pulmonar e das funções cardíaca e pulmonar subjacentes do paciente. Embolias pulmonares acentuadas podem causar obstrução do fluxo sanguíneo pulmonar e sobrecarga do coração direito, levando ao comprometimento hemodinâmico. Em consequência, pacientes com EP extensa podem apresentar sintomas de hipotensão grave potencialmente fatais, inconsciência e/ou parada cardiorrespiratória. A maioria das EPs não é "extensa" e não causa comprometimento hemodinâmico ou disfunção do ventrículo direito (VD). Outros sintomas relacionados com a EP incluem dispneia, ansiedade, tosse, dor torácica pleurítica ou incômoda, hemoptise e síncope. O exame físico pode revelar taquicardia, febre baixa, P2 alto ou má perfusão. A gasometria arterial pode mostrar hipoxemia com alcalose respiratória por hiperventilação. As radiografias de tórax são frequentemente normais, mas podem mostrar a opacidade clássica em forma de cunha (corcunda de Hampton), diminuição da vascularização, atelectasia ou derrame pleural. O eletrocardiograma geralmente demonstra taquicardia, mas também pode apresentar alteração inespecífica na onda T, desvio do eixo direito, bloqueio de ramo direito, *cor pulmonale* ou S1Q3T3. A radiografia torácica e o eletrocardiograma não são diagnósticos, e os resultados normais não excluem EP. Biomarcadores cardíacos (troponina T [TnT], TnI, peptídeo natriurético tipo B [BNP, do inglês *B-type natriuretic peptide*], N-terminal [NT] proBNP) podem estar elevados devido à tensão ventricular direita e são indicativos de mortalidade mais elevada.[16]

Como os achados clínicos podem ser variáveis, vários sistemas de escore foram desenvolvidos e validados para determinar a probabilidade de TEV antes do diagnóstico por imagem. Por exemplo, os critérios de Wells classificam os pacientes em grupos prováveis ou improváveis, e o escore revisado de Genebra classifica em grupos de risco alto, moderado ou baixo para o desenvolvimento de TEV. O dímero D é um produto da quebra da fibrina, que está aumentada no TEV, mas também está elevado em muitas outras condições e não é útil em pacientes com cirurgia recente ou traumas. Embora esses sistemas de escore e o nível de dímero D sejam ferramentas de rastreamento sensíveis, não são específicos, e o diagnóstico de TEV não deve ser feito com base apenas nesses fatores.

Em pacientes em que há suspeita de TEV, estudos de imagem devem ser utilizados para confirmar ou excluir o diagnóstico. Grupos de risco moderado e baixo risco para TEV devem ser testados para a detecção do dímero D e por imagem diagnóstica, se elevado. No entanto, o dímero D não deve ser empregado para rastrear o TEV em pacientes cirúrgicos ou com trauma (que têm alta incidência de dímero D elevado), nos quais a imagem diagnóstica é preferida. Em pacientes hemodinamicamente instáveis com suspeita de EP grave, o diagnóstico por imagem deve ser feito o mais rápido possível.

A ultrassonografia duplex venosa é o estudo de imagem de escolha para TVP, pois mostra a incompressibilidade transversal venosa, o trombo direto com aumento das veias, o Doppler espectral anormal e o fluxo Doppler colorido, que fornece informações úteis sobre a localização e o tamanho do coágulo. Por muitos anos, a venografia com contraste foi considerada o padrão-ouro para o diagnóstico de TVP. Entretanto, raramente é utilizada atualmente, devido à sua natureza invasiva e à sua disponibilidade limitada em relação à ultrassonografia duplex. Outras modalidades diagnósticas para TVP incluem venografia por TC e venografia por ressonância magnética (RM). A angiotomografia pulmonar tornou-se o procedimento de imagem diagnóstica de escolha para EP, em razão da disponibilidade de rotina do exame de TC na maioria das instituições. A angiografia convencional da artéria pulmonar pode ser útil em casos selecionados, mas é mais invasiva e mais comumente aplicada quando a intervenção endovascular ou cirúrgica está sendo considerada (p. ex., embolectomia pulmonar). A varredura V/Q tem alta sensibilidade no diagnóstico de incompatibilidade V/Q. Infelizmente, os exames V/Q também podem ser anormais em outras condições pulmonares (p. ex., pneumonia, atelectasia e EP prévia). No entanto, a varredura V/Q é às vezes preferível à angiografia pulmonar por TC em situações como gravidez, insuficiência renal e alergia ao contraste intravenoso. Os estudos de V/Q negativos podem excluir de forma confiável EPs agudas clinicamente significativas. A ecocardiografia transtorácica (ETT) é comumente empregada quando há preocupações sobre a função cardíaca e pode mostrar trombos na deformação miocárdica (*strain*) do VD. A ETT não diagnóstica não exclui a EP, e achados positivos fornecem evidência indireta de EP e devem ser cuidadosamente interpretados. No entanto, a ETT é uma técnica útil para avaliação e acompanhamento à beira do leito e é particularmente útil em situações críticas quando a terapia trombolítica de emergência é aplicada. A ecocardiografia transesofágica pode dar melhor visualização direta de tromboembolismo pulmonar do que a ETT, e a ecocardiografia transesofágica é preferível à ETT, se disponível.

Manejo clínico

Muitos pacientes cirúrgicos estão em risco elevado de TEV e devem ser estratificados por grupo de risco para a terapia profilática. Muitos sistemas de escore validados foram desenvolvidos para quantificar o risco de TEV, incluindo o escore de Caprini, a ferramenta de avaliação de risco para TEV do Department of Health, o escore de Pádua, o escore IMPROVE e o escore de Rogers. Embora a profilaxia farmacológica da TVP seja geralmente considerada como de "baixo risco" para complicações hemorrágicas, determinados grupos são considerados de "alto risco" para essas mesmas complicações. Pacientes com hemorragia GI ativa, hemorragia intracraniana, doença hepática, distúrbio hemorrágico, trombocitopenia, traumatismo craniano recente ou lesão/cirurgia medular ou contraindicação relativa aos anticoagulantes devem ser cuidadosamente avaliados quanto à relação risco-benefício antes de iniciar a profilaxia farmacológica para o TEV.

As modalidades de profilaxia do TEV incluem profilaxia farmacológica com heparina de baixo peso molecular (HBPM), heparina não fracionada (HNF), fondaparinux e profilaxia mecânica com compressão pneumática intermitente, bombas plantares e meias de compressão graduadas. Decisões sobre as modalidades de profilaxia do TEV são baseadas na avaliação de risco para TEV e de sangramento no paciente ou população específica. Em pacientes de alto risco para TEV (escore de Caprini ≥ 5), a profilaxia farmacológica é preferida, se não contraindicada. A profilaxia mecânica é frequentemente utilizada em grupos de baixo risco (escore de Rogers 7 a 10, escore de Caprini 1 a 2) ou quando os pacientes apresentam alto risco de sangramento ou se os anticoagulantes são contraindicados. Em risco muito baixo (escore de Rogers < 7, escore de Caprini 0), a mobilização frequente e a deambulação precoce são as medidas profiláticas preferidas. Os filtros de veia cava são considerados caso a caso em pacientes de alto risco com contraindicações à anticoagulação.

Pacientes diagnosticados com TVP aguda são iniciados em anticoagulação terapêutica usando HBPM, HNF ou fondaparinux por 5 a 10 dias e geralmente transitam para terapia anticoagulante a longo prazo com HBPM, antagonista da vitamina K (AVK) ou anticoagulantes orais diretos por pelo menos 3 meses. Os AVK são comumente administrados para a sobreposição ao anticoagulante parenteral até que uma razão de normalização internacional (INR, do inglês *international normalized ratio*) de 2 para 3 seja alcançada. O tratamento extendido com anticoagulantes além de 3 meses é considerado em casos específicos (p. ex., estado hipercoagulável hereditário ou condições clínicas crônicas com alto risco trombótico). Filtros de veia cava podem ser considerados em pacientes com contraindicações ao uso de anticoagulantes, hemorragia por anticoagulante ou em pacientes com TEV apesar da anticoagulação. No entanto, os pacientes que apresentam TEV recorrente apesar do tratamento com anticoagulante e têm filtros de veia cava implantados ainda devem receber anticoagulantes, se possível. Em casos graves, como gangrena venosa iminente, a trombectomia deve ser considerada.

Em pacientes com suspeita de EP, o manejo depende da gravidade e do risco de mortalidade avaliado pelas condições do paciente: instabilidade hemodinâmica, insuficiência do VD, biomarcadores cardíacos e índice de gravidade da EP. Pacientes com hipotensão, insuficiência do VD por ecocardiografia ou TC, biomarcadores cardíacos elevados e escore do índice de gravidade de EP de classe III ou superior são considerados de alto risco para mortalidade. A primeira prioridade é manter a hemodinâmica e a ventilação, e a equipe de cuidados do paciente deve estar preparada para dar suporte de vida cardíaca em caso de parada cardiorrespiratória. Os pacientes podem necessitar de intubação, ventilação mecânica e vasopressores para manter a pressão arterial e o débito cardíaco. Fluidos IV devem ser administrados cuidadosamente em pacientes com EP, uma vez que o aumento do volume vascular pode agravar a insuficiência cardíaca direita. Os pacientes devem ser atendidos em um ambiente de UTI com cateter venoso central, linha arterial, monitoramento de eletrocardiograma e cateterização vesical com entrada e saída rigorosas. A anticoagulação parenteral deve ser iniciada imediatamente, a menos que seja fortemente contraindicada, e a ecocardiografia deve ser considerada quando pacientes são hemodinamicamente instáveis. O Levophed® é comumente utilizado como vasopressor de escolha nessa situação, e intervenções para tratar a EP obstrutiva que causa hipertensão pulmonar grave e insuficiência VD devem ser consideradas, incluindo medicamentos fibrinolíticos, como estreptoquinase, uroquinase, ativador do plasminogênio tecidual recombinante (rTPA, do inglês *recombinant tissue plasminogen activator*) ou terapia dirigida por cateter, além de embolectomia cirúrgica. Terapias fibrinolíticas são geralmente preferidas em relação às intervenções cirúrgicas ou baseadas no cateter, mas apresentam uma maior incidência de complicações hemorrágicas (p. ex., hemorragia grave ou hemorragia intracraniana). O cateter ou a embolectomia cirúrgica são considerados em pacientes com contraindicação à terapia fibrinolítica, pacientes que não melhoram com a fibrinólise ou pacientes com instabilidade hemodinâmica grave. A terapia dirigida por cateter permite a administração de medicação fibrinolítica no sítio do coágulo e está associada a menos problemas de sangramento sistêmico. As complicações da terapia dirigida por cateter incluem lesão da artéria pulmonar, tamponamento cardíaco, embolização distal, hemoptise e hematoma na região inguinal.

A oxigenação por membrana extracorpórea pode fornecer suporte hemodinâmico e melhorar a oxigenação e é considerada em pacientes potencialmente reversíveis para estabilização antes da embolectomia. Outras possíveis causas de instabilidade hemodinâmica devem ser avaliadas, incluindo disfunção valvar aguda, infarto agudo do miocárdio, tamponamento cardíaco e dissecção aórtica. Entretanto, a maioria dos casos de EP é menos grave e hemodinamicamente estável, ao passo que o manejo é semelhante à TVP com anticoagulação terapêutica, com a transição para anticoagulantes de longa duração realizada geralmente por 6 meses. O uso rotineiro da medicação fibrinolítica para EP supera os benefícios na maioria dos pacientes e deve ser reservado para pacientes hemodinamicamente instáveis com deterioração clínica, apesar da anticoagulação e dos cuidados de suporte agressivos.

Para o manejo de anticoagulantes, a HBPM SC e o fondaparinux são preferidos em relação à HNF devido ao menor risco de hemorragia e à menor incidência de trombocitopenia induzida por heparina (TIH). Exemplos de HBPM são enoxaparina, tinzaparina, dalteparina e nadroparina. Contudo, não devem ser utilizados em pacientes com insuficiência renal, devido ao possível acúmulo e às complicações hemorrágicas. A HNF IV é preferida em pacientes cuja terapia de reperfusão é considerada em virtude de sua meia-vida mais curta, da facilidade de monitoramento do efeito, da disponibilidade de descontinuação rápida e da reversão da protamina, ao passo que a HNF deve ser mantida durante a infusão de medicamento fibrinolítico. Um bólus inicial de 80 unidades/kg é administrado e depois 18 unidades/kg/h. O efeito da medicação de HNF é monitorado pelo tempo de tromboplastina parcial ativado (aTTP), com um alvo de 1,5 a 2,5 vezes o valor do controle ou heparina plasmática antifator Xa de 0,3 a 0,7 UI/mℓ. As complicações incluem hemorragia e TIH. A HBPM tem melhor biodisponibilidade e pode ser administrada por via subcutânea, com meia-vida mais longa. A dose é calculada com base no peso corporal real: enoxaparina 1 mg/kg 2 vezes/dia ou 1,5 mg/kg 1 vez/dia, tinzaparina 175 U/kg 1 vez/dia, dalteparina 100 UI/kg 2 vezes/dia, 200 UI/kg 1 vez/dia, nadroparina 86 UI/kg 2 vezes/dia, 171 UI/kg 1 vez/dia, ao passo que a HBPM não requer monitoramento laboratorial. No entanto, a dose de HBPM deve ser cuidadosamente titulada em pacientes com insuficiência renal, especialmente porque a HBPM não é reversível com a protamina. Em pacientes com diagnóstico de TIH, tanto a HNF quanto a HBPM devem ser evitadas. Inibidores diretos da trombina, hirudina, argatrobana e bivalirudina inibem a conversão de fibrinogênio em fibrina e são reservados para pacientes com probabilidade de desenvolver TIH. A hirudina (0,4 mg/kg IV) é administrada, seguida de uma infusão de 0,15 mg/kg/h; a dose deve ser ajustada à função renal, e os níveis são monitorados rotineiramente pelo aTTP para atingir 1,5 a 2,5 vezes o valor normal laboratorial. O argatrobana é administrado, 2 μg/kg/min IV, com um alvo de aTTP de 1,5 a 3 vezes o valor normal laboratorial. O fondaparinux é administrado diariamente na dose de 5 mg SC se o peso corporal for inferior a 50 kg; 7,5 mg SC se o peso corporal estiver entre 50 e 75 kg; e 10 mg SC se o peso corporal for superior a 100 kg. O fondaparinux é contraindicado em pacientes com insuficiência renal (*clearance* de creatinina < 30 mℓ/min). O AVK oral é iniciado assim que a ingestão oral é possível, até atingir INR alvo de 2 a 3 por 2 dias consecutivos. Os pacientes são acompanhados a cada 4 semanas durante o tratamento com AVK para teste de INR e ajuste de dose, se necessário, ou em 6 semanas em casos estáveis. Pacientes com INR > 4,5, mas < 10 são aconselhados a parar de tomar AVK sem a administração de vitamina K, e pacientes com sangramento com risco de vida são admitidos e devem receber vitamina K e concentrados de complexo de protrombina de 4-fatores ou plasma fresco congelado, se não estiver disponível. Anticoagulantes orais diretos, dabigatrana, rivaroxabana, apixabana e edoxabana são recomendados como alternativa ao tratamento com heparina/AVK. Os médicos devem estar cientes da interação medicamentosa em pacientes recebendo anticoagulação.

COMPLICAÇÕES CARDÍACAS

Isquemia e infarto agudo do miocárdio no perioperatório

A isquemia e o infarto agudo do miocárdio no perioperatório são importantes complicações e potencialmente graves em cirurgia não cardíaca. São as complicações cardíacas mais comuns, as quais aumentam o tempo de permanência hospitalar e o custo do atendimento e pioram o prognóstico. Normalmente, o infarto agudo do miocárdio é diagnosticado por uma elevação de enzimas cardíacas por sintomas isquêmicos, alterações eletrocardiográficas atribuíveis à isquemia miocárdica, infarto ou achados de imagem. No entanto, 65% dos pacientes com infarto agudo do miocárdio no perioperatório não manifestam sintomas isquêmicos, de acordo com o estudo Perioperative Ischemia Evaluation (POISE),[17] e apenas 41,8% dos pacientes com lesão miocárdica após a cirurgia não cardíaca preencheram os critérios para infarto agudo do miocárdio no estudo de coorte Vascular Events in Noncardiac Surgery Patients Cohort Evaluation (VISION), com 15.065 pacientes.[18] A elevação da troponina cardíaca isolada é um fator de risco independente de isquemia miocárdica e está associada à mortalidade pós-operatória. Em suma, se os critérios diagnósticos de dor torácica com sinais e sintomas associados, marcadores séricos e alteração no eletrocardiograma forem utilizados, o infarto agudo do miocárdio no perioperatório e a lesão miocárdica após a cirurgia não cardíaca seriam subdiagnosticados rotineiramente.

Causa

A causa de infarto agudo do miocárdio no perioperatório é derivada de dois mecanismos principais. O primeiro é a teoria clássica da ruptura da placa e trombose dos vasos coronários, com oclusão do suprimento sanguíneo para o miocárdio. O segundo é o desequilíbrio entre a demanda e a oferta de oxigênio durante o período perioperatório e os cuidados pós-operatórios. Portanto, pacientes em risco de complicações cardíacas são aqueles que têm doença arterial coronariana, infarto agudo do miocárdio recente ou colocação de *stent*, AVE recente e outros fatores de risco para doença coronariana, incluindo doença arterial periférica, diabetes, hiperlipidemia, tabagismo, história familiar ou hipertensão. Outros fatores de risco são os tipos de cirurgia e eventos perioperatórios que contribuem para a alteração da demanda e da oferta de oxigênio. Cirurgias de grande porte são mais estressantes para o paciente e podem afetar a homeostasia normal, causando inflamação, hipercoagulabilidade, ativação plaquetária, taquicardia ou pressão arterial elevada, que exercem estresse nos vasos coronários, levando à ruptura da placa preexistente. A resposta ao estresse na cirurgia ativa o sistema nervoso simpático, resultando em catecolaminas elevadas, o que pode levar à vasoconstrição coronariana e ao aumento da demanda miocárdica de oxigênio. Os exemplos de grandes cirurgias com risco aumentado de infarto agudo do miocárdio no perioperatório incluem cirurgia vascular de grande porte, cirurgia de transplante não cardíaco, cirurgias intraperitoneal e torácica e cirurgia de emergência. Durante o período perioperatório, alterações na hemodinâmica, na oxigenação e na ventilação relacionada com a cirurgia também podem afetar o fluxo sanguíneo coronariano e causar desequilíbrio da demanda e da oferta de oxigênio miocárdico. Exemplos incluem hipoxia, hipotermia, hipotensão, hipertensão, taquicardia, hemorragia e anemia.

Apresentação clínica e diagnóstico

A maioria dos pacientes apresenta isquemia ou infarto perioperatório em 48 horas após a cirurgia. Pacientes sintomáticos podem desenvolver dor torácica subesternal ou pressão irradiando para o ombro esquerdo ou o pescoço. Eles também podem manifestar arritmia, taquicardia, sudorese, dispneia ou sinais de insuficiência cardíaca, hipoxia, acidose, choque cardiogênico e parada cardiorrespiratória. Quando esses sintomas ocorrem, os biomarcadores cardíacos devem ser mensurados, e o eletrocardiograma deve ser realizado. Alterações no eletrocardiograma são outra indicação de isquemia cardíaca e variam de supradesnivelamento do segmento ST, depressão ST, inversão da onda T ou ondas Q. Entretanto, a maioria dos pacientes com isquemia ou infarto perioperatório é assintomática, e ainda não existem critérios diagnósticos padronizados para esse grupo. Os biomarcadores cardíacos estão associados à isquemia e ao infarto no perioperatório e podem ser a única anormalidade detectada. Elevações de TnT e TnI estão associadas a maior mortalidade, uma vez que as concentrações são normalmente muito baixas (TnT 0,02 ng/mℓ, TnI 0,2 ng/mℓ). Além disso, peptídeos natriuréticos pré-operatórios (BNP, NTproBNP) são preditivos de isquemia ou infarto, e a creatinoquinase fração MB também está elevada, mas tem menor sensibilidade e especificidade. O rastreamento de infarto agudo do miocárdio no perioperatório a partir da checagem de rotina dos níveis de troponina em pacientes cirúrgicos continua sendo um tópico controverso de acordo com as diretrizes de prática clínica recentes.[19] As diretrizes da American College of Cardiology e da American Heart Association (ACC/AHA)[20] de 2014 recomendam que o rastreamento de troponina seja considerado apenas em pacientes com sinais e sintomas sugestivos de infarto agudo do miocárdio, antes e após 48 a 72 horas da cirurgia. A lógica é que os níveis de troponina podem estar elevados em diferentes condições clínicas, como insuficiência renal, insuficiência cardíaca, EP e fibrilação atrial. Além disso, a maioria dos pacientes de alto risco apresenta níveis elevados de troponina antes da cirurgia. Não há evidências suficientes de que o rastreio de biomarcadores reduz eventos cardíacos; portanto, o rastreamento de rotina não é recomendado (diretriz da AHA de 2014).

Por outro lado, as diretrizes[21] da European Society of Cardiology e da European Society of Anaesthesiology de 2014 recomendam o rastreamento de todos os pacientes de alto risco antes da cirurgia e 48 a 72 horas após a cirurgia. Em consequência, o diagnóstico e o manejo de pacientes com isquemia perioperatória que não cumprem os critérios padrões de infarto agudo do miocárdio devem ser individualizados com base nas características, nos riscos e nos biomarcadores do paciente.

Prevenção e manejo

A identificação de pacientes com risco aumentado de desenvolver infarto agudo do miocárdio no perioperatório permite que os médicos avaliem mais cuidadosamente seus riscos cardíacos antes da cirurgia. Vários métodos para estratificação de risco cardíaco estão disponíveis, e o método mais comumente utilizado atualmente é o índice de risco cardíaco revisado (IRCR). O IRCR avalia o risco perioperatório de complicações cardíacas maiores, incluindo infarto agudo do miocárdio, EP, fibrilação ventricular ou parada cardiorrespiratória e bloqueio cardíaco completo com base em seis características do paciente (Boxe 12.2). Pacientes com pelo menos dois fatores de risco estão em risco aumentado para complicações cardíacas. Outros métodos comuns de cálculo de risco são o NSQIP-infarto agudo do miocárdio ou parada cardiorrespiratória (www.surgicalriskcalculator.com/miorcardiacarrest) e a calculadora de risco NSQIP (www.riskcalculator.facs.org), desenvolvidos pela American College of Surgeons, que são comumente usados nos EUA. Os pacientes são categorizados como de risco baixo (risco < 1%) ou risco alto (risco > 1%). Se categorizados por procedimento cirúrgico, podem ser agrupados em baixo, intermediário e alto risco (Tabela 12.9).

Antes da cirurgia, os médicos devem obter e avaliar a classe funcional do paciente, uma vez que a classe funcional ruim está associada a complicações cardíacas. O eletrocardiograma deve ser feito em até 3 meses antes da cirurgia, e pacientes com dispneia desconhecida ou alteração na classe funcional devem ter a função ventricular esquerda examinada. A classe funcional pode ser avaliada pela atividade diária usando a equivalência metabólica da tarefa (EMT), em que 1 EMT é igual ao consumo de oxigênio em repouso de um homem de 40 anos e 70 kg. Perguntas simples sobre atividades diárias podem ser feitas para avaliar as condições do paciente. Exemplos de atividades que pacientes com classe funcional ruim (EMTs < 4) são capazes de fazer são: caminhar lentamente (3 mph), praticar dança de salão, trabalhar em um computador e tocar um instrumento musical; já atividades que indicam classe funcional moderada ou ótima (EMTs ≥ 4) incluem jardinagem, subir uma colina, andar de bicicleta e realizar trabalhos pesados em casa. Recomendações para exames perioperatórios das ACC/AHA são apresentadas na Figura 12.1 para orientar o manejo e reduzir o risco antes da cirurgia. Os betabloqueadores perioperatórios demonstraram reduzir o risco de infarto agudo do miocárdio e são recomendados antes da cirurgia; contudo, eles também podem aumentar o risco de AVE, bradicardia e mortalidade em alguns pacientes.[22] Portanto, os betabloqueadores devem ser mantidos em pacientes que já os tomam, e o início do tratamento com betabloqueadores deve ser considerado em pacientes

---

Boxe 12.2 Seis preditores de risco independentes para o índice de risco cardíaco revisado.

Pacientes com dois ou mais fatores de risco são considerados de alto risco.

Tipo de cirurgia de alto risco (cirurgia intraperitoneal, intratorácica, vascular suprainguinal)

História de cardiopatia isquêmica

História de insuficiência cardíaca congestiva

História de doença cerebrovascular

Terapia de insulina para diabetes

Creatinina sérica pré-operatória > 2 mg/dℓ

De Lee TH, Marcantonio ER, Mangione CM, et al. Derivation and prospective validation of a simple index for prediction of cardiac risk of major noncardiac surgery. *Circulation.* 1999;100:1043-1049.

Tabela 12.9 Estratificação de risco cardíaco para procedimentos cirúrgicos não cardíacos.

Nível de risco	Fator de risco
Alto (risco cardíaco geralmente > 5%)	Cirurgias de emergência de grande porte, particularmente em pacientes idosos
	Cirurgia aórtica e outras cirurgias vasculares de grande porte
	Cirurgia vascular periférica
	Procedimentos cirúrgicos prolongados previstos, associados a grandes deslocamentos de fluidos e perda de sangue
Intermediário (risco cardíaco geralmente < 5%)	Endarterectomia carotídea
	Cirurgias intraperitoneal e intratorácica
	Cirurgia ortopédica
	Cirurgia de próstata
Baixo (risco cardíaco geralmente < 1%)	Procedimentos endoscópicos
	Procedimentos superficiais
	Cirurgia de catarata
	Cirurgia de mama

De Eagle KA, Berger PB, Calkins H, et al. ACC/AHA guideline update for perioperative cardiovascular evaluation for noncardiac surgery – executive summary. A report of the American College of Cardiology/American Heart Association Task Force on Practice Guidelines (Committee to Update the 1996 Guidelines on Perioperative Cardiovascular Evaluation for Noncardiac Surgery). *Anesth Analg.* 2002;94:1052-1064.

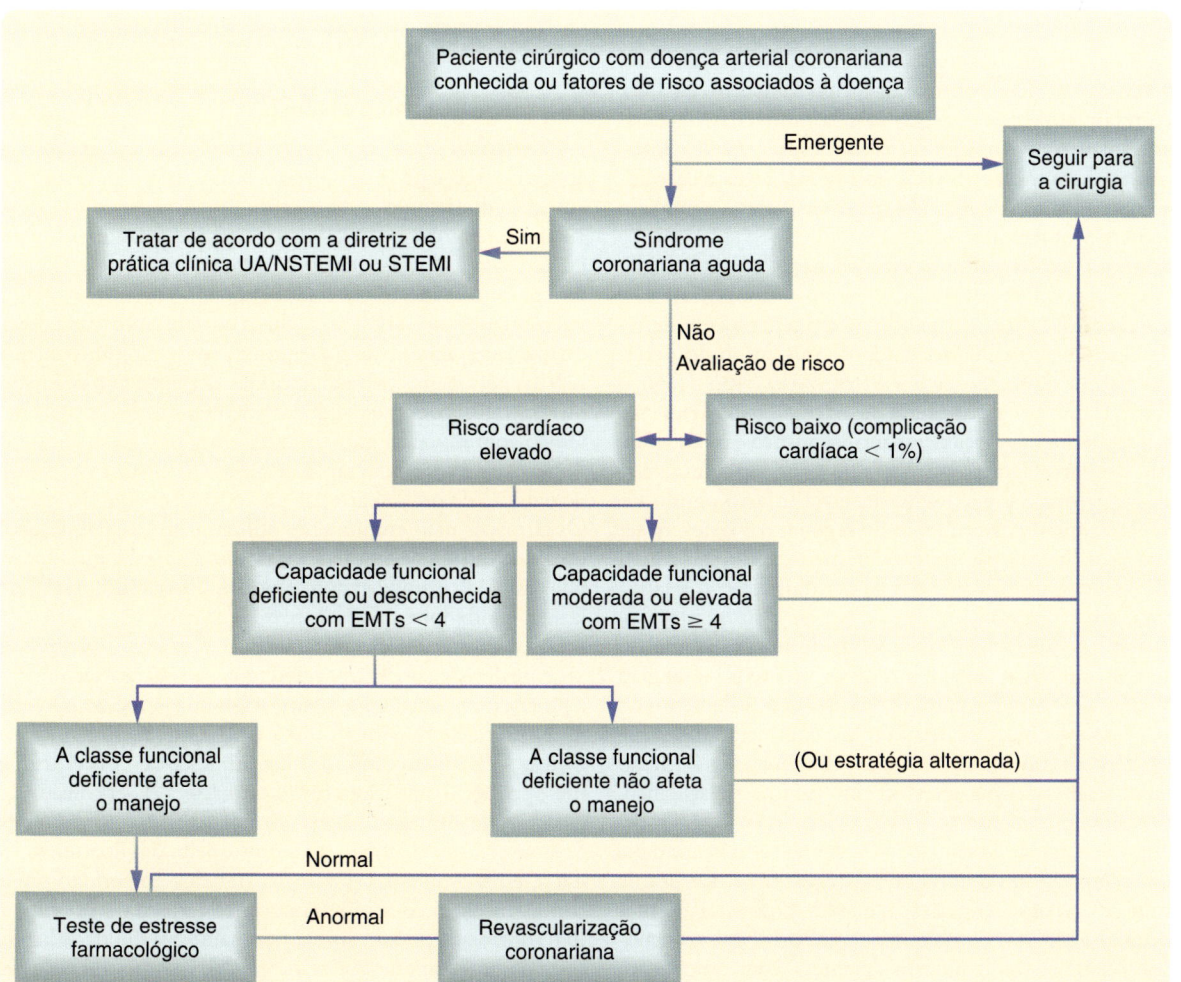

Figura 12.1 Algoritmo para abordagem passo a passo para a avaliação cardíaca perioperatória. *AI*, angina instável; *EMTs*, equivalentes metabólicos de tarefa; *IMSESST*, infarto agudo do miocárdio sem elevação do segmento ST; *IMCSST*, infarto agudo do miocárdio com elevação do segmento ST. (Adaptada de Fleisher LA, Fleischmann KE, Auerbach AD, et al. 2014 ACC/AHA guideline on perioperative cardiovascular evaluation and management of patients undergoing noncardiac surgery: a report of the American College of Cardiology/American Heart Association Task Force on Practice Guidelines. *J Am Coll Cardiol.* 2014;64:e77-e137.)

de alto risco (IRCR ≥ 3) vários dias antes da cirurgia. O ácido acetilsalicílico e as estatinas são dois medicamentos utilizados em pacientes com doença coronariana. O início da administração de ácido acetilsalicílico antes da cirurgia é controverso, devido ao risco potencial de hemorragia. No entanto, o ácido acetilsalicílico deve ser continuado em pacientes com história de doença coronária ou colocação de *stent*. As estatinas também demonstraram reduzir os eventos cardiovasculares pós-operatórios e devem ser mantidas ou iniciadas principalmente em pacientes de cirurgia vascular.

Pacientes com doença coronariana que foram tratados com intervenção coronária percutânea (ICP) ± *stents* são colocados em terapia antiplaquetária dupla (TAPD) com ácido acetilsalicílico e um inibidor do receptor P2Y12 para prevenir a trombose. O risco trombótico é considerado baixo 4 semanas após a angiografia com balão, 6 meses após *stents* convencionais e 1 ano após *stents* farmacológicos. A cirurgia eletiva para pacientes com ICP deve ser adiada, se possível, durante os períodos de alto risco trombótico, descritos anteriormente. O manejo perioperatório da TAPD para pacientes de cirurgia não cardíaca deve considerar o risco de trombose e o risco de hemorragia. Diretrizes específicas estão disponíveis para orientar a terapia antiplaquetária perioperatória, mas o julgamento do cirurgião é necessário para otimizar o atendimento a pacientes individuais. A anemia deve ser corrigida para otimizar o fornecimento de oxigênio durante a operação.

Durante a operação, cirurgiões e anestesistas devem manter uma boa pressão arterial e oxigenação, minimizar o sangramento, evitar hipotermia e fornecer controle adequado da dor. No entanto, não há valores intraoperatórios específicos baseados em evidências ou metas de sinais vitais e mensurações. O monitoramento dessas variáveis deve ser continuado no pós-operatório, e o eletrocardiograma deve ser obtido se houver suspeita de infarto agudo do miocárdio no perioperatório.

Uma vez que o tecido miocárdico foi lesionado, o tempo médio de infarto agudo do miocárdio no perioperatório até a morte é de aproximadamente 12 dias.[23] O desafio no manejo está em determinar a fisiopatologia de infarto agudo do miocárdio no perioperatório entre a ruptura da placa/trombose (tipo I) ou o desequilíbrio da demanda e da oferta de oxigênio (tipo II), e não há padrão ou critérios internacionais para diagnóstico e tratamento. Entretanto, o infarto agudo do miocárdio com supradesnivelamento do segmento ST e a angina instável/infarto agudo do miocárdio sem supradesnivelamento do segmento ST devem ser tratados de acordo com as diretrizes de prática clínica, mas a cirurgia de grande porte recente é uma contraindicação relativa de medicamentos fibrinolíticos. O julgamento no manejo de pacientes que não preenchem os critérios de infarto agudo do miocárdio com supradesnivelamento do segmento ST e angina instável/infarto agudo do miocárdio sem supradesnivelamento do segmento ST deve ser individualizado com a consideração de uma consulta com o cardiologista. Pacientes com suspeita de lesão tipo I devem receber terapia agressiva com ácido acetilsalicílico, de maneira cautelosa quanto ao risco de sangramento, e terapia com estatinas, considerando a angiografia. A prevenção secundária usando betabloqueadores e inibidores da enzima conversora de angiotensina (ECA) deve ser realizada, quando possível. Pacientes com suspeita de lesão tipo II devem ter hemodinâmica e oxigenoterapia ideais, com possível angiografia durante o acompanhamento após a cirurgia. As consequências de infarto agudo do miocárdio grave podem ser fatais e incluem choque cardiogênico ou parada cardiorrespiratória. Complicações com risco de vida relacionadas com o infarto agudo do miocárdio grave incluem ruptura livre da parede ou septo cardíaco, regurgitação mitral aguda por ruptura de cordas tendíneas e bloqueio cardíaco completo. O manejo agressivo é necessário para prevenir a morte e inclui suporte hemodinâmico e de oxigenação em caso de choque cardiogênico e reanimação cardiopulmonar na parada cardíaca. No entanto, a mortalidade nesse grupo é de até 70%.

Hipertensão pós-operatória
Causas

A hipertensão é um problema comum em pacientes cirúrgicos, com incidência de aproximadamente 30% em pacientes > 20 anos e 50% em pacientes > 65 anos.[24] A hipertensão pode aumentar a morbidade e a mortalidade perioperatórias em pacientes cirúrgicos, devido aos seus efeitos de longa duração na doença coronária, comprometimento da função cardíaca e insuficiência renal. A hipertensão pós-operatória é definida como pressão arterial superior a 190/100 mmHg em duas leituras consecutivas depois da cirurgia. Muitos pacientes com hipertensão pós-operatória foram diagnosticados com hipertensão antes da cirurgia. A interrupção de medicamentos anti-hipertensivos no pré-operatório é uma razão comum para a hipertensão pós-operatória nesses pacientes. Entretanto, outras causas incluem dor pós-operatória, ansiedade, sobrecarga de volume, hipercapnia e hipotermia. Outras condições menos comuns, incluindo distensão da bexiga, retirada do álcool ou de benzodiazepínicos, aumento de catecolaminas no feocromocitoma, tumores vasoativos e tempestade tireoidiana, devem ser consideradas no diagnóstico diferencial.

Apresentação clínica e manejo

A hipertensão pós-operatória geralmente começa em 30 minutos após a cirurgia e pode durar várias horas. As complicações incluem aumento do risco de eventos cardiovasculares, eventos cerebrovasculares e hemorragia de sítios cirúrgicos. Quando a hipertensão grave é observada após a cirurgia, a dor e a ansiedade pós-operatórias devem ser consideradas e tratadas, quando necessário. A fluidoterapia intraoperatória deve ser revisada quanto à sobrecarga de volume, e o estado respiratório do paciente deve ser investigado para descartar hipoxia pós-anestésica ou hipercarbia. O tratamento da hipertensão pós-operatória deve ser cuidadosamente titulado, para evitar hipotensão com hipoperfusão associada. Recomenda-se o uso de anti-hipertensivos de início rápido e meia-vida curta, com meta inicial de redução da pressão arterial em 25% e, em seguida, reavaliação. Os fármacos mais comumente utilizados são os bloqueadores dos canais de cálcio (clevidipino, nicardipino), betabloqueadores (labetalol, esmolol), vasodilatadores (nitroglicerina, nitroprussiato, hidralazina) e inibidores da ECA (p. ex., enalapril).

A avaliação pré-operatória de pacientes com hipertensão preexistente deve se concentrar nos danos aos órgãos relacionados com a hipertensão, que incluem alterações no eletrocardiograma, alteração na classe funcional, história de ataques isquêmicos transitórios, AVE ou aumento da creatinina sérica. O ecocardiograma pré-operatório ou o cateterismo cardíaco deve ser considerado em cirurgias de alto risco (p. ex., cirurgia vascular de grande porte). Se houver lesão de órgão-alvo ou suspeita de hipertensão secundária, esses problemas devem ser tratados no período pré-operatório. Pacientes com hipertensão não tratada ou pressão arterial mal controlada podem apresentar maior instabilidade hemodinâmica durante a anestesia e a cirurgia. No entanto, apenas a elevação leve a moderada da pressão arterial (< 180/110 mmHg) sem evidência de lesão de órgão não deve ser o motivo para adiar a cirurgia. Em pacientes com pressão arterial diastólica superior a 110 mmHg, há risco aumentado de complicações cardíacas. Medicamentos anti-hipertensivos pré-operatórios devem ser mantidos até o dia da cirurgia, principalmente fármacos simpatolíticos, como betabloqueadores e clonidina, uma vez que a retirada pode levar a eventos adversos. Durante a anestesia, o tônus vascular da atividade simpática é diminuído, e a pressão arterial é mantida pela regulação do sistema renina-angiotensina-aldosterona (SRAA). Portanto, pacientes em uso de inibidores da ECA ou bloqueadores dos receptores da angiotensina II (BRAs) geralmente devem interrompê-los no dia anterior à cirurgia. Interromper os inibidores da ECA antes da cirurgia demonstrou diminuir a mortalidade por todas as causas e os eventos vasculares, incluindo lesão miocárdica e AVE.[25] A medicação anti-hipertensiva deve ser retomada o mais rápido possível após a cirurgia.

Arritmias pós-operatórias

As arritmias são alterações do impulso elétrico cardíaco, incluindo condução (reentrada, atraso ou bloqueio) e iniciação (impulso prematuro, mudança na automaticidade). Alterações induzidas por disritmia na FC ou no ritmo podem causar batimentos anormais ou contração miocárdica do coração, resultando em aumento ou diminuição da FC e, possivelmente, do débito cardíaco. Arritmias ou disritmias pós-operatórias podem ocorrer após a cirurgia (particularmente na cirurgia cardíaca) como consequência de distúrbios diretos do coração ou em pacientes com anormalidades cardíacas estruturais subjacentes, como doença cardíaca valvar, isquemia ou cicatrizes. As disritmias podem ocorrer após a cirurgia não cardíaca, devido a estresse cirúrgico, anestesia ou complicações provenientes da cirurgia. Pacientes com arritmias pós-operatórias tendem a ter maior tempo de internação e maior mortalidade. Os fatores de risco incluem idade avançada, gênero masculino, história de arritmias, doença cardíaca valvar, hipertensão, história de AVE, doença pulmonar crônica e obesidade. No período pós-operatório, as arritmias podem ser desencadeadas por anormalidades ácido-base e eletrolíticas, estresse inflamatório ou cirúrgico causado por dor, infarto agudo do miocárdio no perioperatório, insuficiência cardíaca, hipoxia, infecções, bacteriemia ou sepse; e os medicamentos também podem desencadear arritmias. A retirada de betabloqueadores pode resultar em aumento de catecolaminas e levar a arritmias.

Apresentação clínica

A maioria das arritmias após a cirurgia é transitória e não causa comprometimento hemodinâmico. Os pacientes podem não sentir nada ou apenas palpitações. Se as arritmias forem persistentes ou graves, podem causar alterações hemodinâmicas, incluindo sinais e sintomas de baixo débito cardíaco, como dor torácica, edema pulmonar, confusão, dessaturação, hipotensão, baixo débito urinário ou até mesmo parada cardiorrespiratória. As taquidisritmias podem reduzir o tempo diastólico e o fluxo coronariano, potencialmente desencadeando isquemia ou infarto agudo do miocárdio. Pacientes com arritmias pós-operatórias devem ser examinados com eletrocardiograma de 12 derivações e ter seu estado hemodinâmico monitorado. As duas arritmias mais comuns após a cirurgia são fibrilação atrial e *flutter* atrial, que geralmente se desenvolvem em 3 dias após a cirurgia.

O manejo da fibrilação atrial pós-operatória é semelhante à fibrilação atrial de início recente. Em pacientes hemodinamicamente normais, o tratamento envolve o controle da frequência ventricular com betabloqueadores, bloqueadores dos canais de cálcio ou digoxina. A cardioversão química pode ser considerada para diminuir o risco de tromboembolismo quando a arritmia atrial tem menos de 48 horas de duração. No entanto, se o início for superior a 48 horas ou desconhecido, a terapia anticoagulante será recomendada, uma vez que os riscos de formação de coágulos atriais aumentam com o tempo. A decisão de iniciar a anticoagulação na fibrilação atrial pós-operatória deve equilibrar os riscos de tromboembolismo com os riscos de sangramento após a cirurgia. A ferramenta de estratificação de risco tromboembólico mais utilizada é o escore de risco CHA_2DS_2-VASc, que recomenda a anticoagulação de rotina, se o escore for ≥ 2.[26] Medicamentos antiarrítmicos comumente administrados para converter a fibrilação atrial são amiodarona, flecainida, dofetilida, propafenona ou ibutilida. Na maioria dos casos, o controle da frequência é indicado antes de iniciar a conversão química. A cardioversão elétrica ± anticoagulação deve ser considerada em pacientes com fibrilação atrial rápida e comprometimento hemodinâmico. Além disso, os médicos devem tratar simultaneamente e corrigir problemas potencialmente precipitantes, incluindo infecção, sepse, anormalidades ácido-básicas e eletrolíticas, além de anemia. Se os pacientes não conseguirem converter para o ritmo sinusal, a anticoagulação a longo prazo deve ser considerada com base nos fatores de risco de cada paciente.

A taquicardia supraventricular de complexo estreito (p. ex., por reentrada elétrica da condução nodal atrioventricular) pode ser tratada com manobras vagais, como massagem do seio carotídeo (em pacientes sem risco de AVE por doença da artéria carótida), com adenosina IV ou cardioversão em caso de comprometimento hemodinâmico. As arritmias ventriculares são menos comuns. A contração ventricular prematura, que muitas vezes é assintomática e não aumenta o risco de taquicardia ventricular sustentada ou fibrilação ventricular, pode não exigir avaliação ou manejo perioperatório, a menos que seja frequente, multifocal ou sintomática. O tratamento das arritmias ventriculares inclui correção de anormalidades eletrolíticas (principalmente potássio e magnésio) e/ou medicamentos. Os medicamentos comumente utilizados para arritmias ventriculares incluem betabloqueadores, amiodarona e lidocaína. Em disritmias ventriculares hemodinamicamente instáveis, a cardioversão elétrica ou desfibrilação deve ser realizada em conjunto com a reanimação cardiopulmonar. As bradiarritmias incluem a bradicardia sinusal, que é a mais comum, e diferentes graus de bloqueios atrioventriculares. Os medicamentos usados para tratar bradicardias sintomáticas incluem atropina, aminofilina ou estimulação cardíaca em pacientes com bradiarritmias sintomáticas sustentadas.

Insuficiência cardíaca pós-operatória

A insuficiência cardíaca é uma síndrome clínica que indica função cardíaca deficiente. Pode ser agrupada em duas categorias de acordo com a fisiopatologia: disfunção sistólica causada por reduções na fração de ejeção do ventrículo esquerdo (FEVE) e disfunção diastólica caracterizada pela presença de um ventrículo esquerdo não dilatado com FEVE normal ou preservada. Muitas condições clínicas podem contribuir para essa síndrome clínica, incluindo isquemia ou infarto agudo do miocárdio, arritmias, válvula cardíaca anormal, EP, anormalidade pericárdica, tamponamento cardíaco, hipertensão e sobrecarga de volume. Todos esses fatores acabam resultando na incapacidade de aumentar o volume sistólico e o débito cardíaco, levando à congestão do volume. Além disso, muitos sistemas de estratificação de risco cardíaco incluem insuficiência cardíaca como preditor. A insuficiência cardíaca perioperatória está associada ao aumento de 63% na mortalidade em comparação com pacientes sem insuficiência cardíaca pós-operatória.[27] Pacientes com insuficiência cardíaca diastólica (FEVE preservada) têm menor taxa de mortalidade do que aqueles com insuficiência cardíaca sistólica (FEVE reduzida), principalmente FEVE < 30%.[27]

Apresentação clínica e manejo

A maioria dos pacientes com insuficiência cardíaca pós-operatória tem histórico de insuficiência cardíaca. Os médicos devem investigar condições clínicas que podem levar a uma função cardíaca deficiente, como infarto agudo do miocárdio prévio, hipertensão de longa data, diabetes ou história familiar de insuficiência cardíaca. Os sintomas comuns de insuficiência cardíaca incluem dispneia aos esforços, mau estado funcional, fadiga, ganho de peso, ortopneia e dispneia paroxística noturna. Os achados do exame físico na insuficiência cardíaca incluem ingurgitamento das veias do pescoço, edema de membros inferiores, terceira bulha cardíaca e estertores ou sibilos na ausculta pulmonar. Testes auxiliares podem mostrar edema pulmonar ou cardiomegalia na radiografia de tórax e evidência de infarto agudo do miocárdio prévio, hipertrofia ventricular ou arritmias no eletrocardiograma.

Pacientes com sinais e sintomas de insuficiência cardíaca devem ser avaliados antes da cirurgia usando ETT para avaliar FEVE, função diastólica e função da válvula. Pacientes com histórico de doença cardíaca devem realizar o eletrocardiograma e a radiografia de tórax em caso de suspeita de edema pulmonar. Os peptídeos natriuréticos BNP e NT proBNP são proteínas derivadas das respostas do miocárdio e dos fibroblastos ao estresse da parede cardíaca, que apresentam boa sensibilidade e especificidade na predição de eventos cardiovasculares em cirurgias não cardíacas. O BNP pré-operatório e o NT proBNP com o IRCR podem ajudar a avaliar o risco cardíaco perioperatório. No entanto, o ponto de corte ideal para os níveis séricos de BNP e NT proBNP ainda não está definido. Em uma metanálise, o rastreamento com BNP pré-operatório, em um ponto de corte de 30 pg/mℓ, demonstra sensibilidade de 95 e 44% de especificidade na predição de ECAM em 30 dias em pacientes com cirurgia vascular.[28] Os níveis de BNP podem ser utilizados para detectar, monitorar e orientar a terapia em pacientes com insuficiência cardíaca. Pacientes cirúrgicos com insuficiência cardíaca devem ser otimizados clinicamente antes da cirurgia usando betabloqueadores, inibidores da ECA/BRAs, antagonista da aldosterona, digitálicos e/ou diuréticos em pacientes sintomáticos, conforme indicação clínica. No dia da cirurgia, é razoável descontinuar os inibidores da ECA/BRA para prevenir hipotensão, mas eles devem ser retomados assim que possível. Pacientes com FEVE < 35% ou complexo QRS > 120 ms devem ser considerados para terapia de ressincronização cardíaca antes da cirurgia. Durante e após a cirurgia, o controle do volume é muito importante; os pacientes devem ser monitorados hemodinamicamente com exame físico de rotina, determinação de biomarcadores e eletrocardiograma para evitar o desenvolvimento de insuficiência cardíaca. Pacientes que desenvolvem insuficiência cardíaca pós-operatória devem ser tratados com diuréticos conforme necessário para aliviar os sintomas. Inotrópicos, com o monitoramento hemodinâmico, podem ser empregados para aumentar a contratilidade, e uma bomba de balão aórtico pode ser usada seletivamente para diminuir a carga de trabalho em pacientes críticos. Como a insuficiência cardíaca é o resultado de muitas condições, identificar e tratar as causas subjacentes da insuficiência cardíaca também são importantes.

COMPLICAÇÕES RENAIS E URINÁRIAS

Lesão renal aguda

A LRA, anteriormente conhecida como insuficiência renal aguda, é um rápido declínio na capacidade do rim de remover os resíduos. A LRA é uma complicação pós-operatória que aumenta a morbidade e a mortalidade, principalmente após procedimentos cirúrgicos complexos e de grande porte, incluindo cirurgias cardíaca, vascular e abdominal de grandes portes. Os critérios padronizados para o diagnóstico de LRA foram estabelecidos pelos critérios de risco, lesão, insuficiência, perda e doença renal terminal (RIFLE, do inglês *risk, injury, failure, loss and end-stage kidney disease*) em 2004 e foram modificados para os critérios da Acute Kidney Injury Network (AKIN) em 2007 usando o nível de creatinina sérica e débito urinário como indicadores da função renal. A mais recente declaração de consenso sobre o diagnóstico de LRA são os critérios de Kidney Disease: Improving Global Outcomes (KDIGO) de 2012 (Tabela 12.10), que classificam a LRA em estágios com base na gravidade. Os estágios superiores são associados a piores desfechos, mortalidade e necessidade de terapia renal substitutiva (TRS). Como a creatinina sérica pode variar com a idade, a massa muscular e a dieta, sua capacidade de indicar a origem da LRA é limitada em determinadas situações. Portanto, novos biomarcadores foram identificados e são utilizados para melhorar o diagnóstico e a localização de LRA, incluindo lipocalina associada à gelatinase de neutrófilos, cistatina C, inibidor tecidual da metaloproteinase-2 e proteína de ligação ao fator de crescimento semelhante à insulina (IGF)-7 (IGF, do inglês *insulin-like growth factor*). Embora muitos desses biomarcadores sejam utilizados para avaliar a lesão renal em pesquisas científicas e alguns sejam aplicados clinicamente em vários países, nenhum deles é usado rotineiramente no momento.

Tabela 12.10 Diretrizes de prática clínica da KDIGO 2012 para lesão renal aguda.

Definição de lesão renal aguda

Aumento da creatinina sérica em ≥ 0,3 mg/dℓ em 48 h

OU

Aumento da creatinina sérica para ≥ 1,5 vez o valor basal, que é conhecido ou se presume ter ocorrido nos 7 dias anteriores

OU

Volume de urina < 0,5 mℓ/kg/h por 6 h

Estadiamento da lesão renal aguda

Creatinina sérica	Débito urinário
Estágio 1	
1,5 a 1,9 vez do valor basal OU Aumento de ≥ 0,3 mg/dℓ	< 0,5 mℓ/kg/h por 6 a 12 h
Estágio 2	
2,0 a 2,9 vezes do valor basal	< 0,5 mℓ/kg/h por ≥ 12 h
Estágio 3	
Três vezes do valor basal OU Aumento da creatinina sérica para ≥ 4,0 mg/dℓ OU Início da terapia renal substitutiva OU Em pacientes < 18 anos, diminuição da TFGe para < 35 mℓ/min/1,73 m²	< 0,3 mℓ/kg/h por ≥ 24 h OU Anúria por ≥ 12 h

KDIGO, Kidney Disease: Improving Global Outcomes; TFGe, taxa de filtração glomerular estimada.

A fisiopatologia da LRA pode ser caracterizada como pré-renal, renal ou pós-renal. A LRA pré-renal ou hipoperfusão renal, uma importante causa de lesão renal em pacientes cirúrgicos, é causada por perda de volume intravascular por sangramento ou desidratação, medicamentos que afetem a regulação do SRAA ou prejudiquem os mecanismos reguladores normais das arteríolas aferentes e eferentes, vasodilatação causada por inflamação, sepse ou agentes anestésicos. Etiologias renais de LRA incluem medicamentos ou substâncias químicas que são diretamente tóxicas para o rim, como AINEs, aminoglicosídeos e anfotericina B. Pacientes com trauma que sofreram lesões por esmagamento ou comprometimento do suprimento sanguíneo para os membros podem desenvolver rabdomiólise. A liberação de mioglobina do músculo lesionado em pacientes com rabdomiólise pode causar lesão renal por vários mecanismos, incluindo vasoconstrição renal, formação de cilindros tubulares causados pela precipitação de mioglobina e, mais importante, lesão da célula tubular por radicais livres de oxigênio. O uso de meios de contraste em imagens radiográficas é uma das causas mais comuns de LRA em pacientes cirúrgicos. Os mecanismos de LRA induzida por meio de contraste são complexos, mas envolvem uma combinação de vasoconstrição/isquemia medular e lesão direta/citotoxicidade às células epiteliais tubulares. Fatores de risco para o desenvolvimento de LRA pós-operatória incluem idade avançada, obesidade, diabetes, hipertensão, hipotensão perioperatória, anemia, transfusão intraoperatória, doença renal crônica preexistente, grau ASA, função cardíaca deficiente ou insuficiência cardíaca, medicamentos nefrotóxicos e meios de contraste, tipos de cirurgia, principalmente a cardíaca, uso de circulação extracorpórea e cirurgia de emergência (Tabela 12.11).

Apresentação clínica e manejo

É importante monitorar o débito urinário e a creatinina sérica nos pacientes em risco de LRA. O débito urinário é fácil de medir e pode ser monitorado continuamente usando cateteres vesicais de demora. A redução aguda do débito urinário ($< 0,5$ mℓ/kg/h) é uma ferramenta importante e útil no diagnóstico e na prevenção da LRA. Apesar de sua utilidade, as reduções do débito urinário são de uso limitado na predição de LRA em certas condições, incluindo hiperglicemia, diurese osmótica, LRA não oligúrica e obstrução pós-renal.

Os sinais e sintomas de insuficiência renal estão presentes nos estágios posteriores, à medida que os produtos residuais de nitrogênio se acumulam e os pacientes se tornam sobrecarregados de líquidos. Sinais e sintomas de lesão renal mais avançada podem incluir náuseas, vômitos, fadiga, confusão por uremia, *asterixe*, atrito pericárdico por pericardite urêmica e sangramento anormal. Nos casos de sobrecarga de volume, o edema periférico, a falta de ar e o aumento da infiltração pulmonar nas radiografias de tórax podem ser observados e são sugestivos de insuficiência cardíaca congestiva. Exames laboratoriais que ajudam a discriminar as causas pré-renais, renais e pós-renais de LRA estão resumidos na Tabela 12.12. Na LRA pré-renal, a ativação do SRAA e do hormônio antidiurético (ADH, do inglês *antidiuretic hormone*) retém o volume intravascular pela concentração da urina (osmolaridade da urina > 500 mOsm/ℓ) e reabsorção de sódio (sódio urinário < 20 mOsm/ℓ, excreção fracionada de sódio $< 1\%$), causando aumento de ureia nitrogenada no sangue (razão ureia plasmática/creatinina > 20). Em contrapartida, o mau funcionamento do néfron na LRA perde a capacidade de concentrar a urina

Tabela 12.11 Fatores de risco para desenvolvimento de lesão renal aguda pós-operatória.

Pré-renal	Renal	Pós-renal	Tipo de cirurgia	Fatores do paciente
Hipovolemia	Medicação nefrotóxica – Aminoglicosídeos – Anfotericina B	Cálculos	Cirurgia cardíaca	Idade
Hemorragia	Meio de contraste radiológico	Restos celulares	Cirurgia vascular de grande porte	Obesidade
Perda do terceiro espaço	Rabdomiólise	HPB	Cirurgia de emergência	Classe ASA alta
Hipotensão		Bexiga neurogênica	Cirurgia laparoscópica	Insuficiência renal subjacente
AINEs				Prejuízo da função cardíaca
Bloqueadores do SRAA				Diabetes
Pressão intra-abdominal				Anemia
Hipotensão perioperatória				Doença hepática crônica
				Hipertensão

AINEs, anti-inflamatórios não esteroides; *ASA*, American Association of Anesthesiologists; *HPB*, hiperplasia prostática benigna; *SRAA*, sistema renina-angiotensina-aldosterona.

Tabela 12.12 Avaliação diagnóstica de lesão renal aguda.

Parâmetro	Pré-renal	Renal	Pós-renal
Osmolalidade urinária	> 500 mOsm/ℓ	= Plasma	Variável
Sódio urinário	< 20 mOsm/ℓ	> 50 mOsm/ℓ	> 50 mOsm/ℓ
Excreção fracionada de sódio	$< 1\%$	$> 3\%$	Variável
Nível de creatinina na urina, no plasma	> 40	< 20	< 20
Nível de ureia na urina, no plasma	> 8	< 3	Variável
Osmolalidade na urina, no plasma	$< 1,5$	$> 1,5$	Variável

(osmolaridade da urina próxima ao do plasma, sódio urinário > 50 mOsm/ℓ, excreção fracionada de sódio > 3%, ureia plasmática para razão de creatinina < 20). Novas técnicas de imagem com utilidade promissora na identificação do risco de LRA foram desenvolvidas, mas não existem atualmente indicações estabelecidas para uso clínico. Por exemplo, a ultrassonografia Doppler, que mede o fluxo sanguíneo renal, a resistência vascular e a complacência, pode ser utilizada para calcular o índice renal resistivo, que é maior em pacientes com maior risco de LRA.

A estratégia de manejo ideal para LRA é a identificação de pacientes de alto risco e o manejo preventivo de seus cuidados para minimizar o risco de desenvolver LRA. Fatores de risco para LRA perioperatória incluem idade, obesidade, classe ASA alta, doença renal preexistente, diabetes e hipertensão. Estratégias preventivas para reduzir a LRA perioperatória incluem atenção ao estado do volume e dos níveis de hemoglobina antes da cirurgia, o que pode reduzir o risco de hipoperfusão renal intraoperatória e hipoxia. Pacientes com vômitos, diarreia, anorexia, preparo intestinal pré-operatório ou sangramento estão em maior risco de hipovolemia/LRA pré-renal e precisam ser agressivamente ressuscitados. Pacientes com histórico de doença renal crônica ou episódios anteriores de LRA estão em risco de LRA pós-operatória, e o ajuste de medicamentos nefrotóxicos deve ser considerado antes da operação. Durante o período perioperatório, o objetivo é manter a perfusão renal adequada; uma pressão arterial média inferior a 60 mmHg está associada a maior risco de LRA pós-operatória. Portanto, durante a anestesia, a pressão arterial média deve ser mantida acima de 65 mmHg ou 75 a 80 mmHg em pacientes com hipertensão. O monitoramento hemodinâmico invasivo (p. ex., cateter venoso central ou linha arterial) deve ser considerado em alguns casos. O débito urinário intraoperatório deve ser mantido em ≥ 0,5 mℓ/kg/h no período perioperatório, se possível.

Uma vez desenvolvida a LRA, não há tratamento específico para recuperar a função renal. O objetivo é manter a perfusão renal adequada e evitar novas lesões nos rins, permitindo o retorno de sua função. Episódios repetidos de LRA podem levar à deterioração permanente da função renal e à insuficiência renal crônica, com aumento do risco de TSR a longo prazo. A avaliação do volume é crítica e pode ser desafiadora, particularmente para pacientes com insuficiência cardíaca ou insuficiência renal subjacente. Como a hipovolemia pode causar LRA pré-renal e o volume excessivo pode reduzir o fluxo sanguíneo renal, aumentando a pressão abdominal e causando congestão renal, avaliar o estado do volume e se o paciente responde ao volume é fundamental e pode determinar a direção do tratamento. Em uma situação complicada, a aplicação de outros métodos para analisar o volume intravascular, como radiografia de tórax, ecocardiograma, variação de parâmetros hemodinâmicos (volume sistólico, pressão de pulso, pressão sistólica), diâmetro da veia cava ou teste de elevação da perna, pode ser considerada. O fluido de reanimação ideal para pacientes com LRA que são considerados hipovolêmicos ainda é controverso. No entanto, muitos estudos recomendam evitar o coloide contendo hidroxietilamidos, pois seu uso está associado à LRA. Além disso, a solução salina normal deve ser usada com cautela, devido à possibilidade de causar acidose metabólica hiperclorêmica. A reanimação com solução cristaloide balanceada, que é mais semelhante ao plasma humano em relação a eletrólitos, pH e capacidade tampão, está sendo estudada. Os diuréticos foram inicialmente considerados como terapia preventiva para LRA, com a manutenção da produção de urina, bloqueio dos canais iônicos, diminuição do consumo de energia dos túbulos renais, redução da demanda de oxigênio e prevenção da hipoxia. Entretanto, estudos recentes não demonstraram benefício clínico na prevenção e no tratamento da LRA; assim, os diuréticos devem ser empregados principalmente para evitar a sobrecarga de volume. O controle do volume com diuréticos não deve adiar a TRS, se indicado. Os vasopressores devem ser utilizados para manter a pressão arterial em pacientes com LRA, quando necessário. A dopamina era considerada o vasopressor de escolha para LRA, devido à sua capacidade de aumentar o fluxo sanguíneo renal. No entanto, a dopamina não parece ser mais eficaz do que outros vasopressores em pacientes com LRA, e a escolha do vasopressor deve ser individualizada com base em sua condição médica subjacente.

A LRA induzida por contraste é outra causa importante de LRA, principalmente em pacientes com insuficiência renal subjacente. Diversas estratégias foram usadas para prevenir a LRA induzida por contraste, como reduzir as espécies reativas de oxigênio pela acetilcisteína, vitamina C ou bicarbonato ou usar medicamentos diuréticos para diluir o contraste e reduzir o tempo de exposição nos túbulos renais. Infelizmente, essas estratégias preventivas ainda são controversas. No entanto, a expansão do volume parece ser a intervenção mais benéfica, possivelmente pela supressão da vasopressina, inibição do SRAA e diluição do contraste. Os fluidos IV de escolha incluem solução salina isotônica normal ou solução de bicarbonato de sódio e devem ser iniciados 6 a 12 horas antes do procedimento e por 4 a 12 horas após o procedimento nos pacientes em risco de LRA.

Em casos de LRA grave, a TRS previne mortalidade por sobrecarga de volume, desequilíbrio eletrolítico e uremia. A indicação e o tempo da TRS ainda são variados e não existem critérios padrões de início da TRS. A hemodiálise é continuada até que a função renal seja recuperada, conforme observado pela redução da creatinina sérica durante a hemodiálise estável ou pelo aumento da depuração de creatinina. Pacientes que não recuperam a função renal devem realizar a TRS a longo prazo.

Retenção urinária[29]

A retenção urinária pós-operatória não tem definição padronizada. Todavia, é uma complicação pós-operatória comum e refere-se à incapacidade de esvaziar espontaneamente a bexiga urinária após a cirurgia. A bexiga urinária tem capacidade de aproximadamente 500 mℓ; o estiramento excessivo da parede da bexiga causará isquemia muscular e reduzirá a sensação e a contratilidade; assim, fatores que interferem no reflexo da micção, causam distensão excessiva da bexiga ou comprometem o fluxo de saída do trato urinário podem resultar em retenção urinária. Os fatores de risco de retenção urinária incluem idade avançada, gênero masculino, escolha anestésica, tipos de cirurgia, tempo operatório e administração de fluido intraoperatório, condições urinárias e neurológicas subjacentes e alguns medicamentos (Tabela 12.13).

Apresentação clínica e manejo

Os pacientes geralmente se queixam de plenitude abdominal inferior, dor suprapúbica ou desconforto. Embora incomum, a distensão maciça da bexiga pode estimular o reflexo vasovagal, causando sintomas cardiovasculares, incluindo bradicardia, arritmia, hipotensão ou assistolia. O exame físico pode demonstrar uma bexiga palpável na porção inferior do abdome. Contudo, alguns pacientes não apresentam sinais ou sintomas de distensão vesical e apresentam incontinência urinária por transbordamento. Se não for tratada, a retenção urinária pode resultar em ITU, o que pode prolongar a permanência hospitalar e aumentar a morbidade. A retenção crônica pode lesionar permanentemente o músculo detrusor e causar complicações a longo prazo, como cálculos na bexiga, hidronefrose, incontinência ou insuficiência renal.

Tabela 12.13 Fatores de risco para retenção urinária.

Fatores de risco	
Idade	Degeneração de neurônios no reflexo de micção e estreitamento da passagem urinária
Gênero	Fluxo de saída mais estreito
Escolha do anestésico	As anestesias raquidiana e epidural podem afetar o reflexo da micção
Fluido IV intraoperatório e tempo de operação	Aumento da ingestão total de líquidos e enchimento rápido da bexiga
Medicação	Anticolinérgico, opioide
Comorbidades do paciente	HPB, bexiga neurológica, DM, distúrbios neurológicos
Tipos de cirurgia	Cirurgia colorretal, cirurgia na coluna, hérnia

DM, diabetes melito; HPB, hiperplasia prostática benigna; IV, intravenoso.

A prevenção da retenção urinária começa com uma avaliação cuidadosa dos fatores de risco do paciente, para minimizar os danos durante a cirurgia, controlar a dor, realizar a administração de fluidos e monitorar a micção pós-operatória. A maioria dos pacientes deve urinar no intervalo de 6 a 8 horas após a cirurgia. Quando há suspeita de retenção urinária pós-operatória, a ultrassonografia deve ser utilizada para estimar o volume da bexiga. Os volumes de bexiga de 500 mℓ ou mais requerem intervenção, mais comumente cateterismo urinário e colocação de tubo suprapúbico em casos de estenose ou trauma uretral.

DISFUNÇÃO ENDÓCRINA

Insuficiência adrenal

Causas

A insuficiência adrenal (IA) ocorre quando o córtex adrenal não secreta hormônios, resultando em anormalidades homeostáticas. O córtex adrenal é dividido em três zonas distintas, que secretam mineralocorticoides, glicocorticoides e androgênios. A zona reticular secreta de-hidroepiandrosterona. A secreção de aldosterona pela zona glomerulosa é aumentada em resposta à hipovolemia ou ao baixo teor de sódio e resulta em retroalimentação (*feedback*) negativa para a secreção de renina (SRAA). A zona fasciculada secreta glicocorticoides e é regulada pela liberação do hormônio adrenocorticotrófico da região anterior da hipófise, que é controlada por hormônios liberadores de corticotrofina do hipotálamo (eixo hipotálamo-hipófise-adrenal [HHA]). O cortisol é o corticosteroide proeminente do córtex adrenal e um hormônio do estresse que sinaliza o *feedback* negativo para a hipófise anterior e o hipotálamo, suprimindo o eixo HHA. O cortisol é secretado de forma pulsátil de acordo com o ritmo circadiano, com níveis mais altos pela manhã e níveis mais baixos à noite.

A IA primária é a incapacidade do córtex adrenal de produzir e secretar hormônios. A causa mais comum de IA primária ou doença de Addison é a destruição gradual do córtex adrenal pelo sistema imune. Causas menos comuns de IA são infecciosas (p. ex., tuberculose, vírus da imunodeficiência humana, histoplasmose, criptococose), hemorragia adrenal por sepse meningocócica, metástase adrenal bilateral (p. ex., câncer de pulmão, mama, colo intestinal), induzida por medicamentos (p. ex., cetoconazol, fluconazol, fenobarbital, fenitoína, rifampicina, etomidato) ou doença infiltrativa (p. ex., sarcoidose, amiloidose, hemocromatose). A IA central ou secundária ocorre quando a hipófise ou o hipotálamo não conseguem estimular a glândula adrenal para a secreção de hormônios. A causa mais comum é a retirada de glicocorticoides exógenos a longo prazo, que suprime o eixo HHA e causa atrofia da zona fasciculada. Outras causas de IA central são tumores hipofisários ou hipotalâmicos, síndrome de Sheehan, neurocirurgia da hipófise ou hipotálamo, trauma e lesão.

Apresentação clínica

Pacientes com IA primária carecem de todos os hormônios do córtex adrenal (aldosterona, cortisol e hormônios sexuais adrenais). Os sintomas de IA são inespecíficos e incluem fraqueza, fadiga, anorexia, perda de peso, tontura, depressão, diarreia e dor abdominal. A redução dos hormônios sexuais adrenais pode resultar em diminuição da potência ou libido. A deficiência de mineralocorticoides resulta em hiponatremia, hiperpotassemia e hipovolemia, ao passo que a falta de glicocorticoides pode manifestar-se como hipoglicemia. A ausência de retroalimentação negativa resulta em altos níveis de renina-angiotensina, corticotrofina e hormônio liberador de corticotrofina, e um alto nível de corticotrofina causa hiperpigmentação da pele. Na IA central, não se observa hiperpigmentação, devido ao baixo nível de corticotrofina, e os mineralocorticoides não são afetados. Pacientes com IA central podem ter outras deficiências hormonais hipofisárias, como hipotireoidismo ou diabetes insípido.

A apresentação clínica pode ser variável quando há redução da função glandular ou quando são mantidos os esteroides exógenos (IA subclínica). As exigências de cortisol são maiores em tempos de estresse. Durante o estresse grave, os pacientes podem apresentar crise adrenal. Embora a crise adrenal não tenha definição ou critérios padronizados, muitas vezes, é descrita como deterioração do estado geral de saúde, com hipotensão absoluta ou relativa, que se resolve após a administração de glicocorticoides. Os sintomas são náuseas, vômitos, dor abdominal, mialgia, dor articular, fadiga, delírio, fraqueza, perda de consciência, coma, hipotensão grave e choque refratário a fluidos e vasopressores. A crise adrenal pode ser uma complicação com risco de vida que requer manejo imediato. Os médicos devem ter um alto índice de suspeita, particularmente em pacientes com história de IA e uso prolongado de esteroides. Pacientes com IA primária têm maior risco de crise adrenal, devido à falta de funções dos glicocorticoides e mineralocorticoides. Pacientes perioperatórios com crise adrenal podem apresentar apenas hipotensão e choque, pois outros sinais e sintomas são suprimidos pela anestesia.

Manejo clínico

Pacientes com IA conhecida geralmente tomam esteroides exógenos regularmente, com dosagem baseada em sua resposta fisiológica individual. A história cuidadosa e a revisão da medicação são importantes para identificar a IA subjacente e para determinar se a dosagem atual de esteroides do paciente foi recentemente ajustada. Quanto maior for a dose de esteroide e a duração do uso de esteroides, maior será o risco de supressão do eixo HHA e o potencial para precipitar uma crise adrenal. Pacientes que estão tomando esteroides de baixa dose (p. ex., 5 a 10 mg/dia de prednisolona ou equivalente) por menos de 3 semanas apresentam baixo risco de supressão do eixo HHA e crise adrenal. Esses pacientes não necessitam de esteroides em dose de estresse no perioperatório ou do teste do eixo HHA antes da cirurgia. Pacientes que tomam mais de 20 mg/dia de prednisona ou uma dose equivalente por mais de 3 semanas ou que tenham um quadro clínico de síndrome de Cushing são considerados de alto risco para supressão do eixo

HHA. Esses pacientes devem receber doses de estresse de esteroide durante a cirurgia. Aqueles com história incerta de uso de esteroides podem ser avaliados com um teste de estimulação de corticotrofina ou nível de cortisol sérico matinal. Se esses testes forem normais, eles não necessitam de esteroides de estresse para a cirurgia. De manhã cedo (8 horas), o nível de cortisol < 5 μg/dℓ provavelmente indica supressão do eixo HHA, ao passo que os níveis de cortisol matinal superiores a 15 μg/dℓ indicam secreção circadiana normal. Níveis de cortisol > 18 μg/dℓ 30 minutos após a estimulação com 250 μg de corticotrofina indicam resposta normal do eixo HHA e não necessitam de dose de estresse antes da cirurgia. Em pacientes que não estão no grupo de baixo risco e necessitam de cirurgia de emergência ou urgência, o teste de avaliação do eixo HHA não deve atrasar o tratamento, e os esteroides em dose de estresse devem ser administrados. Embora fortes recomendações baseadas em evidências de esteroides em dose de estresse sejam ainda limitadas e a dosagem recomendada varie dependendo do tipo de cirurgia e da condição do paciente, o benefício da prevenção da crise adrenal muitas vezes supera o risco de efeitos adversos do tratamento excessivo com esteroides.

Em pacientes com crise adrenal, o manejo inicial é reverter a hipotensão ou o choque, corrigir os eletrólitos, a glicemia e o pH. A hidrocortisona (bólus de 100 mg) é administrada por via intravenosa com 1 ℓ de solução salina normal por 60 minutos, com monitoramento hemodinâmico e eletrocardiográfico. Outras formas de glicocorticoide (p. ex., prednisolona) podem ser administradas em dosagem equivalente, se a hidrocortisona não estiver disponível. Se o estado hemodinâmico do paciente não melhorar no período de 1 hora após a administração de hidrocortisona, outras causas de hipotensão ou choque devem ser avaliadas. Depois de estabilizar a condição do paciente, a hidrocortisona de manutenção com 100 a 200 mg/dia é administrada por via intravenosa ou em doses divididas de 50 mg por via intramuscular. Eletrólitos séricos, pH e glicose devem ser monitorados e corrigidos. A causa precipitante e as comorbidades associadas devem ser avaliadas e tratadas. A hidrocortisona é diminuída, e a terapia de manutenção é continuada. A suplementação com mineralocorticoides pode ser necessária na IA primária, ao passo que a suplementação de andrógenos pode ser necessária em mulheres, uma vez que o córtex adrenal é sua principal fonte de andrógeno. Os médicos devem estar atentos aos medicamentos que interferem nas enzimas hepáticas, principalmente o citocromo P450 3A4, que pode interagir com o metabolismo dos glicocorticoides. Todos os pacientes devem ser aconselhados e educados sobre a doença e a importância de medicação ao longo da vida e acompanhamento contínuo, reconhecimento do estresse fisiológico, necessidade de ajuste de dose durante a doença, necessidade de informar os médicos de sua condição e levar a identificação médica para alertar outras pessoas sobre sua condição.

Crise tireotóxica

Causas

O hipertireoidismo resulta da produção excessiva e sustentada de hormônio por uma glândula tireoide hiperativa. A tireotoxicose refere-se à síndrome clínica de hipermetabolismo e hiperatividade, causada por excesso de níveis circulantes de hormônios tireoidianos de fontes endógenas ou exógenas. Os níveis de hormônio da tireoide são regulados pela liberação hipotalâmica do hormônio liberador de tireotrofina, que estimula a secreção do hormônio estimulante da tireoide (TSH, do inglês *thyroid-stimulating hormone*) pela hipófise. O TSH estimula a síntese e a liberação de hormônios tireoidianos pela tireoide, e sua liberação é regulada por uma alça de retroalimentação clássica negativa e positiva. Os hormônios tireoidianos estimulam o metabolismo na maioria dos tecidos, mas as manifestações cardiovasculares são as mais características.

A crise tireotóxica é uma condição clínica urgente vista em pacientes com adenoma tóxico, bócio ou doença de Graves. A crise tireotóxica pode ser precipitada por trauma, condições de cirurgia de emergência, parto, cetoacidose diabética ou uma doença intercorrente, como pneumonia. Embora o mecanismo de base preciso para essa rápida descompensação clínica seja desconhecido, a doença aguda causa inibição súbita da ligação do hormônio tireoidiano às proteínas plasmáticas, resulta em um aumento no já elevado *pool* de hormônios livres e aumenta a sensibilidade dos receptores por meio de aumentos na densidade do receptor adrenérgico da célula-alvo ou modificações pós-receptor nas vias de sinalização. A liberação de citocinas e os distúrbios imunológicos agudos podem piorar o estado tireotóxico. Além disso, o hiperparatireoidismo primário agrava ainda mais a tempestade tireoidiana por meio de seu nível de cálcio sérico marcadamente elevado, que aumenta a ação de tiroxina livre (T_4) por meio do papel de um mensageiro secundário. Sem tratamento, a tempestade tireoidiana está associada a uma alta taxa de mortalidade (20 a 50%), causada por disfunção orgânica, insuficiência cardíaca congestiva, insuficiência respiratória, arritmia, coagulação intravascular disseminada, perfuração GI, síndrome da hipoxia cerebral e sepse.

Apresentação clínica e diagnóstico

O diagnóstico da tempestade tireoidiana é baseado em sinais e sintomas clínicos de tireotoxicose, incluindo ansiedade, palpitações, perda de peso, febre (> 38°C), taquicardia e taquiarritmias (principalmente fibrilação atrial), insuficiência cardíaca congestiva, disfunção do sistema GI (diarreia, icterícia) e sintomas no sistema nervoso central (SNC) (agitação, delírio, psicose, coma). À medida que a tempestade tireoidiana progride, coma, hipotensão, colapso vascular e morte podem ocorrer, a menos que a terapia ativa seja instituída.

Os testes de função da tireoide não diferenciam a tireotoxicose e a tempestade tireoidiana, embora os níveis de T_4 livre no soro sejam significativamente mais elevados em pacientes com tempestade tireoidiana, o que pode explicar parcialmente os sintomas mais graves. Burch e Wartofsky[30] desenvolveram um sistema de escore para prever a tempestade com base na disfunção termorregulatória, cardiovascular, GI e do SNC. Um escore < 25 indica que a tempestade tireoidiana é improvável, ao passo que um escore de 25 a 44 sugere uma tempestade iminente, e um escore ≤ 45 é altamente sugestivo dessa doença. No entanto, em pacientes idosos, apatia, miopatia grave, perda de peso profunda e insuficiência cardíaca congestiva podem ser os achados predominantes. Em pacientes febris com leucocitose, um foco inflamatório ou infeccioso deve ser procurado, e hemoculturas devem ser obtidas. A cintilografia da tireoide com tecnécio-99 ajuda a diferenciar entre as potenciais etiologias da tireotoxicose. O aumento da captação é observado na doença de Graves ou bócio nodular tóxico, ao passo que a baixa captação é observada na tireoidite.

Tratamento

O diagnóstico e o tratamento precoces são fundamentais para o sucesso do manejo de pacientes com tempestade tireoidiana. A terapia deve ser iniciada rapidamente (antes da confirmação bioquímica, se necessário), pois atrasos no tratamento podem aumentar o risco de morte. Os pacientes devem ser monitorados continuamente na UTI, com cuidados de suporte e medicamentos para reduzir a síntese, a liberação e a ação dos hormônios tireoidianos. Cuidados de suporte incluem oxigênio, hidratação, betabloqueadores para controlar a FC, paracetamol para febre, profilaxia de TEV etc. As tionamidas (propiltiouracila, metimazol) bloqueiam a síntese de hormônios tireoidianos, o iodeto de potássio (solução de Lugol) bloqueia a liberação de T_4 e tri-iodotironina (T_3) da glândula, e os esteroides diminuem a conversão extratiróidea de T_4 a T_3 e são eficazes no tratamento de qualquer causa autoimune subjacente (p. ex., doença de Graves) e prevenção da crise adrenal (Boxe 12.3).

Para prevenir a tempestade tireoidiana recorrente em pacientes com doença de Graves, a terapia definitiva com iodo radioativo ou tireoidectomia é necessária, pois permite a descontinuação do tratamento com tionamida e seus potenciais efeitos adversos (agranulocitose, hepatotoxicidade). A dose de iodo radioativo (normalmente 15 a 30 mCi) necessária para ablação completa da tireoide depende do tamanho da glândula e da captação de iodo radioativo de 24 horas. Mais de 80 a 90% dos pacientes tornam-se eutireoidianos ou hipotireoidianos após uma dose única de iodo radioativo. No entanto, um efeito adverso importante é o hipotireoidismo permanente, e seu uso é contraindicado em gestantes e crianças. A tireoidectomia para crise tireotóxica deve ser considerada apenas se não houver melhora clínica em 12 a 24 horas com a terapia usual. Em pacientes que necessitam de cirurgia de emergência, a estabilização (com hidratação, betabloqueadores, esteroides, propiltiouracila e antipiréticos) é necessária antes que a intervenção cirúrgica possa ser realizada. O tratamento com propranolol e iodeto de potássio antes da cirurgia pode melhorar os sintomas cardiovasculares, e medicamentos antitireoidianos devem ser continuados até a manhã da cirurgia.

Boxe 12.3 Manejo de crise tireotóxica.

Identificar e tratar o fator precipitante
Cuidados de suporte
- Oxigênio
- A fluidoterapia intravenosa (IV) com avaliação contínua a partir do monitoramento por cateter venoso central é necessária
- A sedação (clorpromazina) reduz os tremores durante a indução rápida
- Profilaxia contra AVE ou embolia pulmonar/TEV
- Hidrocortisona IV, 300 mg inicialmente, seguido de 100 mg a cada 8 horas, para prevenir a crise adrenal devido à IA relativa
- Correção de hipoglicemia, hipercalcemia
- Insulina para cetoacidose diabética.

 Febre: tratamento agressivo com antipiréticos e resfriamento periférico. O paracetamol é preferível aos salicilatos, pois o ácido acetilsalicílico eleva os níveis de hormônio livre, diminuindo a globina de ligação à T_4

 Insuficiência cardíaca: digoxina e diuréticos

 Fibrilação atrial: heparina IV

 Betabloqueadores: o propranolol oral (ou diltiazem), 60 a 80 mg a cada 4 horas, é administrado para reduzir a frequência cardíaca abaixo de 100 bpm. Em pacientes com doença aguda, o esmolol cardiosseletivo é administrado por via intravenosa

 Propiltiouracila ou metimazol: o medicamento antitireoidiano propiltiouracila bloqueia a síntese de novos hormônios e diminui a conversão extratireoidiana de T_4 em T_3. O metimazol tem maior duração de ação e não tem conversão extratireoidiana

 Solução de lugol, 8 gotas a cada 6 horas ou solução saturada de iodeto de potássio, 5 gotas a cada 6 horas

 A plasmaférese e a perfusão de plasma com carvão ou transfusão de troca são reservadas para casos recalcitrantes, se não houver resposta em 24 a 48 horas

 Quando o eutireoidismo é alcançado, a terapia definitiva/ablação radioativa deve ser considerada para evitar uma segunda crise

T_3, tri-iodotironina; T_4, tiroxina.

Hipotireoidismo

Causas

O hipotireoidismo é causado pela produção inadequada de hormônio da tireoide ou ação do hormônio tireoidiano nos tecidos-alvo. Pode ser primário (defeito na síntese ou liberação do hormônio tireoidiano, radiação, cirurgia, medicamentos) ou secundário (defeito do eixo hipotalâmico-hipofisário-tireoidiano no hormônio liberador de tireotropina ou na sinalização do TSH). O hipotireoidismo pós-operatório é comum após a tireoidectomia total ou quase total e está correlacionado ao tamanho da glândula remanescente. A radiação de feixe externo (câncer de cabeça e pescoço) e o uso de iodo radioativo (doença de Graves) também aumentam o risco de hipotireoidismo. O hipotireoidismo varia em gravidade dependendo da causa, da duração e da gravidade. Pacientes com hipotireoidismo podem ser assintomáticos ou muito doentes em casos de coma mixedematoso grave. O coma mixedematoso é uma manifestação extrema de hipotireoidismo grave, que resulta de uma combinação na falha de mecanismos adaptativos para manter a homeostasia e a produção reduzida de T_3. A conversão periférica de T_4 em T_3 é reduzida em muitas doenças sistêmicas. Estressores como exposição ao frio, infecção, drogas, trauma, AVE, insuficiência cardíaca e hemorragia GI podem precipitar o mixedema em pacientes com hipotireoidismo não diagnosticado anteriormente.

Apresentação clínica e diagnóstico

Os sintomas de hipotireoidismo são bastante variáveis, dependendo do grau e da duração da privação do hormônio tireoidiano. Muitos pacientes se queixam de fadiga, intolerância ao frio, pele seca, constipação intestinal, alterações vocais e dores musculares. No exame físico, o reflexo prolongado do tornozelo parece correlacionar-se com o grau de hipotireoidismo. No hipotireoidismo primário, níveis séricos de T_4 total, T_4 livre e T_3 livre são baixos, ao passo que o nível de TSH está elevado. No hipotireoidismo secundário, o nível de TSH, o índice de T_4 livre e o nível de T_3 livre são todos baixos. Os achados do eletrocardiograma incluem bradicardia, graus variados de bloqueio, baixa voltagem, ondas T achatadas ou invertidas e intervalo Q–T prolongado, o que pode resultar em taquicardia ventricular do tipo *torsade de pointes*. O coma mixedematoso é a manifestação mais grave de hipotireoidismo (taxa de mortalidade de 40 a 50%) e é caracterizado por coma, hipotermia (muitas vezes profunda, com 26,6°C), perda de reflexos tendinosos profundos e colapso cardiopulmonar. Com o mixedema, o T_4 está diminuído, e o TSH é acentuadamente elevado. Os pacientes também demonstram hipoxemia, hipercapnia, hiponatremia e aumento dos níveis séricos de lactato desidrogenase e de creatinoquinase.

Tratamento

A cirurgia eletiva deve ser adiada até que o estado eutireoidiano seja alcançado. Quando a cirurgia de emergência for necessária em pacientes com hipotireoidismo, a administração por via intravenosa de T_4 (200 a 250 μg de L-tiroxina) deve ser realizada antes da cirurgia para prevenir o coma mixedematoso induzido por estresse. Os fatores que predispõem ao hipotireoidismo pós-operatório não são evidentes. Durante a tireoidectomia subtotal, o menor remanescente da tireoide é deixado na borda posterior de cada lobo para prevenir o hipotireoidismo. No entanto, na maioria dos casos, o hipertireoidismo recorrente é considerado uma complicação mais grave do que o hipotireoidismo. A suplementação com T_4 é necessária para prevenir o desenvolvimento de hipotireoidismo evidente na maioria dos pacientes após a tireoidectomia.

O coma mixedematoso é uma condição de emergência que requer diagnóstico precoce, administração rápida de hormônio tireoidiano e medidas de suporte agressivas (Tabela 12.14). O tratamento com hidrocortisona IV geralmente também é necessário, uma vez que a função hipofisária-adrenal é comprometida e os níveis de cortisol estão frequentemente diminuídos.

Síndrome da secreção inapropriada do hormônio antidiurético

Causas

A síndrome da secreção inapropriada de ADH (SIADH, do inglês *syndrome of inappropriate ADH*) é causada pela liberação não suprimida de vasopressina da hipófise ou de fontes não hipofisárias (p. ex., tumores produtores de ADH). A vasopressina ou o ADH é sintetizado na hipófise posterior e se liga a receptores nos ductos coletores do néfron para promover a absorção de água. A vasopressina é normalmente liberada em resposta à alta osmolalidade sérica, mas também é liberada em resposta ao estresse sistêmico (p. ex., cirurgia) e inflamação. A SIADH é comumente diagnosticada em pacientes hospitalizados, pós-operatórios com hiponatremia (sódio < 135 mmol/ℓ) devido à administração de fluidos hipotônicos e fármacos (inibidores da ECA, AINEs) e à resposta do corpo ao estresse. O aumento da secreção de arginina na SIADH ocorre secundariamente ao processo da doença de base (Tabela 12.15). Em geral, sintomas neurológicos significativos ocorrem quando o sódio sérico < 125 mEq/ℓ e o coma e a parada respiratória subsequentes se desenvolvem em 115 a 120 mEq/ℓ.

Apresentação clínica

A síndrome clínica da SIADH consiste em hiponatremia, osmolalidade urinária inadequadamente elevada, sódio urinário excessivo e diminuição da osmolalidade sérica em um paciente euvolêmico sem edema; não há uso de diuréticos com funções cardíaca, renal, adrenal, hepática e tireoidiana normais. Manifestações clínicas da SIADH dependem da rapidez do início e da gravidade da hiponatremia, com sintomas que variam de distúrbios leves inespecíficos (cefaleia e náuseas) a mais significativos (p. ex., desorientação, confusão, obnubilação, déficits neurológicos focais). A SIADH idiopática é observada em pacientes idosos com mais de 65 anos com hiponatremia leve a moderada, que estão em maior risco de fraturas devido ao risco de quedas e problemas de marcha.

Tratamento

O manejo da SIADH inclui o tratamento de qualquer processo de doença de base e a correção da hiponatremia no paciente. A restrição da ingestão de água livre é a base do tratamento em pacientes com sintomas leves a moderados, ao passo que a hiponatremia sintomática ou resistente grave pode exigir tratamento mais agressivo com solução salina IV a 3%. O sódio sérico deve ser monitorado frequentemente durante o tratamento, uma vez que a correção excessivamente rápida pode causar a síndrome da desmielinização osmótica (síndrome do "encarceramento"), resultando em tetraplegia. Em consequência, a taxa de correção não deve exceder 8 mEq/ℓ por 24 h ou 0,5 a 1 mEq/ℓ por hora. Os antagonistas do receptor de vasopressina, conivaptana (IV) ou tolvaptana (oral), são eficazes na SIADH persistente grave.

COMPLICAÇÕES GASTRINTESTINAIS

Íleo e obstrução intestinal pós-operatória precoce

Causas

A obstrução intestinal pós-operatória pode ser mecânica ou funcional. A obstrução intestinal mecânica pode ser classificada como intrínseca ou extrínseca, parcial ou completa, ou proximal (piloro a jejuno proximal), intermediária (jejuno médio a íleo médio) ou distal (íleo distal à válvula ileocecal) em localização. Com a obstrução parcial, o conteúdo luminal passa distalmente apesar do tempo de trânsito lento, ao passo que, com a obstrução completa, o lúmen fica totalmente ocluído. A obstrução completa pode ser descrita como simples, em alça fechada ou estrangulada por natureza. A obstrução intestinal pós-operatória precoce (mecânica) é definida como ocorrendo nas primeiras 6 semanas de cirurgia. As obstruções intestinais pós-operatórias precoces representam uma entidade clínica distinta, com uma fisiopatologia única que precisa ser diferenciada de obstrução intestinal mecânica clássica e íleo pós-operatório. As aderências são responsáveis pela maioria das obstruções intestinais pós-operatórias precoces (> 90%), com herniação interna, abscesso intra-abdominal, hematoma intramural, intussuscepção e edema anastomótico ou vazamento como causas menos prováveis.

As aderências pós-operatórias podem ocorrer depois de qualquer cirurgia intra-abdominal, mas são mais propensas a causar obstruções intestinais após a cirurgia pélvica, principalmente procedimentos colorretais e ginecológicos. A cicatrização peritoneal normal é um processo inflamatório complexo, mas programado. As aderências são pontes de tecido de colágeno causadas pela deposição de fibrina, que se forma entre o peritônio visceral e/ou parietal. Durante a cirurgia, a lesão peritoneal desencadeia uma resposta inflamatória, causando a ativação do complemento

Tabela 12.14 Manejo de coma mixematoso.

Hipotireoidismo	T_4 IV 300 a 500 μg; T_3 na ausência de melhora clínica Ou T_4 IV 200 a 300 μg mais 10 a 25 μg T_3
Hipocortisolemia	Hidrocortisona IV 200 a 400 mg/dia
Hipoventilação	Ventilação mecânica
Hipotermia	Em geral, resolve-se a partir do tratamento com T_3/T_4
Hiponatremia	Salina hipertônica (50 a 100 mℓ de NaCl a 3%)
Identificação e tratamento de estressores subjacentes (p. ex., antibiótico para infecção)	

IV, intravenosa; T_3, tri-iodotironina; T_4, tiroxina.

Tabela 12.15 Causas da síndrome da secreção inapropriada do hormônio antidiurético.

Distúrbios do sistema nervoso central	Acidente vascular encefálico, infecção, trauma, doença mental e psicose
Tumores	Câncer de pulmão de pequenas células (mais comum), câncer de cabeça e pescoço
Medicamentos	Carbamazepina, oxcarbazepina, clorpropamida, ciclofosfamida e inibidores de recaptação seletiva de serotonina
Cirurgia	A cirurgia aumenta a secreção de arginina em resposta mediada por aferentes da dor
Distúrbios endócrinos	O hipopituitarismo e o hipotireoidismo se manifestam com a SIADH e a hiponatremia; podem ser corrigidos por reposição hormonal

SIHAD, síndrome da secreção inapropriada do hormônio antidiurético.

e da cascata de coagulação, e a exsudação de fluido rico em fibrinogênio, que causa a aposição de superfícies adjacentes, resultando em uma brida (*i. e.*, uma adesão).

Após a cirurgia abdominal, há um curso de tempo normal e padrão de retorno da motilidade intestinal. O intestino delgado geralmente desenvolve atividade contrátil em algumas horas; o estômago requer 24 a 48 horas, e o colo intestinal recupera-se 3 a 5 dias após a cirurgia. O íleo pós-operatório é um termo para descrever uma redução generalizada na motilidade intestinal com disfunção após a cirurgia, sendo a forma mais comum de obstrução intestinal funcional, que pode ser classificada como íleo primário ou fisiológico, secundário, adinâmico ou paralítico, dependendo da etiologia, do tempo e do envolvimento do trato GI. A duração do íleo geralmente se correlaciona com o tipo de cirurgia e o grau de trauma cirúrgico. O íleo paralítico pode estar associado a: trauma abdominal, pélvico ou retroperitoneal; isquemia mesentérica; anormalidades eletrolíticas (p. ex., hipopotassemia, hipomagnesemia); cirurgia abdominal recente com extensa manipulação intestinal; inflamação intra-abdominal (p. ex., pancreatite); medicamentos (p. ex., opioides); ou patologia extra-abdominal (pneumonia).

A fisiopatologia do íleo pós-operatório é complexa e multifatorial em natureza. Fatores neurogênicos (sistema nervoso entérico e do SNC), inflamatórios (histamina, IL-6 e IL-8, monócitos e macrófagos), hormônios entéricos e neuropeptídeos (motilina, substância P e peptídeo intestinal vasoativo [VIP, do inglês *vasoactive intestinal peptide*]), distúrbios eletrolíticos perioperatórios e opioides são todos fatores contribuintes.[31] A combinação desses fatores resulta em função neuromuscular local comprometida e ativação de vias inibitórias neurogênicas, resultando em comprometimento da contratilidade, motilidade, hipoxemia relativa e edema intestinal. Após a ressecção intestinal e a anastomose, a descontinuidade neuromuscular pode resultar em prejuízo da motilidade intestinal a jusante, devido ao desacoplamento eletromecânico com o segmento distal. Distúrbios eletrolíticos perioperatórios, controle da dor pós-operatória com opioides e alguns medicamentos (p. ex., antidepressivos tricíclicos) podem resultar em motilidade GI reduzida.

Apresentação clínica

A apresentação clássica da obstrução intestinal inclui dor abdominal intermitente ou em cólica, distensão, obstipação aguda, náuseas e vômitos. Dor e distensão geralmente precedem as náuseas e os vômitos. A presença de dor intensa constante ou localizada pode indicar estrangulamento (principalmente se a dor subjetiva for desproporcional aos achados do exame). No entanto, os sintomas de obstrução mecânica pós-operatória precoce tendem a ser vagos e inespecíficos, visto que náuseas, vômitos, distensão abdominal e obstipação são relativamente comuns no pós-operatório imediato. Por conseguinte, o diagnóstico diferencial para esses sintomas inclui obstrução intestinal mecânica pós-operatória precoce e "íleo paralítico".

A obstrução mecânica do intestino proximal geralmente se manifesta com dor visceral intensa e em cólica, que ocorre em curtos paroxismos recorrentes (30 segundos a 2 minutos) em padrão crescente/decrescente. Em contrapartida, com a obstrução mecânica distal, os episódios são geralmente espaçados no tempo e tendem a durar mais tempo (minutos, em vez de segundos). A obstrução completa frequentemente se apresenta mais cedo e com achados mais agudos do que a obstrução parcial. Quanto mais proximal for a obstrução, mais precoces e mais proeminentes serão os sintomas de náuseas e vômitos (biliosos), ao passo que o vômito com obstrução intestinal distal é tipicamente retardado na apresentação e fétido em natureza. Achados relativos ao estrangulamento incluem febre, taquicardia e leucocitose. A obstrução em alça fechada pode ser causada por intestino encarcerado em um saco herniário ou torção intestinal e está associada ao aumento do risco de comprometimento vascular e à isquemia intestinal irreversível. A obstrução em alça fechada apresenta-se mais rapidamente com sintomas agudos em comparação com a obstrução parcial ou em "alça aberta".

Os sons intestinais são frequentemente agudos, com "ondas" e "gemidos" metálicos em pacientes com obstrução parcial do intestino delgado. Por outro lado, os sons intestinais estão provavelmente diminuídos ou ausentes em pacientes com obstrução intestinal funcional ou íleo. Em geral, o íleo pós-operatório é caracterizado por dilatação dos intestinos delgado e grosso e normalmente se resolve sem sequelas graves. Todavia, volumes substanciais de líquido podem ser sequestrados no intestino dilatado, resultando em depleção do volume intravascular. Os intestinos dilatados com frequência resultam em distensão abdominal, dor, náuseas, vômitos e obstipação.

O diagnóstico é suspeito clinicamente, dependendo da presença de sinais e sintomas clássicos e depois confirmado com exames de imagem, como radiografia abdominal ou por exames de TC. O padrão de gases intestinais ajuda a determinar o tipo e a localização da obstrução. A obstrução intestinal proximal manifesta-se com menor dilatação intestinal, devido ao comprimento mais curto do intestino obstruído e à descompressão proximal no estômago. Em contrapartida, a obstrução intestinal distal apresenta múltiplas alças dilatadas, e a descompressão proximal é menos provável. No pós-operatório, os estudos de imagem podem ser difíceis de interpretar, uma vez que o íleo e a obstrução intestinal pós-operatória precoce podem manifestar-se com achados semelhantes em radiografias simples de abdome. A TC pode ajudar a identificar a presença ou a ausência de um sítio focal de obstrução. A presença de dilatação no intestino delgado proximal com a porção distal descomprimida é preocupante, mas geralmente um ponto de transição claramente definido é visto com obstrução mecânica. A imagem de TC também pode ajudar a diagnosticar a causa da obstrução (hérnia, massa sólida, lesão inflamatória ou intussuscepção), a presença de obstrução em alça fechada e redemoinho mesentérico é frequentemente visualizada com hérnias internas. O uso de contraste IV auxilia a identificação de permeabilidade vascular, e a diminuição do realce da parede intestinal pode indicar isquemia intestinal. O bário não deve ser utilizado em caso de suspeita de perfuração, estrangulamento ou obstrução completa ou em alça fechada. O uso de contraste enteral com o exame de TC é útil quando o diagnóstico é incerto em pacientes com uma obstrução intestinal parcial não resolvida e para diferenciar entre as obstruções intestinais parcial e completa. Os exames de hemograma completo, painel de eletrólitos, urinálise, pH do sangue arterial e concentração de lactato sérico são úteis na avaliação de fluidos e desequilíbrio eletrolítico, inflamação e sangramento, assim como para excluir a presença de sepse. O aumento de amilase sérica, D-lactato sérico e proteínas de ligação a ácidos graxos intestinais está associado à isquemia intestinal.

Tratamento

Idealmente, as obstruções intestinais pós-operatórias precoces poderiam ser evitadas com uma técnica cirúrgica meticulosa. A cirurgia minimamente invasiva normalmente tem menos aderências, e, presumivelmente, as aderências peritoneais intraoperatórias podem ser minimizadas por meio de técnicas cirúrgicas criteriosas. Minimizar o trauma tecidual ao manusear os tecidos suavemente, banhar constantemente os tecidos com soro fisiológico, evitar isquemia e ressecamento, manter a hemostasia e evitar a contaminação e a infecção estão conceitualmente associados a menos aderências, mas seu impacto é difícil de quantificar. Outros adjuvantes empregados para diminuir a formação de aderências incluem o uso de agentes antiaderentes, como politetrafluoretileno, hialuronato e carboximetilcelulose.

O reconhecimento precoce e o tratamento da obstrução intestinal pós-operatória precoce previnem a isquemia irreversível e a necrose transmural, diminuindo, assim, a morbidade e a mortalidade. O íleo fisiológico pós-operatório geralmente é autolimitado e pode ser tratado de forma conservadora. No caso de íleo paralítico, o tratamento da etiologia subjacente, incluindo o tratamento de anormalidades eletrolíticas e de um processo intra-abdominal associado (p. ex., pancreatite), acelerará o retorno da função intestinal. O manejo inicial de obstrução mecânica requer reanimação hídrica apropriada, descontinuação de opioides e descompressão NG do intestino obstruído, pois a distensão intraluminal resulta em isquemia da mucosa. A analgesia epidural controlada pelo paciente ou os AINEs são escolhas alternativas, em vez dos opioides, para o controle da dor pós-operatória.

Uma tentativa inicial de manejo não operatório é apropriada para a maioria dos casos de obstrução mecânica parcial no pós-operatório imediato na ausência de deterioração clínica e quando o paciente mostra sinais de melhora durante as primeiras 12 a 24 horas. O manejo não operatório começa com a reanimação volêmica agressiva e a correção de quaisquer distúrbios eletrolíticos. Contraindicações ao manejo não cirúrgico incluem suspeita de isquemia, obstrução em alça fechada, hérnia estrangulada e perfuração. Pacientes com obstrução completa ou parcial de alto grau e presença de febre, taquicardia, piora da leucocitose, peritonite, perfuração intestinal ou estrangulamento requerem cirurgia imediata. Vários centros recomendam o tratamento de obstrução intestinal baseado em algoritmos. A descompressão de NG é seguida da administração de contraste hidrossolúvel (90 mℓ de gastrografina) por sonda NG com radiografias simples abdominais de acompanhamento, a fim de avaliar o contraste no ceco no período de 8 e 24 horas. Se o contraste atingir o ceco em 8 horas, o tubo NG pode ser removido, e os líquidos, iniciados. Se o contraste não alcançar o ceco em 24 horas, a intervenção cirúrgica precoce é recomendada. A obstrução simples ou em alça aberta é caracterizada por ausência de comprometimento vascular e pode ser descomprimida proximalmente por meio de êmese ou sonda NG. Se um grande segmento de intestino parece estar ameaçado ou se a viabilidade intestinal não pode ser claramente estabelecida, o cirurgião pode deixar o abdome aberto com planos para retornar à sala de cirurgia em 24 a 48 horas para repetir a avaliação.

Síndrome compartimental abdominal
Causas

A SCA descreve as consequências fisiológicas das distensões abdominais aguda e grave com hipertensão intra-abdominal (HIA), incluindo hipoxia, hipoventilação, diminuição da pressão arterial, débito cardíaco e perfusões renal e visceral. Normalmente, a PIA em um indivíduo saudável é < 8 mmHg. A HIA está frequentemente presente em pacientes com obesidade mórbida, mas não é sinônimo de SCA. A SCA refere-se a uma síndrome clínica causada pelo aumento agudo da PIA com disfunção orgânica associada, principalmente hipotensão, oligúria ou insuficiência respiratória. É definida como o aumento sustentado de PIA maior ou igual a 12 mmHg, com a disfunção de um novo órgão ou falência de órgãos e melhora após a descompressão abdominal.

A etiologia da SCA pode ser descrita como primária ou secundária. A SCA primária se desenvolve como resultado de patologia intra-abdominal (trauma abdominal contuso ou penetrante, hemorragia, ruptura de aneurisma da aorta, obstrução intestinal, hematoma retroperitoneal). Por outro lado, a SCA secundária desenvolve-se na ausência de lesão abdominal e é descrita em pacientes com lesões por queimaduras graves, múltiplas fraturas de membros e/ou choque séptico. Um denominador comum nas SCAs primária e secundária é a presença de choque e reanimação. A reanimação agressiva com grandes volumes de cristaloides contribui para o edema progressivo visceral e dos tecidos moles, extravasamento de líquido para o terceiro espaço, diminuição da complacência abdominal, íleo e distensão progressiva com desenvolvimento subsequente de HIA e SCA.[32] O fechamento do abdome massivamente distendido com parede abdominal não complacente sob tensão pode agravar ainda mais a HIA em pacientes críticos com patologia intra-abdominal. Mais recentemente, o uso da cirurgia de controle de danos e o fechamento abdominal temporário são recomendados em pacientes de "alto risco". A reanimação de hemorragia maciça com sangue total ou uma combinação de plasma, concentrado de hemácias e plaquetas também ajuda a diminuir o edema associado à administração de cristaloides de grande volume.

A disfunção orgânica mediada por SCA pode ser causada por efeitos de compressão direta (p. ex., insuficiência pulmonar ou renal induzida por PIA), perfusão de órgãos-alvo, ou ambos. O deslocamento para cima do diafragma resulta em diminuição da excursão diafragmática e redução da complacência pulmonar e prejudica tanto a oxigenação como a ventilação. O aumento da PIA e da pressão intratorácica tem impacto negativo na pré-carga, na pós-carga e na contratilidade cardíacas. O retorno venoso é diminuído apesar das pressões venosas centrais normais ou elevadas. A combinação de pré-carga diminuída, função do VD e aumento da pós-carga resulta em diminuição do débito cardíaco, que é, em grande parte, "dependente do volume". A diminuição do débito urinário é provavelmente decorrente da combinação de perfusão arterial renal reduzida por pré-carga reduzida, compressão direta do rim, diminuição do fluxo de saída devido à veia renal e compressão da veia cava inferior. O aumento da PIA > 15 cmH_2O resulta em hipoperfusão mesentérica e esplâncnica, além de elevações persistentes acima de 20 a 25 cm geralmente exigirem tratamento imediato. A SCA também pode afetar a perfusão cerebral e piorar o traumatismo cranioencefálico. A combinação de diminuição da drenagem venosa cerebral (devido ao aumento da pressão intratorácica) com baixo débito cardíaco reduz a pressão de perfusão cerebral efetiva, aumenta a pressão intracraniana elevada e pode exacerbar a lesão cerebral.

Apresentação clínica

As manifestações clínicas da SCA são causadas pelos efeitos da distensão abdominal grave e aumento da PIA nos sistemas pulmonar, cardiovascular e renal. A maioria dos pacientes apresenta distensão abdominal tensa e PIA elevada, dificuldade de ventilação devido a pressões elevadas nas vias respiratórias, pressão arterial baixa (em razão da diminuição do retorno venoso e do baixo débito cardíaco), diminuição do débito urinário, hipoperfusão visceral com acidose progressiva e melhora desses achados com descompressão abdominal. Em pacientes com trauma, o aumento progressivo da PIA pode ser devido à hemorragia intra-abdominal persistente, e o grau de lesão inicial nem sempre se correlaciona com o desarranjo fisiológico subsequente. A resposta inadequada à reanimação é outro sinal de SCA.

Diagnóstico

A SCA é uma síndrome clínica que ocorre em pacientes de alto risco com distensão abdominal grave, PIA elevada e disfunção orgânica, ventilação mais comumente difícil, hipoperfusão e baixo débito urinário. A PIA pode ser mensurada usando métodos diretos e indiretos. Mais comumente, as pressões da bexiga são monitoradas de modo intermitente ou contínuo (ligando o cateter de Foley transuretral a um transdutor de pressão) nos pacientes em risco de desenvolver SCA. As elevações na PIA podem ser classificadas como grau 1 (10 a 15 cmH$_2$O), grau II (15 a 25 cmH$_2$O), grau III (25 a 35 cmH$_2$O) ou grau IV (> 35 cmH$_2$O). À medida que a PIA aumenta até os graus II, III e IV, o grau de disfunção orgânica piora progressivamente. A maioria dos pacientes com grau III e todos os pacientes com grau IV requerem descompressão abdominal. Quando as consequências fisiológicas do aumento da PIA começam a causar comprometimento da função orgânica e diminuição da perfusão, o diagnóstico de SCA pode ser feito, independentemente da PIA absoluta.

Tratamento

O reconhecimento precoce e o tratamento da SCA são importantes, pois atrasos no tratamento estão associados ao aumento da morbidade e da mortalidade. O reconhecimento de pacientes de alto risco, o monitoramento adequado da pressão abdominal, a implementação precoce de medidas preventivas (p. ex., relaxamento neuromuscular) e a laparotomia descompressiva imediata são as chaves para o sucesso do tratamento. Medidas preventivas incluem uso de relaxantes neuromusculares, paracentese de ascite e estratégias de ventilação com limitação de pressão para evitar a lesão pulmonar induzida por ventilação. A descompressão abdominal de emergência pode salvar vidas quando a distensão abdominal proíbe a oxigenação ou a ventilação adequada do paciente. Embora a descompressão abdominal seja geralmente muito eficaz em restaurar a ventilação, pode ser acompanhada de lesão de reperfusão em alguns pacientes. A liberação súbita de PIA com reperfusão visceral pode causar acidose e hipotensão em alguns pacientes. A pré-carga adequada e a manutenção de ventilação apropriada antes da laparotomia descompressiva ajudam a prevenir essa síndrome. Várias técnicas para fechamento abdominal temporário foram descritas, incluindo NPWT e fechamento de feridas abdominais temporárias com uma prótese (p. ex., bolsa de Bogotá, remendo de Whitman). A PIA ainda deve ser monitorada em pacientes de "alto risco", uma vez que a SCA recorrente foi relatada em até 50% dos pacientes após a laparotomia de controle de danos. Alimentações enterais com um abdome aberto são seguras e podem levar à diminuição do edema intestinal e ao fechamento precoce do abdome. Em geral, a reexploração abdominal deve ser realizada em 24 a 48 horas, e o abdome deve ser fechado assim que a fisiologia do paciente e o edema visceral permitirem. O tempo entre a laparotomia descompressiva inicial e a reexploração prediz o fechamento fascial primário.

Mais recentemente, esforços consideráveis concentraram-se na modificação da assistência ao paciente para reduzir a incidência de SCA. O uso de laparotomia para controle de danos (controle de hemorragia e contaminação, tamponamento abdominal e fechamento temporário) foi popularizado na década de 1990 em pacientes com exsanguinação do trauma abdominal para prevenir a tríade letal de hipotermia, acidose e coagulopatia. Após a reanimação na UTI, esses pacientes retornam à cirurgia para retirada da bolsa, restauração da continuidade intestinal, acesso enteral e fechamento abdominal. Esse conceito foi estendido para incluir pacientes com peritonite grave e laparotomia abreviada devido a distúrbios fisiológicos, isquemia intestinal com anastomose diferida e revisão planejada, edema intestinal grave, hematoma retroperitoneal etc. A reanimação para controle de danos com sangue total fresco ou transfusão balanceada de plasma, plaquetas e concentrado de hemácias é mais comumente utilizada para ressuscitar a hemorragia maciça do que grandes volumes de cristaloide. A reanimação de controle de danos demonstrou reduzir o desenvolvimento de SCA em pacientes com hemorragia intra-abdominal grave.

O fechamento abdominal definitivo pode ser difícil em muitos pacientes. Recentemente, a combinação de reanimação com salina hipertônica e terapia a vácuo de feridas e cirurgia precoce para fechamento fascial sequencial foi sugerida.[33] Embora esse protocolo possa auxiliar a diminuição do edema visceral, em muitos pacientes, a reconstrução da parede abdominal pode ser necessária para facilitar o fechamento abdominal. Técnicas cirúrgicas, como a separação de componentes com retalhos de avanço miofascial bilateral, podem ser utilizadas com sucesso em muitos pacientes. No entanto, em alguns pacientes, a combinação de fechamento primário e uso de prótese dérmica biológica ou acelular pode ser necessária.

Hemorragia gastrintestinal pós-operatória

Causas

A hemorragia GI pós-operatória abrange muitos cenários clínicos, incluindo doença intestinal primária, complicações relacionadas com o estresse e/ou cirúrgicas com localizações e gravidades variadas. Dependendo da etiologia e da apresentação clínica, a hemorragia GI é comumente categorizada como hemorragia GI superior (HGIS) ou hemorragia GI inferior (HGII). A HGIS é definida como hemorragia proximal ao ligamento de Treitz e é comumente causada por doença da úlcera péptica, erosões por estresse, laceração de Mallory-Weiss e varizes gástricas. A HGII está anatomicamente localizada em posição distal ao ligamento e é causada por malformações arteriovenosas, diverticulose ou pós-polipectomia/colectomia no colo intestinal. A HGII do intestino delgado é menos comum e inclui malformações arteriovenosas, tumores ulcerados no intestino delgado e divertículos de Meckel no diagnóstico diferencial. O sangramento GI pós-operatório está associado à morbidade significativa; portanto, é imperativo reconhecer os fatores de risco antes da operação, pois a hemorragia persistente necessita de reoperação em 2 a 5% dos pacientes. A gastrite de estresse é mais comum em pacientes críticos com fatores de risco conhecidos, incluindo ventilação mecânica, coagulopatia (INR > 1,5, contagem de plaquetas < 50.000, TTPa > 2 vezes o normal), hipoperfusão, queimadura significativa, lesão grave cerebral ou da medula espinal, trauma multissistêmico e sepse. A profilaxia com IBPs, bloqueadores H$_2$ ou sucralfato deve ser considerada nesses pacientes.

Apresentação clínica

Ao avaliar pacientes com sangramento GI, a história clínica do paciente fornece pistas diagnósticas importantes e pode ajudar a orientar as decisões de manejo. Apesar do aumento do uso de IBPs e da compreensão do *Helicobacter pylori*, a úlcera péptica continua sendo a causa mais comum de HGIS não varicosa. As lacerações de Mallory-Weiss são lacerações da mucosa na junção gastresofágica causadas por vômitos forçados, mais comumente observados em pacientes alcoólatras. A história de doença hepática, cirrose ou estigmas de hipertensão portal ao exame sugere etiologia varicosa de HGIS. As fontes mais comuns de HGIB são o sangramento diverticular e a pós-polipectomia. Enquanto o primeiro é observado em pacientes com doença diverticular, o último manifesta-se como sangramento tardio 1 a 3 semanas após o procedimento. Em pacientes com cirurgia intestinal recente, o sítio anastomótico deve ser considerado como fonte potencial de sangramento; contudo, outras fontes potenciais de hemorragia devem ser excluídas, uma vez que o risco de hemorragia de uma anastomose colorretal é geralmente menor que 1%. Em um paciente com cirurgia prévia de aorta intra-abdominal, a fístula aortoentérica deve ser considerada. Além disso, coagulopatias por doença hepática, AINEs, agentes antiplaquetários ou terapias de anticoagulação aumentam o risco de sangramento.

Hematêmese, melena ou hematoquezia são manifestações comuns de sangramento GI. A HGIS geralmente apresenta hematêmese ou melena, mas a HGIS rápida também pode apresentar hematoquezia; entretanto, a melena também pode se manifestar como HGII, principalmente quando há tempo de trânsito lento. Quanto mais vermelho for o sangue, mais rápido será o sangramento. A endoscopia flexível é o padrão de cuidado para a localização e o controle do sangramento GI no paciente estável quando a suspeita de HGIS é elevada. Além disso, na avaliação de HGII, a endoscopia digestiva alta ou aspiração gástrica deve ser considerada para excluir fontes de HGIS. Taquicardia, hipoxemia ou hipotensão sugerem a necessidade de reanimação imediata.

Diagnóstico e tratamento

Os princípios básicos do manejo de hemorragia GI pós-operatória incluem: reanimação volêmica e restauração do volume intravascular, monitoramento dos parâmetros de coagulação e correção de anormalidades, identificação e tratamento de fatores agravantes, transfusão de hemoderivados e identificação e tratamento da fonte de hemorragia.

As úlceras de estresse são lesões superficiais da mucosa, geralmente confinadas à mucosa do estômago e ao duodeno proximal. Podem causar sangramento GI clinicamente significativo em pacientes críticos. No entanto, o uso rotineiro de profilaxia de úlcera e as melhorias em cuidados intensivos reduziram a incidência de hemorragias de grande porte e a mortalidade. Estresses fisiológicos, incluindo trauma, queimaduras (úlcera de Curling), aumento da pressão intracraniana (úlcera de Cushing) e a sepse, predispõem à formação de úlceras. Ventilação mecânica e coagulopatia estão associadas a risco aumentado. Os mecanismos patogênicos subjacentes que causam lesão da mucosa incluem isquemia da mucosa por hipoperfusão, vasoconstrição, a perda de substâncias citoprotetoras (prostaglandinas) e o aumento da acidez no lúmen gástrico secundário à pressão intracraniana mediada pelo nervo vago. Essas lesões geralmente cicatrizam sem sequelas; porém, raramente a penetração ou perfuração profunda pode causar peritonite. O pH intraluminal deve ser mantido acima de 3,5, e a profilaxia com bloqueadores H_2, inibidores da bomba de prótons (IBPs), sucralfato e anticolinérgicos diminui o sangramento. No entanto, em pacientes com hemorragia não controlada, pode ser necessária a terapia endoscópica usando eletrocautério ou hemostasia com sonda de aquecimento ou injeção angiográfica de vasopressina ou Gelfoam®. A cirurgia é ocasionalmente necessária e pode incluir gastrostomia com sutura de áreas focais de sangramento ativo, ressecção gástrica subtotal ou gastrectomia total em casos intratáveis.

A reanimação agressiva com correção da hemodinâmica, hemoglobina e coagulopatia pode reduzir a mortalidade em pacientes com sangramento GI pós-operatório. Hemogramas seriados e estudos de coagulação (tempo de protrombina, tempo de tromboplastina parcial e tempo de sangramento) devem ser realizados a cada 6 horas e corrigidos com terapia transfusional adequada. A tromboelastografia é comumente utilizada para identificar déficits de coagulação ou efeitos anticoagulantes e pode facilitar a terapia transfusional apropriada. As indicações para transfusões de sangue contínuas são sinais vitais instáveis, sangramento contínuo, sintomas de hipoxia tecidual (dispneia, tonturas) ou valores de hematócritos persistentemente baixos (20 a 25%); o hematócrito deve ser mantido igual ou superior a 30% em pacientes idosos, ao passo que, em pacientes saudáveis mais jovens, um hematócrito de 20 a 25% pode ser satisfatório.

Após a avaliação inicial, com base no estado clínico do paciente (estável ou instável), a localização da fonte de sangramento para o trato GI superior ou inferior ajuda a determinar as opções de diagnóstico e tratamento apropriadas. Os principais objetivos do tratamento incluem a interrupção do sangramento ativo e a prevenção do sangramento recorrente. A endoscopia é a principal ferramenta diagnóstica para localização e tratamento de HGIS e é indicada para o controle de sangramento ativo. As intervenções terapêuticas incluem a combinação de coagulação térmica, hemoclipes e/ou ligadura elástica endoscópica, com ou sem injeção de epinefrina. O sangramento recorrente após o controle endoscópico é observado em 15 a 20% dos pacientes, e os fatores de risco comuns incluem idosos (> 65 anos), malignidade e uso de AINEs. A repetição da endoscopia pode controlar o sangramento prolongado e tem menos complicações quando comparada com a cirurgia para sangramento recorrente. Pacientes com hemorragia repetida após a segunda terapia endoscópica devem ser considerados para angiografia com embolização transarterial. O controle cirúrgico da hemorragia pode ser necessário em pacientes que falharam na terapia angiográfica.

A localização da HGII requer uma combinação de angiografia por TC, cintilografia com hemácias marcadas, a videocápsula endoscópica e colonoscopia. A endoscopia digestiva alta deve ser considerada para excluir as fontes de HGIS. Pacientes estáveis que podem tolerar a preparação intestinal são comumente avaliados pela colonoscopia. A angiografia por TC é útil em pacientes com sangramento ativo, ao passo que a videocápsula endoscópica é comumente usada para avaliação inicial de suspeita de hemorragia do intestino delgado. A vantagem da cintilografia com hemácias marcadas é sua alta acurácia (75%) na localização, mesmo em casos de sangramento intermitente e tardio (> 48 horas). A angiografia com embolização seletiva pode ser usada para tratar a HGII ativa e é bem-sucedida em > 90% dos casos com um risco relativamente baixo (< 8%) de isquemia intestinal. A anoscopia ou a proctoscopia rígida pode ser aplicada para localizar o sangramento de uma anastomose colorretal, coloanal ou ileoanal. O sangramento diverticular e pós-polipectomia pode ser localizado com sucesso com a colonoscopia e tratado com injeção de epinefrina e colocação de clipe hemostático.

A hemorragia aguda das varizes, principalmente em pacientes com cirrose hepática descompensada (com ascite ou encefalopatia hepática), está associada a uma alta taxa de mortalidade. A correção da hipovolemia, a hemostasia rápida, a prevenção de ressangramento precoce e complicações relacionadas com o sangramento e a restauração da função hepática são os componentes importantes mais comuns no manejo. Além disso, ao contrário dos pacientes com sangramento não varicoso, a administração agressiva de fluidos pode resultar em aumento da pressão venosa portal complicada por edema pulmonar ou ascite. O tratamento com vasopressores (octreotida e vasopressina) para diminuir a pressão portal deve ser iniciado. Níveis de hemoglobina > 8 g/dℓ, pressão arterial sistólica (> 90 a 100 mmHg), FC < 100/min e pressão venosa central (1 a 5 mmHg) são necessários para alcançar a estabilidade hemodinâmica. Em pacientes estáveis, a hemostasia endoscópica pode ser obtida ao realizar a ligadura endoscópica de varizes ou a injeção de escleroterapia; a derivação portossistêmica intra-hepática transjugular (TIPS, do inglês *transjugular intrahepatic portosystemic shunt*) pode salvar vidas quando a ligadura falha. O uso de betabloqueadores não seletivos previne o ressangramento a longo prazo. Além disso, repetir a bandagem endoscópica é recomendado a cada 10 a 14 dias para a erradicação completa das varizes.

O sangramento ocasionado por lacerações de Mallory Weiss geralmente é autolimitado e não requer hemostasia endoscópica. Da mesma forma, o sangramento de uma anastomose intestinal durante o pós-operatório precoce também se resolve espontaneamente. No entanto, quando o sangramento não cessa espontaneamente, a transfusão com 4 a 6 unidades de sangue e o reparo do vazamento devem ser feitos na sala de cirurgia por sutura ou ressecção da anastomose e recriação de uma anastomose ou estoma final. A hemorragia por anastomose colorretal baixa pode ser tratada com ligadura de sutura pela via transanal.

Complicações do estoma

Causas

Embora o advento da proctocolectomia restauradora e da anastomose anterior baixa com grampeamento tenha diminuído a necessidade de ileostomia permanente e colostomia final, a criação de estomas intestinais para desvio do conteúdo entérico continua sendo um componente integral no tratamento cirúrgico de doenças gastroenterológicas. A urostomia (intestino para reconstrução ou desvio do trato urinário) pode ser incontinente ou continente, indicada para malignidade e condições neurológicas subjacentes (p. ex., lesão da medula espinal, espinha bífida).

Apesar da vasta experiência cirúrgica, as complicações de estomas intestinais ainda ocorrem com relativa frequência. Complicações estomáticas pós-operatórias precoces são definidas como aquelas que ocorrem após menos de 1 mês de pós-operatório (Tabela 12.16), incluindo seleção inadequada do sítio, isquemia, retração, irritação da pele periestomal, infecção/abscesso/fístula periestomal, hérnia paraestomal aguda e complicações cutâneas.[34] Em contrapartida, complicações tardias do estoma, incluindo estenose e estreitamento do estoma, são geralmente resultantes do suprimento sanguíneo deficiente. A incidência de complicações do estoma pode variar dependendo do processo da doença subjacente (p. ex., estomas em pacientes com doença de Crohn apresentam mais problemas com estenose, fístulas periestomais e dermatite em comparação com estomas criados em pacientes com colite ulcerativa).

Apresentação clínica e diagnóstico

A cicatrização mucocutânea requer suprimento sanguíneo adequado. A isquemia está associada à estenose e à má cicatrização do estoma. A separação mucocutânea do estoma da pele ocorre como resultado de tensão, isquemia, infecção e má nutrição. As separações mucocutâneas geralmente curam por segunda intenção, com cuidados adequados do estoma. Um estoma saudável é sempre cor-de-rosa, mas fica roxo-escuro ou preto geralmente nas primeiras 24 horas quando a isquemia está presente. A congestão estomacal pode ser causada por edema, trepanação da parede abdominal apertada ou tensão excessiva no mesentério intestinal, resultando em descoloração escura e roxa no pós-operatório. Melanose do colo intestinal, uma descoloração marrom-preta da mucosa colônica causada por laxantes de antraquinona, também pode causar um estoma escuro ou mesmo preto no pós-operatório, mas não requer tratamento.

A isquemia é mais comum em um estoma terminal em relação a um estoma em alça, devido ao seu tênue suprimento sanguíneo. A isquemia pode ser limitada à parte do estoma acima do nível da pele ou pode se estender até o nível da fáscia, o nível peritoneal ou o íleo intra-abdominal proximal. A integridade vascular de um estoma congestionado no pós-operatório pode ser avaliada por transiluminação com uma lanterna. Um estoma viável transilumina em vermelho-brilhante, mesmo em face de congestão venosa; a falha na transiluminação indica isquemia. Além disso, a presença de sangramento arterial com um teste da picada indica ausência de necrose da mucosa.

A retração do estoma no período pós-cirúrgico imediato geralmente é resultado de tensão no intestino ou no mesentério devido a mobilização inadequada, um grande defeito abdominal ou fixação inadequada, aderência entre o estoma e a parede abdominal ou má localização do estoma. Fatores do paciente contribuem para a retração do estoma, incluindo desnutrição, obesidade, terapia com corticosteroide, sepse intra-abdominal, má cicatrização de feridas e doença de Crohn. A retração estomal pode ser intermitente ou fixa. A retração intermitente depende da postura. Na posição vertical, o comprimento e a protrusão do estoma são adequados e acima do nível da pele. No entanto, quando o paciente está deitado em decúbito dorsal, o estoma está nivelado com a pele ou recua abaixo do nível da pele, resultando em sujidade e vazamento de conteúdo, devido à vedação inadequada do coletor. A estenose do estoma ocorre como consequência de isquemia ou infecção, pele relativamente pequena ou abertura da fáscia, tensão excessiva, retração ou doença inflamatória intestinal recorrente, com incidência relatada normalmente inferior a 10%.

O prolapso da ostomia pode ocorrer em qualquer tipo de estoma abdominal. As transversostomias em alça construídas em casos de obstrução aguda do intestino grosso estão associadas a risco aumentado, principalmente porque o orifício na fáscia abdominal precisa ser grande para acomodar o intestino obstruído. Embora a razão subjacente exata seja incerta, uma grande abertura do estoma (particularmente quando os estomas são criados em um quadro clínico de emergência) e um cólon transverso distal mal fixado e redundante foram implicados. O prolapso pode ser fixo (presente de modo constante) ou deslizante (presente de modo intermitente). O prolapso fixo é uma condição incomum na qual uma porção excessiva de intestino foi evertida durante a construção do estoma e raramente requer tratamento. O prolapso por deslizamento ocorre quando um segmento longo (> 50 cm) de íleo ou colo se projeta através do orifício do estoma de forma intermitente, geralmente em virtude do aumento da pressão abdominal, e se retrai rente à parede abdominal quando o paciente se deita, predispondo o vazamento.

Tabela 12.16 Complicações do estoma.

Categoria	Complicações Precoce	Complicações Tardia
Estoma	Má localização	Prolapso
	Retração*	Estenose
	Necrose isquêmica	Hérnia paraestomal
	Descolamento	Formação de fístula
	Formação de abscesso*	Gás
	Abertura na extremidade errada	Odor
Pele periestomal	Escoriação	Varizes paraestomais
	Dermatite*	Dermatoses
		Câncer
		Manifestações cutâneas de doença inflamatória intestinal
Sistêmica	Débito elevado*	Obstrução intestinal
		Não fechamento

*Pode se desenvolver também como complicação tardia.

As hérnias paraestomais são a complicação mais frequente da colostomia e podem ser causadas por vários fatores, incluindo má técnica operatória, infecção, localização incorreta do estoma, orifício muito grande (hérnia precoce), PIA elevada devido à obesidade, constipação intestinal, prostatismo ou tosse crônica (hérnia tardia). No entanto, hérnias paraestomais pós-operatórias precoces são geralmente causadas pela criação de um defeito fascial que é maior do que o necessário para exteriorizar o segmento intestinal. Os sintomas de hérnia paraestomal incluem náuseas e vômitos associados a um nódulo ou massa dolorosa adjacente ao estoma. Os pacientes também podem ter dificuldade em manter a vedação do coletor, dor, obstrução do intestino delgado, obstrução da saída do estoma, escoriação da pele e dificuldade na irrigação do estoma. Febre, leucocitose e níveis hidroaéreos na radiografia abdominal na posição vertical indicam obstrução intestinal. O encarceramento e/ou estrangulamento ocorre em menos de 10% dos casos. Inspeção e palpação diligentes da pele periestomal e parede abdominal determinarão a presença ou a ausência de uma hérnia na maioria dos pacientes.

A irritação da pele periestomal pode ser causada por dermatite química do efluente do estoma ou descamação traumática da pele, devido a trocas frequentes dos coletores. O vazamento do coletor e a irritação local da pele podem exigir trocas mais frequentes do coletor, criando um ciclo de agravamento da dermatite. A irritação da pele periestomal é mais comum com ileostomias do que com colostomias, em função da maior natureza líquida e cáustica do conteúdo bilioso do intestino delgado. O vazamento de efluentes da ileostomia varia na apresentação clínica, de dermatite de contato à necrose e ulceração da pele de espessura total. Muitas vezes, é causado pela falta de cuidado com o estoma, colocação inadequada do estoma ou ajuste do coletor. A dermatite traumática também se apresenta com dor e ulceração periestomal. A ulceração ao redor do estoma também pode ser observada na doença de Crohn recorrente, ao passo que a ulceração do próprio estoma pode ser causada por uma abertura do coletor que é muito pequena, resultando em lesão do estoma com sangramento e ulceração.

A dermatite do estoma pode ser causada por irritação da pele ou uma reação alérgica como resposta ao contato da pele com agentes externos.[35] A dermatite de contato irritante é o tipo mais comum e é causada por lesão mecânica na pele por remoção da bolsa, contato com efluente do estoma ou irritação com solventes, isoladamente ou em combinação. As reações alérgicas são causadas por sensibilidade às barreiras da pele, adesivos ou esparadrapos e são bastante comuns. O vazamento do efluente do estoma causa a proliferação de microrganismos sob o esparadrapo, resultando em dermatite infecciosa. Pode ser evitada por limpeza adequada da pele e aplicação de curativo absorvente com prata e ação antimicrobiana, para reduzir a carga bacteriana e promover a cicatrização. No entanto, infecções cutâneas causadas por *Candida* spp. são mais comuns no hospedeiro debilitado. As infecções da pele do estoma por *Candida* são caracterizadas por prurido e queimação por lesões papulares primárias e satélites de coloração vermelho-vivo. O tratamento inclui a aplicação tópica de pó de nistatina durante a troca de rotina da bolsa até que haja resolução da infecção.

Abscessos periestomais no pós-operatório imediato ocorrem em virtude de colonização pré-operatória da pele periestomal e semeadura perioperatória do sítio cirúrgico, hematoma infectado ou um granuloma de sutura infectado. A perfuração iatrogênica de uma colostomia durante a irrigação é outra causa menos comum de abscessos paracolostômicos. Uma fístula entre o intestino emergente e a pele periestomal é incomum. No entanto, em pacientes com doença de Crohn, uma fístula periestomal com ileostomia indica recorrência da doença.

A resposta fisiológica normal à colectomia na maioria dos pacientes manifesta-se como saída aquosa volumosa da ileostomia. A colite de desuso é uma complicação nutricional iatrogênica e inflamatória após a criação de desvio fecal, com resolução rápida quando a continuidade é restabelecida.

As condições da pele associadas ao vazamento do estoma incluem hiperplasia pseudoepitelial, psoríase e pioderma gangrenoso. A hiperplasia pseudoepitelial manifesta-se como espessamento epitelial doloroso, semelhante a uma verruga, causado pela exposição repetida a efluentes altamente líquidos. A psoríase pode se desenvolver na pele periestomal como lesões papulares ou em placas, com escamas, nitidamente demarcadas, eritematosas e exsudativas. O pioderma gangrenoso está associado à doença inflamatória intestinal ou à malignidade, manifesta-se como úlcera necrótica grande e dolorosa e pode ser tratado com uma combinação de corticosteroides (tópico, sistêmico ou intralesional) e antibióticos (p. ex., dapsona).

As varizes paraestomais são colaterais vasculares portossistêmicos anormais que se desenvolvem entre as veias mesentéricas do intestino e as veias sistêmicas da pele periestomal. São mais comumente observadas em pacientes com hipertensão portal causada por colangite esclerosante. As varizes paraestomais podem causar sangramento intermitente ou hemorragia potencialmente fatal. Procedimentos locais, como ligadura de sutura ou cauterização, podem ser eficazes para o controle inicial da hemorragia. No entanto, o sangramento recorrente é comum, e a redução de pressões portais com TIPS é a maneira mais eficaz de interromper o sangramento. A hemorragia causada por varizes estomais geralmente está associada à mortalidade devido à doença hepática subjacente do paciente.

Tratamento

A seleção inadequada do sítio é uma das complicações mais comuns e evitáveis da cirurgia de estoma (Boxe 12.4). A má seleção do sítio causa dificuldades no autocuidado e interfere na manutenção de um coletor de estoma seguro. A criação de um estoma dentro do ventre do músculo reto do abdome reduz as potenciais complicações tardias, como prolapso do estoma e hérnia paraestomal. O local ideal do estoma deve ser centrado em uma superfície plana de cerca de 5 cm, longe de cicatrizes, dobras na pele e proeminências ósseas, com pele circundante saudável para fornecer uma vedação adequada da bolsa.[36] De preferência, o abdome do paciente deve ser inspecionado em várias posições ao escolher o sítio do estoma no pré-operatório, que incluem decúbito ventral, sentado, em pé e inclinado para a frente. A seleção do sítio quando o paciente é anestesiado na mesa da sala de cirurgia não permite a consideração das dobras cutâneas abdominais e seu impacto na colocação do coletor. Idealmente, o estoma deve ser localizado abaixo da linha da cintura. O tecido SC entre o estoma e a pele deve ser mantido limpo com o uso do Stomahesive® ou pó absorvente até o desenvolvimento secundário de uma nova junção. A isquemia do estoma é principalmente ocasionada por interrupção do suprimento arterial segmentar ao segmento exteriorizado do intestino. Na maioria dos casos, é melhor dividir e completar a preparação do intestino bem antes de trazer o membro do intestino através da parede abdominal, para dar tempo à demarcação nos casos em que o suprimento vascular está em questão. Ao preparar o membro do intestino para uma ileostomia terminal, o mesentério geralmente pode ser descolado do intestino por uma distância de até 5 cm sem comprometer o suprimento arterial devido aos colaterais submucosos.[37]

Em caso de isquemia do estoma, a primeira prioridade é avaliar a extensão da isquemia. Em caso de isquemia limitada à mucosa, observa-se resolução espontânea e cicatrização por segunda

> **Boxe 12.4** Aspectos técnicos de construção do estoma.
>
> **Abertura da parede abdominal**
> Excisão de pedaço circular de pele (≈ 2 cm de tamanho)
> Preservação da gordura subcutânea para fornecer suporte ao estoma
> Colocação do estoma no músculo pela via transretal
> Abertura fascial para admitir dois dedos
>
> **Estoma**
> Seleção de intestino normal para o estoma
> Mobilização adequada do intestino para evitar tensão no estoma
> Preservação do suprimento sanguíneo na extremidade do intestino (a artéria marginal do colo intestinal e a última arcada vascular do mesentério do intestino delgado devem ser preservadas)
> A serosa do intestino delgado não deve ser desnudada com mais de 5 cm de mesentério
>
> **Maturação**
> Maturação primária do estoma terminal ou ramo aferente da ileostomia em alça
> Evitar atravessar a pele com suturas durante a maturação
>
> **Outras manobras***
> Tunelização do intestino através do espaço extraperitoneal da parede abdominal
> Fechamento mesentérico-peritoneal
> Fixação do mesentério ou do intestino ao anel fascial
> Uso de haste de suporte com estomas em alça

*Podem ser realizadas, mas não se mostraram eficazes na prevenção de complicações pós-operatórias.

intenção. Em contrapartida, o comprometimento vascular abaixo do nível da fáscia e do peritônio requer laparotomia imediata e revisão da colostomia para evitar perfuração e peritonite. Complicações isquêmicas podem ser minimizadas com o preparo do intestino para a formação do estoma no início da operação, que oferece oportunidade para avaliar a perfusão inadequada durante a criação do estoma. A estenose assintomática leve não necessita de qualquer tratamento. Uma estenose firme que causa obstrução subaguda intestinal pode ser tratada com dilatação simples e suave em conjunto com uma dieta pobre em fibras. Em caso de episódios obstrutivos recorrentes ou dor, o estoma deve ser revisto. A estenose no nível da pele pode ser tratada separando-se a pele da mucosa e com a excisão da junção mucocutânea estenosada com uma pequena quantidade de pele, para aumentar o tamanho da ostomia, mobilizando o intestino distal e ressuturando o intestino fresco e mobilizado à borda da pele alargada.

Nos casos de retração incompleta, a revisão local com excisão de tecido desvitalizado e a ressutura de mucosa viável à pele usando suturas do tipo Brooke podem ser feitas na presença de intestino viável e na ausência de tensão indevida. No entanto, a retração completa do estoma com separação mucocutânea requer laparotomia e revisão, pois essa situação resulta em contaminação subfascial, peritonite e sepse.

O tratamento da hérnia paraestomal aguda e a obstrução intestinal no pós-operatório imediato requer reoperação urgente, redução de hérnia, ressecção de intestino inviável, se presente, e revisão da abertura fascial. O manejo do prolapso tardio depende da frequência e da gravidade dos sintomas, uma vez que o prolapso sintomático leve e infrequente não requer reparo e pode ser tratado com modificação do coletor ± um cinto de suporte com o auxílio de um estomaterapeuta. No entanto, quando o prolapso causa isquemia, obstrução ou dificuldade em manter um coletor funcional, a intervenção cirúrgica é justificada. O estrangulamento do intestino dentro de uma hérnia paraestomal é uma indicação absoluta para cirurgia.[38] Várias técnicas cirúrgicas são comumente empregadas para correção de hérnia paraestomal, incluindo reparo local, correção com material protético e recolocação do estoma. A tela pode ser usada com todas as três técnicas.

Os abscessos periestomais requerem drenagem cirúrgica. Uma fístula periestomal persistente necessita de ressecção da doença periestomal e construção de um novo estoma em um sítio diferente para evitar a infecção presente no antigo local. A laceração do estoma pode ser causada por um sistema em bolsa que se encaixa muito próximo ao estoma ou por uma cinta mal ajustada. Se reconhecido precocemente, esse problema pode ser tratado por um coletor de estoma de tamanho apropriado e pela descontinuação da cinta. As úlceras podem ser tratadas sintomaticamente com cuidados locais de feridas enterostomais. O tratamento cirúrgico é reservado para ulcerações que se estendem profundamente na ileostomia ou ulcerações periestomais extensas e incontroláveis. Um estoma situado adequadamente tem uma altura de pelo menos 1 cm e geralmente pode ser tratado com uma troca de bolsa a cada 3 a 7 dias.

A irritação local da pele é um problema comum, frequentemente visto em pacientes com estomias ao nível da pele ou retraídas. Eles requerem mais trocas frequentes de bolsas, muitas vezes diariamente ou várias vezes ao dia. O manejo tópico da pele inclui fornecer uma vedação adequada do coletor e controlar a dor na ferida e a infecção para melhorar a cicatrização da pele. O tratamento definitivo requer um sistema de bolsa apropriado, que protege a pele paraestomal do contato com o efluente agressor, o reajuste da bolsa e, muitas vezes, a educação do paciente. A dermatite traumática pode ser prevenida com a seleção meticulosa do sítio do estoma durante a cirurgia, bem como atenção pós-operatória diligente ao ajuste do coletor e substituição em intervalos apropriados. A dermatite de contato alérgica pode ser causada por produtos estomáticos específicos, e testes de contato podem ser usados para identificar o agente causador e confirmar o diagnóstico. O sangramento da pele estomal ou periestomal pode ser tratado com nitrato de prata ou eletrocautério para controlar o sangramento. Medidas adicionais, incluindo reinstalação do coletor, pressão direta no sítio de hemorragia, compressas de epinefrina e/ou transfusões, podem ser utilizadas, conforme necessário.

Colite causada por *Clostridioides difficile*

Clostridioides difficile (*C. difficile*), anteriormente conhecido como *Clostridium difficile*, é um bacilo formador de esporos, gram-positivo, anaeróbio e produtor de toxinas. Os esporos são resistentes a calor, ácido e antibióticos e podem ser transmitidos pela via fecal-oral. Normalmente, a microbiota nativa do intestino inibe o crescimento de *C. difficile* e previne a sua proliferação. A infecção por *C. difficile* (ICD) pode ocorrer quando a microbiota intestinal normal é interrompida pelo uso de antibióticos ou quando os esporos germinam, resultando em crescimento excessivo de *C. difficile* no colo intestinal. A colite por *C. difficile* é causada pela produção de enterotoxina A e citotoxina B, que danificam os epitélios intestinais, prejudicam a função celular e promovem a inflamação local. Algumas cepas de *C. difficile* têm mutações no gene produtor de toxinas, levando ao aumento da secreção e à virulência relacionada com a toxina. A ICD é a causa mais comum de diarreia nosocomial, embora nem todos os pacientes colonizados com *C. difficile* desenvolvam sintomas. Os esporos de *C. difficile* podem sobreviver por meses no ambiente, e portadores assintomáticos podem servir como um reservatório para as bactérias. A colonização é mais comum em pacientes hospitalizados ou profissionais que trabalham em unidades de assistência à saúde. Além disso, C. difficile pode ser transferido entre pacientes hospitalizados por meio de profissionais de saúde. Os fatores de risco de ICD incluem exposição a antibióticos, idade avançada (> 65 anos), hospitalização, doença inflamatória intestinal, cirurgia GI, medicamentos imunossupressores ou um hospedeiro imunologicamente comprometido. Quase todos os antibióticos estão associados à ICD, incluindo aqueles usados no tratamento da doença (vancomicina, metronidazol). Penicilina e cefalosporinas de amplo espectro, clindamicina e fluoroquinolonas são os antibióticos comuns que precipitam a ICD. O risco de ICD é aumentado por um curso prolongado de antibioticoterapia ou a administração de múltiplos antibióticos. Pacientes cirúrgicos estão em risco de ICD, uma vez que geralmente são idosos e hospitalizados, têm comorbidades associadas e são relativamente imunossuprimidos. A ICD adquirida na comunidade também é cada vez mais relatada.

Apresentação clínica

Após a colonização de C. difficile, o tempo de incubação é variado. Os sintomas de ICD variam de diarreia assintomática leve a moderada a colite fulminante com risco de vida. O colo distal é mais comumente afetado, mas a ICD pode apresentar-se como colite localizada em qualquer parte do colo intestinal ou como colite difusa. A maioria dos pacientes desenvolve diarreia aquosa durante a terapia com antibióticos ou logo após um curso de antibióticos, mas também pode apresentar semanas depois. Outros sintomas de ICD incluem dor abdominal, febre, fraqueza, perda de apetite, náuseas e vômitos. Casos graves de ICD podem apresentar desidratação significativa, distensão abdominal, íleo, megacolo tóxico, isquemia intestinal, perfuração colônica, peritonite, insuficiência renal, sepse, choque e morte. Pacientes com ICD fulminante apresentam hipotensão, choque, íleo e megacolo tóxico, que está associado à maior mortalidade. Raras manifestações extracolônicas são artrite reativa e infiltração do intestino delgado. Em casos recorrentes de ICD, a infecção pode ser causada pela reativação da mesma cepa ou reinfecção com uma nova cepa de C. difficile.

Diagnóstico

O teste de fezes para C. difficile é comumente realizado em pacientes que têm três ou mais episódios de fezes moles ou aquosas inexplicáveis dentro de 24 horas. Exames laboratoriais podem detectar tanto a toxina livre (toxina A, toxina B) por imunoensaio enzimático como a presença de C. difficile a partir da detecção de antígeno comum, genes de toxina, células ou esporos. O padrão-ouro para detectar o microrganismo C. difficile é a cultura toxigênica, mas esta é demorada e requer equipamentos especializados, o que atrasa o diagnóstico. Mais recentemente, a reação em cadeia da polimerase em tempo real para genes codificadores de toxinas (tcdA, tcdB) é um teste realizado que fornece um diagnóstico rápido e preciso na maioria dos casos. O teste padrão-ouro para a detecção de toxina é um ensaio de citotoxicidade celular, que leva 1 a 2 dias, e o imunoensaio enzimático da toxina é o exame mais comum. Fezes frescas devem ser coletadas e enviadas ao laboratório o mais rápido possível. Um *swab* retal pode ser feito em casos suspeitos de ICD com íleo associado. A proctoscopia flexível ou rígida pode ser realizada à beira do leito em pacientes críticos quando a intervenção cirúrgica urgente é necessária. Pacientes com ICD apresentam pseudomembranas brancas a amarelas, com aproximadamente 2 cm de tamanho, separadas por mucosa normal. Radiografias abdominais podem mostrar colo intestinal dilatado, edematoso ou megacolo tóxico em casos graves. A TC abdominal com contraste oral pode avaliar o megacolo tóxico (diâmetro cecal > 12 cm, colo intestinal > 6 cm) ou perfuração intestinal. Os exames de sangue com frequência demonstram leucocitose significativa, acidose metabólica, lactato elevado, LRA e hipoalbuminemia em casos graves. A leucocitose ≤ 15.000 e a creatinina sérica < 1,5 mg/dℓ sugerem ICD não grave, ao passo que a leucocitose > 15.000 e a Cr sérica > 1,5 mg/dℓ sugerem ICD grave. A presença de hipotensão, choque, íleo e megacolo tóxico é observada com a ICD fulminante.

Prevenção e manejo clínico

A transmissão de C. difficile é evitada por precaução de contato. Pacientes com ICD são geralmente colocados em uma única sala com "precauções de isolamento", com um banheiro separado, ou em "precauções de isolamento de contato". Os pacientes devem ser encorajados a lavar as mãos e a tomar banhos regulares, se possível, para reduzir o risco de transmissão de esporos. Todos os profissionais de saúde devem usar aventais e luvas e lavar as mãos com água e sabão antes e depois de entrarem em contato com pacientes com ICD, uma vez que os esporos são resistentes a soluções à base de álcool. Os visitantes também devem ser aconselhados a seguir essas precauções. Soluções esporicidas devem ser aplicadas para limpar a sala para facilitar a descontaminação após a alta hospitalar.

O tratamento da ICD começa com a descontinuação da antibioticoterapia indutora do paciente o mais rápido possível e a administração de fluidos IV para prevenir ou corrigir a desidratação. Apenas pacientes sintomáticos com ICD devem ser tratados. Os fármacos de escolha para ICD são vancomicina ou fidaxomicina. Quando a suspeita clínica de ICD é alta, testes laboratoriais não devem atrasar o tratamento. Para o episódio inicial de ICD, a vancomicina de 125 mg é administrada por via oral, 4 vezes/dia, ou fidaxomicina 200 mg por via oral, 2 vezes/dia, por 10 dias.[39] Em casos menos graves de ICD, o metronidazol (500 mg por via oral, 3 vezes/dia, por 10 dias) é uma alternativa se a vancomicina e a fidaxomicina não estiverem disponíveis. Na ICD fulminante, a vancomicina (500 mg por via oral, 4 vezes/dia) é administrada com metronidazol adicional (500 mg IV, 3 vezes/dia), e o uso de enemas de vancomicina (500 mg em 100 mℓ de enema de solução salina normal) também é recomendado. A ICD recorrente é tratada com o regime normal de vancomicina se o metronidazol foi usado para tratar o primeiro episódio; contudo, se a vancomicina foi usada no primeiro episódio, esse fármaco deve ser administrado por um período prolongado de maneira pulsada e com redução progressiva das doses (125 mg por via oral, 4 vezes/dia, por 10 a 14 dias, seguido de 2 vezes/dia, por 7 dias, e, depois, a cada 2 a 3 dias, durante 2 a 8 semanas). A fidaxomicina (200 mg, 2 vezes/dia, por 10 dias) pode ser usada se a vancomicina foi administrada no primeiro episódio de ICD. Recidivas subsequentes de ICD podem ser tratadas com vancomicina ou fidaxomicina, como descrito anteriormente, ou com vancomicina (125 mg, 4 vezes/dia, por 10 dias), seguido de rifaximina (400 mg, 3 vezes/dia, por 20 dias). O transplante de microbiota fecal pode ser considerado em pacientes com múltiplas ICDs recorrentes. A intervenção cirúrgica é considerada em pacientes com peritonite, perfuração colônica, isquemia intestinal, SCA, agravamento da acidose, sepse e choque, apesar de reanimação apropriada, e na piora do quadro clínico de ICD, apesar do manejo adequado. Por muitos anos, a colectomia abdominal total com ileostomia era considerada o procedimento de escolha para ICD com risco de vida. Mais recentemente, a ileostomia em alça laparoscópica e a lavagem colônica com 8 ℓ de polietilenoglicol (PEG 350), além de lavagens anterógradas com vancomicina (500 mg em

500 mℓ de lactato de Ringer a cada 8 horas) e metronidazol IV por 10 dias são condutas adotadas em muitos centros. A colectomia ainda pode ser necessária em casos refratários de ICD, mas é mais comumente usada para resgate de não respondedores à derivação fecal e ao procedimento de lavagem colônica. A reversão do estoma é considerada tardiamente quando o paciente está totalmente recuperado, embora a taxa de reversão seja baixa. Repetir o teste de detecção de *C. difficile* e de toxinas geralmente não é recomendado em pacientes com resposta clínica ao tratamento, uma vez que os resultados ainda podem ser positivos, mas o tratamento não precisa ser continuado.

Vazamento anastomótico

As anastomoses intestinais são comumente realizadas em cirurgias gerais eletivas e de emergência. Anastomoses intestinais bem-sucedidas requerem uma combinação de técnica cirúrgica meticulosa (colocação de sutura ou procedimento de grampeamento correto), bom suprimento de sangue (cor rósea, intestino peristáltico com mesentério pulsátil) e ausência de tensão na anastomose (mobilização adequada do intestino). Várias técnicas de anastomose estão disponíveis, incluindo anastomoses término-terminais ou término-laterais grampeadas (linear ou circunferencial) e suturadas (interrompida, contínua, uma ou duas camadas). A escolha da técnica cirúrgica pode ser influenciada pela localização, pelo diâmetro e pela presença de edema no intestino, fatores do paciente, infecção peritoneal associada, câncer, contaminação ou preferência do cirurgião. Uma literatura considerável é dedicada ao impacto da técnica cirúrgica sobre as taxas de vazamento anastomótico. Em geral, a técnica anastomótica não parece estar associada a grandes diferenças na taxa de vazamento, exceto em situações específicas. Por exemplo, o intestino inflamado, edemaciado ou espessado (diverticulite, enterite por radiação ou doença inflamatória intestinal) está associado ao aumento da taxa de vazamento na maioria das técnicas; alguns estudos indicam superioridade das anastomoses suturadas à mão e/ou de duas camadas nessas e em outras circunstâncias especiais. Se a equipe cirúrgica estiver preocupada com a anastomose, a integridade anastomótica pode ser testada no intraoperatório, a partir da instilação de solução salina, betadina ou ar sob pressão para distender o intestino no sítio da anastomose. Se pequenos vazamentos forem observados, eles geralmente podem ser reparados com alguns pontos adicionais. No entanto, grandes vazamentos por falha no disparo dos grampos podem exigir a revisão completa da anastomose. Em caso de preocupações sobre isquemia ou viabilidade intestinal, a angiografia vascular com fluorescência pode ser utilizada para avaliar a perfusão intestinal, ou a cirurgia de controle de danos com uma revisão e a anastomose tardia podem ser realizadas.

Causas

Inúmeros fatores estão envolvidos na falha da cicatrização anastomótica (Tabela 12.17), que podem ser amplamente classificados como fatores relacionados com o cirurgião, relacionados com o paciente e relacionados com a doença. Enquanto a integridade anastomótica depende da interação complexa dos fatores do paciente e dos processos patológicos subjacentes, o cirurgião deve assegurar-se de que esses fatores são considerados e a técnica anastomótica é adequada para a situação clínica. Os fatores técnicos que contribuem para o vazamento precoce incluem lacunas na linha de sutura, mau posicionamento da sutura, falha de disparo do grampeador, enterotomia ou laceração próximo à linha de sutura. A obstrução distal, a isquemia e os processos patológicos subjacentes também podem contribuir para vazamentos anastomóticos tardios.

Tabela 12.17 Fatores de risco associados ao vazamento anastomótico.

Fatores definitivos	Fatores envolvidos
Aspectos técnicos	Preparação mecânica do intestino
Suprimento sanguíneo	Drenos
Tensão na linha de sutura	Malignidade avançada
Anastomose hermética e impermeável	Choque e coagulopatia
Localização no trato gastrintestinal	Cirurgia de emergência
Pancreaticoentérico	Transfusão de sangue
Colorretal	Desnutrição
Acima da reflexão peritoneal	Obesidade
Abaixo da reflexão peritoneal	Gênero
Fatores locais	Tabagismo
Ambiente séptico	Terapia com esteroides
Coleção de fluidos	Terapia neoadjuvante
Fatores relacionados com o intestino	Deficiência de vitamina C, ferro, zinco e cisteína
Radioterapia	Fatores relacionados com o grampeamento
Lúmen distal comprometido	Extração forçada do grampeamento
Doença de Crohn	Lacerações causadas por inserção de bigorna ou pistola
	Falha no fechamento do grampeamento

Dados recentes sugerem que a microbiota intestinal desempenha um papel importante nos vazamentos anastomóticos. Alterações nas bactérias intestinais (p. ex., aumento de *Enterococcus faecalis*) podem aumentar o risco de vazamento anastomótico, com a ativação de MMP9 e o aumento da atividade de degradação de colágeno no sítio de anastomose.[40] A resistência à tração de uma anastomose intestinal depende das fibras colágenas grampeadas ou suturadas na submucosa, de modo que o aumento da atividade da colagenase na anastomose pode contribuir para a ruptura. Da mesma forma, a síntese de colágeno é necessária para a cicatrização anastomótica adequada. Quimioterapia, radiação e deficiências de cofatores (p. ex., vitaminas A, C e E), que afetam a função celular, a proliferação e o reparo tecidual, podem afetar negativamente o processo de cicatrização. No diabetes não controlado, há uma diminuição no número e na atividade de macrófagos, que resulta em comprometimento da angiogênese, formação de vasos linfáticos e síntese de colágeno, causando o retardo da cicatrização. A deficiência de zinco também pode afetar a cicatrização, aumentando a atividade da metaloproteinase da matriz, alterando a proporção do tipo de colágeno e reduzindo a proliferação celular.

O fluxo sanguíneo microcirculatório no nível da anastomose é fundamental para a cicatrização, pois fornece micronutrientes, oxigênio, células anabólicas e fatores de crescimento.[41] Condições como insuficiência cardíaca, doença vascular mesentérica ou choque hemorrágico ou séptico podem causar hipoperfusão do sítio de anastomose e aumentar o risco de vazamento ou deiscência. Embora a hipoxia estimule a angiogênese, a cicatrização é prejudicada quando a tensão arterial de oxigênio cai abaixo de 35 mmHg, pois isso afeta a formação de fibras colágenas maduras. Angiogênese, fatores de crescimento e epitelização são ainda mais comprometidos quando os níveis de oxigênio caem abaixo de 10 mmHg.

Portanto, é essencial manter a euvolemia e a normóxia e prevenir a perda excessiva de sangue no intraoperatório para manter a oxigenação tecidual na anastomose.

A localização da anastomose também pode contribuir para o risco de vazamento anastomótico. As anastomoses do intestino delgado (enteroanastomoses, anastomoses ileocólicas e ileorretais) são consideradas de "baixo risco", ao passo que as anastomoses esofágicas, pancreatoentéricas e colorretais têm risco aumentado de vazamento anastomótico. Com a cirurgia retal, a distância da borda anal é um fator de risco independente, e as anastomoses colorretais apresentam uma taxa de vazamento mais alta em comparação com uma anastomose ileocólica e colocólica. O risco de vazamento é maior se a anastomose está abaixo da reflexão peritoneal (8 a 20%) e para uma anastomose retal (1 a 9%).

Fatores relacionados com o paciente, como desnutrição proteica (albumina < 3,0 a 3,5 g/dℓ), perda de peso (> 10% do peso corporal), diabetes, choque, perda de sangue grave, deficiência imunológica, tabagismo, consumo de álcool, idade avançada e obesidade, estão associados ao aumento do risco de falha da anastomose em pacientes submetidos à cirurgia colorretal. Além disso, os processos de doenças subjacentes afetam a cicatrização de uma anastomose colorretal recém-formada. O câncer colorretal metastático é um risco independente para vazamento anastomótico, e tanto o uso pré como o pós-operatório do agente quimioterápico bevacizumabe foram relatados para aumentar o risco de deiscência da anastomose. Portanto, recomenda-se que o bevacizumabe seja administrado 6 semanas antes de uma anastomose colorretal eletiva e 28 dias após a cirurgia.[42] Pacientes com doença inflamatória intestinal (doença de Crohn e colite ulcerativa) tratados com imunossupressão (p. ex., infliximabe) ou esteroides podem ter um risco aumentado de vazamento anastomótico. Em geral, o uso de esteroides prejudica a cicatrização, devido à redução da produção do fator de crescimento transformador-β, do IGF-I e do colágeno.

O risco de fístula anastomótica também é influenciado pelo fato de o procedimento ser realizado eletivamente ou em condições de emergência. A cirurgia de emergência está associada ao aumento da taxa de vazamento anastomótico por vários motivos, incluindo presença de malignidade subjacente, estado imunocomprometido, presença de contaminação intra-abdominal ou sepse, instabilidade hemodinâmica etc. A cirurgia de controle de danos pode ser empregada em casos de contaminação peritoneal grave e demonstrou melhorar os desfechos clínicos quando os pacientes apresentam intestino isquêmico e não são totalmente ressuscitados ou estão em choque séptico. No entanto, abdomes abertos com a NPWT estão associados a taxas mais altas de vazamento anastomótico quando comparados com aqueles que são primariamente fechados. Não está claro se isso é devido a fatores relacionados com o paciente (p. ex., pacientes que estão mais doentes tendem a ser deixados abertos com mais frequência) ou fatores que são intrínsecos à terapia de pressão negativa. O papel de medidas adjuvantes, como drenos pélvicos, omentoplastia ou reforço de tecido, na modificação da taxa de vazamento permanece incerto. Na pelve, a justificativa para o uso de drenos é que eles impedem o acúmulo de sangue e fluidos adjacentes à linha de sutura, que podem se infectar e contribuir para a deiscência da linha de sutura. No entanto, estudos relataram resultados mistos sobre o uso de drenos pélvicos, com alguns concluindo que o uso de drenos pélvicos de aspiração fechada resulta em menos complicações anastomóticas, outros relatando que o uso de drenos pélvicos é um fator de risco independente para vazamento anastomótico.

Quando a cirurgia intestinal eletiva é realizada, existem oportunidades para otimizar os fatores de risco relacionados com o paciente para diminuir o risco de vazamento anastomótico. Estes incluem a cessação do tabagismo, a otimização nutricional para corrigir a desnutrição proteica e a reposição de nutrientes essenciais deficientes (p. ex., proteína, zinco e cobre) e vitaminas (p. ex., A, C e E). Pacientes com doença cardíaca ou pulmonar significativa devem ser estratificados em grupos de risco e otimizados, se possível. Isso pode incluir identificar e tratar a apneia do sono com ventilação com pressão positiva contínua nas vias respiratórias, bloqueio beta pré-operatório ou redução da pós-carga e/ou melhoria do controle glicêmico em pacientes com diabetes melito tipo 2. Outro fator a ser considerado na cirurgia intestinal eletiva é o papel das preparações intestinais mecânica e antibiótica. A preparação mecânica do intestino é tradicionalmente considerada importante na prevenção de deiscência anastomótica, com redução da carga fecal no sítio anastomótico. No entanto, durante a última década, com o advento da profilaxia antibiótica eficaz, de técnicas cirúrgicas modernas e do melhor atendimento ao paciente, muitos cirurgiões questionaram o dogma do preparo mecânico do intestino. Além disso, vários estudos demonstraram que a preparação mecânica do intestino não é "essencial" para a cicatrização anastomótica bem-sucedida.[43] A combinação de antibióticos orais, preparo mecânico intestinal e antibióticos parenterais demonstrou reduzir o risco de ISC na cirurgia colorretal eletiva, e alguns estudos indicaram que os antibióticos orais estão associados às taxas reduzidas de vazamento anastomótico. Entretanto, em caso de suspeita de vazamento, antibióticos contra aeróbios e anaeróbios devem ser iniciados imediatamente.

Apresentação clínica e diagnóstico

Os sinais e sintomas de vazamento anastomótico são variáveis dependendo da localização intestinal, do tamanho do vazamento, do grau e da propagação da contaminação e do tempo de apresentação clínica (precoce vs. tardia). Febre, taquicardia, dor abdominal crescente, contagem de leucócitos, diminuição do débito urinário e dispneia são comumente observados com os vazamentos intra-abdominais. Os vazamentos podem se manifestar precocemente com sintomas graves, sepse e falência de múltiplos órgãos, caso haja disseminação de conteúdos intestinais para toda a cavidade peritoneal. Os pacientes também podem manifestar de forma mais tardia e sutil sintomas como dor abdominal vaga, íleo prolongado ou retorno tardio da função intestinal se eles se apresentarem tardiamente ou o abscesso for "encapsulado" pelo omento ou por outras vísceras. Vazamentos anastomóticos também podem se manifestar como drenagem do conteúdo intestinal a partir de drenos intra-abdominais ou como ISCs com drenagem de fístulas enterocutâneas (FECs) da incisão na pele. Muitos sintomas de vazamento anastomótico são inespecíficos e podem se sobrepor a outras complicações ou atrasos na recuperação pós-operatória. A equipe cirúrgica deve ter um alto índice de suspeita e investigar de maneira abrangente sintomas inesperados em pacientes com anastomoses intestinais recentes, pois atrasos no diagnóstico e no tratamento de vazamentos anastomóticos estão associados a piores desfechos clínicos.

O tempo de apresentação clínica pode variar com a localização da anastomose. Os vazamentos gastrojejunais após a cirurgia de derivação gástrica geralmente estão presentes precocemente (< 24 horas), e vazamentos no intestino delgado ou no colo intestinal comumente estão presentes entre 5 e 7 dias após a cirurgia. Quando o diagnóstico de vazamento anastomótico é clinicamente evidente e o paciente tem peritonite ou sepse grave, muitos cirurgiões seguirão com laparotomia exploratória imediata ou laparoscopia diagnóstica. Testes laboratoriais, como hemograma completo, proteína C reativa e procalcitonina, podem estar elevados com o vazamento anastomótico, mas são considerados relativamente inespecíficos.

As técnicas de imagem mais comuns para avaliar o vazamento anastomótico são estudos de contraste hidrossolúvel e exames de TC. Os estudos de contraste fluoroscópicos são mais úteis para as anastomoses GI proximais ou colorretais distais. Os exames de TC de abdome-pelve com contraste oral ou retal são utilizados para avaliar os vazamentos anastomóticos, mas não demonstram rotineiramente o vazamento de contraste do sítio de vazamento. Sinais de inflamação local, como intestino preso e espesso, grandes quantidades de líquido (> 300 mℓ) ao redor da anastomose ± ar livre, devem aumentar a preocupação de vazamento. A amostragem radiológica intervencionista ou a drenagem do fluido podem ser usadas para confirmar e, em alguns casos, tratar um vazamento pequeno ou contido.

Dependendo da condição clínica do paciente, o manejo de um vazamento anastomótico varia de drenagem, repouso intestinal e antibioticoterapia até laparotomia exploratória com reparo, ressecção, derivação proximal ou ostomias. Vazamentos assintomáticos descobertos radiologicamente podem não necessitar de tratamento. Em pacientes com abscessos localizados que não são tóxicos, o manejo bem-sucedido pode incluir drenagem de abscesso, antibióticos de amplo espectro e/ou repouso intestinal. Um vazamento contido, com um abscesso abdominal ou pélvico e sinais clínicos de sepse, requer drenagem do abscesso com cobertura antibiótica de amplo espectro. A intervenção cirúrgica é necessária na ausência de melhora ou deterioração clínica, sepse ou peritonite difusa. O tratamento cirúrgico do vazamento anastomótico é determinado pela condição médica do paciente e por achados intraoperatórios; pequenos vazamentos (< 1 cm) podem ser controlados com reparo e drenagem simples, quando são encontrados tecidos saudáveis e inflamação mínima. Na presença de peritonite grave, edema intestinal e inflamação, bem como sepse sistêmica, um estoma de desvio deve ser considerado. Pequenos vazamentos com inflamação localizada de uma anastomose colorretal baixa podem ser tratados com drenos pélvicos e uma ileostomia em alça de desvio. O uso de estomas protetores não é limitado apenas à cirurgia retal, mas é aplicável a todas as anastomoses. Embora um estoma de desvio proximal não impeça um vazamento anastomótico, ele mitigará o impacto clínico da falha anastomótica, desviando o fluxo fecal para longe da anastomose recém-criada. A ruptura anastomótica na pelve é comumente causada por isquemia e frequentemente resulta em contaminação peritoneal. Nessa situação, a retirada da anastomose é necessária com derivação fecal completa usando colostomia ou ileostomia.

Fístulas intestinais
Causas

Uma fístula é definida como uma comunicação anormal entre duas superfícies epitelizadas. As fístulas no trato GI originam-se da parede intestinal, dos ductos biliares ou dos pancreáticos e comunicam-se com órgãos adjacentes ou o intestino (fístulas internas) ou externamente com a parede abdominal (fístula externa). As fístulas podem ser classificadas como congênitas (p. ex., fístula traqueoesofágica) ou adquiridas. As fístulas adquiridas podem ser traumáticas, espontâneas ou pós-operatórias. A maioria das fístulas GI (75 a 85%) é iatrogênica ou traumática, causada por técnica operatória defeituosa, lesão no intestino durante o manuseio, lise de aderências, fechamento fascial abdominal ou drenagem percutânea. As fístulas espontâneas representam os 15 a 25% restantes e podem ser causadas por irradiação intestinal prévia, sepse intra-abdominal ou doença inflamatória intestinal, principalmente doença de Crohn. Entre as fístulas GI adquiridas, as fístulas esofágicas ocorrem como consequência de instrumentação, cirurgia de cabeça e pescoço ou trauma (tanto penetrante quanto contuso).

As fístulas gástricas são, em sua maioria, iatrogênicas (85%), resultantes de vazamento anastomótico após doença ulcerosa péptica, procedimentos antirrefluxo e cirurgia bariátrica, ao passo que as demais são decorrentes de irradiação, inflamação, isquemia e malignidade. As fístulas duodenais ocorrem como uma complicação da ressecção gástrica, ressecção duodenal, procedimentos do trato biliar, ressecções pancreáticas, traumas, úlceras pépticas perfuradas e câncer.

As fístulas intestinais são classificadas em internas, externas ou mistas. As fístulas mistas envolvem duas ou mais vísceras ocas com conexão cutânea, e quase sempre estão associadas a um abscesso. As fístulas intestinais externas ou FECs são o tipo mais comum e geralmente são resultantes de complicações de cirurgias abdominais anteriores (p. ex., vazamento anastomótico, lesão intestinal, lesão iatrogênica ou por exposição do intestino a grandes defeitos abdominais ou malha protética). O íleo é o sítio mais comum para uma FEC. As FECs proximais (p. ex., intestino delgado) geralmente são de alto débito, ao passo que as distais (p. ex., colo intestinal) tendem a ser de baixo débito. A doença de Crohn está associada às fístulas externas e internas (enteroentéricas, enterovesicais ou enterocólicas). As fístulas colocutâneas também podem ser observadas com diverticulite, câncer, doença inflamatória intestinal e apendicite ou radioterapia. As fístulas aortoentéricas ocorrem devido à erosão de enxertos aórticos protéticos nas vísceras circundantes, geralmente o duodeno.

O débito fistuloso em um período de 24 horas é o determinante mais importante de seu impacto fisiológico (no estado hidreletrolítico) sobre o paciente e orienta o manejo. As FECs podem ser classificadas como de baixo (< 200 mℓ/dia), moderado (200 a 500 mℓ/dia) ou alto (> 500 mℓ/dia) débito. O tratamento clínico de fístulas comumente inclui o manejo de feridas, assim como o manejo farmacológico (p. ex., bloqueadores de H_2), nutricional e hidreletrolítico. O fechamento da fístula é considerado espontâneo na ausência de intervenção radiológica ou cirúrgica. Características anatômicas associadas às fístulas não cicatrizantes incluem grande abscesso adjacente, trajeto fistuloso < 2 cm de comprimento, defeitos enterais > 1 cm e fístulas decorrentes de alguns segmentos intestinais (p. ex., estômago, duodeno lateral, ligamento de Treitz e íleo; Tabela 12.18). A sepse é um fator de risco bem reconhecido que impacta negativamente o fechamento espontâneo da fístula. Fístulas associadas a fístulas pancreáticas concomitantes, presença de desnutrição ou infecção adjacente apresentam uma baixa taxa de fechamento espontâneo. As fístulas de baixo débito são cerca de três vezes mais propensas ao fechamento espontâneo do que as fístulas de alto débito, ao passo que as fístulas pós-operatórias são cerca de cinco vezes mais propensas a fechar do que as fístulas associadas à doença inflamatória intestinal ou ao trauma.

Apresentação clínica e diagnóstico

Pacientes com FECs podem apresentar uma ampla gama de sintomas. Eles podem demonstrar retorno tardio da função intestinal e drenagem controlada do conteúdo entérico de um dreno com sinais mínimos de infecção. No entanto, a sepse é a complicação mais comum observada em pacientes com FEC. Com esse quadro clínico, os pacientes podem manifestar febre, taquicardia, contagem de leucócitos, vazamento de material purulento e, finalmente, drenagem de conteúdo entérico de sua incisão cirúrgica. Desidratação, anormalidades hidreletrolíticas e desnutrição são comuns nesse cenário, principalmente em fístulas de "alto débito". O diagnóstico de FECs geralmente é simples, pois a drenagem de conteúdo entérico através da pele (enterocutânea) ou da vagina (enterovaginal) é clinicamente evidente. As FECs também podem apresentar infecções graves da parede abdominal, causadas por

Tabela 12.18 Fatores que afetam a cicatrização de fístulas intestinais externas.

Fatores	Favoráveis	Desfavoráveis
Anatomia cirúrgica da fístula	Trajeto longo, > 2 cm	Trajeto curto, < 2 cm
	Trajeto único	Vários trajetos
	Nenhuma outra fístula	Fístulas internas associadas
	Fístula lateral	Fístula terminal
	Trajeto não epitelizado	Trajeto epitelizado
	Origem (jejuno, colo intestinal, colo duodenal e pancreaticobiliar)	Origem (duodeno lateral, estômago e íleo)
	Nenhum grande abscesso adjacente	Abscesso grande adjacente
Condição do intestino	Nenhuma doença intestinal	Doença intestinal intrínseca (doença de Crohn, enterite por radiação, câncer recorrente ou incompletamente ressecado)
	Nenhuma obstrução intestinal distal	Obstrução intestinal distal
	Pequeno defeito enteral, < 1 cm	Grande defeito enteral, > 1 cm
Condição da parede intestinal	Intacta	Rompida (a fístula abre-se na base da incisão rompida)
	Sem alteração patológica	Infiltrada com malignidade ou doença intestinal
	Nenhum corpo estranho	Corpo estranho (malha)
Fisiologia do paciente	Sem desnutrição	Desnutrição
	Sem sepse	Sepse
Débito fistuloso	Sem influência	Influência

invasão bacteriana e erosão química, que facilitam a extensão do processo infeccioso por meio dos planos fasciais, tecido SC e músculo. Por outro lado, as fístulas internas (p. ex., colovesical) podem manifestar-se de forma mais sutil e exigir exames de imagem ou endoscopia para o diagnóstico.

As análises de imagem da TC abdominal e da pelve são comumente obtidas em pacientes com sepse pós-operatória e, em relação às coleções líquidas intra-abdominais, são drenadas com orientação radiológica para tratar coleções de fluidos infectados. Quando o contraste oral vaza do trato GI ou os conteúdos entéricos são drenados, o diagnóstico é realizado. Outros métodos comumente utilizados para diagnosticar fístulas do intestino delgado incluem um fistulograma para fístulas externas ou séries GI superior e inferior (fístulas internas). Os fistulogramas fornecem informações sobre o comprimento e a origem da fístula, o que pode ajudar a determinar se a fístula pode se fechar espontaneamente. Entretanto, a maioria das FECs requer internação hospitalar prolongada e está associada à morbidade e à mortalidade.

Tratamento

A prevenção de fístulas é facilitada pelo uso de intestino saudável para a anastomose, preparo intestinal mecânico pré-operatório, antibióticos intraluminais ou sistêmicos pré-operatórios, boas técnicas de anastomose (como discutido na falha anastomótica) e otimização pré-operatória do estado nutricional. Nas últimas três décadas, a mortalidade reduzida (de 40 a 60% para 15 a 20%) associada às fístulas foi atribuída a avanços no manejo de fluidos, eletrólitos e nutrientes. Os objetivos gerais de tratamento no manejo de FECs incluem controlar a sepse, prevenir a depleção de fluidos/eletrólitos, manejar a drenagem da fístula, evitar danos à pele e melhorar a cicatrização, otimizando o estado nutricional do paciente com nutrição parenteral total (NPT) e alimentação enteral, quando tolerada.[44] A restauração de normovolemia, a reposição eletrolítica e a correção do equilíbrio ácido-básico requer medição precisa do débito e da composição da fístula. Uma vez que a sepse é controlada, o manejo inicial inclui *status* de NPO, descompressão NG e/ou medidas farmacológicas (p. ex., IBPs ou bloqueadores de H_2) para diminuir as secreções gástricas. O uso de análogos da somatostatina é um tanto controverso, mas os proponentes do uso de análogo da somatostatina octreotida citam evidências de diminuição do débito fistuloso e reduções do tempo de cicatrização da fístula e do tempo necessário para NPT. O infliximabe (anticorpo monoclonal para TNF-α) pode ajudar no fechamento da fístula em pacientes com doença de Crohn.

Depois que o débito fistuloso basal é mensurado, a alimentação enteral pode ser iniciada para avaliar como isso afeta o débito da fístula. Se a alimentação enteral causa aumento significativo do débito fistuloso, o paciente deve receber NPO, iniciando a NPT com volume adequado e composição eletrolítica para repor as perdas da fístula.[45] Para fístulas colônicas e de baixo débito, o uso de nutrição enteral facilita o fechamento precoce da fístula, a redução da taxa de pneumonia, a melhora da função da barreira intestinal e a diminuição da taxa de recorrência da fístula. No entanto, a nutrição enteral geralmente requer pelo menos 122 cm de intestino. A fistuloclise (alimentação enteral distal) é uma técnica desenvolvida para fornecer suporte nutricional em pacientes com fístulas proximais de alto débito. A coleta e a realimentação da drenagem da fístula, em combinação com a alimentação enteral para o intestino distal, podem diminuir a necessidade de NPT, ajudar a prevenir problemas hidreletrolíticos e manter a nutrição em alguns pacientes. Todavia, a fistuloclise não é bem-sucedida em muitos pacientes, devido às dificuldades inerentes no manejo de feridas, deslocamento do tubo, além de vazamento das sondas de alimentação ao redor do tubo na pele do paciente. Em muitos pacientes com fístulas de alto débito e patologia intra-abdominal complexa, a NPT a longo prazo é necessária para fornecer suporte nutricional, manter a normovolemia e prevenir os distúrbios eletrolíticos.

O manejo de feridas é a principal consideração em todos os pacientes com FECs, e os enfermeiros com experiência em manejo de feridas/ostomia são essenciais para esse procedimento. O derramamento de conteúdo enteral causa escoriação cutânea local grave no sítio de uma FEC. O débito fistuloso > 500 mℓ/dia geralmente requer um sistema de bolsa, ao passo que o débito < 50 ml/dia pode ser tratado com curativo e barreira cutânea. Várias técnicas estão disponíveis para o manejo dessas feridas frequentemente complexas, incluindo substâncias protetoras (Stomahesives®, selantes de fibrina), sistemas de manejo de feridas e NPWT. Em muitas situações, torna-se uma questão de tentativa e erro para ver qual solução é a melhor para cada paciente.

Uma vez que a sepse é controlada, o estado hídrico e nutricional do paciente melhora e a ferida é tratada, a probabilidade de fechamento espontâneo e o tempo de intervenção cirúrgica precisam ser considerados. A terapia médica deve ser continuada enquanto o paciente continua a melhorar. A maioria das fístulas que se fecham espontaneamente o fazem nas primeiras 4 semanas. Portanto, na maioria dos casos, os pacientes devem receber pelo menos 8 semanas de terapia para que a fístula cicatrize espontaneamente antes que a cirurgia seja considerada. A terapia cirúrgica é inevitável em muitos casos, particularmente quando características desfavoráveis estão presentes (Tabela 12.18). Indicações para o tratamento cirúrgico das FECs incluem drenagem persistente, sepse ou abscesso. No entanto, o tempo de intervenção cirúrgica requer uma avaliação da relação risco-benefício para o paciente de modo individual. Isso exige considerar a cirurgia abdominal prévia do paciente, o estado inflamatório da cavidade abdominal e a capacidade do paciente de tolerar um procedimento cirúrgico de grande porte. A intervenção cirúrgica para as FECs deve ser adiada até que as condições intra-abdominais e sistêmicas sejam otimizadas. Em muitos casos, há uma reação peritoneal densa, causada por sepse abdominal e FEC, que atinge o pico em torno de 10 a 21 dias e dura pelo menos 6 a 8 semanas antes de desaparecer. Em alguns casos, adiar a cirurgia ainda mais (p. ex., 3 a 6 meses) pode permitir a diminuição significativa da inflamação peritoneal e a otimização nutricional e fisiológica do paciente antes de submetê-lo a uma cirurgia de grande porte com suas complicações associadas.

A cirurgia para FECs é tecnicamente desafiadora e demorada. Muitos pacientes com FECs têm grandes defeitos na parede abdominal, que precisam ser reparados com a cirurgia da fístula. Entrar no abdome acima ou abaixo da incisão prévia pode ajudar a acessar a cavidade peritoneal sem lesionar a víscera subjacente. Na maioria dos casos, o trajeto fistuloso e a pele circundante são completamente ressecados, uma extensa adesiólise é em geral necessária e todo o intestino é examinado para excluir a patologia ou obstrução distal. A fístula é comumente ressecada, seguida de uma anastomose intestinal término-terminal. Em alguns casos (p. ex., fístulas retais baixas), as ostomias de desvio podem ser usadas para diminuir o risco de sepse da pelve. Muitos pacientes necessitam de procedimentos de reconstrução da parede abdominal com separação de componentes, uso de telas bioabsorvíveis e/ou próteses dérmicas acelulares. Atenção meticulosa para a técnica cirúrgica é necessária para prevenir FECs recorrentes, que podem ser observadas em até 10 a 20% dos casos. Fatores associados à recidiva da FEC incluem doença inflamatória intestinal, localização da fístula do intestino delgado e técnica anastomótica.[45]

Fístulas pancreáticas

As fístulas pancreáticas podem ser internas (p. ex., fístulas pancreaticopleurais, pancreaticoentéricas, pseudocistos) ou externas (p. ex., pancreaticocutâneas) e iatrogênicas (p. ex., de cirurgia pancreática, colangiopancreatografia retrógrada endoscópica [CPRE] ou trauma) ou não iatrogênicas (p. ex., pancreatite aguda ou crônica). As fístulas pancreaticopleurais surgem após o rastreamento de fluido do pseudocisto na cavidade torácica, causando ascite pleural; a síndrome do ducto desconectado pode ocorrer secundariamente à pancreatite necrosante aguda com necrose celular, levando ao extravasamento de líquido pancreático para a cavidade peritoneal e à ascite pancreática. A fístula pancreaticoentérica, uma ocorrência rara, desenvolve-se quando há um pseudocisto ou rupturas do abscesso em uma víscera oca adjacente (mais frequentemente, na flexura esplênica ou no colo transverso). A fístula pancreaticocutânea/pancreática pós-operatória (FPPO) (muitas vezes vista surgindo da cauda do pâncreas) desenvolve-se de modo subsequente à falha da anastomose pancreática e é notada em quase 33% dos pacientes de alto risco, ocorrendo após desbridamento/ressecção, duodenopancreatectomias (10 a 15%), pancreatectomias média e distal (20 a 30%), drenagem percutânea (particularmente na síndrome do ducto pancreático desconectado), cirurgia do rim esquerdo ou da adrenal, cirurgia esplênica e mobilização da flexura esplênica.

Recentemente, o International Study Group on Pancreatic Fístula redefiniu a FPPO clinicamente relevante (FPPO-CR) como saída do dreno de qualquer volume mensurável com nível de amilase superior a três vezes o limite superior do normal e formulou um "Escore da fístula" em uma escala de 10 pontos, com base em: (1) textura mole da glândula, (2) tamanho pequeno do ducto pancreático, (3) patologia exclusiva de câncer pancreático ou pancreatite e (4) perda sanguínea elevada, para identificar anastomoses de alto risco e desenvolver estratégias universais de mitigação para a comparação de desfechos entre estudos.[46] Embora seu risco seja multifatorial, o parênquima glandular mole e o pequeno tamanho do ducto (≤ 3 mm) são fatores de risco comumente relatados.

Um alto índice de suspeita de formação de fístula é necessário após um evento incitante (pancreatite, operação ou trauma). A maioria dos pacientes com ascite pancreática, ascite pleural e fístulas pancreáticas externas, particularmente FPPO, responde ao tratamento conservador, desde que a cicatrização restabeleça a continuidade ductal, a fístula não tenha origem de um remanescente pancreático isolado e na ausência de obstrução do ducto proximal. O manejo clínico inclui NPO, antisecretagogos (octreotida), alimentação nasojejunal, drenagem de fluidos com antibióticos para controlar a inflamação e potencial fonte de infecção, correção de desequilíbrios hidreletrolíticos e cuidados com a pele. A imagem de TC ajuda a localizar e a drenar as coleções líquidas intra-abdominais. A colangiopancreatografia por RM (CPRM) não é invasiva e delineia os sítios de ruptura ductal, principalmente a montante (contra o fluxo), que não são visíveis na CPRE. A CPRE facilita também as intervenções terapêuticas, incluindo esfincterotomia, colocação de stent e drenagem nasobiliar. No entanto, a CPRE não é recomendada no período inicial, pois pode exacerbar a condição estimuladora e aumentar o risco de infecção. No pré-operatório, o uso profilático de octreotida para facilitar o fechamento espontâneo da fístula é controverso; dados atualmente disponíveis apontam que os análogos da somatostatina são eficazes na diminuição das fístulas pancreáticas externas, mas não afetam a incidência ou o tempo de fechamento da fístula.

A ocorrência de FPPO pode ser minimizada com melhora das técnicas anastomóticas: pancreaticogastrostomia, pancreaticojejunostomia (mais amplamente aplicada), técnica ducto-mucosa, invaginação, criação da alça alimentar de Roux (dupla) ou com o uso de stents transanastomóticos.[47] O uso de pancreatogastrostomia não foi eficaz em reduzir as taxas de FPPO-CR em casos de glândulas moles, mas foi benéfico quando um pequeno ducto (< 3 mm) está presente. A anastomose ducto-mucosa nem sempre é viável, particularmente quando o ducto é muito pequeno (ou frágil). A anastomose de invaginação muitas vezes é criada em uma anastomose ducto-mucosa término-lateral ou invaginação do remanescente pancreático; resultados de um estudo controlado randomizado relataram taxas significativamente mais baixas de formação de fístula no grupo com invaginação. Os *stents* anastomóticos podem facilitar a criação da anastomose ducto-mucosa e prevenir a deiscência por derivação de enzimas pancreáticas digestivas e redução da taxa de fístulas relevantes. Fístulas na cabeça pancreática ou uma pequena ruptura ductal respondem ao implante de *stent* transpapilar.

Em pacientes com falha no procedimento conservador ou endoscópico, a cirurgia facilita o fechamento espontâneo a partir da eliminação da hipertensão ductal e é indicada em pacientes que não podem receber terapias endoscópicas secundárias à anatomia pós-cirúrgica ou à falha na canulação do ducto pancreático devido à estenose ductal ou à presença de defeito muito grande. Além disso, a intervenção cirúrgica depende da localização da ruptura ductal. A lesão próximo da cauda do pâncreas é rotineiramente tratada com pancreatectomia distal, ao passo que a lesão no colo é tratada de modo adequado com a drenagem da fístula, permitindo o desenvolvimento de um trato fibroso, seguido de trajeto fistuloso-jejunostomia. Fístulas persistentes são tratadas com o trajeto fistuloso em Y de Roux-jejunostomia, pancreaticojejunostomia ou ressecção pancreática.

COMPLICAÇÕES HEPATOBILIARES
Lesões do ducto biliar
Causas

A lesão do ducto biliar (LDB) é a complicação grave e problemática mais comum associada à cirurgia da vesícula biliar. A probabilidade de sustentar uma LDB maior durante a colecistectomia é relativamente baixa (p. ex., 3/1.000 procedimentos). No entanto, essas lesões potencialmente evitáveis podem ser devastadoras e estão associadas à morbimortalidade significativa. De modo geral, durante a cirurgia laparoscópica, as LDBs tendem a ser mais complexas do que aquelas encontradas na cirurgia aberta, devido à localização proximal da LDB e à associação frequente com lesão vascular. Strasberg et al. propuseram um sistema de classificação que englobava lesões comumente ocorridas durante colecistectomias laparoscópicas.[48] Muitos fatores estão associados à ocorrência de LDB, e esforços para entender como eles acontecem podem ajudar a diminuir a sua incidência. Fatores de risco associados à LDB podem ser caracterizados como fatores do paciente, fatores locais e efeito da curva de aprendizado. A inflamação na área do trígono cisto-hepático (triângulo de Calot) pode resultar em uma grande aproximação do ducto cístico e do ducto colédoco (ou ducto biliar comum, DBC). Uma série de outros fatores contribuintes foi reconhecida, como retração cefálica excessiva no fundo da vesícula biliar, uso excessivo de cautério, tenda do ducto comum por retração lateral excessiva no infundíbulo, resultando em uma laceração, e anatomia biliar aberrante. A identificação incorreta do ducto biliar também pode contribuir (p. ex., identificação errônea do ducto colédoco ou do ducto hepático direito como ducto cístico).

O ducto colédoco é mais comumente lesionado quando é confundido com o ducto cístico. Isso pode ser causado por anatomia aberrante ou distorcida devido a inflamação, um ducto cístico curto e largo ou quando o ducto cístico corre paralelamente ao ducto hepático comum. A técnica do infundíbulo, amplamente utilizada para a identificação do ducto cístico, não é confiável, especialmente em condições de inflamação aguda. Em consequência, a maioria dos cirurgiões prefere a "visão crítica de segurança" e muitas vezes utilizam seletivamente a colangiografia como um complemento para a identificação do ducto. A presença de qualquer um desses fatores de risco deve alertar o cirurgião para a maior possibilidade de encontrar uma situação potencialmente perigosa durante a colecistectomia laparoscópica. Além disso, a falha em obter o fechamento seguro do ducto cístico (p. ex., quando o ducto é espesso, rígido ou largo) pode resultar em vazamento biliar.

Apresentação clínica e diagnóstico

Menos de um terço das lesões biliares iatrogênicas são detectadas durante a colecistectomia laparoscópica. A maioria das lesões biliares é diagnosticada tardiamente. O reconhecimento e o diagnóstico adequado das LDBs são vantajosos na prevenção de complicações graves. Os pacientes com frequência manifestam sintomas inespecíficos, como dor abdominal, náuseas e vômitos, além de febre baixa, geralmente resultante do vazamento descontrolado de bile na cavidade peritoneal. Alguns pacientes podem apresentar sepse por peritonite biliar grave, icterícia ou abscesso intra-abdominal. Pacientes com ligadura ou formação de estenose precoce também podem apresentar colangite e icterícia. Além disso, o uso excessivo de cautério ou *laser* na região do ducto comum resulta em estenoses biliares, que se manifestam como colangite recorrente, icterícia obstrutiva ou cirrose biliar secundária. A colangiografia é considerada o exame padrão-ouro para a avaliação de LDBs, mas a cintilografia com ácido iminodiacético hepatobiliar é frequentemente utilizada para rastrear vazamentos de bile. A ultrassonografia e a TC são capazes de detectar coleções líquidas intra-abdominais e dilatações ductais.

Tratamento

As lesões biliares são evitadas pela compreensão das circunstâncias em que as lesões biliares são prováveis de ocorrer e como preveni-las nessas situações. Embora possa ser impossível eliminar completamente a LDB, ter o cuidado de evitá-la deve ser a preocupação primordial de todos os cirurgiões que realizam colecistectomia laparoscópica. O cirurgião deve lembrar-se de que a doença da vesícula biliar é uma condição benigna que raramente é fatal. Quando a dificuldade é encontrada durante a colecistectomia laparoscópica, pode ser convertida com segurança em colecistectomia aberta, colocação de tubo de colecistostomia ou abortada completamente se o cirurgião sentir que há um risco inaceitável em continuar a laparoscopia. A falha da progressão da dissecção, a incapacidade de agarrar e retrair a vesícula biliar, a ambiguidade anatômica, a má visualização do campo devido à hemorragia e outros fatores devem acionar o cirurgião a considerar a modificação de sua técnica ou operação planejada (p. ex., deixar uma parte do infundíbulo).

O manejo de LDBs pode ser categorizado como reparos precoces ou tardios. O tempo ideal e o método de reparo dependem da extensão da lesão, da experiência do cirurgião e da equipe cirúrgica, do grau de inflamação aguda na área e da estabilidade hemodinâmica do paciente. A detecção e o reparo imediatos estão associados a um melhor desfecho. Os objetivos do reparo do ducto biliar incluem a restauração de um conduto biliar durável e a prevenção de complicações de curto e longo prazos, como fístula biliar, abscesso intra-abdominal, estenose biliar, colangite recorrente e cirrose biliar secundária. Alguns cirurgiões defendem esperar até 6 semanas antes do reparo para permitir a diminuição da inflamação e a resolução da infecção. O manejo inicial de lesões biliares inclui a reanimação volêmica apropriada e o início da terapia com antibióticos.

As técnicas de imagem, como ultrassonografia e TC, são extremamente valiosas durante a avaliação inicial de um paciente com suspeita de LDB. A presença de bile obstruída no fígado ou uma coleção sub-hepática sugere um vazamento de bile que requer drenagem imediata. Lesões simples, como vazamento do ducto cístico, vazamento no leito da vesícula biliar e lacerações parciais do ducto, podem ser reparadas imediatamente. Lesões do ducto lateral que não resultam em transação completa podem ser reparadas principalmente por um tubo T no ducto colédoco, desde que não haja evidência de isquemia significativa ou dano de cauterização no local da lesão. No caso de um vazamento de bile de um ducto hepático direito aberrante que não está em comunicação com o ducto comum, a reconstrução do segmento isolado pode ser realizada com hepatojejunostomia em Y de Roux. A colangiografia trans-hepática percutânea (CTP) é indicada em casos de transecção completa para definir a anatomia e o sítio da lesão. A CPRM está se tornando o teste de escolha para diagnosticar estenoses tardias e definir a anatomia do ducto biliar. Se a ruptura completa ou a oclusão do ducto biliar proximal está presente, a avaliação imediata com a CTP é necessária para definir a anatomia biliar e descomprimir o sistema biliar. A fase final do manejo da LDB inclui definir a anatomia biliar e restabelecer a comunicação entérica biliar.

Lesão vasculobiliar

A lesão vasculobiliar é definida como uma lesão de um ducto biliar e uma artéria hepática e/ou veia porta. A LDB pode ser causada por trauma cirúrgico, pode ser de origem isquêmica ou ambas e pode ser acompanhada ou não de vários graus de isquemia hepática. É classificada em dois tipos. Uma variante é a artéria hepática direita, que responde por cerca de 90% das lesões vasculobiliares, pois está por trás do ducto hepático comum ao nível da transecção na lesão, como descrito anteriormente. A outra variante, lesões vasculobiliares extremas que envolvem as principais artérias hepáticas e veias porta, é rara, mas tem consequências graves, incluindo infarto do fígado. A lesão vasculobiliar extrema pode ocorrer quando a colecistectomia de fundo descendente é realizada na presença de inflamação grave dentro e ao redor da vesícula biliar e resulta em hemorragia grave devido à dissecção atrás da placa cística no pedículo portal direito. As LDBs que incluem uma lesão vascular podem resultar em necrose hepática aguda, formação de abscesso ou cirrose biliar secundária, e, em casos raros, o transplante de fígado pode ser necessário. O achado no exame de TC mais comum sugestivo de lesão da artéria hepática é a ausência de realce do lobo direito durante a fase arterial. Os sintomas iniciais podem ser inespecíficos, normalmente relacionados com os efeitos do vazamento biliar ou com a obstrução biliar, e não com complicações vasculares. Sintomas precoces específicos relacionados com a lesão arterial foram relatados esporadicamente e podem incluir sangramento, hemobilia, insuficiência hepática aguda e sepse relacionada com a atrofia do lobo direito, necrose e formação do abscesso. Pacientes com lesão da artéria hepática são mais prováveis de ter mucosa biliar isquêmica e correm maior risco de formação de estenose. Deve-se considerar o atraso no reparo de uma lesão biliar em pacientes com oclusão da artéria hepática direita.

O desejo de completar uma colecistectomia deve ser secundário ao objetivo de concluir a operação com segurança. A contratura da vesícula biliar, o enrugamento do fígado, a aderência de estruturas pericolecísticas e a dificuldade em encontrar a vesícula biliar podem servir como sinais para alertar o cirurgião para não tentar remover a vesícula biliar de cima, mas, em vez disso, realizar um procedimento seguro limitado, como a colecistostomia ou a colecistectomia subtotal, em que a vesícula biliar não é retirada do leito hepático.

O manejo depende de haver evidência de lesão hepática e do tempo de reconhecimento da lesão da artéria hepática, o que pode influenciar a necessidade de se realizar a ressecção de parênquima hepático com necrose no momento do reparo biliar ou cirurgia de revisão em caso de atrofia hepática. O desfecho clínico de pacientes com LDBs extensas, combinadas com rupturas arteriais, é pior do que em pacientes com suprimento sanguíneo intacto dos ductos biliares. As consequências dessas lesões são muito mais extremas. Pacientes com lesões da veia porta ou hepática própria ou comum devem ser encaminhados com emergência para centros de atenção terciária. O infarto hepático é comum, muitas vezes com início rápido e frequentemente necessitando de hepatectomia direita de emergência ou transplante hepático urgente. A morte ocorre em cerca de 50% dos pacientes relatados.

COMPLICAÇÕES NEUROLÓGICAS

Delírio pós-operatório

O delírio refere-se a um estado de disfunção mental que se manifesta com uma ampla gama de sintomas neuropsiquiátricos. De acordo com o *Diagnostic and Statistical Manual of Mental Disorders*, 5ª edição, o delírio refere-se a uma perturbação da consciência (clareza e consciência reduzidas do ambiente) e alteração na cognição (déficit de memória, desorientação, linguagem e distúrbio perceptivo) que se desenvolve em um curto período, flutua durante o dia e não é explicado por demência preexistente ou distúrbios neurodegenerativos. O delírio é especialmente comum em pacientes idosos, e suas causas são multifatoriais. A incidência de delírio pós-operatório (DPO) varia de 15 a 53% em pacientes cirúrgicos idosos e representa uma causa de morbidade. Embora ainda não esteja claro se o DPO resulta em aumento de mortalidade, ele está associado a aumento do tempo de internação, dependência de cuidados e disfunção cognitiva de curto e longo prazos (disfunção cognitiva pós-operatória ou DCPO). O diagnóstico de DCPO requer avaliação pré e pós-operatória da função cognitiva e não tem critérios diagnósticos claros e incidência relatada, em virtude da raridade de a avaliação cognitiva ser feita rotineiramente e da variação de ferramentas de teste cognitivo utilizadas.

Causas e fatores de risco

As causas do DPO são multifatoriais, e existem muitas hipóteses sobre a patogênese da doença, incluindo neuroinflamação por infecção ou estresse da cirurgia, alterações na permeabilidade da barreira hematencefálica, má perfusão cerebral, desequilíbrios na atividade neuroendócrina e dos neurotransmissores (principalmente colinérgica), atrofia cerebral e redução da reserva cognitiva em idosos. Os fatores de risco para DPO incluem fatores de risco relacionados com o paciente, fatores relacionados com a doença e intervenções que desencadeiam DPO. Fatores relacionados com o paciente para o desenvolvimento de DPO incluem idade avançada (> 65 anos), várias comorbidades médicas, desnutrição, polifarmácia, história de infarto cerebral, doença renal ou hepática crônica, depressão e ansiedade. É uma doença comum após determinados procedimentos cirúrgicos, como substituição do quadril, cirurgia cardíaca, cirurgia vascular e cirurgia de emergência. No pós-operatório, o controle inadequado da dor ou a oxigenação prejudicada podem aumentar o risco de DPO. O ambiente hospitalar (ruído, distúrbios do sono devido ao ciclo claro/escuro e pacientes acordados para sinais vitais e administração de medicamentos, UTI) e intervenções médicas/cirúrgicas (sondas NG, drenos, cateteres de Foley, intubação endotraqueal) também são associados a risco aumentado de DPO. Pacientes com menor nível de educação e disfunção cognitiva preexistente também estão em maior risco para DCPO. Outros fatores que contribuem para o desenvolvimento de DPO incluem dor, infecção, hipoxia, desidratação, anemia, estresse emocional e físico, privação de sono, medicamentos, tais como anticolinérgicos e benzodiazepínicos, assim como restrições físicas.

Apresentação clínica

O DPO pode se apresentar logo após a cirurgia na unidade de cuidado pós-anestésico e, na maioria dos casos, manifesta-se em até 5 dias de pós-operatório. Os sintomas de DPO são agudos, flutuam ao longo de 24 horas e são frequentemente reversíveis. Eles incluem alteração do sono: sonolência diurna, insônia noturna e alteração psicomotora com intervalos lúcidos. Os sintomas de DPO podem ser hiperativos, hipoativos ou ambos. Os sintomas hiperativos incluem agitação, raiva, inquietação e agressão física ou labilidade de humor. Os sintomas hipoativos são mais comuns e apresentam-se como letargia, desatenção, embotamento afetivo, sonolência e diminuição da resposta a estímulos. Por essa razão, pacientes com DPO hipoativo são menos propensos a serem diagnosticados. O DCPO desenvolve-se posteriormente ao DPO e pode durar semanas a meses. As funções cognitivas mais comumente afetadas no DCPO são funções de memória e de execução.

Prevenção e manejo clínico

Embora alguns fatores de risco para DPO não possam ser alterados (p. ex., idade do paciente, tipo de operação, escolha do anestésico etc.), muitos fatores predisponentes do DPO podem e devem ser modificados no período perioperatório. Estado nutricional, anemia, estado volêmico e hidratação devem ser corrigidos antes da cirurgia. Além disso, medicamentos anticolinérgicos e benzodiazepínicos devem ser evitados, a menos que o paciente seja de "alto risco" para abstinência alcoólica ou ansiedade grave. A prevenção de sedação profunda pelo monitoramento da profundidade da anestesia durante a cirurgia com monitoramento pelo eletroencefalograma (EEG) ou usando dexmedetomidina para sedação leve durante o cuidado em UTI reduz a incidência de DPO. Os sistemas de escore do Confusion Assessment Method and Richmond Agitation-Sedation Scale são comumente utilizados para monitorar a capacidade de resposta e titular a sedação em pacientes de UTI com risco de DPO. Em pacientes cirúrgicos e com trauma, o controle da dor deve ser adequado com analgesia multimodal, usando medicação não opioide adicional, se possível. Pacientes cirúrgicos devem ter restrições físicas, como cateteres de Foley, tubos endotraqueais e drenos removidos e transferidos para fora da UTI o mais rápido possível. Médicos e equipes devem verificar rotineiramente a capacidade de resposta e despertar os pacientes durante as rodadas, principalmente em pacientes idosos, para rastrear sintomas hipoativos. Perturbações do sono devem ser evitadas, se possível, e o ambiente da sala deve ser ajustado para aumentar o conforto do paciente, com acesso a janelas externas para manutenção dos ritmos circadianos. Membros da família podem estar envolvidos na assistência de pacientes para o suporte de cuidados diários, e a mobilização precoce é recomendada. Muitos hospitais utilizam serviços de consulta geriátrica para avaliar e ajustar os cuidados para minimizar os riscos de delírio em pacientes idosos de "alto risco".

Uma vez detectado o delírio, a equipe de atendimento deve considerar a segurança dos pacientes e da equipe e realizar uma ampla avaliação (exame físico, exames laboratoriais etc.) para identificar possíveis causas, incluindo infarto agudo do miocárdio, AVE, convulsão, desequilíbrio eletrolítico, hipoxia, hipotermia, hipoglicemia e acidose. Causas médicas tratáveis ausentes para DPO são intervenções não farmacológicas, incluindo reorientação cognitiva, redução do distúrbio do sono, otimização da nutrição, fluidos e oxigenação, fornecimento de aparelhos auditivos e visuais, entre outras, que são preferíveis. A intervenção farmacológica deve ser reservada para pacientes que não respondem a métodos não farmacológicos ou para pacientes hiperativos que correm o risco de ferir a si mesmos, outros pacientes ou cuidadores. Os antipsicóticos (p. ex., haloperidol, olanzapina e quetiapina) são comumente administrados para tratar o DPO hiperativo. A gabapentina é usada para prevenir a abstinência de álcool, e os benzodiazepínicos são utilizados para tratar essas duas condições. Na maioria dos casos, o DPO é tratado com uma pequena dose de medicação e titulação da dose, conforme necessário, pelo menor tempo possível.

Os pacientes com DPO devem ser monitorados de perto durante o tratamento e receber acompanhamento após a alta para avaliar a função cognitiva.

Convulsão perioperatória

A convulsão é uma manifestação clínica de atividade elétrica anormal no cérebro. A causa das convulsões no período perioperatório com frequência se deve à epilepsia preexistente ou à patologia intracraniana, como tumor, infarto, hemorragia, doença cerebrovascular ou lesão cerebral traumática. Outras possíveis causas de convulsão perioperatória incluem distúrbios metabólicos, como desequilíbrio eletrolítico, infecção ou sepse, hipoglicemia, intoxicação, efeitos adversos de medicamentos ou a retirada de álcool. As convulsões podem se apresentar como movimentos anormais (p. ex., convulsão, movimentos corporais tônico-clônicos rítmicos, geralmente autolimitados e de curta duração). A maioria das convulsões é seguida de alterações na consciência e, com frequência, amnésia. As convulsões também podem ser prolongadas e refratárias ao tratamento, com progressão para o estado epiléptico se continuarem por mais de 30 minutos. As convulsões podem afetar a capacidade de manter as vias respiratórias e a ventilação normal e resultar em hipoxemia com complicações associadas. As convulsões também podem resultar na perda do controle autonômico, com incontinência intestinal ou vesical, e podem resultar em aumento da pressão intracraniana ou edema cerebral.

O risco de convulsões perioperatórias pode ser diminuído por manejo cuidadoso de fármacos antiepilépticos (FAEs) em pacientes com epilepsia. Pacientes com ajuste recente de seu regime de FAE ou com longos períodos de NPO estão em maior risco de convulsões perioperatórias. O monitoramento cuidadoso dos níveis circulantes de FAE e a administração de uma dose equivalente de medicação parenteral podem ajudar a prevenir as convulsões nesses pacientes. O início da profilaxia pré-operatória com FAEs em pacientes sem história de transtorno convulsivo que nunca tomaram esses medicamentos não demonstrou ser benéfico.

O manejo das convulsões perioperatórias inclui o monitoramento de sinais vitais, a realização de eletrocardiograma, a manutenção da permeabilidade e da ventilação das vias respiratórias, a prevenção da aspiração e a obtenção do acesso IV. O sangue deve ser testado para hipoglicemia (que deve ser tratada prontamente), desequilíbrio eletrolítico, toxicologia e níveis de FAE. Os medicamentos devem ser administrados para interromper a atividade convulsiva e prevenir a progressão ao estado epiléptico, devendo-se realizar exames de imagem (p. ex., TC da cabeça), se clinicamente indicado. Os benzodiazepínicos são a primeira linha de medicamentos para cessar as convulsões, principalmente lorazepam ou diazepam por via IV. O midazolam intramuscular ou fenobarbital IV podem ser administrados se o lorazepam não estiver disponível ou for contraindicado. Após o controle das convulsões e o manejo apropriado das vias respiratórias/IV, a investigação das causas potencialmente precipitantes deve ser concluída, e o tratamento deve ser realizado adequadamente. O exame neurológico deve ser feito para verificar déficits neurológicos e avaliar os resultados dos exames de sangue. A imagem cerebral, como TC ou RM, deve ser realizada em pacientes com convulsão de início recente ou novos sintomas neurológicos para investigar a presença de tumor cerebral, AVE ou hemorragia intracraniana. Pacientes com abstinência alcoólica devem receber glicose e tiamina. Com convulsões prolongadas ou em estado epiléptico, doses de lorazepam ou diazepam podem ser administradas. Se várias doses de lorazepam forem incapazes de controlar a atividade convulsiva, devem-se administrar doses adicionais de FAEs (p. ex., fosfenitoína IV, valproato, levetiracetam ou fenobarbital). Medicamentos anestésicos IV, como propofol ou tiopental, são administrados com monitoramento de EEG em pacientes intubados, em casos de estado epiléptico que são difíceis de controlar com FAEs padrão. Além disso, a interação medicamentosa entre os FAEs e outros medicamentos deve ser considerada. Os FAEs devem ser reduzidos gradualmente em pacientes que recebem medicação de manutenção.

Acidente vascular encefálico perioperatório

Causas e apresentação clínica

O AVE perioperatório é definido como perda focal ou global de função cerebral com duração superior a 24 horas, que ocorre durante o período perioperatório ou até 30 dias após a cirurgia. O AVE pode resultar em dano cerebral permanente, com déficits neurológicos que afetam a qualidade de vida e a mortalidade. A incidência de AVE após a cirurgia não cardíaca e não neurológica é de 0,1 a 1,9%. Determinados procedimentos cirúrgicos, incluindo a cirurgia de cabeça e pescoço, da artéria carótida e cirurgia valvar cardíaca e alguns procedimentos aórticos, têm maior incidência devido ao risco de embolia. A maioria dos AVEs perioperatórios é detectada no hospital e representa uma parcela significativa de todos os AVEs intra-hospitalares.

Os AVEs perioperatórios podem ser hemorrágicos ou isquêmicos. Enquanto os AVEs isquêmicos são mais comuns, os AVEs hemorrágicos são responsáveis por 1 a 4% dos AVEs perioperatórios. Os AVEs hemorrágicos são causados por hemorragia nos ventrículos intracranianos, no parênquima cerebral ou no espaço subaracnóideo. São comumente causados por hipertensão não controlada, malformação vascular, anticoagulantes e medicamentos antiplaquetários. Em consequência, pacientes com hipertensão não controlada, distúrbios de coagulação ou malformações vasculares intracranianas estão em maior risco de AVEs hemorrágicos. O AVE isquêmico é causado por perfusão cerebral deficiente, que ocorre durante ou após a cirurgia, acarretando isquemia cerebral e infarto. A embolia é a causa mais comum de AVE isquêmico perioperatório, causando também oclusão cerebrovascular. Os AVEs isquêmicos também são causados por estreitamento ou oclusão de vasos intracranianos, hipoxia cerebral, diminuição da pressão arterial ou hipotensão, trombose, anemia ou hemodiluição. Vários fatores estão associados ao aumento do risco de AVE perioperatório, incluindo aterosclerose, embolia cardíaca, estado de hipercoagulabilidade, hipoperfusão cerebral, idade avançada, história familiar de AVE, obesidade, diabetes, hipertensão, tabagismo, AVE prévio ou ataque isquêmico transitório, policitemia, gravidez, contracepção oral, betabloqueadores perioperatórios, fibrilação atrial, aumento do átrio esquerdo, endocardite bacteriana, doença isquêmica do coração, insuficiência cardíaca e estenose carotídea.

O AVE perioperatório geralmente ocorre no período de 7 dias após a cirurgia e manifesta-se como um déficit neurológico agudo. Isso pode incluir diminuição ou perda da função motora, paralisia facial, diminuição da sensação, alteração da fala ou do estado mental, como delírio, letargia ou redução da capacidade de resposta, que pode ser confundida com sedação e dor. Esses déficits neurológicos agudos podem ser temporalmente associados a fatores de risco, como alterações na pressão arterial, choque cardiogênico, fibrilação atrial ou anticoagulação supraterapêutica.

Tratamento

A prevenção do AVE isquêmico requer a otimização da perfusão cerebral e a diminuição do risco de embolia. Esforços para reduzir o risco de AVE hemorrágico incluem o controle da hipertensão e a correção de quaisquer distúrbios de coagulação. A perfusão cerebral estável é normalmente mantida pela autorregulação cerebrovascular (i. e., constrição e dilatação dos vasos cerebrais). Em pacientes com AVE recente, a autorregulação é comprometida, portanto há um risco aumentado de AVE perioperatório. Para esses pacientes, a cirurgia eletiva deve ser adiada pelo menos 6 a 12 meses. Se for necessária uma cirurgia de emergência, deve-se considerar o monitoramento cuidadoso, assim como o controle da pressão arterial e o monitoramento intraoperatório da função cerebral com EEG, além da análise do potencial evocado somatossensorial. Pacientes com sopro carotídeo devem ser avaliados com ultrassonografia duplex para possível estenose carotídea, que deve ser tratada, se indicado, antes da cirurgia. Betabloqueadores perioperatórios podem aumentar o risco de AVE, mas são benéficos na prevenção de infarto agudo do miocárdio no perioperatório, de modo que a relação risco-benefício deve ser considerada individualmente. A terapia com estatina e ácido acetilsalicílico deve ser continuada. Os anticoagulantes devem ser mantidos antes da cirurgia, e a terapia em ponte deve ser considerada em pacientes em alto risco para complicações tromboembólicas. Depois da cirurgia, a sedação deve ser minimizada, para diminuir o risco de mascaramento da manifestação de complicações.

Quando houver suspeita de AVE, um código referente ao AVE ou a equipe de AVE devem ser chamados imediatamente, e o exame neurológico deve ser realizado. Os níveis de glicose no sangue devem ser examinados, pois a hipoglicemia pode causar sintomas neurológicos, e tanto a hipoglicemia quanto a hiperglicemia pioram os desfechos do AVE. O eletrocardiograma basal e a troponina cardíaca devem ser obtidos, e a imagem de TC sem contraste do cérebro deve ser feita o mais rápido possível, para discriminar entre AVEs hemorrágico e isquêmico. O manejo geral é garantir as vias respiratórias, ventilação, oxigenação, prevenção de aspiração em pacientes com consciência diminuída e controle da pressão arterial. Nos casos de AVE hemorrágico, todos os medicamentos que afetam a coagulação devem ser mantidos, as anormalidades da coagulação devem ser revertidas, com controle da pressão arterial, e a equipe de neurocirurgia deve ser consultada. O tratamento de um AVE isquêmico é desafiador, uma vez que a terapia trombolítica no intervalo de 3 a 4,5 horas é uma contraindicação relativa em pacientes após uma cirurgia de grande porte, devido ao risco de sangramento. A otimização da pressão arterial é essencial para restaurar a perfusão cerebral, e a trombectomia mecânica deve ser considerada em pacientes selecionados. Se a terapia trombolítica for iniciada, o rTPA deve ser administrado na UTI ou na unidade de AVE. Os pacientes devem ser monitorados rotineiramente para complicações relacionadas com rTPA, incluindo sangramento, angioedema, que é tratado com esteroide e anti-histamínico, e transformação hemorrágica intracraniana (i. e., dor de cabeça intensa, náuseas, vômitos, hipertensão súbita, piora do exame neurológico). Em caso de suspeita de transformação hemorrágica, o rTPA deve ser interrompido imediatamente, a coagulação deve ser corrigida e o exame de TC deve ser realizado. Os pacientes devem então ser acompanhados com um exame neurológico. As intervenções de reabilitação para diminuir as úlceras de pressão, a profilaxia de TVP e o rastreamento da presença de depressão devem ser incluídos na rotina de cuidado do paciente com AVE, e o fonoaudiólogo deve avaliar a disfagia antes de iniciar uma dieta oral. O ácido acetilsalicílico deve ser administrado para prevenção secundária, assim que for seguro fazê-lo. Pacientes com arritmias devem ser considerados para tratamento com anticoagulantes, a fim de prevenir eventos embólicos secundários. Os pacientes devem ser aconselhados a controlar doenças de base, como diabetes e hipertensão, parar de fumar e tomar estatinas se a doença da artéria coronária estiver presente.

COMPLICAÇÕES NA ORELHA, NO NARIZ E NA GARGANTA

Epistaxe

A epistaxe resulta da ruptura de vasos sanguíneos na mucosa nasal. Pode ser espontânea, traumática ou secundária a outras comorbidades ou malignidades. O sangramento nasal é geralmente menor e autolimitado. No entanto, a hipertensão e/ou os distúrbios de coagulação podem resultar em epistaxe prolongada e grave. A epistaxe é comumente dividida em anterior e posterior pelo sítio de origem. As principais causas de epistaxe anterior são trauma nasal direto por manipulação digital ou lesão iatrogênica pelo uso de tubos ou sondas nasais (p. ex., NG ou nasal endotraqueal). Como a área do septo anterior é facilmente acessível, a hemorragia dessa região pode ser tratada com pressão apertando-se o nariz sobre o septo cartilaginoso. Se o sangramento anterior não for controlado por pressão direta, então o tamponamento e a consulta com otorrinolaringologista devem ser considerados. O manejo apropriado da epistaxe grave requer avaliação cuidadosa e tratamento. É importante proteger as vias respiratórias para evitar a aspiração; a intubação pode ser necessária em pacientes com trauma facial e/ou sangramento profuso grave.

Quando o sangramento nasal continua apesar do tamponamento anterior, deve-se suspeitar de epistaxe posterior. A incidência de epistaxe posterior é maior em pacientes idosos com aterosclerose, devido ao sangramento dos vasos esfenopalatinos.

O manejo atual da epistaxe posterior inclui tamponamento anterior posterior combinado, embolização angiográfica, ligadura arterial e eletrocautério endoscópico. O tamponamento nasal posterior clássico consiste em utilizar gaze enrolada ou compressas nas tonsilas fixadas nos cornos posteriores, com inserção da compressa pela cavidade oral, e, depois, na nasofaringe, por meio de suturas ou usando um cateter de Foley com balão de 30 mℓ. No entanto, o uso do cateter de Foley está associado a maiores taxas de complicações, tais como necrose por pressão, infecção, trauma nasal, resposta vagal, aspiração, infecção, obstrução das vias respiratórias e hipoxia. A falha no controle da perda de sangue com medidas menos invasivas requer exploração cirúrgica ou embolização transarterial. Se o sangramento persistir após a ligadura arterial, a cauterização endoscópica e/ou a correção médica da coagulopatia são necessárias. Na ausência de coagulopatia e falha na ligadura arterial, a embolização arterial pode ser eficaz no controle da hemorragia localizada.

Após o controle adequado do sangramento, a atenção deve ser redirecionada ao estado geral do paciente. Se a hemorragia for significativa, o estado volêmico do paciente e o hemograma devem ser verificados. Fluidos IV e a transfusão de sangue devem ser considerados, quando clinicamente indicados. Da mesma forma, a coagulopatia, a hipertensão e outros fatores agravantes/precipitantes devem ser abordados.

Sinusite nosocomial

A sinusite nosocomial (SN) representa uma causa potencial de febre oculta em pacientes críticos. A sinusite ambulatorial geralmente se manifesta com sintomas clinicamente evidentes. Em contrapartida, os sintomas de SN com frequência são mascarados por doenças mais graves, e a infecção é mais comumente polimicrobiana. Espécies de *Pseudomonas* e *S. aureus* são patógenos comumente isolados em pacientes com SN. A SN é mais comumente observada em pacientes na UTI com instrumentação nasal (p. ex., tubos nasotraqueais nas vias respiratórias ou sondas NG), que causa obstrução do complexo ostiomeatal, levando à inflamação e facilitando o acúmulo de fluidos na cavidade sinusal. A inflamação e o edema da mucosa nasal diminuem a permeabilidade do óstio sinusal e prejudicam o *clearance* mucociliar, o que favorece o crescimento microbiano. Outros fatores de risco para SN incluem escala de coma de Glasgow ≤ 7, uso de corticosteroides, ressecamento do revestimento da mucosa devido ao uso prolongado de oxigênio, variações anatômicas e inibição da síntese de óxido nítrico induzida por sepse nos seios maxilares, o que pode prejudicar o *clearance* mucociliar e a perfusão do epitélio. O diagnóstico de SN é muitas vezes difícil, devido à falta de sinais clínicos (p. ex., dor facial, mal-estar, febre, corrimento nasal purulento), pois os pacientes de UTI "em risco" muitas vezes não conseguem se comunicar. Deve-se suspeitar de SN em pacientes com febre de origem desconhecida e entubados por via endotraqueal.

Os exames de TC e RM são técnicas sensíveis para avaliar alterações teciduais nos seios da face. Os achados tomográficos sugestivos de sinusite são opacificação sinusal, níveis hidroaéreos, deslocamento da parede sinusal e espessamento da mucosa de 4 mm ou mais. O tratamento de SN inclui o uso de antibióticos eficazes contra bastonetes gram-negativos e *S. aureus*, descongestionantes tópicos, remoção de tubos nasais e elevação da cabeça. A maioria dos pacientes responde a essas medidas e torna-se afebril em 2 a 5 dias. A cirurgia endoscópica funcional dos seios nasais pode ser considerada em pacientes que falham no tratamento médico, pois alivia a obstrução e restaura a drenagem e o *clearance* mucociliar. A detecção precoce e o tratamento da SN são importantes, pois o diagnóstico tardio pode levar ao desenvolvimento de PAV, sepse e complicações potencialmente fatais, como meningite, mastoidite, abscessos intracranianos e trombose do seio cavernoso.

Perda auditiva aguda

Em geral, a deficiência auditiva após a cirurgia é subclínica e raramente é relatada. Pode ser condutiva ou neurossensitiva, unilateral ou bilateral e transitória ou permanente. Em particular, pacientes com intubação prolongada em uma UTI são mais propensos a desenvolver perda auditiva após um procedimento cirúrgico, devido a efusão da orelha média, infecção e/ou inflamação. A cirurgia otológica com danos à cadeia ossicular causa perda auditiva imediata. A restauração da audição é improvável se não houver recuperação espontânea em 2 semanas. A cirurgia de circulação extracorpórea também pode resultar na perda auditiva neurossensitiva unilateral irreversível por microembolia da orelha interna, causando dano isquêmico. A maioria dos medicamentos ototóxicos (diuréticos, agentes anti-inflamatórios, antibióticos aminoglicosídeos e agentes antineoplásicos) também é nefrotóxica, e o prejuízo da função renal agrava ainda mais o comprometimento funcional e/ou a degeneração celular dos tecidos da orelha interna, resultando em perda auditiva bilateral. Um exame abrangente com ênfase na identificação da causa subjacente e a terapia direcionada subsequente podem melhorar a probabilidade de recuperação da audição. O exame otoscópico pode revelar a presença de material estranho, inflamação e/ou edema ou membrana timpânica perfurada. A ototoxicidade geralmente melhora quando a medicação incitante é descontinuada; contudo, a audição deve ser monitorada nos 2 a 3 dias seguintes.

Parotidite

A parotidite supurativa aguda é mais frequentemente observada em pacientes debilitados e pós-operatórios desidratados, com higiene bucal precária. A falta de estimulação oral causa a diminuição das secreções da glândula parótida, que facilitam a passagem retrógrada de bactérias e a obstrução ductal. A parotidite se manifesta como um aumento súbito e doloroso da glândula parótida. É mais comumente unilateral e pode estar associada à mastigação dolorosa, ao eritema da pele sobrejacente e à secreção purulenta do ducto parotídeo na massagem da glândula. O tratamento da parotidite inclui compressas quentes tópicas, hidratação adequada e administração de antibióticos parenterais. A terapia antimicrobiana para parotidite deve incluir cobertura para *S. aureus* e estreptococos hemolíticos. A infecção da glândula parótida pode se estender localmente pela ruptura do abscesso nos tecidos circundantes, resultando em infecções do espaço cervical profundo, complicações graves que podem causar empiema mediastinal, comprometimento das vias respiratórias, edema epiglótico/laríngeo e sepse grave, com alta taxa de mortalidade associada (20 a 40%). Na ausência de melhora clínica com 4 a 5 dias de tratamento médico, a drenagem cirúrgica deve ser considerada. Visto que a glândula parótida é dividida por vários septos, os exames de ultrassonografia ou TC são úteis para detectar abscessos na ausência de flutuação e supuração localizadas. Cuidados devem ser tomados para evitar a lesão do nervo facial quando a drenagem é realizada por meio de uma incisão pré-auricular.

PACIENTE GERIÁTRICO E FRAGILIDADE

As melhorias nos cuidados de saúde levaram ao aumento do número de adultos idosos (idade > 65 anos), que representa o segmento que mais cresce em nossa sociedade. Embora a idade por si só não traduza o aumento do risco operatório ou das complicações perioperatórias, a população geriátrica é propensa ao aumento das complicações perioperatórias por várias razões, incluindo alterações fisiológicas relacionadas com a idade, comorbidades médicas associadas, polifarmácia e aumento da sensibilidade aos analgésicos, má nutrição, alteração do equilíbrio e da mobilidade, sarcopenia e fragilidade. Para uma visão abrangente desse assunto, consulte as diretrizes de Optimal Management of the Geriatric Patient NSQIP pelo American College of Surgeons and American Geriatrics Society. Em virtude do aumento dos riscos associados à cirurgia em pacientes idosos com fragilidade, esse tópico será discutido com mais detalhes.

A fragilidade é uma condição de reserva fisiológica reduzida que afeta múltiplos sistemas orgânicos, resultando no catabolismo da massa e da força muscular (referido como sarcopenia).[49] A incidência de fragilidade é maior nas mulheres do que nos homens e aumenta com a idade, variando de 4% em pacientes < 65 anos a 26% em pacientes > 85 anos. A fragilidade é comumente definida usando o modelo de fenótipo de fragilidade, como a presença de três ou mais destas cinco características: lentidão, fraqueza, exaustão, perda de peso e baixa atividade física. A lentidão é medida pela velocidade da marcha, pela fraqueza por aperto de mão e por outros recursos por perguntas-padrão. Pacientes com nenhuma dessas características não são frágeis, aqueles com uma ou duas características são considerados "pré-frágeis" e aqueles com três ou mais são considerados "frágeis". As principais características do ciclo de fragilidade são diminuição do apetite, desnutrição crônica e perda de massa muscular esquelética, força e potência. Os critérios de Fried são úteis na identificação da sarcopenia, que está associada ao aumento da morbidade e da mortalidade com as cirurgias de grande porte. Infelizmente, o modelo de fenótipo não identifica pacientes com comprometimento cognitivo, uma subcategoria de fragilidade definida pela presença de fragilidade física e comprometimento cognitivo. Embora a fisiopatologia da fragilidade seja complexa, parece envolver uma combinação de fatores ambientais, inflamação sistêmica e alterações epigenéticas causadas pelo aumento da metilação do DNA, que, coletivamente, contribuem para a perda muscular e o dano celular generalizado. Basta dizer que os riscos aumentados da cirurgia em pacientes com fragilidade tornam importante identificar e tratar adequadamente ou aconselhar esses pacientes antes da cirurgia.

Pacientes em condição de fragilidade (CF) são caracterizados por uma combinação heterogênea que engloba diminuição da capacidade física, estado nutricional e energético, cognição e saúde geral, que pode ser precipitada por inatividade, desnutrição, doença, estresse ou doenças psicossociais. Pacientes com doenças crônicas e deficiências também vivenciam a CF; idosos que apresentam fraturas de quadril são alguns dos pacientes cirúrgicos mais frágeis. Embora nenhum teste laboratorial esteja envolvido no diagnóstico de CF, a presença de resultados anormais em três ou mais sistemas era um preditor significativo de fragilidade; exames laboratoriais realizados para avaliar as condições de comorbidade são úteis. Os efeitos fisiopatológicos da CF em diferentes sistemas de órgãos estão listados na Tabela 12.19.

Tabela 12.19 Efeitos fisiopatológicos da condição de fragilidade em diferentes sistemas orgânicos.

Sistema endócrino	Baixos níveis de testosterona, fator de crescimento semelhante à insulina e vitamina D
Sistema imune	A imunidade deficiente resulta em baixos níveis de linfócitos e células T CD8
Coagulação	Estado pró-coagulante com diminuição do inibidor-1 do ativador do plasminogênio
Renal	Redução da taxa de filtração glomerular, redução da atividade do sistema citocromo P450
Cognição	Resulta de uma combinação de medicamentos anticolinérgicos e lesão hipóxica do cérebro durante o período perioperatório. Isso é agravado pela inflamação sistêmica causada pela cirurgia, com liberação de citocinas pró-inflamatórias, interleucina-1β, fator de necrose tumoral-α e ativação da micróglia do sistema nervoso central, que liberam ainda mais citocinas pró-inflamatórias, que, por sua vez, prejudicam a síntese de acetilcolina
Sistema cardiovascular	A disfunção autonômica cardíaca resulta em labilidade da pressão arterial e hipotensão prolongada em resposta à administração de anestesia
Interações medicamentosas	Medicamentos, tais como benzodiazepínicos, anti-histamínicos e antidepressivos tricíclicos, podem aumentar o risco de sedação excessiva, quedas e hipotensão ortostática. Os benefícios potenciais de continuar esses medicamentos podem superar os riscos

A prevalência de CF é maior no pré-operatório cirúrgico, variando de 10 a 46%, dependendo do instrumento de rastreamento selecionado, do procedimento cirúrgico e das características do paciente. Comparados com pacientes não frágeis, os pacientes com CF em UTIs têm maiores taxas de mortalidade intra-hospitalar. Além disso, a CF é 5 a 7 vezes mais comum em pacientes em hemodiálise, e a insuficiência cardíaca é observada em até 75% dos pacientes frágeis após cirurgias cardíacas de grande porte. A CF tem se mostrado uma ferramenta forte para avaliar fatores de risco pré-operatórios para desfechos pós-operatórios ruins e uma poderosa ferramenta preditiva pré-operatória para complicações pós-operatórias em 30 dias. A massa muscular central pode prever a mortalidade a longo prazo em pacientes idosos após uma cirurgia vascular de grande porte. A deterioração fisiológica anormal mensurada pela CF é um importante preditor independente de desfechos após a cirurgia pancreática. Um pequeno dano pode ser suficiente para levar a um declínio funcional permanente pós-operatório em pacientes muito frágeis; esses pacientes se beneficiariam com reconhecimento precoce e tratamento de complicações cirúrgicas, infecções pós-operatórias, monitoramento de hidratação e nutrição adequadas, mobilização precoce e reabilitação para prevenir o descondicionamento. Como tal, a CF surgiu como uma parte essencial da avaliação pré-operatória e da estratificação de risco dos pacientes antes da cirurgia. O reconhecimento precoce de complicações provavelmente reduzirá a chance de falha no resgate de pacientes e melhorará os desfechos, com a CF sendo mensurada por uma grande variedade de instrumentos.

Apesar das fortes evidências de que a fragilidade em pacientes cirúrgicos leva a piores desfechos pós-operatórios, ainda falta uma ferramenta unificadora para medir a fragilidade que seja eficiente em termos de tempo e prática de uso. Explicar o risco mais elevado de complicações pós-operatórias prevenirá potenciais desfechos adversos e dará aos pacientes e familiares expectativas realistas após a cirurgia. Aqueles que são extremamente frágeis podem aceitar o alto risco de morbidade e mortalidade durante a cirurgia paliativa, com o objetivo de melhorar a qualidade de vida; contudo, apesar de ser bem reconhecida, não há consenso sobre como a CF deve ser mensurada.

Tratamento

As alterações normais relacionadas com o envelhecimento não podem ser evitadas, mas a CF pode ser prevenida. A detecção de fragilidade inicial no pré-operatório pode ajudar na identificação de pacientes de alto risco com potenciais desfechos desfavoráveis. O objetivo do tratamento nesses pacientes deve ser duplo: manejo apropriado de doenças que resultam em CF e prevenção da sarcopenia por meio de exercícios de fortalecimento muscular e melhora nutricional. O exercício diminui os marcadores inflamatórios e aumenta a força muscular. Uma revisão sistemática da intervenção com exercícios pré-operatórios em pacientes com câncer demonstrou melhora significativa da taxa de incontinência, da capacidade funcional de marcha e da aptidão (*fitness*) cardiorrespiratória.[50] Além disso, nutrição adequada, tratamento adequado de doenças crônicas, vacinação apropriada (p. ex., para pneumonia, gripe, herpes-zóster e tétano), prevenção de quedas com o aumento de segurança domiciliar e monitoramento do uso de medicamentos (p. ex., sedativos, diuréticos), que podem contribuir para a inatividade e/ou exacerbar a fraqueza, podem prevenir a CF. A vigilância médica contínua é importante para identificar rapidamente quaisquer alterações fisiológicas que possam ser revertidas. Intervenções direcionadas para condições reversíveis subjacentes (incluindo insuficiência cardíaca congestiva e insuficiência renal crônica) podem ser eficazes para mitigar ou mesmo reverter a fragilidade. O transplante renal, por exemplo, pode reverter a fragilidade associada à insuficiência renal terminal.

Recomendações

As recomendações incluem divulgação sincera de informações prognósticas, apoio emocional, sugestões de adaptação individualizada para o paciente e sua família e verificar se há compreensão do material apresentado a eles (Boxe 12.5). De particular importância é o reconhecimento de que a comunicação prognóstica deve ocorrer como um processo iterativo. Discussões difíceis sobre o envelhecimento, a fragilidade e a aproximação do fim da vida exigem tempo para refletir e se adaptar, equilibrando expectativas com formas realistas de esperança.

Boxe 12.5 Recomendações para a prevenção de complicações relacionadas com a fragilidade.

- Avaliar a força muscular, o risco de queda e a capacidade de deambular com segurança e realizar atividades diárias
- Iniciar precauções para a prevenção de quedas de acordo com o protocolo da instalação e manter a segurança do paciente (p. ex., vias respiratórias, circulação e prevenção de lesões)
- Promover o estado fisiológico ideal e reduzir o risco de complicações
- Avaliar os sinais vitais, todos os sistemas fisiológicos e o nível de dor
- Administrar medicamentos prescritos (p. ex., analgésicos, medicamentos para condições de comorbidades) e imunizações (p. ex., gripe, pneumococos)
- Avaliar a perda de peso no último ano e solicitar encaminhamento a um nutricionista se a perda de peso for significativa
- A reabilitação (boa nutrição e fisioterapia) após eventos estressantes é importante na prevenção da condição de fragilidade
- Avaliar mudanças recentes em mobilidade, humor, apetite e capacidade do paciente de realizar as atividades diárias de forma independente
- Avaliar o nível de ansiedade, estresse e depressão do paciente.

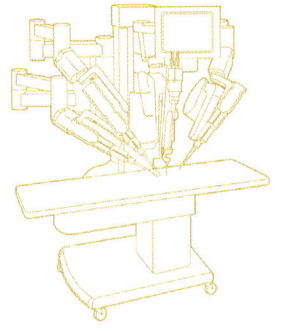

13

Cirurgia no Paciente Geriátrico

Vanita Ahuja, Ronnie A. Rosenthal

VISÃO GERAL DO CAPÍTULO

Resultados da cirurgia em idosos
Fragilidade e declínio físico
　Fragilidade
　Declínio específico do órgão
Avaliação pré-operatória e tomada de decisão
　Aconselhamento do paciente
　Triagem para identificar características de alto risco
Manejo intraoperatório e pós-operatório
　Controle da dor multimodal
　Delirium
　Aspiração
　Descondicionamento
Transições do cuidado
Cirurgias dos principais órgãos e sistemas
　Cirurgia endócrina
　Doença da mama
　Cirurgia gastrintestinal
　Doenças vasculares
　Doenças cardiotorácicas
　Trauma
　Transplante

Nas últimas décadas, a expectativa de vida aumentou de maneira vertiginosa. Atualmente, uma mulher com idade média de 65 anos pode esperar viver mais 20,6 anos, quase 2 vezes mais do que sua contraparte em 1900. Uma mulher com idade média de 80 anos pode apresentar expectativa de vida de quase 9,8 anos (Tabela 13.1).[1] Com esse aumento na expectativa de vida ocorre um aumento no número de pessoas que vivem até idades mais avançadas com doenças e condições crônicas que teriam causado morte nas últimas décadas. Hoje, mais de 75% dos adultos com mais de 65 anos têm pelo menos uma condição crônica, e 20% da população assistida pelo Medicare tem cinco ou mais comorbidades. Muitas dessas doenças e condições crônicas, como câncer, doença articular degenerativa, doença arterial coronariana e deficiência visual, têm uma proposta cirúrgica como parte do tratamento. Atualmente, os 15% da população com mais de 65 anos representam 40% dos procedimentos cirúrgicos nos EUA.

Desde 2012, quase 10 mil norte-americanos completam 65 anos todos os dias. Nas próximas décadas, à medida que os 78 milhões de pessoas da geração *baby boomer* (nascidos de 1946 a 1964) começarem a atingir os 65 anos, haverá um rápido envelhecimento da população dos EUA (Figura 13.1).[2] Espera-se que, em 2030, uma em cada cinco pessoas tenha mais de 65 anos e, em 2050, quase 20 milhões de pessoas tenham mais de 85 anos. Ao contrário das pessoas idosas nas gerações anteriores, os idosos *baby boomers* esperam permanecer ativos e independentes por muito tempo após a aposentadoria. A demanda por cuidados cirúrgicos provavelmente irá sobrecarregar o sistema se novas maneiras de aumentar a oferta e melhorar a entrega não forem desenvolvidas.

RESULTADOS DA CIRURGIA EM IDOSOS

Não há dúvida de que o aumento da idade parece ter um efeito negativo no resultado da cirurgia. Estudos anteriores de instituições pequenas ou isoladas demonstraram resultados semelhantes em pacientes mais velhos e mais jovens, mesmo para os procedimentos mais complexos, como a ressecção de Whipple para câncer de pâncreas. Esses estudos provavelmente sofreram de viés de seleção, com apenas os mais aptos dos pacientes mais velhos realizando a cirurgia. Estudos mais recentes de grandes bancos de dados indicam que a mortalidade operatória de cirurgias maiores para doenças gastrintestinais aumenta claramente com a idade, mesmo após o ajuste para comorbidades. A mortalidade de cirurgias de alto risco, como esofagectomia ou pancreatectomia, pode apresentar 2 ou 3 vezes a mortalidade por procedimentos semelhantes em adultos mais jovens. Vários estudos, no entanto, confirmam que a idade do paciente por si só não é o principal preditor de mau resultado, mas sim o quão bem-sucedido o paciente envelheceu. Atualmente, aceita-se que a fragilidade, em vez da idade cronológica, é o preditor mais importante dos resultados cirúrgicos tradicionais.

Tabela 13.1 Expectativa de vida dos idosos em várias idades.

Idade (anos)	Todas as raças	
	Homens	Mulheres
65	17,9	20,6
70	14,4	16,6
75	11,2	12,9
80	8,3	9,8
85	5,9	7
90	4,1	4,8
95	2,8	3,3
100	2	2,3

(De Ortman JM, Velkoff VA, Hogan H. An aging nation: the older population in the United States. *Current Populations Reports*. Washington, DC: U.S. Census Bureau; 2014;P25-1140.)

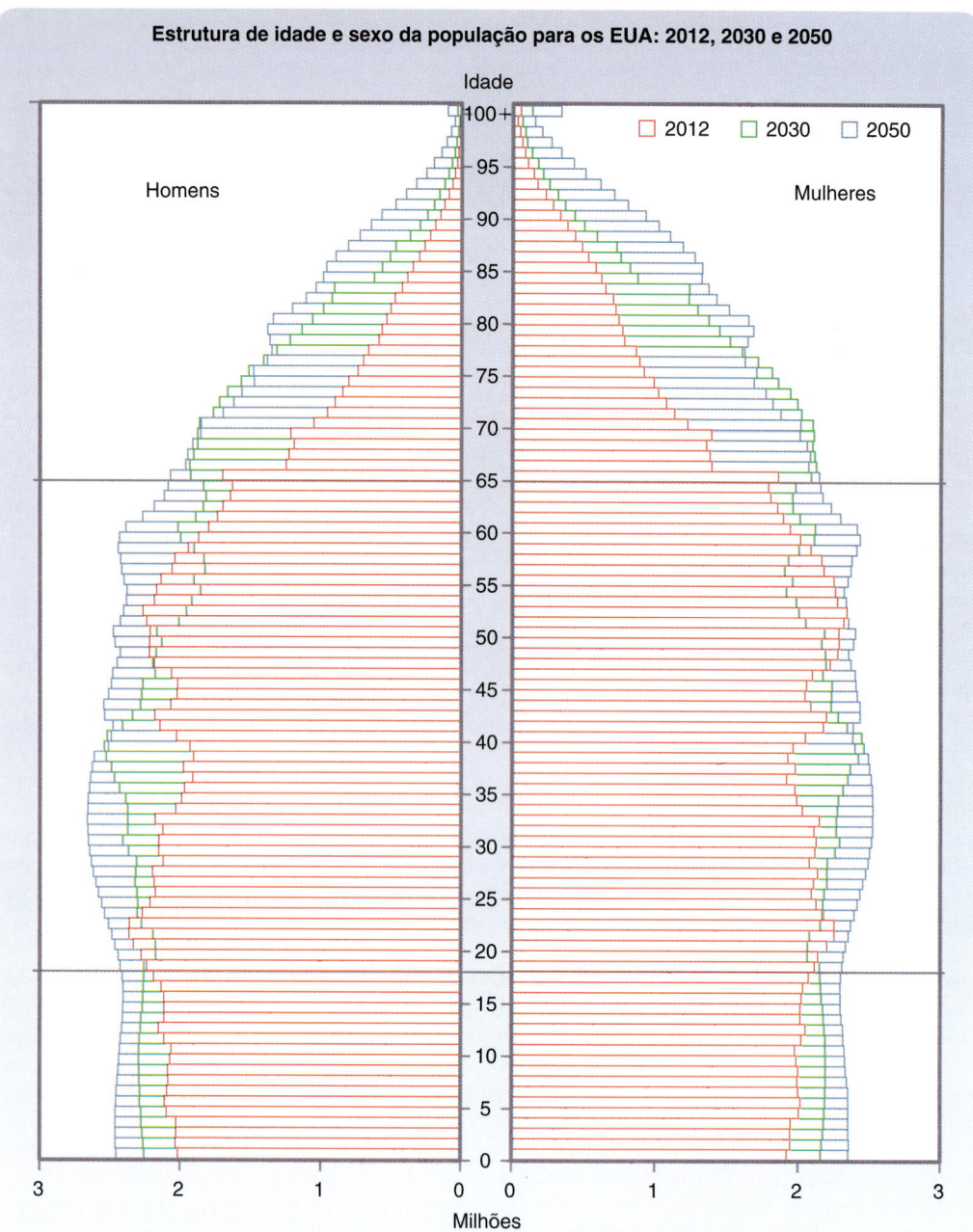

Figura 13.1 O envelhecimento da geração *baby boomer* e seus descendentes nos EUA em 2013, 2030 e 2050. (De Ortman JM, Velkoff VA, Hogan H. An aging nation: the older population in the United States. *Current Populations Reports*, Washington, DC: U.S. Census Bureau; 2014:P25-1140.)

A maioria dos estudos de resultados cirúrgicos em adultos com idade avançada e mais jovens se concentra em mortalidade e complicações em 30 dias, como pneumonia e infecções do local cirúrgico. A calculadora de risco cirúrgico do American College of Surgeons National Surgical Quality Improvement Program (ACS NSQIP) é uma ferramenta extremamente útil para prever a probabilidade desses resultados.[3] No pré-operatório, os fatores de risco individuais do paciente e do procedimento podem ser inseridos no modelo NSQIP, e as taxas de vários resultados tradicionais para esse indivíduo são calculadas. Essas informações podem ser usadas para ajudar na tomada de decisão compartilhada. No entanto, outros resultados que são mais relevantes para idosos, como declínio cognitivo, declínio funcional e perda de independência, raramente são medidos. Em um estudo explorando as preferências de tratamento de adultos gravemente doentes, os pacientes estavam muito mais dispostos a fazer um tratamento se houvesse a possibilidade de morte do que se houvesse a possibilidade de declínio cognitivo ou funcional (Figura 13.2).

Infelizmente, como são coletados poucos dados sobre os resultados cognitivos ou funcionais da cirurgia, é difícil aconselhar os idosos sobre a probabilidade desses resultados. Diante da necessidade de fornecer esses dados, em 2014, o NSQIP iniciou um novo estudo piloto geriátrico com 23 hospitais voluntários coletando novas variáveis de risco e resultados mais relevantes para idosos.[4] Essas variáveis abrangeram as áreas de objetivos de atendimento, cognição, mobilidade e função (Figura 13.3). Usando esses dados, o NSQIP foi capaz de fornecer aos participantes taxas de *delirium* pós-operatório e déficit funcional.[5] Esses dados

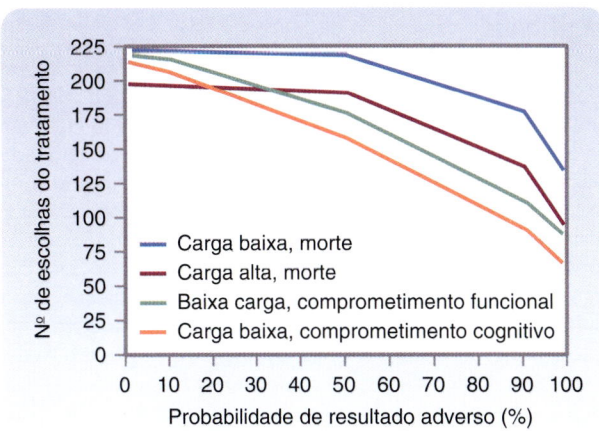

Figura 13.2 Muitos pacientes estão dispostos a realizar tratamentos de alta ou baixa carga, mesmo que o risco de morte seja alto (até 50%). No entanto, quando há um pequeno risco de declínio cognitivo ou funcional, o número de pacientes dispostos a se submeter a um tratamento de baixa carga diminui drasticamente. (De Fried TR, Bradley EH, Towle VR, et al. Understanding the treatment preferences of seriously ill patients. *N Engl J Med*. 2002;346:1061-1066.)

também foram usados para criar uma calculadora de risco geriátrico, que pode, pela primeira vez, fornecer aos idosos algumas informações sobre a probabilidade dos desfechos que são mais relevantes para eles.[6]

Além das diferenças nos resultados em idosos, há grande variabilidade nas taxas de mortalidade cirúrgica em pacientes assistidos pelo Medicare, dependendo do hospital em que são tratados. As taxas de mortalidade podem variar em até 3 vezes entre os hospitais de melhor desempenho e os de pior desempenho. Há também grande variabilidade nos índices em relação aos cuidados cirúrgicos prestados em idosos. Em um estudo que analisou as taxas de cirurgia em pacientes próximo ao fim da vida, 31,9% dos pacientes que foram a óbito se submeteram a uma cirurgia no último ano, e 18,3% no último mês. O mais notável nesse estudo é a variabilidade dessas taxas cirúrgicas nos EUA: 34,4% dos falecidos em Gary, Indiana, tendo sido submetidos à cirurgia no último ano de vida, e apenas 11,2% no Havaí. Outros estudos mostraram que não há diferença nas preferências de fim de vida em beneficiários do Medicare de áreas com gastos altos e baixos. Portanto, é improvável que as preferências do paciente expliquem essa diferença nos índices dos resultados cirúrgicos. É claro, no entanto, que essa variabilidade indica uma falta de padronização do cuidado cirúrgico de idosos e daqueles que se aproximam do fim da vida.

Diante da necessidade de fornecer mais padronização no atendimento cirúrgico de idosos, a ACS fez parceria com a Fundação John A. Hartford para formar a Coalition for Quality in Geriatric Surgery, composta de quase 60 grandes organizações nacionais e regionais representando pacientes e grupos de defesa da família, reguladores e seguradoras, cirurgiões em muitas especialidades, geriatras, médicos especialistas, enfermeiros, assistentes sociais e outros profissionais de saúde. Durante um período de 4 anos, o grupo desenvolveu um conjunto de 30 padrões embasados em evidências e consenso que formam a base para o programa ACS Geriatric Surgery Verification. Esse programa de qualidade ACS, assim como aqueles para trauma, bariátrica, câncer e pediatria, espera melhorar os resultados do atendimento cirúrgico em idosos, fornecendo uma estrutura consistente para o atendimento centrado no paciente, interdisciplinar e incorporado à função do hospital em https://www.facs.org/quality-programs/geriatric-surgery.

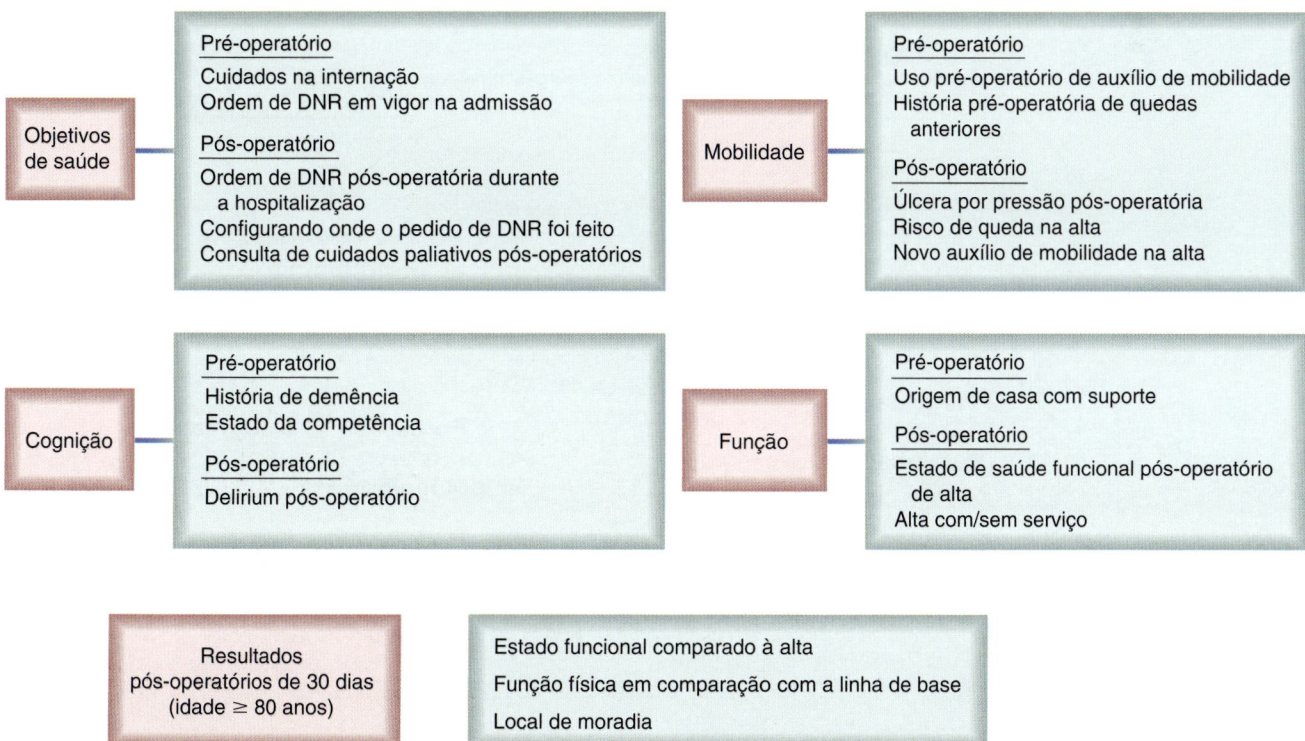

Figura 13.3 Variáveis usadas no ACS NSQIP Geriatric Pilot Project. *ACS NSQIP*, American College of Surgeons National Surgical Quality Improvement Program; *DNR*, não reanimar. (De Robinson TN, Rosenthal RA. The ACS NSQIP Geriatric Surgery Pilot Project: improving care for older surgical patients. *Bull Am Coll Surg*. 2014;99:21e23.)

A melhoria do resultado da cirurgia em idosos exigirá que todos os que participam do cuidado compreendam as diferenças inerentes a tal prática entre esses indivíduos. A seção a seguir descreve as mudanças fisiológicas do envelhecimento que deixam os idosos mais vulneráveis a maus resultados quando submetidos ao estresse da cirurgia e da doença; revisa as recomendações atuais para avaliar e abordar essas vulnerabilidades a fim de garantir que os cuidados cirúrgicos recebidos sejam consistentes com as metas de saúde individuais; e revisa a abordagem atual para o tratamento de algumas das doenças cirúrgicas mais comuns associadas ao envelhecimento.

FRAGILIDADE E DECLÍNIO FÍSICO

Com o envelhecimento, há um declínio na função fisiológica em todos os sistemas orgânicos, mas a magnitude desse declínio é variável entre órgãos e indivíduos. Um grande volume de pesquisas foi conduzido na última década para definir as mudanças específicas na função dos órgãos que são diretamente atribuíveis ao envelhecimento. Essa tarefa é inerentemente difícil porque o envelhecimento também é acompanhado por uma maior vulnerabilidade à doença. Muitas vezes é difícil determinar se um declínio funcional observado é secundário ao envelhecimento em si ou a uma doença associada ao envelhecimento. O efeito geral, no entanto, ainda é o mesmo – uma margem muito menor para erro no atendimento de pacientes idosos.

Fragilidade

A fragilidade é definida como "uma síndrome biológica da diminuição da reserva e resistência ao estresse, resultante de declínios cumulativos em vários sistemas fisiológicos, causando vulnerabilidade a resultados adversos". O real mecanismo da fragilidade é complexo e está além do escopo deste capítulo; entretanto, um modelo conceitual mostra que o estado de fragilidade é caracterizado por perda de massa muscular (sarcopenia), desnutrição crônica, fraqueza e diminuição da tolerância ao exercício (Figura 13.4). A presença de fragilidade está associada a muitos resultados de saúde ruins, como quedas, incapacidade, hospitalização e morte, bem como resultados piores de qualquer intervenção de saúde, incluindo cirurgia. O impacto da fragilidade nos resultados cirúrgicos tem sido objeto de muitos estudos na última década. Esses estudos são complicados pelos muitos métodos diferentes usados para definir as características do indivíduo frágil; entretanto, a conclusão de que a fragilidade está associada a piores desfechos é comum a todos eles.[7]

O fenótipo de fragilidade de Fried[8] é o método mais utilizado para descrever a fragilidade. Ele define o fenótipo frágil por meio de cinco características: perda de peso, força de preensão fraca, exaustão autorrelatada, velocidade de caminhada lenta e baixo gasto energético. Com essa definição, pacientes classificados como frágeis que foram submetidos a cirurgias eletivas apresentaram mais complicações pós-operatórias, maior tempo de internação e alta mais frequente para outro local que não o domicílio.

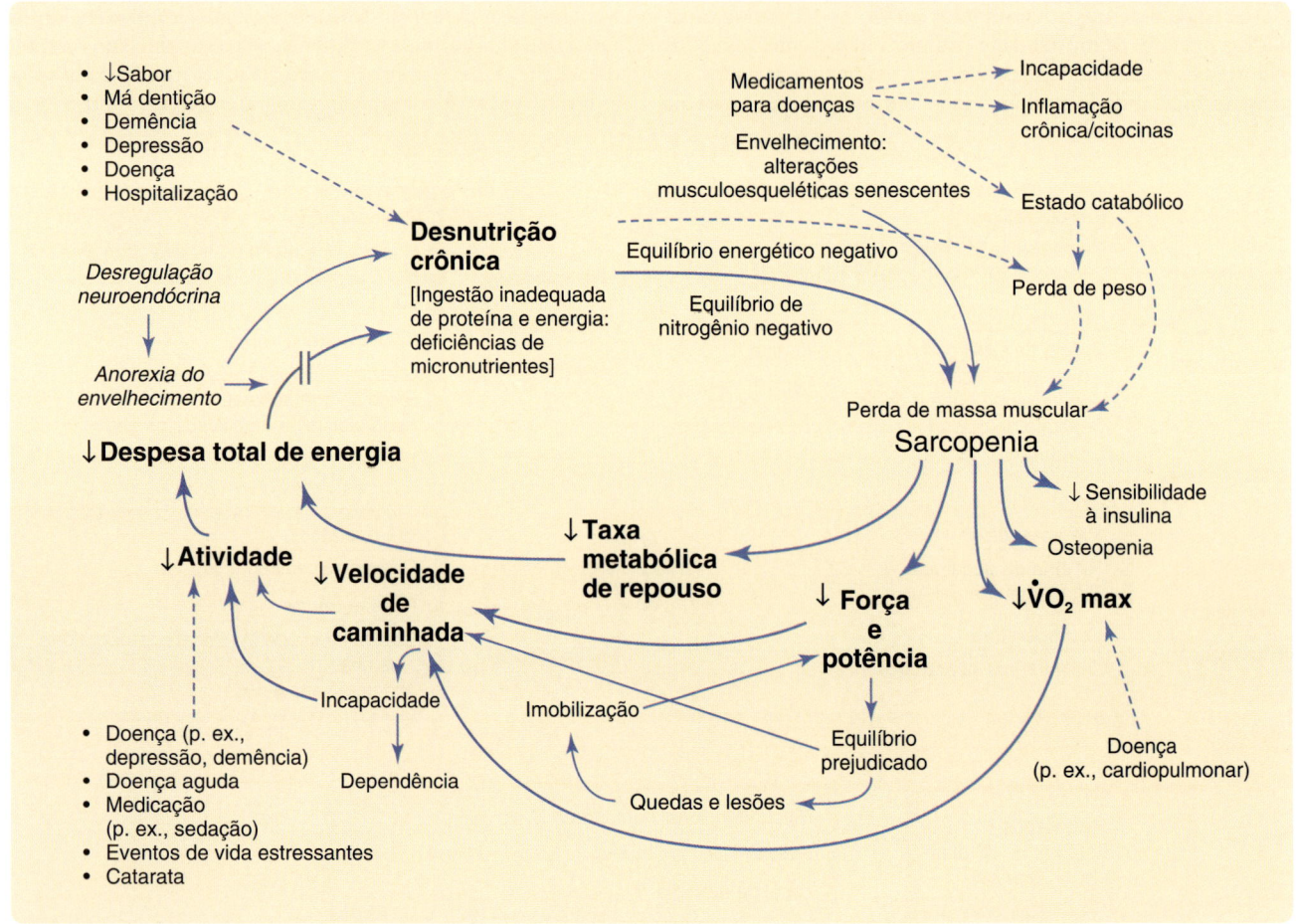

Figura 13.4 O ciclo de fragilidade é caracterizado por desnutrição crônica, perda de massa muscular magra (sarcopenia) e diminuição da tolerância ao exercício. (De Fried LP, Walston J. Frailty and failure to thrive. In: Hazzard WR, Blass JP, Ettinger WH Jr, Halter JB, Ouslander J, eds. *Principles of Geriatric Medicine and Gerontology*. 4th ed. New York: McGraw Hill; 1998:1387-1402.)

Outro método para descrever a fragilidade é o modelo multi-domínio que inclui medidas de cognição e humor, função, desnutrição, doença crônica e síndromes geriátricas.[9] Por meio de elementos desse modelo (cognição, atividades cotidianas da vida – ACV –, baixa albumina sérica, anemia, comorbidade e quedas), os pacientes considerados frágeis submetidos a cirurgias que necessitaram de internação em unidade de terapia intensiva (UTI) apresentaram maiores índices de mortalidade no intervalo de 6 meses após a cirurgia.

Existem muitas ferramentas para medir a fragilidade. A escala Edmonton Frail é um questionário que abrange muitos dos domínios da fragilidade e pode ser facilmente administrado pelo pessoal de apoio no ambiente do consultório. Essa ferramenta possibilita a identificação de déficits específicos nos vários domínios no pré-operatório para que intervenções específicas possam ser planejadas. Existem outras medidas alternativas simples para mensuração da fragilidade que também são de fácil utilização no ambiente ambulatorial, como o Timed Up and Go Test, a medição da velocidade da marcha e o índice de fragilidade simplificado, que inclui perda de peso, baixo nível de energia e incapacidade de levantar de uma cadeira 5 vezes seguidas sem usar os braços. Outros métodos para medir a fragilidade com base em grandes conjuntos de dados incluem o Índice de Análise de Risco e várias outras ferramentas administrativas baseadas em queixas.[10]

Independentemente do método utilizado para identificar a fragilidade, a presença dessa síndrome geriátrica é, hoje, reconhecida amplamente como um fator de risco significativo para maus resultados cirúrgicos. Embora a fragilidade não possa ser revertida no preparo pré-operatório, o reconhecimento do aumento do risco causado pelos vários componentes da fragilidade, como desnutrição crônica e mobilidade prejudicada, pode ajudar a direcionar um programa de preparo pré-operatório e um programa de gerenciamento pós-operatório capazes de mitigar o risco.

Declínio específico do órgão

Sistema cardiovascular

A doença cardiovascular é a principal causa de morte nos EUA em homens e mulheres. Dessas mortes, 83% ocorrem em pessoas com mais de 65 anos. Os eventos cardíacos são responsáveis por uma parcela significativa das complicações em idosos no pós-operatório e são atribuíveis à doença e às alterações na estrutura e função do coração que acompanham o envelhecimento (Boxe 13.1). O conhecimento dessas alterações é importante para direcionar a condução do pós-operatório de idosos.

Alterações morfológicas são encontradas no miocárdio, nas vias de condução, nas válvulas, na vascularização do coração e nos grandes vasos com o aumento da idade. O número de miócitos diminui à medida que o conteúdo de colágeno e elastina aumenta, resultando em áreas fibróticas em todo o miocárdio e na diminuição geral da complacência ventricular. Quase 90% do tecido autonômico no nó sinusal é substituído por tecido adiposo e conjuntivo, e a fibrose interfere na condução nos sistemas intranodais e no feixe de His. Essas alterações contribuem para alta incidência de síndrome do nó sinusal, arritmia atrial e bloqueio de ramo. A esclerose e a calcificação da valva aórtica são comuns, mas geralmente não têm significado funcional. A dilatação progressiva de todos os quatro anéis valvares é provavelmente responsável pela regurgitação multivalvar demonstrada em idosos saudáveis. Finalmente, ocorre aumento progressivo da rigidez e diminuição da distensibilidade de artérias coronárias e grandes vasos. Alterações na vascularização periférica contribuem para o aumento da pressão arterial sistólica, o aumento da resistência ao esvaziamento ventricular e a perda compensatória de miócitos com consequente hipertrofia ventricular.

As consequências funcionais diretas dessas alterações são difíceis de se avaliar com precisão, pois as alterações relacionadas à idade na composição corporal, à taxa metabólica, ao estado geral de condicionamento físico e a doenças subjacentes influenciam o desempenho cardíaco. Acredita-se que a função sistólica permaneça bem preservada com o aumento da idade. O débito cardíaco e a fração de ejeção são mantidos, apesar do aumento da pós-carga imposta pelo enrijecimento da vascularização periférica. No entanto, o mecanismo pelo qual o débito cardíaco é mantido durante o exercício é um pouco diferente. Em pessoas mais jovens, o débito é sustentado pelo aumento da frequência cardíaca em resposta à estimulação beta-adrenérgica. Com o envelhecimento, há um estado hipossimpático relativo, no qual o coração se torna menos responsivo às catecolaminas, possivelmente secundário ao declínio da função do receptor. O coração envelhecido, portanto, mantém o débito cardíaco não por aumento da frequência cardíaca, e sim por aumento do enchimento ventricular (pré-carga). Assim, na dependência da pré-carga, mesmo pequenas hipovolemias podem resultar em comprometimento significativo da função cardíaca.

A função diastólica, no entanto, que depende mais do relaxamento que da contração, é afetada pelo envelhecimento. A disfunção diastólica é responsável por até 50% dos casos de insuficiência cardíaca em pacientes com mais de 80 anos. O relaxamento do miocárdio é mais dependente de energia e, portanto, requer mais oxigênio do que a contração. Com o envelhecimento, há uma diminuição progressiva da pressão parcial de oxigênio. Consequentemente, mesmo a hipoxemia leve pode resultar em relaxamento prolongado, pressão diastólica mais alta e congestão pulmonar. Como o enchimento diastólico inicial está prejudicado, a manutenção da pré-carga torna-se ainda mais dependente da pressão atrial. A perda da contribuição atrial para a pré-carga pode resultar em maior comprometimento da função cardíaca.

Também é importante lembrar que a manifestação da doença cardíaca em idosos pode ser inespecífica e atípica. Embora a dor torácica ainda seja o sintoma mais comum de infarto do miocárdio, sintomas atípicos como falta de ar, síncope, confusão mental aguda ou acidente vascular encefálico (AVE) ocorrerão em até 40% dos pacientes idosos.

O envelhecimento também prejudica a função dos vasos sanguíneos e leva à doenças cardiovasculares. A disfunção vascular é causada por (1) aumento do estresse oxidativo, (2) redução da biodisponibilidade de óxido nítrico (NO), diminuição da síntese de NO e/ou aumento da eliminação de NO, (3) desequilíbrios da produção de fator vasoconstritor/vasodilatador, (4) ambiente de baixo grau pró-inflamatório, (5) comprometimento da angiogênese e (6) senescência das células endoteliais. O processo de envelhecimento no músculo liso vascular é caracterizado por (1) alteração do potencial de replicação, (2) alteração no fenótipo

---

Boxe 13.1 Principais alterações cardiovasculares com a idade.

- Diminuição do número de miócitos
- Fibrose das vias de condução com aumento de arritmias
- Diminuição da complacência ventricular e arterial (pós-carga aumentada)
- Resposta beta-adrenérgica diminuída
- Maior dependência da pré-carga (incluindo chute atrial)
- Aumento da disfunção diastólica
- Aumento da isquemia silenciosa

celular, (3) alterações na responsividade aos mediadores de contração e relaxamento, e (4) alterações nas funções de sinalização intracelular. A hipertensão arterial sistêmica é uma doença dependente da idade, e quase metade da população idosa é hipertensa. O tratamento da hipertensão é recomendado em idosos. Modificações no estilo de vida, compostos naturais e terapias hormonais são úteis para os estágios iniciais e como coadjuvantes no tratamento com medicamentos, mas são necessárias evidências de ensaios clínicos nessa população. Uma vez que todos os agentes anti-hipertensivos podem reduzir a pressão arterial em idosos, a terapia deve ser baseada em seus potenciais efeitos colaterais e interações medicamentosas.

Sistema respiratório

A doença respiratória crônica pulmonar é a quarta principal causa de morte depois de doenças cardíacas, câncer e AVE. Problemas respiratórios são as complicações pós-operatórias mais comuns em pacientes idosos (Boxe 13.2). Alterações relacionadas tanto à doença quanto à própria idade na estrutura e função pulmonar contribuem para essa vulnerabilidade.[9]

Com o envelhecimento, há diminuição na função respiratória, atribuível a alterações na parede torácica e nos pulmões. A complacência da parede torácica diminui secundariamente a mudanças na estrutura causadas pela cifose e é extremada pelo colapso vertebral. A calcificação da cartilagem costal e as contraturas dos músculos intercostais resultam em diminuição na mobilidade das costelas. As forças inspiratórias e expiratórias máximas diminuem em até 50% como resultado de uma diminuição progressiva da força dos músculos respiratórios.

No pulmão, há perda de elasticidade, o que leva ao aumento da complacência alveolar com colapso das pequenas vias respiratórias e consequente ventilação alveolar desigual com aprisionamento de ar. A ventilação alveolar desigual leva a desequilíbrios de ventilação-perfusão, o que, por sua vez, causa diminuição na tensão arterial de oxigênio de aproximadamente 0,3 ou 0,4 mmHg/ano. A pressão parcial do dióxido de carbono (CO_2) não muda, apesar do aumento do espaço morto. Isso pode ser causado, em parte, pela redução na produção de CO_2 que acompanha a queda das taxas metabólicas basais. O aprisionamento de ar também é responsável por um aumento no volume residual, ou o volume remanescente após a expiração máxima.

A perda de sustentação das pequenas vias respiratórias também leva ao colapso durante a expiração forçada, o que limita a dinâmica dos volumes pulmonares e as taxas de fluxo. A capacidade vital forçada (CVF) diminui em 14 a 30 mℓ/ano e o volume expiratório forçado em 1 segundo (VEF1) diminui em 23 a 32 mℓ/ano (nos homens). O efeito geral da perda da contração elástica do pulmão é equilibrado pela diminuição da força externa da parede torácica. A capacidade pulmonar total, portanto, permanece inalterada, e há apenas um leve aumento no volume pulmonar em repouso, ou capacidade residual funcional. Como a capacidade pulmonar total permanece inalterada, o aumento do volume residual resulta em diminuição da capacidade vital.

O controle da ventilação também é afetado pelo envelhecimento. As respostas ventilatórias à hipoxia e hipercapnia diminuem em 50 e 40%, respectivamente. O mecanismo exato dessa diminuição não foi bem definido, mas pode ser causado pela redução da função dos quimiorreceptores no nível do sistema nervoso periférico ou central.

Além dessas alterações intrínsecas, a função pulmonar é afetada por alterações na capacidade do sistema respiratório de se proteger contra lesões ambientais e infecções. A depuração de partículas do pulmão através do sistema mucociliar está diminuída e associada à disfunção ciliar. Muitas mudanças complexas na imunidade pelo processo de envelhecimento contribuem para o aumento da suscetibilidade a infecções, incluindo uma resposta imune menos robusta tanto do sistema imunológico inato quanto do sistema imune adaptativo.

Há também uma diminuição em vários componentes da função de deglutição. A perda do reflexo da tosse secundária a distúrbios neurológicos, combinada com disfunção da deglutição, pode predispor à broncoaspiração. O aumento da frequência e da gravidade da pneumonia em idosos têm sido atribuído a esses fatores e ao aumento da incidência de colonização orofaríngea por organismos gram-negativos. Essa colonização se correlaciona intimamente com a comorbidade e com a capacidade de pacientes idosos realizarem as ACVs. Esse fato reforça a ideia de que a capacidade funcional pulmonar é um fator crucial na avaliação do risco de pneumonia em pacientes idosos.

Sistema renal

Aproximadamente 25% de todos os norte-americanos com 70 anos ou mais têm função renal moderada ou gravemente diminuída (Boxe 13.3). Entre 25 e 85 anos, há uma diminuição progressiva do córtex renal. Com o tempo, aproximadamente 40% dos néfrons tornam-se escleróticos. As unidades funcionais restantes hipertrofiam de maneira compensatória. A esclerose dos glomérulos é acompanhada por atrofia das arteríolas aferentes e eferentes, e pela diminuição do número de células tubulares renais. O fluxo sanguíneo renal também sofre uma redução de cerca de 50%. Funcionalmente, há diminuição na taxa de filtração glomerular de aproximadamente 45% aos 80 anos.

Boxe 13.2 Principais alterações respiratórias com a idade.

- Diminuição da complacência da parede torácica
- Redução na força inspiratória e expiratória máxima
- Diminuição da elasticidade pulmonar (colapso das pequenas vias respiratórias)
- Desequilíbrio ventilação-perfusão
- Diminuição da Pa_{O_2}, sem alteração da Pa_{CO_2}
- Diminuição da CVF e VEF_1
- Declínio nas respostas do ventilador à hipoxemia e hipercapnia
- Declínio nos mecanismos normais de proteção das vias respiratórias (aumento do risco de aspiração)

CVF, capacidade vital forçada; Pa_{CO_2}, pressão arterial de dióxido de carbono; Pa_{O_2}, pressão arterial de oxigênio; VEF_1, volume expiratório forçado em 1 segundo.

Boxe 13.3 Principais alterações renais com a idade.

- Diminuição do número de néfrons funcionais
- Diminuição do número de células tubulares
- Diminuição do fluxo sanguíneo renal
- Diminuição na taxa de filtração glomerular
- Declínio na eliminação da creatinina apesar do nível normal de creatinina sérica
- Declínio da função tubular (perda da capacidade de concentração)
- Aumento da suscetibilidade à desidratação
- Diminuição da eliminação de certos fármacos
- Aumento da disfunção e infecção do trato urinário inferior

A função tubular renal também diminui com o avançar da idade. A capacidade de conservar sódio e excretar íon hidrogênio se reduz, o que resulta na diminuição da capacidade de regular o equilíbrio hídrico e ácido-básico. A desidratação torna-se especialmente problema porque as perdas de sódio e água por causas não renais não são compensadas pelos mecanismos usuais. Acredita-se que a incapacidade de reter sódio seja causada por uma diminuição na atividade do sistema renina-angiotensina. A crescente incapacidade de concentrar a urina está relacionada a uma redução na resposta do órgão-alvo ao hormônio antidiurético. O declínio acentuado na sensação subjetiva de sede também está bem documentado, mas não é bem compreendido. Alterações da função osmorreceptora no hipotálamo podem ser responsáveis pela falha em reconhecer a sede, apesar das elevações significativas na osmolalidade sérica.

Os níveis circulantes de eritropoetina (EPO) são mais elevados em idosos saudáveis em comparação com indivíduos mais jovens. O aumento da produção de EPO em idosos é interpretado como um mecanismo contrarregulador que visa preservar a massa normal de glóbulos vermelhos em resposta a um maior *turnover*, bem como à resistência à EPO. No entanto, os níveis de EPO estão reduzidos em idosos anêmicos, sugerindo prejuízo na resposta contrarregulatória aos baixos níveis de hemoglobina. Os idosos podem desenvolver deficiência de vitamina D devido ao prejuízo na capacidade do rim envelhecido de converter 25-hidroxivitamina D em 1,25 di-hidroxivitamina D, mas fatores extrarrenais (ou seja, disponibilidade de 25-OH-vitamina D) são igualmente responsáveis pela insuficiência de vitamina D nessa faixa etária.

Em virtude do declínio da função renal no envelhecimento, é importante medir a taxa de filtração glomerular em pacientes idosos como parte da avaliação de risco pré-operatória e no hospital para fornecer dosagem precisa da medicação. Em pacientes idosos internados, a medição direta do *clearance* de creatinina (CrCl) é difícil, porque a incontinência e o comprometimento cognitivo tornam a coleta de urina de 24 horas não confiável. A medição do nível de creatinina sérica pode ser um indicador pouco confiável do estado da função renal, porque esse valor pode permanecer inalterado como resultado de uma diminuição concomitante da massa corporal magra e, portanto, uma diminuição na produção de creatinina. Um nível de creatinina sérica de 1 mg/dℓ pode representar um CrCl superior a 100 mℓ/min em uma pessoa de 30 anos, mas inferior a 60 mℓ/min em uma pessoa de 85 anos.

Para superar esses problemas, fórmulas foram desenvolvidas para estimar o CrCl com base na creatinina plasmática e nas características do paciente. As fórmulas mais utilizadas são a equação de Cockcroft-Gault e a equação da Modificação da Dieta na Doença Renal (Figura 13.5). Em um grande estudo envolvendo pacientes idosos hospitalizados, a equação de Cockcroft-Gault mostrou se correlacionar mais de perto com o CrCl medido diretamente.

A lesão renal aguda (LRA) é definida como uma alteração de 0,3 mg/dℓ ou 50% ou mais no nível da creatinina sérica em relação à linha de base ou uma redução na produção de urina inferior a 0,5 mℓ/kg/h em um intervalo de 6 horas, dentro de um período de 48 horas e após reanimação com volume adequado. LRA é uma ocorrência frequente após cirurgias de grande porte. Até 7,5% dos pacientes com nível normal de creatinina sérica pré-operatória desenvolverão LRA. Ela está associada ao aumento da morbidade e da mortalidade a curto prazo, bem como ao aumento da mortalidade a longo prazo. A idade, além de cirurgia de emergência, cardiopatia isquêmica e insuficiência cardíaca congestiva, é fator de risco para o desenvolvimento de LRA pós-operatória. Além disso, pacientes idosos com função renal já comprometida apresentam risco aumentado de LRA pós-operatória. A chave para evitar a LRA pós-operatória é entender que pacientes idosos têm risco aumentado e tomar medidas para evitar hipovolemia desnecessária e garantir a dosagem adequada de medicamentos que são eliminados pelo rim, bem como medicamentos nefrotóxicos.

O trato urinário inferior também muda com o aumento da idade. Na bexiga, o aumento do conteúdo de colágeno leva a uma distensibilidade limitada e ao esvaziamento prejudicado. Foi identificada também hiperatividade do músculo detrusor secundária a distúrbios neurológicos ou causas idiopáticas. Nas mulheres, a diminuição dos níveis circulantes de estrogênio e a diminuição da responsividade tecidual a esse hormônio causam alterações no esfíncter uretral que predispõem à incontinência urinária. Nos homens, a hipertrofia prostática prejudica o esvaziamento da bexiga. Juntos, esses fatores levam à incontinência urinária em 10 a 15% dos idosos que vivem na comunidade e 50% daqueles em asilos. Há também um aumento da prevalência de bacteriúria assintomática com a idade, que varia de 10 a 50%, dependendo do sexo, do nível de atividade, das doenças subjacentes e do local de residência. Isoladas, as infecções do trato urinário são responsáveis por 30 a 50% de todos os casos de bacteriemia em pacientes idosos. As alterações no ambiente local e o declínio das defesas do hospedeiro são considerados os responsáveis.

Sistema hepatobiliar

Em geral, a função hepática é bem preservada com o envelhecimento. No entanto, há um aumento na doença hepática e na mortalidade relacionada à doença hepática em pessoas com idades entre 45 e 85 anos. As alterações morfológicas incluem redução no peso, tamanho e volume geral do fígado. O tamanho dos hepatócitos, assim como o número de células binucleadas, aumenta enquanto o número de mitocôndrias diminui. Funcionalmente, o fluxo sanguíneo hepático diminui em 35 a 50%.

A capacidade sintetizadora do fígado, medida por testes convencionais de função hepática, permanece inalterada (Boxe 13.4). No entanto, o metabolismo e a sensibilidade a certos tipos de medicamentos são alterados. Fármacos que requerem oxidação

---

Equação de Cockcroft-Gault

$C_{cr} = [(140 - \text{Idade em anos}) \times \text{Peso em quilogramas}]/(72 \times \text{Creatinina sérica em mg/d}\ell)$

Equação de estudo de MDRD

$\text{TFG} = 175 \times (\text{creatinina sérica padronizada em mg/d}\ell)^{-1,154} \times (\text{idade em anos})^{-0,203}$

Figura 13.5 Equações para calcular a depuração de creatinina. MDRD, modificação da dieta na doença renal (do inglês, *modification of diet in renal disease*); TFG, taxa de filtração glomerular.

> **Boxe 13.4** Principais alterações hepatobiliares com a idade.
>
> - Diminuição do número de hepatócitos
> - Diminuição do fluxo sanguíneo hepático
> - A capacidade sintética permanece inalterada
> - Aumento da sensibilidade e diminuição da depuração de certos medicamentos
> - Aumento da incidência de cálculos biliares e doenças relacionadas a cálculos biliares

microssomal (reações de fase I) antes da conjugação (reações de fase II) podem ser metabolizados mais lentamente, enquanto aqueles que requerem apenas conjugação podem ser eliminados a uma velocidade normal. Fármacos que agem diretamente nos hepatócitos, como a varfarina, podem produzir os efeitos terapêuticos desejados em doses mais baixas nos idosos devido à maior sensibilidade das células a esses agentes. Algumas evidências recentes também sugeriram que o envelhecimento pode estar associado a um declínio na capacidade do fígado de proteger contra os efeitos do estresse oxidativo.

A correlação mais significativa da função hepatobiliar alterada em idosos é a incidência aumentada de cálculos biliares e complicações relacionadas a cálculos biliares. A prevalência de cálculos biliares aumenta constantemente com a idade, embora haja variabilidade nas porcentagens absolutas dependendo da população. Cálculos biliares foram demonstrados em até 80% dos residentes com mais de 90 anos em casas de repouso. A doença do sistema biliar é a indicação isolada mais comum para cirurgia abdominal em idosos (ver adiante).

Função imune

A competência imunológica, assim como outros parâmetros fisiológicos, diminui com o avançar da idade (Boxe 13.5). Essa imunossenescência é caracterizada por maior suscetibilidade a infecções, aumento de autoanticorpos e imunoglobulinas monoclonais, e aumento da tumorigênese. Além disso, assim como outros sistemas fisiológicos, esse declínio pode não ser aparente em estado normal. Por exemplo, não há declínio na contagem de neutrófilos com a idade, mas a capacidade da medula óssea de aumentar a produção de neutrófilos em resposta à infecção pode estar prejudicada. Pacientes idosos com infecções graves frequentemente apresentam contagens normais de leucócitos, mas a contagem diferencial mostrará um desvio profundo para a esquerda, com uma grande proporção de formas imaturas.

Com o envelhecimento, há um declínio no *pool* de células-tronco hematopoéticas na medula óssea que leva à diminuição da produção de células T virgens do timo e de células B da medula óssea. Além disso, a involução da glândula timo, com declínios nos níveis de hormônio tímico, prejudica ainda mais a produção e diferenciação de células T virgens, levando ao aumento da proporção de células T de memória. Essa mudança na população de células T deixa os hospedeiros idosos menos capazes de responder a novos antígenos.

Recentemente, foram identificados alguns defeitos das células B, embora se acredite que os déficits funcionais na produção de anticorpos estejam relacionados à regulação alterada das células T, e não às alterações intrínsecas das células B. *In vitro*, ocorre aumento da atividade das células T auxiliares para a produção de anticorpos inespecíficos, bem como uma diminuição da capacidade das células T supressoras de camundongos idosos em distinguir e suprimir antígenos específicos daqueles considerados próprios. Isso se reflete em um aumento na prevalência de autoanticorpos para mais de 10% aos 80 anos de idade. O padrão dos tipos de imunoglobulinas também mudam; os níveis de imunoglobulina M (IgM) diminuem, enquanto os níveis de IgG e IgA aumentam ligeiramente.

As alterações no sistema imunológico com o envelhecimento são semelhantes às observadas na inflamação crônica e no câncer. Além das respostas mitogênicas reduzidas das células T, há um aumento nos níveis de proteínas de fase aguda. Há a hipótese de que níveis persistentemente elevados de citocinas inflamatórias podem ser responsáveis pela regulação negativa da produção de interleucina-2 por células T cronicamente estimuladas. Recentemente, marcadores de inflamação, como a interleucina-6, mostraram-se aumentados em pacientes idosos. A inflamação crônica tem sido implicada na síndrome da fragilidade, que é caracterizada por perda de massa muscular (sarcopenia), desnutrição e mobilidade prejudicada. As citocinas inflamatórias também estão envolvidas na anemia normocítica, que é comum em idosos frágeis.

As consequências clínicas dessas alterações são difíceis de ser determinadas. Quando sobreposta à conhecida imunossupressão causada pelo estresse físico e psicológico da cirurgia, são esperadas respostas imunológicas insuficientes em idosos. O aumento da suscetibilidade a muitos agentes infecciosos no período pós-operatório, no entanto, é mais provavelmente o resultado de uma combinação entre o estresse e as comorbidades, e não apenas declínio fisiológico.

Homeostase da glicose

Dados do National Health and Nutrition Examination Survey mostraram um aumento na prevalência de distúrbios da homeostase da glicose com a idade; mais de 20% das pessoas com mais de 60 anos têm diabetes tipo 2. Outros 20% têm intolerância à glicose caracterizada por glicemia de jejum normal e glicemia pós-teste de resistência insulínica com valores entre 140 e 200 mg/dℓ. Essa intolerância à glicose pode ser resultado de diminuição na secreção de insulina, aumento na resistência à insulina ou ambos (Figura 13.6).[11]

Atualmente, existe um consenso de que a função das células beta diminui com a idade. Essa alteração se manifesta pela falha da célula beta em se adaptar ao meio hiperglicêmico pelo aumento adequado da resposta insulínica. A questão da resistência à insulina é mais controversa. Embora a ação da insulina esteja reduzida em idosos, acredita-se que essa mudança seja mais em função da mudança da composição corporal, com aumento do tecido adiposo e diminuição da massa corporal magra, do que pela idade em si. Outros acreditam que há um aumento na resistência à insulina diretamente atribuível ao envelhecimento, manifestado por uma diminuição na captação de glicose mediada por insulina no músculo, que normalmente é regulada pelo transportador de glicose (GLUT)-4. Há também um aumento no acúmulo de lipídios intracelulares, o que interfere na sinalização normal da insulina. Essas alterações podem estar associadas ao declínio da função mitocondrial que também acompanha o envelhecimento.

> **Boxe 13.5** Principais alterações na função imunológica com a idade.
>
> - Involução da glândula timo
> - Diminuição da produção e diferenciação de células T virgens
> - Diminuição da atividade mitogênica de células T
> - Aumento de citocinas inflamatórias
> - Aumento de autoanticorpos

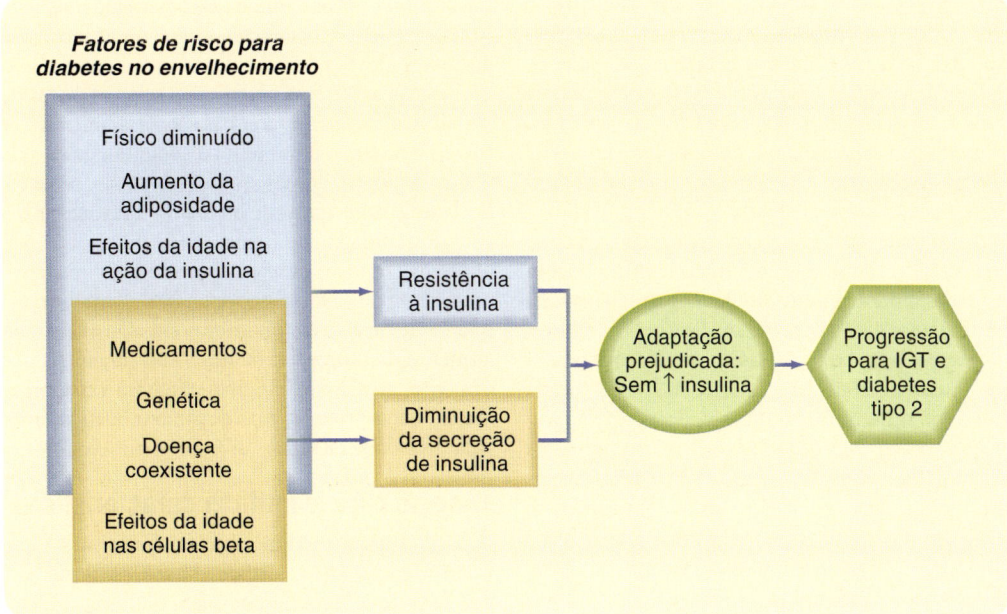

Figura 13.6 A resposta normal à hiperglicemia é para a célula beta adaptar e secretar insulina suficiente para restaurar a normoglicemia. No envelhecimento, há uma diminuição na secreção de insulina e um provável aumento na resistência à insulina, que, quando combinado com comorbidades, fatores genéticos e medicamentos, leva à falência desse processo glicorregulador. *TGD*, tolerância à glicose diminuída. (De Chang AM, Halter JB. Aging and insulin secretion. *Am J Physiol Endocrinol Metab.* 2003;284:E7-E12.)

Esses fatores, combinados a comorbidades, medicamentos e predisposição genética, se unem para tornar os pacientes cirúrgicos idosos alvo de risco particularmente alto de hiperglicemia descontrolada quando submetidos à resistência insulínica, que normalmente acompanha o estresse cirúrgico fisiológico. Tanto a resposta à glicose endógena do estresse traumático quanto a resposta glicêmica ao fornecimento exógeno de glicose estão aumentadas em pacientes idosos doentes.

Embora a maioria dos dados sobre controle glicêmico e desfechos cirúrgicos estejam na literatura de cirurgia cardíaca, evidências mais recentes confirmam que a hiperglicemia não controlada no período perioperatório imediato está associada ao aumento de infecções em quase todos os tipos de cirurgia. O nível ideal de controle da glicose, no entanto, ainda é controverso. Estudos prospectivos anteriores indicaram que o controle rígido do açúcar no sangue (80 a 110 mg/dℓ) alcançado pela infusão contínua de insulina melhorou alguns resultados, incluindo a mortalidade em pacientes críticos na UTI pós-operatória, mas dados mais recentes lançaram algumas dúvidas sobre os benefícios de um controle tão rigoroso. Em geral, a manutenção da glicemia abaixo de 180 mg/dℓ no período perioperatório é hoje amplamente aceita como objetivo, mesmo em pacientes mais idosos.

AVALIAÇÃO PRÉOPERATÓRIA E TOMADA DE DECISÃO

A prestação de cuidados ideais para o paciente cirúrgico idoso depende do reconhecimento por parte da equipe dos efeitos que o envelhecimento teve sobre esse indivíduo e da elaboração cuidadosa de um plano perioperatório para atender às necessidades específicas do indivíduo.

Aconselhamento do paciente

A primeira e talvez mais importante consideração na avaliação pré-operatória é ter certeza de que o paciente e sua família entendem as ramificações do cuidado que está sendo sugerido e que está de acordo com os objetivos do paciente para esse cuidado e para sua saúde geral.

Tomada de decisão cirúrgica

Os cirurgiões tradicionalmente medem o sucesso cirúrgico em termos de mortalidade e morbidade em 30 dias. Para pacientes idosos, no entanto, a definição de sucesso é mais complexa. Embora, hoje, sejamos capazes de realizar até mesmo as cirurgias mais complicadas em pacientes idosos com o sucesso cirúrgico tradicional, a qualidade do resultado na visão do paciente é mais provável que dependa se ele pode continuar vivendo como antes da cirurgia. Para alguns pacientes idosos, perder a independência funcional por causa de uma grande intervenção cirúrgica pode ser um resultado muito pior do que viver (ou mesmo morrer) com a doença para a qual o tratamento cirúrgico é oferecido. Em um estudo com pacientes idosos com expectativa de vida limitada por doenças crônicas graves, Fried et al. examinaram o impacto da carga de tratamento (intervenções menores, como antibióticos intravenosos; intervenções maiores e mais importantes, como cirurgia) e resultado (desejável *vs.* indesejável) nas preferências do paciente no tratamento. Os resultados indicaram que mais de 70% dos pacientes idosos não gostariam de um tratamento de baixo impacto se o resultado esperado fosse um comprometimento funcional grave ou cognitivo. A preocupação com o comprometimento funcional e cognitivo foi mais drástica do que com a morte (Figura 13.2).

Em outro estudo de preferências para moradia permanente em casa de repouso envolvendo pacientes hospitalizados gravemente enfermos, 56% dos pacientes estavam muito relutantes ou prefeririam morrer a viver permanentemente em uma casa de repouso. A correlação entre os desejos do paciente e a opinião do acompanhante ou do médico sobre os desejos do paciente foi ruim.

Portanto, é essencial que o paciente idoso receba uma estimativa realista do resultado funcional geral do tratamento cirúrgico que lhe é proposto, além da probabilidade de controle ou cura da doença em particular. Também é fundamental que o cirurgião entenda as preferências do paciente no contexto dessa visão mais ampla do sucesso cirúrgico. Os objetivos gerais do cuidado do paciente e a qualidade de vida pós-operatória são frequentemente negligenciados. Como mencionado, calculadora de risco cirúrgico geriátrico NSQIP pode ser usada para ajudar os idosos a entender o risco de *delirium* pós-operatório e declínio funcional e nortear a melhor tomada de decisão compartilhada.

Para cirurgiões gerais de serviços de urgência/emergência, a apresentação de uma emergência abdominal em um paciente idoso com múltiplas comorbidades representa um problema particularmente difícil. Quando confrontados com a necessidade de se indicar cirurgia em curto espaço de tempo, para o tratamento de uma doença potencialmente passível de cura, a consideração é muitas vezes focada inteiramente no risco de mortalidade e morbidade a curto prazo. Essa mentalidade de "consertar" geralmente leva a um caminho que nem o paciente nem o cirurgião pretendiam. Várias ferramentas foram desenvolvidas para ajudar os cirurgiões a se comunicarem de maneira mais eficaz com o paciente idoso e sua família no cenário das urgências. O modelo "*best case/worse case*" (melhor caso/pior caso) fornece uma maneira estruturada de discutir como será o pós-operatório para o paciente, e demonstrou melhorar a qualidade dessas difíceis discussões.[12] Outro modelo fornece uma estrutura para a discussão que coloca a tomada de decisão no contexto da saúde geral do paciente e das metas de saúde (Boxe 13.6).[13]

Diretrizes avançadas

Todos os pacientes devem ser encorajados a formalizar uma "declaração antecipada de intenções" e nomear um segundo responsável para a tomada de decisões caso se tornem incapazes.[14] A equipe de saúde deve certificar-se de discutir as preferências do paciente diretamente com ele, pois lidar com essas questões nem sempre é fácil e os substitutos podem não estar totalmente cientes das preferências do paciente. Ferramentas como PREPARE (https://prepareforyourcare.org) e Five Wishes (https://fivewishes.org) estão disponíveis para ajudar pacientes e familiares a ter essas discussões e criar planos de cuidados avançados. Os profissionais de saúde também devem ter certeza de que, quando existir uma declaração antecipada de intenções, ela esteja claramente documentada e facilmente acessível no prontuário médico dos pacientes.

Cuidado paliativo

Honrar as preferências de um paciente para tratamento no final da vida é um componente necessário à qualidade dos cuidados de saúde. Estudos documentaram que o peso da doença desempenha um papel nas decisões do paciente de escolher cuidados agressivos e, muitas vezes, se riscos e benefícios forem discutidos adequadamente, os pacientes idosos talvez escolham tratamentos menos agressivos.

Para pacientes com prognóstico ruim, as discussões sobre cuidados paliativos devem acontecer nas conversas iniciais sobre o tratamento, e não impedem o tratamento da doença ou dos sintomas. Pacientes e seus familiares devem ser incentivados a preencher e discutir sua declaração antecipada de intenções, que demonstra tornar as decisões dos cuidados no final da vida mais fáceis para ambos e mais alinhadas com os desejos do paciente. Foi demonstrado que os cuidados paliativos precoces levam a melhorias substanciais na qualidade de vida e no humor e, em alguns estudos, mostraram até aumento da sobrevida.[15] Com o foco maior na qualidade do atendimento, médicos e cirurgiões passaram a compreender que o tratamento não se trata apenas de curar a doença, mas também prezar pela qualidade de vida e aliviar o sofrimento dos pacientes.

Triagem para identificar características de alto risco

Para garantir a melhor tomada de decisão individualizada e o melhor resultado cirúrgico para o paciente idoso, a avaliação pré-operatória deve ser completa e abordar todas as preocupações relevantes. Com isso em mente, o American College of Surgeons e a American Geriatric Society trabalharam juntos para definir um conjunto de diretrizes de melhores práticas para a avaliação pré-operatória do paciente geriátrico, que pode ser encontrado em https://www.facs.org/media/inyehw0d/acsnsqipagsgeriatric-2012guidelines.pdf. Essas diretrizes fornecem uma lista de verificação de 13 itens de fatores cognitivos, funcionais, psicossociais e de comorbidades que demonstraram ter impacto no resultado do atendimento aos pacientes cirúrgicos idosos (Figura 13.7).

Avaliação cognitiva

O estado cognitivo pré-operatório como fator de risco para resultados negativos pós-operatórios em pacientes idosos é muitas vezes negligenciado. A avaliação cognitiva raramente faz parte da história pré-operatória e do exame físico. No entanto, déficits cognitivos pré-operatórios são comuns; a prevalência de demência é de aproximadamente 1,5% aos 65 anos e quase dobra a cada 5 anos adicionais de vida. Mais de um terço das pessoas com mais de 70 anos têm algum comprometimento cognitivo ou demência. A disfunção cognitiva preexistente pode prejudicar a capacidade do paciente de dar consentimento informado e pode ter consequências significativas a curto e longo prazo no período pós-operatório. Uma história de demência antes da cirurgia tem sido associada a índices mais altos de mortalidade e morbidade grave. A demência também é o maior fator de risco para *delirium* pós-operatório.

Embora existam vários métodos para avaliar o estado cognitivo inicial, o Mini-Cog[16] é um teste preciso para comprometimento cognitivo que é fácil de realizar em um ambiente clínico movimentado. O teste Mini-Cog combina uma tarefa de aprendizado e recordação de palavras de três itens (0 a 3 pontos; cada palavra lembrada corretamente, 1 ponto), com uma tarefa simples de desenho do relógio (relógio anormal, 0 pontos; relógio normal, 2 pontos, usado como uma distração antes da recordação de palavras). Os escores totais possíveis do Mini-Cog variam de 0 a 5 pontos, com 0 a 2 sugerindo alta e 3 a 5 sugerindo baixa probabilidade de comprometimento cognitivo.

Capacidade

Para dar consentimento informado, o paciente deve ter capacidade de tomada de decisão. Os fundamentos da capacidade de tomada de decisão estão bem descritos. Em essência, os pacientes devem

---

Boxe 13.6 Objetivos de uma comunicação estruturada.

- Colocar a condição cirúrgica aguda do paciente no contexto de sua doença subjacente
- Descobrir os objetivos, as prioridades e o que é aceitável para o paciente em relação ao prolongamento da vida e aos cuidados focados no conforto
- Descrever as opções de tratamento – incluindo abordagens paliativas – no contexto dos objetivos e das prioridades do paciente
- Direcionar o tratamento para alcançar esses resultados e incentivar o uso de ensaios com tempo limitado em circunstâncias de incerteza clínica
- Afirmar o compromisso contínuo com o cuidado do paciente

De Cooper Z, Koritsanszky LA, Cauley CE, et al. Recommendations for best communication practices to facilitate goal-concordant care for seriously ill older patients with emergency surgical conditions. *Ann Surg.* 2016;263:1-6.

DIRETRIZES DE MELHORES PRÁTICAS DO ACS NSQIP©/AGS:
Avaliação pré-operatória ideal do paciente cirúrgico geriátrico

Avaliação pré-operatória

Além de realizar história e exame físico completos do paciente, as seguintes avaliações são muito recomendadas:

- [ ] Avaliar a **capacidade cognitiva** do paciente e a **capacidade** de compreender a cirurgia prevista (ver Seção I.A, Seção I.B e Apêndice I).

- [ ] Fazer a triagem do paciente para **depressão** (ver Seção I.C).

- [ ] Identificar os fatores de risco do paciente para desenvolver ***delirium*** pós-operatório (consultar Seção I.D).

- [ ] Triagem para **abuso/dependência de álcool** e outras **substâncias** (ver Seção I.E).

- [ ] Realizar avaliação **cardíaca** pré-operatória de acordo com o algoritmo do American College of Cardiology/American Heart Association (ACC/AHA) para pacientes submetidos à cirurgia não cardíaca (ver Seção II e Apêndice II).

- [ ] Identificar os fatores de risco do paciente para complicações **pulmonares** pós-operatórias e implementar estratégias apropriadas para prevenção (ver Seção III).

- [ ] Documentar o **estado funcional** e o histórico de **quedas** (ver Seção IV).

- [ ] Determinar a pontuação de **fragilidade** da linha de base (ver Seção V e Apêndice III).

- [ ] Avaliar o **estado nutricional** do paciente e considerar intervenções pré-operatórias se ele estiver em risco nutricional grave (ver Seção VI e Apêndice IV).

- [ ] Fazer um **histórico de medicação** preciso e detalhado e considerar ajustes perioperatórios apropriados. Monitor para **polifarmácia** (ver Seção VII, Apêndice V, Apêndice VI e Apêndice VII).

- [ ] Determinar **objetivos e expectativas do tratamento** do paciente no contexto dos possíveis resultados do tratamento (ver Seção VIII).

- [ ] Determinar o **sistema de apoio familiar e social** do paciente (ver Seção VIII).

- [ ] Solicitar **testes diagnósticos** pré-operatórios apropriados focados em pacientes idosos (ver Seção IX).

Figura 13.7 Lista das diretrizes de boa prática. Nota: as seções e os apêndices mencionados dizem respeito ao documento que engloba as referidas diretrizes. (De Chow WB, Rosenthal RA, Merkow RP, et al. Optimal preoperative assessment of the geriatric surgical patient: a best practices guideline from the American College of Surgeons National Surgical Quality Improvement Program and the American Geriatrics Society. *J Am Coll Surg.* 2012;215:453-466.)

ser capazes de compreender a natureza de sua doença, os riscos e benefícios do tratamento recomendado, e os riscos e benefícios das alternativas de tratamento. Para ser considerado competente para dar consentimento, o paciente deve ser capaz de:

1. Indicar claramente uma escolha de tratamento;
2. Compreender as informações relevantes fornecidas;
3. Avaliar sua condição médica e as consequências dos tratamentos;
4. Racionalizar sobre as opções de tratamento.

Risco de *delirium*

Delirium é definido como um distúrbio agudo de cognição e atenção e está entre as complicações mais comumente observadas e potencialmente devastadoras em pacientes cirúrgicos idosos. Ocorre entre 5% e mais de 50% dos pacientes cirúrgicos idosos e está associado a internações hospitalares mais longas, aumento dos índices de mortalidade, morbidade, recuperação funcional ruim e mais altas hospitalares dadas para outros locais que não o domicílio. Tanto a disfunção cognitiva quanto a depressão são fatores de risco para *delirium*; entretanto, outros fatores também devem ser avaliados. Os fatores de risco para a doença são divididos em dois grupos: os pré-operatórios ou predisponentes e os precipitantes ou que ocorrem no pós-operatório (Tabela 13.2). Além da idade avançada e da disfunção cognitiva, os fatores predisponentes incluem comprometimento funcional, desnutrição, comorbidades, comprometimento sensorial, abuso de álcool/substâncias, uso de medicamentos psicotrópicos, doença grave e tipo de cirurgia. O risco de *delirium* pode ser avaliado usando uma regra preditiva que

Tabela 13.2 Fatores de risco e fatores precipitantes para *delirium*.	
Fatores de risco (predisponentes)	**Fatores precipitantes**
Idade avançada	Infecção
Comprometimento cognitivo	Medicamentos
Comprometimento funcional	Hipoxemia
Má nutrição	Anormalidades eletrolíticas
Comorbidades	Dor sub/supertratada
Abuso de álcool	Eventos neurológicos
Medicamentos psicotrópicos	Desidratação
Comprometimento sensorial	Privação sensorial
Tipo de cirurgia	Distúrbios do sono
Doença grave	Uso de cateteres urinários
	Ambiente desconhecido
	Restrições físicas

considera a idade do paciente, as comorbidades e o tipo de cirurgia. O risco de *delirium* também pode ser avaliado usando a calculadora de risco cirúrgico geriátrico ACS NSQIP.[6]

Depressão

A depressão está presente em aproximadamente 11% das pessoas com mais de 71 anos. A depressão não reconhecida no pós-operatório pode explicar a má ingestão oral, a falta de participação no plano de tratamento pós-operatório e a maior necessidade de analgésicos. A depressão também tem sido associada à maior mortalidade e ao maior tempo de internação em pacientes submetidos à cirurgia cardíaca. A triagem para depressão é facilmente realizada usando o Patient Health Questionnaire-2, que exige que o paciente responda a duas perguntas:

1. Nos últimos 12 meses, você já se sentiu triste ou deprimido a maior parte do tempo por pelo menos 2 semanas?
2. Nos últimos 12 meses, você já teve um momento, com duração de pelo menos 2 semanas, em que não se importou com as coisas que normalmente lhe interessam ou quando não gostou das coisas de que normalmente gosta?

Avaliação funcional

Existem várias maneiras de avaliar a função no período pré-operatório. Cada uma delas tem valor na previsão dos resultados da cirurgia.

Atividades cotidianas da vida. Para idosos, a capacidade de realizar ACVs (p. ex., alimentação, continência, transferência, ir ao banheiro, vestir-se, tomar banho) e atividades cotidianas instrumentais (ACIs; p. ex., uso do telefone, transporte, preparação de refeições, compras, tarefas domésticas, manejo de medicamentos, gerenciamento de finanças) tem se correlacionado a mortalidade e morbidade pós-operatórias. Em um estudo com pacientes acima de 80 anos, a função (definida como independente, parcialmente dependente ou totalmente dependente nas ACVs) foi um melhor preditor de mortalidade do que a idade. Mais importante, avaliar as ACVs e ACIs no pré-operatório é essencial para o planejamento perioperatório e de alta.

Classificação da American Society of Anesthesiologists. Por décadas, a classificação do estado físico da American Society of Anesthesiologists (ASA) tem sido utilizada com sucesso para estratificar o risco operatório. Esse método simples classifica os pacientes de acordo com as limitações funcionais impostas pela doença coexistente. Quando as curvas de mortalidade *versus* classificação ASA são examinadas em relação à idade, há pouca diferença entre pacientes mais jovens e idosos, o que indica que a mortalidade é uma função da fragilidade e da doença coexistente, e não da idade cronológica. A classificação ASA mostrou prever com precisão a mortalidade pós-operatória, mesmo em pacientes com mais de 80 anos.

Tolerância ao exercício. De todos os métodos de avaliação da capacidade funcional geral, a tolerância ao exercício é o preditor mais sensível de complicações cardíacas e pulmonares pós-operatórias em idosos. As necessidades metabólicas para muitas atividades de rotina foram determinadas e quantificadas como equivalentes metabólicos da tarefa (METs). Um MET, definido como 3,5 mℓ/kg/min, representa o consumo basal de oxigênio de um homem de 40 anos de 70 kg em repouso. As necessidades energéticas estimadas para várias atividades são mostradas na Figura 13.8. A incapacidade funcional acima de 4 METs tem sido associada ao aumento de eventos cardíacos perioperatórios e risco a longo prazo.[17] A capacidade funcional pode ser determinada com precisão ao se fazer perguntas apropriadas sobre o nível de atividade.

Avaliação de mobilidade/risco de queda

As quedas, consideradas uma das síndromes geriátricas, são uma das principais causas de lesões em idosos e estão associadas ao declínio da saúde geral. Uma queda no hospital é considerada um evento "nunca". Evidências recentes também sugerem que uma queda no período pré-operatório pode predizer resultados pós-operatórios negativos.[6] Todo paciente idoso deve ser questionado sobre um histórico de quedas e deve ser avaliado quanto a fatores de marcha e mobilidade que podem predispor a uma queda. Uma maneira simples de avaliar o comprometimento da marcha e da mobilidade é o Timed Up and Go Test,[18] que pode ser facilmente realizado no consultório. Pede-se ao paciente que se levante de uma cadeira sem usar os apoios de braço, caminhe por 3 metros, vire-se, retorne à cadeira e sente-se novamente. A incapacidade de se levantar da cadeira sem os braços ou um tempo de teste superior a 15 segundos é considerado um indicativo de alto risco de queda. Pacientes identificados como de alto risco para queda devem ser considerados para o treinamento pré-operatório de marcha e equilíbrio se o tempo permitir, e devem ter assistência fisioterapêutica com mobilização precoce no pós-operatório.

Estado nutricional e função de deglutição

O impacto da má nutrição como fator de risco para mortalidade e morbidade perioperatória, como pneumonia e má cicatrização de feridas, tem sido apreciado há muito tempo. Uma variedade de problemas psicossociais e comorbidades comuns aos idosos colocam essa população em alto risco de déficits nutricionais. Estima-se que a desnutrição ocorra em aproximadamente 0 a 15% dos idosos residentes na comunidade, 35 a 65% dos pacientes idosos em hospitais de cuidados agudos e 25 a 60% dos idosos institucionalizados. Os fatores que levam à ingestão e absorção inadequada de nutrientes nessa população incluem a capacidade de obter alimentos (p. ex., restrições financeiras, indisponibilidade de alimentos, mobilidade limitada), o desejo de comer alimentos (p. ex., situação de vida, estado mental, doença crônica), a capacidade de comer e absorver alimentos (p. ex., má dentição; distúrbios gastrintestinais crônicos, como doença do refluxo gastresofágico [DRGE] ou diarreia) e os medicamentos que interferem no apetite ou no metabolismo de nutrientes (Boxe 13.7).

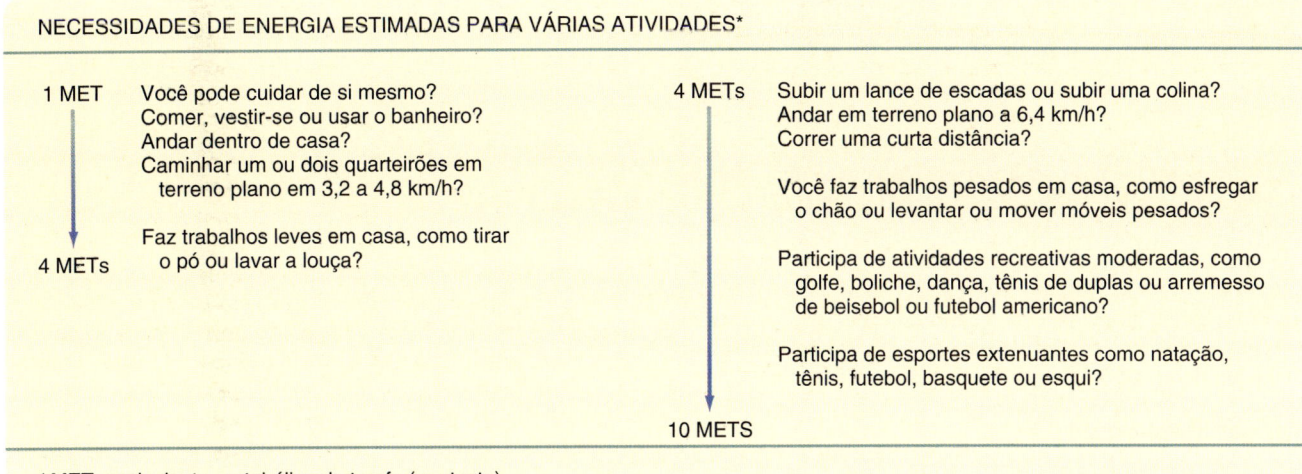

Figura 13.8 Necessidades estimadas de energia para várias atividades. Com o aumento da atividade, eleva-se o número de METs. Incapacidade funcional acima de 4 METs foi associada a eventos cardíacos perioperatórios aumentados e risco a longo prazo. (De Eagle KA, Berger PB, Calkins H, et al. ACC/AHA guideline update for perioperative cardiovascular evaluation for noncardiac surgery – executive summary: a report of the American College of Cardiology/American Heart Association Task Force on Practice Guidelines [Committee to Update the 1996 Guidelines on Perioperative Cardiovascular Evaluation for Noncardiac Surgery]. *Circulation*. 2002;105:1257-1267.)

Boxe 13.7 Fatores associados ao aumento do risco de desnutrição.

Perda de peso recente
Capacidade limitada de obter alimentos
  Imobilidade
  Pobreza
Desinteresse em comer
  Depressão
  Isolamento
  Deficiência cognitiva
  Diminuição do apetite
  Diminuição do paladar
Dificuldade para comer
  Má dentição
  Distúrbio de deglutição
  DRGE
Aumento das perdas gastrintestinais
  Diarreia
  Má absorção
Doenças sistêmicas
  Doença pulmonar crônica
  Fígado
  Doença cardíaca
  Doença renal
  Câncer
Drogas e medicamentos
  Álcool
  Supressão do apetite
  Bloqueio do metabolismo dos nutrientes

DRGE, doença do refluxo gastresofágico.

No idoso frágil, vários fatores contribuem para a desregulação neuroendócrina dos sinais que controlam o apetite e a saciedade e levam ao que é chamado de *anorexia do envelhecimento*. Embora a anorexia do envelhecimento seja uma interação complexa de muitos eventos e sistemas inter-relacionados, o resultado é desnutrição crônica e perda de massa muscular (sarcopenia). A desnutrição também tem sido associada ao aumento do risco de quedas e à internação hospitalar.

A medição do estado nutricional em idosos, no entanto, é difícil. Medidas antropomórficas padrão não consideram as mudanças na composição e estrutura corporal que acompanham o envelhecimento. As medidas imunológicas de nutrição são influenciadas por alterações relacionadas à idade no sistema imunológico em geral. Além disso, os critérios para a interpretação de marcadores bioquímicos nessa faixa etária não estão bem estabelecidos. Existem marcadores e índices complicados de desnutrição, mas não são necessários na rotina do ambiente cirúrgico. A avaliação subjetiva por meio da história e do exame físico, em que são avaliados os fatores de risco e as evidências físicas de desnutrição, tem se mostrado tão eficaz quanto as medidas objetivas do estado nutricional.

Diversas ferramentas de triagem podem ser utilizadas, incluindo a avaliação subjetiva global (SGA, do inglês *subjective global assessment*) e a miniavaliação nutricional (MNA, do inglês *mini nutritional assessment*). A SGA é uma ferramenta relativamente simples e reprodutível para avaliação do estado nutricional com base na história e no exame físico. As classificações da SGA são mais fortemente influenciadas pela perda de tecido subcutâneo, de massa muscular e de peso. A SGA foi validada em pacientes idosos e graves, e tem sido relacionada ao desenvolvimento de complicações pós-operatórias.[19] A MNA, que mede 18 fatores, incluindo índice de massa corporal (IMC), histórico de peso, cognição, mobilidade, histórico alimentar e autoavaliação, também é um método confiável para avaliar o estado nutricional. O estado nutricional, conforme determinado pela SGA e pela MNA, foi mostrado para prever o resultado em pacientes ambulatoriais e geriátricos hospitalizados.

Déficits nutricionais graves podem ser identificados medindo-se o IMC (peso em quilogramas/altura em metros quadrados) e a albumina sérica, e indagando sobre perda de peso não intencional. IMC < 18,5 kg/m^2, albumina < 3 g/dℓ e perda de peso não intencional > 10 a 15% em 6 meses identificam pacientes com alto risco de complicações relacionadas à nutrição.

Para esses pacientes, um curso de suplementação nutricional pré-operatória pode ser justificado, mesmo que a cirurgia precise ser adiada por algumas semanas.

Uma parte frequentemente negligenciada da avaliação nutricional é a avaliação da função de deglutição. A disfunção da deglutição muitas vezes não é avaliada em idosos e está associada à aspiração no período pós-operatório (ver "Aspiração" mais adiante). Os fatores associados à disfunção da deglutição incluem doenças como diabetes, DRGE, AVE prévio e outras doenças neuromusculares e muitos medicamentos, particularmente aqueles que causam xerostomia. Portanto, é essencial perguntar aos idosos se eles têm alguma dificuldade de deglutição e, em caso afirmativo, fazer uma avaliação formal da deglutição, para que um plano adequado de nutrição pós-operatória possa ser feito.

Manejo da medicação

Alterações fisiológicas, como diminuição da massa muscular magra e declínio da função renal, afetam a distribuição e a eliminação de muitos medicamentos. Como resultado, os pacientes idosos correm maior risco de eventos adversos relacionados a medicamentos inadequados ou dosagem inadequada de medicamentos. A lista de Beer é uma lista abrangente de medicamentos que devem ser evitados ou usados com cautela em idosos.[20] Os medicamentos mais comuns a serem evitados incluem todos os benzodiazepínicos, o analgésico meperidina e os anti-histamínicos difenidramina.

O uso de múltiplos medicamentos também representa um risco para pacientes idosos no período perioperatório. Em uma amostra aleatória de idosos que vivem na comunidade, mais de 80% tomaram pelo menos um medicamento prescrito, com 68% tomando também um medicamento ou suplemento de venda livre. Mais de 50% das pessoas com mais de 60 anos fazem uso de cinco ou mais medicamentos e suplementos, muitos dos quais são desnecessários ou prescritos de maneira inadequada. Portanto, uma revisão completa de todos os medicamentos deve ser realizada antes da cirurgia. Todos os medicamentos não essenciais devem ser interrompidos, incluindo todos os suplementos, pois o conteúdo deles geralmente não é claro.

Outros medicamentos, como aqueles com potencial de retirada, incluindo betabloqueadores, devem ser continuados no período perioperatório. Para pacientes com doença cardíaca ou vascular significativa que não estejam em uso de betabloqueadores ou terapia com estatinas, deve-se considerar o início desses medicamentos.

MANEJO INTRAOPERATÓRIO E PÓS-OPERATÓRIO

A fim de eliminar a grande variabilidade observada atualmente nos resultados cirúrgicos em idosos, os processos perioperatórios devem ser padronizados para abordar os problemas comuns que os idosos experimentam quando submetidos ao estresse da cirurgia, doença e hospitalização.

Controle da dor multimodal

Idosos são muito mais sensíveis do que os jovens aos efeitos adversos de certos medicamentos, incluindo analgésicos, antieméticos e ansiolíticos comumente usados no intra e no pós-operatório. Evitar opioides é particularmente importante, pois eles estão associados a comprometimento cognitivo, *delirium*, quedas e constipação intestinal. A dor em tratamento também é comum em idosos e também associada ao *delirium*.

Protocolos estruturados, como o programa de recuperação aprimorada após a cirurgia (ERAS, do inglês *enhanced recovery after surgery*), formalizam o uso de regimes de tratamento pós-operatório de dor multimodal e poupadora de opioides.

Embora não sejam projetados especificamente para idosos, os protocolos ERAS têm sido usados com sucesso para melhorar os resultados em idosos.[21] O novo protocolo da ACS para verificação de cirurgia geriátrica tem um padrão dedicado ao manejo multimodal da dor pós-operatória. Os componentes dessa norma são encontrados no Boxe 13.8.[22]

Delirium

Delirium, um distúrbio de consciência e cognição que aparece em um curto período de tempo com evolução intermitente, está entre as complicações pós-operatórias mais comuns e potencialmente devastadoras observadas em pacientes idosos. O *delirium* pós-operatório está associado a índices de morbidade (30 dias) e mortalidade (6 meses) mais altos, maior tempo de permanência na UTI, maior tempo de internação hospitalar, maiores taxas de institucionalização após a alta e maiores custos hospitalares gerais.[23] A incidência de *delirium* pós-operatório em pacientes idosos varia com o tipo de procedimento: menos de 5% após cirurgia de catarata, 35% após cirurgia vascular e 40 a 60% após correção de fratura de quadril. A incidência em pacientes idosos que necessitam de tratamento em UTI é superior a 50%.

O *delirium* pós-operatório geralmente é o resultado de uma interação entre condições preexistentes (fatores de risco) e eventos ou complicações pós-operatórias (fatores precipitantes) (Tabela 13.2). O início do *delirium* pode ser a primeira indicação de uma complicação pós-operatória grave. Identificar os fatores de risco no pré-operatório e minimizar os fatores precipitantes no intra e pós-operatório são atualmente a melhor estratégia para prevenir o *delirium*. Recentemente, a American Geriatric Society lançou uma diretriz formal para *delirium* pós-operatório, que pode ser encontrada em http://geriatricscareonline.org/ProductAbstract/postoperative_delirium/CL018/?param2=search.

Fatores precipitantes para *delirium* pós-operatório incluem complicações pós-operatórias comuns (p. ex., hipoxia, sepse, distúrbios metabólicos), dor não tratada ou subtratada, medicamentos (p. ex., certos antibióticos, analgésicos, anti-hipertensivos, betabloqueadores, benzodiazepínicos), problemas situacionais (p. ex., ambiente desconhecido, imobilidade, perda de dispositivos de assistência sensorial, como óculos e aparelhos auditivos), uso de cateteres vesicais e outros dispositivos ou restrições de permanência e interrupção do ciclo normal de sono-vigília (p. ex., medicamentos e tratamentos administrados durante as horas habituais de sono) (Tabela 13.2). Não foi encontrada associação com a via de anestesia (peridural *vs.* geral) ou a ocorrência de complicações hemodinâmicas intraoperatórias. No entanto, a perda sanguínea

---

Boxe 13.8 Requisitos de verificação de cirurgia geriátrica ACS para plano de dor multimodal.

- Utilizar técnicas poupadoras de opioides (medicamentos não opioides, analgesia regional)
- Titular a medicação para aumentar a sensibilidade (começar baixo, devagar)
- Evitar os medicamentos da lista de Beer (benzodiazepínicos, meperidina, relaxantes musculares esqueléticos etc.)
- Incluir um regime farmacológico profilático para o funcionamento intestinal
- Considerar estratégias não baseadas em medicamentos para o controle da dor.

ACS, American College of Surgeons. (De American College of Surgeons optimum resources for geriatric surgery. 2019. https://www.facs.org/quality-programs/geriatric-surgery. Accessed January 16, 2020.)

intraoperatória, a necessidade de transfusão sanguínea e o nível de hematócrito pós-operatório inferior a 30% estão associados a um risco significativamente aumentado de *delirium* pós-operatório.

Embora o *delirium* seja comum em pacientes idosos após a cirurgia, o diagnóstico frequentemente não é avaliado. Agitação e confusão são geralmente reconhecidas, mas depressão dos níveis de consciência também pode estar presente. O Confusion Assessment Model (CAM), desenvolvido por Wei et al., é uma ferramenta simples e bem validada para diagnosticar o *delirium*. Um CAM positivo requer: (1) início agudo com curso crescente/decrescente e (2) desatenção, com (3) pensamento desordenado ou (4) nível alterado de consciência.

O melhor tratamento para o *delirium* é a prevenção. Estratégias que se concentram em manter a orientação (p. ex., família à beira do leito, dispositivos sensoriais disponíveis), incentivar a mobilidade, manter os ciclos normais de sono-vigília (sem medicamentos durante as horas de sono) e evitar desidratação e medicamentos inadequados demonstraram diminuir o número e a duração dos episódios de *delirium* em pacientes hospitalizados. Ensaios de prevenção farmacológica ainda não mostraram resultados consistentemente positivos.

Uma vez que o *delirium* é diagnosticado, deve-se realizar uma busca completa de fatores precipitantes, como infecções, hipoxia, distúrbios metabólicos, medicamentos inadequados e dor subtratada. Dispositivos invasivos e cateteres precisam ser removidos o mais rápido possível, e as restrições, evitadas. Uma revisão completa da história também deve ser realizada, e a família, questionada sobre possíveis fatores predisponentes, como o consumo não reconhecido de álcool. O uso de medicamentos antipsicóticos, como haloperidol em dose muito baixa, deve ser reservado apenas para aqueles pacientes cujo comportamento representa perigo para si ou para os outros.

Aspiração

A aspiração é uma causa comum de morbidade e mortalidade em pacientes idosos no pós-operatório. A incidência de pneumonia aspirativa pós-operatória aumenta quase exponencialmente à medida que aumenta a idade, com pacientes de mais de 80 anos apresentando um risco 9 a 10 vezes maior do que aqueles de 18 a 29 anos.

A deglutição é uma interação complexa e coordenada de muitos eventos neuromusculares. Cerca de um terço dos idosos independentes e funcionais relatam alguma dificuldade com a deglutição. Com a idade, há um declínio em vários dos elementos da deglutição normal, predispondo à aspiração. Estes incluem perda de dentes, diminuição da força dos músculos da mastigação, diminuição do tempo de deglutição, diminuição da sensação laringofaríngea e diminuição da força da tosse. A má higiene oral e o estado edêntulo também estão associados a um crescimento excessivo de organismos patogênicos, que predispõem à pneumonia após a aspiração.

Em geral, outros fatores de risco para aspiração em pacientes idosos podem ser categorizados como relacionados à doença (p. ex., AVE; demência; distúrbios neuromusculares, como doença de Parkinson; DRGE), relacionados à medicação (p. ex., medicamentos que causam boca seca ou estado mental alterado) e fatores iatrogênicos. O último deles é particularmente relevante para pacientes cirúrgicos. A presença de dispositivos que atravessam a orofaringe (p. ex., tubos nasogástricos, tubos endotraqueais, termômetros esofágicos, sondas ecocardiográficas transesofágicas) demonstrou perturbar ainda mais o mecanismo de deglutição. A necessidade de intubação prolongada está associada à disfunção de deglutição e aspiração, assim como o uso de sondas de alimentação enteral. O uso rotineiro de sondas nasogástricas em pacientes submetidos à ressecção de cólon tem sido correlacionado com um risco aumentado de pneumonia aspirativa, assim como o uso de sondas ecocardiográficas transesofágicas em pacientes submetidos à cirurgia cardíaca. A ocorrência de íleo pós-operatório também predispõe à aspiração.

O risco de aspiração deve ser avaliado no pré-operatório em todos os pacientes idosos com fatores de risco para aspiração e naqueles com qualquer relato de anormalidade na deglutição.

As precauções de aspiração devem ser solicitadas para qualquer paciente considerado em risco. Elas incluem posicionamento vertical de 30 a 45°, avaliação cuidadosa da função gastrintestinal antes de iniciar a alimentação e, frequentemente, monitoramento cuidadoso dos resíduos gástricos em pacientes com sondas de alimentação e posição vertical durante as refeições, e por 30 a 45 minutos após as refeições naqueles em dieta oral. Antes de alimentar pacientes com risco de aspiração, a função de deglutição pode ser avaliada por um teste de deglutição de 90 a 100 mℓ à beira do leito. A aprovação nesse teste é uma boa indicação da capacidade de tolerar líquidos finos.[24]

Descondicionamento

Em pacientes idosos, o período prolongado de imobilidade que se segue à hospitalização para um procedimento cirúrgico de grande porte geralmente resulta em declínio funcional e descondicionamento geral. O declínio funcional foi observado após apenas 2 dias de imobilidade. O descondicionamento é uma entidade clínica distinta, caracterizada por alterações específicas na função de muitos sistemas orgânicos (Tabela 13.3). Indivíduos descondicionados apresentam limitações funcionais contínuas, apesar da melhora na doença aguda original. O período de recuperação funcional pode ser até 3 vezes maior do que o período de imobilidade. O repouso prolongado no leito também leva a outras complicações pós-operatórias, como úlceras por pressão e quedas. Pacientes cirúrgicos idosos que desenvolvem declínio funcional no hospital também correm maior risco de readmissão, complicações e morte dentro de 300 dias após a alta.[25]

Um importante fator de risco para descondicionamento durante a hospitalização é a limitação funcional preexistente. Por exemplo, pacientes que necessitam de dispositivos de assistência à deambulação, como bengalas ou andadores, antes da hospitalização, têm maior probabilidade de sofrer declínio funcional significativo.

Tabela 13.3 Efeitos nos sistemas de órgãos em razão do repouso no leito.

Sistema	Efeito
Cardiovascular	↓ Volume sistólico, ↓ débito cardíaco, hipotensão ortostática
Respiratório	↓ Excursão respiratória, ↓ captação de oxigênio, ↑ potencial de atelectasia
Muscular	↓ Força muscular, ↓ fluxo sanguíneo muscular
Osso	↑ Perda óssea, ↓ densidade óssea
Gastrintestinal	Desnutrição, anorexia, constipação intestinal
Geniturinário	Incontinência
Pele	Redução da resistência, potencial para ruptura cutânea
Psicológico	Isolamento social, ansiedade, depressão, desorientação

De Kleinpell RM, Fletcher K, Jennings BM. Reducing functional decline in hospitalized elderly. In Hughes RG, ed. *Patient Safety and Quality: An Evidence-Based Handbook for Nurses*. Rockville, MD: Agency for Healthcare Research and Quality; 2008:251-265. AHRQ Publication No. 08-0043.

Outras limitações funcionais menos óbvias, como a incapacidade de realizar atividades como subir um lance de escada carregando uma sacola de compras (4 METs), também estão associadas a maiores índices de complicações pós-cirúrgicas e maiores chances de declínio funcional. Outros fatores de risco incluem a presença de duas ou mais comorbidades, o uso de cinco ou mais medicamentos e a necessidade de internação ou consulta de emergência no ano anterior. Pacientes que desenvolvem *delirium* enquanto estão no hospital também correm maior risco de manifestar declínio funcional grave e de necessitar de internação em reabilitação a curto prazo ou instalações de cuidados a longo prazo.

A avaliação da capacidade funcional é parte essencial da avaliação pré-operatória. Em pacientes identificados em risco de declínio funcional, um plano de métodos direcionados precocemente para promover a mobilidade, incluindo consulta precoce de fisioterapia, deve ser estabelecido antes da cirurgia. A ordem "fora do leito" pode ser a mais importante de todas as ordens pós-operatórias de rotina para pacientes idosos.

Modelos estruturados para o atendimento hospitalar de pacientes geriátricos foram desenvolvidos para pacientes hospitalizados por doenças médicas. A adaptação desses modelos para pacientes cirúrgicos poderia promover melhorias no estado funcional e cognitivo. O condicionamento pré-operatório para melhorar a função antes da cirurgia, denominado *pré-habilitação*, tem mérito teórico, embora ainda faltem evidências para apoiar sua utilidade.

TRANSIÇÕES DO CUIDADO

O planejamento de alta para idosos deve começar no dia em que for tomada a decisão de prosseguir com a cirurgia. Déficits funcionais e cognitivos presentes na admissão são exacerbados pelo estresse da cirurgia e pelas restrições de hospitalização e imobilização, mesmo que a cirurgia em si não seja complicada. Não surpreende que a necessidade de cuidados pós-agudos é maior em idosos, assim como as taxas de readmissão após alta cirúrgica. Infelizmente, um quarto dessas readmissões são para outras instalações que não o hospital de tratamento inicial. Novos profissionais sem conhecimento dos eventos da cirurgia e do período perioperatório estão em grande desvantagem ao cuidar de idosos complexos. Os resultados para essas readmissões são muito piores do que as readmissões na instituição de tratamento inicial.

Começando cedo no período perioperatório, é importante estabelecer expectativas tanto para os pacientes quanto para suas famílias em relação ao tempo de permanência, probabilidade da necessidade de cuidados de enfermagem no pós-operatório tardio ou reabilitação, ou a necessidade de serviços ou equipamentos especiais em casa. Além disso, as expectativas em relação aos resultados funcionais devem ser discutidas. Para pacientes provenientes de casas de repouso, pode haver requisitos específicos para que possam se manter na instalação. Obviamente, no cenário de emergência, isso não é possível, mas assim que as necessidades forem percebidas, o manejo de casos deve ser envolvido no atendimento.

Fatores importantes no planejamento de alta incluem avaliação do envolvimento da família, prontidão para casa (ou seja, se a moradia do paciente tem escadas, o que ele precisará fazer funcionalmente para voltar ao lar), uma avaliação física e de terapia ocupacional, e uma discussão aberta com o paciente sobre as expectativas dos cirurgiões e médicos quanto ao retorno da função. Estudos mostraram que o planejamento avançado de alta, com gerenciamento de caso envolvido, pode melhorar os resultados do paciente e sua satisfação, bem como diminuir a readmissão, até mesmo melhorando o custo do atendimento.[26] E, embora possa ser intensivo em recursos, nesses pacientes de alto risco, há algumas evidências de que um acompanhamento mais intensivo pela equipe de enfermagem visando à busca de sinais de alerta precoce (como desidratação) pode promover o tratamento mais precoce e diminuir as taxas de reinternação.

É de grande importância a ampla explicação de orientações e prescrições pós-operatórias. Lidar com as consequências da cirurgia, com novos medicamentos, novas limitações funcionais e novas feridas para cuidar, é difícil para qualquer um. Acrescenta-se a isso os desafios funcionais e cognitivos preexistentes; os efeitos da imobilidade e do descondicionamento; e a longa lista de medicamentos anteriores tão comuns em idosos vulneráveis, e não surpreende que problemas graves possam ocorrer e ocorram. É essencial um resumo de alta cuidadosamente documentado que reconheça as vulnerabilidades do indivíduo (conforme identificadas nas telas pré-operatórias) e forneça informações claras aos cuidadores sobre como lidar com problemas previsíveis. Isso, combinado com uma revisão oral completa das principais preocupações descritas no resumo, com o paciente e os cuidadores, pode ajudar a evitar alguns dos problemas mais comuns.

As comunicações de alta também devem ocorrer com a unidade de cuidados pós-operatórios quando o paciente necessitar de cuidados em casa de repouso ou reabilitação pós-operatória. A comunicação bidirecional clara e frequente, começando com o resumo completo da alta e uma discussão sobre o paciente, ajudará a focar os cuidados pós-operatórios nas vulnerabilidades individuais.

CIRURGIAS DOS PRINCIPAIS ÓRGÃOS E SISTEMAS

Cirurgia endócrina

Doença tireoidiana

A doença da tireoide, especialmente o hipotireoidismo, é comum entre pacientes geriátricos. Ocorre em 10% das mulheres e 2% dos homens com mais de 60 anos, e o hipertireoidismo ocorre em 0,5 a 6% das pessoas com mais de 55 anos. O hipotireoidismo é uma doença que pode ser causada por fatores como radioablação ou cirurgia prévia, dentre outras causas, como medicamentos que interferem na síntese do hormônio tireoidiano, como a amiodarona. Outra doença da tireoide é o hipertireoidismo, que geralmente é causado por bócio multinodular tóxico, também conhecido como doença de Graves; no entanto, essa doença é mais comum em pessoas mais jovens em comparação com pacientes geriátricos. O tratamento médico do hipotireoidismo em idosos é semelhante ao de pacientes mais jovens. Além disso, o tratamento cirúrgico do hipertireoidismo pode ser necessário para grandes bócios que comprimem a traqueia.

A incidência de nódulos tireoidianos aumenta ao longo da vida, seja detectado por exame físico, ultrassonografia ou necropsia, embora o exame físico seja menos sensível devido à fibrose dos tecidos moles do pescoço e da glândula. Nódulos de tireoide são comuns em idosos com aumento linear com a idade. Pela ultrassonografia, aproximadamente 50% dos pacientes com mais de 65 anos apresentam nódulos, com alguns estudos mostrando uma prevalência maior. Uma provável contribuição para o aumento da prevalência de nódulos tireoidianos é o aumento do uso de modalidades de imagem, com a consequente detecção de nódulos assintomáticos ou incidentais. Uma vez identificados os nódulos da tireoide, deve-se realizar investigação seguindo as diretrizes da American Thyroid Association (Figura 13.9). A prevalência de câncer diminui em nódulos tireoidianos clinicamente relevantes (> 1 cm) com o aumento da idade. No entanto, nódulos malignos tendem a ter fenótipos mais agressivos em pacientes idosos, com mortalidade específica por câncer de tireoide em torno de 8%.

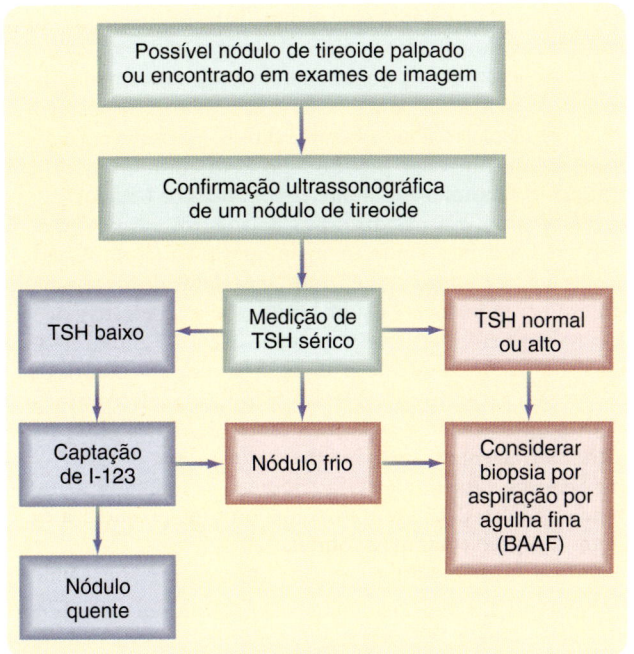

Figura 13.9 Avaliação de um nódulo tireoidiano. *TSH*, hormônio tireoestimulante. (De Lechner MG, Hershman JM. Thyroid nodules and cancer in the elderly. In Feingold KR, Anawalt B, Boyce A, et al. eds. *Endotext*. South Dartmouth, MA: MD Text com. Inc; 2018.)

Existem dois tipos de câncer de tireoide bem diferenciados, que são divididos em subtipos papilar e folicular. O câncer de tireoide papilar esporádico tem uma distribuição de idade quase em forma de sino no momento do diagnóstico, com tendência decrescente em pacientes com mais de 60 anos. A idade é um fator prognóstico negativo para a sobrevida e outros desfechos. Além disso, pacientes com mais de 60 anos têm maior risco de recorrência local, e pacientes com menos de 20 anos e maiores de 60 têm maior risco de desenvolvimento de metástase à distância. O aumento da idade do paciente correlaciona-se com o aumento do risco de morte em aproximadamente duas vezes ao longo de um período de 20 anos. Diretrizes para o manejo de nódulos de tireoide e cânceres bem diferenciados podem ser encontradas no relatório de 2009 da American Thyroid Association's Guidelines Task Force.

Quando a tireoidectomia é indicada, geralmente pode ser realizada com segurança, mesmo em pacientes com mais de 80 anos. No entanto, a idade avançada confere um risco maior de complicações. Por exemplo, o paciente pode ter internações hospitalares mais longas, custos médios mais altos, alta mais provável para um local diferente do domicílio e índices mais altos de mortalidade perioperatória. Os resultados cirúrgicos em pacientes idosos com múltiplas comorbidades têm se mostrado melhores quando o volume operatório do cirurgião tem mais de 30 tireoidectomias por ano. Com base na população com comorbidades complicadas, existem riscos e benefícios cirúrgicos que devem ser cuidadosamente ponderados antes de operar o paciente.[27]

Doença da paratireoide

A razão mais comum para o achado de hipercalcemia em um ambulatório de idosos é o hiperparatireoidismo (HPTH). A incidência de HPTH primário aumenta com a idade; afeta aproximadamente 2% dos idosos, com preponderância feminina de 3:1 (1 em 1.000 mulheres na pós-menopausa). A doença é caracterizada por níveis séricos elevados de cálcio. O paciente normal geralmente tem 1 mg de cálcio sérico. No entanto, quando comparados aos pacientes com HPTH, os níveis são de 1,5 a 2 vezes o normal. A maioria dos casos em idosos são adenomas solitários.

Pacientes idosos são menos propensos a apresentar cálculos renais, mas, em vez disso, são mais propensos a ter queixas neuropsiquiátricas em comparação com pacientes mais jovens. Com o advento dos testes de cálcio de rotina, como parte da análise química automatizada, a maioria dos casos agora é assintomática. Há uma preocupação de que isso possa ser uma classificação incorreta, pois os sintomas podem ser atribuídos à "velhice". Uma história cuidadosa pode revelar a presença de sintomas psicológicos e emocionais menos óbvios. Outros sintomas sutis em idosos incluem perda de memória, alterações de personalidade, incapacidade de concentração, fadiga por exercícios e dores nas costas (Tabela 13.4). Vários estudos mostraram que apenas 5% a 8% dos pacientes são verdadeiramente assintomáticos para cálculos renais.

Tabela 13.4 Sintomas de apresentação e distúrbios clínicos mais comuns em pacientes idosos submetidos à cirurgia de paratireoide.

Estudo	Fadiga	Prejuízo mental*	Dor/doença óssea	Fraqueza muscular	Htn	Doença renal[†]	Assintomático
Bachar et al.[a]	11%		44%	11%	19%	14%	18%
Chen et al.[b]	39%	42%	33%			19%	6%
Chigot et al.[c]	35%	60%	15%				8%
Egan et al.[d]	12%	6%	44%				20%
Irvin e Carneiro[e]	15%	9%	50%	9%		15%	18%
Kebebew et al.[f]			26%		50%		0%
Politz e Norman[g]	62%	57%	44%		62%	15%	3%
Uden et al.[h]	35%		31%	28%	47%		7%

*Inclui confusão e problemas de memória. [†]Inclui nefrolitíase. [a]Bachar G, Gilat H, Mizrachi A, et al. Comparison of perioperative management and outcome of parathyroidectomy between older and younger patients. *Head Neck*. 2008;30:1415-1421. [b]Chen H, Parkerson S, Udelsman R. Parathyroidectomy in the elderly: do the benefits outweigh the risks? *World J Surg*. 1998;22:531-535; discussion 535-536. [c]Chigot JP, Menegaux F, Achrafi H. Should primary hyperparathyroidism be treated surgically in elderly patients older than 75 years? *Surgery*. 1995;117:397-401. [d]Egan KR, Adler JT, Olson JE, et al. Parathyroidectomy for primary hyperparathyroidism in octogenarians and nonagenarians: a risk-benefit analysis. *J Surg Res*. 2007;140:194-198. [e]Irvin GL 3rd, Carneiro DM. "Limited" parathyroidectomy in geriatric patients. *Ann Surg*. 2001;233:612-616. [f]Kebebew E, Duh QY, Clark OH. Parathyroidectomy for primary hyperparathyroidism in octogenarians and nonagenarians: a plea for early surgical referral. *Arch Surg*. 2003;138:867-871. [g]Politz D, Norman J. Hyperparathyroidism in patients over 80: clinical characteristics and their ability to undergo outpatient parathyroidectomy. *Thyroid*. 2007;17:333-339. [h]Uden P, Chan A, Duh QY, et al. Primary hyperparathyroidism in younger and older patients: symptoms and outcome of surgery. *World J Surg*. 1992;16:791-797; discussion 798. *HTN*, hipertensão. (De Morris LF, Zelada J, Wu B, et al. Parathyroid surgery in the elderly. *Oncologist*. 2010;15:1273-1284.)

Se o tratamento cirúrgico tivesse que ser feito, seria mais rentável para pacientes com 50 anos ou mais com expectativa de vida de 5 anos ou mais para serem tratados cirurgicamente.

Em resposta à controvérsia sobre o tratamento do HPTH assintomático, os National Institutes of Health se reuniram em 1990 e novamente em 2002 para definir parâmetros ao atendimento de pacientes com HPTH. Em 2008, um *workshop* internacional sobre HPTH revisou as diretrizes antigas e forneceu recomendações atualizadas, como segue. Para pacientes assintomáticos, a cirurgia é recomendada se houver elevação do cálcio sérico > 1 mg/dℓ acima da faixa normal, aumento da excreção de cálcio na urina de 24 horas (> 400 mg), diminuição da ClCr (< 60 cc/min) e redução na densidade óssea de mais de 2,5 desvios padrão abaixo do pico de massa óssea (escore T < 2,5). Caso contrário, o acompanhamento pode ser difícil devido a outras comorbidades ou se o paciente tiver menos de 50 anos.

A cirurgia minimamente invasiva da paratireoide deve ser oferecida aos pacientes idosos seguindo o mesmo algoritmo dos pacientes mais jovens, uma vez que a taxa de doença multiglandular não é diferente. A complicação mais comum é a hipercalcemia transitória, que pode resultar em infecção e rouquidão por lesão transitória do nervo laríngeo. Há um aumento significativo na densidade mineral óssea e uma diminuição do risco de fratura após a cirurgia. A cirurgia de paratormônio em idosos demonstrou melhorar a qualidade de vida e aumentar a sobrevida livre de fraturas.

Doença da mama

Epidemiologia

O aumento da idade é um importante fator de risco para o desenvolvimento de câncer de mama, com uma estimativa de 21% dos casos recém-diagnosticados em pacientes com mais de 70 anos. A mortalidade geral é afetada com esse diagnóstico mesmo quando ajustado para comorbidades. Isso pode ser decorrente de tratamento insuficiente ou excessivo, diminuição da tolerância à terapia e, possivelmente, diminuição da adesão da paciente. No entanto, o tratamento ideal em idosas permanece desconhecido, uma vez que essas pacientes são excluídas dos ensaios. Ao contrário do tratamento de mulheres mais jovens com câncer de mama, um algoritmo de tratamento exige que uma avaliação geriátrica abrangente seja realizada e baseie o tratamento no fato de a paciente ser frágil ou apta.[28]

Apresentação e triagem

A apresentação do câncer de mama é semelhante em populações idosas e mais jovens. A massa indolor representa o sintoma mais comum do câncer de mama. Em idosas, um nódulo mamário novo provavelmente representa malignidade. Dor mamária, espessamento da pele, edema mamário ou secreção ou retração mamilar em idosas devem ser rigorosamente investigados com biopsia. As mamas de idosas tornam-se menos densas com o processo de envelhecimento, facilitando o exame clínico. Essa diferença também se traduz em um valor preditivo positivo aprimorado de uma mamografia anormal em mulheres com mais de 65 anos.

Há controvérsia nas diretrizes de triagem em pacientes de risco médio com a idade. A mamografia anual da American Cancer Society começa aos 45 anos, sem limite de idade superior se a mulher permanecer em boa saúde. Se a expectativa de vida de uma mulher for estimada em menos de 3 a 5 anos e ela apresentar limitações funcionais graves ou múltiplas comorbidades que possam prejudicar a sobrevida, é indicada a descontinuação da triagem. Existe um consenso entre diferentes grupos para realizar a triagem até, pelo menos, os 70 anos; a U.S. Preventative Services Task Force (USPSTF) recomenda a triagem até 74 anos (Tabela 13.5).[28]

Patologia e tratamento

Em geral, os cânceres de mama em pacientes idosas tendem a estar associados a fatores prognósticos patológicos mais favoráveis. À medida que a idade das pacientes aumenta, seus tumores de mama são associados a uma biologia tumoral mais favorável. Isso é demonstrado pelo aumento da sensibilidade hormonal, pela superexpressão do receptor do fator de crescimento epidérmico 2 (ERB-b2) atenuado, e por graus e índices proliferativos mais baixos. No entanto, pacientes idosas são mais propensas a apresentar tumores maiores e mais avançados, e relatos recentes sugerem o aumento de envolvimento linfonodal com a idade. Uma observação preocupante, baseada nos dados, sugere que as idosas são menos propensas a serem tratadas de acordo com as diretrizes recomendadas a seguir: menos propensas a receber cirurgia definitiva, cirurgia conservadora da mama, radioterapia pós-lumpectomia, terapia hormonal adjuvante ou quimioterapia adjuvante. Estudos recentes mostram que o uso de terapia endócrina primária se tornou um tratamento não invasivo comum para pacientes idosas, o qual é bom para o controle local da doença a curto prazo (< 2 ou 3 anos). No entanto, esse tratamento é reservado e/ou recomendado para pacientes com menor expectativa de vida. Os valores de precisão para tais modelos foram diferentes, variando de alta a baixa precisão, fazendo com que variem de moderada (69%) a muito boa (89%). Esses estudos recentes mostram que, embora tenha havido melhora significativa na recorrência e mortalidade em razão de melhorias na triagem e no tratamento, essa melhora foi menor entre as idosas.

Tabela 13.5 Recomendações de diretrizes sobre mamografia de triagem em idosas.

Diretrizes USPSTF	Diretrizes ACS	Diretrizes ACR	Diretrizes AGR
Oferecer triagem bienal para mulheres de 50 a 74 anos. As evidências são insuficientes para recomendar a favor ou contra o rastreamento em mulheres > 74 anos. Iniciativa "I"* Incentivo da The Task Force para mais pesquisas sobre o tema	Oferecer triagem para mulheres com ≥ 45 anos e continuar enquanto a mulher estiver em boas condições de saúde e tiver expectativa de vida ≥ 10 anos	Oferecer triagem anual para mulheres com ≥ 40 anos e continuar enquanto a mulher estiver em boas condições de saúde	Oferecer rastreamento para mulheres com ≤ 85 anos com expectativa de vida ≥ 5 anos e para mulheres saudáveis com ≥ 85 anos que tenham excelente estado funcional ou forte opinião sobre os benefícios do rastreamento (sem frequência de rastreamento especificada)

*As evidências atuais são insuficientes para abordar os benefícios e malefícios do rastreamento do câncer de mama em mulheres com mais de 74 anos. *ACR*, American College of Radiology; *ACS*, American Cancer Society; *AGS*, American Geriatrics Society; *USPSTF*, US Preventive Services Task Force. (De Optimal breast cancer screening strategies for older women: current perspectives. Braithwaite D, Demb J Henderson L. *Clinical Interventions in Aging*. 2016.:11 page 112. Reproduzida com autorização de Dove Medical Press.)

Cirurgia. O padrão ouro para o tratamento do câncer de mama localizado em qualquer idade é a cirurgia. A mortalidade cirúrgica em idosas com saúde razoável é baixa (< 1%). A ressecção cirúrgica do tumor primário é recomendada para todas as pacientes idosas, a menos que sejam candidatas ruins à cirurgia. Estudos recentes indicam que a proporção de idosas submetidas à terapia de conservação da mama está aumentando. A omissão da cirurgia expõe as pacientes a um risco maior de recidiva local e, portanto, é considerada uma opção abaixo do ideal, mesmo para idosas inaptas. O tamoxifeno sozinho já havia sido recomendado anteriormente para o tratamento de pacientes impróprias para cirurgia e com expectativa de vida curta, pois antagoniza o receptor de estrogênio.

O papel da dissecção linfonodal axilar (ALND) no manejo de mulheres com câncer de mama evoluiu nos últimos 10 a 15 anos. A ALND deve ser usada quando houver suspeita clínica de envolvimento linfonodal axilar ou tumor de alto risco. Além disso, a biopsia de linfonodos sentinela é uma alternativa segura à ALND em pacientes com tumores clinicamente negativos. Pacientes idosas com tumor de tamanho menor que 2 a 3 cm e sem evidência clínica de envolvimento axilar devem receber biopsia do linfonodo sentinela.

Radioterapia. Para mulheres com 70 anos ou mais com câncer de mama inicial positivo para receptor de estrogênio, a adição de radioterapia adjuvante ao tamoxifeno não diminui significativamente a taxa de mastectomia por recorrência local, mas há um aumento na taxa de sobrevida e um aumento na taxa de liberdade de metástases distantes. Portanto, o tamoxifeno sozinho é uma escolha razoável para tratamento adjuvante nessas mulheres. Para idosas com tumores pequenos e linfonodo negativo, a decisão de incluir a irradiação da mama após a mastectomia deve ser feita caso a caso. A irradiação deve ser indicada após discussão cuidadosa dos riscos de recorrência locorregional e dos efeitos adversos da radioterapia. Por outro lado, a irradiação parcial da mama com braquiterapia intersticial multicateter, braquiterapia por cateter balão, radioterapia externa tridimensional conformacional e radioterapia intraoperatória pode ser uma opção em pacientes idosos selecionados. Idosas tratadas com mastectomia devem receber irradiação da parede torácica se tiverem tumores maiores que 5 cm ou mais de quatro linfonodos axilares envolvidos.[28]

Quimioterapia. A terapia endócrina adjuvante é geralmente recomendada para idosas com câncer de mama positivo para receptor de estrogênio. Os inibidores de tamoxifeno e aromatase, como o anastrozol, melhoram a sobrevida global, e reduzem a recorrência local e o risco de câncer de mama contralateral para tumores sensíveis a hormônios em idosas. Tamoxifeno e anastrozol têm efeitos adversos que podem reduzir sua tolerância. O tamoxifeno está associado a trombose venosa profunda, embolia pulmonar, eventos cerebrovasculares, carcinoma endometrial, corrimento e sangramento vaginal, e ondas de calor. Há consideravelmente mais queixas musculoesqueléticas, incluindo artralgias e fraturas, com o anastrozol. É importante monitorar a densidade óssea e tratar as pacientes que apresentam perda de densidade óssea durante o uso de inibidores da aromatase.

Idosas que passam por testes de quimioterapia adjuvante geralmente estão sub-representadas. No entanto, dados recentes sugerem que a quimioterapia adjuvante padrão tem um papel no tratamento de idosas em boa forma. O valor agregado da quimioterapia em idosas que recebem terapia endócrina é muito influenciado pela comorbidade e expectativa de vida. Foram desenvolvidos modelos para estimar os benefícios da quimioterapia em idosas positivas para receptores hormonais. O modelo demonstra que é necessário um alto risco de recorrência para alcançar um pequeno benefício de sobrevida com quimioterapia adjuvante. Por exemplo, para reduzir o risco de mortalidade em 10 anos em 1% com quimioterapia, o risco de recorrência da mama em 10 anos deve ser de pelo menos 25% para uma mulher de 75 anos com saúde média. Esses dados sugerem que a quimioterapia para idosas com câncer de mama positivo para receptores hormonais deve ser oferecida apenas para pacientes com linfonodo positivo que estejam em saúde razoável, com alto risco de recorrência e expectativa de vida superior a 5 anos. Pacientes idosas com linfonodo negativo provavelmente não se beneficiarão da quimioterapia, a menos que tenham grandes tumores positivos para receptores hormonais com características patológicas adversas ou tumores negativos para receptores hormonais maiores que 2 cm. Uma ferramenta baseada na internet que incorpora idade, estado de saúde e características do tumor pode ajudar a determinar o benefício potencial da quimioterapia adjuvante para pacientes com câncer de mama (disponível em http://www.adjuvantonline.com).

Cirurgia gastrintestinal

Esôfago

Distúrbios de motilidade. O esôfago sofre alterações características com o envelhecimento. A disfunção dos aspectos proximais da deglutição é observada durante o envelhecimento normal. Outro aspecto a ser observado é que a pressão e o relaxamento do esfíncter esofagiano superior em repouso estão diminuídos na população normal mais velha em comparação com uma população controle mais jovem. A duração da deglutição orofaríngea e o limiar sensorial para iniciar a deglutição aumentam com o avançar da idade. Esses fatores elevam o risco de estase faríngea e potencial de aspiração. Com o aumento da idade, a dismotilidade cricofaríngea (esfíncter esofagiano superior) pode resultar em divertículos de Zenker.

Parece que em indivíduos normais e saudáveis, a função fisiológica do próprio esôfago é preservada até os pacientes atingirem cerca de 80 anos. Nesse grupo, a amplitude das contrações esofagianas está diminuída.

Doença do refluxo gastresofágico (DRGE). Tem sido sugerido que existe uma associação da DRGE com a disfunção peristáltica que ocorre com o envelhecimento. Embora a pressão de repouso do esfíncter esofagiano inferior seja normal e relaxe adequadamente após a deglutição, o esfíncter não consegue se contrair rapidamente de volta à linha de base, resultando em diminuição prolongada do tônus. Devido à frouxidão na junção gastresofágica, com o envelhecimento, há também um aumento da incidência de hérnia de hiato por deslizamento. Essas condições, aliadas ao retardo do esvaziamento gástrico em pacientes idosos, os predispõem à DRGE. Também é importante lembrar que muitos medicamentos prescritos para pacientes idosos aumentam o relaxamento do esfíncter esofagiano inferior.

As complicações da DRGE, incluindo esofagite erosiva, esôfago de Barrett e adenocarcinoma de esôfago, são observadas com maior frequência em pacientes idosos. No entanto, estudos recentes demonstraram que os sintomas podem ser atenuados em idosos. Especificamente, pacientes idosos com esofagite grave são menos propensos a ter azia grave. Em vez disso, apresentam sintomas mais inespecíficos, como disfagia, anorexia, anemia, perda de peso e vômitos. A ausência de sintomas clássicos pode ser o resultado de uma diminuição da sensibilidade esofagiana à dor relacionada à idade. Portanto, diagnóstico e/ou tratamento mais agressivo da DRGE podem ser necessários para pacientes idosos, independentemente dos sintomas apresentados.

O sucesso da fundoplicatura de Nissen videolaparoscópica para a correção da DRGE em pacientes idosos oferece uma alternativa viável aos medicamentos ao longo da vida, que também podem ser menos eficazes nesse grupo de pacientes. Isso é observado em 90% dos pacientes idosos, pois relatam alívio dos sintomas, principalmente vômitos e aspiração, após um procedimento de Nissen. Além disso, tal prática demonstrou ser segura, com resultados comparáveis em idosos.

Hérnias paraesofágicas. As hérnias paraesofágicas também aumentam com o avanço da idade e podem alcançar um tamanho enorme sem sintomas. No passado, o medo do vólvulo gástrico, com posterior estrangulamento, levou a exigir o reparo imediato das hérnias paraesofágicas, mesmo na ausência de sintomas. Recentemente, a espera vigilante é geralmente recomendada, em vez de cirurgia imediata para hérnias assintomáticas. Foi demonstrado que as hérnias assintomáticas têm probabilidade anual baixa (1,1%) de necessitar de operação de emergência. As taxas de mortalidade após cirurgia de emergência são de cerca de 5,4 a 8%, com maior fragilidade tendendo a prever maior mortalidade.

Câncer de esôfago. O pico de incidência do diagnóstico é entre 60 e 80 anos, com pacientes com 70 anos ou mais contribuindo para 38,9% de todos os cânceres de esôfago no banco de dados de Surveillance Epidemiology and End Results. A ressecção esofágica continua sendo o único tratamento curativo estabelecido para câncer de esôfago e cárdia. Pacientes idosos podem apresentar maior propensão de doença localizada, mas estes não realizaram cirurgia e/ou radioterapia.

No entanto, pacientes com câncer de esôfago de 70 anos ou mais têm pior sobrevida global em comparação com pacientes mais jovens. Se a ressecção cirúrgica for realizada, a diferença de sobrevida não é mais observada entre pacientes idosos e mais jovens. Uma estratégia precisa ser desenvolvida caso a caso se a cirurgia pode ser benéfica em pacientes idosos com doença localizada.

Estômago

Com o envelhecimento, ocorre uma progressiva migração cefálica da junção da região antrofúndica. Estudos mostraram que entre 25 e 80% dos idosos têm acloridria em jejum. Isso é causado pela perda progressiva de células parietais e diminuição das concentrações antrais e séricas de gastrina. A acloridria resulta em desarranjos na absorção de folato, ferro e vitamina B_{12}.

Úlcera péptica. A incidência de úlcera péptica aumenta com a idade. Até 80% das mortes relacionadas à úlcera péptica ocorrem em pacientes com mais de 65 anos. Outros fatores que aumentam o risco de úlcera péptica em idosos são o uso de anti-inflamatórios não esteroidais (AINEs) e infecção por *Helicobacter pylori*. O uso de AINEs aumentou acentuadamente nos últimos anos, especialmente em idosos. Tal prática aumenta o risco de desenvolver úlcera péptica complicada em pacientes idosos quando comparado com pacientes mais jovens. O uso real de AINEs também é um indicador prognóstico útil, e foi indicado que o índice de mortalidade por úlcera péptica em pacientes idosos que fazem uso de AINEs é o dobro daqueles que não o fazem. Da mesma forma, 80% de todas as mortes relacionadas à úlcera ocorrem em pacientes que fazem uso de AINEs. Apesar desse achado, os AINEs são frequentemente prescritos para pacientes idosos, mesmo aqueles com problemas gastrintestinais prévios. Acredita-se que as infecções por *H. pylori* ocorram a uma taxa de 1% ao ano, gerando uma porcentagem substancial de idosos que abrigam infecções.

Pacientes idosos em geral se apresentam para correção cirúrgica da úlcera péptica tardiamente e com doença mais avançada. Isso se traduz em aumentos estatisticamente significativos na mortalidade operatória para doença complicada. No entanto, a idade por si só não demonstrou ser um preditor independente de risco cirúrgico. Com base na análise multivariada, revelaram-se três fatores de risco para mortalidade operatória em úlcera perfurada: presença de doença concomitante, choque pré-operatório e mais de 48 horas de perfuração. Em conclusão, a idade do paciente, a quantidade de sujidade peritoneal e o tempo de história de doença ulcerosa não parecem ser riscos significativos.

Câncer gástrico. A incidência de câncer gástrico aumenta progressivamente com a idade, com a maioria dos pacientes apresentando entre 50 e 70 anos ao diagnóstico. Os riscos incluem fatores dietéticos (p. ex., legumes em conserva, peixe salgado, nitratos, nitritos), fatores ocupacionais (p. ex., metal, amianto, trabalhadores da borracha) e geográficos (Ásia *vs.* Hemisfério Ocidental). Certas histórias médicas podem estar associadas a um risco aumentado de câncer gástrico, como, por exemplo, gastrite atrófica crônica, cirurgia gástrica prévia e infecção crônica por *H. pylori*. Esses resultados da história do paciente são mais frequentemente encontrados em pacientes idosos e estão associados ao câncer gástrico. Gastrite atrófica crônica e infecção por *H. pylori* também são fatores de risco para linfoma gástrico e seu precursor, tecido linfoide associado à mucosa (MALT). Os pacientes geralmente apresentam esses problemas na sexta década de vida.

A apresentação do câncer gástrico em pessoas idosas está mudando e tem levado à necessidade de cirurgia mais agressiva. Pacientes idosos com predominância de tumores do tipo intestinal tendem a ter o tipo difuso mais agressivo. Há também uma progressão da localização do tumor para áreas mais proximais do estômago. Como consequência, torna-se necessária a gastrectomia total em 13 a 34% dos casos para atingir-se a cura nessa população. Entre pacientes mais jovens e idosos, não há diferença na capacidade de ressecção ou na taxa de linfonodos positivos encontrados na cirurgia (60 a 70%).[29] Os primeiros relatos de gastrectomia minimamente invasiva demonstraram diminuição da morbidade e do custo devido à diminuição do tempo de internação. Portanto, os resultados a longo prazo são menos claros.

Doença do sistema biliar

Em quase todas as populações, incluindo ambos os sexos, a prevalência de cálculos biliares aumenta com a idade, embora a magnitude desse aumento varie com a população. Portanto, não é surpreendente que a doença do sistema biliar seja a causa mais comum de queixas abdominais agudas em pacientes com mais de 65 anos nos EUA. Além disso, esses pacientes representam aproximadamente um terço de todas as cirurgias abdominais nessa faixa etária. Em 2006, pessoas com mais de 65 anos foram responsáveis por 50% das altas hospitalares por diagnóstico primário de colelitíase, e um terço das mais de 400 mil colecistectomias hospitalares realizadas naquele ano.

As indicações para o tratamento da litíase biliar em idosos são as mesmas que em pacientes mais jovens. Embora as complicações da doença sejam mais comuns em pacientes com idade avançada, a cólica biliar é vista apenas com metade da frequência em pacientes idosos do que em pacientes mais jovens. Mesmo na presença de colecistite aguda, até 25% dos pacientes idosos podem não apresentar sensibilidade abdominal, um terço não apresenta elevação da temperatura ou contagem de leucócitos, e até 59% não apresentam sinais peritoneais no quadrante superior direito. Pacientes idosos internados no hospital para colecistectomia são mais propensos a ter diagnósticos biliares múltiplos, ter um diagnóstico concomitante de colangite, ser submetidos à operação aberta e necessitar de procedimentos adicionais, como colangiopancreatografia retrógrada endoscópica (CPRE) ou exploração do ducto biliar comum (CBD). Pacientes submetidos à CPRE ou colecistectomia têm um risco 70% menor de recorrência da doença biliar dentro de 1 ano de operação. Embora a CPRE seja comprovadamente segura e eficaz para os idosos, quando usada em combinação com a colecistectomia videolaparoscópica, provoca complicações como fístulas biliares e aderências. A recorrência de cálculos de CBD após esfincterotomia, mesmo com colecistectomia prévia ou subsequente, é maior em pacientes idosos do que em pacientes mais jovens (20% *vs.* 4%). Os fatores de risco para recorrência incluem CBD dilatado, divertículo duodenal, angulação do CBD e colecistectomia prévia.

A colecistectomia videolaparoscópica é mais prevalente no grupo de idosos, mas o resultado da cirurgia do sistema biliar em pacientes idosos vulneráveis não melhorou muito nas últimas décadas. Pacientes idosos ainda têm doença mais complicada no momento da cirurgia. Algumas complicações podem ter longos períodos de internação, taxas mais altas de mortalidade intra-hospitalar e taxas muito mais altas para outros locais que não o domicílio (Figura 13.10). Essas complicações têm sido identificadas, tornando difícil a melhora do desfecho da doença do sistema biliar em idosos.

Fígado

Nos últimos 20 anos, a mortalidade associada à ressecção hepática em pacientes com mais de 65 anos diminuiu. Avanços na técnica cirúrgica, no manejo anestésico e nos cuidados intensivos reduziram grandemente a morbidade e a mortalidade. Atualmente, as taxas em pacientes mais jovens e mais velhos são comparáveis. Os resultados são tão semelhantes que a idade por si só não é necessariamente uma contraindicação para a ressecção simultânea de neoplasia colorretal e metástases hepáticas. Estudos anteriores sobre a segurança da ressecção em pacientes idosos citam mortalidade e morbidade em torno de 4 a 5% e 30 a 40%, respectivamente. Curiosamente, a função hepática pós-operatória em pacientes idosos bem selecionados provou ser comparável aos seus homólogos mais jovens.

Os tumores hepáticos são 20 vezes mais propensos a surgir como uma doença metastática do que como câncer primário. Além disso, tumores metastáticos do trato gastrintestinal são o tipo mais comum quando se refere à ressecção. Pacientes com câncer de cólon têm 35% de risco de recorrência no fígado, mas apenas 10 a 20% dos identificados têm doença ressecável. Pacientes ressecados têm mais de 30% de sobrevida em 5 anos *versus* 0% se não forem ressecados. A ressecção de metástases hepáticas de cólon e reto mostrou-se segura e eficaz em um grupo seleto de pacientes idosos.

Quando se determina a viabilidade da ressecção, é importante considerar a prevalência de insulina, a resistência insulínica e a doença hepática gordurosa não alcoólica, uma vez que esta é maior em pacientes idosos. Embora a idade em si não seja uma contraindicação, deve-se considerar cuidadosamente as comorbidades. No caso de pacientes que não são candidatos à intervenção cirúrgica, existem outras opções para tratar o câncer hepático, incluindo embolização radioguiada, crioterapia e terapia de ablação por radiofrequência. Os diferentes tipos de terapias mencionados podem ser realizados de modo cirúrgico ou transcutâneo em pacientes com alta comorbidade.

Obstrução do intestino delgado

A obstrução do intestino delgado (SBO) é o distúrbio mais comum e cirurgicamente relevante da função do intestino delgado encontrado em idosos. Embora a incidência exata de SBO em idosos seja difícil de avaliar, o procedimento gastrintestinal para lise de aderências é o terceiro procedimento mais comum após colecistectomia e excisão parcial do intestino grosso. Das mortes associadas à SBO, 50% ocorrem em pacientes com mais de 70 anos.

Nos países ocidentais, as aderências são responsáveis pela maioria substancial das SBOs, seguidas por hérnias encarceradas, neoplasias e doença inflamatória intestinal. Notou-se que os pacientes com hérnias encarceradas são ligeiramente mais velhos do que os pacientes com obstrução por bridas. Além disso, certos tipos de hérnias, como as que ocorrem através do forame obturador, são

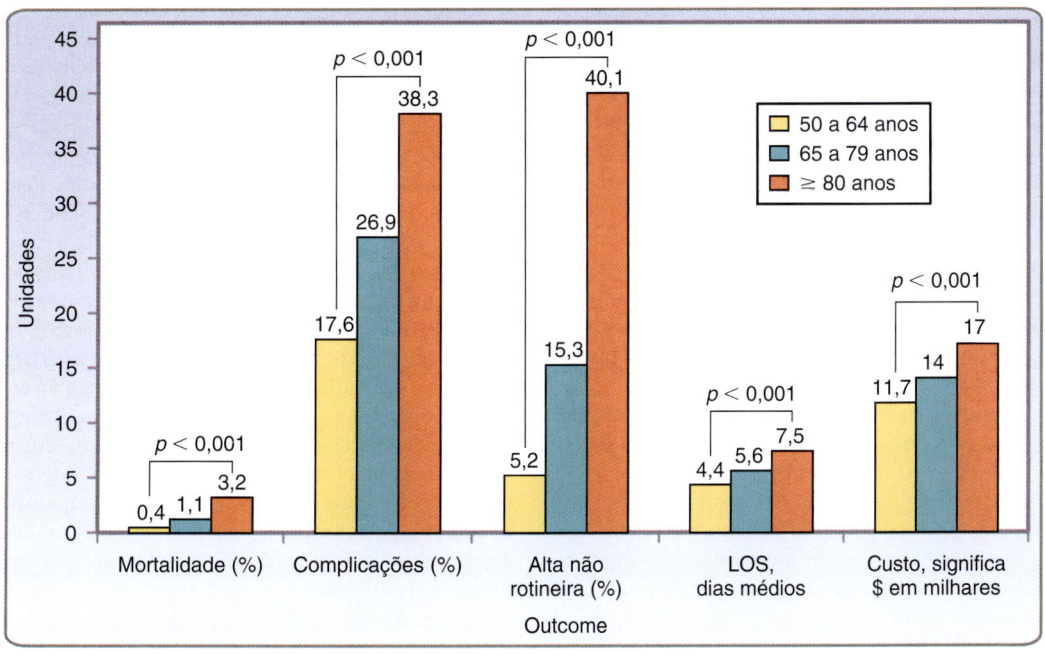

Figura 13.10 Resultados da colecistectomia em pacientes internados com a idade. (De Kuy S, Sosa JA, Roman SA, et al. Age matters: a study of clinical and economic outcomes following cholecystectomy in elderly Americans. *Am J Surg.* 2011;201:789-796.)

encontradas quase exclusivamente em idosos e são particularmente difíceis de diagnosticar. A obstrução luminal, exceto por objetos ingeridos deliberadamente, é responsável por menos de 5% dos casos. No entanto, a maioria dos casos desse tipo de obstrução ocorre em idosos. Os dois objetos que mais comumente obstruem o lúmen em adultos são os fitobezoares e os cálculos biliares. Os fitobezoares são grandes solidificações de frutas e vegetais mal digeridos; essas solidificações se formam com maior frequência no estômago de pacientes idosos com má dentição, ácido gástrico diminuído, prejuízos de motilidade gástrica e gastrectomia prévia. No estômago, essas massas podem se tornar enormes sem nenhum sintoma. No entanto, quando uma porção se liberta e migra para o intestino delgado, ocorre obstrução. Os cálculos biliares entram no intestino delgado geralmente através de uma fístula entre a vesícula biliar e o duodeno. A obstrução do lúmen do intestino delgado por um cálculo biliar localizado de maneira aberrante, incorretamente denominado *ileobiliar*, é responsável por 1 a 3% de todos os SBOs, mas tem sido implicado em até 25% das obstruções em pacientes com mais de 65 anos sem hérnia da parede abdominal ou história de cirurgia prévia.

A fisiopatologia, o diagnóstico e o tratamento da SBO são discutidos em outras partes do texto. No entanto, deve-se observar duas questões importantes que determinam a estratégia de manejo – distinguir obstrução funcional (íleo) de obstrução mecânica, e distinguir obstrução simples de estrangulada –, ambas são ainda mais complexas em pacientes mais velhos.

Existem muitos fatores associados ao íleo, como infecções sistêmicas, infecções intra-abdominais, anormalidades metabólicas e medicamentos que afetam a motilidade e são mais comuns em idosos. Além disso, sinais e sintomas de infecções subjacentes, como pneumonia, infecção do trato urinário ou apendicite, podem ser sutis em pacientes geriátricos. A distensão intestinal pode ser erroneamente considerada o problema primário em vez de um evento secundário, e vômitos de uma variedade de causas não obstrutivas podem levar rapidamente à desidratação e anormalidades eletrolíticas subsequentes em adultos mais velhos. Concluindo, mesmo com os muitos fatores associados ao íleo, é importante não olhar para o problema maior, e sim para os problemas menores.

Em pacientes de todas as idades é padrão que um paciente possa ter SBO por aderências. O manejo inicial sugerido é o uso de manejo não cirúrgico com descompressão nasogástrica e hidratação intravenosa. Embora as taxas variem, apenas aproximadamente 30% dos pacientes com SBO por aderências necessitarão de cirurgia, geralmente por falha na progressão ou medo de estrangulamento. No entanto, é difícil a diferenciação entre a obstrução mecânica simples e a obstrução com estrangulamento. Isso ocorre porque não há marcadores objetivos que identifiquem consistentemente qual paciente precisará de ressecção do intestino delgado por isquemia no momento da cirurgia para SBO. Os achados clínicos de febre, taquicardia, leucocitose e sensibilidade focal são notoriamente enganosos, especialmente em idosos nos quais o risco de estrangulamento é maior.

Em pacientes idosos submetidos a operações abdominais prévias por doença maligna, a decisão sobre quando operar é ainda mais difícil. A obstrução metastática apresenta vários problemas técnicos e éticos. As lesões obstrutivas são frequentemente encontradas em vários pontos do intestino, e a ressecção pode não ser possível. Os índices de mortalidade cirúrgica em 30 dias para essa forma de obstrução em pacientes idosos excedem 35%, e a maioria vai a óbito em 6 meses. Esse resultado desencorajador levou alguns a defender períodos prolongados de descompressão não cirúrgica. Infelizmente, essa abordagem produz apenas alívio transitório dos sintomas obstrutivos. Além disso,

uma história prévia de malignidade não é uma indicação absoluta de que a obstrução seja causada por doença metastática. Como observado, dos 10 a 38% dos pacientes com suspeita de obstrução maligna, alguns deles apresentam uma causa benigna encontrada no momento da cirurgia.

Ao longo da última década, tem havido um interesse crescente no uso de técnicas minimamente invasivas para diagnosticar e tratar a SBO. À primeira vista, a abordagem videolaparoscópica em idosos tem um apelo considerável. Além disso, a intervenção precoce com estresse cirúrgico mínimo parece ideal. Existem agora numerosas séries relativamente pequenas por cirurgiões videolaparoscópicos experientes que mostram sucesso diagnóstico em mais de 90% dos casos e índices de sucesso terapêutico total de 50 a 90%. No entanto, a vídeolaparoscopia nesse cenário pode ser tecnicamente desafiadora e em geral há complicações. Não está claro no momento quão amplamente essa opção será adotada à medida que mais cirurgiões se tornarem habilidosos nessas técnicas videolaparoscópicas avançadas.[30]

Apendicite

Embora a apendicite geralmente ocorra na segunda e terceira décadas de vida, 5 a 10% dos casos ocorrem na velhice. A apendicite em idosos aumentou nas últimas décadas, enquanto a incidência em pacientes mais jovens está diminuindo. Acredita-se que esse aumento seja em parte devido ao aumento da expectativa de vida e a uma maior proporção de idosos.[31] Atualmente, a inflamação do apêndice é responsável por 2,5 a 5% da doença abdominal aguda em pacientes com idade superior a 60 e 70 anos. A mortalidade geral por apendicite é de apenas 0,8%, mas a grande maioria das mortes ocorre em pacientes muito jovens ou muito idosos. Em adultos, o índice de mortalidade após uma apendicectomia está fortemente relacionado à idade, variando de um mínimo de 0,07/1.000 apendicectomias em pacientes de 20 a 29 anos a um máximo de 164/1.000 em nonagenários.

A apresentação clássica da apendicite está presente apenas em menos de 20% dos pacientes idosos. Embora quase todos os pacientes idosos com apendicite aguda apresentem dor abdominal, apenas 50 a 75% terão dor localizada no quadrante inferior direito. Quase um terço dos pacientes terá dor abdominal difusa não localizável. É comum que um paciente idoso possa ter uma dor abdominal vaga. No entanto, seu significado pode ser negligenciado, levando a atrasos no tratamento. Outros sinais da apendicite aguda também não são confiáveis em idosos. A contagem de leucócitos e a temperatura são normais em 20 a 50% dos pacientes idosos com apendicite. Outros sintomas como náuseas, vômitos e anorexia também são encontrados com menos frequência em pacientes mais velhos.

A natureza indolente e inespecífica dos sintomas iniciais de apendicite em idosos normalmente leva a atrasos de 48 a 72 horas antes de procurar atendimento médico. Esses atrasos são agravados pela demora no diagnóstico quando o paciente chega ao hospital. Atrasos na operação superiores a 24 horas são 3 vezes mais prováveis de ocorrer em pacientes mais velhos do que em pacientes mais jovens. Como resultado desses atrasos, mais de 50% dos pacientes idosos terão apendicite perfurada identificada cirurgicamente. Pacientes idosos submetidos à apendicectomia por apendicite perfurada têm maior risco de complicações e morte do que aqueles submetidos à apendicectomia simples por apendicite sem peritonite.

O uso da tomografia computadorizada (TC) no diagnóstico de apendicite aguda aumentou drasticamente. Antes da apendicectomia de urgência, menos de 20% dos pacientes foram submetidos à TC pré-operatória em 1998, o que foi comparado com mais de 90% dos pacientes em 2007. É importante notar que a taxa de apendicectomia negativa em idosos não mudou durante o mesmo período. A TC tem sido preconizada para apresentação atípica de apendicite, como uma alta taxa de perfuração no momento da apresentação, e na expansão do diagnóstico diferencial em idosos. Se um abscesso for encontrado, drenagem percutânea e antibióticos IV são muitas vezes preferíveis à exploração. Em idosos, é incomum a apendicite recorrente após a resolução do abscesso e, portanto, a apendicectomia de intervalo não é necessária em todos os casos. No entanto, pacientes com apendicite complicada nessa faixa etária exigem uma avaliação completa do cólon após o controle do processo agudo. Quando um paciente idoso apresenta sinais e sintomas de apendicite aguda, mas com uma duração mais longa dos sintomas e um hematócrito menor do que o esperado, esses sinais devem aumentar a preocupação com câncer de cólon ou apêndice.

O uso da cirurgia videolaparoscópica para o tratamento da apendicite aguda aumentou drasticamente na última década. Durante a videolaparoscopia, uma incidência significativamente maior de apendicite complicada e outras doenças é observada em adultos mais velhos. Esses fatores levam a uma maior taxa de conversão para cirurgia aberta em pacientes idosos. Não há diferença na morbidade relacionada a infecções entre pacientes mais jovens e mais velhos submetidos à apendicectomia videolaparoscópica. No entanto, os pacientes idosos apresentam uma taxa mais alta de complicações cardiopulmonares. É importante ressaltar que a apendicectomia videolaparoscópica está associada a uma maior probabilidade de alta para o domicílio em comparação com a alta para uma unidade de enfermagem qualificada ou não qualificada. Apesar das melhorias no diagnóstico e no manejo da apendicite em pacientes idosos, a morbidade e mortalidade para esse grupo permanece alta, variando entre 28 a 60% e 10%, respectivamente, e muito disso pode ser causado pelo atraso no diagnóstico; assim, a suspeita deve permanecer alta.

Carcinoma colorretal

O câncer colorretal é predominantemente uma doença do envelhecimento e é uma das principais causas de morbidade e mortalidade na população idosa. As incidências de câncer colorretal estão diretamente associadas ao aumento da idade, com a maioria dos casos afetando adultos mais velhos; 71% dos novos casos ocorrem em pacientes com 65 anos ou mais; e 42% ocorrem naqueles com 75 anos ou mais. A incidência anual de câncer de cólon é quase 40 vezes maior para pacientes com mais de 85 anos em comparação com indivíduos de 40 a 44 anos.

O aumento da idade é um fator de mau prognóstico no câncer colorretal. Pacientes com mais de 75 anos têm uma sobrevida livre de doença em 5 anos significativamente menor em comparação com pacientes mais jovens. Embora existam diferenças na sobrevida do câncer colorretal, isso pode ser atribuído à biologia e à função fisiológica do câncer, que é específica para adultos mais velhos.[32] Os sinais e sintomas de apresentação do câncer colorretal dependem da localização do tumor, e não variam substancialmente com a idade. No entanto, como fadiga, quedas, constipação intestinal e disfunção intestinal são aceitos como sequelas comuns do envelhecimento, esses sintomas são frequentemente ignorados pelo paciente e pelo médico. Portanto, o diagnóstico muitas vezes não é feito até que ocorra uma complicação.

Pacientes idosos, independentemente do número de comorbidades, são menos propensos a fazer a triagem para câncer colorretal. Como resultado, são mais inclinados a apresentar doença mais avançada do que os pacientes mais jovens. Além disso, a proporção de cânceres não estadiados aumenta conforme o avançar da idade. A USPSTF recomenda o rastreamento do câncer colorretal em adultos a partir dos 50 anos e continuando até os 75 anos para indivíduos de risco médio. As recomendações para triagem incluem teste anual de sangue oculto nas fezes e sigmoidoscopia flexível a cada 5 anos, com colonoscopia completa para sangue oculto positivo ou pólipos adenomatosos na sigmoidoscopia flexível ou colonoscopia a cada 5 a 10 anos. Como os pacientes idosos têm uma incidência aumentada de câncer do lado direito, mais de 50% dos pacientes com câncer do lado direito não apresentam lesões ao alcance do sigmoidoscópio flexível. Portanto, seria mais eficaz usar a ferramenta de triagem de colonoscopia em pacientes mais velhos. O rastreamento do câncer colorretal para idosos não é recomendado para indivíduos com pouca probabilidade de viver 5 anos ou para aqueles que têm comorbidades significativas que impedem o tratamento. Ensaios de triagem indicam que a diferença na mortalidade por câncer colorretal entre pessoas rastreadas e não rastreadas não se torna perceptível até pelo menos 5 anos após a triagem.

A ressecção cirúrgica é o único tratamento curativo para o câncer colorretal ressecável, independentemente da idade do paciente. Em relação aos tumores colorretais abdominais, o uso de anestésico pode ser proibitivo devido ao risco de comorbidade secundária a grave. Isso deve ser especialmente enfatizado na presença de doença metastática avançada. Esses são os únicos fatores que influenciam negativamente na decisão pela cirurgia. Tem havido alguma preocupação sobre a capacidade de pacientes idosos de tolerar procedimentos de ressecção para câncer de reto inferior. Isso inclui ressecção abdominoperineal, ressecção anterior baixa e anastomose coloanal com preservação esfincteriana. Embora o procedimento de anastomose coloanal seja tecnicamente mais exigente do que a ressecção abdominoperineal tradicional, a anastomose coloanal oferece uma alternativa de preservação esfincteriana que é bem tolerada por idosos em termos de mortalidade operatória e complicações pós-operatórias. Vários estudos mostraram que, em pacientes altamente selecionados, os resultados a longo prazo para anastomose coloanal e ressecção abdominoperineal são comparáveis. A reconstrução coloanal pode atingir a continência em quase 80% dos idosos. A avaliação da função anal é extremamente importante na seleção de pacientes para anastomose retal baixa, pois muitos desses pacientes terão resultados funcionais ruins após a cirurgia de preservação esfincteriana. A incontinência fecal pode resultar em pior qualidade de vida do que uma sigmoidostomia terminal bem controlada, e é importante que os médicos conversem sobre esses riscos com seus pacientes.

Vários estudos randomizados comparando a colectomia videolaparoscópica com a colectomia aberta foram concluídos; no entanto, os pacientes mais velhos estão sub-representados. Os dados da série disponíveis sugerem que, em pacientes idosos, não houve diferença significativa entre colectomia videolaparoscópica e colectomia aberta nos índices de mortalidade perioperatória, sem necessidade de transfusão de sangue ou sem incidência de reoperação. Como observado, pacientes idosos podem realmente se beneficiar mais da abordagem minimamente invasiva do que pacientes mais jovens. A morbidade cardiopulmonar parece ser menor em pacientes idosos submetidos à abordagem minimamente invasiva para ressecção de câncer colorretal. Após a colectomia videolaparoscópica, houve uma recuperação gastrintestinal e respiratória mais rápida. Além disso, os pacientes relataram menos dor, necessitaram de menos analgesia narcótica, tiveram uma internação hospitalar mais curta e estavam mais propensos a retornar ao *status* independente. Finalmente, ao comparar a colectomia videolaparoscópica e a colectomia aberta, o resultado oncológico é equivalente em ambos os grupos de tratamento.

Para pacientes com comorbidades significativas, a excisão local de câncer retal baixo pode ser uma opção para pacientes com câncer em estágio inicial. Embora a taxa de recorrência local seja significativamente maior para a excisão local, a sobrevida global em 5 anos é semelhante quando comparada. Para o paciente idoso frágil ou de alto risco, procedimentos menores, incluindo excisão e fulguração transanal, podem fornecer controle local do tumor sem interromper a continência. O controle local de tumores retais com quimiorradiação também é possível para controlar a dor e o sangramento em pacientes de baixo risco com doença metastática e baixa expectativa de vida. Deve ser considerado o uso de *stents* colônicos, para paliar candidatos cirúrgicos ruins com obstrução iminente quando tecnicamente viável.

Em pacientes com pouca ou nenhuma comorbidade, a mortalidade cirúrgica é semelhante, independentemente da idade. Mesmo em pacientes com mais de 80 anos, os índices de mortalidade cirúrgica eletiva são de apenas cerca de 2%. Infelizmente, devido aos problemas descritos, pacientes idosos são mais propensos a necessitar de cirurgia de emergência em comparação com pacientes mais jovens. Além disso, pacientes com câncer colorretal com 85 anos têm 2 vezes mais chances de precisar de cirurgia de emergência do que aqueles com 65 anos. Com o avançar da idade, uma proporção decrescente de pacientes é submetida à ressecção curativa no momento da cirurgia. Quando a cirurgia é realizada em caráter de emergência, a mortalidade aumenta de 3 a 4 vezes em relação à mortalidade para procedimentos eletivos semelhantes, com aumento do tempo de internação e dos custos hospitalares. Os sobreviventes de operações de emergência têm apenas metade da probabilidade de retornar à vida independente do que as cirurgias eletivas de emergência.

A sobrevida a longo prazo após o diagnóstico de câncer colorretal em idosos é desproporcionalmente baixa em comparação com a de pacientes mais jovens (Figura 13.11). A metodologia que leva em consideração as causas concorrentes de morte estabeleceu que os pacientes mais velhos morrem mais frequentemente de câncer colorretal, o que está acima dos índices esperados de mortalidade relacionados à idade. Em pacientes idosos com câncer colorretal, a mortalidade em 5 anos após a ressecção cirúrgica é 1,5 a 2,5 vezes maior do que em pacientes mais jovens. A menor sobrevida observada em pacientes idosos com câncer colorretal pode ser resultado do uso reduzido de terapia adjuvante nesse grupo. Apesar do fato de que a maioria dos pacientes com câncer colorretal tem mais de 70 anos, apenas 20% dos pacientes em estudos randomizados têm mais de 70 anos. A eficácia e tolerância da quimioterapia adjuvante para câncer de cólon e quimiorradioterapia neoadjuvante para câncer retal em pacientes idosos foram demonstradas; entretanto, menos de 30% dos pacientes com idade superior a 75 anos receberão terapia adjuvante. Além disso, daqueles que recebem terapia adjuvante, mais de 50% não receberão a terapia apropriada pela duração recomendada.

A terapia cirúrgica direcionada ao tratamento de metástases hepáticas colorretais vem sendo utilizada com uma frequência cada vez maior. A ressecção de lesões metastáticas está associada à melhora da sobrevida e morbidade cirúrgica e diminuição dos índices de mortalidade. No entanto, pacientes idosos estão mal representados nos estudos que avaliam a ressecção hepática para metástase de câncer colorretal devido às percepções imprecisas do avaliador, da alta mortalidade pós-operatória e à falta de preocupações oncológicas. Embora existam algumas alterações fisiológicas na função hepática com o aumento da idade, essas alterações geralmente não são suficientes para influenciar o resultado da ressecção hepática. Os índices de mortalidade após ressecção hepática em idosos são inferiores a 5%. Os idosos obtêm um benefício significativo de uma abordagem cirúrgica para metástases hepáticas colorretais e têm morbidade e mortalidade razoáveis. Foi relatada a taxa de 32% na sobrevida de 5 anos após a ressecção em comparação com 10,5% naqueles que não foram submetidos à hepatectomia.[33]

Hérnias da parede abdominal

O reparo de uma hérnia da parede abdominal é o procedimento cirúrgico mais comum nos EUA. O risco de hérnia inguinal ao longo da vida é de 27% para homens e 3% para mulheres, com cerca de 27% realizado em adultos com menos de 65 anos. Mais de 750 mil hérnias inguinais são reparadas todos os anos nos EUA com distribuição bimodal. A maioria se desenvolve pela primeira vez em pacientes com menos de 1 ano e naqueles com idade entre 55 e 85 anos. A incidência estimada de hérnia da parede abdominal em pessoas com mais de 65 anos é de 13/1.000, com incidência de 4 a 8 vezes maior em homens do que em mulheres. Em pacientes com mais de 70 anos, 65% de todas as hérnias são inguinais, 20% são femorais, 10% são ventrais, 3% são umbilicais e 1% são hiatais esofágicas. Enquanto a esmagadora maioria de todas as hérnias inguinais ocorrem em homens, 80% das hérnias femorais ocorrem em mulheres. Os adultos mais velhos também estão em risco para tipos mais ocultos de hérnias, como hérnias paraesofagianas e hérnias obturadoras, que não se tornam aparentes até que uma complicação ocorra.

No adulto mais velho, as hérnias apresentam alguns desafios adicionais. Por exemplo, elas costumam ser de longa data e muitas estão presentes por pelo menos 10 anos. Em decorrência da natureza crônica dessas hérnias, muitas vezes, a anatomia normal é distorcida e há perda dos planos teciduais. Além disso, a perda de resistência do tecido pode dificultar o reparo anatômico. Mesmo com esses desafios, fica claro que as hérnias inguinais e umbilicais sintomáticas em idosos devem ser reparadas preferencialmente de maneira eletiva. O reparo aberto e com tela sem tensão de hérnias inguinais, femorais e umbilicais pode ser realizado como procedimento ambulatorial sob anestesia peridural ou local com sedação IV. Os índices de mortalidade são baixos, mesmo em pacientes com doença clínica

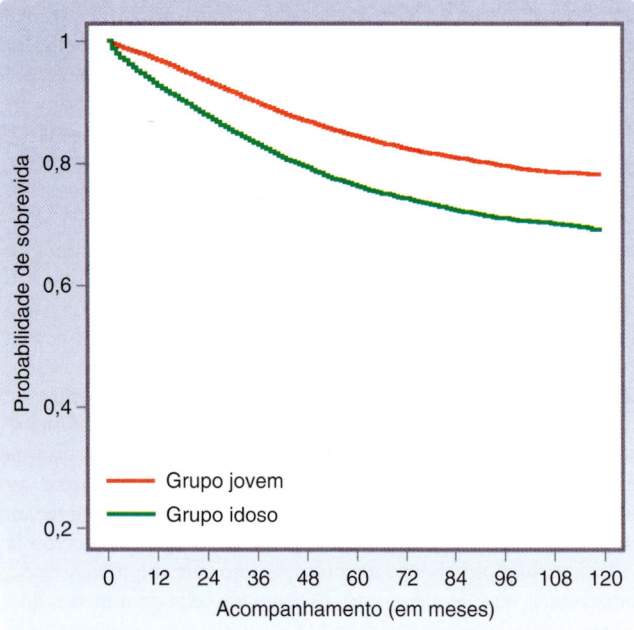

Figura 13.11 Curva de sobrevida de Kaplan-Meier para a sobrevida específica do cólon por idade. (De Frin Fu J, Ruan H, Zheng H, et al. Impact of old age on resectable colorectal cancer outcomes. *Peer J.* 2019;7:e6350.)

concomitante, e muitos relatos demonstraram índice de mortalidade de 0%. O reparo videolaparoscópico requer anestesia geral na maioria dos casos, leva mais tempo operatório para ser concluído e incorre em maiores custos hospitalares. Em idosos, a diminuição do benefício econômico de um retorno mais precoce às atividades normais e ao trabalho parece ofuscar o custo-benefício geral da operação videolaparoscópica. A tendência na maioria dos centros é que o reparo videolaparoscópico fique restrito às hérnias inguinais bilaterais e recorrentes, para as quais os resultados são excelentes.

A questão da conduta expectante em vez do reparo imediato de hérnia assintomática e levemente sintomática em idosos permanece controversa. Embora alguns estudos randomizados tenham favorecido a conduta expectante, outros sugeriram que o reparo pode melhorar a saúde geral e diminuir possíveis morbidades graves. A maioria dos estudos concorda que o risco de encarceramento de hérnias assintomáticas é pequeno. Uma consideração que é mais importante na decisão de escolher a conduta expectante ou o reparo é como a presença da hérnia pode limitar as atividades do indivíduo idoso. Um importante preditor de sobrevida a longo prazo e qualidade de vida em idosos é a manutenção da função e da mobilidade. Um trabalho recente mostrou que a conduta expectante é segura. Os familiares foram entrevistados sobre a capacidade do paciente com hérnia de realizar quatro atividades – atividades comuns no domicílio, trabalho normal, atividades sociais e atividades recreativas. Com base nos familiares pesquisados, 25 a 30% relataram algum nível de preocupação com a capacidade do paciente de realizar essas atividades. Foi sugerido que esses resultados favorecem o reparo.

Aproximadamente 15 a 30% dos reparos de hérnia em idosos são realizados em caráter emergencial. O encarceramento, se ocorrer, pode ser catastrófico, principalmente para o idoso frágil. Isso se deve principalmente à alta incidência de estrangulamento encontrada no momento da cirurgia. A ressecção intestinal é necessária em até 12 a 20% das hérnias inguinais encarceradas e em até 40% das hérnias femorais encarceradas. A decisão de operar hérnias assintomáticas ou levemente sintomáticas é realizada de maneira individual, equilibrando as possíveis consequências da espera vigilante com os riscos da cirurgia. Deve-se ter cuidado para determinar se o paciente limitou suas atividades para evitar o desconforto leve, buscando informações da família. A atividade diminuída apresenta um risco maior para a saúde geral dos idosos do que o risco cirúrgico associado ao reparo da hérnia inguinal.

Hérnias incisionais em idosos são comuns e podem ser difíceis de reparar. Ao contrário do reparo videolaparoscópico de hérnia inguinal, há um claro benefício em utilizar essa técnica, desde que comorbidades preexistentes e dificuldade técnica não impeçam o uso de técnicas videolaparoscópicas. Estudos recentes mostraram diminuição da complicação da ferida e do tempo de permanência nos grupos videolaparoscópicos.

Doenças vasculares

As doenças vasculares periféricas mais frequentes observadas em pacientes idosos são aneurismas da aorta abdominal (AAAs), doença da artéria carótida e doença arterial obstrutiva periférica. Em condições eletivas e em pacientes com doença concomitante bem tratada, a cirurgia vascular permanece segura e eficaz. Além disso, em muitos casos, a tecnologia endovascular está mudando os padrões de intervenção.

Aneurisma da aorta abdominal

Apesar da alta incidência de comorbidades nessa faixa etária, a mortalidade do reparo eletivo do AAA geralmente é considerada inferior a 5% em pacientes com 65 anos ou mais. No entanto, evidências recentes questionam os efeitos da idade no resultado do reparo do AAA. Já foi demonstrado que há um forte efeito da idade na mortalidade. Isso foi demonstrado em um estudo recente que analisou o índice de mortalidade perioperatória em homens e mulheres mais jovens e mais velhos. Os resultados mostram que homens com 85 anos ou mais têm quase 5 vezes o índice de mortalidade perioperatória dos mais jovens, e as mulheres com 85 anos ou mais têm mais de 10 vezes o índice de mortalidade das mais jovens. Da mesma forma, a mortalidade em 5 anos após o reparo do AAA em pacientes idosos do sexo masculino e feminino é de aproximadamente 80 a 90% em comparação com 25 a 30% em pacientes mais jovens. Octogenários são mais difíceis de tratar por reparo endovascular de aneurisma (EVAR) do que pacientes mais jovens devido à menor adequação anatômica e maior incidência de complicações. A recuperação da qualidade de vida em octogenários leva mais tempo (> 12 meses) do que o esperado. À medida que o EVAR se tornou mais prevalente, a experiência com o reparo aberto do AAA está diminuindo, com concomitante aumento da mortalidade e morbidade associada à cirurgia aberta. Em pacientes idosos, as complicações ocorrem em aproximadamente um terço dos reparos abertos do AAA infrarrenal e em mais de 50% daqueles suprarrenal. Além disso, o AAA suprarrenal continua a estar associado a aumentos na mortalidade em 30 dias, insuficiência renal, perda sanguínea intraoperatória, tempo de internação hospitalar e taxa de alta para uma casa de repouso. Esses resultados sugerem que o reparo aberto do AAA está se tornando ainda menos apropriado para a maioria dos pacientes mais velhos, especialmente à medida que a idade média dos pacientes "mais velhos" aumenta.

Dados recentes do Veterans Affairs Cooperative Study Group corroboram essas informações em um estudo prospectivo randomizado comparando EVAR com reparo aberto em 881 pacientes com AAA assintomático. A redução relatada anteriormente na mortalidade perioperatória com reparo endovascular foi mantida em 2 e em 3 anos, mas não após. Houve 10 mortes relacionadas ao aneurisma no grupo de reparo endovascular (2,3%) *versus* 16 no grupo de reparo aberto (3,7%, $P = 0,22$). Seis rupturas de aneurisma foram confirmadas no grupo de reparo endovascular *versus* nenhuma no grupo de reparo aberto ($P = 0,03$). Foi observada interação significativa entre idade e tipo de tratamento ($P = 0,006$); a sobrevida aumentou entre os pacientes com menos de 70 anos no grupo de reparo endovascular, mas esses pacientes tenderam a ser melhores entre os pacientes com 70 anos ou mais no grupo de reparo aberto (Figura 13.12).[34] A verdadeira utilidade do EVAR pode ser com o reparo do AAA roto. O reparo aberto de emergência para o AAA roto ainda está associado a um índice mortalidade operatória superior a 50% e um índice de morbidade extremamente alta naqueles que sobrevivem. No entanto, com base nos relatórios do EVAR, os resultados nos aneurismas rotos são encorajadores, o que significa que há um índice de mortalidade reduzida. Uma recente revisão coletiva da experiência mundial com mais de 1.700 pacientes com aneurismas rotos mostrou um índice de mortalidade em 30 dias de 19,7% em pacientes tratados com EVAR em comparação com 36,3% em pacientes tratados com reparo aberto. Além disso, o resultado do AAA roto pode ser melhorado pelo uso mais amplo de anestesia local para EVAR.[34] É provável que a durabilidade das endopróteses aumente com o tempo. Isso sugere que o EVAR provavelmente seja apropriado para pacientes idosos com anatomia adequada para reparo. Concluindo, direções futuras envolvem enxertos fenestrados para aneurismas justarrenais e pararrenais. Isso estenderá a zona de vedação para incluir as artérias mesentérica superior e celíaca.

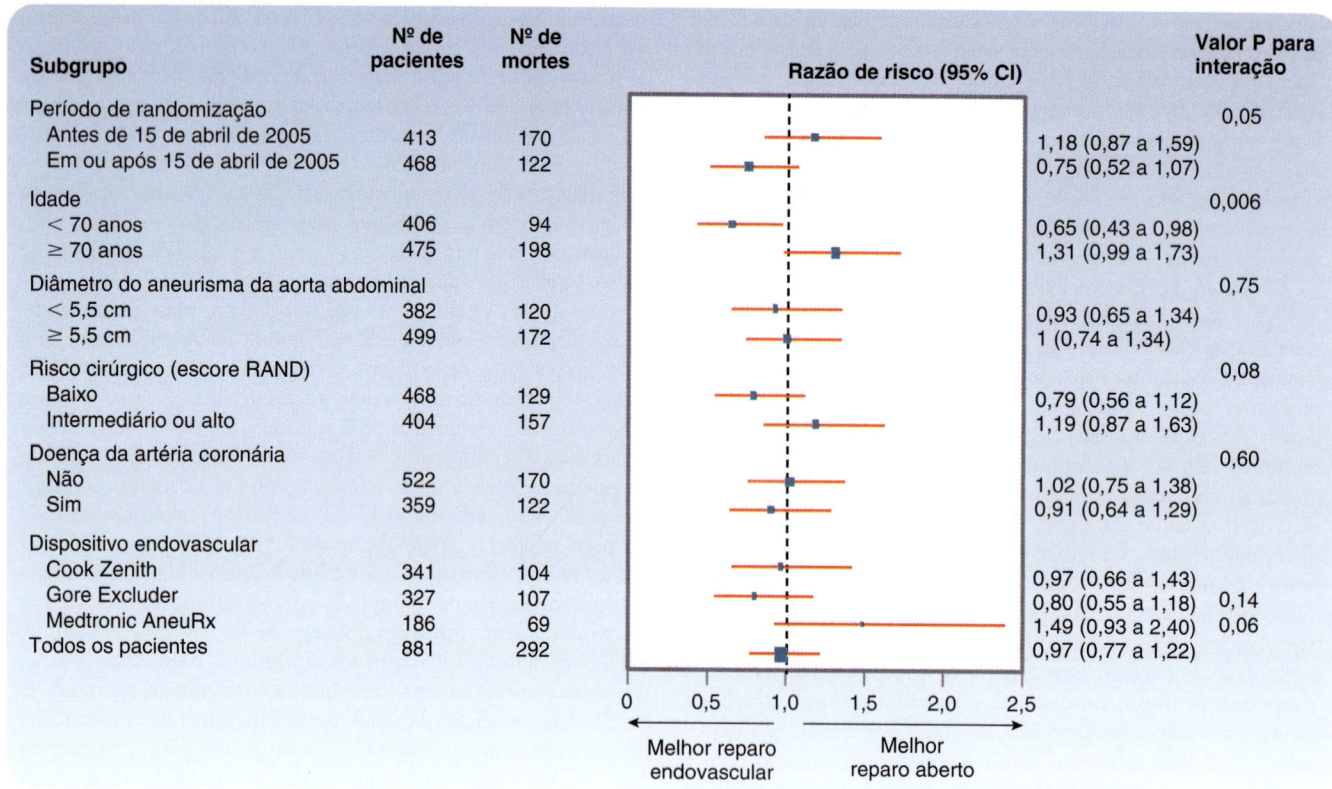

Figura 13.12 Fatores preditivos de morte no reparo endovascular e aberto. (De Lederle FA, Freischlag JA, Kyriakides TC et al. Long-term comparison of endovascular and open repair of abdominal aortic aneurysm. *N Engl J Med.* 2012;367:1988-1997.)

Doença da artéria carótida

O tratamento da doença carotídea para a prevenção do AVE continua sendo um problema comum para pacientes idosos. Em pacientes entre 65 e 80 anos, a taxa de AVE cirúrgico é de aproximadamente 2,8%, e o índice de mortalidade é de 2,4%. A sobrevida de pacientes com mais de 80 anos após endarterectomia carotídea é semelhante à da população geral. A incidência de sintomas neurológicos após endarterectomia é menor do que em um paciente não operado (13% vs. 33%), e a incidência de AVE tardio também é muito menor (2% vs. 17%). Com base nos dados, há confirmação sobre a eficácia da endarterectomia em pacientes idosos. As indicações adequadas em octogenários são semelhantes às de pacientes mais jovens e incluem lesões carotídeas de alto grau e sintomas hemisféricos, com doença concomitante bem controlada. O desenvolvimento da angioplastia carotídea e colocação de *stent* foi originalmente pensado como um avanço, pois o procedimento é um tratamento minimamente invasivo para a doença carotídea, com ampla aplicabilidade. Entre os pacientes idosos com estenose carotídea sintomática ou assintomática, existe o risco do desfecho primário composto de AVE, infarto do miocárdio ou morte, e esses desfechos não diferiram significativamente quando comparados os grupos submetidos ao implante de *stent* carotídeo e os grupos submetidos à endarterectomia carotídea (Figura 13.13). Durante o período de periprocedimento, houve maior risco de AVE com colocação de *stent* e maior risco de infarto do miocárdio com endarterectomia. Pacientes com mais de 75 anos têm depósitos de cálcio aumentados e tortuosidade aumentada em comparação com pacientes mais jovens. Isso sugere que o aumento do risco de AVE é inerente às abordagens femorais padrão geralmente usadas para angioplastia da artéria carótida e colocação de *stent*, portanto, a idade deve ser considerada ao planejar uma intervenção carotídea. O *stent* carotídeo tem um risco aumentado de eventos cerebrovasculares adversos em pacientes idosos, mas a mortalidade é equivalente em pacientes mais jovens. À custa do aumento da mortalidade, a endarterectomia carotídea está associada a resultados neurológicos semelhantes em pacientes idosos e jovens.[35]

Doença vascular periférica

A cirurgia vascular periférica para salvamento do membro é indicada para dor isquêmica em repouso, úlceras que não cicatrizam ou gangrena franca. Embora os relatos continuem mostrando que a idade acima de 80 anos é um fator de risco relativo para o aumento da mortalidade perioperatória, a cirurgia geralmente pode ser realizada com segurança em pacientes idosos, especialmente de maneira eletiva. Em pacientes com mais de 80 anos, o índice de mortalidade associado à cirurgia é inferior a 5%, e as taxas de salvamento de membros em um período de 3 a 5 anos são de 50% a quase 90%. As taxas de permeabilidade do enxerto de 5 anos foram relatadas como melhores em pacientes idosos do que em pacientes mais jovens com materiais de enxerto autólogos e protéticos. No entanto, há apenas um pequeno número de pacientes que foram estudados, então isso sugere que séries maiores ainda são necessárias para validar esses relatórios de centro único. Certamente, pacientes mais velhos não se saem pior do que os pacientes mais jovens após a cirurgia de *bypass* infrapatelar. O tratamento de infecções do enxerto em pacientes idosos é mórbido, mas o cuidado agressivo da ferida e a cobertura do retalho muscular são uma opção com bons resultados (> 50% de salvamento do enxerto e 90% de salvamento do membro). As abordagens endovasculares também podem ser utilizadas na periferia em pacientes idosos, com durabilidade razoável naqueles com expectativa de vida

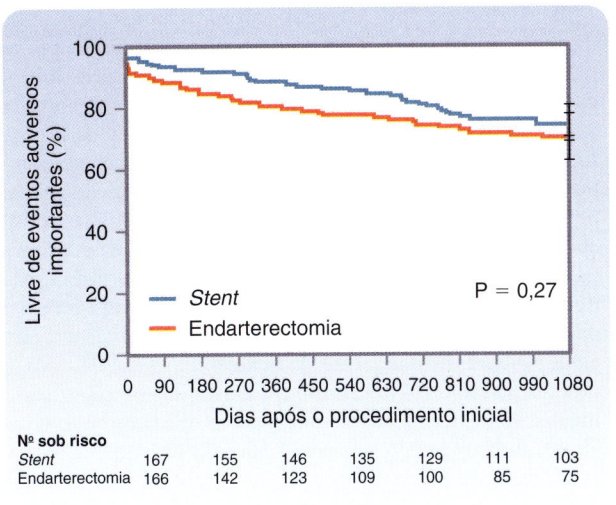
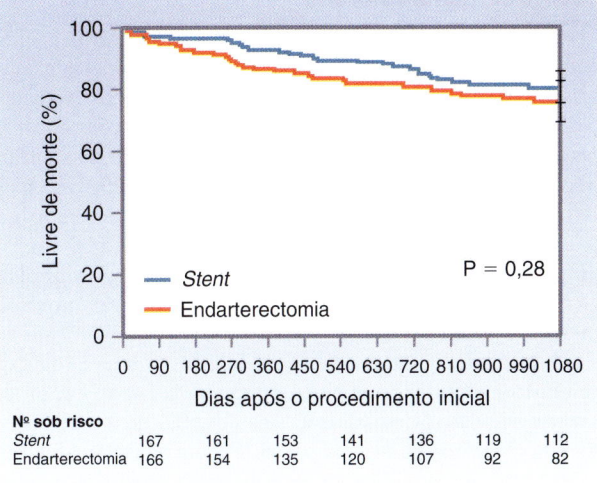
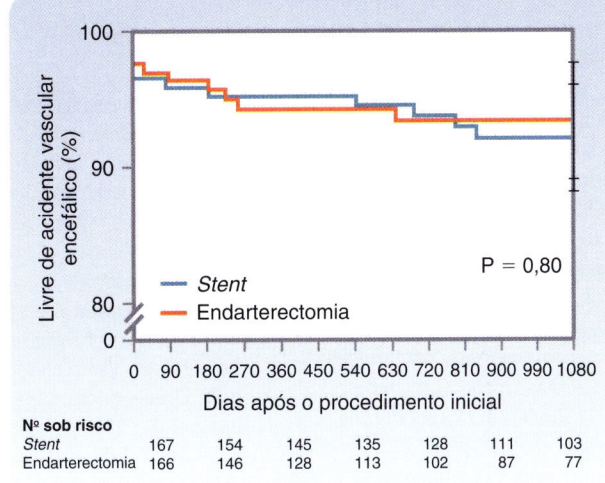

Figura 13.13 Curvas de Kaplan-Mier que descrevem os resultados de eventos adversos maiores, acidente vascular encefálico e morte em pacientes submetidos à endarterectomia carotídea e colocação de *stent* carotídeo. (De Gurm HS, Yadav JS, Fayad P, et al. Long-term results of carotid stenting *versus* endarterectomy in high-risk patients. *N Engl J Med*. 2008;358:1572-1579.)

limitada. A angioplastia da artéria femoral superficial tem uma taxa de permeabilidade primária cumulativa de 5 anos superior a 50% e uma taxa de permeabilidade secundária de até 70% em pacientes mais velhos. Não está claro se esses resultados levarão a um aumento no tratamento de pacientes claudicantes mais velhos, como ocorreu em pacientes mais jovens. Em um estudo principalmente de pacientes mais velhos, estratégias de revascularização endovascular e aberta tiveram taxas de salvamento de membro e sobrevida sem amputação em 5 anos semelhantes em pacientes adequadamente selecionados com isquemia grave de membro.[36]

Após a realização do procedimento, a qualidade de vida e a preservação ou restauração da independência funcional são as considerações mais importantes em pacientes idosos. A amputação pode ser realizada com segurança em pacientes idosos, com índice de mortalidade perioperatória inferior a 10%. Porém, a sobrevida a longo prazo após a amputação é baixa, com índice de sobrevida em 1 ano de aproximadamente 50%. Além disso, existem fatores de risco independentes para mortalidade que incluem amputação de alto nível, insuficiência cardíaca congestiva e incapacidade de deambular na comunidade. Esses resultados funcionalmente ruins de amputação levam muitos cirurgiões a continuar a oferecer uma abordagem agressiva para o salvamento de membros em pacientes idosos.

Doenças cardiotorácicas

A doença cardiovascular tem sido a principal causa de morte nos EUA há quase um século. No novo milênio, as doenças cardiovasculares ainda estão presentes em aproximadamente 64 milhões de norte-americanos, ou 23% da população. A maioria das mortes atribuíveis à doença cardiovascular ocorre em pacientes mais velhos.

A cirurgia cardíaca costuma ser um evento dramático para os pacientes e, portanto, é um dos procedimentos cirúrgicos mais estudados. Pacientes idosos apresentam excelentes resultados após a cirurgia cardíaca; à medida que o tratamento minimamente invasivo da aterosclerose cardíaca altera os padrões de encaminhamento aos cirurgiões cardíacos, os pacientes estão ficando mais velhos, com comorbidades mais frequentes e graves. A mortalidade em nonagenários é de aproximadamente 14%, mas a sobrevida em 5 anos é de aproximadamente 59%. Os fatores associados ao excelente resultado em pacientes idosos incluem cirurgia tecnicamente impecável, hemostasia meticulosa, excelente proteção miocárdica e perfeito manejo da anestesia. A fragilidade tem se mostrado um preditor de mortalidade e morbidade após a cirurgia cardíaca e tem sido recomendada para ser adicionada ao escore de risco desse tipo de cirurgia.

Doença da artéria coronária

O número de cirurgias de revascularização miocárdica (CRM) realizadas em pacientes com mais de 65 anos passou de 2,6 cirurgias/1.000 em 1980 para 13 cirurgias/1.000 em 1993. No entanto, com o aumento do uso e sucesso das intervenções coronárias percutâneas, a taxa de casos de revascularização do miocárdio em pessoas com mais de 65 anos caiu para 8,9/1.000. Esse padrão reflete o desempenho dos casos de CRM na população geral, passando de 7,2/1.000 altas em 1988 para 12,2/1.000 em 1997, diminuindo para 9,1/1.000 em 2003. No entanto, a mortalidade geral após CRM diminuiu de 5,4% em 1988 para aproximadamente 3,3% em 2003.

Os pacientes que agora são encaminhados para revascularização geralmente têm doença mais complexa ou falharam em procedimentos alternativos. Atualmente, mais de 50% dos procedimentos de CRM são realizados em pacientes com mais de 65 anos. À medida que a mortalidade e a morbidade associadas a procedimentos cirúrgicos cardíacos diminuíram, houve uma crescente disposição de oferecer terapia cirúrgica a pacientes idosos com doença arterial coronariana reconstruível. Infelizmente, pacientes idosos encaminhados para cirurgia cardíaca têm uma maior incidência de doença avançada (p. ex., doença triarterial, doença principal esquerda ou equivalente principal, função ventricular esquerda deficiente) e doença mais sintomática (90% dos octogenários são classificados no pré-operatório como classe funcional III ou IV da New York Heart Association – NYHA), requerendo procedimentos de urgência ou emergência com mais frequência.

A comorbidade deve ser considerada em pacientes idosos e pode ser extensa em alguns. Vários fatores de risco pré-operatório para mortalidade após cirurgia de revascularização miocárdica foram identificados, incluindo procedimento de emergência, disfunção ventricular esquerda grave, insuficiência mitral com necessidade de procedimento combinado, classe funcional IV da NYHA, nível de creatinina pré-operatório elevado, doença pulmonar crônica, anemia (hematócrito < 34%) e cirurgia vascular prévia. Além disso, alguns outros fatores de risco para morbidade incluem obesidade, diabetes melito, estenose aórtica e doença cerebrovascular. Esses fatores de risco devem ser considerados no contexto da comorbidade global do paciente e considerados como parte do consentimento informado de cada paciente. Os riscos atribuíveis a pacientes de 70 a 79 anos não são significativamente diferentes dos riscos atribuíveis a pacientes com menos de 60 anos. No entanto, quando comparados aos de mais de 80 anos, esses pacientes apresentam risco associado à idade aumentado, o que equivale à presença de choque ou infarto agudo do miocárdio (< 6 horas).

Em indivíduos com mais de 80 anos, a cirurgia de revascularização do miocárdio está associada a uma mortalidade geral aceitável de 7 a 12%, cuja mortalidade após procedimentos eletivos é inferior a 3%. Nonagenários apresentam uma mortalidade perioperatória de aproximadamente 15 a 20%, mas uma sobrevida pós-operatória de 5 anos de aproximadamente 50%, e isso representa um benefício significativo de sobrevida associado à cirurgia. Além disso, a cirurgia eletiva precoce é claramente preferível à cirurgia de emergência, que está associada a uma mortalidade 2 a 10 vezes maior.

Em pacientes idosos submetidos à intervenção coronária percutânea, as taxas de eventos coronarianos adversos maiores são relativamente altas, mas a revascularização bem-sucedida está associada à redução desses desfechos em 5 anos de seguimento. Ao examinar os resultados de pacientes idosos tratados com *stents* farmacológicos, as taxas de morte por todas as causas em 1 ano foram quase 4 vezes maiores em octogenários do que em não octogenários.

A morbidade após cirurgia coronária em idosos é alta em muitas séries. A insuficiência pulmonar pode causada por necessidade de intubação prolongada, eventos neurológicos como AVE e *delirium*, e infecções da ferida esternal, que aumentam com a idade; todos esses fatores estão associados à mortalidade pós-operatória. Outras complicações incluem reoperação por sangramento, necessidade de inserção de marca-passo, infarto do miocárdio perioperatório e infecções superficiais da ferida. Essas complicações ocorrem com igual frequência em pacientes mais jovens e mais velhos, embora alguns estudos tenham observado uma incidência ligeiramente maior de infecção da ferida esternal em pacientes mais velhos. Pacientes idosos com insuficiência cardíaca em estágio terminal têm sido tradicionalmente excluídos da opção de transplante cardíaco devido à escassez de corações doados e à incapacidade de tolerar facilmente a imunossupressão farmacológica. Relatos recentes de ventriculostomia esquerda parcial são encorajadores, especialmente porque a mortalidade e o resultado funcional em pacientes com mais de 65 anos são semelhantes aos de pacientes mais jovens.

Doença valvar

Desde 1975, não há dados suficientes acumulados que apoiem a segurança e a eficácia da substituição da valva aórtica em idosos. A mortalidade operatória é de 3 a 10%, e o índice de sobrevida a longo prazo é de aproximadamente 75 a 80%. Embora a mortalidade em pacientes idosos seja ligeiramente maior do que em pacientes mais jovens, a maioria das diferenças não foi estatisticamente significativa. A grande maioria dos pacientes idosos que recebem novas valvas aórticas apresenta grande melhora em sua qualidade de vida. Até 90% dos pacientes idosos que estavam dentro da classe funcional III ou IV da NYHA no pré-operatório e sobrevivem são reclassificados no pós-operatório como classe I ou II. Uma vez que a expectativa média de vida para uma pessoa saudável de 70 anos é de aproximadamente 13 anos e para uma de 80 anos é de aproximadamente 8 anos, a cirurgia segura de substituição da valva aórtica é preferível à mortalidade de aproximadamente 80% em 4 anos associada à estenose aórtica sintomática sem tratamento.

À medida que a experiência com procedimentos minimamente invasivos se torna mais comum, é provável que esses procedimentos fiquem mais seguros e sejam usados com maior frequência em pacientes mais velhos. Ensaios clínicos iniciais confirmam a segurança e a eficácia da substituição valvar aórtica transcateter (TAVR), especialmente em pacientes cirúrgicos de riscos alto e intermediário. Estudos recentes mostram que a TAVR pode ser uma abordagem segura em octogenários de alto risco porque há menor probabilidade de desenvolver LRA, sangramento, necessidade de transfusão de sangue ou transferência para uma unidade especializada. O número de TAVR aumentou progressivamente em octogenários jovens com > 95% dos octogenários na Alemanha com este procedimento com doença aórtica.

A regurgitação da valva mitral ocorre em mais de 10% daqueles com 75 anos ou mais, e até 50% dos pacientes com doença não tratada apresentarão insuficiência cardíaca com mortalidade em 5 anos. No entanto, cerca de 85% dos octogenários recusam a cirurgia cardíaca aberta porque o resultado da terapia cirúrgica é menos favorável, tendo uma mortalidade cirúrgica ligeiramente maior após a troca valvar mitral em comparação com índice de mortalidade após troca valvar aórtica em octogenários. Com frequência, a reserva ventricular esquerda fica comprometida em idosos com insuficiência mitral devido à doença isquêmica comumente associada. Além disso, o baixo débito cardíaco é um problema particular após a substituição da valva mitral.

A substituição e o reparo (valvuloplastia) percutâneo da valva mitral estão surgindo como terapia alternativa para regurgitação mitral grave em pacientes cirúrgicos de alto risco. O reparo é considerado o padrão ouro, especialmente em pacientes de risco aceitável com extensa calcificação em dois folhetos ou folheto anterior e degeneração mixomatosa sem calcificação extensa. No entanto, pacientes com alto risco proibitivo podem se beneficiar da abordagem intervencionista com MitraClip. Esse dispositivo permite uma ponte entre o folheto mitral anterior e posterior. A taxa de regurgitação grave recorrente é de cerca de 55% em 12 meses.

A escolha do material da valva também é uma consideração importante em pacientes idosos. Valvas mecânicas são extremamente duráveis, mas requerem anticoagulação vitalícia. Em pacientes com mais de 75 anos, a mortalidade apenas com anticoagulação a longo prazo é de quase 10% ao ano. As valvas bioprotéticas não requerem anticoagulação e são um pouco menos duráveis, mas podem ser suficientes para pacientes com expectativa de vida inferior a 10 anos.[37]

Câncer de pulmão

O câncer de pulmão, geralmente adenocarcinoma ou carcinoma de células escamosas, continua sendo a principal causa de morte nos países industrializados. Mais de 150 mil mortes ainda são causadas por câncer de pulmão nos EUA anualmente. Além disso, o tabagismo continua como o fator de risco mais importante para o câncer de pulmão, e a cessação do tabagismo é uma medida preventiva adequada para todos os pacientes. A terapia apropriada depende criticamente do estadiamento preciso de uma TC, e a tomografia por emissão de pósitrons com ^{18}F-fluorodesoxiglicose está desempenhando papéis diagnósticos cada vez maiores.

A incidência de câncer de pulmão de células não pequenas (CPNPC) aumenta conforme a idade. Como estudado, as recomendações da American Association of Thoracic Surgery Task Force for Lung Cancer Screening and Surveillance diferiram das recomendações de outras sociedades profissionais em duas áreas específicas: aumento na idade da população rastreada para 79 anos e cronograma anual de exames que se estende além de um início de 3 anos.[38] Ainda há um viés de que pacientes idosos com CPNPC em estágio inicial (I-III) se saem mal com a ressecção cirúrgica e, portanto, esses pacientes são frequentemente encaminhados para ressecção limitada ou radioterapia. A quimioterapia agressiva, em especial a terapia adjuvante à base de platina, em geral é mal tolerada pelos pacientes idosos. Estudos recentes, incluindo pacientes idosos e principalmente pacientes com CPNPC estágio IB a IIIA, mostram que a quimioterapia pré-operatória melhora significativamente a sobrevida global, o tempo até a recidiva à distância e a sobrevida livre de recidiva em CPNPC ressecável. Esses achados sugerem que uma opção de tratamento válida para a maioria desses pacientes é o uso de quimioterapia pré-operatória. No entanto, os efeitos tóxicos não puderam ser avaliados no estudo.[38] Como tal, muitos pacientes idosos têm menos do que um estadiamento completo, diagnósticos histológicos incompletos ou *status* de desempenho não documentado. A doença em estágio IV é diagnosticada inicialmente na maioria dos pacientes com CPNPC, e eles podem ser tratados com quimioterapia e radioterapia combinadas. Porém, pacientes mais velhos geralmente não são considerados candidatos a essa terapia. O uso de agente único (etoposídeo oral) não é recomendado nessa população com base na sobrevida inferior em comparação com o tratamento intravenoso com multifármacos. Da mesma maneira, a atenuação da dose do regime padrão de cisplatina/etoposídeo foi associada ao pior resultado. Há uma interação significativa do *status* de desempenho ruim com a idade, favorecendo o tratamento à base de cisplatina em pacientes mais jovens (< 70 anos) e o tratamento à base de carboplatina em pacientes idosos. A terapia neoadjuvante é geralmente prescrita para pacientes idosos que são candidatos limítrofes à cirurgia, os quais se beneficiariam com a redução do tumor ou seriam mais bem tratados definitivamente por radioterapia.

Evidências sugerem melhores resultados em pacientes idosos após o tratamento cirúrgico do câncer de pulmão.[38] A ressecção cirúrgica do câncer de pulmão está associada a um índice de mortalidade operatória de aproximadamente 6%, embora por volta de 50% dos pacientes ainda sofram alguma morbidade pós-operatória, como fibrilação atrial, pneumonia ou rolhas de secreções que requerem broncoscopia. A sobrevida em 5 anos em pacientes idosos após ressecção pulmonar por câncer é de aproximadamente 35%, com sobrevida de até 40% em pacientes submetidos apenas à lobectomia. A cirurgia torácica videoassistida (VATS) está encontrando uma aplicação crescente, com alguns cirurgiões realizando VATS para ressecção de câncer de pulmão. O potencial para menos tempo de operação e perda de sangue, bem como curta permanência hospitalar e melhor tempo de recuperação, são grandes promessas para todos os pacientes, especialmente os idosos. Além disso, o índice de mortalidade perioperatória para octogenários tratados com VATS é tão baixo quanto 2%. A VATS está associada a um índice de sobrevida de 5 anos semelhante em comparação com a cirurgia aberta convencional, e o aumento da idade permanece associado a mais complicações, mas apenas uma sobrevida marginalmente pior. Resultados como esses sugerem que a VATS pode elevar o número de pacientes idosos que serão candidatos à terapia cirúrgica. Em uma revisão de séries retrospectivas recentemente publicada, a lobectomia surgiu como o tratamento cirúrgico de escolha para octogenários cuidadosamente selecionados e operáveis com câncer de pulmão em estágio inicial. A sobrevida relatada em 5 anos para o estágio I de CPNPC foi de 56% e atingiu 62% para o estágio Ia.

É provável que futuros relatórios definam combinações de terapia adjuvante e neoadjuvante e de análise de assinaturas genômicas oncológicas. Portanto, haverá um aumento no número de pacientes idosos que serão candidatos à cirurgia e alcançarão sobrevida livre de doença. Entretanto, as perspectivas para pacientes idosos com doença pulmonar preexistente ou outras comorbidades graves permanecem ruins.

Trauma

Atualmente, o trauma é a quinta causa de morte em idosos. Pessoas com mais de 65 anos representam até um terço dos casos de trauma e 30 a 40% das mortes por trauma, sendo as taxas mais recentes as mais altas. Pacientes idosos apresentam mortalidade aumentada, internações hospitalares mais longas, morbidade aumentada e resultados funcionais piores do que pacientes mais jovens. Os acidentes automobilísticos são a forma mais comum de lesão fatal em pacientes com menos de 80 anos, e as quedas são a lesão fatal mais frequente após essa idade. Curiosamente, a incidência de morte por acidentes automobilísticos em idosos é a mesma, sejam eles passageiros ou pedestres.

Os idosos estão em maior risco de trauma contuso e suas complicações. As alterações do sistema nervoso central associadas à idade diminuem a coordenação e a mobilidade e, portanto, levam a um aumento do risco de acidentes. A atrofia cerebral e a diminuição das propriedades viscoelásticas dentro da abóbada craniana tornam o cérebro mais suscetível a lesões contundentes. O aumento da fragilidade óssea resulta em uma tendência aumentada para fraturas. A diminuição da reserva cardíaca e a incapacidade de aumentar o débito cardíaco evitam acidentes. O uso concomitante de medicamentos como anticoagulantes e antiplaquetários aumenta a morbidade associada a eventos traumáticos em pacientes idosos.

Lesões significativas podem resultar de quedas simples de uma superfície plana para o solo. A incidência de fratura ou lesão grave de tal queda é tão alta quanto 40% em uma pessoa idosa. Após uma queda com lesão, há morbidade significativa. Entre os hospitalizados após uma queda, até 50% dos pacientes precisam receber alta do hospital para uma unidade de enfermagem e apenas 50% estão vivos após 1 ano. As quedas da própria altura em pacientes idosos são comuns e geralmente relacionadas a escorregão, tropeço ou queda, mas estão associadas a 15% de internação hospitalar; 40% dessas internações por fratura de quadril.

Pacientes idosos têm morbidade e mortalidade mais altas após traumatismo craniano, principalmente quando em uso de medicamentos anticoagulantes. Idosos apresentam aumento nas taxas de lesão encefálica traumática após traumatismo craniano e têm incapacitação mais longa. Eles levam muito mais tempo para se recuperar de traumatismo craniano do que pessoas mais jovens e requerem reabilitação mais intensiva. O traumatismo craniano contuso em uma pessoa idosa acarreta uma mortalidade particularmente alta. A mortalidade em pacientes idosos com pontuação na Escala de Coma de Glasgow de 5 é mais que o dobro dos pacientes com idade entre 20 e 40 anos, e apenas 2% dos pacientes idosos têm uma recuperação favorável em comparação com 38% dos pacientes mais jovens.

Lesões por queimaduras são responsáveis por 8% dos traumas em pacientes idosos. Adultos mais velhos correm um risco particular de queimaduras por causa da visão prejudicada, da diminuição do tempo de reação, do estado de alerta deprimido e da diminuição da sensação de dor. Na maioria dos idosos vítimas de queimaduras, as lesões ocorrem como resultado de ações durante as ACVs – escaldaduras, acidentes de cozimento com chamas e queimaduras elétricas. Em todos os pacientes, a sobrevida por queimaduras está diretamente relacionada à área de superfície corporal total (ACCT) afetada, mas essa associação é mais pronunciada em idosos. Em geral, as queimaduras envolvendo mais de 40% da ACCT em idosos têm mal prognóstico. As razões para o aumento da mortalidade são doença clínica concomitante, sepse de queimadura e falha multissistêmica, incluindo pneumonia. Em sobreviventes de queimaduras graves com 59 anos ou mais, menos de 50% recebem alta para vida independente, um terço para residência assistida no domicílio e 20% para instalações de enfermagem.

Pacientes idosos, quer morem com parentes ou estejam institucionalizados, correm risco de trauma como resultado do abuso. Estima-se que 5% dos idosos que vivem na comunidade estão sujeitos a esse tipo de maus-tratos. Também foi demonstrado que apenas 1 em cada 13 ou 14 casos de abuso de idosos é relatado. Os maus-tratos aos idosos podem assumir uma ou mais das seis formas básicas: abuso físico, abuso sexual, negligência, abuso psicológico, exploração financeira e violação de direitos. À medida que a população de idosos aumenta, os cirurgiões que tratam idosos vítimas de traumas devem aprender a detectar e relatar sinais de abuso físico e sexual, além de prestar cuidados físicos aos ferimentos do paciente, da mesma forma que são obrigados a fazer com crianças.[39]

Transplante

Em 1946, foi realizado o primeiro transplante renal bem-sucedido. Os primeiros resultados com transplantes renais de cadáveres em pacientes com mais de 45 anos foram ruins. A introdução da ciclosporina na década de 1980 levou a melhorias intensas, particularmente em pacientes de alto risco. À medida que a experiência em centros de transplante cresceu e a população de pessoas com mais de 60 anos aumentou, o número de pacientes idosos que poderiam se beneficiar do transplante também aumentou. Nas últimas duas décadas, a taxa de pessoas com mais de 65 anos que necessitam de terapia de reposição renal nos EUA dobrou, e o número de pessoas com mais de 75 anos triplicou.

Há benefício comprovado do transplante renal para idosos; no entanto, isso pode ficar comprometido devido às dificuldades de acesso a um transplante. Em um estudo de transplante renal, pacientes com mais de 60 anos apresentaram mais atraso na função do enxerto e maior tempo de internação inicial, mas a incidência de episódios de rejeição aguda foi menor. A sobrevida do paciente, a sobrevida do enxerto e a sobrevida após a perda do enxerto não diferiram entre pacientes mais velhos e mais jovens, embora o seguimento de pacientes idosos tenha sido menor (4,1 *vs.* 6,7 anos). A principal causa de perda de órgãos em pacientes idosos foi a morte com um rim funcionando. Outros estudos mostraram que a sobrevida do aloenxerto em 10 anos é maior em pacientes mais velhos do que em pacientes com menos de 60 anos. Entretanto, o índice de sobrevida em 10 anos naqueles com mais de 60 anos é de 44% *versus* 81% para pacientes mais jovens. Dada a escassez de doadores de órgãos, a ética do transplante em indivíduos idosos com maior probabilidade de morrer com um aloenxerto funcionante é questionada, embora muitos acreditem que as evidências não justifiquem a negação do transplante apenas com base na idade. A consideração de fatores como função física e cognitiva e fragilidade, além de comorbidade, pode potencializar o processo de avaliação para transplante na população geriátrica. Rins com altas pontuações no Índice de Perfil de Doador de Rim e órgãos de doador vivo podem se tornar as opções de transplante mais realistas para idosos à luz da política de alocação alterada.

O número de idosos que necessitam de transplante de fígado também aumentou. A porcentagem de receptores de fígado com mais de 65 anos aumentou de 4,9% em 1991, para 6,8% em 2002. Embora a idade tenha sido identificada como um fator de risco para um pior resultado após o transplante de fígado, quando os pacientes estão em melhor estado de saúde (no domicílio no momento do transplante), a idade não é um fator. Muitos estudos têm apoiado o transplante de fígado em idosos de baixo risco, devidamente avaliados.[40] À medida que o número de pacientes transplantados mais velhos aumentou, um fator importante surgiu. O índice de rejeição aguda e crônica é claramente menor em pacientes idosos. Isso tem sido atribuído ao declínio geral da imunocompetência com a idade. Entretanto, esse declínio também torna os pacientes idosos mais suscetíveis à infecção e a doenças malignas. A alta incidência de doenças linfoproliferativas em pacientes transplantados idosos em geral e a alta incidência de hepatite C recorrente em pacientes transplantados hepáticos idosos em particular podem ser o resultado de imunossupressão excessiva nessa população já comprometida. A diminuição da imunossupressão em pacientes idosos pode, de fato, melhorar a sobrevida a longo e a curto prazo.

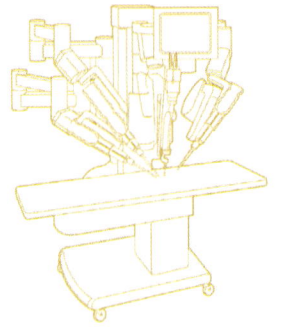

14

Princípios de Anestesiologia, Tratamento da Dor e Sedação Consciente

Antonio Hernandez, Edward R. Sherwood

VISÃO GERAL DO CAPÍTULO

Princípios farmacológicos
    Agentes inalatórios
    Agentes intravenosos
Equipamento de anestesia
Monitoramento do paciente durante e após a anestesia
    Monitoramento da pressão arterial
    Eletrocardiograma
    Monitoramento da ventilação
    Monitoramento da oxigenação
    Monitoramento da temperatura
    Monitoramento do bloqueio neuromuscular
    Monitoramento do sistema nervoso central
    Monitoramento hemodinâmico (ecocardiograma transesofágico/cateter venoso central/cateter de artéria pulmonar)
    Ultrassonografia *point of care*
Avaliação pré-operatória
    Exame da via respiratória
    Doenças cardiovasculares
    Doença pulmonar
    Doença hepática e renal
    Nutrição, endocrinologia e metabolismo
    Jejum anterior à cirurgia
    Avaliação do *status* clínico
Seleção de técnicas e fármacos anestésicos
    Risco da anestesia
    Seleção de técnicas específicas

Manejo da via respiratória
Anestesia geral
Anestesia regional
    Fármacos anestésicos locais
    Anestesia espinal
    Anestesia peridural
    Bloqueios de nervos periféricos
    Bloqueio da parede abdominal
    Protocolos de recuperação aprimorada após a cirurgia
Sedação consciente
Cuidados pós-anestésicos
    Agitação pós-operatória, delírio e declínio cognitivo
    Complicações respiratórias
    Náuseas e vômitos pós-operatórios
    Hipotermia
    Complicações circulatórias
    Perda de visão pós-operatória
Tratamento da dor aguda
    Mecanismos da dor aguda
    Métodos de analgesia
    Dor crônica
    Tipos específicos de pacientes com dor aguda
Conclusão

A história da anestesiologia teve seu início há pouco mais de 150 anos com o registro do primeiro caso de administração de anestesia utilizando éter. Ao longo de grande parte da história subsequente, o risco de mortalidade e morbidade relacionado à anestesia fora inaceitavelmente alto como consequência de equipamentos primitivos, medicamentos propensos a complicações e falta de monitoramento adequados. No entanto, nas últimas quatro décadas, um rápido progresso tecnológico e farmacológico resultou na capacidade de fornecer anestesia com segurança para procedimentos cirúrgicos complexos, mesmo em pacientes portadores de doenças graves.

Os avanços mais notáveis em equipamentos de anestesia foram o desenvolvimento das estações de anestesia anestésicos com mecanismos de segurança capazes de minimizar as chances de fornecer misturas de gases hipóxicos; vaporizadores calibrados que fornecem doses precisas de agentes inalatórios potentes; dispositivos avançados de via respiratória que facilitam a ventilação em quadros de via respiratória difícil; e ventiladores mecânicos capazes de fornecer suporte respiratório mais preciso e sofisticado. Os avanços farmacológicos geralmente consistem em medicamentos de ação mais curta com menos efeitos adversos importantes. No entanto, os maiores avanços foram nos dispositivos de monitoramento. Estes incluem analisadores de oxigênio no circuito, capnógrafos para avaliar a presença de dióxido de carbono exalado (CO_2), oxímetros de pulso e analisadores de agentes anestésicos. Embora esses monitores não garantam um resultado bem-sucedido, eles aumentam significativamente sua probabilidade. Os avanços no ultrassom facilitaram a execução segura e eficaz de bloqueios de nervos periféricos; o acesso venoso central; e o monitoramento hemodinâmico. Este capítulo prepara o terreno para discutir o manejo anestésico ao revisar os aspectos únicos do ambiente anestésico: medicamentos, equipamentos e monitores que são a base para uma prática segura. As seções subsequentes abordam a avaliação pré-anestésica e a preparação para a anestesia; a seleção de técnicas e fármacos anestésicos; o manejo da via respiratória; a sedação consciente; os cuidados pós-anestésicos; e o manejo da dor aguda pós-operatória.

PRINCÍPIOS FARMACOLÓGICOS

No passado, a anestesiologia usava substâncias únicas, como éter ou clorofórmio, para abolir a consciência, impedir o movimento durante a cirurgia, garantir amnésia e fornecer analgesia. Em contraste, a prática anestésica atual combina vários agentes, muitas vezes incluindo técnicas de anestesia regional, para alcançar desfechos específicos. Embora os agentes inalatórios permaneçam no centro das combinações anestésicas modernas, os anestésicos intravenosos (IV), especialmente o propofol, estão ganhando destaque. A maioria dos anestesiologistas inicia a indução anestésica com agentes IV para, em seguida, manter a anestesia com agentes inalatórios ou IV suplementados por adjuvantes como opioides, cetamina, lidocaína e relaxantes musculares. Os benzodiazepínicos são frequentemente adicionados para induzir ansiedade e amnésia. Em muitos casos, a anestesia total IV é desejável e é executada através da administração de anestésicos como propofol em combinação com opioides e outros adjuvantes.

Agentes inalatórios

Os anestésicos inalatórios originais – éter, óxido nitroso e clorofórmio – apresentavam limitações importantes. O éter era caracterizado por indução notoriamente lenta e despertar igualmente retardado, mas podia produzir inconsciência, amnésia, analgesia e imobilidade sem a adição de outros agentes. Em contrapartida, o óxido nitroso apresenta tanto indução quanto recuperação da consciência mais rápidos, mas sem a potência suficiente para ser usado como único agente isolado. No entanto, o óxido nitroso ainda é usado em combinação com outros agentes na prática moderna. O clorofórmio foi associado com toxicidade hepática e, ocasionalmente, arritmias cardíacas fatais.[a]

O desenvolvimento subsequente de fármacos enfatizou agentes inalatórios que facilitam a rápida indução, bem como a recuperação de consciência, minimizando a toxicidade. Esses medicamentos incluem isoflurano, sevoflurano e desflurano. Embora o halotano e o enflurano também fossem comumente usados no passado, o uso de ambos os agentes diminuiu drasticamente nos últimos 5 a 10 anos. Os aspectos importantes de cada anestésico volátil podem ser resumidos em termos de atributos clínicos essenciais (Tabela 14.1). As duas características mais importantes dos anestésicos inalatórios são o coeficiente de solubilidade sangue/gás e a concentração alveolar mínima (CAM). O coeficiente de solubilidade sangue/gás é uma medida da absorção de um agente pelo sangue. Em geral, agentes menos solúveis (coeficientes de solubilidade sangue/gás mais baixos), como óxido nitroso e desflurano, estão associados à indução e ao despertar mais rápidos da anestesia, enquanto a indução e o despertar são mais lentos com agentes com alta solubilidade no sangue, como halotano. O isoflurano e o sevoflurano apresentam taxas intermediárias de indução e emergência. A CAM é a concentração de agente volátil necessária para prevenir o movimento em resposta a uma incisão na pele em 50% dos pacientes, e é uma forma de descrever a potência de um anestésico volátil. Uma CAM mais alta representa um anestésico volátil menos potente. Entre os agentes voláteis modernos, o halotano é o mais potente, com CAM de 0,75%, enquanto o desflurano tem CAM de 6% e é o menos potente dos agentes voláteis à base de hidrocarbonetos. O óxido nitroso tem uma CAM de 104% ao nível do mar, o que significa que o óxido nitroso sozinho geralmente não é adequado para manutenção da anestesia geral.[b] A pungência dos agentes anestésicos também tem implicações práticas. Agentes com pungência baixa, como halotano e sevoflurano, não causam irritação significativa da via respiratória quando administrados em concentrações comumente usadas e são úteis para indução de anestesia por inalação. O desflurano é altamente irritante para a via respiratória e não é útil para indução de inalação na maioria das condições.

Óxido nitroso

O óxido nitroso fornece apenas anestesia parcial à pressão atmosférica porque sua CAM é 104% do gás inspirado ao nível do mar. O óxido nitroso influencia minimamente a respiração e a hemodinâmica. Além disso, tem baixa solubilidade no sangue. Portanto, é frequentemente combinado com um dos potentes agentes voláteis para permitir uma dose mais baixa desse agente, limitando, assim, os efeitos adversos, reduzindo o custo e facilitando a rápida indução e emergência. O problema clínico mais importante com o óxido nitroso é que, sendo 30 vezes mais solúvel que o nitrogênio, ele se difunde para espaços fechados mais rapidamente do que

---

[a] N.R.T.: Éter e clorofórmio não são mais usados na prática clínica. Atualmente, somente o óxido nitroso está presente nas estações de anestesia modernas.

[b] N.R.T.: Assumindo a pressão atmosférica de 760 mmHg ao nível do mar, com uma composição de 21% (159,6 mmHg) de oxigênio. A anestesia utilizando óxido nitroso como único agente anestésico exigiria administração de concentrações supra-atmosféricas do agente somado com a ausência completa de oxigênio na mistura. Essas condições só poderiam ser alcançadas em ambientes com pressões supra-atmosféricas, como câmaras hiperbáricas. Esse é o motivo de o óxido nitroso sempre estar associado a outros agentes durante a anestesia.

Tabela 14.1 Características importantes de agentes inalatórios.					
Anestésico	Potência	Velocidade de indução e despertar	Aptidão para indução inalatória	Sensibilização às catecolaminas	Metabolização (%)
Óxido nitroso	Fraca	Rápida	Insuficiente sozinho	Nenhuma	Mínima
Éter	Potente	Muito lenta	Adequada	Nenhuma	10
Halotano	Potente	Média	Adequada	Alta	≥ 20
Enflurano	Potente	Média	Não adequada	Média	< 10
Isoflurano	Potente	Média	Não adequada	Mínima	< 2
Sevoflurano	Potente	Rápida	Adequada	Mínima	< 5
Desflurano	Potente	Rápida	Não adequada	Mínima	0,02

que o nitrogênio, aumentando, assim, o volume e a pressão do gás dentro do espaço fechado. Devido a essa característica, o óxido nitroso é contraindicado na presença de espaços fechados de gás, como pneumotórax, obstrução do intestino delgado ou cirurgia de orelha média, bem como em cirurgia de retina em que se cria uma bolha de gás intraocular. Como o óxido nitroso se acumula gradualmente no pneumoperitônio, é preferível evitar seu uso durante procedimentos videolaparoscópicos. No entanto, seu uso intermitente pode evitar o acúmulo de gás.[1]

O ensaio clínico Evaluation of Nitrous Oxide in the Gas Mixture for Anaesthesia (ENIGMA), divulgado em 2007, indicou que pacientes submetidos a procedimentos cirúrgicos de grande porte com óxido nitroso a 70% por um período superior a 2 horas apresentaram maior incidência de náuseas e vômitos em pós-operatórios graves (NVPO) em comparação com pacientes que não receberam óxido nitroso no mesmo período.[2] No entanto, o ensaio ENIGMA II mais recente, publicado em 2014, relatou que o uso de óxido nitroso não estava associado a um aumento na incidência de morte, complicações cardiovasculares ou infecção da ferida em pacientes cirúrgicos de alto risco. Embora a incidência de NVPO grave tenha sido maior (15% *versus* 11%) em pacientes que receberam óxido nitroso em comparação aos controles, a ocorrência de NVPO no grupo de óxido nitroso foi efetivamente controlada por profilaxia antiemética.[3] O acompanhamento de 1 ano de pacientes do ENIGMA II não mostrou aumento na morbidade e mortalidade a longo prazo com a administração de óxido nitroso.[4]

Isoflurano

Aprovado pela Food and Drug Administration (FDA) em 1979, o isoflurano substituiu rapidamente o halotano como o agente inalatório potente mais comumente usado. Apesar do recente lançamento do sevoflurano e do desflurano,[c] o isoflurano continua sendo muito usado em salas de cirurgia modernas, em parte porque o custo do composto atualmente genérico é bem inferior ao dos agentes mais novos. O isoflurano exibe várias vantagens sobre o halotano, incluindo menor redução do débito cardíaco, menos sensibilização aos efeitos arritmogênicos das catecolaminas e metabolismo mínimo (Tabelas 14.1 e 14.2). No entanto, a taquicardia induzida pelo isoflurano, uma resposta variável, pode aumentar o consumo de oxigênio do miocárdio. A observação cuidadosa e o controle da frequência cardíaca são necessários quando ele é usado em pacientes com doença arterial coronariana. Em concentrações iguais ou menores que 1 CAM, o isoflurano causa pouco aumento no fluxo sanguíneo cerebral e na pressão intracraniana (PIC), e deprime a atividade metabólica cerebral mais do que o halotano ou o enflurano. Seu odor irritante (pungente) praticamente impede o uso para indução inalatória.

Sevoflurano

A solubilidade sanguínea relativamente baixa do sevoflurano, em comparação com isoflurano e halotano, facilita a indução rápida e a emergência relativamente rápida. O sevoflurano está associado a uma emergência mais rápida do que o isoflurano, especialmente em casos mais longos, embora sua emergência ligeiramente mais rápida não resulte em alta precoce após cirurgia ambulatorial. O sevoflurano está associado com a menor incidência de sonolência e NVPO na sala de recuperação pós-anestésica (SRPA) e nas primeiras 24 horas após a alta do que o isoflurano. Ao contrário do isoflurano, o sevoflurano é agradável de inalar (menos pungente), o que o torna adequado para indução inalatória em crianças. No entanto, as diferenças clínicas entre halotano e sevoflurano são sutis. Em pacientes pediátricos pré-medicados submetidos à miringotomia bilateral com implantação de tubo de ventilação timpânico e nos randomizados para receber sevoflurano ou halotano, os anestesiologistas identificaram corretamente o agente (para o qual estavam cegos) em apenas 56,6% dos casos.

O sevoflurano é clinicamente adequado para cirurgia ambulatorial, indução com máscara facial de pacientes com via respiratória potencialmente difícil e manutenção de pacientes com doença associadas a broncospasmo. Quando sevoflurano, halotano e isoflurano foram comparados, todos os três agentes potentes diminuíram a resistência respiratória em não asmáticos intubados por via orotraqueal; o sevoflurano reduziu a resistência da via respiratória mais do que o halotano ou o isoflurano. Outra vantagem do sevoflurano é que seus efeitos adversos cardiovasculares são mínimos.

O sevoflurano – quando em contato com bases fortes como as presentes nos absorvedores de gás carbônico utilizados nas estações de anestesia, como a cal sodada e a cal baritada – pode ser quebrado, levando à produção de um composto fluoretado conhecido como composto A. Estudos em modelos experimentais demonstraram

---

[c] N.R.T.: Sevoflurano foi descoberto em 1971 e aprovado nos EUA em 1995. Desflurano foi descoberto no fim da década de 1980 e aprovado nos EUA em 1992.

Tabela 14.2 Efeitos cardiopulmonares dos anestésicos inalatórios.

Agente inalatório	Pressão arterial	Frequência cardíaca	Débito cardíaco	Sensibilização para catecolaminas	Depressão ventilatória	Broncodilatação
Óxido nitroso	Pouco efeito	Pouco efeito	Pouco efeito	Ausente	Mínima	Ausente
Halotano	Redução acentuada dose-dependente	Redução moderada	Redução acentuada dose-dependente	Acentuada	Moderada dose-dependente	Moderada
Enflurano	Redução acentuada dose-dependente	Redução moderada	Redução moderada dose-dependente	Moderada	Moderada dose-dependente	Mínima
Isoflurano	Redução moderada dose-dependente	Aumento variável	Redução mínima	Mínima	Acentuada dose-dependente	Moderada
Sevoflurano	Redução moderada dose-dependente	Pouco efeito	Redução moderada dose-dependente	Mínima	Moderada dose-dependente	Moderada
Desflurano	Redução mínima	Variável; aumento acentuado com aumento rápido nas concentrações	Redução mínima	Mínima	Acentuada dose-dependente	Moderada

os efeitos nefrotóxicos do composto A em ratos. No entanto, a β-liase, enzima responsável pela formação do composto A, tem atividade 8 a 30 vezes maior no tecido renal de rato do que no tecido renal humano. Portanto, a toxicidade do composto A em humanos parece ser teórica e clinicamente insignificante.

Desflurano

O desflurano é rapidamente absorvido e eliminado. Após anestesia com duração superior a 3 horas, o desflurano foi associado a uma recuperação mais rápida do que o isoflurano. Mais volátil e menos potente dos anestésicos voláteis, o desflurano deve ser administrado através de vaporizadores especializados e aquecidos. Seu odor pungente impede a indução inalatória. Além disso, o desflurano está associado a taquicardia e hipertensão se acompanhado de aumentos rápidos da concentração inspirada.

Quando expostos ao absorvente de CO_2 seco, desflurano, isoflurano e enflurano são parcialmente convertidos em monóxido de carbono. Desflurano, enflurano e isoflurano produzem mais monóxido de carbono do que halotano ou sevoflurano. A produção de monóxido de carbono é maior com absorvente de CO_2 seco, com cal baritada em comparação à cal sodada, em temperaturas mais altas e em concentrações anestésicas mais altas. Como o fluxo contínuo de gases em um aparelho de anestesia que não está sendo utilizado pode levar ao ressecamento do absorvedor de CO_2, é prudente desligar o fluxo de gases em equipamentos de anestesia que não estiverem em uso com o objetivo de reduzir a produção de monóxido de carbono.

Agentes intravenosos

Desde a introdução do tiopental, os agentes intravenosos (IV) tornaram-se um componente indispensável da prática anestésica moderna. Os agentes IV são usados para indução da anestesia ou como parte de uma combinação de vários agentes anestésicos para produzir anestesia IV total (TIVA).

Agentes de indução

Para a maioria dos pacientes adultos e crianças mais velhas, a indução IV é preferível à indução inalatória. A indução IV é rápida, agradável e segura para a maioria dos pacientes; no entanto, existem situações em que a indução IV apresenta riscos. Embora vários agentes possam ser usados para indução IV de anestesia, o propofol é o mais utilizado nos EUA. Outros incluem tiopental sódico, cetamina, metoexital, etomidato e midazolam (Tabela 14.3).

O propofol é um agente de indução de curta ação que está associado a um despertar suave e sem náuseas. Pequenas doses também são úteis para sedação a curto prazo durante procedimentos breves, como bloqueios retrobulbares ou peribulbares, comumente usado como infusão contínua durante a TIVA e para sedação durante procedimentos menos invasivos, como endoscopias. As principais limitações do propofol são a dor ou ardência à injeção e a redução da pressão arterial. Assim, deve ser usado com cautela em pacientes hipovolêmicos ou que possam tolerar mal períodos de hipotensão, como pacientes portadores de doença arterial coronariana grave.

O propofol produz excelente efeito broncodilatador. Em pacientes asmáticos, 0% daqueles que receberam propofol apresentaram sibilos em 2 ou 5 minutos após a intubação *versus* 45% daqueles que receberam tiobarbitúrico e 26% daqueles que receberam oxibarbitúrico. Em pacientes não asmáticos, três quartos dos quais fumavam, a resistência da via respiratória foi menor após a indução com propofol do que após a indução com tiopental ou etomidato. Evidências indicam que os efeitos broncodilatadores do propofol e da cetamina são mediados pelo bloqueio da broncoconstrição colinérgica mediada pelo nervo vago.

A cetamina, que produz um efeito anestésico dissociativo, é o único agente de indução IV que aumenta a pressão arterial e a frequência cardíaca e diminui o tônus broncomotor. Frequentemente associada ao aumento do tônus simpático, a cetamina pode causar depressão miocárdica direta se administrada em pacientes

Tabela 14.3 Características clínicas de agentes indutores intravenosos.

Agente de indução IV	Dose (mg/kg)	Comentários	Efeitos adversos	Situações que requerem precaução	Indicações relativas
Tiopental	2 a 5	Barato; despertar lento após altas doses	Hipotensão	Hipovolemia; função cardíaca comprometida	Adequado para indução em muitos pacientes
Cetamina	1 a 2	Efeitos adversos psicotrópicos controláveis com benzodiazepínicos; broncodilatação; analgésico potente em doses de subindução	Hipertensão; taquicardia	Doença coronariana; hipovolemia grave	Indução em sequência rápida de asmáticos; pacientes em choque (doses reduzidas)
Propofol	1 a 2	Ardência durante a injeção; broncodilatação; associado à baixa incidência de náuseas e vômitos no pós-operatório	Hipotensão	Doença arterial coronariana; hipovolemia	Indução de pacientes ambulatoriais; indução de asmáticos
Etomidato	0,1 a 0,3	Estabilidade cardiovascular; ardência durante a injeção; movimentos espontâneos durante a indução (mioclonia)	Supressão adrenal (com infusão contínua)	Hipovolemia	Indução de pacientes com disfunção da contratilidade cardíaca; indução de pacientes em choque (doses reduzidas)
Midazolam	0,15 a 0,3	Hemodinâmica relativamente estável; amnésia potente	Depressão ventilatória sinérgica com opioides	Hipovolemia	Indução de pacientes com disfunção da contratilidade cardíaca (geralmente em combinação com opioides)

com tônus simpático pré-anestésico elevado, como em pacientes em choque hemorrágico. Em doses marcadamente reduzidas (15 a 20% da dose de indução usual), a cetamina é uma escolha apropriada para indução IV de pacientes gravemente hipovolêmicos com a menor queda na pressão arterial observada em comparação com qualquer um dos outros agentes de indução. A cetamina é um agente apropriado para a indução IV de pacientes asmáticos por causa da redução do tônus broncomotor associado à intubação orotraqueal. Entre os agentes de indução IV, a cetamina produz o menor efeito sobre a depressão ventilatória e a perda dos reflexos protetores da via respiratória. No entanto, pode induzir a aumento importante da salivação, exigindo, assim, a administração de agentes antagonistas muscarínicos e antissialagogos, como glicopirrolato, escopolamina e atropina.[d]

A cetamina pode ser usada como único anestésico para procedimentos rápidos e superficiais por produzir amnésia profunda e analgesia somática importante. É menos útil, no entanto, para casos abdominais ou cirurgias delicadas por não produzir relaxamento muscular, não controlar a dor visceral e não prevenir completamente a movimentação do paciente. Os potentes efeitos analgésicos da cetamina têm sido explorados para analgesia preventiva. Em pacientes nos quais a cetamina foi infundida continuamente antes da incisão e continuada até o fechamento da ferida, o consumo de morfina no pós-operatório foi significativamente menor nos dias 1 e 2 do pós-operatório do que em pacientes que não receberam cetamina.

Em pacientes com doença arterial coronariana, a cetamina geralmente é evitada porque a taquicardia e o aumento da pressão arterial podem causar isquemia miocárdica. Em pacientes com aumento da PIC (p. ex., após traumatismos cranioencefálicos), ela poderia levar ao aumento ainda maior da PIC por ser o único agente IV que eleva o fluxo sanguíneo cerebral. Outro efeito adverso clinicamente importante da cetamina é o delírio do despertar. Em adultos e crianças mais velhas, a administração de benzodiazepínicos suplementares ou agentes voláteis é geralmente eficaz na prevenção do delírio do despertar.

O etomidato é um composto imidazólico que produz alterações hemodinâmicas mínimas. Por preservar a pressão arterial na maioria dos pacientes, é frequentemente escolhido como alternativa para indução de pacientes com doença cardiovascular ou hipovolemia grave. As principais desvantagens incluem dor em queimação na injeção, movimentos musculares anormais (mioclonia) e supressão adrenal quando administrado como infusão prolongada para sedação de pacientes criticamente enfermos.

A indução com tiopental, o agente de indução IV mais antigo, é rápida e agradável. Embora o fármaco seja notavelmente bem tolerado por uma grande variedade de pacientes, não é comumente usado na prática anestésica moderna e várias situações clínicas requerem cautela (Tabela 14.3). Em pacientes hipovolêmicos e naqueles com insuficiência cardíaca congestiva, a vasodilatação induzida pelo tiopental e a depressão cardíaca podem levar à hipotensão grave, a menos que as doses sejam significativamente reduzidas. Nesses pacientes, o etomidato ou a cetamina são agentes alternativos. Embora o tiopental não precipite diretamente o broncospasmo, o broncospasmo pode se desenvolver em pacientes com doença reativa da via respiratória em resposta à intensa estimulação da via respiratória produzida pela intubação orotraqueal. Desse modo, propofol ou cetamina são frequentemente escolhidos como alternativa para indução em pacientes com doença reativa da via respiratória. Nas doses usuais empregadas para indução anestésica, o tiopental está associado à rápida emergência devido à redistribuição do agente do cérebro para os tecidos periféricos, principalmente a gordura. Em doses elevadas, por causa do aumento dos níveis sanguíneos, o tiopental deve ser interrompido com o objetivo de permitir a metabolização hepática, que elimina apenas cerca de 10% por hora.

Eventualmente, o midazolam pode ser empregado para indução anestésica em razão de seus efeitos adversos cardiovasculares mínimos e duração de ação muito mais curta do que o diazepam. Seu início de ação é aceitavelmente rápido e, mesmo em doses menores, induz uma profunda amnésia para eventos dolorosos ou geradores de ansiedade. O midazolam é frequentemente selecionado para indução de pacientes para cirurgia cardiovascular. Como o midazolam combina poderosos efeitos ansiolíticos e amnésicos, doses menores também são normalmente usadas na pré-medicação de pacientes ansiosos e como componente da anestesia combinada.[e]

Opioides

Os opioides são usados na maioria dos pacientes submetidos à anestesia geral e são administrados como adjuvantes em uma grande proporção de pacientes que recebem anestesia regional ou local. Como componentes em anestesia geral balanceada, os opioides produzem anestesia profunda e depressão cardíaca mínima. Suas desvantagens incluem depressão ventilatória, hipnose e amnésia insatisfatórias, que geralmente são causadas também por outros agentes.

Várias razões explicam a popularidade dos opioides no manejo anestésico. Primeiro, eles reduzem a CAM de agentes inalatórios potentes. Por exemplo, a fentanila (concentração plasmática de 3 ng/mℓ) diminuiu a CAM do sevoflurano em 59% e reduziu a CAM acordado (concentração alveolar na qual um paciente emergente responde aos comandos) em 24%. Em segundo lugar, atenuam a hipertensão e a taquicardia associadas a manipulações como intubação orotraqueal e incisão cirúrgica. Terceiro, proporcionam uma analgesia que se estende pelo intervalo pós-operatório imediato e facilitam o despertar mais suave da anestesia. Quarto, em doses 10 a 20 vezes a dose analgésica, os opioides atuam como anestésicos completos em uma grande proporção de pacientes, fornecendo não apenas analgesia, mas também hipnose e amnésia. Essa característica levou ao seu uso em pacientes de cirurgia cardíaca, algumas vezes como agentes anestésicos únicos e com mais frequência como componente principal de um anestésico multimodal. Por fim, atualmente, são normalmente adicionados a soluções anestésicas locais em bloqueios peridural e intratecal para melhorar a qualidade da analgesia.

A morfina, a hidromorfona e a meperidina são agentes baratos, de ação intermediária, menos usados para manutenção da anestesia do que para analgesia pós-operatória. A fentanila, um opioide sintético que é 100 a 150 vezes mais potente que a morfina, é comumente usada para manutenção da anestesia devido à sua menor duração de ação e ao rápido início de ação. Novos opioides sintéticos de ação curta, incluindo sufentanila e alfentanila, também são usados durante a anestesia porque são rapidamente metabolizados e excretados. A remifentanila, um opioide metabolizado pelas esterases séricas, tem ação particularmente curta. Ela não se acumula durante infusões prolongadas e, portanto, é bastante usada como parte de uma estratégia de TIVA. A metadona é um

---

[d] N.R.T.: No Brasil, entre os antagonistas muscarínicos disponíveis no mercado, somente atropina e escopolamina estão disponíveis. O glicopirrolato não está disponível na sua formulação intravenosa no Brasil.

[e] N.R.T.: Anestesia geral combinada é a associação de técnicas de anestesia regional, geralmente feitas sob sedação, seguida de anestesia geral.

opioide de ação prolongada que não é apenas um potente agonista do receptor μ-opioide, mas também interage com os receptores N-metil-D-aspartato (NMDA) e altera a recaptação de serotonina e norepinefrina no cérebro. Um estudo recente comparando metadona intraoperatória com hidromorfona em pacientes submetidos à fusão espinal posterior mostrou que a administração de metadona diminuiu as necessidades de opioides no pós-operatório, diminuiu os escores de dor e melhorou a satisfação do paciente com o tratamento da dor.[5]

Bloqueadores neuromusculares

Há 50 anos, a anestesia normalmente era conduzida por meio de agentes inalatórios potentes únicos que produziam todos os componentes da anestesia geral, incluindo o grau de relaxamento muscular necessário para a realização da cirurgia. Entre as desvantagens dessa abordagem estava o fato de que a intensidade da anestesia necessária para produzir relaxamento muscular profundo era muito maior do que para fornecer hipnose e amnésia. A adição de relaxantes musculares proporcionou o fornecimento de doses suficientes dos agentes inalatórios e IV para obter hipnose, amnésia e analgesia, enquanto ainda oferecia condições operacionais satisfatórias.

As duas categorias de bloqueadores neuromusculares em uso clínico são os agentes despolarizantes (não competitivos) e não despolarizantes (competitivos). Os agentes despolarizantes exercem efeitos agonistas nos receptores colinérgicos da junção neuromuscular, causando inicialmente contrações evidentes como fasciculações seguidas por um intervalo de relaxamento profundo. Os bloqueadores neuromusculares não despolarizantes competem por sítios receptores com a acetilcolina na junção neuromuscular, em que a magnitude do bloqueio é dependente da disponibilidade de acetilcolina, da concentração do bloqueador neuromuscular na junção neuromuscular e da afinidade do agente pelo receptor.

A succinilcolina, o único agente despolarizante ainda em uso clínico, continua popular para intubação orotraqueal devido ao seu rápido início de ação e à curta duração de ação. No entanto, está associada a riscos graves, incluindo hiperpotassemia e hipertermia maligna, em uma pequena proporção de pacientes. O fármaco pode ser administrado em dose relativamente alta para intubação porque é rapidamente metabolizado pela pseudocolinesterase plasmática, com exceção para pacientes que apresentam atividade da enzima pseudocolinesterase atípica ou ausente. Em altas doses, o início do relaxamento muscular é rápido (60 a 90 segundos), o que facilita a intubação rápida em pacientes com risco de aspiração. Como sua duração de ação é de apenas 5 minutos, mesmo que a intubação orotraqueal seja malsucedida, o paciente ainda pode ser ventilado com máscara facial por um curto período até que a ventilação espontânea seja retomada. No entanto, após a administração da succinilcolina, caso a ventilação sob máscara facial seja também ineficaz ou impossível, é improvável que ocorra o retorno da ventilação espontânea antes do início da hipoxemia.

Os efeitos adversos da succinilcolina incluem bradicardia, especialmente em crianças, e hiperpotassemia grave com risco à vida em pacientes com queimaduras, paraplegia, tetraplegia e traumatismo grave. A succinilcolina, isoladamente ou quando combinada com um agente volátil, também está implicada no desencadeamento de hipertermia maligna em indivíduos suscetíveis. Portanto, é contraindicada em pacientes com risco de hipertermia maligna e hiperpotassemia, incluindo aqueles com distrofia muscular ou história familiar de hipertermia maligna. Alguns anestesiologistas evitam a succinilcolina em crianças porque o espasmo do masseter pode preceder a crise de hipertermia maligna. No entanto, o espasmo de masseter é geralmente um efeito benigno da administração de succinilcolina. Como ela é um agente despolarizante que causa fasciculações musculares visíveis, está envolvida na dor muscular pós-operatória, que pode ser reduzida pelo pré-tratamento com uma pequena dose pré-curarizante de um agente não despolarizante. Como resultado dos múltiplos problemas esporádicos associados ao uso de succinilcolina, alguns anestesiologistas agora reservam seu uso apenas para situações em que uma via respiratória deve ser rapidamente protegida (ou seja, indução de sequência rápida). Em outras situações, os agentes não despolarizantes, escolhidos principalmente com base em seu modo de excreção e duração de ação, são preferíveis. Por exemplo, o cisatracúrio é metabolizado no plasma pela degradação de Hoffman e é aconselhado a pacientes com função renal reduzida, nos quais o pancurônio e o vecurônio não seriam apropriados, pois são parcialmente eliminados pelos rins.

Relaxantes não despolarizantes são usados quando a succinilcolina é contraindicada como alternativa à succinilcolina para pacientes nos quais a intubação orotraqueal fácil é antecipada e quando o relaxamento intraoperatório é necessário para facilitar a exposição cirúrgica. O conhecimento dos efeitos adversos de agentes individuais (muitas vezes relacionados a efeitos vagolíticos ou liberação de histamina) e vias de metabolismo desempenha um papel importante na seleção de agentes específicos para casos individuais. As doses necessárias para fornecer condições operacionais satisfatórias estão resumidas na Tabela 14.4. A dosagem de agentes não despolarizantes requer o conhecimento de várias características importantes. Primeiro, o uso de bloqueadores neuromusculares impede o movimento em resposta a estímulos dolorosos. Portanto, a paralisia química poderia mascarar os sinais de anestesia inadequada (ou sedação ou analgesia em pacientes

Tabela 14.4 Relações dose-resposta de medicamentos bloqueadores neuromusculares não despolarizantes em seres humanos.

Fármaco	Duração	ED_{50} (mg/kg)	ED_{95} (mg/kg)	Dose de intubação (mg/kg)
d-tubocurarina	Longa	0,23 (0,16 a 0,26)	0,48 (0,34 a 0,56)	0,5 a 0,6
Pancurônio	Longa	0,036 (0,022 a 0,042)	0,067 (0,059 a 0,080)	0,08 a 0,12
Vecurônio	Intermediária	0,027 (0,015 a 0,031)	0,043 (0,037 a 0,059)	0,1 a 0,2
Cisatracúrio	Intermediária	0,026 (0,15 a 0,31)	0,04 (0,32 a 0,55)	0,15 a 0,2
Rocurônio	Intermediária	0,147 (0,069 a 0,220)	0,305 (0,257 a 0,521)	0,6 a 1

ED_{50}, dose efetiva para relaxamento cirúrgico em 50% dos pacientes; ED_{95}, dose efetiva para relaxamento cirúrgico em 95% dos pacientes. Os dados são médios (intervalo de confiança de 95%). Doses um pouco maiores são necessárias para facilitar a intubação orotraqueal. (Adaptada de Naguib M, Lien CA. Pharmacology of muscle relaxants and their antagonists. In: Miller RD, Fleisher LA, Johns RA et al., eds. *Miller's Anesthesia*. 6th ed. Philadelphia, PA; Churchill Livingstone; 2005:481-572.)

no pós-operatório). Processos jurídicos ou disputas médico-legais de consciência intraoperatória durante a anestesia geral foram duas vezes mais frequentes em pacientes que receberam relaxantes musculares no intraoperatório. Em segundo lugar, são necessárias doses mais altas para proporcionar condições satisfatórias para a intubação do que para o relaxamento cirúrgico. Portanto, doses menores de bloqueadores neuromusculares são necessárias se um agente não despolarizante for usado somente após a intubação. Terceiro, outros fármacos anestésicos potencializam as ações de agentes não despolarizantes. A succinilcolina usada para intubação diminui as necessidades subsequentes de agentes não despolarizantes. Fármacos inalatórios potencializam de maneira dose-dependente os efeitos dos bloqueadores neuromusculares não despolarizantes. Desflurano, o agente inalatório mais novo, potencializa os efeitos do vecurônio em aproximadamente 20% quando comparado com o isoflurano. Quarto, as respostas individuais aos relaxantes musculares variam amplamente, com pacientes podendo demonstrar bloqueio neuromuscular acentuadamente aumentado, assim como acentuadamente diminuído em comparação com os níveis de bloqueio neuromuscular que seriam esperados.

Quinto, e mais importante, o bloqueio neuromuscular residual pode ser difícil de detectar e pode estar associado a complicações pós-operatórias. Recentemente, a paralisia residual foi quantificada por meio da estimulação de nervos periféricos, utilizando impulsos elétricos com intensidade de duração específicas para gerar uma sequência de quatro estímulos (*train-of-four* – TOF), uma técnica de monitoramento semiquantitativo usado para avaliar a adequação do bloqueio neuromuscular e a adequação da reversão farmacológica. Ao fim da anestesia, uma relação TOF maior que 0,9 tem sido considerada adequada para retorno da função neuromuscular. Essa proporção significa que a quarta de quatro contrações musculares em resposta a estímulos supramáximos executada no nervo ulnar em intervalos de 0,5 segundo deve ser de pelo menos 90% da magnitude da primeira contração. Em um estudo de 2003, indivíduos com relações de TOF inferiores a 0,90 apresentaram diplopia e dificuldade em acompanhar objetos com os olhos. A capacidade de manter um objeto firme com a mordedura dos dentes incisivos não retornou até que a relação TOF fosse superior a 0,9. Os autores concluíram que o retorno satisfatório da função neuromuscular requer o retorno da relação de TOF para mais de 0,9 e idealmente para 1.[6] Nos pacientes que receberam os bloqueadores neuromusculares de ação intermediária atracúrio, vecurônio ou rocurônio apenas para intubação orotraqueal, a relação TOF foi inferior a 0,9 em 37% dos pacientes 2 horas após receber o relaxante muscular. Estudos mais recentes mostram que pacientes com relação TOF inferior a 0,9 apresentam maior incidência de complicações respiratórias pós-operatórias e atraso na alta da SRPA.[7] Assim, é importante otimizar o retorno da função neuromuscular ao fim da cirurgia por meio do uso criterioso de relaxantes musculares combinado com a respectiva reversão desses agentes.

O uso de bloqueadores neuromusculares, sejam eles despolarizantes ou não, necessita de uma estratégia para garantir a função muscular adequada ao término da anestesia. Muitas das complicações associadas aos bloqueadores neuromusculares estão relacionadas à reversão inadequada na conclusão dos casos ou avaliação inadequada da reversão. Historicamente, os relaxantes não despolarizantes podem ser revertidos farmacologicamente com a administração de um fármaco antagonista da enzima acetilcolinesterase (neostigmina ou edrofônio) acompanhado por atropina ou glicopirrolato para neutralizar os efeitos muscarínicos das anticolinesterases. No entanto, a recuperação depende tanto do grau de intensidade do bloqueio neuromuscular em que o paciente se encontra quanto dos efeitos dos agentes de reversores. Ao término da anestesia, a presença de bloqueio neuromuscular profundo pode impedir a reversão eficaz de um fármaco antagonista da enzima acetil colinesterase em até 5 a 10 minutos. Com os relaxantes musculares de ação mais longa, a presença de bloqueio neuromuscular residual aumenta o risco de complicações na recuperação pós-anestésica (RPA). Em um ensaio clínico que avaliou a reversão do relaxamento muscular em 691 pacientes submetidos à anestesia geral para realização de cirurgias abdominais, ginecológicas ou ortopédicas, os pacientes foram randomizados para receber pancurônio, vecurônio ou atracúrio. Após a reversão do bloqueio neuromuscular com neostigmina, uma proporção maior (26%) dos pacientes que receberam pancurônio apresentava bloqueio neuromuscular residual (TOF < 0,7) em relação aos pacientes que haviam recebido vecurônio ou atracúrio (5,3% combinados). Pacientes que receberam pancurônio e tiveram uma relação TOF menor que 0,7 apresentaram maior incidência de atelectasias ou pneumonia documentada por meio de radiografias de tórax pós-operatórias (16,9% de 59 pacientes nessa categoria). Não houve associação entre complicações pulmonares pós-operatórias e bloqueio residual com os outros dois relaxantes musculares. No entanto, o desenvolvimento do sugamadex superou muitos dos problemas associados ao uso de anticolinesterases para reverter o bloqueio neuromuscular. Sugamadex é uma ciclodextrina que se liga diretamente a agentes bloqueadores neuromusculares esteroidais não despolarizantes, como rocurônio e vecurônio. O sugamadex reverte rapidamente o bloqueio neuromuscular e evita os efeitos adversos muscarínicos associados ao uso de anticolinesterásicos. A dosagem de sugamadex é baseada na profundidade do bloqueio neuromuscular. Portanto, o monitoramento da profundidade do bloqueio com um monitor de contração muscular (TOF) é necessário para a reversão ideal do bloqueio neuromuscular com sugamadex. Todavia, a comparação de sugamadex com neostigmina para reversão do bloqueio neuromuscular em pacientes submetidos à cirurgia abdominal demonstrou que a administração de sugamadex eliminou o bloqueio neuromuscular residual na SRPA e encurtou o tempo de saída da sala de operação.[8]

Um fator importante que determina a recuperação do bloqueio neuromuscular é a capacidade de metabolizar e excretar os fármacos. Em pacientes com doença renal, as meias-vidas de D-tubocurarina, rocurônio, vecurônio e pancurônio são prolongadas. Nesses pacientes, devem ser considerados medicamentos alternativos, como o cisatracúrio, metabolizado pela degradação de Hoffman e, portanto, não tem sua meia-vida prolongada em pacientes portadores de disfunção renal. O complexo sugamadex-agente bloqueador neuromuscular tem excreção renal. Portanto, os complexos formados pela ligação do sugamadex com agentes bloqueadores neuromusculares persistem por um tempo prolongado na circulação de pacientes portadores de insuficiência renal. No entanto, como a ligação do sugamadex e seus ligantes ocorre de maneira irreversível, o retorno do bloqueio neuromuscular não é uma preocupação.

EQUIPAMENTO DE ANESTESIA

Os equipamentos de anestesia passaram por um rápido desenvolvimento nas últimas décadas. A peça central dos equipamentos para administração de anestesia são os carrinhos ou estações de anestesia. A função principal desempenhada pela estação de anestesia consiste em fornecer oxigênio e anestésicos voláteis ao paciente. Além disso, as máquinas anestésicas modernas têm ventiladores sofisticados integrados que permitem suporte respiratório eficaz e monitoramento preciso do fornecimento de oxigênio, das concentrações de gases inspirados e expirados, das pressões da via respiratória, da ventilação minuto e dos fluxos de gás fresco. Apesar do aperfeiçoamento nas últimas décadas desses dispositivos, é fundamental reconhecer e identificar possíveis riscos associados aos sistemas de fornecimento de gás. A principal preocupação é a administração inadvertida de uma mistura de gases hipóxicos. Os registros da American Society of Anesthesiologists (ASA) de eventos adversos[f] associados à anestesia encontrou 72 de 3.791 eventos associados ao mau funcionamento dos dispositivos fornecedores de gás. O uso indevido de equipamentos foi relatado em 75% dos incidentes, dos quais 78% poderiam ter sido detectados com monitoramento da oximetria de pulso ou capnografia. Os elementos essenciais de uma estação de anestesia são as fontes de gás (oxigênio, óxido nitroso e ar), os medidores de vazão e um dispositivo de dosagem de fluxo. Na maioria dos casos, o fornecimento de gases à estação de anestesia se dá a partir de uma rede de cilindros H alojados em uma área central dentro do hospital. Um sistema de *backup* de cilindros E é conectado diretamente à estação de anestesia e fornece uma fonte de gases alternativa, em especial de oxigênio, caso a rede central de gases fique indisponível.

[f]N.R.T.: *Closed Claims Project* é o registro de eventos adversos associados à anestesia.

Os medidores de vazão permitem a administração independente de gases individuais. As chamadas válvulas à prova de falhas – que requerem pressurização da linha de oxigênio antes que o óxido nitroso possa ser fornecido – e os dispositivos de proporção de fluxo – que reduzem automaticamente o fluxo de óxido nitroso se o fluxo de oxigênio for reduzido abaixo de uma concentração segura – estão presentes para minimizar a chance de entregar uma mistura de gás hipóxica. A medição da concentração de oxigênio inspirado agrega uma proteção adicional contra o fornecimento de misturas de gases hipóxicos.

Além da estação de anestesia, os outros componentes principais do equipamento de anestesia são os monitores. O uso de monitores para avaliar alterações na função respiratória e cardiovascular durante anestesia e cirurgia tem sido fundamental para melhoria da segurança geral (Boxe 14.1).

MONITORAMENTO DO PACIENTE DURANTE E APÓS A ANESTESIA

O monitoramento eficaz é um aspecto crítico dos cuidados anestésicos. Os componentes essenciais do monitoramento incluem observação e vigilância, instrumentação, análise de dados e instituição de medidas corretivas, se indicados. O objetivo do monitoramento do paciente é fornecer um manejo anestésico ideal e detectar anormalidades precocemente para que medidas corretivas

---

Boxe 14.1 Monitores eletrônicos de rotina e especializados utilizados na prática anestésica e suas indicações.

Monitores de rotina
Oximetria de pulso
- Saturação de oxigênio no sangue
- Frequência cardíaca
- Perfusão tecidual (via pletismografia)

Manguito de pressão arterial automatizado
- Pressão arterial

ECG
- Ritmo cardíaco
- Frequência cardíaca
- Monitoramento de isquemia miocárdica

Capnografia
- Adequação da ventilação
- Confirmação da intubação orotraqueal
- Perfusão pulmonar

Analisador de oxigênio
- Monitoramento da concentração de oxigênio administrada

Monitor de pressão de ventilação
- Desconexão do ventilador durante anestesia geral
- Monitoramento das pressões da via respiratória

Monitoramento de temperatura

Monitores especializados
Monitoramento do débito urinário (cateter de Foley)
- Indicador do *status* volêmico intravascular e perfusão renal

Cateter arterial
- Medição contínua da pressão arterial
- Amostragem de sangue arterial

Cateter venoso central
- Medição contínua da pressão venosa central
- Liberação de fármacos de ação central
- Administração rápida de fluidos e sangue*

Cateter de artéria pulmonar
- Medição da pressão da artéria pulmonar
- Medição das pressões de enchimento esquerdo
- Medição do débito cardíaco
- Medição da saturação de oxigênio venosa mista

Doppler precordial
- Detecção de embolia aérea

Ecocardiografia transesofágica
- Avaliação do desempenho miocárdico
- Avaliação da função da valva cardíaca
- Avaliação do volume intravascular
- Detecção de embolia aérea

Doppler esofágico
- Avaliação do fluxo sanguíneo da aorta descendente
- Avaliação da pré-carga cardíaca

Cateteres de termodiluição/diluição de corantes transpulmonar**
- Medição do débito cardíaco
- Medição de pré-carga

Estetoscópio esofágico e precordial
- Auscultação de respiração e sons cardíacos

EEG/BIS
- Profundidade da anestesia

*Apesar de os autores considerarem o cateter venoso central como modo de administração rápida de fluidos e sangue, na realidade não é, devido a seu calibre e comprimento, sendo essa função reservada aos cateteres periféricos de grande calibre (14G, 16G). **Trata-se de métodos que mensuram a presença de um marcador com o objetivo de calcular o débito cardíaco. Esses marcadores podem ser a diferença de temperatura por meio da administração de salina gelada/aquecimento direto do sangue utilizando uma resistência elétrica na ponta do cateter (termodiluição) ou por meio da injeção de corantes como a indociacina e o lítio. *BIS*, índice bispectral; *ECG*, eletrocardiograma; *EEG*, eletroencefalograma.

possam ser instituídas antes que ocorram lesões graves ou irreversíveis. Embora seja difícil relacionar diretamente os melhores resultados dos pacientes com monitores específicos, a redução de morbidade e mortalidade relacionadas à anestesia tem paralelo com a instituição das práticas de monitoramento atuais.

As indicações, bem como os riscos e benefícios associados ao uso de monitores eletrônicos não invasivos e invasivos, devem ser avaliadas para cada paciente individualmente (Boxe 14.1). Essas decisões são guiadas pela condição clínica do paciente, pelo tipo de cirurgia e por possíveis complicações associadas ao monitoramento invasivo. No entanto, a proliferação de dispositivos eletrônicos de monitoramento não reduz a necessidade do exame clínico como observação, inspeção, ausculta e palpação. A ASA estabeleceu padrões para monitoramento de anestésico básico que foram atualizadas mais recentemente em 2015 (https://www.asahq.org/standards-and-guidelines/standardsfor-basic-anesthetic-monitoring).[i] Esses padrões foram projetados com o objetivo de integrar as habilidades clínicas com os benefícios do monitoramento eletrônico a fim de aumentar a segurança do paciente.

O primeiro nível de recomendação (*standard I*) afirma que um anestesiologista qualificado deve estar sempre presente na sala de operação durante a administração da anestesia. O profissional deve monitorar continuamente o *status* do paciente e alterar os cuidados anestésicos com base na resposta do paciente às mudanças dinâmicas associadas à anestesia e à cirurgia.

O segundo nível de recomendação (*standard II*) exige avaliação contínua de ventilação, oxigenação, circulação e temperatura durante todos os anestésicos. Os requisitos específicos incluem os itens da lista a seguir.

1. Uso de um analisador de oxigênio com alarme de baixa concentração de oxigênio durante a anestesia geral.
2. Avaliação quantitativa da oxigenação do sangue por meio da oximetria de pulso.
3. A adequação da ventilação deve ser assegurada continuamente por avaliação clínica. O monitoramento quantitativo do conteúdo de CO_2 no gás expirado e do volume do gás expirado é fortemente recomendado.
4. Avaliação clínica e monitores para determinar a presença de CO_2 nos gases expirados a fim de garantir a colocação correta do tubo orotraqueal após a intubação. Um dispositivo capaz de detectar a desconexão dos componentes do sistema respiratório durante a ventilação mecânica deve ser empregado continuamente. Esse dispositivo deve emitir um sinal sonoro quando seu limite de alarme for excedido. Durante a sedação moderada ou profunda, a adequação da ventilação deve ser avaliada com base nos sinais clínicos e no monitoramento da presença de CO_2 exalado, a menos que seja impedida ou invalidada pela situação clínica.
5. O eletrocardiograma (ECG) deve ser monitorado continuamente durante a anestesia, e a pressão arterial e a frequência cardíaca devem ser avaliadas pelo menos a cada 5 minutos. Em pacientes submetidos à anestesia geral, a adequação da função circulatória deve ser monitorada continuamente por meio eletrônico, palpação ou ausculta.
6. Dispositivos de avaliação de temperatura devem estar prontamente disponíveis na sala de operação e ser usados durante períodos de mudanças na temperatura corporal do paciente, sejam elas intencionais ou esperadas.

---

[i] N.R.T.: A atualização mais recente é de 2020 (https://www.asahq.org/standards-and-guidelines/standards-for-basic-anesthetic-monitoring).

Monitoramento da pressão arterial

O monitoramento da pressão arterial é necessário durante todos os procedimentos anestésicos. O monitoramento não invasivo da pressão arterial é apropriado para a maioria dos casos cirúrgicos, e as salas de cirurgia mais modernas são equipadas com analisadores oscilométricos automatizados de pressão arterial. As indicações para monitoramento invasivo da pressão arterial incluem uso intraoperatório de hipotensão terapêutica, avaliação contínua da pressão arterial em pacientes com lesão significativa de órgãos-alvo ou durante procedimentos cirúrgicos de alto risco, antecipação de amplas oscilações da pressão arterial perioperatória, necessidade de várias análises de gases sanguíneos e inadequação de medidas não invasivas de pressão arterial, como em pacientes obesos mórbidos. Vários locais para canulação arterial estão disponíveis, cada um com vantagens inerentes e potencial para complicações. A artéria radial é mais comumente canulada devido à sua localização superficial, à relativa facilidade de canulação e, na maioria dos pacientes, ao fluxo colateral adequado da artéria ulnar. Outros locais potenciais para canulação arterial percutânea englobam as artérias femoral, braquial, axilar, ulnar, pediosa e tibial posterior. As possíveis complicações do monitoramento intra-arterial abrangem hematoma, lesão neurológica, embolização arterial, isquemia do membro, infecção e injeção intra-arterial inadvertida de fármacos. Cateteres intra-arteriais não devem ser posicionados em extremidades que tenham potencial de levar à insuficiência vascular. No entanto, com a seleção adequada do paciente, a taxa de complicações associadas à canulação intra-arterial é baixa e seus benefícios, importantes.

Eletrocardiograma

O monitoramento por ECG é um padrão de cuidado durante a administração da anestesia. Informações sobre arritmias e isquemia cardíaca podem ser prontamente obtidas a partir de dados de ECG. A análise do traçado do ECG é um dos pontos fundamentais dos protocolos de reanimação cardiopulmonar.

Monitoramento da ventilação

A sedação e a administração de opioides e a indução de anestesia geral ou regional podem deprimir ou abolir a ventilação espontânea e, portanto, necessitar de suporte ventilatório intraoperatório. Vários meios estão disponíveis para avaliar a adequação da ventilação, entre os quais a avaliação física da expansão torácica, a ausculta de sons respiratórios e a avaliação em busca de evidências de obstrução de via respiratória superior e estridor. Estetoscópios precordiais e esofágicos fornecem informações contínuas sobre o movimento do ar e o desenvolvimento de sibilos. Durante a ventilação mecânica, monitores de pressão da via respiratória e ventilação minuto alertam o anestesiologista para condições que podem levar a prejuízos da ventilação minuto, como desconexão do circuito ventilatório, deslocamento do tubo orotraqueal, obstrução do sistema de liberação de gás e alterações na resistência ou complacência da via respiratória, ou ambas.

O advento do monitoramento por capnografia ($ETCO_2$) melhorou em muito a capacidade de monitoramento da ventilação e a detecção de intubação esofágica. Em indivíduos normais, a diferença entre $ETCO_2$ e Pa_{CO_2} é de 2 a 5 mmHg. O gradiente entre o CO_2 expirado e o arterial reflete a ventilação do espaço morto, que é aumentada em casos de diminuição do fluxo sanguíneo pulmonar, como embolia aérea ou tromboembolismo pulmonar e diminuição do débito cardíaco. Portanto, o monitoramento por $ETCO_2$ também pode fornecer informações importantes sobre a perfusão sistêmica. Especificamente, a $ETCO_2$ diminuirá durante os períodos de diminuição do débito cardíaco e da perfusão pulmonar.

Monitoramento da oxigenação

Monitorar a concentração fracionada de oxigênio no gás inspirado ($F_{I_{O_2}}$) e a saturação de oxigênio da hemoglobina é um cuidado padrão durante toda anestesia geral. As estações de anestesia modernas são equipadas com analisadores de oxigênio que detectam a concentração de oxigênio fornecida ($F_{I_{O_2}}$). Esse monitor, em combinação com dispositivos à prova de falhas, alarmes de fornecimento de oxigênio baixo e monitores de taxa de oxigênio, diminui em muito a chance de fornecer uma mistura de gases hipóxica durante a anestesia.

Monitoramento da temperatura

A temperatura é monitorada em todos os pacientes submetidos à anestesia geral. O local de medição depende do procedimento cirúrgico e das características físicas do paciente. A temperatura esofágica é mais comumente medida durante a anestesia geral. Outros locais de monitoramento da temperatura incluem reto, pele, membrana timpânica, bexiga, nasofaringe e, em pacientes com cateteres de artéria pulmonar, artéria pulmonar. Devido à potencial morbidade associada à hipotermia e à hipertermia, é importante monitorar a temperatura corporal e instituir medidas para manter a temperatura o mais próximo possível do normal.

Monitoramento do bloqueio neuromuscular

Por causa da variabilidade na sensibilidade e no metabolismo dos bloqueadores neuromusculares entre os pacientes, é essencial monitorar a função neuromuscular em pacientes que recebem relaxantes musculares de ação intermediária e longa. Os locais mais comuns de monitoramento são os músculos ulnar ou orbicular do olho. A base do monitoramento neuromuscular é a avaliação da atividade muscular após a estimulação do nervo proximal (Boxe 14.2). Essa avaliação é um indicador de bloqueio do receptor de acetilcolina no nível da junção neuromuscular. O grau de bloqueio neuromuscular é representado por uma redução do potencial evocado à estimulação de contração muscular. Conforme observado anteriormente neste capítulo, é essencial monitorar o bloqueio neuromuscular e assegurar a resolução do bloqueio no fim da anestesia para minimizar a incidência de complicações pós-operatórias relacionadas ao bloqueio neuromuscular residual.

Monitoramento do sistema nervoso central

A consciência durante a anestesia é uma complicação rara, mas preocupante. Muitos anos de pesquisa no processamento de sinal de eletroencefalograma intraoperatório resultaram no desenvolvimento do índice bispectral (BIS), que se acredita monitorar a consciência durante a anestesia. O monitor é essencialmente um eletroencefalograma modificado que avalia a atividade das ondas cerebrais, representando os sinais eletroencefalográficos em um número que se correlaciona ao nível de consciência e que varia de 0 a 100. Um valor de 100 representa a consciência completa, enquanto um valor de 0 representa a supressão completa da atividade das ondas cerebrais. Os dados sugerem que o BIS é um indicador preciso da profundidade da anestesia.[9] O monitoramento da profundidade da anestesia pode permitir uma titulação mais precisa de anestésicos voláteis e IV e é capaz de reduzir o tempo de despertar e alta hospitalar em contextos ambulatoriais. Além disso, alguns relatos indicam que valores de BIS inferiores a 40 por mais de 5 minutos durante a anestesia geral poderiam estar associados ao aumento da morbidade perioperatória, incluindo infarto do miocárdio e acidente vascular encefálico (AVE) em pacientes de alto risco.[10] Uma metanálise recente concluiu que o monitoramento do BIS poderia reduzir o despertar intraoperatório em pacientes de alto risco, mas não está claro se o uso do monitoramento do BIS ofereceria vantagens em relação ao monitoramento da concentração expirada de gás anestésico na maioria dos pacientes.[11] Além do uso intraoperatório, os monitores do BIS estão ganhando aceitação como meio de avaliar a consciência em outros setores, como departamentos de emergência e unidades de terapia intensiva (UTIs).

Monitoramento hemodinâmico (ecocardiograma transesofágico/cateter venoso central/cateter de artéria pulmonar)

As técnicas de monitoramento hemodinâmico tornaram-se menos invasivas e mais informativas ao incluir dispositivos que fornecem informações de oximetria contínua por meio de um cateter venoso central, de monitoramento de débito cardíaco contínuo de contorno de pulso arterial e até mesmo de monitoramento de bioimpedância transcutânea. O uso de cateteres de artéria pulmonar tem diminuído devido à insuficiência de dados para apoiar seu uso e ao surgimento de evidências que sugerem aumento de morbidade e mortalidade. Isso também se aplica à população de cirurgia cardíaca, em que também parece haver associação com aumento

---

Boxe 14.2 Técnicas de avaliação do bloqueio neuromuscular.

TOF (*train-of-four*): quatro estímulos sucessivos de 200 μs em um período de 2 segundos

A intensidade da contração muscular diminui progressivamente com o aumento do bloqueio.
- Perda da quarta contração indica 75% de bloqueio do receptor
- Perda da terceira contração indica 80% de bloqueio
- Perda da segunda contração indica 90% de bloqueio
- Perda da primeira contração indica 100% de bloqueio
- Relaxamento clínico requer 75 a 95% de bloqueio

A presença de quatro espasmos sem a presença de *fade** sugere reversão adequada do bloqueio neuromuscular.

Estimulação em *doble-burst* (dupla salva): dois conjuntos sucessivos de estímulos de 50 Hz (três estímulos/salva) separados por intervalo de 750 ms (aparece como duas contrações)

Facilita a detecção visual do fenômeno de *fade* quando comparado com o TOF. A perda da segunda contração indica 80% de bloqueio do receptor. A presença de dois espasmos na ausência de *fade* sugere reversão adequada do bloqueio neuromuscular.

Estímulo tetânico: salvas sustentadas de 50 ou 100 Hz

A duração das contrações sustentadas diminui com a intensidade do bloqueio. Contrações sustentadas por 5 segundos sugerem a reversão adequada do bloqueio neuromuscular.

Acelerometria

Fornece uma comparação quantitativa da primeira e quarta contrações do TOF e calcula uma proporção da intensidade da contração do quarto estímulo sobre o primeiro.
Uma proporção detectada pelo TOF de menos de 0,9 denota bloqueio neuromuscular residual clinicamente significativo.

*N.R.T.: *Fade* ou *fading* é a queda progressiva da intensidade da contração muscular, observada no TOF em pacientes após a administração de bloqueadores neuromusculares não despolarizantes.

de morbidade e mortalidade.[12] No entanto, com aumento da insuficiência cardíaca e hipertensão arterial pulmonar em pacientes submetidos à cirurgia, houve um ressurgimento do uso de cateteres arteriais. Mesmo nessas populações de pacientes, não há dados suficientes para apoiar seu uso. Quanto ao monitoramento intraoperatório, o uso da ultrassonografia (US) teve um impacto significativo no monitoramento intraoperatório. O emprego da ecocardiografia transesofágica (ETE) tem desempenhado um papel significativo em cirurgias cardíacas e não cardíacas com objetivo de identificar processos patológicos ocultos e em resgate e orientação do manejo de pacientes em choque.[13] O impacto da ETE nas mãos de médicos anestesiologistas evoluiu de uma ferramenta de resgate passando, então, a realizar avaliações qualitativas e, finalmente, para análise quantitativa. Nos últimos anos, a ETE passou a desempenhar um papel indispensável para guiar e orientar procedimentos cirúrgicos, assim como de monitor hemodinâmico.[14]

Ultrassonografia *point of care*

Médicos de emergência e cirurgiões de traumatologia foram os primeiros a adotar a US no local de atendimento com a implementação do protocolo *Focused Assessment with Sonography in Trauma*. Anestesiologistas também adotaram o ultrassom com o uso da ETE. Mais recentemente, o emprego da US na avaliação pré-operatória (APA), assim como imediatamente antes da cirurgia, teve um impacto significativo para evitar atrasos na investigação e, em casos remotos, na identificação de patologias ocultas que mudariam a estratégia do manejo desses pacientes.[15] A US na sala de operação encontrou um nicho ao abordar múltiplos aspectos do cuidado de pacientes cirúrgicos, incluindo a confirmação da intubação orotraqueal, a avaliação dos sistemas cardíaco e pulmonar, e a avaliação da presença de conteúdo gástrico antes da cirurgia.[16] Além disso, o uso da US no pós-operatório também teve impacto na avaliação dos pacientes e no manejo destes em oxigenação por membrana extracorpórea (ECMO).[17] Em alguns casos, o uso da US também teve impacto na sobrevida dos pacientes em choque séptico.[18]

AVALIAÇÃO PRÉ-OPERATÓRIA

A ASA estabeleceu padrões básicos para cuidados pré-anestésicos em que o médico anestesiologista deve a avaliar o *status* clínico do paciente, elaborar um plano de cuidados anestésicos e discutir as possíveis estratégias anestésicas com o paciente. (https://www.asahq.org/standards-and-guidelines/standards-for-basic-anesthetic-monitoring). A Joint Commission for Accreditation of Healthcare Organizations exige que todos os pacientes que receberão anestesia sejam submetidos a uma avaliação pré-anestésica. Por causa de uma redução na porcentagem de pacientes que vêm sendo internados às vésperas da cirurgia, foram criadas clínicas de avaliação pré-anestésica para facilitar a APA. A introdução de consultorias para APA vem promovendo o uso eficiente dos recursos do centro cirúrgico. Ferschl et al.[19] relataram que o desenvolvimento de uma clínica de avaliação pré-operatória anestésica em um hospital universitário reduziu cancelamentos e atrasos no dia da cirurgia. Idealmente, a avaliação pré-anestésica precisa ser eficiente e estruturada com o objetivo de ser capaz de avaliar, de maneira completa, os diferentes sistemas do corpo humano. Na prática moderna, muitos pacientes sem problemas clínicos graves agendados para procedimentos eletivos de baixo risco são entrevistados por telefone antes da cirurgia e recebem instruções pré-operatórias.

A APA da anestesia tem diversos propósitos. Primeiro, o paciente tem a oportunidade de falar com o anestesiologista e discutir o impacto esperado da anestesia, incluindo medos e preocupações em relação à anestesia e ao manejo da dor pós-operatória. Em segundo lugar, a avaliação pré-anestésica deve ser focada ao tipo de cirurgia que será realizada, outros diagnósticos médicos subjacentes que necessitem também de cirurgia, qualquer histórico de anestesias anteriores e presença de comorbidades. A avaliação pré-anestésica permite a avaliação do *status* clínico do paciente para determinar se avaliação clínica adicional ou tratamento é necessária antes da cirurgia. Esse processo requer anamnese focada, exame físico direcionado e, se necessário, realização de exames laboratoriais. Devem ser revisados os medicamentos em uso corrente pelo paciente com o objetivo de antecipar potenciais interações medicamentosas e antever possíveis problemas durante o período perioperatório. Instruções sobre jejum pré-operatório, mudanças no esquema de medicações e outras questões importantes são comunicadas ao paciente durante a avaliação pré-anestésica.

Uma anamnese focada permite que o profissional realize o exame físico e solicite exames laboratoriais direcionados. Os exames laboratoriais realizados dentro de 6 meses após a cirurgia geralmente não precisam ser repetidos, a menos que tenha ocorrido uma mudança significativa no *status* clínico do paciente. Pacientes saudáveis submetidos a procedimentos eletivos podem ser dispensados da realização de exames laboratoriais no pré-operatório. Na tendência atual de contenção de custos, os testes pré-operatórios devem ser minimizados, mas eficazes. O uso de testes pré-operatórios de rotina está associado a custos significativos, tanto em termos financeiros quanto em danos potenciais. Testes falso-positivos podem causar atrasos desnecessários na cirurgia e exigir acompanhamento, aumentando os custos e podendo levar a danos ou malefícios associados a testes e procedimentos adicionais. Estudos demonstram que a testagem indiscriminada de rotina aumenta os custos com pouco impacto no atendimento ao paciente. No entanto, testes direcionados com base nos resultados da anamnese e do exame físico podem melhorar significativamente o atendimento geral ao paciente. A investigação de condições clínicas associadas ao aumento da morbidade perioperatória é importante para reduzir os riscos relacionados à anestesia e à cirurgia. Condições coexistentes que devem ser cuidadosamente avaliadas abrangem desidratação ou hipervolemia; anormalidades da via respiratória; doenças cardiovasculares, pulmonares, neurológicas, renais e hepáticas; e distúrbios da nutrição, endocrinológicos e metabólicos. O teste de gravidez pré-operatório é controverso. A justificativa para a realização de testes de gravidez pré-operatórios é o potencial de aborto espontâneo e anomalia de nascimento associado à cirurgia e à anestesia. Não há evidências claras para demonstrar uma associação de fármacos anestésicos e o desenvolvimento de anomalias fetais em humanos, mas estudos em animais mostraram que alguns anestésicos, como o óxido nitroso, podem causar anormalidades no desenvolvimento. Um antecedente sexual claro e o registro do último ciclo menstrual são obtidos em mulheres em idade fértil. Em situações ambíguas, é indicado um teste de gravidez pré-operatório.

Exame da via respiratória

A avaliação da via respiratória é um passo crucial no desenvolvimento de um plano anestésico. Mesmo que a anestesia regional seja a estratégia de escolha planejada, a falha do bloqueio, a necessidade cirúrgica ou as complicações podem exigir a conversão da técnica anestésica para anestesia geral com a consequente necessidade de manter uma via respiratória pérvia. O objetivo do exame da via respiratória é identificar características que possam dificultar a ventilação assistida por máscara ou a intubação traqueal.

Uma anamnese de doenças ou condições associadas ao fechamento da via respiratória ou à laringoscopia difícil alertará o médico sobre possíveis dificuldades na via respiratória. A revisão de registros anestésicos anteriores pode fornecer informações valiosas sobre o manejo anterior da via respiratória. Esse exame se completa com inspeção sistemática da abertura da boca, distância tireomentoniana, mobilidade do pescoço e tamanho da língua em relação à cavidade oral (Boxe 14.3). O paciente é observado nas vistas frontal e de perfil porque muitas anormalidades da via respiratória, como a retração da mandíbula, não serão evidentes na vista frontal. O tamanho da língua em relação à cavidade oral pode ser graduado usando a classificação de Mallampati (Figura 14.1). O exame de Mallampati é realizado com o paciente sentado e com a cabeça em posição neutra, a boca aberta o máximo possível e a língua protraída ao máximo. O observador visualiza as estruturas orais e faríngeas que são evidentes. Em geral, em um paciente cuja úvula, pilares amigdalianos e palato mole são visíveis (classe I) terá ventilação sob máscara facial e intubação facilitadas. Pacientes nos quais apenas o palato duro é visível, ou seja, uma via respiratória classe IV de Mallampati, apresentam maior probabilidade de dificuldade de ventilação sob máscara facial e intubação. No entanto, a classificação de Mallampati é apenas um componente do exame da via respiratória e deve ser usada em conjunto com outros aspectos do exame e a história pregressa do paciente, para que se possa delinear uma avaliação completa da via respiratória. Outros fatores físicos associados ao manejo descomplicado da via respiratória são abertura adequada da boca, extensão do pescoço e distância tireomentoniana. Em metanálise examinando mais de 50 mil pacientes, Shiga et al.[20] relataram que as características físicas individuais já apresentam baixo valor preditivo para identificar dificuldades na via respiratória. No entanto, a presença combinada de dois ou mais desfechos físicos que predigam o manejo de via respiratória difícil melhora cada vez mais a sensibilidade e a especificidade.

Doenças cardiovasculares

O risco de isquemia e infarto do miocárdio perioperatório e o risco de morte cardíaca tornaram-se questões importantes à medida que vêm sendo oferecidas cirurgias progressivamente mais complexas a pacientes com doenças sistêmicas cada vez mais graves.

> **Boxe 14.3** Fatores importantes ao realizar o exame da via respiratória.
>
> **Histórico do paciente**
> Antecedentes anestésicos
> Antecedentes pessoais (p. ex., histórico de massa orofaríngea, doença faríngea)
> Revisão do prontuário em busca da avaliação prévia da via respiratória durante anestesias prévias
>
> **Exame físico**
> Abertura da boca (deve ser de 6 a 8 cm – três a quatro dedos)
> Mobilidade da coluna cervical
> Classificação de Mallampati
> Distância tireomentoniana (deve ser de 6 a 8 cm – três a quatro dedos)
> Vistas frontal e de perfil
> Circunferência do pescoço
> Avaliação de anormalidades de via respiratória associadas a doenças coexistentes
> Presença de pelos faciais (barba, bigode etc.*)

*N.R.T.: Presença de pelos faciais é preditor da dificuldade de ventilação sob a máscara facial, mas não de intubação.

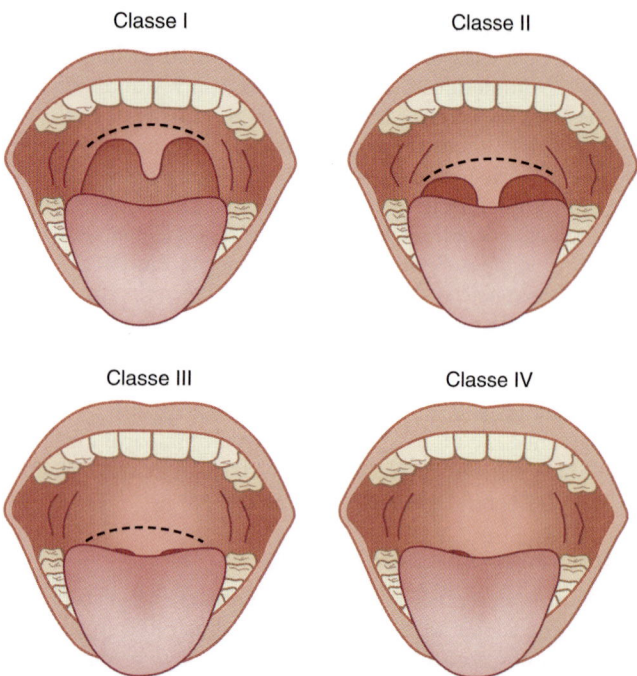

Figura 14.1 A classificação de Mallampati relaciona o tamanho da língua ao tamanho da faringe. Esse teste é realizado com o paciente na posição sentada, a cabeça mantida em posição neutra, a boca bem aberta e a língua projetada ao máximo. A classificação subsequente é realizada de acordo com as estruturas faríngeas visíveis: classe I, visualização do palato mole, fauces, úvula e pilares amigdalianos anterior e posterior; classe II, visualização do palato mole, fauces e úvula; classe III, visualização do palato mole e da base da úvula; e classe IV, palato mole não visível. (De Mallampati SR, Gatt SP, Gugino LD, et al. A clinical sign to predict difficult tracheal intubation: a prospective study. *Can Anaesth Soc J*. 1985;32:429-434.)

A incidência de isquemia miocárdica perioperatória depende do desenho do estudo (prospectivo ou retrospectivo), da sensibilidade dos marcadores utilizados e do tipo de procedimento cirúrgico. Com base na revisão da literatura disponível, o American College of Cardiology (ACC) e a American Heart Association (AHA) publicaram diretrizes para avaliação cardiovascular perioperatória e manejo de pacientes submetidos à cirurgia não cardíaca.[21] As diretrizes focam na história de doença cardiovascular do paciente, na tolerância ao exercício e no tipo de cirurgia proposta. Uma anamnese detalhada e um exame físico são necessários para avaliar a presença de doença cardiovascular subjacente. A avaliação do *status* funcional e da capacidade de realizar tarefas diárias comuns é uma parte fundamental da avaliação. Pacientes com condições cardiovasculares maiores ativas requerem avaliação e tratamento antes de serem submetidos à cirurgia não cardíaca eletiva.

Na revisão de 2014 das diretrizes de ACC/AHA, o comitê desenvolveu uma abordagem baseada em algoritmos para avaliação do risco cardiovascular e determinação da necessidade de testes cardiovasculares perioperatórios.

O *status* funcional do paciente é um fator preditor confiável de risco cardiovascular perioperatório e a longo prazo. Pacientes com *status* funcional ruim apresentam risco aumentado de eventos cardiovasculares, enquanto pacientes com boa tolerância ao exercício apresentam risco menor. Na ausência de teste de esforço recente, o *status* funcional de um paciente pode ser avaliado com base na determinação da capacidade de realizar atividades comuns. A capacidade funcional é comumente expressa em termos de equivalentes metabólicos (METs), em que 1 MET é o consumo de oxigênio em repouso ou basal de um homem de 40 anos e 70 kg. Na literatura perioperatória, a capacidade funcional é classificada como excelente (> 10 METs), boa (7 a 10 METs), moderada (4 a 6 METs), ruim (< 4 METs) ou desconhecida. Os riscos cardíacos perioperatórios e a longo prazo são mais altos em pacientes incapazes de atingir 4 METs durante as atividades diárias. Exemplos de atividades que requerem menos de 4 METs são dança de salão lenta, jogar golfe utilizando um carrinho, tocar um instrumento musical e caminhar a aproximadamente 3,2 a 6,4 km/h. Exemplos de atividades que requerem mais de 4 METs são subir um lance de escadas ou subir uma colina, caminhar em uma superfície plana a 6,74 km/h e fazer trabalhos pesados em casa. Ferramentas de avaliação como o Duke Activity Status Index e a Specific Activity Scale permitem uma avaliação mais detalhada do *status* funcional. A Figura 14.2 fornece um modelo para determinar

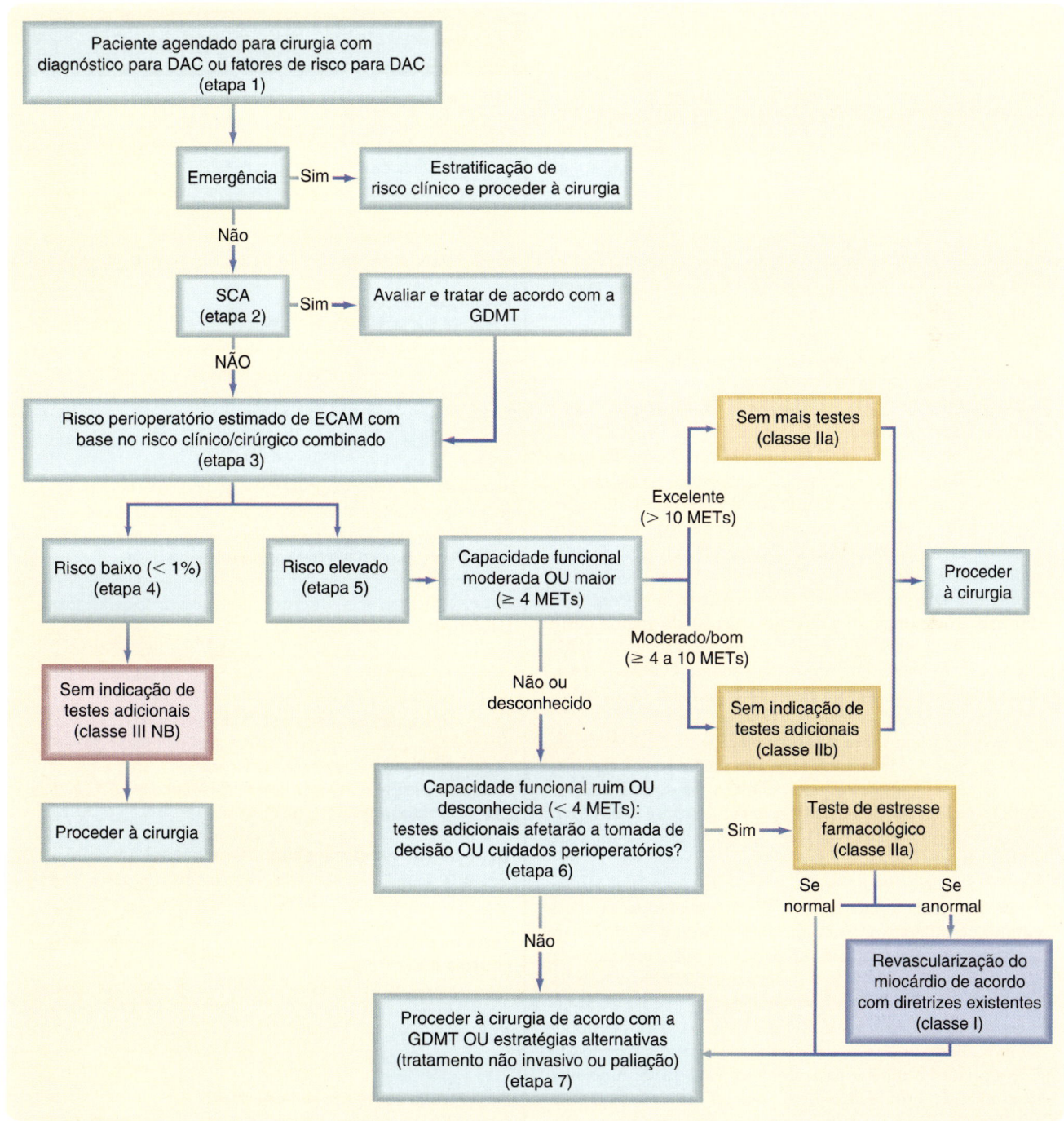

Figura 14.2 Abordagem passo a passo para avaliação cardiovascular perioperatória de pacientes submetidos à cirurgia não cardíaca. A necessidade de testes pré-operatórios é baseada no *status* funcional do paciente e no tipo e na urgência da cirurgia. *DAC*, doença arterial coronariana; *ECAM*, evento adverso cardiovascular maior; *GDMT*, terapia médica guiada por diretrizes; *METs*, equivalentes metabólicos; *SCA*, síndrome coronariana aguda. (De Fleisher LA, Fleischmann KE, Auerbach AD, et al. 2014 ACC/AHA guideline on perioperative cardiovascular evaluation and management of patients undergoing noncardiac surgery: a report of the American College of Cardiology/American Heart Association Task Force on practice guidelines. *J Am Coll Cardiol*. 2014;64:e77-137.)

quais pacientes são candidatos a testes cardíacos pré-operatórios. O médico responsável pela avaliação deve considerar a urgência da cirurgia, a capacidade funcional do paciente e o tipo de cirurgia, assim como dar-lhes o peso adequado. Desde a publicação das diretrizes de avaliação cardiovascular perioperatória em 2002 e a revisão em 2007, vários novos ensaios randomizados e estudos de coorte levaram à modificação do algoritmo original. Para obter uma visão geral detalhada das diretrizes atuais do ACC/AHA, os médicos devem consultar a atualização publicada mais recentemente. A seguinte abordagem passo a passo é recomendada.[21]

Etapa 1: em pacientes agendados para cirurgia e que apresentam fatores de risco para doença arterial coronariana ou doença arterial coronariana conhecida, insuficiência cardíaca, doença valvar cardíaca ou arritmias, determinar a urgência da cirurgia. Se for uma emergência, deve-se determinar os fatores de risco clínico que podem influenciar o manejo perioperatório e, então, prosseguir para a cirurgia com estratégias apropriadas de monitoramento e manejo com base na avaliação clínica.

Etapa 2: se a cirurgia for urgente ou eletiva, deve-se determinar se o paciente apresenta síndrome coronariana aguda. Se sim, encaminhá-lo para avaliação e tratamento cardiológico de acordo com a terapia médica guiada por diretrizes (GDMT, do inglês *guideline-directed medical therapy*).

Etapa 3: se o paciente tiver fatores de risco para doença arterial coronariana estável, estimar o risco perioperatório de um evento cardíaco adverso maior (ECAM) com base no risco clínico/cirúrgico combinado. Essa estimativa pode ser definida com base no uso da calculadora de risco do American College of Surgeons National Surgical Quality Improvement Program (https://riskcalculator.facs.org/RiskCalculator/) ou pela incorporação do índice de risco cardíaco revisado (RCRI, do inglês *revised cardiac risk index*) com uma estimativa do risco cirúrgico. Por exemplo, um paciente submetido à cirurgia de risco muito baixo (p. ex., cirurgia oftalmológica), mesmo com múltiplos fatores de risco, teria um baixo risco de ECAM, enquanto um paciente submetido à cirurgia vascular de grande porte com poucos fatores de risco teria um risco elevado de ECAM.

Etapa 4: se o paciente tiver um baixo risco de ECAM (< 1%), testes adicionais não são necessários e o paciente pode prosseguir para a cirurgia.

Etapa 5: se o paciente tiver um risco elevado de ECAM, determinar a capacidade funcional com uma medida ou escala objetiva, como o Duke Activity Status Index. Se o paciente tiver capacidade funcional moderada, boa ou excelente (≥ 4 METs), prosseguir para a cirurgia sem necessidade de avaliações adicionais.

Etapa 6: se o paciente tiver capacidade funcional ruim (< 4 METs) ou desconhecida, o médico deve discutir com o paciente e a equipe perioperatória para determinar se testes adicionais afetarão a tomada de decisão do paciente (p. ex., realização da cirurgia original *versus* cirurgia de revascularização do miocárdio *versus* intervenção coronária percutânea, a depender do resultado de exames) ou sobre a necessidade de cuidados perioperatórios adicionais. Se sim, então o teste de estresse farmacológico é apropriado. Naqueles pacientes com capacidade funcional desconhecida, o teste de esforço pode ser razoável. Se o teste de esforço tiver um resultado anormal, considerar a angiografia coronária e a revascularização, a depender da extensão e da gravidade do teste de esforço. O paciente pode, então, proceder à cirurgia com GDMT ou considerar estratégias alternativas, como tratamento menos invasivo para a mesma condição cirúrgica (p. ex., radioterapia para câncer) ou paliação. Se o teste for normal, prosseguir para a cirurgia de acordo com a GDMT.

Etapa 7: se o teste não afetar a tomada de decisão ou o cuidado, prosseguir para a cirurgia de acordo com a GDTM ou considerar estratégias alternativas, como tratamento menos invasivo para a mesma condição cirúrgica (p. ex., radioterapia para câncer) ou cuidados paliativos.

A necessidade de testes específicos depende da tolerância ao exercício do paciente, das comorbidades e do tipo de cirurgia proposta. O Boxe 14.4 define as recomendações atuais sobre testes perioperatórios

---

Boxe 14.4 Resumo das recomendações para avaliação pré-operatória complementar.

ECG de 12 derivações
ECG pré-operatório de 12 derivações em repouso é razoável indicar para pacientes com doença coronariana conhecida ou outra doença cardíaca estrutural significativa, exceto para cirurgias de baixo risco.
ECG pré-operatório de 12 derivações em repouso pode ser considerado para pacientes assintomáticos, exceto para cirurgias de baixo risco.
ECG de 12 derivações pré-operatório de rotina não é recomendado para pacientes assintomáticos submetidos a procedimentos cirúrgicos de baixo risco.

Avaliação da função do VE
É razoável que pacientes com dispneia de etiologia desconhecida sejam submetidos à avaliação pré-operatória da função do VE.
É razoável que pacientes portadores de insuficiência cardíaca com piora da dispneia ou outra alteração no *status* clínico sejam submetidos à avaliação pré-operatória da função do VE.
A avaliação da função do VE em pacientes clinicamente estáveis pode ser considerada.
A avaliação pré-operatória de rotina da função do VE não é recomendada.
Teste ergométrico para isquemia miocárdica e capacidade funcional.
Para pacientes com risco elevado e excelente capacidade funcional, é razoável a não realização de testes ergométricos e proceder à cirurgia.
Para pacientes com risco elevado e capacidade funcional desconhecida, pode ser razoável realizar teste de esforço para avaliar a capacidade funcional se houver mudança no manejo clínico.
Para pacientes com risco elevado e capacidade funcional moderada a boa, pode ser razoável a não realização de testes ergométricos adicionais procedendo, assim, com a cirurgia.
Para pacientes com risco elevado e capacidade funcional prejudicada ou desconhecida, pode ser razoável realizar teste de esforço com imagem cardíaca (ESD) para avaliar a isquemia miocárdica.
A triagem de rotina com teste de esforço não invasivo não é recomendada para cirurgia não cardíaca de baixo risco.

Teste de esforço cardiopulmonar (ergoespirometria)
O teste de esforço cardiopulmonar pode ser considerado para pacientes submetidos a procedimentos de risco elevado.

Teste de estresse farmacológico não invasivo antes da cirurgia não cardíaca
É razoável que pacientes com risco elevado para cirurgia não cardíaca com baixa capacidade funcional sejam submetidos a ESD ou CPM se isso mudar o manejo.
A triagem de rotina com testes de esforço não invasivos não é recomendada para cirurgia não cardíaca de baixo risco.

Angiografia coronária pré-operatória
A angiografia coronária pré-operatória de rotina não é recomendada.

CPM, cintilografia de perfusão miocárdica; *ECG*, eletrocardiografia; *ESD*, ecocardiografia de sobrecarga com dobutamina; *VE*, ventricular esquerda. (Adaptado de Fleisher LA, Fleischmann KE, Auerbach AD, et al. 2014 ACC/AHA guideline on perioperative cardiovascular evaluation and management of patients undergoing noncardiac surgery: a report of the American College of Cardiology/American Heart Association Task Force on practice guidelines. *J Am Coll Cardiol*. 2014;64:e77-e137.)

específicos, incluindo eletrocardiografia pré-operatória, ecocardiografia, testes de estresse, cintilografia de perfusão miocárdica e angiografia coronariana. Recomenda-se que os profissionais consultem as diretrizes mais recentes do ACC/AHA para recomendações detalhadas e nível de evidência para apoiar as diretrizes.[21]

O manejo clínico perioperatório é guiado pelo *status* cardiovascular do paciente, pelo regime medicamentoso atual e pelo tipo de cirurgia proposta. A necessidade de revascularização miocárdica pré-operatória é restrita a pacientes candidatos à revascularização de emergência ou urgência em qualquer circunstância. Incluídos nesse grupo estão os pacientes portadores de angina instável, infarto agudo do miocárdio ou arritmias causadas por isquemia ativa. A revascularização miocárdica eletiva para diminuir as complicações cardiovasculares perioperatórias na maioria dos pacientes submetidos à cirurgia não cardíaca não é embasada pelas evidências atuais. Para os pacientes que foram submetidos à angioplastia, é recomendado que a cirurgia seja adiada no mínimo 14 dias e por 30 dias para os pacientes que receberam *stents* metálicos (BMSs). Em pacientes que recebem *stents* farmacológicos (SFs), as evidências atuais indicam que o risco de trombose do *stent* é estabilizado em 6 meses após a implantação do dispositivo. Embora o risco de reestenose seja maior com BMSs quando comparados com SFs, a trombose coronariana geralmente não é fatal em pacientes que recebem BMS, e pode ser tratada com uma nova angioplastia. Assim, nos casos em que a necessidade de cirurgia não cardíaca for tempo-sensível, deve-se considerar a inserção de BMS. Se a cirurgia não cardíaca for de urgência ou emergência e o risco de sangramento for alto, os riscos e benefícios da revascularização miocárdica devem ser ponderados e a cirurgia de revascularização do miocárdio deve ser considerada como estratégia de revascularização.

As recomendações para o manejo de pacientes submetidos à revascularização do miocárdio recente são apresentadas na Figura 14.3.

Diversos pesquisadores avaliaram a eficácia e a segurança dos betabloqueadores no manejo da doença cardiovascular durante o período perioperatório. Estudos atuais sugerem que os betabloqueadores reduzem o risco de isquemia miocárdica perioperatória e podem reduzir o risco de infarto do miocárdio e morte cardiovascular em pacientes de alto risco. Atualmente, ACC/AHA recomendam a continuação da terapia com betabloqueador naqueles pacientes em uso crônico de betabloqueadores.[21] O uso de betabloqueadores deve ser considerado com base na estratificação de risco e titulado com base na condição clínica em que o paciente se apresenta. Em pacientes sem história de uso prévio de betabloqueadores, a terapia perioperatória com betabloqueador deve ser iniciada com cautela e com base no julgamento clínico. Da mesma maneira, o uso perioperatório de bloqueadores dos canais de cálcio deve levar em consideração as comorbidades do paciente e o julgamento clínico. As estatinas devem ser mantidas em pacientes em uso crônico. A introdução perioperatória das estatinas deve ser considerada em pacientes submetidos à cirurgia vascular e em pacientes com risco de doença cardiovascular submetidos a procedimentos de alto risco. É razoável manter o tratamento com inibidores da enzima conversora da angiotensina (IECA) e antagonistas dos receptores da angiotensina (BRA) durante o período perioperatório, assim como a reintrodução desses agentes no pós-operatório em pacientes nos quais os medicamentos foram suspensos no período pré-operatório. O uso de α_2-agonistas para prevenção de eventos cardíacos não é recomendado, com base na literatura atual. Uma visão geral das recomendações para o manejo clínico perioperatório é fornecida no Boxe 14.5.[21]

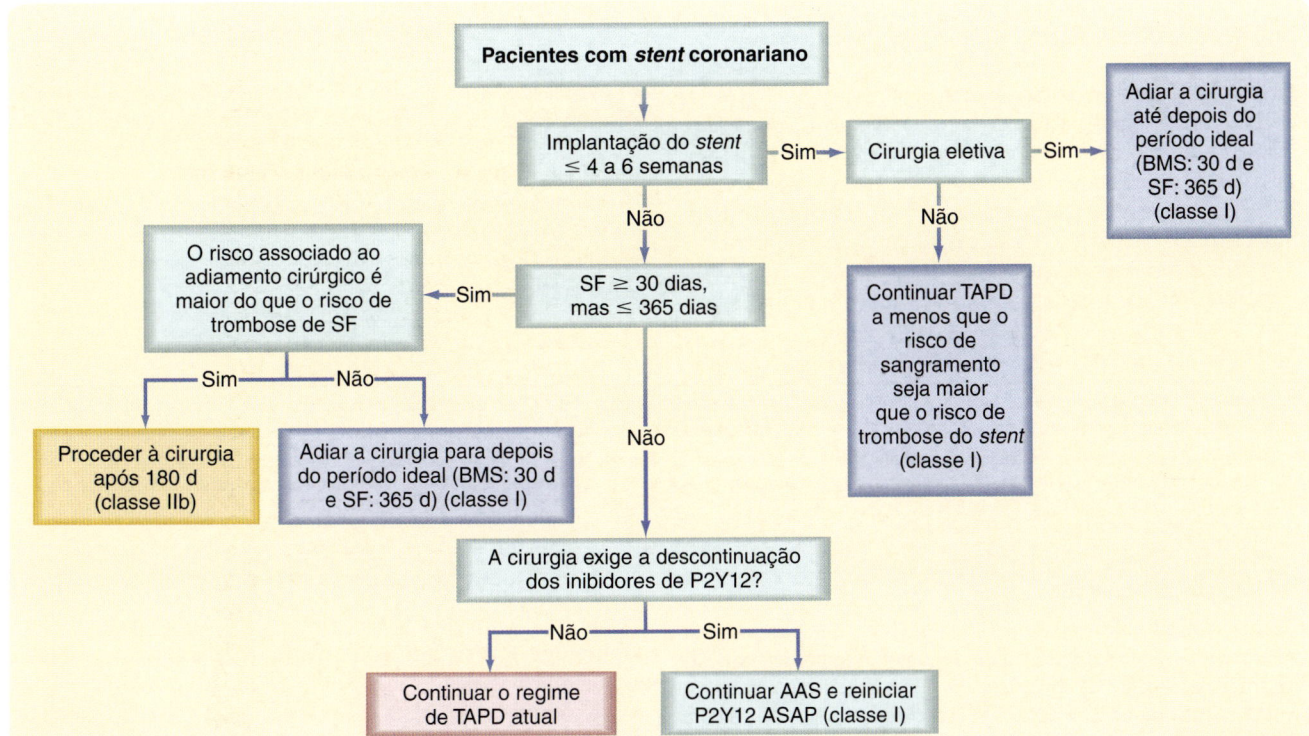

Figura 14.3 Passo a passo para pacientes que receberam implante de *stent* coronariano recente e se apresentam para cirurgia. *AAS*, ácido acetilsalicílico; *ASAP*, assim que possível (do inglês, *as soon as possible*); *BMS*, *stent* (endoprótese) metálica convencional; *SF*, *stent* farmacológico; *TAPD*, dupla antiagregação plaquetária. (De Fleisher LA, Fleischmann KE, Auerbach AD et al.: 2014 ACC/AHA guideline on perioperative cardiovascular evaluation and management of patients undergoing noncardiac surgery: A report of the American College of Cardiology/American Heart Association Task Force on practice guidelines. *J Am Coll Cardiol*. 2014;64:e77-137.)

Boxe 14.5 Resumo das recomendações para o manejo clínico perioperatório.

Revascularização do miocárdio antes de cirurgia não cardíaca
A realização de procedimentos de revascularização miocárdica antes de cirurgias não cardíacas é recomendada quando indicado pelas diretrizes em vigor para a prática clínica.

A revascularização miocárdica não é recomendada antes de cirurgias não cardíacas se o objetivo for apenas a redução de eventos cardíacos perioperatórios.

Timing da cirurgia eletiva não cardíaca nos pacientes que foram submetidos a intervenções coronárias percutâneas (ICPs) prévias
Cirurgias não cardíacas devem ser adiadas após ICP por no mínimo 14 dias após angioplastia com balão ou por no mínimo 30 dias se tiver sido realizado implante de BMS.

A cirurgia não cardíaca deve ser adiada por no mínimo 365 dias após implante de SF.

Aconselha-se uma decisão consensual quanto aos riscos relativos da interrupção ou continuação da terapia antiplaquetária.

A cirurgia não cardíaca eletiva após implantação de SF pode ser considerada 180 dias após.

A cirurgia não cardíaca eletiva não deve ser realizada em pacientes caso seja necessária a suspensão da TAPD no período perioperatório por um prazo de 30 dias após implante de BMS ou por até 12 meses após implante de SF.

A cirurgia não cardíaca eletiva não deve ser realizada em um prazo de 14 dias após angioplastia com balão nos pacientes que necessitem interromper a ingestão de ácido acetilsalicílico no perioperatório.

Terapia com betabloqueadores no período perioperatório
Deve-se manter a terapia com betabloqueadores nos pacientes em uso crônico.

O manejo dos betabloqueadores após a cirurgia deve se guiar pelo contexto clínico em que o paciente se encontra.

Nos pacientes com resultados de exames pré-operatórios de risco alto ou intermediário, é aconselhável iniciar a terapia com betabloqueadores.

Nos pacientes com ≥ 3 fatores de risco segundo o RCRI, é aconselhável iniciar a terapia com betabloqueadores antes da cirurgia.

O uso de betabloqueadores no âmbito perioperatório como forma de reduzir o risco perioperatório não tem benefício assegurado em pacientes com indicação de uso a longo prazo e que não tenham outros fatores de risco segundo o RCRI.

Em pacientes com indicação de terapia crônica, mas sem outros fatores de risco segundo o RCRI, pode ser razoável a introdução de betabloqueadores.

É aconselhável iniciar os betabloqueadores perioperatórios com bastante antecedência para que possa ser avaliada a segurança e a tolerância à terapia, preferencialmente > 1 dia antes da cirurgia.

A terapia com betabloqueadores não deve ser iniciada no dia da cirurgia.

Terapia com estatinas no período perioperatório
Deve-se manter a terapia com estatinas nos pacientes que estejam fazendo uso de estatinas.

A introdução de estatinas no período perioperatório é aconselhável nos candidatos a cirurgias vasculares.

A introdução de estatinas no período perioperatório pode ser considerada em procedimentos cirúrgicos.

Agonistas α_2
Os agonistas α_2 não são recomendados para prevenção de eventos cardíacos.

Inibidores da ECA
É aconselhável a continuação dos inibidores da ECA ou BRAs no contexto perioperatório.

Se os inibidores da ECA ou BRAs forem interrompidos antes da cirurgia, é aconselhável reiniciar assim que possível no período pós-operatório.

Agentes antiplaquetários
Manter a TAPD nos pacientes sujeitos à cirurgia não cardíaca urgente durante as primeiras 4 a 6 semanas após implante de BMS ou DES, exceto se o risco de hemorragia for superior ao benefício de prevenção da trombose de stent.

Nos pacientes portadores de stents coronarianos e candidatos a procedimentos cirúrgicos como necessidade de interrupção dos inibidores P2Y12, deve-se manter o ácido acetilsalicílico, retomando a administração dos inibidores dos receptores P2Y12 assim que possível no período pós-operatório.

O manejo da terapia antiplaquetária no perioperatório deve ser discutido e acordado mutuamente entre a equipe clínica e o paciente.

Nos pacientes submetidos a cirurgias não cardíacas não emergenciais/não urgentes e na ausência do implante prévio de stents coronarianos, é aconselhável manter o ácido acetilsalicílico caso o risco de eventos cardíacos seja superior ao risco de hemorragia.

A introdução ou a manutenção do ácido acetilsalicílico não apresenta benefícios nos pacientes que serão submetidos a cirurgias eletivas não cardíacas, não carotídeas ou que não foram submetidos ao implante prévio de stents coronarianos.

Manejo perioperatório de pacientes com DECIs
Os pacientes portadores de CDIs devem ser continuamente monitorados durante todo o período perioperatório em que o dispositivo tiver sido reprogramado e o desfibrilador externo deve estar disponível. CDIs devem ser reprogramados no sentido de uma terapia ativa.

BMSs, endopróteses (stents) metálicas convencionais; BRA, bloqueadores do receptor da angiotensina; CDI, cardiodesfibrilador implantado; DECI, dispositivo eletrônico cardíaco implantável; ECA, enzima conversora da angiotensina; ICP, intervenção coronária percutânea; RCRI, índice de risco cardíaco revisado; SFs, endopróteses (stents) com eluição de medicamentos; TAPD, terapia antiplaquetária dupla. (Adaptado de Fleisher LA, Fleischmann KE, Auerbach AD, et al. 2014 ACC/AHA guideline on perioperative cardiovascular evaluation and management of patients undergoing noncardiac surgery: a report of the American College of Cardiology/American Heart Association Task Force on practice guidelines. J Am Coll Cardiol. 2014;64:e77-e137.)

Profilaxia da endocardite

Pacientes portadores de cardiopatias congênitas ou doença valvar apresentam risco aumentado para o desenvolvimento de endocardite infecciosa (EI). As diretrizes da AHA recomendam que a profilaxia antimicrobiana para EI seja realizada em pacientes com risco elevado de EI a serem submetidos a procedimentos cirúrgicos odontológicos, urinários, gastrintestinais ou respiratórios. No entanto, as diretrizes de profilaxia para EI publicadas pela AHA foram alteradas de maneira significativa em 2007.[22] As recomendações atuais são baseadas em pesquisas que indicam que é muito maior o risco de desenvolver EI em decorrência de bacteriemias causadas por atividades diárias, como mastigar e escovar os dentes, do que em decorrência da bacteriemia gerada por procedimentos odontológicos e cirúrgicos. Portanto, atualmente, a profilaxia antimicrobiana para EI não é mais recomendada com base somente no risco aumentado desses pacientes de desenvolver EI, devendo ser tão somente reservada para pacientes de risco aumentado (Tabela 14.5). O painel de especialistas da AHA recomenda que a profilaxia antibiótica seria razoável para pacientes de alto risco submetidos a procedimentos odontológicos que envolvam manipulação de tecidos gengivais, região periapical de dentes ou perfuração de mucosa oral, bem como procedimentos do sistema

Tabela 14.5 Rotinas para procedimentos odontológicos.

Situação	Agente	Regime: dose única 30 a 60 minutos antes do procedimento	
		Adultos	Crianças
Oral	Amoxicilina	2 g	50 mg/kg
Incapaz de tomar medicação oral	Ampicilina ou cefazolina ou ceftriaxona	2 g IM ou IV	50 mg/kg IM ou IV
		1 g IM ou IV	50 mg/kg IM ou IV
Alérgico a penicilinas ou ampicilina – oral	Cefalexina*† ou clindamicina ou azitromicina ou claritromicina	2 g	50 mg/kg
		600 mg	20 mg/kg
		500 mg	15 mg/kg
		1 g IM ou IV	50 mg/kg IM ou IV
Alérgico a penicilinas ou ampicilina e incapaz de tomar medicação oral	Cefazolina ou ceftriaxona† ou clindamicina	600 mg IM ou IV	20 mg/kg IM ou IV

*Ou outra cefalosporina oral de primeira ou segunda geração em dosagem adulta ou pediátrica equivalente. †As cefalosporinas não devem ser usadas em indivíduos com histórico de anafilaxia, angioedema ou urticária com penicilinas ou ampicilina. *IM*, intramuscular; *IV*, intravenoso.

respiratório e procedimentos de regiões infectadas da pele ou do sistema musculoesquelético. A administração de profilaxia antimicrobiana tão somente com o objetivo de prevenir a EI não é recomendada para procedimentos geniturinários ou do tubo gastrintestinal. Para procedimentos e indicações clínicas recomendadas, a amoxicilina oral é o fármaco de escolha. Outros fármacos e vias alternativas são recomendados para pacientes incapazes de fazer uso de medicamentos por via oral ou com alergia comprovada à penicilina (Boxe 14.6).

Doença pulmonar

Comumente pacientes cirúrgicos são portadores de doenças pulmonares como a doença pulmonar obstrutiva crônica (DPOC) e a doença pulmonar restritiva. A avaliação pré-anestésica concentra-se no *status* funcional, na tolerância ao exercício, na gravidade da doença e nos medicamentos atuais. A piora recente dos sintomas precisa ser avaliada com atenção. Um exame físico completo do tórax deve ser realizado e os achados da anamnese, do exame físico, bem como a compreensão do procedimento cirúrgico planejado pelo paciente devem ser avaliados. Achados de anamnese ou exame físico eventualmente encontrados durante a avaliação podem indicar a necessidade de exames pré-operatórios adicionais, que podem incluir radiografia de tórax, gasometria arterial e testes de função pulmonar. O objetivo da avaliação pré-operatória é detectar e tratar patologias pulmonares reversíveis, otimizar o tratamento clínico e permitir o planejamento do suporte ventilatório adequado no pós-operatório, se indicado.

O risco perioperatório associado à doenças pulmonares preexistentes tem sido amplamente estudado. Qaseem et al.[23] identificaram uma série de fatores de risco relacionados, entre outros, ao quadro clínico do paciente, ao sítio cirúrgico, assim como a outros fatores relacionados à cirurgia, como a duração cirúrgica, a opção pela anestesia geral e o uso intraoperatório de pancurônio (Tabela 14.6). Os principais fatores de risco para complicações pulmonares associados ao paciente são ASA maior que II, idade superior a 60 anos, dependência funcional e presença de doença pulmonar obstrutiva crônica ou insuficiência cardíaca congestiva. Uma concentração sérica de albumina inferior a 3,5 g/dℓ também foi um forte preditor de complicações pulmonares. O tabagismo atual foi um preditor menor de complicações pulmonares. A presença de obesidade ou asma leve a moderada não foi associada de maneira significativa a complicações pulmonares perioperatórias.

A síndrome da apneia obstrutiva do sono (SAOS) é uma condição cada vez mais encontrada em pacientes cirúrgicos e que requer avaliação e otimização pré-operatória. Pacientes com SAOS apresentam desafios significativos em relação à tomada de decisão perioperatória. A SAOS é caracterizada pela obstrução periódica da via respiratória superior durante o sono, resultando em despertares repetitivos durante o sono para restaurar a permeabilidade da via respiratória. A condição pode resultar em sonolência diurna, hipoxia episódica e hipercapnia, bem como disfunção cardiovascular. As complicações perioperatórias incluem depressão respiratória exacerbada em decorrência do uso de alguns agentes anestésicos e analgésicos, complicações pulmonares pós-operatórias, arritmias cardíacas e internações hospitalares prolongadas.[24] A ASA desenvolveu diretrizes práticas para o manejo perioperatório de pacientes

Boxe 14.6 Condições cardíacas associadas a maior risco de endocardite para as quais a profilaxia com procedimentos odontológicos é razoável.

Valvas cardíacas prostéticas ou material protético usado para reparo da valva cardíaca
Endocardite infecciosa prévia
DCCs*
- DCCs cianóticas não reparadas, incluindo *shunts* e condutos paliativos
- DCCs completamente reparadas com emprego de material ou dispositivo protético, seja colocado por cirurgia ou por cardiointervencionismo, durante os primeiros 6 meses após o procedimento†
- DCC reparada e com defeitos residuais locais ou adjacente ao local de implantação de *patches* ou dispositivos prostéticos (que inibiriam a endotelização).

Receptores de transplante cardíaco que evoluíram com a presença de valvopatia cardíaca.

*Exceto para as condições listadas, ou seja, para qualquer outra forma de DCC, a profilaxia antimicrobiana não é mais recomendada. †A profilaxia é razoável porque a endotelização do material protético ocorre no prazo de 6 meses após o procedimento. *DCC*, cardiopatia congênita.

Tabela 14.6 Fatores de risco associados a complicações pulmonares pós-operatórias.

Fatores de risco associados ao paciente	Risco relativo associado ao fator	Fatores de risco associados ao procedimento	Risco relativo associado ao fator
> 60 anos	2,1 a 3	Cirurgia > 3 h	2,1
Dependência funcional	2,5	Anestesia geral	1,8
ASA classe > II	4,9	Cirurgia de emergência	2,2
Insuficiência cardíaca congestiva	2,9		
Tabagismo	1,3		
Obesidade	1,3		
DPOC	1,8		

ASA, American Society of Anesthesiologists; *DPOC*, doença pulmonar obstrutiva crônica. (Adaptada de Qaseem A, Snow V, Fitterman N, et al. Risk assessment for and strategies to reduce perioperative pulmonary complications for patients undergoing noncardiothoracic surgery: a guideline from the American College of Physicians. *Ann Intern Med.* 2006,144.575-580.)

com SAOS.[25] As diretrizes enfatizam a importância da avaliação pré-operatória e do desenvolvimento de protocolos para otimizar o cuidado perioperatório de pacientes portadores da SAOS.

Pacientes asmáticos ou com DPOC devem ser avaliados no período pré-operatório e otimizados previamente à cirurgia. A avaliação deve incluir anamnese e exame físico com o objetivo de avaliar o uso de broncodilatadores e fármacos esteroidais, frequência e gravidade de exacerbações respiratórias recentes, história de intubações anteriores e fatores precipitantes.[26] A abordagem para otimização pré-operatória depende da anamnese do paciente e da gravidade atual da doença, e inclui o uso de β_2-agonistas inalatórios, anticolinérgicos e fármacos esteroidais, bem como tratamento de outras comorbidades existentes. A escolha dos agentes anestésicos e da técnica depende da condição do paciente e do tipo de cirurgia. Em pacientes com doença ativa, a cirurgia eletiva deve ser adiada até que o paciente seja adequadamente tratado.

Os outros principais fatores preditores de complicações pulmonares perioperatórias estão relacionados às intervenções cirúrgicas e anestésicas, entre eles: cirurgia com duração superior a 3 horas, cirurgia de emergência e uso de anestesia geral. Procedimentos com risco aumentado para complicações pulmonares englobam cirurgias abdominais, cirurgias torácicas, neurocirurgias, cirurgias de cabeça e pescoço e cirurgias vasculares.

A realização de testes de função pulmonar permanece um tópico controverso, em parte, devido à mudança de expectativas em relação à capacidade de pacientes com doença pulmonar crônica de tolerar cirurgias extensas. O teste de função pulmonar tem valor preditivo variável, carece de um limiar acima do qual o risco associado à cirurgia se tornaria proibitivo e não é capaz de identificar grupos de alto risco entre pacientes sem evidência clínica de doença pulmonar. A gasometria arterial também é incapaz de estratificar grupos para os quais o risco de cirurgia seria proibitivo. Por outro lado, a espirometria pode ser útil em pacientes com tosse de etiologia desconhecida, dispneia ou intolerância ao exercício físico ou mesmo em casos em que restam dúvidas acerca da melhora da obstrução do fluxo aéreo. Warner et al.[27] compararam 135 pacientes submetidos à cirurgia abdominal que fizeram testes espirométricos e que preenchiam critérios objetivos para DPOC (volume expiratório forçado em 1 segundo, $0,9 \pm 0,2$ ℓ) com 135 pacientes pareados por sexo, sítio cirúrgico, história de tabagismo e idade. Embora tenha havido uma incidência significativamente maior de broncospasmo, não houve diferença na incidência de intubação orotraqueal prolongada, internação prolongada em UTI ou readmissão hospitalar. Esses resultados foram confirmados em metanálise publicada por Qaseem et al.[23]

Doença hepática e renal

Disfunções renais e hepáticas alteram o metabolismo e a resposta a muitos agentes anestésicos, bem como prejudicam muitas funções sistêmicas. Pacientes com insuficiência renal ou hepática aguda não são submetidos à cirurgia eletiva até que essas condições possam ser adequadamente estabilizadas. A insuficiência renal crônica (IRC) oferece muitos desafios de manejo perioperatório, incluindo anormalidades ácido-básicas, distúrbios eletrolíticos e distúrbios de coagulação. Uma avaliação completa deve incluir a causa da IRC, a presença de complicações sistêmicas relacionadas à IRC e a presença de outras doenças sistêmicas. O débito urinário diário atual, o tipo e a frequência da diálise e as complicações relacionadas à diálise também devem ser avaliados. O exame físico concentra-se na identificação de complicações sistêmicas da IRC, incluindo evidência de *status* volêmico alterado, coagulopatia, anemia, presença de derrame pericárdico e encefalopatia. A avaliação laboratorial inclui a avaliação de anemia, anormalidades hidreletrolíticas, coagulopatia e doença cardiovascular. A diálise deve ser realizada 18 a 24 horas antes da cirurgia proposta com o objetivo de evitar as alterações hídricas e eletrolíticas que ocorrem imediatamente após a diálise.

Pacientes com doença hepática crônica apresentam muitos desafios perioperatórios. A presença de doença hepática leva a alterações do metabolismo dos fármacos anestésicos e a hipoalbuminemia aumenta a fração livre de muitos fármacos, tornando esses pacientes sensíveis aos efeitos agudos e a longo prazo de muitos agentes anestésicos. Os riscos perioperatórios associados à anestesia e à cirurgia dependem da gravidade da disfunção hepática. A avaliação pré-operatória deve se concentrar na avaliação da função sintética e metabólica hepática e na presença de coagulopatia, encefalopatia e ascite, bem como no *status* nutricional do paciente.

Nutrição, endocrinologia e metabolismo

O diabetes melito merece uma discussão à parte devido à sua alta prevalência e ao risco potencial para comorbidades associadas. A avaliação pré-anestésica concentra-se na duração e no tipo de diabetes, bem como no regime de tratamento em uso. É obrigatória a revisão da função de órgãos-alvo com ênfase na disfunção autonômica, na doença cardiovascular, na insuficiência renal, na retinopatia e nas complicações neurológicas. Pacientes diabéticos apresentam retardo no esvaziamento gástrico e risco de refluxo gastresofágico. O nível plasmático de glicose perioperatório precisa estar bem controlado, mas a hipoglicemia deve ser evitada. O grau de controle adequado da glicemia perioperatória em diabéticos é indefinido. A longo prazo, existem evidências convincentes da correlação entre a presença de hiperglicemia e o desenvolvimento de complicações relacionadas tanto ao diabetes quanto a complicações perioperatórias a longo prazo.[28] É significativamente menos evidente se o açúcar no sangue deve ser rigidamente controlado durante o estresse agudo da cirurgia. No entanto, existe uma forte correlação entre mortalidade e um controle rígido da glicose em pacientes críticos, incluindo-se nesse grupo os pacientes cirúrgicos. Além disso, dada a heterogeneidade da população diabética, é improvável que uma única abordagem padrão seja apropriada para todos os pacientes.

Em pacientes diabéticos submetidos à cirurgia, vários princípios de manejo são geralmente aceitos.

1. As bombas de insulina devem ser continuadas nas taxas basais do sono.
2. Fornecer doses reduzidas de insulina de ação intermediária ou longa e manter a insulina de ação curta na manhã da cirurgia.
3. Uma vez que o paciente diabético em jejum receba insulina, é importante fornecer também glicose na forma de fluidos IV e que seja realizado o monitoramento das concentrações plasmáticas de glicose.
4. As concentrações plasmáticas de glicose devem ser verificadas, no mínimo, antes da cirurgia e antes da alta.
5. Em pacientes portadores de diabetes tipo 2, a maioria dos autores sugere a administração de antidiabéticos orais e injetáveis não insulínicos no dia da cirurgia.
6. A metformina geralmente é interrompida devido a um risco pequeno de acidose láctica induzida pelo fármaco no período perioperatório. As necessidades de insulina perioperatória variam de acordo com o peso corporal, a presença e o grau da doença hepática, a terapia com fármacos esteroidais, a infecção e o uso de circulação extracorpórea.

Pacientes em uso de glicocorticoides sistêmicos antes da cirurgia podem não ser capazes de responder adequadamente ao estresse cirúrgico. Em razão de um risco remoto de insuficiência adrenal durante a anestesia, os pacientes que recebem glicocorticoides de maneira crônica geralmente recebem cobertura perioperatória adicional de glicocorticoides. As recomendações sobre a identificação de pacientes em risco de insuficiência e a dosagem apropriada de fármacos esteroidais é anedótica. As recomendações mais recentes levam em consideração a dosagem recebida no período pré-operatório, a duração da terapia e o tipo de cirurgia. Para pequenos estresses cirúrgicos, recomenda-se o equivalente a 25 mg de hidrocortisona no dia do procedimento; para estresse cirúrgico moderado, 50 a 75 mg equivalentes por 1 a 2 dias; e para estresse cirúrgico maior, 100 a 150 mg/dia durante 2 a 3 dias.

Jejum anterior à cirurgia

A aspiração pulmonar do conteúdo gástrico durante a anestesia é uma complicação incomum, porém grave. Com objetivo de prevenir a aspiração, foram desenvolvidas diretrizes *nil per os* (NPO – nada por via oral) para pacientes em programação anestésica e cirúrgica. Tradicionalmente, a prescrição de "NPO depois da meia-noite" proibia qualquer ingestão de líquidos e sólidos. No entanto, a aplicação das mesmas diretrizes para líquidos claros (tempo de esvaziamento gástrico, 1 a 2 horas) e sólidos (tempo de esvaziamento gástrico, 6 horas) tem sido questionada. A ASA adota, desde 1998, diretrizes que recomendavam um período mínimo de jejum de 2 horas para a ingesta de líquidos claros e 6 horas para sólidos e líquidos não claros, como leite ou suco de laranja (Tabela 14.7). *Líquidos claros* são definidos como líquidos que você pode ver através e que não tenham conteúdo sólido ou particulado. O uso rotineiro de estimulantes gastrintestinais,

Tabela 14.7 Resumo das recomendações de jejum pré-operatório para reduzir o risco de aspiração pulmonar.*

Produtos ingeridos	Período mínimo de jejum (horas)
Líquidos claros[†]	2
Leite materno	4
Fórmula para neonatos	6
Leite não humano	6
Comida sólida	6

*Aplicável a pacientes saudáveis com cirurgia eletiva. [†]Exemplos de líquidos claros são água, sucos de fruta sem polpa, café simples, chá-branco e bebidas com gás. (Adaptada de Practice guidelines for preoperative fasting and the use of pharmacologic agents to reduce the risk of pulmonary aspiration: application to healthy patients undergoing elective procedures: a report by the American Society of Anesthesiologist Task Force on Preoperative Fasting. *Anesthesiology*. 1999;90:896-905.)

bloqueadores de secreção ácida gástrica, antiácidos e antieméticos não é recomendado. No entanto, como descrito anteriormente, muitos pacientes apresentam condições clínicas que cursam com diminuição do esvaziamento gástrico. Nesses pacientes, o uso de agentes para melhorar o esvaziamento gástrico e neutralizar o ácido gástrico pode ser justificado. Além disso, precauções são instituídas para diminuir o risco de aspiração durante a anestesia em pacientes submetidos a procedimentos de emergência.

A incidência de aspiração durante a anestesia em diversos estudos variou de 1,4 a 11 por 10 mil procedimentos anestésicos realizados. Observou-se maior incidência de aspiração em cirurgias de emergência e em pacientes com processos patológicos subjacentes que cursam com diminuição do esvaziamento gástrico. Curiosamente, alguns relatos sugerem que a aspiração seja ao menos tão comum durante o despertar da anestesia quanto durante a fase de indução. Dos pacientes nos quais há suspeita de aspiração, menos da metade apresenta evidência de lesão pulmonar. Em estudo publicado, aproximadamente um terço dos pacientes com suspeita de aspiração durante a anestesia necessitou de intubação e ventilação pelo período pós-operatório. A maioria desses pacientes foi extubada dentro de 6 horas após a cirurgia. Cerca de 10% dos pacientes necessitaram de intubação e ventilação por 24 horas ou mais, e aproximadamente metade dos pacientes que necessitaram de ventilação por um período maior que 24 horas após um episódio de aspiração do conteúdo gástrico morreu em decorrência de complicações pulmonares.

Avaliação do *status* clínico

A ASA desenvolveu uma escala descritiva e estratificada como forma de categorizar o risco pré-operatório. A classificação é independente do procedimento operatório e serve como um método padronizado de comunicação do *status* físico do paciente aos anestesiologistas e outros profissionais da saúde. Os pacientes são classificados da seguinte maneira:

ASA I – Nenhum distúrbio orgânico, fisiológico, bioquímico ou psiquiátrico.

ASA II – Paciente com doença sistêmica leve que não resulta em limitação funcional. Exemplos são hipertensão bem controlada e diabetes melito não complicado.

ASA III – Paciente com doença sistêmica grave que resulta em comprometimento funcional. Exemplos são diabetes melito com complicações vasculares, infarto do miocárdio prévio e hipertensão não controlada.

ASA IV – Paciente com doença sistêmica grave que representa ameaça constante à vida. Exemplos são insuficiência cardíaca congestiva e angina de peito instável.

ASA V – Paciente moribundo que não se espera que sobreviva com ou sem cirurgia. Exemplos são aneurisma de aorta rompido e hemorragia intracraniana com PIC elevada.

ASA VI – Paciente com morte cerebral declarada candidato à doação de órgãos.

E – Atribuído a procedimentos de emergência. Por exemplo, *ASA IE* representa um paciente saudável submetido a apendicectomia de emergência.

SELEÇÃO DE TÉCNICAS E FÁRMACOS ANESTÉSICOS

A seleção de técnicas anestésicas e de fármacos começa com a avaliação pré-anestésica. A identificação de comorbidades preexistentes importantes e o uso crônico de medicamentos podem sugerir abordagens anestésicas preferíveis. Em seguida, são considerados os requisitos do procedimento cirúrgico e do cirurgião. Qual é o local operatório? Como o paciente será posicionado? Qual é a duração prevista da cirurgia? Espera-se que o paciente volte para casa após um procedimento ambulatorial ou a internação hospitalar está prevista? Finalmente, em uma era de restrições de custos, os custos de medicamentos e abordagens mais recentes são justificados pelo provável benefício clínico? Evidências da crescente segurança da anestesia se traduzem de maneira que diversas técnicas anestésicas distintas podem ser usadas com segurança e eficácia para o mesmo procedimento e o mesmo paciente.

Após a conclusão da avaliação pré-anestésica, o anestesiologista discute com o paciente as diferentes opções existentes referentes aos cuidados anestésicos. Juntos, e frequentemente com contribuições da equipe cirúrgica, o anestesiologista e o paciente decidem pela técnica anestésica a ser empregada. Progressos contínuos na farmacologia de anestésicos, melhorias na precisão e aplicabilidade dos dispositivos de monitoramento e melhorias paralelas no manejo de doenças crônicas resultaram na capacidade de personalizar extensivamente o anestésico de acordo com a necessidade e o desejo dos pacientes.

Risco da anestesia

Com frequência, pacientes desejam informações sobre o risco de morte ou complicações maiores associadas à anestesia. No entanto, como a morte perioperatória, assim como as complicações maiores, é um evento incomum, o risco associado à anestesia é dificilmente quantificável. Estima-se que 234 milhões de procedimentos cirúrgicos ocorram em todo o mundo a cada ano. Em países desenvolvidos, a mortalidade cirúrgica é estimada em 0,4 a 0,8%, com taxas de morbidade de 3 a 17%.[29] O risco de parada cardíaca atribuível à anestesia parece estar abaixo de 1 em 10 mil casos.[30] Schwilk et al.[31] estudaram prospectivamente fatores de risco pré-operatórios como preditores de eventos adversos perioperatórios em 26.907 pacientes submetidos à cirurgia não cardíaca. Quatorze variáveis provaram ser fatores de risco independentes, como sexo, idade, *status* físico ASA, *status* funcional, *status* nutricional, presença de doença arterial coronariana, patologias da via respiratória e pulmonares, classificação de Mallampati, equilíbrio hidreletrolítico, *status* metabólico, grau de urgência, local da cirurgia, duração da cirurgia e técnica anestésica (menor risco com anestesia regional do que com anestesia geral). Com o uso de um sistema de pontos, os pacientes podem ser separados de maneira confiável em grupos de baixo e alto risco.

Como muitos procedimentos cirúrgicos agora são realizados sem a necessidade de internação hospitalar, o risco associado à anestesia ambulatorial é particularmente importante. Para avaliar esse risco, 38.598 pacientes submetidos a 45.090 procedimentos cirúrgicos ambulatoriais consecutivos foram analisados em até 72 horas e 30 dias após a cirurgia (99,94 e 95,9% dos pacientes, respectivamente). Nenhum paciente morreu em decorrência de complicações médicas dentro do período de 1 semana após a cirurgia. A taxa total de mortalidade foi de 1 em 11.273 (4 mortes), e a taxa total de complicações foi de 1 em 1.366. Em estudo mais recente de Fleisher et al.,[32] os autores relataram achados semelhantes com taxas de mortalidade de 0,025 a 0,05% para pacientes submetidos à cirurgia ambulatorial em consultórios, centros cirúrgicos ambulatoriais e instalações hospitalares ambulatoriais. A seleção do paciente e do procedimento é fator importante para determinar a segurança da anestesia ambulatorial e dos procedimentos cirúrgicos com o risco associado se traduzindo em uma soma de fatores cirúrgicos e anestésicos. No entanto, as contribuições individuais de cada um dos componentes são aspectos difíceis de se determinar.

Seleção de técnicas específicas

O primeiro passo na seleção de uma técnica anestésica específica para um paciente individual é considerar se o procedimento pode ser realizado adequadamente por meio do emprego de técnicas de assistência clínica monitorada, sedação, anestesia regional (incluindo bloqueios regionais de membros superiores e inferiores, bloqueios subaracnóideos e anestesia peridural) ou anestesia geral. Cuidados de anestesia monitorados complementam a anestesia local realizada por cirurgiões. O acompanhamento por anestesiologistas geralmente é solicitado porque um paciente ou determinado procedimento pode requerer doses mais altas de sedativos ou opioides potentes ou em decorrência de um paciente portador de doença aguda ou crônica necessitar de monitoramento rigoroso, suporte hemodinâmico ou respiratório. A anestesia regional (discutida em detalhes em seção posterior) é utilizada para operações nas extremidades superiores e inferiores, pelve e parte inferior do abdome. Outros procedimentos, como endarterectomia de carótida e craniotomia acordado, também podem ser realizados com sucesso sob bloqueio regional ou de campo. Pacientes que recebem anestesia regional podem permanecer acordados e, se necessário, receber sedação IV ou analgésicos. Embora a anestesia regional evite a anestesia geral e pareça intuitivamente mais segura, os riscos específicos da anestesia regional devem ser considerados. Tais riscos incluem, entre outros, cefaleia pós-punção, toxicidade dos anestésicos locais, bloqueio neuroaxial alto e lesão nervosa periférica. Além disso, um técnica de anestesia regional inadequada ou insuficiente pode exigir uma rápida transição para sedação profunda ou anestesia geral.

Independentemente da adequação de determinada técnica para um procedimento cirúrgico específico, outros fatores, incluindo as preferências do paciente, devem ser considerados. Por exemplo, a anestesia regional pode não ser a modalidade de escolha em pacientes extremamente ansiosos ou caso o paciente seja impossibilitado de se comunicar de maneira eficaz devido a barreiras linguísticas. Técnicas de sedação consciente podem ser inadequadas na improbabilidade de o paciente permanecer imóvel durante procedimentos delicados ou prolongados. Qualquer procedimento planejado inicialmente sob técnicas de anestesia regional ou sedação podem exigir a conversão para anestesia geral se a escolha original for insatisfatória.

MANEJO DA VIA RESPIRATÓRIA

O manejo da via respiratória é talvez a habilidade mais crítica em anestesiologia. Conforme discutido anteriormente, a avaliação pré-anestésica concentra-se no reconhecimento de pacientes com risco de ventilação sob máscara facial ou intubação difíceis. O conhecimento de várias técnicas para o estabelecimento de uma via respiratória pérvia e seu manejo constituem o grupo central de habilidades críticas para a prática segura da anestesiologia, mas, felizmente, a incidência de intubações difíceis é baixa. Uma laringoscopia direta difícil ocorre em 1,5 a 8,5% das anestesias gerais, enquanto a falha na intubação ocorre em 0,13 a 0,3% das anestesias gerais. A máscara laríngea, o estilete iluminado e uma série de videolaringoscópios são equipamentos recentemente desenvolvidos que possibilitam a ventilação e a intubação em muitos pacientes nos quais a intubação não seria possível por meio de um laringoscópio convencional. No mais, o broncofibroscópio óptico é outra ferramenta adicional para o manejo de uma via respiratória difícil.

Devido à importância de uma resposta rápida e eficaz à intubação difícil, a ASA desenvolveu diretrizes para o manejo de vias respiratórias difíceis (Figura 14.4). Um passo essencial é a avaliação inicial da via respiratória e o reconhecimento do paciente portador de uma via respiratória potencialmente difícil. Se o médico suspeitar que a ventilação com máscara e a intubação traqueal serão difíceis, recomenda-se que a ventilação espontânea seja preservada. As abordagens para esses pacientes incluem a intubação acordada ou o uso de técnicas anestésicas com o objetivo de preservar a ventilação espontânea. Em alguns casos, o estabelecimento de uma via respiratória cirúrgica em um paciente acordado sob anestesia local pode ser indicado. No entanto, em alguns pacientes o diagnóstico da via respiratória difícil somente é realizado após a indução da anestesia e da instituição do relaxamento muscular. Essa é uma situação de emergência que deve ser corrigida rapidamente para evitar hipoxemia, lesão cerebral ou morte. Existe uma variedade de adjuntos para o manejo da via respiratória a fim de preservar a ventilação e facilitar a intubação traqueal em condições de emergência. O profissional sempre deve solicitar assistência nessas situações para otimizar o atendimento ao paciente e considerar o restabelecimento da ventilação espontânea. É essencial ter à disposição meios alternativos de proteger a via respiratória para todos os pacientes no caso de uma via respiratória inadvertidamente difícil.

ANESTESIA GERAL

A anestesia geral é um estado reversível de inconsciência. Embora o mecanismo dos anestésicos gerais permaneça especulativo e controverso, os quatro componentes da anestesia geral (amnésia, analgesia, inibição de reflexos nocivos e relaxamento do músculo esquelético) são normalmente alcançados na anestesia moderna por uma combinação de anestésicos IV, analgésicos, anestésicos inalatórios, e, com frequência, relaxantes musculares. Como os medicamentos que produzem esses componentes causam alterações fisiológicas tanto desejáveis como indesejáveis, os efeitos farmacológicos dos agentes devem ser compatíveis com a fisiopatologia das comorbidades do paciente. As principais alterações adversas associadas aos fármacos anestésicos são depressão respiratória, depressão cardiovascular e perda de manutenção e proteção dos reflexos de via respiratória. Complicações importantes da anestesia geral incluem hipoxemia (com possível dano ao SNC), hipotensão, parada cardíaca e aspiração de conteúdo gástrico ácido (podendo levar à lesão ou a danos pulmonares graves). Danos à arcada dentária são mais frequentes, mas não impõem riscos à vida. A anestesia geral pode ser mantida por inalação de agentes voláteis ou por infusão de agentes IV. Ambas as técnicas apresentam vantagens sob determinadas condições e fatores individuais do paciente devem ser considerados. A anestesia geral é necessária para procedimentos intra-abdominais e torácicos maiores, operações neurocirúrgicas em sua maioria e qualquer procedimento em que seja necessária a proteção da via respiratória e a ventilação mecânica.

ANESTESIA REGIONAL

A anestesia regional é uma opção anestésica atrativa para muitos tipos de procedimentos cirúrgicos e pode fornecer excelente controle da dor pós-operatória em pacientes selecionados. No entanto, como qualquer técnica anestésica, os riscos e benefícios associados à anestesia regional devem ser avaliados para cada indivíduo. Várias técnicas regionais são de uso comum, incluindo bloqueios de nervos espinais, peridurais e periféricos. Cada técnica apresenta benefícios e riscos específicos, que dependem, em parte, da escolha do anestésico local.

Fármacos anestésicos locais

Os anestésicos locais têm desempenhado um papel crítico na anestesia intraoperatória desde que foram descritos pela primeira vez. As duas classes de anestésicos locais de uso comum são os aminoésteres e as aminoamidas (frequentemente descritos como *ésteres* e *amidas*). O mecanismo de ação dos anestésicos locais é o bloqueio dose-dependente das correntes de sódio nas fibras nervosas. Os anestésicos locais diferem em suas características físico-químicas. Dessas características, as mais importantes são o pK_a, a ligação às proteínas e o grau de hidrofobicidade. pK_a refere-se ao pH no qual metade do fármaco existe na forma básica não ionizada e metade existe na forma catiônica ou ionizada. Em geral, agentes com um pK_a mais baixo apresentam um início de ação mais rápido do que aqueles com um pK_a mais alto, embora alguns agentes, como a cloroprocaína, possam ser administrados em concentrações muito mais altas, compensando, assim, os efeitos de um pK_a alto. Como todos os anestésicos locais comumente usados apresentam valores de pK_a relativamente altos, eles são amplamente ineficazes em meios ácidos (inflamação) nos quais os anestésicos locais permaneceriam primariamente em sua forma ionizada, que não penetra nos tecidos nervosos. Em geral, maior hidrofobicidade está associada a maior potência, e o aumento da ligação a proteínas correlaciona-se com uma duração de ação mais longa. O desenvolvimento de bupivacaína lipossomal tem o potencial de prolongar a analgesia após administração local. A bupivacaína lipossomal é composta por bupivacaína encapsulada em lipossomas multivesiculares e poderia proporcionar até 72 horas de analgesia após infiltração local. A bupivacaína lipossomal foi aprovada pela FDA para infiltração local da ferida e para bloqueio interescalênico. A superioridade da bupivacaína lipossomal em comparação com outros modos de analgesia carece de demonstração experimental, o qual é um campo de pesquisa atual. No entanto, a infiltração local de bupivacaína lipossomal com o objetivo de fornecer analgesia pós-operatória tem sido amplamente aceita para alguns procedimentos. A velocidade de início, a duração da ação e as doses típicas de agentes comumente usados para anestesia regional ou anestesia local estão resumidas na Tabela 14.8.

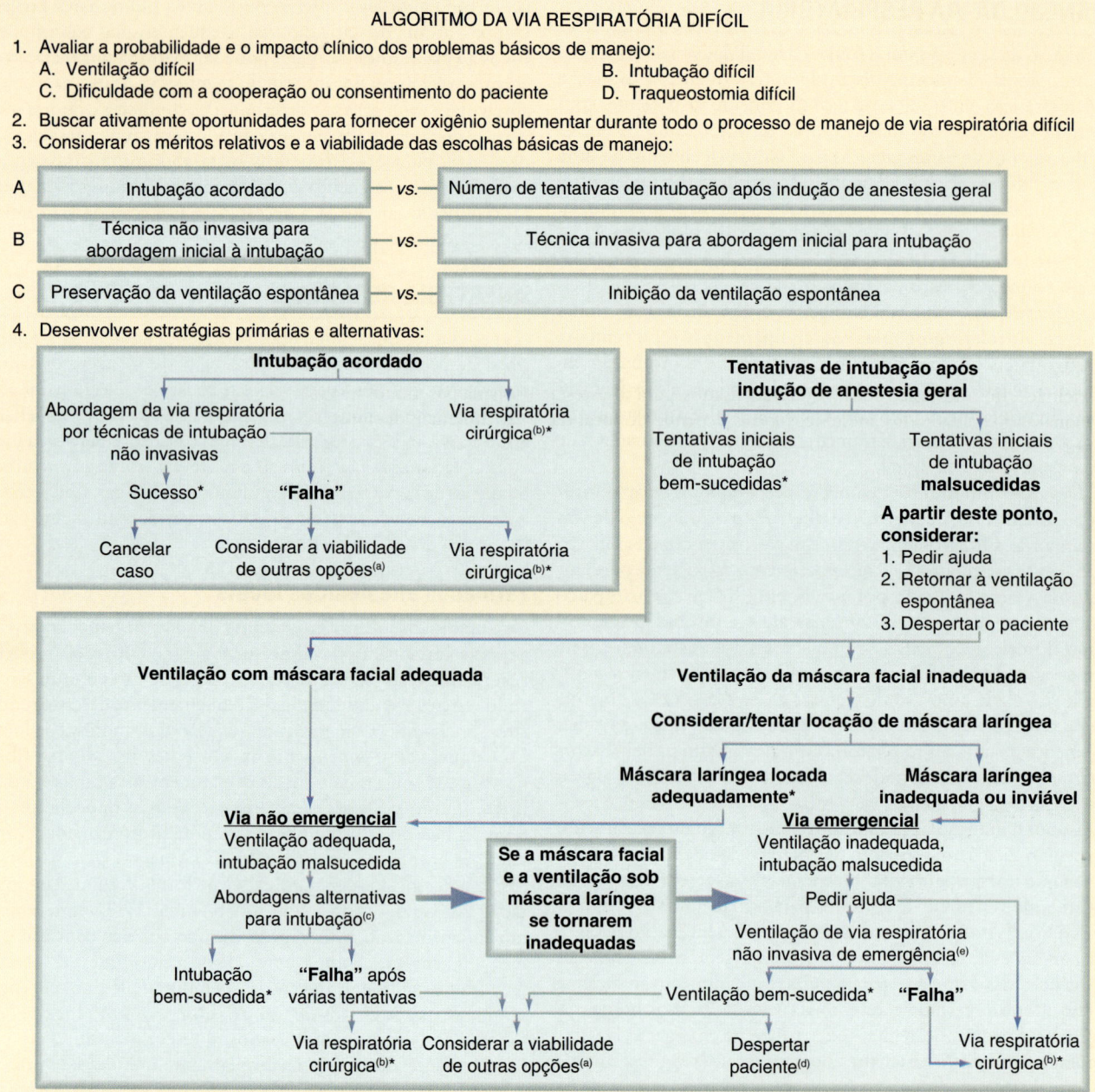

Figura 14.4 Algoritmo de via respiratória difícil da American Society of Anesthesiologists. A probabilidade e o impacto clínico de problemas básicos de manejo, como intubação difícil, ventilação com máscara difícil e dificuldade com a cooperação ou consentimento do paciente, devem ser avaliados em todos os pacientes nos quais o manejo da via respiratória esteja sendo contemplado. O profissional deve considerar os méritos relativos e a viabilidade das escolhas básicas de manejo, incluindo o uso de técnicas de intubação acordado, a preservação da ventilação espontânea e o uso de abordagens cirúrgicas para estabelecer uma via respiratória segura. Estratégias primárias e alternativas devem ser consideradas: (a) outras opções incluem, mas não estão limitadas a, cirurgia sob anestesia com máscara facial, cirurgia sob infiltração local ou bloqueio de nervo e tentativas de intubação após indução de anestesia geral; (b) abordagens alternativas englobam o uso de diferentes lâminas de laringoscópio, intubação acordada, intubação oral ou nasal às cegas, intubação sob fibroscopia, estilete de intubação (*bougie*) ou sondas trocadoras de tubo, estilete luminoso, intubação retrógrada e acesso cirúrgico à via respiratória; (c) ver intubação acordado; (d) as opções para uma via respiratória não cirúrgica de emergência abrangem ventilação por jato transtraqueal (*jet ventilation*), via respiratória com máscara laríngea e combitubo. (De Practice guidelines for management of the difficult airway. A report by the American Society of Anesthesiologists Task Force on Management of the Difficult Airway. *Anesthesiology*. 1993;78:597-602.)

Capítulo 14 Princípios de Anestesiologia, Tratamento da Dor e Sedação Consciente

Tabela 14.8 Características importantes dos anestésicos locais para bloqueios neurais extensos.

Anestésicos locais	Amida ou éster	Velocidade de início (min)	Duração de ação (min)	Dose máxima* (bloqueio axilar)
Lidocaína	Amida	10 a 20	60 a 180	5 mg/kg
Mepivacaína	Amida	10 a 20	60 a 180	5 mg/kg
Bupivacaína	Amida	15 a 30	180 a 360	3 mg/kg
Ropivacaína	Amida	15 a 30	180 a 360	3 mg/kg

*Dose máxima sem epinefrina; doses de lidocaína e mepivacaína podem ser aumentadas para 7 a 8 mg/kg se associadas à epinefrina. Doses reduzidas podem apresentar toxicidade se infiltradas por via subcutânea, como nos casos de bloqueios de nervos intercostais; doses maiores de lidocaína e mepivacaína podem ser toleradas se administradas por injeção peridural.

No uso clínico de anestésicos locais, a prioridade é prevenir a toxicidade do anestésico local. Quando usados para anestesia regional, a toxicidade dos anestésicos locais depende do local da injeção e da velocidade de absorção. A injeção intravascular inadvertida de anestésicos locais produz toxicidade com doses significativamente menores. Os principais sintomas de toxicidade dos anestésicos locais envolvem o SNC e o sistema cardiovascular. Os primeiros sinais de superdosagem ou injeção intravascular inadvertida são dormência ou formigamento da língua ou dos lábios, gosto metálico, tontura, zumbido e distúrbios visuais. Os sinais de toxicidade podem progredir para alterações da fala (disartria), desorientação e convulsões. Doses progressivamente maiores de anestésicos locais podem levar ao eventual colapso cardiovascular.

Boas práticas de profilaxia para a toxicidade dos anestésicos locais são a aspiração para detectar a entrada vascular inadvertida antes da injeção de grandes doses de anestésicos locais e o conhecimento da dose máxima segura do fármaco que está sendo injetado. A adição de epinefrina, que retarda a absorção dos anestésicos locais, também diminui a probabilidade de uma resposta tóxica secundária à absorção rápida. Os principais tratamentos da toxicidade dos anestésicos locais são oxigênio e suporte da via respiratória. Estados convulsivos persistentes podem ser tratados com a administração de benzodiazepínicos (p. ex., midazolam) ou barbitúricos (p. ex., tiopental). Pode ser necessária a oferta de suporte cardiovascular.[1]

A toxicidade cardiovascular da bupivacaína pode ser particularmente difícil de tratar. Uma maneira de reduzi-la (uma mistura racêmica dos isômeros *levo* e *dextro*) tem sido a produção de uma solução consistindo apenas no isômero *levo*. Em voluntários saudáveis do sexo masculino, a infusão IV lenta de levobupivacaína reduziu o índice médio de AVE, o índice de aceleração e a fração de ejeção quando comparada com a bupivacaína racêmica. A ropivacaína, um anestésico local amida mais recente e potente, foi comparada à bupivacaína e à lidocaína em voluntários que receberam uma infusão IV lenta até que os primeiros sintomas do SNC ocorressem. Ecocardiografia e eletrocardiografia foram usadas para quantificar os efeitos sistólicos, diastólicos e eletrofisiológicos. A bupivacaína produziu alargamento do intervalo QRS durante ritmo sinusal em comparação com os outros dois fármacos e reduziu a função sistólica e diastólica, enquanto a ropivacaína levou apenas à redução da função sistólica. As propriedades anestésicas da ropivacaína são semelhantes às da bupivacaína e, com base em seu perfil de toxicidade reduzido, é comumente usada como alternativa à bupivacaína por muitos profissionais. Muitos relatos de casos e estudos experimentais demonstraram a eficácia da infusão de emulsão lipídica como meio de resgatar indivíduos da toxicidade grave dos anestésicos locais. Embora os mecanismos de ação da terapia com emulsão lipídica não sejam completamente compreendidos, o uso da terapia com emulsão lipídica em casos de toxicidade sistêmica do anestésico local tem sido adotado pela American Society of Regional Anesthesia and Pain Medicine, que recomenda injeção em bólus de 1,5 mℓ/kg (massa corporal magra) de emulsão lipídica a 20% durante 1 minuto, seguida de uma infusão de 0,25 mℓ/kg/minuto. Em casos de toxicidade refratária, o bólus pode ser repetido e a velocidade de infusão, dobrada.[33]

Uma área de intenso interesse de pesquisa tem sido o uso de agentes α_2-adrenérgicos para potencializar ou substituir os anestésicos locais. A anestesia regional foi produzida pela primeira vez com cocaína (também um anestésico local) para bloqueio subaracnóideo no fim do século XIX, embora os receptores específicos envolvidos na produção dos efeitos anestésicos só tenham sido descobertos posteriormente. O fármaco α_2-adrenérgico clonidina foi usado pela primeira vez por via peridural em 1984, após extensa experimentação em animais. Apesar dos efeitos adversos, como hipotensão, bradicardia e sedação, seu emprego em milhares de pacientes demonstrou segurança considerável, seja quando usado sozinho ou em combinação com anestésicos locais ou opioides para anestesia e analgesia peridural, bloqueio subaracnóideo ou bloqueio de nervos periféricos. De maneira geral, a clonidina prolonga ou intensifica os efeitos dos anestésicos locais ou opioides e produz alívio da dor quando usada isoladamente.

Anestesia espinal

Raquianestesia, anestesia espinal ou bloqueio subaracnóideo tem aplicações diversas em procedimentos cirúrgicos urológicos, da parede abdominal inferior, perineal e de membros inferiores. A raquianestesia é induzida pela injeção de anestésico local, com ou sem o uso combinado de opioides, no espaço subaracnóideo. Um bloqueio subaracnóideo efetivo fornece excelente bloqueio sensorial e motor abaixo do nível do bloqueio. O bloqueio geralmente tem um início de ação relativamente rápido e previsível. Vários fatores determinam o nível, a velocidade de início e a duração do bloqueio espinal.

1. Agente anestésico local. Os anestésicos locais apresentam potências, durações de ação e velocidades de início variadas após a administração subaracnóidea. Doses típicas e durações de ação são mostradas na Tabela 14.9. A bupivacaína e a tetracaína apresentam duração de ação significativamente mais longa do que a lidocaína. Essas propriedades são determinadas pela lipossolubilidade, pela ligação às proteínas e pelo pK_a de cada agente.

---

[1] N.R.T.: *Guidelines* específicas para o manejo da toxicidade sistêmica de anestésicos locais foram publicadas pela American Society of Regional Anesthesia (ASRA) e incluem a administração de 1,5 mℓ/kg de emulsão lipídica 20%. Detalhes em: Neal JM, Bernards CM, Butterworth JF IV, et al. ASRA practice advisory on local anesthetic systemic toxicity. *Reg Anesth Pain Med*. 2010;35(2):152-161.

Tabela 14.9 Anestésicos locais utilizados para bloqueio subaracnóideo.

Fármaco	Concentração usual (%)	Volume usual (mℓ)	Dose total (mg)	Baricidade	Concentração de glicose (%)	Duração habitual (min)
Lidocaína	1,5 a 5	1 a 2	30 a 100	Hiperbárica	7,5	30 a 60
Tetracaína	0,25 a 1	1 a 4	5 a 20	Hiperbárica	5	75 a 200
	0,25	2 a 6	5 a 20	Hiperbárica	0	75 a 200
	1	1 a 2	5 a 20	Isobárica	0	75 a 200
Bupivacaína	0,5	2 a 4	10 a 20	Isobárica	0	75 a 200
	0,75	1 a 3	7,5 a 22,5	Hiperbárica	8,25	75 a 200

De Berde CB, Strichartz GR. Local anesthetics. In: Miller RD, ed. *Anesthesia*. 5th ed. Philadelphia: Churchill Livingstone; 2000:491-522.

2. Volume e dose do anestésico local. O aumento da dose geralmente leva a um aumento da extensão da dispersão cefálica e da duração do bloqueio subaracnóideo. A injeção rápida de soluções anestésicas locais produz um fluxo liquórico turbulento, podendo levar à disseminação imprevisível do anestésico local.
3. Posição do paciente e baricidade do anestésico local. As soluções anestésicas locais podem ser preparadas como soluções hipobáricas, isobáricas e hiperbáricas. O líquido cefalorraquidiano (LCR) tem baixa gravidade específica (ou seja, apenas ligeiramente maior que a da água). As soluções anestésicas locais preparadas em água apresentam gravidade específica ligeiramente inferior à do LCR e, portanto, ascenderão dentro do LCR. As soluções simples de anestésicos locais são isobáricas, e os anestésicos locais misturados em dextrose a 5% são hiperbáricos em relação ao LCR. A baricidade da solução anestésica local e a posição do paciente no momento da injeção e até que o anestésico local se ligue firmemente ao tecido nervoso determinarão o nível de bloqueio. Por exemplo, a administração de bupivacaína hiperbárica no nível lombar baixo de um paciente alocado na posição sentada resultará em bloqueio lombossacral intenso. Quanto mais tempo o paciente permanecer na posição sentada, menor será a propagação cefálica do bloqueio.
4. Vasoconstritores. A adição de epinefrina ou fenilefrina, particularmente aos anestésicos locais de ação curta, resulta em aumento na duração de ação.
5. Adição de opioides. A adição de pequenas doses de fentanila (p. ex., 20 μg) ou morfina (p. ex., 0,25 mg) leva ao prolongamento da duração da analgesia e aumentará a duração da analgesia e a tolerância à dor do torniquete.
6. Fatores anatômicos e fisiológicos. Um nível de bloqueio subaracnóideo acima do esperado pode resultar de fatores anatômicos que diminuem o volume relativo do espaço subaracnóideo, como obesidade, gestação, aumento da pressão intra-abdominal, cirurgia anterior da coluna e curvatura anormal da coluna. Pacientes idosos tendem a ser mais sensíveis aos anestésicos locais injetados por via intratecal.

O bloqueio subaracnóideo oferece a vantagem de evitar a manipulação da via respiratória e potenciais complicações associadas à intubação orotraqueal, bem como os potenciais efeitos adversos dos anestésicos gerais, como náuseas, vômitos, despertar prolongado e sonolência. O bloqueio subaracnóideo também oferece vantagens para vários tipos de cirurgia, como procedimentos urológicos endoscópicos, particularmente a ressecção transuretral da próstata, em que um paciente acordado fornece um monitor valioso para avaliação dos efeitos da hiponatremia durante a perfuração da bexiga. Redução na frequência de confusão e delírio pós-operatório foi relatada em pacientes idosos após reparo de fraturas de quadril sob raquianestesia. A administração intratecal de opioides pode fornecer analgesia pós-operatória de alta qualidade para pacientes submetidos a procedimentos abdominais, de membros inferiores, urológicos e ginecológicos.

Na maioria dos casos, a anestesia espinal é administrada como uma única injeção em bólus. Portanto, o bloqueio é de duração limitada e não é adequado para procedimentos prolongados. A prática de raquianestesia contínua com o uso de cateteres de pequeno calibre foi amplamente abandonada devido a complicações neurológicas associadas à toxicidade dos anestésicos locais. No entanto, a raquianestesia contínua com cateteres peridurais de calibre relativamente grande pode fornecer as vantagens da titulação incremental e da capacidade de administrar doses adicionais em pacientes idosos selecionados. Infelizmente, essa técnica tem alta probabilidade de induzir uma cefaleia pós-punção em pacientes jovens.

As complicações do bloqueio subaracnóideo incluem hipotensão (eventualmente refratária), bradicardia, cefaleia pós-punção, neuropatia radicular transitória, dor nas costas, retenção urinária, infecção, hematoma peridural e dispersão cefálica excessiva resultando em comprometimento cardiorrespiratório. A lesão neurológica franca, embora recentemente descrita com técnicas contínuas usando cateteres de pequeno calibre, é bastante rara. A hipotensão, que ocorre como consequência da simpatectomia, em geral responde prontamente à administração de líquidos e pequenas doses de vasopressores, como a efedrina. A eficácia da pré-carga de líquidos como medida profilática à hipotensão é controversa.

A cefaleia pós-punção ocorre em uma pequena proporção de bloqueios subaracnóideos. Fatores que aumentam sua incidência incluem sexo feminino, idade mais jovem e agulhas maiores. A analgesia peridural parece evitar a complicação, mas, se a dura for inadvertidamente puncionada, ela produz um rasgo dural muito maior. Quando comparada à anestesia peridural, o bloqueio subaracnóideo tem início mais rápido, é mais previsivelmente satisfatório para a cirurgia e é menos associado à dor nas costas. A neuropatia radicular transitória, uma condição dolorosa, mas em geral autolimitada, tornou-se recentemente evidente em associação com um aumento no uso de lidocaína para realização de bloqueios subaracnóideos.

Quando a parada cardíaca resulta de dispersão cefálica excessiva do bloqueio subaracnóideo ou hipotensão prolongada, a reanimação cardiopulmonar é notoriamente difícil. Pacientes que sofrem parada cardíaca durante o bloqueio subaracnóideo apresentam baixa sobrevida, possivelmente devido à profunda simpatectomia e levando à dificuldade em gerar pressão de perfusão coronariana adequada. Doses relativamente grandes de epinefrina podem ser necessárias para atingir a pressão de perfusão adequada durante a reanimação cardiopulmonar após raquianestesia. As contraindicações absolutas para bloqueio subaracnóideo incluem sepse, bacteriemia, infecção no local da injeção, hipovolemia grave, coagulopatia, anticoagulação terapêutica, aumento da PIC e recusa do paciente.

Anestesia peridural

O bloqueio peridural, ou epidural, consiste em outra forma de bloqueio regional do neuroeixo e tem aplicação em uma ampla variedade de procedimentos abdominais, torácicos e de membros inferiores. A indução de anestesia ou analgesia peridural resulta da injeção de anestésicos locais, com ou sem a administração combinada de opioides, no espaço peridural lombar ou torácico. Geralmente, um cateter é inserido após o espaço peridural ter sido localizado com a agulha. A presença do cateter oferece várias vantagens. Primeiro, o anestésico local pode ser adicionado de maneira controlada para que o tempo de início do bloqueio possa ser bem conduzido. Em segundo lugar, o cateter pode ser usado para dosagens repetidas, de modo que a anestesia possa ser fornecida durante procedimentos longos. Terceiro, anestésicos locais ou opioides podem ser administrados por vários dias para proporcionar analgesia pós-operatória.

A anestesia peridural apresenta vantagens específicas para cirurgia torácica, cirurgia vascular periférica e cirurgia gastrintestinal. A anestesia peridural também demonstrou diminuir a perda de sangue e a trombose venosa profunda durante a artroplastia total da articulação. A analgesia peridural pós-operatória para cirurgias torácicas proporciona controle superior da dor, menor sedação e melhora da função pulmonar quando comparada com a administração de opioides parenterais.

Em uma análise recente do banco de dados Cochrane, foi determinado que o uso de anestesia peridural estava associado a diminuição significativa na mortalidade de 0 a 30 dias, e diminuição da incidência de pneumonia em comparação com o uso de anestesia geral em um amplo grupo de procedimentos cirúrgicos. A incidência de infarto agudo do miocárdio perioperatório não mostrou diferença entre os grupos. Da mesma maneira, o uso de analgesia peridural após anestesia geral diminuiu a incidência de pneumonia pós-operatória em comparação com o uso de anestesia geral isoladamente, mas não alterou a mortalidade de 0 a 30 dias ou a incidência de infarto agudo do miocárdio.[34]

O uso de baixas concentrações de anestésicos locais em conjunto com opioides pela via peridural tem sido associado a deambulação precoce e redução na frequência de íleo no período pós-operatório após cirurgias abdominais. A anestesia peridural torácica, mas não a anestesia peridural lombar, parece estar associada a uma recuperação mais rápida da função gastrintestinal após cirurgias abdominais de grande porte. No entanto, a lidocaína IV também resultou em um retorno mais rápido da função intestinal (presença de flatos e evacuações). Assim, a lidocaína sistêmica circulante poderia ser a responsável por pelo menos alguns dos efeitos da anestesia peridural sobre a função intestinal no pós-operatório. Um estudo de Swenson et al.[35] não mostrou diferença significativa no retorno da função intestinal, no tempo de internação ou no controle da dor pós-operatória ao comparar analgesia peridural com infusão contínua de lidocaína em pacientes submetidos à ressecção do cólon. Há uma controvérsia contínua sobre se a analgesia peridural ou subaracnóidea reduz as necessidades analgésicas subsequentes após a resolução do bloqueio (a chamada analgesia preventiva ou preemptiva).

As complicações e contraindicações associadas à anestesia peridural são semelhantes às da raquianestesia. No entanto, uma nota de advertência especial é em relação à anestesia peridural e à anticoagulação. Devido ao risco de hematoma espinal, a colocação e a remoção de cateteres peridurais em pacientes que recebem anticoagulação oral ou parenteral devem ser realizadas em conjunto com a equipe de anestesiologia. O recente advento da heparina de baixo peso molecular (HBPM) para profilaxia de trombose venosa profunda resultou em um aumento na incidência de hematomas epidurais associados à remoção ou à colocação de cateteres peridurais. Embora a HBPM seja eficaz como profilaxia contra o tromboembolismo venoso, hematomas espinais ocorreram em associação com o uso perioperatório de HBPM em pacientes que receberam analgesia neuroaxial. O momento da colocação e da remoção do cateter no cenário de uso de HBPM é fundamental para evitar essa complicação rara, mas catastrófica. Embora muitas das diretrizes sejam baseadas em evidências fornecidas por pequenos estudos clínicos e relatos de casos, existe um consenso geral sobre a colocação e a remoção de cateteres peridurais em pacientes que recebem HBPM.[36] Em geral, um cateter peridural não deve ser colocado antes de 24 horas após a administração da HBPM, e a HBPM não deve ser iniciada antes de 6 horas após a colocação do cateter peridural. O cateter peridural não deve ser removido antes de 12 horas após a última dose de HBPM, e a HBPM não deve ser reiniciada antes de 2 horas após a remoção do cateter. Um alto índice de suspeição para o diagnóstico de hematoma epidural deve ser mantido em pacientes submetidos a técnicas de bloqueio neuroaxial e que receberam ou receberão HBPM. Todas as pessoas envolvidas no cuidado de pacientes que recebem analgesia peridural contínua precisam estar cientes dos sinais de hematoma peridural, incluindo dor nas costas, disfunção sensorial e motora dos membros inferiores e anormalidades vesicais e intestinais. Para reduzir o risco de complicações, a inserção da agulha não é feita menos de 10 a 12 horas após a última dose de HBPM, e a dosagem subsequente é adiada por pelo menos 2 horas. Os cateteres epidurais são retirados pelo menos 10 a 12 horas após a última dose de HBPM.

Uma complicação final rara, abscesso peridural, é considerada em pacientes nos quais a dor nas costas se desenvolve após a injeção peridural; a ressonância magnética é uma ferramenta diagnóstica eficaz nesses pacientes.

Bloqueios de nervos periféricos

O bloqueio do plexo braquial, do plexo lombar e dos nervos periféricos específicos é um meio eficaz de fornecer anestesia cirúrgica e analgesia pós-operatória para muitos procedimentos cirúrgicos envolvendo as extremidades superiores e inferiores. As vantagens dos bloqueios de nervos periféricos são: redução do estresse fisiológico em comparação com a anestesia raquidiana ou peridural; evitar manipulações da via respiratória e possíveis complicações associadas à intubação orotraqueal; e evitar os possíveis efeitos adversos associados à anestesia geral. No entanto, um bloqueio de nervo periférico bem-sucedido requer um paciente cooperativo, um anestesiologista especializado em bloqueios de nervos periféricos e um cirurgião acostumado a operar pacientes acordados. Todos os pacientes submetidos ao bloqueio de nervos periféricos recebem avaliação pré-operatória completa sob a suposição de que possa ser necessária a conversão para uma técnica de anestesia geral no caso de um bloqueio insuficiente ou inadequado.

Melhorias no equipamento e na metodologia de bloqueio de nervos, bem como a disponibilidade de uma ampla variedade de anestésicos locais, melhoraram muito a eficácia e a segurança dos bloqueios de nervos periféricos. Além de fornecer anestesia cirúrgica, os bloqueios de nervos periféricos com ou sem a instalação de cateteres de demora para um bloqueio de nervo prolongado proporcionam excelente analgesia para muitos tipos de cirurgia ou traumatismos de extremidades superiores. Uma aplicação adicional de cateteres permanentes é o aumento do fluxo sanguíneo após a reinserção de membros amputados e em pacientes com doença vascular periférica. Cada um dos diferentes bloqueios periféricos existentes apresentam perfis de riscos e benefícios específicos associados. No entanto, as complicações gerais dos bloqueios de nervos periféricos incluem toxicidade sistêmica ao anestésico local, lesão neurológica, bloqueio neuroaxial inadvertido e injeção intravascular de anestésicos locais.

Bloqueio da parede abdominal

O uso de bloqueios da parede abdominal anterior aumentou na última década devido à adoção de procedimentos cirúrgicos minimamente invasivos e videolaparoscópicos. Os bloqueios do plano transverso do abdome e da bainha dos retos são relativamente fáceis de realizar sob orientação de US, e geralmente são seguros e eficazes quando aplicados no contexto clínico adequado. Outros bloqueios da parede abdominal incluem bloqueios ilioinguinal/ílio-hipogástrico e o quadrado lombar. Ensaios clínicos prospectivos e metanálises vêm demonstrando que os bloqueios da parede abdominal conferem benefício analgésico em pacientes adultos e pediátricos submetidos a procedimentos intra-abdominais minimamente invasivos ou videolaparoscópicos.[37] Os bloqueios da parede abdominal também apresentam o potencial de proporcionar benefício analgésico em pacientes submetidos à cirurgia intra-abdominal aberta que tenham contraindicações à analgesia peridural.

Protocolos de recuperação aprimorada após a cirurgia

Os protocolos de recuperação aprimorada após a cirurgia (ERAS, do inglês *enhanced recovery after surgery pathways*) têm sido cada vez mais aplicados com o objetivo de padronizar o manejo perioperatório de pacientes cirúrgicos e otimizar os resultados dos pacientes melhorando a eficiência dos cuidados em saúde. Essa abordagem enfatiza a aplicação multidisciplinar e multimodal de cuidados, começando pela otimização e educação pré-operatória; pelo uso intraoperatório de abordagens cirúrgicas minimamente invasivas; e pela anestesia e analgesia multimodais padronizadas com a redução no uso de opioides seguidas de deambulação pós-operatória precoce e ingestão oral.[38]

SEDAÇÃO CONSCIENTE

Quando o anestesiologista participa da sedação de pacientes submetidos a procedimentos cirúrgicos, em países anglófonos, o procedimento é denominado *acompanhamento anestésico monitorado;* no Brasil, é chamado de *assistência clínica com ou sem sedação*. O acompanhamento monitorado engloba uma ampla variedade de profundidades de sedação, desde sedação mínima até breves intervalos de inconsciência completa (p. ex., durante a colocação de um bloqueio retrobulbar por um oftalmologista). Quando um profissional não anestesiologista administra a sedação para procedimentos cirúrgicos, o processo geralmente é denominado de *sedação consciente*, embora o termo *sedação moderada* seja preferível. A sedação moderada implica que o paciente possa responder intencionalmente à estimulação verbal ou tátil, que a manutenção da via respiratória patente ocorra sem necessidade de intervenção, que demonstre ventilação espontânea adequada e que mantenha a função cardiovascular. Existe uma margem estreita entre a sedação mínima, que pode ser inadequada para a continuação da cirurgia, e a sedação profunda, que pode resultar em comprometimento da via respiratória e depressão cardiovascular e respiratória. Embora relativamente raro nesse cenário, uma análise do registro americano de eventos adversos associados à anestesia (Closed Claims Project) demonstrou que hipoventilação e hipoxemia foram as complicações maiores mais comuns.[39] Devido aos riscos associados à sedação moderada, a Joint Commission for Accreditation of Healthcare Organizations exige que os pacientes sejam manejados com precauções semelhantes às que receberiam se um anestesiologista estivesse administrando a sedação. Fatores importantes abrangem necessidade de avaliação pré-procedimento, presença contínua de um profissional assistente de monitoramento treinado que não tenha outras responsabilidades durante todo o procedimento, disponibilidade imediata de equipamentos para o manejo da via respiratória, equipamentos de reanimação e monitoramento após o procedimento até que os efeitos da sedação sejam abolidos, e comunicação por escrito de instruções pós-operatórias específicas. Os médicos que realizam procedimentos sob sedação consciente podem fazê-lo apenas se apresentarem treinamento adequado e experiência suficiente em procedimentos de reanimação apropriados.

Os fármacos usados para sedação moderada geralmente consistem em opioides como fentanila ou morfina, muitas vezes combinados com um ansiolítico como o midazolam. A titulação desses agentes requer uma avaliação cuidadosa do nível de dor ou ansiedade do paciente e os requisitos para a realização do procedimento cirúrgico. Agentes de indução como o propofol estão se tornando cada vez mais populares para indução de sedação moderada fora da sala de operação. Embora geralmente seguros quando usados em condições adequadas, esses agentes introduzem um elemento adicional de risco e aumentam a necessidade de cautela devido à progressão potencialmente rápida para sedação profunda ou mesmo anestesia geral. Atualmente, a maioria dos hospitais tem políticas e procedimentos específicos que orientam a prática da sedação moderada. Os profissionais que usam sedação moderada fora dos hospitais (p. ex., em práticas cirúrgicas ambulatoriais) precisam seguir as mesmas precauções praticadas no ambiente hospitalar.

CUIDADOS PÓS-ANESTÉSICOS

A sala de recuperação pós-anestésica (SRPA) é a área designada para o atendimento de pacientes em recuperação das consequências fisiológicas e farmacológicas imediatas associadas à anestesia e à cirurgia. A SRPA deve estar localizada idealmente próximo do centro cirúrgico. Monitores para avaliação da ventilação, da oxigenação e da circulação devem estar disponíveis para todos os pacientes em recuperação. Outros cuidados incluem avaliação periódica da função neuromuscular, estado mental, temperatura, dor, estado hídrico, débito urinário, náuseas e vômitos, sangramento e débito coletado por circuitos de drenagem cirúrgica. A extensão do monitoramento depende da condição do paciente. A ASA estabeleceu padrões de cuidados pós-anestésicos.[40] Para a maioria dos pacientes, a recuperação da anestesia é um procedimento rotineiro que cursa sem intercorrências. A maioria dos pacientes permanece na SRPA por 30 a 60 minutos até que estejam totalmente reativos e possam ser transferidos para uma área de recuperação de segundo estágio (para pacientes ambulatoriais que estão voltando para casa naquele dia) ou para um leito no piso cirúrgico. No entanto, vários critérios precisam ser atendidos antes que o paciente possa receber alta com segurança da SRPA. Todos os pacientes devem estar acordados, orientados e com sinais vitais estáveis. Os pacientes devem estar respirando sem dificuldade, capazes de proteger sua via respiratória e oxigenando adequadamente. Dor, calafrios, náuseas e vômitos devem ser adequadamente controlados. Os pacientes que recebem anestesia regional devem ser observados para resolução do bloqueio. Não pode haver evidência de complicações cirúrgicas, como sangramento pós-operatório.

Vários tipos de complicações relacionadas à anestesia podem ser encontradas na SRPA e devem ser prontamente reconhecidas e tratadas para evitar lesões graves.

Agitação pós-operatória, delírio e declínio cognitivo

Dor e ansiedade são frequentemente manifestadas como agitação pós-operatória. No entanto, a agitação também pode sinalizar distúrbios fisiológicos graves, como hipoxemia, hipercapnia, acidose, hipotensão, hipoglicemia, complicações cirúrgicas e reações adversas a medicamentos. Condições subjacentes graves devem ser excluídas como causa de agitação antes de tratar empiricamente pacientes com analgésicos, sedativos ou restrições físicas.

O delírio pós-operatório é uma complicação comum de cirurgia e anestesia que ocorre em até 70% dos pacientes com mais de 60 anos submetidos a procedimentos de grande porte que requerem internação. O desenvolvimento de delírio pós-operatório em idosos está associado ao aumento da mortalidade, declínio cognitivo persistente e prolongamento do atendimento hospitalar. Há múltiplos fatores que contribuem para o delírio pós-operatório e incluem a função cognitiva pré-operatória, a extensão da cirurgia e a necessidade de cuidados intensivos pós-operatórios. Abordagens para minimizar o delírio pós-operatório estão sob investigação, mas nenhuma recomendação definitiva pode ser dada neste momento.

Complicações respiratórias

Problemas respiratórios são as complicações mais frequentes na SRPA. A obstrução alta da via respiratória comumente decorre da obstrução da orofaringe pela língua ou por tecidos moles da orofaringe como resultado dos efeitos residuais de anestésicos gerais, analgésicos ou relaxantes musculares. Outras causas de obstrução da via respiratória incluem laringospasmo; sangue, vômito ou presença de saliva e detritos na via respiratória; edema glótico; paralisia das cordas vocais; e compressão externa da via respiratória por hematoma, curativo ou colar cervical. O oxigênio deve ser administrado a pacientes com obstrução da via respiratória à medida que são tomadas medidas para aliviar a obstrução. Os sinais físicos característicos da obstrução alta de via respiratória são a presença de estridores e o movimento torácico paradoxal.

Muitas obstruções podem ser aliviadas pela simples extensão cervical (*chin lift*) e pela simples manobra de tração da mandíbula (*jaw-thrust*), com ou sem a necessidade de colocação de via respiratória oral (cânula de Guedel) ou nasofaríngea. A aspiração da via respiratória também pode ser benéfica, com o paciente devendo, então, ser examinado quanto a evidências de compressão extrínseca da via respiratória. Nos casos de laringospasmo, pode-se aplicar pressões positivas contínuas na via respiratória por meio de máscara facial, seguida da administração de 10 a 20 mg de succinilcolina se as pressões positivas forem ineficazes. Os pacientes podem necessitar de ventilação com máscara e intubação orotraqueal se o laringospasmo não se resolver prontamente. Em crianças, edema glótico ou estridor pós-extubação podem resultar em obstrução alta da via respiratória. Casos leves são tratados com a administração de oxigênio umidificado. A obstrução refratária pode exigir a administração de fármacos esteroidais sistêmicos e epinefrina racêmica por nebulização. A reintubação também pode ser necessária.

A hipoxemia é um problema surpreendentemente comum, e a administração de oxigênio suplementar durante o transporte para a SRPA e no pós-operatório imediato diminui sua incidência e gravidade. A incidência de hipoxemia leve (Sp_{O_2} = 86 a 90%) e hipoxemia grave (Sp_{O_2} ≤ 85%) foi de 7 e 0,7%, respectivamente, na SRPA para pacientes submetidos à cirurgia plástica eletiva superficial; 38 e 3%, respectivamente, para pacientes submetidos à cirurgia abdominal superior; e 52 e 20%, respectivamente, para pacientes submetidos à cirurgia toracoabdominal. A hipoxemia pode ser consequência de hipoventilação, distúrbios de ventilação-perfusão ou *shunt* intrapulmonar direito-esquerdo. A dificuldade em inspirar profundamente após cirurgias abdominais ou torácicas também pode resultar em hipoxemia. Clinicamente, a hipoxemia deve ser suspeitada em todo paciente que apresente agitação, taquicardia ou irritabilidade cardíaca (arritmias). Bradicardia, hipotensão e parada cardíaca são sinais tardios. A hipoxemia na SRPA frequentemente decorre da presença de atelectasia, podendo ser tratada com manobras de fisioterapia respiratória ou com a estimulação vigorosa para inspirar profundamente e tossir. O tratamento da hipoxemia requer administração de oxigênio, garantia de ventilação adequada e tratamento da etiologia subjacente.

A hipoventilação (sinônimo de hipercapnia) pode decorrer de obstrução alta da via respiratória, depressão respiratória central causada por efeitos residuais de agentes anestésicos, hipotermia, lesão do SNC ou restrição das incursões ventilatórias secundária ao efeito residual do bloqueio neuromuscular, da distensão abdominal e de anormalidades hidreletrolíticas. Os sinais e sintomas clínicos da hipoventilação são sonolência prolongada, frequência respiratória reduzida (ou acelerada), obstrução alta da via respiratória, respiração superficial, taquicardia e surgimento de arritmias. A hipoventilação grave pode levar à hipoxemia, apesar da administração de oxigênio suplementar, o qual é um sinal de alarme para gravidade da hipoxemia induzida por hipoventilação. O tratamento visa à identificação e ao tratamento do problema subjacente. Em todos os casos, a ventilação deve ser mantida até que medidas de correção sejam instituídas. Obnubilação, rebaixamento do nível de consciência, depressão circulatória e acidose respiratória grave são indicações para intubação orotraqueal com suporte ventilatório.

Náuseas e vômitos pós-operatórios

Talvez uma das queixas mais incômodas para pacientes e profissionais da saúde na SRPA seja NVPO. Diversos agentes farmacológicos com graus variados de eficácia estão disponíveis para prevenção e tratamento de NVPO (Tabela 14.10). Nenhuma técnica ainda provou ser uniformemente terapêutica e custo-efetiva. O uso de propofol para indução anestésica também se mostrou eficaz na diminuição da incidência de NVPO. Uma importante complicação relacionada à coadministração IV de ondansetrona e metoclopramida tem sido a produção de bradiarritmias, incluindo ritmo de escape juncional e bigeminismo ventricular. Recentemente, a FDA publicou um alerta (*black box warning*) sobre o uso de droperidol, no qual é necessário o monitoramento adicional de ECG antes e após a administração do medicamento, devido a um suposto aumento de arritmias cardíacas graves causadas pelo prolongamento do intervalo QT. A advertência publicada pela FDA é controversa em razão do bom perfil de segurança do droperidol durante os últimos 30 anos e da relativa falta de evidência científica para apoiar a recomendação.[41] Um estudo comparando droperidol com a administração de solução salina não mostrou um efeito significativo de qualquer intervenção sobre o intervalo QT durante ou após a anestesia.[42] No entanto, a publicação da advertência pela FDA levou a uma redução significativa no uso de droperidol para o tratamento de NVPO.

Tabela 14.10 Agentes antieméticos comumente usados.

Classe de fármacos	Efeitos adversos comuns
Antagonistas de receptores de dopamina (DA-2)	
Fenotiazinas	
Flufenazina	
Clorpromazina	
Proclorperazina	Sedação
Butirofenonas	Dissociação
Droperidol	Efeitos extrapiramidais
Haloperidol	
Benzamidas substituídas	
Metoclopramida	
Anti-histamínicos (H_1)	
Difenidramina	Sedação
Prometazina	Boca seca
Anticolinérgicos	
Escopolamina	Sedação
Antagonistas dos receptores de serotonina	
Ondansetrona	Cefaleia
Dolasetrona	
Fármacos esteroidais	
Dexametasona	Intolerância à glicose
Metilprednisolona	Alterações na cicatrização
Hidrocortisona	Imunossupressão
	Efeitos renais

A abordagem da profilaxia e do tratamento de NVPO deve ser pautada pelo entendimento dos mecanismos causadores de náuseas e vômitos. As áreas do tronco encefálico que controlam os reflexos de náuseas e vômito, como a zona de gatilho quimiorreceptora, contêm receptores para dopamina, acetilcolina, histamina e serotonina. A estimulação de todos esses receptores pode precipitar náuseas, vômitos ou ambos. Abordagens farmacológicas eficazes para o tratamento de NVPO incluem o uso de anticolinérgicos, antagonistas dos receptores de serotonina, antidopaminérgicos, corticosteroides e anti-histamínicos (Tabela 14.10). A escolha do fármaco deve, então, ser baseada na eficácia, no potencial para eventos adversos e no custo. Em pacientes com alto risco de NVPO ou naqueles com histórico de NVPO, muitas vezes é eficaz empregar uma abordagem multimodal.

Hipotermia

A hipotermia é uma complicação do período pós-operatório que tem sido amplamente estudada. As questões mais importantes relacionadas à hipotermia perioperatória são o risco de aumento do consumo de oxigênio no pós-operatório devido a calafrios; as alterações na metabolização de fármacos; os efeitos sobre a coagulação sanguínea; e a possibilidade de que a hipotermia possa aumentar a taxa de infecções cirúrgicas. O aumento do consumo de oxigênio é particularmente problemático em pacientes portadores de doença arterial coronariana, nos quais os calafrios podem desencadear isquemia miocárdica. No entanto, o risco associado à hipotermia leve não foi bem definido em pacientes saudáveis. Apesar disso, Medicare e Medicaid designaram a normotermia perioperatória como uma questão de pagamento por desempenho; em outras palavras, implica que hospitais e centros médicos que atingirem metas institucionais de normotermia perioperatória (36°C em 30 minutos após a chegada à SRPA para procedimentos com duração superior a 1 hora) recebem incentivos financeiros.

A anestesia geral exerce efeitos profundos nos mecanismos termorreguladores e o aquecimento intraoperatório ativo é necessário para manter a normotermia na maioria dos procedimentos cirúrgicos. O uso de mantas térmicas com aquecedores de ar forçado e colchões térmicos com água circulante são as técnicas mais eficazes para garantir o aquecimento intraoperatório ativo, cada uma com vantagens específicas para cada contexto. Aquecedores de líquido IV e dispositivos de aquecimento da via respiratória também podem ser úteis para minimizar a perda de calor, mas não permitem o aquecimento ativo. Devido aos efeitos da anestesia na redistribuição do calor para pele e tecidos periféricos, o aquecimento pré-operatório é necessário para minimizar a hipotermia central em pacientes submetidos a procedimentos com duração inferior a uma hora. Estudos indicam que o aquecimento profilático diminuirá a incidência de hipotermia pós-operatória e a necessidade de intervenção no ambiente cirúrgico ambulatorial. No entanto, o tempo de alta da SRPA e a satisfação do paciente não foram afetados, e o uso de aquecimento profilático foi associado a um aumento significativo de custo. Portanto, as diretrizes para o manejo da temperatura em procedimentos cirúrgicos ambulatoriais de curta duração carecem de definição precisa para que possam ser plenamente implementadas.

Complicações circulatórias

As causas mais comuns de hipotensão na SRPA são hipovolemia, disfunção ventricular esquerda e arritmias. Outras causas incluem anafilaxia, reações transfusionais, tamponamento cardíaco, embolia pulmonar, reações adversas a medicamentos, insuficiência adrenal e hipoxemia. O tratamento envolve suporte da circulação com líquidos, administração de agentes inotrópicos, uso da posição de Trendelenburg e fornecimento de oxigênio até que a causa subjacente seja diagnosticada e tratada.

A hipertensão é um achado comum na SRPA. As causas comuns incluem dor, ansiedade e hipertensão essencial inadequadamente controlada. Hipoxemia e hipercapnia sempre precisam ser descartadas. Outras causas menos comuns englobam hipoglicemia; reações medicamentosas; doenças como hipertireoidismo, feocromocitoma e hipertermia maligna; e distensão vesical. O objetivo fundamental no controle da hipertensão pós-operatória é identificar e corrigir a causa subjacente.

Perda de visão pós-operatória

A perda de visão pós-operatória é uma complicação rara, mas devastadora, que ocorre mais comumente em pacientes submetidos a cirurgias prolongadas em decúbito ventral (p. ex., da coluna) ou cirurgia cardíaca. A incidência geral é relatada como 0,02%. As causas incluem oclusão da artéria retiniana, cegueira cortical e neuropatia óptica isquêmica. Os fatores de risco para o desenvolvimento de perda de visão pós-operatória não são completamente compreendidos, mas estudos recentes identificaram como possíveis fatores de risco obesidade, tempo cirúrgico prolongado, grandes perdas sanguíneas no intraoperatório e falta de uso de coloides durante a reanimação volêmica. Devido à gravidade da complicação, a ASA divulgou orientações para a prática relacionadas à perda de visão pós-operatória.[43]

TRATAMENTO DA DOR AGUDA

A dor, um dos sintomas mais comumente vivenciados pelos pacientes cirúrgicos, tem sido historicamente mal avaliada e, com frequência, tratada de maneira inadequada. Houve mudanças importantes na assistência médica com relação ao manejo da dor, com sua inclusão nos currículos das faculdades de medicina; estabelecimento de protocolos e procedimentos institucionais; desenvolvimento da subespecialidade de medicina da dor; criação de organizações voltadas para a dor; e aumento do interesse por parte dos seguros de saúde e de setores governamentais. Essas mudanças seguirão no futuro, e a equipe médica deve continuar buscando melhorar seu conhecimento sobre o controle da dor e seu compromisso em fornecer analgesia ideal como um componente-chave do atendimento ao paciente. Pesquisas demonstram que melhorias contínuas são necessárias para reduzir ainda mais a alta incidência de dor pós-operatória aguda moderada a grave.

A dor aguda ocorre com frequência no cenário de cirurgia e traumatismo. A experiência de dor pode ser parte do complexo de sintomas que leva o paciente a procurar atendimento médico, ou pode ser causada por lesão tecidual sofrida como resultado de cirurgia ou traumatismo. O termo *dor aguda* refere-se à dor que se espera que seja de duração relativamente curta e que deve desaparecer com a cicatrização do tecido ou a retirada do estímulo nocivo. A dor aguda geralmente desaparece em minutos, horas ou dias. A *dor crônica*, que pode persistir por anos, é definida como aquela que persiste por um período de pelo menos 1 mês além do que seria o previsto para uma condição aguda ou além de um tempo considerado razoável no qual uma lesão estaria curada. A resposta aguda ao estresse associada à dor aguda tem uma função útil, embora o subtratamento possa resultar em prejuízo à progressão fisiopatológica. A dor crônica não tem nenhuma função útil e agora é reconhecida não apenas como parte de certos processos de doenças, como o câncer, mas também como uma doença em si.

Mecanismos da dor aguda

A International Association for the Study of Pain define a *dor* como "uma experiência sensorial e emocional desagradável associada a dano tecidual real ou potencial ou descrita em termos de tal dano". Essa definição enfatiza não apenas a experiência sensorial, mas também o componente afetivo da dor. A lesão tecidual que leva à queixa de dor resulta em um processo denominado *nocicepção*, que tem quatro etapas: transdução, transmissão, modulação e percepção. Com a transdução, o estímulo nocivo é convertido em um sinal elétrico nas terminações nervosas livres, também conhecidas como nociceptores. Os nociceptores estão amplamente distribuídos por todo o corpo em tecidos somáticos e viscerais.

Com a transmissão, o sinal elétrico é enviado através de vias nervosas em direção ao SNC. As vias nervosas incluem aferências sensoriais primárias (fibras Aδ e C em sua maioria) que se projetam para a medula espinal; sistemas ascendentes (incluindo o trato espinotalâmico) para o tronco encefálico; tálamo e vias talamocorticais para o córtex. A modulação, o processo que aumenta ou suprime o sinal de dor, ocorre principalmente no corno dorsal da medula espinal, em particular, na substância gelatinosa. A percepção, etapa final do processo nociceptivo, ocorre quando o sinal da dor atinge o córtex cerebral. As três primeiras etapas da nocicepção são importantes para os aspectos sensoriais e discriminativos da dor. A quarta etapa, a percepção, integra a experiência subjetiva e emocional.

Métodos de analgesia

Vários agentes, vias de administração e modalidades estão disponíveis para o manejo eficaz da dor aguda (Figura 14.5). Agentes analgésicos incluem opioides, anti-inflamatórios não esteroidais (AINEs), paracetamol e anestésicos locais. Agentes menos tradicionais que vêm sendo cada vez mais empregados incluem clonidina, dexmedetomidina, guanfacina, dextrometorfano e gabapentina. As vias de administração abrangem as vias oral, parenteral, peridural e intratecal. A via oral é a via preferida para administração de analgésicos. Pacientes com dor aguda leve a moderada e que podem receber fármacos por via oral podem obter uma analgesia eficaz. A administração parenteral é preferida para pacientes com dor moderada a intensa, quando há necessidade do controle rápido da dor, ou em pacientes incapacitados de receber medicamentos através do tubo gastrintestinal. A via IV é preferível às injeções intramusculares e subcutâneas quando a via parenteral é indicada. Injeções intramusculares são dolorosas e têm absorção errática, podendo levar a níveis sanguíneos variáveis do agente administrado.

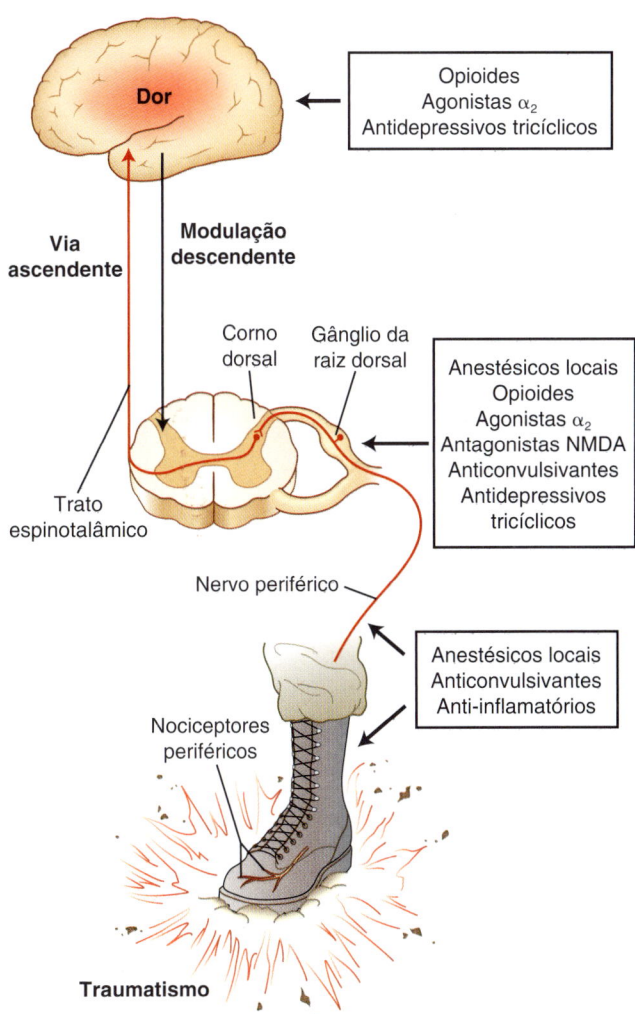

Figura 14.5 Diagrama esquemático delineando a via nociceptiva para transmissão de estímulos dolorosos. As intervenções que previnem a transmissão nociceptiva são mostradas nos pontos da via considerados como os locais de ação. NMDA, N-metil-D-aspartato. (De Buckenmaier CC III, Bleckner LL, eds. *Military Advanced Regional Anesthesia and Analgesia*. Washington, DC: Borden Institute, Walter Reed Army Medical Center; 2008.)

Opioides

Os opioides são agentes analgésicos potentes e eficazes frequentemente subutilizados. Ao se ligarem a receptores opioides no SNC e provavelmente também nos tecidos periféricos, agem modulando o processo nociceptivo. Os receptores opioides mais bem caracterizados são os receptores μ1, μ2, δ, κ, ε e σ. Os receptores μ1 estão envolvidos na analgesia supraespinal. Os receptores δ e κ estão envolvidos na analgesia espinal. Os opioides podem ser administrados por várias vias, incluindo oral, parenteral, neuroaxial, retal e transdérmica.

Os opioides têm diversos graus de potência. Os opioides fortes são ideais para dor moderada a intensa ou de frequência constante. Agentes opioides fracos são adequados para dor leve a moderada e de frequência intermitente. A morfina, o protótipo de opioide forte, pode ser administrada por uma variedade de vias e técnicas. Outros opioides fortes incluem hidromorfona, fentanila e meperidina. A morfina é metabolizada em morfina-3-glicuronídeo e morfina-6-glicuronídeo, que podem se acumular em pacientes portadores de insuficiência renal. Para dor moderada a intensa de pacientes portadores de disfunção renal, fentanila e hidromorfona são os agentes mais adequados. Historicamente, a meperidina fora usada como opioide forte de escolha. Essa prática vem diminuindo devido ao fato de a meperidina ser metabolizada em normeperidina, um metabólito tóxico único que pode se acumular, levando a efeitos similares a convulsões. Os pacientes que são particularmente vulneráveis a esse efeito colateral incluem idosos, pacientes desidratados e portadores de insuficiência renal. A fentanila atualmente está disponível em uma apresentação transdérmica, a qual é desaconselhada como via de controle para dor aguda.

Agentes opioides fracos, como hidrocodona e codeína, são comumente combinados com ácido acetilsalicílico ou paracetamol. O tramadol é um analgésico não opioide, que guarda efeitos semelhantes aos dos opioides. É um fármaco de ação central administrado por via oral e pode ser usado para o alívio de dor leve a moderada. Os eventos adversos mais comumente relacionados ao uso dos opioides incluem náuseas, prurido, sedação, embotamento mental, diminuição da motilidade gástrica, retenção urinária e depressão respiratória. Seleção apropriada de agentes, monitoramento e tratamento podem prevenir ou melhorar esses efeitos adversos.

Uma grande barreira para o uso eficaz de agentes opioides por pacientes, médicos e outros profissionais da saúde é o receio da dependência, que acaba por se traduzir em subdosagem, uso de intervalos de dosagem excessivamente amplos, administração de opioides fracos para dor moderada a intensa e subnotificação da dor. Em quadros de dor aguda no pós-operatório, o uso de opioides não demonstrou ser um fator de risco para o desenvolvimento de um transtorno de dependência. Os termos-chave para entender os diferentes mecanismos de adição incluem *tolerância*, *vício* (dependência psicológica) e *dependência física*. A tolerância ocorre quando uma dose de opioide previamente eficaz deixa de produzir analgesia adequada. É um efeito fisiológico normal e não deve ser confundido com dependência. A tolerância se desenvolve não apenas ao efeito analgésico dos opioides, mas também à maioria dos efeitos adversos relacionados aos opioides. A duração da exposição aos opioides também desempenha um papel central no desenvolvimento da tolerância. Em pacientes que manifestam tolerância faz-se, então, necessário reajustar as doses com o objetivo de obter uma analgesia eficaz. Vício ou dependência psicológica é um transtorno compulsivo que se manifesta pela preocupação com a obtenção e o uso inadequado de uma substância, o uso continuado apesar do dano, a diminuição da qualidade de vida e a negação. Dependência psicológica não deve ser confundida com dependência física, que é um processo fisiológico normal. Dependência física se manifesta pela ocorrência de uma síndrome de abstinência quando a administração de determinado fármaco é repentinamente interrompida ou mesmo quando um antagonista é administrado. A duração do tratamento com opioides é um fator de risco para o desenvolvimento da dependência física. O uso de opioides por curto intervalo durante o período perioperatório raramente resulta em dependência física. A redução lenta com desmame dos opioides é uma medida eficaz para evitar sintomas de abstinência.

Fármacos anti-inflamatórios não esteroidais

Os anti-inflamatórios não esteroidais (AINEs) são um importante componente da analgesia perioperatória que, quando usados como parte de uma abordagem analgésica multimodal, reduzem a dor, podendo diminuir o consumo de opioides. Seu mecanismo de ação se dá por meio da inibição da atividade da enzima ciclo-oxigenase (COX), resultando, assim, na diminuição da produção de prostaglandinas. As prostaglandinas são potentes mediadores da dor que atuam diretamente nos nociceptores, e também na modulação da sensibilidade dos nociceptores. A inibição da produção de prostaglandinas resulta em analgesia, bem como pode levar a efeitos adversos como úlcera gástrica, sangramento e lesão renal. Esses efeitos adversos podem provocar limitação do uso dos AINEs no período perioperatório. Ao contrário das evidências anteriores de que os AINEs atuam principalmente nos tecidos periféricos, atualmente há evidências de que também atuem no SNC.

Uma grande variedade de compostos químicos é encontrada nessa classe de analgésicos com diferentes estruturas químicas conhecidas. A maioria desses agentes destina-se à administração oral, o que limita seu uso no período perioperatório. O cetorolaco, disponível também em apresentação parenteral, demonstrou ser eficaz e seguro em pacientes selecionados. Ele é contraindicado em pacientes com história de gastropatia, disfunção plaquetária ou trombocitopenia; pacientes com história de alergia ao agente; e em pacientes com insuficiência renal ou hipovolemia. Deve ser administrado com cautela em pacientes idosos. Uma dose de ataque de 30 mg IV seguida de 15 mg IV a cada 6 horas por um curto espaço de tempo pode fornecer analgesia eficaz para dores de intensidade leve a moderada, podendo ser também um adjuvante útil para o tratamento de dores de intensidade moderada a intensa, seja combinado com opioides ou com outras técnicas analgésicas existentes. Moodie et al.[44] conduziram um estudo duplo-cego controlado por placebo em pacientes submetidos a cirurgias abdominais e ortopédicas. Os indivíduos receberam 30 mg ou 10 mg intranasal de cetorolaco enquanto o grupo controle recebeu um *spray* placebo após a recuperação da anestesia. A dose da bomba de morfina administrada por meio de uma bomba de analgesia controlada pelo paciente (PCA) durante 40 horas foi menor no grupo de 30 mg de cetorolaco (37,8 mg) *versus* cetorolaco 10 mg (54,3 mg) *versus* placebo (56,5 mg). Cetorolaco 30 mg foi associado com redução do escores de dor em até 6 horas, sem alterações no escore de dor relatada nos períodos subsequentes. Não houve alterações na incidência de náuseas ou prurido.[44]

O avanço mais recente nessa categoria de analgésicos envolve a introdução de agentes seletivos na inibição de subtipos da enzima COX. Existem ao menos dois subtipos dessa enzima: COX-1 (constitutiva) e COX-2 (induzível). Os AINEs tradicionais são inibidores não seletivos da COX. Já os agentes mais recentes (celecoxibe, rofecoxibe, valdecoxibe) são inibidores seletivos da COX-2. Os inibidores da COX-2 parecem oferecer analgesia semelhante com risco levemente reduzido de causar sangramento gastrintestinal, diáteses hemorrágicas e comprometimento renal. Eles têm sido estudados e aplicados clinicamente no tratamento da dor relacionada à artrite, mas estão se tornando cada vez mais presentes no período perioperatório. Os inibidores de COX-2 atualmente disponíveis no mercado têm apresentação oral. Em um estudo de Huang et al.,[45] o inibidor seletivo de COX-2 celecoxibe foi administrado a pacientes submetidos à artroplastia total do joelho sob bloqueio subaracnóideo. O celecoxibe 200 mg foi administrado 1 hora antes da cirurgia e de 12 em 12 horas por 5 dias. O fármaco foi comparado com a morfina administrada por meio de uma bomba de PCA. O grupo que recebeu celecoxibe teve redução no consumo de morfina quando comparado com placebo, sendo 15,1 mg para o grupo celecoxibe versus 19,7 mg para o grupo placebo. O uso de celecoxibe foi associado a menor escore de dor nas primeiras 48 horas de pós-operatório com aumento na amplitude de movimento do joelho durante os três primeiros dias de pós-operatório. Não houve diferença nos efeitos adversos relacionados à morfina (náuseas e vômitos) entre os dois grupos estudados.[45] O parecoxibe está sendo estudado para uso parenteral. Há indícios de que os inibidores da COX-2 estejam associados a menor incidência de gastropatia. As preocupações sobre o uso desses AINEs seletivos incluem o risco de eventos cardiovasculares e seus efeitos sobre a cicatrização óssea, enquanto alguns desses agentes (rofecoxibe, valdecoxibe) foram retirados do mercado por causa do aumento do risco de complicações cardiovasculares. Valdecoxibe foi retirado da distribuição comercial também devido ao risco de reações cutâneas graves e complicações cardiovasculares.

Antagonistas de NMDA. A cetamina tem sido reconhecida há muito tempo como um poderoso agente de indução com potentes propriedades analgésicas, embora muitas vezes à custa de efeitos psicotrópicos adversos como disforia e, em doses mais altas, psicose. A descoberta de antagonistas de NMDA e seu papel na sensibilização do SNC levou ao ressurgimento dessa classe de agentes para uso no manejo da dor aguda na medicina perioperatória. Um estudo prospectivo, randomizado, duplo-cego, controlado por placebo realizado por Zakine et al.[46] comparou dois regimes de cetamina em relação ao placebo. Eles usaram cetamina intraoperatória (ataque de 500 μg/kg seguido de 2 μg/kg/minuto) ou cetamina intra e pós-operatória (2 μg/kg/minuto) ou placebo em pacientes submetidos a cirurgias abdominais de grande porte sob anestesia geral. Os autores observaram redução no uso de morfina administrada por meio de bomba de PCA no grupo de cetamina perioperatória (intra e pós-operatória) (27 mg) versus cetamina intraoperatória (48 mg) versus placebo (50 mg). É importante ressaltar que os escores de dor foram menores em ambos os grupos de cetamina em comparação com placebo, e a incidência de náuseas e vômito foi maior no grupo placebo.[46] Resultados semelhantes foram observados em estudo de pacientes submetidos à cirurgia de artroplastia total do joelho. Em estudo publicado por Remerand et al.,[47] os autores demonstraram que a administração de cetamina perioperatória estaria associada à redução em 6 meses dos sintomas de dor crônica, dos quais 8% do grupo cetamina em comparação a 21% no placebo. Se, no entanto, a cetamina não for administrada por infusão contínua (ou seja, por meio de bombas de PCA ou de maneira intermitente), seus efeitos parecem ser ineficazes, conforme observado em estudo de pacientes submetidos a cirurgias ginecológicas e em um estudo com pacientes submetidos à cirurgia de correção da escoliose pediátrica, respectivamente. Por fim, o magnésio também foi reconhecido por ter propriedades antagonistas dos receptores NMDA. No entanto, parece haver um efeito analgésico ineficaz, exceto se administrado em altas doses.

Agonistas α_2-adrenérgicos. Uma alta densidade de receptores α_2-adrenérgicos foi identificada na substância gelatinosa do corno dorsal em seres humanos, onde acredita-se que os agonistas α_2-adrenérgicos atuem modulando a transmissão de sinais nociceptivos. A clonidina, por causa de suas potentes propriedades anti-hipertensivas, é de uso limitado na medicina perioperatória. No entanto, a dexmedetomidina demonstrou ser eficaz na medicina perioperatória, apresentando efeitos transitórios na hemodinâmica, produzindo ao mesmo tempo efeitos analgésicos otimizados com redução no consumo de opioides e redução de efeitos colaterais relacionados ao uso de opioides. Em um estudo de Tufanogullari et al.[48] que envolveu pacientes submetidos à cirurgia bariátrica videolaparoscópica sob anestesia geral, os pacientes foram randomizados em um dos quatro grupos. Os grupos incluíram dexmedetomidina IV administrada na dosagem de 0,2, 0,4 ou 0,8 μg/kg/hora ou terapia de infusão solitária de placebo durante a operação. Os autores observaram redução das necessidades de administração de morfina por meio de bombas de PCA por até 48 horas nos grupos tratados com a dexmedetomidina. A incidência de náuseas e vômitos foi menor nos grupos que receberam dexmedetomidina, assim como o tempo de permanência na SRPA. No entanto, os escores de dor não foram diferentes entre os grupos, o que os autores sugerem que poderia ser atribuído à interrupção da infusão do fármaco no pós-operatório.[48] Além dos benefícios analgésicos, a dexmedetomidina parece ter outras vantagens pré-operatórias. Ji et al.,[49] em estudo recente, avaliaram a associação de dexmedetomidina em pacientes submetidos à cirurgia cardíaca iniciando a infusão durante o período de desmame da circulação extracorpórea e mantendo a infusão na UTI por menos de 24 horas. Em seu estudo, eles observaram redução na mortalidade hospitalar, em 30 dias e em 1 ano, bem como redução de complicações como o delírio. Os escores de dor não foram descritos pelos autores e, portanto, não é possível concluir se a dor foi menor com a administração de dexmedetomidina.[49] A guanfacina é outro agonista α_2-adrenérgico que vem recebendo atenção como agente capaz de diminuir o delírio no pós-operatório e servir como adjuvante para o manejo da dor. Guanfacina é administrada por via oral e tem efeitos adversos cardiovasculares mínimos. No entanto, mais estudos são necessários para determinar a eficácia da guanfacina como adjuvante perioperatório.

Anestésicos locais para o tratamento da dor aguda

Os anestésicos locais agem na segunda etapa do processo de nocicepção, bloqueando a condução dos estímulos nociceptivos nas fibras nervosas. Esses fármacos são usados com o objetivo de permitir a aplicação de técnicas de anestesia regional para cirurgia, mas seus efeitos clínicos se estendem para o período pós-operatório, contribuindo, assim, para a analgesia preemptiva. Anestésicos locais administrados em doses menores do que a necessária para anestesia podem também fornecer analgesia para uma variedade de técnicas de administração anestésica como infiltração local, aplicação tópica, anestesia peridural e instilação em nervos periféricos. Anteriormente, considerava-se que a infiltração de anestésico local fosse benéfica para auxiliar na analgesia pós-operatória, mas evidências recentes sugerem resultados inconsistentes. Em um estudo de Hariharan et al.,[50] pacientes submetidas à histerectomia abdominal foram randomizadas em um dos quatro grupos para receber anestésicos locais (lidocaína a 1% com bupivacaína a 0,25%, com epinefrina 2 μg/mℓ). Os anestésicos foram infiltrados localmente sob a pele no pré e pós-operatório, apenas no pré-operatório, no pós-operatório sozinho ou placebo. Na comparação, a dose de morfina administrada por meio de bomba de PCA e os escores de dor não apresentaram diferenças entre os quatro grupos estudados, sugerindo que essas técnicas sejam ineficazes para analgesia perioperatória nessa população de pacientes.[50] A aplicação tópica de anestésico local inclui o uso de agentes como a mistura eutética de anestésicos locais (creme EMLA®), composta pela mistura de prilocaína com lidocaína. Esse agente pode ser usado para procedimentos superficiais, o qual é aplicado antes da incisão cirúrgica. A instalação de cateteres de nervos periféricos para infusão de anestésico local está se tornando uma técnica frequentemente utilizada para o controle da dor pós-operatória. O desenvolvimento de bombas de infusão leves e descartáveis vem contribuindo para aumento no emprego dessas técnicas de infusão de anestésicos locais em nervos periféricos de pacientes ambulatoriais. A analgesia por meio da infusão de anestésicos locais em nervos periféricos demonstrou proporcionar melhor controle da dor pós-operatória quando comparada à administração de opioides.

Terapia analgésica combinada

A combinação de diferentes classes de agentes analgésicos permite a obtenção de efeitos sinérgicos. A sinergia resulta na potencialização do efeito com a redução na dosagem de cada agente individualmente e consequente redução de efeitos adversos atribuídos a cada um dos agentes. Combinações comumente empregadas incluem administração de opioides com AINEs em regime analgésico ou administração peridural de um anestésico local em associação com um opioide. A escolha do agente e da técnica depende de alguns fatores como o histórico médico do paciente e sua preferência pessoal por determinado fármaco ou técnica; a extensão da cirurgia; o grau esperado de dor pós-operatória; a experiência da equipe que cuida do paciente; e o quadro pós-operatório no qual o paciente vai se recuperar. A gabapentina, um anticonvulsivante utilizado para o tratamento da dor neuropática crônica, demonstrou-se eficaz para analgesia no pós-operatório agudo, incluindo melhor controle da dor e redução dos efeitos adversos relacionados aos opioides. No entanto, deve-se notar que os estudos que demonstraram benefício da gabapentina necessitaram de doses de 900 ou 1.200 mg para demonstrar um benefício analgésico significativo. Em estudo de Khan et al.[51] envolvendo pacientes submetidos à laminectomia lombar, pacientes receberam 900 ou 1.200 mg de gabapentina no pré ou pós-operatório. Os autores encontraram redução nas taxas de uso de morfina nas primeiras 24 horas do pós-operatório, bem como redução no escore de dor e redução de efeitos adversos, independentemente do *timing* da administração da gabapentina (pré ou pós-operatório).[51] Além dos benefícios da dor aguda, a gabapentina também pode desempenhar um papel no tratamento de dores crônicas. Embora não seja algo novo, carece de determinação o papel da pregabalina no manejo da dor aguda. Apesar de alguns estudos negativos publicados, novas evidências poderiam demonstrar uma estratégia ideal para o manejo da dor. Essa estratégia provavelmente envolveria terapias de manejo da dor que se estenderiam para além do período de hospitalização.[52] Em estudo publicado por Buvanendran et al.,[52] pacientes foram submetidos à artroplastia total de joelho sob anestesia peridural associada à raquianestesia. Realizou-se a inserção de um cateter peridural com objetivo de permitir a administração de analgesia peridural e esse cateter foi mantido em posição por até 32 a 42 horas do período pós-operatório. Pregabalina 300 mg ou placebo foram administrados durante o período pré-operatório com redução progressiva da dose ao longo de 14 dias. A necessidade de administração de fármacos pelo cateter peridural foi menor no grupo pregabalina à custa do aumento da sedação e confusão mental no dia 0 do pós-operatório. No entanto, houve uma redução associada na frequência de sintomas de dor neuropática por até 3 e 6 meses no grupo que recebeu a pregabalina. Outros estudos estão em andamento e aguardamos seus resultados.

O conceito de analgesia preemptiva continua sendo ativamente explorado e utilizado no período perioperatório. Induzida por uma variedade de agentes e técnicas, o objetivo da analgesia preemptiva é influenciar a forma como ocorre o processo analgésico antes mesmo que ocorra qualquer estímulo nocivo (p. ex., incisão cirúrgica). A prática de analgesia preemptiva minimiza a sensibilização do sistema nervoso e modera os processos de nocicepção descritos anteriormente. A analgesia preventiva eficaz resulta em diminuição da dor pós-operatória, redução da necessidade de analgésicos pós-operatórios, diminuição dos efeitos adversos dos analgésicos, melhor adesão à reabilitação pós-operatória e diminuição da incidência de síndromes de dor crônica pós-cirúrgica.

Analgesia neuroaxial

As vias de administração de fármacos neuroaxiais incluem as vias peridural e a via intratecal (subaracnóidea). Esses modos de administração requerem a consulta de especialistas em dor aguda, geralmente anestesiologistas treinados no uso da via neuroaxial para administração de anestesia e analgesia. Os agentes neuroaxiais são administrados em injeção de fármacos no espaço peridural ou subaracnóideo, por injeções intermitentes através de um cateter peridural permanente, por infusão contínua através de um cateter peridural permanente ou por analgesia peridural com auxílio de bombas de PCA por meio de um cateter permanente. Cateteres subaracnóideos de demora raramente vêm sendo empregados para dor aguda. Uma consideração importante na seleção de pacientes para analgesia neuroaxial é a ausência de distúrbios de coagulação, incluindo a avaliação de pacientes que façam uso concomitante de agentes antiplaquetários e anticoagulantes. É importante o conhecimento de tais distúrbios de coagulação com objetivo de minimizar o risco de sangramento intraespinal e a formação de hematoma espinal, que poderiam levar a lesões neurológicas graves. A via neuroaxial requer treinamento da equipe médica e de enfermagem, e o uso de protocolos e diretrizes definidos. De maneira geral, os pacientes podem ser tratados no andar cirúrgico com essas técnicas de analgesia. No entanto, deve ser realizado o monitoramento com o objetivo de minimizar o desenvolvimento de efeitos colaterais e aumentar a segurança do paciente.

Agentes farmacológicos como opioides e anestésicos locais são administrados pela via neuroaxial para obter analgesia. Outros agentes que têm sido administrados neuroaxialmente incluem clonidina, neostigmina e paracetamol. Os opioides, quando administrados pela via neuroaxial, proporcionam analgesia por sua ação nos receptores opioides localizados no corno dorsal da medula espinal. Um importante determinante da ação opioide quando administrado pela via neuroaxial é o grau de lipossolubilidade do fármaco. A morfina é hidrofílica, o que explica seu início lento de ação, sua longa duração e sua capacidade de fornecer analgesia por uma ampla distribuição de dermátomos, assim como o risco de depressão respiratória tardia. A fentanila é lipofílica, o que explica seu rápido início de ação e sua curta duração de ação, sua capacidade de fornecer analgesia segmentar e seu risco limitado de depressão respiratória tardia. Opioides hidrofílicos, como a morfina, quando administrados no espaço peridural ou subaracnóideo, permanecem no LCR por tempo maior do que um opioide lipofílico. O fármaco pode dispersar-se rostralmente para o cérebro, influenciando os centros respiratórios horas após a administração inicial.

Anestésicos locais, quando usados para analgesia neuroaxial, exercem seus efeitos bloqueando a condução nervosa. Para obter analgesia neuroaxial, os anestésicos locais são administrados em doses e concentrações menores do que as necessárias para obter anestesia cirúrgica. Esse bloqueio sensorial resultante é suficiente para fornecer analgesia, mas não suficientemente profundo para interferir na função motora e mascarar complicações. A administração de anestésicos locais em concentrações analgésicas levam também a um menor comprometimento do tônus simpático. A bupivacaína e a ropivacaína são os anestésicos locais mais utilizados para analgesia peridural e por infusão de nervos periféricos. Esses fármacos apresentam maior afinidade por fibras sensitivas do que as motoras (bloqueio diferencial) e têm menor incidência de taquifilaxia (tolerância à ação do anestésico local). A analgesia neuroaxial para dor aguda comumente combina opioides e anestésicos locais. Cada agente tem um mecanismo de ação distinto e a combinação desses agentes produz efeitos sinérgicos, resultando em doses reduzidas de cada agente e diminuição da incidência e gravidade dos efeitos colaterais. Metanálise recente da eficácia da analgesia peridural pós-operatória concluiu que a analgesia peridural, independentemente do agente de escolha, do local de inserção do cateter e do tipo de avaliação da dor, proporcionou analgesia superior à dos opioides parenterais.[53]

Analgesia intravenosa controlada pelo paciente

Uma modalidade cada vez mais popular e eficaz usando a via de administração parenteral é a administração de PCA IV. Essa modalidade minimiza as etapas envolvidas na administração da analgesia e aumenta a autonomia e o controle do paciente. Os opioides são o agente de escolha para PCA IV. Ao comparar a PCA IV com a administração intermitente de opioides convencional por enfermeiros, os pacientes obtêm analgesia imediata, recebem doses menores de opioides e em intervalos mais frequentes, mantendo, assim, a concentração plasmática do medicamento na faixa analgésica e reduzindo a incidência de efeitos adversos relacionados ao medicamento. Os candidatos para PCA IV são pacientes com uma boa compreensão das etapas básicas envolvidas no uso do dispositivo, que estão dispostos a assumir o controle de sua analgesia e fisicamente capazes de ativar o dispositivo. Esses pacientes incluem crianças a partir dos 4 anos e a maioria dos adultos, incluindo pacientes idosos.

Os agentes preferidos para PCA IV são os opioides, sendo o sulfato de morfina o mais comumente escolhido. Outros opioides usados para PCA IV incluem hidromorfona, fentanila e meperidina. A PCA com metadona IV foi descrita. A prescrição médica da PCA IV deve especificar o medicamento, sua concentração, a dose de ataque, a dose em bólus, a taxa de infusão contínua (taxa basal), o intervalo de bloqueio e os limites de dose. A seleção desses parâmetros é baseada na idade do paciente, no *status* clínico e no nível de dor. O uso rotineiro de uma taxa de infusão basal contínua com PCA IV permanece controverso. Com uma infusão contínua, o fármaco é liberado ao paciente independentemente da demanda, resultando, assim, no potencial aumento da incidência de efeitos adversos, bem como no risco de depressão respiratória. A restrição no uso de infusões basais a pacientes em grupos específicos, incluindo aqueles com dor intensa por cirurgia extensa ou traumatismo e pacientes tolerantes devido ao uso crônico de opioides, portanto, aumentaria a segurança dessa modalidade clínica.

O uso de protocolos e diretrizes estruturadas é incentivado para hospitais que disponibilizam a PCA IV, e tanto a equipe médica como a de enfermagem precisam receber treinamento para atendimento de pacientes que utilizam essa modalidade de tratamento. Existe um risco aumentado de complicações no caso de os membros da equipe não terem sido treinados acerca do conceito de administração de analgesia por meio da PCA IV; caso não sejam capacitados para realizar a seleção, o treinamento e a avaliação adequada de pacientes elegíveis para a terapia; caso careçam de informações necessárias para a seleção apropriada de fármaco e doses, e de estabelecer requisitos e protocolos de monitoramento apropriados para o manejo dos efeitos adversos.

Seleção de métodos de analgesia pós-operatória

A escolha de estratégias de manutenção da dor pós-operatória é uma soma dos fatores relacionados ao paciente, das preferências do cirurgião, das habilidades do anestesiologista e da disponibilidade de recursos nos cuidados e no controle no período pós-operatório.

Dor crônica

Em um subgrupo de pacientes, a dor persiste após o tempo que seria o esperado de cura, mesmo na ausência de substratos fisiopatológicos suficientes que explicariam a dor. A dor que persiste por 1 mês além do tempo esperado para recuperação ou desencadeamento inicial é considerada como evidência para o diagnóstico de uma síndrome de dor crônica. Pacientes que persistem com sintomas álgicos costumam usar palavras como *queimação, pontada* e *choque* para descrever seus sintomas e que estão associadas à síndrome de dor neuropática. As síndromes de dor neuropática ocorrem quando há lesão do sistema nervoso (central, periférico ou ambos). Acredita-se que a sensibilização central seja o mecanismo subjacente ao desenvolvimento da dor neuropática. Exemplos abrangem pacientes com dor persistente após cirurgia de cabeça e pescoço, toracotomia, mastectomia, correção de hérnia e amputação. Determinados fatores podem aumentar o risco de dor crônica, como infecção no sítio cirúrgico, traumatismo intraoperatório de nervos, diabetes melito e compressão ou aprisionamento de nervos por câncer. Existem evidências de que a analgesia preventiva pode ajudar a minimizar a ocorrência dessas síndromes.

Devido ao fato de as síndromes de dor crônica serem de difícil diagnóstico no período pós-operatório precoce, é importante que os médicos realizem uma avaliação adequada da dor durante o acompanhamento pós-operatório. Por exemplo, após a amputação, pacientes podem queixar-se da permanência de sensações táteis e dor no local de um membro amputado, podendo se tornar relutantes em fornecer informações voluntárias pelo receio de aparentar ser portadores de instabilidades psicológicas. Em tais circunstâncias, o questionamento direcionado é capaz de suscitar a abertura do paciente para a descrição de queixas e reconfortá-lo acerca do tratamento adequado. Recomenda-se encaminhar o paciente para uma consulta com o médico da dor assim que é suspeitado o diagnóstico de uma síndrome de dor pós-operatória. As modalidades de tratamento abrangem uso de medicamentos adjuvantes, como antidepressivos e anticonvulsivantes, bloqueios nervosos, fisioterapia e técnicas psicológicas.

Tipos específicos de pacientes com dor aguda
Pacientes com história de dor crônica

Pacientes com história de dor crônica podem experienciar a dor aguda decorrente de procedimentos cirúrgicos ou traumatismos de maneira distinta de pacientes que não apresentam história de dor crônica. Sua experiência de dor é afetada pela experiência com dor crônica. Alguns desses pacientes podem já estar recebendo terapia crônica com opioides como parte do tratamento da dor crônica. É provável que manifestem tolerância à terapia com opioides e tenham um limiar de dor diminuído, o que pode resultar no paciente relatando níveis mais altos de dor, levando o profissional a aumentar a dose de opioide. É recomendável a avaliação de antecedentes pessoais de dor no pré-operatório, assim como o questionamento de técnicas anestésicas e cirúrgicas previamente realizadas para minimizar o traumatismo tecidual e a resposta ao traumatismo, bem como o planejamento adequado da analgesia no pós-operatório para que possa ser traçada uma estratégia de analgesia eficaz.

Pacientes com histórico de abuso de substâncias

Pacientes com histórico de abuso de substâncias são frequentemente subtratados para queixas de dor aguda. O estigma associado ao abuso de drogas, a incompreensão por parte dos profissionais da saúde e o comportamento inadequado desses pacientes a estímulos dolorosos contribuem para o subtratamento nessa população de pacientes. A analgesia eficaz pode ser obtida com diretrizes rígidas, educação do paciente e consulta com especialistas em modalidades de analgesia como a analgesia regional.

Pacientes pediátricos

Pacientes pediátricos vivenciam intensidades similares de dor aguda pós-operatória e pós-traumática quando comparados aos adultos. Um grande mito histórico já refutado era a crença de que neonatos e crianças não vivenciavam a sensação de dor de maneira similar aos adultos. A analgesia eficaz para um paciente pediátrico com dor aguda pode ser alcançada com escalas de avaliação da dor adaptadas para essa população, e o uso de modalidades e agentes farmacológicos semelhantes aos usados em adultos. A dosagem de fármacos em pacientes pediátricos deve ser guiada por cálculos embasados no peso do paciente. Para neonatos, a analgesia controlada pelo enfermeiro é o padrão. Em crianças mais velhas, é possível empregar de maneira eficaz as bombas de PCA. A anestesia regional está sendo cada vez mais utilizada para cirurgia pediátrica, com os benefícios da analgesia podendo se estender para o período pós-operatório com subsequente redução da necessidade de opioides. A analgesia peridural, administrada por meio de um cateter posicionado caudalmente ou por meio de uma injeção única no hiato caudal, pode fornecer analgesia eficaz. A instalação de cateteres adjuntos a nervos periféricos para infusão de anestésicos locais também é uma opção. A anestesia tópica com anestésicos locais, como a aplicação de creme EMLA®, é também uma estratégia capaz de minimizar a dor associada à punção de cateteres venosos periféricos e de procedimentos superficiais.

Pacientes idosos

À medida que a proporção de idosos na população geral aumenta, uma porcentagem crescente de pacientes geriátricos está sendo submetida a procedimentos cirúrgicos eletivos ou para o tratamento de traumatismos. Esses pacientes precisarão de avaliação da dor adaptada ao seu estado mental e habilidades cognitivas. As modalidades e os agentes usados para controlar a dor aguda nessa população devem levar em consideração as condições clínicas gerais, a presença de comorbidades e a deterioração de funções orgânicas típicas dessa faixa etária.

CONCLUSÃO

A anestesia moderna é segura e eficaz para a maioria dos pacientes, em grande parte devido a avanços importantes nos equipamentos de anestesia, monitoramento e medicamentos. Com uma ampla variedade de técnicas específicas à disposição, a seleção de regimes anestésicos e de dor pós-operatória para cada paciente deve se basear nas demandas específicas do procedimento cirúrgico proposto, nas preferências do paciente e na experiência e no conhecimento do anestesiologista. Cada vez mais pacientes portadores de comorbidades graves estão recebendo cuidados cirúrgicos. A prática da anestesia vem evoluindo para fornecer avaliação e ajuste de risco adequados, com o objetivo de otimizar o atendimento ao paciente perioperatório.

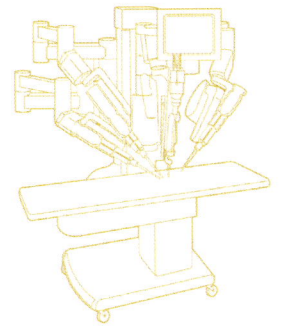

15

Tecnologia Emergente em Cirurgia: Informática e Eletrônica

Amin Madani, Carmen L. Mueller, Gerald M. Fried

VISÃO GERAL DO CAPÍTULO

Avanços significativos recentes na tecnologia cirúrgica
   Evolução contínua da cirurgia minimamente invasiva
   Avanços na endoscopia como plataforma cirúrgica
   Evolução da cirurgia robótica minimamente invasiva
   Digitalização e cirurgia aumentada
Tecnologias em evolução na cirurgia
   Impressão 3D e bioimpressão

   Inteligência artificial
   Ferramentas de diagnóstico intraoperatório para cirurgia direcionada
Processo de inovação em cirurgia
Inovações na simulação: treinamento e planejamento cirúrgico
Conclusão

Os vídeos deste capítulo se encontram *online* no Ambiente de aprendizagem do GEN.

Houve mudança drástica nos cuidados cirúrgicos nos últimos 30 anos com a introdução da digitalização, da miniaturização, da melhora dos sistemas óticos, de ferramentas avançadas de diagnóstico e terapia, e de sistemas de informação computadorizados na sala de cirurgia. A cirurgia tradicionalmente exigia incisões suficientemente grandes para permitir ao cirurgião introduzir as mãos no corpo e possibilitar entrada de luz suficiente para ver as estruturas a serem operadas, mas as inovações estimularam uma mudança radical na forma como os procedimentos cirúrgicos são realizados. Para muitos procedimentos cirúrgicos, as técnicas guiadas por imagem atualmente se tornaram o padrão de atendimento, e a tecnologia continua a evoluir, tornando-a mais segura e perfeita para otimizar os resultados dos pacientes. Isso pode ser feito manipulando instrumentos de fora do paciente, enquanto os direciona por meio de exibições de imagens diretas dos tecidos-alvo (p. ex., cirurgia endoscópica ou videolaparoscópica) ou em imagens indiretas da região de interesse (p. ex., tratamentos endovasculares por cateter, ablação de alvos específicos por energia guiada por imagem). A cirurgia guiada por imagem permitiu o uso de incisões significativamente menores para introduzir instrumentos cirúrgicos em compartimentos específicos e realizar um procedimento que não seria possível sem uma incisão tradicional (Figura 15.1). Em outros casos, os instrumentos cirúrgicos podem acessar os tecidos-alvo através de condutos anatômicos (p. ex., artérias ou veias) ou orifícios naturais (p. ex., boca, ânus, vagina ou uretra) sem a necessidade de qualquer incisão visível. Essas plataformas digitais também abriram as portas para um mundo inteiro de oportunidades, a fim de fornecer aos cirurgiões dados e orientações em tempo real para melhorar o desempenho e a segurança do paciente, incluindo o uso de realidade aumentada, telemonitoramento por um especialista fora do centro cirúrgico e o emergente campo da inteligência artificial (IA) para fornecer aumento computacional do desempenho intraoperatório. Além disso, as tecnologias mais recentes disponibilizaram uma grande quantidade de ferramentas diagnósticas e terapêuticas que podem ser usadas para melhorar os resultados do paciente após a cirurgia.

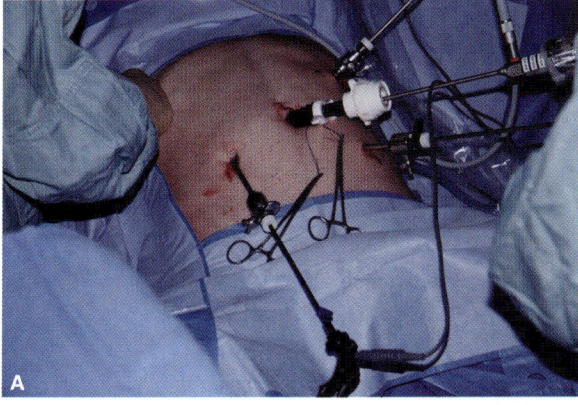
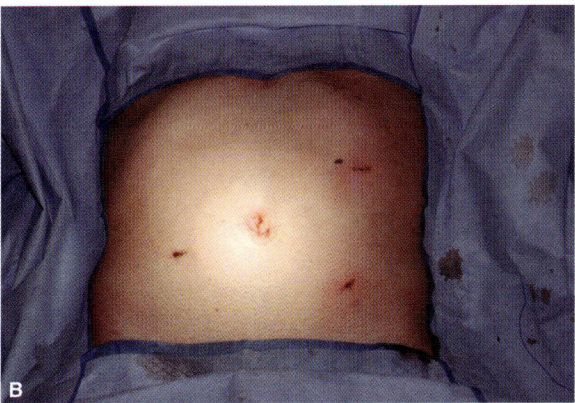

Figura 15.1 Campo cirúrgico para colectomia videolaparoscópica. **A.** Os instrumentos são passados por trocartes na parede abdominal. **B.** Pequenas incisões no final da cirurgia. A incisão maior no umbigo é usada para extrair o espécime.

Embora os pacientes possam se beneficiar substancialmente de novas tecnologias que minimizam a invasividade das terapias cirúrgicas e melhoram a segurança da cirurgia, o emprego de novas técnicas geralmente requer um conjunto inteiramente novo de habilidades para o cirurgião e sua equipe. Ainda que o conceito do procedimento em si possa ser familiar para a equipe cirúrgica, as aptidões necessárias para realizar o procedimento usando uma nova abordagem e novas ferramentas são diferentes (p. ex., desenvolver um modelo mental das referências anatômicas de um ponto de vista diferente ou desenvolver as habilidades psicomotoras necessárias para manobrar efetivamente uma nova ferramenta). O aprendizado e a prática tornaram-se aspectos fundamentais da introdução de novas tecnologias na sala de cirurgia para evitar o risco de complicações nessa fase de transição. Além disso, "novo" nem sempre significa "melhor", e a avaliação crítica da utilidade, da segurança e do custo-benefício da nova tecnologia continua sendo um pilar do processo de adoção de inovações em cirurgia.

Este capítulo descreve inovações cirúrgicas recentes, destaca tecnologias emergentes que estão prestes a mudar significativamente o centro cirúrgico em um futuro próximo, discute elementos e obstáculos importantes para a introdução de tecnologias no centro cirúrgico, e debate abordagens para treinamento e estabelecimento de proficiência à medida que novas tecnologias surgem.

AVANÇOS SIGNIFICATIVOS RECENTES NA TECNOLOGIA CIRÚRGICA

Evolução contínua da cirurgia minimamente invasiva

O acesso às cavidades internas do corpo, como tórax, abdome e pelve, requer uma incisão cujo tamanho é determinado pela necessidade de o cirurgião visualizar, sentir e manipular os tecidos-alvo e conhecer as dimensões de quaisquer tecidos que necessitem ser removidos. A cirurgia minimamente invasiva (como a cirurgia videolaparoscópica) fornece os meios para diminuir o trauma do acesso usando sistemas guiados por imagem para realizar a cirurgia sem comprometer seu objetivo geral. O "custo" para o paciente da incisão de acesso é multifatorial. Geralmente, incisões maiores estão associadas a mais dor pós-operatória, períodos de recuperação mais longos, maior período de incapacidade física, maior morbidade em casos de infecção da ferida, maior risco de hérnias incisionais, maior taxa de obstrução intestinal adesiva sintomática no futuro e pior resultado estético. Embora a cirurgia minimamente invasiva já tenha sido amplamente adotada como padrão de atendimento para muitos procedimentos cirúrgicos por mais de duas décadas, ela continua evoluindo, com sistemas ópticos mais avançados, plataformas digitais integradas e incorporação de ferramentas terapêuticas e de diagnóstico mais sofisticadas. À medida que os cirurgiões se tornaram mais habilidosos na videolaparoscopia, esses sistemas foram sendo cada vez mais adotados para procedimentos que tradicionalmente eram muito complexos ou difíceis de realizar sem uma abordagem aberta, reforçada por evidência de eficácia e segurança. As contraindicações relativas continuaram a diminuir e, atualmente, a maioria dos procedimentos cirúrgicos abdominais eletivos e de emergência são, com frequência, realizados por videolaparoscopia. Apesar das vantagens, incisões menores apresentam alguns desafios específicos para o cirurgião, e a conversão para uma cirurgia aberta deve sempre ser considerada uma possibilidade.

Uma das vantagens da cirurgia guiada por imagem minimamente invasiva é a iluminação dos tecidos-alvo, que transmite uma imagem brilhante, ampliada e de alta definição ao cirurgião por meio de um sistema de câmera anexado ou incorporado (ou seja, endoscópio). Essa visão, particularmente com o uso de plataformas mais novas com câmeras de alta definição (4K ou 8K), é surpreendente em sua clareza (Figura 15.2). Elimina sombras e proporciona a todos os membros da equipe cirúrgica uma visão idêntica da cirurgia. Uma limitação importante da imagem endoscópica é que ela geralmente é monocular (em comparação com a visão binocular da cirurgia aberta), uma vez que as ópticas tradicionais apresentam um sistema de lente única. Com uma óptica monocular, o cirurgião obtém uma visão bidimensional do corpo exibida em um monitor de vídeo. Outras interpretações sensoriais devem ser usadas como parte do modelo mental do cirurgião para estimar as posições relativas dos instrumentos e dos tecidos em um espaço tridimensional (3D). Essa percepção de profundidade é uma habilidade aprendida, e a maioria dos cirurgiões é capaz de se ajustar à imagem videolaparoscópica com treinamento adequado. Plataformas mais novas surgiram recentemente para fornecer aos cirurgiões minimamente invasivos percepção binocular para melhor sensação de estereopsia. Evidências sugerem que a tecnologia de câmera 3D reduz a curva de aprendizado durante a aquisição de habilidades videolaparoscópicas para iniciantes e pode aumentar a proficiência em tarefas complexas, como dissecção fina e sutura, mesmo para cirurgiões experientes.[1,2] As limitações envolvem aumento do custo, necessidade de o cirurgião usar óculos 3D para enxergar a imagem corretamente e visualização reduzida ao usar dispositivos de energia devido à aparência de neve da fumaça cirúrgica que pode obstruir a visão do campo.

Outra desvantagem da cirurgia endoscópica é o campo de visão limitado, exigindo que a óptica seja movida dinamicamente para manter uma imagem ideal. Quanto mais próxima a óptica estiver do alvo, melhor será a iluminação, a ampliação e os detalhes da imagem, mas mais limitado será o campo de visão. A comunicação constante entre o cirurgião que realiza a operação e o assistente que maneja a óptica é essencial para uma cirurgia segura. Novos sistemas de navegação automatizados para cirurgia endoscópica e robótica começaram a ser desenvolvidos e podem ser integrados ao centro cirúrgico do futuro.

Enquanto na cirurgia aberta o cirurgião pode palpar e comprimir tecidos para avaliar o tecido e a patologia, incluindo o que se encontra abaixo da superfície, as imagens videolaparoscópicas fornecem ao cirurgião uma visão da superfície dos tecidos sem a capacidade de avaliação manual direta. A interposição do instrumento videolaparoscópico entre as mãos do cirurgião e o tecido-alvo prejudica significativamente o *feedback* tátil. Isso limita muito a aquisição de *feedback* tátil do ambiente, o que ajuda os cirurgiões a

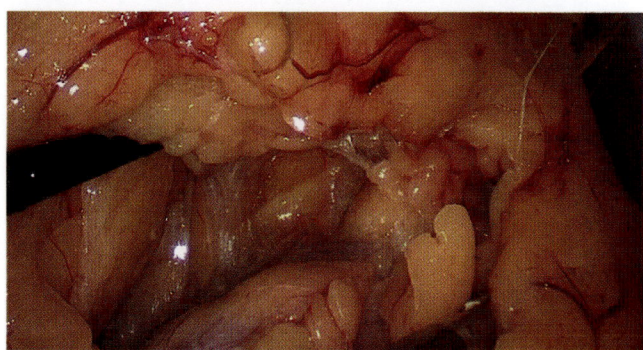

Figura 15.2 Durante uma adrenalectomia retroperitoneoscópica esquerda, as imagens são fornecidas com uma visão ampliada e de alta definição do campo cirúrgico.

ajustarem sua compreensão da anatomia e da patologia relevantes (ou seja, seu modelo mental). Com o objetivo de aumentar o modelo mental intraoperatório, vários métodos foram introduzidos, incluindo o uso de plataformas de realidade aumentada que podem sobrepor reconstruções anatômicas no monitor de exibição (ver seção adiante), modalidades de imagem intraoperatória (p. ex., ultrassonografia videolaparoscópica) ou outras inovações, como imagens fluorescentes de infravermelho próximo (p. ex., colangiografia com verde de indocianina em tempo real). Novos instrumentos para cirurgia minimamente invasiva que incorporam *feedback* tátil também foram desenvolvidos recentemente e demonstraram melhorar a percepção cinestésica.[3]

Talvez alguns dos maiores avanços na cirurgia minimamente invasiva estejam na cirurgia cardiovascular por meio do uso de terapias por cateter. A cirurgia vascular tradicionalmente envolve substituição ou desvio de vasos ocluídos ou aneurismáticos. Por várias décadas, os procedimentos endovasculares revolucionaram a cirurgia vascular da mesma forma que a videolaparoscopia impactou a cirurgia abdominal e torácica. A imagem é fornecida por fluoroscopia, e a solução de contraste é injetada para delinear a anatomia vascular. Ao acessar o sistema vascular por meio de punção ou corte, os instrumentos podem ser passados dentro do vaso, os vasos estenóticos podem ser dilatados com balões, e os *stents* intraluminais podem ser posicionados, guiados por imagens fluoroscópicas em tempo real. Grandes incisões necessárias para acesso em pacientes com comorbidade grave podem ser totalmente evitadas. Os resultados a curto prazo dos procedimentos endovasculares são excelentes, a recuperação é acelerada e as necessidades de internação prolongada e cuidados em unidade de terapia intensiva (UTI) são reduzidas.[4,5] Ferramentas mais novas e sofisticadas, como *stents* farmacológicos, balões revestidos com fármacos e endopróteses fenestradas e ramificadas para aneurismas de aorta toracoabdominal, estão sendo usadas com crescente sucesso técnico e perviedade a longo prazo no tratamento de patologias complexas. Na cirurgia cardíaca, abordagens endovasculares transcateter semelhantes têm sido empregadas para tratar doença arterial coronariana, fechar defeitos septais, dilatar valvas estenóticas e até substituir valvas cardíacas. A ideia de evitar o estresse e a morbidade de uma grande incisão é particularmente interessante nesses pacientes com doença subjacente grave. Apesar disso, a eficácia e a durabilidade dessas terapias menos invasivas devem ser comparadas às abordagens cirúrgicas tradicionais, assim como é primordial a seleção de candidatos adequados para essas cirurgias.

Uma das limitações da cirurgia guiada por imagem é a restrição na amplitude de movimento oferecida ao operador para realizar tarefas muito delicadas e complexas em um espaço confinado e restrito (p. ex., anastomose realizada à mão). Ao contrário da cirurgia aberta, na qual o cirurgião tem a flexibilidade de utilizar muitos graus de liberdade por meio de ombro, cotovelo, punho e articulações da mão, os instrumentos videolaparoscópicos têm uma haste longa; assim, os movimentos translacionais dentro de uma cavidade interna são limitados a um único eixo por meio de um trocarte através da parede abdominal e a movimentos rotacionais ao longo de três eixos do instrumento em torno de um fulcro. Isso estimulou o desenvolvimento de novos instrumentos videolaparoscópicos que oferecem graus adicionais de liberdade com componentes articulados dentro do instrumento a fim de superar essa limitação. No entanto, assim como outras tecnologias, as habilidades psicomotoras necessárias para operar esses instrumentos de maneira eficaz não são inerentes ao cirurgião videolaparoscópico e requerem treinamento prévio à sua utilização na sala de cirurgia.

Avanços na endoscopia como plataforma cirúrgica

Com o tremendo benefício da videolaparoscopia, houve um desejo consistente de reduzir ainda mais o estresse geral da cirurgia e melhorar a recuperação após a cirurgia, diminuindo o trauma do acesso às cavidades internas do corpo. Isso promoveu uma tendência ao uso de endoscopia flexível e outras abordagens transluminais na realização de procedimentos cada vez mais complexos. A cirurgia endoscópica transluminal por orifício natural (CETON) é um método pelo qual o acesso a uma cavidade do corpo é obtido sem qualquer incisão na parede do corpo. Trata-se de uma cirurgia verdadeiramente sem cicatrizes, realizada acessando o órgão-alvo através de um orifício natural (como boca, reto ou vagina). Após a colocação de um endoscópio flexível ou rígido por um orifício natural, um órgão (esôfago, estômago, cólon ou vagina) é perfurado intencionalmente e o endoscópio é avançado diretamente até o tecido-alvo. Uma maneira de conseguir isso é passando um endoscópio flexível pela boca até o estômago e depois pela parede do estômago até a cavidade abdominal. Outros instrumentos cirúrgicos são então avançados através ou ao redor do gastroscópio, saem por essa abertura e entram na cavidade abdominal. Após a conclusão do procedimento, o tecido ressecado é recuperado pela boca, e a perfuração do órgão é fechada com grampos ou suturas.

Esse conceito também foi adotado para cirurgias não gastrintestinais, como na abordagem vestibular da tireoidectomia endoscópica transoral, na qual a glândula tireoide é excisada endoscopicamente com acesso obtido pela boca. Nessa técnica, o equipamento laparoscópico padrão é usado para desenvolver um espaço de trabalho no pescoço e realizar a dissecção. Séries de casos preliminares demonstraram viabilidade e segurança com essa abordagem, mas, embora suas vantagens estéticas pareçam promissoras em comparação com uma incisão cervical tradicional, seu papel permanece desconhecido.[6] Na cirurgia colorretal, a excisão total do mesorreto transanal ganhou popularidade significativa para tratar tumores no terço inferior do reto, que tendem a representar desafios técnicos significativos devido às restrições anatômicas da pelve óssea e do mesorreto nesse nível.[7] Nessa abordagem, a excisão total do mesorreto (um dos princípios cirúrgicos centrais para otimizar resultados oncológicos para câncer retal) prossegue por via transanal (*bottom-up*), melhorando a visão do cirurgião dos planos de excisão total do mesorreto em comparação com a excisão total do mesorreto transabdominal convencional (Figura 15.3). Apesar disso, o procedimento é tecnicamente desafiador e está repleto de possíveis complicações (p. ex., lesão uretral) durante a curva de aprendizado inicial se realizado com treinamento inadequado.[8]

Como se pode imaginar, a cirurgia de orifício natural é desafiadora, incluindo a necessidade de instrumentos muito longos, difíceis de manobrar sem também deslocar o campo de visão da plataforma de visualização (endoscópio). Além disso, a CETON requer uma perfuração iatrogênica para a obtenção do acesso. Qualquer falha na cicatrização pode resultar em sérias consequências, como peritonite ou dispareunia.

As novas plataformas estão cada vez mais superando os limites do que pode ser tratado endoscopicamente através do tubo gastrintestinal (GI) superior e inferior. Essa pode ser uma opção atraente, principalmente se o procedimento puder ser realizado apenas com anestesia tópica ou sedação intravenosa. Os endoscópios atualmente podem ser equipados com funções mais avançadas para realizar tarefas mais complexas, como sutura endoscópica, dilatação com balão e colocação de *stents* mais complexos.[9,10] Esses dispositivos

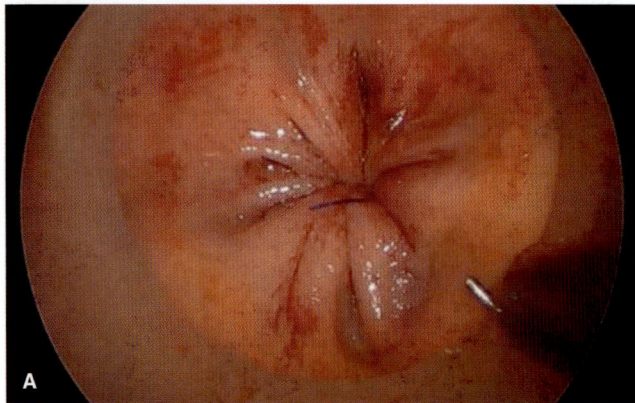
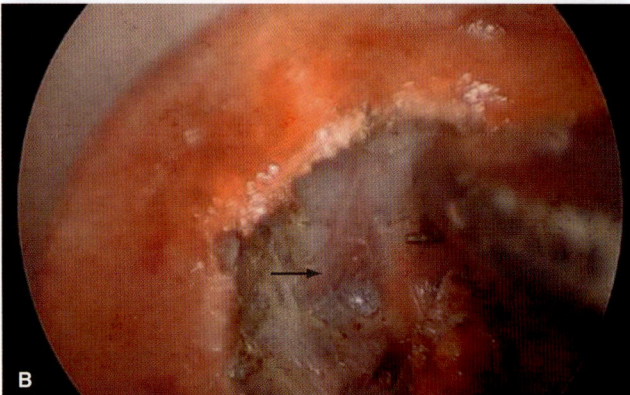
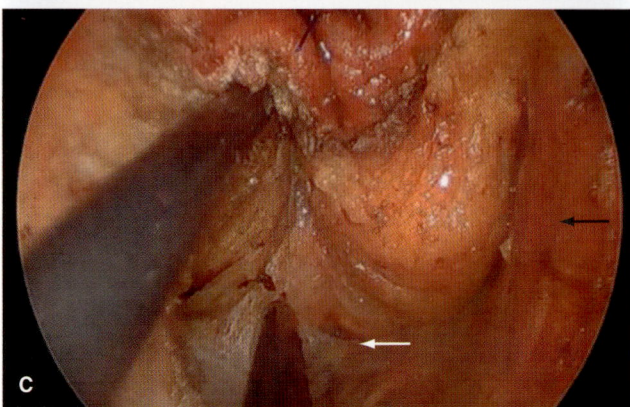

Figura 15.3 Excisão total do mesorreto transanal (TaTME): dissecção TME por abordagem perineal usando uma plataforma cirúrgica endoscópica avançada. **A.** Visão transanal do fechamento em bolsa retal. **B.** Dissecção do plano anterior. A *seta preta* aponta para o plano TME entre a próstata e o mesorreto. **C.** Dissecção do plano posterior. A *seta branca* aponta para o plano TME entre o mesorreto e o assoalho pélvico. A *seta hachurada* demonstra o elevador do ânus. (Cortesia do Dr. Lawrence Lee.)

miotomia videolaparoscópica de Heller padrão ouro para controlar a disfagia, com baixa morbidade e rápida recuperação. No entanto, o procedimento parece estar associado a uma maior taxa de refluxo gastresofágico quando comparado a uma miotomia de Heller combinada com um procedimento antirrefluxo.[11,12]

À medida que o escopo e a amplitude dos procedimentos endoscópicos avançados continuam a ganhar força, essa tecnologia também tem sido usada para ressecar tumores no esôfago, estômago, cólon e reto, poupando, assim, o paciente de uma ressecção de órgão anatômico para cânceres em estágio inicial na qual a linfadenectomia não é necessária ou não seria tolerada devido ao mau desempenho. As técnicas atualmente empregadas incluem ressecção endoscópica da mucosa (Figura 15.5) e dissecção endoscópica da submucosa (Figura 15.6). Embora essas técnicas não sejam necessariamente novas, há uma evolução constante de equipamentos altamente especializados necessários para realizá-las, incluindo endoscópios com maior amplitude de movimento na ponta e canais adicionais de trabalho e irrigação de água, bem como ferramentas especializadas na dissecção endoscópica e hemostasia.

Avanços recentes também combinaram a excelente capacidade de imagem do endoscópio flexível com um transdutor de ultrassom na extremidade distal. As aplicações no tubo GI (ultrassom endoscópico [EUS]) e na árvore brônquica (ultrassom endobrônquico) ampliaram a capacidade do endoscópio de visualizar a espessura completa da parede do órgão (para estadiamento de tumores), os linfonodos adjacentes que podem ser biopsiados e as estruturas adjacentes (p. ex., avaliação do ducto biliar comum ou pâncreas através do duodeno ou estômago durante EUS). Atualmente, os procedimentos cirúrgicos podem ser realizados usando a orientação EUS, como drenagem de pseudocistos pancreáticos, desbridamento de necrose pancreática e colocação de *stent* gastrojejunal como procedimento paliativo para tumores pancreáticos obstrutivos. Embora tecnicamente desafiadora, a abordagem endoscópica nesses casos está associada a morbidade e mortalidade significativamente menores em comparação com uma abordagem aberta.[13]

Evolução da cirurgia robótica minimamente invasiva

Os sistemas cirúrgicos robóticos foram projetados para superar algumas das limitações da cirurgia endoscópica, usando características capacitadoras dos robôs para melhorar as habilidades do cirurgião em comparação com o trabalho à mão livre.[14,15] Ao contrário do uso da robótica na indústria, os robôs cirúrgicos raramente trabalham de maneira autônoma, mas atuam como uma interface entre o cirurgião e o paciente. Nessa relação mestre-escravo, o mestre (cirurgião) senta-se em um console em uma posição ergonômica e confortável e usa os movimentos de ambas as mãos e pés para controlar o movimento do videolaparoscópio e dos instrumentos dentro do paciente preso aos braços do robô (escravo) (Figura 15.7). O sistema robótico mais utilizado na América do Norte usa um videolaparoscópio patenteado com dois sistemas ópticos que fornecem visão binocular (tridimensional) e percepção de profundidade adicional. Os instrumentos cirúrgicos exibem componentes articulados adicionais próximos à sua extremidade distal (ou seja, "punhos"), para que os movimentos das mãos do cirurgião possam ser reproduzidos pelos instrumentos sem as limitações usuais do efeito de fulcro visto com instrumentos vieolaparoscópicos tradicionais. Isso permite que os cirurgiões realizem movimentos motores mais finos em um espaço pequeno, confinado e profundo. Para uma demonstração de dissecção assistida por robótica, ver o Vídeo 15.1.

abriram caminho para os cirurgiões realizarem procedimentos endoscópicos tradicionalmente feitos com uma abordagem aberta ou videolaparoscópica. Por exemplo, a miotomia endoscópica oral (procedimento POEM; Figura 15.4) ganhou popularidade na última década para o tratamento da acalasia. Essa é uma técnica de orifício natural que envolve a criação de uma miotomia esofágica longa usando um endoscópio GI flexível. Após a incisão da mucosa esofágica, é criado um túnel na parede esofágica, o músculo circular é seccionado até um ponto distal ao esfíncter esofágico inferior e a abertura da mucosa esofágica é fechada com clipes. Embora ainda faltem dados a longo prazo, dados preliminares em mãos habilidosas demonstraram eficácia a curto prazo com POEM, equivalente à

Como não há contato direto entre o cirurgião no console e os instrumentos, o cirurgião também pode trabalhar de um local remoto ou mesmo a longas distâncias, abrindo caminho para a telecirurgia. As plataformas cirúrgicas robóticas são especialmente atraentes para atender pacientes em ambientes hostis, como áreas militares, missões espaciais, explorações em alto-mar e expedições polares. Apesar das vantagens teóricas do atendimento cirúrgico em regiões remotas, os custos e recursos necessários para estabelecer tal sistema têm limitado sua praticidade e implementação. Por exemplo, ainda seria necessária uma equipe local treinada para preparar o paciente, inserir as portas, encaixar o robô, trocar os instrumentos e intervir para tratar complicações ou achados inesperados que não possam ser controlados roboticamente. Além disso, questões relacionadas a licenciamento e responsabilidade

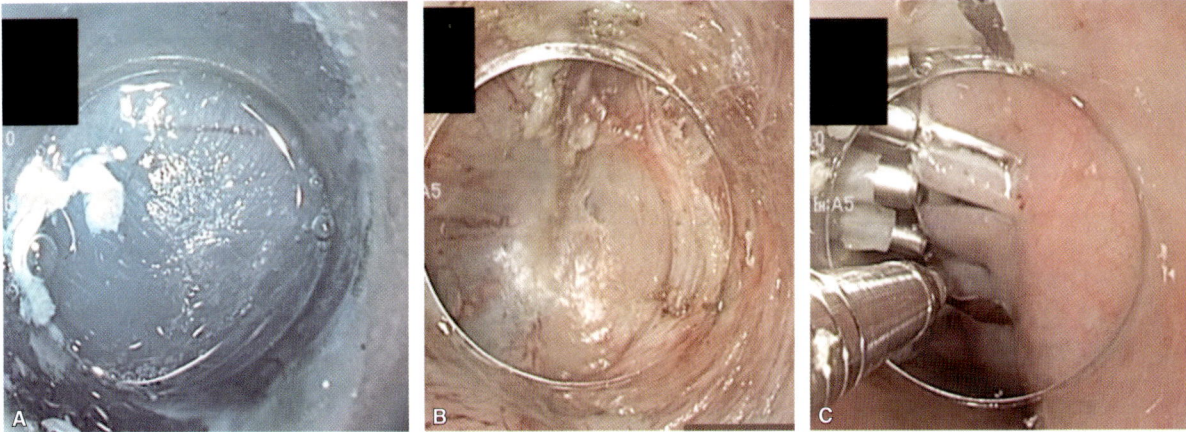

Figura 15.4 Miotomia endoscópica peroral. **A.** Visão do túnel submucoso endoscópico após incisão na mucosa. **B.** Miotomia quase completa com apenas algumas fibras musculares circulares restantes para serem divididas. **C.** Fechamento da incisão da mucosa com clipes. (Cortesia da Dra. Melina Vassiliou e do Dr. Daniel Von Renteln.)

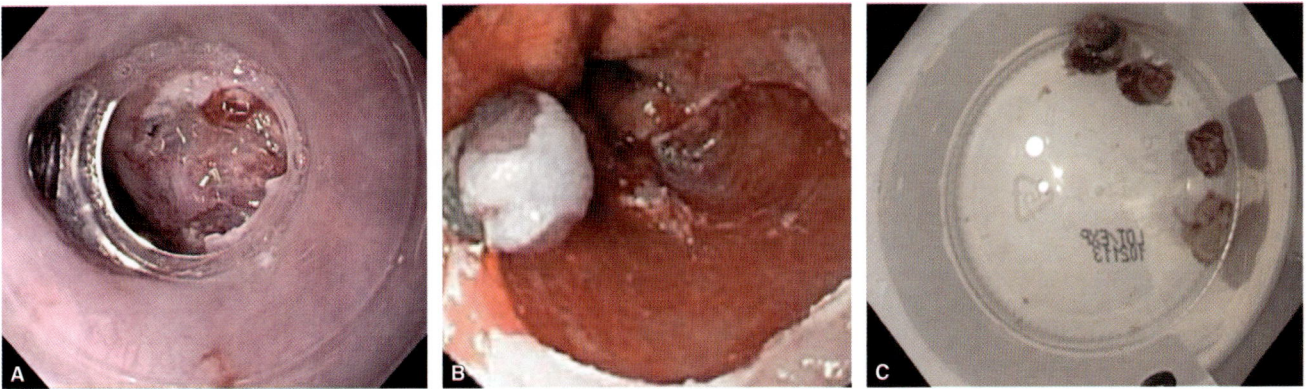

Figura 15.5 Ressecção endoscópica mucosa. **A.** Visão da lesão-alvo através do topo do endoscópio. **B.** A lesão-alvo é levantada do tecido subjacente por injeção submucosa e ligada para criar um pseudopólipo, que é removido por uma técnica semelhante à polipectomia com alça. **C.** Lesões grandes devem ser removidas aos poucos usando essa técnica. (Cortesia do Dr. Lorenzo Ferri.)

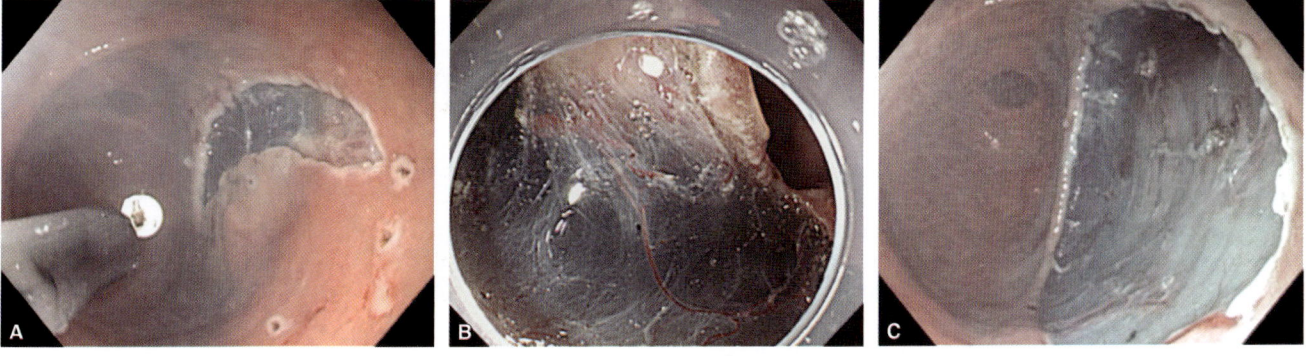

Figura 15.6 Dissecção endoscópica submucosa. **A.** A lesão-alvo é mapeada com energia de radiofrequência e levantada dos tecidos subjacentes por meio de injeção submucosa. A mucosa é, então, cortada circunferencialmente ao redor da lesão-alvo. **B.** A lesão da mucosa é dissecada da submucosa. **C.** Defeito da mucosa resultante após a remoção em bloco da lesão-alvo. (Cortesia do Dr. Lorenzo Ferri.)

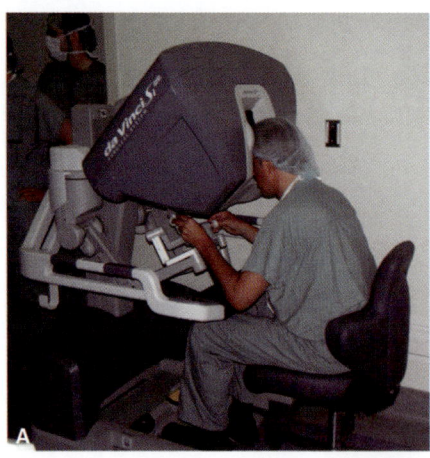
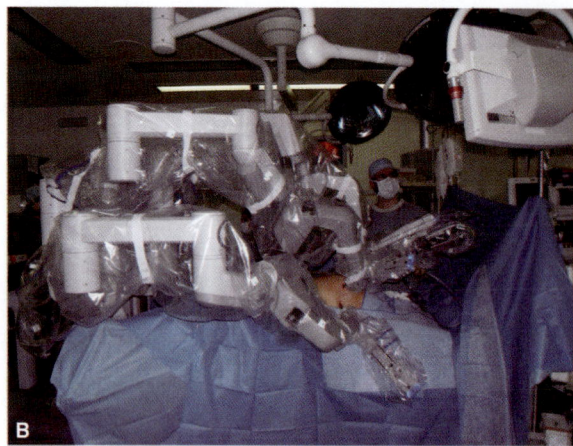

Figura 15.7 Cirurgia robótica. **A.** O cirurgião no console usa as mãos e os pés para controlar os braços do robô. **B.** Disposição robótica sobre o paciente.

ainda precisam ser abordadas, e atrasos latentes entre os movimentos realizados pelo cirurgião e o movimento do instrumento no local devem ser resolvidos. Quanto maior a distância em que os dados precisam ser transmitidos do console para o paciente, maior o atraso latente, pois mesmo 250 milissegundos podem ter impacto significativo na qualidade da cirurgia.[16] Ressalta-se que uma característica negativa dessa interface é que o cirurgião não tem noção tátil dos tecidos e, por isso, deve se adaptar usando apenas dados visuais. No entanto, o *feedback* tátil integrado na próxima geração de sistemas robóticos minimamente invasivos mostrou, até o momento, melhorar o manuseio de tecidos e, sem dúvida, ajudará a resolver algumas das limitações da plataforma no futuro.[17]

A cirurgia robótica oferece outras oportunidades interessantes para melhorar o desempenho cirúrgico. Como existe uma interface entre o cirurgião e os instrumentos efetores, é possível modular a relação entre o movimento do cirurgião e o do instrumento usando complexos algoritmos computacionais. A plataforma pode ajustar o ganho ou a escala de movimento. Desse modo, o cirurgião pode fazer movimentos maiores para afetar movimentos mais refinados da ponta do instrumento. Isso pode ser muito útil para procedimentos que exigem movimentos precisos, como a anastomose microvascular. Algoritmos também podem ser incorporados para amortecer o tremor usando filtros incorporados. Nos últimos anos, a cirurgia robótica tem sido realizada em conjunto com a anestesia assistida por robótica. Essa é uma plataforma automatizada na qual os agentes de anestesia são controlados usando dispositivos assistidos por computador que calculam as doses de anestesia momento a momento em um sistema de circuito fechado para fornecer a dosagem ideal – como um sistema completamente automatizado ou semiautomatizado.

Atualmente, os sistemas robóticos minimamente invasivos são amplamente utilizados nas cirurgias urológica e ginecológica e, em menor grau, nas cirurgias cardíaca, geral e endócrina.[15,18,19] As principais desvantagens são custos, volume e tempo de preparação para o equipamento, e ausência de dados convincentes para mostrar a superioridade das cirurgias robóticas sobre aquelas realizadas por cirurgiões videolaparoscópicos bem treinados. No entanto, várias novas plataformas de cirurgia robótica entraram recentemente no mercado e, sem dúvida, estimularão a competição e a inovação para superar essas limitações e expandir o papel da robótica no atendimento cirúrgico.[14] De fato, uma das maiores influências da robótica pode estar nos procedimentos endoscópicos flexíveis. A natureza de operador único dos endoscópios atuais limita fortemente a capacidade de expor tecidos e realizar movimentos motores avançados (p. ex., tração/contratração, dissecção, sutura). Como resultado, os endoscópios robóticos foram equipados com sistemas de navegação avançados e instrumentos que podem ser manobrados e articulados com mais flexibilidade, possibilitando a execução de tarefas complexas.[20] Recentemente, diversas plataformas tornaram-se comercialmente disponíveis, e dados preliminares que demonstram sua eficácia, segurança e viabilidade começarão a surgir em um futuro próximo.

Digitalização e cirurgia aumentada

Atualmente, as salas cirúrgicas integradas foram completamente redesenhadas para que todos os dispositivos, a iluminação e o roteamento de imagens possam ser controlados do campo cirúrgico ou de uma estação de controle (Figura 15.8). Ao controlar a interface, qualquer imagem digital ou combinação de imagens pode ser roteada para qualquer monitor, dependendo das necessidades da equipe cirúrgica. Qualquer imagem pode ser gravada para documentar os achados cirúrgicos. As imagens ou videoclipes podem ser anotados por gravações verbais ou por descrição textual. Isso fornece uma documentação muito valiosa dos achados cirúrgicos para o prontuário médico. Outra grande oportunidade apresentada pela cirurgia guiada por imagem é que o monitor pode

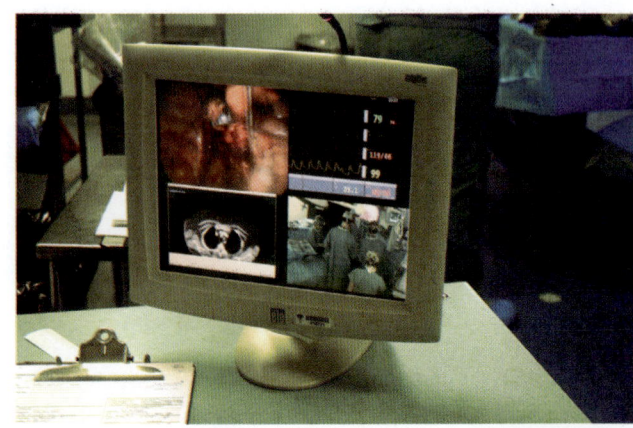

Figura 15.8 Nessa exibição de tela quádrupla, o cirurgião pode selecionar até quatro imagens para serem exibidas simultaneamente em um monitor. O monitor no posto de enfermagem mostra a imagem endoscópica, a imagem pré-operatória, as imagens de tomografia computadorizada pré-operatória, os sinais vitais e a vista da sala.

fornecer várias informações simultaneamente para aumentar o modelo mental do cirurgião em tempo real. A maioria dos dados exigidos pela equipe cirúrgica (p. ex., parâmetros hemodinâmicos ou imagens pré-operatórias ou intraoperatórias) está disponível digitalmente e pode ser roteada para qualquer dispositivo de exibição. Isso pode ser bastante útil em uma situação em que essas informações podem afetar a tomada de decisão intraoperatória, como ao operar um paciente instável e decidir se deve prosseguir com uma tática de controle de danos com base na fisiologia do paciente. Outro exemplo é ao realizar uma dissecção complicada próxima de estruturas anatômicas importantes que correm risco de lesão e decidir onde estão os planos seguros e perigosos. A exibição de imagens adquiridas no pré-operatório ou imagens geradas no intraoperatório por ultrassonografia, endoscopia flexível ou fluoroscopia pode ser útil para orientar o cirurgião e adicionar segurança e eficiência à operação (Figura 15.9). Além disso, o uso de telas sensíveis ao toque foi adaptado para fornecer recursos de telestração, fazendo anotações em um monitor para comunicar achados anatômicos e patológicos específicos do campo operatório (Figura 15.10). A digitalização da cirurgia guiada por imagem e a capacidade de equipar a sala de cirurgia com um sistema de câmeras tornam a videoconferência uma realidade, trazendo consultores especialistas cirúrgicos e outros membros da equipe de atendimento ao paciente diretamente para o centro cirúrgico anteriormente fechado. O uso onipresente de câmeras montadas na cabeça em esportes radicais e outras atividades também foi adaptado na sala de cirurgia, permitindo que os membros da equipe cirúrgica gravem cirurgias abertas com alta definição. Na cirurgia aumentada digitalmente, o cirurgião pode ter acesso a todo um painel de informações e selecionar os dados relevantes para exibição durante o procedimento. O encaminhamento das informações digitais para o(s) monitor(es) pode ser realizado usando controles de voz ou telas sensíveis ao toque no campo cirúrgico. Isso significa que, com a segurança cibernética e os privilégios apropriados, o acesso pode ser obtido remotamente em tempo real, tornando a tecnologia de videoconferência uma ferramenta vantajosa para treinamento e mentoria remotos por meio dos processos de telementoramento – tanto na sala de cirurgia quanto na simulação cirúrgica.[21] Cortes de vídeos de procedimentos cirúrgicos ao vivo podem incluir comentários em áudio e permitir que grandes grupos de cirurgiões aprendam simultaneamente com um único especialista, uma tendência que se tornou bastante popular em muitas conferências e cursos profissionais.

Uma das áreas mais interessantes da cirurgia é a adoção da cirurgia assistida por realidade aumentada para fornecer orientação e navegação intraoperatória. Reconstruções de imagens 3D geradas por computador podem ser adquiridas e sobrepostas ao campo de visão, fornecendo uma sobreposição digital ao empregar cirurgia guiada por imagem ou, mais recentemente, plataformas de realidade aumentada. Com o *software* proprietário que utiliza imagens digitais pré-operatórias (p. ex., tomografia computadorizada, ressonância magnética, ultrassonografia), modelos anatômicos e patológicos complexos podem ser criados para auxiliar na cirurgia. Isso é especialmente útil em cirurgia endoscópica e robótica nas quais há perda de *feedback* tátil para estabelecer o modelo mental do campo cirúrgico (como é feito em procedimentos abertos). Por exemplo, dados adicionais exibindo a localização de tumor e estruturas críticas (p. ex., estruturas vasculares principais, ureteres, ductos biliares principais) podem ajudar um oncologista cirúrgico a avaliar sua localização relativa e evitar lesões inadvertidas durante uma dissecção difícil. Na cirurgia de mama, sistemas de realidade aumentada foram desenvolvidos para orientar a localização do tumor e minimizar a taxa de margens positivas com mastectomias.[22] Outro método para fornecer essas informações é o uso de marcadores de fluorescência (como o verde de indocianina). Embora essa tecnologia tenha sido usada por décadas por oftalmologistas, só recentemente se tornou popular para visualizar a anatomia biliar, a fim de evitar grandes lesões do ducto biliar e avaliar o suprimento vascular do intestino durante uma anastomose GI.[23,24] Dados preliminares sobre a utilidade dessas ferramentas são promissores, e os centros cirúrgicos estão usando cada vez mais essa tecnologia para aumentar a tomada de decisão durante a cirurgia.

TECNOLOGIAS EM EVOLUÇÃO NA CIRURGIA

Impressão 3D e bioimpressão

A tecnologia de impressão 3D surgiu em meados da década de 1980 e era originalmente conhecida como manufatura aditiva. O processo envolve a deposição de outros materiais além de tinta por meio de bicos semelhantes a impressoras em uma plataforma móvel de acordo com algoritmos computadorizados para criar objetos 3D. Originalmente usada na fabricação de objetos simples, como objetos contendo vidro, plástico e metal, a tecnologia de

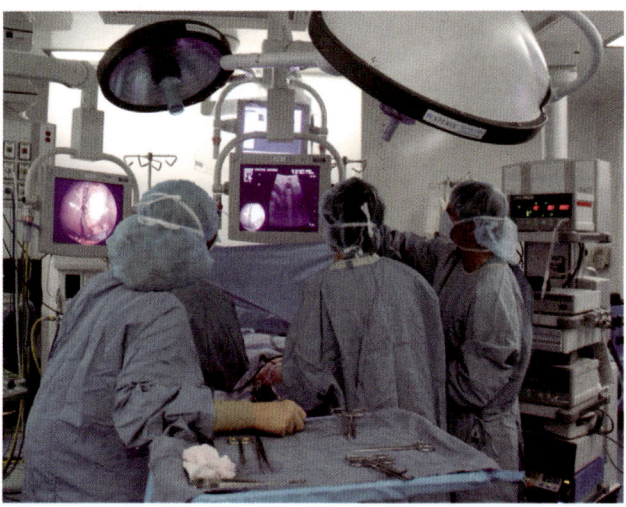

Figura 15.9 A combinação de imagens de superfície por videolaparoscopia e imagens de corte transversal com ultrassonografia videolaparoscópica são complementares.

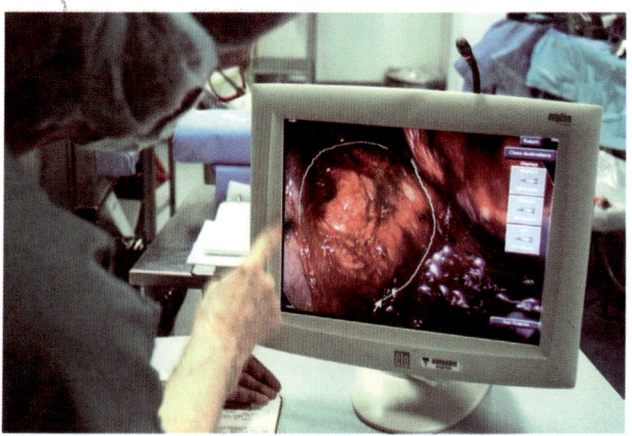

Figura 15.10 A telestração permite que o cirurgião use a interface da tela sensível ao toque para fazer anotações na imagem para fins de documentação e ensino.

impressão 3D poderia ser aplicada para criar objetos envolvendo alimentos, eletrônicos e até tecidos humanos. Os usos potenciais na medicina são vastos, e essa tecnologia apenas começou a ser explorada para aplicações médicas e cirúrgicas. Em 2019, apenas cerca de 2% de uma indústria de US$ 700 milhões estava sendo direcionada para aplicações médicas, mas a projeção é que se expanda para US$ 1,9 bilhão apenas para aplicações médicas nos próximos anos.

Atualmente, na medicina, as aplicações de impressão 3D estão sendo investigadas para "impressão" remota de medicamentos prescritos, modelagem de prótese personalizada e modelagem de fratura pré-operatória para planejamento cirúrgico e treinamento de simulação, entre outras aplicações. De fato, um dos maiores potenciais para essa forma de tecnologia está no domínio do transplante e da cirurgia reconstrutiva, onde os avanços na engenharia de tecidos e na pesquisa com células-tronco estão começando a ser usados para recriar células, tecidos e órgãos. A bioimpressão 3D também foi projetada para recriar tecidos nativos, que podem reproduzir funções fisiológicas clinicamente relevantes que são disfuncionais ou carentes de estados de doença, um feito que até agora só foi viável usando transplante.[25] Embora essa tecnologia não tenha sido amplamente adotada e os ensaios clínicos que demonstram segurança, viabilidade e eficácia clínica ainda precisem ser feitos antes de sua tradução para a prática clínica, há grupos que demonstraram a capacidade de bioimprimir vários tecidos, incluindo osso, pele, cartilagem, nervos, vasos sanguíneos e tecido adiposo para reconstrução da mama. Os modelos 3D de bioimpressão também podem fornecer aos cirurgiões os meios para ensaiar uma operação usando dados anatômicos específicos do paciente, em vez de confiar apenas em imagens pré-operatórias.

Inteligência artificial

Talvez uma das novas áreas mais empolgantes da inovação cirúrgica seja a polinização cruzada entre cirurgia e avanços em ciência da computação, ciência de dados (*big data*) e algoritmos de IA. De fato, os benefícios potenciais da IA atraíram investimentos maciços de capital de risco, incluindo US$ 5 bilhões em 2016. Existem várias maneiras pelas quais a IA pode impactar os cuidados cirúrgicos no futuro. Por exemplo, com o aprendizado da máquina, um programa pode ser usado para aprender e fazer previsões sobre um resultado específico ou para identificar padrões sutis em um conjunto de dados muito grande que, de outra maneira, seria imperceptível para análise humana. Isso pode ser útil para os médicos ao tentar prever resultados clínicos (p. ex., complicações ou resultados oncológicos a longo prazo) com base em uma infinidade de variáveis relacionadas ao paciente, à patologia, ao sistema,

ao perioperatório e ao intraoperatório. Até o momento, esses algoritmos não lineares demonstraram ter um desempenho potencialmente superior às metodologias estatísticas convencionais realizadas manualmente, em especial ao usar redes neurais artificiais – uma estrutura de diferentes algoritmos de aprendizado de máquina projetados para processar e computar grandes quantidades de dados de maneira semelhante aos sistemas nervosos biológicos.[26] Da mesma maneira, o conceito de "visão computacional" surgiu na IA, em que imagens e vídeos podem ser usados para identificação e reconhecimento de padrões de cenas e objetos particulares (Figura 15.11). Programas de diagnóstico assistido por computador já foram desenvolvidos e demonstraram ter um forte potencial para melhorar o atendimento ao paciente.[27] Também é concebível que, com o desenvolvimento de algoritmos complexos usando grandes conjuntos de dados de vídeos intraoperatórios e resultados perioperatórios, comportamentos específicos possam ser codificados, identificados e correlacionados com eventos adversos e desfechos clínicos. Embora esse conceito ainda não tenha sido demonstrado em um nível mais prático, certamente está no horizonte. Algoritmos de IA que podem processar dados intraoperatórios e fornecer *feedback* em tempo real aos cirurgiões durante um procedimento estão sendo desenvolvidos com o objetivo de melhorar o julgamento e o desempenho. Por fim, a análise de dados obtidos de todas as fases do atendimento ao paciente pode um dia ser usada para aumentar a tomada de decisão cirúrgica – um conceito conhecido como "consciência cirúrgica coletiva" (Figura 15.12).[26]

Ferramentas de diagnóstico intraoperatório para cirurgia direcionada

Outra tendência na inovação cirúrgica tem sido melhorar a precisão de uma operação (p. ex., excisão de uma massa ou ablação de tecidos), minimizando a extensão da cirurgia e seu custo fisiológico subsequente, com o objetivo de aprimorar os resultados. Para atender a essa necessidade, várias ferramentas de diagnóstico intraoperatório foram desenvolvidas a fim de fornecer aos cirurgiões dados em tempo real sobre a natureza biológica dos tecidos-alvo. Por exemplo, a espectrometria de massa, uma técnica analítica usada para ionizar produtos químicos e detectar sua relação carga-massa, foi incorporada recentemente em dispositivos cirúrgicos para detectar os perfis moleculares específicos de tecidos-alvo e correlacioná-los com um fenótipo específico (p. ex., câncer *vs.* benigno).[28,29] O conceito de detecção *in vivo* em tempo real de células tumorais pode ser potencialmente útil em cenários em que não é possível dizer se a doença microscópica permanece nas margens cirúrgicas e se a ressecção adicional teria impacto significativo no transcorrer da cirurgia. Isso também pode ser útil

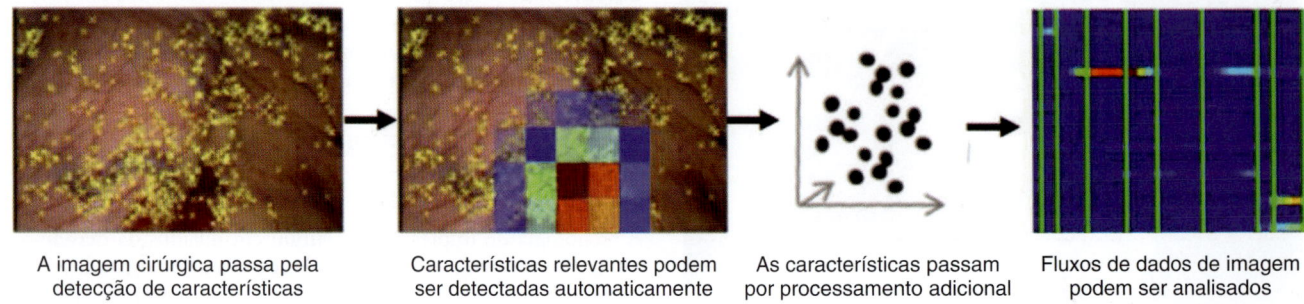

A imagem cirúrgica passa pela detecção de características → Características relevantes podem ser detectadas automaticamente → As características passam por processamento adicional → Fluxos de dados de imagem podem ser analisados

Figura 15.11 A visão computacional utiliza algoritmos matemáticos complexos para analisar imagens ou fluxos de vídeo usando fatores quantificáveis, como cor, textura e posição. Esses dados são posteriormente usados em um grande conjunto de dados para identificar eventos estatisticamente significativos. (Adaptada de Hashimoto DA, Rosman G, Rus D, et al. Artificial intelligence in surgery: promises and perils. *Ann Surg.* 2018;268:70-76.)

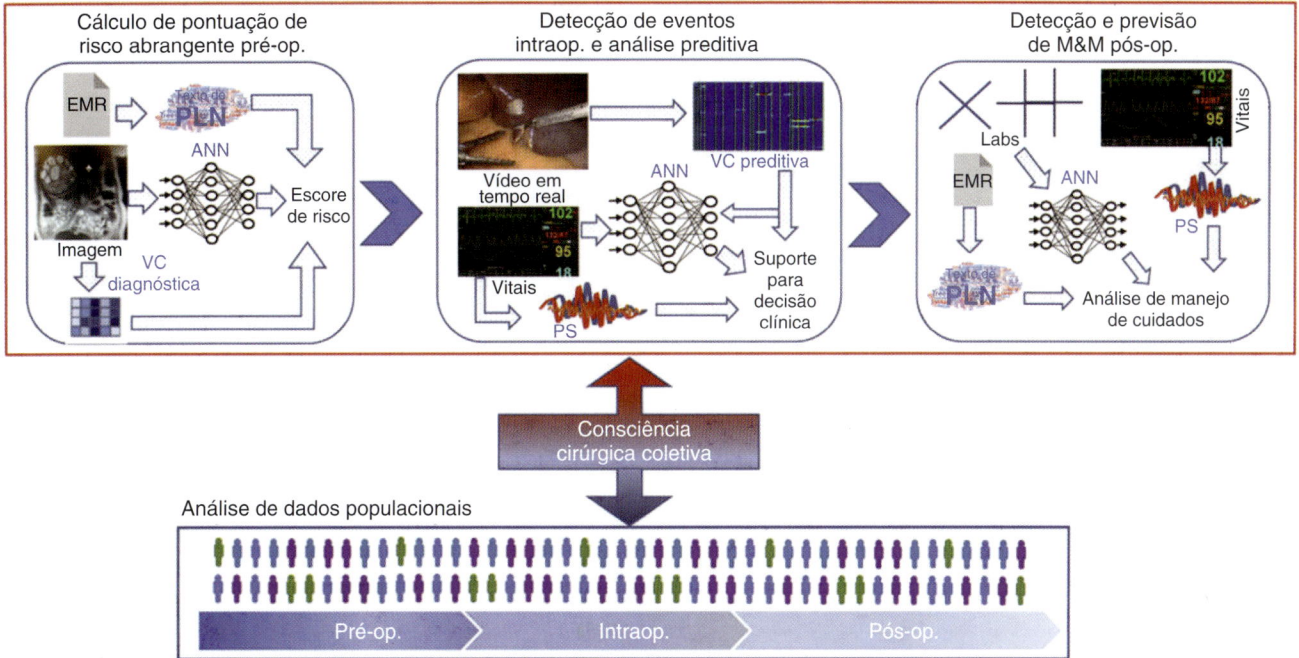

Figura 15.12 A integração de dados multimodais usando inteligência artificial pode ser aproveitada para melhorar a tomada de decisões cirúrgicas em todas as fases do atendimento, a chamada "consciência cirúrgica coletiva". Esses dados podem potencialmente impactar o cuidado em nível individual ou populacional. *ANN*, rede neural artificial; *EMR*, prontuário eletrônico; *PLN*, processamento de linguagem natural; *PS*, processamento de sinal; *VC*, visão computacional. (Adaptada de Hashimoto DA, Rosman G, Rus D, et al. Artificial intelligence in surgery: promises and perils. *Ann Surg.* 2018;268:70-76.)

quando os cirurgiões encontram tecido benigno fibrótico espesso que é indiscernível do câncer (p. ex., radioterapia anterior, aderências de cirurgia anterior ou efeitos inflamatórios no tecido locorregional). Várias técnicas de imagem também têm sido usadas para fornecer dados diagnósticos em tempo real sobre o fenótipo dos tecidos-alvo, a fim de detectar doenças que podem não ser detectáveis, como durante o tratamento de condições cancerígenas e pré-cancerosas (p. ex., ablação por radiofrequência endoscópica ou ressecção de esôfago de Barrett displásico). Estes incluem endomicrocirurgia a *laser* confocal (imagem microscópica de tecidos), cromoendoscopia (usando vários corantes, como índigo carmim para acentuar o tecido displásico), cromoendoscopia virtual (p. ex., imagem de banda estreita) e tomografia de coerência óptica (imagem de tecido transversal usando retrodifusão de luz), para citar alguns.[30-32] Finalmente, o desenvolvimento de biomarcadores em conjunto com os avanços da óptica na sala de cirurgia tem sido usado em várias aplicações para melhorar a qualidade de espécimes ressecados, como em neurocirurgia.[33] De maneira semelhante à injeção de verde indocianina para iluminar os tecidos-alvo durante a cirurgia hepatobiliar e GI, essas ferramentas de diagnóstico servem ao mesmo propósito: aumentar o modelo mental da equipe cirúrgica para melhorar o desempenho, a segurança do paciente e os resultados.

PROCESSO DE INOVAÇÃO EM CIRURGIA

Como exemplificado nas seções anteriores, a inovação em cirurgia forneceu os meios para revolucionar o manejo de pacientes cirúrgicos e abriu as portas para possibilidades que antes eram consideradas improváveis. As inovações podem incluir desde modificações incrementais de um dispositivo existente (p. ex., nova geração de instrumentos videolaparoscópicos com componentes articulados) até dispositivos e tecnologias disruptivas que revolucionam o cuidado cirúrgico (p. ex., circulação extracorpórea, cirurgia guiada por imagem). Apesar do entusiasmo em introduzir novas tecnologias na sala de cirurgia, é importante enfatizar que a tradução de ideias em produtos tangíveis que podem ser posteriormente aplicados na prática e melhorar o atendimento ao paciente é um empreendimento longo, caro e de alto risco, com taxas muito altas de falhas a longo prazo e baixas taxas de adoção por usuários finais.[34,35] Esse caminho de inovação requer uma avaliação completa das necessidades, um processo de ideação, muitas rodadas de prototipagem e experimentação, comprometimento adequado de capital e recursos, e uma equipe de indivíduos com diversas origens para lidar com questões relacionadas à propriedade intelectual, aprovação regulatória, comercialização e desenvolvimento corporativo e de produtos (Figura 15.13).[36] Qualquer um desses elementos pode inviabilizar uma ideia desde a concepção até a implementação. De fato, trazer uma ideia ao mercado pode levar mais de uma década, com uma taxa de falha estimada em mais de 90% após 10 anos.[35] Também é importante que inovadores e clínicos levem em consideração as várias consequências que podem resultar da introdução de tecnologias no ambiente clínico. De modo específico, os pacientes precisam ser protegidos contra danos, pois as novas tecnologias muitas vezes podem levar a eventos adversos inesperados, como uma taxa muito mais alta de lesões do ducto biliar que surgem durante os primeiros dias da colecistectomia videolaparoscópica em comparação com a abordagem aberta.[37] Antes de usar um novo produto nos pacientes, os usuários finais (incluindo cirurgiões e outros membros da equipe cirúrgica) precisam do treinamento apropriado, com supervisão adequada, para garantir uma transição suave. Pode ser um desafio tentar convencer cirurgiões a se reciclarem para incorporar uma nova tecnologia em sua prática. No entanto, com suporte e recursos

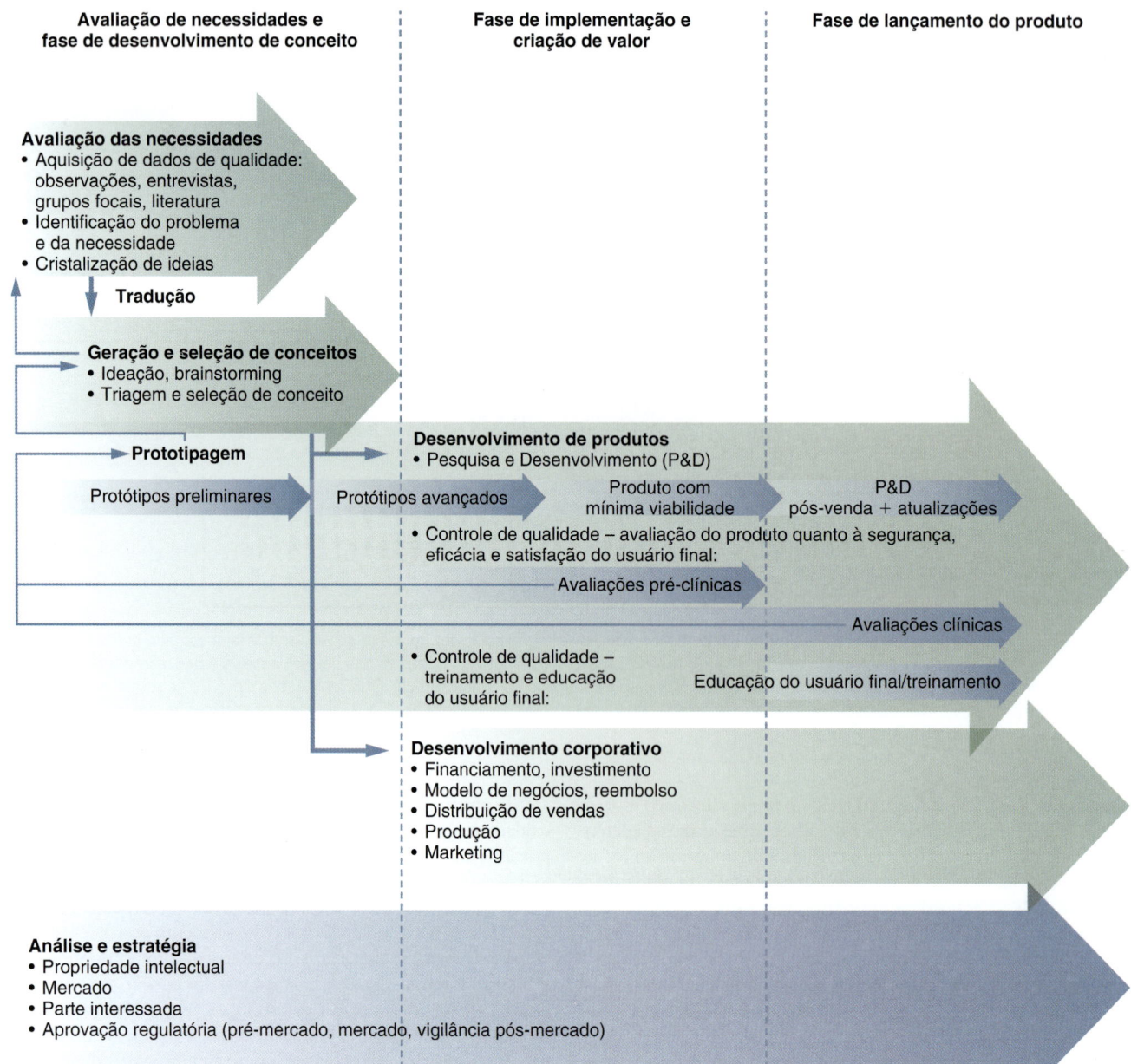

Figura 15.13 Uma estrutura conceitual da colaboração Simnovate definindo e caracterizando o caminho de desenvolvimento de produtos para a inovação em saúde. (Adaptada de Madani A, Gallix B, Pugh CM, et al. Evaluating the role of simulation in healthcare innovation: recommendations of the Simnovate Medical Technologies Domain Group. *BMJ Simul Technol Enhanced Learn*. 2017;3:S8-S14.)

adequados, incluindo treinamento dedicado embasado em simulação e métricas objetivas para garantir a proficiência, isso pode ser alcançado. Além disso, administradores de hospitais, seguradoras e várias outras partes interessadas estão se tornando cada vez mais conscientes dos custos da assistência médica. Para que uma inovação seja implementada com sucesso, ela precisa ser custo-efetiva e fornecer valor significativo (em termos de melhoria dos resultados dos pacientes) em relação aos seus custos para a instituição, os pacientes e o sistema de saúde. Em última análise, a cirurgia fornece um terreno muito fértil para a criatividade e novas ideias para a introdução de ferramentas e dispositivos na sala de cirurgia e, à medida que a tecnologia continua a evoluir, os cirurgiões desempenham um papel central na conceituação, no desenvolvimento, na introdução e na avaliação do impacto de novas tecnologias no cuidado do paciente.

INOVAÇÕES NA SIMULAÇÃO: TREINAMENTO E PLANEJAMENTO CIRÚRGICO

O uso de novas tecnologias em cirurgia, seja por videolaparoscopia, robótica, endoscopia flexível, métodos transcateter ou por outras técnicas, geralmente requer um conjunto de habilidades técnicas, cognitivas e interpessoais específicas, distintas daquelas exigidas para procedimentos cirúrgicos abertos tradicionais. Garantir o treinamento adequado dos cirurgiões continua sendo um passo crítico na transição de uma nova tecnologia desde o início para um padrão de prática amplamente aceito. Cada técnica impõe demandas específicas ao cirurgião, exigindo programas de treinamento específicos. Não se pode presumir que um cirurgião que seja proficiente em realizar duodenopancreatectomia por laparotomia possa adotar suavemente a abordagem robótica ou videolaparoscópica para essa operação sem treinamento adicional. Além disso, muitas dessas novas técnicas exigem um nível diferente de interatividade e trabalho em equipe com vários membros da sala de cirurgia para alcançar o desempenho ideal.

Existe um conceito de curva de aprendizado durante o qual a equipe cirúrgica adquire proficiência com uma técnica no decorrer de sua aplicação na prática cirúrgica. Como resultado, a avaliação de uma nova tecnologia ou técnica pode ser tendenciosa ao avaliar o resultado do procedimento nas mãos de um cirurgião durante a fase da curva de aprendizado, e pode não ficar claro quando a curva de aprendizado for concluída. Nesse sentido, os resultados medidos na introdução de uma nova tecnologia podem refletir mais a experiência ou proficiência do cirurgião com a técnica do que os méritos do procedimento em si, levando a opiniões negativas na comunidade cirúrgica e na imprensa leiga e, consequentemente, limitando a adoção da inovação.

Para superar esse obstáculo, aprender uma técnica cirúrgica em um ambiente de simulação pode apresentar muitas vantagens práticas. Objetivos de aprendizagem específicos podem ser definidos e modelados para aprendizagem, permitindo que o cirurgião pratique repetida e deliberadamente as habilidades específicas que são necessárias para fazer a transição ao uso de uma nova técnica. A prática em um ambiente simulado foca a experiência no aluno, e não no paciente, sem risco de lesões inadvertidas neste último. O aluno pode progredir no próprio ritmo e, eventualmente, progredir além de seu nível de conforto e experimentar diferentes técnicas ou abordagens. Os alunos podem cometer erros e desenvolver a capacidade de corrigi-los. O desempenho pode ser medido de maneira padronizada e objetiva, e comparado aos padrões de desempenho aceitos (nível de proficiência).[38-40] A simulação permite a aquisição de habilidades por meio da prática deliberada e centrada no aluno em um ambiente seguro, análogo à prática de um esporte. O treinamento pode ser realizado projetando exercícios que enfatizem aspectos específicos e difíceis e/ou áreas de fraqueza e fornecendo aos alunos *feedback* focado e amplas oportunidades de repetição.[41] Por exemplo, em vez de aprender a dissecar a vesícula biliar do leito hepático durante videolaparoscopia, colecistectomia na sala de cirurgia, os alunos adquirem as habilidades psicomotoras fundamentais em um centro de simulação, permitindo que eles se concentrem na estratégia operatória, na anatomia e no julgamento com seu mentor clínico na sala de cirurgia. Como tal, a simulação é mais bem compreendida como um complemento potencialmente importante para a experiência clínica, em especial durante o treinamento inicial para uma habilidade ou procedimento específico e, idealmente, dentro de um currículo desenvolvido. As simulações podem ocorrer usando várias plataformas diferentes, incluindo animais vivos, cadáveres humanos, objetos inanimados (p. ex., treinadores de caixa em videolaparoscopia) ou modelos com base em computador, como treinadores de realidade virtual (VR). As simulações podem ser projetadas para ensinar e avaliar habilidades fundamentais (treinadores de tarefas parciais) ou procedimentos completos, trabalho em equipe e habilidades interprofissionais. Inovações como a integração de treinadores com atores para criar híbridos humano-simulador podem aumentar a eficácia. Infelizmente, a simulação muitas vezes pode ser muito cara em termos de desenvolvimento, bem como de recursos materiais e humanos necessários para executar as sessões de treinamento. Como resultado, a escolha da forma de simulação depende dos objetivos educacionais que se pretende alcançar. Por exemplo, simuladores de VR avançados podem ser projetados para incorporar um grau muito alto de fidelidade e *feedback* tátil para imitar com precisão os tecidos reais. Em algumas circunstâncias, essa é uma característica importante do projeto do simulador e útil para as habilidades específicas que são direcionadas no currículo. Em outros casos, no entanto, o desenvolvimento de um simulador muito avançado nem sempre pode melhorar o aprendizado e o desempenho em comparação com alternativas mais baratas, e é fundamental que os educadores escolham o método mais econômico e prático para projetar um modelo de simulação. Tão importante quanto isso, os centros de simulação nem sempre estão localizados de modo a facilitar o acesso, e esses problemas podem atuar como obstáculos significativos para integrar a simulação em um modelo pedagógico para médicos ocupados.

A avaliação objetiva do desempenho é um aspecto importante do treinamento embasado em simulação para definir metas de prática, orientar a correção e julgar a eficácia dessas novas intervenções educacionais. O melhor incentivo para melhorar determinadas habilidades é dimensioná-las. Ter uma medida de desempenho permite o estabelecimento de normas, metas de proficiência para treinamento, comparação com colegas e um padrão objetivo para certificação. Isso só é possível quando o desempenho pode ser avaliado usando métricas que passaram pelos padrões de evidência de validade necessários para usar essas medidas em um ambiente de alto risco (ou seja, "quão bem essas métricas refletem a habilidade subjacente que está sendo avaliada?"). Os parâmetros medidos devem refletir e prever o desempenho clínico; ter aplicação prática; ser significativos para o aluno; e ser aplicáveis a diferentes ambientes de aprendizagem. A atração de medir o desempenho em um ambiente simulado é que o contexto para o teste pode ser padronizado, não afetado pelas diferenças do paciente relacionadas à característica corporal, anatomia e patologia. O nível de dificuldade pode ser alterado de maneira sistemática, reprodutível e padronizada. Ao fornecer um ambiente de teste consistente, as métricas podem ser avaliadas cientificamente, e as melhorias e as curvas de aprendizado podem ser rastreadas. Por exemplo, no currículo de Fundamentals of Laparoscopic Surgery, um programa de treinamento de tarefa parcial de baixa fidelidade desenvolvido para cirurgiões praticarem habilidades psicomotoras básicas necessárias para realizar cirurgia videolaparoscópica guiada por imagem,[42] eficiência e precisão são medidas usando uma combinação de tempo e erros para pontuar um aluno. No entanto, desenvolver essas métricas pode ser difícil e muito do que sabemos sobre erros cirúrgicos, desempenho intraoperatório e segurança do paciente nas últimas três décadas está centrado em conjuntos de habilidades que vão muito além das habilidades psicomotoras, relacionadas a processos mentais avançados, como tomada de decisão, julgamento e várias habilidades interpessoais, como comunicação e trabalho em equipe.[43-46] Desenvolver métricas objetivas e reproduzíveis para medir com precisão esses comportamentos cognitivos é um dos maiores desafios na educação cirúrgica.[47] Tradicionalmente, listas de verificação ou avaliações de desempenho usando escalas de classificação Likert têm sido usadas com algum sucesso. Entretanto, mais recentemente, a incorporação de ambientes de aprendizagem aprimorados por tecnologia permitiu que novos métodos fossem usados para medir habilidades cognitivas avançadas de uma maneira mais significativa para fornecer aos alunos *feedback* focado e oportunidades para praticar deliberadamente essas habilidades altamente importantes. Por exemplo, o teste de concordância visual é um método no qual um aluno recebe um quadro clínico na forma de um vídeo intraoperatório e é solicitado a fazer anotações no campo cirúrgico em relação a um aspecto crítico e específico do caso (p. ex., "identificar o plano" ou "onde você quer dissecar"). Essas anotações recebem pontuações de precisão de acordo com a resposta anterior de especialistas, e os dados são fornecidos ao aluno na forma de um mapa de calor com *feedback* de especialistas no local sobre suas decisões para aquele determinado cenário.[48]

Uma das áreas empolgantes e inovadoras na educação cirúrgica está no uso de plataformas aumentadas e VR usando fones de ouvido comercialmente disponíveis que se tornaram muito populares na indústria de videogames. Essa tecnologia fornece os meios para imergir totalmente o aluno em um ambiente como a sala de cirurgia e praticar uma variedade de tarefas diferentes. Controladores de aparelhos mais novos e avançados foram desenvolvidos para simular o manuseio de instrumentos cirúrgicos e permitir que o participante manipule ou interaja com objetos e tecidos em um mundo virtual. Uma aplicação potencial é em direção ao conceito de ensaio cirúrgico pré-operatório com base na anatomia e patologia específica do paciente. Como técnicas sofisticadas de imagem fornecem informações anatômicas e funcionais em formato digital, modelos de computador 3D podem ser construídos no pré-operatório simulando o ambiente cirúrgico. Os dados de imagem específicos do paciente podem até ser modelados em um simulador de VR com propriedades táteis realistas e com deformação do tecido que imita as propriedades viscoelásticas dos tecidos humanos reais. O cirurgião poderia, então, explorar diferentes abordagens para realizar um procedimento cirúrgico complexo ou de alto risco antes de realmente realizar a operação no paciente real, tendo sido capaz de interagir com a anatomia e a patologia únicas do paciente na segurança de um ambiente de VR. Tais sistemas de modelagem foram desenvolvidos em neurocirurgia, permitindo que os cirurgiões determinem a abordagem cirúrgica ideal para problemas cirúrgicos desafiadores, como malformações arteriovenosas.[49] A aplicação para neurocirurgia é particularmente atraente, uma vez que o crânio forma uma estrutura rígida para o cérebro, permitindo a representação. O trabalho em andamento nessa área também está voltado para a aplicação dessa tecnologia em procedimentos abdominais, como ressecção hepática.[50] Modalidades de imagem pré-operatória, como tomografia computadorizada (TC) e ressonância magnética (RM), podem ser usadas para renderizar imagens compostas 3D que podem ser manipuladas pelo cirurgião em VR no pré e no intraoperatório. As informações desses modelos podem ser usadas para orientar a abordagem operatória, prever a anatomia a ser encontrada em cada etapa operatória e até mesmo personalizar o posicionamento do trocarte a fim de otimizar a ergonomia operatória com base na anatomia exclusiva de cada paciente. Teoricamente, uma cirurgia poderia ser orquestrada com antecedência, semelhante ao desenvolvimento de um filme, praticando e refinando partes do procedimento até atingir a otimização, gravando todos os movimentos e reproduzindo a cirurgia perfeita no centro cirúrgico conforme a orientação. As limitações na animação e no desenho gráfico até o momento limitaram os recursos de VR para simular diferenças sutis nos efeitos de tecido necessários para recapitular verdadeiramente as especificidades de operações complexas. No entanto, essa indústria cresceu exponencialmente nos últimos 5 anos e só continuará a se tornar cada vez mais relevante para o treinamento cirúrgico.

CONCLUSÃO

A cirurgia está passando por um surto de crescimento rápido à medida que os avanços na tecnologia continuam a ser adaptados à sala de cirurgia. Isso é bastante empolgante. A velocidade da inovação é uma grande promessa para o rápido avanço em diversas áreas, como cirurgia guiada por imagem, robótica, diagnóstico e sistemas avançados de computador para aumentar o desempenho cirúrgico e o atendimento ao paciente. À medida que tecnologias anteriormente distintas, como cirurgia, endoscopia e radiologia, continuam a se sobrepor nos centros cirúrgicos do amanhã, os cirurgiões serão progressivamente desafiados a adotar e dominar novas técnicas ao longo de suas carreiras. Assim, prevê-se que a simulação apareça com destaque como uma ferramenta-chave de treinamento para cirurgiões de todas as disciplinas.

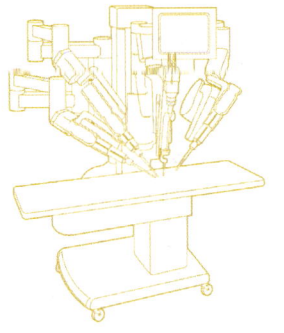

16
Cirurgia Robótica

Yanghee Woo, Yuman Fong

VISÃO GERAL DO CAPÍTULO

Prefácio
História
Preparação para cirurgia robótica
    Plataformas cirúrgicas da Vinci® Si e Xi
    Configuração da sala de operação
    Escolha dos instrumentos robóticos

Situação atual de cirurgias robóticas selecionadas
    Reparo de hérnia ventral robótica com tela
    Excisão total do mesorreto robótica para câncer retal
    Cirurgia robótica pancreática
    Pancreatectomia distal robótica
    Ressecções hepáticas robóticas
Conclusão

PREFÁCIO

A cirurgia robótica é indiscutivelmente a inovação cirúrgica mais disruptiva e talvez a mais capacitadora do século XXI. Nascida a partir da tecnologia militar, desenvolvida pela indústria e defendida por cirurgiões pioneiros, a cirurgia robótica é cada vez mais adotada como uma alternativa à videolaparoscopia para realizar uma ampla variedade de procedimentos cirúrgicos para doenças benignas e malignas (Boxe 16.1). Desde a aprovação da Food and Drug Administration (FDA) dos EUA em 2000, da plataforma cirúrgica daVinci® (Intuitive Surgical Inc., Sunnyvale, CA, EUA), o robô cirúrgico disponível comercialmente mais utilizado, os cirurgiões realizaram mais de 5 milhões de procedimentos cirúrgicos robóticos em todo o mundo com mais de 10 mil publicações revisadas por pares relatando sua segurança, factibilidade e eficácia em comparação com procedimentos abertos e videolaparoscópicos (Figura 16.1).

O campo da cirurgia robótica tem desafiado nossos conceitos tradicionais da cirurgia videolaparoscópica com novas percepções da visão cirúrgica, métodos de exposição operatória, manipulação de tecidos e uso de instrumentos. A cirurgia robótica capitaliza o conceito "mestre-escravo" para oferecer aos cirurgiões controle sobre uma plataforma que fornece melhor visualização, destreza e precisão aumentadas, bem como sofisticados instrumentos articulados e

---

Boxe 16.1 Seleção das cirurgias abdominais robóticas mais comumente realizadas.

Cirurgia abdominal superior/intestinal
- Miotomia de Heller
- Cirurgia antirrefluxo
- Cirurgia bariátrica (*bypass* gástrico em Y de Roux, *sleeve* gástrico)
- Esofagogastrectomia com elevação gástrica
- Gastrectomia radical para câncer gástrico (linfadenectomia subtotal distal, total, D1+ e D2)
- Esplenectomia

Cirurgias hepatopancreatobiliares
- Ressecção hepática (segmentectomia lateral esquerda, lobectomia direita, segmentectomia posterior direita)
- Ressecções pancreáticas (pancreatoduodenectomia, pancreatectomias central e distal)
- Colecistectomia (simples, radical)

Cirurgias colorretais
- Colectomia direita
- Colectomia esquerda
- Ressecção anterior baixa com excisão total do mesorreto
- Ressecção abdominoperineal

Outros procedimentos cirúrgicos gerais
- Hérnias (inguinal, ventral, incisional, hiatal)
- Tireoidectomia (transaxilar, retroauricular)

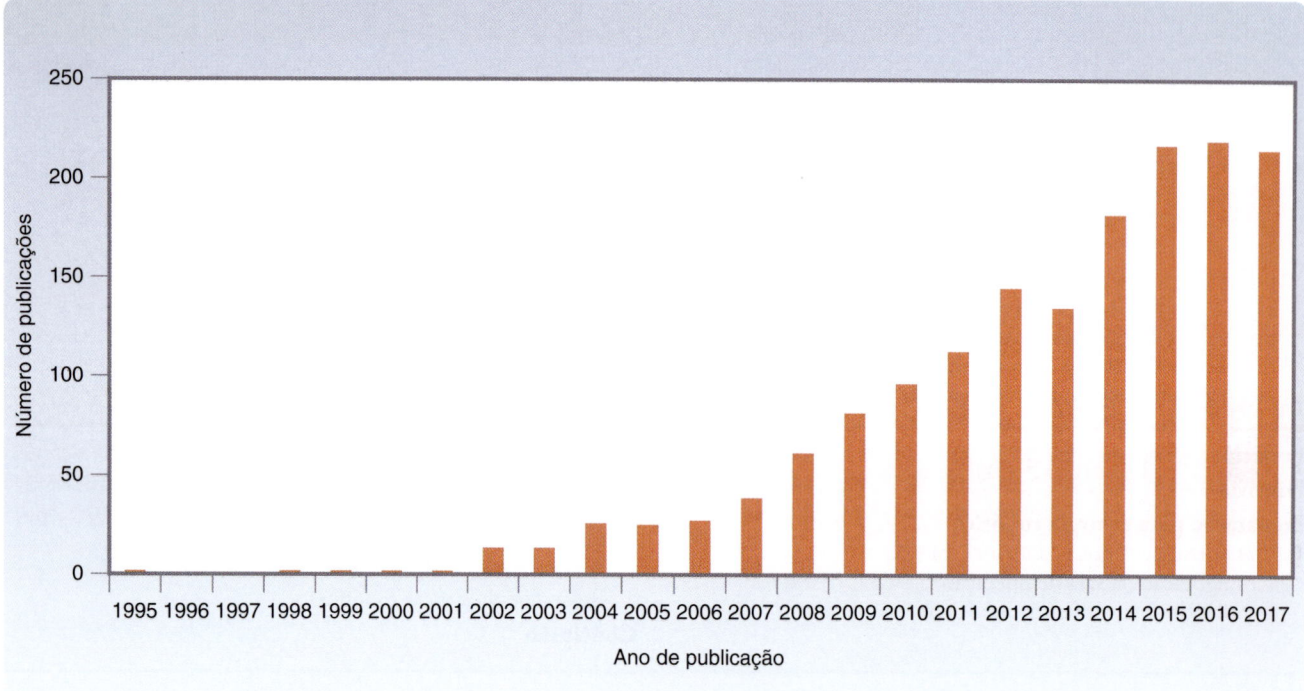

Figura 16.1 Aumento de publicações revisadas por pares em cirurgia robótica (pesquisa PubMed por "cirurgia robótica, cirurgia assistida por robô").

ergonomia aprimorada. Essa abordagem cirúrgica minimamente invasiva (CMI) alternativa oferece o potencial de superar as limitações da videolaparoscopia e aumentar os benefícios da CMI para uma variada população de pacientes cirúrgicos.

Como uma evolução da cirurgia videolaparoscópica tradicional, numerosos estudos demonstraram que as técnicas videolaparoscópicas assistidas por robótica são seguras e factíveis, e fornecem os benefícios da CMI com melhores resultados para o paciente, como menores incisões, menos dor, menor perda sanguínea, menor tempo de internação, retorno mais rápido da função intestinal e recuperação geral mais rápida quando comparada aos procedimentos abertos. Além disso, estudos que avaliaram parâmetros oncológicos intraoperatórios apoiam a segurança da cirurgia robótica no tratamento de doenças malignas, incluindo câncer gástrico, colorretal, pancreático e hepático. Os parâmetros avaliados incluem margem negativa de ressecção, número adequado de linfonodos e extensão adequada da dissecção linfonodal em cirurgias oncológicas. Por outro lado, o tempo operatório consistentemente mais longo e o custo mais alto continuam a desafiar o campo da cirurgia robótica. Os resultados comparativos desses estudos para ressecções retais, duodenopancreatectomias, pancreatectomias distais e ressecções hepáticas estão resumidos e apresentados nas Tabelas 16.1 a 16.4.

Não é uma surpresa que as perceptíveis vantagens técnicas da plataforma robótica experimentadas pelo cirurgião ainda não tenham sido totalmente comprovadas por dados. É claro que, em muitos procedimentos cirúrgicos, a abordagem robótica produz resultados equivalentes aos procedimentos videolaparoscópicos, aperfeiçoados ao longo de décadas. No entanto, a clara superioridade de uma abordagem robótica sobre as técnicas videolaparoscópicas tem sido difícil de demonstrar por meio de parâmetros tradicionais. Nos próximos anos, é provável que a facilidade de adaptação ao método, a curva de aprendizado mais curta e a superioridade ergonômica emerjam como incentivos para a entrada no campo da cirurgia robótica. Espera-se também que o custo da cirurgia robótica e da cirurgia videolaparoscópica se torne semelhante. Isso resultará de um aumento no custo dos procedimentos videolaparoscópicos à medida que as tecnologias forem desenvolvidas e incorporadas para procedimentos minimamente invasivos avançados, pela diminuição de custos da cirurgia robótica acompanhando suas maiores adoção e utilização, e com o surgimento de novas plataformas robóticas no mercado. À medida que o campo da cirurgia robótica amadurece – com a otimização da integração do cirurgião em tecnologia robótica na prática clínica e com a evolução da tecnologia, que continua a melhorar o desempenho operatório do cirurgião – e o custo da cirurgia robótica diminui, os benefícios dessa prática podem ser redefinidos.

No primeiro capítulo sobre cirurgia robótica deste livro, apresentamos uma visão geral do método e a história da robótica no campo da cirurgia, familiarizando o leitor com os resultados dos estudos que descrevem suas vantagens e desvantagens, oferecendo informações sobre métodos seguros e eficazes para sua adoção na prática clínica. Quem adotará a cirurgia robótica em sua prática e como esse recurso afetará o campo da cirurgia e transformará a CMI dependerão de como os cirurgiões abordarão esses desafios e abraçarão as oportunidades que a robótica oferece para melhorar os resultados para pacientes cirúrgicos, incluindo idosos e frágeis.[1,2]

HISTÓRIA

O conceito de cirurgia robótica baseou-se em robôs teleguiados e emergiu fundamentado em pesquisas financiadas pela National Aeronautics and Space Administration (NASA) e pela Defense Advanced Research Project Administration, a partir da década de 1970.[3] O objetivo inicial da utilização da robótica em cirurgia era desenvolver um sistema que permitisse a realização de procedimentos cirúrgicos controlados remotamente, retirando os cirurgiões do lado do paciente em locais perigosos ou de difícil acesso,

Tabela 16.1 Resumo de estudos comparativos recentes, ensaios clínicos randomizados e metanálises com foco nos principais resultados da excisão total do mesorreto por cirurgia videolaparoscópica *versus* cirurgia robótica.

Estudo	Características do estudo	Resultados										
		Número de pacientes		Tempo de cirurgia (minutos)			Duração da internação (dias)			Taxa de complicações maiores (%) CD III-V		
	Desenho do estudo	laTME	rTME	laTME	rTME	Valor de P	laTME	rTME	Valor de P	laTME	rTME	Valor de P
Baik SH, Ko YT, Kang CM et al. Robotic tumor specific mesorectal excision of rectal cancer: short-term outcome of a pilot randomized trial. *Surg Endosc.* 2008;22:1601-1608.	RT	18	18	204	217	NS	8,7 ± 1,3	6,9 ± 1,3	< 0,001	0,0%	0,0%	
Patriti A, Ceccarelli G, Bartoli A et al. Short- and medium-term outcome of robot assisted and traditional laparoscopic rectal resection. *JSLS.* 2009;13:176-183.	CCS	37	29	208	202	NS	9,6 ± 6,9	11,9 ± 7,5	NS	NR	NR	
Park JS, Choi GS, Lim KH et al. Robotic-assisted versus laparoscopic surgery for low rectal cancer: case-matched analysis of short-term outcomes. *Ann Surg Oncol.* 2010;17:3195-3202.	MCC	82	41	169	232	< 0,001	9,4 ± 2,9	9,9 ± 4,2	NS	7,3%	9,8%	0,641
Bianchi PP, Ceriani C, Locatelli A et al. Robotic versus laparoscopic total mesorectal excision for rectal cancer: a comparative analysis of oncological safety and short-term outcomes. *Surg Endosc.* 2010;24:2888-2894.	CCS	25	25	237	240	NS	6 (4 a 20)	6,5 (4 a 15)	NS	0,12	0,8%	
Baek JH, Pastor C, Pigazzi A. Robotic and laparoscopic total mesorectal excision for rectal cancer: a case-matched study. *Surg Endosc.* 2011;25:521-525.	MCC	41	41	315	296	NS	6,6 (3 a 20)	6,5 (2 a 33)	NS	NR	NR	

(continua)

Tabela 16.1 Resumo de estudos comparativos recentes, ensaios clínicos randomizados e metanálises com foco nos principais resultados da excisão total do mesorreto por cirurgia videolaparoscópica *versus* cirurgia robótica.* *(continuação)*

Características do estudo		Resultados								
		Número de pacientes		Tempo de cirurgia (minutos)			Duração da internação (dias)			Taxa de complicações maiores (%) CD III-V		
Estudo	Desenho do estudo	laTME	rTME	laTME	rTME	Valor de *P*	laTME	rTME	Valor de *P*	laTME	rTME	Valor de *P*
Kwak JM, Kim SH, Kim J et al. Robotic vs laparoscopic resection of rectal cancer: short-term outcomes of a case-control study. *Dis Colon Rectum.* 2011;54:151-156.	MCC	59	59	228	270	< 0,001	NR	NR		NR	NR	
Park JS, Choi GS, Lim KH et al. S052: a comparison of robot-assisted, laparoscopic, and open surgery in the treatment of rectal cancer. *Surg Endosc.* 2011;25:240-248.	CCS	123	52	–	–	–				4,9%	7,7%	0,331
Kim JY, Kim NK, Lee KY et al. A comparative study of voiding and sexual function after total mesorectal excision with autonomic nerve preservation for rectal cancer: laparoscopic versus robotic surgery. *Ann Surg Oncol.* 2012;19:2485-2493.	CCS	39	30	–	–	–	NR	NR		NR	NR	
Kang J, Yoon KJ, Min BS et al. The impact of robotic surgery for mid and low rectal cancer: a case-matched analysis of a 3-arm comparison—open, laparoscopic, and robotic surgery. *Ann Surg.* 2013;257:95-101.	MCC	165	165	277	309	< 0,001	13,5 ± 9,2	10,8 ± 5,5	< 0,001	NR	NR	
Park SY, Choi GS, Park JS et al. Shortterm clinical outcome of robot-assisted intersphincteric resection for low rectal cancer: a retrospective comparison with conventional laparoscopy. *Surg Endosc.* 2013;27:48-55.	CCS	40	40	185	236	0,001	11,3 ± 3,6	10,6 ± 4,2	NS	2,5%	5%	1

Tabela 16.1 Resumo de estudos comparativos recentes, ensaios clínicos randomizados e metanálises com foco nos principais resultados da excisão total do mesorreto por cirurgia videolaparoscópica versus cirurgia robótica.* (continuação)

Estudo	Características do estudo	Resultados									
		Número de pacientes		Tempo de cirurgia (minutos)			Duração da internação (dias)			Taxa de complicações maiores (%) CD III-V	
	Desenho do estudo	laTME	rTME	laTME	rTME	Valor de P	laTME	rTME	Valor de P	laTME	rTME	Valor de P
D'Annibale A, Pernazza G, Monsellato I et al. Total mesorectal excision: a comparison of oncological and functional outcomes between robotic and laparoscopic surgery for rectal cancer. *Surg Endosc.* 2013;27:1887-1895.	CCS	50	50	280	270	<0,001	10 (8 a 14)	8 (7,11)	0,034	NR	NR
Baranjian M, Pettet D, 3rd, Kazi E et al. Quality of total mesorectal excision and depth of circumferential resection margin in rectal cancer: a matched comparison of the first 20 robotic cases. *Colorectal Dis.* 2014;16:603-609.	MCC	20	20	180	240	0,066	7 (5 a 36)	6 (4 a 31)	NS	NR	NR
Tam MS, Abbass M, Abbass MA. Robotic-laparoscopic rectal cancer excision versus traditional laparoscopy. *JSLS.* 2014;18:e2014.00020.	CCS	21	21	240	260	0,04	5 (3 a 14)	6 (4 a 23)	0,05	NR	NR
Cho MS, Baek SJ, Hur H et al. Short and longterm outcomes of robotic versus laparoscopic total mesorectal excision for rectal cancer: a case-matched retrospective study. *Medicine (Baltimore).* 2015;94:e522.	MCC	278	278	272	362	<0,001	10,7 ± 6,6	10,4 ± 5,6	NS	12,2%	12,2%	1

(continua)

Tabela 16.1 Resumo de estudos comparativos recentes, ensaios clínicos randomizados e metanálises com foco nos principais resultados da excisão total do mesorreto por cirurgia videolaparoscópica *versus* cirurgia robótica.* *(continuação)*

Características do estudo		Resultados									
		Número de pacientes		Tempo de cirurgia (minutos)			Duração da internação (dias)			Taxa de complicações maiores (%) CD III-V	
Estudo	Desenho do estudo	laTME	rTME	laTME	rTME	Valor de P	laTME	rTME	Valor de P	laTME	rTME	Valor de P
Melich G, Hong YK, Kim J et al. Simultaneous development of laparoscopy and robotics provides acceptable perioperative outcomes and shows robotics to have a faster learning curve and to be overall faster in rectal cancer surgery: analysis of novice MIS surgeon learning curves. *Surg Endosc.* 2015;29:558-568.	CCS	106	92	262	285		9,9 (8,5 a 11,3)	9,6 (8,3 a 11)		4,7%	6,5%	
Serin KR, Gultekin FA, Batman B et al. Robotic versus laparoscopic surgery for mid or low rectal cancer in male patients after neoadjuvant chemoradiation therapy: comparison of short-term outcomes. *J Robot Surg.* 2015;9:187-194.	CCS	65	14	140	182		5 (4 a 10)	6 (2 a 32)	NS	NR	NR	
Allemann P, Duvoisin C, Di Mare L et al. Robotic-assisted surgery improves the quality of total mesorectal excision for rectal cancer compared to laparoscopy: results of a case-controlled analysis. *World J Surg.* 2016;40:1010-1016.	MCC	40	20	313	291	< 0,001	NR	NR		22,5%	20%	0,38
Kim YS, Kim MJ, Park SC et al. Robotic versus laparoscopic surgery for rectal cancer after preoperative chemoradiotherapy: case-matched study of short-term outcomes. *Cancer Res Treat.* 2016;48:225-231.	MCC	66	33	277	441		13,1 ± 12,8	10,9 ± 6,2	NS	NR	NR	

Tabela 16.1 Resumo de estudos comparativos recentes, ensaios clínicos randomizados e metanálises com foco nos principais resultados da excisão total do mesorreto por cirurgia videolaparoscópica *versus* cirurgia robótica.* *(continuação)*

Estudo	Características do estudo	Resultados										
		Número de pacientes			Tempo de cirurgia (minutos)			Duração da internação (dias)			Taxa de complicações maiores (%) CD III-V	
	Desenho do estudo	laTME	rTME		laTME	rTME	Valor de P	laTME	rTME	Valor de P	laTME	rTME	Valor de P
Kim JC, Yu CS, Lim SB et al. Comparative analysis focusing on surgical and early oncological outcomes of open, laparoscopy-assisted, and robot-assisted approaches in rectal cancer patients. *Int J Colorectal Dis.* 2016;31:1179-1187.	CCS	486	553		205	441	< 0,001	10,9 ± 6,2	13,1 ± 12,8		3%	3%	
Feroci F, Vannucchi A, Bianchi PP et al. Total mesorectal excision for mid and low rectal cancer: laparoscopic vs robotic surgery. *World J Gastroenterol.* 2016;22:3602-3610.	CCS	58	53		192	342	< 0,001	8 (5 a 53)	6 (3 a 17)	< 0,001	17,2%	7,5%	0,297
Ramji KM, Cleghorn MC, Josse JM et al. Comparison of clinical and economic outcomes between robotic, laparoscopic, and open rectal cancer surgery: early experience at a tertiary care center. *Surg Endosc.* 2016;30:1337-1343.	CCS	27	26		240	407	NS	11,3 ± 13,7	7 ± 3,4	NS	0%	12%	0,11
Shiomi A, Kinugasa Y, Yamaguchi T et al. Robot-assisted versus laparoscopic surgery for lower rectal cancer: the impact of visceral obesity on surgical outcomes. *Int J Colorectal Dis.* 2016;31:1701-1710.	CCS	109	127		237	236		8,0 (6 a 44)	7,0 (6 a 29)	< 0,001	6,4%	3,1%	0,19

(continua)

Tabela 16.1 Resumo de estudos comparativos recentes, ensaios clínicos randomizados e metanálises com foco nos principais resultados da excisão total do mesorreto por cirurgia videolaparoscópica *versus* cirurgia robótica.* *(continuação)*

	Características do estudo	Resultados			Tempo de cirurgia (minutos)			Duração da internação (dias)			Taxa de complicações maiores (%) CD III-V		
Estudo	Desenho do estudo	Número de pacientes laTME	rTME	laTME	rTME	Valor de P	laTME	rTME	Valor de P	laTME	rTME	Valor de P
Yamaguchi T, Kinugasa Y, Shiomi A et al. Robotic-assisted vs. conventional laparoscopic surgery for rectal cancer: short-term outcomes at a single center. *Surg Today.* 2016;46:957-962.	CCS	239	203	227	233	NS	9,3 ± 6,7	7,3 ± 2,3	< 0,001	NR	NR	
Colombo PE, Bertrand MM, Alline M et al. Robotic versus laparoscopic total mesorectal excision (TME) for sphincter-saving surgery: is there any difference in the transanal TME rectal approach?: a single-center series of 120 consecutive patients. *Ann Surg Oncol.* 2016;23:1594-1600.	CCS	60	60	228	274	0,005	11 (6 a 60)	12 (6 a 27)	NS	20%	28,3%	0,246
Bedirli A, Salman B, Yuksel O. Robotic versus laparoscopic resection for mid and low rectal cancers. *JSLS.* 2016;20.	CCS	28	35	208	252	0,027	5,1 ± 3,7	4,6 ± 2,8	> 0,05	NR	NR	
Silva-Velazco J, Dietz DW, Stocchi L et al. Considering value in rectal cancer surgery: an analysis of costs and outcomes based on the open, laparoscopic, and robotic approach for proctectomy. *Ann Surg.* 2017; 265:960-968.	CCS	118	66	239	288	< 0,001	6 (3 a 33)	5 (2 a 28)		NR	NR	

Tabela 16.1 Resumo de estudos comparativos recentes, ensaios clínicos randomizados e metanálises com foco nos principais resultados da excisão total do mesorreto por cirurgia videolaparoscópica *versus* cirurgia robótica.* *(continuação)*

Estudo	Características do estudo	Resultados										
	Desenho do estudo	Número de pacientes		Tempo de cirurgia (minutos)			Duração da internação (dias)			Taxa de complicações maiores (%) CD III-V		
		laTME	rTME	laTME	rTME	Valor de P	laTME	rTME	Valor de P	laTME	rTME	Valor de P
Lim DR, Bae SU, Hur H et al. Long-term oncological outcomes of robotic versus laparoscopic total mesorectal excision of mid-low rectal cancer following neoadjuvant chemoradiation therapy. *Surg Endosc.* 2017;31:1728-1737.	CCS	64	74	312	364	0,033	NR	NR	NR	NR	NR	
Kim J, Baek SJ, Kang DW et al. Robotic resection is a good prognostic factor in rectal cancer compared with laparoscopic resection: long-term survival analysis using propensity score matching. *Dis Colon Rectum.* 2017;60:266-273.	CCS MCC	460 224	272 224	234 250	288 285	< 0,001 < 0,002	14,4 ± 19,2 13,8 ± 10,9	13,2 ± 13,5 13,5 ± 14,1	NS NS	NR NR	NR NR	
Law WL, Foo DCC. Comparison of short-term and oncologic outcomes of robotic and laparoscopic resection for mid- and distal rectal cancer. *Surg Endosc* 2017;31: 2798-2807.	CCS	171	220	225	260	< 0,003	6 (2 a 83)	6 (2 a 64)	NS	NR	NR	
Kim MJ, Park SC, Park JW et al. Robot assisted versus laparoscopic surgery for rectal cancer: a phase II open label prospective randomized controlled trial. *Ann Surg.* 2018;267:243-251.	ECR	82	83	228	339	< 0,001	10,8 (7,4)	10,3 (3,4)	NS	5,4%	9,4%	0,227

(continua)

Tabela 16.1 Resumo de estudos comparativos recentes, ensaios clínicos randomizados e metanálises com foco nos principais resultados da excisão total do mesorreto por cirurgia videolaparoscópica versus cirurgia robótica.* (continuação)

Estudo	Características do estudo	Número de pacientes			Tempo de cirurgia (minutos)			Duração da internação (dias)			Taxa de complicações maiores (%) CD III-V		
	Desenho do estudo	laTME	rTME		laTME	rTME	Valor de P	laTME	rTME	Valor de P	laTME	rTME	Valor de P
Valverde A, Goasguen N, Oberlin O et al. Robotic versus laparoscopic rectal resection for sphincter-saving surgery: pathological and short-term outcomes in a single-center analysis of 130 consecutive patients. *Surg Endosc.* 2017;31:4085-4091.	CCS	65	65		226	215	NS	12 ± 10	11 ± 8	NS	15%	23%	0,26
Harslof S, Stouge A, Thomassen N et al. Outcome one year after robot-assisted rectal cancer surgery: a consecutive cohort study. *Int J Colorectal Dis.* 2017;32:1749-1758.	CCS	141	208		NR	NR		7 (2 a 61)			NR	NR	
Jayne D, Pigazzi A, Marshall H et al. Effect of robotic-assisted vs conventional laparoscopic surgery on risk of conversion to open laparotomy among patients undergoing resection for rectal cancer: the ROLARR Randomized Clinical Trial. *JAMA.* 2017;318:1569-1580.	ECR	234	237		261	298		8,2 ± 6	8 ± 5,9		NR	NR	

Resultados (continuação)

Estudo	Taxa de conversão (%)			Integridade da TME (%)			Margem circunferencial positiva (%)			Linfonodos ressecados		
	laTME	rTME	Valor de P	laTME	rTME	Valor de P	laTME	rTME	Valor de P	laTME	rTME	Valor de P
Baik SH, Ko YT, Kang CM et al. Robotic tumor specific mesorectal excision of rectal cancer: short-term outcome of a pilot randomized trial. *Surg Endosc.* 2008;22:1601-1608.	11,1%	0%	NS	72,2%	94,4%	NS	NR	NR		18 (6 a 49)	22 (9 a 42)	NS

Tabela 16.1 Resumo de estudos comparativos recentes, ensaios clínicos randomizados e metanálises com foco nos principais resultados da excisão total do mesorreto por cirurgia videolaparoscópica *versus* cirurgia robótica.* *(continuação)*

Estudo	Taxa de conversão (%)			Integridade da TME (%)			Margem circunferencial positiva (%)			Linfonodos ressecados		
	laTME	rTME	Valor de P	laTME	rTME	Valor de P	laTME	rTME	Valor de P	laTME	rTME	Valor de P
Patriti A, Ceccarelli G, Bartoli A et al. Shortand medium-term outcome of robot assisted and traditional laparoscopic rectal resection. *JSLS*. 2009;13:176-183.	18,9%	0%	NS	NR	NR		0%	0%		10,3 ± 4	11,2 ± 5	> 0,05
Park JS, Choi GS, Lim KH et al. Robotic assisted versus laparoscopic surgery for low rectal cancer: case-matched analysis of short-term outcomes. *Ann Surg Oncol.* 2010;17:3195-3202.	0%	0%	NS	94,4%	76,5%	NS	NR	NR		20 ± 9,1	17,4 ± 10,6	NS
Bianchi PP, Ceriani C, Locatelli A et al. Robotic versus laparoscopic total mesorectal excision for rectal cancer: a comparative analysis of oncological safety and short-term outcomes. *Surg Endosc.* 2010;24:2888-2894.	4%	0%	NS	NR	NR		4%	0%	NS	18	17	NS
Baek JH, Pastor C, Pigazzi A. Robotic and laparoscopic total mesorectal excision for rectal cancer: a case-matched study. *Surg Endosc.* 2011;25:521-525.	22%	7,3%	NS	NR	NR		4,9%	2,4%	NS	13,1 (3 a 33)	16,2 (5 a 39)	NS
Kwak JM, Kim SH, Kim J et al. Robotic vs laparoscopic resection of rectal cancer: short-term outcomes of a case-control study. *Dis Colon Rectum.* 2011;54:151-156.	3,4%	0%	NS	NR	NR		0%	1,7%	NS	20 (12 a 37)	21 (14 a 28)	NS
Park JS, Choi GS, Lim KH et al. S052: a comparison of robot-assisted, laparoscopic, and open surgery in the treatment of rectal cancer. *Surg Endosc.* 2011;25:240-248.	0%	0%		NR	NR		2,4%	1,9%	NS	19,4 ± 10,2	15,9 ± 10,1	NS

(continua)

Tabela 16.1 Resumo de estudos comparativos recentes, ensaios clínicos randomizados e metanálises com foco nos principais resultados da excisão total do mesorreto por cirurgia videolaparoscópica *versus* cirurgia robótica.* *(continuação)*

Estudo	Taxa de conversão (%)			Integridade da TME (%)			Margem circunferencial positiva (%)			Linfonodos ressecados		
	laTME	rTME	Valor de P	laTME	rTME	Valor de P	laTME	rTME	Valor de P	laTME	rTME	Valor de P
Kim JY, Kim NK, Lee KY et al. A comparative study of voiding and sexual function after total mesorectal excision with autonomic nerve preservation for rectal cancer: laparoscopic versus robotic surgery. *Ann Surg Oncol.* 2012;19:2485-2493.	NR	NR		94,9%	96,5%	NS	2,5%	6%	NS		–	
Kang J, Yoon KJ, Min BS et al. The impact of robotic surgery for mid and low rectal cancer: a case-matched analysis of a 3-arm comparison–open, laparoscopic, and robotic surgery. *Ann Surg.* 2013;257:95-101.	1,8%	0,6%	NS	NR	NR		6,7%	4,2%	NS	15 ± 9,4	15,6 ± 9,1	NS
Park SY, Choi GS, Park JS et al. Shortterm clinical outcome of robot-assisted intersphincteric resection for low rectal cancer: a retrospective comparison with conventional laparoscopy. *Surg Endosc.* 2013;27:48-55.	0%	0%	NS	NR	NR		5%	7,5%	NS	12,9 ± 7,5	13,3 ± 8,6	NS
D'Annibale A, Pernazza G, Monsellato I et al. Total mesorectal excision: a comparison of oncological and functional outcomes between robotic and laparoscopic surgery for rectal cancer. *Surg Endosc.* 2013;27:1887-1895.	12%	0%	0,011	NR	NR		12%	0%	0,022	16,5 ± 7,1	13,8 ± 6,7	NS
Barnajian M, Pettet D, 3rd, Kazi E et al. Quality of total mesorectal excision and depth of circumferential resection margin in rectal cancer: a matched comparison of the first 20 robotic cases. *Colorectal Dis.* 2014;16:603-609.	10%	0%	NS	95%	80%	NS	NR	NR		14 (3 a 22)	11 (4 a 18)	NS

Tabela 16.1 Resumo de estudos comparativos recentes, ensaios clínicos randomizados e metanálises com foco nos principais resultados da excisão total do mesorreto por cirurgia videolaparoscópica versus cirurgia robótica.* (continuação)

Estudo	Taxa de conversão (%)			Integridade da TME (%)			Margem circunferencial positiva (%)			Linfonodos ressecados		
	laTME	rTME	Valor de P	laTME	rTME	Valor de P	laTME	rTME	Valor de P	laTME	rTME	Valor de P
Tam MS, Abbass M, Abbas MA. Robotic-laparoscopic rectal cancer excision versus traditional laparoscopy. *JSLS*. 2014;18:e2014.00020.	0%	5%	NS	NR	NR		5%	0%	NS	17 (8 a 40)	15 (8 a 21)	0,03

Características do estudo		Resultados								
	Número de pacientes	Desenho do estudo	laTME	rTME	Valor de P	Tempo de cirurgia (minutos)			Taxa de complicações maiores (%) CD III-V		
						laTME	rTME	Valor de P	laTME	rTME	Valor de P
Estudo											
Cho MS, Baek SJ, Hur H et al. Short and longterm outcomes of robotic versus laparoscopic total mesorectal excision for rectal cancer: a case-matched retrospective study. *Medicine (Baltimore)*. 2015;94:e522.			0,4%	NS	NR	NR	4,7%	5,0%	NS	15 ± 8	16 ± 8	NS
Melich G, Hong YK, Kim J et al. Simultaneous development of laparoscopy and robotics provides acceptable perioperative outcomes and shows robotics to have a faster learning curve and to be overall faster in rectal cancer surgery: analysis of novice MIS surgeon learning curves. *Surg Endosc*. 2015;29:558-568.			1,1%	NR	NR		2,8%	3,3%		17 (15 a 20)	16 (14 a 18)	

(continua)

Tabela 16.1 Resumo de estudos comparativos recentes, ensaios clínicos randomizados e metanálises com foco nos principais resultados da excisão total do mesorreto por cirurgia videolaparoscópica *versus* cirurgia robótica.* *(continuação)*

	Características do estudo	Resultados								Taxa de complicações maiores (%) CD III-V		
		Número de pacientes		Tempo de cirurgia (minutos)								
Estudo	Desenho do estudo	laTME	rTME	laTME	rTME	Valor de *P*	laTME	rTME	Valor de *P*	laTME	rTME	Valor de *P*
Serin KR, Gultekin FA, Batman B et al. Robotic versus laparoscopic surgery for mid or low rectal cancer in male patients after neoadjuvant chemoradiation therapy: comparison of short-term outcomes. *J Robot Surg.* 2015;9:187-194.	3%	0%		80%	100%	NS	NR	NR		32 (17 a 56)	23 (4 a 67)	0,008
Allemann P, Duvoisin C, Di Mare L et al. Robotic-assisted surgery improves the quality of total mesorectal excision for rectal cancer compared to laparoscopy: results of a case-controlled analysis. *World J Surg.* 2016;40:1010–1016.	20%	5%	NS	55%	95%	0,0003	25%	10%	NS	24 ± 14	20 ± 7	NS
Kim YS, Kim MJ, Park SC et al. Robotic versus laparoscopic surgery for rectal cancer after preoperative chemoradiotherapy: casematched study of short-term outcomes. *Cancer Res Treat.* 2016;48:225-231.	0%	6,1%	NS	91%	97%	NS	6,7%	16,1%	NS	22,3 ± 11,7	21,6 ± 11,0	NS
Kim JC, Yu CS, Lim SB et al. Comparative analysis focusing on surgical and early oncological outcomes of open, laparoscopy assisted, and robot-assisted approaches in rectal cancer patients. *Int J Colorectal Dis.* 2016;31:1179–1187.	0%	6,1%		NR	NR		1,1%	1,5%	NS	23,2 ± 10	20,9 ± 8,5	< 0,001

Tabela 16.1 Resumo de estudos comparativos recentes, ensaios clínicos randomizados e metanálises com foco nos principais resultados da excisão total do mesorreto por cirurgia videolaparoscópica *versus* cirurgia robótica.* *(continuação)*

Estudo	Características do estudo	Resultados						Taxa de complicações maiores (%) CD III-V		
	Número de pacientes Desenho do estudo	laTME	rTME	laTME	Tempo de cirurgia (minutos) rTME	Valor de P	laTME	rTME	laTME	rTME	Valor de P
Feroci F, Vannucchi A, Bianchi PP et al. Total mesorectal excision for mid and low rectal cancer: laparoscopic vs robotic surgery. *World J Gastroenterol.* 2016;22:3602–3610.	1,7%	3,8%	NS	NR	NR		1,7%	1,9%	NS	18 (4 a 49)	11 (3 a 27)	< 0,001
Ramji KM, Cleghorn MC, Josse JM et al. Comparison of clinical and economic outcomes between robotic, laparoscopic, and open rectal cancer surgery: early experience at a tertiary care center. *Surg Endosc.* 2016; 30:1337–1343.	37%	12%	NS	44%	60%	NS	0%	0%		16,7 ± 6,8	16,8 ± 7,7	NS
Shiomi A, Kinugasa Y, Yamaguchi T et al. Robot-assisted versus laparoscopic surgery for lower rectal cancer: the impact of visceral obesity on surgical outcomes. *Int J Colorectal Dis.* 2016;31:1701–1710.	0,9%	0%	NS	NR	NR		0,9%	0%	NS	26 (11 a 60)	26 (7 a 63)	NS
Yamaguchi T, Kinugasa Y, Shiomi A et al. Robotic-assisted vs. conventional laparoscopic surgery for rectal cancer: short-term outcomes at a single center. *Surg Today.* 2016;46:957-962.	3,3%	0%	0,009	NR	NR		NR	NR		30 ± 10,3	29,3 ± 11,8	NS

(continua)

Tabela 16.1 Resumo de estudos comparativos recentes, ensaios clínicos randomizados e metanálises com foco nos principais resultados da excisão total do mesorreto por cirurgia videolaparoscópica versus cirurgia robótica.* (continuação)

Estudo	Características do estudo	Resultados								Taxa de complicações maiores (%) CD III-V		
		Número de pacientes			Tempo de cirurgia (minutos)							
	Desenho do estudo	laTME	rTME	Valor de P	laTME	rTME	Valor de P	laTME	rTME	Valor de P	laTME	rTME	Valor de P
Colombo PE, Bertrand MM, Alline M et al. Robotic versus laparoscopic total mesorectal excision (TME) for sphincter-saving surgery: is there any difference in the transanal TME rectal approach?: a single-center series of 120 consecutive patients. *Ann Surg Oncol.* 2016;23:1594–1600.	4,8%	3,2%	NS	90%	93,3%	NS	90%	93,3%	NS	15 (6 a 71)	19 (6 a 68)	NS
Bedirli A, Salman B, Yuksel O. Robotic versus laparoscopic resection for mid and low rectal cancers. *JSLS.* 2016;20.	NR	NR		NR	NR		3,6%	2,9%	> 0,05	27 ± 11	23 ± 8	NS
Silva-Velazco J, Dietz DW, Stocchi L et al. Considering value in rectal cancer surgery: an analysis of costs and outcomes based on the open, laparoscopic, and robotic approach for proctectomy. *Ann Surg.* 2017;265:960-968.	15,4%	9,1%	NS	90,4%	89,4%	NS	3,4%	7,6%	NS	22 (7 a 106)	24 (3 a 129)	NS
Lim DR, Bae SU, Hur H et al. Long-term oncological outcomes of robotic versus laparoscopic total mesorectal excision of mid-low rectal cancer following neoadjuvant chemoradiation therapy. *Surg Endosc.* 2017;31:1728–1737.	6,4%	1,4%	NS	98,4%	95,9%	NS	1,6%	4%	NS	11,6 ± 6,9	14,7 ± 6,5	NS
Kim J, Baek SJ, Kang DW et al. Robotic resection is a good prognostic factor in rectal cancer compared with laparoscopic resection: long-term survival analysis using propensity score matching. *Dis Colon Rectum.* 2017;60:266-273.	0,9% 0,9%	0% 0%	NS	NR NR	NR NR		3,5% 4,9%	5,5% 4%	NS NS	19,7 ± 12,3 20,2 ± 12,1	21,7 ± 14,3 21,0 ± 14,4	0,049 NS

Tabela 16.1 Resumo de estudos comparativos recentes, ensaios clínicos randomizados e metanálises com foco nos principais resultados da excisão total do mesorreto por cirurgia videolaparoscópica *versus* cirurgia robótica.* *(continuação)*

Estudo	Características do estudo	Resultados Número de pacientes			Tempo de cirurgia (minutos)					Taxa de complicações maiores (%) CD III-V		
	Desenho do estudo	laTME	rTME	laTME	rTME	Valor de P	laTME	rTME	Valor de P	laTME	rTME	Valor de P
Law WL, Foo DCC. Comparison of short-term and oncologic outcomes of robotic and laparoscopic resection for mid- and distal rectal cancer. *Surg Endosc.* 2017;31:2798–2807.	3,5%	0,8%	NS	NR	NR		8,2%	4,1%	NS	12	14	0,002
Kim MJ, Park SC, Park JW et al. Robot-assisted versus laparoscopic surgery for rectal cancer: a phase II Open Label prospective randomized controlled trial. *Ann Surg.* 2018;267:243-251.	0%	1,5%	NS	78,1%	80,3%	NS	5,5%	6,1%	NS	18 (7 a 59)	15 (4 a 40)	
Valverde A, Goasguen N, Oberlin O et al. Robotic versus laparoscopic rectal resection for sphincter-saving surgery: pathological and short-term outcomes in a single-center analysis of 130 consecutive patients. *Surg Endosc.* 2017;31:4085–4091.	17%	5%	0,044	82%	88%	NS	89%	6%	NS	17 ± 9	19 ± 10	
Harslof S, Stouge A, Thomassen N et al. Outcome one year after robot-assisted rectal cancer surgery: a consecutive cohort study. *Int J Colorectal Dis.* 2017;32:1749–1758.	21%	31%	0,06	NR	NR			7%			20 (6 a 47)	
Jayne D, Pigazzi A, Marshall H et al. Effect of robotic-assisted vs conventional laparoscopic surgery on risk of conversion to open laparotomy among patients undergoing resection for rectal cancer: the ROLARR Randomized Clinical Trial. *JAMA.* 2017;318:1569–1580.	12,2%	8,1%	NS	77,6%	76,4%	NS	6,3%	5,1%	NS	24,1 ± 12,9	23,2 ± 12,0	

*Não foi observada diferença significativa entre laTME e rTME em relação ao sexo e índice de massa corporal. *CCS*, estudo de caso controle; *CD III-V*, complicações cirúrgicas classificação Clavien-Dindo III–V; *ECR*, ensaio clínico randomizado; *laTME*, excisão total videolaparoscópica do mesorreto; *MCC*, controle de caso pareado; *NR*, não informado; *NS*, não significativo; *RT*, ensaio retrospectivo; *rTME*, excisão total robótica do mesorreto.

Tabela 16.2 Resultados selecionados de estudos comparando duodenopancreatectomia robótica *versus* aberta.

Estudo	Desenho do estudo	Abordagem	Número de casos	Tempo operatório (minutos)	Perda de sangue estimada (m*l*)	Tempo de internação hospitalar (dias)	Complicações maiores	Mortalidade
Baker EH, Ross SW, Seshadri R et al. Robotic pancreaticoduodenectomy: comparison of complications and cost to the open approach. *Int J Med Robot.* 2016;12:554-560.	Retrospectivo Coorte	RPD OPD	22 49	454 (294 a 529) 364 (213 a 948) $P = 0,035$	425 (50 a 2.200) 650 (150 a 6.100) $P = 0,42$	7 (4 a 25) 9 (5 a 48) NS	40,7% (13,6%) 67,4% (20,4%) $P = 0,036*$ NS	0 4,1% NS
Zureikat AH, Postlewait LM, Liu Y et al. A multi-institutional comparison of perioperative outcomes of robotic and open pancreaticoduodenectomy. *Ann Surg.* 2016;264:640-649.	Retrospectivo Comparativo	RPD OPD	211 817	402 (257 a 685) 300 (107 a 840) $P < 0,001$	200 (30 a 4.500) 300 (20 a 7.350) $P < 0,001$	8 (4 a 58) 8 (4 a 148) NS	NA (23,7%)[†] NA (23,9%) NS	1,9% 2,82% NS
Boggi U, Napoli N, Costa F et al. Robotic-assisted pancreatic resections. *World J Surg.* 2016;40:2497–2506.	Retrospectivo	RPD OPD	83 36	527 ± 166 425,3 ± 93 $P < 0,0001$	NA NA	17 (14 a 26) 14 (13 a 28) $P = 0,06$	74% (18,1%) 78% (11,2%) NS	1,2% 0 NS
Chen S, Chen JZ, Zhan Q et al. Robot-assisted laparoscopic versus open pancreaticoduodenectomy: a prospective, matched, mid-term follow-up study. *Surg Endosc.* 2015;29:3698–3711.	NR Prospectivo	2010–2012 RPD OPD 2013 RPD OPD	40 80 20 40	445 ± 88 322 ± 73 $P < 0,001$ 340 ± 98 324 ± 92 NS	500 (310 a 738) 500 (400 a 800) NS 200 (100 a 450) 500 (300 a 700) $P = 0,002$	Total RPD 20 ± 7,4 Total OPD 25 ± 11,2 $P = 0,002$	Total RPD 35% (11,7%) Total OPD 40% (13,3%) NS	Total RPD 1,7% Total OPD 2,5% NS
Bao PQ, Mazirka PO, Watkins KT. Retrospective comparison of robot-assisted minimally invasive versus open pancreaticoduodenectomy for periampullary neoplasms. *J Gastrointest Surg.* 2014;18:682-689.	Retrospectivo	RPD OPD	28 28	431 (340 a 628) 410 (190 a 621) $P = 0,038$	100 (50 a 300) 300 (100 a 800) $P = 0,0001$	7,4 (5,5 a 17,1) 8,1 (6,5 a 15,3) NS	NS FP grau B/C ISC	7% 7% NS
Lai EC, Yang GP, Tang CN. Robot-assisted laparoscopic pancreaticoduodenectomy versus open pancreaticoduodenectomy–a comparative study. *Int J Surg.* 2012;10:475-479.	Retrospectivo	RPD OPD	20 67	719 ± 186 265 ± 64 $P = 0,01$	247 (50 a 889) 774 (50 a 8.000) $P = 0,03$	13,7 ± 6,1 25,8 ± 23 $P = 0,02$	50% 49% NS	0 3% NS
Chalikonda S. Aguilar-Saavedra JR, Walsh RM. Laparoscopic robotic-assisted pancreaticoduodenectomy: a case-matched comparison with open resection. *Surg Endosc.* 2012;26:2397–2402.	Prospectivo	RPD OPD	30 30	476 366 $P = 0,0005$	485 775 NS	9,8 13,3 $P = 0,043$	30% 43% NS	4% 0 NS
Zhou NX, Chen JZ, Liu Q et al. Outcomes of pancreatoduodenectomy with robotic surgery versus open surgery. *Int J Med Robot.* 2011;7:131-137.	Retrospective Pareamento de casos	RPD OPD	8 8	719 ± 187 420 ± 127 $P = 0,01$	154 ± 43 210 ± 53 $P = 0,045$	16,4 ± 4,1 24 ± 7 $P = 0,04$	25% 75% $P = 0,05$	0 12,5% $P = 0,05$
Buchs NC, Addeo P, Bianco FM et al. Robotic versus open pancreaticoduodenectomy: a comparative study at a single institution. *World J Surg.* 2011;35:2739-2746.	Retrospectivo Comparativo	RPD OPD	44 39	444 ± 93,5 559 ± 135 $P = 0,0001$	387 ± 334 827 ± 439 $P = 0,0001$	13 ± 17,5 14,6 ± 9,5 NS	36,4% 48,7% NS	4,5% 2,6% NS

*Sem diferença no retardo do esvaziamento gástrico, nas úlceras marginais, na fístula pancreática, na fístula anastomótica, na infecção do trato urinário, na trombose venosa profunda, na embolia pulmonar, na pneumonia e na sepse; diferença observada principalmente devido a infecções do sítio cirúrgico: 26,5% *versus* 0 ($P = 0,007$). Estudo encontrou aumento estatisticamente significativo nas taxas de fístula pancreática grau B/C em RPD: 13,7% *versus* 9,1% ($P = 0,04$).
FP, fístula pancreática; ISC, infecção do sítio cirúrgico; NA, não disponível; NR, não informado; NS, não significativo; OPD, duodenopancreatectomia aberta; RPD, duodenopancreatectomia robótica.

Tabela 16.3 Resultados de estudos comparativos de pancreatectomia distal robótica *versus* videolaparoscópica aberta.

Estudo	Desenho do estudo	Número de pacientes	Índice de massa corporal	Indicações % PDAC/PNET/IPMN/MCN	Tempo operatório (min)	Perda estimada de sangue (ml)	Preservação do baço	Taxa de conversão	Tempo de internação hospitalar (dias)	Fístula (grau B-C)	Morbidade importante e mortalidade
Waters JA, Canal DF, Wiebke EA et al. Robotic distal pancreatectomy: cost effective? *Surgery.* 2010;148:814-823.	Retro	17	NA	0/29/35/18	298	279	65	12*	4	NA	18/0
	Robô	18		11/28/11/17	224	667	28	11	6		33/0
	Lap	22		50/18/18/9	234	681	14	–	8		18/0
	Aberto				$P = 0,01$	$P = 0,17$	$P = 0,04$	NS	$P = 0,04$		$P = 0,4$
Kang CM, Choi SH, Hwang HK et al. Minimally invasive (laparoscopic and robot-assisted) approach for solid pseudopapillary tumor of the distal pancreas: a single-center experience. *J Hepatobiliary Pancreat Sci.* 2011;18:87-93.	Retro	20	24,2	0/15/10/25	349	372	95	NA	7,1	NA	18/0
		25	23,4	0/12/40/8	258	420	64		7,3		16/0
					$P = 0,024$	NS	$P = 0,27$		NS		NS
Daouadi M, Zureikat AH, Zenati MS et al. Robot-assisted minimally invasive distal pancreatectomy is superior to the laparoscopic technique. *Ann Surg.* 2013;257:128-132.	Retro	30	27,9	43/27/17/13	293	150	13	0	6	26	20
		94	29,0	15/22/12/31	372	150	12	16	7	17	14
					$P = 0,01$	NS		$P < 0,05$		NS	NS
Duran H, Ielpo B, Caruso R et al. Does robotic distal pancreatectomy surgery offer similar results as laparoscopic and open approach? A comparative study from a single medical center. *Int J Med Robot.* 2014;10:280-285.	Retro	16	NA	56/25/12/0	315	NA	13	13	8	0	0
	Robô	18		44/27/0/0	250		12	27	19,1	11	44
	Lap	13		46/30/15/0	366			–	20,4	15	8
	Aberto				NS		NS	NS	$P = 0,035$	NS	$P = 0,014$
Butturini G, Damoli I, Crepaz L et al. A prospective non-randomised singlecenter study comparing laparoscopic and robotic distal pancreatectomy. *Surg Endosc.* 2015;29:3163-3170.	ECPNR	22	25,3	14/4/0/3	265	NA	27	4,5	7	3	7
		21	24,2	10/4/0/3	195		19	4,9	7	4	7
							$P = 0,78$	$P = 0,84$	$P = 0,84$	$P = 0,61$	
Lee SY, Allen PJ, Sadot E et al. Distal pancreatectomy: a single institution's experience in open, laparoscopic, and robotic approaches. *J Am Coll Surg.* 2015;220:18-27.	Retro	37	28,7	11/21/11/16	213	193	8	38	5	8	43/0
		131	28,2	15/31/14/12	193	262	22	31	5	8	33/0
		637	28,4	39/23/6/4	185	596	14	–	7	12	35/0,6
				$P < 0,05$	$P < 0,05$	$P < 0,05$	$P = 0,02$		$P = 0,16$	$P = 0,45$	$P = 0,26$
Chen S, Zhan Q, Chen JZ et al. Robotic approach improves spleen-preserving rate and shortens postoperative hospital stay of laparoscopic distal pancreatectomy: a matched cohort study. *Surg Endosc.* 2015;29:3507-3518.	ECPNR	69	24,6	23 (Maligna)	200	100	45/47	0	14,7	24,6	10/0
		50	24,6	23 (Maligna)	150	290	13/33	6	12,9		9/0
					$P < 0,001$	$P < 0,001$	$P < 0,001$	$P = 0,072$	$P = 0,023$	$P = 0,376$	$P = 0,808$
Lai EC, Tang CN. Robotic distal pancreatectomy versus conventional laparoscopic distal pancreatectomy: a comparative study for short-term outcomes. *Front Med.* 2015;9:356-360.	Retro	17	23,5	65	221,4	100,3	52,9	NA	14	35	39/0
		18	11,1	78	173,6	268,3	38,9		11	28	47/0
					$P = 0,026$	$P = 0,290$	$P = 0,505$		$P = 0,46$	$P = 0,73$	$P = 73$

ECPNR, ensaio clínico prospectivo não randomizado; IPMN, neoplasia mucinosa papilar intraductal; Lap, videolaparoscopia; MCN, neoplasia cística mucinosa; NA, não disponível; NS, não significativo; PDAC, adenocarcinoma ductal do pâncreas; PNET, tumor neuroendócrino pancreático; Retro, retrospectivo.

Tabela 16.4 Resultados dos estudos comparativos avaliando ressecções hepáticas robóticas versus laparoscópicas.

Estudo	Tipo de estudo	Abordagem	Tipo de ressecção	Número de casos	Tamanho do tumor (cm)	Maligno/Benigno	Tempo operatório (min)	Perda estimada de sangue (ml)	Tempo de internação hospitalar (dias)	Complicações maiores	Conversão
Berber E, Akyildiz HY, Aucejo F et al. Robotic versus laparoscopic resection of liver tumours. *HPB (Oxford)*. 2010;12:583-586.	Retro Comp	RLR LLR	Menor	9 23	3,2 ± 1,3 2,9 ± 1,3	9/0 23/0	259 ± 28 234 ± 16	136 ± 61 155 ± 54	NA NA	1 (NA) 4 (NA)
Ji WB, Wang HG, Zhao ZM et al. Robotic-assisted laparoscopic anatomic hepatectomy in China: initial experience. *Ann Surg*. 2011;253:342-348.	Retro CC	RLR LLR	Maior e menor	13 20	6,4 (1,8 a 12) NA	8/5 NA	338 ± 167 130 ± 43	NA NA	NA	1 (0) 2 (0)
Wu YM, Hu RH, Lai HS et al. Robotic-assisted minimally invasive liver resection. *Asian J Surg*. 2014;37:53-57.	Retro Comp	RLR LLR	Maior e menor	38 41	6,3 ± 1,7 2,5 ± 1,6	38/0 41/0	380 ± 166 227 ± 80	325 ± 480 173 ± 165	7,9 ± 4,7 7,2 ± 4,4	3 (NA) 4 (NA)
Yu YD, Kim KH, Jung DH et al. Robotic versus laparoscopic liver resection: a comparative study from a single center. *Langenbecks Arch Surg*. 2014;399:1039–1045.	Retro Comp	RLR LLR	Maior e menor	13 17	3,1 ± 1,6 3,5 ± 1,8	10/3 5/12	241 ± 69 292 ± 85	389 ± 65 343 ± 85	7,8 ± 2,3 9,5 ± 3,0	0 (NA) 2 (NA)
Tsung A, Geller DA, Sukato DC et al. Robotic versus laparoscopic hepatectomy: a matched comparison. *Ann Surg*. 2014;259:549-555.	Retro CC	RLR LLR	Maior e menor	57 114	3,2 (2,1 a 5,0) 3,5 (2,0 a 6,0)	26/10 54/18	253 ± 44 199 ± 21	200 ± 77 100 ± 50	4,1 ± 0,6 4,0 ± 0,3	11 (1) 29 (1)
Tranchart H, Ceribelli C, Ferretti S et al. Traditional versus robot-assisted full laparoscopic liver resection: a matched-pair comparative study. *World J Surg*. 2014;38:2904–2909.	Retro Comp	RLR LLR	Menor	28 28	3,5 (0,6 a 11,5) 4,0 (0,6 a 13,0)	13/15 11/17	236 ± 109 197 ± 98	562 ± 589 331 ± 323	7,0 ± 3,5 15,5 ± 12,3	5 (3) 6 (3)
Spampinato MG, Coratti A, Bianco L et al. Perioperative outcomes of laparoscopic and robot-assisted major hepatectomies: an Italian multiinstitutional comparative study. *Surg Endosc* 28:2973–2979.	Retro Comp	RLR LLR	Maior	25 25	NA NA	NA NA	456 ± 121 375 ± 105	625 ± 450 513 ± 288	10,5 ± 4,5 10,2 ± 4,3	4 (1) 9 (3)
Montalti R, Scuderi V, Patriti A et al. Robotic versus laparoscopic resections of posterosuperior segments of the liver: a propensity score-matched comparison. *Surg Endosc*. 2016;30:1004–1013.	Retro CC	RLR LLR	Menor	36 72	4,4 ± 3,1 5,0 ± 3,5	NA NA	306 ± 182 295 ± 107	415 ± 414 437 ± 523	6,0 ± 2,9 4,9 ± 3,0	13 (4) 16 (5)

Tabela 16.4 Resultados dos estudos comparativos avaliando ressecções hepáticas robóticas *versus* laparoscópicas. *(continuação)*

Estudo	Tipo de estudo	Abordagem	Tipo de ressecção	Número de casos	Tamanho do tumor (cm)	Maligno/Benigno	Tempo operatório (min)	Perda estimada de sangue (ml)	Tempo de internação hospitalar (dias)	Complicações maiores	Conversão
Lee KF, Cheung YS, Chong CC et al. Laparoscopic and robotic hepatectomy: experience from a single centre. *ANZ J Surg.* 2016;86:122-126.	Retro Comp	RLR LLR	Maior e menor	70 66	2,5 (0,6 a 9,0) 2,5 (1,0 a 12,0)	56/16 57/9	305 ± 131 260 ± 78	675 ± 625 453 ± 401	8,5 ± 5,0 6,8 ± 3,3	8 (NA) 3 (NA)	4 8
Kim JK, Park JS, Han DH et al. Robotic versus laparoscopic left lateral sectionectomy of liver. *Surg Endosc.* 2016;30:4756—4764.	Retro Comp	RLR LLR	Menor	12 31	2,3 (2,0 a 3,6) 2,4 (1,7 a 3,0)	7/5 24/7	404 ± 139 246 ± 101	225 ± 43 150 ± 94	7,3 ± 1,1 6,8 ± 0,8	3 (2) 6 (3)	NA NA
Lai EC, Tang CN. Long-term survival analysis of robotic versus conventional laparoscopic hepatectomy for hepatocellular carcinoma: a comparative study. *Surg Laparosc Endosc Percutan Tech.* 2016;26:162-166.	Retro Comp	RLR LLR	Maior e menor	100 35	3,3 ± 1,9 2,7 ± 1,3	100/0 35/0	207 ± 77 134 ± 42	335 ± 583 335 ± 583	7,3 ± 5,3 7,1 ± 2,6	14 (NA) 7 (NA)	4 2
Croner RS, Perrakis A, Hohenberger W et al. Robotic liver surgery for minor hepatic resections: a comparison with laparoscopic and open standard procedures. *Langenbecks Arch Surg.* 2016;401:707-714.	Retro CC	RLR LLR	Menor	10 19	4,8 (2,9 a 10,5) 4,.1 (1,8 a 8,5)	10/0 15/4	321 ± 93 242 ± 93	NA NA	NA NA	5 (0) 6 (0)	NA NA
Magistri P, Tarantino G, Guidetti C et al. Laparoscopic versus robotic surgery for hepatocellular carcinoma: the first 46 consecutive cases. *J Surg Res.* 2017;217:92-99.	Retro Comp	RLR LLR	Maior e menor	22 24	3,4 ± 1,4 2,7 ± 1,1	22/0 24/0	318 ± 114 211 ± 78	588 ± 432 464 ± 293	5,1 ± 2,4 6,2 ± 2,6	15 (2) 24 (3)	0 4
Fruscione M, Pickens R, Baker EH et al. Robotic-assisted versus laparoscopic major liver resection: analysis of outcomes from a single center. *HPB (Oxford).* 2019;21:906-911.	Retro Comp	RLR LLR	Maior	57 116	NA NA	37/22 54/62	194 (152 a 255) 204 (149 a 280) $P = 0,189$	250 (125 a 255) 400 (150 a 750) $P = 0,129$	4 (3 a 5) 5 (3 a 6) $P = 0,136$	16 (4) 41 (11) $P = 0,339$	NA NA

Variáveis apresentadas com desvio padrão são médias numéricas; variáveis apresentadas com intervalos são medianas. *CC*, controle de caso; *LLR*, ressecção hepática videolaparoscópica; *NA*, não disponível; *Retro Comp*, retrospectiva comparativa; *RLR*, ressecção hepática robótica.

como no campo de batalha e em aeronaves espaciais. Seu desenvolvimento comercial ao longo do último meio século integrou os avanços em engenharia robótica, programação de computadores e conceitos da CMI. Os desenvolvimentos mais notáveis da cirurgia robótica estão cronologicamente representados na Figura 16.2.

Em 1992, a Computer Motion Inc. (Goleta, CA, EUA), com financiamento da NASA-JPL, desenvolveu o Automated Endoscopic System for Optimal Positioning (AESOP®), o primeiro robô comercial aprovado pela FDA que permitiu aos cirurgiões comandar e manipular uma câmera videolaparoscópica durante procedimentos cirúrgicos. Com a adição de três braços capazes de serem controlados remotamente pelo cirurgião, a plataforma AESOP® foi logo incorporada ao Zeus Robotic Surgical System.[4] Usando essa nova plataforma robótica, uma histórica cirurgia telerrobótica foi realizada em 2001 pelo Dr. Jacques Marescaux e sua equipe.[4] Eles foram bem-sucedidos na primeira colecistectomia transatlântica assistida por robô com o cirurgião sentado no "console" do cirurgião na cidade de Nova York, EUA, e o carrinho do paciente com os braços robóticos em Estrasburgo, na França.[4]

A plataforma da Vinci® (Intuitive Surgical, Sunnyvale, CA, EUA) passou a dominar o campo em cirurgias abdominais videolaparoscópicas assistidas por robótica quando o A plataforma Zeus® foi descontinuada após fusão entre a Computer Motion e a Intuitive Surgical em 2003. Desde que a FDA aprovou a plataforma da Vinci Standard® no ano 2000, três novas gerações de plataformas cirúrgicas da Vinci®, cada uma com características cada vez mais sofisticadas, foram desenvolvidas: as plataformas robóticas S (2003), Si (2009) e Xi (2014). Até março de 2018, mais de 4.500 plataformas cirúrgicas robóticas da Vinci® haviam sido instaladas, com mais de 50% das operações robóticas sendo realizadas nos EUA.[5]

A plataforma robótica, inicialmente, destinava-se à cirurgia de revascularização miocárdica, mas não obteve aceitação pelos cirurgiões cardíacos. Os urologistas popularizaram a aplicação cirúrgica da plataforma robótica principalmente para o tratamento cirúrgico do câncer de próstata que acabou assumindo mais de 90% das prostatectomias. Em urologia e ginecologia, o uso da robótica tornou-se prática assistencial padrão e parte do treinamento de rotina. Recentemente, a adoção da cirurgia robótica em operações abdominais complexas está evoluindo a uma taxa maior com o Xi System, superando a taxa de aplicação videolaparoscópica.

O restante do capítulo cobre a compreensão e o domínio da plataforma cirúrgica robótica, ou seja, as plataformas robóticas da Vinci® Si e Xi. Revisamos resultados clínicos, indicações para cirurgia robótica, seleção de pacientes e etapas do procedimento para as seguintes cirurgias robóticas: gastrectomia distal radical com linfadenectomia D2; segmentectomias hepáticas posteriores; ressecção anterior baixa com excisão total do mesorreto (TME); pancreatectomia distal; e reparos de hérnia ventral e incisional.

PREPARAÇÃO PARA CIRURGIA ROBÓTICA

A preparação e o treinamento são fundamentais para incorporar a cirurgia robótica na prática clínica e se tornar um cirurgião robótico de sucesso. Antes de iniciar qualquer cirurgia robótica, o cirurgião deve (1) compreender a plataforma cirúrgica robótica, suas características e sua função, e a seleção ideal de instrumentos e seu uso; (2) configurar (ou organizar) uma sala para cirurgia robótica de maneira segura e eficiente; (3) estudar as etapas necessárias do procedimento e as etapas específicas da abordagem robótica; e (4) conhecer a literatura disponível sobre cirurgia robótica.

Plataformas cirúrgicas da Vinci® Si e Xi

As plataformas cirúrgicas da Vinci® Si e Xi são compostas pelo console do cirurgião, o robô propriamente dito (*patient cart*) e a torre de vídeo. Um módulo educacional abrangente *online* para familiarizar os usuários com a plataforma cirúrgica da Vinci® está

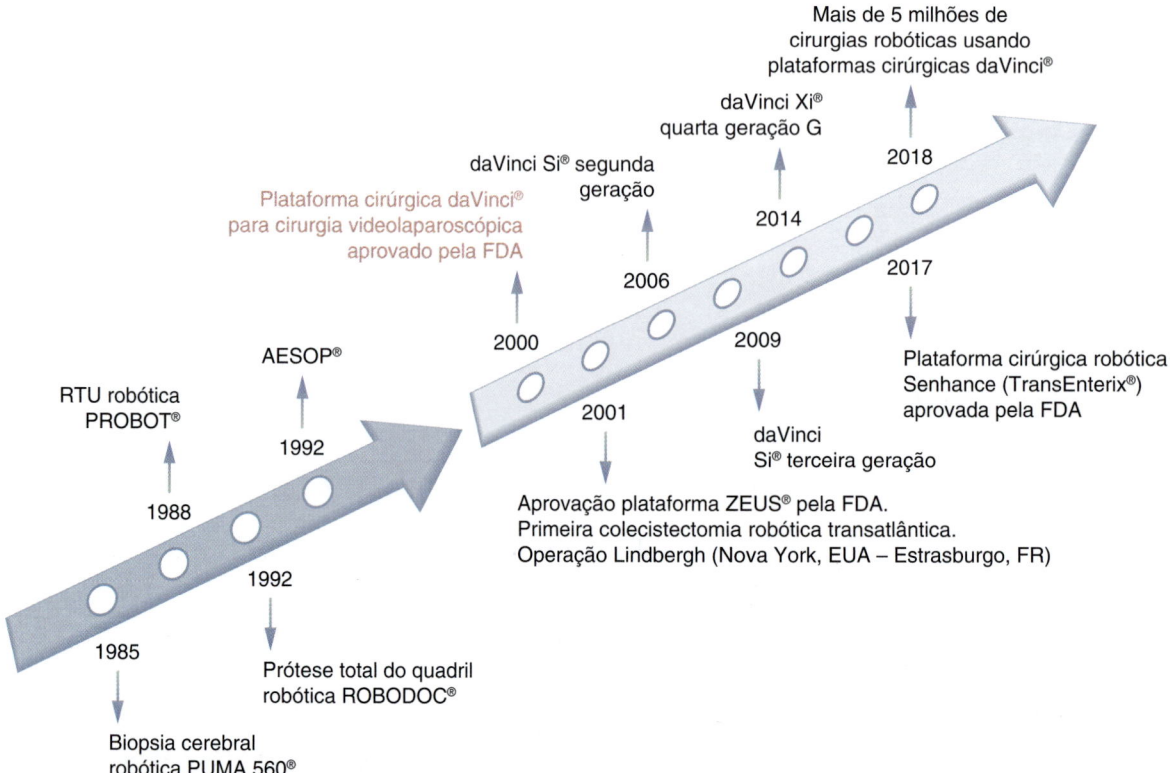

Figura 16.2 Datas importantes no desenvolvimento da cirurgia robótica. *RTU*, ressecção transuretral de próstata.

disponível no *site* da Intuitive (www.intuitive.com). Ao contrário das cirurgias abertas e videolaparoscópicas, o cirurgião principal não precisa realizar antissepsia para estar em campo cirúrgico junto ao paciente durante o procedimento; em vez disso, senta-se no console a uma curta distância da cabeceira do paciente. Os cirurgiões têm controle completo da função robótica e dos movimentos dos instrumentos manipulando os controles do console do cirurgião. O perfeito manuseio dos quatro braços robóticos e dos instrumentos a eles acoplados requer uma coordenação constante entre mão/olho/pé do cirurgião durante toda a operação.

A plataforma de cirurgia robótica oferece ao cirurgião vantagens tecnológicas sobre a videolaparoscopia: (1) visão operatória aprimorada, (2) capacidade de controlar os quatro braços robóticos, (3) maior precisão dos movimentos dos instrumentos e (4) mais sofisticados instrumentos articulados para dissecção, diérese, ligaduras, suturas e grampeamento. Uma ***visualização tridimensional*** do campo operatório é oferecida por uma câmera de alta definição com ampliação de até 10× da anatomia cirúrgica, controle e estabilidade dos movimentos da câmera, capacidade de ativação e desativação dos braços robóticos por meio de um sistema de infravermelho junto ao descanso da cabeça no console do cirurgião e recursos de visualização múltipla do Firefly e do TilePro, respectivamente. O Firefly fornece identificação intraoperatória guiada por fluorescência da anatomia cirúrgica, incluindo perfusão hepática, perfusão vascular, linfonodos e drenagem linfática. O programa TilePro é um recurso que permite ao cirurgião visualizar simultaneamente várias imagens, como ultrassonografia intraoperatória, endoscopia e imagens radiológicas, no visor do console em tempo real durante uma operação.

A ***precisão dos movimentos dos instrumentos*** é fornecida por uma escala de movimento com um filtro de tremor e 7° da função Endowristed®. Vários ***instrumentos cirúrgicos avançados*** podem ser empregados durante a cirurgia robótica, incluindo porta-agulhas articulado, com ou sem recursos de corte-sutura; dispositivos de energia articulados (seladores de vasos com energia bipolar e capacidade de corte); instrumentos de corte com capacidades de energia monopolar e bipolar; grampeadores (comprimentos de 30 mm, 45 mm e 60 mm) com tecnologia SmartClamp™ e *feedback* intraoperatório; e tesouras de ultrassom harmônico sem capacidade de articulação.

Para fins de treinamento, simuladores para praticar o uso das plataformas cirúrgicas robóticas estão disponíveis para as plataformas Si e Xi, oferecendo módulos distintos que contêm diferentes exercícios orientados, bem como um número crescente de módulos específicos contendo procedimentos cirúrgicos virtuais atualmente disponíveis apenas para a plataforma Xi.

Configuração da sala de operação

A configuração adequada da sala de operação (SO) é essencial para a realização de procedimentos robóticos de maneira segura e eficaz e requer coordenação e consideração de seis elementos: paciente, anestesiologista, cirurgião principal, assistente, plataforma robótica e console do cirurgião. Embora existam muitas configurações de salas de cirurgia, os conceitos gerais podem ser aplicados a todas as cirurgias robóticas de abdome e pelve. Em geral, o anestesiologista deve ser posicionado no lado direito ou esquerdo da cabeça do paciente, com fácil acesso à via respiratória do paciente.

Com a plataforma Si, há pouca flexibilidade no posicionamento da plataforma robótica, que precisa ser posicionada em linha com os trocartes para um adequado acoplamento. Para cirurgias gastrintestinais superiores (GI), há duas posições para esse equipamento: (1) posicionado diretamente sobre a cabeça do paciente ou (2) no lado esquerdo da cabeça do paciente em um leve ângulo.

Nas operações do sistema GI inferior, especificamente nas ressecções do lado esquerdo, a plataforma robótica Si deve ser trazida para o lado inferior esquerdo do paciente.

O console do cirurgião geralmente é posicionado em algum canto da sala de cirurgia, de frente para o paciente, com visão imediata de toda a sala. Caso o grampeamento seja realizado pelo cirurgião assistente, recomenda-se que ele se posicione no lado direito do paciente e o monitor de vídeo do carrinho de posicionamento colocado no lado oposto, voltado para o cirurgião auxiliar. No entanto, se for usado o dispositivo de grampeamento robótico, a colocação do trocarte robótico para o grampeador deve ser planejada, e de que lado o cirurgião assistente fica não é tão importante.

No caso da plataforma Xi, o encaixe do carrinho do paciente é mais fácil, devido à capacidade de girar 180° para alcançar sua posição adequada. Portanto, o carrinho do paciente pode ser posicionado no lado direito ou esquerdo do paciente, evitando o acoplamento sobre a cabeça.

Escolha dos instrumentos robóticos

A seleção dos instrumentos cirúrgicos deve ser realizada antes do início da cirurgia. Os instrumentos a serem selecionados incluem instrumentos para retração, dissecção, ligadura e hemostasia. O *vessel sealer*, que está disponível apenas na plataforma Xi, é provavelmente o mais versátil dos dispositivos de energia do Da Vinci® desenvolvidos com um perfil mais fino e para permitir a capacidade de preensão, selagem e corte. Uma alternativa ao *vessel sealer* é um bisturi harmônico (Ethicon, Somerville, NJ, EUA) usado exatamente como na videolaparoscopia. É o único instrumento não articulado, além da câmera, que pode ser controlado pelo braço robótico. A pinça Maryland é ideal para dissecção e isolamento de vasos, com sua ponta estreita com seus recursos de energia bipolar para hemostasia de tecidos moles. Às vezes um dispositivo para cauterização monopolar tipo gancho é útil e pode ser usado, como eletrocirurgia. As tesouras monopolares fornecem dissecção precisa e causam menos danos térmicos colaterais; no entanto, elas não fornecem preensão. A pinça mais utilizada durante as operações GI é a pinça Cadiere. É a menos traumática das pinças e ideal para retração de estômago, intestino delgado e pâncreas, mas não possibilita o uso de eletrocirurgia. Deve-se tomar cuidado para não agarrar o intestino delgado por um período prolongado, pois pode ocorrer perfuração tardia decorrente de necrose por pressão. A pinça bipolar fenestrada ProGrasp é uma alternativa para preensão, mas tem mais força entre as mandíbulas e, portanto, deve ser usada com cautela no intestino.

SITUAÇÃO ATUAL DE CIRURGIAS ROBÓTICAS SELECIONADAS

Reparo de hérnia ventral robótica com tela

Mais de 350 mil hérnias ventrais são reparadas anualmente nos EUA.[6] O consenso de especialistas fundamentado em uma revisão sistemática do mais alto nível de evidência recomenda reforço com tela em hérnias ≥ 2 cm e contraindica reparos eletivos em pacientes com índice de massa corporal (IMC) ≥ 50 kg/m^2, tabagistas ou pacientes cuja hemoglobina glicada seja ≥ 8%. No entanto, nenhuma recomendação sobre a técnica de reparo foi feita. Numerosas técnicas abertas e laparoscópicas de hérnia ventral (LVHRs) com tela foram descritas. Com a recente adoção da cirurgia robótica para reparos de hérnia ventral, a técnica transabdominal retromuscular pré-peritoneal foi bem aceita entre os cirurgiões gerais, pois eles capitalizam as vantagens oferecidas por instrumentos robóticos articulados para melhorar a capacidade de cerrar o defeito fascial, suturar a tela no local e fechar o peritônio sobre a tela.[7]

Desde que a LVHR foi descrita pela primeira vez no início da década de 1990, vários estudos comparativos foram realizados e relatados até o momento. Duas revisões sistemáticas comparando reparos abertos e laparoscópicos foram identificadas. Um estudo de Al Chalabi et al. (2015)[8] incluiu resultados de cinco ensaios clínicos randomizados (ECRs) (306 pacientes no grupo videolaparoscópico e 305 pacientes no grupo aberto), e a outra revisão sistemática de Sauerland et al. (2011)[9] incluiu 10 não ECRs com um número total de 880 pacientes. O estudo de Al Chalabi et al. (2015)[8] não revelou diferença entre o grupo que realizou cirurgia videolaparoscópica e aberta no acompanhamento de 2 a 35 meses ($P = 0,30$), uma clara diminuição nas infecções de sítio operatório no grupo videolaparoscópico ($P < 0,001$) e uma tendência de maior tempo operatório no grupo videolaparoscópico ($P = 0,5$). O último estudo foi uma metanálise realizada pela Cochrane Review, que demonstrou não haver diferença nas taxas de recorrência entre os dois grupos com menos de 2 anos de acompanhamento em todos os 10 estudos e uma diminuição significativa nas infecções de sítio operatório para a abordagem videolaparoscópica (risco relativo, 0,26; intervalo de confiança de 95% [CI], 0,15 a 0,45). Embora inúmeras técnicas de LVHR tenham sido relatadas, várias limitações foram encontradas em sua ampla adoção devido a manobras tecnicamente exigentes, dificultadas pela falta de articulação dos instrumentos laparoscópicos e problemas no fechamento dos defeitos da parede abdominal.

A herniorrafia ventral robótica ultrapassa as limitações da videolaparoscopia, demonstrando melhores resultados clínicos em comparação com a abordagem aberta. Embora ainda na fase inicial de adoção, técnicas robóticas no reparo de hérnia ventral foram relatadas e consideradas particularmente benéficas no fechamento intracorpóreo do defeito herniário e na sutura da tela à fáscia. Estudos comparativos demonstram diminuição significativa no tempo de permanência hospitalar para a abordagem robótica em comparação com LVHRs.[10,11] Em um estudo multicêntrico com correspondência de propensão 2:1 realizado pela American Hernia Society Quality Collaborative, que incluiu dados de pacientes operados entre 2013 e 2016, o tempo de permanência para o grupo de correção de hérnia ventral retromuscular robótica (RRVHR) ($n = 111$) foi menor que o grupo videolaparoscópico ($n = 222$), em 2 dias e 3 dias, respectivamente. Não houve diferença nas taxas de readmissão em 30 dias e infecções do sítio cirúrgico.

Em um estudo comparativo retrospectivo de todas as LVHRs ($n = 103$) e RRVHRs ($n = 53$) realizadas em uma instituição entre junho de 2013 e maio de 2015, os pacientes eram mais velhos no grupo robótico (60,2 versus 52,9 anos; $P = 0,001$), mas outros dados demográficos, como a largura do defeito herniário (6,9 versus 6,5 cm; $P = 0,508$), foram semelhantes entre os grupos.[7] Uma diferença significativa na obtenção do fechamento fascial favoreceu a RRVHR (96,2% versus 50,5%; $P < 0,001$). O tempo operatório foi maior na RRVHR (245 versus 122 minutos; $P < 0,001$). Seroma no local do reparo foi mais comum após RRVHR (47,2% versus 16,5%; $P < 0,001$), mas a infecção do sítio cirúrgico foi semelhante (3,8% versus 1%; $P = 0,592$). O tempo médio de permanência foi menor após RRVHR (1 dia versus 2 dias; $P = 0,004$).

Uma revisão retrospectiva de 215 pacientes submetidos à correção de hérnia ventral (142 robóticas e 73 videolaparoscópicas) em dois grandes centros acadêmicos foi relatada por Walker et al. (2018),[11] avaliando recorrência, fechamento fascial primário e ocorrências de sítio cirúrgico. Esse estudo demonstrou que o reparo robótico foi associado a diminuição da incidência de recorrência (2,1% versus 4,2%; $P < 0,001$), ocorrência de sítio cirúrgico (4,2% versus 18,8%; $P < 0,001$) e aumento das taxas de fechamento fascial primário (77,1% versus 66,7%; $P < 0,01$).[11]

Esse estudo, no entanto, tem limitações em função do menor IMC (28,1 ± 3,6 versus 34,2 ± 6,4; $P < 0,001$) e da presença de menos comorbidades no grupo robótico, indicando viés de seleção favorecendo o grupo robótico.[11]

A adoção do reparo robótico de hérnia ventral está aumentando, apesar da ausência de ensaios clínicos prospectivos randomizados. Estudos projetados para investigar eficácia, segurança e custo-benefício das técnicas robóticas para correção de hérnia ventral são necessários para apoiar seu uso rotineiro, pois o alto custo da tecnologia continua a exigir justificativa para a integração da inovação cirúrgica em nossa prática clínica.

Excisão total do mesorreto robótica para câncer retal

A excisão total do mesorreto (TME) robótica é o padrão-ouro e a técnica cirúrgica de escolha para câncer retal localmente avançado.[12] Selecionamos a ressecção anterior robótica (rLAR) com TME como um dos procedimentos a serem apresentados neste capítulo pelo potencial de assistência robótica para facilitar uma cirurgia minimamente invasiva (CMI) bem-sucedida ao câncer retal.

Nos últimos 25 anos, desde que os resultados de ensaios clínicos históricos avaliando a utilização da laparoscopia no tratamento do câncer colorretal demonstraram sua não inferioridade nos resultados oncológicos e benefícios da CMI, como menor perda de sangue, recuperação mais rápida da função intestinal e menor tempo de internação, essa técnica se tornou bem aceita para cirurgias colorretais.[13-16] No entanto, taxas iniciais de conversão de até 34%, altas taxas de margens circunferenciais positivas (12%) e índices aumentados de complicações e recorrência com diminuição da sobrevida livre de doença atestam a dificuldade da TME videolaparoscópica (laTME) e limitaram a ampla adoção de técnicas CMI para esses pacientes.[17] Os cirurgiões colorretais relatam que laTME é viável, mas tecnicamente difícil, com curvas de aprendizado íngremes entre 50 e 150 casos.[18,19]

As plataformas cirúrgicas robóticas foram gradualmente adotadas em vários procedimentos cirúrgicos colorretais, começando ainda na fase inicial de adoção clínica.[18,19] A primeira TME robótica (rTME) foi descrita em 2006,[20] e os resultados de rTME com atenção à preservação de nervos foram relatados em 2007.[21] Os primeiros adeptos da cirurgia retal robótica enfatizam as vantagens técnicas obtidas com os aprimorados recursos da plataforma robótica para dissecção fina em anatomia pélvica de difícil acesso durante uma TME. Há um interesse particular em capitalizar as vantagens robóticas na superação de grandes desafios impostos por tumores volumosos localizados em reto distal em pacientes masculinos obesos com pelve estreita, fatores de risco independentes para cirurgias prolongadas e conversões para cirurgia aberta. Considerando especialmente uma curva de aprendizado relativamente curta para rTME, relatada em menos de 20 casos, a cirurgia robótica promove maior penetração de CMI em cirurgia retal.[22,23]

Comparável com a abordagem robótica para outros procedimentos, os benefícios da rLAR com TME são semelhantes aos da videolaparoscopia quando a abordagem robótica é comparada à aberta. No entanto, a comparação dos resultados da rLAR com TME versus LAR videolaparoscópica com TME permanecem controversos. As vantagens inicialmente relatadas de taxas de conversão mais baixas, margens de circunferência menos positivas e menor tempo de permanência resistiram aos rigores de dois ECRs. Na prática clínica, no entanto, os resultados positivos iniciais de estudos de rLAR com TME não podem ser descartados, pois fornecem informações sobre a capacidade da técnica robótica de oferecer aos pacientes resultados equivalentes à laparoscopia, mesmo na fase inicial da adoção robótica, quando a maioria dos cirurgiões participantes dos estudos tinha mais experiência laparoscópica do que robótica em cirurgias retais. Um resumo dos resultados de estudos comparativos, ECRs e metanálises recentemente publicados com foco nos principais desfechos intraoperatórios, pós-operatórios, anatomopatológicos e oncológicos e funcionais a longo prazo é apresentado na Tabela 16.1.

Dois ECRs mostraram resultados comparáveis para ambas as abordagens, robótica e laparoscópica, no câncer retal, com exceção de duas desvantagens do grupo robótico: maior tempo operatório e custo mais alto.[24,25] Um ECR de Fase II envolvendo 165 pacientes com câncer retal submetidos à ressecção anterior robótica (rLAR) com TME ou LAR laparoscópica com TME demonstrou várias diferenças nos desfechos. Houve maior tempo operatório com rTME (rTME 339,2 versus laTME 227,8 minutos; $P < 0,001$). Houve melhora da função sexual após rTME após 12 meses de acompanhamento, conforme relatado no questionário de qualidade de vida para câncer colorretal (QLQ-CR), com pontuação de 38 (média, 35,2; IC 95%, 26,9 a 43,5 versus 23,0 e 15,7 a 30,2; $P = 0,32$). Não houve diferença no tempo de permanência (rTME 10,3 dias versus laTME 10,8 dias; NS) e nenhuma diferença significativa nas complicações maiores (rTME 9,4% versus laTME 5,4%; $P = 0,227$). Não houve diferenças em complicações menores (rTME 25,8% versus laTME 17,8%; $P = 0,227$), taxa de conversão (rTME 1,2% versus laTME 0%; $P = 0,475$) ou margens de circunferência positivas (5,5% versus 6,1%; $P = 0,999$).[25]

O mais recente ECR multicêntrico internacional comparando rLAR com TME a LAR videolaparoscópica com TME, o ECR ROLARR com 471 pacientes de adenocarcinoma retal, não revelou diferença entre as abordagens robótica e videolaparoscópica em termos de conversão para cirurgia aberta (8,1 % versus 12,2%; $P = 0,16$), tempo operatório (298,5 versus 261 minutos, NS), margens de circunferência positivas (5,1% versus 8,1%; $P = 0,56$), mortalidade em 30 dias (0,8% versus 0,9%; NA), tempo de permanência (8,0 versus 8,2 dias; NS) ou taxa de complicações pós-operatórias em 30 dias (14,4% versus 16,5%; $P = 0,84$).[26] Esse estudo também realizou uma análise dos custos de assistência médica no subgrupo dos pacientes registrados nos EUA e no Reino Unido, que concluiu que a abordagem robótica era mais cara do que a videolaparoscópica devido ao maior tempo operatório e custo dos instrumentais. A obesidade não teve impacto nos tempos operatórios, nas taxas de conversão para cirurgia aberta, na perda sanguínea estimada durante a cirurgia e no tempo de internação em rLAR com TME; no entanto, diferenças significativas foram demonstradas nesses desfechos entre pacientes obesos e não obesos no grupo videolaparoscópico.

Um rLAR com TME totalmente robótico não é frequentemente relatado nem praticado. A maioria dos cirurgiões colorretais videolaparoscópicos experientes prefere mobilizar confortavelmente o cólon esquerdo e liberar a flexura esplênica videolaparoscopicamente. Adoção gradual por etapas com técnicas híbridas combinando mobilizações laparoscópicas e rTME tem sido sugerida. Cirurgiões têm se mostrado menos inclinados a realizar o procedimento como uma cirurgia totalmente robótica, especialmente porque a ressecção retal robótica com TME é multiquadrante e requer redocagem dos braços do robô e reposicionamento do carrinho robótico. No entanto, com a plataforma da Vinci® Xi e sua capacidade de rotação, intercambialidade da posição da câmera entre todos os braços robóticos e capacidade de sincronização do robô com a mesa cirúrgica para reposicionamento intraoperatório, uma rLAR com TME totalmente robótica tornou-se mais atraente para o cirurgião, que pode decidir em qual etapa do procedimento cirúrgico utilizará a plataforma robótica.

Cirurgia robótica pancreática

As cirurgias pancreáticas, incluindo duodenopancreatectomia (DP) e pancreatectomia distal, são os procedimentos abdominais mais complicados e tecnicamente desafiadores realizados por cirurgiões gerais. Isso não é diferente quando uma abordagem minimamente invasiva é aplicada. A cirurgia pancreática minimamente invasiva teve início com o primeiro relato de DP laparoscópica (LDP) por Michal Gagner em 1994,[27] que posteriormente atestou a dificuldade da abordagem videolaparoscópica em cirurgia pancreática ao relatar uma série de 23 pacientes submetidos a LDP planejada ($n = 10$), pancreatectomia distal vieolaparoscópica ($n = 9$) e enucleação videolaparoscópica ($n = 4$) com taxa de conversão de 40%, tempo operatório de 8,5 horas e tempo de internação de 22,3 dias.

Apesar dos resultados inicialmente desanimadores, as ressecções pancreáticas minimamente invasivas persistiram e sua adoção continua a crescer em todo o mundo nas mãos de cirurgiões experientes que trabalham para trazer os benefícios da CMI aos pacientes submetidos à ressecção pancreática. A viabilidade técnica e a segurança das abordagens videolaparoscópicas para ressecções pancreáticas foram demonstradas em vários estudos, porém ainda pendentes de resultados de ensaios clínicos randomizados em andamento em pancreatectomia distal videolaparoscópica versus aberta (o ECR multicêntrico holandês LEOPARD-1 – pancreatectomia distal minimamente invasiva versus aberta – e o ECR sueco de instituição única LAPOP – pancreatectomia distal videolaparoscópica versus aberta]), mas nenhum envolvendo DPs.[28,29]

O cauteloso e sistemático desenvolvimento de procedimentos pancreáticos robóticos ocorreu paralelamente à abordagem videolaparoscópica, iniciou uma década depois, em 2003, com Giulianotti et al.,[30] relatando uma série de cirurgias robóticas, incluindo ressecções pancreáticas robóticas; com Melvin et al.,[31] descrevendo a pancreatectomia distal robótica. Até o momento, as evidências sobre cirurgia pancreática robótica são baseadas em estudos comparativos não randomizados, a maioria dos quais fundamentados na experiência de uma única instituição. Esses resultados foram resumidos nas Tabelas 16.2 e 16.3.

Pancreatoduodenectomia robótica

A pancreatoduodenectomia robótica (RPD) é viável e pode ser realizada com segurança por cirurgiões experientes em centros com grandes volumes cirúrgicos, apoiados por uma equipe cirúrgica robótica experiente. No campo da cirurgia pancreática, a RPD está sendo desenvolvida em paralelo à LDP (Tabela 16.2). Dois grandes artigos de revisão sobre RPD foram publicados em 2017 (revisão sistemática) e 2018 (metanálise comparando RPD versus PD aberta), incluindo 13 e 11 não ECRs, respectivamente.[32,33] Além disso, RPDs e LDPs foram comparadas em um recente estudo usando o banco de dados do National Surgical Quality Improvement Program (NSQIP) do American College of Surgeons direcionado ao pâncreas de 2014 a 2015 com 428 pacientes submetidos a duodenopancreatectomias minimamente invasivas.[34] Os resultados da revisão sistemática demonstraram que a RPD tem taxas de conversão mais baixas (11,4% versus 26%; $P = 0,004$), menores chances de conversões (razão de chances [OR], 0,46; IC 95%, 0,26 a 0,81), morbidade geral entre 25 e 73%, taxas de mortalidade variando de 1 a 12,5%, sem diferença no tempo operatório, tempo de internação, taxas de readmissão, taxas de mortalidade em 30 dias e taxas de complicações maiores quando comparadas à LDP.

Onze não ECRs comparando RPD versus PD aberta foram incluídos em revisão sistemática com metanálise recentemente publicada por Zhao et al.[35] Os resultados demonstraram que a

RPD teve tempos operatórios significativamente mais longos, com uma diferença média ponderada (MWD) de 88,7 minutos (IC 95%, 38,38 a 138,99 minutos; $P = 0,0005$), mas teve menos perda de sangue com MWD de -197 mℓ (IC 95%, $-313,42$ a $-80,61$ mℓ; $P = 0,0009$). RPD foi associada a uma taxa mais baixa de margem cirúrgica positiva (MWD, 0,29; IC 95%, 0,15 a 0,56; $P = 0,0003$), complicações gerais (OR, 0,67; IC 95%, 0,47 a 0,95; $P = 0,02$) e um tempo mais rápido para saída pós-operatória do leito (MWD, $-2,24$; IC 95%, $-3,51$ a $-0,96$; $P = 0,0006$). Não foi observada diferença significativa no número de linfonodos ou em outros desfechos perioperatórios, como fístula pancreática, retardo do esvaziamento gástrico, retorno à SO, tempo de internação e mortalidade entre os dois grupos.

Outro estudo utilizando a base de dados do NSQIP teve como objetivo comparar a taxa de complicações gerais pós-operatórias em 30 dias entre duodenopancreatectomias videolaparoscópicas ($n = 235$) e robóticas ($n = 193$). O estudo concluiu que não houve associação de complicações com o tipo de abordagem CMI, seja videolaparoscópica ou robótica. No entanto, complicações gerais, bem como complicações gerais de 30 dias, foram associadas a maior IMC (OR, 1,05; IC 95%, 1,02 a 1,09), ressecção vascular (OR, 2,1; IC 95%, 1,23 a 3,58) e cirurgia prolongada (OR, 1,002; IC 95%, 1,001 a 1,004).[34]

O exame da curva de aprendizado das ressecções pancreáticas robóticas é instrutivo. Um estudo de Boone et al. (2015)[36] examinou o número de casos necessários para alcançar a otimização dos resultados perioperatórios em RPD. O estudo incluiu uma revisão retrospectiva de 200 pacientes consecutivos submetidos a RPD em um grande centro acadêmico por um período de 6,5 anos e avaliou importantes métricas de qualidade perioperatória (morbidade, mortalidade, perda sanguínea estimada, conversão para cirurgia aberta, incidência de fístula pancreática, tempo operatório, tempo de internação e taxa de readmissão) em grupos de 20 casos. Os resultados mostraram que não houve mudança estatisticamente significativa nas taxas de mortalidade ou morbidade maior durante o período avaliado. No entanto, após 20 casos, foi observada diminuição da perda estimada de sangue (600 *versus* 250 mℓ; $P = 0,002$) e nas taxas de conversão para cirurgia aberta (35% *versus* 3,3%; $P < 0,001$). Além disso, foi relatada uma diminuição da incidência de fístula pancreática após 40 casos (27,5% *versus* 14,4%; $P = 0,04$) e diminuição do tempo operatório após 80 casos (581 *versus* 417 minutos; $P < 0,001$).

Curiosamente, o estudo concluiu que as métricas otimizadas além da curva de aprendizado incluíram tempo operatório médio de 417 minutos, taxa média de perda de sangue estimada de 250 mℓ, taxa de conversão de 3,3%, mortalidade em 90 dias de 3,3%, taxa de fístula pancreática significativa (grau B/C) de 6,9% e tempo médio de internação de 9 dias. Esse estudo confirma ainda a natureza desafiadora da cirurgia pancreática e da RPD, sugerindo que pelo menos 80 RPDs sejam necessárias para superar a curva de aprendizado e fornecer resultados otimizados.

Pancreatectomia distal robótica

As ressecções pancreáticas são cirurgias abdominais complexas que requerem um alto nível de habilidade técnica e um grande volume de experiência para proporcionar o melhor resultado.[37,38] Compreensivelmente, elas são consideradas um dos campos mais desafiadores da CMI. Vinte e quatro anos após o primeiro relato de pancreatectomia distal videolaparoscópica em 1994 por Cuschieri,[39] as pancreatectomias distais videolaparoscópicas tornaram-se a abordagem preferida por alguns especialistas em relação à abordagem aberta tradicional, atestando sua segurança, viabilidade e melhores resultados para o paciente, como menor perda de sangue, diminuição da dor e menor tempo de internação. No entanto, menos de 15% de todas as cirurgias pancreáticas nos EUA são realizadas por via videolaparoscópica, com barreiras persistentes e significativas à sua ampla adoção clínica, principalmente devido à dificuldade de controle vascular e às altas taxas de conversão para cirurgia aberta. Além disso, as preocupações sobre a capacidade de realizar a extensão adequada da ressecção oncológica persistem e o debate sobre o estabelecimento da cirurgia minimamente invasiva do câncer de pâncreas permanece.

Os primeiros adeptos da tecnologia robótica implementaram ressecções pancreáticas robóticas em sua prática com o primeiro relato de pancreatectomia distal robótica em uma mulher de 46 anos com tumor neuroendócrino pancreático na cauda do pâncreas por Melvin et al. em 2003.[31] O potencial da cirurgia robótica de facilitar as ressecções pancreáticas distais foi avaliado e comparado à abordagem videolaparoscópica. Embora não haja ECRs disponíveis, vários estudos comparativos retrospectivos e prospectivos oferecem informações sobre possíveis benefícios e desvantagens entre as técnicas robótica, videolaparoscópica e aberta para pancreatectomia distal, resumidos na Tabela 16.3.

Teoricamente, a visualização cirúrgica aprimorada fornecida pela câmera 3D, TilePro e Firefly; os instrumentos articulados; e a maior precisão dos movimentos devido à estabilidade e à filtragem do tremor dos braços robóticos devem oferecer ao cirurgião e ao paciente melhores resultados cirúrgicos quando comparados às técnicas videolaparoscópicas para pancreatectomia distal. Recente metanálise incluindo 10 estudos comparando pancreatectomias distais robóticas ($n = 267$ pacientes) e videolaparoscópicas ($n = 546$ pacientes) concluiu que não houve diferenças nas taxas de fístula pancreática (30,3% *versus* 33,5%, respectivamente; OR, 0,93; $P = 0,75$), tempo operatório (262,8 *versus* 233,2 minutos; $P = 0,17$) e complicações maiores (16% *versus* 17%; OR, 1,19; $P = 0,52$). Houve diferenças nas taxas de conversão para cirurgia aberta que foram menores no grupo de pancreatectomia distal robótica (8,2% *versus* 21,6%; OR, 0,33; IC 95%, 0,12 a 0,92; $P = 0,03$). A pancreatectomia distal robótica também teve uma taxa mais alta de preservação do baço (48,9% *versus* 27%; OR, 2,89; IC 95%, 1,78 a 4,71; $P < 0,0001$) e menor tempo de internação (7,18 *versus* 9,08 dias; $P = 0,01$), mas maior custo da operação ($P = 0,00001$). O cirurgião deve considerar esses achados ao adotar a cirurgia robótica para ressecção pancreática distal.

As indicações para a pancreatectomia distal robótica são as mesmas da abordagem videolaparoscópica e incluem as seguintes doenças envolvendo o pâncreas distal: adenocarcinoma pancreático, tumores neuroendócrinos pancreáticos, neoplasia papilar intraductal, neoplasia cística mucinosa, cistoadenoma seroso, tumores sólidos pseudopapilares e estenose pancreática.

A seleção cuidadosa de casos deve ser considerada com base na saúde do paciente; na experiência do cirurgião e na natureza (benigna, pré-maligna ou maligna); no tamanho e na localização das lesões. Jovens, com IMCs mais baixos, comorbidades limitadas e boa saúde são candidatos iniciais ideais. Lesões localizadas mais distalmente, longe dos grandes vasos (veia mesentérica superior e veia porta) podem ser consideradas para os primeiros casos com base no conforto e na experiência do cirurgião. Essas características podem afetar a capacidade de concluir as cirurgias roboticamente com sucesso e diminuir o risco de conversão para cirurgia aberta. Além disso, o cirurgião e a equipe cirúrgica devem estar preparados com um plano de conversão de emergência em caso de hemorragia intraoperatória, especialmente durante a preservação do baço (devido à perda de exposição, à visualização insuficiente da anatomia vascular, à incapacidade de obter controle rápido de sangramento e ao nível de conforto dos cirurgiões), que é uma das principais razões para a conversão à cirurgia aberta.

Em resumo, a cirurgia robótica demonstrou ter benefícios da CMI equivalentes ao procedimento videolaparoscópico, permitindo taxas aumentadas de preservação esplênica quando desejado, com uma curva de aprendizado mais curta em alguns relatos, porém com custos consistentemente maiores por procedimento cirúrgico. A maioria dos benefícios da abordagem robótica permanece subjetiva, e a escolha da abordagem seja aberta, laparoscópica ou robótica, depende da percepção e experiência do cirurgião.

Ressecções hepáticas robóticas

Desde que a primeira ressecção hepática videolaparoscópica foi relatada em 1991 por Reich et al.,[40] para doença hepática benigna, vários tipos de técnicas minimamente invasivas em cirurgia hepática foram descritos. Estudos demonstraram os benefícios da cirurgia hepática minimamente invasiva, que se mostrou segura e factível, melhorando os resultados perioperatórios do paciente em ressecções totalmente laparoscópicas, laparoscópicas assistidas com a mão, robóticas em cunha e trissegmentectomias para indicações benignas e malignas.[41] As ressecções hepáticas minimamente invasivas são atualmente consideradas a abordagem padrão para lesões hepáticas periféricas, conforme recomendado pelo consenso internacional sobre cirurgia hepática videolaparoscópica: a declaração de Louisville em 2008.[42]

As ressecções hepáticas videolaparoscópicas, no entanto, são procedimentos minimamente invasivos tecnicamente desafiadores, com longas curvas de aprendizado e notáveis taxas de conversão para cirurgia aberta.[43] As dificuldades foram atribuídas à falta de percepção de profundidade, às restrições de instrumentos não articulados com apenas 4° de liberdade e manobrabilidade fixa, e a fadiga do cirurgião em procedimentos longos. Estas são especialmente verdadeiras em grandes hepatectomias videolaparoscópicas para lesões em locais de difícil acesso, como os segmentos posteriores do fígado.

Com o advento da nova tecnologia robótica, as oportunidades para maior adoção da CMI têm sido atraentes com estudos iniciais promissores demonstrando benefícios perioperatórios sobre procedimentos abertos e menores taxas de conversão para cirurgia aberta do que a abordagem videolaparoscópica. No entanto, avaliações sistemáticas de ressecções hepáticas robóticas *versus* videolaparoscópicas não fornecem resultados conclusivos, e os benefícios robóticos ainda estão sendo explorados. Uma filosofia interessante que pode gerar resultados superiores é definir melhor os critérios de seleção de pacientes para hepatectomias robóticas (HR). Por exemplo, a cirurgia hepática robótica pode ser mais benéfica para pacientes em procedimentos realizados dominantemente por técnica aberta para tumores em posição complexa, como aqueles localizados nos segmentos posterossuperiores, onde a abordagem videolaparoscópica é difícil, se não proibitiva, devido à localização do tumor; e menos benéfica para pacientes submetidos a grandes hepatectomias, como a trissegmentectomia direita, em que a recuperação e os resultados são determinados pela fisiologia do fígado, e não pelo tamanho da incisão. Um resumo dos estudos robóticos *versus* videolaparoscópicos é fornecido na Tabela 16.4.

Ressecções hepáticas robóticas *versus* videolaparoscópicas

Não existem ECRs que comparem a ressecção hepática robótica *versus* videolaparoscópica. No entanto, várias metanálises de não ECRs de alta qualidade analisaram sistematicamente as evidências disponíveis nesse campo. A metanálise mais recente realizada por Guan et al.[44] selecionou e revisou sistematicamente 13 estudos controlados, mas não randomizados, que incluíram pacientes diagnosticados com lesões hepáticas focais (carcinoma hepatocelular, colangiocarcinoma, hiperplasia nodular focal, hemangioma, adenoma hepático e lesões metastáticas) e relataram pelo menos um resultado perioperatório de interesse (tempo operatório, perda de sangue intraoperatória, taxa de transfusão de sangue, complicações, taxa de conversão, taxa de ressecção R1 e tempo de internação hospitalar).[44] Os estudos envolveram 938 pacientes (HR = 435; hepatectomia laparoscópica = 503), nos quais o grupo robótico apresentou tempos operatórios mais longos, em média, 65,5 minutos (IC 95%, 42 a 89; $P < 0,00001$); diminuição da perda sanguínea intraoperatória, em média de 69,9 mℓ (IC 95%, 27,1 a 112,7; $P < 0,001$) e um custo maior (4,24; IC 95%, 3,08 a 5,39; $P < 0,00001$). Não houve diferenças significativas para os dois grupos na taxa de transfusão, taxa de complicações, taxa de conversão, taxa de ressecção R1 e permanência hospitalar.

Diferença na localização da lesão

As indicações para a abordagem robótica são as mesmas da videolaparoscopia e incluem tumores primários (p. ex., carcinoma hepatocelular e colangiocarcinoma intra-hepático), lesões metastáticas de câncer colorretal e de mama, tumores benignos (p. ex., hemangiomas, adenomas, hiperplasia nodular focal) e outras lesões sintomáticas (p. ex., cistos e abscessos). Na seleção caso a caso dos pacientes que mais se beneficiariam de uma abordagem robótica, entretanto, deve-se considerar pacientes com tumores em segmentos posterossuperiores (a1, 4A, 7, 8) que apresentam localização complexa; a cirurgia aberta exigiria uma grande incisão quando os tumores são difíceis de abordar por métodos videolaparoscópicos convencionais.[45,46]

Em um estudo retrospectivo recente avaliando 97 pacientes submetidos à cirurgia robótica hepática, incluindo ressecções maiores ($n = 13$) e ressecções menores (segmentos 2, 4B, 5 e 6 [$n = 51$] ou segmentectomias 1, 2, 4A, 7 e 8 [$n = 33$]), Melstrom et al.[45] ofereceram informações sobre os benefícios da cirurgia robótica para cirurgias preferencialmente realizadas por técnica aberta (*incision-dominant operations*). O estudo constatou que dois terços dos pacientes receberam alta em até 3 dias após o procedimento robótico, incluindo três pacientes submetidos a hemi-hepatectomias. O risco de tempo de internação > 3 dias incluiu extensão da ressecção ($P = 0,003$), ocorrência de complicações ($P = 0,009$) e tempo operatório superior a 210 minutos ($P = 0,001$).

Um estudo retrospectivo multicêntrico avaliou 51 cirurgias robóticas e 145 ressecções hepáticas menores abertas realizadas entre 2009 e 2016 por cirurgiões hepáticos de alto volume.[46] A análise final combinada 1:1 de 31 procedimentos robóticos e 31 abertos em lesões hepáticas de segmentos posterossuperiores demonstrou segurança, viabilidade e menor tempo de internação no grupo robótico (mediana 4 *versus* 8 dias; $P < 0,001$). Não foram encontradas diferenças no tempo operatório médio, perda de sangue estimada, taxas de complicações maiores, taxas de readmissão e mortalidade (0% para ambos os grupos). Novamente, esse estudo destaca a importância da seleção de casos para aproveitamento dos pontos fortes das técnicas robóticas. Ele utiliza as vantagens da visualização aprimorada 3D da plataforma robótica; a multivisualização simultânea no console (durante a localização do tumor guiada por ultrassom intraoperatório); a captação de imagem por infravermelho próximo (localizando a margem tumoral); e os instrumentos articulados, como pinças de dissecção, dispositivos de energia e grampeadores para ajudar a alcançar as lesões hepáticas de difícil abordagem pela localização nos segmentos posteriores do lobo direito e superar as limitações da abordagem videolaparoscópica para fornecer os benefícios da cirurgia hepática minimamente invasiva aos pacientes.

Na adoção de qualquer nova tecnologia, a segurança do paciente deve ser a consideração primária na introdução da cirurgia hepática robótica na prática clínica. Várias práticas úteis para garantir a inserção segura e bem-sucedida da cirurgia hepática robótica no arsenal cirúrgico incluem a parceria com outro cirurgião hepático experiente, o estabelecimento de limites de tempo e limiares para conversão para cirurgia aberta, e a preparação para emergências intraoperatórias, como hemorragia ou incerteza da anatomia cirúrgica.

CONCLUSÃO

A prática cirúrgica está mudando. Os conceitos subjacentes às técnicas cirúrgicas abertas fundadas em tradições centenárias foram desafiados pela CMI com melhores resultados para os pacientes. A cirurgia robótica surgiu como uma abordagem alternativa à videolaparoscopia, oferecendo aos cirurgiões instrumentos cirúrgicos mais sofisticados para superar as limitações da videolaparoscopia que dificultam a adoção generalizada da CMI. Ao contrário de outros campos da medicina, nos quais a avaliação de novos medicamentos tem um caminho de testagem ou avaliação bem definido antes de atingir o padrão-ouro de utilização, as inovações cirúrgicas traçam um novo curso para adoção, implementação e difusão.[47-49] Testar uma nova tecnologia requer treinamento e experiência adicionais, desenvolvimento de novos procedimentos e competência, continuando a desafiar não apenas o campo da cirurgia, mas também o cirurgião individualmente.[50,51] Na ausência de ECR demonstrando a superioridade da cirurgia robótica sobre a videolaparoscopia para muitos dos procedimentos cirúrgicos gerais, a decisão de adotar ou não uma abordagem robótica é uma escolha do cirurgião com base no seu acesso à plataforma robótica e em seu conhecimento, seu treinamento e sua experiência.

Trauma e Cuidados Intensivos

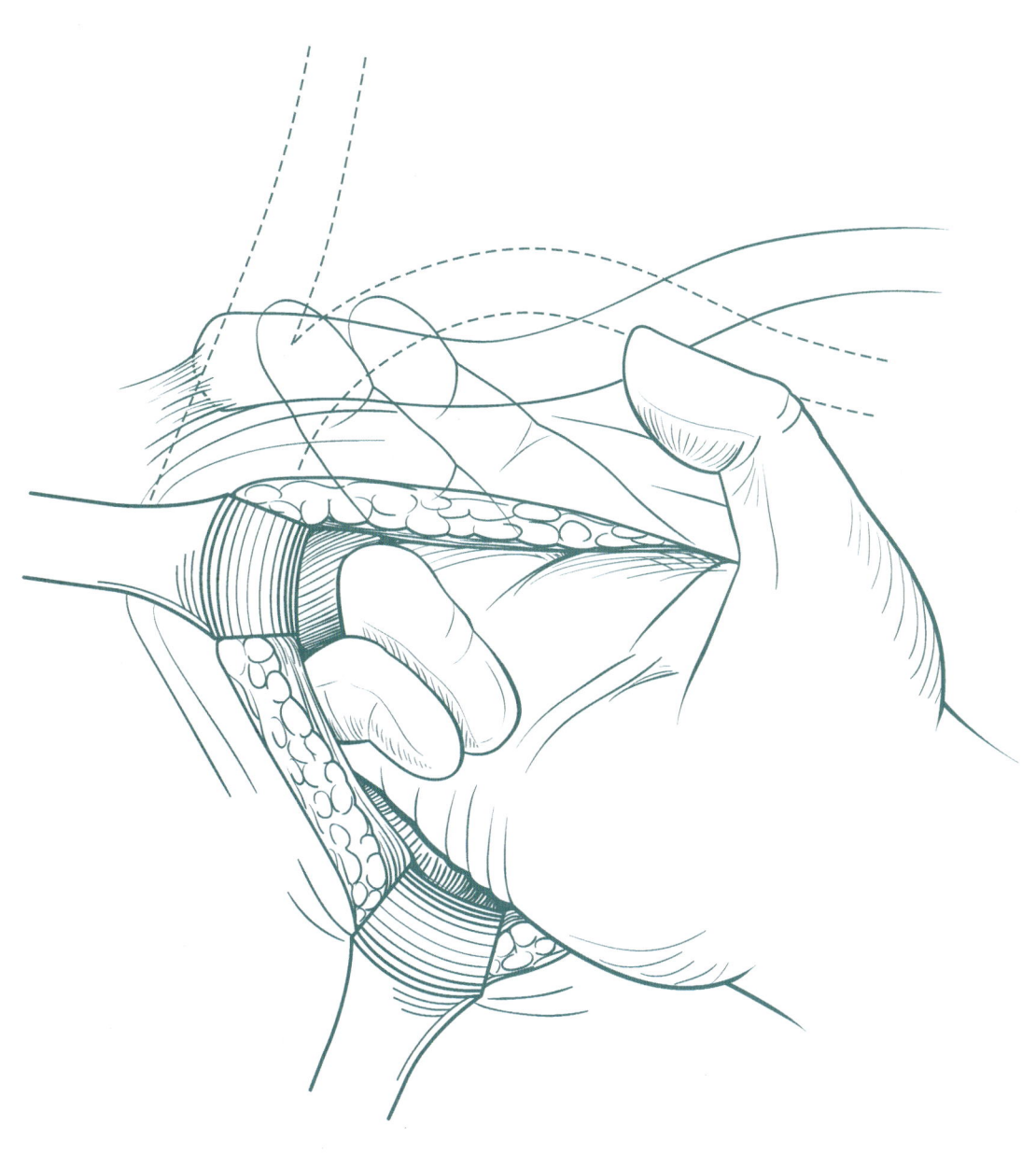

17

Manejo do Trauma agudo

Samuel P. Carmichael II, Nathan T. Mowery, R. Shayn Martin, J. Wayne Meredith

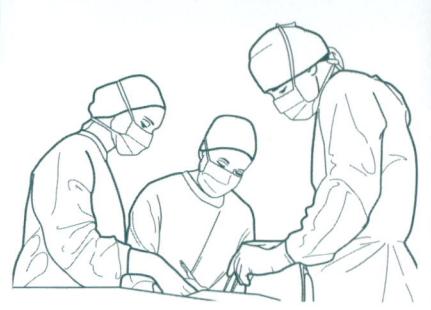

VISÃO GERAL DO CAPÍTULO

Visão geral e histórico
Sistemas de trauma
Classificação das lesões
Cuidado pré-hospitalar do trauma
Avaliação e manejo inicial
    Via respiratória
    Respiração
    Circulação
    Deficiência e exposição
    Toracotomia de reanimação e oclusão endovascular da aorta
    Avaliação secundária

Manejo de lesões específicas
    Princípios de controle de danos
    Lesões cranioencefálicas
    Lesões na medula espinal e na coluna vertebral
    Lesões na região maxilofacial
    Lesões no pescoço
    Lesões no tórax
    Lesões no abdome
    Lesões de pelve e extremidades
Reabilitação

VISÃO GERAL E HISTÓRICO

O tratamento de lesões é uma importante atribuição dos cirurgiões. Ao longo de toda a história dos cuidados médicos, o tratamento do trauma requer o domínio de diversas habilidades, que incluem as áreas da anatomia e da fisiologia. Devido ao grande ônus causado por doenças e a lesões sofridos nos conflitos, os cuidados de pacientes de trauma tiveram um avanço profundo durante períodos de guerra. O Boxe 17.1 relaciona algumas das maiores contribuições para os cuidados de trauma que foram desenvolvidas durante grandes guerras em que os EUA se envolveram. Temas comuns que evoluíram com o tempo incluem aperfeiçoamentos no manejo de feridas, reanimação e sistemas de cuidados. Programas e financiamentos militares continuam formalizando essa pesquisa no desenvolvimento do cuidado

---

Boxe 17.1 Avanços e descobertas em cuidados com trauma durante guerras.

Guerra Franco-Indígena (1754-1763)
Contração da ferida durante a cicatrização
Cicatrização primária e secundária
Descrição de tecido de granulação e epitelização

Revolução Americana (1775-1783)
Terapia exaustiva (sangramento, diarreia, vômito, salivação, sudorese)
Centralização dos cuidados médicos
Criação da primeira faculdade de medicina

Guerra Civil Americana (1861-1865)
Amputação primária (*versus* secundária)
Uso de agentes antissépticos tópicos
Transfusão de sangue total
Desenvolvimento de hospitais especializados (olhos/ouvidos, ortopédicos, hérnia)
Aplicação de tala para tracionamento de extremidade

Primeira Guerra Mundial (1914-1918)
Laparotomia para trauma abdominal penetrante
Desbridamento de feridas e fechamento retardado
Início do uso de plasma e cristaloides
Primeiro banco de sangue

Segunda Guerra Mundial (1939-1945)
Amputação em guilhotina e fechamento primário retardado
Exteriorização de lesões de cólon
Equipes cirúrgicas móveis
Descrição de disfunção orgânica pós-lesão

Guerra da Coreia (1950-1953)
Cirurgia vascular para salvamento de membro
Reconhecimento de choque hipovolêmico
Unidades de Hospitais Cirúrgicos Móveis do Exército (MASH, do inglês Mobile Army Surgical Hospital)

Guerra do Vietnã (1955-1964)
Transferência aeromédica (helicóptero)
Mefenida para tratamento de queimaduras
Reconhecimento da síndrome da angústia respiratória aguda (pulmão de Da Nang)

Operação Liberdade Iraquidiana (2003-2011)
Reanimação de controle de danos
Sistemas de trauma de alta eficiência
Ressurgimento do uso do torniquete

prestado em ambientes duros e civis. Da mesma forma, avanços em cuidados civis tiveram um efeito recíproco no ambiente militar. O treinamento civil de médicos militares, as pesquisas clínicas em hemostasia e as técnicas de controle de danos já salvaram incontáveis vidas em todo o mundo.

A traumatologia amadureceu, ao longo do último século, para um campo cirúrgico distinto, com uma infraestrutura exclusiva. Após a formação do American College of Surgeons (ACS), em 1913, a liderança da organização nomeou um comitê para prover informações sobre o manejo de fraturas. Criado em 1922 e presidido por Charles L. Scudder, o Committee on Fractures (Comitê de Fraturas) evoluiu em 1949, tornando-se então o Committee on Trauma (COT; Comitê de Trauma), já que a necessidade de supervisão formal se tornou evidente. Desde a publicação do livro *Early Care of the Injured*, o COT tem sido fundamental para o avanço do manejo de trauma em todo o mundo através de iniciativas como o curso Suporte Avançado de Vida no Trauma (ATLS, do inglês Advanced Trauma Life Support), a certificação de centros de trauma e o desenvolvimento de sistemas de trauma para melhorar o acesso ao cuidado. O COT tem sido altamente eficaz, entre outras ações, através da criação de divisões de nível estadual. Entre as atividades dos comitês estaduais estão: (1) desenvolvimento de um sistema de trauma com a criação de documentos de triagem, maximizando o uso de recursos pré-hospitalares e hospitalares; (2) iniciativas de prevenção de lesões; (3) manutenção de registros estaduais de trauma; e (4) avanço dos esforços de aperfeiçoamento de desempenho. Para padronizar a maneira com que os centros de trauma definem estrutura, processo e desfechos apropriados, o COT primeiro criou, em 1976, o manual de referência *Resources for the Optimal Care of the Injured Patient*, cuja sexta edição se encontra atualmente disponível gratuitamente por meios eletrônicos através do site do ACS, com uma atualização de 2019.[1] O COT também desenvolveu o National Trauma Data Bank (NTDB; Banco de Dados Nacional de Trauma), o maior banco de dados sobre trauma já criado, e que atualmente inclui mais de 7 milhões de pacientes provenientes de 747 centros de trauma.[2] Dados do NTDB são incluídos ao longo de todo este capítulo para oferecer ao leitor informações atualizadas sobre determinadas lesões.

Além do COT, várias outras organizações profissionais foram desenvolvidas com o objetivo primário de promover a melhora dos cuidados de trauma. A American Association for the Surgery of Trauma (AAST) foi formada em 1938 e é a maior e mais antiga de todas as organizações profissionais de trauma. A associação realiza uma conferência científica anual em setembro, que recentemente passou a ser chamada de Annual Meeting of the AAST and Clinical Congress of Acute Care Surgery. O amadurecimento dessa reunião reflete a inclusão de cirurgia geral de emergência como componente da cirurgia de cuidado agudo nos anais científicos. A AAST também é a organização líder no desenvolvimento de paradigmas de treinamento cirúrgico de cuidados agudos, que agora inclui educação avançada em trauma, cirurgia geral de emergência e cuidados críticos cirúrgicos.

Desde a criação do programa, em 2008, já foram incluídos 21 centros que oferecem treinamento em cirurgia de cuidado agudo de acordo com um currículo padronizado. Além da AAST, a Eastern Association for the Surgery of Trauma (EAST) e a Western Trauma Association (WTA) englobam organizações acadêmicas parceiras que promovem a troca de conhecimentos científicos sobre cuidados em trauma. Ambos os grupos contam com comitês de estudos multi-institucionais ativos e estão focados no desenvolvimento de diretrizes de administração de clínicas,

disponíveis eletronicamente em seus respectivos *sites* na Internet. Além disso, a American Trauma Society, fundada em 1968, tem sido uma parte essencial da prevenção de lesões e do desenvolvimento de sistemas de trauma, atuando como defensora dos pacientes lesionados e promovendo legislações relacionadas a trauma. Finalmente, a Orthopedic Trauma Association, a American Association of Neurological Surgeons e a Society of Trauma Nurses representam três organizações cujos membros fazem parte de uma equipe multiprofissional dedicada a melhorar os cuidados dos pacientes lesionados.

SISTEMAS DE TRAUMA

No nível mais básico, o objetivo principal de um sistema de trauma é levar *o paciente certo para o local certo no momento certo*. Os resultados de traumas são altamente dependentes do local da lesão, e as regiões que respondem melhor desenvolveram uma abordagem organizada para proporcionar todos os elementos importantes a fim de maximizar a recuperação substancial, o que chamamos de *sistema de trauma*. O sistema de trauma ideal inclui todo o contínuo de cuidados, começando pela prevenção e englobando cuidados pré-hospitalares, serviços hospitalares agudos, reabilitação pós-lesional e pesquisas.[1]

Enquanto o sistema de saúde norte-americano estava sendo desenvolvido, os cuidados de traumas eram inicialmente centralizados em hospitais universitários de grande porte. Todos os pacientes eram transferidos para o principal centro de trauma, independentemente do grau da lesão. Embora esse sistema de trauma "exclusivo" fosse benéfico para os gravemente feridos, resultou no movimento de um número significativo de pacientes minimamente lesionados, desperdiçando os recursos locais. Foram apresentados dados que revelam resultados semelhantes e melhores medidas de eficiência em pacientes minimamente lesionados tratados fora dos centros de trauma nível I.

A solução foi o desenvolvimento de um sistema de trauma que inclui todos os hospitais para atender às necessidades de pacientes feridos independentemente da designação (Figura 17.1).

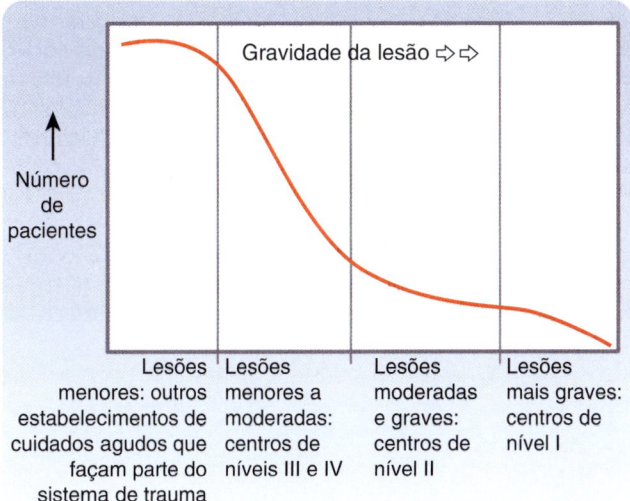

Figura 17.1 O sistema de trauma inclusivo, que inclui a relação entre número de pacientes e gravidade das lesões no que diz respeito aos estabelecimentos de trauma. O sistema se destina a adequar o nível das lesões com as capacidades do centro médico. (De American College of Surgeons Committee on Trauma. *Resources for the Optimal Care of the Injured Patient 2014.* 6th ed. Chicago: American College of Surgeons; 2014.)

Sistemas de trauma inclusivos identificam as funções dos estabelecimentos na forma de contínuo, desde hospitais de acesso crítico a grandes centros de trauma nível I e II. Guiados por protocolos de triagem, os pacientes lesionados são transportados até os estabelecimentos adequados para a gravidade das lesões. Embora isso possa requerer transferir pacientes de hospitais menores para centros de trauma, a maioria pode receber tratamento adequado na rede de atendimento local. O Boxe 17.2 relaciona os elementos comuns de um sistema de trauma inclusivo que deve ser coordenado para maximizar a eficácia dos cuidados. Os benefícios dessa abordagem incluem redução do desperdício de recursos médicos e a prestação de cuidados adequados dentro da comunidade.

A gênese dos sistema de trauma nos EUA ocorreu após a publicação de "Accidental Death and Disability: The Neglected Disease of Modern Society," um relatório de referência da Academia Nacional de Ciências, em 1966. Uma proposta de lei de segurança nas estradas (National Highway Safety Act, de 1966) foi subsequentemente aprovada a fim de alocar fundos para os cuidados de feridos em acidentes com veículos motores. Os estados norte-americanos de Maryland, Illinois e Flórida tiraram máximo partido dessa iniciativa, primeiramente implementando infraestruturas estaduais para manejo de trauma há aproximadamente 40 anos, com reduções comprovadas de mortalidade. Um relatório de monitoramento, o "Injury in America: A Continuing Public Health Problem", foi publicado em 1985 e revelou que o trauma era um problema contínuo em âmbito nacional. O Centro Nacional de Prevenção e Controle de Lesões foi subsequentemente implantado nos Centros de Controle e Prevenção de Doenças (CDC, do inglês Centers for Disease Control and Prevention), e o Congresso criou a Trauma Care Systems Planning and Development Act (Lei de Planejamento e Desenvolvimento de Sistemas de Cuidados de Trauma), de 1990, que tratava formalmente da necessidade e do financiamento de sistemas de trauma estaduais novos ou revisados. Outros avanços ocorreram em 1992, quando a Health Resources and Services Administration divulgou o "Model Trauma Care System Plan" (Plano Modelo para Sistema de Cuidados de Trauma), que visava fornecer um modelo de desenvolvimento do sistema em cada estado. Revisado em 2006, e rebatizado de "Model Trauma System Planning and Evaluation" (Modelo de Planejamento e Avaliação de Sistema de Trauma), o trabalho aplicou uma abordagem de saúde pública baseada em doenças para casos de trauma e identificou três funções críticas: (1) avaliação epidemiológica, (2) implementação de políticas de proteção pública, e (3) prestação de cuidados de alta qualidade e regulamentação.[3]

> **Boxe 17.2** Elementos de um sistema de trauma inclusivo abrangente.
>
> - Medidas de prevenção de lesões
> - Cuidado pré-hospitalar
> - Triagem
> - Comunicação
> - Transporte
> - Estabelecimentos de cuidados agudos
> - Designação e certificação de centro de trauma
> - Cuidado pós-agudo e reabilitação
> - Melhora do desempenho
> - Educação e divulgação
> - Legislação

O benefício dos cuidados prestados pelos sistemas de trauma para a mortalidade é demonstrado em duas publicações de referência. Em 2006, o National Study on Costs and Outcomes of Trauma (NSCOT) foi conduzido para avaliar variações nos cuidados prestados entre os centros de trauma e hospitais que não são centros de trauma. Promovido pelo Centro Nacional de Prevenção e Controle de Lesões do CDC, o NSCOT representa um dos estudos epidemiológicos mais extensivos já realizados para avaliar o cuidado de pacientes lesionados. Incluindo mais de 5 mil pacientes de 69 hospitais, o NSCOT verificou que os resultados dos pacientes são melhores quando o atendimento é realizado em um centro de trauma, em comparação a um centro não especializado em trauma. Após a correção por gravidade da lesão, o cuidado prestado em um centro de trauma foi associado a uma redução de 20% da mortalidade hospitalar e a uma redução de 25% na mortalidade em 1 ano.[4] No âmbito de sistema, Nathens et al.[5] demonstraram o valor de uma resposta coordenada a lesões após estudarem 400 mil pacientes durante um período de 17 anos. O estudo englobou um período de tempo (1979 a 1995) durante o qual os sistemas de trauma foram estabelecidos e otimizados. Após considerar todos os possíveis fatores contribuintes para os melhores resultados, o desenvolvimento de um sistema de trauma resultou em uma redução de 8% na mortalidade durante um período de 15 anos.[5]

Apesar do evidente progresso que foi feito no cuidado de trauma nacionalmente em relação às décadas anteriores, não há abordagem "tamanho único", e a implementação dos sistemas deve ser personalizadas para cada local, desde geografias rurais até urbanas. Em 2015, o COT desenvolveu a ferramenta Needs-Based Assessment of Trauma Systems (NBATS; Avaliação dos Sistemas de Trauma Baseada nas Necessidades) para auxiliar na designação ou na criação de novos centros de trauma em uma região. Os critérios da ferramenta incluem valores de pontuações atribuídos para seis categorias de uma área de serviços de trauma: (1) população; (2) tempo médio de transporte; (3) suporte da comunidade para um centro de trauma; (4) número de pacientes gravemente feridos (Índice de Gravidade da Lesão – ISS, do inglês *Injury Severity Score* – > 15) que receberam alta de estabelecimentos de cuidado agudo não especializado em trauma; (5) número de centros de trauma de nível I; e (6) número de pacientes gravemente feridos avaliados em centros de trauma já na área de serviços de trauma.[3] Devido à superestimativa de centros de trauma necessários em áreas rurais e subestimativas de centros já existentes em áreas urbanas, uma segunda versão (NBATS-2) foi criada em 2018 de modo a incorporar a modelagem geoespacial preditiva. Os benefícios dessa atualização incluem a avaliação de como os volumes dos centros estabelecidos e o *mix* de pagadores seriam afetados pela adição de um novo centro de trauma. À medida que o atual conhecimento sobre sistemas de trauma continua evoluindo, ferramentas como essas proporcionarão informações valiosas sobre estrutura e organização específicas a cada região do país.

CLASSIFICAÇÃO DAS LESÕES

Aliada ao desenvolvimento de sistemas de trauma, surgiu a necessidade de um método confiável de comparação de lesões. Sistemas de classificação são tipicamente embasados ou na anatomia da lesão ou na fisiologia demonstrada após a ocorrência de uma ou mais lesões. A Escala Abreviada de Lesões (AIS, do inglês *The Abbreviated Injury Scale*) é o sistema de classificação anatômica de lesões mais usado desde que foi descrito pela primeira vez, em 1971. As lesões são caracterizadas por uma taxonomia de seis dígitos que inclui a região do corpo, o tipo de estrutura anatômica e os detalhes anatômicos específicos da lesão. A Tabela 17.1 demonstra as regiões do corpo e seus respectivos primeiros dígitos de código no léxico da AIS, que permitem que os usuários deste sistema conheçam claramente o local da lesão. Talvez usado de maneira ainda mais disseminada é o código de gravidade da AIS (frequentemente descrito como código pós-ponto). Esse sétimo dígito descreve a gravidade e o potencial risco de morte de cada lesão no sistema AIS. Os códigos pós-ponto variam de 1 (gravidade mínima) a 6 (presumivelmente fatal), e são geralmente usados para agrupar lesões e comparar resultados. A Associação para o Avanço da Medicina Automotiva se dedica com frequência ao rigoroso processo de redefinir a AIS para garantir que a ferramenta permaneça atual em sua capacidade de caracterizar as lesões com precisão.

A AIS representa a base para outros sistemas de pontuação que conseguem contabilizar melhor a gravidade de múltiplas lesões combinadas. Em 1974, Baker et al. apresentaram o ISS, calculado através da soma dos quadrados dos códigos de gravidade da AIS para as três regiões do corpo mais gravemente lesionadas. O ISS vai de 1 a 75, sendo que os agrupamentos de gravidade são definidos como lesões menores (ISS abaixo de 9), lesão moderada (ISS entre 9 e 16), lesão grave (ISS entre 16 e 25) e lesão gravíssima (ISS acima de 25). Em toda a literatura, verifica-se que o ISS tem sido usado para quantificar o ônus geral das lesões sofridas por um paciente. Como um desenvolvimento adicional na classificação anatômica de lesões, a Escala de Lesões Orgânicas (OIS, do inglês, *Organ Injury Scale*) divulgada pela AAST foi incorporada nas versões mais recentes da AIS. Ao introduzir o conceito de graus de lesões, a OIS acrescentou mais detalhes anatômicos de órgãos específicos e incorporou a capacidade de delinear melhor a gravidade da lesão orgânica. Essa gravidade na OIS foi validada junto ao NTDB para otimizar o risco associado de morbidade e mortalidade.

Além dos sistemas anatômicos de classificação, outras escalas foram desenvolvidas que incluem a agressão fisiológica da lesão. Esses sistemas de classificação fisiológica são mais qualificados a identificar a condição geral e também podem guiar melhor a tomada de decisão em tempo real. Uma escala desse tipo que é comumente usada é a Escala de Coma de Glasgow (GCS, do inglês Glasgow Coma Scale), que reflete o nível de consciência. Com escores que variam de 3 a 15, a GCS é composta da verificação de parâmetros de abertura dos olhos, resposta verbal e função motora. A GCS, especificamente a pontuação motora isoladamente,

demonstrou refletir os resultados após traumatismo cranioencefálico (TCE).[6] O Escore de Trauma Revisado (RTS, do inglês *Revised Trauma Score*) é outro sistema de classificação fisiológica bem estudado que caracteriza a condição do paciente lesionado através da incorporação da GCS, da pressão arterial sistólica e da frequência respiratória. Esses escores têm sido valiosos para fins de pesquisa e usados com sucesso na tomada de decisões de triagem. Para demonstrar melhor a maneira com que a GCS e o RTS são designados, as Tabelas 17.2 e 17.3 mostram como essas pontuações são calculadas.

Tabela 17.2 Escala de Coma de Glasgow.

Abertura dos olhos	Espontânea	4
	Ao ouvir vozes	3
	Ao sentir dor	2
	Nenhuma	1
Resposta verbal	Orientada	5
	Confusa	4
	Inadequada	3
	Incompreensível	2
	Nenhuma	1
Resposta motora	Obedece a comandos	6
	Localiza a dor	5
	Recua ao sentir dor	4
	Flexão	3
	Extensão	2
	Nenhuma	1
Pontuação total da Escala de Coma de Glasgow		3 a 15

Tabela 17.1 Regiões do corpo segundo a Escala Abreviada de Lesões (AIS).

Primeiro dígito da AIS	Região do corpo
1	Cabeça
2	Face
3	Pescoço
4	Tórax
5	Abdome
6	Coluna vertebral
7	Extremidade superior
8	Extremidade inferior
9	Não especificado

Tabela 17.3 Escore de trauma revisado.

Pontuação da Escala de Coma de Glasgow	13 a 15	4
	9 a 12	3
	6 a 8	2
	4 a 5	1
	3	0
Pressão arterial sistólica (mmHg)	> 89	4
	76 a 89	3
	50 a 75	2
	1 a 49	1
	0	0
Frequência respiratória (respirações/min)	10 a 29	4
	> 29	3
	6 a 9	2
	1 a 5	1
	0	0
Total do Escore de Trauma Revisado		0 a 12

CUIDADO PRÉ-HOSPITALAR DO TRAUMA

Imediatamente após um paciente se ferir, o sistema de trauma entra na fase pré-hospitalar do cuidado. O objetivo do sistema pré-hospitalar é transferir o paciente a um local capaz de proporcionar manejo definitivo da lesão o mais rapidamente possível. A equipe pré-hospitalar desempenha um papel integral no manejo do traumatismo do paciente devido à natureza dependente do tempo da lesão. A abordagem inicial em um paciente lesionado no ambiente pré-hospitalar inclui quatro prioridades principais:

1. Avaliar a situação.
2. Realizar uma avaliação inicial.
3. Tomar decisões de triagem-transferência.
4. Iniciar intervenções clínicas e transportar o paciente.

A segurança após o cenário é reforçada para proteger os profissionais pré-hospitalares. A avaliação inicial deve ser rapidamente concluída. A avaliação inicial consiste em uma abordagem sistemática para identificar imediatamente condições potencialmente fatais que requeiram intervenção urgente. O mnemônico ABC orienta a avaliação inicial, durante a qual a via respiratória (*airway*), a **b**oa respiração e a **c**irculação são sequencialmente avaliadas e tratadas. Mantendo a coluna protegida, a via respiratória é assegurada e a ventilação assistida é providenciada, se necessário. Hemorragia externa é identificada e imediatamente controlada enquanto se inicia a reanimação.

Intervenções emergentes no campo podem representar salvamento de vida imediato, mas, em última análise, os resultados ideais dependem da realização rápida de triagem efetiva e da decisão de transferência. Utilizando a abordagem de "carregar e ir", todas as intervenções pré-hospitalares essenciais podem ser realizadas enquanto o paciente está sendo transportado. Uma recente revisão do NTDB conduzida por Chen et al.[7] demonstrou que pacientes de trauma com hipotensão pré-hospitalar (< 90 mmHg), GCS de ≤ 8 e com lesões por arma de fogo longe de extremidades apresentavam índices de mortalidade maiores com tempos pré-hospitalares mais longos.

Todas as equipes pré-hospitalares sabem que sair imediatamente do local do evento é fundamental, mas identificar para onde ir e como chegar lá pode ser mais desafiador. Protocolos bem definidos devem guiar o processo de triagem de campo para que as equipes saibam imediatamente para onde transportar um paciente. A Figura 17.2 demonstra o Esquema de Decisão de Triagem de Campo, que foi desenvolvido pelo CDC e incluído nas edições recentes do documento de referência do COT: *Resources for the Optimal Care of the Injured Patient*, e *Advanced Trauma Life Support (ATLS)*, 10ª edição, atualizado em 2018.[8] Utilizando o *status* fisiológico, o mecanismo da lesão e outros indicadores de um paciente de alto risco, essa ferramenta ajuda a determinar quais pacientes poderiam se beneficiar de cuidados em um centro de trauma. A maioria das instituições pré-hospitalares procura avaliar o paciente rapidamente e iniciar o processo de transporte, ao mesmo tempo minimizando o tempo passado no local do incidente em menos de 15 minutos.

A preocupação clínica inicial que a equipe pré-hospitalar deve avaliar é a via respiratória. O "padrão ouro" para manutenção da via respiratória em pacientes gravemente feridos continua sendo a intubação endotraqueal, normalmente utilizando uma técnica de intubação de sequência rápida (ISR) ou de intubação assistida por drogas (IAD). Deve-se sempre presumir que o paciente tem uma lesão na coluna vertebral e manter as devidas precauções relativas à coluna. A utilidade do manejo avançado de via respiratória no campo foi questionada, sem nenhuma evidência prospectiva de alta qualidade na literatura. Estudos anteriores relataram que o manejo da via respiratória com intubação endotraqueal está associado a aumento da mortalidade em comparação a técnicas não invasivas. Por outro lado, outros pesquisadores sugeriram o benefício de suporte pré-hospitalar avançado de via respiratória em um grupo seleto de pacientes (ou seja, desfecho neurológico em TCE grave).[9] Na realidade, a decisão de estabelecer uma via respiratória avançada pré-hospitalar é complexa, na qual as consequências técnicas e fisiológicas da ISR devem ser pensadas (ou seja, colapso cardiovascular em choque hemorrágico) em relação aos possíveis benefícios da proteção da via respiratória e do fornecimento de oxigênio. Como alternativa, dispositivos supraglóticos da via respiratória de inserção às cegas se tornaram comuns e são muito úteis como medida temporária até que se chegue a uma solução definitiva. Independentemente da abordagem implementada pelo agente pré-hospitalar, os profissionais precisam ter a capacidade de manejar todos os níveis de comprometimento de via respiratória enquanto transportam o paciente até o local de atendimento definitivo.

Controle de hemorragia externa e iniciação de reanimação são necessidades essenciais durante a fase pré-hospitalar do cuidado. Pressão direta continua sendo o pilar do controle de hemorragias, embora o uso do torniquete tenha se tornado mais comum no controle de trauma hipovolêmico de extremidade. Por algum tempo, os torniquetes passaram a ser usados com menos frequência devido à preocupação de causar lesões musculares e nervosas desnecessárias. Impulsionados pela experiência militar e por avanços no desenvolvimento do dispositivo, os torniquetes se provaram benéficos em determinadas situações. Publicações recentes agora reportam um benefício para a mortalidade relacionado ao uso pré-hospitalar de torniquetes no setor civil. Em resposta, o ACS desenvolveu a campanha "*Stop the Bleed*", através da qual leigos aprendem a aplicar adequadamente torniquetes em extremidades. Instituições pré-hospitalares comumente incluem torniquetes em suas listas de equipamentos padrão para que possam ser usados em pacientes com sangramento descontrolado de extremidade. Existem vários dispositivos à venda no mercado, e a Figura 17.3 ilustra um exemplo de torniquete que pode ser usado no ambiente pré-hospitalar.

Pelo fato de que hemorragia é a principal causa prevenível de mortalidade por trauma, pacientes em choque requerem iniciação de reanimação pré-hospitalar aliada a esforços no sentido de controlar temporariamente a hemorragia. Estudos anteriores demonstraram que reanimação baseada em grandes volumes de cristaloides é prejudicial, sugerindo que produtos hematológicos podem ser superiores como líquidos para reanimação. Em um recente estudo pragmático, multicêntrico e randomizado em grupos com pacientes transportados por helicóptero em choque hemorrágico, o concentrado de hemácias (CH) administrado junto com plasma conferiu o maior benefício de sobrevivência, seguido por plasma isoladamente e CH isoladamente. Entre os pacientes que estariam aptos, a administração de solução cristaloide aumentou a mortalidade por dose.[10] Esses dados são contrários a um segundo estudo randomizado controlado no qual equipes de ambulâncias em solo administraram ou 2 unidades de plasma ou solução cristaloide isoladamente em pacientes hipotensos a caminho do hospital. Nenhum benefício de sobrevivência associado foi observado no grupo que recebeu reanimação baseada em plasma.[11] Em última análise, plasma pré-hospitalar pode ser de maior benefício para um seleto grupo de pacientes com requisitos moderados de transfusão, já que o efeito de redução da mortalidade não foi observado em pacientes que continuaram recebendo transfusão massiva contínua (> 10 unidades de CH nas primeiras 24 h).[12] Embora o esquema de reanimação ideal

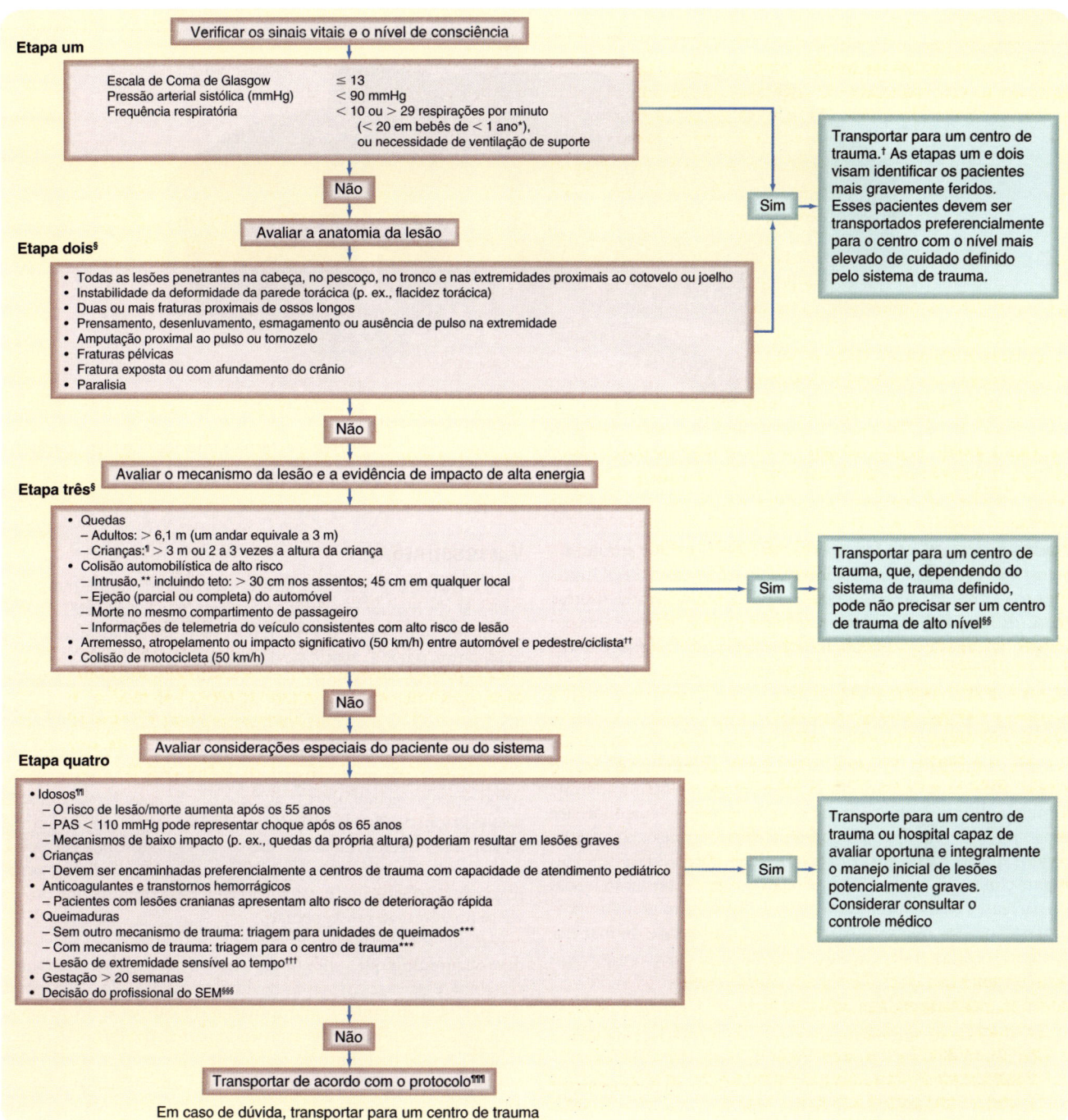

Figura 17.2 Diretrizes para triagem em campo de pacientes lesionados que foram criadas para orientar o desenvolvimento de protocolos de triagem **com serviços médicos de emergência** estaduais e locais. As diretrizes utilizam quatro passos de decisão (fisiológica, anatômica, mecanismo da lesão e considerações especiais) para direcionar decisões de triagem dentro do sistema de trauma local. *O limite máximo da frequência respiratória em bebês é de mais de 29 respirações por minuto para manter um alto nível de supertriagem de bebês. †Os centros de trauma são classificados como de nível I a IV, sendo que o nível I representa o nível mais elevado de cuidado de trauma disponível. §Qualquer lesão observada nas etapas dois e três geram uma resposta "sim". ¶Idade < 15 anos. **Intrusão refere-se à intrusão do compartimento interior, ao contrário de deformação, que se refere a danos externos. ††Inclui pedestres ou ciclistas arremessados de ou atropelados por veículos motorizados, ou aqueles cujo impacto estimado com um veículo motorizado é > 20 bpm. §§Devem ser utilizados protocolos locais ou regionais para determinar o nível mais adequado de centro de trauma; o centro adequado não precisa ser de nível I. ¶¶Idade > 55 anos. ***Pacientes com queimaduras e traumatismos concomitantes em quem a queimadura representa o maior risco de morbidade e mortalidade devem ser transferidos a um centro de queimados. Se o traumatismo não relacionado à queimadura apresentar um risco imediato maior, o paciente pode ser estabilizado em um centro de trauma e, então, transferido a um centro de queimados. †††Lesões como fraturas expostas ou fraturas com comprometimento neurovascular. §§§Serviços de emergência médica. ¶¶¶Pacientes que não atendem a nenhum dos critérios de triagem das etapas 1 a 4 devem ser transportados à unidade médica mais adequada, conforme descrito nos protocolos locais de SEM. *PAS*, pressão arterial sistólica; *SEMs*, serviços de emergência médica. (De Sasser SM, Hunt RC, Faul M et al. Centers for Disease Control and Prevention: Guidelines for field triage of injured patients: recommendations of the National Expert Panel on Field Triage, 2011. *MMWR Recomm Rep.* 2012;61:1-20. Adaptada de American College of Surgeons. *Resources for the Optimal Care of the Injured Patient.* Chicago, IL: American College of Surgeons; 2006.)

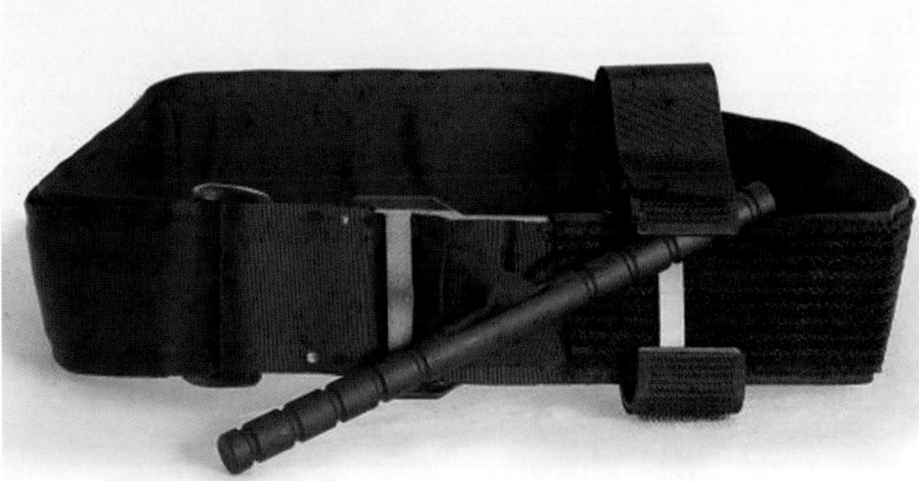

Figura 17.3 Exemplo de torniquete. Torniquetes estão sendo comumente usados para prevenir exsanguinação de extremidades em contextos pré-hospitalares militares e civis.

ainda precise ser definido, muitos dos desafios que limitam a transfusão pré-hospitalar são de natureza logística (ou seja, suprimento, armazenamento, custo). Consequentemente, muitas instituições pré-hospitalares utilizam práticas de reanimação mistas baseadas em cristaloides e produtos, de acordo com os recursos locais.

AVALIAÇÃO E MANEJO INICIAL

A base da abordagem inicial em um paciente ferido é o curso ATLS. Desde sua criação, em 1980, o ATLS já instruiu mais de 1 milhão de estudantes de trauma em 86 países. O curso fornece uma abordagem estruturada e padronizada para manejo de pacientes feridos que se baseia no conceito de identificar e tratar rapidamente condições potencialmente fatais durante a avaliação inicial do paciente.[8] Mais especificamente, o ATLS transmite três importantes conceitos que melhoram muito a capacidade de manejar pacientes feridos, independentemente do local em que o cuidado é realizado:

1. Tratar primeiro a maior ameaça à vida.
2. A ausência de um diagnóstico definitivo não deve retardar a aplicação de um tratamento urgente indicado.
3. Um histórico inicial detalhado não é essencial para começar a avaliar pacientes com lesões agudas.

Seguindo uma ordem definida de avaliação, as condições potencialmente fatais são tratadas imediatamente no momento em que são identificadas. Essa avaliação inicial, também denominada *levantamento primário*, segue o mnemônico ABCDE (Figura 17.4):

Abordagem das vias respiratórias com proteção da coluna cervical
Boa respiração
Circulação
Deficiência ou condição neurológica
Exposição e controle ambiental

Além disso, o levantamento primário pode ser repetido a qualquer momento em que ocorrer uma alteração na condição. Apesar de ter uma estrutura simples, a avaliação oferece uma ferramenta na qual o cirurgião pode confiar para identificar as condições potencialmente fatais existentes e para onde direcionar o esforço clínico. Os resumos a seguir descrevem como a avaliação primária é realizada.

Via respiratória

Com a chegada do paciente na área de atendimento de trauma, o *status* da via respiratória deve ser avaliado imediatamente. Apenas suscitando uma resposta verbal é possível obter a informação mais significativa, já que a capacidade de falar normalmente indica proteção adequada da via respiratória. Pacientes que não conseguem falar ou apresentam depressão do estado mental ou alguma obstrução do fluxo de ar são indicações para manejo de via respiratória. Outros indicadores de comprometimento da via respiratória incluem respiração ruidosa, trauma facial grave (especificamente com sangue ou corpo estranho na orofaringe) e agitação do paciente. A determinação da adequação da via respiratória e a decisão de obter maior controle da via, devem ser realizadas em questão de segundos após a chegada. Após a avaliação inicial, reavaliações frequentes para verificar a ocorrência de deterioração e desenvolvimento de comprometimento da via respiratória são fundamentais.

Até que se descarte essa hipótese por meio de avaliação adequada, deve-se presumir que todos os pacientes sofreram lesões na coluna vertebral, e deve-se manter as devidas precauções. Isso é de suma importância durante a manipulação da cabeça e do pescoço enquanto a via respiratória está sendo manejada. Proteção para a coluna cervical inclui uso da técnica de rolamento em bloco para movimentar o paciente como um todo. Durante a avaliação e o manejo da via respiratória, a parte anterior do colar cervical pode ser removida para otimizar a exposição, mas um assistente deve proporcionar estabilização manual quando o colar não estiver devidamente aplicado. Pranchas longas rígidas de coluna podem ser valiosas durante o transporte do paciente, mas devem ser removidas assim que possível para evitar feridas por pressão que podem ocorrer em curto espaço de tempo.

Quando a via respiratória é considerada inadequada, uma via respiratória definitiva deve ser estabelecida. A via respiratória definitiva de escolha para a maioria dos pacientes lesionados continua sendo a intubação oral endotraqueal realizada pela técnica de ISR ou IAD (ATLS, 10ª edição). Enquanto o paciente está sendo preparado para intubação, adjuvantes como vias respiratórias orofaríngeas e nasofaríngeas podem ajudar a manter a patência da via respiratória durante a pré-oxigenação. São dados ao paciente um sedativo e um bloqueador neuromuscular de ação rápida, como succinilcolina ou rocurônio, para obter visualização máxima da glote. Laringoscopia direta e intubação endotraqueal são realizadas,

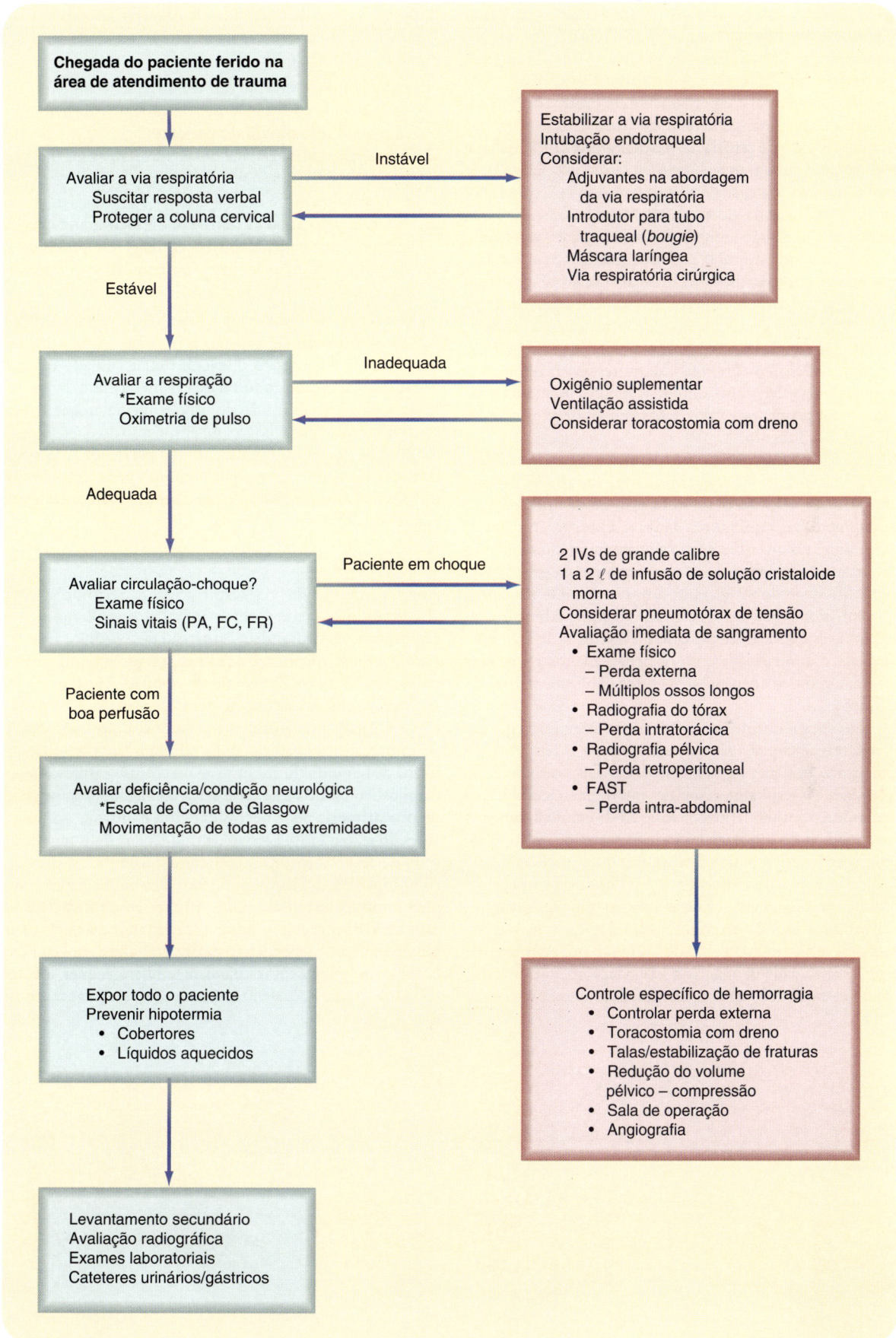

Figura 17.4 Algoritmo para avaliação inicial de pacientes feridos. *FAST*, ultrassonografia abdominal focada para trauma; *FC*, frequência cardíaca; *FR*, frequência respiratória; *PA*, pressão arterial.

tomando-se cuidado para evitar movimentar a coluna cervical. A posição adequada do tubo na traqueia é confirmada por ausculação do tórax, medição do dióxido de carbono no final da corrente e radiografia de tórax. A presença de profissionais experientes em vias respiratórias é essencial e, especialmente em centros de trauma, é um elemento importante do sistema de alerta de trauma.

Adjuvantes comuns no cenário de via respiratória difícil incluem um introdutor para tubo traqueal (*bougie*), laringoscopia assistida por vídeo e inserção às cegas de dispositivo de via respiratória. Quando a visão normal da glote está obscurecida, o *bougie* pode ser colocado com uma visão limitada das cordas vocais, auxiliando na colocação adequada do tubo endotraqueal. Embora estudos anteriores tenham sugerido melhores taxas de sucesso na intubação com *bougie*, uma revisão sistemática e metanálise recente concluiu que foi observada equivalência nas taxas de intubação em primeira tentativa, duração da intubação e intubação esofágica com técnicas que utilizavam ou *bougie* ou fio-guia. Os autores observaram ainda que os estudos disponíveis que contêm as análises incluem tamanhos de amostras pequenos e tipos heterogêneos de profissionais realizando o procedimento.[13]

Já existem vários dispositivos que permitem que os médicos visualizem a anatomia da via respiratória superior através de uma tela de monitor. A despeito dessa mitigação de desafios relacionados ao ângulo da via respiratória, dados recentes geraram resultados conflitantes no que diz respeito a qualquer melhora da taxa de sucesso da intubação orotraqueal na primeira passagem.[14] Paralelamente à utilidade do *bougie*, um dispositivo é tão funcional quanto o profissional que o está usando. Qualquer adjuvante ou combinação deles que seja selecionado no contexto de via respiratória difícil, a familiaridade com os benefícios, os riscos e as limitações da ferramenta dependem da pessoa que está realizando o procedimento.

A inserção às cegas de um dispositivo de via respiratória oferece um instrumento adicional a ser aplicado quando as tentativas de intubação orotraqueal não são bem-sucedidas. Dispositivos como máscara laríngea, via respiratória esofágica multilúmen (combitube) e via respiratória por tubo laríngeo (King LT-D) são colocados às cegas e agem ocluindo o esôfago e a faringe posterior, permitindo que a ventilação assistida passe seletivamente pela traqueia.

À medida que os especialistas em via respiratória começam a usar técnicas avançadas, deve-se iniciar a preparação para via respiratória cirúrgica. Antes da deterioração fisiológica, uma cricotireoidostomia deve ser realizada quando outras abordagens tiverem falhado. A incapacidade de manter a oxigenação com um reanimador manual entre as tentativas de intubação é uma indicação razoável para estabelecimento de uma via respiratória cirúrgica. Uma cricotireoidostomia (Figura 17.5) é realizada através de uma manobra de três etapas:

1. Expandindo a retração dos tecidos que recobrem o espaço da cricotireoide com a mão não dominante (normalmente realizado pelo lado direito do paciente).
2. Mantendo a tensão lateral dos tecidos, fazer uma incisão vertical na linha média da traqueia, começando na cartilagem da tireoide e se estendendo até a parte inferior da cartilagem cricoide.
3. Fazendo uma incisão transversal à membrana cricotireoide, que pode ser palpada entre a cartilagem da tireoide e o anel cricoide, seguida pela inserção de um tubo endotraqueal 6 a 0 ou aplicação do dispositivo de traqueostomia.

É essencial que o cirurgião apalpe frequentemente as estruturas subjacentes para guiar a dissecção e evitar lesionar as estruturas mais laterais do pescoço. Deve-se tomar cuidado também para evitar avançar o tubo endotraqueal além da crista, o que é comum nessas situações. A posição do tubo é imediatamente confirmada com auscultação do pulmão e determinação do dióxido de carbono de final de corrente. Finalmente, os pacientes com suspeita de lesão laríngea podem ter uma anatomia anormal nos arredores da membrana cricotireóidea e, portanto, requerem traqueostomia em vez de cricotireoidostomia.

Respiração

Após o manejo da via respiratória, a respiração é avaliada visualizando-se o movimento torácico, auscultando os sons da respiração e mensurando a saturação de oxigênio. Esforço respiratório limitado ou dispneia requerem suporte ventilatório e outras avaliações do tórax. Problemas de ventilação podem ser secundários a pneumotórax de tensão, hemotórax massivo ou tórax flácido com contusão pulmonar. Pneumotórax de pressão pode causar deterioração respiratória, mas também pode se apresentar na forma de hemodinâmica instável ou colapso cardiovascular. É um diagnóstico clínico que deve ser reconhecido durante o levantamento primário sem necessidade de confirmação radiográfica antes do tratamento. Desvio da traqueia na incisura esternal com sons de respiração unilateralmente ausentes ou diminuídos e comprometimento cardiopulmonar devem imediatamente sugerir pneumotórax de tensão. A descompressão torácica deve ser realizada rapidamente com uma agulha de grande diâmetro ou toracostomia com tubo, dependendo da disponibilidade dos equipamentos e materiais. Hemotórax massivo também requer toracostomia com tubo com drenagem do sangue e reexpansão do pulmão.

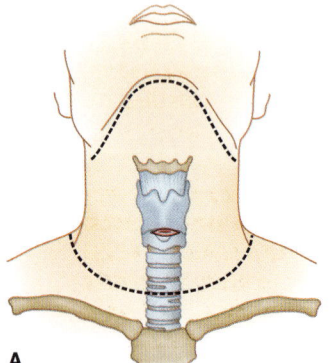
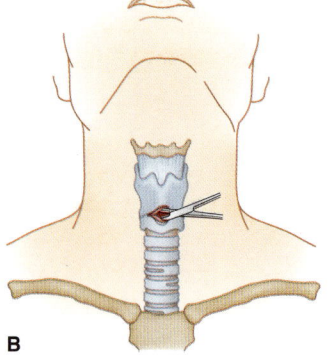
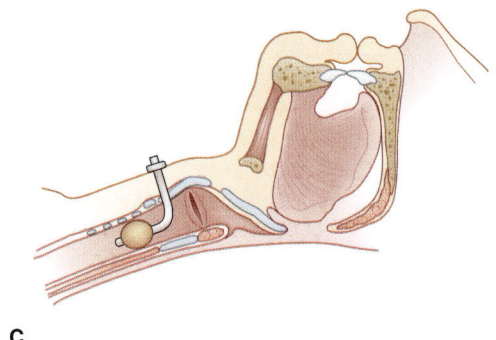

Figura 17.5 Técnica de cricotireoidostomia. **A.** A membrana cricotireóidea é identificada por palpação, e uma incisão longitudinal é primeiramente feita ao longo da traqueia. **B.** A incisão e a dissecção continuam por toda a membrana cricotireóidea transversalmente. **C.** A cricotireoidostomia é expandida, permitindo a passagem do tubo traqueal.

Contusão pulmonar grave normalmente requer ventilação mecânica agressiva, geralmente com níveis elevados de pressão positiva expiratória final. Para evitar perda de pressão positiva expiratória final, deve-se resistir à desconexão repetida do ventilador para sucção ou ventilar manualmente o paciente, já que a oxigenação somente melhorará com um circuito ininterrupto.

Circulação

O objetivo primordial da avaliação cardiovascular é verificar a presença ou ausência de choque. O ATLS define clinicamente choque como uma evidência da presença de hipoperfusão no órgão-alvo mediante exame físico. Os sinais clínicos de choque são demonstrados no Boxe 17.3. Embora hipotensão seja um claro indicativo de descompensação cardiovascular, os pacientes podem estar em choque bem antes da manifestação da hipotensão, devido a mecanismos fisiológicos de compensação. A causa mais comum de choque em pacientes feridos é, de longe, a hemorragia, e perda aguda de sangue deve ser descartada antes de se considerarem outras causas. A Tabela 17.4 indica as diferentes classes de choque hemorrágico.

Mediante o reconhecimento da presença de choque, o ATLS recomenda acesso intravenoso (IV) com dois cateteres IV periféricos curtos e de diâmetro grande, uma agulha intraóssea, ou um acesso venoso central e reanimação inicial com 1 ℓ de solução cristaloide aquecida. Pacientes que não conseguem responder adequadamente à reanimação inicial com cristaloides devem ser submetidos à reanimação baseada em produto, reconhecendo que a reanimação com mais de 1,5 ℓ de cristaloides eleva o risco de óbito.[8]

O paciente deve, em seguida, ser submetido a um rápido exame para identificar a causa da perda de sangue potencialmente fatal. Há essencialmente cinco principais locais através dos quais pode ocorrer exsanguinação: tórax, abdome, retroperitônio, pelve e/ou fraturas de ossos longos. O exame físico inicial identifica as fontes de perda de sangue externas e fraturas de ossos longos. Estas são manejadas imediatamente com pressão direta e aplicação de tala na fratura, respectivamente. Exames adjuvantes de imagem para levantamento primário incluem radiografias (tórax e pelve) e ultrassonografia. Uma radiografia de tórax avalia rapidamente a presença ou não de hemotórax, e uma radiografia pélvica pode identificar fraturas pélvicas. A ultrassonografia abdominal focada para trauma (FAST, do inglês *focused abdominal sonography in trauma*) é um exame ultrassonográfico que pode ser feito rapidamente para avaliar líquidos intraperitoneais. Especificamente, o exame FAST avalia os espaços hepatorrenal, esplenorrenal e pélvico quanto à presença de fluido, que presumivelmente deve ser sangue em contextos de trauma. A importância do exame FAST é que ele pode ser realizado rapidamente na área de atendimento de trauma e rapidamente repetido, se necessário. Como exemplo, a Figura 17.6 demonstra a presença de sangue no espaço hepatorrenal através do exame FAST.

Após a administração inicial de líquidos IV, os pacientes são avaliados quanto à continuidade dos sinais de choque. Aqueles que respondem demonstrando um estado fisiológico em processo de normalização são, então, submetidos a uma avaliação abrangente para identificar todas as lesões. Uma armadilha comum nessa fase é continuar administrando líquidos IV a uma alta taxa, o que pode mascarar perda contínua de sangue. Conforme mencionado anteriormente, a falha em responder ao bólus cristaloide inicial provavelmente indica que o sangramento continua, levando à necessidade de intervenção imediata. Sangramento intratorácico contínuo após aplicação de dreno torácico pode requerer toracotomia. Sangramento intra-abdominal em pacientes hemodinamicamente instáveis implica realização de laparotomia de emergência. Fraturas pélvicas requerem manejo imediato de qualquer aumento de volume pélvico com uma cinta ou lençol, seguido pelo tratamento cirúrgico ou angiográfico com embolização para hemorragia arterial.

Deficiência e exposição

Durante a avaliação inicial, é importante fazer uma rápida determinação da função neurológica. De especial importância é caracterizar globalmente a função neurológica para avaliar a presença

> **Boxe 17.3** Indicativos de choque em pacientes feridos.
>
> - Agitação ou confusão
> - Taquicardia
> - Taquipneia
> - Diaforese
> - Extremidades frias e mosqueadas
> - Pulsos distais fracos
> - Diminuição da pressão do pulso
> - Diminuição do débito urinário
> - Hipotensão

Tabela 17.4 Tipos de choque em pacientes feridos.

	Classe I	Classe II	Classe III	Classe IV
Volume de sangue perdido (%)	< 15	15 a 30	30 a 40	> 40
Frequência cardíaca	–	–/↑	↑	↑↑
Pressão arterial	–	–	–/↓	↓
Pressão do pulso	–	↓	↓	↓
Frequência respiratória	–	–	–/↑	↑
Débito urinário	–	–	↓	↓↓
GCS	–	–	↓	↓
Déficit de base (mEq/ℓ)	0 a –2	–2 a –6	–6 a –10	–10 ou <
Necessidade de transfusão	Monitorar	Possível	Sim	PTM

GCS, Escala de Coma de Glasgow; PTM, protocolo de transfusão massiva. (Adaptada de American College of Surgeons: Committee on Trauma. *Advanced Trauma Life Support*. 10th ed. Chicago: American College of Surgeons; 2018.)

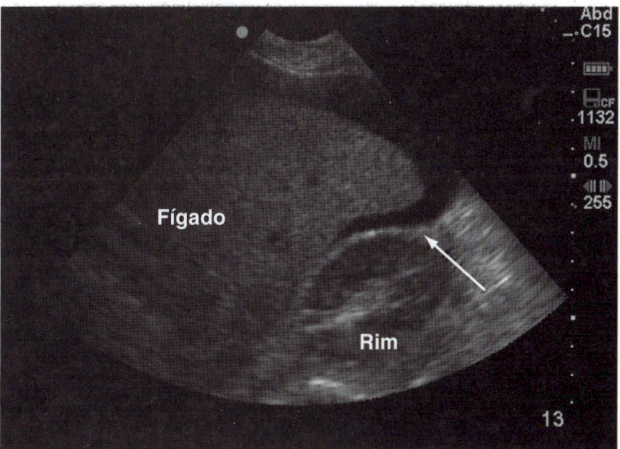

Figura 17.6 Ultrassonografia abdominal focada para trauma demonstrando líquido no espaço hepatorrenal (bolsa de Morison). A *seta* identifica líquido (sangue) entre o fígado e o rim direito.

de lesões de traumatismo cranioencefálico e lesões de medula espinal (LMEs). O GCS deve ser determinado a fim de identificar déficits na abertura dos olhos, capacidade verbal e respostas motoras de modo a potencialmente refletir o grau de lesão neurológica. Quando são necessários medicamentos sedativos, pode ser benéfico anotar o nível inicial de função neurológica antes de sua administração. A medula espinal é grosseiramente avaliada através da visualização dos movimentos das extremidades. Embora choque neurogênico deva ser sempre considerado na presença de hipotensão com ausência de movimento de extremidade, o profissional deve ser cuidadoso ao atribuir choque em uma LME devido à frequência de hemorragia no paciente de trauma. É importante reconhecer que, pela doutrina clássica, é necessária uma lesão de medula cervical ou torácica alta para produzir choque neurogênico. Se o paciente é capaz de movimentar suas extremidades superiores, a probabilidade de choque neurogênico é intensamente reduzida.

Todo o vestuário deve ser removido nesse momento para permitir exame adequado, medição da temperatura interna do corpo e quaisquer intervenções necessárias. Como hipotermia é um dos componentes da terrível "tríade da morte" no trauma (coagulopatia, acidose, hipotermia), os esforços para restaurar a temperatura fisiológica do corpo com cobertores, elementos de aquecimento (p. ex., sistema Bair Hugger), elevação da temperatura da sala de operação (SO) e líquidos de reanimação aquecidos são de fundamental importância.

Toracotomia de reanimação e oclusão endovascular da aorta

Após uma lesão crítica, determinados pacientes que sofrem parada cardíaca podem se beneficiar de toracotomia de reanimação (TR) na sala de emergência. Formalmente descrita pela primeira vez por Cooley e Debakey há mais de 50 anos para trauma cardiovascular penetrante, a TR oferece oportunidade para quatro manobras terapêuticas: liberação do tamponamento cardíaco, reparação temporária de lesão cardíaca, pinçamento distal da aórtica torácica e manejo de sangramento intratorácico. Devido aos riscos para os profissionais de saúde que realizam o procedimento e às baixas taxas de salvamento gerais, vários estudos buscaram definir quais grupos de pacientes seriam candidatos ao procedimento com base no mecanismo da lesão e na fisiologia no momento da apresentação. Pacientes com os melhores resultados após TR são aqueles com lesões torácicas penetrantes e sinais de vida (pupilas reativas, ventilação espontânea, pulso de carótida, pressão arterial mensurável ou palpável, movimento de extremidades ou atividade elétrica cardíaca) no momento da entrada na sala de emergência. Seamon et al. revisaram 72 estudos com 10.238 pacientes, e concluíram que os pacientes que se apresentavam com mecanismo torácico penetrante com ou sem sinais de vida tinham uma taxa de sobrevivência de 21,3 e 8,3%, respectivamente. Por sua vez, pacientes de trauma contuso que se apresentavam com ou sem sinais de vida demonstravam uma taxa de sobrevivência de 4,6 e 0,7% com TR, respectivamente.[15] Além disso, uma revisão do NTDB de 11.380 pacientes submetidos à TR revelou uma taxa de mortalidade de 100% tanto com mecanismos contusos quanto penetrantes em pacientes acima de 57 anos.[16] Nessas circunstâncias, tubos bilaterais de toracostomia com medidas de transfusão conservadoras são provavelmente mais apropriados. TR somente deve ser realizada em locais com suporte cirúrgico prontamente disponível para reparação definitiva de lesões torácicas se for obtido retorno da circulação espontânea.

O balão de oclusão endovascular da aorta para reanimação (REBOA, do inglês, *resuscitative endovascular balloon occlusion of the aorta*) surgiu na última década como um método promissor de obtenção de controle temporário de hemorragia em pacientes de trauma em processo de descompensação. Embora seja tradicionalmente utilizado no contexto de reparo de aneurisma da aorta abdominal, sua aplicação no cuidado de prevenção de mortalidade em hemorragia não compressível de tronco foi descrita pela primeira vez durante a Guerra da Coreia. Com a evolução dessa técnica para distribuição rápida tanto para o setor militar quanto civil, o REBOA está atualmente sendo utilizado em aproximadamente 51 centros de trauma domésticos (média de seis casos anuais, por centro) no contexto de choque avançado e iminente parada cardíaca. Dependendo da zona do trauma, o REBOA é introduzido através da artéria femoral, avançado em direção proximal ao nível da lesão, e inflado, desviando efetivamente o sangue para o coração e o cérebro, e ao mesmo tempo diminuindo a hemorragia. Atualmente, não há evidência altamente comprobatória que corrobore indicações ou a superioridade do REBOA além dos cuidados padrão, e uma comparação da técnica com TR introduz vieses tanto de sobrevivência quanto de indicação. A implementação dessa tecnologia deve somente ocorrer em um sistema de trauma que seja capaz de manejar hemostasia cirúrgica definitiva e as várias complicações possíveis de sua colocação (ou seja, lesão vascular, isquemia de extremidade, isquemia medular). Atualmente, os protocolos de serviço são desenvolvidos por comitês multidisciplinares e podem variar de instituição para instituição.[17]

Avaliação secundária

O ATLS define avaliação secundária como um exame minucioso dos pés à cabeça e histórico completo do paciente, o que é geralmente feito imediatamente após a avaliação primária em pacientes que estão estáveis e que não requerem intervenção emergencial. Os achados identificados durante a avaliação secundária normalmente motivam outras avaliações de imagem ou outras modalidades diagnósticas. Uma avaliação neurológica mais detalhada pode ser realizada nesse momento, e anormalidades da face e do pescoço são identificadas. Superfícies posteriores, que são mais difíceis de visualizar devido ao colar cervical, podem ser examinadas melhor nesse momento. O tronco é avaliado para identificar evidências de disfunção pulmonar, e achados consistentes com peritonite devem ser reconhecidos. Marcas de cintos de segurança ou outras lesões superficiais no pescoço e no abdome devem inspirar outras avaliações. A sensibilidade e a instabilidade da pelve são avaliadas, tomando-se cuidado para evitar compressão excessiva. Exame retal com luva sem sangue para avaliar a posição da próstata e a presença de sangue gastrintestinal (GI) macroscópico deve ser incluído. As extremidades são manipuladas para identificar deformidades expostas ou fechadas e a perfusão distal deve ser cuidadosamente avaliada. Uma avaliação formal consistindo em medições da pressão arterial distal em comparação às extremidades não lesionadas (ou seja, índices tornozelo-braquial) é valiosa para evitar mais exames de imagem para grandes lesões vasculares. O paciente é rolado em bloco para avaliar se há deformidade ou sensibilidade na coluna vertebral e a prancha longa de coluna deve ser removida. No contexto de trauma penetrante, todas as áreas possíveis da pele devem ser visualizadas, incluindo as que se encontram dentro de dobras corporais, couro cabeludo, nuca, boca, axilas, períneo e costas. Fazer marcações das lesões penetrantes com marcadores radiopacos pode ser extremamente útil caso exames de imagem subsequentes forem realizados.

MANEJO DE LESÕES ESPECÍFICAS
Princípios de controle de danos

O conceito de controle de danos surgiu como contraponto à abordagem tradicional de reparação definitiva da lesão na abordagem inicial. Foi observado que uma parte dos pacientes desse último grupo desenvolveu disfunção fisiológica intraoperatória progressiva com exacerbação de hipotermia, coagulopatia e acidose metabólica. Portanto, o controle de danos surgiu como um método de impedir essa rápida deterioração através de hemostasia rápida, incluindo empacotamento, controle da contaminação GI com correção ou ressecção, e fechamento abdominal temporário. O paciente era, então, transportado para a unidade de tratamento intensivo, e a reconstrução definitiva poderia ser postergada até a conclusão do procedimento de reanimação. Rotondo et al. foram os primeiros a usar o termo "controle de danos" para descrever essa abordagem de manejo em uma série de 46 pacientes submetidos à cirurgia por lesão abdominal penetrante. Embora as taxas de sobrevivência fossem semelhantes entre os grupos de controle de danos e de laparotomia definitiva (55% vs. 58%, respectivamente), foi observada uma melhora significativa em um subconjunto de pacientes com lesões vasculares de grande porte e duas ou mais lesões viscerais (77% vs. 11%, $P < 0,02$).[18] Embora o controle de danos tenha começado como um método para manejar lesões abdominais graves, agora isso já é universalmente usado para casos torácicos, pélvicos e de extremidades.

Aplicados em conjunto com cirurgia de controle de danos, protocolos de transfusão massiva (PTMs) surgiram através da experiência militar para revelar aumento da sobrevivência com transfusões de componentes do sangue em proporções equivalentes (1:1:1 – plasma, plaquetas, CH) para se aproximar mais do sangue total. Essa abordagem em pacientes gravemente lesionados foi denominada controle de danos para reanimação e definida por hipotensão permissiva, facilitação da hemostasia rápida com transfusão balanceada precoce, tratamento da coagulopatia e minimização de cristaloides.[19] Para informar o início do PTM, o escore de Avaliação do Consumo de Sangue oferece uma métrica de 4 pontos (mecanismo penetrante, FAST positivo, pressão arterial sistólica de chegada de 90 mmHg, e pulso de chegada de > 120 bpm) pela qual os médicos podem solicitar resfriadores de produtos com base nos sinais vitais pré-hospitalares (se disponíveis) ou iniciais. Um escore de no mínimo 2 indicava a necessidade de PTM (sensibilidade de 75%, especificidade de 86%), e atrasos na iniciação estavam associados a um aumento de 5% da mortalidade por minuto.[20] Muitos centros de trauma adotaram essa estratégia e agora apresentam PTMs bem definidos.

Em certos locais, a tromboelastografia (TEG) fornece uma orientação adjuvante para PTM em andamento e é rapidamente obtida como métrica no ponto de atendimento. Originalmente desenvolvida há aproximadamente 70 anos para avaliação de transtornos hemorrágicos hereditários, a TEG vem sendo historicamente empregada em transplantes de fígado e cirurgias cardíacas. Nos analisadores tradicionais, a formação de coágulo é avaliada com base na resistência transduzida de uma agulha em uma pequena quantidade (360 μℓ) de sangue total. Conforme o sangue oscila, um gráfico em tempo real é produzido, gerando uma representação dinâmica da formação do coágulo. Deficiências do componente são ilustradas como alterações morfológicas do cilindro de coágulo (Figura 17.7). Possíveis vantagens da utilização de reanimação baseada em TEG incluem resultados rápidos para transfusão de componente individualizado, conservação geral dos hemoprodutos e um benefício para a sobrevivência com menos mortes por choque hemorrágico nas primeiras 6 h após a lesão.[21]

Finalmente, outro tratamento adjuvante a PTMs no controle de danos para reanimação é o ácido tranexâmico (TXA). TXA é um derivado sintético da lisina de alta afinidade com os locais de ligação de lisina no plasminogênio, dessa forma inibindo a fibrinólise via antagonismo da ligação de plasmina às superfícies de fibrina. Foi previamente demonstrado que isso reduzia em um terço a necessidade de transfusão de sangue em cirurgias eletivas. O estudo CRASH-2 (do inglês *Clinical Randomization of an Antifibrinolytic in Significant Henorrhage*; Randomização Clínica de um Antifibrinolítico em Hemorragia Significativa) randomizou 20.211 pacientes lesionados à administração precoce de TXA (em até 8 h) ou placebo. Os pacientes que receberam TXA demonstraram uma redução da mortalidade de todas as causas em comparação ao placebo (14,5% vs. 16%, $P = 0,0035$) e uma redução no risco de morte devido a sangramento (4,9% vs. 5,7%, $P = 0,0077$).

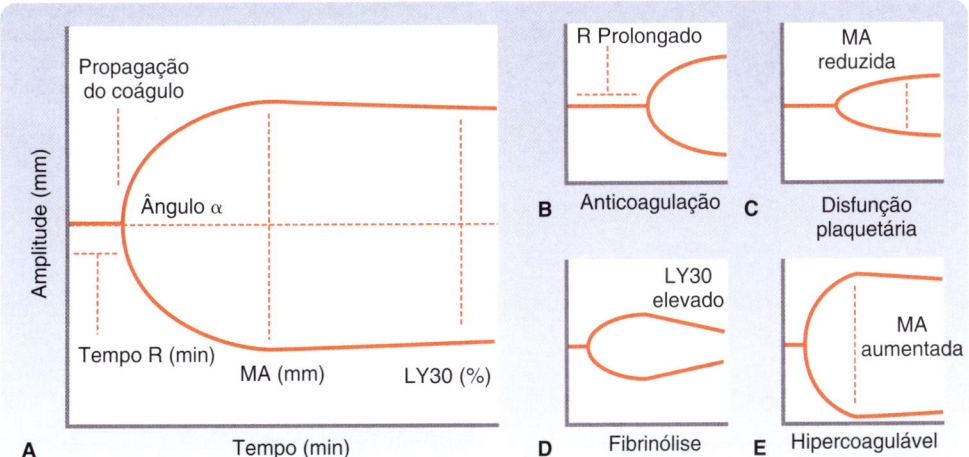

Figura 17.7 Tromboelastografia (TEG) com parâmetros padrão e patologias. **A.** TEG normal. **B.** Formação retardada do coágulo com tempo de R prolongado, tratado com transfusão de plasma. **C.** Amplitude máxima reduzida com pouca função plaquetária, tratada com transfusão de plaquetas. **D.** LY30 elevado, representando fibrinólise, tratado com ácido tranexâmico. **E.** Tempo de R reduzido e MA elevada representando estado de hipercoagulação. Ângulo α, formação/polimerização do coágulo; LY30, percentual de diminuição de amplitude em 30 min, índice de quebra do coágulo (lise); MA, amplitude máxima, resistência do coágulo; tempo R, tempo de formação do coágulo.

Notavelmente, não se observou diferença nas taxas de eventos oclusivos vasculares entre os grupos de tratamento e de placebo (1,7% vs. 2%, respectivamente). Embora o estudo tivesse limitações devido à inclusão de grandes números que não necessitaram de transfusão, ele permitiu que o TXA se tornasse um padrão da reanimação inicial em vários sistemas pré-hospitalares e centros de trauma.[22]

Lesões cranioencefálicas

Mesmo no contexto de cuidados ideais, TCEs resultam em morbidade substancial e são responsáveis por aproximadamente um terço da mortalidade total relacionada a trauma, resultando em um custo anual de US$ 75 bilhões para a economia norte-americana. Os que sobrevivem geralmente sofrem de incapacitações permanentes, que variam desde leves déficits até condições que requerem cuidados totais permanentes. Os desfechos enfrentados pelos pacientes que sofrem de politraumatismos são geralmente ditados predominantemente pelo TCE. À medida que a epidemiologia das lesões evoluiu, quedas são atualmente a causa mais comum de traumatismos cranioencefálicos, sendo que os indivíduos nas extremidades etárias são os mais vulneráveis. Embora sejam necessárias mais evidências de qualidade em relação ao TCE, diretrizes abrangentes de manejo são descritas pela Brain Trauma Foundation, pelo ACS, pela EAST e pela WTA.[23]

No nível tissular, TCEs são resultantes ou de transmissão direta de energia, de acúmulo de sangue no crânio, ou uma combinação de ambos. A energia transmitida ao crânio e o tecido cerebral subjacente podem causar lesão direta tanto no local de contato quanto no lado contralateral (golpe e contragolpe). Além disso, o cisalhamento dos vasos sanguíneos no momento da lesão pode resultar no acúmulo de sangue dentro do crânio. Como é o caso na maioria dos tecidos, o cérebro lesionado desenvolve inflamação e edema após o trauma, que pode vir a piorar devido à continuação da isquemia. De acordo com a doutrina Monro-Kellie, qualquer aumento de volume dos conteúdos intracranianos (por sangue extravascular ou edema) resulta em uma elevação da pressão intracraniana (PIC) com uma diminuição associada no volume de outros tecidos (ou seja, parênquima cerebral, sangue intravascular e líquido cefalorraquidiano – LCR). Como se pode ver na Figura 17.8, um aumento no volume intracraniano acaba resultando em um aumento exponencial da PIC, piorando, assim, a pressão de perfusão cerebral (PPC), a oxigenação e aumentando o risco de herniação.

Em termos de TCE específico, hematomas epidurais (Figura 17.9) normalmente resultam de uma fratura lateral do crânio, causando sangramento da artéria meníngea média ou de um vaso próximo. Classicamente, o curso clínico consiste em uma perda inicial de consciência seguida por um intervalo de lucidez, durante o qual o hematoma se expande. Quando alcança um tamanho significativo, o hematoma epidural causa profunda deterioração neurológica. O reconhecimento precoce desse curso clínico pode resultar em tratamento de descompressão, levando a um resultado favorável. Felizmente, o tecido cerebral subjacente em geral não é gravemente lesionado no contexto de um hematoma epidural. Esse tipo se diferencia dos hematomas subdurais, que normalmente estão associados a lesões graves do tecido cerebral subjacente (Figura 17.9). Hematomas subdurais são comumente causados por ruptura das veias ponte profundas em relação à dura-máter e superficiais em relação à aracnoide. Embora o hematoma em si possa ser compressivo, é normalmente a contusão subjacente e a lesão axonal que predizem o resultado dessas lesões. Sangramento dentro do espaço subaracnoide é indicativo de hemorragia difusa do tecido cerebral e, por si, não é prejudicial. Apesar disso, hemorragias subaracnoides não são benignas, e obrigatoriamente devem ser monitoradas para identificar deterioração. Contusões parenquimatosas do tecido cerebral resultam da transmissão direta de energia para o crânio e o cérebro subjacente, bem como do movimento do cérebro dentro da rígida caixa craniana, resultando em lesão por contragolpe. Finalmente, lesão axonal difusa descreve o fenômeno do rompimento axonal do corpo neuronal secundário a forças rotacionais graves. Exames de imagem geralmente subestimam a gravidade da lesão axonal difusa, revelando apenas hemorragias puntiformes e diferenciação de perda de massa cinzenta e massa branca. Comumente, lesões axonais difusas se tornam evidentes quando os pacientes demonstram *status* neurológico insatisfatório no contexto de exames de imagem decepcionantes, embora um prognóstico funcional definitivo continue sendo difícil de se obter com base nesse achado.[24]

Manejo imediato

Prevenção de lesão cerebral secundária, ou tratamento de células recuperáveis (penumbra) ao redor de focos de trauma, é o principal objetivo do manejo de um TCE. Já que o processo da lesão cerebral primária não pode ser revertido ou corrigido, os resultados após um TCE são ditados pelo grau de sucesso da prevenção de lesões secundárias.

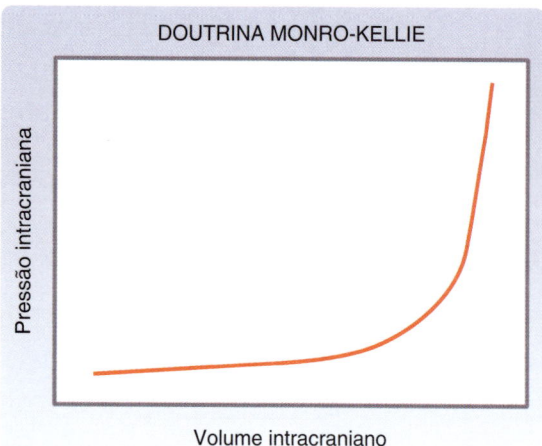

Figura 17.8 Doutrina Monro-Kellie, que descreve o aumento da pressão intracraniana conforme o volume intracraniano aumenta devido à hemorragia ou edema. Essa relação entre pressão e volume é resultante da caixa craniana rígida que tem um volume fixo.

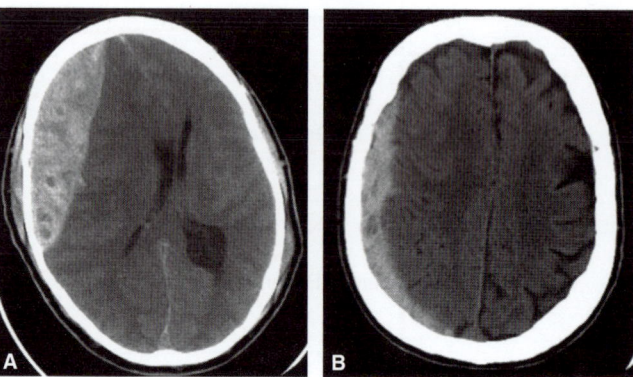

Figura 17.9 Tomografia computadorizada do crânio demonstrando: (**A**) um hematoma epidural; e (**B**) um hematoma subdural. O sangue aparece como um líquido de alta densidade *(branco)* identificado no lado direito de ambas as imagens. O hematoma epidural está associado a um desvio significativo da linha média. Observe como o hematoma subdural acompanha o contorno do cérebro subjacente.

Assim, o pilar fundamental da prevenção de lesões cerebrais secundárias consiste em esforços de reanimação padronizados com base no ATLS para facilitar a fisiologia normativa do cérebro o mais rapidamente possível. Controle da via respiratória e ventilação de apoio são, portanto, fundamentais imediatamente após um TCE, já que episódios temporários de hipoxia podem aumentar a mortalidade em até 4 vezes. Embora hipotensão permissiva faça parte do controle de danos para reanimação, seu papel no contexto de TCE é menos claro e pode piorar os resultados por exacerbar o insulto isquêmico. No paciente de politraumatismo hipotenso com TCE grave, diretrizes militares recomendam 250 mℓ de solução salina a 3% em bólus, seguidos de infusão de 50 a 100 mℓ para reanimação hemodinâmica e redução de PIC, possivelmente conferindo benefícios para a sobrevivência.[23] Medicamentos anticoagulantes podem piorar o sangramento intracraniano, para o qual é indicada reversão urgente, de acordo com os protocolos da instituição. Atualmente, o mesmo paradigma não pode ser aplicado a agentes antiplaquetários, já que existem poucas evidências de benefícios que suportem a transfusão de plaquetas ou o tratamento com desmopressina (DDAVP) para mitigar a progressão da hemorragia intracraniana. Resultados do recente estudo internacional CRASH-3 sugerem um benefício para a mortalidade em casos leves a moderados, mas não para pacientes de TCE grave que recebem TXA em até 3 h após a lesão, e pode ser incluído em futuros protocolos.[25] Os pacientes que são considerados candidatos para descompressão cirúrgica devem ser imediatamente transferidos a uma unidade com capacidade para procedimentos neurocirúrgicos.

Avaliação

Uma rápida avaliação neurológica é primeiramente realizada durante o levantamento primário, quando a pontuação da GCS é determinada. O componente de função motora da GCS é o que proporciona o prognóstico mais correto do futuro resultado neurológico, entre os quais a capacidade de localizar o estímulo ou de seguir comandos são os mais favoráveis. Uma avaliação do tamanho e da reatividade da pupila também é incluída, e isso pode ser indicativo de hipertensão intracraniana com impacto no terceiro nervo craniano (oculomotor). Quando possível, um exame neurológico deve ser realizado antes da administração de qualquer sedativo ou agente paralisante a fim de não obscurecer achados pertinentes.

Após o manejo da via respiratória, da respiração e da circulação, os pacientes com TCE se beneficiam de exames imediatos de imagem do crânio para acelerar a descompressão, se houver necessidade. Tomografia computadorizada (TC) sem a administração de contraste IV é o exame diagnóstico mais importante durante a avaliação inicial de TCE por demonstrar alta sensibilidade de detecção de hemorragia intracraniana. Sangue agudo aparece como um líquido de alta densidade em vários locais e efeito de massa com deslocamento lateral do parênquima como um achado importante. Contusões no cérebro com edema local ou global associado também podem ser visualizadas. Em termos gerais, as indicações para craniectomia descompressiva primária incluem hemorragia intracraniana com efeito de massa ocupando o espaço, recentemente e temporalmente associada a um declínio no exame. A imagem de ressonância magnética (RM) pode até apresentar mais detalhes anatômicos, mas não tem função na avaliação inicial de pacientes com lesões cerebrais.

Manejo

Mais comumente, hematomas epidurais e subdurais com efeito de massa se beneficiam de descompressão imediata na sala de operação (SO), embora craniectomia para TCE grave seja raramente necessária (1,6%).[23] Fraturas cranianas com afundamento também podem requerer intervenção cirúrgica precoce para manejar a hemorragia e elevar o osso deslocado. Após a cirurgia, o manejo inclui monitoramento contínuo da função neurológica e ações que evitem a hipertensão intracraniana. No contexto de hipertensão intracraniana grave clinicamente recalcitrante, pode-se considerar craniectomia descompressiva nos pacientes, embora o salvamento cirúrgico recentemente tenha demonstrado melhorar apenas a mortalidade, mas não os resultados funcionais.

Pacientes com TCE grave, seja este manejado cirúrgica ou medicamente, com frequência requerem rigoroso monitoramento neurológico em unidades de terapia intensiva. A PIC é geralmente medida diretamente para orientar o tratamento (objetivo: < 22 mmHg), embora a necessidade de monitoramento invasivo tenha sido questionada pelos dados do estudo "Benchmark Evidence from South American Trials – Treatment of Intracranial Pressure" (BEST-TRIP), sugerindo não inferioridade em relação a imagens seriais e exame clínico. Em termos gerais, as indicações para implementação de monitoramento de PIC incluem GCS < 8 com evidência de lesão intracraniana na TC. Embora drenos ventriculares externos tenham a adicional capacidade além dos monitores parenquimatosos de drenar o LCR e tratar pressões elevadas, nenhum dispositivo isoladamente demonstrou superioridade em relação aos demais. A PPC, a diferença entre a pressão arterial média (PAM) e a PIC, também é comumente usada para orientar o manejo de TCEs com uma meta de 60 a 70 mmHg. Embora a PAM e, consequentemente, a PPC possam ser sinteticamente elevadas com a adição de um vasopressor, isso não elimina a necessidade de manter a PIC dentro de uma faixa aceitável. Apesar de a PIC e a PPC serem frequentemente usadas para orientar o manejo dos pacientes com TCE grave, nenhuma delas demonstrou superioridade em relação à outra. Uma abordagem sugerida para o manejo de TCE grave é apresentada na Figura 17.10.

O manejo da hipertensão intracraniana persistente geralmente requer uma abordagem escalonada. Elevação da cabeceira da cama (ou posição de Trendelenburg inversa), posicionamento da linha média facial e colares cervicais de ajuste correto são técnicas simples que podem proporcionar drenagem gravitacional para redução da PIC. Abordagens de primeira escala incluem anestesia e analgesia adequadas, em geral, inicialmente na forma de infusões contínuas de curta ação que são interrompidas intermitentemente para avaliação do exame clínico. Uma ventriculostomia pode ser feita para drenagem do LCR. A segunda escala inclui terapia hiperosmolar com solução salina hipertônica ou manitol, criando um gradiente para reduzir o edema em regiões do cérebro com barreira hematencefálica intacta. Paralisia neuromuscular pode ser adicionada nesse momento, considerando repetição do exame de imagem por TC. As terapias de terceira escala (socorro/salvamento) incluem intervenções para reduzir o metabolismo cerebral com medicamentos da classe dos barbitúricos e leve hipotermia, sendo que nenhuma delas demonstrou benefício para os resultados. Embora o uso de hiperventilação significativa tenha sido considerado prejudicial, aumentos de ventilação resultando em uma P_{CO_2} na faixa de 30 a 35 mmHg resultam em vasoconstrição terapêutica ideal, mas somente devem ser usados como ponte até o início de tratamento adicional. Todas as evidências disponíveis continuam demonstrando que a administração de corticosteroides não tem serventia para o manejo de TCE. Já que a PIC tende a atingir seu pico em 48 a 72 h, pacientes que respondem ao tratamento apresentarão uma lenta diminuição da PIC com reduções de edema nos tecidos e melhora da função neurológica.

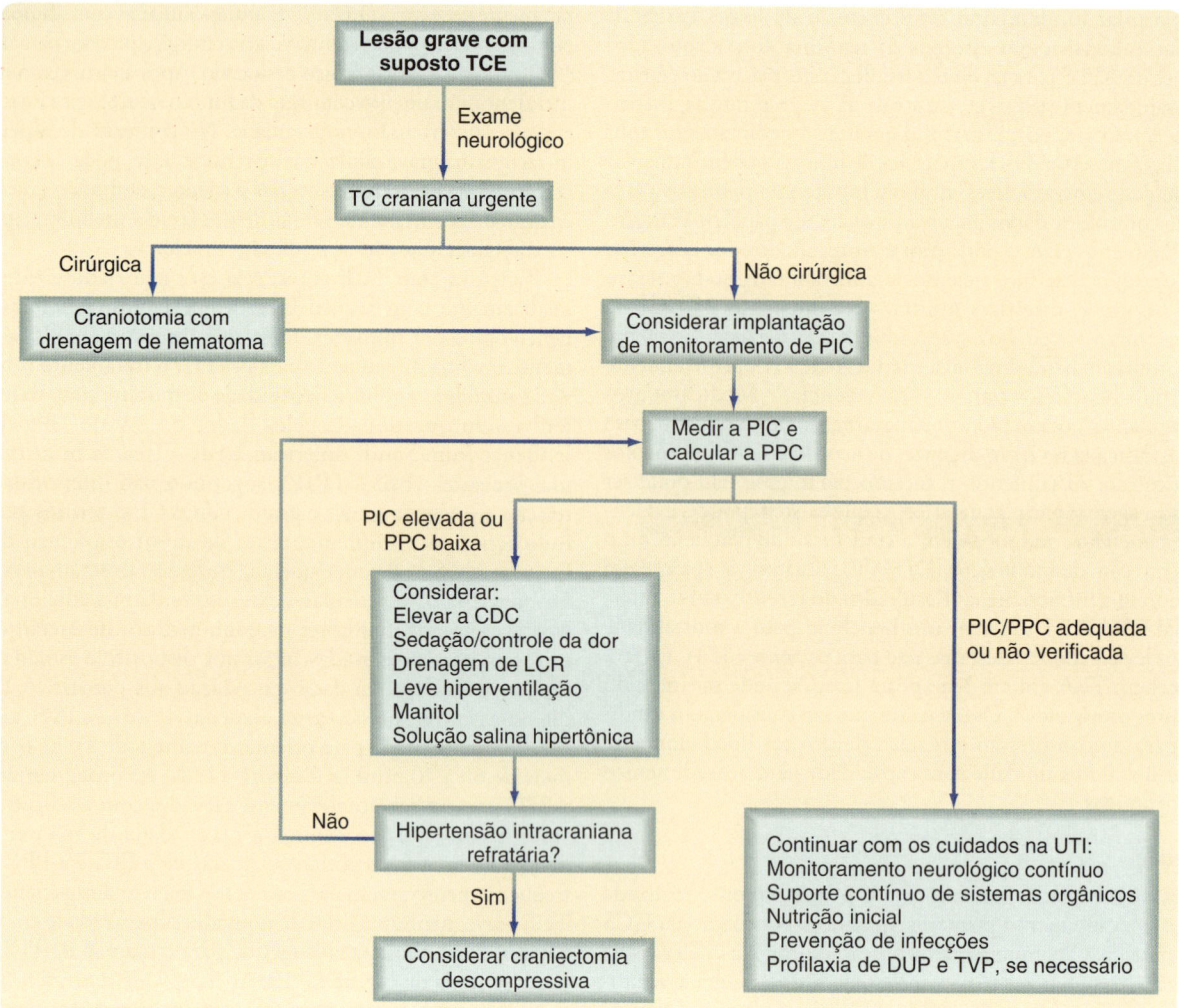

Figura 17.10 Algoritmo para manejo de traumatismo cranioencefálico (*TCE*). *CDC*, cabeceira da cama; *DUP*, doença ulcerosa péptica; *LCR*, líquido cefalorraquidiano; *PIC*, pressão intracraniana; *PPC*, pressão de perfusão cerebral; *TC*, tomografia computadorizada; *TVP*, trombose venosa profunda; *UTI*, unidade de terapia intensiva.

Lesões na medula espinal e na coluna vertebral

Com uma incidência anual de aproximadamente 12 mil casos, as LMEs não são uma causa comum de mortalidade precoce, embora resultem em efeitos graves a longo prazo e anos de deficiência.[26] Exceto nas lesões da coluna cervical alta, a mortalidade diretamente relacionada a LMEs é baixa, embora a morbidade associada seja substancial e atualmente irreversível. Para pacientes jovens com LME, os anos de deficiência e a perda de produtividade podem ser significativos. Em pacientes de trauma contuso, somente a fratura de coluna vertebral é mais de 10 vezes mais frequente do que LMEs. Embora mais frequentes, a mortalidade associada a lesões contusas da coluna vertebral é de aproximadamente 8%.[2] Mecanismos contusos e penetrantes resultam em causas diferentes de LME. Trauma contuso na coluna pode causar lesão medular através de impacto direto dos aspectos ósseos ou secundariamente por acúmulo de sangue ou edema. Na coluna cervical, onde a mobilidade é máxima, a incidência de LME é a mais alta (55%).[8] Lesões nesse nível se devem à carga axial (fratura de Jefferson), flexão, extensão (fratura do enforcado), rotação (subluxação rotatória de C1), força lateral (odontoide) e distração. A 5ª e a 6ª vértebras cervicais se encontram dentro da área de maior mobilidade e, portanto, são mais suscetíveis a lesões. A coluna torácica e lombar são mais limitadas em termos de mobilidade, e os mecanismos de lesão nessas regiões incluem carga axial (compressão anterior em cunha, lesão por explosão) e flexão-extensão (fratura de Chance, fratura-deslocamento). Fraturas de Chance ocorrem mais comumente em acidentes com veículos automotivos e são altamente associadas a lesões retroperitoneais ou abdominais viscerais (Figura 17.11). Mecanismos penetrantes ou laceram diretamente a medula espinal ou causam lesão indireta através de isquemia ou fratura vertebral. Por fim, os pacientes apresentam ocasionalmente um déficit neurológico que não se explica por qualquer anormalidade da coluna vertebral. Essa LME sem anormalidade radiográfica pode ser difícil de diagnosticar e tratar, devido à ausência de irregularidade óssea.

Manejo imediato

Imobilização da coluna com um colar cervical rígido e uma prancha longa de coluna é uma prioridade imediata para os agentes pré-hospitalares ao chegar ao local do evento. Deve-se presumir que todos os pacientes com traumatismo contuso tenham lesão na coluna até que uma avaliação adequada possa excluir o diagnóstico. LME cervical alta (C3-C5) pode causar supressão respiratória imediata, requerendo manejo da via respiratória e ventilação mecânica por

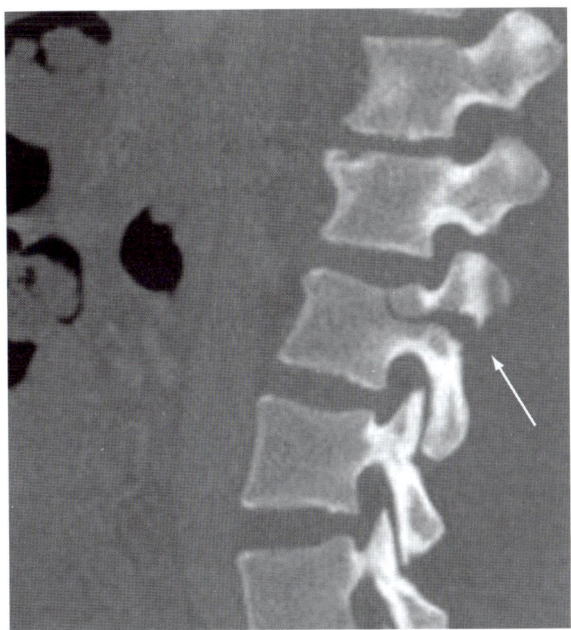

Figura 17.11 Fratura de Chance visualizada pela imagem de tomografia computadorizada da coluna lombar, no plano sagital. Observe o envolvimento da fratura em todos os elementos posteriores, conforme apontado pela *seta*.

causa da paresia dos nervos frênicos. Lesões nas vias simpáticas descendentes (T6 e acima, coluna intermédio-lateral) podem afetar o tônus vasomotor, resultando em saída vagal parassimpática livre e choque neurogênico. Esses pacientes podem requerer expansão do volume intravascular e suporte vasopressor. A apresentação clássica de *choque neurogênico* é hipotensão no contexto de extremidades quentes e bem perfundidas no paciente paralisado. Bradicardia também pode estar presente, requerendo atropina ou suporte inotrópico. Isso deve ser diferenciado de *choque medular*, que se refere à perda de reflexos e tônus muscular que ocorre após uma LME.

Avaliação

Uma avaliação geral da função da medula espinal ocorre durante o levantamento primário por observação do movimento das extremidades. Uma avaliação mais completa da função neurológica ocorre durante o levantamento secundário quando os déficits são mais bem caracterizados por dermátomo (nível sensorial) ou miótomo (nível motor). A 10ª edição do *ATLS* trouxe um aplicativo complementar, o MyATLS (myatls.com), que oferece orientações suplementares sobre dermátomos, miótomos e avaliação de força muscular. Essas informações podem ajudar a identificar a localização da lesão e acompanhar a progressão dos sintomas, o que pode afetar as decisões terapêuticas. LMEs são caracterizadas como *completas* ou *incompletas*, dependendo de se toda a função neurológica está ausente abaixo do nível da lesão ou uma parte ainda se mantém. Para auxiliar na padronização da avaliação de LME, a planilha de Padronização da Classificação Neurológica da Lesão Medular, produzida pela American Spinal Injury Association, gera a seguinte escala de debilitação: A (lesão completa), B (sensorial incompleta), C/D (motora incompleta), E (normal). Finalmente, sensibilidade sobre as vértebras lesionadas ou presença de deformidade consistente com rompimento da coluna vertebral em geral são indicativos de fratura aguda associada. O mais importante a se lembrar é que é fundamental reavaliar sempre que houver preocupação em relação a um novo déficit. O envolvimento de um cirurgião de coluna mediante a identificação de uma lesão pode guiar outras avaliações e agilizar a intervenção cirúrgica quando houver necessidade. Ferramentas de avaliação pré-hospitalar, como a Regra Canadense de Coluna Cervical ou o estudo National Emergency X-Radiography Utilization Study (NEXUS), oferecem uma forma através da qual pacientes que não apresentam nenhum achado durante o exame, não demonstram redução do nível de consciência e que não apresentem lesões tipo distração podem ser submetidos a uma investigação da coluna somente por meios clínicos. Curiosamente, um recente estudo multi-institucional da AAST revelou um valor preditivo negativo de aproximadamente 99% com exame físico negativo com e sem lesão tipo distração concomitante. Pacientes acima de 65 anos foram incluídos na análise, e não demonstraram taxas mais elevadas de lesões omitidas.[27]

Exames de imagem das regiões cervical, torácica e lombar da coluna são normalmente necessários para avaliar melhor lesões da coluna vertebral. Embora radiografias simples da coluna (nos planos anteroposterior, lateral, odontoide) sejam aceitáveis, as imagens de alta qualidade, sensibilidade superior e de rápida disponibilidade associadas à TC têm feito dessa modalidade a preferida pela maior parte das salas de emergência.[8] Devido aos desafios de visualização da junção cervicotorácica na radiografia simples, uma TC específica da coluna cervical atualmente é obtida, em geral, durante os exames de imagem iniciais do paciente e pode ser considerada suficiente para remover um colar cervical em pacientes intoxicados com achados negativos.[28] Reconstrução sagital e coronal da imagem de TC da coluna proporciona uma visualização anatômica melhor. A imagem de TC oferece excelente avaliação das lesões ósseas, mas LMEs são mal delineadas devido à limitação de detalhes do tecido mole. No entanto, comprometimento do canal medular e edema de tecido mole na TC são altamente sugestivos de lesão de medula espinal. RM geralmente é necessária para caracterizar melhor a lesão de tecido mole, especialmente no contexto de dor no pescoço e radiografia normal, se realizada em até 72 h após o trauma, e também pode fornecer informações valiosas para orientar a intervenção cirúrgica. A Figura 17.12 mostra uma fratura de coluna cervical grave com subluxação e deslocamento anterior do corpo vertebral. A obtenção dessas imagens, principalmente no contexto agudo, deve ser cuidadosamente considerada em relação ao nível geral de estabilidade.

Manejo

Como regra geral, a coluna deve ser protegida contra outras lesões mantendo-se estrita imobilização até que se possam descartar lesões. Uma exceção importante é no contexto de trauma penetrante, em que não se demonstrou nenhum benefício neurológico, inclusive em pacientes com lesão direta no pescoço, estando associado a aumento da mortalidade.[29] Elevar a cabeceira da cama para esses pacientes facilita sua participação no manejo da via respiratória até que seja organizado o ambiente adequado para a intubação (*i. e.*, a SO). Não obstante, a remoção precoce da prancha longa de coluna para evitar feridas por pressão é extremamente importante. Mediante o reconhecimento de uma LME na área de atendimento de reanimação, deve-se consultar um cirurgião de coluna imediatamente. Providências imediatas devem ser tomadas para transferir o paciente quando não houver serviços de cirurgia de coluna disponíveis no local. Para que não ocorra atrasos, exames subsequentes de imagem devem ser evitados a menos que os resultados tenham um impacto imediato para o cuidado prestado.

LMEs cervicais com choque neurogênico requerem reanimação com expansão de volume e geralmente terapia vasopressora/inotrópica. Nenhum agente ou combinação de agentes demonstrou superioridade nesse campo. Breves períodos de hipotensão

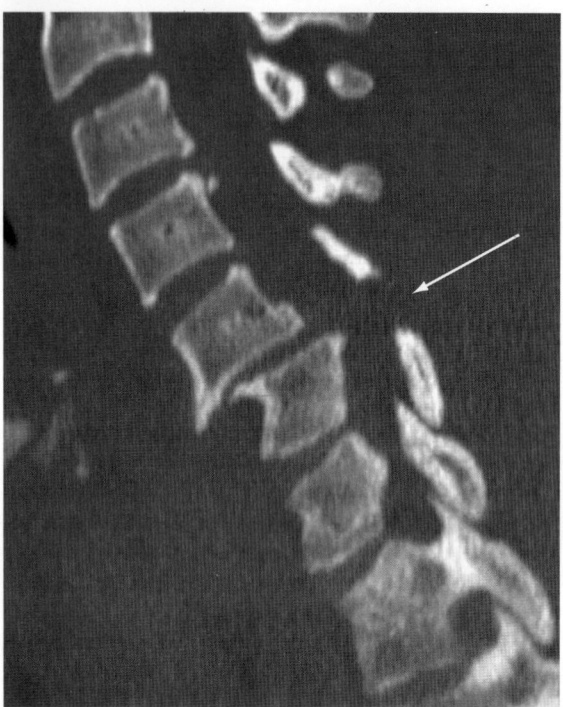

Figura 17.12 Fratura da coluna cervical com subluxação anterior grave e comprometimento do canal medular. A *seta* identifica o grave estreitamento do canal medular.

natureza.[26] São necessários estudos futuros para elucidar o impacto da elevação sustentada da pressão além da normotensão nos resultados das LMEs.

Foram realizados vários estudos sobre terapia com corticosteroide para LME, mas ainda há controvérsia a respeito. Diversos estudos randomizados de grande porte (série National Acute Spinal Cord Injury Study) demonstraram melhora motora em 6 semanas e 6 meses após a administração de metilprednisolona quando esta era iniciada em até 8 h após a lesão. A recuperação funcional é semelhante quando a metilprednisolona é administrada como infusão em bólus durante 24 ou 48 h em pacientes que recebem tratamento em até 3 h ou de 3 a 8 h após a lesão, respectivamente. Pacientes tratados por 48 h demonstraram maiores taxas de sepse grave e pneumonia grave, embora a taxa de mortalidade não fosse diferente. Tomados juntos, esteroides de curta duração continuam sendo uma opção potencialmente terapêutica após LME, embora devam ser considerados em consulta com os serviços de trauma e neurocirurgia.[26]

O manejo cirúrgico de lesões de coluna varia amplamente, dependendo do padrão da lesão e da estabilidade da coluna vertebral associada. Em candidatos apropriados, descompressão da medula espinal demonstrou, de acordo com dados de estudo, melhorar os resultados funcionais se realizada em até 24 h após a lesão.[26] Lesões tipo fratura-deslocamento cervicais podem ser beneficiadas pela aplicação de tração da sala de emergência para restaurar o alinhamento da coluna vertebral. Lesões de coluna vertebral com instabilidade geralmente requerem fixação cirúrgica assim que as questões de emergência forem controladas e que o paciente possa ser submetido à cirurgia de coluna com segurança. Fraturas sem instabilidade podem requerer somente imobilização com colar rígido ou cinta e radiografias de acompanhamento na posição ereta até que a cicatrização do osso ocorra. A Tabela 17.5 relaciona as fraturas de coluna vertebral descritas antes e comumente encontradas com suas respectivas opções de manejo. Após a estabilização da coluna óssea, o envolvimento precoce de fisioterapia é a melhor influência seguinte para os resultados funcionais em LME. Embora atualmente não haja nenhuma opção regenerativa para LMEs com déficits, já foram verificados resultados promissores em modelos animais com tratamento à base de células-tronco.[26]

(< 90 mmHg), não diferentemente de TCE, demonstraram anteriormente ser prejudiciais para os resultados a longo prazo de LMEs; assim, o choque deve ser tratado agressivamente. Tais reanimações podem ser desafiadoras no contexto de combinações de choque (ou seja, hemorrágico e neurogênico). Depois da resolução do choque, ainda permanecem as questões acerca do benefício do aumento da PAM na LME. Embora as diretrizes da sociedade incluam recomendações de objetivos de PAM de 85 a 90 mmHg por 7 dias após a lesão, os dados são associativos por

Tabela 17.5 Fraturas da coluna vertebral.

Fratura	Descrição	Manejo comum
Fratura de C1 de Jefferson	Rompimento do anel de C1 em múltiplos locais; explosão do anel	Ligamento transverso estável: colar rígido Ligamento transverso instável: tração ou cirurgia
Fraturas do odontoide	Tipo I: ápice do odontoide Tipo II: até a base Tipo III: envolve o corpo da C2	Tipo I: colar rígido Tipo II: colete cervicotorácico ou cirurgia Tipo III: colete cervicotorácico
Fratura do enforcado de C2	Pedículos bilaterais de C2 com espondilolistese	Colete cervicotorácico ou cirurgia, caso o deslocamento seja grave
Fraturas ósseas das vértebras cervicais	Compressão ou explosão do corpo vertebral com ou sem retropulsão no canal	Leve perda de altura: colar rígido Envolvimento de múltiplas colunas ou presença de retropulsão no canal: estabilização cirúrgica
Fraturas ósseas de vértebras torácicas	Compressão ou explosão do corpo vertebral com ou sem retropulsão no canal	Somente coluna anterior: TLSO Coluna anterior e posterior: estabilização cirúrgica
Fraturas ósseas de vértebras lombares	Compressão ou explosão do corpo vertebral com ou sem retropulsão no canal	Somente coluna anterior: TLSO Coluna anterior e posterior: estabilização cirúrgica
Fratura de Chance	Avulsão dos elementos posteriores das vértebras lombares observada com o uso de cinto de segurança alto	Estabilização cirúrgica

TLSO, órtese toracolombossacra.

Lesões na região maxilofacial

A face é comumente machucada no contexto de trauma contuso e penetrante, embora essas lesões raramente sejam potencialmente fatais. A maior preocupação é com danos teciduais que comprometam a via respiratória e/ou obstruam o acesso à intubação endotraqueal oral. O sangramento da vasculatura facial pode ser significativo e contribuir para a necessidade de manejo urgente da via respiratória. Um padrão específico de lesão inclui a classe Le Fort de fraturas faciais, consistindo em três variações de rompimentos da face média dos ossos faciais circundantes. Pode ocorrer morbidade significativa em decorrência de lesões na face, principalmente quando há rompimento sensorial associado de traumatismos em olhos, orelhas, nariz ou boca. No entanto, resultados funcionais insatisfatórios após traumatismos faciais geralmente se devem a mais um TCE concomitante do que às próprias lesões.

Manejo imediato

Lesões na face requerem pronta avaliação e manejo da via respiratória, principalmente quando há envolvimento de tecido mole e osso da parte inferior da face. Pelo fato de que o edema pode piorar rapidamente, intubação precoce pode ser uma manobra de preservação de vida caso haja preocupação com a estabilidade da via respiratória. Sangue ou fragmentos na orofaringe podem complicar intensamente a intubação, e a aplicação de opções de via respiratória de reserva, incluindo uma abordagem cirúrgica, deve ser prevista e pode ser necessária. Devido à vascularidade do rosto, o sangramento pode ser uma preocupação imediata e deve ser manejado com pressão direta, pontos de sutura e iniciação da reanimação. Pode ser necessário fechar rapidamente as feridas, embora o sangramento facial seja às vezes difícil de identificar. Sangramento de vasos profundos ou de ossos fraturados pode requerer angioembolização para se obter controle definitivo. Com frequência, sangramentos na face são exacerbados por hipotermia e coagulopatia, que devem ser agressivamente prevenidas ou tratadas.

Avaliação

Lesões faciais são, a princípio, identificadas durante o exame físico, ocasião em que a extensão do envolvimento de tecido mole é determinada. Os olhos são rapidamente examinados em relação à diplopia e a alterações subjetivas da acuidade visual. A condição do globo ocular e da órbita ao seu redor requer uma avaliação cuidadosa da presença de rupturas ou compressão de músculos extraoculares, o que requer tratamento urgente. A orelha externa é examinada, e se verifica a presença ou não de drenagem do canal auricular. A estabilidade da face média e da mandíbula, a oclusão adequada e a qualidade da dentição são avaliadas. Deformidades na testa e na face média são indicativas de fraturas ósseas frontais e maxilares subjacentes, respectivamente. Quando fraturas ou lesões de tecido mole são identificadas, a função motora da face deve ser avaliada para verificar a função do nervo facial.

Lesões faciais geralmente se beneficiam de exames de imagem tridimensional com TC de corte fino para visualizar adequadamente os ossos da face. Reconstruções sagitais e coronais, bem como tridimensionais, podem ajudar a fazer uma avaliação estrutural minuciosa e uma verificação dos tecidos moles profundos. TC é indicada quando se identifica lesão externa grave durante o levantamento secundário ou quando se identifica uma anormalidade facial na TC de crânio. Exames de imagem da face devem ser realizados somente depois que as lesões potencialmente fatais forem tratadas, já que o manejo de traumatismos faciais não é sensível ao tempo na maioria dos casos.

Manejo

Fraturas faciais e lesões graves de tecido mole geralmente se beneficiam do envolvimento de consulta com o serviço de cirurgia maxilofacial para auxiliar no manejo. Conforme descrito anteriormente, o manejo da via respiratória e do sangramento são as prioridades imediatas. Pressão direta e fechamento das feridas são geralmente eficazes no manejo de sangramento facial. Em casos graves, angiografia com embolização pode ser necessária. Antes do fechamento das feridas, rebordos de pele recortadas ou inviáveis devem ser desbridados, seguido por irrigação da ferida com solução estéril. Lacerações podem ser fechadas com anestesia local usando suturas profundas absorvíveis seguidas por fechamento da pele com sutura interrompida ou contínua com fio 5 a 0 ou 6 a 0. Lacerações em lábios, nariz, orelha e órbita são de natureza mais complexa, e seu fechamento requer consideração especial para facilitar a cicatrização ideal da ferida.

O manejo de fraturas faciais dificilmente é necessário no contexto agudo e pode ser postergado até que outras lesões sejam tratadas. Fraturas ósseas faciais com afundamento grave são uma exceção, pois elas podem envolver o cérebro subjacente e requerer redução urgente. A maioria das fraturas faciais é reparada depois que o tempo permitir a redução do edema de tecido mole associado. Grandes feridas abertas e fraturas envolvendo os seios ou o trato podem requerer antibióticos logo após a admissão, mas deve-se evitar prolongar demais seu uso. Quando o reparo é adequado, as fraturas geralmente são mais bem tratadas com redução aberta e fixação interna, normalmente com parafusos e placas. O trabalho de reconstrução visa otimizar os resultados funcionais e estéticos. Isso inclui a preservação da função motora extraocular normal tratando as fraturas orbitais com envolvimento do músculo reto. Fraturas mandibulares podem ser tratadas com fixação maxilomandibular, embora fratura com deslocamento significativo possa necessitar de fixação interna com colocação de placa.

Lesões no pescoço

O pescoço contém diversas estruturas vitais muito próximas umas das outras, complicando o diagnóstico, a exposição e o tratamento no contexto de uma lesão. No entanto, assim como em outras partes do corpo, o manejo de lesões no pescoço pode ser feito de maneira razoável implementando-se uma abordagem organizada. Traumatismos no pescoço são relativamente incomuns, mas resultam na taxa mais alta de mortalidade de todas as regiões do corpo (17% de mortalidade em lesões AIS ≥ 3 no NTDB).[2] Lesões penetrantes por arma de fogo e lesões por faca são os mecanismos mais comuns. Lesões penetrantes podem lacerar diretamente estruturas vasculares, via aerodigestiva, resultando em sangramento substancial ou contaminação, respectivamente. Embora incomuns, mecanismos contusos podem causar compressão súbita, com subsequente fratura da laringe ou traqueia. Lesões contusas de faringe ou esôfago são ainda menos comuns, mas podem resultar em desvitalização de tecido, extravasamento para os tecidos moles circundantes com consequente abscesso, ou mediastinite. Força contusa no pescoço também pode causar lesão na carótida ou artérias vertebrais. Essas lesões cerebrovasculares contusas (LCVCs) resultam da compressão causada por cintos de segurança ou mecanismos de flexão-extensão grave. A gravidade da LCVC varia de rupturas da íntima (grau I), com ou sem trombose, até lesão de espessura total com formação de pseudoaneurisma (grau III) e transecção (grau V). A morbidade associada a LCVCs se deve predominantemente ao derrame isquêmico por fenômeno tromboembólico agudo.

Manejo imediato

Lesões no pescoço requerem intervenção rápida por causa da vulnerabilidade das estruturas vitais contidas nele. Atendo-se ao ATLS, a questão de maior prioridade é o estabelecimento de uma via respiratória segura. Deterioração pode ocorrer rapidamente, necessitando de reconhecimento oportuno e cuidado definitivo. Lesão direta na laringe ou na traqueia é a causa mais comum de comprometimento de via respiratória e apresenta uma das circunstâncias mais desafiadoras no manejo de via respiratória. Hematomas de pescoço que se expandem comprimem rapidamente a via respiratória, levando à ventilação inadequada. Deve ser realizada intubação imediata no contexto de hematomas de pescoço em expansão ou se houver preocupação sobre comprometimento iminente da via respiratória. Um aspecto importante é que os pacientes que mantêm suas vias respiratórias devem ter uma abordagem planejada em relação ao manejo da via respiratória que possa incluir intubação ou traqueostomia com o paciente acordado na SO. A tentativa de intubação poderia piorar uma situação delicada e não deve ser realizada sem um plano reserva bem delineado. A perda de uma via respiratória requer intervenção emergencial, incluindo a realização de cricotireoidotomia ou traqueostomia. A via respiratória cirúrgica de escolha para lesões de via respiratória superior é a traqueostomia, pois lesões na laringe podem tornar a cricotireoidotomia ineficaz.

No contexto imediato, hemorragia é a outra principal preocupação após um traumatismo no pescoço. Lesão na vasculatura da bainha carotídea geralmente requer controle cirúrgico, e reanimação baseada em PTMs deve ser rápida e concomitantemente iniciada quando necessária. Pressão direta tanto com o dedo quanto com cateter de Foley controla eficientemente a maior parte do sangramento no pescoço durante o transporte até a SO. Semelhante aos pacientes com lesão do sistema aerodigestivo significativo, os pacientes que requerem intervenção cirúrgica para sangramentos no pescoço são os que mais se beneficiam do manejo da via respiratória na SO imediatamente antes do tratamento da hemorragia.

Avaliação

Pacientes com instabilidade hemodinâmica e/ou sinais intensos de lesão vascular ou da via respiratória (enfisema subcutâneo massivo, bolhas de ar saindo pela ferida, hematoma expansivo ou pulsante, sangramento ativo, déficit neurológico, hematemese) devem ser levados imediatamente à SO para exploração cirúrgica.[30] Pacientes estáveis podem ser submetidos a outras avaliações de lesões no pescoço com exames de imagem de angiografia por TC de multidetecção (MDCTA) com corte fino.

Lesões penetrantes são classicamente caracterizadas por sua localização anatômica e acessibilidade cirúrgica (Figura 17.13). A zona I se estende desde a abertura torácica até a cartilagem cricoide e contém grandes estruturas vasculares, além da traqueia e do esôfago. Estendendo-se da cartilagem cricoide até o ângulo da mandíbula, a zona II é a mais acessível cirurgicamente e contém a carótida e as artérias vertebrais, as veias jugulares e as estruturas da via aerodigestiva. A zona III inclui a região do pescoço entre o ângulo da mandíbula e a base do crânio. Estruturas dentro da zona II incluem vasos sanguíneos que são difíceis de expor cirurgicamente. Embora as lesões na zona II com exame físico sejam indicativas da profundidade da lesão (ou seja, violação do platisma) e tradicionalmente costumavam determinar o uso de exploração cirúrgica, atualmente se reconhece que somente os pacientes com sinais intensos de lesão vascular e de via aerodigestiva precisam ser operados imediatamente, enquanto o restante pode ser submetido a avaliações radiográficas (a denominada abordagem "não zoneada").

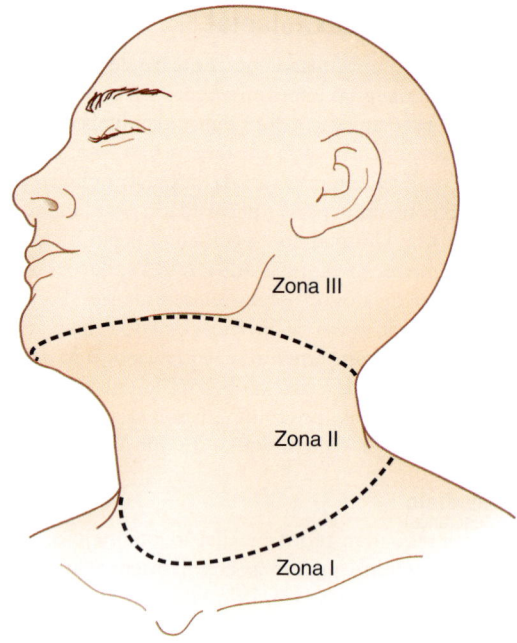

Figura 17.13 Zonas do pescoço. A *zona 1* se estende da abertura torácica até a cartilagem cricoide. A *zona 2* se encontra entre a cartilagem cricoide e o ângulo da mandíbula. A *zona 3* se estende do ângulo da mandíbula até a base do crânio.

A avaliação angiográfica do pescoço por TC, realizada na sala de emergência, se tornou prontamente disponível e diminuiu a taxa de explorações negativas de pescoço em casos de lesões penetrantes. Um estudo prospectivo multicêntrico (n = 453) revelou que, em aparelhos de TC multicanal de 40 ou 64 canais, a sensibilidade e a especificidade para lesões penetrantes vasculares e via aerodigestiva foi de 100 e 97,5%, respectivamente. A especificidade foi depreciada por dois pacientes com imagens vasculares falsamente positivas, resultando em exploração e cateterismo negativos, e por três pacientes com ar livre no pescoço consequente de lesão aerodigestiva que subsequentemente foram descartados endoscopicamente. Em comparação à avaliação do pescoço por zonas anatômicas, a MDCTA nos devidos pacientes permite avaliar o pescoço como uma unidade e evita a necessidade de outros exames invasivos (ou seja, broncoscopia, endoscopia rígida/flexível, esofagograma, angiografia por subtração digital – DSA) em muitos casos. Somente aqueles pacientes com MDCTA ambígua, como pode ocorrer em casos de projéteis alojados, requerem outros diagnósticos seletivos. A DAS padrão não sofre de limitação de dispersão e pode fornecer informações adicionais nesse contexto.[31]

Trauma contuso no pescoço geralmente se manifesta na forma de LCVC. A tecnologia avançada da MDCTA chamou atenção para essa entidade, que agora é reconhecida como uma grande fonte de morbidade. Inicialmente considerada incomum, o surgimento de critérios de triagem de alto risco e do aperfeiçoamento da detecção levaram a um aumento significativo do diagnóstico de LCVC. A DSA subsequentemente confirmou LCVC em 30% dessa coorte de alto risco. Comumente chamados de critérios de Denver, esses fatores de risco foram usados para examinar pacientes e motivar outras avaliações (Boxe 17.4). O surgimento e a evolução da MDCTA desde então substituiu a DAS como o exame de escolha para diagnóstico de LCVC e estudos recentes reportam sua incidência de aproximadamente 2 a 3% de todos os pacientes de traumatismo contuso. Critérios de triagem atuais liberalmente motivam o avaliador a usar a MDCTA no contexto de (1) qualquer lesão

> **Boxe 17.4** Indicadores de alto risco de lesão cerebrovascular contusa.
>
> **Sinais e sintomas**
> Hematoma expansivo de pescoço
> Hemorragia de artéria do pescoço, do nariz ou da boca
> Déficit neurológico focal
> Ruído cervical (pacientes < 50 anos)
> Derrame observado na TC ou RM
> Déficit neurológico não explicado pelos achados da TC
>
> **Fatores de risco**
> Fratura grave da face média, Le Fort II ou III
> Fratura basilar do crânio envolvendo o canal carotídeo
> Lesão axonal difusa e escore de GCS ≤ 6
> Fratura significativa da coluna cervical ou lesão ligamentosa
> Lesão significativa de tecido mole na parte anterior do pescoço (marca de cinto de segurança)
> Quase enforcamento com anoxia

GCS, Escala de Coma de Glasgow; *RM*, ressonância magnética; *TC*, tomografia computadorizada.

acima da clavícula, independentemente de seu mecanismo, (2) exame neurológico não explicado por imagem cerebral e (3) síndrome de Horner.[32] Como lesões aerodigestivas contusas são extremamente raras, os diagnósticos provavelmente favorecerão uma abordagem personalizada com MDCTA, esofagoscopia, esofagografia, e/ou broncoscopia se houver preocupação.

Manejo

Conforme mencionado anteriormente, sinais intensos de lesão vascular da via aerodigestiva requerem exploração imediata do pescoço, como destacado nas diretrizes da WTA de 2013 (Figura 17.14). Mais comumente, as estruturas do pescoço são expostas através de incisão ao longo da borda anterior do esternocleidomastóideo do lado da lesão. Uma incisão em colar pode ser mais versátil, principalmente se for necessária uma exploração bilateral do pescoço. O platisma é dividido de modo a expor a borda anterior do esternocleidomastóideo, que é dissecada do tecido subjacente para expor a bainha carotídea (artéria carótida comum, nervo vago, veia jugular interna). Uma veia jugular interna lesionada pode requerer restauração direta com sutura de prolene ou ligadura, caso não seja possível fazer o reparo primário.

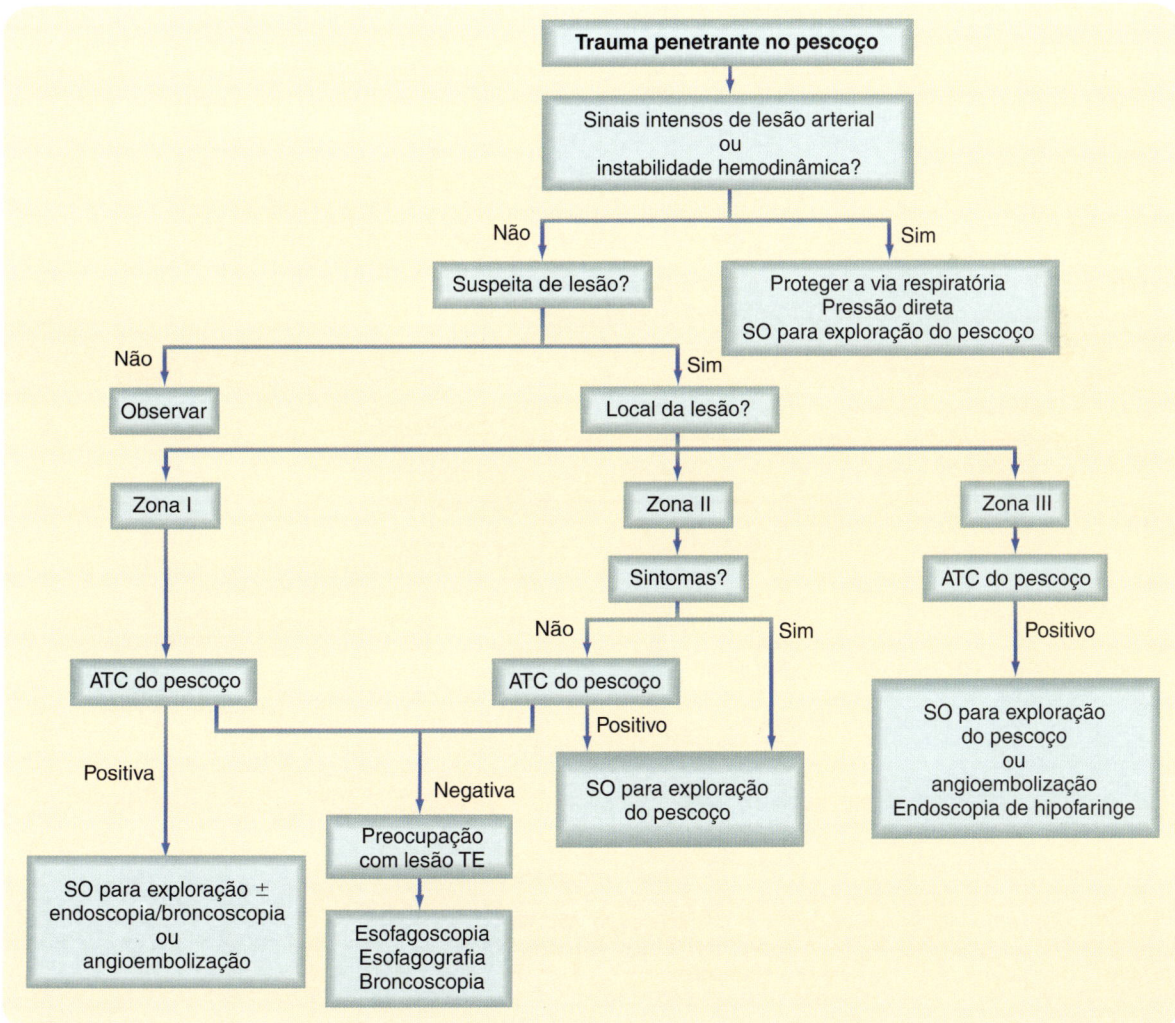

Figura 17.14 Algoritmo para manejo de lesões penetrantes no pescoço. Sinais intensos de lesão vascular e de via aerodigestiva incluem enfisema subcutâneo massivo, bolhas de ar saindo pela ferida, hematoma expansivo ou pulsante, sangramento ativo, déficit neurológico e hematemese. *ATC*, angiografia por tomografia computadorizada; *SO*, sala de operação; *TE*, traqueoesofágica. (Adaptada de Sperry JL, Moore EE, Coimbra R et al. Western Trauma Association critical decisions in trauma: penetrating neck trauma. *J Trauma Acute Care Surg.* 2013;75:936-940.)

A veia facial é identificada ao entrar na superfície anterior da veia jugular interna. A ligadura da veia facial permite que as estruturas profundas sejam expostas. Com a veia jugular interna retraída lateralmente, a artéria carótida e os nervos vagos são expostos. Se necessário, a artéria carótida pode ser controlada proximal e distalmente. Deve-se tomar cuidado para evitar lesionar os nervos vago ou hipoglosso, que se encontram adjacentes e atravessando superiormente a artéria carótida, respectivamente. Lesões em pequenos segmentos da artéria carótida devem ser reparadas com fechamento simples ou com anastomose de ponta a ponta. Lesões mais extensas requerem reconstrução com enxerto sintético ou veia autóloga. Em situações de controle de danos, a artéria carótida pode ser derivada ou ligada em circunstâncias extremas, embora o fluxo de sangue cerebral possa ser comprometido.

A exploração da traqueia e do esôfago é feita através de retração lateral da artéria carótida. A dissecção é continuada medialmente e o esôfago é identificado imediatamente anterior aos corpos vertebrais cervicais, cuja detecção pode ser auxiliada pela inserção de sonda nasogástrica. Lesões no esôfago devem ser desbridadas de modo a expor por completo a perfuração da mucosa. O fechamento da parede esofágica deve ser feito, preferencialmente, com sobreposição muscular, para o qual é importante uma drenagem ampla. Cobrir o reparo esofágico com pedículo muscular vascularizado, comumente com o esternocleidomastóideo, pode ser de grande benefício, especialmente no contexto de reparo traqueal ou vascular adjacente. Perda massiva de tecido ou manifestação tardia apresenta um desafio significativo e pode requerer derivação esofágica com esofagostomia seguida por reconstrução tardia. Lacerações de traqueia podem ser, a princípio, fechadas com sutura absorvível caso a lesão seja pequena, e serão aproximadas sem serem tensionadas. Defeitos traqueais grandes podem requerer ressecção e anastomose, embora algumas lesões traqueais anteriores possam ser manejadas através da criação de uma traqueostomia através da lesão. Depois que o trato da traqueostomia amadurece, a sonda pode ser removida, e o fechamento em geral ocorre espontaneamente.

Conforme a avaliação de LCVC evoluiu, seu tratamento também se tornou mais avançado. Para diminuir o risco de derrame tromboembólico (37 a 4,8%), terapia de anticoagulação ou antiplaquetária é iniciada, embora nenhuma delas tenha demonstrado superioridade. A colocação de *stent* endovascular pode ser considerada em situações especiais envolvendo pseudoaneurisma e dissecção com limitação de 70% do fluxo. Devido ao potencial de complicações isquêmicas, essa terapia é utilizada em mais ou menos 10% dos casos no total.[32] O risco de sangramento de lesões associadas geralmente limita a capacidade de iniciar a terapia de anticoagulação ou antiplaquetária imediata, porém o tratamento deve ser iniciado assim que for possível e seguro. Embora a maioria dos derrames ocorra nos primeiros dias após uma lesão, uma porcentagem significativa ocorre nos dias ou semanas seguintes, e, portanto, ainda se beneficiam da iniciação tardia da terapia. A Figura 17.15 apresenta uma abordagem gradual para o diagnóstico e manejo de LCVCs. Anticoagulação com heparina deve ser instaurada com o objetivo de alcançar um tempo de tromboplastina parcial entre 40 e 50 s, embora 325 mg de ácido acetilsalicílico (AAS) por dia ofereçam uma opção terapêutica

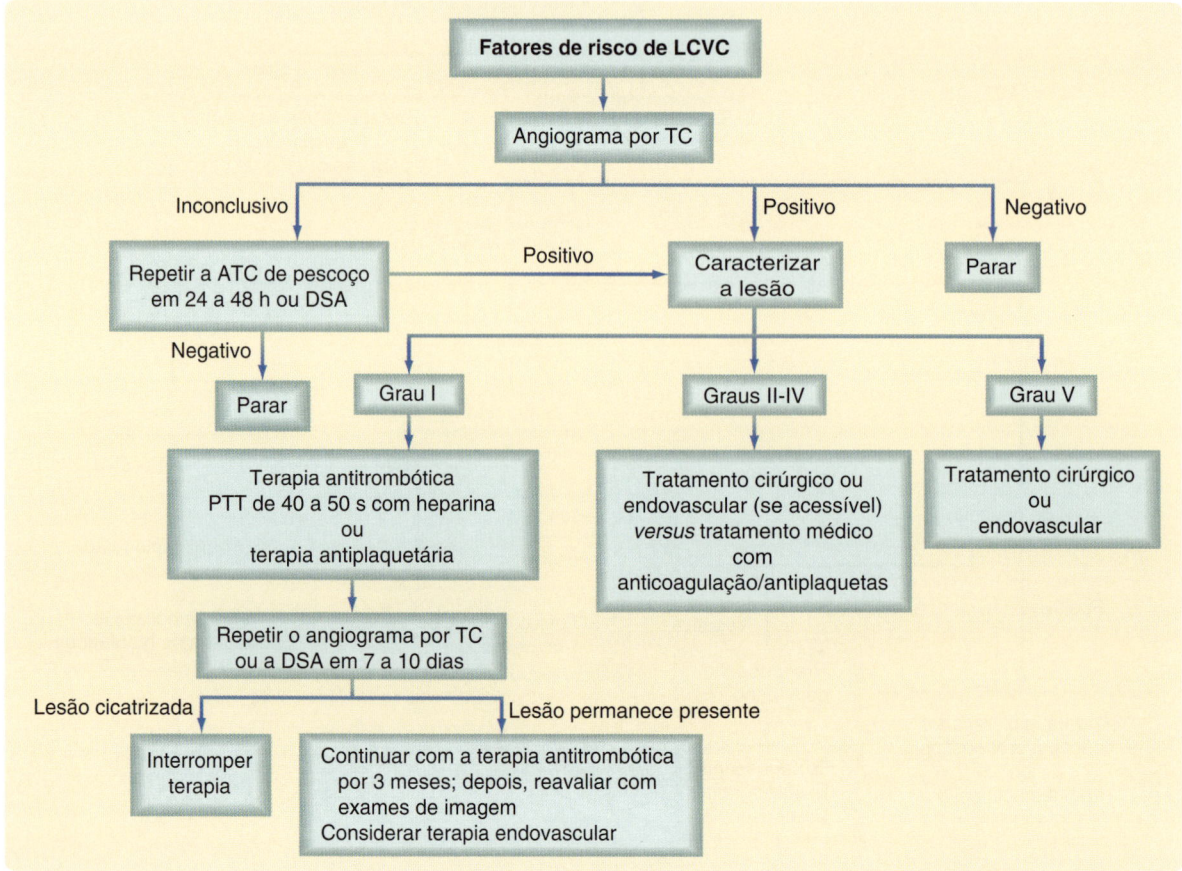

Figura 17.15 Algoritmo para manejo de lesão cerebrovascular contusa (LCVC). *ATC*, angiografia por tomografia computadorizada; *DSA*, angiografia por subtração digital; *PTT*, tempo de tromboplastina parcial; *TC*, tomografia computadorizada. (Adaptada de Biffl WL, Cothren CC, Moore EE et al. Western Trauma Association critical decisions in trauma: screening for and treatment of blunt cerebrovascular injuries. *J Trauma*. 2009;67:1150-1153.).

equivalente. A MDCTA pode ser repetida em 24 a 48 h caso os achados sejam indeterminados no exame inicial. Devem-se repetir os exames de imagem para todas as lesões confirmadas em 7 a 10 dias a fim de avaliar a progressão ou a resolução e subsequente descontinuação da terapia. Lesão persistente requer tratamento por 3 meses, seguida por MDCTA para acompanhamento ambulatorial.

Lesões no tórax

Lesões no tórax são comuns, ocorrendo em 22% dos pacientes de trauma anualmente, com uma mortalidade associada de 9,5% de acordo com o NTDB.[2] Essas lesões podem ser potencialmente fatais, já que o tórax contém estruturas cardiopulmonares vitais. Quedas e acidentes automobilísticos compõem a maioria das lesões torácicas contusas via transmissão de energia para a parede torácica e compressão direta ou forças de desaceleração nas estruturas subjacentes. A proeminência relativa do tórax o torna vulnerável a mecanismos penetrantes, como lesões por arma de fogo ou facas. Mecanismos penetrantes resultam em laceração direta de estruturas pulmonares e mediastinais. Contusão de alta energia e trauma penetrante também podem causar contusão pulmonar significativa no tecido no local do impacto focal, ou difusamente no contexto de lesões por explosão. A despeito da natureza grave dessas lesões, menos de 10% dos traumatismos contusos e entre 15 e 30% dos traumatismos penetrantes no tórax requerem correção cirúrgica.[8]

Manejo imediato

Lesões torácicas geralmente requerem intervenção durante a avaliação primária devido ao seu impacto para a função cardiopulmonar. Traumatismos torácicos com comprometimento pulmonar requerem manejo imediato da via respiratória e ventilação auxiliar. A diminuição dos sons respiratórios e a complacência pulmonar insatisfatória no contexto de choque é consistente com possível pneumotórax de tensão e pode requerer descompressão urgente com toracostomia com dreno. O sangramento externo deve ser controlado com pressão direta enquanto se inicia o procedimento de reanimação. Embora a instabilidade hemodinâmica mais comumente indique hemorragia até que se prove o contrário, disfunção cardíaca secundária a tamponamento pericárdico, contusão cardíaca ou aeroembolismo coronariano podem representar outras possíveis fontes nesse contexto. Depois de avaliar as fontes de perda de sangue, pode ser necessário fazer uma busca por líquidos pericárdicos com ultrassom ou janela pericárdica, principalmente após trauma penetrante. Pacientes com choque persistente a despeito da reanimação e com perda contínua de sangue pelo tórax geralmente requerem intervenção cirúrgica. Pode haver benefício para parada cardíaca, principalmente no contexto de mecanismos penetrantes, com o uso de TR (ver seção anterior). A Figura 17.16 demonstra abordagem de avaliação inicial e manejo de lesões penetrantes no tórax.

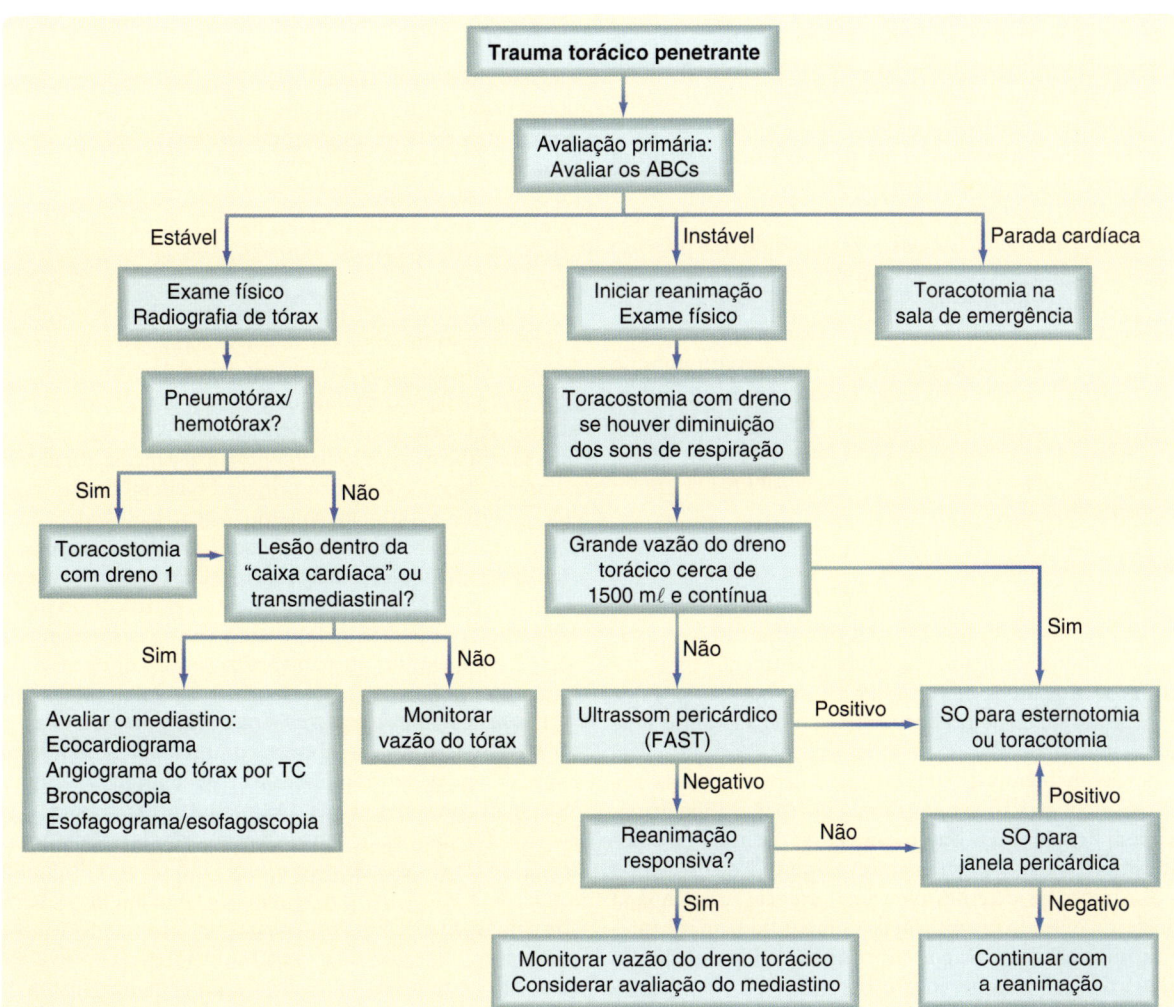

Figura 17.16 Algoritmo para manejo de lesões torácicas penetrantes. *ABCs*, via respiratória, boa respiração e circulação; *FAST*, ultrassonografia abdominal focada para trauma; *SO*, sala de operação; *TC*, tomografia computadorizada.

Avaliação

A maioria das lesões torácicas pode ser diagnosticada por exame físico e radiografia simples de tórax. Lesões externas, como defeitos na parede torácica e lesões penetrantes, serão identificadas no exame físico. Sensibilidade na parede torácica e movimento paradoxal podem ser identificados refletindo lesões segmentares nas costelas (oscilante) e no esterno. Divergência da traqueia na altura da incisura esternal pode revelar tensão intratorácica do lado oposto da traqueia. Radiografia de tórax é quase sempre realizada durante a avaliação inicial de pacientes em risco de lesões torácicas. Em traumatismos contusos, o tórax é avaliado quanto à presença de pneumotórax ou hemotórax de grande volume que possa necessitar de toracostomia com dreno imediata. Embora a radiografia de tórax possa conter achados sugestivos de lesão contusa da aorta (ou seja, mediastino expandido, obliteração da janela aortopulmonar), essa modalidade não apresenta detalhes suficientes para avaliação. MDCTA torácica se tornou a abordagem padrão para a avaliação do tórax e fornece visualização superior da parede e da vasculatura torácica, dos espaços pleurais e do parênquima pulmonar. Porém, não é confiável para avaliação do pericárdio, devido à degradação do movimento cardíaco. O importante é que a angiografia por TC se tornou aceita como suficiente para guiar a intervenção cirúrgica sem a necessidade de angiografia padrão do tórax.

Traumatismo penetrante no tórax deve ser identificado rapidamente no exame físico por meio de marcadores radiopacos para fins radiográficos. Lesões envolvendo ou cruzando o mediastino requerem avaliações mais profundas. Feridas na área acima da incisura esternal, abaixo da margem costal e na lateral dos mamilos ("a caixa cardíaca") constituem essas lesões de alto risco. Ultrassom imediato é realizado para avaliar a presença de derrame no pericárdio, embora a descompressão através de uma janela pericárdica possa produzir resultados falso-negativos.[33] Assim como no trauma contuso, os grandes vasos são avaliados quanto à presença de lesões através de MDCTA, embora isso possa ser impedido pela presença de fragmentos de projéteis alojados, necessitando de angiografia com cateter padrão se houver preocupação. Dependendo da trajetória do objeto penetrante, a traqueia e as vias respiratórias proximais podem requerer avaliação por broncoscopia, e uma combinação de esofagoscopia com esofagografia com contraste são diagnósticos para lesões esofágicas. Conforme descrito na seção "Lesões no pescoço", esses exames têm uma taxa de falso-negativo de aproximadamente 20% isoladamente, embora sua sensibilidade combinada seja perto de 100%.

Manejo

Lesões torácicas são geralmente simples de manejar, com um índice de sucesso de até 85% somente com tratamento por toracostomia com dreno isoladamente. Embora os drenos torácicos sejam em geral urgentemente necessários, sua colocação ainda pode ser realizada de maneira controlada de modo a incluir uma preparação estéril rigorosa e uma excelente técnica cirúrgica. Para evitar o desenvolvimento de empiema (incidência geral de 3% em traumatismo torácico), o tórax deve ser preparado adequadamente com aplicação extensiva de clorexidina, bem como colocação de campos extensivos para manter a esterilidade do campo cirúrgico. Marcações externas para uma colocação adequada devem incluir o nível do mamilo ou da dobra inframamária inferiormente, linha axilar média posteriormente, e a hipotenusa dos dois lados ("triângulo de segurança"). Após a infusão de analgesia local, uma incisão na pele mais ou menos equivalente à circunferência do dreno torácico deve ser feita dentro do triângulo ou exatamente acima do nível do mamilo (do 5º ao 6º espaço intercostal).

Essa localização evita com sucesso a colocação intra-abdominal ou lesões no diafragma. Um túnel subcutâneo é criado em uma direção superior e o tórax é acessado de maneira contusa em um vão acima da incisão cutânea. Ao criar o túnel, o dreno torácico é naturalmente direcionado até uma posição apical. O pulmão é apalpado para confirmar a inserção no tórax e para avaliar a presença de aderência intratorácica. O tamanho dos drenos torácicos para trauma normalmente varia de 32 a 36 Fr, embora evidências cumulativas sugiram sucesso equivalente na drenagem de hemotórax, independentemente do diâmetro do lúmen. Para confirmar se o dreno não está dobrado, é útil se certificar de que ele gire livremente antes de concluir o procedimento. O dreno é, então, conectado a uma bomba submersa para drenagem proporcionando aspiração de 20 cm de H_2O.

As indicações tradicionais para toracotomia imediata incluem (1) mais de 1.500 mℓ de sangue drenado na inserção do dreno torácico, (2) de 150 a 200 mℓ/hora de drenagem por 2 a 4 h consecutivas, ou (3) instabilidade hemodinâmica persistente no contexto de necessidade de transfusão contínua.[34] No entanto, é fundamental lembrar que essas indicações são baseadas em dados da época da Guerra do Vietnã de pacientes que morreram devido a lesões torácicas, e não de estudos contemporâneos verificando preditores de sobrevivência; não há nenhum valor absoluto que determine a necessidade de cirurgia. Possivelmente, perguntas mais importantes a serem feitas são: a vazão do dreno torácico representa sangramento contínuo ou sangue acumulado (ou seja, "está sangrando" ou "já sangrou")? O sangramento é de natureza cirúrgica? Está afetando a fisiologia? Por exemplo, drenos torácicos que inicialmente têm uma vazão de 1.500 mℓ e depois apresentam pouca vazão contínua no contexto de estabilidade hemodinâmica podem não requerer toracotomia. Assim como outras zonas de lesão, a fisiologia do paciente e sua resposta à reanimação devem guiar o planejamento cirúrgico. Outras indicações para toracotomia incluem extravasamento massivo de ar com pneumotórax associado e drenagem de conteúdos esofágicos ou gástricos pelo dreno torácico.

Quando a toracotomia é necessária, a escolha da abordagem cirúrgica depende da suposta lesão. O acesso aos pulmões, à vasculatura pulmonar e ao hemidiafragma é obtido através de uma toracotomia posterolateral que é mais bem realizada através do 5º interespaço, com possível remoção da 5ª costela. À direita, essa incisão também expõe as partes proximal e média do esôfago, bem como a traqueia e o tronco principal bilateral dos brônquios. O esôfago distal, o pulmão esquerdo, o ventrículo esquerdo, a aorta descendente e a artéria subclávia esquerda são mais bem abordadas através de uma toracotomia esquerda. Uma esternotomia mediana pode ser uma abordagem altamente versátil, proporcionando exposição do lado direito do coração, da aorta ascendente, do arco aórtico com os vasos do arco aórtico do lado direito e da vasculatura pulmonar.

Lesões na parede torácica e no espaço pleural. Com mais de 65% dos pacientes de traumas contusos apresentando uma ou mais fraturas de costela, lesões na parede torácica representam a lesão mais comum no tórax. Da mesma forma, fraturas de costela ocorrem em mais de um entre quatro casos de traumatismo penetrante de tórax de acordo com o NTDB. A taxa de mortalidade associada a lesões da parede torácica após trauma contuso é de aproximadamente 7%, porém passa de 19% no caso de lesões penetrantes. Fraturas de costela normalmente ocorrem secundariamente à compressão da caixa torácica em direção anteroposterior ou lateral, o que em geral determina a localização da ruptura cortical ao longo da costela. Durante colisões de veículos automotivos, a direção e o cinto de segurança são normalmente a causa da deformação da parede torácica. Grandes quantidades de energia transferidas para a parede torácica podem resultar em um segmento oscilante, que inclui duas ou mais costelas adjacentes fraturadas em dois ou mais locais. Clinicamente, um segmento oscilante resulta em uma parte da parede torácica que se movimenta de maneira independente e paradoxal em relação ao restante do tórax. Embora ocorram mecanismos anormais na parede torácica nesse contexto, a contusão pulmonar associada causa o maior insulto fisiológico e pode, por fim, requerer as energias mais sustentadoras. Algum volume de ar (pneumotórax) ou de sangue (hemotórax) está comumente associado a lesões de tórax, devido às forças compressivas sobre o pulmão ou a mecanismos penetrantes.

A avaliação da parede torácica começa durante as avaliações primária e secundária, durante as quais sensibilidade na parede torácica, anormalidades de movimento da parede e alterações na mecânica pulmonar são sugestivas de trauma. Lesões envolvendo a parede torácica ou o espaço pleural podem com frequência ser identificadas em radiografias de tórax, nas quais um pneumotórax aparece como uma região de lucência perifericamente às marcações padrão do pulmão (Figura 17.17), e hemotórax é observado como uma opacificação dependente. TC de tórax é geralmente uma parte valiosa da avaliação e identifica traumatismos na parede torácica, bem como ar e sangue nas pleuras com alto grau de sensibilidade. Um pneumotórax oculto é definido por identificação na TC de tórax sem evidência na radiografia simples. Finalmente, a TC reconhece facilmente deformidades significativas da parede torácica, como segmento oscilante, luxação de costelas, e fraturas do esterno, e pode ser usada para orientar as considerações de reconstrução da parede torácica.

Todos os pneumotórax e hemotórax visíveis em uma radiografia de tórax devem ser considerados para toracostomia com dreno, embora sua utilidade rotineira permaneça como um assunto controverso. Embora casos de pneumotórax de grande volume sejam normalmente detectados por raios X, até metade deles é subsequentemente descoberta na TC de tórax. Na ausência de instabilidade hemodinâmica e comprometimento respiratório, dados recentes sugerem que a observação dos pneumotórax com TC de diâmetro radial de até 35 mm pode ser segura tanto em traumatismos contusos quanto penetrantes.[35] Pneumotórax ocultos não acompanhados de comprometimento respiratório podem ser manejados com observação e repetição da radiografia de tórax 12 a 24 h depois para demonstrar estabilidade. Casos de hemotórax visíveis na radiografia de tórax em posição **ortostática** representam um volume aproximado de 400 a 500 mℓ, e devem ser evacuados através de toracostomia. Hemotórax residual que não se resolve após a inserção de um dreno torácico deve ser considerado para drenagem toracoscópica assistida por vídeo (VATS). Essa abordagem implica redução do tempo de uso do dreno torácico, permanência no hospital, custos hospitalares e prevenção da realização de procedimentos cirúrgicos posteriores durante a internação quando comparada à colocação de um segundo dreno torácico. Além disso, hemotórax retido após a colocação de dreno torácico foi associado a um risco de 33% de desenvolvimento de empiema. A intervenção de VATS tem melhor resultado quando realizada entre o 3º e o 7º dia de hospitalização para reduzir o risco de conversão para toracotomia.[34] Drenos torácicos podem ser removidos com segurança após a verificação da evacuação do espaço pleural, em vedação submersa, com < 300 mℓ de vazão em relação às 24 h anteriores.

O impacto das fraturas de costela para a fisiologia do paciente pode variar amplamente, dependendo da morfologia da lesão e das características do paciente. A maior preocupação se refere à incapacidade associada de realizar limpeza pulmonar devido a dor com subsequente desenvolvimento de comprometimento respiratório. Para esse fim, protocolos institucionais envolvem regimes multimodais poupadores de narcóticos, em geral com assistência de um serviço de dor aguda e consideração de cateterização epidural. A analgesia adequada permite uma limpeza pulmonar ideal e ajuda a evitar pneumonia. Avanços tecnológicos e dados demonstrando o benefício para o reparo do segmento oscilante geraram interesse renovado na estabilização cirúrgica de fraturas de costela. Em fraturas não segmentais, dados de um estudo recente demonstram uma redução nos escores numéricos de dor e melhores parâmetros de qualidade de vida em 2 semanas após a estabilização cirúrgica de fraturas de costela.[36] Fraturas de esterno são mais frequentemente manejadas da mesma maneira que as fraturas de costela, embora certos padrões possam se beneficiar de reconstrução. Consideradas em conjunto, já que persistem dúvidas sobre o papel da estabilização cirúrgica de fraturas de costela no manejo de lesões da parede torácica, o planejamento cirúrgico é mais bem feito caso a caso e formulado mediante conversas sobre risco/benefício com o paciente e parceiros cirúrgicos.

Lesões pulmonares. Segundo o NTDB, aproximadamente um entre três pacientes apresenta contusão pulmonar após um traumatismo torácico. A mortalidade após contusão pulmonar é predominantemente resultante de falência respiratória por síndrome da angústia respiratória aguda (SARA) ou pneumonia. Trauma no pulmão é causado por transferência de energia através da parede torácica para o parênquima pulmonar, ocasionando dano tissular, além de hemorragia nos espaços alveolares e intersticiais. Esse dano tissular se manifesta na forma de *shunt* fisiológico com hipoxemia. Boa parte da morbidade é secundária a uma reação inflamatória profunda que pode progredir para disfunção ou falência múltipla de órgãos. Com frequência, a contusão pulmonar ocorre com um segmento oscilante e é em geral mais importante clinicamente do que o trauma ósseo. Lesões de pulmão também podem ser causadas por mecanismos penetrantes, o mais comum deles é a lesão por arma de fogo (LAF). Normalmente, o projétil lacera diretamente o parênquima e, então, causa contusão significativa do tecido circundante.

Além da suspeita clínica, radiografias de tórax obtidas na área de atendimento de trauma logo após a entrada podem ser a primeira sugestão de lesão pulmonar subjacente. Contusões de pulmão podem ocasionalmente estar presentes na radiografia

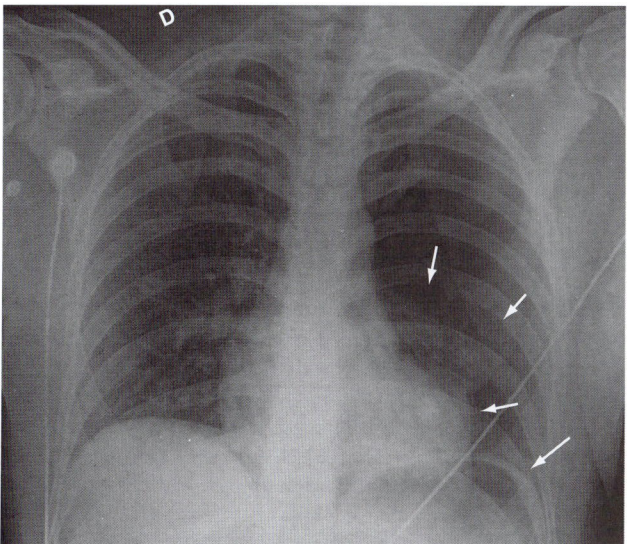

Figura 17.17 Grande pneumotórax do lado esquerdo na radiografia simples de tórax. As *setas* identificam a borda lateral do pulmão colapsado.

inicial de tórax, mas em geral requerem tempo (de 24 a 48 h) para conseguirem ser visualizadas. Contusões pulmonares que são identificadas precocemente nas imagens de raios X do tórax são frequentemente graves e em geral progridem rapidamente para falência respiratória. TC torácica é valiosa para a identificação de contusão pulmonar, embora possa ser difícil, às vezes, diferenciar contusão de atelectasia. Uma regra geral importante é que a atelectasia não atravessa as fissuras pulmonares, enquanto as contusões não se limitam aos segmentos ventilatórios. Além disso, tecido pulmonar lesionado nos arredores de um trauma de parede torácica, principalmente em segmentos não dependentes, é altamente sugestivo de contusão pulmonar. Tecido pulmonar lesionado na TC aparece como uma densidade maior, conforme demonstrado na Figura 17.18.

Contusão pulmonar é tipicamente manejada com cuidados de apoio (limpeza pulmonar agressiva, controle adequado da dor). Os pacientes devem ser monitorados quanto à hipoxemia, ao aumento do trabalho de respiração e à agitação, porém a soma destes indica descompensação respiratória. Embora a maioria das contusões pulmonares se resolva com o tempo, algumas podem progredir para ventilação mecânica e oxigenação por membrana extracorpórea (ECMO). Uma grande revisão retrospectiva recente envolvendo pacientes de trauma manejados com ECMO primordialmente venovenosa demonstrou uma taxa de sobrevivência de 70% a partir da canulação e de 60% até a alta hospitalar. SARA foi a indicação mais comum após trauma torácico e a duração média da canulação foi de 8 a 9 dias.[37]

Medidas não cirúrgicas e toracostomia controlam a maioria dos traumas torácicos. Embora existam diretrizes clássicas para exploração cirúrgica do tórax como as definidas pela vazão do dreno torácico, a decisão de operar deve ser baseada na probabilidade de sangramento *contínuo*. Por esse motivo, drenagem persistente de sangue pelo dreno torácico em pacientes fisiologicamente comprometidos é mais importante do que a quantidade de vazão inicial no momento da inserção. Na maioria dos casos somente a toracostomia com dreno aliada à expansão pulmonar controla adequadamente o sangramento pulmonar de baixa pressão e pequenos vazamentos de ar. Efluente sanguinolento contínuo indica uma fonte mais central, de alta pressão, que deve motivar intervenção para controle do sangramento. Embora o manejo endovascular de lesões no tórax seja mais bem descrito para lesões aórticas e da abertura torácica, a embolização de vasos hemorrágicos dentro da circulação pulmonar pode ser uma alternativa à cirurgia em instituições com suporte radiológico interventivo.

Trauma contuso resulta em lesão pulmonar difusa grave, sendo mais difícil de tratar cirurgicamente e apresentando piores resultados em comparação a lesões penetrantes. Enquanto a incisão grampeada da trajetória de um projétil e a ressecção em cunha grampeada (de 20 a 40%) são mais comuns em mecanismos penetrantes, lobectomia anatômica e pneumomectomia são mais comumente realizadas se for necessária ressecção em associação a trauma contuso (de 15 a 20%). Controle hilar com grampo ou "torção hilar" deve ser a manobra inicial realizada caso se encontre sangramento significativo quando da entrada no tórax. Sangramento do parênquima pulmonar é controlado com amarração dos vasos hemorrágicos com sutura (polipropileno 3 a 0). O grampeamento da trajetória expõe os vasos lesionados e os brônquios para a ligadura individual. Pneumomectomia traumática é extremamente mórbida e apresenta uma alta taxa de mortalidade (> 50%), devendo somente ser realizada em pacientes *in extremis*, depois de rapidamente esgotadas todas as outras tentativas de hemostasia. Os princípios de controle de danos também podem ser aplicados ao tórax com esponjas de laparotomia e fechamento temporário sobre os drenos torácicos. Ao contrário do tamponamento abdominal, tampões torácicos devem ocupar um espaço mínimo e ser arranjados de modo a permitir máxima expansão pulmonar.

Lesões cardíacas. Apesar de serem incomuns, a lesão cardíaca é um dos tipos mais graves de lesões por arma de fogo sofridas por pacientes após traumatismos penetrantes e contusos. Lesões penetrantes no coração ocorreram em 1 a 2% dos pacientes com trauma penetrante de acordo com o NTDB, e em menos de 10% do subconjunto de pacientes com traumatismo torácico penetrante isoladamente. Essas estatísticas provavelmente subestimam a real incidência de lesões cardíacas penetrantes, já que até 94% são imediatamente letais, e jamais chegam aos hospitais. A taxa de mortalidade de pacientes que dão entrada em centros de trauma com uma lesão cardíaca penetrante varia de 17 a 58%.[38]

A localização da lesão penetrante ao exame inicial em geral será sugestiva de lesão cardíaca ("a caixa cardíaca", descrita anteriormente). Os pacientes podem se apresentar *in extremis* com tamponamento pericárdico ou sangramento em um dos espaços pleurais. Aqueles que requerem TR na sala de emergência podem ter uma lesão cardíaca identificada naquele momento. Em outros, podem estar presentes indicadores de tamponamento pericárdico (tríade de Beck – hipotensão, estase venosa e abafamento de sons cardíacos), embora inconsistentemente. Ultrassom é uma ferramenta valiosa para avaliar rapidamente o pericárdio quanto a fluidos, devendo ser realizada em todos os pacientes com instabilidade hemodinâmica. Quando os resultados da ultrassonografia são inconclusivos ou potencialmente falso-negativos, como no contexto de hemotórax esquerdo ou direito, uma janela pericárdica com incisão subxifoide é necessária para avaliar se há presença de sangue no pericárdio. Ao fazer uma pequena abertura no pericárdio, o espaço pericárdico pode ser visualizado diretamente. A janela pericárdica pode, então, ser ampliada para a realização de uma esternotomia mediana no contexto do sangue visualizado. Evidências recentes sugerem uma abordagem alternativa segura à esternotomia após uma janela subxifoide positiva com colocação de dreno pericárdico naqueles pacientes cujo efluente sanguinolento é autolimitante e que permanecem hemodinamicamente estáveis.[38]

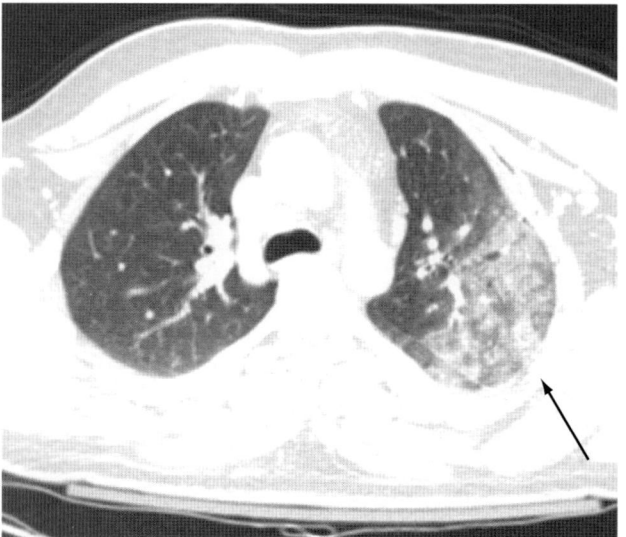

Figura 17.18 Contusão pulmonar esquerda verificada na tomografia computadorizada do tórax. A *seta* identifica o pulmão contundido, que aparece como um tecido de maior densidade devido à hemorragia no espaço aéreo e edema associado.

Para lesões cardíacas que causam colapso cardiovascular, uma toracotomia anterolateral é realizada na sala de emergência, conforme previamente descrito, que pode ser ampliada em uma incisão contralateral ("em concha") se necessário. Quando o tempo permitir, a maioria das lesões cardíacas é mais bem abordada através de uma esternotomia mediana. Lesões nos átrios podem ser seguradas como um pinchamento lateral utilizando uma pinça de Satinsky e realizando sutura contínua com fio monofilamentar (prolene 3 a 0). Lesões ventriculares podem ser mais desafiadoras e normalmente estão associadas a sangramento intenso. A laceração pode ser unida manualmente enquanto o defeito é fechado com sutura horizontal em colchão, evitando a ligadura dos vasos coronários adjacentes, e reforçada com compressas. Para obter controle temporário e permitir o transporte até a SO, grampos cutâneos podem proporcionar o fechamento a curto prazo da laceração cardíaca. Outra opção é passar um cateter de Foley pela ferida, seguido pela insuflação do balão e manutenção da tensão externa. Essa técnica deve ser realizada com cuidado, já que ela carrega o risco de dilatar a cardiotomia com tensão excessiva.

Lesão contusa no coração ocorre menos comumente, podendo ser observada em apenas 2,2% dos casos de trauma torácico contuso. A maioria desses casos representa uma contusão do miocárdio que resulta em arritmias e que geralmente é autolimitado. Em casos raros, uma lesão cardíaca contusa resulta em insuficiência cardíaca com choque cardiogênico. O diagnóstico de contusão cardíaca tem sido bastante estudado, porém ainda permanece controverso. Pacientes com suspeita de lesão cardíaca contusa devem ser submetidos a eletrocardiograma e avaliação com troponina I no momento dos exames iniciais. Essas verificações, juntas, descartam lesão cardíaca contusa se ambas forem negativas.[39] Uma nova anormalidade no eletrocardiograma (ECG), mais comumente taquiarritmia, deve resultar em internação para monitoramento contínuo por ECG. Achados clínicos de contusão cardíaca que não estavam presentes à admissão são improváveis de se desenvolver e, mediante a continuação de sua ausência, não requerem maiores avaliações. A presença de instabilidade hemodinâmica com evidência de insuficiência cardíaca deve motivar a realização de ecocardiografia para avaliar a parede cardíaca e o movimento do septo, bem como a função vascular. Choque cardiogênico pode requerer tratamento com suporte inotrópico e redução da pós-carga do ventrículo direito, por causa do frequente envolvimento do lado direito do coração. Pacientes que demonstram anormalidades estruturais, como incompetência valvular, podem requerer cirurgia urgente para reparo.

Lesões da aorta torácica. Lesões da aorta torácica felizmente são incomuns, porém estão associadas a resultados insatisfatórios. Aproximadamente 80% dos pacientes de trauma com lesões traumáticas contusas da aorta (LTCA) morrem antes de chegarem ao hospital e 50% dos que sobrevivem à entrada no hospital morrem em questão de 24 h.[40] Assim como em outras lesões graves, a incidência descrita dessas lesões subestima a frequência real, devido a um denominador desconhecido. Acredita-se que as LTCAs sejam resultantes da desaceleração rápida, que rompe a parede da aorta nos arredores do ligamento arterioso. Outras teorias sugerem que mecanismos laterais também contribuem, durante os quais o arco aórtico age como uma alavanca e causa o desenvolvimento de trauma no istmo aórtico. O resultado desses mecanismos pode variar desde o rompimento da íntima aórtica até a transecção da espessura total da parede do vaso. Nas lesões de espessura total, somente os que experimentam contenção da ruptura pelos tecidos adventícios e mediastinais sobrevivem até chegar ao hospital. Lesão penetrante de aorta também é incomum, estando presente em aproximadamente 3% dos traumatismos torácicos penetrantes, com uma taxa de mortalidade associada de quase 90%.

No contexto de LTCA, uma radiografia de tórax pode demonstrar achados como mediastino alargado, perda do botão aórtico ou desvio do brônquio principal esquerdo. Devido ao alto índice de lesões não detectadas com o uso de radiografia de tórax como exame de triagem, a maioria dos pacientes envolvidos em mecanismos de lesão de alta energia é submetida a angiografia por TC helicoidal do tórax para avaliar lesões na aorta. Nessa modalidade, uma lesão aórtica varia desde um rompimento da íntima (grau I), hematoma intramural (grau II), pseudoaneurisma (grau III) até ruptura (grau IV). Conforme a tecnologia evoluiu, TC de tórax isoladamente é, em geral, suficiente para planejar a restauração cirúrgica, e a angiografia padrão raramente é necessária. A Figura 17.19 apresenta uma imagem de TC de tórax que demonstra um pseudoaneurisma contido por uma transecção aórtica. Da mesma forma, lesões aórticas causadas por trauma penetrante podem ser identificadas por imagens de TC ou no momento da exploração, normalmente no contexto de pacientes *in extremis*.

LTCA com pseudoaneurisma requer reparo cirúrgico, já que a história natural dessas lesões é de expansão lenta até a ruptura aórtica livre. Apesar disso, a progressão é geralmente lenta e permite que outras questões mais urgentes, como hemorragia aguda e reanimação, sejam tratadas nas primeiras 24 h de hospitalização. É essencial que o estresse sobre a parede aórtica seja controlado até que a cirurgia seja realizada. Isso é geralmente obtido adequadamente com medicações agonistas dos receptores beta (ou seja, infusões de labetalol ou esmolol). A maioria dessas lesões atualmente é tratada via reparo endovascular da aorta torácica. Essa mudança na conduta de tratamento evoluiu nos últimos 10 anos, e agora demonstra equivalente mortalidade e morbidade hospitalar ao reparo aberto. Assim, o apelo da abordagem minimamente invasiva com a rápida progressão da tecnologia baseada em cateteres fez com que o reparo endovascular se tornasse o tratamento de escolha na maioria dos centros de trauma.[40] O acesso à aorta torácica é feito pela virilha, e o *stent* é colocado sob orientação fluoroscópica. Por vezes, o enxerto acaba cobrindo os óstios da artéria subclávia esquerda, em cujo momento um *bypass* da carótida para subclávia pode também ser necessário caso surjam sintomas. Quando é necessário reparo cirúrgico aberto, a aorta é

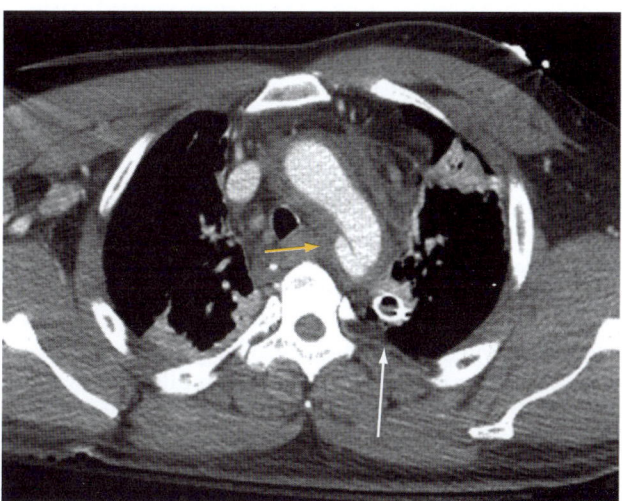

Figura 17.19 Tomografia computadorizada mostrando transecção aórtica com pseudoaneurisma e hematoma associado. Essa lesão ocorreu no local típico, exatamente distal em relação à artéria subclávia esquerda no istmo aórtico. A *seta amarela* identifica o pseudoaneurisma; a *seta branca* identifica uma toracostomia com dreno do lado esquerdo.

exposta através de toracotomia esquerda. Grandes lesões penetrantes e transecção contusa requerem reposição de um segmento da aorta com um tipo de prótese. Isso é mais comumente realizado com o auxílio de *bypass* cardiopulmonar, incluindo *bypass* total através de uma abordagem femoral-femoral ou com bomba centrífuga e *bypass* cardíaco do lado esquerdo. O uso de *bypass* cardiopulmonar foi associado a uma redução na incidência de paraplegia, que pode resultar da cessação do fluxo de sangue aórtico caso uma técnica de grampo e pontos seja usada.

Como a capacidade de visualizar pequenos defeitos na íntima através de TC evoluiu, há lesões aórticas que podem não necessitar de reparo cirúrgico. Alguns pacientes com somente uma pequena ruptura da íntima podem ser candidatos a tratamento não cirúrgico, já que muitas dessas lesões cicatrizam sem intervenção. Os pacientes devem ser tratados com terapia betabloqueadora e ser submetidos a exames de imagem de acompanhamento para garantir ausência de expansão e, finalmente, a resolução da lesão.

Lesões traqueobrônquicas. Lesões na árvore traqueobrônquica são incomuns, porém estão associadas à morbidade e mortalidade significativas. Mecanismos penetrantes são a causa mais comum, embora essas lesões historicamente representem apenas ocorrências raras ($< 1\%$). Lesões contusas na árvore traqueobrônquica podem ocorrer, mas são similarmente incomuns, resultando da aplicação de uma grande quantidade de energia no tórax anterior. Essas forças empurram os pulmões lateralmente e avulsionam os brônquios da carina fixa. Além disso, pode ocorrer uma ruptura da traqueia quando os pulmões e vias respiratórias são rapidamente comprimidos contra uma glote fechada, perfurando a traqueia ao longo da porção membranosa. Lesões traqueobrônquicas penetrantes são predominantemente resultantes de LAFs que causam laceração direta da árvore traqueobrônquica.

O local do anomalia da via respiratória ditará a apresentação clínica e o método de identificação da lesão. Lesões que envolvem a traqueia torácica e os brônquios proximais podem resultar em grandes quantidades de pneumomediastino identificadas através de radiografia de tórax ou imagem de TC. Lesões mais distais de via respiratória normalmente causarão um pneumotórax, requerendo a inserção de uma toracostomia com dreno. Extravasamento contínuo de ar com pneumotórax persistente é altamente sugestivo de lesão em um dos brônquios ou em um bronquíolo grande. Uma quantidade significativa de ar subcutâneo também pode estar presente durante o exame físico. O diagnóstico é feito através de broncoscopia rígida ou flexível, dependendo do local da lesão e da capacidade de manipulação do pescoço. A broncoscopia permite a identificação da lesão e uma caracterização detalhada, como localização e gravidade da anomalia.

O manejo de lesões traqueobrônquicas começa por uma avaliação minuciosa e pelo controle da via respiratória. Ao implantar qualquer via respiratória, é essencial evitar maiores perturbações, podendo ser benéfico utilizar-se de orientação broncoscópica sob visualização direta. Lesões brônquicas que ocupam menos de um terço da circunferência luminal podem ser consideradas para tratamento não cirúrgico caso a expansão do pulmão com o treno torácico resulte na resolução do pneumotórax e do extravasamento de ar associado. O manejo inclui oxigênio umidificado, aspiração cuidadosa e observação atenta para monitorar sequelas infecciosas que possam se desenvolver. O manejo cirúrgico da traqueia, vias respiratórias direitas e brônquio principal esquerdo proximal é mais bem abordado através de toracotomia posterolateral direita. Lesões distais do lado esquerdo são reparadas através de toracotomia esquerda. Um *flap* de músculo intercostal vascularizado deve ser mobilizado e preservado durante a criação da toracotomia, já que a colocação de um retrator prevenirá a extração desse valioso tecido de cobertura. Tecidos desvitalizados devem ser desbridados e as lesões devem ser fechadas com sutura monofilamentar absorvível. Grandes lesões podem requerer ressecção segmental com anastomose. A cobertura do reparo com pedículo tissular, como o *flap* de músculo intercostal criado anteriormente, pode acelerar a cicatrização. Se possível, em pacientes que requerem ventilação mecânica contínua, o tubo endotraqueal deve ser avançado de modo que a extremidade do tubo fique em uma posição distal em relação ao reparo e protegida contra pressão positiva. Outras opções incluem ventilação pulmonar dupla e suporte de vida extracorpóreo durante o período pós-operatório imediato.

Lesões esofágicas. Da mesma maneira que a árvore traqueobrônquica, o esôfago torácico é incomume lesionado tanto por mecanismos contusos quanto penetrantes. Lesões penetrantes são ligeiramente mais comuns; contudo, historicamente, menos de 1% das lesões torácicas de acordo com o NTDB envolvem o esôfago por mecanismo contuso ou penetrante. A maioria das lesões penetrantes é causada por LAFs, seguidas por lesões por faca. A mortalidade associada a lesões esofágicas penetrantes é substancial (35%), em consequência de sepse do mediastino e lesão das estruturas vitais adjacentes. Embora essas lesões sejam raras, seu índice de mortalidade é significativo devido aos desafios de se realizar um diagnóstico e tratamento oportunos. Enquanto lesões penetrantes causam laceração direta no tecido, lesões esofágicas contusas provavelmente são causadas por uma rápida elevação da pressão intraluminal durante a compressão do tórax ou do abdome. Um impacto na parte superior do abdome pode comprimir o estômago distendido, levando à transmissão de ar e líquidos até o esôfago, e resultando em perfuração da parede, normalmente no segmento distal.

A localização das lesões penetrantes e a suposta trajetória são geralmente sugestivas de lesão esofágica. Lesões penetrantes nos arredores do mediastino requerem consideração de uma possível lesão esofágica. O esôfago é mais bem avaliado através de uma combinação de esofagografia com contraste (primeiramente hidrossolúvel, seguida por bário fino) e endoscopia. Juntas, essas duas modalidades resultam em uma sensibilidade de praticamente 100% em relação a lesões esofágicas. Exames diagnósticos podem revelar extravasamento de material de contraste através do lúmen esofágico ou ruptura da mucosa visualizada durante uma endoscopia. Esofagografia por TC helicoidal pode ser uma alternativa razoável a um esofagograma com fluoroscopia, evitando a necessidade de participação do paciente (p. ex., com pacientes intubados) e da administração do exame por um radiologista. Na ausência de contraste, a TC do tórax revela ar adjacente ao esôfago, porém fora do lúmen, com inflamação do tecido mole circundante. Imagens de TC de alta resolução podem até mesmo demonstrar um defeito na parede esofágica. A localização da lesão deve ser determinada para auxiliar o planejamento operatório.

Lesões esofágicas com contaminação associada do mediastino requerem identificação e reparo imediatos, já que adiamentos estão associados a piores resultados. Lesões esofágicas requerem reparo cirúrgico para fechar o defeito esofágico, idealmente em duas camadas (mucosa/músculo), com provisão de drenagem adequada. O manejo de lesões de esôfago cervical já foi descrito anteriormente em "Lesões no pescoço". As partes superior e médio-torácica do esôfago são melhor abordadas através de uma toracotomia posterolateral direita no 4º ou 5º interespaço, enquanto a parte inferior do esôfago é exposta pela esquerda, através do 6º ou 7º interespaço. Assim como nas lesões traqueobrônquicas, a criação de um *flap* de músculo intercostal vascularizado mediante a entrada no tórax permite excelente cobertura do reparo. Alternativas ao músculo intercostal incluem pleura, pericárdio ou diafragma.

Quando a lesão está localizada na junção gastresofágica, ela é mais bem abordada através de uma laparotomia. A lesão fica inteiramente exposta, o que normalmente requer abrir a camada muscular superior e inferiormente para revelar a extensão do defeito da mucosa, que é comumente maior do que o rompimento muscular. A lesão esofágica é, então, fechada em uma ou duas camadas, frequentemente com sutura da mucosa com fio absorvível seguida por suturas musculares interrompidas com material permanente. Cobertura do reparo com um *flap* muscular ou tecido adjacente pode ajudar a reduzir a alta taxa de extravasamento. Reparos esofágicos na junção gastresofágica podem ser cobertos com fundoplicatura de tecido gástrico. Drenagem ampla do mediastino e do tórax é extremamente importante para controlar qualquer extravasamento que possa se desenvolver. Descompressão do estômago e acesso distal para alimentação são necessários, seja através de colocação de sonda nasoenteral (melhor opção) ou gastrostomia ou jejunostomia. Após o reparo, um esofagograma pode ser realizado no 5º dia para confirmar a cicatrização e para liberação da ingestão oral.

Inflamação dentro do mediastino se desenvolve rapidamente, e o reparo primário de lesões que são identificadas tardiamente pode não ser possível. Técnicas de salvamento a serem consideradas nessas circunstâncias incluem reparo do defeito sobre um tubo em T para criação de uma fístula controlada, derivação esofágica através de uma incisão cervical ou colocação de *stent* esofágico. Esofagectomia, embora rara no contexto de trauma, pode ser a única opção a permitir recuperação seguida por uma reconstrução eletiva planejada.

Lesões diafragmáticas. Lesões diafragmáticas traumáticas foram analisadas em uma série extensiva pelo NTDB em 2012, na qual mais de 800 mil pacientes foram incluídos. Os resultados revelaram uma incidência geral de 0,46%. Traumatismos penetrantes eram mais comuns do que os contusos (67% *vs.* 33%, respectivamente). LAFs excederam em número as lesões por faca, e colisões de veículos automotivos constituem os mecanismos mais comuns. Foi identificada uma taxa mais alta de mortalidade entre traumatismos contusos em relação aos penetrantes (19,8% *vs.* 8,8%).[41] Praticamente todos os óbitos são resultantes de lesões em órgãos vitais adjacentes, pois as lesões diafragmáticas em si normalmente representam uma ameaça limitada à vida. Ao contrário da laceração direta do tecido por projétil, acredita-se que as lesões diafragmáticas contusas sejam resultantes de um rápido aumento da pressão intra-abdominal durante um impacto anterior, causando uma ruptura do tecido diafragmático. O lado esquerdo do diafragma é o local lesionado em aproximadamente 75% dos casos devido à cobertura do lado direito pelo fígado. A morbidade relacionada às lesões diafragmáticas é ocasionalmente identificada meses ou anos depois, quando a perfuração não tiver sido inicialmente reparada. O curso natural dessas lesões inclui alargamento progressivo com herniação das vísceras abdominais no tórax.

Lesões no diafragma podem ser um desafio diagnóstico e requerem um alto grau de suspeita, mesmo com os indicadores mais sutis. A radiografia de tórax pode demonstrar a presença de vísceras abdominais, mais comumente do estômago, dentro do tórax (Figura 17.20). A passagem de uma sonda nasogástrica pode ser de ajuda se a sonda for identificada no hemitórax inferior esquerdo. A injeção de contraste via sonda pode ajudar na detecção com essa modalidade. Varreduras de TC podem demonstrar a presença de vísceras abdominais no tórax ou uma anormalidade do próprio diafragma, como espessamento, elevação ou defeito. Lesões diafragmáticas penetrantes são normalmente descobertas mediante exploração cirúrgica do tórax ou do abdome. Durante a exploração, seguir a trajetória da lesão normalmente permite a

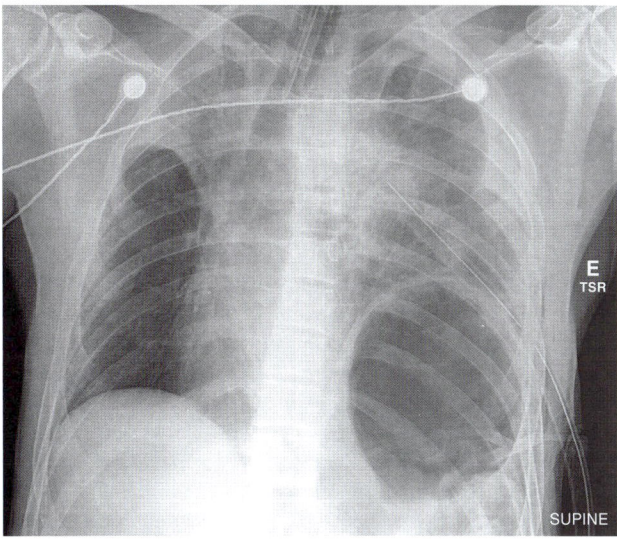

Figura 17.20 Lesão diafragmática do lado esquerdo visualizada na radiografia simples de tórax. O estômago preenchido com gás pode ser visualizado do lado esquerdo do tórax devido à herniação através de uma grande laceração diafragmática.

identificação do defeito diafragmático. Em pacientes hemodinamicamente estáveis e sem peritonite, videolaparoscopia é mais recomendada do que imagem de TC isoladamente para reduzir a incidência de hérnia diafragmática direita tardia, e trauma toracoabdominal penetrante no hemicorpo direito é considerado para manejo não cirúrgico.[41] Na ausência de estigmas radiográficos, lesões contusas são mais ardilosas e pode ser necessária avaliação videolaparoscópica quando os exames de imagem são sugestivos. A aplicação de VATS foi considerada como uma alternativa de visualizar o diafragma, embora não exista superioridade evidente em relação à videolaparoscopia.

Lesões diafragmáticas são normalmente corrigidas através de desbridamento de tecido não viável e, então, fechando o defeito. O diafragma exibe redundância suficiente a todos os defeitos, menos os maiores, a serem fechados primariamente. O fechamento é realizado com uma única camada de sutura não absorvível tomando-se grandes bocados de espessura total de tecido diafragmático saudável. É importante obter hemostasia, pois as lesões diafragmáticas podem sangrar bastante pelos ramos da artéria frênica que podem ser expostos nas bordas da ruptura. Grandes áreas de perda de tecido são raras em ruptura traumática, mas, quando presentes, podem requerer reconstrução com prótese. Materiais sintéticos não absorvíveis são usados para reconstruir o diafragma em campos cirúrgicos limpos, mas devem ser evitados no evento de contaminação. Um descolamento periférico do diafragma da parede do tronco pode ser reparado reinserindo-se o tecido lesionado um ou dois interespaços para cima.

Lesões no abdome

O abdome é uma região do corpo em que comumente ocorrem lesões, e frequentemente requer cuidados cirúrgicos para manejo definitivo. No NTDB de 2016, 11,7% de todos os pacientes sofreram lesões abdominais, com uma respectiva taxa de fatalidade de 12,9%.[2] A natureza vital dos órgãos contidos no abdome faz com que sua avaliação e seu manejo sejam prioridades. As fontes predominantes de morbidade e mortalidade são sangramento e perfuração visceral com sepse associada. No contexto de traumatismos contusos, os órgãos sólidos em geral sofrem contusão ou laceração, causando sangramento que pode requerer manejo cirúrgico. Além disso, forças contusas são capazes de causar ruptura de vísceras ocas devido à rápida compressão de um segmento do intestino contendo fluidos e ar. Mecanismos penetrantes laceram diretamente as vísceras sólidas e ocas, resultando em sangramento e contaminação intra-abdominal que normalmente requerem correção cirúrgica.

Conforme descrito em relação a outras cavidades, a avaliação inicial dos pacientes com lesões abdominais varia com base no mecanismo (contuso vs. penetrante), apesar de uma prioridade comum seja determinar rapidamente a presença ou a ausência de hemorragia contínua. Embora definições métricas não sejam padrão, pacientes que respondem à reanimação e mantêm a hemodinâmica adequada são denominados *respondedores*. Considera-se que essa população provavelmente "tenha sangrado" em vez de apresentar sangramento persistente. Por outro lado, pacientes que não respondem à reanimação com persistente instabilidade fisiológica são considerados *não respondedores*, e provavelmente necessitarão de intervenção imediata. *Respondedores transitórios* são aqueles em quem uma melhora da métrica é inicialmente observada com a reanimação, mas que retornam ao estado de instabilidade em curto espaço de tempo. Na área de atendimento de trauma, pesquisas ATLS se destinam a identificar rapidamente hemorragias em cavidades, após a avaliação da via respiratória e da respiração.

Avaliação de trauma abdominal contuso

O ultrassom se tornou uma tecnologia quase onipresente nos setores de emergência internacionalmente, e tem sido utilizado com frequência na avaliação de hemorragia intra-abdominal pós-traumatismo contuso. É considerado como um complemento da avaliação primária no ATLS e tem a vantagem de ser rapidamente realizado à beira do leito (ATLS 10ª edição, vídeo de FAST no aplicativo móvel MyATLS).[8] A ultrassonografia em traumatismos avalia o pericárdio, o recesso hepatorrenal e o espaço retrovesical. A equipe de reanimação pode optar por realizar uma FAST na presença ou na ausência de instabilidade hemodinâmica, já que esse exame pode ser repetido caso se desenvolva declínio fisiológico posteriormente. Exploração abdominal é classicamente indicada em pacientes de trauma contuso que são não respondedores na presença de fluido intra-abdominal na FAST. Se não houver disponibilidade para a realização de uma FAST, o ATLS recomenda realizar um lavado peritoneal diagnóstico. Aspiração peritoneal revelando conteúdos gastrintestinais, bile ou mais de 10 mℓ de sangue bruto sugere trauma intra-abdominal cirúrgico. Há que se notar que nenhuma técnica de avaliação rápida é infalível. A FAST é limitada por familiaridade do operador, postura corporal e enfisema subcutâneo/gases intestinais. O lavado peritoneal diagnóstico raramente é realizado, estando associado à lesão iatrogênica, e é relativamente contraindicado em pacientes obesos, demonstrando pouca especificidade. Ambas as técnicas são incapazes de avaliar o retroperitônio, que pode representar uma fonte considerável de hemorragia.

Avanços tecnológicos e o aumento da disponibilidade de TC ao longo dos últimos 20 anos tornou essa modalidade o método principal de exames abrangentes em pacientes de traumatismos contusos. Essa evolução promoveu o desenvolvimento de estratégias de manejo não cirúrgico para várias lesões de órgãos sólidos abdominais. TC abdominal para trauma é normalmente realizada **com a administração intravenosa de contraste** para capturar a fase venosa portal, que é a que melhor demonstra a perfusão dos órgãos sólidos abdominais. Essa técnica proporciona a visualização necessária dos órgãos sólidos para permitir a determinação da gravidade da lesão, incluindo a presença de sangramento ativo.

Os achados das imagens motivam as decisões de manejo, como a necessidade de terapia cirúrgica, não cirúrgica ou angiográfica. Historicamente, sangue dentro do abdome determinava a realização de laparotomia, embora em geral o sangramento de órgãos sólidos seja autolimitado pelo tempo da exploração. Subsequentemente, os cirurgiões reconheceram que o estado fisiológico era provavelmente mais indicativo da necessidade de laparotomia do que a presença de lesão isoladamente. Assim, a consideração do manejo não cirúrgico na presença de hemoperitônio com sinais vitais estáveis se tornou um caminho aceitável. À medida que a prática continua evoluindo com a proximidade e a velocidade da varredura de TC na sala de emergência, o controle de danos para reanimação sob a gestão da equipe de trauma pode continuar durante toda a janela diagnóstica em constante estreitamento. As forças indistintas de choque geralmente relevantes ao pacientes de trauma contuso levaram algumas práticas contemporâneas a defender a varredura de TC de corpo inteiro na presença de hipotensão (sistólica < 90). A informação resultante da TC realizada rapidamente pode levar o cirurgião a algoritmos de tratamento distintos (ou seja, cirúrgico, endovascular, de suporte).

Apesar de ser sensível para casos de lesões de órgãos sólidos, a TC é menos capaz de detectar lesões nas vísceras ocas. Essa capacidade já melhorou com algumas evoluções da tecnologia de TC, embora ainda existam limitações significativas. Lesões no tubo GI são sugeridas por espessamento da parede intestinal, inflamação do tecido adiposo circundante (filamentação) ou pela presença de fluido intraperitoneal livre. Material de contraste oral é incomumente oferecido por agregar pouco valor ao exame. Líquido livre não explicado deve ser cuidadosamente considerado, devido ao alto risco de lesão intestinal associada. Em uma porcentagem significativa dos casos, líquido livre sem explicação representa sangue originário de ruptura mesentérica que já parou de sangrar. Achados clínicos, como a presença de marca do cinto de segurança no abdome ou sensibilidade ao exame levantam preocupações no contexto de uma TC sugestiva. Exames seriais do abdome para monitorar a piora da sensibilidade e irritação peritoneal são importantes e necessários para os pacientes que não são levados diretamente para exploração. Por outro lado, a videolaparoscopia pode ser uma opção viável à exploração aberta em pacientes sem choque ou outras indicações para cirurgia. Um fluxograma representativo da avaliação de trauma abdominal contuso é apresentado na Figura 17.21.

Avaliação de trauma abdominal penetrante

A avaliação de trauma abdominal penetrante requer uma abordagem diferente da adotada em mecanismos contusos. De acordo com a abordagem ATLS típica, a via respiratória e a respiração devem ser avaliadas em primeiro lugar, seguidas pela identificação de todos os traumas penetrantes. No contexto de LAFs, as lesões devem ser identificadas com marcadores radiopacos e radiografias simples feitas para estabelecer a possível trajetória e pneumoperitônio. O papel da FAST em LAFs abdominais é de utilidade controversa. Quando positiva, ela pode corroborar a necessidade de exploração abdominal, mas é insuficiente para descartar hemorragia de grande porte ou outros traumas cirúrgicos. O número de projéteis e lesões cutâneas devem somar um valor par ou será necessária uma busca mais intensa por projéteis alojados. Pacientes *in extremis*, ainda que protegendo a via respiratória, devem ser encaminhados à SO com intubação imediatamente antes da incisão. Na presença de fisiologia normal, pacientes de LAF abdominal podem ser submetidos à TC para melhor delineação das lesões. LAFs envolvendo o abdome torácico também podem requerer avaliação do tórax para verificação de lesões mediastinais, pleurais ou pulmonares.[42]

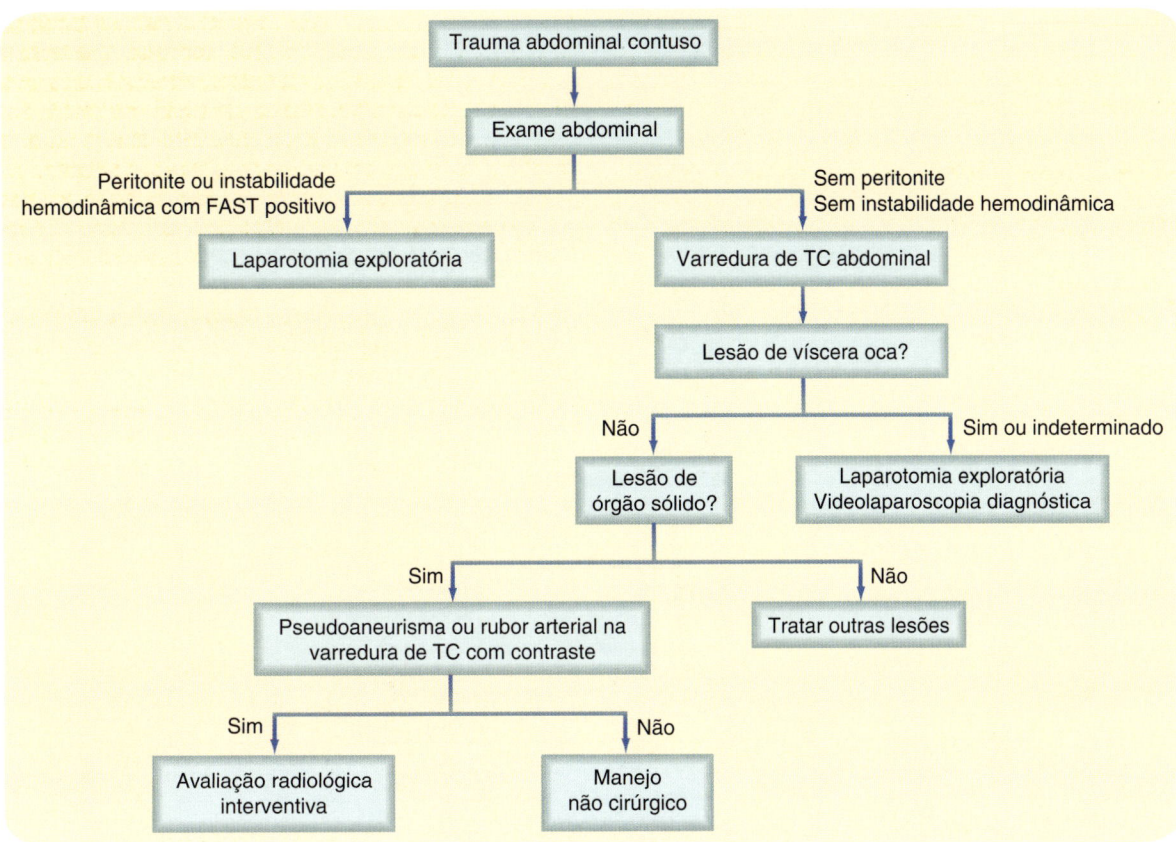

Figura 17.21 Algoritmo para avaliação e manejo de trauma abdominal contuso. *FAST*, ultrassonografia abdominal focada para trauma; *TC*, tomografia computadorizada.

Da mesma forma que pacientes com LAFs, pacientes com lesões causadas por faca e que demonstram instabilidade hemodinâmica, peritonite ou evisceração requerem laparotomia imediata. Em pacientes que não são examináveis, a avaliação de violação peritoneal pode ser conduzida via exploração do local da lesão, ultrassonografia, TC ou videolaparoscopia diagnóstica. Todos os demais podem ser manejados por uma de diversas vias dependendo da localização da lesão. Para facadas nos flancos ou nas costas, imagem de TC com contrates (+/− contraste retal) deve ser obtida para identificar sinais de lesões cirúrgicas. Se for identificada lesão de órgão sólido com extravasamento ativo, deve-se considerar angioembolização. Lesões causadas por facas em posição anterior permitem que o cirurgião presente avalie o tratamento de acordo com os próprios critérios. Exploração do local da ferida para verificar se há violação fascial, exames clínicos seriais ou exames diagnósticos por imagem em pacientes hemodinamicamente adequados representam caminhos equivalentes de manejo seguro. Pacientes sem nenhuma penetração fascial podem ser considerados para receber alta. Se a exploração do local da lesão revelar qualquer evidência de penetração fascial, os pacientes devem ser monitorados através de exames abdominais seriais, ser submetidos à TC ou considerados para videolaparoscopia diagnóstica. Esta última apresenta alto nível de precisão na identificação de lesão intraabdominal e é altamente dependente do usuário.

O desenvolvimento de peritonite, instabilidade hemodinâmica, quedas significativas do nível de hemoglobina ou leucocitose deve motivar avaliações mais aprofundadas, normalmente com laparotomia. Pacientes sem alteração clínica após 24 h podem receber recomendação de dieta e serem considerados para alta. Ressalta-se que essa abordagem de fato requer a presença de uma infraestrutura que permita atento acompanhamento desses pacientes, o que pode não estar disponível em todos os estabelecimentos. Finalmente, lesões por faca na região toracoabdominal devem ser avaliadas por raios X de tórax para verificar se há pneumotórax e por ultrassonografia pericárdica em relação ao derrame. Lesões por faca no quadrante superior esquerdo provavelmente requererão videolaparoscopia para avaliação do diafragma, embora isso possa ser opcional no quadrante superior direito devido à presença do fígado.[43] Uma sugestão de algoritmo para lesões por faca no abdome é apresentada na Figura 17.22.

Manejo

É realizada uma laparotomia para explorar o abdome e reparar quaisquer lesões identificadas. É importante que a exploração do abdome seja realizada sistematicamente para evitar que lesões mais sutis possam passar despercebidas. Conforme descrito no contexto de controle de danos, essa abordagem pode requerer abreviação quando a condição fisiológica do paciente está se deteriorando. Como técnica padrão, o abdome é aberto do processo xifoide até a sínfise púbica para proporcionar exposição adequada. O ligamento falciforme pode ser dividido, separando o fígado da parede abdominal para aumentar a retração e facilitar o empacotamento peri-hepático. Com o uso de um afastador de mão, o sangue é evacuado rapidamente de todos os quatro quadrantes do abdome. Um afastador fixo pode ser colocado para facilitar a exposição ideal. As compressas colocadas nos quatro quadrantes são removidas para tratar do sangramento, mas podem ser recolocadas conforme a necessidade no contexto de controle de danos. Todo o tubo GI é cuidadosamente avaliado, desde a junção gastresofágica até o reto proximal na reflexão do peritônio.

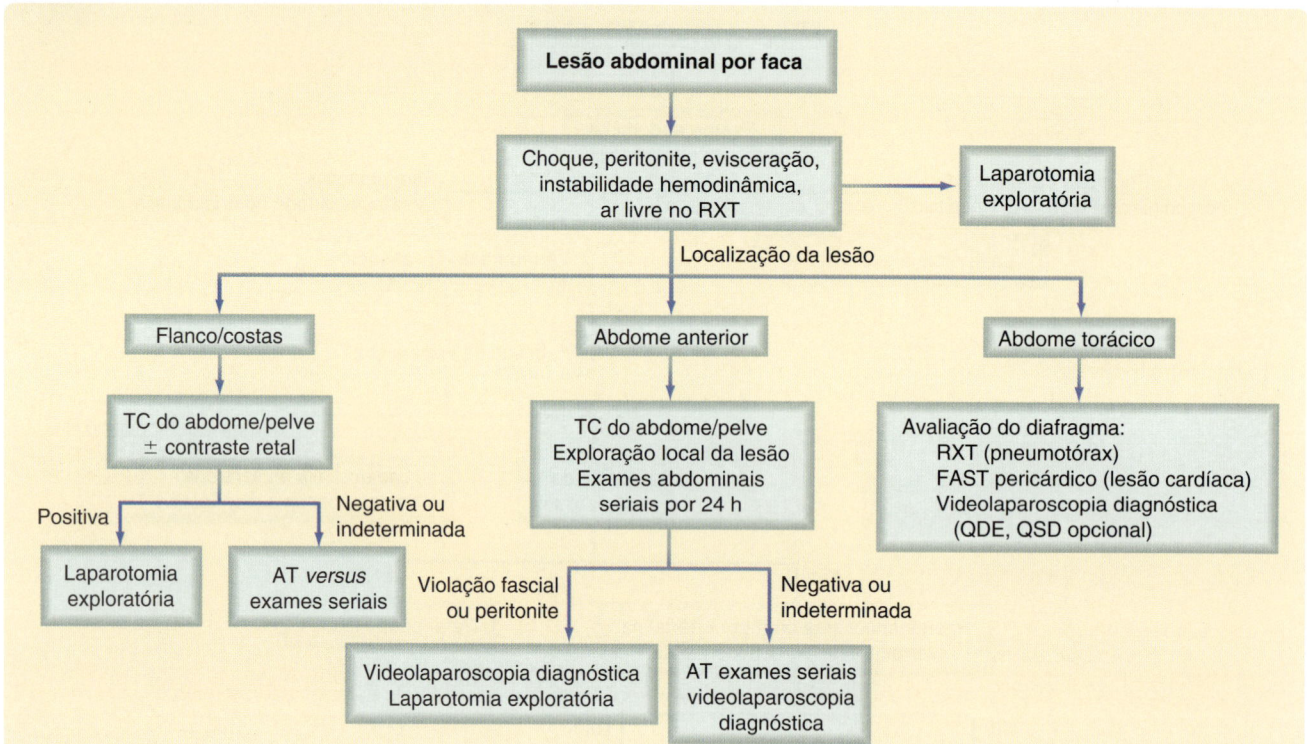

Figura 17.22 Algoritmo para avaliação e manejo de lesões por faca na região anterior do abdome. *AT*, alta; *FAST*, ultrassonografia abdominal focada para trauma; *QSD*, quadrante superior direito; *QSE*, quadrante superior esquerdo; *RXT*, raios X do tórax; *TC*, tomografia computadorizada. (Adaptada de Martin MJ, Brown CVR, Shatz DV et al. Evaluation and management of abdominal stab wounds. *J Trauma Acute Care Surg.* 2018;85(5):1007-1015.)

O espaço retrogástrico também é adentrado para visualizar o estômago posterior e o pâncreas. Quando são identificadas lesões, elas são reparadas, conforme detalharemos nas seções a seguir. O desenvolvimento de comprometimento fisiológico inspira a necessidade de abreviar a operação e prosseguir com métodos de controle de danos, incluindo fechamento abdominal temporário. Esse reconhecimento é altamente benéfico para uma intercomunicação efetiva entre as equipes cirúrgica e de anestesia. Se a operação puder ser concluída sem conversão para controle de danos, a aponeurose é fechada.

Lesões esplênicas. O baço, alternadamente com o fígado, é o primeiro ou segundo órgão abdominal mais comumente lesionado, sendo que lesões esplênicas isoladamente representam cerca de 42% dos traumatismos abdominais.[44] A frequência dessas lesões requer que o cirurgião tenha um conhecimento profundo das estratégias de manejo de lesões esplênicas. Na realidade, traumas esplênicos representam um espectro de doenças, que vão desde autolimitação e observação à esplenectomia imediata no contexto de instabilidade hemodinâmica.

No trauma contuso, a compressão direta do baço com laceração de parênquima é um mecanismo fisiopatológico comum no nível do tecido. Adicionalmente, a lesão pode ser secundária à rápida desaceleração que rompe a cápsula esplênica e/ou o parênquima onde está fixado ao retroperitônio. Esse mecanismo pode criar um hematoma subcapsular, que é demonstrado na Figura 17.23. Trauma esplênico penetrante é menos comum, mas ainda está presente em 8,5% de todas as lesões abdominais penetrantes, segundo o NTDB de 2012. Hemorragia causada por uma lesão esplênica pode ser contínua tr uma instabilidade no momento da apresentação ou, mais comumente, pode se resolver espontaneamente. Assim como outras lesões abdominais, os pacientes não

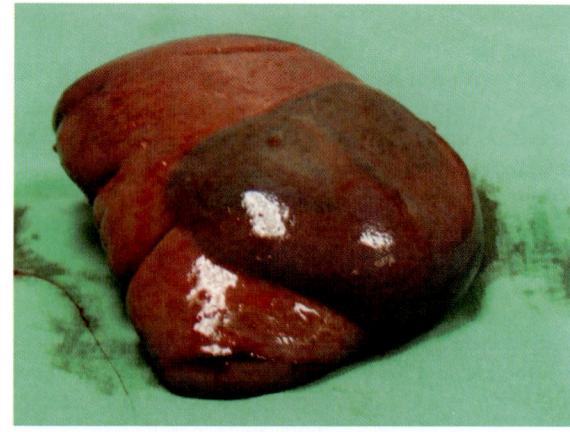

Figura 17.23 Lesão esplênica com hematoma subcapsular. Apesar de a ruptura capsular ser de somente 1 cm, essa lesão demonstrou hemorragia contínua.

respondentes à reanimação com líquido intra-abdominal visualizado na FAST requerem exploração. Pacientes que respondem à reanimação com fisiologia normal podem ser manejados não cirurgicamente, embora esse grupo apresente risco e reiniciação tardia da hemorragia (maioria < 72 h). Durante as últimas décadas, as taxas de manejo não cirúrgico de traumatismos esplênicos aumentou de aproximadamente 40 para 70%, com coincidentes reduções na taxa de mortalidade entre os graus mais elevados de lesão.[44]

Pacientes instáveis com trauma abdominal que são levados da emergência à SO podem ter uma lesão esplênica identificada no momento da laparotomia (10% das lesões esplênicas contusas).

Em todos os demais pacientes, TC abdominal com administração intravenosa de contraste é o exame mais importante para identificação e caracterização das lesões esplênicas (sensibilidade/especificidade de 96 a 100%). Lesões esplênicas têm a aparência de rupturas no parênquima esplênico normal, frequentemente com hematoma circundante e sangue intra-abdominal livre. Sangramento ativo pode ser identificado através da visualização de extravasamento do material de contraste (acúmulo de sangue com contraste). Às vezes, esse extravasamento ficará livre no espaço peritoneal ou contido dentro de um pseudoaneurisma intraparenquimatoso. Uma lesão esplênica com extravasamento ativo em um pseudoaneurisma é demonstrada na Figura 17.24. Outros tipos de lesão esplênica podem incluir um hematoma confinado ao espaço subcapsular e até mesmo desvascularização completa do órgão causada por lesão dos vasos hilares. Lesões no baço são caracterizadas pela Escala de Pontuação de Lesões da AAST, que classifica as lesões com base na anormalidade parenquimatosa ou subcapsular e na presença de envolvimento vascular (Tabela 17.6).

A taxa de sucesso geral com o manejo não cirúrgico é de aproximadamente 90% em casos de trauma esplênico contuso em centros de grande volume. As vantagens dessa abordagem incluem

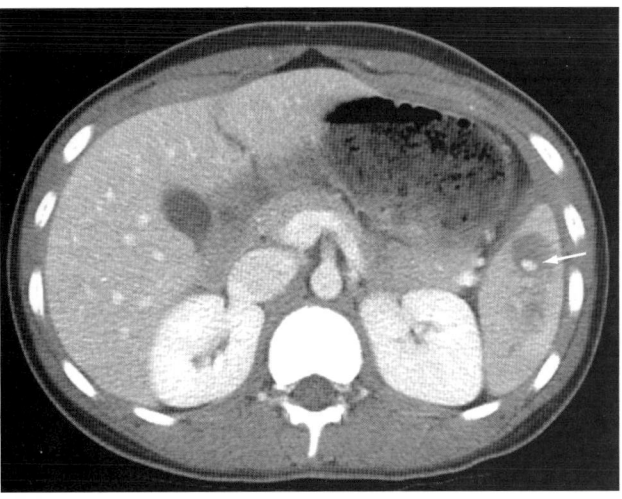

Figura 17.24 Laceração esplênica de grau III visualizada na tomografia computadorizada do abdome. Observe o foco de extravasamento ativo do material de contraste dentro do parênquima esplênico lesionado, conforme indicado pela *seta*.

Tabela 17.6 Escala de lesão esplênica da American Association for the Surgery of Trauma (AAST; revisão de 2018).

Grau	Gravidade segundo a AIS	Critérios de imagem (achados de TC)	Critérios cirúrgicos	Critérios patológicos
I	2	Hematoma subcapsular < 10% da área de superfície	Hematoma subcapsular < 10% da área de superfície	Hematoma subcapsular < 10% da área de superfície
		Laceração de parênquima < 1 cm de profundidade	Laceração de parênquima < 1 cm de profundidade	Laceração de parênquima < 1 cm de profundidade
		Ruptura capsular	Ruptura capsular	Ruptura capsular
II	2	Hematoma subcapsular 10 a 50% da área de superfície	Hematoma subcapsular 10 a 50% da área de superfície	Hematoma subcapsular 10 a 50% da área de superfície
		Hematoma intraparenquimatoso < 5 cm	Hematoma intraparenquimatoso < 5 cm	Hematoma intraparenquimatoso < 5 cm
		Laceração de parênquima 1 a 3 cm	Laceração de parênquima 1 a 3 cm	Laceração de parênquima 1 a 3 cm
III	3	Hematoma subcapsular > 50% da área de superfície	Hematoma subcapsular > 50% da área de superfície ou expansivo	Hematoma subcapsular > 50% da área de superfície
		Hematoma subcapsular ou intraparenquimatoso rompido ≥ 5 cm	Hematoma subcapsular ou intraparenquimatoso rompido ≥ 5 cm	Hematoma subcapsular ou intraparenquimatoso rompido ≥ 5 cm
		Laceração de parênquima > 3 cm de profundidade	Laceração de parênquima > 3 cm de profundidade	Laceração de parênquima > 3 cm de profundidade
IV	4	Qualquer lesão na presença de lesão vascular esplênica ou sangramento ativo confinado dentro da cápsula esplênica	Laceração de parênquima envolvendo vasos segmentares ou hilares produzindo > 25% de desvascularização	Laceração de parênquima envolvendo vasos segmentares ou hilares produzindo > 25% de desvascularização
		Laceração de parênquima envolvendo vasos segmentares ou hilares produzindo > 25% de desvascularização		
V	5	Qualquer lesão na presença de lesão vascular esplênica com sangramento ativo estendendo-se além do baço até o peritônio	Lesão vascular hilar, que desvasculariza o baço	Lesão vascular hilar, que desvasculariza o baço
		Baço rompido	Baço rompido	Baço rompido

AIS, Escala Abreviada de Lesões; *TC*, tomografia computadorizada.

redução dos custos hospitalares, das complicações intra-abdominais, de transfusões de sangue, de laparotomias não terapêuticas e de mortalidade. Devido ao crescente uso de angiografia esplênica e embolização em relação à década passada, taxas de falha com o tratamento não cirúrgico de 5% são alcançáveis nos casos de grau III a V da AAST.[44] Para elaborar um protocolo dessa abordagem, nossa instituição desenvolveu uma diretriz prática através da qual os pacientes que demonstram imagens que sugerem extravasamento ativo ou pseudoaneurisma são avaliados com radiologia interventiva ou angiografia e embolização. Além disso, pacientes sem esses achados, porém com lesões de alto grau (III a V) também são avaliados por radiologia interventiva e encaminhados à angiografia e embolização em um prazo de 24 h. Apesar de uma grande quantidade de investigação prévia, não há fatores de risco (ou seja, idade, grau AAST, volume do hemiperitônio etc.) para falha de tratamento não cirúrgico que, quando presente, identifica os pacientes que se beneficiariam do manejo cirúrgico profilático no contexto de estabilidade hemodinâmica. Além disso, estudos anteriores demonstraram ausência de aumento de complicações e mortalidade com a postergação da intervenção cirúrgica.[44] No entanto, pacientes com lesões de alto grau devem ser submetidos ao monitoramento em UTI mediante internação, mantendo um limiar baixo para manejo cirúrgico em situação de declínio.

O manejo cirúrgico de lesões esplênicas pode ser necessário no contexto de instabilidade no momento da internação ou após falha do tratamento não cirúrgico. Independentemente disso, a melhor abordagem é através de uma incisão na linha média, seguida por empacotamento de todos os quatro quadrantes. Um **afastador** fixo pode melhorar a exposição, e as **compressas são removidas** a fim de expor o baço lesionado. Para mobilizar o baço, o peritônio é dividido lateralmente retraindo-se o baço posteromedialmente de modo a expor as ligações retroperitoneais. Essa divisão do peritônio começa na linha branca de Toldt (ligamento esplenocólico) e, então, continua superiormente até que as veias gástricas curtas sejam encontradas. Depois que o peritônio é aberto lateralmente, um plano contuso é criado posteriormente ao baço em direção medial, estendendo-se por trás da região caudal do pâncreas. Essa manobra mobiliza todo o baço e o pâncreas distal, permitindo que o baço saia pela incisão. Enquanto se evita a curvatura maior do estômago, os vasos gástricos curtos são ligados e divididos. Finalmente, o baço é removido depois que as veias hilares forem ligadas, tomando cuidado para não lesionar a parte caudal do pâncreas ou a curvatura maior do estômago. Deve-se colocar um dreno somente se houver preocupação de que a região caudal do pâncreas esteja lesionada. Vacinas pós-esplenectomia devem ser aplicadas para garantir proteção contra bactérias encapsuladas (*Streptococcus pneumoniae*, *Neisseria meningitidis* e *Haemophilus influenzae*) e prevenção de sepse pós-esplenectomia fulminante (incidência de 0,5% a 2%; taxa de mortalidade de 30 a 70%). Embora as técnicas de salvamento do baço sejam bem descritas, sua utilidade é limitada na era de tratamentos não cirúrgicos altamente eficazes e de abordagens endovasculares em traumatismos esplênicos.

Lesões hepáticas. Lesões no fígado são extremamente comuns após trauma contuso, a uma taxa de 22,2% de acordo com o NTDB de 2012. Da mesma forma, o fígado é o órgão abdominal mais comumente lesionado após trauma penetrante, estando presente em 26,1% dos casos. Mecanismos de trauma hepático contuso incluem compressão com dano direto ao parênquima e forças de cisalhamento, as quais rompem o tecido hepático e desestabilizam ligações vasculares e ligamentosas. O fígado é parcialmente protegido pela caixa torácica, embora as costelas forneçam pouco suporte durante mecanismos de alta energia.

Mecanismos penetrantes laceram diretamente o parênquima hepático, ao mesmo tempo também causando contusão dos tecidos adjacentes. O índice de mortalidade por lesão hepática, não diferentemente do manejo de outros órgãos abdominais sólidos, diminuiu com o tempo devido à evolução das práticas primordialmente cirúrgicas para manejos não cirúrgicos, com tratamentos endovasculares e endoscópicos. Morbidades associadas à lesão hepática incluem sangramento biliar, fístula (hemobilia, fístula biliar), infecção e necrose hepática.

Semelhante a outros órgãos abdominais, as lesões no fígado são geralmente diagnosticadas primeiro ao adentrar o abdome em pacientes instáveis em quem se explora líquido livre mediante exame de FAST. Os que não requerem cirurgia imediata devem ser submetidos a exames de imagem de TC abdominal com administração intravenosa de contraste. A TC é capaz de proporcionar excelentes detalhes anatômicos que permitem uma caracterização altamente precisa das lesões. A delineação da lesão hepática feita pelo contraste ocorre em três fases (pré-contraste, arterial e venosa portal), proporcionando uma ideia sobre o tipo da hemorragia. Achados comuns na TC indicativos de lesão hepática incluem desestabilização do parênquima hepático com sangue peri-hepático ou hematoma e hemoperitônio. Sangramento pelo fígado pode ser visualizado na TC como um extravasamento de material de contraste no parênquima hepático ou no espaço peritoneal, conforme demonstrado na Figura 17.25. As características da lesão hepática na TC podem ser utilizadas para categorizar a lesão de acordo com a OIS da AAST, que leva em conta o envolvimento do parênquima e a presença de lesão vascular (Tabela 17.7).

O tratamento de trauma hepático progrediu em relação às décadas passadas de cuidados cirúrgicos agressivos para cuidados primordialmente não cirúrgicos, coincidindo com uma redução na mortalidade hospitalar. Conforme descrito por Peitzman e Richardson, o período entre 1960 e 1975 apresentou múltiplas séries de pacientes que foram submetidos a manejo com ressecção, ligadura da artéria hepática e coledocostomia com tubo T para lesão hepática. Naquela época, havia suspeita de que a morbidade e a mortalidade, que variavam de 27 a 65%, surgiam mais de complicações biliares/sépticas do que por hemorragia. Em 1976, Lucas e Ledgerwood mudaram o foco do cuidado de modo a priorizar o manejo do sangramento em trauma hepático com uma subsequente redução da mortalidade para 22%. Além disso, os autores descreveram o

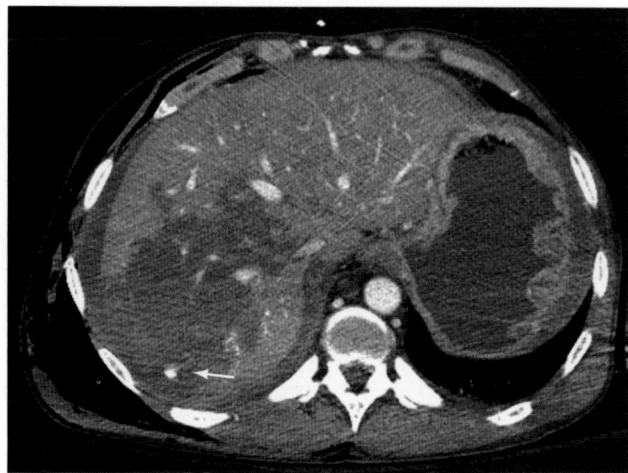

Figura 17.25 Laceração hepática grau IV envolvendo o lobo hepático direito na tomografia computadorizada de abdome. Observe o foco de extravasamento ativo do material de contraste dentro do parênquima do fígado lesionado na periferia da lesão, conforme indicado pela *seta*.

Tabela 17.7 Escala de lesão hepática da American Association for the Surgery of Trauma (AAST; revisão de 2018).

Grau	Gravidade segundo a AIS	Critérios de imagem (achados de TC)	Critérios cirúrgicos	Critérios patológicos
I	2	Hematoma subcapsular < 10% da área de superfície	Hematoma subcapsular < 10% da área de superfície	Hematoma subcapsular < 10% da área de superfície
		Laceração de parênquima < 1 cm de profundidade	Laceração de parênquima < 1 cm de profundidade	Laceração de parênquima < 1 cm de profundidade
		Ruptura capsular	Ruptura capsular	Ruptura capsular
II	2	Hematoma subcapsular 10 a 50% da área de superfície	Hematoma subcapsular 10 a 50% da área de superfície	Hematoma subcapsular 10 a 50% da área de superfície
		Hematoma intraparenquimatoso < 10 cm de diâmetro	Hematoma intraparenquimatoso < 10 cm de diâmetro	Hematoma intraparenquimatoso < 10 cm de diâmetro
		Laceração de 1 a 3 cm de profundidade e ≤ 10 cm de comprimento	Laceração de 1 a 3 cm de profundidade e ≤ 10 cm de comprimento	Laceração de 1 a 3 cm de profundidade e ≤ 10 cm de comprimento
III	3	Hematoma subcapsular > 50% da área de superfície	Hematoma subcapsular > 50% da área de superfície ou expansivo	Hematoma subcapsular > 50% da área de superfície
		Hematoma subcapsular ou parenquimatoso rompido	Hematoma subcapsular ou parenquimatoso rompido	Hematoma subcapsular ou parenquimatoso rompido
		Laceração intraparenquimatosa > 10 cm, laceração > 3 m de profundidade	Laceração intraparenquimatosa > 10 cm, laceração > 3 m de profundidade	Laceração intraparenquimatosa > 10 cm, laceração > 3 m de profundidade
		Qualquer lesão na presença de uma lesão vascular hepática ou sangramento ativo contido dentro do parênquima hepático		
IV	4	Rompimento do parênquima envolvendo 25 a 75% de um lobo hepático	Rompimento do parênquima envolvendo 25 a 75% de um lobo hepático	Rompimento do parênquima envolvendo 25 a 75% de um lobo hepático
		Sangramento ativo estendendo-se além do parênquima hepático até o peritônio		
V	5	Rompimento do parênquima > 75% de um lobo hepático	Rompimento do parênquima > 75% de um lobo hepático	Rompimento do parênquima > 75% de um lobo hepático
		Lesões venosas justa-hepáticas incluem a veia cava retro-hepática e as principais veias hepáticas centrais	Lesões venosas justa-hepáticas incluem a veia cava retro-hepática e as principais veias hepáticas centrais	Lesões venosas justa-hepáticas incluem a veia cava retro-hepática e as principais veias hepáticas centrais

AIS, Escala Abreviada de Lesões; *TC*, tomografia computadorizada.

uso de empacotamento abdominal temporário para controle do sangramento hepático. Essa abordagem foi posteriormente promovida por Feliciano, Mattox e Jordan para pacientes criticamente doentes em quem as soluções cirúrgicas para o sangramento haviam fracassado. Após esses relatos de mudança de prática, a OIS da AAST para fígado, baço e rim foi descrita pela primeira vez em 1989 e continua sendo um esquema consistente de definição de lesão de órgão abdominal sólido. À medida que os dados sobre a opção de manejo não cirúrgico de trauma hepático contuso começaram a se acumular, uma revisão da literatura conduzida por Pachter e Hofstetter concluiu que o manejo não cirúrgico deve ser a conduta de escolha para pacientes hemodinamicamente estáveis, independentemente do grau AAST. O desenvolvimento contínuo da tecnologia de TC aliado ao suporte endovascular/endoscópico resultou na maioria dos pacientes com lesões de grau I a III sendo manejados não cirurgicamente com sucesso, enquanto dois terços das lesões de graus IV e V requerem residualmente cuidados cirúrgicos. Polanco et al., em uma revisão sobre manejo de traumas hepáticos contusos e penetrantes complexos com ressecção, relataram uma mortalidade devido a lesão hepática de 9%. Eles atribuem essa melhora da taxa de mortalidade em sua série à decisão precoce de realização de operação de grande porte, técnica de reanimação intraoperatória e assistência sênior cirúrgica/de subespecialidade.[45]

Pacientes que são hemodinamicamente estáveis no contexto de trauma hepático contuso e penetrante devem ser considerados primordialmente para manejo não cirúrgico. Sangramento parenquimatoso ou pseudoaneurisma nas imagens com agente de contraste devem motivar uma consulta com a radiologia interventiva para avaliação. O curso natural de pseudoaneurismas hepáticos não foi totalmente esclarecido, mas acredita-se que possam estar associados a um maior risco de sangramento tardio, principalmente quando associado a ramificações arteriais hepáticas. Após a embolização bem-sucedida, os pacientes necessitam de monitoramento na unidade de terapia intensiva de todas as lesões hepáticas manejadas de maneira não cirúrgica, embora não haja nenhum intervalo padrão de monitoramento laboratorial. Em pacientes devidamente selecionados, o uso de angioembolização melhorou a taxa de sucesso do manejo não cirúrgico com uma redução na conversão para tratamento cirúrgico.

Até mesmo o manejo não cirúrgico bem-sucedido pode requerer tratamento de complicações (em 12 a 14%), como vazamentos de bile com formação de bilioma, hemobilia e desenvolvimento de abscessos hepáticos.[45] Com frequência, a presença destes é sugerida pelo desenvolvimento de sintomas abdominais, com, ocasionalmente, a adição de infecção sistêmica ou inflamação. TC ou imagem de ultrassom são valiosas na avaliação de abscessos e bilioma; estes podem ser normalmente tratados com drenagem percutânea guiada por TC ou ultrassonografia. Colangiopancreatografia retrógrada endoscópica (CPRE) com colocação de *stent* é necessária às vezes para descomprimir a árvore biliar e promover cicatrização de um vazamento de bile. Ascites biliares não passíveis de drenagem percutânea podem requerer videolaparoscopia ou laparotomia para que se obtenha uma drenagem adequada. Hemobilia é tratada com angiografia, que inclui embolização do vaso hepático que se comunica com a árvore biliar.

Embora tenha havido grandes avanços no manejo não cirúrgico de lesões hepáticas, não se deve ignorar que pacientes instáveis requerem manejo cirúrgico do sangramento. No trauma contuso, uma recente revisão sistemática apresentou um índice comum de falha de manejo não cirúrgico de 9,5%, fatores preditivos incluindo sinais de choque e sinais peritoneais à apresentação, ISS alto e trauma intra-abdominal associado.[45] Da mesma forma, uma análise do condado de Los Angeles demonstra falha de manejo não cirúrgico seletivo em aproximadamente 5% dos pacientes que sofrem LAFs no fígado.[46] Polanco et al., em uma revisão do manejo de trauma hepático contuso e penetrante complexo com ressecção, relataram um índice de mortalidade por lesão hepática de 9%. A abordagem cirúrgica no caso de lesões hepáticas que foi desenvolvida pela WTA é apresentada na Figura 17.26. Quando há necessidade de manejo cirúrgico, uma laparotomia na linha média é a abordagem mais versátil para manejar qualquer lesão hepática que possa ser encontrada. O ligamento falciforme é dividido, e compressas peri-hepáticas são colocadas para controlar temporariamente o sangramento do fígado. Um afastador fixo pode ser colocado para melhorar a exposição das estruturas do quadrante superior direito. Quando necessário, empacotamento peri-hepático e compressão manual podem temporizar o sangramento, dando oportunidade de alcançar a reanimação. Uma vez que o paciente estiver razoavelmente estável, as compressas são removidas e as lesões no fígado são avaliadas. Lesões leves com sangramento contínuo mínimo podem ser tratadas com mais compressão, agentes hemostáticos tópicos ou sutura (hepatorrafia). O manejo de lesões hepáticas pode ser facilitado dividindo-se os ligamentos triangulares para mobilizar os lobos hepáticos direito ou esquerdo. Isso permitirá que as lesões fiquem mais bem expostas para correção, mas também pode possibilitar empacotamento mais eficaz ao otimizar a compressão anterior para posterior. Qualquer mobilização do fígado deve ser cuidadosamente considerada se houver alguma chance de que os ligamentos hepáticos estejam proporcionando tamponamento do sangramento retro-hepático. A maioria das lesões hepáticas requer somente técnicas superficiais para a obtenção da hemostasia.

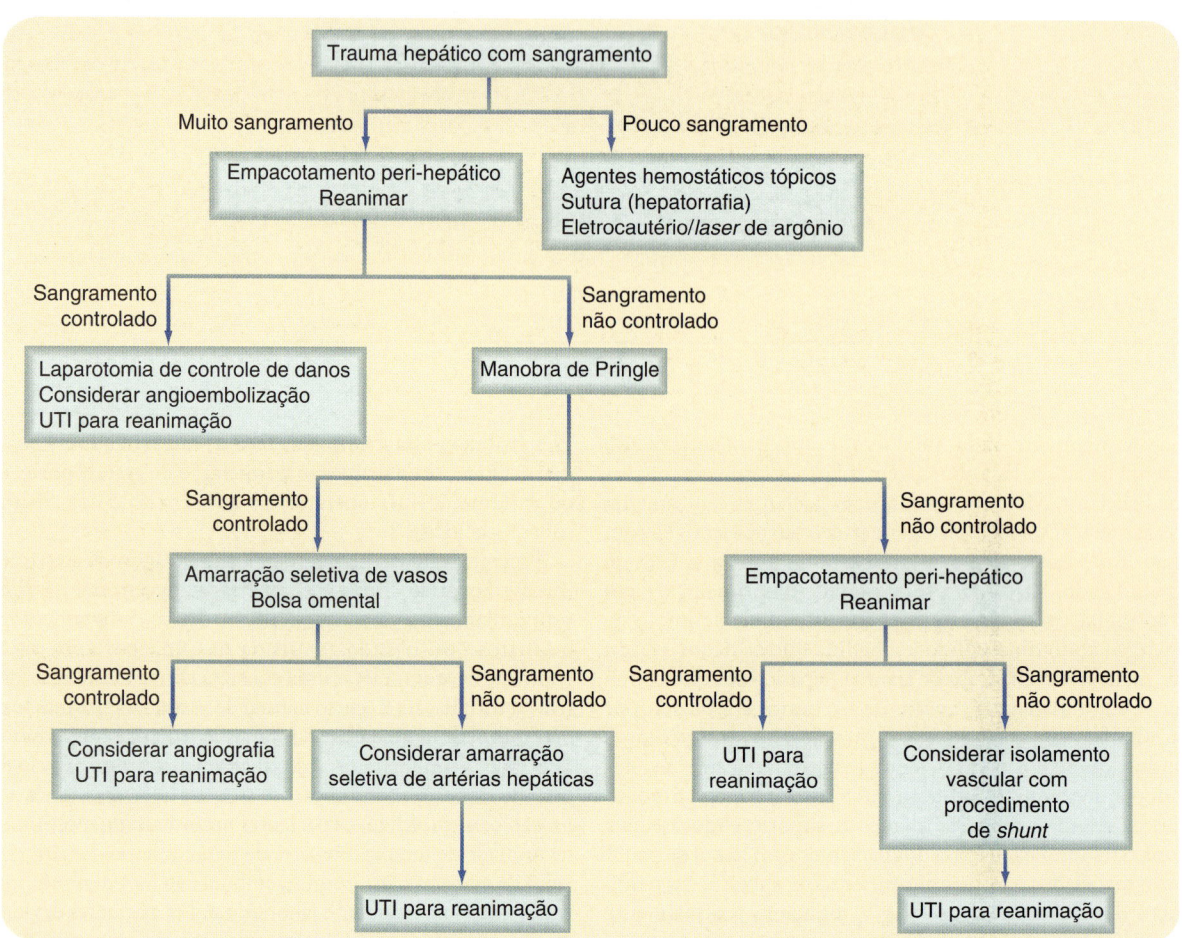

Figura 17.26 Algoritmo para manejo cirúrgico de lesões hepáticas. *UTI*, unidade de terapia intensiva. (Adaptada de Kozar RA, Feliciano DV, Moore EE et al. Western Trauma Association/critical decisions in trauma: Operative management of adult blunt hepatic trauma. *J Trauma*. 2011;71:1-5.)

Quando da presença de sangramento mais grave pelo fígado, uma manobra de Pringle é um adjuvante valioso para diminuir o fluxo de sangue o suficiente para visualizar a lesão. O ligamento hepatoduodenal é envolvido por um clampe vascular para ocluir o fluxo de sangue da artéria hepática e da veia portal. Essa manobra ajuda a distinguir sangramento da artéria hepática de sangramento da veia porta, que persistirá mesmo com a colocação de clampe no ligamento hepatoduodenal. Em muitos casos, a laceração do fígado pode, então, ser explorada e quaisquer vasos com sangramento ativo podem ser controlados com sutura. O parênquima hepático que parece estar desvitalizado deve ser desbridado e drenos são colocados quando as lesões parecem oferecer risco de vazamento de bile. Um pedículo vascularizado de omento pode reduzir o sangramento parenquimatoso e promover a cicatrização da laceração quando inserido dentro da lesão hepática.

Lesões hepáticas próximas da veia cava retro-hepática que não estiverem sangrando ativamente devem ser empacotadas e não exploradas. Várias técnicas heroicas são descritas na literatura destacando o reparo de lesões da veia cava retro-hepática, mas a abordagem com a maior probabilidade de sucesso é preservar o tamponamento natural dessa região de baixa pressão quando possível. Um *shunt* atriocaval (de Shrock) é um método que inclui isolamento da veia cava retro-hepática colocando-se um *shunt* intravascular entre o átrio direito e a veia cava infra-hepática. O isolamento do fígado com uma derivação atriocaval com a adição de uma manobra de Pringle teoricamente permite o reparo da veia cava ou das veias hepáticas com menos perda contínua de sangue.

Técnicas de controle de danos são geralmente necessárias, pois muitos pacientes que requerem intervenção cirúrgica para lesões hepáticas já sofreram deterioração fisiológica. O controle do sangramento cirúrgico é obtido e o fígado é empacotado, seguido por fechamento temporário do abdome. Não é apropriado deixar sangramento cirúrgico na esperança de que o empacotamento em si proporcionará controle adequado. Por outro lado, sangramento hepático difuso devido a coagulopatia não responderá a repetidas tentativas de colocação de sutura. Ao contrário, isso deve ser tratado através de reversão das disfunções fisiológicas. Os pacientes são, então, ressuscitados na UTI até que a hipotermia, a coagulopatia e a acidose se resolvam; nesse momento, o abdome pode ser explorado novamente e os pacotes podem ser removidos. Após o controle de danos, angiografia com embolização pode proporcionar ajuda adicional no manejo de sangramento contínuo dos ramos da artéria hepática. No entanto, a mortalidade nesses pacientes permanece elevada.

Lesões gástricas. Lesões no estômago causadas por mecanismos penetrantes (de 11 a 18%) superam muito em incidência em comparação às modalidades contusas (< 1%).[47] Porém, a mortalidade associada a trauma gástrico contuso é significativa, chegando a 28,2%, segundo o estudo multi-institucional EAST. Uma avaliação mais minuciosa desses pacientes revela um ISS significativamente maior em comparação a outros grupos, sugerindo que a mortalidade associada à perfuração contusa do estômago é uma consequência de mecanismos de alta energia. A ruptura é causada por um aumento agudo da pressão intraluminal por forças externas, resultando em colapso da parede gástrica. Devido à natureza de alta energia desse mecanismo, é comum observar lesões associadas no fígado, baço, pâncreas e intestino delgado, sendo a mortalidade frequentemente atribuída a essas lesões associadas. Por outro lado, o índice de mortes devido a lesões penetrantes no estômago é relativamente baixo, de 2,2%.[47] Lesões gástricas penetrantes geralmente causam perfurações de espessura total com extravasamento de conteúdos gástricos no abdome.

Assim como outras lesões de vísceras ocas, as lesões gástricas podem ser identificadas durante o exame físico pela presença de peritonite. A manifestação desse achado pode ser mais rápida do que nos casos de perfuração de intestino delgado, devido ao pH mais baixo dos conteúdos gástricos.[47] Além disso, a localização das lesões penetrantes pode ser sugestiva de lesão gástrica. Embora historicamente lesões em vísceras ocas venham sendo identificadas mediante exploração de trauma de órgãos sólidos, TC é atualmente uma modalidade comumente utilizada em pacientes de trauma estáveis antes da cirurgia. A sensibilidade e a especificidade geral para lesões de vísceras ocas na TC são limitadas (sensibilidade de 55 a 95%; especificidade de 48 a 92%) e dependem da presença de sinais secundários: espessamento da parede intestinal, realce de parede irregular, defeitos mesentéricos e líquido abdominal livre na ausência de trauma de órgãos sólidos. Esse último achado de líquido livre é uma métrica pontual duvidosa para cirurgia – nessa situação, a laparotomia terapêutica varia de 27 a 54%. Da mesma forma, pneumoperitônio isolado no trauma contuso também pode ser um indicador de lesão de víscera oca.[47] Conforme descrito anteriormente, a avaliação algorítmica de trauma abdominal contuso ou penetrante pode incluir um período de observação, durante o qual a víscera oca se torna clinicamente aparente. É importante destacar que, se a suspeita for baseada em múltiplas métricas, a decisão de explorar deve ser tomada rapidamente, já que a mortalidade aumenta proporcionalmente à demora em realizar a cirurgia.

Uma avaliação completa do estômago inclui a visualização das paredes anterior e posterior, requerendo entrada na retro cavidade. A incapacidade de realizar isso pode levar à não detecção de lesões com subsequente morbidade. A abordagem de reparo é baseada na quantidade de perda de tecido e na localização da lesão. Hematomas na parede gástrica devem ser removidos para garantir que não haja perfuração. Segue-se, assim, para o controle do sangramento e fechamento da seromusculatura com sutura não absorvível. Tecidos não viáveis de lesões de espessura total devem ser totalmente desbridados; a parede gástrica é, então, fechada em uma ou duas camadas. Uma abordagem comum é fechar a perfuração com sutura absorvível e, então, inverter a linha de sutura com pontos seromusculares não absorvíveis. Um grampeamento também pode ser usado para fechar uma perfuração devido à redundância de tecido gástrico e à improbabilidade da ocorrência de uma diminuição exagerada do volume do lúmen estomacal. Lesões que envolvem a junção gastresofágica, a curvatura menor, o fundo e a parede posterior podem ter uma abordagem mais desafiadora e requererem melhor exposição do abdome superior. Raramente, lesões muito destrutivas que causam perda de grandes partes do estômago requerem gastrectomia parcial ou até mesmo total. Pode ser necessária para a reconstrução uma gastrenterostomia Billroth I ou II ou a criação e uma esofagojejunostomia em Y de Roux, dependendo da extensão da ressecção.

Lesões duodenais. Lesões duodenais são incomuns após mecanismos contusos e penetrantes, constituindo menos de 2% dos traumatismos abdominais. Devido à localização retroperitoneal do duodeno, a maioria das lesões se deve a modalidades penetrantes, decorrentes de LAFs em aproximadamente 80% dos casos. Em uma recente série multi-institucional, aproximadamente 70% apresentavam lesões abdominais associadas, e a mortalidade relacionada a esse tipo de lesão era de 24%. Em uma análise univariada, a mortalidade estava relacionada à hemodinâmica na chegada, necessidade de transfusão, ISS, falência renal e lesão pancreática associada.[48] Lesões contusas são causadas por um colapso do epigástrio por um objeto pequeno, resultando em contusão da parede ou ruptura secundária à elevação aguda da pressão intraluminal. A descrição clássica inclui impacto abdominal causado pela direção de automóvel ou, em crianças, guidão de bicicleta. A morbidade das lesões duodenais está mais comumente relacionada a complicações sépticas, especialmente no contexto de falha de reparo. Assim, o tratamento cirúrgico de lesões duodenais oferece várias e complexas opções de tratamento.

Trauma duodenal geralmente pode representar um desafio diagnóstico e terapêutico. Lesões duodenais penetrantes são comumente diagnosticadas, a princípio, mediante laparotomia, iniciada com base na localização da lesão penetrante. Lesões duodenais contusas podem ser mais difíceis de identificar e, portanto, requerem um alto grau de suspeita para evitar que passem despercebidas. Pode não haver achados no exame físico devido à localização retroperitoneal do duodeno. Até mesmo perfurações de espessura total do duodeno podem não demonstrar sinais peritoneais a menos que a perfuração envolva um segmento intraperitoneal. A ferramenta mais valiosa para diagnóstico é a TC de abdome, com um limiar baixo para exploração diagnóstica. As imagens podem mostrar uma parede duodenal espessada com ar e fluido periduodenal. Lesões de menor grau, como hematoma duodenal, também podem ser identificadas através de TC. Se as primeiras imagens que surgem de pacientes hemodinamicamente estáveis forem sugestivas de trauma duodenal, deve-se repetir o exame de imagem na forma de TC realçada com contraste oral, trânsito duodenal cronometrado ou fluoroscopia GI superior. Qualquer evidência de perfuração duodenal nas imagens requer intervenção cirúrgica imediata. Os achados podem ser sutis, mas um limiar baixo de exploração deve ser mantido devido à possibilidade de resultados falso-negativos da TC abdominal.

A abordagem de manejo das lesões duodenais depende da localização da lesão e da quantidade de tecido destruído. Hematomas da parede duodenal geralmente se resolvem sem intervenção, e somente são um problema se causarem obstrução de abertura gástrica. O tratamento de hematomas obstrutivos consiste em descompressão gástrica, instauração de alimentação parenteral total e reavaliação do esvaziamento gástrico com exame com contraste após 5 a 7 dias. Se a obstrução duodenal persistir depois de aproximadamente 14 dias, será necessária exploração cirúrgica para remover o hematoma, avaliar se há perfuração, estreitamento ou lesão pancreática associada. Os hematomas normalmente descomprimem espontaneamente durante a mobilização do duodeno, quando, então, a parede intestinal deve ser avaliada quanto à presença de lesões. Hematomas duodenais identificados incidentalmente durante a laparotomia não devem ser intencionalmente abertos a menos que haja preocupação em relação à lesão de espessura total.

Um estudo retrospectivo da Panamerican Trauma Society revelou que 98% dos pacientes com lesões duodenais cirúrgicas são suscetíveis a reparo primário, incluindo todos os graus AAST.[48] Perfurações da parede duodenal podem ser reparadas através de uma abordagem de camada única ou dupla após desbridamento do tecido desvitalizado. A mobilização completa do duodeno com uma manobra de Kocher estendida é necessária para proporcionar exposição e garantir um reparo livre de tensão. Grandes quantidades de perda de tecido ou transecção duodenal podem ser tratadas com ressecção e anastomose primária, desde que a ampola não esteja envolvida e que o segmento lesionado seja curto. Segmentos mais longos de lesão duodenal ou áreas adjacentes à ampola podem requerer *bypass* entérico com reconstrução em Y de Roux. Se possível, a utilização do omento pode ser colocada nos reforços realizados. Manobras adicionais de proteção das linhas de sutura contra conteúdos entéricos (ou seja, diverticulização duodenal, exclusão pilórica com gastrojejunostomia, duodenostomia com tubo) foram questionadas em revisões anteriores e devem ser individualizadas em casos selecionados. Da mesma forma, a colocação de dreno após reparo definitivo não é obrigatória, embora um possível benefício seja a criação controlada de fístula caso ocorra um extravasamento. No contexto de controle de danos, o uso de ressecção com dreno largo e a descontinuidade temporária são altamente eficazes para controle de contaminação.

Lesões pancreáticas. Lesões pancreáticas normalmente ocorrem em associação a uma lesão no duodeno devido à sua proximidade. Contudo, sua incidência geral em trauma abdominal é relativamente baixa (de 0,2 a 12%).[49] Mais comumente, a causa é um mecanismo penetrante – 4,4% dos pacientes com trauma abdominal penetrante sofrem lesão pancreática. É difícil de identificar a mortalidade relacionada a traumas verdadeiros de pâncreas, já que os óbitos são geralmente atribuídos à patologia associada. No entanto, observa-se que a morbidade e a mortalidade aumentam quanto maior o grau AAST (até 40% em lesões de grau V) aliadas a atrasos no diagnóstico e no manejo.[49] As enzimas pancreáticas são cáusticas; assim, lesão ductal com extravasamento ($\geq$ grau III) é o fator contribuinte mais significativo para morbidade e mortalidade específica ao órgão. Lesão do tecido pancreático pode resultar de laceração direta do órgão ou através da transmissão de energia de força contusa para o retroperitônio. Um mecanismo comum de lesão pancreática contusa envolve esmagamento do corpo do pâncreas entre uma estrutura rígida, como uma direção de automóvel ou cinto de segurança, e a coluna vertebral. O impacto no pâncreas causa lesão que varia de contusão leve à transecção completa com colapso ductal.

A identificação de lesões do pâncreas pode ser desafiadora, principalmente porque as modalidades disponíveis de imagem não são altamente eficazes. Assim como com o duodeno, a localização retroperitoneal do pâncreas torna os achados dos exames físicos menos úteis para diagnóstico. Imagens tridimensionais de TC de abdome realçadas por contraste intravenoso oferecem a melhor visualização do pâncreas e de lesões associadas. Apesar disso, a sensibilidade/especificidade de detecção de lesão parenquimatosa (sensibilidade de 47 a 79%) e a presença de envolvimento do ducto (sensibilidade de 52 a 54%, especificidade de 90 a 95%) continuam sendo inconsistentemente relatadas na literatura, possivelmente refletindo variações na interpretação radiológica entre os centros.[49] TC isoladamente pode não ser satisfatória para descartar uma lesão pancreática clinicamente significativa, devendo-se manter um elevado índice de suspeita. Na TC abdominal, achados sugestivos de lesões pancreáticas incluem má perfusão do parênquima pancreático, fluido circundante ou hematoma e filamentação no tecido mole adjacente. Uma imagem de TC demonstrando uma lesão envolvendo o colo do pâncreas é apresentada na Figura 17.27.

A identificação de lesões pancreáticas clinicamente significativas pode requerer o uso de outros exames diagnósticos. A incidência relatada de trauma pancreático ignorado na TC chega perto de 15%.[49] A repetição do exame de TC pode sugerir uma lesão pancreática que precisou de tempo para desenvolver inflamação no paciente que permanece persistentemente mal. Quando realizada mais de 3 h após a ocorrência da lesão, um aumento do nível sérico de amilase pode refletir trauma pancreático. Utilizado dessa maneira, o nível de amilase sérica é razoavelmente sensível, porém carece de especificidade e tem valor limitado. Exames de imagem dos ductos pancreáticos com CPRE ou colangiopancreatografia por RM podem melhorar o rendimento diagnóstico, principalmente naqueles pacientes com suspeita de lesão pancreática. Essas modalidades adicionais continuam sendo estudadas e podem ocasionalmente ser valiosas para o planejamento da terapia e para a abordagem cirúrgica.

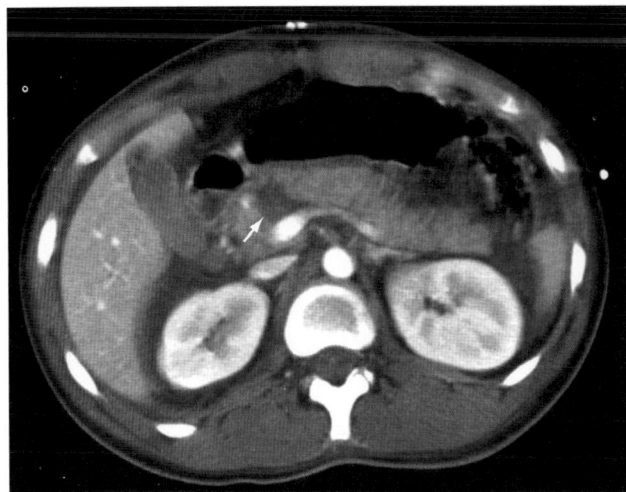

Figura 17.27 Tomografia computadorizada de uma lesão pancreática. A lesão envolve o colo pancreático e aparece como um segmento de 2 cm de tecido pancreático não perfundido com edema circundante, conforme indicado pela *seta*.

Lesões pancreáticas de qualquer relevância requerem manejo cirúrgico. É necessário expor todo o pâncreas para avaliação de lesões e para desenvolver um plano cirúrgico eficaz. Essa exposição inclui a mobilização da flexura hepática e a divisão do ligamento gastrocólico, permitindo a retração do cólon transverso e do mesocólon inferiormente. Manobra de Kocher mobilizará a cabeça do pâncreas e facilitará a visualização. A avaliação do pâncreas inclui determinar a quantidade de envolvimento do parênquima, a localização da lesão e a presença de trauma ductal. Lesões do ducto pancreático à esquerda dos vasos mesentéricos superiores são manejadas através de pancreatectomia distal. O coto pancreático proximal pode ser manejado ligando individualmente o ducto, depois suturando por cima o parênquima ou usando um grampeador. A cicatrização do pâncreas conservado pode ser intensificada cobrindo-o com um pedaço de omento saudável. Um dreno de sucção fechado deve ser colocado para controlar qualquer extravasamento de enzima pancreática.

O tratamento de lesões do sistema ductal na cabeça do pâncreas pode ser mais desafiador. Quando a destruição do tecido é limitada, manejar essas lesões somente com drenagem em geral desvia o extravasamento de fluido pancreático externamente, criando uma fístula controlada que quase sempre se fecha espontaneamente. O fechamento de uma fístula pode ser facilitado por descompressão biliar através da colocação de *stents* por CPRE. Destruição massiva da cabeça do pâncreas com parênquima desvitalizado (grau V) ou lesões combinadas de pâncreas e duodeno podem requerer uma pancreaticoduodenectomia (procedimento de Whipple). Isso causa ao paciente uma grande carga cirúrgica e está associado a uma elevada taxa de complicações pós-operatórias. Somente pacientes com a fisiologia normalizada devem ser considerados candidatos à pancreaticoduodenectomia; outros são submetidos a uma operação abreviada com posterior reconstrução. O controle de danos em lesões pancreáticas inclui controle de hemorragia, drenagem externa e fechamento abdominal temporário com planos para nova exploração.

Drenagem externa efetiva é um importante componente do manejo de lesões pancreáticas, cujo valor não pode ser superestimado. Desvio do trajeto das enzimas pancreáticas é necessário para prevenir a exposição retroperitoneal a enzimas cáusticas, que provocariam uma massiva reação inflamatória e progressiva disfunção orgânica. Lesões pancreáticas menos graves que não envolvem o ducto pancreático (graus I e II), incluindo hematomas, contusões parenquimatosas e lacerações da cápsula ou do parênquima superficial, devem ser manejados com drenagem externa. Sistemas de aspiração fechados estão associados a uma redução no índice de desenvolvimento e abscessos em relação aos drenos do tipo aberto.[49] Acesso de alimentação distal pode ser valioso para o fornecimento de nutrição enteral inicial, dependendo do quadro clínico em geral. A Figura 17.28 apresenta uma abordagem de manejo cirúrgico de lesões pancreáticas.

Lesões no intestino delgado. Embora o intestino delgado seja um dos órgãos mais frequentemente lesionados após trauma abdominal penetrante, é raro ser uma entidade lesionada por mecanismo contuso (0,3%). As taxas de mortalidade variam de 15 a 20%, sendo a maioria delas causada por lesões vasculares associadas.[47] No nível do tecido, a lesão pode ser secundária a esmagamento, ruptura e mecanismos de cisalhamento. Lesões penetrantes podem variar de minúsculas perfurações a lesões de grande destruição que desvitalizam os segmentos circunferenciais do intestino delgado. Lesão tissular contusa direta pode ocorrer quando o intestino delgado é prensado entre o volante do carro ou o cinto de segurança e uma estrutura rígida, como a coluna vertebral. Ruptura de intestino delgado ocorre quando a pressão intraluminal aumenta rapidamente, causando um colapso ao longo da borda antimesentérica. Mecanismos de desaceleração podem resultar no cisalhamento da túnica serosa ou muscular em todo um segmento do intestino delgado. Finalmente, lesões no mesentério do intestino delgado podem resultar de desvascularização e subsequente necrose intestinal sem lesão tissular direta.

No contexto de mecanismos penetrantes, lesões do intestino delgado são geralmente identificadas no momento da exploração abdominal. Os pacientes podem ter peritonite no exame inicial ou seus achados abdominais podem piorar nas horas subsequentes à sua entrada. Assim como com outras vísceras abdominais ocas, a avaliação pode ser desafiadora e é semelhante à avaliação do estômago e do duodeno, conforme descrito anteriormente. Imagens de TC abdominal apresentam limitações significativas, devendo haver um alto índice de suspeita para que uma lesão não passe despercebida.

O reparo de lesões do intestino delgado depende da quantidade de destruição da parede intestinal em relação à circunferência luminal geral. Lesões na túnica serosa do intestino podem ser reforçadas com sutura interrompida com fio não absorvível, a qual se sobrepõe à lesão. Pequenas perfurações podem ser corrigidas a princípio com uma ou duas camadas após desbridamento do tecido desvitalizado. Deve-se tomar cuidado para evitar comprometer demasiadamente o tamanho do lúmen intestinal. No contexto de múltiplas perfurações, o reparo primário ainda pode ser realizado com segurança desde que as lesões não estejam tão próximas que sejam capazes de resultar em estreitamento do lúmen intestinal quando fechadas. Apesar disso, muitos cirurgiões optam por realizar uma ressecção com anastomose quando da presença de múltiplas perfurações em um segmento do intestino. Quando as lesões envolvem mais de 50% da circunferência da parede intestinal, deve-se realizar ressecção do intestino com anastomose. Não houve diferença nas taxas de extravasamento demonstradas entre anastomoses com grampos ou suturadas após ressecções. A seleção da técnica de anastomose deve ser baseada na preferência do cirurgião e no nível de experiência deste com a técnica escolhida. Anastomoses suturadas à mão são frequentemente construídas em duas camadas, porém métodos de camada única são igualmente eficazes. O controle de danos em lesões do intestino delgado inclui o rápido fechamento de perfurações para controle da contaminação com ressecção quando da presença de lesões de grande porte. Pacientes em choque podem

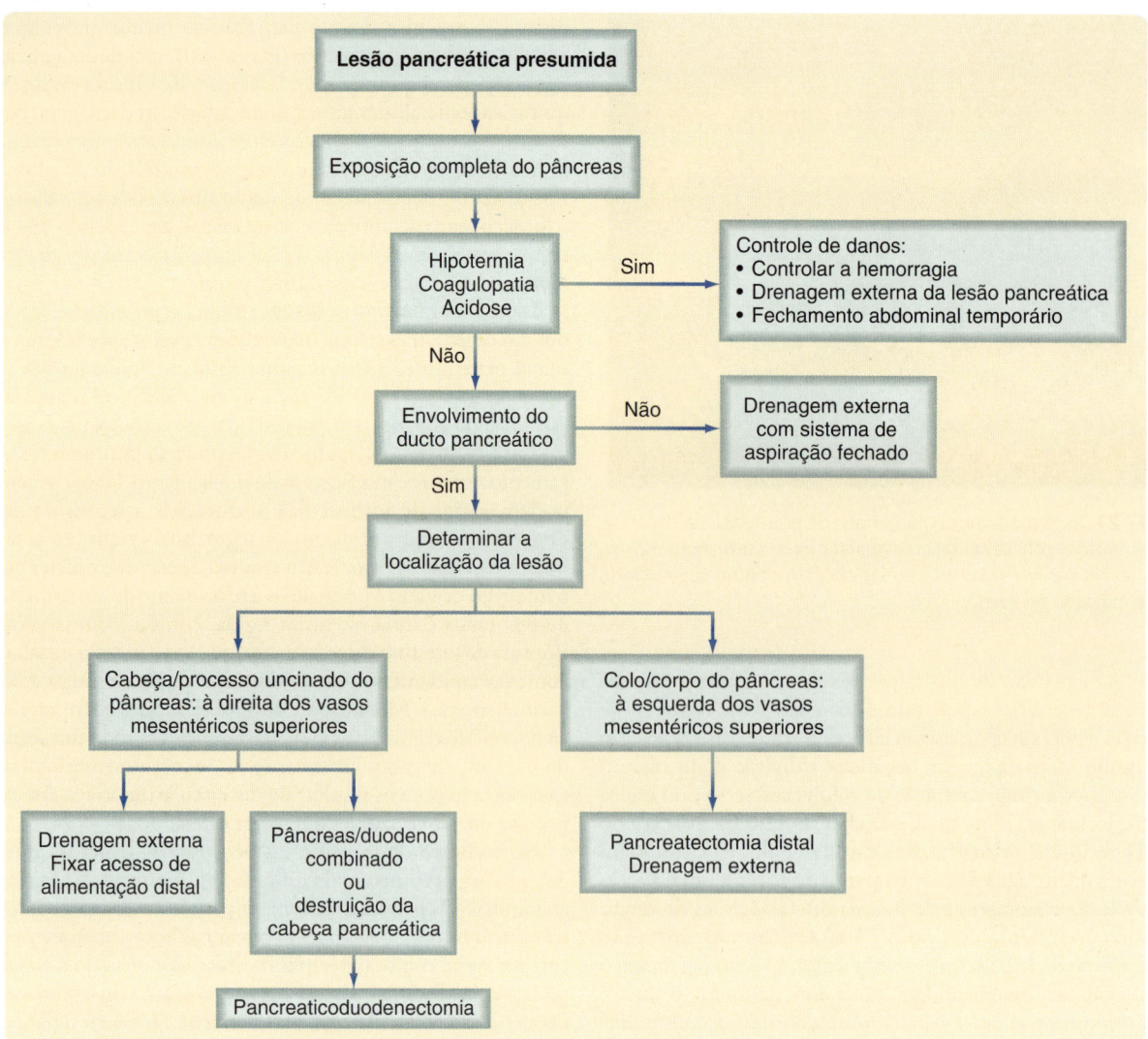

Figura 17.28 Algoritmo para manejo cirúrgico de lesão pancreática.

se beneficiar de ressecção sem anastomose imediata devido ao maior risco de deiscência de anastomose e à necessidade de uma cirurgia abreviada. O abdome é temporariamente fechado, e o paciente, reanimado para corrigir as disfunções fisiológicas. Após a reanimação, a continuidade intestinal pode ser restabelecida mediante retorno à SO.

Lesões no cólon e no reto. Lesões no cólon e no reto ocorrem mais comumente após trauma abdominal penetrante e raramente após mecanismos contusos. Semelhante a outras lesões viscerais ocas, trauma no cólon e no reto ocorre em somente 0,3% dos pacientes com lesões contusas – a maioria delas hematomas e rupturas da túnica serosa.[47] Dados históricos revelam um índice de mortalidade de 22 a 35% durante a Segunda Guerra Mundial; naquela época, a criação de colostomia para trauma de cólon era obrigatória. Atualmente, os relatos de mortalidade relacionada à lesão de cólon chegam a apenas 1%.[50] Na literatura, trauma de cólon é comumente classificado como *destrutivo* ou *não destrutivo*. Lesão destrutiva em trauma penetrante é definida por lesões abrangendo mais de 50% da circunferência do cólon, transecção completa e presença de segmentos desvascularizados. Na lesão contusa, rupturas da serosa abrangendo mais de 50% da circunferência do cólon, perfuração de espessura total e desvascularização mesentérica são consideradas destrutivas. Essas patologias no trauma contuso são produzidas por esmagamento direto ou ruptura quando a taxa de compressão resulta em uma elevação rápida da pressão intraluminal. O importante é que, dependendo do segmento do cólon envolvido, a lesão de cólon com perfuração pode ocorrer no retroperitônio. Mais comumente observadas nas porções retroperitoneais, forças de cisalhamento podem causar uma separação da túnica serosa ou muscular da mucosa subjacente por um longo segmento. Os resultados desse mecanismo de lesão são evidenciados na Figura 17.29. Finalmente, além de LAFs, lesões retais também podem ocorrer quando fraturas pélvicas com fragmentos ósseos pontiagudos causam uma laceração.

Da perspectiva do exame, os pacientes podem se apresentar com uma ampla diferença fisiológica. Pode haver presença de peritonite ao exame no contexto de perfuração livre, ainda que a localização retroperitoneal do cólon direito e esquerdo possa obscurecer esse achado. Além disso, lesões de cólon podem ser primeiramente identificadas no momento da laparotomia motivada por instabilidade hemodinâmica ou suspeita de mecanismo penetrante. Para pacientes fisiologicamente estáveis, a avaliação do cólon é semelhante à previamente descrita em lesões de víscera oca. TC abdominal tem capacidade limitada, embora possa demonstrar espessamento da parede do cólon com filamentação ou fluido circundante. Exames de imagem podem identificar o

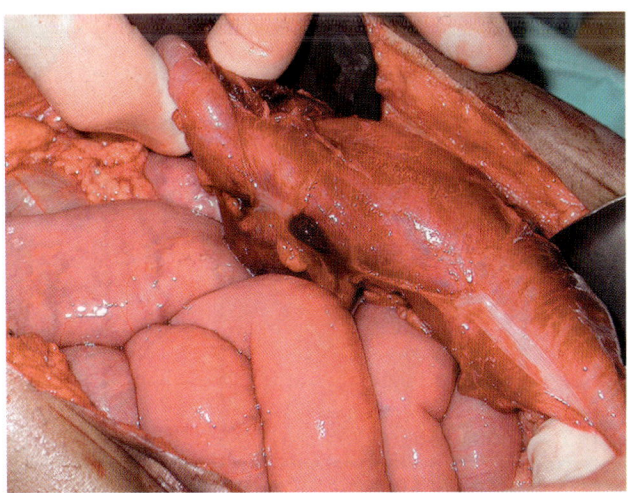

Figura 17.29 Lesão contusa no lado esquerdo do cólon no momento da laparotomia. O mecanismo da lesão resultou em uma lesão tipo desserosamento, que envolveu um segmento de vários centímetros de cólon.

trajeto de um mecanismo penetrante, permitindo que o cirurgião avalie a proximidade com o cólon. Finalmente, deve-se tomar cuidado para avaliar adequadamente os segmentos do cólon cuja localização é retroperitoneal. Isso já levou alguns autores a defenderem a utilidade rotineira do contraste **VO** ("contraste triplo": oral, retal e **intravenoso**) para aperfeiçoar o rendimento diagnóstico da TC na identificação de lesões cirúrgicas após trauma penetrante. Outros afirmam ter resultados equivalentes sem essas medidas adjuvantes, levando diretrizes recentes a permitir o uso de critério cirúrgico.[42]

A avaliação do reto pode requerer uma abordagem ligeiramente diferente. Enquanto a ausência de sangue identificada durante o exame digital retal possa ser adequada para descartar lesão, sua presença não a confirma. No entanto, um exame digital retal positivo para a presença macroscópica de sangue ou uma trajetória pélvica penetrante requer uma avaliação mais aprofundada com exames de imagem. Se a TC for negativa para lesão, trauma clinicamente relevante é muito menos provável. Contudo, se os resultados dos exames de imagem forem indeterminados ou se houver preocupação clínica, um exame sob anestesia com proctosigmoidoscopia rígida pode ser importante para proporcionar visualização do reto e do cólon sigmoide distal. Achados na endoscopia podem incluir uma clara lesão no reto, hematoma na parede retal ou uma grande quantidade de sangue no canal anal. A caracterização da lesão (retal destrutiva – > 25% da circunferência – vs. não destrutiva) e a localização em relação ao peritônio serão valiosas para o planejamento do tratamento cirúrgico. Lesões na parte superior do reto, especialmente aquelas nas superfícies anterior ou lateral, podem ser identificadas primeiramente durante a visualização das estruturas pélvicas no momento da laparotomia.

A abordagem em relação ao reparo cirúrgico depende da presença ou ausência de lesão destrutiva e da fisiologia geral do paciente. Historicamente, a abordagem para todas as lesões de cólon incluíam ressecção com criação de estomia, devido ao risco de deiscência na anastomose e sepse intra-abdominal. Experiências subsequentes questionaram a necessidade de derivação proximal obrigatória para manejar perfurações de cólon. Stone e Fabian foram os primeiros a descrever prospectivamente, em 1979, a conduta de reparo primário de lesão de cólon versus criação de estomia, observando menor incidência de infecção intra-abdominal com reparo primário. Desde aquela época, uma investigação extensiva de Memphis levou ao manejo conceitualmente divergente das lesões de cólon com base na identificação de lesão destrutiva. Observou-se que lesões destrutivas diante de reanimação significativa (> 6 unidades de CH) e comorbidade médica apresentavam fístulas na anastomose em 42% versus 3% em pacientes saudáveis em outros aspectos e que receberam mínima transfusão após a ressecção. Assim, foi desenvolvida a estratificação cirúrgica para resultados ideais em lesões cirúrgicas de cólon, recomendando-se reparo primário (uma ou duas camadas) para todas as lesões não destrutivas, ressecção e anastomose para lesões destrutivas em pacientes com comorbidades que necessitassem de reanimação.[50] Esse esquema serve tanto para lesões penetrantes quanto contusas, e não é impactado pelo grau de contaminação intra-abdominal. Lesões distais requerem ressecção segmental com anastomose colocolônica.

Devem-se ressecar lesões destrutivas de cólon que são encontradas durante a laparotomia de controle de danos em pacientes instáveis, porém deve-se evitar anastomose imediata devido a uma taxa de fístula alta. Dependendo da necessidade de abreviar a operação, pode-se criar uma estomia ou manter o tubo GI em descontinuidade depois que o paciente tiver sido devidamente reanimado. Anastomose primária ou criação de estomia tardia pode ser realizada mediante o retorno à SO. A distinção entre essas abordagens levou a um espectro de conclusões, desde equivalência de resultados até estomia obrigatória para pacientes que requerem manejo com o abdome aberto.[50] Independentemente disso, as diretrizes mais recentes da WTA sugerem viés em relação à criação de estomia em pacientes em choque, com lesões abdominais concomitantes, doença crônica, imunossupressão ou incapacidade de fechar a fáscia. Uma questão que permanece sem resposta é se uma ileostomia de derivação em alça após anastomose de cólon funcionaria da mesma maneira nessa população como funciona em outros estados inflamatórios.

Lesões retais que resultam em perfuração podem causar contaminação significativa, provocando sepse pélvica. Por esse motivo, geralmente é necessário manejo cirúrgico. Lesões retais destrutivas (> 25% da circunferência) são predominantemente manejadas com derivação (ileostomia em alça ou colostomia) e consideração sobre drenagem pré-sacral até que ocorra a cicatrização. Um enema retal com contraste servirá para definir a resolução da ferida com subsequente reversão da estomia. A evidência para derivação proximal de rotina e drenagem pré-sacral de todas as lesões, independentemente da destruição do tecido, é baseada em dados limitados de estudos de pequeno porte. Evidências mais recentes sugerem que lesões retais extraperitoneais podem ser manejadas sem drenagem e derivação isoladamente.[50] Há que se notar que, se for encontrada uma lesão retal extraperitoneal durante a laparotomia, o manejo deverá ser convertido para tratamento do trauma de cólon intraperitoneal.

Lesões dos grandes vasos do abdome. Os principais vasos sanguíneos do abdome estão predominantemente localizados dentro do retroperitônio, mas alguns vasos maiores também se encontram nos mesentérios intestinais. Devido à perda massiva de sangue associada, a visualização dos vasos pode ser comprometida, tornando o manejo dessas lesões um desafio. Mais comumente, lesões vasculares abdominais importantes são secundárias a mecanismos penetrantes. No contexto de trauma contuso, hematomas no retroperitônio são geralmente secundários a fraturas pélvicas com sangramento dos vasos sanguíneos da pelve que são dissecados superiormente. Lesões vasculares abdominais são discutidas no Capítulo 64; portanto, somente os conceitos relacionados à avaliação e ao manejo iniciais são apresentados aqui.

Lesões vasculares abdominais são geralmente reconhecidas, a princípio, no momento da realização da laparotomia em caso de trauma abdominal penetrante. Essas lesões estão frequentemente associadas à perda significativa e constante de sangue e instabilidade hemodinâmica. A lesão vascular específica é mais bem delineada após a exploração e a exposição das estruturas retroperitoneais. Lesões penetrantes nas costas frequentemente se beneficiam de exames de imagem tridimensional, já que a maioria delas não chega até a cavidade peritoneal. TC é normalmente usada para identificar a trajetória da lesão e, portanto, para sugerir possível envolvimento de estruturas adjacentes. Da mesma forma, a avaliação da vasculatura abdominal após trauma contuso é mais bem realizada com TC realçada com contraste. Ocasionalmente, lesões vasculares retroperitoneais são identificadas durante laparotomia de emergência, embora a identificação de outras lesões específicas dependa da localização do hematoma.

Lesões penetrantes no retroperitônio identificadas durante a laparotomia requerem exploração e reparo. Embora os detalhes desses reparos sejam discutidos em outra seção, ter conhecimento sobre a exposição básica dessas estruturas é importante. Hematomas da vasculatura infrarrenal ou hilo renal direito são expostos com mobilização visceral medial direita, também conhecida como manobra de Cattell-Braasch. Uma manobra Kocher estendida é realizada, e a dissecção peritoneal é continuada inferiormente para mobilizar o cólon direito. A dissecção continua ao redor do ceco e superiormente até a raiz mesentérica. A retração das vísceras para cima e para a esquerda proporcionará exposição das estruturas vasculares da linha média inferior (o cólon direito deve ser eviscerado e descansado sobre o tórax). Princípios básicos de reparo vascular incluindo controle proximal e distal do vaso lesionado são seguidos sempre que possível. Lesões nos grandes vasos suprarrenais ou no hilo renal esquerdo são expostas para a realização de mobilização visceral medial esquerda (manobra de Mattox). Isto é efetuado dividindo o peritônio ao longo de todo o lado esquerdo do abdome, desde acima do baço e descendo até o cólon esquerdo distal. O plano posterior ao mesentério do cólon e ao pâncreas é desenvolvido, e as vísceras abdominais são retraídas para a direita de modo a expor a vasculatura retroperitoneal superior.

Lesões vasculares abdominais contusas que não estejam sangrando ativamente podem requerer reparo cirúrgico ou ser consideradas para terapia endovascular, dependendo da natureza da doença vascular. Durante a laparotomia, a localização do hematoma retroperitoneal orienta a tomada de decisão cirúrgica. Como se pode observar na Figura 17.30, o retroperitônio pode conceitualmente ser dividido em três zonas. Hematomas na zona 1 requerem exploração, pois com frequência envolvem a aorta, os vasos viscerais proximais ou a veia cava inferior, embora uma exceção possa ser o hematoma escuro atrás do fígado, que sugere uma lesão da veia cava retro-hepática. Lesões na veia cava retro-hepática são mais bem tratadas sem expor a lesão contida de baixa pressão e empacotando delicadamente a área ao seu redor. Um hematoma na região da zona 2, que contém predominantemente os rins, deve ser explorado somente se parecer que o hematoma está se expandindo e se continuar perdendo sangue. Finalmente, um hematoma na zona 3 é normalmente secundário a sangramento por fratura pélvica e não deve ser explorado a menos que hemorragia descontrolada seja óbvia.

Lesões geniturinárias. Os órgãos geniturinários incluem rins, ureteres, bexiga e uretra, todos eles contidos dentro do retroperitônio. Sangramento e extravasamento de urina são as principais

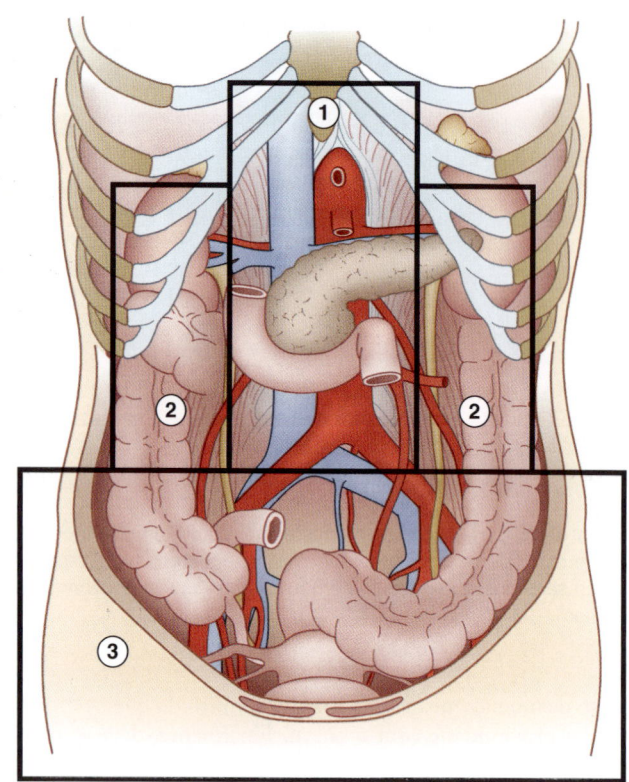

Figura 17.30 Zonas do retroperitônio visualizadas no momento da laparotomia. A *zona 1* inclui as estruturas vasculares centrais, como a aorta e a veia cava. A *zona 2* inclui os rins e as glândulas suprarrenais adjacentes. A *zona 3* descreve o retroperitônio associado à vasculatura pélvica.

preocupações em relação a lesões nessas estruturas. Mecanismos contusos podem resultar em laceração renal ou ruptura da bexiga, que possivelmente ocorrem no espeço peritoneal ou nos tecidos moles da pelve. O mecanismo mais comum de lesões na bexiga é a transmissão de energia significativa para a bexiga cheia de urina, resultando em ruptura da parede. Isso está quase universalmente associado a algum grau de fratura pélvica. Todas as estruturas geniturinárias são vulneráveis a mecanismos penetrantes, muitos dos quais causam extravasamento de urina.

A abordagem para a avaliação e o manejo de lesões geniturinárias é descrita no Capítulo 74, e, portanto, será descrita aqui rapidamente. A presença de hematúria macroscópica é o indicativo mais importante para lesões de órgãos geniturinários, devendo motivar avaliações mais aprofundadas. Assim como em outras estruturas abdominais, exames de imagem de TC com contraste intravenoso com frequência identificam lesões nos órgãos geniturinários. TC abdominal revela lesões nos rins e nas glândulas suprarrenais adjacentes, e pode demonstrar achados sugestivos de extravasamento de urina. Quando há suspeita, lesões na bexiga podem ser avaliadas obtendo-se um cistografia. Em pacientes do sexo masculino, sangue no meato uretral ou deslocamento de próstata mediante exame retal são sugestivos de lesão uretral e requerem avaliação. Isso é mais bem realizado através de uretrografia retrógrada, principalmente antes da inserção de uma sonda urinária. Lesões geniturinárias penetrantes podem ser identificadas a princípio no momento da laparotomia ou podem ser diagnosticadas através de exames de imagem. Lesões penetrantes nas costas se beneficiam das imagens de TC, que podem caracterizar a trajetória da lesão e delinear os órgãos adjacentes.

Durante a laparotomia, trauma penetrante no retroperitônio nos arredores dos rins deve ser explorado para garantir hemostasia, mas também para avaliar extravasamento de urina. Embora nem sempre seja viável, obter controle proximal no hilo renal é ideal, devendo ser realizado sempre que possível. Muitas lesões renais estão hemostáticas no momento da exploração, enquanto outras responderão favoravelmente a técnicas simples. Por outro lado, lesões renais avassaladoras, principalmente no contexto de choque com sangramento contínuo, podem requerer nefrectomia. A avaliação do lado contralateral de um rim é valiosa, porém a possibilidade de salvamento renal deve ser ditada pela condição fisiológica do paciente. O reparo de lesões ureterais pode ser realizado de várias maneiras diferentes, indo desde reparo primário até nefrectomia. Lesões na bexiga intraperitoneal podem ser corrigidas com duas camadas de sutura absorvível e com a drenagem da bexiga com um cateter de Foley ou sonda de cistostomia suprapúbica. Rupturas da bexiga extraperitoneal requerem apenas descompressão com sonda urinária, seguida por cistografia para confirmar a cicatrização após o período de recuperação.

Lesões contusas nas estruturas geniturinárias são comumente identificadas em exames de imagem e podem ser manejadas ambulatorialmente na maioria dos casos. Sangramento pelos rins e glândulas suprarrenais é geralmente autolimitado e não requer nenhuma intervenção específica. Lesões que não demonstram evidência de sangramento contínuo são candidatas a tratamento não cirúrgico. Deterioração fisiológica requer laparotomia com manejo de sangramento descontrolado. Pacientes com estabilidade hemodinâmica, porém com pseudoaneurisma de uma lesão renal nos exames de imagem, podem se beneficiar de angioembolização. Conforme descrito anteriormente, um hematoma renal após trauma contuso identificado no momento da laparotomia deve ser explorado somente se, aparentemente, o hematoma estiver se expandindo.

Lesões de pelve e extremidades

A maioria das lesões que os pacientes de trauma sofrem envolve o sistema musculoesquelético. Lesões ortopédicas de pelve e extremidades são extremamente comuns, as quais são descritas em maior profundidade no Capítulo 19. Uma abordagem básica de manejo no que diz respeito ao cirurgião geral ou de trauma é apresentada aqui. Lesões ortopédicas constituem o maior número de casos de acordo com o relatório de 2016 do NTDB, com 31,66% dos pacientes se apresentando com trauma de extremidade superior e 40,09% com trauma de extremidade inferior. Embora a mortalidade seja baixa em cada um desses grupos (de aproximadamente 4 a 5%), a morbidade a longo prazo e as implicações funcionais podem ser significativas.[2] Uma variedade de mecanismos físicos é responsável pelas lesões ortopédicas, entretanto quedas e colisões de veículos motores são as causas mais comuns.

A avaliação de lesões musculoesqueléticas começa com um exame físico completo, que identifica facilmente fraturas expostas ou que demonstrem deformidade grave. Radiografia simples continua sendo extremamente eficaz para o diagnóstico, embora algumas fraturas, como fraturas pélvicas complexas, sejam mais bem identificadas através de TC. Fraturas pélvicas são normalmente identificadas na radiografia pélvica inicial e depois mais bem caracterizadas na TC de abdome. Além de avaliar as estruturas ósseas, a TC pode identificar hematomas associados e a presença ou ausência de extravasamento ativo de meio de contraste, cuja aparência é de material de alta densidade dentro do hematoma. O exame de extremidade deve incluir avaliação vascular completa e verificação da existência de síndrome de compartimento.

Evidência clínica de lesão vascular pode requerer angiografia para localizar e caracterizar a anormalidade. A angiografia por TC evoluiu, e, atualmente, é considerada um dos principais contribuintes para a avaliação de trauma vascular periférico.

Sangramento de fraturas pélvicas complexas apresentam um desafio singular e requerem uma abordagem coordenada. Conforme demonstrado na Figura 17.31, devem-se obter radiografias pélvicas de pacientes instáveis urgentemente para interpretação da presença ou ausência de fratura pélvica. Um ponto importante é que, embora alguns padrões de fratura pélvica sejam de risco mais elevado, qualquer fratura pode sangrar e deve ser tratada em pacientes instáveis. Fraturas pélvicas que demonstram um aumento do volume pélvico devem ser comprimidas com uma cinta pélvica ou lençol enrolado nos quadris para reduzir o espaço disponível à formação de hematoma. A compressão pélvica frequentemente controla sangramento venoso, mas instabilidade contínua sugere uma origem arterial, a qual deve ser tratada com angiografia e embolização. Um trabalho recente sugeriu que o empacotamento da pelve pode ser uma alternativa à embolização principalmente quando terapia endovascular não estiver prontamente disponível. A estabilização do anel pélvico com fixação externa ou reparo definitivo é, então, realizada para manter a redução do volume pélvico e para limitar o sangramento venoso contínuo.

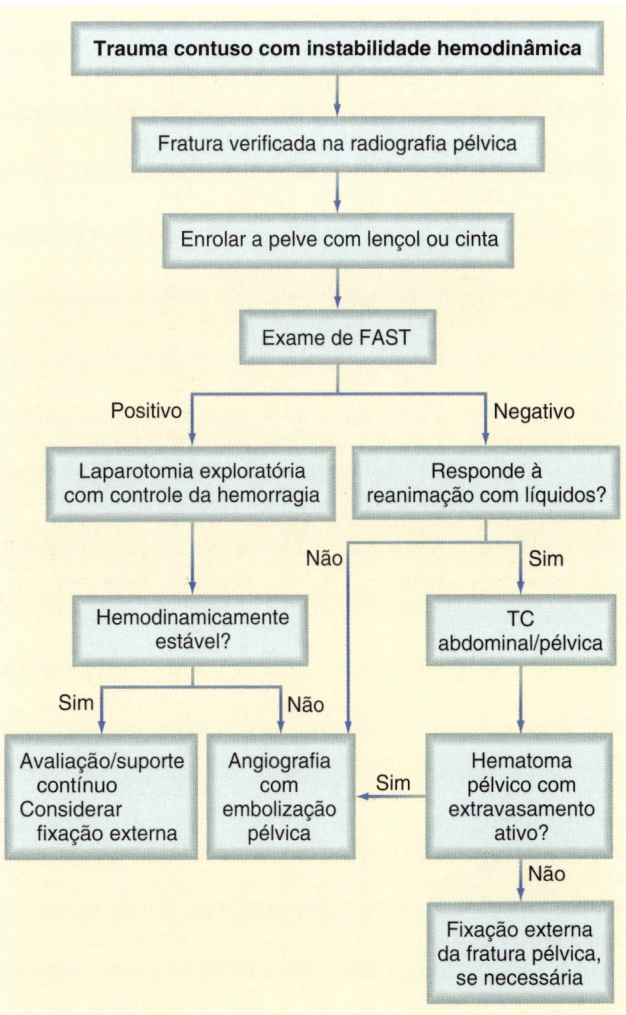

Figura 17.31 Algoritmo para avaliação e manejo de fraturas pélvicas com hemorragia associada. *FAST*, ultrassonografia abdominal focada para trauma; *TC*, tomografia computadorizada.

REABILITAÇÃO

Embora o manejo agudo de lesões desempenhe um papel importantíssimo na redução da mortalidade, é o processo de reabilitação que limita a morbidade da lesão a longo prazo. O processo de reabilitação pode ser substancialmente mais longo do que a fase do cuidado hospitalar, e é indispensável para a restauração da funcionalidade e para permitir que os pacientes voltem a ter vidas produtivas após a lesão. Apesar da grande ênfase dada às fatalidades relacionadas a trauma, ocorreram aproximadamente 31 milhões de lesões não fatais em 2013, muitas das quais necessitaram de serviços de reabilitação.

O processo de reabilitação começa imediatamente depois do atendimento das necessidades do paciente lesionado. Mobilização precoce é extremamente importante para evitar descondicionamento. Fisioterapeutas e terapeutas ocupacionais frequentemente começam o processo iniciando a terapia e determinando quais recursos poderão ser necessários quando o paciente tiver alta. Com essas recomendações disponíveis, gerentes médicos e assistentes sociais podem começar o processo de identificação dos recursos hospitalares e ambulatoriais necessários para atender às necessidades de reabilitação exclusivas daquele paciente. O engajamento rápido da equipe de reabilitação pode acelerar os processos de encaminhamento e transferência dos pacientes para os estabelecimentos adequados. Populações selecionadas de pacientes podem se beneficiar de centros de reabilitação focados na recuperação de condições específicas, como TCEs e LMEs. Essas duas coortes de pacientes têm necessidades específicas que são mais bem satisfeitas em centros especializados. Sistemas de saúde comprometidos com cuidados de pacientes de trauma devem estabelecer prioridade alta para a promoção do processo de reabilitação, já que esse é um dos aspectos mais importantes da recuperação dos pacientes a longo prazo.

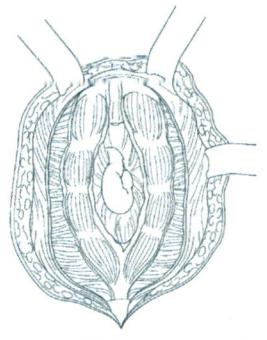

Parede Abdominal Difícil

Michael C. Smith, Oliver L. Gunter, Richard S. Miller

VISÃO GERAL DO CAPÍTULO

- Material de sutura
- Técnica de fechamento
- Tela profilática
- Deiscência fascial abdominal
- Fechamento temporário da cavidade abdominal
- Manejo do abdome aberto e avaliação da aptidão para fechamento abdominal
- Adjuvantes farmacológicos de fechamento
- Falha na tela sintética
- Desafios em um campo contaminado
- Seromas e necroses de pele
- Preparação para a reconstrução da parede abdominal
- Reparo definitivo – criação de uma parede abdominal dinâmica
- Técnicas Rives-Stoppa-Wantz e de liberação do transverso do abdome
- Considerações perioperatórias
- Sumário

Apesar de a laparotomia mediana ser uma incisão comumente utilizada em cirurgias abdominais, há pouca evidência para guiar os cirurgiões em relação ao fechamento ideal da parede abdominal. O intuito deste capítulo é ilustrar técnicas temporárias e permanentes de fechamento da parede abdominal. Daremos especial atenção aos fechamentos de paredes abdominais difíceis e de alto risco.

MATERIAL DE SUTURA

O fechamento da parede abdominal mudou conforme o passar do tempo, principalmente devido às melhorias em materiais de sutura e suas características. O material ideal de sutura para o fechamento da parede abdominal é um que resista a infecções, proveja resistência à tração adequada para prevenir deiscências, minimize o dano tecidual e seja absorvível. Na prática atual, uma porcentagem significativa das incisões abdominais é fechada com suturas monofilamentares de absorção lenta, como polidioxanona (PDS, Ethicon, Johnson & Johnson). A polidioxanona tem uma vantagem em relação à poliglactina pelo perfil de maior força tênsil e absorção mais demorada, bem como por ser um monofilamento que pode resistir a infecções de modo mais eficiente que suturas multifilamentares. O uso de suturas não absorvíveis para o fechamento abdominal (p. ex., polipropileno) foi associado a mais queixas de dor e formação de *sinus*, e seu uso não revelou diferenças significativas na incidência de hérnias incisionais, deiscência de ferida operatória ou infecção de sítio cirúrgico (ISC) quando comparadas às suturas absorvíveis.[1,2]

Suturas farpadas estão cada vez mais sendo utilizadas para o fechamento das fáscias. Esses fios de sutura têm pequenas farpas em um arranjo helicoidal, permitindo uma distribuição uniforme de tensão através da incisão, em vez de concentrá-la apenas nos nós. Em modelos suínos, suturas farpadas e comuns tiveram graus de ruptura semelhantes. Suturas farpadas também mostraram taxas similares de recorrência de hérnias na plicatura fascial em diástases do músculo reto abdominal. Elas finalizam-se sem nós, permitindo, assim, uma colocação mais rápida e eliminando os nós como possíveis nichos de infecção.[3,4]

TÉCNICA DE FECHAMENTO

Os princípios do fechamento de feridas aplicados para o fechamento da parede abdominal são essencialmente os mesmos em relação a qualquer outra incisão cirúrgica. Minimizar o dano tecidual é algo imperativo, que pode ser feito ao se limitar a incorporação da musculatura da parede abdominal ao fechamento. Uma razão de 4:1 de sutura para o comprimento da ferida vem sendo defendida. Evidências recentes sugerem que a estratégia de *small bites* (menor distância entre pontos e linha média – 5 mm) com menores espaços entre os pontos (5 mm) está associada a menores taxas de hérnias incisionais.[5,6] Essa estratégia alcança uma razão de sutura para comprimento da ferida ainda maior que 4:1. O fechamento por camadas da parede abdominal, fechando-se separadamente o peritônio, tecido celular subcutâneo, pele e fáscia, é desencorajado, sendo preferidas suturas totais. Suturas contínuas com fios lentamente absorvíveis são as recomendadas para cirurgias abdominais eletivas, apesar de haver pouca evidência para guiar tal fechamento em situações emergenciais.[1]

Apesar de "suturas de retenção" (p. ex., pontos captonados) serem frequentemente utilizadas, há poucas evidências sugerindo benefícios em relação ao seu uso.[7] Apesar de elas terem como objetivo prevenir eviscerações, não há consenso quanto à técnica adjunta ideal para o fechamento-padrão da parede abdominal. "Suturas de retenção" foram associadas a maior dor, inflamação e complicações de ferida operatória, bem como ruptura de pele e problemas com fixação de ostomias. Dessa forma, o uso rotineiro de "suturas de retenção", mesmo que teoricamente vantajoso, não vem isolado de potenciais complicações. Pacientes com alto risco de deiscência fascial aguda podem se beneficiar de algum método de profilaxia de evisceração, e há quem promova o uso de telas sintéticas no fechamento de paredes abdominais de alto risco.[8] A identificação do paciente que está sob risco aumentado de deiscência de parede abdominal pode alterar a técnica cirúrgica do fechamento da parede abdominal e deve ser considerada em qualquer cirurgia abdominal.

TELA PROFILÁTICA

Com taxas de hérnia incisional de até 30% em grupos de alto risco após laparotomia mediana, a colocação de telas profiláticas na primeira laparotomia para pacientes de alto risco tem despertado grande interesse. Tanto as posições *onlay* quanto *sublay* foram utilizadas para esse propósito. Em múltiplos estudos, há uma diminuição na taxa de hérnias incisionais quando a tela é utilizada, sem aumento de complicações no sítio cirúrgico (CSC). As taxas de seroma pós-operatório aumentam na população que recebe a colocação da tela, principalmente na posição *onlay*. Adicionalmente, a colocação de tela profilática mostrou-se efetiva em termos de custo.[9-12]

DEISCÊNCIA FASCIAL ABDOMINAL

A incidência de deiscência fascial foi relatada na literatura estando entre 3 e 3,5% após grandes cirurgias abdominais, e está associada a morbidade e mortalidade significativas.[13] A deiscência fascial aguda pode ser precedida por aumento de drenagem de secreção serosanguinolenta da ferida laparotômica, podendo ser frequentemente confirmada pelo exame físico (Figura 18.1). Fatores de risco do paciente/cirúrgicos para complicações das suturas da parede abdominal estão ilustrados nos Boxes 18.1 e 18.2. Vários sistemas de escores multifatoriais diferentes para complicações de suturas da parede abdominal foram descritos na literatura, incluindo o escore do Veterans Affairs Medical Center (VAMC) e o escore de Rotterdam.[14]

O manejo cirúrgico da deiscência aguda baseia-se na causa subjacente, sendo ISC e abscessos intra-abdominais as causas mais comuns. As causas técnicas de deiscência fascial aguda incluem nós desfeitos e danos à fáscia relacionados a tensão, isquemia ou defeitos no material de sutura. Apesar de o risco de deiscência fascial poder persistir por até 3 semanas de pós-operatório, ela costuma acontecer dentro dos primeiros 7 dias após o fechamento primário.

> **BOXE 18.1** Fatores de risco dos pacientes para complicações das suturas da parede abdominal.
>
> - Idade > 70
> - Obesidade
> - Tabagismo crônico/doença pulmonar obstrutiva crônica
> - Uso de esteroides
> - Diabetes melito
> - Desnutrição
> - Ascite
> - Laparotomias prévias

> **Boxe 18.2** Doenças: fatores de risco cirúrgicos para complicações das suturas da parede abdominal.
>
> - Trauma abdominal
> - Aneurisma de aorta abdominal roto
> - Hematoma retroperitoneal
> - Pancreatite
> - Peritonite/sepse
> - Cirurgia de oclusão intestinal com ressecção ou anastomose
> - Infecção de ferida operatória
> - Ferida classe III (contaminada) ou classe IV (infectada)
> - Presença de fístula enterocutânea
> - Infecção da tela sintética
> - Fasciíte necrosante
> - Defeito de parede abdominal > 10 cm de comprimento

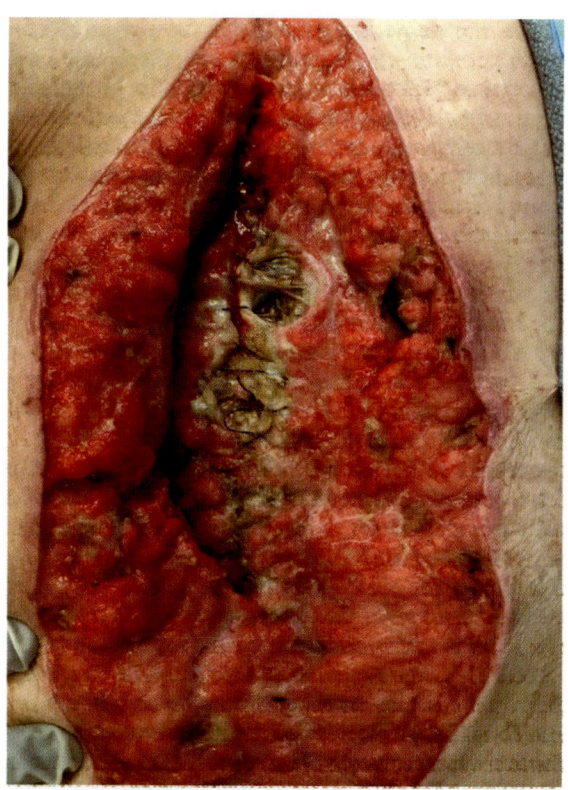

Figura 18.1 Deiscência fascial.

Não há uma abordagem consensual para o manejo de deiscências fasciais de feridas. A decisão de prosseguir com o fechamento fascial primário imediato ou posterior baseia-se na fonte de infecção (se houver) e na aparência da ferida. Se uma infecção superficial de ferida for a fonte, a drenagem e o manejo locais com trocas de curativos serão frequentemente utilizados. Uma vez que a fonte infecciosa é eliminada, o uso de dispositivos para terapia por pressão negativa (TPN) pode ser efetivo em promover a formação de tecido de granulação, bem como fechamento, com o senão de desenvolver uma hérnia incisional que necessitaria de abordagem posterior. De forma alternativa, o desbridamento cirúrgico com reparo fascial posterior, se factível, pode levar a uma recuperação mais rápida e diminuição da incidência de hérnias ventrais.

Dependendo do grau de qualquer inflamação intraperitoneal, o abdome pode ser inacessível à laparotomia de repetição no momento da deiscência. Isso deve, então, ser manejado como uma hérnia incisional abdominal planejada, com reconstrução posterior, após a dissipação do processo fisiológico agudo. O uso de uma tela biológica para remediar o defeito fascial nessas circunstâncias será discutido posteriormente neste capítulo.

FECHAMENTO TEMPORÁRIO DA CAVIDADE ABDOMINAL

A laparotomia de controle de danos é atualmente um método bem estabelecido para uma primeira cirurgia com vistas a controlar hemorragias e contaminação, reestabelecer a reserva fisiológica e, em seguida, restaurar a continuidade abdominal. Em traumas civis, entre 8,8 e 36,3% dos pacientes submetidos a laparotomias em decorrência do trauma requerem um procedimento de controle de danos durante o procedimento preliminar e, portanto, um método de fechamento temporário da cavidade abdominal (FTCA).[15] Técnicas de controle de danos se tornaram padrão no trauma, na cirurgia geral e em procedimentos cirúrgicos de subespecialidades. Indicações para FTCA são listadas no Boxe 18.3, e as opções atualmente disponíveis para FTCA são ilustradas na Tabela 18.1.

O objetivo de todas as técnicas de FTCA é minimizar o dano aos órgãos abdominais, bem como a aderência dos conteúdos abdominais à parede abdominal anterior, e ao mesmo tempo manter a possibilidade de um fechamento primário da fáscia em uma próxima cirurgia. Opções atualmente disponíveis para FTCA incluem uma cobertura atraumática e livre de tensão da cavidade abdominal por meio do uso da técnica *vacum-pack*, popularizada por Barker, além de dispositivos a vácuo comercialmente disponíveis (VAC ou ABThera®, KCI International, San Antonio, TX), ou o uso de técnicas dinâmicas em que as bordas fasciais são fechadas com plicaturas seriadas. Isso inclui o fechamento seriado com suturas das bordas superior e inferior da incisão, uso de tela sintética absorvível ou não absorvível, técnica de Velcro® artificial/dispositivo (Wittmann Patch, Star Surgical, Burlington, WI), com ou sem suturas de retenção dinâmica, ou técnicas de elastômeros de silicone (TAWT®, Star Surgical, ou ABRA System®, Canica Design, Inc., Almonte, Ontário, Canadá).

Uma revisão sistemática recente das publicações sobre o manejo de FTCA concluiu que o Wittmann Patch, as suturas de retenção dinâmica e os métodos VAC têm taxas agrupadas de fechamento fascial primário de 78% (8 séries), 71% (3 séries) e 61% (38 séries), respectivamente.[16] Entretanto, tratou-se de uma população heterogênea de pacientes, sem uniformização técnica e definições de desfechos.[17]

As TPNs têm ganhado ampla aceitação para o uso em uma variedade de circunstâncias de paredes abdominais complicadas (Figura 18.2). Em um ambiente contaminado, técnicas TPN têm a capacidade de remover fluidos peritoniais ricos em mediadores inflamatórios, reduzindo a concentração de citocinas intraperitoneais. Diversos estudos mostraram que esse método obtém a maior taxa de fechamento primário posterior em ambientes inflamados,

> **Boxe 18.3** Indicações para fechamento temporário da cavidade abdominal.
>
> - Controle dos danos
>   - Hemorragia intensa
>   - Hipotermia, acidose, coagulopatia
>   - Cirurgia definitiva adiada secundária ao estado fisiológico do paciente
> - Hipertensão intra-abdominal ou síndrome compartimental
> - Edema tecidual importante abdominal e/ou retroperitoneal
> - Viabilidade questionável de vísceras
> - Reabordagem aguda planejada
> - Sepse intra-abdominal grave
> - Triagem

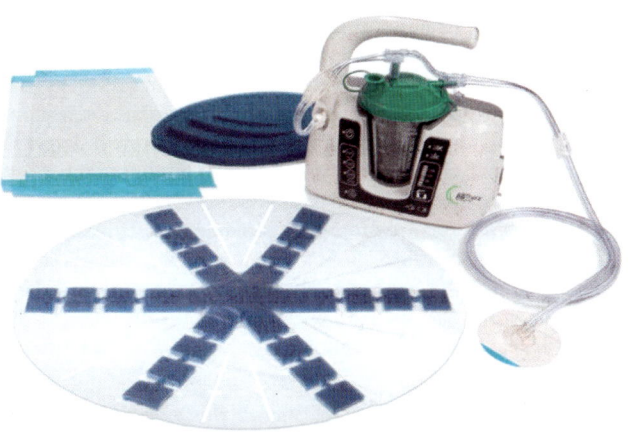

Figura 18.2 Sistema de manejo de feridas ABThera®.

Tabela 18.1 Opções atualmente disponíveis para fechamento temporário da cavidade abdominal.

Técnica (exemplo)	Descrição	Mecanismo
Técnica *vacuum-pack* (técnica de Barker)	Folha fenestrada de polietileno colocada abaixo da fáscia, recobrindo as vísceras abdominais. Compressas estéreis e dois drenos cirúrgicos posicionados na ferida, cobertos com folha adesiva e com drenos posicionados para sucção contínua	Pressão negativa mantém tensão constante nas bordas fasciais, coletando fluido abdominal
Fechamento assistido a vácuo (KCI VAC)	Folha plástica fenestrada posicionada abaixo da fáscia, cobrindo as vísceras abdominais, bem como uma esponja posicionada entre as bordas da fáscia. Folha adesiva atravessada pelo dreno de sucção conectado à bomba de sucção	A pressão negativa fornecida pela bomba mantém tensão constante nas bordas da fáscia, coleta o fluido abdominal e ajuda a potencialmente resolver o edema
Dispositivos para TPN (sistema ABThera VAC®)	Sistema de curativo de esponja encapsulado único incorporado à folha de polietileno, colocado sobre as vísceras abdominais	Estende-se até as goteiras paracólicas para permitir sucção mais eficiente de líquido ascítico, potencialmente diminuindo edema de alças
Dispositivo artificial (Wittmann Patch)	Duas películas opostas de Velcro® com ganchos e malha suturadas às bordas da fáscia. Películas de Velcro® conectadas na linha média	Reaproximação intervalar das bordas fasciais ao tensionar as películas cada vez mais com o tempo. Ajuda a reduzir retração lateral do complexo muscular do reto abdominal
Sistemas dinâmicos de retenção (A, TAWT–suturas horizontais B, ABRA–elastômeros de silicone)	Suturas de elastômeros posicionadas de modo transabdominal, lateralmente à fáscia do reto abdominal bilateralmente	Mantém a tensão na fáscia, aumentando-a gradualmente para auxiliar na aproximação das bordas fasciais

bem como menores mortalidade e incidência de fístula enterocutânea.[18] O dispositivo artificial e as técnicas de suturas de retenção dinâmica previnem a retração lateral da fáscia e podem ser sequencialmente tensionados para permitir o eventual fechamento da fáscia com tensão indevida. Uma desvantagem significativa de quaisquer dessas técnicas é a necessidade de suturas na musculatura e fáscia da parede abdominal, podendo complicar futuros procedimentos de reconstrução. A incorporação de fechamento dinâmico seriado da fáscia em conjunto com TPN mostrou uma taxa de 90% de fechamentos de fáscias posteriores. Essa técnica se estende além da marca dos 8 dias, com poucas taxas de complicações em diversas séries.[18-22]

Nosso algoritmo de cinco etapas vem ajudando a minimizar a variabilidade em pacientes com um abdome aberto, objetivando-se fechar com sucesso a fáscia abdominal durante o estágio 3 desse algoritmo na maioria dos pacientes (Figura 18.3).[23] Os estágios da reconstrução abdominal servem para várias funções vitais: reanimação em unidade de terapia intensiva, redução da contaminação e controle de sepse intra-abdominal, desbridamento de tecidos desvitalizados ou contaminados e possibilidade de decisões para reconstruções subsequentes.

O objetivo do fechamento tardio primário da fáscia é fechá-la assim que possível, idealmente dentro dos primeiros 8 dias, para minimizar complicações relacionadas ao manejo do abdome aberto.[23] Entretanto, o risco de desenvolvimento de hipertensão intra-abdominal e síndrome compartimental abdominal por uma resposta inflamatória em curso, edema de vísceras, retração da musculatura da parede abdominal (perda de domicílio), ausência de fonte de controle, abscessos intra-abdominais ou fístulas enterocutâneas configura fatores para postergar o fechamento primário. Nesse cenário, o cirurgião pode ter que aceitar uma reconstrução tardia planejada da parede abdominal e se utilizar de meios alternativos para a cobertura das vísceras (estágios 4 e 5).

MANEJO DO ABDOME ABERTO E AVALIAÇÃO DA APTIDÃO PARA FECHAMENTO ABDOMINAL

Após o controle de hemorragias e/ou contaminações, no intraoperatório, o objetivo primário na reanimação inicial do paciente com o abdome aberto é a correção de hipotermia, coagulopatia e acidose. Para o paciente traumatizado, isso pode frequentemente ser realizado em 24 a 36 horas. Protocolos de transfusão maciça e tentativas de minimizar a infusão de cristaloides nesse período mostraram maior agilidade e maiores chances de sucesso para a primeira reabordagem do fechamento fascial.[24-26] Tecidos lesados ou desvitalizados são ressecados, e lesões gastrintestinais podem ser anastomosadas com segurança, minimizando a necessidade de enterostomias. Entretanto, para pacientes de alto risco (p. ex., aqueles com sepse relacionada à perfuração gastrintestinal, sangramento pós-operatório intenso, múltiplas lesões e hipotensão no intraoperatório com necessidade de drogas vasoativas), a enterostomia frequentemente continua a ser a abordagem mais prudente.[27]

O momento ideal para a reabordagem em geral ocorre entre 24 e 72 horas. Fluidos devem ser restritos conforme tentativas de diurese, caso haja indicação, e infecções, estritamente controladas. Deve-se tentar o fechamento definitivo apenas quando a condição subjacente estiver resolvida.

Durante os estágios 3 ou 4, é importante avaliar a possibilidade de fechamento da fáscia sem tensão indevida devido ao edema tecidual ou à perda de domicílio. Isso pode ser avaliado ao medir a pressão intra-abdominal e/ou mudanças na pressão de pico inspiratório durante o fechamento. Hipertensão intra-abdominal sustentada (> 20 a 25 mmHg) e um aumento de pressão de pico

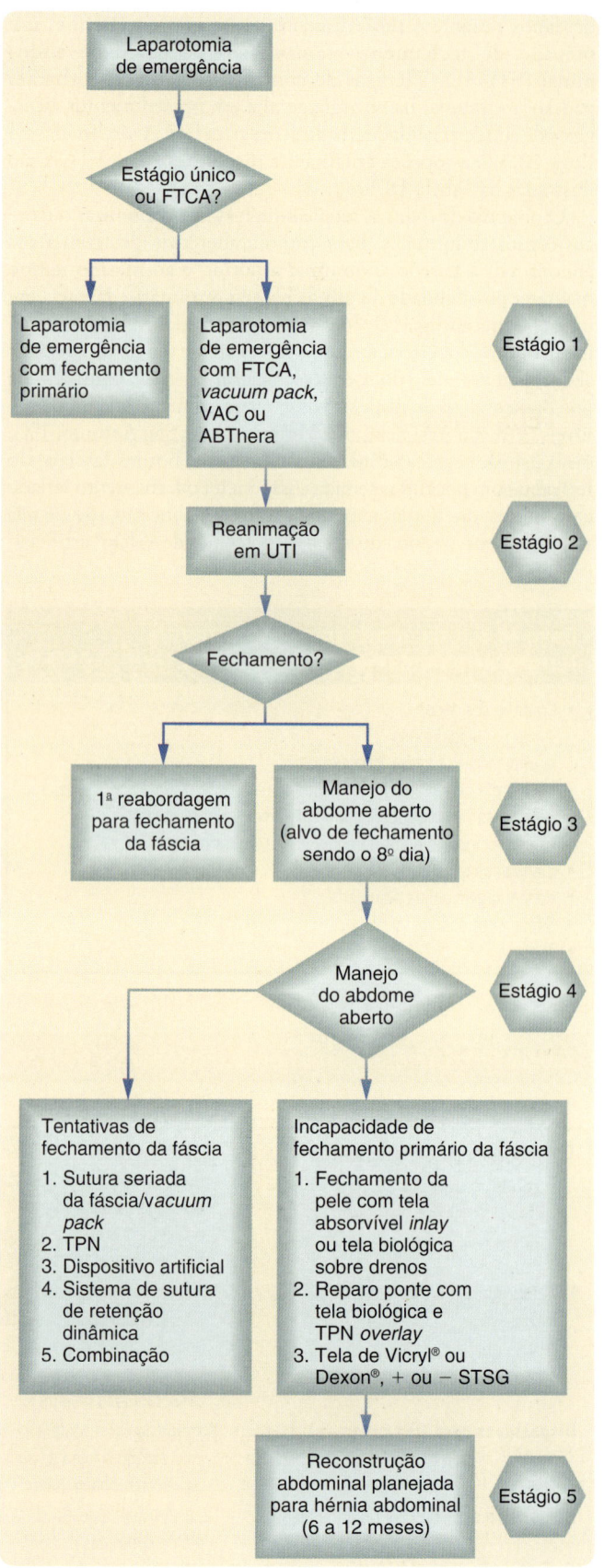

Figura 18.3 Algoritmo de cinco estágios proposto para o manejo do abdome aberto. *FTCA*, fechamento temporário da cavidade abdominal; *STSG*, enxerto de pele de espessura parcial; *TPN*, dispositivos para terapia por pressão negativa; *UTI*, unidade de terapia intensiva; *VAC*, fechamento *assistido a vácuo*.

inspiratória de 10 cmH$_2$O durante tentativas de fechamento da fáscia são sinais de alarme para alta tensão nela, com potencial comprometimento da parede abdominal, vísceras subjacentes, função renal e ventilação. Fechamento tardio da fáscia ou hérnia abdominal planejada podem ser prudentes para esse subgrupo de doentes críticos com o abdome aberto.[22,28]

Adicionalmente, nutrição enteral precoce em pacientes com o abdome aberto deve ser fortemente considerada em todos aqueles com um trato gastrintestinal viável. Múltiplos estudos mostraram os benefícios da nutrição enteral para a redução do tempo de fechamento da fáscia abdominal, bem como as taxas de complicação e mortalidade.[29,30]

ADJUVANTES FARMACOLÓGICOS DE FECHAMENTO

Em pacientes com abdomes abertos, a fáscia costuma retrair-se lateralmente, dificultando um fechamento livre de tensão. Pensava-se que bloqueio neuromuscular contínuo mitigaria essa condição; porém, uma coorte retrospectiva de pacientes traumatizados não mostrou redução no tempo para fechamento abdominal.[31] Entretanto, o uso de toxina botulínica tipo A (BTA) injetável na musculatura da parede abdominal tem mostrado redução na espessura e aumento no comprimento da musculatura da parede abdominal em modelos de camundongos. Esse método tem se mostrado útil tanto em cenários eletivos para o reparo de hérnias posteriores após o manejo do abdome aberto quanto no índice de hospitalização. No cenário eletivo, 250 unidades ao total de BTA foram injetadas em cinco pontos bilateralmente entre os músculos oblíquos interno e externo sob orientação de ultrassonografia. Isso resultou em uma diminuição da espessura e aumento do comprimento dos músculos por melhor aproximação na linha média. Em pacientes com o abdome aberto, 300 unidades ao total de BTA foram injetadas de modo similar, sob orientação de ultrassonografia, com uma taxa de 83% de fechamento primário da fáscia.[32,33]

FALHA NA TELA SINTÉTICA

O uso de próteses de telas sintéticas está bem estabelecido como o tratamento cirúrgico de escolha para o reparo de hérnias incisionais abdominais e, na maioria dos casos, pode promover um reparo duradouro com baixas taxas de recidivas. O desenvolvimento do material para telas sintéticas representou um grande avanço nas cirurgias de hérnias, e suas vantagens incluem menores taxas de recorrência, uso simples e baixo custo em comparação a telas biológicas.[34] Isso resultou em telas sintéticas serem as próteses mais comumente utilizadas para reforço em reparos de hérnias incisionais e recidivantes.

Apesar de a aplicação da tela sintética ter resultado em uma melhora significativa nas taxas de falha e recorrência, o uso desses materiais de telas pode resultar em complicações específicas que variam de banais a potencialmente ameaçadoras à vida. Telas sintéticas podem infectar dependendo do grau de contaminação da ferida e da natureza do material da prótese utilizada.

Infecções devem ser erradicadas antes de se considerar qualquer reparo maior, e medidas devem ser tomadas para o tratamento de feridas abertas, pois a colonização bacteriana pode ser significativa até mesmo na ausência de infecção franca. As infecções de tela frequentemente requerem a remoção do material infectado ou suturas de ancoragem, drenagem de quaisquer abscessos e desbridamento de feridas. Telas de menor gramatura e macroporosas carregam menos riscos de infecções comparadas às de maior gramatura e microporosas como as de politetrafluoroetileno expandido (ePTFE).[35] Qualquer parte da tela que não esteja incorporada deve ser excisada completamente das bordas da ferida até o tecido saudável. Se a ferida tiver grande quantidade de contaminação, ela irá requerer um maior desbridamento, ressecção de alças ou remoção de fístula enterocutânea etc.; uma abordagem seriada pode ser necessária para que se consiga a limpeza adequada da ferida antes da reconstrução definitiva da parede abdominal. Os desafios para o reparo de hérnias em regiões infectadas são inúmeros.

Quando não há tecido autólogo suficiente para o fechamento em camadas, o que frequentemente ocorre após cirurgias de emergência por peritonites, o cirurgião se vê diante de diversos desafios que devem ser resolvidos estabelecendo-se prioridades. Após erradicação da infecção, ressecção de alças e desbridamento de tecido necrótico, o saco visceral deve ser contido. Nesse cenário, geralmente não é aconselhável criar grandes *flaps* de pele ou realizar separações de componentes miofasciais durante a fase aguda do manejo. Após controle da fonte infecciosa e seu tratamento, a preparação da ferida para o reparo definitivo não deve interferir nas opções possíveis de reconstruções futuras. O reparo tecidual durante esse período é um processo anabólico, e pacientes desnutridos ou ativamente catabólicos podem apresentar regeneração tecidual prejudicada. Adicionalmente, o abdome aberto cria um ambiente propício ao desenvolvimento de fístulas enterocutâneas e pode representar uma fonte significativa de desnutrição por déficit proteico.

Apesar de longe do ideal, pode ser necessário o uso de FTCA e técnicas de ponte fascial para primeiro reduzir o impacto da tela biológica e, então, formar uma ferida limpa para reparo posterior. Determinar o modo ideal de lidar com o defeito residual ainda é fonte de controvérsia. Dispositivos de pressão negativa foram utilizados para ajudar nessas situações, primeiro para erradicar infecções e, em seguida, para cobrir o reparo ponte de tela biológica (Figura 18.4).

DESAFIOS EM UM CAMPO CONTAMINADO

Há muitos desafios no reparo de hérnias em campos infectados. Após a erradicação de infecções, ressecção de alças e desbridamento de tecido necrótico, o saco visceral deve ser contido. Nesse cenário, desaconselhamos o uso de grandes *flaps* de pele ou realização de

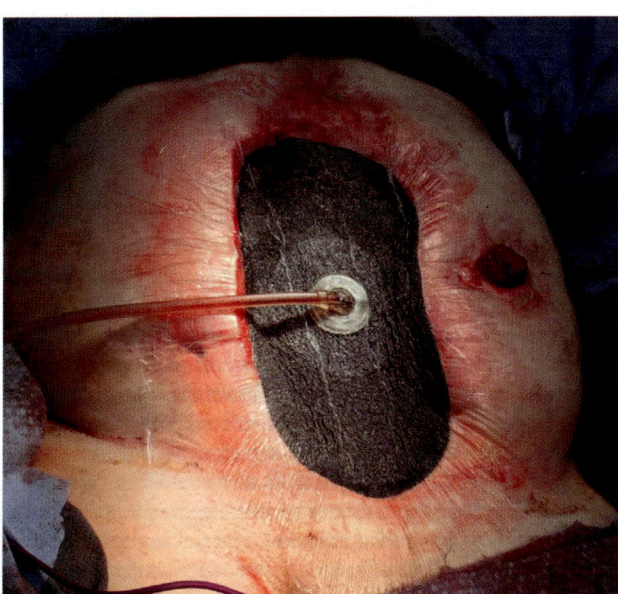

Figura 18.4 Dispositivos para terapia por pressão negativa (TPN) em reparos ponte.

separação de componentes miofasciais durante a fase aguda do manejo. Após o controle da fonte infecciosa e seu tratamento, o preparo da ferida para o reparo definitivo não deve interferir com as opções possíveis de reconstruções futuras. O reparo tecidual durante esse período é um processo anabólico, e pacientes desnutridos ou ativamente catabólicos podem apresentar regeneração tecidual prejudicada. Adicionalmente, o abdome aberto contribui para resposta inflamatória sistêmica e estado catabólico.

Apesar de longe do ideal, pode ser necessário o uso de FTCA e técnicas de ponte fascial para primeiro reduzir o impacto bacteriano e, então, desenvolver uma ferida limpa para reparo definitivo posterior. A estratégia de manejo mais eficaz de uma hérnia abdominal em uma ferida contaminada permanece em debate e inclui métodos de reparo seriado com o uso de dispositivos para TPN, fechamento primário da fáscia isolado, uso de tela sintética permanente ou absorvível ou uso de tela biológica.

Telas biológicas foram desenvolvidas e utilizadas primariamente para o uso em ambientes contaminados nos quais se contraindicava o emprego de telas sintéticas. Uma variedade de materiais para telas biológicas pode ser utilizada, incluindo fontes humanas, suínas e bovinas com quantidades variáveis de elastina e colágeno, podendo ou não estar inter-relacionadas. Os locais doadores incluem derme, mucosa intestinal e pericárdio. O processamento desses materiais remove todos os elementos celulares, microbiota e epítopos responsáveis por rejeições, deixando apenas a matriz extracelular e canais vasculares intactos. Os benefícios teóricos de telas biológicas sobre sintéticas incluem a revascularização e a incorporação aos tecidos do receptor, causando, portanto, menor resposta inflamatória, menos formação de aderências e melhor *clearance* bacteriano em feridas contaminadas.[36] Ainda há muitas questões sem resposta em relação ao material-fonte ideal, métodos de processamento e técnicas de colocação mais apropriadas.[37,38]

No caso de sepse e/ou processo inflamatório prolongado com grande defeito abdominal ou grande deiscência fascial, nossa prática recente inclui o uso de telas biológicas não inter-relacionadas, como uma ponte de reparo *inlay* para cobrir o intervalo da fáscia (Figura 18.5). Esse método pode auxiliar na proteção das vísceras abdominais à dissecção e formação de fístulas. A cobertura da tela biológica com técnica TPN e cobertura de pele com drenagem configuram manobras de resgate aceitas nessa circunstância. Sistemas de manejo de feridas que se utilizam de antimicrobianos tópicos e materiais de espumas umedecidas podem minimizar a dissecção e limitar o encargo bacteriano à tela biológica enquanto esta se incorpora ao tecido nativo. O reparo tardio de hérnia abdominal pode ser realizado após a recuperação do paciente, incluindo a reposição do seu déficit proteico.

A técnica de ponte com tela biológica é útil para pacientes com comorbidades significativas, para os agudamente doentes e em casos cuja reconstrução definitiva configura risco proibitivo. Há clara evidência de que, se uma tela biológica for utilizada como reparo ponte, o resultado será de altas taxas de recorrência em virtude do estiramento da tela biológica com o tempo, causando frouxidão e abaulamentos, ou uma recorrência, de fato, dentro de 1 ano. Dessa forma, o reparo ponte não deve ser interpretado como uma alternativa de reconstrução definitiva, mas mais como uma tela biológica recobrindo a cavidade peritoneal para prevenir dissecção e fístulas enterocutâneas. Complicações relacionadas ao uso de telas biológicas incluem seroma e formação de hematomas, CSS, degradação do enxerto e deslocamento. Garantir hidratação contínua da tela biológica com géis hidratantes, agentes enzimáticos desbridantes e terapias de pele suprajacentes ou terapia VAC podem reduzir as complicações citadas.[39]

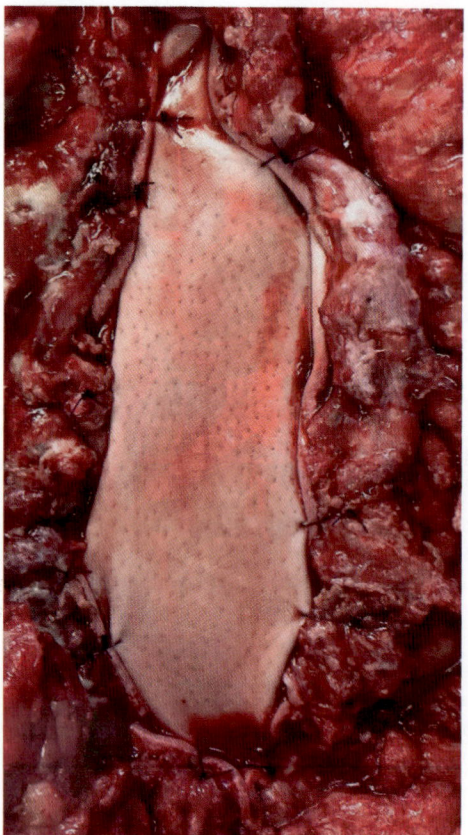

Figura 18.5 Reparo ponte com tela biológica.

Desde a introdução desses materiais bioprotéticos, houve uma expansão do mercado de materiais biológicos, biossintéticos e sintéticos leves macroporosos que reivindicam superioridade para campos contaminados. Poucos desses materiais foram submetidos a avaliações críticas de seus resultados em seres humanos para a reconstrução complexa da parede abdominal.

O Ventral Hernia Working Group e uma recente revisão sistemática e metanálise recomendaram considerar telas biológicas para campos contaminados ou infectados (graus 3 e 4).[40] Os benefícios primários do uso de telas biológicas em casos contaminados são a menor necessidade de remoção quando comparadas aos enxertos sintéticos, bem como o não aumento de ISC em 30 dias com base no grau de contaminação da ferida, em contraste com telas sintéticas.

Um estudo multicêntrico prospectivo utilizando tela biológica suína para o reparo de hérnias abdominais contaminadas ou infectadas demonstrou uma taxa de CSC de 66% e de ISC de 30%.[41] Um seguimento de 5 anos dessa população de pacientes mostrou uma taxa de recorrência de 50% em 3 anos, com duas vezes mais recorrências quando a tela biológica foi posicionada intraperitonealmente em comparação à posterior ao reto abdominal. O defeito fascial médio foi de 236 cm², com 80% de possibilidade de fechamentos fasciais completos sobre a tela biológica.

Um grande estudo multicêntrico e longitudinal sobre o reparo de hérnias ventrais contaminadas (Complex Open Bioabsorbable Reconstruction of the Abdominal Wall [COBRA] trial) utilizando telas biossintéticas (biológicas com telas sintéticas absorvíveis) encontrou, em 24 meses, uma taxa de CSC de 28%, uma taxa de ISC de 18% e uma taxa de recorrência de 17%.[42] Isso configura menos do que foi visto no estudo Repair of Infected or Contaminated Ventral Incisional Hernias (RICH), mas revisões críticas comparando os dois estudos afirmaram se tratar de populações diferentes de pacientes, e o tamanho médio das hérnias no estudo COBRA foi significativamente menor (137 cm²), com uma taxa de fechamento fascial completo de 100%. Vários estudos atuais têm claramente demonstrado que um reparo ponte é um preditor significativo de recorrência de hérnias.[43,44]

A literatura recente sugere atualmente que telas sintéticas leves e permanentes podem configurar uma opção às telas biológicas em ambientes contaminados, com riscos comparáveis de CSC e necessidade de remoção das telas. Carbonell et al.[45] questionaram o fato de telas permanentes serem contraindicadas em campos contaminados, revisando 100 pacientes com reparos de hérnias ventrais potencialmente contaminados ou contaminados utilizando-se telas leves de polipropileno. A taxa de CSC foi de 26,2% em feridas potencialmente contaminadas e 34% em contaminadas. A taxa de recorrência foi de 7%, com um tempo de seguimento médio de 10,8 meses.[45]

SEROMAS E NECROSES DE PELE

Seromas e necroses de pele são complicações frequentes relacionadas a grandes reconstruções abdominais (Figura 18.6). Seromas ocorrem especialmente em casos com grandes dissecções de subcutâneo ou deslocamento/obstrução prematura de drenos. A liberação de planos fasciais ou a criação de grandes *flaps* de tecido cria um espaço potencial que pode acumular exsudatos que excedem a capacidade de absorção local. Para reduzir a formação de seromas, drenos de sucção fechados devem ser posicionados no subcutâneo e/ou no espaço posterior ao músculo reto abdominal. Esses drenos devem ser esvaziados regularmente durante o pós-operatório imediato e são tipicamente removidos quando há menos de 25 a 30 mℓ de drenagem em 24 horas. Além disso, a compressão externa com cintas abdominais pode auxiliar na aderência do *flap* de pele e da parede abdominal e conter possíveis formações de coleções de fluidos.

Métodos que foram descritos na literatura para reduzir a formação de seroma incluem suturas de adesão, aplicação de talco ou, mais recentemente, aplicação de adesivos cirúrgicos para tecidos abaixo dos *flaps* de pele ou sobre a aplicação da tela no espaço posterior ao reto abdominal. Entretanto, não existem grandes estudos para mostrar definitivamente o benefício desses métodos, e eles devem ser considerados caso a caso. Se o seroma estiver assintomático e for pequeno, ele será frequentemente reabsorvido sem necessidade de intervenção invasiva. Aspiração ou drenagem operatória podem ser necessárias se o seroma aumentar ou mostrar sinais de infecção.[46]

O suprimento sanguíneo para a pele é primariamente distribuído pela gordura subcutânea e por perfurantes originários da artéria epigástrica inferior profunda. Métodos intraoperatórios de otimizar e preservar a circulação para a pele e prevenir necrose pós-operatória são essenciais. Na criação de qualquer *flap* de pele, a dissecção deve ocorrer no plano entre a camada subcutânea e a fáscia subjacente. Técnicas para preservar as perfurantes estão bem descritas na literatura. A densidade das perfurantes é mais alta na região periumbilical, sendo importante poupar uma distância circular de cerca de 3 cm ao redor da região umbilical durante a dissecção.

A necrose iminente da pele pode se manifestar como enegrecimento, formação de bolhas ou eritema pálido, que pode progredir para tecido necrótico definitivo. O manejo varia de acordo com a profundidade e área total de necrose. Necrose superficial da pele pode ser tratada localmente com géis hidratantes ou agentes enzimáticos desbridantes. Esses produtos reduzem a carga bacteriana e necrótica do tecido, mantendo um ambiente úmido para a recuperação. Feridas que acometam toda a espessura da pele requerem desbridamento intenso da pele e subcutâneo. Sistemas de manejo com pressão negativa podem auxiliar na cobertura estéril da ferida para essas complicações.

PREPARAÇÃO PARA A RECONSTRUÇÃO DA PAREDE ABDOMINAL

O objetivo inicial da reconstrução definitiva é otimizar a condição do paciente e, então, restaurar a estrutura e continuidade funcional do sistema musculofascial de modo a prover uma cobertura estável e durável para minimizar complicações adicionais. Uma vez que a decisão de operar for tomada, fatores de risco pré-operatórios devem ser cuidadosamente avaliados e otimizados antes da realização de uma reconstrução eletiva complexa da parede abdominal. É essencial entender os fatores de risco pré-operatórios durante o processo de seleção do procedimento e do paciente para minimizar ocorrências adversas no pós-operatório.

Todas as medidas devem ser tomadas para o controle do diabetes e obtenção de hemoglobina glicada menor que 8, bem como otimização da reposição calórica proteica e *status* cardiopulmonar. A cessação do tabagismo é mandatória pelo menos de 4 a 6 semanas antes do reparo. Em pacientes com infecções prévias por *Staphylococcus aureus* meticilina-resistentes, deve-se considerar descolonização ou supressão do *S. aureus* meticilina-resistentes em pacientes colonizados pré-operativamente, bem como o uso de vancomicina como profilaxia perioperatória.

REPARO DEFINITIVO – CRIAÇÃO DE UMA PAREDE ABDOMINAL DINÂMICA

Mesmo com alto grau de planejamento pré-operatório, ainda não há uma única abordagem que resolverá todas as demandas para a reconstrução de um defeito complexo da parede abdominal. É essencial que o cirurgião revise todas as descrições cirúrgicas prévias e tenha um claro entendimento do que resta da ferida e em qual localização. Uma tomografia computadorizada pré-operatória da parede abdominal é essencial antes de qualquer consideração de reconstrução.

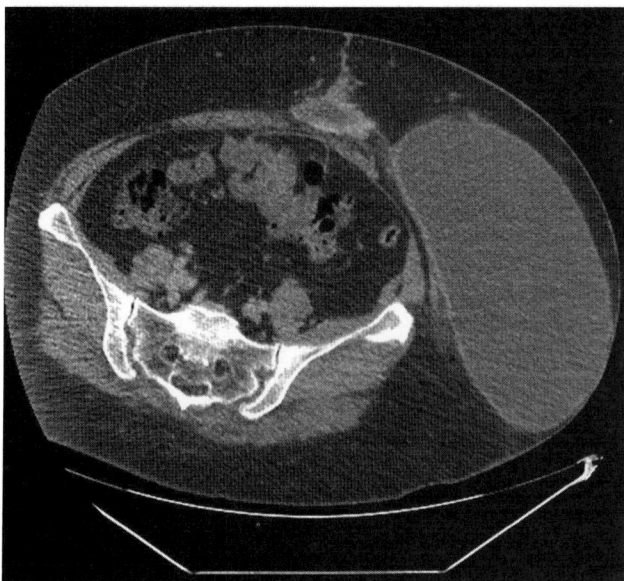

Figura 18.6 Seromas após a criação do *flap* de pele.

Em casos de contaminação ou infecção prévias, o cirurgião costuma enfrentar a difícil tarefa de ter que decidir quando utilizar telas para reforços, o tipo de tela a ser utilizada e onde posicioná-la. Ainda há poucas evidências e necessidade de ensaios randomizados prospectivos para determinar em definitivo o tipo de tela a ser utilizada em cada categoria do sistema de graduação previamente descrito. O único estudo multicêntrico de braço único sobre hérnias ventrais em locais contaminados utilizou uma matriz acelular dérmica suína para reparo. A incidência de complicações de feridas foi de 33,8% em 6 meses, e nenhum dos pacientes necessitou de remoção da tela. Até o presente momento, não há ensaios comparativos que avaliem diferentes materiais biológicos utilizados no reparo. Há uma comparação em andamento entre telas biológicas e sintéticas de baixa gramatura macroporosas em casos de hérnias ventrais contaminadas.

Há atualmente uma vasta crença de que o fechamento livre de tensão, fáscia a fáscia, utilizando-se de técnicas de separação de componentes combinadas com reforço *underlay* com telas, configura o método ideal para a reconstrução da parede abdominal. A opinião de especialistas na literatura indica que o fator mais importante na prevenção de complicações pós-operatórias é a colocação das telas no espaço posterior ao reto abdominal utilizando-se da técnica *sublay*. Em geral, o reparo posterior ao reto abdominal e a colocação da tela *sublay* têm resultado em menores taxas de complicações, incluindo menos infecções, formação de seromas e recorrência de hérnias, quando comparados às técnicas *onlay* ou *inlay*.

Várias técnicas de mobilização da fáscia medialmente ao componente de separação fornecem um reparo da fáscia do reto abdominal livre de tensão e subsequente proteção de infecção da gordura subcutânea e pele sobrejacentes. A classicamente descrita técnica de Ramirez para separação de componentes requer grandes *flaps* subcutâneos para ganhar acesso à parede abdominal lateral e liberação da fáscia do oblíquo externo. Essa técnica tem uma grande morbidade na ferida operatória e, em geral, é contraindicada para pacientes de alto risco. Métodos endoscópicos recentemente desenvolvidos para realização da separação de componentes com a liberação da aponeurose do oblíquo externo e a utilização da câmera endoscópica, evitando-se a divisão das perfurantes, estão atualmente descritos na literatura.[47]

A avaliação da função da parede abdominal para criar uma unidade de parede abdominal dinâmica popularizou duas técnicas ideais de reconstrução: o reparo Rives-Stoppa-Wantz e a liberação do transverso do abdome. Ambas utilizam uma tela retromuscular *sublay* e se tornaram o padrão-ouro no reparo pela American Hernia Society. O espaço retromuscular tem uma rica vascularização, e essas duas técnicas preservam o feixe neurovascular da parede abdominal, levando a desfechos favoráveis. Ambas as técnicas utilizam um componente de separação posterior e a colocação de uma tela sintética de baixa gramatura macroporosa no espaço posterior do reto abdominal, externamente à cavidade peritoneal. Essas técnicas servem como proteções ideais às vísceras em relação à tela pela bainha posterior do reto abdominal, peritônio e omento.

TÉCNICAS RIVES-STOPPA-WANTZ E DE LIBERAÇÃO DO TRANSVERSO DO ABDOME

Nessa técnica, a bainha posterior do reto abdominal é incisada a aproximadamente meio centímetro da borda fascial do defeito. O plano posterior do reto abdominal é, então, ampliado para a extensão lateral da dissecção: a linha semilunar. Se essa dissecção for insuficiente para o fechamento da fáscia posterior do reto abdominal, uma extensão dessa técnica inclui a liberação do transverso do abdome. Nessa técnica, o músculo transverso do abdome é dividido, o que permite a entrada no espaço entre a fáscia transversal e a borda lateral do músculo transverso do abdome previamente dividido. Isso permite a criação de um vasto plano de dissecção lateral com avanço substancial da fáscia anterior e posterior. Ambos os procedimentos evitam uma grande dissecção do subcutâneo e preservam o feixe neurovascular (Figuras 18.7 e 18.8).

CONSIDERAÇÕES PERIOPERATÓRIAS

A reconstrução de grandes defeitos abdominais pode mudar de modo acentuado a fisiologia da respiração e alterar a função do diafragma e da musculatura respiratória. Muitos cirurgiões advogam sobre o uso de pressão de platô como um método intraoperatório de avaliação dos efeitos do reparo da hérnia na função pulmonar.

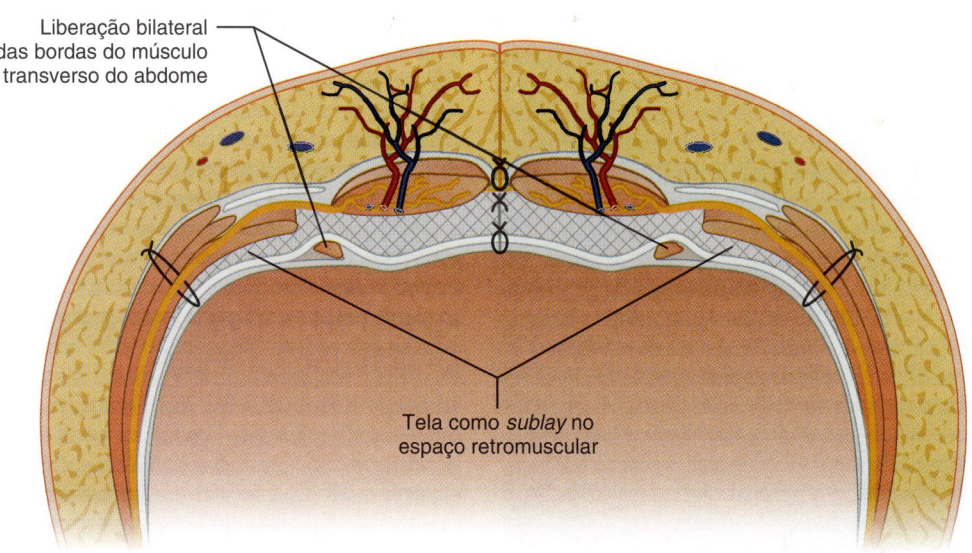

Figura 18.7 Posicionamento posterior ao reto abdominal após reparo à Rives-Stoppa-Wantz.

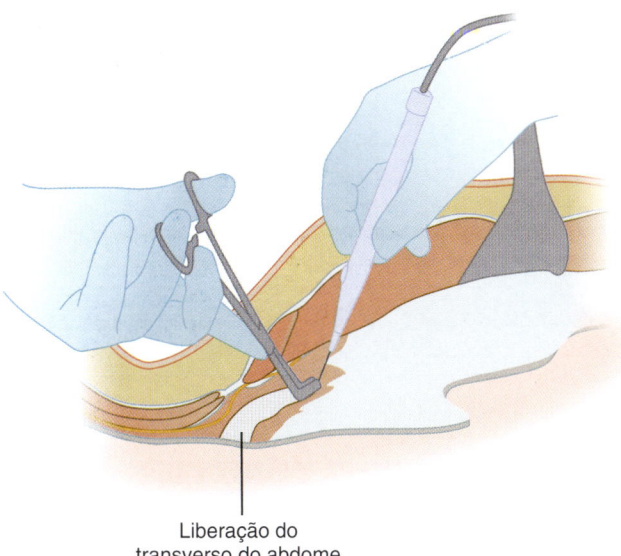

Figura 18.8 Liberação do transverso do abdome.

Observou-se aumento significativo de complicações respiratórias no pós-operatório quando a pressão de platô foi elevada acima de 6 mmHg, e pacientes estiveram nove vezes mais sujeitos a complicações de acordo com esse achado.[48] Adicionalmente, o monitoramento indireto intra e pós-operatório das pressões abdominais utilizando-se indiretamente de medidas da pressão intravesical é recomendado de rotina quando o defeito da parede abdominal for maior que 600 cm².[48]

O manejo da dor é essencial nessa população de pacientes, e o uso de cateteres epidurais e bloqueios regionais do transverso do abdome auxiliam bastante no controle da dor. Essas medidas reduzem o uso de narcóticos na fase pós-operatória, bem como os custos e a morbidade pós-operatória.[49] Ambas as técnicas aumentam a deambulação precoce, reduzindo complicações adicionais relacionadas a essas cirurgias de grande porte. A bupivacaína injetável de ação prolongada pode fornecer um alívio mais duradouro da dor e reduzir o uso de narcóticos. Cintas abdominais também podem auxiliar na deambulação, controle de dor e conforto do paciente.

Finalmente, um entendimento minucioso dos determinantes de desfecho pode configurar o fator mais importante para a redução de complicações e até mesmo morte nessa população de pacientes. Estratégias não operatórias de observação próxima em grandes hérnias incisionais assintomáticas podem ser prudentes em certas populações de pacientes. Atualmente, não há estudos que avaliem pacientes com hérnias incisionais conhecidas manejados de modo não operatório.

Mais recentemente, a American Hernia Society desenvolveu uma iniciativa de colaboração em qualidade (AHSQC) para melhorar a qualidade do cuidado das hérnias para os pacientes, formada em 2013 por cirurgiões de hérnias tanto em prática privada quanto ligados a centros acadêmicos. O objetivo da AHSQC é utilizar conceitos de melhoria de qualidade contínua, melhorar desfechos e otimizar custos. A coleta de dados em andamento, *feedback* de performances e aprendizado colaborativo sem dúvidas melhorarão os desfechos dos pacientes ao prover o *timing* e a seleção ideais da cirurgia para essa desafiadora população de pacientes.

SUMÁRIO

Na maioria das laparotomias para controle de danos no trauma, cirurgia vascular e/ou cirurgia geral de emergência, o fechamento primário da fáscia pode ser realizado em 60 a 90% dos casos. Pacientes cujo abdome não pode ser fechado integram a categoria daqueles com uma parede abdominal difícil. Isso pode levar às hérnias ventrais complexas. As causas de paredes abdominais difíceis compartilham características em comum: perda de controle abdominal, risco de desenvolvimento de hipertensão intra-abdominal e/ou síndrome compartimental abdominal, desenvolvimento de abscessos ou fístulas intra-abdominais, síndrome da resposta inflamatória sistêmica e mais de 50% de risco de formação de hérnias. Quando uma cobertura temporária do abdome é necessária, a técnica deve ser de fácil aplicação, livre de tensão, atraumática, com baixo custo e capaz de permitir o fechamento primário da fáscia tardiamente.

Seguindo-se a normalização fisiológica, a reabordagem e o reparo seriado podem ser realizados. Não são aconselháveis tentativas de fechamento primário da fáscia tardiamente se houver tensão inadequada na fáscia ou se a pressão de pico inspiratória ultrapassar 10 cmH$_2$O. Entretanto, a incapacidade de fechamento do abdome aberto por 8 dias está associada a um aumento significativo de complicações, incluindo fístulas enteroatmosféricas. Por essa razão, alguns cirurgiões estabeleceram um reparo ponte do defeito da parede abdominal com telas biológicas para a proteção das vísceras abdominais. Entretanto, esse reparo deve ser considerado medida temporária, pois a maioria dos reparos pontes desenvolverá abaulamentos e/ou frouxidão dentro de 1 ano do fechamento. O reparo tardio das hérnias abdominais utilizando-se de componentes de separação reforçados com telas biológicas produziu excelentes resultados e é recomendado para o fechamento da parede abdominal complicada.

19

Cuidado Emergencial de Lesões Musculoesqueléticas

Jack Dawson, Omar Atassi, Daniel Sun, Mihir Sheth

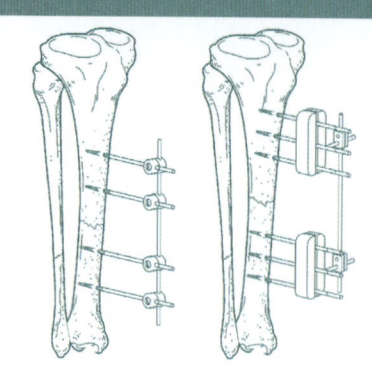

VISÃO GERAL DO CAPÍTULO

Epidemiologia das lesões ortopédicas
Terminologia
   Tipos de fraturas
   Outras lesões
Princípios de fixação
Avaliação dos pacientes
   Histórico
   Avaliação na sala de traumatologia
   Diagnóstico por imagens
   Lesões vasculares
   Manejo inicial
   Manejo de feridas
   Redução e imobilização
   Tração
   Priorização do cuidado cirúrgico
Lesões ortopédicas dependentes do tempo
   Fraturas expostas
   Classificação
   Manejo inicial
   Salvamento de membro *versus* amputação primária
   Fraturas secundárias a ferimentos por arma de fogo
   Estabilização esquelética
Síndrome compartimental aguda
   Patogênese
   Diagnóstico
   Tratamento cirúrgico

Ruptura do anel pélvico
   Classificação
   Manejo
Lesões na coluna
   Avaliação
   Manejo
Luxações
   Avaliação do paciente
   Considerações especiais no cenário de trauma
   Tratamento
Lesões vasculares
   Incidência e reconhecimento
   Manejo
Fraturas comuns de ossos longos
   Fraturas de fêmur
   Fraturas diafisárias da tíbia
   Fraturas diafisárias do úmero
Desafios e complicações
   Lesões despercebidas
   Consumo de drogas e álcool
   Complicações tromboembólicas
   Insuficiência pulmonar: síndrome da embolia gordurosa e SARA
Mobilização pós-operatória
Resumo

EPIDEMIOLOGIA DAS LESÕES ORTOPÉDICAS

Fraturas ocorrem quando a carga aplicada sobre o osso excede sua capacidade de sustentação. Os padrões das fraturas estão relacionados à resistência do osso e às forças que causam a lesão. A idade do paciente e o mecanismo da lesão são, ambos, importantes determinantes do padrão da fratura e da lesão de partes moles que ocorre concomitantemente à fratura, e ambos determinarão a estratégia de tratamento. No geral, física básica está implícita: a energia cinética é igual a ½(massa)(velocidade).[1,2] Assim, quanto maior a velocidade, uma quantidade exponencialmente maior de energia é armazenada dentro de um sistema. Mediante impacto, essa energia é absorvida pelo corpo e pelo sistema musculoesquelético. Essa energia é percebida como cominuição (fraturas multifragmentares) e danos locais em partes moles. Na prática, observamos essas diferenças de maneira bastante clara. Indivíduos jovens e ativos têm ossos mais fortes, e indivíduos idosos e osteoporóticos têm ossos difusamente fracos. Uma fratura de fêmur em um indivíduo jovem mais provavelmente é resultante de um mecanismo de alta energia, e geralmente apresentará outras lesões corporais, enquanto uma fratura de fêmur em um paciente idoso mais frequentemente resultará de uma queda da própria altura e geralmente é um fato isolado.

Tumores, infecções e displasia podem causar defeitos ósseos focais que podem enfraquecer um osso de maneira tão significativa, a ponto de não conseguir suportar uma carga que sustentaria se estivesse normal: um paciente jovem que sofre uma fratura de quadril após uma queda da própria altura, por exemplo. Um histórico clínico que não "combina" com o padrão da fratura deve motivar o médico a investigar um pouco mais profundamente o caso com o paciente.

Acidentes continuam sendo a principal causa de morte e invalidez em todo o mundo. No geral, a quantidade de energia absorvida por um paciente com múltiplas lesões corresponde à extensão das lesões musculoesqueléticas. Pelo fato de alta energia estar frequentemente envolvida, fraturas e lesões de partes moles são comuns. Estima-se que 46% dos pacientes que sofrem uma lesão traumática nos EUA apresentem uma lesão ortopédica, e entre 13 e 25% desses pacientes requerem atendimento de um traumatologista/ortopedista.[2]

Pelo fato de que o trauma é uma das principais causas de invalidez em gerações mais jovens de pacientes, o impacto financeiro tanto para os pacientes individualmente quanto para a sociedade em geral é imenso.[1,3] Trauma, nos EUA, representa um gasto de bilhões de dólares em perda de produtividade, custos médicos e danos à propriedade todos os anos, e traumatologia ortopédica continua sendo uma das modalidades mais custo-efetivas de medicina.

Fraturas podem resultar tanto de forças de baixa quanto de alta energia e podem ocorrer tanto isoladamente quanto como múltiplas lesões. O mecanismo da lesão define o padrão individual específico da fratura e é importante pata determinar tanto a fixação temporária quanto definitiva. Mecanismos típicos de fraturas incluem trauma contuso *versus* penetrante, formas de baixa energia *versus* alta energia, e forças de entorse, dobramento ou esmagamento. Lesões de extremidades comprometem o resultado funcional e podem levar a dor a longo prazo, marcha anormal, doença articular degenerativa, infecção crônica e perda de membro.

Em níveis nacional e mundial, melhoras substanciais na segurança de transporte e atendimento médico ajudaram a conter essa crescente pandemia. Leis de uso de cinto de segurança e capacetes, leis rígidas contra embriaguez e direção, exigências de itens aperfeiçoados de segurança em automóveis, destacamento rápido de equipes de emergência médica e a criação de centros de traumatologia diminuíram o número de fatalidades no local do acidente. Essas mudanças levaram a um aumento do número de pacientes que sobrevivem a colisões de alta energia e que, consequentemente, sofrem lesões de extremidade inferior de maior gravidade. O hospital Shock Trauma de Baltimore observou redução na mortalidade associada a fraturas femorais bilaterais, passando de 26% para 7% ao longo de um período de 15 anos. Houve uma queda associada no índice de gravidade da lesão (ISS, do inglês, *injury severity score*) que sugere que uma contribuição para essa redução na mortalidade esteja diretamente relacionada a mudanças no *design* de veículos automotores.[4]

Com a probabilidade de que mais vítimas de acidentes sobrevivam atualmente e que antigamente poderiam ter sido fatais, os profissionais da saúde serão desafiados a manejar fraturas e feridas de partes moles de maior complexidade. Essas realidades exigem que as equipes de traumatologia estejam cientes da frequência e das consequências das lesões musculoesqueléticas em todos os pacientes de trauma. Em especial, a avaliação imediata e a determinação da gravidade são da mais absoluta importância, visto que facilitam a triagem correta dos pacientes. O reconhecimento das características exclusivas da lesão esquelética nos pacientes que também podem ter traumas graves de cabeça, tórax ou intra-abdominais é essencial. Dessa maneira, uma abordagem integrada e coesa para diagnóstico e tratamento de lesões musculoesqueléticas pode ser utilizada no cuidado de pacientes com múltiplas lesões.

TERMINOLOGIA

Comunicação entre os especialistas parceiros é fundamental para o cuidado do paciente. Os achados do departamento de traumatologia e do departamento de emergência (DE) precisam ser transmitidos com precisão aos especialistas consultores. Essa tarefa é especialmente difícil, tendo em vista a variedade de pontos anatômicos, padrões de fraturas e lesões de partes moles associadas encontrados na ortopedia. Embora muitas lesões sejam identificadas por epônimos entre a comunidade ortopédica, as caracterizações de lesões mais práticas e universalmente conhecidas são aquelas que seguem princípios anatômicos e mecânicos básicos. Os descritores comuns de fraturas são resumidos na Tabela 19.1, mas serão revistos também na próxima seção.

Tabela 19.1 Descritores importantes de fraturas.

Termo	Significado
Termos gerais	
Maturidade esquelética	Placa (fise) de crescimento aberta *versus* fechada
Patológico(a)	Falha óssea através de uma área de doença preexistente
Insuficiência, fragilidade	Osso osteoporótico
Exposta	Comunicação da fratura com a pele
Fechada	Sem comunicação da fratura com a pele
Crianças	
Galho verde	Ruptura cortical incompleta
Fisário	Envolvimento parcial ou incompleto da placa de crescimento (fise)
Em *torus*	Ruptura axial com pequena encurvadura do córtex
Localização	
Diafisária	No eixo
Metafisária	Exacerbação entre o eixo e a superfície da articulação
Epifisária	Superfície da articulação
Supracondilar	Proximal em relação aos epicôndilos (úmero e fêmur)
Intracondilar	Entre os côndilos articulares (úmero e fêmur)
Intra-articular	Que se estende além da superfície da articulação
Padrão	
Transversa	Perpendicular em relação ao eixo longo do osso
Oblíqua	Angulada em relação ao eixo longo do osso
Espiral	Falha por torção
Em asa de borboleta	Fragmentos separados de fratura
Cominutiva	Vários pedaços
Desvio	
Translação	Porcentagem de desvio do fragmento distal em relação ao proximal
Angulação	Ápice volar ou dorsal, ápice valgo ou varo
Comprimento	Encurtada ou desviada
Rotação	Relativa ao fragmento proximal

Tipos de fraturas

Uma fratura é uma ruptura da arquitetura normal do osso. As fraturas podem ser agudas, subagudas ou crônicas. Fraturas subagudas e crônicas, embora precisem de tratamento frequente, podem geralmente ser manejadas ambulatorialmente, e não necessitam de cuidados de emergência. Radiograficamente, fraturas agudas podem ser diferenciadas de fraturas mais antigas por meio da identificação de bordas nítidas e bem-definidas dos fragmentos. Fraturas antigas serão evidenciadas por formação de calo ósseo e por suas bordas rombas. Fraturas crônicas podem ser radiograficamente dramáticas devido à hipertrofia óssea e/ou destruição de estrutura adjacente. Um histórico simples do paciente normalmente determina que estas não requerem manejo emergencial (Figura 19.1).

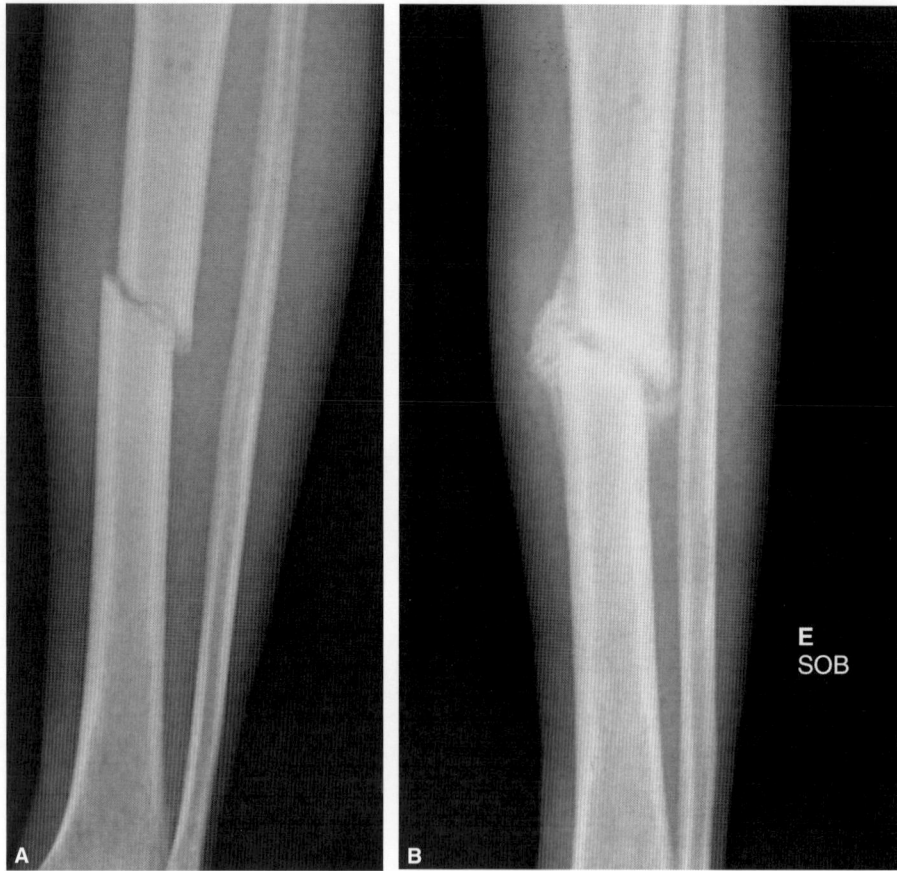

Figura 19.1 A. Fratura aguda. Observe as bordas nítidas e bem-definidas. **B.** Pseudoartrose; 6 meses depois, a linha da fratura ainda pode ser claramente visualizada, as bordas dessa fratura estão borradas e as extremidades ósseas estão escleróticas, com formação de calo. Ainda havia movimento no local da fratura no momento do exame clínico. O paciente sentia dor crônica intensa.

Devido ao aumento da plasticidade, a um periósteo mais substancial e à presença de placas de crescimento, os ossos das crianças apresentam risco de desenvolver um conjunto diferente de fraturas (Figura 19.2). Deformidade plástica de um osso longo em um paciente pediátrico é deformação do osso sem rompimento real do córtex ósseo. Radiografia da extremidade contralateral pode ajudar no diagnóstico. O diagnóstico de deformidade geralmente requer radiografia da extremidade contralateral para confirmar a assimetria. Cargas axiais de ossos longos em crianças podem levar à curvatura do córtex sem uma linha de fratura visível, o que é apropriadamente denominado de *fratura em torus*. Rupturas incompletas do córtex são chamadas de *fraturas em galho verde* em crianças. Uma fratura em galho verde consiste em um rompimento cortical de um lado do osso, com uma fratura em fivela ou deformação plástica do lado oposto. A densa camada periosteal em crianças pode contribuir para a estabilidade em muitas dessas fraturas se a camada permanecer intacta. Em alguns casos, as radiografias parecerão normais, porém a criança não usa a extremidade. Deve-se tomar cuidado para garantir que nenhuma fratura parcial ou completa na placa de crescimento cartilaginosa (fise) passe despercebida. Fraturas fisárias são descritas de acordo com a classificação de Salter-Harris (Figura 19.3 A). Esses centros de crescimento ósseo ao redor das pontas de cada osso se ossificam em diferentes pontos da vida da criança. O rompimento de um desses "centros de ossificação" pode alterar o futuro crescimento do osso afetado, levando a discrepâncias de comprimento ou deformidades angulares. É preciso um alto nível de suspeita clínica para diagnosticar essas lesões.

Quando um osso falha em uma área enfraquecida por doença preexistente, isso é chamado de *fratura patológica*. Algumas de suas causas podem incluir fraqueza por tumores ósseos primários, lesões metastáticas, infecção, doença metabólica e lesão em um antigo local de fratura. Embora elas não sejam referidas desse modo, fraturas em ossos osteoporóticos são tecnicamente patológicas. Contudo, o termo *insuficiência* ou *fratura por fragilidade* é mais frequentemente usado para descrever essas lesões. Em contraposição às fraturas agudas em ossos saudáveis, fraturas por fragilidade normalmente resultam de acidentes com muito menos energia, como quedas da própria altura. Fraturas de quadril, fraturas de compressão dos corpos vertebrais e fraturas de rádio distal em idosos são exemplos comuns.

Uma fratura é considerada *exposta* quando uma ferida suprajacente produz comunicação entre o local da fratura e o ambiente externo. Esta é uma determinação importante que acarreta ramificações para o tratamento imediato, tratamento definitivo, e para os resultados a longo prazo. Fraturas expostas podem incluir desde pequenos furos causados pelo osso na pele até desenluvamento grave de partes moles. A classificação de Gustilo é normalmente usada para graduar o grau de acometimento das partes moles; porém, na prática, os autores verificaram que isso pode ser simplificado para *alta energia* e *baixa energia*, levando a uma determinação mais consistente do tratamento. Os padrões de fraturas de alta energia indicam que as partes moles, bem como os ossos, absorveram forças intensas. Embora a laceração da pele seja o componente mais óbvio, a energia da fratura, o grau de contaminação e a lesão de partes moles devem ser todos levados em consideração

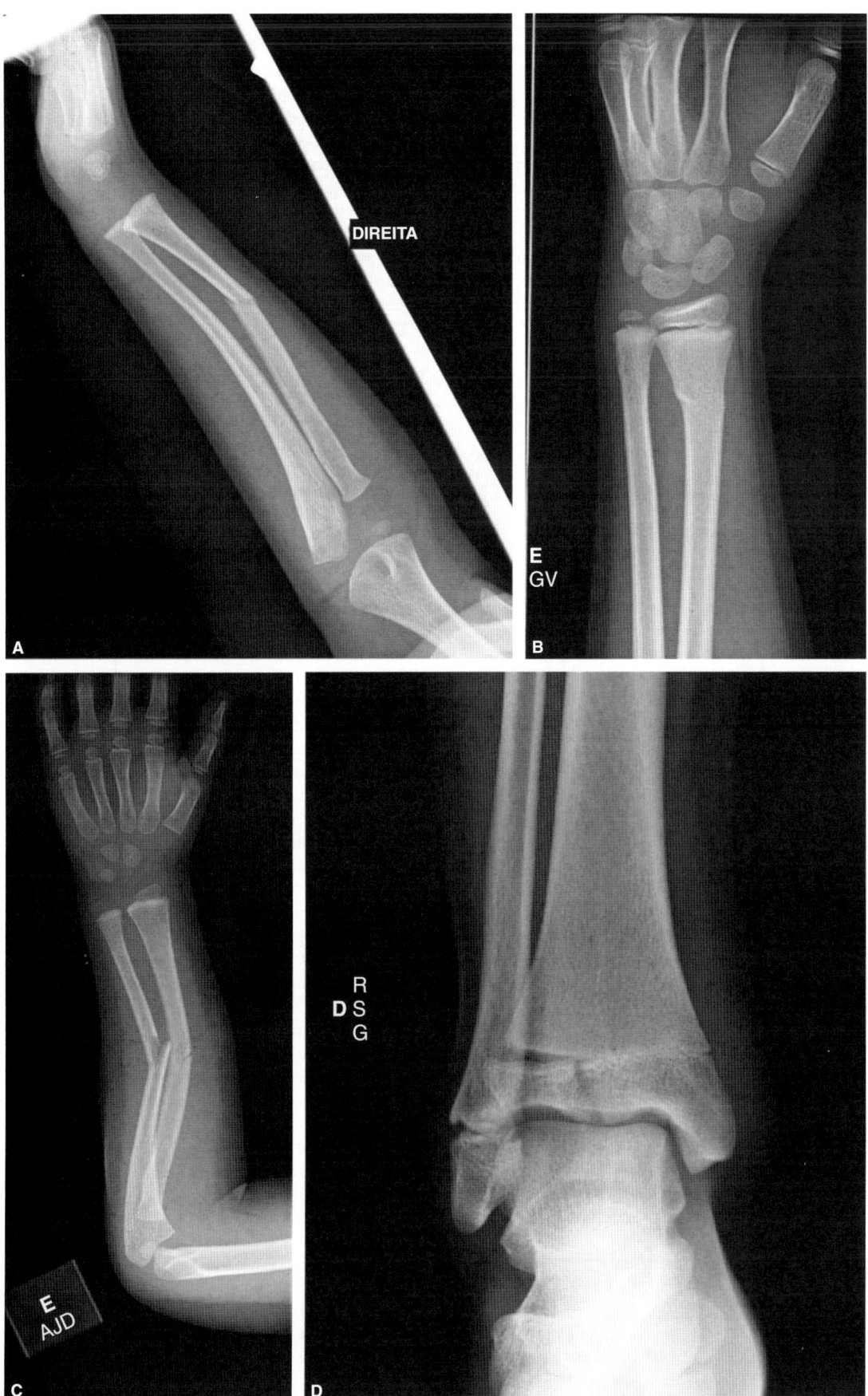

Figura 19.2 A. Deformidade plástica. Observe o abaulamento da ulna. **B.** Fratura em *torus*. O córtex do rádio distal está deformado, porém intacto. **C.** Fratura em galho verde. Rompimento dos córtices radiais, sem rompimento dos córtices ulnares nesta fratura de antebraço em ambos os ossos. **D.** Fratura diafisária. Observe o vão da fise tibial lateral.

na graduação da gravidade da lesão. A graduação final das fraturas expostas ocorre no centro cirúrgico, após desbridamento e avaliação minuciosos das partes moles que envolvem o local da fratura. Contaminação do osso pode levar ao desenvolvimento de osteomielite e todas as suas catastróficas consequências; portanto, necessita de tratamento emergencial.

Uma fratura que se estenda até o interior de uma articulação é chamada de *intra-articular*. Essas lesões são normalmente causadas por uma carga axial sobre a articulação. A superfície da articulação deve ser perfeitamente lisa para que funcione corretamente; portanto, fraturas intra-articulares com luxação requerem redução anatômica e fixação rígida para minimizar o risco de artrite pós-traumática. Isso é totalmente diferente de uma fratura da diáfise (eixo) de um osso longo. Uma fratura de diáfise precisa apenas ser mantida em bom alinhamento e no comprimento apropriado. Se o osso cicatriza com uma aparência imperfeita, mas é mecanicamente forte, então, o objetivo final é alcançado. Fraturas articulares não somente precisam ter um alinhamento mecânico preciso, como também precisam ser perfeitamente reduzidas, a fim de obter o melhor resultado possível a longo prazo. Em alguns casos, a cartilagem foi tão danificada pela lesão em si, que a artrite pós-traumática se torna inevitável.

Fraturas de ossos longos são caracterizadas pela localização anatômica da fratura (Figura 19.3 B). A epífise inclui a área entre a fise, ou cicatriz fisária, e a superfície articular. A metáfise está localizada entre a epífise e a diáfise, e inclui a placa de crescimento. A diáfise abrange o eixo do osso entre a metáfise proximal e distal. A diáfise é majoritariamente feita de osso cortical denso, que é menos vascularizado que o osso esponjoso mais mole da metáfise. Essa diferença de vascularização afeta a taxa em que o osso cicatriza. As fraturas podem ser descritas de acordo com sua localização dentro dessas três seções ou de acordo com a localização no osso – proximal, medial e distal. Em geral, essas fraturas ocorrem ao redor de fixações musculares aos ossos, dessa maneira, afetando como a fratura é deslocada e como a redução da fratura será obtida.

Fraturas metafisárias do úmero e fêmur distal são chamadas de *supracondilares* ou *intracondilares* em referência aos epicôndilos adjacentes, as proeminências ósseas medial e lateral às quais os ligamentos estabilizadores e os músculos do cotovelo e do joelho estão fixados. As superfícies articulares distais aos epicôndilos são conhecidas como côndilos. Fraturas intracondilares são intra-articulares e podem se estender proximalmente. Essas distinções são importantes, pois elas podem guiar a decisão sobre o tipo de tratamento definitivo além do planejamento cirúrgico intraoperatório.

Após descrever a localização de uma fratura, o verdadeiro padrão da fratura deve ser descrito (Figura 19.4). A orientação da linha de fratura primária pode ser transversa, oblíqua ou espiral. Os ossos são mais fracos na torção, e fraturas espirais resultam de forças torcionais. Fraturas transversas e oblíquas resultam de forças aplicadas diretamente, nas quais o osso é "dobrado" sobre um objeto ou falha sob carga fora do eixo. Em geral, há uma combinação dessas diversas forças. Cominuição local pode ocorrer na forma de cunha ou de fragmento em "asa de borboleta". Quando um movimento de flexão é aplicado sobre um osso, há uma força compressiva resultante sobre o osso no lado côncavo da dobra e uma tensão recíproca no lado convexo. O osso inicialmente falha do lado da tensão, e, conforme a fratura se propaga em direção ao lado côncavo, a fratura continuará ao redor do osso comprimido tanto em direção proximal quanto distal em relação ao mesmo, criando um fragmento em formato de cunha ou de asa de borboleta. Cominuição se refere à presença de múltiplos fragmentos dentro de um local específico de fratura e normalmente indica lesão de alta energia ou osso enfraquecido em um paciente idoso. Fraturas segmentares ocorrem em múltiplos níveis no mesmo osso.

Desvio, se presente, é descrito por meio de uma combinação de princípios. Essas deformidades podem ocorrer em qualquer plano. Quando visualizadas em radiografias simples, todas as lesões serão percebidas em desvio coronal ou sagital puro. Contudo, o verdadeiro desvio normalmente ocorre em um plano geralmente intermediário. Translação, angulação, rotação e encurtamento são todos componentes de desvio de fratura. Translação é a relação do fragmento de fratura proximal com o distal. É descrita em termos de porcentagem de sobreposição. Uma fratura com 100% de translação em qualquer plano apresenta desvio completo. Angulação é simplesmente o ângulo criado pelos fragmentos deslocados da fratura. É convencionalmente descrita de duas maneiras. A primeira é pela

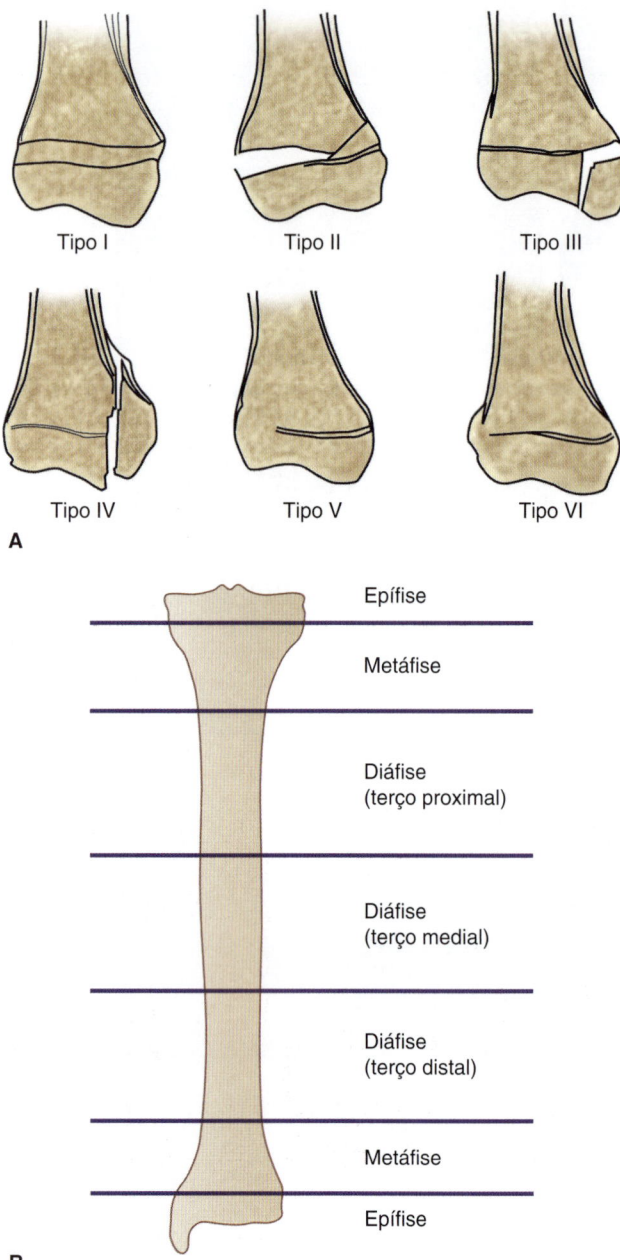

Figura 19.3 **A.** Classificação de Salter-Harris das lesões de placa de crescimento. **B.** Regiões anatômicas da tíbia. (**A.** De Janicki JA. Salter-Harris fractures. In: Miller M, Hart JF, MacNight JM, eds. *Essential Orthopaedics*. Philadelphia: Saunders Elsevier; 2010; 939-943.)

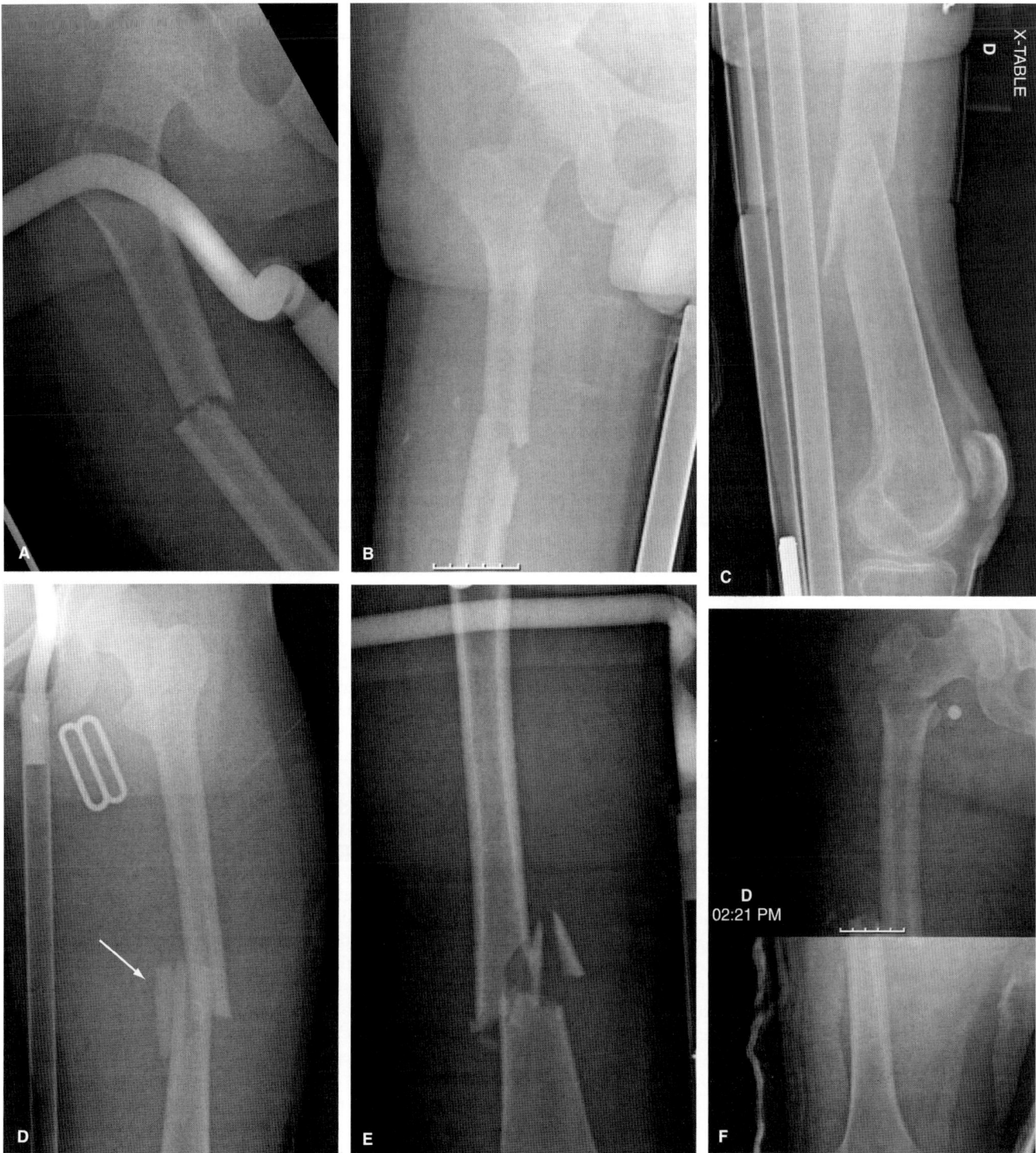

Figura 19.4 Padrões de fratura femoral. **A.** Transversa. **B.** Oblíqua. **C.** Espiral. **D.** Fragmento em asa de borboleta (seta). **E.** Cominutiva. **F.** Segmentar.

direção do desvio do fragmento distal, e a segunda é pela direção do ápice da fratura. Por exemplo, a fratura apresentada na Figura 19.5 pode ser descrita como dorsalmente angulada ou angulada no ápice volar. O componente final é a rotação. Para descrever exatamente a rotação, uma radiografia de extensão total do segmento do membro envolvido, incluindo as articulações acima e abaixo, deve ser realizada. Alternativamente, a deformidade rotacional pode ser verificada clinicamente comparando-se o membro lesionado ao lado contralateral.

Uma vez identificada a fratura, ela deve ser descrita de maneira consistente e sistemática. Todas as descrições começam informando se a fratura é exposta ou fechada. A quantidade de partes moles envolvida é quantificada. Presume-se que uma fratura seja fechada se, após uma avaliação cuidadosa, não houver comunicação observada entre a fratura e o ambiente externo. A presença de uma fratura intra-articular é então comunicada. O lado do corpo e o osso lesionado são descritos a seguir. Uma descrição do padrão, seguida por sua localização no osso, é indicada. O desvio dos fragmentos

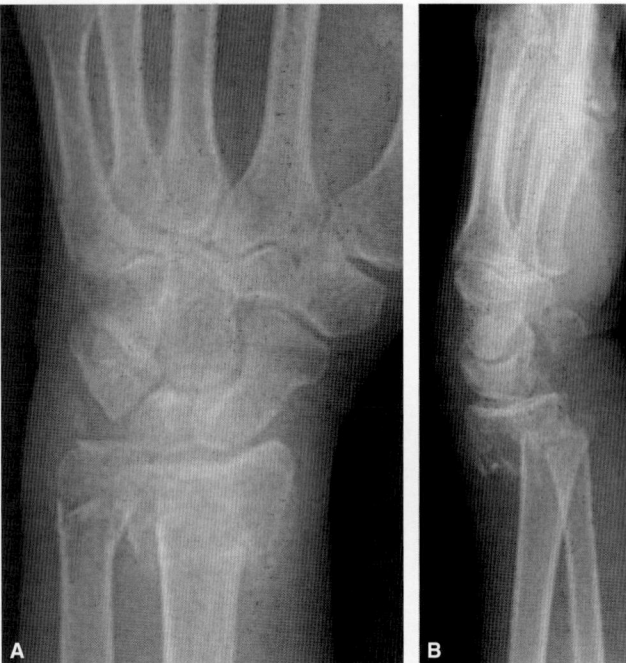

Figura 19.5 Radiografias posteroanterior (**A**) e lateral (**B**) do punho esquerdo de uma mulher de 75 anos que caiu e sofreu uma fratura de rádio distal com translação dorsal e ápice volar angulado, além de uma fratura ulnar distal cominutiva deslocada. (De Foster B, Bindra R. Intrafocal pin plate fixation of distal ulna fractures associated with distal radius fractures. *J Hand Surg.* 2012; 137:356-350.)

da fratura é descrito. Finalmente, é importante indicar qualquer lesão não ortopédica associada que possa alterar a urgência e o tipo de manejo ortopédico inicial. A adesão a esse esquema permite o conhecimento completo da fratura.

Outras lesões

Lesões ligamentares são comumente encontradas em associação a lesões traumáticas em ossos e articulações. Quando um ligamento é danificado, mas não rompido, isso é chamado de *entorse*. Entorses podem variar em gravidade desde pequenas lesões até instabilidades significativas de uma articulação. Lesões ligamentares de grau I são causadas por distensão de um ligamento ou complexo de ligamentos. Elas normalmente não resultam em instabilidade. Uma simples entorse de tornozelo é um exemplo típico desse tipo de lesão. Rupturas parciais de ligamentos podem resultar em pequenas instabilidades e são consideradas lesões de grau II. Rupturas completas, ou lesões de grau III, levam à instabilidade significativa na respectiva articulação. Fraturas por avulsão na inserção das estruturas ligamentares também são incluídas nesta categoria. Lesões ligamentares não podem ser negligenciadas, pois elas podem produzir instabilidade articular significativa e comprometer as partes moles circundantes e as estruturas neurovasculares. Esse detalhe é fundamental na avaliação de lesões musculoesqueléticas. Um exame neurovascular completo deve ser realizado sempre que houver suspeita de instabilidade articular. Embora a maioria das lesões ligamentares não requeira manejo ortopédico urgente, é normalmente aconselhável estabilizar ou imobilizar a articulação com uma tala ou atadura.

Um estiramento é uma lesão em um músculo ou tendão. Essas lesões são, em sua maioria, causadas por desgaste. A aplicação de mais carga em uma estrutura já enfraquecida pode agravar essas lesões e levar à ruptura de músculo ou tendão. Repouso, gelo, compressão e elevação são os pilares de tratamento de um estiramento; no entanto, manejo ortopédico mais urgente é necessário em caso de ruptura. Embora muitos rompimentos de tendão sejam tratados de modo não cirúrgico, o adequado posicionamento da articulação é importante para garantir que o tendão cicatrize em uma posição funcional. Se houver decisão de manejar cirurgicamente, isso deve ser feito com razoável urgência. Formação de cicatriz no trato tendíneo e contratura do músculo complicam significativamente o procedimento cirúrgico.

Lesão articular sem fratura é comum em lesões de carga axial. Contusões articulares, ou contusões ósseas, normalmente cicatrizam com um período de repouso e restrição de levantamento de peso, mas podem levar a alterações degenerativas tardias na articulação. Um defeito osteocondral mais significativo ocorre quando um pedaço da cartilagem articular, juntamente com seu osso subcondral, é separado da superfície articular circundante. Pequenos defeitos osteocondrais podem ser assintomáticos; porém, muitas dessas lesões podem levar a dor crônica e degeneração articular. Em alguns casos, o fragmento osteocondral é suficientemente grande para ser visualizado em radiografias simples. Nesses casos, é importante imobilizar a articulação para minimizar danos articulares que possam ser causados por fragmentos de ossos flutuantes. Outras articulações comumente lesionadas são os discos intervertebrais da coluna. Esses discos são feitos de um núcleo pulposo viscoelástico cercado por um anel fibroso (*anulus fibrosus*). Com uma carga axial suficientemente grande, o núcleo pulposo pode herniar através do anel, resultando em uma hérnia de disco. Essa protuberância no disco pode se chocar com as raízes nervosas, causando dor radicular e nas costas. Hérnias de disco raramente necessitam de intervenção cirúrgica e geralmente se resolvem com sessões de fisioterapia. Muito raramente, abaulamento grave de disco na coluna lombar pode causar pressão significativa sobre a cauda equina, resultando em síndrome da cauda equina. Trata-se de uma emergência cirúrgica, que será discutida detalhadamente mais adiante neste capítulo.

PRINCÍPIOS DE FIXAÇÃO

Existem várias formas de estabilizar uma extremidade lesionada, dependendo da estabilidade óssea que cada uma proporciona. A Tabela 19.2 resume os tipos de fixação e algumas de suas indicações comuns. Cada tipo de fixação está relacionado a certas situações clínicas em que seu uso é especialmente importante. Os tipos de fixação são organizados por ordem crescente de estabilidade do osso. As características definidoras entre os tipos de fixação incluem diversas categorias.

Primeiro: o osso é direta ou indiretamente controlado? A aplicação de tala, que é a maneira mais fácil e mais comum de estabilização de membro, é a única forma de fixação que não é diretamente fixada no osso. Fixação direta no osso melhora o controle daquele segmento do membro, mas também traz consigo o inerente risco de infecção. Além da aplicação de tração esquelética, a maioria das outras formas de fixação geralmente requer anestesia regional ou geral. Quanto mais próxima do osso a fixação estiver, melhor este será controlado. Portanto, uma placa colocada sobre a superfície do osso ou uma haste dentro do osso irão controlá-lo muito melhor do que uma estrutura montada vários centímetros acima do nível da pele.

Segundo: a fixação atravessa tanto a pele quanto o osso? Tração esquelética, pinos percutâneos e todas as formas de fixação externa criam uma passagem entre o mundo externo e o osso. Isso acarreta risco de infecção, e infecções no local de inserção dos pinos são comuns. Porém, há uma vantagem: no caso de uma infecção, a remoção do pino/fio normalmente facilita a erradicação da infecção.

Capítulo 19 Cuidado Emergencial de Lesões Musculoesqueléticas

Tabela 19.2 Métodos de estabilização esquelética.

Tipo de fixação	Detalhes	Indicações comuns	Prós	Contras
Tala	Gesso ou fibra de vidro	Estabilização temporária de lesões agudas de extremidades	Acomoda o edema de partes moles	Controle indireto do osso, não estável no comprimento
Tração esquelética	Pino transósseo com peso para tração	Estabilização temporária de fraturas de fêmur e pelve	Ajuda a controlar a dor e o sangramento, mantém o comprimento	Controle indireto do osso, não permite mobilização do paciente
Fixação externa (pinos/plataformas)	Vários pinos transósseos ligados a plataformas externas	Estabilização temporária de fraturas agudas de extremidades	Melhor controle dos ossos e, portanto, melhor controle das partes moles; comprimento estável	Permite movimentação demasiada para que a maioria das fraturas cicatrize
Redução fechada e pinagem percutânea (RFPP)	Pinos transósseos cruzando um local de fratura	Fixação de pequenos ossos; fixação pediátrica	Rompimento limitado de partes moles; removidos após a cicatrização da fratura	Risco de infecção no local de inserção do pino; redução indireta da fratura
Fixação externa (pinos/fios, anéis)	Vários pinos/fios transósseos ligados a anéis externos	Fixação definitiva com capacidade de manipulação dos ossos	Pode ser usada para deformidades complexas	Risco de infecção no local de inserção do pino; redução indireta da fratura
Haste intramedular (HIM)	Haste intraóssea	Tratamento de fraturas de ossos longos	Rompimento limitado de partes moles; excelente estabilidade mecânica	Redução indireta da fratura: utilidade limitada em lesões articulares
Redução aberta e fixação interna (RAFI)	Placas e parafusos	Fraturas articulares. fraturas de ossos longos da extremidade superior	Redução direta e estabilidade absoluta viáveis	Maior rompimento de partes moles; mecanicamente menos estáveis que as hastes

Por fim: o cirurgião tem visualização direta da fratura, ou não? Qualquer fratura que não seja intra-articular não necessariamente requer fixação anatômica. O objetivo primário da fixação de fraturas de ossos longos é o restabelecimento do eixo mecânico. Embora alguns padrões de fraturas sejam passíveis de fixação anatômica (uma fratura transversal da diáfise radial), outras fraturas não são (uma fratura cominutiva da diáfise femoral). Em compensação, fraturas intra-articulares quase sempre requerem visualização direta da fratura para fixação. A desvantagem da visualização direta é que ela necessariamente envolve remoção do tecido mole ao redor do osso. Não apenas isso reduz a vascularidade do osso lesionado, como também há mais danos nos tecidos moles causados pela abordagem cirúrgica. Também há maior risco de infecção.

Cada estratégia de fixação tem seus prós e seus contras. Em geral, há mais de uma maneira de alcançar o objetivo final de promover a cicatrização do osso. A escolha do modo correto de fixação depende da situação clínica, dos recursos disponíveis e das habilidades do cirurgião.

AVALIAÇÃO DOS PACIENTES

Histórico

Obter um histórico detalhada de um paciente com lesão esquelética é essencial para diagnóstico e tratamento corretos. Isso pode ser desafiador em casos de pacientes com múltiplas lesões e em pacientes idosos no contexto de trauma; no entanto, é importante reunir o máximo de informações possível sobre o mecanismo da lesão. Em geral, os pacientes de trauma não conseguem relatar as histórias com precisão por estarem inconscientes, intoxicados, com demência ou delirantes. Nesses casos, uma descrição do mecanismo da lesão e do histórico do paciente deve ser obtida de familiares, membros da equipe de atendimento médico de emergência, ou outras testemunhas do acidente. Descrições do cenário da lesão podem ser úteis, pois padrões comuns de lesão são decorrentes de mecanismos específicos (Tabela 19.3).

Tabela 19.3 Padrões comuns e lesões associadas.

Padrão ou mecanismo da lesão	Lesões associadas
Queda de altura	• Fratura do calcâneo • Fratura do planalto (platô) tibial • Fraturas próximas ao quadril (fêmur proximal, acetábulo) • Fratura vertebral tipo explosão

Queda sobre a mão estendida	• Fratura distal do rádio
	• Luxação posterior do cotovelo
	• Pediátrica
	  ○ Fratura de ambos os ossos do antebraço
	  ○ Fratura supracondilar do úmero

Ejeção de veículo	• Lesão craniana fechada • Fraturas de coluna
Acidente automobilístico – colisão lateral	• Fratura pélvica tipo compressão lateral • Lesão craniana fechada • Lesão torácica

Acidente automobilístico – colisão frontal	• Lesão de vísceras abdominais
	• Fratura pélvica tipo livro aberto
	• Sangramento retroperitoneal
	• Lesões causadas por intrusão do assoalho do veículo
	  ○ Fratura do calcâneo
	  ○ Fratura do planalto (platô) tibial
	  ○ Luxação posterior do quadril

Luxação posterior do joelho	• Lesão da artéria poplítea
Fratura supracondilar do úmero	• Lesão da artéria braquial • Lesão de nervo (mediano ou radial)
Luxação anterior do ombro	• Lesão do nervo axilar
Luxação posterior do quadril	• Lesão do nervo isquiático (ramo fibular)

Para guiar o tratamento, é útil que haja um histórico geral que inclua informações demográficas, histórico médico anterior e histórico social, informações sobre alergias, medicamentos que toma atualmente e há quanto tempo ingeriu algo por via oral. Deve-se seguir o protocolo normal do DE de não permitir o consumo de alimentos ou bebidas durante a avaliação. Informações sobre a posição do membro antes e depois da lesão, bem como a direção da força de deformação, podem ajudar a prever as lesões resultantes. O *status* de deambulação antes da lesão ajuda a determinar objetivos realistas de recuperação funcional, e também pode conduzir as decisões de tratamento, especialmente quando se sabe se o paciente deambula pela comunidade ou basicamente apenas dentro de sua residência. Quaisquer sintomas neurológicos passageiros, como perda de consciência, dormência/formigamento, disestesias e espasmos, devem ser documentados. Perda de controle intestinal ou vesical em pacientes com dor no dorso ou no pescoço também deve ser anotada. O tempo decorrido desde a lesão se torna uma informação imprescindível em um paciente com lesão vascular, ferida aberta ou luxação.

Avaliação na sala de traumatologia

O exame de um paciente com múltiplas lesões deve, primeiramente, seguir os protocolos de suporte avançado de vida no trauma (ATLS, do inglês, *advanced trauma life support*) de maneira sistemática, devendo ser acompanhado do tratamento adequado. O conceito de vida antes do membro exige que os ABCs (via respiratória, respiração [*b*reathing] e *c*irculação) sejam verificados antes da avaliação de qualquer lesão ortopédica. Presume-se que os pacientes hemodinamicamente instáveis estejam em choque hemorrágico até que se prove o contrário. Uma busca pela origem da hemorragia é realizada, e pode incluir exame das cavidades pleurais, do abdome, das extremidades, retroperitônio e pelve. Uma radiografia simples de tórax pode revelar rapidamente um hemotórax. Drenos torácicos são colocados, se necessário.

Instabilidade pélvica e a necessidade de fixação pélvica externa rápida são verificadas. Um único exame de instabilidade da pelve, realizado por um profissional experiente, pode ser realizado. Há controvérsias em relação a se uma imagem anteroposterior (AP) da pelve, que tradicionalmente tem sido considerada parte da série radiográfica padrão em traumatologia, é justificável após o advento de equipamentos mais novos e ultrarrápidos de tomografia computadorizada (TC). Paydar et al. revelaram que, em pacientes de trauma contuso hemodinamicamente estáveis e com achados normais no exame físico, 99,7% das radiografias pélvicas eram negativas.[5] Se houver suspeita de fratura pélvica, uma radiografia simples pode ser inicialmente feita não apenas para caracterização da lesão, mas também como referência de base para exames subsequentes. Hemorragia intraperitoneal pode ser avaliada por meio de ultrassonografia abdominal focada para trauma (FAST, do inglês, *focused assessment with sonography in trauma*), lavagem peritoneal diagnóstica, ou TC. Pacientes com fratura pélvica requerem consideração especial quanto ao uso desses exames. A técnica FAST demonstrou sensibilidade diminuída para detecção de sangramento intraperitoneal em pacientes com fratura pélvica.[6] A lavagem peritoneal diagnóstica tem maior sensibilidade; contudo, resultados falso-positivos em pacientes com fratura pélvica podem ocorrer. A atual recomendação para pacientes hemodinamicamente estáveis com fratura pélvica é realizar exame de TC do abdome e da pelve com administração intravenosa (IV) de um agente de contraste para avaliar a presença de hemorragia intraperitoneal, independentemente dos resultados do método FAST.[7]

O *status* neurológico do paciente é observado no momento da internação, e a pontuação na Escala de Coma de Glasgow é calculada. Pacientes com suspeita de lesão craniana precisam ser avaliados o mais rapidamente possível por meio de TC. Lesões vasculares periféricas e lesões musculoesqueléticas são as próximas em prioridade, seguidas pelas lesões maxilofaciais.

No cuidado inicial das lesões musculoesqueléticas, fraturas expostas ou fraturas com lesão ou comprometimento vascular, como síndrome compartimental, têm prioridade. Embora a antiga máxima de tratar fraturas expostas no centro cirúrgico em até 6 horas após a lesão possa não corresponder mais à realidade, fraturas expostas ainda requerem cuidado cirúrgico relativamente urgente. O mais importante é que o manejo emergencial na sala de traumatologia, incluindo administração dos devidos antibióticos, profilaxia antitetânica, desbridamento generalizado, irrigação abundante, aplicação de tala e cobertura da ferida, é imperativo para a prevenção de futuras infecções. Curativos estéreis colocados na sala de traumatologia precisam ser deixados no lugar até que o paciente chegue ao centro cirúrgico. Esta prática levou à diminuição das taxas de infecção em comparação à troca rotineira de curativos de feridas na área de traumatologia.

Fraturas pélvicas instáveis são tratadas na avaliação primária devido à possibilidade de exsanguinação. Traumatismos na coluna com comprometimento neurológico associado também merecem atenção imediata. Deixando de lado essas exceções, o exame e o manejo das extremidades são postergados para a avaliação secundária depois que a via respiratória estiver controlada e a estabilidade hemodinâmica tiver sido alcançada. Em uma abordagem de equipe, esses exames e tratamentos ocorrem simultaneamente. Uma ressalva a esse protocolo é o paciente consciente que é capaz de obedecer a comandos, mas ainda precisará ser intubado para proteção da via respiratória. Neste caso, um exame neurológico superficial das extremidades deve ser realizado antes da sedação ou intubação. A documentação da função motora e sensorial nas extremidades superiores e inferiores é uma informação valiosa e leva apenas alguns segundos para ser feita. Durante toda a fase de reanimação e ao longo de todo o período restante de internação, novos exames na forma de avaliação terciária garantirão que nenhuma lesão passe despercebida.

A evidência de fraturas pélvicas é avaliada inicialmente no trabalho de reanimação. Grandes contusões e edema nos flancos ou glúteos são indicativos de sangramento significativo. A lesão de Morel-Lavallée é uma equimose sobre o trocanter maior que representa uma lesão de desenluvamento subcutâneo. Essa lesão está frequentemente associada a fraturas acetabulares. Sangue no meato uretral, indicando lesão no trato geniturinário, pode ser um sinal de fratura pélvica subjacente. Palpação da sínfise púbica e das articulações sacroilíacas pode ajudar a determinar a presença de lesão dessas articulações. Movimentar delicadamente e aplicar compressão lateral (CL) nas cristas ilíacas anteriores pode oferecer dicas úteis quanto à estabilidade do anel pélvico. Qualquer abertura ou frouxidão significa instabilidade e pode representar uma fonte de hemorragia. Exames retais e vaginais são realizados, observando-se a presença de sangue vivo, lacerações, fragmentos ósseos, hematomas ou massas. Feridas e fragmentos ósseos palpáveis encontrados em qualquer um desses exames são diagnósticos de fratura pélvica exposta, que apresenta um prognóstico ruim. O exame retal também pode revelar uma glândula prostática em posição alta, outro indicativo de lesão do trato geniturinário.

A equipe de traumatologia deve sempre tomar as providências para proteger o paciente contra lesões medulares autoprovocadas ou iatrogênicas. Portanto, todas as precauções na coluna devem ser observadas até que se confirme que a coluna vertebral do paciente está intacta, tanto por exame físico quanto por achados clínicos ou por confirmação radiológica, quando necessário. Aplicar no paciente um colar cervical rígido estabiliza a coluna cervical.

Manter o paciente em posição reta supina durante todo o tempo protege os segmentos torácico, lombar e sacral da coluna. Se o paciente tiver que ser movido, a técnica correta de rolamento do corpo é utilizada. Às vezes, o paciente pode ter de ser fisicamente contido para prevenir possíveis lesões autoprovocadas por movimento da cabeça ou de extremidade inferior que poderiam transmitir movimentos rotacionais, translacionais ou de flexão para a coluna vertebral. Deve-se tomar cuidado especial com pacientes combativos ou com aqueles com estado mental alterado que possam ter perdido a capacidade de se proteger contra lesões adicionais. Ao examinar o dorso, o médico verifica a presença de deformidade, edema ou equimose. Sensibilidade manifestada à palpação da coluna é registrada em cada nível em que o paciente se queixa de dor. É feita uma distinção entre dor localizada na linha média ou dor paraespinal. Sensibilidade perianal e tônus do esfíncter retal devem ser avaliados para testar a função da raiz do nervo sacral. Reflexos tendinosos profundos e reflexos patológicos, como os reflexos bulbocavernoso e de Babinski, são testados.

Radiografias simples da coluna cervical, incluindo os planos AP, lateral, e odontoide de boca aberta, eram antigamente consideradas parte da série de radiografias-padrão em traumatologia. Contudo, recentemente, Mathen et al.[8] demostraram que radiografias simples-padrão não conseguem identificar 55,5% das fraturas clinicamente relevantes identificadas por TC *multislice* e não acrescentam nenhum dado clinicamente relevante. Da mesma maneira, TC da coluna torácica, lombar e sacral é mais rápida e mais precisa que a radiografia para identificar lesões traumáticas. Já que a maioria dos pacientes é submetida à TC do tórax, abdome e pelve, a reformatação dos dados em reconstruções de coluna não adiciona nem tempo nem exposição à radiação. Com esses dados, radiografias simples deixam de ser indicadas.

O exame das extremidades de um paciente com lesões isoladas ou em um paciente com politraumatismos segue um padrão simples, sistemático e reprodutível. Mesmo quando uma lesão isolada de extremidade é o principal motivo para a avaliação, todo o esqueleto deve ser examinado. O examinador não deve se distrair da tarefa com lesões óbvias ou graves. Deformidade, edema, equimose, crepitação, sensibilidade e dor com movimento são os sinais cardinais de uma fratura aguda. Cada segmento do membro precisa ser examinado com relação a lacerações e aos sinais de trauma descritos anteriormente. Todas as articulações são submetidas à amplitude de movimento passivo, no mínimo. A amplitude de movimento ativo é testada sempre que possível. Derrames articulares são uma evidência de doença intra-articular (p. ex., danos nos ligamentos ou cartilagem ou uma fratura intra-articular). As articulações são então manualmente forçadas para avaliar a integridade das estruturas ligamentares. Um exame neurovascular é realizado e documentado. Os pulsos são registrados e comparados com a extremidade oposta não envolvida quando possível. Exames de Doppler devem ser obtidos quando os pulsos palpáveis não estiverem presentes ou forem fracos. Medir o índice tornozelobraquial (ITB) é importante quando houver suspeita de lesão vascular. A função motora e a sensação devem ser documentadas para os dermátomos da extremidade, bem como para o tronco em um paciente com dor na coluna torácica. Para evitar as complicações de uma síndrome compartimental ignorada, é realizada palpação dos compartimentos envolvidos. Em caso de quaisquer compartimentos firmes ou tensos, verifica-se se há aumento da pressão, se o tempo e a condição do paciente assim permitirem. Fasciotomias são realizadas urgentemente se as pressões estiverem elevadas. Macroalinhamento e imobilização temporária de fraturas de ossos longos são realizados antes de transportar o paciente da sala de traumatologia. Isso ajuda a prevenir mais danos às partes moles subjacentes, reduz o desconforto do paciente, facilita o transporte, e pode ajudar a prevenir mais embolização dos conteúdos intramedulares (IM). Talas de tração ou tração esquelética são aplicadas quando indicado.

Diagnóstico por imagens

O exame radiográfico é usado para complementar e refinar as informações reunidas durante a avaliação primária, o histórico e o exame físico. Em um paciente com múltiplas lesões, o protocolo ATLS determina radiografia da coluna cervical em plano lateral e planos AP de pelve e tórax. Contudo, conforme observado anteriormente, em um paciente estável e consciente sem achados de trauma pélvico no exame físico, a radiografia pélvica pode ser substituída pelo exame de TC da pelve. Radiografias da coluna cervical devem ser substituídas por exame de TC nessa região (se disponível). A avaliação secundária, então, determinará quais radiografias de extremidade são necessárias.

Ao radiografar lesões de ossos longos, é importante verificar a integridade dos segmentos do membro adjacente devido à incidência relativamente alta de lesões articulares concomitantes. Portanto, as articulações acima e abaixo do nível da lesão são sempre incluídas nas radiografias. Elas são filmadas separadamente caso o cassete não seja suficientemente grande para acomodar toda a visualização. Da mesma maneira, quando houver suspeita de alteração patológica em uma articulação, os ossos longos acima e abaixo da mesma também são examinados por imagem. Essa prática ajuda a identificar lesões comumente associadas aos segmentos adjacentes do membro que poderiam, de outro modo, ser ignoradas.

Pelo fato de que o osso é um objeto tridimensional, uma simples radiografia bidimensional não consegue descrever uma fratura. Para entender a posição e a direção dos fragmentos da fratura, visualizações ortogonais (imagens tiradas a um ângulo de 90° em relação às outras) devem ser obtidas. Um osso pode parecer estar minimamente deslocado em um plano, mas, em outra visão, pode estar bastante deslocado (Figura 19.6). Todas as extremidades com deformidade precisam ser giradas até a posição anatômica antes de obter as radiografias para ajudar a reduzir confusões na descrição da fratura.

Se, em qualquer ponto, for realizada a redução de uma fratura ou articulação deslocada, deve-se obter imagens de depois da redução para verificar se houve melhora na posição ou alinhamento ou congruência da redução articular.

Alguns pacientes apresentarão variações anatômicas. Se houver dúvida quanto à presença de uma lesão, a obtenção de imagem do lado contralateral não lesionado pode ser bastante útil para definir o que é normal para aquele determinado paciente. Quando detalhes mais refinados são necessários – como na avaliação de uma lesão intra-articular ou para confirmar os achados de uma radiografia dúbia –, deve-se solicitar um exame de TC.

Ressonância magnética (RM) se tornou uma modalidade de exame de imagem particularmente útil. Ela é usada para avaliar partes moles, fraturas agudas, fraturas por estresse, lesões medulares e doença intra-articular. Seu papel no contexto de trauma também se expandiu, tendo se tornado particularmente útil em casos de lesão da medula espinal. Mais frequentemente, a RM é usada em ambientes ambulatoriais para avaliação de lesões de partes moles e lesões patológicas. A RM é, no momento, comumente usada para diagnóstico de fraturas agudas quando as radiografias simples forem negativas.

Ombro

Em geral, são obtidas visualizações AP e lateral do ombro apenas com rotação do úmero e sem movimento do tubo de raios X. Esta não é uma avaliação adequada do ombro. Visualizações reais em

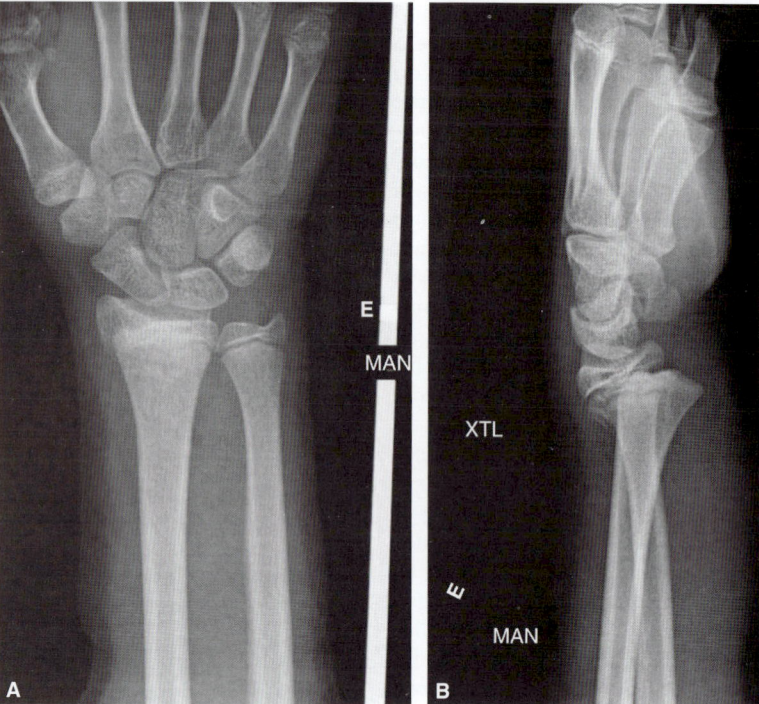

Figura 19.6 **A.** Radiografia anteroposterior do punho demonstrando rompimento da fise distal radial, porém com alinhamento adequado. **B.** Visão lateral demonstrando separação fisária completa com 50% de desvio dorsal e angulação significativa.

plano AP e lateral do ombro devem ser providenciadas em relação à escápula devido à orientação da articulação (Figura 19.7). A tomada lateral mais útil é a radiografia axilar (Figura 19.8). O tubo é angulado cefalicamente, com a placa sobre o aspecto superior do ombro em abdução. Essa visualização geralmente é difícil de obter devido a dor ou instabilidade na extremidade proximal do úmero. A incidência de Velpeau é uma incidência axilar modificada que proporciona imagens ortogonalmente equivalentes. Usando uma tipoia, o paciente se inclina para trás, a 30°, sobre o cassete na mesa. O tubo de raios X é colocado acima do ombro, e o raio é projetado verticalmente para baixo através do ombro sobre o cassete (Figura 19.9). Isso permite que a radiografia seja tirada com o ombro aduzido e em uma tipoia, possibilitando a aquisição das imagens axilares sem dor ou abdução do ombro. Uma terceira opção é a incidência da escápula em "Y" na qual se obtém uma imagem da escápula de cima para baixo de seu osso longo (Figura 19.10).

Cotovelo

As incidências AP e lateral do cotovelo proporcionam visualização da maior parte da anatomia do osso. Incidências oblíquas internas e externas são incluídas em uma série completa de cotovelo e permitem

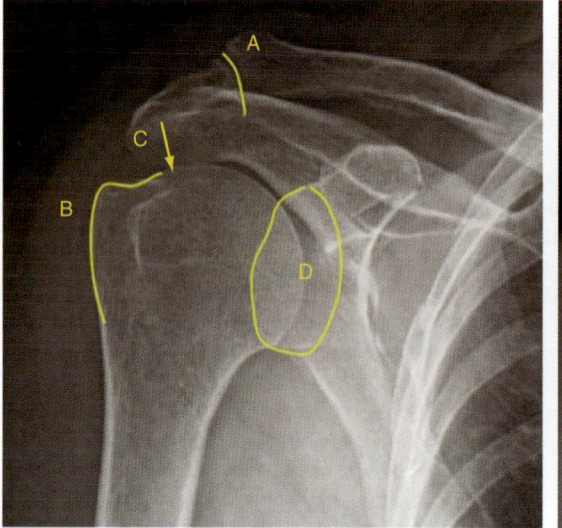
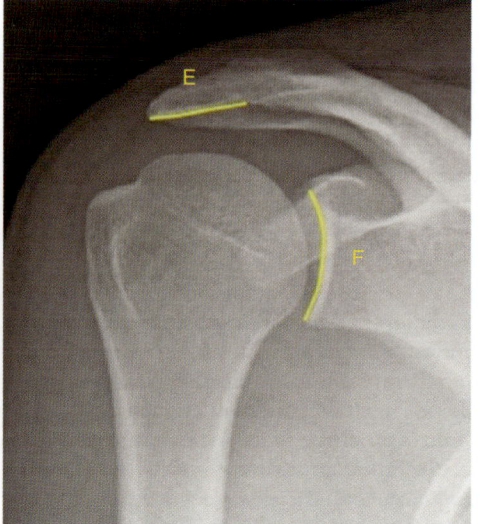

Figura 19.7 Incidência anteroposterior do ombro demonstrando: articulação acromioclavicular (A); tuberosidade maior (B); distância acromioumeral de 7 mm em média (C); fossa glenoide visualizada a um ângulo em relação a sua face (D); incidência de Grashey do ombro demonstrando o acrômio na parte inferior de seu eixo longitudinal (E); e fossa glenoide na parte inferior de seu eixo longitudinal (F).

Capítulo 19 Cuidado Emergencial de Lesões Musculoesqueléticas

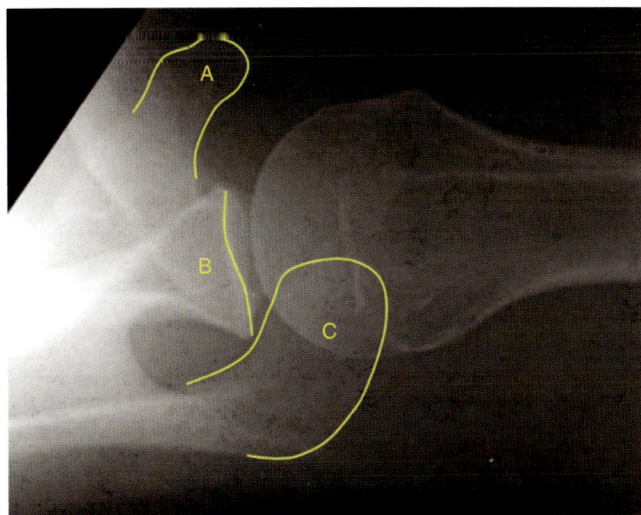

Figura 19.8 Incidência axilar lateral do ombro demonstrando: o processo coracoide (A); a fossa glenoide (B); e processo acromial (C). Essa incidência permite a avaliação da translação anterior para posterior da cabeça do úmero ou em relação à fossa glenoide (luxações) ou à diáfise umeral (fraturas).

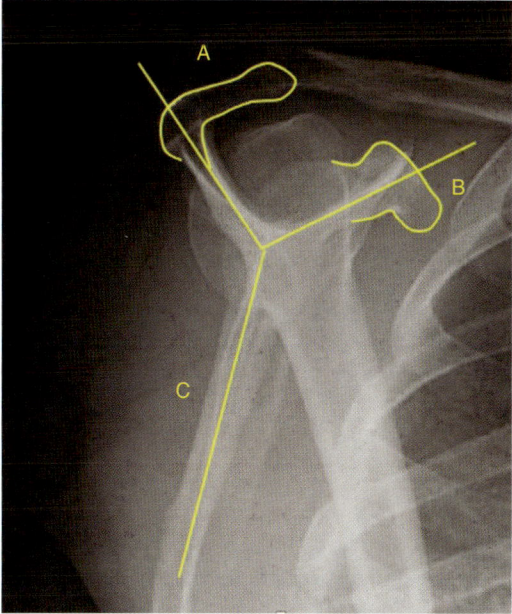

Figura 19.10 Incidência escapular em "Y" demonstrando: o processo acromial (A); o processo coracoide (B); e o corpo da escápula (C). Esta incidência permite a avaliação da translação anterior para posterior da cabeça do úmero ou em relação à fossa glenoide (luxações) ou à diáfise umeral (fraturas).

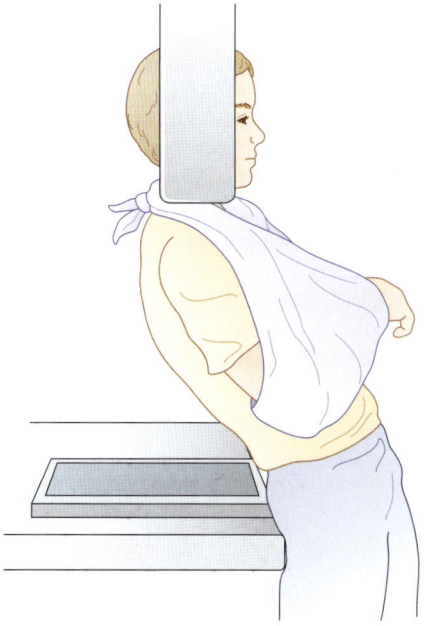

Figura 19.9 Incidência axilar de Velpeau ou de Bloom-Obata modificada. (De Green A, Norris TR. Proximal humeral fractures and glenohumeral dislocations. In Browner BD, Levine AM, Jupiter JB, et al., eds. *Skeletal Trauma: Basic Science, Management, and Reconstruction.* 4th ed. Philadelphia: WB Saunders; 2008.)

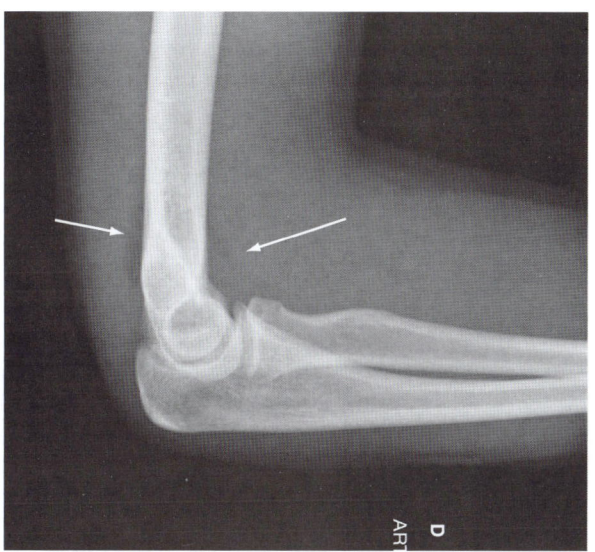

Figura 19.11 Sinal positivo de coxim adiposo ou da vela (veleiro) em um paciente com fratura de colo radial sem desvio. Observe as áreas anterior e posterior de radiolucência (*setas*) representando os coxins adiposos expelidos.

melhor visualização dos epicôndilos medial e lateral. Na incidência lateral, procure pelo sinal do coxim adiposo ou pelo sinal da vela para evidência de uma fratura oculta. O sinal da vela (ou veleiro) pode ser observado quando a hemartrose de uma fratura intra-articular força os coxins adiposos anterior e posterior para fora das fossas coronoide e olecraniana, respectivamente. Na radiografia, os coxins adiposos visualizados lembram uma vela de barco (Figura 19.11). Embora o coxim adiposo anterior possa ser visualizado em um ombro normal, a presença de um sinal de coxim adiposo posterior é altamente sugestiva de fratura oculta e, se for clinicamente adequado, determina a necessidade de um exame de TC. Um exame de TC, às vezes, é solicitado quando há dúvida sobre extensão intra-articular, visto que isso muda o plano cirúrgico. Outra opção é a incidência com tração do cotovelo, que pode até ser obtida antes da preparação para a cirurgia.

Antebraço e punho

É necessário obter imagens de todo o antebraço em um único cassete de raios X tanto no plano AP quanto lateral. O cotovelo e o punho devem sempre ser incluídos. O rádio e a ulna têm uma relação muito próxima e se movimentam um em relação ao outro. Uma lesão em um deles pode não necessariamente envolver o outro, e lesões no punho podem, às vezes, afetar a articulação do cotovelo.

Deve-se obter imagens do punho nas incidências AP, oblíqua e lateral. Qualquer fratura de punho submetida à redução fechada deve ser radiografada também após a redução.

Pelve e acetábulo

A pelve é grande em todos os planos, e tem uma anatomia bastante diferenciada. Por esse motivo, as radiografias continuam sendo uma importante ferramenta para a avaliação da pelve, a despeito da ubiquidade dos aparelhos de TC. As radiografias permitem a visualização de toda a pelve de uma só vez, o que permite que as relações ósseas sejam avaliadas. A radiografia padrão em incidência AP da pelve oferece uma visão geral da integridade estrutural dos quadris e do anel pélvico. Se for observada doença pélvica nessa radiografia ou se houver suspeita durante o exame físico, outras incidências serão necessárias. As incidências de Judet, ou oblíquas a 45°, da pelve são usadas para avaliar os acetábulos (Figura 19.12).

Da mesma maneira, incidências *inlet* e *outlet* da pelve permitem um exame mais aprofundado das articulações sacroilíacas e do próprio sacro, bem como a identificação de rompimento AP no anel pélvico. A incidência *inlet* é obtida com o raio em ângulo de 60° caudal, dessa forma, incidindo o raio perpendicular à borda pélvica. A asa do sacro, o desvio das articulações sacroilíacas e o desvio da sínfise púbica no plano AP são facilmente visualizados. A incidência *outlet* trata-se de um plano oblíquo de 30°, com o tubo em ângulo cefálico. O sacro é retratado de frente, e os forames neurais são facilmente avaliados.

Se ainda não tiver sido feita como parte dos exames de trauma, TC de pelve deve ser solicitada para avaliar fraturas dos acetábulos e do sacro. Isso permite uma avaliação detalhada do grau de envolvimento articular ou de desvio e da presença de fragmentos ósseos dentro da articulação. Também fornece informações sobre desvio sacral ou envolvimento dos forames neurais. Imagem de RM é pouco utilizada em lesões agudas e traumáticas do anel pélvico; contudo, é a modalidade de imagem de escolha em caso de suspeita de osteomielite ou abscesso pélvico.

Quadril

Uma série para quadril consiste em radiografias em AP e em incidência *cross-table* lateral. Uma radiografia da pelve em AP também é incluída na avaliação do quadril para permitir comparação com o lado contralateral. Em um paciente adulto com dor aguda na região inguinal e incapacidade de sustentar peso, uma fratura oculta de quadril deve ser descartada com imagem de RM. A falha em identificar essa entidade, inicialmente, pode fazer com que ela se desenvolva em fratura total de quadril, a qual é drasticamente mais mórbida do que uma cirurgia para reforçar o fêmur antes que este se quebre.

Em pacientes com fraturas diafisárias do fêmur, a incidência de fratura do colo femoral ipsilateral é de até 9%. Um protocolo de incidências fluoroscópicas intraoperatórias em rotação ao vivo pode prevenir que essa lesão seja ignorada, visto que dados recentes revelaram que radiografias e varreduras de TC pré-operatórias têm pouca sensibilidade para diagnosticar essas lesões ocultas.[9]

Joelho

Radiografias simples em incidência AP, lateral e oblíqua interna ou externa permitem a visualização da maioria das anormalidades ósseas traumáticas do joelho. Se possível, radiografias com o paciente em pé são úteis para avaliar o alinhamento do joelho e o estreitamento do espaço articular. Capturar uma imagem de ambos os joelhos em uma única incidência AP com sustentação de peso permite uma fácil comparação com o lado contralateral. A radiografia lateral pode mostrar derrame, fratura patelar, fratura do platô tibial posterior ou lesão da tuberosidade tibial. Se houver alguma dúvida quanto ao grau de envolvimento articular, desvio ou depressão, um exame de TC deve ser solicitado (Figura 19.13). Embora imagens de RM possam ser úteis em situações agudas, a avaliação de disfunções ligamentares não é urgente e pode ser transferida para o ambiente ambulatorial. No contexto de luxação do joelho, deve-se presumir a existência de lesão vascular até que se prove o contrário. Medições seriais do ITB são úteis para monitorar o surgimento de comprometimento vascular, mas imagens vasculares na forma de angiografia por TC ou RM devem ser fortemente consideradas no contexto de luxação aguda de joelho.

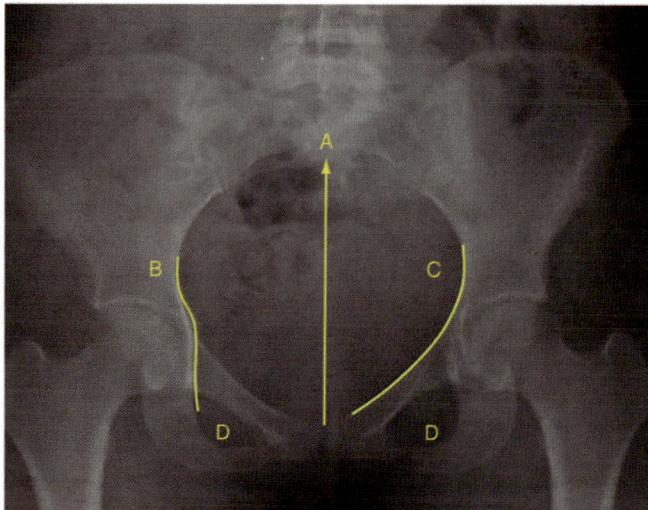
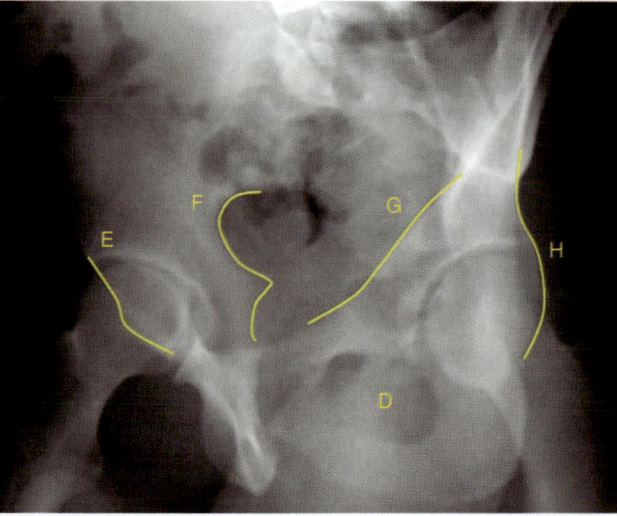

Figura 19.12 Radiografia pélvica em incidência anteroposterior e de Judet. *A.* A sínfise púbica deve se alinhar com o centro do sacro para garantir que não haja rotação. *B.* Linha ilioisquial. *C.* Linha iliopectínea. *D.* O forame obturador tem tamanho e formato uniformes, assegurando ausência de rotação. A incidência oblíqua do obturador (obturatriz) é assim chamada pois o forame obturador é visualizado de frente. A incidência oblíqua do obturador de um acetábulo é a incidência oblíqua do ilíaco (alar) do quadril contralateral na qual são visualizados: a parede anterior (*E*) e a coluna posterior (*F*). A coluna anterior (*G*) e a parede posterior são visualizadas na incidência oblíqua do obturador (*H*).

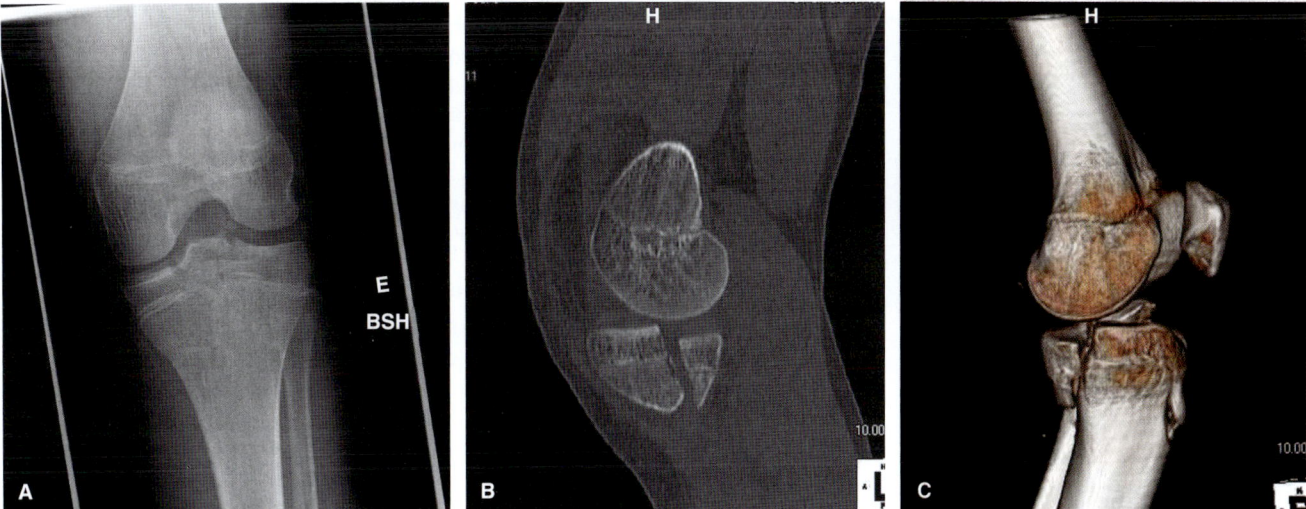

Figura 19.13 A. Fratura minimamente deslocada da eminência tibial. **B.** A imagem de tomografia computadorizada do joelho mostra um recuo significativo do platô tibial medial posterior. **C.** Reconstrução tridimensional. *H, head* (cabeça)

Tornozelo

A maioria das lesões no tornozelo é de natureza rotacional, e uma variedade de lesões pode ser causada pelas mesmas forças rotacionais, dependendo do local de falha do corpo. Como o antebraço, a relação entre a tíbia e a fíbula pode ser considerada como uma única articulação que se estende por todo o comprimento da perna. Lesões rotacionais no tornozelo podem afetar o segmento proximal da perna: a energia que entra no tornozelo medial ou na perna quando o corpo se movimenta acima do pé apoiado no chão deve sair em algum ponto. Essa saída pode ser através da fíbula distal no nível do joelho, ou pode ser pelo topo da fíbula. Em vez do tornozelo, a diáfise distal da tíbia pode quebrar. Devem-se solicitar imagens para constante vigilância de possível envolvimento de toda a perna.

No tornozelo, é importante confirmar congruência do encaixe. A estabilidade do encaixe depende do suporte ósseo e ligamentar. Com radiografias AP, do encaixe e lateral, anomalias na anatomia óssea podem ser visualizadas diretamente. Embora as estruturas ligamentares não possam ser visualizadas diretamente, podem ser feitas suposições quanto à sua continuidade por meio da avaliação dos espaços entre os ossos. Três parâmetros principais comumente usados são: a sobreposição tibiofibular, o espaço livre tibiofibular e o espaço livre medial (Figura 19.14). Ao girar internamente o tornozelo da incidência AP para encaixe, o espaço livre medial e a sobreposição tibiofibular mudarão. O espaço livre tibiofibular deve permanecer relativamente o mesmo.

Enquanto fraturas bimaleolares e trimaleolares de tornozelo são de tratamento cirúrgico, fraturas fibulares distais isoladas podem potencialmente ser tratadas de modo conservador com uma tala ou bota ortopédica. Um exame de estresse radiográfico deve ser realizado ao avaliar qualquer fratura fibular distal. O tornozelo é forçado nos raios X do encaixe. Isso pode ser feito manualmente ou utilizando a gravidade. Este último é feito deitando o paciente do lado ipsilateral com uma pilha de lençóis sob a perna lateral. Em um exame de estresse positivo, cada um ou ambos os espaços livres e o espaço livre tibiofibular se ampliarão. Uma radiografia de estresse positiva é demonstrativa de articulação talocrural instável que requer fixação cirúrgica.

Conforme observado em outras seções, lesões articulares do pilão tibial (fraturas do pilão tibial) necessariamente requerem TC. Uma diferença, contudo, é que as fraturas do pilão tibial quase sempre precisam ser colocadas em fixação externa por 7 a

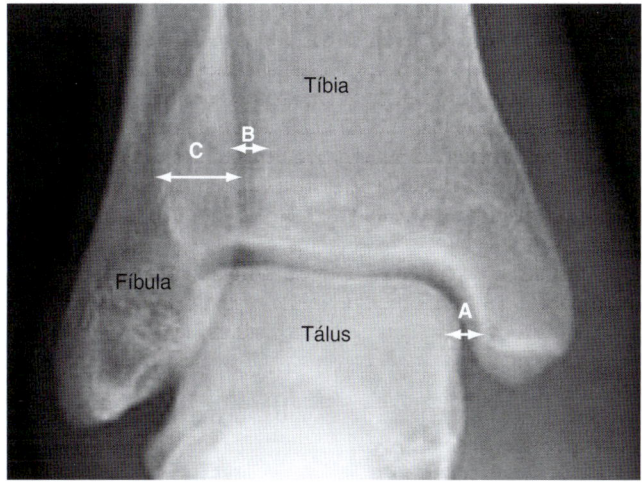

Figura 19.14 Radiografia anteroposterior do tornozelo demonstrando: espaço livre medial (*A*); espaço livre tibiofibular (*B*); e sobreposição tibiofibular (*C*).

14 dias para permitir que o tecido mole se recupere antes do tratamento definitivo. O exame de TC deve ser postergado até que a articulação do tornozelo e os fragmentos da fratura sejam rearranjados em uma fixação externa.

Pé

Quando houver suspeita de lesão no pé, a avaliação deverá começar com uma série padrão de radiografias AP, lateral e oblíquas. Contudo, devido à complexidade da estrutura tridimensional do pé, essa série padrão de radiografias pode não ser adequada para visualizar certos ossos. No caso de uma fratura do calcâneo, uma incidência axial de Harris deve ser acrescentada para avaliar o alinhamento varo-valgo da tuberosidade, bem como quaisquer fendas sagitais no osso. O ângulo de Bohler – um ângulo formado pela bissecção de uma linha traçada desde o aspecto superior da tuberosidade calcânea até o aspecto superior da faceta posterior e uma linha traçada desde a ponta do processo anterior até o aspecto superior da faceta posterior – deve ser avaliado em incidência lateral (Figura 19.15). Um ângulo de Bohler normal fica entre 20 e 40°. Uma diminuição

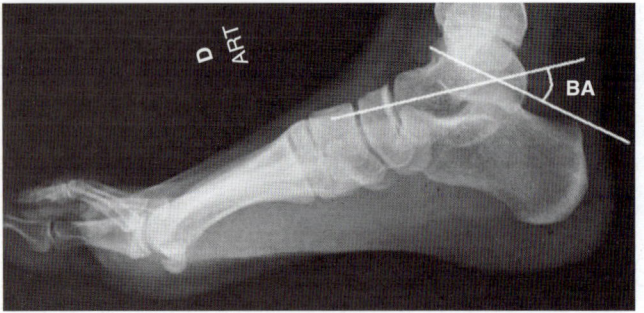

Figura 19.15 Radiografia lateral do pé mostrando o ângulo de Bohler *(BA)*.

desse ângulo normalmente indica fratura, com depressão da faceta posterior. Em caso de dúvida, radiografias do pé não lesionado devem ser realizadas para comparação.

Para fraturas do tálus, as radiografias AP e lateral devem ser avaliadas quanto à congruência articular nas articulações tibiotalar, subtalar (talocalcânea) e talonavicular. Há incidências especializadas do osso (p. ex., incidência de Canale para o colo do tálus e incidência de Broden para avaliação da articulação subtalar/talocalcânea); no entanto, essas incidências dependem do técnico em radiologia. Em muitos casos, se for observada uma fratura na incidência AP ou lateral, um exame de TC é uma maneira mais rápida e mais custo-efetiva de avaliar o padrão do desvio. Se as radiografias forem negativas ou dúbias e o paciente demonstrar evidência de fratura – equimose, dor desproporcional aos achados das radiografias simples, inchaço significativo de tecidos moles – uma TC deve ser solicitada. Todas, menos as fraturas intra-articulares mais minimamente deslocadas do tálus e do calcâneo, requerem exame de TC para definir melhor o padrão da fratura e a extensão do desvio articular. Exceto no caso de suspeita de osteomielite, RM do pé é de pouca utilidade em situações de emergência.

Coluna

Em pacientes com dor aguda no dorso, radiografias AP e lateral da coluna podem ser úteis para a verificação de fraturas, espondilolistese, desalinhamento ou anomalias congênitas. Na maioria dos casos de lesão traumática que se apresentam com queixa de lombalgia, achados sugestivos nas radiografias simples, dor nas costas desproporcional aos achados radiográficos ou déficit neurológico, é necessário realizar outros exames de imagem. TC é útil para definir a anatomia do osso. Se houver suspeita de lesão ligamentar ou comprometimento neurológico, deve-se fazer uma RM. Em pacientes nos quais a RM é contraindicada, uma varredura do osso pode ser considerada caso se suspeite de fratura oculta, e mielografia por TC pode ser usada para verificar se há comprometimento do canal espinal ou dos forames intervertebrais.

Lesões vasculares

A angiografia é outra importante modalidade utilizada para a avaliação de lesões de extremidade e pélvicas. É indicada sempre que se observam sinais de isquemia distal em uma extremidade. Além disso, ela deve ser considerada em pacientes com fraturas pélvicas e que estejam hemodinamicamente instáveis. Luxações de joelho são preocupantes devido à alta incidência de lesão vascular associada. Foram relatadas taxas de 18 a 30% de lesão vascular após luxação traumática de joelho.[10] As atuais recomendações para avaliação da perna após uma lesão de joelho incluem exames vasculares seriados, utilizando tanto palpação de pulsos quanto o ITB, seguidos por arteriografia seletiva de pacientes com achados anormais no exame.[11]

Manejo inicial

O cuidado de lesões musculoesqueléticas começa na fase pré-hospitalar do atendimento. A extensão do manejo da fratura e da ferida difere de acordo com o nível de treinamento e a experiência dos primeiros-socorristas – leigos, policiais e equipes de emergência médica. Portanto, é essencial que o primeiro médico a tratar o paciente realize uma avaliação minuciosa e comece o manejo inicial, incluindo a colocação de talas e os cuidados com a ferida.

Manejo de feridas

Após um exame físico minucioso, o tratamento é iniciado imediatamente. Todos os curativos de feridas e talas sem tração colocados em campo devem ser removidos pelo mesmo examinador para avaliar o grau de deformidade e da lesão do tecido mole. Se houver suspeita de fratura exposta, profilaxia antitetânica e a devida profilaxia antibiótica devem ser administradas imediatamente.[12,13] Contaminação superficial por sujidades, cascalho ou grama pode ser removida. Utilizando uma técnica estéril, as feridas devem ser irrigadas com solução salina estéril e desbridadas mecanicamente no DE; contudo, isso deve ser feito rapidamente devido à situação. Um desbridamento mais completo necessariamente ocorrerá posteriormente no ambiente controlado do centro cirúrgico. Sangramento externo nas extremidades é controlado por pressão manual direta. Curativos embebidos com solução salina estéril ou iodopovidona são então aplicados. Depois que os curativos estéreis forem colocados sobre as feridas no DE, eles devem permanecer no local até o momento da irrigação e do desbridamento cirúrgico. Então, realiza-se a imobilização da mesma maneira que para uma lesão fechada.

Redução e imobilização

Todas as fraturas com desvios e luxações são delicadamente reduzidas para restabelecer o alinhamento do membro provisoriamente. Se a condição do paciente permitir, são realizadas reduções precisas, e se aplicam formalmente as talas nas extremidades para manter a redução da fratura. Com o tempo, a dificuldade para fazer a redução aumenta devido a edema e espasmo muscular. Portanto, deve-se tentar realizar a redução assim que possível e com o paciente o mais relaxado possível. Em geral, analgésicos narcóticos e sedativos são necessários, especialmente em casos de luxação de grandes articulações. Espasmo muscular pode obstruir a redução atraumática dessas lesões. Se uma articulação ainda continuar luxada após sedação e relaxamento adequados, pode haver necessidade de anestesia geral.[14]

Manobras de redução seguem os mesmos princípios para todos os tipos de fraturas e desvios. Primeiro, aplica-se tração em linha no membro. Se o envoltório de partes moles ao redor dos fragmentos da fratura estiver intacto, a tração em linha isoladamente pode produzir alinhamento satisfatório por meio de ligamentotaxia. Na maioria dos casos, a deformidade deve ser recriada e exagerada para desprender as extremidades fraturadas. Enquanto ainda se aplica a tração, o mecanismo da lesão é revertido, e a fratura é reduzida. O *status* neurovascular é documentado antes e depois de qualquer manobra de redução ou aplicação de tala. Uma vez que a redução ou o alinhamento tenham sido alcançados satisfatoriamente, isso deve ser mantido por imobilização com gesso, tala ou tração contínua. As articulações acima e abaixo da fratura devem ser incluídas para prevenir desvios. Radiografias pós-redução são necessárias para confirmar o alinhamento e a rotação. Fraturas não deslocadas são tratadas da mesma maneira que as fraturas deslocadas, sem redução. A maioria das fraturas não desviadas não requer tratamento cirúrgico. São colocadas talas inicialmente, e posteriormente trocadas por gessos circunferenciais depois que o edema diminui.

Lesões ligamentares podem também requerer imobilização. A articulação é totalmente avaliada conforme descrito anteriormente e um exame neurovascular minucioso é realizado no membro. Frequentemente, ocorrem dor, derrames ou hermartroses; estes representam lesão intra-articular. Aspiração terapêutica de uma hemartrose traumática não é recomendada, pois isso pode levar à infecção iatrogênica. Além disso, a liberação da pressão do derrame pode precipitar mais sangramento. O membro é então imobilizado e reavaliado depois que a dor aguda e o edema diminuem.

Há três fundamentos lógicos para a imobilização. O primeiro, a colocação de tala, especialmente com tração ou dispositivos de compressão, reduz o sangramento por reduzir o volume dos compartimentos musculares. O segundo é que lesões adicionais de partes moles podem ser evitadas, e a chance de conversão de fratura fechada para exposta devido a fragmentos afiados de osso é reduzida. O terceiro é que a imobilização da fratura reduz o desconforto do paciente e facilita o transporte e a avaliação radiográfica do paciente. Todas as fraturas e luxações recebem tala ou são imobilizadas no DE. As talas são geralmente feitas de gesso forrado ou de fibra de vidro. Diferentes técnicas de tala são usadas para imobilizar cada tipo de fratura. Uma tala em gota volar ou ulnar é utilizada para fraturas de mão. Uma tala pinça de confeiteiro (Figura 19.16 A a D) é usada para fraturas de punho ou antebraço. Essa tala previne flexão e extensão do punho e cotovelo, bem como pronação e supinação do antebraço.

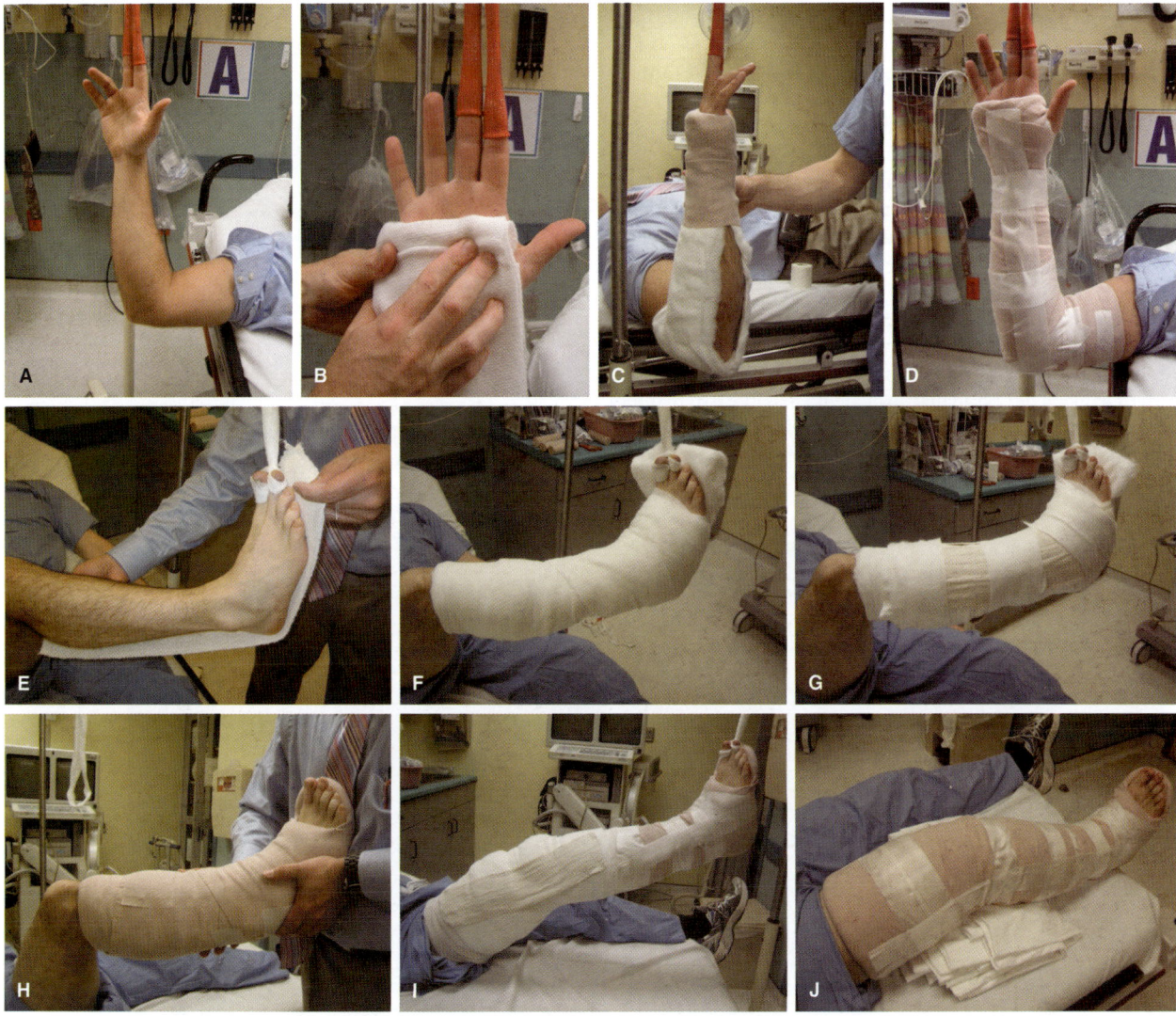

Figura 19.16 Aplicação de tala pinça de confeiteiro (**A** a **D**), bota ou suropodálica (**E** a **H**) e inguinopodálica (**I** e **J**). **A.** Torres de tração para os dedos são utilizadas para aplicar tração gravitacional. **B** e **C.** Uma tala bem forrada (gesso ou fibra de vidro) é medida e aplicada no membro. A tala deve se estender deste a crista palmar distal volarmente (**B**) até as articulações metacarpofalangianas dorsalmente. Isso permite movimento das articulações metacarpofalangianas. **D.** O envoltório de compressão (malha tubular enviesada ou faixa elástica) é aplicado e fixado com esparadrapo. **E.** Tração gravitacional é aplicada pendurando o membro pelos dedos dos pés em "número 4" na cama. Isso tem duas funções: a primeira é que a flexão do joelho relaxa a tração do músculo gastrocnêmio ao longo do tornozelo; a segunda é que a inversão produzida por esta posição ajuda a manter o comprimento fibular e a redução do maléolo medial. Tanto uma placa posterior quanto um componente em U ou estribo (de gesso ou fibra de vidro) são medidos. **F.** O membro é protegido com um curativo macio (bandagem de algodão Robert Jones). **G.** A tala posterior seguida das talas em estribo são aplicadas na extremidade lesionada e mantidas no lugar com forro de gesso. **H.** O envoltório de compressão (malha tubular enviesada ou faixa elástica) é aplicado e fixado com esparadrapo. Quando possível, o joelho é flexionado e o tornozelo é colocado em posição neutra para prevenir contratura equina. **I.** A tala em bota pode ser expandida em uma tala inguinopodálica de perna protegendo-se o restante do membro com um curativo macio, e então aplicando placas laterais mediais e laterais sobrepondo a tala em bota e se estendendo até a coxa proximal. **J.** Novamente, o envoltório de compressão (malha tubular enviesada ou faixa elástica) é aplicado e fixado com esparadrapo.

Fraturas ao redor do cotovelo são colocadas em uma tala longa para braço posterior. Para fraturas da diáfise umeral, é usada uma tala posterior. Quando houver inchaço mínimo em uma fratura de diáfise umeral, uma órtese para fratura do úmero pode ser aplicada no DE.[15] Uma tala curta de perna consistindo em uma placa posterior e um componente em forma de U ou de estribo (Figura 19.16 E a H) é usada para problemas de pé e tornozelo. Com a adição de placas laterais cruzando o joelho, esta tala pode ser expandida em uma tala longa de perna para fraturas da tíbia ou luxações de joelho (Figura 19.16 I e J). As talas podem ser fixadas com malha tubular com corte enviesado, película elástica ou bandagem de gaze, desde que sejam aplicadas de maneira não constritiva.

Para fraturas que requerem redução, é importante moldar a tala ou o gesso inicial para manter a redução. A tendência natural de muitas fraturas é se deslocar de volta à posição da lesão. A moldagem de três pontos da tala é necessária para manter a redução na posição adequada. Exemplos comuns de moldagem incluem um formato ligeiramente valgo para fraturas da diáfise do úmero e em direção volar para fraturas do rádio distal dorsalmente deslocadas (Figura 19.17).

O papel da órtese circunferencial em situações agudas é questionável. Pelo fato de que o edema da extremidade lesionada aumenta durante 48 a 72 horas, um dispositivo circular pode ser constritivo demais, podendo causar necrose por pressão ou síndrome compartimental. Em determinados casos, nos quais o gesso será o tratamento definitivo (fraturas pediátricas ou determinadas fraturas não deslocadas em adultos), a órtese circunferencial inicial pode ser aplicada e então cortada longitudinalmente em dois lados para permitir que o inchaço não rasgue o forro. Essa técnica é chamada de "bivalvular" o aparelho gessado; isso mantém a redução de maneira mais eficaz do que uma tala aberta, ao mesmo tempo ainda acomodando o edema das partes moles.

Tração

Tração é utilizada para imobilizar fraturas ou luxações causadas por forças musculares que não podem ser adequadamente controladas

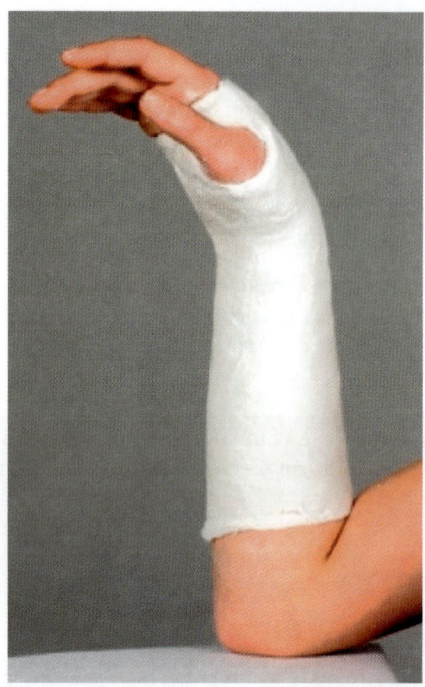

Figura 19.17 Órtese para rádio distal. (© The Royal Children's Hospital, Melbourne, Australia. <http://www.rch.org.au/fracture-education/management_principles/Management_Principles/>.)

com talas simples. As indicações mais comuns são lesões por cisalhamento vertical da pelve, luxações de quadril instáveis, fraturas acetabulares e fraturas proximais ou diafisárias do fêmur.[16,17] Pode-se aplicar tração pela pele usando uma bota de tração de Buck ou pelo osso utilizando um pino de tração esquelética colocado no osso distal à fratura (Figura 19.18). Tração de mais de 3,6 quilos pela pele durante qualquer período prolongado de tempo causa danos cutâneos.

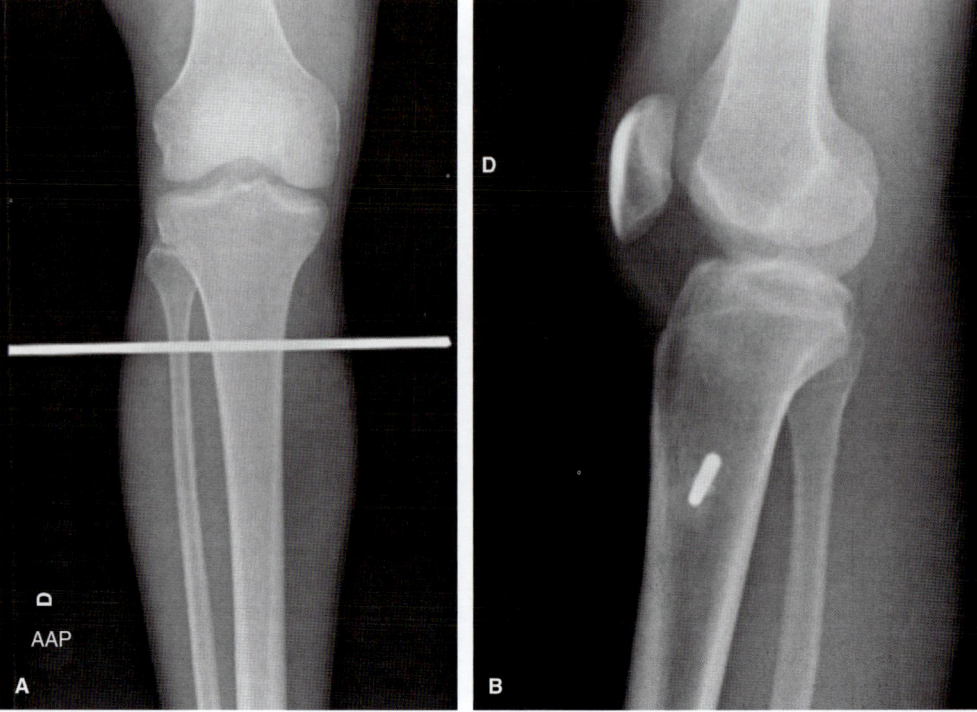

Figura 19.18 Pino de tração tibial proximal.

Portanto, tração cutânea é viável somente para fraturas geriátricas de quadril e lesões pediátricas que requeiram força de distração limitada. A tala de tração de Hare aplica uma força de distração através de um estribo de tornozelo e pode proporcionar imobilização efetiva para fraturas diafisárias do fêmur (Figura 19.19). Pode ser aplicada em campo e ajuda a facilitar o transporte e a movimentação, porém deve ser usada apenas temporariamente devido ao risco de lesão cutânea causada pelo estribo.

Tração esquelética pode ser mantida por períodos mais longos com mais peso do que seria possível na tração cutânea. É aplicada utilizando-se pinos Steinmann ou fios de Kirschner. Até 10% do peso corporal pode ser aplicado em um pino de tração esquelética de extremidade inferior. Devem ser obtidas radiografias do local previsto do pino antes de sua colocação efetiva. Devem-se evitar estruturas neurovasculares durante a colocação dos pinos. Como regra geral, os pinos devem ser colocados do lado da extremidade onde se encontra a estrutura considerada em risco. Isso permite controle de onde o pino é inserido em relação a essas estruturas. No fêmur distal, o pino deve ser inserido de medial para lateral para evitar o hiato adutor que contém a artéria e o nervo femoral. O pino deve ser colocado paralelamente à articulação do joelho ligeiramente proximal ao polo superior da patela e no ponto médio do osso na radiografia lateral. Na tíbia proximal, o pino deve ser inserido de lateral para medial para evitar o nervo fibular comum que passa ao redor da cabeça da fíbula. O posicionamento ideal do pino é paralelo à articulação, aproximadamente 2 cm distal e 2 cm posterior em relação ao topo da tuberosidade tibial. No calcâneo, o pino deve ser inserido de medial para lateral para evitar o feixe neurovascular que passa ao redor do maléolo medial. O pino deve ser colocado na tuberosidade, paralelamente à articulação do tornozelo, o mais posterior e inferiormente possível ao mesmo tempo, ainda atravessando o osso bom. Uma vez colocados os pinos, verifica-se se há tensão na pele, a qual é aliviada com incisões, se necessário. Aplicam-se então curativos nas feridas com gaze vaselinada e gazes estéreis. Embora infecções na trajetória do pino sejam uma complicação rara, elas podem levar a osteomielite ou artrite séptica nos piores casos.[18,19] Deve-se cuidar do local da inserção do pino 2 vezes/dia com solução de peróxido de hidrogênio (5 a 10%) e curativos estéreis.

A disponibilidade de uma sala de cirurgia e o tempo previsto de cirurgia devem ser considerados antes da aplicação de tração esquelética. Um estudo conduzido por Even et al. avaliou prospectivamente 65 pacientes com fraturas diafisárias de fêmur randomizados para tração cutânea (Buck) ou tração esquelética.[20] Todos os pacientes foram submetidos à fixação em até 24 horas após a hospitalização. Não houve diferença no controle da dor pré-operatória ou no tempo intraoperatório para a redução entre os grupos. Para pacientes previstos para serem submetidos à fixação cirúrgica em 24 horas, a aplicação de tração cutânea pode evitar os riscos desnecessários da colocação de pinos de tração no DE. Pacientes de politraumatismos ou aqueles que provavelmente não serão levados ao centro cirúrgico em tempo devem ser submetidos à tração esquelética.

Priorização do cuidado cirúrgico

Depois de concluída a avaliação secundária e os exames diagnósticos necessários tiverem sido efetuados, o paciente com múltiplas lesões pode ser transferido para o centro cirúrgico. Devido ao fato de as decisões cirúrgicas serem tomadas continuamente à medida que a condição do paciente evolui, o cirurgião de traumatologia atua como coordenador do cuidado e prioriza todos os procedimentos cirúrgicos após consultar o anestesiologista, o neurocirurgião e o cirurgião ortopédico. Procedimentos críticos são realizados em primeiro lugar, e cada intervenção adicional é reconsiderada conforme o estado do paciente evolui. Hemorragias intra-abdominais, intrapélvicas, torácicas, retroperitoneais e intracranianas são prioridades cirúrgicas imediatas. Essas lesões incluem hemorragia visceral aguda, lesões da aorta ou veia cava, lesões no coração e vasos pulmonares, lesões com efeito de massa intracraniana, fraturas com afundamento de crânio e fraturas pélvicas com instabilidade associada. Além de hemorragia, cirurgia imediata é indicada para prevenção de infecções locais e sistêmicas de feridas abertas ou desvitalizadas e para salvamento de membros.

A estabilização de fraturas expostas graves ou de fraturas de ossos longos pode ser realizada simultaneamente ou após a estabilização hemodinâmica do paciente cirúrgico. Lesões vasculares que oferecem risco para a manutenção do membro são manejadas emergencialmente, pois limitar o tempo de isquemia quente a 6 horas é essencial para a recuperação ideal.[21] Decisões sobre viabilidade do membro, síndrome compartimental e necessidade de amputação de uma extremidade mutilada são tomadas em consonância com todos os serviços envolvidos. Também deve-se dar atenção a luxações articulares não reduzidas e fraturas sensíveis ao tempo, como fraturas na coluna, anel pélvico, acetábulo ou fêmur proximal e diafisário.[22,23] O cuidado definitivo de outras fraturas é realizado caso a condição do paciente assim permita. O desenvolvimento de um protocolo hospitalar para padronizar a reanimação e o tratamento de pacientes com múltiplas lesões demonstrou reduzir complicações e tempo de permanência no hospital.[23-25]

LESÕES ORTOPÉDICAS DEPENDENTES DO TEMPO

Fraturas expostas

Fraturas expostas são lesões complexas que resultam de trauma de alta energia. Uma fratura é considerada exposta quando há um rompimento na pele que permite que o local da fratura se comunique com o ambiente externo. A comunicação apresenta risco de infecção e, historicamente, essas lesões eram tratadas com amputação precoce devido aos altos índices de sepse e gangrena.[26] Os mecanismos de alta energia que causam essas lesões frequentemente envolvem diversas disciplinas cirúrgicas; portanto, os profissionais de traumatologia não ortopedistas devem estar familiarizados com os fundamentos básicos de seu manejo.

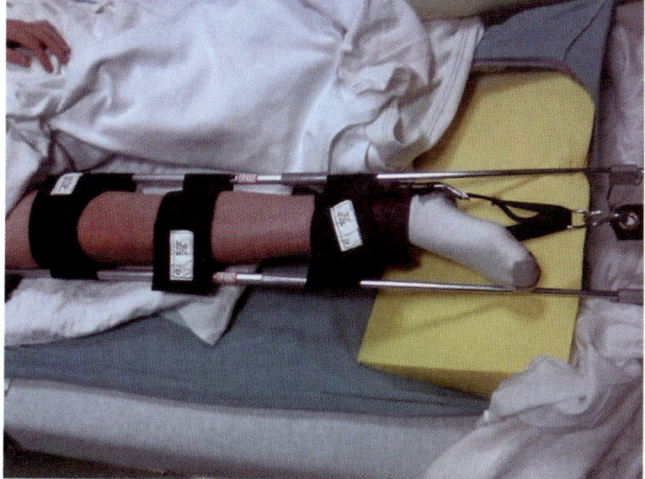

Figura 19.19 Tala de tração de Hare colocada no local do acidente para estabilizar uma fratura diafisária do fêmur.

Classificação

O esquema de classificação mais extensivamente usado para fraturas expostas é a classificação de Gustilo-Andersen. Esta é baseada na extensão da lesão da pele, e lesões cutâneas maiores representam uma lesão mais grave de partes moles (Tabela 19.4).

Ambos os autores do esquema e vários outros centros demonstraram seu valor prognóstico, com cada grau sucessivo apresentando maior risco de desenvolvimento de infecção. Vários estudos relataram taxas de infecção de 0 a 2% nos casos de fraturas de grau I, de 2 a 10% em fraturas de grau II, e de 10 a 50% em fraturas de grau III, e as fraturas de grau IIIC são as que apresentam as maiores taxas de infecção.[27-30]

As limitações do mesmo esquema incluem de 53 a 60% de confiabilidade interobservador, o que a maioria dos cirurgiões ortopédicos acredita estar relacionado à imprecisão na avaliação da extensão da lesão de partes moles profundas com base apenas nas alterações cutâneas.[31,32] Por exemplo, na Figura 19.20 A, observam-se duas pequenas lacerações na face lateral de um tornozelo, cada uma delas de menos de 1 cm. N entanto, a Figura 19.20 B apresenta a radiografia daquele tornozelo. De acordo com o esquema de graduação de Gustilo-Anderson, esta deveria ser classificada como uma "fratura exposta da tíbia distal de grau I". Contudo, mediante uma análise mais atenta, há uma evidência considerável de que se trata de uma lesão de alta energia. Primeiramente, há cominuição no local da fratura. Depois, há ar em partes moles na radiografia, sugerindo lesão considerável tecidual. Em terceiro, a pele em si parece contundida e mosqueada, sugerindo lesão de maior gravidade. Finalmente, o paciente havia se envolvido em um acidente automobilístico em alta velocidade e também teve fraturas na coluna lombar e na pelve. Por todos esses motivos, uma descrição pré-operatória mais apropriada dessa fratura seria "fratura exposta da tíbia distal de grau IIIA."

Tabela 19.4 Classificação de Gustilo-Anderson para fraturas expostas.

Tipo de fratura	Descrição	Antibióticos
I	Exposição < 1 cm, limpa; mais provavelmente uma lesão de dentro para fora; contusão muscular mínima; fratura simples transversa ou oblíqua	Cefalosporina de primeira geração
II	Laceração > 1 cm com dano extenso em partes moles, retalhos ou avulsão; esmagamento mínimo a moderado; fratura simples transversa ou oblíqua curta com mínima cominuição	Cefalosporina de primeira geração ± aminoglicosídeo
III	Danos extensos de partes moles incluindo estruturas musculares, cutâneas e neurovasculares; geralmente, uma lesão de alta velocidade com um grave componente de esmagamento (lesões em zonas rurais, com máquinas, que podem incluir contaminação grosseira)	Cefalosporina de primeira geração ± aminoglicosídeo + penicilina G
IIIA	Laceração extensa; cobertura óssea adequada; fratura segmentar; lesões por arma de fogo	
IIIB	Danos extensos de partes moles com perda periosteal e exposição óssea necessitando de cobertura com partes moles; geralmente associada à contaminação grosseira	
IIIC	Qualquer fratura exposta com lesão vascular necessitando de reparo	

De Gustilo R, Mendoza R, Williams DN. Problems in the management of type III (severe) open fractures. *J Trauma*. 1984; 24:742-746.

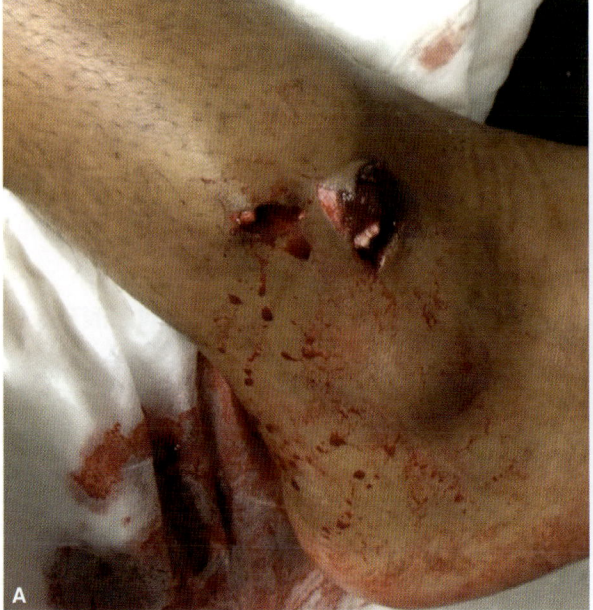
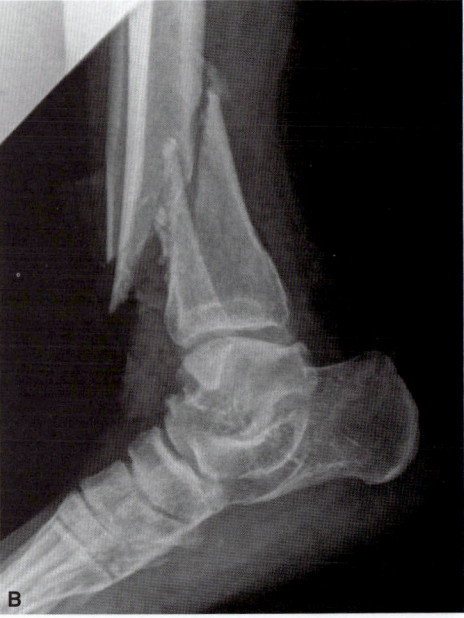

Figura 19.20 Duas pequenas lacerações na face lateral do tornozelo (**A**) acima de uma fratura cominutiva da tíbia distal com extensão intra-articular (**B**).

Isso dito, a verdadeira classificação de Gustilo-Anderson deveria ser feita no centro cirúrgico. Se, no centro cirúrgico, for observada uma grande quantidade de tecido necrótico e de perda periosteal, então a classificação de "grau IIIA" se confirmará. Se, no entanto, for observado que a pele da face lateral está demasiadamente danificada para sobreviver e que deve ser desbridada, então a fratura passará a ser de "grau IIIB".

Os autores verificaram que, especialmente em centros de traumatologia acadêmicos, é muito mais confiável dividir as lesões entre os tipos de *alta energia* e *baixa energia*. Mesmo alguém relativamente não familiarizado com traumatologia pode – ao receber uma radiografia, uma foto da lesão de tecido mole e o mecanismo da lesão – determinar a energia que criou a lesão. Lesões de baixa energia serão equivalentes aos graus I e II de Gustilo, e as lesões de alta energia equivalerão aos graus IIIA, B e C.

Manejo inicial

O manejo inicial de fraturas expostas é o mesmo que em todas as lesões traumáticas de alta energia: conhecimento integral do mecanismo da lesão e devido tratamento de outras lesões com base no protocolo ATLS. A Tabela 19.5 é um exemplo de protocolo para fratura exposta utilizado na instituição dos autores. Cada instituição deve ter um documento semelhante a este que defina seu algoritmo de tratamento.

Tabela 19.5 Diretrizes para fraturas expostas.

Objetivos do tratamento
- Terapia com antibióticos iniciada em até 1 h após a entrada
- Desbridamento cirúrgico em até 6 a 24 h
- Quando necessário, cobertura de partes moles em até 7 dias após a lesão

Profilaxia antibiótica

Grau baixo (I/II)	Cefazolina	48 h após a apresentação
		24 h após a intervenção subsequente
Grau alto (IIIA/B/C)	Vancomicina/cefepima	48 h após a apresentação
		24 h após a intervenção subsequente
Contaminação por solo	Penicilina	Dose única
Contaminação marinha	Levofloxacino	Dose única
Lesão com fratura causada por arma de fogo	Vancomicina/cefepima	48 h após a apresentação
		24 h após a intervenção subsequente
Lesão da coluna ou da pelve que atravesse o cólon causada por arma de fogo	Vancomicina/cefepima/metronidazol	7 dias após a apresentação, 24 h após a intervenção subsequente

Manejo no departamento de emergência
- Profilaxia antibiótica (ver anteriormente)
- Radiografias, irrigação e remoção de contaminação macroscópica da ferida, redução da fratura e aproximação da pele sem tensão, colocação de tala
- Dieta zero, obter liberação pela equipe de cirurgia traumatológica

Manejo cirúrgico
- Pré-lavar com clorexidina/álcool; preparar com clorexidina
- Desbridamento excisional de tecido inviável e corpos estranhos
- Irrigação com solução salina comum e utilização de sonda (baixa pressão)
  - Grau baixo (I e II) 3 a 6 ℓ; grau alto (III) = 9 ℓ
- Vancomicina/tobramicina – 1 g/1,3 g para cada 20 g de grânulos de cimento (1 frasco de cada e metade de um saco de cimento) quando houver planejamento de tratamento escalonado e quando o tecido mole permitir
- Grau IIIB – chamar a cirurgia plástica antes e durante a operação para avaliação da ferida
- Aplicação de fixação externa ou fixação definitiva dependente de tipo, localização e grau da lesão

Fraturas específicas
- Extremidades superiores – geralmente tratadas definitivamente no desbridamento inicial
- Anel pélvico – quase sempre tratadas sem fixação interna na parte frontal
- Diafisária e supracondilar do fêmur – geralmente tratadas definitivamente no desbridamento inicial
- Fraturas periarticulares na perna – tratamento escalonado com fixação externa seguida por tratamento definitivo
- Diáfise tibial de baixo grau (I e II) – tratamento definitivo no desbridamento inicial com inserção de haste intramedular não fresada
- Fraturas tibiais de alto grau (III) – fixação externa seguida por haste não fresada ou de Ilizarov
- Fraturas IIIB
  - Repetir desbridamentos/colocação de cimento com antibióticos pelo serviço de ortopedia
  - Presença da cirurgia plástica no centro cirúrgico no desbridamento inicial e final, antes da cobertura
- Fraturas de tornozelo – tratamento definitivo no desbridamento inicial quando as partes assim permitirem
- Fraturas do calcâneo – geralmente tratadas apenas com desbridamento
- Fraturas de coluna
  - Lesões não transcolônicas serão tratadas da mesma maneira que grau III, secundárias a ferimentos por arma de fogo
  - Lesões transcolônicas requerem 7 dias de vancomicina/cefepima/metronidazol

O aspecto mais importante do tratamento de fraturas expostas é a administração precoce de antibióticos.[33-35] A expectativa geral é que os antibióticos devem ser administrados em questão de 60 minutos da entrada do paciente no DE. Existem evidências que sugerem que esses 60 minutos de relógio realmente começam a contar no momento da lesão, e, portanto, alguns centros já começaram a administrar antibióticos antes da entrada no hospital em casos de fraturas expostas graves.[13,36]

Embora exista um consenso geral de que a administração precoce de antibióticos seja uma prioridade no tratamento de fraturas expostas, a prática padrão para o restante do atendimento varia um pouco de centro para centro. O antibiótico usado geralmente é baseado na classificação clínica da fratura, conforme descrito anteriormente. Todos os graus de fraturas expostas devem receber cobertura para gram-positivos, normalmente na forma de cefazolina. Seu uso tem sido historicamente justificado por vários estudos de níveis 1 e 2.[37] Para pacientes com fraturas expostas de graus II e III, a prática padrão é adicionar um aminoglicosídeo para cobertura de gram-negativos. Isto se baseia em dados históricos que demonstram infecções tardias causadas por organismos gram-negativos que aumentam significativamente a morbidade, o número de operações, a duração da internação hospitalar e a duração do uso de antibióticos.[29] Foram realizados trabalhos recentes para demonstrar a eficácia de antibióticos alternativos devido à nefrotoxicidade dos aminoglicosídeos. Um recente estudo prospectivo demonstrou que piperacilina-tazobactam era tão eficaz quanto os aminoglicosídeos para a prevenção de infecção profunda.[38] A despeito disso, uma pesquisa da Orthopedic Trauma Association revelou que de 25 a 75% dos cirurgiões ainda usam aminoglicosídeos.[39]

É opinião dos autores que o protocolo institucional deve ser definido com base nas bactérias endêmicas na região geográfica da instituição. Por exemplo, a instituição dos autores está localizada na região sul dos EUA, e estudos epidemiológicos locais revelaram que a taxa comunitária de *S. aureus* resistente à meticilina chega a 40%. Por esse motivo, a vancomicina é usada para tratar fraturas expostas de grau III. Conforme mencionado na última seção, os autores ainda utilizam o sistema de graduação de lesões classificando-as em *alta* e *baixa energia* (Tabela 19.5).

A duração do uso de antibióticos após o fechamento da ferida é uma questão controversa. A prática comum é continuar por 24 horas após o fechamento primário ou por 48 horas entre os desbridamentos cirúrgicos. Duas diretrizes de grande importância concordam que devem ser administrados antibióticos por 24 horas após o fechamento em casos de fraturas de grau I e por 48 a 72 horas para fraturas de grau III; no entanto, elas diferem em suas recomendações para fraturas de grau II, e uma delas recomenda 24 horas e a outra, 48 horas.[40,41] Apesar disso, vários profissionais de traumatologia ortopédica continuam com os antibióticos além de 72 horas em fraturas de grau IIIA, o que é preocupante, devido ao nosso conhecimento sobre a crescente resistência antibiótica.[39]

Embora não corroborada por evidências, é uma prática comum remover sujidades superficiais (ou seja, folhas, pedras), irrigar delicadamente a ferida com solução salina, reduzir a fratura, aplicar curativos úmidos (ou seja, levemente umedecidos com solução salina) e colocar o membro em uma tala bem forrada. Também é útil tirar fotografias da ferida antes de aplicar a tala; se possível, isso deve ser feito utilizando o prontuário médico eletrônico.

Atualmente, não há evidências quanto ao momento ideal para o desbridamento. Contudo, vários estudos demonstraram que o limite histórico de tempo de 6 horas para o desbridamento não gera uma redução da taxa de infecções em comparação a após 6 horas.[42-44] Devido a esses dados, bem como aos benefícios associados ao aguardo de uma equipe cirúrgica diurna mais experiente, fraturas expostas são geralmente tratadas mais como urgência do que como emergência.

O desbridamento cirúrgico deve ser meticuloso e sistemático. Todos os tecidos desvascularizados e estranhos devem ser removidos, incluindo qualquer osso sem nenhuma ligação com os tecidos. As feridas devem ser desbridadas a cada 24 a 48 horas até que um leito de tecido viável seja obtido. A viabilidade muscular é avaliada pelos 4 "Cs" – cor, contratilidade, consistência e capacidade de sangrar; no entanto, um recente estudo histopatológico sugeriu que esses critérios podem levar ao desbridamento de músculos viáveis.[45]

Nenhum estudo definiu o volume ideal, mas o consenso entre os especialistas é usar 3 ℓ de solução salina normal para fraturas de grau I, 6 ℓ para fraturas de grau II e 9 ℓ para fraturas de grau III. A irrigação é normalmente realizada usando gravidade e uma sonda comum: estudos em modelos animais revelaram que lavagem de baixa pressão demonstrou produzir menores níveis de rebote bacteriano em 48 horas do que lavagens de alta pressão. Acredita-se que irrigação de alta pressão possa empurrar a contaminação mais profundamente no leito da ferida.[46]

Dispositivos para administração de antibióticos, como grânulos à base de tobramicina ou vancomicina, são comumente utilizados entre os desbridamentos devido a sua elevada biodisponibilidade local e menor toxicidade sistêmica.[39] Vários estudos avaliando o valor de aditivos antibióticos ou detergentes não demonstraram nenhum benefício em relação à solução salina normal.[47-49]

Nos casos em que não foi possível fechar a ferida a princípio, deve-se usar terapia de pressão negativa na ferida. Isso demonstrou reduzir as taxas de infecção em comparação às técnicas de curativo normais combinadas com antibióticos entre os desbridamentos.[50] O planejamento para a cobertura da ferida começa pelo desbridamento inicial. Uma avaliação precoce do cirurgião plástico pode ser útil. Se for necessário enxerto de pele ou retalho muscular, isso deve ser realizado dentro das primeiras 72 horas antes que colonização secundária e fibrose se desenvolvam na ferida. O desejo de evitar infecção nosocomial promoveu uma tendência de cobrir imediatamente feridas de fraturas expostas.

Estratégias de fixação e de reconstrução de partes moles para todas as fraturas expostas estão além do escopo deste texto. A fixação externa tem o benefício de estabilizar a fratura ao mesmo tempo, permitindo que os tecidos se recuperem antes da fixação definitiva. Fixação interna, como fixação IM ou montagens de placa e parafuso, pode ser considerada quando as partes moles estiverem prontas. O uso de fixação externa e o momento correto para a fixação definitiva dependem muito de cada instituição; contudo, os autores, de fato, aconselham definir diretrizes institucionais a fim de obter algum nível de padronização.

Salvamento de membro *versus* amputação primária

A escolha entre amputação primária e salvamento de uma extremidade gravemente lesionada é difícil. O sucesso do salvamento depende de uma série de fatores, incluindo estado vascular, extensão da lesão no tecido mole, grau de cominuição, perda óssea e função neurológica. Além desses fatores locais, o sucesso definitivo depende de elementos sistêmicos e psicológicos. Pacientes malnutridos, com lesões multissistêmicas ou psicoses, além daqueles incapazes de cooperar com um processo demorado de reconstrução, podem não ser candidatos a salvamento de membro. Vários sistemas de pontuação já foram criados para ajudar a avaliar objetivamente a necessidade de amputação primária. Esses sistemas foram desenvolvidos retrospectivamente em referência a lesões envolvendo a parte inferior da perna. Extremidades superiores gravemente lesionadas têm maior impacto sobre o *status* funcional geral do paciente, e, portanto, indicações de amputação de extremidade superior são significativamente mais limitadas.

O Escore de Gravidade do Membro Esmagado (MESS, do inglês, *Mangled Extremity Severity Score*) é o sistema de classificação mais amplamente validado. É resultado de uma revisão retrospectiva de 25 prontuários de pacientes com fraturas expostas graves de extremidade inferior.[21] Os investigadores verificaram que o salvamento do membro estava relacionado a *status* vascular, idade do paciente, duração da isquemia e energia absorvida. Uma pontuação de 7 ou mais representava um consistente preditor da necessidade de amputação, enquanto todos os membros com escores iniciais de 6 ou menos permaneciam viáveis a longo prazo. Esse sistema foi validado prospectivamente, e estudos subsequentes, quase uniformemente, corroboraram a especificidade do MESS na avaliação de lesões graves da parte inferior da perna. Estudos posteriores confirmaram a alta especificidade (ou seja, que um escore baixo prediz com confiança o salvamento do membro); no entanto, esses estudos também demonstraram que a sensibilidade do MESS era baixa (ou seja, um escore alto não necessariamente prediz a necessidade de amputação).[51] Outros sistemas de pontuação demonstraram ser preditores igualmente insatisfatórios da necessidade de amputação.

As experiências combinadas dos militares dos EUA que tratam de lesões por explosão em combate com o Projeto de Avaliação de Extremidade Inferior (LEAP, do inglês, *Lower Extremity Assessment Project*) delinearam as atuais tendências de tratamento de extremidades esmagadas. O LEAP foi um estudo prospectivo multicêntrico conduzido para analisar pacientes com lesões graves de extremidade inferior.[52] Esse estudo representa o nível mais elevado de evidência disponível sobre manejo de extremidade inferior esmagada, e vários achados importantes foram observados durante os 7 anos de acompanhamento deste grupo. O primeiro achado foi que os resultados funcionais foram similares nos pacientes após 2 e 7 anos do salvamento ou amputação do membro. Índices semelhantes relacionados a dor, retorno ao trabalho e invalidez também foram verificados. Também foi observado que o custo vitalício para o paciente era maior no grupo de amputação, principalmente devido ao custo das próteses. O estudo também levantou questões sobre uma indicação anteriormente considerada absoluta para amputação, que era a ausência de sensação plantar no momento da entrada do paciente, indicando rompimento do nervo tibial. Um estudo com um subgrupo demonstrou que muitos pacientes com esse achado e tratados com salvamento do membro recuperavam a sensação dentro de 2 anos após a lesão primária, e os resultados desses pacientes não diferiam dos de pacientes com sensação intacta no momento da apresentação.[53] Nesse estudo, foi verificado que o MESS, o Índice de Salvamento de Membro, e vários outros sistemas de pontuação tinham pouca utilidade para a previsão de quais membros necessitariam de amputação.

Os conflitos militares da última década resultaram no aprofundamento da experiência com lesões por explosão relacionadas a combates. Amputações de extremidades inferiores *versus* salvamento de membro nessa população foram analisados no estudo METALS (Military Extremity Trauma Amputation/Limb Salvage).[54] Este foi um estudo de coorte retrospectivo com 324 pacientes submetidos a salvamento de membro *versus* amputação decorrente de ferimento de guerra. O estudo revelou índices semelhantes de depressão e retorno a qualquer atividade (acadêmica e profissional), assim como o estudo LEAP; contudo, os resultados funcionais foram notavelmente melhores no grupo de pacientes com amputação. Acredita-se que a média de idade baixa, bem como a capacidade de imediatamente iniciar uma reabilitação estruturada nas forças armadas, possa ter contribuído para esse achado.

Esses estudos influenciaram nosso atual manejo de uma extremidade esmagada. Indicações absolutas para amputação são poucas, e incluem lesões por esmagamento graves, um coto mutilado ou tecido distal não passível de reparo, além da ausência da extremidade. Uma extremidade com tempo de isquemia quente de mais de 6 horas também deve ser amplamente considerada para amputação. Finalmente, se possível, é importante discutir com o paciente sobre seus desejos. Isso pode ocorrer após um procedimento inicial de salvamento de membro se o paciente estiver limitado no momento da apresentação. Consultas com a equipe de prótese durante o período de hospitalização podem ajudar o paciente a tomar uma decisão. Caso a amputação primária seja indicada, deve ser realizada toda a documentação devida. É importante documentar todos os fatores locais e sistêmicos pertinentes com precisão. Um MESS deve ser calculado para cada paciente, porém este deve ser usado com cautela como diretriz para suplementar os achados clínicos. Sempre que possível, devem ser tiradas fotografias para serem adicionadas no prontuário médico permanente. Quando as indicações não forem absolutas, é essencial que vários cirurgiões avaliem o paciente separadamente e documentem suas opiniões no prontuário médico.

Após a amputação, é fundamental manter um tratamento multidisciplinar. Os pacientes devem ser avaliados quanto à presença de sintomas de depressão e transtorno de estresse pós-traumático, e ser encaminhados adequadamente. Fisioterapia e profissionais de órteses devem estar envolvidos com o paciente assim que a condição permitir. Expectativas para o futuro, inclusive a possibilidade de repetição de cirurgias para infecções, neuroma, ossificação heterotópica e revisão de coto, devem ser discutidas com o paciente desde o início do tratamento.

Fraturas secundárias a ferimentos por arma de fogo

Ferimentos por arma de fogo são comuns nos EUA, e frequentemente podem envolver lesões no sistema musculoesquelético. Fraturas secundárias a ferimentos por arma de fogo são normalmente classificadas de acordo com o tipo de arma envolvido, ou seja, de alta energia (velocidade do projétil > 600 m/s) ou de baixa energia (< 600 m/s). A maioria dos revólveres tem velocidade baixa de saída, enquanto a maior parte dos rifles de caça e militares tem velocidade alta de saída. A velocidade da arma se traduz na energia transmitida e, portanto, nos danos causados às partes do corpo.

Fraturas causadas por armas de baixa velocidade são normalmente tratadas como fraturas fechadas estéreis. Irrigação e desbridamento no DE, profilaxia antitetânica e um breve período de uso de antibióticos são os tratamentos mais comuns para essas fraturas. A estabilização da fratura é determinada pelo padrão da fratura, como se fosse uma lesão fechada. As feridas de entrada e saída normalmente são deixadas abertas para permitir drenagem e cicatrização por segunda intenção.

Fraturas causadas por armas de alta velocidade são tratadas de acordo com o protocolo para fraturas expostas. Desbridamento agressivo, profilaxia antitetânica e antibióticos IV são o padrão de tratamento para essas lesões. Estabilização temporária com fixação externa é utilizada para permitir o manejo das partes moles até que a fixação definitiva possa ocorrer. A maioria das fraturas causadas por disparos de escopetas ou similares em curta distância, apesar de serem armas de baixa energia, é normalmente tratada dessa maneira, devido à lesão concomitante de tecidos. Ferimentos por disparos de arma de fogo na metáfise podem sofrer extensão intra-articular sem desvio e, portanto, podem requerer outras imagens de TC.[55]

Lesões intra-articulares por arma de fogo merecem atenção especial. Projéteis ou fragmentos que permanecem alojados em uma articulação podem causar envenenamento ou toxicidade sistêmica por chumbo. Eles também podem levar a um rompimento da cartilagem articular e ao desenvolvimento de osteoartrite precoce por desgaste por corpo estranho. Esses riscos exigem exploração e remoção urgente dos projéteis intra-articulares. Isso pode ser realizado com artrotomia aberta ou com assistência artroscópica. Projéteis que atravessam a articulação sem ficarem retidos não estão associados a aumento das taxas de infecção e, dessa maneira, não necessitam de irrigação e desbridamento formal.[56]

Projéteis que atravessam a cavidade intra-abdominal estão associados a fraturas do quadril, da pelve e da coluna. Uma revisão observou que mesmo em lesões que envolvem perfuração de vísceras ocas, fragmentos retidos do projétil em fraturas não cirúrgicas na pelve ou na coluna podem ser manejados com um simples ciclo de antibióticos IV para prevenção de osteomielite.[57] É necessária uma cobertura de amplo espectro para organismos gram-positivos e gram-negativos. Para ferimentos por arma de fogo periarticulares, um exame de TC pode ser um adjuvante útil para determinar se qualquer fragmento permanece na articulação. Fragmentos retidos com lesão medular incompleta ou em evolução ou exame neurológico em evolução devem ser considerados para remoção.

Estabilização esquelética

A estabilização esquelética provou ser crucial para a cicatrização de partes moles, principalmente no caso de uma fratura exposta. Comparada a gessos e talas, a fixação externa ou interna permite maior acesso para cuidado da ferida e é mais eficaz no controle da dor durante a mobilização. No nível celular, a resposta inflamatória é mais curta, e a disseminação de bactérias é menor. A decisão de usar um modo de fixação em detrimento de outro depende do padrão da fratura, do grau de contaminação e da preferência do cirurgião.

Um dos métodos mais amplamente aceitos de fixação tem sido a fixação externa. Em pacientes instáveis ou feridas macroscopicamente contaminadas, fixação externa padrão ou com anéis pode ser usada para estabilização temporária ou para fixação definitiva. A fixação externa minimiza a dissecção e evita a inserção de grandes implantes metálicos. É facilmente removida, substituída e ajustada, e pode ser combinada com outras formas de fixação. Contudo, fixadores externos não são isentos de problemas. Embora osteomielite no trajeto do pino tenha se tornado algo raro com as mudanças no *design* e na técnica de inserção dos pinos, infecção superficial com drenagem ocorre com relativa frequência. Devido a seu tamanho e localização, desbridamentos e cobertura adicionais podem ser complicados. Na tíbia, por exemplo, a inserção de um pino pela borda subcutânea anteromedial reduz a incidência de infecção no trajeto do pino, mas geralmente resulta em acesso obstruído para cirurgia plástica ou reconstrutiva. Em outros casos, padrões de fraturas mais extensas podem requerer construções de estrutura mais complexas que limitam ainda mais o acesso. Embora eficaz para proporcionar estabilização esquelética durante a reconstrução de partes moles, a fixação externa não é ideal para a consolidação de fraturas. Cirurgia adicional, inclusive enxerto ósseo ou conversão para fixação interna, geralmente é necessária.

Pelos motivos expostos, as hastes intramedulares parecem ser uma opção atraente. Normalmente se consegue realizar tratamento definitivo da fratura em uma única cirurgia. Sem aparelhagem volumosa exposta, a mobilização e o cuidado diário da ferida são facilitados. Surgiram preocupações em relação à infecção desde que esses métodos começaram a ser usados, especialmente com hastes IM fresadas. Originalmente, considerou-se que o aumento da taxa de infecção fosse causado pela destruição do fluxo de sangue cortical pela fresagem. A lesão em si causa perda periosteal e perda significativa de partes moles. A perda do suprimento de sangue medular possivelmente enfraquece ainda mais o potencial de cicatrização do osso e a resistência a infecções. Contudo, estudos em animais demonstraram que o suprimento de sangue endosteal é reconstituído durante um tempo relativamente curto. A fresagem do canal IM antes da inserção da haste permite a colocação de uma haste de diâmetro maior e força a medula óssea entre as extremidades do osso fraturado, o que facilita a cicatrização. No entanto, estudos demonstraram maior risco de reoperação quando são usadas hastes IM fresadas, com mecanismos de lesão de energia mais alta, e quando é deixado um hiato na fratura sobre a haste.[58] Metanálises anteriores não demonstraram qualquer diferença especificamente na taxa de infecções entre hastes fresadas e não fresadas. Embora ainda haja controvérsia sobre hastes fresadas e não fresadas, o consenso geral é que, em um paciente estável, a colocação de hastes IM é a fixação de escolha para fraturas expostas de tíbia. Taxas elevadas de infecção foram relatadas quando se posterga a conversão de fixação externa para haste IM; contudo, a taxa de infecção é significativamente reduzida quando a conversão ocorre em até 2 semanas. Fraturas periarticulares expostas e fraturas da extremidade superior devem ser tratadas com fixação com placa se a condição do paciente permitir. Muitas fraturas que isoladamente são tratadas de maneira conservadora (fraturas de clavícula, fraturas diafisárias do úmero) são estabilizadas cirurgicamente em pacientes politraumatizados para permitir a sustentação de peso precoce nesses membros para fisioterapia.

SÍNDROME COMPARTIMENTAL AGUDA

A síndrome compartimental ocorre quando há aumento da pressão em um espaço miofascial confinado que causa danos permanentes e irreversíveis. O aumento da pressão compartimental pode resultar tanto de um aumento de volume dentro do compartimento ou de uma limitação na expansão do compartimento secundária a uma força externa, como um curativo ou gesso apertados. Embora hemorragia possa aumentar o volume dentro de um compartimento, a causa mais comum de aumento de volume é edema secundário à lesão muscular. Lesão muscular frequentemente resulta de trauma direto, mas também pode se desenvolver durante reperfusão pós-isquêmica e no caso de queimaduras.

Diagnóstico e manejo rápidos de síndrome compartimental são fundamentais para alcançar um resultado clínico bem-sucedido. O atributo mais importante no tratamento dessa condição tão mórbida é manter a vigilância: houve relatos de casos de síndrome compartimental em todo o corpo e resultantes de uma extensa variedade de causas. Esta seção aborda a patogênese, o diagnóstico e o manejo da síndrome compartimental aguda, especificamente no antebraço e na parte inferior da perna.

O reconhecimento e o tratamento precoce de síndrome compartimental são fundamentais em um paciente de trauma para evitar disfunção do membro, amputação do membro, e até mesmo óbito. Volkmann foi o primeiro a descrever as sequelas de contratura pós-isquêmica há mais de um século. Ele atribuiu a contratura muscular permanente a trauma, edema e aplicação de bandagem muito apertada. À medida que as complicações tardias da síndrome compartimental das extremidades superiores e inferiores foram elucidadas, a importância do reconhecimento precoce e da fasciotomia se tornou aparente. A incapacidade de diagnosticar e tratar essa complicação resultou em numerosos casos de morbidade prevenível, raros casos de mortalidade, e litígio. Diagnóstico ignorado ou atrasado de síndrome compartimental é uma das causas mais comuns de processos por imperícia contra cirurgiões ortopédicos. O aumento do tempo entre a manifestação dos sintomas e a fasciotomia em si está linearmente associado ao aumento dos pagamentos de indenizações.[59]

Patogênese

A síndrome compartimental ocorre secundariamente ao aumento da pressão no espaço fascial contido. A causa mais comum de síndrome compartimental em um paciente ortopédico é edema muscular por trauma direto em uma extremidade ou reperfusão após uma lesão vascular. Este edema causa um aumento da pressão compartimental, que impede a drenagem venosa da extremidade afetada. A congestão por refluxo estimula ainda mais o ciclo de aumento de pressão e isquemia muscular. À medida que o músculo deixa de receber oxigênio, há liberação de agentes inflamatórios e a permeabilidade capilar é aumentada, e ambos levam a edema localizado, o que aumenta ainda mais a pressão no compartimento. Assim, esse processo cíclico, uma vez iniciado, é difícil de reverter.

Diagnóstico

O diagnóstico de síndrome compartimental aguda requer um elevado grau de suspeita clínica, conhecimento total sobre o mecanismo da lesão, e exames físicos seriais minuciosos. É altamente recomendado que a instituição estabeleça um protocolo envolvendo a enfermagem e a equipe médica que delineie os vários algoritmos de tratamento. O protocolo da instituição dos autores foi desenvolvido colaborativamente entre as áreas de Cirurgia de Cuidados Agudos, Cirurgia Ortopédica e Cirurgia Vascular, conforme ilustrado na Figura 19.21. O diagnóstico de síndrome compartimental se baseia no conhecimento de padrões de lesão de alto risco, nas queixas subjetivas dos pacientes e na análise dos achados físicos e clínicos iniciais e posteriores. Situações clínicas comuns que são prováveis de serem observadas no desenvolvimento de síndrome

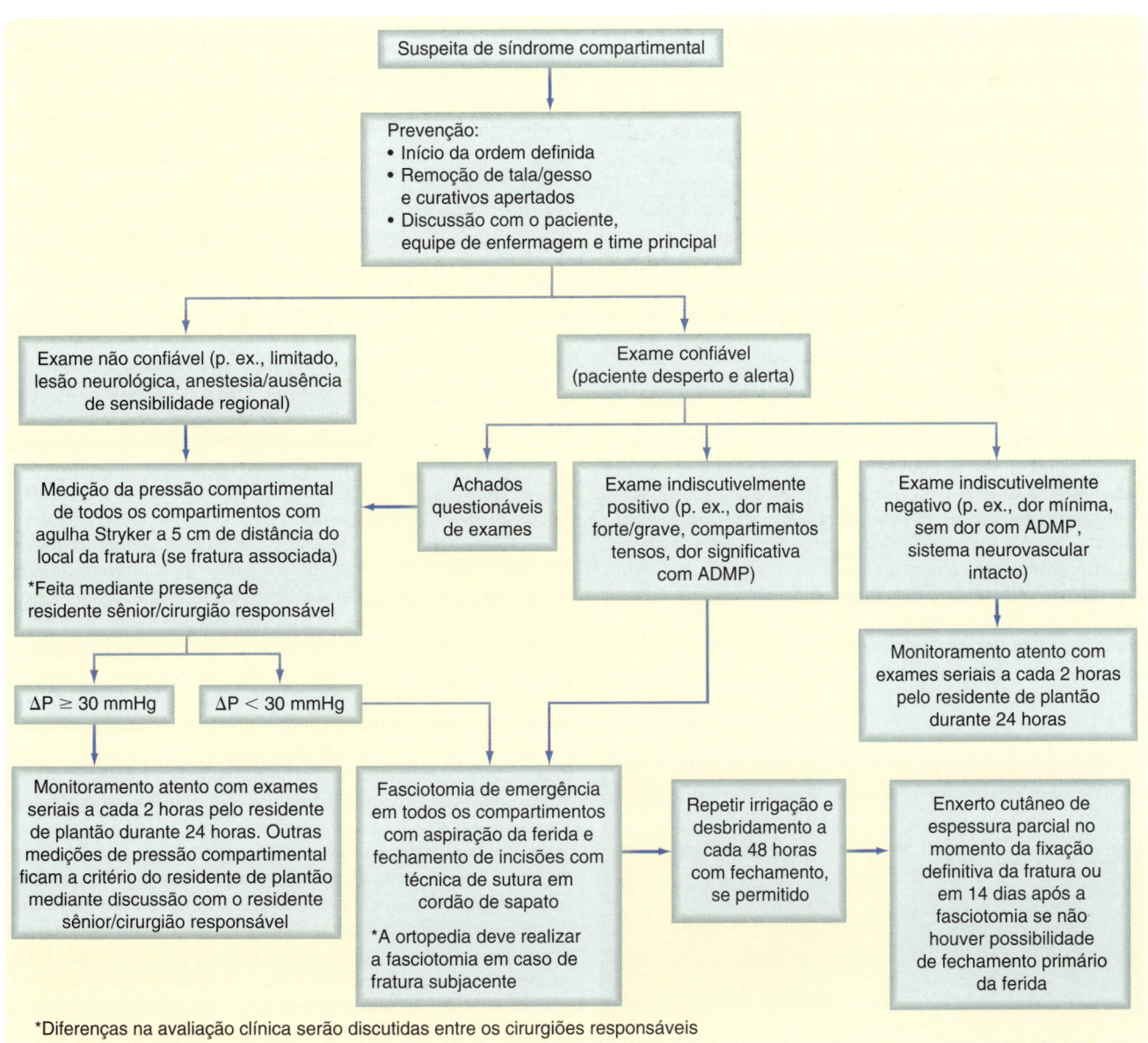

Figura 19.21 Algoritmo para manejo de paciente com suspeita de síndrome compartimental. *ADMP*, amplitude de movimento passivo.

compartimental incluem lesões por esmagamento, fraturas gravemente cominutivas ou segmentares, articulação ou fragmentos de fratura gravemente deslocados e lesões de alta energia com comprometimento sensorial.

A repetição de exames clínicos com documentação consistente continua sendo o cerne do diagnóstico confiável de síndrome compartimental. Embora os pulsos possam estar presentes, os pacientes geralmente sofrerão uma piora da dor desproporcional à lesão, além de piora à extensão passiva do compartimento muscular envolvido. Disestesias serão observadas nos dígitos à medida que os nervos forem asfixiados proximalmente. Um exame clínico de um único médico nem sempre é confiável: 386 fraturas da diáfise tibial foram avaliadas em um hospital de Nível 1 e a taxa de fasciotomia entre os cirurgiões atendentes variou de 2 a 24%.[60] Isso ilustra a necessidade da implantação de um sistema que envolva vários profissionais de diversos níveis.

O monitoramento da pressão no compartimento é um importante adjuvante nos exames clínicos seriados. Em pacientes com *status* mental alterado ou nos casos de dúvida nos exames, a medição da pressão compartimental é um importante achado objetivo (e, às vezes, o único achado objetivo), e pode ser usado para direcionar as decisões de tratamento. Isso dito, medições da pressão compartimental estão longe de ser perfeitas, e há uma série de possíveis armadilhas em sua utilização.

Primeiramente, as medições de pressão devem ser feitas utilizando-se uma agulha com orifício lateral e um sistema de medição de pressão. O método mais comum de medição é o Sistema de Monitoramento de Pressão Intracompartimental Stryker (STIC; Stryker, Mahwah, NJ), que utiliza uma técnica de agulha com orifício lateral (Figura 19.22). Sistemas de medição alternativos incluem cateter de pavio ou fenda ou *kit* de linha arterial. Os *kits* de linha arterial são facilmente encontrados, porém tendem a elevar artificialmente a pressão medida. Existem alguns métodos não invasivos de monitoramento de pressão, mas estes não são amplamente utilizados.

Em segundo lugar, a medição da pressão deve ser feita corretamente, sob pena de produzir resultados imprecisos. Todos os compartimentos do membro devem ser medidos: quatro na perna e dois no antebraço. Se houver uma fratura presente, a medição deve ocorrer a uma distância de 5 cm da fratura.[61] O sistema de medição precisa estar na mesma altura que a área que está sendo medida, devendo-se tomar cuidado para evitar elevar iatrogenicamente as pressões compartimentais ao inserir líquido demais enquanto estiver zerando o dispositivo. A pressão medida é comparada à pressão arterial diastólica do paciente, e ΔP de menos de 30 mmHg é o limiar geralmente aceito. Anteriormente, usavam-se valores absolutos, mas estes demonstraram uma taxa alta de diagnósticos falso-positivos.[62]

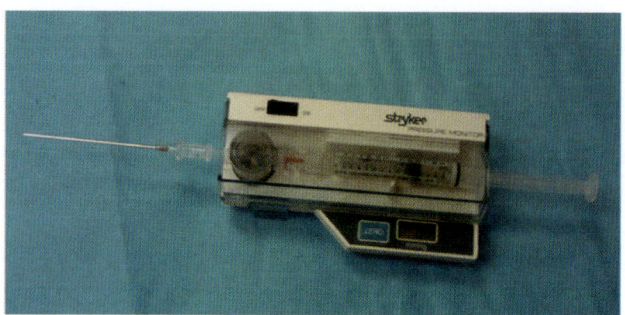

Figura 19.22 Cateter de Sistema de Monitoramento de Pressão Intracompartimental (STIC) Stryker.

Em terceiro, a medição da pressão compartimental em um único momento do tempo apresenta uma impressionante taxa de resultados falso-positivos. As pressões compartimentais são um alvo em movimento, e, se se forem medidas somente uma vez, há possibilidade de uma alta taxa de diagnósticos falso-positivos de síndrome compartimental. Em 48 pacientes com fratura de diáfise tibial sem nenhuma suspeita clínica de síndrome compartimental, pressões elevadas com ΔP abaixo de 30 mmHg foram observadas em 35% dos pacientes.[60] O monitoramento contínuo dos pacientes confirmou que as elevações de pressão podem ser passageiras.[63]

Idealmente, a pressão contínua pode ser usada em todos os pacientes com suspeita de síndrome compartimental. No entanto, isso custa caro, e não está disponível na maioria dos centros. Um sistema robusto de escalonamento clínico demonstrou ser tão sensível para o diagnóstico correto de síndrome compartimental quanto um sistema de monitoramento contínuo de pressão.[64] Esse tipo de sistema se baseia primordialmente em um exame clínico confiável em um paciente desperto e cooperativo. Achados indiscutivelmente negativos no exame físico que persistem durante os exames seriados são tratados sem a adição de monitoramento de pressão. Se o paciente apresentar achados positivos no exame físico, o próximo passo será fasciotomia de emergência. Se o paciente tiver alguma limitação ou estiver intubado e houver suspeita de síndrome compartimental, então o monitoramento da pressão, seja uma única vez ou continuamente, é utilizado, e as fasciotomias são realizadas em caso de persistência de ΔP menor que 30 mmHg.

Tratamento cirúrgico

O tratamento da síndrome compartimental é fasciotomia de incisão única ou dupla. Este não é um procedimento benigno. Embora as complicações da síndrome compartimental sejam catastróficas para um membro, não se deve lançar mão de fasciotomias levianamente como solução milagrosa, pelo risco de ignorar uma síndrome compartimental. No contexto de uma fratura, as incisões de fasciotomia transformam efetivamente a fratura em uma fratura exposta, aumentando o risco de infecção. Isso eleva significativamente o tempo até a consolidação, bem como o risco de pseudoartrose.[65] Além disso, há formação de cicatriz, fraqueza muscular e prolongamento da dor. São necessárias múltiplas operações, e o tempo de hospitalização do paciente, bem como os custos totais incidentes, mais que dobra.[66]

A abordagem de fasciotomia de duas incisões (Figura 19.23) da parte inferior da perna é um procedimento confiável e simples, desde que se conheça bem a anatomia do local. Essa abordagem envolve a criação de uma incisão anterolateral sobre os compartimentos anterior e lateral e uma incisão medial exatamente posterior ao aspecto medial da tíbia. A incisão anterolateral é centralizada no meio do caminho entre a diáfise fibular e a tíbia. Uma vez identificada a fáscia, uma pequena incisão transversal é feita para identificar os compartimentos anterior e lateral, bem como o nervo fibular superficial que corre no compartimento lateral. É importante soltar todo o compartimento, incluindo os aspectos mais proximal e distal. A incisão posteromedial é usada para descomprimir os compartimentos posteriores superficiais e profundos. A incisão é feita aproximadamente 2 cm posterior à diáfise da tíbia. Deve-se tomar cuidado para preservar o nervo e a veia safena. Uma vez identificada a fáscia, uma pequena incisão transversal é feita para delinear os compartimentos superficial e profundo. O compartimento posterior superficial é liberado primeiro, proximal e distal ao maléolo medial. Da mesma maneira, o compartimento posterior profundo é liberado. Para descomprimir completamente o compartimento profundo, o músculo sóleo deve ser empurrado para baixo, afastando-o do lado medial da tíbia.

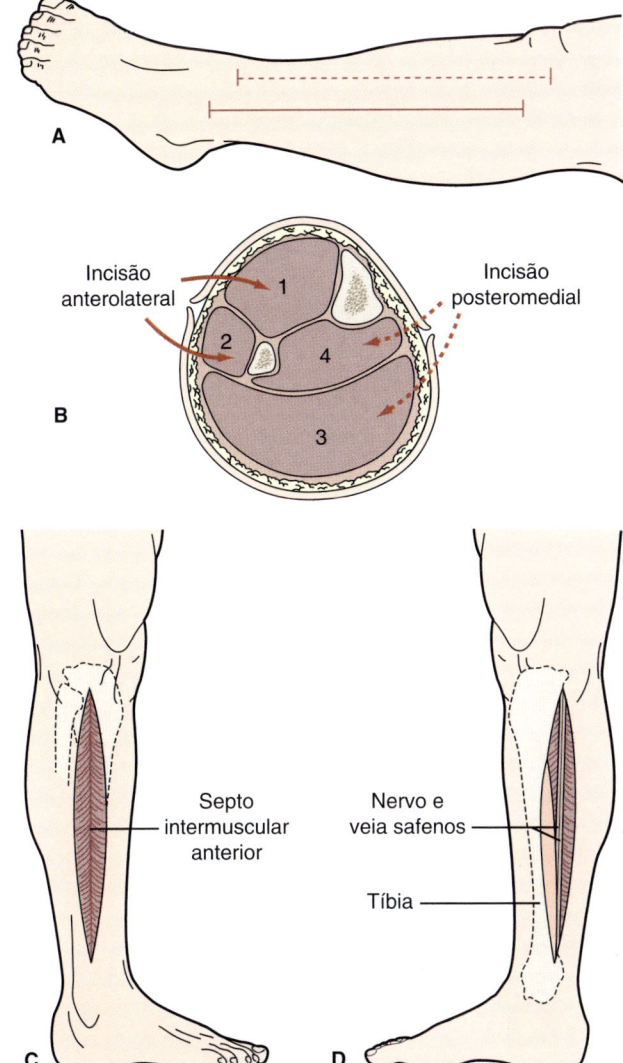

Figura 19.23 **A.** Técnica de incisão dupla para a realização de fasciotomias de todos os quatro compartimentos da extremidade inferior. **B.** Corte transversal da extremidade inferior mostrando as posições das incisões anterolateral e posteromedial que permitem acesso aos compartimentos anterior e lateral *(1* e *2)* e aos compartimentos posteriores superficiais e profundos *(3* e *4)*. **C.** O septo intramuscular anterior deve ser identificado na incisão lateral, visto que ele marca a divisão dos compartimentos anterior e lateral da perna. **D.** O nervo e a veia safena são identificados na incisão medial e devem ser protegidos durante a liberação do compartimento.

Embora seja diferente em cada instituição, é preferência dos autores que o serviço de cirurgia ortopédica realize as fasciotomias em caso de uma fratura com síndrome compartimental. Há algumas situações em que as incisões para a fixação definitiva da fratura ou devem ser evitadas ou incluídas nas incisões de fasciotomia.

As incisões cutâneas não devem ser fechadas primariamente após a fasciotomia (embora possa ser adequado fechar uma incisão se houver possibilidade de fechamento sem tensão). Muito embora a fáscia tenha sido liberada, fechar a pele pode levar a um aumento perigoso das pressões intramusculares. Deve-se tentar fazer um fechamento secundário quando o edema do membro tiver diminuído (de 3 a 5 dias). O manejo da ferida antes do fechamento consiste em trocas de curativos úmidos a secos ou colocação de curativo de pressão negativa. Curativos de pressão negativa ajudam a reduzir o edema e podem ajudar a unir as bordas de pele sem causar tensão indevida. O fechamento da pele pós-fasciotomia também pode ser facilitado com *vessel loops* entrelaçados em grampos colocados ao longo das bordas de pele. Os *vessel loops* poderão ser apertados diariamente ao lado do leito à medida que o edema das partes moles for diminuindo, o que poderá eliminar a necessidade de enxertos cutâneos. Se não for possível o fechamento sem tensão, o músculo exposto poderá ser coberto com um enxerto de pele de espessura parcial.

RUPTURA DO ANEL PÉLVICO

Ruptura do anel pélvico é uma das maiores causas de morbidade e mortalidade em pacientes com múltiplas lesões com uma alta taxa de lesões associadas. Devido à grande força necessária para romper o anel pélvico em pacientes jovens, não é de se surpreender que até 80% desses pacientes também apresentem lesões musculoesqueléticas adicionais. As taxas de mortalidade variam de 15 a 25%, resultantes de hemorragia não controlada ou outras lesões associadas.[67] Pontuações mais altas de ISS, choque desde a chegada, maior necessidade de transfusão e idade do paciente são fatores de risco de mortalidade em pacientes com fraturas do anel pélvico.[68] A mortalidade aumenta praticamente 13 vezes quando o paciente está hipotenso. Em combinação com uma lesão craniana ou abdominal que requeira intervenção cirúrgica ou se a fratura da pelve for exposta, a mortalidade chega a 50%. Se os dois procedimentos forem necessários, fica perto de 90%.[7]

Incapacidade a longo prazo, como dor lombar ou pélvica, diferenças de comprimento de perna, dispareunia, dificuldade em ter filhos, disfunção erétil e incontinência são causadas por restaurações não anatômicas do anel pélvico. Mesmo com uma restauração bem-sucedida da anatomia, os pacientes podem sofrer de incapacidades a longo prazo devido às lesões geniturinárias e neurológicas associadas que afetam a extremidade inferior.[69]

Classificação

A ruptura do anel pélvico pode ser geralmente classificada em dois grandes grupos: estável e instável. Uma pelve estável é definida como aquela que consegue suportar forças fisiológicas normais sem se deslocar. Essa estabilidade depende da integridade das estruturas ósseas e ligamentares (Figura 19.24). A instabilidade pode ser dividida em componentes rotacional e vertical (Figura 19.25). Historicamente, lesões estáveis são definidas como as que sofrem menos de 2,5 cm de translação das estruturas anteriores, seja através de fratura da sínfise ou do ramo. Instabilidade no plano vertical é a translação de mais de 1 cm tanto por uma fratura sacral quanto da articulação sacroilíaca. Esse grau de lesão requer que os ligamentos sacroilíacos posteriores estejam lesionados. Fraturas do processo transverso das vértebras L5 devem levantar suspeitas de instabilidade pélvica secundária ao rompimento do ligamento iliolombar. Pelo fato de a pelve ser uma verdadeira estrutura anelar, desvio anterior significativo deve vir acompanhado de rompimento posterior. Rompimentos do anel pélvico são normalmente uma combinação de lesão óssea e ligamentar.

O reconhecimento precoce de um anel pélvico instável é essencial, pois a instabilidade pélvica está associada à hemorragia potencialmente fatal. Além disso, essas lesões requerem intervenção para restabelecer a anatomia do anel pélvico e para minimizar deficiências futuras. A determinação da estabilidade da hemipelve lesionada deve ser estabelecida por meio de uma combinação de exame físico e análise dos exames de imagem. Um defeito anterior pode, às vezes, ser detectado à palpação da sínfise púbica. Instabilidade rotacional pode ser avaliada com compressão lateral da

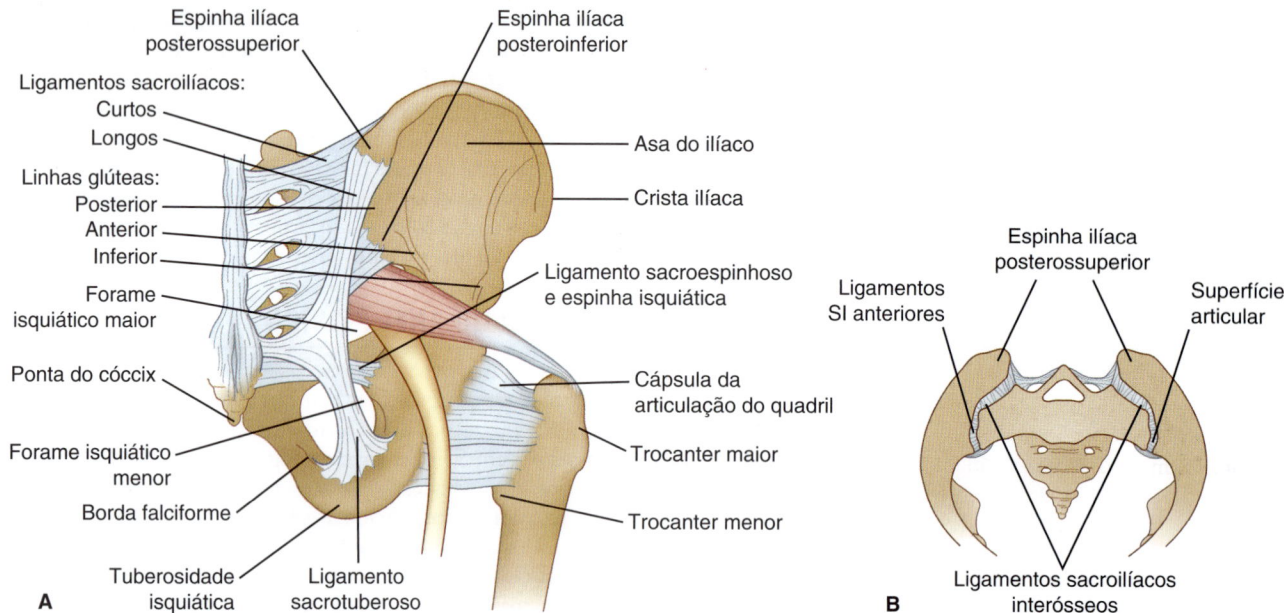

Figura 19.24 Complexos ligamentares da pelve. **A.** Posteriormente, os maiores ligamentos observados na região da articulação sacroilíaca *(SI)* são os ligamentos SI posteriores (longos e curtos). Os ligamentos longos se fundem com os ligamentos sacroespinhosos e sacrotuberosos. **B.** No corte transversal, a orientação dos ligamentos SI intraósseos posteriores bem espessos é observada. (De Stover MD, Mayo KA, Kellam JF. Pelvic ring disruptions. In: Browner BD, Levine AM, Jupiter JB, et al., eds. *Skeletal Trauma: Basic Science, Management, and Reconstruction.* 4th ed. Philadelphia: WB Saunders; 2008.)

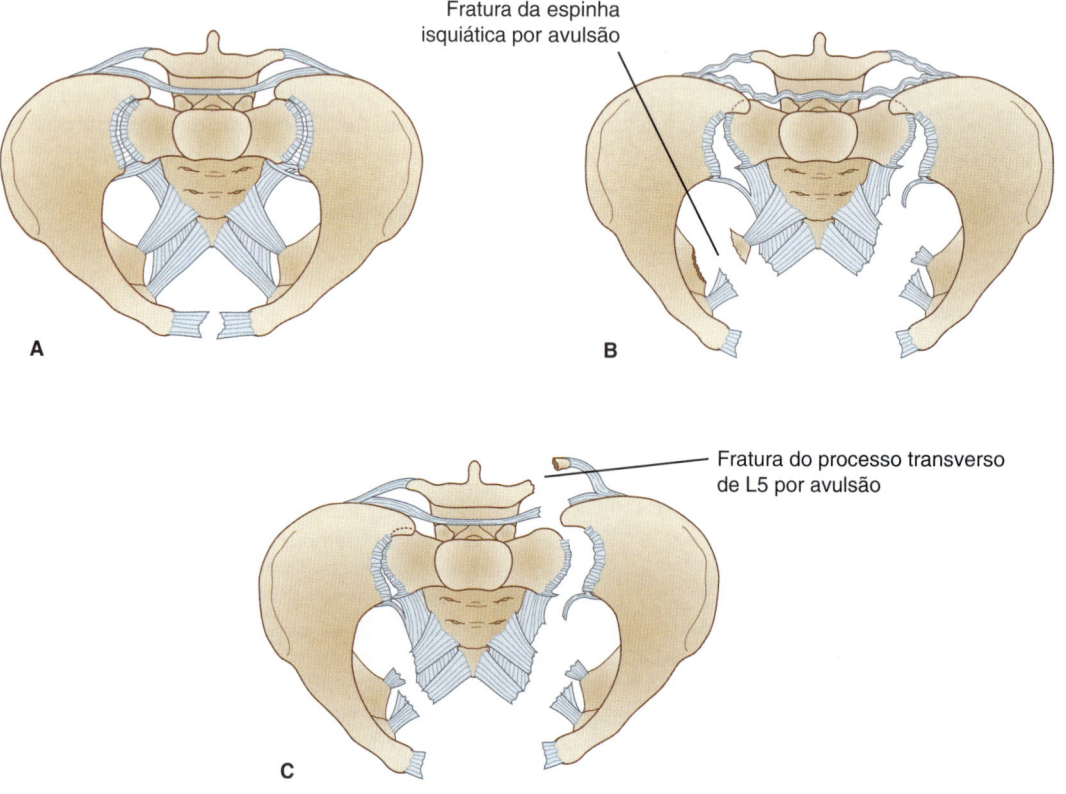

Figura 19.25 A. A divisão da sínfise púbica permite que a pelve se abra aproximadamente 2,5 cm sem nenhum dano a qualquer estrutura ligamentar posterior. **B.** A divisão dos ligamentos sacroilíacos anteriores e sacroespinhosos, seja por divisão direta de suas fibras (*direita*) ou por avulsão da ponta da espinha isquiática (*esquerda*), permite que a pelve gire externamente até as espinhas ilíacas posterossuperiores encostadas no sacro. Observe, porém, que as estruturas ligamentares posteriores (p. ex., os ligamentos sacroilíacos e iliolombares posteriores) permanecem intactas. Portanto, não é possível desvio no plano vertical. **C.** A divisão dos ligamentos da banda posterior, ou seja, o sacroilíaco posterior, bem como o iliolombar, causa instabilidade total da hemipelve. Observe que, agora, é possível o desvio global. (De Stover MD, Mayo KA, Kellam JF. Pelvic ring disruptions. In: Browner BD, Levine AM, Jupiter JB, et al., eds. *Skeletal Trauma: Basic Science, Management, and Reconstruction.* 4th ed. Philadelphia: WB Saunders; 2008.)

pelve através das espinhas ilíacas anteriores. Pelo fato de que manipulação repetida pode causar lesão iatrogênica, tais manuseios necessários devem ser feitos somente uma vez. Instabilidade vertical pode ser avaliada por meio de técnicas radiográficas *push-pull*. Essas radiografias são obtidas fazendo-se duas imagens AP separadas da pelve, uma incidência com tração na extremidade inferior e outra com carga axial aplicada na perna do lado afetado. Na ampla maioria dos casos, o exame físico e a radiografia pélvica em incidência AP são suficientes para avaliar a estabilidade e para orientar o tratamento inicial. Lesões anteriores são facilmente identificadas nesta incidência, e a maioria das lesões posteriores instáveis também pode ser verificada.

Mais recentemente, passamos a considerar as lesões pélvicas como algo dinâmico. Nossas definições históricas de estabilidade foram definidas com base em imagens radiográficas estáticas, que, embora sejam úteis, às vezes não predizem corretamente a necessidade de fixação. Primeiro, frequentemente, a gravidade real da lesão não é totalmente verificada nas imagens iniciais. Há um pouco de recuo da pelve imediatamente após a força do impacto original. Na realidade, as imagens estáticas obtidas no DE somente capturam uma "fotografia" de um processo verdadeiramente dinâmico da lesão. Os pacientes geralmente entram nos equipamentos de TC com cintas pélvicas que, embora vitais para o processo de reanimação, podem mascarar a gravidade da situação do anel pélvico.[70] A falha em obter radiografias pélvicas iniciais antes da colocação da cinta limita informações importantes necessárias para que a equipe ortopédica tome decisões imediatas. Às vezes, mesmo com as devidas imagens agudas, a fixação definitiva final pode não ser totalmente determinada até que se obtenham radiografias de estresse intraoperatórias com o paciente totalmente anestesiado (Figura 19.26).[71]

Em segundo, algumas fraturas estáveis se provam dolorosas demais para que o paciente se movimente efetivamente. Isso é especialmente verdadeiro entre os idosos, em quem a mobilização é fundamental para evitar as várias complicações de ficar acamado quando mais velhos. Em geral, uma tentativa de mobilização com fisioterapia durante 2 a 3 dias provará se o paciente pode ser tratado com sucesso de maneira ambulatorial ou não. Os pacientes ou progridem bem a cada dia com a terapia ou não conseguem sair da cama por causa da dor. Geralmente, a pelve pode ser estabilizada com relativa facilidade mediante fixação com parafuso percutâneo, e o paciente costuma progredir rapidamente desse ponto em diante.

Sistemas de classificação detalhados foram desenvolvidos com base na direção da força, estabilidade da pelve, local da fratura e se a lesão é exposta ou fechada. A classificação de Young e Burgess caracteriza as fraturas do anel pélvico com base no mecanismo da lesão (Figura 19.27).[72] Os padrões de fratura são divididos em três tipos (A, B, C), dependendo da direção da força de deformação. O tipo A resulta de uma força CL, o tipo B resulta de uma força de compressão AP (CAP), e o tipo C resulta de uma força de cisalhamento vertical. Fraturas do tipo A e do tipo B são subdivididas em tipos I, II, e III, dependendo do grau de rompimento ligamentar ou ósseo. Em ambos os casos, as fraturas de tipo I são estáveis, as de tipo II são rotacionalmente instáveis, e as do tipo III são rotacionalmente e verticalmente instáveis. Lesões tipo CAP têm maior risco de sofrer hemorragia retroperitoneal. A CAP III, também conhecida como pelve em livro aberto, aumenta significativamente o volume da pelve, permitindo uma perda maciça de sangue em um curto espaço de tempo (Figura 19.28). Lesões viscerais intrapélvicas também são mais comuns em padrões AP. A mortalidade em lesões CAP está relacionada a uma combinação de sangramento retroperitoneal e lesões viscerais. Fraturas de CL e de cisalhamento vertical estão associadas a lesões intra-abdominais e cranianas. Enquanto a hemorragia intrapélvica ocorre em fraturas por CL, a causa mais comum de óbito em pacientes com esse padrão de lesão está associada a traumatismo craniano fechado.[7]

Manejo

A estabilização pélvica e o controle da hemorragia são os objetivos do manejo inicial de lesões instáveis do anel pélvico. Na maioria das fraturas pélvicas, a hemorragia resulta do rompimento do

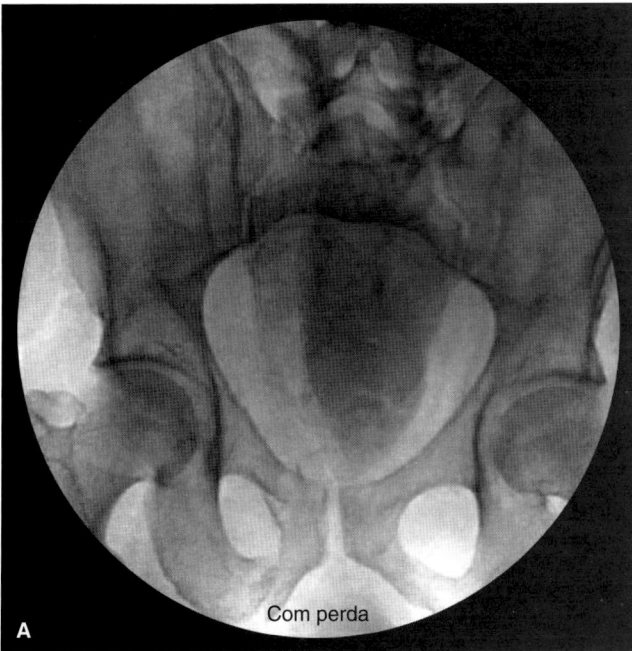
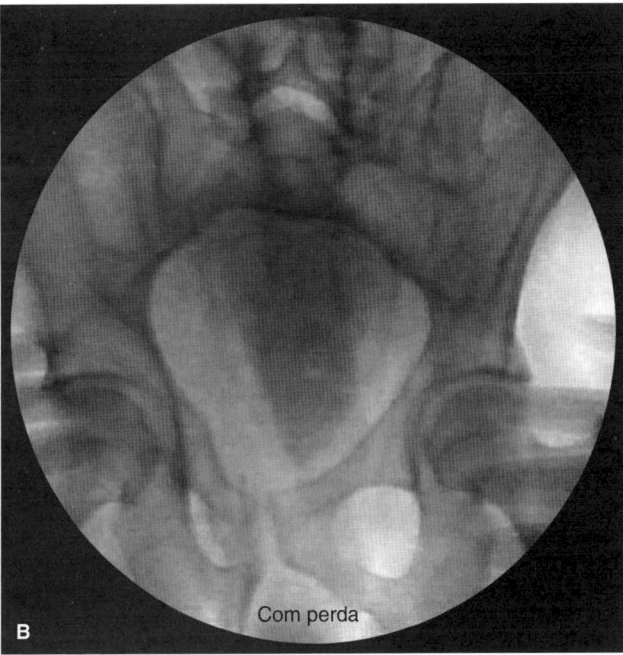

Figura 19.26 A. Tomada fluoroscópica anteroposterior intraoperatória de uma lesão pélvica complexa com o paciente deitado na cama. **B.** Mesma tomada com estresse de rotação interna manual aplicado. A complexidade da lesão é ilustrada por este exame dinâmico.

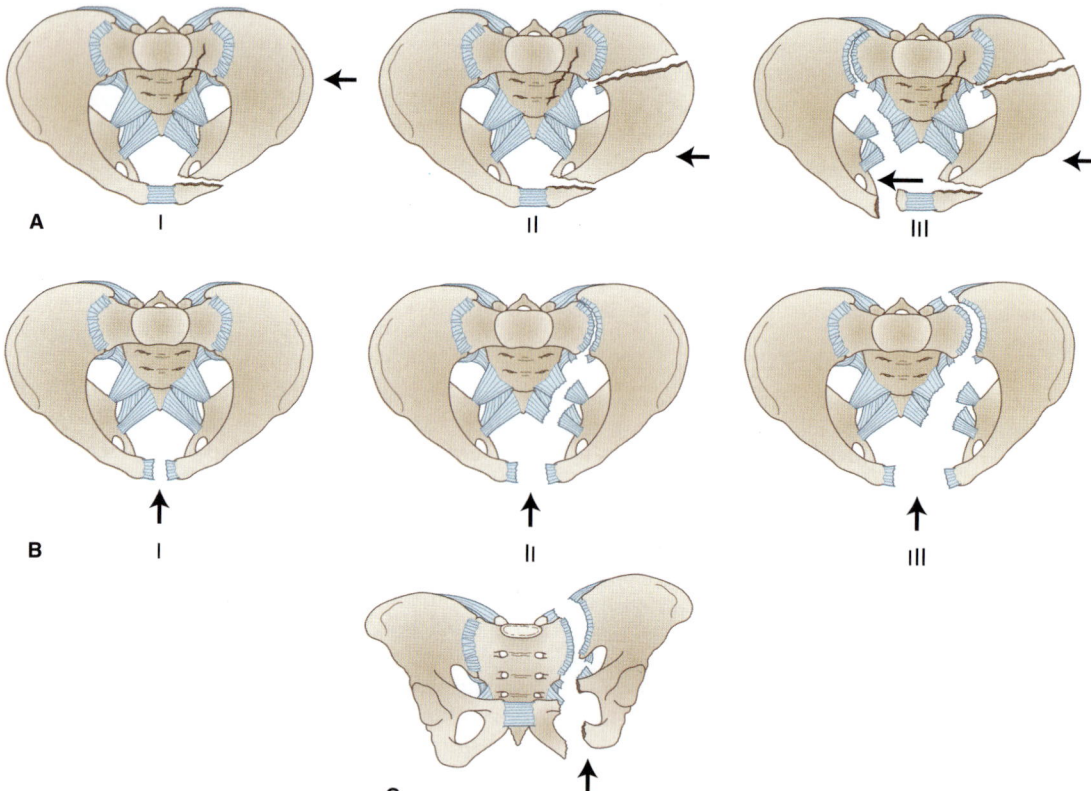

Figura 19.27 Classificação de Young e Burgess. **A.** Força de compressão lateral. *Tipo I*, uma força direcionada posteriormente causando uma lesão sacral por esmagamento e fraturas horizontais do ramo público ipsilateralmente. Esta lesão está estável. *Tipo II*, uma força direcionada mais anteriormente causando fraturas horizontais do ramo público com lesão sacral anterior por esmagamento e rompimento das articulações sacroilíacas posteriores ou fraturas pela asa ilíaca. Esta lesão é ipsilateral. *Tipo III*, uma força direcionada anteriormente que é contínua e leva a uma fratura ipsilateral tipo I ou tipo II com um componente de rotação externa para o lado contralateral; a articulação sacroilíaca está aberta posteriormente, e os ligamentos sacrotuberoso e espinhoso estão rompidos. **B.** Fraturas por compressão anteroposterior. *Tipo I*, uma força de direção anteroposterior abrindo a pelve, mas com as estruturas ligamentares posteriores intactas. Esta é uma lesão estável. *Tipo II*, continuação de uma fratura tipo I com rompimento do ligamento sacroespinhoso e potencialmente do ligamento sacrotuberoso e abertura da articulação sacroilíaca anterior. Esta fratura é rotacionalmente instável. *Tipo III*, um padrão completamente instável ou de instabilidade vertical com rompimento completo de todas as estruturas de sustentação dos ligamentos. **C.** Uma força direcionada verticalmente nos ângulos retos das estruturas de sustentação da pelve levando a fraturas verticais dos ramos e rompimento de todas as estruturas ligamentares. Esta lesão é equivalente a uma fratura anteroposterior tipo III ou a uma fratura rotacionalmente instável e completamente instável. (Adaptada de Young JWR, Burgess AR. *Radiologic Management of Pelvic Ring Fractures*. Baltimore: Urban and Schwarzenberg; 1987.)

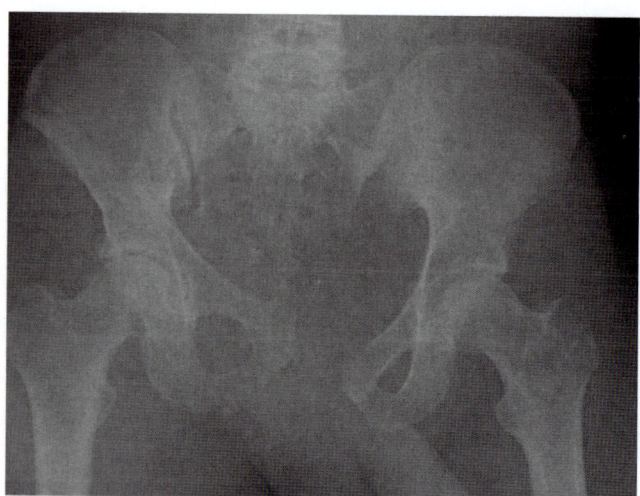

Figura 19.28 Radiografia anteroposterior da pelve mostrando a chamada pelve em livro aberto. O rompimento completo das estruturas ligamentares anteriores e posteriores deixa esta pelve rotacional e verticalmente instável.

plexo venoso pélvico posteriormente e do sangramento de ossos esponjosos. A maior parte do sangramento resultante da fratura pélvica vem do plexo venoso pré-sacral (Figura 19.29). Consequentemente, o tratamento inicial da hemorragia deve se concentrar no controle do sangramento venoso por meio de redução e estabilização do anel pélvico. A redução leva a uma diminuição do volume pélvico e ao tamponamento dos vasos hemorrágicos mediante compressão das vísceras e do hematoma pélvico. A estabilização mantém a redução e evita o movimento da hemipelve, reduzindo, assim, a dor e limitando o rompimento de qualquer trombo que venha a se formar. Em pacientes que permanecem hemodinamicamente instáveis após a reanimação e a estabilização inicial, deve ser considerada uma fonte de sangramento arterial. Um estudo prospectivo com 143 pacientes com fratura pélvica de alta energia verificou que 10% apresentavam lesão arterial.[73] Os fatores preditores de sangramento arterial incluíram déficit de base de 6 mmol/ℓ, pressão arterial sistólica de menos de 104 mmHg e necessidade de transfusão no DE.[73] Angiografia por TC é outra ferramenta útil para avaliar pacientes que podem se beneficiar do controle angiográfico ou aberto do sangramento pélvico. A relevância de um achado de *blush* pélvico na TC, no entanto, continua

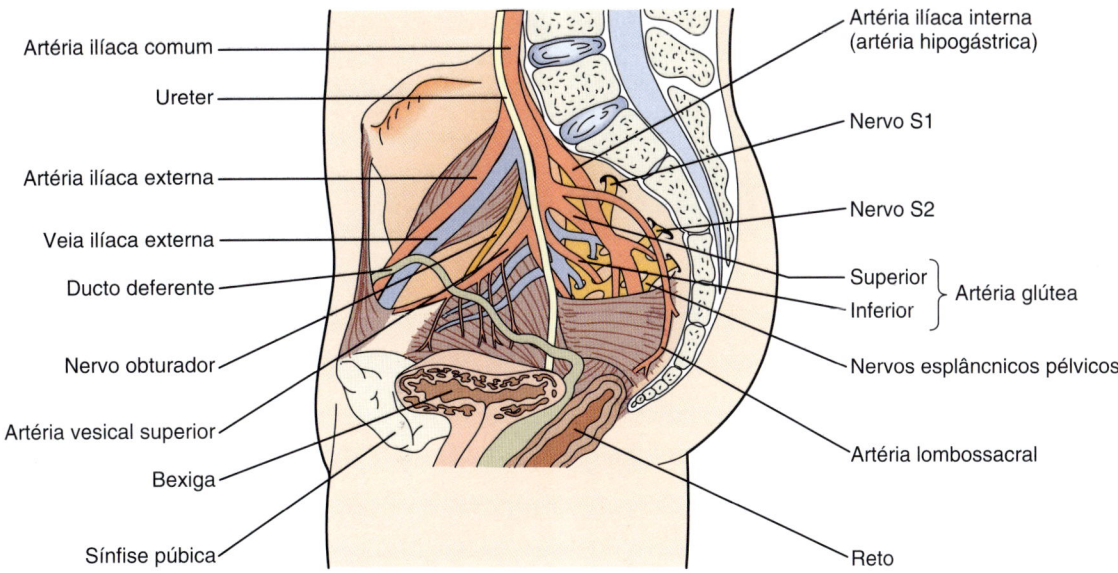

Figura 19.29 Aspecto interno da pelve mostrando os grandes vasos e o plexo lombossacral bem como o assoalho pélvico, a bexiga e o reto. (De Stover MD, Mayo KA, Kellam JF. Pelvic ring disruptions. In: Browner BD, Levine AM, Jupiter JB, et al., eds. *Skeletal Trauma: Basic Science, Management, and Reconstruction*. 4th ed. Philadelphia: WB Saunders; 2008.)

sendo controversa. Um estudo conduzido por Verbeek et al. demonstrou que, de 42% dos pacientes com lesões no anel pélvico e que apresentavam *blush* pélvico na TC, somente 47% necessitaram de controle da hemorragia pélvica. O valor preditivo negativo da angiografia por TC é muito mais alto, normalmente maior que 90%.[6]

A estabilização de lesões do anel pélvico consegue mais do que apenas controlar a hemorragia. Pacientes com pelve estabilizada podem ser mais facilmente transferidos no leito, ser reposicionados e ter a cabeceira da cama elevada. Isso facilita o cuidado desses pacientes normalmente com múltiplas lesões na unidade de terapia intensiva (UTI). Controle da dor e redução da cascata inflamatória associada a uma fratura instável, móvel, também são benefícios.

Estabilização inicial

A estabilização inicial de um paciente com uma lesão no anel pélvico ocorre no cenário pré-hospitalar. Quando o pessoal de campo detecta rupturas do anel pélvico instáveis durante o exame físico, eles podem começar o tratamento envolvendo a pelve em um lençol, em uma cinta pélvica, ou aplicando trajes pneumáticos antichoque (TPACs). Como imobilizadores infláveis aplicados nas extremidades, o traje age comprimindo a pelve. Se forem aplicados em campo, os TPACs não devem ser desinflados até que o paciente esteja sendo reanimado na sala de traumatologia. Um TPAC tem como vantagem ser fácil de usar, poder ser aplicado em campo, e ser reutilizável. Contudo, ele bloqueia o acesso ao paciente e restringe a excursão do diafragma, e houve relatos de desenvolvimento de síndromes compartimentais de glúteo e coxa após o uso prolongado de TPACs em pacientes hipotensos. Devido a essas desvantagens, o uso de cinta pélvica se tornou mais comum. Foi comprovado, por meio de estudos biomecânicos e pela experiência clínica, que esses dispositivos reduzem efetivamente o volume pélvico.[74] Cintas e lençóis são adequadamente aplicados centralizando-os sobre os trocanteres maiores e aplicando pressão. A parte mais proximal do aparato pode ser eliminada para permitir acesso ao abdome inferior, se necessário. Girar internamente ambas as pernas e manter esta posição com esparadrapos entre os tornozelos ou joelhos também ajuda na redução pélvica (Figura 19.30). Esses dispositivos devem ser removidos do paciente assim que possível, já que a pele pode começar a se lesionar rapidamente. Em lesões pélvicas do tipo CL, a cinta pode, teoricamente, reduzir demais a fratura e ferir as estruturas intrapélvicas. Em geral, o uso de cintas e lençóis deve ser limitado a lesões CAP com instabilidade hemodinâmica associada. Pacientes que não respondem à aplicação de cintas ou lençóis podem necessitar de outras intervenções, incluindo embolização da artéria pélvica (EAP) ou empacotamento pélvico.

A EAP pode ser realizada na artéria ilíaca interna (não seletiva) ou distal em relação à artéria ilíaca interna (seletiva). Embora os benefícios da EAP em pacientes com fraturas pélvicas com hipotensão refratária sejam bem documentados, as taxas de complicações são de 11%, e incluem necrose muscular, dano da ferida cirúrgica, infecção e impotência. As taxas de complicação são especialmente altas quando associadas a EAP bilateral ou não seletiva: uma recente revisão retrospectiva conduzida por Lindvall et al. verificou uma taxa de complicações de 20% associada a EAP não seletiva.[75]

Empacotamento pélvico é outra opção que pode ser usada para controlar sangramento venoso e/ou ósseo. O empacotamento pélvico pode ser considerado em pacientes que não respondam aos esforços de reanimação no DE/UTI. Além disso, se o paciente tem um hematoma pélvico e permanece instável após exploração abdominal e intervenção, o empacotamento pélvico pode ser considerado. Recomenda-se colocar um fixador externo antes do empacotamento pélvico, a fim de proporcionar estabilização da fratura e prevenir expansão inadvertida do volume pélvico durante o empacotamento. São colocadas de seis a nove compressas, começando posteriormente no sacro e movendo-se anteriormente em direção ao púbis. O empacotamento deve ser removido após a reanimação em 24 a 48 horas. Atrasos na remoção do empacotamento ou repetição do mesmo foram associados a maiores taxas de infecção.[76] Em última análise, a decisão de quando realizar EAP ou empacotamento pélvico requer uma abordagem de tratamento multidisciplinar com o cirurgião traumatologista, o radiologista intervencionista e o cirurgião ortopédico, para poder melhorar os resultados e diminuir as complicações.

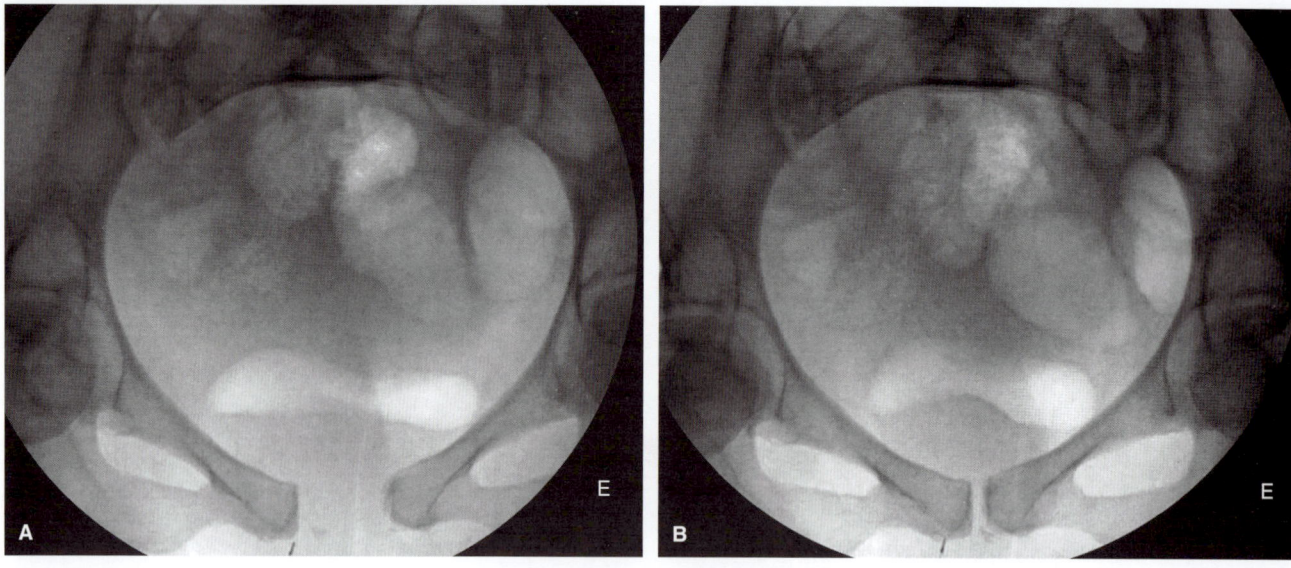

Figura 19.30 A. Anel pélvico com duas lesões de compressão anteroposterior bilaterais demonstrando distanciamento da sínfise púbica e das articulações sacroilíacas anteriores bilateralmente. **B.** Rotação interna das pernas com compressão dos trocanteres maiores bilateralmente reduz de forma anatômica o anel pélvico.

Manejo definitivo

O tratamento definitivo a longo prazo de ruptura do anel pélvico depende do padrão da lesão e de sua gravidade, bem como das lesões associadas. O momento exato para a fixação definitiva da pelve vem sendo discutido com variações institucionais, mas deve geralmente ser feito durante a primeira semana. O objetivo geral é manejar a fratura definitivamente, uma vez que o paciente tenha sido reanimado adequadamente.[77]

Padrões de fraturas estáveis normalmente não requerem mais do que evitar sustentação de peso. Um fixador externo é normalmente usado como estabilização inicial temporária antes da fixação interna definitiva com redução aberta. Contudo, há circunstâncias em que um fixador externo bem implantado pode ser usado em definitivo. Padrões de fraturas anteriores complexos ou a anatomia do paciente podem impossibilitar a fixação da pelve anterior com placas e/ou parafusos. Pacientes com panículos grandes, feridas perineais associadas ou lesões urinárias complexas podem ter maior risco de infecção se, neles, for usada instrumentação interna.[78] Em mulheres em idade fértil, a fixação externa temporária pode ser considerada com a intenção de prevenir dificuldades em partos vaginais observadas com fixação interna da pelve.[79] Em casos nos quais o fixador possa estar obstruindo o acesso ao abdome ou uma cinta temporária tenha sido aplicada, a redução aberta com fixação interna ou a redução fechada e fixação percutânea podem ser indicadas. Quando instabilidade rotacional ou vertical estiver presente, a pelve anterior e posterior deve ser estabilizada. Anteriormente, a sínfise é geralmente fixada com colocação aberta de placas ou parafusos percutâneos. A articulação sacroilíaca ou fraturas sacrais podem ser fixadas com placas, barras ou parafusos canulados (Figura 19.31). As estratégias de fixação estão em constante evolução, principalmente com a popularização e o maior conhecimento sobre métodos percutâneos. No fim, a fixação definitiva é determinada por uma série de fatores, incluindo padrão da fratura, lesões associadas e preferência do cirurgião (Figura 19.32).

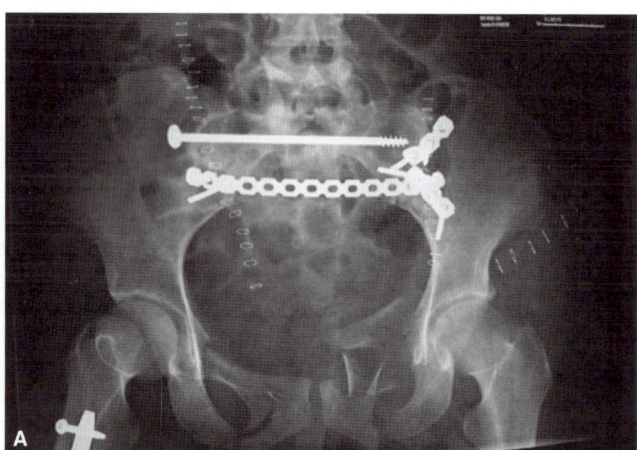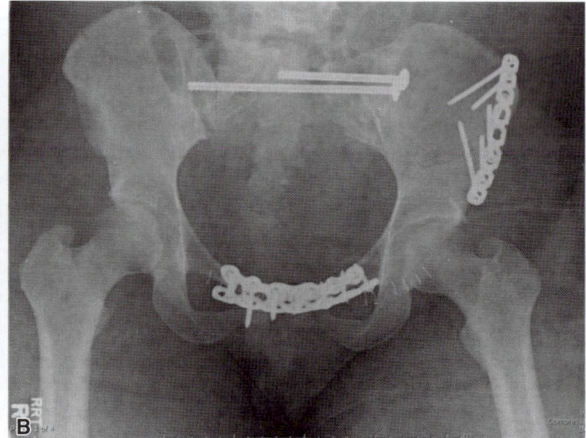

Figura 19.31 Fixação de fraturas pélvicas instáveis. **A.** Um parafuso transilíaco, uma placa transilíaca e duas placas sacroilíacas esquerdas foram usados para estabilizar os elementos posteriores nessa fratura. **B.** Um parafuso transilíaco e um parafuso sacroilíaco foram usados para estabilizar os elementos posteriores dessa fratura. As placas foram usadas para estabilizar a sínfise púbica. Uma placa foi usada na crista ilíaca para fixar a fratura da asa ilíaca esquerda.

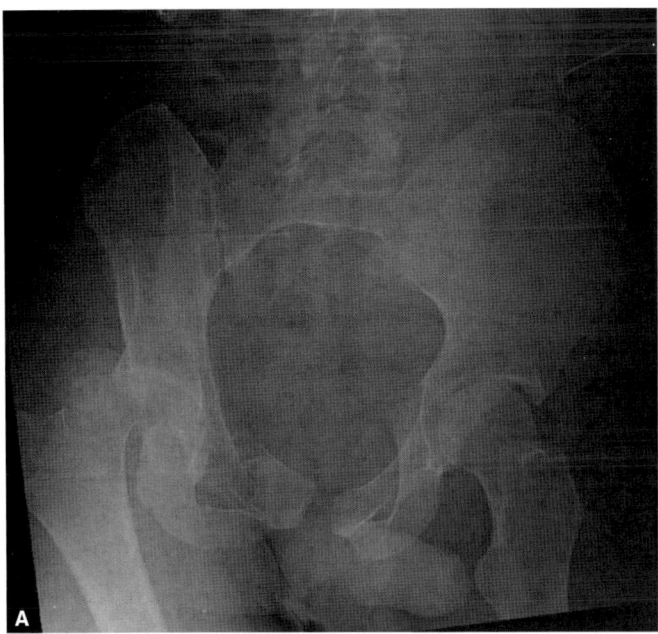
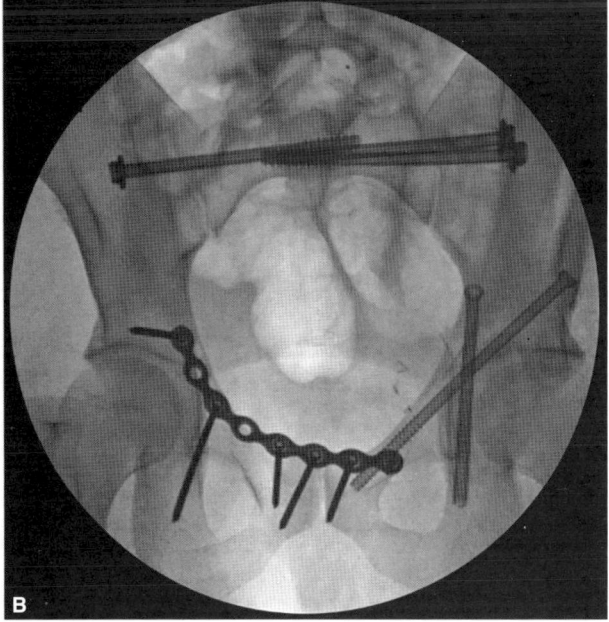

Figura 19.32 A. Radiografia da pelve anteroposterior demonstrando uma lesão de mecanismo combinado com lesões sacroilíacas bilaterais, uma fratura do acetábulo esquerdo, fraturas do ramo direito, e um rompimento da sínfise púbica. **B.** Imagem fluoroscópica anteroposterior pós-operatória com fixação pélvica posterior percutânea, fixação percutânea do acetábulo esquerdo, redução aberta e fixação interna da sínfise púbica e do ramo superior direito.

LESÕES NA COLUNA

Avaliação

A avaliação inicial do paciente de trauma em relação a lesões de coluna segue o protocolo ATLS, conforme descrito anteriormente neste capítulo. Normalmente, coloca-se em todos os pacientes de trauma um colar cervical na fase pré-hospitalar do cuidado ou no DE, principalmente em caso de dor cervical ou se o paciente tiver uma lesão que não permita concentração no exame. Evidência de nível 1 sugere que em pacientes despertos, sóbrios e neurologicamente intactos sem lesão que provoque distração, o colar deve ser removido assim que possível caso certos critérios sejam atendidos.[80] Para que o colar seja removido, esses pacientes não devem ter sensibilidade à palpação na coluna cervical e devem ter uma amplitude de movimento ativa livre de dor. Se houver dor ou sensibilidade na linha média do pescoço, é indicada avaliação por TC. Da mesma maneira, o paciente intoxicado ou os que apresentam múltiplas lesões que provoquem distração devem ser avaliados também com TC, e seus colares devem ser mantidos. Imagem de RM pode ser utilizada para identificar lesão nas estruturas ligamentares posteriores.

Compressão aguda da medula espinal pode levar a choque espinal, que é detectável por meio de exame físico. Para o diagnóstico de choque espinal, o reflexo bulbocavernoso é testado tracionando a sonda de Foley ou pressionando a glande peniana e observando a contração anal. A ausência de reflexo indica choque espinal. Um choque espinal se resolve, normalmente, em 48 horas, com o retorno deste reflexo. O exame nesse momento proporcionará uma indicação mais precisa dos déficits neurológicos. A presença de preservação sacral (sensação perianal intacta, tônus retal ou flexão do hálux) representa pelo menos continuidade parcial dos tratos longos de substância branca. Após um exame neuromotor completo, pode-se designar uma classificação da American Spinal Injury Association (ASIA) em um paciente com lesão medular (Figura 19.33).

Manejo

A medula espinal é dividida em três colunas (Figura 19.34). A coluna anterior consiste em dois terços anteriores do corpo vertebral bem como ligamento longitudinal anterior. O meio da coluna inclui o terço posterior do corpo vertebral e o ligamento longitudinal posterior. A coluna posterior inclui todas as estruturas ósseas e ligamentares posteriores ao ligamento longitudinal posterior. No geral, lesão em uma coluna resulta em uma lesão estável. Lesão em duas ou três colunas resulta em um segmento medular instável. Instabilidade na coluna espinal coloca em risco a medula espinal. Fraturas por explosão, por definição, envolvem lesões das colunas anterior e média. Essas fraturas devem ser diferenciadas das fraturas por compressão, que envolvem somente a coluna anterior e raramente estão associadas à lesão medular. Fraturas por explosão comumente ocorrem após uma queda de altura na qual uma carga axial é transmitida ao esqueleto axial superior quando os pés atingem o chão primeiro.[81] Esse mecanismo resulta em um padrão comum de fraturas, incluindo as fraturas de calcâneo, platô tibial e fêmur proximal (Tabela 19.3). Dependendo do padrão da fratura, o tratamento de lesões espinais pode variar desde observação com órteses até fixação cirúrgica ou fixação externa com halo. Contudo, o tratamento de todas as lesões começa com imobilização absoluta e precauções de coluna.

Lesões na coluna cervical podem ocorrer devido a vários mecanismos, que podem ser divididos em três categorias principais. O primeiro envolve trauma direto no pescoço em si. O segundo mecanismo envolve o movimento da cabeça em relação ao esqueleto axial. Essa lesão pode ocorrer por trauma direto na cabeça ou pela continuação do movimento da cabeça em relação ao corpo fixo (chicote), como geralmente ocorre em trauma contuso, como acidentes com veículos automotores, quando o corpo está contido. Ao tentar travar a cabeça contra o movimento, a coluna cervical suporta um momento de dobra ou rotação que resulta em lesões de flexão e extensão ou lesões rotacionais, respectivamente. Um

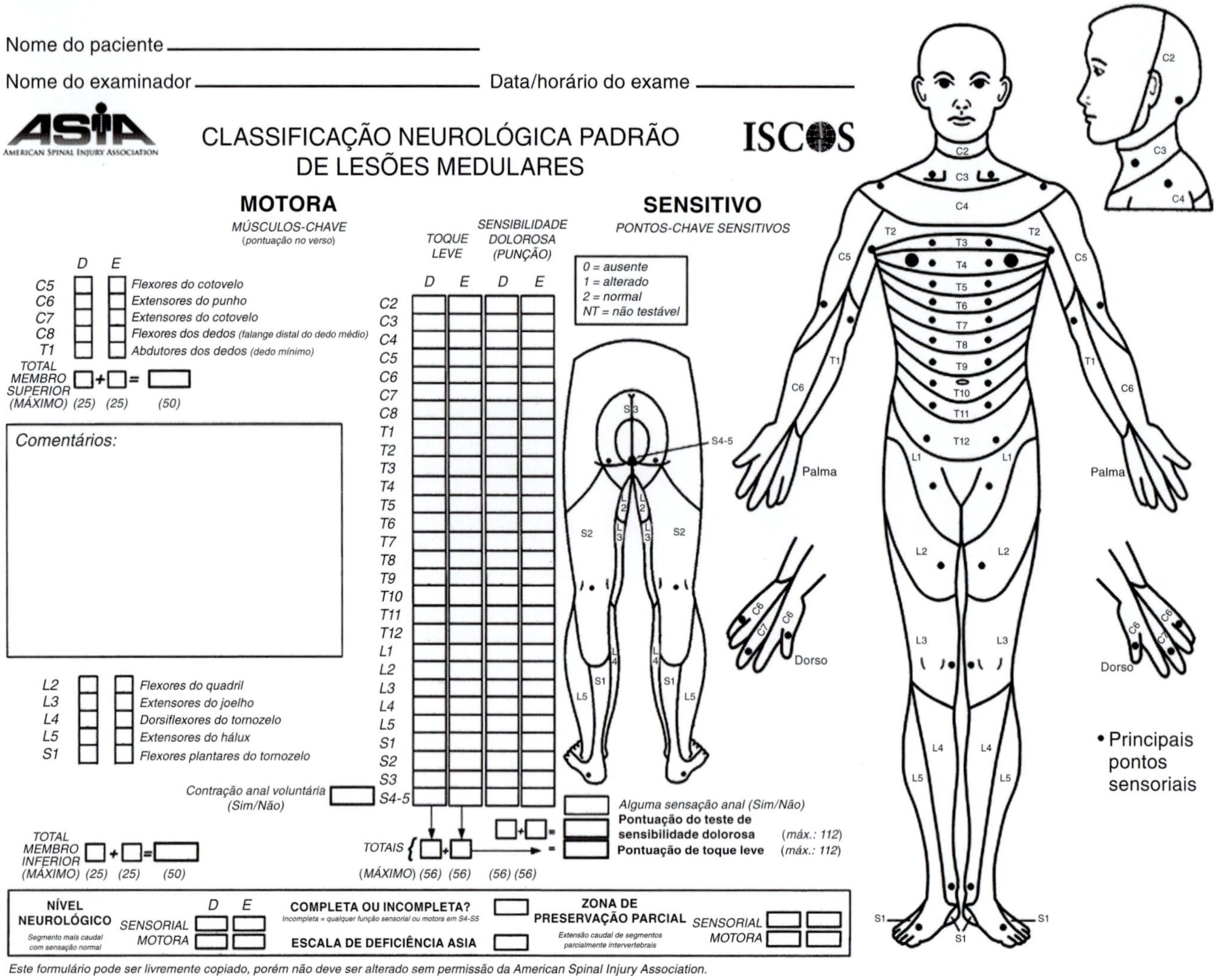

Figura 19.33 Classificação da ASIA. (©American Spinal Injury Association. <http://www.asia-spinalinjury.org/elearning/ISNCSCI.php>.)

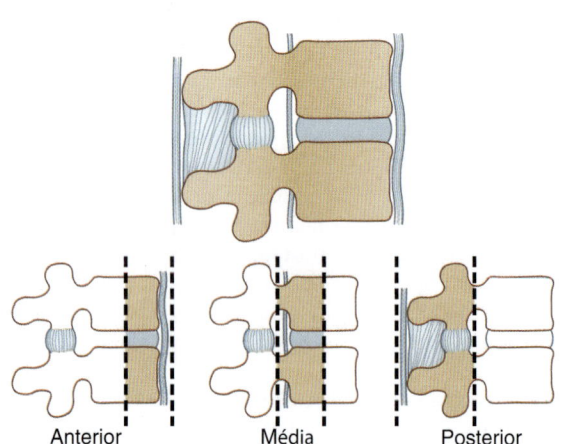

Figura 19.34 Modelo medular de três colunas de Denis. A coluna anterior consiste em dois terços anteriores do corpo vertebral e do ligamento longitudinal anterior. A coluna média inclui o terço posterior do corpo vertebral e o ligamento longitudinal posterior. A coluna posterior inclui todas as estruturas ósseas e ligamentares posteriores ao ligamento longitudinal posterior. (De Lee Y, Templin C, Eismont F, et al. Thoracic and upper lumbar spine injuries. In: Browner BD, Levine AM, Jupiter JB, et al., eds. *Skeletal Trauma: Basic Science, Management, and Reconstruction.* 4th ed. Philadelphia: WB Saunders; 2008.)

terceiro mecanismo de lesão na coluna cervical envolve uma carga axial direta transmitida para o crânio que causa forças de compressão axial nas vértebras cervicais. Isso pode resultar em uma fratura por explosão e possível lesão medular. Esse padrão de lesão é mais comumente observado na coluna lombar. Um algoritmo para diagnóstico de lesões da coluna cervical é apresentado na Figura 19.35.

Lesões toracolombares são normalmente divididas em mecanismos de compressão (simples ou explosão), rotação/translação ou distração. A Classificação de Gravidade das Lesões Toracolombares é utilizada para descrever essas lesões e para orientar seu manejo (Tabela 19.6).[82] O sistema de classificação demonstrou boa confiabilidade e validade, e ajuda a guiar o manejo. Fraturas por compressão são normalmente manejadas não cirurgicamente se não houver perda significativa de altura (> 25%). Órteses ou cifoplastia podem ser oferecidos se a dor limitar a recuperação do paciente.[83]

Fraturas por explosão se manifestam com graus variáveis de deformidade óssea. As três medidas radiográficas usadas para determinar a gravidade da lesão são perda de altura corporal, cifose focal e retropulsão de fragmentos ósseos no canal (Figura 19.36). Indicações históricas de descompressão cirúrgica e estabilização de uma fratura lombar por explosão incluíam retropulsão de mais de 50% do canal espinal, 50% de perda de altura do corpo

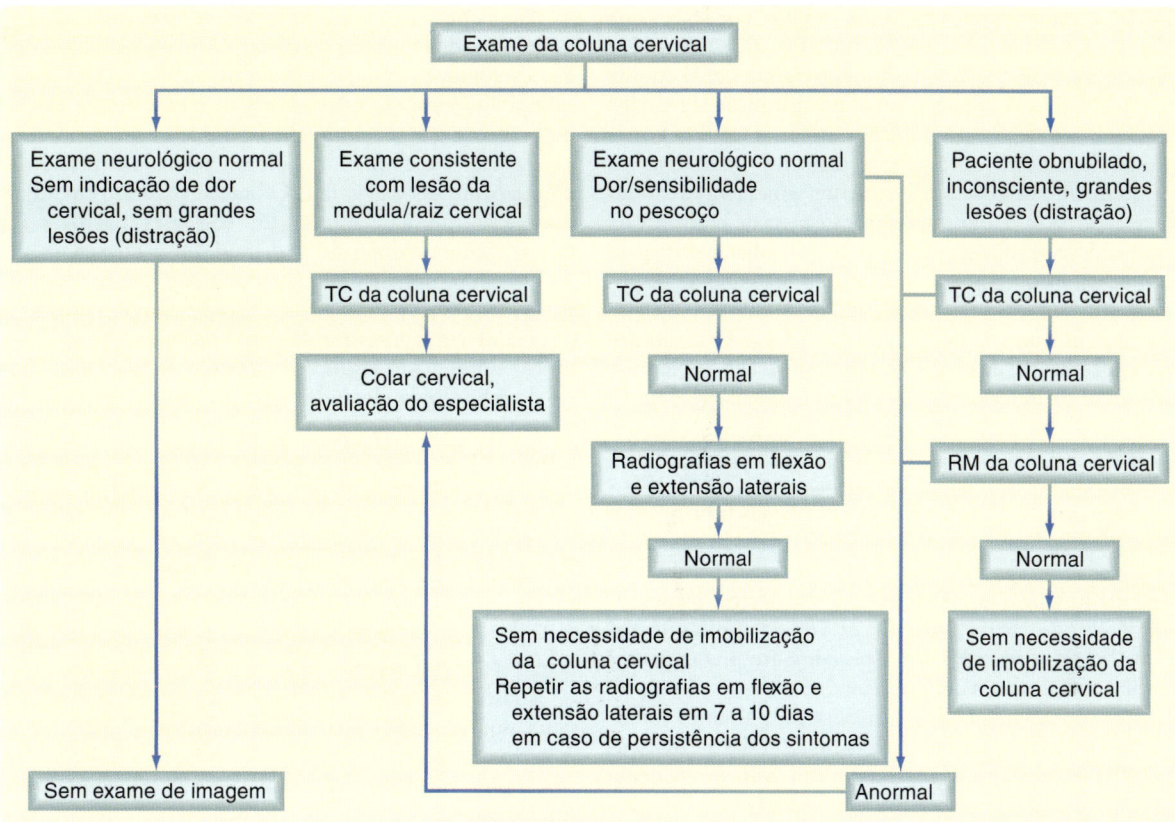

Figura 19.35 Algoritmo para diagnóstico por imagem de lesão da coluna cervical (coluna C). *RM*, ressonância magnética; *TC*, tomografia computadorizada. (Adaptada de Lee Y, Templin C, Eismont F, et al. Thoracic and upper lumbar spine injuries. In: Browner BD, Levine AM, Jupiter JB, et al., eds. *Skeletal Trauma: Basic Science, Management, and Reconstruction*. 4th ed. Philadelphia: WB Saunders; 2008.)

Tabela 19.6 Sistema de pontuação para Classificação da Gravidade das Lesões Toracolombares.

Tipo	Pontos
Compressão	1
Explosão	2
Translacional/rotacional	3
Distração	4
Integridade do complexo ligamentar posterior	
Intacto	0
Suspeito/indeterminado	2
Lesionado	3
***Status* neurológico**	
Intacto	0
Raiz nervosa	2
Medula, cone medular, completa	2
Medula, cone medular, incompleta	3
Cauda equina	3

De Patel AA, Vaccaro AR. Thoracolumbar spine trauma classification. *J Am Acad Orthop Surg*. 2010; 18:63-71 (Qualificadores clínicos: cifose extrema, colapso acentuado, angulação lateral, fraturas expostas, comprometimento de partes moles, fraturas de costelas adjacentes, incapacidade de uso de órtese, trauma multissistêmico, lesão craniana grave, fratura do esterno).

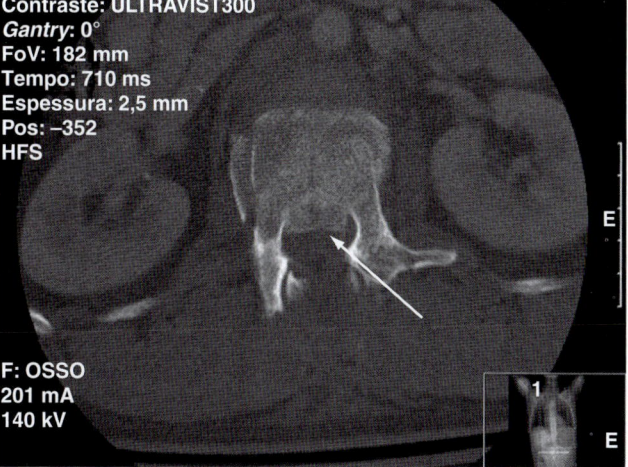

Figura 19.36 Fratura por explosão no nível lombar apresentando 50% de retropulsão dos fragmentos ósseos no canal. *HFS, histogram's functional shape* (formato funcional do histograma [protocolo para imagens ósseas]).

vertebral e 30° de cifose focal. Atualmente, a determinação de instabilidade de fratura por explosão é definida pela presença de déficit neurológico ou rompimento do complexo ligamentar posterior.[84] Imagem de RM pode ser usada para determinar a estabilidade do complexo ligamentar posterior.

Lesões translacionais ou por distração são manejadas com base no padrão da fratura e no *status* neurológico do paciente. Estabilização espinal com ou sem fusão e remoção dos fragmentos que causam comprometimento do canal podem ser oferecidas no tratamento cirúrgico.

Síndrome da cauda equina pode ser causada por lesões que ocupam os espaços, como fraturas, hérnias de disco, tumores e hematomas. Os sintomas clássicos de síndrome da cauda equina incluem graus variáveis de dor nas costas, disfunção da bexiga (caracterizada, a princípio, por retenção urinária, seguida posteriormente por incontinência por extravasamento), anestesia em sela, adormecimento de extremidade inferior, e fraqueza e redução do tônus retal (achado tardio). Se houver suspeita de síndrome da cauda equina, deve-se solicitar exame de RM imediatamente para verificação de comprometimento do canal. Se não houver disponibilidade de RM ou se o paciente não puder ser submetido a esse tipo de exame, mielografia por TC pode ser feita. Quando um diagnóstico de síndrome da cauda equina é confirmado, exploração e descompressão cirúrgica devem ser efetuadas imediatamente.

LUXAÇÕES

Uma articulação luxada é considerada uma emergência ortopédica devido à possibilidade de lesão neurovascular e danos à superfície articular. Luxação prolongada pode levar a morte das células da cartilagem, artrite pós-traumática, anquilose e necrose avascular. Luxações de grandes articulações (p. ex., do ombro, cotovelo, quadril, joelho ou tornozelo) são especialmente preocupantes devido ao alto risco de lesão neurovascular. Essas lesões, que apresentam maior probabilidade de ocorrência em pacientes jovens ativos, podem ter consequências devastadoras. Todas as articulações luxadas devem ser reduzidas assim que um médico experiente e a devida analgesia ou sedação estiverem disponíveis.

Avaliação do paciente

A maioria das luxações ocorre em indivíduos jovens e ativos por meio de um mecanismo de alta energia. Existem algumas condições predisponentes que podem causar luxações com pequenos ou nenhum trauma: os ombros podem ter uma patologia anatômica que faça com que eles se desloquem frequentemente e por mecanismos de baixa energia. Também é necessário dar consideração especial a luxações em pacientes com próteses articulares.

O exame físico de uma luxação tem algumas características comuns em todas as articulações. A amplitude de movimento da articulação será bastante limitada, e os músculos na região terão bastante tônus. Um exame neurovascular deve ser realizado com atenção especial às estruturas conhecidas por estarem em maior risco com certas luxações (Tabela 19.7). O exame também estabelece uma base de referência para comparação após a redução da articulação.

Na maioria dos casos, o paciente assume uma posição patognomônica, dependendo de como a articulação afetada é luxada. Por exemplo, considerando-se o quadril, em 90% dos casos, a cabeça do fêmur se desloca posteriormente em relação ao acetábulo. A coxa está classicamente flexionada e girada internamente, e o membro é encurtado.[85] O ombro normalmente se desloca com o úmero anterior a glenoide. O braço é mantido em uma posição de rotação externa e adução. Em pacientes magros, o contorno normalmente arredondado do deltoide ficará obviamente afetado.[85]

Devem ser solicitadas radiografias para estabelecer o diagnóstico e identificar fraturas associadas. Setenta por cento das luxações de quadril têm fraturas acetabulares associadas, e muitas luxações de ombro apresentam lesões com impactação da cabeça do úmero ou do rebordo da glenoide.[86] Incidências ortogonais-padrão são normalmente suficientes para estabelecer a direção da luxação; porém, conforme mencionado na seção sobre radiografia, estas devem ser imagens verdadeiramente ortogonais do ombro e não apenas incidências em rotação interna e externa do úmero proximal.

Considerações especiais no cenário de trauma

Luxações de quadril e joelho requerem uma discussão especial devido às consequências extremas da falha em reconhecê-las e tratá-las oportunamente.

Atrasos na redução de um quadril luxado podem levar a lesão do nervo isquiático, morte das células da cartilagem e necrose avascular. A necrose avascular e o consequente colapso da cabeça femoral são sequelas devastadoras que levam a disfunções significativas e, em muitos casos, artroplastia total de quadril. Uma recente metanálise indicou que redução após 12 horas apresenta uma razão de probabilidade de 5,6 para o desenvolvimento de necrose avascular.[86]

Luxações de joelho devem ser avaliadas quanto à presença de lesão na artéria poplítea. Uma recente revisão sistemática revelou que a taxa de lesão da artéria poplítea após luxação de joelho era de 18%, dos quais 80% foram submetidos a reparo vascular.[10] A artéria poplítea é ligada proximalmente à articulação do joelho no hiato adutor e distalmente em relação à articulação pelo sóleo. Até 50% das luxações de joelho se reduzem espontaneamente, mas se o joelho estiver deslocado, ele deve ser reduzido imediatamente.[87] Algumas luxações de joelho podem se disfarçar de fraturas (Figura 19.37), e devemos manter a atenção ao considerar todas as fraturas distais de fêmur e proximais de tíbia.

Os exames para verificação de lesão arterial são historicamente controversos, e alguns autores defendem a arteriografia universal. Evidências atuais corroboram o uso de arteriografia seletiva, reservada

Tabela 19.7 Articulações luxadas e lesões associadas.

Articulação	Estrutura em risco	Lesões associadas ou consequências a longo prazo
Quadril	• Nervo isquiático (função do tornozelo e dedo do pé; por exemplo, pé caído) • Artéria femoral	• Necrose avascular da cabeça do fêmur • Doença articular degenerativa
Joelho	• Artéria poplítea • Nervo fibular comum (eversão de tornozelo, pé caído)	• Paralisia do nervo fibular • Lesão multiligamentar do joelho
Ombro	• Nervo axilar (abdução do ombro, sensação sobre o deltoide) • Artéria axilar	• Em pacientes < 40 anos, ruptura labral • Em pacientes > 40 anos, ruptura do manguito rotador
Cotovelo	• Artéria braquial • Nervos radial, ulnar e mediano (extensão do punho, cruzar dedos, flexão das articulações IFD do indicador e IF do polegar, respectivamente)	• Instabilidade rotatória • Rigidez

IF, interfalangiana; *IFD*, interfalangiana distal.

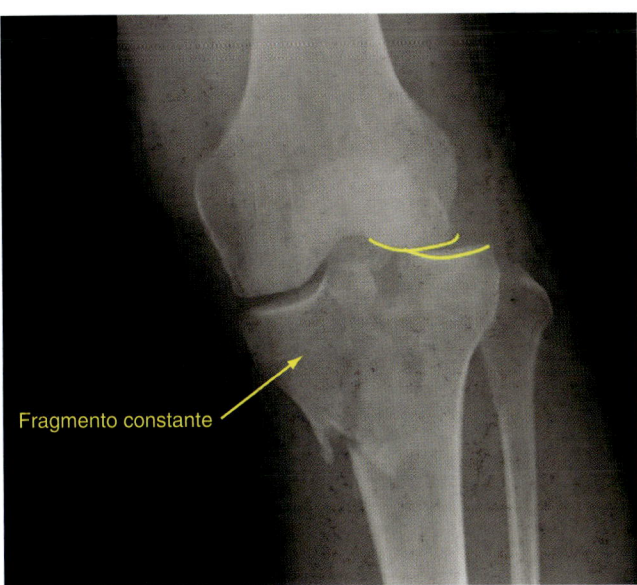

Figura 19.37 Fratura do platô tibial medial com concomitante luxação da articulação do joelho. Embora pareça que o "fragmento constante" medial esteja fraturado longe da diáfise tibial, esse fragmento fraturado está mantendo suas ligações com o fêmur distal. A diáfise da tíbia está, na verdade, fraturada longe do "fragmento constante" e luxada lateralmente. A incongruência do platô tibial lateral pode ser observada.

para pacientes com exames anormais. Um protocolo comum utiliza exames vasculares na seguinte sequência cronológica: à apresentação, de 4 a 6 horas depois, e, então, de 24 a 48 horas mais tarde. O exame inclui simetria dos pulsos distais, avaliação geral da cor e da temperatura, e o ITB. Dois estudos prospectivos e oito estudos retrospectivos utilizando esse tipo de protocolo, totalizando 545 pacientes, relataram zero paciente com exames vasculares normais com uma lesão arterial clinicamente significativa.[88–91] Quando o exame vascular é anormal, a angiografia por TC demonstrou ser um próximo passo eficaz e eficiente para o diagnóstico da lesão.

Tratamento

Embora seja fácil encontrar descrições de manobras de redução para cada articulação luxada, a abordagem e os princípios de cada uma delas são os mesmos.

Sedação IV é muito útil para diminuir o tônus muscular que pode resistir à redução, mas nem sempre é necessária, caso o paciente esteja sob analgesia adequada. Um exame neurovascular deve ser realizando antes da redução para proporcionar uma base de referência para comparação após a redução. Isso é útil, pois há risco de aprisionamento iatrogênico das estruturas neurovasculares.

A técnica de redução geral é recriar a força de deformação, aplicar tração e então reverter a força de deformação. Por exemplo, em uma luxação de quadril posterior, a posição do quadril no momento da luxação mais provavelmente estava flexionada e girada internamente. Quando o quadril se desloca, a cabeça do fêmur normalmente se dobra sobre a parede posterior do acetábulo, o que inibe a redução. Para reduzir a articulação, a mesma deve ser primeiramente flexionada e girada internamente, desdobrando-a da parede posterior. Depois, a tração libera a cabeça anterior da parede posterior. Finalmente, realiza-se a rotação externa que garantirá que a articulação permaneça reduzida.

Luxações de joelho normalmente ocorrem com a tíbia posterior ao fêmur. Estas podem ser reduzidas mediante força de translação posterior à tíbia, seguida por tração suave, e então guiando a tíbia para a frente até uma posição de redução. Sulcamento da pele no aspecto anteromedial do fêmur, também chamado de "sinal da covinha", sugere protrusão do côndilo femoral através do tecido mole; estes podem ser irredutíveis e não se devem fazer múltiplas tentativas, devido ao risco de necrose cutânea.

Luxações de ombro podem ser reduzidas de várias maneiras. Uma técnica, chamada de técnica "RCS" (rápida, confiável e segura) envolve tração suave aplicada no punho, oscilação do braço durante a abdução e movimentação simultânea do mesmo de anterior para posterior, e então girando o braço externamente assim que se alcançarem 90° de abdução.[92]

Se uma articulação for irredutível no DE, o paciente deve ser levado ao centro cirúrgico para uma tentativa de redução fechada sob anestesia geral. A equipe e os instrumentos para redução aberta devem estar disponíveis caso a primeira opção falhe.

A maioria das luxações reduzidas é imobilizada utilizando talas bem forradas (i. e., no cotovelo, punho, tornozelo) ou imobilizadores articulares específicos (i. e., tipoia de ombro, imobilizador de joelho). Todas as luxações requerem avaliação hospitalar ou ambulatorial realizada por um cirurgião ortopédico.

LESÕES VASCULARES

Incidência e reconhecimento

Estima-se que a taxa de lesões vasculares associadas a trauma de extremidade contuso e penetrante seja de 1,6% entre adultos, mas a morbidade associada a essas lesões é significativa.[93]

Há cinco tipos básicos de lesão vascular: (1) lesões da túnica íntima (*flaps*, ruptura, ou hematomas subintimais e intramurais), (2) defeitos completos de parede com pseudoaneurismas ou hemorragia, (3) transecções completas com hemorragia ou oclusão, (4) fístulas arteriovenosas e (5) espasmo.[94] Trauma contuso geralmente causa lesão na túnica íntima com possível desenvolvimento subsequente de aneurisma verdadeiro. Trauma penetrante pode causar os últimos quatro tipos de lesão vascular.[95]

Reconhecer essas lesões pode ser difícil. Pulsos normais estão presentes em 5 a 15% dos pacientes com lesão vascular, e hemorragia excessiva que cause alterações óbvias na pressão arterial é rara em trauma ortopédico.[96] Entretanto, certos achados no exame clínico, principalmente quando comparados ao membro não afetado, têm uma sensibilidade de mais de 90%.[97] Esses achados incluem ausência de pulso, palidez, parestesia, paralisia, hematomas em rápida expansão, perda relativa dos sinais de Doppler, sangramento maciço óbvio e um frêmito palpável ou ruído audível.[95] Em trauma de extremidade inferior, um ITB de menos de 0,9 garante a realização de outros exames para verificação de lesões vasculares.[90] Angiografia por TC suplantou a angiografia convencional como teste definitivo para a identificação de lesão vascular. Observe que pacientes com isquemia prolongada ou grave são mais beneficiados por exploração cirúrgica célere; portanto, a realização de exames diagnósticos completos deve ser postergada.

Certas lesões ortopédicas são conhecidas por apresentar lesões vasculares significativas com frequência. Entre elas, incluem-se luxações de joelho, fraturas supracondilares do úmero, luxações de cotovelo e fraturas pélvicas instáveis. Embora se saiba que, classicamente, essas lesões apresentam lesões vasculares associadas, é melhor correlacionar deformidade clínica ou radiográfica com a anatomia vascular básica.

O prognóstico de lesões vasculares é complexo, mas está geralmente relacionado ao nível do vaso lesionado dentro da extremidade (ou seja, proximal *versus* distal) e à adequação da circulação colateral. Para ilustrar esse último ponto, considere lesões vasculares na artéria poplítea em comparação à artéria femoral superficial. Há pouca circulação colateral além da artéria poplítea na perna; portanto, lesões que afetem a patência da artéria poplítea (ou seja, luxações de joelho) podem causar trombose de vaso terminal *in situ* secundária à insuficiência de fluxo e subsequente necessidade de amputação. Em compensação, lesões na artéria femoral superficial raramente resultam em amputação devido à rica circulação colateral com a artéria femoral profunda.

Manejo

Uma descrição abrangente de técnicas cirúrgicas para lesões vasculares está além do escopo deste capítulo. Tipicamente, o reparo vascular envolve *shunt* ou colocação de enxerto para proporcionar uma derivação sobre a área lesionada. Segmentos danificados dos vasos proximais e distais são dissecados. Um arteriograma é rotineiramente obtido ao fim do procedimento para avaliar a patência da artéria, o que produz implicações para o salvamento do membro. Todas as lesões de veias maiores são reparadas para aumentar a taxa de patência do reparo arterial e para prevenir as sequelas de congestão venosa crônica.

Mais relevantes a este capítulo são as considerações específicas aos pacientes com lesões ortopédicas concomitantes que requerem estabilização esquelética.

A sequência da estabilização esquelética e do reparo vascular é controversa. Aqueles que propõem começar pela estabilização esquelética argumentam que a tração colocada durante a estabilização da fratura poderia danificar um vaso reparado. O contra-argumento é que postergar o reparo vascular prolonga a isquemia e a lesão tissular. Além disso, às vezes, a fixação externa que é colocada impede a exposição adequada da estrutura vascular lesionada.

A sequência deve ser individualizada para cada paciente por meio de discussão entre as equipes cirúrgicas. Em geral, recomenda-se que o procedimento ortopédico seja realizado primeiro se (1) o paciente não apresentar isquemia fria ou isquemia quente prolongada ou (2) o padrão da fratura for tão instável (ou seja, cominuição, encurtamento) que sua estabilidade beneficiaria o reparo vascular. O procedimento vascular deve ser realizado primeiro se (1) houver isquemia fria ou (2) o paciente tiver apresentado ou ainda estiver apresentando isquemia quente por um longo período.[95]

Fixação temporária *versus* definitiva da fratura no momento do reparo vascular também é um assunto controverso. Em geral, a maioria dos estudos aponta a existência de benefícios com a fixação externa temporária no procedimento inicial.[95,98] O fixador externo deve ser colocado longe da zona da lesão vascular com o objetivo de manter a distância e a estabilidade do local da fratura para proteger o reparo vascular.

Fasciotomias profiláticas devem ser consideradas em todos os pacientes cujo fluxo sanguíneo tiver sido restaurado após um procedimento vascular. Esta prática foi associada a um risco quatro vezes menor de amputação e outras complicações após a revascularização do membro, e suplanta quaisquer preocupações relativas ao manejo da ferida.[99]

FRATURAS COMUNS DE OSSOS LONGOS

Fraturas de fêmur

Epidemiologia e relevância

Uma fratura diafisária fechada do fêmur é considerada uma lesão de grande porte para o cálculo do ISS. Portanto, outra grande lesão em qualquer outro sistema orgânico qualifica o paciente como multilesionado. Com exceção de fraturas patológicas ou de fraturas por insuficiência em pacientes idosos, essas fraturas são resultantes de uma lesão de alta energia. Frequentemente, essas lesões levam a sangramento intenso. Devido à geometria da coxa, podem se perder várias unidades de sangue nos tecidos, com pouca evidência externa de sangramento. Transfusão com concentrado de hemácias é geralmente necessária. Além das preocupações com hemorragia, a equipe de tratamento deve ter uma forte suspeita de fraturas de colo femoral concomitantes em todos os pacientes com fraturas diafisárias do fêmur. Como já observado, há incidência de quase 10% dessas lesões associadas.

Manejo inicial

Todas as fraturas de fêmur devem ser imobilizadas antes de transportar o paciente do local do acidente. Sem imobilização, fraturas diafisárias de fêmur deslocadas podem causar aumento de edema, sangramento e mais danos aos tecidos moles circundantes. A continuação dos movimentos no local da fratura também resulta em aumento da embolização de gordura e contribui para o desenvolvimento de síndrome da angústia respiratória adulta (SARA). A imobilização adequada começa com tração em linha pela equipe pré-hospitalar (Figura 19.19), que diminui o diâmetro do compartimento da coxa, reduzindo seu volume. As partes moles ficam então sob tensão e podem tamponar o sangramento no local da fratura. Para pacientes *in extremis*, somente uma tala posterior já é suficiente até que se consiga realizar tração ou imobilização formal. Conforme discutido anteriormente, um pino de tração pode ser colocado pela tíbia proximal para proporcionar tração esquelética e permitir acesso ao fêmur distal (Figura 19.18). Até 10% do peso corporal de um paciente pode ser aplicado a uma tração esquelética adequadamente posicionada.

Estabilização definitiva

O momento recomendado para a realização de fixação definitiva de fraturas diafisárias do fêmur seguiu uma trajetória parabólica ao longo das últimas décadas. Nos anos 1970, pacientes diafisários femorais eram geralmente considerados "doentes demais para serem submetidos à cirurgia". Nos anos 1980, eles passaram a ser considerados "doentes demais para *não* serem submetidos à cirurgia".[100] Durante esse período, houve uma grande pressão para se operarem pacientes com fraturas diafisárias do fêmur em até 24 horas após a internação. Esse algoritmo de tratamento foi apelidado de cuidado total precoce (CTP). Nos anos 1990, o pêndulo começou a inclinar para o lado oposto. Complicações pulmonares se provaram mais prevalentes em pacientes que tinham tanto lesões torácicas quanto fixação precoce de fraturas femorais.[101] O fundamento lógico por trás dessas observações era que o sistema inflamatório sistêmico era ativado após a lesão inicial, e a carga pulmonar e a subsequente resposta inflamatória da colocação de uma haste femoral dentro do canal femoral causava um segundo golpe nos pulmões que os empurrava além do limite, levando à SARA. Foi daí que nasceu a ortopedia de controle de danos (OCD).

A OCD consiste primordialmente na colocação de um fixador externo no fêmur para manter os fragmentos da fratura em bom alinhamento. Os objetivos da OCD incluem fixação provisória da fratura, permitindo a movimentação do paciente, controle da hemorragia, manejo das partes moles e a importante prevenção de uma cirurgia de grande porte (segundo golpe).

Desde os anos 1990, a discussão sobre OCD *versus* CTP tem sido acalorada. Para o paciente *in extremis*, a OCD é definitivamente a melhor opção. Da mesma maneira, as evidências têm mantido consistentemente o CTP em 24 horas como o padrão de cuidado para pacientes com fraturas diafisárias de fêmur estáveis. Os principais pontos de controvérsia estão relacionados aos pacientes que se encaixam na categoria *borderline*. Estes são pacientes com múltiplas lesões, tanto de órgãos moles quanto lesões musculoesqueléticas. Desde os anos 1990, já foram conduzidos vários estudos que questionaram a ideia de que a OCD é a melhor primeira linha de tratamento para pacientes *borderline*. Ao considerar a incidência de SARA, a mortalidade, o tempo de hospitalização, esses estudos revelaram não haver diferença entre OCD e CTP ou, se houvesse alguma diferença nesses desfechos, esta quase sempre tendia a favor do CTP.[72,102-105]

Outro ponto de destaque é que, ao longo dessas últimas décadas, melhoramos a maneira com que reanimamos os pacientes. O paciente *borderline* é um alvo em movimento, e esse paciente frequentemente se torna um paciente "estável" em questão de 24 horas após a internação. Presumindo a reanimação imediata, a esmagadora maioria dos pacientes deve ser submetida à fixação definitiva de fratura diafisária do fêmur em um prazo de 24 a 48 horas. OCD é indicada caso o paciente esteja indo para o centro cirúrgico e se houver hipotensão persistente, acidose metabólica, ou uma lesão craniana grave. Se for realizada OCD, é melhor esperar mais de 5 dias antes de prosseguir com a fixação definitiva para evitar um segundo golpe. Se o paciente não estiver sendo encaminhado ao centro cirúrgico, a tração esquelética pode ser usada até que o paciente seja reanimado.

Fraturas diafisárias da tíbia

Epidemiologia e relevância

Fraturas da diáfise da tíbia ocorrem por mecanismos diretos e indiretos. Mecanismos comuns são lesões causadas por para-choque, ferimentos por arma de fogo e lesões por encurvamento ou por torção com o pé firmemente plantado. Devido à anatomia do suprimento sanguíneo na tíbia e à alta energia envolvida nessas lesões, o tratamento de fraturas diafisárias da tíbia pode apresentar várias dificuldades. Para complicar ainda mais, por causa da cobertura mínima de tecido mole – principalmente sobre a tíbia medial – as fraturas diafisárias de tíbia são geralmente lesões expostas.

Suprimento de sangue

Fraturas diafisárias da tíbia tendem a ter uma cicatrização lenta em consequência de seu escasso suprimento de sangue e do limitado envoltório de tecido mole. Uma única artéria nutrícia que se ramifica da artéria tibial posterior atende toda a diáfise. Ela entra no canal medular e percorre proximal e distalmente à anastomose com vasos endosteais metafisários. Embora haja um pouco de contribuição dos ramos penetrantes das artérias periosteais que suprem o terço externo do córtex, uma fratura diafisária pode facilmente comprometer o suprimento de sangue arterial nutriente. Perda concomitante de tecidos pode deixar um segmento inteiro da tíbia desvascularizado. Esse frágil ambiente predispõe as fraturas diafisárias de tíbia à cicatrização débil e, em caso de fraturas expostas, à osteomielite.

Lesões de partes moles associadas

Além das lesões na pele e músculo sobrejacente, as fraturas diafisárias de tíbia geralmente apresentam outras lesões de partes moles associadas. Lesões ligamentares que causam instabilidade do joelho são comuns e geralmente são identificadas posteriormente como uma fonte de morbidade contínua. A incidência de síndrome compartimental em fraturas diafisárias da tíbia é de até 10%; portanto, é importante monitorar atentamente os sintomas do paciente e, se necessário, as pressões compartimentais.[106] Deve-se sempre suspeitar de lesão neurovascular, e um exame minucioso deve sempre ser realizado. O pulso da artéria dorsal do pé e tibial posterior deve ser palpado, e o reenchimento capilar deve ser avaliado. Se houver suspeita de lesão, um exame de Doppler pode ser utilizado para avaliar melhor o fluxo de sangue arterial. ITBs também devem ser calculados.

O exame neurológico inclui a avaliação de todos os cinco principais nervos que percorrem distalmente na perna. O nervo fibular profundo, que atravessa o compartimento anterior, pode ser avaliado testando-se a sensação no primeiro espaço da rede dorsal e a dorsiflexão do pé e hálux. O teste de sensação ao longo do dorso do pé e da força de eversão pode avaliar o nervo fibular superficial, que passa pelo compartimento lateral. O nervo tibial corre no compartimento posterior profundo e proporciona sensação na sola do pé e função motora para os flexores plantares do pé e dos dedos. Os nervos sural e safeno correm superficialmente aos compartimentos musculares, sendo que ambos são nervos puramente sensitivos. O nervo sural é o que dá a sensação ao aspecto lateral do calcanhar, enquanto o nervo safeno proporciona sensação ao maléolo medial.

Especialmente, deve-se manter vigilância quando do tratamento de fraturas proximais da tíbia, tendo em vista que tanto lesões vasculares quanto nervosas podem ocorrer. A artéria poplítea e os nervos fibulares são ambos limitados, já que atravessam o joelho e são propensos a estiramentos. Algumas fraturas do platô tibial são, na verdade, luxações de joelho e devem ser tratadas como tal.

Manejo e tratamento

O manejo e o tratamento de fraturas diafisárias da tíbia evoluíram ao longo dos anos. Uma fratura fechada com desvio mínimo pode ser tratada com imobilização gessada e órtese funcional. Contudo, a maioria das fraturas atualmente é tratada cirurgicamente para permitir sustentação de peso e reabilitação precoces. O implante de hastes IM fresadas é a técnica de escolha, quando adequada.

Fixações com placas não são favoráveis para fraturas diafisárias devido a seu alto risco de complicações para a cicatrização da ferida. No entanto, continuam sendo uma valiosa opção de tratamento para fraturas diafisárias que se estendem proximalmente ou distalmente até a metáfise, que são menos suscetíveis à estabilização IM. Técnicas de colocação de placas percutâneas minimamente invasivas melhoraram os resultados da fixação com placa ao limitar a dissecção cirúrgica na zona da lesão. Fixação externa é uma opção para pacientes que estejam instáveis ou quando a lesão de partes moles impedir a fixação definitiva. Para fraturas complexas, um fixador externo em anel é uma ferramenta poderosa para corrigir deformidades ou defeitos ósseos significativos.

Fraturas diafisárias do úmero

Epidemiologia, alinhamento aceitável e lesões associadas

Historicamente, estudos demonstraram uma taxa de aproximadamente 95% de consolidação e de 85% de retorno da função integral do ombro e cotovelo após tratamento não cirúrgico com uma órtese funcional (Sarmiento).[107] Dados mais recentes sugerem que a taxa de pseudoartrose pode ser próxima de 20%, e que o manejo cirúrgico com colocação de placa de compressão apresenta uma taxa significativamente menor de pseudoartrose e não consolidação.[108] Apesar disso, o manejo não cirúrgico é o pilar fundamental do tratamento de fraturas que mantêm alinhamento aceitável. Esses parâmetros são menos de 20° de deformidade no plano sagital, 30° de deformidade no plano coronal, e 3 cm de encurtamento.[109]

Lesões de nervo radial ocorrem em até 6 a 18% dessas fraturas, principalmente em fraturas do meio da diáfise com desvio significativo.[110] Isso se deve à associação íntima do nervo radial com a diáfise umeral posterior à medida que ele percorre de medial a lateral no sulco espiral. O nervo entra na diáfise a uma altura média de 11 cm e sai, em média, a 16 cm do acrômio; isso corresponde grosseiramente ao meio da diáfise do úmero (Figura 19.38).[111] No contexto de trauma, fraturas diafisárias do úmero no lado direito podem ser preditivas de lesão concomitante de fígado e outros órgãos intra-abdominais.[112]

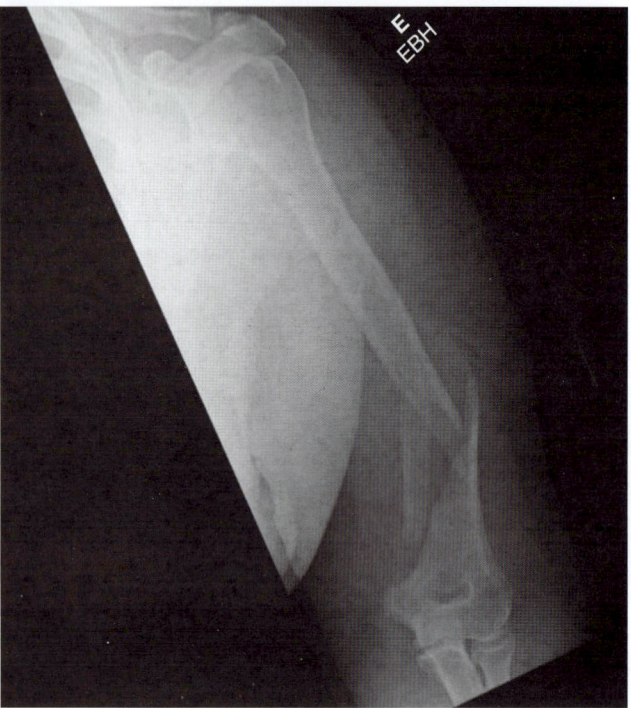

Figura 19.38 Fratura de Holstein-Lewis da diáfise do úmero. Este paciente demonstrava disfunção completa do nervo radial à apresentação. No momento da cirurgia, verificou-se que o nervo estava intacto, porém interposto a dois fragmentos de fratura. A função integral do nervo radial retornou em 6 meses.

Tratamento

Existem vários métodos de tratamento não cirúrgico: talas de coaptação, órteses com braço suspenso, tipoia, enfaixamento e órteses funcionais. Embora existam estudos demonstrando poucos benefícios de cada método, o tratamento mais comum é coaptação inicial seguida por transição para órtese funcional (órtese de Sarmiento) no acompanhamento clínico (normalmente de 3 a 7 dias depois). Órtese funcional não é iniciada no cenário agudo, pois ela se baseia na compressão das partes moles para exercer uma força hidráulica estabilizadora sobre a fratura; essa pressão sobre uma lesão aguda é dolorida para o paciente em comparação a uma tala de coaptação. Durante a fase da órtese funcional, os pacientes podem livremente flexionar e estender o cotovelo e fazer movimento de abdução do braço a 60°, pois o movimento gera compressão hidráulica à medida que os músculos mudam de formato com o movimento, ajudando a manter o alinhamento, bem como a comprimir as extremidades da fratura juntas.

Se o paciente não conseguir obter redução fechada, apresentar um padrão de fratura instável (ou seja, cominuição, segmentar), tiver uma fratura ipsilateral de antebraço ou cotovelo, ou se for um paciente com politraumatismos que poderia se beneficiar de mobilidade precoce para reabilitação de outras lesões, o manejo operatório deve ser considerado. Obesidade mórbida também é uma indicação relativa, pois os tecidos moles mais espessos limitam a força estabilizadora de uma órtese funcional.[113] O pilar fundamental do manejo cirúrgico é colocação de placa de compressão com quatro parafusos bicorticais de cada lado da fratura. Outras técnicas menos comuns incluem a inserção de hastes IM e fixação externa. Um algoritmo para tratamento deste problema é apresentado na Figura 19.39.

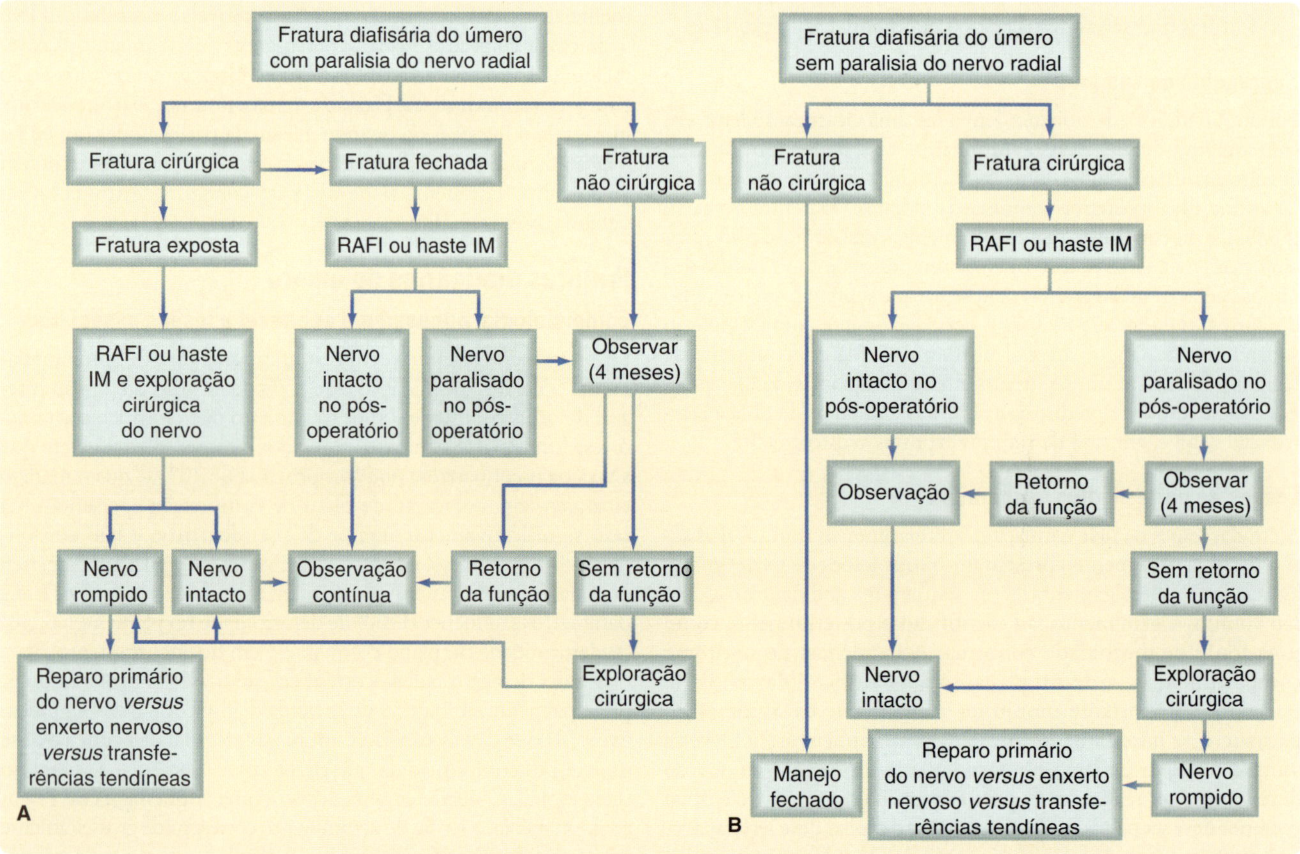

Figura 19.39 Algoritmos para manejo de um paciente apresentando uma fratura diafisária do úmero. **A.** Com paralisia do nervo radial. **B.** Sem paralisia do nervo radial. *IM*, intramedular; *RAFI*, redução aberta com fixação interna.

Há uma tendência recente em prol de abordagens minimamente invasivas em que a placa é deslizada embaixo do músculo, sem exposição total; esta técnica demonstrou resultados equivalentes, mas sua prática ainda não está difundida.[114]

Quando se encontra uma lesão de nervo radial, a probabilidade é que seja uma neuropraxia que se recuperará espontaneamente em questão de 3 a 4 meses em 90% dos pacientes.[110] Deve-se colocar no paciente uma tala de antebraço removível durante esse período para dar suporte ao punho e aos dedos. Se a função nervosa não retornar até lá, pode-se solicitar uma eletromiografia para determinar se é indicada exploração. Se uma tala de coaptação tiver sido aplicada e o paciente desenvolver posteriormente uma paralisia do nervo radial, então a tala deverá ser prontamente reduzida. Se a função do nervo não retornar, este deve ser explorado, visto que, provavelmente, se encontra lesionado no local da fratura.

DESAFIOS E COMPLICAÇÕES

Lesões despercebidas

Lesões musculoesqueléticas despercebidas são responsáveis por uma grande proporção de atrasos no diagnóstico durante os primeiros dias de cuidados de um paciente criticamente lesionado. Pacientes gravemente feridos, especialmente aqueles com ISS alto ou pontuação na Escala de Coma de Glasgow abaixo de 8, são mais propensos a ter lesões que passem despercebidas.[115] A reavaliação clínica de pacientes de trauma em 24 horas reduziu a incidência de lesões despercebidas em praticamente 40%.[115] Os pacientes devem ser reexaminados assim que recobrarem a consciência e retornarem às atividades. Avaliações repetidas devem ser realizadas rotineiramente em todos os pacientes, principalmente nos pacientes instáveis e neurologicamente debilitados. A avaliação terciária de trauma inclui um exame abrangente e uma revisão dos resultados laboratoriais e radiografias em um prazo de 24 horas da avaliação inicial. Padrões específicos de lesão devem ser revisados atentamente, principalmente em pacientes com múltiplas lesões e deficiência grave. Trauma de partes moles externo pode ser indicativo de uma lesão subjacente mais grave. Investigação radiológica formal pode facilitar o aumento do reconhecimento de lesões ocultas.

Consumo de drogas e álcool

A incidência de consumo de drogas e álcool em pacientes com lesões musculoesqueléticas foi relatada como sendo de até 50%. O consumo e o uso abusivo de opiáceos de prescrição passaram a ser mais comuns nos últimos anos, sendo um problema social bem documentado. Pacientes de trauma ortopédico têm uma taxa mais elevada de uso de opioides pré-lesão do que a população em geral. Além disso, pacientes de baixa renda e desempregados são mais propensos a julgar que seu cirurgião não está prescrevendo a quantidade suficiente de medicamento para dor. Pacientes desempregados também têm maior tendência a se automedicar além da quantidade prescrita de opioides.[116]

O ISS foi relacionado a um uso mais intenso de opioides entre pacientes internados. Isso, por sua vez, está relacionado ao aumento do uso de opioides pós-alta.[117] Muitas instituições implementaram diretrizes multimodais de manejo da dor com bastante sucesso na redução do uso abusivo de opioides, e isso é recomendado. Há estudos multicêntricos em andamento que estão buscando um protocolo específico, alguns dos quais contendo medicamentos anti-inflamatórios não esteroides, comumente evitados pelos cirurgiões ortopédicos no pós-operatório devido ao suposto risco de falha de consolidação.[118]

O consumo de álcool e drogas resulta em lesões ortopédicas mais graves e em maior frequência de lesões que necessitam de períodos mais longos de hospitalização. As complicações associadas incluem as relacionadas ao uso de cocaína, como febre, hipertensão, isquemia aguda do miocárdio, arritmias e derrame. Cocaína também pode propiciar arritmias cardíacas quando combinada com halotano, óxido nitroso ou cetamina. Além disso, o uso de álcool ou drogas pode afetar adversamente a administração de fármacos de pré-medicação. Profilaxia de *delirium tremens* em pacientes pós-operatórios deve ser realizada quando houver indicação. Deve-se fazer uma avaliação de desintoxicação durante a hospitalização antes da alta.

Complicações tromboembólicas

Pacientes de traumatologia e ortopedia apresentam risco significativamente maior de desenvolver trombose venosa profunda (TVP) e embolia pulmonar (EP), e cada uma dessas está associada a morbidade significativa e até mesmo mortalidade. Quimioprofilaxia hospitalar demonstrou diminuir significativamente os índices de TVP e EP após internações tanto por motivos ortopédicos quanto por politraumatismos; no entanto, o tempo de manutenção da anticoagulação ambulatorialmente e por quanto tempo o paciente deve seguir esse tratamento permanecem um assunto controverso. Os fatores de risco de TVP incluem trauma, fraturas de extremidade inferior, imobilização, hospitalização e cirurgia recente.[119] Entre pacientes ortopédicos, estudos demonstraram que fraturas da pelve e do fêmur apresentam maior risco de desenvolvimento de TVP; porém, ainda existe maior risco de TVP e EP após qualquer fratura de extremidade inferior.[120-122] A despeito da incidência clínica tanto de TVP quanto de EP sintomáticas, ainda não há nenhum protocolo estabelecido para quimioprofilaxia de rotina após cirurgias ortopédicas, e sim uma ampla variação entre os protocolos utilizados por cirurgiões pelo país.[123] Consulte a Tabela 19.8 para conhecer o protocolo da instituição dos autores. Esse protocolo se destina a uma população de pacientes quase inteiramente sem recursos.

Vários estudos demonstraram alta eficácia da quimioprofilaxia de rotina após cirurgia de fraturas de acetábulo, quadril e fêmur.[123-125] Estima-se que os pacientes permaneçam em risco de desenvolver TVP ou EP por até 35 dias após cirurgias ortopédicas de grande porte próximas ao quadril.[124] Além disso, há bastante literatura abordando a área de artroplastia de articulação demonstrando o benefício da anticoagulação ambulatorial de rotina após artroplastias de articulações.[125,126] Estudos demonstraram que não há benefício clínico da quimioprofilaxia de rotina após a hospitalização em fraturas de membro inferior na tíbia e distal.[120,127]

Embora esteja relativamente estabelecido que, após o reparo de uma fratura de extremidade inferior, os pacientes permaneçam sob profilaxia mecânica e química de rotina, o tipo e a duração do regime anticoagulação seguido pelos pacientes ambulatorialmente mediante a alta variam amplamente.[123] A American Academy of Chest Surgeons recomenda veementemente a quimioprofilaxia por 35 dias após artroplastia total de quadril, artroplastia total de joelho ou cirurgia de reparo de fratura de quadril.[124,128] Várias opções estão disponíveis para anticoagulação ambulatorial, incluindo heparina de baixo peso molecular, enoxaparina e inibidores diretos da cascata da coagulação, sendo que todas elas demonstraram diminuir a incidência tanto de TVP quanto de EP com perfis de efeitos colaterais semelhantes.[126,129]

Insuficiência pulmonar: síndrome da embolia gordurosa e SARA

A síndrome da embolia gordurosa (SEG) é uma condição caracterizada por angústia respiratória, estado mental alterado e petéquias cutâneas. Descrita pela primeira vez em humanos em 1862,

Tabela 19.8 Protocolo para profilaxia hospitalar e ambulatorial de trombose venosa profunda.

Hospitalar (não relacionada à coluna)

• Internação por trauma direto com lesões de extremidade inferior	Enoxaparina 30, 2 vezes/dia
• Cirurgia ambulatorial de extremidade inferior/admissão cirúrgica postergada	
• Pacientes de trauma isolado de extremidade superior, não deambulando	
• Pacientes de trauma isolado de extremidade superior, deambulando	Nenhum
*Pré-operatório de fraturas da pelve/acetábulo: segurar enoxaparina para começar na *noite anterior à cirurgia*	
*Para todos os demais, continuar com enoxaparina na manhã da cirurgia	

Ambulatorial

• Fratura de fêmur/quadril/acetábulo:	Ácido acetilsalicílico 325 diariamente × 35 dias
• Qualquer extremidade inferior com qualquer um dos fatores de risco abaixo	
○ Obesidade (IMC > 29)	
○ Admissão na UTI	
○ Trauma abdominal OU torácico associado	
○ Acidente com motocicleta	
• Trauma isolado de extremidade inferior, tibial ou distal	Nenhum
• Fraturas isoladas de extremidade superior com/sem os fatores de risco acima	
• Cirurgias ambulatoriais de extremidades superior e inferior	
• Coluna	Específico a cada caso, dependendo da mobilidade pós-operatória

IMC, índice de massa corporal; UTI, unidade de terapia intensiva.

ela ocorre em pacientes com múltiplas lesões, principalmente nos que sofrem lesões ortopédicas. Os sinais clínicos são evidentes de horas a dias após uma lesão envolvendo fraturas de ossos longos ou da pelve. A literatura recente sugeriu uma alta taxa de embolia gordurosa encontrada na necropsia de pacientes de trauma em comparação a pacientes não traumatizados (82 *versus* 63%).[130] Em pacientes com fraturas isoladas de ossos longos, a incidência é de 2 a 5%. Em um paciente com múltiplas lesões e fraturas de ossos longos ou de pelve, a incidência de SEG chega a até 19%. Acredita-se que a gordura da medula óssea no local da fratura entre na circulação pulmonar, onde causa ativação da cascata da coagulação, disfunção plaquetária, liberação de substâncias vasoativas e citocinas inflamatórias, e subsequente infiltração de neutrófilos.[131] O tratamento de SEG é basicamente paliativo, mas uma metanálise conduzida por Bederman et al. demonstrou que o uso de corticosteroides em pacientes com múltiplas fraturas de ossos longos reduz a incidência de SEG em 78%, sem aumentar de maneira significativa o risco de complicações relacionadas ao tratamento das fraturas.[132] Antes do advento do cuidado moderno de UTI, os índices relatados de mortalidade em pacientes com SEG eram de até 20%.

A SEG pode representar um subgrupo da SARA. SARA é um estado de insuficiência pulmonar definido por uma razão Pa_{O_2}/Fi_{O_2} menor que 200, independentemente do nível da pressão expiratória final positiva, uma pressão de oclusão da artéria pulmonar de 18 mmHg ou menos, ou infiltrados difusos bilaterais nas radiografias de tórax na ausência de insuficiência cardíaca congestiva. A fixação precoce (< 24 horas) de fraturas demonstrou reduzir a incidência de SEG e SARA em pacientes de trauma; no entanto, há uma certa discussão sobre se o método de fixação afeta a incidência de SEG.[77] Em teoria, a inserção de hastes IM causa um aumento da carga embólica, o que poderia levar a um aumento da incidência de SEG. Um estudo prospectivo multicêntrico conduzido por Hall et al. analisou um dispositivo que aspira os resíduos IM durante a fresagem e demonstrou diminuição da carga embólica durante a aspiração e a inserção da haste, porém sem alterações nos parâmetros fisiológicos durante o ecograma transesofágico intraoperatório.[133] A despeito dos efeitos teóricos da inserção IM, estudos clínicos e experimentais sugeriram que a presença de lesão torácica, e não o método de fixação da fratura, é responsável pela SARA.[134] Portanto, em pacientes com lesão torácica aguda grave e fraturas de ossos longos concomitantes, pode ser aconselhável postergar a fixação definitiva da fratura com dispositivos IM até que o *status* pulmonar do paciente tenha estabilizado. Pode ser necessária estabilização temporária com fixação externa, o que não apenas ajuda na reanimação e no controle da dor, como também reduz a embolização de gorduras observada em extremidades móveis de fratura.

MOBILIZAÇÃO PÓS-OPERATÓRIA

Os benefícios da fixação e mobilização precoce de pacientes com múltiplas lesões foram discutidos. Contudo, uma distinção entre mobilização e sustentação de peso é essencial. Mobilização é a transferência do paciente da posição supina, seja pela própria força do paciente ou com a ajuda de enfermeiros ou terapeutas. Isso inclui virar o paciente a cada turno da enfermagem, sentar o paciente ereto na cama, ou transferir o paciente até uma cadeira. Todos os pacientes devem ser mobilizados até o primeiro ou segundo dia de pós-operatório, se sua condição geral assim permitir. A mobilização ajuda a prevenir o desenvolvimento de complicações pulmonares e sépticas.

Em compensação, a sustentação de peso é a transmissão de carga sobre uma extremidade. Para que um paciente seja autorizado a sustentar o peso sobre uma extremidade lesionada, as três seguintes condições devem ser satisfeitas:

1. Deve haver contato osso com osso no local da fratura, conforme demonstrado intraoperativamente ou em radiografias pós-redução. Sem o contato das extremidades da fratura, os dispositivos de fixação estarão sujeitos a todos os estresses aplicados na extremidade. Embora os implantes sejam robustos, se o osso não cicatrizar, o metal acabará se desgastando e colapsando.
2. Deve-se obter uma fixação estável da fratura. Por definição, fixação estável não se rompe quando sujeita a cargas fisiológicas normais. A fixação estável depende de uma série de fatores. A fixação pode ficar abaixo da ideal em pacientes com ossos osteopênicos ou fraturas gravemente cominutivas. Quando forem previstas cargas excessivas, como em pacientes pesados ou obesos, a fixação típica pode não ser adequada.
3. O paciente deve ser capaz de respeitar o *status* de sustentação de peso. Frequentemente, a confiança do paciente é uma consideração importante na determinação do *status* de sustentação de peso. Circunstâncias sociais, psicológicas ou emocionais podem afetar a capacidade do paciente de respeitar as restrições de sustentação de peso.

A menos que todos estes critérios sejam atendidos, a fixação precisará ser protegida com restrição do *status* de sustentação de peso. Sustentação de peso de aterrissagem permite que o paciente coloque o pé da extremidade afetada horizontalmente no chão, sem sustentar nada de seu peso corporal. Sustentação de peso de aterrissagem geralmente é permitida em pacientes com lesões ao redor do quadril e permite a extensão de quadril e joelho, além de dorsiflexão do tornozelo. Essa posição natural relaxa a musculatura do quadril e minimiza as forças reativas da articulação. Andar de muletas com o pé fora do chão (sem sustentação de peso) leva a um aumento significativo da força na articulação do quadril devido à contração dos músculos ao redor do quadril. Sustentação de peso com apoio dos dedos do pé, uma expressão geralmente usada como sinônimo de sustentação de peso de aterrissagem, é um uso infeliz da terminologia. A maioria dos pacientes tenta andar tocando somente o dedão do pé da extremidade lesionada no chão. Nessa posição, o quadril e o joelho ficam flexionados, e o tornozelo fica na posição equina. Quando esse *status* é mantido por um período significativo de tempo, é comum que ocorram contraturas de quadril, joelho e tornozelo. Por esse motivo, o uso dessa terminologia é desencorajado.

Sustentação parcial de peso é definida em termos da porcentagem de peso corporal aplicado a uma extremidade lesionada. Vai sendo gradativamente aumentada conforme a fratura vai se estabilizando por meio da cicatrização. Com o uso de uma balança, o paciente pode aprender a fazer um cálculo aproximado das diferentes quantidades de peso corporal. Quando uma fratura e o paciente estão suficientemente estáveis para suportar cargas normais, institui-se a sustentação de peso conforme a tolerância. Acredita-se que pacientes confiáveis limitem suas próprias sustentações de peso de acordo com seu nível de dor.

Mesmo quando a sustentação de peso não é permitida, a mobilização das articulações afetadas e adjacentes é normalmente realizada em questão de poucos dias. Após o tratamento cirúrgico, as articulações são normalmente imobilizadas rapidamente, e depois se permite amplitude de movimento ativa e passiva na cama se não for prudente sustentar o peso. A mobilização precoce das articulações diminui a probabilidade de fibrose e, portanto, aumenta a mobilidade inicial. Além disso, a movimentação das articulações é necessária para a boa saúde da cartilagem articular. A cartilagem é nutrida pelo líquido sinovial de maneira mais eficiente quando a articulação está em movimento. Mobilização precoce das articulações se tornou um princípio básico do cuidado ortopédico, e já levou à diminuição da morbidade associada a lesões musculoesqueléticas.

RESUMO

No contexto de trauma agudo, a preservação da vida do paciente tem prioridade em relação à preservação de um membro. Contudo, lesões nas extremidades e no esqueleto axial podem ser potencialmente fatais em raras circunstâncias (p. ex., hemorragia secundária a fraturas pélvicas e de ossos longos). Estas devem ser reconhecidas rapidamente e tratadas adequadamente. Uma vez passado o período crítico, as lesões musculoesqueléticas são uma causa importante de morbidade pós-traumática, conforme demonstrado pelo aumento dos custos da saúde, perda de dias de trabalho, incapacidade física, angústia emocional e diminuição da qualidade de vida. Assim, é essencial que uma investigação musculoesquelética detalhada e completa axial e da extremidade seja realizada em todos os pacientes, que as lesões sejam identificadas precocemente, e que a equipe de cirurgia ortopédica seja informada sobre as especificidades dessas lesões oportunamente. É essencial que a equipe de traumatologia tenha um elevado grau de suspeita sobre as emergências ortopédicas discutidas em qualquer paciente que tenha sofrido um traumatismo de alta energia. Além disso, o paciente não deve ser transportado da sala de traumatologia, a menos que isso seja necessário para a realização de intervenções de salvamento de vida, até que a equipe ortopédica tenha avaliado e estabilizado a extremidade envolvida para protegê-la contra outras lesões e morbidade. Finalmente, o devido tratamento das lesões musculoesqueléticas é uma tarefa multidisciplinar. Com a cooperação e a colaboração de todas as equipes de atendimento – cirurgia geral, cirurgia vascular, neurocirurgia, cirurgia plástica, medicina interna e fisioterapia –, poderemos garantir o melhor resultado possível para nossos pacientes.

20

Queimaduras

Steven E. Wolf

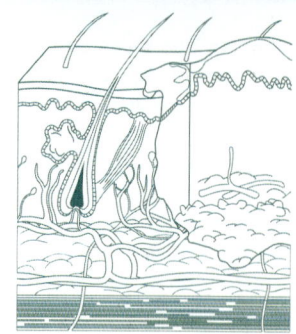

VISÃO GERAL DO CAPÍTULO

Considerações gerais
Unidades de queimados
Fisiopatologia das queimaduras
   Alterações locais
   Alterações sistêmicas
Tratamento inicial de queimaduras
   Pré-hospitalar
   Avaliação inicial
   Cuidado da ferida
   Transporte
   Reanimação
   Escarotomias
Lesão por inalação
Cuidado da ferida
   Antimicrobianos

Curativos sintéticos e biológicos
Excisão e enxertia
Como minimizar complicações
   Etiologia e fisiopatologia
   Prevenção
   Falência de órgãos
Nutrição
Queimaduras elétricas
   Tratamento inicial
   Efeitos tardios
Queimaduras químicas
   Substâncias alcalinas
   Ácidos
   Hidrocarbonetos
Resumo

CONSIDERAÇÕES GERAIS

Em 2017, aproximadamente 400 mil pessoas sofreram queimaduras nos EUA, das quais 3.400 foram a óbito. As tendências epidemiológicas de 2001 a 2017 demonstram que a população norte-americana passou de 285 milhões para 326 milhões habitantes – um aumento nominal de 14%. Proporcionalmente, a incidência de queimaduras passou de 520 mil para 403 mil, uma queda de 23%. Queimaduras fatais também diminuíram de 3.800 casos letais em 2001 para 3.400 óbitos em 2017 (queda de 10%).[1] Com base nesses dados, concluímos que o número de queimaduras *per capita* diminuiu durante esse período a uma taxa considerável; contudo, as queimaduras continuam sendo uma ameaça real à saúde pública, já que essas mudanças parecem estar se nivelando em aproximadamente 125 queimaduras registradas em cada 100 mil habitantes (Figura 20.1). Se a população continuar crescendo, a expectativa é de que as queimaduras continuarão sendo comumente encontradas. Quando separadas por crianças e adolescentes (de 0 a 18 anos), adultos (de 19 a 65 anos) e idosos (acima de 65 anos), essas tendências permanecem em alguns, diminuindo mais em crianças e adolescentes e com reduções moderadas entre os adultos. Porém, o número de queimaduras entre idosos na verdade aumentou, provavelmente em associação à crescente porcentagem dessa população (Figura 20.2). Portanto, esse é o melhor grupo para o qual novas estratégias de prevenção devem ser voltadas.

Felizmente, a maioria dos casos de queimadura é leve a moderada, sendo comumente tratadas em ambulatório. No entanto, aproximadamente 40 mil queimaduras por ano nos EUA são graves o suficiente a ponto de requerer hospitalização do paciente para tratamento.[2]

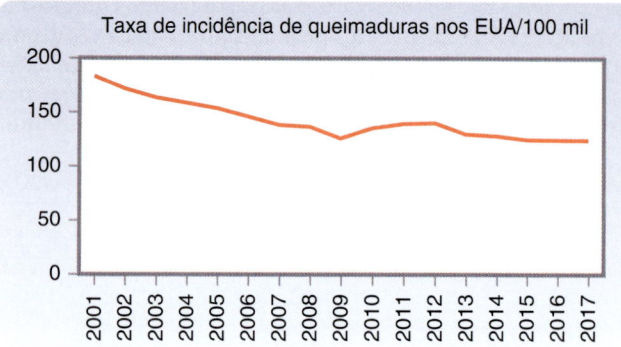

Figura 20.1 Taxa de incidência de queimaduras nos EUA em cada 100 mil habitantes.

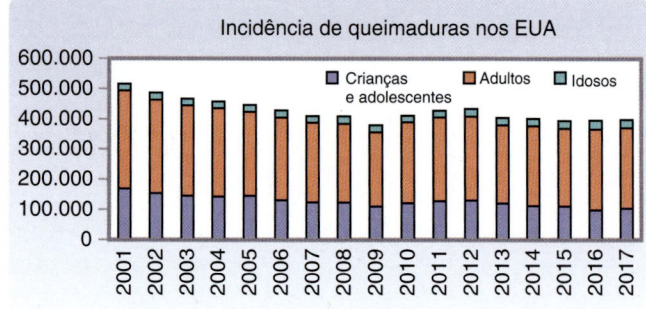

Figura 20.2 Incidência de queimaduras nos EUA.

O Centers for Disease Control and Prevention dos EUA estima que o custo direto anual com o atendimento médico de queimaduras seja de US$ 1,5 bilhão.[1] É importante realçar que, em 2014, cerca de 10% da população norte-americana sofreu algum tipo de lesão que necessitou de tratamento médico, mas bem poucos tiveram lesões fatais (0,6 em cada 1.000); para fins de comparação, a taxa de mortalidade entre queimados é de cerca de 1 para cada 1.000, um aumento de 67% na mortalidade relacionada à lesão. Para óbitos decorrentes de lesões traumáticas, as queimaduras estão presentes em 1,6% de todas as fatalidades, mas aparecem em somente 1,3% das lesões registradas. Assim, pode-se depreender que queimaduras têm uma gravidade maior do que outras formas de trauma.

Óbitos por queimadura geralmente ocorrem em uma distribuição bimodal, seja imediatamente após a lesão, seja semanas depois, como consequência de falência de múltiplos órgãos, um padrão semelhante a todas as mortes relacionadas a trauma e corroborando a máxima defendida por Basil Pruitt: "queimaduras são o modelo universal de trauma".[3] Portanto, as queimaduras continuam sendo um grande problema de morbidade nos EUA como representante de países de alta renda. Contudo, isso provavelmente é pior em países de baixa e média rendas.

Aproximadamente 41% das queimaduras nos EUA se devem a fogo e chamas, 33% a escaldaduras com líquidos quentes ou gordura (óleo), 9% a contato com superfícies quentes, 3% a queimaduras químicas e 3% a queimaduras elétricas.[4] Dois terços de todas as queimaduras ocorrem em casa e comumente envolvem crianças de menos de 10 anos, homens adultos e um número crescente de idosos. Em uma média de 10 anos, de 2005 a 2014, 15% das queimaduras nos EUA ocorreram na faixa etária de 0 a 4 anos e outros 15% na faixa etária dos 5 aos 18 anos, totalizando 30% do total de queimaduras sofridas por crianças. Aproximadamente 45% das queimaduras ocorreram na faixa etária entre 19 e 45 anos e outros 19% em indivíduos entre 46 e 65 anos, em um total de 64% das queimaduras sofridas por adultos jovens e de meia-idade. Finalmente, os 6% restantes ocorrem em idosos acima dos 65 anos. Em termos de gênero, 67% das queimaduras nos EUA ocorrem em homens e, por etnia, 58% em pessoas de descendência europeia, 21% nos de descendência africana, 13% em populações hispânicas, 5% em pessoas de outras etnias e 3% em descendentes de asiáticos.

Setenta e cinco por cento de todos os óbitos relacionados a queimaduras ocorrem em incêndios domésticos comumente associados à preparação de alimentos ou equipamentos de aquecimento. É interessante ressaltar que em 22% dos óbitos relacionados a incêndios domésticos, a causa é o uso de cigarros. Adultos jovens frequentemente se queimam com líquidos inflamáveis, ao passo que crianças pequenas são geralmente escaldadas com líquidos quentes a uma proporção de 60%. Uma porcentagem significativa de queimaduras em crianças se deve a abuso infantil. Outros fatores de risco incluem classe socioeconômica baixa e ambientes inseguros.[5] Estas generalizações enfatizam que a maioria dessas lesões pode ser evitada e, portanto, suscetíveis a estratégias de prevenção.

Uma recente análise *probit* sobre a mortalidade geral por queimaduras independentemente da faixa etária nos EUA demonstrou uma LD50 em queimaduras de 55% da área de superfície corporal total (ASCT); portanto, nos dias atuais, uma queimadura em 55% da superfície corporal apresenta uma probabilidade de óbito de 50%. Quando uma análise similar foi feita com o escore de Baux (idade + ASCT queimada) considerando-se a maior probabilidade de sobrevivência em faixas etárias mais jovens, a LD50 foi de 105 e a LD90, de 130.[5]

Estratégias de prevenção reduziram o número e a gravidade das lesões. Abordagens de sucesso incluem leis de fabricação de cigarros mais seguros, mudanças no Código Elétrico Nacional, elevação de aquecedores de água acima do nível do solo e uso mais intensivo de alarmes de fumaça, o que diminuiu as taxas de óbitos em 50%. Além disso, a taxa de mortalidade por queimaduras de todas as causas melhorou entre pacientes que sofrem lesões graves. Em 1949, Bull e Fisher, do Birmingham Burns Centre, no Reino Unido, relataram pela primeira vez uma LD50 para crianças e adolescentes de até 14 anos com queimaduras de 49% da ASCT; a LD50 para indivíduos de 15 a 44 anos era de 46% da ASCT, entre as idades de 45 e 64 anos, era de 27% da ASCT, e entre pessoas queimadas de 65 anos ou mais, de 10% da ASCT. Essas estatísticas sombrias melhoraram. Estudos mais recentes da mesma instituição reportam uma LD50 de 85% da ASCT para a faixa etária de 0 a 14 anos, 66% da ASCT para a faixa etária de 15 a 44 anos, 46% da ASCT para a faixa etária de 45 a 64 anos e de 23% da ASCT para aqueles acima de 65 anos.[6] Portanto, a expectativa para um paciente jovem saudável mesmo com queimaduras extensas é de que sobreviva usando técnicas modernas de tratamento.[7] Os avanços nos tratamentos baseiam-se em maiores conhecimentos e início precoce da reanimação, cobertura rápida de feridas e técnicas aperfeiçoadas de cuidados críticos. Outras melhorias podem ser feitas nessas áreas, e há pesquisadores trabalhando ativamente em todos esses campos para descobrir maneiras de melhorar ainda mais a sobrevivência e os resultados.

UNIDADES DE QUEIMADOS

Melhoras nos cuidados com queimaduras, principalmente originadas em unidades especializadas dedicadas aos cuidados de pacientes queimados, foram desenvolvidas pela primeira vez no Reino Unido, durante a Segunda Guerra Mundial, por Gilles e MacIndoe. Essas unidades contam com profissionais experientes com recursos dedicados para maximizar o resultado dessas lesões devastadoras (Boxe 20.1). A American Burn Association e o Comitê de Trauma do American College of Surgeons atualmente têm um programa para verificar se as unidades de queimados atendem a uma série de qualificações referentes a quadro de funcionários, espaço, equipamentos, suprimentos e processos para garantir os melhores desfechos. Eles também recomendam que os pacientes que atendam os critérios a seguir devem ser encaminhados a um centro de queimados mais próximo:[8]

1. Queimaduras de espessura parcial em mais de 10% da ASCT.
2. Queimaduras envolvendo rosto, mãos, pés, genitália, períneo ou articulações maiores.
3. Qualquer queimadura de espessura total.

Boxe 20.1 Organização e profissionais de uma unidade de queimados.

- Cirurgiões com experiência em queimaduras (diretor da unidade de queimados e cirurgiões qualificados)
- Equipe de enfermagem exclusiva
- Fisioterapeutas e terapeutas ocupacionais
- Assistentes sociais
- Nutricionistas
- Farmacêuticos
- Fisioterapeutas respiratórios
- Psiquiatras e psicólogos clínicos
- Protéticos

4. Queimaduras elétricas, incluindo queimaduras por raios.
5. Queimaduras químicas.
6. Lesões por inalação.
7. Queimaduras em pacientes com distúrbios clínicos preexistentes que poderiam complicar o manejo, prolongar a recuperação ou afetar o desfecho.
8. Qualquer paciente com queimaduras e trauma concomitante (p. ex., fraturas) no qual a lesão da queimadura apresente maior risco imediato de morbidade e mortalidade. Nesses casos, se o trauma apresentar maior risco imediato, o paciente pode ser inicialmente estabilizado em um centro de trauma antes de ser transferido para uma unidade de queimados. O médico deve julgar o que deve ser feito nessas situações e estar em consonância com o plano de controle médico regional e os protocolos de triagem.
9. Crianças queimadas em hospitais sem profissionais qualificados ou equipamentos para cuidados pediátricos.
10. Queimaduras em pacientes que se beneficiariam de intervenção especial social, emocional ou de reabilitação a longo prazo.

FISIOPATOLOGIA DAS QUEIMADURAS

Alterações locais

Queimaduras térmicas, em particular, causam danos à pele e, ocasionalmente, às estruturas subjacentes por meio de mudanças abruptas de temperatura que ultrapassam a tolerância biológica. Isso leva a perda dos mecanismos de controle da membrana, desnaturação de proteínas e necrose. A lesão se estende desde a superfície da pele até as estruturas mais profundas em uma distribuição logarítmica de primeira ordem, dependendo da temperatura do agente causador da queimadura e da duração da exposição.[9] Queimaduras graves na pele que chegam a mais de 138°C induzem uma reação tipo Maillard com alterações na consistência e cor comuns com queimaduras de espessura total por chamas. Queimaduras que induzem necrose da superfície com temperaturas abaixo de 138°C, como queimaduras por escaldadura com água quente, têm uma aparência e textura diferente e são normalmente confundidas com queimaduras de espessura parcial. A condutividade térmica do agente causador de queimaduras por escaldadura e de contato também afeta a profundidade, uma vez que essas queimaduras ocorrem mais frequentemente por condução do calor e, nas explosões e nas chamas, elas se fazem mais por radiação e convecção. Condutividade térmica é a capacidade de transferir calor; para água, é de 0,61 W/m/°C e, para óleo de cozinha quente, de 4,2 joules/g°C, ao passo que para gordura é de 1,8 joule/g°C; portanto, sendo resfriamento o oposto de aquecimento, mais energia é transferida mais rapidamente.

As queimaduras são classificadas em cinco diferentes categorias causais e profundidades de lesão (Boxe 20.2). Entre as causas, incluem-se lesões por chamas, líquidos quentes (escaldadura), contato com objetos quentes ou frios (contato), condução de eletricidade e exposição química. As três primeiras induzem a danos celulares basicamente pela transferência de energia, induzindo a necrose coagulativa (exceto no caso de lesões a frio, que não geram desnaturação de proteínas). Eletricidade e produtos químicos causam lesão direta nas membranas celulares, além da transferência de calor.

A pele proporciona uma barreira robusta para a transferência de energia para os tecidos mais profundos; portanto, grande parte da lesão fica confinada a essa camada. Além disso, a transferência de energia geralmente segue uma distribuição de primeira ordem; assim sendo, a distância da fonte induz a reduções logarítmicas no dano.

> **Boxe 20.2** Classificações das queimaduras.
>
> **Causas da lesão**
> Chamas: danos por ar superaquecido por convecção e radiação
> Escaldadura: danos por contato com líquidos quentes
> Contato: danos por contato com objetos sólidos quentes ou frios
> Química: contato com produtos químicos nocivos
> Elétrica: condução de corrente elétrica através dos tecidos
>
> **Profundidade da lesão**
> Superficial: lesão confinada à epiderme
> De espessura parcial superficial–lesão na epiderme e na derme papilar
> De espessura parcial profunda: lesão na epiderme e na derme reticular
> Espessura total: lesão que se estende pela epiderme e derme até o tecido celular subcutâneo

Tempo também é um elemento importante, tendo correlação direta com a gravidade e a profundidade da lesão. É importante observar isso, já que as pessoas geralmente tentam sair com rapidez de ambientes em que queimaduras ocorrem, desse modo limitando a gravidade da lesão.

O aprofundamento da queimadura pode continuar a ocorrer, mesmo após o afastamento do agente causador. A área de lesão cutânea foi dividida em três zonas: zona de coagulação, zona de estase e zona de hiperemia.[10] A área necrótica da queimadura onde as células foram lesadas definitivamente é chamada de *zona de coagulação*. Esse tecido é irreversivelmente danificado no momento da lesão. A área imediatamente ao redor da zona necrótica sofre um grau moderado de acometimento com menor perfusão tecidual. Essa é a denominada *zona de estase* e, dependendo do cuidado com a ferida, pode sobreviver ou progredir para necrose coagulativa. A zona de estase está associada a alterações da permeabilidade vascular. A última área é denominada *zona de hiperemia*, que é caracterizada por vasodilatação provocada pela inflamação ao redor da área queimada. Essa região contém o tecido claramente viável a partir do qual o processo de cicatrização se inicia e geralmente não está sob risco de desenvolver mais necrose. Esse conceito, denominado "níveis de Jackson", foi questionado recentemente com o desenvolvimento de novas técnicas moleculares e de imagem para medição do processo, embora continue sendo a base para a descrição fisiológica da progressão e resultados da ferida de queimadura.[11]

Profundidade da queimadura

A profundidade da queimadura depende do dano tecidual inicial, classificado pela profundidade a partir da epiderme, derme, gordura subcutânea até estruturas subjacentes (Figura 20.3). Queimaduras superficiais (anteriormente chamadas de queimaduras "de primeiro grau") são, por definição, lesões confinadas à epiderme. Essas lesões são dolorosas, eritematosas e branqueiam com o toque. Exemplos incluem queimaduras de sol ou uma escaldadura bem pequena causada por um incidente de cozinha. Elas não afetam nenhuma estrutura subjacente e, portanto, não resultam em formação de cicatrizes. O objetivo do tratamento é trazer conforto com o uso de pomadas refrescantes tópicas e anti-inflamatórios não esteroides orais.

Queimaduras de espessura parcial (anteriormente chamadas de queimaduras "de segundo grau") são divididas em dois tipos: superficiais e profundas. Todas as queimaduras de espessura parcial têm algum grau de dano dérmico, e a divisão baseia-se na profundidade da lesão nessa estrutura. Queimaduras de espessura parcial

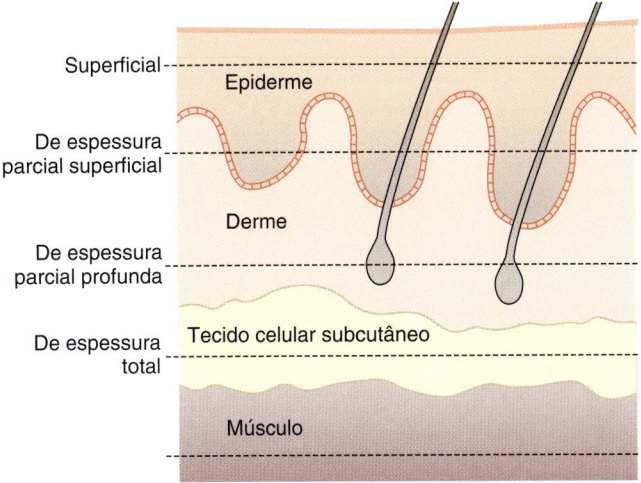

Figura 20.3 Profundidades de uma queimadura. Queimaduras superficiais ficam confinadas à epiderme. Queimaduras de espessura parcial superficial são limitadas à epiderme e à derme papilar. Queimaduras de espessura parcial profunda se estendem pela epiderme e derme reticular. Queimaduras de espessura total se estendem pela epiderme e derme até o tecido celular subcutâneo e podem envolver lesão de estruturas tissulares subjacentes, como músculos, tendões e ossos.

superficial são limitadas à derme papilar e são eritematosas, dolorosas, branqueiam ao toque e geralmente formam bolhas. Os folículos pilosos permanecem viáveis e intactos; portanto, um achado no exame físico é a retenção dos pelos quando delicadamente puxados. Exemplos incluem lesões de escaldadura sofridas em incidentes de cozinha e queimaduras por chamas. Essas feridas reepitelizam espontaneamente a partir de estruturas epidérmicas que restaram e folículos pilosos na derme folicular em 7 a 14 dias. Após a cicatrização, essas queimaduras podem resultar em alterações de coloração da pele, da textura, mesmo sem cicatrizes importantes. Queimaduras de espessura parcial profunda (derme reticular) parecem mais pálidas e com variação de coloração, não ficam brancas ao toque, mas são bastante dolorosas ao toque. Essas queimaduras cicatrizam em 15 a 21 dias por reepitelização dos folículos pilosos profundos e queratinócitos das glândulas sudoríparas, geralmente com grave formação de cicatriz em consequência da perda da integridade da derme.

Queimaduras de espessura total (anteriormente chamadas de queimaduras "de terceiro grau") se estendem pela epiderme e derme até o tecido celular subcutâneo e são caracterizadas por uma espessa escara endurecida indolor e preta, branca ou de coloração vermelho-cereja, dependendo da temperatura da fonte. Não resta nenhum queratinócito epidérmico ou dérmico; assim sendo, essas feridas precisam cicatrizar com a reepitelização de suas bordas. Queimaduras dérmicas profundas e de espessura total se beneficiam da excisão da escara com enxerto cutâneo autólogo para que cicatrizem de maneira oportuna e para minimizar a contração. Queimaduras de espessura total podem se estender abaixo da gordura superficial até envolver outras estruturas, como músculos e ossos.

Atualmente, a profundidade das queimaduras é mais bem avaliada de acordo com os critérios de profissionais experientes, embora tecnologias modernas de imagem, como fluxometria *laser* Doppler, imagem de *laser speckle* e coerência óptica com ou sem técnicas de inteligência artificial, prometam melhorar a avaliação e guiar melhores tratamentos e resultados.[12-14] A avaliação precisa da profundidade é fundamental para determinar o tratamento ideal para cada área afetada e garantir os melhores resultados em termos de formação de cicatriz e procedimentos durante o tratamento. O cirurgião responsável deve avaliar toda a lesão e, a partir disso, definir o padrão-ouro para o tratamento; exames de imagem e algoritmos próprios devem auxiliar no tratamento e melhorar o resultado.

Tamanho da queimadura

A determinação do tamanho da queimadura estima a extensão da lesão. O tamanho da queimadura é tradicionalmente verificado pela "regra dos nove". Em adultos, cada extremidade superior e a cabeça e o pescoço formam 9% da ASCT, as extremidades inferiores e o tronco anterior e posterior, 18% cada e o períneo e a genitália são considerados 1% da ASCT. Outro método para estimar queimaduras menores é equalizar a área da mão aberta (incluindo a palma e os dedos estendidos) do paciente como aproximadamente 1% da ASCT e, então, transpor essa medida visualmente sobre a ferida para determinação de seu tamanho. Esse método é útil ao avaliar queimaduras por derramamento e outras de distribuição heterogênea.

Crianças têm uma parte relativamente maior da superfície corporal na cabeça e no pescoço, que é compensada por uma área superficial relativamente menor nas extremidades inferiores. Bebês têm 21% da ASCT na cabeça e no pescoço e 13% em cada perna, o que vai cada vez mais se aproximando às proporções dos adultos com o passar dos anos. A fórmula de Berkow é utilizada para determinar com precisão o tamanho de queimaduras em crianças (Tabela 20.1).

Alterações sistêmicas

Inflamação e edema

Queimaduras induzem a um aumento massivo de inflamação em resposta à lesão, primeiramente na ferida e depois generalizada a todos os demais tecidos. Os pesquisadores do programa Glue Grant demonstraram que mais de 80% dos genes (importante ressaltar que a expressão alteração gênica se refere à alteração na taxa de produção de proteínas decodificadas por esses genes) nas células imunes em circulação são radicalmente alterados após uma lesão grave, incluindo queimaduras.[15] As alterações envolvem a maioria, senão todas as funções celulares, tendo sido denominada "tempestade genômica". Essa extensão e esse grau de alteração não foram previstos pelos pesquisadores, identificando que os leucócitos circulantes são radicalmente ativados na resposta a lesões graves com uma expressão consideravelmente aumentada de genes nas esferas inflamatória, de imunidade inata e anti-inflamatória. Eles também observaram uma contrarregulação significativa dos genes associados à imunidade adaptativa. Talvez ainda mais interessante, eles verificaram que complicações tardias, como infecção e falência de órgãos, não eram alterações genômicas relacionadas durante o decorrer da recuperação, diferindo apenas na magnitude e duração das alterações iniciais. Pessoas com vários tipos de lesões foram incluídas no estudo, mas muitas delas tinham queimaduras graves. Eles subsequentemente não verificaram nenhuma diferença na resposta por tipo de lesão, e, portanto, esses achados são claramente aplicáveis a pacientes de queimaduras. Particularmente, é prudente reconhecer que queimaduras graves induzem a alterações fisiológicas e imunes massivas de duração prolongada. Além disso, o monitoramento das mudanças genômicas e de mediadores inflamatórios ao longo do curso do tratamento provavelmente não será proveitoso para prever complicações e infecções, já que estas já são estabelecidas com a lesão.[16]

Tabela 20.1 Fórmula de Berkow para estimar o tamanho da queimadura (%) com base na área da queimadura em uma parte isolada do corpo.*

Parte do corpo	0 a 1 ano	1 a 4 anos	5 a 9 anos	10 a 14 anos	15 a 18 anos	Adultos
Cabeça	19	17	13	11	9	7
Pescoço	2	2	2	2	2	2
Tronco anterior	13	13	13	13	13	13
Tronco posterior	13	13	13	13	13	13
Nádega direita	2,5	2,5	2,5	2,5	2,5	2,5
Nádega esquerda	2,5	2,5	2,5	2,5	2,5	2,5
Genitália	1	1	1	1	1	1
Braço direito	4	4	4	4	4	4
Braço esquerdo	4	4	4	4	4	4
Antebraço direito	3	3	3	3	3	3
Antebraço esquerdo	3	3	3	3	3	3
Mão direita	2,5	2,5	2,5	2,5	2,5	2,5
Mão esquerda	2,5	2,5	2,5	2,5	2,5	2,5
Coxa direita	5,5	6,5	8	8,5	9	9,5
Coxa esquerda	5,5	6,5	8	8,5	9	9,5
Perna direita	5	5	5,5	6	6,5	7
Perna esquerda	5	5	5,5	6	6,5	7
Pé direito	3,5	3,5	3,5	3,5	3,5	3,5
Pé esquerdo	3,5	3,5	3,5	3,5	3,5	3,5

*As estimativas são feitas, registradas e então somadas para se obter uma estimativa precisa do corpo.

Mediadores produzidos localmente induzem a vasoconstrição e vasodilatação, aumento da permeabilidade capilar e edema. Todo o corpo começa a responder, então, com base na extensão da lesão, com alterações na permeabilidade e atividade de mediadores causando edema generalizado por meio de forças de Starling tanto na pele queimada quanto na não queimada.[17] Inicialmente, as pressões hidrostáticas intersticiais na pele queimada diminuem de maneira substancial com um ligeiro aumento associado nas pressões intersticiais da pele não queimada. Conforme as pressões oncóticas do plasma diminuem e as pressões oncóticas intersticiais aumentam, ocorre a formação de edema nos tecidos queimados e não queimados. O edema é maior nos tecidos queimados devido às menores pressões intersticiais.

Muitos mediadores já foram sugeridos como causadores das alterações na permeabilidade após uma queimadura, incluindo histamina, bradiquinina, aminas vasoativas, prostaglandinas, leucotrienos, complemento ativado e catecolaminas, entre outros. Recentemente, pesquisadores demonstraram que a descamação do glicocálice pelas membranas plasmáticas também é fundamental para o processo.[18] Os mastócitos na pele queimada liberam histamina em grandes quantidades imediatamente após a lesão, o que provoca uma reação característica nas vênulas pelo aumento da formação de espaço na junção extracelular. O uso de anti-histamínicos no tratamento de edema de queimadura, contudo, tem tido sucesso limitado. Além disso, as plaquetas agregadas liberam serotonina, que desempenha um papel importante na formação de edema. Esse agente atua diretamente no aumento da resistência vascular pulmonar, e indiretamente agrava os efeitos vasoconstritores de diversas aminas vasoativas. A serotonina também desempenha um papel local muito importante. Quando o agente antisserotonina metisergida foi administrado em animais após lesões por escaldadura, a formação de edema na ferida diminuiu em consequência de efeitos locais.[19] Além disso, são observadas reduções nos líquidos de reanimação com terapia utilizando altas doses de vitamina C imediatamente após a queimadura, presumivelmente devido a seus efeitos anti-inflamatórios,[20] embora isso tenha sido recentemente questionado, já que as doses administradas provavelmente teriam um efeito diurético osmótico independente.[21]

Alterações microvasculares induzem a alterações cardiopulmonares caracterizadas por perda de volume plasmático, aumento da resistência vascular periférica e subsequente diminuição do débito cardíaco imediatamente após a lesão. Atualmente, estão em andamento estudos sobre esforços para manter o volume intravascular aumentando a pressão oncótica com soluções coloides, como albumina. O débito cardíaco continua precário pela diminuição do volume sanguíneo e pelo aumento da viscosidade do sangue, bem como pela menor contratilidade cardíaca. Disfunção ventricular nesse período é atribuída a um fator de depressão miocárdica presente no líquido linfático, embora o fator específico jamais tenha sido isolado.[22] O débito cardíaco é praticamente restaurado com a reanimação.[23]

Efeitos no sistema renal

A redução do volume sanguíneo e do débito cardíaco resulta em diminuição do fluxo de sangue renal e da taxa de filtração glomerular; isso é de certa forma mitigado por reanimação com volume intravenoso. Outros hormônios e mediadores induzidos por estresse, como angiotensina, aldosterona, vasopressina e tromboxano B_2, reduzem ainda mais o fluxo de sangue renal imediatamente após a lesão. Esses efeitos resultam em oligúria que, se não tratada, causará necrose tubular aguda e insuficiência renal. Antes de 1984, insuficiência renal aguda em lesões de queimadura era quase sempre fatal; depois dessa data, porém, técnicas de diálise intermitente se tornaram amplamente utilizadas para auxiliar os rins durante a recuperação.[24] Terapias de reposição volumétrica mudaram radicalmente os resultados na preservação e recuperação da função renal. Foi demonstrado que a mortalidade em 28 dias e aquela durante a hospitalização em queimados graves com insuficiência renal diminuíram em 50 e 25%, respectivamente, com o uso de hemofiltração venovenosa contínua em comparação aos controles de hemodiálise intermitente.[25] Vários estudos já demonstraram a melhora nos resultados com essas terapias.[26]

Efeitos no sistema imune

Queimaduras causam uma depressão global da função imune, que é demonstrada mais proeminentemente pela sobrevivência prolongada de aloenxertos de pele em feridas de queimaduras. Como já mencionado anteriormente, após uma lesão grave, a imunidade adaptativa é restringida em favor de mecanismos imunes inatos. Pacientes queimados estão então sob grande risco de uma série de complicações infecciosas, incluindo infecção bacteriana da ferida, pneumonia e infecções fúngicas e virais. Essas suscetibilidades e condições se baseiam na função celular deprimida em todas as partes do sistema imune, incluindo a ativação e a atividade dos neutrófilos, macrófagos e linfócitos T e B. Em queimaduras de mais de 20% da ASCT, a depressão das funções imunes é proporcional ao tamanho da queimadura.

A produção de macrófagos após uma queimadura é relativamente reduzida, o que está relacionado à elaboração espontânea de reguladores negativos de crescimento mieloide. Esse efeito é intensificado pela presença de endotoxina e pode ser parcialmente revertido com tratamento com fator estimulador de granulócitos ou inibição da prostaglandina E2.[27] As contagens de neutrófilos totais são inicialmente aumentadas em queimaduras por mobilização periférica e pela diminuição da morte celular por apoptose. Contudo, os neutrófilos que estão presentes são disfuncionais em termos de diapedese, quimiotaxia e fagocitose, isso relacionado a anormalidades na granulopoese e ciclo de vida, migração celular e funções efetoras antimicrobianas.[28] Após 48 a 72 horas, as contagens de neutrófilos diminuem de certa forma como os macrófagos com causas semelhantes.

A função do linfócito T é reduzida após uma queimadura grave. Até recentemente, os linfócitos T auxiliares eram categorizados de acordo com os fenótipos Th1 e Th2, mas isso foi drasticamente ampliado para outros fenótipos, como Th9, Th17, Th22 e T-regs; estão sendo realizados trabalhos de categorização e respectivas funções. Particularmente, o fenótipo Th17 provavelmente desempenha um papel significativo na ferida de queimadura devido a sua associação com a imunidade adaptativa em superfícies das mucosas e na pele.[29] Esse campo continua evoluindo à medida que examinamos os papéis de cada fenótipo na resposta aos antígenos. Cada um está associado a citocinas típicas, como a interleucina-2 (IL-2) para respostas de Th1, IL-4 e IL-10 para Th2, e IL-17 e 22 para Th17. Queimaduras também prejudicam a atividade do linfócito T citotóxico em função da extensão da queimadura, aumentando, assim, o risco de infecção, especialmente por fungos e vírus. O desbridamento precoce de feridas de queimaduras melhora a atividade do linfócito T citotóxico.[30]

Hipermetabolismo

Após queimadura grave e reanimação, tipicamente de 3 a 4 dias após a lesão, a condição de *hipermetabolismo* se desenvolve, caracterizada por taquicardia, maior débito cardíaco, elevação do gasto energético, aumento do consumo de oxigênio e proteólise e lipólise massivas (Figura 20.4). Essa reação é observada em todas as lesões de maior porte, mas está presente em sua forma mais drástica em queimaduras graves. A condição está provavelmente relacionada à reação inflamatória massiva já mencionada, mas a prescrição de dieta para promover a recuperação da ferida e repouso absoluto e imobilidade associados ao tratamento também provavelmente desempenham um papel importante. O hipermetabolismo pode se manter por meses, levando à perda massiva de peso e à diminuição da resistência, especialmente quando a força muscular é necessária para se recuperar da lesão. Essas alterações na atividade metabólica se devem, em parte, à liberação de hormônios catabólicos, como catecolaminas, glicocorticoides, insulina/glucagon, entre outros. As catecolaminas agem direta e indiretamente, aumentando a disponibilidade da glicose por meio de gliconeogênese hepática e glicogenólise e a disponibilidade de ácidos graxos por meio de lipólise periférica. Os efeitos são diretos mediante receptores alfa e beta-adrenérgicos nos miócitos, lipócitos e hepatócitos. Os efeitos indiretos são mediados por estimulação dos receptores adrenérgicos no tecido endócrino dentro do pâncreas, o que causa um aumento relativo da secreção de glucagon em comparação à insulina. Normalmente, o glucagon aumenta a produção de glicose hepática e a lipólise periférica, enquanto a insulina exerce efeitos opostos. A estimulação de catecolamina dos receptores beta-adrenérgicos dentro do pâncreas aumenta a secreção tanto de glucagon quanto de insulina, mas a estimulação concomitante dos receptores alfa causa um efeito inibidor maior na insulina do que no glucagon, resultando em maior liberação líquida de glucagon em comparação à insulina. Os efeitos da liberação de glucagon estimulada por catecolaminas então compensam os efeitos da insulina na glicose e na produção e liberação de ácidos graxos. Hormônios glicocorticoides, liberados por meio do eixo hipotálamo-hipófise-suprarrenal, são mediados por estimulação neural. O cortisol tem ações semelhantes sobre os substratos de energia e leva à resistência à insulina, o que é um aditivo para a hiperglicemia devido à liberação de glicose pelo fígado. As catecolaminas, quando combinadas ao glucagon e ao cortisol, aumentam a liberação de glicose, o que poderia ser inicialmente benéfico, pois é o principal combustível das células inflamatórias, bem como do tecido nervoso.

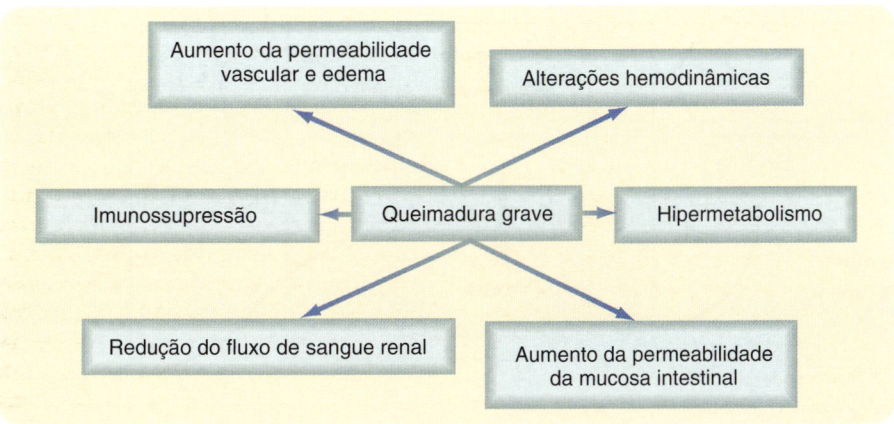

Figura 20.4 Efeitos sistêmicos de uma queimadura grave.

O suprimento de substrato para a gliconeogênese hepática é produzido por meio de alimentação, proteólise de tecido muscular existente e, até certo grau, por lipólise periférica. Proteínas estruturais e constitutivas decompostas em aminoácidos entram (1) no ciclo de Krebs para produção de energia, (2) no fígado, para serem usadas como substrato para gliconeogênese, ou (3) na síntese de proteínas de fase aguda. Lactato e alanina são intermediários importantes que são secretados proporcionalmente à extensão da lesão. Glutamina também é liberada em quantidades massivas, esgotando os estoques de tecido muscular em 50% das concentrações normais. Após a conversão para piruvato ou oxaloacetato, esses aminoácidos formam glicose com uma perda líquida de adenosina trifosfato (ATP). Dezoito dos vinte aminoácidos são gliconeogênicos. O aumento da síntese de proteínas de fase aguda no fígado inclui fatores representativos, como proteína C reativa, fibrinogênio, alfa-2-macroglobulina e complemento. Estes são geralmente usados como representantes do grau de hipermetabolismo presente, mas, conforme discutido, a reação inflamatória é tão massiva que a maioria dos tratamentos terá pouco efeito; talvez a melhor estratégia seja cuidar da condição inflamatória da ferida com o seu fechamento em vez de dar atenção indevida aos efeitos.

Lipólise periférica, mediada por hormônios catabólicos, é outro elemento principal da resposta metabólica a queimaduras graves. A elevação dos níveis de catecolaminas, glucagon e cortisol estimula as mesmas lipases ou similares intracelulares sensíveis a hormônios no adipócito para liberar ácidos graxos livres. Estes circulam pelo fígado, onde são oxidados para gerar energia, reesterificados em triglicerídeos e depositados no fígado ou mais compactados para transporte para outros tecidos por meio de lipoproteínas de muito baixa densidade. O glicerol liberado pela decomposição de gorduras entra na rota gliconeogênica no nível do gliceraldeído 3-fosfato após a fosforilação. Em pacientes com queimaduras graves, as taxas de lipólise são dramáticas, e o processamento dos lipídios pelo fígado pode ficar comprometido devido às crescentes quantidades de gordura circulante. Gordura no fígado geralmente se desenvolve de maneira semelhante à esteatose hepática não alcoólica, a qual se acredita ser secundária à sobrecarga de enzimas de processamento normal ou talvez à contrarregulação de mecanismos de controle de ácidos graxos em consequência de alterações hormonais ou de citocinas associadas à lesão (Figura 20.5).[31]

A descrição clássica das fases de refluxo e fluxo da reação a enfermidade e trauma merece menção. A fase de refluxo é caracterizada

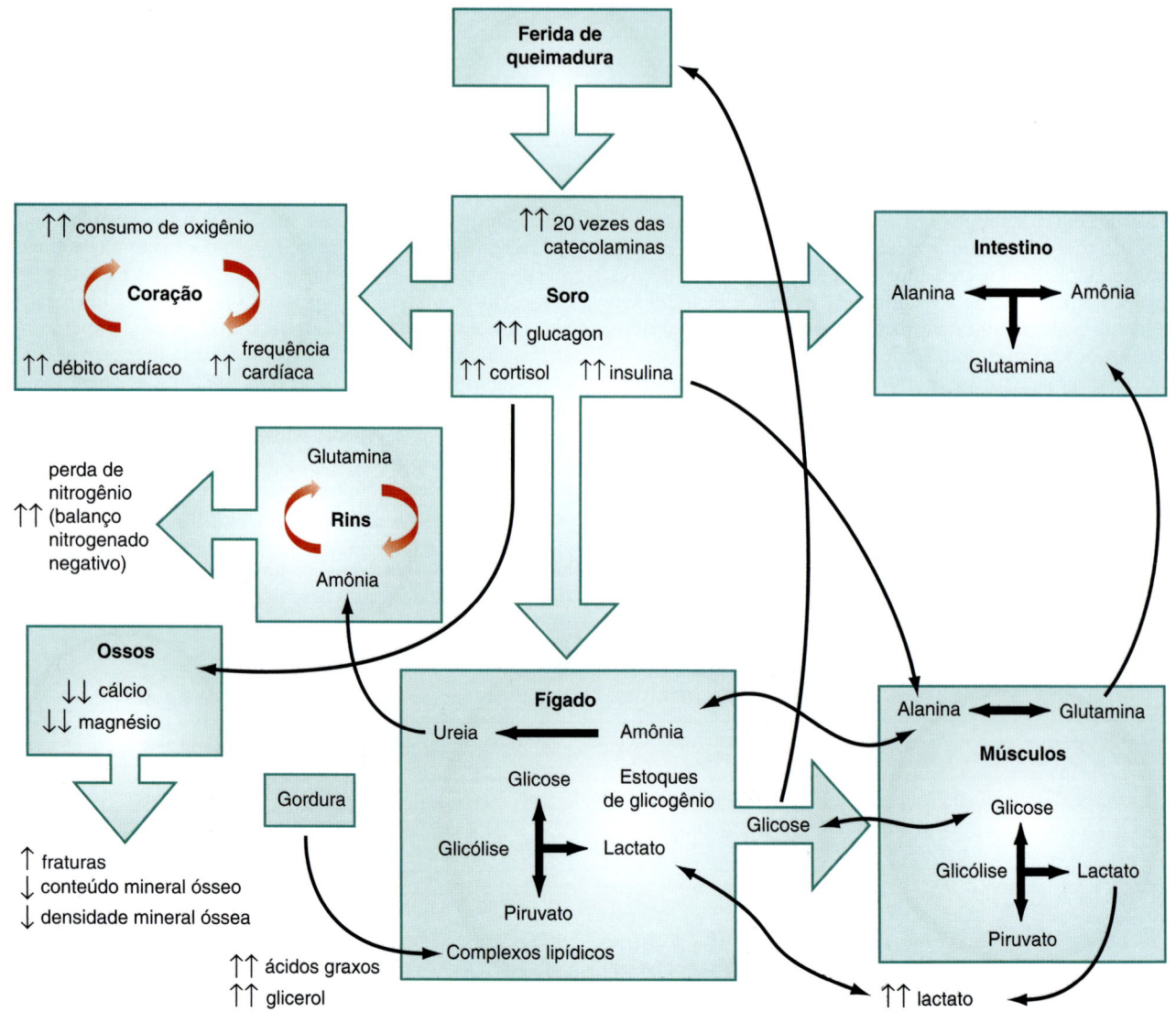

Figura 20.5 Efeitos da disfunção metabólica após uma lesão por queimadura. (De Williams FN, Jeschke MG, Chinkes DL, et al. Modulation of the hypermetabolic response to trauma: temperature, nutrition, and drugs. *J Am Coll Surg*. 2009;208:489-502.)

por baixa taxa metabólica, hipotermia e baixo débito cardíaco, a qual é geralmente temporária e relacionada à manifestação da doença ou ao momento da lesão. Após a reanimação, esse estado abre as portas para a fase de fluxo, que é caracterizada por alto débito cardíaco e consumo de oxigênio, aumento da produção de calor, hiperglicemia e elevada taxa metabólica. Estas são mais classicamente definidas como as fases *catabólica* e *anabólica* da fase de fluxo da recuperação.[32] A duração da fase de fluxo catabólica também depende do tipo de lesão e da eficácia das intervenções terapêuticas. A frequência e a gravidade das complicações também têm uma influência no tempo de duração dessa fase da recuperação, a qual, em pacientes criticamente doentes, pode durar semanas ou meses. A fase de fluxo anabólica é caracterizada por uma lenta reposição de proteína e gordura que se prolonga até mesmo por anos após a lesão.[33]

TRATAMENTO INICIAL DE QUEIMADURAS

Pré-hospitalar

Durante e imediatamente após uma lesão, os pacientes queimados devem ser removidos da fonte e o processo de queimadura deve ser interrompido. No ambiente pré-hospitalar, isso deve ser realizado em primeiro lugar, mas deve-se tomar cuidado para que o socorrista não se torne mais uma vítima. Precauções universais incluem usar luvas e óculos de proteção durante o resgate. Roupas em chamas devem ser apagadas e removidas assim que possível para evitar mais lesões. Em seguida, a atenção deve ser voltada à reanimação inicial, começando pelas vias respiratórias. Para os que foram queimados por chamas, deve-se sempre suspeitar de lesão por inalação e administrar oxigênio 100% por meio de máscara facial. Todos os anéis, relógios, joias e cintos devem ser removidos, pois esses objetos retêm calor e podem produzir um efeito tipo torniquete. Água em temperatura ambiente deve ser derramada abundantemente sobre a ferida em até 3 horas após a lesão para diminuir a profundidade da ferida e melhorar a cicatrização e a formação de cicatriz,[34] porém quaisquer medidas subsequentes para resfriar a ferida devem ser evitadas para impedir a ocorrência de hipotermia durante a reanimação. Os pacientes devem ser rapidamente transportados a um departamento de emergência local para estabilização inicial; para os que atendem aos critérios da American Burn Association de transferência para um centro de queimados, devem ser tomadas providências para o transporte o mais rápido possível.

Avaliação inicial

Assim como em qualquer paciente lesionado, a avaliação inicial de um paciente com queimaduras é dividida em avaliação primária e secundária. Antes de tudo, as condições imediatas potencialmente letais são identificadas e tratadas com rapidez; na avaliação secundária, é realizada uma avaliação mais minuciosa do paciente dos pés à cabeça.

Exposição a gases aquecidos e fumaça geralmente resulta em danos ao trato respiratório superior. Lesão direta na via respiratória superior resulta em edema localizado que, em combinação com o edema generalizado em todo o corpo associado a queimaduras graves, pode obstruir a via respiratória no período de horas (não minutos). Deve-se suspeitar de lesão na via respiratória em caso de queimaduras faciais, pelos do nariz chamuscados, catarro carbonáceo e taquipneia, e o *status* respiratório deve ser continuamente monitorado para avaliar a intervenção da via respiratória e o suporte ventilatório. Rouquidão progressiva é um sinal de obstrução iminente da via respiratória, devendo-se instituir intubação endotraqueal precocemente antes que o edema deforme irreversivelmente a anatomia da via respiratória superior.

Isso é especialmente importante em pacientes com queimaduras extensas, que podem parecer respirar sem problemas rapidamente no período de reanimação até que vários litros de volume sejam administrados para manter a homeostasia, resultando em edema significativo da via respiratória. Em geral, os que apresentam queimaduras em mais de 40% da ASCT devem ser profilaticamente intubados por esse motivo.

O tórax deve ser exposto para avaliação da respiração; somente a permeabilidade da via respiratória não garante uma ventilação adequada. A expansão do tórax e a equalização dos sons respiratórios com o retorno de CO_2 do tubo endotraqueal garantem a troca gasosa adequada.

Pode ser difícil auferir a pressão arterial em pacientes queimados com extremidades edemaciadas ou carbonizadas. A taxa de pulsação pode ser usada como medida indireta da circulação; no entanto, a maioria dos pacientes queimados continua apresentando taquicardia mesmo com a reanimação adequada. Para a avaliação primária de pacientes queimados, a presença de pulsos ou sinais de Doppler nas extremidades distais pode ser adequada para determinar a devida circulação de sangue até que controles melhores, como verificação da pressão arterial e do débito urinário, possam ser avaliados.

Naqueles que sofreram ferimentos em explosões ou acidentes de desaceleração, existe a possibilidade de lesão medular e outras fraturas. Deve-se providenciar a devida estabilização da coluna cervical por qualquer meio que se faça necessário, incluindo o uso de colares cervicais para manter a cabeça imobilizada até que a condição possa ser avaliada e excluída.

Cuidado da ferida

O cuidado pré-hospitalar da ferida de queimadura é básico e simples, tendo como única proteção contra o ambiente a aplicação de um curativo limpo e seco ou lençol para cobrir a parte envolvida; não devem ser usados curativos úmidos. Irrigação para resfriar a ferida nas primeiras 3 horas após a lesão pode ser considerada em condições controladas, mas isso deve ser feito de maneira ativa, e não passiva, com curativos. Além disso, o paciente deve ser envolvido em um cobertor para minimizar a perda de calor e para controle da temperatura durante o transporte. O primeiro passo para diminuir a dor é cobrir as feridas para prevenir contato com as terminações nervosas expostas. Injeções de agentes narcóticos intramusculares ou subcutâneas para dor jamais devem ser usadas, pois a absorção do medicamento é menor em consequência da vasoconstrição periférica, resultando em liberação tardia e inesperada, com complicações respiratórias. Pequenas doses de morfina intravenosa podem ser administradas após uma avaliação completa do paciente e depois que um profissional experiente confirmar a segurança dessa prática.

Embora o manejo pré-hospitalar seja simples, em geral é difícil realizá-lo de maneira adequada, principalmente em populações em risco. Estudos demonstram que o tratamento inicial de primeiros socorros em queimaduras foi inadequado em vários pacientes.[35] Esses autores também verificaram que cuidados de primeiros socorros inadequados demonstravam uma clara associação a resultados mais insatisfatórios. Eles sugeriram que programas de educação definidos voltados às populações vulneráveis poderiam melhorar esses desfechos.

Transporte

O transporte rápido e descontrolado de uma vítima de queimadura não é uma prioridade, exceto quando também existirem outras condições potencialmente fatais. Na maioria dos incidentes envolvendo grandes queimaduras, o transporte terrestre de vítimas até o hospital de atendimento é apropriado, sendo o aéreo mais útil quando a distância entre o local do acidente e o hospital for entre 50 e 240 quilômetros. Para distâncias de mais de 240 quilômetros, o transporte por aeronave de asa fixa é o mais apropriado. Qualquer que seja o tipo de transporte, ele deve ter o tamanho adequado e equipamentos de emergência à disposição, além de pessoal treinado a bordo, como enfermeiros, médicos, paramédicos ou fisioterapeutas respiratórios que estejam familiarizados com pacientes de trauma com múltiplas lesões.

Reanimação

A adequada reanimação de pacientes queimados envolve estabelecer e manter um acesso intravenoso confiável. Quanto maior o tempo até o início da reanimação de pacientes queimados, piores serão os resultados; portanto, atrasos devem ser minimizados. O acesso venoso é obtido por meio de cateteres periféricos inseridos na pele não queimada; entretanto, as veias na pele queimada podem ser usadas e são preferíveis a nenhum acesso intravenoso. Veias superficiais geralmente se encontram trombosadas em lesões de espessura total e, portanto, não são adequadas para canulação. Dissecções da veia safena são úteis em casos de acesso difícil e são usadas preferencialmente à canulação de veia central devido à sua menor taxa de complicações. Em crianças de menos de 6 anos, profissionais experientes podem utilizar acesso intramedular na tíbia proximal até que seja obtido acesso intravenoso. Solução de lactato de Ringer sem dextrose é o fluido de escolha, exceto em crianças de menos de 2 anos, que devem receber lactato de Ringer e dextrose a 5%. A taxa inicial pode ser rapidamente estimada multiplicando-se a ASCT queimada por 10 nos adultos.[36] Portanto, a taxa de infusão para um homem com 40% da ASCT queimada seria de 400 mℓ/h; essa taxa deve ser continuada até que o cálculo formal da necessidade para reanimação seja feito.

$$80 \text{ kg} \times 40\% \text{ ASCT}/8 = 400 \text{ m}\ell/h$$

Fórmulas são usadas para estimar os volumes de líquido para reanimação de um paciente queimado, todas elas originadas de estudos experimentais clássicos sobre a fisiopatologia do choque por queimadura (Tabela 20.2). Baxter e Shires estabeleceram a base dos protocolos modernos de fluidos de reanimação.[37] Eles verificaram que o fluido do edema em feridas de queimadura é isotônico e contém a mesma quantidade de proteínas que o plasma e que a maior perda de líquido ocorre no interstício. Eles utilizaram vários volumes de fluido intravascular para determinar a quantidade ideal em termos de débito cardíaco e volume extracelular em um modelo de queimadura canina, e isso foi aplicado ao domínio clínico com a fórmula de Parkland. As alterações no volume do plasma não estavam relacionadas ao tipo de fluido de reanimação nas primeiras 24 horas, mas, a partir daí, soluções coloides aumentavam o volume do plasma de acordo com a quantidade infundida. Com base nesses achados, eles concluíram que soluções coloides não devem ser usadas nas primeiras 24 horas até que a permeabilidade capilar volte aos níveis próximos do normal. Outros argumentaram que a permeabilidade capilar normal é restaurada um pouco mais cedo após a queimadura (de 6 a 8 horas) e, portanto, os coloides poderiam ser usados com antecedência.[38]

Paralelamente, Moncrief e Pruitt demonstraram os efeitos hemodinâmicos da reanimação com fluidos em queimaduras, culminando na fórmula de Brooke. Eles verificaram que a reanimação com fluidos causou uma redução obrigatória de 20% tanto no líquido extracelular quanto no volume do plasma que acabou após 24 horas. Nas segundas 24 horas, o volume do plasma retornou ao normal com a administração de coloides. O débito cardíaco ficou baixo no primeiro dia, a despeito da reanimação, porém aumentou subsequentemente para níveis supranormais conforme a fase de fluxo do hipermetabolismo se instaurou.[39] Desde a publicação desses estudos, os pesquisadores notaram que grande parte das necessidades de fluido se deve a capilares que "vazam", permitindo a passagem de moléculas grandes para dentro do espaço intersticial, aumentando a pressão osmótica coloide extravascular. O volume intravascular segue o gradiente dos tecidos, tanto na ferida da queimadura quanto nos tecidos não queimados. Aproximadamente 50% das necessidades de líquidos de reanimação ficam sequestradas nos tecidos não queimados em queimaduras de 50% da ASCT.[40]

Soluções salinas hipertônicas têm vantagens teóricas na reanimação de queimados. Essas soluções supostamente diminuem a absorção líquida dos fluidos, diminuem o edema e aumentam o fluxo linfático, provavelmente pela transferência de volume do espaço intracelular para o interstício. Ao utilizar essas soluções, deve-se evitar hipernatremia, sendo recomendado que as concentrações séricas de sódio não passem de 160 mEq/dℓ. Porém, deve-se notar que pacientes com queimaduras de mais de 20% da ASCT que foram randomizados para reanimação com solução salina hipertônica ou com solução de lactato de Ringer não demonstraram diferenças significativas nos requisitos de volume ou em alterações no percentual de ganho de peso.[41] Outros pesquisadores revelaram um aumento de insuficiência renal com soluções hipertônicas que acabaram mitigando outros esforços nessa área de investigação.[42] Muitos desses estudos são bastante antigos, mas o uso de solução salina hipertônica não parece ter entrado no mercado com algum entusiasmo. Atualmente, não podemos recomendar seu uso extensivo, a menos que surjam novos dados em seu favor.

A maioria das unidades de queimados usa algo semelhante à fórmula de Parkland ou de Brooke, que preconizam a administração de quantidades variadas de cristaloides e coloides nas primeiras 24 horas. Em geral, esses volumes devem ser administrados como infusão contínua; administração em *bolus* não é recomendada. Os fluidos são geralmente trocados no segundo período de 24 horas com um aumento no uso de coloides. Essas são diretrizes para orientar a reanimação com a quantidade de fluido necessária para manter a perfusão adequada. Há que se notar que o uso da fórmula de Parkland para estimativas iniciais de administração de fluidos demonstrou que uma quantidade muito maior era de fato dada, a uma taxa de 5,2 cc/kg/% da ASCT.[43]

O uso de tecnologia de apoio para decisões na medicina está em crescimento, inclusive na reanimação de queimados. Pesquisadores indicaram que o uso de um sistema desse tipo reduziu conclusivamente os volumes administrados durante a reanimação, utilizando o peso inicial e o tamanho da queimadura para proporcionar uma estimativa inicial do volume de infusão. Depois, foi verificado o débito urinário ao longo do tempo para proporcionar recomendações de volume de fluidos de hora em hora. O uso desse sistema reduziu significativamente os volumes de reanimação

Tabela 20.2 Fórmulas para reanimação.

Fórmula	Volume de cristaloide
Parkland	4 cc/kg/% ASCT queimada
Brooke	2 cc/kg/% ASCT queimada.
Galveston (pediátrica)	5.000 cc/m² queimados + 1.500 cc/m² da área superficial total

ASCT, área de superfície corporal total.

em comparação aos controles históricos com melhora dos débitos urinários objetivados.[44] Esses sistemas fazem uma promessa significativa de melhorar os desfechos em pacientes queimados não apenas na reanimação de queimados, mas também em várias outras áreas. Eles permitem o monitoramento contínuo e recomendações de tratamento durante o período de reanimação, utilizando dados do paciente para guiar a terapia. Obviamente, existem outros métodos à disposição por meio de monitoramento manual do débito urinário com ajustes para atingir o objetivo de 0,5 mℓ/kg/h em adultos e 1 mℓ/kg/h em crianças. Alterações nas taxas de infusão de líquidos intravenosos devem ser feitas de hora em hora, de acordo com a resposta do paciente a determinado volume de fluido administrado.

Para crianças queimadas, normalmente se usam fórmulas que levam em conta alterações na área da superfície nas razões de massa e perdas insensíveis iniciais. A fórmula de Galveston recomenda 5.000 mℓ/m^2 por ASCT queimada em m^2 + 1.500 mℓ/m^2 da ASCT para manutenção nas primeiras 24 horas para contabilizar os volumes de reanimação e necessidades de manutenção. Todas as fórmulas relacionadas na Tabela 20.2 calculam as recomendações da quantidade de volume administrado nas primeiras 24 horas após a lesão (e não após a chegada ao hospital), metade da qual deve ser dada nas primeiras 8 horas após a lesão. Monitoramento e ajustes contínuos são indicados.

Para combater quaisquer complicações de aspiração, deve-se inserir uma sonda nasogástrica em todos os pacientes com queimaduras de grande porte. Isso é especialmente importante para todos os pacientes que estejam sendo transportados em aeronaves a altas altitudes. Adicionalmente, deve-se restringir o consumo de qualquer coisa por via oral a todos os pacientes até que a transferência seja efetuada. Descompressão do estômago é normalmente indicada já que pacientes apreensivos engolem quantidades consideráveis de ar e distendem o estômago.

Recomendações de profilaxia antitetânica se baseiam na condição da ferida e no histórico de imunização do paciente. Todos os pacientes com queimaduras em mais de 10% da ASCT devem receber 0,5 mℓ de soro antitetânico. Se não houver informação clara sobre imunização prévia, ou se a última dose de reforço tiver sido tomada há mais de 10 anos, 250 unidades de imunoglobulina antitetânica também são aplicadas.

Escarotomias

Quando queimaduras de espessura parcial profunda ou de espessura total abrangem a circunferência de uma extremidade, a circulação periférica do membro pode ficar comprometida. O desenvolvimento de edema generalizado sob uma escara inelástica impede a saída do fluxo venoso e acaba afetando a entrada do fluxo arterial nos leitos distais. Isso é reconhecido por dormência e formigamento no membro e aumento da dor nos dedos. O fluxo arterial pode ser avaliado por determinação dos sinais de Doppler nas artérias digitais e nos arcos palmares e plantares das extremidades afetadas; o reenchimento capilar e as pressões compartimentais também podem ser avaliados. Extremidades em risco são identificadas mediante exame clínico ou ao verificar pressões teciduais acima de 30 mmHg. Essas extremidades devem ser submetidas a escarotomia. Esse procedimento é geralmente realizado à beira do leito fazendo-se uma incisão nos aspectos lateral e medial da extremidade com um bisturi ou eletrocautério. Toda a escara constritiva deve ser incisada longitudinalmente para aliviar por completo o bloqueio do fluxo de sangue venoso. Para as extremidades superiores, as incisões são feitas de cima para baixo nas eminências tenar e hipotenar e possivelmente nos dedos para abrir completamente a mão, se esta estiver envolvida (Figura 20.6).

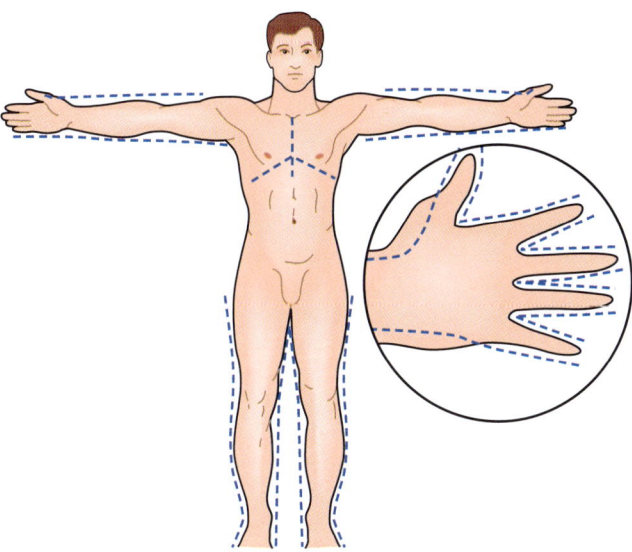

Figura 20.6 Escarotomias recomendadas. Em membros que requerem escarotomias, as incisões são feitas nos lados medial e lateral da extremidade até a escara. No caso da mão, são feitas incisões nos dígitos medial e lateral e no dorso da mão.

Se estiver claro que a ferida será excisada e será aplicado um enxerto devido a sua profundidade, escarotomias são a maneira mais segura de restaurar a perfusão nos tecidos subjacentes não queimados até que se realize uma excisão formal. Se o comprometimento vascular for prolongado, a reperfusão após a escarotomia pode causar hiperemia reativa e mais formação de edema no músculo, tornando necessária a vigilância contínua das extremidades distais. Aumento das pressões compartimentais musculares após escarotomias pode indicar fasciotomias. As complicações mais comuns associadas a esses procedimentos são perda de sangue e liberação de metabólitos anaeróbicos, causando hipotensão passageira. Se a perfusão distal não melhorar com essas medidas, deve-se suspeitar de hipotensão central por hipovolemia e tratar essa condição.

Uma escara constritiva no tronco pode causar um fenômeno semelhante, com a exceção de que o efeito é reduzir a ventilação limitando a excursão do tórax. Qualquer redução aguda na ventilação de um paciente queimado deve produzir inspeção do tórax com as devidas escarotomias para aliviar a constrição e permitir volumes correntes adequados. Isso se torna evidente em pacientes cujos picos de pressão de via respiratória aumentam.

LESÃO POR INALAÇÃO

Um importante fator que contribui para óbito em queimaduras graves é a presença de lesão por inalação. Danos causados pela fumaça adicionam mais um foco inflamatório e impedem a função normal da via respiratória em pacientes criticamente lesionados. Lesões por inalação aumentam o tempo gasto com ventilação mecânica, um importante preditor de mortalidade.[45] O diagnóstico precoce e a prevenção de complicações são interessantes para reduzir as taxas de morbidade e mortalidade relacionadas a essa condição.

Na lesão por inalação, o dano é primordialmente causado por queimadura química associada a toxinas inaladas. O calor é dispersado nas vias respiratórias superiores, enquanto as partículas resfriadas de fumaça e as toxinas são carregadas distalmente principalmente nas vias respiratórias principais e ocasionalmente nas vias respiratórias inferiores e nos alvéolos, dependendo do tipo de fumaça e da duração da exposição. Dano térmico direto nos pulmões é raramente observado devido à dispersão do calor na faringe. A exceção é a inalação de vapor de alta pressão, que tem a capacidade de carregamento de calor 4.000 vezes maior do que o ar seco.

A resposta das vias respiratórias à inalação de fumaça é um aumento imediato drástico do fluxo sanguíneo das artérias brônquicas com formação de edema e aumento do luxo linfático do pulmão. Nessa situação, a linfa pulmonar é similar ao soro, indicando que a permeabilidade no nível dos capilares está acentuadamente elevada. O edema resultante está associado a um aumento dos neutrófilos pulmonares, e postula-se que essas células possam ser os primeiros mediadores de danos pulmonares nesse tipo de lesão.[46] Neutrófilos liberam proteases e radicais de oxigênio livre produzindo dienos conjugados por peroxidação lipídica. Altas concentrações estão presentes na linfa pulmonar e nos tecidos pulmonares após uma lesão por inalação, sugerindo que o aumento da concentração de neutrófilos atue ativamente na produção de materiais citotóxicos. Quando os neutrófilos são esgotados antes da lesão pela mostarda nitrogenada, os aumentos no fluxo linfático pulmonar e dos níveis de dienos conjugados são acentuadamente reduzidos.[47]

Outra marca registrada de lesões por inalação é a separação das células epiteliais ciliadas da membrana basal seguida por formação de exsudato dentro das vias respiratórias. O exsudato consiste em proteínas encontradas na linfa pulmonar e, eventualmente, se une formando um aglomerado de fibrina. Clinicamente, esses aglomerados de fibrina podem ser difíceis de remover com técnicas tradicionais de aspiração de vias respiratórias. Eles também acrescentam barotrauma distal em áreas localizadas do pulmão, formando uma válvula esférica que se abre com a inspiração/dilatação da via respiratória e se fecha durante a expiração; o volume adicional de ar acrescenta pressão, o que está associado a várias complicações, incluindo pneumotórax e menor complacência pulmonar.

Inalação de fumaça está comumente associada a um histórico clínico de exposição a fumaça em ambientes fechados, rouquidão, chiados e catarro carbonáceo. Pode também estar associada a queimaduras faciais e pelos nasais chamuscados. Cada um desses achados individualmente tem pouca sensibilidade e especificidade; portanto, o diagnóstico definitivo deve ser mais bem esclarecido com o uso de broncoscopia, que revela alterações inflamatórias iniciais, como eritema, ulceração e vasculatura proeminente, além de fuligem infraglótica. Os achados isolados de eritema e ulceração de via respiratória também não são específicos, os quais devem ser analisados com toda a apresentação clínica para verificar lesão por inalação significativa. O tratamento inicial de lesão por inalação grave é a instauração de ventilação mecânica para manejo da via respiratória e suporte pulmonar para manter a troca gasosa. A repetição da broncoscopia geralmente revela ulceração contínua das vias respiratórias com formação de tecido de granulação, formação de exsudato, espessamento de secreções e edema focal. Eventualmente, a via respiratória cicatriza com a reposição do epitélio cuboide ciliado descamado por células escamosas e cicatriz.

Produtos de combustão de materiais orgânicos e inorgânicos encontrados na fumaça causam danos diretos às células da via respiratória, mas também têm efeitos sistêmicos significativos. O mais notável deles é que o monóxido de carbono (CO) e o cianeto de hidrogênio (HCN) podem causar desarranjos fisiológicos que podem levar à morte se não reconhecidos e tratados adequadamente.

Exposição ao CO deve ser presumida em todos os casos de suspeita de lesão por inalação. É impossível detectar CO sem equipamentos especiais por ser incolor, inodoro, insípido e não irritante. Uma vez inalado, o CO rapidamente atravessa a membrana capilar pulmonar e se liga à hemoglobina com uma afinidade aproximadamente 200 vezes maior do que o oxigênio, formando carboxi-hemoglobina. O CO também causa uma mudança de configuração na hemoglobina, que diminui a capacidade de descarregamento do oxigênio em tecidos periféricos (desvio da curva de dissociação da hemoglobina para a esquerda). O fornecimento de oxigênio é ainda mais prejudicado pela disfunção cardíaca induzida por hipoxia. Intracelularmente, o CO também demonstrou se ligar à enzima citocromo c oxidase, interrompendo a cadeia de transporte de elétrons na mitocôndria, resultando em um desvio funcional do metabolismo aeróbico para anaeróbico e piorando o estresse oxidativo. O impacto do CO é mais aparente em sistemas orgânicos com alta produção de energia metabólica, como o cérebro e o coração; envenenamento por CO, portanto, se manifesta mais comumente como alterações neurológicas, como tontura ou estado mental alterado e achados cardiovasculares, como arritmias e até mesmo infarto.

O uso disseminado de materiais sintéticos de construção e móveis domésticos levou à produção de maiores níveis de gás HCN durante incêndios residenciais. Cianeto é um veneno potente e de rápida ação, que, sob condições normais, é convertido em tiocianeto, que é excretado pela urina. Esse sistema fica facilmente sobrecarregado no contexto de uma lesão por inalação, levando a um acúmulo de íons cianeto circulantes. O íon cianeto interfere na produção de energia celular, levando a uma rápida depleção das reservas de ATP e ao subsequente desenvolvimento de acidose láctica. À parte desses eventos, existem debates quanto a se o HCN exerce realmente contribuição importante para a lesão por inalação, em grande parte devido ao fato de que o HCN tem um ponto de inflamação baixo e, portanto, será rapidamente consumido pelo fogo, limitando, assim, sua exposição. Infelizmente, a natureza imprevisível dos compostos gasosos gerados interativamente e consumidos durante um incêndio limita nossa capacidade de estudar seus subsequentes efeitos, tanto sistemicamente quanto como irritante pulmonar direto.

O envenenamento por CO é medido pelos níveis de carboxi-hemoglobina, com elevações de mais de 5% sendo consideradas como tendo ramificações de toxicidade. Dores de cabeça estão geralmente presentes com níveis acima de 10%, tontura e capacidade de discernimento prejudicada em 20%, dispneia acima de 30% e síncope, convulsões e perda de consciência acima de 40%. O tratamento inicial é feito com oxigênio 100% para diminuir a meia-vida da carboxi-hemoglobina de 4 horas na atmosfera ambiente para 1 hora. Em condições extremas, pode-se considerar oxigênio hiperbárico. Para toxicidade por cianeto, a remoção da fonte é indicada, assim como se pode administrar hidroxocobalamina por via intravenosa; isso resultará em uma coloração alaranjada da urina.

O curso clínico de pacientes com lesões por inalação é dividido em três fases. A primeira é a insuficiência respiratória aguda. Pacientes com lesões graves de pulmão podem começar a apresentar sinais de falência pulmonar desde o momento da lesão com asfixia, envenenamento por CO, broncospasmo e obstrução de via respiratória superior. Sinais clínicos de dano parenquimatoso com hipoxia não são comuns durante essa fase. A segunda fase ocorre de 72 a 96 horas após a lesão e está associada a um aumento de líquido extravascular pulmonar, hipoxia e desenvolvimento de infiltrados lobulares difusos. Essa condição é clinicamente semelhante à síndrome da angústia respiratória aguda (SARA), que ocorre em outras lesões que não queimaduras e em pacientes criticamente doentes. Na terceira fase, a broncopneumonia clínica domina e se manifesta em até 60% desses pacientes. Essas infecções geralmente ocorrem em 3 a 10 dias após uma lesão de queimadura e estão associadas à expectoração de grandes aglomerados de muco formados na árvore traqueobrônquica. A diferenciação entre pneumonia e traqueobronquite é difícil nesse estágio, podendo a broncoscopia com lavagem ser de utilidade. Pneumonias iniciais são normalmente causadas por espécies de *Staphylococcus* resistentes à penicilina, enquanto, após 5 a 7 dias, a microbiota mutante da ferida de queimadura é refletida na aparência pulmonar de espécies gram-negativas, principalmente *Pseudomonas* e *Klebsiella*. Efeitos de válvula esférica e barotrauma associado a ventilação também são marcas registradas desse período.

O manejo de lesões por inalação é direcionado a manter as vias respiratórias abertas e maximizar a troca gasosa enquanto o pulmão cicatriza. Um paciente com tosse com uma via respiratória desobstruída pode expelir as secreções com muito mais eficiência do que qualquer técnica de aspiração (incluindo broncoscopia), e devem ser envidados todos os esforços para tratar os pacientes sem ventilação mecânica se essa possibilidade existir. Se falência respiratória estiver iminente, deve-se realizar intubação com fisioterapia torácica e aspiração frequentes para manter a higiene pulmonar (Tabela 20.3). Pode ser indicada broncoscopia frequente para eliminar secreções espessadas. Deve-se usar ventilação mecânica para proporcionar troca gasosa com o mínimo de barotrauma possível utilizando hipercapnia permissiva e protocolos de ventilação em SARA. Tensões de oxigênio arterial de mais de 60 (ou saturação de oxigênio de 92%) também são toleradas para minimizar a toxicidade do oxigênio nos pulmões. Quando a condição clínica melhorar a ponto de retirar o suporte ventilatório, a concentração de oxigênio, a pressão positiva final expiratória e os volumes e as taxas da ventilação mecânica deverão ser reduzidos de maneira gradativa até que o paciente possa ser extubado, o que poderá demorar várias semanas.

Tratamentos inalatórios têm sido eficazes em melhorar a eliminação das secreções traqueobrônquicas e em diminuir broncospasmos (Tabela 20.3). Heparina intravenosa demonstrou reduzir a formação de aglomerados traqueobrônquicos, ventilação por minuto e os picos de pressão inspiratória pós inalação de fumaça.[48] Quando a heparina foi administrada diretamente nos pulmões em apresentação nebulizada, apresentou efeitos similares nos aglomerados sem causar coagulopatia sistêmica. Quando tratamentos com n-acetilcisteína são adicionados à terapia com heparina nebulizada em crianças queimadas com lesões por inalação, as taxas de reintubação e de mortalidade são menores.[49] Além das medidas já discutidas, umidificação adequada e tratamento do broncospasmo com beta-agonistas são indicados. Esteroides não são benéficos em lesões por inalação, não devendo ser administrados, a menos que o paciente seja dependente deles antes da lesão ou se apresentar broncospasmo resistente à terapia-padrão. Outros possíveis tratamentos incluem solução salina hipertônica para induzir tosse e adrenalina racêmica para reduzir o edema de mucosa nos pacientes extubados.

Além dos métodos convencionais de ventilação, novas terapias ventilatórias foram desenvolvidas para minimizar o barotrauma, incluindo a ventilação percussiva de alta frequência. Esse método combina os volumes correntes e as respirações-padrão (taxas de ventilação de 6 a 20/minuto) com menores respirações de alta frequência (200 a 500/minuto) e permite ventilação e oxigenação adequadas em pacientes que não respondem à ventilação convencional. Um motivo para a maior utilidade desse método é que ele recruta os alvéolos com pressões menores na via respiratória. Também pode ter um efeito percussivo que solta secreções espessadas e melhora a higiene pulmonar, embora os efeitos percussivos possam levar a lesões adicionais na via respiratória.[50]

Vários estudos clínicos verificaram que edema pulmonar não é prevenido por meio de restrição de líquidos. Na verdade, a reanimação com líquidos adequada para as outras necessidades do paciente resulta em diminuição da água no pulmão, não causa nenhum efeito adverso na histologia pulmonar e melhora o índice de sobrevivência. Embora a hidratação excessiva possa aumentar o edema pulmonar, hidratação inadequada aumenta a gravidade da lesão pulmonar por sequestração de neutrófilos, levando a maior risco de morte. Tanto em estudos em animais quanto em estudos clínicos, a reanimação será adequada se o índice cardíaco normal ou o débito urinário forem mantidos.

Profilaxia com antibióticos para lesões por inalação não é indicada, mas deve ser claramente usada em casos diagnosticados de infecção pulmonar. Escolhas empíricas de tratamento de pneumonia antes do conhecimento dos resultados da cultura devem incluir cobertura para *Staphylococcus aureus* resistente a meticilina e organismos gram-negativos (principalmente *Pseudomonas*).

À medida que os pacientes se recuperam das lesões pulmonares, a extubação deve ser feita o mais rapidamente possível. Os pacientes são capazes de limpar as próprias vias respiratórias com a tosse de maneira mais efetiva do que por aspiração usando um tubo endotraqueal. Isso é feito de preferência assim que o edema da via respiratória superior se resolver (1 a 2 dias após a lesão) nos pacientes que foram intubados para controlar a via respiratória ou para excisão de queimadura. De acordo com nossa experiência, pacientes que são extubados com o mesmo grau de lesão por inalação têm melhores resultados do que os que são intubados. Critérios-padrão para extubação podem ser usados, embora muitos pacientes que não atendem a esses critérios também possam ter bons resultados sem ventilação mecânica. A extubação em situações limítrofes poderá ser considerada benéfica caso o acesso rápido e eficaz à via respiratória seja garantido pela equipe em caso de necessidade.

CUIDADO DA FERIDA

Depois de avaliada a via respiratória e a reanimação em andamento, a atenção deve ser voltada à ferida. O tratamento depende das características e do tamanho da ferida, e todos os tratamentos têm como intenção uma cicatrização rápida e menos dolorosa. A atual terapia direcionada especificamente a feridas de queimaduras pode ser dividida em três fases: avaliação, manejo e reabilitação. Uma vez que a extensão e a profundidade das feridas tenham sido avaliadas e estas tenham sido completamente limpas e desbridadas, a fase de manejo se inicia. Deve-se aplicar curativo em cada ferida com uma cobertura apropriada que sirva para várias funções. Primeiro, ele deve proteger o epitélio danificado, minimizar a colonização bacteriana e fúngica e promover uma ação de fixação para manter a posição funcional desejada. Segundo, o curativo deve ser oclusivo para reduzir a perda de calor evaporativa e minimizar o estresse do frio. Terceiro, o curativo deve proporcionar conforto sobre a ferida dolorida.

Tabela 20.3 Tratamentos inalatórios de lesões por inalação de fumaça.

Tratamento	Posologia
Broncodilatadores (p. ex., albuterol)	A cada 2 h
Heparina nebulizada	5.000 unidades em 3 cc de solução salina normal a cada 4 h
Acetilcisteína nebulizada	20%, 3 cc a cada 4 h

A escolha do curativo baseia-se nas características da ferida tratada. Feridas epidérmicas superficiais são mais superficiais, com perda mínima da função de barreira; portanto, nenhum curativo é indicado com tratamento feito por meio de pomadas tópicas para manter a hidratação da pele. Anti-inflamatórios não esteroides sistêmicos administrados por via oral auxiliam no controle da dor. Feridas de espessura parcial são tratadas com trocas diárias de curativos com antibióticos tópicos, gaze de algodão e faixas elásticas ou com um dos curativos de longa duração com prata como antimicrobiano. De maneira alternativa, as feridas podem ser tratadas com uma cobertura biológica ou sintética temporária para fechar a ferida, que pode ou não ser aplicada no centro cirúrgico (Tabela 20.4). Feridas de espessura parcial profunda ou de espessura total se beneficiam de excisão e aplicação de enxerto em queimaduras grandes, e a escolha do curativo inicial deve ser direcionada a manter a proliferação bacteriana sob controle e proporcionar oclusão até que a cirurgia seja realizada.

Antimicrobianos

O uso oportuno e efetivo de antimicrobianos revolucionou o cuidado de queimaduras por diminuir os casos de infecções invasivas de feridas. A ferida de queimadura não tratada é rapidamente colonizada por bactérias e fungos devido à perda dos mecanismos inatos de barreira da pele. Conforme os organismos proliferam a números elevados ($> 10^5$ organismos por grama de tecido), eles podem penetrar em tecidos viáveis. Os organismos então invadem os vasos sanguíneos, causando uma infecção sistêmica que geralmente leva à morte do paciente. Esse cenário se tornou incomum na maioria das unidades de queimados devido ao uso efetivo de antibióticos e de técnicas de cuidado de feridas. Os antimicrobianos que são usados podem ser divididos entre os aplicados topicamente e aqueles administrados sistemicamente.

Os antibióticos tópicos disponíveis podem ser divididos em três classes: pomadas, loções e curativos antimicrobianos. As pomadas são geralmente aplicadas diretamente na ferida, que depois é coberta com curativos de algodão (Tabela 20.5), loções são soluções que são aplicadas com curativos de algodão sobre a ferida e curativos antimicrobianos contêm agentes que inibem ativamente o crescimento de micróbios, em geral algum tipo de íon prata ou outro antibiótico. Cada uma dessas classes de antimicrobianos tem suas vantagens e desvantagens. As pomadas podem ser aplicadas diariamente, mas podem perder sua eficácia entre as trocas de curativos, que, se frequentes, podem resultar em cisalhamento com perda de enxertos ou de células de cicatrização subjacentes, bem como em dor. Loções permanecem eficazes, pois a solução antibiótica pode ser adicionada sem remover o curativo; no entanto, a pele subjacente pode ficar macerada. Curativos antimicrobianos de longa duração têm a vantagem de trocas menos frequentes, reduzindo a dor e o trabalho do cuidador, mas alguns deles precisam permanecer úmidos, e, portanto, devem ser monitorados.

Pomadas antibióticas tópicas incluem acetato de mafenida 11% (Sulfamylon®), sulfadiazina de prata 1% (Silvadene®), polimixina B, neomicina, bacitracina, mupirocina, o agente antifúngico nistatina,

Tabela 20.4 Coberturas biológicas.

Xenoenxerto	Fechamento oclusivo da ferida, alguns benefícios imunológicos
Aloenxerto	Fechamento oclusivo da ferida, permite as funções normais da pele, os elementos dérmicos podem se enxertar e piorar a formação de cicatriz

Tabela 20.5 Curativos para feridas de queimaduras.

Curativo	Vantagens e desvantagens
Pomadas	
Sulfadiazina de prata	Amplo espectro, trocas de curativo diárias dolorosas, não penetra na escara, inibição da epitelização
Acetato de mafenida 11%	Amplo espectro, penetra na escara, aplicação dolorosa em queimaduras de espessura parcial, trocas de curativo diárias dolorosas, possibilidade de acidose metabólica, inibição da epitelização
Bacitracina	Cobertura gram-positiva, trocas de curativo diárias dolorosas
Neomicina	Cobertura gram-positiva, trocas de curativo diárias dolorosas
Bactroban®	Cobertura gram-positiva, trocas de curativo diárias dolorosas
Polimixina B	Cobertura gram-negativa, trocas de curativo diárias dolorosas
Nistatina	Cobertura fúngica, não pode ser usada em combinação com acetato de mafenida
Soluções	
Nitrato de prata 0,5%	Eficaz contra todos os micróbios, tinge as áreas de contato, associado a metemoglobinemia
Acetato de mafenida 5%	Amplo espectro, penetra na escara, aplicação dolorosa em queimaduras de espessura parcial, trocas de curativo diárias dolorosas, possibilidade de acidose metabólica, inibição da epitelização
Líquido de Dakin	Hipoclorito de sódio 0,5% com tamponadores, eficaz contra todos os microrganismos, inibe a epitelização
Solução de Domeboro®	Ácido acético 0,25% com tamponadores, eficaz contra a maioria dos microrganismos, principalmente *Pseudomonas*, inibe a formação de biofilme
Curativos antimicrobianos	
Curativos com prata	Amplo espectro, seu uso prolongado minimiza os cuidados dolorosos da ferida, não penetra na escara, dificuldade para acessar a ferida

entre outras. Nenhum agente em si é totalmente eficaz, e cada um tem suas vantagens e desvantagens. A sulfadiazina de prata era bastante usada antes do desenvolvimento dos curativos antimicrobianos. Ela tem um amplo espectro de ação, pois seus grupos de prata e sulfa são efetivos contra formas gram-positivas, para a maioria das gram-negativas e algumas formas fúngicas. Algumas espécies de *Pseudomonas* apresentam resistência mediada por plasmídios. A sulfadiazina de prata é relativamente indolor à aplicação, com uma alta aceitação dos pacientes, além de ser fácil de usar. Porém, deve ser trocada diariamente, o que gera episódios repetidos de dor significativa. Ocasionalmente, os pacientes se queixam de uma sensação de ardência depois de sua aplicação e, em alguns deles, uma leucopenia passageira se desenvolve em 3 a 5 dias de uso contínuo do agente. Essa leucopenia é geralmente inofensiva e se resolve com ou sem cessação do tratamento. Há uma certa preocupação com o achado recente de inibição da cicatrização de ferida causada pelo agente.[51]

Acetato de mafenida é outro agente tópico com amplo espectro de ação devido ao seu grupo sulfa. É particularmente útil contra espécies resistentes de *Pseudomonas* e *Enterococcus*. A substância também pode penetrar nas escaras, o que a sulfadiazina de prata não consegue. Entre suas desvantagens, estão aplicação dolorosa sobre a pele, como em feridas de segundo grau. Também pode causar erupções alérgicas de pele, apresentando características inibidoras da anidrase carbônica que podem resultar em acidose metabólica quando aplicada sobre grandes áreas de superfície. Por esses motivos, o sulfato de mafenida é normalmente reservado a pequenas lesões de espessura total.

Pomadas antimicrobianas à base de vaselina com polimixina B, neomicina e bacitracina ficam transparentes quando aplicadas, são indolores e permitem observação fácil da ferida. Esses agentes são comumente usados para tratamento de queimaduras faciais, em locais de enxerto, locais doadores em processo de cicatrização e pequenas queimaduras de espessura parcial. Mupirocina é uma pomada à base de vaselina que apresenta melhor atividade contra bactérias gram-positivas, especialmente *S. aureus* resistente a meticilina e determinadas bactérias gram-negativas. Nistatina, tanto na apresentação em pomada quanto em pó, pode ser aplicada sobre as feridas para controlar o crescimento de fungos. Pomadas com nistatina podem ser combinadas com outros agentes tópicos para reduzir a colonização tanto de bactérias quanto de fungos. A exceção é a combinação de nistatina com acetato de mafenida, pois um inativa o outro.

Agentes disponíveis para aplicação na forma de loção incluem solução de nitrato de prata 0,5%, líquido de Dakin 0,05% (hipoclorito de sódio com tamponadores), solução de Domeboro® 0,25% (ácido acético com tamponadores) e solução de acetato de mafenida 5%. O nitrato de prata tem a vantagem de ser indolor à aplicação e de ter total eficácia antimicrobiana. Suas desvantagens incluem tingimento das superfícies em tom cinza opaco ou preto quando a solução seca. Isso pode se tornar problemático para decifrar a profundidade da ferida durante excisões de queimaduras e para manter o paciente e seus arredores livres da tinta preta. A solução também é hipotônica, e seu uso contínuo pode causar lixiviação de eletrólitos, tendo como rara complicação a metemoglobinemia. Líquido de Dakin, que é uma solução diluída de hipoclorito de sódio com a adição de agentes tamponadores, é eficaz contra a maioria dos microrganismos; contudo, também tem efeitos citotóxicos nas células de cicatrização das feridas dos pacientes. Baixas concentrações de hipoclorito de sódio têm menos efeitos citotóxicos e ao mesmo tempo mantêm a maior parte dos efeitos antimicrobianos. O íon hipoclorito é inativado por contato com proteínas; portanto, a solução deve ser continuamente trocada. O mesmo é verdadeiro para soluções de ácido acético, que podem ser mais eficazes contra *Pseudomonas*. Soluções de acetato de mafenida têm as mesmas características da pomada de acetato de mafenida, exceto pela forma líquida.

Vários novos curativos antimicrobianos com íons prata foram lançados no mercado, oferecendo as vantagens relacionadas anteriormente. A maioria das empresas de cuidados de feridas oferece curativos com essas características, e, portanto, a escolha de qualquer uma delas é feita principalmente com base nessas características, e não em suas propriedades antimicrobianas. A vantagem é que estas podem ser aplicadas e deixadas no local por vários dias, proporcionando tratamento oclusivo prolongado por 3 a 7 dias normalmente, além da atividade antimicrobiana.

O monitoramento do paciente e da ferida ainda é indicado, já que esses curativos normalmente não permitem observação direta da ferida.

O uso de antimicrobianos sistêmicos perioperatórios também tem sua função na diminuição de sepse de feridas de queimaduras até que sejam fechadas. Organismos comuns que devem ser considerados ao selecionar um regime perioperatório incluem *S. aureus*, espécies de *Pseudomonas* e *Klebsiella*, que são prevalentes em feridas de queimaduras.

Curativos sintéticos e biológicos

Curativos sintéticos e biológicos são uma alternativa aos curativos antimicrobianos. Esses tipos de curativo proporcionam uma cobertura estável sem as trocas dolorosas de curativo, oferecem uma barreira contra perdas evaporativas e diminuem a dor nas feridas. Eles não inibem a epitelização, o que é uma característica de todos os antimicrobianos tópicos. Essas coberturas incluem aloenxertos (pele de cadáver), xenoenxerto (pele de porco), Biobrane®, Suprathel® e produtos equivalentes dérmicos. Estes geralmente devem ser aplicados em até 72 horas após a lesão, antes que ocorra colonização bacteriana da ferida. Mais frequentemente, curativos sintéticos e biológicos são usados para cobrir feridas de segundo grau, enquanto o epitélio subjacente cicatriza, ou são usados para cobrir feridas de espessura total para as quais ainda não há autoenxerto disponível. Cada tipo de curativo tem suas vantagens e desvantagens.

Curativos biológicos incluem xenoenxertos de suínos e aloenxertos de doadores cadáveres. Esses equivalentes à pele humana são aplicados sobre as feridas da mesma maneira que os enxertos de pele, onde se enxertam e exercem as funções imunológica e de barreira da pele. Sendo assim, esses curativos biológicos são a cobertura ideal de feridas na ausência de pele normal. Alguns deles são de tecido vivo, como aloenxertos humanos frescos ou congelados, enquanto outras formulações são tratadas com glicerol para fazer a lise de quaisquer células vivas, deixando a matriz extracelular e as proteínas intactas. Eventualmente, esses curativos biológicos acabarão sendo rejeitados pelos mecanismos imunes usuais, fazendo com que os enxertos descamem. Eles podem então ser substituídos, ou a ferida aberta pode ser coberta com autoenxerto de pele do paciente. Em geral, pacientes gravemente queimados são imunossuprimidos, e os curativos biológicos que aderiram não sofrerão rejeição por várias semanas. Curativos biológicos podem ser usados para cobrir qualquer ferida como curativo temporário. Eles são especialmente adequados em lesões massivas de espessura parcial (> 50% da ASCT) para fechar a ferida e permitir que a cicatrização ocorra sob o curativo. Entre as desvantagens, estão a possível transmissão de doenças virais pelo aloenxerto e a possibilidade de que fique um padrão de malha residual da derme enxertada do cadáver se for usado aloenxerto em malha.

Biobrane® consiste em uma folha feita de silicone revestido com colágeno. Suprathel® é outra formulação desse tipo. Estas são colocadas na ferida e se tornam aderentes em 24 a 48 horas com transudato seco da ferida. Essa folha então proporciona uma barreira contra perda de umidade e fornece um leito de ferida relativamente indolor sem trocas de curativos. Quando o epitélio estiver completo sob a folha, esta é facilmente descolada da ferida. É preciso ter cuidado ao usar esse produto para garantir que não se forme exsudato abundante sob a folha, o que fornece um ambiente perfeito para a proliferação de bactérias e eventual infecção invasiva da ferida. Biobrane® não tem ação antimicrobiana, enquanto Suprathel® tem alguns efeitos. Esses agentes devem ser usados primordialmente em queimaduras de segundo grau superficiais e em locais de doação para enxerto de pele de espessura dividida.

Equivalentes dérmicos como o Integra® combinam matriz de colágeno (substituto dérmico) com uma camada externa de folha de silicone (substituto epidérmico). A matriz de colágeno é enxertada dentro da ferida e, depois de 2 semanas, a camada de silicone é removida e substituída pelo autoenxerto disponível. As vantagens desse produto são que ele pode ser usado em queimaduras de espessura total para fechar a ferida. Ele também oferece um equivalente dérmico que tem a vantagem teórica de inibir futuras formações de cicatrizes na ferida da queimadura, embora isso até hoje não tenha sido comprovado clinicamente. As desvantagens são semelhantes às de todos os produtos sintéticos, por não terem propriedades antimicrobianas; assim, seu uso pode ser complicado por infecções invasivas na ferida. Além disso, são necessárias duas cirurgias para cobrir a ferida, já que a camada de silicone que simula a epiderme deve ser substituída entre 2 e 3 semanas após a aplicação do autoenxerto.

Excisão e enxertia

Queimaduras de espessura parcial profunda e de espessura total não cicatrizam de modo adequado sem autoenxertia. Na verdade, a prática de deixar esses tecidos mortos serve apenas como nicho de inflamação e infecção que podem levar o paciente à morte. Isso leva à máxima: "não há vantagem em não excisar a escara". A excisão e a enxertia precoces dessas feridas, realizadas pela primeira vez por Janzekovich nos anos 1970, são seguidas pela maioria dos cirurgiões de queimaduras desde que surgiram relatos de benefícios em relação a desbridamento serial e trocas de curativos em termos de sobrevivência, perda de sangue, incidência de sepse e tempo de hospitalização.[52] A técnica de excisão e enxertia precoces tornou o tratamento conservador de feridas de espessura total uma prática a ser usada somente em pacientes que apresentam grandes riscos cirúrgicos. Tenta-se excisar tangencialmente para otimizar o resultado estético. Raramente é necessária a excisão no nível da fáscia para remover todo o tecido inviável, ou pode se tornar necessária em subsequentes operações em casos de complicações infecciosas. Essas excisões podem ser feitas com controle de torniquete ou com a aplicação de epinefrina e trombina tópicas para minimizar a perda de sangue.

Depois que uma ferida de queimadura é excisada, a ferida deve ser coberta. É ideal que essa cobertura seja com a pele do próprio paciente. Feridas que abrangem de 20 a 30% da ASCT podem normalmente ser fechadas em uma abordagem com autoenxerto de pele de espessura dividida extraído de locais doadores disponíveis do paciente. Nessas cirurgias, os enxertos de pele não são feitos em malha, ou esta é feita a uma proporção próxima (2:1 ou menos), para maximizar o resultado estético. Em grandes queimaduras, o autoenxerto de pele pode ser limitado até o ponto em que a ferida não puder ser totalmente fechada. A disponibilidade de aloenxerto de pele de cadáver mudou o curso do tratamento moderno de queimaduras para essas feridas extensas. Um típico método de tratamento é usar autoenxertos amplamente expandidos (4:1 ou mais) cobertos com aloenxerto de cadáver para fechar completamente as feridas para as quais o autoenxerto esteja disponível. A pele 4:1 cicatriza sob a pele do cadáver em aproximadamente 21 dias, que então se solta (Figura 20.7). As partes da ferida que não podem ser cobertas mesmo com autoenxerto em malha ampla são cobertas com aloenxerto de pele em preparação para a autoenxertia quando os locais doadores estiverem cicatrizados. Idealmente, áreas com menor importância estética são cobertas com pele de tela bem aberta para fechar a maior parte da ferida antes de usar enxertos que não em malha em cirurgias posteriores em áreas esteticamente importantes, como nas mãos e no rosto.

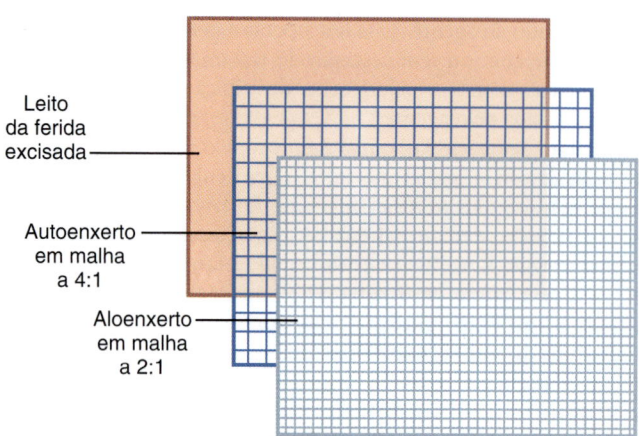

Figura 20.7 Diagrama de fechamento da pele usando autoenxertos em malha ampla. Um enxerto em malha ampla é colocado sobre um leito de ferida viável recém-excisada. O restante da ferida aberta entre os interstícios do autoenxerto é fechado com uma camada sobreposta de aloenxerto, que também pode ser perfurada para permitir que transudatos, exsudatos e hematomas saiam.

A maioria dos cirurgiões efetua a excisão da ferida de queimadura na primeira semana, às vezes em cirurgias em série removendo 20% da ferida de queimadura por procedimento nos dias subsequentes. Outros removem toda a ferida de queimadura em um só procedimento cirúrgico; porém, isso pode ser limitado pelo desenvolvimento de hipotermia ou por perda massiva contínua de sangue. É nossa prática realizar a excisão imediatamente após a estabilização do paciente após a lesão, pois a perda de sangue diminui se a cirurgia puder ser realizada logo. Isso pode ser devido à relativa predominância de substâncias vasoconstritoras, como tromboxanos e catecolaminas, e às superfícies naturais de edema que se desenvolvem imediatamente após a lesão. Quando a ferida se torna hiperêmica após 2 dias, a perda de sangue pode ser um problema considerável. O uso de agentes hemostáticos, como epinefrina, trombina e torniquetes, às vezes ajudam nessa abordagem.

Ocasionalmente, enxertos de pele de espessura dividida não aderem. A perda de enxertos de pele se deve a um dos seguintes motivos: acúmulo de líquido sob o enxerto, forças de cisalhamento que rompem o enxerto aderido, presença de infecção causando lise do enxerto ou excisão inadequada do leito da ferida com restos de tecido necrótico. Destes, excisão inadequada é de longe o mais comum, seguida por forças de cisalhamento e depois por acúmulo de líquido sob o enxerto. Com o uso de agentes antimicrobianos tópicos, infecção é o menos comum. Atenção técnica à profundidade da excisão ao aparecerem pequenos pontos de sangue, hemostasia meticulosa, perfuração adequada dos enxertos ou "enrolação" de camadas de enxerto ou reforços sobre as devidas áreas minimizam o acúmulo de líquidos. O cisalhamento é reduzido com a imobilização da área enxertada. Infecção é controlada com o uso adequado de antibióticos perioperatórios e cobrindo os enxertos com antimicrobianos tópicos no momento da cirurgia.

Uma alternativa aos autoenxertos de espessura dividida normalmente usados em enxertos de pele são queratinócitos cultivados da própria pele do paciente. Pode-se realizar uma cultura de queratinócitos em lâminas de biopsias de pele de espessura total, que são usadas como autoenxertos. Essa tecnologia tem sido usada para expandir amplamente a capacidade de uma região doadora, de modo que a maior parte do corpo possa ser coberta com enxertos extraídos de uma única pequena amostra de biopsia de espessura total. Autoenxertos epiteliais em cultura são úteis em queimaduras realmente massivas (> 80% da ASCT) devido à limitação de regiões doadoras. As desvantagens desse tipo de enxerto são o tempo necessário para que os autoenxertos cresçam (de 2 a 3 semanas), uma taxa de absorção de 50 a 75% dos enxertos após a aplicação inicial, a baixa resistência a trauma mecânico a longo prazo, um aumento sugerido do potencial de formação de cicatriz associado à ausência de derme e o potencial de desenvolvimento de câncer de células escamosas. A produção desses enxertos também é bastante cara. Quando um grupo de pacientes com queimaduras em mais de 80% da ASCT que receberam autoenxertos epiteliais em cultura foi comparado a um grupo que recebeu tratamento convencional, o tempo de internação hospitalar agudo e o número de cirurgias reconstrutivas subsequentes foram menores no grupo convencional. Esses resultados demonstram que são necessárias mais pesquisas e experiência para aperfeiçoar ainda mais essa técnica. Tecnologias como cultura de autoenxertos epiteliais prometem limitar radicalmente as regiões doadoras, podendo ser o tipo ideal de fechamento em combinação com um equivalente dérmico no futuro. Nesse sentido, foram testados avanços tecnológicos recentes na área de separação e expansão celular ao borrifar a mesa cirúrgica. Os possíveis benefícios são o potencial de coeficientes de expansão de 100:1 e a inclusão de células-tronco de queratinócitos nos enxertos, que não estão presentes em preparações de células em cultura. Essa tecnologia já está no mercado, e há expectativas de que ocorrerão inovações com seu uso em associação a outras técnicas-padrão.

Em todos os pacientes queimados, devem se envidar todos os esforços para maximizar a aparência da ferida a longo prazo, pois praticamente todos os pacientes sobreviverão para conviver com as cicatrizes de suas lesões. A formação de cicatrizes de feridas de queimaduras causa déficits tanto funcionais quanto estéticos associados à contração da ferida. A experiência comprova que enxertos de pele de espessura total que incluem toda a camada dérmica e epidérmica produzem os melhores resultados de cicatrização, com menor contração e aparência cutânea superior em comparação a enxertos de pele de espessura dividida. Enxertos de espessura dividida e de espessura total têm uma camada epidérmica completa; portanto, a função e a aparência superior dos enxertos de espessura total devem se basear na camada dérmica completa ininterrupta. O desafio para os cirurgiões de queimaduras em termos de minimização da formação de cicatriz, então, é proporcionar derme completa durante a cobertura da ferida. Isso pode ser feito com o uso de enxertos de pele de espessura dividida mais grossos, mas nossa experiência sugere que não resultam em menos formação de cicatriz. Portanto, é razoável concluir que enxertos de pele de espessura padrão são adequados para a cobertura aguda de feridas de queimaduras.

Enxertos de pele de espessura total para suprir a camada dérmica não são abundantes e não podem ser usados mais de uma vez. O uso de expansores de tecido para aumentar a disponibilidade de pele doadora de espessura total é concebível, porém impraticável na maioria das lesões. Por tais motivos, esses enxertos não são comumente usados para cobertura de ferida de queimadura aguda. Derme enxertada de cadáver cuja epiderme é removida por dermoabrasão de 1 a 2 semanas depois de sua aplicação na ferida tem sido usada com algum sucesso para proporcionar a camada dérmica. Presumivelmente, o exíguo componente celular da derme é removido por processos imunológicos, deixando a matriz dérmica no lugar como arcabouço para o crescimento de células dérmicas normais. Alguns produtos de derme preservada descelularizada estão disponíveis no mercado, proporcionando um equivalente dérmico para a cobertura de feridas. Conforme discutido anteriormente, o produto Integra® também tem um componente de equivalente dérmico para formação de neoderme. Todos estes têm potencial para minimizar as contraturas que formam as cicatrizes e para maximizar a aparência estética de cicatrizes de queimaduras. Ainda não foram observados resultados a longo prazo com o uso dessas técnicas.

Recentemente, foi relatado o uso de fechamento a vácuo de feridas. Esses dispositivos a vácuo têm sido empregados com sucesso no fechamento de úlceras de decúbito complicadas, entre outros usos, e estão atualmente sendo comumente usados em feridas de queimadura para tratamento e fixação de enxertos de pele e para melhorar as taxas de absorção.

COMO MINIMIZAR COMPLICAÇÕES

Regimes agressivos de reanimação melhoraram as taxas de sobrevivência de maneira considerável. Com o advento da reanimação com o uso vigoroso de líquidos, choque irreversível por queimadura foi substituído por sepse e subsequente falência de múltiplos órgãos como principal causa de morte associada a queimaduras. Para tanto, faz-se necessário apenas um foco inflamatório, o que, em queimaduras graves, é a lesão massiva de pele com inflamação associada que precisa cicatrizar.

Etiologia e fisiopatologia

Não há uma explicação clara para a progressão para falência de múltiplos órgãos após uma queimadura grave, embora alguns dos mecanismos responsáveis sejam reconhecidos. Conforme apresentado nos dados do Glue Grant, alterações massivas no genoma inflamatório já estão presentes nos gravemente queimados; o desenvolvimento de fontes infecciosas não é incomum, sendo a maioria delas associada à ferida de queimadura, mas também de outras origens, como os pulmões. Conforme os organismos proliferam fora do controle, mediadores são liberados, tanto dos microrganismos quanto de fontes endógenas, como as mitocôndrias. Sua liberação está associada a uma cascata de mediadores inflamatórios que podem resultar, se não verificados, em mais danos e progressão para falência de órgãos.

Inflamação pela presença de tecido necrótico e feridas abertas pode incitar uma resposta semelhante dos mediadores inflamatórios.[53] Sabe-se que a cascata de eventos sistêmicos é acionada por organismos invasivos ou por feridas abertas que iniciam uma inflamação massiva, que pode progredir para falência de múltiplos órgãos. Evidências de estudos com animais e de estudos clínicos sugerem que esses eventos convirjam em uma rota comum. Esses mediadores circulantes podem, se secretados em quantidades excessivas, danificar órgãos distais a seu local de origem. Entre esses mediadores estão as endotoxinas, metabólitos do ácido araquidônico, fragmentos de mitocôndria, citocinas, neutrófilos e suas moléculas de ligação, óxido nítrico, componentes complementares e radicais de oxigênio livres.

Prevenção

Pelo fato de que diferentes sistemas de cascata estão envolvidos na patogênese da falência de múltiplos órgãos induzida por queimadura, por enquanto é impossível apontar um único mediador responsável pelo início do evento. Assim, pelos mecanismos de progressão não serem bem conhecidos, prevenção é atualmente a melhor solução. As atuais recomendações são prevenir o desenvolvimento de disfunção orgânica e oferecer suporte ideal para evitar condições que promovam sua ocorrência.

A maior redução da taxa de mortalidade em casos de queimaduras grandes foi observada com excisão precoce e uma abordagem cirúrgica agressiva em feridas profundas; desse modo, a melhor solução é provavelmente o fechamento precoce da ferida.

A remoção de tecido desvitalizado previne infecções na ferida e reduz a inflamação associada à ferida. Além disso, ela elimina pequenos focos de colonização, que são uma fonte frequente de bacteriemia passageira, a qual, durante manipulações cirúrgicas, pode preparar as células imunes para reagirem de maneira exagerada a subsequentes lesões, levando a inflamação em todo o corpo e danos em órgãos remotos. Recomendamos excisão precoce completa de feridas claramente de espessura total em até 48 horas após a lesão com fechamento rápido da ferida por meio de enxerto autólogo de pele.

Danos oxidativos causados pela reperfusão após estados de baixo fluxo tornam obrigatória a reanimação agressiva com líquidos. Isso é particularmente importante durante as fases iniciais do tratamento e da excisão cirúrgica com suas consequentes perdas de sangue. Além disso, o volume do líquido pode não ser tão importante quanto o momento em que é administrado. No estudo com crianças com queimaduras em mais de 80% da ASCT, verificou-se que um dos fatores de contribuição mais importantes para a sobrevivência era o tempo até o início da reanimação intravenosa, independentemente do volume inicial administrado.[45]

Terapia antimicrobiana tópica e sistêmica diminuiu significativamente a incidência de sepse invasiva pela ferida de queimadura. Antibióticos perioperatórios claramente beneficiam pacientes com lesões de queimaduras em mais de 30% da ASCT. A troca atenta e programada de dispositivos intravasculares minimiza a incidência de sepse relacionada ao cateter. Sempre que possível, veias periféricas devem ser usadas para canulação, mesmo através de tecidos queimados. A veia safena, no entanto, deve ser evitada devido ao alto risco de tromboflebite.

Pneumonia, que contribui significativamente para o óbito em pacientes queimados, deve ser atentamente prevista e agressivamente tratada. Deve-se tentar de tudo para retirar a ventilação mecânica dos pacientes o mais rápido possível para reduzir o risco de pneumonia nosocomial associada à ventilação mecânica. Além disso, deambulação precoce é uma maneira eficaz de prevenir complicações respiratórias. Com analgésicos suficientes, mesmo pacientes em suporte ventilatório contínuo podem sair da cama e sentar-se em uma cadeira.

As fontes mais comuns de sepse são as feridas e/ou as árvores traqueobrônquicas; os esforços para identificar os agentes causadores devem ser concentrados nelas. Outra possível fonte, porém, é o trato gastrintestinal, que é um reservatório natural de bactérias. Inanição e hipovolemia desviam o sangue do leito esplâncnico e promovem atrofia da mucosa e falha da barreira intestinal. Alimentação enteral precoce reduz a morbidade séptica e previne falha da barreira intestinal. Em nossa instituição, os pacientes são alimentados imediatamente por sonda nasogástrica. Alimentação enteral precoce é tolerada em pacientes de queimaduras e preserva a integridade da mucosa, além de poder reduzir a magnitude da reação hipermetabólica à lesão. O suporte intestinal acompanha o monitoramento cuidadoso da hemodinâmica. Uma outra infecção a se considerar, normalmente tardia no decorrer da condição, é a endocardite com microrganismos associados às valvas cardíacas normalmente bem adiante no curso do tratamento. Isso pode ser detectado por meio de ecocardiograma e deve ser considerado ao deparar-se com uma infecção sem nenhuma outra fonte identificada.

Falência de órgãos

Mesmo com os melhores esforços de prevenção, a síndrome inflamatória sistêmica, que é onipresente em pacientes queimados, pode progredir para falência de órgãos. Foi verificado que aproximadamente 28% dos pacientes com queimaduras em mais de 20% da ASCT desenvolvem disfunção de múltiplos órgãos grave, dos quais 14% também desenvolverão sepse grave e choque séptico.[54] Outros revelam que 40% dos óbitos após queimaduras graves estavam relacionados a falência de órgãos, universalmente envolvendo o sistema renal com, em média, pelo menos três outros sistemas.[55] O desenvolvimento geral começa nos sistemas renal e pulmonar e pode progredir para fígado, intestino, sistema hematológico e sistema nervoso central. O desenvolvimento de falência de múltiplos órgãos não é um preditor de mortalidade; no entanto, esforços de suporte para os órgãos são justificados até que eles sejam curados.

Falência renal

Com o advento da reanimação precoce agressiva, a incidência de falência renal coincidente com as fases iniciais da recuperação diminuiu de maneira significativa em pacientes gravemente queimados. Contudo, um segundo período de risco de desenvolvimento de falência renal em 2 a 14 dias após a reanimação ainda está presente. Falência renal é marcada pelo declínio do débito urinário, hipervolemia, anormalidades eletrolíticas, incluindo acidose metabólica e hiperpotassemia, desenvolvimento de azotemia e aumento da creatinina sérica. O tratamento tem como objetivo evitar as complicações associadas a essas condições.

Débito urinário de mais de 1 mℓ/kg/h em crianças e de 30 cc/h em adultos é uma medida adequada de perfusão renal na ausência de doença renal subjacente. Diminuir o volume de líquido administrado pode aliviar a sobrecarga de volume em pacientes queimados, os quais têm perdas insensíveis pelas feridas, que podem ser geralmente calculadas como 1.500 mℓ/m^2 da ASCT + 3.750 mℓ/m^2 da ASCT queimada. Diminuir o volume infundido de líquidos intravenosos e de alimentações enterais para menos que as perdas insensíveis esperadas alivia os problemas de hipervolemia. Quase invariavelmente, pacientes com queimaduras graves recebem potássio exógeno devido à resposta elevada da aldosterona que resulta em desperdício desse mineral; portanto, hiperpotassemia é rara, mesmo com algum grau de insuficiência renal.

Se os problemas relacionados anteriormente sobrepujarem as medidas conservadoras, alguma forma de diálise poderá ser indicada. As indicações para diálise são hipervolemia que não responde a diuréticos ou anormalidades eletrolíticas não suscetíveis a outros tratamentos. Os critérios da diretriz Kidney Disease: Improving Global Outcomes (KDIGO) podem ser usados para determinar a utilidade da diálise, e falência renal nível 3 ou aguda grave indica seu uso. Hemodiálise e hemofiltração são as modalidades mais comuns, sejam intermitentes, sejam contínuas. Com o advento de tecnologias de reposição renal contínua relativamente simples, esses tratamentos podem geralmente ser realizados por especialistas em cuidados críticos sob consulta de nefrologistas experientes em casos difíceis. Após iniciar a diálise, a expectativa é de que a função renal retorne devido às abundantes propriedades de regeneração do rim. Portanto, os pacientes submetidos a esse tipo de tratamento raramente precisam de diálise para o resto da vida.

Falência pulmonar

Muitos pacientes queimados necessitam de ventilação mecânica para proteger a via respiratória nas fases iniciais da lesão. Recomendamos que eles sejam extubados assim que possível, logo após os riscos terem diminuído. Uma tentativa de extubação é geralmente justificada nos primeiros dias após a lesão, e reintubação nesse cenário não significa fracasso. Para realizar essa técnica com segurança, no entanto, é preciso o envolvimento de especialistas na obtenção de via respiratória. O objetivo é extubar assim que possível para permitir que os pacientes possam realizar a própria higiene pulmonar melhor do que com um tubo endotraqueal ou uma traqueostomia. O primeiro sinal de falência pulmonar iminente é o declínio da oxigenação. Isso é mais bem monitorado por meio de oximetria contínua, e a diminuição da saturação para menos de 92% é indicativa de falência. São necessárias concentrações mais elevadas de oxigênio inspirado e, quando a ventilação começa a falhar, indicado pelo aumento da frequência respiratória e hipercarbia, é indicada intubação.

Alguns afirmaram que traqueostomia precoce (na primeira semana) poderia ser indicada para pacientes com queimaduras graves e que provavelmente necessitarão de ventilação a longo prazo. Um estudo randomizado comparando esses pacientes gravemente queimados submetidos a traqueostomia precoce aos que não foram submetidos a esse procedimento revelou algumas melhorias na oxigenação; entretanto, nenhuma diferença significativa foi encontrada em parâmetros de desfecho, como dias de uso de ventilação mecânica, tempo de hospitalização, incidência de pneumonia ou sobrevivência. Na verdade, 26% desses pacientes que não foram submetidos a traqueostomia foram extubados com sucesso em 2 semanas após a internação, o que implica que eles não teriam sido beneficiados em nada pela traqueostomia.[56] Parece que, embora a traqueostomia possa beneficiar alguns pacientes gravemente queimados em suporte ventilatório, as vantagens da traqueostomia precoce não compensam suas desvantagens.

Falência hepática

O desenvolvimento de falência hepática em pacientes queimados é um problema desafiador sem muitas soluções. O fígado sintetiza as proteínas circulantes, destoxifica o plasma, produz bile e fornece suporte imunológico. Quando o fígado começa a falhar, as concentrações de proteínas da cascata da coagulação caem a níveis críticos e o paciente se torna coagulopático. As toxinas não são eliminadas da corrente sanguínea e as concentrações de bilirrubina aumentam. Falência hepática completa não é compatível com vida, mas uma graduação da falência hepática com algum declínio das funções é comum. Esforços de prevenção da falência hepática são os únicos métodos efetivos de tratamento.

Com o desenvolvimento de coagulopatias, o tratamento deve ser direcionado à reposição dos fatores II, VII, IX e X até que o fígado se recupere. Também pode ser necessária a reposição de albumina. Dedica-se atenção a causas obstrutivas de hiperbilirrubinemia, como colecistite acalculosa, pois estas também devem ser consideradas. O tratamento inicial dessa condição deve ser a drenagem da vesícula biliar, o que pode ser feito por via percutânea.

Falência hematológica

Pacientes queimados podem se tornar coagulopatas por meio de dois mecanismos: (1) depleção e síntese deficiente de fatores de coagulação ou (2) trombocitopenia. Fatores associados à depleção de fatores ocorrem por meio da coagulação intravascular disseminada associada a sepse. Esse processo também é comum com traumatismo craniano concomitante. Com o rompimento da barreira hematencefálica, os lipídios cerebrais são expostos ao plasma, o que ativa a cascata da coagulação. A penetração variável desse problema resulta em diferentes graus de coagulopatia. O tratamento de coagulação intravascular disseminada deve incluir a infusão de plasma congelado a fresco e crioprecipitados para manter os níveis plasmáticos dos fatores de coagulação. Para coagulação intravascular disseminada induzida por traumatismo craniano, monitorar a concentração de fibrinogênio e repor seus níveis com crioprecipitado são os indicadores mais específicos. A síntese prejudicada de fatores devido à falência hepática é tratada, conforme mencionado anteriormente.

Trombocitopenia é comum em queimaduras graves por depleção durante a excisão da ferida de queimadura e é um dos melhores sinais do desenvolvimento de sepse.[57] Contagens de plaquetas de menos de 50 mil são comuns e não requerem tratamento. Somente quando o sangramento é difuso e observado em pontos intravenosos, deve-se considerar a administração exógena de plaquetas.

Paradoxalmente, verificou-se que pacientes com queimaduras graves também apresentam risco de complicações trombóticas e embólicas provavelmente relacionado à imobilização. Complicações de trombose venosa profunda foram associadas a idade mais avançada, peso e ASCT queimada.

NUTRIÇÃO

A reação a uma lesão, conhecida como hipermetabolismo, é drasticamente exibida após uma queimadura grave. Aumentos no consumo de oxigênio, taxa metabólica, excreção urinária de nitrogênio e lipólise são diretamente proporcionais ao tamanho da queimadura. Essa resposta pode ser de até 200% da taxa metabólica normal e permanece inalterada por 9 a 12 meses após a lesão. Pela taxa metabólica estar tão elevada, o consumo de energia é imenso. Endogenamente, essa energia é obtida pela mobilização dos estoques de carboidratos, gorduras e proteínas disponíveis. Devido ao fato de que as demandas são prolongadas, esses estoques energéticos são esgotados com rapidez, levando a perda de tecido muscular ativo e desnutrição. A imobilização para a administração do tratamento piora ainda mais a condição, levando à desnutrição. Isso está associado a debilitação funcional de vários órgãos, cicatrização tardia e anormal de feridas e queda da imunocompetência. Desnutrição em casos de queimaduras pode ser subvertida até certo ponto com a administração de suporte nutricional exógeno adequado, mas o objetivo desse tratamento é basicamente prevenir complicações nutricionais.

Várias fórmulas são usadas para calcular as necessidades calóricas de pacientes queimados. Uma delas multiplica o gasto energético basal determinado pela fórmula de Harris-Benedict por 2 em queimaduras de mais de 40% da ASCT, presumindo um aumento de 100% do gasto de energia total. Quando o gasto de energia total foi medido pelo método da água duplamente marcada, foi verificado que os gastos reais eram 1,3 vez maiores do que o gasto de energia basal previsto em pacientes pediátricos com queimaduras em mais de 40% da ASCT.[58] Quando calculado durante a convalescença após a hospitalização inicial, esse nível permaneceu elevado, 1,1 vez maior do que o gasto de energia previsto.[59] Esses estudos indicam que o cálculo de 2 vezes o gasto de energia basal previsto poderia ser alto demais.

Outro cálculo comumente utilizado é a fórmula de Curreri, que determina 25 kcal/kg/dia mais 40 kcal por percentual de ASCT queimada por dia. Essa fórmula atende as necessidades de manutenção, além das necessidades calóricas adicionais relacionadas às feridas de queimaduras. Essa fórmula foi criada como uma regressão dos dados de balanço de nitrogênio em adultos gravemente queimados. Em crianças, fórmulas que se baseiam na área de superfície corporal são mais apropriadas devido à maior área de superfície corporal por quilograma de peso. Recomendamos as fórmulas a seguir, dependendo da idade da criança (Tabela 20.6). Essas fórmulas foram desenvolvidas com o intuito de manter o peso corporal em crianças gravemente queimadas. As fórmulas mudam conforme a idade, com base em alterações na área de superfície corporal que ocorrem com o crescimento.

Tabela 20.6 Fórmulas para previsão das necessidades calóricas em crianças gravemente queimadas.		
Faixa etária	Necessidades de manutenção	Necessidades pela ferida de queimadura
Bebês (de 0 a 12 meses)	2.100 kcal/% da ASCT queimada/24 h	1.000 kcal/% da ASCT queimada/24 h
Crianças (de 1 a 12 anos)	1.800 kcal/% da ASCT queimada/24 h	1.300 kcal/% da ASCT queimada/24 h
Adolescentes (de 12 a 18 anos)	1.500 kcal/% da ASCT queimada/24 h	1.500 kcal/% da ASCT queimada/24 h

ASCT, área de superfície corporal total.

A composição do suplemento nutricional também é importante. A composição nutricional ideal contém de 1 a 2 g/kg/dia de proteína, o que fornece uma relação de calorias para nitrogênio de aproximadamente 100:1 com os consumos de calorias sugeridos anteriormente. Essa quantidade de proteína fornece as necessidades sintéticas do paciente, poupando, até certo ponto, a ocorrência de proteólise no tecido muscular ativo. Calorias não proteicas podem ser dadas na forma de carboidrato ou de gordura. Os carboidratos têm a vantagem de estimular a produção de insulina endógena, o que pode causar efeitos benéficos nos músculos e nas feridas de queimadura como hormônio anabólico.[60] Além disso, demonstrou-se que praticamente toda gordura transformada em lipoproteína de muito baixa densidade após queimaduras graves é derivada de lipólise periférica, e não da síntese *de novo* de ácidos graxos no fígado pelos carboidratos da dieta.[61] Gordura adicional para fornecimento de calorias não carboidratos é, portanto, de pouca ajuda.

A dieta pode ser administrada de duas formas: por via enteral, com sondas entéricas; ou por via parenteral, com cateteres intravenosos. A nutrição parenteral pode ser administrada como soluções isotônicas por meio de cateteres periféricos ou com soluções hipertônicas em cateteres centrais; contudo, as demandas calóricas de pacientes queimados proíbem o uso de nutrição parenteral periférica. Nutrição parenteral total administrada centralmente em pacientes queimados foi associada a aumento da taxa de complicações e mortalidade em comparação às alimentações enterais.[62] Nutrição parenteral total é reservada somente para aqueles pacientes que não conseguem tolerar alimentação enteral. No entanto, a alimentação enteral também foi associada a algumas complicações, que podem ser desastrosas. Entre elas, incluem-se complicações mecânicas, intolerância à alimentação enteral e diarreia.

Tratamento nutricional adjuvante com agentes anabólicos recebeu atenção como forma de reduzir as perdas de massa magra após lesões graves. Entre os agentes usados, incluem-se hormônio de crescimento, fator de crescimento semelhante à insulina, insulina, oxandrolona, testosterona e propranolol. Estudos que defendem o uso de cada um deles já têm mais de 10 anos de publicação, e o teste de mercado sugeriu que oxandrolona e propranolol são atualmente os mais comumente usados. Cada um desses agentes tem ações diferentes para estimular a síntese de proteínas com o aumento na eficiência sintética. Simplificando, os aminoácidos livres disponíveis no citoplasma pela decomposição de proteínas em lesões ou doenças graves são preferencialmente desviados para a síntese de proteínas em vez de serem exportados para fora da célula.

QUEIMADURAS ELÉTRICAS

Tratamento inicial

De todos os pacientes hospitalizados por queimaduras, de 3 a 5% sofrem lesões por contato elétrico. Lesão elétrica é diferente das outras queimaduras no sentido de que as áreas visíveis de necrose tecidual representam apenas uma pequena porção do tecido lesionado.

A corrente elétrica entra em uma parte do corpo, como pelos dedos ou pela mão, e continua através dos tecidos que oferecem a menor resistência à corrente, que geralmente são os nervos, os vasos sanguíneos e os músculos. A pele tem uma resistência relativamente alta a correntes elétricas e, portanto, é majoritariamente poupada. A corrente então sai do corpo em uma área "aterrada" em alguma outra parte do corpo. O calor gerado pela transferência da corrente elétrica e pela passagem da corrente em si então lesiona os tecidos. Durante essa troca, o músculo é o maior tecido através do qual a corrente passa e, portanto, sofre o maior dano. A maior parte do músculo está em contato próximo com os ossos; portanto, é nesse lugar que grande parte da lesão é evidente. O osso em si não sofre nenhum aumento de temperatura ou lesão. Os vasos sanguíneos que transmitem grande parte da eletricidade inicialmente permanecem patentes, mas eles podem desenvolver trombose progressiva à medida que as células morrem ou se regeneram, resultando em mais perda de tecido por isquemia do que poderia ser evidente dias depois.

As lesões são divididas em lesões de alta e baixa voltagem. Lesões de baixa voltagem são semelhantes a queimaduras térmicas sem transmissão para tecidos mais profundos; zonas da lesão da superfície se estendem até o tecido. A maioria das correntes residenciais (110 a 220 volts) produz esse tipo de lesão, que causa apenas danos locais. A pior dessas lesões é a que envolve a boca (comissura oral), sofridas quando crianças mordem cabos elétricos domésticos com corrente alternada. A maioria das residências está ligada à corrente direta; portanto, esses tipos de lesão são raros hoje em dia.

A síndrome de lesão de alta voltagem consiste em graus variáveis de queimadura cutânea nos pontos de entrada e saída, combinada com destruição oculta de tecidos profundos. Geralmente, esses pacientes também têm queimaduras cutâneas associadas às chamas das roupas pela descarga de corrente elétrica. Há que se notar que as queimaduras na pele são principalmente térmicas, e não elétricas. A avaliação inicial consiste em reanimação cardiopulmonar caso seja induzida fibrilação ventricular. A partir daí, se os achados do eletrocardiograma inicial forem anormais ou se houver histórico de parada cardíaca associada à lesão, monitoramento cardíaco contínuo é indicado, em associação a tratamento farmacológico para quaisquer arritmias. As disfunções mais graves ocorrem nas primeiras 24 horas após a lesão. Se os pacientes com lesões elétricas não apresentarem arritmias cardíacas de acordo com o eletrocardiograma inicial ou histórico recente de parada cardíaca, não é necessário mais nenhum monitoramento.

Pacientes com lesões elétricas estão em risco de outras lesões, como de serem arremessados pelo choque elétrico ou de cair de alturas depois de se soltar da corrente elétrica. Além disso, as violentas contrações musculares tetânicas que resultam de fontes de correntes alternadas podem causar uma variedade de fraturas e luxações. Esses pacientes devem ser avaliados da mesma maneira que qualquer outro com lesões traumáticas contusas.

A chave para manejar pacientes com lesão elétrica está no tratamento da ferida. A lesão mais significativa é a encontrada no tecido profundo, e a subsequente formação de edema pode causar comprometimento vascular em qualquer área distal em relação à lesão. A avaliação deve incluir a circulação nos leitos vasculares distais, pois escarotomia e fasciotomia imediatas podem ser indicadas. Se o compartimento muscular estiver extensivamente lesionado e necrótico, de modo que os prognósticos de função final sejam sombrios, amputação precoce pode ser necessária. Defendemos a exploração precoce dos leitos musculares afetados e o desbridamento dos tecidos desvitalizados, pois essa é a área que contém mais músculo. Fasciotomias devem ser concluídas e podem incluir descompressões de nervos, como liberações do túnel do carpo e do canal de Guyon. Tecido com viabilidade questionável deve ser deixado no lugar, com planejamento para abordagem secundária. Muitas dessas abordagens secundárias podem ser necessárias até que a ferida seja completamente desbridada. Danos elétricos aos vasos podem ser tardios, e a extensão da necrose pode se prolongar após os desbridamentos iniciais.

Depois que os tecidos desvitalizados são removidos, o fechamento da ferida se torna imprescindível. Embora enxertos de pele sejam suficientes para fechamento da maioria das feridas, retalhos podem oferecer uma alternativa melhor, especialmente em casos de ossos e tendões expostos. Mesmo ossos e tendões expostos e superficialmente infectados podem ser salvos com cobertura de tecido vascularizado. O ideal é o envolvimento precoce de cirurgiões de reconstrução versados nos diversos métodos de fechamento de feridas.

Dano muscular resulta em liberação de hemocromógenos (mioglobina), que são filtrados nos glomérulos e que podem resultar em nefropatia obstrutiva. Portanto, hidratação e infusão vigorosas de bicarbonato de sódio intravenoso (infusão contínua a 5%) e manitol (25 g a cada 6 horas para adultos) são indicadas para solubilizar os hemocromógenos e manter o débito urinário caso sejam encontradas quantidades significativas no soro. Esses pacientes também se beneficiam de volumes intravenosos adicionais em relação às quantidades previstas para a área da ferida, pois a maior parte dela é profunda e não pode ser acessada por meio de exame físico.

Efeitos tardios

Podem ocorrer déficits neurológicos que podem parecer de certa forma aleatórios. Avaliações neurológicas seriais devem ser realizadas como parte do exame de rotina a fim de detectar qualquer neuropatologia inicial ou tardia. Efeitos no sistema nervoso central como encefalopatia cortical, hemiplegia, afasia e lesão por disfunção do tronco encefálico foram relatados em até 9 meses após a lesão; outros relatam lesões tardias de nervos periféricos caracterizadas por desmielinização com vacuolização e gliose reativa. Outro efeito devastador a longo prazo é o desenvolvimento de catarata, que pode ocorrer mesmo depois de muitos anos. Tais complicações podem ocorrer em até 30% dos pacientes que sofrem lesões de alta voltagem, devendo estes estar cientes dessas possibilidades, mesmo com o melhor tratamento.

QUEIMADURAS QUÍMICAS

A maioria das queimaduras químicas é acidental por uso incorreto de produtos de limpeza doméstica, embora algumas das apresentações mais dramáticas envolvam exposições industriais. Queimaduras térmicas são, em geral, exposições de curta duração ao calor, mas ferimentos químicos podem ser de duração maior, até mesmo de horas na ausência de tratamento adequado. O grau de dano tecidual, bem como o nível de toxicidade, é determinado pela natureza química do agente, pela concentração do agente e pela duração do contato com a pele. Substâncias químicas causam lesões por destruição de proteínas, com desnaturação, oxidação, formação de ésteres proteicos ou dessecação do tecido. Nos EUA, a composição da maioria dos produtos químicos domésticos e industriais pode ser obtida no Centro de Controle de Intoxicações da região, que pode dar sugestões de tratamento.

Rapidez é essencial no manejo de queimaduras químicas. Para todos os produtos químicos, lavagem com quantidades abundantes de água limpa deve ser feita imediatamente após a remoção de todas as roupas. Pós secos devem ser escovados das áreas afetadas antes da irrigação. A irrigação precoce dilui a substância química que já está em contato com a pele, o que aumenta oportunamente a eficácia da irrigação; podem ser usados vários litros de irrigante. Por exemplo, 10 mℓ de ácido sulfúrico 98% dissolvidos em 12 ℓ de água diminuem o pH para 5,0, uma faixa que ainda pode causar lesão. Se a composição química for conhecida (ácido ou base), o monitoramento do pH da solução usada na lavagem oferece uma boa indicação da eficácia e conclusão da lavagem. Uma regra prática razoável é lavar com 15 a 20 ℓ de água corrente ou mais em lesões químicas significativas. Deve-se manter o local da lavagem com escoamento a fim de remover o efluente primário mais concentrado. Deve-se tomar cuidado para fazer esse escoamento longe de áreas não lesionadas para evitar exposição adicional (Figura 20.8).

Todos os pacientes devem ser monitorados de acordo com a gravidade de suas lesões. Eles podem ter transtornos metabólicos, geralmente por anormalidades de pH devido à exposição a ácidos ou substâncias cáusticas fortes. Se for observada dificuldade respiratória, oxigenoterapia e ventilação mecânica devem ser instituídas. A reanimação deve ser orientada pela área de superfície corporal envolvida; contudo, o total de fluidos administrados pode ser drasticamente diferente dos volumes calculados. Algumas dessas lesões podem ser mais superficiais do que parecem, especialmente no caso de ácidos devido à necrose coagulativa, e, portanto, têm menor volume de reanimação. Lesões causadas por bases, porém, podem penetrar além do que está aparente no exame (necrose liquefativa), e, portanto, pode ser indicado um volume maior. Por esse motivo, pacientes com lesões químicas devem ser atentamente observados em relação a sinais de perfusão adequada, como débito urinário. Todos os pacientes com lesões químicas significativas devem ser monitorados com sondas vesicais de demora para medir os débitos com precisão.

A excisão cirúrgica, se indicada pela avaliação clínica da profundidade da ferida, deve ocorrer assim que o paciente for estabilizado e reanimado. Após lavagem e excisão adequadas, as feridas de queimadura são cobertas com agentes antimicrobianos ou substitutos da pele. Uma vez que as feridas tenham se estabilizado com o tratamento indicado, elas são cuidadas da mesma maneira que qualquer perda de tecido mole. Enxerto de pele ou cobertura com retalho são realizados conforme a necessidade.

Substâncias alcalinas

Substâncias alcalinas, como cal, hidróxido de potássio, alvejante e hidróxido de sódio, estão entre os agentes mais comumente envolvidos em lesões químicas. Lesões acidentais frequentemente ocorrem em bebês e crianças pequenas explorando armários de limpeza. Três fatores estão envolvidos no mecanismo de queimaduras alcalinas: (1) a saponificação de gordura causa perda de isolamento térmico formado na reação química com o tecido; (2) a extração massiva de água das células causa danos devido à natureza higroscópica dos alcalinos; e (3) os alcalinos se dissolvem e se unem às proteínas dos tecidos para formar proteinatos alcalinos, que são solúveis e contêm íons hidróxido. Esses íons induzem mais reações químicas, penetrando mais profundamente no tecido. O tratamento envolve a remoção imediata do agente causador

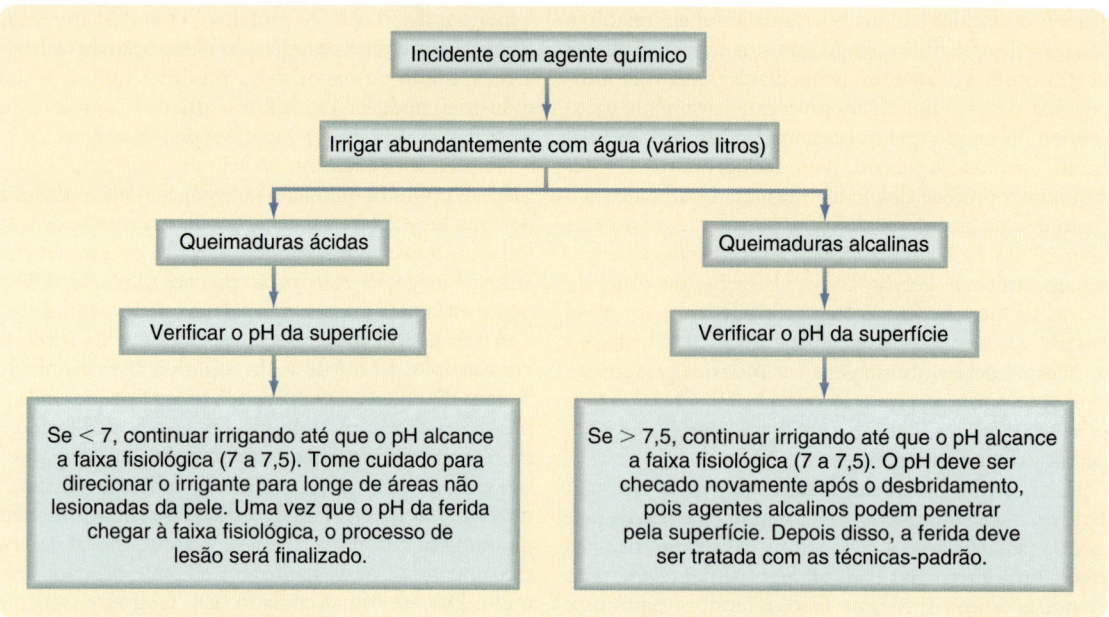

Figura 20.8 Tratamento de queimaduras ácidas e alcalinas.

com lavagem com grandes volumes de líquido, normalmente água. Não é recomendável tentar neutralizar agentes alcalinos com ácidos fracos, pois o calor liberado das reações de neutralização induz ainda mais lesões mediante a reação termoplástica. Bases particularmente fortes devem ser tratadas com lavagem, dando-se atenção à adição de desbridamento da ferida no centro cirúrgico. A remoção tangencial das áreas afetadas é realizada até que os tecidos removidos estejam no pH normal.

Queimaduras de cimento (óxido de cálcio) são alcalinas por natureza, ocorrem comumente e se trata normalmente de lesões relacionadas ao trabalho. A substância crítica responsável pelo dano cutâneo é o íon hidroxila. Em geral, o agente fica em contato com a pele por períodos prolongados, como sob as botas de um pedreiro que procura tratamento horas depois da exposição, ou depois que o cimento penetrou nas roupas, o que, quando combinado com a transpiração, induz uma reação exotérmica. O tratamento consiste em remover todas as roupas e irrigar a área afetada com água e sabão até que todo o cimento seja removido e o efluente chegue a um pH abaixo de 8. As lesões tendem a ser profundas devido aos tempos de exposição, podendo ser indicadas excisão cirúrgica e enxertia da escara resultante.

Ácidos

Lesões ácidas são tratadas inicialmente como qualquer outra lesão química, com a remoção de todas as substâncias químicas despindo-se a área afetada e irrigando abundantemente. Os ácidos levam à decomposição de proteínas por hidrólise e necrose coagulativa, o que resulta em uma escara rígida que não penetra tão profundamente quanto as substâncias alcalinas. Esses agentes também induzem lesão térmica por geração de calor mediante contato com a pele, causando ainda mais danos nos tecidos moles.

Lesões de ácido fórmico são relativamente raras, normalmente envolvendo um ácido orgânico como desincrustante industrial e como conservante do feno. Anormalidades eletrolíticas são de grande preocupação em pacientes que tenham sofrido extensas lesões por ácido fórmico, sendo comum a ocorrência de acidose metabólica, falência renal, hemólise intravascular e complicações pulmonares. Acidemia detectada por acidose metabólica na gasometria arterial deve ser corrigida com bicarbonato de sódio intravenoso. Hemodiálise pode ser indicada quando da ocorrência de absorção extensiva do ácido fórmico. Uma ferida causada por ácido fórmico tem uma aparência tipicamente esverdeada e é mais profunda do que inicialmente parece ser; é mais bem tratada por meio de excisão cirúrgica.

Ácido fluorídrico é uma substância tóxica amplamente utilizada tanto no contexto industrial quanto doméstico, sendo o ácido inorgânico mais forte que se conhece. O manejo dessas queimaduras é diferente do de outras ácidas em geral. O ácido fluorídrico produz desidratação e corrosão de tecidos com íons hidrogênio livres. Além disso, o íon fluoreto forma complexos com cátions bivalentes, como o cálcio e o magnésio, formando sais insolúveis. A absorção sistêmica do íon fluoreto pode então induzir quelação do cálcio intravascular e hipocalcemia, que causa arritmias potencialmente fatais. Além de irrigação inicial abundante com água limpa, a área queimada deve ser tratada imediatamente com gel de gliconato de cálcio 2,5% em abundância. Em geral, essas feridas são bastante dolorosas devido à quelação do cálcio e à respectiva liberação de potássio; esse achado pode ser usado para determinar a eficácia do tratamento. O gel deve ser trocado a intervalos de 15 minutos até que a dor diminua, sendo essa uma indicação da remoção do íon fluoreto ativo. Se o alívio da dor não for completo após várias aplicações ou se os sintomas retornarem, injeções intradérmicas de gliconato de cálcio 10% (0,5 mℓ/cm^2 afetado), gliconato de cálcio intra-arterial na extremidade afetada, ou ambos, podem ser necessárias para aliviar os sintomas. Se a queimadura não for tratada dessa maneira, podem ocorrer descalcificação do osso abaixo da lesão e expansão da lesão de tecido mole.

Todos os pacientes com queimaduras por ácido fluorídrico devem ser hospitalizados para monitoramento cardíaco, com especial atenção à prolongação do intervalo QT. Um total de 20 mℓ de solução de gliconato de cálcio 10% deve ser adicionado ao primeiro litro de líquido de reanimação, e os eletrólitos séricos devem ser monitorados atentamente. Quaisquer alterações eletrocardiográficas devem instituir uma reação rápida da equipe de tratamento com cloreto de cálcio intravenoso para manter a função cardíaca. Vários gramas de cálcio podem ser necessários no fim até que a reação química siga seu curso. O magnésio e o potássio séricos também devem ser atentamente monitorados e repostos. Rapidez é a chave para a eficácia do tratamento.

Hidrocarbonetos

As propriedades solventes orgânicas dos hidrocarbonetos promovem dissolução da membrana celular e necrose cutânea. Os sintomas incluem eritema e formação de bolhas, as queimaduras são normalmente superficiais e cicatrizam de maneira espontânea. Se absorvidos sistemicamente, sua toxicidade pode produzir depressão respiratória e eventual lesão hepática, a qual se acredita estar associada a benzenos. A inflamação de hidrocarbonetos na pele causa lesão profunda de espessura total.

RESUMO

O tratamento de queimaduras é complexo. Pequenas lesões podem ser tratadas na comunidade por médicos especializados. Lesões moderadas e graves, contudo, se beneficiam de tratamento realizado em estabelecimentos exclusivos e com recursos para maximizar os desfechos desses eventos geralmente devastadores. O cuidado dos pacientes melhorou de maneira acentuada, tanto que a maioria dos pacientes, mesmo com lesões massivas, sobrevive. Os desafios para o futuro se encontram nas áreas de minimização da formação de cicatrizes e controle e aceleração do tempo de cicatrização para a obtenção de resultados funcionais e visualmente atraentes.

21

Mordidas e Picadas

Lillian Liao, Robert L. Norris, Elaine E. Nelson, Ronald M. Stewart

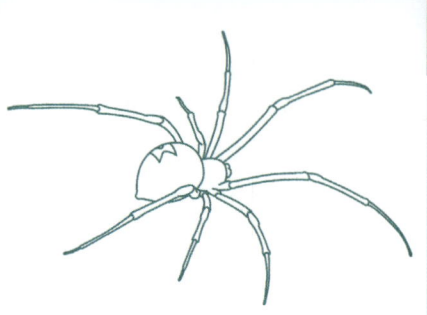

VISÃO GERAL DO CAPÍTULO

Mordeduras de serpentes
  Epidemiologia
  Espécies venenosas nativas dos EUA
  Fisiopatologia
  Manifestações clínicas
  Manejo
  Terapia antiveneno
  Coagulopatia do envenenamento
  Fasciotomia
Mordidas de mamíferos
  Epidemiologia
  Tratamento
Mordidas e picadas de artrópodes
  Aranhas viúvas-negras

  Aranha reclusa castanha
  Escorpiões
  Carrapatos
  Himenópteros
Mordidas e picadas de seres marinhos
  Avaliação inicial
  Microbiologia de infecções de tecido mole
    relacionadas a ambientes marinhos
  Manejo geral
  Ferimentos causados por animais
    aquáticos não venenosos
  Envenenamento por invertebrados
  Envenenamento por vertebrados

MORDEDURAS DE SERPENTES

Epidemiologia

Mordidas ou picadas de cobras são um problema de saúde pública, principalmente em áreas quentes em todo o mundo. O ônus da lesão é maior nas regiões tropicais e subtropicais, afetando principalmente o Sudeste Asiático, a Índia, a Austrália, a América do Sul e partes da África. A Organização Mundial da Saúde reporta aproximadamente 5,4 milhões picadas de cobra em todo o mundo, com 2,7 milhões delas de cobras venenosas a cada ano que resultam em 81 mil a 138 mil mortes, com uma estimativa de três vezes o número de amputações ou invalidez permanentes.[1] O número real de mordidas pode estar subnotificado. Nos EUA, aproximadamente 5 mil mordidas de serpentes venenosas ocorrem anualmente, com aproximadamente cinco mortes relatadas anualmente.[2] Estima-se que mais mortes ocorreriam se os indivíduos feridos não buscassem atendimento médico. Não se sabe qual é a morbidade a longo prazo das picadas de cobra, pois geralmente não se realiza acompanhamento contínuo prolongado desses pacientes.

Espécies venenosas nativas dos EUA

Cobras venenosas clinicamente importantes que habitam os EUA podem ser divididas em duas grandes classes: os crotalíneos e os elapídeos. Crotalíneos são uma subfamília dos viperídeos, popularmente conhecidos como cobra-covinha, que recebem esse nome devido às fossetas loreais sensíveis à luz infravermelha. Existem várias espécies de crotalíneos que são encontradas em uma ampla variedade de hábitats, presentes por todo o território continental dos EUA, com exceção de Maine. Os crotalíneos incluem cascavéis (Figura 21.1), cobras-cabeças-de-cobre (Figura 21.2) e mocassins de água. Várias características distinguem os crotalíneos das

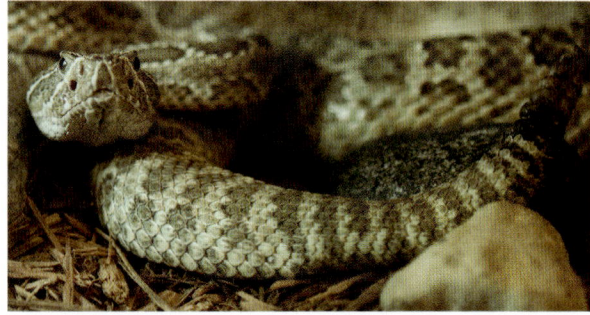

Figura 21.1 Uma típica cascavel da subfamília dos crotalíneos. Existem 32 espécies diferentes na América do Norte, e todas elas, com exceção de uma, têm o guizo (ou chocalho) terminal. (Cortesia de Ronald M. Stewart.)

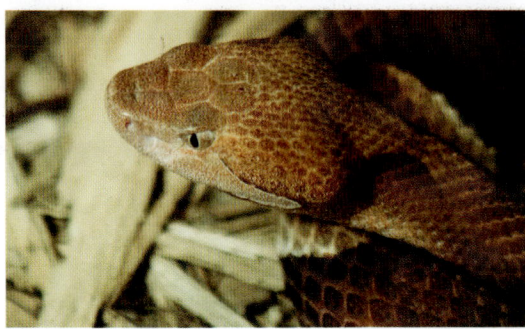

Figura 21.2 Características típicas de uma cobra-cabeça-de-cobre norte-americana. Muitos, se não todos, os envenenamentos causados por cobras-cabeças-de-cobre e mocassins de água são menos graves do que os causados por espécies de cascavel. (Cortesia de Ronald M. Stewart.)

cobras não venenosas. Crotalíneos tendem a ter cabeças relativamente triangulares, pupilas elípticas, fossetas faciais sensíveis ao calor e presas anteriores grandes e retráteis (Figuras 21.3 e 21.4). Todas as espécies de cascavéis, com exceção de uma, têm um guizo ou chocalho terminal como característica típica distinta (Figura 21.1). As espécies não crotalíneas que, com exceção das cobras-corais, não são venenosas, têm cabeças arredondadas, pupilas circulares e não têm presas. A única elapídea nativa dos EUA é a cobra-coral (Figura 21.5), que engloba três espécies distintas: a cobra-coral oriental (*Micrurus fulvius*), a cobra-coral do Texas (*Micrurus tener*) e a cobra-coral do deserto de Sonora (*Micruroides euryxanthus*). As cobras-corais da América do Norte têm listras de cores distintas organizadas em uma padronagem típica em sua pele, talvez mais bem lembradas por ditados folclóricos como "vermelho com amarelo perto, fique esperto; vermelho com preto ligado, pode ficar sossegado".

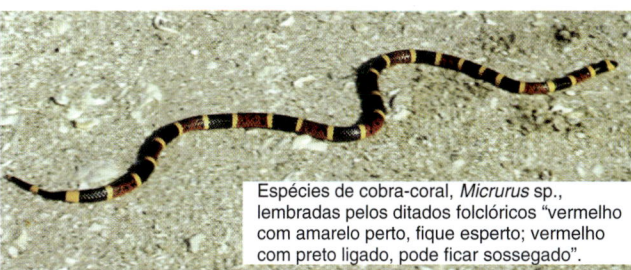

Espécies de cobra-coral, *Micrurus* sp., lembradas pelos ditados folclóricos "vermelho com amarelo perto, fique esperto; vermelho com preto ligado, pode ficar sossegado".

Figura 21.5 Marcas típicas das cobras-corais norte-americanas. É incomum encontrar a furtiva cobra-coral em espaços muito abertos. (Cortesia de Luther C. Goldman, U.S. Fish and Wildlife Service, comentado por Ronald M. Stewart.)

Mordidas nas extremidades inferiores são mais comuns quando a vítima não está segurando a cobra intencionalmente. Mordidas nas extremidades superiores predominam em vítimas que intencionalmente manuseiam cobras venenosas. A maioria dos pacientes envenenados por crotalíneos apresenta inchaço e dor no local do ferimento.[3-5] Envenenamentos por cobra-coral podem não ter achados locais ou ser mínimos.

Fisiopatologia

Os achados clínicos de envenenamento pelas duas subfamílias de cobras são diferentes. Cobras da família dos crotalíneos causam 95% das mordidas de cobras venenosas nos EUA. O veneno dos crotalíneos é normalmente depositado no tecido subcutâneo pelas presas da víbora. Menos comumente, o veneno é depositado nos compartimentos intramusculares ou intravenosamente, causando intensos efeitos locais com necrose tecidual e às vezes efeitos sistêmicos graves, com anormalidades hematológicas em consequência de seus efeitos hemotóxicos.[4,5] O envenenamento leva a extravasamento capilar difuso e pode resultar em edema pulmonar, hipotensão e choque. Além das hemotoxinas primárias, uma coagulopatia de consumo pode acompanhar as lesões teciduais graves.[6,7] O envenenamento pode resultar em hemorragia difusa até 1 hora depois da entrada do veneno. Embora envenenamento intravenoso (IV) seja extremamente raro, ele produz choque profundo e disfunção orgânica, com a ocorrência da manifestação desses sintomas em questão de minutos.

O veneno dos crotalíneos contém uma ampla gama de componentes complexos, incluindo peptídios e várias enzimas. O veneno normalmente contém metaloproteinases dependentes de zinco. Essas enzimas causam danos no nível da membrana basal, rompendo as conexões celulares endoteliais, causando hemorragia e extravasamento de fluido.[5] A gravidade da mordida, em cada caso, está relacionada ao volume de veneno depositado e às concentrações de toxina produzidas pelas espécies de crotalíneos. Envenenamentos por cascavéis são tipicamente mais graves e mais provavelmente necessitam de terapia antiveneno.

O veneno dos elapídeos contém alfaneurotoxinas, o que resulta em um efeito neurotóxico direto. As toxinas afetam os receptores pré e pós-sinápticos. O veneno pode resultar em depressão respiratória com progressão para choque neurogênico. Pacientes com esses sintomas têm um alto risco de mortalidade, sendo necessária atenção médica imediata.[8]

Manifestações clínicas

Sinais e sintomas locais de mordidas de cobras da família dos crotalíneos incluem inchaço, dor e equimose. O inchaço pode progredir para a formação de bolhas e normalmente avançar ao longo do caminho da drenagem linfática da região da mordida (Figura 21.6).

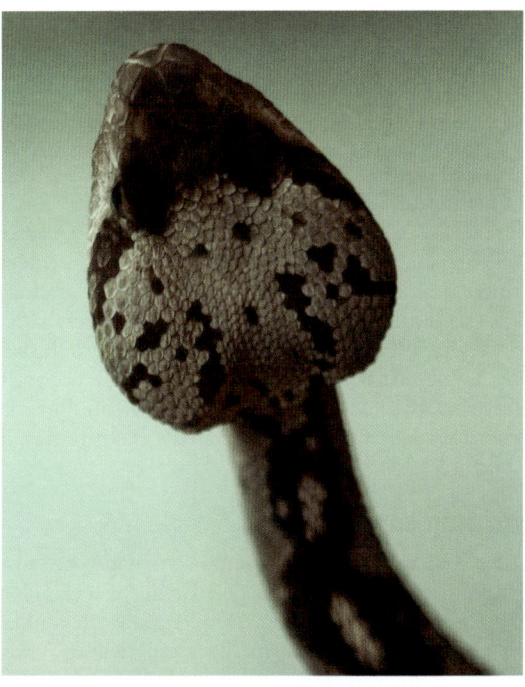

Figura 21.3 Essa cascavel apresenta a cabeça larga e triangular típica, característica das espécies de crotalíneos. (Cortesia de Ronald M. Stewart.)

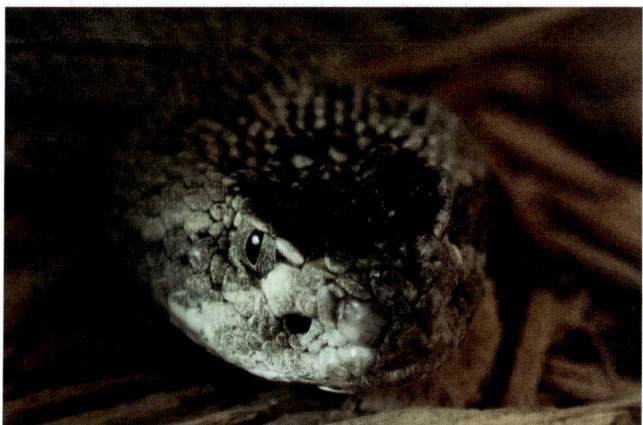

Figura 21.4 As espécies de crotalíneos têm as fossetas faciais características que são extremamente sensíveis à radiação infravermelha, além das pupilas elípticas. (Cortesia de Ronald M. Stewart.)

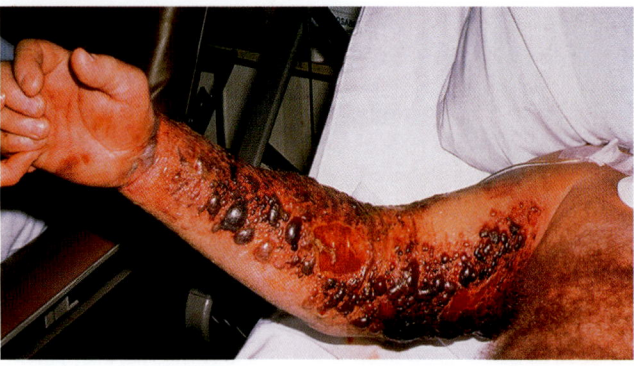

Figura 21.6 Sinais de envenenamento grave (grau 3) com formação extensiva de bolhas após uma mordida de cascavel na mão. Essa aparência é atualmente incomum em pacientes tratados precocemente com soro antiveneno.

A dor é relatada como uma queimação que começa em questão de minutos após o envenenamento. O inchaço, se progressivo, pode evoluir para síndrome compartimental da extremidade. Necrose do tecido também pode ocorrer, com atrasos no tratamento resultando em perda de função. Os sinais sistêmicos se devem ao colapso circulatório difuso em consequência do envenenamento. Os pacientes reportam inicialmente náuseas, parestesias periorais, gosto metálico na boca e espasmos musculares. Entre as alterações laboratoriais, incluem-se aumento do tempo parcial de tromboplastina, do tempo de protrombina e dos produtos da degradação da fibrina, elevações da creatinina e da creatina fosfoquinase, proteinúria, hematúria e anemia.[9]

Em compensação, pacientes envenenados por cobra-coral, que causa principalmente neurotoxicidade, podem apresentar falência respiratória ou sintomas neurológicos com achados locais mínimos. Os sinais sistêmicos de mordidas de cobra-coral, incluindo disfunção do nervo craniano e perda de reflexos tendinosos profundos, podem progredir para depressão respiratória e paralisia em algumas horas. As diferenças entre as terapias destacam a importância da diferenciação entre mordidas de cobra-coral e de crotalíneos (cobra-covinha).[7-9]

Manejo

O manejo inicial para uma vítima de mordida de cobra é removê-la da área de perigo. O local da ferida deve ser limpo, se possível, a área afetada deve ser elevada no nível do coração e o paciente transportado para um hospital próximo para determinação da necessidade da administração de soro antiveneno. Recomendações históricas de curativos e aspiração do veneno, ave recém-morta por cima da ferida, crioterapia, sucção, torniquetes e terapia com choque elétrico são prejudiciais e não devem ser usadas como medidas de primeiros socorros ou de tratamento (Tabela 21.1).

A avaliação inicial hospitalar deve seguir os protocolos e as diretrizes de acordo com o Curso Suporte Avançado de Vida no Trauma.[10] Devem-se obter informações detalhadas do paciente ou do médico do serviço de transporte quanto a horário da lesão, tipo de cobra envolvida e histórico prévio de envenenamento. Pacientes ou seus familiares geralmente trazem a cobra (viva ou morta); porém, esses animais não devem ser manipulados, pois o reflexo de mordida pode ocorrer até 1 hora depois da morte da cobra. A área da mordida deve ser marcada e a área afetada, avaliada a cada 15 minutos para verificar se há progressão, até que se estabilize.[7-9]

Avaliação laboratorial completa é necessária para pacientes que são mordidos por crotalíneos. Pacientes com mordidas de elapídeos também necessitam de monitoramento respiratório. Uma radiografia de tórax e um eletrocardiograma são necessários para pacientes idosos ou para aqueles com sintomas sistêmicos. Todos os pacientes com sinais de envenenamento devem ser observados por pelo menos 24 horas no hospital. Pacientes mordidos por crotalíneos e sem sinais de envenenamento ou anormalidades laboratoriais podem receber alta após 6 a 8 horas de observação. Possíveis envenenamentos por cobra-coral devem ser observados por um período mais longo de tempo, normalmente 24 horas.

Uma escala de graduação tem sido usada para estimar a gravidade das mordidas de crotalíneos.[11] A ferramenta de graduação ajuda a avaliar a progressão da lesão e determinar a necessidade de administração de soro antiveneno. Essa é uma importante ferramenta, pois o medicamento CroFab® (BTG International Inc., West Conshohocken, PA) é caro e, embora geralmente seguro, pode causar efeitos colaterais adversos. A escala de graduação da gravidade da mordida de cobra (Tabela 21.2) deve ser usada como parte da avaliação inicial do uso de medicamento antiveneno. Pacientes com gravidade mínima, sem progressão, possivelmente não se beneficiariam do medicamento antiveneno. Em compensação, pacientes com mordidas moderadas a graves provavelmente seriam (Figura 21.7).[8-12]

Terapia antiveneno

Terapia antiveneno é o carro-chefe do tratamento de envenenamentos significativos de espécies de crotalíneos e elapídeos.[13] A decisão de usar terapia antiveneno requer avaliação clínica, além de ser recomendável consultar médicos experientes. A administração de medicamentos antiveneno é sensível ao tempo em ambas

Tabela 21.1 Modalidades ultrapassadas ou não comprovadas de tratamento para mordidas de cobra.

Curativos e aspiração do veneno	Medidas constritivas
Curativo com aves recém-mortas	Excisão parcial ou radical das feridas
Estimulação elétrica	Esteroides
Gelo – crioterapia	Aquecimento
Fasciotomia (profilática)	Torniquete

Tabela 21.2 Escala de graduação de gravidade de mordidas de cobra.

0	Marca de presas; inchaço local, equimose < 2,5 cm; dor e sensibilidade mínimas; nenhum sintoma sistêmico
1	Marca de presas; histórico de dor imediata após a mordida; inchaço e eritema de 5 a 15 cm; nenhum sintoma sistêmico
2	Marca de presas; histórico de dor intensa imediata; inchaço e eritema de 15 a 40 cm; sintomas sistêmicos leves ou achados laboratoriais anormais ou ambos
3	Marca de presas; histórico de dor intensa imediata; inchaço e eritema > 40 cm; petéquias e bolhas; sintomas sistêmicos moderados; sangramento ou coagulopatia intravascular disseminada ou ambos; parâmetros laboratoriais anormais
4	Marca de presas; sinais de vários pontos de envenenamento; histórico de dor intensa imediata; sinais sistêmicos graves – coma, choque, hemorragia, coagulação intravascular disseminada e paralisia

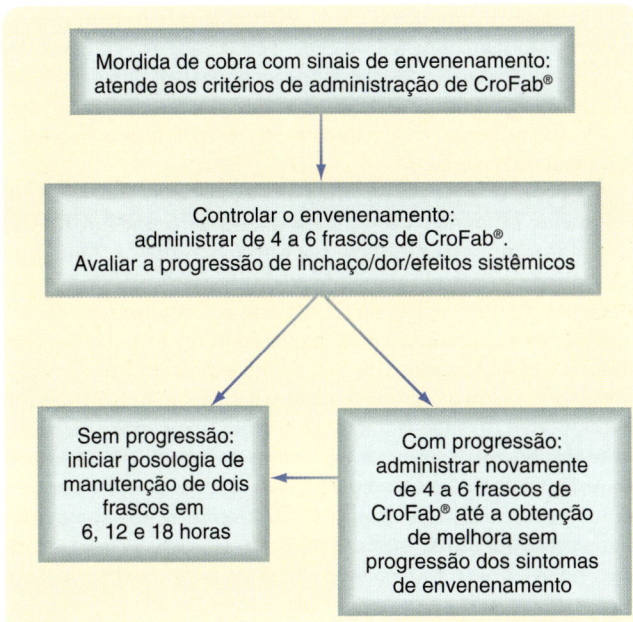

Figura 21.7 Algoritmo simplificado para manejo de pacientes com envenenamento significativo. A dosagem baseia-se em uma estimativa do grau de envenenamento, não no peso.

as categorias de envenenamento: quanto mais rapidamente o medicamento antiveneno for administrado, mais eficaz é a terapia. CroFab® é um medicamento antiveneno polivalente comercialmente disponível com eficácia contra uma ampla gama de espécies de crotalíneos nos EUA. Os anticorpos usados nesse produto são derivados de ovinos, e a experiência clínica demonstrou que o produto é muito mais seguro do que o antiveneno polivalente utilizando antes do ano 2000. A terapia antiveneno é mediada por anticorpos direcionados a antígenos. CroFab®, como seu nome implica, consiste em fragmentos de segmentos de ligação ao antígeno dos anticorpos (Fab). Pelo fato de que deve haver anticorpos suficientes para neutralizar determinada quantidade de antígeno, a dose do medicamento antiveneno é determinada pela quantidade de veneno injetado pela cobra, e não pela massa ou pelo tamanho do paciente. A dose inicial padrão é de quatro a seis frascos em pacientes pediátricos e adultos. O *bolus* é repetido até que os sinais e sintomas estejam estabilizados; depois disso, dois frascos de CroFab® são administrados a cada 6 horas por mais três vezes. Gravidez não é uma contraindicação para a administração de CroFab®.[11-13]

O antídoto para o veneno de cobra-coral (*Micrurus fulvius*) foi produzido pela Pfizer (Nova York, NY) e está disponível em quantidades limitadas para mordidas de cobras-corais. O antídoto não está atualmente sendo produzido, e as datas de validade do estoque de antídoto disponível foram prorrogadas desde 2011. A Food and Drug Administration (FDA) dos EUA, em parceria com a Pfizer, está tentando garantir mais estoques de antídoto para veneno de cobra. No entanto, neste exato momento, seu suprimento é um tanto incerto, e contatar as farmácias dos hospitais e o centro regional de controle de intoxicações é obrigatório para avaliar as opções de tratamento. O tratamento antiveneno deve ser iniciado precocemente em pacientes que definitivamente sofreram mordidas de cobras-corais, já que os sinais e sintomas podem ser inicialmente mínimos. O antídoto para o veneno de cobra carrega o risco de anafilaxia; portanto, sua administração em um estabelecimento onde o tratamento para anafilaxia esteja prontamente disponível (epinefrina, esteroides, anti-histamínicos e controle de via respiratória) é imprescindível. Para envenenamentos por espécies não nativas dos EUA, os centros de controle de intoxicações e os zoológicos podem fornecer informações importantes sobre aquisição de antídotos e tratamentos para venenos de cobra. A American Association of Poison Control Centers (1-800-222-1222) é uma fonte de informações úteis para médicos que necessitem de ajuda no manejo de mordidas de cobras venenosas. Devido à escassez de alguns produtos antiveneno, os contatos com o centro de controle de intoxicações são especialmente importantes.[12]

Coagulopatia do envenenamento

O envenenamento por crotalíneos pode resultar em uma cascata de coagulopatia sistêmica.[14] Hemoderivados só são necessários se o defeito de coagulação não for revertido pelo antídoto do veneno ou se houver hemorragia ativa e significativa. Hemorragia grave requer a administração dos devidos hemoderivados com base em valores laboratoriais. No entanto, o antídoto do veneno deve começar antes da reposição de qualquer hemoderivado, pois tratar a causa primária de sangramento é de extrema importância. A coagulopatia pode durar 2 semanas após a lesão, devendo-se evitar cirurgias eletivas durante esse tempo.[5,9,12]

Fasciotomia

Na maior parte das vezes, a maioria do veneno é injetada no espaço subcutâneo e, por isso, a fasciotomia é muito raramente necessária. No entanto, ocasionalmente, o veneno pode ser injetado nos compartimentos musculares (Figura 21.8). Crianças e pacientes com mordidas nas mãos ou nos dedos são os mais propensos a sofrer injeção intramuscular de veneno. Em casos de injeção intramuscular, pode haver desenvolvimento de síndrome compartimental, e deve-se realizar avaliação seriada. Não há justificativa para fasciotomia profilática.[15] Dados de estudos com animais demonstram que a fasciotomia pode aumentar a gravidade da mionecrose local e que o antídoto para veneno é eficaz para a redução da síndrome compartimental;[16] no entanto, se o antídoto para o veneno tiver sido adequadamente administrado e se houver uma grande probabilidade de desenvolvimento de uma síndrome compartimental ou se esta for demonstrada pelo aumento das

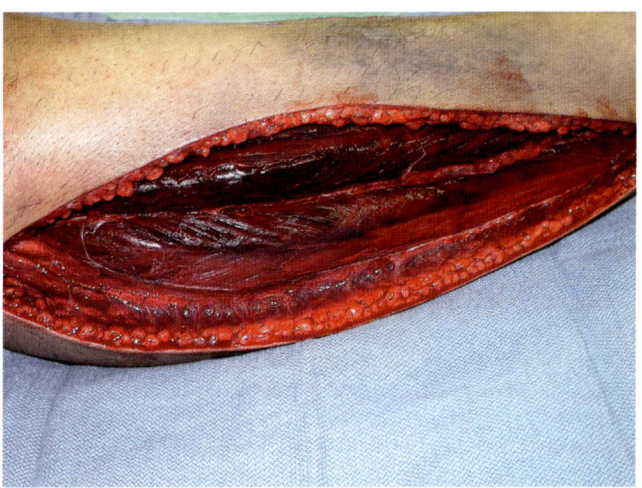

Figura 21.8 Fasciotomia da extremidade inferior em uma vítima de mordida grave de cascavel na perna. As pressões intracompartimentais foram documentadas como excepcionalmente elevadas nesse paciente, a despeito da elevação do membro e das altas doses de medicamento antiveneno. (Cortesia de Ronald M. Stewart.)

pressões compartimentais, a fasciotomia pode ser necessária. É preciso abster-se de desbridar os grupos musculares lesionados, pois a avaliação usual da viabilidade muscular (contração, coloração, aparência geral) não é confiável no contexto de envenenamento intramuscular, já que isso pode ser efeito do envenenamento, e não de necrose muscular. Desbridamento prematuro pode resultar em morbidade desnecessária.[15] A administração de antídoto para veneno é o tratamento básico para esses pacientes. Adicionalmente, terapia de pressão negativa na ferida é adequada para cobertura de locais de fasciotomia.

MORDIDAS DE MAMÍFEROS

Epidemiologia

A incidência de lesões por mordidas de mamíferos é desconhecida, pois a maioria dos pacientes com pequenos ferimentos sequer chega a buscar cuidado médico. A maioria das mortes de humanos causadas por mamíferos não humanos nos EUA resulta de ferimentos causados por cavalos ou bovinos, e não por mordidas.[17] Óbitos causados por mordidas de mamíferos são incomuns nos EUA, mas milhares de pessoas são mortas ao redor do mundo todos os anos, principalmente por animais de grande porte, como leões e tigres. Cães são responsáveis por 80 a 90% das mordidas de mamíferos nos EUA, seguidos por gatos e humanos; estima-se que 4,7 milhões de mordidas de cães ocorram anualmente nos EUA, representando 1% dos registros de atendimento nos departamentos de emergência.[18] A maior parte dessas mordidas ocorre com um *pet* da família ou com um cão da vizinhança. Pitbulls e Rottweilers são responsáveis pela maioria das mordidas fatais de cães nos EUA,[18] as quais ocorrem mais frequentemente nas extremidades de adultos e na cabeça, no rosto e no pescoço de crianças, o que aumenta o risco de morte e morbidade grave em crianças. Mais de 60% das mordidas relatadas ocorrem em crianças, principalmente em meninos de 5 a 9 anos. Demograficamente, o maior risco de morte por mordida de cachorro nos EUA está entre crianças de 0 a 4 anos (75 mortes por ano) e entre os indivíduos acima de 65 anos (74 mortes por ano).[17]

Tratamento

Avaliação

Humanos atacados por animais estão em risco de trauma contuso e penetrante. Os animais produzem lesões contusas ao bater com suas extremidades, morder com suas mandíbulas poderosas e esmagar com seu peso corporal. Dentes e garras podem perfurar cavidades do corpo, incluindo o crânio, e amputar extremidades. Pacientes com ferimentos graves são manejados de maneira semelhante a outras possíveis vítimas de lesões sérias, dando-se atenção especial ao manejo da ferida. Exames laboratoriais úteis são os mesmos que em outras causas de trauma, mas também incluem culturas quando houver presença de infecção. Radiografias devem ser realizadas para diagnosticar possíveis fraturas, penetração articular, infecções graves e corpos estranhos retidos, como dentes. O *status* de imunização do paciente contra tétano precisa ser atualizado, se necessário.

Cuidado da ferida

O manejo local da ferida reduz o risco de infecção e maximiza os resultados funcionais e estéticos. Limpá-la com rapidez é a terapia mais importante para prevenir infecções e zoonoses, como raiva. A pele intacta ao redor de feridas sujas é esfregada com esponja e iodopovidona 1% ou solução de gliconato de clorexidina 2%. Alternativamente, uma solução diluída de iodopovidona pode ser usada para irrigação, desde que a ferida seja enxaguada posteriormente com solução salina normal ou água. Feridas que estejam sujas ou que contenham tecido desvitalizado são limpas delicadamente com gaze ou esponja porosa e incisivamente desbridadas. O manejo ideal das feridas pode requerer tratamento em centro cirúrgico com anestesia geral ou regional.

As opções para reparo da ferida incluem fechamento primário, fechamento primário postergado e fechamento secundário. A localização anatômica da mordida, sua origem e o tipo de ferimento determinam o método mais adequado. Fechamento primário é adequado para ferimentos na cabeça e no pescoço tratados em até 24 horas após a mordida e para os quais os resultados estéticos são importantes e as taxas de infecção são baixas.[19,20] O fechamento primário também pode ser usado em feridas de baixo risco em braços, pernas e tronco se tratadas em 6 a 12 horas após a mordida. Mordidas humanas graves e ferimentos da face por avulsão que requerem retalhos têm sido reparados com sucesso com fechamento primário; contudo, essa técnica é controversa. Feridas propensas ao desenvolvimento de infecção (Boxe 21.1), como as feridas com mais de 24 horas após a mordida (ou > 6 horas se houver

---

Boxe 21.1 Fatores de risco de infecção por mordidas de animais.

Alto risco
Localização
Mão, punho ou pé
Couro cabeludo ou rosto de bebês (alto risco de perfuração craniana)
Em uma articulação importante (possível perfuração)
Mordida completa de uma bochecha

Tipo de ferimento
Perfurante (difícil de irrigar)
Esmagamento de tecido impossível de desbridar
Mordida de carnívoro sobre uma estrutura vital (artéria, nervo, articulação)

Paciente
> 50 anos
Asplênico
Alcoolismo crônico
Status imunológico alterado
Diabetes
Insuficiência vascular periférica
Terapia com corticosteroide a longo prazo
Paciente com doença valvar cardíaca ou com prótese valvar ou doença articular

Espécies
Gato doméstico
Felinos grandes (perfurações profundas)
Humanos (mordida na mão)
Primatas
Porcos

Baixo risco
Localização
Rosto, couro cabeludo ou boca

Tipo de ferimento
Grandes lacerações limpas que possam ser totalmente irrigadas

Adaptado de Keogh S, Callaham ML. Bites and injuries inflicted by domestic animals. In Auerbach PS, ed. *Wilderness Medicine: Management of Wilderness and Environmental Emergencies*. 4th ed. St Louis: Mosby; 2001:961-978.

envolvimento da cartilagem do nariz ou da orelha), são cobertas com curativos úmidos e submetidas a fechamento primário postergado após 3 a 5 dias. Uma vez que os ferimentos perfurantes têm maior incidência de infecção, eles não são suturados. Irrigação profunda de pequenas feridas perfurantes e excisão ampla não provaram ser benéficas. No entanto, grandes feridas perfurantes geralmente se beneficiam de irrigação e desbridamento. Cicatrização por segunda intenção geralmente produz cicatrizes inaceitáveis em áreas esteticamente sensíveis. O médico deve estar atento ao fato de que mordidas significativas de cães podem ter extensas áreas de comprometimento criadas pelos grandes dentes dos cães. Essas feridas requerem intervenção cirúrgica sob anestesia geral ou regional.

Mordidas envolvendo as mãos ou os pés têm probabilidade muito maior de ficarem infectadas e, por isso, são deixadas abertas.[20] O principal objetivo da reparação de feridas de mordidas na mão é maximizar o resultado funcional. Mesmo com terapia adequada, aproximadamente um terço das mordidas de cães na mão infecciona.[20] Cicatrização por segunda intenção é recomendada para a maioria das lacerações de mão. Após exploração extensiva, irrigação e desbridamento, a mão é imobilizada, envolvida em um curativo volumoso e elevada. Embora dados de alta qualidade sejam limitados, a prevenção com antibióticos empíricos nessas situações pode ser recomendada.[21]

Uma ferida por mordida de humano comumente associada a alta morbidade é a lesão de punho cerrado (mordida de luta) resultante de golpe com a mão sobre os dentes da boca de outra pessoa. Independentemente da anamnese obtida, as lesões sobre o dorso das articulações metacarpofalangianas são tratadas como lesões de punho cerrado. Embora esses ferimentos pareçam insignificantes, eles geralmente resultam em lesões graves no tendão extensor ou na cápsula articular e têm contaminação significativa de bactérias orais. O tendão extensor retrai quando a mão se abre; portanto, é preciso realizar avaliações da mão nas posições aberta e de punho fechado. Pequenos ferimentos são irrigados, desbridados e deixados abertos. Lesões potencialmente mais profundas e mordidas infectadas requerem exploração e desbridamento no centro cirúrgico e administração de antibióticos IV.[22] Todas as lesões de mordidas são reavaliadas em 1 ou 2 dias para descartar infecção secundária.

Microbiologia

Devido à ampla variedade e à alta concentração de bactérias na boca, não surpreende que infecção da ferida seja a principal complicação das mordidas, com uma taxa de infecção de 3 a 18% das feridas de mordidas de cães e de aproximadamente 50% das feridas de mordidas de gatos. Feridas contaminadas contêm bactérias aeróbicas e anaeróbicas e produzem uma média de cinco microrganismos isolados por cultura (Boxe 21.2). Embora muitas feridas sejam infectadas por *Staphylococcus* e *Streptococcus* spp. e organismos anaeróbicos, *Pasteurella* spp. é o patógeno bacteriano mais comum, encontrado em 50% das mordidas de cães e em 75% das mordidas de gatos. Feridas de mordidas humanas, assim como em outras feridas de mordidas, estão relacionadas à microbiota oral do mordedor. Essas feridas são normalmente contaminadas com *Eikenella corrodens*, além dos microrganismos encontrados nas mordidas de cães e gatos.[22,23]

Doenças sistêmicas, como raiva, doença da arranhadura do gato, varíola bovina, tularemia, leptospirose e brucelose, podem ser adquiridas pela mordida de animais. Mordidas de humanos podem transmitir hepatites B e C, tuberculose, sífilis e vírus da imunodeficiência humana (HIV).[24] Embora a transmissão de HIV por mordidas de humanos seja rara, a soroconversão é possível quando uma pessoa que tem uma ferida aberta, tanto de uma mordida quanto de um ferimento preexistente, é exposta a saliva com sangue HIV-positivo.[24] Nesse cenário, exames de HIV iniciais e em 6 meses após a exposição são realizados, e tratamento profilático com medicamentos anti-HIV pode ser considerado.

Boxe 21.2 Bactérias comumente encontradas nas bocas dos animais.

- *Acinetobacter* spp.
- *Actinobacillus* spp.
- *Aeromonas hydrophila*
- *Bacillus* spp.
- *Bacteroides* spp.
- *Bordetella* spp.
- *Brucella canis*
- *Capnocytophaga canimorsus*
- *Clostridium perfringens*
- *Corynebacterium* spp.
- *Eikenella corrodens*
- *Enterobacter* spp.
- *Escherichia coli*
- *Eubacterium* spp.
- *Fusobacterium* spp.
- *Haemophilus aphrophilus*
- *Haemophilus haemolyticus*
- *Klebsiella* spp.
- *Leptotrichia buccalis*
- *Micrococcus* spp.
- *Moraxella* spp.
- *Neisseria* spp.
- *Pasteurella aerogenes*
- *Pasteurella canis*
- *Pasteurella dagmatis*
- *Pasteurella multocida*
- *Peptococcus* spp.
- *Peptostreptococcus* spp.
- *Propionibacterium* spp.
- *Proteus mirabilis*
- *Pseudomonas* spp.
- *Serratia marcescens*
- *Staphylococcus aureus*
- *Staphylococcus epidermidis*
- *Streptococcus* spp.
- *Veillonella parvula*

Adaptado de Keogh S, Callaham ML. Bites and injuries inflicted by domestic animals. In: Auerbach PS, ed. *Wilderness Medicine: Management of Wilderness and Environmental Emergencies.* 4th ed. St Louis: Mosby; 2001:961-978.

Antibióticos

Embora os dados sejam limitados, antibióticos preventivos são recomendados para pacientes que sofrem mordidas de alto risco.[21] A escolha do antibiótico inicial e a via de administração baseiam-se no tipo de animal e na gravidade e localização da mordida. Mordidas de gatos geralmente causam ferimentos perfurantes que requerem antibióticos. Pacientes com mordidas de cães e de humanos de baixo risco não se beneficiam de antibióticos profiláticos, a menos que a mão ou o pé estejam envolvidos.[23] Pacientes atendidos até 24 horas após uma mordida sem sinais de infecção normalmente não necessitam de antibióticos profiláticos. Culturas de rotina de feridas não infectadas não se provaram úteis e são reservadas para feridas infectadas.

A seleção do antibiótico inicial precisa ter cobertura contra *Staphylococcus* e *Streptococcus* spp., organismos anaeróbicos, *Pasteurella* spp. para mordidas de cães e gatos e *E. corrodens* para mordidas humanas. Amoxicilina com clavulanato é um antibiótico de primeira linha aceitável para a maioria das mordidas. Alternativas incluem cefalosporinas de segunda geração, como cefoxitina, ou uma combinação de penicilina e uma cefalosporina de primeira geração. Pacientes que são alérgicos à penicilina podem tomar clindamicina combinada com sulfametoxazol-trimetoprima.[18] Infecções que se desenvolvem em até 24 horas após a mordida são causadas geralmente por *Pasteurella* spp. e tratadas com antibióticos com a cobertura apropriada. Pacientes com infecções graves requerem hospitalização e antibióticos parenterais, como piperacilina-tazobactam, ampicilina-sulbactam e ticarcilina-clavulanato. Para pacientes alérgicos à penicilina, opções incluem clindamicina combinada com fluoroquinolona ou sulfametoxazol-trimetoprima e/ou doxiciclina.

Raiva

Anualmente, milhares de pessoas morrem de raiva em todo o mundo, sendo as mordidas ou arranhaduras de cães a maior origem.[25] Nos EUA, raiva é encontrada primordialmente em animais selvagens, sendo os guaxinins a fonte principal, seguidos por gambás, morcegos e raposas.[26] Cães e gatos são responsáveis por menos de 5% dos casos desde o estabelecimento de programas de controle de raiva. Embora o número de animais infectados nos EUA continue a crescer, cujo total é de mais ou menos 8 mil/ano, as taxas de infecção humana permanecem constantes em um a três casos anualmente. Morcegos têm sido a principal fonte de raiva humana relatada nos EUA durante os últimos 20 anos, embora não exista histórico de contato com morcegos entre a maioria das vítimas.

A raiva é causada por um rabdovírus encontrado na saliva de animais, o qual é transmitido por mordidas ou arranhões. Encefalite aguda se desenvolve, e os pacientes quase invariavelmente morrem. A doença normalmente começa com uma fase prodrômica de queixas inespecíficas e parestesias, com coceira ou ardência no local da mordida se espalhando por toda a extremidade afetada. A doença progride para uma fase neurológica aguda, que geralmente assume uma de duas formas. A forma encefálica ou "furiosa", mais comum, é tipificada por febre e hiperatividade que pode ser estimulada por fatores internos ou externos, como sede, medo, luz ou barulhos, seguida por níveis oscilantes de consciência, aerofobia ou hidrofobia, espasmos inspiratórios e anormalidades do sistema nervoso autônomo. A forma paralítica da raiva se manifesta com febre, fraqueza progressiva, perda dos reflexos tendinosos e incontinência urinária. Ambas as formas evoluem para paralisia, coma, colapso circulatório e morte.

O cuidado adequado da ferida e a profilaxia pós-exposição podem prevenir o desenvolvimento de raiva.[27] As feridas são lavadas com água e sabão e irrigadas com um agente virucida, como solução de iodopovidona. Se houver forte suspeita de exposição à raiva após uma mordida de animal, considere deixar a ferida aberta. A decisão de administrar profilaxia contra raiva após uma mordida ou arranhão de um animal depende da espécie agressora e da natureza do evento. Diretrizes para a administração de profilaxia contra raiva podem ser obtidas de órgãos de saúde pública locais, Advisory Committee on Immunization Practices e Centers for Disease Control and Prevention dos EUA.[27] Pesquisas indicam que a profilaxia contra raiva não está sendo administrada de acordo com as diretrizes, o que resulta em tratamentos excessivos e caros ou tratamentos insuficientes potencialmente letais.

Em todo o mundo, praticamente 1 milhão de pessoas recebe profilaxia contra raiva por ano; isso inclui 40 mil habitantes dos EUA.[25] Ataques não provocados são mais prováveis de ocorrer com animais raivosos. Todos os carnívoros selvagens devem ser considerados raivosos, mas aves e répteis não contraem ou transmitem raiva. No caso de mordidas de animais domésticos, roedores ou lagomorfos, o departamento de saúde local precisa ser consultado antes de iniciar a profilaxia contra raiva. A mordida de um animal doméstico aparentemente saudável não requer profilaxia se o animal puder ser mantido em observação por 10 dias (Boxes 21.1 e 21.2).

A profilaxia contra raiva envolve imunização passiva (com imunoglobulina antirrábica) e ativa (com vacina contra a raiva). A imunização passiva consiste na administração de 20 UI/kg de peso corporal da imunoglobulina antirrábica. O máximo possível da dose é infiltrado dentro e ao redor da ferida. O restante é aplicado por via intramuscular em um local distante de onde a vacina foi administrada. Se a imunoglobulina antirrábica humana não for administrada imediatamente, ela ainda pode ser aplicada em até 7 dias. A imunização ativa de pacientes saudáveis consiste na administração de 1 mℓ de vacina de células diploides humanas ou 1 mℓ de vacina purificada de células de embriões de galinha, por via intramuscular, no deltoide de adultos e na região anterolateral da coxa de crianças, nos dias 0, 3, 7 e 14. Para pacientes imunocomprometidos, um esquema de cinco doses é recomendado nos dias 0, 3, 7, 14 e 28.[27] Pacientes imunizados anteriormente à exposição não requerem imunização passiva e necessitam de imunização ativa somente nos dias 0 e 3.[27]

MORDIDAS E PICADAS DE ARTRÓPODES

Embora as mordidas de mamíferos e de répteis causem ferimentos mais graves e sejam geralmente mais dramáticas em suas apresentações, muito mais pessoas nos EUA morrem de mordidas e picadas de insetos, mais frequentemente devido à anafilaxia. Além disso, um número ainda maior de pessoas contrai doenças infecciosas relacionadas a vetores pela mordida de insetos.

Aranhas viúvas-negras

As aranhas tipo viúva (gênero *Latrodectus*) são encontradas no mundo inteiro. Pelo menos uma das cinco espécies habita todas as regiões dos EUA, com exceção do Alasca. A mais conhecida delas é a aranha viúva-negra (*Latrodectus mactans*). A fêmea tem pernas de 1 a 4 cm de comprimento e um corpo preto brilhante com uma marca distinta ventral vermelha (geralmente em forma de ampulheta) (Figura 21.9). Variações de cores ocorrem entre outras espécies, com algumas de coloração marrom ou vermelha e algumas sem a marca ventral. A aranha viúva fêmea não agressiva morde para se defender. Os machos são pequenos demais para morder a pele humana.

Toxicologia

As aranhas viúvas produzem um veneno neurotóxico com efeitos locais mínimos. O principal componente é a alfalatrotoxina, que age em terminais pré-sinápticos intensificando a liberação de neurotransmissores. O quadro clínico subsequente resulta da estimulação excessiva das junções neuromusculares, bem como dos sistemas nervosos simpático e parassimpático.

Manifestações clínicas

A mordida em si pode ser indolor ou pode ser sentida como uma alfinetada. Os achados locais são mínimos. O paciente pode ter queixas sistêmicas e ausência de histórico de mordida de aranha, tornando o diagnóstico desafiador. Os sintomas neuromusculares podem ocorrer 30 minutos após a mordida e incluem dor intensa

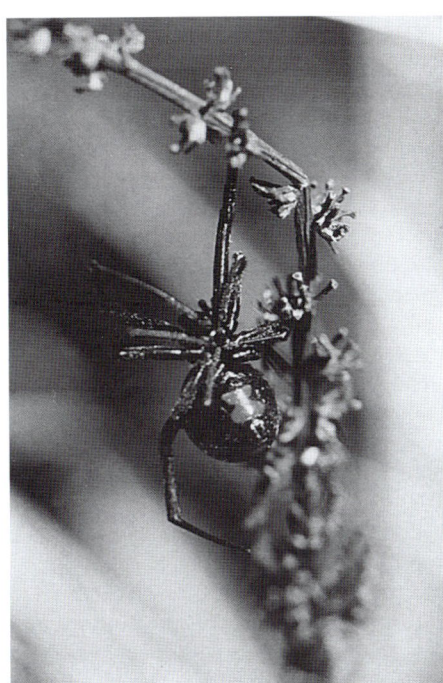

Figura 21.9 Aranha viúva-negra fêmea (*Latrodectus mactans*) com a característica marca de ampulheta. (Cortesia de Paul Auerbach.)

e espasmos nos grandes grupos musculares. Cólicas abdominais e rigidez podem mimetizar um abdome cirúrgico, mas não há reação peritoneal. Dispneia pode resultar de rigidez dos músculos da parede torácica. A estimulação autônoma produz hipertensão, diaforese e taquicardia. Outros sintomas incluem espasmos musculares, náuseas e vômitos, dores de cabeça e parestesias.

Tratamento

Mordidas leves são tratadas com cuidado local da ferida – limpeza, aplicação intermitente de gelo e profilaxia contra tétano, se necessário. A possibilidade de sintomas tardios graves torna prudente manter um período de observação de várias horas. Há controvérsias quanto à terapia ideal para envenenamento grave. Gliconato de cálcio intravenoso, anteriormente recomendado como medicamento de primeira linha para alívio dos espasmos musculares após picadas de aranhas viúvas, não apresenta grande eficácia. Narcóticos e benzodiazepinas são agentes mais eficazes para o alívio de dores musculares. Medicamento antiveneno demonstrou reduzir ou eliminar os sintomas de latrodectismo.[28]

Nos EUA, existe um antídoto para o veneno que é derivado de soro de cavalos (Black Widow Spider Antivenin®; Merck, West Point, PA). Pelo fato de que esse antídoto pode causar reações anafilactoides ou doença do soro, ele deve ser reservado para casos graves. O medicamento antiveneno é atualmente recomendado para gestantes, crianças de menos de 16 anos, adultos de mais de 60 anos e pacientes com envenenamento grave e hipertensão descontrolada ou angústia respiratória. O teste cutâneo para possíveis alergias ao medicamento antiveneno norte-americano é recomendado pelo fabricante e destacado na bula do produto, embora a confiabilidade desse teste seja baixa. Pacientes que estejam prestes a receber o antiveneno podem ser pré-tratados com anti-histamínicos para reduzir a probabilidade ou a gravidade de uma reação sistêmica ao soro. A dose inicial recomendada é um frasco IV ou por via intramuscular, repetida de acordo com a necessidade, embora seja excepcionalmente raro que mais de dois frascos sejam

necessários. Estudos demonstraram que o antiveneno pode reduzir o tempo de hospitalização do paciente, com alta várias horas após sua administração.[28] Um antiveneno de alta qualidade também está disponível na Austrália para mordidas de *Latrodectus*, e um novo fragmento Fab purificado de antiveneno de *Latrodectus mactans* (Analatro®) está atualmente em estudo clínico (Identificador no ClinicalTrials.gov: NCT00657540) (fabricante: Instituto Bioclon S.A. de C.V., Cidade do México, México).

Aranha reclusa castanha

O envenenamento causado por aranhas castanhas do gênero *Loxosceles* é chamado de *aracnidismo necrótico* ou *loxoscelismo*. Esses artrópodes habitam primordialmente as regiões das Américas do Norte e do Sul, a África e a Europa. Várias espécies de *Loxosceles* são encontradas no território norte-americano, com maior concentração no centro-oeste. As mordidas mais significativas nos EUA são de *Loxosceles reclusa*, a aranha reclusa castanha ou aranha castanha violinista. As aranhas castanhas têm tons variáveis de cinza-amarronzado, com uma marca marrom-escura em forma de violino característica sobre o cefalotórax – daí o nome *aranha violinista* (Figura 21.10). Embora a maioria das aranhas tenha quatro pares de olhos, as aranhas castanhas têm somente três. Aranhas-machos e fêmeas podem morder e fazer isso quando se sentem ameaçadas.

Toxicologia

Embora tenham sido isoladas várias enzimas do veneno, o principal fator deletério é a esfingomielinase D, que causa dermonecrose e hemólise. Trata-se de uma fosfolipase que interage com as membranas celulares dos eritrócitos, plaquetas e células endoteliais e causa hemólise, coagulação e agregação plaquetária. As respostas do hospedeiro têm alguma relevância na determinação da gravidade do envenenamento, pois é necessário o bom funcionamento dos leucócitos polimorfonucleares e do sistema complemento para que o veneno tenha efeito máximo.

Manifestações clínicas

Os achados locais no ponto da mordida variam desde irritação leve até necrose grave com ulceração.[29] O paciente geralmente não faz nenhuma ideia da mordida ou pode ter sentido uma ligeira ardência. É incomum que a vítima veja ou capture a aranha. Isso pode

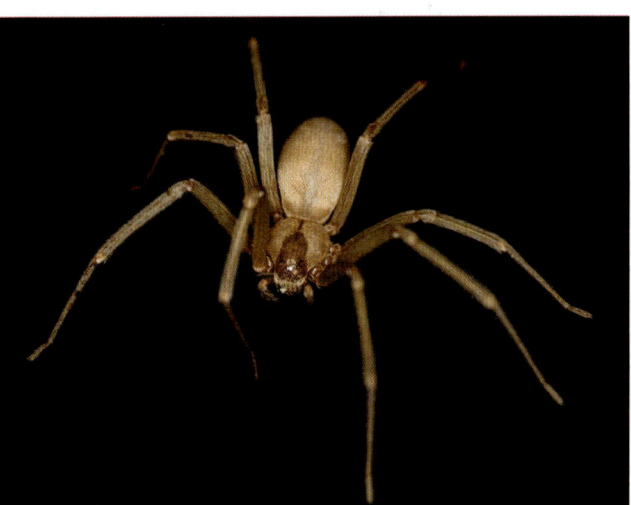

Figura 21.10 Aranha reclusa castanha (*Loxosceles reclusa*) com a marca típica em forma de violino sobre o cefalotórax. (Cortesia de Rose Pineda, www.rosapineda.com.)

dificultar bastante o diagnóstico pois lesões de pele semelhantes podem representar mordidas de outros artrópodes, infecções cutâneas (incluindo *Staphylococcus aureus* resistente à meticilina), herpes-zóster, manifestação dermatológica de uma doença sistêmica ou outras causas de dermatite e vasculite.[30] Em questão de horas após a mordida de uma *Loxosceles*, ocorre o desenvolvimento de isquemia tecidual local em alguns pacientes, com consequente dor, coceira, inchaço e eritema. Uma bolha pode se formar no local. Em mordidas mais graves, a área central fica roxa em consequência de trombose microvascular. Vasoconstrição periférica também pode criar uma borda pálida ao redor da região central da necrose. Durante os próximos dias, uma escara se desenvolve sobre a área necrótica em expansão. A escara se separa e deixa uma úlcera que normalmente cicatriza ao longo de um período de várias semanas a meses, porém, ocasionalmente, é necessário enxerto de pele. A necrose é mais grave em áreas onde há gordura, como no abdome e na coxa.

Características sistêmicas incluem dores de cabeça, náuseas e vômitos, febre, mal-estar, artralgia e *rash* maculopapular. Achados adicionais podem incluir trombocitopenia, coagulação intravascular disseminada, anemia hemolítica, coma e possível óbito. Falência renal pode resultar da hemólise intravascular.

Em pacientes com lesões consistentes com mordidas de aranhas marrons, a busca por evidência de envolvimento sistêmico (loxoscelismo cutâneo-visceral ou sistêmico) é iniciada, principalmente se a vítima tiver qualquer queixa sistêmica. Os exames laboratoriais adequados incluem um hemograma completo com contagem de plaquetas e um exame de urina para verificar se há presença de sangue. Se os resultados de qualquer um desses exames for anormal, devem-se solicitar exames de eletrólitos, função hepática e de coagulação, mas não existe nenhum exame realmente diagnóstico disponível. Loxoscelismo sistêmico é mais comum em crianças e pode ocorrer com achados locais mínimos.

Tratamento

Todo o manejo recomendado é controverso, e as recomendações devem ser vistas com um certo ceticismo saudável, principalmente quando a etiologia for incerta. O local da mordida é imobilizado, elevado e tratado com compressas frias. A terapia a frio inibe a atividade do veneno e há relatos de que ela reduza a inflamação e a necrose. A aplicação de calor, por outro lado, aumenta os danos nos tecidos e o desenvolvimento de úlcera. Embora controverso, um antibiótico profilático lipofílico, como eritromicina ou cefalexina, pode ser administrado em doses-padrão por poucos dias. O *status* tetânico deve ser atualizado, conforme a necessidade. Mordidas de aranhas marrons nas quais não se desenvolve necrose em até 72 horas geralmente cicatrizam bem e não requerem nenhuma terapia adicional. Nenhum medicamento antiveneno está disponível no mercado dos EUA.

Algumas pesquisas sugeriram que lesões mais graves podem se beneficiar de dapsona caso esta seja administrada nos primeiros dias após a mordida, muito embora o medicamento não esteja aprovado para essa indicação.[31] Dapsona pode reduzir a inflamação e a necrose locais ao inibir a função dos neutrófilos. A posologia sugerida para adultos é de 100 mg/dia. Dapsona pode causar metemoglobinemia e está contraindicada a pacientes com deficiência de glicose-6-fosfato desidrogenase. Os níveis dessa enzima são verificados no início da terapia, e a dapsona é descontinuada caso se verifique que o nível da enzima é deficiente. Dapsona não é aprovada para uso em crianças. Devido a dados conflitantes de eficácia, etiologia geralmente incerta da lesão e perfil de efeitos colaterais da dapsona, os riscos com o uso desse medicamento possivelmente sobrepujam quaisquer possíveis benefícios. Difenidramina foi sugerida como benéfica e está associada a um perfil de risco muito mais favorável.[32]

A intervenção cirúrgica precoce, para além do simples desbridamento conservador de tecido obviamente necrótico, é evitada. É difícil ou impossível calcular com qualquer nível de certeza a extensão de uma eventual necrose, e cirurgia precoce propicia o desfiguramento superagressivo e desnecessário. Piodermite gangrenosa, manifestada como úlceras que não cicatrizam e falha de enxertos cutâneos, ocorre com maior frequência em pacientes submetidos a excisão e desbridamento precoces, possivelmente devido à rápida disseminação do veneno.[28] Depois de 1 a 2 semanas, quando as margens da escara estão definidas, o desbridamento pode ser realizado, conforme a necessidade. Em casos graves, excisão ampla e enxerto de pele de espessura parcial são necessários enquanto a terapia com dapsona é continuada.

Pacientes com lesões necróticas em rápida expansão ou com um quadro clínico sugestivo de loxoscelismo sistêmico são admitidos para observação rigorosa e tratamento. Infecções estafilocócicas primárias de tecidos moles são muito mais prevalentes do que mordidas de aranhas reclusas castanhas e são geralmente atribuídas a "mordidas de aranha"; diagnósticos alternativos que podem causar expansão rápida da necrose tecidual também devem ser seriamente considerados nessa situação, incluindo infecção grave de tecidos moles. Pacientes com lesões menos graves podem ser monitorados ambulatorialmente com frequentes avaliações da ferida. Durante as primeiras 72 horas, são feitas consultas para reavaliar a presença de qualquer evidência de envolvimento sistêmico com base nos sinais e sintomas e possivelmente um exame de urina deve ser colhido para avaliação da presença de sangue.

Escorpiões

Em todo o mundo ocorrem envenenamentos significativos causados por escorpiões de espécies pertencentes à família dos butídeos. Nesse grupo, o escorpião de casca (*Centruroides sculpturatus*) é a única espécie potencialmente perigosa nos EUA. Ele é encontrado em toda a região norte do México, no Arizona e no sul da Califórnia. Há várias outras espécies de *Centruroides* por todo o sul dos EUA, até a região do Nebraska. O escorpião de casca é um artrópode parecido com um caranguejo de cor amarela a marrom, de até 5 cm de comprimento. Aproximadamente 15 mil picadas de escorpião foram relatadas durante 2004 nos EUA, o que é quase certamente um número subestimado do total de picadas ocorridas. Escorpiões tendem a ser animais noturnos e picam quando se sentem ameaçados.

Toxicologia

Venenos neurotóxicos de escorpião, como os produzidos pelo escorpião de casca, contêm diversas proteínas básicas de baixo peso molecular, mas que apresentam muito pouca atividade enzimática. As neurotoxinas se direcionam para os tecidos excitáveis e agem principalmente nos canais de íon, especialmente nos canais de sódio e potássio. Elas causam liberação massiva de múltiplos neurotransmissores por todo o sistema nervoso autônomo e pela medula adrenal.[33] Praticamente qualquer sistema orgânico pode ser afetado de maneira adversa, tanto pelos efeitos diretos da toxina quanto pelo afluxo de neurotransmissores autônomos. Devido à rapidez de sua absorção sistêmica, esses venenos neurotóxicos de escorpião podem causar toxicidade sistêmica rápida e potencial óbito.

Manifestações clínicas

A maioria das picadas de escorpião nos EUA causa dor em ardência, de curta duração, irritação local leve e ligeiro inchaço. Picadas de escorpião de casca normalmente produzem parestesias locais e dor de queimação. As manifestações sistêmicas podem incluir hiperatividade do nervo craniano e neuromuscular, bem como angústia respiratória.[33] Sinais de estimulação adrenérgica, acompanhados de náuseas e vômitos, também podem se desenvolver. Crianças pequenas apresentam maior risco de sofrer picadas graves de escorpião de casca, que podem levar à morte, mas isso é muito raro nos EUA. Assim como em casos de mordidas de aranhas, é recomendável que o médico considere outras condições comuns quando a etiologia for incerta, já que superdosagem por metanfetamina pode ser confundida com envenenamento por escorpião.

Tratamento

Todos os pacientes devem receber profilaxia antitetânica se indicada, aplicação de compressas frias no local da picada e analgésicos para dor. Vítimas de picadas de escorpião de casca com sinais de envenenamento sistêmico requerem cuidados de apoio, com monitoramento atento do *status* cardiovascular e respiratório em um ambiente de tratamento intensivo. Na presença de sinais sistêmicos, um antiveneno Fab derivado de equinos aprovado pela FDA dos EUA está disponível para uso; o Centruroides Immune F(ab′)2 (Anascorp®) é fabricado pela Rare Disease Therapeutics Inc. (Franklin, TN). Esse antiveneno foi avaliado em um estudo clínico bem pequeno e revelou ser eficaz na redução dos sintomas sistêmicos.[34]

Carrapatos

Diversas doenças potencialmente graves decorrem de picadas de carrapatos, incluindo febre maculosa das Montanhas Rochosas, erliquiose, tularemia, babesiose, febre do carrapato do Colorado, febre recidivante e doença de Lyme. A remoção oportuna e adequada do carrapato é importante para prevenir doenças. Recomendações leigas comuns para remoção de carrapatos, como aplicação de calor local, gasolina, álcool desnaturado e esmalte de unha, são ineficazes. A remoção adequada envolve agarrar o carrapato pelo corpo o mais perto da superfície da pele possível com um instrumento e aplicar tração axial gradativa e suave, sem retorcer. Dispositivos para remoção de carrapatos disponíveis comercialmente são superiores a pinças comuns para esse propósito.[35] Um método de remoção alternativo consiste em passar uma alça de material de sutura formando um nó simples ao redor do corpo do carrapato. A alça é deslizada o mais próximo possível da superfície da pele do paciente. Aperta-se o nó e o carrapato é puxado para trás e para fora, sobre sua cabeça, com um movimento de cambalhota. Deve-se evitar esmagar o carrapato, pois secreções potencialmente infecciosas podem ser espremidas dentro da ferida. Após a extração, a ferida é limpa com álcool ou iodopovidona. Quaisquer partes retidas do carrapato são removidas com a ponta de uma agulha. Se o carrapato permaneceu fixado à pele por menos de 24 horas, o risco de transmissão de infecção é bem baixo. A imunização antitétano precisa estar atualizada. Ocasionalmente, uma lesão granulomatosa necessitando de injeção de esteroides ou excisão cirúrgica pode se desenvolver no local da mordida do carrapato algumas semanas após o incidente.[36] Pacientes nos quais se desenvolvem erupções cutâneas locais ou sintomas sistêmicos em até 4 semanas após a exposição a áreas infestadas de carrapatos, mesmo na ausência de comprovação de mordida, precisam ser avaliados quanto a complicações infecciosas, como doença de Lyme, que é a doença transmitida por vetor mais comum dos EUA.

A doença de Lyme é causada pelo espiroqueta *Borrelia burgdorferi*, que pode ser encontrada inicialmente em qualquer um de três estágios – localizada inicial (estágio 1), disseminada inicial (estágio 2) ou persistente tardia (estágio 3). Os achados do estágio 1 de infecção limitada incluem erupções cutâneas em pelo menos 80% dos pacientes, que se desenvolvem após um período de incubação de aproximadamente 3 a 30 dias.[37,38] As erupções cutâneas, denominadas eritema migratório, são normalmente uma lesão eritematosa arredondada ou oval que começa no local da mordida e se alastra em uma taxa relativamente rápida, de até 1 cm/dia, até o tamanho médio de 15 cm de diâmetro.[39] Conforme a erupção cutânea se expande, pode haver evidência de uma área clara central e, menos comumente, uma vesícula central ou escara necrótica. Fadiga, mialgia, dores de cabeça, febre, náuseas, vômitos, linfadenopatia regional, dor de garganta, fotofobia, anorexia e artralgia podem acompanhar a erupção cutânea. Sem tratamento, essa erupção cutânea desaparece em aproximadamente 4 semanas. Se não tratada, a infecção pode se espalhar, podendo ocorrer o desenvolvimento de múltiplas lesões de eritema migratório (geralmente menores do que a lesão primária), além de anormalidades neurológicas, cardíacas ou articulares de 30 a 120 dias depois. Neuroborreliose ocorre em aproximadamente 15% dos pacientes não tratados, sendo caracterizada por achados centrais ou periféricos, como meningite linfocítica, encefalite leve, neurite craniana (principalmente paralisia do nervo facial, que pode ser uni ou bilateral), ataxia cerebelar e neuropatias motoras.[40] Achados cardíacos ocorrem em aproximadamente 5% dos pacientes não tratados e geralmente se manifestam como bloqueio do nó atrioventricular ou miocardite. Artrite oligoarticular é um achado comum na doença de Lyme disseminada inicial e ocorre em aproximadamente 60% dos pacientes não tratados. Há uma propensão especial por articulações maiores, como o joelho, que se torna repetida e intermitentemente inchado e dolorido. Achados de doença de Lyme disseminada inicial acabam por desaparecer com ou sem tratamento. Com o tempo, até 1 ano após a mordida inicial do carrapato, a doença de Lyme pode progredir para sua forma crônica, manifestada por artrite crônica, sinovite crônica, transtornos neurocognitivos, fadiga crônica ou qualquer combinação desses achados.

O diagnóstico de doença de Lyme baseia-se amplamente na presença de eritema migratório clássico em um paciente com histórico de possível exposição a carrapatos em uma área endêmica ou na presença de um ou mais achados de infecção disseminada (p. ex., envolvimento do sistema nervoso, cardiovascular ou articular) e sorologia positiva. O exame sorológico é feito em duas etapas. O primeiro exame é um ensaio de imunoabsorção enzimática para imunoglobulina M (IgM) e anticorpos IgG à *B. burgdorferi*. Se esse exame for reativo ou indeterminado, é preciso confirmar com outro exame, o teste de *Western blot*. Se o paciente estiver doente há mais de 1 mês, somente a IgG é verificada, pois um nível de anticorpo de IgM isolado positivo é provavelmente um achado falso-positivo nesse estágio. Pacientes oriundos de regiões altamente endêmicas com os achados clássicos de estágio 1 da doença, incluindo eritema migratório, podem ser tratados sem confirmação sorológica, pois o exame pode produzir um resultado falso-negativo nesse estágio inicial.[41]

A primeira linha de tratamento para doença de Lyme inicial ou disseminada, na ausência de envolvimento neurológico, é doxiciclina oral por 14 a 21 dias. O agente de segunda linha para uso em crianças de até 8 anos e em gestantes é a amoxicilina. Uma terceira opção igualmente eficaz é a axetilcefuroxima. Cada um desses agentes orais proporciona cura em mais de 90% dos pacientes.[38] Em situações mais complexas, incluindo a possibilidade de neuroborreliose ou de pacientes com manifestações cardíacas, o tratamento consiste em ceftriaxona IV diariamente por 14 a 28 dias, mediante consulta com infectologistas qualificados.[39,42] O tratamento de artrite persistente após a terapia com antibióticos consiste em agentes anti-inflamatórios ou sinovectomia artroscópica.

Decisões de tratar uma vítima de picada de carrapato profilaticamente para prevenir doença de Lyme são controversas. Alguns autores condenam esse tipo de abordagem devido ao baixo risco (de aproximadamente 1,4%) de transmissão após uma picada de carrapato, mesmo em uma região endêmica.[39] Contudo, pesquisas demonstram que uma única dose de 200 mg de doxiciclina por via oral administrada em até 72 horas após uma picada de carrapato pode reduzir ainda mais o risco já baixo de transmissão da doença.[38,43] Uma vacina contra doença de Lyme foi retirada do mercado. A melhor prevenção contra doenças transmitidas por carrapatos, como a doença de Lyme, é usar repelente de insetos e checar frequentemente se não há carrapatos no corpo quando estiver no hábitat dos artrópodes.

Himenópteros

A maioria dos envenenamentos por artrópodes ocorre por meio de espécies pertencentes à ordem dos himenópteros, a qual inclui as abelhas, vespas, vespas "jaqueta-amarela", marimbondos e formigas. Nos EUA, os himenópteros são responsáveis pela maioria das fatalidades humanas, mais do que as mordidas de cobra e de mamíferos combinadas. Os himenópteros alados se encontram em todo o território norte-americano, enquanto as chamadas formigas-de-fogo estão atualmente limitadas às regiões sudeste e sudoeste. A abelha africanizada, que caracteristicamente ataca em grandes números, migrou para o sudoeste dos EUA.

Toxicologia

Himenópteros picam os humanos por defesa, principalmente se seus ninhos forem perturbados. Os ferrões da maioria dos himenópteros estão fixados a bolsas de veneno localizadas no abdome e podem ser usados repetidamente. No entanto, algumas abelhas têm ferrões farpados que impedem que eles entrem e saiam da vítima, deixando as abelhas aptas a apenas uma picada. O veneno dos himenópteros contém compostos vasoativos, como histamina e serotonina, que são responsáveis pela reação e dor locais. O veneno também contém peptídios, como melitina, e enzimas, principalmente fosfolipases e hialuronidases, que são altamente alergênicas e causam uma resposta mediada por IgE em algumas vítimas.[44] O veneno da formiga-de-fogo consiste basicamente em alcaloides não alergênicos que liberam histamina e causam uma leve necrose local. Proteínas alergênicas constituem apenas 0,1% do veneno dessa formiga.

Reações clínicas

Uma picada de himenóptero em um indivíduo não alérgico produz dor imediata seguida por uma reação de pápula e erupção. Picadas de formigas-de-fogo caracteristicamente produzem múltiplas pústulas decorrentes de picadas repetitivas no mesmo local. Várias picadas de himenópteros podem produzir uma reação tóxica caracterizada por vômitos, diarreia, edema generalizado, colapso cardiovascular e hemólise, que pode ser difícil de distinguir de uma reação anafilática aguda.

Grandes reações locais exuberantes se desenvolvem em aproximadamente 17% dos indivíduos envenenados.[44] Essas reações se manifestam como áreas eritematosas, edematosas, doloridas e pruriginosas de mais de 10 cm de diâmetro e que podem durar de 2 a 5 dias. A fisiopatologia precisa dessas reações não está clara, embora possam ser parcialmente mediadas pela IgE.[45] Pacientes que desenvolvem grandes reações locais estão em risco de episódios semelhantes em caso de futuras picadas, mas não parecem apresentar maior risco de reações alérgicas sistêmicas.

Anafilaxia por picada de abelha se desenvolve em 0,3 a 3% da população em geral, sendo responsável por aproximadamente 40 mortes relatadas anualmente nos EUA.[44] As fatalidades ocorrem com mais frequência em adultos, normalmente em um prazo de 1 hora após a picada. Os sintomas geralmente ocorrem em questão de minutos e variam desde urticária leve e angioedema até parada respiratória secundária a edema de via respiratória e broncospasmo e, finalmente, colapso cardiovascular. Um teste cutâneo mediado por IgE positivo a extrato de himenópteros ajuda a prever a reação alérgica a uma picada. Reações incomuns a picadas de himenópteros incluem reações alérgicas de manifestação tardia (> 5 horas após a picada), doenças do soro e renal, distúrbios neurológicos, como síndrome de Guillain-Barré, e vasculite. Acredita-se que a causa dessas reações seja imunomediada.

Tratamento

Se uma abelha agressora tiver deixado seu ferrão, este deve ser removido o mais rapidamente possível para evitar que o veneno continue sendo injetado.[46] O local da picada é limpo e resfriado localmente. Lidocaína tópica ou injetável pode ajudar a diminuir a dor da picada. Anti-histamínicos administrados por via oral ou tópica podem reduzir o prurido. Bolhas e pústulas (normalmente estéreis) causadas por picadas de formigas-de-fogo são deixadas intactas. O *status* antitetânico deve ser atualizado, conforme a necessidade.

O tratamento de um envenenamento local exuberante inclui a terapia mencionada, além da elevação da extremidade e analgésicos. Um tratamento com prednisona oral por 5 dias (1 mg/kg/dia) também é recomendado.[44] Reações locais isoladas, típicas ou exuberantes, não requerem epinefrina ou encaminhamento para imunoterapia.

Anafilaxia leve pode ser tratada com 0,01 mg/kg (até 0,5 mg) de epinefrina 1:1.000 (1 mg/mℓ, ou 0,1%) intramuscular (na região anterolateral do meio da coxa) e anti-histamínico oral ou parenteral. Casos mais graves também são tratados com esteroides e podem necessitar de oxigênio, intubação endotraqueal, infusão de epinefrina IV, broncodilatadores, líquidos IV ou vasopressores. Esses pacientes são observados por aproximadamente 24 horas em um ambiente monitorado em relação a qualquer recorrência de sintomas graves.

A imunoterapia com veneno previne efetivamente anafilaxia recorrente por picadas subsequentes em pacientes com testes cutâneos positivos.[47] Pacientes com reações alérgicas sistêmicas graves prévias a picadas de himenópteros ou nos quais haja desenvolvimento de doença do soro são encaminhados a um alergista para possível imunoterapia. O encaminhamento também é recomendado para adultos com reações puramente dérmicas generalizadas, como urticária difusa. Crianças com manifestações cutâneas isoladamente parecem ter um risco relativamente menor de anafilaxia mais grave após picadas subsequentes e não necessitam de encaminhamento. Pacientes com histórico de reações sistêmicas decorrentes de picadas de himenópteros precisam sempre carregar consigo epinefrina injetável; eles também precisam usar algum tipo de acessório que indique sua condição médica.[47]

MORDIDAS E PICADAS DE SERES MARINHOS

De todas as criaturas vivas, 80% habitam ambientes aquáticos. Humanos, principalmente em mares temperados ou tropicais, encontram animais marinhos perigosos. A exposição à vida marinha por recreação, pesquisa e profissão leva a frequentes encontros com organismos aquáticos. As lesões geralmente decorrem de mordidas, picadas ou perfurações e, mais raramente, de choque elétrico causado por criaturas como a raia-torpedo.

Avaliação inicial

Ferimentos causados por organismos marinhos podem variar desde leves reações cutâneas irritantes locais até colapso sistêmico por trauma de grande porte ou envenenamento grave. Vários aspectos ambientais exclusivos a trauma marinho podem tornar o tratamento desses pacientes um desafio. Imersão em água fria predispõe os pacientes a hipotermia e a quase afogamento. A subida rápida após um encontro com um organismo marinho pode causar aeroembolismo ou doença da descompressão em mergulhadores. Reação anafilática a veneno pode complicar ainda mais um envenenamento. Complicações tardias incluem infecções exclusivamente causadas por uma ampla variedade de microrganismos aquáticos e fenômenos imunomediados.

Microbiologia de infecções de tecido mole relacionadas a ambientes marinhos

Há uma série de possíveis patógenos microbianos relacionados ao ambiente marinho que podem causar infecções graves de tecidos moles até mesmo nas menores fissuras ou abrasões teciduais.[48] No Golfo do México, *Vibrio* spp. são a principal preocupação, especialmente em hospedeiros imunocomprometidos e pacientes com cirrose. Na água fresca, organismos relacionados ao víbrio como as *Aeromonas* spp. podem ser patógenos particularmente agressivos. *Staphylococcus* e *Streptococcus* spp. também são frequentemente isolados de infecções. Outros patógenos marinhos específicos que devem ser considerados incluem *Chromobacterium violaceum*, *Edwardsiella tarda*, *Erysipelothrix rhusiopathiae*, *Mycobacterium fortuitum*, *Mycobacterium marinum*, *Shewanella putrefaciens*, *Streptococcus iniae* e *Vibrio vulnificus*. O laboratório deve ser notificado de que estão sendo solicitadas culturas de infecções adquiridas em ambientes aquáticos para alertar sobre a necessidade de meios e condições de cultura adequados.

Manejo geral

O manejo inicial está focado em via respiratória, respiração e circulação. Deve-se prever anafilaxia e a vítima tratada adequadamente. Pacientes com lesões contusas ou penetrantes extensas são manejados como vítimas de grandes traumas. Pacientes que foram envenenados recebem intervenção específica direcionada contra a toxina (discutida separadamente, de acordo com o animal marinho), além de atendimento de suporte geral. Entrar em contato com o centro regional de controle de intoxicações é altamente recomendável. Medicamento antiveneno pode ser administrado, se disponível, e deve ser indicado por médicos experientes ou pelo centro de controle de intoxicações. A imunização antitetânica deve ser atualizada após mordida, corte ou picada. São feitas radiografias para localizar corpos estranhos e fraturas. Imagem de ressonância magnética é mais útil do que ultrassonografia ou tomografia computadorizada para identificar pequenos fragmentos de espinhos.

A seleção do antibiótico deve ser feita de acordo com a bacteriologia marinha. Cefalosporinas de terceira e de quarta geração proporcionam cobertura adequada para microrganismos gram-positivos e gram-negativos encontrados nas águas oceânicas, incluindo *Vibrio* spp.[48] Ciprofloxacino, cefoperazona, gentamicina, carbapenêmicos e sulfametoxazol-trimetoprima são antibióticos aceitáveis. Para infecções significativas de tecidos moles, esses agentes devem ser usados em combinação direcionados aos patógenos mais prováveis na região. Padrões regionais de patógenos comuns incluem *V. vulnificus* no Golfo do México, *C. violaceum* no Pacífico Ocidental e infecções por *Shewanella* no Mediterrâneo e no Pacífico Ocidental. A antibioticoterapia inicial em casos de etiologias bacterianas desconhecidas deve basear-se nas manifestações clínicas iniciais de impetigo, erisipela, celulite, piodermite ou infecções necrosantes de tecidos moles. A maioria das infecções marinhas e todas as infecções marinhas gram-negativas e micobacterianas requerem terapia com regimes antibióticos de combinação.[48] Regimes ambulatoriais incluem ciprofloxacino, sulfametoxazol-trimetoprima ou doxiciclina. Pacientes com grandes abrasões, lacerações, feridas perfurantes ou ferimentos nas mãos e imunocomprometidos devem receber antibióticos profiláticos. As feridas infeccionadas são submetidas a cultura.

Cuidado da ferida

É necessário cuidado meticuloso da ferida para reduzir o risco de infecção e otimizar os resultados estéticos e funcionais.[49] As feridas são irrigadas com solução salina. O desbridamento de tecido desvitalizado pode reduzir a infecção e promover a cicatrização. Feridas grandes ou complexas requerem exploração e manejo no centro cirúrgico. Conforme observado com outras feridas de mordida, a decisão de fechar uma ferida deve primordialmente considerar o resultado estético em relação ao risco de infecção.[50] Devido ao risco de infecção grave, feridas relacionadas a ambientes marinhos devem geralmente ser manejadas com cicatrização por segunda intenção ou fechamento primário postergado após irrigação agressiva e desbridamento de qualquer tecido inviável. Para grandes feridas causadas por tubarões, o manejo pós-operatório pode ser prolongado, podendo ocorrer complicações comuns e sequelas de choque, transfusão maciça de sangue, mioglobinúria e falência respiratória.

Medicamento antiveneno

Medicamento antiveneno está disponível para vários tipos de envenenamento, inclusive de vespa-do-mar, cobra-do-mar e peixe-pedra.[50] Pacientes que demonstram reações graves a esses tipos de envenenamento se beneficiam dos medicamentos antiveneno. Teste cutâneo para determinar quais pacientes seriam beneficiados pelo pré-tratamento com difenidramina ou epinefrina pode ser realizado antes da administração do medicamento antiveneno, mas não é considerado um preditor absoluto de reações graves. Medicamento antiveneno derivado de ovinos (Common wealth Serum Laboratories, King of Prussia, PA) para o tratamento de envenenamento grave por *Chironex fleckeri* (vespa-do-mar) foi administrado por via intramuscular por socorristas por muitos anos sem relatos de reações adversas graves. Doença do soro é uma complicação da terapia antiveneno e que pode ser tratada com corticosteroides. No caso de atendimento a algum desses envenenamentos nos EUA, o centro regional de controle de intoxicações deve ser contatado. Grandes aquários marinhos ou zoológicos também podem ser úteis.

Ferimentos causados por animais aquáticos não venenosos

Tubarões

Aproximadamente 50 a 100 ataques de tubarões são relatados anualmente. Porém, esses ataques causam menos de 10 mortes/ano.[49] Tubarões-tigre, grandes tubarões-brancos, tubarões-cinzentos-dos-recifes e tubarões-touro são responsáveis pela maioria dos ataques. A maior parte dos incidentes ocorre na superfície de águas rasas a uma distância de até 30 metros da praia.[40] Os tubarões localizam suas presas ao detectar seus movimentos, campos elétricos e sons e ao sentir os fluidos corporais com seu olfato e paladar. A maioria dos tubarões morde a vítima uma vez e depois vai embora. A maior parte dos ferimentos ocorre nas extremidades inferiores.

Mandíbulas poderosas e dentes afiados produzem ferimentos por esmagamento e laceração. Choque hipovolêmico e quase afogamento são consequências potencialmente fatais de um ataque.[49] Outras complicações incluem danos nos tecidos moles e neurovasculares, fraturas ósseas e infecção. A maioria das feridas requer exploração e reparo em centro cirúrgico (ver Capítulo 6). As radiografias podem revelar um ou mais dentes do tubarão na ferida. Ocasionalmente, choques com tubarões podem produzir abrasões, que são tratadas como queimaduras de segundo grau.

Moreias

Moreias são habitantes do fundo do mar que residem em cavidades ou fendas. As enguias mordem para se defender e produzem múltiplas pequenas feridas perfurantes e, raramente, lacerações abertas. A mão é, com frequência, o local lesionado. Ocasionalmente, a enguia permanece presa à vítima, sendo necessário decapitar o animal para que este se solte. Feridas perfurantes e mordidas na mão causadas por todos os animais, inclusive enguias, apresentam alto risco de infecção e não devem ser fechadas primariamente se houver possibilidade de fechamento primário postergado.

Jacarés e crocodilos

Crocodilos podem chegar a mais de 6 metros de comprimento e se locomover a uma velocidade de 32 km por hora na água e em terra. Da mesma forma que os tubarões, os jacarés e crocodilos atacam principalmente em águas rasas. Esses animais podem produzir ferimentos graves ao agarrar suas vítimas com suas poderosas mandíbulas e as arrastar para baixo da água, onde eles rolam e ao mesmo tempo esmagam suas presas. Ferimentos causados por ataques de jacarés e crocodilos são tratados da mesma maneira que mordidas de tubarão.

Outros

Outros animais não venenosos capazes de atacar incluem a barracuda, a garoupa-gigante, o leão-marinho, o lacraia-do-mar, o peixe-tigre, o peixe-agulha e a piranha. Com exceção do peixe-agulha, que poupa sua vítima humana por ter um focinho alongado, esses animais mordem. A barracuda, por se sentir atraída por objetos brilhantes, morde dedos, punhos, couro cabeludo ou pernas suspensas adornadas com joias brilhantes.

Envenenamento por invertebrados

Celenterados

O filo Cnidaria (anteriormente chamados de celenterados) consiste em hidrozoários que incluem o coral-de-fogo, hidroides e a caravela-portuguesa; cifozoários, que incluem águas-vivas e urtiga-do-mar; e antozoários, que incluem as anêmonas-do-mar. Os celenterados carregam células urticantes vivas especializadas, denominadas cnidócitos, que encapsulam organelas urticantes intracitoplasmáticas denominadas cnidas, que incluem os nematocistos.[49,50]

Envenenamento leve, normalmente infligido por coral-de-fogo, hidroides e anêmonas, produz irritação cutânea. A vítima sente um ardor imediato seguido de prurido, parestesias e dor latejante com radiação proximal. Edema e eritema se desenvolvem na área envolvida, seguidos por bolhas e petéquias. Isso pode progredir para infecção e ulceração local.

Envenenamento grave é causado por anêmonas, urtiga-do-mar e água-viva.[49,50] Os pacientes apresentam sintomas sistêmicos, além das manifestações locais. Uma reação anafilática ao veneno pode contribuir para a fisiopatologia do envenenamento. Podem se desenvolver febre, náuseas, vômitos e mal-estar. Qualquer órgão pode ser envolvido, e o óbito é atribuído a choque e parada cardiorrespiratória. Uma das criaturas mais venenosas da terra, encontrada primordialmente no litoral norte da Austrália, é a vespa-do-mar *Chironex fleckeri*. Nos EUA, *Physalia physalis*, *Chiropsalmus quadrigatus* e *Cyanea capillata* são urticantes de relevância.

A terapia consiste em desintoxicação dos nematocistos e suporte sistêmico. Ácido acético (vinagre) diluído (5%) pode inativar a maioria das toxinas dos celenterados e deve ser aplicado por 30 minutos ou até o alívio da dor.[49,50] Esse tratamento é fundamental no caso da vespa-do-mar. Se não houver disponibilidade de um desintoxicante, a ferida pode ser enxaguada com água do mar e delicadamente seca.[49,50] Água fresca e esfregação vigorosa podem causar liberação de secreção dos nematocistos. Para uma picada de vespa-do-mar, as autoridades australianas antigamente recomendavam a técnica de imobilização por pressão, mas não mais. Em vez disso, o membro envenenado é mantido o mais imóvel possível, e a vítima é levada imediatamente a um local onde haja disponibilidade de medicamento antiveneno e de suporte avançado de vida.

Para descontaminar picadas de outras águas-vivas, álcool isopropílico é usado somente se o vinagre não for eficaz. Bicarbonato de sódio pode ser mais eficaz do que o ácido acético para inativar a toxina das urtigas-do-mar da Baía de Chesapeake, na costa leste dos EUA. Bicarbonato de sódio não deve ser aplicado depois do vinagre sem um vigoroso enxágue com solução salina ou água entre as aplicações dessas duas substâncias para evitar uma reação exotérmica. Papaína em pó ou solubilizada (amaciante de carne) pode ser mais eficaz do que outros remédios para a alergia de banhista (geralmente denominada incorretamente de piolho-do-mar), causada por águas-vivas em forma de dedal ou formas larvais de certas anêmonas-do-mar. Dependendo da espécie da criatura urticante, Limão-taiti fresco ou suco de limão-siciliano, amônia de uso doméstico, azeite de oliva ou açúcar podem ser eficazes.

Depois de tratar a superfície cutânea, quaisquer nematocistos remanescentes devem ser removidos. Um método é aplicar creme de barbear ou pasta de farinha e raspar a área com uma lâmina. A área afetada é novamente irrigada, revestida e elevada. Os profissionais da saúde precisam usar luvas para sua própria proteção. Crioterapia, anestésicos locais, anti-histamínicos e esteroides podem aliviar a dor depois que a toxina for inativada. Antibióticos profiláticos normalmente não são necessários. O protetor solar seguro contra água-viva Safe Sea® (Nidaria Technology, Vale do Jordão, Israel) demonstrou reduzir o risco de ser atingido por água-viva e pode ser recomendado como medida preventiva antes de entrar na água.

Esponjas

Duas síndromes ocorrem após contato com esponjas.[50] A primeira é uma dermatite alérgica de contato, parecida com a causada por plantas, caracterizada por coceira e queimação em questão de horas após o contato. Essa dermatite pode progredir para edema de tecidos moles, desenvolvimento de vesículas e inchaço articular. Grandes áreas de envolvimento podem causar toxicidade sistêmica com febre, náuseas e cãibras musculares. A segunda síndrome é uma dermatite irritante após a penetração de pequenas espículas na pele. A doença da esponja é causada por anêmonas que colonizam as esponjas, e não pelas esponjas em si.

O tratamento consiste em lavar e secar delicadamente a área afetada. Ácido acético (vinagre) diluído (5%) é aplicado por 30 minutos, 3 vezes/dia.[50] Quaisquer espículas remanescentes podem ser removidas com fita adesiva. Um creme com esteroides pode ser aplicado sobre a pele após a descontaminação. Ocasionalmente, um glicocorticoide sistêmico e um anti-histamínico são necessários.

Equinodermos

Estrelas-do-mar, ouriços-do-mar e pepinos-do-mar são membros do filo Echinodermata. Estrelas-do-mar e pepinos-do-mar produzem um veneno que pode causar dermatite de contato.[49,50] Pepinos-do-mar ocasionalmente se alimentam de celenterados e secretam nematocistos; portanto, terapia local para celenterados também precisa ser considerada. Ouriços-do-mar são cobertos por espinhas venenosas capazes de causar reações locais e sistêmicas semelhantes às dos celenterados. Os primeiros socorros consistem em imergir a ferida em água morna, a uma temperatura tolerável. As espinhas residuais podem ser localizadas por meio de radiografias de tecidos moles ou por imagem de ressonância magnética. Manchas roxas na pele no local da entrada das feridas podem ser indicativas de corante preso na superfície de uma espinha de ouriço extraída. Essa tatuagem temporária desaparece em 48 horas, o que geralmente confirma a ausência de corpos estranhos retidos. Uma espinha é removida somente se estiver facilmente acessível ou bem alinhada a uma articulação ou estrutura neurovascular crítica. Inchaço digital fusiforme reativo atribuído a uma espinha perto de um osso do metacarpo ou bainha do tendão flexor pode ser aliviado com uma alta dose de glicocorticoide administrada por via oral com um regime de 14 dias com doses decrescentes. Espinhas retidas podem causar formação de granulomas, que são suscetíveis a excisão ou injeção intralesional de 5 mg/mℓ de triancinolona hexacetonida.

Moluscos

Polvos e caracóis-cone são as principais espécies venenosas do filo Mollusca. A maioria dos caracóis-cone nocivos é encontrada nas águas do Indo-Pacífico. O envenenamento ocorre pela injeção de um dardo destacável semelhante a um arpão por meio de uma probóscide extensível na vítima.[49,50] Os polvos-de-anéis-azuis podem morder e injetar tetrodotoxina, um agente paralisante. Ambas as espécies podem produzir sintomas locais, como ardência e parestesias. As manifestações sistêmicas são basicamente neurológicas e incluem disfunção bulbar e paralisia muscular sistêmica. O manejo do local da mordida é mais bem realizado com a aplicação de pressão e imobilização para contenção do veneno. Transporte imediato a um centro médico é imprescindível para avaliar o curativo e para cuidados de apoio.

Anelídeos (vermes segmentados)

Anelídeos (vermes segmentados) carregam consigo fileiras facilmente destacáveis de espinhas maleáveis parecidas com fibras de vidro capazes de infligir picadas dolorosas e dermatite irritante. A inflamação pode persistir por 1 semana. As pilosidades visíveis são removidas com pinças e fita adesiva ou máscaras faciais comercializadas. Alternativamente, uma fina camada de cola pode ser usada para apanhar as espinhas e desgrudá-las. Vinagre doméstico, esfregar álcool ou amônia de uso doméstico diluída podem proporcionar alívio adicional. A inflamação local é tratada com um glicocorticoide tópico ou sistêmico.

Envenenamento por vertebrados

Raias

Raias habitam águas profundas e variam em comprimento desde alguns centímetros até 3,5 metros (da cabeça à ponta da cauda). Seu veneno é armazenado em apêndices caudais em forma de chicote. As raias reagem defensivamente lançando suas espinhas na vítima, o que causa ferimentos perfurantes e lacerações. O local mais comum de lesão é a parte inferior da perna e a parte superior do pé. Os danos locais podem ser graves, com ocasional penetração de cavidades corporais. Isso piora pelas propriedades vasoconstritoras do veneno, que produzem feridas de aparência cianótica. O veneno é geralmente mionecrótico. Queixas sistêmicas incluem fraqueza, náuseas, diarreia, dores de cabeça e câibras musculares. O veneno pode causar vasoconstrição, arritmias cardíacas, parada respiratória e convulsões.

Se um médico experiente estiver presente, a ferida é irrigada e imersa em água quente não escaldante (até 45°C) por 1 hora. Deve-se tomar cuidado com a água quente. Desbridamento, exploração e remoção das espinhas são realizados durante ou após a imersão em água quente. Crioterapia de imersão é considerada prejudicial. A ferida não é fechada primariamente. As lacerações cicatrizam por segunda intenção ou são reparadas por fechamento postergado. Aplica-se curativo na ferida e eleva-se o membro. A dor é aliviada local ou sistemicamente. Realiza-se radiografia para localizar quaisquer espinhas remanescentes. Existe a previsão de infecção aguda por patógenos agressivos, devendo-se administrar a terapia profilática com base nos patógenos mais prováveis.[48] No caso de uma ferida drenante que não cicatrize, deve-se suspeitar de retenção de corpo estranho.

Outros tipos de peixes

Outros tipos de peixes com espinhas que podem produzir ferimentos semelhantes aos das raias incluem o peixe-leão, o peixe-escorpião, o peixe-pedra, o bagre e o peixe-aranha. Cada um deles pode causar envenenamento, ferimentos perfurantes e lacerações, com suas espinhas transmitindo o veneno. As manifestações clínicas e a terapia são semelhantes às das raias. No caso do peixe-leão, às vezes são observadas vesiculações. Um produto antiveneno derivado de equinos (Commonwealth Serum Laboratories) está disponível no mercado para administração em caso de envenenamento significativo por peixe-pedra.

Cobras-do-mar

Cobras-do-mar da família Hydrophiidae são semelhantes em aparência às cobras de terra. Elas habitam os Oceanos Pacífico e Índico. Seu veneno produz sinais e sintomas neurológicos, com possível morte devido a paralisia e parada respiratória. As manifestações locais podem ser mínimas ou sequer existir. A terapia é similar à recomendada em mordidas de cobra-coral (elapídeos). A técnica de imobilização por pressão é recomendada no local do incidente. Medicamento antiveneno polivalente para cobra-do-mar é administrado caso se desenvolvam quaisquer sinais de envenenamento. A dose inicial é de uma ampola, repetida de acordo com a necessidade. É imprescindível consultar um médico experiente, toxicologista ou o centro de controle de intoxicações.

22

Cuidados Cirúrgicos Críticos

John P. Saydi, Vamsi Aribindi, S. Rob Todd

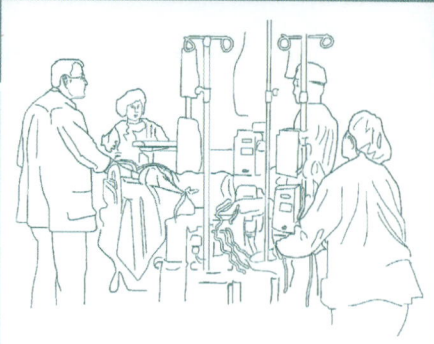

VISÃO GERAL DO CAPÍTULO

Sistema neurológico
- Dor e agitação
- Estado mental alterado e delírio
- Traumatismo cranioencefálico

Sistema cardiovascular
- Fisiologia cardíaca
- Arritmias cardíacas
- Choque
- Infarto do miocárdio

Sistema respiratório
- Fisiologia respiratória
- Oxigenoterapia
- Ventilação não invasiva
- Intubação e ventilação mecânica
- Modos-padrão de ventilação mecânica
- Modos avançados de ventilação mecânica
- Extubação ou traqueostomia
- Patologia pulmonar

Sistema gastrintestinal
- Requisitos nutricionais do paciente criticamente doente
- Nutrição enteral e parenteral
- Profilaxia de úlcera de estresse

Sistema hepático
- Manejo perioperatório do paciente cirrótico
- Manejo de lesões hepáticas

Sistema renal
- Fisiologia
- Distúrbios ácido-básicos
- Anormalidades eletrolíticas
- Lesão renal aguda

Sistema hematológico
- Tromboelastografia
- Trombocitopenia induzida por heparina
- Tromboembolismo venoso
- Estratégias de transfusão de hemoglobina

Sistema endócrino
- Controle da glicose
- Insuficiência adrenal
- Disfunção da tireoide

Doenças infecciosas
- Princípios gerais
- Infecção de corrente sanguínea relacionada a cateter venoso central
- Infecções do trato urinário relacionadas a cateter
- Diarreia e *Clostridioides difficile*
- Outros problemas infecciosos comuns na UTI

Questões especiais
- Abdome aberto
- Cuidados paliativos
- Falência de múltiplos órgãos e inutilidades médicas

As unidades de terapia intensiva (UTI) representam um triunfo da medicina: a capacidade de apoiar e restituir um grande número de funções corporais. E, ainda assim, essas ações não são livres de custos. Quase todas as intervenções têm efeitos colaterais e riscos, os quais devem ser mitigados. Embora a tomada de decisão rápida seja muitas vezes possível e desejada no manejo de pacientes de emergência ou enfermaria, essa abordagem pode ser propensa a erros no ambiente da UTI e deve ser usada nas situações clínicas adequadas. Em grande parte da medicina acadêmica, existem duas abordagens abrangentes para os pacientes, que são a abordagem "baseada em problemas" e a abordagem "baseada em sistemas". Na UTI, a abordagem "baseada em sistemas" é preferível devido à necessidade de considerar minuciosamente as necessidades e o estado do paciente de todos os ângulos. E é assim que este capítulo também será estruturado, abordando cada sistema orgânico e suas disfunções e tratamentos comuns.

Nos EUA, a medicina de cuidados intensivos tem inúmeros caminhos educacionais, incluindo residências em cirurgia, anestesia e medicina interna. Da mesma maneira, muitos hospitais de grande porte têm UTIs separadas focadas em subconjuntos de pacientes: UTIs cardiotorácicas, UTIs médicas, UTIs neurológicas, UTIs cirúrgicas, UTIs de transplante etc. Outros hospitais menores dispensam tal distinção. Cada especialidade traz uma perspectiva e vantagem únicas para o campo da medicina de cuidados críticos. Intensivistas cirúrgicos apresentam uma firme compreensão do curso esperado de doenças cirúrgicas, além de estarem confortáveis com muitos procedimentos comumente necessários, como broncoscopia, esofagogastroduodenoscopia, traqueostomia percutânea etc.

Por fim, deve-se ressaltar que a prestação de cuidados de qualidade em UTIs não depende apenas do intensivista, mas também de toda a equipe multiprofissional da UTI. Na medida do possível, devem ser desenvolvidas diretrizes conjuntas e padronização do cuidado em conjunto com enfermagem, farmácia, fisioterapia, fisioterapia respiratória e outros membros da equipe de saúde. Está bem documentado que essa padronização do cuidado melhora os resultados. Embora possam existir exceções a todas as diretrizes, dispor de processos-padrão com capacidade de ajuste melhora a qualidade do atendimento. Essas diretrizes são muitas vezes exclusivas de uma instituição baseada na melhor evidência e experiência local, capacidades etc.

SISTEMA NEUROLÓGICO

Dor e agitação

A dor é um sintoma onipresente, mas muitas vezes pouco reconhecido e tratado de maneira inadequada em pacientes gravemente doentes. No ambiente da UTI, fontes de dor incluem lesões traumáticas, queimaduras, feridas cirúrgicas, doenças subjacentes e/ou estímulos nocivos (p. ex., intubação traqueal, ventilação mecânica, acessos invasivos etc.). A dor é uma fonte de medo e ansiedade que, se não for devidamente tratada, contribui para alterações fisiológicas que podem impactar de modo negativo os resultados dos pacientes e retardar a recuperação. Embora a sensação de dor seja subjetiva, existem várias ferramentas de medição e escalas para quantificá-la como um ponto de dados objetivo que pode ser tratado e facilmente reavaliado para melhoria. Em pacientes capazes de se comunicar, a escala analógica visual e a escala numérica de classificação são usadas e fornecem meios confiáveis para avaliação e tratamento; no entanto, pacientes não comunicativos, alterados ou em coma devem contar com o médico ou enfermeiro observador e atento para identificar as pistas visuais e alterações fisiológicas (p. ex., taquicardia, hipertensão, taquipneia, diaforese etc.) que coincidem com dor descontrolada. Se os dados objetivos não estiverem disponíveis, é melhor presumir a presença de dor e fornecer tratamento adequado.

Os opioides têm sido tradicionalmente a terapia de primeira linha para a dor, pois têm ação central, são altamente eficazes para a dor não neuropática, têm rápido início de ação e podem ser administrados por meio de múltiplas vias (enteral, intravenosa [IV], transdérmica etc.). Infelizmente, opioides costumam ser prescritos em demasia, levando a efeitos colaterais desagradáveis, uso abusivo por parte dos pacientes e vício. Efeitos colaterais prejudiciais, incluindo náuseas, vômitos, prurido, sedação, depressão respiratória e disfunção intestinal, resultam em complicações desnecessárias, tempo prolongado de internação e aumento da morbidade. O uso prolongado também pode resultar em dependência fisiológica, tolerância e hiperalgesia induzida por opioides. A melhor recuperação com o seguimento dos protocolos cirúrgicos e a prática de utilizar terapias multimodais que atuem sinergicamente para aliviar a dor e fornecer sedação são primordiais no combate à epidemia de opioides que atualmente assola os EUA. Combinar a capacidade de realizar bloqueios anestésicos regionais com adjuvantes não opioides com mecanismos variados de ação, como paracetamol, anti-inflamatórios não esteroides, gabapentina, tramadol e relaxantes musculares, resulta em analgesia mais eficaz e menor necessidade de opioides em geral.[1] O uso de medicamentos multimodais para dor tornou-se o padrão de cuidado para reduzir a dependência de opioides e deve ser implementado amplamente.

Da mesma maneira que a dor é avaliada e tratada, a agitação é quantificada usando vários sistemas de pontuação, incluindo a Escala de Agitação e Sedação de Richmond. Quando um paciente está agitado, é importante que uma avaliação minuciosa de quaisquer etiologias tratáveis subjacentes seja concluída antes de iniciar uma intervenção farmacológica. Recentemente, foram atualizadas e publicadas diretrizes clínicas pela Society of Critical Care Medicine para manejo de pacientes de UTI agitados. Os sedativos mais comumente usados na UTI incluem propofol, benzodiazepínicos e dexmedetomidina. Ao decidir sobre qual agente usar, as considerações devem incluir duração e profundidade esperadas de sedação necessária, comorbidades que possam afetar a farmacocinética ou liberação metabólica, bem como possíveis interações medicamentosas com outros medicamentos que o paciente já possa estar recebendo. Propofol é uma molécula lipofílica de alta ligação proteica frequentemente utilizada na UTI. O mecanismo exato de ação não é totalmente elucidado, mas acredita-se que o propofol potencialize os receptores de ácido gama-aminobutírico (GABA), resultando em amnésia, mas sem analgesia. Como o propofol é altamente lipofílico, ele imediatamente atravessa a barreira hematencefálica e resulta em rápido início de ação em menos de 1 minuto, além de ter uma curta duração de ação, pois é rapidamente distribuído nos tecidos periféricos e prontamente metabolizado pelo fígado. O rápido *clearance* do propofol faz dele o medicamento ideal para desmames de sedação diária para avaliar o *status* neurológico do paciente. Hipotensão e depressão cardiovascular são comumente observadas com administração de propofol, especialmente no paciente hipovolêmico. Os efeitos colaterais potenciais mais graves da infusão de propofol incluem pancreatite, hipertrigliceridemia e síndrome de infusão de propofol.

A síndrome de infusão de propofol é uma complicação rara associada a doses prolongadas e/ou altas desse agente, a qual se acredita que seja causada pela inibição da cadeia respiratória mitocondrial ou pelo metabolismo prejudicado dos ácidos graxos mitocondriais. As características clínicas incluem bradicardia, rabdomiólise, hiperlipidemia, hepatomegalia e insuficiência renal. O reconhecimento precoce é fundamental, pois a síndrome apresenta uma alta taxa de mortalidade e o tratamento é basicamente limitado a cuidados paliativos e à interrupção da administração do propofol.

Benzodiazepínicos são agonistas dos receptores GABA que têm ação ansiolítica em baixas doses e causam sedação, amnésia e depressão cardiorrespiratória em doses mais altas. Os benzodiazepínicos mais comuns usados no ambiente da UTI são midazolam, lorazepam e diazepam. Tanto midazolam quanto lorazepam podem ser administrados como infusões contínuas, ao passo que todos os três podem ser administrados intermitentemente e ter início rápido de ação. A duração da ação de cada um desses fármacos é relativamente curta em sua administração inicial, pois são lipofílicos e prontamente distribuídos para tecidos periféricos. No entanto, a administração repetida ou infusões prolongadas resultam em saturação de tecidos adiposos e sedação prolongada mesmo após a descontinuação. Uma vez que idade, obesidade e função hepática ou renal alterada podem alterar a liberação de benzodiazepínicos, devem ser consideradas ao se decidir sobre a medicação apropriada. Os efeitos colaterais da administração de benzodiazepínicos incluem depressão cardiovascular e respiratória, delírio (especialmente em idosos) e toxicidade do propilenoglicol, que é usado como solvente para lorazepam e diazepam IV. Sua toxicidade é rara, caracterizada por acidose metabólica com hiato aniônico, falência renal e eventual falência de múltiplos órgãos. O tratamento é limitado a diálise e interrupção do agente agressor.

Dexmedetomidina é um agonista dos α2-adrenorreceptores de ação central que se liga aos receptores no *locus ceruleus*, proporcionando sedação, ansiólise e analgesia aos receptores na medula espinal.[2] Tem início de ação relativamente rápido, entre 5 e 15 minutos, e duração entre 60 e 120 minutos. A dexmedetomidina é metabolizada pelo fígado por glicoronidação e pelo sistema do citocromo P450; desse modo, podem ser necessárias alterações na dosagem quando da administração de outros medicamentos que alterem o citocromo P450. Uma das principais vantagens da dexmedetomidina é que ela não tem nenhum efeito no impulso respiratório; portanto, os pacientes podem ser sedados sem necessidade de ventilação mecânica. Estudos também demonstraram que o uso de dexmedetomidina resulta em extubação quase 2 dias antes em comparação ao uso de midazolam.[2] Os efeitos adversos do uso de dexmedetomidina incluem bradicardia, hipotensão, fibrilação atrial e hipertensão reflexa com a cessação abrupta da medicação. Atualmente, a Food and Drug Administration (FDA) determina que o uso de dexmedetomidina para sedação inicial deve ser limitado a 24 horas, tendo em mente que seu uso prolongado pode exacerbar a hipertensão reflexa quando interrompido.

Não é incomum que pacientes de UTI recebam infusões contínuas de sedativos, já que isso aumenta o conforto e proporciona um nível de sedação confiável e consistente. Assim, estudos randomizados demonstraram que a interrupção da sedação diária seguindo protocolos diminui a duração da ventilação mecânica e da permanência na UTI, além de melhorar a capacidade de realização de avaliações neurológicas diárias.[3] Pausas na sedação também são efetivas em termos de custos, já que diminuem a quantidade de medicação administrada e reduzem a necessidade de realização de exames diagnósticos desnecessários para avaliar o *status* neurológico do paciente.[3]

Estado mental alterado e delírio

Avaliar e diagnosticar corretamente alterações no estado mental de um paciente é um aspecto geralmente ignorado e subestimado do cuidado crítico. Alterações no estado mental de pacientes criticamente doentes podem ser difíceis de reconhecer e abrangem um espectro de transtornos, incluindo delírio, encefalopatia e coma. Pacientes idosos e aqueles com transtorno mental preexistente ou cognição prejudicada apresentam maior risco de desenvolver alterações de estado mental quando criticamente doentes. Quando um paciente apresenta uma alteração aguda do estado mental, é importante descartar quaisquer causas orgânicas ou potencialmente reversíveis, pois o diagnóstico de delírio em doenças críticas é, por outro lado, um diagnóstico de exclusão. Alguns exemplos de causas orgânicas que podem levar a uma alteração aguda no estado mental incluem hipoxia, hipercapnia, hipoglicemia, efeitos colaterais de medicamentos ou de sua interrupção, infecção, desequilíbrios metabólicos, acidentes vasculares encefálicos (AVE), convulsões e alterações na pressão intracraniana.

Quando um paciente fica confuso, ele perde seu senso de orientação e não consegue mais identificar quem é ou onde está e/ou perde a percepção geral do tempo. Delírio é definido como confusão, aliada a uma perturbação do foco, atenção ou consciência que ocorre durante um curto período de tempo. O paciente delirante também desenvolve déficit cognitivo, como perda de memória e dificuldade com a linguagem ou habilidades de visão espacial. Identificar e tentar reverter os efeitos do delírio é importante, pois pacientes que o desenvolvem na UTI apresentam taxas mais elevadas de mortalidade, de deficiências funcionais residuais e índices mais altos de demência após a alta.[4] Em geral, o delírio hiperativo é detectado com mais facilidade e rapidez, já que esses pacientes ficam agitados e inquietos. Contudo, o contrário é verdadeiro para pacientes que desenvolvem delírio hipoativo, já que eles ficam quietos, desatentos e letárgicos, o que pode facilmente passar despercebido e ser ignorado. Os idosos e os pacientes que já têm doenças mentais ou menor cognição estão em maior risco de desenvolver delírio hipoativo e devem ser avaliados com cuidado.

A avaliação de delírio foi padronizada pela utilização do Método de Avaliação de Confusão na UTI ou pelo Intensive Care Delirium Screening Checklist. Ambas as ferramentas de avaliação foram validadas no ambiente de UTI e podem ser utilizadas para pacientes em ventilação mecânica. Utilizar qualquer uma dessas ferramentas de avaliação regularmente e seguindo uma programação permite obter uma avaliação objetiva do estado mental de um paciente e aumenta as chances de detecção precoce de delírio.

Quando se estabelece um diagnóstico de delírio, a intervenção imediata é importante para iniciar o processo de reorientação do paciente e de identificação de quaisquer fatores precipitantes. A base do tratamento inclui identificar e reverter eventuais causas orgânicas e fornecer medidas de apoio que tragam as alterações comportamentais do paciente de volta à linha de base. Medidas de apoio servem para limitar anormalidades em torno do ambiente de um paciente que não estariam necessariamente presentes e para proporcionar um ambiente calmo, tranquilo e seguro. Fatores comportamentais e ambientais modificáveis incluem limitar anormalidades do ritmo circadiano e manter ciclos normais de sono-vigília, abrindo cortinas ou persianas durante o dia e desligando luzes à noite, reduzindo ruídos periféricos e desnecessários ou estímulos nocivos, evitando o uso de restrições quando seguro, mobilizando o paciente, fornecendo-lhe seus óculos ou aparelhos auditivos, se necessário, e pedindo para que a família ou os amigos ajudem a reorientar e tranquilizar o paciente. Foi documentado que uma nova manifestação de delírio resulta em um aumento estatisticamente significativo da taxa de mortalidade em 90 dias, que aumentou de maneira gradativa quando os pacientes foram expostos a estímulos nocivos, colocados em dispositivos restritivos ou desenvolveram condições adquiridas no hospital, como quedas ou lesões por pressão. Alterar o ambiente de um paciente e normalizar seu cotidiano podem ser realizados com prontidão, afetando substancialmente a mortalidade e os desfechos.

Se o comportamento do paciente interferir em seus cuidados ou ele estiver desorientado a ponto de potencialmente prejudicar a si mesmo ou outras pessoas, medicamentos antipsicóticos de baixa dose, como haloperidol, podem ser utilizados com segurança. O uso de benzodiazepínicos deve ser limitado a casos de abstinência de sedativos ou álcool, pois podem precipitar delírio, especialmente na população geriátrica. Quando são necessárias infusões de sedativos, verificou-se que dexmedetomidina reduzia a taxa de delírio em mais de 20% quando comparada ao uso de midazolam, embora nenhum agente seja ideal e a escolha adequada do sedativo precise ser feita caso a caso. O atendimento médico de delírio deve incluir uma revisão completa e a cessação de quaisquer medicamentos desnecessários, exame físico e neurológico com possibilidade de realização de exame de imagem de tomografia computadorizada (TC) do cérebro e avaliação de possíveis etiologias infecciosas com amostragem de líquido cefalorraquidiano com punção lombar quando clinicamente indicado. Se não for encontrada uma etiologia óbvia, deve-se considerar imagem de ressonância magnética (RM) do cérebro, eletroencefalograma, medição dos níveis de medicamento ou toxinas ou suplementação profilática com vitamina B_{12} ou folato se houver preocupação com alcoolismo.

Geralmente confundida com delírio, que descreve as manifestações mentais da doença, encefalopatia é um termo usado para descrever um estado mental alterado devido ao processo fisiopatológico subjacente. A encefalopatia se desenvolve como uma síndrome de disfunção cerebral geral e pode decorrer de diversas causas orgânicas e inorgânicas que induzem diretamente lesão cerebral e afetam remotamente o cérebro por outras causas sistêmicas. Encefalopatia pode ser descrita como aguda ou crônica, com base na cronologia e na potencial reversibilidade da síndrome. Encefalopatia crônica apresenta progressão lenta e resulta em alterações estruturais no cérebro que normalmente são irreversíveis. Encefalopatia aguda pode potencialmente ser revertida, retornando ao *status* funcional inicial caso a lesão incitante seja removida ou tratada oportunamente. Exemplos de causas de encefalopatia incluem encefalopatia traumática crônica, síndrome de Wernicke-Korsakoff, envenenamento por metais pesados, anormalidades eletrolíticas, falência hepática, medicamentos e sepse.

Na extrema ponta do espectro de estado mental alterado está o coma. Um paciente comatoso não consegue acordar nem tem consciência de seu ambiente. A maioria dos casos de coma que surgem no departamento de emergência se deve a traumatismo, AVE, desequilíbrios metabólicos, medicamentos, convulsões e infecções.

A Escala de Coma de Glasgow (GCS) é uma ferramenta de avaliação neurológica que oferece um parâmetro confiável e objetivo do estado de consciência de um paciente. Ela é composta de três elementos (respostas oculares, verbais e motoras), que são graduados de 3 a 15. A menor pontuação possível é 3, que é quando o paciente não apresenta nenhuma resposta aos estímulos, e a pontuação mais alta possível é de 15, quando o paciente está totalmente acordado e interativo. Quando pacientes comatosos têm uma pontuação de GCS de 8 ou menos, sua lesão ou disfunção cerebral é considerada grave e eles devem ser intubados, já que não conseguem proteger de modo confiável suas vias respiratórias. Assim como é o caso na maioria das causas de estado mental alterado, o tratamento de pacientes comatosos baseia-se na identificação e no tratamento de quaisquer causas orgânicas reversíveis e na administração de cuidados paliativos.

Traumatismo cranioencefálico

Uma das principais causas de invalidez nos EUA, o traumatismo cranioencefálico (TCE) é um evento devastador que altera a vida do paciente e que geralmente acarreta um grande ônus familiar e socioeconômico. É a causa mais comum de óbito e invalidez entre pessoas de 15 a 30 anos, e os casos mais graves resultam em períodos prolongados de coma e inércia. A gravidade do TCE é classificada utilizando-se a pontuação da GCS, por esta ser simples, reprodutível e um prognosticador de resultados. Neuroimagens são utilizadas para identificar lesões patológicas, como fraturas de crânio, contusões cerebrais, hemorragia ou hematoma e lesão axonal difusa. Lesões cerebrais primárias e secundárias são as duas fases durante as quais uma lesão neuronal ocorre. Lesão cerebral primária ocorre durante a lesal inicial, enquanto o foco do cuidado crítico de TCE é limitar a lesão cerebral secundária. Lesão cerebral secundária é uma consequência de alterações patológicas e fisiológicas que se manifestam após a lesão inicial, normalmente devido a lesões multiorgânicas concomitantes. Exemplos de causas de lesão cerebral secundária resultando em mais lesão neuronal e morte incluem isquemia, hipoxia, hipotensão, edema cerebral, acidose e pressão intracraniana elevada.

O manejo e os tratamentos se concentram na otimização da pressão intracraniana e da pressão arterial a fim de manter a perfusão cerebral adequada, evitar hipoxia e manter a normotermia e a normoglicemia. Geralmente, medicamentos anticonvulsionantes são prescritos como profilaxia anticonvulsiva, embora a medicação, a dosagem e a duração de tratamento ideais não estejam claramente definidas.[5] A recuperação de um TCE pode ser um processo lento e prolongado. Aproximadamente 10 a 15% dos pacientes com TCE grave (GCS < 8) recebem alta em estado vegetativo e aproximadamente 50% recuperam a consciência em 1 ano. Existem pouquíssimos medicamentos adjuvantes para acelerar e manter a recuperação a longo prazo. Um estudo controlado randomizado que investigou o uso de amantadina revelou que, durante um período de tratamento de 4 semanas, os pacientes demonstraram recuperação mais rápida; no entanto, a longo prazo, não houve diferença entre os grupos de tratamento e de placebo. O prognóstico e a recuperação a longo prazo são variáveis e difíceis de prever, além de dependerem altamente da gravidade do TCE, das comorbidades do paciente e das complicações pós-lesão.

SISTEMA CARDIOVASCULAR

Problemas cardiovasculares comumente encontrados na UTI podem ser classificados amplamente em três categorias: arritmias cardíacas, choque e isquemia miocárdica. Todas essas áreas são afetadas no cenário de disfunção cardíaca primária, como insuficiência cardíaca ou infarto agudo do miocárdio (IAM), e podem ser determinadas por processos de doença extracardíaca (p. ex., embolia pulmonar [EP] pode levar a insuficiência cardíaca direita, hipertireoidismo pode levar a arritmias e aumento da demanda metabólica pode levar a isquemia cardíaca). Esta seção começa abordando brevemente a fisiologia normal, continua com os distúrbios encontrados nessas três áreas e seus tratamentos e conclui com métodos invasivos e não invasivos de monitoramento do estado cardíaco e fluídico.

Fisiologia cardíaca

O coração é um circuito de duas bombas em sequência. Todo o sangue que sai do ventrículo direito para a circulação pulmonar deve então ser bombeado para fora do ventrículo esquerdo para a circulação sistêmica, com importantes exceções que surgem no contexto de anomalias cardíacas congênitas e uma pequena exceção das artérias e veias brônquicas. Existe uma grande diferença de resistência entre o leito vascular pulmonar enfrentada pelo lado direito do coração e o leito vascular sistêmico enfrentada pelo lado esquerdo do coração, sendo as pressões e a resistência pulmonares significativamente menores. A função mais importante do coração é levar sangue oxigenado aos tecidos do corpo humano. Essa capacidade é representada pela equação de oferta de oxigênio aos tecidos (D_{O_2}):

$$\text{Oferta de oxigênio} = (\text{débito cardíaco [DC]})(\text{hemoglobina} * 1,3 * \text{saturação de oxigênio} + 0,003 \text{ pressão parcial do oxigênio dissolvido})$$

DC é definido como o fluxo sanguíneo expelido pelo coração por unidade de tempo, normalmente expresso em litros por minuto. Em média, o DC é de 4 a 6 ℓ/min. No geral, uma observação é evidente: o predomínio de hemoglobina e saturação de oxigênio na determinação da capacidade de transporte de oxigênio pelo sangue e a contribuição relativamente trivial do oxigênio dissolvido.

Resistência vascular é a resistência coletiva de todos os vasos, incluindo as artérias e veias, contra o fluxo sanguíneo. Existem duas dessas resistências: a resistência vascular sistêmica (RVS), enfrentada pelo ventrículo esquerdo; e a resistência vascular pulmonar (RVP), enfrentada pelo ventrículo direito. A relação entre fluxo, pressão e resistência é definida pela lei de Ohm:

$$\text{Pressão arterial média} - \text{pressão atrial direita} = (\text{RVS})(\text{DC})$$

$$\text{Pressão arterial pulmonar média} - \text{pressão atrial esquerda} = (\text{RVP})(\text{DC})$$

Essas relações orientam as decisões referentes a terapia fluídica e vasopressora, que serão elucidadas mais adiante. A menor RVP consequentemente requer um volume muscular cardíaco direito menor (menor pressão da artéria pulmonar) para suprir os pulmões com o mesmo DC que o restante do corpo. Isso significa que o lado direito do coração é incapaz de manter seu DC perante elevações grandes e agudas da RVP, e essa falta de reserva tem consequências significativas tanto na cirurgia de trauma quando se realiza uma pneumonectomia traumática quanto na doença tromboembólica no pulmão. Em ambas essas situações, uma elevação súbita da RVP, principalmente no contexto de pré-carga baixa, pode levar a colapso cardiovascular.

O músculo cardíaco é alimentado principalmente pelas artérias coronárias. Durante a sístole, os vasos subendocárdicos recebem fluxo retrógrado e, assim, o coração é alimentado primariamente durante a diástole. Isso tem implicações importantes para a reanimação cardiopulmonar, já que a impossibilidade de permitir retração completa do tórax pode reduzir o suprimento de sangue no subendocárdio durante a reanimação.

O ritmo cardíaco é controlado por células marca-passo. O principal nó é o nó sinoatrial, que é influenciado pela estimulação simpática do tronco simpático originário principalmente dos níveis espinais T1-T4, que estimulam a cronotropia positiva. A estimulação parassimpática resulta em cronotropia negativa e é mediada via nervo vago. O coração tem uma série de marca-passos de escape, que são, por ordem, os átrios, o nó atrioventricular e os próprios ventrículos. Desde que o nó sinoatrial esteja regulado acima da taxa intrínseca desses marca-passos de escape e que esses impulsos sejam transmitidos através do nó atrioventricular e para os ventrículos, os impulsos do nó sinoatrial controlam a frequência cardíaca.

Arritmias cardíacas

Taquicardias supraventriculares

Fibrilação atrial. Fibrilação atrial pós-operatória é comum, ocorrendo em 8% das cirurgias principais e 45% das cardíacas. Trabalhos recentes observaram que o risco de tromboembolismo após o desenvolvimento da fibrilação atrial após cirurgia não cardíaca é semelhante ao de pacientes com fibrilação atrial não valvular.[6] Contudo, embora as diretrizes da European Society of Cardiology de 2016 tenham passado a recomendar anticoagulação para fibrilação atrial pós-operatória após cirurgias cardíacas, elas não abordam outros procedimentos cirúrgicos de grande porte.

Para fibrilação atrial com resposta ventricular rápida, o tratamento agudo depende da estabilidade hemodinâmica do paciente. Se ele estiver agudamente instável, eletrocardioversão imediata é mandatória, assim como em qualquer taquiarritmia que cause instabilidade aguda. No contexto de estabilidade hemodinâmica, métodos farmacológicos devem ser empregados, incluindo amiodarona, betabloqueadores e bloqueadores do canal de cálcio. Amiodarona é a mais indicada no contexto de falência cardíaca, já que esse medicamento não deprime a função cardíaca como os betabloqueadores e os bloqueadores do canal de cálcio. Dito isso, uma recente revisão retrospectiva documentou que metoprolol apresentou o índice mais alto de sucesso no tratamento de fibrilação atrial aguda, definido pelo controle da frequência sem a necessidade de um segundo agente.[7] Outros estudos observaram um controle mais rápido da fibrilação atrial com diltiazem tanto no departamento de emergência quanto na UTI, mas também notaram um aumento da taxa de hipotensão com seu uso em relação à amiodarona. Dados mais recentes extraídos da literatura de medicina emergencial sugerem que procainamida pode ser uma opção eficaz para cardioversão de fibrilação atrial (Protocolo Agressivo de Ottawa). Em casos agudos, digoxina isoladamente não é recomendada devido a seu início lento de ação e ausência de sucesso comparativo no controle da fibrilação atrial.

Dois pontos de cautela devem ser observados. Tradicionalmente, considerava-se que cardioversão de um ritmo atrial para sinusal poderia ocorrer com segurança em até 48 horas após o início do ritmo. Daí em diante, recomendava-se um ecocardiograma transesofágico para verificar ausência de formação de coágulo no átrio esquerdo ou 4 semanas de anticoagulação antes da cardioversão, exceto em casos de comprometimento hemodinâmico agudo. Contudo, trabalhos recentes sugerem que o período de segurança para cardioversão pode ser muito menor, de até 12 horas.[7] Embora todos os fármacos usados para tratar a fibrilação atrial possam induzir cardioversão para o ritmo sinusal, a amiodarona é especialmente propensa a isso. Portanto, ela deve ser usada com cautela em pacientes com períodos mais longos de fibrilação atrial devido à sua maior tendência de resultar em retorno do ritmo sinusal. Em segundo lugar, em pacientes com rota secundária, como na síndrome de Wolf-Parkinson-White, pode haver desenvolvimento de fibrilação atrial com pré-excitação. O uso de bloqueadores do canal de cálcio, betabloqueadores, amiodarona e digoxina é contraindicado nesses casos devido ao risco de que, depois da supressão do nó atrioventricular, a rota secundária resulte em uma taquicardia exacerbada. Nesse cenário, de acordo com as diretrizes mais recentes, são recomendadas ibutilida ou procainamida.

Taquicardia atrial multifocal. Está mais comumente associada a hipomagnesemia. Insuficiência pulmonar, hipopotassemia e doença arterial coronariana são outros fatores precipitadores. Se a correção da hipomagnesemia e da hipopotassemia (nessa ordem) não for eficaz, então devem-se experimentar betabloqueadores e bloqueadores do canal de cálcio. O mais interessante é que dados demonstram que uma dose empírica de 6 mg de sulfato de magnésio IV eliminava a taquicardia atrial multifocal em 88% do tempo, independentemente dos níveis de magnésio sérico, um resultado possivelmente explicado por uma deficiência sistêmica de magnésio com níveis sanguíneos normais.

Flutter atrial. É normalmente causado pelos mesmos distúrbios que dão origem à fibrilação atrial. Também não é incomum após tratamento de fibrilação atrial com amiodarona. É um ritmo instável e que apresenta a possibilidade de se degenerar espontaneamente em fibrilação atrial ou de reverter para o ritmo sinusal normal, especialmente se forem tratados os fatores subjacentes. O manejo de *flutter* atrial é semelhante ao de fibrilação atrial, com opções de controle de frequência e ritmo, mas eletrocardioversão é a terapia de preferência. Terapia com medicamentos antiarrítmicos também é uma opção que pode ser selecionada para pacientes estáveis com risco alto demais para serem submetidos à sedação, que normalmente seria necessária antes da eletrocardioversão. Além disso, ibutilida é aprovada pela FDA para conversão de *flutter* atrial para ritmo sinusal normal e demonstrou superioridade em relação à amiodarona e à procainamida nesse contexto. Deve-se lembrar de que todos os medicamentos antiarrítmicos têm tendências pró-arrítmicas e a ibutilida não é uma exceção, apresentando risco significativo de *torsade de pointes*.[a] Esse fármaco deve ser usado com cautela em pacientes com risco elevado de *torsade de pointes*, e os pacientes devem ser mantidos em ambiente monitorado após seu uso. Magnésio IV administrado com ibutilida tanto intensifica sua capacidade de eliminar o *flutter* atrial quanto de prevenir *torsade de pointes*.

Taquicardia supraventricular paroxística. Existem diversos outros subtipos de taquicardias supraventriculares, das quais a mais comum é a taquicardia atrioventricular por reentrada nodal. Sua fisiopatologia é um circuito reentrante. Embora seja às vezes difícil de distinguir taquicardia sinusal de taquicardia ventricular, o bloqueio do nó atrioventricular utilizando manobras vagais pode revelar o ritmo subjacente. Agentes que atuam no nó atrioventricular (adenosina, betabloqueadores e bloqueadores do canal de cálcio) são opções para cessar esses ritmos. É importante distinguir uma taquicardia supraventricular paroxística com um bloqueio de uma taquicardia ventricular, já que ambas podem se apresentar com um QRS aumentado. Um histórico de doença ou cirurgia cardíacas pressagia uma taquicardia ventricular. Além disso, adenosina auxiliará na distinção dos ritmos, já que ela interromperá a taquicardia supraventricular, mas não a taquicardia ventricular. Adicionalmente, a taquicardia ventricular não responderá a betabloqueadores ou a bloqueadores do canal de cálcio.

---

[a]N.R.T: *Torsade pointes* é uma taquicardia ventricular periférica rara, associada a uma perturbação ventricular (QT longo).

Taquicardia ventricular

Taquicardia ventricular monomórfica. Arritmias ventriculares são raras em pacientes jovens e nas pessoas que não têm histórico de doença cardíaca. As opções de tratamento em pacientes estáveis incluem lidocaína, amiodarona e procainamida; estes também são adjuvantes a serem considerados caso a desfibrilação inicial de pacientes estáveis ou instáveis não consiga converter uma taquicardia ventricular em um ritmo sinusal. Além disso, um estudo recente demonstrou a superioridade da procainamida em relação à amiodarona na conversão de taquicardia ventricular estável. Considerando a procainamida como uma opção terapêutica para fibrilação atrial com resposta ventricular rápida, taquicardias supraventriculares e taquicardias ventriculares, ela pode ser vista como uma opção viável se houver dúvidas sobre o ritmo. Embora alguns pacientes com taquicardia ventricular possam parecer estáveis, eles têm um alto risco de sofrer deterioração súbita e devem ser monitorados com atenção e tratados com rapidez.

Taquicardia ventricular polimórfica. Fundamentalmente, uma taquicardia ventricular monomórfica indica que os batimentos ectópicos estão sendo originados de um foco geralmente isquêmico nos ventrículos, normalmente secundário a doença arterial coronariana. Taquicardia ventricular polimórfica indica múltiplos focos de batimentos ectópicos ou uma disfunção mais comumente global. Essa última é um ritmo temido classicamente conhecido como *torsade de pointes*, cujo fator predisponente é um intervalo QT prolongado. Isso pode ser causado por uma variedade de medicamentos e por uma condição hereditária. Ironicamente, muitos antiarrítmicos, inclusive a procainamida, a lidocaína e a ibutilida, prolongam o intervalo QT, assim como acontece com antipsicóticos comumente usados, como o haloperidol. O tratamento se concentra na cardioversão não sincronizada na presença de instabilidade e administração agressiva de magnésio.

Bradicardia

Enquanto o tratamento de taquicardia envolve extensivas opções farmacológicas reforçadas por cardioversão elétrica, o tratamento da bradicardia está mais focado na regulação do ritmo elétrico, tanto por via transcutânea quanto por via transjugular, bem como na reversão da causa subjacente. Essas causas de bradicardia incluem lesão aguda da medula espinal, IAM, hipoxia e vários estados toxicológicos, bem como disfunção global por sepse grave. Bradicardia é mais prevalente em populações de UTI geral, por ser um sinal de profunda disfunção cardíaca e às vezes um ritmo de bradicardia periparada. O manejo de casos agudos inclui atropina, epinefrina e regulação do ritmo; contudo, esses são cuidados temporários (à parte da lesão da medula espinal), e a prioridade deve ser a reversão da causa subjacente.

Bradicardia sinusal. Pode ser um ritmo de repouso normal para muitos indivíduos jovens e em boa forma, sem necessidade de tratamento. Também pode ser observada em estados de choque profundo, como um ritmo de bradicardia periparada. Bradicardia sinusal secundária a lesão de medula espinal pode ocorrer em lesões no alto da medula espinal (cervical) e deve ser tratada com atropina e concomitante terapia vasopressora para tratar o choque neurogênico, se necessário. Da mesma forma, bradicardia associada a IAM, comumente observada em infartos da parede inferior devido ao envolvimento do nó sinoatrial, também pode ser tratada com atropina. Bradicardia sinusal secundária ao uso de dexmedetomidina requer uma mentalidade diferente. Se isso ocorrer, é necessário o tratamento da hipotensão resultante com vasopressores até que o medicamento perca sua eficácia, e/ou pode ser necessário regular o ritmo caso a hipotensão seja significativa e não reagente ao uso moderado de vasopressores. Atropina e epinefrina serão ineficazes nessa etiologia devido ao efeito α1-antagonista da dexmedetomidina.

Bradicardia juncional ou ventricular. Ocorre devido a uma profunda disfunção do nó atrioventricular. Não há atividade atrial aparente. O tratamento com regulação temporária do ritmo pode ser necessário caso o DC caia. Atropina não é eficaz nesse cenário, pois ela age no nó atrioventricular disfuncional.

Choque

A alteração hemodinâmica mais grave é o choque, que é uma condição de falha circulatória que resulta em disfunção de órgão terminal secundária à redução da perfusão. Um estado de choque em si é indicado por sinais de disfunção de órgãos terminais, como aumento do lactato, estado mental alterado, redução do débito urinário e elevação de enzimas hepáticas. Cada forma de choque exige reações diferentes e, quando diferentes formas de choque são combinadas, o manejo adequado pode ser desafiador. Existem inúmeras formas de choque, classificadas amplamente em quatro categorias: distributiva, hipovolêmica, cardiogênica e obstrutiva.

Choque distributivo

Choque neurogênico. Ocorre secundariamente à perda de tônus simpático após uma lesão medular. A etiologia geral é diminuição da resistência vascular; no entanto, há duas variantes baseadas na localização da lesão medular. Em lesões na medula espinal inferior, abaixo de C5, a hipotensão causa uma taquicardia reflexa adequada. Em lesões da medula espinal superior, de C5 para cima, o paciente geralmente se encontra bradicárdico, no sentido de que o coração não responde de maneira adequada ao aumento do tônus vagal devido à ausência de inervação simpática no coração. Isso resulta em um choque "quente". O tratamento consiste em suporte com vasopressores para manter a pressão arterial. Embora a norepinefrina seja considerada terapia de primeira linha, nenhum agente demonstrou superioridade.

Há que se notar que o choque neurogênico não é equivalente ao choque espinal. Este não é um fenômeno hemodinâmico e resulta na perda temporária dos reflexos após uma lesão na medula espinal, mais comumente dos reflexos bulbocarvernosos e cremastéricos. É, por natureza, passageiro.

Choque séptico. Origina-se de mediadores inflamatórios liberados pelo corpo em resposta a patógenos bacterianos ou fúngicos, sendo considerado uma reação imune desregulada. Tradicionalmente, sepse era definida como uma síndrome da resposta inflamatória sistêmica (SRIS) acompanhada por uma fonte suspeita de infecção, sendo a SRIS definida como desequilíbrios em dois ou mais de quatro parâmetros: contagem de leucócitos, temperatura, frequência cardíaca e frequência respiratória. Choque séptico se tratava então de sepse não reagente à reanimação com fluidos, com necessidade de suporte vasopressor para manter a pressão arterial. Embora ainda sejam comumente usadas, essas definições foram substituídas por novas diretrizes que baseiam a definição de sepse e choque séptico nas pontuações da avaliação sequencial de falência de órgãos (SOFA, do inglês *sequential organ failure assessment*).[8] Especificamente, disfunção orgânica identificada por um aumento da pontuação SOFA de 2 ou mais representa sepse, enquanto sepse com hipotensão, apesar de reanimação com fluidos e/ou lactato sérico acima de 2, a despeito de ausência de hipovolemia, representa choque séptico.

As diretrizes anteriores de manejo de sepse incluíam medição imediata do lactato (além de outros valores laboratoriais), administração de 2 ℓ de fluido empírico em *bolus*, administração de antibióticos empíricos após coleta para cultura, medição e titulação corretas de reanimação com fluidos para pressão venosa central e saturação de oxigênio venoso central e, possivelmente, um cateter Swan-Ganz para capturar de maneira correta as variáveis hemodinâmicas. Isso era conhecido como terapia inicial direcionada ao objetivo. Estudos randomizados controlados subsequentes sugerem que esse conjunto não proporciona nenhum benefício; contudo, seus proponentes mantêm que esses estudos estão incorretos pois grande parte da terapia inicial direcionada ao objetivo se tornou o padrão de cuidado.[9] Essa questão é ainda mais complicada, pois muitos aspectos da terapia direcionada ao objetivo inicial foram doutrinados como métricas de qualidade, o que significa que o não cumprimento resulta na penalização do hospital ou do médico. O que é amplamente aceito é que o reconhecimento precoce e a administração de antibióticos levam ao aumento da sobrevida, embora isso deva ser equilibrado contra o risco de aumentar a resistência a antibióticos e os danos associados à sua administração a pacientes que deles não necessitam. O controle precoce da infecção também está positivamente associado aos desfechos.

Embora possa parecer lógico que os vasopressores sejam a primeira escolha para o choque séptico, dado que o desequilíbrio é a vasodilatação sistêmica, isso é contrabalançado pelo fato de que uma parte crítica da fisiopatologia do choque séptico é o extravasamento de fluido para os espaços intersticiais devido ao aumento da permeabilidade vascular. Consequentemente, o aumento da vasoconstrição isoladamente não reverterá o estado de choque. Tradicionalmente, a reanimação com fluidos seguida de terapia vasopressora somente quando os fluidos deixaram de produzir um aumento na pressão arterial (responsividade dos fluidos) tem sido o padrão. Isso está sendo estudado em um grande ensaio controlado randomizado.

As diretrizes mais recentemente atualizadas para o manejo geral da sepse foram divulgadas pela Surviving Sepsis Campaign, de 2017.[10] Controversamente, continua sendo recomendada a administração de líquido cristaloide empírico em *bolus* a todos os pacientes. Menos controverso, recomenda-se monitoramento contínuo atento, uma meta média de pressão arterial de 65 mmHg e uso de lactato como medida de hipoperfusão tecidual e como guia para reanimação. O uso da pressão venosa central para orientar a reanimação com fluidos tem sido em grande parte desacreditado, devido à sua incapacidade de prever de modo confiável a responsividade dos fluidos. Em seu lugar, as diretrizes recomendam o uso dos chamados parâmetros dinâmicos, incluindo elevação passiva da perna, provocação com fluidos, variação da pressão de pulso em resposta à ventilação mecânica e outras técnicas. Existem vários dispositivos e técnicas para estimar a responsividade dos fluidos, mas, em última análise, o julgamento clínico ainda deve ser usado para orientar a reanimação com fluidos e a terapia vasopressora em estados de choque séptico.

Atualmente, quando a reanimação com fluido cristaloide não é eficaz para aumentar a pressão arterial, o vasopressor de escolha é a norepinefrina, que tem se mostrado superior aos demais. A epinefrina pode substituí-la se a norepinefrina for inadequada; no entanto, pode levar a concentrações de lactato falsamente elevadas e dificuldade em usá-lo como ponto final para reanimação. Fenilefrina tem sido associada a maior mortalidade hospitalar em choque séptico.

Quando os requisitos de norepinefrina aumentam significativamente (acima de um valor de aproximadamente 5 μg/min), vasopressina de baixa dose deve ser adicionada. Isso se baseia em pesquisas que sugerem uma deficiência relativa de vasopressina no choque vasodilatador inflamatório. A dosagem é de 0,04 unidade/min, uma dose relativamente baixa pensada para corrigir essa deficiência relativa, podendo diminuir os requisitos de norepinefrina para manter a pressão arterial. A vasopressina de alta dose não é recomendada. Quando altas doses de norepinefrina e vasopressina adicionadas forem insuficientes, a epinefrina poderá então ser adicionada, mas não há dados que sugiram um benefício claro. Dobutamina também pode ser usada para aumentar a perfusão tecidual se o DC estiver baixo.

O uso de corticosteroides em choque séptico tem sido controverso há mais de duas décadas. A atual recomendação da Surviving Sepsis Campaign é administrar baixas doses de esteroides em choque séptico dependente de vasopressores e de repleção de volume. Outras terapias que estão sendo pesquisadas incluem a combinação de vitamina C, tiamina e hidrocortisona, o protocolo "Marik", que demonstrou resultados substanciais em um estudo unicêntrico antes e depois do ensaio.[11] Da mesma maneira, conceitos fundamentais como reanimação inicial com fluidos *versus* uso de vasopressor e até mesmo o significado do lactato como desfecho de reanimação continuam sendo debatidos e investigados. O médico intensivista é aconselhado a se manter a par da literatura nesse cenário em rápida transformação.

Outras etiologias de choque distributivo. Incluem o choque anafilático e o choque endócrino. O primeiro ocorre em resposta a um estímulo alérgico, tendo como primeira linha de tratamento a epinefrina. Opcionalmente, adjuvantes como Benadryl®[b] e esteroides podem ser usados. Embora o primeiro não trate sintomas de via respiratória e possa causar hipotensão, os últimos demoram várias horas para fazer efeito e não há comprovação de seu benefício.

Choque endócrino resulta de coma mixedematoso grave por deficiência da tireoide e crise addisoniana por supressão do eixo hipotálamo-pituitária-adrenal adquirida ou iatrogênica. O diagnóstico depende de um histórico preciso e exame físico em ambos os casos. Geralmente, até que os exames laboratoriais descartem a coexistência de doença de Addison, o tratamento de coma mixedematoso inclui esteroides empíricos com levotiroxina e liotironina.

Choque hipovolêmico

Choque hipovolêmico é caracterizado por aumento da RVS e diminuição do DC, sendo o último secundário à diminuição da pré-carga. Esse é o chamado "choque frio", o que significa que a pele está fria e úmida pela vasoconstrição. Para choque hipovolêmico causado por desidratação e perda de fluidos, como em atividade física prolongada em temperaturas quentes ou perdas gastrintestinais (GI) excessivas e ausência de ingestão oral, o tratamento é relativamente simples, e inclui reanimação com líquidos cristaloides.

Choque hemorrágico

No choque hemorrágico, os hemoprodutos são o líquido de escolha para reanimação. Nessas situações, a administração de cristaloides leva a um aumento da coagulopatia e pode elevar a pressão arterial, resultando em mais sangramento, que é exacerbado pela coagulopatia mencionada anteriormente. Duas estratégias de reanimação são possíveis: empírica com concentrado de hemácias (CHs), plasma fresco congelado (PFC) e plaquetas a uma taxa mais ou menos próxima do sangue total; ou baseada na análise de coagulação por meio de tromboelastografia (TEG) ou tromboelastometria rotacional, que são exames que pretendem medir com precisão desequilíbrios na coagulação e guiar a estratégia de reanimação. A primeira estratégia, a de administração de hemoderivados a uma taxa empírica, é comumente utilizada em vários centros

---

[b]N.R.T.: Solução de associação de cloridrato de difenidramina, cloridrato de amônio e citrato de sódio, empregada comumente como antitussígeno.

como parte de um protocolo de transfusão massiva a ser administrada até que se obtenha o controle do sangramento e/ou que os desfechos de reanimação tenham sido alcançados. Em paralelo, existem adjuvantes, como a administração de ácido tranexâmico, que também é bastante controverso. Deve-se notar que uma proporção absoluta de 1:1:1 demonstrou não ser melhor do que uma proporção de 1:1:2 de PFC para plaquetas e para CHs em pacientes com traumas graves.[12]

Choque cardiogênico

Choque cardiogênico é um choque "frio" no sentido de ser caracterizado pela diminuição do DC devido à falha intrínseca de bombeamento do coração, com vasoconstrição compensatória. Existem vários casos de falência cardíaca que resultam em choque cardiogênico, porém o mais comumente observado se refere a sequelas agudas ou tardias de doença arterial coronariana. Esse estado de choque apresenta múltiplas variantes, que incluem disfunção diastólica *versus* sistólica e disfunção da parte esquerda *versus* parte direita do coração. Obstrução valvar também pode ser uma causa de disfunção. A falência cardíaca progride em três estágios. Inicialmente, a pressão de enchimento do ventrículo aumenta, mas a contratilidade é preservada à custa do aumento da pressão e da congestão nos pulmões. Em seguida, o volume sistólico começa a cair, mas um aumento da frequência cardíaca preserva o DC, que, finalmente, começa a cair.

Falência cardíaca direita. O pilar fundamental da terapia para falência cardíaca direita é objetivo. Isso inclui a introdução de líquidos em *bolus* até que a pressão venosa central (ou pressão em cunha, se disponível) esteja acima de 15 mmHg, seguida por terapia com inodilatador com dobutamina ou milrinona. Dito isso, a fluidoterapia deve ser utilizada com parcimônia, já que a dilatação do ventrículo direito pode causar um abaulamento do septo em direção ao ventrículo esquerdo, resultando em diminuição da função ventricular esquerda, um fenômeno denominado interdependência interventricular. Inodilatadores tanto dilatam a vasculatura, reduzindo a pressão arterial, quanto promovem o DC por aumentar a contratilidade. Eles são a escolha ideal quando o DC está baixo e a RVS, alta, mas geralmente não são opções quando a pressão sanguínea sistêmica está baixa. Por esse motivo, inodilatadores, em conjunto com vasopressores, como norepinefrina, são uma estratégia comumente utilizada, com o inodilatador sendo titulado para o DC e o vasodilatador titulado para um nível apropriado de pressão sanguínea sistêmica.

Falência cardíaca esquerda. As duas perguntas na falência cardíaca esquerda são: qual é a pressão arterial do paciente e se ele está sobrecarregado de fluidos. Embora historicamente tenham sido administrados diuréticos a quase todos os pacientes na falência cardíaca esquerda com base na teoria de que eles já ultrapassaram o ponto de inflexão na curva de Starling, na realidade pacientes que estão em choque cardiogênico podem estar sobrecarregados de fluidos, subcarregados ou euvolêmicos. Devem ser empregadas medidas alternativas para determinar o *status* de volume, incluindo peso, edema podal, ultrassonografia de veia cava inferior e outras ferramentas não invasivas mais modernas.

O outro ponto de decisão é a pressão arterial. Se o paciente estiver hipertenso, então podem-se usar nitroglicerina, nitroprusseto ou nicardipino. Todos três diminuirão a pós-carga, permitirão o encaminhamento do fluxo sanguíneo para os tecidos periféricos, reduzirão a demanda de oxigênio no miocárdio e protegerão o coração contra danos isquêmicos. Nitroprusseto carrega o risco de piorar a isquemia coronariana e de causar toxicidade por cianeto, sendo, portanto, menos preferível do que os outros agentes. Se a pressão arterial estiver normal em um estado de choque cardiogênico, podem ser usados inodilatadores. Vasodilatadores também podem ser usados com cautela, desde que a pressão arterial seja mantida. Finalmente, se, tanto a pressão arterial quanto o DC estiverem baixos, infusões de epinefrina ou dopamina podem ser experimentadas; no entanto, devido a sua vasoconstrição periférica, tais agentes podem aumentar ainda mais a pós-carga e piorar a condição do paciente. Esse estado apresenta um índice extremamente elevado de mortalidade, sendo, muitas vezes, suporte circulatório mecânico uma das poucas opções restantes. Essas opções incluem balões intra-aórticos de bombeamento, dispositivos de assistência ventricular esquerda e oxigenação por membrana extracorpórea (ECMO, do inglês *extracorporeal membrane oxygenation*). Se no local não houver disponibilidade desses recursos, deve-se considerar transferir o paciente para um centro que os ofereça, possivelmente com o envio de uma unidade móvel pelo estabelecimento que está aceitando o paciente para colocá-lo em suporte circulatório mecânico já à beira do leito, antes da transferência.

Choque obstrutivo

As etiologias do choque obstrutivo incluem pneumotórax hipertensivo, tamponamento cardíaco, pericardite constritiva e EP massiva. Em todos os casos, o tratamento é interventivo, pois requer a remoção da causa do choque obstrutivo. Entre as opções estão a descompressão por agulha ou tubo de toracostomia no caso de pneumotórax; pericardiocentese ou toracotomia no caso de tamponamento; e heparinização e trombólise sistêmica ou direcionada por cateter no caso de EP. É preciso um alto nível de suspeita ao fazer esses diagnósticos.

Infarto do miocárdio

Tanto a isquemia do miocárdio quanto o IAM são entidades temidas no período perioperatório e acarretam morbidade e mortalidade significativas. A ausência de sintomas isquêmicos ou alterações no eletrocardiograma associadas a um aumento das troponinas não é um sinal de segurança, já que a mortalidade permanece alta. Existem dois tipos fundamentais de IAM.[13] O tipo I baseia-se na ruptura da placa aterosclerótica e consequente isquemia e infarto do músculo que estava sendo suprido por aquele vaso sanguíneo. Por outro lado, o tipo 2 baseia-se em um desajuste entre suprimento de sangue e demanda deste pelo coração, sendo também comumente chamado de isquemia de demanda. Os tratamentos para cada tipo de IAM emanam naturalmente de suas causas: revascularização para IAM tipo 1 e redução da demanda de oxigênio cardíaco para o IAM tipo 2.

IAMs tipo 1 podem ser subclassificados como IAM com elevação de ST (IAMCST) e sem elevação de ST (IAMSST). Como o próprio nome indica, o IAMCST classicamente envolve sintomas e elevações de enzimas cardíacas, bem como evidência de elevações do segmento ST no eletrocardiograma, enquanto o IAMSST é parecido, mas sem evidência de infarto no eletrocardiograma. Angina instável é um sintoma de isquemia, mas sem elevação de biomarcador cardíaco indicativo de lesão. Essas distinções fundamentais levam a diferenças no manejo imediato, e deve-se observar que não dá para distinguir angina instável de IAMSST nas primeiras 6 horas, pois é esse o tempo que demora para que as troponinas se tornem positivas após uma lesão cardíaca. Todos os três juntos formam parte do espectro da síndrome coronariana aguda.

O tratamento de IAM tipo 1 no período pós-operatório se concentra em intervenção coronariana percutânea com trombólise como opção se não houver possibilidade de realizar uma intervenção coronariana percutânea oportunamente.[14] No IAMSST, a intervenção pode ser postergada em alguns casos para até 72 horas.

Contudo, a decisão de intervenção geral é complicada pelo ônus adicional da decisão a respeito dos riscos e benefícios da dose completa de anticoagulação sistêmica em pacientes pós-operatórios. Em certas populações, como nas que foram recentemente submetidas a procedimentos neurocirúrgicos, os riscos de derrame ou morte por hemorragia fazem com que a intervenção coronariana percutânea, com sua consequente anticoagulação, seja inaceitável, enquanto em outros pacientes os riscos podem ser aceitáveis.

Além da intervenção primária, as complicações de um IAM agudo devem ser tratadas. Choque cardiogênico deve ser tratado conforme discutido anteriormente. Nitroglicerina, seja sublingual, seja IV, pode ser administrada para hipertensão e dor torácica. A distinção entre IAM do lado direito e do lado esquerdo é fundamental, já que a administração de nitroglicerina para reduzir a pós-carga e a demanda de oxigênio pelo miocárdio no contexto de IAM presumivelmente do lado esquerdo pode reduzir a pré-carga, resultando em insuficiência cardíaca do lado direito se, na verdade, o paciente estiver sofrendo um IAM do lado direito. Isso pode ter consequências catastróficas. Controle da dor com qualquer opiáceo IV, como morfina, pode ser usado para controlar os sintomas de dor torácica se não tiverem sido aliviados pela nitroglicerina. O paciente deve receber ácido acetilsalicílico e outros medicamentos anticoagulantes conforme especificado pelo protocolo local e dependendo do curso da terapia escolhida. Betabloqueadores devem ser iniciados caso não haja sinais de choque cardiogênico, já que estes são cardioprotetores. No entanto, se o paciente estiver hipotenso ou tiver menor fração de ejeção ou bradicardia, evite esse tipo de medicamento. Antes de tudo, deixe um desfibrilador à mão, com as placas preferencialmente já aplicadas no paciente, de prontidão para aplicar choque no caso de quaisquer arritmias potencialmente fatais ou regule o ritmo do paciente caso este desenvolva bradicardia secundária a bloqueio cardíaco.

SISTEMA RESPIRATÓRIO

UTIs foram definidas de muitas formas pela presença de ventilador mecânico. A primeira UTI foi possivelmente criada pelo Dr. Bjørn Aage Ibsen, em 1953, em resposta a um surto de pólio na Dinamarca. O uso de ventilação de pressão positiva, inicialmente disponibilizado por estudantes de medicina que trabalhavam em turnos, em combinação com intubação, impediu que as secreções causassem pneumonite e pneumonia por aspiração, salvando centenas de vidas. Essa combinação básica de intubação e ventilação mecânica continua representando uma função comum das UTIs de todos os tipos, sendo fundamental estar familiarizado tanto com o manejo das vias respiratórias quanto da ventilação mecânica para a prática da medicina de cuidados intensivos.

Fisiologia respiratória

A fisiologia respiratória é caracterizada por dois processos interligados: a oxigenação e a ventilação. Oxigenação refere-se à adição de oxigênio (O_2) do ar na corrente sanguínea, cuja concentração é tipicamente de 21%, também conhecida como fração de oxigênio inspirado ($F_{I_{O_2}}$). Ventilação é a eliminação do dióxido de carbono (CO_2) da corrente sanguínea, depois que este foi gerado pela respiração celular. Pode ser útil pensar nesses dois processos como totalmente independentes, embora, na realidade, essa abstração se desfaça com ventilações por minuto extremamente baixas.

Ambos os processos se baseiam no ar que entra pela cavidade oral descende pela traqueia, passando pelos brônquios e parênquima pulmonar, onde o sangue transportado da artéria pulmonar passa pelos capilares pulmonares. Essa interface alveolocapilar é onde ocorre a troca gasosa. Se houver um fluxo de sangue demasiado em relação à capacidade de oxigenação, isso é chamado de fisiologia de *shunt*. A troca de ar em áreas que não têm suprimento suficiente de sangue é conhecida como fisiologia de espaço morto. Alguma quantidade de ambos é normal: menos de 10% do DC total não participam da troca gasosa e de 20 a 30% da ventilação total não se equiparam ao sangue. Aumentos na fração de *shunt* ocorrem secundariamente à asma, à distensão dos alvéolos no edema pulmonar ou na pneumonia, à atelectasia ou à EP, em que o DC excessivo flui pelas regiões não embolizadas. A ventilação do espaço morto ocorre quando a interface alveolocapilar é destruída por enfisema, quando o DC é baixo ou quando o ar distende excessivamente os alvéolos durante a ventilação com pressão positiva. A oferta de oxigênio foi previamente discutida em *Sistema cardiovascular* e não o será em mais detalhes aqui.

Na fisiologia respiratória, complacência é o aumento do volume de um pulmão em resposta a determinada pressão aplicada a ele. Pulmões doentes e fibróticos na doença pulmonar intersticial ou na síndrome da angústia respiratória aguda (SARA) têm pouca complacência. Crucialmente, na era da ventilação mecânica, pouca complacência pode ser um círculo vicioso. Um acometimento inicial de pneumonia, contusão pulmonar, doença sistêmica grave como pancreatite ou de outras causas pode resultar em diminuição da complacência. Utilizando ventilação mecânica, o ar é forçado para dentro dos pulmões para oferecer uma quantidade determinada de ventilação. Isso resulta em barotrauma, ou trauma pulmonar por aumento de pressão, que diminui ainda mais a complacência. Assim, prevenir o barotrauma é um objetivo fundamental do protocolo ARDSNet, o qual será discutido mais adiante.

Oxigenoterapia

É difícil encontrar um paciente na UTI ou nos quartos de hospital que não tenha uma cânula nasal instalada, administrando alguns litros de oxigênio por minuto. Entretanto, deve-se reforçar que o oxigênio em si é um medicamento, que tem seus riscos e benefícios. $F_{I_{O_2}}$ de 100% pode ser letal para mergulhadores autônomos, e oxigênio suplementar administrado a pacientes de ataque cardíaco que não tiveram hipoxia (saturação de $O_2 > 94\%$) causou aumento da área infartada em 6 meses e nenhum benefício para a mortalidade. Oxigenoterapia deve ser usada somente quando indicado. Em pacientes intubados e mecanicamente ventilados, a $F_{I_{O_2}}$ objetivada deve ser de menos de 50% se tolerada, já que esse parâmetro parece ser seguro e sem riscos de toxicidades pulmonares. Embora teoricamente a $F_{I_{O_2}}$ deva ser reduzida para 21% se tolerada, isso normalmente não é feito.

Ventilação não invasiva

Alguns pacientes em iminente falência respiratória podem evitar ser intubados com o uso de suporte ventilatório não invasivo via pressão positiva contínua ou a dois níveis nas vias respiratórias (CPAP ou BIPAP). Ambos são geralmente usados à noite por vários pacientes com apneia do sono em casa e devem ser oferecidos a pacientes no hospital, se houver indicação. Especialmente o BIPAP tem demonstrado beneficiar significativamente pacientes com edema pulmonar no caso de exacerbação da insuficiência cardíaca congestiva. Eles fornecem o equivalente de pressão positiva expiratória final (PEEP, do inglês, *positive end-expiratory pressure*), ajudando a manter os alvéolos abertos no fim da expiração. No BIPAP, há duas configurações: pressão positiva expiratória na via respiratória e pressão positiva inspiratória na via respiratória. A pressão positiva inspiratória na via respiratória é fornecida a cada inspiração, enquanto a pressão positiva expiratória na via respiratória é um suporte constante, semelhante ao fornecido no CPAP. Esses equipamentos são, portanto, adequados para oferecer suporte além do CPAP em casos de insuficiência ventilatória hipercárbica.

É importante lembrar que, entre as contraindicações quase absolutas para uso desses dispositivos, estão o estado mental alterado e a consequente incapacidade de proteger a via respiratória. Ambos os aparelhos envolvem uma máscara que é usada no rosto e, no caso de qualquer evento de êmese de grande volume, pode se transformar em um grande volume de aspiração e parada cardíaca em um paciente fraco. Além disso, o uso dessas modalidades em pacientes com anastomoses esofágicas, gástricas ou duodenais recentes é relativamente contraindicado, já que a pressão positiva pode aumentar a insuflação GI superior. Embora a pressão de repouso normal do esfíncter esofágico inferior seja maior do que 10 mmHg, e as configurações normais de BIPAP seriam uma pressão positiva inspiratória de 10 mmHg e uma pressão positiva expiratória de 5 mmHg, muitas condições e características dos pacientes podem reduzir esse mecanismo de proteção e transformar o uso de BIPAP em uma proposta arriscada. BIPAP também pode ser usado como ponte para extubação. Um recente estudo randomizado de pequeno porte sugeriu que extubar um paciente diretamente para uso de BIPAP reduziu as taxas de reintubação.

Intubação e ventilação mecânica

Intubação e ventilação mecânica são mais comumente necessárias para proteger as vias respiratórias contra aspiração devido a déficits neurológicos ou perda de patência ou para auxiliar com oxigenação e/ou ventilação inadequadas. A primeira indicação, que é a proteção da via respiratória, é bem conhecida pelo dito "ECoG de menos de 8, intubar". Embora isso seja tratado praticamente como um mandamento no cuidado crítico, deve-se lembrar que existem riscos significativos durante as intubações e que há exceções a todas as regras. A perda iminente de patência pode ser causada por edema das vias respiratórias secundária ao angioedema hereditário, por trauma nas vias respiratórias, por reações alérgicas graves e queimaduras nas vias respiratórias. Esta última é muitas vezes um fenômeno tardio, por isso é essencial a avaliação de um paciente queimado para sinais de lesão nas vias respiratórias. A segunda indicação representa uma falha dos pulmões em realizar suas duas tarefas sem assistência. O aumento tanto da acidose respiratória quanto da hipoxia é motivo para intubação, podendo ser oriundo de muitas causas, incluindo pneumonia, contusão pulmonar, enfermidade grave, edema pulmonar em *flash*, exacerbação de insuficiência cardíaca congestiva e exaustão por aumento do trabalho respiratório secundário à acidose metabólica. Pacientes com lesão medular superior, acima de C5, podem ter uma apresentação tardia de falha ventilatória à medida que seu diafragma enfraquece, embora tenha sido inicialmente compensada pelo uso de músculos acessórios.

Um trabalho recentemente conduzido em um estudo multi-institucional revelou que 3% dos pacientes que são intubados na UTI sofrem uma parada durante o procedimento, 29% dos quais não conseguem ser reanimados.[15] Um trabalho anterior indicou que hipotensão e instabilidade hemodinâmica eram os fatores que melhor prediziam paradas peri-intubação, cujas causas são multifatoriais, incluindo alterações hemodinâmicas precipitadas por agentes de indução, hipoxia passageira durante o procedimento em si e influência da ventilação de pressão positiva no retorno venoso para o coração. É essencial reanimar os pacientes de maneira adequada antes da intubação e utilizar adjuvantes como vasopressores antes da intubação e durante o procedimento, se indicados. Em última análise, enquanto exames laboratoriais como medições da gasometria arterial e medição dos volumes correntes utilizando ventiladores não invasivos podem auxiliar na determinação de se o paciente necessita ou não ser intubado, nada pode substituir o critério clínico para tanto.

Modos-padrão de ventilação mecânica

Ventilação controlada por volume

A ventilação controlada é um dos modos de ventilação mecânica mais comumente utilizados, especificamente a ventilação controlada por volume. Os quatro parâmetros básicos nesse modo (e na maioria de todos os modos-padrão) incluem frequência respiratória, volume corrente, PEEP e F_{IO_2}. Volume corrente é a quantidade de ar levada aos pulmões, enquanto PEEP representa a retropressão que mantém os alvéolos abertos e distendidos ao fim da expiração. Frequência respiratória e F_{IO_2} já foram descritas anteriormente. A ventilação controlada por volume entrega determinado volume de corrente a certa frequência respiratória mínima. Se o paciente não estiver respirando de maneira espontânea, essa frequência é exatamente a que o paciente irá receber. Se o paciente estiver acordado e respirando de maneira espontânea, ele receberá aquele número mínimo de respirações, a menos que esteja respirando em excesso com o ventilador mecânico, período durante o qual cada vez que o paciente respira, seja de maneira espontânea, seja direcionado pelo ventilador, será direcionado para o volume corrente mínimo estabelecido. Esses dois parâmetros multiplicados (frequência respiratória e volume corrente) equivalem à ventilação minuto, cujo ajuste afeta a eliminação do CO_2 da corrente sanguínea. Por outro lado, ajustes na F_{IO_2} e PEEP afetam a saturação de oxigênio. Uma alternativa a isso é a ventilação controlada por pressão, que entrega determinada pressão de ar a certa frequência respiratória, mas com volumes correntes variáveis baseados na complacência pulmonar.

Em ambos os modos de ventilação mecânica, a variável livre (pressão na via respiratória com controle de volume e volume corrente no controle por pressão) deve ser cuidadosamente monitorada. Picos de pressão de via respiratória acima de 35 mmHg são potencialmente prejudiciais. A equação para pressão na via respiratória é:

Pressão na via respiratória = (fluxo de ar)(resistência da via respiratória) + pressão alveolar

Assim, a pressão verificada da via respiratória em si não é necessariamente perigosa, mas a pressão alveolar, sim, podendo levar a barotrauma. Quando nos deparamos com picos elevados de pressão de via respiratória, um primeiro passo é descartar causas de aumento de resistência de via respiratória, como linhas fissuradas, auto-PEEP por acúmulo de respirações e outras causas, como pneumotórax de tensão ou asma. Algumas maneiras de diagnosticar isso incluem medir a pressão durante uma pausa inspiratória, também conhecida como pressão platô. Esse é um reflexo direto da pressão alveolar. Uma pressão platô elevada, em conjunto com uma pressão de pico de via respiratória alta, indica que o problema é baixa complacência pulmonar. Mas uma pressão de platô baixa indica que o problema é mais proximal.

Ventilação mandatória intermitente sincronizada

A ventilação mandatória intermitente sincronizada (SIMV, do inglês *synchronized intermittent mandatory ventilation*) é outro modo comumente usado. A principal diferença entre a ventilação controlada e a SIMV envolve as respirações espontâneas. Na ventilação controlada, cada respiração iniciada pelo paciente recebe total suporte até o volume corrente estabelecido. Na SIMV, um quinto parâmetro é configurado, o suporte de pressão.

Esse valor é análogo à pressão positiva inspiratória da via respiratória no BIPAP e proporciona um nível preestabelecido de suporte de pressão para todas as respirações espontâneas. Portanto, na SIMV, todas as respirações espontâneas geram o que quer que o paciente seja capaz de fazer com o suporte de pressão aplicado. Se a ventilação controlada ou SIMV constitui o modo "padrão" de ventilação mecânica em uma UTI, basicamente dependerá do médico e da unidade específica.

Ventilação controlada por pressão

Outro modo fundamental de ventilação mecânica é a ventilação controlada por pressão. Ela é diretamente análoga ao equipamento BIPAP. Cada respiração do paciente é auxiliada por determinada pressão de apoio com PEEP adicional constante durante todo o ciclo respiratório. Esse modo é uma excelente ferramenta para desmame do paciente da ventilação mecânica e será discutido mais detalhadamente na seção de extubação.

Modos avançados de ventilação mecânica

Ventilação oscilatória de alta frequência

A ventilação oscilatória de alta frequência é um modo utilizado esporadicamente que envolve volumes correntes extremamente baixos a uma alta frequência. Em geral, é usada como modo de salvamento e/ou como ponte para ECMO em casos graves de SARA. Dois estudos controlados randomizados de alta qualidade demonstraram inexistência de benefício para a mortalidade e possível aumento da mortalidade com a utilização desse modo.[16] Entretanto, na população neonatal, que está além do escopo deste capítulo, há dados que documentam seu benefício.

Ventilação com liberação de pressão nas vias respiratórias e ventilação de pressão positiva bifásica nas vias respiratórias

Tanto a ventilação com liberação de pressão nas vias respiratórias quanto a ventilação BIPAP oferecem dois níveis de CPAP que permitem uma mistura de respirações espontâneas e impostas pelo ventilador. Elas minimizam as pressões observadas pelos alvéolos e são, portanto, mais comumente usadas em pacientes com complacência pulmonar significativamente reduzida, como na SARA. Especificamente, a ventilação com liberação de pressão nas vias respiratórias consiste em CPAP alta (P_H) por um período maior de tempo (T_H), que então cai para uma pressão mais baixa (P_L) por um período mais curto de tempo (T_L). A bifásica é semelhante, porém com um T_L prolongado. As especificidades dessas configurações de modos estão além do escopo deste livro, mas, resumidamente, a P_H é configurada a um nível que garanta a oxigenação, enquanto a P_L e o T_L são configurados de modo a garantir a ventilação adequada. Embora os dados referentes a esses modos indiquem que haja melhora na oxigenação, eles não conseguiram demonstrar redução na mortalidade. Opositores desses modos defendem que eles podem chegar a resultados semelhantes ajustando-se os tempos inspiratórios e expiratórios na ventilação controlada com consequente ventilação de razão inversa.

Ventilação com pressão regulada e volume controlado e ventilação com suporte adaptativo

Esses são modos patenteados de ventilação mecânica que somente estão disponíveis em determinados fabricantes. A ventilação com pressão regulada e volume controlado ajusta a pressão condutora entre cada respiração para alcançar determinado volume corrente, com limites estabelecidos de pressão inspiratória máxima.

Ao fazer isso, consegue-se aproveitar os benefícios de um modo de pressão (basicamente o de menor risco de barotrauma) com a facilidade do uso de um modo de controle de volume determinado. Não há comprovação de benefícios para a mortalidade nesse modo, embora ele realmente diminua a pressão de platô. A ventilação com suporte adaptativo visa minimizar o trabalho de respiração do paciente para alcançar uma ventilação minuto-alvo. Também não apresenta nenhum benefício para a mortalidade; contudo, desfechos secundários, como dias de uso de ventilador, foram reduzidos.

Oxigenação por membrana extracorpórea

ECMO é uma opção para aqueles pacientes com hipoxemia refratária a todas as outras intervenções. Esse modo não é isento de riscos, já que a anticoagulação necessária pode causar sangramentos devastadores e AVE, além da possibilidade de ocorrer isquemia de membro. Ao considerar a ECMO, podem surgir questões éticas. No contexto de patologia pulmonar irreversível, ECMO pode não ser uma opção. Também se trata de uma terapia de destino de alto risco e que requer muitos recursos, a menos que o paciente se qualifique como candidato a transplante de pulmão. Canulação para ECMO pode ser realizada à beira do leito e pode ser venovenosa ou arteriovenosa, sendo esse último modo o que proporciona suporte circulatório, bem como oxigenação e ventilação.

Extubação ou traqueostomia

A menos que instabilidade hemodinâmica ou outras considerações impeçam, deve-se sempre tentar desmamar o paciente da ventilação mecânica, tanto que, mesmo um abdome aberto não é contraindicação para liberação do ventilador mecânico. Há uma miríade de técnicas de desmame, e nenhuma delas realmente conseguiu demonstrar superioridade. A decisão de extubar o paciente baseia-se nos seguintes conceitos gerais:

1. A via respiratória do paciente está patente (e ele pode protegê-la)?
2. O paciente pode se manter sozinho com oxigenação e ventilação suficientes?

Diversos parâmetros estão em jogo em cada decisão. Para avaliar a patência da via respiratória, é realizado um teste de extravasamento. Após a deflação do manguito do tubo endotraqueal, deve-se observar uma perda de 10 a 20% do volume ventilado. Se esse não for o caso, ainda é possível prosseguir com a extubação; no entanto, é aconselhável extubar usando um *bougie* e ter equipamentos à beira do leito para possível reintubação. De maneira alternativa, esteroides IV e reavaliação em 24 horas são uma abordagem mais conservadora. O paciente também deve ser capaz de proteger sua via respiratória, o que é avaliado por meio da pontuação na GCS do paciente e/ou por sua capacidade de obedecer a comandos. A incapacidade de seguir comandos não é uma contraindicação absoluta para a extubação, especialmente em pacientes neurocirúrgicos; contudo, tais decisões devem ser tomadas por médicos experientes.

Existem várias maneiras de avaliar as capacidades de oxigenação e ventilação do paciente intubado. A tolerância bem-sucedida de uma tentativa de respiração espontânea é o melhor preditor do sucesso da extubação. A tentativa de respiração espontânea é realizada colocando-se o paciente em ventilação de controle de pressão 5/5 a 40% da $F_{I_{O_2}}$. Esses parâmetros (5/5) basicamente fornecem compensação para o tubo endotraqueal. Trinta minutos de tolerância equivalem a "passar no teste de respiração espontânea". O índice de respiração curta rápida é outra medida comumente empregada.

Com o paciente em ventilação controlada por pressão, esse valor é calculado dividindo-se a frequência respiratória pelo volume corrente (ℓ). Enquanto um índice de respiração curta rápida de menos de 105 é indicativo (porém, não uma garantia) de extubação bem-sucedida, um valor > 105 é basicamente uma garantia de falha na extubação. Outros parâmetros mecânicos respiratórios, incluindo frequência respiratória < 25, força inspiratória negativa mais negativa do que −20, volume corrente > 5 cc/kg, ventilação minuto de < 10 ℓ/min e capacidade vital de > 10 cc/kg, são todos indicativos de extubação bem-sucedida.

Se o paciente provavelmente tiver de permanecer intubado por um período prolongado de tempo, deve-se considerar conversão para traqueostomia. Embora as informações sobre quando realizar uma traqueostomia sejam questionáveis, uma data comumente usada para avaliação é quando o paciente está sob ventilação mecânica por 7 dias. Defensores da traqueostomia precoce mencionam menor necessidade de sedação, menos riscos para a via respiratória e liberação mais rápida do ventilador mecânico como benefícios.

Patologia pulmonar

Embolia pulmonar

Embora rotulada como "pulmonar," esse é um distúrbio do sistema de coagulação mais do que um acometimento primário do parênquima pulmonar, e sua fisiopatologia principal é aumentar a RVP e, por fim, falência cardíaca direita. Não obstante, é importante reconhecer que EPs podem causar fisiologia significativa no espaço morto com consequente hipoxia. Prevenção é a melhor arma, inclusive com deambulação precoce, dispositivos de compressão pneumática intermitente e anticoagulação profilática em populações de risco. O tratamento é anticoagulação sistêmica (soro com heparina ou heparina de baixo peso molecular baseada no peso) para prevenir a propagação de coágulos, bem como terapias trombolíticas agudas ou direcionadas por cateter ou cirurgia em casos raros. ECMO também pode servir como terapia de ponte em casos extremos.

Pneumonia

Pneumonia é diagnosticada por um novo infiltrado na radiografia torácica com febre, leucocitose e/ou secreções purulentas. Dito isso, quase todos os pacientes em uma UTI terão razões alternativas para alguns ou todos esses achados, dificultando, assim, o diagnóstico.

Pneumonia adquirida na comunidade. Para pacientes que se apresentam no centro de emergência com pneumonia adquirida na comunidade, a Infectious Diseases Society of America e a American Thoracic Society oferecem diretrizes extensivas.[14] Para aqueles pacientes que apresentam três dos seguintes fatores: taquipneia, razão Pa_{O_2}/Fi_{O_2} < 250, infiltrados multilobares, confusão, uremia, leucopenia, trombocitopenia, hipotermia ou hipotensão e que necessitam de fluidos em *bolus*, a recomendação é de encaminhamento direto à UTI. Naqueles pacientes originalmente internados na enfermaria e que depois precisaram ser transferidos para a UTI, foi observado aumento da mortalidade.[14] Obviamente, os pacientes em choque séptico e/ou que necessitam de intubação e ventilação mecânica devem ser obrigatoriamente direcionados à UTI.

O pilar fundamental do tratamento de pneumonia adquirida na comunidade é a administração de fluorquinolona respiratória ou um betalactâmico com um macrolídio. Recentes evidências de risco de aneurisma e dissecção da aorta com o uso de fluorquinolonas e do aumento da mortalidade com macrolídios sugerem cautela com o uso de cada um desses regimes. Foi observado um benefício para a mortalidade com macrolídios.

Pneumonia relacionada à assistência à saúde e pneumonia relacionada à ventilação mecânica. Os diagnósticos de pneumonia relacionada à assistência à saúde (PRAS) e de pneumonia relacionada à ventilação mecânica (PRVM) são informalmente definidos como pneumonia diagnosticada 48 depois da internação hospitalar e 48 horas após intubação, respectivamente. Dito isso, os diagnósticos dessas duas entidades são controversos, não menos por serem acompanhados como medidas de qualidade do hospital. Isso inevitavelmente levou a esforços significativos dos hospitais em relação à adoção de práticas para redução (e, em alguns casos, reduzir artificialmente) as frequências dessas duas entidades.

Antes de iniciar a terapia tanto na PRAS quanto na PRVM, é fundamental enviar culturas (lavagem broncoalveolar ou mediante aspirado endotraqueal). Se o paciente apresentar fatores de risco para patógenos resistentes a múltiplos fármacos, definidos como uso de antibiótico nos últimos 90 dias, a PRAS deve ser tratada com um regime de vancomicina, cefepima e levofloxacino.[15] Pacientes com PRVM têm maior risco de organismos resistentes a múltiplos fármacos, e qualquer um com choque séptico, SARA, 5 dias ou mais de hospitalização e/ou em terapia de reposição renal deve receber cobertura com o mesmo antibiótico, até que as culturas permitam o direcionamento da terapia, por um total de 8 dias. Pacientes sem esses fatores de risco devem ser tratados somente com cefepima. Contudo, deve-se notar que práticas, formulários e padrões de resistência antibiótica locais variam amplamente por todos os EUA e pelo mundo. O desenvolvimento de diretrizes em conjunto com o farmacêutico da UTI levará a cuidados e desfechos de melhor qualidade.

Um fator fundamental no manejo de PRAS e PRVM é a prevenção. Todos os pacientes devem ter a cabeceira de suas camas elevada a 30°, uma medida que pode prevenir PRAS, aliada a espirometria de incentivo e mobilização precoce. Adicionalmente, pacientes em ventilação mecânica devem receber enxágues diários com clorexidina e interrupções da sedação. Mas a medida preventiva absoluta para PRVM é a liberação da ventilação mecânica assim que for seguramente possível.

Síndrome da angústia respiratória aguda

SARA é uma resposta do pulmão a múltiplos fatores incitadores, incluindo transfusões de hemoprodutos, sepse (pneumonia etc.), pancreatite grave, contusão pulmonar traumática e sangramento e/ou hipotensão. É caracterizada por diminuição da capacidade de oxigenação e menor complacência pulmonar. A definição formal (conhecida como definição [ou critério] de Berlim) foi adotada por um trabalho conjunto de várias sociedades. Ela requer infiltrados bilaterais à radiografia do tórax ou exame de TC, uma razão Pa_{O_2}/Fi_{O_2} < 300 (< 300 sendo considerado leve, < 200 moderado e < 100 grave), um fator incitador em um prazo de 7 dias antes do diagnóstico e descarte de edema hidrostático como causa dos infiltrados bilaterais. Deve-se notar que os pacientes podem ter edema hidrostático por falência cardíaca e SARA simultaneamente.

O manejo da SARA gira em torno de parâmetros de ventilação mecânica, conforme discutido anteriormente neste capítulo. Em um estudo de referência (ARDSNet), o pilar fundamental do tratamento foi determinado como proteção pulmonar na ventilação mecânica.[17] Isso consiste em vários objetivos:

- Volumes correntes de 4 a 6 cc/kg
- Pa_{O_2} de 55 a 80 mmHg ou Sp_{O_2} de 88 a 95%
- Requer parâmetros mais altos de PEEP
- Pressão de platô ≤ 30 cmH$_2$O
- pH de 7,30 a 7,45.

Esses objetivos são geralmente alcançados por meio de uma diretriz/um algoritmo abrangente (Figura 22.1). Conforme demonstrado aqui, existem vários adjuvantes para ajudar a satisfazer as necessidades de oxigenação etc. Diurese de líquidos e otimização do *status* fluídico para reduzir qualquer edema extrapulmonar são um primeiro passo sensato. Adicionalmente, sedação profunda e/ou bloqueio neuromuscular com paralisia podem então ser utilizados para garantir que não haja qualquer assincronia ventilatória, embora algumas autoridades argumentem que esse passo é desnecessário se a sedação for suficientemente profunda. Finalmente, pronação é uma das poucas opções que demonstraram reduzir a mortalidade em um estudo controlado randomizado. Contudo, essa intervenção deve ser usada com cautela e em uma unidade com pessoal experiente nessa técnica. Colocar um paciente em decúbito ventral reduz significativamente o acesso, e virar um paciente em quem estão inseridas várias linhas e outras conexões não é uma tarefa isenta de riscos. É necessária uma coordenação atenta com a equipe de enfermagem e com todo o pessoal auxiliar. Caso seja utilizada, essa opção deve ser feita logo no início do curso da SARA.

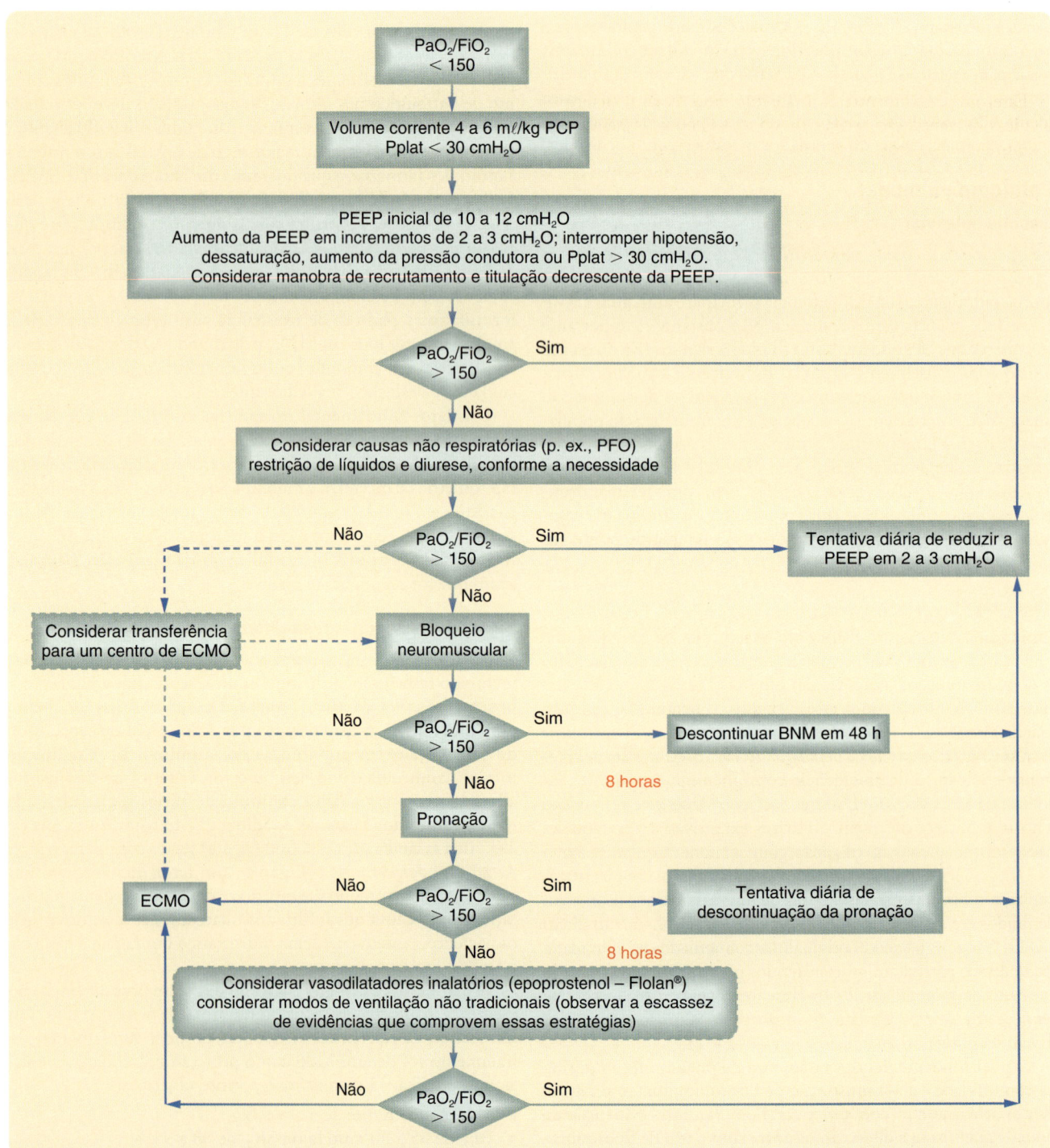

Figura 22.1 Diretrizes para hipoxemia refratária do Hospital Ben Taub (setembro de 2017). *BNM*, bloqueio neuromuscular; *ECMO*, oxigenação por membrana extracorpórea; $F_{I_{O_2}}$, fração de oxigênio inspirado; *PCP*, peso corporal presumido; *PEEP*, pressão positiva expiratória final.

ECMO serve como uma opção final para SARA refratária. O estudo CESAR documentou uma redução na mortalidade em pacientes com SARA encaminhados a centros de ECMO. Dito isso, aproximadamente 25% do grupo de pacientes transferidos para possível ECMO acabaram não recebendo ECMO. O estudo EOLIA conduzido mais recentemente concluiu que não houve benefício significativo com ECMO, tendo sido encerrado antes do previsto devido à falta de utilidade.[18] Contudo, no momento do encerramento, havia um benefício absoluto de 10% referente a mortalidade no braço da ECMO. Em última análise, parece que a disponibilidade da ECMO pode ser um auxílio para uma instituição qualificada para tratamento de SARA e que atende um grande volume desse tipo de paciente. Assim, a adoção de diretrizes e algoritmos padrão provavelmente melhorará a qualidade do cuidado e a mortalidade.

Esteroides, óxido nítrico inalável, epoprostenol inalável e técnicas de ventilação oscilatória de alta frequência não conseguiram demonstrar nenhum benefício para a mortalidade e não são comumente utilizados, embora eles realmente melhorem a hipoxia. Da mesma maneira, os modos alternativos de ventilação mecânica previamente discutidos, bem como a ventilação de razão inversa, não têm comprovação de benefício para a mortalidade.

SISTEMA GASTRINTESTINAL

Requisitos nutricionais do paciente criticamente doente

Os requisitos energéticos do paciente criticamente doente são mais altos do que as demandas calóricas básicas da média dos pacientes devido ao estado hipermetabólico que é induzido por estressores agudos. Grandes traumas, cirurgias, queimaduras ou enfermidades críticas, como sepse, insuficiência cardíaca congestiva ou falência respiratória, induzem o paciente a um estado catabólico com aumento da inflamação, citocinas e subsequente perda de peso e de massa muscular magra. Combinado a comorbidades subjacentes, repouso no leito e inatividade, e alimentação insatisfatória por via oral, fica fácil para as demandas metabólicas gerais de um paciente excederem a ingestão nutricional e resultarem em desnutrição, cicatrização insatisfatória e aumento das complicações.

As demandas metabólicas de doenças críticas requerem a mobilização de macronutrientes para suprir adequadamente as demandas imediatas de alta energia nas enfermidades agudas. A resposta ao estresse é caracterizada por aumento no catabolismo tecidual, alto consumo de oxigênio e saldo líquido negativo de nitrogênio devido à proteólise e à oxidação de aminoácidos.[19] Hormônios catabólicos, incluindo glucagon, cortisol e catecolaminas, induzem glicogenólise, gliconeogênese e mobilização de ácidos graxos livres e causam colapso muscular esquelético.[19] A hiperglicemia de estresse consequente e a resistência à insulina que a acompanha garantem que um fornecimento adequado de energia esteja imediatamente disponível na tentativa de satisfazer o aumento do desgaste metabólico.

As necessidades nutricionais dos pacientes variam à medida que eles passam de uma fase catabólica aguda para uma de recuperação anabólica. Existem vários estudos contraditórios que demonstram que a subalimentação ou a superalimentação têm suas vantagens e desvantagens quando se trata do manejo de pacientes gravemente doentes. No entanto, deve-se ressaltar que as necessidades nutricionais de cada paciente são únicas e a etiologia da doença, comorbidades e barreiras à nutrição devem ser sempre levadas em consideração. Os componentes do gasto energético global de um paciente incluem o gasto energético de repouso (60 a 70%), atividade física e exercício (20 a 30%) e efeito térmico dos alimentos (10 a 15%). Calorimetria indireta continua sendo o padrão-ouro para calcular o gasto energético total de um paciente. É baseada no fato de que os nutrientes (carboidratos, gorduras e proteínas) são convertidos em CO_2, água (H_2O) e calor na presença de O_2 para produzir trifosfato de adenosina.[20] Assim sendo, o gasto energético total de um paciente pode ser calculado medindo-se a quantidade de O_2 consumido (V_{O_2}) e o CO_2 produzido (V_{CO_2}) pelo corpo.[2] Esses valores podem então ser aplicados ao cálculo de Weir modificado para estimar o gasto energético total de um paciente:

Gasto energético (kcal/dia) = ($[V_{O_2} \times 3{,}941] + [V_{CO_2} \times 1{,}11]) \times 1.440$

A despeito de sua precisão e utilidade, existem diversas limitações que impedem a aplicação universal da calorimetria indireta em todos os pacientes criticamente doentes. O alto custo dos equipamentos e o treinamento necessário tornam o uso generalizado dessa modalidade financeiramente impossível. Pré-requisitos para o teste incluem manter o paciente em um ambiente tranquilo e sossegado, jejum de pelo menos 5 horas, não realizar exercícios físicos por pelo menos 4 horas e não ingerir nenhum medicamento ou suplementos estimuladores, como nicotina ou cafeína.[20] Variáveis adicionais que podem afetar a precisão das medições de calorimetria indireta incluem administração de oxigênio suplementar, suporte ventilatório significativo, presença de vazamentos de ar pelas sondas torácicas, uso recente de anestésicos e terapia de reposição renal contínua.[21] Existem várias equações preditivas disponíveis que podem ser usadas para mensurar o gasto energético geral do paciente; contudo, a precisão delas é insatisfatória quando comparadas à calorimetria indireta. Muitas delas incluem variáveis que estão em constante transformação e que afetam o gasto energético total de um paciente, como peso, medicações e temperatura corporal.[21]

De acordo com as diretrizes publicadas em 2016 pela Society of Critical Care Medicine e pela American Society of Parenteral and Enteral Nutrition, os requisitos nutricionais ideais para pacientes criticamente doentes são de aproximadamente 25 a 30 kcal/kg/dia.[21] Destes, proteína é o macronutriente mais importante, e equações baseadas no peso podem ser usadas para estimar os requisitos proteicos diários (1,2 a 2 g/kg/dia).[21] Comparados aos carboidratos e às gorduras, os requisitos proteicos são proporcionalmente mais altos e vitais para a cicatrização de feridas, para a manutenção e a prevenção de perda de massa corporal magra, bem como para o estímulo da função imune.

A identificação inicial de pacientes em risco de desnutrição é fundamental para a intervenção precoce e para evitar possíveis complicações. Após a internação na UTI, todo paciente deve passar por uma avaliação nutricional, ter suas necessidades energéticas e proteicas calculadas e dispor de um plano experimental para o início da alimentação enteral ou parenteral. Marcadores tradicionais de proteína sérica podem ser obtidos para se ter uma ideia geral do estado nutricional de um paciente, mas cada um tem suas limitações. Albumina sérica, transferrina e pré-albumina são todas criadas no fígado e seus níveis podem refletir o estado proteico geral de um paciente. A albumina sérica tem meia-vida mais longa, de aproximadamente 18 a 20 dias, o que pode ajudar a determinar qual era o *status* nutricional mais recente do paciente antes de sua hospitalização. Contudo, doenças hepática e renal podem diminuir os níveis de albumina sérica, e nem inanição aguda nem suplementação nutricional resultarão em uma alteração mensurável no ambiente agudo da UTI. A transferrina sérica tem meia-vida de aproximadamente 8 a 9 dias, mas seus níveis podem ser alterados com base nos níveis de ferro sérico do paciente e de inflamação sistêmica. A transferrina somente deve ser considerada como marcador do *status* proteico quando os níveis de ferro forem normais. Por fim, a pré-albumina tem meia-vida de 2 a 3 dias, e seus níveis oscilam rapidamente como representação de catabolismo, inflamação ou transição para um estado anabólico. Infelizmente, esses marcadores séricos são reagentes negativos de fase aguda e, no contexto de estresse ou trauma significativo, seus níveis cairão em decorrência de aumentos na permeabilidade vascular e realocação da síntese de proteínas hepáticas. Seus valores devem ser interpretados em conjunto com o curso da hospitalização e estado clínico do paciente. Proteína C reativa pode servir como um marcador geral de inflamação e estresse que pode ser levado em consideração.

Técnicas de imagem de tecidos atualmente são reconhecidas como formas precisas e validadas de análise da composição corporal do paciente e de estimativa da massa corporal magra. Imagem de TC permite medições transversais e quantificação dos músculos esqueléticos que podem ser facilmente comparadas a exames anteriores ou subsequentes. Imagens transversais na altura da terceira vértebra lombar proporcionam estimativas precisas da composição corporal total de tecido adiposo, volume muscular corporal total e volume de massa magra. Investigações de alterações na qualidade e densidade do músculo psoas estão correlacionadas a alterações no *status* nutricional de um paciente e ao tempo de duração da hospitalização.[22] Apesar desses benefícios, imagens de TC são bastante limitadas devido a seu custo e exposição potencialmente desnecessária à radiação ionizante. O uso de ultrassom à beira do leito foi desenvolvido como uma forma facilmente reprodutível e inofensiva de calcular a massa muscular do paciente que pode ser repetida para comparação. Embora o ultrassom não tenha os efeitos negativos da TC, seu uso ainda não foi validado em pacientes de UTI. Sem uma modalidade específica para mensurar de modo confiável e preciso o *status* nutricional geral de um paciente, deve-se continuar avaliando-o por meio de exame físico completo, uso de critérios clínicos e reunião de dados adicionais de exames complementares para desenvolver um plano individualizado e completo de suporte nutricional.

Nutrição enteral e parenteral

Com o tempo e a proporção de nutrientes, a via de administração da nutrição é uma importante decisão baseada no estado clínico do paciente e nos riscos de complicações. Nutrição enteral se refere à administração de alimentos e líquidos pela rota intestinal, seja por via oral, seja por uma sonda de alimentação, e deve ser a primeira opção para administração de nutrição quando possível. Além de ser a maneira fisiológica pela qual nos alimentamos diariamente, existem vários outros benefícios. A nutrição enteral auxilia na preservação da integridade intestinal por manter a zona de oclusão entre as células epiteliais, induzir o fluxo sanguíneo no intestino, promover a diversidade microbiana intestinal e a imunidade mediada pelo intestino, além de estimular a liberação de hormônios endógenos e enzimas digestivas.[21,23]

Pacientes que estão intubados, alterados, sedados, com risco de aspiração ou que necessitam de suporte calórico adicional podem começar a receber nutrição enteral por meio de uma sonda nasogástrica ou sonda de Dobb-Hoff. Quando inseridas, essas sondas devem ter seu posicionamento confirmado por radiografia antes de serem utilizadas. Sondas nasogástricas têm a vantagem de poderem ser usadas para alimentações, medicações e descompressão gástrica, com menos probabilidade de entupir. Sondas de Dobb-Hoff são mais macias, mais flexíveis, podem ser posicionadas após o ligamento de Treitz e mais bem toleradas quando há necessidade de uso por períodos prolongados, mas não podem ser usadas para descompressão e têm a tendência de entupir devido ao seu diâmetro menor. Alimentação após ligamento de Treitz demonstrou reduzir a morbidade infecciosa e o período de permanência na UTI em comparação à alimentação intragástrica. O posicionamento após o ligamento de Treitz é mais benéfico para pacientes que apresentem alto risco de aspiração, esvaziamento gástrico retardado ou que sejam comprovadamente intolerantes à alimentação gástrica. O posicionamento adequado da sonda pode ser difícil e, se sua colocação oportuna não for possível, então é melhor evitar atrasos e iniciar a alimentação gástrica precoce enquanto se aguarda o posicionamento no intestino delgado.

Obstáculos para a nutrição enteral geralmente resultam em pacientes que não satisfazem suas necessidades calóricas diárias. Alimentações por sonda são frequentemente interrompidas para cuidados do paciente, procedimentos à beira do leito, imagens diagnósticas e antes de intervenções cirúrgicas, entre outras coisas. Contraindicações absolutas para a administração de nutrição enteral incluem íleo, descontinuidade e obstrução intestinais, hemorragia intestinal ativa e instabilidade hemodinâmica. Se um paciente estiver hipotenso ou se tiver novas e/ou mais necessidades vasopressoras, alimentações enterais devem ser interrompidas até que o paciente seja estabilizado. A administração de alimentações enterais no contexto de hipotensão tem o potencial de piorar a isquemia intestinal, levando a necrose e crescimento exagerado de bactérias. Por outro lado, pacientes que têm necessidades vasopressoras mínimas e estáveis se beneficiam mais da administração de nutrição enteral precoce. Embora não existam diretrizes estabelecidas referentes à nutrição enteral no contexto de suporte vasopressor, é importante reconhecer quaisquer possíveis sinais de isquemia intestinal, incluindo intolerância à alimentação, distensão abdominal, manifestação inicial de íleo e piora da acidose metabólica.[21]

A nutrição parenteral fornece nutrientes e líquidos por meio de uma sonda IV e é normalmente reservada para pacientes com contraindicações para alimentação enteral. É uma forma muito mais confiável de proporcionar as calorias, já que há menos interrupções de administração e as necessidades calóricas do paciente são satisfeitas mais rapidamente. A nutrição parenteral também é personalizável para atender às necessidades individuais de cada paciente por alterar a quantidade total de líquidos, dextrose, aminoácidos, lipídios, eletrólitos, vitaminas e oligoelementos. Quando os pacientes estiverem recebendo nutrição parenteral, eles devem ter um conjunto diário de substâncias químicas, nível de triglicerídios verificado antes da iniciação da emulsão de lipídios e um conjunto semanal de enzimas hepáticas. A nutrição parenteral pode ser administrada de duas formas: como nutrição parenteral total via acesso venoso central ou como nutrição parenteral parcial via acesso IV periférico quando o paciente conseguir tolerar alimentações orais mínimas, mas necessitar de suplementação ou quando estiver aguardando acesso venoso central.

Embora a nutrição IV pareça ser ideal, estudos demonstraram que nutrição parenteral precoce em até 48 horas após uma doença crítica não proporciona nenhum benefício para a mortalidade e pode estar associada a um aumento da morbidade infecciosa. Em pacientes bem nutridos, é comum aguardar até 7 dias antes de instituir a nutrição parenteral na esperança de que o paciente consiga se alimentar por via enteral. Complicações associadas à nutrição parenteral incluem infecção de corrente sanguínea relacionada a cateter venoso central (ICSRC), trombose vascular, hipertrigliceridemia, hiperglicemia, esteatose hepática e colestase. Pacientes que recebem nutrição parenteral estão sob maior risco de ICSRC em comparação àqueles com um cateter central que não recebem alimentação. O organismo mais comum é estafilococo, sendo a nutrição parenteral o maior fator de risco de candidemia nosocomial. Complicações metabólicas incluem síndrome da realimentação e da superalimentação. Síndrome da realimentação ocorre secundariamente à administração calórica integral após um período de inanição, resultando em hipopotassemia, hipofosfatemia e hipomagnesemia, e pode ser evitada introduzindo-se lentamente as calorias e aumentando-as até que todos os requisitos calóricos sejam satisfeitos com o tempo. Superalimentação resulta em desequilíbrios eletrolíticos, hiperglicemia e hipertrigliceridemia, além de complicar o desmame da ventilação mecânica. O desuso do trato GI resulta em atrofia da mucosa intestinal e perda das microvilosidades, estase biliar, colelitíase e esteatose hepática. Nutrição parenteral a longo prazo impõe ao paciente o risco de desenvolver colecistite aguda, cirrose e falência hepática, sendo importante causa de mortalidade relacionada a pacientes com síndrome do intestino curto.

Comparações entre a administração de nutrição enteral e parenteral revelaram a inexistência de impacto na mortalidade de pacientes criticamente doentes.[23] No entanto, pacientes que recebem nutrição enteral têm menos complicações infecciosas e menor tempo de permanência na UTI.[23] Na população em geral, pacientes que recebem nutrição enteral em vez de parenteral têm menores índices de pneumonia e ICSRC, e pacientes de trauma têm menores índices de formação de abscesso abdominal.[21] Também há diferenças de custos conforme destacado pelo estudo CALORIES, indicando que os custos gerais com o cuidado dos pacientes eram mais elevados com a administração parenteral.[24] No geral, mediante a necessidade de escolher a implementação de nutrição enteral ou parenteral na ausência de contraindicações absolutas, há claros benefícios para o paciente e economias de custos em geral com o uso da nutrição enteral.

Profilaxia de úlcera de estresse

A mucosa GI é altamente sensível às alterações hemodinâmicas geralmente sofridas pelos pacientes criticamente doentes. Hipoperfusão esplâncnica, isquemia de mucosa, lesão de reperfusão e menor proteção da mucosa podem todos resultar na formação de ulcerações que têm potencial de sangrar ou causar perfuração visceral. Ventilação mecânica influencia a hemodinâmica do paciente, principalmente em casos em que se utilizam PEEP alta e/ou volumes correntes acima do normal. Aumento da pressão intratorácica diminui o retorno venoso e o preenchimento cardíaco direito, dessa forma reduzindo o DC. Ulcerações gástricas podem ser encontradas em até 90% dos pacientes após trauma grave ou hipotensão, mas suas consequências não estão claras, já que apenas uma pequena porcentagem desses pacientes progride até o desenvolvimento de sangramento GI clinicamente relevante.[25]

Classicamente, pacientes que requerem ventilação mecânica por mais de 48 horas e desenvolvimento de coagulopatia foram identificados como os dois principais fatores de risco associados à formação de ulcerações e sangramentos GI. Costuma-se administrar a esses pacientes supressores de ácidos gástricos, como inibidores da bomba de prótons (IBPs), antagonistas dos receptores de histamina-2 ou agentes protetores da mucosa gástrica tanto como profilaxia quanto para tratamento.[8] Um recente estudo original de coorte incluindo 1.034 pacientes com sangramento GI excessivo na UTI secundário a ulceração gástrica identificou os seguintes fatores de risco: três ou mais comorbidades, doença hepática, terapia de reposição renal, coagulopatia aguda e uma pontuação SOFA alta no 1º dia de UTI.[25] Outras considerações clínicas para as quais profilaxia pode ser realizada incluem pacientes com pressão intracraniana elevada (úlcera de Cushing), queimaduras (úlcera de Curling), choque séptico, choque cardiogênico, uso de altas doses de corticosteroides, uso crônico ou de altas doses de anti-inflamatório não esteroide, falência renal ou hepática e histórico de ulceração gástrica ou sangramento GI prévio.[26] Com tamanha abrangência de fatores de risco, reporta-se que > 80% dos pacientes criticamente doentes recebem um IBP ou um antagonista dos receptores de histamina-2 de rotina como profilaxia contra úlcera de estresse.[25]

A supressão de ácidos gástricos com antagonistas dos receptores de histamina-2 demonstrou superioridade na proteção da mucosa gástrica com sucralfato na prevenção de sangramento GI, fazendo dos IBPs e dos antagonistas dos receptores de histamina-2 a principal opção para profilaxia e tratamento.[26] Quando se comparam IBPs aos antagonistas dos receptores de histamina-2, a administração de IBP está associada a menores taxas de sangramento GI, mas não há diferença na mortalidade.[8] Entretanto, a supressão de ácidos gástricos demonstrou resultar em maior morbidade secundária a pneumonia nosocomial, infecção por *Clostridioides* (anteriormente *Clostridium) difficile* e, menos comumente, trombocitopenia, IAM e interações medicamentosas.[26] O ácido gástrico é uma barreira natural contra patógenos, e sua supressão pode levar ao supercrescimento de bactérias gástricas e duodenais e ao aumento das taxas de sobrevivência de *C. difficile*. Por esses motivos, os antagonistas dos receptores de histamina-2 são preferíveis para profilaxia de úlceras de estresse.

Apesar de evidências anteriores demonstrando a eficácia da profilaxia GI para a redução da incidência de sangramento GI significativo, esses dados estão atualmente sendo questionados. Há controvérsias quanto à necessidade de profilaxia GI à luz das grandes melhoras nos cuidados intensivos de UTI, melhor monitoramento hemodinâmico, reanimação precoce direcionada ao objetivo e da prática de alimentação enteral precoce para manutenção e proteção da mucosa GI. Por enquanto, até que dados mais refinados de estudos randomizados controlados por placebo de alta qualidade possam ser conduzidos, a profilaxia de úlceras de estresse continua sendo o padrão de cuidado.

SISTEMA HEPÁTICO

Manejo perioperatório do paciente cirrótico

Cirrose no paciente gravemente doente é uma condição médica difícil e complexa de manejar devido aos seus efeitos em quase todos os outros sistemas orgânicos. A prevalência de cirrose tem aumentado e continuará aumentando à medida que a epidemia de obesidade nos EUA se agrava. Muitos pacientes com cirrose subclínica desconhecem sua doença, e qualquer paciente que esteja internado na UTI e que apresente fatores de risco para o desenvolvimento de cirrose deve ser examinado de maneira adequada. Os fatores de risco para doenças hepáticas incluem uso crônico de álcool ou substâncias, promiscuidade sexual, transfusões de sangue, tatuagens, histórico de icterícia e histórico familiar de doença hepática.[27] Uma revisão minuciosa dos medicamentos de um paciente e perguntas específicas sobre o uso de medicamentos à base de plantas são importantes, pois alguns destes podem ser hepatotóxicos. Características clínicas que devem levantar suspeitas para doença hepática subjacente incluem fadiga, prurido, icterícia, obesidade, perda de massa muscular temporal, eritema palmar, telangiectasias aracneiformes, ginecomastia, ascite, esplenomegalia, cabeça de Medusa (*caput medusae*) e atrofia testicular.[27]

A avaliação laboratorial na suspeita de cirrose inclui hemograma completo para verificação da presença de anemia e trombocitopenia, um painel metabólico básico para avaliar a função renal, um painel de coagulação para avaliar a capacidade intrínseca do fígado de gerar fatores de coagulação e um painel de função hepática. Os exames radiológicos devem começar por uma ultrassonografia de quadrante superior direito com eco-Doppler por ser seguro para o paciente, relativamente barato, poder ser realizado à beira do leito, ser facilmente reproduzido e altamente sensível para anormalidades vasculares, como trombos. Avaliação com elastografia também permite a medição quantitativa da rigidez hepática que ocorre na cirrose. A ultrassonografia é, entretanto, limitada pelo hábito corporal do paciente e pela variabilidade na qualidade das imagens obtidas que pode ocorrer devido à sua dependência do técnico. De maneira alternativa, imagens transversais com contraste utilizando TC ou RM permitem uma visualização bastante detalhada de todo o fígado, baço e sistema portal; podem ser reproduzidas de maneira confiável com pouca variação; e não são limitadas pelo hábito do paciente, à exceção de este caber fisicamente no equipamento. Em comparação ao exame de ultrassonografia, imagens transversais são mais caras, geralmente requerem transporte que pode ser perigoso em pacientes instáveis e podem resultar em nefrotoxicidade pela administração de contraste à base de iodo ou gadolínio; imagens de TC requerem exposição à radiação ionizante, e a RM não pode ser obtida se o paciente tiver um dispositivo ou implante metálico.

As alterações sistêmicas causadas pela cirrose levam a uma série de complicações que ocorrem quando o corpo não consegue mais compensar o estado do doente. As manifestações clínicas de cirrose descompensada incluem ascite, sangramentos de varizes esofágicas, formação de hemorroidas e sangramento, peritonite bacteriana, encefalopatia hepática e síndromes hepatopulmonar e hepatorrenal.[27] A taxa de mortalidade em 1 ano na cirrose descompensada é de 20%, que aumenta para 57% quando ocorre sangramento esofágico, e a sobrevida média em geral é de menos de 2 anos.[27] Pacientes com cirrose descompensada têm reserva fisiológica compensatória limitada para conseguirem tolerar um acometimento significativo como traumatismos ou cirurgia geral de emergência. Complicações graves incluem falência hepática aguda, coagulopatia, trombose da veia porta, falência renal aguda, desequilíbrios fluídicos e eletrolíticos significativos e sepse.[27]

A estratificação do risco pré-operatório é uma informação importante que ajuda a guiar a terapia de pacientes cirróticos quando a intervenção cirúrgica não é urgente. As considerações devem incluir não apenas a gravidade da doença hepática, mas também a urgência da intervenção, além das condições comórbidas. O estágio da cirrose pode ser estimado utilizando-se a classificação de Child-Pugh-Turcot para categorizar um paciente como compensado (classe A), levemente descompensado (classe B) ou gravemente descompensado (classe C; Tabela 22.1).[28] A classificação de Child-Pugh-Turcot foi originalmente desenvolvida para prognosticar a mortalidade cirúrgica em pacientes que se apresentam com cirrose e sangramento esofágico e atualmente é usada para estimar o prognóstico geral do paciente. É calculada utilizando o tempo de protrombina (TAP) do paciente (padronizado e calculado como razão normatizada internacional [RNI]), bilirrubina total sérica, albumina sérica e graduação de ascite e encefalopatia hepática.

A classe A de Child-Pugh-Turcot corresponde à mortalidade perioperatória de 10% em cirurgia abdominal, 30% para a classe B e de 80% para a classe C. Embora a classificação de Child-Pugh-Turcot tenha sido criada como forma de estratificar o risco cirúrgico, ela não leva em consideração a função renal e é limitada pela avaliação subjetiva de ascite e encefalopatia hepática. Uma ferramenta alternativa de estratificação de risco é o sistema de pontuação modelo para doença hepática crônica em estágio terminal (MELD, do inglês *model for end-stage liver disease*) (Tabela 22.2). A escala MELD foi desenvolvida como maneira de estimar a taxa de mortalidade em 3 meses após um procedimento de derivação portossistêmica intra-hepática transjugular utilizado para tratar hipertensão portal induzida por cirrose, sendo desde então considerada útil para a avaliação do prognóstico a longo prazo de cirrose e para priorização dos candidatos a transplante de fígado.[27] A pontuação de MELD de um paciente é calculada de modo reprodutível utilizando dados objetivos: sódio sérico, creatinina sérica, bilirrubina total sérica e nível da RNI.[28]

Há muitos fatores que alteram a pontuação MELD de um paciente, como a presença de carcinoma hepatocelular ou síndrome hepatopulmonar, mas estes são mais aplicáveis à alocação de fígado, e não serão discutidos aqui. Pontuações calculadas de MELD ≤ 11 têm mortalidade em 3 meses entre 5 e 10%; pontuações entre 12 e 35, mortalidade de 25 a 54%; e pontuações ≥ 26, mortalidade de 55 a 80%.[28] Pelo fato de que nenhuma dessas calculadoras foi desenvolvida com intenção de ser usada como estimativa da mortalidade cirúrgica geral em pacientes cirróticos, a Clínica Mayo desde então desenvolveu uma ferramenta de estratificação de risco avaliando a mortalidade pós-operatória de cirurgias abdominais, ortopédicas e cardíacas em pacientes cirróticos.[28] Independentemente da ferramenta de avaliação usada, ela não

Tabela 22.1 Classificação de Child-Pugh-Turcot de gravidade da cirrose.			
	Pontos		
Critérios clínicos e laboratoriais	1	2	3
Encefalopatia	Nenhuma	Grau 1 ou 2	Grau 3 ou 4
Ascite	Nenhuma	Leve a moderada (responde a diuréticos)	Grave (refratária a diuréticos)
Bilirrubina (mg/dℓ)	< 2	2 a 3	> 3
Albumina (g/dℓ)	> 3,5	2,8 a 3,5	> 2,8
Tempo de protrombina			
Segundos prolongados	< 4	4 a 6	> 6
Razão normatizada internacional	< 1,7	1,7 a 2,3	> 2,3
Classe	Descrição		Pontos
A	Leve: doença bem compensada		5 a 6
B	Moderada: comprometimento funcional significativo		7 a 9
C	Grave: doença descompensada		10 a 15

Tabela 22.2 Sistema de pontuação-modelo para doença hepática crônica em estágio terminal (MELD).

MELD = 3,78 × $\log_e$ bilirrubina sérica (mg/dℓ) +
11,2 × $\log_e$ RNI +
9,57 × $\log_e$ creatinina sérica (mg/dℓ) +
6,43 (constante para etiologia de doença hepática)
Se o paciente tiver sido submetido a diálise duas vezes nos últimos 7 dias, o valor de creatinina sérica usado deve ser de 4,0
MELD-Na = MELD + 1,59 × (135 − Na$^+$ [mEq/ℓ])

Pontuação MELD	Índice de mortalidade em 3 meses
≤ 9	1,9%
10 a 19	6,0%
20 a 29	19,6%
30 a 39	52,6%
≥ 40	71,3%

Na, sódio; *RNI*, razão normatizada internacional.

deve ser utilizada para tomar decisões clínicas, mas sim tratada como dados adicionais para ajudar a orientar o médico a como manejar melhor uma doença tão complexa como essa.

Cirurgia é geralmente considerada segura em pacientes pertencentes à classe A de Child-Pugh-Turcot ou naqueles cuja pontuação MELD é de < 10; no entanto, a otimização pré-operatória pode ser difícil, especialmente em estágios avançados da doença.[29] Coagulopatia é uma grande preocupação no período pré e pós-operatório, já que esses pacientes geralmente têm menor produção de fatores de coagulação, trombocitopenia e disfunção plaquetária secundária a desnutrição, sequestração, mielossupressão e falência renal.[29] As metas de contagem de plaquetas antes da cirurgia dependem da instituição e do cirurgião, mas contagens de < 50.000/$\mu\ell$ para procedimentos de risco moderado e de < 100.000/$\mu\ell$ para procedimentos de alto risco devem ser corrigidas.[29] Correção de coagulopatia com vitamina K e crioprecipitado é preferível em relação a PFC a fim de minimizar a sobrecarga de líquidos e deve ser guiada por TEG, que avalia não apenas a coagulação mas também a função plaquetária, a resistência do coágulo e a fibrinólise.[29] Pacientes com cirrose são geralmente desnutridos, o que está associado a um aumento das complicações perioperatórias, conforme discutido anteriormente. Otimização nutricional é importante para dar suporte ao sistema imune e promover a cicatrização de feridas e a recuperação. Complicações de ascite, sobrecarga de líquidos e anormalidades eletrolíticas podem levar a falência respiratória e colapso hemodinâmico. Hipertensão portal resulta em vasodilatação esplâncnica, reduz a pré-carga e causa retenção compensatória de água e sódio, aumentando o volume circulatório, resultando em hiponatremia e sobrecarga de líquidos.[29]

Manejo de lesões hepáticas

O fígado é o órgão abdominal mais comumente lesionado no trauma contuso e o segundo em lesões penetrantes. Lesões hepáticas são graduadas de acordo com a American Association for the Surgery of Trauma (AAST) de I a VI, com base na presença de hematoma, laceração, tamanho e envolvimento vascular. A decisão pelo tratamento cirúrgico ou não cirúrgico de lesões hepáticas deve basear-se não somente nas diretrizes da AAST, mas sim no *status* hemodinâmico do paciente e de suas lesões associadas. Embora lesões de graus mais elevados geralmente requeiram intervenção cirúrgica, é a lesão anatômica e seus efeitos fisiológicos que devem ditar o tratamento.

Pacientes com lesões contusas no fígado e com instabilidade hemodinâmica ou peritonite devem ser encaminhados emergencialmente ao centro cirúrgico para laparotomia exploratória. Se o paciente estiver hemodinamicamente estável e sem peritonite e não apresentar lesões associadas que requeiram intervenção cirúrgica emergencial, então um exame de TC com contraste IV deve ser realizado para classificar adequadamente o grau da lesão e avaliar se há extravasamento ativo de contraste (rubor). Qualquer extravasamento arterial ou pseudoaneurisma na imagem de TC deve ser avaliado/manejado mais profundamente com angiografia para embolização seletiva. Embolização da artéria hepática proximal, direita ou esquerda, deve ser evitada. A graduação da lesão isoladamente não é uma indicação para embolização na ausência de extravasamento ativo. Pacientes com lesões hepáticas contusas devem ser mantidos em um ambiente monitorado para acompanhamento contínuo dos sinais vitais, avaliação do débito urinário e para coletas frequentes de materiais para exame laboratorial.

O manejo de lesões abdominais penetrantes tem sido uma prática em evolução, à medida que mais instituições vão se sentindo mais confortáveis com o manejo não cirúrgico e de observação. Assim como nas lesões contusas, qualquer paciente com instabilidade hemodinâmica ou peritonite deve ser encaminhado à exploração emergencial. Pacientes submetidos a exames de imagem de TC com achados de lesão em órgãos ocos devem se submeter a laparotomia, e aqueles com lesões toracoabdominais em quem haja preocupação com envolvimento do diafragma devem ser submetidos a laparotomia ou laparoscopia para avaliação mais detalhada e reparo.[30] O manejo não cirúrgico pode ser bem-sucedido, provando que casos seletivos de lesões penetrantes podem ser manejados com sucesso no ambiente de centro de trauma adequado com os recursos apropriados.[30]

Entre as complicações do manejo não cirúrgico de lesões hepáticas estão hemorragia tardia, extravasamento de bile e biloma, hemobilia, necrose e formação de abscesso. Hemorragia tardia com instabilidade hemodinâmica deve ser tratada com intervenção cirúrgica, mas, por outro lado, avaliada por imagem de TC trifásica com subsequente angiografia e embolização, se estável. Hemobilia, geralmente se apresentando como sangramento GI superior, deve ser inicialmente manejada com angiografia e embolização, mas pode requerer intervenção cirúrgica se estiver descontrolada. Extravasamento de bile e formação de biloma podem ser manejados com drenagem percutânea, com coleangiopancreatografia retrógrada endoscópica com recomendação veemente de colocação de *stent*. O manejo preferencial de peritonite biliar tardia ou ruptura de hematoma subcapsular é feito por laparoscopia com coleangiopancreatografia retrógrada endoscópica inicial em caso de suspeita de extravasamento de bile. Para a maioria dos abscessos hepáticos, drenagem percutânea guiada por imagem é o método de preferência com intervenção cirúrgica de acordo com cada caso como terapia inicial ou após falha da drenagem percutânea. Pacientes que desenvolvem necrose hepática podem ser tratados somente por observação, embora em casos em que o manejo cirúrgico é necessário, ressecção formal dos segmentos envolvidos é preferível a desbridamento serial.

SISTEMA RENAL

Fisiologia

Disfunção renal resulta em morbidade e mortalidade significativas no paciente gravemente doente, sendo observado algum elemento em até 15% dos pacientes de UTI. Ela não apenas afeta as principais funções dos rins, dos eletrólitos, dos ácidos e bases e a homeostase de volume, como também a disposição de medicamentos e outros sistemas orgânicos criticamente estressados.

Anatomicamente, os rins são alimentados pelas artérias renais direita e esquerda e drenados pelas veias renais direita e esquerda. No nível glomerular, o suprimento de sangue é feito pela arteríola aferente, atravessa os glomérulos e sai pela arteríola eferente. A vasoconstrição relativa das arteríolas aferente e eferente dita os níveis de filtração dos rins. Concentração e diluição adicionais de urina no sistema coletor ocorrem em resposta a estímulos como hormônio antidiurético (ADH, do inglês *antidiuretic hormone*), peptídio natriurético atrial e aldosterona. No geral, os rins reagem a diferentes estados para manter a homeostase do *status* de volume, ácido-base e eletrolítico.

Distúrbios ácido-básicos

Distúrbios ácido-básicos são comuns na UTI e requerem uma abordagem cuidadosa para determinação de sua etiologia de modo que a terapia apropriada possa ser instituída para evitar complicações potencialmente fatais. Esteja ciente de que um desarranjo primário em uma área geralmente resulta em um desarranjo compensatório em outra (*i. e.*, acidose metabólica acabará resultando em alcalose respiratória compensatória).

Acidose metabólica

Há várias causas de acidose metabólica, sendo todas categorizadas como acidose de hiato aniônico alto ou normal. Acidose de hiato aniônico alto ocorre quando há ingestão, produção ou retenção excessivas de um ácido forte. Etiologias incluem lactato, cetonas, sulfatos ou metabólitos do etilenoglicol, metanol ou salicilato, entre outras. Acidose de hiato não aniônico ou normal ocorre quando o cloro é reabsorvido no lugar do bicarbonato, resultando em acidose metabólica hiperclorêmica. Isso está mais comumente associado a diarreia e acidose tubular renal.

Acidose de hiato aniônico alto pode ser diferenciada por meio da avaliação de lactato, cetonas, creatinina e osmolaridade, enquanto o hiato aniônico da urina pode auxiliar na diferenciação de acidose de hiato aniônico normal. O tratamento da acidose metabólica é a reversão do acometimento subjacente, reservando-se a terapia com bicarbonato para a acidose de hiato aniônico normal. Raramente há necessidade de diálise.

Alcalose metabólica

Alcalose metabólica ocorre com perda de ácido ou ganho de bicarbonato. É mais comumente observada em perdas GI superiores (vômito) ou diurese excessiva. Na avaliação de alcalose metabólica, o cloro urinário é útil e ajuda a determinar se se trata de alcalose responsiva ou não responsiva a solução salina (cloro). O tratamento inclui reanimação com solução salina normal em casos responsivos à solução salina. Alcalose não responsiva à solução salina requer correção do excesso de mineralocorticoides e do hiperaldosteronismo primário.

Acidose respiratória

Acidose respiratória é secundária à ventilação inadequada com consequente excesso de CO_2. São várias as causas, e incluem apneia do sono, excesso de medicação e aumento da carga de trabalho respiratório pela acidose metabólica com exaustão, entre outras. O tratamento é paliativo (terapias farmacológicas, suplementação de O_2 e ventilação mecânica não invasiva), embora possa ser necessária ventilação mecânica se já não estiver sendo aplicada.

Alcalose respiratória

A alcalose respiratória é um distúrbio ácido-básico secundário a hiperventilação alveolar com consequente hipocapnia. Entre as etiologias, incluem-se reação fisiológica a hipoxia, dor e ansiedade, entre outras. Seu tratamento é direcionado ao transtorno subjacente.

Anormalidades eletrolíticas

Embora uma visão geral abrangente sobre as anormalidades eletrolíticas esteja fora do escopo deste capítulo, faremos um breve resumo delas aqui.

Hiponatremia

Hiponatremia é o distúrbio eletrolítico mais comumente observado na população hospitalizada, inclusive na UTI. Ocorre secundariamente a ganhos de H_2O ou perdas de sal. A causa mais comum no hospital e na UTI é o uso de soluções hipotônicas de manutenção. Essa prática tem sido censurada por evidências irrefutáveis tanto nas populações cirúrgicas quanto não cirúrgicas.[31] Além disso, ADH é liberado em resposta ao estresse e contribui em muitos pacientes para uma forma de síndrome de ADH inadequado. Diuréticos também dão origem a hiponatremia. Outras etiologias incluem diarreia, falência cardíaca e doenças hepática e renal. Eletrólitos e osmolaridade séricos e urinários, aliados à avaliação do *status* de volume, são utilizados para diagnosticar as causas de hiponatremia.

Estratégias de manejo incluem restrição de líquidos isoladamente ou com um diurético (em estados hipervolêmicos), solução salina normal (em estados hipovolêmicos) e tratamento da etiologia subjacente (em estados euvolêmicos). A correção muito rápida de hiponatremia crônica grave (sódio sérico < 121 mEq/ℓ) pode resultar em síndrome de desmielinização osmótica, anteriormente conhecida como mielinólise pontina central. Por esse motivo, o objetivo é corrigir a hiponatremia a até, no máximo, 0,5 mEq/h. Hiponatremia aguda pode ser corrigida mais rapidamente, junto à hiponatremia sintomática resultando em convulsões, que deve ser corrigida o mais rápido possível até que as convulsões cessem, seguida pela correção a um ritmo mais lento.

Hipernatremia

A hipernatremia é causada por déficit de H_2O ou por ganho de sal. Perdas hídricas podem ocorrer com ventilação mecânica invasiva, abdome aberto após cirurgia de controle de danos, diabetes insípido central ou nefrogênico por perda de ADH e perdas insensíveis.

Um sintoma importantíssimo é sede. O tratamento é feito com a correção do déficit de água livre, que é calculado por meio da seguinte fórmula:

Déficit de H_2O livre = (H_2O corporal total)[(Na sérico/140) − 1]

Hipernatremia aguda (com ocorrência dentro das últimas 24 horas) deve ser corrigida ao longo desse período, e hipernatremia crônica ou desconhecida, ao longo de 48 horas com uma taxa de correção de, no máximo, 0,5 mOsm/ℓ/hora para evitar edema cerebral.

Outras anormalidades eletrolíticas

Hipocalcemia, hipopotassemia, hipomagnesemia e hipofosfatemia. Todas essas anormalidades ocorrem comumente na UTI derivadas de déficits nutricionais e demandas anabólicas do paciente criticamente doente, entre outras etiologias. Hipocalcemia costuma não requerer reposição, a menos que clinicamente sintomática. Todas as demais devem ser repostas de acordo com as práticas institucionais.

Hipercalcemia, hiperpotassemia, hipermagnesemia e hiperfosfatemia. Hiperpotassemia e hiperfosfatemia serão abordadas a seguir, na seção sobre lesão renal aguda (LRA). Hipermagnesemia é uma condição rara no ambiente de UTI, sendo a causa mais comum carga excessiva de magnésio mediante debilitação renal. Hipercalcemia também é raramente encontrada na UTI, sendo as causas mais comuns o hiperparatireoidismo primário e malignidades em geral. Casos leves não precisam de tratamento; porém casos graves, com alteração do estado mental, sim. O manejo inclui reanimação de volume com soluções de cristaloides balanceados, assim como calcitonina e bisfosfonatos. Diálise continua sendo uma opção para casos graves no contexto de falência renal.

Lesão renal aguda

LRA é uma complicação comum na UTI. Mais comumente, a etiologia é multifatorial e inclui hipotensão, medicamentos e infecção. Há diversas definições consensuais de LRA. Os critérios RIFLE foram inicialmente propostos pela Acute Dialysis Quality Initiative e subsequentemente revisados pela Acute Kidney Injury Network (AKIN). Mais recentemente, os critérios da conferência Kidney Disease: Improving Global Outcomes foram adotados como uma revisão da AKIN.[32] Esses critérios incluem:

- Aumento da creatinina sérica de ≥ 0,3 mg/dℓ (≥ 26,5 μmol/ℓ) em 48 horas ou
- Aumento da creatinina sérica de ≥ 1,5 vez o valor de referência inicial, que comprovada ou presumivelmente tenha ocorrido dentro dos últimos 7 dias ou
- Volume de urina < 0,5 mℓ/kg/hora por 6 horas.

Uma vez identificada a LRA, deve-se determinar se é pré-renal, intrarrenal ou pós-renal. Causas pré-renais são responsáveis pela maioria das LRA adquiridas no hospital e incluem hipovolemia, insuficiência cardíaca congestiva e doença hepática descompensada. Felizmente, a LRA pré-renal normalmente não resulta em danos renais permanentes. LRA pré-renal pode ser confirmada por uma excreção fracionada de sódio de < 1%. LRA intrarrenal é mais comumente causada por necrose tubular aguda. Etiologias de necrose tubular aguda incluem medicamentos, meios de contraste[33] e sepse, entre outras. LRA intrarrenal pode ser confirmada por uma excreção fracionada de sódio de > 1%. LRA pós-renal é incomum no ambiente de UTI. Ela é resultado de obstrução do fluxo urinário. Sua avaliação inclui verificação do sistema pós-renal e ultrassonografia renal.

Uma vez diagnosticada, o manejo inicial de LRA é de natureza paliativa e inclui o tratamento da causa incitadora e das sequelas da LRA, que incluem hiperpotassemia, sobrecarga de volume, acidose metabólica, quase sempre acompanhadas de hiperfosfatemia e hipocalcemia. Se isso não der certo, pode ser necessário diálise. Da mesma maneira, pode ser necessário diálise para tratamento de sequelas potencialmente fatais.

Hiperpotassemia

Hiperpotassemia é o resultado da excreção prejudicada de potássio (LRA) ou alterações no potássio transcelular. Seu efeito mais crítico é a redução do potencial da membrana miocárdica em repouso com anormalidades no sistema de condução. Achados do eletrocardiograma incluem picos de ondas T (achado mais comum), ampliação dos complexos QRS, perda de ondas P, onda sinusoidal, arritmias ventriculares e, por fim, assistolia.

Ao manejar a hiperpotassemia, é mais importante prevenir arritmias potencialmente fatais. Medidas incluem neutralizar o efeito do potássio no nível celular, deslocar o potássio para o espaço intracelular e remover o potássio do corpo. Cloreto de cálcio (1 g) é usado para antagonizar arritmias induzidas por hiperpotassemia, enquanto insulina (10 unidades) aumenta a captação celular de potássio. Esse é o agente mais bem-sucedido de desvio do potássio para o espaço intracelular. Depois da insulina, deve-se aplicar dextrose para evitar a consequente hipoglicemia. Agentes adicionais que desviam o potássio para o espaço intracelular são albuterol nebulizado e bicarbonato de sódio. Todas essas manobras são temporizadoras; portanto, medidas para remover o potássio do corpo também devem ser empregadas.

Poliestirenossulfonato de sódio (Kayexalate®) realiza a troca do sódio por potássio no cólon e remove o potássio de maneira efetiva do corpo. Dito isso, são necessárias 24 horas para isso acontecer (1 g de Kayexalate® remove 1 mEq de potássio), processo esse associado a necrose intestinal e perfuração de intestino.[34] Agentes mais modernos (patirômero e ciclossilicato de zircônio sódico) estão despontando; contudo, eles ainda não foram totalmente analisados até o momento. Diálise continua sendo o padrão-ouro para remoção do potássio do corpo. Essa modalidade deve ser usada livremente quando indicada.

Sobrecarga de volume

LRA e sobrecarga de volume estão intimamente relacionadas. Assim sendo, o estado pulmonar de pacientes com LRA deve ser atentamente acompanhado, podendo ser necessária intubação endotraqueal. O manejo desse tipo de sobrecarga inclui diuréticos se o paciente ainda estiver produzindo urina ou, mais comumente, diálise.

Acidose metabólica

A função do rim de excretar ácido e produzir bicarbonato pode ser prejudicada, levando a acidose significativa, além do efeito do acometimento subjacente que causou a LRA. Embora terapia com bicarbonato sirva como uma manobra de temporização, a diálise deve ser considerada como terapia definitiva. Em geral, o tratamento é postergado, a menos que o pH caia para menos de 7,1, em cujo ponto existe o risco de efeitos metabólicos graves, como depressão ventricular esquerda e instabilidade hemodinâmica.

Hipocalcemia e hiperfosfatemia

A capacidade do rim de excretar fósforo é prejudicada na LRA, levando a hiperfosfatemia e, consequentemente, hipocalcemia. A hipocalcemia deve ser corrigida somente se o paciente estiver sintomático; no entanto, se a hipocalcemia do paciente for secundária à hiperfosfatemia, a administração de cálcio pode causar calcificação metastática, uma complicação devastadora. Normalmente, diálise é o tratamento de escolha, com cálcio IV sendo reservado para casos de hipocalcemia sintomática grave.

SISTEMA HEMATOLÓGICO

Tromboelastografia

A TEG foi criada nos anos 1950 para avaliar a capacidade de coagulação do sangue total. Apesar de suas possíveis aplicações, a disseminação de seu uso foi limitada pela falta de acessibilidade e pela complexidade do exame; portanto, os testes de coagulação mais comuns e convencionais, como TAP/RNI, tempo de tromboplastina parcial (TTP), contagem de plaquetas e nível de fibrinogênio, acabaram sendo preferíveis. Somente nos anos 1980, quando o teste se tornou mais prático, mais rápido e reprodutível, é que a TEG passou a ser usada para orientar a reanimação durante transplantes e cirurgias cardíacas e demonstrou reduzir a administração total de hemoprodutos e a mortalidade.[35]

O tratamento de pacientes com várias anormalidades hematológicas, que variam desde hemorragia aguda até doença tromboembólica, requer conhecimento profundo da cascata da coagulação e dados objetivos para poder avaliar onde existem deficiências ou anormalidades a fim de manter o delicado balanço entre coagulação e fibrinólise. Embora os testes básicos de coagulação forneçam informações relativas à quantidade de fatores de coagulação, eles não avaliam a qualidade e a funcionalidade desses fatores. O tromboelastograma fornece um ensaio funcional de coagulação e lise de coágulo que pode ser usado para guiar os trabalhos de reanimação e tratamento.

Existem três fases da coagulação que são avaliadas na TEG: início da formação do coágulo, resistência do coágulo e estabilidade do coágulo (Figura 22.2). O teste começa com a exposição de uma alíquota de sangue total em um ativador, que inclui a cascata de coagulação. O tempo necessário para a primeira evidência de formação de coágulo é medido como "tempo R". A ligação cruzada da fibrina propaga a expansão do coágulo e o tempo necessário para a formação de um coágulo de 20 mm é definido como "tempo K". A taxa de expansão do coágulo é o "ângulo α", que é medido como a tangente na curva do traçado da TEG assim que o tempo K for alcançado. A agregação plaquetária continua e a parte mais larga do traçado da TEG representa o ponto de resistência máxima do coágulo, denominado "amplitude máxima". O ensaio continua por mais 30 minutos e o grau de fibrinólise é medido como uma porcentagem do coágulo desintegrado (LY30). Alterações no tempo R, tempo K, ângulo α, amplitude máxima e LY30 resultam em traçados variáveis de TEG que correspondem a anormalidades de coagulação que podem ser tratadas com transfusões de PFC, ou plaquetas, ou crioprecipitados.

É insuficiente se basear nos ensaios hematológicos básicos de TAP, RNI e TTP quando da avaliação do *status* geral de coagulação de um paciente, já que esses testes não fornecem informações sobre a qualidade dos fatores de coagulação nem quais fatores da cascata de coagulação estão deficientes ou alterados.[36] O tromboelastograma fornece um ensaio funcional confiável da coagulação que identifica as fases específicas da coagulação que estão alteradas e que podem ser melhoradas. O exame também estima com precisão a necessidade de transfusão nas primeiras 24 horas após um ferimento penetrante, conforme demonstrado por Plotkin et al.[36] Além da capacidade de orientar a reanimação, deve-se prestar mais atenção ao tempo necessário para obter um resultado de teste. Testes-padrão de TAP, RNI, TTP e contagem de plaquetas requerem aproximadamente 45 a 60 minutos devido a restrições logísticas de laboratórios hospitalares, enquanto os resultados iniciais de uma TEG necessitam de apenas 10 a 15 minutos e podem ser geralmente verificados em tempo real.[36] Pelo fato de que um exame de TEG fornece dados em tempo real de diversas fases da coagulação, podem ser obtidos resultados preliminares antecipados enquanto se aguardam os resultados completos do exame.

Trombocitopenia induzida por heparina

Trombocitopenia induzida por heparina (TIH) é uma complicação potencialmente fatal que ocorre em uma pequena porcentagem dos pacientes expostos a alguma forma de heparina. Existem dois tipos de TIH que são diferenciados com base no tempo e no grau de trombocitopenia e podem ser confirmados por meio de exame laboratorial. A TIH tipo 1 é uma trombocitopenia leve e passageira que afeta aproximadamente 10% dos pacientes até 2 dias após a exposição à heparina. A trombocitopenia ocorre devido ao

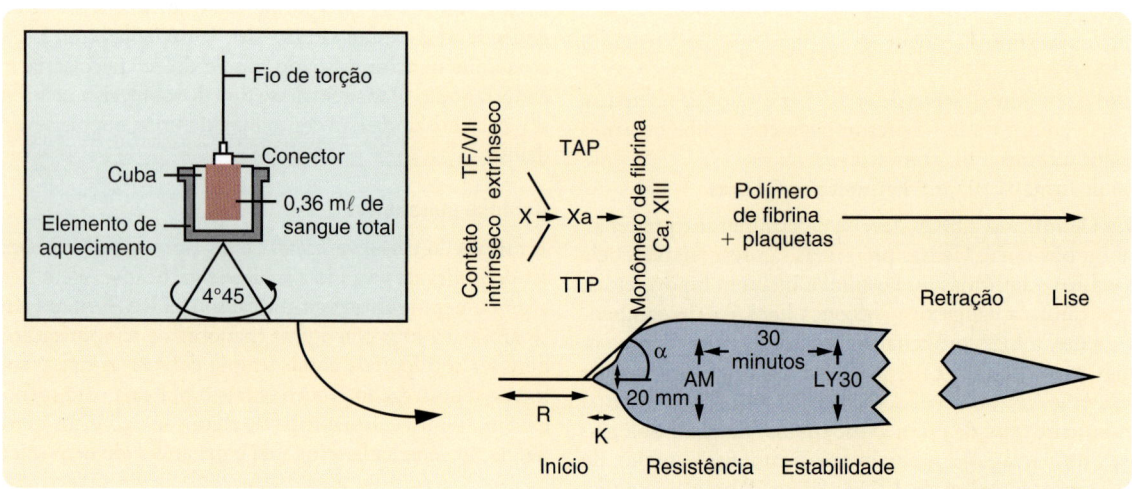

Figura 22.2 Diagrama da tromboelastografia, traçado do tromboelastograma e sua relação com a cascata de coagulação. *AM*, amplitude máxima; *K*, tempo para o traçado chegar a 20 mm de amplitude; *LY30*, percentual de lise em 30 minutos; *R*, tempo para a formação do coágulo inicial; *TAP*, tempo de protrombina; *TF*, fator tecidual; *TPP*, tempo de protrombina parcial. (Adaptada de Hackner SG, Rousseau A. Bleeding disorders. In: Silverstein DC, Hopper K, eds. *Small Animal Critical Care Medicine*. 2nd ed. St. Louis: Elsevier Saunders; 2015:554-566.)

efeito direto não imunomediado da heparina nas plaquetas, causando agregação. As contagens de plaquetas geralmente chegam a 100.000/μℓ e retornam aos níveis normais sem intervenção. TIH tipo 1 geralmente não tem relevância clínica, não causa trombose e é tratada rapidamente.

De maneira alternativa, a TIH tipo 2 é uma trombocitopenia imunomediada grave e potencialmente fatal que afeta de 1 a 5% dos pacientes expostos à heparina, que se liga às moléculas do fator plaquetário 4 circulantes e formam complexos imunogênicos que podem se ligar aos anticorpos da imunoglobulina G. Esses complexos imunes liberam mais moléculas protrombóticas, propagando o consumo de plaquetas. O sistema reticuloendotelial elimina esses complexos imunes circulantes, levando à trombocitopenia. Estudos demonstram que de 20 a 68% dos pacientes que desenvolvem TIH tipo 2 também sofrem eventos tromboembólicos arteriais e venosos.[37] O grau de trombocitopenia verificado na TIH tipo 2 é mais pronunciado, com uma redução de praticamente 50% da contagem de plaquetas e uma quantidade mínima de quase 50.000/μℓ. O desenvolvimento de TIH tipo 2 normalmente ocorre aproximadamente 5 a 7 dias após a administração de heparina, ou antes, em caso de exposição anterior à heparina.

Existem diversas possíveis etiologias para trombocitopenia em pacientes de UTI; porém, quando houver suspeita clínica de TIH, é necessário realizar outras investigações. O "escore dos 4 Ts" é uma ferramenta de avaliação clínica quantificável que oferece uma probabilidade pré-teste da presença de TIH. Os fatores avaliados incluem o grau de trombocitopenia e o nadir plaquetário, tempo de surgimento de trombocitopenia após a exposição à heparina, presença de trombose e possibilidade de etiologias alternativas para a trombocitopenia. A avaliação laboratorial de TIH geralmente começa por um ensaio de imunoabsorção enzimática (ELISA), que é sensível, porém não específico, para TIH, e um ensaio de confirmação, como um ensaio de liberação de serotonina. Embora o ensaio de liberação de serotonina seja considerado o padrão-ouro, ele não está prontamente disponível e requer que o exame seja realizado em um laboratório de referência. Pacientes com risco moderado de TIH segundo o escore dos 4 Ts devem ter todas as fontes de heparina descontinuadas, iniciar um tratamento com inibidor direto de trombina IV, a menos que haja alguma contraindicação relativa, e ser submetidos a um ensaio ELISA. Se o resultado do ensaio ELISA for negativo, então o inibidor direto de trombina deve ser descontinuado, a menos que a probabilidade de TIH tenha aumentado desde que o ensaio ELISA foi enviado. Pacientes com alto risco de TIH também são colocados em terapia com inibidor direto de trombina, mas, mesmo que o ELISA resultar negativo, eles presumivelmente terão TIH até que se obtenha um ensaio confirmatório de liberação de serotonina.

Mais de 40% dos pacientes de UTI desenvolvem trombocitopenia, mas TIH raramente é a causa, com uma incidência geral de apenas 0,02 a 0,45%.[37] A despeito de sua raridade, mesmo com tratamento, as taxas de mortalidade associadas a TIH podem chegar a até 14,5 a 25%.[37] Em qualquer paciente com suspeita de TIH, é prudente evitar qualquer exposição à heparina até que um diagnóstico definitivo seja feito.

Tromboembolismo venoso

Pacientes clinicamente doentes estão em risco de desenvolver tromboembolismo venoso (TEV), já que eles apresentam, em algum grau, todos os elementos da tríade de Virchow: lesão endotelial, estase venosa e hipercoagulabilidade. TEV é uma causa prevenível de morte comum, porém quase sempre subdiagnosticada e clinicamente silenciosa. Todos os pacientes que dão entrada na UTI devem ser avaliados quanto à presença de TEV e tratados para evitar seu desenvolvimento, de acordo com as recomendações das Diretrizes de Práticas Clínicas Baseadas em Evidência do American College of Chest Physicians e, mesmo assim, aproximadamente 40% dos pacientes em risco de TEV permanecem sem tratamento.[38] Na maioria dos casos em que a tromboprofilaxia é suspensa, isto se deve à percepção do médico de que o risco de hemorragia é maior do que o de TEV. No entanto, atrasos de mais de 24 horas para o início da profilaxia farmacológica de TEV após a admissão na UTI estão associados a um aumento de três vezes de formação de TEV após um trauma de grande porte.[38] A omissão da tromboprofilaxia após 24 horas se traduz em mortalidade atribuível de aproximadamente 3,9 a 15,4% em pacientes com trauma de grande porte, sepse, parada cardíaca ou ônus oncológico. Dados e estatísticas do Centers for Disease Control and Prevention dos EUA refletem as grandes morbidade e mortalidade decorrentes de TEV: aproximadamente 10 a 30% dos pacientes com TEV morrem em 1 mês após o diagnóstico, morte súbita é o primeiro sintoma em 25% das EPs e 50% dos pacientes com trombose venosa profunda (TVP) sofrerão complicações a longo prazo de inchaço, dor e manchas no membro afetado.

Contraindicações absolutas à tromboprofilaxia química incluem sangramento ativo ou hemorragia intracraniana, coagulopatia e trombocitopenia grave. Contudo, em pacientes com contraindicações relativas, como sangramento GI e cirurgia recentes e trombocitopenia moderada, a decisão de iniciar a tromboprofilaxia química deve ser tomada com base em cada caso individualmente. No mínimo, deve-se providenciar tromboprofilaxia mecânica na forma de dispositivos de compressão pneumática intermitente. Compressão mecânica é usada para promover o fluxo de sangue venoso e é considerada uma maneira de ativar o plasminogênio dos tecidos e a fibrinólise local. Quando não houver nenhuma contraindicação absoluta, a tromboprofilaxia química deve ser administrada, já que é comprovadamente superior à compressão mecânica para a prevenção de TVPs e EPs. Heparina de baixo peso molecular demonstrou ser mais eficaz do que heparina não fracionada para a prevenção de TVPs, porém sua excreção é renal e não deve ser usada no contexto de LRA ou insuficiência renal. A despeito da adesão à administração de tromboprofilaxia química, obesidade e estados pró-inflamatórios como sepse apresentam índices mais elevados de falha de profilaxia de TEV. Nesses casos, foi comprovada a eficácia de terapia direcionada ao objetivo e titulação da dose de heparina de baixo peso molecular baseada em níveis anti-Xa. Em pacientes nos quais a tromboprofilaxia química é contraindicada por um período prolongado de tempo, deve-se considerar a colocação de um filtro de veia cava para prevenir grandes embolizações de TVP e EPs clinicamente significativas.

Estratégias de transfusão de hemoglobina

Na mesma linha do uso consciente de antibióticos, é necessária prática de boa-fé ao decidir pela realização de transfusão em um paciente. Embora existam diretrizes, elas não devem substituir os critérios clínicos e não se aplicam universalmente a todos os pacientes. Junto ao nível de hemoglobina, outros fatores a serem considerados na verificação da necessidade de transfusão incluem a taxa de declínio da hemoglobina, o *status* geral de volume, taquicardia ou hipotensão que não responde à administração de fluidos e achados subjetivos de falta de ar, tontura e dor torácica.[39] Atualmente, a American Association of Blood Banks (AABB) recomenda veementemente um limite restritivo do nível de hemoglobina para transfusão de 7 g/dℓ para todos os pacientes hemodinamicamente estáveis, incluindo os criticamente doentes.[39] Um limite ligeiramente mais liberal para o nível de hemoglobina de 8 g/dℓ é recomendado pela AABB para pacientes submetidos a cirurgia ortopédica ou cardíaca.⁶ Um estudo multicêntrico recentemente publicado envolvendo 5.243 adultos submetidos a cirurgia cardíaca demonstrou que um limite restritivo para transfusão de nível de hemoglobina de 7,5 g/dℓ não revelou inferioridade em relação a um limite mais liberal de 9,5 g/dℓ.⁴⁰ Na transfusão de CHs, a prática padrão é transfundir 1 unidade de CH e verificar novamente a hemoglobina antes de transfundir mais. Também é importante observar que complicações relacionadas à transfusão não são infrequentes, incluindo reações alérgicas ou anafiláticas, sobrecarga de líquidos e de ferro, transmissão de infecções pelo sangue, lesão pulmonar aguda relacionada à transfusão, imunossupressão, reações de hipersensibilidade e hemólise potencialmente fatal por incompatibilidade ABO.

SISTEMA ENDÓCRINO

Controle da glicose

Antigamente se considerava que a hiperglicemia em pacientes gravemente doentes fosse uma resposta adaptativa a doenças críticas, mas atualmente já foi comprovado que ela está associada a desfechos insatisfatórios. Conforme mencionado anteriormente na seção sobre sistema GI, hiperglicemia de estresse no cenário agudo é secundária a vários fatores, incluindo produção e liberação de glicose em resposta a hormônios catabólicos e consequente resistência à insulina. Hiperglicemia é um fator de risco independente para desfechos adversos após trauma, sepse e TCE, por estar associada a índices mais elevados de infecções, estado de imunossupressão e resultante disfunção orgânica. Por outro lado, o controle rígido da glicemia no contexto de UTI pode ser difícil de manter, principalmente em pacientes com ingestão calórica variável, podendo facilmente levar a episódios hipoglicêmicos graves que resultam em estupor, coma, convulsões e lesões neurológicas.

Embora o objetivo para a faixa de glicose ideal ainda seja assunto de discussão, há diversos estudos que comprovam que o controle rígido da glicemia está associado a resultados piores. Como foi demonstrado pelo estudo NICE-SUGAR, verificou-se que pacientes tratados com controle glicêmico rígido entre 81 e 109 mg/dℓ em comparação à meta de glicose mais convencional de < 180 mg/dℓ apresentavam um aumento estatisticamente significativo da taxa de mortalidade em 90 dias.⁴¹ Hipoglicemia grave (níveis de glicose de < 40 mg/dℓ) ocorreu em 6,5% dos pacientes do grupo de controle glicêmico rígido em relação a 0,5% daqueles sob controle convencional da glicose.⁴¹ Estudos subsequentes então confirmaram os perigosos efeitos do controle glicêmico rígido na UTI, e a meta de glicose mais liberal e factível entre 140 e 180 mg/dℓ é atualmente o padrão de tratamento.

Insuficiência adrenal

Insuficiência de corticosteroides relacionada a enfermidade crítica ocorre quando o paciente é incapaz de gerar corticosteroides suficientes para compensar o estresse grave e o estado de choque pelo qual está passando. Trauma grave, sepse e as intensas demandas metabólicas da enfermidade crítica levam a uma suprarregulação do eixo hipotálamo-pituitária-adrenal na tentativa de aumentar a liberação de corticosteroides. Contudo, quando essas demandas não são atendidas, o paciente permanece hipotenso e irresponsivo à administração de líquidos ou vasopressores. Os casos mais graves de insuficiência de corticosteroides relacionada a enfermidade crítica podem ser observados secundariamente a hemorragia adrenal no contexto de trauma, queimaduras, doença tromboembólica, coagulopatia ou sepse, bem como a apoplexia pituitária por necrose súbita de tumores pituitários.

O uso de esteroides para o tratamento de choque refratário começou como um achado informal com mínima corroboração. No entanto, o estudo CORTICUS demonstrou que a administração de corticosteroides não causava nenhum efeito na sobrevivência ou reversão do choque no contexto de sepse, mas sim acelerou a reversão do choque em pacientes que se recuperaram.⁴² Embora a qualidade da evidência seja variável, as atuais recomendações são de administrar corticosteroides na forma de hidrocortisona quando o paciente não responder a vasopressores ou mediante repleção de volume. Para pacientes que fazem uso crônico de esteroides a longo prazo, doses IV equivalentes devem ser utilizadas até o que paciente seja capaz de voltar a tomá-los por via oral. Como esses pacientes não têm uma produção intrínseca de corticosteroides, a administração exógena é necessária para prevenir uma crise addisonana.

Disfunção da tireoide

A desregulação da glândula tireoide e da produção do hormônio da tireoide no contexto de doença crítica pode ter consequências sistêmicas que podem ser fatais se não forem prontamente reconhecidas e tratadas. Tireotoxicose decorrente de doença de Graves, um tipo de bócio nodular tóxico, ou adenoma tóxico podem precipitar uma tempestade tireoidiana no contexto de trauma agudo, enfermidade crítica, infecção, administração de contraste iodado e reações a medicações. Tempestade tireoidiana é uma condição muito rara e potencialmente fatal, com uma taxa de mortalidade de aproximadamente 10 a 30%, que ocorre quando os mecanismos de autorregulação e *biofeedback* normais ficam alterados e ineficazes.⁴³ Suas manifestações clínicas incluem estado mental alterado, ansiedade, febre alta comumente de até 40,5°C, taquicardia, tremores e disfunção GI, incluindo náuseas, vômitos e diarreia. Casos graves podem resultar em convulsões, coma, fibrilação atrial, insuficiência cardíaca e disfunção hepática.

O diagnóstico de tempestade tireoidiana baseia-se em evidências clínicas e avaliação laboratorial demonstrando supressão do hormônio tireoestimulante e elevação da tiroxina livre e/ou da tri-iodotironina. De fato, existem escalas de graduação para prever a presença de tempestade tireoidiana, mas as manifestações clínicas podem ser bastante inespecíficas com inúmeras etiologias. Assim sendo, um alto índice de suspeita é necessário para diagnosticar tempestade tireoidiana, incluindo pacientes com febre alta. Há que se notar que a determinação de um diagnóstico subjacente para a causa da tempestade tireoidiana não deve atrasar o tratamento. Quando houver suspeita de tempestade tireoidiana, o tratamento deve ser iniciado imediatamente e se concentrar na minimização das manifestações clínicas e diminuição da produção do hormônio da tireoide. Betabloqueadores, como propranolol ou esmolol, controlam a taquicardia e a hipertensão, além de reduzirem a ansiedade. Tionamidas, como metimazol ou propiltiouracila, inibem nova síntese de hormônio da tireoide e, quando não contraindicado, propiltiouracila é preferível, pois esse agente também reduz a conversão periférica da tiroxina na tri-iodotironina mais ativa. Iodo é então administrado na forma de iodeto de potássio ou solução de Lugol® para inibir a liberação de hormônio da tireoide, porém deve ser postergado até 1 ou 2 horas após a administração de tionamida para prevenir que o substrato do iodo seja usado para nova síntese de hormônio da tireoide. Glicocorticoides também podem ser administrados para diminuir a conversão periférica da tiroxina em tri-iodotironina e podem ajudar a tratar doença de Graves subjacente como causa da tempestade tireoidiana. Pacientes que não conseguem obter controle médico ou que têm contraindicações ao uso de tionamidas devem ser submetidos a troca plasmática terapêutica ou cirurgia para tratamento definitivo.⁴³

DOENÇAS INFECCIOSAS

Princípios gerais

Um dos maiores desafios para diagnosticar e tratar infecções na UTI é que os achados classicamente associados a infecção (ou não) são um tanto inespecíficos no ambiente de UTI. Por exemplo, uma contagem elevada de leucócitos ou febre pode ser simplesmente secundária a uma reação inflamatória pós-operatória ou pós-lesão. Por outro lado, uma temperatura corporal normal pode não ser um fator tranquilizador, já que pacientes submetidos a terapia de reposição renal contínua, os em ECMO ou aqueles com queimaduras em grandes superfícies podem não manifestar febre. Adicionalmente, outros achados não específicos podem pressagiar uma infecção não tratada, como novo íleo representando uma fonte intra-abdominal de infecção. Em última análise, o julgamento clínico é fundamental. Quanto aos processos ideais para avaliação de uma possível etiologia infecciosa, não há nenhuma diretriz de consenso relacionada a indicações e momento oportuno ideais para realização de culturas. Isso tem muito a ver com a falta de significado de culturas gerais (ou totais), tendo a maioria das culturas sanguíneas obtidas resultados negativos.[44]

Com relação à avaliação e ao manejo de sepse, a maioria das instituições estabeleceu protocolos para sepse. Esses sistemas, além de médicos astutos, são fundamentais, já que, quando há suspeita e diagnóstico precoce de sepse e a administração imediata de antibióticos, o benefício para a mortalidade é significativo,[45] tão fundamental quanto é o controle adequado da fonte. Em todos os casos, antibióticos de amplo espectro devem ser administrados enquanto se aguarda o controle da fonte com desescalada, uma vez que os resultados de sensibilidade sejam apresentados. Quanto à abordagem antibiótica ampla, esta deve ser guiada pela fonte suspeita e pelo antibiograma local/institucional.

Infecção de corrente sanguínea relacionada a cateter venoso central

ICSRCs são uma fonte significativa de morbidade e mortalidade em hospitais e são as infecções mais caras de todas as associadas aos cuidados de saúde, custando aproximadamente US$ 46.000 por caso. Por definição, uma ICSRC é uma infecção de corrente sanguínea confirmada laboratorialmente em um paciente com um cateter venoso central, não tendo o organismo detectado na cultura ligação com uma infecção em um local diferente. Pelo fato de que a maioria dos pacientes criticamente doentes com cateteres venosos centrais tem muitas outras possíveis fontes de infecção, deve-se estar totalmente ciente da existência de acesso central no paciente e sua possibilidade de causar infecção. Em situações de preocupação, pode-se simplesmente observar o paciente, obter as devidas culturas sanguíneas ou remover o cateter venoso central, entre outras opções. Se for remover o cateter, não há necessidade de enviar as agulhas para cultura, já que isso pode causar enganos.

Uma vez diagnosticada, o tratamento de uma ICSRC envolve remoção do cateter e antibioticoterapia. Dito isso, as especificidades não são muito bem estabelecidas. Tentativas de salvar o cateter apenas com antibióticos não são recomendadas na população criticamente doente. Antibioticoterapia empírica deve ser iniciada mediante suspeita e continuada até que os resultados das culturas retornem como negativos ou desescalados com base na suscetibilidade antimicrobiana. A duração do tratamento varia de acordo com o organismo, em um intervalo de 7 dias a 6 semanas.

Dito isso, o melhor tratamento para ICSRCs é a prevenção. A mais eficaz é usar uma técnica rígida de assepsia que inclua higiene adequada das mãos antes e após a inserção, as devidas proteções de barreira durante a inserção e o uso de clorexidina alcoólica 2% para preparação da pele. Evitar a região da veia femoral e remover imediatamente qualquer cateter injustificado também são atitudes fundamentais.[46]

Infecções do trato urinário relacionadas a cateter

Infecções do trato urinário (ITUs) são a infecção relacionada a cuidados de saúde mais comumente relatada. Aproximadamente 75% dessas são ITUs relacionadas a cateter (ITURCs). Tecnicamente, uma ITURC é uma ITU na qual a cultura urinária positiva é de um cateter vesical de demora mantido por mais de 2 dias seguidos. Da mesma forma que as ICSRCs, as ITURCs na UTI geralmente apresentam sintomas vagos e podem ser difíceis de diagnosticar. Muitos sintomas/sinais sugestivos de ITU, como dor no pênis, piúria e crescimento bacteriano, podem ser encontrados normalmente em cateteres de Foley colonizados. Contudo, a ausência de piúria e crescimento bacteriano vai contra a sugestão de diagnóstico de ITURC. O diagnóstico de uma ITURC é feito mediante urinálise e cultura da urina com 10^5 unidades formadoras de colônia.

O manejo de uma ITURC inclui antibióticos empíricos iniciais, substituição do cateter e medidas paliativas. Subsequentemente, os antibióticos são desescalados com base na cultura e no teste de sensibilidade. A duração ideal do tratamento não é uma determinação absoluta, porém um prazo de 7 a 14 dias é amplamente aceito, de acordo com o organismo encontrado.

Assim como na ICSRC, o melhor tratamento para ITURC é a prevenção. Isso inclui o uso de técnica estéril para inserção de um cateter urinário e tentativas agressivas para removê-lo assim que possível. Cateterismo vesical intermitente é outra opção a ser considerada no lugar de cateteres de Foley em certas populações de pacientes.

Diarreia e *Clostridioides difficile*

Diarreia no ambiente de UTI não é extraordinariamente incomum, sendo, em geral, secundária a alimentação entérica ou iatrogênica derivada de agentes de motilidade. O tipo mais preocupante de diarreia é a causada por *C. difficile*. A ocorrência de infecções por *C. difficile* adquiridas no hospital tem aumentado ao longo dos anos. Muitos fatores, como exposição a antibióticos, idade mais avançada e recentes hospitalizações, aumentam o risco de os pacientes desenvolverem diarreia por *C. difficile*. Para verificar se há infecção por *C. difficile*, uma abordagem minuciosa é imprescindível. Indicações para amostragem incluem três ou mais episódios de fezes líquidas em 24 horas, ou aumento significativo da quantidade e produção de ostomia; sem laxantes ou regime intestinal nas 48 horas anteriores; e não ter sido testado para *C. difficile* (ou ter positivado) nos últimos 7 dias.

O manejo de *C. difficile* consiste em interromper quaisquer antibióticos; se possível, evitar agentes antimotilidade; e aderir a um regime antibiótico adequado tendo como base se este foi um episódio inicial ou uma recidiva e na gravidade da doença. Episódios iniciais de doença leve são tratados com vancomicina oral preferencialmente a metronidazol oral.[47] Episódios iniciais graves podem necessitar de cirurgia, enquanto episódios fulminantes certamente necessitam de cirurgia, além de vancomicina oral e metronidazol IV. Episódios recorrentes exigem a administração de vancomicina oral com frequência decrescente.

Em casos graves, *C. difficile* pode progredir para megacólon tóxico com altas morbidade e mortalidade. No megacólon tóxico, a diarreia cessa e é substituída por íleo paralítico. Os desarranjos metabólicos graves e a falência de órgãos terminais que ocorrem no megacólon tóxico geralmente demandam uma colectomia total e ileostomia terminal.

Embora *C. difficile* seja importante causa de diarreia, não é a única causa infecciosa no ambiente de UTI. Os pacientes devem ser avaliados quanto a histórico de viagens ou consumo de alimentos, e diarreia persistente e/ou com sangue sem evidência de *C. difficile* deve ser investigada para verificação de etiologias como *Salmonella*, *Escherichia coli*, *Shigella*, *Campylobacter jejuni* e *Giardia*. Em pacientes imunocomprometidos, *Cryptosporidium* e citomegalovírus são outras etiologias a serem consideradas.

Outros problemas infecciosos comuns na UTI

Infecções intra-abdominais

Em UTIs cirúrgicas, uma etiologia infecciosa comum é infecção intra-abdominal secundária a uma abundância de fontes. Se um paciente genérico tiver febre persistente e leucocitose, mas nenhuma fonte óbvia de infecção, deve-se considerar uma TC do abdome e da pelve para avaliação de uma fonte intra-abdominal. Assim como mencionado anteriormente, os pilares fundamentais da terapia são controle da fonte e antibióticos, sendo a antibioticoterapia dependente da fonte exata, do nível de risco do paciente e da possibilidade de que a infecção tenha sido adquirida no hospital. Dados recentes (extrapolados) sugerem que antibióticos para infecções intra-abdominais podem ser descontinuados 4 dias após a obtenção do controle da fonte, já que o prolongamento da duração do tratamento não apresenta nenhum benefício.[48]

Tromboflebite

Trombo venoso superficial e infecção não são raros na UTI, estando mais comumente relacionados a cateterização IV. O tratamento inclui remoção do acesso IV, elevação da extremidade, compressas mornas e, possivelmente, um anti-inflamatório não esteroide. Antibióticos não são rotineiramente indicados. Em casos graves, pode ser necessária a excisão da veia para controle da fonte.

QUESTÕES ESPECIAIS

Abdome aberto

Abdome aberto não é comumente encontrado na UTI. Essa condição resulta de várias situações, mais comumente de cirurgia de controle de danos e síndrome compartimental abdominal. Cirurgia de controle de danos é uma técnica por meio da qual pacientes que estão criticamente doentes, mas que necessitam de cirurgia de urgência para controle de hemorragia traumática, sepse abdominal etc., são encaminhados ao centro cirúrgico.[49] Lá, o cirurgião realiza manobras de salvamento de vida (*i. e.*, controle da hemorragia e de lesões em vísceras ocas, derivação de lesões vasculares críticas etc.) e devolve o paciente para a UTI com um fechamento abdominal temporário. Na UTI, o objetivo é retornar o paciente a seu *status* fisiológico normal, incluindo correção da coagulopatia, hipotermia e acidose. Uma vez estabilizado, o paciente volta ao centro cirúrgico, onde os reparos definitivos são realizados. Síndrome compartimental abdominal é uma condição potencialmente letal causada por um evento precipitante que produz hipertensão intra-abdominal e consequente disfunção orgânica (*i. e.*, diminuição da complacência pulmonar, menor débito urinário, menor retorno venoso para o coração etc.), e seu tratamento definitivo se dá mediante laparotomia descompressiva, deixando o abdome aberto e com fechamento temporário.

Pacientes de UTI com abdome aberto exigem atenção especial. O controle de volume é feito de rotina; no entanto, deve-se estar ciente das possíveis perdas de líquidos pelo abdome aberto e garantir que eles sejam repostos. Ao contrário da crença popular, pacientes com abdome aberto não precisam permanecer intubados e em ventilação mecânica, desde que estejam de outra forma fisiologicamente estáveis. Mais comumente, pacientes com abdome aberto são tratados com terapia de fechamento assistido a vácuo. Isso oferece um ambiente fechado temporário onde pressão negativa é aplicada na ferida. Esses sistemas são trocados a intervalos de 48 horas até que o abdome seja fechado. Falhas no sistema de terapia de fechamento assistido a vácuo geralmente requerem substituição tanto à beira do leito quanto no centro cirúrgico.

Um conceito que está ganhando força em casos de trauma abdominal grave e sua resultante inflamação é a reanimação peritoneal direta. Essa modalidade consiste em banhar o abdome aberto continuamente com o que é basicamente líquido de diálise peritoneal. Vários estudos documentaram que essa técnica diminui a inflamação e as complicações abdominais, mas não demonstrou nenhum benefício de sobrevivência.

Cuidados paliativos

À medida que a população envelhece e as tecnologias médicas se aperfeiçoam, especialmente os trabalhos de manutenção da vida na UTI, o manejo de questões de fim de vida é uma competência crucial do intensivista cirúrgico. Cuidado paliativo é uma abordagem multidisciplinar para pacientes portadores de doenças potencialmente fatais. Isso inclui controle da dor e dos sintomas, suporte psicossocial, planejamento além da hospitalização imediata etc. Sendo assim, sua integração com a UTI é essencial. Dito isso, tal integração geralmente é mais fácil de falar do que de fazer. Passar de um modo curativo para o modo paliativo é desafiador e requer uma excelente comunicação com o paciente, com os familiares do paciente e com a equipe de atendimento.

Falência de múltiplos órgãos e inutilidades médicas

Falência de múltiplos órgãos, também conhecida como disfunção orgânica múltipla, consiste em alterações na função orgânica do paciente criticamente doente e acarreta morbidade e mortalidade extremamente altas. Seu manejo envolve os tratamentos para os sistemas que estão em falência: inotrópicos, balões intra-aórticos de bombeamento, dispositivos de assistência ventricular esquerda para insuficiência cardíaca; ventilação mecânica para falência respiratória aguda; terapia de reposição renal contínua ou diálise para LRA etc. Embora não exista nenhuma terapia de reposição hepática amplamente disponível, em certas populações pediátricas sistemas de recirculação de adsorventes moleculares estão sendo usados. É imperativo perceber que, conforme o número de sistemas orgânicos em falência aumenta, o mesmo se aplica à mortalidade. A pontuação SOFA é uma das várias opções para avaliação das taxas de mortalidade na falência de múltiplos órgãos.[50]

Conforme a falência de múltiplos órgãos se desenvolve e progride, é fundamental ter conversas francas com a família do paciente. Embora essas discussões sejam difíceis e delicadas, se bem conduzidas, a família do paciente e a equipe de atendimento podem geralmente chegar a uma decisão tendo em vista os melhores interesse do paciente. Em casos em que o tratamento do paciente não traz nenhum benefício e possivelmente causará dor ou prolongação do sofrimento, é ainda mais essencial ter esse tipo de conversa. Essas conversas sobre inutilidades médicas são as mais desafiadoras de todas, as quais se referem a intervenções que provavelmente não trarão nenhum tipo de benefício para o paciente. Chegar a esse tipo de conclusão é algo eticamente desafiador e, portanto, controverso. Contatar especialistas locais, incluindo aqueles em cuidados paliativos e os comitês de ética do hospital, pode ser bastante benéfico, além de ser recomendado. Médicos intensivistas precisam estar estreitamente envolvidos nesses processos e na criação de políticas institucionais e governamentais nesse campo.

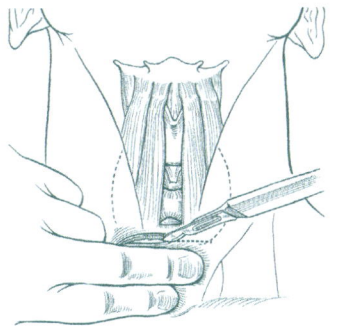

23

Procedimentos Cirúrgicos à Beira do Leito

Bradley M. Dennis, Oliver L. Gunter, Jose J. Diaz

VISÃO GERAL DO CAPÍTULO

Fundamento lógico para procedimentos cirúrgicos à beira do leito
Como levar o centro cirúrgico para a beira do leito
Práticas de segurança para procedimentos à beira do leito
Seleção de pacientes para procedimentos cirúrgicos à beira do leito

Laparotomia à beira do leito
Traqueostomia
Gastrostomia percutânea endoscópica
Broncoscopia

Procedimentos cirúrgicos à beira do leito tornaram-se o padrão em muitas unidades de terapia intensiva (UTIs), evitando o transporte do paciente ao centro cirúrgico (CC), para a realização de procedimentos específicos em pacientes críticos.[1] Realizar procedimentos devidamente selecionados dentro da UTI, além de diminuir o risco associado ao transporte de pacientes críticos, também facilita a flexibilidade de agendamentos e o tempo disponível, além de reduzir custos.[2-9] Esta facilidade pode representar um fator salvador de vidas em pacientes críticos muito instáveis. Avanços em monitoramento e sedação, técnicas endoscópicas e percutâneas e imagem à beira do leito permitiram a transição de múltiplos procedimentos, tradicionalmente realizados no CC e em salas de endoscopia ou radiologia intervencionista, para a UTI. Alguns procedimentos atualmente realizados na UTI incluem laparotomia à beira do leito, traqueostomia, confecção de via alimentar percutânea endoscópica, procedimentos de drenagem percutânea e colocação de filtros de veia cava inferior. Por exemplo, entre 2006 e 2014, mais de 2.800 traqueostomias percutâneas, 900 gastrostomias percutâneas endoscópicas (PEG) ou gastrojejunostomias percutâneas endoscópicas (PEGJ), 450 explorações e irrigações de abdomes abertos e 50 laparotomias exploradoras foram realizadas à beira do leito em UTIs do Centro Médico da Universidade Vanderbilt. Em pacientes instáveis, outros procedimentos podem ser realizados à beira do leito, incluindo irrigação e desbridamento de feridas, estabilizações ortopédicas com fixação externa, fasciotomias, amputações e laparoscopias diagnósticas.

Apesar de procedimentos operatórios à beira do leito poderem ser realizados de forma segura, com índices de complicações iguais aos de CC, sua realização demanda que os casos sejam adequadamente selecionados, e que medidas de segurança apropriadas sejam consistentemente implementadas. A UTI representa um ambiente complexo, onde se realizam processos e procedimentos. O reconhecimento de diversos erros potenciais e eventos adversos nesse cenário é de suma importância. Baseando-se na experiência da indústria e outras organizações de grande confiabilidade, a prevenção de erros e eventos adversos requer a padronização de processos e eliminação da variabilidade.[10] Protocolos e práticas de segurança específicas para procedimentos cirúrgicos à beira do leito devem ser implementadas para garantir a possibilidade de realização desses procedimentos seguramente, com baixas taxas de infecção e garantia de conforto e amnésia. Neste capítulo, discutiremos os tópicos a seguir.

1. O fundamento lógico para procedimentos cirúrgicos à beira do leito.
2. O processo de trazer o CC para a beira do leito.
3. Metodologias sistemáticas e práticas para garantir a realização segura de procedimentos à beira do leito.
4. Seleção de pacientes para procedimentos à beira do leito.
5. Considerações específicas para procedimentos à beira do leito mais comuns:
   a. Laparotomia à beira do leito.
   b. Traqueostomia percutânea.
   c. Sondas alimentares percutâneas endoscópicas.
   d. Broncoscopia.

FUNDAMENTO LÓGICO PARA PROCEDIMENTOS CIRÚRGICOS À BEIRA DO LEITO

A maioria dos procedimentos cirúrgicos é realizada no CC devido à centralização de recursos, incluindo equipamentos e equipe de anestesia, equipamentos cirúrgicos, radiologia, enfermagem especializada e equipe de suporte ao procedimento, e políticas e princípios de segurança tornam o ambiente cirúrgico moderno o local ideal para a maioria das cirurgias (Figura 23.1). No entanto, a demanda do CC pode exceder os recursos disponíveis, complicando o acesso em tempo ao CC e agendamento de casos não previstos, urgentes ou emergentes. A competição pelo espaço do CC pode atrasar ou impedir procedimentos cirúrgicos em tempo adequado para pacientes críticos. Adicionalmente, a realização de procedimentos no CC demanda o transporte de pacientes críticos da UTI e de volta para ela, requerendo o uso substancial de recursos e elevando o custo. Conforme a complexidade e a gravidade dos pacientes críticos aumenta, seu risco de transporte também aumenta. O transporte de pacientes críticos frequentemente requer diversas pessoas, incluindo a equipe de enfermagem, a equipe de transporte, o pessoal de cuidados respiratórios e a equipe de anestesia. Ademais, a mudança do local e do pessoal responsável pelo cuidado do paciente demanda comunicação detalhada para

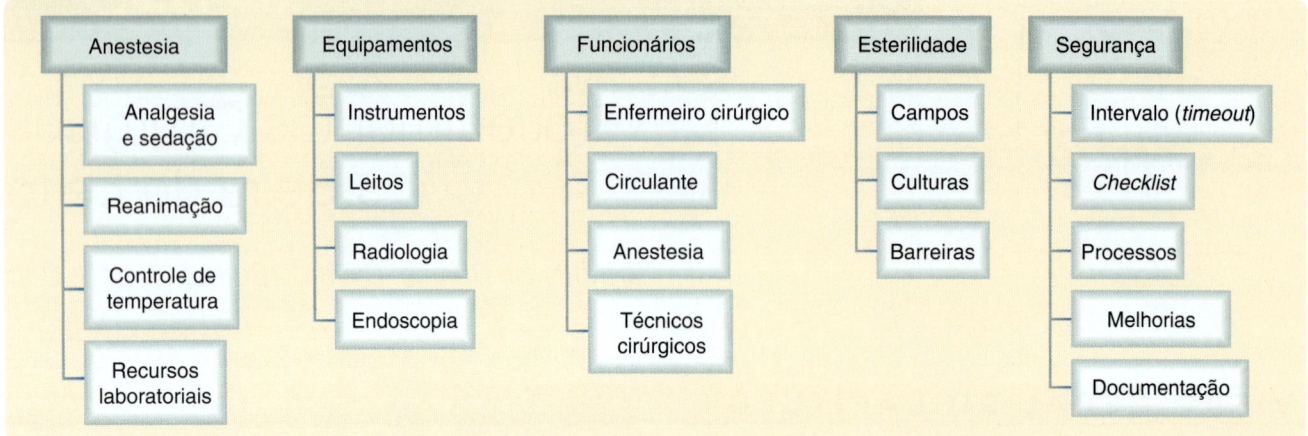

Figura 23.1 Recursos disponíveis no centro cirúrgico.

passagem do caso e representa uma fonte potencial de erro médico. O transporte de um paciente da UTI para o CC representa um escoadouro de recursos, adiciona custos e aumenta riscos. A consideração de transporte para o CC deve ser avaliada da mesma forma que outros tratamentos, acessando-se o risco-benefício individualmente para cada paciente.[11] Cada hospital deve ter suas diretrizes em relação ao transporte inter e intra-hospitalar de pacientes críticos para várias partes do hospital, para a realização de exames de imagem, laboratoriais ou procedimentos, bem como para o CC para diminuir riscos inerentes.[12]

COMO LEVAR O CENTRO CIRÚRGICO À BEIRA DO LEITO

Apesar de a maioria dos procedimentos cirúrgicos ter de ser realizada no CC, a UTI representa um lógico ambiente alternativo para alguns procedimentos cirúrgicos. Os dois ambientes são similares em múltiplos quesitos. Ambos têm equipamentos de monitoramento capazes de avaliar em tempo real as funções cardiovascular, respiratória e neurológica. A UTI e o CC têm aparelhos de ventilação mecânica disponíveis. Na realidade, muitas UTIs têm ventiladores com funções mais avançadas que os seus correspondentes no CC. Apesar da falta de aparelhos para administração de anestésicos inalatórios, sedação intravenosa e analgesia podem ser administradas na UTI para a realização de procedimentos à beira do leito. Finalmente, e ainda mais importante, há funcionários análogos na UTI, e os papéis do enfermeiro circulante e anestesista podem ser desempenhados por uma equipe de enfermagem de cuidados críticos, fisioterapeuta respiratório e médico intensivista. Um papel crucial do CC não facilmente traduzido no ambiente da UTI é o do enfermeiro cirúrgico. Funcionários exclusivos para o suporte aos procedimentos têm sido descritos no ambiente da UTI para preencher essa lacuna.[3] Nesse papel, o enfermeiro de suporte ao procedimento é responsável por muitas das mesmas funções do enfermeiro cirúrgico. Funcionários exclusivos para o suporte aos procedimentos não apenas diminuem a variabilidade em como procedimentos individuais são realizados, como também atuam em importantes funções quanto ao cumprimento de diretrizes, ambos fatores significativamente redutores de erros.

Múltiplos fatores são requeridos para criar e manter um sistema de sucesso para a realização de procedimentos à beira do leito (Figura 23.2). Diretrizes de manejo podem incluir procedimentos cirúrgicos padrão, *checklists* pré-procedimentos, incluindo procedimentos de *timeout* e protocolos de sedação. O acesso apropriado

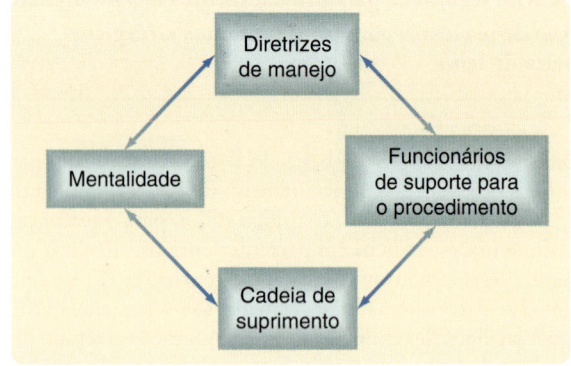

Figura 23.2 Elementos fundamentais vitais para o sucesso de procedimentos cirúrgicos à beira do leito.

a suprimentos pode requerer armazenamento temporário de equipamentos essenciais para uma UTI individual, com mecanismos de reposição padronizados, racionalizando a cadeia de suprimentos. Finalmente, uma mentalidade facilitadora entre a equipe é vital para o sucesso de tal sistema.

PRÁTICAS DE SEGURANÇA PARA PROCEDIMENTOS À BEIRA DO LEITO

Para garantir a segurança de procedimentos cirúrgicos realizados à beira do leito na UTI, medidas sistemáticas devem ser instauradas para a seleção apropriada de pacientes; competências adequadas dos funcionários de suporte; variabilidade limitada entre procedimentos; monitoramento e anestesia adequados; e facilitação de uma comunicação concisa, precisa e específica entre a equipe. Medidas que demonstraram aumentar a segurança no CC também são apropriadas para procedimentos realizados à beira do leito na UTI. A implementação do programa "Cirurgias Seguras Salvam Vidas", desenvolvido pela Organização Mundial de Saúde (OMS), foi associada com uma significativa redução global na morbidade e mortalidade perioperatórias.[13] Os 10 objetivos de segurança delineados nos Manuais "Cirurgias Seguras Salvam Vidas" de 2009 da OMS são mostrados a seguir.[14]

1. A equipe operará o paciente certo no local cirúrgico certo.
2. A equipe usará métodos conhecidos para impedir malefícios na administração de anestésicos, ao mesmo tempo protegendo o paciente da dor.

3. A equipe reconhecerá e estará efetivamente preparada para perda de via respiratória ou de função respiratória potencialmente fatais.
4. A equipe reconhecerá e estará efetivamente preparada para o risco de grandes perdas sanguíneas.
5. A equipe evitará a indução de reação adversa a medicamentos ou reação alérgica às quais o paciente está comprovadamente em risco de desenvolver.
6. A equipe usará, de maneira sistemática, métodos conhecidos para minimizar o risco de infecção no sítio cirúrgico.
7. A equipe impedirá a retenção inadvertida de instrumentais ou compressas nas feridas cirúrgicas.
8. A equipe manterá a segurança e identificará precisamente todas as amostras cirúrgicas.
9. A equipe se comunicará efetivamente e trocará informações críticas para a condução segura da operação.
10. Os hospitais e os sistemas de saúde pública estabelecerão vigilância de rotina sobre a capacidade, o volume e os resultados cirúrgicos.

O uso de funcionários especificamente treinados para o suporte aos procedimentos à beira do leito na UTI facilita imensamente a redução na variabilidade, o cumprimento de práticas padrão de procedimentos cirúrgicos, a redução de erros de comunicação e a manutenção de conjuntos de habilidades apropriadas. Dependendo do volume de procedimentos que necessite de suporte, esses funcionários podem ser dedicados a uma unidade ou serviço específicos ou utilizados para assistir procedimentos à beira do leito em inúmeros serviços e diversas UTIs. Limitar esse papel de suporte aos procedimentos a um pequeno número de indivíduos permite um maior grau de desenvolvimento de especialização – o que, em nossa experiência, tem sido algo extremamente valioso na manutenção da segurança dos procedimentos; isso é particularmente verdadeiro para o manejo de vias respiratórias e tubos endotraqueais durante traqueostomias percutâneas. Adicionalmente, esses indivíduos são responsáveis por desenvolvimento e monitoramento de práticas de segurança, garantindo sua aplicação durante todos os procedimentos.

As diretrizes de gestão, protocolos e métodos cirúrgicos padronizados devem ser definidos antes da execução de rotina dos procedimentos cirúrgicos à beira do leito. Devem estar de acordo com aquelas desenvolvidas para o CC e ser facilmente acessíveis e monitoradas. Em decorrência de variações na equipe específica e no padrão de práticas em várias UTIs, nossos protocolos são adaptados a cada local, com o intuito de assegurar a aplicação apropriada dos procedimentos cirúrgicos à beira do leito. Esses protocolos devem abordar questões como a seleção de casos apropriados, funcionários obrigatórios, equipamentos, medicamentos e monitoramento. O Boxe 23.1 apresenta um exemplo de protocolo para cirurgias à beira do leito.[5] Todos os pacientes devem ser rotineiramente monitorados durante os procedimentos de pressão arterial, eletrocardiografia, oximetria de pulso e ventilação. É indispensável que a equipe adequada esteja presente, para, assim, tornar possível a execução do procedimento, o controle da sedação/anestesia, a administração de medicamentos, a manipulação da ventilação, caso necessário, e o registro de tudo o que foi realizado. O número real de indivíduos necessários varia, dependendo do procedimento e da experiência da equipe cirúrgica. Tanto a analgesia quanto a sedação devem ser garantidas com medicamentos apropriados e sob a orientação da equipe de cuidados intensivos. Além disso, as diretrizes e os protocolos devem incluir normas para a preparação adequada, equipamentos e contagem dos instrumentos.

Boxe 23.1 Protocolo para cirurgias à beira do leito.

Indicações
- Laparotomia descompressiva para síndrome compartimental abdominal
- Laparotomia exploradora para hemorragia intra-abdominal após controle de danos e tamponamento
- Reexploração de um abdome previamente aberto para lavagem ou fechamento
- Laparotomia exploradora para descartar sepse intra-abdominal em um paciente com necessidade de ventilação que proíbe o transporte seguro para o centro cirúrgico (CC)

Protocolo
a) O cirurgião e assistente da unidade de terapia intensiva (UTI) estarão presentes durante todo o procedimento cirúrgico.
b) Deve-se obter consentimento informado (sempre que possível).
c) A lista de verificação de pré-procedimento deverá ser revisada pelo enfermeiro responsável.
d) O enfermeiro e um fisioterapeuta respiratório irão monitorar o paciente e registrar o procedimento (folha de sedação consciente).

Indicações para transferir para o CC (nível 1):
- Sangramento cirúrgico
- Necrose intestinal
- Necessidade de abertura de outra cavidade no corpo
- Preferência do cirurgião

Para laparotomias:
- Um perímetro estéril deverá ser definido no quarto do paciente. Todos os indivíduos deverão usar máscara e gorro cirúrgico
- Os assistentes da UTI supervisionarão o manejo anestésico do paciente
- A anestesia geral será realizada com narcóticos, benzodiazepínicos, propofol, curarizantes e manejo ventilatório
- A lavagem estéril das mãos será executada pela equipe cirúrgica
- Antibióticos pré-operatórios serão indicados somente diante da necessidade de abertura de nova ferida cirúrgica (p. ex., cefazolina, [Ancef], 1 a 2 g intravenosa)
- Será utilizada uma preparação abdominal de iodopovidona/clorexidina
- Um eletrocautério padrão deverá ser montado (quando indicado)
- Tubos de aspiração de parede serão montados
- 4 ℓ de solução salina padrão morna serão utilizados para irrigação
- Uma bandeja-padrão de laparotomia no leito deverá ser instalada com suturas em campo estéril

Adaptado de Vanderbilt University Medical Center, Division of Trauma and Surgical Critical Care. Emergency general surgery protocols: bedside surgery protocol, 2005. http://www.vumc.org/trauma-andscc/sites/vumc.org.trauma-and-scc/files/public_files/Manual/BedsideSurgeryProtocolRev2005.pdf.

O uso do *timeout* e *checklists* pré-procedimento auxilia a garantir práticas de segurança apropriadas. Essas ferramentas limitam os erros de comunicação e facilitam a conformidade com os procedimentos cirúrgicos-padrão, podendo ser usadas para auxiliar no registro e controle de adequação. Novamente, essas ferramentas devem ser consistentes com as práticas utilizadas no CC para reduzir a variabilidade, quando apropriado. A Figura 23.3 fornece um exemplo de uma lista de verificação de procedimentos. De preferência, essas ferramentas podem ser combinadas com formulários necessários para o registro, e podem coletar informações para análise de qualidade e desempenho.

Garantir um alto grau de segurança dos procedimentos cirúrgicos à beira do leito e o fornecimento de seus registros, quando necessário, exige mecanismos para monitoramento da realização do procedimento, controle de conformidade e revisão de eventos

Checklist do "TIME-OUT" para procedimentos cirúrgicos na UTI

Preencha este formulário (a) logo antes do início do procedimento
(b) no local onde o procedimento será realizado.

Nome do paciente: _____ Número do registro médico: _____

Tipo do procedimento: ☐ Eletivo não de emergência ☐ Não eletivo, não de emergência ☐ Emergência

VERIFICAÇÃO

	Assinale com um círculo	
1. Procedimento invasivo a ser realizado:		
2. Histórico e exame físico completos, se paciente admitido nas últimas 24 horas	Sim	Não
3. Consentimento informado obtido? (Verificado pelo enfermeiro à beira do leito e pelo enfermeiro do procedimento)	Sim	Não
4. Identidade do paciente correta? ☐ Pulseira de identificação ☐ Número do registro médico ☐ Consentimento. Se o procedimento for de emergência, o enfermeiro à beira do leito, o enfermeiro do procedimento e o médico devem confirmar a identificação do paciente conforme as informações no início deste formulário.	Sim	Não
5. Consentimento para o procedimento (Consentimento ao médico e enfermeiros realizando o procedimento)	Sim	Não
6. Lado e locais corretos verificados e marcados? ☐ Não se aplica ☐ Direito ☐ Esquerdo ☐ Local: (Verificado e marcado pelo médico e enfermeiro realizadores do procedimento)	Sim	Não
7. Equipamento correto disponível? (Verificado e marcado pelo médico e enfermeiro realizadores do procedimento)	Sim	Não
8. Recursos necessários disponíveis? (Verificado pelo médico e enfermeiro que irão realizar o procedimento)	Sim	Não
9. Pronto para preparar o procedimento? (Verificado pelo enfermeiro que irá realizar o procedimento)	Sim	Não
10. Pronto para iniciar o procedimento? (Verificado pelo enfermeiro que irá realizar o procedimento)	Sim	Não

TIME-OUT: todos os indivíduos que estiverem fazendo e auxiliando na realização do procedimento devem revisar o seguinte *checklist* e assinar em seguida.

Médico realizador do procedimento:	
Nome do enfermeiro do procedimento:	
Nome do enfermeiro à beira do leito:	

Outros:	Outros:	Outros:

Equipe presente no "*TIME-OUT*": (Título e assinatura)	

Figura 23.3 *Checklist* do *timeout* para procedimentos cirúrgicos na unidade de terapia intensiva.

adversos, bem como relatórios finais. Esses mecanismos devem ser aplicados localmente, com a finalidade de facilitar o desempenho correto e sem variações, bem como a interface com princípios e iniciativas de segurança hospitalares. O desenvolvimento de processos para mapear fluxogramas e diagramas facilita a integração da unidade específica, departamental e global do hospital em questão, ajudando a delinear linhas de comunicação e autoridade.

SELEÇÃO DE PACIENTES PARA PROCEDIMENTOS CIRÚRGICOS À BEIRA DO LEITO

Como visto previamente, se apropriadamente selecionados, procedimentos cirúrgicos à beira do leito podem ser realizados com riscos de complicações semelhantes aos existentes quando os procedimentos ocorrem em CC, com menor custo e sem os riscos de transporte.[4-7,9] Contudo, não há estudos randomizados e há poucos estudos retrospectivos que avaliam a segurança de procedimentos cirúrgicos à beira do leito ou que ajudam a delinear qual a população mais apropriada de pacientes candidatos aos mesmos, ou quais são os procedimentos mais apropriados a serem realizados. A segurança e a eficácia dos procedimentos à beira do leito variam dependendo da experiência local e da aplicação de práticas de segurança. Conforme adquire-se experiência, as indicações podem se expandir, e a frequência dos procedimentos pode aumentar. A decisão de realizar um procedimento cirúrgico à beira do leito requer uma análise cuidadosa do custo-benefício. A decisão leva em conta a dificuldade e o risco de transporte; a complexidade da cirurgia; a capacidade de chegar em tempo ao CC; e a segurança, a facilidade de redução de custos ao se relacionar o procedimento à beira do leito. A maioria dos procedimentos cirúrgicos deve ser realizada no CC. Em geral, as indicações para procedimentos cirúrgicos à beira do leito configuram duas categorias: (1) o paciente necessita de uma intervenção potencialmente salvadora de sua vida, mas está muito instável para o transporte ao CC, e (2) procedimentos de baixa complexidade, nos quais o risco de transporte, as dificuldades de agendamento de CC e o custo e a utilização de recursos do CC favoreçam que o procedimento seja realizado à beira do leito. Fatores que geralmente favorecem a realização de procedimentos no CC incluem procedimentos complexos, necessidade de muitos equipamentos ou equipamentos complexos, alto risco de sangramento, necessidade de inserção de materiais protéticos, requerimento de grande luminosidade ou procedimentos longos. Procedimentos comumente realizados à beira do leito incluem traqueostomia percutânea ou aberta, PEG ou PEGJ, broncoscopia, desbridamento de partes moles, laparotomia descompressiva para hipertensão abdominal, lavagem e remoção de coberturas após laparotomias de controle de danos, colocação de filtros de veia cava inferior e procedimentos de controle de danos ortopédicos (p. ex., fixador externo). Ocasionalmente, a condição de pacientes extremamente críticos pode ser temporizada à beira do leito pela realização de procedimentos cirúrgicos à beira do leito com subsequente realização de cirurgia definitiva no CC.

LAPAROTOMIA À BEIRA DO LEITO

A laparotomia à beira do leito foi, inicialmente, um procedimento de último recurso em pacientes graves demais para serem removidos para o CC, como uma tentativa heroica de identificar doenças intra-abdominais reversíveis, em pacientes próximos da morte.[5] Entretanto, o reconhecimento da síndrome compartimental abdominal (SCA) como uma frequente complicação da reanimação de pacientes agudamente doentes e a aceitação da abordagem de controle de danos ao manejo desses indivíduos resultaram em um aumento drástico da aplicação de laparotomias à beira do leito em ambientes mais controlados.[4,5,15] Tanto o controle de danos quanto o manejo da SCA utilizam-se de uma abordagem de laparotomia cuja fáscia permanece aberta, necessitando do uso de várias técnicas de fechamento abdominal temporário. As indicações para a laparotomia à beira do leito podem ser classificadas como emergenciais ou semieletivas. Indicações de emergência comuns incluem: (1) laparotomia descompressiva para síndrome compartimental abdominal; (2) controle e tamponamento para sangramento recorrente após uma laparotomia de controle de danos anterior; e (3) suspeita de infecção intra-abdominal em pacientes críticos a serem transportados para o CC. As indicações semieletivas comuns incluem as seguintes: (1) remoção de compressas após laparotomia de controle de danos; (2) irrigação e desbridamento do abdome aberto; (3) controle da sepse causada por doenças intra-abdominais; e (4) tratamento de defeitos abdominais traumáticos.

Historicamente, a indicação de emergência mais comum para uma laparotomia à beira do leito é a descompressão da hipertensão abdominal. O reconhecimento e a compreensão da fisiopatologia da pressão intra-abdominal aumentada levando à disfunção de múltiplos órgãos e sistemas – SCA – aumentou significativamente desde a primeira descrição da medida da pressão intra-abdominal como indicativa da necessidade de reabordagem abdominal.[16-18] A SCA pode ser classificada como primária, causada por processos intra-abdominais, ou secundária, causada por edema intestinal ou líquido intra-abdominal secundário ao tratamento e à reanimação de doenças extra-abdominais. O aumento da pressão intra-abdominal leva a variações na pressão de perfusão abdominal, bem como à diminuição do retorno venoso e da complacência pulmonar. Essas alterações podem, por sua vez, provocar insuficiência cardíaca, descompensações respiratórias e oligúria. Aumentos significativos na pressão abdominal podem resultar em hipoperfusão orgânica e isquemia, apesar de que o valor de pressão em que isso ocorre pode variar dependendo da pressão arterial média. Sistemas de graduação para a hipertensão abdominal foram propostos, com graus III (21 a 25 mmHg) e IV (> 25 mmHg) considerados significativamente elevados, definindo SCA.[19] O manejo da SCA pode envolver apenas medidas para garantir a pressão de perfusão abdominal adequada em menores pressões; porém, com o aumento da pressão abdominal, a laparotomia descompressiva é indicada. O tratamento apropriado requer o reconhecimento da síndrome. Assim, o monitoramento de rotina da pressão da bexiga é essencial naqueles que necessitam de reanimação significativa após procedimentos abdominais, bem como em pacientes com choque significativo (déficit de base > 10) que recebem 6 ℓ ou mais de cristaloides ou 6 unidades ou mais de concentrados de hemácias em um período de 6 horas. Com as mudanças nas estratégias de reanimação dos pacientes críticos instáveis, a incidência de SCA pode estar diminuindo.

A aceitação da estratégia do controle de danos, uma laparotomia abreviada para salvar pacientes com exsanguinação, levou a uma maior aplicação da laparotomia à beira do leito para controle de sangramentos recorrentes no interior do abdome antes da correção da fisiologia sistêmica do paciente e remoção de compressas abdominais, irrigação e desbridamentos.[20] A laparotomia à beira do leito é comum na maioria dos centros de trauma nível I (mais complexos), em que o controle de danos e o fechamento abdominal temporário para o paciente *in extremis* são frequentemente utilizados. Vários métodos de fechamento abdominal temporário já foram descritos e continuam sendo aperfeiçoados. Preferimos o uso de sistemas de pressão negativa, sendo necessária a experiência com a aplicação desses sistemas para o manejo do paciente.

A abordagem abdominal aberta também se aplica a casos de cirurgia geral, mais frequentemente para o tratamento de pancreatite necrosante, infecção necrosante de partes moles da parede abdominal, peritonite difusa em pacientes de alto risco cujo controle do foco foi insuficiente e isquemia mesentérica.[5] São utilizadas técnicas de controle de danos com reconstrução de trânsito estadiada, lavagem abdominal seriada para controle da fonte infecciosa e fechamento tardio da parede abdominal no tratamento de pacientes tão complexos. Ensaios controlados sobre essas técnicas são limitados, e indicações e cenários nos quais a abordagem abdominal aberta é a mais apropriada ainda não estão claramente determinados.

O resgate cirúrgico de pacientes críticos se tornou uma área de crescente interesse. Em pacientes críticos específicos, com instabilidade cardiopulmonar grave impedindo o transporte para o CC, uma laparotomia à beira do leito de resgate pode ser a única alternativa.[21] Pacientes que requerem laparotomias à beira do leito de emergência têm risco extremo de morte, com mais de 50% de mortalidade. Essa informação pode ser útil em cenários de aconselhamento pré-intervenções com os familiares dos pacientes.[22]

TRAQUEOSTOMIA

A traqueostomia é o procedimento cirúrgico mais comum em pacientes críticos que requerem ventilação mecânica prolongada.[23] A Tabela 23.1 mostra algumas indicações e contraindicações comuns para traqueostomias. Quase todas as contraindicações são relativas, e a maioria delas, temporária. Indicações para traqueostomias em pacientes críticos se encaixam amplamente em três categorias:

- Obstrução de vias respiratórias superiores
- Ventilação mecânica prolongada
- Condições neurológicas prevenindo extubação segura.

A facilidade e a conveniência das traqueostomias à beira do leito em pacientes críticos tornaram sua realização um padrão em muitas instituições. As traqueostomias abertas e percutâneas por dilatação (PDT, do inglês, *percutaneous dilatational tracheostomy*) podem ser realizadas com segurança à beira do leito na UTI.[3,6,24,25] Diretrizes baseadas em evidência não favorecem técnicas específicas em relação à redução de complicações ou mortalidade.[26] A PDT tem sido cada vez mais utilizada para traqueostomias eletivas em pacientes adultos críticos, pois, diferentemente da traqueostomia, não precisa ser necessariamente realizada por cirurgiões. Ciaglia et al.[27] descreveram inicialmente a PDT em 1985 e, desde então, inúmeras modificações à técnica foram realizadas. Quando se compara a PDT com traqueostomias cirúrgicas padrão realizadas no CC, a PDT mostrou uma diminuição clinicamente significativa das taxas de infecção de ferida operatória e sangramentos.[24] A traqueostomia percutânea também se demonstrou mais custo-efetiva em pacientes críticos de UTI.[2,6,25,28] A mortalidade perioperatória relacionada à PDT em estudos randomizados parece ser menor que 0,2%.[2,3,6,24] A segurança da PDT foi confirmada em uma análise retrospectiva de mais de 3.000 procedimentos consecutivos.[3] Essa análise revelou uma taxa de complicações graves periprocedimento de 0,15%, bem como uma taxa de mortalidade periprocedimento de menos de 0,1% dentro dessa população de pacientes críticos. Adicionalmente, essa revisão demonstrou a segurança de PDT à beira do leito em pacientes obesos e superobesos. Esses dados são úteis para decisões relativas às indicações para traqueostomias em pacientes críticos; pacientes cujo risco de desfechos fatais por extubação ou perda de via respiratória seja estimado em mais de 1 para 1.000 são elegíveis para traqueostomia. O tempo ideal para realização da traqueostomia é controverso em pacientes com ventilação mecânica prolongada. A maioria dos estudos não mostrou diferenças em desfechos clínicos relevantes como mortalidade, taxas de pneumonia ou tempo de internação hospitalar.[29-32] Estudos indicam que traqueostomias precoces (até 7 dias) em comparação às tardias (após 7 dias) resultam em menores taxas de permanência em UTI e menor necessidade de ventilação mecânica, porém sem diferenças em mortalidade em pacientes vítimas de trauma e não vítimas de trauma.[29,33] Entretanto, um estudo randomizado de pacientes médicos de UTI demonstrou uma redução significativa na mortalidade (32% *vs.* 62%), pneumonia (5% *vs.* 25%) e extubação acidental (0 *vs.* 6) quando traqueostomias precoces (48 horas) foram comparadas com tardias (de 6 a 14 dias) para pacientes com previsão de necessidade de 14 dias de ventilação mecânica.[34] O grupo precoce também teve diminuição significativa no tempo de permanência em UTI e no número de dias no ventilador mecânico.

Complicações a longo prazo não foram adequadamente estudadas em ensaios randomizados a ponto de haver conclusões. Complicações perioperatórias relatadas de traqueostomias percutâneas incluem as seguintes:

- Sangramento periestomal decorrente de lesão das veias jugulares anteriores ou istmo da tireoide
- Lesão traqueal posterior e/ou esofágica por laceração através da parede posterior da traqueia
- Posicionamento extraluminal pela criação de um falso trato durante a colocação do tubo de traqueostomia
- Perda da via respiratória.

As principais complicações perioperatórias podem ser minimizadas por meio da utilização das medidas de segurança descritas anteriormente. Profissionais especificamente treinados no manejo de vias respiratórias são particularmente úteis na limitação de adversidades. O emprego de equipes multiprofissionais dedicadas

Tabela 23.1 Indicações e contraindicações para traqueostomias.

Indicações	Contraindicações
Obstrução de vias respiratórias superiores	Cirurgia cervical anterior recente (< 7 dias)
Via respiratória difícil	Altos parâmetros ventilatórios
Trauma maxilofacial significativo	Fração de oxigênio inspirada > 70%
Angioedema	Pressão expiratória final positiva > 10 cm H_2O
Tumores de via respiratória superior	
Condições neurológicas prevenindo extubação segura	Modos de ventilação mecânica avançados
Lesão cerebral – aguda ou progressiva	Pressão intracraniana elevada
	Instabilidade hemodinâmica
Lesão medular (incluindo fixação de halo) Agitação ou *delirium* graves	Risco de sangramento significativo
Estado mental alterado prolongado	Infecção local ou malignidade no sítio proposto
Ventilação mecânica prolongada	Mortalidade breve predita

de traqueostomia mostrou redução do tempo de decanulação, de internação e eventos adversos.[35] Adicionalmente, uma de duas técnicas deve ser utilizada para garantir o posicionamento adequado do tubo de traqueostomia e minimizar o risco de perda de via respiratória pela extubação inadvertida durante o procedimento: uso de broncoscopia para guiar o procedimento ou técnica semiaberta com dissecção romba à traqueia anterior.[36] Entretanto, o uso de broncoscopia como guia não elimina lesões traqueais graves, e o envolvimento de uma equipe experiente é importante para a prevenção dessas complicações. Recentemente, o uso de ultrassonografia pré-procedimento para identificar a anatomia cervical tem ajudado na diminuição do risco potencial de sangramento por veias que o cruzam, pela identificação de lobos tireóideos aumentados, e pela redução no número de punções.[37,38] Isso foi especialmente útil para pacientes obesos mórbidos. A longo prazo, a incidência de estenose traqueal grave após traqueostomia percutânea é baixa, com dados revelando até 6%,[39] e a estenose traqueal em geral ocorre precocemente na posição subglótica. Estenoses traqueais subclínicas são encontradas em 40% dos pacientes.[40] O seguimento de pacientes após alta da UTI com traqueostomias é importante para identificar e minimizar complicações.

GASTROSTOMIA PERCUTÂNEA ENDOSCÓPICA

Gauderer et al.[41] descreveram inicialmente a PEG em 1980 para o acesso ao estômago com a finalidade de alimentação enteral usando uma técnica de tração. Várias outras técnicas foram descritas desde então. O princípio da aproximação sem sutura do estômago até a parede abdominal anterior possibilitou que a técnica de tração se tornasse o método mais popularmente utilizado. As outras duas técnicas mais comuns são as de empurrar (*push*) e introduzir (*introducer*), ambas exigindo o uso de suturas de fixação (*stay suture*) para aproximar o estômago da parede abdominal anterior. PEGJ mais recentes combinam as portas gástrica e jejunal para permitir a descompressão proximal.

Indicações primárias aceitas para PEG ou PEGJ incluem incapacidade de deglutir, alto risco de aspiração, trauma facial grave e possibilidade de ventilação mecânica por mais de 4 semanas.[42] Outras indicações incluem acesso nutricional para pacientes debilitados e demenciados desnutridos graves. Tubos de PEG têm sido associados com redução de custo global hospitalar.

Diversos tubos de gastrostomia e de gastrojejunostomia estão disponíveis no mercado. A maioria permite acesso simples de gastrostomia com ou sem válvula. Alguns estão alinhados à pele e necessitam apenas de um tubo para ser fixado durante a alimentação. Para pacientes críticos com aumento do risco de aspiração, tubos de jejunostomia transgástrica endoscópica percutânea multiluminais estão disponíveis. Essas sondas permitem a drenagem do estômago simultaneamente com a alimentação pelo jejuno proximal. Um terceiro lúmen conecta-se a um balão que mantém a aposição das paredes gástrica e abdominal. Apesar de a dieta poder ser iniciada no mesmo dia da colocação da PEG, a nutrição não é iniciada na maioria dos pacientes críticos pelas primeiras 24 horas.[43] Isso permite um período para que complicações não identificadas se manifestem antes de iniciar o uso da alimentação enteral. Contraindicações para a colocação de PEG incluem:

- Ausência de acesso endoscópico
- Ascite de grande monta
- Coagulopatia significativa
- Obstrução do pertuito de saída gástrico ou ressecção gástrica prévia
- Cirurgia de *bypass* gástrico
- Sobrevida menor que 4 semanas
- Incapacidade de aproximação da parede gástrica à parede abdominal
- Imunossupressão grave (leucócitos < 1).

Há poucas contraindicações relativas, como incapacidade de transiluminar através da parede abdominal anterior, varizes gástricas e câncer gástrico difuso. Pacientes superobesos mórbidos podem tornar a colocação de PEG praticamente impossível devido à espessura de suas paredes abdominais. Inflamação ou infecção da parede abdominal anterior devem ser tratadas antes do procedimento. Se não houver outras opções, a ascite pode ser drenada antes do procedimento para facilitar a passagem da sonda de PEG.[44] Sondas de PEG podem ser colocadas na presença de uma derivação ventriculoperitoneal ou cateter de diálise. Entretanto, deve haver um intervalo de 1 a 2 semanas ou mais entre as colocações, a fim de minimizar o risco de infecção associada ao cateter.[45] Histórico de laparotomias prévias ou recentes não contraindicam PEG. Entretanto, pode-se considerar a realização de tomografia computadorizada antes do procedimento para confirmar a presença de uma janela clara para o posicionamento da PEG. Uma discreta indentação do estômago à palpação da parede abdominal anterior, bem como transiluminação adequada, deve ser garantida.[46]

Acredita-se que a PEG seja um procedimento seguro, mesmo se realizado no laboratório gastrintestinal, no centro cirúrgico ou à beira do leito na UTI. Entretanto, pelo fato de a PEG ser frequentemente realizada em pacientes críticos ou debilitados, suas complicações estão associadas a uma taxa maior de mortalidade do que seria esperada na maioria dos procedimentos eletivos.[47] Gás livre intraperitoneal após a PEG é algo comum e pode persistir por até 4 semanas.[48] Infecção da parede abdominal pode ocorrer como complicação precoce da PEG; uma incisão cutânea ampla que impede a criação de um espaço fechado ao redor da sonda de alimentação e a profilaxia com antibióticos demonstraram diminuir a incidência de infecções no local da PEG.[49] O deslocamento do tubo da PEG do estômago pode ocorrer e ser potencialmente fatal. Isso pode ocorrer agudamente através da aplicação de tração à sonda de gastrostomia, puxando-o parcial ou completamente através da parede abdominal. Por outro lado, o tubo pode causar necrose da parede do estômago se o flange da PEG ou o balão aplicarem muita pressão sobre a parede gástrica. Se essa complicação ocorrer antes do desenvolvimento de um trato fibroso durante os primeiros 10 a 14 dias, deve-se considerá-la como uma emergência cirúrgica, pois os conteúdos gástricos podem extravasar para a cavidade abdominal. O fechamento cirúrgico da gastrostomia, então, é necessário. Para minimizar o risco dessa complicação, métodos que previnem movimentos inadvertidos da sonda de gastrostomia devem ser empregados e meticulosamente seguidos. Esses métodos incluem assegurar a fixação adequada da sonda à parede abdominal externa, verificação de rotina e gravar a posição do tubo de gastrostomia após o procedimento imediato na superfície da pele, bem como aplicação de ligantes ou outros dispositivos que limitem a aplicação de tração inadvertida da sonda.

BRONCOSCOPIA

A broncoscopia por fibra óptica em pacientes cirúrgicos críticos está indicada tanto para terapêuticas quanto para diagnósticos. Indicações terapêuticas incluem inserção de tubos endotraqueais, remoção de corpos estranhos inadvertidamente aspirados, remoção de plugues mucosos, reversão de atelectasia em pacientes em ventilação mecânica e aspiração de secreções espessas, bem como diagnóstico de pneumonia obstrutiva.[50]

A broncoscopia diagnóstica é mais comumente utilizada para a obtenção de amostras pulmonares para diagnóstico e manejo de pneumonias.[51] Já foi demonstrado que culturas quantitativas obtidas por broncoscopia por fibra óptica descartam o diagnóstico de pneumonia em aproximadamente 50% dos pacientes com sinais clínicos presentes, assim como reduzem o uso inadequado de antibióticos e os índices de mortalidade quando comparadas às técnicas não quantitativas. A padronização de técnicas de cultura deve ser realizada.

Os riscos associados à broncoscopia diagnóstica estão mais relacionados à necessidade de sedação consciente e aos medicamentos necessários, se realizada em um paciente não intubado. O uso dessas medicações poderia resultar em rebaixamento do nível de consciência com progressão para hipoventilação, vulnerabilidade da via respiratória e risco de aspiração. Os riscos do procedimento em si são pneumotórax, hipoxia, hiper-reatividade de vias respiratórias, hemorragias pulmonares, perda de reserva pulmonar em pacientes com altos parâmetros de ventilação mecânica e hipotensão ou hipertensão sistêmicas.

24

Papel do Cirurgião em Acidentes com Múltiplas Vítimas

Jennifer M. Gurney, Matthew J. Martin

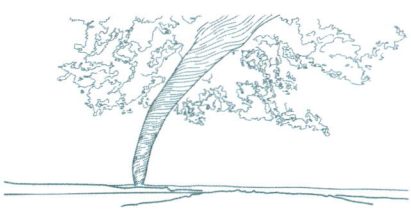

VISÃO GERAL DO CAPÍTULO

Histórico

Principais definições

Princípios básicos de acidente com múltiplas vítimas

Lições fundamentais aprendidas em acidente com múltiplas vítimas

Manejo em acidente com múltiplas vítimas e papel do cirurgião na triagem
- Treinamento
- Sistemas de triagem
- Prontidão
- Sistema de comando hospitalar de incidentes

Integração dos sistemas
Segurança
Comunicação
Regional
Integração local
Documentação e rastreamento de pacientes
Elementos comunitários e outras considerações
Adaptação
Aperfeiçoamento (elementos de um sistema de aprendizado em saúde)
Controle de sangramento

Conclusão

"Os soldados que apresentam lesões com risco de vida imediato devem receber a primeira atenção, independentemente de sua patente ou distinção militar. Os indivíduos com lesões menos graves podem aguardar, até que os seus irmãos de arma, que estão gravemente mutilados, sejam resgatados e recebam o primeiro atendimento, caso contrário, estes últimos não sobreviveriam por muitas horas, raramente, até o dia seguinte."

Dr. Baron Larrey, Memoirs of Military Surgery, 1812

Acidentes ou eventos com múltiplas vítimas (AMV) são caracterizados por um grande número de pessoas que ficam feridas em determinado evento ou série de eventos relacionados. Esses eventos podem incluir ataques intencionais ou terroristas (tiroteio em massa, bombardeios), eventos não intencionais (acidentes industriais, incêndios) e desastres naturais (furacões, terremotos). Eventos do tipo AMV são relativamente incomuns fora do contexto militar ou de campo de batalha, mas são um risco esperado para o qual todo profissional da saúde e sistema médico deve estar preparado. Houve um foco especial na educação e preparação para esses acontecimentos ao longo da última década, provavelmente devido ao crescente número de eventos relacionados a grupos terroristas, bombardeios em áreas civis, como no evento da Maratona de Boston de 2013, e na contínua série de tiroteios em massa em escolas e em outros locais públicos.[1,2]

Uma das marcas registradas de praticamente todos os eventos do tipo AMV é a presença de grandes ferimentos traumáticos que requerem rápida triagem, avaliação e cirurgia ou outros procedimentos de reanimação. Neste sentido, o cirurgião tem um papel crítico e óbvio em praticamente todos os aspectos do manejo de AMVs, desde a preparação e o treinamento até as fases de execução e recuperação. Embora o papel do cirurgião no atendimento clínico e na cirurgia de emergência/urgência durante um evento do tipo AMV seja claro, é essencial que os cirurgiões estejam ativamente envolvidos em todos os aspectos não clínicos importantes do atendimento em AMV, especialmente nas atividades de planejamento e preparação local e regional para AMVs. Em muitos sistemas, estas tarefas são designadas a não cirurgiões e até mesmo a não médicos, o que comumente resulta em um plano de AMV irreal e uma consequente resposta clínica abaixo do ideal em relação ao evento real.

Outro conceito frequentemente desconsiderado e mal interpretado no atendimento em AMVs consiste no papel e na importância fundamentais da triagem. Entre as primeiras mudanças na maneira com que os pacientes são manejados durante um evento do tipo AMV é "triar e classificar" em categorias e as prioridades no atendimento de cuidados emergentes/urgentes.[3] Embora a gravidade e a urgência dos ferimentos dos pacientes envolvidos variem de certo modo entre os eventos, a maioria dos pacientes que precisam ser atendidos não terá ferimentos substanciais ou potencialmente fatais (Figura 24.1). Além disso, os pacientes com lesões sem risco iminente de morte tenderão a chegar antes dos grupos mais gravemente feridos, em vez de os mais gravemente feridos chegarem primeiro. Acreditamos que uma triagem adequada e de alta qualidade é o aspecto mais crítico acionado pelos médicos do manejo de AMVs, e que todos os cirurgiões devem estar familiarizados com os princípios e práticas de triagem nesses cenários. Uma triagem adequada e eficaz abrirá os caminhos para o sucesso ou fracasso de qualquer socorro em AMVs ao otimizar a correlação entre os ferimentos e a gravidade dos ferimentos dos pacientes envolvidos e os recursos críticos necessários e disponíveis para o sistema que prestará o atendimento.[4,5]

HISTÓRICO

O termo "triagem" foi criado pelo cirurgião de Napoleão, Dr. Baron Larrey. Ele, contundentemente, descreve a importância de se atenderem primeiro os pacientes com ferimentos mais graves. Os primeiros sistemas militares de triagem documentados datam do

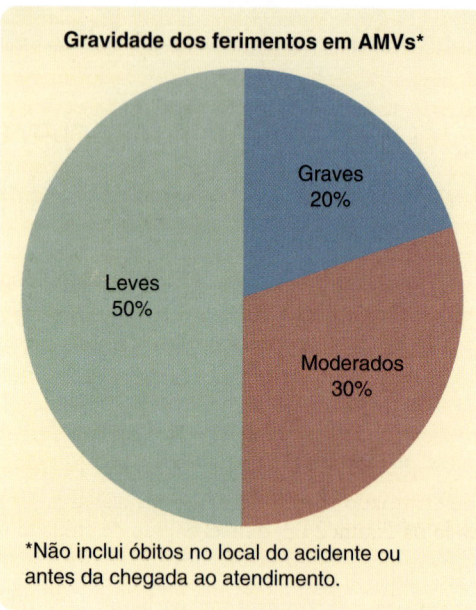

Figura 24.1 Distribuição típica da gravidade dos ferimentos em um evento generalizado de acidente com múltiplas vítimas (AMV). Observe que somente 20% dos pacientes apresentam ferimentos graves ou com potencial risco de morte, e 50% ou mais terão lesões sem risco de morte ou de menor importância.

século XVIII, e a triagem é um componente principal do cuidado em campos de batalha. Eventos do tipo AMV estão se tornando cada vez mais comuns, e há várias lições que se podem aprender tanto de sistemas militares quanto de sistemas civis em termos de triagem e sistemas de traumatologia, a fim de otimizar o cuidado e os desfechos no maior número de vítimas possível.

Triagem é um termo que se originou da traumatologia militar, e a prática da triagem surgiu das demandas de grandes quantidades de vítimas em campos de batalha durante a guerra; os conceitos originais de triagem se concentravam, a princípio, em situações de AMV durante traumatismos em campos de batalha. Dr. Larrey ficou conhecido por sua liderança e habilidades cirúrgicas, e recebeu os créditos pelo desenvolvimento do conceito de "classificar" os pacientes para salvar o maior número possível de vítimas em um ambiente de campo de batalha com escassez de recursos. Os princípios de classificação do Dr. Larrey também incluíam evacuar os pacientes de acordo com a gravidade dos ferimentos e priorizar seu cuidado tomando por base tanto a gravidade da lesão quanto a probabilidade de sobrevivência.

Em cada guerra subsequente à época de Napoleão, as comunidades médicas militares e civis dos EUA continuaram aprimorando os conceitos de triagem e manejo de AMVs. Simultaneamente, avanços na prestação de cuidados e realização de procedimentos para salvamento de vidas mais próximos do local do acidente evoluíram. A triagem ocorre ao longo de um contínuo de cuidados hierarquizados no sistema militar, sendo que os escalões mais altos do cuidado têm mais capacidades. No campo de batalha, a triagem adequada dos pacientes os direciona ao nível apropriado de cuidado e possibilita administrar uma situação caótica em que um número grande de vítimas receba cuidados adequados e efetivos. O sistema hierarquizado de triagem utilizado pelos militares evoluiu e ainda é usado atualmente em conflitos militares com níveis escalonados de cuidado desde o local do acidente até os cuidados avançados e reabilitação final nos EUA. Os princípios de triagem militar como a segurança da cena, as precauções e os cuidados no transporte, a regulação das instituições avançadas mais próximas do local e as metas de horários já salvaram vidas de pacientes militares e têm a possibilidade de fazer o mesmo em situações de AMV com a população civil.[3,6]

À medida que o mundo vai se tornando cada vez mais tumultuado com uma frequência maior de eventos do tipo AMV, como tiroteios e desastres naturais, o envolvimento dos cirurgiões aumenta. Liderança do cirurgião, planejamento hospitalar e otimização da comunidade envolvida são os primeiros passos para o manejo bem-sucedido desses terríveis eventos. O envolvimento do cirurgião em cada nível do manejo de AMV é fundamental. Embora os cirurgiões de hoje em dia raramente sejam prestadores de serviços pré-hospitalares, entender integralmente o sistema de cuidados de traumatologia, juntamente com o conhecimento detalhado dos efeitos fisiológicos das lesões, proporciona a esses profissionais conhecimento especial sobre supervisionamento, liderança e treinamento das equipes para, assim, estarem envolvidos em cada uma das etapas dos AMVs.[7]

PRINCIPAIS DEFINIÇÕES

Nas ações cotidianas, não relacionadas ao sistema de traumatologia em eventos com múltiplas vítimas, a triagem mais frequentemente utiliza a classificação de pacientes de trauma ou críticos a fim de direcioná-los ao estabelecimento de tratamento médico com o nível de capacidade apropriado. Uma triagem correta resulta na distribuição dos pacientes para os hospitais corretos com treinamento ideal para tratar de suas condições, seja uma lesão traumática, um infarto do miocárdio, um acidente vascular encefálico (AVE) ou sepse. Em termos de traumatologia, o uso de triagem de trauma civil padrão refere-se à função cotidiana de encaminhar pacientes aos devidos hospitais/centros de traumatologia a fim de evitar supertriagem e subtriagem. A triagem básica (fora de eventos tipo AMV) otimiza o atendimento médico e a alocação de recursos, e não é o foco deste capítulo. O capítulo visa discutir o papel dos cirurgiões em eventos com sistema de traumatologia e a triagem. Otimizar a triagem perante a existência de AMV e com possível limitação de recursos requer liderança, planejamento e um sistema estabelecido de traumatologia.[8,9] A liderança do cirurgião no processo de triagem e o sistema de traumatologia ajudam a estabelecer uma resposta bem organizada em eventos do tipo AMV; o envolvimento do cirurgião no planejamento e no processo de triagem deve ocorrer em todos os níveis do sistema de cuidados de saúde: individual, local, regional e nacional.

Triagem é o processo de classificar os pacientes para proporcionar o maior benefício para o maior número possível de pacientes. A triagem é um componente essencial de qualquer sistema de traumatologia e é fundamental para a otimização da sobrevivência em AMVs. A triagem pode ocorrer na ausência de um AMV, mas AMVs sempre requerem triagem. O sucesso ou o fracasso é medido por número de vidas salvas ou vidas perdidas e recursos desperdiçados ou apropriadamente utilizados; o sucesso ou o fracasso depende de uma triagem correta e eficaz.[4]

- **Triagem de campo:** realizada na cena do evento ou próxima à mesma. É o processo pelo qual os profissionais do serviço médico de emergência (SME) decidem para qual hospital levar os pacientes feridos em um desastre ou evento traumático
- **Subtriagem:** ocorre quando pacientes gravemente feridos são transportados para centros não especializados em traumatologia ou que não têm *expertise* ou capacidade para manejar a gravidade da lesão

- **Supertriagem:** ocorre quando pacientes com ferimentos de menor porte ou não urgentes são transportados para grandes centros de traumatologia ou triados para um leito de tratamento intensivo. Em uma situação de AMV, isso sobrecarrega o sistema, causa grandes gargalos e pode resultar em maiores taxas de resultados adversos (Figura 24.2)
- **Triagem hospitalar:** classificação de pacientes em categorias predefinidas para determinar sua relativa prioridade de tratamento. Os pacientes são separados por grupos com base no sistema de triagem local que está sendo usado. Os pacientes são classificados em categorias: os que provavelmente não sobreviverão, mesmo com tratamento; os que se recuperarão com tratamento mínimo; e o grupo de prioridade extrema: o dos que não sobreviverão sem tratamento
- **Acidente traumático padrão:** normalmente envolve um ou vários pacientes e há excesso de recursos e *expertise* disponíveis para tratar esses pacientes. Estes são os acidentes traumáticos mais comuns que ocorrem em centros de traumatologia rurais e urbanos
- **AMF:** um acidente com múltiplos feridos ocorre quando os pacientes se apresentam simultaneamente, mas há recursos adequados no local e o sistema não é significativamente afetado. Um AMF para um grande centro de traumatologia pode ser um caso rotineiro, mas um AMF pode resultar em um cenário de AMV para um hospital pequeno
- **Evento do tipo AMV:** quando o número de pacientes feridos excede os recursos necessários para atendê-los, ocorre um grande estresse sobre o sistema de atendimento de traumatologia, o hospital e os profissionais

- O objetivo da triagem de campo é concentrar de maneira eficiente os pacientes feridos em grandes centros de traumatologia sem sobrecarregar esses centros com pacientes minimamente feridos
- As referências americanas de triagem de traumatismo em campo são definidas pelo American College of Surgeons Committee on Trauma e são baseadas em indicadores de subtriagem e supertriagem do sistema.

- **Grandes catástrofes:** evento tipo AMV natural ou causado pelo homem em grande escala que geralmente resulta em números extraordinários de pacientes feridos, bem como frequente destruição ou degradação da infraestrutura local, o que pode incluir estabelecimentos de saúde.

Há uma distinção fundamental entre um AMF e um verdadeiro evento do tipo AMV que deve ser compreendida e considerada pelo cirurgião.[10] Embora um AMV exija pouca ou nenhuma mudança nas práticas usuais e no padrão de cuidado, um verdadeiro AMV requer grandes alterações dos protocolos habituais de atendimento ao paciente naquele estabelecimento e um foco na otimização dos resultados dos grupos em relação aos resultados individuais dos pacientes. O principal fator que distingue essas duas categorias é a relação entre as lesões apresentadas e os recursos disponíveis e a *expertise* para cuidar delas, e não apenas o número de pacientes. Isso é comumente referido como a capacidade de pico de determinado estabelecimento ou sistema. Conforme demonstrado na Figura 24.3, o nível padrão de cuidado pode ser mantido para um número finito de pacientes, mas, uma vez que este número é ultrapassado, há um declínio acentuado no nível de cuidado e nos respectivos resultados. Um centro de traumatologia bem equipado pode ser facilmente capaz de lidar com 20 pacientes gravemente feridos originários do mesmo acidente, enquanto um centro menor não especializado em traumatologia pode ficar sobrecarregado com dois ou três pacientes gravemente feridos.

Verificamos que muitos dos eventos descritos como AMVs são, na verdade, AMFs e devem ser classificados de acordo. Um verdadeiro evento AMV rapidamente excede a capacidade de pico do serviço e tem o potencial de rapidamente sobrecarregar determinado serviço ou todo o sistema de traumatologia local/regional e os processos de evacuação. Eventos do tipo AMV decorrentes de um desastre local natural ou causado pelo homem (terremotos,

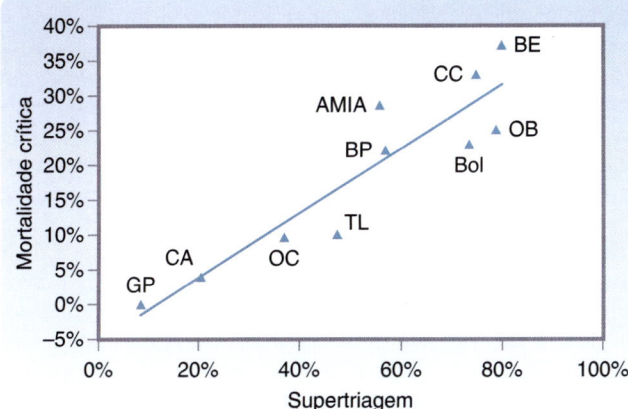

Figura 24.2 Relação gráfica da taxa de supertriagem em relação à taxa de mortalidade crítica, em 10 eventos de bombardeios terroristas de 1969 a 1995, demonstrando um aumento linear da mortalidade com taxas mais elevadas de supertriagem. Coeficiente de correlação linear (*r*) 0,92. *AMIA*, Buenos Aires; *BE*, Beirute; *Bol*, Bolonha; *BP*, pubs de Birmingham; *CA*, Craigavon; *CC*, Cu Chi; *GP*, pubs de Guildford; *OB*, Od Bailey; *OC*, cidade de Oklahoma; *TL*, torre de Londres. (De Frykberg ER. Medical management of disasters and mass casualties from terrorist bombings: how can we cope? *J Trauma.* 2002; 53:201-212.)

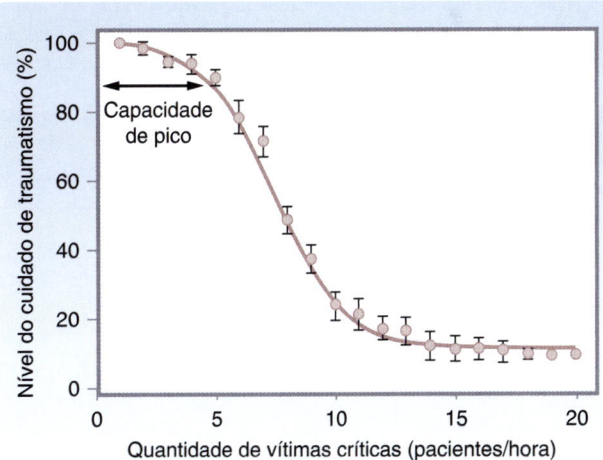

Figura 24.3 Representação gráfica dos resultados de uma simulação computadorizada do fluxo de vítimas de um bombardeio urbano através da linha de serviços de traumatologia de um centro urbano de traumatologia e seu impacto no nível global de cuidado. O nível de cuidado para um único paciente em um dia normal de trabalho é definido como 100%. A *parte plana superior* da curva corresponde a um acidente com múltiplos feridos, a *parte íngreme* representa uma situação de múltiplas vítimas, e a *parte plana inferior* representa uma catástrofe médica de grande porte. A capacidade de pico da linha do serviço de traumatologia do hospital é a quantidade máxima de vítimas críticas que podem ser tratadas sem uma queda acentuada do nível de cuidado. (De Hirshberg A, Scott BG, Granchi T, et al. How does casualty load affect trauma care in urban bombing incidents? A quantitative analysis. *J Trauma.* 2005; 58:686-693.)

enchentes etc.) têm o potencial de resultar em maior número de pacientes feridos e/ou doentes que pode rapidamente sobrecarregar os serviços médicos locais/regionais.[11] Além disso, esses eventos podem ser particularmente devastadores quando vêm acompanhados de danos graves ou de destruição de infraestruturas locais essenciais, serviços de utilidade pública, ou até mesmo grandes danos ao próprio estabelecimento de saúde.[12,13] O envolvimento do cirurgião em cada nível do treinamento, educação e refinamento do sistema ajudará a garantir o sucesso do sistema quando o mesmo for sobrecarregado com múltiplas vítimas. O processo de triagem é fundamental para a execução bem-sucedida de qualquer plano de AMV, e os cirurgiões devem tanto ter *expertise* em triagem quanto estar envolvidos no planejamento de triagem do sistema, da região e do hospital.

PRINCÍPIOS BÁSICOS DE ACIDENTE COM MÚLTIPLAS VÍTIMAS

Múltiplas causalidades e eventos do tipo AMV podem ocorrer mediante uma variedade de mecanismos ou causas e serão altamente heterogêneos em termos do número e da gravidade dos pacientes envolvidos, da necessidade de recursos e cuidados especializados, e pelo impacto final para os estabelecimentos e sistema de saúde locais. Embora seja impossível desenvolver um protocolo inclusivo único ou um conjunto de diretrizes detalhadas que se apliquem universalmente, há um conjunto de princípios básicos e semelhanças que foi observado entre uma ampla variedade desses eventos. A seguir, fornecemos uma lista dos "10 maiores" princípios de AMV relatados entre uma grande diversidade de eventos e experiências:

1. Triagem é um processo dinâmico e deve ocorrer em cada nível do cuidado, desde o local/cena do evento até o hospital ou outro estabelecimento para o qual o paciente será finalmente encaminhado.
2. Objetivo em eventos do tipo AMV: fazer o melhor para o maior número de pessoas possível, e não tudo para todo mundo.
3. O sucesso ou o fracasso durante um AMF ou AMV depende de uma triagem correta e eficaz. O sucesso dos sistemas de traumatologia regionais depende de uma boa triagem em campo.
4. A triagem começa pelo conhecimento e avaliação das capacidades, recursos e pessoal disponíveis no sistema.
5. Para triagem no hospital ou quando há um único hospital envolvido, os pacientes devem ser triados através de um ponto de entrada e com fluxo de mão única dentro do estabelecimento.
6. Deve haver redundância de capacidade, não duplicação de ação, para evitar ineficiências em um sistema já estressado.
7. Providências prévias de protocolos de AMV eletrônicos ou em papel e fichas de admissão de pacientes devem ser utilizadas e estar prontamente disponíveis no ponto de triagem na entrada do estabelecimento.
8. Existem diversos sistemas de triagem bem validados. Selecione e treine a triagem ideal para seu sistema, e certifique-se de que todo o pessoal conheça o sistema (DIME, START, SALT etc.).
9. O encarregado da triagem deve ser um dos funcionários mais experientes e organizados e deve, idealmente, contar com um suplente para facilitar as comunicações e os registros.
10. A proteção e a segurança do local da ocorrência são necessárias para o cuidado seguro e eficaz. Certifique-se de que o local esteja seguro antes de se precipitar entrando em um ambiente inseguro; não se torne uma vítima para não criar ainda mais estresse sobre o sistema.

Conforme enfatizado na lista, a preparação e a devida triagem em AMVs estão entre os aspectos mais importantes associados ao sucesso e à otimização dos resultados tanto para os pacientes quanto para o sistema. Embora geralmente se presuma que o primeiro passo da triagem seja a classificação dos pacientes que chegam em categorias ou a ordenação priorizada para avaliações e intervenções, isso requer um claro entendimento das competências, capacidades e recursos disponíveis antes que a triagem apropriada possa ser iniciada. Dessa maneira, o primeiro passo de qualquer encarregado experiente de triagem é realizar o que denominamos "levantamento zero".[3] Isso implica a rápida avaliação do estado atual e disponibilidade de recursos críticos naquele serviço e a ativação simultânea do plano de AMV local e do sistema de notificação para todos os colaboradores do hospital. Embora o foco natural nesses cenários tenda a ser sobre o estado dos leitos no serviço de emergência (SE), é importante também avaliar e otimizar a disponibilidade de leitos e funcionários no centro cirúrgico (CC), unidades de terapia intensiva (UTIs) e enfermarias do hospital. Serviços auxiliares importantes, incluindo banco de sangue, farmácia, radiologia e laboratório, devem ser notificados a interromper quaisquer atividades não urgentes e se preparar para um grande influxo esperado de pacientes requerendo seus serviços. Duas áreas não clínicas particularmente críticas que também precisam ser ativadas e estar a postos antes da chegada dos pacientes (sempre que possível) são o sistema de prontuário do paciente (SPP) e a segurança. Identificar, registrar e dar entrada nos pacientes que chegam no sistema de prontuário médico do hospital é uma questão frequentemente negligenciada que pode criar caos e perigo devido a erros de identificação e medicação ou até de administração de sangue.[2,14]

LIÇÕES FUNDAMENTAIS APRENDIDAS EM ACIDENTE COM MÚLTIPLAS VÍTIMAS

Mais de 10 anos de operações contínuas de combate lideradas pelas forças armadas dos EUA e o aumento da frequência de eventos terroristas entre civis e outros eventos intencionais com múltiplas vítimas levaram a maior conhecimento e experiência relacionados às operações e aos cuidados em AMVs. Entre os princípios mais importantes de prontidão e otimização dos resultados de AMVs, estão otimizar o aprendizado de todo e qualquer evento como estes e aplicar as "lições aprendidas" para melhorar as capacidades e a reação do estabelecimento e do sistema de cuidado de saúde local/regional. A "melhor prática" amplamente aceita para alcançar esse objetivo é a realização de análises pós-acontecimento (APAs) aprofundadas assim que possível após qualquer AMV.[15,16] A finalidade dessas APAs, que devem ser conduzidas em todos os níveis, desde cada uma das secções/unidades individuais do hospital até todo o estabelecimento ou sistema, é rever a sequência dos eventos e identificar os principais pontos fortes, as fragilidades e as oportunidades de melhora em caso de futuros eventos. Estes devem ser capturados e compilados em um plano de ação abrangente com acompanhamento adequado para garantir que as mudanças sejam efetuadas e que o plano de AMV seja continuamente ajustado com base nesse *feedback*. Da mesma maneira que os princípios básicos elencados anteriormente, houve uma série de principais "lições aprendidas" comuns em AMVs que foram relatadas em uma enorme variedade de eventos heterogêneos. Entre os mais importantes e mais amplamente aplicáveis estão os seguintes:

1. Ninguém está seguro! Eventos do tipo AMV podem ocorrer em qualquer lugar, a qualquer momento, e provavelmente serão cada vez mais frequentes... esteja preparado.

2. Conheça seus recursos e capacidades em cada nível do cuidado: pré-hospitalar, evacuação/transporte, hospitais individuais e o sistema de atendimento quando houver várias funções no atendimento na área afetada.
3. Liderança e uma cadeia de comando são importantes, principalmente na alocação dos recursos do sistema de traumatologia e de evacuação; leia novamente o item n° 2.
4. Triagem adequada na cena do evento e cuidado no ponto da ocorrência podem transformar um potencial AMV em um AMF mais ordenado.
5. O trabalho mais importante é o do encarregado principal de triagem, que deve ser um profissional experiente e de confiança que seja capaz de trabalhar bem com outros profissionais.
6. O controle e a segurança da cena do evento são cruciais. Um plano organizado de segurança deve fazer parte de qualquer plano de AMV, a fim de prevenir casualidades adicionais, proteger o pessoal e limitar pontos de entrada. Eventos do tipo AMV criam situações de vulnerabilidade, e devem-se evitar lesões secundárias. Hospitais são alvos fáceis durante AMFs ou AMVs. Um bom plano de segurança é imperativo.
7. A execução de um bom plano de AMV requer um bom fluxo de pacientes e uma boa produtividade com congestionamento mínimo nos gargalos (SE, radiologia). O estabelecimento de um fluxo de mão única pelo SE facilita a avaliação dos pacientes e a agilidade na disposição dos mesmos, a fim de evitar congestionamentos no SE.
8. Em verdadeiros eventos do tipo AMV que excedem a capacidade do SE, estabeleça uma área separada para os minimamente feridos e para os "feridos ambulantes" fora do SE e da área de triagem. Em hospitais, as clínicas ambulatoriais são ideais para isso, e elas devem contar com profissionais que possam examinar e fazer a retriagem dos pacientes, se necessário.
9. Controle da hemorragia, das vias respiratórias e de problemas respiratórios são as prioridades iniciais na maioria das situações de AMV. Controle de hemorragia pode e deve ocorrer ao longo de todo o atendimento.
10. Hemoprodutos são geralmente um recurso escasso nas fases iniciais de um evento de AMV. Tenha um plano para jamais ficar sem estoques de sangue. O sangue deve ser levado para um local mais próximo possível dos pontos de triagem, caso haja possibilidade de demora no transporte ou de obstáculos para alcançar esses recursos.

A triagem inicial e os esquemas de manejo/disposição dos pacientes estabelecerão precedentes e o teor das fases subsequentes de qualquer evento de AMV, começando pela fase pré-hospitalar/local e continuando na fase dentro do hospital. A triagem na cena do evento é normalmente manejada pelo comandante local ou seu encarregado de triagem designado, e deve focar na classificação inicial dos pacientes nas categorias de triagem, na realização das intervenções imediatas de reanimação e, então, na priorização e no direcionamento do transporte para o devido estabelecimento hospitalar. Controle rígido desse processo no local e, depois, uma distribuição apropriada e equilibrada dos pacientes do local da ocorrência até os estabelecimentos locais disponíveis podem converter um evento considerado como um AMV no local da ocorrência em vários eventos de AMF no nível hospitalar. O atentado na Maratona de Boston de 2013 é um exemplo perfeito de como excelente atendimento e triagem na cena do evento foram capazes de distribuir uniformemente os pacientes gravemente feridos a vários hospitais locais, em vez de sobrecarregar somente o centro mais próximo.[17,18]

Triagem no nível hospitalar é, provavelmente, a mais importante das principais funções de liderança clínica durante as fases iniciais de qualquer evento verdadeiro de AMV. Historicamente, a importância do papel do principal encarregado da triagem tem sido subvalorizada e geralmente designada à pessoa "menos clinicamente útil" da equipe médica.[19] Essa abordagem já é agora considerada inapropriada e potencialmente desastrosa, e o encarregado pela triagem deve ser alguém selecionado cuidadosamente por sua *expertise* avançada em manejo de trauma, habilidades de liderança e capacidade de se comunicar com eficiência. Em nossa experiência, esse papel é normalmente mais bem desempenhado por um cirurgião experiente em traumatologia ou por um profissional de medicina de emergência. Em cenários em que há necessidade de estabelecer tanto uma área de triagem externa (primária) quanto interna (secundária) no estabelecimento, então o principal encarregado pela triagem e o encarregado assistente ou secundário devem trabalhar de maneira altamente coordenada e consistente.

MANEJO EM ACIDENTE COM MÚLTIPLAS VÍTIMAS E PAPEL DO CIRURGIÃO NA TRIAGEM

Embora existam vários métodos e sistemas relatados para manejo de AMVs, nenhuma abordagem se provou claramente superior ou universalmente aplicável. O que foi claramente demonstrado é que sistemas complexos e confusos que não são compreendidos e bem ensaiados pelos médicos de linha de frente estão condenados ao fracasso. Possivelmente, mais importante do que qual sistema específico escolher, são os princípios de simplicidade, familiaridade e treinamentos simulados efetivos e realistas como parte de um programa integral de preparação para casos de AMV ou catástrofes.[3,10] Propõe-se o uso do mnemônico em inglês TRIAGE (Boxe 24.1) para facilitar a memorização e orientar o seguimento dos princípios básicos do manejo de AMVs e o papel do cirurgião na preparação e atuação nesses eventos.

Treinamento

"Treinamento é tudo..."

Mark Twain

O treinamento para eventos do tipo AMV requer o envolvimento do cirurgião em níveis local e regional. Liderança e treinamento efetivos são essenciais para uma reação bem-sucedida a um evento do tipo AMF ou AMV; embora os cirurgiões não estejam envolvidos nos cuidados no local do acidente ou raramente na triagem de campo, o envolvimento do cirurgião no planejamento e treinamento é extremamente importante. Qualquer sistema de traumatologia, mesmo o mais comprovado, pode ser sobrecarregado com grandes volumes de pacientes. Uma triagem bem-sucedida requer muito treinamento, classificação e priorização das vítimas de acordo com seus ferimentos e, ao mesmo tempo, deve-se considerar a situação tática e os recursos disponíveis; é uma habilidade que, além do treinamento, requer educação e liderança.

Tanto para a triagem de campo quanto no hospital, a escolha do encarregado da triagem deve ser determinada como parte do plano de AMV, e o encarregado da triagem deve ser um dos

---

Boxe 24.1 Mnemônico simples para TRIAGE.

T *Training* (treinamento) (reação no hospital/local)
R *Readiness* (prontidão) (prontidão para triagem regional/de campo)
I *Integration of systems* (integração dos sistemas)
A *Adaptable* (adaptável)
G *Grow* (crescimento) (lembrar-se das lições aprendidas)
E *Exsanguination control* (controle de exsanguinação) (ao longo do contínuo)

profissionais mais experientes e organizados; para triagem hospitalar, o encarregado da triagem é normalmente um cirurgião experiente, e, para triagem de campo, deve ser um médico do SE ou um profissional pré-hospitalar experiente. É essencial que o encarregado da triagem seja capaz de reconhecer rapidamente os ferimentos potencialmente fatais. A experiência e a *expertise* do encarregado da triagem são cruciais; o encarregado da triagem deve ser capaz de identificar rapidamente as lesões potencialmente fatais e os padrões de ferimentos e colocar os pacientes nas categorias corretas de triagem. A decisão de quem será o encarregado da triagem não deve ser tomada no momento da ocorrência do AMV. Cada hospital e sistema de triagem de campo deve ter um grupo de pessoas que possam atuar como encarregados de triagem.

O encarregado da triagem também deve ter sido informado e compreender a situação tática, a fim de administrar adequadamente os recursos e cumprir o objetivo de fazer o melhor para o maior número de pessoas possível, e não tudo para todo mundo. Conhecimento referente a evento, situação, número estimado de vítimas, risco de eventos secundários, efetividade da triagem de campo etc. é importante para dar ao encarregado da triagem no hospital perspectiva para a facilitação da otimização dos recursos. O encarregado da triagem deve ser um dos profissionais mais experientes e organizados e, idealmente, deve contar com um suplente para facilitar a comunicação e os registros. Embora a maioria dos encarregados de triagem consista em cirurgiões, profissionais experientes em medicina de emergência podem ser excelentes encarregados de triagem. Os planos de AMV do hospital devem ser treinados e ensaiados. Mais de um possível encarregado de triagem deve ser identificado e treinado para essa função, a fim de proporcionar redundância de *expertise* disponível e também como preparação para cenários em que o principal encarregado de triagem esteja ferido/doente, envolvido em outra atividade, ou no caso de necessidade de se estabelecerem vários pontos de triagem.

A localização do(s) ponto(s) de triagem deve ser predeterminada e claramente descrita no plano de AMV por escrito e em quaisquer treinamentos simulados. Um dos erros mais comuns que observamos em planejamentos hospitalares para AMV é o desenvolvimento de somente um plano e local de triagem, o que não contempla a natureza altamente variável desses eventos.[7,20] Recomendamos o desenvolvimento de pelo menos dois esquemas flexíveis de triagem que permitam diferentes exigências de triagem que possam ser observadas em eventos do tipo AMV de menor escala *versus* eventos de maior escala ou do tipo desastre. No geral, eventos do tipo AMV de menor escala (em relação ao espaço disponível de leitos no SE e no hospital), em que todos os pacientes podem ser trazidos imediatamente para dentro do estabelecimento, requerem somente um ponto de triagem primária que, idealmente, deve se alocar próximo da entrada do SE. Em eventos de maior escala que excedam a disponibilidade de espaço de leitos ou de profissionais, deve ser estabelecido um ponto externo de triagem primária onde os pacientes são categorizados, priorizados e mantidos até que possam ser transferidos para áreas internas do hospital (Figura 24.4).[21,22] A triagem secundária ocorreria, então, à medida que os pacientes fossem filtrados no serviço, e então direcionados ao local adequado com base no nível de cuidado necessário. A área externa de triagem deve ter controle climático, ser bem iluminada e ter suprimentos pré-estocados para necessidades imediatas dos pacientes, incluindo controle de hemorragias e intervenções nas vias respiratórias/ventilação. Todos os pacientes que chegam ao serviço devem ser triados e, idealmente, ser encaminhados ao hospital por meio de um ponto de entrada rigidamente controlado, com todos os demais acessos protegidos por pessoal designado de segurança.

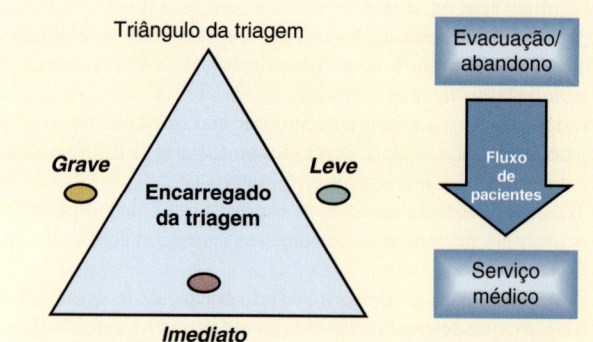

Figura 24.4 Organização do "Triângulo de Triagem" para configuração de um ponto de triagem externa durante um grande evento com múltiplas vítimas. Isso permite que o encarregado ou a equipe de triagem estejam centralmente localizados e classifiquem e agrupem os pacientes como imediatos, graves ou leves. (De Martin MJ, Beekley A, Eckert MJ. *Front Line Surgery: A Practical Approach*. 2nd ed. New York: Springer Science+Business Media; 2017.)

Um encarregado de SPP, um coordenador de enfermagem que atue como "gestor de leitos" e um enfermeiro ou médico equipado com suprimentos básicos de controle de sangramento devem acompanhar o encarregado de triagem durante a triagem hospitalar. A equipe de triagem organizada dessa maneira pode classificar, comunicar, rastrear e tratar as vítimas. Conforme os pacientes são classificados/priorizados pelo encarregado da triagem, o encarregado de SPP pode identificar o paciente, manter a responsabilidade e comunicar a disposição para o centro de SPP centralizado. O coordenador de enfermagem é essencial para ajudar a colocar em prática o plano de disposição do paciente e comunicá-lo às áreas de cuidado dos pacientes no hospital. Se os pacientes precisarem ir direto para o CC para cirurgia de emergência ou para o SE para tratar de uma via respiratória com urgência, o coordenador da enfermagem pode ajudar nessa comunicação e na facilitação dos planos do encarregado da triagem. Por fim, contar com um enfermeiro, médico ou técnico em emergências médicas clinicamente experientes na equipe de triagem permite o tratamento imediato de hemorragias com colocação de torniquete, empacotamento de feridas, ou uso de adjuvantes hemostáticos.[23-25] Incluir capacidade de controle de hemorragias na equipe de triagem ajuda os pacientes a passarem para categorias de triagem de menor gravidade; por exemplo, um paciente com risco imediato à vida com uma amputação traumática pode ser triado para uma categoria "pode aguardar" com controle hemorrágico com torniquete. Se um aviso prévio for recebido, esses profissionais e recursos devem ser alocados de acordo com o plano de AMV (bem ensaiado). A triagem começa pelo conhecimento das capacidades do sistema, recursos e profissionais; a utilização e a apropriação dos recursos são as chaves para uma triagem eficaz. O plano, o fluxo de pacientes e os serviços auxiliares (banco de sangue, farmácia, SPP, sistema de comando em traumatologia, movimentação de pacientes) devem, todos, ser incluídos no treinamento.

Embora existam vários esquemas de classificação de triagem, cada hospital e sistema de traumatologia deve escolher um, manter sua simplicidade e treiná-lo regularmente.[8,20,26] O treinamento requer uma quantidade significativa de tempo, energia e investimento de recursos; treinamento superficial sem forçar áreas de fragilidades no processo ou sem envolver todo o sistema apenas levará a possíveis fracassos caso o sistema seja forçado com um evento de AMV. A liderança do cirurgião é necessária para o treinamento de AMV; há uma tendência de que o treinamento de triagem e de AMV envolva os profissionais do pré-hospitalar e a reação inicial do hospital, mas o treinamento não segue hospital adentro além da fase emergencial do cuidado. Não envolver os CCs e as UTIs no treinamento de AMV torna-o menos realista e acarreta uma falsa sensação de sucesso quando os pacientes são rapidamente transferidos do SE para os CCs sem planejar e treinar os tempos necessários para que várias operações ocorram.[7,27] Embora os detalhes e as nuances possam ser de natureza secundária para o encarregado da triagem, áreas de fragilidade no sistema serão amplificadas no caso de um evento de AMV. Treinamento realista e tipicamente intensivo em recursos com envolvimento dos cirurgiões em todos os níveis melhorará a triagem e a reação inicial a uma situação de AMV.

Sistemas de triagem

Há uma série de sistemas de triagem úteis e bem validados que são atualmente utilizados para orientar a avaliação inicial e a subsequente categorização dos pacientes durante um evento do tipo AMV. Contudo, muitos deles são basicamente utilizados e validados para avaliação inicial e classificação de triagem no local do acidente ou no ponto de triagem local, e podem ser menos úteis para a realização da triagem no nível hospitalar. Estes normalmente combinam uma avaliação rápida dos fatores clínicos (nível de consciência, deambulação, sinais vitais) e lesões óbvias seguidas de um protocolo que prioriza os pacientes para intervenções imediatas e para transporte rápido para um centro de traumatologia. Alguns dos mais comumente utilizados incluem os seguintes: classificação, avaliação, intervenções para reanimação e tratamento/transporte (conhecido como SALT [do inglês, *sort, assess, lifesaving interventions, and treatment/transport*]), tratamento simples e transporte rápido (START, do inglês, *simple treatment and rapid transport*), JumpSTART (versão pediátrica do START), Care Flight Triage, Método Sacco de Triagem e a Avaliação Secundária de Desfecho de Vítimas (SAVE, do inglês, *secondary assessment of victim endpoint*).[9,20,26] A Figura 24.5 apresenta um exemplo do sistema de triagem SALT, que foi validado pelo American College of Surgeons (ACS) e por outras organizações profissionais.[26]

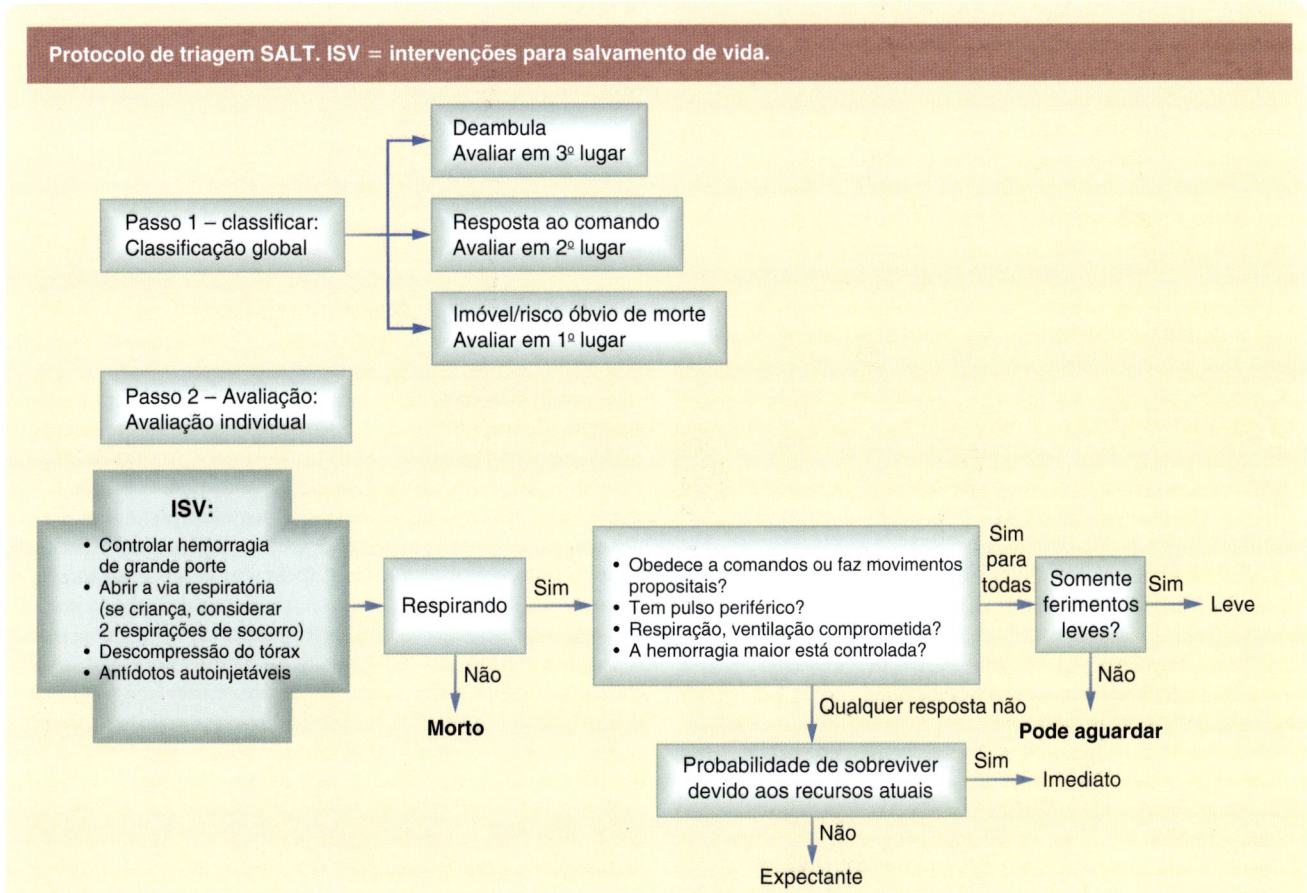

Figura 24.5 Algoritmo para o esquema de classificação de triagem, avaliação, intervenção em risco à vida imediato, tratamento/transporte (SALT), que é constituído de um primeiro passo de classificação global por mobilidade e responsividade do paciente e, então, pela avaliação priorizada individual categorizando na triagem os mortos, aqueles que podem aguardar tratamento, imediatos, leves ou expectantes. (De SALT mass casualty triage: concept endorsed by the American College of Emergency Physicians, American College of Surgeons Committee on Trauma, American Trauma Society, National Association of SME Physicians, National Disaster Life Support Education Consortium, and State and Territorial Injury Prevention Directors Association. *Disaster Med Public Health Prep*. 2008; 2:245-246.)

Embora cada sistema tenha seus pontos fortes e suas fragilidades, todos eles podem ser bastante eficazes quando usados adequadamente por um encarregado de triagem bem treinado.

No ambiente hospitalar, nova triagem rápida semelhante a essa é novamente realizada, e pode ocorrer na entrada do paciente no SE ou em determinado local de triagem externa ao SE. Os sistemas de triagem pré-hospitalar mencionados anteriormente são geralmente menos úteis neste nível de atendimento, em que o foco principal agora é identificar os pacientes que requerem intervenção imediata ou cirurgia, os que requerem exames adicionais mais detalhados, e os que apresentam ferimentos pouco significativos e que não requerem cuidado ou avaliação urgentes.[28] Em eventos do tipo AMV de menor volume em centros robustos, a chegada de pacientes pode geralmente ser triada em apenas duas categorias: (1) leitos de emergência com monitoramento contínuo para pacientes com lesões graves ou urgentes e (2) áreas de menor gravidade do SE para lesões menos urgentes ou mínimas. Contudo, em eventos de grande volume ou em estabelecimentos menos robustos em que o volume de pacientes claramente exceda as vagas de leitos e o número de funcionários do SE disponíveis, uma triagem mais tradicional em várias categorias ou prioridades deve ser realizada. Nesses casos, recomendamos o uso da categorização do sistema de triagem da Organização do Tratado do Atlântico Norte (OTAN) com base no mnemônico DIME (também usado pelo sistema SALT, apresentado na Figura 24.5).[29] Este sistema agrupa os pacientes nas categorias pode aguardar (*delayed*), imediato, breve e expectante, conforme mostra a Figura 24.6.[30] Além dessas categorias, também é importante ter um plano claro e identificar o posicionamento no evento dos pacientes que morreram antes de chegar ao hospital ou que morrem logo após dar entrada no estabelecimento. Alguns itens relacionados à triagem no nível hospitalar são relacionados a seguir:

- Retriagem é um elemento crucial do processo de triagem. A triagem é um processo fluido em todos os níveis; uma mudança na situação ou na disponibilidade dos recursos pode resultar em mudança de categoria de triagem do paciente a qualquer momento
- À medida que a situação vai mudando e os recursos vão se tornando mais ou menos disponíveis, a retriagem dos pacientes expectantes ou que podem aguardar deve ser feita
- Pacientes na categoria leve podem ser submetidos a uma avaliação secundária e terciária e geralmente recebem alta. Ocasionalmente, descobrem-se outras lesões ocultas durante o processo de retriagem, requerendo redistribuição imediata para as categorias pode aguardar ou imediata.

O fluxo de entrada e a movimentação dos pacientes para dentro e para fora da área de triagem são cruciais para prevenir gargalos e caos. Não ter um mapa bem planejado de movimentação de pacientes e das áreas das categorias de triagem dos pacientes causará muita confusão e, potencialmente, acarretará impacto negativo no cuidado dos pacientes. Esta atenção ao fluxo e produtividade do cuidado dos pacientes deve ser bem esclarecida para todos os funcionários, e também deve ser treinada regularmente. Além disso, deve haver um mapa diagramático bem visível e acessível. Outro aspecto frequentemente negligenciado da execução em AMVs é a necessidade de um grupo de profissionais disponíveis dedicados a auxiliar na movimentação dos pacientes, correr em busca de suprimentos e equipamentos e transmitir mensagens. Essa força-tarefa será fundamental para a eficácia e a eficiência da movimentação dos pacientes entre os locais, incluindo área de triagem, SE, UTI, CC, radiologia e alas. O fluxo de pacientes deve ocorrer de maneira lógica, e essa movimentação deve ser praticada para garantir a eficiência e a compreensão dos membros da equipe.

Prontidão

"Falhar em preparar-se é preparar-se para falhar."

Benjamin Franklin

A prontidão regional para catástrofes, tiroteios em massa e acidentes de trânsito em massa requer coordenação, comunicação e liderança.[7,10,21,31] A prontidão de um hospital e a prontidão de uma comunidade (prontidão local e regional) para eventos do tipo AMV são um investimento significativo que gerará dividendos se houver uma tragédia. Tiroteios em massa, desastres naturais, grandes acidentes de trânsito e eventos terroristas aumentaram, e a prontidão/preparação salva vidas. Uma comunidade que é pega de surpresa sem um plano de traumatologia regional bem ensaiado provavelmente pagará o preço em termos de vidas perdidas. Prontidão regional envolve coordenação com todos os elementos pré-hospitalares e primeiros socorristas. Em algumas comunidades, há vários centros de traumatologia e outras podem não contar com nenhum. Coordenação com o SME é essencial e pode ser desafiador em decorrência da organização do SME regional e das linhas de comunicação.[32,33] O envolvimento do cirurgião nos níveis de planejamento regional por meio de conselhos consultivos regulares de traumatologia ajudará a coordenar e providenciar uma abordagem sistemática.

No sistema de traumatologia em campo de batalha militar, há um mecanismo de coordenação central para todas as evacuações feitas por helicóptero (MEDEVAC) no teatro de operações. Embora possa haver mais de um país operando em plataformas MEDEVAC, eles todos são coordenados por meio de um sistema de comando central, que permite a coordenação da movimentação de pacientes

---

Categorias de triagem e evacuação

- A nomenclatura padrão da OTAN é recomendada, geralmente chamada de "DIME"

- 🟡 – **Pode aguardar ("*Delayed*")** (etiqueta amarela) – pode ser potencialmente fatal, mas a intervenção pode ser postergada por várias horas mediante reavaliação frequente (fraturas, sangramento controlado com torniquete, lesões de crânio ou maxilofaciais, queimaduras)

- 🔴 – **Imediato** (etiqueta vermelha) – necessita de atenção imediata para prevenção de óbito – normalmente um problema tipo "AABC"– via respiratória (*airway*), sangramento arterial (*arterial bleed*), boa ventilação (*breathing*) circulação

- 🟢 – **Mínimo** (etiqueta verde) – paciente deambulando, ferimentos menos significativos, como lacerações, queimaduras leves ou lesões musculoesqueléticas – pode aguardar atendimento definitivo

- ⚫ – **Expectante** (etiqueta preta) – sobrevivência improvável, como em casos de queimaduras extensas, ferimentos graves na cabeça

Figura 24.6 Sistema de categorização de triagem DIME da OTAN e seus códigos de cores que também são utilizados por diversos sistemas de triagem civis. Os pacientes são classificados como pode aguardar (requer tratamento, porém não emergencial), imediato (requer avaliação e intervenção emergenciais/urgentes), leve (ferimentos leves, também chamado de "feridos ambulantes") e expectantes (ferimentos fatais ou ferimentos que são intratáveis e que apresentam baixa probabilidade de sobrevivência dentro das limitações do atual cenário de múltiplas vítimas).

por todo o teatro de operações.[6,23] Ter um comando regional centralizado permite que um agente lidere toda a área de operações e faça uma supervisão situacional dos recursos disponíveis e da capacidade remanescente nos diferentes estabelecimentos de tratamento. Este comando regional unificado é mais desafiador no ambiente civil devido à variedade de empresas de ambulância, muitas delas privatizadas, bem como da diversidade de hospitais que não compartilham um paradigma semelhante de liderança; no entanto, no caso de eventos do tipo AMV nos quais os pacientes serão enviados a vários hospitais diferentes, ter uma coordenação regional é essencial para o sucesso.

A prontidão da comunidade para AMVs envolve um plano de triagem de campo bem ensaiado e consciência situacional deste plano entre todos os elementos médicos de uma comunidade. A triagem de campo é parte integrante do socorro regional em traumas, pois ela orienta o pessoal do SME na identificação e transporte de pacientes de alto risco para os principais centros de traumatologia.[34] O processo de triagem de campo é guiado por diretrizes nacionais de triagem, que foram amplamente implementadas nos sistemas de traumatologia regionais dos EUA e são corroboradas pelo Comitê de Trauma (COT) do ACS.[35] A atualização mais recente das Diretrizes de Triagem de Campo foi realizada em 2011, e pode ser acessada pelo *site* https://www.cdc.gov/mmwr/preview/mmwrhtml/rr6101a1.htm.

As diretrizes nacionais de triagem de campo englobam quatro passos:

1. Avaliação de critérios fisiológicos.
2. Avaliação de critérios anatômicos.
3. Avaliação de critérios de mecanismo de lesão.
4. Considerações especiais (idosos, crianças, queimados, gestantes).

Os passos 1 e 2 visam identificar os pacientes mais gravemente feridos. Os pacientes devem ser transportados preferencialmente para o nível mais elevado de cuidado dentro do sistema de traumatologia definido. Para o passo 3, os pacientes que atendem aos critérios devem ser transportados a um centro de traumatologia, o qual, dependendo do sistema de traumatologia definido, não precisa ser necessariamente o centro de traumatologia de nível mais elevado. Pacientes que se enquadram nos critérios do Passo 4 devem ser transportados a um centro de traumatologia ou hospital capaz de realizar uma avaliação apropriada e completa, além do manejo inicial de ferimentos potencialmente graves.

Diretrizes nacionais de triagem de campo são amplamente implementadas em comunidades e são fundamentais para o funcionamento de um sistema de traumatologia – as diretrizes fazem parte do currículo de treinamento de profissionais de SME e são imprescindíveis para a melhora do desempenho dos sistemas de traumatologia. O COT do ACS está substancialmente envolvido no desenvolvimento desses sistemas e o envolvimento dos cirurgiões deve ser mantido até o nível local. Embora representem apenas alguns dos protocolos nacionais padronizados para SMEs, elas só são boas se forem implementadas. Profissionais de SME e médicos do SE estão intensamente envolvidos no planejamento e na resposta da comunidade; contudo, isso não impede que o cirurgião se envolva, principalmente no nível dos Comitês Regionais de Ação (CRAs) de traumatologia das comunidades. O tempo de dedicação para esse nível de envolvimento não deve ser subestimado, sendo que a ausência do envolvimento do cirurgião no planejamento de triagem de campo na comunidade resultará em menos integração com as respostas dentro dos hospitais.

Protocolos de triagem de campo beneficiam os sistemas de traumatologia, mas, para um efeito ideal, eles devem ser ajustados às necessidades locais, e sua sensibilidade e especificidade devem ser testadas em cada sistema. Eles precisam ser ensaiados, dispor de um mecanismo de aperfeiçoamento de desempenho integrado, e devem ser monitorados por médicos e cirurgiões experientes que possam ajustar os protocolos quando necessário. O COT do ACS define referências nacionais para verificação da acurácia da Triagem de Campo.[36] Os valores sistêmicos de supertriagem e subtriagem são definidos com base em critérios objetivos. Supertriagem é definida como a proporção de pacientes sem ferimentos graves que é transportada para grandes centros de traumatologia; a supertriagem onera de maneira significativa o sistema durante eventos do tipo AMV e pode resultar em mortes evitáveis e falha do sistema. Matematicamente, é definida como 1 – especificidade (Figura 24.7). Por outro lado, a subtriagem é a proporção de pacientes gravemente feridos transportada para centros não especializados em traumatologia ou triada em uma categoria inadequada no hospital, sendo matematicamente definida como 1 – sensibilidade (Figura 24.7). Na prática habitual de traumatologia, o foco é direcionado a evitar subtriagem a todo custo, embora aceitando os altos níveis de supertriagem resultantes. Em eventos do tipo AMV, essa relação muda para a necessidade de haver foco igual ou maior em evitar a supertriagem assim como na minimização da subtriagem, a fim de otimizar os desfechos e preservar recursos escassos ou críticos (Figura 24.2).

A identificação e o rastreamento de vítimas podem ser um grande desafio em qualquer evento do tipo AMV.[14] Um grande número de diferentes cartões de triagem é amplamente usado, podendo ser benéfico caso seu uso seja padronizado e treinado em determinado sistema. Os cartões de triagem mais comumente usados são Cartões de Triagem de Campo padronizados.[37,38] Conforme mostrado no

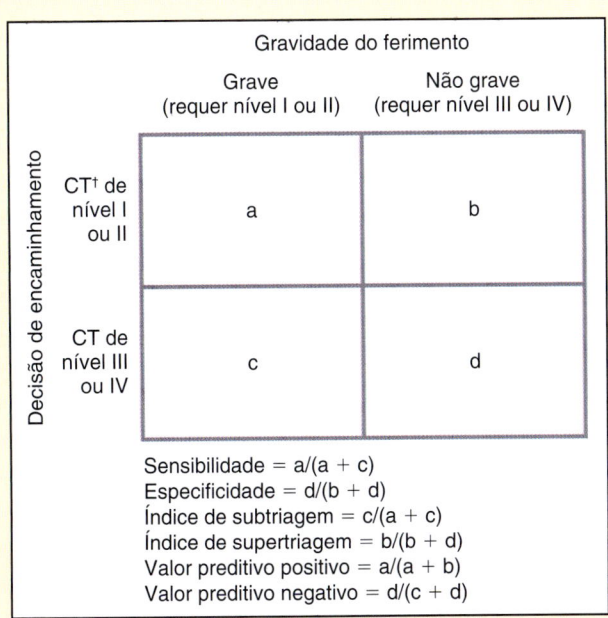

Figura 24.7 Gráfico de quadros 4 × 4 representando a gravidade do ferimento *versus* a decisão de encaminhamento. O desempenho do sistema de triagem e as taxas de sub e supertriagem podem ser facilmente calculados, conforme mostra a figura. (De Sasser SM, Hunt RC, Sullivent EE, et al. Guidelines for field triage of injured patients. Recommendations of the National Expert Panel on Field Triage. *MMWR Recomm Rep.* 2009; 58:1-35.)

exemplo da Figura 24.8, esses cartões podem rapidamente exibir informações críticas, incluindo sinais vitais, principais ferimentos, e então facilmente identificar qual categoria ou prioridade foi designada para aquele paciente. Embora esses cartões tenham a vantagem de serem simples e fáceis de usar, existem desvantagens e desafios logísticos, por exemplo, quando são perdidos ou não ficam junto aos pacientes conforme estes se movimentam pelo sistema. A escrita também pode ser ofuscada por sangue ou ficar ilegível. Como tudo, especialmente em uma situação de AMV, eles devem ser praticados e sua utilização deve ser ensaiada.

Embora deva existir redundância de capacidade, não deve haver redundância de ação; ineficiências devem ser evitadas. À medida que os pacientes vão sendo triados para diferentes hospitais no sistema, tanto a capacidade quanto os recursos devem ser considerados, e isso deve fazer parte do treinamento de triagem. Capacidades referem-se aos atuais serviços clínicos que estariam imediatamente disponíveis no hospital (neurocirurgia, cirurgia vascular, radiologia interventiva). Recursos, por outro lado, referem-se à situação dos leitos, do hospital, disponibilidade de sangue no hospital e disponibilidade de CC. Em um evento de AMV de grande porte, essas informações são necessárias para uma correta triagem de campo. Variações de *status* tanto de capacidade quanto de recursos devem ser ensaiadas em treinamentos de AMV regionais. Coordenação com os centros de comando de incidentes hospitalares e regionais é necessária para que isso ocorra com sucesso. Atualmente, já existem várias ferramentas *online* que podem ajudar muito nesse processo por meio de monitoramento e atualização contínua do *status* e das capacidades de todos os hospitais disponíveis em determinado sistema de saúde ou região.[21,39]

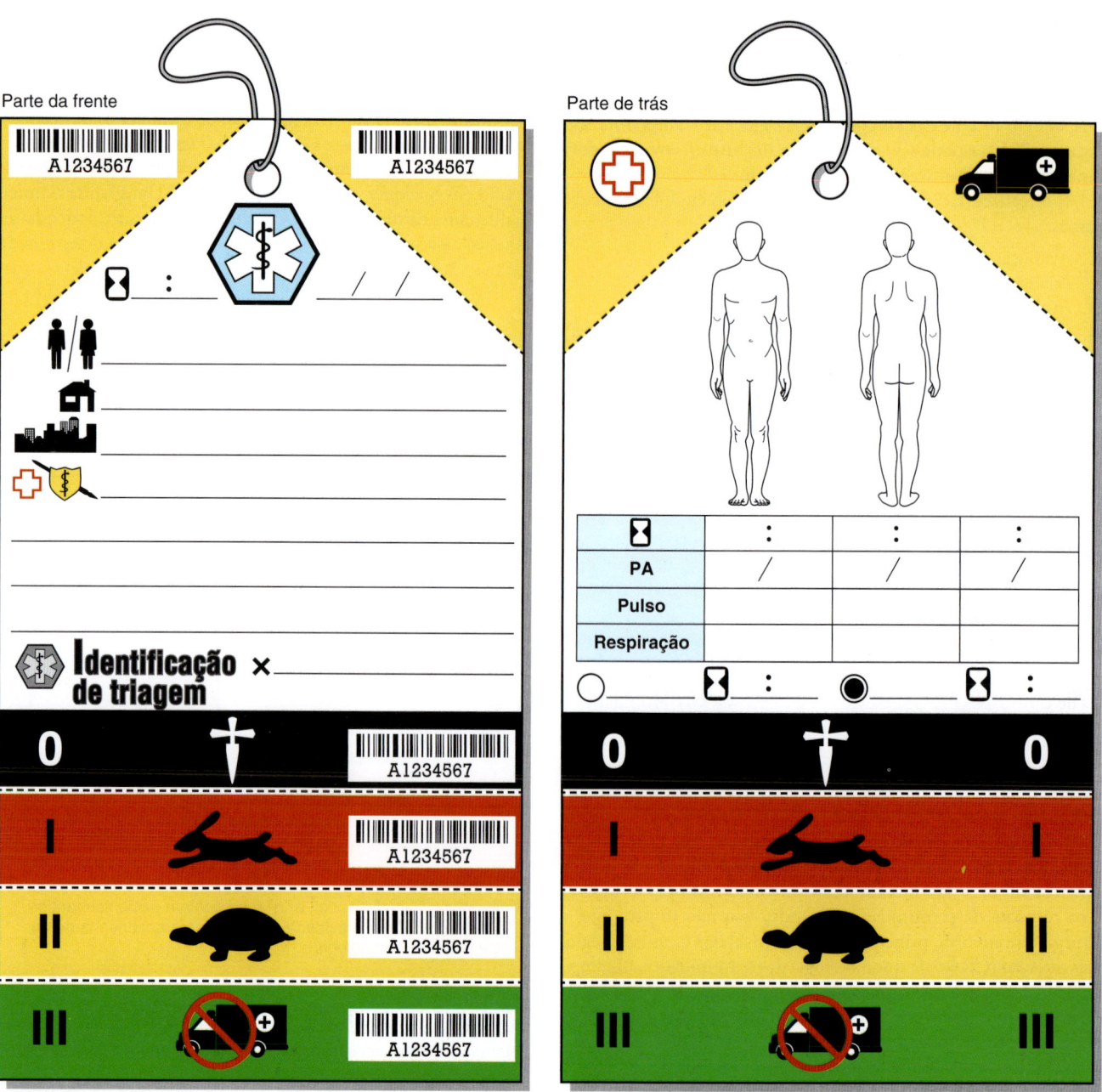

Figura 24.8 Exemplo de um cartão de triagem e etiqueta de paciente que permite a documentação da avaliação inicial e os sinais vitais, bem como a identificação da categoria de triagem por código de cor que foi designada àquele determinado paciente.

Sistema de comando hospitalar de incidentes

O plano e a estrutura organizacional atualmente utilizados nos EUA para socorro contínuo em eventos emergenciais de grande escala integram o Sistema de Comando de Incidentes, e, no hospital, é chamado de Sistema Hospitalar de Comando de Incidentes (SHCI). O sistema proporciona uma infraestrutura generalizada e flexível de liderança em crises que pode ser implementada em todos os tipos de eventos (a abordagem "todos os perigos"), incluindo eventos do tipo AMV.[40,41] O SHCI consiste, no geral, em um comandante de incidentes e quatro áreas subordinadas: operações, financeira, logística e planejamento. Outros agentes essenciais trabalham em cada uma dessas áreas ou prestam consultoria ou servem como contato com o comandante de incidente. Uma falsa percepção comum é de que o SHCI é a principal entidade responsável pelas operações e resposta inicial em um AMV e um elemento importantíssimo no âmago de qualquer plano de AMV/desastre. É importante reconhecer que existe uma defasagem significativa entre a identificação de um evento de crise com a ativação da resposta do SHCI e ter um sistema operacional estabelecido. Na maioria das reações a um evento isolado de AMV, o SHCI não estará à disposição ou funcional antes que todo o transporte inicial dos pacientes e cuidados urgentes sejam concluídos e, portanto, não se deve contar com o mesmo para atuar ou auxiliar no socorro inicial em casos de AMVs. Para eventos mais prolongados, normalmente em desastres naturais como os eventos causados pelo Furacão Katrina, o SHCI terá um papel mais crítico de apoio para as principais funções, incluindo reabastecimento, coordenação dos trabalhos de resgate, manutenção e reparo de equipamentos ou instalações essenciais, e coordenação com órgãos locais e federais.[11,41]

Integração dos sistemas

Múltiplos sistemas entram em jogo quando se considera uma resposta preparada de uma comunidade a um AMV. Coordenação de triagem tanto local (no hospital) quanto regional (de campo), planejamento, treinamento e liderança no processo ajudarão a minimizar vidas perdidas durante um AMV. O caos de múltiplas vítimas é extraordinário, e é por isso que a coordenação e a integração dos sistemas entre os diversos hospitais, os centros de comando em incidentes e os elementos pré-hospitalares, de SME e intra-hospitalares são essenciais. A coordenação do sistema de traumatologia ocorre por meio da função do COT do ACS entre centros de traumatologia Nível 1; contudo, à medida que mais centros de traumatologia de Nível 2 são incluídos nas comunidades, é imperativo que a liderança do cirurgião seja envolvida na integração não apenas do processo de triagem regional como também dos centros de comando em incidentes. Esses estabelecimentos de nível mais inferior desempenham papel fundamental em eventos do tipo AMV, que podem até mesmo superar a função desempenhada pelo centro de traumatologia regional de Nível 1. No tiroteio em Las Vegas, ocorrido em outubro de 2017, a maioria das vítimas foi levada a centros de traumatologia de Nível 2 próximos da área do incidente.[42] Ter boas linhas de comunicação com clínicos e liderança do cirurgião entre os centros de traumatologia regionais continuará integrando e construindo o sistema para funcionar corretamente durante grandes eventos com vítimas.

De uma perspectiva intra-hospitalar, a função dos departamentos do hospital, como banco de sangue, transporte de pacientes, radiologia, SPP, CCs etc. tem como base a integração e a coordenação interna do hospital para que haja bom fluxo de pacientes e nenhum gargalo. Sem uma integração confiável das áreas funcionais do hospital, há maior probabilidade de mais desorganização e caos, além de atrasar o cuidado dos pacientes. Uma boa integração com o sistema não ocorre sem investimentos significativos em treinamento. Líderes cirúrgicos, diretores de traumatologia, gerência no SE e chefia de enfermagem devem, todos, participar da integração do sistema com o centro de comando em incidentes e o departamento do hospital; esses planos não podem ficar apenas no papel – é necessário que recebam investimentos em termos de ensaios e treinamentos simulados que estressem o sistema, a fim de determinar as áreas de fragilidade da integração do sistema. Eventos que criam grandes números de pacientes são naturalmente caóticos e estressantes, e um plano de integração do sistema (incluindo mecanismos de *backup* para comunicação entre os departamentos do hospital) ajuda a evitar que o caos inerente a situações de AMV se infiltre na arena do cuidado clínico e aprimora o funcionamento do hospital.

Segurança

A área de triagem em um hospital e também em campo deve ser protegida. A segurança é geralmente negligenciada pelo fato de que os primeiros socorristas e profissionais estão mais concentrados em salvar vidas. Proteger a cena do incidente antes que os profissionais médicos adentrem correndo em um ambiente potencialmente perigoso é imprescindível. Uma cena insegura tem potencial de resultar em mais vítimas e induzir mais estresse no sistema. A proteção e a segurança do local do incidente são necessárias para uma triagem efetiva. No planejamento de AMVs, os cirurgiões devem se lembrar de que a segurança é um dos componentes mais importantes, porém frequentemente negligenciado. O pessoal de segurança deve sempre estar envolvido no planejamento de AMV tanto em exercícios locais quanto regionais de AMV. No mundo atual, segurança e proteção em um desastre ou evento do tipo AMV são essenciais. Uma triagem efetiva não pode ocorrer em uma área insegura e desprotegida. Exemplos disso são a segunda bomba na Maratona de Boston, eventos de tiroteio ativos, colapso de prédios e outros eventos do tipo AMV. Como parte do planejamento do sistema de traumatologia, a coordenação com as forças de segurança e autoridades policiais locais garante uma boa comunicação em relação à proteção do local do incidente para triagem de campo.

Para triagem local (no hospital), a proteção mais importante proporcionada pela equipe de segurança não é contra inimigos, mas, sim, contra a imprensa, familiares desesperados e espectadores.[3] *Controlar as multidões é essencial*; grandes multidões de curiosos bem intencionados em um SE hospitalar ou área de triagem impedem a prestação de cuidados ideais. O pessoal da segurança deve ser treinado para permitir a entrada somente de funcionários de funções essenciais no hospital durante um AMV. Os pontos de entrada para a área de triagem e no hospital devem ser identificados e protegidos. Além disso, desastres e AMVs geram distúrbios psiquiátricos e pacientes combativos. Mais uma vez, assim como com qualquer aspecto, isso deve ser ensaiado e treinado. É importante que os cirurgiões líderes defendam a participação da equipe de segurança nos exercícios de treinamento. Em centros de traumatologia de Nível 1, os cirurgiões de traumatologistas e os médicos do SE estão familiarizados com o pessoal da segurança por trabalharem nas baias de trauma; no entanto, em outros hospitais, este pode não ser o caso. Fazer com que a liderança cirúrgica conheça a liderança de segurança e incluir a equipe de segurança nos exercícios de treinamento de AMV ajudará a manter os pacientes e funcionários seguros durante um evento de AMV. O pessoal de segurança e a equipe médica destacada devem saber lidar com vítimas psiquiátricas, pacientes combativos e indivíduos que estejam perturbando e criando perigo para si mesmos e para outros pacientes.

Comunicação

Múltiplos sistemas de comunicação são essenciais para o manejo efetivo de eventos do tipo AMV. A comunicação deve ocorrer regionalmente a partir do local do incidente e também deve ocorrer efetivamente dentro do hospital. Como tudo o mais, os canais de comunicação devem ser ensaiados e, durante o treinamento desses eventos, eles devem participar em escala integral. Do ponto de vista regional, comunicações pré-hospitalares essenciais – da notificação do SME, coordenação de SME, para os primeiros socorristas – e a determinação de para qual estabelecimento o paciente deve ser transportado devem ocorrer todos os dias, rotineiramente. Quando ocorrem eventos de grande escala, essa comunicação pode ficar caótica. Treinamento para eventos do tipo AMV devem incluir a coordenação de SME (muitas vezes, existem várias empresas privadas diferentes que cobrem determinada região) com o centro de despacho centralizado, bem como com os hospitais regionais. Isso deve ser ensaiado em diferentes cenários.

Regional

- Notificações do SME
- Coordenação do SME com os primeiros socorristas
- Organização de uma área de triagem conhecida no local (com segurança)
- Coordenação em terra da movimentação de ambulâncias de e para a área de triagem
- Comunicação com a segurança
- O comandante em terra (comandante do incidente no local de triagem) deve se comunicar com os hospitais regionais para obter atualizações sobre **capacidades** e **recursos** (ver anteriormente).
- O comando do local de triagem deve estabelecer comunicação com os hospitais regionais para ajudar a garantir que os pacientes "imediatos" (utilizando-se o sistema DIME) sejam encaminhados aos hospitais corretos
- Deve haver plano de contingência para comunicações entre os locais de triagem e os hospitais. Por exemplo, se o serviço de telefonia celular estiver desativado, podem ser usados rádios ou linhas fixas como alternativas para comunicação, se isso for planejado e ensaiado. Sem um sistema confiável de comunicação, o SME não consegue se comunicar com os hospitais para informar a iminente chegada de vítimas e obter atualizações sobre o *status* de leitos disponíveis.

Integração local

Em nível hospitalar, enquanto o Centro de Comando em Incidentes organiza e configura sua área, os funcionários devem ser notificados por meio de uma escala de alerta predeterminada. Devido ao alcance das redes sociais e à facilidade de comunicação, há uma boa chance de que os funcionários dos hospitais estejam cientes do evento, e muitos deles se encaminharão ao hospital antes de receber a notificação oficial.[43] Como parte do plano de AMV, cada membro da equipe deve comparecer a uma área predeterminada e receber orientações da liderança. O sistema de notificação de AMV deve incluir todos os departamentos do hospital, tanto clínicos quanto não clínicos.

Em grandes eventos do tipo AMV, formas-padrão de comunicação provavelmente não estarão funcionando. Torres de celulares estarão sobrecarregadas e possivelmente inoperantes por motivos de segurança. Comunicações reservas, como *pagers* e até mesmo alertas por meio de redes sociais devem ser considerados como plano de contingência.[43] O Diretor de Assuntos Públicos do hospital deve estar preparado para lidar com a imprensa, estando bem informado porém não interferindo nas operações de AMV ou no atendimento dos envolvidos. Entrevistas e declarações para a imprensa devem, todas, ser tratadas por meio de um órgão ou autoridade aprovada, e as declarações ou anúncios oficiais devem ser feitos por um dos líderes clínicos ou administrativos com conhecimento e experiência para transmitir informações críticas e responder efetivamente aos questionamentos e dúvidas da mídia.

Documentação e rastreamento de pacientes

Os pacientes podem ser facilmente mal identificados ou até mesmo perdidos durante o socorro em casos de AMV ou desastres. A manutenção de registros é um desafio, e as formas usuais de documentação eletrônica provavelmente não serão bem-sucedidas.[14,44] Manutenção de registros durante um AMV precisa balancear velocidade com padrões. É imperativo rastrear de modo eficiente e preciso os pacientes, bem como os procedimentos de cuidados realizados nos mesmos, tanto no ambiente pré-hospitalar quanto durante sua permanência no hospital. Os pacientes podem passar por diversas áreas e ser facilmente "extraviados" ou incorretamente identificados. Soluções simples e pouco tecnológicas para a triagem inicial e rastreamento em AMV devem ser ensinadas e ensaiadas. Isso inclui usar quadros e sistemas de ordenamento em papel nas fases iniciais do cuidado, principalmente se o registro médico eletrônico local não puder ser adequadamente usado mediante um influxo agudo de pacientes. Documentar informações críticas escrevendo diretamente no paciente e/ou em curativos é um método bastante eficaz de comunicar informações importantes, especialmente quando o paciente está sendo transferido de um lugar para outro (Figura 24.9). Os hospitais devem ter pacotes pré-preparados para casos de AMV com representações gráficas e mecanismos de ordenamento simplificados, caso o registro médico eletrônico falhe, seja danificado pelo incidente causador ou não consiga realizar adequadamente as funções de cuidados do paciente.

Elementos comunitários e outras considerações

Para desastres ou eventos do tipo AMV que afetem toda uma comunidade/região, certas medidas devem ser consideradas e, obviamente, estas devem ser incorporadas no plano de AMV regional e hospitalar. Redes sociais e noticiários certamente divulgarão a ocorrência do incidente; é importante que mensagens corretas sejam transmitidas. Além disso, as redes sociais podem ser utilizadas, mas a propagação correta e efetiva de mensagens é imperativa. Por exemplo, se forem necessárias doações de sangue ou plaquetas, o pedido deve ser divulgado por meio das plataformas de redes sociais. Centros de Doação de Sangue também podem comunicar a escassez de determinados tipos de sangue por meio das mídias sociais. As mídias sociais também podem ser aproveitadas para a realização de notificações sobre fechamentos de estradas e questões de tráfego perto de hospitais e do local do AMV.

Um possível desafio para eventos do tipo AMV é se um grande número de pacientes que chegam não fala o idioma local. Nas forças armadas, não é incomum a ocorrência de AMF ou de eventos do tipo AMV envolvendo pacientes do país anfitrião que não falam o idioma. Intérpretes são essenciais para a comunicação com as vítimas e são necessários para a realização de cuidados eficazes e solidários. No acidente com o avião da Asiana Airline, que ocorreu no aeroporto de São Francisco, em julho de 2013, 187 pacientes foram encaminhados a hospitais da área da baía de São Francisco – a maioria dos pacientes era coreana ou chinesa e não falava inglês. É muito improvável que os hospitais tenham intérpretes suficientes para esses tipos de eventos internacionais.

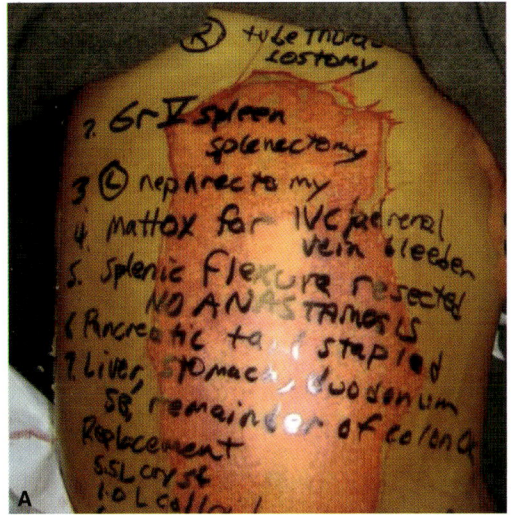 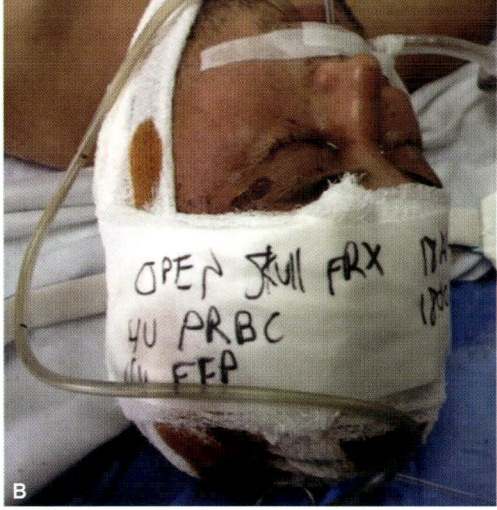

Figura 24.9 Exemplos de documentação improvisada para facilitar a comunicação de informações críticas durante eventos com múltiplas vítimas quando os pacientes estão sendo transferidos entre as equipes de atendimento ou entre os estabelecimentos. **A.** Documentação em um curativo de fechamento abdominal temporário transmitindo informações críticas sobre os controles de danos iniciais, procedimentos cirúrgicos e de reanimação. **B.** Curativo com marcações claras informando as lesões subjacentes e o horário/data das trocas mais recentes de curativo.

Embora não seja ideal, as redes sociais podem ser usadas para solicitar suporte linguístico médico adicional. Com certeza, qualquer pessoa que chegue ao hospital para ajudar com suporte linguístico teria que ser avaliada rapidamente pela segurança para garantir que não haja nenhum problema de segurança com sua presença. Idealmente, deve haver contatos com empresas de tradutores médicos que poderiam ajudar a dar assistência; no entanto, há desafios práticos e logísticos para que seja possível ter planos de contingência em vários idiomas.

Grandes eventos que causam vítimas podem criar dilemas quanto à disposição dos pacientes. Seja pela destruição de residências devido a desastres naturais ou pelo fato de os pacientes feridos não serem da região do evento (Maratona de Boston, *show* em Las Vegas), pode não haver um local seguro para eles irem se tiverem que ser tratados por ferimentos leves e receberem alta do hospital. Empresas de táxi e serviços de transporte devem ter planos preconcebidos com os hospitais para ajudar a transportar os pacientes que receberem alta. Isso precisa ser predeterminado e incluído no plano de AMV. Além disso, para evitar que os hospitais se transformem em albergues, não apenas deve existir um plano para transporte como também locais predeterminados na comunidade, como igrejas, escolas e hospitais regionais para auxiliar na disposição dos pacientes. No caso de pessoas desalojadas (colapso de infraestrutura, incêndios), igrejas e abrigos devem ajudar a aliviar os hospitais e prevenir que os mesmos sejam utilizados como albergues. Idealmente, também deve haver apoio psicológico disponível para os pacientes.

Adaptação

"Faça o que puder, com o que você tem, onde você estiver."

Theodore Roosevelt

O sucesso ou o fracasso da reação a um AMV gira em torno de vários fatores diferentes. Os melhores planos podem não ser possíveis de implementar após eventos imprevistos. Os planos de AMV não podem prever todos os tipos de contingências ou eventos possíveis. Embora liderança, triagem efetiva e treinamento sejam, todos, elementos cruciais para o sucesso do manejo de um AMF ou de um evento do tipo AMV, o plano deve possibilitar adaptações a circunstâncias imprevistas. Nenhum desastre, evento de AMF ou evento de AMV têm o mesmo significado; contudo, os princípios de triagem e os conceitos de manejo de pacientes permanecem os mesmos, porém deve ser possível adaptá-los à situação.

Triagem militar e atendimento tático de vítimas de combate não são diferentes: os princípios permanecem os mesmos, mas ser capaz de se adaptar à situação tática é onde a arte da triagem eficiente e do manejo precoce de AMVs salva a maioria das vidas. A disponibilidade de recursos no nível regional e hospitalar ditará as diversas decisões de triagem, e consciência situacional é imprescindível.

Quando os planos precisam ser rapidamente adaptados devido à situação, a liderança é fundamental. Se os líderes não forem capazes de se adaptar, o sistema não conseguirá se adaptar. Triagem, tanto regional quanto hospitalar, e o manejo geral do AMV são processos dinâmicos que se desenrolam à medida que o evento causador de vítimas evolui. O manejo de pacientes na triagem à medida que eles se movimentam pelo sistema deve ser realizando dentro das limitações do cenário e do ambiente com considerações sobre a situação tática.

É fundamental conhecer os recursos hospitalares, pré-hospitalares, em trânsito e regionais. Ser capaz de se adaptar à situação dependendo de informações das autoridades policiais também é importante, pois a situação tática pode mudar. Desastres naturais, enchentes e incêndios têm potencial de interromper as comunicações e deixar algumas instalações inoperantes, trazendo a necessidade de haver capacidades hospitalares regionais especializadas para uma triagem de campo adequada. Organizar áreas de tratamento afastadas do local e mobilizar equipes de tratamento pode salvar vidas se os hospitais estiverem sobrecarregados de pacientes ou se houver problemas de infraestrutura. Os militares vêm estruturando capacidades mais perto da área do incidente, e, embora isso nem sempre seja viável em AMVs em áreas urbanas, se houver equipes treinadas para essa contingência, a capacidade poderia ser utilizada.[1,20]

Ser adaptável é mais necessário e essencial para o encarregado sênior de triagem. Durante um AMF e eventos do tipo AMV, os pacientes não chegam em nenhuma ordem de prioridade, e geralmente algumas das vítimas mais doentes chegam depois que várias vítimas com ferimentos de menor porte já deram entrada no SE.

O encarregado de triagem deve ter uma boa consciência situacional e garantir que as vítimas sejam tratadas de maneira oportuna e adequada, utilizando os recursos apropriadamente para manter a capacidade para o atendimento do influxo adicional de vítimas. Coordenação e comunicação são fatores de suma importância para a capacidade de adaptação; deve haver redundâncias e sistemas de reserva alternativos de comunicações, de modo que, à medida que o sistema se adapta para superar situações não consideradas no planejamento de AMV, todos os elementos das equipes local e regional sejam mantidos informados.

Aperfeiçoamento (elementos de um sistema de aprendizado em saúde)

Entre os aspectos mais importantes e frequentemente negligenciados do aperfeiçoamento do cuidado em AMV em todos os níveis está a necessidade de capturar, processar e, então, agir mediante o *feedback* e as lições aprendidas de eventos passados. Embora o sucesso ou o fracasso durante um AMF ou AMV dependa de uma triagem correta e eficaz, o sucesso ou o fracasso do próximo evento depende de uma APA estruturada de cada evento, a fim de melhorar as pessoas, os grupos e os sistemas. Embora existam diferentes formatos e técnicas para a realização de uma APA efetiva, todos eles têm várias características em comum que devem ser destacadas. A APA deve ser feita o mais rapidamente possível após o evento, a fim de capturar os eventos enquanto eles estão frescos na memória das pessoas e para garantir participação máxima. Elas devem ser feitas em todos os níveis, desde determinada área ou departamento (SE, CC, UTI) até o estabelecimento ou, ainda, em nível de todo o sistema. A APA deve se concentrar em reunir as informações em duas categorias: o que deu certo ou que funcionou e o que não funcionou ou que precisa ser melhorado. Especialmente, quaisquer áreas óbvias que resultaram em desfechos abaixo do ideal, lesões em pacientes/profissionais ou quase acidentes devem ser identificadas. Isso deve ser feito de maneira totalmente isenta de julgamentos e não punitiva, devendo ser estimulada a expressão de opiniões de todos os níveis. Uma ata formal da APA deve ser criada e repassada a toda a cadeia de comando superior para que seja incluída na APA do hospital ou do sistema. Finalmente, e mais importante, um plano de ação com base no *feedback* e análise da APA deve ser criado identificando e priorizando as alterações a serem implementadas com o intuito de se preparar melhor para futuros eventos do tipo AMV. A institucionalização de processos como este, com vista à melhoria contínua da prestação de serviços cuidados médicos e focados no paciente dentro do centro, caracterizam o "Sistema de Aprendizado em Saúde". Isso foi enfatizado e codificado em um recente relatório sobre "Zero Morte Prevenível" da National Academies of Science, Engineering, and Medicine (NASEM), convocando uma reforma dos sistemas de traumatologia nacionais nos EUA.[31,45]

Controle de sangramento

> "O destino do ferido está nas mãos de quem faz o primeiro curativo."
>
> ***Coronel Nicholas Senn***

Dr. Larrey, o pai da triagem e cirurgião do exército de Napoleão, executou amputações rápidas e eficazes na linha de frente de batalha, melhorando acentuadamente as taxas de sobrevivência em casos de lesões hemorrágicas de extremidades. O controle básico da hemorragia e da via respiratória deve fazer parte do processo de triagem desde o ponto de cuidado mais à frente, e não relegado somente à fase hospitalar. A equipe de triagem e quaisquer pontos de triagem primários ou secundários devem contar com pessoal treinado em controle de hemorragia e intervenções em vias respiratórias e devem estar devidamente equipados com torniquetes e curativos hemostáticos. Vários estudos nos setores militar e civil já demonstraram que as mortes por trauma mais potencialmente preveníveis ocorrem antes de o paciente chegar ao atendimento cirúrgico e são causadas por hemorragia.[16,46-48] Em muitos eventos do tipo AMV, e especialmente em eventos como explosões ou tiroteios em massa, exsanguinação por hemorragia será um problema ainda mais comum do que nas situações de trauma habituais.

A triagem faz parte de uma grande estrutura organizacional ou sistema de cuidados de saúde. O sucesso do manejo de AMVs ou AMFs resultantes de desastres, tiroteios ou eventos terroristas está em torno de uma equipe eficaz, eficiente, ensaiada e bem treinada e sistemas de cuidados de saúde "prontos". No entanto, garantir a adequada preparação e treinamento para esses eventos pode ser desafiador, e pode haver bastante resistência devido aos compromissos financeiros e de tempo necessários. É, portanto, imperativo otimizar os recursos e *expertise* já disponíveis em qualquer sistema, e ser o mais eficiente possível na seleção e então realização de um treinamento de alta qualidade e produtividade. Treinamento universal em controle de hemorragia e o uso de adjuvantes amplamente disponíveis como torniquetes e curativos hemostáticos é uma área que deve ser considerada como da mais alta prioridade e pode ser realizada com eficiência e custo-efetividade. Como parte da campanha "Stop the Bleed" do ASC, o recém-desenvolvido e promulgado Curso Básico de Controle de Hemorragia (BCON, do inglês, Basic Control of Hemorrhage) pode ensinar tanto médicos quanto leigos como utilizar essas técnicas com investimento mínimo de tempo e suprimentos.[25,49] Recomendamos que todo o pessoal envolvido no atendimento em um AMV em todos os passos ao longo do contínuo do cuidado recebam certificação em BCON (ou em algum treinamento equivalente) e tenham acesso a dispositivos e adjuvantes modernos de controle de hemorragia.[24]

CONCLUSÃO

Eventos de AMV e desastres estão entre as situações mais desafiadoras e totalmente estressantes que podem ser encontradas na prestação de cuidados de saúde, e são a "tempestade perfeita" de fatores que podem levar a erros, lapsos no cuidado e desfechos abaixo do ideal. Como profissionais médicos altamente treinados na prestação de cuidados emergenciais de traumatologia e em intervenções de salvamento de vida, os cirurgiões ocupam uma posição exclusiva como elementos fundamentais de qualquer ação em um AMV. Além de *expertise* em manejo cirúrgico emergencial, o cirurgião experiente está idealmente posicionado para atuar em funções de liderança importantes em um AMV, como encarregado sênior de triagem ou comandante de incidente local. A fim de otimizar o cuidado médico e os resultados para a população em eventos traumáticos de grande escala, todos os cirurgiões devem estar familiarizados com os princípios básicos do manejo e triagem efetivos em AMVs. Triagem nessas situações é uma arte tática, que incorpora habilidades como liderança, comunicação, flexibilidade e adaptabilidade. Existem três componentes principais que são necessários para uma preparação bem-sucedida para reação em um evento de AMV e para a tomada de providências ideais durante esses eventos: liderança, *expertise* e treinamento (Boxe 24.2). Se qualquer um desses três componentes não tiver sido otimizado, então haverá deficiências na prestação do cuidado e morbidade e mortalidade desnecessárias (e preveníveis). A criação de um sistema realmente pronto e integrado para o cuidado em AMVs requer treinamento em todos os níveis, prontidão regional, integração de múltiplos sistemas ao longo do contínuo do cuidado, e

Capítulo 24 Papel do Cirurgião em Acidentes com Múltiplas Vítimas

> **Boxe 24.2** Mnemônico simples para alguns dos conceitos mais importantes e fundamentais para o sucesso do planejamento e execução em acidentes com múltiplas vítimas (AMV).
>
> **M Minimizar o caos** – permanecer calmo e confiante
> **A Avaliar** – realizar triagem contínua e precisa; avaliar o clima, o *status* dos suprimentos, pessoal etc.
> **S Segurança** – não criar pacientes adicionais; tomar cuidado consigo mesmo e com os outros
> **C Comunicação** – nunca é demais; deixe tudo claro e conciso
> **A Atenção** – esteja pronto(a) para mais vítimas; reconstitua-se e reponha os suprimentos
> **L Não largar** – não largue ou perca pacientes ou funcionários; use um sistema de rastreamento para pacientes; mantenha a responsabilidade da equipe.
>
> Cortesia do Coronel Jorge Klajnbart, Chefe da Cirurgia do Evans Army Community Hospital.

refinamento do sistema por meio da captura e da implementação das lições aprendidas. Algumas das mais importantes e os maiores volumes dessas lições foram aprendidos em ações militares ao longo dos últimos 10 anos ou mais de operações constantes de combate. Como apresentado no relatório Zero Morte Prevenível da NASEM, a integração completa dos sistemas de traumatologia militar e civil é fundamental para o futuro dos cuidados de trauma nos EUA, e especialmente para incorporar o grande volume de experiência dos militares em cuidados em AMVs.[1,31,45] Uma integração completa como esta tiraria proveito dos pontos fortes relativos de cada componente para padronizar e otimizar a prontidão para AMVs e os sistemas de cuidados em todo o país (Figura 24.10).

O que podemos aprender com o sistema de cuidado militar?
- Os militares aplicam os princípios de controle de danos em todo o contínuo do cuidado
  - Quando os pacientes são incapazes de alcançar o cuidado definitivo, eles são triados ao longo do contínuo do cuidado para serem submetidos à cirurgia de controle de danos ou reanimação para transpor o hiato de tempo e espaço desde o ferimento até o cuidado definitivo
- Liderança e C2 (comando e controle) centralizados
  - Impõem uma ordem rígida no ecossistema de traumatologia regional (campo de batalha)
  - Posicionamento intencional de capacidades cirúrgicas no campo de batalha
- Leva os principais casos de trauma e ferimentos complexos para locais com recursos adequados
- Embora isso nem sempre seja possível em comunidades civis, em áreas com longos tempos de transporte, podem ser instauradas contingências em hospitais menores para facilitar o controle de hemorragia até que os pacientes possam obter cuidado definitivo
- Os princípios militares de triagem podem ser aplicados em vários cenários civis
  - As lições aprendidas com o uso de torniquete, controle da dor, manejo de via respiratória (TCCC) podem ser treinadas no nível dos primeiros socorristas – mas esse nível de treinamento requer considerável comprometimento, recursos financeiros, comunitários e liderança no centro de traumatologia
  - A situação tática, a liderança e a ordem imposta pelo sistema no caos são componentes cruciais para a triagem regional/de campo
  - Flexibilidade e adaptabilidade são essenciais, principalmente em cenários de desastres que ameaçam a infraestrutura e as redes de comunicação
  - Redundâncias nos sistemas ajudam a mitigar estes fatores
  - Levar os recursos (controle de hemorragia, transfusão) para o maior número de locais possível
- O objetivo mais importante da triagem militar, regional (de campo) ou local (hospitalar) é priorizar, estabilizar, classificar e encaminhar os feridos para o cuidado definitivo
- Tente alcançar o aceitável, nem sempre o ideal… mas o ideal é sempre o objetivo.

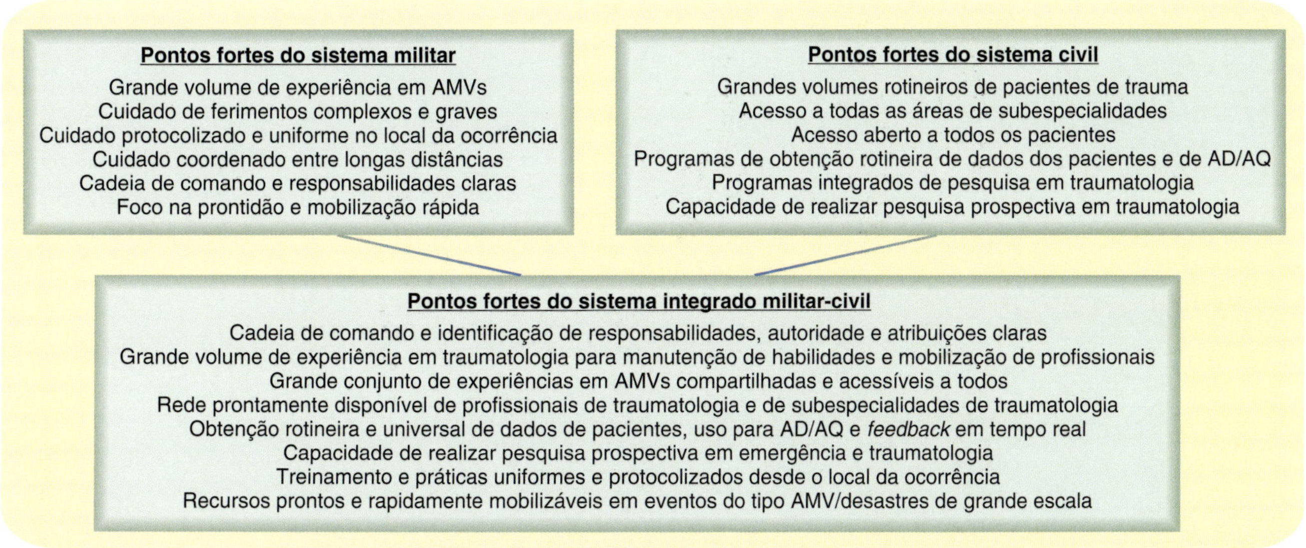

Pontos fortes do sistema militar
Grande volume de experiência em AMVs
Cuidado de ferimentos complexos e graves
Cuidado protocolizado e uniforme no local da ocorrência
Cuidado coordenado entre longas distâncias
Cadeia de comando e responsabilidades claras
Foco na prontidão e mobilização rápida

Pontos fortes do sistema civil
Grandes volumes rotineiros de pacientes de trauma
Acesso a todas as áreas de subespecialidades
Acesso aberto a todos os pacientes
Programas de obtenção rotineira de dados dos pacientes e de AD/AQ
Programas integrados de pesquisa em traumatologia
Capacidade de realizar pesquisa prospectiva em traumatologia

Pontos fortes do sistema integrado militar-civil
Cadeia de comando e identificação de responsabilidades, autoridade e atribuições claras
Grande volume de experiência em traumatologia para manutenção de habilidades e mobilização de profissionais
Grande conjunto de experiências em AMVs compartilhadas e acessíveis a todos
Rede prontamente disponível de profissionais de traumatologia e de subespecialidades de traumatologia
Obtenção rotineira e universal de dados de pacientes, uso para AD/AQ e *feedback* em tempo real
Capacidade de realizar pesquisa prospectiva em emergência e traumatologia
Treinamento e práticas uniformes e protocolizados desde o local da ocorrência
Recursos prontos e rapidamente mobilizáveis em eventos do tipo AMV/desastres de grande escala

Figura 24.10 Gráfico relacionando os pontos fortes e fragilidades individuais do sistema de traumatologia militar *versus* civil relacionados aos cuidados em acidente com múltiplas vítimas (AMVs), e os possíveis benefícios de um sistema de traumatologia nacional militar-civil integrado. *AD/AQ*, aperfeiçoamento do desempenho/aperfeiçoamento da qualidade. (De Martin MJ, Rasmussen TE, Knudson M, et al. Heeding the call: Military-civilian partnerships as a foundation for enhanced mass casualty care in the United States. *J Trauma Acute Care Surg*. 2018; 85:1123-1126.)

Parte 4

Transplante e Imunologia

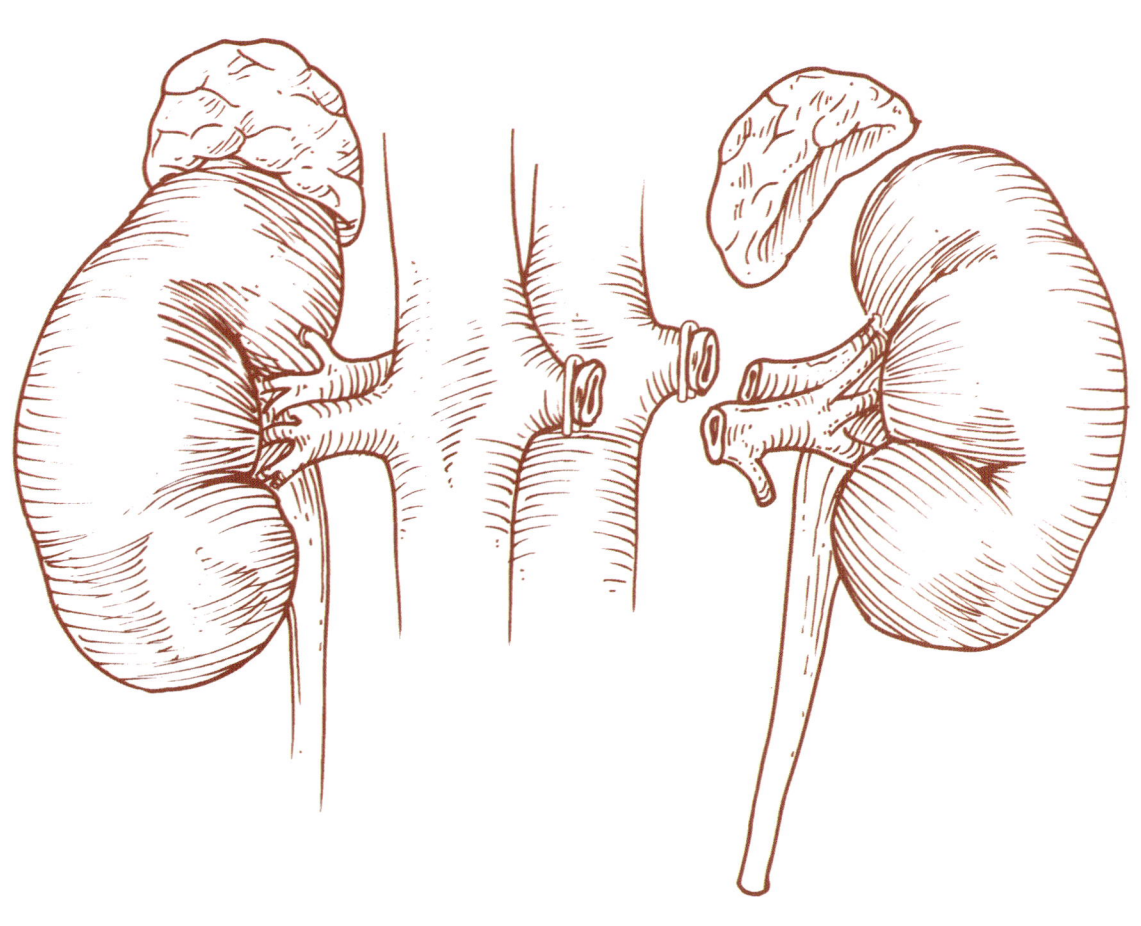

25

Imunobiologia e Imunossupressão do Transplante

I. Raul Badell, Andrew B. Adams, Christian P. Larsen

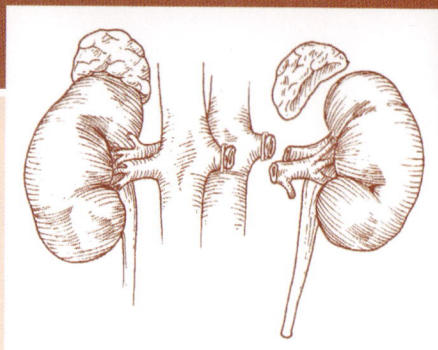

VISÃO GERAL DO CAPÍTULO

Resposta imunológica
 Imunidade inata
 Monócitos
 Células dendríticas
 Células *natural killer*
 Imunidade adquirida
 locus principal da histocompatibilidade: antígenos de transplante
 Complexo de histocompatibilidade humana
 Complexo principal de histocompatibilidade classe I
 Complexo principal de histocompatibilidade classe II
 Tipagem do antígeno leucocitário humano: implicações para o transplante
 Componentes celulares do sistema imunológico adquirido

Imunologia do transplante
 Rejeição
 Rejeição hiperaguda
 Rejeição aguda
 Rejeição crônica

Imunossupressão
 Terapia de indução
 Imunossupressão de manutenção
 Complicações da imunossupressão

Tolerância
 Depleção de linfócitos
 Bloqueio de coestimulação
 Quimerismo

Xenotransplante
 Xenoenxertos concordantes
 Xenoenxertos discordantes

Novas áreas de transplante
 Transplante de células das ilhotas pancreáticas
 Transplante de tecido vascularizado composto
 Transplante de útero

Conclusão

▶ Os vídeos deste capítulo se encontram *online* no Ambiente de aprendizagem do GEN.

Há poucas décadas apenas, não existiam opções para os pacientes em estágio terminal com falência de múltiplos órgãos. O conceito de transplante de um órgão de um indivíduo a outro era considerado impossível. A evolução do transplante clínico e da imunologia do transplante é uma das histórias brilhantes de sucesso da medicina moderna. O conhecimento da resposta imunológica ao tecido transplantado permitiu que os pioneiros da área desenvolvessem terapias para manipular essa resposta e prevenir a rejeição do órgão transplantado. Atualmente, são realizados mais de 25.000 transplantes ao ano, e mais de 100.000 pacientes aguardam em lista de espera.

O conceito de transplante certamente não é novo. A história está repleta de lendas e mitos que descrevem a substituição de membros e órgãos. Um mito recorrente sobre o início dos transplantes é derivado do milagre de Cosme e Damião (irmãos e, posteriormente, santos patronos dos médicos e cirurgiões), os quais substituíram com sucesso a perna gangrenosa do diácono romano Justiniano por uma perna de um etíope recém-falecido (Figura 25.1). Entretanto, somente após o desenvolvimento de um método de anastomose vascular pelo cirurgião francês Alexis Carrel, no final do século XIX, o transplante de órgãos tornou-se tecnicamente viável, tendo início, então, os relatos verificáveis de transplantes (Figura 25.2). Ele recebeu o Prêmio Nobel (Medicina) em 1912 "em reconhecimento ao seu trabalho sobre sutura

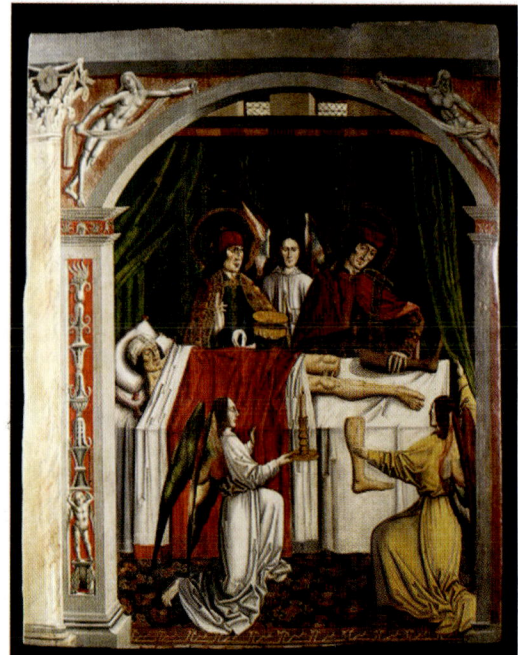

Figura 25.1 Pintura do século XV de Cosme e Damião, santos patronos dos médicos e cirurgiões. A lenda do Milagre da Perna Negra descreve a remoção da perna doente do romano Justiniano e sua substituição pela perna de um homem etíope recém-falecido.

Capítulo 25 Imunobiologia e Imunossupressão do Transplante

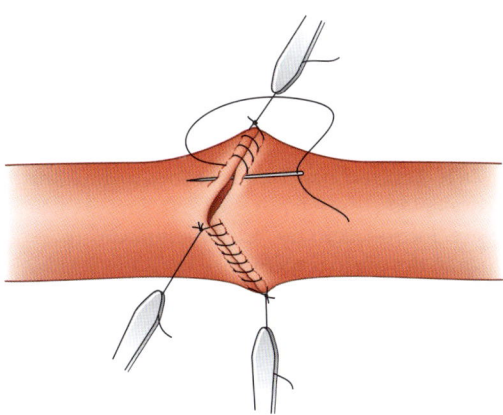

Figura 25.2 Técnica de triangulação da anastomose vascular de Alexis Carrel. (Reimpressa de Edwards WS, Edwards PD. *Alexis Carrel: Visionary Surgeon*. Springfield, IL: 1974, Charles C. Thomas; 1974.)

vascular e transplante de vasos sanguíneos e órgãos". Uma vez estabelecido o componente técnico, Carrel notou que havia dois problemas a serem resolvidos com relação ao "transplante de tecidos e órgãos… o cirúrgico e o biológico". Ele havia solucionado um aspecto, o cirúrgico, mas também entendia que, "somente por meio de um estudo mais fundamental sobre as relações biológicas que existem entre os tecidos vivos", o problema mais difícil da biologia teria uma solução.

Transcorreriam 40 anos até que outro grupo de eventuais ganhadores do Prêmio Nobel, incluindo Peter Medawar e Frank Macfarlane Burnet, começasse a definir o processo em que um indivíduo rejeita o tecido de outro (Figura 25.3).[1] Medawar e Burnet desenvolveram uma teoria geral sobre a natureza imunológica do que é próprio (*self*) e o conceito de tolerância imunológica. Burnet formulou a hipótese de que a definição de *self* não era pré-programada, mas definida ativamente durante o desenvolvimento embrionário mediante interação das células imunológicas do hospedeiro com o seu próprio tecido. Essa hipótese sugeria ser possível a indução de tolerância se as células do doador fossem introduzidas no embrião durante esse período do desenvolvimento. A hipótese de Burnet comprovou-se correta quando Medawar demonstrou que embriões de camundongo, que recebiam células de uma cepa diferente de camundongo, aceitavam enxertos dessa cepa em fase posterior da vida, mas rejeitavam enxertos de outras cepas. Esses estudos de referência foram os primeiros relatórios a demonstrar a possibilidade de manipular o sistema imunológico para aceitar aloenxertos.[1]

Logo após, em 1954, Joseph Murray, ganhador do Prêmio Nobel de 1990, realizou o primeiro transplante renal bem-sucedido entre gêmeos idênticos.[2] Ao mesmo tempo, Gertrude Elion, que trabalhava como assistente de George Hitchings no Wellcome Research Laboratories, desenvolveu vários novos compostos imunossupressores, incluindo 6-mercaptopurina e azatioprina. Roy Calne, um cirurgião-cientista iniciante, vindo do Reino Unido para estudar com Murray, subsequentemente, testou esses reagentes em animais, introduzindo-os depois na prática clínica, permitindo o sucesso do transplante não idêntico. Posteriormente, em 1988, Elion e Hitchings compartilharam o Prêmio Nobel por seu trabalho sobre "os princípios importantes do desenvolvimento de fármacos". A descoberta subsequente de agentes cada vez mais eficazes para suprimir a resposta de rejeição levou ao sucesso da sobrevivência do aloenxerto observado hoje. É essa colaboração entre cientistas e cirurgiões que direcionou nosso entendimento sobre o sistema imunológico, uma vez que este se relaciona com o transplante. Neste capítulo, é apresentada uma visão geral sobre a resposta imunológica, com atenção específica à imunidade do transplante e ao processo de rejeição, revisando os agentes específicos que foram usados para prevenir a rejeição e um vislumbre do futuro dessa área.

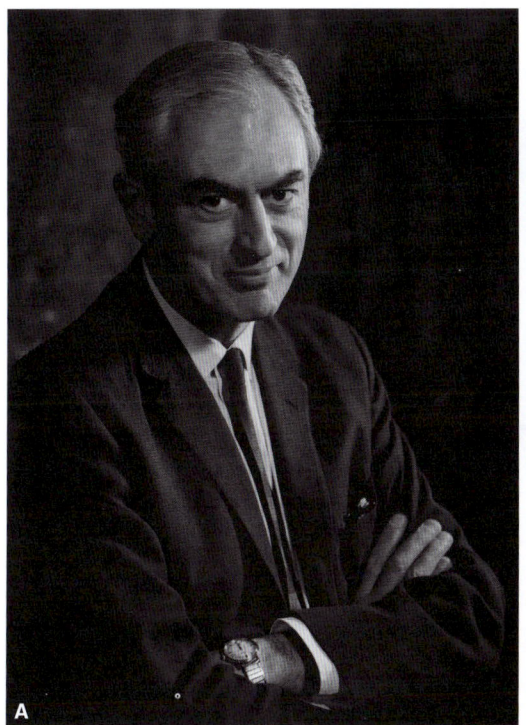 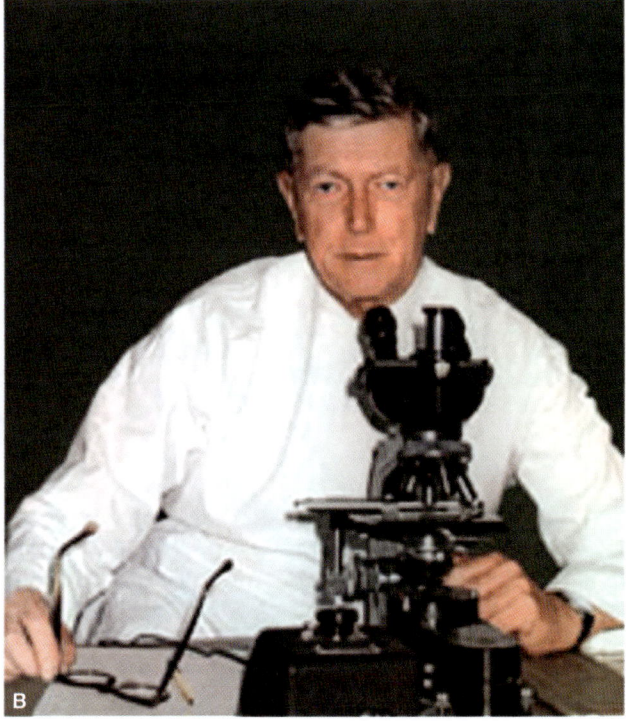

Figura 25.3 A. *Sir* Peter Medawar. (Cortesia de Bern Schwartz Collection, National Portrait Gallery, Londres.) **B.** *Sir* Frank Macfarlane Burnet. (Cortesia de Walter and Eliza Hall Institute of Medical Research.)

RESPOSTA IMUNOLÓGICA

O sistema imunológico, evidentemente, não evoluiu no sentido de impedir o transplante de tecido ou órgãos de um indivíduo a outro; mas a rejeição, sim, é a consequência de um sistema que se desenvolveu ao longo de milhares de anos para proteger contra a invasão de patógenos e prevenir a doença subsequente. Para entender o processo de rejeição e, em especial, avaliar as consequências da supressão farmacológica da rejeição, é necessário o conhecimento geral da resposta imunológica em uma situação fisiológica e quando ela é instigada a funcionar.

O sistema imunológico evoluiu para incluir duas divisões complementares de resposta à doença, os sistemas imunológicos inato e adquirido. De modo geral, o sistema imunológico inato reconhece as características gerais que, pela pressão seletiva, vieram a representar os desafios patológicos universais de nossa espécie (isquemia, necrose, trauma, determinadas superfícies celulares não humanas). O ramo adquirido, por outro lado, reconhece os aspectos estruturais específicos das substâncias estranhas, geralmente frações de peptídios ou carboidratos, identificados pelos receptores gerados aleatoriamente e selecionados para evitar o autorreconhecimento. Embora os dois sistemas sejam diferentes em suas responsabilidades específicas, eles atuam em conjunto para influenciar-se mutuamente, a fim de alcançar uma resposta geral ideal.

Imunidade inata

Acredita-se que o sistema imunológico inato seja um remanescente de uma resposta evolutivamente distante a patógenos estranhos. Em contraste com o sistema imunológico adquirido, que emprega inúmeras especificidades para identificar qualquer possível antígeno, o sistema inato usa diversos receptores proteicos selecionados para identificar "motivos" específicos condizentes com tecidos estranhos ou alterados e danificados. Esses receptores podem existir nas células, como macrófagos, neutrófilos e células *natural killer* (NK), ou livres na circulação, como é o caso do complemento. Embora não mostrem a especificidade do receptor de células T (TCR) ou do anticorpo, são amplamente reativas contra os componentes comuns de organismos patogênicos, por exemplo, lipopolissacarídios em organismos gram-negativos ou outros glicoconjugados. Assim, os receptores da imunidade inata são os mesmos de um indivíduo a outro dentro de uma espécie e, em geral, não têm um papel no reconhecimento direto de um órgão transplantado. Entretanto, eles exercem seus efeitos indiretamente pela identificação do "tecido lesionado" (p. ex., como é o caso quando um órgão isquêmico, danificado, é movido de um indivíduo a outro).

Depois de ativado, o sistema imunológico inato realiza duas funções vitais. Ele inicia as vias citolíticas para a destruição do organismo agressor, primariamente por meio da cascata de complemento (Figura 25.4). Além disso, o sistema imunológico inato pode transmitir o encontro com o organismo agressor ao sistema imunológico adquirido para uma resposta mais específica por meio de subprodutos da ativação do complemento mediante ativação das células apresentadoras de antígenos (APCs). Macrófagos e células dendríticas não apenas capturam organismos estranhos que foram ligados pelo complemento, mas também podem distinguir os patógenos, uma vez que esses podem ser identificados pelos receptores de carboidratos estranhos (p. ex., receptores de manose). Recentemente, foi descrita uma família de proteínas evolutivamente muito conservadas, conhecidas como receptores do tipo Toll (TLR), que têm papel importante como moléculas de ativação de APCs do sistema imune inato. Elas se ligam a padrões moleculares associados a patógenos, "motivos" comuns a organismos patogênicos. Alguns exemplos de ligantes TLR incluem lipopolissacarídio, flagelina (dos flagelos bacterianos), RNA viral de fita dupla, ilhas CpG não metiladas de DNA bacteriano e viral, zimosana (β-glucano encontrado em fungos) e numerosas proteínas de choque térmico. Em contraste com os padrões moleculares associados a patógeno que iniciam a resposta a um desafio infeccioso, moléculas de padrão molecular associado a danos (DAMP), também chamadas de alarminas, desencadeiam uma resposta inflamatória inata a morte e lesão celulares não infecciosas.

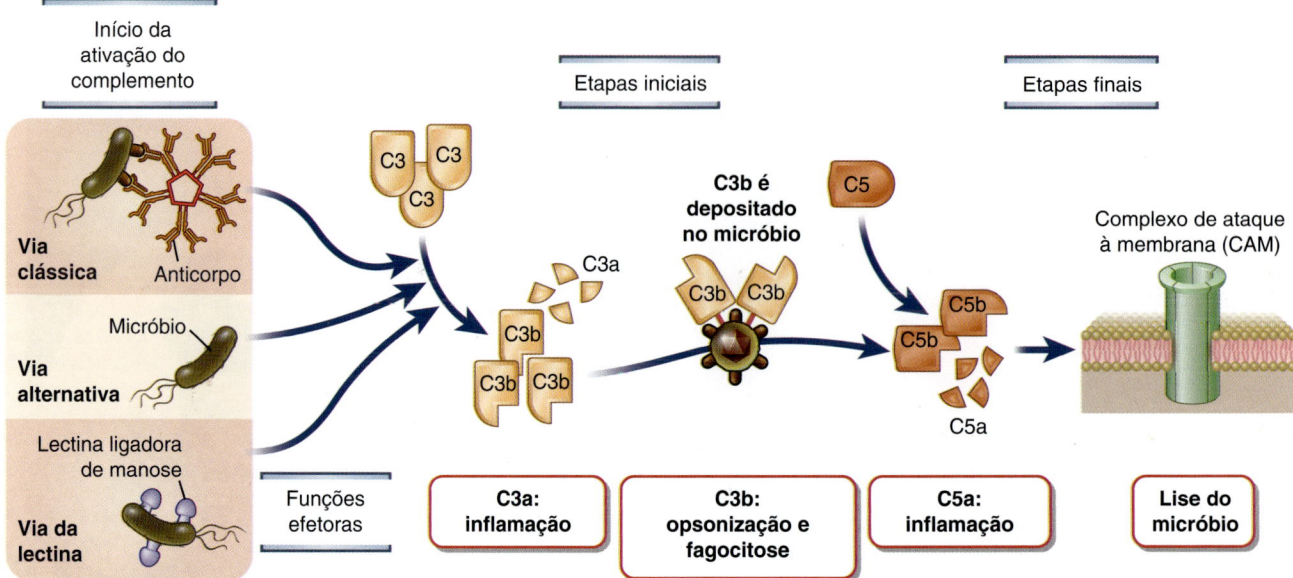

Figura 25.4 Ativação do complemento. Há três vias distintas que levam à ativação do complemento. Todas elas geram a produção de *C3b*, que inicia as últimas etapas da ativação do complemento. *C3b* liga-se ao micróbio e promove opsonização e fagocitose. *C5a* estimula a resposta inflamatória local e catalisa a formação do complexo do ataque à membrana, que resulta em ruptura da membrana da célula microbiana e na morte por lise. (Adaptada de Abbas AK, Lichtman AH, Pillai S. *Cellular and Molecular Immunology*, 9th ed. Philadelphia: Saunders-Elsevier; 2018.)

Muitas DAMPs são proteínas nucleares ou citosólicas ou até DNA que é liberado ou exposto no quadro de lesão celular. Esses sinais alertam o sistema imunológico inato de que ocorreu uma lesão e é necessária uma resposta. Os receptores DAMP incluem alguns TLR, como TLR2 e TLR4, mas também uma variedade de outras proteínas, como o receptor de produtos finais de glicosilação avançada (RAGE) e o receptor desencadeador expresso nas células mieloides 1 (TREM-1). Nos transplantes em que um órgão é removido cirurgicamente de um indivíduo com um período de isquemia obrigatória, resfriado até quase o congelamento, e então realizado o implante em outro indivíduo, as DAMPs têm papel ativo na estimulação da resposta inflamatória inata. Depois de identificada a lesão ou a agressão infecciosa, os componentes celulares do sistema inato dão início à resposta.

Monócitos

Os fagócitos mononucleares são células derivadas da medula óssea que inicialmente surgem como monócitos no sangue periférico. No quadro de certos sinais inflamatórios, eles se abrigam em locais de lesão ou inflamação, em que amadurecem e se tornam macrófagos. Sua função é adquirir, processar e apresentar antígenos, bem como servir como células efetoras em certas situações. Uma vez ativados, eles sintetizam várias citocinas que regulam a resposta imunológica local. Têm papel significativo na facilitação da resposta adquirida de células T por meio da apresentação de antígeno, e suas citocinas induzem substancial disfunção tecidual nos locais de inflamação. Assim, seu recrutamento nos locais de lesão e de morte celular pode provocar, subsequentemente, a ativação das células T e a rejeição.

Células dendríticas

As células dendríticas são células especializadas consideradas como APCs profissionais. São as células apresentadoras de antígenos mais potentes e estão distribuídas pelos tecidos linfoides e não linfoides do corpo. Células dendríticas imaturas podem ser encontradas ao longo da mucosa intestinal, na pele e em outros locais de entrada do antígeno. Depois de encontrado o antígeno nos locais de lesão, elas passam por um processo de maturação, incluindo a regulação positiva das moléculas do complexo principal de histocompatibilidade (MHC) de classe I e classe II, assim como de várias moléculas coestimuladoras. Elas também começam a migrar em direção ao tecido linfoide periférico (*i. e.*, linfonodos), em que podem interagir com as células T específicas de antígenos, e a potencializar sua ativação. As células dendríticas estão envolvidas na habilitação da função citotóxica das células T CD8$^+$, estimulam a expansão clonal das células T e dão os sinais para a diferenciação das células T auxiliares (Th). Também há subgrupos de células dendríticas com funções distintas na indução e regulação da resposta celular. Por exemplo, as células dendríticas mieloides são mais imunogênicas, enquanto as células dendríticas plasmocitoides são mais tolerogênicas e podem atuar na supressão da resposta imunológica.

Células *natural killer*

As células NK são grandes linfócitos granulares com potente função citolítica que constituem um componente crítico da imunidade inata. Foram descobertas inicialmente durante estudos com foco em imunologia tumoral. Havia um pequeno subgrupo de linfócitos que exibiam a capacidade de lisar as células tumorais na ausência de sensibilização prévia, descritos como "naturalmente" reativos. Essas células "*natural killer*" exibiam rápida atividade citolítica e existiam em um estado relativamente maduro (*i. e.*, morfologia característica de linfócitos citotóxicos ativados – tamanho grande, alta atividade de síntese proteica, com abundante retículo endoplasmático e atividade rápida de eliminação). Outros estudos indicaram que as células NK lisam células-alvo que não têm expressão de MHC classe I próprio (*self*), a denominada hipótese de "perda do *self*", uma situação que pode surgir como resultado de infecção viral com supressão das moléculas MHC próprias (*self*) de classe I ou em tumores sob forte pressão de seleção das células T exterminadoras. Desde esses estudos iniciais, descobriu-se que as células NK expressam os receptores inibidores da superfície celular, entre os quais os receptores inibidores citotóxicos. Essas moléculas atuam na liberação de sinais inibidores quando se ligam às moléculas do MHC classe I, evitando, assim, a citólise mediada por NK em células hospedeiras sob outros aspectos saudáveis. As células NK produzem várias citocinas, incluindo interferona-γ (IFN-γ), que podem atuar na ativação dos macrófagos que, por sua vez, eliminam as células hospedeiras infectadas por micróbios intracelulares. Assim como os macrófagos, as células NK expressam os receptores Fc de superfície celular que se ligam ao anticorpo e participam da citotoxicidade celular dependente de anticorpo. As células NK têm um papel importante na resposta imunológica após o transplante de medula óssea e o xenotransplante. Seu papel no transplante de órgão sólido não é tão bem-definido.

Imunidade adquirida

A característica distintiva do sistema imunológico adquirido é o reconhecimento específico e a eliminação de elementos estranhos, assim como a capacidade de se lembrar de desafios anteriores e responder de forma adequada. Os receptores extremamente específicos, discutidos adiante, desenvolveram-se para distinguir entre o tecido estranho e o normal por meio de ligação ao antígeno. O termo *antígeno* é usado para descrever uma molécula que pode ser reconhecida pelo sistema imunológico adquirido. O epitopo é a porção do antígeno, geralmente uma fração de carboidrato ou peptídio, que serve realmente como o local de ligação para o receptor do sistema imunológico, além de ser a unidade básica do reconhecimento do antígeno. Assim, pode haver um ou muitos epitopos em um determinado antígeno. A resposta adquirida é dividida em dois ramos distintos, celular e humoral. As células efetoras predominantes em cada ramo são as células T e B, respectivamente. Consequentemente, os dois tipos principais de receptores que o sistema imunológico usa para reconhecer qualquer epitopo são os TCRs e os receptores da célula B ou anticorpos. Em geral, linfócitos T ou B individuais expressam receptores idênticos, cada um deles se liga a um único epitopo. Esse mecanismo estabelece a especificidade da resposta imunológica adquirida. O encontro antigênico altera o sistema imunológico para que os desafios futuros com o mesmo antígeno provoquem uma resposta mais rápida e vigorosa – fenômeno conhecido como memória imunológica. Há grandes diferenças na maneira de cada divisão da resposta imunológica adquirida identificar um antígeno. O receptor da célula B ou anticorpo pode identificar seu epitopo diretamente sem a preparação do antígeno, seja no próprio patógeno invasor ou como uma molécula flutuante livre no líquido extracelular. No entanto, as células T reconhecem apenas o epitopo específico após este ter sido processado e ligado a um grupo de proteínas, exclusivo de cada indivíduo, que é responsável pela apresentação do antígeno. Esse grupo de proteínas, crucial para a apresentação do antígeno, é denominado proteínas de histocompatibilidade e, como o nome sugere, foi definido por estudos que examinaram o transplante de tecidos. O mecanismo de resposta imunológica no transplante de tecidos é único e será discutido em sua respectiva seção.

locus principal da histocompatibilidade: antígenos de transplante

O complexo principal de histocompatibilidade (MHC) refere-se a um grupo de genes polimórficos altamente conservados no sexto cromossomo humano. Grande parte do que sabemos sobre os detalhes da resposta imunológica surgiu dos estudos iniciais que definiram a imunogenética do MHC. Os estudos iniciaram em camundongos, nos quais o complexo de genes do MHC, denominado *H-2*, foi descrito por Gorer e Snell como um *locus* genético segregado com a sobrevivência do tumor transplantado. Estudos sorológicos subsequentes identificaram um *locus* genético semelhante em seres humanos, chamado antígeno leucocitário humano (HLA). Os produtos desses genes são expressos em uma ampla variedade de tipos de células e têm papel fundamental na resposta imunológica. Também são os antígenos responsáveis principalmente pela rejeição do transplante em humanos, e suas implicações clínicas serão discutidas adiante.

As moléculas do MHC têm um papel tanto no sistema imunológico inato como no adquirido. Seu papel predominante, porém, está na apresentação do antígeno no âmbito da resposta adquirida. Como mencionado anteriormente, o TCR não reconhece o antígeno específico diretamente, mas se liga ao antígeno processado que está ligado às proteínas de superfície celular. É a molécula do MHC que liga o antígeno do peptídio e interage com o TCR, processo denominado apresentação de antígenos. Assim, todas as células T estão restritas a um MHC para a sua resposta. Há duas classes de moléculas MHC, classe I e classe II. Em geral, as células T $CD8^+$ ligam-se ao antígeno no MHC classe I, enquanto as células T $CD4^+$ ligam-se ao antígeno no MHC classe II.

Complexo de histocompatibilidade humana

Os antígenos primariamente responsáveis pela rejeição do aloenxerto humano são aqueles codificados pela região HLA do cromossomo 6 (Figura 25.5). Dentre as proteínas polimórficas codificadas por esse *locus* estão as moléculas classe I (HLA-HLA-A, HLA-B e HLA-C) e as moléculas classe II (HLA-DP, HLA-DQ e HLA-DR). Há genes classe I adicionais com polimorfismo limitado (E, F, G, H e J), mas, atualmente, não são usados na tipagem tecidual para o transplante e não foram considerados aqui. Há também os genes classe III, porém não são proteínas de superfície celular envolvidas diretamente na apresentação do antígeno, mas incluem moléculas pertinentes à resposta imunológica por vários mecanismos: fator de necrose tumoral α (TNF-α), linfotoxina β, componentes da cascata do complemento, fator de transcrição nuclear β e proteína de choque térmico 70. Outros genes conservados no HLA incluem aqueles necessários para a apresentação classe I e classe II de peptídios, como as proteínas transportadoras de peptídios TAP1 e TAP2 e proteases proteassomos LMP2 e LMP7.[3] Embora outros genes polimórficos, referidos como antígenos de histocompatibilidade menor, existam no genoma fora do *locus* HLA, seu papel na rejeição do transplante é menos significativo, e esses genes não serão abordados aqui. Entretanto, é importante ressaltar que mesmo os indivíduos com HLA idêntico estão sujeitos à rejeição baseada nessas diferenças menores. Os antígenos do grupo sanguíneo do sistema ABO também devem ser considerados como antígenos de transplante, e sua biologia é crítica para a rejeição humoral.

As moléculas do MHC de classe I e classe II, apesar de serem identificadas inicialmente como antígenos de transplante, têm um papel realmente vital em todas as respostas imunológicas, e não apenas nas respostas relacionadas com o tecido transplantado. As moléculas de HLA de classe I estão presentes em todas as células nucleadas. Em contraste, as moléculas de classe II são encontradas quase exclusivamente nas células associadas ao sistema imunológico (macrófagos, células dendríticas, células B, células T ativadas), mas podem ser reguladas positivamente e aparecer em outras células parenquimatosas no quadro de liberação de citocina decorrente de uma resposta imunológica ou lesão.

A importância dos produtos dos genes do MHC para o transplante tem origem em seu polimorfismo. Ao contrário da maioria dos genes, que são idênticos em determinadas espécies, os produtos do gene polimórfico, embora ainda estejam em conformidade com a mesma estrutura básica, diferem em detalhes. Portanto, as proteínas do MHC polimórfico de um indivíduo são aloantígenos estranhos para outro indivíduo. A recombinação dentro do *locus* HLA é rara, e ocorre em aproximadamente 1% das moléculas.

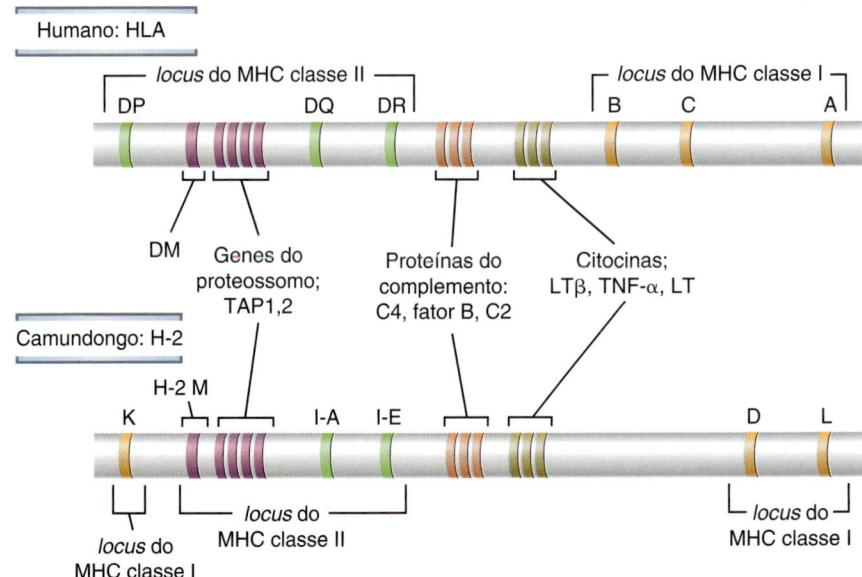

Figura 25.5 Localização e organização do complexo HLA do cromossomo humano 6 e complexo H-2 no cromossomo 17 murino. O complexo é convencionalmente dividido em três regiões: I, II e III. *TAP*, transportador associado ao processamento de antígeno; *TNF-α*, fator de necrose tumoral alfa (Adaptada de Abbas AK, Lichtman AH, Pillai S. *Cellular and Molecular Immunology*. 9th ed. Philadelphia: Saunders Elsevier; 2018.).

Consequentemente, o tipo de HLA dos descendentes é previsível. A unidade de hereditariedade é o haplótipo, que é formado por um cromossomo 6 e, portanto, uma cópia de cada *locus* de classe I e de classe II (HLA-A, HLA-B, HLA-C, HLA-DP, HLA-DQ e HLA-DR). Assim, os pares doador-receptor que são correspondentes em todos os *locus* do HLA são referidos comos aloenxertos HLA-idênticos, e aqueles correspondentes à metade dos *locus* do HLA são denominados *haploidênticos*. Note que os aloenxertos HLA-idênticos ainda diferem geneticamente em outros *loci* genéticos e são distintos dos isoenxertos. Os isoenxertos são órgãos transplantados entre gêmeos idênticos e imunologicamente indistinguíveis e, portanto, não são naturalmente rejeitados. A genética do HLA é particularmente importante para o conhecimento do transplante de um doador vivo relacionado (parente). Cada criança herda um haplótipo de cada um dos pais; portanto, a chance de os irmãos serem HLA-idênticos é de 25%. Irmãos haploidênticos ocorrem em 50% das vezes, e irmãos totalmente não idênticos ou HLA distintos, em 25% das vezes. Os pais biológicos são haploidênticos com seus filhos, a não ser que tenha ocorrido um evento recombinante raro. O grau de correspondência do HLA também pode melhorar se os pais forem homozigotos para um determinado alelo, assim, todos os filhos herdam o mesmo alelo. Da mesma forma, se os pais compartilharem o mesmo alelo, a probabilidade de esse alelo ser herdado aumenta em 50%. Isso é até mais importante na área do transplante de medula óssea, em que o risco de citotoxicidade mediada pelo doador e de doença enxerto *versus* hospedeiro resultante torna-se um problema mais relevante.

Cada molécula de classe I é codificada por um único gene polimórfico que é combinado com a proteína não polimórfica microglobulina-β_2 (cromossomo 15) para a expressão. O polimorfismo das moléculas classe I é extremo, com 30 a 50 alelos por *locus*. As moléculas de classe II são compostas por duas cadeias, α e β, e os indivíduos diferem não apenas nos alelos representados em cada *locus*, mas também no número de *loci* presentes na região do HLA classe II. Desse modo, o polimorfismo da classe II é aumentado pelas combinações de cadeias α e β, assim como por uma montagem híbrida de cadeias de um *locus* classe II para outro. À medida que a sequência do HLA varia, altera-se a capacidade de vários peptídios de se unirem à molécula e de serem apresentados para o reconhecimento da célula T. Teleologicamente, acredita-se que essa diversidade extrema seja algo que aumenta a probabilidade de um determinado peptídio patogênico encaixar-se no *locus* de ligação dessas moléculas de apresentação de antígenos e, assim, impede que um único agente viral não seja detectado pelas células T dentre toda uma população.[4]

Complexo principal de histocompatibilidade classe I

A estrutura tridimensional das moléculas classe I (HLA-A, HLA-B e HLA-C) foi elucidada primeiramente em 1987.[5] A molécula de classe I é composta por uma glicoproteína transmembrana 44 kDa (cadeia α) em um complexo não covalente com um polipeptídio não polimórfico 12 kDa chamado β_2-microglobulina. A cadeia α tem três domínios, α_1, α_2 e α_3. A característica estrutural crítica das moléculas classe I é a presença de um sulco formado por duas hélices α montadas em lâminas β-pregueadas nos domínios α_1 e α_2 (Figura 25.6). Nesse sulco, um peptídio com nove aminoácidos formado por fragmentos de proteínas, que estão sendo sintetizadas no retículo endoplasmático da célula, é montado para ser apresentado às células T. Quase todo o polimorfismo da sequência significativa de classe I é localizado na região do sulco de ligação

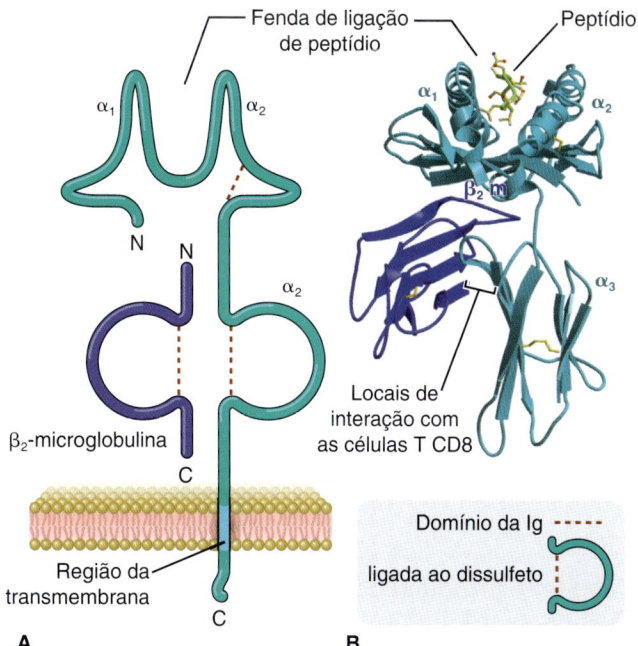

Figura 25.6 Estrutura da molécula do complexo principal de histocompatibilidade classe I. As moléculas de classe I são compostas por uma cadeia α polimórfica ligada não covalentemente à β_2-microglobulina (β_2 m) não polimórfica. **A.** Diagrama esquemático. **B.** Diagrama em faixas mostrando a estrutura extracelular de uma molécula de classe I com um peptídio ligado. (Adaptada de Abbas AK, Lichtman AH, Pillai S. *Cellular and Molecular Immunology*. 9th ed. Philadelphia: Saunders Elsevier; 2018.)

peptídica e em áreas de contato direto das células T (Figura 25.7). A montagem da classe I depende da associação da cadeia α com a β_2-microglobulina e o peptídio nativo dentro do sulco. As moléculas incompletas não são expressas. Em geral, todos os peptídios produzidos por uma célula são candidatos à apresentação, embora as alterações na sequência dessa região favoreçam certas sequências em relação a outras. O domínio semelhante à imunoglobulina (Ig) α_3, o domínio mais próximo à membrana e que interage com a molécula CD8 na célula T, demonstra polimorfismo limitado e é conservado para preservar as interações com as células T CD8$^+$.

A apresentação de classe I humana ocorre em todas as células nucleadas, e a expressão pode ser aumentada por certas citocinas, permitindo assim que o sistema imunológico inspecione e aprove a síntese de proteínas em curso. Interferons (IFN-α, IFN-β e IFN-γ) induzem ao aumento da expressão das moléculas de classe I em uma determinada célula mediante aumento dos níveis da expressão do gene. A ativação da célula T ocorre quando uma determinada célula T encontra uma molécula MHC de classe I transportando um peptídio de uma proteína não própria (*nonself*) apresentada no devido contexto (p. ex., a proteína viral é processada em uma célula infectada, e os fragmentos peptídicos são apresentados em moléculas classe I para reconhecimento pela célula T). A chamada apresentação cruzada também pode ocorrer, na qual certas APCs, ou seja, um subgrupo de células dendríticas, têm a capacidade de fagocitar e processar um antígeno exógeno e apresentá-lo nas moléculas de classe I para as células T CD8$^+$.[6] No caso de transplante, essa ativação só não é possível quando um peptídio estranho é identificado após o MHC do doador ter sido processado e apresentado para as APCs do receptor, mas acredita-se que ocorra geralmente quando a célula T interage diretamente com o MHC de classe I não próprio (*nonself*) do doador, na chamada alorresposta direta.

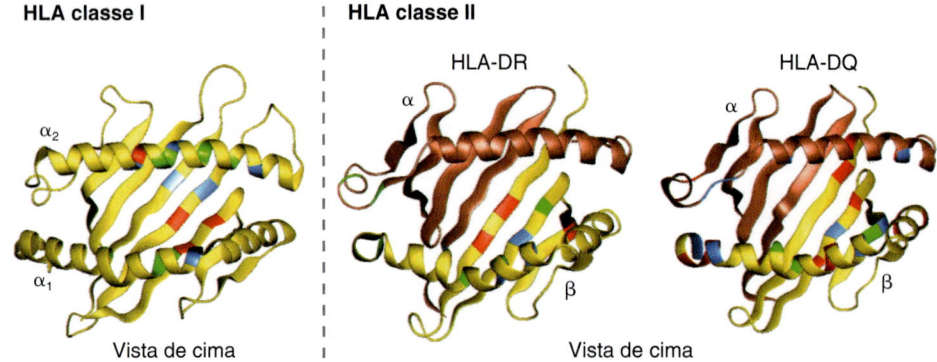

Figura 25.7 Resíduos polimórficos das moléculas do complexo principal de histocompatibilidade (MHC). Os resíduos polimórficos das moléculas de MHC classe I e classe II estão localizados nos sulcos de ligação do peptídio e às hélices α ao redor dos sulcos. As regiões de maior variabilidade entre alelos de antígenos leucocitários humanos (*HLA*) diferentes são indicadas em *vermelho*; as de variabilidade intermediária, em *verde*; e as de menor variabilidade, em *azul*. (Adaptada de Abbas AK, Lichtman AH, Pillai S. *Cellular and Molecular Immunology*. 9th ed. Philadelphia: Saunders Elsevier; 2018.)

Complexo principal de histocompatibilidade classe II

As moléculas de classe II são produtos dos genes HLA-DP, HLA-DQ e HLA-DR. As características estruturais das moléculas de classe II são muito semelhantes às das moléculas de classe I. A estrutura tridimensional das moléculas de classe II foi deduzida, em 1988, pela homologia da sequência com a de classe I e, posteriormente, comprovada por raios X em 1993 (Figura 25.8).[7] As moléculas de classe II contêm duas cadeias polimórficas, uma de aproximadamente 32 kDa e a outra de aproximadamente 30 kDa. A região de ligação peptídica é composta pelos domínios α_1 e β_1. Como na molécula de classe I, resíduos polimórficos significativos de classe II estão localizados nas fendas de ligação peptídica e nas hélices α ao redor dessas fendas (Figura 25.7). O domínio semelhante à Ig é composto por segmentos α_2 e β_2. De modo similar ao domínio α_3 semelhante à imunoglobulina classe I, há um polimorfismo limitado nesses segmentos, e o domínio β_2, em especial, está envolvido na ligação da molécula CD4, ajudando a restringir as interações de classe II nas células T CD4+. A montagem da molécula de classe II requer a associação das cadeias α e β em combinação com uma proteína temporária chamada cadeia invariante.[8] Essa terceira proteína cobre o sulco de ligação peptídica até que a molécula de classe II esteja fora do retículo endoplasmático e seja sequestrada em um endossomo. As proteínas que são ingeridas por uma célula fagocítica são degradadas enquanto a cadeia invariante é removida, permitindo a associação e a apresentação de peptídios de fontes externas às moléculas de classe II. Desse modo, o sistema imunológico adquirido pode inspecionar e aprovar as proteínas que estão presentes na circulação ou que foram liberadas de células ou patógenos estranhos por meio de um processo fagocítico. Consequentemente, as moléculas de classe II, ao contrário das moléculas de classe I, são confinadas às células relacionadas com a resposta imunológica, principalmente APCs (p. ex., macrófagos, células dendríticas, células B e monócitos). A expressão da classe II também pode ser induzida em outras células, incluindo células endoteliais sob condições adequadas. Após a ligação às moléculas de classe II, as células T CD4+ participam de uma ativação mediada por APC das células T CD8+ e células B produtoras de anticorpos. No caso de órgãos transplantados, a lesão isquêmica no momento do transplante acentua o potencial de ativação da célula T pela regulação positiva de moléculas de classe I e de classe II localmente no receptor. O trauma da cirurgia e a isquemia também regulam positivamente as moléculas de classe II em todas as células de um aloenxerto, tornando o MHC não próprio (*nonself*) mais abundante. As células T CD4+ hospedeiras podem, então, reconhecer o MHC do doador diretamente (alorresposta direta) ou após o processamento do antígeno no MHC próprio do receptor (alorresposta indireta) e, assim, continuar a participar da rejeição.

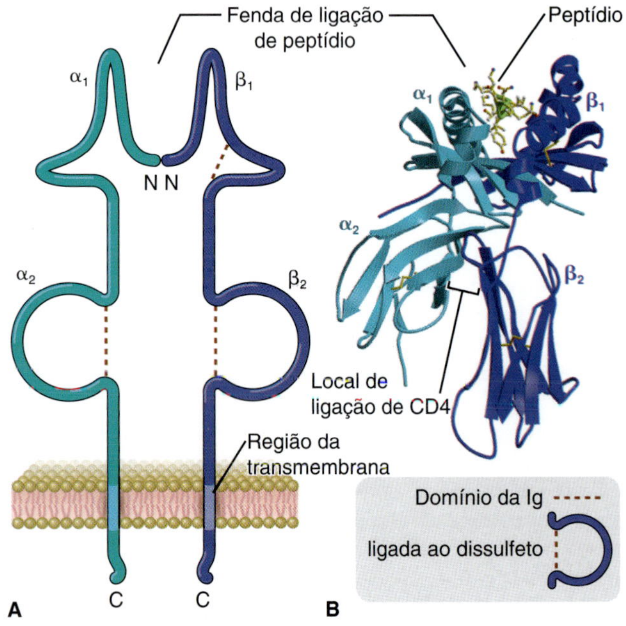

Figura 25.8 Estrutura da molécula do complexo principal de histocompatibilidade classe II. As moléculas de classe II são compostas por uma cadeia α polimórfica não covalentemente ligada a uma cadeia β polimórfica. **A.** Diagrama esquemático. **B.** Diagrama em faixas mostrando a estrutura extracelular de uma molécula de classe II com um peptídio ligado. (Adaptada de Abbas AK, Lichtman AH, Pillai S. *Cellular and Molecular Immunology*. 9th ed. Philadelphia, Saunders-Elsevier; 2018.)

Tipagem do antígeno leucocitário humano: implicações para o transplante

Por motivos já discutidos, os transplantes estreitamente compatíveis ou parcialmente compatíveis têm menor probabilidade de serem reconhecidos e rejeitados do que os enxertos similares que diferem em múltiplos alelos no MHC. A compatibilidade do HLA tem influência direta sobre o prolongamento da sobrevivência do enxerto. Os seres humanos têm potencialmente dois alelos HLA-A, HLA-B e HLA-DR diferentes (um conjunto de cada pai, seis no total). Apesar de claramente importantes, em termos biológicos, historicamente, os *loci* HLA-C, HLA-DP e HLA-DQ são descartados administrativamente na alocação geral do órgão. Entretanto, recentemente, os requisitos informados sobre a tipagem genética de doadores expandiram-se para incluir HLA-C, HLA-DP e HLA-DQ, para que essas moléculas HLA também possam ser consideradas para fins de alocação de órgão. Embora os regimes imunossupressores atuais neutralizem grande parte do impacto da compatibilidade, vários estudos demonstraram melhor sobrevida do aloenxerto renal quando os seis alelos primários (A, B e DR) eram compatíveis entre doador e receptor – a chamada compatibilidade de seis antígenos ou zero incompatibilidade dos antígenos (Figura 25.9). Historicamente, a compatibilidade de MHC foi definida usando dois ensaios celulares: o ensaio de linfocitotoxidade e a reação linfocítica mista. Ambos os ensaios identificam epitopos MHC, mas não definem, de modo abrangente, todo o antígeno ou a disparidade genética exata de HLA envolvida. Atualmente, existem técnicas moleculares mais precisas de genotipagem que distinguem a sequência de nucleotídios do MHC de um indivíduo.

O ensaio de reação linfocítica mista é realizado por meio de incubação das células T do receptor com as células irradiadas do doador na presença de ^{3}H-timidina (o tratamento com irradiação assegura que o ensaio mensure apenas a proliferação das células T do receptor). Se as células diferirem no *locus* do MHC de classe II, as células T $CD4^+$ do receptor produzirão interleucina-2 (IL-2), que estimula a proliferação. As células proliferativas incorporam o nucleotídio marcado em seu DNA recém-produzido, que pode ser detectado e quantificado. Embora o polimorfismo de classe II possa ser detectado por esse ensaio, são necessários vários dias para se completar um ensaio. Assim, o uso de reação linfocítica mista como um ensaio de tipagem prospectivo é limitado aos doadores relacionados vivos. Os alelos MHC específicos não são identificados por esse ensaio, mas são inferidos por uma série de reações. Apesar de ter sido extremamente valioso historicamente, atualmente, esse ensaio foi suplantado em grande parte por técnicas moleculares mais modernas. O ensaio de linfocitotoxidade consiste na retirada de soro dos indivíduos com anticorpos anti-MHC de especificidade conhecida e em sua mistura com os linfócitos do indivíduo em questão. O complemento exógeno é acrescentado, bem como um corante vital que não é absorvido pelas células intactas. Se o anticorpo se ligar ao MHC, ele ativará o complemento, levando à ruptura da membrana celular, e a célula absorverá o corante vital. O exame microscópico das células pode, então, determinar se o antígeno MHC está presente nas células. Esse ensaio também foi suplantado por métodos mais modernos de detecção de anticorpo específico de MHC.

O sequenciamento de *loci* HLA de classe I e de classe II permitiu o uso de várias técnicas baseadas na genética nos testes de histocompatibilidade. Esses métodos incluem o polimorfismo no comprimento de fragmentos de restrição, hibridização de oligonucleotídio e polimorfismo amplificado específico usando a reação em cadeia de polimerase e *primers* específicos da sequência. Dentre esses métodos, a técnica de reação em cadeia de polimerase com *primers* específicos da sequência é utilizada com mais frequência para a tipagem de classe II. As técnicas sorológicas ainda são o método predominante de tipagem de classe I em virtude da complexidade do polimorfismo de sequência da classe I. É importante notar que os polimorfismos de sequência que não alteram a interface TCR-MHC, provavelmente, não afetam a sobrevida do aloenxerto. Assim, a maior precisão da tipagem molecular pode produzir mais informações do que aquelas consideradas, de fato, clinicamente relevantes.

Componentes celulares do sistema imunológico adquirido

Os principais componentes celulares do sistema imunológico, células T, células B e APCs, têm origem hematopoietica e surgem de uma célula-tronco progenitora comum. O desenvolvimento do sistema linfoide começa com células-tronco pluripotentes no fígado e na medula óssea do feto. À medida que o feto amadurece, a medula óssea torna-se o local primário de linfopoese. As células B receberam essa denominação em função do órgão linfoide primário que produz células B nos pássaros, a bolsa de Fabrício. Em humanos e na maioria dos outros mamíferos, as células B precursoras permanecem na medula óssea à medida que amadurecem e completam o seu desenvolvimento. Embora as células T precursoras também se originem na medula óssea, logo migram para o timo, o local primário de maturação das células T, em que elas se tornam "educadas" para o que é próprio (*self*) e adquirem os receptores celulares específicos e a capacidade de gerar a função efetora. Os linfócitos maduros são, então, liberados dos órgãos linfoides primários, a medula óssea e o timo, para povoar os órgãos linfoides secundários, incluindo os linfonodos, o baço e o intestino, assim como os tecidos periféricos. Cada uma dessas células tem um papel único no estabelecimento da resposta imunológica. A rede altamente coordenada é, em parte, regulada com o uso de citocinas (Tabela 25.1).

As células B e T são componentes integrantes de uma resposta altamente específica; elas devem ser preparadas para reconhecer uma gama aparentemente infinita de patógenos. Isso é realizado por meio de um método único que permite a geração aleatória de especificidade quase ilimitada do receptor, porém controla o produto final eliminando ou suprimindo aqueles que podem reagir

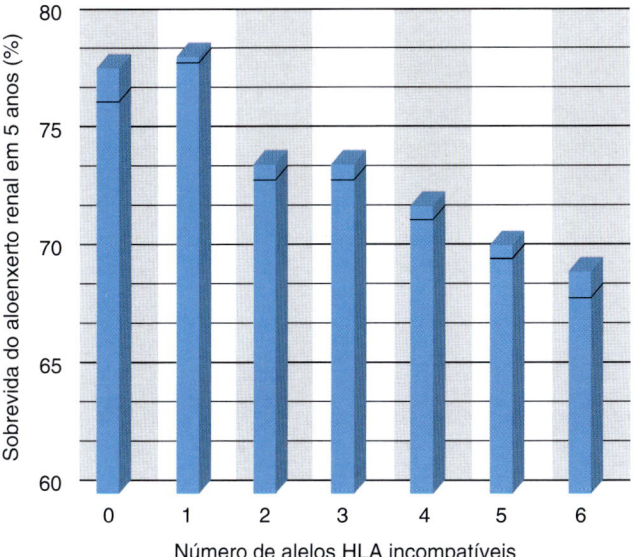

Figura 25.9 Influência da compatibilidade HLA na sobrevida do aloenxerto renal. A compatibilidade dos alelos de HLA entre doador e receptor melhora significativamente a sobrevida do aloenxerto renal. Os dados mostrados referem-se aos aloenxertos renais de doador falecido estratificados pelo número de alelos de HLA compatíveis. (Adaptada de Abbas AK, Lichtman AH, Pillai S. *Cellular and Molecular Immunology*. 9th ed. Philadelphia: Saunders-Elsevier; 2018.)

Tabela 25.1 Resumo das citocinas.

Citocina	Fonte	Principais alvos celulares e efeitos biológicos
Interleucina-1	Macrófagos, células endoteliais e algumas células epiteliais	Célula endotelial: ativação (inflamação, coagulação) Hipotálamo: febre Fígado: síntese das proteínas de fase aguda
Interleucina-2	Células T	Células T: proliferação, ↑ síntese de citocinas, sobrevivência, potencialização da apoptose mediada por Fas, promoção do desenvolvimento da célula T reguladora Células NK: proliferação, ativação Células B: proliferação, síntese do anticorpo (*in vitro*)
Interleucina-3	Células T	Células progenitoras hematopoéticas imaturas: estimulam a diferenciação em linhagem mieloide, proliferação das células da linhagem mieloide
Interleucina-4	Células CD4+ T (Th2), mastócitos	Células B: comutação do isótipo para o IgE Células T: diferenciação de Th2, proliferação Macrófagos: inibem a ativação mediada pelo IFN-γ Mastócitos: estimulam a proliferação
Interleucina-5	Células CD4+ T (Th2)	Eosinófilos: ativação, ↑ produção Células B: proliferação, produção de IgA
Interleucina-6	Macrófagos, células endoteliais, células T	Fígado: ↑ síntese das proteínas da fase aguda Células B: proliferação das células produtoras de anticorpos
Interleucina-7	Fibroblastos, células do estroma da medula óssea	Células progenitoras hematopoéticas imaturas: estimulam a diferenciação na linhagem linfoide Células T e B: importantes para a sobrevivência durante o desenvolvimento e também para a célula T de memória
Fator de necrose tumoral	Macrófagos, células T	Células endoteliais: ativação (inflamação, coagulação) Neutrófilos: ativação Hipotálamo: febre Fígado: ↑ síntese das proteínas da fase aguda Músculo, gordura: catabolismo (caquexia) Muitos tipos de células: apoptose
Interferona-γ	Células T (Th1, células CD8+ T), células NK	Macrófagos: ativação (funções microbicidas elevadas) Células B: comutação de isótipo para as subclasses de IgG, que facilitam a fixação do complemento e a opsonização Células T: diferenciação do Th1 Várias células: ↑ expressão do MHC de classe I e classe II, ↑ processamento do antígeno e apresentação para as células de T
Interferonas tipo I (IFN-α, IFN-β)	Macrófagos, IFN-α Fibroblastos, IFN-β	Todas as células: estimulam a atividade antiviral, incluindo ↑ expressão do MHC da classe I Células NK: ativação
Fator transformador de crescimento β	Células T, macrófagos e outros tipos de célula	Células T: inibem a proliferação e as funções efetoras Células B: inibem a proliferação, ↑ produção de IgA Macrófagos: inibem a ativação, estimulam os fatores angiogênicos Fibroblastos: aumento da síntese de colágeno
Linfotoxina (LT)	Células T	Organogênese linfoide Neutrófilos: aumento do recrutamento e da ativação
BAFF (CD257)	Células dendríticas foliculares, monócitos, células B	Células B: sobrevida e proliferação
APRIL (CD256)	Células T, células dendríticas foliculares, monócitos	Células B: sobrevida e proliferação
Interleucina-8	Linfócitos, monócitos	Estimulam a atividade dos granulócitos Atividade quimiotática
Interleucina-9	Linfócitos Th2 ativados	Estimulam a proliferação das células T, mastócitos
Interleucina-10	Macrófagos, células T (principalmente as células T reguladoras)	Macrófagos, células dendríticas: inibem a produção de IL-12, estimulam a expressão das moléculas coestimuladoras e MHC da classe II
Interleucina-11	Células do estroma da medula óssea	Megacariócitos: trombopoese Fígado: induz as proteínas de fase aguda Células B: estimulam a produção de anticorpos dependentes das células T
Interleucina-12	Macrófragos, células dendríticas	Células T: diferenciação de Th1 Células NK e T: síntese de IFN-γ, aumento da atividade citotóxica

(continua)

Tabela 25.1 Resumo das citocinas. (continuação)

Citocina	Fonte	Principais alvos celulares e efeitos biológicos
Interleucina-13	Células CD4+ T (Th2), células NKT, mastócitos	Células B: comutação de isótipo para IgE Células epiteliais: aumento da produção de muco Fibroblastos e macrófagos: aumento da síntese de colágeno
Interleucina-14	Células T, alguns tumores da célula B	Células B: aumentam a proliferação de células B ativadas, estimulam a produção de Ig
Interleucina-15	Macrófagos, outros	Células NK: proliferação Células T: proliferação (células CD8+ T de memória)
Interleucina-17	Células T	Células endoteliais: aumento da produção de quimiocina Macrófagos: aumento da produção quimiocina/citocinas Células epiteliais: produção de GM-CSF e G-CSF
Interleucina-18	Macrófagos	Células NK e T: síntese de IFN-γ
Interleucina-21	Th2, Th17, Tfh	Impulsionam o desenvolvimento de Th17 e Tfh Células B: ativação, proliferação, diferenciação Células NK: maturação funcional
Interleucina-22	Th17	Células epiteliais: produção de defensinas, aumento das funções de barreira Promove a sobrevivência do hepatócito
Interleucina-23	Macrófagos, células dendríticas	Células T: manutenção da células T produtoras de IL-17
Interleucina-27	Macrófagos, células dendríticas	Células T: inibem a produção das células Células T: IL-17/Th17, promovem a diferenciação de Th1 Células NK: síntese de IFN-γ
Interleucina-33	Células endoteliais, células da musculatura endotelial, queratinócitos, fibroblastos	Desenvolvimento de Th2 e produção de citocina

APRIL, ligante indutor de proliferação; *BAFF*, fator ativador de célula; *G-CSF*, fator estimulante de colônia de granulócitos; *GM-CSF*, fator estimulante de colônia de granulócitos-macrófagos; *IFN*, interferona; *MHC*, complexo principal de histocompatibilidade; *NK*, *natural killer*, *NKT*, *natural killer T*; *Tfh*, auxiliares foliculares. (Adaptada de Abbas AK, Lichtman AH, Pillai S. *Cellular and Molecular Immunology*. 9th ed. Philadelphia: Saunders Elsevier; 2018.)

contra o que é próprio (*self*) e provocar uma resposta autoimune. Há diferenças fundamentais entre as células T e B em relação ao modo de reconhecer o antígeno. As células B são estruturadas para responder ao antígeno inteiro e, em resposta, sintetizam e secretam o anticorpo que pode interagir com o antígeno em locais distantes. As células T, por outro lado, são responsáveis pela imunidade mediada por células e, se necessário, devem interagir com as células periféricas para neutralizar e eliminar antígenos estranhos. Do sangue periférico, as células T entram nos linfonodos ou baço por regiões altamente especializadas nas vênulas pós-capilares. No órgão linfoide secundário, as células T interagem com APCs específicas, em que recebem os sinais adequados que, de fato, as habilitam para a função efetora. Em seguida, elas saem do tecido linfoide pelos vasos linfáticos eferentes e, finalmente, passando pelo ducto torácico, retornam à circulação sanguínea; desta, elas podem voltar para o local da resposta imunológica, onde encontram seu antígeno específico e realizam suas funções predefinidas.

Receptor de células T

Um considerável progresso ocorreu na definição dos mecanismos de maturação da célula T e do desenvolvimento de TCR funcional. A formação do TCR é fundamental para compreender sua função.[9] Quando as células T precursoras migram do fígado e medula óssea fetais para o timo, elas ainda têm de obter TCR especializado ou moléculas acessórias. Ao chegar ao timo, as células T passam por um notável rearranjo do DNA, que codifica as várias cadeias do TCR (α, β, γ e δ; Figura 25.10). A ordem do rearranjo genético recapitula a evolução do TCR. As células T, primeiramente, tentam recombinar os genes TCR γ e δ e, então, se a recombinação não produzir um receptor formado de maneira adequada, elas recorrem aos genes TCR α e β mais diversos. A configuração γδ geralmente não tem êxito e, assim, a maioria das células T consiste em células T αβ. As células T que expressam o TCR γδ têm funções mais primitivas, incluindo o reconhecimento de proteínas de choque térmico e atividade similar à das células NK, assim como o reconhecimento do MHC, enquanto as células T αβ são geralmente mais limitadas ao reconhecimento do complexo MHC-peptídio processado.

Independentemente dos genes usados, as células individuais recombinam-se para expressar um TCR com apenas uma especificidade. Esses rearranjos ocorrem aleatoriamente, e, em tese, podem produzir 10^{15} TCR diferentes; no entanto, 10^{15} células T pesariam 500 kg e o corpo humano não poderia conter todas elas. Com base em modelos computacionais de homeostase de populações de células T, estima-se que aproximadamente 10^9 clonotipos de células T virgens (*i. e.*, células T com a mesma especificidade de TCR) estão presentes em qualquer ponto no tempo.[10] Como resultado, a frequência de células T virgens disponíveis para responder a um determinado patógeno é relativamente pequena, entre 1 em 200.000 e 1 em 500.000. Essas células T em desenvolvimento também expressam CD4 e CD8, as moléculas acessórias que fortalecem a ligação do TCR ao MHC. Essas moléculas acessórias aumentam mais o repertório de ligação da população para incluir moléculas MHC de classe I ou de classe II. Se o processo de maturação da célula T terminasse nesse estágio, haveria um grupo de células T capaz de reconhecer complexos de MHC-peptídios próprios (*self*), resultando em uma resposta

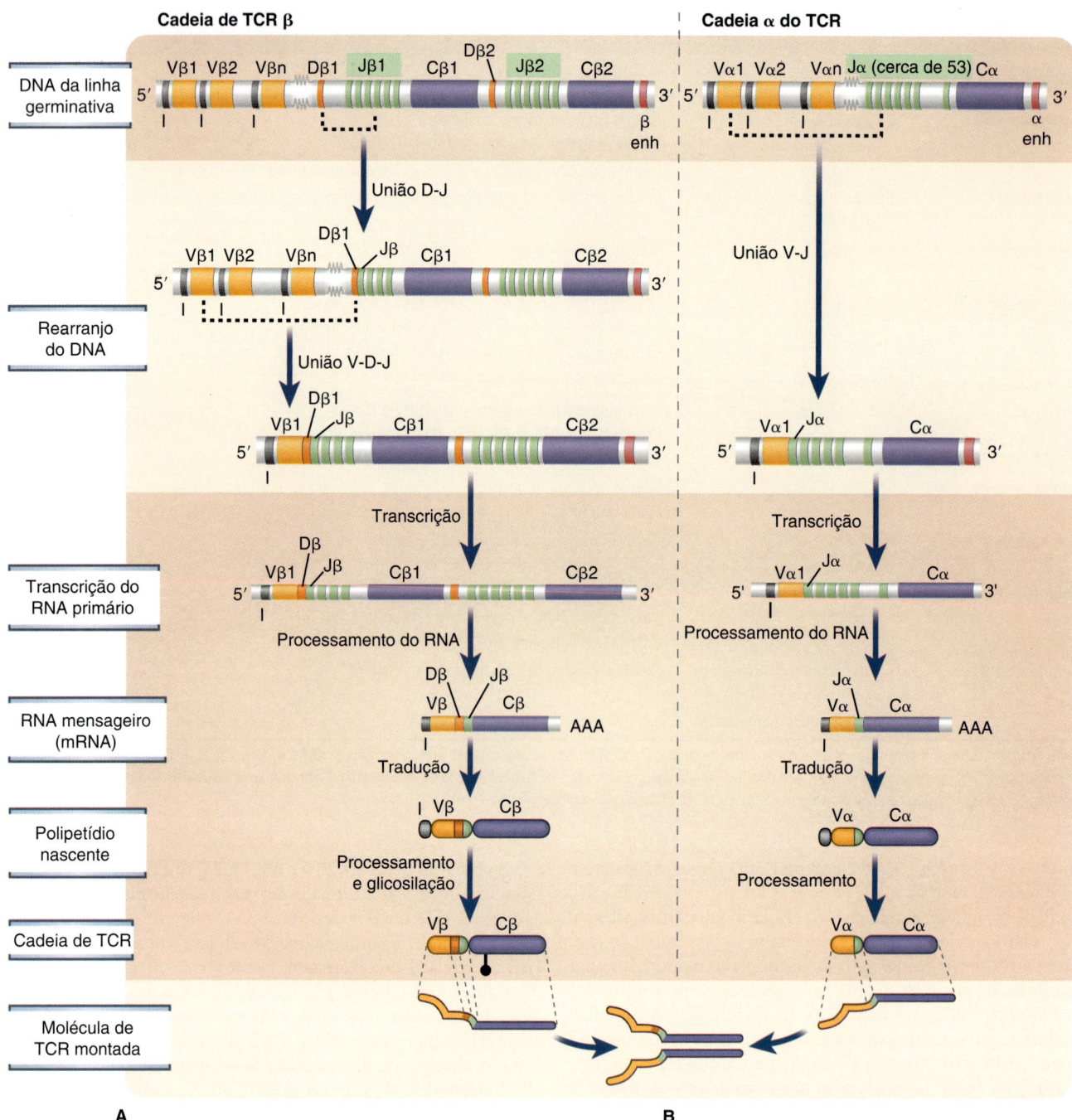

Figura 25.10 Recombinação e expressão do receptor de célula T (TCR) (*loci* α e β mostrados aqui). Existe um elaborado rearranjo genético que leva à formação de um repertório diversificado de TCRs. O DNA genômico é dividido sob a orientação de enzimas específicas ativas durante o desenvolvimento da célula T no timo. Segmentos aleatórios das regiões conhecidas como variável *(V)*, união *(J [joining])*, diversidade *(D)* e constante *(C)* são reunidos para formar um único gene responsável por uma única cadeia de TCR. Os *loci* γ e δ recombinam-se primeiro e, se bem-sucedido, um TCR γδ é formado. Se não tiver sucesso, as regiões α e β recombinam-se para formar um TCR αβ. Aproximadamente 95% das células T progridem para expressar um TCR αβ. (Adaptada de Abbas AK, Lichtman AK, Pillai S. *Cellular and Molecular Immunology*. 9th ed. Philadelphia: Saunders-Elsevier, 2018.)

autoimune global descontrolada. Para evitar a liberação de células T autorreativas, as células em desenvolvimento submetem-se a um processo após a recombinação conhecido como seleção tímica (Figura 25.11).[11] Inicialmente, as células interagem com o epitélio tímico cortical que expressa MHC, o qual produz hormônios (timopoietina e timosina), assim como citocinas (p. ex., IL-7), que são críticos para o desenvolvimento da célula T. Se a ligação não ocorrer no MHC próprio (*self*), essas células serão inúteis para o indivíduo (p. ex., elas não poderão ligar as células próprias [*self*] para avaliação de infecção) e submetem-se à autodestruição programada, que lhes permite sofrer morte por negligência mediante apoptose, um processo denominado seleção positiva. Assim, a seleção positiva assegura que as células T restrinjam-se ao MHC próprio (*self*). As células que sobrevivem à seleção positiva deslocam-se, então, para a medula do timo e, normalmente, acabam perdendo CD4 ou CD8. Se ocorrer a ligação ao MHC próprio

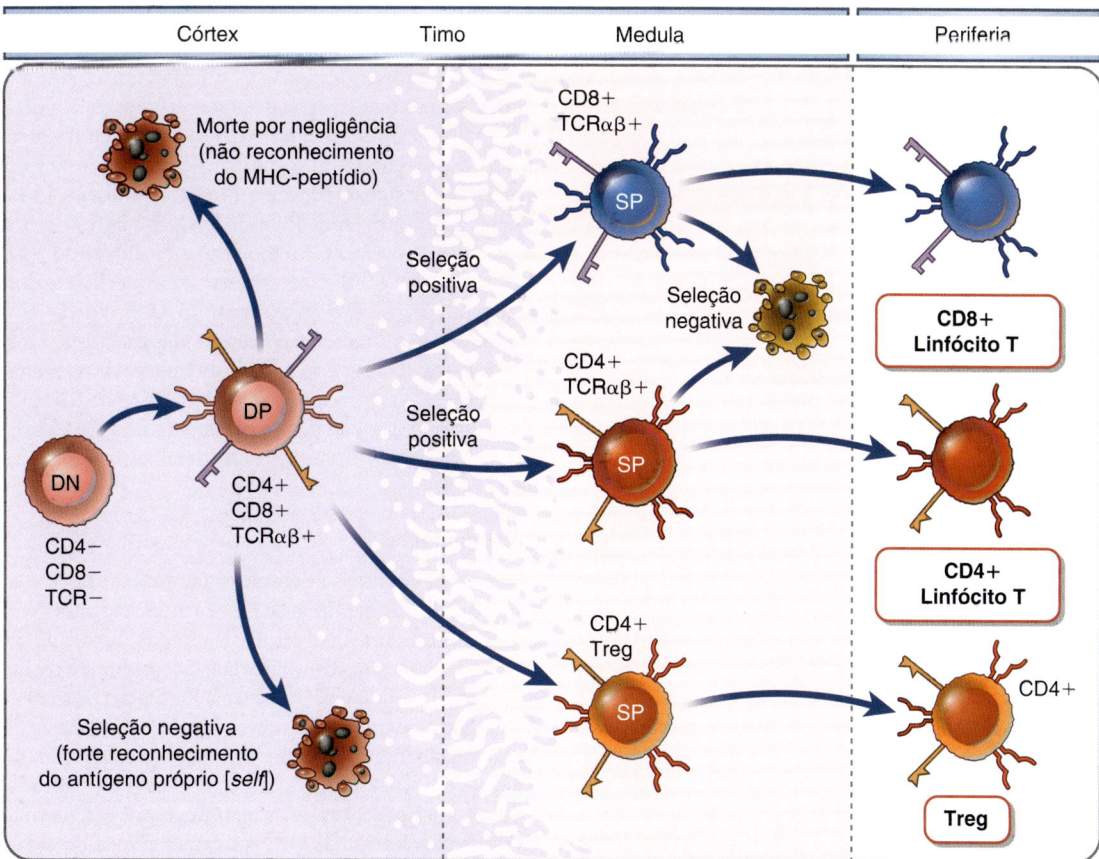

Figura 25.11 Maturação da célula T. Inicialmente, os precursores da célula T, derivados da medula óssea, chegam ao córtex tímico sem CD4, CD8 ou receptor de célula T (*TCR*) e são referidos como duplo-negativos. Os genes responsáveis pela expressão das cadeias TCR, subsequentemente, submetem-se a uma série de eventos de recombinação, resultando na expressão de um TCR γδ ou, mais comumente (> 90%), um TCR αβ na superfície da célula. As células T γδ passam por um processo de seleção distinto que é independente da restrição do complexo principal de histocompatibilidade (*MHC*). As células T αβ adquirem a expressão de CD4 e CD8, sendo então referidas como duplo-positivas. Elas prosseguem para se submeter ao processo de seleções positiva e negativa e acabam por expressar apenas CD4 ou CD8, dependendo da classe de MHC a que estão restritas. (Adaptada de Abbas AK, Lichtman AH, Pillai S. *Cellular and Molecular Immunology*. 9th ed. Philadelphia: Saunders-Elsevier; 2018.)

(*self*) na medula com uma afinidade inaceitavelmente alta, haverá um processo ativo pelo qual são liberados sinais para o processo de apoptose e tem início a morte celular programada, um processo chamado de seleção negativa. A seleção negativa contrasta com a morte por negligência, quando linfócitos maduros não são selecionados positivamente. Outro desfecho possível, porém, menos comum, de uma interação de alta afinidade com o peptídio-MHC próprio (*self*) é o desenvolvimento de um fenótipo de célula T reguladora (Treg). A precisa natureza desse limiar de afinidade continua a ser uma questão de intensa investigação e envolve a interação com células hematopoéticas que residem no timo, assim como células epiteliais da medula tímica. Essas Tregs "naturais" que não apenas derivam, mas surgem do timo, estão envolvidas na supressão das células T autorreativas periféricas, o que é discutido posteriormente.

As únicas células liberadas na periferia são aquelas capazes de se ligar ao MHC próprio (*self*) e evitar a ativação. Enquanto as células T estão restritas à ligação com complexos MHC próprio (*self*)-peptídio sem ativação, o processo de seleção não considera o MHC estranho. Assim, aleatoriamente, algumas células com afinidade adequada pelo MHC próprio (*self*) sobrevivem e têm afinidade inadequadamente elevada pelas moléculas MHC de outros indivíduos. No quadro de um transplante, essas células T do receptor são capazes de reconhecer os complexos MHC-peptídio do doador, pois há um número suficiente de "motivos" conservados compartilhados entre as moléculas do MHC do doador e MHC próprio (*self*). Entretanto, como o MHC do doador não foi apresentado durante o processo de educação tímica, a ligação do MHC do doador por uma célula T "alorreativa" leva à ativação, e segue-se a rejeição. A frequência de precursores ou o número de células T alorreativas é muito maior que 1 em 200.000 ou que em 500.000 células T disponíveis para reagir contra qualquer antígeno. Como as células T são selecionadas para se ligarem ao MHC próprio (*self*), estima-se que a frequência específica de um MHC não próprio (*nonself*) similar (*i. e.*, alorreativo) esteja entre 1 e 10% de todas as células T.[12]

Além da seleção tímica, torna-se evidente agora que existem mecanismos de modificação periférica do repertório de células T. Muitos desses mecanismos estão prontos para a remoção de células T após uma resposta imunológica e uma regulação negativa dos clones ativados. CD95, uma molécula conhecida como Fas, é um membro da superfamília do receptor do fator de necrose tumoral (TNF) e é expressa nas células T ativadas. Sob condições adequadas, a ligação dessa molécula ao seu ligante, CD178, promove a morte celular programada de uma coorte de células T ativadas. Esse método depende da ligação do TCR e do estado de ativação da célula T. Complementando esse método de deleção ao controle do repertório de TCR, há mecanismos não delecionais que tornam seletivamente anérgicos (não reativos) os clones específicos das células T. Além de sinalizar por meio do complexo TCR, as células T necessitam de sinais coestimuladores adicionais (descritos em detalhes adiante). A ligação do TCR levará à ativação da célula T somente se os sinais coestimuladores estiverem presentes, geralmente liberados pelas APCs. Na ausência de coestimulação, a célula permanece incapaz de proceder à ativação e, em algumas circunstâncias, torna-se refratária à ativação, mesmo com os sinais adequados. Portanto, a ligação do TCR, que ocorre ao que é próprio (*self*) na ausência de uma apresentação adequada do antígeno ou de inflamação ativa, resulta em interrupção da ativação e previne a autorreatividade.

Ativação da célula T

A ativação da célula T é uma série sofisticada de eventos que apenas recentemente foi descrita de forma mais completa. O TCR, ao contrário do anticorpo, reconhece o seu ligante somente no contexto do MHC. Ao exigir que as células T respondam apenas ao antígeno encontrado quando o mesmo está fisicamente incorporado às células, o sistema evita a ativação constante por moléculas solúveis.

As células T podem, então, reconhecer e destruir células que elaboram os produtos peptídicos de mutação ou causam infecção viral. Como o número de antígenos potenciais é elevado, e pela probabilidade de que os autoantígenos variem minimamente dos antígenos estranhos, a natureza da ligação TCR desenvolveu-se de modo que uma única interação com uma molécula MHC não é suficiente para provocar a ativação. De fato, a célula T precisa registrar um sinal de aproximadamente 8.000 interações TCR-ligantes com o mesmo antígeno antes de um limiar de ativação ser alcançado. Cada evento resulta na internalização do TCR. Como as células T em repouso têm baixa densidade TCR, são necessárias algumas horas para a ligação sequencial e a internalização. Os encontros transitórios não são suficientes. Este limiar é reduzido consideravelmente por sinais de coestimulação adequados (ver detalhes adiante).

Os TCRs, em sua maioria, são heterodímeros compostos por duas cadeias polipeptídicas transmembrana, α e β. O TCR αβ está associado de modo não covalente a várias outras proteínas sinalizadoras transmembrana, incluindo CD3 (composta por três cadeias separadas, γ, δ e ε) e moléculas da cadeia ζ, assim como a molécula acessória apropriada da célula T, seja CD4 ou CD8, que se associa à sua respectiva molécula MHC. Juntas, essas proteínas são conhecidas como complexo TCR. Quando o TCR se liga a uma molécula MHC, e com a configuração adequada das moléculas acessórias estabiliza-se sua ligação, é iniciado um sinal por meio de proteínas tirosinoquinases intracitoplasmáticas (Figura 25.12). Essas proteínas tirosinoquinases incluem p56 lck (na CD4 ou CD8), p59Fyn e ZAP-70, as duas últimas estão associadas a CD3. Os sinais de ligação repetitivos combinados com a coestimulação adequada finalmente ativam a fosfolipase-γ1 que, por sua vez, hidrolisa o lipídio de membrana bifosfato de fosfatidilinositol, liberando assim o inositol trifosfato e o diacilglicerol. O inositol trifosfato liga-se ao retículo endoplasmático, causando a liberação de cálcio que induz a calmodulina a se ligar e a ativar a calcineurina. A calcineurina desfosforila o fator de transcrição de citocina crítico, o fator nuclear de células T ativadas (NFAT), estimulando-o, com o fator de transcrição, fator nuclear κB (NF-κB), a iniciar a transcrição das citocinas, incluindo a IL-2 e o seu receptor. As células T em repouso expressam apenas níveis baixos de receptor IL-2 (CD25), mas, com a ativação, a expressão de IL-2R aumenta. À medida que a célula T ativada começa a produzir IL-2 secundariamente aos eventos iniciados pela ativação do TCR, a citocina começa a atuar de maneiras autócrina e parácrina, potencializando a ativação do diacilglicerol da proteinoquinase C. A proteinoquinase C é importante para a ativação de muitas etapas regulatórias de genes críticos para a divisão celular. Entretanto, esse efeito é restrito apenas às células T submetidas à ativação após encontrar o antígeno específico, levando à expressão do IL-2R. Assim, o processo limita a proliferação e a expansão apenas aos clones específicos do antígeno agressor. À medida que o estímulo do antígeno é removido, a densidade do IL-2R diminui, e o complexo TCR é reexpresso na superfície celular. Há um sistema de *feedback* negativo entre o TCR e o IL-2R, resultando em um sistema altamente eficiente e regulado, que é reativo apenas na presença do antígeno e deixa de funcionar após a remoção do antígeno. Não surpreende que muitas etapas de ativação da célula T sejam direcionadas ao desenvolvimento de agentes imunossupressores. Estes serão discutidos em detalhes em seção subsequente deste capítulo.

Coestimulação

O reconhecimento do complexo peptídio antigênico-MHC pela ligação do TCR geralmente não é suficiente para gerar, por si só, uma resposta em uma célula T virgem. Sinais adicionais pelas chamadas vias coestimulatórias são essenciais para a ativação adequada das células T.[13,14] De fato, a recepção do sinal do complexo TCR, geralmente referido como sinal 1, na ausência de coestimulação, ou sinal 2, não apenas não alcança a ativação, mas também pode levar a um estado de inação ou anergia (Figura 25.13). Uma célula T anérgica torna-se incapaz de responder, mesmo que receba os estímulos adequados.[15] Esta característica do sistema imunológico é considerada um dos principais mecanismos na tolerância de autoantígenos na periferia, crucial na prevenção da autoimunidade. Pesquisadores exploraram essa descoberta usando anticorpos ou proteínas de fusão receptoras destinadas a bloquear as interações entre as principais moléculas coestimuladoras no momento da exposição ao antígeno. A maioria das pesquisas atuais concentrou-se nas interações de duas vias coestimuladoras, a via CD28-B7 (membros da superfamília semelhante à imunoglobulina – Ig) e via CD40-CD154 (membros da superfamília do fator de necrose tumoral TNF/TNFR). Há, no entanto, muitos pareamentos adicionais nessas mesmas famílias e outros com papéis distintos na função de coestimulação (Tabela 25.2).

CD28, presente nas células T, e as moléculas B7, CD80 e CD86, nas APCs, estão entre as primeiras moléculas coestimulatórias a serem descritas. A ligação da CD28 é necessária para uma produção ótima de IL-2, e pode levar à produção de citocinas adicionais, como IL-4 e IL-8, e de quimiocinas, como a RANTES (regulada sob ativação, expressa e secretada por células T normais), além de proteger as células T da apoptose induzida pela ativação por meio da regulação de fatores antiapoptóticos, como Bcl-X_L e Bcl-2. CD28 é expressa constitutivamente na maioria das células T, enquanto a expressão de CD80 e CD86 é, em grande parte, restrita às APCs profissionais, como as células dendríticas, os monócitos e os macrófagos. A cinética da expressão CD80/CD86 é complexa, mas normalmente aumenta com a indução da resposta imunológica. Outro ligante de CD80 e CD86 é CTLA-4 (CD152). Essa molécula é regulada positivamente e é expressa na superfície de células T após a ativação, e se liga a CD80/CD86 com uma afinidade 10 a 20 vezes maior que a CD28. CTLA-4 demonstrou ter um efeito regulatório negativo sobre a ativação e a proliferação da célula T, uma observação apoiada pelo fato de que os camundongos com deficiência de CTLA-4 desenvolvem um distúrbio linfoproliferativo letal. O efeito regulatório negativo de CTLA-4 é mediado tanto pela ativação celular intrínseca das fosfatases intracelulares

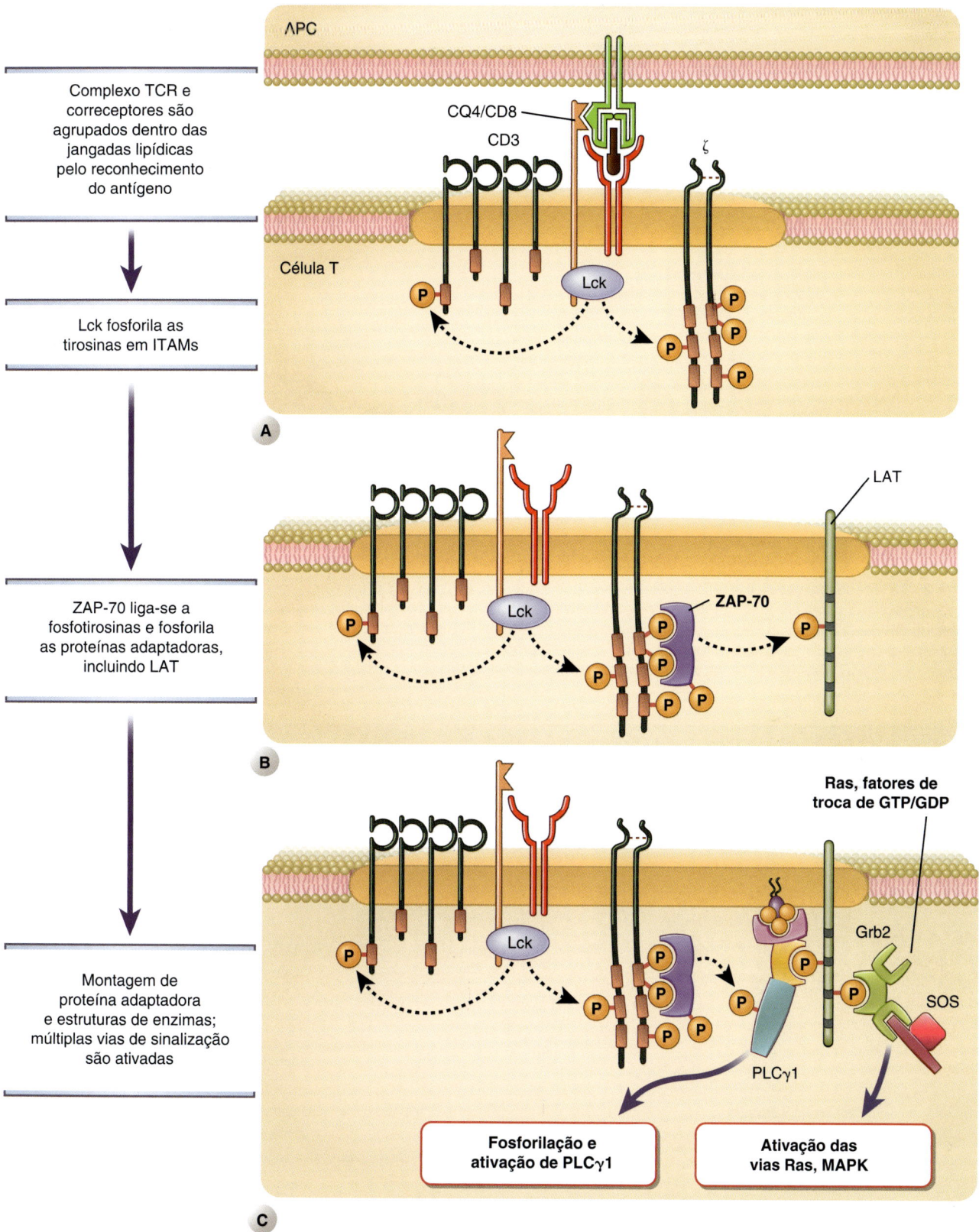

Figura 25.12 Ativação da célula T. No reconhecimento do antígeno, ocorre o agrupamento dos complexos do receptor de células T (*TCR*) e correceptores, que iniciam uma cascata de eventos de sinalização dentro da célula T. As tirosinoquinases associadas aos correceptores (p. ex., Lck) fosforilam o CD3 e a cadeia ξ (**A**). A proteinoquinase (ZAP-70) de associação com a cadeia ξ associa-se subsequentemente a essas regiões e se torna ativada. A ZAP-70 fosforila várias proteínas adaptadoras, como LAT (**B**). Essas adaptadoras tornam-se locais de ligação de outras enzimas, como PLCγ1, o que, finalmente, leva à ativação das enzimas celulares a montante (p. ex., vias Ras e MAPK) (**C**). Essas enzimas então ativam os fatores de transcrição que promovem a expressão de vários genes envolvidos na proliferação das respostas da célula T. *ITAMs*, motivos de ativação baseados em tirosina. (Adaptada de Abbas AK, Lichtman AH, Pillai S. *Cellular and Molecular Immunology*. 9th ed. Philadelphia: Saunders Elsevier; 2018.)

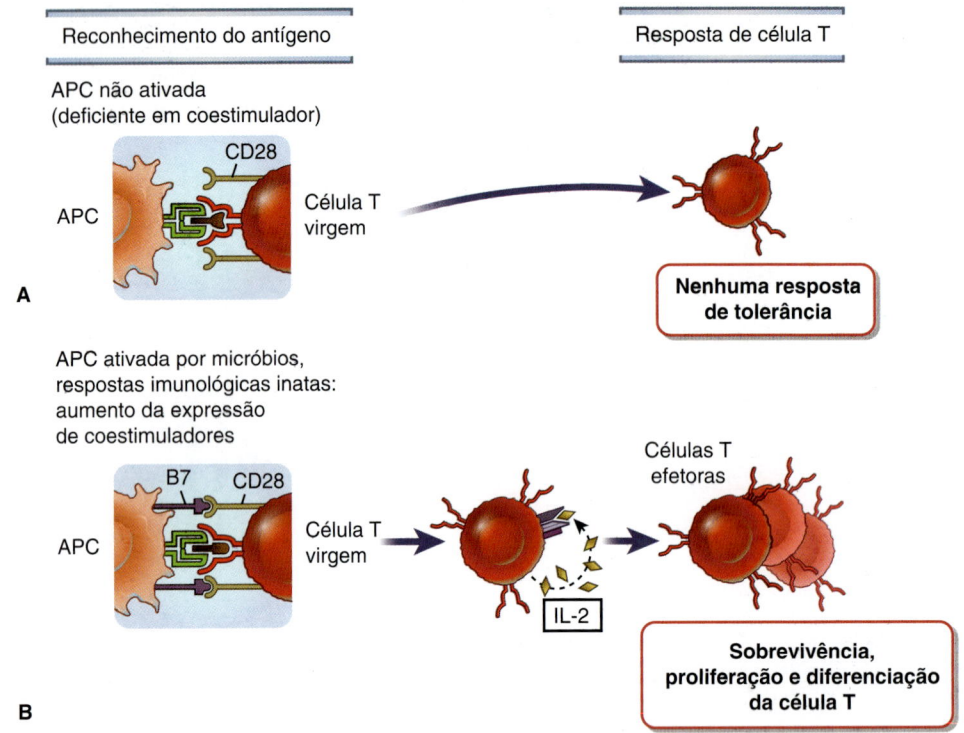

Figura 25.13 Coestimulação da célula T. As células T virgens requerem múltiplos sinais para a ativação eficiente. **A.** O sinal 1 ocorre quando o TCR reconhece sua combinação MHC-peptídio hipotética. Na ausência de qualquer sinal adicional, existe uma resposta abortada, ou anergia, um estado em que a célula não está mais disponível para a estimulação. **B.** Sinalização do TCR em conjunto com os sinais recebidos por meio das moléculas coestimuladoras (p. ex., moléculas B7), o sinal 2, promove a ativação e a função eficientes da célula T. (Adaptada de Abbas AK, Lichtman AH, Pillai S. *Cellular and Molecular Immunology.* 9th ed. Philadelphia: Saunders-Elsevier; 2018.)

Tabela 25.2 Moléculas coestimuladoras.

Receptor	Distribuição	Ligante	Distribuição	Principais efeitos e funções
CD28	Células T	CD80/CD86	APCs ativadas	Diminui o limiar de ativação da célula T, promove a sobrevivência, ↑ fatores antiapoptóticos, promove o fenótipo do Th1
CD40	Células dendríticas, Células B, macrófagos, células endoteliais	CD154	Células T, plaquetas solúveis	Induz a expressão de CD80-CD86 nas APCs
CD27	Células T, células NK, células B	CD70	Epitélio do timo, células T e B ativadas, células dendríticas maduras	Aumenta a proliferação e a sobrevivência da célula T Atua após o CD28 para sustentar a sobrevivência das células T efetoras, influencia mais as respostas secundárias que as primárias, promove a diferenciação das células B e a formação da memória
CD30	Células T e B ativadas	CD153	Células B, células T ativadas	Mantém a sobrevivência das células T preparadas e de memória, promove Th2 > Th1
CD95 (Fas)	Células T e B APCs, células do estroma	CD178 (FasL)	Células T, APCs, células do estroma	Envolvidas na homeostasia da célula T periférica via "fratricídio", pode liberar o sinal coestimulador
CD134 (OX-40)	Células T ativadas CD4+ > CD8+	CD252 (OX-40 ℓ)	Células T ativadas, células dendríticas maduras, células B ativadas	Importante para a expansão e sobrevivência da célula T CD4+ ↑ os fatores antiapoptóticos Atua depois de CD28 para sustentar a sobrevivência da célula T CD4+ Aumenta a produção de citocinas Aumenta a função da célula T CD4+ efetora e de memória Promove Th2 > Th1

(continua)

Tabela 25.2 Moléculas coestimuladoras. (*continuação*)

Receptor	Distribuição	Ligante	Distribuição	Principais efeitos e funções
CD137 (4-1BB)	Células T ativadas CD8$^+$ > CD4$^+$ Monócitos, células dendríticas foliculares, células NK	4-1BBL	Células dendríticas maduras, células B ativadas, macrófagos ativados	Sustenta, em vez de não iniciar, as respostas das células T Atua depois de CD28 para sustentar a sobrevivência da célula T Importante na imunidade antiviral Promove a função efetora de CD8$^+$ e a sobrevivência da célula CD8$^+$
CD152 (CTLA-4)	Células T ativadas	CD80/CD86	APCs ativadas	Maior afinidade por CD80-CD86 do que CD28, inibe a resposta da célula T
HVEM	Células T, monócitos, células dendríticas imaturas	CD258 (LIGHT)	Linfócitos ativados, células dendríticas imaturas, células NK	Aumenta as respostas da célula T, CD8 Promove a maturação das células dendríticas$^+$ > CD4$^+$
		CD272 (BTLA)	Células T ativadas, células B, células dendríticas	Coestimulador negativo, inibe a produção de IL-2 BTLA permanece expresso em Th1, mas não em Th2
		CD160	Células NK, células T CD8$^+$ citolíticas, células T γδ	Regulador negativo da ativação da célula T CD4$^+$ Inibe a proliferação e a produção de citocinas
CD265 (RANK)	Células dendríticas	CD254 (TRANCE)	Células T ativadas CD4$^+$ > CD8$^+$	Melhora a sobrevivência das células dendríticas, faz a regulação positiva de Bcl-xl, possivelmente, aumenta a produção de IFN-γ
CD279 (PD-1)	Células T	CD274 (PD-L1)	Células T e B, APCs, algumas células do parênquima	Inibe a ativação, a proliferação e a aquisição da função das células efetoras Th1 > Th2
		CD273 (PD-L2)	Células dendríticas, macrófagos	Inibe a ativação, a proliferação e a aquisição da função das células efetoras Th2 > Th1
CD278 (ICOS)	Células T ativadas, células T da memória	CD275 (ICOSL)	Células dendríticas, Células B, macrófagos	Promove a sobrevivência e a expansão das células T efetoras, possivelmente promove as respostas de Th2
GITR	Treg, células T CD8$^+$, células B, macrófagos	GITRL	Células B, dendríticas, endoteliais, macrófagos	Marcador para Trega, permite a proliferação de Tregs Promove a proliferação da célula T e a produção de citocinas Regulador negativo da função de NK

APC, célula apresentadora de antígeno; *BTLA*, associado aos linfócitos B e T; *CTLA*, associado ao linfócito T citotóxico; *GITR*, receptor do fator de necrose tumoral induzido por glicocorticoide; *GITRL*, ligante do receptor do fator de necrose tumoral induzido por glicocorticoide; *HVEM*, mediator da entrada do herpes-vírus; *ICOS*, coestimulador indutível; *ICOSL*, ligante do coestimulator indutível; *NK*, *natural killer*; *PD*, morte programada; *RANK*, ativador do receptor de NF-κB; *Treg*, célula T reguladora.

como pelo mecanismo celular extrínseco em que a ligação de CTLA-4 realmente remove CD80/CD86 da superfície da APC, limitando assim a disponibilidade de ligantes para a coestimulação por CD28. O potencial terapêutico de bloqueio da coestimulação tornou-se aparente primeiramente com o desenvolvimento de CTLA-4-Ig, uma proteína de fusão projetada, composta por uma porção extracelular da molécula CTLA-4 e uma porção da molécula Ig humana. Esse composto liga CD80 e CD86, além de impedir a coestimulação via CD28. Vários estudos clínicos sobre autoimunidade mostraram a eficácia da CTLA4-Ig (abatacepte). Mais recentemente, uma versão de segunda geração, com maior afinidade, belatacepte, foi testada com sucesso como um substituto dos inibidores de calcineurina e aprovada em 2011 para receptores de transplantes renais.[16,17]

A via CD40/CD154 (CD40L) está intimamente relacionada com a via CD28/B7. Surgiram evidências sobre o papel crucial da via CD40/CD154 na resposta imunológica após a observação de que a síndrome hiper-IgM resulta de um defeito mutacional na codificação do gene de CD154. Além dos defeitos na geração de respostas de anticorpos dependentes da célula T, os pacientes com a síndrome hiper-IgM também apresentam defeitos nas respostas imunológicas mediadas pelas células T. CD40 é uma molécula de superfície celular expressa no endotélio, nas células B, nas células dendríticas e outras APCs. Seu ligante, CD154, é encontrado principalmente nas células T ativadas. A regulação positiva de CD154 após sinalização do TCR permite o envio dos sinais para a APC via CD40; em especial, é um sinal crítico para a ativação e a proliferação da célula B. A ligação a CD40 é necessária para que as APCs estimulem a resposta citotóxica da célula T. Isso leva à liberação de citocinas de ativação, particularmente IL-12, e à regulação positiva das moléculas B7. Também inicia as funções inatas das APCs, incluindo a síntese de óxido nítrico e a fagocitose. Curiosamente, a CD154 também é liberada na forma solúvel pelas plaquetas ativadas. Assim, os locais de trauma que atraem as plaquetas ativadas recrutam concomitantemente o ligante necessário para ativar as APCs teciduais, fornecendo uma ligação entre a imunidade inata e a adquirida. As preparações do anticorpo contra CD154 mostraram-se bastante promissoras nos modelos experimentais, mas os estudos clínicos iniciais foram interrompidos devido à preocupação com complicações trombóticas inesperadas. Ainda há esperança de que os anticorpos anti-CD154 que ligam distintos epitopos, anticorpos com domínio Fc silencioso sem capacidade de ligação cruzada ou anticorpos direcionados contra CD40 possam contornar esse problema (ver seção sobre Imunossupressão).

Desde as primeiras pesquisas, múltiplos pareamentos de moléculas foram caracterizados, bem como foi demonstrado que há atividade coestimuladora. A soma desses sinais coestimuladores positivos e negativos molda o caráter e a magnitude da resposta da célula T.[18] CD278 (coestimulador induzível, ou ICOS) é uma superfamília CD28 expressa nas células T ativadas, e seu ligante, CD275 (ICOSL ou B7-H2), é expresso nas APCs. Ao contrário de CD28, ICOS não está presente nas células T virgens. Contudo, em vez disso, a expressão é regulada positivamente após a ativação das células T e persiste nas células T de memória. ICOS pode atuar para promover a ativação das células T efetoras, mas, em especial, tem um papel crítico na função das células T auxiliares foliculares (Tfh), um subgrupo de células T CD4+ especializadas envolvidas na reação do centro germinativo e na geração de mudança de classe de anticorpo. Outro membro da superfamília CD28, PD-1 (morte programada) (CD279) e seus ligantes PD-L1 (CD274) e PD-L2 (CD273), ambos membros da família B7, demonstraram envolvimento na regulação negativa da imunidade celular. Mais recentemente, moléculas coinibidoras PD-1 H (também conhecidas como VISTA – supressor de ativação de células T contendo Ig de domínio V) e linfócitos B e T associados (BTLA) juntaram-se a essa lista. Vários membros da superfamília TNF/TNFR mostraram ter papéis importantes na coestimulação das células T, incluindo CD134/CD252 (OX40/OX40L), CD137/CD137L (4-1BB/4-1BBL), CD27/CD70, CD95/CD178 (Fas/FasL), CD30/CD153, ativador do receptor das citocinas de ativação induzida relacionadas a NF-κB/TNF (RANK/TRANCE) e outros. Além disso, membros da família CD2 atuam em papéis coestimuladores (i. e., CD2) e coinibidores (i. e., 2B4) durante a execução da resposta aloimune. Finalmente, a família semelhante à mucina de células T-Ig demonstrou ter papéis coinibidores importantes durante a aloimunidade, tanto em células efetoras como em Tregs.

Além das inúmeras moléculas coestimuladoras, muitas outras moléculas de adesão expressas na superfície celular (molécula de adesão intercelular, selectinas, integrinas) controlam o movimento das células imunológicas pelo corpo, regulam seu trânsito para áreas específicas de inflamação e fortalecem de maneira inespecífica a interação da ligação TCR-MHC. Elas diferem das moléculas de coestimulação, pois aumentam a interação da célula T com outros tipos celulares e antígenos sem influenciar diretamente a qualidade da resposta do TCR. Existem duas famílias principais: as selectinas e as integrinas. A família selectina de moléculas de adesão é responsável pela "rolagem", a fixação inicial dos leucócitos às células endoteliais vasculares nos locais de lesão tecidual e inflamação antes de sua firme adesão (mediada pela ligação da integrina). A família selectina de proteínas é composta por três moléculas estreitamente relacionadas, cada qual com uma expressão diferencial nas células imunológicas: a L-selectina é expressa nos leucócitos, a P-selectina é expressa nas plaquetas e a E-selectina é expressa no endotélio. Estruturalmente, todas as selectinas compartilham um domínio de lectina aminoterminal que interage com um ligante de carboidrato, um domínio semelhante ao fator de crescimento epidérmico e de duas a nove unidades curtas de repetição que compartilha a homologia com as sequências encontradas em algumas proteínas de ligação de complemento. Em contraste com a maioria das moléculas de adesão que também têm alguma sinalização ou funcionalidade coestimuladora, as selectinas atuam unicamente para facilitar a ligação do leucócito ao endotélio vascular. Essa ligação frouxa mediada pela selectina é convertida em forte adesão após a ativação das integrinas leucocíticas. As integrinas são receptores transmembrana que servem como pontes de célula-célula, assim como nas interações de célula-matriz extracelular. Muitas são expressas constitutivamente nas células do sistema imunológico (i. e., antígeno associado à função leucocitária 1), mas, ao detectar a citocina inflamatória ou os sinais de quimiocinas, como IL-8, são induzidas a mudar de conformação, que resulta em interação de maior avidez com os ligantes da integrina, e, consequentemente, em extravasamento de leucócitos no tecido inflamado. Tanto as selectinas como as integrinas são alvos terapêuticos potenciais para inibir o acesso de células T reativas do doador dentro do aloenxerto e enfraquecer as interações pró-imunes.

Funções efetoras da célula T

Durante a "educação" tímica (seleção), a maioria das células T expressa, inicialmente, ambas as moléculas CD4 e CD8, mas as células T, subsequentemente, se tornam CD4+ ou CD8+, dependendo da classe de MHC à qual elas são restritas. Desse modo, essas moléculas acessórias administram qual o tipo de MHC e, por extensão, os tipos de células T com as quais interagir e avaliar. Como praticamente há uma expressão universal de MHC de classe I, todos os tipos de células são estudados. Essas moléculas de classe I exibem os peptídios que são gerados dentro da célula (p. ex., peptídios dos processos celulares normais ou de replicação viral interna). As células T responsáveis por inspecionar todas as células expressam a molécula acessória CD8, que, por sua vez, liga-se à classe I e estabiliza, especificamente, a interação TCR com um antígeno apresentado à classe I. Assim, as células T CD8+ avaliam a maioria dos tipos de células e atuam como mediadoras da destruição das células alteradas. De maneira adequada, elas foram denominadas células T citotóxicas.

As APCs são o tipo celular predominante a expressar as moléculas de MHC de classe II além da de classe I. As moléculas de classe II exibem peptídios que foram amostrados de espaços extracelulares circundantes por meio de fagocitose e, portanto, geralmente são representativos da apresentação de um antígeno recém-adquirido. As células que iniciam uma resposta imunológica precisam ter acesso a esse antígeno recém-processado. A CD4 liga-se ao MHC de classe II e estabiliza a interação do TCR com complexo peptídio-classe II. Assim, sob condições fisiológicas, as células T CD4+ são primeiramente alertadas sobre uma invasão do corpo por APCs derivadas hematopoieticamente e que apresentam seu antígeno recém-adquirido na forma de peptídio processado em uma molécula de classe II. Como consequência de sua restrição ao MHC, essas subpopulações de células T têm várias funções diferentes. As células T CD4+ contribuem normalmente para uma resposta em um papel de auxiliar ou regulador, enquanto as células T CD8+ têm probabilidade muito maior de participar da eliminação celular por meio das funções citotóxicas.

Após a ativação, as células T CD4+, inicialmente, têm papel crítico na expansão da resposta imunológica. Depois de encontrar uma APC que expressa o pareamento peptídio antigênico-MHC II específico, a célula T CD4+ pode, então, sinalizar de volta para a APC para promover fatores que permitem a ativação da célula T CD8+. Esse processo é realizado pela expressão de moléculas coestimuladoras específicas e a liberação de certas citocinas. Essa permissão para que as células T CD8+ tenham funções citotóxicas é uma etapa importante da resposta imunológica. Isso descreve, em parte, como as células T CD4+ se transformam em células auxiliares. Mais recentemente, ocorreram outras elucidações sobre sua diferenciação celular em subgrupos Th específicos bem-definidos, incluindo células Th1, Th2, Th17 e Tfh, que, em grande, parte são definidas com base nos fatores de transcrição distintos que elas expressam e nas citocinas que elas elaboram (Figura 25.14). A principal citocina a impulsionar a diferenciação das células Th1 é a IL-2, enquanto as células Th1 maduras medeiam a função efetora mediante a liberação de IFN-γ e TNF. O papel predominante do IFN-γ é aumentar a função e a atividade do macrófago, assim como promover a imunidade mediada por células. Os macrófagos ativados procedem, então, para fagocitar e eliminar os micróbios invasores e, ao mesmo tempo, o sistema imunológico adquirido é direcionado para produzir anticorpos que promovem opsonização, melhorando assim o processo geral. Em contraste, a diferenciação das células Th2 é impulsionada pela presença de IL-4 e resulta na liberação de IL-4, IL-5, IL-10 e IL-13, que acabam por inibir a ativação de macrófagos e promover a produção de IgE e a ativação dos eosinófilos. As células Th17 são um subgrupo de CD4+ inflamatórias com importante papel na resposta imunológica protetora contra patógenos fúngicos e bactérias extracelulares. As células Th17 são geradas na presença de fator de crescimento transformador β (TGF-β) e IL-6 e são potentes secretores das citocinas inflamatórias IL-17 e IL-23. Curiosamente, além de seu papel na imunidade protetora, as células Th17 estão associadas a várias doenças autoimunes, incluindo esclerose múltipla, artrite reumatoide e psoríase, e várias terapias imunomodulatórias estão sendo desenvolvidas para afetar sua atividade nesses pacientes. Finalmente, as células Tfh são ICOS+ PD-1+ que se abrigam em centros germinativos linfoides devido à sua expressão do receptor de quimiocina CXCR5, em que auxiliam na geração de respostas de IgG de alta afinidade e mudança de classe. As células Tfh proporcionam esse auxílio na forma de expressão de CD154 e de secreção de IL-21.

Uma importante característica dessas células Th CD4+ é a capacidade de um subgrupo regular a atividade do outro. Por exemplo, a IL-10 produzida pelas células Th2 e Tregs regula negativamente a transcrição do mRNA do IFN-γ. Assim, as primeiras etapas da diferenciação dependem, em grande parte, do meio imunológico circundante, que acaba por influenciar o caráter da resposta imunológica. Além disso, estudos mais recentes de mapas dos destinos das células revelaram um alto grau de plasticidade entre os subgrupos Th, demonstrando que as células de um subgrupo Th sob certas condições podem transdiferenciar-se em outro subgrupo Th.

Outro subgrupo de células T CD4+ descrito como tendo um papel crítico na capacidade do sistema imunológico para moderar sua resposta é a população de células Treg. As células Treg suprimem a resposta imunológica seja por contato direto célula-célula com as células efetoras ou indiretamente, mediante interação com as APCs. Essas células não apenas têm a capacidade de suprimir as citocinas,

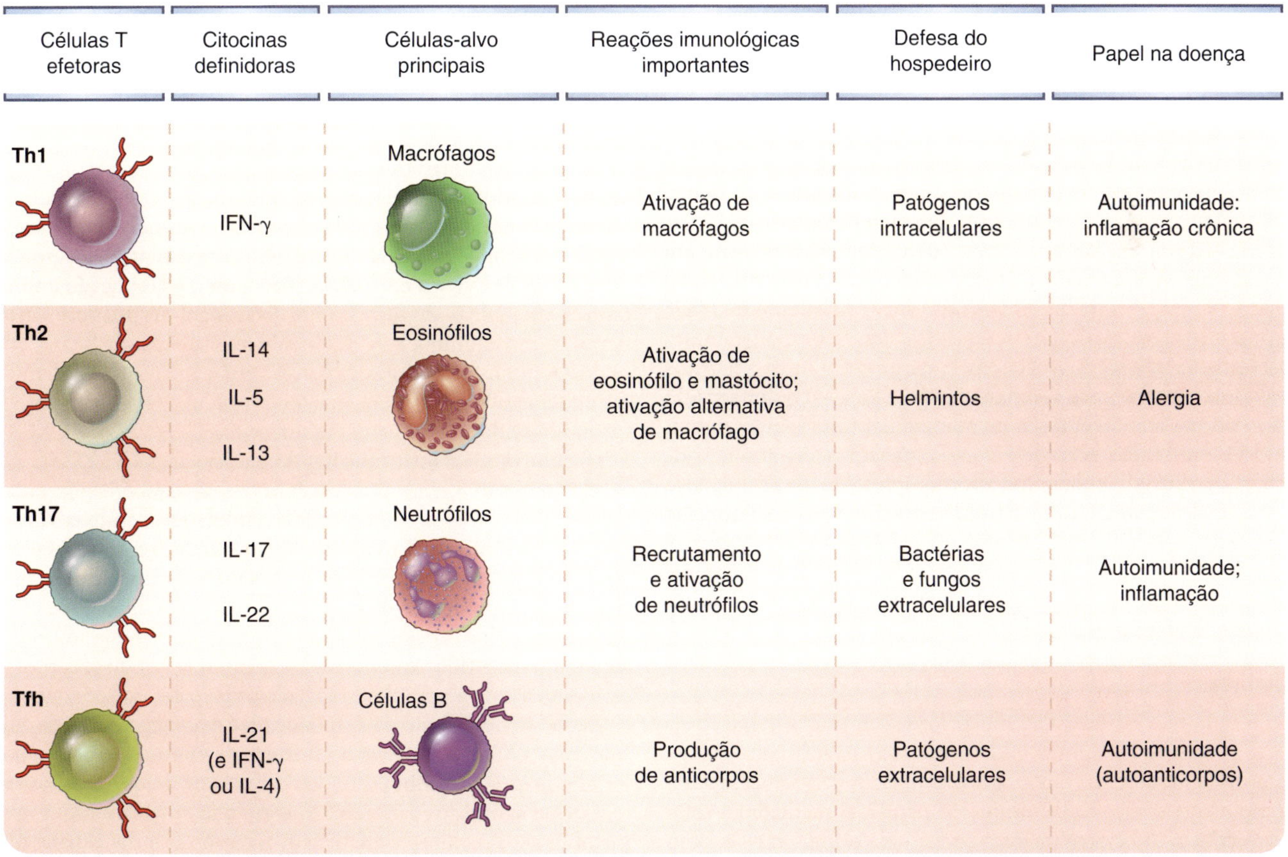

Células T efetoras	Citocinas definidoras	Células-alvo principais	Reações imunológicas importantes	Defesa do hospedeiro	Papel na doença
Th1	IFN-γ	Macrófagos	Ativação de macrófagos	Patógenos intracelulares	Autoimunidade: inflamação crônica
Th2	IL-14, IL-5, IL-13	Eosinófilos	Ativação de eosinófilo e mastócito; ativação alternativa de macrófago	Helmintos	Alergia
Th17	IL-17, IL-22	Neutrófilos	Recrutamento e ativação de neutrófilos	Bactérias e fungos extracelulares	Autoimunidade; inflamação
Tfh	IL-21 (e IFN-γ ou IL-4)	Células B	Produção de anticorpos	Patógenos extracelulares	Autoimunidade (autoanticorpos)

Figura 25.14 Subgrupos de células T auxiliares. As células CD4+ T virgens podem diferenciar-se em linhagens distintas de células efetoras em resposta a antígenos, sinais coinibidores e citocinas. As células Th1 produzem interferona-γ (IFN-γ), que ativa os macrófagos para matar os micróbios intracelulares. As células Th2 produzem citocinas (p. ex., interleucina-4 [IL-4], IL-5 e outras), que estimulam a produção de imunoglobulina E e ativam os eosinófilos em resposta à infecção parasitária. As células Th17 secretam IL-17 e IL22; elas têm papel importante nas respostas aos fungos e contribuem para várias doenças inflamatórias autoimunes. As células Tfh produzem IL-21 e auxiliam as células B na produção de anticorpos. (Adaptada de Abbas AK, Lichtman AH, Pillai S. *Cellular and Molecular Immunology.* 9th ed. Philadelphia: Saunders-Elsevier; 2018.)

as moléculas de adesão e os sinais coestimuladores, mas também são capazes de concentrar essa resposta pela expressão de integrinas, que permitem às Tregs residir no local de envolvimento imunológico. A população de Treg estudada de maneira mais extensa é a de células T CD4+ que expressam CD25 (a cadeia α de alta afinidade do receptor IL-2).[19] Essas células T CD4+ CD25+ expressam o fator de transcrição Foxp3, uma proteína que demonstrou ser necessária como suficiente para a diferenciação entre células T CD4+ e Tregs. De fato, tanto camundongos quanto humanos sem a molécula Foxp3 funcional desenvolvem autoimunidade sistêmica grave. Assim, as células T CD4+CD25+ Foxp3 têm sido alvos de várias tentativas de alterar a função imunológica e estão sendo testadas em ensaios clínicos de imunoterapia celular para controlar a rejeição do enxerto após o transplante e para atenuar a autoimunidade. As Tregs Foxp3+ desenvolvem-se durante o desenvolvimento tímico das células T após o reconhecimento do autoantígeno no timo (com força de sinal insuficiente para induzir a seleção negativa). Essas chamadas Tregs naturais (também denominadas Tregs tímicas) expressam um repertório de TCR distinto daquele das células T convencionais, e são importantes para a manutenção da homeostase imunológica e para prevenir a autoimunidade. No entanto, as Tregs Foxp3 também podem se desenvolver extratimicamente no decorrer de uma resposta imunológica, e estudos demonstraram que essas células são induzidas por estimulação com antígeno em baixa dose ou sob condições de coestimulação de CD154 limitada. Essas chamadas células Tregs induzidas (também denominadas Tregs periféricas) são altamente específicas para o antígeno que as induziu e, portanto, podem ser supressoras mais potentes da autoimunidade e da rejeição de transplante quando usadas em imunoterapia celular.

Ao contrário das células T CD4+, as células T CD8+ atuam principalmente na eliminação de células infectadas ou defeituosas. Como mencionado anteriormente, a permissão ocorre mediante interações com a APC, e a morte subsequente das células ocorre por meio de um mecanismo secretor dependente de cálcio, ou um mecanismo independente de cálcio que requer o contato celular direto. No mecanismo dependente de cálcio, o aumento do cálcio intracelular após a ativação desencadeia a exocitose de grânulos citolíticos. Esses grânulos contêm uma proteína lítica, chamada perforina e serina proteases chamadas granzimas. A polimerização da perforina cria defeitos na membrana das células-alvo, permitindo a lise celular pela atividade da granzima. Na ausência de cálcio, as células T podem induzir a apoptose de uma célula-alvo por meio de um mecanismo dependente de Fas. Isso ocorre quando CD95 de superfície (Fas) é ligado por seu ligante CD178 (FasL). As células T citotóxicas regulam positivamente CD178 durante a ativação. Isso, por sua vez, liga CD95 nas células-alvo e provoca a morte celular programada.

Citocinas

Os receptores de superfície celular fornecem uma interface pela qual as células adjacentes podem transferir sinais vitais para a resposta imunológica. Embora esse contato célula-célula seja um componente crítico da comunicação celular, os mediadores solúveis também são extensamente usados para realizar tarefas similares. Esses polipeptídios, denominados citocinas, são essenciais para o desenvolvimento e a função dos processos imunológicos inatos e adquiridos. A ação das citocinas, também conhecidas como interleucinas (Tabela 25.1), pode ser autócrina (sobre a mesma célula) ou parácrina (sobre células adjacentes), mas geralmente não é endócrina. As citocinas são liberadas por inúmeros tipos celulares e podem funcionar para ativar, suprimir ou até multiplicar a resposta das células adjacentes. A citocina prototípica da ativação da célula T é a IL-2. Depois que uma determinada célula T encontra seu antígeno específico na situação de uma coestimulação apropriada, em seguida ela irá produzir e liberar IL-2, assim como outras citocinas que influenciarão qualquer célula adjacente. Como mencionado anteriormente, os subgrupos de células Th são diferenciados com base no padrão de expressão da citocina. As células Th1, mediadoras das respostas citotóxicas, como a hipersensibilidade de tipo retardado, expressam IL-2, IL-12, IL-15 e IFN-γ. As células Th2 dão suporte ao desenvolvimento das respostas humorais ou eosinofílicas e, consequentemente, expressam IL-4, IL-5, IL-10 e IL-13. As células Th17, um subgrupo descrito mais recentemente, distinguem-se por sua produção de IL-17, IL-21 e IL-22.

Atualmente, os receptores de citocina são conhecidos por atuarem por meio das proteínas de transdução do sinal da Janus quinase (JAK). Eles transmitem os sinais para os transdutores de sinais e para os ativadores da transcrição (STAT), proteínas de ligação do DNA que se deslocam para o núcleo para influenciar a transcrição genética. Como na maioria das respostas imunológicas, essa via é fortemente regulada. Por exemplo, os supressores das proteínas sinalizadoras de citocina atuam em um circuito de *feedback* negativo para inibir a fosforilação STAT mediante ligação e inibição de JAKs ou competindo com as STATs pelos locais de ligação da fosfotirosina nos receptores de citocina. Há evidências emergentes em relação ao envolvimento dos supressores das proteínas sinalizadoras de citocina na doença humana, o que aumenta a possibilidade de que as estratégias terapêuticas baseadas na manipulação dos supressores da atividade de sinalização da citocina possam ter um benefício clínico.

Um subgrupo de citocinas, em especial, é denominado quimiocinas por sua capacidade de influenciar o movimento de leucócitos e de regular sua migração para e de órgãos linfoides secundários, sangue e tecido. As quimiocinas, ou quimiocinas citocinas quimiotáticas, são um grupo único de citocinas estruturalmente homólogas, com polipeptídios de 8 a 10 kDa com um número variável de resíduos de cisteína em localizações conservadas que são importantes para moldar seu formato tridimensional. As duas principais famílias são as quimiocinas CC (também chamadas de β), em que os dois resíduos definidores de cisteína estão adjacentes, e a família quimiocina CXC (ou α), na qual esses resíduos são separados por um aminoácido. Há numerosas quimiocinas CC (1 a 28) e CXC (1 a 16) com vários alvos e funções. As quimiocinas CC e CXC são produzidas não apenas por leucócitos, mas também por vários outros tipos celulares, como as células endoteliais e epiteliais assim como os fibroblastos. Em muitas circunstâncias, esses tipos celulares são estimulados a produzir e a liberar as quimiocinas após o reconhecimento de micróbios ou de outros sinais de lesão tecidual detectados pelos vários receptores celulares do sistema imunológico inato discutidos anteriormente. Embora existam exceções, o recrutamento de neutrófilos é mediado principalmente por quimiocinas CXC, o recrutamento de monócitos é mais dependente de quimiocinas CC, e o *homing* de linfócito é modulado tanto por quimiocinas CXC como CC. Os receptores de quimiocina são receptores acoplados à proteína G contendo sete domínios transmembrana. Esses receptores iniciam as respostas intracelulares que estimulam as alterações citoesqueléticas e a polimerização de filamentos de actina e de miosina, resultando em maior motilidade celular. Esses sinais também podem alterar a conformação das integrinas de superfície celular, aumentando sua afinidade por seus ligantes, afetando assim a migração, a rolagem e a diapedese. Desse modo, as quimiocinas atuam em conjunto com as moléculas de adesão, como as integrinas e as selectinas e seus ligantes para regular a migração de leucócitos para dentro dos tecidos. Distintas combinações de receptores de quimiocina são expressas em vários tipos de leucócitos, resultando em padrões diferenciais de migrações desses leucócitos. As quimiocinas ou os seus receptores são explorados pelos vírus, como o vírus da imunodeficiência humana (HIV) (CCR5 e CXCR4 expressos nas células T CD4 são usados como correceptores de entradas), ou usados como alvos terapêuticos, como CCR7 (FTY720 ou fingolimode, um modulador de S1 PR1, promove o sequestro de células T no linfonodo por meio de um mecanismo dependente de CCR7; ver adiante). Além das citocinas, há muitas outras pequenas moléculas mediadoras solúveis que são liberadas durante uma resposta imunológica ou com outros tipos de inflamação. Isso age para aumentar o fluxo sanguíneo para a área e melhora a exposição da área aos linfócitos e ao sistema imunológico inato.

Células B e a produção de anticorpos

O órgão linfoide primário responsável pela diferenciação da célula B é a medula óssea. De modo semelhante a todas as outras células do sistema imunológico, as células B são derivadas de células-tronco da medula óssea pluripotente. A IL-7, produzida pelas células estromais da medula óssea, é um fator de crescimento das células pré-B. IL-4, IL-5 e IL-6 são citocinas que estimulam a maturação e a proliferação de células B maduras preparadas. A principal função das células B é produzir anticorpos contra antígenos estranhos (*i. e.*, a resposta imune humoral), além de estarem envolvidas na apresentação do antígeno. O desenvolvimento da célula B ocorre em diversos estágios, e cada estágio representa uma alteração no conteúdo genômico nos *loci* do anticorpo. Durante o processo de diferenciação, há uma série elegante de rearranjos nucleotídicos que resultam em uma gama quase ilimitada de especificidades, permitindo um repertório de reconhecimento diverso.

Assim como a célula T e seu receptor, cada célula B tem um receptor exclusivo ligado à membrana pelo qual ela reconhece o antígeno específico. No caso da célula B, essa molécula Ig também pode ser produzida em uma forma secretada capaz de interagir com o ambiente extracelular longe da sua origem celular. Cada célula B madura produz anticorpo de uma única especificidade.

Cada anticorpo é composto por duas cadeias pesadas e duas cadeias leves. Cinco *loci* diferentes de cadeia pesada (μ, γ, α, ε e δ) são encontrados no cromossomo 14 e dois *loci* de cadeia leve (κ e λ) estão localizados no cromossomo 2. Cada cadeia é composta por regiões V, D e/ou J, e C, que são unidas aleatoriamente pelo complexo RAG-1 e RAG-2 para formar um receptor de antígeno funcional. A Ig tem uma estrutura básica de quatro cadeias, duas das quais são cadeias pesadas idênticas e duas que são cadeias leves idênticas (Figura 25.15). Tanto a cadeia pesada como a leve têm uma região constante, assim como uma região variável de ligação ao antígeno. O local ligado por antígeno é composto por regiões variáveis de cadeias pesada e leve. A capacidade do anticorpo em neutralizar os micróbios é inteiramente uma função dessa região de ligação ao antígeno.

Em humanos, há nove subclasses diferentes de Ig ou isótipos: IgM, IgD, IgG1, IgG2, IgG3, IgG4, IgA1, IgA2 e IgE. O uso da cadeia pesada define o subtipo de qualquer anticorpo. Embora as regiões variáveis estejam envolvidas na ligação ao antígeno, as regiões constantes também possuem funcionalidade. A região do fragmento cristalizável, ou região Fc, está na porção da cauda, composta por duas regiões constantes de cadeia pesada. Ela interage com os receptores Fc nas células fagocíticas do sistema imunológico inato para facilitar a opsonização e a subsequente destruição do antígeno ao qual o anticorpo é ligado, assim como para facilitar o processamento de peptídio antigênico. A porção Fc de IgM e algumas classes de IgG também servem para ativar o complemento. Distintas funções efetoras imunológicas são atribuídas a cada isótipo. Os anticorpos IgM e IgG têm papel fundamental na resposta imunológica intravascular ou endógena. A IgA é especialmente responsável pela imunidade da mucosa e, em grande parte, está confinada nos sistemas digestório e respiratório. As células B em repouso que ainda não foram expostas ao antígeno expressam IgD e IgM em suas superfícies. Após a interação com o antígeno, o primeiro isótipo produzido é a IgM, que é bastante eficiente na ligação do complemento para facilitar a fagocitose ou a lise celular. A ativação ou a diferenciação posterior da célula B ocorrem após as interações com as células Tfh CD4$^+$. As células B sofrem comutação do isótipo, que resulta em diminuição do título de IgM, com elevação concomitante do título de IgG. Ao contrário do TCR, os *loci* IG alteram-se continuamente após estimulação da célula B para melhorar a afinidade e a funcionalidade do anticorpo secretado. Uma célula B preparada pode ainda sofrer mutação nas regiões variáveis que levam à maior afinidade do anticorpo, denominada hipermutação somática. Essas células B são mantidas para proporcionar a capacidade de gerar uma resposta mais forte, se o antígeno for reencontrado (Figura 25.16).

A ativação da célula B ocorre quando o antígeno é ligado por dois anticorpos de superfície (ou uma forma multimérica de anticorpo), e os anticorpos são reunidos na superfície celular em um processo conhecido como ligação cruzada. Esse evento estimula a ativação, a proliferação e a diferenciação em vários subgrupos de célula B e em células plasmáticas secetoras de anticorpos. Assim como na célula T, o limiar para a ativação da célula B é alto. Este pode ser reduzido em 100 vezes pelos sinais de coestimulação recebidos pelo complexo transmembrana CD19-CD21. As células B também podem internalizar a ligação dos antígenos aos anticorpos de superfície e processá-los para apresentação às células T, participando assim da apresentação de antígenos. Como discutido anteriormente, as células B podem produzir e receber certos sinais coestimuladores. Por exemplo, as células B expressam CD40 e, quando ligadas por CD154 expresso nas células T ativadas, o resultado é a regulação positiva das moléculas B7 na célula B e a liberação de sinais coestimuladores importantes para as células T.

Os plasmócitos residem na medula óssea e distinguem-se histologicamente pela hiperatrofia de seu aparelho de Golgi. Eles secretam grandes quantidades de anticorpos monoclonais (de especificidade única) e exibem características fenotípicas e funcionais distintas de outras células B que são o foco das estratégias terapêuticas células plasmáticas-alvo, seja para fins oncológicos ou para o controle de aloantígenos no transplante.

Além de ser secretado de maneira adaptativa após a exposição a um antígeno, o anticorpo também pode existir como parte de um repertório inato ou natural na circulação para a resposta inicial a patógenos comuns. A exposição ao antígeno geralmente leva à maturação da afinidade da célula B e à comutação do isótipo, além de produzir anticorpos IgG de alta afinidade. Entretanto, os anticorpos de ocorrência natural geralmente são anticorpos IgM, com baixa afinidade, e acredita-se que eles se liguem a uma ampla gama de epitopos carboidratos encontrados em muitos patógenos bacterianos comuns. O anticorpo natural é responsável pelas respostas a antígenos do grupo sanguíneo ABO e pela rejeição de xenoenxerto discordante (ver o tópico "Xenotransplante").

Esta parte do capítulo revisou os vários componentes do sistema imunológico e sua função no contexto dos desafios imunológicos infecciosos convencionais. A seção a seguir aborda a natureza única da resposta imunológica ao tecido e órgãos transplantados.

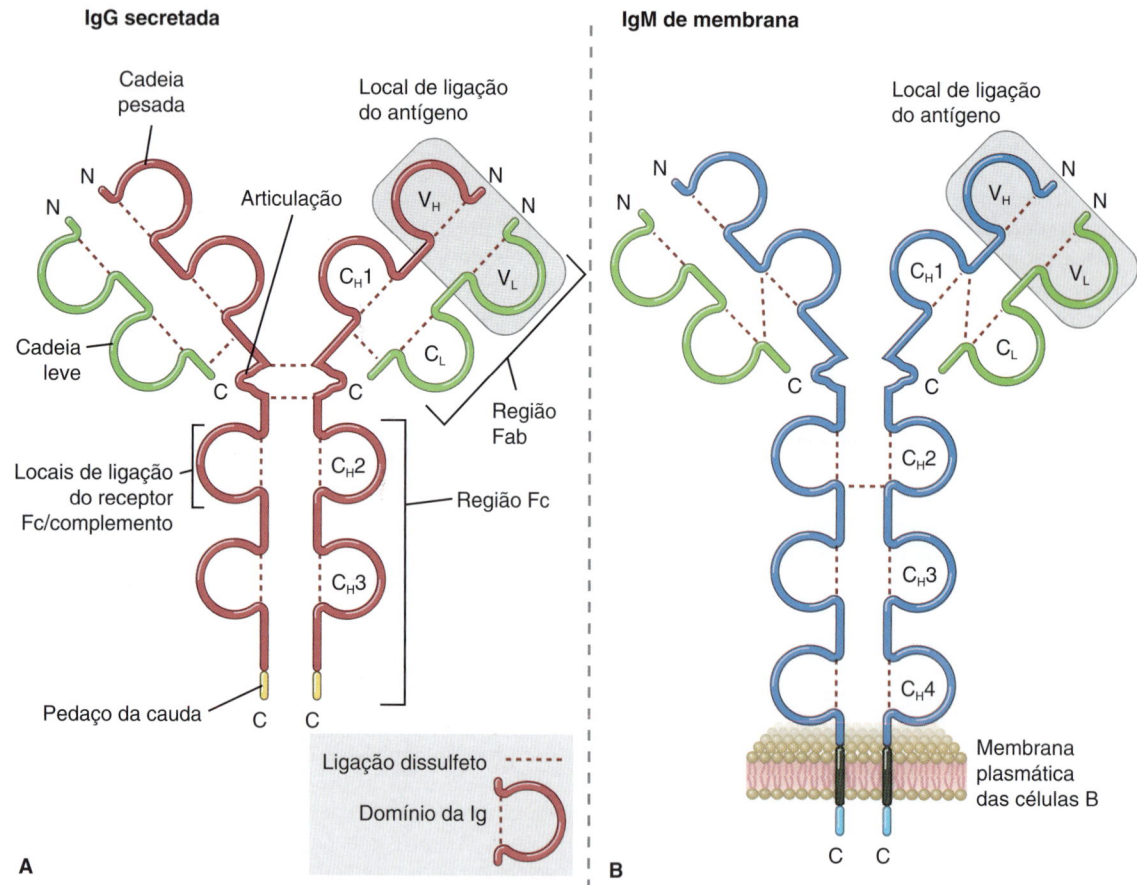
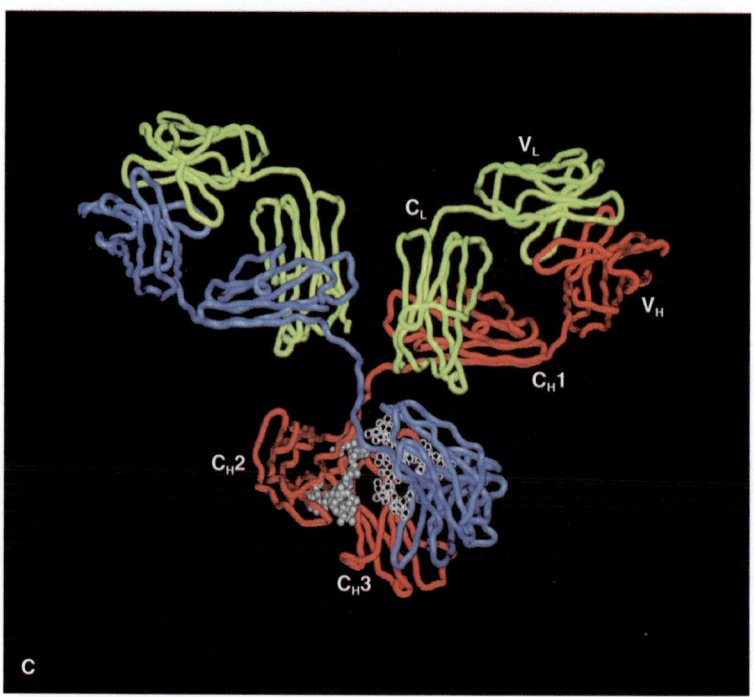

Figura 25.15 Estrutura da imunoglobulina (*Ig*). **A.** Representação da molécula de imunoglobulina G (*IgG*) secretada. As regiões de ligação do antígeno são formadas pelas regiões variáveis de cadeias leves (V_L) e pesadas (V_H). A região constante da cadeia pesada (C_H) é responsável pelo receptor Fc e os locais de ligação do complemento. **B.** Diagrama esquemático da imunoglobulina M (*IgM*) ligada à membrana. A forma de membrana do anticorpo tem as porções da transmembrana C-terminal e citoplasmática que ancoram a molécula à membrana do plasma. **C.** Representação da molécula de IgG em cristalografia de raios X. As cadeias pesadas são coloridas em *azul* e *vermelho*; as leves, em *verde*; e os carboidratos, em *cinza*. (Adaptada de Abbas AK, Lichtman AH, Pillai S. *Cellular and Molecular Immunology*. 9th ed. Philadelphia: Saunders-Elsevier; 2018.)

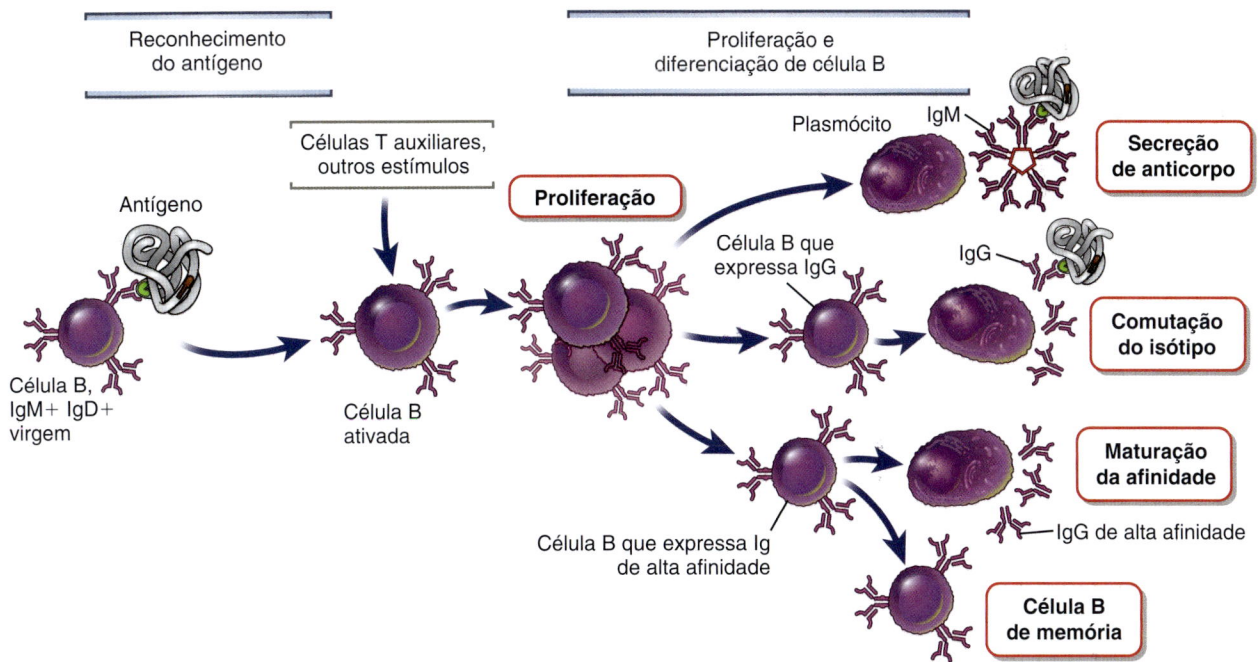

Figura 25.16 Diferenciação da célula B. As células B virgens reconhecem o seu antígeno específico quando ele se liga ao anticorpo ligado à superfície. Sob a influência das células T auxiliares, sinais coestimuladores e outros estímulos, as células B tornam-se ativadas e se expandem clonalmente, produzindo muitas células B de mesma especificidade. Elas também se diferenciam em células secretoras de anticorpo, os plasmócitos. Algumas das células B ativadas submetem-se à mudança de classe da cadeia pesada e à maturação da afinidade. Finalmente, um pequeno subgrupo transforma-se em células de memória de vida longa, preparadas para futuras respostas. Ig, imunoglobulina; IgD, imunoglobulina D; IgG, imunoglobulina G; IgM, imunoglobulina M. (Adaptada de Abbas AK, Lichtman AH, Pillai S. *Cellular and Molecular Immunology*. 9th ed. Philadelphia: Saunders-Elsevier; 2018.)

IMUNOLOGIA DO TRANSPLANTE

O estudo da imunologia do transplante moderno é tradicionalmente atribuído aos experimentos de *Sir* Peter Medawar, incentivado por tentativas de usar o transplante de pele como tratamento de aviadores queimados durante a Segunda Guerra Mundial. Enquanto monitorava as vítimas com enxertos de pele autólogos (singênicos) e homólogos (alogênicos), ele observou que todos os enxertos alogênicos não apenas falhavam imediatamente em todos os casos, mas também os enxertos secundários do mesmo doador eram rejeitados de maneira ainda mais vigorosa, sugerindo envolvimento imunológico. Ele dedicou-se a essa hipótese realizando experimentos extensos em coelhos, nos quais confirmou sua observação anterior, além da presença de um denso infiltrado de linfócitos no enxerto rejeitado. Foi N. A. Mitchison, trabalhando no início dos anos 1950, que, definitivamente, identificou o papel dos linfócitos na rejeição de tecido estranho. Estudos subsequentes sobre imunologia tumoral, assim como o trabalho de Snell usando cepas de camundongos geneticamente idênticos, identificaram o MHC como a base genética da rejeição do enxerto, conhecido, nos humanos, como HLA e, nos camundongos, como *locus* H-2. Essa série de experimentos, durante um breve período de vários anos, demonstrou que a rejeição do tecido transplantado é um processo imunológico, implicou os linfócitos como as principais células efetoras e identificou o MHC como a fonte primária de antígenos na resposta de rejeição. Esses estudos fundamentais serviram de base para a transição do transplante do campo experimental para o clínico.

Embora a habilidade técnica para o transplante de pele e de outros órgãos tenha se tornado disponível por algum tempo, a forte rejeição dos aloenxertos impediu seu uso disseminado por muitos anos. Somente em 1954, após a publicação dos estudos críticos de Medawar, é que foi realizado o primeiro transplante de órgão bem-sucedido. Apesar da alegação de Medawar de que a "força biológica" responsável pela rejeição "inibiria para sempre o transplante de um indivíduo a outro", Joseph Murray, um cientista cirurgião, perseverou em sua busca de tornar o transplante clínico uma realidade. Na época, havia evidências sugerindo que a barreira imunológica geral estava ausente entre gêmeos idênticos e, coincidentemente, Murray ocupava-se do aperfeiçoamento de uma técnica cirúrgica para o transplante de rim em cães. Em 1954, apresentou-se a oportunidade de testar a hipótese. Richard Herrick, que tinha uma lesão incurável no rim, foi o primeiro candidato, e seu irmão gêmeo idêntico, Ronald, desejava doar um rim para o transplante de seu irmão. Murray confirmou a ausência de reatividade imunológica entre os dois irmãos colocando, primeiramente, enxertos de pele de um gêmeo no outro. Uma vez confirmada a ausência de uma resposta, ele usou a técnica que havia aperfeiçoado no modelo canino, realizando o primeiro transplante de rim bem-sucedido entre gêmeos idênticos, em dezembro de 1954.[2] A cirurgia prosseguiu sem complicações, e o rim funcionou bem, sem a necessidade de imunossupressão. Apesar desse avanço histórico do transplante, a maioria dos indivíduos que necessitavam de um transplante não tinha um gêmeo idêntico para lhes doar um órgão. Em seguida, o foco da área foi direcionado apropriadamente para o desenvolvimento de métodos para controlar a resposta de rejeição.

Durante as décadas de 1950 e 1960, ocorreram muitas descobertas de extrema importância para os futuros sucessos no transplante. Seguindo a descrição de Gorer e Snell sobre o sistema MHC murino, Jean Dausset descreveu o equivalente em humanos com o uso de anticorpos desenvolvidos contra HLA. Isso levou ao primeiro sistema de tipagem com base sorológica para os antígenos do transplante humano. Snell e Dausset compartilharam o prêmio Nobel de Medicina em 1980 por suas observações.

No final dos anos 1960, Paul Terasaki relatou a significância do anticorpo pré-formado direcionado contra as moléculas MHC do doador e seu impacto na sobrevida do enxerto renal.[20] Ele desenvolveu o teste de citotoxicidade microlinfocítica, permitindo a detecção pré-transplante do anticorpo antidoador derivado do receptor. Isso constituiu a base da prova cruzada usada hoje na triagem dos possíveis pareamentos doador-receptor. Essas técnicas, junto com o desenvolvimento de novos compostos imunossupressores, incluindo a 6-mercaptopurina e azatioprina, levaram ao primeiro transplante de rim bem-sucedido entre parentes que não eram gêmeos idênticos, e também ao primeiro transplante bem-sucedido usando um rim de um doador falecido.

Embora as primeiras tentativas de imunossupressão tenham permitido a sobrevida estendida do aloenxerto em pacientes selecionados, tanto a reprodutibilidade como a durabilidade dos resultados estavam longe de serem adequadas. Nos anos 1970, os pesquisadores procuraram novos tratamentos para melhorar a taxa de sucesso do transplante; essas modalidades incluíram a drenagem do ducto torácico e o uso do soro antilinfocitário. Apesar desses esforços, os resultados do transplante de rim permaneceram precários; os melhores centros alcançavam taxas de sobrevida em 1 ano de 70% em enxertos renais de doadores relacionados vivos e de 50% em transplantes renais de doadores falecidos. Então, a descoberta fortuita de um agente promissor a partir de um isolado fúngico mudou drasticamente a perspectiva do transplante de rim e de outros tipos de transplante. Jean-François Borel identificou um metabólito ativo, a ciclosporina A (CsA), que mostrou inibição seletiva *in vitro* de culturas de linfócitos, mas nenhum efeito mielotóxico significativo. Resultados promissores em cães levaram, finalmente, a ensaios clínicos em humanos, e a era moderna do transplante teve início.

A introdução da ciclosporina foi essencial para a melhora mais drástica na área de transplante. As taxas de sobrevida do transplante de fígado e de coração dobraram, e a imunossupressão melhorada encorajou as equipes de transplante ao redor do mundo a iniciarem um uso investigativo mais amplo, transplantando pulmão, intestino delgado e pâncreas. Agora, com o uso da ciclosporina e de agentes mais novos, como o tacrolimo, a taxa de sobrevida em 1 ano excedeu 90% para praticamente todos os órgãos, com exceção do intestino delgado. Apesar da descoberta e da introdução clínica de imunossupressores cada vez mais potentes, o campo dos transplantes tem muitas áreas que precisam melhorar. Os efeitos colaterais relacionados com o medicamento e o problema intratável da rejeição crônica ainda afligem os médicos. Uma área de foco da pesquisa atual é o desenvolvimento de uma estratégia clinicamente aplicável para promover a "tolerância ao transplante", eliminando assim os problemas e as limitações da terapia imunossupressora atual.

Rejeição

Há três definições histopatológicas clássicas de rejeição do aloenxerto que são baseadas não apenas no mediador predominante, mas também no tempo do processo (Figura 25.17).

1. A rejeição hiperaguda ocorre dentro de minutos a dias após o transplante e é mediada principalmente pelo anticorpo pré-formado.
2. A rejeição aguda, com mais frequência, é um processo mediado pelas células T, no entanto, muitas vezes, é acompanhada por uma resposta adquirida do anticorpo, e geralmente ocorre nas primeiras semanas até os primeiros meses do transplante, mas pode ocorrer a qualquer momento.
3. A rejeição crônica é uma causa contribuinte comum de perda do aloenxerto a longo prazo, e é um processo fibrótico indolente que ocorre ao longo de meses a anos. Acredita-se que

seja secundária à lesão imunológica crônica aos processos mediados por células T e B (incluindo anticorpos antidoador), mas é difícil separá-la completamente dos mecanismos não imunes da lesão crônica ao órgão (p. ex., toxicidade farmacológica, doenças cardiovasculares comórbidas).

Rejeição hiperaguda

Apesar de essencialmente intratável, a rejeição hiperaguda é quase universalmente evitável com o uso adequado da prova cruzada linfocitotóxica ou outros meios de detectar os anticorpos antidoador antes do transplante. Essa forma de rejeição ocorre quando anticorpos pré-formados contra o doador, geralmente referidos como anticorpos específicos do doador, estão presentes no sistema do receptor antes do transplante. Esses anticorpos podem ser o resultado de "processos naturais", como a formação de anticorpos para os antígenos do grupo sanguíneo ou o produto da exposição prévia aos antígenos com especificidades semelhantes suficientes, como aquelas expressas pelo doador em que a reatividade cruzada pode ocorrer. No último caso, a sensibilização normalmente é resultado de um transplante, transfusão ou gestação anterior, mas também pode ser o resultado de exposição prévia ao antígeno ambiental. Como esperado, a rejeição hiperaguda pode ocorrer nos primeiros minutos ou nas primeiras horas após a reperfusão do enxerto. Os anticorpos ligam-se ao tecido ou endotélio do doador e iniciam a lise mediada pelo complemento e a ativação da célula endotelial, resultando em um estado pró-coagulante e em trombose imediata do enxerto. Na avaliação histológica, pode haver trombos de plaquetas e fibrina, infiltração precoce de neutrófilos e coloração positiva do produto do complemento C4 d no revestimento endotelial de pequenos vasos sanguíneos (Figura 25.18). Felizmente, esse tipo de rejeição é evitável com a realização de testes pré-transplante com os atuais ensaios de prova cruzada.

De modo similar ao ensaio de linfotoxicidade, descrito anteriormente, que é usado para a tipagem de MHC de classe I, a prova cruzada física é realizada por meio da mistura de células do doador com o soro do receptor e adição do complemento, se necessário. A lise das células do doador indica que os anticorpos direcionados contra o doador estão presentes no soro do receptor; isso é chamado de prova cruzada positiva. Assim, uma prova cruzada negativa com compatibilidade ABO adequada evitará com eficiência a rejeição hiperaguda em 99,5% dos transplantes. As técnicas mais recentes de prova cruzada tornam-se cada vez mais sofisticadas, incluindo aquelas direcionadas tanto aos anticorpos de classe I como aos de classe II, além das técnicas de citometria de fluxo e dos ensaios de triagem à base de grânulos para excluir os anticorpos não HLA. Como o estado de sensibilidade de um determinado paciente pode se alterar com o tempo, uma técnica mais comum para a triagem do estado de sensibilização de um paciente é mediante a triagem do soro de um receptor em potencial contra um painel de células aleatórias do doador, representando um grupo de doadores regionais previstos. Conhecido como reatividade do anticorpo contra painel (PRA), os resultados são expressos como uma porcentagem do painel no grupo de células selecionadas aleatoriamente que são lisadas quando é adicionado o soro do receptor. Assim, um paciente não sensibilizado receberia um escore PRA de 0%, enquanto um paciente altamente sensibilizado pode ter um escore PRA superior a 100%. Essas triagens podem agora ser realizadas sem a necessidade de células com o uso de grânulos de poliestireno revestidos com antígenos de HLA. Nessa situação, o laboratório detecta todos os anticorpos anti-HLA e calcula o escore PRA com base na frequência esperada dos tipos de HLA no grupo de doadores. Caso um doador compatível não esteja disponível para um receptor altamente sensibilizado, existem protocolos clínicos para tentar a

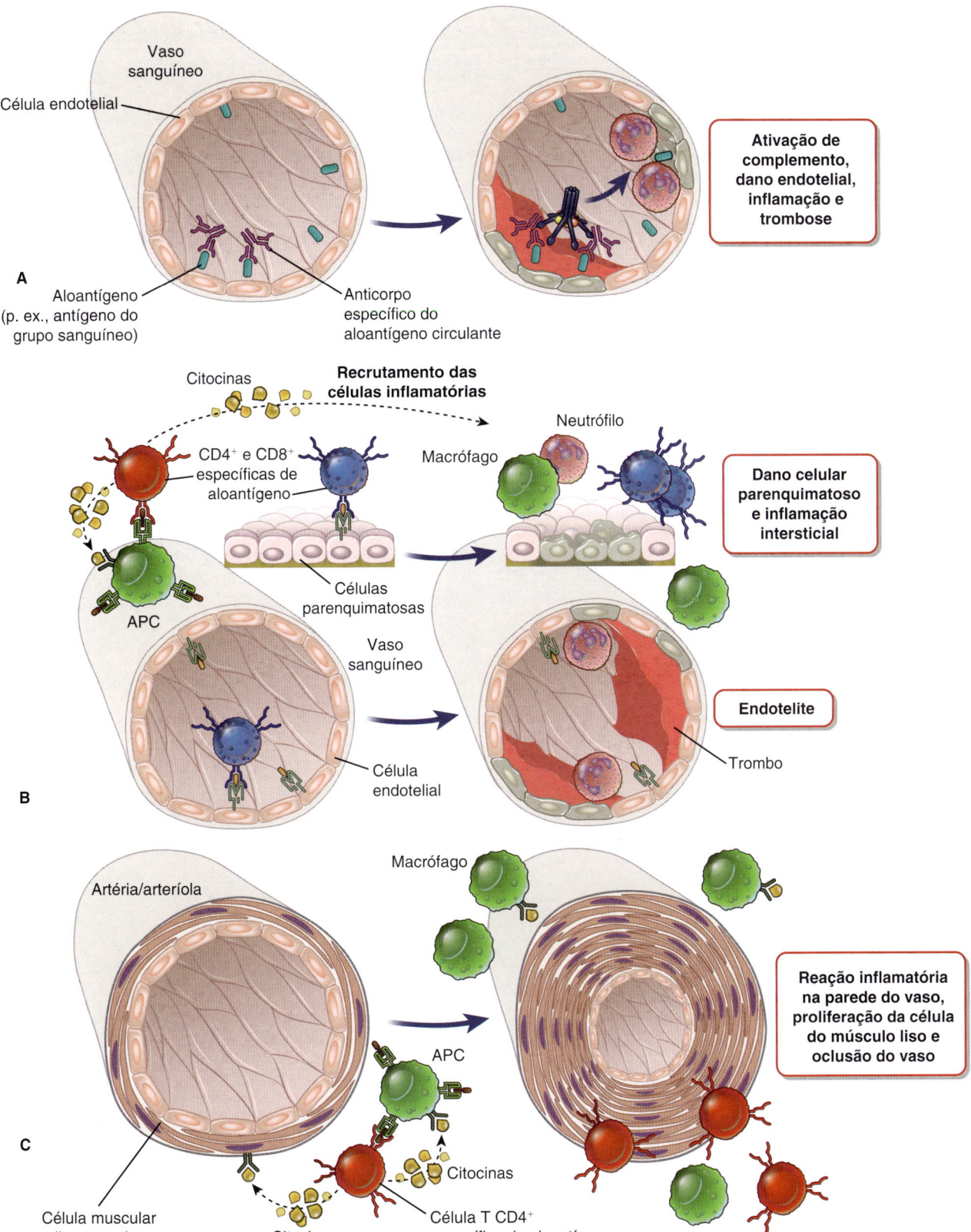

Figura 25.17 Mecanismos de rejeição. **A.** A rejeição hiperaguda ocorre quando os anticorpos pré-formados reagem com os antígenos do doador no endotélio vascular do enxerto. A ativação subsequente do complemento desencadeia a trombose intravascular rápida e a necrose do enxerto. **B.** A rejeição celular aguda é mediada predominantemente pelo infiltrado de células T alorreativas, que atacam as células do doador tanto no endotélio como no parênquima. Os anticorpos alorreativos também podem se desenvolver após a enxertia e levar à rejeição mediada por anticorpos ou à lesão vascular. **C.** A rejeição crônica é caracterizada por arteriosclerose e fibrose. Os mecanismos imunes e não imunomediados são responsáveis pela proliferação anormal de células dentro das camadas íntima e média dos vasos sanguíneos do enxerto, levando, finalmente, à oclusão luminal. *APC*, célula apresentadora de antígeno. (Adaptada de Abbas AK, Lichtman AH, Pillai S. *Cellular and Molecular Immunology*. 9th ed. Philadelphia: Saunders-Elsevier; 2018.)

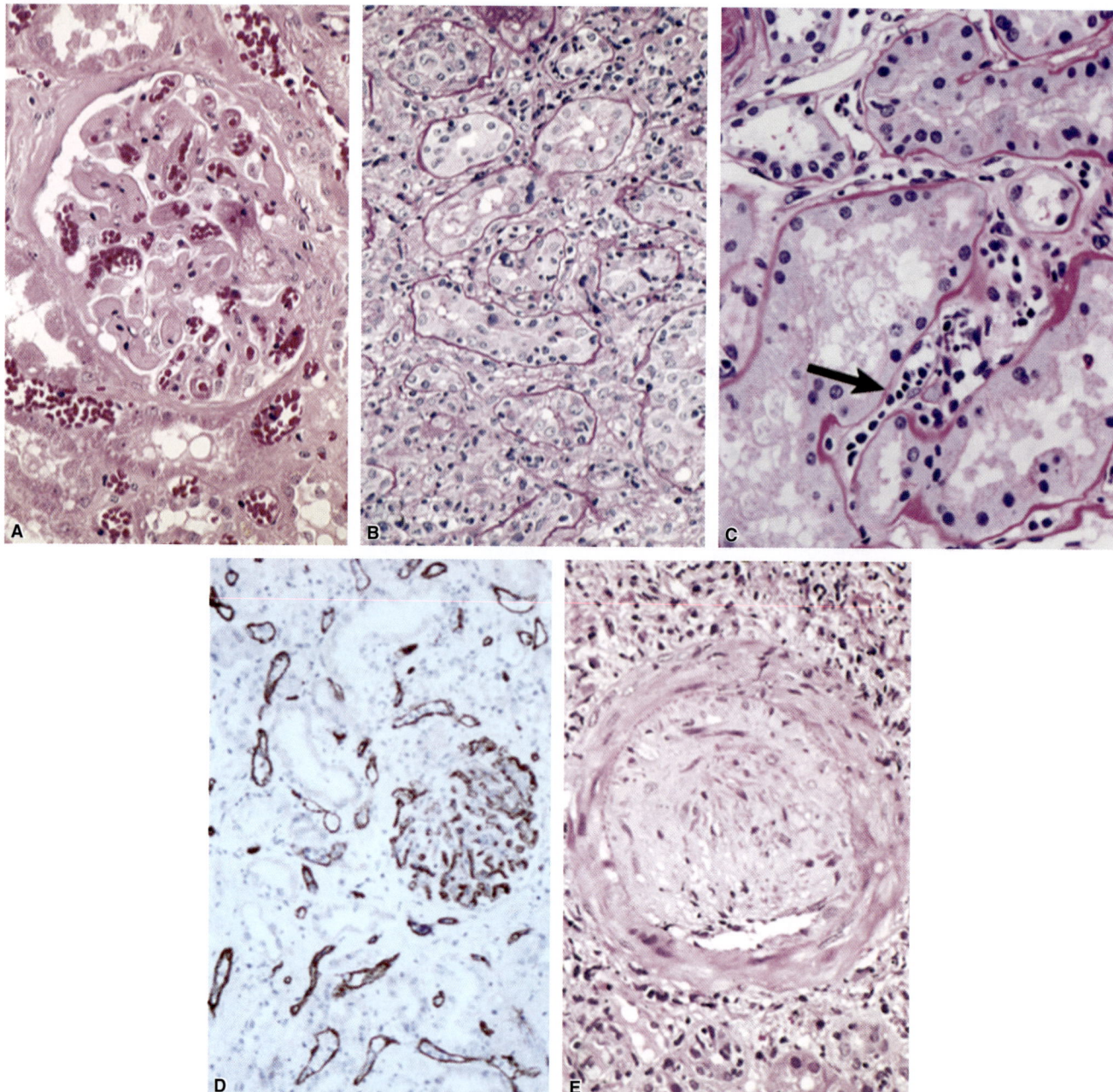

Figura 25.18 Histologia da rejeição. **A.** Rejeição hiperaguda do aloenxerto de rim com dano endotelial característico, trombos e infiltrados de neutrófilos. **B.** Rejeição celular aguda do rim, com células inflamatórias dentro do tecido conjuntivo ao redor dos túbulos e entre as células epiteliais tubulares. **C.** Rejeição aguda mediada por anticorpo de um aloenxerto de rim com uma reação inflamatória dentro do vaso do enxerto, resultando em ruptura endotelial. **D.** Deposição de C4 d dentro dos pequenos vasos de um rim transplantado. **E.** Rejeição crônica em um rim transplantado com arterioesclerose. O lúmen vascular foi substituído por células do músculo liso e uma resposta fibrótica. (Adaptada de Abbas AK, Lichtman AH, Pillai S. *Cellular and Molecular Immunology*. 8th ed. Philadelphia: Saunders-Elsevier; 2015.)

dessensibilização que usam plasmaférese e/ou imunoglobulina intravenosa (IVIg) para reduzir os níveis de anticorpos circulantes.[21] Contudo, a necessidade de dessensibilização está diminuindo com os avanços nos algoritmos de alocação de doador falecido e dos programas de troca de doadores vivos, com o objetivo de evitar pares de doador-receptor com prova cruzada positiva.

Rejeição aguda

A rejeição aguda é a única, dentre os três tipos de rejeição, que pode ser revertida com sucesso depois de estabelecida. As células T constituem o elemento central responsável pela rejeição aguda, geralmente chamada de *rejeição mediada por células T*. Também há uma forma de rejeição aguda, particularmente agressiva, que envolve a invasão vascular pelas células T conhecida como rejeição vascular aguda. Finalmente, uma forma de rejeição aguda mediada pelo sistema imunológico humoral reconhecida mais recentemente, chamada de rejeição mediada por anticorpo (RMA), será discutida brevemente adiante. Com o advento de imunossupressão cada vez mais eficaz, a perda de aloenxerto por rejeição celular aguda tem se tornado mais rara. A rejeição aguda pode ocorrer em qualquer momento após os primeiros dias de pós-operatório, o tempo necessário para montar uma resposta imunológica adquirida; ela ocorre geralmente nos primeiros 6 meses após o transplante. Sem a imunossupressão adequada, a resposta celular progredirá no decorrer de alguns dias até algumas semanas, acabando por destruir o aloenxerto. Como descrito anteriormente, há duas vias principais pelas quais a rejeição pode ocorrer, a alorresposta direta e a alorresposta indireta (Figura 25.19). Em qualquer dos casos, as células T alorreativas encontram seu antígeno específico (peptídios processados do MHC do doador apresentados indiretamente no MHC próprio [self] ou pelo reconhecimento direto do MHC do doador), submetem-se à ativação e promovem respostas similares de rejeição. A frequência de precursores de células T específicos para o alorreconhecimento direto ou indireto difere.[12] O alorreconhecimento indireto é, teoricamente, semelhante ao de qualquer patógeno. A proteína do MHC do doador é processada em peptídios e apresentada no MHC próprio (self). O número de células T específicas para esse antígeno é de aproximadamente 1 em 200.000 a 1 em 500.000. O alorreconhecimento direto, no entanto, tem uma frequência de precursores bem mais alta. Essas células T reconhecem o MHC do doador diretamente sem processamento (Figura 25.20). Como essas células T são selecionadas para reconhecer as moléculas do MHC próprio (self) e há similaridades entre o MHC do doador e do receptor, não surpreende que um número substancial de células T seja alorreativo. Algumas estimativas sugerem que entre 1 e 10% de todas as células T são diretamente alorreativas.[12] Essa alta frequência de precursores, possivelmente, supera muitos dos processos reguladores preparados para controlar as frequências celulares muito baixas envolvidas nas respostas imunes fisiológicas. Essas células T alorreativas, depois de ativadas, movimentam-se para atacar o enxerto. Subsequentemente, ocorre infiltração massiva de células T e monócitos no aloenxerto, resultando em lesão ao órgão por citólise direta e um ambiente inflamatório geral que leva à disfunção parenquimatosa generalizada e à lesão endotelial, resultando em trombose (Figura 25.18).

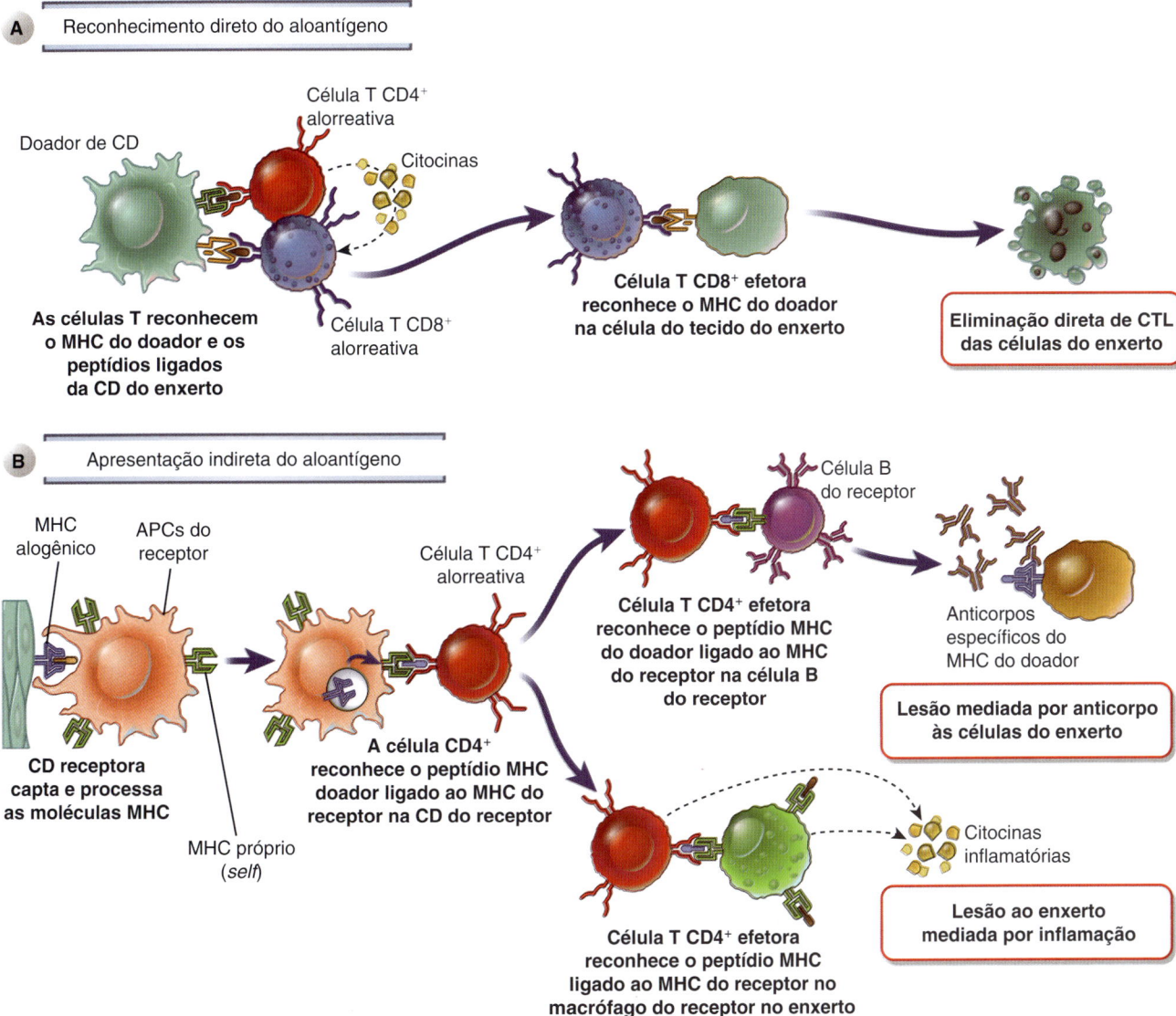

Figura 25.19 Alorreconhecimento direto versus indireto. **A.** O alorreconhecimento direto ocorre quando as células T do receptor ligam-se diretamente às moléculas de MHC do doador nas células do enxerto. **B.** O alorreconhecimento indireto resulta quando as células apresentadoras de antígeno (APCs) do receptor (self) capturam o MHC do doador e processam o aloantígeno. Os alopeptídios são, então, apresentados nas moléculas de MHC próprio (self) do receptor de maneira padrão para a células T alorreativas. CTL, linfócito T; CD, célula dendrítica; MHC, complexo principal de histocompatibilidade. (Adaptada de Abbas AK, Lichtman AH, Pillai S. Cellular and Molecular Immunology. 9th ed. Philadelphia: Saunders-Elsevier; 2018.)

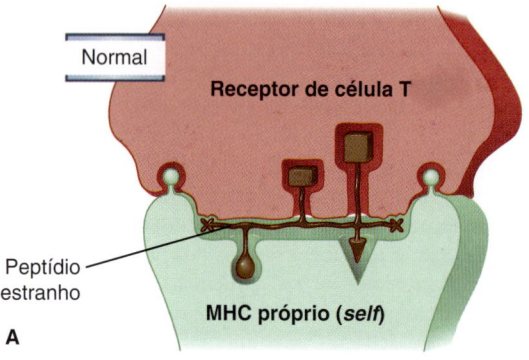
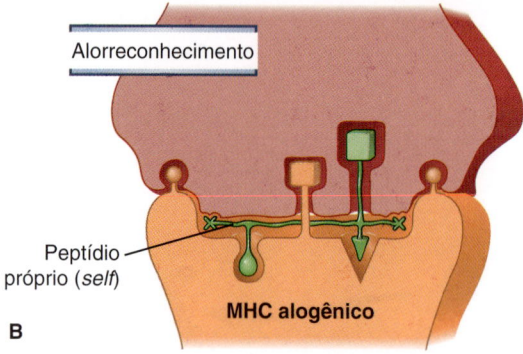
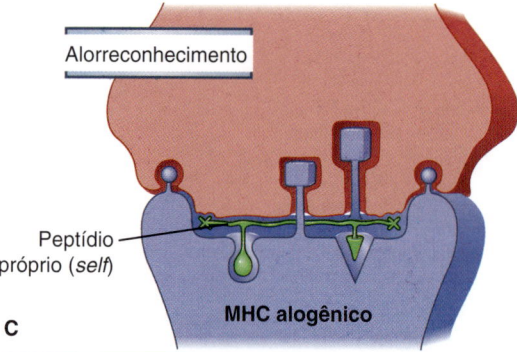

Figura 25.20 Base molecular para o alorreconhecimento direto. As células T do receptor podem reconhecer as moléculas do complexo principal de histocompatibilidade (*MHC*) do doador diretamente em razão das semelhanças entre os alelos de MHC, mas tornam-se ativadas porque apenas as células T fortemente reativas ao MHC próprio (*self*) foram excluídas no timo por meio de seleção negativa. **A.** Normalmente, as células T encontram o MHC próprio (*self*) que formou um complexo com o peptídeo estranho e se tornam ativadas na situação apropriada. **B.** As células T podem encontrar o MHC próprio (*self*) que se complexou com o peptídeo endógeno que, juntos, se assemelham ao MHC próprio (*self*) ligado ao peptídeo estranho. **C.** Como alternativa, o MHC alogênico pode contribuir para o alorreconhecimento e para a ativação da célula T independente do peptídeo próprio (*self*). (Adaptada de Abbas AK, Lichtman AH, Pillai S. *Cellular and Molecular Immunology*. 9th ed. Philadelphia: Saunders-Elsevier; 2018.)

O volume de agentes imunossupressores atuais é direcionado às próprias células T ou à interrupção das vias essenciais para sua ativação ou das funções efetoras. Na tentativa de evitar a rejeição celular aguda, a terapia de indução geralmente é usada durante os estágios iniciais após o transplante. Esses agentes são discutidos na seção subsequente, porém, com mais frequência, são as terapias de anticorpos que servem para depletar ou inativar as células T globalmente durante o período pós-operatório imediato da enxertia, quando a lesão de isquemia-reperfusão tem maior probabilidade de promover o reconhecimento imunológico. Os regimes imunossupressores são geralmente projetados para favorecer uma imunossupressão inicial mais intensa no período pós-operatório imediato e, em seguida, diminuídos gradativamente para níveis inferiores, menos tóxicos, no decorrer do tempo.

Os tratamentos específicos com células T levam à prevenção da rejeição aguda em aproximadamente 70% dos transplantes e, quando isso ocorre, na maioria dos casos, pode ser revertida. De modo semelhante à rejeição hiperaguda resultante de respostas de anticorpo pré-formado, a pré-sensibilização da célula T resultará em uma forma acelerada de rejeição celular mediada por células T de memória. Geralmente ocorre nos primeiros 2 ou 3 dias após o transplante, e pode ser acompanhada por uma resposta humoral significativa.

O equivalente humoral à rejeição celular aguda é a RMA. Isso ocorre quando existem na circulação anticorpos agressores específicos para o aloantígeno em níveis indetectáveis por meio de prova cruzada, ou clones de célula B capazes de produzir anticorpos específicos do doador são ativados e estimulados para produzir aloanticorpos *de novo*. Acredita-se que esses anticorpos se liguem aos antígenos HLA dentro do enxerto, recrutem mecanismos imunológicos inatos e adaptativos e causem lesão aguda ao órgão transplantado (Figura 25.18). O cenário anterior é visto geralmente em pacientes com escore PRA alto que diminuiu com o tempo. O transplante, presumivelmente, leva à reestimulação das células B de memória responsáveis pelos anticorpos específicos do doador. O resultado é a função inicial de enxerto, seguida de rápida deterioração nos primeiros dias de pós-operatório. A implementação de um regime imunossupressor mais agressivo, incluindo doses mais altas de esteroides combinadas com a redução de anticorpos não específicos por meio de plasmaférese ou IVIg (Ig não específica), algumas vezes, é bem-sucedida em reverter a RMA aguda.

O reconhecimento imediato da rejeição aguda é essencial para assegurar uma ótima sobrevida do enxerto. A rejeição não tratada leva à expansão da resposta imunológica para envolver múltiplas vias, algumas das quais são menos sensíveis às terapias específicas de célula T. Além disso, o dano ao aloenxerto, especialmente ao rim, pâncreas e coração, geralmente é acompanhado de perda permanente da função que é proporcional à magnitude do envolvimento. Os episódios mais agudos de rejeição são inicialmente assintomáticos até ocorrerem os efeitos secundários da disfunção do órgão. Nesse momento, o processo de rejeição chegou a um ponto que normalmente é mais difícil de reverter. Consequentemente, o monitoramento da rejeição aguda costuma ser intenso inicialmente, sobretudo durante o primeiro ano após o transplante. Em geral, diante de qualquer disfunção inexplicável do enxerto, deve-se realizar biopsia e avaliação de infiltração linfocítica, deposição do anticorpo e/ou necrose parenquimatosa característica da rejeição aguda.

Rejeição crônica

Embora os mecanismos da rejeição aguda e hiperaguda tenham sido bem descritos, a rejeição crônica continua a ser menos compreendida. A rejeição crônica verdadeira é um processo imunológico derivado de rejeição mediada por células T ou de RMA repetida ou indolente, mas o fenótipo clínico da fibrose crônica do enxerto e a deterioração geralmente são secundários à combinação de efeitos imunes e não imunes. O termo *rejeição crônica* foi substituído adequadamente por termos mais descritivos: fibrose intersticial e atrofia tubular (anteriormente, nefropatia crônica do aloenxerto) para os rins, vasculopatia coronária crônica para o coração, síndrome ductopênica para o fígado e bronquiolite obliterante para os pulmões.[22] O processo é insidioso, e ocorre normalmente durante um período de anos, mas pode ser acelerado e ocorrer no primeiro ano. Independentemente do órgão envolvido, é caracterizado pela substituição parenquimatosa por um tecido fibroso com infiltrado linfocítico relativamente escasso, mas pode conter macrófagos ou células dendríticas (Figura 25.18). Os órgãos com epitélio mostram desaparecimento das células epiteliais, assim como destruição endotelial. Os eventos que acabam por desencadear essa resposta certamente estão relacionados com o próprio transplante, incluindo, mas não limitado, a resposta ao aloantígeno, assim como a lesão de isquemia-reperfusão associada à transferência efetiva do próprio órgão. Esses eventos estabelecem um estágio para a expressão de diversos fatores solúveis, incluindo o TGF-β, levando ao remodelamento do parênquima e subsequente reposição fibrosa. As lesões inflamatórias crônicas também podem evocar um processo de desdiferenciação epitelial para mesenquimatosa, levando à regressão das células epiteliais para fibrócitos. Embora, até o momento, esses processos permaneçam essencialmente intratáveis depois de identificados, foram identificados vários fatores que predispõem ao desenvolvimento de rejeição crônica. Dentre esses fatores, os mais importantes são os episódios de rejeição aguda anterior. Outro fator importante é a presença de anticorpos específicos do doador, que muitas vezes é prognóstico de perda prematura do aloenxerto. Assim, quanto mais eficaz for o controle imunológico exercido para limitar os episódios de rejeição aguda e o desenvolvimento de anticorpos específicos do doador nos estágios iniciais após o transplante, menos provável será a ocorrência de rejeição crônica.

IMUNOSSUPRESSÃO

As atuais terapias imunossupressoras em transplantes alcançam excelentes resultados, especialmente em termos de taxas de sobrevida a curto prazo do paciente e do aloenxerto. Apesar do enorme progresso nos últimos 60 anos, todos os agentes destinados a evitar a rejeição permanecem não específicos à resposta aloimune. Em vista da redundância do sistema imunológico, os receptores quase sempre necessitam de inúmeros agentes para controlar adequadamente a resposta imunológica normal. Além disso, nenhuma dessas terapias inibe especificamente a resposta ao aloenxerto; em vez disso, a maioria dos imunossupressores direciona-se à resposta imunológica geral. Em outras palavras, todos os medicamentos para prevenção da rejeição atuam à custa de supressão da reposta normal do hospedeiro às infecções bacterianas e virais, assim como de vigilância tumoral. Embora algumas dessas terapias recentes sejam mais precisas em seus mecanismos, muitas são direcionadas não apenas aos mediadores da resposta imunológica, mas também a qualquer célula que se submeta a processos de maturação ou divisão. Consequentemente, há muitos efeitos colaterais não imunológicos associados à terapia imunossupressora que podem contribuir direta ou indiretamente para a disfunção e perda do enxerto. Além disso, os custos sociais não são insignificantes, considerando que pode ser necessário que os receptores de transplantes tomem muitos medicamentos por dia, a um custo anual de aproximadamente US$10.000 a US$15.000.

O período mais crítico para a imunoproteção é o dos primeiros dias a meses após o transplante. O enxerto é fresco e há um estado acentuado de inflamação secundária à lesão inevitável do enxerto secundária decorrente de isquemia-reperfusão, assim como da transferência física do órgão. Além disso, esse é o momento da exposição inicial ao antígeno, que terá um grande papel na determinação de um estado de responsividade imunológica a longo prazo. Por essa razão, a imunossupressão é extremamente intensa no período inicial do pós-operatório e, normalmente, diminui gradativamente em seguida. Esse condicionamento inicial do sistema imunológico do receptor é conhecido como imunossupressão de indução. Normalmente envolve depleção ou pelo menos uma redução agressiva das células T e, consequentemente, é tolerada apenas por um breve período sem consequências letais. Após esse período inicial, os agentes usados para evitar a rejeição aguda pelo restante da vida do órgão transplantado são chamados de imunossupressores de manutenção. Esses medicamentos ainda acarretam muitos efeitos colaterais imunológicoss e não imunológicos, que também podem acabar contribuindo para a falência do enxerto a longo prazo. Os imunossupressores utilizados para reverter um episódio de rejeição aguda são chamados de agentes de resgate. Geralmente são os mesmos agentes usados na terapia de indução. Os mecanismos de ação dos diversos imunossupressores são descritos aqui e detalhados na Tabela 25.3.

Terapia de indução

A maioria dos regimes de indução atuais envolve o uso de alguma preparação de anticorpos antilinfócitos. Seu mecanismo de ação provavelmente não é completamente compreendido, mas envolve certa combinação entre a depleção e a inativação seletiva ou não seletiva. Eles causam profunda imunossupressão, o que põe o receptor em maior risco de infecções oportunistas ou malignidades, linfoma, e, consequentemente, em geral, são limitados ao uso a curto prazo durante dias ou semanas.

Globulina antitimócitos

Essas preparações são produzidas pela imunização de outra espécie com um inóculo de timócitos humanos, que consistem principalmente em linfócitos, seguidas de coleta de soro e purificação da fração de gamaglobulina. O resultado é uma preparação de anticorpo policlonal que contém anticorpos direcionados contra muitos antígenos nos linfócitos. As duas preparações usadas com mais frequência são as globulinas antitimócitos de coelho (RATG) e de cavalo (ATGAM). A RATG parece mais eficiente que a ATGAM na redução da incidência de episódios de rejeição aguda e, consequentemente, é a preparação preferida na maioria dos centros de transplante dos EUA.[23] A preparação policlonal consiste em centenas de anticorpos que recobrem dezenas de epitopos sobre a superfície da célula T. O resultado é a eliminação da célula T por meio de lise mediada por complemento e opsonização. Além dos mecanismos simples de depleção, o antissoro também interfere na sinalização eficiente do TCR e pode promover uma ligação cruzada inadequada das moléculas de superfície da célula-chave, incluindo receptores de adesão e coestimuladores, resultando em irresponsividade ou anergia.

Essas preparações são usadas como agentes de indução e tratamento de resgate para os episódios de rejeição aguda. Com mais frequência, a RATG é usada como parte de um protocolo de indução com múltiplos fármacos que inclui um inibidor de calcineurina, um agente antiproliferativo, como o micofenolato mofetila (MMF), e prednisona. Uma estratégia frequente no transplante

Tabela 25.3 Resumo dos fármacos imunossupressores.

Fármaco	Descrição	Mecanismo de ação	Toxicidade não imune e comentários
Prednisona	Corticosteroide	Liga o receptor nuclear e aumenta a transcrição de IκB, que inibe NF-κB e ativação da célula T	Diabetes, ganho de peso, transtornos psicológicos, osteoporose, úlcera, cicatrização de ferida, supressão adrenal
CsA	Peptídio cíclico de 11 aminoácidos de *Tolypocladium inflatum*	Liga-se à ciclofilina; inibe o complexo calcineurina fosfatase e a ativação da célula T	Nefrotoxicidade, síndrome hemolítico-urêmica, hipertensão, neurotoxicidade, hiperplasia gengival, alterações da pele, hirsutismo, diabetes pós-transplante, hiperlipidemia
Tacrolimo (Prograf)	Antibiótico macrolídeo de *Streptomyces tsukubaensis*	Liga-se a FK-BP12; inibe o complexo calcineurina fosfatase e a ativação da célula T	Efeitos semelhantes ao da CsA, com incidência menor de hipertensão, hiperlipidemia, alterações na pele, hirsutismo e hiperplasia gengival, mas incidência maior de diabetes pós-transplante e neurotoxicidade
Sirolimo (rapamicina)	Antibiótico macrolídeo trieno de *Streptomyces hygroscopicus*, da Ilha de Páscoa (Rapa Nui)	Liga-se ao FK-BP12; inibe o complexo-alvo de rapamicina e a proliferação da célula T dependente da IL-2	Hiperlipidemia, aumento da toxicidade dos inibidores de calcineurina, trombocitopenia, atraso na cicatrização de feridas e na função do enxerto, úlceras bucais, pneumonite, doença pulmonar intersticial
Everolimo (Zortress)	Derivado do sirolimo, mecanismo e toxicidades semelhantes		
Micofenolato mofetila (CellCept)	Ácido micofenólico do *Penicillium stoloniferum*	Inibe a síntese dos nucleotídios de guanosina monofosfato; bloqueia a síntese de purina prevenindo a proliferação de células T e B	Sintomas gastrintestinais (principalmente, diarreia), neutropenia, anemia leve
Azatioprina (Imuran)	Profármaco que submete-se ao metabolismo hepático para formar a 6-mercaptopurina	Converte a 6-mercaptopurina em 6-tioinosina-5'-monofosfato, que é convertida em nucleotídios de tioguanina para interferir na síntese de purina e do DNA	Leucopenia, depressão da medula óssea, toxicidade do fígado (rara)
Globulina antitimócitos	IgG policlonal de coelhos ou cavalos imunizados com timócitos humanos	Bloqueia as proteínas da membrana da célula T (p. ex., CD2, CD3, CD45), causando alteração da função, lise e esgotamento prolongado da célula T	Síndrome de liberação de citocina, trombocitopenia, leucopenia e doença do soro
OKT3 (muromonabe-CD3)	Anticorpo monoclonal de murino anti-CD3	Liga o CD3 associado ao TCR, levando à ativação inicial e liberação de citocinas, seguido de bloqueio da função, lise e depleção da célula T	Síndrome grave de liberação de citocina, edema pulmonar, insuficiência renal aguda, alterações no sistema nervoso central
Basiliximabe	Anticorpo monoclonal quimérico anti-CD25	Liga-se à cadeia de alta afinidade do IL-2R (CD25) nas células T ativadas, causando depleção e impedindo a ativação mediada por IL-2	Reação de hipersensibilidade, incomum
Daclizumabe	Anticorpo monoclonal humanizado anti-CD25	Semelhante ao basiliximabe	Reação de hipersensibilidade, incomum
Rituximabe	Anticorpo monoclonal quimérico anti-CD20	Liga-se ao CD20 nas células B e causa depleção	Infusão e reações de hipersensibilidade, incomum
Alentuzumabe	Anticorpo monoclonal humanizado anti-CD52	Liga-se ao CD52 expresso na maioria das células T e B, monócitos, macrófagos e células NK, causando lise e depleção prolongada	Síndrome leve de liberação de citocina, neutropenia, anemia, trombocitopenia autoimune, doença tireóidea
FTY720	Derivado da miriocina semelhante à esfingosina, do fungo *Isaria sinclairii*	Atua como antagonista dos receptores de esfingosina-1-fosfato nos linfócitos, aumentando o *homing* nos tecidos linfoides e impedindo a saída, causando linfopenia	Bradicardia reversível de primeira dose, potencializada pelos anestésicos gerais e betabloqueadores, náuseas, vômito, diarreia, aumento dos níveis das enzimas hepáticas
Belatacepte (LEA29Y)	Homólogo de alta afinidade de CTLA-4-Ig	Liga-se a CD80-CD86 e impede a coestimulação via CD28	Nos estudos clínicos, os resultados mostram melhora da taxa de filtração glomerular e dos resultados para a CsA

CsA, ciclosporina A; *CTLA*, associado ao linfócito T citotóxico; *IgG*, imunoglobulina G; *IL*, interleucina; *NF-κB*, fator nuclear κB; *NK*, natural killer; *TCR*, receptor de célula T. (Adaptada de Halloran PF. Immunosuppressive drugs for kidney transplantation. *N Engl J Med*. 2004;351:2715-2729.)

renal é o uso sequencial de RATG seguido de um inibidor da calcineurina para evitar os efeitos nefrotóxicos do inibidor de calcineurina no período pós-transplante inicial, assim como maximizar os efeitos da RATG mediante depleção ou desativação da maioria das células T no momento crítico da introdução do enxerto. Mais recentemente, a RATG tem sido usada como um componente-chave de novos regimes com minimização de esteroides ou regimes sem inibidor de calcineurina.[24,25]

Muitos dos efeitos colaterais associados à administração de RATG são relacionados com sua composição policlonal. Surpreendentemente, apenas uma pequena fração das especificidades conhecidas é realmente direcionada para epitopos definidos da célula T. Um importante efeito colateral é a trombocitopenia profunda secundária a anticorpos específicos da plaqueta na preparação policlonal. Além da depleção da célula T, podem ocorrer leucopenia e anemia. A imunossupressão excessiva também é uma preocupação; uma vez que essas preparações são extremamente eficazes na depleção da célula T, há um aumento na reativação viral e nas infecções virais primárias, incluindo o citomegalovírus (CMV) e os vírus Epstein-Barr (EBV), herpes-vírus simples (HSV) e varicela-zóster (VZV). O efeito nas células T específicas do EBV também predispõe os pacientes tratados a maior incidência de neoplasias linfoides associadas ao EBV. No entanto, em geral, o fármaco é bem tolerado pela maioria dos receptores de transplantes. Os sintomas mais comuns são o resultado da liberação transitória de citocinas após a ligação dos anticorpos. Ocorrem calafrios e febre em até 20% dos pacientes, mas essa síndrome de liberação de citocina geralmente é autolimitada e tratável com antipiréticos e anti-histamínicos. Além disso, essa resposta geralmente é moderada em pacientes que recebem corticosteroides como parte do regime de indução.

Anticorpos do receptor da anti-IL-2

A citocina IL-2 tem um papel crítico na ativação e função da célula T. Após o reconhecimento do antígeno e a transdução do sinal pelo complexo TCR, a expressão de IL-2 e seu receptor passa por acentuada regulação positiva. O receptor consiste em três cadeias: α (CD25), β (CD122) e a cadeia γ comum do receptor da citocina (CD132). Essas cadeias associam-se de maneira não covalente para formar o complexo do receptor de IL-2. A cadeia α, CD25, é uma proteína de transmembrana tipo I responsável pela ligação de alta afinidade com a IL-2 nas células T ativadas, e é crítica para a expansão clonal da célula T (Figura 25.21). Em vista de sua importância na resposta celular, dois anticorpos monoclonais não depletores foram desenvolvidos e aprovados para uso em transplante: daclizumabe e basiliximabe.[26,27] Os dois anticorpos diferem em sua composição, pois o daclizumabe é humanizado e o basiliximabe é um anticorpo quimérico camundongo-humano. Ambos são direcionados contra CD25 e atuam para bloquear a ligação de IL-2. Como CD25 é preferencialmente expressa em células T recentemente ativadas, os efeitos dos anticorpos são semisseletivos e, presumivelmente, afetam apenas as células T específicas do aloenxerto que foram ativadas no momento da implantação do enxerto. Depois que a resposta da célula T está em andamento, as células T efetoras são menos dependentes da expressão de CD25, e esses anticorpos são bem menos eficazes. Por essa razão, ambos os anticorpos anti-CD25 são usados apenas durante a fase de indução. De modo muito semelhante à globulina antimócito, foi demonstrado que eles impedem ou reduzem a frequência da rejeição aguda quando usados em combinação com o regime padrão de três fármacos.[26,27] No entanto, em contraposição aos agentes depletores de linfócitos, daclizumabe e basiliximabe, apesar de geralmente menos potentes, conferem menor risco de infecção e de malignidade pós-transplante. Mais recentemente, eles têm sido usados como parte de regimes para reduzir ou eliminar os inibidores de calcineurina ou nos protocolos de minimização de esteroides. Esses anticorpos anti-IL-2R são bem tolerados clinicamente, pois não provocam os mesmos efeitos colaterais observados com a globulina antimócito, como a síndrome de liberação da citocina. Ao contrário do anticorpo murino OKT3 (ver OKT3 adiante), o daclizumabe e o basiliximabe são produtos da engenharia genética, sendo alguns ou todos os componentes estruturais do anticorpo de camundongo substituídos por IgG humana e, portanto, é menor a probabilidade de evocarem uma resposta neutralizante do anticorpo. Desde então, o daclizumabe foi descontinuado em consequência de menor demanda, deixando o basiliximabe como a única opção de receptor anti-IL-2.

OKT3

O muromonabe-CD3 (OKT3), um anticorpo monoclonal murino direcionado contra a cadeia humana ε CD3 (um componente do complexo de sinalização do TCR), foi aprovado pela Food and Drug Administration (FDA) para uso em pacientes em 1986. Foi a primeira preparação de anticorpo monoclonal disponível comercialmente para uso em transplante de órgãos com especificidade para célula T sem os "efeitos do espectador" inesperados que são observados no caso de preparações policlonais. Assim como nas preparações policlonais, existem diversos mecanismos de ação propostos para o OKT3. Na ligação com CD3, o OKT3 desencadeia a internalização do complexo de TCR, impedindo o reconhecimento do antígeno e a subsequente transdução do sinal. Além disso, ele também marca as células para eliminação por meio de opsonização e fagocitose. Demonstrou-se que OKT3 é superior à terapia convencional com esteroides para reverter a rejeição e, consequentemente, melhora a sobrevida do aloenxerto.[28] Como o OKT3 é um anticorpo de camundongo, ele pode desencadear uma resposta imune contra si mesmo, e o receptor irá gerar anticorpos antimurino direcionados contra as regiões estruturais do anticorpo ou o local real de ligação, limitando assim o seu efeito terapêutico. Além disso, a síndrome de liberação da citocina associada à administração de OKT3 pode ser vigorosa, resultando em hipotensão, edema pulmonar e depressão do miocárdio. De fato, uma dose alta de esteroide intravenoso geralmente é administrada como pré-medicação antes das primeiras administrações de OKT3, na tentativa de minimizar as reações adversas. Devido a essa resposta vigorosa, sua imunogenicidade e à disponibilidade de opções terapêuticas alternativas, o OKT3 foi retirado de produção. Existem novos anticorpos monoclonais, quiméricos ou humanizados, com um mecanismo de ação e especificidade semelhantes aos do OKT3; esses incluem otelixizumabe, teplizumabe e visilizumabe. Eles foram testados para o tratamento de condições autoimunes como doença de Crohn, colite ulcerativa e diabetes do tipo 1.

Alentuzumabe

O alentuzumabe foi desenvolvido originalmente na área de oncologia para o tratamento de linfoma. É um anticorpo humanizado contra CD52 humana, uma proteína de superfície celular expressa nos linfócitos e monócitos mais maduros, mas não em seus precursores de célula-tronco. Tem sido usado não apenas em pacientes com linfoma, mas também em processos autoimunes como esclerose múltipla e artrite reumatoide. A administração de alentuzumabe é extremamente eficaz para a redução do número de células T, tanto no sangue periférico quanto nos órgãos linfoides secundários.

Além disso, ele depleta, em menor extensão, as células B e os monócitos. Ao contrário de outras estratégias, essa depleção pode durar de semanas a meses após a dosagem. Estudos investigacionais sobre transplantes com o uso de alentuzumabe como agente de indução permitiram a minimização da imunossupressão, particularmente quando combinado com o inibidor de calcineurina.[29,30] Seu uso ideal no transplante ainda não foi estabelecido.

Imunossupressão de manutenção

Após o período pós-transplante imediato de indução, os receptores de transplante continuam a imunossupressão de manutenção a longo prazo. A prática evoluiu para manter os pacientes em regimes padronizados de múltiplos medicamentos que facilitaram as doses mais baixas dos agentes individuais para minimizar a toxicidade e aumentar a qualidade da imunossupressão líquida usando vários mecanismos de ação. Com os excelentes resultados de transplante a curto prazo, o uso crônico dos agentes de manutenção e suas respectivas toxicidades em outros alvos levou aos protocolos de redução de dose com o tempo e a esforços para desenvolver novas terapias mais seletivas e menos tóxicas.

Corticosteroides

Os esteroides, em especial os glicocorticoides, continuam a ser um dos medicamentos mais usados na prevenção da rejeição. São quase exclusivamente usados em combinação com outros agentes, com os quais parecem agir sinergisticamente para melhorar a sobrevida do enxerto. Também podem ser usados em doses mais altas como terapia de indução ou resgate em episódios de rejeição aguda. Embora os esteroides tenham propriedades imunossupressoras potentes, eles podem contribuir significativamente para a morbidade do transplante por seus efeitos na cicatrização do ferimento e propensão para causar diabetes, hipertensão e osteoporose. Com o advento de opções imunossupressoras alternativas e mais eficazes com o tempo, tem-se enfatizado o desenvolvimento de protocolos de minimização de esteroide ou poupador de esteroide para evitar esses efeitos bem conhecidos. No entanto, os esteroides em baixa dose continuam a ser um componente comum dos regimes de imunossupressão padrão.

Embora o Prêmio Nobel pelo trabalho sobre os hormônios do córtex adrenal tenha sido concedido há mais de 50 anos, só recentemente o mecanismo do efeito imunossupressor dos glicocorticoides foi elucidado.[31] Assim como os outros hormônios esteroides, os glicocorticoides ligam-se a um receptor intracelular após passarem pelo citoplasma por meio de mecanismos não específicos. O complexo receptor-esteroide entra então no núcleo, em que atua como um fator de transcrição. Um dos genes mais importantes regulado positivamente é o gene codificador IκB. Essa proteína liga-se e inibe a função de NF-κB, um ativador-chave das citocinas pró-inflamatórias e um importante fator de transcrição envolvido na ativação da célula T. Por meio desse mecanismo, os esteroides também atuam para diminuir a transcrição de IL-1 e TNF-α pelas APCs e para prevenir a regulação positiva da expressão de MHC. A fosfolipase A2 e, consequentemente, toda a cascata de ácido araquidônico, também é inibida. Eles diminuem a resposta dos leucócitos a várias quimiocinas e quimiotactinas, e pela inibição de vasodilatadores, como a histamina e a prostaciclina, deprimem a resposta inflamatória geral. Essa ampla resposta anti-inflamatória suaviza rapidamente o ambiente intraenxerto e, assim, melhora substancialmente a função do enxerto, bem antes das células agressoras o terem deixado realmente. A formulação de glicocorticoide oral usada com mais frequência é a prednisona; seu equivalente intravenoso é a metilprednisolona.

Agentes antiproliferativos

Azatioprina. O análogo da purina, azatioprina, foi descrito primeiramente nos anos 1960 e permaneceu como a base da imunossupressão pelos 30 anos subsequentes.[32] Ainda é usada hoje no transplante de órgãos e no tratamento de algumas doenças autoimunes, como a hepatite autoimune. Assim como os outros agentes antiproliferativos, é um análogo nucleotídico direcionado às células que estão se submetendo a uma rápida divisão; no caso de uma resposta imunológica, seu objetivo é limitar a expansão clonal das células T e B. A azatioprina submete-se a uma conversão hepática para vários metabólitos ativos, incluindo a 6-mercaptopurina e o 6-tioinosina monofosfato. Esses derivados inibem a síntese de DNA ao alquilar os precursores do DNA e interferir nos mecanismos de reparo do DNA. Além disso, eles inibem a conversão enzimática de tioinosina monofosfato em adenosina monofosfato e guanosina monofosfato, depletando efetivamente a célula da adenosina. Os efeitos de azatioprina são relativamente não específicos e, assim como outros agentes antiproliferativos, ela age sobre todas as células em rápida divisão que exigem síntese nucleotídica. Em consequência, suas toxicidades predominantes são vistas na medula óssea, na mucosa intestinal e no fígado. A azatioprina é usada como agente de manutenção em combinação com outros medicamentos, como o corticosteroide e o inibidor de calcineurina. Embora tenha sido, em grande parte, substituída pelo MMF como o agente antiproliferativo de primeira linha, a azatioprina continua a ser o agente de escolha durante a gravidez.

Micofenolato mofetila. O MMF é um agente imunossupressor com um mecanismo de ação semelhante ao da azatioprina. É derivado do fungo *Penicillium stoloniferum*. Depois de ingerido, é metabolizado no fígado para a porção ativa do ácido micofenólico. O composto ativo inibe a inosina monofosfato desidrogenase, a enzima que controla a taxa de síntese da guanosina monofosfato na via *de novo* da síntese de purina, uma etapa essencial na síntese de RNA e DNA. É importante, porém, a presença de uma "via de resgate" para a produção de guanosina monofosfato na maioria das células, com exceção dos linfócitos (produção de guanosina monofosfato catalisada por hipoxantina-guanina fosforribosiltransferase diretamente da guanosina). Assim, o MMF explora uma diferença crítica entre os linfócitos e os outros tecidos do corpo, resultando em efeitos imunossupressores relativamente específicos dos linfócitos. O MMF bloqueia a resposta proliferativa das células T e B, inibe a formação de anticorpos e impede a expansão clonal das células T citotóxicas.

São numerosos os ensaios clínicos que têm sido realizados para avaliar o MMF. Especificamente, o MMF mostrou diminuir a taxa de rejeição comprovada por biopsia e a necessidade de terapia de resgate em comparação com a azatioprina.[33] Consequentemente, o MMF substituiu a azatioprina na maioria dos protocolos imunossupressores padronizados com três medicamentos, embora evidência recente tenha sugerido que sua diferença terapêutica seja menos pronunciada quando usado com terapias imunossupressoras mais modernas. Também tem sido utilizado em combinação com um inibidor de calcineurina ou sirolimo por muitos centros nos protocolos poupadores de esteroides. No entanto, o MMF não é suficientemente eficaz para uso sem esteroides ou inibidores de calcineurina. Os principais efeitos colaterais clínicos incluem leucopenia e diarreia.

Inibidores da calcineurina

Ciclosporina A. Jean-Francois Borel tem o crédito da descoberta da ciclosporina A (CsA), em 1972, quando trabalhava como microbiólogo no Sandoz Laboratories (atual Novartis). Aparentemente, quando estava de férias na Noruega, coletou amostras do solo para análise, em busca de novos antibióticos. Apesar de não terem mostrado qualquer atividade antimicrobiana significativa, as amostras apresentaram características imunossupressoras potentes. Outros estudos demonstraram que o componente ativo é um peptídio cíclico, não ribossômico, de 11 aminoácidos produzidos pelo fungo *Tolypocladium inflatum*.[34] O mecanismo de ação da CsA é mediado principalmente por sua capacidade de ligação à proteína citoplasmática ciclofilina. O complexo da CsA-ciclofilina liga-se ao complexo calcineurina-calmodulina dentro do citoplasma e bloqueia a fosforilação dependente de cálcio e a ativação de NFAT, um fator de transcrição crítico envolvido na ativação da célula T, incluindo a regulação positiva do transcrito de IL-2 (Figura 25.21). O resultado é o bloqueio da produção de IL-2. Assim, a CsA é usada como agente de manutenção, bloqueando o início de uma resposta imune, mas é ineficaz como agente de resgate, uma vez que a IL-2 já foi produzida. Além disso, a CsA atua para aumentar a transcrição de TGF-β, uma citocina envolvida nos processos normais que limitam a resposta imune mediante inibição da ativação da célula T, reduzindo o fluxo sanguíneo regional e estimulando o remodelamento do tecido e o reparo de feridas. Como será discutido adiante, a toxicidade e os efeitos colaterais da CsA podem, em grande parte, ser relacionados com os efeitos de TGF-β.

A CsA tem hidrossolubilidade e, consequentemente, deve ser administrada na forma de suspensão ou emulsão. Isso se torna uma preocupação específica no transplante de fígado, pois a absorção oral da CsA é dependente do fluxo da bile; felizmente, isso foi controlado pelo desenvolvimento de uma forma de microemulsão que é menos dependente da bile. A CsA é metabolizada pelas enzimas P450 do citocromo hepático; os níveis sanguíneos, portanto, são influenciados pelos agentes que afetam o sistema P450. Os inibidores do P450, que incluem cetoconazol, eritromicina, bloqueadores do canal de cálcio e suco de toranja, resultam em níveis mais altos de CsA; os indutores de P450, incluindo rifampicina, fenobarbital e fenitoína, resultam em níveis mais baixos de CsA.

A descoberta de CsA e seu subsequente desenvolvimento como imunossupressor contribuíram imensamente para o avanço do transplante de órgãos. Ela foi aprovada para uso clínico, primeiramente, em 1983, e levou a um substancial aprimoramento no

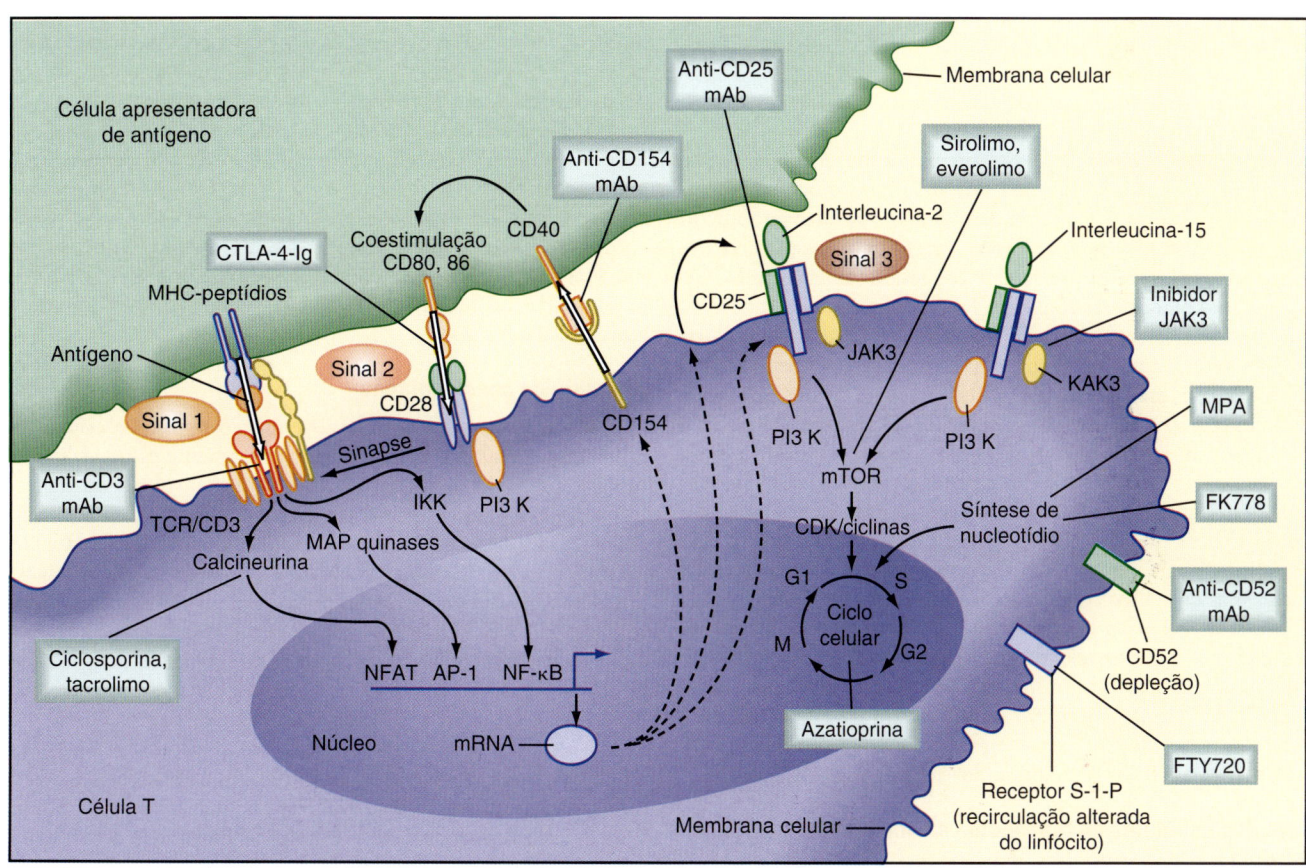

Figura 25.21 Mecanismos moleculares de imunossupressão. Os imunossupressores podem ser moléculas pequenas, anticorpos ou proteínas de fusão que bloqueiam diversas vias críticas para a ativação da célula T. A ligação ao TCR facilita a atividade da quinase pelo CD3 e os correceptores (CD4 ou CD8). As moléculas coestimuladoras CD28, CD154 e outras determinam a potência relativa desses sinais. A transdução do sinal de TCR prossegue pela via dependente de calcineurina, resultando na desfosforilação do NFAT que, subsequentemente, entra no núcleo e age em harmonia com o fator κB (*NF-κB*) para facilitar a expressão do gene da citocina. A IL-2 atua de maneira autócrina, ligando-se à IL-2R depois de expressa a cadeia de alta afinidade (CD25), para promover a divisão celular. A ciclosporina e o tacrolimo bloqueiam a transdução do sinal de TCR inibindo a calcineurina. O sirolimo e o everolimo são direcionados contra o mTOR para bloquear efetivamente a sinalização da IL-2R. A azatioprina e o MMF/MPA interrompem o ciclo celular interferindo no metabolismo do ácido nucleico. Os anticorpos monoclonais (OKT3, anti-IL-2R, alentuzumabe, anti-CD154 e outros) ou proteínas de fusão (p. ex., CTLA-4-Ig, belatacepte) atuam para depletar as células T ou interromper as principais interações da superfície necessárias para a função da célula T. *CTLA,* linfócito T citotóxico associado; *Ig,* imunoglobulina; *IKK,* IκB quinase; *IL,* interleucina; *mAb,* anticorpo monoclonal; *MMF,* micofenolato mofetila; *MPA,* ácido micofenólico; *mTOR,* alvo da rapamicina em mamíferos; *NFAT,* fator nuclear da célula T ativada; *TCR,* receptor da célula T (De Halloran PF. Immunosuppressive drugs for kidney transplantation. *N Engl J Med.* 2004;351:2715-2729.)

resultado do transplante de rim de doador falecido, além de permitir a prática disseminada dos transplantes de coração e fígado.[35] Embora sua atividade imunossupressora potente tenha sido bem-vinda, suas respectivas toxicidades estavam abaixo do ideal. A CsA induz a expressão de TGF-β, e grande parte de sua toxicidade pode ser ligada à maior atividade desse fator. Um dos efeitos colaterais mais importantes da CsA é a toxicidade renal. A CsA tem um efeito vasoconstritor significativo nas arteríolas renais proximais, resultando em uma diminuição de 30% no fluxo sanguíneo renal. Mais provavelmente, essa ação é mediada por níveis aumentados de TGF-β, que atuam para aumentar a transcrição de endotelina, um potente vasoconstritor, que causa a ativação da via renina-angiotensina e resulta em hipertensão. Os efeitos de remodelamento de TGF-β também induzem à deposição de fibrina, que supostamente têm um papel na fibrose normalmente observada durante a nefropatia crônica do aloenxerto. A CsA geralmente causa efeitos colaterais neurológicos que consistem em tremores, parestesia, cefaleia, depressão, confusão, sonolência e, raramente, convulsões. A hipertricose (maior crescimento dos pelos) é outro efeito colateral frequente, ocorrendo principalmente na face, nos braços e no dorso em até 50% dos pacientes. Pode também ocorrer hiperplasia gengival. O uso de CsA em combinação com outros agentes imunossupressores permitiu o uso de doses mais baixas de CsA para limitar a toxicidade, mas, atualmente, a base da imunossupressão favorece o tacrolimo, um inibidor de calcineurina.

Tacrolimo. O tacrolimo foi isolado de amostras de solo japonês, em 1984, como parte de uma tentativa para descobrir novos imunossupressores. Descobriu-se que o macrolídeo produzido pelo fungo *Streptomyces tsukubaensis*, o tacrolimo, possuía potentes propriedades imunossupressoras.[36] De modo semelhante à CsA, o tacrolimo bloqueia os efeitos de NFAT, impede a transcrição de citocinas e interrompe a ativação da célula T. O alvo intracelular é uma proteína imunofilina distinta da ciclofilina, conhecida como proteína da ligação de FK (FK-BP). Descobriu-se que, *in vitro*, o tacrolimo é 100 vezes mais potente que a CsA para bloquear a produção de IL-2 e IFN-γ e, clinicamente, é mais eficaz na prevenção da rejeição aguda.[37] O tacrolimo, como a CsA, também aumenta a transcrição de TGF-β, levando tanto a efeitos benéficos como tóxicos dessa citocina. O perfil dos efeitos colaterais do tacrolimo é semelhante ao da CsA no que se refere à toxicidade renal, mas os efeitos colaterais cosméticos, como o crescimento anormal de pelos e a hiperplasia gengival, são substancialmente reduzidos. A neurotoxicidade, incluindo tremores e alterações no estado mental, é mais pronunciada com o tacrolimo, assim como seu efeito diabetogênico. Foi demonstrado que o tacrolimo é extremamente eficiente para o transplante de fígado e se tornou o fármaco de escolha na maioria dos centros de transplante.

Alvo dos inibidores da rapamicina em mamíferos

Sirolimo e everolimo. O sirolimo (rapamicina) foi isolado de uma amostra de solo obtida na ilha de Páscoa, uma ilha polinésia no sudeste do Oceano Pacífico, também conhecida como Rapa Nui, de onde deriva seu nome rapamicina. É um macrolídeo derivado da bactéria *Streptomyces hygroscopicus* com potentes propriedades imunossupressoras. O everolimo é um derivado da rapamicina que tem propriedades semelhantes. Ambos possuem estruturas semelhantes ao tacrolimo e ligam-se ao mesmo alvo intracelular, o FK-BP, mas nenhum dos agentes afeta a atividade da calcineurina e, consequentemente, não inibe a expressão do NFAT ou de IL-2. Em vez disso, o complexo sirolimo-FK-BP inibe o alvo da rapamicina em mamíferos (mTOR), especificamente o complexo 1 do mTOR 1 (Figura 25.21). O mTOR também é chamado de FRAP (proteína associada ao FK-BP-rapamicina) ou RAFT (rapamicina e alvo do FK-BP). RAFT-1 é uma quinase crítica envolvida na via de sinalização do receptor de IL-2. O resultado é a inibição da atividade da p70 S6 quinase, uma enzima essencial para a fosforilação do ribossomo e a interrupção da progressão do ciclo celular. Outros receptores também são afetados, incluindo os receptores de IL-4, IL-6 e do fator de crescimento derivado das plaquetas.

Tanto o sirolimo como o everolimo são potentes inibidores da rejeição nos modelos experimentais. O sirolimo e o tacrolimo podem agir de maneira sinergística para enfraquecer a rejeição, mas a combinação pode resultar em uma toxicidade clínica intolerável. Com mais frequência, o sirolimo é usado como alternativa aos inibidores de calcineurina em um regime de múltiplos fármacos ou combinado com outros agentes, permitindo a redução da dose e a minimização dos efeitos colaterais, incluindo a nefrotoxicidade mediada pelo inibidor da calcineurina ou específicos do esteroide. Além das propriedades imunossupressoras, os inibidores do mTOR também mostraram efeitos promissores antitumorais. Por exemplo, foi demonstrado que o sirolimo promove a morte celular programada nos linfomas de células B, e o everolimo demonstrou atividade contra o EBV. Assim, ambos os agentes podem ter um papel importante na prevenção do distúrbio linfoproliferativo pós-transplante. O sirolimo e o everolimo também têm sido usados no desenvolvimento de *stents* coronarianos com eluição de fármaco e para limitar a taxa de reestenose interna do *stent*, devido às suas propriedades antiproliferativas. Há maior incidência de hipercolesterolemia e hipertrigliceridemia com ambos os agentes, que geralmente requerem o tratamento com agentes redutores de colesterol ou a descontinuação do fármaco. As úlceras bucais, as complicações na cicatrização de feridas (particularmente, a maior incidência de linfoceles) e os níveis elevados de proteinúria e trombocitopenia continuam sendo problemas frequentes e limitam a aplicação universal.

Bloqueio da coestimulação

Belatacepte. A coestimulação é um componente crítico da ativação de células T virgens e foi extensamente estudada como um alvo potencial da imunomodulação no transplante de órgãos. Uma das vias mais importantes de coestimulação é a interação entre CD28 e CD80-CD86. A sinalização por meio de CD28 permite uma produção efetiva de IL-2 e promove a sobrevivência das células mediante regulação positiva das moléculas antiapoptóticas. CD152 (CTLA-4) é outra molécula de superfície da célula expressa nas células T ativadas, que é mais eficiente na ligação de CD80 e CD86 do que CD28. Uma vez ativadas, as células T começam a expressar o CD152, que interage com o CD80 e o CD86 com uma afinidade maior e interfere efetivamente na ligação de CD28, podendo liberar sinais inibidores para a célula T como parte do mecanismo de regulação negativa para a resposta imunológica. CTLA-4–Ig é uma proteína de fusão que consiste no componente extracelular de CTLA-4, e a cadeia pesada da IgG1 humana foi desenvolvida para bloquear as interações entre CD28-CD80/CD86 e, consequentemente, compromete a coestimulação e a ativação da célula T (Figura 25.21). O CTLA4-Ig (abatacepte) é usado clinicamente para várias indicações autoimunes, incluindo artrite reumatoide e psoríase. Entretanto, a força imunossupressora do abatacepte em estudos pré-clínicos de transplantes foi abaixo do ideal; assim esforços para melhorar a eficácia do CTLA4-Ig resultaram em uma nova forma mutante, LEA29Y (belatacepte). LEA29Y é uma molécula de segunda geração do CTLA4–Ig que difere em dois resíduos de aminoácido dentro do domínio de ligação do ligante, resultando em maior afinidade com CD80 e CD86. A melhora resultante na afinidade da ligação levou a propriedades imunossupressoras mais potentes *in vitro* e *in vivo*.[17] Desde então, o belatacepte tem sido testado em estudos pré-clínicos com primatas não humanos e em testes clínicos de fase III do transplante renal humano, e foi aprovado pela FDA para uso no transplante de rim em 2011. Dados de estudo clínico de 7 anos demonstraram melhores resultados a longo prazo com melhor função renal e uma significativa redução no risco de morte do paciente e de perda do aloenxerto com o belatacepte em um regime sem inibidor de calcineurina, em comparação com a imunossupressão à base de CsA (Figura 25.22).[16] Taxas mais altas de rejeição do que o esperado e os desafios logísticos relacionados com os requisitos de administração por infusão intravenosa reduziram a utilização em larga escala do belatacepte. Entretanto, com a melhora comprovada dos resultados de transplante a longo prazo e um perfil favorável de toxicidade, junto com os bloqueadores de nova geração e a liberação alternativa de métodos preparados para testes clínicos no transplante, o futuro das estratégias de imunossupressão à base de coestimulação é brilhante.

Terapias direcionadas à célula B e ao anticorpo

Imunoglobulina intravenosa. A IVIg é composta por frações de plasma agrupadas de milhares de doadores e, essencialmente, contém uma amostra representativa de todos os anticorpos encontrados nessa população. É usada com frequência no tratamento de várias doenças autoimunes, como púrpura trombocitopênica idiopática, síndrome de Guillain-Barré e miastenia *gravis*, assim como em pacientes com imunodeficiências graves que apresentam níveis baixos ou ausentes de anticorpos. A IVIg também é usada nos transplantes de órgãos, especificamente no tratamento da rejeição humoral ou antes do transplante em receptores altamente sensibilizados, como um método de dessensibilização, na tentativa de reduzir o escore PRA e o risco de rejeição hiperaguda ou precoce. Mais recentemente, também é usada como parte dos protocolos com ABO incompatível. Embora o mecanismo imunossupressor da IVIg não seja conhecido, ela, provavelmente, atua por meio de vários mecanismos para alterar a resposta imunológica, incluindo a neutralização dos autoanticorpos e aloanticorpos

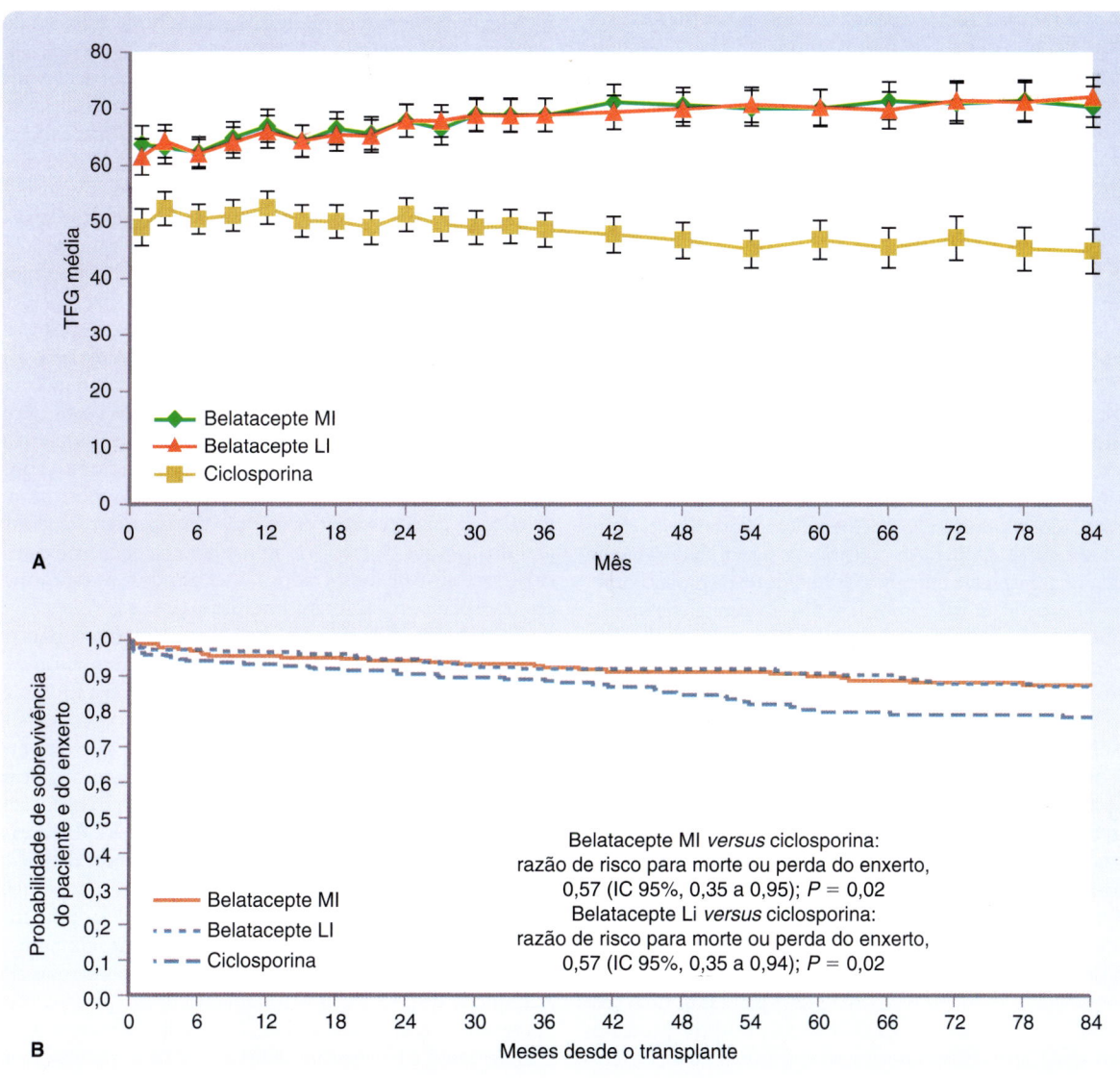

Figura 25.22 Resultados a longo prazo com o belatacepte. Os resultados em 7 anos do estudo de fase 3 BENEFIT demonstraram função renal significativamente maior mensurada por meio de taxa de filtração glomerular (TFG) estimada com o tempo (**A**) e melhora do paciente e sobrevivência do enxerto (**B**) com belatacepte mais intenso (MI) e menos intenso (LI) em comparação com o inibidor de calcineurina, a ciclosporina. (De Vincenti F, Rostaing L, Grinyo J, et al. Belatacept and long-term outcomes in kidney transplantation. *N Engl J Med*. 2016;374:333-343.)

circulantes mediante anticorpos anti-idiotípicos e a regulação negativa seletiva da produção de anticorpos por meio de mecanismos mediados pelo Fc.[38]

Rituximabe. O rituximabe é um anticorpo quimérico murino/humano anti-CD20, e desenvolvido inicialmente para o tratamento de linfoma de células B e, desde então, é usado no tratamento da doença linfoproliferativa pós-transplante (DLPT). O CD20 é uma proteína de superfície celular expressa em todas as células B maduras, mas não nos plasmócitos. O rituximabe liga-se ao CD20 e facilita a citotoxicidade celular dependente de anticorpo e a citotoxicidade dependente do complemento das células B, assim como promove a morte celular programada. Mais recentemente, o rituximabe tem sido usado em uma ampla variedade de distúrbios autoimunes e como componente em algumas estratégias de pesquisa projetadas, como terapia de indução em receptores de transplantes altamente sensibilizados submetidos ao transplante de rim, ou até mesmo nos pareamentos com incompatibilidade ABO. Alguns estudos indicaram uma redução no risco de RMA e de rejeição mediada por anticorpo ("rebote") pós-transplante com o rituximabe, enquanto, em outros estudos, não foi demonstrado benefício. Portanto, estudos clínicos adicionais são necessários para melhor definir seu papel ideal no transplante de órgão sólido. Curiosamente, o fato de CD20 não ser expresso nos plasmócitos produtores de anticorpos pode explicar os resultados clínicos mistos com o rituximabe, e seus efeitos benéficos podem se relacionar com o papel das células B na apresentação do antígeno e das células B de memória nas respostas mediadas por anticorpos de memória.

Terapias antiplasmócitos

Na tentativa de ter como alvo especificamente os plasmócitos secretores de anticorpos, surgiram o daratumumabe anti-CD38 mAb e dois inibidores de proteassomo. Ao contrário do CD20, CD38 é expresso na superfície de plasmócitos de vidas curta e longa, podendo ser um alvo melhor para o controle da RMA resultante de aloanticorpos derivados de plasmócitos. Entretanto, o daratumumabe media a potente depleção não apenas dos plasmócitos, mas também de subgrupos de células T e B imunorreguladoras potencialmente benéficas. Portanto, o efeito líquido desse anti-CD38 mAb continua a ser cuidadosamente investigado no transplante humano. Os inibidores de proteassomo, bortezomibe e carfilzomibe, também se direcionam seletivamente aos plasmócitos produtores de anticorpos devido à sua alta taxa de síntese de Ig e dependência de seus proteassomos para decompor as proteínas danificadas. O uso desses agentes para tratar RMA no transplante também levou a resultados mistos, e, embora a inibição do proteassomo possa ser eficaz no controle da produção aguda de anticorpo, pode ser necessária a combinação com outros agentes para alcançar o controle contínuo dos aloanticorpos e melhorar os resultados do transplante a longo prazo.

Eculizumabe. O sistema complemento é um dos principais componentes da resposta imunológica inata, mas também tem papel significativo na regulação do sistema imunológico adaptativo. A ativação do complemento com formação do complexo de ataque à membrana é o ponto final de vários processos inflamatórios que podem causar dano ao órgão transplantado. Em especial, o papel do complemento na RMA ou em outros processos que levam à deposição de imunocomplexos dentro do aloenxerto ou xenoenxerto foi identificado recentemente como um alvo potencial da intervenção terapêutica. O eculizumabe é um anticorpo monoclonal humanizado direcionado ao componente C5 do complemento. Sua ligação a C5 inibe a formação de componentes do complemento a jusante, incluindo o produto de clivagem C5a e o complexo de ataque à membrana (Figura 25.4). É aprovado para tratar os pacientes com hemoglobinúria noturna paroxística e síndrome hemolítico-urêmica atípica. Mais recentemente, houve vários relatos de emprego do eculizumabe em transplante de órgão sólido como um meio de tratar ou até prevenir RMA e outras causas mediadas por complemento de disfunção e lesão do aloenxerto renal (i. e., síndrome hemolítico-urêmica atípica). Foi observada alguma eficácia quando de sua administração profilática em combinação com troca plasmática terapêutica e IVIg em receptores altamente sensibilizados para o desenvolvimento de RMA. Infelizmente, ele não teve eficácia universal, uma vez que a RMA ocorre em um número significativo de pacientes altamente sensibilizados apesar do tratamento. Isso, provavelmente, reflete a complexidade dos processos que levam à RMA, sugerindo que mecanismos adicionais podem ter participação. Estudos adicionais em andamento têm mostrado resultados iniciais promissores com outros reagentes específicos para o complemento, como um inibidor de C1, porém outros estudos são necessários.

Novos agentes imunossupressores

A enorme melhora na imunossupressão e nos resultados do transplante levou à conquista de um padrão muito elevado de novos agentes. Embora os agentes em todo o processo do desenvolvimento clínico tenham apresentado mecanismos racionais de ação e forte eficácia pré-clínica, muitos ainda não atenderam às expectativas e falharam em mostrar eficácia e melhores resultados. Exemplos recentes incluem um modulador do receptor de esfingosina-1-fosfato (fingolimode) e um inibidor de JAK3 (tofacitinibe).

Fingolimode. O fingolimode tem um mecanismo de ação único que resulta no sequestro dos linfócitos nos linfonodos, impedindo assim que eles participem da rejeição do aloenxerto. O fingolimode requer a fosforilação pela esfingosina quinase 2 para se tornar ativo, em seguida, liga-se ao receptor de esfingosina-l-fosfato (especificamente S1 PR1) (Figura 25.21), resulta em internalização aberrante do receptor e priva os linfócitos dos sinais necessários para a saída dos órgãos linfoides secundários e, funcionalmente, captura-os dentro dos linfonodos. Infelizmente, apesar dos dados experimentais promissores, o fingolimode não mostrou melhora na eficácia da prevenção da rejeição do aloenxerto renal em dois grandes estudos de fase 3. Sem melhora da eficácia e com efeitos colaterais novos e inesperados nesses estudos, os estudos clínicos em transplante renal foram interrompidos.

Tofacitinibe. Têm sido envidados intensos esforços para o desenvolvimento de outros alvos terapêuticos pela exploração de outras vias, que são críticas para ativação da célula T e a função efetora. Como descrito anteriormente neste capítulo, as citocinas são sinais críticos, bem como os fatores de crescimento que influenciam a proliferação e a diferenciação da célula T. Os receptores de citocina encontrados na superfície da célula realizam a transdução de seu sinal com o uso das vias JAK/STAT; assim, vários inibidores de JAK foram desenvolvidos. Um, em especial, o inibidor de JAK3, tofacitinibe, foi testado em transplante renal. JAK3, ao contrário de outros subtipos, é restrito em sua expressão às células primariamente hematopoéticas e associa-se à cadeia γ comum, um componente compartilhado do receptor de IL-2 e de outras numerosas citocinas. A inibição de JAK3 é um tratamento eficaz para os distúrbios autoimunes, e, em um estudo clínico de fase 2b, constatou-se que o tofacitinibe é igualmente eficaz à CsA na prevenção de rejeição em receptores de transplante renal e levou a melhor função renal, menos dano crônico na biopsia de rim e menores taxas de diabetes pós-transplante. Infelizmente, o tratamento com tofacitinibe foi associado a mais anemia e neutropenia, assim como à tendência a mais infecções, incluindo as infecções por vírus BK e CMV, além de casos de DLPT, resultando em menor interesse pelo desenvolvimento para o transplante. O tofacitinibe, no entanto, é aprovado para a artrite reumatoide e outras condições autoimunes.

Bloqueio da via CD40/CD154. Além da via CD28/B7, o bloqueio da via de costimulação de CD40/CD154 continua a ser de significativo interesse no transplante. Embora o desenvolvimento clínico de terapias específicas de CD154 seja tortuoso e desafiador devido a uma associação com eventos tromboembólicos em estudos pré-clínicos e clínicos, experimentalmente, o direcionamento para essa via continua a mostrar profundos efeitos sobre a aloimunidade. O reconhecimento de que o anti-CD154 mAbs pode causar tromboembolismo, por ligação e ligação cruzada de CD154 nas plaquetas, deu abertura à possibilidade de que ter CD40 como alvo terapêutico ou os métodos alternativos de bloqueio de CD154 pode alcançar os efeitos imunossupressivos de inibir essa via sem interromper mecanismos hemostáticos. O direcionamento contra CD40 como uma alternativa a CD154 tem sido alcançado em estudos pré-clínicos com primatas não humanos, assim como o bloqueio de CD154 com um novo anticorpo com domínio Fc silencioso desprovido da capacidade de ligação cruzada. O anticorpo monoclonal anti-CD40, ASKP1240, foi testado recentemente em estudos clínicos em fase inicial, mas sob os regimes testados, foram observadas taxas mais altas de rejeição aguda e complicações infecciosas, tornando o regime imunossupressor ideal para se utilizar bloqueadores da via CD40/CD154, e o futuro clínico desse agente é incerto. Mais recentemente, CFZ533, um anticorpo anti-CD40 com Fc silencioso, está sendo testado em humanos após ser demonstrada a eficácia e a segurança em estudos pré-clínicos com primatas. Como geralmente se observa que a terapia direcionada para CD154 é mais potente do que para seu receptor CD40, estão em andamento esforços no sentido de testar novos bloqueadores de CD154 em receptores humanos de transplante, na expectativa de um dia introduzir na clínica essa promissora estratégia imunossupressora.

Complicações da imunossupressão

O desenvolvimento de agentes imunossupressores foi um passo importante no avanço da área de transplantes. Infelizmente, esses mesmos agentes também são responsáveis por grande parte da morbidade associada ao transplante de órgãos. Todos os imunossupressores atuais atuam em maior ou menor extensão de uma forma inespecífica (i. e., imunossupressão global em vez de imunossupressão não específica do doador ou do enxerto). A consequência é a supressão excessiva ocasional do sistema imunológico, resultando em complicações infecciosas, primariamente virais, assim como maior risco de malignidade. Além disso, muitos desses agentes modificam a função das proteínas e as vias exigidas para a função celular normal e, consequentemente, sua inibição resulta em efeitos colaterais e não imunes indesejáveis, incluindo o dano direto ao órgão.

Risco de infecção

Há um delicado equilíbrio entre a imunossupressão suficiente para impedir a rejeição e a preservação da resposta do hospedeiro aos antígenos e patógenos não associados ao transplante. A introdução do tecido de um indivíduo em outro sempre introduz o potencial de transferência de novos organismos. Atualmente, antes do transplante, uma extensa bateria de testes é realizada tanto no doador como no receptor. Esses exames diminuíram muito a exposição potencial do receptor, mas nenhum teste é perfeito, podendo ser limitado pela tecnologia disponível e o intervalo entre a captação do órgão e o implante. Algumas infecções ainda podem ser transferidas inadvertidamente por várias razões, incluindo a infecção precoce e a falta de soropositividade. As infecções podem ser derivadas do doador, como um órgão CMV+ colocado em um receptor CMV−, ou podem surgir de vírus transferidos com menos frequência, resultando em infecções primárias pelo HIV, vírus da hepatite C, vírus da hepatite B, tuberculose, *Trypanosoma cruzi*, vírus do oeste do Nilo, vírus da coriomeningite linfocítica ou da raiva.[39]

A ameaça não vem apenas dos novos patógenos, porém, mais importante, provém também daqueles patógenos a que o receptor provavelmente já foi exposto e abriga em estado de dormência ou latência. Normalmente, esses patógenos são controlados após a infecção inicial e permanecem quiescentes. Após o sistema imunológico tornar-se impotente por supressão farmacológica, esses patógenos podem ser reativados e rapidamente tornar-se incontroláveis. As infecções derivadas do receptor são muito mais comuns após o transplante do que as derivadas do doador. Um exemplo comum é a reativação do CMV. A maioria das pessoas já foi exposta ao CMV em algum momento de sua vida. Na situação de indução e de terapia imunossupressora, no transplante, pode ocorrer reativação do CMV, resultando em pneumonite, hepatite, pancreatite ou colite. O CMV também tem sido implicado nas lesões ao receptor de transplante de coração com rejeição crônica, destacando-se a interação entre a resposta imunológica e as infecções virais crônicas ou a inflamação que podem induzir. Outras infecções derivadas do receptor incluem tuberculose, certos parasitas (p. ex., *Strongyloides stercoralis*, *Trypanosoma cruzi*), vírus (p. ex., CMV, EBV, herpes-vírus, varicela-zóster, hepatite B, hepatite C e HIV) e fungos endêmicos (p. ex., *Pneumocystis jiroveci*, *Histoplasma capsulatum*, *Coccidioides immitis* e *Paracoccidioides brasiliensis*).

Felizmente, os padrões de infecções oportunistas após o transplante foram alterados com o uso rotineiro de profilaxia antimicrobiana. O risco de reativação é mais alto em aproximadamente 6 a 12 semanas após o transplante e novamente após os períodos de maior imunossupressão por episódios de rejeição aguda. Os programas de transplante usam vários regimes profiláticos, dependendo dos órgãos transplantados. Muitos regimes incluem a vacina pneumocócica, a vacina contra hepatite B e sulfametoxazol-trimetoprima para pneumonia por *Pneumocystis* e infecções do trato urinário; ganciclovir ou valganciclovir para CMV; e trocisco de clotrimazol ou nistatina para infecções fúngicas orais e esofágicas. À medida que as estratégias imunossupressoras evoluíram, resultando em sobrevida mais longa do paciente e do enxerto, os patógenos específicos, assim como o padrão da infecção, também evoluíram. Por exemplo, recentemente, foi reconhecido que os poliomavírus BK e JC têm um papel mais importante no transplante do que era conhecido anteriormente. A infecção por BK foi encontrada em associação com nefropatia progressiva e obstrução ureteral, e o vírus JC foi associado à leucoencefalopatia multifocal progressiva. A detecção do DNA viral com BK no sangue e na urina tem sido útil para o monitoramento da resposta ao tratamento, que inclui a minimização da imunossupressão e o tratamento com terapias antivirais.

Risco de câncer

O sistema imunológico não apenas tem um papel crítico na defesa do hospedeiro contra o ataque de patógenos, mas também uma função importante na vigilância e detecção do câncer, principalmente aqueles impulsionados por infecção viral. A consequência é um aumento de quase 10 vezes nas taxas de câncer. Os cânceres de pele, em especial os de células escamosas, são as condições malignas mais comuns em receptores de transplantes e responsáveis por morbidade e mortalidade substanciais.[40] Como esperado, os tumores mediados por vírus tendem a ocorrer com mais frequência nos receptores de transplantes. Por exemplo, o papilomavírus humano está associado ao câncer de colo do útero, os vírus das hepatites B e C, ao carcinoma hepatocelular, enquanto o herpes-vírus humano 8, ao sarcoma de Kaposi. O EBV, em especial, pode ser associado ao desenvolvimento de DLPT, um termo amplo usado para descrever os linfomas associados ao EBV que ocorrem em receptores de transplantes. A DLPT pode ser de assintomática a potencialmente fatal e, consequentemente, o tratamento varia desde a simples redução ou remoção da imunossupressão até os regimes quimioterápicos vigorosos. Mais recentemente, os pacientes têm sido tratados com agentes antivirais direcionados contra o EBV ou até quimioterapia, incluindo terapia de anticorpos contra as células tumorais, como o rituximabe.

Efeitos colaterais não imunológicos

Embora os imunossupressores atuais tenham se tornado cada vez mais específicos, em geral, ainda são direcionados para as vias que têm um importante papel em múltiplos sistemas além da imunidade. Assim, a inibição de uma via em benefício da imunossupressão também pode levar a consequências não intencionais, se o alvo for crítico para outros processos. Por exemplo, os inibidores de calcineurina são potentes supressores da ativação da célula T, mas sua atividade não apenas diminui a transcrição de IL-2, como também aumenta a expressão de TGF-β. Os níveis elevados de TGF-β resultam em aumento da expressão da endotelina e acabam levando à hipertensão. Além disso, acredita-se que o TGF-β tenha um papel crítico no desenvolvimento de nefropatia crônica do aloenxerto, que anteriormente se considerava ser mediada pelo sistema imunológico, mas, atualmente, ao menos em parte, é secundária a efeitos colaterais não imunológicos ao uso do inibidor da calcineurina.

A evidência histológica de nefrotoxicidade associada ao inibidor de calcineurina é essencialmente universal nos transplantes renais no período de 10 anos. Além disso, esses efeitos deletérios não são limitados apenas aos receptores do transplante renal. A incidência de insuficiência renal crônica em receptores de transplantes não renais chega, surpreendentemente, a 16,5%.[41] A incidência de diabetes pós-transplante de início recente também é um problema importante, principalmente em indivíduos que recebem tacrolimo ou esteroides. A incidência do diabetes melito de início recente relacionado à imunossupressão chega a 30% nos primeiros 2 anos após o transplante renal, conferindo um risco de morte significativamente mais alto. Além de insuficiência renal, hipertensão e diabetes, a terapia imunossupressora também pode levar a hiperlipidemia, anemia e doença cardiovascular acelerada, que é uma causa importante de morte em sobreviventes de transplante a longo prazo. Assim, parece que muitos reagentes que introduziram uma nova era de sucesso a curto prazo do transplante de órgãos comprovaram-se como grandes contribuintes para a perda do órgão transplantado e/ou do receptor a longo prazo. Evidentemente, há uma necessidade clínica urgente de desenvolver novos agentes imunossupressores que sejam eficazes e mais específicos, até menos tóxicos, ou de criar estratégias para induzir a tolerância imunológica, para que finalmente a imunossupressão a longo prazo possa ser eliminada completamente.

TOLERÂNCIA

A tolerância imunológica, ou a manutenção da função do aloenxerto sem imunossupressão, já foi considerada adequadamente o "Santo Graal" da biologia do transplante, visto que tem sido tema de uma nobre busca que continua a ser um mistério e ainda não foi descoberta. A autotolerância, discutida anteriormente, envolve a regulação da resposta imunológica para prevenir efeitos indesejáveis nos tecidos ou nas proteínas do hospedeiro. Isso é estabelecido e mantido por mecanismos centrais (*i. e.*, seleção e deleção pelo timo) e periféricos. A capacidade de desativar seletivamente a resposta do hospedeiro apenas em relação aos antígenos transplantados do doador, mantendo, ao mesmo tempo, a imunocompetência, seria altamente desejável. Isso evitaria a necessidade da imunossupressão por toda a vida, com suas toxicidades associadas, além de eliminar a rejeição crônica, que é a principal causa do insucesso tardio do enxerto.

Mais de 50 anos transcorreram desde os primeiros relatos de tolerância adquirida. A descoberta da tolerância ao transplante neonatal é creditada a Ray Owen, um geneticista que estudou a herança dos antígenos dos glóbulos vermelhos no gado. Em 1945, ele relatou que gêmeos dizigóticos apresentavam misturas de suas próprias células com as do seu parceiro gêmeo. Observações iniciais mostraram que os gêmeos dizigóticos bovinos desenvolviam uma fusão de suas placentas durante a vida embrionária. Isso resulta em uma circulação intrauterina comum e em passagem livre dos hormônios sexuais, explicando o fenômeno do gado *Freemartin*. Owen também reconheceu que essa circulação comum permite a troca de células hematopoéticas durante a vida embrionária e o estabelecimento de um estado quimérico. Curiosamente, esses novilhos não desenvolveram isoanticorpos contra o seu gêmeo, sugerindo um estado de tolerância imunológica.

Peter Medawar reconheceu a importância da observação de Owen e previu que uma troca de enxerto de pele entre os novilhos dizigóticos poderia verificar a hipótese da tolerância. Junto com seu colega de pós-doutorado, Rupert Billingham, ele realizou uma série de experimentos com enxertos que proporcionaram um apoio direto ao conceito da tolerância ao transplante adquirida no período neonatal. Experimentos subsequentes de Billingham, Leslie Brent e Medawar demonstraram que a tolerância ao transplante adquirida no período neonatal poderia ser alcançada em camundongos por meio de inoculação de embriões ou de injeção intravenosa de células alogênicas em camundongos recém-nascidos. Medawar compartilhou o prêmio Nobel de Medicina em 1960 pela descoberta da tolerância imunológica adquirida.

Assim como existem vários métodos para promover a autotolerância em um determinado indivíduo, muitas estratégias foram propostas para induzir a tolerância ao transplante, explorando essas vias. Algumas dessas vias incluem a exclusão clonal ou a eliminação de células reativas do doador, a desativação funcional ou a anergia clonal, assim como a regulação ou a supressão das células reativas do doador. Há raros relatos de casos em que os pacientes descontinuaram a imunossupressão por várias razões, e esses pacientes não apresentaram rejeição. Estudos em andamento nessa pequena população de pacientes cirurgicamente tolerantes procuraram determinar quais são os mecanismos responsáveis pela manutenção do enxerto na ausência da imunossupressão. Um desses estudos sugere que os pacientes de transplante renal, que descontinuaram seus tratamentos imunossupressores por alguma razão e continuam a desfrutar de uma função estável no aloenxerto, também apresentam números elevados de células B virgens e transicionais em seu sangue periférico, em comparação com aqueles pacientes que permanecem sob imunossupressão – o que sugere um papel para essa população de células no estado tolerante.[42]

Existem numerosos relatos de tolerância intencionalmente induzida em modelos experimentais, mas a maioria destes não foi efetiva ao serem usados em modelos animais superiores como os primatas não humanos. Apesar dos vários caminhos estimulantes de pesquisa e até testes clínicos em humanos, atualmente, não existe um regime comprovado para induzir a tolerância ao transplante com ampla aplicação. Neste capítulo, são discutidas algumas estratégias de particular interesse que estão sob investigação no momento.

Depleção de linfócitos

Os regimes imunossupressores mais empregados atualmente envolvem o uso de terapia de indução. Muitos dependem, de alguma forma, de preparação antilinfócito, geralmente RATG, para eliminar ou desativar as células do receptor no momento do transplante. Eles são usados logo no período inicial pós-transplante, que corresponde ao momento em que a isquemia e a reperfusão do enxerto, acompanhadas de trauma cirúrgico, aumentam significativamente o reconhecimento imunológico. Essas preparações removem com sucesso as células T da circulação por vários dias, e aquelas que estão presentes permanecem anérgicas por algum tempo. O uso desses agentes reduziu significativamente a taxa de rejeição aguda, permitindo a minimização da imunossupressão em vários protocolos diferentes. Vários grupos realizaram estudos clínicos usando a depleção precoce das células T do receptor de transplante em combinação com várias outras estratégias imunossupressoras, na tentativa de induzir tolerância. O conceito prevalente é o da redução dos clones de células T, na tentativa de permitir que os mecanismos de tolerância existentes sejam eficazes. Vários estudos usaram o alentuzumabe para induzir a depleção profunda de células T para esse propósito. Apesar de alcançar uma depleção similar à de estudos pré-clínicos promissores em relação a cinética, magnitude e eficácia dentro dos tecidos linfoides secundários, o tratamento com alentuzumabe somente ou em combinação com deoxispergualin não foi suficiente para induzir tolerância em humanos adultos.[30] Estudos recentes combinaram o alentuzumabe com belatacepte e rapamicina com resultados promissores, mas a tolerância não foi alcançada.[43] O fracasso dessas abordagens centradas na célula T sugere que outros componentes do sistema imune, como as células B, células NK ou monócitos, também precisam ser alvos específicos para que se alcance a tolerância. Embora a depleção isoladamente não seja capaz de estabelecer a tolerância, ela permitiu a minimização da imunossupressão para um agente único, em alguns casos, e provavelmente facilitará outras abordagens pró-tolerância.

Bloqueio de coestimulação

A ativação da célula T requer não apenas a interação entre o complexo de TCR e o peptídio ligado ao MHC, mas também sinais coestimuladores suficientes para promover uma resposta bem-sucedida. A ligação do TCR na ausência de uma estimulação apropriada resulta em inativação ou anergia da célula T. Esse mecanismo é usado presumivelmente como um mecanismo de tolerância periférica para controlar qualquer célula T aberrante, autorreativa, que possa ter escapado do processo de seleção tímica. Os pesquisadores tentaram explorar isso mediante o desenvolvimento de anticorpos ou proteínas de fusão projetados para bloquear essas interações coestimuladoras. Portanto, a interrupção das vias coestimuladoras no momento do transplante deve inativar ou anergizar seletivamente apenas aquelas células específicas do antígeno do doador, sem afetar as células não reativas. A imunidade preexistente e as respostas inatas não devem ser afetadas por essa abordagem. Em numerosos modelos de transplante em animais, foi provado que este é o caso, em especial no bloqueio simultâneo das vias CD28 e CD40.[44] Essa abordagem, tanto em roedores como em primatas, resultou em sobrevida prolongada de aloenxertos cardíacos e renais, sem a necessidade de qualquer imunossupressão subsequente e sem efeitos colaterais infecciosos ou malignos significativos. Porém, a extrapolação desses resultados para a prática clínica, até o momento, é decepcionante. No único estudo de tolerância humana ao bloqueio de coestimulação, o hu5C8, um anticorpo monoclonal anti-CD154 humanizado, demonstrou eficácia limitada e foi associado à toxicidade tromboembólica potencial. No momento, agentes recém-desenvolvidos que bloqueiam a via CD28 estão sendo testados como agentes de manutenção, o que pode abrir caminho para o seu uso em futuros testes de tolerância. Além disso, existem muitos outros reagentes terapêuticos que foram desenvolvidos ou estão em desenvolvimento (como os anticorpos para CD40, CD134 [OX40], ICOS e muitas outras vias coestimuladoras). No entanto, resta saber qual deles conseguirá vencer o desafio do desenvolvimento de medicamentos, mas existem estimulantes possibilidades de futuros regimes de tolerância.

Quimerismo

O quimerismo hematopoético está associado a uma forma particularmente robusta de tolerância específica do doador. Essa abordagem envolve tanto mecanismos centrais como periféricos para indução e manutenção da tolerância. O quimerismo completo ocorre classicamente no transplante de medula óssea, quando todas as células derivadas da medula óssea de um receptor são eliminadas e substituídas pelas células do doador. Contudo, a morbidade associada ao condicionamento mieloablativo necessário para alcançar o quimerismo completo impede a viabilidade desse método de indução de tolerância no transplante de órgão sólido. Portanto, o quimerismo misto refere-se a um receptor que contém tanto células hematopoéticas derivadas de si mesmo como do doador, após o transplante de medula óssea, e requer formas menos mórbidas e mais leves de alcançar o pré-condicionamento. Nos estados quiméricos, assim como no processo fisiológico normal, os elementos da medula do doador migram para o timo e participam da seleção tímica, resultando em deleção central de células T potencialmente reativas do doador. Presumivelmente, ocorrem eventos semelhantes dentro da medula óssea para a seleção da célula B. O compartimento periférico pode ser deletado farmacologicamente de uma maneira não específica no momento do transplante ou, alternativamente, o antígeno do doador liberado no momento da infusão da medula óssea envolve as células reativas do doador na ausência da coestimulação apropriada, em consequência de imunossupressão administrada concomitantemente, causando deleção periférica, anergia ou regulação, e resultando em não responsividade específica do doador.

Em seres humanos, o sucesso do transplante de medula óssea e o quimerismo completo permitem a aceitação de aloenxertos de órgão subsequente do mesmo doador na ausência de imunossupressão. Os regimes convencionais de transplante de medula óssea, porém, são geralmente de natureza mieloablativa, e as toxicidades associadas são muito grandes para serem usadas como parte do estudo de tolerância de órgão sólido. Avanços recentes nas técnicas não mieloablativas com menos toxicidade abriram caminho para a aplicação clínica e aos testes de estratégias baseadas em quimerismo misto. Um teste inicial para testar a eficácia da estratégia do quimerismo misto para induzir a tolerância foi realizado em pacientes altamente selecionados que sofriam de insuficiência renal terminal e mieloma múltiplo. Esses pacientes receberam, simultaneamente, a medula óssea e o rim de um irmão com HLA idêntico. O regime levou ao quimerismo em todos os seis pacientes; quatro apresentaram quimerismo transitório e os dois remanescentes progrediram para quimeras completas. Três pacientes continuaram operacionalmente tolerantes sem qualquer imunossupressão após acompanhamento relatado de até 7 anos. O mesmo grupo de pesquisadores relatou um protocolo semelhante em pares de doador vivo relacionado-receptor haploidênticos, que resultou em sucesso na indução do quimerismo transitório e da tolerância. Nenhum desses pacientes tinha indicações concomitantes para o transplante de medula óssea, como mieloma múltiplo, que foi o caso no primeiro estudo. Um aloenxerto foi perdido por rejeição humoral irreversível, mas é digno de nota que os outros quatro receptores mantiveram a função estável do aloenxerto renal por até 5 anos após a retirada completa dos fármacos imunossupressores.[45] O regime de condicionamento exigido resultou em profunda depleção de células T, B e NK e em substancial mielossupressão, levando a leucopenia grave e síndrome do extravasamento capilar. Curiosamente, o fenômeno biológico que inspirou o protocolo, o quimerismo misto, não foi alcançado em nenhum paciente, sugerindo que o efeito predominante é o da indução intensiva. Novas abordagens têm envolvido técnicas não mieloablativas combinadas com terapias baseadas em células para facilitar o quimerismo e a indução de tolerância. As terapias baseadas em células consistem em uma variedade de tipos celulares diferentes, incluindo as preparações de células-tronco hematopoéticas modificadas, Tregs, células dendríticas tolerogênicas e macrófagos reguladores, entre outros. Um notável estudo de fase 2 combinou o condicionamento de intensidade reduzida com transplante de células-tronco hematopoéticas enriquecidas com células facilitadoras em receptores de transplante renal de doador vivo com HLA não compatível. Dentre 31 sujeitos com acompanhamento superior a 12 meses, 22 pacientes alcançaram o quimerismo estável do doador e foram desmamados da imunossupressão. No entanto, nem todos os sujeitos alcançaram o quimerismo e a descontinuação da imunossupressão; vários apresentaram complicações de autoimunidade e infecciosas recorrentes resultando em perda do enxerto.[46] Dois pacientes desenvolveram doença enxerto *versus* hospedeiro, resultando em um óbito. Portanto, embora essas abordagens se mostrem promissoras para a remoção da imunossupressão em uma parcela dos receptores de transplante, a incidência e a durabilidade da tolerância, a taxa e a gravidade da doença enxerto *versus* hospedeiro, bem como os efeitos a longo prazo do condicionamento intensivo ainda precisam ser determinados antes que esses regimes encontrem um papel na prática clínica.

XENOTRANSPLANTE

O problema mais premente em transplante clínico é a escassez de órgãos disponíveis. Mais de 100.000 indivíduos estão listados atualmente à espera do transplante de um órgão. Muitos outros pacientes poderiam beneficiar-se de um transplante, mas, em vista da escassez de órgãos, eles não são considerados atualmente. Aqueles que se encontram em lista de transplante geralmente devem esperar pelo órgão por um longo tempo até a sua disponibilidade, e, nesse período, seu estado clínico pode se agravar, diminuindo sua capacidade de sobreviver à cirurgia. Uma fonte alternativa de órgãos potencialmente provém de outra espécie, ou seja, do xenotransplante. Além de aumentar o suprimento de órgãos disponíveis, o xenotransplante também pode oferecer alguns dos mesmos benefícios observados com os doadores vivos, como a diminuição do tempo de lesão isquêmica e de lesão, assim como a otimização do estado de saúde do receptor antes do transplante. Há potencial para novas desvantagens com o xenotransplante, como as considerações éticas e a transmissão viral zoonótica. Os xenoenxertos podem ser concordantes e discordantes, dependendo da proximidade da evolução da espécie com os seres humanos. Essa proximidade influencia acentuadamente a resposta imunológica, e as implicações serão discutidas aqui.

Xenoenxertos concordantes

Os xenoenxertos concordantes são transplantes entre espécies estreitamente relacionadas; no caso dos seres humanos, isso inclui os macacos e primatas do Velho Mundo. O elemento crítico que define um animal como concordante é o conjunto de antígenos de carboidrato na superfície da célula. Assim como os seres humanos, as espécies concordantes não possuem galactosil transferase e, consequentemente, seus carboidratos são os antígenos do grupo sanguíneo típico e eles não contêm o dissacarídio N-ligado galactose-α(l,3)-galactose (α-Gal). Portanto, os anticorpos naturais presentes na circulação dos possíveis receptores humanos podem ser previstos por uma tipagem simples do grupo sanguíneo, evitando assim o problema da rejeição hiperaguda. Embora a rejeição hiperaguda não seja uma ameaça, os mecanismos típicos da rejeição do enxerto permanecem, incluindo rejeição celular e vascular aguda e, presumivelmente, rejeição crônica. Surpreendentemente, a maioria dos elementos moleculares críticos responsáveis pela apresentação do antígeno e a rejeição mediada por célula T é evolutivamente conservada nos mamíferos. Ou seja, as moléculas de MHC, as proteínas de adesão e as moléculas coestimuladoras são semelhantes entre as diferentes espécies e adequadas para a função imunológica. Consequentemente, os xenoenxertos concordantes sofrem rejeições celular e humoral de maneira semelhante a um MHC totalmente não compatível, na ausência da imunossupressão.

Vários modelos experimentais de transplante de xenoenxerto concordante, assim como iniciativas ocasionais na área clínica, demonstraram claramente que o xenotransplante concordante é viável. O caso mais famoso ocorreu há quase 25 anos, quando os médicos transplantaram o coração de um babuíno em um lactente nascido com síndrome do coração hipoplásico. A criança sobreviveu por 20 dias depois do transplante, antes de sucumbir à rejeição primariamente mediada por elementos humorais.[47] Esse avanço na área de xenotransplante clínico ressaltou as questões éticas associadas ao transplante entre primatas e seres humanos. A aplicação disseminada de xenoenxertos concordantes esgotaria rapidamente o suprimento de primatas não humanos, principalmente quando uma taxa de perda extrapolada de aloenxertos com precária compatibilidade é levada em consideração. Além disso, há significativa preocupação com a transferência zoonótica de doenças, em especial, a transmissão retroviral, que colocaria o paciente e o público em um risco indevido. Em vista desses fatores, é improvável que o xenotransplante concordante tenha uma aplicação disseminada.

Xenoenxertos discordantes

A concordância do transplante entre as espécies é determinada predominantemente com base na expressão da enzima galactosil transferase. Essa enzima é responsável pela expressão diferencial das frações dos carboidratos na superfície celular de espécies discordantes, principalmente a expressão de α-Gal. Considerando os receptores humanos, os doadores do xenoenxerto discordantes incluiriam macacos do Novo Mundo e outros mamíferos, mas, por questões fisiológicas (p. ex., tamanho do órgão, disponibilidade), os porcos seriam os doadores animais preferenciais. Quando órgãos de espécies discordantes são transplantados para seres humanos, eles sofrem rapidamente uma rejeição hiperaguda. O mecanismo primário baseia-se na presença de anticorpos de IgM pré-formados contra as frações do carboidrato na superfície celular, particularmente α-Gal. Esses chamados anticorpos naturais são semelhantes àqueles anticorpos que definem os antígenos do grupo sanguíneo. No transplante, eles se ligam às células endoteliais no órgão doador e, junto com o complemento, precipitam uma reação irreversível de dano celular, trombose e falência imediata do enxerto.

Como no xenoenxerto concordante, as demais respostas imunes adquiridas e inatas também podem ter um papel importante no processo de rejeição.

Apesar da resposta imune agressiva provocada pelo transplante de xenoenxerto discordante, ainda continuam o entusiasmo e a pesquisa para estabelecer uma fonte xenogênica de órgãos de doadores. Atualmente, vários grupos desenvolveram porcos transgênicos que expressam proteínas reguladoras do complemento humano como CD59, CD55 (fator acelerador de degradação) e a proteína cofator de membrana. Outros grupos desenvolveram animais *knockout* de α(1,3)-galactosiltransferase, eliminando a expressão de α-Gal, e removendo o principal alvo da ativação do complemento (Figura 25.23). Babuínos com corações transplantados de porcos transgênicos com fator acelerador de degradação tiveram uma sobrevida prolongada, em comparação com os porcos doadores de controle. Mais recentemente, há relatos estimulantes de sobrevida prolongada do xenoenxerto (em alguns casos > 1 ano) em modelos pré-clínicos primatas não humanos de transplante de coração, células das ilhotas pancreáticas e rim.[48] Embora existam barreiras significativas antes da aplicação clínica, a engenharia genética pode permitir o suprimento infinito de órgãos feitos sob encomenda.

NOVAS ÁREAS DE TRANSPLANTE

Transplante de células das ilhotas pancreáticas

O conceito do transplante de células das ilhotas pancreáticas para tratar o diabetes não é novo, mas a reversão confiável do diabetes após o transplante é uma conquista relativamente recente. A maioria das técnicas de isolamento das ilhotas pancreáticas foi aperfeiçoada no final da segunda metade do século passado. A aplicação clínica dessa técnica, no entanto, foi impedida, em grande parte, pela falta de técnicas de isolamento eficientes e regimes imunossupressores eficazes, entre os quais os fármacos diabetogênicos como os esteroides, que promoveram o diabetes, causando maus resultados (cerca de 10% dos receptores se tornaram independentes da insulina após o transplante). No ano 2000, um grupo de Edmonton, em Alberta, demonstrou uma independência consistente da insulina após o transplante das ilhotas pancreáticas. A principal mudança foi o desenvolvimento de um protocolo imunossupressor sem esteroides, composto por tacrolimo de baixa dose, sirolimo e daclizumabe. O relato gerou um incrível entusiasmo na comunidade do diabetes, mas, desde então, o otimismo foi moderado por resultados menos promissores a longo prazo. Em um estudo multicêntrico subsequente, menos da metade dos 36 pacientes alcançou a independência da insulina 1 ano após o transplante, e aqueles que a obtiveram inicialmente, com o passar do tempo, a perderam. Além das questões da eficácia a longo prazo, o transplante das ilhotas pancreáticas está associado a custos substanciais, e há questões sobre sua segurança e utilidade. Em virtude desses resultados mais recentes, o número de transplantes clínicos das ilhotas pancreáticas realizado em todo o mundo diminuiu drasticamente nos últimos anos. Apesar desses reveses, o campo do transplante de ilhotas pancreáticas é promissor, incluindo a pesquisa com foco na expansão das ilhotas pancreáticas *ex vivo* e o uso de células-tronco, protocolos imunossupressores mais novos e eficientes, também menos tóxicos, regimes de tolerância e xenotransplante.

Transplante de tecido vascularizado composto

O transplante de tecido vascularizado composto envolve a transferência de muitos tipos de tecido dentro de uma unidade funcional como uma mão ou a face, incluindo pele, gordura, músculo, nervos, vasos sanguíneos, tendão e osso. Anualmente, milhões de pacientes perdem membros ou apresentam extensas lesões do tecido mole que potencialmente seriam beneficiados com a reconstrução com a transferência de tecido composto. Vários casos foram ressaltados na mídia nos últimos anos, e o debate ético sobre um transplante cuja finalidade não é salvar vidas gerou uma grande discussão. O primeiro transplante de mão bem-sucedido foi realizado em Lyon, na França, em 1998 e, desde então, mais de 70 pacientes submeteram-se ao transplante de uma ou ambas as mãos. Muitos recuperaram níveis excelentes de função, incluindo a capacidade de amarrar cadarços de sapatos, discar em um celular, girar uma maçaneta e arremessar uma bola, além da sensibilidade ao frio e ao calor. Infelizmente, em alguns pacientes, foi necessária a amputação da mão transplantada após rejeição descontrolada, na maioria dos casos atribuída a não aderência. Logo após os primeiros relatos de transplante de mão, houve numerosas descrições de outros aloenxertos bem-sucedidos de tecido composto, incluindo laringe, traqueia e, mais recentemente, face.[49]

O primeiro aloenxerto composto bem-sucedido de face foi relatado por um grupo de cirurgiões da França, em 2005. Pouco depois, em 2008, o primeiro transplante de face humana quase total foi realizado nos EUA em um paciente com trauma grave na porção central do rosto após um ferimento por projétil de arma de fogo. Muitos pacientes readquirem a capacidade de realizar muitas das atividades diárias, como respirar pelo nariz, recuperar os sentidos do olfato e paladar, falar de maneira inteligível, consumir alimentos sólidos e beber em um copo (Figura 25.24).[49] Ao contrário do transplante tradicional de órgãos sólidos, muitos casos de transplante de tecido composto provocam dilemas éticos, econômicos e clínicos. Alguns podem argumentar que pode não ser apropriado sujeitar os receptores aos riscos da cirurgia e da imunossupressão vitalícia para um transplante que não se destina a salvar a vida. No entanto, esses transplantes podem transformar totalmente a vida de um paciente gravemente incapacitado ou desfigurado, melhorando tanto a forma como a função. Com o advento de imunossupressores cada vez menos tóxicos e as possíveis estratégias de tolerância, o transplante do tecido composto se tornará uma parte cada vez mais importante do tratamento clínico padrão.

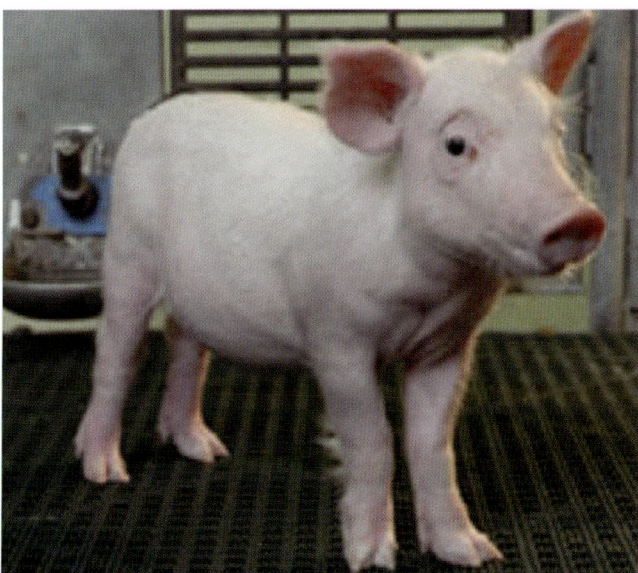

Figura 25.23 Xenotransplante usando doadores suínos produtos de engenharia genética. Exemplo de um porco transgênico doador do fator acelerador da degradação humana α-galactosiltransferase *knockout*. (Cortesia do National Swine Resource and Research Center [NSRRC]; http://www.nsrrc.missouri.edu/NSRRC0009info.asp.)

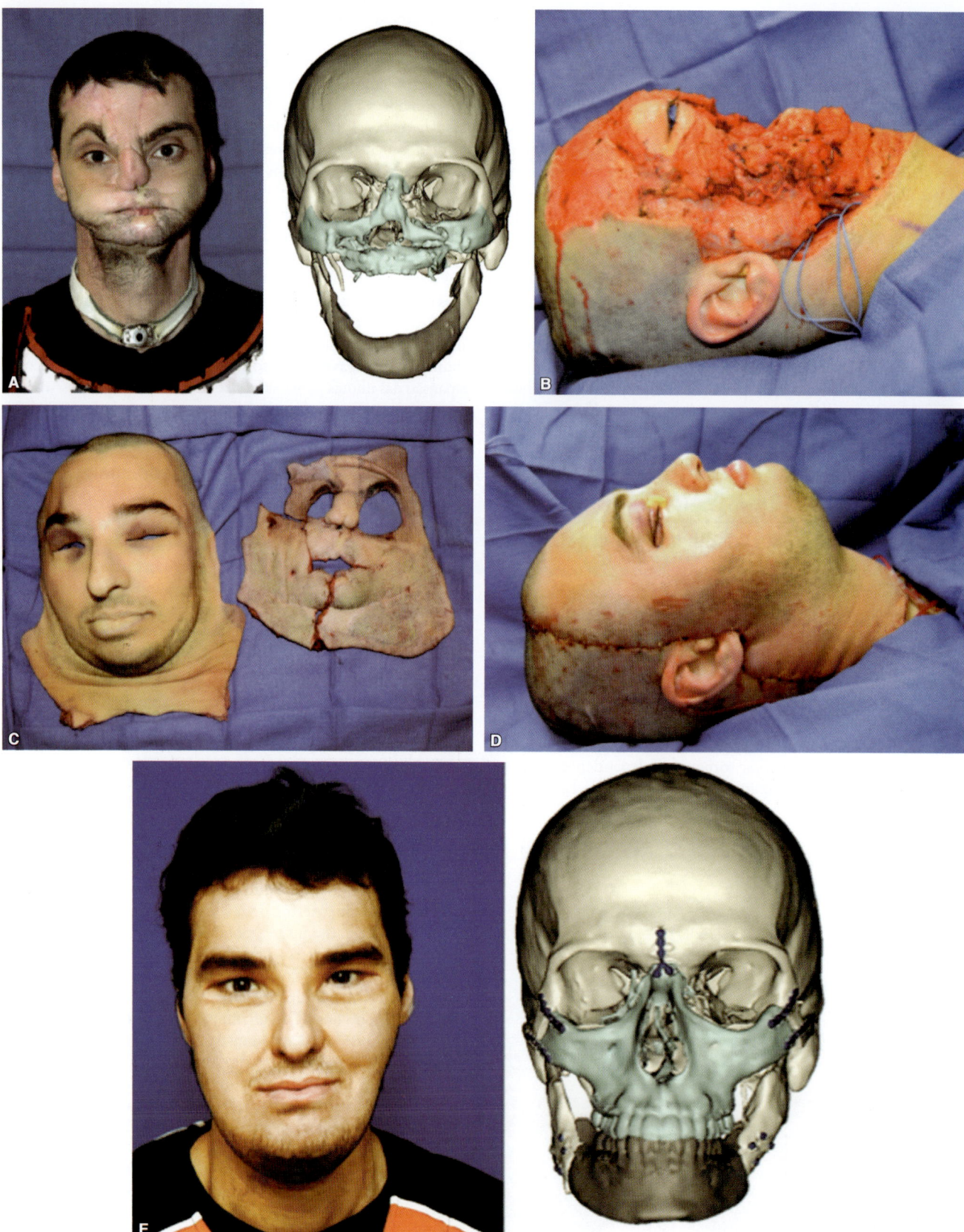

Figura 25.24 A. Vista frontal e reconstrução de tomografia computadorizada de paciente antes do transplante. **B.** Fotografia intraoperatória após a remoção do tecido desfigurado, das ferragens e do osso. **C.** Comparação da face do doador de um lado a outro fixada à sua arquitetura esquelética subjacente, à esquerda, e a face do receptor à direita. **D.** Fotografia intraoperatória de reconstrução facial final. **E.** Vista frontal e reconstrução de tomografia computadorizada 16 meses após o transplante. (De Dorafshar A, Branko, B, Christy, M, et al. Total face, double jaw, and tongue transplantation: an evolutionary concept. *Plast Reconstr Surg.* 2013;131:241-251; Khalifian A, Brazio P, Mohan R, et al. Facial transplantation: the first 9 years. *Lancet.* 2014;384:2153-2163. Cortesia de Eduardo D. Rodriguez, MD, DDS.)

Transplante de útero

O advento do transplante de tecido ou órgão não vital, como o transplante de tecido composto, introduziu o conceito de utilizar o transplante para abordar os problemas médicos que limitam significativamente a qualidade de vida. Assim, a pesquisa para o transplante de útero teve início logo após o primeiro relato de transplante de mão humana, em 1998, e culminou com numerosos transplantes de útero bem-sucedidos em humanos em todo o mundo. Estima-se que de 3 a 5% das mulheres sofrem de infertilidade absoluta do fator uterino resultando de agenesia congênita ou malformação, ou condições adquiridas relacionadas à remoção cirúrgica ou disfunção uterina (p. ex., fibroides). Para muitas mulheres com infertilidade absoluta do fator uterino e que desejam engravidar, a "barriga de aluguel" não é uma opção viável devido a preocupações legais, éticas ou religiosas, e o transplante de útero oferece a essas mulheres com infertilidade uma opção nova e alternativa à gestação. O primeiro transplante de útero tecnicamente bem-sucedido foi realizado em 2011, e o primeiro útero transplantado funcionalmente bem-sucedido a levar a um nascimento vivo saudável ocorreu em 2014, na Suécia (Figura 25.25).[50] Embora essa forma de transplante de órgão sólido em grande parte continue a ser experimental, vários programas foram iniciados em todo o mundo, e mais de 30 transplantes de útero foram realizados tanto

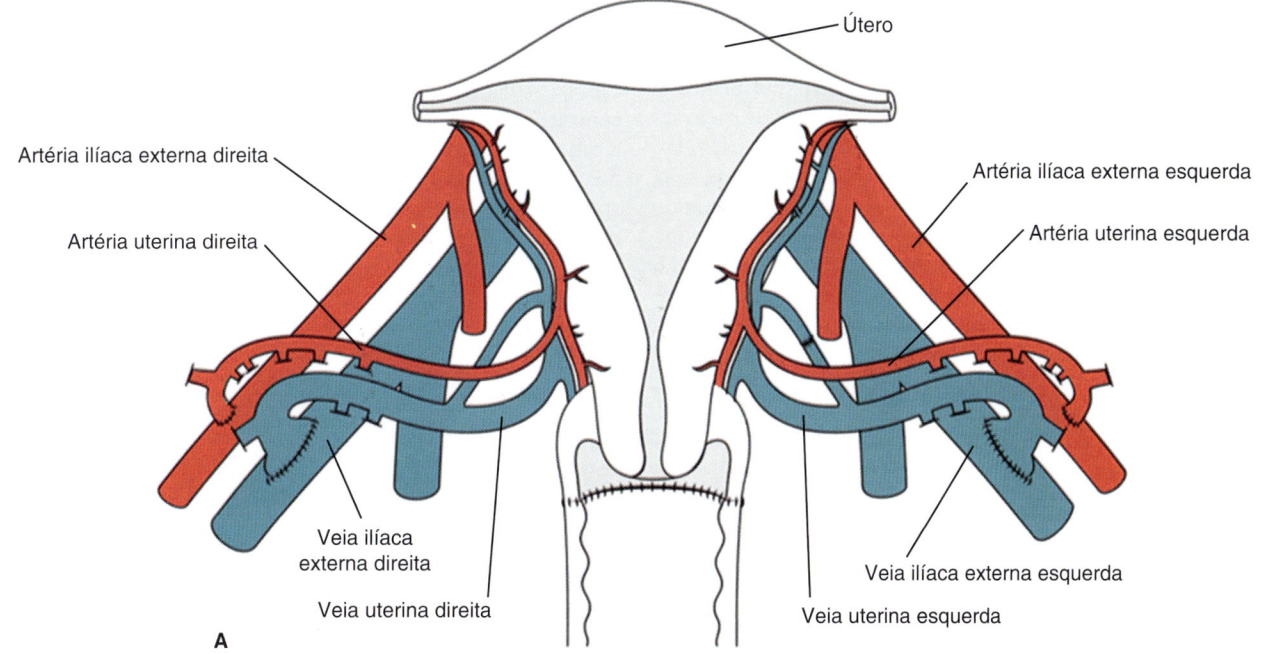

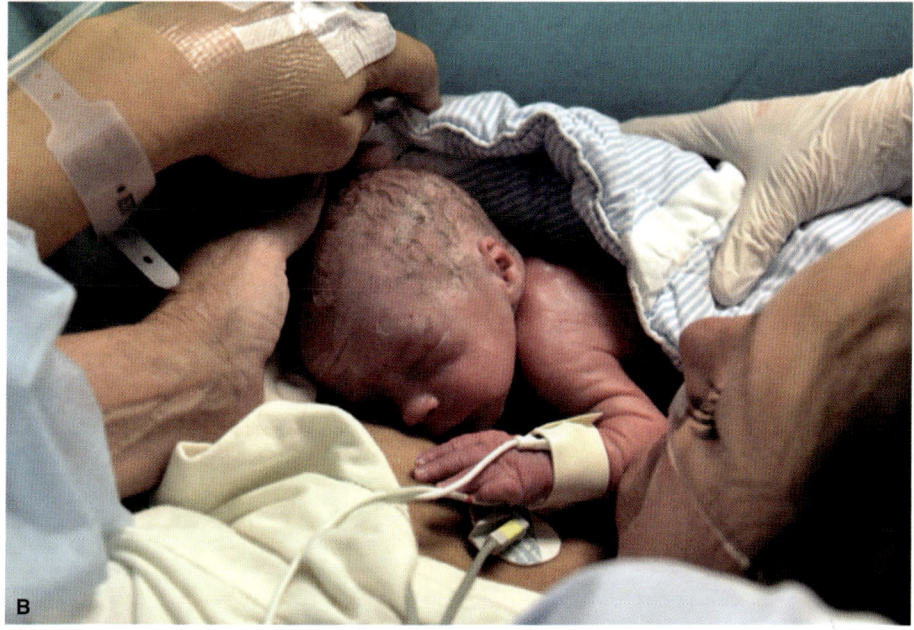

Figura 25.25 Transplante de útero. **A.** Esquema das anastomoses vasculares realizadas em um transplante de útero. As veias e artérias uterinas estão conectadas de forma terminolateral às veias e artérias ilíacas externas, respectivamente. **B.** Primeiro recém-nascido que resultou de um útero transplantado logo após o nascimento. (De Brannstrom M, Johannesson L, Bokstrom H et al. Livebirth after uterus transplantation. *Lancet.* 2015;385:607-616.)

de doadoras vivas como de falecidas. Em vista do interesse clínico geral, da aparentemente grande demanda de mulheres com infertilidade absoluta do fator uterino e avanços contínuos no transplante, a área espera um contínuo crescimento desse tratamento, principalmente experimental, na forma de aumento da pesquisa e de estudos clínicos. O transplante de útero introduz considerações únicas sobre a função fisiológica cíclica e períodos flutuantes de atividade imunológica e potencial para receber um feto. Protocolos com cursos de imunossupressores limitados podem ser indicados depois de ocorrerem as gestações desejadas e o útero transplantado não ser mais funcionalmente necessário, minimizando ou evitando efeitos colaterais a longo prazo e os riscos de infecção e de malignidade observados com a imunossupressão padrão.

CONCLUSÃO

Mais de meio século transcorreu desde o primeiro transplante de órgão sólido bem-sucedido. Hoje, a cada ano, milhares de pacientes com doenças terminais fazem um transplante que salva suas vidas. O que no passado era considerado impossível é, atualmente, uma ocorrência do dia a dia, e a maioria dos receptores está levando vidas saudáveis e produtivas com um órgão de outro indivíduo funcionando em seu corpo. O conceito de substituir um órgão doente por outro saudável é simples, embora os detalhes do tratamento da resposta de rejeição sejam muito complexos. O sistema imunológico normalmente gera uma resposta altamente organizada, mas regulada, quando desafiado. Muitos dos principais detalhes da resposta imunológica normal foram descritos por pesquisadores que examinaram os mecanismos da rejeição do aloenxerto. De fato, muitos cirurgiões acumularam numerosos prêmios Nobel de Medicina por suas significativas contribuições para a área. Embora as taxas de sobrevida do aloenxerto a curto prazo tenham melhorado de maneira uniforme, ainda é necessário aprimorar os resultados a longo prazo. A disponibilidade de órgãos de doadores adequados continua a ser o problema mais premente, impedindo que a maioria dos receptores potenciais faça um transplante para manter a vida. Continua a haver progressos no xenotransplante e na engenharia de tecidos; isso ainda pode fornecer um suprimento ilimitado de órgãos transplantáveis seguros. Existem desvantagens significativas nas terapias imunossupressoras não seletivas atuais, como os altos riscos de infecções e malignidades, restrições econômicas e toxicidades metabólicas a longo prazo, incluindo insuficiência renal, diabetes, hiperlipidemia e doença cardiovascular. Os agentes imunossupressores direcionados ao alvo continuam a ser desenvolvidos e testados. Por fim, o objetivo é alcançar uma imunossupressão de baixo risco e específica do doador. O desenvolvimento de um regime seguro, amplamente aplicável, que produza uma tolerância confiável ao transplante eliminaria muitos dos problemas atualmente associados ao transplante de órgãos. De fato, o sucesso e o crescimento do transplante de órgãos foram milagres médicos do último século. Embora os desafios continuem, sem dúvida, os cirurgiões e os cientistas do transplante estão à frente da descoberta e da inovação à medida que essa área avança.

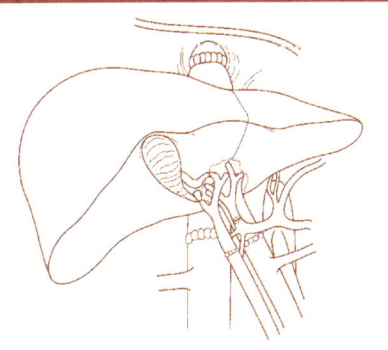

26

Transplante de Fígado

Seth J. Karp, Sophoclis Alexopoulos

VISÃO GERAL DO CAPÍTULO

História
Indicações
    Cirrose não colestática
    Doença hepática colestática
    Insuficiência hepática aguda
    Neoplasias malignas
    Outras
    Causas muito raras de insuficiência hepática passíveis de serem abordadas por transplante de fígado
Contraindicações
Modelo de pontuação para doença hepática terminal e alocação
Seleção de doador

Avaliação pré-operatória
Considerações cirúrgicas
Manejo pós-operatório
Complicações e seu tratamento
Imunossupressão
Transplante de fígado de doador vivo, incluindo a seleção do doador
    Doador
    Receptor
Transplante de fígado pediátrico
Novas tecnologias incluindo a máquina de perfusão

HISTÓRIA

Nos EUA, dentre os pacientes que recebem um transplante de fígado, mais de 90% sobrevivem 1 ano após a cirurgia, e quase 85% sobrevivem após 3 anos.[1] Essa proeza é o resultado das sínteses de inúmeras descobertas em diversas áreas. O transplante de fígado representa um triunfo da realização científica, da colaboração e do trabalho em equipe.

Descobertas produtivas e instrumentais sobre o desenvolvimento do transplante remontam a mais de 100 anos. Essas incluem as realizações técnicas de Alexis Carrel na criação de anastomoses vasculares na primeira década do século XX. Peter Medawar, no início dos anos 1940, enquanto realizava pesquisa sobre enxerto de pele para os soldados, na Segunda Guerra Mundial, descobriu que a perda do enxerto devia-se a fatores imunológicos, especificamente à imunidade mediada por célula.[2] Seus estudos subsequentes estabeleceram a eficácia dos esteroides para proteger contra lesão ao enxerto.[3] Em 1952, os químicos Gertrude Eillion e George Hitchings na Burroughs-Wellcome sintetizaram a azatioprina e a 6-mercaptopurina que se tornariam os fundamentos da terapia imunossupressora inicial. Em 1954, Joseph Murray provou que o transplante poderia ter sucesso ao realizar um transplante renal usando um gêmeo idêntico como doador.[4] Em 1959, o Dr. Murray continuou a demonstrar a viabilidade do transplante através das barreiras imunológicas usando irradiação corporal total para suprimir o sistema imunológico.[5] Todos esses investigadores ganharam o Prêmio Nobel em reconhecimento das suas realizações.

Apesar desses avanços que permitem o sucesso limitado do transplante renal, as primeiras tentativas de transplante de fígado foram marcadas pelo fracasso (habilmente narrado no livro *The Puzzle People* de Thomas Starzl).[6] As complexidades técnicas da cirurgia, da coagulopatia, dos distúrbios metabólicos e do precário conhecimento da base imunológica para a perda do enxerto conspiraram para produzir maus resultados. A primeira tentativa de transplante de um fígado humano, em 1963, pelo Dr. Thomas Starzl, fracassou, assim como as tentativas subsequentes em Berlim, Boston e Paris. As coisas pareciam tão sombrias que o próprio Starzl suspendeu o transplante de fígado por 3 anos, retornando exclusivamente para o laboratório para determinar qual a melhor maneira de seguir em frente.[6]

Mesmo com os avanços da técnica e da imunossupressão, alcançou-se um sucesso limitado. Nos anos 1970, Starzl relatou taxas de sobrevida em 1 ano em torno de 30%.[7] Quase duas décadas após ter sido tentado o primeiro transplante de fígado, Jean Borel descobriu que a ciclosporina, inicialmente investigada como um agente antifúngico, tinha propriedades imunossupressoras.[8] Essa descoberta introduziu a era moderna do transplante de fígado, uma vez que a ciclosporina se tornou a base da terapia antirrejeição.

Quando os resultados melhoraram, a atenção voltou-se para a maximização do número de doadores disponíveis. Em 1989, Mies et al.[9] no Brasil descreveram dois casos de transplante de fígado de doadores adultos vivos em crianças, embora ambos não tenham alcançado uma sobrevida a longo prazo. O primeiro transplante de fígado de doador vivo (TFDV) bem-sucedido, geralmente aceito em um receptor pediátrico, foi realizado por Strong et al.[10] Um grupo japonês liderado por Koichi Tanaka produziu excelentes resultados usando essas técnicas e estabeleceu a confiabilidade dessa abordagem.[11] Aproximadamente 10 anos depois, o primeiro TFVD de adulto para adulto, usando o lobo esquerdo, foi realizado por Hashikura et al.[12]

Outros esforços para expandir o *pool* de doadores incluem o uso de enxertos obtidos após a determinação de morte circulatória e de enxertos com fibrose ou conteúdo de gordura significativo para os receptores selecionados. Há um crescente interesse no uso da máquina de perfusão para possibilitar o transplante de enxertos que, de outra forma, poderiam ser descartados.

INDICAÇÕES

As indicações para transplante de fígado em adultos enquadram-se em duas principais categorias: (1) insuficiência hepática sintomática ou (2) câncer hepatocelular, se a localização do tumor ou da doença hepática associada impedir a ressecção. Os estados patológicos que causam insuficiência hepática, passíveis de serem tratados com sucesso com o transplante, incluem as cirroses colestática e não colestática (Boxe 26.1), câncer, insuficiência hepática fulminante e doenças metabólicas, atresia biliar e um misto relativamente raro de outras causas, incluindo síndrome de Budd-Chiari, doença hepática induzida por hiperalimentação, grandes adenomas e doença hepática policística. Com o advento da terapia antiviral eficaz para a hepatite C, a razão mais comum para o paciente estar em lista de espera para transplante de fígado passou a ser a doença hepática alcoólica, seguida da esteato-hepatite não alcoólica (NASH), que se elevou expressivamente no fim da década de 2010, seguida da hepatite C.

Cirrose não colestática

O tema comum nessas doenças é a lesão ao hepatócito. Embora o fígado tenha um potencial único para se regenerar, com o tempo, a lesão crônica ao hepatócito resulta na ativação da célula estrelada, levando à deposição disseminada de colágeno. Esse processo rompe a microestrutura hepática única que permite o fluxo sanguíneo portal de baixa pressão, a troca de nutrientes e a secreção da bile. Isso, por sua vez, leva à hipertensão portal, assim como a varizes e ascite associadas. Quando a função sintética e excretora do hepatócito falha, podem ocorrer coagulopatia, icterícia, hipoalbuminemia, fadiga, prurido e encefalopatia. Outras complicações, cujo desenvolvimento é pouco compreendido, são a síndrome hepatorrenal, a síndrome hepatopulmonar e a hipertensão portopulmonar. O termo "não colestático" significa que a lesão primária é nos hepatócitos, e não nos ductos biliares, embora os pacientes possam apresentar, e muitas vezes de fato apresentam, icterícia.

Boxe 26.1 Estados patológicos causadores de insuficiência hepática que podem ser tratados com sucesso com o transplante.

Cirrose não colestática
Alcoólica
Esteatose hepática não alcoólica
Hepatite C
Cirrose criptogênica
Cirrose autoimune
Hepatite B
Induzida por fármaco ou exposição

Cirrose colestática
Cirrose biliar primária (CBP)
Colangite esclerosante primária (CEP)
Doença de Caroli
Cisto colédoco

Esteatose hepática alcoólica

A esteatose hepática alcoólica engloba esteato-hepatite, cirrose alcoólica e hepatite alcoólica.[13] A ingestão crônica de álcool é a indicação mais comum para o transplante de fígado, sendo responsável por aproximadamente 25% de todas as listas de espera para o transplante. O número absoluto de pacientes em lista de espera, com esse diagnóstico, é crescente. A ingestão de 30 g de álcool por dia parece ser um limiar relevante e causa dano hepático crônico em aproximadamente 6% das pessoas; o risco aumenta com o maior uso.[14]

A toxicidade do etanol é incompletamente conhecida, mas depende provavelmente da conversão em acetaldeído via álcool desidrogenase, catalase ou citocromo P450. Com o tempo, a fibrose pericentral progride para fibrose panlobar com manifestações associadas de cirrose. A relação aspartato aminotransferase (AST)-alanina aminotransferase (ALT) é normalmente maior que 2, e a elevação da transaminase tende a ser relativamente leve (< 500).

A hepatite alcoólica é um subgrupo de doenças hepáticas associadas ao álcool que ocorrem em pacientes com uma longa história de uso de álcool, os quais apresentam síndrome inflamatória aguda com bilirrubina acima de 3,0. Os episódios podem ser autolimitados ou levar à completa insuficiência hepática. É cada vez mais comum que esse diagnóstico seja uma indicação para o transplante.

Historicamente, as decisões sobre colocar ou não um paciente com esteatose hepática alcoólica em lista de espera para o transplante dependiam de um período de sobriedade antes do transplante, normalmente de 6 meses, em razão da preocupação com recidiva e lesão ao fígado transplantado. Embora as políticas de um centro a outro sejam variáveis, em geral, com o tempo, essas diretrizes são relaxadas por ser difícil demonstrar as diferenças nos resultados entre os pacientes com menos de 18 meses de sobriedade.[15] Infelizmente, é improvável que muitos pacientes com doença hepática avançada sobrevivam a esse extenso período. As diretrizes de prática atual, com revisão do especialista da American Gastroenterological Association para a hepatite alcoólica aguda, recomendam o encaminhamento para o transplante, se o modelo de pontuação para doença hepática terminal (MELD) for superior a 26, dada a alta mortalidade a curto prazo.[16]

Esteatose hepática não alcoólica

A esteatose hepática não alcoólica consiste em um fígado gorduroso não alcoólico e NASH, sendo a doença hepática mais comum nas nações ocidentais. Nos EUA, aproximadamente 19% dos adultos têm esteatose hepática não alcoólica em imagens de ultrassonografia.[17] Os fatores de risco incluem diabetes, obesidade central, dislipidemia e síndrome metabólica.

Identificada primeiramente por Caldwell em 1999, como causa da doença hepática terminal, a NASH é atualmente a segunda indicação mais comum para o transplante de rim nos EUA. A biopsia de NASH demonstra esteatose do hepatócito, degeneração por balonização e inflamação lobular com mais frequência na zona 3. Com o tempo, isso pode progredir para fibrose, cirrose e insuficiência hepática, levando à necessidade de transplante de fígado.

Hepatite C

Em 2016, Bartenschlager, Rice e Sofia receberam o Lasker-DeBakey Clinical Medical Research Award pelos esforços instrumentais para o desenvolvimento de terapias eficazes para a hepatite C.[18] Seu trabalho e o de muitos outros revolucionou os cuidados e o tratamento dos pacientes com doença hepática avançada de duas maneiras fundamentais. Primeiro, reduzia-se enormemente a carga de hepatite C e o número de pacientes listados com esse diagnóstico, e, segundo, permitia-se o uso de órgãos de doadores com hepatite C, aumentando significativamente o suprimento de órgãos. Consequentemente, a hepatite C passou da indicação mais comum para a terceira indicação de transplante de fígado nos EUA.

Os pacientes que apresentam cirrose avançada devem ser considerados para transplante de fígado compatível com as indicações clínicas usuais. Os pacientes com doença leve devem ser tratados na esperança de retardar ou interromper a progressão da doença. Em alguns casos, ocorrerá até a melhora da fibrose. Em pacientes com doença avançada, a decisão de tratar é individualizada por paciente. Mesmo os pacientes que obtêm uma resposta virológica sustentada à terapia permanecem com um risco de 3% ao ano de desenvolvimento de câncer hepatocelular ou de progressão da doença e, portanto, devem ser acompanhados cuidadosamente, sendo o transplante de fígado baseado em critérios clínicos e radiológicos.[19]

Cirrose criptogênica

Como um diagnóstico de exclusão, o que anteriormente era classificado como "cirrose criptogênica" agora acredita-se, geralmente, que seja cirrose da NASH avançada. De fato, há discussão na literatura sobre ser a cirrose criptogênica considerada ou não como sua própria entidade patológica.[20,21] O diagnóstico, o tratamento e a tomada de decisão são semelhantes aos dos pacientes com NASH.

Hepatite autoimune

A hepatite autoimune é uma doença inflamatória do fígado que ocorre principalmente em mulheres (4:1 para o tipo I). O curso pode ser autolimitado ou recorrente, levando a doença hepática crônica e cirrose que requer transplante. A etiologia é pouco compreendida. O diagnóstico normalmente é de exclusão. Os achados característicos na avaliação laboratorial incluem acentuadas elevações em AST e ALT com menores elevações na fosfatase alcalina e elevadas concentrações de gamaglobulina. Os anticorpos antinucleares e contra músculos lisos geralmente estão elevados. Os achados histológicos incluem um infiltrado celular mononuclear principalmente nas regiões portais, e a necrose em saca-bocados pode estar presente na região periporta. A maioria dos pacientes terá lesão ductal e os infiltrados plasmocitários são comuns. Nos estágios iniciais da doença, a fibrose pode estar ausente. À medida que a doença progride, ocorre fibrose e pode se transformar em cirrose. O transplante deve ser considerado para os pacientes que desenvolvem cirrose.

Hepatite B

Aproximadamente 2 bilhões de indivíduos em todo o mundo são expostos ao vírus da hepatite B, e quase 250 milhões são portadores crônicos,[22] o que torna a hepatite B um importante problema de saúde pública. A infecção aguda pelo vírus da hepatite B é subclínica em 70% dos pacientes. Aproximadamente 30% desenvolverão icterícia e menos de 1% desenvolverá insuficiência hepática fulminante. Esses pacientes devem ser considerados para o transplante de fígado em caráter de emergência. Em pacientes que desenvolvem infecção crônica, a progressão para cirrose é influenciada pela idade do início. Para a infecção perinatal adquirida, 90% progredirão para infecção crônica, e, à medida que aumenta a idade à transmissão, as taxas diminuem.[23]

Até o fim dos anos 1990, o transplante para os pacientes com hepatite B produzia maus resultados por recidiva da doença. Isso mudou com a descoberta da lamivudina; em combinação com a imunoglobulina contra hepatite B, este fármaco permitiu o transplante bem-sucedido desses pacientes.[24] Na prática clínica atual, os pacientes com hepatite B recebem transplantes de fígado rotineiramente, e com terapia antiviral apropriada os doadores com hepatite B podem ser usados.

Doença hepática colestática

A ameaça comum nesse grupo de doenças é o dano biliar crônico. À medida que os ductos sofrem lesão, ocorre estase da bile, levando à infecção e a um círculo vicioso de inflamação e infecção recorrente. O prurido pode ser debilitante. A colangite recorrente pode produzir a clássica tríade de Charcot de icterícia, febre e dor no quadrante superior direito. O dano biliar contínuo predispõe o paciente ao desenvolvimento de colangiocarcinoma, especialmente naqueles com colangite esclerosante primária (CEP).

Colangite biliar primária

A colangite biliar primária é uma doença autoimune em que a lesão inflamatória aos ductos biliares resulta em doença hepática colestática. A destruição granulomatosa dos ductos intralobares causa obstrução e icterícia. Os pacientes geralmente sofrem de icterícia e prurido. A avaliação laboratorial normalmente revela elevada concentração de fosfatase alcalina, e muitas vezes estão presentes anticorpos antimitocondriais positivos. Geralmente, a anamnese revela fadiga e prurido, enquanto o exame físico mostra icterícia e xantomas. Costuma se desenvolver osteoporose. Anticorpos antimitocondriais positivos são característicos da doença.

Colangite esclerosante primária

Os pacientes com CEP desenvolvem fibrose da árvore intra-hepática biliar e/ou extra-hepática que induz a inflamação. A doença é mais comum em homens; a estenose difusa leva ao desenvolvimento de icterícia, prurido, fibrose, sepse biliar recorrente e insuficiência hepática. Muitos pacientes com CEP também têm um histórico de doença intestinal inflamatória. Esses pacientes estão em alto risco de colangiocarcinoma e requerem cuidadosa triagem. A avaliação laboratorial mostra, com mais frequência, níveis elevados de fosfatase alcalina. Além disso, os níveis de gamaglobulina, imunoglobulina M sérica, anticorpos anticitoplasma de neutrófilos perinucleares atípicos e antígeno leucocitário humano DRw52a, anticorpos antinucleares, antimúsculo liso, anticardiolipina, tiroperoxidase e fator reumatoide podem estar elevados e fornecem indícios para o diagnóstico. Os anticorpos antimitocondriais geralmente são negativos, em contraste com a colangite biliar primária.

Os pacientes com CEP têm o significativo risco de 13% para colangiocarcinoma. Com o início do colangiocarcinoma, os níveis de CA19-9 normalmente se elevam e devem ser acompanhados seriadamente.

Doença de Caroli

A doença de Caroli é um distúrbio congênito pouco compreendido dos grandes ductos biliares intra-hepáticos. A doença, transmitida geralmente de maneira autossômica recessiva, é associada à doença renal policística. Quando associada à fibrose hepática congênita, é empregado o termo "síndrome de Caroli". Assim como a CEP, a estase, a infecção recorrente e a fibrose induzem à insuficiência hepática em alguns pacientes, embora a gravidade da doença seja variável. Os pacientes estão em risco de desenvolvimento de colangiocarcinoma.

Insuficiência hepática aguda

A insuficiência hepática aguda é uma síndrome clínica de encefalopatia hepática e tempo de protrombina (TP)/razão normalizada internacional (RNI) elevados decorrentes de lesão ao fígado em pacientes sem doença hepática preexistente. A terminologia pode causar confusão. Em geral, os termos "insuficiência hepática fulminante", "necrose hepática aguda", "necrose hepática fulminante" ou "hepatite fulminante" podem referir-se à mesma entidade clínica. É importante observar que a presença de encefalopatia é necessária para o diagnóstico e para a inscrição do paciente na lista de espera para transplante na categoria mais urgente, com uma designação de estado 1A.

A insuficiência hepática aguda pode ainda ser dividida com base na duração entre o início dos sintomas e a encefalopatia. A insuficiência hepática hiperaguda ocorre dentro de 7 dias do início dos sintomas; a aguda ocorre em 7 a 21 dias; e a subaguda, entre 21 dias e 26 semanas. Quanto menor a duração dos sintomas, mais comum será o desenvolvimento de edema cerebral nos pacientes. Em contrapartida, é mais comum a presença de hipertensão portal nos pacientes com doença de duração mais prolongada.

As causas mais comuns de insuficiência hepática aguda são apresentadas no Boxe 26.2, sendo a causa mais comum a dose excessiva de paracetamol.

Os pacientes com insuficiência hepática aguda representam um desafio para as decisões de tratamento, cujo foco é determinar quem precisa de transplante e quem irá melhorar com o tratamento de suporte. Embora o sucesso do transplante esteja associado a uma excelente sobrevida, ele é inferior à sobrevida dos pacientes que se recuperam espontaneamente. Por outro lado, a não inscrição em lista para transplante, bem como a não realização de transplante em um paciente que o necessite, resultará em óbito. Outros problemas complicadores consistem na necessidade de rapidez do exame físico completo e do transplante. Isso é especialmente desafiador em pacientes com dose excessiva de paracetamol, que tendem a ser jovens, mas podem ter um histórico de múltiplas tentativas de suicídio ou um precário suporte social.

A progressão da encefalopatia hepática para o estágio II pode ser usada como diretriz para prosseguir para o transplante, embora isso difira entre os centros de transplante. A determinação mais precisa usa os critérios do King's College.[25] Em um paciente com dose excessiva de paracetamol, o pH arterial inferior a 7,3 após a reanimação, ou os níveis de TP e creatinina elevados, além de encefalopatia de graus III ou IV sugerem a necessidade de transplante. O uso de imagens em série de tomografia computadorizada (TC) ou de um monitor de pressão intracraniana (tunelização subcutânea ou *bolt*) pode ajudar a guiar a terapia, e é importante observar que a decisão é prosseguir para o transplante.

> **Boxe 26.2** Causas comuns de insuficiência hepática aguda.
>
> - Dose excessiva de paracetamol
> - Ingestão de fármaco
> - Indeterminada
> - Hepatite B
> - Hepatite A
> - Autoimune
> - Isquemia
> - Doença de Wilson.

Neoplasias malignas

Câncer hepatocelular

De acordo com o Scientific Registry of Transplant Recipients, em aproximadamente 16% dos transplantes realizados nos EUA o câncer é a indicação primária (Figura 26.1).[26]

Os esforços iniciais para a realização de transplante hepático por câncer hepatocelular produziram resultados fracos com altas taxas de recorrência. Com o tempo, tornou-se aparente que, para as lesões em estágio inicial, os resultados foram bons, como foi demonstrado por uma série de pacientes relatada em Milão, que subsequentemente definiu os Critérios de Milão.[27] Essas lesões em estágio inicial têm indicações de sobrevida equivalentes às do transplante não maligno. A fim de priorizar o recebimento de um enxerto para esses pacientes de transplante, antes do desenvolvimento de doença metastática, são concedidos pontos de exceção àqueles pacientes com até três lesões de diâmetro entre 1 e 3 cm cada uma, ou com uma lesão de 2 a 5 cm de diâmetro. Além disso, muitos centros empregam terapias locorregionais, incluindo a quimioembolização transarterial, a ablação por radiofrequência e a radioembolização com o uso de Y90 para "reduzir o estágio" dos pacientes nos Critérios de Milão. Esses pacientes são então elegíveis para os pontos de exceção. As modificações recentes reconhecem o mau prognóstico acarretado pelos altos níveis de alfafetoproteína e requerem aplicações especiais dos pontos de exceção para esses pacientes.

Quase todos os pacientes com câncer hepatocelular têm fibrose significativa ou cirrose. A modalidade primária de tratamento para o câncer hepatocelular é a ressecção cirúrgica. Deve-se proceder à determinação sobre se a doença hepática permitirá ou não uma ressecção bem-sucedida. Em geral, 30% do fígado deve ser preservado para assegurar uma adequada função sintética; porém, no quadro de doença hepática significativa, essa proporção pode ser mais alta. A hipertensão portal grave com varizes, ascite significativa, debilitação, desnutrição e encefalopatia são todas contraindicações para a ressecção. Além disso, a localização da lesão também pode tornar a ressecção impossível. As lesões adjacentes à confluência de estruturas vasculares ou biliares importantes podem não permitir opções cirúrgicas. Nesse caso, o transplante é o tratamento preferido.

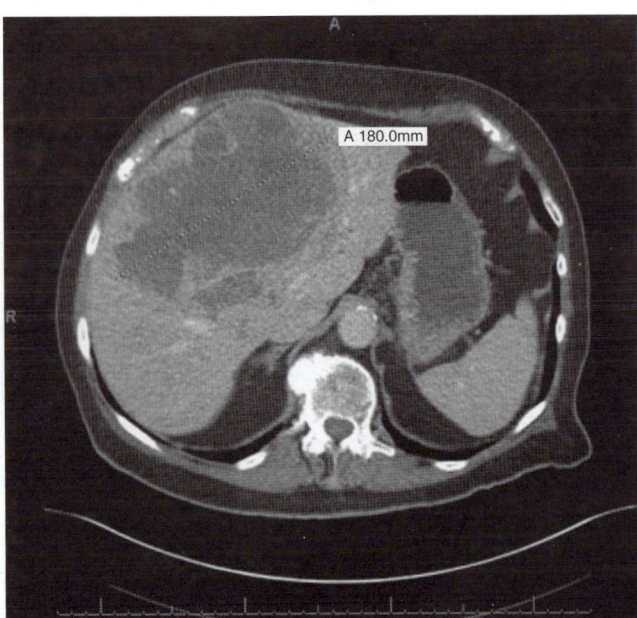

Figura 26.1 Câncer hepatocelular irressecável.

Enquanto na lista de espera de transplante, terapias ablativas minimamente invasivas podem ser ministradas aos pacientes para prevenir a progressão da doença. Essas terapias mostram grande utilidade na prevenção da progressão.

Colangiocarcinoma

O colangiocarcinoma é uma lesão altamente letal com precária sobrevida a longo prazo. Os relatos iniciais demonstraram que os protocolos de quimioirradiação seguidos do transplante de fígado proporcionaram boa sobrevida a longo prazo para os pacientes com lesões hilares em estágio inicial.[28] Essa indicação para o transplante continua controversa, e alguns relatos sugerem que os pacientes selecionados beneficiam-se do transplante de fígado.[29] Outros consideram que esses pacientes foram cuidadosamente selecionados e apresentam sobrevida equivalente à dos pacientes submetidos à ressecção do fígado. Um princípio-chave é a necessidade de obter uma margem negativa com o transplante ou a ressecção.

Outras

Síndrome de Budd-Chiari

A síndrome de Budd-Chiari é uma condição rara que ocorre quando há oclusão do fluxo de saída venoso hepático e costuma ser decorrente de trombose das veias hepáticas ou da veia cava no nível das veias hepáticas. Também pode ocorrer por compressão extrínseca. A apresentação é variável e pode ser dividida em aguda, subaguda e crônica. Aproximadamente 5% dos pacientes terão insuficiência hepática aguda. Nesses pacientes, ascite e dor são mais comuns, enquanto os pacientes com obstrução crônica em geral apresentam hipertensão portal. Um estado de hipercoagulação subjacente ou outra condição é identificado em mais de 80% dos pacientes[30] e deve ser avaliado ativamente por meio de um exame completo para detectar hipercoagulação e imagens para procurar por massas (Figura 26.2).

Nos estágios iniciais, a derivação portocaval de lado a lado descomprime o fígado e pode proporcionar excelente sobrevida a longo prazo.[31] Em pacientes com fibrose ou cirrose estabelecida, o transplante de fígado deve ser considerado. O planejamento operatório deve considerar as opções adequadas de fluxo de saída, particularmente a cavocavostomia laterolateral.

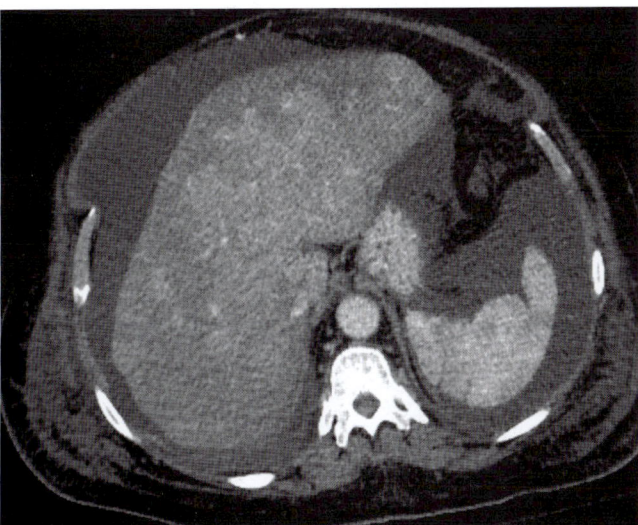

Figura 26.2 Síndrome de Budd-Chiari.

Causas muito raras de insuficiência hepática passíveis de serem abordadas por transplante de fígado

Nutrição parenteral total/doença hepática induzida por hiperalimentação

Em pacientes com síndrome de intestino curto ou insuficiência intestinal, pode-se seguir insuficiência hepática por motivos que não são bem conhecidos. Nesses pacientes, o transplante combinado de fígado/intestino pode salvar vidas.

Doença hepática policística

Em casos raros, os pacientes com doença hepática policística podem apresentar dor debilitante, obstrução intestinal, desnutrição, hemorragia ou insuficiência hepática. Para esses pacientes, o transplante de fígado pode ser indicado.

Adenoma hepático

Os pacientes com grandes adenomas hepáticos não ressecáveis podem apresentar dor ou sangramento e maior risco de malignidade.

Câncer metastático

Certos tipos de doença metastática podem ser tratados com transplante, incluindo os tumores neuroendócrinos. Em geral, essa é uma indicação controversa a ser considerada individualmente.

Hemangioendotelioma

Essa é uma malignidade rara e de crescimento lento. No caso de doença não ressecável, o transplante pode ter excelentes resultados.

Doença de Wilson

A doença de Wilson, uma doença autossômica recessiva do transporte de cobre, ocorre a uma frequência de 1 em 30.000 indivíduos. Com o tempo, o acúmulo de cobre leva à cirrose. Um pequeno subgrupo de pacientes apresentará insuficiência hepática, que geralmente é uma apresentação aguda no histórico de cirrose não diagnosticada. Esses pacientes beneficiam-se do transplante e apresentam boa sobrevida a longo prazo.

CONTRAINDICAÇÕES

À medida que as técnicas e as tecnologias para o transplante melhoraram, o número de pacientes que podem beneficiar-se aumentou a uma taxa que ultrapassou a disponibilidade de órgãos. Para ser um bom administrador de recursos limitados, a tomada de decisão sobre a inclusão de pacientes em lista para transplante de fígado é mais complexa do que em outras áreas de cirurgia. As contraindicações são baseadas na possibilidade ou não de o paciente sobreviver à cirurgia e se este poderá alcançar uma sobrevida a longo prazo, incluindo se poderá cuidar adequadamente do órgão transplantado.

Os pacientes com doença cardíaca avançada geralmente são excluídos da consideração para transplante. A doença valvar grave pode tornar o tratamento intraoperatório proibitivamente difícil. A hipotensão pode ocorrer devido à rápida alteração do volume intravascular, com hemorragia significativa ou clampeamento de vasculatura importante. Isso também pode levar a arritmias potencialmente fatais. Um problema particularmente difícil é a hipertensão pulmonar, que pode resultar em insuficiência cardíaca direita irrecuperável à reperfusão do novo fígado. Os pacientes com doença arterial coronariana estão em risco de infarto do miocárdio intraoperatório e podem mostrar progressão acelerada de aterosclerose por imunossupressão após transplante.

Da mesma maneira, os pacientes com condições respiratórias graves geralmente não são candidatos ao transplante de fígado. A hipoxia intraoperatória pode ser incorrigível, e os resultados a longo prazo são precários. A hipertensão portopulmonar não corrigível para menos de 50 mmHg geralmente é considerada uma contraindicação, como é o caso da síndrome hepatopulmonar, se não for possível corrigir a pressão parcial de oxigênio (Pa_{O_2}) com 100% de oxigênio.

Outras contraindicações incluem o comprometimento neurológico irreversível. No quadro de encefalopatia, isso pode ser difícil de determinar. A anamnese cuidadosa é necessária para excluir causas crônicas progressivas. Uma infecção deve ser cuidadosamente considerada, porém em muitos casos não é uma contraindicação absoluta. Por exemplo, em pacientes com CEP e abscessos hepáticos, a excisão do fígado pode ser a única maneira de erradicar a infecção. A sepse não controlada ou outra infecção que não será curada pelo transplante são uma contraindicação relativa. Na maioria dos casos, o câncer extra-hepático é uma contraindicação para o transplante. No caso de câncer recente pode ser necessário um período de espera. O Israel Penn International Transplant Tumor Registry mantém uma base de dados que pode oferecer orientação sobre os tempos de espera necessários para os diferentes tipos do câncer. Os pacientes com o vírus da imunodeficiência humana (HIV), antes considerado contraindicação absoluta ao transplante, podem submeter-se com sucesso ao transplante.[32]

A comunidade do transplante geralmente percebe que a capacidade de cuidar do enxerto dependerá de suporte e recursos sociais e financeiros adequados, de modo que a falta desses recursos é uma contraindicação absoluta ao transplante, embora um trabalho recente sugira que esta pode ser uma desvantagem para certos grupos de pacientes.[33]

O uso ativo de álcool é considerado uma contraindicação para o transplante, embora centros selecionados realizem transplantes nesses pacientes, e de fato o número desses transplantes vem aumentando rapidamente.[26] Os programas de transplante geralmente incluem especialistas em áreas sociais, psiquiátricas e financeiras para ajudar a selecionar questões relevantes.

A exclusão de pacientes por motivos anatômicos tornou-se muito rara em centros experientes, graças aos avanços na técnica cirúrgica. Os métodos para lidar com anatomia difícil são discutidos na seção sobre considerações cirúrgicas.

MODELO DE PONTUAÇÃO PARA DOENÇA HEPÁTICA TERMINAL E ALOCAÇÃO

Originalmente desenvolvido para predizer a mortalidade em 3 meses de pacientes após a colocação de *shunt* portossistêmico transjugular, descobriu-se também que o MELD prediz a mortalidade em pacientes em lista de espera para o transplante.[34] Atualmente, a pontuação MELD determina a prioridade para o transplante de fígado. O grande sucesso do sistema foi criar critérios objetivos (resultados laboratoriais) que não estavam sujeitos à interpretação dos centros individuais. Sua formulação original baseava-se em creatinina sérica, RNI e bilirrubina. O sódio sérico foi posteriormente acrescentado para melhorar o valor preditivo do escore. O cálculo atual é apresentado no Boxe 26.3, mas o cálculo é ocasionalmente modificado.

Quando um doador de fígado se torna disponível, uma lista de pacientes elegíveis para receber o transplante é gerada, classificada pelo MELD. O fígado é oferecido sequencialmente a cada pessoa da lista até ser aceito.

Os pacientes de estado 1 sofrem de insuficiência hepática fulminante com expectativa de óbito dentro de dias. Dá-se prioridade a esses pacientes, em comparação com os pacientes com escores MELD.

Embora o MELD seja reconhecido como um bom preditor de mortalidade, acredita-se que em certas condições a mortalidade seja maior do que o escore MELD poderia sugerir. Em especial, os pacientes com câncer hepatocelular podem ser curados com o transplante de fígado, mas normalmente têm baixos escores MELD e provavelmente não serão submetidos a transplante antes da progressão da doença. Para esses pacientes, são atribuídos pontos adicionais, os denominados "pontos de exceção", para refletir o desejo da comunidade de priorizar esses pacientes. Os algoritmos de priorização são revistos e ajustados periodicamente. Outros diagnósticos geralmente aceitos para os pontos adicionais são apresentados nos Boxes 26.4 e 26.5. Se os pacientes não se enquadrarem nessas categorias, deverá haver uma comissão de revisão para considerar os casos particulares.

Como realizar a distribuição dos órgãos por todo o país é uma questão distinta de como determinar quais pacientes, em um grupo, terá prioridade para a oferta de transplante. Essa questão complexa e persistente é tema do mais caloroso debate na comunidade de transplante. No âmbito dessa decisão encontra-se a intersecção dos princípios éticos de justiça, utilidade e imparcialidade, assim como as preferências públicas, a utilização de recursos e as disparidades no acesso e nos resultados dos cuidados em decorrência de fatores socioeconômicos.[35] Por fim, ainda é controverso se é válido e como incorporar o desempenho das organizações locais de procura de órgãos.

Há concordância geral de que a maioria dos pacientes com baixos escores MELD (inferior a 15) não se beneficiam do transplante, e isso tem-se refletido nas políticas nacionais de alocação de órgãos.[36]

Boxe 26.4 Indicações comuns para os pontos de exceção para o transplante de fígado.

- Carcinoma hepatocelular
- Síndrome hepatopulmonar
- Hipertensão portopulmonar (desde que a pressão arterial média possa ser mantida em < 35 mmHg com tratamento)
- Polineuropatia amiloidótica familiar
- Hiperoxalúria primária
- Fibrose cística
- Colangiocarcinoma hilar
- Trombose da artéria hepática (que ocorre dentro de 14 dias do transplante de fígado, mas sem atender aos critérios para o estado 1A)

Boxe 26.5 Diagnósticos que podem ser apropriados para os pontos de exceção.

- Colangite recorrente nos pacientes com colangite esclerosante primária que estejam sob terapia supressiva com antibióticos ou precisem de intervenções biliares repetidas
- Ascite refratária
- Encefalopatia hepática refratária
- Hemorragia varicosa refratária
- Gastropatia hipertensiva portal que leva à perda sanguínea crônica
- Prurido intratável em um paciente com cirrose biliar primária

---

Boxe 26.3 Cálculo atual para o modelo de pontuação da doença hepática terminal (MELD).

$$MELD = 3{,}8 * \log_e(\text{bilirrubina sérica [mg/d}\ell\text{]}) + 11{,}2 * \log_e(\text{RNI}) + 9{,}6 * \log_e(\text{creatinina sérica [mg/d}\ell\text{]}) + 6{,}4 + 1{,}32 * (137 - Na) - [0{,}033 * MELD * (137 - Na)]$$

SELEÇÃO DE DOADOR

O doador ideal de fígado é jovem, saudável e magro, com provas de função hepática normais e sem histórico de doença hepática ou fatores de risco para doença infecciosa. Uma vez declarada a morte cerebral do paciente e com a hemodinâmica normal, o fígado é retirado de maneira semieletiva para o procedimento de doação. No entanto, esse cenário "perfeito" é bastante raro, e cada mudança nessas características acarreta riscos quantificáveis. É importante considerar que o risco de aceitar qualquer doador individual deva ser contrabalançado com o risco de o receptor potencial rejeitar o fígado e morrer antes de receber a próxima oferta. Do ponto de vista da saúde pública, em geral, o uso de fígados de alto risco é preferível ao não uso do fígado, em virtude do grande número de óbitos de pacientes em lista de espera.

Os doadores idosos têm o risco adicional de perda a curto e longo prazo, e a idade avançada é um fator de risco independente de mortalidade. Por outro lado, em geral, os resultados com doadores idosos são muito bons.[37]

Os doadores com significativos problemas de saúde precisam ser considerados caso a caso. Em geral, a doença em outros órgãos não deve ser uma contraindicação ao uso do fígado. Uma notável exceção é o câncer, mas novamente isso deve ser considerado caso a caso. A aterosclerose grave pode afetar a artéria hepática, e isso deve ser avaliado no momento da doação.

Os fígados de pacientes obesos podem ter esteatose hepática não alcoólica ou esteato-hepatite. Em geral, os fígados com mais de 60% de esteatose ou com fibrose significativa por qualquer razão devem ser usados com cautela.

Curiosamente, a infecção em curso no doador não é uma contraindicação absoluta para o uso do órgão. No entanto, a suspeita de etiologia viral do óbito do doador, em geral, é uma contraindicação absoluta para o uso de quaisquer órgãos. A disseminação do vírus para os receptores imunossuprimidos pode causar múltiplas mortes. Para os pacientes com fatores de risco de infecção, como o abuso de drogas intravenosas, há um pequeno risco de transmissão da doença, embora o teste de ácido nucleico seja realizado rotineiramente e seja muito sensível para detectar a hepatite C e o HIV. O uso de doadores infectados por hepatite C está se tornando uma rotina devido ao sucesso da terapia antiviral específica. Uma classe de órgãos é procurada em doadores declarados mortos com base em critérios circulatórios. Isso é denominado *doação de órgãos após a determinação de morte circulatória (DMC)*. Nesse caso, após a determinação de que o paciente sofreu uma lesão devastadora sem condição de sobrevivência e que esse paciente deseja doar órgãos, as medidas de suporte vital são retiradas e permite-se que o paciente progrida para óbito. Depois que o paciente é declarado morto, é realizada uma técnica de perfusão rápida com a remoção do órgão. Os órgãos DMC constituem uma significativa fonte de órgãos para transplante, com excelentes resultados em mãos experientes.[38] A colangiopatia isquêmica, uma doença estrutural difusa, pode ocorrer nesses casos, que podem necessitar retransplante.

AVALIAÇÃO PRÉ-OPERATÓRIA

A avaliação de um paciente para transplante de fígado é complexa e procura determinar se o candidato obteria algum benefício com o transplante, se há terapias alternativas disponíveis e se o resultado previsto é bom o suficiente para justificar o uso desse escasso recurso nesse indivíduo.

Portanto, a avaliação completa inclui anamnese detalhada e exame físico. A avaliação laboratorial completa é apropriada para os pacientes, considerando a magnitude da cirurgia. O exame cardíaco e pulmonar completo é, da mesma maneira, essencial e inclui os testes de esforço e de função pulmonar em pacientes com fatores de risco apropriados. Todos os testes de triagem devem estar atualizados, incluindo mamografia, colonoscopia, triagem para câncer de próstata etc.

O transplante de fígado requer acompanhamento e medicamentos a longo prazo para prevenir a rejeição e outras complicações. Por essa razão, o suporte financeiro e social adequado deve estar disponível ao receptor. Nos EUA, os pacientes se reúnem com os coordenadores financeiros e com os assistentes sociais para assegurar que possam cuidar adequadamente do órgão no pós-operatório. Isso também avalia os riscos de recidiva em pacientes com um histórico de uso abusivo de álcool ou de outra substância.

CONSIDERAÇÕES CIRÚRGICAS

As principais etapas da cirurgia de transplante de fígado são representadas na Figura 26.3. Muitas técnicas são usadas: nesse ponto, será descrita uma abordagem geral relativamente comum. O acesso ao abdome é geralmente obtido por meio de uma incisão subcostal direita e por extensão na linha média ou extensão subcostal esquerda e, algumas vezes, ambas. Muitas vezes, a hipertensão portal é grave, e ocorre em combinação com coagulopatia. Deve-se ter o cuidado de prevenir a hemorragia com exsanguinação. A dissecção portal envolve a ligação dos ramos direito e esquerdo da artéria hepática bem como a transecção do ducto biliar alta no hilo. A ligação dos vasos linfáticos deixa intacta apenas a veia porta para posterior transecção do fígado. Procede-se à lise dos ligamentos triangular e coronariano. Em uma colocação ortotópica, a veia cava inferior é circulada acima das veias renais e a veia cava supra-hepática acima das veias hepáticas na preparação para a remoção da veia cava inteira. O fígado do receptor é removido com a veia cava retro-hepática, e então o fígado do doador é colocado com a veia cava do doador anastomosada com a veia cava do receptor, ambas acima das veias renais e abaixo do diafragma. Na técnica *piggyback* (técnica com preservação da veia cava inferior), o lobo caudado da veia cava retro-hepática é dissecado, e deixa-se intacta a veia cava do receptor. A veia cava do doador é anastomosada ao canal de escoamento modelado usando a confluência das três veias hepáticas. Após esse procedimento, o fígado é perfundido com solução salina para remover o potássio contido na solução conservante. A anastomose da veia porta é realizada, seguida pela artéria hepática e então pelo ducto biliar, geralmente na forma de ducto para ducto (Figura 26.3).

Importantes alterações hemodinâmicas ocorrem durante a cirurgia. Os pacientes com cirrose normalmente têm resistência vascular sistêmica muito baixa e podem se tornar rapidamente hipotensos com a perda de sangue. A oclusão total da veia cava usando a técnica ortotópica ou a oclusão da veia hepática com a técnica *piggyback* diminuem o fluxo sanguíneo para o coração, causando hipotensão e aumento da pressão da veia renal induzindo à lesão renal. Após o implante do fígado, a reperfusão leva a um massivo *bolus* de volume para o lado direito do coração na abertura da veia cava, o que pode levar à hipertensão ou até à insuficiência do lado direito do coração, que pode ser fatal.

Em receptores com trombose da veia porta, as primeiras tentativas devem ser no sentido de abrir a veia com cateteres de trombectomia e tromboendovenectomia, se necessário. Se isso falhar, poderá ser obtido o influxo da veia mesentérica superior, próximo a varizes, e até mesmo da veia renal esquerda em pacientes com significativo *shunt* esplenorrenal. Para o influxo arterial, pode-se usar grande parte da circulação esplâncnica, bem como enxertos da aorta suprarrenal ou infrarrenal. Anastomoses biliares difíceis

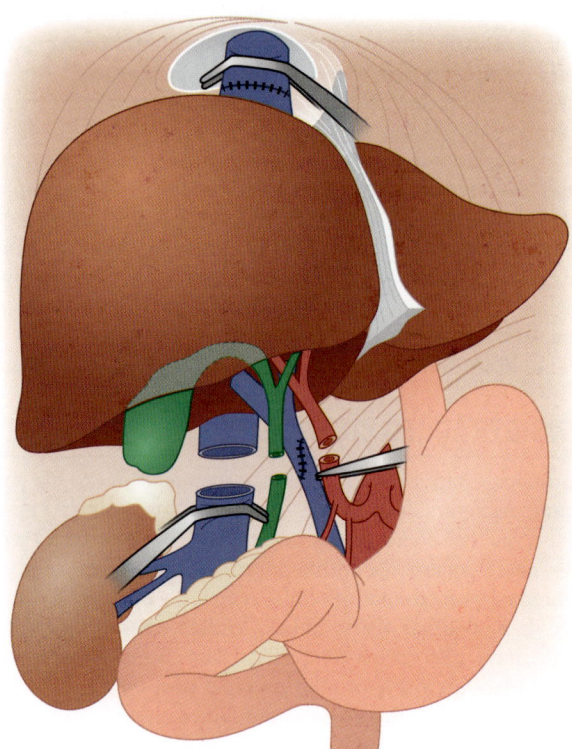

Figura 26.3 Etapas da cirurgia de transplante de fígado.

podem ser contornadas com a técnica em Y de Roux, ou mesmo com a coledocoduodenostomia direta. Um problema particularmente difícil é tentar a colocação de um fígado grande em um receptor de pequeno porte. Se o lobo direito for muito grande, poderá ser difícil realizar a anastomose portal. De modo semelhante, se o fígado for muito grande em direção ventrodorsal, a veia porta do doador poderá ficar em cima da veia porta do receptor, de tal modo que ela não poderá ser cortada o suficiente para permitir a anastomose. Nesse caso, a alternativa do influxo poderá ser procurada.

MANEJO PÓS-OPERATÓRIO

Após uma cirurgia complexa, com distúrbios hemodinâmicos significativos, o bom manejo pós-operatório é essencial para assegurar o resultado ideal. O transplante cria desafios específicos.

Em virtude das alterações hemodinâmicas, os pacientes muitas vezes saem da sala cirúrgica após receber uma significativa quantidade de líquido e hemoderivados. É importante ter uma boa noção do volume corporal total dos pacientes bem como do volume intravascular. A maioria dos pacientes apresentará sobrecarga de volume total, mas o volume intravascular poderá ser baixo, normal ou alto. A melhor maneira de determinar o estado de volume corporal total é o peso acurado do paciente, considerando a ascite pré-operatória. Se o paciente apresentar uma sobrecarga massiva de volume, mas estiver hipotenso, um vasopressor poderá atenuar a necessidade de reanimação com fluidos contínuos massivos. Os cateteres de artéria pulmonar ou a avaliação ecocardiográfica não invasiva podem ajudar na determinação do volume intravascular para guiar a tomada de decisão em relação aos fluidos. Depois de normalizada a pressão arterial, um importante objetivo é a restauração da normovolemia corporal total para prevenir os edemas tecidual e pulmonar. O manejo do volume é complicado pelo sangramento contínuo potencial e pela lesão renal aguda, o que é comum. Deve-se dar atenção muito cuidadosa a essas possibilidades.

O manejo respiratório consiste na extubação, logo que se torne viável, com a compreensão de que muitos pacientes estarão gravemente debilitados e talvez não possam realizar o trabalho respiratório. Nesses casos, a traqueostomia precoce é indicada.

A alimentação deve ser iniciada logo que seja segura, e deve haver um baixo limiar para a colocação de um tubo de alimentação, se o paciente demonstrar incapacidade de consumir calorias adequadas após o retorno da função gastrintestinal (GI) normal. A deambulação precoce e a fisioterapia respiratória são essenciais, e a alta precoce deve ser o objetivo para prevenir a infecção hospitalar.

A maioria dos programas usará drenos para drenar fluido adicional e para diagnosticar extravasamentos de bile. Esses drenos devem ser inspecionados muitas vezes/dia para verificar a saída e a coloração.

COMPLICAÇÕES E SEU TRATAMENTO

Complicações iniciais: é essencial uma cuidadosa atenção ao paciente no quadro de pós-operatório imediato para assegurar ótimos resultados, bem como a avaliação frequente da função do enxerto e, quando indicado, a adoção rápida da ação. Muitos fatores podem causar hipotensão no pós-operatório, mas o sangramento sempre deve ser considerado. Geralmente, mas nem sempre, os drenos abdominais ajudam a estabelecer esse diagnóstico; eles podem se tornar grumosos ou afastados das áreas de hemorragia massiva. Devem ser realizadas frequentes verificações do hematócrito. A hemorragia contínua, que requer a reposição contínua de sangue, geralmente é uma indicação para o retorno à sala cirúrgica, sendo uma exceção o paciente com coagulopatia grave e/ou hipotermia que pode se beneficiar de um período prolongado de observação, com reposição de fatores de coagulação e aquecimento para determinar se o sangramento é de natureza cirúrgica. Uma boa prática é estabelecer um limiar para a transfusão, após o qual a exploração abdominal é considerada. Além disso, os pacientes que desenvolvem síndrome do compartimento devem retornar à sala cirúrgica.

A disfunção primária é uma complicação séria que requer o retransplante. As causas mais comuns são: erro não identificado de captação de órgão, uso de certos tipos de enxertos de alto risco (adiposo, fibrótico, DMC) ou complicação arterial após o transplante. Normalmente, o paciente não despertará, o nível de lactato permanecerá muito elevado, a bilirrubina continuará a subir, enquanto a AST e a ALT se elevarão na faixa de 5.000 a 10.000. Nesses casos, deve-se realizar a ultrassonografia para inspecionar a artéria. Nessa situação, devem ser feitos planos para o retransplante urgente.

As complicações arteriais que não produzem disfunção primária ocorrem em aproximadamente 2 a 4% dos pacientes.[39] Isso geralmente se manifesta como elevação de AST e ALT, bilirrubina elevada e má função sintética com RNI elevada. A estenose ou a trombose arterial podem ser diagnosticadas por ultrassonografia ou TC com contraste e devem ser abordadas o mais brevemente possível, se descobertas. A trombose arterial precoce, mesmo não estando associada à disfunção primária, deve levar à nova inscrição do paciente em lista de espera para transplante (Figura 26.4).

A estenose ou a trombose da veia porta podem apresentar-se com provas de função hepática e função sintética normais. Com o tempo, porém, esses pacientes desenvolvem sinais e sintomas de hipertensão portal e requerem intervenção. Muitas vezes, nessas situações, os *stents* portais são bem-sucedidos.

Os problemas biliares são a complicação mais comum no período pós-operatório e ocorrem em aproximadamente 20% dos pacientes. A apresentação desses problemas pode ser bile no dreno, em caso

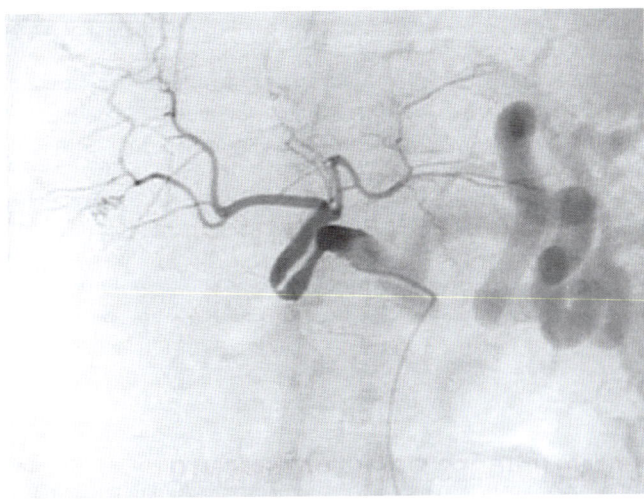

Figura 26.4 Estenose da artéria hepática demonstrada por arteriografia.

de extravasamento, ou o paciente que retorna com um biloma. A estenose induz à elevação das concentrações de bilirrubina e de fosfatase alcalina. O tratamento moderno dos problemas do ducto biliar emprega o tratamento endoscópico para a colocação de *stent* e dilatações. Problemas biliares importantes iniciais devem induzir à realização de ultrassonografia, para assegurar a permeabilidade do ducto biliar, e à reoperação para verificar se há isquemia no ducto biliar e considerar a reanastomose, possivelmente como uma reconstrução em Y de Roux.

A rejeição apresenta-se normalmente com provas de função hepática elevadas e é diagnosticada em biopsia caracterizada por infiltrado inflamatório portal, lesão ao ducto biliar e endotelite. Em muitos casos, a rejeição leve pode ser tratada elevando-se o nível de imunossupressão e com bólus de esteroides. A rejeição mais grave pode necessitar de terapia com anticorpo.

A hepatite C recorrente está se tornando bem menos comum com o advento da terapia viral altamente ativa.

As complicações tardias incluem as estenoses arterial ou venosa portal, estenoses do ducto biliar e infecções oportunistas. A rejeição crônica é pouco conhecida e geralmente leva à necessidade de retransplante. A imunossupressão crônica geralmente leva à disfunção renal e a maior risco de certos tipos de câncer, especialmente o câncer de pele, associados à exposição ao sol.

IMUNOSSUPRESSÃO

Os enxertos de fígado são reconhecidos pelo receptor como estranhos com base nos antígenos do complexo principal de histocompatibilidade. Os hepatócitos expressam baixos níveis de antígeno classe I e nenhum antígeno classe II. Durante a vigilância imunológica contínua, as células T reconhecem o enxerto como estranho e iniciam uma resposta imunológica. Ao contrário do transplante renal, o transplante de fígado não requer a compatibilidade entre o antígeno leucocitário humano do doador e o do receptor, embora haja alguma preocupação de que o efeito da incompatibilidade do antígeno leucocitário seja maior do que se avaliava anteriormente.

A imunossupressão moderna escolhe dentre uma variedade de classes de agentes. Os agentes de indução, se usados, são administrados ao implante. As escolhas incluem globulina antitimócito e um anticorpo anticélula T, que se liga às células T e as depleta, liberando imunossupressão potente e relativamente inespecífica. Esses são agentes muito potentes capazes de aumentar a taxa de infecção. O basiliximabe é um anticorpo para o receptor da interleucina-2 (IL-2), que bloqueia a sinalização da IL-2 e não é tão potente quanto a globulina antitimócito.

A imunossupressão de manutenção geralmente envolve agentes de três classes diferentes. Os esteroides inibem a transcrição de citocinas, das quais a mais importante é a IL-2, que regula negativamente a resposta imunológica ao antígeno; eles também inibem a migração da célula T. Os efeitos colaterais são múltiplos e variados e incluem hipertensão, retenção de líquido, cataratas, osteoporose, diabetes e maior risco de infecção. O micofenolato de mofetila inibe a purina sintase, que diminui a proliferação de células T e B. O principal efeito colateral é o distúrbio GI. Os inibidores da calcineurina bloqueiam o sinal 2, necessário para a ativação da célula T. A própria calcineurina é uma fosfatase dependente de cálcio nas células T. Os efeitos colaterais incluem hipertensão e toxicidade renal que podem levar ao desenvolvimento de insuficiência renal e de anormalidades lipídicas.

A base da imunossupressão para o transplante de fígado é o tacrolimo; mais de 90% dos receptores de transplante de fígado recebem esse fármaco com micofenolato e/ou esteroides. O uso de agentes de indução, que demonstraram diminuir a rejeição aguda, aumentou no decorrer do tempo, e, atualmente, eles são administrados a aproximadamente 35% dos pacientes.[1] A incidência de rejeição aguda em 1 ano pós-transplante é de aproximadamente 10%.

TRANSPLANTE DE FÍGADO DE DOADOR VIVO, INCLUINDO A SELEÇÃO DO DOADOR

O TFDV surgiu da intersecção da melhor compreensão da anatomia segmentar do fígado, dos avanços técnicos na transecção do parênquima hepático e do suprimento inadequado de aloenxertos de fígados de doadores falecidos. O TFDV vale-se da capacidade regenerativa do fígado. Uma porção do fígado com qualidade e massa suficientes, quando provida de influxos arterial e venoso adequados, assim como de drenagem venosa, recriará massa adequada para atender às demandas metabólicas do doador e do receptor. O primeiro TFDV consistiu em um enxerto de segmentos II/III adulto, incluindo veia hepática esquerda, artéria hepática esquerda, veia porta esquerda e ducto hepático esquerdo, que foi transplantado em uma criança pequena. A área cresceu rapidamente para permitir o transplante de fígado de adulto para adulto; os enxertos do lobo direito consistiam nos segmentos V/VI/VII/VIII junto com as veias hepáticas direitas, artérias hepáticas direitas, veias portas direitas e enxertos de ductos hepáticos direitos, enquanto os enxertos do lobo esquerdo consistiam em enxertos dos segmentos II/III/IV junto com a veia hepática esquerda, as artérias hepáticas esquerdas, a veia porta esquerda e os ductos hepáticos esquerdos. O rápido aumento no número de TFDVs levou à melhor compreensão tanto da seleção do receptor como do risco do doador, com significativas melhoras na sobrevida do paciente e do enxerto.

Doador

A segurança do doador é de vital importância. A maior experiência com o TFDV em vários grandes centros ajudou a definir os critérios gerais para maximizar a segurança do doador. Especificamente, deve-se deixar no doador uma quantidade adequada de massa hepática para assegurar a completa recuperação pós-operatória. Os doadores com doenças hepáticas agudas ou crônicas, ou doença extra-hepática, que subsequentemente possam comprometer a regeneração são excluídos da consideração de possíveis doadores vivos de fígado. Os doadores devem ser submetidos a minuciosas avaliações médica e psicossocial para assegurar que estejam aptos a doar e a se recuperar com segurança da cirurgia. Deve ser deixado no doador um volume residual do fígado não inferior a 30%.[40] Isso pode ser aumentado, se o doador for idoso ou tiver esteatose hepática. Embora haja relatos de doação laparoscópica de fígado vivo, a maioria dos centros realiza uma hepatectomia aberta.[41] A doação está associada à taxa de mortalidade de 1 em 400 a 1 em 500.[1] Quarenta por cento dos doadores experimentarão pelo menos uma complicação no primeiro ano pós-doação. As complicações mais frequentes incluem infecção (13 a 15%), extravasamento de bile/biloma (7 a 9%), reoperação (2 a 3%) e hérnia (11 a 16%).[1,42] Apesar das complicações a curto e a longo prazo, a maioria dos doadores optaria por doar novamente.[43]

Receptor

O sucesso de um transplante de fígado de doador vivo requer um aloenxerto de massa parenquimatosa adequada para dar suporte às necessidades metabólicas dos receptores as quais são determinadas pela razão peso do enxerto/peso do receptor (PE/PR). Embora transplantes de fígado bem-sucedido tenham sido realizados com enxertos de doador vivo, resultando em PE/PR de apenas 0,5, o risco de morbidade e mortalidade decorrente da síndrome "pequeno para o tamanho" aumenta significativamente com a diminuição da PE/PR. A síndrome "pequeno para o tamanho" desenvolve-se quando a quantidade de parênquima hepático transplantado funcional é inadequada para manter o receptor; essa síndrome manifesta-se com icterícia, coagulopatia, ascite, encefalopatia e comprometimento renal que podem progredir para o óbito. O retransplante com um aloenxerto maior pode ser necessário.

Uma PE/PR de 0,8 a 1 geralmente é aceita como segura; porém, a qualidade do fígado do doador e o grau de doença do receptor afetam a segurança mínima da PE/PR. Esteatose do doador, idade do doador superior a 50 anos e um alto escore MELD do receptor geralmente requerem PE/PR mais alta, até 1 ou maior que 1.[40] Assegurar um adequado influxo arterial hepático e venoso portal para o aloenxerto de doador vivo é de importância crítica para a função imediata e a subsequente hipertrofia do enxerto. A massa parenquimatosa hepática é regulada com base no fluxo da veia porta, e o fluxo portal inadequado devido a *shunt* portossistêmico pode ser lesivo à regeneração do aloenxerto e promove a falência do enxerto. Alternativamente, a exposição de um enxerto de fígado saudável a uma hipertensão portal súbita e persistente pode levar à lesão centrolobular e à síndrome "pequeno para o tamanho".

O TFDV representa um desafio técnico em razão das reconstruções microvasculares e biliares necessárias entre o doador do enxerto e o receptor. As reconstruções biliares são complicações particularmente propensas à estenose dos ductos biliares, que ocorre em quase 30% dos receptores.[44] Apesar dos desafios, o TFDV atualmente está associado a uma sobrevida de 90% do paciente em 1 ano, além de ser uma opção importante, que salva vidas.[1]

TRANSPLANTE DE FÍGADO PEDIÁTRICO

As indicações para o transplante de fígado pediátrico geralmente são agrupadas em: doenças que levam à cirrose, erros inatos do metabolismo, malignidades hepáticas primárias e insuficiência hepática aguda. A atresia biliar é a causa mais comum da doença hepática terminal em crianças e é responsável por um terço de todos os transplantes de fígado pediátricos. É uma doença congênita de etiologia desconhecida que induz à progressiva obliteração fibroinflamatória da árvore biliar e ao rápido desenvolvimento de cirrose. Deve-se suspeitar do diagnóstico de atresia biliar em todos os bebês com icterícia neonatal persistente. A intervenção nos primeiros meses de vida está associada a um resultado superior.[45] O restabelecimento de uma drenagem bilioentérica adequada antes do desenvolvimento de doença hepática terminal é importante. Normalmente, isso é realizado por meio de anastomose cirúrgica do intestino à árvore biliar no hilo hepático. O pioneiro nesse procedimento, conhecido como portoenterostomia hepática, foi Kasai nos anos 1950; esse procedimento obtém sucesso a longo prazo quando o processo patológico é limitado à árvore biliar extra-hepática.[46] Infelizmente, na maioria das crianças com atresia biliar ocorre o envolvimento patológico da árvore biliar intra-hepática com progressão da cirrose e morte sem o transplante de fígado.[47] A não normalização da bilirrubina em 3 meses pós-portoenterostomia hepática é preditiva da necessidade de transplante de fígado de resgate e também se ocorrerem atraso no crescimento e surtos recorrentes de colangite.[48] Quase metade das crianças com atresia biliar tratada com portoenterostomia precisará de transplante de fígado aos 2 anos de vida. Outras doenças, como a hepatite autoimune e CEP, também podem levar à cirrose que requer transplante de fígado em crianças.

Ao contrário do transplante de fígado adulto, o transplante de fígado pediátrico é realizado geralmente para indicações outras além do tratamento de doença hepática terminal. O fígado é o principal local de metabolismo do nitrogênio no corpo, e anormalidades genéticas envolvidas em qualquer aspecto do ciclo da ureia ou do catabolismo do aminoácido podem levar ao acúmulo de metabólitos tóxicos e à lesão neurológica. A significativa disfunção enzimática dentro do ciclo da ureia de N-acetilglutamato, carbamoil fosfato sintase I, ornitina transcarbamilase ou a deficiência de argininossuccinato liase compromete a capacidade do corpo para eliminar os resíduos nitrogenados mediante conversão de amônia em ureia. A hiperamonemia neurotóxica subsequente, particularmente no intervalo que se segue ao nascimento, causa o rápido desenvolvimento de letargia, edema cerebral, convulsões e morte. Outras deficiências enzimáticas dentro do ciclo da ureia, incluindo as deficiências de argininossuccinato sintase ou citrina com a resultante citrulinemia, de arginase com a resultante hiperargininemia e de ornitina translocase com as resultantes hiperornitinemia e homocitrulinúria, têm como consequências hiperamonemia mais insidiosa e lesão neurológica progressiva. Da mesma forma, a disfunção enzimática no catabolismo de aminoácido, observada na doença da urina em xarope de bordo, acidemia metilmalônica, acidemia propiônica e tirosinemia, resulta no acúmulo de certos aminoácidos e de seus metabólitos com as consequentes toxicidade celular e lesão neurológica. As crianças com erros inatos do metabolismo do nitrogênio são particularmente vulneráveis à lesão neurológica causada por estresse metabólico associado a crescimento, lesão ou infecções. As infecções virais rotineiras da infância, incluindo os resfriados comuns e a gripe, podem ser eventos potencialmente fatais. A função sintética do fígado em pacientes com erros inatos do metabolismo é normal, e o transplante de fígado é realizado para proporcionar uma função enzimática normal e minimizar ou interromper outra lesão neurológica. O transplante de fígado precoce minimiza ou interrompe a lesão neurológica.[49]

O transplante de fígado trata malignidades primárias do fígado, incluindo o hepatoblastoma e o carcinoma hepatocelular. O hepatoblastoma surge das células progenitoras dos hepatócitos fetais ou embrionários e é a malignidade hepática pediátrica primária mais comum. É diagnosticado geralmente em crianças com menos de 3 anos, que se apresentam com distensão abdominal, intolerância à alimentação ou dor abdominal. O objetivo do tratamento do hepatoblastoma é a ressecção cirúrgica completa. A classificação PRETEXT (extensão pré-tratamento da doença) é usada para o estadiamento da extensão do envolvimento hepático e a probabilidade de sucesso no tratamento com hepatectomia parcial.[50] Embora a maioria dos hepatoblastomas possa ser tratada com sucesso com a ressecção hepática parcial, aproximadamente 10% são cirurgicamente não ressecáveis e os pacientes beneficiam-se do transplante de fígado, que lhes proporciona uma sobrevida de 75% em 3 anos, sendo a maior mortalidade secundária à recidiva da doença.[51] O carcinoma hepatocelular é muito raro na população pediátrica e tem uma patologia diferente da apresentada em adultos. Uma excelente sobrevida a longo prazo, que se aproxima de 80% em 5 anos, é relatada com o transplante de fígado por carcinoma hepatocelular, mesmo quando excede os Critérios de Milão.[52]

A maioria dos receptores pediátricos submetidos ao transplante ortotópico de fígado tem menos de 5 anos, e muitos recebem aloenxerto de fígado inteiro de um doador falecido. Entretanto, o número de crianças que precisam de transplante de fígado excede enormemente o número de doadores pediátricos de fígado inteiro falecidos. Essa disparidade entre o suprimento de doadores falecidos pediátricos de tamanho apropriado e a demanda de receptores pediátricos requer o desenvolvimento de técnicas de transplante de fígado com o uso de aloenxertos de adultos de tamanho reduzido. A introdução de aloenxertos de fígado dividido de doador falecido, em 1998, permitiu o transplante em bebês e crianças pequenas utilizando o segmento lateral esquerdo de um fígado adulto com base na anatomia vasculobiliar do lobo esquerdo.[53] O TFDV aumentou a disponibilidade do aloenxerto de fígado para todos os pacientes pediátricos com doença hepática terminal.[10] O transplante do segmento lateral esquerdo e os enxertos de doador vivo requerem a utilização de uma técnica que preserve a veia cava. As anastomoses vasculares em bebês e crianças pequenas apresentam uma taxa maior de complicações, e as técnicas microvasculares, assim como a anticoagulação, são usadas rotineiramente para minimizar os eventos trombóticos. Os resultados a longo prazo do transplante pediátrico de fígado são excelentes, com uma sobrevida de 85% em 5 anos para a atresia biliar, seguida de uma sobrevida ligeiramente acima de 75% em 5 anos para o hepatoblastoma e a insuficiência hepática aguda (Figura 26.5).[1]

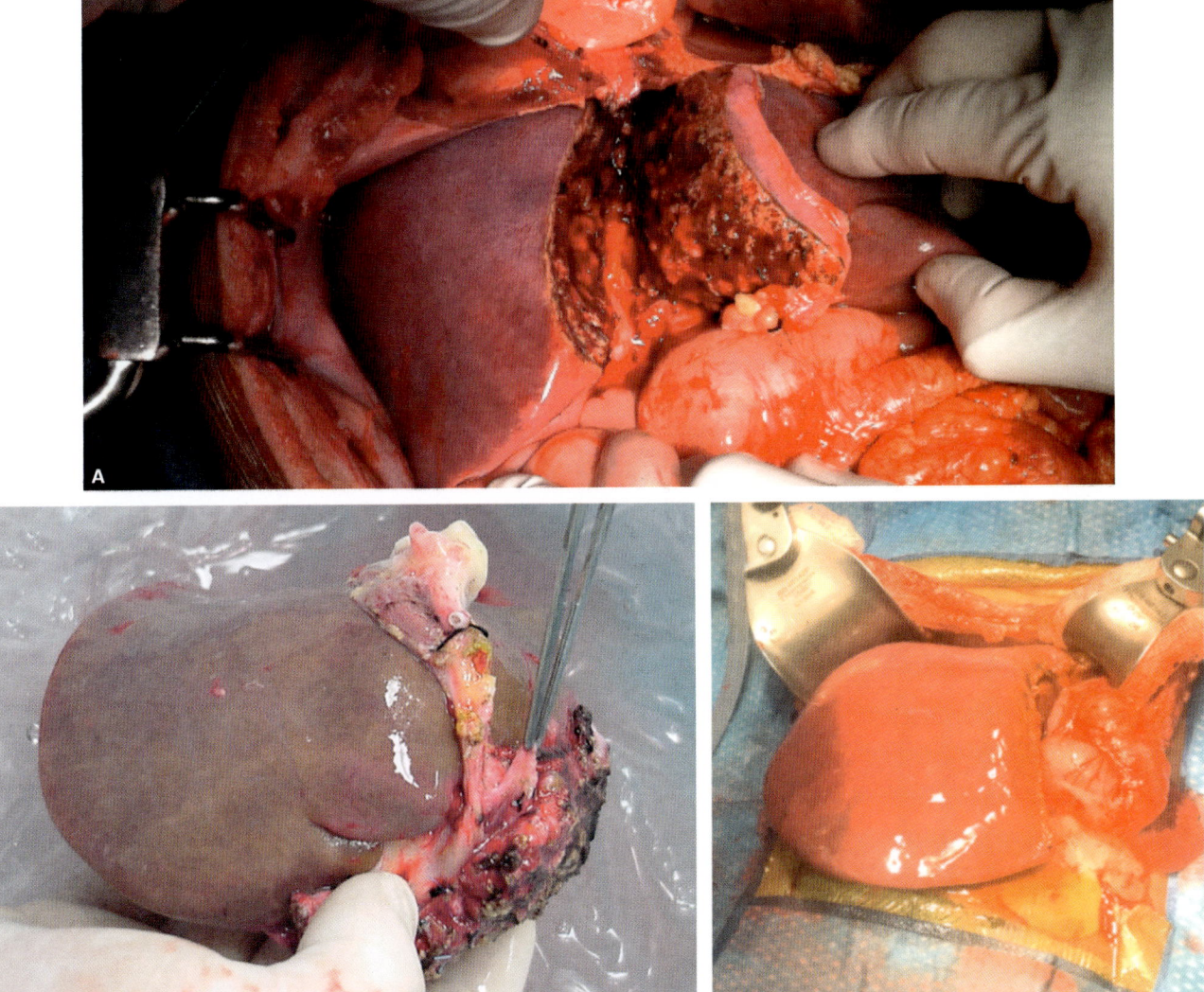

Figura 26.5 Transplante de fígado dividido para uma criança. **A.** Ressecção *in situ* do enxerto de doador vivo. **B.** Segmento preparado para o transplante. **C.** Enxerto reperfundido no receptor.

NOVAS TECNOLOGIAS INCLUINDO A MÁQUINA DE PERFUSÃO

Um importante avanço no transplante de fígado foi o desenvolvimento de soluções de armazenamento a frio nos anos 1980. Essa tecnologia, cujo pioneiro foi Belzer et al., na University of Wisconsin, tornou-se rapidamente o padrão.

Um trabalho recente sugere que a máquina de perfusão pode ser uma alternativa superior ao armazenamento a frio.[54] Embora haja vários protocolos e configurações diferentes, esses dispositivos mantêm a perfusão dos órgãos após a procura do doador. Isso pode ser benéfico de várias maneiras diferentes: (1) a perfusão pode permitir a avaliação da qualidade do enxerto. No caso do fígado considerado marginal ou quando há preocupação quanto à sua qualidade, o exame de perfusão pode diferenciar os fígados bons, que poderão então ser usados com confiança, dos fígados danificados, com os quais é improvável trabalhar;[55] (2) a perfusão pode ser usada para reabilitar os enxertos com oxigenação contínua ou para administrar fármacos para aumentar a função;[56] (3) a perfusão pode ser usada para estender a viabilidade do órgão para melhorar a logística e permitir o transporte mais seguro (Figura 26.6).[57]

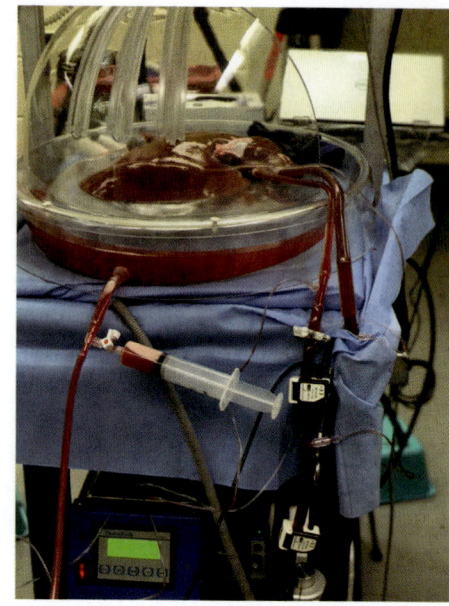

Figura 26.6 Máquina de perfusão de um fígado.

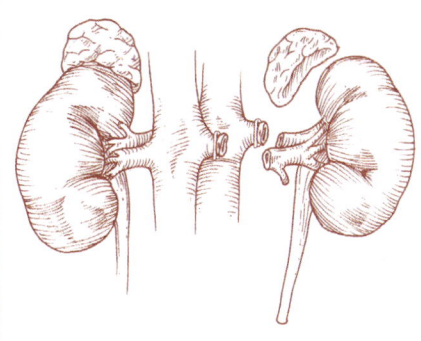

27

Transplante de Rins e Pâncreas

Yolanda Becker

VISÃO GERAL DO CAPÍTULO

Perspectiva histórica
Transplante de rins
  Indicações
  Seleção do paciente
  Seleção de doador vivo
  Técnica de cirurgia laparoscópica
  Técnica cirúrgica aberta
  Cuidados pós-operatórios e acompanhamento dos doadores vivos
  Técnica cirúrgica de doador falecido
  Alocação do rim
  Complicações cirúrgicas pós-operatórias
  Resultados

Transplante de pâncreas
  Seleção de pacientes
  Doador de pâncreas
  Captação, preparação e transplante do pâncreas
  Técnicas de drenagem
  Complicações cirúrgicas
  Resultados
Transplante de ilhotas pancreáticas
  Técnicas de isolamento e infusão
  Resultados

PERSPECTIVA HISTÓRICA

A área de transplante de órgãos tem contribuído para o desenvolvimento da técnica cirúrgica assim como para o avanço da imunologia. As tentativas de transplante para curar a falência de um órgão remontam a vários séculos. Alexis Carrel desenvolveu técnicas de triangulação de anastomoses vasculares, com a realização vários transplantes de órgãos em animais e, em 1912, recebeu o Prêmio Nobel. A função do órgão transplantado, no entanto, foi mínima e, assim, foram abandonadas outras tentativas de transplante de órgãos. Entretanto, no início dos anos 1950, Medawar et al. descreveram a prevenção da rejeição em ratos e assim foram feitas novas tentativas de transplante de órgãos humanos. Joseph Murray realizou, em 1954, o primeiro transplante renal bem-sucedido entre gêmeos idênticos. Ele recebeu o Prêmio Nobel em 1990 por seu trabalho inovador. Dentre vários marcos importantes na área do transplante, houve a descoberta da ciclosporina e outros medicamentos imunossupressores eficazes, assim como a descrição dos antígenos de histocompatibilidade e o aperfeiçoamento de soluções de preservação (Boxe 27.1). Os esforços atuais são direcionados à melhora da sobrevida do enxerto para que um receptor necessite apenas de um transplante durante a sua vida.

O transplante de pâncreas também se desenvolveu como uma maneira duradoura de fornecer insulina constante para o diabético tipo 1. Em 1913, Hedon realizou o primeiro transplante de pâncreas em um animal. Ele tentou a colocação do aloenxerto de pâncreas no pescoço de cães pancreatectomizados. William Kelly e Richard Lillehei, na University of Minnesota, realizaram o primeiro transplante de pâncreas humano bem-sucedido. Eles transplantaram um enxerto de pâncreas segmentar ligado pelo ducto simultaneamente com um enxerto de rim do mesmo doador

Boxe 27.1 Marcos importantes na história do transplante.

1954	Joseph Murray realiza o primeiro transplante renal com sucesso entre gêmeos idênticos
1966	Kelly e Lillehei realizam o primeiro transplante de pâncreas
1967	Primeiro transplante simultâneo de rins e pâncreas
Anos 1970	Borel, Stahelin, Calne e White iniciam estudos sobre o uso de ciclosporina no transplante
Anos 1980	Belzer e Southard desenvolvem a Solução (ViaSpan®) da University of Wisconsin
1990	Murray recebe o prêmio Nobel em Medicina
1990	Scharp e Lacy relatam o primeiro transplante clínico de ilhota pancreática humana bem-sucedido
2015	É aprovada a *HOPE Act* permitindo a consideração de doadores HIV+ para receptores HIV+

HIV, vírus da imunodeficiência humana.

falecido; ocorreu a falência do pâncreas que foi removido no sétimo dia de pós-operatório. O manejo das secreções exócrinas do pâncreas continuou sendo objeto de muitas revisões cirúrgicas ao longo dos anos. As primeiras tentativas incluíram a ablação do ducto por injeção, mas essas tentativas foram frustradas por complicações decorrentes do extravasamento das enzimas digestórias. Os esforços subsequentes incluem a técnica do botão duodenal, drenagem vesical e, finalmente, drenagem entérica. O interesse no transplante das ilhotas pancreáticas tem se renovado, uma vez que a terapia celular é muito promissora. Têm surgido discussões sobre a eficácia do transplante de pâncreas ou das ilhotas pancreáticas em comparação com os novos sistemas de liberação de insulina. Embora o transplante de ilhotas pancreáticas tenha sido reconhecido como uma alternativa aprovada ao transplante de todo o órgão do pâncreas no Canadá, Austrália e grande parte da Europa, essa terapia é considerada experimental nos EUA e atualmente é realizada sob protocolos de pesquisa.

TRANSPLANTE DE RINS

Indicações

O transplante de rim oferece aos pacientes a oportunidade de libertar-se da diálise. Os pacientes dizem que sua qualidade de vida melhora, e o transplante é a modalidade preferida de substituição renal em vez da permanência em diálise. O maior estudo até o momento mostrou que o transplante de rim, claramente, salva vidas, e durante 25 anos, foram salvas 1.373.272 vidas-anos (4,4 vidas-anos por receptor).[1] A lista de espera de um rim continua a crescer e, em janeiro de 2019, mais de 95.000 pacientes aguardavam por um transplante renal (https://optn.transplant.hrsa.gov/data/view-data-reports, acesso em 2 de janeiro de 2019). Ainda há tendência à remoção dos pacientes da lista de espera por deterioração do estado de saúde.[2] A lista de espera consiste cada vez mais em pacientes de população mais idosa (222.681 pacientes com mais de 65 anos aguardando), e a etnia permaneceu estável. Com a implantação de um novo sistema de alocação em 2014, que utiliza anos em diálise como métrica para pontuação em lista de espera, o número de pacientes em lista em estado inativo diminuiu.

As causas mais comuns de doença renal, em pacientes em lista de espera para o transplante, continuam sendo a hipertensão e o diabetes. Em geral, a porcentagem de doentes com diabetes e hipertensão aumentou de 28 para 36%. Uma porcentagem crescente de pacientes em lista de espera tinha doença renal terminal (DRT) que requer diálise por mais de 10 anos.[3] Os pacientes idosos, com tempos prolongados de diálise, são um desafio cirúrgico. Como mais de 600.000 pacientes nos EUA têm doença renal e 468.000 estão em diálise (https://www.niddk.nih.gov/health-information/health-statistics/kidney-disease), o transplante ainda é a terapia procurada para a substituição renal.

Seleção do paciente

A avaliação dos pacientes como candidatos adequados para o transplante é um processo árduo, tanto para o paciente com o para os profissionais dos centros de transplantes. Os pacientes com doença renal terminal têm comorbidades significativas e estas devem ser consideradas na avaliação para o transplante. Foram estabelecidas diretrizes para a avaliação desses pacientes. Deve-se enfatizar a determinação da causa original da doença renal, para que o paciente possa ter expectativas razoáveis de sobrevida livre de diálise. A recidiva da doença renal inata pode ocorrer em até 20% dos pacientes e pode ser a causa da falência do enxerto. Dependendo da causa da recidiva, pode-se justificar alterações na imunossupressão.[4] A Tabela 27.1 mostra as doenças que comumente recorrem após o transplante e a porcentagem de perda, se ocorrer recidiva da doença. As taxas de mortalidade, com a diálise, são superiores a 20% ao ano. O acompanhamento a longo prazo dos receptores de transplante de rim mostrou uma clara vantagem na sobrevida em relação aos pacientes que permanecem em diálise. A consideração mais importante na abordagem aos pacientes que procuram o transplante é a melhora obtida na qualidade de vida e nas mensurações de participação social.[5]

Tabela 27.1 Doenças renais primárias e taxas de recorrência.

Doença	Taxa de recorrência (%)	Perda do enxerto (%)
GNSF	30 a 60, primeiro transplante; 80, segundo transplante	40 a 50
GNMP tipo 1	25 a 65	30
GNMP tipo 2	90	10 a 20
Nefropatia por IgA	30 a 60	10 a 30
Nefropatia membranosa	40	Até 50
Síndrome hemolítico-urêmica	25 a 50	40 a 60
Lúpus sistêmico	≤ 10	Rara

GNMP, glomerulonefrite membranoproliferativa; GNSF, glomerulonefrite segmentar focal; IgA, imunoglobulina A. (De Morozumi K, Takeda A, Otsuka Y, et al. Recurrent glomerular disease after kidney transplantation: an update of selected areas and the impact of protocol biopsy. *Nephrology (Carlton)*. 2014;19(suppl 3):6-10.)

Os receptores devem ser cuidadosamente avaliados quanto ao risco do procedimento cirúrgico, assim como em relação à sua capacidade de tolerar a imunossupressão a longo prazo. As contraindicações absolutas e relativas para os candidatos ao transplante são mostradas no Boxe 27.2. Os pacientes não precisam estar em diálise para entrar na lista de espera para o transplante de rim, e aqueles com taxa de filtração glomerular (TFG) inferior a 20 mℓ/min/1,72 m^2 devem ser avaliados para transplante, se não tiverem uma contraindicação absoluta.

A infecção pelo vírus da imunodeficiência humana (HIV) já foi uma contraindicação ao transplante; porém, pacientes selecionados, com contagens celulares apropriadas (CD4$^+$ acima de 400 células/mm^3) e uma carga viral indetectável alcançam bons resultados com o transplante como modalidade de tratamento da nefropatia associada ao HIV. Houve um aumento no transplante como modalidade de tratamento da nefropatia associada ao HIV e, atualmente, 300 pacientes na lista de espera têm essa nefropatia

Boxe 27.2 Contraindicações para o transplante renal.

Absolutas
Doença maligna ativa
Infecção ativa
Doença vascular periférica não passível de reconstrução
Doença cardíaca ou pulmonar grave
Abuso de droga intravenosa ativo
Barreiras psicossociais significativas que interfiram na capacidade do paciente em aderir ao complexo regime médico

Relativas
Expectativa de vida limitada
Histórico de não adesão ao regime de medicação
História de não adesão à diálise
Barreiras financeiras
Problemas psiquiátricos
Doença renal com alta taxa de recidiva
Obesidade mórbida (o IMC depende do centro)
Debilidade

IMC, índice de massa corporal.

(https://optn.transplant.hrsa.gov/data/view-data-reports, acesso em 02/01/2019). A *HIV Organ Policy Equity (HOPE) Act*, aprovada pelo Congresso americano em 2015, permitiu o transplante de órgãos de doadores HIV-positivos para receptores HIV-positivos.

A triagem de potenciais receptores deve começar com uma anamnese detalhada e um exame físico cuidadoso. Observou-se que o período de tempo em diálise é um fator de risco independente para os desfechos ruins; porém, a taxa de mortalidade é mais alta no primeiro ano após o transplante e o benefício da sobrevida é obtido 2 anos após o transplante.[3] Além de indagar sobre doenças crônicas e etiologia da insuficiência renal, é importante reunir informações sobre a exposição a doenças infecciosas (especialmente tuberculose, citomegalovírus [CMV], vírus Epstein-Barr, hepatite), história de viagem recente e de doença maligna. Os fatores de risco cardíacos devem ser avaliados. Um histórico familiar de doença renal ou outras doenças sistêmicas deve ser documentado. Exames rotineiros de triagem de acordo com a idade, como o exame de colo de útero (Papanicolaou), mamografia, colonoscopia, antígeno prostático específico, profilaxia dental e densitometria óssea, devem ser realizados conforme recomendado pelas diretrizes de prática clínica. Além disso, o paciente deve ser questionado sobre eventos trombóticos, como aborto, múltiplas trombectomias em acessos de diálise, trombose venosa profunda e embolia pulmonar, para que seja obtido um perfil de hipercoagulabilidade. A capacidade do paciente para tolerar a imunossupressão deve ser avaliada. Isso envolve a consideração não apenas das condições clínicas, mas também da capacidade de adesão a um regime médico complexo bem como a condição financeira para manter a imunossupressão vitalícia.

Os pacientes com doença renal crônica (DRC) têm 10 a 20 vezes maior probabilidade de ter doença cardíaca significativa, em comparação com a população geral.[6] Portanto, uma cuidadosa triagem cardíaca pré-operatória deve ser realizada. Há pouco consenso em relação ao algoritmo ideal de triagem; porém a ecocardiografia de estresse com dobutamina demonstrou superioridade quanto a precisão e previsibilidade dos eventos cardíacos perioperatórios.[7] Os pacientes devem obter um eletrocardiograma (ECG) basal, sabendo que cerca de 75% terão evidências de hipertrofia ventricular esquerda. O perfil do paciente de risco deve ser avaliado para determinar se alguns fatores de risco podem ser modificados (p. ex., dieta, controle de peso). Entre os pacientes de baixo risco estão aqueles com boa capacidade funcional e sem doença cardíaca previamente identificada. Estes são geralmente os pacientes com doença renal isolada, como a nefropatia por imunoglobulina A (IgA) ou doença renal policística, e com baixa comorbidade. Pacientes em risco moderado devem ser submetidos a testes de estresse. É importante assegurar que o estresse seja eficaz e diagnóstico e seja obtido um ritmo cardíaco razoável. Entre os pacientes com risco moderado estão aqueles sem sintomas cardíacos, mas com diabetes, histórico anterior de doença cardíaca, ou dois ou mais fatores de risco para doença coronariana (p. ex., tabagismo, histórico familiar importante, hiperlipidemia, hipercolesterolemia). Os pacientes de alto risco são aqueles com resultado positivo em teste não invasivo, diabetes de longa data ou histórico de insuficiência cardíaca congestiva grave. Esses pacientes precisam de cateterismo cardíaco antes de serem aceitos na lista de transplante. A revascularização cardíaca deve ocorrer antes do transplante. A Figura 27.1 mostra o nosso algoritmo atual para avaliação cardíaca. Os pacientes que estão à espera de um transplante de doador falecido podem permanecer por muitos anos na lista e serão submetidos à reavaliação. Em qualquer reavaliação, o estado cardíaco deve ser revisto e atualizado rotineiramente.

Os pacientes com insuficiência renal estão em maior risco de eventos cerebrovasculares, e o risco de acidente vascular encefálico é 10 vezes maior do que na população geral. Se sopros carotídeos forem descobertos, os pacientes devem ser rastreados para detecção de estenose carotídea significativa. A fibrilação atrial também pode ser descoberta no exame físico. As artérias femoral, dorsal do pé e tibiais anterior e posterior devem ser palpadas, e quaisquer sopros, documentados. Se os pulsos forem anormais, ou o paciente tiver sido submetido à amputação anterior por doença vascular, outras avaliações vasculares diagnósticas deverão ser obtidas para determinar o nível de doença vascular periférica. O influxo ilíaco pode estar significativamente comprometido, o que impediria o paciente de ter um bom resultado. Se o influxo estiver comprometido, pode-se considerar se a revascularização está indicada antes ou no momento do transplante.[8]

Os órgãos renais podem ser obtidos de doadores vivos ou falecidos. A demanda por transplante de rim e órgãos apropriados aumenta continuamente em razão da maior carga de doença renal terminal. O número de transplantes de doadores vivos permanece estável há vários anos. Uma tendência preocupante é o aumento na taxa de descarte de doadores acima de 65 anos ou daqueles com diabetes. Em 2014, foi adotado um novo sistema de alocação em que os rins do doador recebem um índice de perfil de doadores de rins (KDPI). Esse índice é obtido usando 10 parâmetros clínicos mostrados na Tabela 27.2. Um índice KDPI superior a 85% está associado a menor sobrevida do enxerto e a maior retardo na função do enxerto.[9] Isso pode levar os cirurgiões a hesitar em aceitar rins com alto índice para o transplante.

A doação de paciente falecido ocorre após ser declarada sua morte cerebral ou após a família dar permissão para a doação após a morte circulatória (cardíaca) (DMC). Na DMC, a equipe de cuidados de saúde já determinou a improbabilidade de uma recuperação razoável do paciente e que ele está sendo mantido em ventilação mecânica, mas ainda não atendeu aos critérios para se declarar a morte cerebral (Boxe 27.3). Se a família consentir na doação após a morte circulatória (cardíaca), o ventilador será desconectado na sala cirúrgica ou na unidade de cuidados intensivos. Se o coração parar dentro de um período de tempo designado (geralmente 60 a 90 min), a equipe aguardará por alguns minutos para assegurar a parada cardíaca. O paciente é então declarado morto pela equipe de cuidados de saúde (não por um membro da equipe de captação do órgão) e os órgãos são captados em bloco.

Seleção de doador vivo

A primeira doação de rim de doador vivo foi realizada com sucesso em 1954. Desde então, os dados continuam a mostrar que a doação de rim vivo fornece o melhor transplante e os melhores resultados de sobrevida tanto do enxerto como dos receptores. Os doadores podem ou não ser geneticamente relacionados ao receptor a que se destina. Em alguns casos, os doadores vivos são anônimos. Há vários relatos de cadeias extensas de doadores altruístas. Nesses casos, a dupla doador-receptor inicial pode não chegar ao transplante geralmente por incompatibilidade ABO ou sensibilidade do receptor. A troca recíproca com outro par incompatível permite um "transplante dominó", com trocas múltiplas entre os centros participantes de todo o país. Não há diferença nos resultados de órgãos que são enviados de outros locais na doação pareada *versus* doação tradicional de doador vivo.[10] A sobrevida em 5 anos de um transplante de rim de doador não relacionado é a mesma de um doador relacionado. A premissa subjacente da doação em vida é que o doador não sofrerá quaisquer consequências médicas da doação e o risco cirúrgico é mínimo.

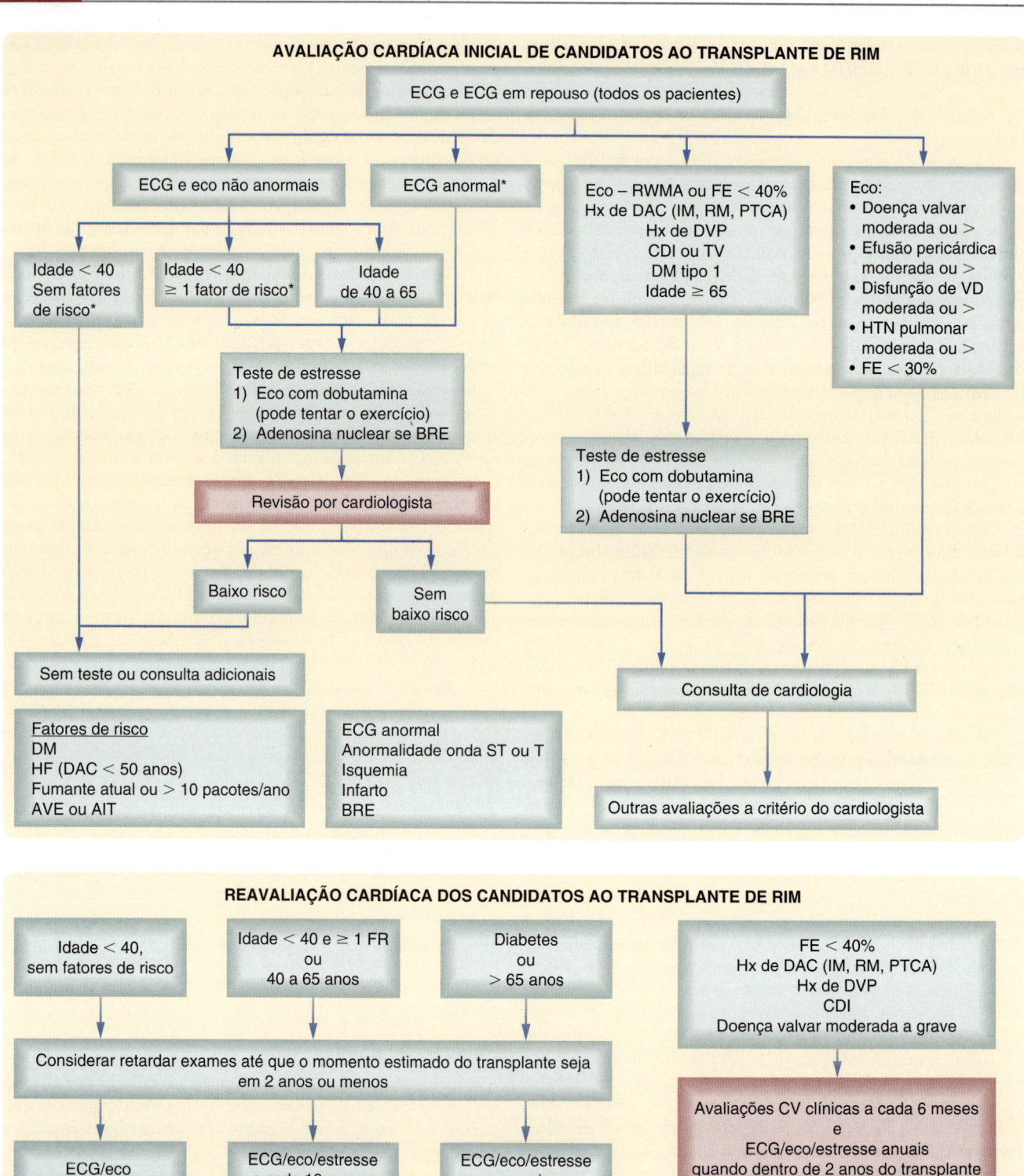

Figura 27.1 Algoritmo para a avaliação de doença cardíaca em candidatos potenciais ao transplante. *AIT*, ataque isquêmico transitório; *AVE*, acidente vascular encefálico; *BRE*, bloqueio de ramo esquerdo; *CDI*, cardioversor-desfibrilador implantável; *CV*, cardiovascular; *DAC*, doença arterial coronariana; *DM*, diabetes melito; *eco*, ecocardiograma; *DVP*, doença vascular periférica; *ECG*, eletrocardiograma; *FE*, fração de ejeção; *FR*, fator de risco; *HF*, histórico familiar; *HTN*, hipertensão; *Hx*, histórico; *IM*, infarto do miocárdio; *PTCA*, angioplastia coronariana transluminal percutânea; *RM*, revascularização do miocárdio; *RWMA*, anormalidade de movimento da parede direita; *TV*, taquicardia ventricular; *VD*, ventrículo direito.

Tabela 27.2 Índice de perfil dos doadores de rins.

Idade	Altura
Peso	Etnia
Morte cerebral ou circulatória (cardíaca)	Nível de creatinina
Acidente vascular encefálico	Hipertensão
Diabetes	Hepatite C

Boxe 27.3 Testes confirmatórios para determinação de morte cerebral.

Angiografia cerebral

O meio de contraste deve ser injetado sob alta pressão na circulação anterior e posterior.

Não deve ser detectado enchimento intracerebral no nível da entrada da artéria carótida ou vertebral no crânio.

A circulação da carótida externa deve estar patente.

O enchimento do seio longitudinal superior pode estar atrasado.

Eletroencefalografia

Deve-se usar um mínimo de oito eletrodos no couro cabeludo.

A impedância intereletrodos deve estar entre 100 e 10.000 Ω.

A integridade de todo o sistema de registro deve ser testada.

A distância entre os eletrodos deve ser de, no mínimo, 10 cm.

A sensibilidade deve ser aumentada em pelo menos 2 μV por 30 minutos com a inclusão de calibrações apropriadas.

O ajuste do filtro de alta frequência não deve estar abaixo de 30 Hz, e o ajuste da baixa frequência não deve estar acima de 1 Hz.

A eletroencefalografia deve demonstrar falta de reatividade aos estímulos somatossensoriais ou audiovisuais intensos.

Ultrassonografia transcraniana com Doppler

Deve haver insonação bilateral. A sonda deve ser colocada no osso temporal acima do arco zigomático das artérias vertebrobasilares através da janela transcraniana suboccipital.

As anormalidades devem incluir a ausência de fluxo diastólico ou oscilante (reverberante) e a documentação de pequenos picos sistólicos no início da sístole. O achado de completa ausência de fluxo pode não ser confiável devido à janela transtemporal inadequada para a insonação.

Cintilografia cerebral (tecnécio-99m hexametazima)

O isótopo deve ser injetado dentro de 30 minutos após sua reconstituição.

Uma imagem estática de 500.000 contagens deve ser obtida em vários pontos do tempo: imediatamente, entre 30 e 60 minutos depois, e em 2 horas.

A injeção intravenosa correta pode ser confirmada com imagens adicionais do fígado, demonstrando captação (opcional).

De Wijdicks EF. The diagnosis of brain death. *N Engl J Med.* 2001;344:1215-1221.

Os critérios de elegibilidade atualmente aceitos incluem o seguinte: idade de 18 a 70 anos, índice de massa corporal (IMC) inferior a 35; sem câncer ou infecção ativa e função renal adequada. A compatibilidade ABO também é uma consideração. Entretanto, os receptores podem ser submetidos a protocolos de dessensibilização e o transplante pode ser realizado apesar das barreiras ABO. Nessas circunstâncias, o doador deve ser informado do maior risco de rejeição do rim pelo receptor. Há alguma variação individual entre os centros de transplantes em relação à taxa de filtração glomerular (TFG) ou aos valores de IMC aceitáveis. As contraindicações relativas incluem cálculos renais, intolerância à glicose, um histórico familiar de diabetes tipo 2, TFG de 70 a 80 mℓ/min/1,72 m^2, hipertensão arterial e IMC acima de 35. As contraindicações absolutas são apresentadas no Boxe 27.4. Para a triagem, todos os doadores devem ter uma anamnese detalhada e submeter-se a um exame físico completo. Os potenciais doadores devem ser questionados sobre o uso de anti-inflamatórios não esteroides e sobre doenças médicas. Eles devem estar cientes de que terão de se afastar do trabalho por algum tempo, e que seu desejo de doar é livre e espontâneo. Um eletrocardiograma e uma radiografia de tórax devem ser obtidos. Os exames laboratoriais de rotina devem incluir urinálise, hemograma completo, provas de função hepática, creatinina (com estimativa de TFG), perfil bioquímico, perfil lipídico, nível de microalbumina e teste oral de tolerância à glicose. Devem ser realizados todos os exames rotineiros apropriados para a idade antes da doação. Deve-se realizar a avaliação radiográfica da anatomia das artérias e veias renais bem como do sistema coletor; pode ser feita por tomografia computadorizada (TC), angiografia, ressonância magnética (RM) ou arteriografia, de acordo com as disponibilidades locais. Além disso, todos os doadores devem ser avaliados por um advogado independente do doador. Esse advogado não deve ser influenciado por relacionamento com o receptor pretendido ou com o centro de transplante. O par doador e receptor deve também respeitar a *National Organ Transplant Act* de 1984 que expressa: "É ilegal a qualquer pessoa adquirir, receber ou transferir conscientemente qualquer órgão humano a título de compensação financeira para uso em transplantes humanos". Muitos centros de transplante solicitam aos doadores em potencial que se submetam a avaliação psicológica ou psiquiátrica.

Os doadores em potencial devem ser informados de que o risco de mortalidade perioperatória, independentemente da técnica cirúrgica, é de aproximadamente 0,03%. Lentine et al.[11] realizaram a combinação dos dados obtidos da Organ Procurement and Transplant Network (OPTN) e dos registros administrativos hospitalares. Eles relataram que, em geral, 16,8% referiram uma complicação perioperatória, sendo as mais comuns a gastrintestinal (4,4%) e o sangramento (3%). Os fatores de risco para as complicações incluem: sexo masculino, ser afro-americano ou apresentar condições preexistentes (distúrbios geniturinários, hematológicos ou psiquiátricos).

A nefrectomia do doador pode ser realizada por meio de técnica aberta ou laparoscópica. A técnica aberta é realizada através de uma incisão no flanco. Existem variações na técnica de nefrectomia laparoscópica do doador. Alguns centros usam uma abordagem "*hand-assisted*" (com auxílio manual); outros executam o procedimento totalmente laparoscópico e realizam uma incisão de Pfannenstiel para retirar o rim, enquanto outros, ainda, o fazem por cirurgia robótica. Alguns centros realizam a nefrectomia no doador através de incisão única e dissecam o hilo renal com instrumentos colocados através de um sistema GelPort®, que é

Boxe 27.4 Contraindicações à doação de rim vivo.

- IMC > 40
- Diabetes
- Doença maligna ativa
- TFG < 70 mℓ/min/1,72 m^2 (dependente do centro)
- Albuminúria significativa
- Hipertensão que requer múltiplos medicamentos
- Rim pélvico ou em ferradura
- Comprometimento psiquiátrico significativo
- Nefrolitíase com grande chance de recidiva (cistina, estruvita)

IMC, índice de massa corporal; *TFG*, taxa de filtração glomerular.

essencialmente o local de remoção do rim. Não há diferenças nos resultados baseadas na técnica, então a exata colocação dos portais ou o tipo de incisão ficam a critério do cirurgião. Se for encontrada uma anatomia inesperada ou hemorragia, é importante converter imediatamente para a técnica aberta para prevenir quaisquer complicações para o doador ou uma cirurgia prolongada.

Técnica de cirurgia laparoscópica

O rim direito ou o esquerdo podem ser captados por via laparoscópica. A anatomia renal esquerda geralmente é preferida, pois a veia renal é mais longa. Muitos estudos têm demonstrado que o rim direito pode ser removido de maneira segura.[12] A captação do rim esquerdo é descrita aqui, por ser o procedimento realizado com mais frequência. Um portal de 5 mm é colocado no quadrante inferior esquerdo e uma agulha de Veress é utilizada para insuflar o abdome a uma pressão de 10 a 15 mmHg. Um portal de 12 mm é colocado no umbigo. Dois outros portais de 5 mm são colocados, um na margem costal esquerda e o último na linha axilar média para afastar o rim.

O cólon esquerdo e a flexura esplênica são separados na linha de Toldt com o bisturi harmônico. O ureter e o complexo da veia gonadal são identificados na margem pélvica e separados do tecido circundante. A veia renal é identificada, seguindo-se a veia gonadal até o seu ponto de entrada. A artéria é identificada e o tecido linfático sobrejacente da artéria e da veia é separado com o bisturi harmônico.

A glândula suprarrenal é visualizada no polo superior do rim e separada dele. A veia suprarrenal é dissecada do tecido circundante e seccionada. O rim é retraído medialmente e as inserções posteriores e laterais da fáscia de Gerota são divididas com o bisturi harmônico. Uma incisão de Pfannenstiel é realizada aproximadamente três dedos acima do púbis. Os músculos retos do abdome são divididos na linha média e uma sutura em bolsa, de Vicryl® 0, é realizada no peritônio. Usa-se o eletrocautério para adentrar o peritônio e uma bolsa Endo Catch™ é introduzida para a retirada do rim. O ureter e a veia gonadal são seccionados na margem pélvica com grampeador linear laparoscópico para anastomose gastrintestinal (Endo GIA™), carga branca. A artéria é isolada e dividida com grampeador linear Endo GIA™ com carga branca. A veia também é dividida com o grampeador Endo GIA™. O rim é colocado na bolsa Endo Catch™, retirado através da incisão de Pfannenstiel e entregue ao cirurgião do receptor para perfusão.

Técnica cirúrgica aberta

O paciente é colocado em posição de decúbito lateral. Uma incisão subcostal é feita da ponta da 12ª costela, anteriormente, estendendo-se até cerca de 10 a 12 cm. Os músculos grande dorsal e serrátil posterior são divididos. Os músculos oblíquos externo e interno são divididos desde a borda posterior. O espaço retroperitoneal é exposto, e a fáscia de Gerota é identificada e incisada. Pode ser necessária a ressecção da 12ª costela para permitir melhor exposição. O ureter é identificado e dissecado até os vasos ilíacos. Nesse ponto, ele é cortado e dividido, preservando-se um comprimento adequado para o transplante subsequente. O tecido sobrejacente a artéria e veia renais é identificado e dividido. Nesse ponto, o rim é isolado em seu pedículo vascular. Quando a equipe do receptor estiver pronta, uma pinça de ângulo reto é colocada na artéria renal, e a artéria é dividida. Uma pinça de Satinsky é colocada em torno da veia cava inferior para uma nefrectomia direita, ou na veia renal para a nefrectomia esquerda. A veia renal é dividida e o rim é entregue à equipe do receptor. O coto da artéria renal é então ligado por sutura. No coto da veia renal é aplicada sutura corrida com Prolene® 5.0.

Cuidados pós-operatórios e acompanhamento dos doadores vivos

No pós-operatório, o paciente deve ser mantido bem hidratado e mantendo-se cuidadosa atenção ao seu débito urinário. A dieta pode ser avançada rapidamente em casos de cirurgia aberta ou laparoscópica. As complicações mais comuns são a retenção urinária e o íleo. Outras complicações menos comuns são: sangramento, trombose venosa profunda ou embolia pulmonar, rabdomiólise, lesão em intestino, bexiga e baço. Nos pacientes doadores submetidos à nefrectomia laparoscópica a tendência é uma hospitalização menor (2 a 4 dias), em comparação com os pacientes submetidos à nefrectomia aberta (3 a 7 dias). O grupo da Duke implementou um protocolo de recuperação após a cirurgia que permite ao paciente ter alta com segurança no primeiro dia de pós-operatório (Tabela 27.3). Os pacientes referem grande satisfação com o controle da dor e a alta precoce.[13] A OPTN exige que os dados referentes a todos os doadores vivos de rins sejam submetidos em 6 meses e em 1 e 2 anos após a cirurgia. A sobrevida e o desenvolvimento de DRT parecem não ser afetados pela doação em vida. Um estudo de 3.698 doadores de rim, no período de 1963 a 2007 em um único centro, demonstrou que a DRT se desenvolvia em 180 casos por milhão de pessoas ao ano em doadores, comparados a 268 casos por milhão de pessoas ao ano na população geral.[14] Os escores de saúde física e mental na população estudada foram significativamente melhores do que os da população geral dos EUA.

As consequências a longo prazo da doação de rim têm sido uma preocupação para a comunidade de transplante há muitos anos. Entretanto, o registro de doador a longo prazo ainda não é uma realidade. As consequências a longo prazo da diminuição da TFG, observada nos doadores vivos de rim, e o risco de insuficiência renal subsequente foram estudados pelo grupo do Johns Hopkins.[15] A questão era se os grupos de controle original eram apropriados, comparando os doadores vivos com uma população não submetida à triagem. No estudo atual, os autores compararam os doadores com o terceiro National Health and Nutrition Examination Survey (NHANES III). Eles descobriram que os doadores de rim tinham um risco mais alto de desenvolvimento de DRT durante suas vidas (90 por 10.000), em comparação com uma população saudável (14 por 10.000), mas o risco era ainda muito menor do que na população geral (326 por 10.000). Havia um risco mais elevado observado em doadores afro-americanos, idosos e aparentados. Entretanto, uma recente metanálise de 53 estudos recentes revelou que o risco relativo de desenvolvimento de DRT é bem pequeno, com uma incidência de 0,5 evento por 1.000 pacientes-anos.[16] No sistema de alocação de rins, foram concedidos 4 pontos aos doadores vivos anteriores que desenvolveram DRT; assim, seu tempo de espera é menor.

Técnica cirúrgica de doador falecido

Os critérios para o estabelecimento de morte cerebral foram publicados no *New England Journal of Medicine* em 2001. Um exame neurológico completo deve ser realizado quando a temperatura central do paciente está acima de 32°C e não há evidência de intoxicação por droga, envenenamento ou agentes de bloqueio neuromuscular. Não pode haver outras condições médicas que possam confundir a avaliação clínica, como distúrbios eletrolíticos, ácido-base ou endócrinos graves, ou hipotensão. O exame neurológico clínico completo inclui a documentação de coma, a ausência de reflexos do tronco encefálico e apneia. Um teste confirmatório também é realizado conforme descrito no Boxe 27.3.

Tabela 27.3 Melhor recuperação após um protocolo de nefrectomia do doador da Duke.

	Manutenção pré-operatória	Intraoperatório	Pós-operatório
Dieta	Ingerir CHO em 2 horas pré-operatório	NVO	Retomar a dieta anterior
Analgesia multimodal	a. Paracetamol 975 mg, VO b. Gabapentina, 600 mg	a. Bólus de fentanila b. Exparel® subfascial (bupivacaína, lipossomos em suspensão) injetada por cirurgião c. Paracetamol 1 g, IV, no fim do caso d. Cetorolaco, IV, no fim do caso	a. Paracetamol VO b. Cetorolaco IV (primeiras 24 horas) c. Gabapentina VO d. Tramadol VO, SN
Antieméticos	a. Adesivo de escopolamina Aprepitanto para os pacientes de alto risco com náuseas e vômito no pós-operatório (a escopolamina falhou no passado)	a. Dexametasona, 4 mg, IV, no início do caso b. Ondansetrona, 4 mg, IV, ao fechamento	a. Escopolamina b. Ondansetrona c. Prometazina (se necessário)
Profilaxia de TEV	Heparina 5.000 unidades, SC	Dispositivos compressivos sequenciais	Dispositivos compressivos sequenciais à deambulação inicial
Profilaxia com antibióticos	Cefazolina, 1 a 2 g, IV ou clindamicina, 600 mg	Repetir, se o procedimento for > 4 horas	Nenhuma

Roteiro ERAS da Duke. Esta tabela ressalta os vários detalhes dos aspectos pré, intra e pós-operatórios do protocolo ERAS implementado no Duke University Medical Center para a nefrectomia laparoscópica de doador vivo. *CHO*, carboidrato; *ERAS*, Enhanced Recovery after Surgery; *IV*, via intravenosa; *NVO*, nada por via oral; *SC*, via subcutânea; *SN*, se necessário; *TEV*, tromboembolismo venoso; *VO*, via oral. (De Rege A, Leraas H, Vikraman D, et al. Could the use of an enhanced recovery protocol in laparoscopic donor nephrectomy be an incentive for live kidney donation? *Cureus.* 2016;8:e889.)

Um cuidadoso histórico médico e social é obtido do registro médico e da família. Os doadores potenciais serão excluídos, se houver uma infecção ativa ou doença maligna. A função renal e o débito urinário são avaliados. Se um doador tiver comportamento de alto risco, conforme definido pelo Centers for Disease Control and Prevention (CDC), para transmissão de infecção pelo HIV ou hepatite C, o receptor pretendido deve ser informado de que o doador é de alto risco, obtendo-se um consentimento informado por escrito para o transplante de doador de alto risco segundo o CDC (Boxe 27.5). Ao tratar um doador, é importante monitorar o débito urinário cuidadosamente. Pode ser necessário administrar vasopressina caso se desenvolva diabetes insípido. Muitos especialistas de captação de órgãos administram terapia hormonal para estabilizar o doador após a liberação de catecolamina, que é comum após a morte cerebral aguda.[15] Essa liberação de catecolamina pode resultar em diminuições significativas dos níveis de hormônio tireóideo, cortisol e insulina.

Normalmente, a captação do rim ocorre após a conclusão das captações torácica e hepática. O retroperitônio é totalmente exposto. Os ureteres são identificados e divididos o mais próximo possível da bexiga. Na captação do rim direito, é importante preservar um *cuff* da veia cava para que o comprimento da veia renal possa ser aumentado, se necessário, para facilitar a cirurgia do receptor.

Na mesa gelada (após a retirada do órgão), a fáscia de Gerota é removida. A artéria e a veia renais são identificadas. O ureter é identificado e o tecido periuretérico é preservado, assim como o tecido ao longo do polo inferior do rim, para prevenir isquemia do ureter. Se quaisquer artérias do polo inferior renal forem identificadas, estas devem ser reconstruídas para assegurar o fornecimento de sangue adequado para o ureter.

Preservação e armazenamento

Uma vez obtidos, os rins devem ser transportados para os respectivos centros de transplante pela organização de captação de órgãos. Nesse período, os rins sofrem alterações decorrentes da isquemia fria. O objetivo da preservação é estender o período de viabilidade do órgão. A disfunção inicial do enxerto aumenta significativamente

---

Boxe 27.5 Doador de alto risco segundo o CDC.

Os doadores que atendem a um ou mais dos 11 critérios a seguir devem ser identificados como de alto risco para infecção recente pelo vírus da imunodeficiência humana (HIV), vírus da hepatite B (HBV) e vírus da hepatite C (HCV):

1. Homens que tiveram relações sexuais com outro homem nos últimos 12 meses
2. Mulheres que tiveram relações sexuais com um homem com histórico de comportamento homossexual nos últimos 12 meses
3. Pessoas que tiveram relações sexuais com indivíduos que receberam drogas, para fins não medicamentosos, por vias intravenosa, intramuscular ou subcutânea nos últimos 12 meses
4. Pessoas que receberam drogas, para fins não medicamentosos, por vias intravenosa, intramuscular ou subcutânea nos últimos 12 meses
5. Pessoas que se envolveram em sexo em troca de dinheiro ou drogas nos últimos 12 meses
6. Pessoas que tiveram relações sexuais nos últimos 12 meses com indivíduos sob suspeita de terem infecção pelo HIV, HBV ou HCV
7. Pessoas que tiveram relações sexuais com parceiro que teve relações sexuais em troca de dinheiro ou drogas nos últimos 12 meses
8. Pessoas que foram detidas ou presas em sistema prisional ou em casas de correção juvenil por mais de 72 horas nos últimos 12 meses
9. Criança com ≤ 18 meses e nascida de mãe sabidamente infectada ou em risco de infecção pelo HIV, HBV ou HCV
10. Criança amamentada nos últimos 12 meses cuja mãe sabidamente estava infectada ou em risco de infecção pelo HIV
11. Pessoas recém-diagnosticadas ou sendo tratadas por sífilis, gonorreia, clamídia ou úlceras genitais nos últimos 12 meses

CDC, Centers for Disease Control and Prevention.

---

em 24 horas. Diversas soluções de preservação foram desenvolvidas ao longo dos anos. As soluções de armazenamento atualmente predominantes, usadas nos EUA, são ViaSpan® (Dupont, University of Wisconsin Solution) e Custodial® (histidina-triptofano-cetoglutarato). Os rins podem ser armazenados em uma solução estática fria. Porém, há crescentes evidências de apoio ao uso da máquina de perfusão pulsátil na preservação dos rins. Com essa tecnologia, o fluxo é mantido em todo o rim e a vasoconstrição pode ser minimizada. Um estudo de referência, de Ploeg et al.,[17] demonstrou que a perfusão por máquina diminui significativamente o risco de disfunção inicial do enxerto, e a concentração de creatinina do receptor é significativamente inferior nas primeiras 2 semanas após o transplante. Caso se desenvolvesse disfunção inicial do enxerto, sua duração seria 3 dias menor em rins perfundidos por máquina (10 versus 13 dias; $P = 0,04$). Esses achados foram confirmados por estudos de acompanhamento.

Operação do receptor

O rim normalmente é colocado em uma posição retroperitoneal no receptor. A veia renal do doador é anastomosada à veia ilíaca comum ou externa, enquanto a artéria do doador ou o adesivo de Carrell são anastomosados à artéria ilíaca externa ou comum do receptor. Deve-se observar que, se o receptor tiver doença aterosclerótica ilíaca significativa a montante, isso poderá afetar os resultados do transplante. O ureter é então espatulado, e uma anastomose terminolateral é realizada na mucosa da bexiga. É colocado um *stent* ureteral, cuja remoção é feita em 4 a 6 semanas de pós-operatório.

Os pacientes com bexigas anormais por causas neurogênicas (diabetes, espinha bífida) ou obstrução (válvulas uretrais posteriores, refluxo primário) podem precisar de reconstrução da bexiga antes do transplante.[18]

Alocação do rim

Surgiram preocupações significativas no sentido de que o sistema de alocação de rins, vigente por quase três décadas até 2013, estava obsoleto e criava consequências inesperadas como a disparidade racial. Em junho de 2013, a diretoria da Organ Procurement and Transplantation Network aprovou mudanças radicais no atual sistema de alocação de rins. No novo sistema, receptores receberam um escore de Sobrevida Estimada Pós-transplante, que é calculado com base em quatro variáveis: idade do receptor, estado diabético, tempo em diálise e número de transplantes de órgãos sólidos anteriores.

Antes da alocação, todos os doadores de rins falecidos recebem um índice KDPI, que é baseado em 10 variáveis (Tabela 27.2). Os rins com o KDPI máximo de 20% são preferencialmente alocados a candidatos com escore de Sobrevida Estimada Pós-transplante no máximo de 20%. Aqueles rins com um KDPI maior que 85% estarão em um sistema *Opt-in*, ou seja, o receptor expressa sua preferência por doador falecido, o que exigirá desses receptores a assinatura de um termo de consentimento prévio para obter esses rins. Os rins com um KDPI superior a 85% serão alocados com base no tempo de espera e na área local ou regional (https://optn.transplant.hrsa.gov/media/1200/optn_policies.pdf#nameddest=Policy_08, acesso em 1º de janeiro de 2019).

A análise dos dados recentes demonstrou que o novo sistema de alocação de rins alcançou os objetivos de diminuir a disparidade racial e de tornar os rins do doador mais disponíveis aos pacientes altamente sensibilizados.[2]

Complicações cirúrgicas pós-operatórias

A taxa global de complicações técnicas no transplante de rim é baixa (5 a 10%). A maioria das complicações apresenta-se como uma queda súbita no débito urinário. Porém, em alguns receptores desenvolve-se a disfunção inicial do enxerto; portanto, o débito urinário não é um marcador confiável de uma complicação cirúrgica. O monitoramento diário dos níveis de creatinina sérica e de hemoglobina é crucial nos primeiros dias após o transplante renal. Outros parâmetros, como β_2-microglobulina ($\beta_2 M$), também podem ser úteis para diferenciar a rejeição precoce de uma complicação cirúrgica. As complicações cirúrgicas mais comuns são descritas aqui.

Hemorragia

Se o transplante de rim for colocado no espaço retroperitoneal e nenhuma janela for criada para a cavidade peritoneal, o sangramento será limitado. Os pacientes geralmente apresentam-se com início súbito de dor lombar e pode haver massa palpável no local da incisão. Uma diminuição aguda no hematócrito ou na hemoglobina também pode ser vista. Em virtude da compressão do parênquima renal, os pacientes às vezes apresentam hipertensão, em vez da hipotensão esperada. Muitos pacientes recebem beta-bloqueadores; portanto, a taquicardia também não é um sinal confiável. O paciente deve ser examinado, e uma alta suspeita clínica deve ser mantida. Os fatores de risco incluem o aumento da circunferência abdominal média,[19] agentes antiplaquetários e anticoagulação.[20] A ultrassonografia (US) pode ser útil, se o tempo permitir. Muitas vezes, o local do sangramento pode não ser identificado e a evacuação de um grande hematoma é realizada. A biopsia do rim deve ser realizada, uma vez que a rejeição hiperaguda pode levar ao inchaço renal e à ruptura do parênquima como causa de sangramento (Figura 27.2).

Trombose venosa

A trombose venosa é rara, ocorre em menos de 3% dos casos e geralmente manifesta-se na primeira semana após a cirurgia.[21] O paciente pode desenvolver hematúria súbita ou diminuição no débito urinário. A US pode ainda revelar um fluxo arterial enfraquecido, mas haverá alta resistência e o fluxo venoso estará ausente. A veia renal transplantada poderá dobrar-se no momento do procedimento original em razão da compressão na posição retroperitoneal ou, possivelmente, por compressão externa de uma linfocele ou hematoma. Os pacientes em diálise também apresentam alta incidência de um estado de hipercoagulabilidade. Um exame completo de hipercoagulabilidade pré-operatória deve ser realizado se o paciente relatar múltiplos eventos de tromboses em acesso de diálise (especialmente fístulas nativas), histórico de trombose venosa profunda ou embolia pulmonar, ou alta incidência de abortos. O enxerto geralmente não é recuperado após a trombose venosa.

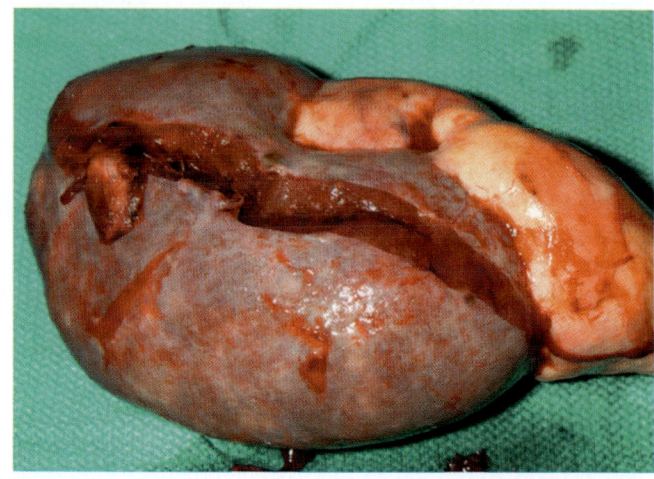

Figura 27.2 Rejeição aguda do parênquima renal, causando ruptura e hemorragia.

Há relatos de casos de salvamento, quando é possível levar o paciente para a sala cirúrgica dentro de uma hora após o diagnóstico.[22] Porém, isso é raro e geralmente é necessária a nefrectomia do transplante.

Trombose arterial

A trombose arterial ocorre em menos de 1% dos casos. O paciente pode apresentar súbita interrupção do débito urinário, ou os níveis de $\beta_2 M$ podem não decair após o transplante, prenunciando o problema. A US é diagnóstica. Se houver anatomia normal e uma única artéria renal, a possibilidade de salvamento será mínima. O rim não irá tolerar a isquemia quente, sendo então indicada a nefrectomia do enxerto. Em casos raros, se ocorrer apenas o comprometimento de uma artéria segmentar ou de um ramo do polo superior, a massa renal remanescente poderá sustentar o doente por algum tempo. Entretanto, se uma artéria do polo inferior estiver com trombose, o ureter se tornará isquêmico e poderá ocorrer um extravasamento de urina a partir de necrose do ureter.

Estenose arterial

A estenose da artéria renal é uma complicação tardia. A incidência varia de 1 a 23%. Os pacientes geralmente apresentam aumento assintomático do nível de creatinina. A etiologia da estenose é variada e pode ocorrer devido a lesão de clampeamento da artéria ilíaca nativa, doença aterosclerótica no doador ou no receptor, ou desenvolvimento de fibrose tardia decorrente da rejeição em curso. Os pacientes muitas vezes se apresentam com edema bilateral dos membros inferiores e piora da hipertensão. Imagens por RM ou angiotomografia computadorizada podem ser obtidas para confirmar o diagnóstico. A US será diagnóstica se a velocidade da artéria renal for ≥ 300 cm/s; observa-se o alargamento espectral (indicando turbulência) e estão presentes as formas de onda de pulso *tardus parvus*.[23] Os pacientes podem ter doença ilíaca a montante, o que simula a estenose do transplante da artéria renal, pois o transplante estará isquêmico. Muitas modalidades podem ser aplicadas para tratar a estenose. Se a artéria ilíaca nativa estiver doente, a angioplastia por balão poderá ter êxito. A Figura 27.3 demonstra doença aterosclerótica da artéria ilíaca nativa. Nesse caso, a artéria renal foi anastomosada na artéria hipogástrica do receptor na cirurgia inicial em razão da doença aterosclerótica nativa. A angioplastia por balão da estenose da artéria renal do transplante tem taxas de sucesso que variam entre 20 e 80%.

Complicações urológicas

As complicações urológicas são raras. O suprimento sanguíneo para o ureter provém de múltiplas fontes, incluindo a artéria gonadal, artérias vesiculares superior e inferior e artérias ilíacas comum e hipogástrica. Durante a captação do rim do doador, é importante evitar lesionar o tecido periuretérico no "triângulo dourado", uma área anatômica definida por artéria renal, polo inferior do rim e ureter. Aproximadamente 15 a 20% dos doadores têm uma artéria do polo inferior renal, que é uma importante fonte de influxo arterial para o ureter. As complicações do ureter incluem fístula, obstrução e estenose. O uso de um *stent* no momento do implante tem sido associado a menos complicações urológicas mecânicas.[24] Porém, há maior incidência de infecções do trato urinário, quando os *stents* são usados. A estenose pode ocorrer precoce ou tardiamente em até 5% dos receptores.[24] No período inicial do transplante, a estenose pode ser causada por compressão extrínseca de uma linfocele ou isquemia aguda. O poliomavírus BK é uma das causas de estenoses múltiplas tardias. Na obstrução ou estenose, a US demonstrará hidronefrose (Figura 27.4) e também poderá mostrar uma linfocele obstruindo o ureter. A obstrução aguda pode ser aliviada com a colocação de um tubo de nefrostomia percutâneo. Um estudo mais definitivo pode, então, ser realizado para demonstrar a localização exata da obstrução. Uma obstrução curta e distal, ou estenose, podem ser reparadas com o reimplante do ureter. Uma estenose longa ou muito proximal justificará a realização de ureteropielostomia, usando o ureter nativo. É importante determinar se o paciente tem um ureter nativo normal antes dessa reconstrução.

Extravasamento urinário também pode se desenvolver. Isso ocorre em 1% do total de casos, mas é responsável por 25% de todas as complicações urológicas.[24] Os pacientes apresentam dor e edema no local do transplante, geralmente na primeira semana após o transplante. A concentração de creatinina também está elevada. O diagnóstico pode ser feito por aspiração do líquido perirrenal e por verificação do nível de creatinina. Um exame de medicina nuclear também pode ser realizado. Imagens tardias mostrarão o extravasamento de urina quando o material de contraste

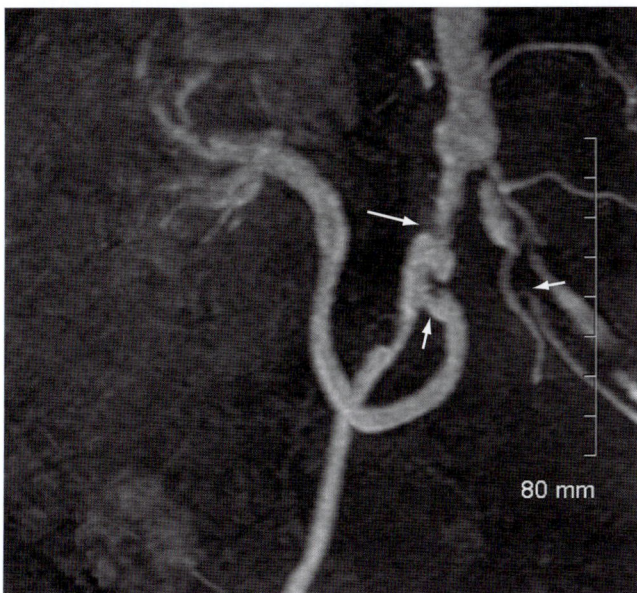

Figura 27.3 Angiograma demonstrando doença ilíaca nativa que limita o influxo arterial para o rim transplantado.

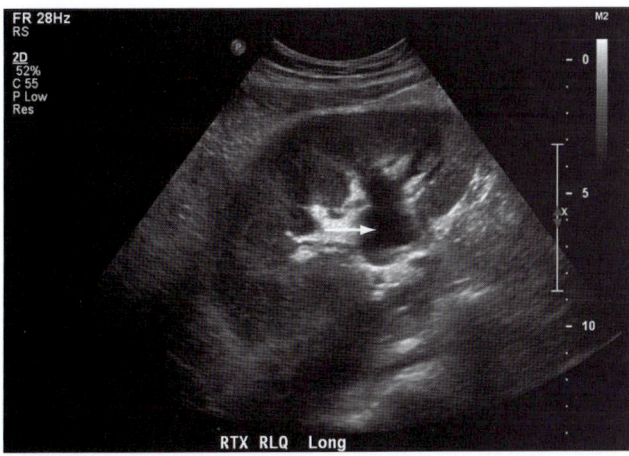

Figura 27.4 Imagem de ultrassonografia demonstrando hidronefrose.

for visto fora da bexiga. A colocação de um cateter duplo J, no momento do transplante, pode reduzir o risco dessa complicação. A perda do enxerto é rara com as complicações urológicas.

Linfocele

Durante a operação de rotina do receptor, os vasos linfáticos sobrejacentes aos vasos ilíacos são divididos. Como o transplante é localizado no espaço retroperitoneal, uma linfocele se desenvolverá se houver vazamento dos vasos linfáticos. A colocação de dreno no momento do transplante não evita essa complicação.[25] A ligadura ou selagem cuidadosa dos vasos linfáticos com dispositivos elétricos como o LigaSure™, no momento do transplante, pode ajudar a diminuir a incidência dessa complicação, mas não elimina completamente o risco. Muitas linfoceles são assintomáticas. Entretanto, alguns pacientes podem apresentar inchaço na perna e maiores concentrações de creatinina decorrentes da compressão da veia ilíaca ou do ureter transplantado. A US é diagnóstica (Figura 27.5). O tratamento de linfoceles sintomáticas é cirúrgico e estabelece uma comunicação peritoneal por técnica aberta ou laparoscópica. A aspiração percutânea tem resultados precários, com alta taxa de recorrência e acarreta o risco de infectar a coleção líquida. As técnicas laparoscópicas têm sucesso e estão associadas a menos dor pós-operatória e ligeira diminuição na hospitalização. Deve-se tomar cuidados para não lesionar o ureter transplantado ao criar uma janela. O líquido da linfocele deve ser enviado para a determinação dos níveis de creatinina no momento da cirurgia, para assegurar que não haja extravasamento oculto de urina.

Infecções

As complicações infecciosas após o transplante são comuns, em parte pelo uso de terapia imunossupressora. Até 80% dos receptores experimentam uma infecção do trato urinário.[18] Há uma possibilidade de 1 a 10% de infecção de ferida operatória imediatamente após a cirurgia. Como esperado, o diabetes, a obesidade e a utilização de esteroides aumentam o risco. As infecções virais são também comuns nos primeiros 3 meses após o transplante, pois é o momento em que o paciente está recebendo os níveis mais altos da imunossupressão de manutenção e os efeitos da terapia de indução são mais pronunciados. As infecções virais comuns incluem o citomegalovírus (CMV), vírus Epstein-Barr (EBV) e poliomavírus (tipo BK). Por essa razão, muitos centros de transplantes irão tratar pacientes na fase inicial pós-transplante com antivirais, como ganciclovir, aciclovir e valganciclovir. Outra infecção oportunista comum é por *Pneumocystis jiroveci*, e utiliza-se sulfametoxazol-trimetoprima ou pentamidina como profilaxia.

Resultados

O transplante oferece aos pacientes melhor qualidade de vida, quando comparado com a diálise. É também uma terapia de substituição renal custo-efetiva, associada a melhor sobrevida, especialmente se puder ser realizada antes do início da diálise. Mais de 80% dos rins transplantados de doador vivo em 2006 ainda estavam funcionando em 2016 e a falência verificada do enxerto em 10 anos com óbito melhorou de 33,7 para 26,2%. Como esperado, os escores KDPI se correlacionaram à sobrevida do enxerto, e os enxertos por declaração de morte cerebral *versus* DMC não mostraram diferença na sobrevida. Em um grande estudo realizado em um único centro, o KDPI demonstrou que é um acurado preditor da meia-vida do enxerto e da contribuição dos fatores do doador para os resultados do transplante (Tabela 27.4).[9]

Os enxertos, mesmo com longa sobrevida, continuam a produzir reação imunológica no receptor, e o diagnóstico de rejeição crônica mediada por anticorpos ou células T, assim como a decisão terapêutica, é um desafio. A classificação de Banff para revisão dos critérios diagnósticos e a diferenciação dos tipos de rejeição continuam sendo aceitos. Foi demonstrado que a fibrose intersticial e a atrofia tubular no córtex renal precedem a rejeição mediada por célula T e podem impulsionar as decisões de tratamento. Apesar de não terem sido feitas recomendações específicas sobre quais transcrições testar, o grupo de trabalho Banff recomenda a realização de biopsia para analisar e aumentar nossa compreensão sobre a rejeição mediada por anticorpos e células T.[26]

TRANSPLANTE DE PÂNCREAS

O diabetes é uma importante preocupação de saúde nos EUA, além de ser a principal causa de doença renal terminal. Em 1999, as diretrizes clínicas da American Diabetes Association defendiam o transplante de todo o pâncreas como uma opção viável de tratamento do diabetes tipo 1. As diretrizes afirmam que "o transplante de pâncreas deve ser considerado uma alternativa terapêutica aceitável para a terapia contínua com insulina em pacientes diabéticos com doença renal terminal iminente ou estabelecida, submetidos ou que planejem se submeter ao transplante renal, porque a adição

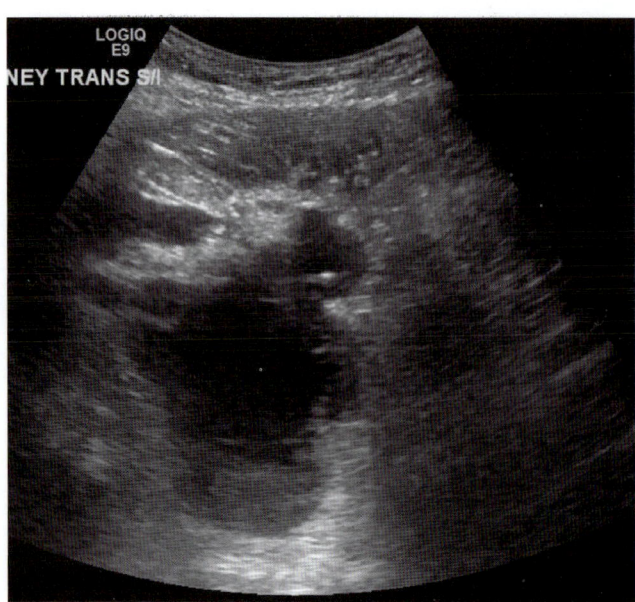

Figura 27.5 Imagem de ultrassonografia demonstrando uma linfocele.

Tabela 27.4 Meia-vida (em anos) do enxerto de rim adulto por índice de perfil de doadores de rins (KDPI) e tipo de doador.

	Doador por morte cerebral	Doador por morte circulatória (cardíaca)
KDPI 0 a 60	12,5	13,0
KDPI 61 a 84	8,5	8,25
KDPI > 85	7,25	100

KDPI, kidney donor profile index. (De Zens TJ, Danobeitia JS, Leverson G, et al. The impact of kidney donor profile index on delayed graft function and transplant outcomes: a single-center analysis. *Clin Transplant*. 2018;32:e13190.)

bem-sucedida de um pâncreas não compromete a sobrevida do paciente, pode melhorar a sobrevida do rim, além de restaurar a glicemia ao normal" (www.guideline.gov). Até o momento, mais de 42.000 transplantes de pâncreas foram realizados em todo o mundo, sendo mais de 27.000 nos EUA.[27] O transplante de pâncreas bem-sucedido pode melhorar a qualidade de vida dos pacientes com diabetes tipo 1, eliminando a necessidade do monitoramento frequente da glicose e diminuindo a necessidade de um controle rigoroso da dieta alimentar. Além disso, os pacientes e suas famílias já não precisam monitorar eventos hipoglicêmicos potencialmente fatais.

O diabetes também é a principal causa de cegueira em todo o mundo. Em pacientes diabéticos sob estrito controle, o risco de progressão da retinopatia diabética é muito menor. Logo após o transplante, a retinopatia pode piorar em pacientes jovens com o início abrupto de euglicemia. Porém, no acompanhamento a longo prazo, a progressão da retinopatia é reduzida e a necessidade de fotocoagulação panretiniana é menor.[28]

Existem muitas opções para o transplante de pâncreas. Os pacientes com insuficiência renal podem se submeter ao transplante simultâneo de rim e pâncreas (TxSRP) ou ao transplante de pâncreas após o de rim (de doador vivo ou falecido). Os pacientes com significativa hipoglicemia não detectada são candidatos adequados para o transplante de pâncreas somente (TPS). A história do transplante de pâncreas tem sido marcada pelas limitações das complicações cirúrgicas e da rejeição. No início da era dos transplantes de pâncreas, 25% dos enxertos foram perdidos em decorrência de problemas técnicos. Visto que os pacientes com diabetes tipo 1 têm uma taxa de mortalidade de 33% nos primeiros 5 anos após o início da diálise e que o controle glicêmico minimiza as complicações microvasculares do diabetes, o transplante de pâncreas deve ser considerado como uma modalidade terapêutica razoável.

Seleção de pacientes

Os pacientes que precisam de transplante de pâncreas geralmente têm diabetes tipo 1, com clara deficiência de peptídeo C. Existe um seleto grupo de pacientes com diabetes tipo 2 que se submeteram ao transplante de pâncreas.[27] Barbas et al.[29] relataram recentemente o transplante de pâncreas em pacientes com insuficiência pancreática decorrente de extensa ressecção por pancreatite crônica. Os pacientes que são aceitos como receptores de transplante devem contrabalançar os efeitos da imunossupressão vitalícia e o potencial risco cirúrgico com a oportunidade de melhorar sua qualidade de vida e talvez diminuir a progressão das complicações microvasculares. Há controvérsias quanto à recomendação do uso de sistemas de circuito fechado (pâncreas artificial) ou do transplante para os pacientes em busca de euglicemia.[30] Para os pacientes que optam por TPS, deve haver uma clara documentação dos eventos hipoglicêmicos significativos, complicações metabólicas graves, como cetoacidose, ou insuficiência consistente de insulina exógena. Os candidatos ao TPS devem ter evidência de função renal estável. Como os pacientes necessitarão de terapia com inibidor de calcineurina após o TPS, a TFG acima de 70 a 80 mℓ/min/1,72 m² e proteinúria inferior a 1 g são necessárias em nosso programa. Nos candidatos ao transplante pâncreas após o transplante de rim, a TFG superior a 50 mℓ/min/1,72 m² é necessária para manter a função renal com aumento temporário da imunossupressão. Os pacientes com mínimas complicações secundárias são os melhores candidatos ao transplante de pâncreas. Pode-se observar reversão e redução da progressão da doença renal após o transplante de pâncreas. Uma análise dos pacientes TxSRP mostrou normalização da associação dos perfis de micro-RNA circulante com a nefropatia e o dano microvascular.[31]

O diabetes é um importante fator de risco para a aterosclerose, sendo necessária uma cuidadosa triagem para a doença cardíaca pré-transplante. A doença cardiovascular é a principal causa de morte de diabéticos tipo 1.[32] Não existe um algoritmo universalmente aceito para a avaliação da reserva cardíaca nos diabéticos tipo 1. Embora as preocupações sobre a preservação da função renal sejam importantes, a correção de lesões cardíacas antes do transplante é fundamental para um resultado de sucesso, e análises com corantes de contraste são indicadas. Eventos cardíacos pós-transplante são marcadamente aumentados em pacientes com doença valvar e anormalidades na circulação pulmonar. Considerando o ônus da doença nessa população, o cateterismo cardíaco é recomendado para avaliação. Um exame físico cuidadoso, com especial atenção à artéria dorsal do pé e aos pulsos tibiais posteriores, assim como à presença de sopros carotídeos, pode ajudar a determinar se são necessários mais estudos de triagem.

Recentemente, o TxSRP vem sendo oferecido a um número cada vez maior de pacientes com diabetes tipo 2. A taxa geral aumentou de 2% em 1995 para 7% em 2010. De acordo com a mesma base de dados, aproximadamente 8% dos TxSRP, 5% dos transplantes de pâncreas após o transplante de rim e 1% dos TPS foram realizados em pacientes com diabetes tipo 2 em 2010. Entretanto, os resultados atuais de todos os estudos de centro único e de bases de dados não fornecem uma mensagem clara sobre os prós e contras do TxSRP no diabetes tipo 2 com DRC, e muitos médicos permanecem céticos sobre seu papel definitivo, uma vez que apresenta desafios cirúrgicos significativos e não é um procedimento que salve vidas imediatamente.[33]

Doador de pâncreas

Para avaliar os fatores que afetam a sobrevida do enxerto, foi desenvolvido o índice de risco do doador de pâncreas (PDRI). O PDRI usa 10 fatores do doador (Tabela 27.5) e um fator de transplante para calcular o risco de falência do enxerto em 1 ano comparado a um doador referência com um PDRI de 1,0. Alhamad et al.[34] demonstraram que os pâncreas obtidos de doadores levemente obesos (IMC 30 a 35) não estavam associados a maior risco de falência precoce do enxerto. No entanto, o julgamento clínico deve ser feito no momento da captação do órgão para avaliar a qualidade de um pâncreas.[34] O pâncreas ideal não é gorduroso nem edematoso (Figura 27.6). Os pâncreas podem ser obtidos com segurança de DMC com resultados similares aos obtidos após a morte cerebral.[35] Em caso de DMC, recomendamos tempos de isquemia quente inferiores a 45 minutos. A faixa etária ideal é de 10 a 45 anos. Os doadores pediátricos podem ser usados com segurança. Em uma revisão de registro de todos os doadores de pâncreas pediátricos de 2000 a 2015, houve 4.015 doadores de pâncreas com menos de 18 anos. O peso médio do doador pediátrico era 65 kg (variação de 10,8 a 159,0). O limite inferior de peso nessa revisão foi de 10,8 kg e a subanálise de doadores extrapequenos (menos de 20 kg) mostrou resultados comparáveis aos dos doadores adultos.[36]

Tabela 27.5 Índice de risco de doador de pâncreas.

Idade	Causa da morte
Sexo	Tempo de preservação
Etnia	DMC
IMC	Creatinina terminal
Altura	Tempo de isquemia fria

DMC, doador após morte circulatória (cardíaca); IMC, índice de massa corporal.

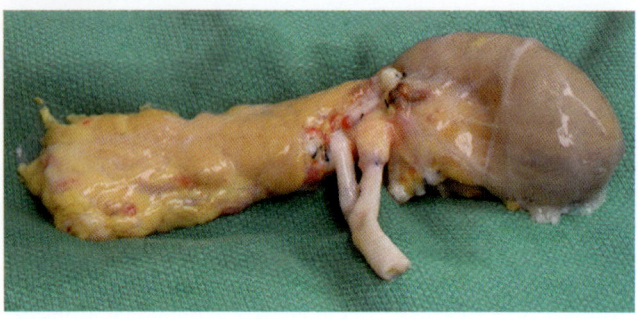

Figura 27.6 Fotografia do "pâncreas ideal".

Captação, preparação e transplante do pâncreas

Durante a captação, a manipulação mínima do pâncreas é o ideal. Uma incisão generosa é executada na linha média e uma esternotomia mediana é realizada. É mais comum obter o fígado e o pâncreas em bloco e, então, separar os órgãos no gelo para minimizar o tempo de isquemia quente. Os cólons direito e esquerdo são mobilizados, e uma manobra de Kocher é realizada para liberar o duodeno e a cabeça do pâncreas. O ligamento gastro-hepático é cuidadosamente inspecionado para identificar uma artéria hepática esquerda acessória; esse ligamento é dividido, assim como o omento, ao longo da curvatura maior do estômago. O pâncreas é visualizado e inspecionado para detectar fibrose ou massas. As inserções esplênicas são liberadas e a cauda do pâncreas é mobilizada de suas inserções, tendo-se o cuidado de permanecer longe do parênquima pancreático. A artéria gástrica esquerda é ligada e dividida. O pâncreas é mobilizado no nível da veia cava. O mesentério intestinal é ligado e dividido. A ligadura dos vasos mesentéricos pode ser realizada antes da perfusão, ou com o uso de um grampeador vascular após a perfusão. Se for usado um grampeador, o mesentério deverá ser cuidadosamente sobressuturado, quando o pâncreas é preparado para o transplante, para prevenir não apenas a retração de quaisquer vasos mesentéricos, mas também evitar um significativo hematoma na cabeça do pâncreas após a reperfusão do órgão. O estômago é dividido no nível do piloro com um grampeador TA e o intestino delgado é dividido com um grampeador GIA™ 55 ou 75 logo após o ligamento de Treitz. A raiz da artéria mesentérica superior (AMS) é identificada. Realiza-se a ligadura da aorta e os órgãos são perfundidos com 2 ℓ de solução de preservação da University of Wisconsin (ViaSpan®). A solução da University of Wisconsin continua sendo a preferida, pois a solução de preservação de histidina-triptofano-cetoglutarato tem sido associada a maior risco de trombose, possivelmente em razão da maior viscosidade da ViaSpan® com taxas de fluxo mais baixas através do pâncreas e diminuições no pico de amilase e lipase após o transplante.[37] O pâncreas e o fígado são removidos em bloco e separados na mesa auxiliar. Se houver duas equipes diferentes para captar o fígado e o pâncreas, a separação será realizada *in situ*, com especial atenção à divisão da veia porta.

Na mesa auxiliar, a AMS é identificada e é tomado cuidado para preservar a artéria hepática direita acessória, se estiver presente. A artéria esplênica é identificada, e uma pequena sutura de Prolene® 6.0 é usada para marcar a artéria esplênica quando ela entra no corpo pancreático. A artéria esplênica é então dividida. A divisão da veia porta deve ser feita com cuidado para garantir o comprimento adequado tanto para os receptores de transplante do fígado quanto do pâncreas. Pelo menos 1 cm de veia porta deve ser preservado para anastomose do pâncreas. A extensão da veia porta no transplante de pâncreas resulta em um risco inaceitável de trombose do enxerto.

Depois que o pâncreas e o fígado são separados, o pâncreas é banhado em solução da University of Wisconsin e então é feita a preparação na mesa auxiliar. O baço é removido da cauda do pâncreas. Uma sonda é colocada na artéria esplênica e na AMS para verificar a permeabilidade. O segmento duodenal é então preparado; é grampeado com um grampeador GIA™ 55 exatamente distal ao piloro, tendo o cuidado de preservar a drenagem do ducto pancreático. O excesso de intestino delgado distal também é encurtado com um grampeador GIA™. Ambas as linhas de clampes são sobressuturadas usando fio de seda 3.0 com sobressutura tipo Lembert. A veia porta é então dissecada. Geralmente, há um pequeno ramo venoso peripancreático que pode ser ligado e dividido com segurança, alongando, assim, a veia porta. A artéria esplênica e a AMS são claramente identificadas. O excesso de tecido do plexo celíaco entre as artérias é cuidadosamente ligado e dividido. Deve-se tomar extremo cuidado para evitar lesões no pâncreas nesse momento. Várias suturas de seda em forma de oito são aplicadas nessa área para prevenir o sangramento após a reperfusão.

A reconstrução vascular é então completada. A artéria ilíaca é usada como um enxerto em "Y", e uma anastomose terminoterminal das artérias ilíacas interna e externa na artéria esplênica do pâncreas e na AMS, respectivamente, é realizada com o uso de suturas contínuas com Prolene® 6.0.

O receptor é então preparado. Uma incisão é feita na linha média, e as artérias ilíacas são expostas para drenagem sistêmica. O pâncreas transplantado geralmente é colocado no lado direito para evitar alongamento indevido da anastomose venosa. Para a drenagem venosa sistêmica, a veia porta é anastomosada à veia cava distal de forma terminolateral. O enxerto de artéria ilíaca é suturado à artéria ilíaca comum do receptor. Para a drenagem portal, a veia porta do doador é anastomosada à veia mesentérica superior (VMS) proximal do receptor. Um caminho é criado no mesentério do intestino delgado, de modo que o enxerto arterial em "Y" possa ser anastomosado à artéria ilíaca (geralmente a artéria direita). Os clampes vasculares são então removidos. A remoção lenta e sequencial dos clampes é essencial para evitar a formação de hematoma. O clampe venoso é removido lentamente e o sangramento venoso é controlado. O clampe arterial distal é removido e a hemorragia, controlada. O clampe proximal arterial é então removido. Para a drenagem entérica de secreções exócrinas há muitas opções de técnicas. Preferimos a duodenojejunostomia laterolateral, manual, com duas linhas de sutura. Pode-se optar por uma anastomose em Y de Roux, que tem a vantagem de retirar o transplante do fluxo intestinal e possivelmente diminuir a tensão sobre a anastomose do receptor. Ambas as técnicas apresentam resultados semelhantes.[38] A anastomose duodenal direta e a drenagem gástrica são outras opções.

As secreções exócrinas também podem ser drenadas para a bexiga. Uma cistostomia de 4 a 5 cm é feita sobre o domo anterior da bexiga. Uma anastomose com duas linhas de sutura é realizada, a camada externa com suturas não absorvíveis 3.0 ou 4.0 e a camada interna com sutura absorvível 4.0 a 5.0.

Após a conclusão da anastomose da drenagem exócrina, outra inspeção cuidadosa do enxerto deve ser realizada para identificar um sangramento tardio que possa ter se desenvolvido após a reperfusão do enxerto.

Técnicas de drenagem

Drenagem exócrina

Drenagem entérica ou drenagem da bexiga. O manejo das secreções exócrinas do transplante de pâncreas continua sendo um desafio. Muitas técnicas têm sido usadas ao longo dos anos, incluindo a exclusão de ducto por meio de injeção, ligadura de ductos e até drenagem aberta para a cavidade peritoneal. No passado, acreditava-se que o coto duodenal fosse uma causa de rejeição e o tamanho era minimizado por meio de uma "técnica do botão", ou o coto era completamente eliminado e uma anastomose ductal direta era realizada. Porém, todas essas técnicas eram complicadas por taxas significativas de fístula. Atualmente, o coto duodenal é deixado intacto e anastomosado à bexiga ou intestino, conforme descrito em seção anterior.

A drenagem da bexiga oferece as vantagens de diminuir o risco de contaminação do conteúdo entérico da enterotomia nativa e de permitir o monitoramento do nível de amilase urinária como uma ferramenta diagnóstica inicial para determinar a disfunção ou rejeição do transplante. Porém, pode se desenvolver acidose metabólica significativa, assim como complicações do trato urinário. Há uma alta incidência de infecções do trato urinário, disúria, uretrite e até ruptura uretral. Fístulas podem ocorrer no curso pós-operatório inicial, e os pacientes podem apresentar desconforto abdominal, ou pode haver uma elevação assintomática de amilase ou lipase. Fístulas da anastomose urinária podem ser diagnosticadas por TC com realce de contraste de bexiga em imagens tardias. A fístula de uma anastomose da bexiga pode ser controlada não cirurgicamente com um cateter de Foley e raramente leva à perda do enxerto.[39] Um nível normal de amilase com normoglicemia representa resolução clínica da fístula, não sendo necessários outros estudos por imagem. No entanto, se for observada uma grande quantidade de líquido, o cirurgião deve se preocupar com um possível comprometimento do coto duodenal.

A drenagem entérica é mais fisiológica; muitos pacientes submetidos à drenagem na bexiga precisaram de conversão para a drenagem entérica devido a complicações. Em vista dos bons resultados em pacientes submetidos à conversão da drenagem de bexiga para a drenagem entérica, o interesse por esta última renovou-se no início do ano 2000. Atualmente, mais de 80% dos pacientes são submetidos à drenagem entérica.[39] Estudos de acompanhamento demonstraram que a drenagem entérica não está associada a aumentos significativos de infecção, e com o uso dessa técnica as complicações da drenagem de bexiga podem ser evitadas.

Drenagem endócrina

Drenagem sistêmica versus *drenagem portal.* A hiperinsulinemia foi observada em receptores de transplante de pâncreas que têm a drenagem sistêmica. Para permitir o efeito de "primeira passagem" pelo fígado, vários grupos defendem a drenagem venosa portal através da veia mesentérica superior (VMS). Em estudos a longo prazo, comparando a drenagem sistêmica e a drenagem portal, não se observou uma clara vantagem na drenagem portal. Embora haja uma preocupação teórica com a aterosclerose, não há vantagens metabólicas claras comprovadas da drenagem portal. Nesse momento, a escolha de drenagem sistêmica ou drenagem portal cabe ao cirurgião.

Complicações cirúrgicas

Fístulas

A fístula da anastomose entérica foi o "calcanhar de Aquiles" das primeiras tentativas de transplante de pâncreas. A incidência varia de 2 a 10%. A fístula entérica apresenta-se com sinais e sintomas semelhantes aos da perfuração intestinal, incluindo a dor abdominal, náuseas e vômitos, febre e taquicardia. Os pacientes podem apresentar um leucograma elevado, mas isso muitas vezes não é específico, uma vez que os pacientes estão recebendo esteroides. Os níveis de amilase nem sempre são afetados. Entretanto, os níveis de creatinina sérica geralmente estão elevados e podem sinalizar infecção em curso. Em consequência da imunossupressão, os pacientes transplantados podem não apresentar sinais evidentes de infecção ou de extravasamento, e um alto índice de suspeita é crítico para diagnóstico e tratamento oportunos. A suspeita clínica pode ser suficiente para levar à reoperação, mas imagens radiológicas geralmente podem apresentar evidências confirmatórias em casos equívocos. O exame de imagem mais útil nesse cenário é a TC com administração oral do agente de contraste. A TC é especialmente útil para identificar o coto duodenal e o intestino delgado do receptor, pois a US pode ser prejudicada pelo intestino sobrejacente.[40] Os achados incluem líquido intraperitoneal livre ou loculado, ar extraluminal e extravasamento de material de contraste.

A fístula entérica quase sempre requer reoperação. Fístulas precoces com mais frequência são provenientes da anastomose e o tratamento depende não apenas de seu volume, mas também da condição do duodeno do doador. Uma simples sobressutura pode ser suficiente para resolver pequenos extravasamentos. Se parte do duodeno estiver comprometida, essa porção poderá ser ressecada e o duodeno remanescente, encurtado. Se a anastomose original foi realizada de maneira laterolateral, uma alça em Y de Roux pode ser criada para desviar o fluxo intestinal para longe do transplante. No caso de fístula significativa com sepse ou peritonite avançada, ou no caso de tecidos desvitalizados, a pancreatectomia do enxerto é o procedimento de escolha.

A maioria das fístulas ocorre nas primeiras semanas após o transplante. Porém, há um subgrupo de pacientes que apresentam fístulas tardiamente no curso de seu transplante. Quando as fístulas da anastomose da bexiga ocorrem após 10 anos, o coto duodenal pode estar com as paredes finas, e a conversão está associada a uma alta taxa de fístula anastomótica decorrente da nova anastomose entérica. Por essa razão, recomendamos que a conversão entérica em transplante com mais de 10 anos seja realizada com anastomose em Y de Roux para desviar o fluxo intestinal. Também colocamos drenos perianastomóticos no momento da conversão.

Complicações vasculares

Sangramento. O sangramento imediato pós-transplante pode ocorrer a partir de parênquima pancreático, especialmente na proximidade da AMS ou das artérias esplênicas. O paciente apresenta hipotensão, taquicardia e distensão abdominal. É nossa prática a aplicação de várias suturas com seda superficiais em forma de oito no tecido peripancreático situado entre a AMS e as artérias esplênicas para evitar sangramento nesta difícil área de abordagem.

O sangramento gastrintestinal (GI) tardio também pode ocorrer a partir da anastomose intestinal. Isso geralmente se manifesta entre 6 e 10 dias de pós-operatório e é autolimitado. Os pacientes apresentam queda brusca no nível de hemoglobina e geralmente estão hemodinamicamente estáveis. É importante corrigir qualquer coagulopatia preexistente. Doses únicas de vasopressina, 0,3 µg/kg, assim como o início de uma infusão de octreotida, 25 µg/h, também são úteis na limitação da perda de sangue. Endoscopia ou estudos radiográficos geralmente não são diagnósticos nesses casos. Porém, se o paciente se tornar hemodinamicamente instável, outro diagnóstico, como úlcera do duodeno, deve ser considerado.

O sangramento gastrintestinal tardio pode ocorrer em consequência de infecção por CMV, úlceras do coto duodenal causadas por isquemia, ou rejeição, ou ainda desenvolvimento de pseudoaneurismas.[41] A maioria dos casos de sangramento tardio está associada à perda do enxerto. As fístulas aortoentéricas devem ser consideradas como fontes de hemorragia no diagnóstico diferencial, uma vez que são potencialmente fatais.[41] Nesses casos, a fonte de sangramento não é identificada em endoscopias superior e inferior. Os achados de angiografia do tronco celíaco e das artérias mesentéricas superior e inferior podem ser normais, uma vez que a fonte da fístula é a artéria ilíaca. A abordagem adequada requer o diagnóstico imediato por angiografia da artéria ilíaca e a colocação terapêutica de um *stent* coberto se uma fístula aortoentérica ou um pseudoaneurisma forem identificados; tem havido uma evolução gradual para as técnicas endovasculares. Tanto as fístulas aortoentéricas como os pseudoaneurismas são propensos ao desenvolvimento em casos de rejeição crônica, infecção ou na proximidade de órgãos que já sofreram falência.

Trombose. A trombose do enxerto representa a causa não imunológica mais comum de falência do transplante de pâncreas. Normalmente ocorre no início do curso pós-operatório com alteração aguda da glicose assim como o início de forte dor abdominal. Os fatores de risco de trombose do enxerto são múltiplos e incluem os fatores do doador, como lesão durante a captação e lesão por reperfusão. Os fatores do receptor, como a diminuição da fibrinólise observada em pacientes diabéticos, ou a obesidade podem contribuir para a perda.[42] O uso de enxerto venoso de interposição para estender a veia porta também pode aumentar o risco de trombose. Os fatores do receptor provavelmente também têm um papel na trombose do enxerto. A coagulopatia relacionada com a uremia pode conferir proteção contra trombose em receptores de TxSRP, enquanto o estado diabético está sabidamente associado à hipercoagulabilidade. É necessário contrabalançar o risco de sangramento com o risco de trombose. Os resultados de um estudo de 152 pacientes indicam que a heparina em baixa dose (200 a 400 unidades/h ou 5 unidades/kg/h) por 48 horas no pós-operatório pode proporcionar um benefício protetor na prevenção da perda precoce do enxerto que resulta de trombose sem aumentar o risco de sangramento.[43]

A maioria das tromboses do enxerto ocorre logo após o transplante, e a suspeita surge na situação de sensibilidade do enxerto, hiperglicemia, elevação dos níveis de amilase e de lipase séricas, ou diminuição dos níveis de amilase urinária nos transplantes de pâncreas com drenagem de bexiga. Os pacientes com trombose arterial podem exibir elevação aguda das concentrações de glicose sem dor, uma vez que o enxerto não apresenta edema após a trombose arterial. A trombose do enxerto leva ao rápido declínio do estado clínico do paciente, com desenvolvimento de hipotensão e taquicardia logo após a elevação da glicose. A laparotomia exploratória de emergência com pancreatectomia do transplante geralmente é necessária. No caso de trombose arterial parcial, o enxerto pode ocasionalmente ser resgatado com uma combinação de trombólise mecânica ou farmacológica e ressecção. A aparência do enxerto na nova avaliação é importante. É geralmente óbvio quando há pâncreas viável o suficiente para salvamento.

A US do transplante de pâncreas é o exame diagnóstico inicial preferencial. Imagens de fluxo por Doppler podem fornecer uma visão geral da vascularização do parênquima; os sinais de fluxo devem ser identificados nos sistemas arterial e venoso. As limitações da US incluem a dependência do operador e a interferência de estruturas vizinhas e do intestino sobrejacente.

Outras considerações. Infecções, obstrução intestinal e pancreatite também podem ocorrer após o transplante. Com mais frequência estas não requerem terapia cirúrgica aberta, mas devem ser consideradas no diagnóstico diferencial da disfunção do transplante.

Infecção. Após o transplante de pâncreas, pode desenvolver-se infecção em espaços de feridas superficiais ou profundas. O uso adequado de antibióticos perioperatórios pode limitar essa complicação. Os receptores de transplante de pâncreas devem ser tratados com uma cobertura de 48 horas contra bactérias gram-positivas, gram-negativas e fungos.

A infecção de sítio cirúrgico, com mais frequência por microrganismos gram-positivos, pode ocorrer em até 50% dos pacientes. As infecções de feridas superficiais geralmente são tratadas com cuidados locais às feridas e antibióticos adicionais. As infecções de espaço profundo, ou intra-abdominais, são menos comuns, mas acarretam morbidade significativamente maior. Os sinais e sintomas de infecção intra-abdominal são semelhantes aos da fístula entérica. US e TC são as principais bases do diagnóstico.

O paciente estável, com um abscesso localizado, geralmente pode ser tratado com drenagem percutânea do abscesso. Os pacientes com infecção disseminada ou instabilidade hemodinâmica devem ser novamente avaliados. As amostras para cultura devem ser obtidas com foco na terapia antimicrobiana. A infecção intra-abdominal, especialmente quando próxima à anastomose vascular, pode predispor à formação de pseudoaneurismas. O sangramento intra-abdominal inexplicável em um paciente com histórico de abscesso abdominal deve levantar a possibilidade de um pseudoaneurisma da anastomose.

Pancreatite. A pancreatite do enxerto é comum após o transplante em até 35% dos pacientes. A pancreatite precoce está relacionada provavelmente à lesão de reperfusão do enxerto. O diagnóstico é estabelecido no contexto de dor abdominal e hiperamilasemia. É importante descartar a possibilidade de rejeição aguda, embora a dor abdominal seja menos provável com a rejeição. Imagens de TC do enxerto revelam um órgão hipervascularizado inchado, geralmente com uma quantidade significativa de fluido circundante. Nosso tratamento da pancreatite do enxerto inclui reanimação por fluidoterapia agressiva, retenção da nutrição enteral, com instituição da nutrição parenteral total (NPT), se necessário, tratamento da infecção sobreposta ou de infecção concomitante e terapia de suporte. A maioria dos casos de pancreatite é autolimitada.

Obstrução intestinal. A dissecção intra-abdominal significativa é necessária no transplante de pâncreas. Em contraste com o transplante de rim retroperitoneal isolado, a natureza intraperitoneal da cirurgia do pâncreas aumenta o risco de complicações intestinais. A obstrução de intestino delgado pode ser causada por aderências pós-cirúrgicas ou formação de hérnia interna.

Os pacientes geralmente apresentam náuseas, vômitos, obstipação e dor abdominal. As radiografias simples demonstram níveis hidroaéreos, e a TC confirma o diagnóstico. No paciente estável a reanimação e a descompressão nasogástrica podem ser suficientes. Os pacientes instáveis ou com peritonite devem ser avaliados em sala cirúrgica.

Resultados

O transplante de pâncreas é um tratamento seguro e confiável para o diabetes tipo 1. Há um significativo benefício para a sobrevida, com mortalidade de 30% na lista de espera em comparação com 9% após o transplante.[44] A normoglicemia é restaurada, e os pacientes demonstram níveis normais de hemoglobina A1C. É importante ressaltar que os pacientes não sofrem de hipoglicemia não detectada. Os primeiros esforços no transplante de pâncreas foram prejudicados por complicações cirúrgicas e dificuldades no diagnóstico e no tratamento da rejeição. Todavia, com melhores técnicas cirúrgicas, imunossupressão e tipagem tecidual, os resultados melhoraram significativamente nessa década. A sobrevida do enxerto é excelente para todas as formas de transplantes de pâncreas, de órgão sólido, com sobrevida do paciente em 1 ano em 97 a 98% e sobrevida em 3 anos acima de 90%.[45] As taxas de rejeição aguda diminuíram para menos de 10% na era de imunossupressão atual com prednisona, micofenolato de mofetila e tacrolimo. Uma importante consideração para o transplante de pâncreas é o potencial para a prevenção das complicações secundárias do diabetes.

Porém, não há estudos clínicos randomizados comparando a eficácia do transplante de pâncreas com o controle glicêmico rigoroso com a terapia com insulina. Torna-se cada vez mais evidente que os benefícios podem não ser observados até 5 a 10 anos após o transplante. A neuropatia periférica melhora com as melhoras observadas na condução nervosa motora e sensitiva.[46] Há discussões sobre o efeito da normoglicemia consistente na retinopatia diabética. O grau de doença antes do transplante pode afetar a resposta. Os pacientes com doença grave antes do transplante podem, ainda, sofrer progressão para a cegueira. Entretanto, em estudos de acompanhamento a longo prazo, verificou-se a estabilização da retinopatia e menor necessidade de fotocoagulação em pacientes submetidos a transplante bem-sucedido.[28]

O transplante de pâncreas bem-sucedido que normaliza o controle da glicose por pelo menos 1 ano melhora significativamente a sobrevida do enxerto renal, não apenas quando o pâncreas é implantado simultaneamente, mas também, em menor grau, quando o transplante de pâncreas ocorre após o transplante de rim de doador vivo ou falecido.

A principal causa de morte em receptores de transplantes de pâncreas é a doença cardiovascular. Uma cuidadosa triagem pré-operatória é necessária nesses pacientes para tratar qualquer doença cardíaca silenciosa antes do transplante. Além da normalização dos níveis de hemoglobina A1C e níveis glicemia em jejum quase normais, os pacientes livram-se dos eventos hipoglicêmicos, o que melhora significativamente a qualidade de vida desses pacientes e suas famílias.

TRANSPLANTE DE ILHOTAS PANCREÁTICAS

Como o principal objetivo do transplante de pâncreas é substituir a função da célula beta, o transplante somente do tecido endócrino (ilhotas) tem o potencial de proporcionar o mesmo efeito terapêutico, sem a necessidade de cirurgia maior. O transplante de ilhotas é um procedimento minimamente invasivo, evitando, assim, a complexa cirurgia intra-abdominal e as complicações cirúrgicas relacionadas, bem como aquelas associadas às secreções exócrinas do pâncreas. O interesse nessa terapia celular foi renovado após Shapiro et al.[47] relatarem os resultados em sete pacientes que ficaram livres da insulina 1 ano após transplante de ilhotas em um protocolo de imunossupressão sem esteroides. Esta foi uma mudança fundamental nessa área. Em pacientes com doença vascular periférica grave, a injeção nas ilhotas pode oferecer a única oportunidade de melhora do controle da glicose e de uma vida livre de insulina sem o temor de hipoglicemia não detectada. Indicações únicas para o transplante das ilhotas foram desenvolvidas. Nijhoff et al.[48] relataram um caso de isolamento da ilhota e infusão de resgate de transplante de aloenxerto de pâncreas que havia sido removido por sangramento. O autotransplante ou o alotransplante podem ser indicados em pacientes com pancreatectomia extensa. Além disso, os pacientes com falência de transplante de órgão sólido também podem ser candidatos ao transporte das ilhotas isolado.[49] O transplante de ilhotas isolado também evita a necessidade de tratar as complicações secundárias às secreções exócrinas do pâncreas. O paciente e o médico devem considerar o equilíbrio entre as complicações secundárias do diabetes e os efeitos colaterais da imunossupressão.

Técnicas de isolamento e infusão

Para o transplante de ilhotas, o pâncreas é captado e preservado de um doador falecido da mesma maneira que o transplante do órgão inteiro, com especial atenção ao resfriamento adequado desse durante todo o procedimento e em não lesionar a cápsula do órgão. Como os vasos sanguíneos não são usados durante o isolamento das ilhotas, no caso de variação anatômica da artéria hepática direita no doador, a AMS pode ser facilmente dissecada e enviada com o fígado e o pâncreas usado para o transplante das ilhotas. Na maioria dos países, o pâncreas de doador de melhor qualidade é alocado primeiramente para o transplante do órgão inteiro; se rejeitado, esse órgão é então oferecido para transplante de ilhotas. Entretanto, os órgãos gordurosos de doadores com IMC acima de 32 podem seguir diretamente para os centros de ilhotas com isolamento de alta eficiência.

A escolha cuidadosa do doador permite aos centros poupar tempo e dinheiro pela minimização do risco de isolamento de baixa eficiência ou falho. O processamento das ilhotas pancreáticas ocorre em instituições de nível clínico que atendam aos requisitos de Boas Práticas de Fabricação. Primeiramente, o pâncreas é dissociado por digestão enzimática com o uso de colagenase e, então, as ilhotas são separadas do tecido acinar durante a purificação do gradiente. Em seguida, as ilhotas podem ser postas em cultura por até 72 horas, o que permite um procedimento eletivo e a preparação do paciente. A infusão das ilhotas é feita na veia porta por um radiologista intervencionista. Todo o procedimento pode ser realizado sob anestesia local com mínima sedação. Sangramento intra-abdominal pode ocorrer em 3 a 15% dos casos e é o principal risco relacionado com o procedimento. Entretanto, menos de 1% dos pacientes com episódio de sangramento precisa de cirurgia. As coortes iniciais relataram uma pequena chance de trombose da veia porta. Na era atual, o uso de heparina e as modernas técnicas de purificação que resultam em baixo volume de sedimentos minimiza o risco.

Resultados

Durante os últimos 14 anos, novas técnicas de isolamento e transplante das ilhotas pancreáticas foram otimizadas. Novos protocolos de imunossupressão foram testados. O 10º relatório do Collaborative Islet Transplant Registry mostra que mais de 1.000 pacientes foram submetidos ao transplante de ilhotas em todo o mundo de 1999 a 2015 (https://citregistry.org/system/files/10th_AR.pdf, acesso em 20 de dezembro de 2018). O uso de agentes de depleção de células T em combinação com o bloqueador de fator de necrose tumoral α, a inibição do alvo da rapamicina em mamíferos e/ou os inibidores da calcineurina leva a melhores resultados clínicos. Os resultados em que os pacientes se livram da insulina é comparável aos de TPS.[50] É importante ressaltar que esse grupo demonstrou que os pacientes que retomaram a insulina após o transplante das ilhotas permaneceram livres de eventos hipoglicêmicos. Infusões sequenciais subsequentes da ilhota podem estender com segurança o período livre de insulina, e os pacientes relatam uma redução durável em temor e ansiedade associadas à hipoglicemia.[51] Deve-se ressaltar que 90% dos pacientes mantiveram a função das ilhotas por mais de 5 anos após o procedimento, expressando níveis normais de peptídeo C na circulação sanguínea. A nefrotoxicidade dos agentes imunossupressores é uma das principais preocupações do transplante de ilhotas comparada com pacientes que permanecem em insulina. Os resultados de um estudo cruzado indicaram que a progressão da doença renal é mais rápida em diabéticos tipo 1 de difícil controle que permanecem em lista de espera sob terapia insulínica ótima, comparados aos pacientes que receberam transplantes das ilhotas e mantiveram uma dose terapêutica de tacrolimo.[51]

Para os pacientes altamente selecionados com a forma de diabetes tipo 1 de difícil controle e hipoglicemia não detectada, o transplante de ilhotas oferece uma opção terapêutica vital minimamente invasiva com resultados duradouros a longo prazo. Em razão do alto custo e dos recursos limitados, nos EUA, são necessários mais progressos na área para que haja a aprovação e o reembolso do procedimento pelos seguros.

28

Transplante de Intestino Delgado

Samuel J. Kesseli, Debra L. Sudan

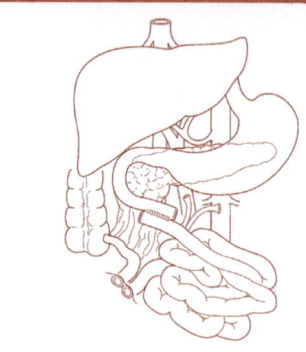

VISÃO GERAL DO CAPÍTULO

História
Indicações para transplante de intestino
Avaliação
    Avaliação do receptor
    Avaliação do doador
    Considerações técnicas e cirúrgicas sobre doador e receptor
Imunossupressão

Complicações
    Complicações cirúrgicas e perioperatórias
    Monitoramento e rejeição
    Infecção
Resultados
    Sobrevida do paciente e do enxerto
    Custo
    Qualidade de vida
Conclusão

HISTÓRIA

O transplante de intestino tornou-se uma a opção de tratamento que salva as vidas de pacientes com insuficiência intestinal. O termo *insuficiência intestinal* engloba múltiplos distúrbios de comprimento ou função intestinal inadequados que impedem a absorção adequada de nutrientes. Em contraste, *autonomia enteral* é um termo que descreve a capacidade de um indivíduo de absorver todas as necessidades de nutrientes do trato gastrintestinal. Para o subgrupo de pacientes com insuficiência intestinal por perda de comprimento do intestino é usado o termo *síndrome do intestino curto*. As causas da síndrome do intestino curto incluem malformações congênitas, lesão traumática, infecção e isquemia. O comprimento absoluto do intestino remanescente, necessário para manter a absorção de nutrientes, varia entre os indivíduos e é baseado na idade. Como regra geral, a síndrome do intestino curto e a falta de autonomia enteral são esperadas após a ressecção de mais de 75% do intestino nativo.

A insuficiência intestinal também pode descrever um subgrupo de pacientes com comprimento intestinal normal, ou quase normal, mas com função anormal em consequência de doença de Crohn, distúrbios de motilidade (como a pseudo-obstrução intestinal e a doença de Hirschsprung de segmento longo), ou as doenças dos enterócitos (como a displasia epitelial intestinal). Os distúrbios da função intestinal são menos comuns do que a síndrome do intestino curto, mas compartilham as mesmas consequências devastadoras, deixando os pacientes incapazes de absorver os nutrientes do intestino. De fato, antes dos anos 1960, qualquer causa de insuficiência intestinal era quase sempre fatal. Hoje, porém, numerosas estratégias de tratamento foram desenvolvidas, e o tratamento da insuficiência intestinal continua variando muito em diferentes centros de tratamento. Para melhor compreender a história natural e os resultados clínicos nesses pacientes, a British Association for Parenteral and Enteral Nutrition estabeleceu recentemente o primeiro registro de insuficiência intestinal nacional, que inclui os resultados cirúrgicos e ajuda a definir o papel do transplante intestinal como terapia de salvamento em pacientes selecionados.

A primeira investigação do transplante intestinal como terapia para insuficiência intestinal é atribuída a Alexis Carrel em 1905.[1] Em virtude da falta de conhecimento sobre a imunologia do transplante naquele momento, não surpreende que esses primeiros esforços não tenham obtido sucesso. Aproximadamente 50 anos mais tarde, em 1959 (após os primeiros relatos de transplante de rim bem-sucedido), Lillehei et al.,[2] na University of Minnesota, publicaram seu estudo experimental bem-sucedido de transplante de intestinos em um modelo canino. Em 1962, Starzl (também trabalhando em um modelo canino) descreveu o transplante de múltiplos órgãos abdominais, incluindo o fígado e todo o trato gastrintestinal (do estômago ao cólon), denominado homotransplante de múltiplos órgãos viscerais.[3] Posteriormente, em 1967, Lillehei et al. tentaram realizar o transplante intestinal humano.[4] Assim como o estudo de Carrel, esse esforço e várias tentativas adicionais durante as duas décadas subsequentes não tiveram êxito em obter a completa autonomia enteral, embora vários receptores de intestino tenham sobrevivido por vários meses após o transplante.[5] Inicialmente, as principais razões da insuficiência eram complicações técnicas e incapacidade de controlar a rejeição, levando ao desenvolvimento de infecções devastadoras ou a linfoma pós-transplante.

O curso clínico da insuficiência intestinal mudou expressivamente quando Dudrick et al.[6] descreveram a hiperalimentação, que comprovadamente é um dos mais significativos avanços médicos do século. Seu trabalho demonstrou que filhotes caninos podem alcançar padrões de crescimento quase normais enquanto são mantidos exclusivamente por hiperalimentação, referida com mais frequência atualmente como nutrição parenteral total (NPT). A introdução clínica de NPT a longo prazo levou a maior sobrevida em indivíduos com insuficiência intestinal, e estudos contemporâneos relataram recentemente uma sobrevida geral de 84% em pacientes dependentes de nutrição parenteral, de 73% em populações pediátricas[7] e de 88% e 64% em adultos[8] em 1 e 5 anos, respectivamente. Em vista do sucesso do suporte nutricional parenteral no início dos anos 1970 e dos péssimos resultados após as primeiras tentativas de transplante de intestino, o entusiasmo por outros estudos clínicos sobre o transplante de intestino diminuiu durante essa era.

Com o tempo, foram identificadas complicações potencialmente fatais associadas à administração de NPT. Essas incluíram graves infecções na circulação sanguínea associadas ao cateter; dificuldades técnicas na manutenção do acesso venoso decorrentes de trombose venosa associada ao cateter; e colestase que leva à insuficiência hepática, também referida como doença hepática associada à nutrição parenteral (PNALD, do inglês, *parenteral nutrition–associated liver disease*) ou doença hepática associada à insuficiência intestinal (IFALD, do inglês, *intestinal failure–associated liver disease*). Embora falte um consenso formal sobre a definição de IFALD, em geral ela é caracterizada bioquimicamente como um nível de bilirrubina conjugada superior a 2 mg/dℓ em pacientes que receberam NPT por mais de 2 semanas. A IFALD desenvolve-se em aproximadamente 50% dos pacientes pediátricos e está estreitamente relacionada com a duração da NPT (> 3 meses).[9] O risco de esteatose induzida por IFALD em adultos que recebem nutrição parenteral domiciliar é menor, com taxas relatadas de 15 a 40%. Uma vez desenvolvida, a IFALD estará associada a uma mortalidade de 43% em 5 anos nos pacientes com comprimento do jejuno e íleo remanescente inferior a 50 cm.[7]

Concomitantemente aos relatos de complicações graves associadas à NPT, foi introduzida a imunossupressão por ciclosporina, resultando em acentuadas melhoras na sobrevida do aloenxerto de rim e fígado. Com os avanços na imunossupressão, houve um renovado interesse na área de transplante de intestino. O primeiro aloenxerto de intestino humano isolado bem-sucedido (com a obtenção de autonomia enteral) foi supostamente realizado por Deltz et al.[10] em 1988 com um aloenxerto de doador vivo captado da irmã de 42 anos do receptor. Apesar de ocorrerem episódios de rejeição, esses episódios foram controlados com o uso de ciclosporina, *bolus* de esteroides e tratamentos antilinfócitos, alcançando, por fim, a autonomia enteral. Alguns meses depois, Grant et al.[11] realizaram o primeiro transplante cadavérico combinado de fígado-intestino para alcançar a completa autonomia enteral e sobrevida superior a 1 ano do paciente e do enxerto usando ciclosporina. Apesar desses sucessos individuais, a sobrevida esperada em 1 ano do paciente após transplante de intestino usando imunossupressão de ciclosporina foi de aproximadamente 25%, e a falha em alcançar a autonomia enteral e o risco de morte precoce persistiram.[5] No início dos anos 1990, a introdução da imunossupressão com tacrolimo melhorou o controle da rejeição do aloenxerto de intestino, resultando em melhora da sobrevida do enxerto e do paciente após o transplante de intestino.[12] Embora isso induzisse ao leve aumento do volume, o volume e a experiência gerais com o transplante de intestino tem sido muito menor do que com o transplante de outros aloenxertos de órgãos sólidos. Nos EUA, a United Network for Organ Sharing (UNOS) relatou que apenas 3.000 transplantes de intestino foram realizados até dezembro de 2018, sendo 100 desses transplantes no ano de 2018 (Figura 28.1).

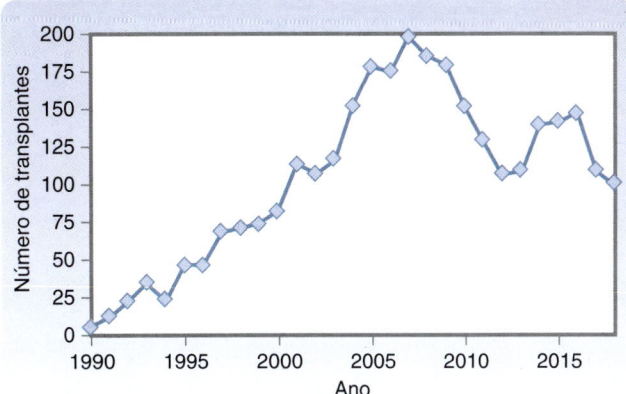

Figura 28.1 Número de transplantes intestinais realizados anualmente nos EUA de 1990 a 2018. (De Number of intestinal transplants performed annually in the United States 1990-2018. U.S. Department of Health & Human Services. https://optn.transplant.hrsa.gov/data/view-data-reports/national-data/#. Acesso em 22 de janeiro de 2019.)

então não se modificaram de maneira notável. Essas indicações incluem insuficiência intestinal irreversível *e* um ou mais dos seguintes:[13] (1) insuficiência hepática manifesta ou iminente causada por PNALD; (2) tromboses múltiplas de veias centrais limitando o acesso venoso central; (3) mais de dois episódios de infecção relacionada ao cateter que requeira a hospitalização em qualquer ano; (4) episódio único de infecção fúngica do cateter venoso; e (5) episódios frequentes e graves de desidratação, apesar da suplementação intravenosa (IV) de líquidos e NPT. Posteriormente foram acrescentadas outras indicações para o transplante de intestino, incluindo a insuficiência intestinal que geralmente resulta em óbito precoce apesar da NPT (p. ex., trato gastrintestinal não reconstruível) e doenças para as quais não haja nenhuma terapia alternativa disponível (como a trombose venosa esplâncnica completa benigna e irressecável, ou tumores mesentéricos de crescimento lento).[14,15] Outras indicações potenciais incluem os pacientes com alta morbidade, má qualidade de vida e graves alterações hidro ou eletrolíticas que requeiram hospitalização frequente, embora essas indicações não sejam aceitas de maneira uniforme.

O registro internacional Intestinal Transplant Registry (ITR) coletou dados demográficos e de resultados de quase todos os transplantes de intestino em todo o mundo, desde os primeiros casos bem-sucedidos no fim dos anos 1980. As condições patológicas que mais comumente conduzem ao transplante intestinal relatadas pelo ITR são mostradas na Tabela 28.1. Tanto em pacientes pediátricos como em adultos, a síndrome do intestino curto representa cerca de dois terços das indicações, apesar de secundária a diferentes patologias; em pacientes pediátricos, essas patologias incluem gastrósquise (22%), vólvulo (16%) e enterocolite necrosante (14%), enquanto em adultos, isquemia (24%), doença de Crohn (11%), vólvulo (8%) e trauma (7%) são mais comuns.[16]

INDICAÇÕES PARA TRANSPLANTE DE INTESTINO

A dependência de nutrição parenteral isoladamente não é considerada uma indicação para o transplante de intestino em vista da excelente sobrevida da maioria dos pacientes que recebem nutrição parenteral. As indicações para o transplante do intestino foram propostas pelos especialistas da área no Sixth International Small Bowel Transplant Symposium em 2001 e desde

AVALIAÇÃO

Avaliação do receptor

O encaminhamento oportuno para um centro de transplante de intestino (antes ou logo após o desenvolvimento de complicações de administração de nutrição parenteral) é o primeiro passo para o potencial candidato ao transplante de intestino. A avaliação para o

Tabela 28.1 Condições subjacentes que requerem transplante intestinal.

Pediátricas	Incidência (%)	Adultos	Incidência (%)
Síndrome do intestino curto	63	Síndrome do intestino curto	64
– Gastrósquise	22	– Isquemia	24
– Vólvulo	16	– Doença de Crohn	11
– Enterocolite necrosante	14	– Outros	10
– Atresia	4	– Vólvulo	8
– Isquemia	1	– Trauma	7
– Trauma	1		
– Não especificado	3		
Distúrbios de motilidade	18	Tumor	13
Síndromes de má absorção	8	Distúrbios de motilidade	11
Retransplante	8	Outros	9
Outros	5	Retransplante	7

Adaptada de Grant D, Abu-Elmagd K, Mazariegos G, et al. Intestinal Transplant Registry report: global activity and trends. *Am J Transplant.* 2015;15:210-219.

transplante inclui a determinação do comprimento do intestino residual, sua anatomia e função, extensão das complicações da insuficiência intestinal, além de presença e extensão das comorbidades. Embora cada centro desenvolva seus próprios protocolos, estudos diagnósticos realizados geralmente durante a avaliação são apresentados na Tabela 28.2. Após a avaliação, uma equipe multiprofissional (incluindo a cirurgia de transplante, gastrenterologia, anestesia, serviço social, finanças, nutrição, farmácia e psicologia) determina se um paciente é um candidato apropriado com base nos critérios de inclusão e exclusão específicos do centro. Se o paciente for considerado um candidato, o centro o coloca em lista de espera da área do serviço de doador da UNOS. A UNOS desenvolveu estratégias de alocação para órgãos de doador falecido, que estão disponíveis ao público (http://www.unos.org).

Avaliação do doador

Um doador falecido apropriado é selecionado com base no tipo sanguíneo e no tamanho, compatíveis com o receptor. O tamanho é uma consideração importante no caso do doador do intestino, uma vez que a perda substancial de domínio abdominal é comum nos receptores que foram submetidos a extensa ressecção intestinal. Para abordar esse problema de perda de domínio, alguns centros têm defendido que um doador ideal deve ter um peso corporal de 50 a 75% do peso do receptor.[17] Além disso, um extenso histórico de cirurgia abdominal no doador pode impedir a captação.

Outro aspecto importante da seleção do doador é o tempo de isquemia fria. Em comparação com outros órgãos abdominais, os aloenxertos intestinais são particularmente sensíveis à isquemia fria em razão da mucosa altamente vascularizada e metabolicamente ativa. O armazenamento frio prolongado do enxerto pode levar à perda de integridade da mucosa e, portanto, à translocação bacteriana ou à perfuração intestinal logo após o implante; portanto, muitos protocolos recomendam um tempo máximo de isquemia fria de 6 a 8 horas. Como resultado, os doadores de intestino delgado ideais são hemodinamicamente estáveis, requerem mínimo suporte vasopressor e se encontram geograficamente próximos ao centro de transplante receptor.[18]

Finalmente, é importante o teste sorológico viral do doador falecido para detecção de vírus Epstein-Barr (EBV) e citomegalovírus (CMV) devido ao risco associado de transmissão viral primária, levando a distúrbio linfoproliferativo pós-transplante (DLPT) e enterite grave, respectivamente.[19,20]

Tabela 28.2 Estudos diagnósticos para avaliação de candidatos ao transplante.

Estudos diagnósticos	Exames e procedimentos
Avaliação laboratorial	Bioquímica sérica, provas de função hepática, hemograma completo, tempo de protrombina–razão normalizada internacional (TP-RNI), tempo de tromboplastina parcial (TTP), contagem de plaquetas, albumina
Avaliação imunológica	Tipagem de HLA, anticorpo HLA, painel de reatividade de anticorpos (PRA)
Exames sorológicos para doenças infecciosas	Imunoglobulina G/imunoglobulina M para CMV, anticorpos para EBV, vírus da hepatite B, vírus da hepatite C, HIV
Endoscopia	Endoscopia digestiva alta, colonoscopia com biopsia
Patologia	Biopsia hepática percutânea
Avaliação radiográfica	Séries contrastadas do trato gastrintestinal superior com seguimento do intestino delgado, enema opaco
	Tomografia computadorizada de abdome e pelve, ultrassonografia de fígado
	Ultrassonografia Doppler de veias jugular e subclávias (ou venografia por ressonância magnética) para avaliar a permeabilidade
	Estudo de esvaziamento gástrico, testes de motilidade
	Ecocardiografia bidimensional
	Avaliações nutricional, psicossocial, cardiopulmonar e anestésica

CMV, citomegalovírus; *EBV*, vírus Epstein-Barr; *HIV*, vírus da imunodeficiência humana; *HLA*, antígeno leucocitário humano.

Considerações técnicas e cirúrgicas sobre doador e receptor

Transplante de intestino isoladamente

Aloenxertos isolados de intestino (ou de intestino delgado) geralmente incluem todo o jejuno e o íleo com a vasculatura associada, ou seja, a artéria mesentérica superior (AMS) e a veia mesentérica superior (VMS) (Figura 28.2). A variável mais comum nesse tipo de aloenxerto é o local de transecção vascular (acima ou abaixo do pâncreas), que depende primariamente de o pâncreas do doador ser ou não alocado, independentemente do aloenxerto do intestino. No doador neonatal ou em qualquer doador em que o pâncreas isolado não tenha sido alocado separadamente para o transplante, a AMS é dividida no nível da aorta, e a veia porta é dividida na margem superior do pâncreas para fornecer comprimentos máximos dos vasos para o aloenxerto do intestino. O jejuno do doador é dividido com grampeador cirúrgico exatamente distal ao ligamento de Treitz, e o íleo é transeccionado proximal à válvula ileocecal. Em contraste, em doadores adultos e pediátricos mais velhos sem significativas alterações na anatomia, o intestino isolado pode ser captado com segurança, permitindo ao mesmo tempo o uso do fígado e do pâncreas do mesmo doador para outros receptores. Nessas circunstâncias, a cirurgia do doador requer cuidadosa dissecção adicional do mesentério dos órgãos retroperitoneais, e a AMS e a VMS são divididas na raiz do mesentério na margem inferior do pâncreas. As artérias carótida ou ilíaca e as veias ilíaca ou jugular também são obtidas do doador falecido para permitir a reconstrução vascular no receptor.

Durante a cirurgia do receptor, o influxo arterial é estabelecido por anastomose direta da AMS do doador à aorta infrarrenal do receptor ou por interposição de um enxerto arterial do doador. O fluxo venoso do aloenxerto é fornecido por anastomose da VMS do doador à veia porta ou veia cava inferior do receptor, com ou sem a interposição de um enxerto venoso do doador. A continuidade do intestino é estabelecida proximal e distalmente por meio de técnicas padrão para as anastomoses entéricas. Finalmente, uma ileostomia distal é criada para permitir o monitoramento de rotina do enxerto (Figura 28.2).

Aloenxerto do intestino em combinação com outros órgãos abdominais

A nomenclatura de um enxerto que inclui outros órgãos abdominais junto com o intestino é menos consistente do que o enxerto do intestino isolado e tem variado com o tempo e entre os diversos centros. Um enxerto de fígado–intestino delgado, descrito por Grant et al.,[11] refere-se a enxertos individuais de fígado e intestino captados do mesmo doador falecido, mas cada um é implantado separadamente. Os aspectos técnicos da captação de enxertos do doador planejados para serem implantados separadamente são os mesmos descritos para o transplante de intestino isolado e na captação padrão do fígado. Esse enxerto composto requer uma alça de aloenxerto disfuncional (Y de Roux) de intestino delgado para drenagem biliar. Nessa situação, o aloenxerto de pâncreas tem potencial para ser alocado para um receptor diferente. A segunda variante do aloenxerto de fígado e intestino é a versão em bloco, em que o fígado e o intestino, junto com o duodeno e o pâncreas (ou a cabeça do pâncreas), são obtidos e transplantados em continuidade, preservando, assim, o sistema biliar extra-hepático (Figura 28.3).[21] Porém, quando se planeja a implantação em bloco do enxerto de fígado-intestino delgado, após a mobilização completa dos órgãos abdominais ao longo dos planos avasculares, a captação de doador falecido difere daquela descrita antes já que

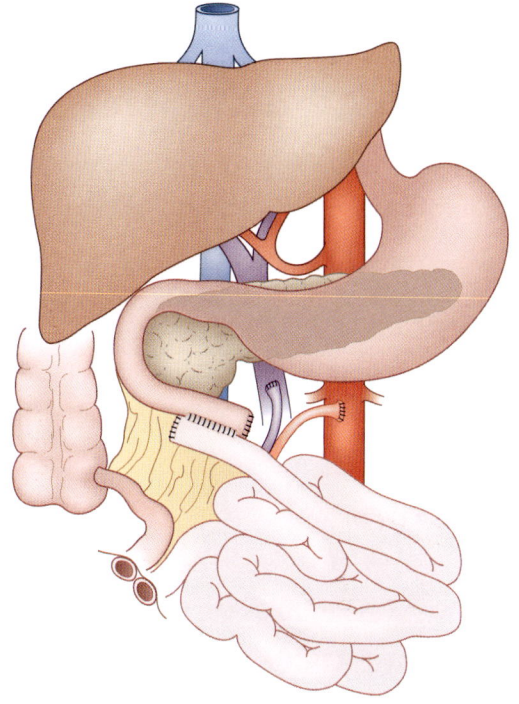

Figura 28.2 Transplante intestinal isolado. O influxo arterial é estabelecido por anastomose da artéria mesentérica superior do doador à aorta infrarrenal do receptor. A drenagem venosa é alcançada por anastomose da veia mesentérica superior do doador à veia porta nativa ou veia cava inferior. A continuidade intestinal é estabelecida por meio de anastomose do enxerto do jejuno proximal ao duodeno do receptor e o íleo distal é trazido para fora como uma ileostomia.

(1) nenhuma dissecção hilar é realizada (deixando intactos o hilo hepático, o duodeno do doador e o pâncreas do doador), (2) a aorta torácica do doador é excisada em continuidade com a aorta abdominal (incluindo os orifícios do tronco celíaco e a AMS), e (3) o baço do doador geralmente é removido da cauda do pâncreas na mesa auxiliar. Os locais de divisão do intestino (exatamente distais ao piloro e proximais à válvula ileocecal) e a divisão da veia cava inferior (acima e abaixo do fígado) são os mesmos do transplante de fígado isolado ou de intestino isolado.

Durante a cirurgia do receptor, o fígado nativo é excisado junto com a maior parte ou todo o intestino delgado remanescente para dar espaço para o aloenxerto do intestino. A extensão da ressecção visceral nativa pode incluir o estômago nativo distal, o duodeno, o pâncreas e o baço nativo. As condições que podem afetar a extensão da ressecção visceral nativa incluem a extensão ou a localização de tumores hilares ou de raiz mesentérica, a presença de fístulas enterocutâneas ou anormalidades anatômicas em qualquer dessas estruturas, e a perda do domínio abdominal que impede a colocação do enxerto em razão da discrepância de tamanho. A anastomose da veia cava inferior supra-hepática é realizada primeiro e da mesma forma que o procedimento de transplante de fígado isolado. A reconstrução da veia cava pode ser realizada por substituição caval ou pela técnica *piggyback* – a decisão depende principalmente da presença ou ausência de discrepância de tamanho entre receptor e doador ou da preferência do cirurgião do centro. A anastomose caval permite a drenagem venosa dos órgãos compostos porque o sistema portal do doador permanece intacto. Em seguida, o influxo arterial é restabelecido. A Figura 28.3 A mostra o uso da aorta torácica do doador como um canal para o influxo arterial para o tronco celíaco e para a AMS do doador.

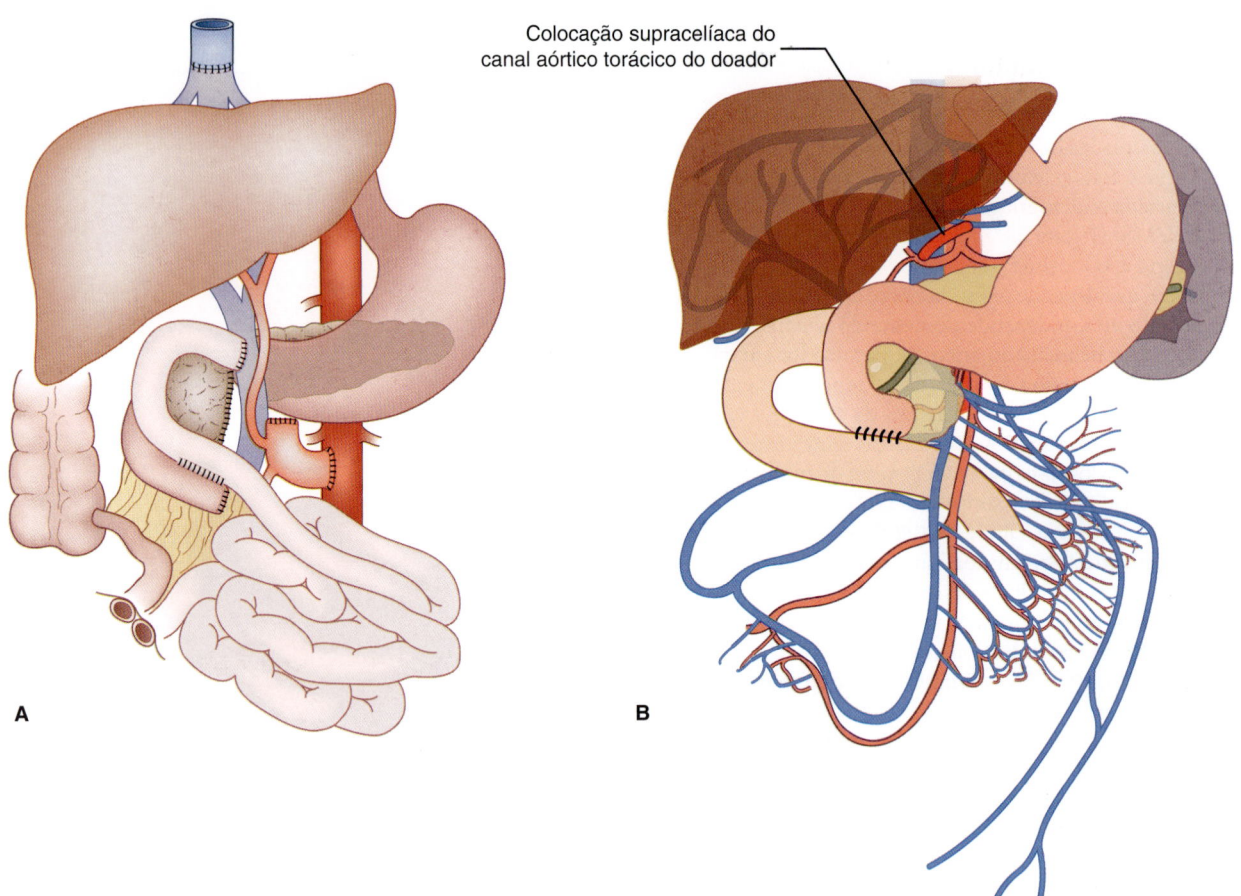

Figura 28.3 Transplante de fígado-intestino-pâncreas. **A.** O eixo celíaco do doador e as artérias mesentéricas superiores são deixados em um canal aórtico, que é anastomosado à aorta infrarrenal do receptor. O fluxo de saída venoso se dá através da anastomose entre as veias hepáticas do doador e a veia cava inferior supra-hepática do receptor. O duodeno do doador e a cabeça do pâncreas (mostrada), ou o pâncreas inteiro do doador, são deixados intactos para preservar o ducto biliar comum do doador. O jejuno do doador é anastomosado ao estômago nativo, ao duodeno (mostrado) ou ao jejuno proximal, dependendo da anatomia nativa remanescente. **B.** Colocação supracelíaca do canal aórtico torácico do doador.

Esse enxerto aórtico do doador pode ser anastomosado na aorta infrarrenal ou na aorta supracelíaca do receptor, como é mostrado na Figura 28.3 B. Depois de revascularizado o enxerto, a continuidade intestinal é restaurada proximal e distalmente; porém o local da anastomose depende da anatomia do receptor e da extensão da remoção das vísceras nativas. Na Figura 28.3 A, a reconstrução do intestino proximal é realizada no nível do duodeno nativo com o jejuno proximal do aloenxerto, enquanto a reconstrução distal está no nível do íleo distal do aloenxerto com o cólon transverso nativo remanescente.

Quando o intestino anterior do receptor é mantido, um *shunt* portocaval (ou esplenorrenal) deve ser realizado para permitir a drenagem venosa do intestino anterior nativo (estômago, pâncreas, baço e duodeno) para evitar a formação de varizes esofagogástricas ou ascite refratária em decorrência de obstrução do fluxo de saída venoso. Neste caso, é realizada uma reconstrução do intestino proximal entre o jejuno remanescente proximal nativo e o aloenxerto do jejuno proximal do doador.

A vantagem estratégica do implante individual é o potencial para explantar um aloenxerto falho de intestino sem romper o aloenxerto de fígado, caso uma lesão discordante ocorra após o transplante; essa era uma preocupação no início da experiência em vista da alta incidência e natureza recorrente da rejeição do aloenxerto de intestino. As vantagens da estratégia em bloco são a simplificação da cirurgia do receptor e a diminuição do potencial de complicações técnicas, uma vez que a reconstrução da drenagem biliar e da veia porta não é necessária. Além disso, a estratégia em bloco requer uma anastomose vascular única em um *cuff* ou em um enxerto da aorta do doador, em contraste com a reconstrução individual do tronco celíaco e da AMS, que são implantados separadamente.[21] A principal crítica à nomenclatura fígado–intestino delgado para ambas as técnicas é que ela não distingue quando o duodeno e o pâncreas do doador são incluídos como parte do enxerto, nem distingue quais vísceras nativas são mantidas ou removidas.

Outras variações técnicas

As variações técnicas nas cirurgias do doador e do receptor são comuns em aloenxertos de multiórgãos contendo o intestino; porém, as nuanças dessas variações são difíceis de avaliar em termos de contribuição para os resultados do paciente em razão da natureza inespecífica da nomenclatura usada para descrever essas técnicas e a inconsistência no uso de vários termos. Além do aloenxerto de fígado-intestino delgado descrito anteriormente, três termos adicionais são usados atualmente (ou foram anteriormente) em referência a aloenxertos de multiórgãos contendo o intestino: *cluster*, multiviscerais e enxertos multiviscerais modificados. Nos estudos iniciais, com o termo *multivisceral* na descrição de aloenxertos de multiórgãos contendo o intestino em cães, o enxerto incluía o trato gastrintestinal inteiro do estômago proximal ao cólon transverso junto com o fígado.³ Mais comumente hoje em dia, o termo *multivisceral* tem sido reservado ao aloenxerto multiórgãos contendo o intestino que contém especificamente o estômago do doador como parte do aloenxerto, esteja ou não o cólon incluído como parte do enxerto.²² Historicamente, o cólon direito e o transverso, que recebem seu suprimento arterial baseado na AMS, eram incluídos como parte do transplante de intestino. O cólon era colocado de maneira ortotópica e anastomosado ao cólon do receptor ou trazido pela parede como uma colostomia terminal. Uma série inicial de Pittsburgh²³ descreveu o maior risco de perda do enxerto com a inclusão do cólon; posteriormente a inclusão do cólon em enxertos multiviscerais foi em grande parte abandonada durante muitos anos. Relatos mais recentes refutaram esse impacto negativo, e os centros estão cada vez mais incluindo o cólon (e, portanto, a válvula ileocecal) nos aloenxertos de intestino. Eles demonstraram aumentar a formação de fezes e, portanto, melhoraram a qualidade de vida e a continência.²⁴,²⁵ O relatório do ITR, apresentado em 2013, mostrou que a taxa de inclusão do cólon aumentou de 4% em 2000 para 30% em 2012.¹⁶ Além dessas variações, o termo multivisceral também é usado para se referir ao aloenxerto multiórgãos em bloco fígado–intestino delgado–duodeno–pâncreas (conforme descrito anteriormente) ou à explantação mais extensa das vísceras abdominais superiores nativas no receptor (*i. e.*, exenteração abdominal superior completa). O termo *multivisceral modificado* é usado para descrever um enxerto multiórgãos contendo o intestino que inclui o estômago do doador quando o fígado do doador é excluído (com ou sem a inclusão do cólon do doador). O termo *cluster* sobrepõe-se um pouco ao termo multivisceral, mas ressalta a estrutura anatômica de vários órgãos com suprimento vascular de um pedículo comum (*i. e.*, a aorta do doador), e os órgãos específicos incluídos ou excluídos podem ser alterados com base nas necessidades de determinado receptor. Conforme descrito originalmente, o enxerto *cluster* era usado principalmente para os transplantes realizados para tumor, e os órgãos incluídos eram selecionados com base na extensão do envolvimento do órgão nativo.²⁶

Durante vários anos, houve a suspeita de que o fígado era imunologicamente protetor do aloenxerto de intestino;²⁷ entretanto, dados do 2016 Organ Procurement and Transplantation Network/Scientific Registry of Transplant Recipients (OPTN/SRTR) demonstraram sobrevida de enxerto equivalente entre os enxertos intestinais isolados e de intestino–fígado combinados (Figura 28.4).²⁸ A coleta de dados anatômicos mais detalhada e recente do relatório do ITR, comparada com o conjunto de dados da UNOS, permitiu a análise preliminar dos fatores que podem afetar o resultado, incluindo as várias combinações de órgãos. Outros estudos são necessários para identificar as vantagens e as desvantagens das várias técnicas de implante de órgão de doador e a contribuição para o resultado com base na extensão da remoção dos órgãos nativos do receptor.

IMUNOSSUPRESSÃO

A maior imunogenicidade do intestino requer regimes de imunossupressão mais potentes do que os usados geralmente com outros órgãos sólidos. Levantou-se a hipótese de que isso esteja relacionado com o tecido linfoide presente na mucosa e com a colonização bacteriana presente no enxerto.²⁹ A introdução da ciclosporina foi a chave para o sucesso na introdução do transplante de intestino. Entretanto, taxas aceitáveis de sucesso no transplante de intestino foram alcançadas somente com a introdução do tacrolimo (FK-506, Prograf®), que hoje constitui a base da maioria dos

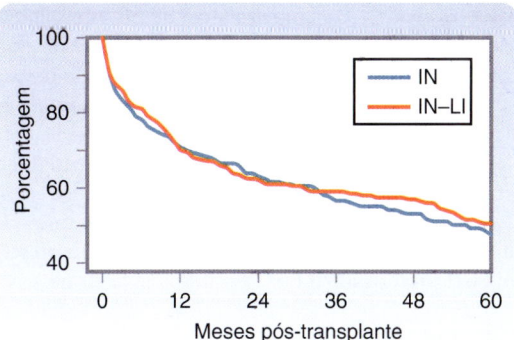

Figura 28.4 Sobrevida do enxerto nos primeiros 60 meses após o transplante entre doador adulto falecido e receptores de transplante de intestino. *IN*, intestino; *IN-LI*, intestino-fígado. (De Smith JM, Weaver T, Skeans MA, et al. OPTN/SRTR 2016 annual data report: intestine. *Am J Transplant*. 2018;18(suppl 1):254-290.)

regimes imunoterápicos de manutenção. Os esteroides também são amplamente usados, embora o uso de um protocolo de abstenção de esteroides tenha sido relatado com aparente sucesso.³⁰ Belatacepte (Nulojix®) também foi empregado com sucesso na terapia de manutenção em receptores de transplante intestinal que não toleraram o tacrolimo em virtude dos efeitos colaterais nefrotóxicos.³¹ A maioria dos centros induz a imunossupressão no intraoperatório com anticorpos monoclonais (p. ex., alentuzumabe [Campath®] ou basiliximabe [Simulect®]) ou anticorpos policlonais (p. ex., globulina antitimócito [Thymoglobulin®]). A terapia de indução tem sido associada a substancial diminuição na incidência da rejeição precoce, e a maior parte das revisões recentes do ITR sugere uma vantagem na sobrevida com o uso da terapia de indução deplecional.¹⁶ O uso de outros agentes imunossupressores (incluindo micofenolato de mofetila [CellCept®] e sirolimo [Rapamune®]) foi relatado em vários centros, seja rotineiramente ou quando são encontrados efeitos colaterais dos regimes imunossupressores padronizados.²² De modo semelhante às considerações anatômicas sobre as técnicas cirúrgicas e a escolha do agente de indução, nenhum regime específico de manutenção comprovou-se superior a outro, e os centros continuam usando regimes baseados na preferência e experiência do médico, bem como nas necessidades do paciente individual.

COMPLICAÇÕES

Complicações cirúrgicas e perioperatórias

Apesar dos avanços no transplante de intestino, este continua sendo um procedimento cirúrgico com alta morbidade, e as taxas de complicações relatadas aproximam-se de 50%. Os tipos mais comuns de complicações técnicas são as fístulas de anastomoses intestinais, perfurações do intestino e complicações de feridas. Esses podem ser catastróficos e requerem um alto índice de suspeição, em razão da extensa imunossupressão e, às vezes, ausência de sinais e sintomas típicos. O tratamento dessas complicações cirúrgicas no receptor de aloenxerto de intestino baseia-se nos princípios cirúrgicos padronizados para fornecer cobertura às alças intestinais, para drenar ou desbridar material ou tecido infeccioso e fechar os defeitos entéricos. As complicações vasculares são raras, mas incluem sangramento e trombose. Hemorragia pós-operatória pode ocorrer em virtude da coagulopatia do receptor (especialmente no caso de disfunção do aloenxerto hepático ou do fígado nativo), e ainda pode ser intensificada pela extensa dissecção geralmente necessária em consequência de múltiplas adesões de cirurgias anteriores. A trombose do influxo arterial ou do efluxo venoso está associada geralmente à necrose súbita e devastadora do enxerto, resultando em perda do enxerto ou do paciente. As complicações biliares podem ser evitadas em grande parte nos transplantes de fígado-intestino mediante inclusão do duodeno e do pâncreas, evitando, assim, qualquer dissecção hilar, conforme discutido anteriormente. Foram observados raros casos de estenoses biliares intra-hepáticas por lesão relacionada a preservação, isquemia fria prolongada ou lesão imunológica tardia.

Monitoramento e rejeição

Historicamente, a rejeição era frequente e muitas vezes grave em receptores de transplante de intestino, com uma incidência próxima a 70 a 80%.[11] Mais recentemente, com a evolução de várias estratégias imunossupressoras, observou-se diminuição na incidência de rejeição que se correlaciona com melhora na sobrevida do paciente.[30] A rejeição celular aguda ocorre geralmente no primeiro ano após o transplante, mas pode ocorrer a qualquer momento. Os sinais e sintomas clínicos mais frequentes de rejeição podem simular os da gastrenterite viral, incluindo febre inexplicável, dor ou cólica abdominal e aumento do débito do estoma ou fecal. Em razão do início insidioso, da ausência de características distintivas bem como de biomarcadores específicos, o diagnóstico pode ser potencialmente retardado. Por isso, a rejeição continua sendo estreitamente associada a taxas de falência do enxerto e mortalidade.

Ao contrário do transplante hepático ou renal, não existe nenhum marcador soroquímico conveniente para monitorar a função intestinal. Os níveis de calprotectina fecal e de citrulina sérica foram examinados como marcadores potenciais, mas, em virtude do acesso limitado e do tempo de teste prolongado, nenhum desses testes é amplamente usado nesse momento.[32,33] Embora esteja faltando um biomarcador sorológico, talvez uma vantagem exclusiva dos transplantes intestinais seja que o tecido para biopsia pode ser obtido prontamente por via endoscópica. A ileoscopia através de ostomia proporciona um método de visualização da mucosa e de obtenção direta de tecido para exame patológico. A ileoscopia e a biopsia de rotina geralmente são iniciadas entre o quinto e o sétimo dia de pós-operatório, e a maioria dos centros obtém amostras de biopsia 1 ou 2 vezes/semana nos primeiros 1 a 3 meses e, se necessário, também para os sintomas subsequentes.

Investigações recentes ressaltam o papel dos anticorpos específicos contra o doador (DSAs) na aceleração das rejeições aguda e crônica.[29] Esses anticorpos ligam-se ao antígeno leucocitário humano (HLA) do doador e estão presentes em 11 a 31% dos pacientes antes do transplante e se desenvolvem *de novo* em até 18 a 25% dos pacientes pós-transplante; sua presença indica até 30% de risco de perda do enxerto em 2 anos.[29,34] O monitoramento dos DSAs é realizado por ensaio imunoenzimático ou painel extensivo de microgrânulos ligados ao HLA (Luminex®); entretanto, atualmente não há um consenso sobre um protocolo para o uso desses ensaios ou para o tratamento dos DSAs. Na investigação clínica, porém, o DSA foi medido a intervalos de 1, 3, 6 e 12 meses após o transplante (além da rejeição clinicamente suspeitada a qualquer momento) e é tratado individualmente caso a caso.[34]

A rejeição celular aguda é caracterizada histologicamente nas formas leves por uma resposta inflamatória localizada na lâmina própria e nas criptas, com aumento dos números dos corpos apoptóticos vistos nas criptas, mas com a manutenção do revestimento mucoso intacto e altura normal ou quase normal das vilosidades. A rejeição celular aguda moderada é definida por marcado aumento da inflamação da lâmina própria, elevação dos corpos apoptóticos dentro das criptas e colapso ou distorção da arquitetura vilosa.

Na rejeição celular aguda grave, o dano às criptas é tão marcado que a arquitetura intestinal pode ser perdida e é identificada ulceração ou esfoliação grave da mucosa.[35] Embora o mecanismo atualmente não esteja claro, alguns centros relataram maior incidência ou gravidade da rejeição celular aguda nos transplantes de intestino isolado, comparados aos transplantes de intestino em combinação com o fígado; porém, esse efeito protetor é perdido em pacientes com DSA circulante persistente após o transplante.[29]

Depois de estabelecida a rejeição, o tratamento normalmente consiste em grandes doses de esteroides e aumento dos níveis de imunossupressão de manutenção. Os casos resistentes podem ser tratados com imunossupressão mais potente, como a globulina antitimócito de coelho, com ou sem medicamentos imunossupressores adicionais (p. ex., sirolimo, micofenolato de mofetila) ou raramente infliximabe (um anticorpo monoclonal murino antifator de necrose tumoral α; Remicade®).[36] Durante o tratamento para rejeição, a combinação de maior imunossupressão e o comprometimento potencial da barreira da mucosa intestinal podem levar a infecções secundárias, exigindo um cuidadoso acompanhamento e um alto índice de suspeita de infecções.

Infecção

Após o transplante intestinal, a infecção é a principal causa de morbidade e mortalidade e a causa mais comum de perda do enxerto.[16] As infecções bacterianas são prevalentes, com incidência que se aproxima de 70 a 90% após o transplante de intestino.[37] Vários fatores pré-operatórios e intraoperatórios contribuem para a alta taxa de infecção bacteriana, incluindo o tempo operatório prolongado, múltiplas hemotransfusões, contaminação potencial de extravasamento enteral, doença hepática preexistente, infecções preexistentes e a necessidade frequente de acesso venoso central prolongado. A lesão por isquemia-reperfusão também pode levar à perda da barreira da mucosa intestinal e à translocação bacteriana ou fístula da anastomose intestinal no pós-operatório imediato. A rejeição leva a um comprometimento semelhante da barreira da mucosa intestinal, porém mais posteriormente no curso pós-operatório. As infecções bacterianas podem manifestar-se como: infecções intra-abdominais, infecções relacionadas ao cateter, pneumonia ou infecções de feridas, sendo mais comuns as relacionadas ao acesso central. Os microrganismos incluem a flora intestinal típica, como *Escherichia coli*, *Klebsiella*, *Enterobacter* e enterococos. Também é feita uma consideração especial sobre as infecções fúngicas (com mais frequência, candidíase invasiva),[38] e atualmente a maioria dos centros incorpora a profilaxia antifúngica como parte de seu regime perioperatório.

As infecções virais (particularmente por membros da família herpes-vírus) são comuns em pacientes que recebem transplantes de intestino, e afetam aproximadamente dois terços dos pacientes. O CMV é um patógeno comum com taxas de infecção de 18 a 25%, e uma incidência de 7% de doença invasiva.[39] O estado sorológico para detecção de CMV no doador e no receptor é um importante preditor de infecção por CMV após o transplante. O transplante intestinal de um doador CMV-positivo em um receptor CMV-negativo facilita a transmissão e pode aumentar o risco de CMV invasivo, CMV recorrente e infecção por CMV resistente ao ganciclovir.[40]

Assim como a rejeição, a apresentação da infecção por CMV pode ser insidiosa e varia de sintomas leves (febre, aumento da saída do estoma ou fecal, cólicas abdominais e dor abdominal) a graves (ulceração intestinal, sangramento, perfuração ou isquemia manifesta). A gravidade potencial das infecções primárias por CMV levou alguns grupos a propor a restrição do transplante de um intestino de doador CMV-positivo em um receptor CMV-negativo. Como os sintomas da infecção por CMV podem simular os da rejeição do aloenxerto de intestino, a biopsia do aloenxerto pode ser necessária para diferenciar as duas causas de lesão ao enxerto. A presença de corpúsculos de inclusão de CMV na coloração por hematoxilina e eosina ou a identificação de CMV por imuno-histoquímica ou eletromicroscopia fecal confirma o diagnóstico de enterite por CMV. Felizmente, com o tratamento antimicrobiano adequado, geralmente o ganciclovir IV (Cytovene®) isoladamente ou em combinação com imunoglobulina de CMV (CytoGam®), e a redução da imunossupressão, pode-se evitar a perda do enxerto na maioria dos casos.[41]

O EBV, outro membro da família herpes-vírus, apresenta um desafio único para os receptores de transplante de intestino pela associação com o desenvolvimento de DLPT. Nos receptores de transplante de intestino, a incidência relatada de DLPT é de 10 a 20%, que é consideravelmente maior em comparação com os receptores de rim (1 a 2%), os receptores de fígado (2 a 5%) e os receptores de pulmão-coração (5 a 10%).[42] Além disso, a DLPT associada ao EBV é mais comum após a infecção primária e, portanto, mais comum em crianças do que em adultos. De acordo com o relatório de 2003 do ITR, a incidência de DLPT em receptores pediátricos foi de 11% (intestino), 10% (fígado–intestino) e 19% (multivisceral), comparada com 3,4%, 2,9% e 6% em receptores adultos, respectivamente.[23] O relatório de 2015 do ITR também detalhou o declínio da incidência de DLPT na era do transplante, com uma incidência geral de 19,2% em pacientes transplantados de 1985 a 1995, 10% nos pacientes transplantados de 1995 a 2001 e 6,2% naqueles transplantados de 2001 a 2011.[16]

A DLPT geralmente se manifesta no primeiro ano após o transplante de intestino e tem uma apresentação variável, com sintomas de infecção que variam de leves a moderados (febre, mal-estar, linfadenopatia) até a doença maligna potencialmente fatal (massas sólidas nos locais extranodais, como intestino, pulmão e fígado transplantados ou no sistema nervoso central). A triagem de rotina para a soroconversão por meio de ensaio de reação em cadeia da polimerase quantitativa sérica para EBV é comum para tentar identificar as infecções primárias antes de ocorrerem sintomas graves. Outros fatores de risco para o desenvolvimento de DLPT incluem o transplante de órgãos de um doador EBV-positivo para um receptor EBV-negativo, o uso de imunossupressão mais potente, histórico de rejeição e de retransplante.[43] A redução da imunoterapia (com ou sem medicamento antiviral) é o tratamento de primeira linha nos casos mais graves (pacientes que desenvolvem linfoma de Burkitt ou de células T) que necessitam de quimioterapia. Anticorpos monoclonais anti-CD20 (p. ex., rituximabe) também podem ser úteis no tratamento de DLPT quando a infecção por EBV parecer estar levando ao surgimento de tumores ou proliferação de células B. A excisão cirúrgica de doença localizada, se possível (p. ex., tonsilectomia, esplenectomia, lobectomia ou enterectomia), também é altamente eficaz. Apesar desses tratamentos, o DLPT associado ao EBV tem uma taxa de mortalidade que ultrapassa 25%.[43]

A doença enxerto *versus* hospedeiro ocorre quando as células linfoides do doador passam a ter como alvos os tecidos do receptor e, de modo mais notável, direcionam-se contra as células epiteliais da pele e do intestino. Em virtude da grande quantidade de tecido linfoide presente no intestino, acreditou-se que o intestino de um receptor pode estar em risco mais alto de doença enxerto *versus* hospedeiro, mas, surpreendentemente, essa doença é relativamente incomum. A incidência relatada é de aproximadamente 9%.[44] A imunossupressão crescente, principalmente pelo aumento ou adição de esteroides ou de globulina antitimócito, é a base do tratamento, porém os resultados variam de acordo com a gravidade, com alta taxa de mortalidade nos casos mais graves.

RESULTADOS

Sobrevida do paciente e do enxerto

As taxas de sobrevida do paciente e do enxerto melhoraram com o tempo. O relatório de 2015 do ITR analisou 2.699 pacientes de 82 centros de transplante, encontrando uma sobrevida geral de 77%, 58% e 47% em 1, 5 e 10 anos, respectivamente, nos pacientes transplantados após o ano 2000.[16] Os dados do relatório anual mais recente da OPTN/SRTR também mostraram que a sobrevida do paciente é influenciada pela idade deste e pelo tipo de transplante (intestino isolado *versus* multivisceral); a sobrevida é melhor em receptores de intestino isolado com menos de 18 anos (82,3% e 67% em 1 e 5 anos, respectivamente), e a menor sobrevida é observada em pacientes adultos que receberam enxertos combinados fígado–intestino (66,1% e 40,3% em 1 e 5 anos, respectivamente; Figura 28.5).[28]

As taxas de falência do enxerto permaneceram relativamente estáveis na última década (Figuras 28.6 e 28.7).[28] O relatório do ITR demonstrou taxas de sobrevida geral do enxerto de 71%,

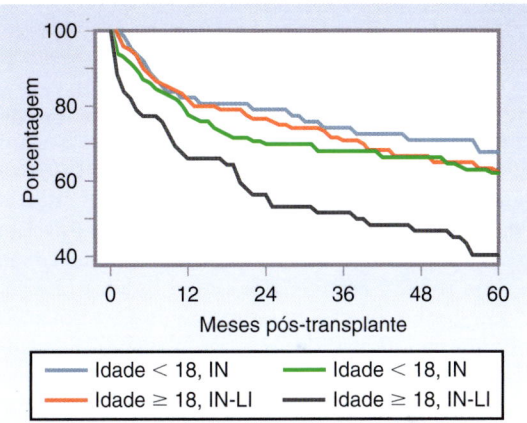

Figura 28.5 Sobrevida dos pacientes receptores de transplante intestinal, 2009-2011. *IN*, intestino; *IN-LI*, intestino-fígado. (De Smith JM, Weaver T, Skeans MA, et al.: OPTN/SRTR 2016 annual data report: intestine. *Am J Transplant*. 2018;18(suppl 1):254-290.)

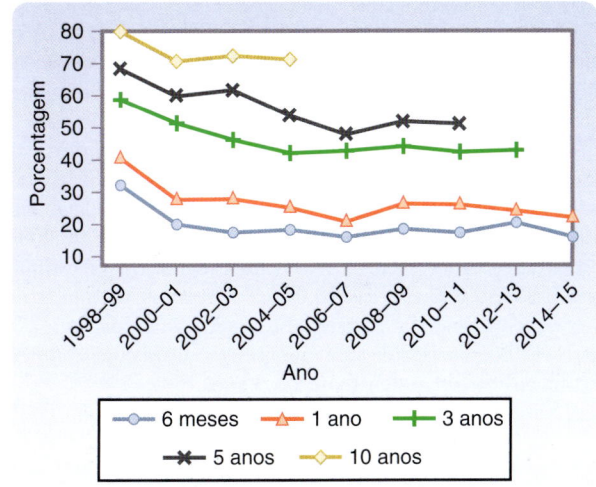

Figura 28.6 Taxas de falência do enxerto entre receptores de transplante intestinal sem o fígado. (De Smith JM, Weaver T, Skeans MA, et al. OPTN/SRTR 2016 annual data report: intestine. *Am J Transplant*. 2018;18(suppl 1):254-290.)

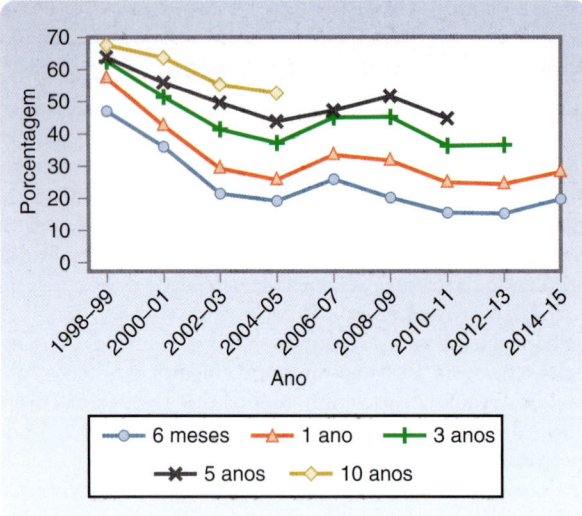

Figura 28.7 Taxas de falência do enxerto entre receptores de transplante intestinal com o fígado (inclui transplantes multiórgãos). (De Smith JM, Weaver T, Skeans MA, et al. OPTN/SRTR 2016 Annual Data Report: Intestine. *Am J Transplant*. 2018;18(suppl 1):254-290.)

58% e 47% em 1, 5 e 10 anos, respectivamente.[16] A sepse é a principal causa de perda do enxerto (50%), seguida de rejeição (13%), eventos cardiovasculares (8%), DLPT (6,8 a 9,9%) e complicações técnicas (6,1%).[16] A idade parece influenciar a causa da perda do enxerto, uma vez que é mais provável a perda de enxertos em crianças abaixo dos 18 anos do que em adultos por rejeição (62,4% *versus* 47,8%) e por linfoma (2,2% *versus* 0%).[16] Em geral, a função do enxerto após o transplante é boa nos sobreviventes; 6 meses após o transplante, 67% estão livres da NPT. Em pacientes que recebem um segmento de cólon com seu enxerto de intestino, há uma taxa 5% maior de liberação da nutrição parenteral ou do suporte hídrico IV.

Custo

Em virtude do alto custo do tratamento da insuficiência intestinal, muitos pacientes dependem de pagadores do governo (Medicaid ou Medicare estadual) antes do transplante. Em consequência dessas restrições financeiras, o acesso a centros experientes pode ser um desafio, uma vez que há apenas 28 centros nos EUA que realizam o transplante intestinal, o que leva a diferentes acessos aos programas multidisciplinares de insuficiência intestinal. As estimativas do custo anual da NPT domiciliar variam de US$100.000 a US$250.000, incluindo os custos dos suprimentos e das soluções de infusão (que variam de US$75.000 a US$122.000) e os custos das hospitalizações para as complicações relacionadas à nutrição parenteral (que variam de US$10.000 a US$196.000).[45] Comparativamente, o custo de transplante intestinal é estimado entre US$130.000 e US$250.000.[46] Apesar do alto custo do procedimento inicial de transplante, medicamentos imunossupressores e hospitalizações subsequentes, o transplante geralmente se torna custo-efetivo dentro de 1 a 3 anos.[46]

Qualidade de vida

Embora o transplante intestinal possa ser o único tratamento que salva vidas para pacientes selecionados com insuficiência intestinal, muitos enfrentarão os desafios da qualidade de vida relacionados aos cuidados de saúde após o transplante. Uma série publicada pelo University of Pittsburgh Medical Center, avaliando a qualidade de vida em pacientes que sobreviveram por mais de 5 anos após o transplante, constatou que 75% eram capazes de manter uma ocupação (incluindo aqueles que foram identificados como estudantes ou donas de casa). No pós-operatório, 24% atenderam aos critérios diagnósticos para comprometimento neuropsiquiátrico (incluindo perda auditiva, dificuldade em se desenvolver, depressão, ansiedade e abuso de substância) e pesquisas autorrelatadas demonstraram melhora no domínio da ansiedade, da capacidade cognitiva, sono, apoio social e recreação após o transplante (embora a depressão e as obrigações financeiras piorassem).[47] Em estudos que avaliam especificamente os pacientes pediátricos, 29% tinham dificuldade em se desenvolver (muitas vezes identificada antes do transplante) e 60% necessitavam de programação educacional especializada.[48] Os pais dos receptores de intestino tendem a perceber uma qualidade de vida ligeiramente pior; entretanto, os pacientes pediátricos classificam sua qualidade de vida como semelhante à das crianças normais de mesma idade.[49]

CONCLUSÃO

A área de transplante de intestino tem-se expandido lentamente, em parte graças ao uso disseminado e bem-sucedido de NPT domiciliar para o tratamento de insuficiência intestinal. PNALD e as complicações relacionadas ao cateter (infecções ou trombose venosa) continuam sendo as indicações mais frequentes para o transplante o intestino, embora a incidência de PNALD esteja diminuindo com a introdução de melhores estratégias de tratamento com nutrição parenteral. O transplante de intestino não é mais considerado experimental e é oferecido aos pacientes com complicações potencialmente fatais da administração de nutrição parenteral ou trombose portomesentérica completa. A cirurgia de transplante em geral é desafiadora, uma vez que os pacientes apresentam um histórico cirúrgico complexo, anatomia alterada e presença de hipertensão portal. Além disso, o curso pós-operatório geralmente é complicado. A readmissão ao hospital geralmente é necessária para o tratamento de diarreia, desidratação, infecção ou rejeição; porém, após a recuperação inicial, a maioria dos pacientes alcança a independência da NPT. A sobrevida do paciente está aumentando, de modo similar à sobrevida com a NPT a longo prazo. Essas melhoras na morbidade e mortalidade levaram à aceitação do transplante de intestino como o tratamento padrão de insuficiência intestinal em pacientes selecionados adequadamente.

As direções futuras na área de transplante intestinal incluem a condução de estudos multi-institucionais para auxiliar na padronização dos protocolos de imunossupressão e o desenvolvimento de diretrizes universais para o monitoramento pós-operatório (incluindo o uso de ileoscopia, biomarcadores e testes para DSA), bem como para elucidar os mecanismos da rejeição mediada por DSA subjacente.

Parte 5

Oncologia Cirúrgica

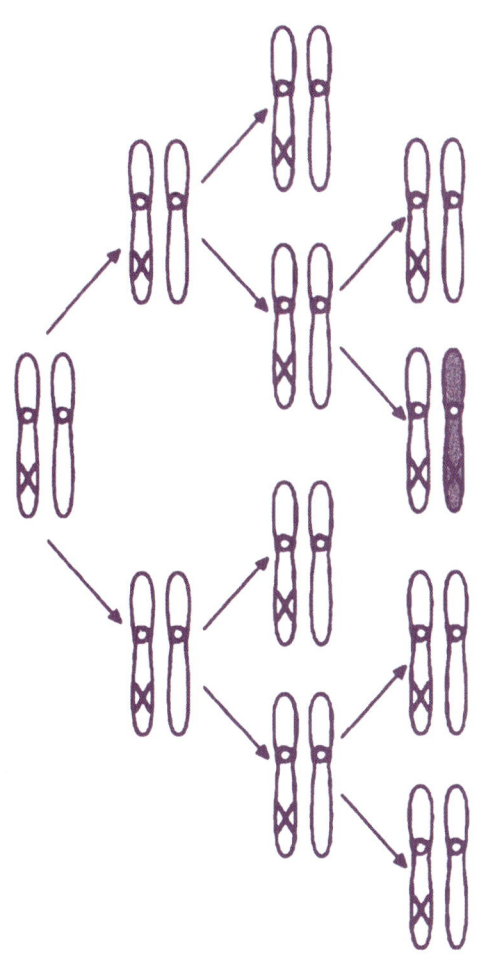
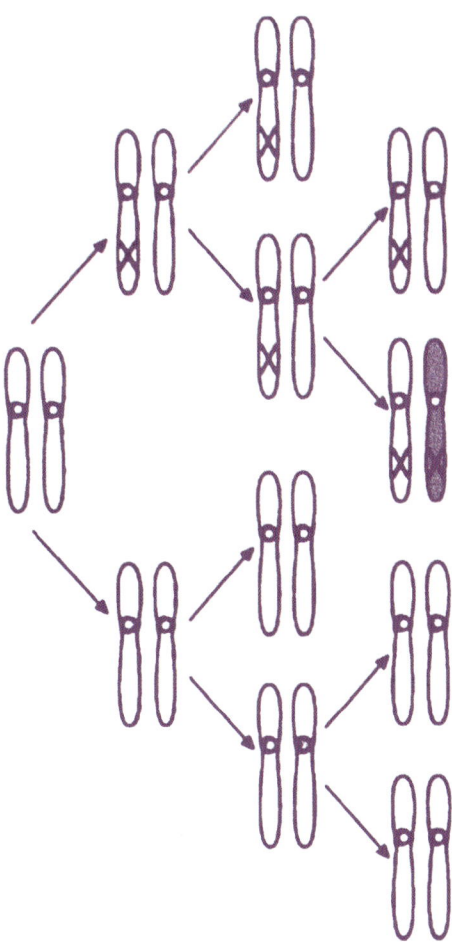

29

Biologia Tumoral e Marcadores Tumorais

Bradley A. Krasnick, S. Peter Goedegebuure, Ryan Fields

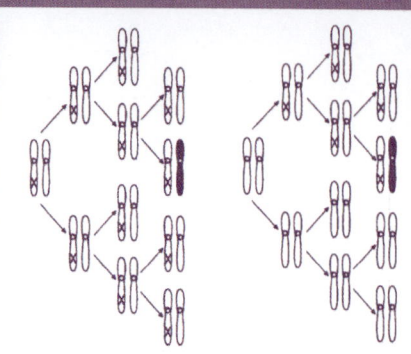

VISÃO GERAL DO CAPÍTULO

Epidemiologia
    Ônus global do câncer
    Envelhecimento e câncer
    Obesidade, atividade física e câncer
    Disparidades nos cuidados de saúde e câncer

Biologia tumoral
    Sinalização proliferativa sustentada
    Fuga de supressores de crescimento
    Resistência à morte celular
    Ativação da imortalidade replicativa
    Indução de angiogênese
    Ativação da invasão e metástase
    Como evitar a destruição imune
    Desregulação energética e metabólica celular
    Instabilidade e mutação genômica
    Inflamação promotora de tumor
    Momento e padrão de crescimento tumoral e disseminação distante

Carcinogênese
    Genética do câncer
    Síndromes oncológicas familiares selecionadas
    Epigenética do câncer
    Microbioma do câncer
    Carcinógenos

Marcadores tumorais
    Marcadores tumorais proteicos
    Antígeno prostático específico
    Antígeno carboidrato 125
    alfafetoproteína e gonadotropina coriônica humana em tumores de células germinativas do testículo
    Perfilagem proteômica
    Células tumorais circulantes
    Marcadores baseados em RNA
    Marcadores baseados em DNA

Neoplasia (cujo significado literal é "novo crescimento") é a proliferação descontrolada de células. O termo *tumor*, que foi originalmente utilizado para descrever o inchaço causado pela inflamação, é agora usado como sinônimo de neoplasia. Transformação é o processo de múltiplas etapas por meio do qual células normais adquirem características malignas, como a capacidade de invadir tecidos e de se espalhar para locais distantes (metastatizar). Cada passo da transformação reflete uma ou mais alterações genéticas que conferem uma vantagem de crescimento em relação às células normais. Cânceres são simplesmente tumores malignos e, portanto, têm a capacidade de disseminação metastática. Há uma série de características essenciais expressadas pelas células neoplásicas que permitem que o câncer progrida.[1] Essas características são compartilhadas pela maioria dos cânceres humanos, se não por todos eles.

EPIDEMIOLOGIA

Incidência é o número de novos casos em um período específico de tempo, normalmente expresso como casos por 100 mil pessoas, por ano. Prevalência é o número de pacientes com uma doença na população em determinado ponto no tempo. O risco de uma pessoa desenvolver ou de morrer de câncer é normalmente expresso em termos de risco vitalício (risco ao longo de toda a vida da pessoa) ou, quando se descreve a relação de fatores específicos de risco de determinado câncer, o risco relativo (comparando-se aqueles com determinada exposição ou traço com os que não têm tal exposição ou característica).

Mais de 1,7 milhão de novos casos de câncer devem ser diagnosticados em 2018 nos EUA, excluindo-se os mais de 1 milhão de novos casos de cânceres de células basais e escamosas (Figura 29.1).[2] Em homens, os cânceres mais comuns são os de próstata, pulmão/brônquios, colorretal e de bexiga urinária. Nas mulheres, são os de mama, pulmão/brônquios, colorretal e de útero.[a] O câncer é a segunda causa mais comum de óbito tanto entre homens quanto entre mulheres nos EUA, perdendo apenas para doenças cardíacas, e é a causa mais comum de morte entre mulheres na faixa etária de 40 a 79 anos e entre homens na faixa etária de 60 e 79 anos. Em 2018, mais de 600 mil norte-americanos morreram de câncer, o que corresponde a aproximadamente 1.700 óbitos por dia. As tendências norte-americanas em termos de incidência e taxa de mortalidade em determinados cânceres são apresentadas nas Figuras 29.2 e 29.3.

---

[a]N.R.T.: No Brasil, segundo informações do Instituto Nacional de Câncer (INCA), em 2022, foram registrados 704.080 casos de câncer. Destes, 341.350 em homens e 362.730 em mulheres. Excluídos os casos de pele não melanoma, os mais frequentes, nos homens, foram de próstata, colorretal, traqueia-brônquio-pulmão e estômago. Nas mulheres, a maior incidência foi de câncer de mama, cororretal, colo uterino, traqueia-brônquio-pulmão e estômago. Fonte: Instituto Nacional de Câncer – INCA. Estatísticas de câncer; 2022 [citado 14 Mar 2023]. Disponível em: https://www.gov.br/inca/pt-br/assuntos/cancer/numeros.
O câncer foi responsável, em 2020, por 225.830 óbitos (117.512 homens e 108.318 mulheres). Fonte: Instituto Nacional de Câncer – INCA. Estatísticas de câncer; 2022 [citado 14 Mar 2023]. Disponível em: https://www.gov.br/inca/pt-br/assuntos/cancer/numeros.

Capítulo 29 Biologia Tumoral e Marcadores Tumorais

Estimativa de novos casos*

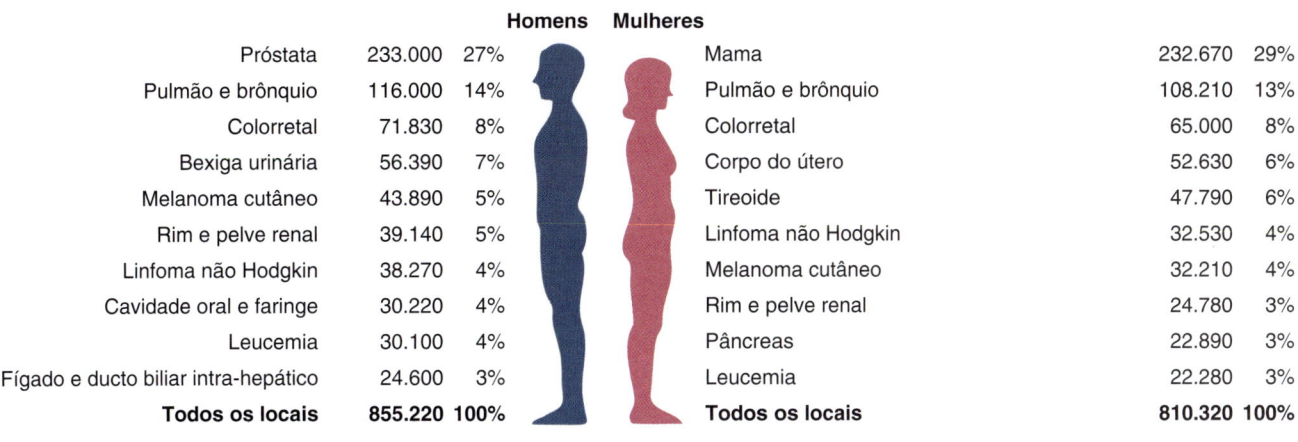

Estimativa de óbitos

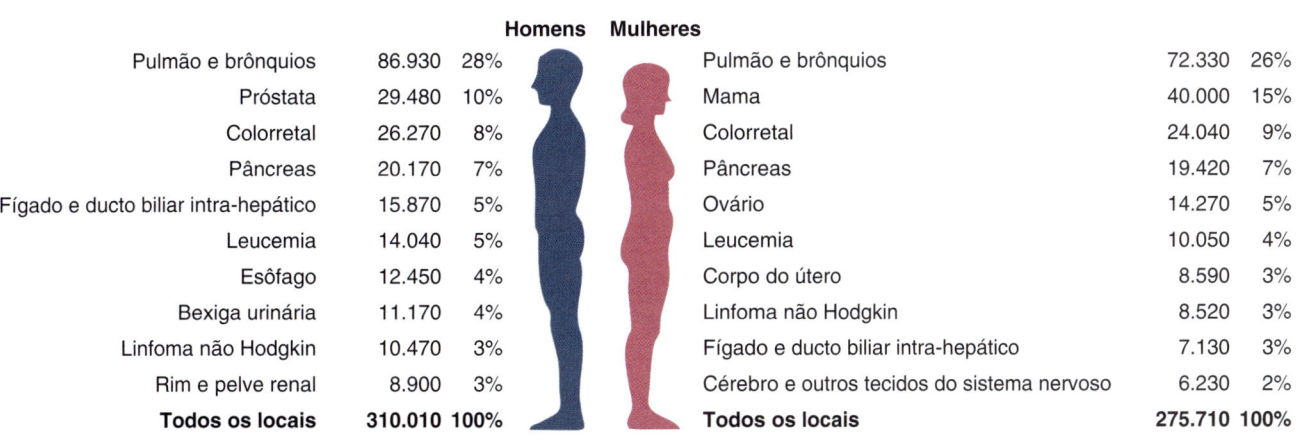

Figura 29.1 Os 10 principais tipos de câncer entre os novos casos estimados de câncer e mortes por sexo em 2018 nos EUA. *As estimativas foram arredondadas para a decimal mais próxima e excluem cânceres de pele basocelular e de células escamosas e carcinoma *in situ*, exceto de bexiga urinária. (De Siegel RL, Miller KD, Jemal A. Cancer statistics, 2018. *CA Cancer J Clin*. 2018;68:7-30.)

Ônus global do câncer

Em todo o mundo, o câncer é responsável por uma em cada seis mortes, representando um total de 9,6 milhões de óbitos ao redor do mundo em 2018.[3] A distribuição e os tipos de câncer que ocorrem continuam mudando, sendo afetados principalmente pelo crescimento e envelhecimento das populações, bem como pelas mudanças na prevalência de múltiplos fatores de risco associados ao desenvolvimento de câncer – muitos dos quais estão associados ao maior desenvolvimento socioeconômico. Embora a taxa geral de incidência de câncer seja de duas a três vezes maior no mundo desenvolvido em relação ao em desenvolvimento, as diferenças na mortalidade geral por câncer são pequenas devido a taxas mais elevadas de fatalidade de casos entre a maioria dos cânceres nos países em desenvolvimento. Na Europa e nas Américas, a incidência global do câncer é de 23,4 e de 21%, respectivamente, mas de somente 20,3 e 14,4%, respectivamente, no que diz respeito ao ônus global da mortalidade por câncer. Enquanto isso, a incidência global de câncer na Ásia e na África (48,4 e 5,8%, respectivamente) é substancialmente menor do que suas contribuições para a mortalidade global, que se encontram em 57,3 e 7,3%, respectivamente.

No geral, o câncer de pulmão é o tipo de câncer mais comumente diagnosticado em todo o mundo, liderando em mortes decorrentes da doença. Entre homens, os cânceres de pulmão, próstata e colorretal são os que apresentam maior incidência mundialmente, enquanto os cânceres de pulmão, fígado e estômago lideram em mortalidade. Entre mulheres, os cânceres de mama, colorretal e de pulmão são os de maior incidência global, sendo os cânceres de mama, pulmão e colorretal os que apresentam a maior taxa de mortalidade. Contudo, o câncer de maior incidência e mortalidade entre homens e mulheres difere significativamente entre os países. Nos EUA, no Canadá, no Reino Unido e na Austrália, o câncer de pulmão continua sendo a causa mais comum de mortalidade por câncer em homens e em mulheres. Quando se observam países em desenvolvimento, como Tailândia e Mongólia, o câncer de fígado é a principal causa de mortalidade oncológica, independentemente do sexo. Finalmente, em grande parte da África, do México e de algumas regiões da América do Sul, os cânceres de próstata e mama são a principal causa de morte por câncer entre homens e mulheres, respectivamente. Tudo isso se traduz em um ônus econômico global significativo, sendo os custos totais previstos com tratamento de cânceres somente nos EUA de impressionantes US$ 174 bilhões até 2020.

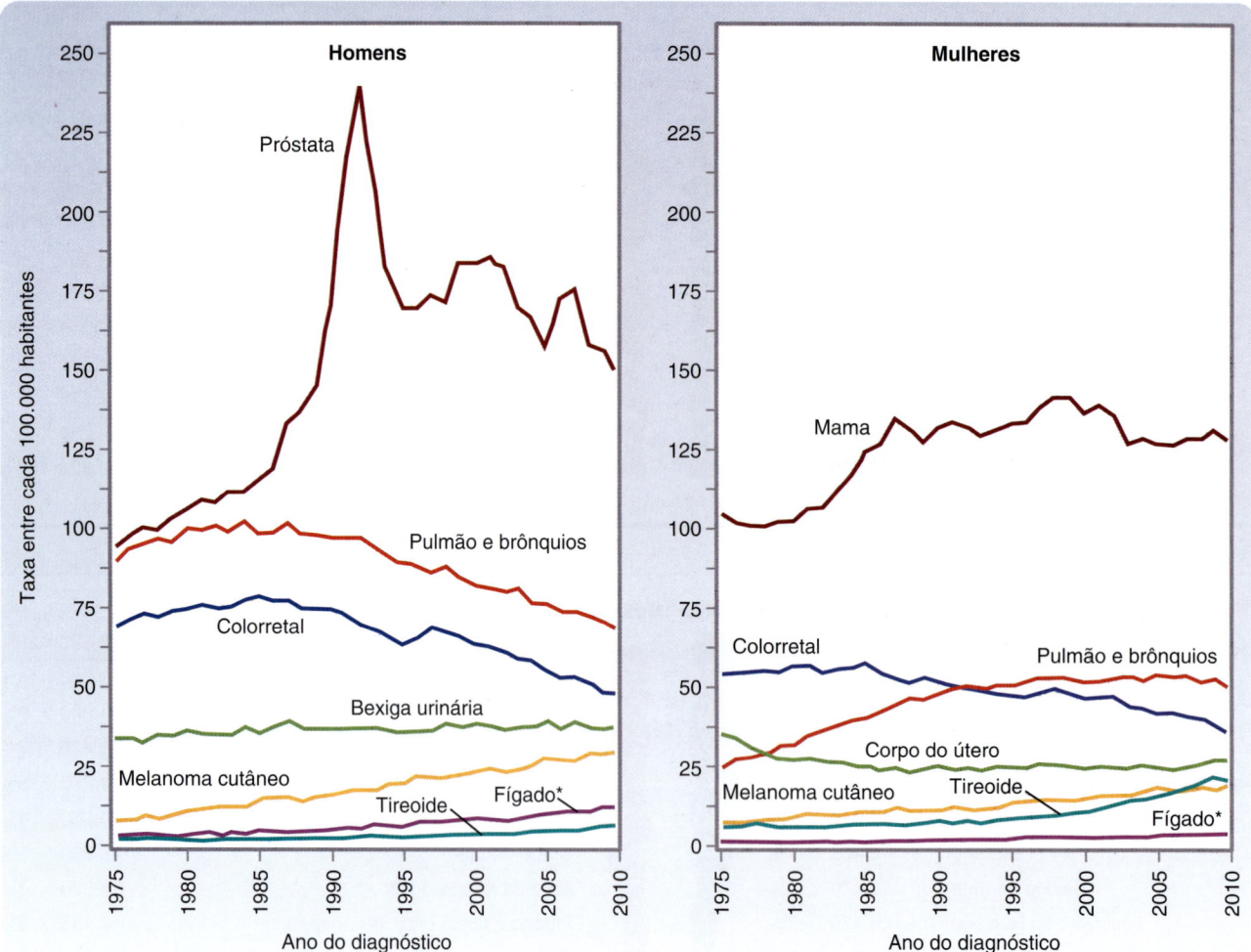

Figura 29.2 Taxas de incidência anual de câncer ajustadas por idade para homens e mulheres entre os tipos selecionados de cânceres nos EUA, de 1975 a 2014. *Inclui de ducto biliar intra-hepático. (De Siegel RL, Miller KD, Jemal A. Cancer statistics, 2018. *CA Cancer J Clin.* 2018;68:7-30.)

Envelhecimento e câncer

A incidência de câncer aumenta com a idade; portanto, o câncer afeta desproporcionalmente pessoas acima dos 65 anos (SEER.gov). Nos EUA, a incidência de câncer entre pessoas de 65 anos ou mais é praticamente nove vezes maior do que entre pessoas de menos de 65 anos. Em pessoas de mais de 70 anos, a incidência de câncer invasivo é de uma em três para homens e de uma em quatro para mulheres.[2] Em todo o mundo, aproximadamente 80% dos cânceres são diagnosticados em pessoas de 50 anos ou mais. A média de idade no momento do diagnóstico de câncer nos EUA é de 66 anos.

A proporção da população norte-americana acima dos 65 anos está aumentando rapidamente. De 2010 a 2050, esse segmento da população dos EUA deverá mais do que dobrar de número, o que é uma tendência reconhecida em todo o mundo desenvolvido. Com a expansão da população de idosos, a incidência de câncer aumentará, dessa forma elevando o ônus geral do câncer para a sociedade. Além disso, o cuidado do câncer também será de uma complexidade cada vez maior nessa população; entre outros motivos para isso, estão a presença de mais comorbidades de maior gravidade no contexto do declínio das reservas fisiológicas, dificuldades no acesso ao atendimento e falta de apoio social.

O tratamento de câncer em idosos não foi tão bem estudado, tendo sido demonstrado que essa população é sub-representada nos estudos clínicos. Claramente, os cirurgiões devem ponderar com mais cuidado o risco cirúrgico dos indivíduos no contexto da morbidade do procedimento, levando mais em consideração a qualidade de vida e o *status* funcional. Uma série de relatórios demonstrou a subutilização de terapias adjuvantes na população em envelhecimento, a despeito da comprovação de que terapias adjuvantes podem ser benéficas nesse grupo de pacientes.[4] Assim, a idade isoladamente não deve ser a única razão para restrição à terapia sistêmica nesses pacientes.

O principal mecanismo que faz aumentar a incidência de câncer com o envelhecimento está no acúmulo de mutações com o tempo que conferem uma vantagem de crescimento para a célula. Muitas dessas mutações ocorrem ao acaso, e, portanto, quanto mais divisões sofridas por uma célula (conforme ela envelhece), maior a probabilidade de um erro ocorrer. Foi perfeitamente demonstrado que existe uma notável relação linear (correlação de Spearman = 0,81) entre o total de divisões de uma célula-tronco ao longo de toda a vida de determinado tecido e o risco de câncer invasivo no tecido correspondente.[5]

Obesidade, atividade física e câncer

A prevalência de sobrepeso (índice de massa corporal [IMC] de 25 a 29,9 kg/m^2) e de obesidade (IMC ≥ 30 kg/m^2) na maioria dos países desenvolvidos (e em áreas urbanas de muitos países menos desenvolvidos) aumentou acentuadamente durante as

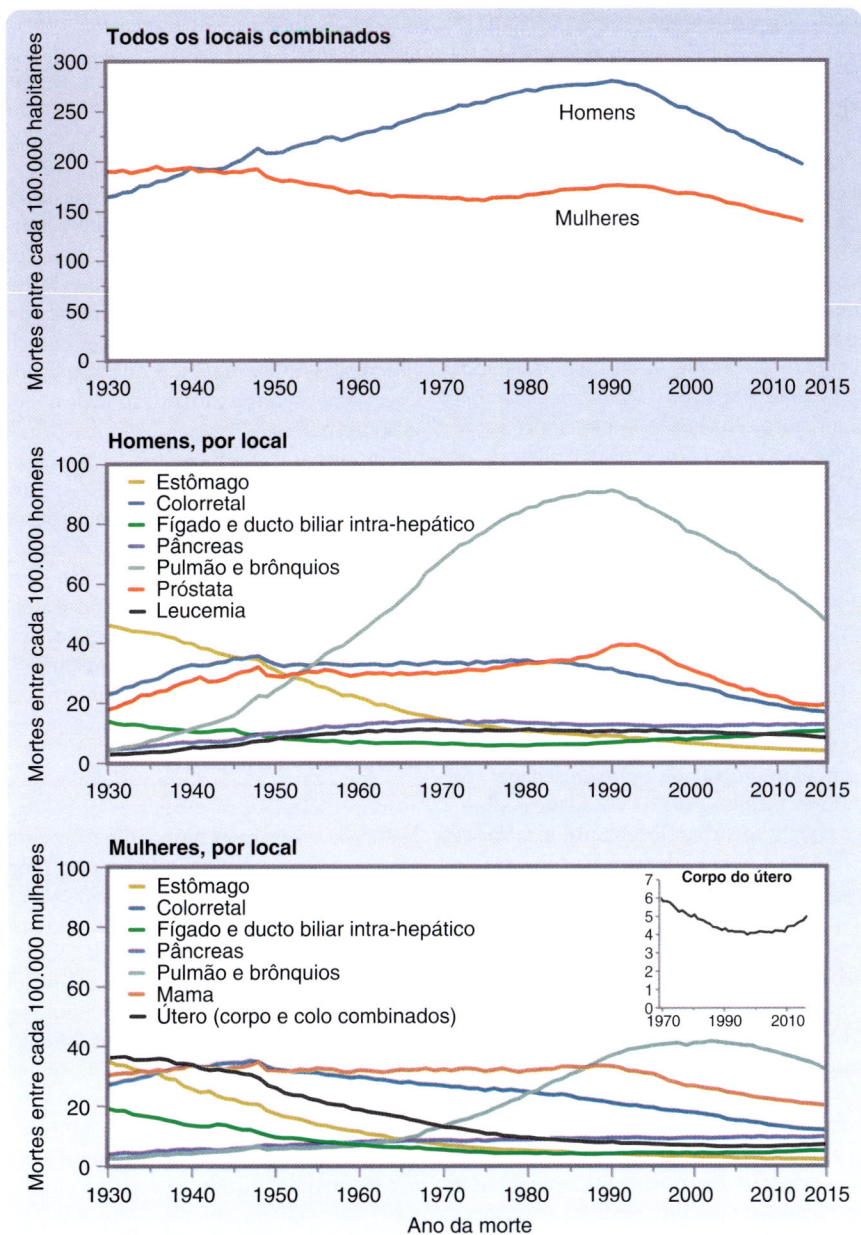

Figura 29.3 Tendências entre as taxas de mortalidade por câncer de acordo com o gênero em geral e referente a cânceres selecionados nos EUA, de 1930 a 2015. (De Siegel RL, Miller KD, Jemal A. Cancer statistics, 2018. *CA Cancer J Clin*. 2018;68:7-30.)

últimas duas décadas. Nos EUA, mais de um terço da população é atualmente classificada como obesa e 5% dos homens e 10% das mulheres têm um IMC acima de 40 kg/m². Embora a obesidade seja reconhecida como uma importante causa de diabetes e doenças cardiovasculares, a relação entre obesidade e câncer historicamente tem recebido menos atenção. Estudos epidemiológicos indicam que obesidade é um fator de risco de cânceres em vários locais, incluindo câncer de esôfago, câncer colorretal, câncer de vesícula biliar, câncer de pâncreas, câncer de fígado, câncer gástrico, câncer de mama pós-menopáusico, câncer de útero, câncer de ovário, carcinoma de células renais, meningioma, mieloma múltiplo e câncer de tireoide.[6] Globalmente, IMC alto está em terceiro lugar entre os fatores de risco de câncer, apenas atrás de infecção e tabagismo, contribuindo para até 20% dos óbitos relacionados ao câncer. Como fator encorajante, a cirurgia bariátrica tem demonstrado potencial para neutralizar um pouco do risco de câncer nessa população, tendo um estudo recente demonstrado uma redução de 33% no risco de câncer entre pacientes obesos submetidos à cirurgia bariátrica em comparação aos controles de peso equiparado.[7]

Em consonância com a epidemia de obesidade, menos atividade física demonstrou estar associada a um aumento da incidência de vários tipos diferentes de câncer. Em uma recente metanálise, os cânceres para os quais o aumento da atividade física oferece maior proteção são o adenocarcinoma esofágico, o câncer de vesícula biliar e o de fígado, com razões de risco (RRs) de 0,58, 0,72 e 0,73, respectivamente.[8] Dos 26 subtipos de câncer verificados, 13 estavam associados a menores taxas em pessoas que praticavam atividade física moderada a intensa, a maioria da qual permanecia grandes prognosticadores mesmo após o ajuste do IMC. O interessante é que a atividade física foi associada a um aumento do risco de melanoma (RR de 1,27) e de câncer de próstata (RR de 1,05).

Para alguns tipos de câncer, como adenocarcinoma colorretal, o aumento da atividade física foi vinculado a uma diminuição do risco de câncer de maneira dependente da dose. Além disso, para o aumento da incidência geral de câncer observado com o aumento do comportamento sedentário, os resultados oncológicos demonstraram ser inferiores em indivíduos sedentários, com um aumento da mortalidade por câncer de aproximadamente 20% em indivíduos no quartil menos ativo da população.

Mecanicamente, as propriedades imune, metabólica, endócrina e inflamatória do excesso de tecido adiposo parecem levar a um aumento da incidência de malignidade em indivíduos com sobrepeso ou obesos.[6] Por exemplo, maiores quantidades de tecido adiposo levam a um aumento dos níveis circulantes de ácidos graxos livres. Isso, por sua vez, faz com que o fígado, os músculos e outros tecidos aumentem seu uso de gorduras para a produção de energia, reduzindo, desse modo, sua necessidade de ingestão e metabolismo da glicose e, eventualmente, levando à hiperglicemia. Essa resistência funcional à insulina força o aumento da secreção de insulina pelo pâncreas. Evidências epidemiológicas e experimentais indicam que a hiperinsulinemia crônica aumenta o risco de cânceres de cólon e endométrio e provavelmente outros tumores (p. ex., de pâncreas e rim). A obesidade também pode levar a um aumento do depósito de células-tronco derivadas de adipócitos e de tecido adiposo no microambiente tumoral, levando ao depósito de matriz extracelular (MEC), alteração de perfis imunes em comparação a indivíduos não obesos, bem como a um rico suprimento de fatores de crescimento, nutrientes e citocinas benéficas para o crescimento de tumores. Células-tronco derivadas de adipócitos promovem fibrose e podem se tornar fibroblastos associados ao câncer, que estão vinculados a uma biologia mais agressiva de câncer. Em pacientes obesos, maior adiposidade no omento foi relacionada a um estado pró-inflamatório que pode gerar câncer em vários locais com a ativação de células imunes e vias de sinalização inflamatória. Níveis circulantes de estrogênios estão intimamente relacionados à adiposidade. Para cânceres de mama (em mulheres pós-menopáusicas) e de endométrio, os efeitos do sobrepeso e da obesidade no risco de câncer são amplamente mediados pelo aumento dos níveis de estrogênio. Para pacientes com câncer de mama, a adiposidade foi associada tanto a um período inferior de sobrevivência quanto a maior probabilidade de recidiva.

Além do papel óbvio do aumento da atividade física para ajudar a manter um peso saudável, suas demais propriedades anticâncer ainda estão sendo ativamente definidas. Um possível mecanismo para os cânceres de mama influenciados por estrogênio é a associação entre aumento da atividade física e diminuição das concentrações de estradiol no sangue. A atividade física também demonstrou suprarregular o ciclo celular e as rotas de reparo do ácido desoxirribonucleico (DNA) em pacientes do sexo masculino sobreviventes de câncer de próstata. Além dos possíveis efeitos positivos da atividade física, um comportamento mais sedentário foi atrelado a um aumento da resistência à insulina e dos níveis de proteína C reativa.

Disparidades nos cuidados de saúde e câncer

Foi demonstrado que raça e condição socioeconômica desempenham um papel tanto na incidência quanto na mortalidade por câncer. Afro-americanos têm maior risco de desenvolver cânceres dos tipos colorretal, de mama e de próstata em comparação aos caucasianos, e, quando diagnosticados, o fenótipo do câncer tende a ser mais agressivo.[9] A sobrevida de 5 anos para todos os cânceres combinados nos EUA é de 68% entre brancos e de 61% entre negros.[2] Afro-americanos são mais propensos a serem diagnosticados em estágios mais avançados e têm uma sobrevida específica ao estágio menor na maioria dos subtipos de câncer. No geral, o risco de morte após o diagnóstico de câncer é 33% mais alto em negros do que em brancos. Outras minorias étnicas também demonstraram desfechos oncológicos inferiores, com a tendência de os hispânicos serem diagnosticados em um estágio mais avançado da doença.

Além da raça, a condição socioeconômica também foi implicada na incidência de câncer, assim como em seus desfechos. Um estudo recente analisou todos os municípios dos EUA e verificou um aumento de aproximadamente 50% no número de mortes relacionadas ao câncer no 90º percentil para o número de mortes por câncer por 100 mil habitantes em relação ao 10º percentil.[10] Diferenças no *status* socioeconômico, fatores de risco geográficos e acesso ao atendimento de saúde de qualidade explicam a grande proporção dessas diferenças. Um dos principais fatores interligados a essas disparidades é o *status* do plano de saúde. Em uma análise de pacientes de idades entre 18 e 64 anos nos EUA, era mais provável que os que não tinham plano de saúde ou estavam cobertos pelo Medicaid (em relação a planos não Medicaid) recebessem o diagnóstico já em fases mais avançadas da doença e menos provável que fossem submetidos a terapia oncológica direcionada (p. ex., cirurgia ou radioterapia). Além disso, a mortalidade relacionada ao câncer era maior entre esses pacientes (RR de 1,44 para Medicaid e de 1,47 para os que não tinham plano de saúde).

BIOLOGIA TUMORAL

Tumores sólidos são compostos de células neoplásicas e estroma. Já está claro que esses dois compartimentos são interdependentes e funcionam como uma unidade para promover o crescimento do tumor, resistência terapêutica, invasão e metástase. Muito já foi aprendido sobre o processo multietapas da tumorigênese. Por exemplo, a transformação dos melanócitos em melanoma maligno pode ser dividida histopatológica e clinicamente em cinco grandes passos identificáveis (Tabela 29.1). Sucessivas alterações genéticas conferem uma vantagem de crescimento fisiológico, levando à conversão progressiva de células normais em células cancerosas. Alterações genéticas que levam ao câncer ocorrem classicamente em proto-oncogenes ou em genes supressores de tumores, por meio dos quais uma mutação ativadora de um proto-oncogene (p. ex., *KRAS;* quando ativado, passa a ser chamado de oncogene) leva a sobrevivência/crescimento do tumor ("pisando no acelerador"),

Tabela 29.1 Progressão em passos desde o melanócito até o melanoma metastático.

Passo*	Características
1	Nevo melanocítico comum
2	Nevo displásico
3	Fase de crescimento radial do melanoma
4	Fase de crescimento vertical do melanoma
5	Melanoma metastático

*Nevos comuns adquiridos e congênitos sem atipia citológica (passo 1) podem progredir para nevos displásicos com claras características histológicas e citológicas atípicas (passo 2). A maioria dessas lesões é estável, mas algumas podem progredir para melanoma maligno que tende a crescer para fora ao longo do raio da placa (passo 3). Dentro da placa, desenvolve-se um nódulo de células de crescimento rápido que se expandem em direção vertical, invadindo a derme e elevando a epiderme (passo 4). Finalmente, o tumor sofre metástase (passo 5). (Adaptada de Clark WH, Jr, Elder DE, Guerry D 4th, et al. A study of tumor progression: The precursor lesions of superficial spreading and nodular melanoma. *Hum Pathol.* 1984;15:1147-1165.)

e uma mutação desativadora de um gene supressor de tumor (p. ex., *p53*) leva à diminuição da supressão da sinalização de sobrevivência/crescimento pró-tumoral ("tirando o pé do freio").[11] Além das mudanças nas células tumorais, as células do estroma adjacente sofrem alterações fenotípicas que perpetuam ainda mais a progressão do tumor. Uma série de alterações fisiológicas distintas é essencial para a tumorigênese (as quais serão discutidas mais adiante), muitas das quais são alvos terapêuticos (Figura 29.4).

Sinalização proliferativa sustentada

As células nos tecidos normais são basicamente instruídas a crescer por sinais emitidos pelas células adjacentes (sinais parácrinos) ou sinais sistêmicos (endócrinos). Da mesma maneira, a sinalização de crescimento célula para célula também ocorre na maioria dos tumores. O ambiente celular tumoral imediato (o estroma) contém células residentes não malignas, como as células do parênquima, células epiteliais, fibroblastos e células endoteliais. Além disso, a maioria dos tumores é caracterizada pela infiltração de células imunes, como linfócitos, células polimorfonucleares, mastócitos e macrófagos. A diferenciação alterada dos subconjuntos de células e/ou o recrutamento seletivo e a integração de células não malignas resultam em coevolução com as células tumorais para sustentar o crescimento das células tumorais. Finalmente, as membranas basais formam a MEC, que proporciona um meio ou matriz para a proliferação de fibroblastos e células endoteliais. Juntos, as células tumorais e o estroma produzem fatores (autócrinos e parácrinos) que, ligados à célula, à matriz ou na forma solúvel, influenciam direta ou indiretamente o desenvolvimento do tumor. Fatores autócrinos secretados por células tumorais promovem o crescimento de células tumorais, mas também podem estimular as células tumorais adjacentes. Além disso, as células tumorais secretam fatores parácrinos que agem nas células hospedeiras ou MECs, gerando um microambiente de apoio. Por exemplo, o fator de crescimento transformador-β (TGF-β) pode induzir a angiogênese e a produção de moléculas de MEC e de outras citocinas pelos fibroblastos e células endoteliais. Simplificando, o crescimento do tumor depende da resposta das células tumorais aos fatores parácrinos e autócrinos (Figura 29.5). Esses fatores incluem fatores de angiogênese, fatores de crescimento, quimiocinas (moléculas sinalizadoras de polipeptídios originalmente caracterizadas por sua capacidade de induzir quimiotaxia), citocinas, hormônios, enzimas e fatores citolíticos que podem promover ou reduzir o crescimento tumoral (Tabela 29.2). Um exemplo clássico de sinalização hormonal no câncer é o câncer de mama, por meio da qual, em muitos tumores, a superexpressão do receptor nuclear de estrogênio leva à proliferação de células tumorais dependentes de estrogênio. Ao se retirar o suprimento de estrogênio do tumor (p. ex., letrozol) ou bloquear o receptor (p. ex., trastuzumabe), ocorre redução da proliferação das células tumorais e morte celular.

Durante a evolução de um tumor, sua capacidade de resposta aos sinais de crescimento muda. Mecanismos de crescimento parácrinos são dominantes durante o início do desenvolvimento do tumor. Os tumores se tornam resistentes aos inibidores de crescimento parácrinos e ganham capacidade de resposta aos promotores de crescimento parácrinos. No entanto, os mecanismos de crescimento autócrinos se tornam mais proeminentes conforme o tumor continua se desenvolvendo. A observação de que as células tumorais metastáticas tendem a se espalhar de maneira mais aleatória pelo corpo em tumores de estágio avançado sugere que os mecanismos de crescimento autócrinos podem ser mais dominantes do que os mecanismos de crescimento parácrinos. É até possível que um tumor cresça de modo completamente autônomo (estado ácrino) e seja independente de fatores e inibidores de crescimento.

Para alcançar autossuficiência de crescimento, as vias de sinalização de crescimento são alteradas. Isso envolve a alteração dos sinais de crescimento extracelulares, dos transdutores transmembrana desses sinais ou das vias de sinalização intracelular que traduzem esses sinais em ação. Os receptores dos fatores de

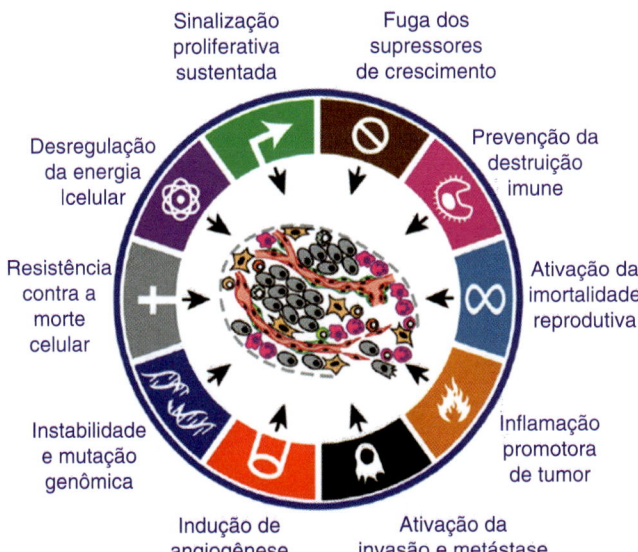

Figura 29.4 Principais alterações fisiológicas associadas à conversão progressiva de células normais em células tumorais malignas. Os traços indicados são comuns à maioria dos cânceres humanos, que juntos conferem sobrevivência às células ou expansão dos tumores. (Adaptada de Hanahan D, Weinberg RA. Hallmarks of cancer: The next generation. *Cell*. 2011;144:646-674.)

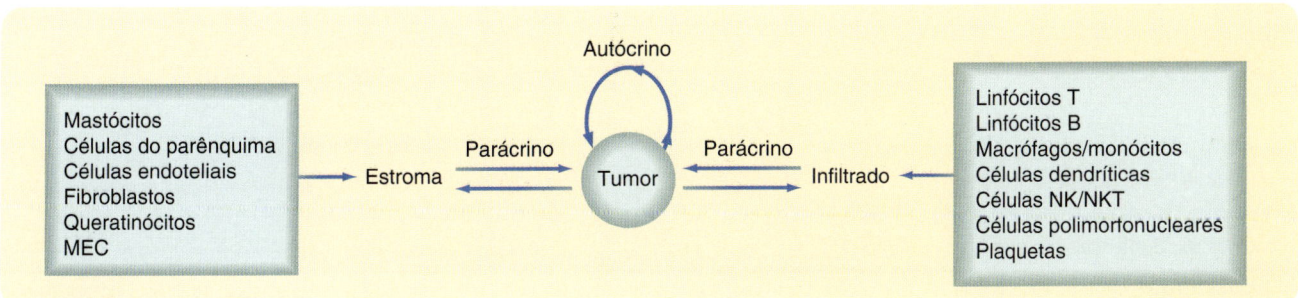

Figura 29.5 Mecanismos de crescimento parácrino e autócrino. Tanto as células do estroma quanto as células infiltrantes secretam fatores parácrinos que afetam o desenvolvimento do tumor. Além disso, as células tumorais secretam fatores autócrinos, bem como parácrinos, que, por sua vez, agem nas células do estroma e nas células infiltrantes. *MEC*, matriz extracelular; *NK*, natural killer.

Tabela 29.2 Células e fatores solúveis que afetam o desenvolvimento de tumores.*

Células	Fatores solúveis
Estroma	
Células do parênquima	Fatores de crescimento, inibidores do crescimento, fatores nutricionais, hormônios, enzimas degradativas, citocinas, fatores de angiogênese
Células endoteliais	
Fibroblastos	
Mastócitos	
Matriz extracelular	
Queratinócitos	
Infiltrado	
Linfócitos T	Citocinas, quimiocinas, fatores citolíticos, fatores de angiogênese, fatores de crescimento (inibidores), enzimas degradativas, fatores citostáticos, anticorpos
Linfócitos B	
Células *natural killer*	
Células T *natural killer*	
Macrófagos-monócitos	
Células dendríticas	
Células polimorfonucleares	
Plaquetas	
Tumor	
Células tumorais	Quimiocinas, citocinas, fatores de angiogênese, enzimas degradativas, fatores de crescimento (inibidores)

*A relação de células e fatores solúveis não deve ser considerada definitiva, mas sim uma lista ilustrativa da complexidade dos fatores que afetam o desenvolvimento tumoral.

crescimento são superexpressados em muitos cânceres. A superexpressão dos receptores pode permitir que a célula cancerosa responda a baixos níveis de fator de crescimento que normalmente não desencadeariam a proliferação. Por exemplo, a família de receptores do fator de crescimento epidérmico (ErbB) é uma família de receptores das tirosinoquinases, que inclui tanto o receptor do fator de crescimento epidérmico (EGFR) quanto o receptor de HER2/neu, que são superexpressados em diversos tipos de câncer. Mutações do *EGFR* que levam à superexpressão da via de EGFR, no câncer de pulmão de células não pequenas, podem ser sensíveis a pequenos inibidores moleculares de tirosinoquinase, como gefitinibe (Tabela 29.3). Mutação de *HER2* e sua superexpressão observada em alguns cânceres de mama e gástricos (entre outros) leva à sensibilidade à inibição de HER2 com trastuzumabe (Tabela 29.3). Outro exemplo clinicamente relevante é o receptor do fator de crescimento do tipo tirosinoquinase c-kit, por meio do qual as mutações ativadoras (95% dos tumores de estroma gastrintestinal) levam à ativação de múltiplas cascatas de sinalização pró-tumoral. Na maioria das mutações tipo *c-kit*, a terapia com o inibidor de tirosinoquinase imatinibe leva a uma resposta terapêutica (Tabela 29.3). Em alguns casos, os receptores de fator de crescimento podem sinalizar independentemente da ligação com o ligando. Isso pode ser obtido por meio de alteração estrutural dos receptores, como as versões truncadas de EGFR, que não têm grande parte de seu domínio citoplasmático e são constitutivamente ativadas – o que pode ser visto em gliomas e em carcinoma de células escamosas da cabeça e pescoço.

As células cancerosas também podem modular seu ambiente estromal, incluindo a MEC, por meio da secreção de fatores como o fator de crescimento fibroblástico (FGF) básico, o fator de crescimento derivado de plaquetas (PDGF), o TGF-β e outros. Os componentes da MEC, como os colágenos, as fibronectinas, as lamininas e as vitronectinas, podem se ligar a dois ou mais receptores e também a outras moléculas da MEC. A interação da molécula da matriz com o receptor induz sinais que influenciam o comportamento celular, incluindo sua entrada no ciclo celular ativo. Células cancerosas podem trocar os tipos de receptores da MEC (integrinas e proteoglicanos de sulfato de heparano) que elas expressam, favorecendo aqueles que transmitem sinais pró-crescimento. Da mesma maneira, subconjuntos de fibroblastos e de células imunes, como macrófagos, sofrem diferenciação em fibroblastos associados ao câncer e macrófagos associados ao tumor, respectivamente, o que promove crescimento do tumor e disseminação.

Tabela 29.3 Biomarcadores e terapias biologicamente direcionadas.

Câncer	Biomarcador	Terapia (classe)*
Mama	BRCA	Olaparibe (inibidor de PARP)
Mama	Estrogênio/receptor de progesterona	Tamoxifeno (modificador seletivo dos receptores de estrogênio)/letrozol (inibidor de aromatase)
Mama	HER2/neu	Trastuzumabe (anti-HER2)
Leucemia mieloide crônica	bcr-abl	Imatinibe (inibidor da tirosinoquinase)
Câncer colorretal	KRAS	Cetuximabe (anti-EGFR)
Câncer colorretal (tumor-agnóstico)	IMS	Pembrolizumabe (anti-PD1)
Tumor do estroma gastrintestinal	c-kit	Imatinibe (inibidor da tirosinoquinase)
Linfoma	CD20	Rituximabe (anti-CD20)
Melanoma	BRAF	Dabrafenibe (anti-BRAF) + trametinibe (anti-MEK)
Câncer de pulmão de células não pequenas	ALK ou ROS1	Crizotinibe (inibidor da tirosinoquinase)
Câncer de pulmão de células não pequenas	EGFR	Gefitinibe (inibidor da tirosinoquinase)
Câncer de pulmão de célula não pequenas	PD-L1	Pembrolizumabe (anti-PD1)

*Exemplo de terapias por classe; normalmente, há várias opções disponíveis. A expressão de biomarcadores está sendo cada vez mais utilizada, geralmente independente de critérios formais de estadiamento, para decidir quais pacientes recebem terapias biologicamente direcionadas. Aqui foram mostrados os principais exemplos de terapias direcionadas por biomarcadores, porém a lista não é completa. ALK, linfoma quinase anaplásico; BRAF, homólogo B do oncogene viral de sarcoma de murino v-Raf; BRCA, gene do câncer de mama; CD20, grupamento de diferenciação 20; EGFR, receptor do fator de crescimento epitelial; HER2, receptor do fator de crescimento epitelial humano; IMS, gene Musashi; MEK, proteinoquinase ativada por mitógeno; PARP, gene da polimerase 1; PD-1, proteína de morte celular programada-1; PD-L1, ligante de morte celular programada-1.

Um mecanismo mais complexo para aquisição de autossuficiência em sinais de crescimento se origina de mudanças nas vias de sinalização intracelular, algumas das quais se envolvem ativamente em interferências. Muitos dos oncogenes imitam a sinalização de crescimento normal e induzem sinais mitogênicos sem a estimulação de reguladores ascendentes. Por exemplo, mutações de *KRAS* são observadas em uma ampla variedade de cânceres, com as mutações ativadoras levando à sinalização independente do receptor. Essa ativação constitutiva da cascata de sinalização KRAS leva a diversos eventos pró-tumor (p. ex., proliferação sustentada, fuga imune, resistência à apoptose, migração celular e metástase).[11] O direcionamento de KRAS tem sido objeto de extensas pesquisas, em andamento. Outro oncogene mutado clinicamente relevante é o *BRAF*, cujas mutações ativadoras (p. ex., V600E) levam à ativação constitutiva (observada em cânceres como melanoma, câncer colorretal e câncer de tireoide), suprarregulação da sinalização de MEK e ERK e aumento da transcrição de fatores de sobrevivência e proliferação pró-tumor. A ativação da via de sinalização BRAF pode ser clinicamente direcionada com a inibição de BRAF e MEK (Tabela 29.3). Finalmente, mecanismos de *feedback* negativo que ajudam a regular as vias de sinalização normais podem ser interrompidos e, desse modo, aumentar a sinalização proliferativa.

Fuga de supressores de crescimento

A divisão celular é um processo ordenado e minuciosamente regulado que envolve tanto sinais de estímulo quanto de inibição. Assim, além de captar os sinais estimulantes de crescimento, as células tumorais precisam se sobrepor ou neutralizar os sinais inibidores do crescimento. Esses sinais incluem tanto inibidores de crescimento solúveis quanto inibidores imobilizados integrados na MEC e nas superfícies das células ao seu redor. Semelhante a muitos dos sinais estimulatórios, os sinais inibitórios do crescimento são transduzidos por receptores transmembrana acoplados à via de sinalização intracelular que têm como alvo os genes que regulam o ciclo celular. O ciclo celular pode ser dividido em uma interfase e uma fase mitótica (M) (Figura 29.6). A interfase é subdividida em duas fases de hiato (G_1 e G_2), separadas por uma fase de síntese de DNA (fase S). As duas fases de hiato envolvem eventos regulatórios cruciais que preparam a célula para a replicação do DNA e a mitose. Fundamentais para a progressão do ciclo celular são as quinases dependentes de ciclina que se ligam às proteínas ciclinas. Essas proteínas são reguladas por várias outras proteínas, incluindo supressoras de tumor e oncogenes que induzem sinais estimuladores ou inibidores. Os sinais anticrescimento podem bloquear a divisão celular mediante dois mecanismos distintos. As células podem ser forçadas a se retirar do ciclo celular e entrar em um estado quiescente (G_0) (Figura 29.6).

Por outro lado, as células podem ser induzidas a entrar em um estado pós-mitótico, normalmente associado à diferenciação terminal. Muitas das vias de sinalização que permitem que as células normais respondam aos sinais anticrescimento estão associadas ao bloqueio do ciclo celular, especificamente com os componentes que governam o ponto de restrição na fase G_1 do ciclo celular. O ponto de restrição marca o ponto entre a passagem da fase G_1 inicial e final que representa um compromisso irreversível de passar por uma divisão celular. As células monitoram seu ambiente externo durante esse período e, com base nos sinais recebidos, decidem se vão ou não se proliferar, ficar quiescentes ou entrar em um estado pós-mitótico. No nível molecular, muitos sinais antiproliferativos envolvem a proteína do retinoblastoma (pRb) e os dois membros de sua família, a p107 e a p130. A pRb é um importante regulador negativo no ponto de restrição. Em células quiescentes, a pRb é hipofosforilada e bloqueia a divisão celular ao se ligar a fatores de transcrição E2F que controlam

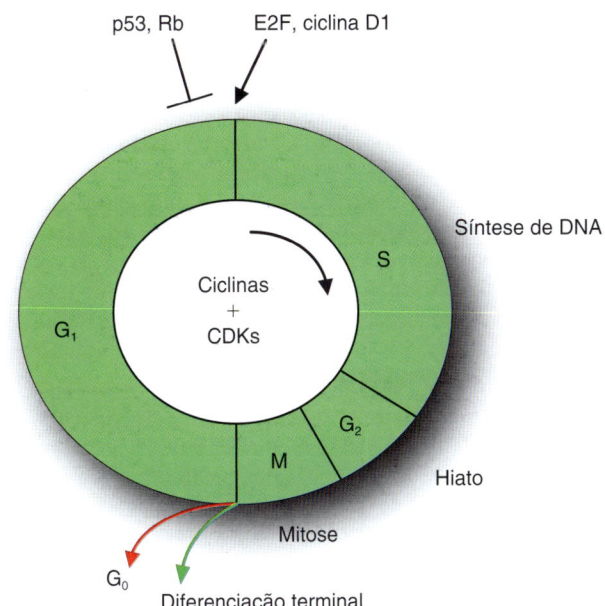

Figura 29.6 Visão geral esquemática do ciclo celular. A divisão celular é governada por proteínas ciclinas e quinases dependentes de ciclinas (*CDKs*). Após a mitose, uma célula pode sofrer diferenciação terminal, entrar em um estado de quiescência ou reingressar no ciclo celular. Um ponto crítico do controle do ciclo celular é a transição da fase G_1 para a S. Depois de passar desse ponto de controle, a célula é submetida à divisão. Genes supressores de tumores, como o gene do retinoblastoma (*Rb*) e p53, bloqueiam a transição de G_1 para S, enquanto oncogenes como ciclina D1 e E2F a promovem.

a expressão de vários genes essenciais para a progressão da fase G_1 para a fase S (Figura 29.6). Em compensação, sinais estimuladores de crescimento induzem a fosforilação da pRb que não se liga a fatores E2F e é considerada funcionalmente inativa. Da mesma maneira, a interrupção da via da pRb libera E2Fs e, assim, permite a proliferação das células, deixando-as insensíveis a fatores anticrescimento que normalmente operam ao longo dessa via para bloquear o avanço para a fase G_1 do ciclo celular. Por exemplo, TGF-β previne a fosforilação da pRb, que a inativa e, desse modo, bloqueia o avanço para a fase G_1. Em alguns tumores, como no câncer de mama, de cólon, de fígado e de pâncreas, a reação a TGF-β é perdida por meio da sub-regulação dos receptores de TGF-β ou da expressão de receptores mutantes disfuncionais. Em outros cânceres, como os de cólon, pulmão e fígado, a proteína citoplasmática SMAD4, que transduz sinais de receptores de TGF-β ativados por ligantes para alvos a jusante, pode ser eliminada por meio de mutação de seu gene codificante. Por outro lado, em carcinomas cervicais induzidos por papilomavírus humano, a oncoproteína viral E7 se liga à pRb e, assim, induz a dissociação de E2F e a subsequente transcrição de genes necessários para a progressão do ciclo celular. Além disso, células cancerosas também podem desativar a expressão de integrinas e outras moléculas de adesão celular (CAMs) que enviam sinais anticrescimento. Em suma, as vias de sinalização anticrescimento que convergem para Rb e o ciclo celular são interrompidas na maioria dos cânceres humanos. Os complexos ciclina-ciclina-quinase dependentes, essenciais para a progressão do ciclo celular, são regulados por duas famílias de inibidores de ciclina-ciclina-quinase dependentes, em células normais. No entanto, nas células tumorais, essas proteínas reguladoras, como o membro p16 da família INK4, são frequentemente deletadas, permitindo que as células tumorais evitem ser capturadas pelo ciclo celular.

Além de evitar os sinais anticrescimento, as células tumorais também podem evitar a diferenciação terminal, por exemplo, por meio da superexpressão do oncogene c-*myc*, que codifica um fator de transcrição que regula a expressão de ciclinas e quinases ciclina-dependentes, ou por meio da suprarregulação dos membros da família Id (abreviação de inibidor da ligação/diferenciação de DNA). Do mesmo modo, durante a carcinogênese de cólon humano, mutações no gene da polipose adenomatosa *coli* (APC), um regulador negativo de β-catenina, levam à ativação constitutiva da sinalização de Wnt/β-catenina, que atua bloqueando a diferenciação terminal de enterócitos nas criptas colônicas.

Resistência à morte celular

O crescimento de tumores é determinado pela capacidade das células tumorais de proliferarem, o que é anulado pela morte celular. A maioria, se não todos os tipos de tumores, é caracterizada por defeitos nas vias de sinalização de morte celular e é resistente à morte celular. Morte celular em tumores é causada basicamente pela morte programada das células, ou apoptose, que é a forma mais comum e bem definida de morte celular. A apoptose é uma programação fisiológica de suicídio celular essencial para o desenvolvimento embrionário, para o funcionamento do sistema imune e para a manutenção da homeostase dos tecidos. A apoptose é caracterizada pelo rompimento de membranas e pela degradação cromossômica em questão de horas. A via geral de sinalização da apoptose envolve a liberação do citocromo *c* das mitocôndrias, que ativa várias caspases (uma família de proteases) em sequência (Figura 29.7).

A ativação das cascatas de caspase leva à fragmentação do DNA e à apoptose. A indução da apoptose pode ser dependente (rota extrínseca) ou independente dos receptores de morte (via intrínseca). As duas vias receptoras mais bem descritas são o receptor Fas e o receptor de morte 5 que se ligam ao ligante Fas extracelular e TRAIL, respectivamente. A ligação dos ligantes ativa a caspase 8 e promove a cascata de ativação da pró-caspase, levando à liberação do citocromo *c* da mitocôndria e, eventualmente, apoptose. A via intrínseca é desencadeada por vários estresses extra e intracelulares, como supressão de fator de crescimento, hipoxia, danos ao DNA e indução de oncogene. As vias independentes de receptores envolvem a translocação de moléculas pró-apoptóticas do citoplasma para as mitocôndrias, causando danos mitocondriais e liberação de citocromo *c*. Este está diretamente envolvido na ativação da caspase 9, que ativa a caspase 3, levando então à apoptose.

A ideia de que a apoptose é um obstáculo para o câncer foi levantada pela primeira vez em 1972, quando se observou apoptose massiva das células de tumores hormônio-dependentes, de rápido crescimento, após a supressão hormonal. A descoberta da atividade antiapoptótica do oncogene *bcl-2* deu início à investigação da apoptose no câncer em nível molecular, o qual promove a formação de linfomas de células B por uma translocação cromossômica que liga o gene *bcl-2* a um local de imunoglobulina, o que resulta na ativação constitutiva de *bcl-2*, gerando sobrevivência dos linfócitos. Outras pesquisas demonstraram que alterar os componentes do mecanismo da apoptose permite que a célula resista aos sinais de morte, conferindo-lhe uma vantagem de crescimento seletivo. Por exemplo, a desativação funcional do supressor tumoral p53 é observada em mais de 50% dos cânceres humanos em várias séries. O p53 é um regulador-chave da apoptose por detectar danos no DNA que não podem ser reparados e subsequente ativação da via apoptótica. Outras anormalidades, como hipoxia e superexpressão de oncogene, também são canalizadas, em parte, pela p53 até o mecanismo apoptótico e não conseguem suscitar a apoptose quando a função da p53 é perdida. Além disso, alterações nas vias de sobrevivência celular podem suprimir ou alterar a apoptose. Por exemplo, a via do fosfatidilinositol 3-quinase/AKT, que transmite sinais de sobrevivência antiapoptótica, provavelmente está envolvida na inibição da apoptose em vários tumores humanos. Essa via de sinalização pode ser ativada por fatores extracelulares, como os fatores de crescimento semelhantes à insulina 1 e 2 ou pela interleucina-3 (IL-3), por sinais intracelulares da Ras, ou pela perda do supressor tumoral PTEN que regula negativamente a via do fosfatidilinositol 3-quinase/AKT. Um exemplo final é a descoberta dos receptores chamarizes não sinalizadores, como os receptores chamarizes de ligação com a membrana DcR1 e DcR2 na leucemia promielocítica aguda e no câncer de próstata. Alternativamente, os receptores de morte

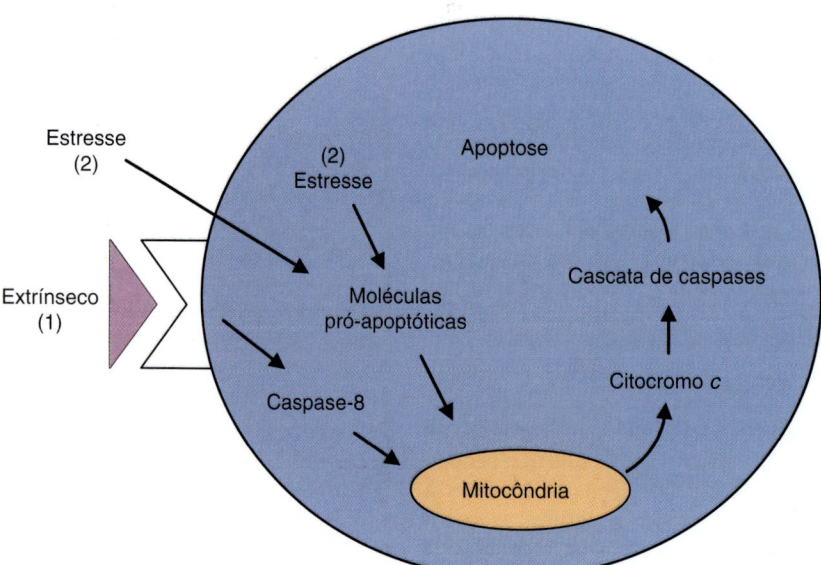

Figura 29.7 Vias da apoptose. Estresses extra e intracelulares podem induzir apoptose nas células tumorais. O gatilho extracelular pode ocorrer por meio de uma via dependente (*1*) ou independente de receptor (*2*). Ambas as vias induzem a liberação de citocromo *c* pela mitocôndria, que desencadeia a ativação de várias caspases em sequência, por fim levando à apoptose.

solúveis osteoprotegerina e DcR3 neutralizam os indutores ligantes de morte, como os ligantes TRAIL e FAS no câncer de mama, e uma grande fração dos cânceres de pulmão e cólon, respectivamente. A expressão desses receptores chamarizes dilui o sinal de morte mediado por meio dos receptores de morte.

Tipos não apoptóticos de morte celular que podem promover o crescimento de tumores incluem necrose, autofagia, ferroptose e catástrofe mitótica. A necrose normalmente é induzida por condições fisiopatológicas, como infecções, inflamação e isquemia, a qual é caracterizada pela destruição desregulada das células associada à liberação de sinais pró-inflamatórios. As células inflamatórias, especialmente as de origem mieloide que são recrutadas ao ambiente tumoral, promovem ativamente o crescimento tumoral por meio da indução de angiogênese, supressão imune, invasividade tumoral e formação de metástase. A autofagia é desencadeada pela supressão de fator de crescimento, hipoxia, danos ao DNA e por gatilhos de diferenciação e desenvolvimento. Organelas intracelulares degradadas dão origem a metabólitos que permitem a sobrevivência de células tumorais em ambientes estressados e limitados em termos de nutrientes. A autofagia é particularmente importante para o crescimento de cânceres mutados por RAS, como os cânceres de pâncreas, pulmão e cólon. A ferroptose é uma forma recém-descoberta de morte celular que resulta do acúmulo de peróxido lipídico dependente do ferro. Quando a fosforilação oxidativa que envolve o ferro nas mitocôndrias produz espécies oxidativas de oxigênio (ROS), acompanhadas de ATP, que ultrapassa a capacidade de antioxidação da célula, a resposta ao estresse oxidativo danifica os lipídios e as proteínas, causando a morte celular.[12] Finalmente, a mitose aberrante causada pela falha do ponto de controle G_2 de bloquear a mitose quando o DNA está danificado pode levar à morte celular, conhecida como catástrofe mitótica. Defeitos nas vias de morte celular não apoptóticas foram associados ao câncer. Por exemplo, a deleção do gene regulador de autofagia *beclin-1* é observada em grandes porcentagens de cânceres de ovário, mama e próstata. Além da morte celular, as células podem sofrer supressões permanentes de crescimento, o que chamamos de senescência, quando o reparo do DNA danificado não se concretiza. As células senescentes perdem sua clonogenicidade, mas os defeitos no programa senescente contribuem para o desenvolvimento do tumor.

Ativação da imortalidade replicativa

A interrupção adquirida da sinalização de célula para célula, em si, não garante o crescimento expansivo do tumor por si só. Isso se deve ao declínio intrínseco programado do potencial de replicação que limita a multiplicação das células somáticas normais. Esse programa deve ser interrompido para que clones de células se desenvolvam em um tumor macroscópico. As células normais têm um potencial replicativo finito. Uma vez que uma população de células tenha progredido por determinado número de duplicações, elas param de crescer, mas permanecem viáveis, em um processo chamado de *senescência*.

Com exceção das células-tronco, dos linfócitos ativados e das células de linha germinativa, as células normais têm um potencial replicativo limitado. As células-tronco dão origem às células progenitoras que podem progredir por determinado número de duplicações com crescente grau de diferenciação. Células totalmente diferenciais não têm potencial replicativo. O número de duplicações é controlado pelos telômeros, extremidades dos cromossomos compostas de vários milhares de repetições de um elemento sequencial de 6 pares curtos de bases. Os telômeros previnem a fusão cromossômica de ponta a ponta. No entanto, cada replicação de DNA está associada a uma perda de 50 a 100 pares de bases de DNA telomérico nas pontas de cada cromossomo. O encurtamento progressivo dos telômeros por meio de sucessivos ciclos de replicação, eventualmente, faz com que eles percam a capacidade de proteger as extremidades do DNA cromossômico. Quando o comprimento crítico é ultrapassado, as extremidades cromossômicas desprotegidas participam das fusões cromossômicas de ponta a ponta, gerando uma desordem cariotípica que, quase invariavelmente, resulta na morte da célula afetada. O desgaste telomérico é anulado pela enzima telomerase que alonga o DNA telomérico. A atividade da telomerase é alta durante o desenvolvimento embrionário e em certas populações de células, como nas células-tronco em adultos. No entanto, muitos tumores são caracterizados por intensa atividade da telomerase. Alternativamente, os telômeros são mantidos pelas trocas intercromossômicas de informações sequenciais baseadas em recombinação. Assim, mantendo-se o comprimento do telômero acima do limite crítico, as células tumorais têm potencial proliferativo ilimitado e são consideradas imortais.

Recentemente, foram encontradas evidências da existência de células-tronco de câncer (CSCs), ou células iniciadoras de câncer, que dão origem a células progenitoras específicas aos tecidos e células cancerosas fenotipicamente diversas com potencial replicativo limitado. A definição de CSCs ainda é objeto de discussão, mas uma subclasse de CSC já foi descrita na maioria dos tipos de câncer. Uma característica das CSCs é sua capacidade exponencialmente aumentada de semear novos tumores, em relação à população não CSC, em cobaias imunodeficientes. Essas células são extraordinariamente raras dentro do tumor e normalmente compõem menos de 10% e, em geral, menos de 5% das células neoplásicas. As CSCs podem gerar tumores pela autorrenovação, bem como pela diferenciação em múltiplos tipos de células. Diversos marcadores nas superfícies das células foram utilizados para definir as CSCs, como CD44, CD133 e CXCR4. Um estudo recente identificou o Lgr5 como um importante marcador de CSCs colorretais intestinais em cobaias e demonstrou que as CSCs são fundamentais para a formação de metástase. Nesse estudo, a objetivação da população de CSC levou à transição da população não CSC de $Lgr5^-$ para células-tronco $Lgr5^+$, e, assim, a população de CSC pode ser repovoada mesmo após a erradicação.[13] Um fato interessante é que as CSCs apresentam perfis transcricionais semelhantes aos das células-tronco dos tecidos normais, o que corrobora ainda mais sua designação de semelhança a elas. Ademais, evidências sugerem que as CSCs são mais resistentes às modalidades terapêuticas tradicionais, como químio e radioterapia.

Indução de angiogênese

Com base na observação de que muitas pessoas que morrem de causas não relacionadas ao câncer apresentam tumores *in situ* no momento da necropsia, médicos e cientistas concluíram que esses tumores microscópicos se encontram em estado latente. O motivo para a latência tumoral é que o corpo impede o tumor de recrutar seu próprio suprimento de sangue para dar às células tumorais o oxigênio e os nutrientes necessários. O crescimento de novos vasos sanguíneos, a angiogênese, é um processo altamente regulado que garante o suprimento de todas as células dentro de um órgão. Surpreendentemente, os tumores microscópicos não têm a capacidade de induzir angiogênese, e a estimativa é que somente 1 em cada 600 adquira atividade angiogênica. Pesquisas pioneiras realizadas pelo cirurgião pediátrico Judah Folkman demonstraram que inibidores endógenos da angiogênese de ocorrência natural impedem que os tumores se expandam. Os inibidores da angiogênese mantêm os tumores controlados ao contrabalancear os sinais angiogênicos. Esses sinais são mediados por fatores solúveis e seus receptores nas células endoteliais, bem como por integrinas e moléculas de adesão que medeiam as interações de célula com matriz e de uma célula com outra. A atividade angiogênica é induzida por fatores de crescimento como o fator de crescimento endotelial vascular (VEGF), FGF básico e ácido e PDGF. Cada um deles se liga a receptores transmembrana da tirosinoquinase exibidos basicamente pelas células endoteliais que estão conectadas às vias de sinalização intracelular. Os inibidores da angiogênese estão associados a tecidos específicos ou circulam no sangue. O primeiro inibidor, a alfainterferona (IFN-α), foi relatado em 1980, e outros inibidores endógenos foram identificados desde então. Entre eles, estão a trombospondina, a tumstatina, a canstatina, a endostatina e a angiostatina. As evidências da importância de induzir e manter a angiogênese em tumores são impressionantes. Por exemplo, a mudança de tumores humanos latentes para tumores de crescimento rápido em cobaias imunocomprometidas está associada a uma assinatura genética de angiogênese. Mais reveladores são os resultados de estudos clínicos com o anticorpo anti-VEGF bevacizumabe, o primeiro inibidor de angiogênese aprovado pela Food and Drug Administration (FDA) dos EUA para o tratamento de câncer de cólon. O bevacizumabe prolonga significativamente a sobrevida de alguns pacientes com câncer avançado. Deve-se notar, porém, que a minoria de tumores é não angiogênica, enquanto outros podem conter uma mistura tanto de áreas angiogênicas quanto não angiogênicas.[14] Tanto tumores primários quanto metastáticos podem ser não angiogênicos, sendo mais comumente encontrados nos pulmões, no fígado e em lesões cerebrais.

A capacidade de induzir e sustentar a angiogênese parece ser adquirida em um passo (ou passos) discreto durante o desenvolvimento do tumor por meio de transformação para o fenótipo angiogênico. Os tumores parecem ativar o interruptor angiogênico alterando o equilíbrio entre a estimulação e a inibição angiogênica total. Isso ocorre na maioria dos casos quando os estimuladores da angiogênese se sobrepujam aos inibidores da angiogênese. Em alguns tumores, essas alterações podem estar ligadas. É provável que tal rompimento do equilíbrio angiogênico esteja sob controle da composição genética da célula tumoral individual e de seu microambiente. Indutores e inibidores da angiogênese podem ser geneticamente controlados por genes supressores tumorais como o *p53*, enquanto os oncogenes (p. ex., *RAS*) podem infrarregular a transcrição de inibidores endógenos ou ativar indutores. Por exemplo, a ativação de *Bcl-2* leva a uma expressão significativamente maior de VEGF e de angiogênese. Outra dimensão da regulação é por meio de proteases, que podem controlar a biodisponibilidade de ativadores e inibidores angiogênicos. Portanto, uma variedade de proteases pode liberar FGF básico armazenado na MEC, enquanto a plasmina, um componente pró-angiogênico do sistema de coagulação, pode se dividir em uma forma de inibidor de angiogênese chamada angiostatina. Outro inibidor da angiogênese, a endostatina, é um fragmento interno da membrana basal do colágeno XVIII. Finalmente, hipoxia e outros estressores metabólicos, estresse mecânico das células em proliferação ou reações inflamatórias imunes podem desencadear angiogênese. A expressão coordenada de moléculas de sinalização pró-angiogênica e antiangiogênica e sua modulação por proteólise parecem refletir a regulação homeostática complexa da angiogênese de tecidos normais e da integridade vascular. Diferentes tipos de tumores usam estratégias moleculares distintas para ativar o interruptor angiogênico.

Células endoteliais são fundamentais na formação de novos vasos sanguíneos por meio da produção ou expressão de fatores promotores de angiogênese. Esses fatores incluem citocinas pró-inflamatórias, como IL-6, VEGF e fatores de crescimento hematopoéticos como fatores estimuladores de colônias que recrutam e ativam células progenitoras derivadas da medula óssea. Entre as células progenitoras, estão os precursores mieloides que promovem ainda mais as respostas pró-inflamatórias no tumor e contribuem ativamente para a angiogênese ao produzir a metaloproteinase-9 da matriz, um regulador fundamental da angiogênese tumoral pela liberação induzida de VEGF. Precursores endoteliais derivados da medula óssea estimulam a formação de vasos sanguíneos no tumor.

Ativação da invasão e metástase

Tumores em progressão dão origem a metástases distantes que são a causa de 90% das mortes por câncer humano. Para que os tumores se metastatizem com sucesso, as células do tumor primário precisam se separar do tumor primário, entrar na vasculatura (intravascular), extravasar em locais distantes e colonizar os pontos orgânicos de destino. A invasão e o crescimento metastático de células tumorais não parecem ser processos aleatórios. Em 1889, Paget observou que o carcinoma de mama geralmente metastizava no fígado, no pulmões, nos ossos, nas suprarrenais ou no cérebro. Ele cogitou a hipótese de que as células tumorais (a "semente") cresceriam somente em ambientes seletivos (o "solo") nos quais as condições suportassem o crescimento do tumor, daí a famosa hipótese da semente e do solo. Desde então, estudos adicionais confirmaram essa hipótese. Por exemplo, melanoma maligno metastiza no cérebro, mas melanoma maligno ocular frequentemente metastiza no fígado. Câncer de próstata metastiza nos ossos e carcinoma de cólon, no fígado.

Embora a disseminação metastática seja em parte determinada por padrões circulatórios, a retenção de células tumorais disseminadas em órgãos distantes e o sucesso do desenvolvimento sugerem a existência de interações moleculares específicas.[15] A análise molecular já rendeu várias teorias que explicam o crescimento preferencial de células tumorais. Uma teoria, a do fator de crescimento, propõe que as células tumorais no sangue ou no sistema linfático invadam os órgãos com frequência semelhante, mas somente as que encontram fatores de crescimento favoráveis se multiplicam. Por exemplo, as transferrinas são ferroproteínas de transferência de ferro necessárias para o crescimento celular que apresentam propriedades mitogênicas adicionais além de sua função de transporte de ferro. Maiores concentrações de transferrina são encontradas nos pulmões, nos ossos e no cérebro, e estão associadas a níveis elevados de receptores de transferrina nas células tumorais metastizantes. Outra teoria, a da adesão, propõe que as células endoteliais que revestem os vasos sanguíneos em determinados órgãos expressam moléculas de adesão que se ligam às células tumorais e permitem seu extravasamento. Uma terceira teoria é de que as quimiocinas secretadas pelo órgão-alvo podem entrar na circulação e atrair seletivamente as células tumorais que expressam receptores das quimiocinas. Exemplos incluem o eixo receptor de quimiocina-ligante entre níveis elevados de CXCR4 nas células de câncer de mama e a secreção de CXCL12 por medula óssea, fígado, linfonodos e pulmões, o que explica o motivo pelo qual esses órgãos são locais preferidos para metástase de câncer de mama. Um fenômeno semelhante foi observado com células de melanoma, nas quais se verificou um nível de expressão elevado dos receptores CXCR4, CCR7 e CCR10 em relação aos melanócitos normais. Linfonodos, pulmões, fígado, medula óssea e pele expressam os níveis mais altos dos ligantes para receptores e são os locais preferidos para a disseminação metastática de melanomas. Pelo fato de que atualmente se sabe que as quimiocinas afetam a angiogênese e a expressão de citocinas, moléculas de adesão e proteases, além de induzir a migração, parece que as quimiocinas e seus receptores desempenham um papel fundamental no crescimento bem-sucedido de tumores em locais preferenciais.

Embora o mecanismo exato do chamado organotropismo ainda não esteja claro, descobertas recentes demonstraram que tumores primários induzem a formação de microambientes em órgãos distantes que permitem o alojamento e o crescimento de células tumorais antes de sua chegada. Esses nichos pré-metastáticos são iniciados por fatores secretados pelo tumor e vesículas extracelulares derivadas de tumores que, concomitantemente, desencadeiam uma cascata de eventos envolvendo aumento da permeabilidade vascular em microvasos nos órgãos e o recrutamento de vários subconjuntos de células derivadas da medula óssea que auxiliam na remodelação do tecido local e no recrutamento de células cancerosas.[15]

Uma análise detalhada dos tumores primários indica que funções dos genes que medeiam atividades metastáticas estão presentes logo no início da doença. Essas funções resultam de alterações genéticas ou epigenéticas. Os genes podem ser agrupados em classes, como os genes iniciadores de metástase, que controlam a invasão, a angiogênese, a circulação e a mobilização da medula óssea. Da mesma maneira, os genes de progressão de metástase controlam o extravasamento, a sobrevivência e a reiniciação, enquanto os genes de virulência da metástase regulam a colonização específica no órgão. Essas propriedades intrínsecas do tumor, aliadas a sua origem celular, determinam a especificidade orgânica e o curso temporal da formação da metástase.

O programa de transição epitélio-mesenquimal (EMT, do inglês *epithelial-to-mesenchymal transition*) desempenha um papel essencial na progressão de câncer primário para metastático. O programa EMT é um programa biológico-celular orquestrado por certos fatores de transcrição, no qual as células epiteliais se convertem em estados celulares mais mesenquimais. A extensão da EMT depende tanto de sinais extracelulares quanto de circuitos genéticos intracelulares. O programa EMT não apenas é essencial em múltiplos estágios durante a morfogênese embrionária, mas também na cicatrização de feridas, fibrose tecidual e progressão de câncer. Um trabalho recente sugere que as células na EMT adquirem propriedades do tipo tronco semelhantes às CSCs, e, portanto, a EMT poderia dar origem a CSCs. As células cancerosas usam a EMT para se tornar invasivas e metastizar. Durante a EMT, as células cancerosas infrarregulam a expressão de moléculas de adesão celular, como a E-caderina (epitelial), e assumem um formato de fuso, dessa forma permitindo que elas invadam os tecidos adjacentes, sejam intravasadas na corrente sanguínea e metastizem. Uma vez que as células na EMT chegam a locais distantes de metástase, elas extravasam e sofrem um processo de transição mesenquimal-epitelial, por meio do qual essas células retornam ao seu fenótipo epitelial original para expansão clonal e estabelecimento da metástase.

Tanto o intra quanto o extravasamento são caracterizados por alterações nas MECs e em suas interações com as células tumorais. As interações célula-célula e célula-matriz são mediadas por CAMs, basicamente por membros das famílias da imunoglobulina e da caderina dependente de cálcio, o receptor de hialuronano CD44, selectinas e integrinas, que ligam as células a substratos da MEC. Estudos demonstraram que as moléculas que medeiam a adesão também são capazes de sinalizar a transdução. Assim, mudanças na expressão de moléculas de adesão alterarão as vias de sinalização, e, inversamente, as moléculas de sinalização podem afetar diretamente a função das moléculas de adesão nas células tumorais.

A E-caderina é a caderina protótipo responsável pela polaridade celular e pela organização do epitélio. Em células normais, os domínios extracelulares da E-caderina nas células oponentes se unem e formam as junções célula-célula. O complexo de adesão citoplasmática celular é ligado ao citoesqueleto da actina pelas cateninas (α, β e γ). A função da E-caderina é perdida na maioria dos tumores epiteliais durante a progressão para malignidade tumoral e pode ser de fato um prerrequisito para a invasão de células tumorais e para a formação de metástase. Mecanismos que incluem a inativação funcional da E-caderina ou de genes da β-catenina, repressão transcricional ou proteases do domínio extracelular da caderina induzem a perda da função da E-caderina. Isso impede que as cateninas se liguem e causa seu acúmulo no citoplasma. A inativação de β-catenina e γ-catenina não sequestradas depende da presença do gene supressor de tumor *APC* e de uma via de sinalização Wnt inativa. Porém, quando a função do *APC* é perdida, como no caso de muitos cânceres de cólon ou no caso de ativação da via Wnt, a β-catenina não é degradada, mas sim translocada para o núcleo, onde a transcrição dos genes envolvidos na proliferação celular e na progressão do tumor é ativada, como c-*myc*, ciclina D1, CD44, entre outros.

Alterações na expressão de CAMs na superfamília das imunoglobulinas também parecem desempenhar papéis críticos nos processos de invasão e metástase. A CAM neuronal, por exemplo, sofre uma comutação na expressão de uma isoforma altamente aderente para formas de pouca adesão (ou até mesmo de repulsão) no tumor de Wilms, no neuroblastoma e no câncer de pulmão de células pequenas. No câncer de pâncreas invasivo e em cânceres colorretais, a expressão geral de CAM neuronal é reduzida.

As selectinas são uma família de moléculas transmembrana que consistem em selectinas endoteliais, leucocitárias e plaquetárias que normalmente medeiam as interações das células sanguíneas com as células endoteliais. No entanto, alterações no nível de expressão de selectinas ou de seus ligantes, como o ligante endotélio-selectina e leucócito-selectina CD44, foram associadas a maior invasividade e sobrevivência insatisfatória em vários neoplasias malignas, como no câncer de mama e no câncer colorretal.

Alterações na expressão de integrina também são evidentes em células invasivas e metastáticas. Para que tanto uma quanto a outra sejam bem-sucedidas, elas precisam se adaptar aos microambientes mutantes dos tecidos. Isso é obtido por mudanças no espectro das subunidades de integrina α e β apresentadas na superfície das células migratórias. O grande domínio extracelular das integrinas pode se ligar a moléculas da MEC (como colágenos, laminina e fibronectina), a ligantes associados à fisiologia vascular e de coagulação (como a trombospondina e o fator X) ou a outras CAMs. Além disso, as integrinas podem exibir diferentes especificidades quando expressas em diferentes tipos de células. Portanto, as células de carcinoma facilitam a invasão ao alterar sua expressão de integrinas daquelas que favorecem a MEC presente no epitélio normal para outras integrinas que preferencialmente se ligam a componentes estromais degradados produzidos por proteases extracelulares.

O segundo parâmetro geral da capacidade invasiva e metastática envolve as proteases extracelulares que regulam o *turnover* de MEC. Parece claro que a progressão do tumor pode envolver o aumento da expressão de proteases, a diminuição da expressão de inibidores de protease e formas inativas de zimógenos de proteases que são convertidos em enzimas ativas. A expressão da protease tenascina, que neutraliza a adesão à fibronectina, é aumentada em dez vezes no carcinoma invasivo de mama em comparação ao tecido mamário normal. Metaloproteases da matriz são superexpressadas no melanoma, no carcinoma invasivo de mama e no carcinoma invasivo de células escamosas. Proteases de degradação da matriz são caracteristicamente associadas à superfície celular por síntese com um domínio transmembrana, ligando-se a receptores de protease específicos, ou por associação com integrinas. Imagina-se que o encaixe de proteases ativas na superfície celular possa facilitar a invasão de células cancerosas no estroma adjacente pelas paredes dos vasos sanguíneos e pelas camadas de células epiteliais normais. Não obstante essa noção, é difícil, indubitavelmente, atribuir as funções de determinadas proteases unicamente a essa capacidade, devido a seus evidentes papéis em outras capacidades distintas, incluindo angiogênese e sinalização de crescimento, que, por sua vez, contribuem direta ou indiretamente para a capacidade invasiva e metastática. Ainda outra complexidade deriva dos vários tipos de células envolvidas na expressão e apresentação de proteases, incluindo células do estroma e células inflamatórias, como neutrófilos e macrófagos.

A ativação de proteases extracelulares e as especificidades de ligação alteradas das caderinas, CAMs, selectinas e integrinas são claramente primordiais para a aquisição de invasividade e potencial metastático. A diversidade clonal e genética dos tumores permite a adesão e o desprendimento da mesma matriz. Algumas células tumorais, em um tumor primário, podem ter o genótipo e o fenótipo corretos para permitir tanto seu desprendimento do tecido adjacente quanto sua entrada nos vasos sanguíneos ou linfáticos. Da mesma maneira, o extravasamento pode ser mediado por algumas poucas células tumorais que expressam os receptores necessários para certas moléculas da MEC. Em geral, essas mutações que conferem a fuga dos mecanismos de controle homeostático no hospedeiro ou que conferem à célula tumoral uma vantagem de crescimento em relação às outras são oportunamente selecionadas. Assim, clones tumorais que complementam melhor o ambiente com a expressão de receptores especiais na MEC podem prosperar, pois isso confere uma vantagem em relação a outros clones. Contudo, as vias reguladoras e os mecanismos moleculares que governam essas alterações não são compreendidos inteiramente e parecem ser diferentes de um ambiente tecidual para outro.

Como evitar a destruição imune

No início dos anos 1900, foi proposto por Paul Ehrlich que a frequência de transformações cancerosas seria muito alta se não fosse pelo sistema de defesa do hospedeiro. Esse conceito foi mais tarde confirmado nos anos 1950 e 1960. Burnet cogitou a hipótese de que o desenvolvimento de imunidade mediada por linfócitos T durante a evolução era específica para a eliminação de células transformadas. Ele ainda propôs a existência de uma vigilância contínua do corpo em relação a células transformadas, daí o termo *imunovigilância*. Somente no início dos anos 2000 é que a eliminação imunomediada de células tumorais foi conclusivamente demonstrada em modelos animais. Extensivos estudos de infiltrados imunes em cânceres humanos primários determinaram que as células T de memória, especialmente dos linfócitos T *helper* subtipo 1 (CD4+) e os linfócitos T citotóxicos (CD8+), são fatores prognósticos para sobrevida livre de doença e global em todos os estágios da doença clínica. Alternativamente, tumores infiltrados com abundância de células mieloides, especialmente macrófagos, estão correlacionados a piores prognósticos em muitos tipos de cânceres, como nos cânceres de pâncreas e de mama. Dados de estudos com cobaias e humanos combinados sugerem que a imunovigilância no câncer realmente existe, sendo mediada por células imunes e fatores solúveis. Enquanto o sistema imune pode eliminar a maioria das células transformadas, algumas células conseguem escapar e podem se desenvolver em tumores.

A pressão contínua do sistema imune em um hospedeiro imunocompetente determina em um grau bastante alto se e como os tumores evoluem, em um processo denominado *imunoedição* (Figura 29.8).[16] Nesse processo, o sistema imune desempenha um papel duplo nas interações do tumor com o hospedeiro. Por um lado, o sistema imune elimina efetivamente células tumorais altamente imunogênicas. Ao mesmo tempo, porém, o sistema imune não consegue eliminar as células tumorais com menor imunogenicidade, desse modo selecionando as variantes tumorais que adquiriram mecanismos de evasão imune. Com o tempo, essa seleção leva ao crescimento de células tumorais que não conseguem induzir uma resposta imune efetiva. Assim, as interações de um sistema imune intacto com as células tumorais evoluem em três fases, chamadas de fase de eliminação, fase de equilíbrio e fase de fuga. O reconhecimento e a eliminação de células transformadas é um esforço orquestrado entre a imunidade inata e a adaptativa, representando os dois braços do sistema imune. O rompimento local do tecido que decorre da invasão das células transformadas está associado à liberação de quimiocinas e citocinas pró-inflamatórias, como interferonas (IFN), IL-1, IL-6 e fator de necrose tumoral α (TNF-α), que desencadeiam a imunidade inata.

O sistema imune inato representa a primeira linha de defesa contra células transformadas (e microrganismos). O desfecho mais importante desses eventos iniciais é a produção de IFN-γ pelas células imunes inatas ativadas. A IFN-γ apresenta efeitos antitumorais diretos e estimula ainda mais a lise das células tumorais pelas células da imunidade inata. A consequente disponibilidade de antígeno tumoral desencadeia uma resposta imune adaptativa. A chave nesse processo é a captação do antígeno tumoral pelas células apresentadoras de antígeno, basicamente as células dendríticas, que migram para os linfonodos que drenam os tumores e estimulam os linfócitos T e B. O desenvolvimento da imunidade adaptativa representa a segunda linha de defesa contra tumores e, com a imunidade inata, poderia eliminar completamente o tumor. No entanto, isso nem sempre ocorre e pode levar ao que chamamos de *fase de equilíbrio*. Essa fase é caracterizada por um equilíbrio entre crescimento tumoral e eliminação do tumor, como o nome sugere. A imunidade antitumoral leva à destruição de células tumorais imunogênicas, enquanto as células tumorais com imunidade reduzida passam despercebidas.

Com o tempo, a instabilidade genética e a heterogeneidade das células tumorais podem dar origem a variantes do tumor mais aptas a suportar a pressão imunológica. Fatores que contribuem para a falha do sistema imune são os mecanismos de supressão imune induzidos pelo tumor. Uma vez alcançado esse ponto, que é conhecido como fase de fuga, o sistema imune não consegue mais conter o tumor, que cresce de maneira progressiva. Durante a última década, foram identificados vários mecanismos por meio dos quais os tumores escapam da eliminação pelo sistema imune. Esses mecanismos incluem fatores relacionados ao hospedeiro, fatores relacionados ao tumor e a uma combinação de ambos. Entre os fatores relacionados ao hospedeiro, estão a imunossupressão relacionada ao tratamento, a imunodeficiência adquirida ou hereditária e o envelhecimento. A lista de mecanismos de fuga relacionados ao tumor inclui perda de importantes alelos do complexo de histocompatibilidade, menor processamento ou apresentação de antígenos, menor expressão de moléculas coestimulantes requeridas para o reconhecimento da célula T, secreção de fatores imunossupressores (TGF-β, IL-10), estimulação de células supressoras e mecanismos que induzem ativamente a tolerância ou a apoptose em células imunes ativadas. Além disso, verificando-se um grande número de tumores em mais de 33 tipos de câncer, seis perfis imunes exclusivos podem ser identificados: TGF-β dominante, imunologicamente silencioso, depleção de linfócitos, inflamatório, IFN-γ dominante e cicatrização de ferida.[17] Essas diferentes classes refletem resultados oncológicos distintos e evoluções tumorais diferenciadas na presença do hospedeiro. Uma discussão detalhada sobre imunologia e imunoterapia tumorais pode ser encontrada no Capítulo 30 desta edição.

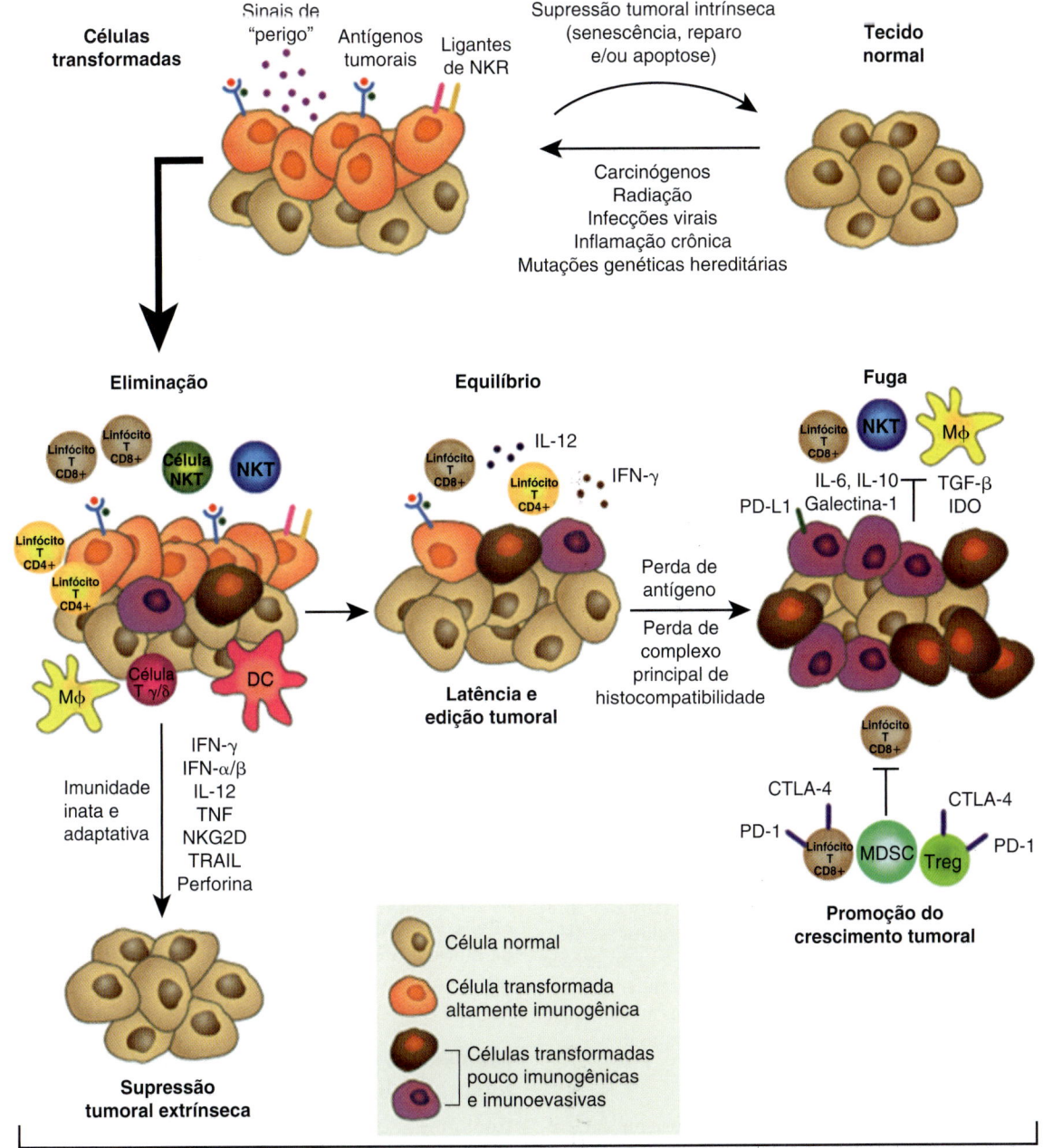

Figura 29.8 Visão geral esquemática da imunoedição. Quando os tumores em desenvolvimento rompem as estruturas teciduais locais, são liberadas citocinas pró-inflamatórias e, com as quimiocinas secretadas, atraem as células da imunidade inata, como macrófagos, células *natural killer* (*NK*), células NKT e células γ/δ. As células imunes inatas podem diretamente reconhecer e lisar as células tumorais, mas também induzem uma resposta imune adaptativa mediada por linfócitos CD8+ e CD4+. Embora a maioria das células tumorais seja eliminada (fase de eliminação), variantes das células tumorais podem sobreviver e se expandir. Contudo, o sistema imune ativado mantém o tumor sob controle ao eliminar essas células tumorais suficientemente imunogênicas (fase de equilíbrio). A pressão imunológica pode causar uma seleção de variantes de células tumorais com menor imunogenicidade capazes de escapar do reconhecimento imune (fase de fuga). Essas variantes podem se expandir em um ambiente imunologicamente intacto. (De Schreiber RD, Old LJ, Smyth MJ. Cancer immunoediting: integrating immunity's roles in cancer suppression and promotion. *Science*. 2011;331:1565-1570.)

Desregulação energética e metabólica celular

Geralmente, o metabolismo celular reprogramado e/ou renovado fornece a energia necessária para que os tumores cresçam. Otto Warburg foi o primeiro a descrever a predileção anômala das células cancerosas de limitar seu metabolismo energético à glicose, mesmo na presença de oxigênio (glicólise aeróbica), uma observação denominada *efeito de Warburg*. Pelo fato de que a glicólise tem um rendimento energético aproximadamente 18 vezes menor do que o metabolismo aeróbico pela fosforilação oxidativa mitocondrial, as células cancerosas precisam suprarregular drasticamente a taxa de glicólise (até 200 vezes mais do que as células normais) para acompanhar o rápido metabolismo da rápida divisão das células neoplásicas. Um mecanismo utilizado pelas células tumorais para elevar a taxa de glicólise é suprarregular a expressão de transportadores de glicose, como o GLUT1. Clinicamente, o efeito de Warburg é utilizado para diagnosticar ou estadiar cânceres, como visualização da captação de glicose por tomografia pela emissão de pósitrons com ^{18}F-fluorodesoxiglicose.

Diferentes classes de atividades de reprogramação metabólica foram identificadas: (1) atividades de transformação, (2) atividades de apoio e (3) atividades neutras.[18] As atividades de transformação estão diretamente vinculadas à transformação celular, sendo os exemplos mais estudados mutações das *isocitrato desidrogenases 1 e 2* (*IDH1, IDH2*), *succinato desidrogenase* e *fumarato hidratase*. Mutações de *IDH1* e *IDH2* levam a uma enzima IDH agora mutada incapaz de realizar adequadamente seu trabalho normal no ciclo de Krebs, e, em vez disso, converte alfacetoglutarato no oncometabólito 2-hidroxiglutarato. A *succinato desidrogenase* e a *fumarato hidratase* catalisam reações no ciclo de Krebs, e as mutações levam ao acúmulo do oncometabólito succinato ou fumarato. Succinato, fumarato e 2-hidroxiglutarato interferem na função da dioxigenase, o que causa vários efeitos a jusante, incluindo DNA prejudicado e desmetilação de histonas (ver Epigenética do câncer). Esse mecanismo coopera com outros fatores, ajudando a promover o crescimento do câncer.

Atividades de apoio se referem às atividades que são alteradas nas células cancerosas, mas que não estão envolvidas nas transformações descritas anteriormente. Por exemplo, *KRAS* mutante leva ao aumento da aquisição de nutrientes e da síntese de macromoléculas, todos esses cruciais para a continuação do crescimento e viabilidade tumoral. De fato, a supressão dessas vias inibe a tumorigênese impulsionada por KRAS. Finalmente, as atividades neutras envolvem programas metabólicos na célula cancerosa que não são necessariamente requeridas para a continuação do crescimento e a sobrevivência do câncer.

Tudo isso levou a um entusiasmo em tentar determinar se os aspectos do ciclo metabólico do câncer podem ser objetivados para suprimir o crescimento tumoral e no surgimento do campo da metabolômica oncológica. Exemplos incluem fármacos direcionados a IDH1 e IDH2, atualmente em estudos clínicos. Além disso, fármacos objetivando aminoácidos cruciais para a progressão do câncer, como a arginina no carcinoma hepatocelular (HCC), estão sendo pesquisados. É provável que estejamos apenas engatinhando nessa área animadora e evolutiva de pesquisa.

Instabilidade e mutação genômica

A alteração genômica está se tornando uma importante característica de apoio para vários dos traços destacados anteriormente. Sob condições fisiológicas normais, o genoma é mantido sob extraordinária fidelidade por importantes genes provisórios. Alterações desse importante mecanismo celular podem resultar em perda da capacidade de detectar danos no DNA, perda da capacidade de reparar diretamente o DNA danificado e incapacidade de inativar ou interceptar moléculas mutagênicas antes que ocorram danos ao DNA. Cópias mutantes de alguns genes provisórios podem resultar previsivelmente em maior incidência de certos tipos de câncer. *TP53* é um importante gene supressor de tumor que desempenha um papel fundamental na orquestração da detecção e resolução de mutações; desse modo, ele é geralmente chamado de guardião do genoma. Contudo, o *TP53* é o gene supressor tumoral que mais comumente sofre mutações no câncer. Uma vez perdida a devida manutenção do genoma, as células ficam livres para acumular várias alterações genéticas, podendo qualquer uma delas transmitir as principais características para progressão do tumor que foram discutidas anteriormente. Duas classes recentemente descritas de rearranjos genômicos tumorais incluem a cromotripsia e a cromopexia. Na cromotripsia, um evento de rearranjo cromossômico massivo ocorre em uma região genômica localizada, enquanto na cromopexia há um rearranjo coordenado entre diversos cromossomos. Isso pode levar a mutações genéticas benéficas para o tumor e sua subsequente progressão.

Inflamação promotora de tumor

A inflamação promotora de tumor também está surgindo como uma importante característica de apoio em vários tipos de câncer. Conforme descrito anteriormente, as células imunes podem desempenhar um importante papel na defesa contra tumores. No entanto, paradoxalmente, essas mesmas células imunes podem também aumentar a progressão tumoral. Há muito já se reconhece que vários tumores são densamente infiltrados por diversas células imunes. De modo semelhante a uma ferida crônica, os leucócitos no tumor produzem vários fatores de crescimento, que podem promover o crescimento tumoral, a angiogênese e a resistência terapêutica. Geralmente, a inflamação é um evento inicial na tumorigênese e pode incitar a conversão de uma lesão pré-maligna em um câncer verdadeiro. Por exemplo, os leucócitos podem elaborar várias ROS que podem causar danos ao DNA de células adjacentes, dessa maneira fomentando a progressão para a malignidade.

Como será discutido mais adiante neste capítulo (Inflamação crônica), alterações inflamatórias podem levar à suprarregulação de fatores de transcrição NF-κB, STAT3 e/ou do fator induzido por hipoxia-1α (HIF1α), que agem mediando a expressão de citocinas e quimiocinas (p. ex., IL-6), bem como de enzimas inflamatórias como a COX-2, o que leva a alterações inflamatórias no microambiente tumoral. Leucócitos, macrófagos, mastócitos, células T e células dendríticas são recrutados e mediam ainda mais a resposta imune.[19] Tumores podem alterar a funcionalidade das células imunes infiltradas, tornando os leucócitos funcionais anérgicos ou até mesmo imunossupressores. Por exemplo, macrófagos isolados de tumores, como no câncer de pâncreas, são potentemente imunossupressores e impedem a reação imune antitumoral das células T; contudo, monócitos no sangue desses mesmos pacientes de câncer são capazes de promover respostas imunes, sugerindo que o ambiente do tumor possa alterar a funcionalidade dos leucócitos infiltrantes de escapar da eliminação imunomediada.

Momento e padrão de crescimento tumoral e disseminação distante

Conforme discutido previamente, dependendo do tipo e da localização do câncer, o risco de metástase e o local específico de possível disseminação para órgãos distantes diferem. Cânceres distintos sofrem progressão de célula normal para uma massa clinicamente evidente em diferentes horizontes temporais. Por exemplo, em uma excelente análise de amostras de câncer de pâncreas, foi estimado que leva aproximadamente 12 anos desde o início da tumorigênese até a formação do clone de adenocarcinoma pancreático parental e que podem se passar mais 7 anos antes que a lesão inicial se apresente no paciente e de 2 a 3 anos mais até a disseminação metastática distante (um total de > 20 anos desde a mutação primária inicial até a disseminação metastática distante).[20] Estimativas referentes ao câncer colorretal colocam o tempo entre a mutação inicial e o crescimento em uma lesão clinicamente detectável em aproximadamente 18 anos. Esse número provavelmente varia de maneira significativa entre os tipos de tumor, mas, no geral, o tempo que um tumor leva para ser clinicamente detectável é de vários anos, se não décadas, em alguns casos.

No que diz respeito ao padrão de metástases distantes, quatro diferentes padrões metastáticos foram descritos (Figura 29.9).[21] Um deles é o modelo de evolução linear simples, por meio do

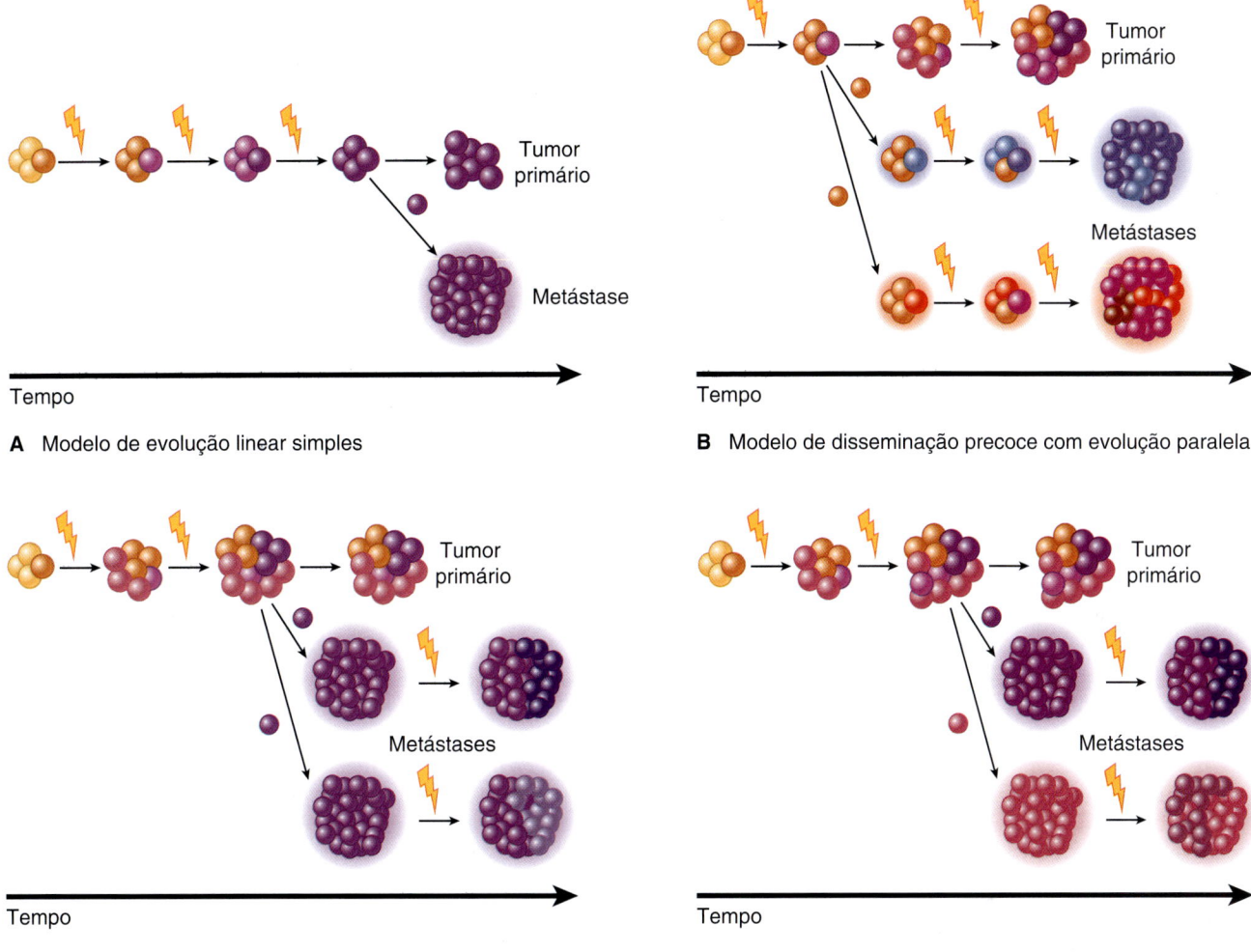

Figura 29.9 Modelos de metástases de tumores sólidos. **A.** Modelo de evolução linear com metástase tardia. **B.** Disseminação precoce com metástase distante inicial e evolução paralela. **C.** Disseminação tardia de um subclone de origem tardia que apresenta propensão a múltiplas metástases. **D.** Metástase distante tardia a partir de múltiplos subclones de ocorrência tardia no tumor primário. (De Hunter KW, Amin R, Deasy S, et al. Genetic insights into the morass of metastatic heterogeneity. *Nat Rev Cancer.* 2018;18:211-223.)

qual clones se originam sequencialmente do tumor primário com ocorrência de metástases posteriormente ao mais recente subclone. O segundo é o modelo de disseminação precoce com evolução paralela, por meio do qual as células tumorais se disseminam precocemente e evoluem paralelamente à lesão primária. O terceiro é a disseminação tardia a partir de um único subclone do tumor primário, por meio da qual um subclone de origem tardia é capaz de semear múltiplas metástases. E, finalmente, disseminação tardia a partir de múltiplos subclones, por meio da qual múltiplos subclones do primário conseguem se espalhar como metástases e fazem isso relativamente mais tarde no decorrer da evolução do tumor. No geral, o modelo de disseminação tardia é favorecido na literatura. Um estudo recente sobre a evolução do câncer colorretal revelou que lesões distantes eram mais semelhantes entre si, embora ainda mantivessem similaridade com o tumor primário, desse modo favorecendo o modelo de disseminação tardia. Uma análise de amostras pareadas de câncer de mama primário e metastático demonstrou que, em média, as metástases se espalharam em 87% da idade molecular da lesão primária, novamente favorecendo a disseminação tardia. Apesar disso, alguns estudos realmente defendem a disseminação precoce (ou tanto a disseminação precoce quanto a tardia), e é provável que, entre todos os cânceres, essas duas teorias não sejam mutuamente exclusivas.

Outro assunto que gera bastante discussão se refere à disseminação de um único ou de múltiplos subclones. Em um estudo recente sobre câncer colorretal, em dois terços dos casos, a metástase em órgão distante era mais semelhante ao clone do tumor primário do que o clone do linfonodo metastático, dessa maneira corroborando a teoria da disseminação de múltiplos subclones na maioria dos casos. Esse tipo de disseminação contradiz diretamente o paradigma clássico de metástase de nódulo tumoral (TNM) ensinado no início do curso de medicina e que pode, em parte, explicar o motivo pelo qual não tem havido sucesso terapêutico em estudos recentes de dissecção extensiva de linfonodos no câncer de mama e no melanoma.[22] Finalmente, há possibilidade de que as metástases de linfonodos poderiam, em teoria, semear metástases em órgãos distantes fora da via clássica de ducto linfático para o ducto torácico e para a veia subclávia. Na verdade, trabalhos recentes usando modelos murinos demonstraram a capacidade das metástases de linfonodos de deixar os linfonodos por meio de vasos sanguíneos locais e então levar à disseminação metastática distante.[23]

CARCINOGÊNESE

Genética do câncer

Transformação maligna é o processo pelo qual uma população de clones de células adquire alterações que conferem uma vantagem de crescimento em relação às células normais. Muitas dessas alterações ocorrem no nível genético, envolvendo o ganho de função pelos oncogenes ou a perda de função pelos genes supressores de tumor (qualquer um deles pode ser chamado de gene indutor de câncer). Um clássico modelo multifásico para a tumorigênese colorretal foi descrito (Figura 29.10). A designação de oncogene ou gene supressor de tumor está relacionada à direcionalidade do efeito, sem implicações quanto ao detalhe molecular. De fato, o nome original do que acabou ficando conhecido como genes supressores de tumor era, na verdade, antioncogenes. Uma recente análise que verificou mais de 9.000 tumores entre 33 subtipos de câncer identificou 299 genes indutores de câncer mutados, distintos.[11] Muitas mutações de indutores de oncogenes (p. ex., *KRAS* e *HER2*), bem como a perda de função de mutação dos genes supressores de tumor (p. ex., *TP53*), foram discutidas previamente neste capítulo (nas subseções Biologia tumoral, Sinalização proliferativa sustentada e Resistência à morte celular).

Mutações genéticas que são herdadas dos pais e estão presentes em todas as células do corpo são chamadas de mutações de *linhagem germinativa* (ou constitucional); em contraste, mutações *somáticas* são adquiridas ao longo da vida da pessoa e não podem ser transmitidas para os filhos. Mutações somáticas, que são responsáveis pela maioria das mutações no câncer, podem ser causadas por exposição a carcinógenos na forma de radiação, substâncias químicas ou inflamação crônica (ver adiante neste capítulo uma discussão mais detalhada sobre carcinógenos).

Um tumor que surge em um indivíduo pode ser classificado como hereditário ou esporádico. Nos casos hereditários, uma mutação da linhagem germinativa é responsável pela predisposição à neoplasia. O caso ou *probando* refere-se ao indivíduo que é o primeiro a receber o diagnóstico de uma síndrome, mesmo que as gerações anteriores também sejam reconhecidas posteriormente como portadoras da síndrome. Se o paciente com um tumor não apresentar uma predisposição congênita e as mutações genéticas do tumor forem todas somáticas, o tumor é classificado como esporádico. Em algumas síndromes oncológicas hereditárias, a mutação da linhagem germinativa causa uma tendência de a célula acumular mutações somáticas.

Embora síndromes oncológicas hereditárias sejam raras, seu estudo já proporcionou importantes informações sobre as formas mais comuns de câncer (Tabela 29.4). As principais mutações da linhagem germinativa nos cânceres hereditários são geralmente as mesmas que as mutações somáticas presentes em cânceres esporádicos. Mutações do gene *TP53*, se congênitas, causam síndrome de Li-Fraumeni. Polipose adenomatosa familiar (PAF) é causada por uma mutação da linhagem germinativa no gene *APC*. Mais de 80% dos cânceres colorretais esporádicos também têm uma mutação somática desse mesmo gene. Da mesma maneira, uma mutação no proto-oncogene *RET* é responsável pela predisposição ao desenvolvimento da forma familiar de câncer medular de tireoide (CMT). Mutações somáticas do *RET* são encontradas em cerca de 50% dos CMTs esporádicos.

A predisposição em síndromes oncológicas familiares é geralmente herdada de maneira autossômica dominante (Tabela 29.4). Exceções notáveis incluem a ataxia-telangiectasia e o xeroderma pigmentoso, que são transmitidos de maneira autossômica recessiva. Nem todas as mutações genéticas congênitas têm penetração completa. Há penetração praticamente completa do câncer na PAF e de CMT na neoplasia endócrina múltipla tipo 2 (NEM2). Em compensação, a penetração é de menos de 50% para feocromocitoma na neurofibromatose. A penetração também pode variar consideravelmente no que diz respeito a diferentes características da mesma síndrome. Os fatores exatos que determinam a penetração em determinada mutação permanecem ainda amplamente desconhecidos, mas, entre os considerados comumente implicados, incluem-se interações de genes com ambiente, sexo e idade.

Há uma série de características de cânceres hereditários que os distinguem fenotipicamente de suas contrapartes esporádicas. Os primeiros tendem a causar o desenvolvimento de câncer multifocal bilateral em tenra idade, enquanto nos últimos o câncer ocorre mais tarde e é normalmente unilateral. Cânceres hereditários apresentam agrupamento do mesmo tipo de câncer em parentes e podem estar associados a outras condições, como retardo mental e lesões cutâneas patognomômicas.

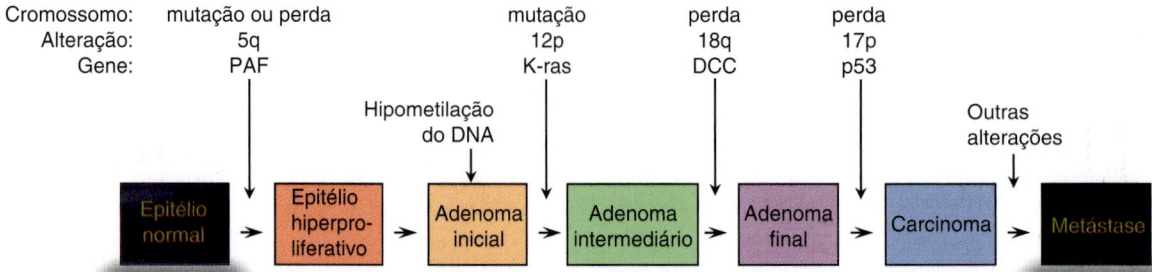

Figura 29.10 Modelo genérico de tumorigênese colorretal. A tumorigênese ocorre por uma série de alterações genéticas envolvendo oncogenes (*ras*) e genes supressores de tumor (especialmente os dos cromossomos 5q, 12p, 17p e 18q). Os três estágios de adenomas em geral representam tumores de crescente tamanho, displasia e conteúdo viloso. Em pacientes com polipose adenomatosa familiar (*PAF*), uma mutação no cromossomo 5q (gene *APC*) é hereditária. Essa alteração pode ser responsável pelo epitélio hiperproliferativo presente nesses pacientes. Hipometilação está presente em adenomas bem pequenos em pacientes com ou sem polipose, e essa alteração pode levar a aneuploidia, resultando na perda de alelos do gene supressor. A mutação do gene *ras* parece ocorrer em uma célula de um pequeno adenoma preexistente e, por meio de expansão clonal, produz um tumor maior e mais displásico. Deleções de alelos dos cromossomos 17p e 18q normalmente ocorrem em uma fase posterior da tumorigênese do que as deleções do cromossomo 5q ou mutações do gene *ras*. No entanto, a ordem dessas alterações não é invariável, e o acúmulo delas, mais do que sua ordem em relação umas às outras, parece ser mais importante. Uma vez formados os carcinomas, os tumores continuam a progredir, e a perda acumulada de genes supressores em outros cromossomos está relacionada à capacidade dos carcinomas de metastizar e causar a morte. (De Fearon ER, Vogelstein B. A genetic model for colorectal tumorigenesis. *Cell*. 1990;61:759-767.)

Capítulo 29 Biologia Tumoral e Marcadores Tumorais

Tabela 29.4 Síndromes oncológicas familiares.

Síndrome	Genes	Locais	Modo de transmissão	Localizações do câncer e traços associados
Ataxia-telangiectasia	ATM	11q22	AR	Leucemia, linfoma, câncer de ovário, câncer gástrico, tumores cerebrais, câncer de tireoide, câncer de parótida, câncer de pâncreas, câncer colorretal
Câncer colorretal hereditário não polipose (síndrome de Lynch)	MLH1; MSH2 (incluindo EPCAM); MSH6; PMS1; PMS2	3p21; 2p22-21; 2p16; 2q31; 7p22	AD	Câncer colorretal; câncer de endométrio; carcinoma de células transicionais do ureter e da pelve renal; e carcinomas do estômago, intestino delgado, pâncreas, ovário
Câncer gástrico difuso hereditário	CDH1	16q22	AD	Câncer gástrico
Carcinoma papilar de células renais hereditário	MET	7q31	AD	Câncer de células renais
Complexo de Carney	PRKAR1A	17q22-24	AD	Tumores mixoides (subcutâneo, atrial), hiperplasia nodular cortical suprarrenal, tumores de testículo, adenoma hipofisário, fibroadenoma mamário, câncer de tireoide, schwannoma
Doença de Cowden	PTEN	10q23	AD	Câncer de mama, endométrio e tireoide
Esclerose tuberosa	TSC1; TSC2	9q34; 16p13	AD	Múltiplos hamartomas, carcinoma de células renais, astrocitoma
Neoplasia endócrina múltipla tipo 1	MEN1	11q13	AD	Tumores das células das ilhotas pancreáticas, hiperplasia paratireoidiana, adenomas hipofisário
Neoplasia endócrina múltipla tipo 2	RET	10q11.2	AD	Câncer medular de tireoide, feocromocitoma, hiperplasia paratireoidiana
Neurofibromatose tipo 1	NF1	17q11	AD	Neurofibromas, neurofibrossarcoma, leucemia mieloide aguda, tumores cerebrais
Neurofibromatose tipo 2	NF2	22q12	AD	Neuromas acústicos, meningiomas, gliomas, ependimomas
Paraganglioma e feocromocitoma hereditário	SDHB; SDHC; SDHD	1p36.1-p35; 1q21; 11q23	AD	Paraganglioma, feocromocitoma
Polipose adenomatosa associada a MYH	MYH	1p34.3-p32.1	AR	Câncer de cólon, reto, mama, estômago
Polipose adenomatosa familiar	APC	5q21	AD	Carcinoma colorretal, neoplasias duodenais e gástricas, tumores desmoides, câncer de tireoide, osteomas
Polipose coli juvenil	BMPRIA; SMAD4/DPC4	10q21-q22; 18q21	AD	Polipose juvenil do trato gastrintestinal, neoplasias gastrintestinais malignas, câncer de pâncreas
Retinoblastoma	RB	13q14	AD	Retinoblastoma, sarcomas, melanoma, neoplasias malignas do cérebro e meninges
Síndrome de Beckwith-Wiedemann	CDKN1C, NSD1	11p15	AD	Tumor de Wilms, hepatoblastoma, carcinoma suprarrenal, gonadoblastoma
Síndrome de Birt-Hogg-Dubé	FLCN	17p11	AD	Tumores renais, tumores subcutâneos benignos, cistos pulmonares
Síndrome de câncer de células renais leiomiossarcoma	FH	1q43	AD	Câncer papilar de células renais, leiomiossarcoma
Síndrome de Gorlin	PTCH	9q22.3	AD	Câncer de células basais, meduloblastoma, câncer de ovário
Síndrome de Li-Fraumeni	p53; hCHK2	17p13; 22q12	AD	Câncer de mama, sarcoma de tecidos moles, osteossarcoma, tumores cerebrais, carcinoma adrenocortical, tumor de Wilms, tumor filoide (mama), câncer de pâncreas, leucemia, neuroblastoma
Síndrome de Peutz-Jeghers	STK11	19p13.3	AD	Carcinomas gastrintestinais, câncer de mama, câncer de testículo, câncer de pâncreas, pigmentação benigna da pele e mucosa
Síndrome de von Hippel-Lindau	VHL	3p25	AD	Carcinoma de células renais, hemangioblastomas da retina e sistema nervoso central, feocromocitoma
Síndrome de Werner	WRN	8p12	AR	Sarcoma/osteossarcoma, meningioma

(continua)

Síndrome	Genes	Locais	Modo de transmissão	Localizações do câncer e traços associados
Síndrome do câncer melanoma	CDKN2A/p1; CDK4	9p21; 12q14	AD	Melanoma, câncer de pâncreas, nevos displásicos, pintas atípicas
Síndrome mamária/ovariana	BRCA1	17q21	AD	Cânceres de mama, ovário, cólon, próstata
	BRCA2, PALB2	13q12.3	AD	Cânceres de mama, ovário, cólon, próstata, vesícula e árvore biliares, pâncreas, estômago; melanoma
Tumor de estroma gastrintestinal familiar	c-KIT; PDGFRA	4q12	AD	Tumores do estroma gastrintestinal
WAGR	WT	11p13	AD	Tumor de Wilms, aniridia, anormalidades geniturinárias, retardo mental
Xeroderma pigmentoso	XPA; ERCC4; ERCC2; POLH; XPC; ERCC3; DDB2; ERCC5	9q22; 16p13; 19q13; 6p21; 3p25; 2q14; 11p11; 13q33	AR	Melanoma, leucemia, câncer de pele

AD, autossômico dominante; AR, autossômico recessivo; ATM, serina/treonina quinase mutada na ataxia-telangiectasia; BMPR1A, receptor da proteína morfogênica óssea tipo 1A; BRCA, gene do câncer de mama; CDH1, caderina 1; CDK, quinase dependente de ciclina; CDKN, inibidor de quinase dependente de ciclina; DDB, proteína de ligação específica a DNA danificado; EPCAM, molécula de adesão de células epiteliais; ERCC, complementação cruzada de reparo por excisão; FH, fumarato hidratase; FLCN, foliculina; hCHK, quinase humana de ponto de controle; MEN1, gene da neoplasia endócrina múltipla tipo 1; MET, proto-oncogene met receptor de tirosinoquinase; MLH, homólogo de mutL; MSH, propiomelanocortina; MYH, glicosilase mutYDNA; NF, neurofibromina; PALB2, parceiro e localizador de BRCA2; PDGFRA, receptor do fator de crescimento derivado de plaquetas tipo A; PMS1, homólogo de PMS1 1; POLH, DNA polimerase eta; PRKAR1A, subunidade reguladora alfa da proteinoquinase dependente de cAMP tipo 1; PTCH, corrigido; PTEN, homólogo da fosfatase e tensina; RB, retinoblastoma; RET, proto-oncogene ret; SDH, complexo succinato desidrogenase; SMAD, membro da família smad; STK11, serina/treonina quinase; TSC, membro 3 da família 12 de carregador de soluto; VHL, supressor de tumor de von Hippel-Lindau; WRN, RecQ semelhante à helicase na síndrome de Werner; WT, tumor de Wilms; XPA, fator de reconhecimento e reparo de danos no DNA xpa; XPC, subunidade do complexo xpc, fator de reconhecimento e reparo de danos no DNA. (Adaptada de Marsh D, Zori R. Genetic insights into familial cancers–update and recent discoveries. Cancer Lett. 2002;181:125-164.)

Síndromes oncológicas familiares selecionadas

Retinoblastoma

Retinoblastoma é um tumor pediátrico de retina que ocupa uma posição importante na história da genética oncológica pois seu gene causador, o *RB1*, foi o primeiro gene supressor de tumor a ser clonado. A maioria dos casos é detectada até os 5 anos (95%, sendo 66% até os 2 anos), mas a doença bilateral se manifesta mais cedo, normalmente no primeiro ano de vida. Está associada a neoplasias extraoculares malignas, incluindo sarcomas, melanomas e tumores do sistema nervoso central. Formas esporádicas e hereditárias distintas de retinoblastoma já foram há muito tempo reconhecidas, com predisposição conferida por uma mutação na linhagem germinativa em aproximadamente 40% dos casos. Knudson cogitou que a mutação na linhagem germinativa seja necessária, mas não suficiente por si só para a tumorigênese, pois algumas crianças com pai ou mãe acometidos não desenvolvem um tumor, mas posteriormente podem ter uma criança com a condição, indicando que eles sejam portadores da mutação da linhagem germinativa. A maioria das crianças acometidas, com um dos pais portadores da mutação, desenvolve tumores bilaterais. Ele ainda levantou a hipótese de que o retinoblastoma hereditário necessita de duas mutações, uma delas de linhagem germinativa e a outra, somática. Em crianças com doença unilateral e sem histórico familiar, ambas as mutações são somáticas. As formas hereditária e não hereditária do tumor exigem o mesmo número de eventos – a hipótese dos "dois eventos" (Figura 29.11). O produto da proteína *RB1* é um importante regulador do ciclo celular, e sua perda resulta em não diferenciação dos retinoblastos de maneira adequada.

Síndrome de Li-Fraumeni

Em 1969, Li e Fraumeni relataram uma nova síndrome familiar envolvendo sarcomas (tanto de tecidos moles quanto ósseos), cânceres de mama (a neoplasia maligna mais comum nessa síndrome), tumores cerebrais, leucemias, carcinomas adrenocorticais e uma variedade de outros cânceres. A síndrome agora leva nome deles, e os chamados critérios de Chompret foram identificados para descrever quatro cenários clínicos nos quais se deve ter forte suspeita de síndrome de Li-Fraumeni, para os quais aconselhamento e testes genéticos devem ser oferecidos. Os quatro cenários comportam: (1) um probando diagnosticado com um tumor do espectro de Li-Fraumeni antes dos 46 anos e pelo menos um parente de primeiro ou segundo grau portador de tumor do espectro da síndrome de Li-Fraumeni; (2) probando com múltiplas malignidades (exceto câncer nas duas mamas), devendo pelo menos duas ser consideradas associadas à síndrome de Li-Fraumeni, antes dos 46 anos; (3) pacientes com carcinoma adrenocortical, carcinoma do plexo coroide ou rabdomiossarcoma subtipo anaplásico embrionário (independente do histórico familiar); e (4) câncer de mama antes dos 31 anos.[24] Aproximadamente 70% dos parentes de portadores da síndrome de Li-Fraumeni têm mutações no gene *TP53*, o qual produz a proteína p53. A hereditariedade se dá de modo autossômico dominante. A penetração é de 50% até os 31 anos entre mulheres e de 50% até os 46 anos em homens, e de praticamente 100% até os 70 anos. Os pacientes apresentam maior sensibilidade à radiação; o campo irradiado é suscetível ao desenvolvimento de novas neoplasias malignas. Para os parentes que não apresentam as mutações da linhagem germinativa *TP53*, uma série de genes candidatos foi proposta, incluindo as quinases de ponto de controle do ciclo celular *CHK1* e *CHK2*, que fosforilam diretamente o gene *p53*. É provável que outras causas de mutação envolvam o comprimento telomérico do gene *p53*, a metilação aberrante do gene e microácidos ribonucleicos (RNAs), variantes que modificam a regulação celular do *p53*, bem como o acúmulo do número de cópias de variantes.

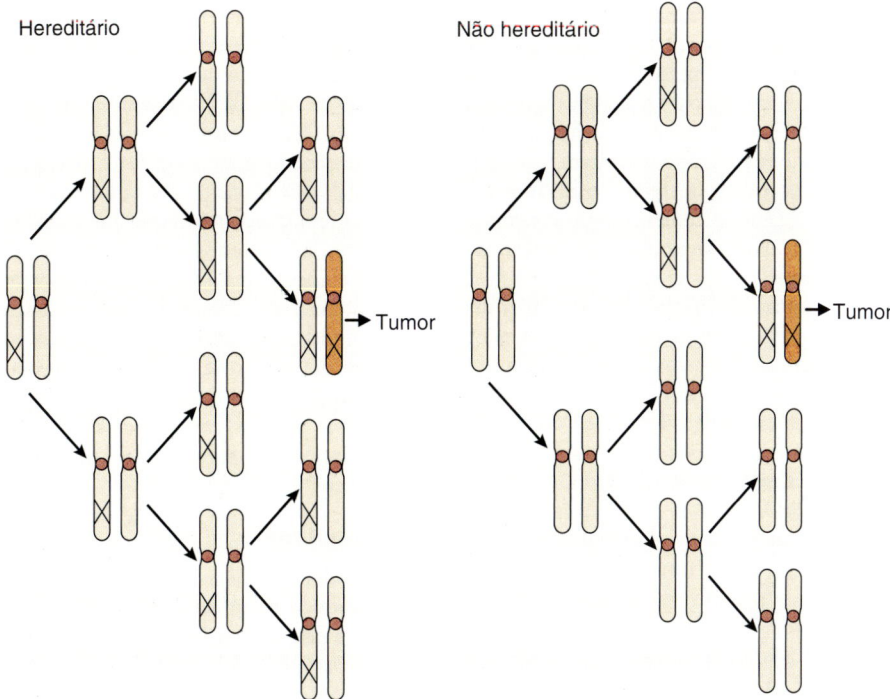

Figura 29.11 Dois eventos genéticos para o câncer. No retinoblastoma hereditário, todos os retinoblastos são heterozigóticos para o alelo mutante (indicado pelo X); todos eles já passaram por "um evento". Em compensação, o clone pré-neoplásico no retinoblastoma não hereditário deve adquirir essa mutação antes de sofrer o "segundo evento" para concluir a transformação maligna. (Adaptada de Knudson AG. Two genetic hits (more or less) to cancer. *Nat Rev Cancer*. 2001;1:157-162.)

Polipose adenomatosa familiar e síndromes polipoides relacionadas

A PAF é responsável por aproximadamente 1% do ônus total do câncer colorretal. É uma condição autossômica dominante causada pela mutação do gene *APC*, localizado no cromossomo 5q21. Sua penetração é extremamente alta, com a incidência de câncer colorretal chegando a quase 100% até os 50 anos.[25] É caracterizada clinicamente pelo desenvolvimento de centenas a até mais de mil pólipos adenomatosos que recobrem o cólon. As primeiras relações familiares claras da PAF foram descritas em 1925 pelo cirurgião Lockhart-Mummery. O fenótipo normalmente surge durante a segunda e terceira décadas de vida. Os pólipos são indistinguíveis (macroscópica e microscopicamente) de pólipos adenomatosos esporádicos, e cada pólipo individual não tem maior propensão a sofrer degeneração maligna do que os pólipos esporádicos. Em vez disso, é o número absoluto de pólipos que faz com que o risco coletivo de malignidade seja tão alto. Indivíduos não tratados normalmente apresentam câncer colorretal aos 35 a 40 anos, aproximadamente 30 anos antes do que a média de idade no câncer colorretal esporádico. Manifestações extracolônicas de PAF incluem pólipos gastrintestinais superiores (praticamente 100% para adenomas duodenais, 10% para adenomas gástricos e de 20 a 84% de pólipos de glândulas fúndicas), tumores desmoides (15%), câncer de tireoide (de 2 a 3%, normalmente papilar), hipertrofia congênita do epitélio pigmentar da retina (de 70 a 80%), fibromas (de 25 a 50%), cistos epidermoides (50%), osteomas (de 50 a 90%) e anormalidades dentárias. Pólipos do duodeno ocorrem mais comumente na região periampular. É necessário monitoramento do trato gastrintestinal superior, visto que o adenocarcinoma duodenal é a terceira principal causa de morte na PAF, atrás apenas do carcinoma colorretal e dos tumores desmoides, que são fibromatoses localmente invasivas que ocorrem dentro do abdome ou da parede abdominal.

O gene *APC* foi localizado pela primeira vez em 1987 e depois clonado em 1991, após análises da mutação de grupos familiares de PAF. Ele codifica uma proteína de 300 kDa, expressada em uma variedade de tipos de células, cuja principal função é atuar como proteína-esqueleto, afetando a adesão e a migração das células. Faz parte de um complexo de proteínas, modulado pela via de sinalização Wnt, que regula a fosforilação e a degradação da β-catenina. Quando o *APC* sofre mutação, a β-catenina não é fosforilada e se acumula no citoplasma, onde se liga à família TCF de fatores de transcrição, alterando a expressão de vários genes envolvidos em proliferação, migração, diferenciação e apoptose celulares. Mais de 700 mutações causadoras de doenças foram relatadas no gene *APC*. As mais comuns delas envolvem uma mutação por deslocamento do quadro de leitura (68%), uma mutação sem sentido (*nonsense*) (30%) ou por grande deleção (2%). A maioria dessas mutações está localizada no que chamamos de *região de agrupamento de mutações*, na extremidade 5' do éxon 15. A localização da mutação desempenha uma função na determinação do fenótipo.[26] Mutações entre os códons 1250 e 1464 levam a PAF profusa, com manifestação inicial mais precoce e maior quantidade de pólipos. Mutações entre os códons 157 e 1595 são consideradas PAF intermediária e estão associadas ao fenótipo clássico. Hipertrofia congênita do epitélio pigmentar da retina está associada a mutações entre os códons 311 e 1465. Síndrome de Gardner é uma variante de osteomas na mandíbula ou crânio, cistos epidérmicos e múltiplos tumores de pele e tecidos moles, principalmente tumores desmoides e de tireoide, associados à PAF. PAF atenuada é uma variante fenotipicamente distinta de PAF na qual (1) os indivíduos acometidos têm menos de 100 adenomas, (2) os pólipos são distribuídos mais proximalmente no cólon e (3) a manifestação inicial de câncer tumoral se dá cerca de 15 anos tantes do que nos pacientes com PAF. As mutações responsáveis por essa variante ocorrem nas porções extremas, a montante ou a jusante, do gene *APC*.

Polipose associada ao *MYH* (PAM) é uma síndrome causada por mutações no gene humano *homólogo ao MutY (MYH)*. Está presente em aproximadamente 20% dos pacientes que têm polipose atenuada, mas que testam negativo para mutações do *APC*. Diferentemente da PAF, a PAM é herdada de maneira autossômica *recessiva*, embora os portadores heterozigóticos tenham um risco três vezes maior de desenvolver câncer colorretal (*versus* 50 vezes mais em portadores bialélicos).[25] Fenotipicamente, o câncer colorretal associado à PAM normalmente apresenta um fenótipo de polipose atenuada, quase sempre com menos de 100 pólipos, com média de idade, no momento do diagnóstico, de 50 anos. Os pólipos são distribuídos por todo o cólon. Manifestações extracolônicas são comuns e, em alguns casos, indistinguíveis de PAF verdadeira. A penetração é estimada em 50% até os 60 anos de idade. O gene *MYH* codifica uma glicosilase de DNA envolvida na via de reparo por excisão de bases, importante para a prevenção de mutações decorrentes de danos oxidativos. As mutações Y179C no éxon 7 e G396D no éxon 13 são responsáveis por aproximadamente 80% de todos os casos. A mutação causa instabilidade cromossômica na qual há uma taxa acelerada de desagregação cromossômica durante a divisão celular. Isso leva a aneuploidia, que foi reconhecida como uma alteração genética inicial na carcinogênese gradativa tanto de tumores de PAF quanto de PAM. Pólipos que contêm mutações do *MYH* apresentam o dobro da incidência geral de aneuploidia em comparação com os de pacientes com PAF.

Câncer colorretal hereditário não polipose

Também conhecido como síndrome de Lynch, o câncer colorretal hereditário não polipose (HNPCC) representa de 2 a 3% de todos os cânceres colorretais. É uma condição autossômica dominante causada por mutações em genes de reparo de erro de DNA.[25] O fenótipo geral do HNPCC é o de predominância de cânceres do cólon direito que surgem em idade jovem (média de idade ao diagnóstico: 45 anos), com maior probabilidade de cânceres sincrônicos e metacrônicos. Ocorrem neoplasias malignas extracolônicas, principalmente no endométrio, ovário, trato urinário, intestino delgado e estômago. Embora a incidência real de pólipos adenomatosos seja a mesma entre aqueles que desenvolvem câncer colorretal esporádico, uma vez que o tumor se desenvolve, há um aumento da taxa de progressão tumoral (carcinogênese acelerada). Isso se deve ao fato de que a taxa de mutação genética nos tumores de HNPCC é de duas a três vezes maior do que nas células normais. Um adenoma colônico pode progredir para carcinoma em questão de 2 a 3 anos, em comparação aos 8 a 10 anos típicos em casos esporádicos.

Mutações nos genes de reparo de erro de DNA causam instabilidade de microssatélites (IMS, geralmente chamada de IMS alta ou IMS-A). Microssatélites são regiões genômicas nas quais curtas sequências de DNA são repetidas. Durante a replicação dessas sequências, pode ocorrer um deslize do complexo da DNA polimerase, resultando na formação de filamentos derivados que contêm cópias demais ou de menos dessas sequências. Mutações podem ocorrer quando esses microssatélites estão mal alinhados. As mutações então persistem quando as proteínas de reparo de erro de DNA não conseguem corrigir os erros, o que causa a inativação dos genes supressores de tumor. Mutações em uma série de genes de reparo de erro de DNA foram identificadas em pacientes com HNPCC, incluindo *MSH2, PMS2, PMS1, MLH1, MSH6*, bem como uma mutação do *MSH2* que promove hipermetilação secundária a uma molécula de adesão de células epiteliais da linhagem germinativa (EPCAM). O risco de desenvolver câncer colorretal ao longo da vida é de aproximadamente 70% entre homens e de pouco mais de 50% em mulheres. A mutação genética produz o fenótipo, com *MLH1, PMS1* e *MSH2* representando maior risco de desenvolver câncer colorretal em algum momento da vida. Deve-se observar que 15% dos cânceres colorretais esporádicos têm IMS, mas isso ocorre pelo silenciamento da metilação do gene *MLH1,* e não pela mutação como no HNPCC.

Atualmente, recomenda-se que todos os cânceres colorretais e endometriais recém-diagnosticados sejam submetidos a teste de IMS. Tumores com IMS-A, independentemente da localização do tumor primário, demonstraram responder extraordinariamente bem à imunoterapia antirreceptor de morte programada-1, provavelmente devido ao seu ônus mutacional caracteristicamente alto.[27] Em 2017, isso levou à primeira aprovação da história de uma terapia tumor-agnóstica com o receptor de morte programada-1, o pembrolizumabe, para tratamento de tumores IMS-A metastáticos.

BRCA1 e BRCA2

Aproximadamente 5 a 10% de todos os cânceres de mama são hereditários e atribuíveis a mutações de genes com suscetibilidade a alta penetração. Essas mutações estão predominantemente relacionadas a *BRCA1* e *BRCA2* e são encontradas mais frequentemente em descendentes de judeus asquenazes (judeus provenientes da Europa Central e Europa Oriental). Em famílias com histórico de câncer de mama e ovário hereditário, estima-se que 90% sejam atribuíveis a mutações dos genes *BRCA1* ou *BRCA2*. O risco cumulativo de câncer de mama aos 80 anos para uma mulher portadora de *BRCA1* é de 72%, e de 69% para portadoras de *BRCA2*.[28]

As portadoras apresentam risco de desenvolver outros cânceres, principalmente de ovário. O risco cumulativo de desenvolvimento de câncer de ovário até os 80 anos em uma mulher que seja portadora de *BRCA1* ou *BRCA2* é de 44 e 17%, respectivamente. Homens portadores de *BRCA1* e *BRCA2* estão sob maior risco de desenvolver câncer de próstata, embora o câncer de mama em homens seja mais comumente atribuído a *BRCA2*. A mutação *BRCA2* também está associada a um aumento do risco de melanoma e de cânceres de pâncreas, estômago, vesícula e sistema biliares. Em uma análise recente, a mutação *BRCA2* conferiu um aumento de 6,2 vezes de desenvolver câncer de pâncreas, que é considerado um risco semelhante ao observado tanto na síndrome de ataxia-telangiectasia quanto na de Li-Fraumeni.[29]

O gene *BRCA1* está localizado no braço longo do cromossomo 17. É um gene grande, de uns 100 mil ácidos nucleicos, com muitas e diferentes mutações relatadas. O gene *BRCA2*, localizado no cromossomo 13, é ainda maior do que o *BRCA1*. Assim como no *BRCA1*, a maioria das alterações é de mutações de deslocamento de quadro de leitura ou sem sentido, as quais produzem uma proteína truncada. Tanto o gene *BRCA1* quanto o *BRCA2* são supressores de tumor; eles são disfuncionais em células malignas em consequência de uma mutação da linhagem germinativa combinada, seguida pela inativação do segundo alelo no tumor (hipótese dos dois eventos de Knudson). Esses genes desempenham papéis importantes no reparo de danos no DNA, na regulação da expressão de genes e no controle do ciclo celular. Uma análise recente relacionou determinada localização de mutação no *BRCA1* e *BRCA2* a fenótipos distintos. Por exemplo, para o *BRCA1*, a mutação c.68_69 delAG, que é a mutação mais frequente entre judeus asquenazes, confere um risco de 84% de câncer de mama até os 70 anos, enquanto para os que têm as mutações c.2282 e c.4071 o risco cumulativo de desenvolver câncer de mama até os 70 anos era de apenas 56%.[28]

Neoplasia endócrina múltipla tipo 1

NEM1 é uma condição autossômica dominante caracterizada fenotipicamente por tumores da glândula paratireoide (que levam ao hiperparatireoidismo), de células das ilhotas pancreáticas e da hipófise. Os indivíduos acometidos também podem desenvolver lipomas, adenomas das glândulas suprarrenais e tireoide, angiofibromas cutâneos e tumores carcinoides.

Mutações no gene supressor de tumor denominado *MEN1*, localizado no cromossomo 11q13, são responsáveis por essa síndrome; 80% das mutações identificadas resultam na perda de função do produto do gene, chamado *menin*. Menin é uma proteína de 67 kDa encontrada predominantemente no núcleo. Ela se liga a uma variedade de proteínas que atuam na regulação da transcrição, reparo do DNA e organização do citoesqueleto. Nenhuma dessas vias de menin foi considerada até agora fundamental para a tumorigênese do *MEN1*.

Neoplasia endócrina múltipla tipo 2

Todos os indivíduos acometidos pela NEM2 desenvolvem CMT. A condição é subclassificada em tipos A e B. A NEM2A é caracterizada por feocromocitoma (50%) e hiperparatireoidismo (25%). Além de CMT e feocromocitoma, a NEM2B é caracterizada por neuromas de mucosa na língua, lábios e áreas subconjuntivais, ganglioneuromatose intestinal e hábito corporal marfanoide. A maioria dos casos de NEM2B é decorrente de novas mutações *RET* espontâneas.

Ambos os tipos são causados por mutações da linhagem germinativa no proto-oncogene *RET* (rearranjado durante a transfecção), localizado no cromossomo 10q11. Ele codifica um receptor transmembrana de tirosinoquinase, que é expressado em uma ampla variedade de células neuroendócrinas e neuronais, inclusive nas células C da tireoide, células medulares suprarrenais e células ganglionares autônomas. Após sofrer mutação, o receptor ativa constitutivamente várias vias de sinalização, inclusive as da p38/MAPK e da JNK.

Síndrome de von Hippel-Lindau

A síndrome de von Hippel-Lindau (VHL) é uma síndrome autossômica dominante rara, caracterizada pelo desenvolvimento de tumores altamente vascularizados em múltiplos órgãos. A VHL afeta aproximadamente 1 em cada 35 mil nascidos vivos. Tumores associados à VHL incluem hemangioblastomas da retina e do sistema nervoso central, cistos renais que se desenvolvem em câncer de células renais claras, feocromocitomas, tumores do saco endolinfático da orelha média e cistos epididimários ou do ligamento redondo. É causada por mutações no gene *VHL*. Sua penetração é de 90% até os 65 anos, com média de idade, no momento do diagnóstico, de 26 anos. Desde a descoberta do papel do gene *VHL* nessa síndrome, foram encontradas mutações desse mesmo gene na maioria dos carcinomas de células renais claras esporádicos. Essa perda de função do *VHL* é um evento crítico durante a carcinogênese de células renais e é apoiada por experiências nas quais a introdução de *VHL* do tipo selvagem em linhagens celulares de câncer renal deficientes em *VHL* resultou na supressão do crescimento tumoral.

O produto proteico do gene *VHL* é uma proteína de 213 aminoácidos, a pVHL, que age como um supressor tumoral e participa do mecanismo de resposta da célula à hipoxia. Sob condições de baixa tensão de oxigênio celular, HIF1α e HIF2α regulam os genes envolvidos no metabolismo, angiogênese, eritropoese e proliferação celular. A pVHL objetiva uma subunidade do HIF para proteólise dependente de oxigênio. Portanto, a ausência de pVHL resulta na persistência do complexo HIF com aumento da atividade transcricional do HIF e a suprarregulação dos genes-alvo HIF, incluindo *VEGF*, *GLUT1* e *eritropoetina*, independentemente dos níveis de oxigênio celular. A pVHL também atua na regulação do *turnover* da MEC e da estabilidade microtubular.

Epigenética do câncer

Herança epigenética é definida como as informações celulares, além da sequência de nucleotídios, que é herdada durante a divisão celular. Existem três principais formas inter-relacionadas: metilação de DNA, *imprinting* genômico e modificação de histonas. Esses modelos epigenéticos controlam a expressão de genes e podem ser transmitidos às células-filhas independentemente da sequência do DNA.

Metilação do DNA e câncer têm sido objeto de várias pesquisas recentes. Um dos mais bem estudados tipos de alterações epigenéticas envolvendo aumento da metilação é a metilação de citosina nos dinucleotídios CpG. As ilhas CpG são faixas de DNA de aproximadamente 1 quilobase com agrupamentos de dinucleotídios CpG que normalmente não são metilados nas células normais e estão geralmente localizados próximo das extremidades 5' dos genes. Em células normais, as citosinas das ilhas CpG são predominantemente não metiladas, enquanto no câncer esse padrão é quase sempre alterado e chamado de fenótipo metilador de ilha CpG.[30] O fenótipo metilador de ilha CpG pode levar ao silenciamento do supressor de tumor *p16* e dos genes de reparo de erro de DNA (p. ex., *MLH1*). Outro exemplo de hipermetilação é observado em tumores com ganho de função das mutações *IDH*, que é comum em gliomas, leucemias, bem como em outros tumores. IDH mutante gera um oncometabólito que inibe as hidroxilases, e especificamente as enzimas TET, que funcionam normalmente para catalisar a desmetilação. Portanto, o DNA é hipermetilado e subsequentemente previne a ligação da proteína CTCF de ligação com o DNA, o que tipicamente serve para proteger os genes contra a superativação. Isso leva a um aumento da ativação de genes e do crescimento tumoral. Finalmente, a metilação promotora pode levar ao silenciamento de determinado gene que tenha sido implicado no câncer. Por exemplo, o *MGMT* codifica um fator de reparação do DNA, e, em alguns tumores colorretais, a hipermetilação de *MGMT* foi implicada. Nessa situação, a hipermetilação promotora de *MGMT* leva ao silenciamento do gene e, portanto, a maior capacidade de a célula propagar erros no código do DNA. Essa alteração epigenética normalmente faz parte de um defeito de campo por meio do qual múltiplos tumores colorretais se originam dentro de determinada área do tecido – desse modo, provavelmente implicando fatores ambientais como evento incitador subjacente.

Por outro lado, os genes que são hipometilados e que levam a um aumento da transcrição foram identificados em tumores. Uma recente análise identificou um subconjunto de tumores de células germinativas testiculares com hipometilação em todo o genoma do DNA.[31] A perda de metilação é especialmente grave em sequências de satélites pericentroméricos, e cânceres de ovário e mama frequentemente contêm translocações cromossômicas desequilibradas com pontos de ruptura nas regiões pericentroméricas dos cromossomos 1 e 16. A desmetilação dessas sequências de satélites podem predispô-las a rupturas e recombinação.

Imprinting genômico se refere ao condicionamento dos genomas materno e paterno durante a gametogênese, de modo que um alelo parental específico seja mais abundantemente (ou exclusivamente) expressado na prole. Nos tumores de Wilms, foi demonstrado que a perda do *imprinting* leva à expressão bialélica patológica de *IGF2*.

Isso parece ocorrer em combinação com a hipermetilação de regiões do gene *H19* reciprocamente imprintado. Esses dois fenômenos são as alterações genéticas mais precocemente detectadas nesse câncer, sugerindo fortemente um papel de guardião para as alterações epigenéticas no câncer.

A modificação de histonas (p. ex., por acetilação, metilação ou fosforilação) é importante na compactação da estrutura de cromatina e crucial na patogênese do câncer. Por exemplo, histona lisina desmetilases (KDMs) demonstraram desempenhar um papel na progressão do câncer. Foi demonstrado *in vitro* que desmetilases H3K4 (da família KDM5) permitem que as linhagens celulares do câncer de pulmão e do melanoma passem para um estágio de ciclo lento e, portanto, se esquivem da terapia antiproliferativa.[30] No geral, as alterações epigenéticas no câncer são uma área crucial e interessante de pesquisa ativa, sendo as terapias que objetivam essas alterações objeto de diversos estudos em andamento.

Microbioma do câncer

Até bem pouco tempo atrás, o papel do microbioma na patogênese e resposta ao tratamento do câncer era basicamente ignorado. Agora, acredita-se que patógenos microbianos levem à tumorigênese em 15 a 20% dos cânceres, estando um microbioma alterado presente em uma porcentagem ainda maior de pacientes. Alguns dos indutores de tumores associados ao microbioma, como *Helicobacter pylori*, serão abordados posteriormente neste capítulo (ver as subseções Carcinogênese e Carcinógenos).

Disbiose do trato gastrintestinal envolve mudanças na abundância de bactérias comensais. Foi revelado que cânceres colorretais geralmente têm menor abundância de espécies *Bacteroidetes* e *Firmicutes*, com apresentação exagerada de *Fusobacterium*.[32] Além disso, o microbioma intestinal desempenha um papel crucial na imunidade, inclusive na tumoral. Múltiplos mecanismos foram implicados, por exemplo, via subprodutos que ativam componentes do sistema imune (p. ex., butirato, derivado microbial, pode induzir células T *naive* a se transformarem em células T reguladoras) e, em alguns casos, interrompendo a função da barreira intestinal, levar à alteração da imunidade da mucosa. Mais recentemente, *Gammaproteobacteria* intratumoral, encontrada em espécimes de câncer de pâncreas, demonstrou metabolizar gencitabina e convertê-la em uma forma inativa.[33] Também há novas evidências de que uma microbiota alterada pode ser prejudicial quando se tratam pacientes de câncer com imunoterapias.

Carcinógenos

Qualquer agente que contribua para a formação de tumores é chamado de carcinógeno, que pode ser químico, físico ou biológico. A International Agency for Research on Cancer (IARC) mantém um registro de carcinógenos humanos que está disponível na Internet (www.iarc.fr). Os compostos são categorizados em cinco grupos baseados em estudos epidemiológicos, modelos animais e testes mutagênicos a curto prazo. O grupo 1 contém o que se consideram carcinógenos humanos comprovados (120 agentes). Os agentes do grupo 2A são prováveis carcinógenos humanos para os quais existem evidências limitadas de carcinogenicidade em seres humanos, mas evidências suficientes que comprovam sua carcinogenicidade em animais experimentais (82 agentes). A categoria denominada grupo 2B inclui agentes que são possivelmente carcinogênicos aos seres humanos, para os quais existem evidências limitadas de carcinogenicidade em humanos e evidências menos que suficientes de carcinogenicidade em animais experimentais (311 agentes). Existem evidências insuficientes de carcinogenicidade em humanos ou em animais experimentais entre os agentes incluídos no grupo 3 (499 agentes). Os agentes do grupo 4 são provavelmente não carcinogênicos aos humanos (1 agente).

Carcinógenos químicos

Substâncias químicas que iniciam a carcinogênese são extremamente diversas em termos de estrutura e função e incluem tanto produtos naturais quanto sintéticos (Tabelas 29.5 e 29.6). Essas substâncias se enquadram em uma de duas categorias: compostos de ação direta, não exigem transformação química para serem carcinogênicos; e compostos de ação indireta, ou pró-carcinógenos, que exigem conversão metabólica *in vivo* para exercerem seus efeitos carcinogênicos. Todos esses compostos, ou seus metabólitos ativos na última categoria, compartilham a propriedade essencial de serem eletrófilos altamente reativos (os que apresentam átomos deficientes em elétrons) que podem reagir com locais nucleofílicos (ricos em elétrons) na célula. Essas reações são não enzimáticas e resultam na formação de adutos covalentes entre os carcinógenos químicos e (quase sempre) o DNA.

A maioria dos carcinógenos químicos requer ativação metabólica para que seus efeitos carcinogênicos ocorram. A via metabólica que produz o metabólito ativo pode ser apenas uma de uma série de vias metabólicas necessárias para a degradação do composto de origem. Assim, a potência carcinogênica do carcinógeno é determinada não apenas pela reatividade dos derivados eletrofílicos, mas também pelo equilíbrio entre a ativação metabólica e as reações de inativação. A maioria dos carcinógenos conhecidos é metabolizada por mono-oxigenases dependentes do citocromo P450. Por essas enzimas serem essenciais para a ativação de pró-carcinógenos, a suscetibilidade individual à carcinogênese é regulada, em parte, por polimorfismos nos genes que codificam essas enzimas. Por exemplo, o produto *CYP1A1* do gene P450 metaboliza hidrocarbonos aromáticos policíclicos como benzo(a)pireno. Cerca de 10% da população caucasiana apresenta uma forma altamente induzível dessa enzima que está associada a um aumento do risco de câncer de pulmão em fumantes. Fumantes leves com o genótipo suscetível do *CYP1A1* têm risco sete vezes maior de desenvolver câncer de pulmão em comparação a fumantes sem o genótipo permissivo. Idade, sexo e *status* nutricional também exercem um efeito no metabolismo de carcinógenos e, portanto, em sua probabilidade de induzir malignidades.

O DNA é o principal alvo dos carcinógenos químicos. A capacidade desses compostos de induzir mutações é chamada de potencial mutagênico. O teste de Ames é o método mais comum para a avaliação do potencial mutagênico e avalia a capacidade de uma substância química induzir mutações na bactéria *Salmonella typhimurium*. A maioria dos carcinógenos químicos conhecidos tem resultado positivo no teste de Ames; portanto, ele é útil para triagem. No entanto, nem todos os compostos com potencial mutagênico *in vitro* também têm efeitos *in vivo*. Embora não exista uma mutação exclusiva a todos os carcinógenos químicos, cada composto demonstrou induzir alterações características no DNA. Por exemplo, aflatoxina B1 induz uma transconversão G:C → T:A no códon 249 do gene *TP53* (mutação 249^{ser} *p53*). Indivíduos de regiões onde há alto nível de exposição à aflatoxina B1 desenvolvem HCC com essa mutação característica. Exceto nessa situação, essa mutação tem ocorrência incomum em HCC causado por outros agentes, como o vírus da hepatite B (HBV).

A carcinogenicidade de algumas substâncias químicas é aumentada com a subsequente administração de outros agentes, denominados *promotores*, que são, por si sós, não tumorigênicos. Essas substâncias químicas incluem ésteres de forbol, hormônios e fenóis.

Tabela 29.5 Carcinógenos químicos selecionados do grupo 1 de acordo com a IARC.

Carcinógeno químico	Forma de exposição	Tipo predominante de tumor
Aflatoxinas	Ingestão de milho e amendoim contaminados cultivados em climas quentes e úmidos	Carcinoma hepatocelular
Alcatrão mineral	Inalação, absorção transcutânea em uma série de ambientes industriais	Câncer de pele, câncer de escroto
Álcool	Ingestão	Carcinoma de células escamosas da orofaringe e esôfago, câncer de mama, câncer colorretal, carcinoma hepatocelular e colangiocarcinoma intra-hepático
Amianto	Inalação, historicamente, na indústria estaleira e na instalação de sistemas de exaustão/ventilação	Mesotelioma, câncer de pulmão
Arsênico	Ingestão; também inalação por trabalhadores de fundições	Câncer de pele, câncer de pulmão, angiossarcoma hepático
Benzeno	Inalação, principalmente em indústrias petrolíferas ou na produção de outros produtos químicos à base de benzeno	Leucemia
Benzidina	Inalação por trabalhadores do setor de tinturaria	Câncer de bexiga urinária
Berílio	Inalação por trabalhadores de refinarias do metal e de fábricas de produtos que contêm berílio; também em trabalhadores envolvidos nos setores de aviação, aeroespacial, eletrônica e nuclear	Câncer de pulmão
Cádmio	Inalação por trabalhadores de refinarias e fábricas de cádmio, fabricação de baterias à base de níquel-cádmio e outras indústrias relacionadas a cádmio	Câncer de pulmão
Cloreto de vinila	Inalação durante a produção de cloreto de polivinila (p. ex., canos de PVC)	Angiossarcoma hepático, carcinoma hepatocelular, tumores cerebrais, câncer de pulmão, neoplasias hematopoéticas malignas
Compostos de cromo	Inalação durante banhos de cromo, produção de cromato, soldagem	Câncer de pulmão
Dietilestilbestrol	Exposição intrauterina (1938-1971)	Adenocarcinoma de células claras da vagina e colo de útero
Fumaça de tabaco	Inalação	Câncer de pulmão, câncer de orofaringe, câncer de laringe, câncer de esôfago, câncer de pâncreas
Naftilamina	Tinturaria	Câncer de bexiga urinária
Níquel	Inalação, ingestão ou contato da pele com níquel ou liga de níquel em fábricas, soldagens ou operações de eletrogalvanização	Câncer de pulmão, câncer de nariz
Óxido de etileno	Inalação durante a produção de vários produtos químicos industriais (p. ex., etilenoglicol)	Leucemia, linfoma
Radônio	Inalação em minas subterrâneas, porões	Câncer de pulmão
Sílica	Trabalhadores de pedreiras e granito, cerâmica, tijolos refratários	Câncer de pulmão
Tório-232/Torotraste	Uso médico como agente de contraste até os anos 1950, uso de água de poço perto de fábrica que utilize tório (p. ex., aeroespacial)	Angiossarcoma hepático, câncer de pulmão, câncer de pâncreas, de vesícula e ducto biliares

Baseada em informações de IARC Monographs on the Evaluation of Carcinogenic Risks to Humans: International Agency for Research on Cancer (IARC), 2018. (https://monographs.iarc.fr/wp-content/uploads/2018/07/Table4.pdf). *IARC*, International Agency for Research on Cancer.

Tabela 29.6 Carcinógenos farmacêuticos selecionados do grupo 1 de acordo com a IARC.

Carcinógeno farmacêutico	Tipo predominante de tumor
Azatioprina	Linfoma não Hodgkin, câncer de pele de células escamosas, carcinoma hepatocelular, colangiocarcinoma
Ciclofosfamida	Câncer de bexiga urinária, leucemia
Ciclosporina	Leucemia, linfoma, câncer de pele não melanoma
Clorambucila	Leucemia
Estrogênios (PAO, TRH)	Câncer de mama e endométrio
Tamoxifeno	Câncer endometrial

Baseada em informações de IARC Monographs on the Evaluation of Carcinogenic Risks to Humans: International Agency for Research on Cancer (IARC), 2018. (https://monographs.iarc.fr/wpcontent/uploads/2018/07/Table4.pdf). *IARC*, International Agency for Research on Cancer; *PAO*, pílula anticoncepcional oral; *TRH*, terapia de reposição hormonal.

Sua característica fundamental é sua capacidade de induzir a proliferação celular. A promoção pode envolver múltiplos compostos que agem como promotores atuando em diferentes vias reguladoras. O resultado final é a expansão clonal de células iniciadas.

Carcinogênese por radiação

As duas mais importantes formas de radiação capazes de levar a alterações malignas em humanos são a radiação ultravioleta (UV) e a radiação ionizante (RI). Embora se tenha verificado que a RI cause uma variedade de cânceres, a radiação UV está principalmente implicada como causa de cânceres de pele. Existe normalmente um longo período de latência entre a exposição à radiação e o desenvolvimento clínico do câncer.

Radiação UV é um conhecido fator de risco de carcinoma de células escamosas, de carcinoma de células basais e, possivelmente, de melanoma maligno (esse último está mais associado a eventos de queimaduras graves de sol, enquanto os outros dois tipos de câncer estão mais vinculados ao acúmulo de radiação UV). O grau de risco depende do tipo dos raios UV, da intensidade da exposição e da quantidade de melanina presente na pele do indivíduo. A porção UV do espectro eletromagnético pode ser dividida em três faixas de comprimento de onda: UVA (de 320 a 400 nm), UVB (de 280 a 320 nm) e UVC (de 200 a 280 nm). Destas, a UVB é a mais importante. UVC, que também é um potente agente mutagênico, é filtrado pela camada de ozônio planetária. A carcinogenicidade do UVB se deve à formação de dímeros de pirimidina no DNA. Esse dano pode ser reparado pela via de reparo por excisão de nucleotídios. Esse é um processo gradativo que envolve o reconhecimento de fitas danificadas de DNA, sua incisão e remoção e síntese de um retalho que contém a sequência correta de nucleotídios, que então é recozida à estrutura do DNA. Com exposição excessiva à luz solar, postula-se que a capacidade dessa via fique sobrecarregada, deixando um pouco do dano no DNA sem reparo. Xeroderma pigmentoso, caracterizado por extrema fotossensibilidade e por um aumento de 2.000 vezes do risco de desenvolvimento de câncer de pele, é causado por mutações nos genes envolvidos no reparo por excisão de nucleotídios.

RI inclui tanto formas eletromagnéticas (raios X, raios gama) quanto formas particuladas (partículas alfa, partículas beta, prótons, nêutrons). A RI pode atuar tanto como carcinógeno quanto como agente terapêutico. A RI é composta de partículas eletricamente carregadas que passam pelos tecidos e depositam energia, cujo objetivo é levar as células cancerosas de divisão rápida à morte. A RI trabalha diretamente causando rompimentos em fitas simples e duplas de DNA, bem como indiretamente causando radiólise de células de conteúdo aquoso, levando à geração de ROS. As ROS predominantes formadas são radicais livres de hidroxila, que acabam causando mais danos no DNA. A RI também age indiretamente induzindo o sistema oxidase citosólica Rac1/NADPH, que leva a mais formação de ROS e consequente danos ao DNA. As ROS são fundamentais para os danos celulares, e as células cancerosas que estão sobrevivendo sob condições hipóxicas são três vezes mais resistentes a danos induzidos pela radiação em comparação às células aeróbicas. Além dos efeitos nas células tumorais, foi demonstrado que a radioterapia direcionada moderna geralmente leva à suprarregulação de marcadores imunes antitumorais, e que pode haver um papel sinérgico ao combinar radioterapia com terapia imunológica.

O objetivo da RI é matar as células tumorais e, ao mesmo tempo, poupar, o máximo possível, a massa de células normais. As células normais são, em geral, capazes de suprarregular as enzimas de reparo de danos no DNA, como a PARP1, que reconhece quebras de DNA de uma única célula e recruta enzimas para reparar o dano.

Rompimentos de fita dupla são reconhecidos por ATM, juntamente a MRE-RAD50 e NBS1, e reparados. Faz sentido, então, que a mutação bialélica *ATM*, conforme observado em pacientes com ataxia-telangiectasia, seja considerada uma contraindicação absoluta à radioterapia, que tem sido tipicamente utilizada em doenças como câncer de mama e câncer retal para melhorar o controle locorregional. Isso está bastante comprovado, mas, devido ao potencial descrito de efeitos fora do alvo, há um pequeno, porém real, risco de malignidade secundária. Em um estudo recente com aproximadamente 400 mil mulheres com câncer de mama predominantemente de estágio inicial que foram submetidas a radioterapia como tratamento adjuvante, 13% das pacientes tiveram uma malignidade secundária ao longo de um período de acompanhamento médio de aproximadamente 9 anos, das quais 3,4% foram associadas ao tratamento com radioterapia.[34]

Sobreviventes das bombas atômicas lançadas em Hiroshima e Nagasaki foram expostos a uma grande carga de RI, e muitos desenvolveram leucemias em um período médio de latência de 7 anos. Os sobreviventes também sofreram uma incidência maior de tumores de órgãos sólidos (p. ex., mama, cólon, tireoide e pulmão). Irradiação da cabeça e pescoço na infância foi associada a alta incidência de câncer de tireoide na idade adulta.

Há uma vulnerabilidade definida de diferentes tecidos à carcinogênese induzida por radiação. A mais vulnerável é a linhagem celular hematopoética, causando leucemias (com exceção de leucemia linfocítica crônica), seguida pela glândula tireoide. Na categoria intermediária estão as mamas, os pulmões e as glândulas salivares. A pele, os ossos e o trato gastrintestinal são relativamente radiorresistentes.

Carcinógenos infecciosos

Uma das primeiras observações de que o câncer pode ser causado por agentes transmissíveis foi feita por Peyton Rous em 1911, quando ele demonstrou que extratos acelulares de sarcomas de galinhas poderiam transmitir sarcomas a outros animais nos quais eram injetados. Descobriu-se subsequentemente que isso representava uma transmissão viral de câncer pelo vírus do sarcoma de Rous. Agentes infecciosos (Tabela 29.7) podem causar ou aumentar o risco de malignidade por meio de uma série de mecanismos, inclusive por transformação direta, expressão de oncogenes que interferem nos pontos de controle do ciclo celular ou no reparo do DNA, expressão de citocinas ou outros fatores de crescimento e alteração do sistema imune.

Carcinogênese viral. Aproximadamente 12% de todos os tumores humanos, em todo o mundo, são causados por vírus, com mais de 80% desses casos ocorrendo em países em desenvolvimento.[35] Esse número reflete, predominantemente, duas neoplasias malignas: o câncer cervical causado pelo papilomavírus humano e o câncer hepatocelular causado por HBV e pelo vírus da hepatite C (HCV).

Fundamentos da carcinogênese viral. Ambos os oncovírus e seus hospedeiros humanos evoluíram paralelamente, cada qual com o objetivo de sobreviver. Os seres humanos desenvolveram defesas imunológicas para erradicar os vírus, e os vírus desenvolveram mecanismos para escapar das defesas do hospedeiro. Os oncovírus agem de modo a estabelecer uma infecção a longo prazo e ao mesmo tempo se esquivar do sistema imune. Esses oncovírus utilizam diversas estratégias para sobreviver e proliferar (Boxe 29.1).

Oncovírus DNA. Vírus DNA são geralmente dependentes do aparato celular do hospedeiro para replicarem o genoma viral, com vários vírus nessa classe abarcando potencial oncogênico. Por exemplo, o vírus Epstein-Barr (EBV) está associado a vários tipos de linfomas e carcinoma nasofaríngeo. O EBV pode permanecer

Tabela 29.7 Carcinógenos infecciosos selecionados do grupo 1 de acordo com a IARC.

Carcinógenos infecciosos	Tipo predominante de tumor
Vírus DNA	
Hepatite B	Carcinoma hepatocelular
Herpes-vírus associado a sarcoma de Kaposi (HHV-8)	Sarcoma de Kaposi
Papilomavírus humano tipos 16, 18	Câncer cervical, câncer anal
Vírus Epstein-Barr	Linfoma de Burkitt, doença de Hodgkin, linfoma relacionado à imunossupressão, carcinoma nasofaríngeo
Vírus RNA	
Hepatite C	Carcinoma hepatocelular
Vírus da imunodeficiência humana tipo 1/AIDS	*Definidores de AIDS:* sarcoma de Kaposi, câncer cervical, linfoma não Hodgkin *Não definidores de AIDS:* câncer de pulmão, câncer anal, linfoma de Hodgkin, câncer de orofaringe, carcinoma hepatocelular, câncer de vulva e pênis
Vírus linfotrópico de células T humanas tipo 1	Leucemia/linfoma de células T adultas
Bactérias	
Helicobacter pylori	Adenocarcinoma gástrico, linfoma gástrico MALT, linfoma gástrico difuso de grandes células B
Parasitas	
Clonorchis sinensis, Opisthorchis viverrini	Colangiocarcinoma, carcinoma hepatocelular
Schistosoma haematobium	Câncer de bexiga urinária

Baseada em informações de IARC Monographs on the Evaluation of Carcinogenic Risks to Humans: International Agency for Research on Cancer (IARC), 2018 (https://monographs.iarc.fr/wpcontent/uploads/2018/07/Table4.pdf). AIDS, síndrome da imunodeficiência adquirida; DNA, ácido desoxirribonucleico; HHV-8, herpes-vírus humano tipo 8; IARC, International Agency for Research on Cancer; MALT, tecido linfoide associado à mucosa; RNA, ácido ribonucleico.

Boxe 29.1 Princípios e estratégias da carcinogênese viral.

Características comuns da oncogênese viral
- Os oncovírus são necessários, porém não suficientes, para a carcinogênese viral
- Cânceres relacionados a vírus ocorrem no contexto de infecção persistente e somente muitos anos depois da infecção inicial
- O sistema imune pode desempenhar um papel provírus ou antivírus

Estratégias de replicação e persistência do oncovírus humano
- Encontrar/criar condições para replicação
  - Induzir o ciclo celular; reprogramação metabólica; indução de angiogênese
- Garantir a replicação correta
  - Recrutar ou inibir a DDR*
- Maximizar a produção do vírus
  - Provnir a apoptose até que o vírion (partícula viral completa) amadureça; evasão imune
- Multiplicar epissomos ou provírus latentes
  - Sobrevivência celular; imortalização celular; proliferação celular

*Se os vírus contiverem um genoma de DNA, a DDR do hospedeiro percebe o DNA viral, o que pode levar à inibição do crescimento viral. Porém, quando o vírus se esquiva dos mecanismos de DDR e sobrevive, a via suprarregulada de DDR leva a um aumento da aquisição de mutação celular, algumas das quais podem levar à oncogênese. DDR, resposta a danos no DNA. (Adaptada de Mesri EA, Feitelson MA, Munger K. Human viral oncogenesis: A cancer hallmarks analysis. Cell Host Microbe. 2014;15:266-282.)

---

de três programas celulares distintos (assim denominados Latência I, II e III) que levam à formação de câncer (Latência I: linfoma de Burkitt, Latência II: doença de Hodgkin e carcinoma nasofaríngeo e Latência III: linfoma relacionado à imunossupressão).

O papilomavírus humano, responsável por 5% dos cânceres em todo o mundo, é um vírus DNA com 150 subtipos. Destes, os subtipos 16 e 18 são considerados os de maior risco de potencial oncogênico. Esses subtipos de alto risco codificam as proteínas E6 e E7. A E6 se liga ao supressor de tumor p53 e o direciona para a degradação mediada por ubiquitina, enquanto E7 tem como alvo o supressor de tumor Rb, levando à degradação proteossômica de Rb. Esses eventos tumorigênicos causam câncer cervical e anal. Já existe uma vacina que previne esses subtipos do papilomavírus humano de alto risco.[36]

Outro oncovírus DNA é o poliomavírus de células de Merkel, que está associado a até 80% dos casos de carcinoma de células de Merkel. A positividade viral observada no carcinoma de células de Merkel leva à apresentação de antígenos virais altamente imunogênicos aos linfócitos, que permitem uma taxa de resposta impressionante à imunoterapia anti-PD1 (taxa de resposta objetiva [TRO] de 56% no carcinoma de células de Merkel avançado).[37] Outros oncovírus DNA incluem o herpes-vírus associado ao sarcoma de Kaposi e o HBV (Tabela 29.7).

Oncovírus RNA. O aparato genético dos vírus RNA consiste em RNA, e não DNA. Alguns oncovírus RNA, chamados de retrovírus, são compostos de um genoma viral de fita única de RNA que é transcrita em uma cópia de DNA de dupla fita, que então é integrada ao DNA cromossômico da célula. Dois vírus oncogênicos pertencentes a essa família são o vírus de leucemia e linfoma de células T humanas 1, que causa leucemia/linfoma de células T, e o vírus da imunodeficiência humana 1. O vírus de leucemia e linfoma de células T humanas 1 infectam células T CD4+ maduras e levam à oncogênese por dois estágios distintos e bem definidos. No primeiro, a oncoproteína viral Tax é suprarregulada, o que

latente nas células B do hospedeiro e, em certos casos, é capaz de levar à formação de câncer. Por meio de uma série de eventos bem definidos, o EBV consegue fazer com que as células B se transformem em células B de memória em repouso, sendo apenas o RNA do EBV expresso, e não os produtos proteicos dele. Nas células B de memória em divisão, o EBV consegue trocar para um leva à sobrevivência e à proliferação celulares. Depois, a proteína bZIP (HBZ) do vírus de leucemia e linfoma de células T humanas 1 é suprarregulada. A HBZ serve para promover a sobrevivência e a replicação celular (p. ex., aumentando a transcrição do promotor E2F) e se esquivando da destruição imune. Esses dois estágios do processo oncogênico levam ao desenvolvimento de leucemia e linfoma de células T adultas. O vírus da imunodeficiência humana 1 está associado a vários cânceres diferentes. O mecanismo da formação de câncer inclui inflamação crônica, estimulação de antígenos, liberação alterada de citocinas e aumento da taxa de infecção por oncovírus. Além disso, contagens de células T CD4+ abaixo de 200 (a partir desse ponto denominada AIDS) levam a possíveis malignidades definidoras de AIDS (p. ex., sarcoma de Kaposi, linfoma não Hodgkin e câncer cervical).

Vírus das hepatites B e C. HBV é um pequeno vírus DNA envelopado, enquanto o HCV é um pequeno vírus RNA. Ambos se disseminam primordialmente por transmissão sanguínea (HBV e HCV) ou fluidos corporais (HBV). Infecção crônica com HBV ou HCV pode levar a inflamação hepática, destruição de hepatócitos e fibrose, o que pode levar a cirrose e HCV. HCC é a principal causa de mortalidade relacionada a câncer, e atualmente ocupa a terceira posição entre as principais causas de morte por câncer em todo o mundo. O HBV e o HCV sofrem endocitose pelos hepatócitos, por onde o DNA do HBV, mas não o RNA do HCV, é integrado no genoma dos hepatócitos. Existem oito genótipos de HBV bem descritos, sendo o tipo C o predominante nos EUA. Esse genótipo tem a propensão de causar fibrose hepática avançada e taxas mais elevadas de HCC. A taxa de desenvolvimento de infecção crônica em indivíduos agudamente afetados é de 5 a 10% (90% em bebês). Nos que apresentam infecção crônica, sem tratamento, 40% desenvolverão cirrose. O HCV apresenta seis grandes genótipos, sendo o tipo 1 o mais comum e o mais difícil de tratar. Diferentemente do HBV, a maioria das pessoas infectadas com HCV (~75%) acaba desenvolvendo doença crônica.

Um fator importante na carcinogênese crônica do HCC mediada pelo HBV é o antígeno X codificado pelo HBV (HBx). O HBx estimula a divisão e o crescimento celular ativando tanto ciclinas quanto quinases dependentes de ciclinas e também suprimindo diretamente o p53 (por meio de ligação direta) e o Rb (por fosforilação).[35] O HBx também estimula vias, como as da RAS e da JAK/STAT, e o HBx nuclear leva ao aumento da ativação de fatores de transcrição, como o SMAD4 e ATF-3. O HBx ainda oferece maior prevenção contra a apoptose ao bloquear as caspases-8 e 3 e ao ativar a NF-κB e também leva ao aumento da produção de citocinas inflamatórias. Além disso, o HBx aumenta a formação de ROS ao mesmo tempo que promove a sobrevivência celular por meio da suprarregulação de HIF1α, que ativa a angiogênese. Todos esses fatores, e outros não mencionados, ajudam a causar danos no fígado e formação de HCC. Acrescente-se ao HBx a capacidade de promover a invasão de HCC e metástases distantes ao elevar a expressão de metaloproteinases da matriz. O HCV codifica as proteínas NS3 e NS5A, as quais atuam via β-catenina aumentando a proliferação de hepatócitos. Além disso, a proteína nuclear codificada pelo HCV leva à expressão de ciclina E e CDK2 e, portanto, a maior progressão de ciclo e crescimento celulares. Além disso, a proteína nuclear e a proteína NS3 do HCV bloqueiam múltiplos supressores de tumor, e a proteína nuclear inibe a caspase-8, dessa maneira inibindo apoptose celular. O miR-181 demonstrou a capacidade de promover marcadores-tronco no HCC, que é suprarregulada tanto no HBV quanto no HCV. O VEGF, que promove a angiogênese, também demonstrou ser suprarregulado tanto no HBV quanto no HCV. Felizmente, já existem fármacos ativos disponíveis para combater infecções crônicas por HBV e HCV, e há uma vacina disponível desde os anos 1980 para prevenção de HBV.[36]

Carcinogênese bacteriana. Infecção por *H. pylori* é a única infecção bacteriana listada como carcinógeno nível 1 pela IARC. Essa foi a primeira bactéria da história a ser diretamente vinculada ao câncer humano. Infecção com cepas de *H. pylori* que carregam o gene do antígeno A associado à citotoxina *(cagA)* está ligada a carcinoma gástrico. O produto do gene *cagA*, o CagA, é liberado dentro das células epiteliais gástricas pelo sistema de secreção bacteriano tipo IV – em essência, uma seringa molecular.[38] Uma vez no espaço intracelular, o CagA sofre tirosino-fosforilação pela família de quinases SRC e então consegue se ligar especificamente e ativar a fosfatase oncogênica SHP2. A SHP2 ativada foi implicada em vários cânceres. Além disso, nas células epiteliais gástricas, CagA pode levar à degradação de p53. Finalmente, o mecanismo de secreção tipo 4 descrito interage com a integrina-β1, que então recruta NF-κB e leva à transcrição de genes NF-κB pró-sobrevivência. *H. pylori* também leva a um estado de inflamação crônica e à ativação da via da β-catenina.

Além de *H. pylori*, considera-se que várias outras bactérias contribuam para a formação de câncer, embora nenhuma outra esteja relacionada como carcinógeno nível 1. Um exemplo disso é a *Chlamydia trachomatis* cuja infecção atinge o trato urogenital inferior. A infecção leva a alterações epigenéticas e induz danos ao DNA do hospedeiro. Além disso, a degradação do p53 é promovida. Considera-se que contribua para o risco de carcinoma cervical.

Carcinogênese parasitária

Parasitas também demonstraram a capacidade de levar à formação de tumores. As fascíolas hepáticas *Clonorchis sinensis* e *Opisthorchis viverrini*, endêmicas em diversos países do hemisfério oriental, são ambas carcinógenos nível 1 e têm sido implicadas como fatores causadores em alguns casos de colangiocarcinoma e também estão associadas (embora a um menor grau) ao HCC. Tanto *C. sinensis* quanto *O. viverrini* se alimentam de células epiteliais biliares.[39] Danos nessas células, juntamente aos produtos excretórios liberados pelas fascíolas, levam a danos na árvore biliar e ulceração. Acredita-se que a infecção crônica prolongada progrida para metaplasia, seguida de displasia e então câncer. A fascíola sanguínea *Schistosoma haematobium* também é considerada um carcinógeno nível 1, tendo sido implicada em cânceres da bexiga urinária. *S. haematobium* está predominantemente presente na África e no Oriente Médio e parasita o trato urogenital. Ela leva à inflamação crônica, que progride para displasia e câncer. A primeira linha de tratamento de infecção por todas as fascíolas discutidas é o praziquantel.

Inflamação crônica

Inflamação crônica na ausência de infecção há muito vem sendo relacionada ao desenvolvimento de câncer. Exemplos incluem o desenvolvimento de carcinoma de células escamosas da pele em áreas de ulceração crônica (úlcera de Marjolin), o alto risco de câncer colorretal em pacientes com colite ulcerativa e o recém-discutido risco de colangiocarcinoma observado em pessoas com infecções prolongadas com *C. sinensis*. O mecanismo de desenvolvimento de câncer envolve inflamação que leva à expressão de fatores de transcrição pró-inflamatórios, como NF-κB, HIF1α e/ou STAT3.[19] Esses fatores de transcrição levam à suprarregulação de diferentes enzimas (p. ex., COX-2), bem como de citocinas e quimiocinas (p. ex., IL-6 e TNF-α). Isso leva ao recrutamento de múltiplas células imunes diferentes, que geram tumorigênese.

Também há alguns dados que revelam que medicamentos anti-inflamatórios podem prevenir e/ou ajudar a tratar o câncer em alguns subconjuntos de pacientes, dessa maneira sugerindo ainda mais o papel da inflamação na geração de uma parte da tumorigênese.

MARCADORES TUMORAIS

Marcadores tumorais são indicadores de alterações celulares, bioquímicas, moleculares ou genéticas por meio das quais uma neoplasia pode ser reconhecida. Eles são medidas substitutas da biologia do câncer, fornecendo informações sobre o comportamento clínico do tumor. Isso é particularmente útil quando o câncer não é clinicamente detectável. A informação fornecida pode ajudar a distinguir doenças benignas de malignas; pode se correlacionar com a quantidade de tumor presente ("carga tumoral"); pode permitir a classificação em subtipos para estadiar melhor os pacientes; pode ser prognóstica, por presença ou ausência do marcador ou por sua concentração; e pode orientar a seleção da terapia e prever a resposta à terapia.

O marcador tumoral ideal apresenta três características definidoras. A primeira é que o marcador deve ser expresso exclusivamente por determinado tumor. A segunda é que a coleta da amostra para o ensaio do marcador tumoral deve ser fácil. A terceira é que o ensaio deve ser reprodutível, rápido e barato. Atualmente, não há nenhum marcador que atenda a todos esses critérios para nenhum tipo de câncer nem há qualquer tipo de câncer para os quais existam biomarcadores que descrevam completamente seu comportamento.

Marcadores tumorais se encaixam em quatro grandes categorias: células inteiras, proteínas, RNA e DNA (Boxe 29.2). Marcadores tumorais encontrados nos fluidos corporais, especialmente no sangue e na urina, têm maior potencial de aplicação clínica devido à facilidade de coletar esses fluidos para análise e porque a amostragem repetida permite o monitoramento *in vivo* da doença maligna, no que diz respeito a pontos como progressão ou recorrência, metástase e resposta à terapia.

Mais do que oferecer uma revisão exaustiva de todos os marcadores tumorais, esta seção destaca as principais categorias de marcadores tumorais e foca a evidência relacionada aos marcadores tumorais atualmente em uso clínico. Há que se notar que biomarcadores proteicos e análise de DNA mutacional fazem parte dos exames laboratoriais aprovados pela FDA e pela CLIA e são rotineiramente realizados para a avaliação clínica de pacientes com diversos tumores sólidos. Análise de RNA, proteômica, DNA tumoral circulante (ctDNA), células tumorais circulantes (CTCs) e epigenética atualmente não estão aprovadas para uso clínico, mas provavelmente estarão com base em uma abundância de dados pré-clínicos em divulgação que defendem seu uso como diagnósticos preditivos e prognósticos.

Marcadores tumorais proteicos

As proteínas foram o primeiro tipo de marcador tumoral identificado e, portanto, são considerados os marcadores tumorais "clássicos". Contudo, a despeito de décadas de pesquisas, relativamente poucas estão em uso clínico. As que são rotineiramente utilizadas ficam aquém das expectativas quando se trata tanto de sensibilidade quanto de especificidade. Suas concentrações no soro ou no plasma geralmente estão correlacionadas à carga tumoral, já que são expelidas pela neoplasia em expansão.

Antígeno carcinoembrionário

O antígeno carcinoembrionário (CEA) é provavelmente o marcador tumoral de câncer mais estudado e predominantemente usado clinicamente em pacientes com câncer colorretal. É uma proteína oncofetal normalmente presente durante a fase fetal, mas que também pode estar em baixas concentrações em adultos saudáveis.[40] Estruturalmente, trata-se de uma glicoproteína com massa molecular de 200 kDa e é um componente do glicocálice, localizada na face luminal da membrana celular das células epiteliais intestinais normais. O CEA é membro de uma grande família de proteínas que estão relacionadas à superfamília dos genes da imunoglobulina. A molécula em si é secretada na circulação e é encontrada nas secreções mucosas do estômago, intestino delgado e árvore biliar. Foi verificado que o CEA está envolvido na adesão celular e é capaz de inibir a apoptose induzida por perda de ancoragem na MEC.

Testes. Kits de imunoensaio permitem a determinação dos níveis de CEA no soro de maneira correta, reprodutível e relativamente barata. Níveis séricos de menos de 2,5 ng/mℓ são normais; de 2,5 a 5 ng/mℓ, limítrofes; e acima de 5 ng/mℓ, elevados. Níveis limítrofes podem ocorrer em distúrbios benignos, como doença inflamatória intestinal, pancreatite, cirrose e doença pulmonar obstrutiva crônica. O tabagismo também pode aumentar o CEA; o limite máximo de normalidade em fumantes deve ser de 5 ng/mℓ.

Triagem. O CEA não é útil como exame de triagem devido à sua baixa sensibilidade nos estágios iniciais da doença. Níveis elevados de CEA ocorrem em apenas 5 a 40% dos pacientes com doença localizada.

Prognóstico. Níveis elevados de CEA refletem a carga do tumor presente. O grau de elevação do CEA está correlacionado à progressão do estágio da doença e, portanto, os níveis de CEA têm valor prognóstico. CEA sérico pré-operatório é um preditor independente de sobrevivência; quanto maior o nível sérico pré-operatório, pior o prognóstico. Esse efeito persiste mesmo depois de os pacientes terem sido estratificados por capacidade de ressecção e extensão da invasão tumoral local.

Monitoramento. A aplicação mais comum para o CEA é no monitoramento de pacientes em relação a recidivas da doença. Um nível de CEA acima de 5 ng/mℓ em qualquer paciente que tenha feito tratamento de adenocarcinoma colorretal deve ser

---

Boxe 29.2 Biomarcadores tumorais.

Células inteiras
Células tumorais inteiras

Proteínas
Proteínas associadas a tumores

Marcadores baseados em RNA
RNA tumoral
   mRNA, miRNA, lncRNA

Marcadores baseados em DNA
DNA tumoral
   Polimorfismos de nucleotídio único
   Fusões de genes
   Alterações no número de cópias de DNA
Alterações epigenéticas
   Metilação diferencial

Visão geral de biomarcadores tumorais. Células inteiras: no local do tumor ou em circulação; Proteínas/DNA/RNA: no contexto de biopsia do tumor ou secretados/liberados por ele. *lncRNA*, RNA longo não codificante; *mRNA*, RNA mensageiro; *miRNA*, micro-RNA.

considerado recidiva tumoral, a menos que se prove o contrário.[40] Um limite de corte de 5 ng/mℓ para recidiva tem sensibilidade de 71% e especificidade de 88%, enquanto um limite de 10 ng/mℓ tem sensibilidade de 68% e especificidade de 97%. Uma recente revisão Cochrane recomenda o uso de um limite de corte de 10 mg/mℓ durante o monitoramento.[41]

O CEA também é útil no monitoramento da resposta à quimioterapia em pacientes com câncer colorretal metastático. Um nível elevado de CEA é um fator independente associado a baixa sobrevivência e progressão para quimioterapia baseada em 5-fluoruracila em pacientes com câncer colorretal metastático. Ademais, pacientes com câncer avançado cujos níveis de CEA caem durante a quimioterapia sobrevivem por um tempo significativamente maior do que aqueles cujos níveis de CEA não se alteram ou aumentam.

Alfafetoproteína

A alfafetoproteína (AFP) é usada na detecção e no manejo do HCC. Trata-se de um antígeno oncofetal que consiste em um polipeptídio de cadeia simples com massa molecular de 700 kDa. Seus níveis são elevados no feto, caem para níveis baixos após o nascimento e são elevados durante a gestação. É sintetizada por hepatócitos e tecidos gastrintestinais derivados do endoderma.

Testes. A AFP é mensurada por meio de *kits* de imunoensaio. O limite máximo de normalidade em um adulto saudável, não gestante, é de menos de 10 ng/mℓ. Infelizmente, a AFP está longe de ser um marcador tumoral perfeito, e, em um estudo utilizando um limite de corte de 20 ng/mℓ como elevado, a sensibilidade para positividade em pacientes com HCC comprovado foi de apenas 54%. Os níveis de AFP também sobem no câncer de testículo não seminomatoso, para o qual a AFP é um valioso marcador tumoral (ver Marcadores tumorais, subseção Alfafetoproteína e gonadotropina coriônica humana em tumores de células germinativas dos testículos). A AFP também pode estar elevada no colangiocarcinoma intra-hepático, em algumas metástases de câncer colorretal ou em pacientes com doença hepática e sem HCC subjacente.

Triagem. Para fins de triagem em populações de alto risco, a AFP é usada como complemento às imagens de ultrassonografia (US). Um limite de corte de 100 ng/mℓ é normalmente usado, embora isso varie bastante. Em uma recente metanálise de triagem de HCC em pacientes cirróticos, US e AFP apresentaram uma sensibilidade de 97% na detecção de HCC (78% somente com US),[42] embora a sensibilidade em cada estágio da doença na triagem com o uso combinado de US e AFP seja previsivelmente menor (sensibilidade de 63%). Há que se notar que os limites de elevação da AFP nesses estudos variaram de 15 a 200 ng/mℓ. A AFP, por si só, é uma ferramenta insatisfatória de triagem, com sensibilidade de apenas 31%.

Prognóstico. A concentração de AFP reflete o tamanho do tumor, com níveis acima de 400 ng/mℓ estando associados a tumores maiores. Consequentemente, demonstrou-se que a AFP está correlacionada ao estágio e ao prognóstico. A taxa de elevação, expressada como tempo de duplicação da AFP, também foi associada a prognósticos piores. Além disso, a resposta da AFP à terapia foi correlacionada tanto à ausência de recidiva quanto à sobrevivência em geral.

Monitoramento. Foi demonstrado que a AFP diminuía após ressecção ou ablação e que seus níveis após uma ressecção completa devem ser de menos de 10 ng/mℓ. Além disso, os níveis de AFP normalmente caem em resposta à quimioterapia efetiva. O monitoramento da AFP, portanto, evita o uso prolongado de quimioterapia ineficaz. A AFP faz parte do regime de vigilância-padrão para pacientes com HCC na fila de transplante.

Antígeno carboidrato 19-9

O antígeno carboidrato 19-9 (CA 19-9) é amplamente utilizado como marcador sérico de adenocarcinoma do ducto pancreático, mas seu uso é limitado ao monitoramento de respostas à terapia, e não como marcador diagnóstico. Trata-se de uma glicoproteína do tipo mucina expressa na superfície de células de câncer de pâncreas, tendo sido inicialmente detectada por anticorpos monoclonais levantados contra linhagens celulares no câncer de cólon em um modelo murino. O epítopo CA 19-9 está normalmente presente na árvore biliar. Doença do trato biliar, tanto aguda quanto crônica, pode elevar os níveis séricos de CA 19-9.

Testes. CA 19-9 é detectado por um imunoensaio, sendo seu limite máximo de normalidade para um adulto saudável de 37 U/mℓ. A utilidade do CA 19-9 como marcador diagnóstico é limitada de diversas maneiras. Em primeiro lugar, pacientes negativos ao antígeno do grupo sanguíneo Lewis[a] (10% da população) não conseguem sintetizar CA 19-9 e, portanto, ele não deve ser usado como marcador sorológico nesses indivíduos. Em segundo lugar, pacientes com doença benigna do trato biliar podem apresentar altos níveis de CA 19-9. Em terceiro lugar, além de no câncer de pâncreas, os níveis de CA 19-9 também são elevados em pacientes com outros cânceres, incluindo os de árvore biliar (95%), estômago (5%), cólon (15%), fígado (HCC, 7%) e pulmão (13%).

Triagem. CA 19-9 sérico acima de 37 U/mℓ no diagnóstico de adenocarcinoma de ducto pancreático tem uma sensibilidade de 79 a 80% e especificidade de 82 a 90% em pacientes clinicamente sintomáticos. Infelizmente, o valor preditivo positivo de câncer de pâncreas, quando usado como modalidade de triagem na população geral, é de míseros 0,9%. Assim sendo, o CA 19-9 não é considerado útil como ferramenta de triagem. Em pacientes sintomáticos, níveis crescentes de CA 19-9 tornam o diagnóstico de câncer de pâncreas mais preciso. Nessa população, quando o nível de corte de 100 U/mℓ é utilizado, a especificidade é quase perfeita, de 98%.

Prognóstico. Nos pacientes com câncer de pâncreas que apresentam níveis detectáveis de CA 19-9 no soro, foi demonstrado que o nível dessa substância está relacionado à carga tumoral. Por exemplo, níveis mais altos de CA 19-9 normalmente correspondem a estágios mais avançados do tumor. Dos pacientes submetidos a ressecção curativa, aqueles cujos níveis de CA 19-9 retornaram ao normal sobreviveram por mais tempo do que aqueles em que isso não aconteceu.

Monitoramento. A medição serial de CA 19-9 é utilizada para monitorar a resposta à terapia. Além disso, um aumento do nível de CA 19-9 após uma ressecção curativa demonstrou preceder a evidência clínica ou de imagem de recidiva. Em pacientes com doença não passível de ressecção ou com doença metastática, a incapacidade de redução dos níveis de CA 19-9 com a quimioterapia reflete resposta insatisfatória do tumor. Contudo, em ambas as situações, a ausência de terapias alternativas eficazes limita a utilidade do monitoramento serial de CA 19-9.

Antígeno prostático específico

Antígeno prostático específico (PSA) é uma serino-protease formada no epitélio prostático e secretada nos ductos prostáticos. Sua função é digerir o gel formado no líquido seminal após a ejaculação. Sob circunstâncias normais, somente pequenas quantidades de PSA entram na circulação. Com o aumento da glândula (p. ex., em pacientes com hiperplasia prostática benigna) ou distorção de sua arquitetura, os níveis séricos de PSA aumentam. Portanto, o PSA é considerado um marcador específico ao tecido mais do que um marcador específico de câncer de próstata; os níveis de PSA em pacientes submetidos a prostatectomia radical curativa e em pacientes do sexo feminino não são detectáveis.

Testes

O PSA é detectado por meio de imunoensaio. Além da hiperplasia prostática benigna, outras instâncias em que os níveis séricos de PSA podem estar elevados incluem prostatite, massagem prostática, biopsia prostática e exame retal digital – embora a elevação após o exame retal digital seja mínima e o teste de nível de PSA possa ser feito mesmo após o exame retal digital durante a mesma consulta clínica. Estudos iniciais estabeleceram que o limite máximo de normalidade do PSA era de 4 ng/mℓ, sendo níveis acima de 10 ng/mℓ sugestivos de malignidade e níveis de 4 a 10 ng/mℓ indeterminados. Desde então, descobriu-se que o limite máximo para a faixa de normalidade do PSA aumenta com a idade. O limite típico é de 2,5 ng/mℓ para a faixa etária de 40 a 49 anos, de 3,5 ng/mℓ entre os 50 e 59 anos, 4,5 ng/mℓ entre 60 e 69 anos e de 6,5 ng/mℓ para indivíduos a partir dos 70 anos. A taxa de aumento do PSA em um indivíduo normal de 60 anos é de 0,04 ng/mℓ/ano, e uma alteração de 0,75 ng/mℓ/ano ou mais é geralmente considerada anormal. Também foi verificado que a proporção de PSA livre para total melhorava a especificidade do diagnóstico de câncer de próstata na faixa de PSA entre 4 e 10 ng/mℓ, com uma proporção de PSA livre para total de menos de 10% sendo considerada anormal.

Triagem

O PSA é amplamente utilizado como ferramenta de triagem de câncer de próstata, permitindo a detecção e o diagnóstico precoces dessa doença. No entanto, seu uso tem sido questionado. O European Randomized Study of Screening for Prostate Cancer (ERSPC) randomizou 162.387 homens em triagem com PSA e nenhuma triagem. Em 13 anos de acompanhamento, houve uma diminuição estatisticamente significativa, porém pequena, da mortalidade específica ao câncer de próstata naqueles que foram designados à triagem com PSA. Houve um mero aumento de melhora de 1,1 nas mortes por câncer de próstata para cada 10 mil pessoas/ano nos indivíduos que foram designados ao grupo de triagem com PSA em relação aos que não passaram por triagem alguma (4,3 versus 5,4 mortes específicas ao câncer de próstata por 10 mil pessoas/ano, respectivamente). No estudo Prostate, Lung, Colorectal and Ovary Cancer (PLCO), 76.693 homens norte-americanos foram randomizados, e, em uma média de 14,8 anos de acompanhamento, não houve diferença significativa na mortalidade por câncer de próstata (4,8 versus 4,6 mortes específicas por câncer de próstata por 10 mil pessoas/ano nos grupos de controle e de triagem, respectivamente). Isso fez com que a United States Preventative Service Task Force (USPSTF) atribuísse um nível de evidência C (oferecer serviço seletivamente) à triagem de homens entre 55 e 69 anos e um nível D (desestimular o uso) para triagem de homens a partir de 70 anos.

Prognóstico e monitoramento da resposta à terapia

Após ressecção cirúrgica, a expectativa é que o nível de PSA se normalize em questão de 2 a 3 semanas. Pacientes cujos níveis de PSA permanecem elevados 6 meses após prostatectomia radical normalmente desenvolvem recidiva da doença. Em compensação, demora de 3 a 5 meses para que o nível de PSA se normalize após radioterapia. Contudo, quando isso não acontece, também é um prognóstico de recidiva. Aumento do nível de PSA sérico é normalmente o primeiro sinal de recidiva local ou de progressão metastática. Em pacientes com a doença em estágio avançado, os níveis de PSA também são usados para monitorar a resposta à terapia sistêmica.

Antígeno carboidrato 125

O antígeno carboidrato 125 (CA 125, também conhecido como MUC16) é um epítopo de carboidrato em um antígeno glicoproteico de carcinoma. Ele está presente no feto e em derivados do epitélio celômico, incluindo peritônio, pleura, pericárdio e âmnio. Em adultos saudáveis, o CA 125 foi detectado por imuno-histoquímica no epitélio das tubas uterinas, no endométrio e na endocérvice. No entanto, o epitélio ovariano normalmente não expressa nenhum CA 125.

Testes

Os níveis de CA 125 são mensurados por meio de imunoensaio, com seu limite máximo de normalidade estabelecido em 35 U/mℓ. Níveis elevados são detectados em 50% das pacientes com câncer de ovário de estágio inicial e em 80% das pacientes portadoras da doença em estágio final. Em pacientes com massas ovarianas, um nível elevado de CA 125 apresenta sensibilidade de 83 a 90% e especificidade de 87 a 97% para predição de câncer de ovário em mulheres pré e pós-menopáusicas, respectivamente.[43] Também é detectável em uma grande porcentagem de pacientes com câncer de tuba uterina, endométrio e colo de útero, bem como em algumas neoplasias malignas não ginecológicas do pâncreas, cólon, pulmão e fígado. Condições benignas nas quais o CA 125 é elevado incluem endometriose, adenomiose, fibromas uterinos, doença inflamatória pélvica, cirrose e ascite.

Triagem

Por si só, o CA 125 não é útil como ferramenta de triagem de câncer de ovário devido à sua baixa especificidade. Nos resultados recentemente publicados do United Kingdom Collaborative Trial of Ovarian Cancer Screening, mais de 200 mil mulheres pós-menopáusicas com idades entre 50 e 74 anos foram randomizadas a nenhuma triagem, triagem multimodal anual com CA 125 no contexto de calculador de risco (MMS) ou US transvaginal.[44] Em um período médio de acompanhamento de 11,1 anos, foi verificada uma redução de 15% na mortalidade no grupo de triagem MMS e de 11% no grupo de US, em comparação ao grupo de atendimento usual – embora essas diferenças não tenham sido significativas. Um estudo randomizado de grande porte semelhante a esse nos EUA com US combinada com CA 125 não demonstrou nem redução significativa na mortalidade por câncer de ovário com triagem nem uma tendência em relação a seu possível benefício. A USPSTF continua recomendando não realizar triagem de rotina para câncer de ovário com CA 125 (grau D).

Prognóstico

Pacientes com níveis elevados de CA 125 no momento do diagnóstico têm um prognóstico pior em comparação àqueles com níveis normais do antígeno. Níveis absolutos de CA 125 não correspondem claramente ao estágio do tumor, embora, quanto mais alto o estágio, maiores as porcentagens de pacientes com níveis elevados de CA 125: 50% dos pacientes em estágio I, 70% dos pacientes em estágio II, 90% dos pacientes em estágio III e 98% dos pacientes em estágio IV.

Monitoramento da resposta à terapia

O CA 125 é útil no monitoramento do curso da doença. Resposta parcial ou completa à terapia está associada a uma diminuição do nível de CA 125 em mais de 95% dos pacientes. Níveis mais altos de CA 125 correspondem à recidiva da doença e precedem as evidências clínicas ou de imagem de recidiva em 3 meses aproximadamente.

Quando os níveis crescentes de CA 125 são usados como indicação para revisões laparoscópicas, recidiva da doença é encontrada em aproximadamente 90% dos casos.

Alfafetoproteína e gonadotropina coriônica humana em tumores de células germinativas do testículo

Cânceres de testículo não seminomatosos compreendem vários tipos histológicos diferentes, incluindo carcinoma embrionário, sinciciotrofoblastos (coriocarcinoma), tumores do saco vitelino e teratomas. A expressão do marcador pode ser prevista com base no tipo histológico predominante. A gonadotropina coriônica humana é detectada em mais de 90% dos coriocarcinomas, enquanto a AFP é expressa por 90 a 95% dos tumores de saco vitelino, 20% dos teratomas e 10% dos carcinomas embrionários.

Perfilagem proteômica

Em comparação aos biomarcadores tumorais na forma de proteína isolada circulante discutidos anteriormente, a proteômica é o estudo de todas as proteínas expressas pelo genoma. No câncer, isso pode equivaler a mais de 1,5 milhão de proteínas.[45] Em última análise, mutações genéticas são manifestadas no nível das proteínas, envolvendo desarranjos da função das proteínas e comunicação dentro das células doentes e com seu microambiente. A execução do processo patológico ocorre por meio da alteração do funcionamento da proteína. Clinicamente, a proteômica oferece o potencial de permitir o aperfeiçoamento do diagnóstico de câncer e da tomada de decisão sobre o tratamento. Essa área se baseia nos extraordinários avanços tecnológicos que permitem que os investigadores elucidem a vasta gama de proteínas em determinado grupo de células e então apliquem a biologia de sistemas para compreender os dados.

Biomarcadores tumorais proteicos são considerados proteínas pouco abundantes expelidas por células tumorais ou pela interface tumor-hospedeiro na circulação. A detecção e a medição dessas proteínas fornecem informações sobre o comportamento clínico do câncer. A perfilagem proteômica utiliza tecnologias de espectrometria de massa para gerar impressões digitais de picos iônicos correspondentes a concentrações de proteínas que podem ser correlacionadas a estados patológicos. Vários estudos utilizando amostras de sangue (plasma ou soro), urina e suco pancreático já demonstraram a viabilidade desta tecnologia para a descoberta de biomarcadores e para uma possível detecção precoce de câncer de ovário, mama, próstata e pâncreas. A identificação de proteínas identificadas de doenças específicas tem o potencial de alcançar sensibilidade e especificidade diagnósticas muito maiores do que os biomarcadores atualmente disponíveis.

Células tumorais circulantes

Como o nome sugere, CTCs são células tumorais que foram expelidas da fonte do tumor primário (ou metastático) e que se encontram circulando na corrente sanguínea. As CTCs foram inicialmente descritas nos anos 1800, mas somente recentemente os investigadores começaram a ligar os pontos até transformá-las em biomarcadores clinicamente úteis. Em um paciente com câncer metastático, estima-se que as CTCs compreendam uma em cada bilhão de células.[46] Seu isolamento se baseou nas propriedades exclusivas das CTCs, como pelo tamanho e outras características biofísicas ou pelos marcadores superficiais (p. ex., EPCAM no câncer epitelial). Essas técnicas de isolamento precisam ser combinadas com outras para distinguir células verdadeiramente malignas de células não tumorais (p. ex., células epiteliais normais expressando EPCAM). Os pesquisadores isolaram CTCs de pacientes e demonstraram a capacidade, em alguns casos, de criar modelos murinos ou linhagens celulares, bem como uma resposta terapêutica semelhante ao tratamento do paciente que está sendo tratado. CTCs representam uma área de pesquisa em extrema atividade atualmente.

Marcadores baseados em RNA

RNA circulante

Em 1996, foi encontrado RNA mensageiro circulando no sangue de um paciente com melanoma. Desde então, foram detectados vários RNA derivados de tumores na circulação, sendo, em sua maioria, micro-RNAs. Micro-RNAs são geralmente transportados em exossomos, plaquetas educadas por tumores, corpos apoptóticos ou proteínas. O NETest foi desenvolvido com base em um RNA mensageiro isolado de uma amostra de sangue total, com 51 genes analisados.[47] Ele dá uma pontuação que torna o diagnóstico de tumor neuroendócrino mais ou menos provável (pontuação de 0 a 8, sendo 3 ou mais consistente para tumor neuroendócrino) e fornece uma segunda pontuação de risco de progressão da doença (baixo, médio ou alto). O valor preditivo positivo para uma pontuação de 3 ou mais para diagnóstico de tumor neuroendócrino gastropancreático é de 95%. Dados iniciais sugerem que ele pode ser usado para prever quem necessitará de mais terapia, bem como quem deve ser monitorado quanto à resposta ao tratamento.

RNA derivado de tecidos

Marcadores baseados em RNA foram identificados no contexto da expressão de RNA mensageiro global utilizando tecnologias de alto rendimento. Esses microarranjos ("*chips* de genes") fornecem uma maneira de mensurar a expressão de vários genes humanos em um único experimento. A modelagem estatística então permite a seleção de grupos de genes, "impressões digitais", que melhor distinguem os estados das doenças.

Em 2004, Paik et al.[48] descreveram um algoritmo para prever a probabilidade de recidiva a longo prazo em pacientes com câncer de mama linfonodo-negativo tratadas com tamoxifeno com base na expressão de 21 genes no tecido tumoral. É possível extrair RNA de blocos de tecido fixados com formalina e mergulhados em parafina e usar esse RNA para o ensaio subsequente. Esse ensaio é conhecido como Oncotype DX® e inclui 16 genes associados a tumores e cinco genes de referência, com o resultado expresso como pontuação de recidiva. Maiores níveis de expressão de genes "favoráveis" resultam em menor pontuação de recidiva, enquanto maior expressão de genes "desfavoráveis" resulta em uma pontuação mais alta. Pontuações de menos de 11 são consideradas favoráveis (6,8% de recidiva, em 10 anos), de 11 a 25, intermediárias (14,3% de recidiva, em 10 anos), e, acima de 25, consistentes com doença mais agressiva (30,5% de recidiva, em 10 anos). Esse algoritmo foi validado para uso na tomada de decisão sobre quimioterapia adjuvante (além da terapia endócrina padrão), com a quimioterapia sendo omitida em pacientes de baixo risco e oferecida para aquelas de alto risco. Um estudo recente demonstrou que, para a maioria dos pacientes com uma pontuação intermediária, a quimioterapia poderia ser também omitida com segurança.[49] A pontuação do Oncotype DX® foi incorporada como parte da 8ª e mais recente edição do sistema de estadiamento de câncer de mama da AJCC. Outros ensaios multigênicos de câncer de mama, como o MammaPrint® e o PAM 50, também estão clinicamente disponíveis. Vários painéis multigênicos foram desenvolvidos para prever o índice de recorrência e sobrevida em outros cânceres, como o Oncotype DX® para câncer de cólon, o ColoPrint® para câncer colorretal e o Decision Dx®-UM para melanoma uveal. Muitos mais painéis estão atualmente em fase de desenvolvimento.

Marcadores baseados em DNA

Mutações específicas em oncogenes, genes supressores de tumor e genes de reparo de erros de pareamento podem servir como biomarcadores de câncer. Além disso, as células tumorais podem expelir DNA, o que oferece o potencial de diagnosticar o câncer antes de sua manifestação clínica, bem como rastrear a resposta ao tratamento. Além disso, alterações epigenéticas estão geralmente desreguladas e alteradas nas malignidades (ver Carcinogênese, subseção Genética do câncer) e também pode servir de marcadores tumorais.

Mutações genéticas

Mutações associadas a tumores incluem o proto-oncogene *RET* de NEM2 e o gene *APC* da PAF ou mutações em *p53* em uma ampla variedade de tumores. Anormalidades cromossômicas, como a translocação 9:22 que cria o oncogene *bcr-abl*, também são biomarcadores úteis. Polimorfismos de nucleotídios simples específicos foram identificados como estando associados a um aumento do risco de desenvolvimento de cânceres específicos, e foi demonstrado que a avaliação do haplótipo poderia prever a suscetibilidade a vários tipos de cânceres, incluindo os de próstata, mama, pulmão e cólon. A mutação *HER2* no câncer de mama (ver Biologia tumoral, subseção Sinalização proliferativa sustentada) leva ao aumento das cópias do gene *HER2* e à consequente maior expressão do produto da proteína. O *status* de *HER2* rotineiramente orienta o tratamento de pacientes com câncer de mama. Essa mutação pode ser identificada por meio da hibridização por fluorescência *in situ*, por onde uma sonda consegue identificar o aumento das cópias do gene. O produto da proteína de *HER2* também pode ser sondado com o uso de imuno-histoquímica. Recomenda-se que todos os pacientes com carcinoma colorretal metastático que sejam candidatos a terapia com anticorpo anti-EGFR tenham seus tumores testados em relação à mutação *KRAS*. Se for detectada mutação *KRAS* no códon 12 ou 13, esses pacientes não devem receber terapia com anticorpo anti-EGFR como parte de seu tratamento. Esse exame é feito isolando-se o DNA do tumor e procurando-se a presença de alguma mutação.

DNA tumoral circulante

O DNA livre de células (cfDNA) de tumores foi identificado pela primeira vez por Mandel e Metais em 1948. Em 1977, pesquisadores observaram que havia mais cfDNA em pacientes com câncer do que naqueles sem a doença. Dentro desse cfDNA, foi observado que havia muitas das alterações neoplásicas associadas ao câncer, por isso o termo *ctDNA* é frequentemente usado. Acredita-se que o ctDNA seja liberado em consequência de diversos fatores: (1) necrose que causa a liberação do DNA, (2) fagocitose macrofágica de células cancerosas necróticas, seguida por liberação do DNA tumoral, e (3) degradação apoptótica do DNA celular. Devido à presença de poucas quantidades de ctDNA, são comumente utilizadas metodologias de detecção sensíveis, como PCR de gotículas ou sequenciamento de última geração com códigos de barra moleculares. Como um todo, ao usar o cfDNA, várias alterações diferentes específicas a tumores podem ser identificadas: mutações genéticas, alterações do número de cópias, fusões genéticas e eventos de metilação de DNA.[50]

A potencial aplicação do ctDNA tem sido uma opção atraente para o diagnóstico precoce do câncer. Em um estudo recente, um painel de 61 amplicons foi utilizado em amostras de sangue de pacientes, seguido por PCR multiplex, com o objetivo de identificar possíveis mutações geradas pelo câncer no cfDNA.[51] Isso foi combinado com 39 biomarcadores de oncoproteínas secretadas. O ensaio, denominado *CancerSEEK*, foi validado em 1.005 pacientes comprovadamente com câncer não metastático clinicamente detectado e demonstrou ter sensibilidade de 69 a 98% em cinco dos tipos de câncer verificados e especificidade de mais de 99%. No geral, oito tipos de tumores foram analisados, com sensibilidade de 98% para câncer de ovário (a mais alta) e de 33% para câncer de mama (a mais baixa). Uma vez identificada a presença de células cancerosas, o local correto de origem pôde ser determinado em 83% dos casos. Outros investigadores utilizaram estratégias alternativas para triagem de câncer com cfDNA. Em um recente estudo chinês, o ctDNA foi isolado do plasma e analisado em relação ao DNA do EBV como triagem para carcinoma nasofaríngeo nessa população em risco. Nesse estudo, a sensibilidade e a especificidade foram de mais de 97%. Além do exame de sangue, também se podem testar a urina, as fezes, o líquido ascítico, o líquido pleural, a saliva e o líquido cefalorraquidiano quanto à presença de ctDNA.[50] Por exemplo, o Cologuard®, aprovado pela FDA, utiliza uma combinação de DNA das fezes e exame imuno-histoquímico fecal para identificar cânceres colorretais (sensibilidade de 92%) e adenomas avançados (sensibilidade de 42%).

Além de diagnóstico, o ctDNA também pode ser usado para orientar o tratamento, a resposta a ele ou as recidivas. O exame de mutação de EGFR cobásico utiliza o cfDNA para identificar a mutação do guardião T790M, que pode ser observada em pacientes com doença progressiva após tratamento com inibidores de EGFR. Pacientes com essa mutação podem ser tratados com sucesso com inibidores de EGFR de terceira geração. Além de orientar a conduta terapêutica, a meia-vida curta do ctDNA permite que se monitore rapidamente a resposta ao tratamento, com o ctDNA caindo vertiginosamente em 1 a 2 semanas em pacientes que apresentam resposta terapêutica ao tratamento sistêmico. Além disso, foi demonstrado que, em pacientes de câncer colorretal, cfDNA extraído várias semanas após cirurgia curativa poderia identificar pacientes com doença residual e predizer futuras recidivas.

Alterações epigenéticas

Testes de alterações epigenéticas são outra modalidade interessante que está surgindo para aplicação como biomarcador oncológico. Suas vantagens incluem o fato de que (1) ensaios de DNA para metilação aberrante são mais fáceis e mais sensíveis do que os referentes a mutações pontuais, (2) padrões de metilação de DNA específicos ao câncer podem ser detectados no ctDNA na corrente sanguínea e nas células epiteliais tumorais expelidas no lúmen e (3) os perfis de metilação de DNA são mais estáveis química e biologicamente do que o RNA ou a maioria das proteínas.

Estudos de biomarcadores de metilação foram realizados em uma variedade de cânceres, inclusive de mama, esôfago, pulmão, gástrico, colorretal, de ovário e de próstata. Ilhas CpG hipometiladas foram associadas à ativação de genes adjacentes. Por exemplo, a hipometilação do promotor dos antígenos câncer/testículo CAGE corresponde ao aumento da expressão do gene e é verificada em lesões pré-malignas do estômago. Instâncias semelhantes de promotores desmetilados ativando seus genes a jusante foram encontradas em vários outros cânceres, inclusive nos de cólon, pâncreas, fígado, útero, pulmão e colo do útero. Em um estudo de carcinogênese ovariana, verificou-se que a hipometilação de DNA satélite centromérico e justacentromérico era maior em tumores em estágio avançado ou de grau elevado, e que essa forte hipometilação era um marcador independente de prognóstico ruim.

O papel dos biomarcadores no câncer está em rápida expansão. Está claro que o futuro reserva grandes promessas para o uso de biomarcadores no manejo clínico de pacientes com câncer (Tabela 29.3). É provável que os biomarcadores desempenharão um papel cada vez mais importante no prognóstico do câncer e na seleção de terapias, bem como, talvez, na detecção precoce da doença.

30

Imunologia Tumoral e Imunoterapia

James S. Economou, James C. Yang, James S. Tomlinson

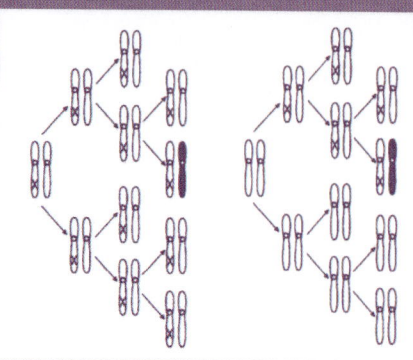

VISÃO GERAL DO CAPÍTULO

Visão geral da imunologia tumoral
   Linfócitos T e células *natural killer*
   Células apresentadoras de antígeno
   Anticorpo
   Antígenos tumorais
   Microambiente tumoral imunossupressor
Imunoterapia
   Terapia com citocinas

   Vacinas
   Objetivação de vias imunomoduladoras
   Terapia com células T adotivas
   Anticorpos biespecíficos
   Terapia com anticorpos monoclonais
Conclusão

A imunoterapia oncológica teve um histórico clínico longo, e geralmente decepcionante, até recentemente. Havia indícios de estudos clínicos iniciais de referência utilizando altas doses de interleucina-2 (IL-2), que produzia respostas completas dramáticas e duráveis em pequenos subconjuntos de pacientes com melanoma metastático e câncer de células renais, regressões essas mediadas pela infiltração desses tumores com linfócitos citotóxicos. Outro grande avanço foi a demonstração de que as células T encontradas dentro do microambiente tumoral (linfócitos infiltrantes-tumorais [TILs]) de alguns cânceres sólidos podiam ser isoladas, expandidas *ex vivo* e então adotivamente transferidas de volta no paciente, produzindo taxas de resposta ainda mais altas. Esses TILs ativados e expandidos *ex vivo* poderiam reconhecer células tumorais autólogas de maneira restrita em um complexo principal de histocompatibilidade (MHC), indicando que esses depósitos tumorais metastáticos estavam enriquecidos com células T específicas ao tumor. A capacidade do TIL do melanoma em particular de também reconhecer outras linhagens celulares do melanoma compatíveis com o MHC levou à identificação inicial de várias proteínas de linhagem melanocítica, dessa forma demonstrando que pelo menos uma parte da resposta antitumoral no melanoma era, na verdade, contra "si mesma" (autoimune).

Essas importantes descobertas introduziram uma era de terapias baseadas no sistema imune direcionadas a alvos específicos a cada linhagem. Entre elas, incluem-se diversas formulações de vacinas que incorporaram antígenos dessas linhagens (como proteína total, peptídios, DNA ou RNA), que são apresentados ao sistema imune (em células adjuvantes apresentadoras de antígeno por natureza, ou codificadas em vetores virais), tudo isso com atividade clínica decepcionantemente baixa ou ausente e amplamente restrita ao melanoma. Receptores de células T (TCRs) que reconheciam esses antígenos linhagem-específicos foram clonados, colocados em vetores virais e utilizados para construir grandes números (na casa de dezenas de bilhões) de células T específicas à linhagem e altamente ativadas que eram então readministradas aos pacientes. Essa terapia com células adotivas, considerada uma versão de terapia genética da terapia com TILs, não reproduziu a experiência com TIL e, na verdade, produziu respostas completas bem menos duráveis, a despeito do aumento da frequência do precursor dessas células T reativas do tumor por ordens de magnitude. Para alguns antígenos linhagem-específicos, essas terapias eram acompanhadas de toxicidades não relacionadas ao tumor, direcionadas contra a linhagem normal do tipo celular. Esses resultados de certa forma surpreendentes indicaram que a composição do produto da célula TIL total deve ter efetores antitumorais com especificidades ainda não identificadas.

Um importante avanço na imunoterapia baseada em células T foi o desenvolvimento de receptores quiméricos de antígenos (CARs; uma cadeia simples composta de cadeias pesadas e leves derivadas de imunoglobulina extracelular que confere especificidade, ligada a domínios de ativação de células T intracelulares), que poderiam reconhecer um "antígeno" em uma superfície celular de uma forma não restrita ao MHC. A terapia adotiva com células CAR T direcionada contra CD19 – confinado aos linfócitos B e a muitas malignidades de células B – produz regressões dramáticas e duráveis em pacientes com doença refratária e recorrente; essa terapia também causa aplasia temporária de células B. Outros alvos dos CARs estão sendo submetidos a estudos clínicos.

No entanto, possivelmente o avanço mais importante na imunoterapia oncológica humana foi obtida a partir dos estudos pioneiros na biologia básica da regulação imune. Linfócitos T apresentam tanto receptores estimulantes quanto inibitórios, e existe um importante equilíbrio que mantém a própria tolerância. Descobriu-se que o bloqueio da sinalização inibitória do antígeno 4 (CTLA-4) associado ao linfócito T citotóxico com seis ligantes B7.1 e B7.2, subsequentemente a proteína da morte programada da célula-1 (PD-1) com seus ligantes PD-L1 e PD-L2, levavam à intensificação da resposta das células T endógenas aos tumores. Isso resultou no desenvolvimento de anticorpos monoclonais terapêuticos que antagonizavam os *check points* da célula T que agora já estão em uso clínico rotineiro. O simples bloqueio da sinalização inibitória desencadeia uma resposta imune adaptativa incrivelmente benéfica contra uma ampla gama de malignidades humanas comuns – melanoma, câncer geniturinário, câncer de pulmão e subconjuntos de câncer colorretal. A disponibilidade de bioespécimes de pacientes respondentes, de sequenciamento de alto rendimento de próxima geração e de clonagem de TCR a partir de uma única célula levou à extraordinária constatação de que a vasta maioria dessas células T antitumorais reconhecia mutações não sinônimas específicas ao câncer (mutações pontuais, inserção-deleção, mutações por mudança de matriz de leitura) – os chamados "neoantígenos (neoAg)," expressados exclusivamente por cada tumor. Os cânceres, que acumulam grandes cargas mutacionais de neoAg, têm maior probabilidade de ter vários peptídios mutantes neoAg processados e apresentados na superfície da célula tumoral no contexto do MHC. Isso basicamente resulta em um conjunto de xenoantígenos – estranhos ao sistema imune do paciente e exclusivos ao câncer de cada um deles – sendo apresentados ao sistema imune do hospedeiro, cujo repertório de TCR pode reconhecer como estranho. Esses achados revolucionários conduziram a uma nova era da imunoterapia oncológica para histologias de câncer humano que jamais haviam sido consideradas controláveis pelo sistema imune. Também parece que, em alguns pacientes, a imunoterapia pode proporcionar regressões completas e duradouras de cânceres sólidos amplamente metastáticos, algo difícil de ser alcançado com a maioria das outras terapias sistêmicas.

O campo do câncer humano é hoje legitimamente a quarta modalidade de tratamento oncológico. Futuros avanços podem incluir combinações de estratégias (baseadas em células, pequenas moléculas, vacinas) que ampliarão sua efetividade em cânceres epiteliais comuns.

VISÃO GERAL DA IMUNOLOGIA TUMORAL

Linfócitos T e células *natural killer*

Células progenitoras derivadas da medula óssea entram no timo, de onde as células T eventualmente surgem. No timo, um enorme repertório de TCRs é aleatoriamente gerado por recombinações e mutações em suas cadeias α e β. Progenitoras com TCRs de alta afinidade com autoantígenos sofrem deleção (seleção negativa). Algumas que têm pouca afinidade com autoantígenos sobrevivem e são positivamente selecionadas, de forma que uma porcentagem significativa de células T autorreativas é originada pelo timo. Somente uma porcentagem muito pequena das células que entram e se proliferam dentro do timo sobrevive a esse processo educativo. Vários tipos de células T surgem na periferia. Linfócitos T CD8+ reconhecem o antígeno no contexto de moléculas de classe I do MHC, expressam TCRs αβ, são comumente chamadas de células T citotóxicas e produzem uma série de citocinas. Os linfócitos T CD4+ reconhecem o antígeno no contexto de moléculas de classe II do MHC. Existem diversos subconjuntos de linfócitos T CD4+ (Figura 30.1). Entre os mais reconhecidos, estão as células Th1 (células T *helper* tipo 1), que secretam IL-2, fator de necrose tumoral-α (TNF-α), e interferona-γ (IFN-γ), e células Th2, que produzem IL-4, IL-5, IL-6, IL-10 e IL-13. As células Th1 promovem citotoxicidade e inflamação e combatem os patógenos intracelulares, enquanto as células Th2 auxiliam na estimulação das células B para a produção de anticorpos, reações alérgicas e eliminação de patógenos extracelulares. As células T *helper* favorecerão as respostas imunes Th1 (mediadas pelas células) ou Th2 (humorais). Um subconjunto de células reguladoras CD4 (células T reguladoras [Treg]) desempenha um papel fundamental na atenuação da autoimunidade. Essas células Treg constituem de 5 a 10% dos linfócitos CD4+, expressam o fator de transcrição Foxp3 e suprimem dominantemente as respostas autoimunes; a mutação do gene Foxp3 em humanos e ratos leva a doença autoimune

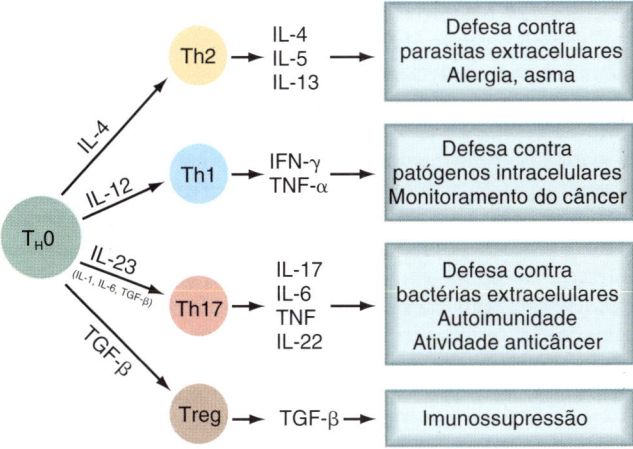

Figura 30.1 Subconjuntos de linfócitos T CD4 e suas propriedades. Uma célula T_H0 é uma célula T *naïve* que foi diferenciada com sucesso e submetida a seleção positiva e negativa no timo. Células T *helper naïve* (CD4+) podem se diferenciar em diversos subconjuntos cujas propriedades gerais e produção de citocinas predominantes são demonstradas. IFN, interferona; IL, interleucina; TGF-β, fator de crescimento transformador-β; TNF, fator de necrose tumoral.

multiorgânica. Outro subtipo de célula T é a chamada célula Th17, que produz preferencialmente IL-17, IL-21 e IL-22, sendo importante na patogênese de doenças autoimunes.

Os linfócitos T CD4+ também desempenham um importante papel na iniciação e manutenção das respostas dos linfócitos T CD8+ T.[1] Eles podem fazer isso por uma variedade de mecanismos. Linfócitos T CD4+ ativados podem interagir com células dendríticas (DCs), que são células apresentadoras de antígeno profissionais, por meio de uma interação entre os receptores de CD40 e seu ligante CD40L. Essa ativação ou "licença" das DCs permite que essas células apresentadoras de antígeno promovam a diferenciação das linfócitos T CD8+ e estabeleçam uma resposta durável das células T de memória. Os linfócitos T CD4+ também produzem IL-2 e IFN-γ, o que poderia potencialmente ajudar na função da CD8. Portanto, os linfócitos T CD4+ são importantes para a formação de uma resposta antitumoral produtiva.

Outro subconjunto de células T (γδ) representa uma população minoritária (de 1 a 10%) dos linfócitos T CD3+ que é ainda mais enriquecida no epitélio das mucosas e que expressa TCRs que reconhecem antígenos bacterianos e virais. Células *natural killer* (NKT) expressam marcadores fenotípicos de células T e NK, bem como uma família específica de TCRs que reconhecem antígenos glicolipídicos apresentados pelas moléculas CD1 d. Acredita-se que essas células NKT ajudem a iniciar as respostas das células T pela produção de grandes quantidades das citocinas IFN-γ e IL-4.

Células T maduras têm um grande repertório de TCRs αβ com especificidade diversificada aos antígenos. Essa diversidade é gerada durante a diferenciação das células T por um processo de rearranjo genético de segmentos de genes variáveis (V), de união (J, do inglês *joining*) e de diversidade (D). Os TCRs são compostos de cadeias α e β; estima-se que eventos de recombinação poderiam potencialmente produzir um repertório de mais de 10^{12} TRCs exclusivos. Esses TCRs reconhecem o antígeno no contexto de proteínas do MHC encontradas na superfície das células de classe I do MHC, cujas proteínas dentro do citoplasma da célula são digeridas no complexo proteassomo em pequenos fragmentos de peptídios (resíduos de 8 a 12 aminoácidos), que são transportados até a superfície celular ligados nas ranhuras das moléculas de classe I do MHC; a sequência específica de peptídios apresentada é determinada pelo alelo do MHC (nos seres humanos, também chamado de antígeno leucocitário humano [HLA]). Esses peptídios apresentados pela classe I são normalmente reconhecidos pelos linfócitos T CD8+. Os antígenos extracelulares de classe II do MHC são internalizados pelas células apresentadoras de antígeno nos endossomos, onde são degradados em pequenos peptídios e fixados em moléculas de classe II do MHC para apresentação na superfície celular e normalmente reconhecidos pelas células CD4. Essas duas vias proporcionam ao sistema imune uma vigilância contínua dos patógenos intracelulares, como vírus e células estranhas, bem como de proteínas nocivas e patógenos no meio extracelular. A ativação de células T em repouso exige a ativação do complexo MCH-peptídio correto pelo TCR (o chamado sinal 1) e sinais coestimulantes adicionais (sinal 2). Células apresentadoras de antígeno profissionais (DCs) fornecem CD80 ou CD86 (genes da família B7), que ativam o receptor de CD28 na célula T, um requisito para a ativação desta. As células T então suprarregulam outro receptor, o CTLA-4, que também se liga à B7, mas com maior afinidade do que com a CD28. A ativação do CTLA-4 induz um sinal inibitório que infrarregula a ativação das células T.[2] Esse é um mecanismo imunomodulador natural para atenuar as respostas imunes. Anticorpos monoclonais que se ligam ao CTLA-4 podem bloquear essa interação e inibir a sinalização reguladora negativa (Figura 30.2). Estudos com cobaias humanas demonstraram que o bloqueio do CTLA-4 pode interromper a tolerância periférica a autoantígenos e induzir tanto respostas antitumorais quanto "contra si" (autoimune).

Outra via importante é a do eixo PD-1/PD-L1, na qual o ligante inibitório (PD-L1), comumente expresso em vários tipos de câncer, pode ativar o PD-1 da célula T, dessa forma revogando a ativação do linfócito (Figura 30.2).[3] A interrupção dessa sinalização negativa beneficia uma proporção significativa dos pacientes com vários tumores sólidos.

Embora muita ênfase tenha sido colocada nas respostas adaptativas da imunidade antitumoral (linfócitos T e anticorpos), as células efetoras do sistema imune inato, especificamente as células NK, podem agir sozinhas ou em conjunto com a imunidade adaptativa.[4,5]

As células NK podem reconhecer e eliminar células-alvo sem sensibilização prévia. Essas células expressam receptores ativadores e inibitórios na superfície celular e, quando os receptores ativadores são ativados sem ligação concomitante de seus receptores inibitórios, podem exterminar os alvos diretamente. As células NK têm sido tradicionalmente consideradas as provedoras da primeira linha de defesa contra células infectadas com vírus. As células NK também podem interagir com o sistema imune adaptativo. Elas podem modular a função das células apresentadoras de antígeno profissionais (p. ex., DCs), promover a geração de respostas Th1 e potencialmente atenuar as alterações imunopatológicas autoimunes. Pelo fato de que seus receptores inibitórios ativam as moléculas do MHC, as células NK reconhecem especificamente as células que perderam moléculas de classe I do MHC, o que pode ocorrer durante infecções virais ou transformação maligna. As células NK são intensamente ativadas por citocinas exógenas, como a IL-2, sendo chamadas de "células exterminadoras ativadas por linfocinas (LAK)." As células LAK têm uma citotoxicidade muito maior em uma gama muito maior de células-alvo.

A resposta da célula T citotóxica (CTL) é iniciada pela ativação de seis TCRs pelas células apresentadoras de antígeno profissionais (p. ex., DCs) que foram processadas e apresentaram antígeno cognato no contexto da classe I do MHC. Esse evento de ativação permite que os linfócitos T CD8 em repouso se proliferem e diferenciem em CTL efetora com alterações significativas no comportamento migratório e função. Essas CTLs se dirigem aos pontos de tumor, e seus TCRs ativam o peptídio antígeno apresentado na superfície das células tumorais e conseguem emitir sinais de morte. As CTLs são capazes de exterminar múltiplas células tumorais, o que chamamos de "extermínio serial". Os mecanismos de extermínio incluem a ligação dos chamados "receptores de morte" (FasL/CDaSL, Apo2L/TRAIL) ou exocitose de grânulos citotóxicos (perforina, granulisina).[6,7] Elas também elaboram citocinas pró-inflamatórias, que podem, por meio de diversos mecanismos, promover atividade antitumoral pelo recrutamento de outras efetoras citotóxicas, como as células NK.

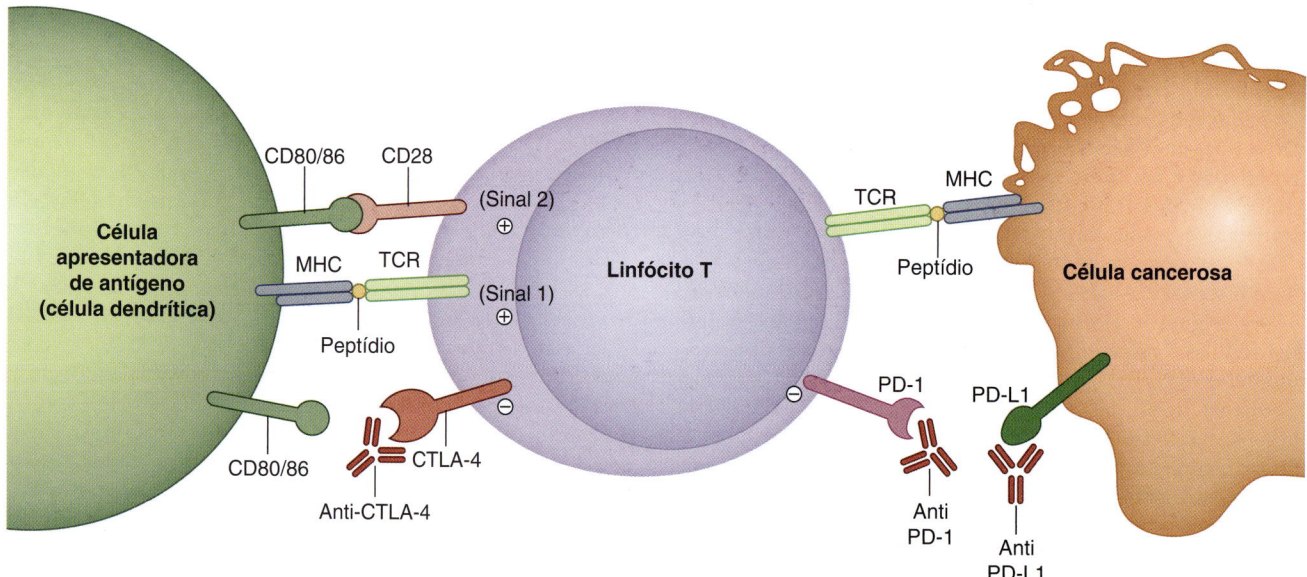

Figura 30.2 Importante sinalização de ativação e inibitória nos linfócitos T e modernas intervenções terapêuticas. A ativação de células T exige a ativação de TCR de antígenos no contexto do MHC e um segundo sinal coestimulante, CD80/86 e CD28. A sinalização inibitória por CTLA-4 ou PD-1/PD-L1 pode ser bloqueada com anticorpos monoclonais. *CTLA-4*, antígeno associado ao linfócito T citotóxico 4; *MHC*, complexo principal de histocompatibilidade; a abreviação MHLC não está na figura. *PD-1*, proteína de morte programada da célula-1; *PD-L1*, ligante do receptor de morte programada da célula-1; *TCR*, receptor de célula T.

Células apresentadoras de antígeno

DCs são células apresentadoras de antígeno profissionais cuja função é captar, processar e apresentar antígeno ao sistema imune;[8] elas são essenciais durante a ativação inicial das células T em repouso. Há diferentes subtipos de DCs com funções especializadas a depender de sua localização anatômica. DCs são encontradas nos tecidos linfoides, na pele e nas superfícies das mucosas de vários órgãos. As DCs no trato gastrintestinal podem apresentar bactérias no lúmen intestinal e iniciar respostas secretórias de imunoglobulina A (IgA). Nos pulmões, as DCs ajudam a manter a tolerância a alergênios inalados. No sangue periférico, precursores de DCs podem migrar para locais de inflamação e iniciar respostas imunes. A função das DCs é poderosamente modulada por uma variedade de receptores, incluindo receptores do tipo *Toll* (TLRs) e receptores superficiais de lectina tipo C. DCs em diferentes estágios de diferenciação variam em sua capacidade de migrar, absorver antígenos por fagocitose e de efetivamente estimular as células T. DCs imaturas patrulham seus ambientes, amostrando por pinocitose e endocitose mediada por receptor. Antígenos extracelulares são absorvidos nos endossomos, que se fundem com lisossomos que contêm protease, e dentro desses compartimentos os antígenos são clivados em peptídios que podem se ligar a moléculas de classe II do MHC e ser liberadas na superfície celular. Proteínas no compartimento citoplasmático de células apresentadoras de antígeno são degradadas pelo proteossomo e ativamente transportadas para dentro do retículo endoplasmático, onde são carregadas em moléculas classe I do MHC e liberadas sobre a superfície celular. Alguns antígenos exógenos ou ambientais também podem encontrar seu caminho na via de apresentação de antígeno classe I do MHC; isso é chamado de "apresentação cruzada", sendo um importante mecanismo de geração de respostas de células T restritas a CD8+ classe I. As DCs podem captar antígeno na periferia e viajar até os linfonodos, onde interagem com as células T e apresentam esses antígenos. As DCs se originam de células-tronco pluripotentes da medula óssea, entram no sangue e se alojam em praticamente todos os tecidos e órgãos linfoides. DCs mieloides (que incluem as DCs encontradas em tecidos epiteliais profundos e nas células de Langerhans presentes na epiderme) e DCs plasmacitoides são uma importante fonte de IFN tipo I.

As DCs apresentam receptores superficiais celulares denominados "receptores de reconhecimento de padrão" que verificam se há patógenos no ambiente. A família TLR é a mais bem caracterizada; esses receptores conseguem reconhecer produtos de bactérias (p. ex., lipopolissacarídios, flagelina), produtos virais, como RNA de fita dupla, e temas de DNA ricos especificamente em citosina-guanina (CpG), mais comuns em genomas microbianos. Esses sinais, juntamente a várias citocinas pró-inflamatórias, podem emitir um sinal de perigo às DCs, que estabelece o contexto dentro do qual elas veem e apresentam os antígenos. A sinalização de TLRs conduz DCs imaturas a um fenótipo mais maduro com uma expressão muito maior de MHC, moléculas coestimulantes e citocinas derivadas de DCs (como a IL-12). DCs imaturas são migratórias e altamente eficientes na captura de antígenos, enquanto as DCs maduras são menos móveis, mas mais eficientes no processamento e apresentação de antígenos em um contexto imunoestimulante.

Conjuntos distintos de moléculas governam a migração das DCs de e para a periferia e para os linfonodos. Proeminentes entre esses sinais estão uma variedade de quimiocinas e seus receptores (p. ex., CCR7, CCL19, CCL21). Sinais que induzem o amadurecimento de DCs imaturas incluem o ligante CD40 liberado pelas células T, bem como os sinais das células NK, uma variedade de citocinas pró-inflamatórias (p. ex., IL-1, TNF, IL-6) e a ativação de TLRs e lectinas tipo C. O contexto da apresentação de antígeno e do fenótipo maturacional das DCs determinará e definirá o tipo de resposta das células T. DCs imaturas têm potencial de serem tolerogênicas, talvez porque elas apresentem antígeno sem um segundo sinal coestimulante adequado. DCs maduras ativadas têm maior potência de ativação e expansão de células T reativas ao antígeno. Essa é uma visão geral extremamente simplificada do papel central complexo dos diversos subconjuntos de DCs que orquestram as respostas antitumorais adaptativas e inatas.

Anticorpo

A superfície celular e os antígenos circulantes podem ser reconhecidos pelas imunoglobulinas (moléculas de anticorpos). As imunoglobulinas atuam como receptores associados à membrana na superfície das células B, as quais podem então ser secretadas como moléculas solúveis, já que essas células se diferenciam em células de plasma. Existem cinco classes distintas de moléculas de imunoglobulina: IgG, IgA, IgM, IgD e IgE. Há vários isótopos de IgG e IgA. A estrutura básica das moléculas de anticorpos inclui duas cadeias leves idênticas e duas cadeias pesadas idênticas de polipeptídios ligadas por pontes dissulfeto intercadeia. Regiões variáveis dentro das cadeias pesada e leve criam a chamada região hipervariável responsável pela ligação do antígeno. A ligação do anticorpo com o antígeno é reversível e de avidez variável. A porção C terminal de certas classes de anticorpos pode se ligar a receptores Fc, que são expressos entre uma série de células mononucleares. A ligação de um anticorpo com um antígeno e a ativação dessas células efetoras podem desencadear fagocitose ou citotoxicidade mediada por células dependentes de anticorpos (ADCC).

O sistema complemento é composto de uma série de proteínas do plasma, muitas das quais existem como proenzimas que necessitam de clivagem para serem ativadas. Anticorpos IgG e IgM de ligação superficial podem ativar o complemento pela chamada via clássica, um subproduto do que é a reunião de proteínas complementares que efetuam a formação de poros transmembrana em células-alvo. Os subprodutos complementares também podem promover a quimiotaxia de células mononucleares que liberam citocinas. Assim, a ativação do complemento não apenas pode exterminar alvos como também pode rotulá-los como patógenos para eliminação. A via alternativa permite a ativação do complemento sem anticorpos.

Antígenos tumorais

O conhecimento molecular do reconhecimento tumoral foi adquirido apenas recentemente. O primeiro antígeno molecularmente definido reconhecido por uma célula T reativa ao tumor foi descoberto somente em 1991.[9] Esse avanço primeiro necessitou de elucidação da biologia do processamento e apresentação dos antígenos e sua interação com as moléculas do MHC, o que ocorreu no fim dos anos 1980. Essas descobertas demonstraram que qualquer proteína intracitoplasmática era uma candidata a ser degradada pelo complexo proteassomo, ligada a moléculas de classe I do MHC, e apresentadas na superfície celular para reconhecimento das células T, o que era crucial para nosso entendimento inicial sobre antígenos tumorais. Células T maduras expressam o correceptor CD8 ou CD4, que se liga a porções invariantes em todas as moléculas de classe I ou classe II do MHC, respectivamente. Essa ligação adicional aumenta a afinidade da interação das células T com a célula apresentadora de antígeno. Portanto, as células T que expressam CD4 normalmente reconhecem antígenos apresentados por moléculas da classe II do MHC, e os linfócitos T CD8+ normalmente reconhecem antígenos apresentados por moléculas da classe I.

As células cancerosas podem superexpressar ou expressar anormalmente uma variedade de proteínas celulares normais. Pelo fato de que o repertório das células T humanas pode, às vezes, reconhecer autoproteínas, algumas destas poderiam potencialmente servir de alvos para terapias imunológicas. Conforme discutiremos em detalhes adiante, os produtos de genes resultantes de mutações específicas ao tumor são alvos muito melhores de células T, precisamente por serem xeroantígenos "não próprios" nunca antes experimentados durante a seleção tímica. Uma característica de um antígeno oncológico ideal é sua imunogenicidade, ou sua capacidade de gerar uma resposta de célula T ou anticorpo. Um produto de gene associado ao processo neoplásico (p. ex., um receptor de fator de crescimento) com alto grau de expressão específica pelas células malignas pode se provar como um excelente alvo, pois não pode ser deletado ou infrarregulado pelas células tumorais sob pressão imune seletiva (as chamadas variantes de perda de antígeno). Classificações gerais de antígenos conhecidos associados a tumores incluem:

- Antígenos tumorais linhagem-específicos associados à diferenciação ou à função do tecido, como os antígenos de linhagem melanócito-melanoma MART-1/Melan-A (MART-1), proteína gp100, proteína mda-7, proteína tirosinase e proteína relacionada à tirosinase (TRP-1 e TRP-2), antígenos prostáticos (antígeno da membrana específica da próstata e antígeno prostático específico) e antígeno carcinoembrionário
- Uma classe de proteínas expressada durante a ontogenia e em tecidos de linhagem germinativa e tumores adultos (antígenos câncer-testículo ou câncer-linhagem germinativa)
- Epítopos derivados de genes especificamente mutados nas células tumorais (os chamados neoantígenos)
- Epítopos derivados de processos oncovirais, como as oncoproteínas do papilomavírus humano E6 e E7 ou proteínas derivadas do vírus Epstein-Barr
- Proteínas não mutadas com expressão seletiva ao tumor que contribuem para o fenótipo maligno, incluindo HER2/neu e hTERT.

Uma reação citotóxica a qualquer autoproteína não mutada apresenta risco de causar toxicidade autoimune. Direcionar as respostas imunes a antígenos mutados específicos ao tumor evita esse risco, mas a natureza específica ao paciente de tais mutações dificulta a geração de reagentes para uso em múltiplos pacientes.

Microambiente tumoral imunossupressor

Há uma abundância de evidências de que as células cancerosas adquiriram uma variedade de mecanismos de defesa para deter sua destruição pelo sistema imune.[10] Esses mecanismos estão resumidos no Boxe 30.1. A maioria dos cânceres humanos apresenta epítopos de peptídios no contexto de moléculas do MHC que podem ser reconhecidos por células T reativas a antígenos, mas as células tumorais em si não apresentam antígeno em um contexto imunoestimulador. As células T humanas necessitam de sinalização adicional por meio de moléculas coestimuladoras, como CD80/86 (família B7), para ativação e expansão ideal das células T. Sem esses outros sinais, as células T podem se tornar anérgicas. As células tumorais também podem infrarregular a expressão de antígeno por meio de uma variedade de mecanismos, como silenciamento epigenético, perda de expressão do MHC e perda de função do aparato intracelular que processa e transporta peptídios para a superfície celular.

> **Boxe 30.1** Mecanismos de defesa das células cancerosas.
>
> Células T reguladoras (Treg): População de linfócitos T CD4+-CD25+, que inibe a função e a proliferação das células T
> - Em ratos, a deleção dessas células pode induzir autoimunidade
> - Em ratos, afeta de maneira adeversa a imunidade antitumoral
> - Evidência circunstancial de uma função em humanos
>
> Antígeno associado ao linfócito T citotóxico 4 (CTLA-4) (CD152): receptor inibitório induzido pela ativação das células T que se ligam aos ligantes CD80 e CD86
> - Seu bloqueio pode induzir regressão do tumor em alguns pacientes
>
> Receptor de morte programada das células-1 (PD-1) (CD279; morte programada-1): outro receptor inibitório nas células T, prevalente nos linfócitos no microambiente tumoral
> - Liga-se ao ligante PD-L1 (CD274); também presente em alguns tumores humanos
>
> Supressores da sinalização de citocinas (SOCS): família de proteínas que se ligam e inibem quinases na rota da JAK/STAT, por meio da qual uma série de citocinas realiza a sinalização
>
> Células mieloides supressoras: células de linhagem mieloide que inibem as células T
> - Inibidas por uma variedade de supostos mecanismos, incluindo efeitos de células dendríticas e modulação do metabolismo de arginina e óxido nítrico
> - Acumulam-se no estado de fertilidade tumoral
>
> Fator de crescimento transformador-β (TGF-β): citocina multifuncional e complexa com vários efeitos na resposta imune, alguns deles inibitórios

O sistema imune também apresenta sinalização infrarreguladora complexa e geralmente sofisticada para modular as respostas.[11] A diminuição de uma resposta imune aguda depois de 1 a 2 semanas pode ser adequada para uma infecção viral, mas será contraproducente para rejeitar uma grande massa de tecido maligno. Respostas autoimunes e respostas imunes a aloenxertos representam os tipos de processos crônicos contínuos que favoreceriam as respostas imunes antitumorais e destacariam a necessidade de um conhecimento maior sobre a biologia básica da regulação imune.

Além da sinalização do CTLA-4 (abordada anteriormente), a sinalização negativa também pode ser transduzida por meio de PD-1. As DCs expressam o ligante dos receptores de morte programada PD-L1 (ou B7-H1); sua expressão pelas DCs pode inclinar as células T em direção a um fenótipo não responsivo.[2,12] DCs encontradas dentro do microambiente tumoral demonstraram expressar altos níveis de PD-L1, que contribuem para a redução da função das células T locais. Algumas células tumorais em si podem apresentar esse ligante inibitório, e a expressão de PD-L1, assim como no câncer de rim, está associada a um desfecho clínico mais insatisfatório. O bloqueio dessa interação PD-L1/PD-1 utilizando receptores ou anticorpos específicos é eficaz para o aperfeiçoamento das terapias imunes em modelos animais e, quando transferidos para estudos de imunoterapia oncológica humana, demonstram respostas antitumorais impressionantes (ver adiante).

Aproximadamente 80% dos cânceres humanos não respondem às modernas imunoterapias atualmente disponíveis.[13] Por haver uma correlação positiva entre a carga mutacional tumoral e os agentes de *check points* imunes, cânceres com poucas mutações podem não apresentar densidade adequada de neoAg no sistema imune. A debilitação do aparato de processamento de antígeno ou de apresentação de antígeno (p. ex., mutação na microglobulina β_2) também pode reduzir a manifestação de neoAg.

Imunoedição e perda de antígeno, a perda progressiva de mais clones de células cancerosas imunogênicas sob a pressão seletiva de uma resposta imune adaptativa em evolução, podem produzir subclones de menor capacidade imunogênica que escapam ao controle imune.

Outros mecanismos de evasão de imunidade podem ser eficientes no microambiente tumoral de cânceres com um limiar de outra maneira adequado de densidade de neoAg. A presença de populações de células supressoras imunes dentro do microambiente tumoral Treg, de células mieloides supressoras e de macrófagos M2 polarizados associados a tumores pode predominantemente suprimir células T reativas a neoAg, do contrário, funcionais.

Treg abrange uma pequena subpopulação de linfócitos T CD4+ (de 5 a 10%) que expressa constitutivamente a cadeia α do receptor IL-2 do CD25; a maioria dessas células também expressa o fator de transcrição Foxp3 (um membro da família de proteínas FOX) e GITR (receptor de TNF induzido por glicocorticoide), bem como CTLA-4. Essas células, as células Treg, produzem citocinas imunossupressoras, como a IL-10 e o fator de crescimento transformador-β (TGF-β), e também pode inibir por meio de mecanismos dependentes de contato celular. Ratos ou seres humanos com uma mutação genética em Foxp3 não apresentam células Treg e desenvolvem um transtorno autoimune fulminante e letal. Estudos em animais demonstraram claramente que as células Treg são responsáveis por suprimir o repertório de células T autorreativas, e as manifestações clínicas da perda genética de Foxp3 sugerem que isso também possa ser verdadeiro em humanos. As células Treg humanas são enriquecidas em espécimes tumorais e em linfonodos drenantes de vários tumores sólidos, e estão surgindo evidências de que corroboram o papel dominante na supressão de respostas imunes antitumorais autorreativas. A moderação da função das células Treg poderia potencialmente favorecer as respostas imunes antitumorais. O uso de estratégias de linfodepleção antes da terapia de células adotivas (descrita mais adiante), que claramente melhora a biologia antitumoral das células T transferidas adotivamente, pode, em parte, agir por meio da depleção das células Treg residentes no hospedeiro.

Células supressoras derivadas de mieloides, que incluem granulócitos e precursores mielomonocíticos imaturos, são expandidas em contextos de inflamação e câncer e produzem fatores imunossupressores que incluem sínteses de TGF-β, arginase 1 e de óxido nítrico induzível. Algumas estratégias que estão atualmente sendo investigadas buscam reduzir farmacologicamente sua infiltração e função dentro do microambiente tumoral.

Os tumores em si, e, às vezes, o estroma tumoral, podem produzir substâncias imunossupressoras; um fator proeminente é o TGF-β, que inibe diretamente a ativação de CTL, produção de citocinas, respostas de células T *helper* e a ativação de DCs e pode promover a diferenciação das células Treg. A inibição do TGF-β pode ter um efeito salutar na imunidade antitumoral. As células T que se tornaram insensíveis à sinalização do TGF-β utilizando um receptor negativo dominante melhoraram a função *in vivo*. Anticorpos neutralizantes, inibidores de pequenas moléculas e células T fabricadas estão atualmente sendo pesquisados em estudos clínicos. O fator de crescimento endotelial vascular (VEGF) é importante na angiogênese, mas também pode inibir a função da DC. Assim sendo, a terapia anti-VEGF também poderia funcionar por meio de um mecanismo imune. Uma isoforma da enzima ciclo-oxigenase 2 é superexpressa em vários tumores e catalisa a síntese da prostaglandina E2, que exerce um impacto geralmente adverso no sistema imune, especialmente nas DCs e na função das células T.

As enzimas indoleamina 2,3-dioxigenase e arginase metabolizam os aminoácidos essenciais *L*-triptofano e arginina, respectivamente. Sua depleção prejudica a função das células T e das DCs. Inibidores específicos de pequenas moléculas dessas enzimas estão sendo investigados em estudos pré-clínicos e clínicos.

IMUNOTERAPIA

Terapia com citocinas

O sistema imune celular geralmente se comunica entre suas células componentes e exerce suas funções efetoras utilizando proteínas secretadas que se ligam a receptores específicos. Essas proteínas secretadas são chamadas de citocinas, e, mais frequentemente, agem de maneira parácrina, exercendo suas ações nas células em seu ambiente local. A família das interleucinas (que atualmente inclui mais de 35 membros) apresenta um escopo multifacetado de interações. Em uso clínico, várias citocinas demonstraram ser valiosas, normalmente administradas em doses suprafisiológicas como agentes sistêmicos.

Embora os IFNs (com os IFNs tipo I consistindo em várias espécies de IFN-α e IFN-β; e IFNs tipo II, que consistem unicamente em IFN-γ) tenham papéis importantes e diversificados na imunidade, eles têm utilidade clínica limitada. IFN-α administrado sistemicamente apresenta alguma atividade contra câncer renal, leucemia de células pilosas, leucemia mieloide crônica e sarcoma de Kaposi associado a HIV, mas imunoterapias baseadas em IFN já foram amplamente superadas por outros produtos biológicos mais eficazes.

IL-2 foi a primeira citocina a demonstrar desfechos curativos reprodutíveis em pacientes com vários tipos de câncer amplamente metastático. Toxicidade multiorgânica é observada com a administração de altas doses de IL-2, incluindo hipotensão, extravasamento capilar, insuficiência hepática e renal temporária e alterações no estado mental, que são de várias formas remanescentes de eventos na sepse. A toxicidade é manejada por limitações criteriosas das dosagens de IL-2, controle de fluidos e cuidados paliativos, pois essas toxicidades são quase sempre autolimitadas e totalmente reversíveis. Em um ambiente clínico experiente, a mortalidade relacionada ao tratamento com altas doses de IL-2 não deve ultrapassar a marca de 1%, com alguns centros reportando mais de 800 cursos consecutivos de tratamento administrados sem mortalidade a eles associada.[14] Estudos iniciais de IL-2 incluíram pacientes com tumores de vários tipos histológicos, mas logo ficou claro que os dois cânceres mais consistentemente responsivos são o melanoma e o câncer de células renais. Para pacientes com doença metastática, as taxas de resposta objetiva (parciais e completas) para melanoma e câncer de células renais foram de aproximadamente 15 e 20%, respectivamente.[15,16] Alguns desses pacientes (de 4 a 7%) obtiveram regressão completa da doença disseminada, respostas que se provaram duráveis por mais de 30 anos (Figura 30.3).[17,18] A capacidade de curar tumores sólidos amplamente metastáticos com qualquer tratamento sistêmico é rara. No entanto, para pacientes com câncer de células renais e melanoma, os que tiveram uma resposta completa raramente recidivavam. Foram feitos esforços consideráveis que não conseguiram fornecer preditores de quais pacientes responderiam a IL-2. Para pacientes com câncer de células renais claras metastático, dois estudos randomizados sugeriram que regimes de altas doses de IL-2 produzem taxas de respostas mais elevadas (22% de respostas parciais e completas com tratamentos de altas doses *versus* 12% com regimes de menores doses), bem como respostas mais duradouras do que com regimes de baixa dosagem, mas não conseguiram avaliar de maneira suficiente as diferenças na sobrevivência em geral.[19]

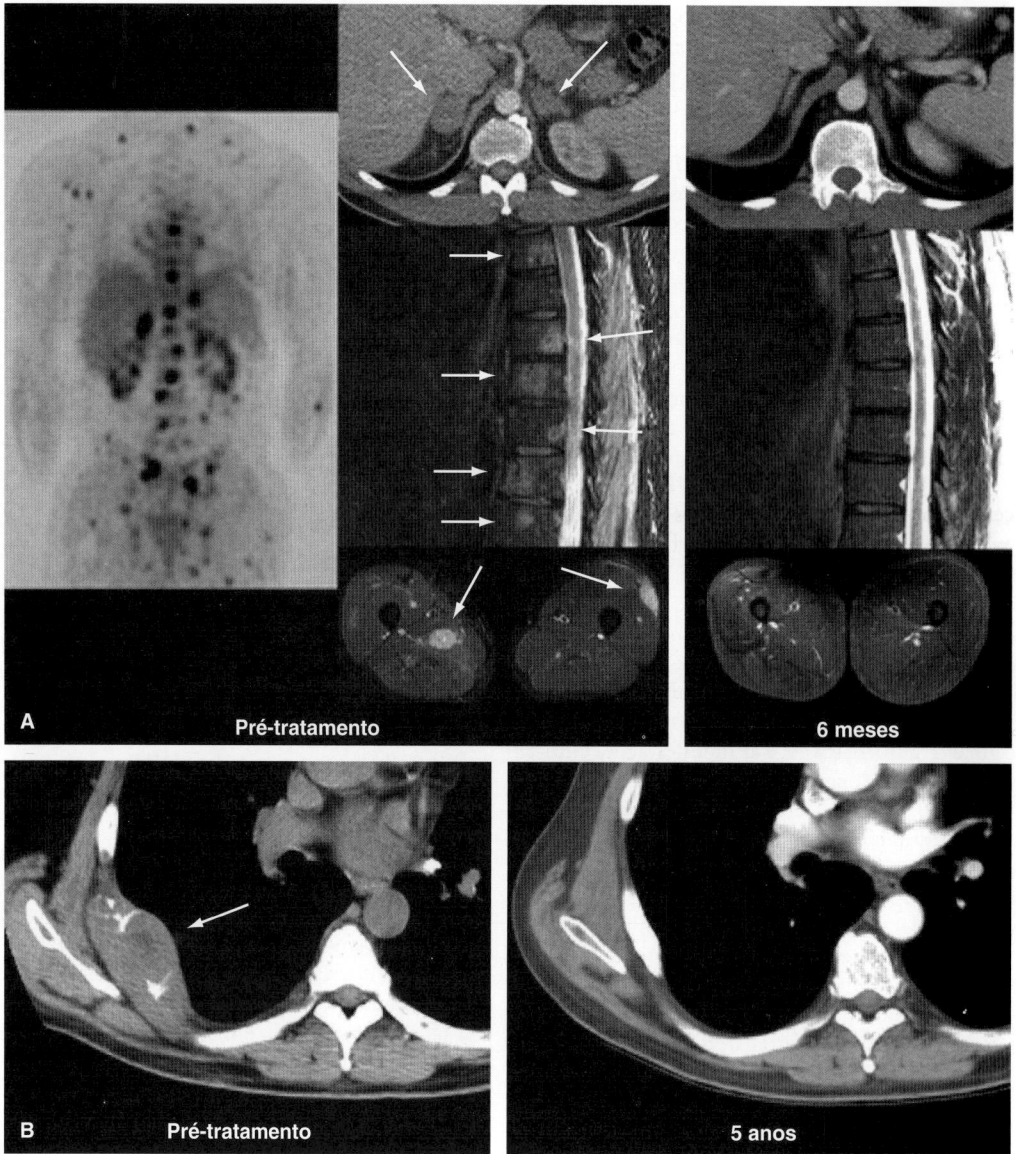

Figura 30.3 Respostas completas a altas doses de interleucina-2 (IL-2). **A.** Paciente com melanoma metastático difuso verificado por tomografia computadorizada e tomografia de emissão de pósitrons que recebeu terapia com altas doses de IL-2 e obteve regressão completa de toda a doença mensurável, ainda vigente 2 anos depois. **B.** Paciente com múltiplas metástases ósseas de câncer de células renais com resposta completa sustentada 5 anos depois.

Vários trabalhos clínicos foram realizados para combinar citocinas com outros agentes, especialmente com quimioterapia, para aumentar a eficácia. Bioquimioterapia utilizando combinações de cisplatina, vimblastina e dacarbazina (DTIC) com IL-2 e IFN-α, em geral, não conseguiu demonstrar nenhum benefício de sobrevivência e aumentou a toxicidade. Combinações de IL-2 e IFN-α tiveram um histórico semelhante nos estudos clínicos: nenhuma melhora na resposta, mas aumento da toxicidade. O uso de terapias biológicas no contexto adjuvante após ressecção completa de melanoma regional de alto risco local permanece controverso. A Food and Drug Administration (FDA) dos EUA aprovou o uso de altas doses de IFN-α (1 mês de terapia intravenosa de dose máxima, seguido por 11 meses de tratamento subcutâneo com baixas doses) após ressecção de melanoma nódulo-positivo com base em um estudo prospectivo randomizado demonstrando um retardamento do tempo até a progressão e melhora limítrofe da sobrevivência geral. O uso desse regime tóxico caiu à medida que outros agentes mais bem tolerados e mais eficazes foram surgindo no mercado.

Várias outras citocinas já foram estudadas em pacientes com câncer. IL-15 é um fator de crescimento de células T e de células NK que também inibe a morte de células T induzida por antígeno, ao contrário da IL-2. A IL-7 é outro fator de crescimento de células T com um papel na expansão homeostática de células T em resposta a linfopenia; ela causa aumentos dramáticos no número total de linfócitos T CD4+ e CD8+ no corpo quando administrada em cobaias humanas. A IL-21 é outro fator de crescimento de células T que foi implicado como fator causador de regressões de tumores em um estudo clínico inicial. No entanto, o uso sistêmico desses agentes como monoterapia para o tratamento de câncer não progrediu além desses estudos iniciais. Em última análise, seu papel pode ser demonstrado em combinação com outros agentes imunoterapêuticos mais potentes.

Vacinas

A apresentação bem-sucedida de um epítopo de peptídio em uma molécula do MHC não resulta automaticamente em uma vigorosa resposta das células T (Figura 30.2). Para iniciar uma boa resposta das células T, o antígeno deve ser apresentado ao sistema imune com moléculas coestimulantes adequadas (sinal 2, em que o peptídio do complexo MHC é o sinal 1), ou pode se tornar anérgico em vez de reativo. O receptor CD28 normalmente atua nessa função de correceptor, embora existam outros mecanismos. Outro importante princípio é que mesmo autoproteínas normais bem apresentadas são imunógenos geralmente fracos; os clones de células T autorreativas mais ávidos são deletados no timo.

Estratégias iniciais de vacinas para câncer utilizaram vacinas baseadas em células tumorais autólogas ou alogênicas. Esses esforços foram baseados em estudos de meio século em modelos de tumor murino induzidos por carcinógenos. Vacinas de células inteiras contêm múltiplos antígenos que poderiam sofrer apresentação cruzada pelas células apresentadoras de antígenos (DCs) do hospedeiro e cuja função poderia ser ainda mais aperfeiçoada com um adjuvante. Adjuvantes iniciais rudimentares, como alume e a vacina de tuberculose do bacilo Calmette-Guérin (BCG), foram substituídos por moléculas como imiquimode ou dinucleotídios CpG não metilados, que estimulam as células apresentadoras de antígeno por meio de TLRs. Os resultados dos estudos da vacina foram decepcionantes. Vários estudos randomizados de grande porte utilizando vacina de tumor alogênico ou de poxvírus recombinantes não conseguiram demonstrar benefício. Agora entendemos por que pelo menos as vacinas alogênicas falharam – exceto por proteínas linhagem-específicas, os neoAg expressados pelas células cancerosas alogênicas eram exclusivos e não relacionados aos expressos pelos cânceres no paciente vacinado.

A identificação de antígenos de rejeição tumoral compartilhados e seus específicos epítopos permitiu novas abordagens moleculares para vacinas tumorais. Entre estas, incluem-se o uso de peptídios sintéticos em vez de células ou proteínas inteiras (dessa maneira evitando as vias ineficientes de processamento de antígeno) e a incorporação de genes que codificam esses antígenos em vetores virais recombinantes para permitir que os antígenos específicos sejam mais efetivamente objetivados. Vacinas baseadas em células utilizaram DCs geradas *in vitro*. Essas vacinas baseadas em DCs incorporaram uma variedade de estratégias – DCs pulsadas com peptídio imunogênico, geneticamente projetadas com antígenos tumorais definidos utilizando-se vetores virais recombinantes – e resultaram em respostas tumorais clinicamente significativas em uma porcentagem muito pequena de pacientes com melanoma e talvez em alguns outros cânceres (Figura 30.4). A aplicação de múltiplas abordagens de vacinação contra antígenos associados ao câncer não levou ao sucesso consistente na regressão do câncer. Dezenas de abordagens de vacinas contra dezenas de antígenos-alvo em centenas de estudos clínicos foram basicamente malsucedidas contra doença metastática mensurável. Muitos estudos relataram respostas preliminares infrequentes, principalmente em pacientes com melanomas confinados à pele e a pontos nodais, o que parece ser de alguma forma mais suscetível à imunoterapia. Uma revisão de mais de 1.200 pacientes vacinados contra câncer reportou uma taxa de resposta objetiva geral de 3,6%.[20] Análises desses estudos demonstraram que há pouca evidência para a geração de números significativos de novas células T reativas ao tumor com a maioria das vacinas. Embora haja evidência clara de que algumas formulações de vacinas conseguem ativar e expandir as células T reativas ao antígeno tumoral, elas ainda são clinicamente inadequadas como tratamentos independentes.

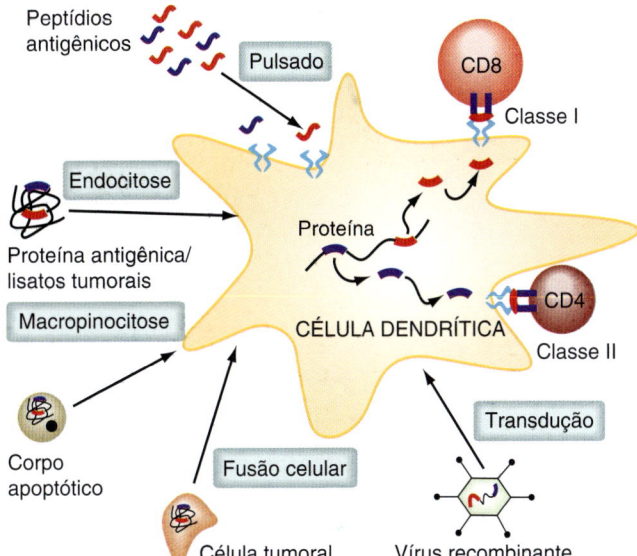

Figura 30.4 Aquisição do antígeno tumoral pelas células dendríticas. Essas células apresentadoras de antígeno profissionais podem adquirir e processar antígeno por meio de endocitose ou pinocitose ou ser manipuladas *ex vivo* com carregamento de peptídio ou engenharia genética para produzir uma vacina baseada em célula.

NeoAgs derivados de mutações oncológicas servem como excelentes alvos para respostas imunes antitumorais desencadeadas por bloqueio de *check point*. A imunoterapia combinada (α-CTLA-4, α-PD-1/PD-L1) renovou o interesse na criação de formulações de vacinas com neoAgs individualizados. Sequenciamento de alto rendimento do câncer e de exomas normais é atualmente efetivo em termos de custo, e algoritmos preditivos estão iterativamente aperfeiçoando a seleção de suposto neoAg oncológico para cada tumor individual dos pacientes. Vacinas neoAg baseadas em peptídios, RNA ou DNA estão atualmente sendo estudadas, isoladamente e em combinação com bloqueio de *check point*, com o objetivo de aumentar a frequência precursora das células T reativas a neoAg. Ainda assim, o potencial das vacinas como terapia sistêmica no armamento oncológico ainda não foi realizado.

Objetivação de vias imunomoduladoras

Embora o modelo de sinal duplo (ativação do TCR mais sinal coestimulador) tenha sido amplamente validado, a resposta imune adaptativa é modulada por sinais adicionais coestimuladores e coinibitórios, já que ela orquestra uma resposta reativa ao antígeno adequada. Em relação à imunidade antitumoral, estudos pré-clínicos em animais que foram traduzidos em estudos de câncer humano demonstraram, em especial, que o bloqueio das moléculas coinibitórias, como CTLA-4 e PD-1/PD-L1,[21,22] pode produzir regressões tumorais significativas e duradouras em vários tipos de tumores sólidos (Figura 30.5). O CTLA-4, por meio da ativação com seus ligantes CD80 e CD86, atenua a ativação e a expansão de células T reativas ao antígeno, podendo ser considerado um dos mecanismos de "frenagem" do sistema imune. Foram desenvolvidos anticorpos monoclonais que bloqueiam o CTLA-4 em humanos: ipilimumabe, atualmente aprovado pela FDA (um anticorpo monoclonal IgG1 k totalmente humano), e tremelimumabe (um anticorpo monoclonal IgG2 totalmente humano). O bloqueio do CTLA-4 demonstrou uma vantagem significativa de sobrevida e um benefício duradouro em uma minoria de pacientes de melanoma (aproximadamente 10%).[23]

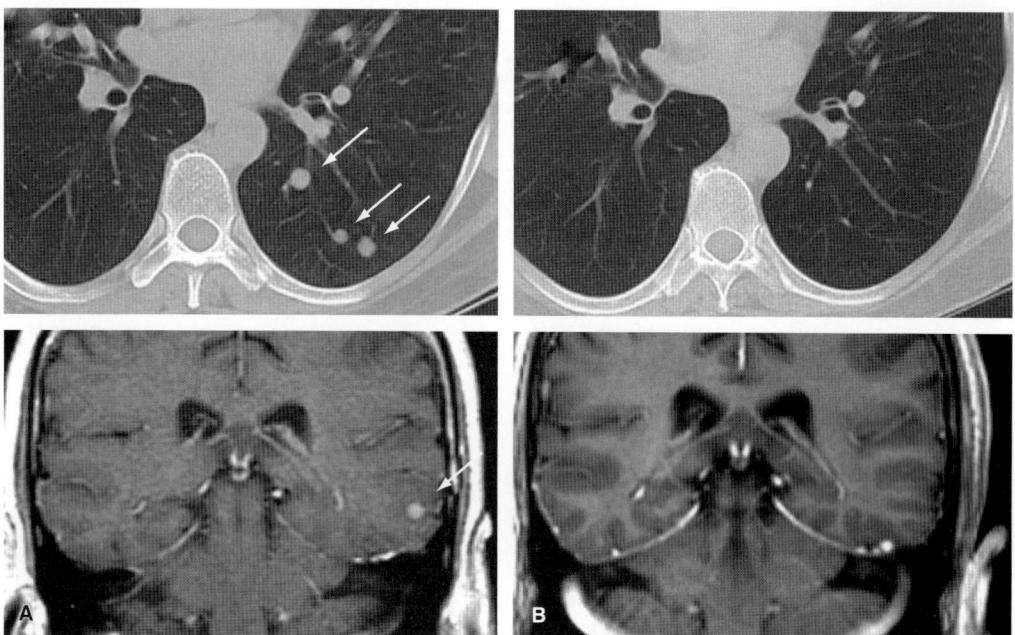

Figura 30.5 Regressão de metástases pulmonares e cerebrais de melanoma em um paciente tratado com ipilimumabe (anticorpo anti-CTLA-4). **A.** Paciente com metástases pulmonar, subcutânea e cerebral que recebeu ipilimumabe. **B.** Ele então desenvolveu hipopituitarismo imunomediado, mas obteve regressão completa de toda a doença, que persiste 7 anos depois.

Um segundo receptor coinibitório expressado nas células T é o PD-1, que é ativado por seus ligantes PD-L1 e PD-L2. PD-L1 e, em menor grau, PD-L2 são expressos por uma ampla gama de neoplasias malignas humanas – melanoma, câncer de pulmão de não pequenas células, de cólon, mama, urotelial, de ovário e pâncreas, bem como cânceres hematológicos (Figura 30.6). A ativação de PD-1 por esses ligantes de expressão tumoral agora parece ser um importante mecanismo pelo qual alguns cânceres humanos escapam de uma resposta imune antitumoral do contrário eficaz. Anticorpos monoclonais direcionados contra PD-1 ou PD-L1, com o objetivo de interromper essa sinalização inibitória, já demonstraram ser até mesmo superiores ao bloqueio de CTLA-4 em uma ampla gama de cânceres humanos.[24] Os inibidores de PD-1/PD-L1 foram aprovados pela FDA para câncer de pulmão de não pequenas células, câncer de células escamosas de cabeça e pescoço, linfoma de Hodgkin, carcinoma de células de

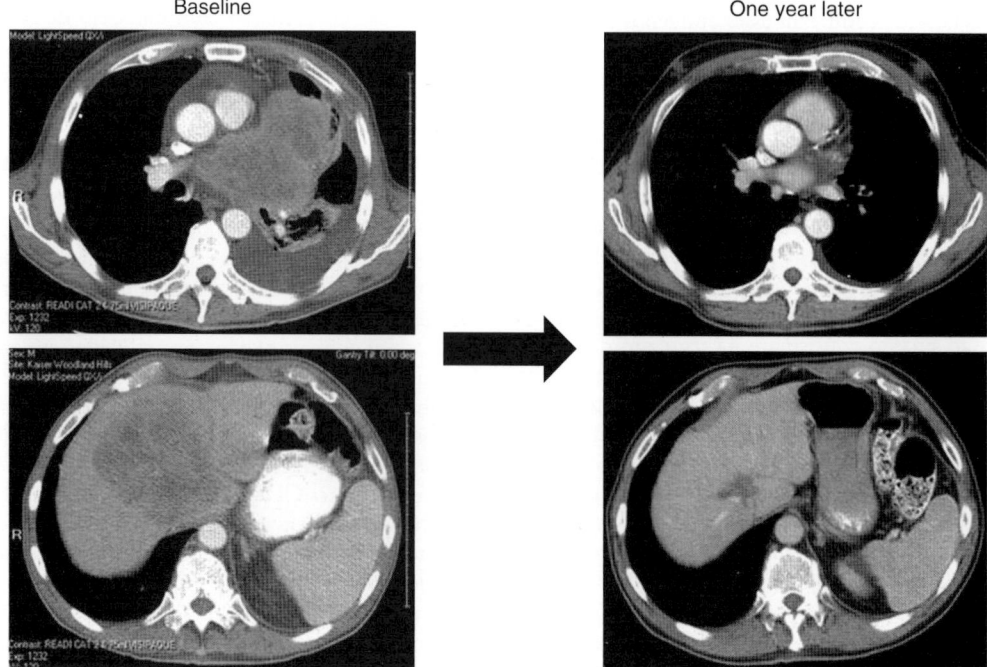

Figura 30.6 Resposta de um melanoma metastático volumoso ao anticorpo de bloqueio de PD-1. Uma dramática resposta durante um período de 1 ano em um paciente que não conseguiu responder à bioquimioterapia, às altas doses de interleucina-2 e ao anticorpo de bloqueio do antígeno associado ao linfócito T citotóxico 4.

Merkel, carcinoma urotelial, câncer gastresofágico, câncer de células renais, câncer colorretal (instabilidade de microssatélites alta ou com deficiência de reparo de erros de pareamento) e carcinoma hepatocelular.[25] Terapia combinada de PD-1/CTLA-4 também foi aprovada para melanoma metastático, demonstrando taxas de resposta superiores a qualquer uma das monoterapias. Essas terapias imunes apresentaram taxas de resposta gerais entre 10 e 70% dependendo do tipo de câncer, com melhora do índice de ausência de recidiva e da sobrevivência em geral. Para algumas histologias, foram relatadas respostas completas duráveis. É um desafio prever as respostas tumorais. Cânceres com altas cargas mutacionais têm taxas de resposta mais elevadas ao bloqueio do *check point*. Altas densidades de linfócitos T CD8 ao longo da periferia do tumor, ou sua infiltração em metástases tumorais após até mesmo uma única dose de PD-1, parecem ter correlação com a resposta. Embora a expressão de PD-L1 esteja associada a uma maior probabilidade de resposta ao bloqueio de PD-1/PD-L1, sua ausência não impede que haja resposta.[26] Outros fatores, como polimorfismo genético e microbioma intestinal, estão atualmente sendo intensivamente estudados, assim como, da mesma forma, mecanismos de resistência e recidiva.[27] O uso de inibidores de *check point* também foi aprovado para uso como adjuvante em melanoma removido de alto risco.

A maioria dos pacientes que recebe inibidores dos *check points* de CTLA-4 e PD-1, ou os dois em combinação, sofre eventos adversos associados à autoimunidade.[28] Essas toxinas autoimunes abrangem praticamente todos os sistemas orgânicos: pele (erupções cutâneas, dermatite), sistema gastrintestinal (diarreia, colite), sistema hepático (autoimune, hepatite), sistema endócrino (tireoidite, hipofisite, raramente diabetes), sistema pulmonar (pneumonite), sistema renal (nefrite intersticial aguda), sistema musculoesquelético (artralgias, mialgias), sistema hematológico (raro), sistema ocular (raro), sistema cardíaco (raro, mas pode ser potencialmente fatal), pâncreas (raro) e sistema neurológico (também raro). Conforme esperado, maiores incidências e gravidade de eventos adversos são observadas na terapia combinada, mais com a monoterapia com CTLA-4 do que com PD-1. Acompanhamento atento da terapia, cessação do tratamento e uso de glicocorticoides reduziram a mortalidade relacionada ao tratamento para menos de 1%.

Nosso conhecimento mais aprofundado sobre a biologia imunológica de tumores humanos proporcionado por esses inibidores ativos de *check point* fornece várias oportunidades para seu uso em combinação, com modernas vacinas contra câncer e com terapias baseadas em células T (ver mais adiante).

Os critérios de resposta objetivos para as terapias imunológicas não podem ser baseados nos critérios de resposta em uso há várias décadas com as quimioterapias citotóxicas. Para essas terapias imunomoduladoras, a cinética da resposta pode ser bastante lenta, e a obtenção de uma resposta completa pode evoluir ao longo de 1 a 2 anos, tornando a sobrevida geral o critério de resposta objetiva mais significativo. Essas observações destacam a necessidade de melhores biomarcadores para previsão e confirmação das respostas.

A imunomodulação também pode ser positivamente realizada por meio da estimulação de correceptores, o que aumenta a imunidade. Uma proteína tipo receptor expressada nos linfócitos T CD4+ e CD8+ T após a ativação é a 4-1BB (CD137); a ligação cruzada da 4-1BB com um ligante ou anticorpo produz um sinal coestimulador na célula T. Estudos pré-clínicos em animais demonstraram maior rejeição tumoral em modelos tumorais estabelecidos. Essa estratégia de imunomodulação utilizando um agonista anticorpo monoclonal humano anti-CD137 está sendo investigada em cobaias humanas em estudos clínicos. O anticorpo agonista de CD40, um receptor de ativação nas DCs, também está sendo estudado clinicamente. Talvez seja necessário combinar essas estratégias de ativação com bloqueio de receptores inibitórios e vacinas para alcançar respostas clínicas mais impressionantes e consistentes.

Terapia com células T adotivas

Com o reconhecimento de que os linfócitos T são os efetores da rejeição tumoral e da memória imunológica em modelos animais, os estudos iniciais em humanos focaram os linfócitos reativos ao tumor isolados de pacientes com cânceres responsivos a IL-2, principalmente no melanoma.[29] A abordagem básica era isolar, expandir e readministrar células T reativas tumorais como forma de superar a fraca expansão dessas células *in vivo* pela vacinação. Em pacientes com melanoma, mais de 80% das lesões metastáticas foram enriquecidas com essas células T residentes reativas ao tumor, que poderiam ser ativadas e expandidas *in vitro* pela simples adição de IL-2 na cultura celular. Essas culturas de TIL produziram grandes números de populações oligoclonais de células efetoras restritas ao MHC e reativas ao melanoma (Figura 30.7). Essa rica fonte de células T policlonais reativas ao tumor não apenas serviram como ferramenta de descoberta de diversos antígenos compartilhados no melanoma humano como também foram fundamentais para demonstrar que a transferência *ex vivo* de células T autólogas tumor-reativas expandidas poderia causar regressões completas e duradouras do câncer metastático. A tentativa inicial de uso dessa abordagem utilizou enormes números de células cultivadas *in vitro* (foram administradas uma média de 2×10^{11} células nos pacientes), reforçadas com uma alta dose de IL-2 sistêmica para aumentar a sobrevivência dos TILs e a função *in vivo*.[30] Uma taxa de resposta objetiva geral de 33% foi observada e não influenciada por falha de IL-2 anterior. No entanto, a maior deficiência desse estudo foi que a maioria das respostas foi de curta duração (em média, 7 meses).

O primeiro protocolo a administrar células geneticamente modificadas em seres humanos foi usado para rastrear TILs após a administração utilizando um gene marcador e demonstrou que

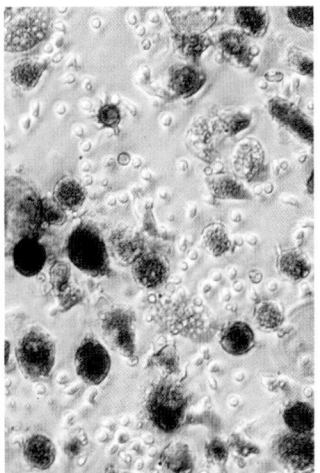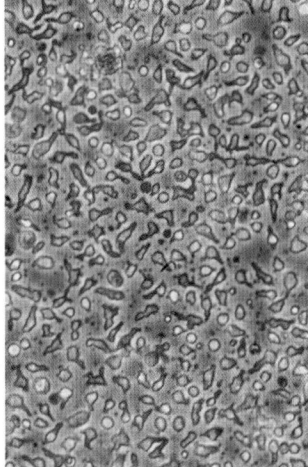

Figura 30.7 Expansão de linfócitos infiltrantes tumorais de melanoma metastático removido em cultura com interleucina-2 (IL-2). Microfotografia do melanoma fresco após dispersão enzimática (à *esquerda*) mostrando células tumorais e pequenos números de linfócitos infiltrantes. Após várias semanas de cultura em IL-2, houve crescimento de células T e lise de todas as células tumorais (à *direita*), com a maioria das culturas então demonstrando reconhecimento imunológico do tumor.

quase todos os TILs introduzidos haviam desaparecido da circulação em questão de dias.[31,32] Verificou-se que um regime de linfodepleção induzida por quimioterapia antes da transferência adotiva melhorava a sobrevivência dos linfócitos e aumentava a persistência e a eficácia das células T. Modelos murinos sugerem que os mecanismos foram: (1) remoção das células Treg supressoras; (2) estimulação de fatores de crescimento de células T no hospedeiro em resposta à linfodepleção (proliferação homeostática); (3) redução da competição por essas citocinas homeostáticas de células T ou células NK endógenas; e (4) aumento de fatores microbianos imunoestimulantes, como lipopolissacarídios. Em protocolos clínicos, diversos regimes imunossupressores foram utilizados para esgotar os linfócitos do hospedeiro. O regime básico consistia em altas doses de ciclofosfamida e fludarabina, e alguns pacientes também recebiam irradiação corporal total. Quando as contagens de leucócitos periféricos são basicamente de zero, uma média de 5×10^{10} TILs cultivados é administrada, novamente seguidos pelo reforço de IL-2 sistêmico (Figura 30.8).[33] No total, em 93 pacientes com melanoma metastático, dos quais 86% tinham envolvimento tumoral visceral e 84% já haviam recebido IL-2 anteriormente, a taxa de resposta objetiva foi de 56% e a sobrevida, em 5 anos, de 30%. Resultados praticamente idênticos foram observados em outros 101 pacientes tratados mais recentemente com uma variedade de regimes de linfodepleção. O mais surpreendente é que, nesses dois experimentos, 44 alcançaram regressões completas com somente duas recidivas; anos depois, 19 dos 20 pacientes que obtiveram regressões completas permaneceram livres da doença 5 a 10 anos mais tarde.

Estão surgindo evidências de que TILs que medeiam essas regressões duradouras podem, na verdade, ser direcionados não a antígenos melanocíticos linhagem-específicos compartilhados, mas sim a mutações associadas ao tumor (neoAg) exclusivas ao

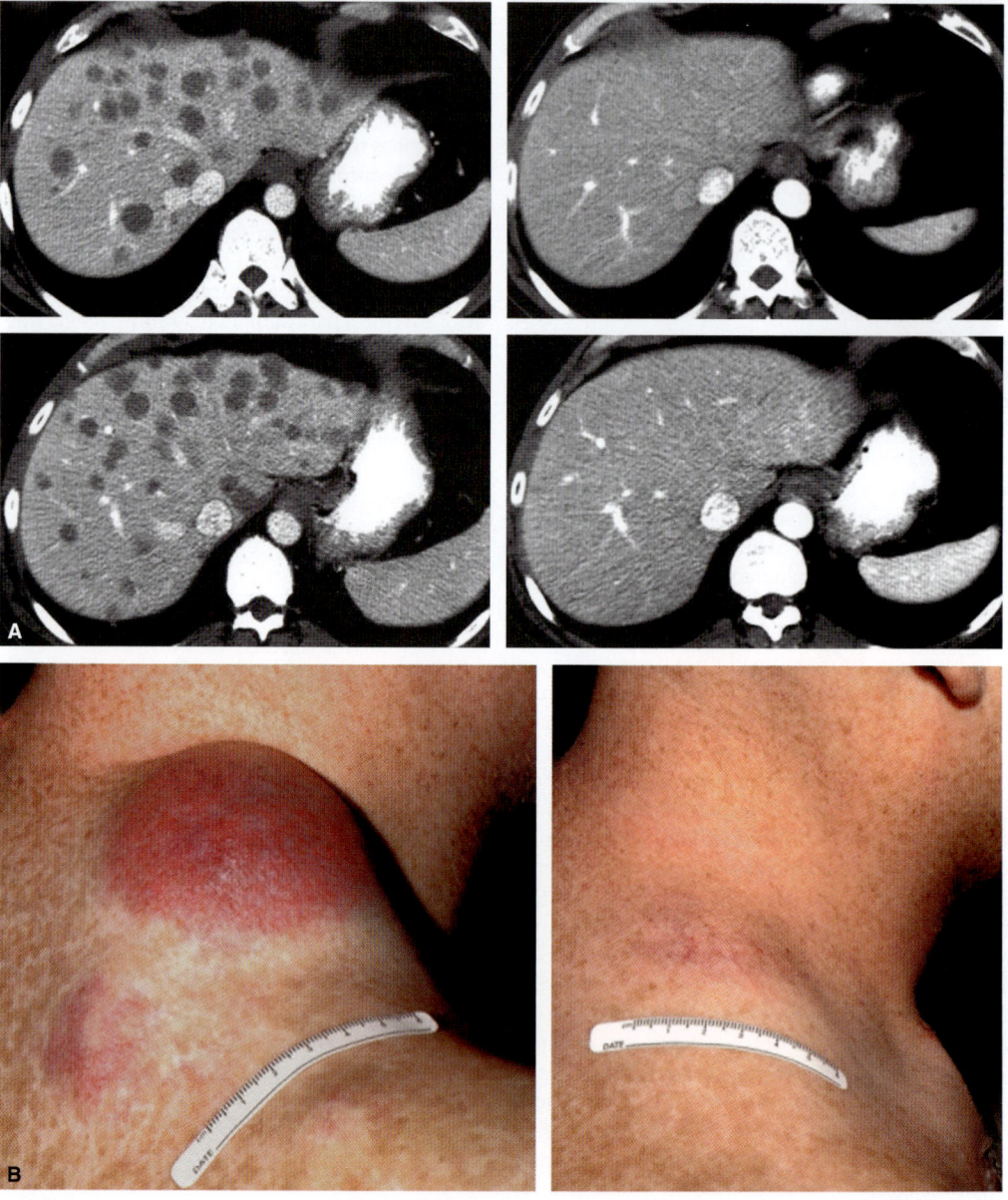

Figura 30.8 Resposta clínica em um paciente com melanoma metastático à transferência adotiva de linfócitos infiltrantes tumorais expandidos *in vitro* com interleucina-2 (IL-2) sistêmica, após linfodepleção preparatória. As respostas podem ser duradouras e rápidas. **A.** Paciente com doença hepática extensiva permanece livre da doença mais de 5 anos depois de uma transferência de célula T. **B.** Outro paciente demonstrou regressão rápida da doença subcutânea volumosa somente 12 dias após a transferência celular, alcançando resposta completa persistente por 4 anos.

tumor de cada paciente. Cânceres humanos acumulam múltiplas mutações em seus produtos genéticos, alguns guiando o processo oncológico e muitas outras proteínas "espectadoras" resultantes de carcinógenos e instabilidade genética. Teoricamente, essas proteínas mutadas seriam alvos ideais de rejeição tumoral; elas estão limitadas ao tumor, podem ser vistas pelo sistema imune como "estranhas", e não como "próprias", e, em alguns casos, podem ser mutações "condutoras" essenciais para a malignidade. Essas observações geraram a hipótese de que os cânceres humanos com grandes números de mutações acumuladas podem apresentar mais "neoepítopos" mutados, que, por sua vez, fornecem um repertório de células T antitumorais mais robusto, que pode ser clinicamente explorado com transferência celular adotiva ou liberação de sinalização inibitória.[34] Isso pode explicar a responsividade do melanoma cutâneo à imunoterapia, já que a exposição à luz ultravioleta faz com que esse câncer tenha a maior frequência de mutações entre os cânceres humanos comuns. Isso é ainda reforçado pelo fato de que cânceres com instabilidade de microssatélites e o câncer de pulmão em fumantes (versus em não fumantes) também são mais responsivos à inibição de check points.

No campo da terapia com células T adotivas, o advento de métodos eficientes de engenharia genética para células T humanas permitiu novas abordagens para a geração de células T reativas ao tumor. Retrovírus gama recombinantes e lentivírus podem introduzir novos genes em células T maduras do sangue periférico humano com alto nível de eficiência. Essas técnicas foram aplicadas para a introdução de genes que codificam uma variedade de receptores que podem reconhecer alvos em tumores e desencadear uma reação nas células T. Existem vários tipos desses receptores atualmente sendo investigados em estudos clínicos. O tradicional TCR de cadeia dupla consiste em cadeias α e β que ativam o complexo peptídeo-MHC de um antígeno tumoral e transduzem um sinal por associação não covalente com o complexo CD3 na célula T. Outro receptor, denominado CAR, utiliza um domínio extracelular de ligação com antígeno (geralmente uma versão de cadeia simples do fragmento Fab de um anticorpo monoclonal) covalentemente ligado em paralelo com um domínio transmembrana e a molécula CD3 ζ para transdução do sinal (Figura 30.9). Diversas gerações de receptores CAR também incorporam agrupamentos adicionais de sinalização intracelular, como o CD28 ou CD137 (4-1BB).[35] Esses CARs baseados em anticorpos se ligam a uma molécula-alvo expressa na superfície externa da membrana celular e, portanto, têm a vantagem de não estarem restritos ao MHC sem aparente toxicidade tecidual normal.

O trabalho mais bem-sucedido do CAR até o momento foi na objetivação da molécula CD19 em neoplasias malignas de células B (Figura 30.10). Várias versões de um CAR anti-CD19 já foram aprovadas pela FDA, tendo demonstrado respostas completas duradouras dramáticas contra leucemia linfocítica crônica refratária a quimioterapia, linfoma difuso de células B grandes e leucemia linfocítica aguda.[36] Pacientes submetidos ao tratamento com CAR CD19 também geralmente desenvolvem aplasia de células B, pois o CD19 é expresso por células B normais; isso pode ser manejado com sucesso com infusão de imunoglobulina e controle de infecção, sendo considerada uma toxicidade aceitável. Outros alvos de CAR expressos por malignidades hematopoéticas e sólidas estão sendo investigados em estudos clínicos, com resultados preliminares animadores relatados com a objetivação do antígeno de maturação das células B expressado na superfície de mielomas múltiplos.[37]

Em última análise, pode ser que as células T alfabeta tradicionais (naturais ou projetadas pelo receptor) é que serão mais eficazes contra cânceres sólidos comuns de origem epitelial. Conforme destacado anteriormente, antígenos codificados por mutações específicas ao tumor parecem guiar o ataque imune mais seguro e mais eficaz contra o câncer. Antígenos reconhecidos por células T de fato requerem apresentação MHC específica, mas, diferentemente dos alvos CAR, cada proteína fabricada no citoplasma ou liberada no meio extracelular é um potencial alvo para um linfócito T CD8 ou CD4 clássico. Foram desenvolvidas novas maneiras de verificar as mutações de um tumor para facilitar a identificação de células T reativas ao antígeno tumoral de cânceres epiteliais comuns, nos quais as linhagens tumorais autólogas estão raramente disponíveis.[38] Em estudos preliminares, as células identificadas utilizando esses métodos foram capazes de causar regressão de cânceres metastáticos disseminados originários de mama, cólon,

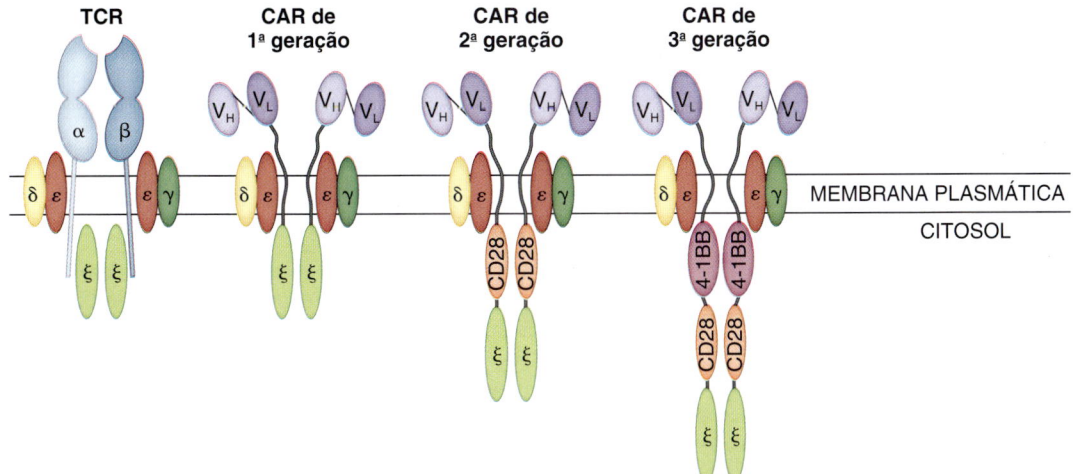

Figura 30.9 Ilustração de um receptor de célula T (TCR) nativa e vários receptores de antígenos quiméricos (CARs). As cadeias α e β do TCR nativo se associam de forma não covalente ao complexo CD3, que consiste em duas cadeias ζ, duas cadeias ε, uma cadeia γ e uma cadeia δ para transduzir um sinal de ativação da célula T. CARs de primeira geração fixam covalentemente um domínio de ligação de antígeno de um fragmento variável de cadeia simples de um anticorpo monoclonal à cadeia ζ do CD3, que então se associa ao restante do complexo CD3 para sinalizar. CARs de segunda e de terceira geração acrescentam um ou dois domínios de coestimulação interpostos (respectivamente) a partir de uma variedade de coestimuladores de células T para intensificar a ativação (aqui ilustrados como CD28 e 4-1BB).

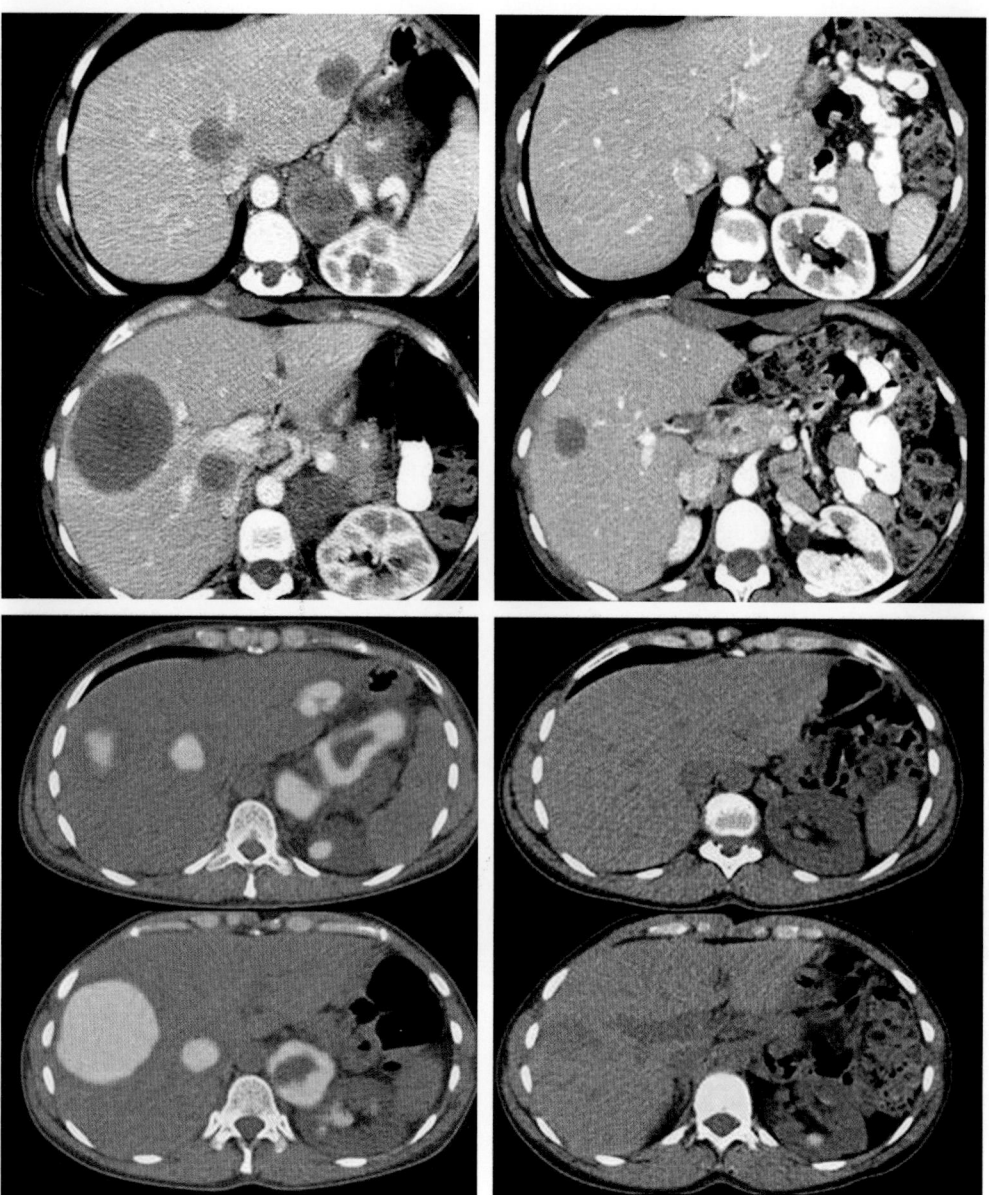

Figura 30.10 Imagem de tomografia por emissão de pósitrons/tomografia computadorizada de um paciente com linfoma difuso de células B grandes resistente a quimioterapia. A imagem pré-tratamento à *esquerda* demonstra envolvimento hepático, gástrico e de linfonodo retroperitoneal. O paciente recebeu terapia celular adotiva de receptor de antígenos quimérico CD19 e alcançou resposta completa. A imagem à *direita* foi capturada aos 13 meses de acompanhamento (residual hepático metabolicamente inativo).

colo do útero e ducto biliar (Figura 30.11).[39] No geral, esses diversos estudos de terapia de células T adotivas demonstraram que a infusão de células T reativas ao tumor pode ser uma potente nova modalidade terapêutica, mas precisará de antígenos-alvo da mais alta especificidade para ser administrada com segurança.

Anticorpos biespecíficos

Anticorpos biespecíficos (BsAbs) são projetados para terem dois locais Fab variáveis – um que se liga à molécula na superfície da célula-alvo tumoral e outro ligado a uma célula T efetora –, com o objetivo de aproximar as duas células ao máximo.[40,41] O BsAb também retém um domínio Fc. O objetivo desse anticorpo quimérico é produzir citotoxicidade na célula T e citotoxicidade mediada pelo Fc. Um BsAb (blinatunomabe), biespecífico para CD3a e CD19, foi aprovado pela FDA para certas malignidades de células B.

Terapia com anticorpos monoclonais

O conceito de que o sistema imune do paciente proporciona terapia direcionada no tratamento de doenças tem sua origem em experimentos realizados em 1890 por von Behring e Kitasato. Eles determinaram que a imunidade a doenças infecciosas poderia ser transferida de um rato para outro por meio de transfusão de soro; eles então criaram o termo *soroterapia passiva*. A primeira aplicação de soroterapia passiva no tratamento do câncer foi realizada em 1895 por Hericourt e Richet, quando eles imunizaram cães com sarcoma humano e transferiram o soro a pacientes na tentativa de produzir imunidade ao câncer. Após quase 100 anos da primeira tentativa de imunoterapia oncológica, a FDA aprovou o primeiro anticorpo monoclonal para uso no tratamento do câncer. Atualmente, os anticorpos monoclonais terapêuticos são considerados a classe de crescimento mais acelerado entre os novos agentes terapêuticos.[42,43]

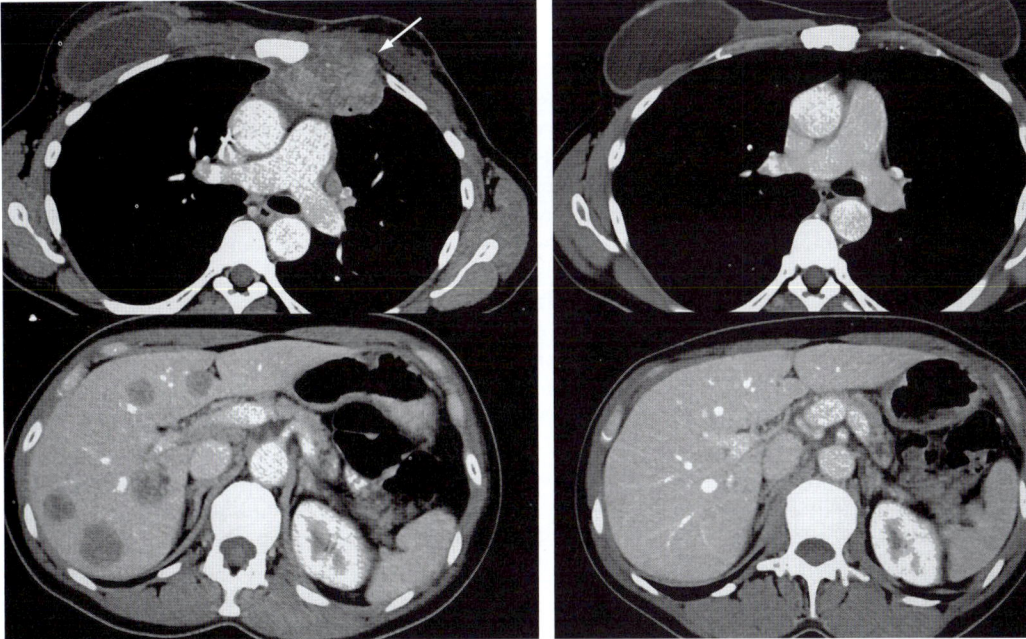

Figura 30.11 Imagens de tomografia computadorizada de uma paciente com câncer de mama metastático antes (*à esquerda*) e 28 meses depois (*à direita*) de receber transferência adotiva de linfócitos infiltrantes tumorais selecionados para reconhecimento de dois neoantígenos mutados específicos ao tumor. Observa-se resolução completa da doença do mediastino (*seta*) e grandes metástases hepáticas. (De Zacharakis N, Chinnasamy H, Black M, et al. Immune recognition of somatic mutations leading to complete durable regression in metastatic breast cancer. *Nat Med.* 2018;24:724-730.)

Embora muitos tenham previsto o potencial terapêutico dos anticorpos monoclonais durante o último século, foi somente depois que a tecnologia de hibridoma de ratos foi desenvolvida por Kohler e Milstein, em 1975, é que a capacidade de produzir anticorpos monoclonais direcionados contra um antígeno-alvo específico se tornou realidade.[44,45]

Infelizmente, os anticorpos monoclonais criados por meio da tecnologia de hibridoma de ratos eram específicos, porém limitados em seu potencial terapêutico secundário a motivos xenogênicos. Em primeiro lugar, eles são reconhecidos pelo sistema imune como estranhos e estimulam a produção de anticorpos humanos anticamundongos, comumente chamada de resposta HAMA. Essa resposta imunogênica normalmente limita os anticorpos monoclonais murinos a uma dose única. Em segundo lugar, anticorpos monoclonais murinos são incapazes de ativar outras funções efetoras (p. ex., complemento, células NK, fagócitos) do sistema imune humano. Finalmente, anticorpos monoclonais murinos sofrem de uma meia-vida sérica muito reduzida em comparação aos anticorpos humanos, resultando em menor tempo de exposição ao antígeno-alvo. Para superar muitas dessas limitações, técnicas de engenharia molecular foram desenvolvidas para gerar anticorpos nos quais sequências murinas eram parcial ou completamente substituídas por sequências de proteínas humanas. Um anticorpo monoclonal "quimérico" se refere a um anticorpo murino no qual as regiões variáveis responsáveis pela especificidade ao antígeno permanecem murinas e a região constante (Fc) é substituída por sequências humanas. Um anticorpo monoclonal "humanizado" se refere a um anticorpo monoclonal criado por meio da enxertia de regiões determinantes de complementaridade murina em uma região variável do anticorpo monoclonal humano. Mais recentemente, anticorpos totalmente humanos foram produzidos por meio de hibridomas humanos e cobaias transgênicas expressando genes de imunoglobulina humana.[46] Da mesma forma, fragmentos projetados de anticorpo monoclonal foram desenvolvidos e caracterizados com propriedades farmacocinéticas e terapêuticas exclusivas (Figura 30.12).[47,48]

Estima-se que os anticorpos monoclonais representam aproximadamente 30% dos novos medicamentos biotecnológicos em desenvolvimento. Até o momento, a FDA já aprovou mais de

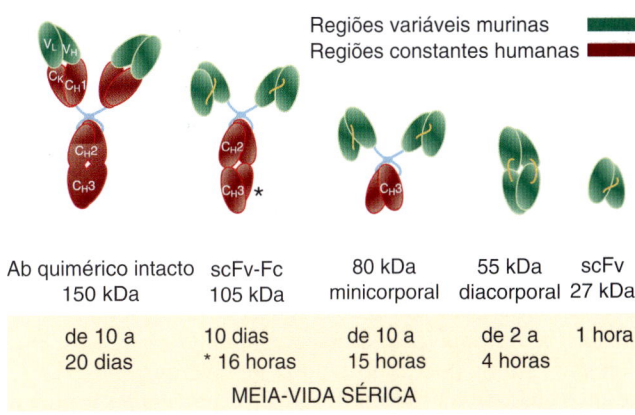

Figura 30.12 Anticorpo monoclonal (Ab) quimérico e fragmentos de anticorpos projetados. Ilustra-se aqui um anticorpo monoclonal quimérico intacto, mostrando os domínios murinos mantidos (*em verde*) e os domínios humanos (*em vermelho*). Os fragmentos de anticorpos projetados são apresentados à direita do anticorpo quimérico intacto. Esses fragmentos estão listados por ordem decrescente de tamanho da direita para a esquerda, com suas respectivas meias-vidas séricas. Observe que o fragmento 105-kDa (*scFv-Fc*) normalmente tem uma meia-vida de 10 dias. Contudo, quando uma mutação pontual é introduzida (*asterisco*), o fragmento tem uma meia-vida de 16 horas, equivalente ao fragmento minicorporal 80 kDa, que é muito menor. Esse é o resultado de uma mutação pontual introduzida na região de ligação FcRn no domínio C_H3, que reduz a afinidade do fragmento com FcRn, resultando em uma meia-vida sérica muito reduzida.

76 terapias baseadas em anticorpos monoclonais/anticorpos para o tratamento de diversas doenças, como câncer, doenças autoimunes e rejeição de transplantes, e várias outras estão em fase de estudos clínicos. Atualmente, existem mais de 2.700 estudos clínicos ativos avaliando anticorpos para o tratamento de câncer somente nos EUA. Devido à rápida introdução e ao desenvolvimento de terapias com anticorpos monoclonais, o Adopted Names Council dos EUA, em parceria com o International Nonproprietary Names Committee da Organização Mundial da Saúde, estabeleceu diretrizes para a nomenclatura de novos anticorpos monoclonais. Cada nome é composto de quatro sílabas, cada uma das quais oferecendo uma informação. A primeira sílaba é um prefixo único. A segunda sílaba descreve a indicação; por exemplo, todos os anticorpos monoclonais destinados a tratar tumores terão sua segunda sílaba formada por -tu de tumor. A terceira sílaba identifica a fonte do anticorpo (murino, -o; quimérico, -xi; humano, -u). A última sílaba é sempre -mabe, identificando que o agente terapêutico é um anticorpo monoclonal.

Para destacar o potencial clínico e os desafios da terapia com anticorpos monoclonais, a parte restante desta seção descreve a terapia com anticorpo monoclonal no que se refere ao câncer.[49,50] O mecanismo de ação utilizado pelos anticorpos monoclonais na luta contra o câncer pode ser dividido em dois tipos. O primeiro resulta da ligação física do anticorpo monoclonal com o antígeno tumoral específico. Muitos alvos antigênicos são receptores na superfície celular conectados a vias de sinalização, que são importantes na progressão do câncer. O melhor exemplo disso é o trastuzumabe (Herceptin®), que bloqueia a sinalização por meio de um receptor de fator de crescimento superexpresso (HER2/neu) em um subconjunto de cânceres de mama. O segundo, e talvez mais importante, é que um anticorpo monoclonal direcionado contra um antígeno tumoral pode ativar o sistema imune do próprio paciente a atacar o tecido tumoral. Esse mecanismo é mediado por interações da região Fc do anticorpo com as células efetoras do sistema imune que contêm o receptor Fcγ, como as células NK, fagócitos e neutrófilos. A ativação desses fagócitos profissionais leva à destruição de células tumorais e é chamada de ADCC.[51] Da mesma forma, o domínio Fc do anticorpo pode ativar o sistema complemento por meio de interações com a proteína ativadora de complemento (C1q), resultando na formação do complexo de ataque da membrana, que causa lise celular. Isso é chamado de citotoxicidade dependente de complemento. Além disso, há crescentes evidências de que anticorpos monoclonais possivelmente intensificam a apresentação de antígeno tumoral pelas células apresentadoras de antígeno profissionais, como as DCs, o que pode, em última análise, levar à indução de respostas de CTL específicas ao antígeno tumoral e resultar em imunidade duradoura. A amplificação da resposta imune a outros antígenos tumorais também pode ocorrer, pois é provável que, após ADCC ou citotoxicidade dependente de complemento, muitos peptídios tumorais tenham a oportunidade de sofrer apresentação de antígeno profissional, com a possibilidade de também incitar uma resposta das CTLs.[52,53]

Fatores que governam o potencial terapêutico dos anticorpos monoclonais

IgG endógena tem uma meia-vida de aproximadamente 3 semanas. Essa persistência relativamente longa no soro é resultante de sua interação com a FcRn (neonatal ou receptor Brambell) nas células endoteliais. A maioria das proteínas séricas sofre pinocitose seguida por acidificação progressiva do endossomo, que eventualmente se funde com um lisossomo e resulta na destruição de proteínas apreendidas. A IgG, porém, se liga à FcRn da membrana endossômica sob condições ácidas e é, portanto, protegida contra a degradação lisossômica; ela é transportada de volta para o soro e liberada da FcRn sob pH fisiológico (7,4). Mutagênese específica ao local foi identificada nos resíduos de aminoácidos específicos responsáveis pela interação Fc-FcRn que leva à longa meia-vida sérica dos anticorpos IgG. Assim, ao introduzir alterações específicas nos aminoácidos na região Fc de um anticorpo projetado, podem-se customizar as propriedades farmacocinéticas para a indicação clínica ou terapêutica.[54] Por exemplo, com a substituição de um aminoácido (H310A), a meia-vida sérica de um fragmento de anticorpo monoclonal quimérico projetado foi reduzida em 90%, de 10 dias para 16 horas. Podem-se imaginar aplicações terapêuticas nas quais uma meia-vida sérica mais curta seria benéfica, como um anticorpo monoclonal conjugado com toxina ou radionuclídeo no qual sua rápida eliminação serviria para diminuir a exposição dos tecidos normais do corpo à toxina.

Anticorpos monoclonais do subtipo IgG são proteínas grandes (150 kDa). Seu tamanho relativamente grande pode limitar sua capacidade de penetração nos tecidos e de ligação com o antígeno tumoral objetivado. Estima-se que a distância intervascular média nos tumores seja de aproximadamente 40 a 100 μM. Obviamente, em áreas hipóxicas, essa distância é provavelmente maior. Portanto, uma molécula menor conseguirá se difundir ou penetrar mais longe e mais rapidamente. Da mesma forma, pequenas moléculas têm diferentes mecanismos de *clearance*. É geralmente aceito que moléculas menores que 80 kDa estão abaixo do limiar renal e são capazes de serem eliminadas exclusivamente pelos rins. Para esse fim, engenheiros de proteínas conseguiram criar fragmentos de anticorpos muito pequenos que retêm a especificidade de ligação com o antígeno, mas não permanecem com a capacidade de se ligar à FcRn. A menor de todas estas entidades é a Fv de cadeia simples, com uma massa molecular de 27 kDa. Muitos desses fragmentos, com meias-vidas ultracurtas, estão sendo testados em modelos murinos quanto à capacidade de objetivar tumores para imagens, diagnóstico e possível transporte de moléculas tóxicas maiores e agentes quimioterápicos até o tumor.

Em comparação com a quimioterapia tradicional, o perfil de efeitos colaterais da imunoterapia com anticorpo monoclonal não conjugado é bem mais leve. A maioria da toxicidade está relacionada a reações de hipersensibilidade causadas pelas sequências de proteína de origem murina presentes em anticorpos monoclonais quiméricos e humanizados. Embora reações fatais à infusão sejam raras, esse evento já foi relatado. Essas reações normalmente ocorrem durante ou logo após a primeira dose do anticorpo monoclonal. Outros efeitos colaterais podem ocorrer em consequência da ligação do anticorpo monoclonal com seu antígeno cognato. Por exemplo, cetuximabe, um anticorpo monoclonal quimérico que se liga ao receptor do fator de crescimento epidérmico (EGFR), está associado a erupções cutâneas secundárias ao bloqueio da sinalização do EGFR. Da mesma forma, bevacizumabe (Avastin®), um anticorpo monoclonal humanizado que se liga ao VEGF, está associado a eventos hemorrágicos e trombóticos relacionados à diminuição da sinalização por meio do receptor do VEGF (VEGFR).

Anticorpos não conjugados

Conforme observado, o tratamento de doenças com anticorpos monoclonais não conjugados se tornou popular nos anos 1980, depois que anticorpos monoclonais murinos foram disponibilizados secundariamente à tecnologia de hibridoma. Esses primeiros anticorpos monoclonais terapêuticos sofriam de baixa eficácia clínica e imunogenicidade secundária à resposta HAMA, levando à interrupção da maioria dos estudos clínicos com anticorpos monoclonais. Somente após o desenvolvimento de anticorpos monoclonais terapêuticos quiméricos, humanizados e totalmente humanos é que foi verificada eficácia clínica rotineiramente em estudos com anticorpos monoclonais. Embora muitos anticorpos terapêuticos monoclonais comecem como anticorpos monoclonais murinos, grande parte do anticorpo murino é substituída por sequências de proteína IgG humanas. Por exemplo, uma molécula de IgG quimérica é aproximadamente 75% humana e 25% murina. Um anticorpo monoclonal murino humanizado é aproximadamente 95% humano, com apenas as regiões determinantes de complementaridade da região variável permanecendo murinas.

Rituximabe é um excelente exemplo do desenvolvimento de um anticorpo monoclonal clinicamente eficaz contra um câncer após a transição para a forma quimérica do anticorpo desde o anticorpo monoclonal murino original. Rituximabe, mas não seu anticorpo monoclonal murino original, demonstrou citotoxicidade em sistemas experimentais. Rituximabe é um anticorpo monoclonal quimérico direcionado contra um antígeno na superfície celular encontrado em células B maduras do linfoma não Hodgkin e foi o primeiro anticorpo monoclonal a ser aprovado pela FDA, em 1997, para uso no tratamento de uma neoplasia maligna humana. Inicialmente, o rituximabe era usado como monoterapia para linfomas de células B de grau baixo recorrentes ou refratários e demonstrou uma taxa de resposta geral de 48% e uma taxa de resposta completa de 10%.[55] Acredita-se que a atividade citotóxica do rituximabe seja uma combinação da citotoxicidade dependente de complemento e da ADCC; isso esclarece a inatividade do anticorpo monoclonal murino original, que não contém a região Fc humana para interagir com a proteína complementar sérica (C1q) e o receptor Fcγ dos fagócitos profissionais para provocar ADCC. A evidência que corroborou a ADCC como mecanismo de ação foi o achado de que polimorfismos no receptor Fcγ predizem as taxas de resposta em pacientes com linfoma folicular tratados com rituximabe. Com altas taxas de resposta e toxicidade limitada no contexto de linfoma não Hodgkin recorrente ou refratário, foram feitos estudos para investigar o rituximabe como primeira linha de terapia. Inicialmente, rituximabe demonstrou aumentar a sensibilidade de linhagens celulares resistentes à quimioterapia, que gerou um estudo de rituximabe adicionado a um regime quimioterápico de primeira linha com ciclofosfamida, doxorrubicina, vincristina e prednisolona (CHOP). A adição de rituximabe ao regime CHOP, comumente chamado de R-CHOP, resultou em uma taxa de resposta geral de 95%, incluindo uma taxa de resposta completa de 55%. O acompanhamento a longo prazo revelou uma melhora estatística da sobrevivência sem diferenças significativas em termos de toxicidade.

Trastuzumabe é um anticorpo humanizado derivado de um anticorpo monoclonal murino direcionado contra HER2/neu. Esse receptor tirosinoquinase faz parte da família dos EGFR, no qual sua superexpressão foi observada devido à amplificação genética em aproximadamente 25% dos cânceres de mama. Portanto, estabeleceu-se a estratégia de objetivar esse receptor superexpresso na superfície celular que estava associado a uma biologia mais agressiva na tentativa de interromper a sinalização mitogênica promotora de câncer por meio do bloqueio do anticorpo desse receptor. Estudos iniciais de fase 2, conduzidos no contexto de cânceres de mama metastáticos HER2/neu-positivos, demonstraram taxas de resposta objetiva modestas, de 12 a 16%. Devido à evidência de atividade de monoagente, outros estudos foram conduzidos com trastuzumabe em combinação com regimes quimioterápicos padrão que demonstraram o dobro das taxas de resposta (de 25 a 57%) em relação à quimioterapia isoladamente. Além disso, trastuzumabe utilizado no contexto de adjuvante foi associado a uma redução de 50% nas taxas de recidiva em 1 ano nos estudos de fase 3.[56,57] O mecanismo de ação responsável pelas taxas de resposta de trastuzumabe no tratamento de câncer de mama não foi totalmente esclarecido. Embora alguns estudos tenham fornecido evidências de que a interrupção da sinalização intracelular por HER2/neu desempenhe um papel importantíssimo em sua atividade antitumoral, outros consideram que a ADCC é um componente principal da atividade antitumoral do trastuzumabe. Cardiomiopatia é o principal efeito colateral da terapia com trastuzumabe, principalmente quando este é combinado com taxanos e antraciclinas.

Cetuximabe (Erbitux®) também objetiva um receptor tirosinoquinase, o EGFR. Esse anticorpo monoclonal quimérico se liga ao receptor de uma maneira não ativadora com uma afinidade muito maior do que os ligantes naturais. Isso causa o bloqueio do receptor e sua eventual internalização, levando a uma redução geral da sinalização do receptor. Cetuximabe foi aprovado para uso no tratamento de câncer colorretal em 2004 com base em um estudo que comparou cetuximabe com cetuximabe mais irinotecano em pacientes com doença metastática. A adição de cetuximabe ao irinotecano demonstrou atividade superior. O interessante é que cetuximabe demonstrou taxas de resposta moderadas em pacientes previamente quimiorresistentes e pareceu ser sinérgico quando combinado à quimioterapia.[58] Recentemente, cetuximabe foi aprovado para uso em cânceres de células escamosas da cabeça e pescoço em combinação com radioterapia.[59] A adição de cetuximabe à radioterapia diminuiu a recorrência regional local em 32% e melhorou significativamente a sobrevivência geral. A toxicidade associada à terapia com cetuximabe se dá na forma de erupções cutâneas acneiformes. Há evidências de que a gravidade das erupções cutâneas está associada a uma atividade antitumoral melhorada. Ademais, alguns oncologistas médicos estão propondo que a dose seja escalada até que se formem erupções cutâneas.

Bevacizumabe (Avastin®) é um anticorpo monoclonal humanizado que objetiva o VEGF, o ligante solúvel do VEGFR expressado nas células endoteliais. Considera-se que a sinalização pelo VEGFR desempenha um papel importante no desenvolvimento de novos vasos ou angiogênese. Sabe-se que muitos tumores estão associados ao aumento da produção de VEGF, levando a maior angiogênese tumoral, a qual se acredita que desempenhe um importante papel na progressão do câncer e nas metástases. Bevacizumabe foi aprovado para uso no tratamento de câncer colorretal metastático.[60] Atualmente, é combinado com fluoruracila e oxaliplatina ou irinotecano como terapia de primeira linha para câncer colorretal metastático. Um mecanismo de ação proposto é, na verdade, normalizar a vasculatura tumoral, o que ajuda na administração de quimioterapia citotóxica. Além disso, bevacizumabe já recebeu aprovação da FDA para uso em pacientes com outros cânceres, como o de células renais (combinado com IFN-α), câncer de pulmão de não pequenas células, câncer de mama e glioblastoma. Entre as toxicidades relatadas, incluem-se retardamento da cicatrização de feridas e eventos hemorrágicos. É comum postergar procedimentos cirúrgicos eletivos por até 6 semanas após a última dose de bevacizumabe.

Imunoconjugados

Anticorpos conjugados a radionuclídios estão entre os primeiros imunoconjugados. Radiação de fonte externa aplica uma alta dose de radiação focalizada durante várias semanas para tratar áreas localizadas de câncer. Radioimunoterapia direcionada, como a proporcionada por um imunoconjugado, poderia ser aplicada por via intravenosa como terapia sistêmica para tratar depósitos de tumor em todo o corpo. Outra importante diferença da radiação de fonte externa é que o raio é aplicado no local do tumor, que é, assim, continuamente exposto à radiação. Os radionuclídios podem ser categorizados de acordo com as características da energia emitida na desintegração nuclear. Alguns radionuclídios são considerados emissores beta de alta energia (ítrio-90 e rênio-188), e o comprimento da trajetória da radiação citotóxica pode penetrar um tumor a uma distância de até 1 cm. Esse comprimento relativamente longo de trajetória da radiação citotóxica poderia superar algumas das limitações dos radioimunoconjugados, como pouca penetração tumoral e expressão heterogênea de antígenos, por alcançar um maior efeito espectador. Radionuclídios como o lutécio-177 e o iodo-131 são considerados emissores beta de energia média cuja energia pode atravessar aproximadamente 1 mm. Se considerarmos o diâmetro de uma célula como sendo de aproximadamente 20 μm, o efeito espectador deve abranger aproximadamente 50 células em todas as direções. Pode-se imaginar que os radioimunoconjugados que transportam emissores beta de média energia poderiam ser usados no tratamento de doença micrometastática. O uso desses radionuclídios pode limitar a dose de radiação ao tecido normal adjacente aos pequenos depósitos de tumor.

Dois radioimunoconjugados IgG anti-CD20 estão atualmente aprovados pela FDA para o tratamento de linfoma não Hodgkin. Ibritumomabe (Zevalin®) é conjugado com ítrio-90, e tositumomabe (Bexxar®) é conjugado com iodo-131. O interessante é que ambos são anticorpos monoclonais murinos, embora a temida resposta HAMA raramente ocorra. Acredita-se que a ausência dessa resposta imunogênica esteja relacionada à destruição da população de células B positivas a CD20, as mesmas células responsáveis pela resposta HAMA. Ambos esses radioimunoconjugados estão associados a altas taxas de resposta. Pacientes tratados com tositumomabe tiveram uma taxa de resposta geral de 67%, e aqueles com doença volumosa também demonstraram uma resposta clínica significativa. Além disso, em uma comparação direta de tositumomabe conjugado com 131-I com o anticorpo não conjugado, a adição do radionuclídio melhorou as taxas de resposta gerais e, o mais importante, as taxas de resposta completa triplicaram.[61] Ademais, essas respostas completas se provaram duradouras em comparação com as respostas obtidas com rituximabe, um anticorpo monoclonal anti-CD20 não conjugado. A toxicidade primária associada à radioimunoterapia é a exposição da medula óssea altamente sensível à radioatividade, resultando em mielossupressão dose-limitante.

CONCLUSÃO

Futuros trabalhos em imunoterapia tumoral humana precisarão definir e então abordar os mecanismos subjacentes que limitam a resposta antitumoral produtiva. Entre eles, incluem-se estratégias para otimizar a distribuição de antígenos tumorais definidos às células apresentadoras de antígeno profissionais, como as DCs, e em um contexto imunoestimulante para iniciar uma resposta robusta dos linfócitos T CD8+ e CD4+. A provisão de precursores adequados, por meio de engenharia genética de células T ou células-tronco hematopoéticas, também pode ser necessária. A ativação e expansão das células T podem ser promovidas *in vivo* por meio de uma variedade de estratégias que incluem bloqueio da sinalização reguladora negativa e provisão de citocinas. Conforme as células T efetoras reativas ao antígeno entram em um tumor, elas encontram um microambiente imunossupressor hostil. As células tumorais alvo também costumam adquirir vias de sobrevivência constitutivamente ativas. No entanto, essas são estratégias promissoras que estão sendo desenvolvidas para tratar cada uma dessas etapas limitadoras, conforme evidenciado pelo aperfeiçoamento progressivo da imunoterapia tumoral clínica ocasionado por nosso maior conhecimento sobre a ciência básica subjacente.

Declaração financeira: JSE é um consultor científico e investidor da Allogene Therapeutics, Neogene Therapeutics e IconVir Therapeutics para todas as empresas de imunoterapia oncológica.

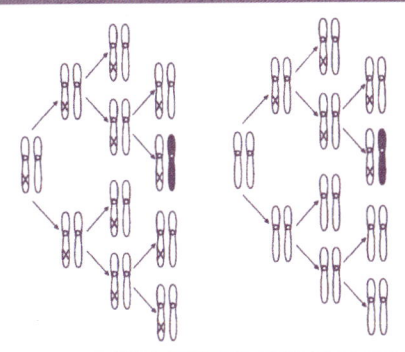

31

Melanoma e Câncer de Pele Não Melanoma

Kelly M. McMasters, Douglas S. Tyler, Michael E. Egger

VISÃO GERAL DO CAPÍTULO

Melanoma
- Epidemiologia
- Lesões precursoras
- Patogênese
- Avaliação inicial
- Estadiamento
- Tratamento
- Situações especiais e melanoma não cutâneo

Cânceres de pele não melanoma
- Carcinoma de células escamosas
- Carcinoma basocelular
- Carcinoma de células de Merkel
- Outras neoplasias malignas cutâneas

Câncer de pele é a forma mais comum de câncer, representando pelo menos metade de todas as neoplasias malignas. Aproximadamente um em cada cinco norte-americanos será diagnosticado com câncer de pele em algum momento da vida. A elevada incidência de câncer de pele é largamente atribuível a exposições ambientais, especialmente à luz do sol. Carcinoma de células escamosas (CEC) e carcinoma basocelular (CBC) abrangem a maioria de todos os diagnósticos de câncer de pele, enquanto melanoma representa a causa mais comum de óbitos relacionados a câncer de pele. Este capítulo se concentra basicamente nessas três neoplasias malignas e menciona algumas neoplasias cutâneas menos comuns encontradas pelos cirurgiões.

MELANOMA

Possíveis descrições históricas de melanoma podem ser encontradas nos manuscritos de Hipócrates. John Hunter apresentou a primeira publicação moderna sobre o tratamento cirúrgico de melanoma, em 1787. René Laennec, que identificou depósitos de melanoma metastático em vísceras distantes, os descreveu como "câncer negro" e subsequentemente batizou a doença de *melanosis*. Nosso conhecimento sobre melanoma e seu comportamento clínico, mecanismos moleculares e opções de tratamento tem evoluído constantemente ao longo de décadas de pesquisa.

Epidemiologia

Muito embora o melanoma seja responsável por menos de 2% dos casos de câncer de pele, ele é atualmente o quinto câncer mais comum em homens e o sexto mais comum entre mulheres nos EUA. Melanoma também causa a maioria das mortes relacionadas a câncer de pele. A American Cancer Society estimou que 91.270 novos casos de melanoma seriam diagnosticados nos EUA em 2018, resultando em 9.320 óbitos. A incidência do melanoma tem aumentado constantemente nos EUA e em todo o mundo nos últimos 40 anos (Figura 31.1). Ao redor do mundo, as taxas mais elevadas de incidência de melanoma são encontradas na Austrália, Nova Zelândia, América do Norte e no norte da Europa. O constante aumento de incidência tem sido atribuído a mudanças no estilo de vida que levam a maior aumento da exposição solar, bem como à melhora do controle e da detecção de lesões iniciais.

O grau de pigmentação da pele é um fator de proteção relativa contra o melanoma cutâneo; pessoas com tons de pele mais claros têm maior risco de desenvolver a doença. Como consequência, o melanoma cutâneo é predominantemente uma doença de brancos. Particularmente, pacientes de pele clara, cabelos louros ou ruivos e com olhos azuis estão sob maior risco, assim como os que se queimam facilmente no sol, aqueles que têm tendência de desenvolver sardas ou que não conseguem se bronzear. Nos EUA, a incidência média anual de melanoma ajustada por idade para cada 100 mil habitantes é de 32,2 para homens brancos não hispânicos e de 19,4 para mulheres brancas não hispânicas, comparada a 4,8

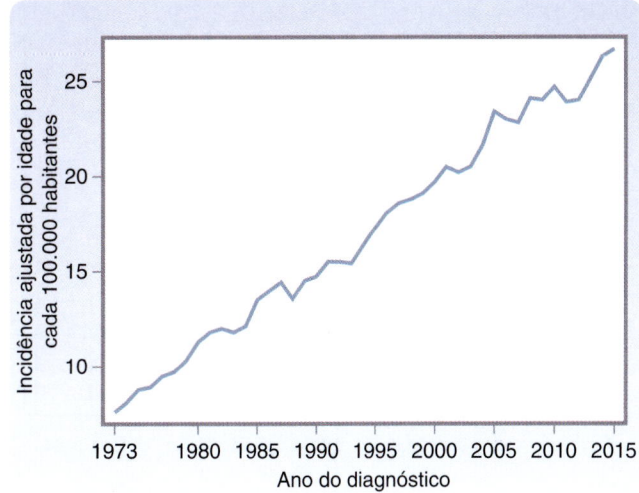

Figura 31.1 Incidência de melanoma cutâneo nos EUA, ajustada por idade, 1973-2015, SEER. (De SEER Fact Sheets: Melanoma of the skin. http://seer.cancer.gov/statfacts/html/melan.html.)

para homens hispânicos e 4,6 para mulheres hispânicas, 4,2 para homens nativos americanos (incluindo nativos do Alasca) e de 4,6 para mulheres nativas americanas, 1,6 para habitantes masculinos de ilhas da região da Ásia/Pacífico e 1,1 para mulheres de ilhas da região da Ásia/Pacífico e 1,1 para homens negros e 1,0 para mulheres negras.[1] Como se pode ver por esses números, melanoma é ligeiramente mais comum em homens de todas as raças/etnias.

Melanoma é predominantemente encontrado em adultos de meia-idade, embora a doença ocorra em qualquer faixa etária (Figura 31.2). Um aspecto importante é que aproximadamente um em cada seis novos casos de melanoma ocorre em pacientes de menos de 45 anos; dessa maneira, as mortes relacionadas a melanoma podem resultar em muitos anos de vida perdidos. Fatores de risco genéticos para melanoma incluem tipos de pele de alto risco (Fitzpatrick tipos I e II), histórico familiar de melanoma e xeroderma pigmentoso. Pacientes com histórico prévio de melanoma ou outros cânceres de pele, bem como aqueles com grande número de nevos melanocíticos, nevos displásicos ou nevos congênitos gigantes, também estão sob maior risco. Fatores de risco ambientais incluem episódios de intensa exposição intermitente ao sol associada a queimaduras de sol com formação de bolhas, imunossupressão e melhores condições socioeconômicas.

Há uma clara associação entre exposição à radiação ultravioleta (UV) e desenvolvimento de melanoma. Exposição intermitente e intensa à radiação UV parece ser um grande fator causador de melanoma, ao contrário da exposição solar crônica e o risco associado de câncer de pele não melanoma. A luz UV pode ser classificada como UVA ou UVB; os raios UVA têm um comprimento de onda maior e penetram mais profundamente na pele do que os UVB. Embora se saiba há muito tempo que a radiação UVA desempenha um papel fundamental no envelhecimento e enrugamento da pele, crescentes evidências têm relacionado a radiação UVA como causa de melanoma e de outras neoplasias malignas de pele. UVA é o comprimento de onda predominante nos aparelhos de bronzeamento artificial. Estão surgindo evidências que demonstram uma relação epidemiológica entre bronzeamento artificial (mesmo sem exposição direta ao sol) e melanoma.[2] Outro importante fator de risco de melanoma é a exposição ao UVB em vez de luz solar, principalmente entre pessoas de pele clara. O UVB danifica as camadas epidérmicas mais superficiais da pele e é a principal causa de queimaduras solares. Foi demonstrada uma ligação direta entre exposição a UVB e oncogenes específicos do melanoma.[3] Sinais consistentes de mutações causadas por raios UV foram encontrados em mais de 90% de três dos quatro subtipos de melanoma identificados no projeto The Cancer Genome Atlas.[4]

De uma perspectiva de saúde pública, o melanoma é um câncer para o qual existem claras estratégias de prevenção primárias que podem evitar seu desenvolvimento e reduzir o número de mortes. Recomendações para reduzir o risco de melanoma incluem evitar banhos de sol e bronzeamento artificial, uso de roupas que protejam do sol e uso de protetores solares. Estudos de caso-controle baseados em populações e alguns estudos clínicos randomizados sugeriram que o uso regular de protetor solar pode reduzir o desenvolvimento de melanoma. De um ponto de vista político, uma estratégia que tem sido usada em nível estadual nos EUA é a proibição do bronzeamento artificial por menores de idade (< 18 anos). Alguns países, incluindo o Brasil e a Austrália, já baniram definitivamente as clínicas comerciais de bronzeamento artificial.

Lesões precursoras

Melanomas frequentemente surgem em peles normais; no entanto, até 40% podem ser originados de lesões preexistentes, incluindo nevos displásicos, nevos congênitos e nevos de Spitz. Mais de 5 a 10% dos pacientes com melanoma têm histórico familiar da doença. Com nomenclaturas variáveis, como *síndrome do nevo displásico, síndrome do nevo-melanoma múltiplo familiar atípico e síndrome do nevo B-K*, incluem pacientes com melanoma em um ou mais parentes de primeiro ou segundo grau e grandes números de nevos melanocíticos (geralmente > 100). Esses nevos são frequentemente classificados como atípicos ou displásicos ao exame clínico e histológico mais minucioso. Outros tumores também podem estar presentes no histórico familiar, especialmente o câncer de pâncreas. Esses pacientes necessitam de avaliação dermatológica minuciosa várias vezes por ano, com biopsias periódicas das lesões de maior suspeita.

Em geral, um nevo displásico é uma lesão cutânea pigmentada macular (plana) de 6 a 15 mm com margens indefinidas e coloração variável. A distinção clínica entre um nevo com displasia e um sem displasia é geralmente difícil. Portanto, essas lesões exigem monitoramento regular cuidadoso para avaliar sua progressão. A maioria dos nevos é benigna, mas alguns podem conter atipias iniciais associadas à sinalização de aumento de crescimento intracelular e podem progredir para doença invasiva com o acúmulo de mutações adicionais. Embora a maioria dos nevos displásicos não progrida para melanoma, lesões suspeitas necessitam de biopsia. Ao exame histológico, nevos displásicos são tipicamente descritos como displasia leve, moderada ou grave. Nevos com displasia leve normalmente não necessitam de excisão com margens livres, mas devem ser observados atentamente ao longo do tempo. Uma prática comum é excisar nevos com displasia moderada ou grave com margens livres, embora excisão local ampla seja desnecessária. No entanto, há controvérsias sobre a necessidade de excisão com margens livres de nevos com atipias moderadas.[5] O risco de melanoma nesses pacientes com nevos congênitos é proporcional ao tamanho e ao número de nevos. Nevos congênitos de tamanho pequeno ou médio representam baixo risco e, portanto, não são observados, a menos que sofram mudança na aparência. Nevos gigantes congênitos (de > 20 cm de diâmetro) são raros e têm sua ocorrência estimada entre 1 para cada 20 mil e 1 para cada 500 mil recém-nascidos, mas apresentam maior risco de evoluir para melanoma durante a vida (Figura 31.3). Esses pacientes

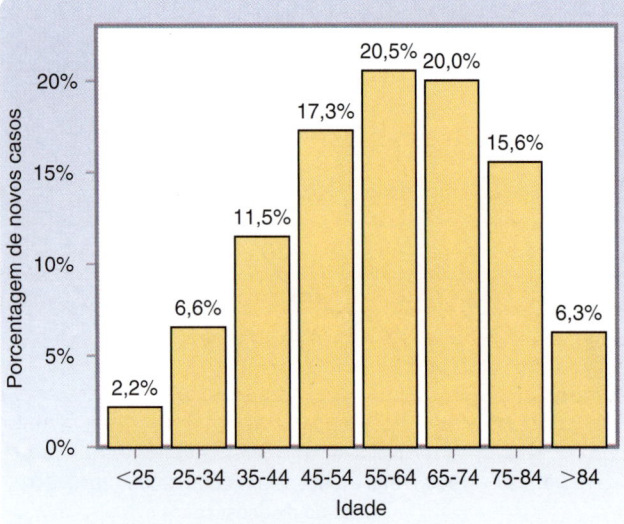

Figura 31.2 Novos casos de melanoma cutâneo por faixa etária nos EUA, 1973-2015, SEER. (De SEER Fact Sheets: Melanoma of the skin. http://seer.cancer.gov/statfacts/html/melan.html.)

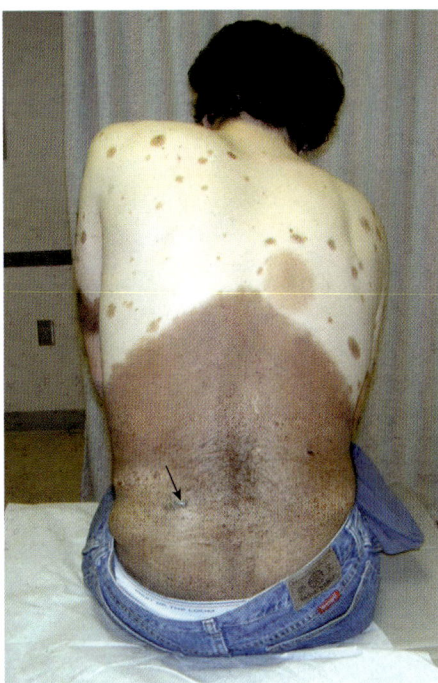

Figura 31.3 Nevo gigante congênito no tronco com melanoma associado (*seta*).

The Cancer Genome Atlas. Em uma pesquisa de grande impacto em 2015, a parceria publicou um estudo no qual 331 melanomas cutâneos foram submetidos a análise genômica integrada.[4] Utilizando análises de DNA, RNA e de proteínas, o grupo identificou quatro subtipos distintos de melanoma cutâneo baseados nos genes com alterações significativas mais prevalentes: *BRAF* mutante, *RAS* mutante, *NF1* mutante e tipo selvagem triplo.

O subtipo *BRAF* é o subtipo genômico mais comum no melanoma cutâneo, constituindo aproximadamente metade de todos os melanomas cutâneos. A mutação mais comum é a V600E, seguida pela mutação V600K. Pacientes do subtipo *BRAF* são relativamente mais jovens em comparação com os outros subtipos. O segundo subtipo mais comum foi o subtipo *RAS*, responsável por aproximadamente 30% dos melanomas cutâneos. O terceiro subtipo mais frequente foi o subtipo *NF1*, encontrado em aproximadamente 15% das amostras; esses pacientes eram normalmente mais velhos do que os outros subtipos. Finalmente, o tipo selvagem triplo foi um subtipo heterogêneo que não apresentou nenhuma das três principais mutações mencionadas anteriormente. Esse subtipo demonstrou a menor taxa de alterações UV (30%). As implicações prognósticas e terapêuticas desses subtipos genômicos são objeto de intensas pesquisas em andamento à medida que buscamos direcionar ainda mais nossas terapias para melanoma na era da medicina personalizada.

A via canônica por meio da qual praticamente todos os subtipos genômicos exercem efeito melanogênico é a via de sinalização da proteinoquinase ativada por mitógeno (MAPK) (Figura 31.4). Normalmente, os sinais gerados por receptores extracelulares iniciam uma cascata de sinalização que desce pela via MAPK até modular a expressão de genes no núcleo. Mutações de ganho de função que afetam qualquer um dos passos constituintes ao longo dessa cascata (subtipos *BRAF* e *RAS*) ou a perda de estímulos inibitórios (*NF1*) podem resultar em crescimento celular descontrolado.

Mutações de ganho de função isoladamente não aparentam ser suficientes para gerar um melanoma; mutações *BRAF* são observadas em uma frequência semelhante em alguns nevos benignos e em doença maligna. É necessária uma perda adicional de genes supressores de tumor importantes para desenvolvimento de maiores neoplasias. Por exemplo, uma mutação neutralizante no gene *CDKN2A* ocorre em 25 a 40% dos melanomas familiares. Um gene bem caracterizado com funções importantes no controle do ciclo celular, o *CDKN2A* codifica duas proteínas supressoras de tumor separadas, a INK4A (p16^{INK4A}) e a ARF (p14^{ARF}). No caso de danos no DNA ou ativação de oncogenes, a INK4A impede que a quinase dependente de ciclina 4 estimule a célula a continuar o ciclo celular. Por meio da regulação dos níveis de p53, a ARF também age como supressor tumoral perante o dano de DNA ou a amplificação de sinais de crescimento. A ARF previne a degradação de p53, permitindo que essa importante proteína reguladora se acumule e detenha o ciclo celular ou inicie a apoptose. A perda de ARF ou de INK4A, portanto, remove um *check point* no ciclo celular, aumentando o risco de replicação descontrolada.

A segunda principal via canônica na patogênese do melanoma é a via PI3/AKT (Figura 31.4), que é potencialmente alterada em todos os quatro subtipos genômicos. Fosfatidilinositol 3,4,5-trifostafo (PI3) estimula a AKT a aumentar a proliferação celular por meio da molécula-alvo sinalizadora da rapamicina dos mamíferos. Fosfatase homóloga à tensina (PTEN), cujo gene está localizado no cromossomo 10, inibe a sinalização PI3/AKT. A perda da PTEN ocorre em aproximadamente 25 a 50% dos melanomas não familiares e é uma via responsável pelo desenvolvimento de resistência a terapias direcionadas à inibição de BRAF/MEK.

também apresentam maior risco de desenvolver outros tumores, particularmente sarcomas. Deve-se considerar excisão completa sempre que possível. No mínimo, esses pacientes devem ser submetidos a avaliação dermatológica regularmente.

Lesões melanocíticas spitzoides constituem uma ampla gama de histopatologia desde o nevo de Spitz normalmente benigno até melanoma spitzoide. Um nevo de Spitz é uma lesão de pele benigna de crescimento rápido e de cor rosada ou marrom, com pouco ou nenhum risco de progressão para melanoma. Embora nevos de Spitz benignos sejam mais comuns em crianças, lesões em adultos têm maior probabilidade de apresentar características atípicas ou representar melanoma com características spitzoides. Características atípicas incluem tamanho acima de 10 mm, assimetria, ulceração e assimetria de bordas; essas lesões podem ser difíceis de distinguir histologicamente de melanomas. Uma consulta com um dermatopatologista experiente é recomendada; no entanto, mesmo especialistas podem ter dificuldade para determinar o potencial de malignidade de tumores spitzoides. Embora excisão completa com margens livres seja adequada para um nevo de Spitz reconhecido, o diagnóstico é geralmente incerto. Se houver qualquer dúvida de que a lesão possa ser um melanoma, ressecção com margens adequadas para melanoma deve ser realizada. Pesquisa de linfonodo sentinela (LNS) é adequada para melanomas spitzoides invasivos e pode ser usada como medida prognóstica em casos indeterminados. O uso rotineiro de biopsia de LNS para tumores de Spitz atípicos é controverso, pois células atípicas são geralmente encontradas em LNSs que podem não ter qualquer significância prognóstica.

Patogênese

No geral, o melanoma tem a maior carga de mutações do que qualquer outra neoplasia que já foi estudada em seres humanos.[6] Nosso conhecimento sobre os mecanismos moleculares que fundamentam a progressão do melanoma aumentou bastante na última década por meio de esforços de colaboração, como o do programa

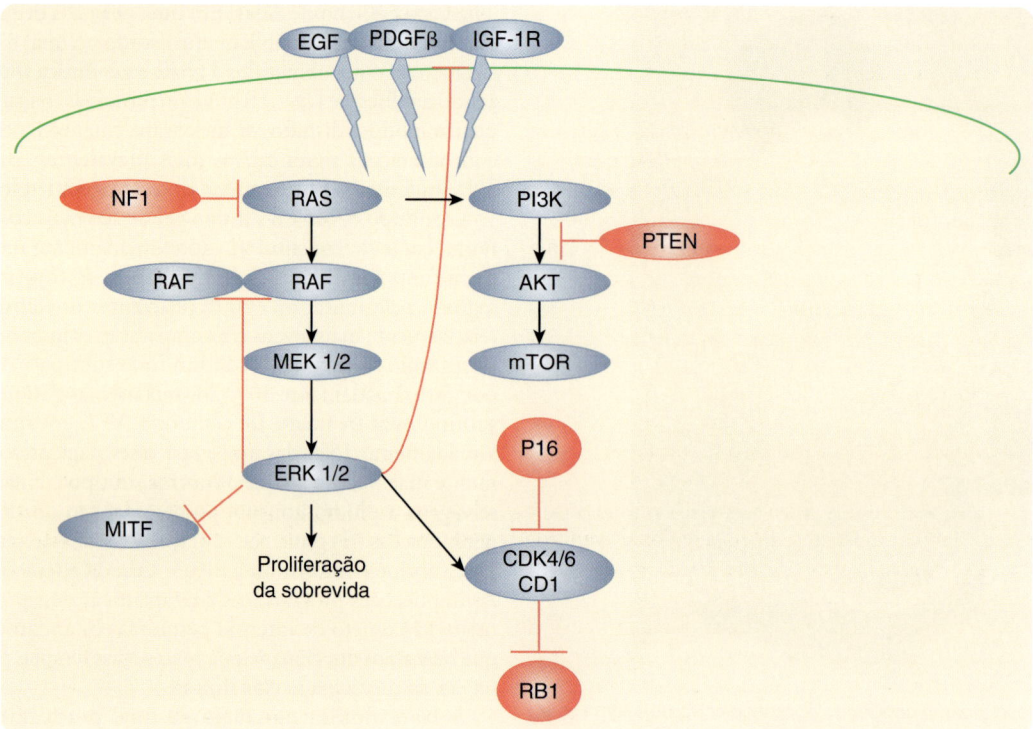

Figura 31.4 As vias de proteinoquinase ativada por mitógeno (RAS-RAF-MEK-ERK) e PI3/AKT; duas vias canônicas na patogênese do melanoma. (De Amaral T, Sinnberg T, Meier F, et al. The mitogen-activated protein kinase pathway in melanoma part I – activation and primary resistance mechanisms to BRAF inhibition. *Eur J Cancer*. 2017;73:85-92.)

Avaliação inicial

O melanoma comumente se apresenta como uma lesão de pele pigmentada irregular que cresceu ou se modificou com o tempo. Os critérios ABCDE são usados para guiar o diagnóstico e a decisão de realizar uma biopsia de lesões cutâneas suspeitas (Boxe 31.1). O primeiro e mais importante passo na avaliação de um paciente diagnosticado com melanoma é obter o histórico completo e realizar um exame físico minucioso. O histórico deve contemplar fatores relacionados ao melanoma primário, incluindo duração, mudanças ao longo do tempo e sintomas como coceira e sangramento. Outros fatores de risco, como exposição à luz solar, uso de bronzeamento artificial, imunossupressão, histórico prévio de câncer e histórico familiar, devem ser explorados. Um exame físico detalhado deve incluir especificamente um exame completo com inspeção e palpação da pele para detectar quaisquer outras lesões cutâneas suspeitas, incluindo doença em trânsito. A palpação dos linfonodos cervicais, axilares e inguinais deve sempre ser feita com inclusão dos nódulos epitrocleares ou poplíteos conforme adequado para melanomas distais de extremidade superior ou inferior. Embora seja amplamente reconhecido que o exame da pele deva fazer parte do exame físico de rotina de médicos de cuidados primários e de qualquer especialidade, raramente isso é feito de maneira adequada. Um exame completo de pele exige apenas que o paciente se dispa, sendo necessário apenas 1 minuto para realizar uma verificação completa. Muitas vidas poderiam ser salvas por meio da detecção precoce de melanomas se os médicos dedicassem um tempo para avaliar a pele.

A maioria dos melanomas ocorre *de novo*, mas alguns podem se originar de nevo congênito ou adquirido. Mesmo para médicos experientes, distinguir um nevo benigno de um melanoma inicial pode ser difícil. Lesões pigmentadas benignas são tão prevalentes que é desafiador detectar um melanoma inicial entre várias lesões benignas. As lesões pigmentadas benignas de pele mais comuns são as queratoses seborreicas (Figura 31.5). Conhecidas por sua

Boxe 31.1 Critérios ABCDE para lesões de pele suspeitas.

A. **A**ssimetria
B. **B**ordas irregulares
C. Variação da **C**or
D. **D**iâmetro > 6 mm
E. **E**volução ou mudanças ao longo do tempo

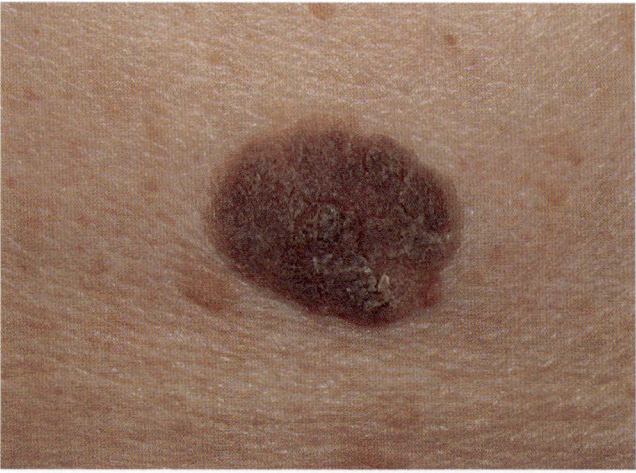

Figura 31.5 Queratose seborreica.

propensão a se acumular com o tempo em pacientes idosos, elas normalmente são lesões escamosas, cerosas e em relevo que parecem estar coladas, como se pudessem ser facilmente arrancadas com a unha. A aparência característica normalmente é completamente diagnóstica, e essas lesões não precisam ser removidas. Contudo, mesmo os dermatologistas mais experientes já se enganaram pelo que parecia ser uma queratose seborreica inflamada, mas que na verdade era um melanoma.

Outras apresentações atípicas incluem o melanoma amelanótico; essas lesões são não pigmentadas e se apresentam como uma lesão de pele em relevo cor-de-rosa ou cor de carne. Um alto índice de suspeita clínica é necessário, e deve-se prestar atenção especial a qualquer histórico de alteração em uma lesão. Se o paciente apresentar uma lesão de pele que tiver mudado de tamanho, cor ou formato, e/ou estiver coçando ou sangrando, deve ser avaliada a necessidade de biopsia. Dizer ao paciente que "devemos ficar de olho nela" normalmente significa que ela será ignorada.

Devido ao aumento da conscientização sobre essa doença, é incomum que os pacientes apresentem doença regional avançada ou com metástases a distância no momento do diagnóstico inicial de melanoma. No entanto, aproximadamente 10% dos pacientes apresentam doença regional, enquanto até 5% podem apresentar metástases. Doença regional se refere à disseminação linfática do tumor para a cadeia linfonodal regional, que são os linfonodos que recebem a primeira drenagem do local do tumor primário. Melanoma em trânsito é uma forma de metástase linfática regional na qual o tumor se espalha dentro dos canais linfáticos e se torna evidente como nódulos cutâneos ou subcutâneos entre o local do tumor primário e os linfonodos regionais. Metástase a distância se refere à disseminação hematogênica do melanoma para órgãos distantes. Embora incomum no momento do diagnóstico inicial, é importante pesquisar os sintomas de doença metastática, como quaisquer massas, sintomas neurológicos ou dores de cabeça, anorexia, perda de peso, dor nos ossos ou sintomas respiratórios.

Biopsia

Médicos generalistas, além de dermatologistas e cirurgiões, devem ser treinados para realizar uma biopsia de pele. Existem três tipos básicos: excisional, incisional (incluindo biopsia *punch*) e biopsia por raspagem (*shaving*). Uma biopsia excisional remove completamente uma lesão de pele pigmentada e é adequada para diagnosticar e remover completamente pequenas lesões. Utilizando anestesia local, uma excisão de margem estreita é realizada com o defeito subsequente fechado com suturas. A profundidade da excisão deve se estender até a gordura subcutânea para garantir uma biopsia de espessura total. Deve-se prestar atenção à orientação, já que uma excisão fusiforme deve ser orientada de modo a permitir facilmente uma excisão ampla subsequente se houver necessidade. Particularmente, uma orientação longitudinal nas extremidades é melhor. Em outras áreas, deve-se considerar uma orientação que permita fechamento com a menor tensão possível e melhor resultado estético caso seja necessária uma excisão mais ampla.

Para lesões maiores, pode ser apropriado obter um diagnóstico do tecido com uma biopsia incisional de espessura total antes de realizar a excisão completa. A maneira mais simples de realizar uma biopsia incisional é por meio da biopsia *punch*, na qual um instrumento afiado descartável é girado sobre a pele anestesiada para remover um cilindro de 2 a 8 mm de pele e tecido subcutâneo, geralmente seguido de fechamento do defeito com um ou dois pontos simples. Biopsias *punch* de pelo menos 4 mm devem ser realizadas, já que amostras menores de tecido geralmente não proporcionam tecido suficiente para avaliação patológica. A biopsia *punch* deve ser realizada na área mais espessa ou de aparência mais suspeita da lesão, e múltiplas biopsias desse tipo podem ser realizadas para retirar amostras de lesões maiores.

Embora seja tradicionalmente desencorajada devido à possibilidade de confundir a avaliação precisa da espessura de Breslow, a biopsia por raspagem é frequentemente realizada por dermatologistas e é a técnica mais comum por meio da qual os melanomas são submetidos a biopsia e diagnóstico. A biopsia por raspagem é realizada levantando-se a lesão de pele com um fórceps ou inserindo-se uma pequena agulha por baixo da lesão, seguida de sua raspagem com uma lâmina ou bisturi. A hemostasia é obtida por meio do uso de agentes tópicos ou por eletrocauterização. O paciente então trata a área com pomada tópica e a ferida cicatriza por segunda intenção. Pelo fato de a biopsia por raspagem ser de fácil realização e não precisar de suturas, é um método popular de biopsia. No entanto, uma possível desvantagem do uso de biopsia por raspagem para diagnosticar melanoma é que a lesão pode ser fragmentada, comprometendo a capacidade de avaliar com precisão a espessura do tumor. Para evitar esse problema, os dermatologistas costumam realizar biopsias por raspagens profundas ou por saucerização, que removem completamente a lesão até a gordura subcutânea. Nas mãos de médicos experientes, essa pode ser uma técnica eficaz de biopsia. Durante a revisão de um laudo patológico de um melanoma recentemente diagnosticado, os cirurgiões devem tomar o cuidado de verificar onde a margem profunda está livre de tumor.

Todas as lesões pigmentadas devem ser enviadas para avaliação patológica utilizando fixação e secção permanente. A ablação de lesões pigmentadas de pele utilizando crioterapia, cautério ou *laser* deve ser especificamente desestimulada; há vários exemplos de atrasos prolongados de diagnóstico como consequência dessas práticas.

Patologia

O laudo do biopsia é a informação mais importante que o cirurgião necessita para avaliar uma nova lesão de pele e para desenvolver um plano de tratamento. Devido às consequências de se ignorar um diagnóstico de melanoma, os patologistas normalmente têm um baixo limiar para classificar lesões duvidosas como melanoma. Atualmente é comum que um laudo de patologia contenha uma longa descrição, dizendo essencialmente que a lesão pode ser qualquer coisa, desde um nevo gravemente displásico até melanoma *in situ* ou melanoma invasivo inicial. Nesses casos, a decisão prudente é tratar essas lesões como melanoma invasivo inicial com ressecção ampla com 1 cm de margem. Embora a invasão do melanoma *in situ* não se dê além da membrana basal para os vasos sanguíneos e linfáticos, ele pode ser considerado uma lesão pré-maligna pelo fato de ainda haver uma probabilidade significativa de progressão para melanoma invasivo. Por esse motivo, recomendam-se margens de pelo menos 5 mm para essas lesões (ver "Excisão local ampla").

Histologia. Histologicamente, o melanoma cutâneo invasivo é dividido em quatro grandes tipos baseados no padrão de crescimento e localização. Entre eles, estão o melanoma lentigo maligno, o melanoma de disseminação superficial, o melanoma lentiginoso acral e o melanoma nodular. Todos os melanomas inicialmente proliferam na camada basal da pele. À medida que se multiplicam, essas células se expandem radialmente na epiderme e na camada dérmica superficial, o que chamamos de fase de crescimento radial. Com o tempo, o crescimento começa a tomar uma direção vertical e a lesão de pele pode se tornar palpável, o que é conhecido como fase de crescimento vertical, que permite a invasão nas camadas mais profundas da pele, onde o tumor pode finalmente atingir potencial metastático por invasão dos vasos sanguíneos e canais linfáticos. Embora o subtipo histológico não seja um grande fator para o prognóstico, alguns deles progridem para a fase de crescimento vertical mais cedo no desenvolvimento do tumor e, portanto, têm maior probabilidade de se apresentarem em estágios avançados.

O tipo histológico mais comum é o melanoma de disseminação superficial (Figura 31.6). Não está necessariamente associado a peles expostas ao sol, e comumente surge no tronco e nas extremidades proximais. Conforme o nome sugere, o melanoma de disseminação superficial inicialmente aparece como uma lesão pigmentada plana de crescimento radial. Essas lesões são geralmente assimétricas, com bordas irregulares e podem exibir uma variedade de pigmentos. Sem tratamento, esses melanomas passam, subsequentemente, para a fase de crescimento vertical, invadem mais profundamente a pele e possivelmente ulceram.

Melanoma lentigo maligno ocorre mais comumente em áreas expostas ao sol de indivíduos idosos e se apresenta como uma lesão plana, escura e variavelmente pigmentada, com bordas irregulares e histórico de desenvolvimento lento (Figura 31.7). Melanomas lentigo maligno podem se tornar relativamente grandes antes do diagnóstico, já que a progressão lenta pode passar despercebida pelo paciente. O prognóstico de melanoma lentigo maligno é melhor do que o dos outros subtipos devido à natureza superficial desses tumores. Não obstante, essas lesões podem causar problemas

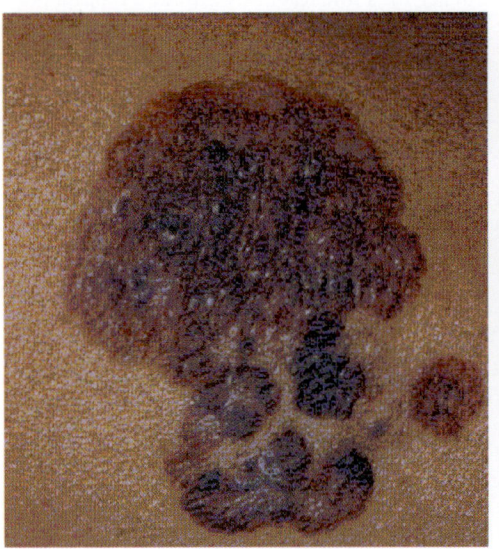
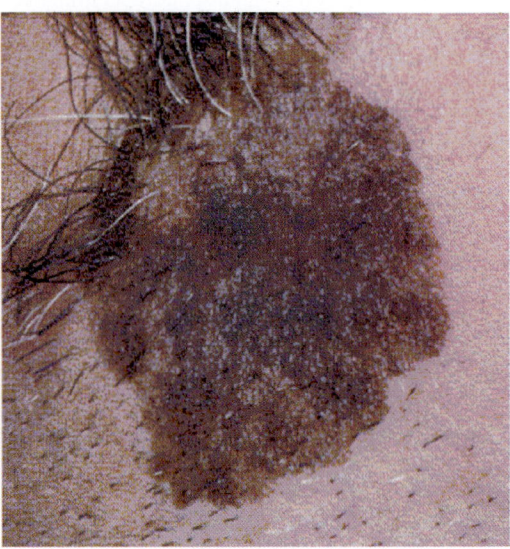

Figura 31.6 Melanoma de disseminação superficial.

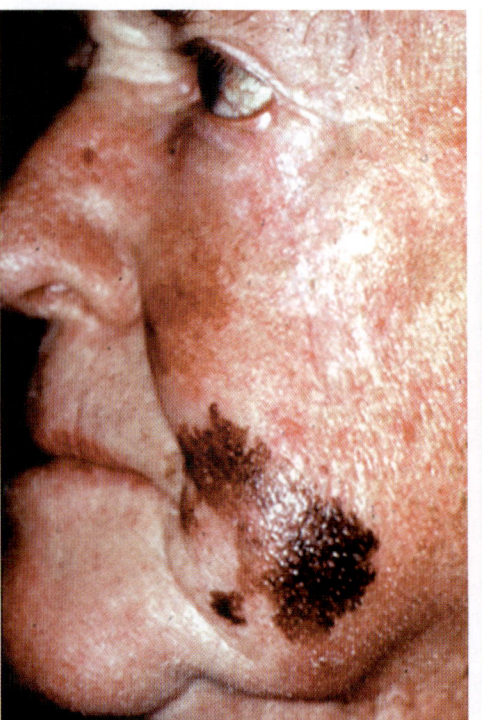
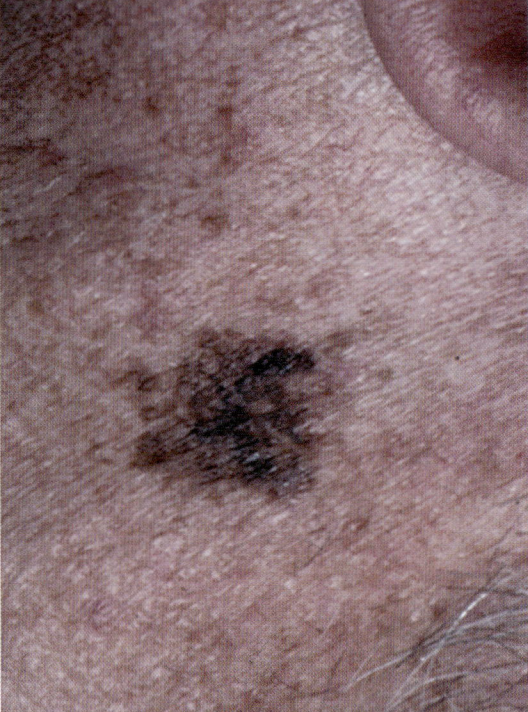

Figura 31.7 Melanoma lentigo maligno.

desafiadores de manejo devido à sua propensão de se desenvolver em áreas esteticamente desafiadoras, como no rosto. A extensão histológica da lesão pode ir bem além das bordas clinicamente aparentes da lesão pigmentada, prejudicando os esforços para se obterem margens livres. Antes de prosseguir com retalhos de tecido complexos para fechamento, é prudente assegurar margens livres, o que pode necessitar de postergação do fechamento até que o laudo final da patologia indique margens livres de excisão.

O melanoma lentiginoso acral é classificado de acordo com seu local anatômico de origem. Esses tumores se desenvolvem nas áreas subungueais das mãos e dos pés e na palma das mãos e na sola dos pés (Figura 31.8). Esse é o tipo mais comum de melanoma em pacientes não brancos. A aparência histológica de melanomas lentiginosos acrais é semelhante à de melanomas originários de membranas mucosas. O diagnóstico é geralmente feito em estágios avançados da doença, o que justifica o prognóstico geralmente ruim desses tumores. Melanomas lentiginosos acrais subungueais costumam ser confundidos com hematomas subungueais, levando a atrasos no diagnóstico. A característica distintiva dos melanomas subungueais é que eles não mudam de posição sob a unha, enquanto um hematoma deve migrar distalmente com o crescimento dela. A biopsia de melanomas subungueais pode ser obtida realizando-se um bloqueio digital com anestesia local e removendo-se a unha ou realizando-se uma biopsia *punch* na própria unha.

Melanomas nodulares são lesões papulares em relevo que podem ocorrer em qualquer lugar do corpo e tendem a desenvolver um padrão de crescimento vertical mais cedo em seu curso (Figura 31.9). Esses melanomas podem ter apresentações atípicas que nem sempre se encaixam nos critérios ABCDE, incluindo uma taxa mais elevada de lesões amelanóticas em comparação aos outros subtipos.

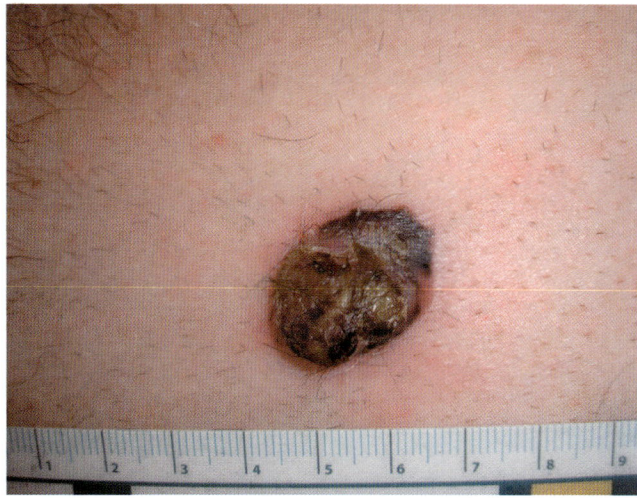

Figura 31.9 Melanoma nodular.

Melanomas nodulares geralmente têm um prognóstico ruim devido à maior espessura em média do tumor e à ulceração frequente à apresentação inicial.

Um quinto tipo de melanoma que apresenta uma natureza histológica distinta é o melanoma desmoplásico. Essas lesões são caracterizadas por uma combinação de células de melanoma com uma fibrose estromal proeminente. O diagnóstico pode ser desafiador e a apresentação, retardada, pois essas lesões são geralmente amelanóticas. Melanomas desmoplásicos são classificados como puros ou mistos, dependendo do grau de desmoplasia. Melanomas desmoplásicos têm maior propensão de recidiva local e, em geral, exibem neurotropismo. Uma vez que melanomas desmoplásicos puros têm baixo risco de metástases de linfonodos, alguns defendem a não realização de biopsia de LNS nessas lesões. Melanomas desmoplásicos mistos têm taxas de metástase de linfonodos semelhantes às de outros subtipos histológicos; portanto, deve-se considerar biopsia de LNS para as indicações usuais nessas lesões.[7]

Avaliação de profundidade. O Dr. Wallace Clark foi o primeiro a descrever um sistema de classificação para melanoma relacionado à sobrevida, em 1969. Conhecido como nível de invasão de Clark, esse esquema se baseava na extensão da invasão nas camadas anatômicas da pele. Logo depois que Clark descreveu esses níveis de invasão, o Dr. Alexander Breslow descreveu um sistema mais simples baseado em uma medida da espessura vertical do melanoma. Atualmente conhecida como espessura de Breslow, essa é a distância do topo da camada granular até a última célula tumoral. Com o tempo, a espessura de Breslow acabou suplantando o nível de Clark, por ter demonstrado ser um método mais preciso de previsão do prognóstico. Os melanomas são comumente referidos como finos (< 1 mm da espessura de Breslow), intermediários (de 1 a 4 mm) e espessos (> 4 mm). À medida que a espessura do melanoma aumenta, o prognóstico piora.

Estadiamento

Estadiamento do AJCC

O Comitê de Estadiamento de Melanoma do American Joint Committee on Cancer (AJCC) utiliza uma classificação tumor-nódulo-metástase (TNM) para melanoma cutâneo baseada em uma análise de dados reunidos de centros por toda a América do Norte, Europa e Austrália (Tabela 31.1). Importantes fatores prognósticos no sistema de estadiamento incluem espessura de Breslow, ulceração, *status* nodal e outras manifestações de

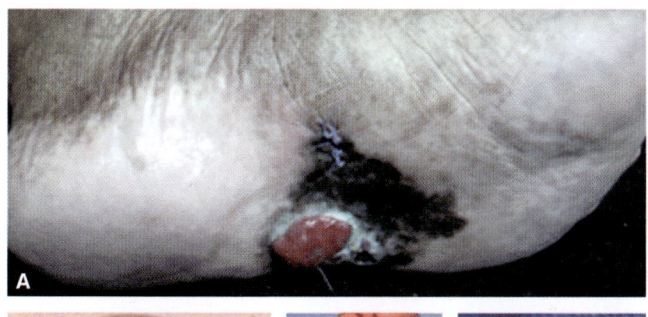

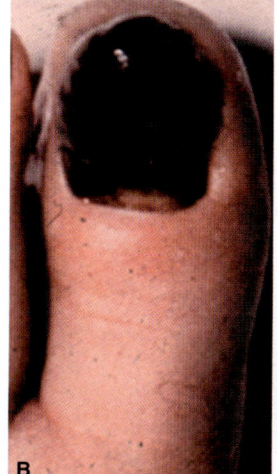 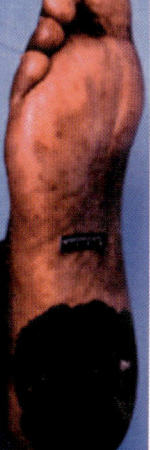 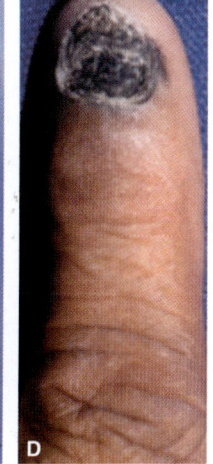

Figura 31.8 Melanoma lentiginoso acral. **A.** Arco da sola do pé. **B.** Subungueal. **C.** Calcanhar. **D.** Subungueal.

Tabela 31.1 Oitava edição do sistema de estadiamento do AJCC baseado em tumor-nódulo-metástase para melanoma cutâneo.

Categoria T	Espessura	*Status* de ulceração
TX: a espessura do tumor primário não pode ser avaliada (p. ex., diagnóstico por curetagem)	Não se aplica	Não se aplica
T0: sem evidência de tumor primário (p. ex., melanoma primário desconhecido ou completamente regredido)	Não se aplica	Não se aplica
Tis (melanoma *in situ*)	Não se aplica	Não se aplica
T1	≤ 1,0 mm	Desconhecido ou não especificado
T1a	< 0,8 mm	Sem ulceração
T1b	< 0,8 mm 0,8 a 1,0 mm	Com ulceração Com ou sem ulceração
T2	> 1,0 a 2,0 mm	Desconhecido ou não especificado
T2a	> 1,0 a 2,0 mm	Sem ulceração
T2b	> 1,0 a 2,0 mm	Com ulceração
T3	> 2,0 a 4,0 mm	Desconhecido ou não especificado
T3a	> 2,0 a 4,0 mm	Sem ulceração
T3b	> 2,0 a 4,0 mm	Com ulceração
T4	> 4,0 mm	Desconhecido ou não especificado
T4a	> 4,0 mm	Sem ulceração
T4b	> 4,0 mm	Com ulceração

Categoria N	Número de linfonodos regionais envolvidos no tumor	Presença de metástases em trânsito, satélites e/ou microssatélites
NX	Linfonodos regionais não avaliados (p. ex., biopsia de LNS não realizada, nódulos regionais previamente removidos por outros motivos) **Exceção:** a categoria patológica N não é necessária para melanomas T1, utilize cN.	Não
N0	Nenhuma metástase regional detectada	Não
N1	Um linfonodo envolvido pelo tumor ou em trânsito, e/ou metástases microssatélites sem nenhum linfonodo envolvido no tumor	
N1a	Um clinicamente oculto (ou seja, detectado por biopsia de LNS)	Não
N1b	Um clinicamente detectado	Não
N1c	Sem doença de linfonodo regional	Sim
N2	Dois ou três linfonodos envolvidos no tumor ou metástases em trânsito, satélites e/ou microssatélites com um linfonodo envolvido no tumor	
N2a	Dois ou três clinicamente ocultos (ou seja, detectados por biopsia de LNS)	Não
N2b	Dois ou três, sendo pelo menos um deles detectado clinicamente	Não
N2c	Um clinicamente oculto ou clinicamente detectado	Sim
N3	Quatro ou mais linfonodos envolvidos no tumor ou metástases em trânsito, satélites e/ou microssatélites com dois ou mais linfonodos envolvidos no tumor, ou qualquer número de linfonodos opacos com ou sem metástases em trânsito, satélites e/ou microssatélites	
N3a	Quatro ou mais clinicamente ocultos (ou seja, detectados por biopsia de LNS)	Não

(continua)

Tabela 31.1 Oitava edição do sistema de estadiamento do AJCC baseado em tumor-nódulo-metástase para melanoma cutâneo. (*continuação*)

N3b	Quatro ou mais, sendo pelo menos um deles detectado clinicamente, ou presença de qualquer número de linfonodos opacos	Não
N3c	Dois ou mais clinicamente detectados e/ou presença de qualquer número de linfonodos opacos	Sim
Categoria M	**Local anatômico**	**Nível de LDH**
M0	Sem evidência de metástases a distância	Não se aplica
M1	Evidência de metástase a distância	Ver adiante
M1a	Metástase a distância para pele, tecidos moles, incluindo músculos e/ou linfonodo não regional	Não registrado ou não especificado
M1a(0)		Não elevado
M1a(1)		Elevado
M1b	Metástase a distância para pulmão com ou sem pontos de doença M1a	Não registrado ou não especificado
M1b(0)		Não elevado
M1b(1)		Elevado
M1c	Metástase a distância para locais viscerais não SNC com ou sem pontos de doença M1a ou M1b	Não registrado ou não especificado
M1c(0)		Não elevado
M1c(1)		Elevado
M1d	Metástase a distância para SNC com ou sem pontos de doença M1a, M1b ou M1c	Não registrado ou não especificado
M1d(0)		Normal
M1d(1)		Elevado

Sufixos da categoria M: (0) LDH não elevado, (1) LDH elevado. Nenhum sufixo é usado se o LDH não estiver registrado ou especificado. *AJCC*, American Joint Committee on Cancer; *LDH*, lactato desidrogenase; *LNS*, linfonodo sentinela; *SNC*, sistema nervoso central. (De Amin MB, Edge SB, Greene FL, et al. *AJCC Cancer Staging Manual*, 8th ed. New York: Springer; 2017.)

disseminação linfática (p. ex., lesões satélites, doença em trânsito), bem como a presença de doença metastática a distância. Levando todos esses fatores em consideração, o sistema oferece boa determinação da sobrevida entre os diferentes grupos de pacientes. Há dois tipos de classificações de estadiamento descritos pelo AJCC: o estadiamento clínico é o que pode ser determinado pela biopsia da lesão primária e pelo exame físico, enquanto o estadiamento patológico somente pode ser considerado completo quando uma avaliação total dos linfonodos regionais, quando indicada, tiver sido realizada – normalmente por biopsia de LNS.

Estágio T. A oitava edição das diretrizes de estadiamento do AJCC designa a classificação T com base na espessura de Breslow medida pelo décimo mais próximo de milímetro, enquanto proporciona uma subclassificação mais profunda de T1 a T4 baseada em ulceração. Os pontos de corte para designar um melanoma como T1 a T4 são 1,0, 2,0 e 4,0 mm. A ulceração é um fator prognóstico importante. É definido histologicamente pela ausência de epitélio intacto sobre o melanoma. Em todas as classificações T, ulceração é um prenúncio de pior prognóstico. A oitava edição do sistema de estadiamento do AJCC incluiu uma mudança importante na subclassificação dos melanomas T1. Melanomas T1b são atualmente definidos como a presença de (1) ulceração de qualquer espessura ou (2) espessura de 0,8 a 1,0 mm sem ulceração. O índice mitótico, que foi adotado na sétima edição do AJCC, não é mais utilizado para designar melanomas T1b.

Estágio N. Para pacientes com doença linfonodal regional, fatores prognósticos independentes incluem o número de linfonodos envolvidos e a carga tumoral nodal no momento do estadiamento, além da espessura e do *status* de ulceração do tumor primário. A carga tumoral é caracterizada como doença clinicamente oculta detectada por biopsia de LNS ou como doença clinicamente aparente subsequentemente confirmada pela patologia. Doença nodal clinicamente aparente inclui linfonodos palpáveis aumentados ou linfonodos identificados em exames de imagem como anormais e com confirmação de conteúdo de melanoma metastático por biopsia por agulha. Em uma alteração da sétima edição, a atual oitava edição das diretrizes de estadiamento do AJCC estratifica a doença regional não nodal, o que inclui metástases cutâneas e/ou subcutâneas em trânsito, metástases microssatélites ou satélites, por categoria N de acordo com o número de linfonodos regionais (N1c, N2c ou N3c).

Estágio M. A nova oitava edição das diretrizes de estadiamento do AJCC estratifica as categorias M tanto por local anatômico da doença a distância quanto pelos níveis séricos de lactato desidrogenase (LDH). São definidos quatro subgrupos (em vez de três) para pele distante, tecidos moles e linfonodos não regionais (M1a), pulmão (M1b), outros órgãos, exceto sistema nervoso central (M1c), e sistema nervoso central (M1d). Níveis elevados de LDH no soro subclassificam ainda mais os grupos M1a a M1d com uma designação de (0) ou (1). Níveis elevados de LDH no soro indicam prognósticos piores em todos os tipos de doença metastática.

Fatores adicionais. Vários fatores que demonstraram impactar de maneira consistente a sobrevida não foram incluídos no atual sistema de estadiamento do AJCC. Pacientes idosos têm maior risco de mortalidade por melanoma do que pacientes jovens, a despeito do fato de que estes têm maior propensão a sofrer metástase regional. Pacientes com melanomas axiais (tronco, cabeça e pescoço) têm prognósticos piores do que os que têm tumores de extremidade. Mulheres têm um prognóstico melhor do que os homens, mas os motivos para isso não estão claros.

Cirurgiões envolvidos no cuidado de pacientes com melanoma devem também estar familiarizados com várias características adicionais que são comumente mencionadas em relatórios de patologia. Linfócitos infiltrantes tumorais (TILs) podem indicar a presença de resposta imune do hospedeiro e estão associados a um prognóstico mais favorável. TILs são classificados como *brisk*, não *brisk* ou ausentes. *Brisk* indica que os TILs se infiltram difusamente pela lesão ou ao longo da base, enquanto não *brisk* indica somente uma presença focal de linfócitos. Regressão, definida como uma perda parcial ou total de células tumorais, não demonstrou claramente ser um fator importante que afete a metástase ou a sobrevida. Não há nenhuma evidência convincente de que a presença de regressão deva ser usada como uma indicação para biopsia de LNS. Embora o melanoma nodular e o melanoma lentiginoso acral costumem se apresentar em um estágio mais avançado, uma vez controlada a espessura do tumor e outros fatores, não há diferença na sobrevida baseada no subtipo histológico.

Muito embora o índice mitótico não seja mais usado para subclassificar melanoma T1, o AJCC de fato sugere que ele continue sendo informado nos laudos patológicos e em conjuntos de dados de pesquisas prospectivas. O número de mitoses por milímetros quadrados é um importante preditor da sobrevida em todas as categorias de espessura, e a presença de mitoses em melanoma fino (< 1,0 mm) ainda pode ser usada para selecionar pacientes para biopsia de LNS (principalmente na categoria de espessura de 0,76 a 0,99 mm ou na categoria de espessura de 0,8 a 1,0 mm na oitava edição do sistema de estadiamento do AJCC).

Além do estadiamento TNM do AJCC

Os sistemas de estadiamento devem realizar funções duplas discordantes entre si. De um lado, um sistema de estadiamento deve tentar identificar o maior número de grupos possível que tenham diferenças de sobrevida distintas. Por outro, um bom sistema de estadiamento não deve ser exageradamente complexo. Assim, o sistema de estadiamento do AJCC oferece uma classificação parcimoniosa dos pacientes em categorias relativamente abrangentes dentro das quais ainda existe uma quantidade razoável de heterogeneidade em relação ao prognóstico. Por esses motivos, ferramentas de previsão clínica estão se tornando mais populares para proporcionar avaliações precisas e específicas a cada paciente dos riscos de se usar múltiplos fatores de risco clínicos e patológicos. Dois exemplos dessas ferramentas de previsão incluem a ferramenta de previsão eletrônica do AJCC (www.melanomaprognosis.org) e o Melanoma Calculator (www.melanomacalculator.com), que se baseiam em dados do Sunbelt Melanoma Trial. Em última análise, ferramentas como essas permitirão avaliações de risco mais precisas que podem ser utilizadas para a elaboração de planos de tratamento e sobrevida específicos ao paciente. Assinaturas moleculares que informam o prognóstico, como as destacadas no projeto The Cancer Genome Atlas, provavelmente serão incorporadas a esses modelos à medida que nosso conhecimento sobre a interação de fatores clínicos, patológicos e genômicos for amadurecendo.

Exames médicos e de imagem adicionais

A maioria dos pacientes com melanoma que se consulta com cirurgiões já recebeu diagnóstico de melanoma. Pacientes clinicamente estadiados com doença localizada de estágio I ou II não necessitam de nenhum outro exame, a menos que os sintomas justifiquem avaliações adicionais. Exames de função hepática ou de níveis séricos de LDH normalmente já foram solicitados anteriormente; no entanto, não há evidências de que exames de sangue sejam úteis para detectar doença metastática em pacientes com melanoma localizado. Da mesma forma, exames adicionais de imagem são desnecessários para a maioria dos pacientes com doença localizada, embora pacientes com tumores primários espessos (estágio IIC) possam ser considerados para a realização de exames de imagem para detectar doença metastática. Em pacientes com doença de estágio III detectada por biopsia de LNS, exames de imagem adicionais são assunto de controvérsia. A probabilidade de detectar doença real em pacientes com metástase nodal microscópica utilizando estudos radiográficos como tomografia de emissão de pósitrons (PET *scan*) e tomografia computadorizada (TC) é pequena.[8] Pacientes com doença avançada em estágio III que tenham metástase nodal clinicamente detectável ou aqueles em estágios mais iniciais da doença que apresentem sintomas sugestivos de metástase devem ser submetidos a outros exames de imagem. A distinção entre melanoma de estágio III e IV é importante para se tomar uma decisão em relação às opções de tratamento adequado, e exames de imagem podem determinar a extensão e a capacidade de ressecção de quaisquer lesões metastáticas na doença de estágio IV. Para essas apresentações avançadas, exames de PET *scan*/TC ou TC do tórax, abdome e pelve, além de imagem de ressonância magnética (RM) do cérebro, são geralmente recomendados. A National Comprehensive Cancer Network (NCCN) atualiza rotineiramente as diretrizes, incluindo os exames, tratamento cirúrgico e terapias adjuvantes adequados para pacientes com melanoma. Essas diretrizes estão disponíveis para consulta pela internet em http://www.nccn.org.

Tratamento

Excisão local ampla

Historicamente, ressecção cirúrgica agressiva era recomendada para melanoma cutâneo. Margens de excisão de 5 cm eram um dogma cirúrgico durante grande parte do século passado. A partir dos anos 1970, estudos começaram a relatar ausência de desfechos adversos em pacientes submetidos à excisão com margens mais estreitas. Desde aquela época, vários estudos randomizados controlados avaliando as margens de excisão acabaram estabelecendo as atuais diretrizes, que estão resumidas na Tabela 31.2. O principal determinante para as margens de excisão apropriadas é a espessura do tumor primário.

Tabela 31.2 Margens recomendadas de excisão local ampla.

Espessura	Margem de excisão local ampla*
In situ	0,5 cm
< 1 mm	1 cm
1 a 2 mm	1 a 2 cm[†]
> 2 a 4 mm	2 cm
> 4 mm	2 cm[‡]

*Margens menores podem ser justificáveis em casos específicos para a obtenção de melhores resultados funcionais ou estéticos. [†]Uma margem de 1 cm pode estar associada a um risco ligeiramente maior de recidiva local nessa categoria de espessura de Breslow. [‡]Não há evidência de que margens de > 2 cm sejam benéficas; porém, margens maiores podem ser consideradas para melanomas avançados quando o risco de recorrência local for alto.

Tomando por base a experiência clínica e as diretrizes de consenso, margens de excisão de 5 mm são geralmente recomendadas para melanoma *in situ*, as quais apresentam dois possíveis problemas. Um deles é que margens livres podem não ser rotineiramente obtidas com margens de aproximadamente 5 mm; uma taxa de margem negativa de praticamente 100% pode ser obtida com margens aproximadas mais próximas de 10 mm do que 5 mm. O segundo problema é que pode haver alguma incerteza diagnóstica em relação ao melanoma *in situ*. Nas situações em que um componente invasivo é encontrado uma vez que o tumor seja totalmente excisado (ao contrário de uma amostra de biopsia), a margem aproximada de 5 mm seria inadequada e seria necessário fazer uma nova excisão para uma operação oncologicamente segura. Tendo isso em mente, pode ser prudente tentar obter margens de 1 cm em algumas lesões de melanoma *in situ* em áreas anatômicas que permitam fácil fechamento primário.

Em geral, os estudos randomizados que avaliaram margens de excisão se concentraram em melanomas de espessura intermediária. O consenso e prática geral para melanomas finos (< 1,0 mm) é de que margens de 1 cm são suficientes. Vários estudos randomizados controlados avaliaram as margens necessárias para melanoma de espessura intermediária. Assim como na maioria das neoplasias malignas de órgãos sólidos, não foi comprovado nenhum benefício para a sobrevida global com margens de excisão mais amplas no melanoma, embora a recidiva locorregional possa ser influenciada pela margem de excisão.

O British Collaborative Trial randomizou 900 pacientes com melanomas de pelo menos 2 mm de espessura a excisões de margens de 1 ou 3 cm. As recidivas locorregionais (definidas como recidiva em um raio de 2 cm da excisão ou recidiva em trânsito) foram maiores no grupo de margem de 1 cm do que no de 3 cm (razão de risco [HR], 1,26; P = 0,05), sem nenhuma diferença na sobrevida global.[9] Com base nesse estudo, margens de 1 cm são geralmente consideradas inadequadas para melanomas intermediários ou espessos. O Swedish Melanoma Study randomizou 936 pacientes em nove centros europeus com melanoma cutâneo de pelo menos 2 mm de espessura a margens de excisão de 2 ou de 4 cm, não tendo sido verificada nenhuma diferença estatisticamente significativa na sobrevida global, e as taxas de recidiva local não foram estatisticamente diferentes.[10] Com base nesses estudos e em outros, o consenso geral é de que margens de 2 cm devam ser usadas para todos os melanomas de pelo menos 2,0 mm de espessura. Para lesões de 1 a 2 mm de espessura, são recomendadas margens de 2 cm, embora margens mais estreitas (de 1 cm) sejam aceitáveis em áreas em que margens mais amplas não sejam anatomicamente viáveis. Essas margens mais estreitas devem carregar consigo o entendimento de que a recorrência local pode ser maior com margens de 1 cm.

Técnica. Excisão local ampla pode ser realizada sob anestesia local na maioria dos casos, embora anestesia geral seja preferível em pacientes em quem também será feita uma biopsia de LNS ou linfadenectomia. As margens de excisão apropriadas são medidas a partir da borda da lesão ou da cicatriz de biopsia prévia. Isso normalmente é obtido com uma incisão fusiforme que engloba as margens da excisão de modo a permitir fechamento primário (Figura 31.10). A incisão é feita em direção à fáscia muscular, de modo que toda a pele e o tecido subcutâneo subjacente estejam dentro da margem de excisão. Não é necessária a excisão da fáscia na maioria dos casos, mas ela pode ser realizada em pacientes com tumores primários espessos e tecido subcutâneo limitado em que a margem profunda é uma preocupação. A amostra é submetida a análise patológica por corte permanente; congelação

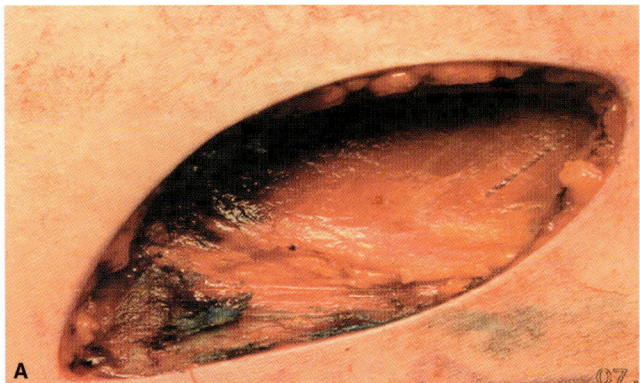
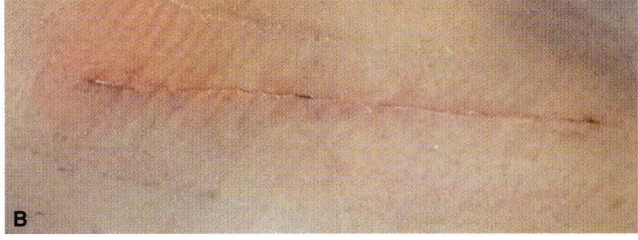

Figura 31.10 A. Incisão fusiforme. **B.** Viabilização do fechamento primário para excisão local ampla de um melanoma.

das margens não é realizada. Na maioria dos casos, a incisão é fechada primariamente sem a necessidade de retalhos ou de enxerto cutâneo. Retalhos ou enxertos cutâneos são raramente necessários, exceto para melanomas de cabeça e pescoço e de extremidades distais. Nessas áreas anatômicas, enxertos ou retalhos são técnicas úteis para efetuar o fechamento da pele. Tumores que se originam perto de estruturas como nariz, olhos e orelha podem exigir um comprometimento de margens oncologicamente seguras para evitar deformidades ou sequelas. Melanomas subungueais são tratados com amputação da falange distal. Para dedos, amputações amplas são desnecessárias, pois o melanoma normalmente envolve somente a falange distal, sendo suficiente amputação na articulação interfalangiana distal. Em todos os casos, a ressecção deve alcançar margens histologicamente livres. Deve-se observar que as margens de excisão recomendadas são determinadas macroscopicamente; é desnecessário ampliar as margens do melanoma se o laudo final da patologia indicar que a distância medida do melanoma até a borda da pele excisada é menor do que a margem recomendada, a menos que a margem esteja comprometida pelo tumor ou exígua.

A cirurgia micrográfica de Mohs (MMS) consiste na excisão tangencial sequencial de cânceres de pele com avaliação patológica imediata da margem. É utilizada mais frequentemente para carcinomas de pele não melanoma, como carcinomas epidermoides e basocelulares, com bons resultados. No melanoma, a cirurgia de Mohs é usada principalmente para lesões *in situ*, embora alguns centros já tenham começado a usar MMS para melanoma invasivo. MMS é preferível para áreas esteticamente sensíveis, como no rosto, onde ela pode minimizar o defeito cutâneo e ao mesmo tempo obter margens de excisão livres. O sucesso pode ser altamente dependente do cirurgião, e necessita de exame patológico completo das margens excisadas. Embora já existam diversos relatórios uni-institucionais indicando que a MMS resulta em um baixo índice de recidiva local de melanoma, isso continua sendo controverso. Em geral, a MMS não é considerada oncologicamente aceitável para melanoma, exceto nas mãos de centros experientes e em casos altamente selecionados.

Avaliação e manejo de linfonodos regionais

A avaliação e o manejo de linfonodos regionais no melanoma mudaram rapidamente nas últimas três décadas. Linfadenectomia eletiva para o estadiamento de pacientes clinicamente N0 é uma relíquia do passado. A biopsia de LNS tem sido amplamente adotada e é a base da avaliação de melanoma cutâneo intermediário e espesso. As indicações de linfadenectomia radical após uma biopsia positiva de LNS mudaram com base em dois estudos de referência. Conjuntamente, a avaliação e o manejo dos linfonodos regionais no melanoma evoluíram com o tempo baseados em pesquisas clínicas e na disposição dos pesquisadores cirúrgicos em questionar o *status quo*.

Biopsia de linfonodo sentinela. Desde que foi introduzida pelo Dr. Donald Morton em 1992, a biopsia de LNS tornou-se uma ferramenta indispensável para o estadiamento de pacientes portadores de melanoma cutâneo. A precisão da técnica foi bem validada e agora já é parte integrante do estadiamento de melanomas maiores que 1,0 mm de espessura, de acordo com o AJCC. O *status* dos LNSs é o fator prognóstico mais importante nos pacientes com melanoma sem evidência clínica de metástases nodais. Os resultados da biopsia de LNS impactam diretamente as decisões de tratamento e controle. Uma compreensão clara das indicações de LNS em todo o espectro de espessuras do melanoma e a execução técnica da cirurgia são essenciais para qualquer cirurgião que trate melanomas.

Indicações. A biopsia de LNS é relativamente simples e fácil de realizar; no entanto, não está isenta de morbidades e custos. Assim como outros exames de estadiamento, ela não deve ser usada em pacientes com baixo risco de metástases de linfonodos ou com comorbidades que tornem a anestesia geral proibitivamente arriscada. As diretrizes da NCCN recomendam considerar biopsia de LNS em todos os pacientes com melanomas T2 ou acima (> 1,0 mm) e naqueles com lesões mais finas com um risco de 5% ou mais de um LNS positivo. Há uma certa controvérsia quanto às circunstâncias sob as quais a biopsia de LNS deve ser oferecida a pacientes com melanomas finos (T1) e se os pacientes com melanomas espessos (T4, > 4,0 mm) se beneficiariam dela.

Nos EUA, aproximadamente 70% dos melanomas se apresentam como melanomas finos (definidos como de espessura ≤ 1,0 mm). Embora o risco geral de metástase nodal nesses pacientes esteja estimado em 5% ou menos, certos subconjuntos dessa população apresentam taxas de doença nodal que se aproximam daquelas observadas em lesões mais espessas. Embora o uso rotineiro de biopsia de LNS não seja recomendado para melanomas finos, caso essas lesões tenham qualquer característica que esteja associada a um aumento do risco de disseminação nodal, então a biopsia de LNS pode ser indicada. Características da lesão primária que foram relacionadas a um aumento do risco de metástase nodal incluem ulceração e índice mitótico (≥ 1 mitose/mm^2).

As recentes alterações na classificação de estadiamento de melanomas T1 do AJCC complicaram a avaliação e a estratificação de risco de melanomas finos para a biopsia de LNS. Antigamente, um melanoma T1b era definido pela presença de ulceração e/ou pelo menos 1 mitose/mm^2. Pelo fato de esses dois fatores serem os maiores fatores de risco de metástases de LNS no melanoma fino, tornou-se uma recomendação razoavelmente objetiva que se considerasse biopsia de LNS para melanomas T1b. Porém, T1b é agora definido pela presença de ulceração ou espessura de 0,8 a 1,0 mm, sem considerar o índice mitótico. Isso foi feito devido a uma ligeira diferença na sobrevida baseada exclusivamente na espessura nos melanomas finos.[11] T1b agora é um grupo definido por uma sobrevida ligeiramente pior do que T1a, mas não necessariamente um grupo com maior risco de metástases de LNS.

O índice mitótico, embora não formalmente considerado nos critérios de estadiamento do AJCC, ainda deve ser usado para identificar melanomas finos com maior risco de metástases de LNS. Outros fatores que podem ser utilizados para identificar melanomas finos com maior risco de metástase linfonodal incluem idade e espessura variando de 0,8 a 1,0 mm.[12] Pacientes mais jovens com melanomas finos têm maior risco de metástases de LNS. Nossa prática geral é oferecer biopsias de LNS a qualquer paciente com risco aceitável de anestesia geral que tenha um melanoma T1 com ulceração ou de espessura entre 0,76 e 0,99 mm com um índice mitótico de pelo menos 1 mitose/mm^2. Nós seletivamente oferecemos biopsia de LNS a pacientes mais jovens sem essas características adversas, principalmente com espessuras mais próximas de 1,0 mm. Qualquer paciente com um índice mitótico de pelo menos 1 mitose/mm^2, espessura de 1,0 mm e idade acima de 56 anos ou índice mitótico de pelo menos 1 mitose/mm^2 e idade de 56 anos ou menos tem um risco 5% maior de metástases de LNS, devendo, portanto, a biopsia de LNS ser considerada.[13]

Pelo fato de melanomas primários espessos (> 4 mm) apresentarem maior risco de doença metastática a distância, o pensamento antigo ditava que o *status* LNS não acrescentava muita informação prognóstica adicional. Contudo, uma série de estudos demonstrou que pacientes portadores de melanomas espessos com LNS negativo têm melhor prognóstico do que os que têm LNS positivo. Por haver uma progressão de risco que não termina abruptamente na espessura de 4 mm, a biopsia de LNS para melanomas espessos oferece uma importante estratificação de risco nesses pacientes, principalmente para considerações sobre terapias adjuvantes. Biopsia de LNS também pode ser considerada para pacientes com doença regional não nodal (ou seja, doença em trânsito) com nódulos clinicamente negativos, pois o número de nódulos positivos é prognosticamente importante nesse grupo.

Detalhes técnicos. Os detalhes técnicos de uma correta biopsia de LNS merecem atenção. Todos os pacientes devem ser submetidos pré-operatoriamente a linfocintilografia, normalmente realizada no mesmo dia da cirurgia para a realização da biopsia de LNS e ampliação de margens (Figura 31.11). Coloide de enxofre marcado com tecnécio-99 (0,5 mCi) deve ser injetado na derme, levantando uma pápula em quatro porções ao redor do melanoma ou do local da biopsia. É importante injetar o marcador na pele normal aproximadamente a 0,5 cm de distância do melanoma ou da cicatriz da biopsia e não dentro do melanoma ou da cicatriz da biopsia em si. Um erro comum é injetar o marcador radioativo muito profundamente no tecido subcutâneo, o que resultará na impossibilidade de detectar um LNS. Se não forem identificados LNSs após a injeção inicial, deve-se repetir a injeção por meio da técnica adequada por um médico experiente. Em praticamente todos os casos, isso resultará na identificação dos LNSs. Exames de imagem são realizados com uma câmera gama, com imagens dinâmicas e estáticas que permitem a identificação de canais linfáticos e LNSs. Embora os padrões de drenagem linfática possam ser previsíveis às vezes, a linfocintilografia costuma identificar linfonodos em locais não esperados. Isso é especialmente verdadeiro para melanomas em áreas de drenagem linfática ambíguas, como no tronco, cabeça ou pescoço, onde as predições anatômicas de disseminação nodal não são confiáveis. Nesses casos, a linfocintilografia pode identificar LNSs em mais de uma estação linfonodal. Ademais, não é incomum identificar LNSs fora das estações linfonodais tradicionais cervical, axilar e inguinal. Os chamados linfonodos de intervalo, intercalados ou em trânsito podem ser encontrados em regiões do subcutâneo ou entre os grupos musculares.

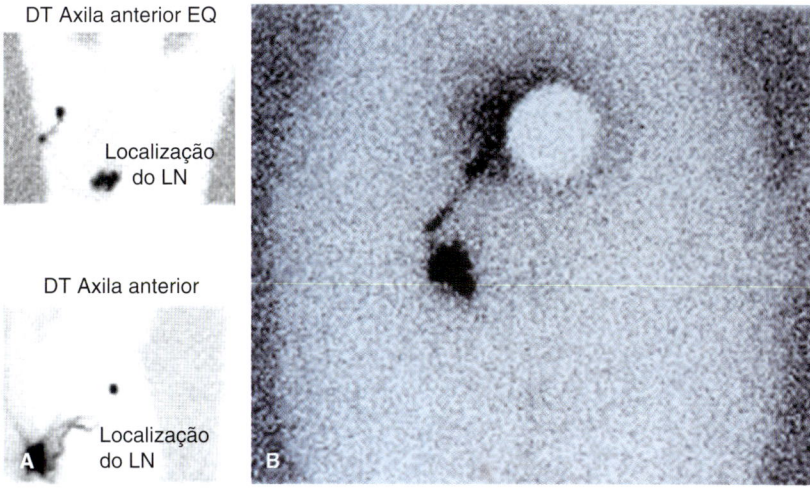

Figura 31.11 Linfocintilografia pré-operatória pode auxiliar na identificação de linfonodos sentinela. **A.** Melanoma das costas com drenagem para a axila. **B.** Melanoma periumbilical com drenagem para os linfonodos inguinais esquerdos. *DT*, direita; *EQ*, esquerda; *LN*, linfonodo.

Para melanomas distais de extremidade superior ou inferior, é importante avaliar a presença de LNSs epitrocleares ou poplíteos, respectivamente. Esses linfonodos de intervalo têm o mesmo risco de abrigar células de melanoma que os LNSs nas estações linfonodais tradicionais; portanto, recomenda-se que eles sejam removidos no momento da biopsia de LNS. Além disso, em 85% das vezes, o linfonodo de intervalo é o único positivo, mesmo naqueles pacientes com outros LNSs identificados em estações tradicionais. Portanto, todos os LNSs identificados na linfocintilografia pré-operatória devem ser removidos (Figura 31.12).

Na operação, que geralmente é realizada sob anestesia geral, um corante azul patente (p. ex., azul isossulfano) é injetado na derme ao redor do local do melanoma de maneira semelhante à da injeção do marcador radioativo (Figura 31.13). Essa técnica de mapeamento linfático combinado permite a identificação dos LNSs em 99% dos pacientes. Pelo fato de que o corante azul não persiste nos LNSs por períodos prolongados, ele é injetado exatamente antes da cirurgia; utilizam de 1 a 5 ml, dependendo do tamanho do melanoma. Devido ao fato de que o corante azul permanece na pele por vários meses após a injeção, é melhor injetá-lo nas margens da ressecção planejada. Uma *gamma probe* manual é utilizada para identificar a localização do(s) linfonodo(s) sentinela(s), e a dissecção é realizada para identificar canais linfáticos

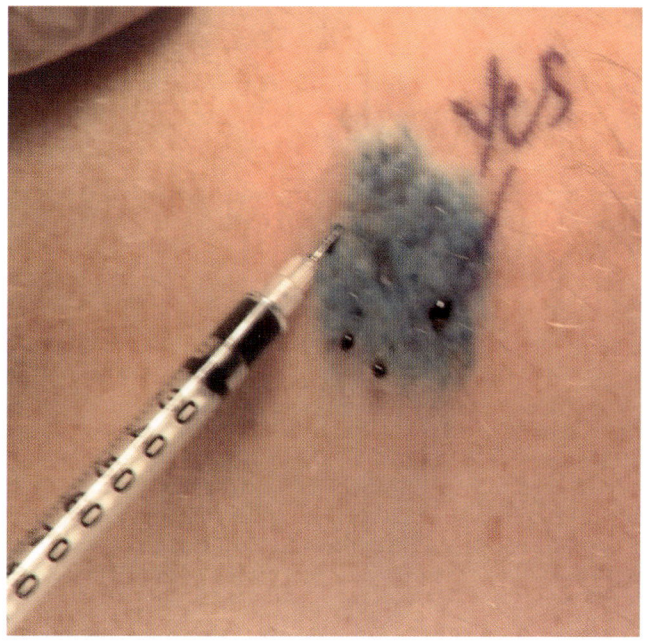

Figura 31.13 Injeção intradérmica de corante azul isossulfano para mapeamento linfático intraoperatório e biopsia de linfonodo sentinela.

azuis que entrem em qualquer linfonodo azul (Figura 31.14). Um LNS é definido como qualquer linfonodo que seja o mais radioativo na estação linfonodal, qualquer linfonodo que seja azul, qualquer linfonodo que tenha uma contagem radioativa de 10% ou mais do linfonodo mais radioativo daquela região ou qualquer linfonodo que seja anormal à palpação e no qual haja suspeita de tumor, todos os quais necessitam de ressecção. Seguindo-se essas diretrizes, o risco de uma biopsia de LNS falso-negativa é minimizado. Embora múltiplos linfonodos radioativos possam estar evidentes dentro de uma estação linfonodal na linfocintilografia, muitos deles representam linfonodos de segundo escalão levemente radioativos e não verdadeiros LNSs. Geralmente há pouca correlação entre o número de linfonodos visualizados na linfocintilografia e o número de LNSs identificados. Em geral, o número médio de LNSs identificados é de dois por estação linfonodal. Os LNSs devem ser encaminhados para histopatologia de corte

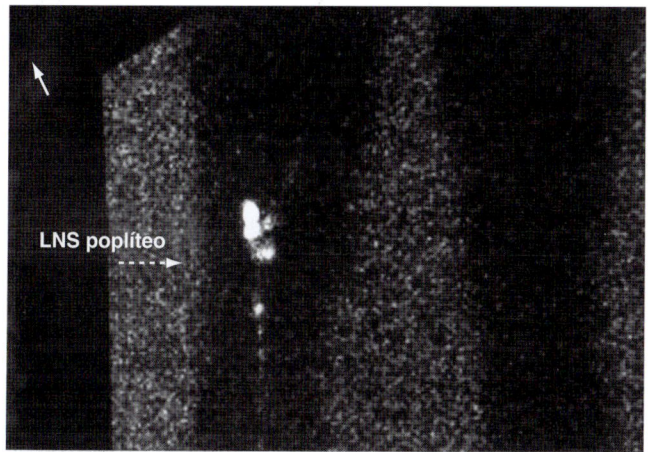

Figura 31.12 Linfonodo sentinela (*LNS*) poplíteo na linfocintilografia.

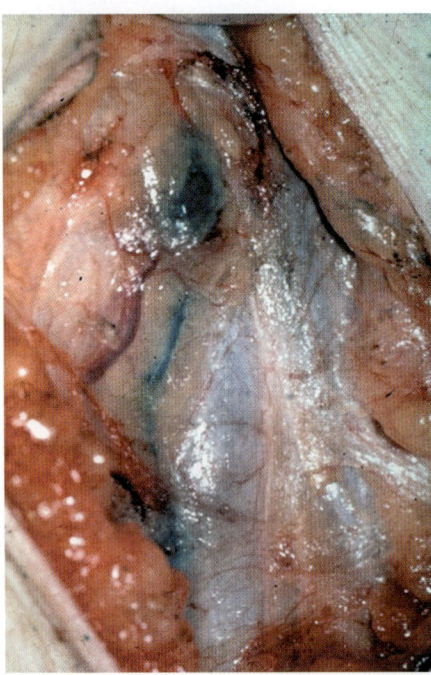

Figura 31.14 Canais linfáticos azuis levando a um linfonodo sentinela azul.

permanente com colorações imuno-histoquímicas para marcadores de melanoma (p. ex., S-100, HMB-45 e Melan-1). Histologia de congelação imediata deve ser evitada, pois até mesmo patologistas especializados têm dificuldade para diagnosticar melanoma micrometastático no LNS em cortes congelados.

A biopsia de LNS é mais desafiadora na cabeça e no pescoço do que em outras regiões devido à rica rede de drenagem linfática desse local. Assim, a taxa de falso-negativos na biopsia de LNS é geralmente mais alta para melanomas nesses locais. Imagens transversais, como as feitas com TC por emissão de fóton único, podem permitir que o cirurgião identifique a localização anatômica exata dos LNSs com mais precisão do que as linfocintilografias planares. É essencial ter conhecimento preciso da anatomia dessa região para evitar lesões neurológicas inadvertidas. LNSs na parótida podem ser identificados e removidos, normalmente sem a necessidade de parotidectomia superficial. No entanto, se houver qualquer preocupação em relação à lesão de nervo facial, a parotidectomia superficial pode ser uma opção mais segura. Um local comum de LNS cervical é diretamente adjacente ao nervo acessório, que deve ser visualizado e preservado.

Estudo multicêntrico de linfadenectomia seletiva. O único estudo randomizado controlado a comparar os resultados entre biopsia de LNS e observação nodal é o primeiro Estudo Multicêntrico de Linfadenectomia Seletiva (MSLT-I, do inglês Multicenter Selective Lymphadenectomy Trial).[14] Esse estudo randomizou 1.347 pacientes com melanoma de espessura intermediária (espessura de 1,2 a 3,5 mm) e 314 pacientes com melanoma espesso (espessura de > 3,5 mm) à biopsia de LNS ou observação. Pacientes com doença identificada por biopsia de LNS foram submetidos a linfadenectomia radical imediata. A frequência de metástase linfonodal em todos os grupos foi de 20,8%, tendo sido semelhante em cada braço de tratamento. Não foi verificada diferença na sobrevida específica a melanoma em 10 anos entre os grupos de biopsia de LNS e de observação nem em melanomas de espessura intermediária (81,4% *versus* 78,3%; $P = 0,18$) ou espessos (58,9% *versus* 64,4%; $P = 0,56$). Contudo, a maior sobrevida livre de doença em 10 anos foi observada com a biopsia de LNS tanto em melanomas intermediários quanto espessos. O *status* do LNS era o maior preditor de recidiva ou morte por melanoma: em pacientes com melanoma de espessura intermediária, a sobrevida em 10 anos foi de 85,1% com biopsia de LNS negativa, em comparação a 62,1% para linfonodos positivos (HR, 3,09; $P < 0,001$). O interessante é que, em uma análise de subgrupo limitada apenas a pacientes com metástase linfonodal (doença identificada na biopsia de LNS ou desenvolvida durante o período de observação), foram observadas melhora na sobrevida específica a melanoma, sobrevida livre de doença e sobrevida livre de doença distante no braço de biopsia de LNS entre pacientes com lesões de espessura intermediária.

Dissecção linfonodal

Histórico. Historicamente, a dissecção linfonodal foi um importante componente do tratamento cirúrgico do melanoma, mas, com o desenvolvimento da técnica de biopsia de LNS e o maior conhecimento sobre a biologia do melanoma, ela se tornou menos importante. Antes do uso de biopsia de LNS, uma dissecção eletiva da cadeia linfonodal regional correspondente ao sítio primário costumava ser realizada em melanomas de alto risco a fim de identificar com antecedência metástases clinicamente ocultas de linfonodos e proporcionar estadiamento preciso. A técnica de LNS cumpre os mesmos objetivos, porém com menos morbidade; portanto, a dissecção eletiva de linfonodos é somente de interesse histórico. A dissecção de linfonodo ainda desempenha um importante papel no tratamento do melanoma; portanto, o cirurgião que trata melanoma deve estar familiarizado com os detalhes técnicos da operação e suas indicações.

Linfadenectomia radical. A linfadenectomia radical é usada para remover os linfonodos remanescentes em uma cadeia linfonodal regional nos quais foi verificada a presença de melanoma metastático por biopsia de LNS. Há uma ampla gama de prognósticos para melanoma LNS-positivo de estágio III. A linfadenectomia radical permite que se identifiquem metástases de linfonodos não sentinela. Esse é um importante fator prognóstico, já que múltiplos estudos demonstraram que metástases em linfonodos não sentinela representam um grau adicional de doença metastática com uma biologia mais agressiva e prognóstico mais sombrio em comparação à doença limitada aos LNSs. A linfadenectomia radical pode ter um possível benefício terapêutico ao remover linfonodos adicionais com doença micrometastática, melhorando a sobrevida livre de doença, como foi observado no estudo MSLT-I. No entanto, a linfadenectomia radical realmente aumenta muito a morbidade em curto e a longo prazo nos pacientes. Entre as complicações, incluem-se complicações na ferida, parestesias e linfedema permanente. Somente de 15 a 20% dos pacientes com doença micrometastática nos linfonodos LNS-positiva têm nódulos não sentinela micrometastáticos adicionais após linfadenectomia radical; assim sendo, 5 entre cada 6 pacientes submetidos a linfadenectomia radical por doença LNS-positiva não obtêm nenhum benefício terapêutico do procedimento e sofrem todas as morbidades associadas à linfadenectomia radical.

Esforços para prever a ocorrência de metástases de linfonodos não sentinelas se concentraram nos fatores clínicos e patológicos que identificam pacientes de alto e de baixo risco em quem a linfadenectomia radical poderia ser seletivamente omitida (em pacientes com baixo risco de doença não LNS) ou em quem a linfadenectomia radical seria particularmente benéfica. Vários sistemas de escore diferentes que avaliam a carga da doença micrometastática dentro do linfonodo foram desenvolvidos, com critérios que incluem localização dos depósitos tumorais, área transversal do tumor, diâmetro do tumor (tanto somado entre todos os focos ou somente dentro do maior foco) ou profundidade de invasão no linfonodo (Figura 31.15). Em geral, o diâmetro máximo do maior

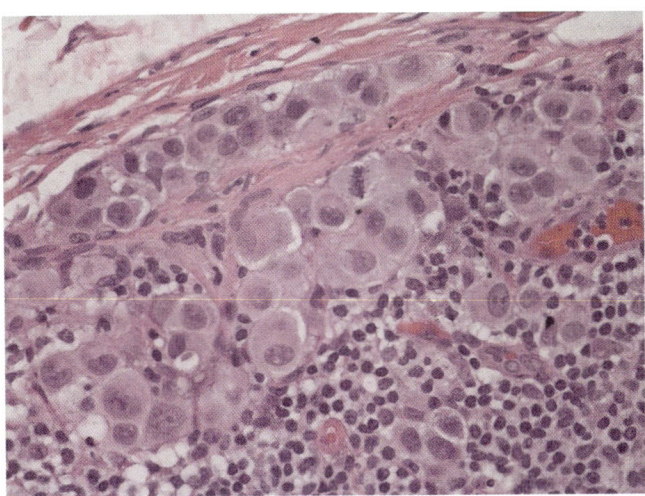

Figura 31.15 Depósitos subcapsulares de melanoma micrometastático dentro do linfonodo.

depósito tumoral é a medida da carga tumoral mais prognosticamente significativa que pode predizer a sobrevida e metástases não LNS.[15,16] Pesquisas contínuas que harmonizam esses fatores clínicos e patológicos com novos marcadores genéticos de aumento de risco, tanto no tumor primário quanto na biopsia de LNS, permitirão o desenvolvimento de modelos de risco abrangentes que possam proporcionar uma avaliação específica ao paciente dos riscos de metástases não LNS. A capacidade de prever metástases não LNS pode ser usada futuramente para selecionar pacientes para terapia adjuvante, no lugar da linfadenectomia radical, com base em dois estudos de referência que serão discutidos adiante.

Estudo multicêntrico de linfadenectomia seletiva II e estudo do grupo alemão de cooperação dermatológica (DeCOG-SLT). Dois estudos foram conduzidos para responder à questão sobre se linfadenectomia radical após uma biopsia de LNS tumor-positiva melhorava a sobrevida em comparação à observação isoladamente. O fundamento lógico para a abordagem da observação é que, conforme discutido anteriormente, mais de 85% dos pacientes não têm nenhuma doença micrometastática adicional após uma biopsia positiva de LNS; portanto, não foi proporcionado nenhum benefício de sobrevida por meio de linfadenectomia radical.

O estudo DeCOG-SLT foi um estudo clínico multicêntrico randomizado conduzido na Alemanha cujos resultados foram publicados em 2016.[17] No estudo, 483 pacientes com biopsia de LNS positiva foram randomizados a linfadenectomia radical da cadeia linfonodal positiva ou observação. O estudo foi encerrado antecipadamente devido a dificuldades de contabilização e baixas taxas de eventos; o número de admissões planejado era de 550. Com um seguimento médio de 35 meses, não houve diferenças no desfecho primário ou na sobrevida livre de metástases a distância entre os grupos (77 *versus* 75%). Não houve diferenças na sobrevida livre de doença ou na sobrevida global. A análise de subgrupo do desfecho primário baseada na carga tumoral micrometastática (≤ 1 mm ou > 1 mm) não demonstrou diferenças na sobrevida livre de metástases a distância. O estudo foi criticado por não ter poder estatístico suficiente e por não ter conseguido a amostragem pretendida, mas é um importante estudo que estabelece a segurança de uma estratégia de observação com melanoma LNS-positivo.

O MSLT-II foi um estudo clínico multicêntrico randomizado que confirmou os achados do estudo DeCOG. No MSLT-II, 1.939 pacientes com biopsia de LNS tumor-positiva foram randomizados a linfadenectomia radical ou observação, que consistiu em monitoramento baseado em ultrassonografia da cadeia linfonodal envolvida.[18] Não houve diferença no desfecho primário, sobrevida específica ao melanoma, entre os dois grupos. O índice de sobrevida específica a melanoma em 3 anos foi de 86% em ambos os grupos, enquanto o índice de sobrevida livre de doença em 3 anos foi numericamente, porém não estatisticamente, maior no grupo de linfadenectomia radical em comparação ao grupo de observação (68 *versus* 63%; $P = 0,05$). Houve um aumento da incidência cumulativa de metástases não LNS no grupo de observação em relação ao grupo de linfadenectomia radical (26 *versus* 20% em 5 anos; $P = 0,005$).

Conjuntamente, os achados do DeCOG-SLT e do MSLT-II mudaram as práticas. Somente em circunstâncias bastante seletas, nas quais há um alto índice de preocupação com metástases não LNS e falha de controle linfonodal regional, ou incapacidade de seguir a estratégia de controle de observação, é que a linfadenectomia radical é considerada após um LNS positivo. Embora não sejam universalmente aceitos em todos os centros, os estudos DeCOG e MSLT-II estabelecem firmemente que é seguro e razoável evitar a linfadenectomia radical na maioria dos pacientes com LNS positivo. Os problemas dessa abordagem e a seleção dos pacientes para terapia adjuvante serão discutidos a seguir.

Dissecção terapêutica de linfonodo. Uma dissecção terapêutica de linfonodo, que é uma linfadenectomia de uma cadeia linfonodal regional com metástases nodais clinicamente aparentes, continua sendo parte importante do arsenal do cirurgião que atende a casos de melanoma. É um excelente procedimento para obtenção de controle locorregional da doença, e, devido aos achados dos estudos MSLT-II e DeCOG-SLT, provavelmente será o motivo mais comum para a realização de uma linfadenectomia no futuro. Suspeitas de metástases nodais baseadas em linfonodos palpáveis ou anormalidades radiográficas devem ser confirmadas por punção aspirativa por agulha fina. Eventualmente, pode ser encontrada linfonodomegalia benigna, mas, em um paciente com melanoma cutâneo, linfonodos palpáveis devem levantar suspeita de doença metastática até que se prove o contrário. Linfadenectomia paliativa em linfadenopatia regional volumosa e dolorosa pode ser considerada, reconhecendo que haverá um alto risco de recidiva metastática regional e distante na ausência de terapia adjuvante efetiva (Figura 31.16).

Uma dissecção terapêutica de linfonodo deve remover todo o tecido fibrogorduroso e linfático na cadeia linfonodal regional envolvida de acordo com os limites anatômicos padronizados. Para as axilas, realiza-se uma dissecção axilar completa de níveis I, II e III. Isso inclui a remoção completa de todo o tecido fibrogorduroso ao redor da veia axilar, feixes neurovasculares toracodorsal e peitoral medial e nervo torácico longo. O músculo peitoral menor pode precisar ser seccionado próximo de sua inserção no processo coracoide para eliminar nódulos volumosos de níveis II e III. Em raras ocasiões, o músculo peitoral maior pode também precisar ser seccionado. A veia axilar pode ser ligada e seccionada se for envolvida pelo tumor, geralmente com menos consequências em termos de edema do que se possa imaginar.

A dissecção linfonodal inguinal inclui os linfonodos inguinais superficiais (femorais) e também pode incluir a dissecção de linfonodos profundos ou pélvicos (ilíaco interno, ilíaco externo e obturador). Não há consenso quanto a quando a linfadenectomia pélvica deve ser realizada em pacientes com doença macroscópica confinada à cadeia linfonodal inguinal superficial. Para pacientes com doença nodal palpável ou com exames de imagem sugestivos de envolvimento de linfonodos pélvicos, os nódulos profundos devem ser dissecados na maioria dos casos. Metástase no nódulo de Cloquet, que une as cadeias linfonodais femoral e ilíaca sob o

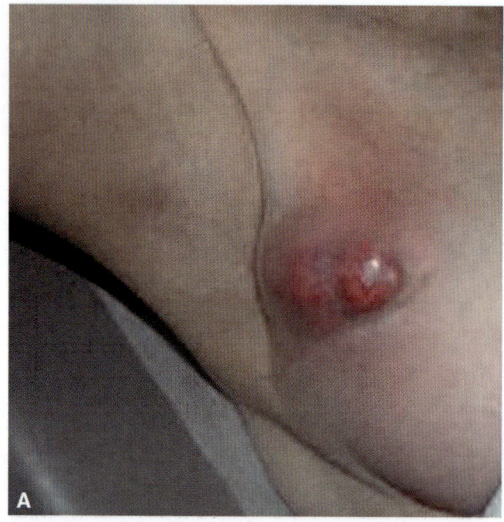 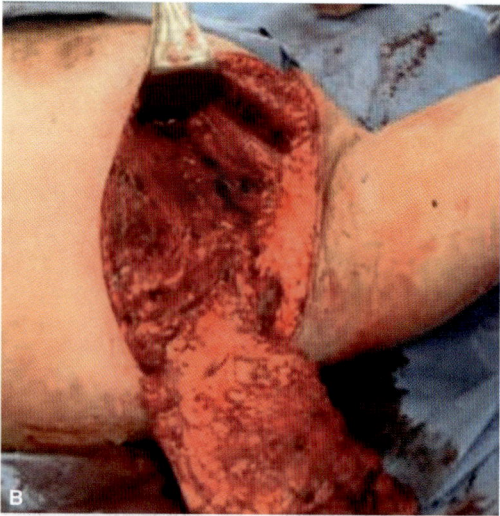

Figura 31.16 **A.** Metástases avançadas de linfonodo axilar. **B.** Dissecção de linfonodo axilar níveis I, II e III.

ligamento inguinal, tem sido tradicionalmente uma indicação comum para dissecção nodal pélvica. Da mesma maneira, o envolvimento generalizado de múltiplos nódulos femorais é outra indicação tradicional para dissecção pélvica.

Para linfadenectomia cervical, uma dissecção funcional no pescoço poupando a veia jugular interna e o nervo acessório é normalmente suficiente. A necessidade de parotidectomia superficial pode ser orientada pela linfocintilografia e pelos resultados do LNS. Em geral, linfadenectomia epitroclear ou poplítea é desnecessária, mas necessita de atenção especial à anatomia particular dessas regiões (Figura 31.17).

Terapia adjuvante

Assim como na maioria das neoplasia malignas de órgãos sólidos, o prognóstico sombrio historicamente associado ao melanoma avançado foi o resultado da ausência de terapias sistêmicas eficazes. A biologia do melanoma historicamente tem suplantado as estratégias de controle locorregionais da doença por parte do cirurgião. Com exceção de alguma intensificação da sofisticação de nosso conhecimento sobre avaliação e manejo dos linfonodos regionais, ou seja, biopsia de LNS e indicação de linfadenectomia radical, o tratamento cirúrgico do melanoma não mudou muito nas últimas décadas. O mesmo não pode ser dito para opções de tratamento sistêmico. É uma época animadora para o tratamento do melanoma, à medida que avanços em terapia-alvo e imunoterapia têm ocorrido a uma velocidade vertiginosa. Agora temos diversas opções de terapias adjuvantes seguras e eficazes, que oferecem aos pacientes de melanoma a esperança de remissão duradoura da doença após a terapia cirúrgica (Tabela 31.3).

Histórico. Antes de 2015, a única terapia sistêmica adjuvante aprovada para melanoma pela Food and Drug Administration (FDA) dos EUA era a interferona alfa-2b de dose alta. Esse medicamento era muito tóxico, tinha um curso de tratamento prolongado e diversos efeitos colaterais graves. A terapia era administrada normalmente por 1 mês por via intravenosa, seguida por 11 meses de injeções subcutâneas 3 vezes/semana. Entre os efeitos colaterais comuns, incluem-se sintomas tipo gripe, fadiga, mal-estar, anorexia, efeitos colaterais neuropsiquiátricos e toxicidade hepática.

A terapia era, no máximo, ligeiramente eficaz e, no mínimo, muito tóxica. A aprovação pela FDA foi amplamente baseada no estudo E1684 do Eastern Cooperative Oncology Group, no qual pacientes de alto risco com doença linfonodal palpável experimentaram um

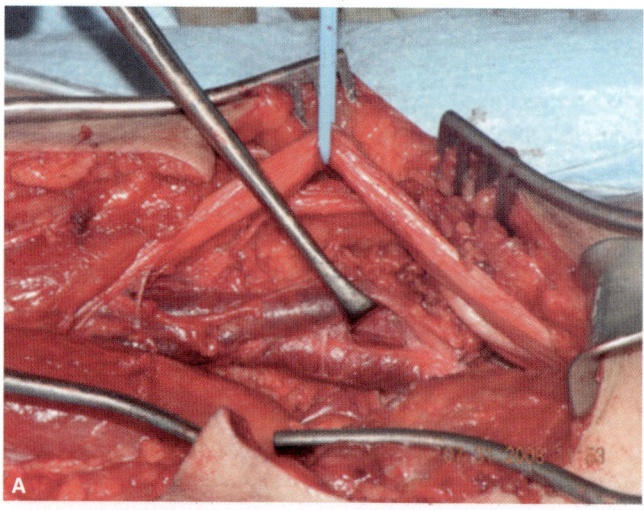 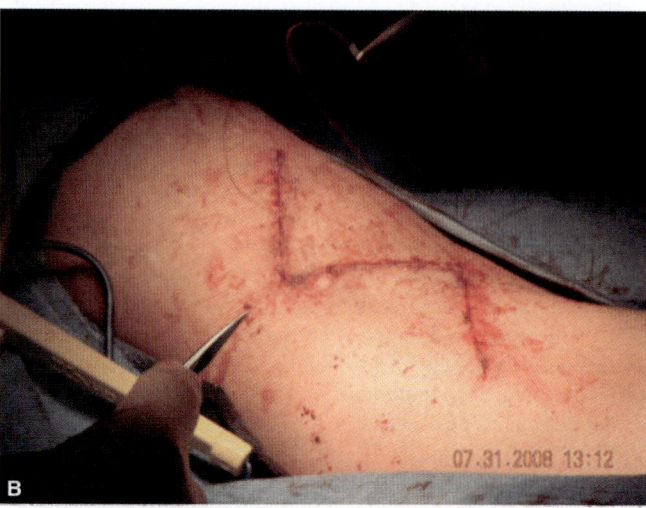

Figura 31.17 Dissecção de linfonodo poplíteo com (**A**) artéria e veia poplítea expostas e (**B**) fechamento.

Tabela 31.3 Resumo dos estudos de terapias adjuvantes para inibição de BRAF-MEK e imunoterapia para melanoma cutâneo.

Nome do estudo	População do estudo	Tratamento instituído	Tratamento de controle	Desfecho primário	Observações
EORTC 18071 (Eggermont et al.)[21]	IIIA (com micrometástase > 1 mm), IIIB, IIIC (sem metástases em trânsito)	Ipilimumabe 10 mg/kg a cada 3 semanas × 4, depois a cada 3 meses × 3 anos	Placebo	Melhora da sobrevida livre de doença (HR, 0,76; IC 95%, 0,64 a 0,89)	Melhora da sobrevida global em 5 anos (65,4 versus 54,4%; HR, 0,72; IC 95%, 0,58 a 0,88)
COMBI-AD (Long et al.)[19]	IIIA (com micrometástase > 1 mm), IIIB, IIIC Mutação *BRAF* V600	Dabrafenibe/trametinibe diariamente × 12 meses	Placebo	Melhora da sobrevida livre de doença (SLR em 3 anos 58 versus 39%; HR, 0,47; IC 95%, 0,39 a 0,58)	Melhora da sobrevida global em 3 anos (86 versus 77%; HR, 0,57; IC 95%, 0,42 a 0,79)
CheckMate 238 (Weber et al.)[22]	IIIB, IIIC ou IV com ressecção completa	Nivolumabe a cada 2 semanas × 12 meses	Ipilimumabe 10 mg/kg a cada 3 semanas × 4, depois a cada 12 semanas × 12 meses	Melhora da sobrevida livre de doença em 12 meses com nivolumabe (70,5 versus 60,8%; HR, 0,65; IC 97,5%, 0,51 a 0,83)	Melhor perfil de segurança com nivolumabe (eventos adversos grau 3 ou 4, 14,4 versus 45,9%)
EORTC 1325 (Eggermont et al.)[23]	IIIA (com micrometástase > 1 mm), IIIB, IIIC (sem metástases em trânsito)	Pembrolizumabe a cada 3 semanas × 12 meses	Placebo	Melhora da sobrevida livre de doença (HR, 0,57; IC 98,4%, 0,43 a 0,74)	Melhora da SLR tanto em tumores PD-L1-positivos quanto PD-L1-negativos

HR, razão de risco; *IC*, intervalo de confiança; *PD-L1*, ligante de morte programada-1; *SLR*, sobrevida livre de doença.

benefício de curta duração livre da doença e de sobrevida global com interferona como adjuvante; o seguimento a longo prazo demonstrou uma diferença modesta somente na sobrevida livre de doença. Estratégias posológicas alternativas, incluindo administração de doses intermitentes e uso de interferona alfa-2b peguilada, foram testadas. O Sunbelt Melanoma Trial demonstrou que, em pacientes de menor risco com um único LNS positivo, não houve benefício com interferona como terapia adjuvante em termos de sobrevida livre de doença ou sobrevida global. A avaliação resumida de interferona como adjuvante no melanoma é que o medicamento melhorava reprodutivamente a sobrevida livre de doença, com efeito mínimo na sobrevida global à custa de grave toxicidade. Eram necessárias melhores opções de terapias adjuvantes, as quais chegaram na forma de terapia-alvo e imunoterapia.

Terapia-alvo. A primeira terapia-alvo bem-sucedida desenvolvida para o melanoma foi o vemurafenibe, um inibidor de tirosinoquinase de pequena molécula direcionado contra a mutação *BRAF* V600E. *BRAF* é uma das mutações condutoras reconhecidas no melanoma, presente em cerca de metade de todos os casos de melanoma cutâneo. Pegando carona no sucesso dos estudos iniciais em melanoma metastático, a inibição de BRAF como conceito de tratamento evoluiu para a inibição dupla de BRAF-MEK, a fim de contornar alguns dos problemas de resistência observados com a inibição exclusivamente do agente BRAF (Figura 31.18). A experiência promissora com a inibição de BRAF-MEK no melanoma metastático levou ao desenvolvimento de um estudo adjuvante para pacientes submetidos a ressecção de melanoma com mutação BRAF de estágio III.

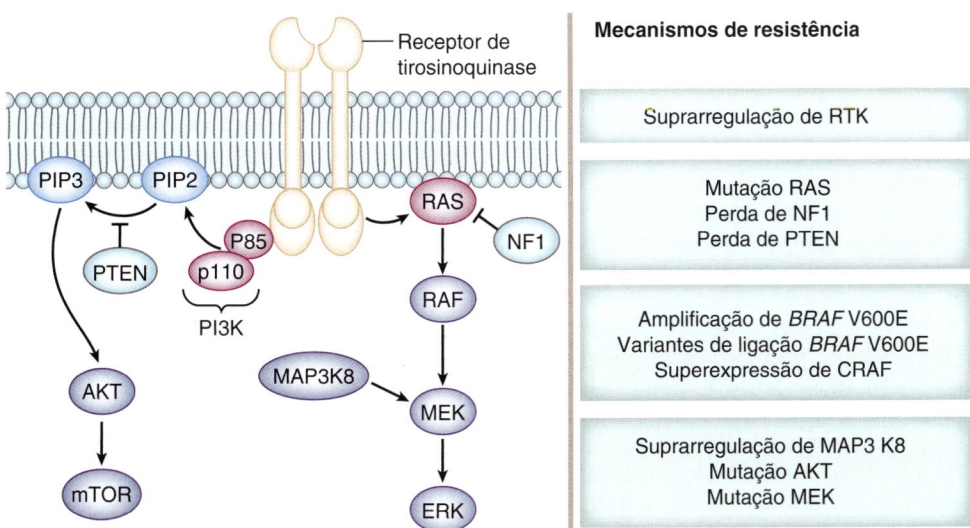

Figura 31.18 Via de sinalização BRAF-MEK e possíveis mecanismos de resistência. (De Welsh SJ, Rizos H, Scolyer RA, et al. Resistance to combination BRAF and MEK inhibition in metastatic melanoma: where to next? *Eur J Cancer*. 2016;62:76-85.)

O estudo de referência COMBI-AD foi publicado por Long et al., em 2017.[19] Nesse estudo multicêntrico internacional, 870 pacientes com melanoma estágio III completamente ressecado com mutação *BRAF* V600E ou V600K foram aleatoriamente designados a terapia de inibição dupla de BRAF (dabrafenibe) e MEK (trametinibe) ou placebo por 12 meses após a ressecção. Os achados iniciais foram simplesmente impressionantes: a sobrevida livre de doença em 3 anos melhorou de 39 para 58% no grupo de tratamento (HR, 0,47) e a sobrevida global em 3 anos melhorou de 77 para 86% (HR, 0,57). Análises de subgrupo demonstraram que o benefício da inibição dupla de BRAF-MEK foi consistente entre várias coortes, incluindo idade, estágio da doença (IIIA, IIIB e IIIC), doença micrometastática *versus* macrometastática, ulceração e número de metástases linfonodais. A terapia foi bem tolerada, com um perfil razoável de efeitos colaterais. Um aspecto importante é que o estudo admitiu pacientes com doença de estágio III que haviam sido submetidos a linfadenectomia radical para doença LNS-positiva. Doença micrometastática de alto risco foi selecionada ao apenas admitir pacientes com metástases de linfonodo de mais de 1 mm.

Esse estudo determinou o possível papel de inibição direcionada a BRAF-MEK adjuvante para melanoma de estágio III em pacientes com melanoma com mutação BRAF; contudo, há alguns problemas em relação à forma com que incorporamos essa estratégia à luz de algumas das outras opções de terapias adjuvantes. Há uma certa preocupação quanto à durabilidade a longo prazo dessa estratégia, já que sabemos que os pacientes que inicialmente respondem à terapia-alvo costumam acabar desenvolvendo resistência. O seguimento a longo prazo desse estudo trará esclarecimentos sobre essa questão. Imunoterapia adjuvante também é bastante promissora (que será discutida a seguir). Portanto, não está claro qual seria a estratégia de tratamento adjuvante ideal para pacientes de melanoma com mutação BRAF que também são candidatos a imunoterapia adjuvante. Finalmente, deve-se reconciliar os achados desse estudo com o atual paradigma de manejo do melanoma LNS-positivo. Todos os pacientes desse estudo foram submetidos a linfadenectomia radical para doença LNS-positiva; no entanto, a estratégia de tratamento atual para a doença LNS-positiva à luz dos estudos MSLT-II e DeCOG é não realizar a linfadenectomia radical em favor do controle linfonodal.

Imunoterapia. A imunoterapia adjuvante se desenvolveu de maneira semelhante à terapia direcionada a BRAF, na qual a experiência inicial com o tratamento de doença metastática se transformou em um conceito de terapia adjuvante. O primeiro agente imunoterápico a obter aprovação como terapia adjuvante foi o anticorpo monoclonal anti-CTLA-4 ipilimumabe em 2015. A FDA aprovou o ipilimumabe com base nos achados iniciais do estudo EORTC 18071 publicado em 2015.[20] Nesse estudo, 951 pacientes com melanoma ressecado de estágio III foram randomizados ao tratamento com ipilimumabe a uma dose de 10 mg/kg por até 3 anos ou a receber placebo. Todos os pacientes com doença LNS-positiva foram submetidos a linfadenectomia radical e aqueles com doença micrometastática nos linfonodos de 1 mm ou menos foram excluídos. A sobrevida livre de doença média aumentou de 17,1 meses para 26,1 meses no grupo de ipilimumabe (HR, 0,75). No seguimento mais longo (seguimento médio de 5,3 anos), o benefício para a sobrevida livre de doença foi mantido, com demonstração de um benefício para a sobrevida global.[21] A sobrevida livre de doença em 5 anos foi de 40,8% no grupo de ipilimumabe em comparação a 30,3% (HR, 0,76), e o índice de sobrevida global em 5 anos aumentou de 54,4 para 65,4% (HR, 0,72). O índice de sobrevida livre de metástases a distância também subiu. Esses benefícios também acarretaram um aumento do risco de efeitos colaterais graves e até mesmo morte com o uso de ipilimumabe como adjuvante. Efeitos colaterais graves ocorreram em 54% dos pacientes tratados com ipilimumabe em comparação a 26% do grupo do placebo. Cinco pacientes (1,1%) morreram em decorrência de complicações pelo uso de ipilimumabe como adjuvante. Os resultados promissores desse estudo levaram à aprovação do primeiro novo medicamento pela FDA para terapia adjuvante do melanoma em praticamente 20 anos. Contudo, os efeitos colaterais e o risco de morte foram de considerável preocupação.

Os mais novos inibidores de morte programada-1 (PD-1) nivolumabe e pembrolizumabe ofereceram a promessa de imunoterapia mais segura e mais bem tolerada com uma resposta tão efetiva e durável quanto a de ipilimumabe. O estudo Checkmate 238 demonstrou que nivolumabe como adjuvante era mais eficaz do que ipilimumabe em prevenir recidiva em melanomas de estágios III e IV submetidos a ressecção.[22] Nesse estudo, 906 pacientes com ressecção completa de melanoma estágios IIIB, IIIC ou IV (conforme definido pela sétima edição do AJCC) foram aleatoriamente designados a 1 ano de terapia adjuvante com nivolumabe ou ipilimumabe. Em um seguimento mínimo de 18 meses, a sobrevida livre de doença em 12 meses foi de 70,5% no grupo de nivolumabe e de 60,8% no grupo de ipilimumabe (HR, 0,65). Os efeitos colaterais graves (graus 3 ou 4) foram menores no grupo de nivolumabe (14%) em comparação ao grupo de ipilimumabe (46%). O benefício relativo de nivolumabe em comparação a ipilimumabe foi consistente entre os diversos subgrupos, incluindo os de idade, gênero, estágio (IIIB, IIIC e IV), ulceração e doença micrometastática *versus* macrometastática nos linfonodos. Terapia adjuvante com pembrolizumabe também apresentou melhora da sobrevida livre de doença em casos de melanoma ressecado de estágio III. No estudo EORTC 1325 (KEYNOTE-054), 1.019 pacientes com melanoma ressecado de estágio III (de acordo com a sétima edição do AJCC) foram randomizados a terapia adjuvante com pembrolizumabe ou placebo por 1 ano.[23] Em um seguimento médio de 15 meses, a terapia adjuvante com pembrolizumabe foi associada a um aumento da sobrevida livre de doença em 1 ano em comparação ao placebo (75,4 *versus* 61,0%; HR, 0,57). O baixo índice de feitos colaterais graves relatados no grupo de pembrolizumabe (14,7%) foi similar ao de nivolumabe no estudo Checkmate 238. Assim como nivolumabe, pembrolizumabe foi eficaz em múltiplos subgrupos, incluindo expressão de ligante PD-1 (PD-L1), gênero, estágio (IIIA, IIIB, IIIC), número de linfonodos positivos, doença micrometastática *versus* macrometastática nos linfonodos, ulceração e *status* da mutação BRAF.

Com base nesses estudos de referência, os inibidores de PD-1 nivolumabe e pembrolizumabe se tornaram a opção preferencial de imunoterapia adjuvante para pacientes com melanoma estágios III e IV submetidos a ressecção. Ipilimumabe deixou de ser utilizado devido ao seu perfil de toxicidade em comparação aos inibidores de PD-1, mas esse agente ainda pode desempenhar um papel na terapia de resgate ou em combinação com inibidores de PD-1 (o que será discutido em mais detalhes a seguir). A preferência por nivolumabe ou pembrolizumabe normalmente depende da instituição, já que não há dados que sugiram que um seja mais eficaz do que o outro. O problema enfrentado por cirurgiões e oncologistas clínicos, conforme mencionado anteriormente na seção Terapia-alvo, é a reconciliação das populações dos estudos de terapias adjuvantes, nas quais todos os pacientes LNS-positivos foram submetidos a linfadenectomia radical, com o atual paradigma de se evitar a linfadenectomia radical na maioria dos pacientes LNS-positivos. O estudo Checkmate 238 excluiu pacientes em estágio IIIA, e o estudo EORTC 1325/KEYNOTE-054 permitiu pacientes IIIA, mas somente se a carga micrometastática do linfonodo tivesse uma dimensão maior do que 1 mm de diâmetro (utilizando a sétima edição dos critérios de estadiamento do AJCC). A maioria dos pacientes com metástases linfonodais detectadas por biopsia de LNS tem um único linfonodo microscopicamente positivo. Estamos, portanto, perante uma população de pacientes de estágio III que são, em sua maioria, IIIA, com uma estratégia de tratamento adjuvante que sabemos ser eficaz em pacientes IIIB e IIIC. A estratificação de risco desses pacientes com um único LNS positivo em grupos que se beneficiarão ou não da imunoterapia adjuvante será objeto de muita pesquisa no futuro à medida que tentamos personalizar nossa estratégia de tratamento adjuvante para maximizar a eficácia e minimizar o uso excessivo.

Radioterapia. Embora historicamente o melanoma tenha sido considerado relativamente resistente à radiação, vários estudos mais recentes sugerem que o tratamento com radiação pode exercer algumas funções nos contextos adjuvante e paliativo, bem como possível adjuvante da imunoterapia sistêmica. Radioterapia adjuvante pode ter um papel na seleção de pacientes com alto risco de recidiva na cadeia linfática após linfadenectomia. No seguimento a longo prazo do estudo ANZMTG 01.02/TROG 02.01, radioterapia adjuvante após linfadenectomia regional reduziu a incidência cumulativa de recidiva no campo linfonodal de 36 para 21% (HR ajustado: 0,52).[24] O estudo randomizou 250 pacientes considerados de alto risco de recidiva linfonodal a radioterapia adjuvante (48 Gy em 20 frações) ou a observação após linfadenectomia. Alto risco foi definido como um ou mais nódulos da parótida envolvidos, dois ou mais nódulos cervicais ou axilares, três ou mais nódulos inguinais envolvidos, presença de extensão extracapsular ou diâmetro máximo do maior linfonodo de mais de 4 cm (3 cm para nódulos cervicais). Após o seguimento a longo prazo, não restou nenhuma diferença na sobrevida global ou na sobrevida livre de doença. A radioterapia adjuvante realmente parece oferecer alguma melhora no controle de doença de linfonodo regional em pacientes de alto risco após linfadenectomia; contudo, não está clara a importância desse controle regional com doença claramente de alto risco de desenvolvimento de metástases sistêmicas. É provável que pacientes com doença linfonodal regional de alto risco obtenham maiores benefícios de terapia adjuvante sistêmica (imunoterapia) para reduzir o risco de recidiva metastática do que com a radioterapia adjuvante para maior controle da doença na cadeia linfonodal.

Controle

Não há diretrizes definitivas sobre o seguimento adequado de pacientes de melanoma submetidos a ressecção que estejam livres da doença, embora a NCCN de fato ofereça algumas sugestões de abordagem de controle. O princípio geral que deve ser considerado é que a intensidade da estratégia de controle e a incorporação de exames de imagem devem ser individualizados de acordo com o risco do paciente e provável local de recidiva, a maioria das quais é detectada nos primeiros 5 anos após o tratamento, embora o melanoma seja notório por recidivas tardias, às vezes décadas após o tratamento, em lesões aparentemente de baixo risco.

Pacientes com doença localizada em estágio inicial (0-II) têm pouco risco de recidiva e devem ser observados por meio de anamnese e exame físico pelo menos a cada 6 meses pelos primeiros 3 anos e pelo menos anualmente subsequentemente. Uma anamnese minuciosa é necessária para suscitar sintomas como novas lesões de pele, nódulos, dor, cefaleias, alterações neurológicas, perda de peso e sintomas gastrintestinais e pulmonares. Os pacientes devem ser esclarecidos sobre os sinais e sintomas comuns de recidiva para que eles possam relatar quaisquer alterações importantes que surjam entre as consultas agendadas. O exame físico deve incluir uma inspeção completa da pele, incluindo palpação para detectar recorrência linfonodal regional ou em trânsito. A maioria das recidivas, nesses pacientes, é relatada por eles próprios.[25]

Para melanoma estágio III e aqueles com doença de estágio II de alto risco (primários espessos e/ou ulcerados), um cronograma de seguimento razoável é anamnese e exame físico a cada 3 ou 4 meses pelos primeiros 3 anos, a cada 6 meses pelos 2 anos seguintes e, depois disso, anualmente. O uso de exames de laboratório e de imagem como TC, RM ou PET/TC é controverso, mas aceitável para esses pacientes. Muito embora nunca tenha havido comprovação de benefício para a detecção precoce de melanoma recidivado com exames radiográficos ou laboratoriais, é absolutamente evidente nessa era de imunoterapia eficaz para melanoma metastático que pode haver utilidade na detecção precoce de doença de pouco volume. Pacientes com melanoma de estágio IV devem ser submetidos a avaliações clínicas, laboratoriais e radiológicas regularmente para monitorar a resposta ao tratamento.

A equipe de seguimento, que deve incluir o cirurgião, o dermatologia e, possivelmente, o oncologista clínico, deve considerar tanto a recidiva do melanoma primário quanto o desenvolvimento de um segundo melanoma primário. Sobreviventes de melanoma continuam tendo comportamento de alto risco de exposição à radiação UV e de redução de risco abaixo do ideal.[26] Os sobreviventes de melanoma têm um risco dez vezes maior de melanoma subsequente comparados à população em geral e um risco cumulativo de desenvolvimento de um segundo melanoma primário de aproximadamente 5%.[27] Sobreviventes de melanoma devem ser submetidos a exames cutâneos regulares pelo resto da vida.

Tratamento de doença recidivada locorregional

Recidiva local. Recidivas dentro de 5 cm da cicatriz da ressecção prévia ou enxerto cutâneo são consideradas recidivas locais e representam uma biologia tumoral agressiva associada a comprometimento da sobrevida global (Figura 31.19). O risco de recidiva aumenta com a espessura do tumor, o qual foi estimado em 0,2,

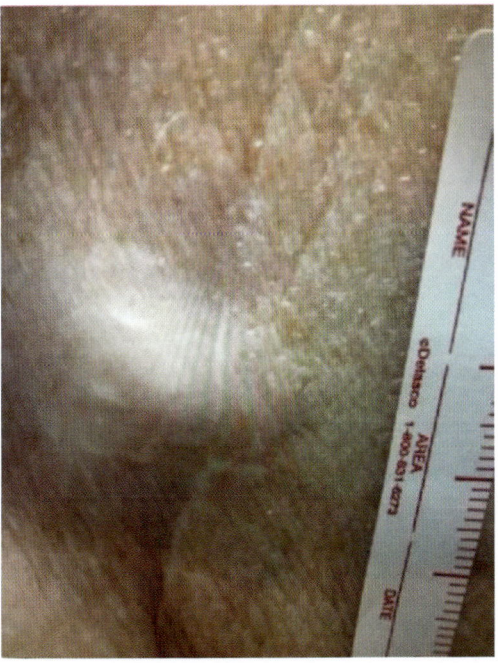

Figura 31.19 Recidiva local de melanoma dentro da cicatriz da excisão do melanoma primário.

2, 6 e 13% para melanomas de 0,75 mm, 0,75 a 1,5 mm, 1,5 a 4 mm e maiores que 4 mm, respectivamente. O tratamento de recidiva local consiste em ressecção cirúrgica até as margens histologicamente livres. Embora as diretrizes de ressecção ampla para tumores primários não se apliquem, deve-se tentar pelo menos uma margem de 1 cm com ressecção completa da cicatriz da cirurgia anterior. Biopsia de LNS de recidivas locais é tecnicamente viável, e os resultados podem ter algum valor prognóstico. A taxa de biopsia de LNS positiva quando realizada devido a recidiva pode ser de até 40%, e isso pode oferecer uma valiosa estratificação de risco para a seleção de pacientes para cirurgia adicional ou terapia adjuvante.[28]

Doença em trânsito. Tumores em trânsito, tanto à apresentação quanto como recidiva após terapia local inicial, são nódulos tumorais subcutâneos ou cutâneos entre o local do tumor primário e a cadeia linfonodal drenante formados por depósitos tumorais dentro dos canais linfáticos (Figura 31.20). Eles geralmente têm uma aparência sutil, não são pigmentados e podem apenas ser considerados nódulos palpáveis. Punção aspirativa por agulha fina ou *core biopsy* podem confirmar o diagnóstico, e, uma vez feito, devem-se obter imagens de todo o corpo, já que há um grande risco de doença metastática a distância. Doença em trânsito limitada pode ser adequadamente tratada com excisão simples com margens livres, mas deve sempre ser considerada pelo cirurgião uma grande suspeita de uma biologia de doença mais agressiva que necessitará de tratamento adicional. Em aproximadamente 20% dos pacientes, excisão local apenas pode ser suficiente como tratamento, mas pode haver necessidade de repetir a excisão no futuro. Biopsia de LNS no contexto de doença em trânsito deve ser considerada, já que seus resultados carregam em si significância prognóstica.[28]

Historicamente, doença em trânsito extensa ou recidivada confinada à extremidade era tratada com quimioterapia regional. Métodos de administração de quimioterapia de altas doses no membro que era isolado do restante do corpo incluíam perfusão hipertérmica de membro isolado ou infusão no membro isolado. Melfalana era o agente quimioterápico mais comumente administrado no circuito. A infusão de membro isolado foi desenvolvida como uma técnica menos invasiva, com menor utilização de recursos com resultados oncológicos equivalentes e menos toxicidade para o membro. Esses tratamentos são usados com menos frequência hoje em dia, já que imunoterapias intratumorais e sistêmicas são agora preferidas como maneira efetiva de obter controle locorregional de doença em trânsito com menos morbidade para os pacientes.

Doença de estágio III não passível de ressecção, incluindo doença em trânsito, foi incluída em muitos dos estudos iniciais de imunoterapias que avaliaram a inibição de CTLA-4 ou PD-1. Ambos os agentes demonstraram boas taxas de resposta e aumentaram a sobrevida livre de progressão, utilizados isoladamente ou em combinação. Talimogeno laerparepeveque (T-VEC) é uma imunoterapia oncolítica derivada do herpes-vírus tipo 1 injetada em série em lesões-alvo palpáveis para induzir tanto um efeito local direto quanto potencialmente uma resposta sistêmica. No estudo OPTiM, 436 pacientes com melanoma de estágio IIIB a IV não submetidos a ressecção de acordo com a sétima edição dos critérios de estadiamento do AJCC foram randomizados a injeção serial intratumoral de T-VEC ou a fator estimulador de colônias de granulócitos e macrófagos como controle.[29] Uma taxa de resposta duradoura de 16% foi observada no grupo de T-VEC em comparação a 2% no grupo de controle (razão de probabilidade, 8,9). A taxa de resposta global também foi maior no grupo de T-VEC (26 *versus* 6%) e a sobrevida global média aumentou ligeiramente (23 *versus* 19 meses). As melhores respostas foram observadas na doença de estágios IIIB, IIIC e M1a. Também houve respostas sistêmicas não objetivadas. Os pesquisadores observaram uma taxa de resposta de 34% em lesões não viscerais não injetadas e uma taxa de resposta de 15% em lesões viscerais não injetadas, definida por uma redução de pelo menos 50% do tamanho. Com base nesse estudo, T-VEC recebeu aprovação da FDA como terapia intratumoral de melanoma cutâneo de estágio III ou IV. A adição de T-VEC à imunoterapia sistêmica parece melhorar a taxa de resposta à imunoterapia em casos de doença de estágio III/IV não submetida a ressecção; essa estratégia de combinação continuará sendo investigada.[30-32]

Devido aos sucessos observados com imunoterapias intratumorais e sistêmicas, estas se tornaram a primeira linha de tratamento para pacientes com doença em trânsito extensa não suscetível a ressecção simples. A infusão regional de quimioterapia continua tendo seu papel, primordialmente em situações de resgate nas quais a imunoterapia se provou ineficaz e a doença permanece isolada a uma extremidade. Essas situações estão se tornando cada vez mais comuns, à medida que nossa experiência com a imunoterapia intratumoral e sistêmica continua evoluindo.

Recidiva linfonodal regional. Dissecção terapêutica de linfonodo para recorrências regionais isoladas era, historicamente, o tratamento de preferência em pacientes que não haviam sido submetidos previamente à dissecção linfonodal. Seguindo estritamente os protocolos utilizados nos estudos de imunoterapia adjuvante discutidos anteriormente, essa estratégia ainda é aceitável. Após confirmar a ausência de doença metastática, pode ser feita uma dissecção terapêutica de linfonodos da cadeia linfonodal envolvida para obter controle razoável da doença, seguida por imunoterapia adjuvante. Se ocorrer recidiva linfonodal após a imunoterapia adjuvante, uma estratégia alternativa de terapia adjuvante pode ser considerada após linfadenectomia regional.

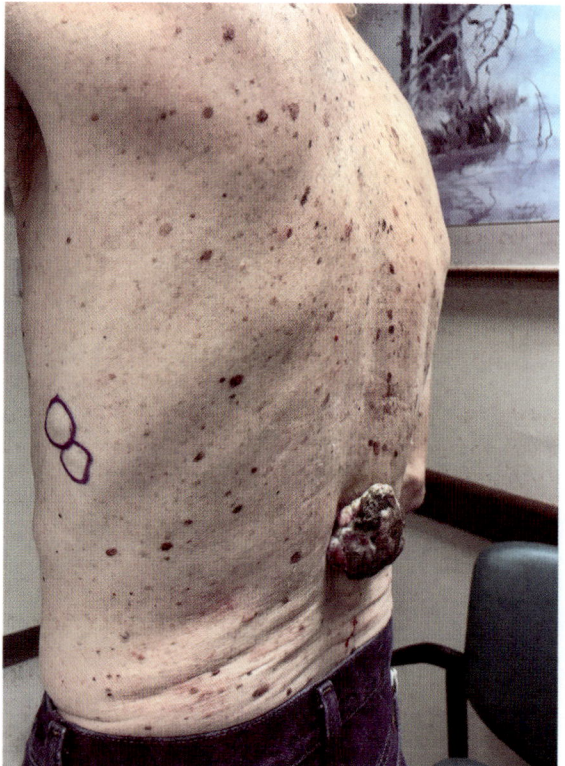

Figura 31.20 Metástases em trânsito (*marcadas com um círculo no flanco esquerdo*) entre o tumor primário grande no meio da região lombar e a cadeia linfonodal drenante.

Uma estratégia alternativa pode ser considerada, o que põe em prática lições aprendidas com o tratamento de outras neoplasias malignas de órgãos sólidos nas quais uma estratégia de tratamento neoadjuvante é usada. A abordagem reconhece que pacientes com recidivas linfonodais regionais na verdade têm uma forma de doença metastática sistêmica, a maioria dos quais acabará desenvolvendo recidivas sistêmicas. Ao reconhecer que a preocupação com esses pacientes deve ser primordialmente o controle da doença sistêmica, uma estratégia de tratamento neoadjuvante pode ser empregada na qual a biologia da doença e a resposta ao tratamento possam ser avaliadas antes da cirurgia. O primeiro grupo a mostrar a possível eficácia dessa estratégia é o grupo do MD Anderson Cancer Center, utilizando inibição direcionada a BRAF-MEK em melanoma de alto risco de estágio III passível de ressecção e de estágio IV oligometastático. Nesse estudo, 21 pacientes com melanoma com mutação BRAF de estágio III passível de ressecção ou de estágio IV oligometastático foram randomizados a ressecção cirúrgica antecipada e terapia adjuvante com dabrafenibe/trametinibe ou a terapia neoadjuvante com dabrafenibe/trametinibe, seguida por ressecção cirúrgica e inibição de BRAF-MEK adjuvante.[33] O estudo foi interrompido antes do prazo previsto devido ao extraordinário benefício observado no grupo neoadjuvante, que gozou de uma média de sobrevida livre de doença de 19,7 meses em relação a 2,9 meses no grupo de cirurgia antecipada (HR, 0,016). Com um seguimento médio de 18 meses, 71% do grupo de tratamento neoadjuvante estavam vivos sem progressão da doença em comparação a nenhum indivíduo do grupo de ressecção antecipada.

A próxima extensão lógica dessa experiência é aplicar uma estratégia de tratamento com imunoterapia neoadjuvante que possa ser usada independentemente do *status* da mutação BRAF em pacientes com recidivas linfonodais regionais. Vários estudos clínicos estão em andamento, avaliando a segurança e a eficácia da imunoterapia neoadjuvante em pacientes com melanoma de estágio III ou de estágio IV oligometastático seguida por ressecção. Esses estudos nos proporcionarão informações sobre a taxa de resposta patológica que se pode esperar com essa abordagem e os possíveis marcadores que podem ser identificados para prever uma resposta favorável com essa estratégia de tratamento. Nesses pacientes, ressecção cirúrgica em casos de recidiva ou persistência de doença nos linfonodos regionais ainda desempenha uma função; porém, a previsão é de que essas cirurgias se tornem cada vez menos comuns no futuro, à medida que nossos tratamentos imunoterápicos vão se aperfeiçoando. Contudo, o cirurgião ainda deve ser capaz de oferecer uma cirurgia segura e eficaz que geralmente melhorará a qualidade de vida do paciente com doença linfonodal volumosa, o que pode, em geral, ser em uma situação paliativa na qual o alívio da dor a curto prazo possa ser desfrutado pelo paciente, muito embora a recidiva seja praticamente certa.

Tratamento da doença metastática

As opções de tratamento do melanoma metastático expandiram-se muito na última década (Tabela 31.4). O melanoma metastático, que já representou um prognóstico sombrio estimado em meses, agora pode ser tratado com eficácia por meio de múltiplos agentes que prolongam a sobrevida e melhoram a qualidade de vida. É, de fato, uma época excelente para quem trata de melanoma à medida que nossas terapias se ampliam e nossa capacidade de tratar os pacientes com doença metastática continua melhorando.

Histórico. Historicamente, os únicos dois agentes aprovados para melanoma metastático eram dacarbazina e interleucina-2 de alta dosagem. Verificou-se que esses agentes induziam taxas de resposta moderadas sem qualquer benefício para a sobrevida global. A bioquimioterapia, que era uma combinação altamente tóxica de quimioterapia citotóxica com interleucina-2 e interferona, às vezes resultava em sucessos limitados. Essa abordagem jamais conseguiu demonstrar melhora consistente da sobrevida global. Alguns indivíduos respondiam bem e alcançavam uma resposta durável, porém esses eventos eram infrequentes demais para demonstrar algum benefício para uma população grande de pacientes. Essas terapias estavam associadas a toxicidade significativa e possíveis complicações fatais. Havia uma necessidade urgente de terapias melhores para melanoma metastático.

Imunoterapia. O melanoma sempre foi considerado um câncer suscetível a estratégias de tratamento imunoterápico. Antes do desenvolvimento do *check point* de controle imunológico, interleucina-2, interferona, fator estimulador de colônias de granulócitos

Tabela 31.4 Resumo de importantes estudos de terapia-alvo e imunoterapia para melanoma metastático.

Nome do estudo	População do estudo	Tratamento instituído	Tratamento de controle	Desfecho primário	Observações
Hodi et al.[51]	Estágio III ou IV não passível de ressecção	Ipilimumabe 3 mg/kg com ou sem gp100	gp100	Melhora da sobrevida global com ipilimumabe mais gp100 *versus* gp100 isoladamente (SG média: 10 *versus* 6,4 meses; HR, 0,68)	Ipilimumabe isoladamente é tão eficaz quanto ipilimumabe + gp100
Robert et al.[34]	IIIB ou IV não passível de ressecção, não tratado previamente	Ipilimumabe 10 mg/kg + dacarbazina	Dacarbazina	Melhora da sobrevida global com ipilimumabe + dacarbazina (SG média: 11,2 *versus* 9,1 meses; HR, 0,72)	
COMBI-d (Long et al.)[37]	Melanoma de estágio III ou IV não passível de ressecção com mutações *BRAF* V600E ou V600K	Dabrafenibe + trametinibe	Dabrafenibe + placebo	Melhora da sobrevida livre de progressão (HR, 0,75; IC 95%, 0,57 a 0,99)	Melhora da taxa de resposta (67 *versus* 51%) e SG em 6 meses (93 *versus* 85%; HR, 0,63)
COMBI-v (Robert et al.)[38]	Melanoma de estágio III ou IV não passível de ressecção com mutações *BRAF* V600E ou V600K	Dabrafenibe + trametinibe	Vemurafenibe	Melhora da sobrevida global em 12 meses (72 *versus* 65%; HR, 0,69; IC 95%, 0,53 a 0,89)	Interrompido antecipadamente devido à eficácia, melhora da taxa de resposta objetiva (64 *versus* 51%)

(*continua*)

Tabela 31.4 Resumo de importantes estudos de terapia-alvo e imunoterapia para melanoma metastático. (*continuação*)

Nome do estudo	População do estudo	Tratamento instituído	Tratamento de controle	Desfecho primário	Observações
CheckMate 066 (Robert et al.)[52]	Melanoma de estágio III ou IV não passível de ressecção, não tratado previamente, sem mutações *BRAF*	Nivolumabe	Dacarbazina	Melhora da sobrevida global (HR, 0,42; IC 99,79%, 0,25 a 0,73)	Melhora da sobrevida livre de progressão e melhora da taxa de resposta objetiva
CheckMate 069 (Postow et al.)[53]	Melanoma de estágio III ou IV não passível de ressecção, não tratado previamente	Nivolumabe + ipilimumabe	Ipilimumabe	Melhora da taxa de resposta objetiva na mutação *BRAF* tipo selvagem (61 *versus* 11%, $P < 0,001$)	Aumento dos efeitos colaterais graves com nivolumabe + ipilimumabe (54 *versus* 24%)
CheckMate 067 (Wolchok et al.)[36]	Estágio III ou IV não passível de ressecção, não tratado previamente	Nivolumabe + ipilimumabe Nivolumabe isoladamente	Ipilimumabe	Melhora da sobrevida global com nivolumabe/ipilimumabe (HR, 0,55) e nivolumabe isoladamente (HR, 0,65) *versus* ipilimumabe isoladamente	SG semelhante em 3 anos com nivolumabe isoladamente (52%) em comparação a nivolumabe/ipilimumabe (58%), ambos melhores do que ipilimumabe isoladamente (34%)
KEYNOTE-006 (Schachter et al.)[35]	Melanoma de estágio III ou IV não passível de ressecção?	Pembrolizumabe a cada 2 ou 3 semanas	Ipilimumabe	Aumento da sobrevida global em ambos os grupos de pembrolizumabe em comparação a ipilimumabe (HR, 0,68 em comparação a ipilimumabe para ambos os regimes de tratamento)	Sem diferenças entre o esquema de pembrolizumabe a cada 2 ou 3 semanas

gp100, glicoproteína 100; *HR*, razão de risco; *IC*, intervalo de confiança; *SG*, sobrevida global.

e macrófagos e diversos tipos de vacinas foram testados na tentativa de reforçar a resposta imune inerente ao melanoma. Por meio de um melhor conhecimento sobre a regulação da resposta imune, novas estratégias focadas no bloqueio de sistemas de *feedback* negativo que suprimiam a atividade das células T foram desenvolvidas, especificamente as vias CTLA-4 e PD-1 (Figura 31.21).

Ipilimumabe, um anticorpo monoclonal anti-CTLA-4, foi o primeiro agente sistêmico a demonstrar melhora da sobrevida global em pacientes com melanoma metastático. Em células T ativadas, o receptor CTLA-4 é transportado para a membrana extracelular, onde ele inibe os ligantes coestimuladores nas células apresentadoras de antígeno e, portanto, previne a estimulação contínua da célula apresentadora de antígeno da célula T. Ao bloquear o CTLA-4, ipilimumabe prolonga efetivamente a resposta das células T. Em um dos estudos randomizados inicialmente que demonstraram que ipilimumabe poderia melhorar a sobrevida, 502 pacientes com melanoma metastático foram randomizados ao padrão de tratamento com dacarbazina ou a dacarbazina mais ipilimumabe.[34]

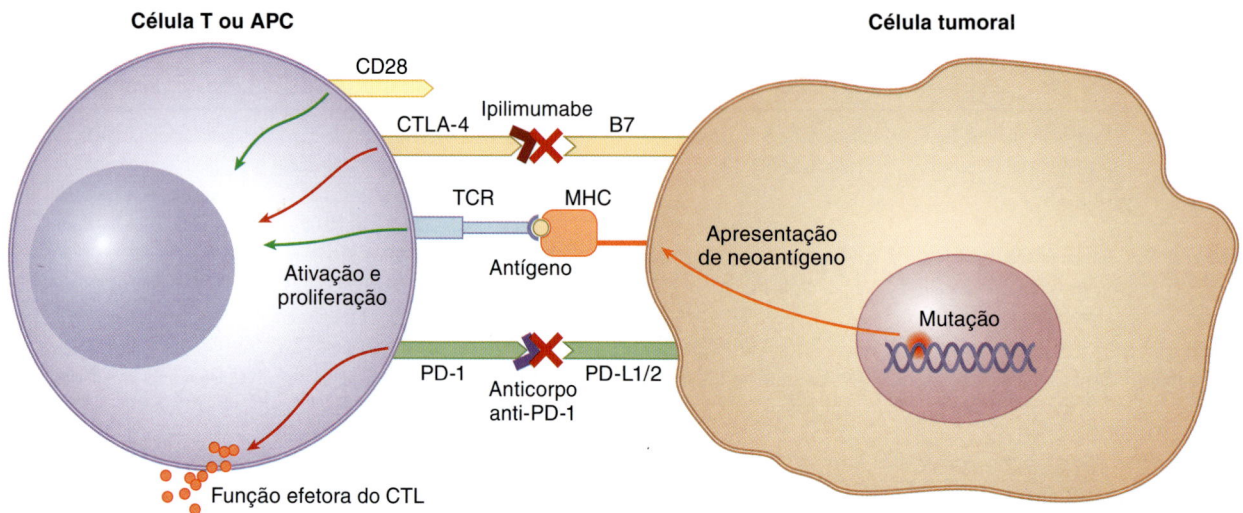

Figura 31.21 As vias CTLA-4 e PD-1 que são parte integrante da imunoterapia para melanoma. *APC*, célula apresentadora de antígeno; *CTL*, linfócito T citológico; *CTLA*, antígeno de linfócito T citotóxico; *MHC*, complexo de histocompatibilidade principal; *PD-1*, morte programada-1; *TCR*, receptor de célula T. (De Herzberg B, Fisher DE. Metastatic melanoma and immunotherapy. *Clin Immunol*. 2016;172:105-110.)

O grupo tratado com ipilimumabe teve melhora da sobrevida global em 1 e 3 anos (HR, 0,72). Com base nesse e em outros estudos subsequentes, ipilimumabe foi aprovado pela FDA para melanoma metastático. Toxicidades autoimunes significativas, incluindo perfurações intestinais potencialmente fatais, motivaram estudos adicionais a encontrar opções imunoterápicas menos tóxicas, porém igualmente eficazes.

Os inibidores de PD-1 representam uma família mais nova de reguladores pontuais de controle imunológico que agem suprimindo o sistema inibitório natural da resposta imune das células T. A interação do receptor de PD-1 com seus ligantes PD-L1 e PD-L2 promove anergia e apoptose das células T. Alguns tumores expressam PD-L1 como um mecanismo para promover a tolerância das células T e escapar do sistema imune. Vários estudos clínicos randomizados demonstraram que inibidores de PD-1 podem aumentar a sobrevida em pacientes com melanoma metastático. Pacientes tratados com pembrolizumabe ou nivolumabe isoladamente melhoraram a sobrevida global em comparação aos tratados com ipilimumabe isoladamente.[35,36] Os inibidores de PD-1 têm um perfil de segurança melhorado em comparação ao ipilimumabe e são mais eficazes; desse modo, eles se tornaram os agentes de primeira linha preferidos para melanoma metastático. Foi testada uma combinação de inibidores de PD-1 (nivolumabe) com inibição do CTLA-4 para melhorar as taxas de resposta. Realmente parece haver melhora ligeira nas taxas de resposta e da sobrevida quando nivolumabe é combinado com ipilimumabe, porém à custa de um aumento no risco de efeitos colaterais graves. Quando nivolumabe ou ipilimumabe são usados isoladamente, os índices de efeitos colaterais graves relacionados ao tratamento foram de 21 e 28%, ao passo que, quando usados em combinação, os índices de efeitos colaterais graves relacionados ao tratamento dobraram, chegando a 59%.[36]

A próxima geração de imunoterapias para melanoma provavelmente incluirá o uso de TIL ou terapia de células T com receptor de antígeno quimérico. A técnica TIL envolve o isolamento e a expansão de células T específicas ao tumor coletadas do estroma peritumoral. Com essa técnica, essas células TIL específicas ao melanoma são clonalmente expandidas e depois reinfundidas no paciente após linfodepleção. As células TIL então aumentam a imunidade adotiva do próprio paciente a fim de evocar uma resposta imune intensificada aos tumores. Estão atualmente em andamento estudos que avaliam a segurança e a eficácia dessa técnica. A terapia de células T com receptor de antígeno quimérico envolve a engenharia genética de um domínio extracelular de ligação de antígeno que objetiva o melanoma ou outras células-alvo malignas com a porção de sinalização intracelular do receptor de células T. A experiência inicial com terapia de células T com receptor de antígeno quimérico em neoplasias hematológicas é promissora, mas são necessários mais trabalhos para compreender seu potencial papel no tratamento do melanoma metastático.

Terapia-alvo. O primeiro agente utilizado para terapia-alvo do melanoma metastático com a mutação *BRAF* V600E foi o vemurafenibe. Para pacientes com a mutação BRAF, o vemurafenibe demonstrou uma melhora significativa da sobrevida global e da sobrevida livre de progressão, tendo sido aprovado pela FDA para o tratamento de melanoma metastático com mutação BRAF. O maior problema com a inibição de BRAF com um único agente, incluindo vemurafenibe e dabrafenibe, é o desenvolvimento de resistência ao tratamento. Isso não é uma consequência de alteração no gene-alvo *BRAF*, mas sim parece ser resultante da supra-regulação de vias de sinalização alternativas, incluindo a via MAPK. A inibição dupla de BRAF-MEK com trametinibe e dabrafenibe demonstrou melhorar as taxas de resposta gerais e a sobrevida em comparação aos agentes trametinibe ou dabrafenibe isoladamente no melanoma metastático com mutação BRAF.[37,38] O seguimento a longo prazo desses estudos está em andamento, já que ainda há preocupações quanto à durabilidade da resposta à inibição da terapia-alvo.

A inibição dupla de BRAF-MEK é uma boa opção de tratamento para pacientes com melanoma metastático com mutação BRAF que não conseguem tolerar a imunoterapia, normalmente devido a comorbidades autoimunes existentes. Imunoterapia é provavelmente a estratégia de tratamento preferencial para esses pacientes que têm a mutação BRAF, mas que também são elegíveis à imunoterapia na maioria dos centros. Os pacientes não elegíveis à imunoterapia e que são portadores de melanoma com mutação BRAF tipo selvagem continuam dispondo de opções limitadas de tratamento eficaz.

Metastassectomia. Embora a maioria dos pacientes com melanoma de estágio IV apresente lesões disseminadas não passíveis de ressecção, essa técnica deve ser considerada em pacientes com doença metastática limitada caso esta esteja estável ou responda à terapia sistêmica. A ressecção cirúrgica pode não apenas oferecer atenuação dos sintomas, mas também em alguns pacientes bastante seletos pode proporcionar uma vantagem de sobrevida semelhante à observada após linfadenectomia para pacientes de estágio III avançado. Ressecção de doença oligometastática em pacientes bem selecionados pode levar a índices de sobrevida de 5 anos que variam de 15 até 40%. Mesmo pacientes com metástases cerebrais podem ser beneficiados pela ressecção completa, enfatizando ainda mais que a extirpação completa de toda a doença pode ser o melhor tratamento, mesmo para doenças avançadas. A seleção cuidadosa dos pacientes é fundamental. Aspectos importantes a se considerar na avaliação de um paciente para ressecção de doença metastática incluem seu *status* funcional subjacente e suas comorbidades, a localização e o número de lesões metastáticas e as características que reflitam o comportamento do tumor subjacente, como intervalo livre de doença desde o momento da ressecção primária. Incapacidade de responder à imunoterapia sistêmica normalmente é um prognóstico insatisfatório que significa que a biologia da doença é agressiva. Contudo, oncologistas clínicos e cirúrgicos estão encontrando com maior frequência o fenômeno de resposta mista à imunoterapia. Muitas vezes, em pacientes com doença metastática em vários locais, haverá uma boa resposta radiológica à imunoterapia na maioria, mas não em todas as metástases a distância. Nessas situações, se os locais irresponsivos forem passíveis de ressecção, faz sentido realizar a metastassectomia para remover as lesões não respondentes.

Situações especiais e melanoma não cutâneo
Melanoma primário desconhecido

Em casos raros, os pacientes se apresentam com melanoma de estágio III ou estágio IV e sem diagnóstico precedente de um melanoma cutâneo primário. Isso ocorre em menos de 2% dos casos de melanoma gerais e em menos de 5% de todos os casos envolvendo doença metastática. Um diagnóstico de melanoma primário desconhecido deve motivar um exame completo da pele, incluindo área perianal, genitália externa, leitos ungueais, couro cabeludo e canal auricular externo. Avaliação endoscópica da cavidade oral e da nasofaringe, bem como do ânus e do reto, pode identificar melanoma de mucosa. Mulheres devem ser submetidas a exame pélvico minucioso, e pode ser necessário um exame oftalmológico para descartar melanomas oculares. PET *scan* e RM do cérebro devem ser realizadas para avaliar a extensão da doença.

Alguns conjecturam que os melanomas primários desconhecidos se originam de células de nevos já encarceradas dentro dos linfonodos. Por outro lado, sabe-se que o melanoma cutâneo sofre regressão espontânea em casos raros, presumivelmente em decorrência de uma resposta imune ao tumor primário. Portanto, um histórico de lesão de pele pigmentada anterior ou evidência clínica de vitiligo não devem ser descartados. Os pacientes podem fornecer o histórico de lesões pigmentadas de pele que tenham sido excisadas, cauterizadas ou tratadas com *laser*, com a realização de revisão patológica de qualquer lesão de pele previamente excisada.

No contexto de metástase nos linfonodos sem uma lesão primária, o paciente deve ser tratado como um paciente com melanoma de estágio III, conforme discutido anteriormente. O interessante é que os pacientes com melanomas primários desconhecidos que apresentam envolvimento de linfonodo têm uma sobrevida global equivalente ou possivelmente melhor do que aqueles com uma lesão primária conhecida. Isso pode sugerir uma resposta imune mais intensa nesses pacientes que resultou na regressão do melanoma primário.

Melanoma e gestação

Até um terço das mulheres diagnosticadas com melanoma está em idade fértil; o tratamento do melanoma em mulheres grávidas envolve algumas decisões difíceis, não estando claro se há ou não uma ligação entre a gestação e o risco global de desenvolvimento de melanoma. Estudos iniciais sugerem que alterações hormonais durante a gestação levam a um aumento da pigmentação e a um ambiente propício para o desenvolvimento de melanoma; contudo, evidências atuais não corroboram essa teoria. Não se deve atribuir qualquer nevo ou lesão pigmentada com alterações suspeitas durante a gestação a hormônios ou à fisiologia normal da gestação, sendo necessário fazer os devidos exames. Algumas evidências sugeriram desfechos piores do melanoma na gestação; contudo, após controlar outros fatores de risco relevantes, parece que o prognóstico de pacientes com melanoma tratadas durante a gestação não é diferente do de não gestantes.[39]

A avaliação e o tratamento de uma paciente gestante portadora de melanoma devem seguir diretrizes semelhantes às de pacientes não gestantes. Não há benefício terapêutico com a interrupção precoce da gestação. Ressecção ampla pode ser realizada com segurança sob anestesia local. Com base na experiência adquirida com pacientes gestantes de câncer de mama, pode-se realizar biopsia de LNS caso indicado pelos fatores patológicos do tumor primário, embora corante azul patente não deva ser usado. Não apenas há um risco desconhecido para o feto, como também há um risco estimado de 1 em 10 mil de reação anafilática caso o corante azul isossulfano seja usado. Linfocintilografia é considerada segura, desde que a dose usada esteja bem abaixo do limiar teratogênico. Não obstante, alguns médicos e pacientes não se sentem confortáveis em usar materiais radioativos durante a gestação. Nessas situações, ressecção ampla sob anestesia local com margem de 1 cm pode ser realizada, com excisão de margem mais ampla e biopsia de LNS sendo reservadas para após o nascimento do bebê. A placenta deve ser examinada patologicamente em relação a evidências de melanoma em mulheres que desenvolvem a doença durante a gestação como marcador de metástase, bem como de possível transmissão para a criança. Para pacientes que têm tumores com fatores prognósticos ruins, pode ser aconselhável aguardar de 2 a 3 anos antes de engravidar novamente, já que isso representa o tempo durante o qual há a maior probabilidade de recidivas.

Melanoma não cutâneo

As células da crista neural de onde os melanócitos se desenvolvem migram predominantemente para a pele durante o desenvolvimento do feto; no entanto, elas também se dirigem a vários outros órgãos e tecidos. Consequentemente, o melanoma pode surgir em outros locais, incluindo superfícies de mucosas, dentro do olho ou nas leptomeninges.

Melanoma ocular. Dentro do olho, são encontrados melanócitos na retina e no trato uveal (íris, corpo ciliar e coroide). Nos EUA, o melanoma ocular é a neoplasia maligna intraocular mais comum em adultos. O tratamento primário consiste em enucleação ou braquiterapia com iodo-125, embora outras opções incluam fotocoagulação e ressecção parcial. Diferentemente do melanoma cutâneo, devido à ausência de vasos linfáticos no trato uveal, a disseminação metastática do melanoma ocular ocorre de maneira hematogênica. As metástases se desenvolvem quase exclusivamente no fígado. Ressecção raramente é possível, pois o padrão das metástases é geralmente difuso e miliar. Exames de imagem específicos ao fígado são necessários para detectar essas lesões. O melanoma ocular é menos responsivo à imunoterapia em comparação ao melanoma cutâneo. Uma hipótese é que o melanoma ocular tenha uma carga mutacional menor quando comparado ao melanoma cutâneo, desse modo fazendo com que a imunoterapia seja menos eficaz.

Melanoma de mucosa. Os locais mais comuns de melanoma de mucosa são a cabeça e pescoço (cavidade oral, orofaringe, nasofaringe e seios paranasais), canal anal, reto e genitália feminina. Devido à localização oculta de muitas dessas lesões, os pacientes tendem a se apresentar com a doença em estágio mais avançado e ter prognóstico ruim. Esses tumores devem ser excisados com margens livres quando possível. Devido ao alto risco de doença metastática, ressecções locais extensas, como ressecção abdominoperineal ou exenteração pélvica, não melhoram a sobrevida global. Esses procedimentos eventualmente podem ser necessários para controle da doença local. Radioterapia pode ser utilizada para melhorar o controle da doença locorregional. Em geral, o papel da biopsia de LNS não foi bem estabelecido. Realizamos biopsia de LNS rotineiramente para melanomas anais e outros melanomas de mucosa quando viável. Para melanoma anal, uma biopsia de LNS negativa na região inguinal superficial omitiria essa região dos campos de radiação. Diferentemente do melanoma ocular, aparentemente a taxa de resposta à imunoterapia no melanoma de mucosa é semelhante à do melanoma cutâneo; desse modo, alguns recomendam que o uso desses agentes seja considerado no contexto adjuvante para tratamento de doença metastática.

CÂNCERES DE PELE NÃO MELANOMA

O câncer de pele não melanoma representa o tipo mais comum de neoplasia maligna do mundo. Nos EUA, estima-se que praticamente 1 entre cada 5 norte-americanos desenvolverá a doença em algum momento da vida. Aproximadamente 80% são CBCs, com CEC representando praticamente 20% dos casos. Tipos muito mais raros de câncer de pele não melanoma compõem o restante dos casos. Exposição ao sol é o fator de risco predominante. De modo semelhante ao melanoma cutâneo, a incidência geral de câncer de pele não melanoma está crescendo. É difícil obter estimativas precisas da incidência dessa doença, já que muitos casos são tratados sem a obtenção de um diagnóstico histológico e a maioria deles não é informada nos registros de câncer. A American Cancer Society estimou que há mais de 5 milhões de casos de CBC e CEC diagnosticados em mais de 3 milhões de pessoas por ano nos EUA. Pacientes diagnosticados com CBC ou

CEC têm maior risco de cânceres adicionais, incluindo um segundo câncer de pele não melanoma, melanoma e cânceres não de pele. Por esse motivo, pacientes com diagnóstico anterior de câncer de pele exigem controle a longo prazo.

Carcinoma de células escamosas

Apresentação e fatores de risco

Os fatores de risco para o desenvolvimento de CEC incluem exposição à luz solar, tipos de pele suscetíveis, imunidade comprometida, exposições ambientais e distúrbios genéticos subjacentes. A maioria dos CECs ocorre em superfícies expostas ao sol, principalmente na cabeça e no pescoço. Em indivíduos suscetíveis (os de pele clara, com cabelos louros e olhos azuis), a exposição prolongada ao sol está diretamente relacionada a um aumento do risco de CEC. Em comparação com melanoma ou CBC, o efeito cumulativo da radiação UV crônica provavelmente desempenha um papel maior no CEC do que exposições intermitentes e intensas. Assim como no melanoma, indivíduos com pele escura têm menor risco de desenvolver CEC, mesmo com exposição prolongada ao sol. O risco de CEC aumenta com a exposição solar ocupacional ou recreativa, com o avanço da idade e a proximidade à linha do Equador. A quantidade de exposição solar também é proporcional à incidência de lesões precursoras conhecidas no CEC, incluindo queratose actínica.

Radiação UV, e principalmente UVB, aumenta o risco de desenvolvimento de CEC por meio de diversos mecanismos. Há o efeito carcinogênico direto da luz UV sobre os queratinócitos que estão frequentemente se dividindo dentro da camada basal da epiderme. Mutações não reparadas de danos causados pela luz UV podem levar à proliferação e ao crescimento de tumores. Silenciamento induzido por UVB do gene supressor de tumor *p53* ocorre em mais de 90% dos CECs. Com a perda do p53, os queratinócitos não conseguem interromper o ciclo celular ou iniciar a apoptose mediante danos celulares causados pela radiação UV. Com as mutações subsequentes, as células podem então progredir de displasia para doença *in situ* ou invasiva.

Carcinógenos ocupacionais e ambientais, incluindo arsênico, hidrocarbonetos orgânicos, radiação ionizante e tabagismo, estão associados a um aumento do risco de CEC. Distúrbios genéticos, incluindo xeroderma pigmentoso e albinismo, estão associados a um risco maior de vários tipos de câncer de pele, incluindo CEC. Histórico de inflamação crônica por cicatrizes de queimadura (úlcera de Marjolin), seios drenantes, infecções (inclusive osteomielite) e úlceras que não cicatrizam podem preceder o desenvolvimento de CECs. No contexto de feridas crônicas que não cicatrizam, ou até mesmo com feridas previamente cicatrizadas que subsequentemente se abrem novamente, é prudente realizar biopsia para descartar CEC.

Imunossupressão é um fator de risco bem estabelecido para CECs de pele, especialmente com a supressão da imunidade mediada pelas células após transplante de órgão sólido. Câncer de pele é a neoplasia maligna mais frequente em receptores de transplantes de órgãos, com CEC e CBC representando 95% desses tipos de câncer. Embora o risco de desenvolver CBC aumente dez vezes após um transplante, a incidência de CEC em pacientes pós-transplantados é 65 vezes maior do que a da população normal (Figura 31.22). CEC que se desenvolve em pacientes imunossuprimidos é mais agressivo e tem maior risco de metástases sistêmicas. Tanto a intensidade da imunossupressão quanto a duração da terapia têm relação com o risco de neoplasias malignas. Enquanto neoplasias malignas se desenvolvem em 10 a 27% dos pacientes após 10 anos de imunossupressão, esse número sobe para 40 a 60% após 20 anos.

Outras condições relacionadas a deficiências da imunidade mediada por células (linfoma, leucemia, doença autoimune etc.) estão associadas a um aumento do risco de CEC. Papilomavírus humano, uma infecção associada à imunossupressão, é teoricamente um fator de risco para o desenvolvimento de CECs. Inibição de BRAF utilizada para o tratamento de melanoma também está associada ao desenvolvimento de CEC.

A maioria dos CECs começa com uma proliferação de células de queratina na camada basal da epiderme, que surge como áreas avermelhadas ou rosadas, clinicamente denominadas de queratoses actínicas (queratoses solares). Os sintomas locais podem aumentar e diminuir durante um período de vários meses. As lesões são escamosas, com superfície irregular e base eritematosa (Figura 31.23). Cada lesão normalmente tem menos de 1 cm de diâmetro e surge em peles cronicamente danificadas pelo sol. O diagnóstico é tanto clínico quanto histológico, já que as queratoses actínicas compartilham várias características microscópicas com o CEC *in situ*.

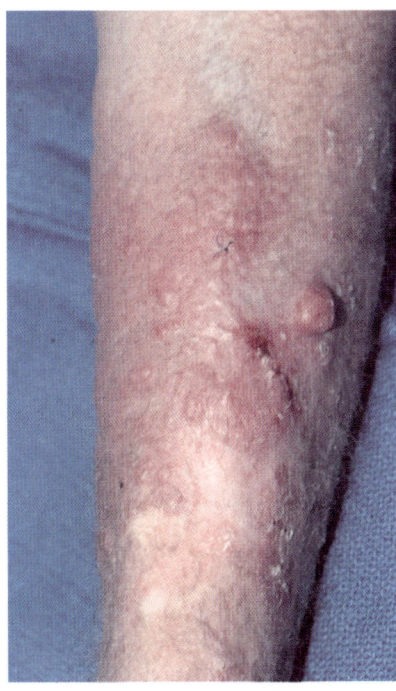

Figura 31.22 Múltiplos carcinomas de células escamosas no antebraço de um paciente em imunossupressão após transplante de rim.

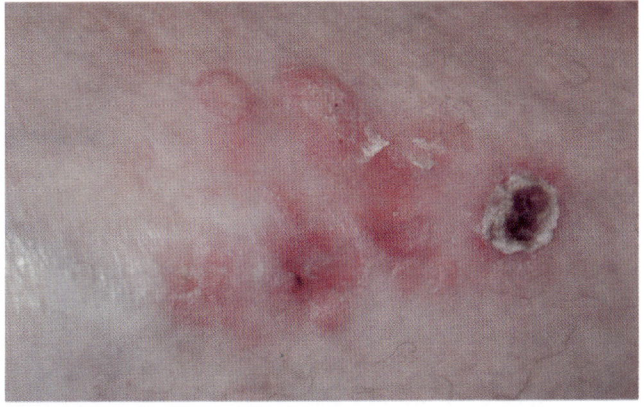

Figura 31.23 Carcinoma de células escamosas com pele avermelhada e escamosa.

O risco de transformação maligna de queratose actínica para CEC é de aproximadamente 0,01 a 0,6% durante 1 ano e de até 2,5% em 4 anos. Doença de Bowen, que aparece histologicamente como CEC *in situ*, inicialmente se manifesta como uma área avermelhada que progride para placas espessadas de tamanhos variáveis. Quando confinada à glande peniana ou à vulva, a doença de Bowen é às vezes chamada de eritroplastia de Queyrat.

CECs invasivos são lesões escamosas palpáveis que se tornam ulceradas centralmente e têm bordas elevadas e firmes. Além de se espalharem horizontalmente, essas lesões podem crescer verticalmente e se fixar ao tecido subjacente. Elas podem ser confundidas com queratoacantoma, uma lesão benigna que também pode espessar e ulcerar. Pode ser necessário fazer uma biopsia para diferenciar essas duas condições.

Tratamento

Diferentemente do melanoma, a categoria T do CEC é baseada no diâmetro da lesão. Outras características de alto risco de CEC da pele foram definidas pela NCCN (Tabela 31.5). Essas características de alto risco incluem avaliação do tamanho, localização, histologia e fatores individuais do paciente. A maioria dos CECs pode ser tratada com excisão local, com excelentes resultados. A típica margem de excisão é uma ressecção de aproximadamente 5 mm, embora MMS possa ser usada quando uma área esteticamente sensível demandar conservação da pele. MMS também pode ser preferível em tumores recidivados ou de alto risco. Para lesões de maior risco, margens de 10 mm são recomendadas.

Terapias de campo, que tratam uma área generalizada, mas não definem o *status* da margem, também podem ser usadas. Exemplos de terapias de campo incluem radioterapia, criocirurgia, terapia fotodinâmica, eletrodissecção e curetagem e agentes tópicos, como imiquimode. Crioterapia é mais adequada para pequenas lesões superficiais e pode alcançar taxas de controle local acima de 90%. Permite-se que as áreas tratadas cicatrizem lentamente por segunda intenção, geralmente resultando em cicatrizes claras. Curetagem pode ser usada em pacientes com lesões superficiais de menos de 2 cm. Em lesões precursoras de CEC, como queratose actínica, crioterapia é a terapia comumente realizada. Tratamentos alternativos incluem 5-fluoruracila tópico, eletrodissecção e curetagem, *laser* de dióxido de carbono, dermoabrasão e *peeling* químico. Biopsia do tecido é indicada quando a queratose actínica é elevada ou recidivada após terapia tópica.

A biopsia de LNS pode ter uma função em lesões de alto risco, já que metástases em linfonodos clinicamente ocultas podem ser identificadas em 7 a 20% dos pacientes. As indicações para biopsia de LNS e a subsequente estratégia de controle nodal (linfadenectomia radical com ou sem radioterapia) não são tão bem definidas aqui quanto o são para melanoma cutâneo. Radiação adjuvante no tumor primário é recomendada pela NCCN para qualquer CEC com envolvimento perineural extenso ou de nervos maiores.[40]

CEC localmente avançado ou metastático da pele felizmente é raro; a doença avançada é difícil de tratar. Quimioterapias citotóxicas sistêmicas são normalmente baseadas em platina e apresentam taxas de resposta variáveis. Agentes receptores do fator de crescimento epidérmico alvo têm sido utilizados com sucesso moderado como terapia sistêmica primária e de resgate para CEC metastático.[41-43] Um novo inibidor de PD-1, o cemiplimabe, foi recentemente aprovado pela FDA com base em um estudo de fase 1 utilizando inibição de PD-1 em CEC cutâneo avançado refratário no qual foi observada uma taxa de resposta de 50%, com duração de resposta ultrapassando a marca de 6 meses em mais da metade dos responsivos.[44]

Carcinoma basocelular

Apresentação e fatores de risco

CBC é o câncer de pele não melanoma mais comum, sendo suas lesões mais comumente encontradas em áreas da cabeça e pescoço expostas ao sol. Os fatores de risco para o desenvolvimento de CBC são semelhantes aos do CEC, embora as lesões de células basais estejam mais frequentemente associadas à exposição intensa intermitente à radiação UV. A via de sinalização *hedgehog* é uma via de sinalização-chave no desenvolvimento embrionário, mas é praticamente inativa no tecido adulto maduro. A via sofre mutação em até 90% dos CBCs. Na presença de peptídios de sinalização

Tabela 31.5 Fatores de risco de recidiva local ou metástases em carcinoma de células escamosas da pele.

	Baixo risco	Alto risco
Localização/tamanho	Área L < 20 mm	Área L ≥ 20 mm
	Área M < 10 mm	Área M ≥ 10 mm
		Área H
Bordas	Bem definidas	Mal definidas
Primário *versus* recidivado	Primário	Recidivado
Imunossupressão	Não	Sim
Local de radioterapia prévia ou processo inflamatório crônico	Não	Sim
Tumor de crescimento rápido	Não	Sim
Sintomas neurológicos	Não	Sim
Grau de diferenciação	Bem ou moderadamente diferenciado	Mal diferenciado
Subtipos acantolítico (adenoide), adenoescamoso (apresentando produção de mucina), desmoplásico ou metaplásico (carcinossarcomatoso)	Não	Sim
Profundidade, espessura ou nível de Clark	< 2 mm ou I, II, III	≥ 2 mm ou IV, V
Envolvimento perineural, linfático ou vascular	Não	Sim

Área H: "áreas frontais" da face (face central, pálpebras, sobrancelhas, nariz periorbital, lábios [parte cutânea e vermelhão], queixo, mandíbula, pele/sulcos pré e pós-auriculares, têmpora, orelha), genitália, mãos e pés. Área M: bochechas, testa, couro cabeludo, pescoço e pré-tibial. Área L: tronco e extremidades (excluindo pré-tibial, mãos, pés, unidades ungueais e tornozelos).

hedgehog, o receptor Patched libera a proteína transmembrana Smoothened (SMO), permitindo que esta inicie uma cascata sinalizadora que ativa a expressão de vários genes-alvo. Normalmente, o Patched inibe a SMO na ausência de sinais *hedgehog*. Tanto as mutações ativadoras na SMO quanto as mutações desativadoras no Patched foram relacionadas ao CBC, levando, por fim, à sinalização de crescimento irrestrita.

Em contraste com os CECs e as queratoses actínicas, não há lesão de pele precursora nos CBCs. Essas lesões podem ter uma aparência que varia de nódulos na pele a uma ferida grande que não cicatriza com secreção e formação de crostas. Em comparação aos CECs, eles têm uma taxa de crescimento lenta, geralmente levando a atrasos no diagnóstico. CBCs comumente se infiltram localmente, mas raramente metastatizam. Metástases estão associadas à idade avançada e a lesões grandes e ignoradas. O local primário geralmente é submetido a múltiplas ressecções antes que as metástases apareçam. Uma vez que a doença metastática se desenvolva, a sobrevida média cai para menos de 1 ano.

CBCs crescem em diversos padrões distintos, e, embora não exista um sistema de classificação universalmente aceito, há vários subtipos comuns. O padrão de crescimento nodular é caracterizado por uma lesão elevada bem definida com aparência cerosa (Figura 31.24). Conforme a lesão cresce, nódulos opalescentes perolados se desenvolvem ao longo das margens. Uma depressão central com umbilicação ou ulceração e bordas enroladas é um sinal clássico. Podem ser observados vasos sanguíneos distintos (telangiectasia) na superfície ou ao longo das bordas da lesão. Embora a maioria dos CBCs tenha uma cor rosada ou cor de pele, eles também podem apresentar tons de pigmentação marrom ou preta, desse modo imitando uma pinta benigna ou melanoma. CBCs císticos são menos comuns, mas têm uma aparência translúcida distinta. Sua aparência azul ou cinza pode levar a erros de diagnóstico de nevo azul. CBCs superficiais têm padrões de crescimento mais macular e podem se estender sobre a superfície da pele em um padrão multicêntrico. O centro pode ficar ulcerado, e as margens são geralmente irregulares e mal definidas. Essas lesões podem parecer semelhantes às de psoríase, dermatofitose ou eczema. Em lesões micronodulares, podem existir várias lesões rosadas ou avermelhadas levemente elevadas que salpicam a pele. Associadas a um padrão de crescimento mais agressivo, essas lesões geralmente se estendem bem além das alterações visíveis na superfície da pele. As variedades de formação de cicatriz branca desse padrão de crescimento são denominadas CBC morfeiforme; essas lesões estão entre os subtipos mais localmente invasivos e podem penetrar profundamente na subderme subjacente (Figura 31.25).

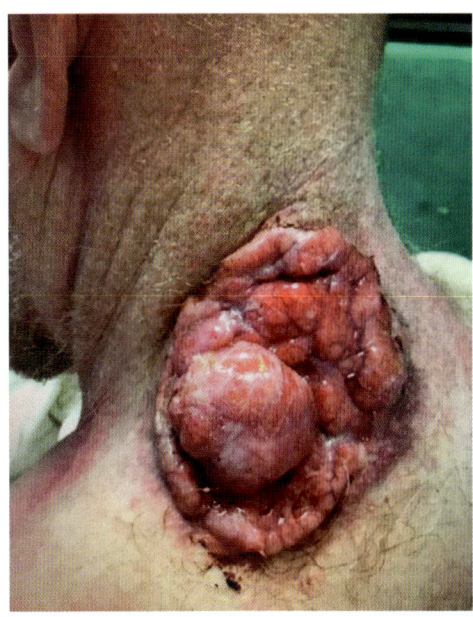

Figura 31.25 Carcinoma basocelular localmente avançado.

Tratamento

Pelo fato de a grande maioria dos CBCs ser localmente confinada, o tratamento é direcionado à ressecção com margem livre. Da mesma maneira que no CEC, a margem de aproximadamente 5 mm é normalmente adequada para controle da doença local. Para lesões de risco mais elevado, margens mais amplas podem ajudar a reduzir a recidiva local, mas a amplitude exata das margens não foi definida. MMS pode ser usada para as mesmas indicações que no CEC. Características de alto risco de CBC foram definidas pela NCCN (Tabela 31.6).

Da mesma maneira que em CECs locais, terapias de campo podem ser usadas para CBC, incluindo radioterapia, criocirurgia, terapia fotodinâmica, eletrodissecção e curetagem e agentes tópicos, como imiquimode. Radioterapia adjuvante para lesões de alto

Tabela 31.6 Fatores de risco de recidiva no carcinoma basocelular da pele.

	Baixo risco	Alto risco
Localização/tamanho	Área L < 20 mm Área M < 10 mm	Área L ≥ 20 mm Área M ≥ 10 mm Área H
Bordas	Bem definidas	Mal definidas
Primário *versus* recidivado	Primário	Recidivado
Imunossupressão	Não	Sim
Local de radioterapia prévia	Não	Sim
Subtipo patológico	Nodular, superficial	Padrão de crescimento agressivo
Invasão perineural	Não	Sim

Área H: "áreas frontais" da face (face central, pálpebras, sobrancelhas, nariz periorbital, lábios [parte cutânea e vermelhão], queixo, mandíbula, pele/sulcos pré e pósauriculares, têmpora, orelha), genitália, mãos e pés. Área M: bochechas, testa, couro cabeludo, pescoço e pré-tibial. Área L: tronco e extremidades (excluindo pré-tibial, mãos, pés, unidades ungueais e tornozelos). Padrão de crescimento agressivo: com características (mistas) de diferenciação infiltrativas, micronodulares, morfeiformes, basoescamosas, esclerosantes ou carcinossarcomatosas em qualquer parte do tumor.

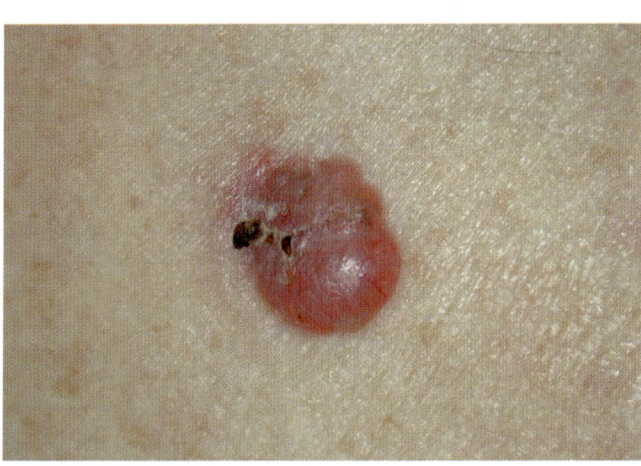

Figura 31.24 Carcinoma basocelular nodular.

risco pode reduzir o risco de recidiva local. Não é necessário realizar biopsia de LNS para avaliação de linfonodos no CBC, já que metástases em linfonodos são excepcionalmente raras.

Nas raríssimas circunstâncias nas quais CBC localmente avançado ou metastático se desenvolve e não pode ser ressecado, houve grandes avanços na terapia sistêmica baseada na via de sinalização *hedgehog*. A pequena molécula inibidora da via *hedgehog*, o vismodegibe, demonstrou uma taxa de resposta de 30% em CBC localmente avançado e de 43% em CBC metastático; a taxa de resposta completa foi de 21%.[45] O seguimento a longo prazo confirmou a durabilidade da resposta tanto em pacientes metastáticos quanto localmente avançados, com uma duração média de resposta de aproximadamente 15 meses nos pacientes metastáticos e de 26 meses em pacientes com doença localmente avançada.[46] Um segundo inibidor da via *hedgehog*, o sonidegibe, demonstrou eficácia semelhante, com taxas de resposta objetiva da ordem de 30 a 40% em CBC metastático ou localmente avançado.[47]

Carcinoma de células de Merkel

Carcinoma de células de Merkel (CCM) é uma neoplasia de pele rara, porém maligna e agressiva. É localmente agressivo, com altos índices de recidiva local e o potencial de causar metástases regionais e a distância. Há controvérsias quanto a se as células de Merkel se original de progenitoras epidérmicas ou da crista neural, mas, na avaliação histológica, o CCM pode ser indistinguível de carcinoma de pequenas células e outros tumores de pequenas células azuis redondas. Estão surgindo evidências que sugerem que um novo vírus, o poliomavírus de células de Merkel, esteja associado ao desenvolvimento de CCM.[48] A incidência de CCM parece estar aumentando a uma taxa mais rápida do que o melanoma cutâneo; os motivos para isso não estão claros.

O CCM normalmente surge como um nódulo elevado indolor, quase sempre vermelho ou arroxeado, mas pode ser da mesma cor da pele adjacente (Figura 31.26). É mais comumente encontrado em áreas expostas ao sol. Os exames são os mesmos solicitados para melanoma, ou seja, uma biopsia por raspagem tangencial ou uma biopsia *punch* fornece o diagnóstico. Pode ser necessário um dermatopatologista experiente para confirmar o diagnóstico. É necessário um exame clínico minucioso da cadeia linfonodal de drenagem, já que o CCM geralmente se manifesta com linfonodos clinicamente aparentes. É razoável fazer o estadiamento clínico com imagens radiográficas, como TC transversal.

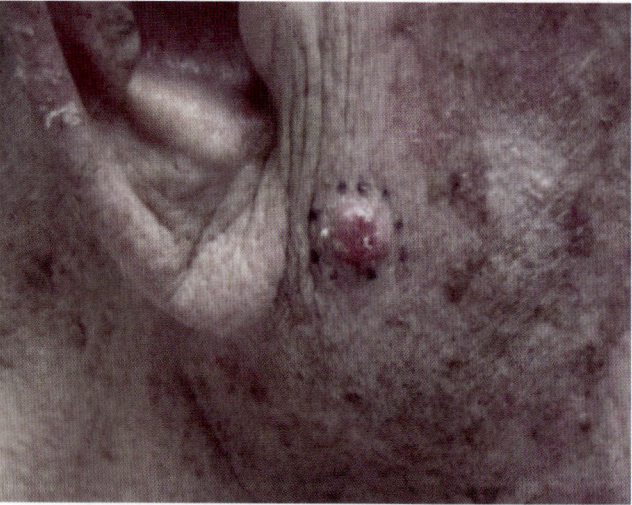

Figura 31.26 Carcinoma de células de Merkel.

O AJCC tem um sistema de estadiamento separado para CCM, baseado no diâmetro máximo do tumor, e não na profundidade da invasão. O tratamento primário é ressecção ampla (margens de 1 a 2 cm), embora MMS seja usada para algumas lesões em que é necessário conservar o tecido. Biopsia de LNS é geralmente recomendada para todos os estágios T de CCM para identificar pacientes com metástases linfáticas regionais ocultas, o que pode ocorrer em até um terço dos casos. O *status* linfonodal afeta o prognóstico, e os pacientes com doença linfonodal têm uma sobrevida global significativamente reduzida. O CCM é um tumor relativamente radiossensível, e radiação adjuvante demonstrou reduzir a recidiva local no ponto do tumor primário. Se o LNS for positivo, radiação adjuvante na cadeia linfonodal após dissecção linfonodal radical pode diminuir o índice de recidiva regional e melhorar a sobrevida global. Embora metástases possam responder à quimioterapia, há atualmente poucas evidências que corroborem o uso de terapia sistêmica adjuvante. Quimioterapia é normalmente baseada em platina, com ou sem etoposídeo. Assim como no melanoma e na maioria das outras neoplasias malignas de órgão sólido, imunoterapia foi testada para CCM avançado. Uma taxa de resposta de aproximadamente 50% foi relatada com o inibidor de PD-1 pembrolizumabe; essas respostas, como as no melanoma, parecem ser duráveis.[49] O inibidor de PD-L1 avelumabe também demonstrou boas respostas no CCM avançado.[50] Com base nesses estudos, ambos os agentes imunoterápicos foram aprovados para uso em CCM. Futuras terapias sistêmicas para CCM provavelmente incluirão imunoterapias, além das tradicionais quimioterapias citotóxicas.

Outras neoplasias malignas cutâneas

Angiossarcoma cutâneo

Angiossarcoma cutâneo é um sarcoma de tecidos moles raro e agressivo derivado do endotélio dos vasos sanguíneos ou linfáticos. O angiossarcoma cutâneo ocorre predominantemente em idosos brancos e mais comumente surge na cabeça e pescoço. Além disso, foi observado angiossarcoma na presença de linfedema crônico após dissecção axilar de câncer de mama (síndrome de Stewart-Treves), podendo surgir em tecidos irradiados após intervalos prolongados. O achado típico é um crescimento subcutâneo uniforme, firme ou esponjoso que desenvolve um eritema violáceo semelhante a um hematoma (Figura 31.27). Tumores avançados podem alcançar um tamanho de até 10 cm e se tornar ulcerados. Na avaliação histológica, angiossarcomas são de grau alto e geralmente multifocais, com áreas intercaladas de pele de aparência normal. As células endoteliais anormais, pleomórficas e de aparência maligna são patognomônicas. Assim como a maioria dos sarcomas, a via principal de disseminação metastática é hematogênica, embora se encaixe na pequena categoria dos sarcomas que têm maior propensão a metástases de linfonodos. O tratamento consiste em ressecção completa com margens histologicamente livres e radioterapia do campo envolvido. Como a maioria dos sarcomas, uma margem aproximada de mais ou menos 2 cm é alcançada no momento da cirurgia para obter a margem patológica negativa desejada. Biopsia de LNS normalmente não é realizada. Dissecção de linfonodo é indicada para metástases de linfonodos regionais na ausência de doença metastática. Não há consenso quanto ao papel da quimioterapia adjuvante.

Dermatofibrossarcoma protuberante

Dermatofibrossarcoma protuberante (DFSP) é um sarcoma de baixo grau originário de fibroblastos dérmicos. As lesões têm a aparência de nódulos uniformes cor de carne na pele ou imediatamente embaixo dela e geralmente ocorrem em pacientes relativamente jovens, entre os 20 e 50 anos. A maioria das lesões surge no tronco (50%) e o

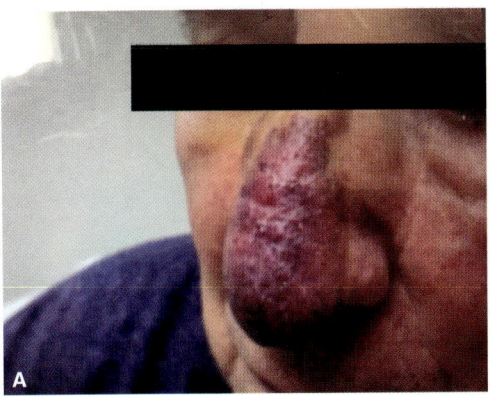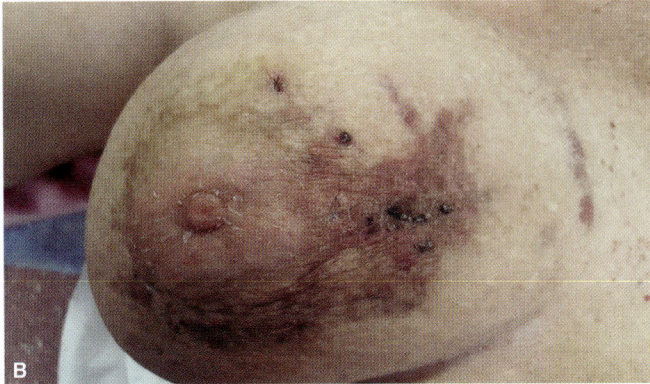

Figura 31.27 Angiossarcoma cutâneo primário do nariz (**A**) e angiossarcoma cutâneo secundário de mama no contexto de radioterapia para câncer de mama (**B**).

restante é observado nas extremidades proximais (de 20 a 35%) ou na região da cabeça e pescoço (de 10 a 15%). O DFSP cresce lentamente, de modo que as lesões normalmente não são muito grandes no momento do diagnóstico, a menos que tenham sido ignoradas por um longo período. Sua aparência externa contradiz sua verdadeira natureza, já que as células tumorais frequentemente invadem os tecidos moles subjacentes e contribuem para excisão incompleta e recidiva local. Uma ressecção com margem positiva é uma ocorrência demasiadamente comum no tratamento de DFSP, que consiste em ressecção ampla com margem de aproximadamente 2 a 4 cm. São necessárias orientação da amostra e análise patológica das margens. Pelo fato de as margens serem geralmente microscopicamente positivas e a margem ampla de excisão geralmente necessitar de reconstrução de retalho, uma estratégia de cobertura temporária da ferida, como um curativo de pressão negativa, pode ser utilizada para confirmar margens histologicamente livres antes da reconstrução do retalho. Outra estratégia é "identificar" a margem de excisão planejada com biopsias *punch* no consultório para confirmar se a excisão planejada será adequada antes da cirurgia. Metástases a distância são incomuns e geralmente precedidas de múltiplas recidivas locais. Uma variante do DFSP está associada a alteração fibrossarcomatosa no exame patológico; essas lesões têm uma característica mais agressiva, com maior risco de metástases a distância. Radioterapia adjuvante pode ser considerada para ressecção de margens positivas ou para recidivas. Imatinibe tem sido usado com resultados razoáveis em pacientes com doença localmente avançada ou metastática e, às vezes, como terapia neoadjuvante na tentativa de melhorar as probabilidades de ressecção de margem livre em tumores avançados ou em áreas anatomicamente constritas.

Sarcoma de Kaposi

Sarcoma de Kaposi é uma neoplasia maligna de baixo grau em tecidos moles que se origina de células endoteliais vasculares linfáticas na pele. A incidência de sarcoma de Kaposi tem aumentado ao longo das últimas décadas, pois é mais frequentemente encontrado em pacientes com síndrome da imunodeficiência adquirida (AIDS) e em outros estados de imunossupressão. O herpes-vírus humano 8 foi identificado como o agente causador do sarcoma de Kaposi em pacientes infectados com o vírus da imunodeficiência humana. Também há uma variante clássica não associada a um estado imunodeprimido observada nas extremidades inferiores de homens idosos de descendência do leste europeu e mediterrânea. O quadro clínico é variável; hematomas assintomáticos roxos a marrons se desenvolvem e progridem para pontos, placas ou nódulos em ambas as extremidades inferiores. Em pacientes com AIDS, o tratamento mais eficaz é terapia antirretroviral agressiva. Lesões cutâneas sintomáticas podem ser tratadas com radioterapia, injeção intralesional de agentes quimioterápicos, crioterapia ou excisão.

Doença de Paget extramamária

Doença de Paget extramamária (DPE) é uma forma rara de adenocarcinoma originário das glândulas apócrinas da pele, mais comumente na área perianal, na vulva e no escroto. A aparência clínica é a de uma placa eritematosa, porém também pode haver áreas esbranquiçadas ou despigmentadas com crostas e descamação. O tamanho é variável: pode ser menor que 1 cm até chegar a envolver toda a área da região anogenital. Pelo fato de a DPE poder ter várias características clínicas em comum com eczema, infecções bacterianas e fúngicas e dermatite não específica, o diagnóstico é geralmente feito por meio de biopsia das lesões que não respondem às terapias-padrão. Na maioria dos casos, a DPE fica confinada à epiderme e é bem controlada com excisão. Quando ocorre invasão das estruturas mais profundas, a doença se torna cada vez mais difícil de controlar, e a taxa de mortalidade chega a quase 50%. Pela DPE também estar associada a um aumento do risco de neoplasias malignas simultâneas nos tratos geniturinário e gastrintestinal, uma bateria de exames completa inclui pesquisas desses locais por endoscopia. O tratamento-padrão consiste em ressecção cirúrgica até a obtenção de margens histologicamente livres, o que pode exigir uma série de procedimentos para conclusão, pois as alterações histológicas são mais bem observadas em corte permanente. Os pacientes necessitam de acompanhamento clínico constante, pois recidivas locais são comuns. Radioterapia pode reduzir a incidência de recidiva local após a excisão.

32

Sarcoma de Partes Moles

Carlo M. Contreras, Marty J. Heslin

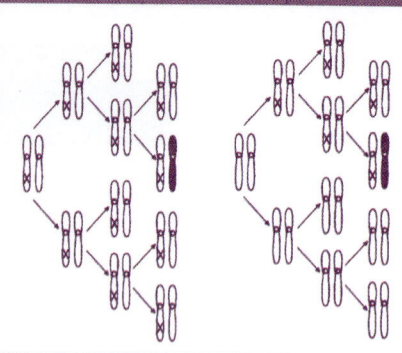

VISÃO GERAL DO CAPÍTULO

Epidemiologia
Conceitos básicos
    Mutações de linhagem germinativa
    Estadiamento
    Avaliação clínica
Sarcoma de tronco e extremidades
    Tumores malignos da bainha de nervos periféricos

    Tumor desmoide
    Angiossarcoma
    Dermatofibrossarcoma protuberante
Sarcoma retroperitoneal e visceral
    Tumor estromal gastrintestinal
    Leiomiossarcoma
Resumo

EPIDEMIOLOGIA

Sarcoma de partes moles é um grupo diversificado de mais de 60 neoplasias que podem surgir de praticamente qualquer local anatômico e afetar desde crianças pequenas até idosos. Os subtipos histológicos de onde se originam os sarcomas de partes moles incluem músculos esqueléticos, células adiposas, vasos sanguíneos e linfáticos e tecido conjuntivo ou células com uma origem mesodérmica comum (Figura 32.1 e Tabela 32.1). Também se incluem aqui nervos periféricos derivados do neuroectoderma. Os comportamentos clínicos de tumores mesodérmicos ocupam um amplo espectro de neoplasmas indolentes de baixo grau, como lipomas benignos, até tumores com biologia tumoral agressiva, como o angiossarcoma metastático. O sarcoma de partes moles é relativamente raro, com 12.020 novos casos estimados e uma projeção de 4.740 mortes no ano de 2014. Embora seja responsável por 1% da incidência de câncer nos EUA, esse tipo representa 2% das mortes relacionadas a câncer. O diagnóstico de pacientes com sarcoma de partes moles é desafiador, pois, embora seja raro entre a população em geral, uma série de condições não neoplásicas comuns pode se assemelhar a ele (Boxe 32.1).

Embora exista uma extensa sobreposição entre os vários subtipos de sarcoma de partes moles, a classificação mais tradicional faz uma distinção entre sarcoma de partes moles de tronco e extremidades e sarcomas retroperitoneais. Antes de discutirmos essas variedades em detalhes, este capítulo revisa primeiramente os principais conceitos que são relevantes a todos os sarcomas de partes moles. Esses conceitos básicos incluem a etiologia do sarcoma de partes moles, seu estadiamento, considerações sobre o espectro de tumores lipomatosos e a categoria de sarcoma de partes moles anteriormente denominada histiocitoma fibroso maligno (HFM). Uma discussão mais detalhada sobre sarcoma de partes moles de tronco e extremidades e sarcoma retroperitoneal é apresentada a seguir. Outros subtipos de sarcomas de partes moles específicos e relevantes também serão abordados com mais detalhes ao longo deste capítulo.

Grandes séries publicadas demonstram que o sarcoma de partes moles de tronco e extremidades é mais comum do que o sarcoma intra e retroperitoneal.[1] Entre os sarcomas de partes moles de extremidades, o membro proximal é mais comumente afetado do que a parte distal, sendo a coxa o local mais comum, representando 44% dos pacientes. A idade no momento do diagnóstico e o subtipo histológico de sarcoma de partes moles geralmente estão intimamente relacionados. Rabdomiossarcoma, hemangioma, neurofibroma e sarcoma alveolar tendem a afetar crianças e jovens adultos de modo desproporcional. A maioria dos sarcoma de partes moles ocorre esporadicamente, mas outras causas bem documentadas incluem mutações de linhagem germinativa, exposição à radiação e exposição ambiental.

CONCEITOS BÁSICOS

Mutações de linhagem germinativa

Neurofibromatose tipo 1

Neurofibromatose tipo 1 (NF1) é uma condição autossômica dominante causada por mutações no gene *NF1*, que está localizado no cromossomo 17q11.2. O *NF1* codifica uma proteína chamada neurofibromina, que atua como um supressor tumoral da via de sinalização do oncogene *ras*. Além do desenvolvimento onipresente de múltiplos neurofibromas cutâneos, esses pacientes têm um risco de 10% de desenvolver um tumor maligno de bainha de nervo periférico (MPNST; o que será abordado em mais detalhes adiante neste capítulo). O gene NF1 também está relacionado a uma variedade de outros tumores, incluindo schwannomas e gliomas.

Síndrome de Li-Fraumeni

A síndrome de Li-Fraumeni é um raro transtorno autossômico dominante causado por mutações no gene *TP53*, que está localizado no cromossomo 17p13.1. O gene *TP53* codifica a p53, uma proteína que atua como supressor tumoral. A p53 do tipo selvagem (*wild type*) age facilitando o *clearance* de DNA celular danificado e prevenindo a propagação clonal dessas sequências alteradas. As mutações no *TP53*, portanto, contribuem para um aumento do risco de diversas neoplasias malignas. Em ordem decrescente de prevalência, estas incluem câncer de mama, sarcoma de partes moles (principalmente rabdomiossarcoma, sarcoma pleomórfico

Capítulo 32 Sarcoma de Partes Moles

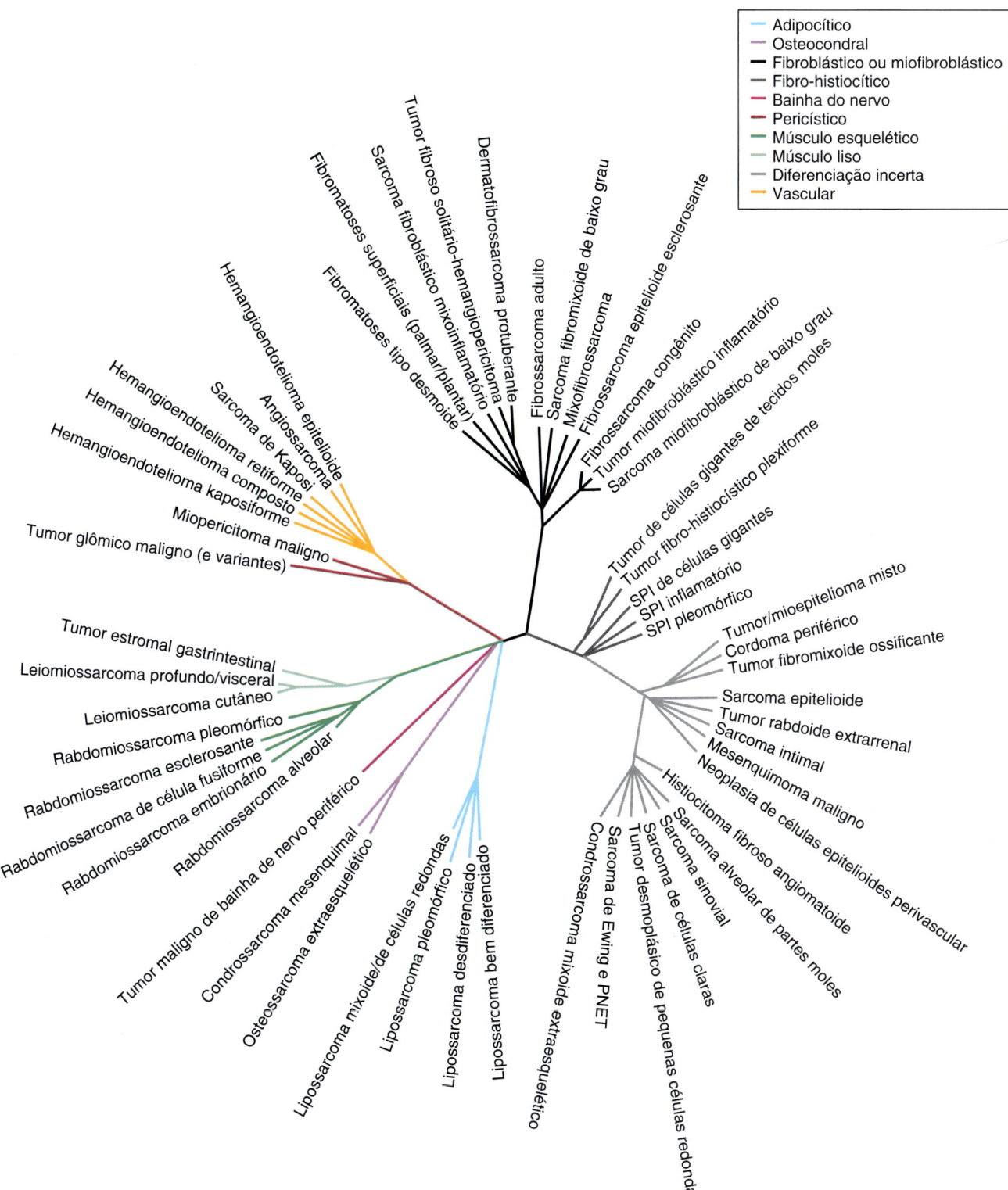

Figura 32.1 Taxonomia do sarcoma de partes moles. Essa árvore filogenética não enraizada mostra cerca de 60 subtipos de sarcoma, conforme definido originalmente pela Agência de Pesquisas em Câncer da Organização Mundial da Saúde, corrigida e atualizada de acordo com o conhecimento atual. A classificação reflete as relações entre linhagem, prognóstico (maligno, intermediário ou localmente agressivo, intermediário ou raramente metastatizante), alterações condutoras e parâmetros adicionais. As abrangências das ramificações são determinadas pela ligação vizinha mais próxima de uma matriz de distância discretizada baseada nas variáveis mencionadas anteriormente. A ramificação inicial reflete diferenças de linhagem, com as linhagens associadas aparecendo a uma distância mais próxima (como músculos esqueléticos e lisos). A ramificação subsequente denota similaridade de prognóstico, se associadas à translocação, e, se sim, os genes compartilhados entre as distintas fusões (nessa ordem). Embora incompleta, já que muitos subtipos não contam com dados de perfilamento molecular global suficientes sobre os quais basear a árvore filogenética, essa formulação inicial reflete minimamente as relações entre a linhagem e os principais alvos moleculares nos subtipos. A ilustração exclui 52 tipos de tumores benignos. *PNET*, tumor neuroectodérmico primitivo; *SPI*, sarcoma pleomórfico. (De Taylor BS, Barretina J, Maki RG, et al. Advances in sarcoma genomics and new therapeutic targets. *Nat Rev Cancer*. 2011;11:541-557.)

Tabela 32.1 Diversidade das características clínico-patológicas do sarcoma de partes moles.

Subtipo de sarcoma de partes moles	Histologia	Aparência na RM		Distribuição anatômica
Vascular				
Angiossarcoma				
Adipocítico				
Lipossarcoma desdiferenciado				RP
Lipossarcoma mixoide				
Lipossarcoma pleomórfico				
Osteocondral				
Osteossarcoma extraesquelético				

(*continua*)

Tabela 32.1 Diversidade das características clínico-patológicas do sarcoma de partes moles. (*continuação*)

Subtipo de sarcoma de partes moles	Histologia	Aparência na RM	Distribuição anatômica
Miofibroblástico Mixofibrossarcoma			
Sarcoma fibromixoide de baixo grau			RP
Músculo liso Leiomiossarcoma			RP, pelve, vascular
Diferenciação incerta Sarcoma sinovial			Articulações, tendões
Sarcoma pleomórfico			

(*continua*)

Tabela 32.1 Diversidade das características clínico-patológicas do sarcoma de partes moles. (continuação)

Subtipo de sarcoma de partes moles	Histologia	Aparência na RM		Distribuição anatômica
Sarcoma de células claras				

RM, ressonância magnética; RP, retroperitônio. (Adaptada de van Vliet M, Kliffen M, Krestin G, et al. Soft tissue sarcomas at a glance: clinical, histological, and MR imaging features of malignant extremity soft tissue tumors. *Eur Radiol.* 2009;19:1499-1511.)

Boxe 32.1 Entidades que podem se assemelhar a sarcoma de partes moles.

- Cicatriz hipertrófica
- Linfadenopatia retroperitoneal: linfoma, tumor de células germinativas ou metástase de tumor gastrintestinal primário
- Hematoma
- Miosite ossificante
- Lipoma benigno
- Cisto
- Abscesso
- Neoplasias cutâneas malignas, incluindo melanoma

e sarcoma pleomórfico), carcinoma adrenocortical, câncer de cérebro, osteossarcoma e neoplasias hematológicas malignas. Pacientes afetados pela síndrome de Li-Fraumeni exibem uma variedade de fenótipos, dependendo dos tipos de mutações envolvidas, e alguns pacientes desenvolvem rabdomiossarcoma antes dos 4 anos de idade. Recomenda-se exame anual de ressonância magnética (RM) de corpo inteiro para pacientes portadores de síndrome de Li-Fraumeni, além de imagens exclusivas de mama e colonoscopia.[2]

Polipose adenomatosa familiar e síndrome de Gardner

A síndrome da polipose adenomatosa familiar (PAF) é um transtorno autossômico dominante causado por mutação no gene *APC*, que está localizado no cromossomo 5q21-q22. Esse gene também codifica uma proteína que atua como supressor tumoral, inibindo a localização de β-catenina no núcleo. A proteína mutante truncada não consegue regular a β-catenina, resultando em proliferação celular descontrolada. A característica clínica fundamental é a infinidade de pólipos colônicos, mas alguns pacientes também desenvolvem manifestações extracolônicas, como cistos epidermoides, osteomas e tumores desmoides. Os tumores desmoides, que serão abordados mais adiante neste capítulo, normalmente surgem aproximadamente 5 anos após colectomia profilática relacionada a PAF e são uma importante fonte de morbimortalidade. Eles geralmente aparecem em locais submetidos a cirurgias prévias, mas podem se manifestar praticamente em qualquer lugar. Tumores intra-abdominais são muito mais prováveis de estarem relacionados a PAF, enquanto os tumores desmoides de extremidades são tipicamente esporádicos.

Radiação

Há muito tempo se suspeita que a radiação contribui significativamente para o risco a longo prazo de um paciente desenvolver sarcoma de partes moles. Embora se considere que os efeitos da radiação sejam dependentes da dose, sarcoma de partes moles relacionado a radiação normalmente ocorre na periferia do campo de radiação. Os principais subtipos de sarcoma de partes moles considerados associados à exposição prévia à radiação incluem sarcoma pleomórfico não classificado, angiossarcoma, leiomiossarcoma, fibrossarcoma e MPNST.[3] Em comparação às formas esporádicas desses mesmos subtipos de sarcoma de partes moles, os que se desenvolvem após exposição à radiação tendem a ter uma sobrevida doença-específica mais curta. No contexto da radioterapia adjuvante para câncer de mama, uma numerosa coorte de 122.991 mulheres demonstrou que a radiação contribui para um aumento absoluto de sarcoma de partes moles de 0,13% durante 10 anos. Entre os pacientes que posteriormente desenvolveram sarcoma de partes moles após terem sido tratados como crianças para cânceres que necessitaram de radioterapia, isso ocorreu em uma média de 11,8 anos depois, também de forma dose-dependente. O desenvolvimento de angiossarcoma após uma combinação de linfedema pós-mastectomia e radioterapia é conhecido como síndrome de Stewart-Treves, que também tem uma latência de aproximadamente 10 anos após a terapia inicial. O interessante é que o angiossarcoma relacionado à síndrome de Stewart-Treves normalmente ocorre fora do campo de radiação anterior, mas dentro da zona do linfedema. Um aumento do risco de sarcoma de partes moles não apenas é atribuído a doses terapêuticas de radiação como também está relacionado a doses mais baixas encontradas por pacientes pediátricos submetidos a exames de tomografia computadorizada (TC) de rotina.

Carcinógenos

Angiossarcoma hepático está relacionado a várias substâncias carcinógenas, incluindo Thorotrast® (dióxido de tório), policloreto de vinila e arsênico. Thorotrast® é um agente de contraste intravenoso à base de tório usado entre os anos de 1930 e 1955. Nos pacientes afetados, o angiossarcoma hepático é diagnosticado de 20 a 30 anos após a exposição. O policloreto de vinila é uma forma extremamente comum de plástico, mas exposições prolongadas e sem proteção foram relacionadas ao desenvolvimento de angiossarcoma hepático.

Fusões genéticas e testes moleculares

Fusões genéticas foram identificadas como importantes indutores de mutação em uma série de tipos de tecido, incluindo diversos subtipos de sarcoma de partes moles. Embora se tenha verificado que aproximadamente um terço dos sarcomas de partes moles abrigava fusões genéticas, nem todos os produtos de fusão são patogeneticamente relevantes (ou seja, "indutores de mutação"). Assim, a utilidade das fusões genéticas está em seu uso como ferramentas diagnósticas e também como possíveis alvos terapêuticos. Fusões genéticas são apenas um exemplo de como as mutações se manifestam no sarcoma de partes moles. Uma gama de plataformas em constante expansão está disponível para a análise molecular desses pacientes. Em um estudo, a análise molecular do sarcoma mudou o diagnóstico clínico em 13% dos pacientes, geralmente poupando o paciente da toxicidade de um regime quimioterápico não terapêutico. Em especial, o diagnóstico foi revisto em 23% dos pacientes inicialmente suspeitos de terem lipossarcoma desdiferenciado.[4] O uso rotineiro de análise molecular provavelmente se intensificará nesse campo, à medida que mutações adicionais nos genes e eventos de fusão preditivos de resposta a agentes quimioterápicos específicos forem sendo descobertos. Por exemplo, uma plataforma denominada Índice de Complexidade em Sarcoma (CINSARC) consiste em um grupo de 67 genes por meio dos quais se pode prever a sobrevida livre de metástase. Esses genes, que estão associados ao controle da mitose e do cromossomo, demonstram ser promissores em sua capacidade de prever o prognóstico com maior eficiência do que a graduação histológica, mesmo em pacientes com tumores de baixo grau 1. Embora esses dados iniciais ainda não tenham sido prospectivamente validados, eles de fato nos dão uma ideia de como futuramente os pacientes de sintomas de partes moles poderão ser avaliados.

Estadiamento

Grau do tumor

A inclusão do grau do tumor no sistema de estadiamento do American Joint Committee on Cancer (AJCC) para sarcoma de partes moles distingue essa entidade da maioria dos demais tipos de câncer. Internacionalmente, os dois sistemas de graduação mais amplamente aplicados são o sistema do French Fédération Nationale des Centres de Lutte Contre le Cancer (FNCLCC) e o sistema dos Institutos Nacionais de Saúde (NIH) dos EUA. O FNCLCC é um escore baseado na soma de três categorias: diferenciação do tumor, taxa de mitoses e quantidade de necrose tumoral. O sistema do NIH é similar; porém, para certos subtipos de sarcoma de partes moles, exige que o patologista designe o grau de celularidade e pleomorfismo tumoral, o que pode limitar sua reprodutibilidade. Os sistemas do FNCLCC e do NIH foram comparados, e o do FNCLCC foi considerado superior em estimar o risco de metástase à distância e sobrevida.

Além do tipo de sarcoma, grau tumoral, outros parâmetros importantes de estadiamento incluem tamanho do tumor e envolvimento nodal e de doença à distância. O esquema da oitava edição do sistema de estadiamento do AJCC é um aprimoramento significativo em relação à sétima edição (Tabelas 32.2 e 32.3). O sistema de estadiamento do AJCC afirma que o sistema do FNCLCC é preferível em relação ao sistema do NIH.[5]

A oitava edição apresenta definições de estadiamento distintas para os seguintes locais anatômicos de sarcoma: cabeça e pescoço, tronco e extremidades, abdome e órgãos viscerais e retroperitônio. Os esquemas separados para tumor estromal gastrintestinal (GIST), sarcoma ósseo, sarcoma de útero, sarcoma de Kaposi e dermatofibrossarcoma protuberantes (DFSP) são mantidos. Essas mudanças foram feitas devido a críticas de que o agrupamento de tumores heterogêneos reduzia o poder prognóstico em comparação com um esquema em que subtipos separados são individualmente considerados. Pelo fato de a oitava edição do AJCC não estadiar tumores com base no subtipo histológico do sarcoma, Anaya et al.[6] demonstraram que um método mais descritivo e clinicamente relevante de estimar o prognóstico consiste em dividir os pacientes em três grupos histológicos: lipossarcoma bem diferenciado, lipossarcoma desdiferenciado ou pleomórfico e todos os demais tipos histológicos de sarcoma retroperitoneal.

Amplamente baseados em duas publicações, os limiares de tamanho da oitava edição que definem a categoria do tumor foram modificados. Tumores T1 são definidos como os de dimensão de 5 cm ou menos, tumores T2 têm > 5 a ≤ 10 cm, tumores T3 têm > 10 a ≤ 15 cm e tumores T4 têm > 15 cm.[7] A designação anatômica superficial *versus* profunda do tumor em relação à fáscia muscular foi eliminada. Comparado ao sarcoma de partes moles de extremidades, o sarcoma de partes moles visceral e retroperitoneal parece ter uma menor sobrevida doença-específica. No caso de sarcoma de partes moles visceral, essa sobrevida doença-específica

Tabela 32.2 Estadiamento de sarcomas de partes moles de acordo com o American Joint Committee on Cancer.

Tumor primário (T)	
Impossível avaliar o tumor primário	TX
Sem evidência de tumor primário	T0
Tumor de 5 cm ou menos em sua maior dimensão	T1
Tumor de mais de 5 cm e menor ou igual a 10 cm em sua maior dimensão	T2
Tumor de mais de 10 cm e menor ou igual a 15 cm em sua maior dimensão	T3
Tumor de mais de 15 cm em sua maior dimensão	T4
Linfonodos regionais (N)	
Impossível avaliar os linfonodos regionais	NX
Sem metástase de linfonodo regional	N0
Metástase de linfonodo regional	N1
Metástase à distância (M)	
Sem metástase à distância	M0
Metástase à distância	M1

Tabela 32.3 Grupos de estadiamento anatômico e prognóstico de sarcomas de partes moles.

Grupo	T	N	M	Grau
Estágio IA	T1	N0	M0	G1, GX
Estágio IB	T2-4	N0	M0	G1, GX
Estágio II	T1	N0	M0	G2, G3
Estágio IIIA	T2	N0	M0	G2, G3
Estágio IIIB	T3, T4	N0	M0	G2, G3
Estágio IV	Qualquer T	N1*	M0	Qualquer grau
	Qualquer T	Qualquer N	M1	Qualquer grau

*Para sarcoma retroperitoneal, doença N1 é designada como estágio IIIB, e não estágio IV.

reduzida se deve à probabilidade de metástase a distância; mas, para sarcoma de partes moles retroperitoneal, a baixa sobrevida doença-específica se deve ao risco de recidiva local.[1]

A importância do tamanho do sarcoma de partes moles primário para o prognóstico é bem descrita (Figura 32.2), porém os atuais limiares de tamanho especificados pela oitava edição do AJCC foram questionados. Propõe-se uma maior discriminação prognóstica designando-se todos os tumores de baixo grau como estágio I, tumores de alto grau de menos de 7,5 cm como estágio II, tumores de alto grau maiores que 7,5 cm como estágio III e tumores metastáticos como estágio IV.[8]

Em geral, o envolvimento de linfonodos regionais no sarcoma de partes moles é incomum (de 2 a 10%). Os subtipos mais comuns de sarcoma de partes moles submetidos a linfadenectomia devido a metástases nodais são angiossarcoma, rabdomiossarcoma, HFM (recentemente reclassificado como sarcoma pleomórfico), sarcoma epitelioide, sarcoma de células claras e lipossarcoma. Embora o envolvimento nodal regional seja um importante indicador de sobrevida, pacientes com um único linfonodo, múltiplos nódulos positivos e doença metastática à distância têm todos sobrevidas semelhantes.[1] Alguns grupos propuseram o uso de biopsia de linfonodo sentinela para sarcoma epitelioide, sarcoma de células claras e rabdomiossarcoma na população pediátrica, mas a acurácia é geralmente inaceitável, e a técnica jamais foi aplicada com sucesso no sarcoma de partes moles em um estudo clínico bem delineado.

Foram desenvolvidos nomogramas em resposta ao fato de que os sistemas-padrão de estadiamento, como o do AJCC, não consideram os parâmetros relevantes de maneira adequada e, portanto, podem não estimar corretamente o prognóstico de pacientes com sarcoma de partes moles. No mínimo, 13 diferentes nomogramas foram publicados somente para sarcoma de partes moles. Os nomogramas foram desenvolvidos para abordar uma série de desfechos oncológicos, mas mais tipicamente predizer a recidiva local ou a sobrevida global (Figura 32.3). Em geral, os nomogramas são usados para estabelecer um prognóstico mais preciso do que os sistemas de estadiamento tradicionais, mas alguns foram validados em um conjunto de dados além do que o utilizado para gerar o nomograma. Não obstante, eles podem fornecer informações importantes que, se usadas de maneira adequada, podem causar um impacto no cuidado de pacientes com sarcoma de partes moles. Ainda é preciso verificar como a proliferação desses nomogramas afetará futuras edições de sistemas de estadiamento tradicionais.

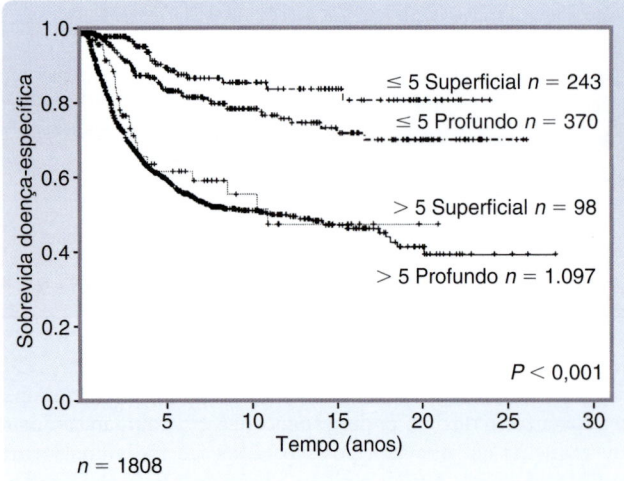

Figura 32.2 Importância do tamanho e da profundidade entre tumores primários de sarcoma de partes moles de alto grau. (De Brennan MF, Antonescu CR, Moraco N, et al.: Lessons learned from the study of 10,000 patients with soft tissue sarcoma. *Ann Surg*. 2014; 260:416-422.)

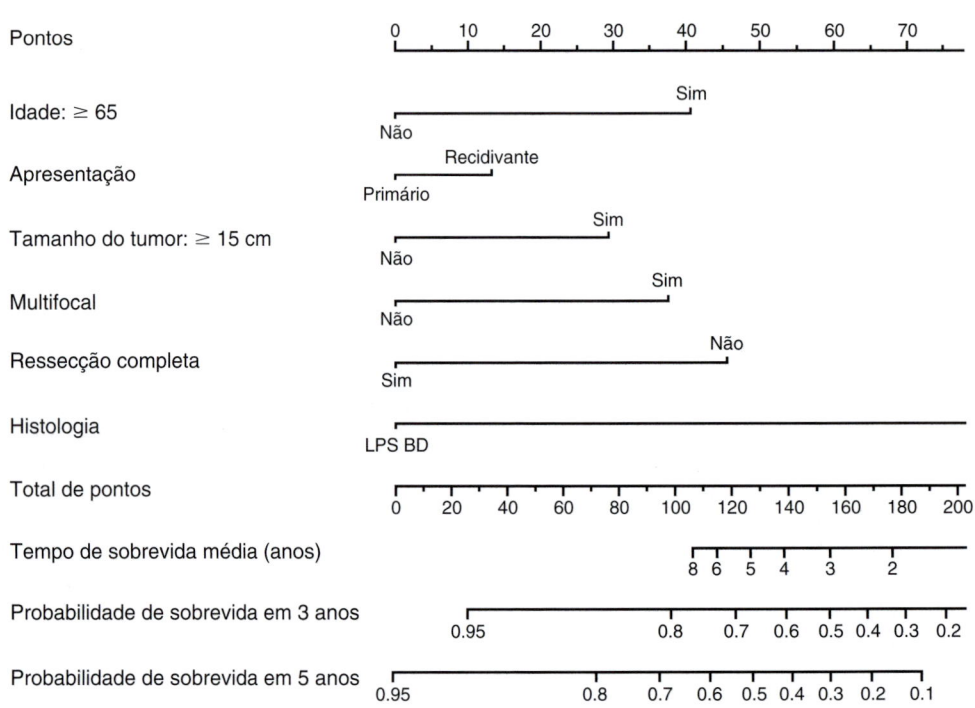

Figura 32.3 Nomograma pós-operatório para predição de sobrevida global média, em 3 anos e 5 anos, em pacientes com sarcoma retroperitoneal não metastático e passível de ressecção. *LPS BD*, lipossarcoma bem diferenciado. (De Anaya DA, Lahat G, Wang X, et al. Postoperative nomogram for survival of patients with retroperitoneal sarcoma treated with curative intent. *Ann Oncol*. 2010;21:397-402. Oxford University Press, European Society of Medical Oncology.)

Avaliação clínica

Existem dezenas de subtipos de sarcomas de partes moles que afetam o tronco e as extremidades. A apresentação clínica mais comum é de um paciente com massa indolor sem avaliação prévia. Se sarcoma de partes moles for incluído no diagnóstico diferencial, deve-se realizar o devido estadiamento oncológico. Esse estadiamento começa realizando-se um histórico detalhado e um exame físico. Estes são importantes para determinar a probabilidade de sarcoma de partes moles em relação a outros diagnósticos parecidos mais comuns, como cicatriz hipertrófica, miosite ossificante, hematoma ou cisto (Boxe 32.1). Massas pequenas, superficiais e móveis altamente sugestivas de sarcoma de partes moles que não invadem estruturas esqueléticas ou neurovasculares podem ser levadas ao centro cirúrgico para ressecção com margens amplas, dependendo da localização em relação a estruturas vitais. Tumores próximos a estruturas vitais podem ser encaminhados a centros com tratamento especializado em sarcoma de partes moles. Nesses pacientes, é desnecessário realizar biopsia pré-operatória. As consequências indesejáveis de uma biopsia pré-operatória desnecessária incluem um laudo patológico que fornece um diagnóstico não sarcoma de partes moles incorreto por amostra insuficiente, posicionamento não ideal do local da biopsia, que leva a uma incisão maior do que seria necessário, e atrasos na terapia.

Lesões maiores ou então mais complexas necessitam de estadiamento oncológico adicional. A extensão do estadiamento é altamente individualizada e adaptada a cada paciente. No geral, as indicações para exames de imagem e biopsia pré-operatórios incluem as seguintes:

- Incapacidade de determinar a extensão da massa durante o exame físico
- Suspeita de envolvimento neurovascular
- Suspeita de metástase regional ou à distância
- Necessidade de cirurgia que provavelmente resultaria em déficit funcional significativo
- Suspeita de que a massa não seja passível de ressecção ou passível de ressecção com margens cirúrgicas questionáveis à apresentação.

Estudos rigorosos que avaliam a utilidade da RM *versus* TC estão validados. Embora a RM seja geralmente considerada a modalidade de imagem mais informativa para sarcoma de partes moles de tronco e extremidades, há importantes funções para o uso de TC realçada com contraste e ultrassonografia. Além de imagens do local do sarcoma de partes moles primário, uma TC de tórax deve ser geralmente obtida, já que esse é o local mais frequente de metástase. Quando disponíveis, os resultados da biopsia podem motivar considerações de outros exames de imagem. Por exemplo, um exame de TC do abdome e da pelve deve ser considerado para pacientes com tipos histológicos mais agressivos, como lipossarcoma mixoide ou de células redondas, sarcoma epitelioide, angiossarcoma e leiomiossarcoma. Imagens do cérebro podem ser consideradas para excluir metástase de sarcoma alveolar de partes moles, sarcoma de células claras e angiossarcoma.

O cirurgião pode escolher entre uma variedade de métodos de biopsia. Devido à raridade do sarcoma de partes moles e da exígua quantidade de tecido coletado, aspiração com agulha fina é geralmente insatisfatória, exceto no diagnóstico de recidiva local. Uma biopsia com agulha grossa guiada por imagem mais provavelmente fornecerá um diagnóstico confiável, mas, quando esta é aplicada em lesões císticas grandes ou em lesões com um componente mixoide considerável, uma biopsia com agulha grossa ainda pode não proporcionar um diagnóstico correto. Para reduzir o risco de recidiva local, a abordagem de biopsia com agulha grossa deve ser planejada de forma que toda a trajetória da agulha possa ser facilmente incorporada no trajeto preciso de ressecção cirúrgica. Se as tentativas de biopsia com agulha grossa ainda não fornecerem um diagnóstico, uma biopsia por incisão pode ser necessária. Aqui, novamente, é fundamental planejar a incisão de forma que toda a trajetória da biopsia seja finalmente incluída no trajeto de ressecção.

Munida de informações radiográficas e patológicas, uma equipe multiprofissional de um centro de alto volume de sarcoma de partes moles, com representantes nas áreas de oncologia cirúrgica, oncologia clínica, radiologia diagnóstica, patologia e radio-oncologia, idealmente discute o caso. O objetivo dessa discussão é avaliar quais modalidades de tratamento são as mais adequadas para cada paciente e em qual sequência cada modalidade deve ser implementada (Figura 32.4). Até 74% dos pacientes submetidos a ressecção não planejada de sarcoma no tronco ou extremidades apresentam doença residual no momento da nova ressecção. Mortalidade em 30 dias, índices de preservação de membro e sobrevida global foram relacionados ao cuidado prestado em centros de alto volume de sarcoma de partes moles.[9]

Devido ao considerável risco de recidiva, controle pós-operatório intensivo é importante para pacientes de sarcoma de partes moles. Em geral, esses pacientes devem ser submetidos a exames físicos a cada 3 ou 6 meses por 2 ou 3 anos, então a cada 6 meses pelos 2 anos seguintes e, depois, anualmente. Monitoramento radiográfico do tórax, abdome e pelve também deve ser realizado em intervalos regulares. A modalidade (TC *versus* RM) e a frequência devem ser individualizadas para cada paciente e de acordo com as características do tumor. A modalidade de imagem pré-operatória mais informativa é normalmente escolhida, mas também se deve considerar evitar exposição desnecessária a radiação por ultrassonografia ou RM. A frequência dos exames de imagem em pacientes com sarcoma de partes moles não foi rigorosamente estudada, mas exames de imagem realizados com maior frequência podem ser apropriados para um paciente com margens cirúrgicas exíguas ou para um com um tipo histológico particularmente ameaçador.

Tumores lipomatosos

Lipomas são tumores adipocíticos que podem surgir em qualquer parte do corpo. Por definição, essas são neoplasias benignas, mas podem causar sintomas em consequência do deslocamento causado em estruturas adjacentes. Lipomas são encapsulados e desprovidos de nodularidade ou septações internas espessas. São geralmente homogêneos, mas podem conter calcificações ou hemorragia em consequência de trauma. Pode haver uma grande coincidência clínica entre lipoma e lipossarcoma maligno. As características de TC e RM demonstradas como associadas ao lipossarcoma e não ao lipoma incluem tamanho do tumor acima de 10 cm, presença de septos espessos (de mais de 2 mm), presença de áreas não adiposas e lesões constituídas de menos de 75% de tecido adiposo. Lipomas são efetivamente tratados por meio de excisão simples além da cápsula do tumor, enquanto o tratamento de lipossarcoma consiste em uma ressecção mais complexa com atenção às margens adequadas, idealmente no contexto de uma equipe de cuidados multidisciplinar especializada em sarcoma de partes moles.

No geral, o lipossarcoma é o subtipo de sarcoma de partes moles mais comum e representa 45% de todos os sarcomas retroperitoneais; é composto de três variedades histológicas: lipossarcoma bem diferenciado e desdiferenciado, lipossarcoma pleomórfico e lipossarcoma mixoide/de células redondas, relacionados em ordem decrescente de frequência. Lipossarcomas bem diferenciados

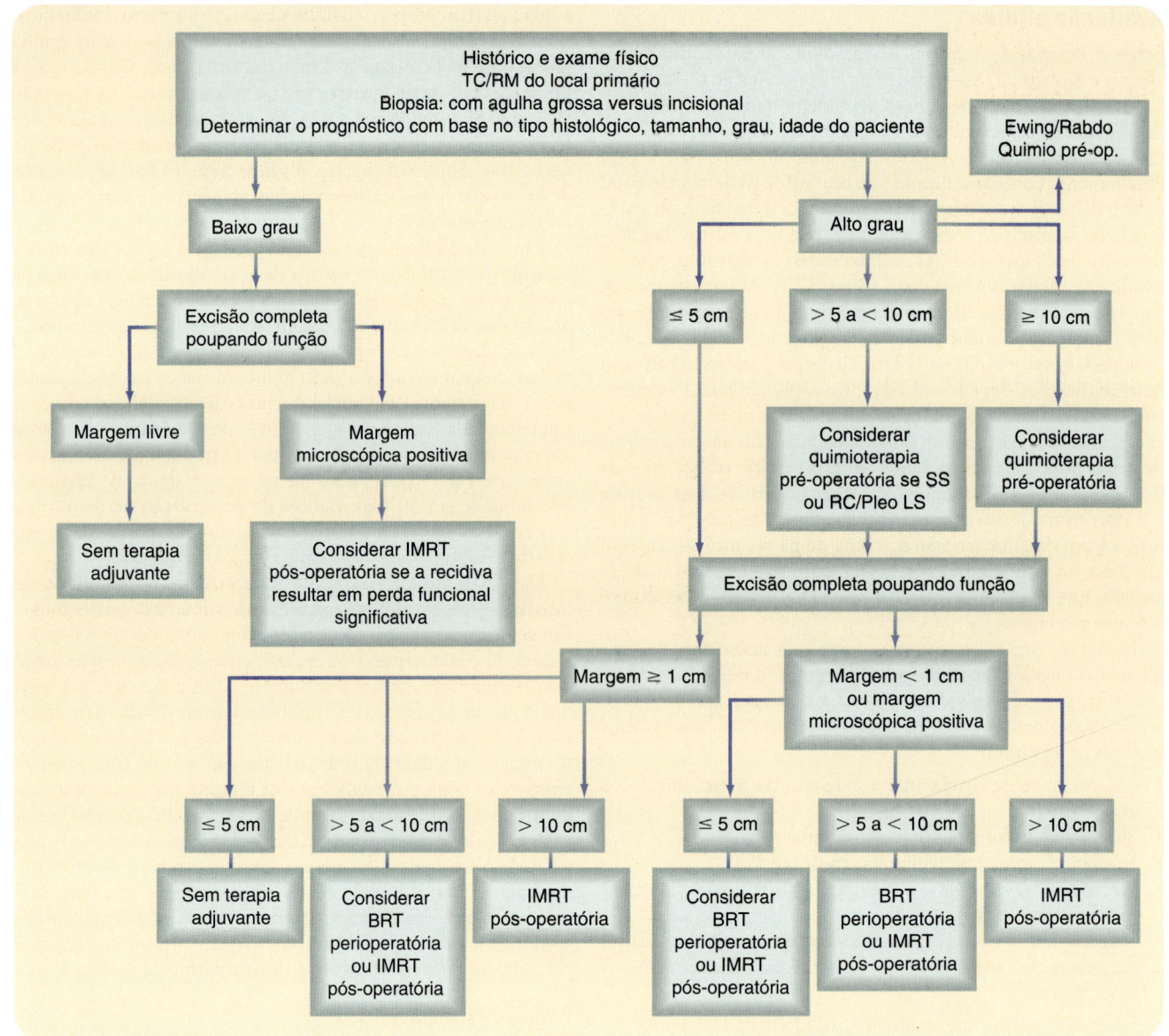

Figura 32.4 Algoritmo para manejo de sarcoma de partes moles primário (sem metástases) no tronco ou extremidades utilizando uma fundamentação biológica (ou seja, tamanho e grau do tumor). *BRT*, braquiterapia; *EBRT*, radioterapia de feixe externo; *IMRT*, radioterapia de intensidade modulada; *RC/Pleo LS*, lipossarcoma de células redondas/pleomórfico; *RM*, ressonância magnética; *SS*, sarcoma sinovial; *TC*, tomografia computadorizada.

e desdiferenciados surgem mais tipicamente no retroperitônio do que nas extremidades, enquanto o inverso é verdadeiro para o lipossarcoma pleomórfico e mixoide/de células redondas. Comparada ao lipossarcoma bem diferenciado, a variedade desdiferenciada apresenta um pior prognóstico, basicamente devido a seu risco muito maior de metástase à distância em relação ao lipossarcoma bem diferenciado. Recidiva local é comum em ambos os tipos. O comportamento maligno de lipossarcomas bem diferenciados e desdiferenciados é atribuível à amplificação do cromossomo 12q13-15, que é responsável pela suprarregulação de MDM2 e CDK4. Tanto os lipossarcomas retroperitoneais bem diferenciados quanto desdiferenciados costumam ser multifocais. Mixoide e células redondas são termos descritivos baseados em sua aparência histológica. Essas variedades de lipossarcoma são caracterizadas por translocações distintas como a FUS-DDIT3 localizada em t(12;16)(q13;p11) e, mais raramente, EWSR1-DDIT3 localizada em t(12;22)(q13;q12). Múltiplas vias promotoras de tumor, incluindo MET, RET e PI3 K/Akt, são ativadas como consequência dessas translocações. Lipossarcoma mixoide é incomum em sua relativa sensibilidade à radiação e à quimioterapia, resultando em uma sobrevida doença-específica em 10 anos de 87%. Considerada uma forma mal diferenciada da variedade mixoide, a variedade de célula redonda apresenta um desfecho pior do que o lipossarcoma mixoide, com 21% dos pacientes desenvolvendo metástase em uma grande série. Lipossarcoma pleomórfico é outro exemplo de lipossarcoma mal diferenciado com desfecho desfavorável. Ele apresenta uma variedade de anormalidades genéticas, nenhuma tão confiável quanto as descritas referentes às variedades precedentes de lipossarcoma.

Na prática rotineira, uma das principais distinções pré-operatórias está entre lipossarcomas retroperitoneais bem diferenciados e desdiferenciados devido a diferenças na história natural e no manejo. RM e TC são úteis para fazer essa distinção, mas pode ser difícil, pois um determinado tumor pode conter elementos de ambos.

As características de imagem que levantaram suspeita de histologia desdiferenciada em uma coorte de 78 pacientes com lipossarcoma retroperitoneal incluíram hipervascularidade tumoral, áreas de necrose ou alteração cística, invasão de órgão adjacente e áreas de densidade nodular focal ou hídrica.[10] Esses autores propuseram um algoritmo clínico no qual pacientes com evidência de densidade nodular focal ou hídrica foram submetidos a biopsia dessa área suspeita para distinção definitiva entre histologia bem diferenciada e desdiferenciada (Figura 32.5). Na série deles, foi definitivamente comprovado que pacientes sem densidade nodular focal ou hídrica uniforme tinham tumores bem diferenciados. No caso de morfologia tumoral microscópica ambivalente, o lipossarcoma bem diferenciado pode ser distinguido de lipoma benigno, e o lipossarcoma desdiferenciado pode ser distinguido de outros subtipos mal diferenciados de sarcoma de partes moles com base na imuno-histoquímica de MDM2 e CDK4.

Para lipossarcoma em extremidades, o objetivo é fazer uma ressecção poupando o membro com margem cirúrgica livre. Lipossarcoma bem diferenciado apresenta um risco baixíssimo de metástase à distância, bem como uma sobrevida global favorável. Isso, combinado com sua resistência à radioterapia e à maioria dos agentes quimioterápicos, essencialmente elimina a necessidade de terapia adjuvante. Por outro lado, pacientes com lipossarcoma de extremidades desdiferenciado devem ser encaminhados para consideração para radioterapia adjuvante.

O tratamento de pacientes com lipossarcoma retroperitoneal é mais complexo. O objetivo principal é ressecção macroscópica completa, já que ressecção incompleta está associada a um aumento do risco de mortalidade.[11] Tradicionalmente, o sarcoma retroperitoneal tem sido tratado por ressecção com margem generosa, com ressecção de órgãos e estruturas contíguos ao tumor ou que os estejam invadindo, quando viável. Mais recentemente, foi defendida uma "ressecção compartimental completa", que exige a ressecção de órgãos adjacentes, mesmo quando estes não estão diretamente envolvidos com o tumor.[12] Embora controverso, o conceito de que "uma boa ressecção só depende da margem mais próxima" é importante. Isso leva em consideração as relações entre estruturas vitais do lado do tumor e não ressecar órgãos contíguos, porém não envolvidos. O conhecimento dos padrões de recidiva de lipossarcoma retroperitoneal é importante no planejamento da abordagem ideal. Para pacientes com lipossarcoma retroperitoneal bem diferenciado, uma apresentação unifocal *versus* multifocal não parece conferir um prognóstico adverso, mas pacientes com multifocalidade da doença desdiferenciada têm uma sobrevida global mais desfavorável.[13] Pacientes que desenvolvem recidiva após a ressecção inicial têm probabilidade de desenvolver doença multifocal. Isso parece refletir a biologia do tumor, pois uma ressecção inicial com margens positivas não parece afetar se o paciente desenvolverá recidiva unifocal *versus* multifocal. A abordagem de ressecção compartimental completa resulta em frequentes ressecções multiviscerais, levando à ressecção dos seguintes órgãos em mais de 50% dos casos: baço, pâncreas, diafragma, glândula suprarrenal e rim.[12] Os que propõem uma abordagem mais tradicional, na qual apenas órgãos contíguos ao tumor são removidos, apontam recidiva em 15% dos pacientes após serem submetidos a ressecção-padrão, o que ocorre além das fronteiras compartimentais de seu tumor inicial.[13] Essas recidivas fora do campo possivelmente não teriam sido evitadas com a estratégia de ressecção compartimental completa agressiva, e pacientes que poderiam eventualmente se beneficiar de quimioterapia sistêmica nefrotóxica são acometidos de maneira adversa por uma nefrectomia relacionada à ressecção compartimental completa potencialmente desnecessária.

Embora ressecções generalizadas incompletas devam ser evitadas, uma ressecção com margens livres não é possível em algumas situações. Às vezes, isso pode ser previsto com base nas imagens pré-operatórias, mas, outras vezes, a dificuldade de ressecção não é considerada até o momento da operação. Um estudo retrospectivo de uma única instituição comparou os resultados de pacientes com lipossarcoma retroperitoneal submetidos a ressecção incompleta com aqueles que foram submetidos a exploração e biopsia sem ressecção do tumor. Mesmo a ressecção incompleta oferece uma melhora estatisticamente significativa da sobrevida em relação a nenhuma ressecção: 26 *versus* 4 meses. Além disso, 75% dos pacientes submetidos a ressecção incompleta relataram atenuação de seus atuais sintomas. No contexto de lipossarcoma retroperitoneal recidivante, a taxa de crescimento tumoral recidivante está associada ao prognóstico. Pacientes cujo tumor recidivante cresce menos que 0,9 cm/mês se beneficiam de ressecção completa da recidiva, enquanto crescimento tumoral recidivante de mais de 0,9 cm/mês foi associado a um resultado desfavorável.[14] Opções de quimioterapia paliativa estão surgindo para pacientes com recidiva não passível de ressecção que não tenham respondido bem à quimioterapia prévia. Uma análise de subgrupo de um estudo randomizado de fase 3 comparando eribulina com dacarbazina para lipossarcoma de extremidades ou retroperitoneal demonstrou que a eribulina estava associada a uma melhora da sobrevida global (15,6 *versus* 8,4 meses). Com base nesses dados, eribulina como agente único está aprovada no contexto paliativo para pacientes com lipossarcoma. Juntas, essas observações contribuem para a complexidade de se desenvolver um plano de tratamento individualizado para lipossarcoma retroperitoneal.

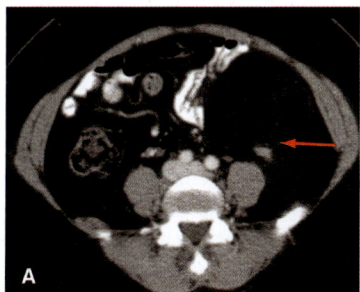 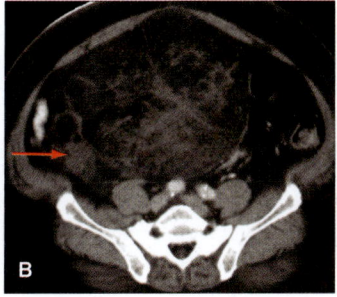 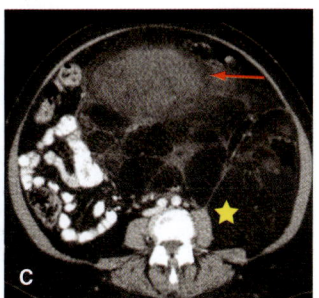

Figura 32.5 Variabilidade na aparência da tomografia computadorizada de lipossarcoma retroperitoneal. **A.** Tumor simples, predominantemente gorduroso e bem diferenciado; a *seta* sinaliza a veia mesentérica inferior. Podem ser observados finos septos dentro do tumor. **B.** Tumor hipercelular bem diferenciado com área de densidade nodular focal ou hídrica (*seta*). **C.** Esse tumor contém áreas bem diferenciadas (*estrela*), bem como elementos desdiferenciados (*seta*).

Reclassificação do histiocitoma fibroso maligno

Nas últimas décadas, o HFM era considerado o sarcoma de partes moles mais comum em adultos. Melhorias e inovações na análise patológica do sarcoma de partes moles alteraram drasticamente a definição de HFM. Vários autores reavaliaram retrospectivamente tumores originalmente classificados como HFM e descobriram que a maioria merecia ser reclassificada. Em um manuscrito inspirador, 63% foram reclassificados e apenas 13% realmente atendiam aos critérios patológicos de HFM. Esses dados tornaram o diagnóstico de HFM um diagnóstico de exclusão, e esse movimento culminou na classificação de 2013 da Organização Mundial da Saúde de tumores de tecidos moles que eliminou completamente o termo. Tumores que ainda atendem aos critérios patológicos de HFM são atualmente chamados de sarcoma pleomórfico ou não classificado. Uma análise histológica, imuno-histoquímica e molecular minuciosa por um patologista especialista em sarcoma de partes moles é crucial para o diagnóstico e tratamento corretos desses pacientes. Com uma revisão patológica precisa, pacientes com tumores originalmente classificados como HFM têm prognósticos comprovadamente diferentes com base na linha atual de diferenciação do sarcoma de partes moles.[15]

SARCOMA DE TRONCO E EXTREMIDADES

Sarcoma de partes moles de extremidades representam um desafio especial no que diz respeito a equilibrar o grau de função do membro com controle do tumor. Historicamente, os cirurgiões tinham um limiar muito mais baixo para recomendar amputação de extremidades por sarcoma de partes moles. Dados de estudos clínicos levaram a uma mudança em direção à preservação do membro nesses pacientes. A capacidade de oferecer preservação do membro é resultado de melhorias no cuidado multidisciplinar desses pacientes. Um dos estudos inspiradores conduzidos no Instituto Nacional do Câncer (NCI) dos EUA propôs que a ressecção de sarcoma de partes moles de extremidades poderia ser realizada por meio de uma abordagem que poupasse o membro em vez de amputá-lo.[16] Quarenta e três pacientes com sarcoma de partes moles de extremidades de alto grau foram randomizados a cirurgia poupando o membro seguida por radioterapia adjuvante ou somente amputação; ambos os grupos receberam quimioterapia adjuvante. Essa abordagem resultou em ausência de diferença estatisticamente significativa em termos de recidiva local no grupo em que o membro foi poupado em comparação ao grupo submetido à amputação. As taxas de sobrevida global e de sobrevida livre de doença foram equivalentes entre os dois grupos. Esses resultados foram corroborados por um estudo contemporâneo similar que comparou 126 pacientes que foram randomizados a ressecção de sarcoma de partes moles poupando o membro com ou sem braquiterapia adjuvante. Nesse estudo, a braquiterapia foi associada a melhora da recidiva local, mas uma análise de subgrupo sugere que esse resultado pode ter sido direcionado pela resposta favorável em pacientes com tumores de alto grau. Em um estudo posterior do NCI, os pacientes demonstraram uma redução da recidiva local independentemente do grau do tumor com a inclusão de radioterapia de feixe externo. Não há, na literatura de sarcoma de partes moles, um estudo randomizado que identifique em quais pacientes a radioterapia adjuvante pode ser omitida com segurança devido ao grande tamanho de amostra necessário para satisfazer o cálculo de poder correspondente.[17] Dados retrospectivos indicam que a radioterapia adjuvante pode ser omitida para sarcoma de partes moles T1 de extremidades submetida a ressecção com margens cirúrgicas livres, mesmo considerando que 58% desses pacientes tinham tumores de alto grau.[18] Um grande estudo retrospectivo escandinavo com 1.093 pacientes revelou que, embora uma margem cirúrgica exígua ou envolvida realmente aumente o risco de recidiva local, a radioterapia adjuvante melhorou o controle local independente do grau do tumor, profundidade do tumor (superficial ou profundo) ou *status* da margem. No caso de a radioterapia adjuvante ser indicada, o cirurgião deve considerar duas manobras técnicas. A primeira é a colocação de poucos grampos metálicos nos limites do leito da ressecção no caso de indicação de radioterapia adjuvante; a segunda é que, quando da necessidade de dreno cirúrgico, o ponto de saída na pele deve ser posicionado perto da incisão, já que todo o trajeto do dreno cirúrgico é normalmente incluído no campo de radiação. Grampos metálicos dentro do leito de ressecção ajudarão no planejamento da radiação, e o posicionamento cuidadoso do dreno reduz uma expansão desnecessária do campo de radiação.

Além dos benefícios de controle local estabelecidos da radiação adjuvante, a aplicação de radiação neoadjuvante oferece uma série de vantagens conceituais. Antes da ressecção cirúrgica, a oxigenação do órgão-alvo é superior, o que facilita a geração de radicais livres intratumorais e, por fim, a destruição das células tumorais. Quando a radiação neoadjuvante é administrada, o campo de radiação inclui um volume menor de tecido não tumoral adjacente em comparação ao campo de radiação após ressecção cirúrgica.[19] Quando se aplica radiação com o tumor *in situ*, uma menor dose pré-operatória é necessária e não no contexto pós-operatório. Se a radiação fosse aplicada no pré-operatório, os pacientes presumivelmente completariam todos os componentes de sua terapia com mais rapidez, já que atrasos na cicatrização da ferida podem postergar o início da aplicação de radioterapia pós-operatória. Ao contrário de outros tumores, a administração de radioterapia neoadjuvante raramente resulta em redução mensurável do tumor, mas pode causar graus variáveis de necrose tumoral histológica.[20] Uma resposta patológica completa após terapia neoadjuvante é um importante fator prognóstico em uma variedade de neoplasias malignas, incluindo câncer de mama, câncer de esôfago e câncer retal. Infelizmente, essa relação parece não ser verdadeira para sarcoma de partes moles. Quando a maioria do tumor ressecado são células tumorais não viáveis após radioterapia neoadjuvante ou quimiorradioterapia, pacientes com sarcoma de partes moles não apresentam melhora da sobrevida global ou de recidiva local.[21] Pacientes com uma margem cirúrgica positiva após terem sido submetido a radioterapia pré-operatória não parecem obter uma redução significativa da recidiva local pela administração de um reforço de radiação pós-operatória.

Somente um estudo clínico randomizou pacientes com sarcoma de partes moles de extremidades a receber radioterapia neoadjuvante ou radioterapia pós-operatória. Nesse estudo, a radioterapia de feixe externo neoadjuvante foi associada a um aumento do risco de complicações na ferida.[19] Embora os autores tenham relatado uma diferença estatisticamente significativa na sobrevida global em favor do braço neoadjuvante, a sobrevida era um desfecho secundário, e o estudo não foi desenvolvido adequadamente para avaliar esse parâmetro. Seria de se esperar que outra vantagem conceitual de se optar pela abordagem neoadjuvante seria reduzir a incidência e as consequências de margens cirúrgicas positivas ao administrar doses tumoricidas pré-cirurgicamente nas áreas de maior risco. Na realidade, o estudo randomizado existente demonstrou taxas equivalentes de margens cirúrgicas livres em pacientes que receberam radioterapia pré-operatória *versus* pós-operatória (83 e 85%, respectivamente).[19] Usar os dados retrospectivos existentes para explorar essa questão é problemático, já que há claros vieses de seleção nos quais os pacientes recebem terapia neoadjuvante e seus subsequentes riscos de margens cirúrgicas positivas.

Finalmente, a definição de uma margem cirúrgica positiva ou livre difere entre os manuscritos, o que contribui para a dificuldade de interpretar os dados relatados. As implicações a longo prazo de uma margem positiva independem de se a radioterapia é administrada no pré ou no pós-operatório; margens positivas estão associadas a um aumento do risco de recidiva local, enquanto a sobrevida global geralmente permanece imutável.

Regimes pré-operatórios combinando quimioterapia e radioterapia também foram investigados. Uma revisão retrospectiva de 112 pacientes submetidos a quimiorradiação neoadjuvante ou radiação neoadjuvante *versus* cirurgia isoladamente revelou resultados oncológicos equivalentes entre as três abordagens. Quando estratificados por tamanho, a sobrevida global dos pacientes com tumores maiores de 5 cm melhorou no tratamento com quimiorradiação neoadjuvante ou radioterapia adjuvante em comparação à cirurgia isoladamente. Terapia de quimiorradiação pré-operatória seguida de ressecção cirúrgica e quimioterapia adicional demonstrou estar associada a um aumento da sobrevida global. Isso foi sugerido em um estudo retrospectivo de 48 pacientes cuja quimioterapia incluiu uma combinação de doxorrubicina, ifosfamida e dacarbazina. Todos os 48 pacientes tinham sarcoma de partes moles de extremidades de alto grau de pelo menos 8 cm, tendo sido administrada radioterapia pós-operatória adicional no caso de margens cirúrgicas positivas.[22] Os pacientes submetidos a esse regime de quimioterapia intensiva pré e pós-operatória foram comparados a controles históricos. Nesse estudo, o *status* de margem de ressecção foi semelhante entre os dois grupos. Os resultados desse esquema de tratamento com quimiorradiação pré e pós-operatória foram verificados no grupo de radioterapia oncológica (RTOG) 9514, um estudo de braço único multi-institucional de fase 2.[23]

O uso de quimioterapia no contexto adjuvante para sarcoma de partes moles é controverso. O European Organisation for Research and Treatment Center (EORTC) 62931 foi um estudo randomizado multi-institucional que randomizou 351 pacientes a receber quimioterapia adjuvante (doxorrubicina, ifosfamida e o fator de crescimento hematopoético lenograstim) ou nenhuma quimioterapia. As sobrevidas global e livre de doença foram equivalentes em ambos os grupos. Uma metanálise com 1.953 pacientes participantes de 18 estudos demonstrou que aqueles que receberam doxorrubicina adjuvante apresentaram melhoras estatisticamente significativas em termos de sobrevida livre de recidiva local, recidiva à distância e global. Um estudo randomizado de fase 2 com 150 pacientes demonstrou que a quimioterapia neoadjuvante (doxorrubicina e ifosfamida) não foi associada a melhoras na sobrevida livre da doença ou global. Devido à abundância de dados conflitantes, diretrizes de consenso como as da National Comprehensive Cancer Network e da Sociedade Europeia de Oncologia Médica permanecem cautelosas em relação a suas recomendações de quimioterapia adjuvante.

Outra estratégia de tratamento que tem sido utilizada em pacientes com sarcoma de partes moles de extremidades localmente avançado é a quimioterapia regional, ou seja, perfusão de membro. Mais comumente empregada no tratamento de melanoma localmente avançado, essa técnica consiste na colocação de cateteres tanto intravenosos quanto intra-arteriais posicionados dentro do membro afetado proximalmente ao tumor. A combinação da vascularização do membro e dos cateteres intravasculares completa um circuito por meio do qual a quimioterapia hipertérmica circula. Um torniquete em posição proximal às ponteiras dos cateteres separa a circulação do membro da circulação sistêmica para minimizar a toxicidade sistêmica da quimioterapia. Os agentes de perfusão mais comumente utilizados são o melfalana, o fator de necrose tumoral-α e a interferona-γ. A perfusão isolada de membro é geralmente combinada com outras modalidades, a saber, ressecção cirúrgica. As demandas técnicas e a possibilidade de toxicidades locais limitam a aplicação dessa terapia. Atualmente, somente um estudo randomizado comparou quimioterapia regional com outras terapias-padrão para sarcoma de partes moles. No geral, os dados publicados são insuficientes para estabelecer conclusivamente o papel da quimioterapia regional no tratamento de sarcoma de partes moles de extremidades.

A questão sobre o que constitui uma margem de ressecção adequada para sarcoma de partes moles é complexa, mas o seguinte está claro: o volume de tecido ressecado tem claras implicações para a função pós-operatória do membro, e uma definição quantitativa do que seria uma margem cirúrgica adequada jamais foi fornecida em um formato prospectivo randomizado. Embora avanços na medicina de reabilitação e na criação de próteses tenham melhorado significativamente a capacidade funcional de pacientes submetidos a ressecção de sarcoma de partes moles de extremidades, os dados mencionados anteriormente demonstram que é possível o objetivo de extirpação efetiva do tumor com o menor déficit funcional. Diferentemente da literatura referente a melanoma, pacientes com sarcoma de partes moles de extremidades jamais foram randomizados para comparar o diâmetro das margens cirúrgicas. Retrospectivamente, a taxa de recorrência local após ressecção de sarcoma de partes moles de extremidades com uma margem microscópica de 1 cm ou mais é superior a quando a margem é de menos de 1 cm.[24] No entanto, em um diferente estudo retrospectivo, o único fator associado ao aumento do risco de recidiva local era tumor na margem de ressecção.[25]

Pelo fato de a ressecção ter sido associada a melhoras na recidiva local, deve-se oferecer a possibilidade de uma nova ressecção a pacientes com margens positivas para a obtenção de margens de 1 cm.[26] Em situações anatômicas difíceis, a busca por margens cirúrgicas livres deve ser ponderada em relação à história natural do sarcoma de partes moles de extremidades e ao risco de um maior déficit funcional. Mesmo no contexto de multimodalidade terapêutica, o risco de metástase à distância se sobrepõe ao risco de recidiva local em tumores de alto grau.

A morfologia macroscópica do sarcoma de partes moles é tal que, durante a ressecção, o plano de menor resistência está normalmente ao longo da pseudocápsula tumoral. A pseudocápsula é um plano característico de tecido espessado que, à radiografia e durante a palpação intraoperatória, dá a impressão de representar a interface entre o tumor e o tecido normal. Ressecções que prosseguem ao longo do plano da pseudocápsula são geralmente enucleações com margens comprometidas. Tradicionalmente, uma margem macroscopicamente negativa de 1 a 2 cm além da pseudocápsula é recomendada, mas isso pode ser difícil ou impossível de se realizar em determinados locais anatômicos, podendo ser desnecessária no caso de tumores de baixo grau. Terapia neoadjuvante pode estar associada à formação de uma pseudocápsula tumoral mais robusta povoada por menos células tumorais.[27] Em última análise, conforme discutido na seção sobre sarcoma retroperitoneal, uma boa margem de ressecção depende da margem mais próxima em qualquer região do tumor, de forma que ampliar as ressecções para aumentar a morbidade em uma região não é necessário se houver uma margem mais próxima em outra região.

Tumores tipo sarcoma de partes moles tendem a metastatizar de forma hematógena, principalmente, não apenas nos pulmões mas também no fígado e nos ossos. O grau do tumor é o preditor mais importante de metástase, com uma taxa de sobrevida livre de metástase de 43% em pacientes com tumores de alto grau.[28]

Outros preditores importantes de metástase incluem tamanho do tumor, envolvimento ósseo ou neurovascular e profundidade do tumor (superficial *versus* profundo). A prevalência de metástases pulmonares entre pacientes previamente tratados de sarcoma de partes moles de extremidades é de aproximadamente 19%. Metástases pulmonares isoladas devem ser ressecadas sempre que possível.[29] Um intervalo prolongado livre da doença entre o tratamento inicial de sarcoma de partes moles e o desenvolvimento de metástase pulmonar é geralmente um fator prognóstico favorável. Na ausência de terapias sistêmicas eficazes, metastasectomia pulmonar de repetição também é uma consideração. Pacientes que não são candidatos a metastasectomia devem ser avaliados em relação a terapias ablativas ou sistêmicas. Muitos tipos de sarcomas de partes moles são relativamente quimiorresistentes, com notáveis exceções, como angiossarcoma e sarcoma sinovial. Os agentes típicos para sarcoma de partes moles metastático incluem doxorrubicina, dacarbazina, ifosfamida, gencitabina, docetaxel, eribulina, pazopanibe, regorafenibe e olaratumabe.

Tumores malignos da bainha de nervos periféricos

MPNSTs ocorrem em uma frequência aproximadamente igual esporadicamente e como parte de NF1. Esses tumores são a forma maligna do schwannoma benigno. Embora se originem de um nervo periférico ou da bainha do nervo, eles são geralmente indolores à apresentação. A idade mais comum na apresentação é de 20 a 50 anos. Historicamente, outros nomes foram utilizados para descrever MPNST, como schwannoma maligno, sarcoma neurogênico e neurofibrossarcoma. O termo *schwannoma maligno* é evitado, pois nem todos os MPNSTs realmente se originam das células de Schwann. Esses tumores costumam ser agressivos; uma grande série recente demonstrou uma taxa de recidiva local de cerca de 20% e sobrevida doença-específica em 10 anos de mais de 40%. Os principais fatores prognósticos incluem tamanho do tumor à apresentação e grau do tumor. Não há consenso na literatura quanto a se MPNSTs no contexto de NF1 carregam um prognóstico mais desfavorável do que casos espontâneos. O tratamento desses tumores é semelhante ao de outros subtipos de sarcoma de partes moles, com foco na ressecção com margens livres. Embora não tenha sido estudado prospectivamente na população de MPNST, a maioria dos trabalhos retrospectivos concorda que radioterapia adjuvante é indicada para reduzir a taxa de recidiva local em lesões de extremidades e superficiais no tronco.

Tumor desmoide

Tumores desmoides, também conhecidos como fibromatose agressiva, são um grupo incomum de tumores fibroblásticos que têm uma história natural curiosa pelo fato de metástases à distância serem extremamente raras. Aproximadamente 75 a 85% dos casos surgem esporadicamente, estando os demais relacionados a PAF. Entre os casos esporádicos, gestação recente e trauma antecedente são associações reconhecidas. Esses tumores são de duas a três vezes mais comuns em mulheres do que em homens e mais comumente diagnosticados em pacientes na faixa etária de 30 a 40 anos. Aproximadamente 20% dos pacientes de PAF desenvolvem tumores desmoides, e uma apresentação comum envolve um desmoide em cicatriz de colectomia anterior. Tumores desmoides são geralmente precedidos por polipose colônica em pacientes de PAF e representam a segunda principal causa de morte em pacientes de PAF. Um histórico familiar detalhado deve ser obtido dos pacientes que apresentam tumores desmoides para descartar PAF negligenciada, devendo-se também considerar triagem com colonoscopia.

Os pilares moleculares dos desmoides, independentemente de associação esporádica ou sindrômica, estão relacionados à via de sinalização de Wingless e Int-1 (WNT). Em casos esporádicos, mutações de *CTNNB1* resultam na expressão de uma forma estabilizada de β-catenina, que acaba se acumulando e sendo transportada para o núcleo, onde exerce seus efeitos proliferativos por meio da ativação de fatores de transcrição. No contexto da PAF, mutações do *APC* também causam a estabilização de β-catenina, o que também ativa a transcrição nuclear e a proliferação celular. Mutações específicas no códon *APC* parecem conferir um maior risco desmoide do que mutações em outros códons.

Clinicamente, as áreas mais comuns de origem incluem extremidades, intraperitoneal, parede abdominal e parede torácica. Os pacientes acometidos podem apresentar uma massa firme dolorosa ou assintomática, obstrução intestinal ou isquemia intestinal. Tumores desmoides são normalmente de crescimento lento, mas ocasionalmente crescem de forma agressiva. Na avaliação radiográfica, esses tumores geralmente têm uma aparência homogênea e sólida. Eles podem ter uma delimitação distinta ou infiltrativa. Tanto TC quanto RM são modalidades de imagem úteis. Principalmente em casos esporádicos, os tumores desmoides são indistinguíveis de uma variedade de outros subtipos de sarcoma de partes moles somente com base nas imagens. Biopsia com agulha grossa é indicada em situações nas quais as recomendações de tratamento serão alteradas com base na histologia do tumor.

O tratamento desses tumores pode ser desafiador. Quando os tumores são grandes ou se infiltram em estruturas anatômicas cruciais, pode não ser possível realizar ressecção cirúrgica com margens negativas amplas. Mesmo quando os tumores são adequadamente ressecados, principalmente na população de PAF, os tumores desmoides demonstram uma elevada probabilidade de recidiva local. Essas observações motivaram várias recomendações de consideração de monitoramento ativo de tumores desmoides em vez de ressecção reflexiva no momento do diagnóstico. Além disso, o papel da radiação pode ser adequado, principalmente em tumores de extremidades recidivantes. Ao considerar que muitos tumores desmoides são indolentes e demonstram muito pouco crescimento após a apresentação e que a ressecção pode causar déficits funcionais significativos, uma estratégia de monitoramento ativo pode ser adequada para pacientes seletos. Um pequeno estudo alemão envolveu 38 pacientes com tumores desmoides progressivos e demonstrou que 65% daqueles tratados com imatinibe obtiveram interrupção da progressão após 6 meses, e 45% após 24 meses.[30]

Angiossarcoma

Angiossarcoma é um tumor maligno que se origina do revestimento endotelial dos vasos sanguíneos e, portanto, pode surgir em praticamente qualquer lugar. No geral, esse tumor é responsável por 2% de todos os sarcomas de partes moles, mas aproximadamente 40% de todos os angiossarcomas estão associados à radiação.[3] Em ordem decrescente de frequência, os locais primários mais importantes são o tronco, cabeça e pescoço (especialmente o couro cabeludo) e as vísceras. Na cabeça e pescoço, o couro cabeludo costuma ser o local de origem do angiossarcoma, que normalmente é diagnosticado entre os 70 e 80 anos. Embora a maioria dos angiossarcomas seja esporádica, seus fatores de risco incluem exposição prévia a radiação terapêutica e linfedema (ver seção anterior). O angiossarcoma, ao contrário de outros sarcomas de partes moles, realmente tem uma maior frequência de envolvimento de linfonodos regionais. Aproximadamente 20% dos pacientes apresentam metástase, mais frequentemente nos pulmões.³¹ Na avaliação histológica, esses tumores variam desde extremamente bem diferenciados, imitando um hemangioma, até muito mal diferenciados. Assim sendo, existe uma ampla variedade de alterações citogenéticas. No exame imuno-histoquímico, CD31 e FLI-1 são os marcadores mais consistentes.

A terapia primária para essas lesões é ressecção cirúrgica com margens livres. No exame microscópico, esses tumores geralmente se infiltram bem além da área de envolvimento macroscópico. Para pacientes com angiossarcoma de cabeça e pescoço, isso pode representar um desafio no que tange ao tratamento de cirurgia reconstrutiva. Angiossarcoma que surge dentro da mama após terapia conservadora é manejado com mastectomia. Mesmo após a ressecção cirúrgica, o resultado é desfavorável, com uma sobrevida doença-específica em 5 anos de 53%.³¹ Na coorte com doença passível de ressecção, tumores maiores que 5 cm e evidência histológica de um componente epitelioide são indicadores de prognóstico desfavorável. Após a ressecção, recorrência à distância predomina em relação a recidiva local, embora ambas sejam comuns. Em geral, esses tumores são localmente avançados e não passíveis de ressecção à apresentação; felizmente, eles respondem à quimioterapia e à radioterapia, e uma abordagem neoadjuvante pode ser viável.

A sobrevida média no angiossarcoma de estágio IV é de 8 a 12 meses. Diferentemente de outros sarcomas de partes moles, o angiossarcoma metastático pode se manifestar com hemopneumotórax. Angiossarcoma de mama pode metastatizar para o fígado. Os agentes mais comumente empregados no contexto de impossibilidade de ressecção ou metástase incluem paclitaxel e doxorrubicina, seguidos por radioterapia, com exceção talvez em pacientes cujos tumores foram incitados por radioterapia prévia. Uma série de estudos contínuos, incluindo pacientes de angiossarcoma, está sendo conduzida para explorar a utilidade de uma variedade de agentes, inclusive inibidores da tirosinoquinase e terapia de combinação de inibidores da angiogênese com agentes citotóxicos (https://clinicaltrials.gov/).

Dermatofibrossarcoma protuberante

DFSP é um sarcoma de partes moles incomum que afeta aproximadamente 1 entre 4,2 milhões de pacientes nos EUA. Esse tumor acomete homens e mulheres de maneira igual e parece ser mais comum em pacientes afro-americanos do que em brancos. A faixa etária típica à apresentação é entre os 40 e 70 anos. Tronco, extremidades superiores e extremidades inferiores são locais igualmente frequentes de DFSP, seguidos pela cabeça e pescoço. No exame físico, esses tumores são nódulos firmes e endurecidos que têm aparência avermelhada ou marrom. Na avaliação histológica, o DFSP é um tumor dérmico ou subdérmico sem penetração na epiderme. Citogeneticamente, a maioria dos DFSPs apresenta a translocação t(17;22)(q22;q13), que funde os genes COL1A1 e fator de crescimento derivado de plaquetas B, responsável pela superexpressão do fator de crescimento derivado de plaquetas B. Em casos difíceis, essa fusão genética pode ser detectada por hibridização *in situ* fluorescente. Devido à sua aparência visual relativamente branda e à ausência de dor associada, esse tumor pode já estar grande à apresentação, tendo sido confundido com cicatriz hipertrófica ou queloide.

DFSP apresenta recidiva local frequente, e, consequentemente, o tratamento é ressecção cirúrgica com margens amplas. Assim como na maioria dos sarcomas de partes moles, não há nenhum estudo bem delineado que defina uma margem adequada. Os casos recidivantes podem ser tratados com sucesso com ressecção. A sobrevida em 5 anos é de 99,2%. DFSP raramente metastatiza, mas, quando isso acontece, ele geralmente implica degeneração para fibrossarcoma. Devido à suprarregulação do fator de crescimento derivado de plaquetas B, pacientes com doença não passível de ressecção podem ser tratados com imatinibe neoadjuvante.

SARCOMA RETROPERITONEAL E VISCERAL

Sarcoma retroperitoneal representa aproximadamente 15% de todos os sarcomas de partes moles. A localização sequestrada do retroperitônio provavelmente é responsável pelo fato de o tamanho do tumor à apresentação ser, em média, de 15 cm.³² Os subtipos mais frequentes de sarcoma retroperitoneal são lipossarcoma, leiomiossarcoma e HFM ou sarcoma pleomórfico. Os subtipos intraperitoneais de sarcomas de partes moles predominantes são GIST e leiomiossarcoma, que são discutidos separadamente. A média de idade à apresentação é de 54 anos, com distribuição igualitária entre homens e mulheres. Na maioria das séries, a sobrevida global de pacientes que se apresentam com sarcoma retroperitoneal é de 33 a 39%. Mesmo após ressecção cirúrgica ideal, pelo menos 70% dos pacientes apresentam recidiva. Em uma grande série retrospectiva, aproximadamente 12% dos pacientes apresentaram doença metastática, predominantemente pulmonar ou hepática.

A apresentação do sarcoma retroperitoneal é variável, dependendo do tamanho e da localização do tumor. Alguns são assintomáticos e descobertos acidentalmente. Tumores sintomáticos podem se manifestar na forma de dor abdominal, perda de peso, saciedade precoce, náuseas, êmese, dor nas costas ou nos flancos, parestesias e fraqueza. TC e RM são amplamente usadas para a avaliação de sarcoma retroperitoneal devido a sua excelente resolução espacial e aquisição de imagem axial reprodutível. As vantagens da varredura de TC incluem aquisição rápida de imagens, disponibilidade praticamente universal e um conjunto de imagens concisas que pode ser mais intuitivo para alguém que não seja radiologista interpretar. As vantagens da RM incluem uma gama mais ampla de diferenciação de partes moles, mas as desvantagens incluem maior suscetibilidade a claustrofobia e aparelho em movimentação, disponibilidade mais limitada e maior número de contraindicações relacionadas a implantes em relação à TC. Essas modalidades podem ser complementares, e, às vezes, ambas fornecem informações úteis. O paciente e os exames de imagem devem ser cuidadosamente avaliados para confirmar se a massa retroperitoneal não representa um linfoma despercebido, tumor de células germinativas ou metástase de outro tumor primário, já que o manejo desses tumores é bastante diferente do de sarcoma retroperitoneal.

Uma série de diretrizes consensuais recomenda veementemente a realização de uma biopsia pré-operatória, mas, conforme discutido anteriormente no sarcoma de partes moles de extremidades, biopsia para sarcoma retroperitoneal não é obrigatória e tem suas desvantagens em determinadas situações. Por definição, uma biopsia cirúrgica rompe o tumor, semeando o campo cirúrgico e potencialmente reduzindo a possibilidade de ressecção com margem livre. A biopsia pré-operatória pode ser particularmente equivocada em pacientes com tumores grandes, já que é suscetível a um grau significativo de viés de amostragem, que pode fornecer informações inadequadamente tranquilizadoras. O exame de TC pré-operatória geralmente contém informações suficientes para prosseguir com o tratamento sem uma biopsia pré-operatória, desde que outras considerações básicas no diagnóstico diferencial sejam consideradas excluídas. Isso inclui linfoma, tumores de células germinativas e outra doença metastática (Boxe 32.1). Em um estudo retrospectivo de uma grande instituição única de cuidados terciários, o exame de TC de estadiamento inicial foi suficiente para avaliar a necessidade de biopsia pré-operatória e designar uma abordagem de tratamento para tumores para os quais biopsia não era indicada; essa abordagem é discutida em mais detalhes na seção de tumores lipomatosos.[10] Por esse motivo, se for obtida uma biopsia pré-operatória de uma massa heterogênea, a amostra deve ser colhida da região de maior preocupação sob orientação de imagens.

Quando possível, o tratamento deve prosseguir com ressecção macroscópica completa. Na literatura sobre sarcoma retroperitoneal, o conceito de *status* de margem é diferente daquele para sarcoma de partes moles de extremidades. Pelo fato de esses tumores tipo sarcoma de partes moles de extremidades serem geralmente menores do que os tumores de sarcoma retroperitoneal, a avaliação microscópica de toda a margem da amostra cirúrgica costuma ser factível. Devido às dimensões muito maiores do tumor na maioria dos sarcomas retroperitoneais, não é prático e geralmente é impossível avaliar microscopicamente 100% da área de superfície da margem da amostra cirúrgica. Consequentemente, a maioria da literatura de sarcoma retroperitoneal se refere a ressecção macroscópica completa. Em uma série grande, foi obtida ressecção macroscópica completa em 80% das ressecções de sarcoma iniciais, sendo 57% das cirurgias por primeira recidiva, 33% por segunda recidiva e 14% por terceira recidiva. Em 75% dos pacientes, obter ressecção macroscópica completa pode significar ressecar órgãos contíguos ou adjacentes invadidos, como rins, intestino ou pâncreas e estruturas vasculares. Ressecções que necessitaram de pancreatoduodenectomia, ressecção vascular maior ou esplenectomia tinham maior probabilidade de resultar em complicação pós-operatória importante, mas uma complicação pós-operatória importante não parece afetar adversamente a sobrevida ou a recidiva a longo prazo.[33]

Pode ser incorreto prever invasão histológica com base nos achados intraoperatórios macroscópicos. Antes da era da moderna tecnologia de TC, pacientes que se submeteram a nefrectomia devido a evidência intraoperatória de suspeita de envolvimento durante ressecção de sarcoma retroperitoneal foram novamente avaliados em relação a evidências histológicas de invasão do sarcoma. Em 73% dos casos, o exemplar da nefrectomia não continha sarcoma de partes moles. Melhorias na qualidade das imagens pré-operatórias provavelmente reduziram as taxas de ressecção de órgãos adjacentes com base exclusivamente na suspeita intraoperatória. Conforme esperado, preditores de prognóstico desfavorável incluem doença residual macroscópica após ressecção, doença não passível de ressecção (metastática ou localmente avançada) e tumor de grau alto. Pacientes com ressecção macroscópica completa têm uma sobrevida média de 103 meses em comparação a 18 meses em pacientes com ressecções incompletas. Mesmo com quimioterapia e radioterapia ideais, a sobrevida média de pacientes com doença não passível de ressecção é de 10 meses.[34] Pacientes submetidos a ressecção completa devem ser ativamente monitorados, já que o risco de recidiva local e metástase à distância após 5 anos é de 23 e 21%, respectivamente. Embora a ressecção paliativa possa geralmente ser a única opção significativa em pacientes que desenvolvem recidiva, ressecção adicional da doença recidivante tem valor limitado, resultando em sobrevida livre de doença em 3 anos de 17%.[35]

Ao contrário do sarcoma de extremidades, o papel da terapia multimodal é mais controverso no sarcoma retroperitoneal. Devido ao sucesso da radiação adjuvante no sarcoma de partes moles de extremidades, essa abordagem tem sido aplicada ao sarcoma retroperitoneal, porém com menos dados randomizados que corroborem sua eficácia. A dose de 60 a 70 Gy considerada letal para o sarcoma e normalmente usada para sarcoma de partes moles de extremidades não é viável no contexto adjuvante para sarcoma retroperitoneal devido à toxicidade intestinal. Mesmo a redução da dose para 50 a 55 Gy resulta em enterite significativa. Esses problemas de tolerabilidade motivaram a consideração da radiação neoadjuvante para sarcoma retroperitoneal. Uma vantagem da radiação neoadjuvante é que o tumor *in situ* desloca o intestino anteriormente, dessa forma facilitando a aplicação de uma dose maior de radiação posteriormente, que é o local mais provável de uma margem histológica positiva (Figura 32.6). Essa abordagem aplica 45 Gy ao volume-alvo planejado, e as margens em risco projetadas são reforçadas com até 65 Gy. Dois estudos distintos demonstraram que a abordagem neoadjuvante é bem tolerada e que os resultados oncológicos em longo e a curto prazo são favoráveis em comparação com coortes históricas tratadas somente com ressecção.[36,37]

Para pacientes com sarcoma retroperitoneal metastático, há poucas opções quimioterápicas eficazes. Monoterapia ou terapia de combinação com antraciclinas podem ser usadas como primeira linha de terapia. Um regime de segunda linha é gencitabina e docetaxel. Até o momento, a experiência com agentes imunoterápicos em pacientes com sarcoma de partes moles tem sido decepcionante. Um achado encorajador é que os pacientes com sarcoma pleomórfico ou com lipossarcoma desdiferenciado têm de certa forma uma taxa de resposta objetiva mais promissora do que os que têm outros subtipos de sarcoma de partes moles quando tratados com pembrolizumabe, um inibidor de morte programada-1.[38] Em um estudo aberto de fase 2, a combinação de inibidor de morte programada-1 e inibição do linfócito C citotóxico (CTLA-4) demonstrou uma resposta muito desfavorável em

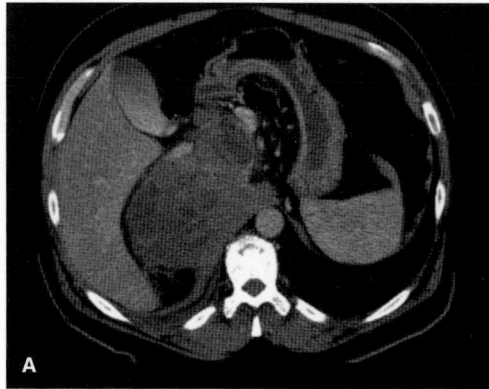
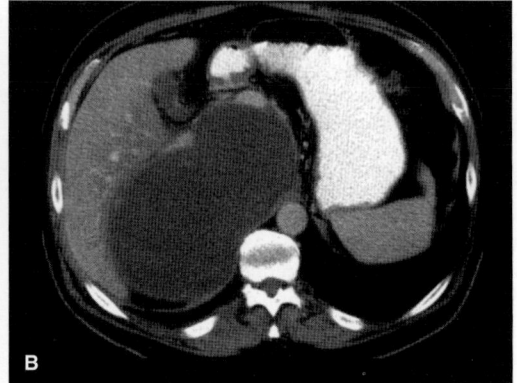

Figura 32.6 Liquefação de um sarcoma retroperitoneal de alto grau, antes (**A**) e depois (**B**) da administração de 60 Gy de radioterapia pré-operatória. O tumor foi subsequentemente ressecado com margens cirúrgicas livres, e nenhum tumor viável foi histologicamente identificado.

pacientes com sarcoma metastático.[39] Novos agentes que estão sendo mais profundamente estudados atualmente incluem trabectedina, inibidores de tirosinoquinase, antagonistas de MDM2, agonistas dos receptores ativados por proliferadores de peroxissoma gama e antagonistas de CDK4.

Tumor estromal gastrintestinal

GIST é a variedade mais comum de sarcoma de partes moles visceral. Acredita-se que esses tumores se originam das células intersticiais de Cajal no plexo mioentérico gastrintestinal e que emanem de praticamente qualquer parte do trato alimentar, do esôfago até o ânus. Os locais mais prevalentes de GIST são o estômago, o intestino delgado e o reto. Acredita-se que as células de Cajal funcionem como células marca-passo nas vísceras, mediando as contrações. As células de Cajal e GIST compartilham marcadores comuns de CD117 e um canal de cloro ativado por cálcio denominado DOG1. CD117 é outro nome do gene *KIT*, o qual codifica um receptor transmembrana de tirosinoquinase denominado c-kit. Essas descrições moleculares levaram a refinamentos drásticos no diagnóstico e tratamento de pacientes com GIST. Em aparência morfológica, GIST é classicamente uma neoplasia de células fusiformes de origem muscular lisa. Embora esses tumores fossem anteriormente descritos como leiomioma ou leiomiossarcoma, GISTs são diferenciados com base na expressão de CD34, CD117 e DOG1 e na ausência de tingimento do músculo liso.

O receptor de c-kit é um proto-oncogene que pertence à superfamília dos receptores do fator de crescimento derivado de plaquetas (PDGFR). O ligante natural de c-kit é um fator de célula-tronco, cuja ligação causa homodimerização do receptor de tirosinoquinase, autofosforilação e ativação de múltiplas vias, incluindo RAS, RAF, MAPK, AKT e STAT3. Certas mutações do receptor de c-kit conferem ativação constitutiva do receptor, que enfim resulta em proliferação celular. O outro gene relevante, também encontrado no cromossomo 4, que apresenta incrível similaridade com c-kit é o PDGFRα. No geral, cerca de 70% dos GISTs têm mutações no gene *KIT*, aproximadamente 7% no *PDGFRα*, e 15% têm genótipos *KIT* do tipo selvagem e *PDGFRα*. Esses GISTs são caracterizados por uma série de outras mutações que afetam a succinato desidrogenase *(SDH), BRAF, KRAS* e *NF1*. Mutações na *SDH* estão relacionadas a GIST em pacientes acometidos pela síndrome de Carney-Stratakis, e mutações *NF1* levam à formação de GIST em pacientes com NF1.

A apresentação clínica desses tumores é variável, variando desde acidental até sintomática em relação a dor, náuseas, vômitos ou, mais raramente, perda de sangue gastrintestinal. No exame endoscópico, GIST normalmente aparece como um tumor de submucosa uniforme que afeta extrinsecamente o lúmen visceral, e não como uma massa ulcerada na mucosa. O diagnóstico diferencial endoscópico de uma massa visceral intramural inclui GIST, tumor neuroendócrino, lipoma intramural e linfoma. Alguns GISTs são pedunculados na serosa do órgão e não contribuem para obstrução intestinal. Imagens de TC mostram que esses tumores são bem encapsulados e geralmente têm realce de contraste heterogêneo devido a regiões de necrose dentro do tumor. Metástase não é rara, mas os locais afetados incluem o fígado e a superfície peritoneal. A maioria dos GISTs é esporádica, mas há exemplos notáveis de envolvimento sindrômico. Entre eles, estão incluídos NF1, mutações SDH de linhagem germinativa, síndrome de Carney-Stratakis, doença de von Hippel-Lindau e outras síndromes familiares menores de GIST.

Por serem tumores submucosos, biopsias endoscópicas por fórceps geralmente não conseguem proporcionar um diagnóstico. Tumores situados entre o ligamento de Treitz e a válvula ileocecal podem ser localizados por enteroscopia com duplo balão ou cápsula endoscópica. Perda de sangue relacionada a GIST pode indicar que o tumor ulcerou através da mucosa. Uma biopsia guiada por ecoendoscopia geralmente mostra uma neoplasia de célula fusiforme; se houver tecido suficiente disponível, ele poderá ser submetido à avaliação de CD117. Biopsia pré-operatória para casos de suspeita de GIST não é obrigatória, mas a confirmação de GIST por histologia pré-operatória evita a necessidade de linfadenectomia empírica no momento da ressecção, o que seria crucial para tumores neuroendócrinos ou adenocarcinoma intestinal. O estadiamento adequado de GIST inclui exame de TC realçado por contraste do tórax, abdome e pelve. Lesões localizadas são levadas ao centro cirúrgico para ressecção com margens cirúrgicas macroscopicamente livres. Não se demonstrou que a obtenção de margens cirúrgicas amplas melhorava as taxas de recidiva local ou a sobrevida global. Devido à raridade do envolvimento de linfonodos, a linfadenectomia não é obrigatória para GIST. Deve-se tomar cuidado para não comprometer a cápsula do tumor, já que uma ruptura pode semear os tecidos expostos e afetar adversamente o prognóstico do paciente. Desde que o risco de ruptura do tumor não seja alto, é apropriado considerar técnicas de ressecção cirúrgica minimamente invasivas, as quais podem acelerar a recuperação. O relatório cirúrgico deve documentar claramente a integridade da cápsula tumoral, já que isso pode afetar profundamente as recomendações de terapia adjuvante.

Idealmente, o relatório da patologia segue uma diretriz sinóptica para garantir que todos os parâmetros relevantes sejam comunicados à equipe multiprofissional. Os principais parâmetros incluem o órgão de origem do local do tumor, tamanho do tumor, focalidade do tumor, índice mitótico, *status* imuno-histoquímico de CD117, *status* da margem e resultados de estudos genéticos moleculares, se realizados. O índice mitótico é definido como a contagem total de mitoses por 5 mm^2 na seção da lâmina de vidro e relatado na área mais proliferativa do tumor. Em GISTs, o parâmetro de índice mitótico atua como sinônimo do grau tumoral, que é incluído na maioria dos outros subtipos de sarcomas de partes moles. Entidades que podem imitar GIST microscopicamente incluem melanoma, paraganglioma, tumores neuroendócrinos e tumores de bainha de nervo.

Diferentemente de outros subtipos de sarcomas de partes moles, a oitava edição do sistema de estadiamento do AJCC tem um esquema que separa os GISTs com base no local anatômico de origem; tumores gástricos e de omento *versus* tumores não gástricos (Tabelas 32.4 a 32.6). O local anatômico de origem é importante tanto de um ponto de vista de planejamento cirúrgico quanto de um ponto de vista prognóstico. Em ordem decrescente de prognóstico, estão os seguintes locais de origem do tumor: gástrico, jejunal/ileal e GIST colorretal. Uma série de ferramentas disponíveis para prever o prognóstico após ressecção pode então ser usada com base nesses parâmetros patológicos e clínicos. O grupo do Memorial Sloan-Kettering Cancer Center (MSKCC) desenvolveu um nomograma baseado no tamanho do GIST ressecado, no índice mitótico e no local anatômico de origem, que é validado para prever as probabilidades de sobrevida livre de recidiva em 2 e em 5 anos.[37] O nomograma foi desenvolvido utilizando-se dados de 127 pacientes tratados no MSKCC e então validados em duas populações de GIST independentes originárias de outras instituições. A população-alvo desse nomograma é a de pacientes submetidos a ressecção completa de GIST que não receberam terapia adjuvante. Outra ferramenta prognóstica se refere aos critérios do Instituto de Patologia das Forças Armadas dos EUA, que se destina a prever o risco de doença progressiva após ressecção e que é baseada em dados de mais de 1.900 pacientes submetidos a ressecção de

Tabela 32.4 Estadiamento do American Joint Committee on Cancer para tumor estromal gastrintestinal.

Tumor primário (T)

TX	Impossível avaliar o tumor primário
T0	Sem evidência de tumor primário
T1	Tumor de 2 cm ou menos
T2	Tumor de > 2 cm, ≤ 5 cm
T3	Tumor de > 5 cm, ≤ 10 cm
T4	Tumor de > 10 cm

Linfonodos regionais (N)

N0	Sem metástase de linfonodo regional
N1	Metástase de linfonodo regional

Metástase a distância (M)

M0	Sem metástase à distância
M1	Metástase à distância

Grau histológico (G)

GX	Impossível avaliar o grau
G1	Baixo grau; índice mitótico ≤ 5 por 5 mm^2
G2	Alto grau; índice mitótico > 5 por 5 mm^2

De Amin MB, Edge SB, Greene FL, et al. *AJCC Cancer Staging Manual*. 8th ed. New York: Springer; 2017.

Tabela 32.5 Grupos de estágio anatômico e prognóstico para tumores estromais gastrintestinais gástricos e de omento.

Grupo	T	N	M	Grau
Estágio IA	T1 ou T2	N0	M0	Baixo
Estágio IB	T3	N0	M0	Baixo
Estágio II	T1	N0	M0	Alto
	T2	N0	M0	Alto
	T4	N0	M0	Baixo
Estágio IIIA	T3	N0	M0	Alto
Estágio IIIB	T4	N0	M0	Alto
Estágio IV	Qualquer T	N1	M0	Qualquer grau
	Qualquer T	Qualquer N	M1	Qualquer grau

De Amin MB, Edge SB, Greene FL, et al. *AJCC Cancer Staging Manual*. 8th ed. New York: Springer; 2017.

Tabela 32.6 Grupos de estágio anatômico e prognóstico para tumores estromais gastrintestinais não gástricos.*

Grupo	T	N	M	Grau
Estágio IA	T1 ou T2	N0	M0	Baixo
Estágio II	T3	N0	M0	Baixo
Estágio IIIA	T1	N0	M0	Alto
	T4	N0	M0	Baixo
Estágio IIIB	T2	N0	M0	Alto
	T3	N0	M0	Alto
	T4	N0	M0	Alto
Estágio IV	Qualquer T	N1	M0	Qualquer grau
	Qualquer T	Qualquer N	M1	Qualquer grau

*Não gástrico inclui intestino delgado, colorretal, esôfago, mesentério e peritoneal. (De Amin MB, Edge SB, Greene FL, et al. *AJCC Cancer Staging Manual*. 8th ed. New York: Springer; 2017.)

Tabela 32.7 Avaliação do prognóstico de tumores estromais gastrintestinais submetidos a ressecção.

		Risco de progressão do tumor, sem terapia adjuvante	
Tamanho do tumor	Índice mitótico (mitoses/mm^2)	Origem gástrica (%)	Origem no intestino delgado (%)
≤ 2 cm	≤ 5	0	0
	> 5	0*	50*
> 2 cm, ≤ 5 cm	≤ 5	1,9	4,3
	> 5	16	73
> 5 cm, ≤ 10 cm	≤ 5	3,6	24
	> 5	55	85
> 10 cm	≤ 5	12	52
	> 5	86	90

*Esses valores são baseados em tamanhos amostrais pequenos, o que limita a aplicabilidade clínica. (Adaptada de Miettinen M, Lasota J. Gastrintestinal stromal tumors: review on morphology, molecular pathology, prognosis, and differential diagnosis. *Arch Pathol Lab Med*. 2006;130:1466-1478.)

GIST que também não receberam terapia adjuvante. Outras informações adicionadas a esse esquema incluem índice mitótico, tamanho e local anatômico de origem. Essa série não foi validada no mesmo grau que o nomograma do MSKCC, mas foi desenvolvida utilizando um tamanho amostral mais robusto. Os critérios modificados do NIH foram estabelecidos com base em diversos conjuntos de dados, incluindo os critérios do Instituto de Patologia das Forças Armadas dos EUA, tendo sido subsequentemente validados (Tabela 32.7).[40,41]

Como preditores de resultado após ressecção cirúrgica, essas ferramentas de avaliação de risco são rotineiramente usadas para também avaliar a necessidade de terapia adjuvante. Embora nenhuma dessas ferramentas de avaliação de risco inclua-a como um parâmetro informativo, o sucesso da terapia adjuvante depende do fenótipo molecular do GIST. Mutações específicas de *KIT* afetam diferentemente o prognóstico a longo prazo e a resposta à terapia. O éxon KIT específico no qual se encontra a mutação GIST afeta o fenótipo molecular e clínico. Por exemplo, uma mutação *KIT* no éxon 13 reside dentro do domínio da tirosinoquinase e confere suscetibilidade à terapia com imatinibe. Mutações no éxon 9 correspondem ao domínio extracelular do receptor c-kit, são observadas principalmente em GIST de intestino delgado ou de cólon e são menos sensíveis a imatinibe. Análises genéticas de rotina no diagnóstico de GIST para determinar qual éxon especificamente sofreu mutação é altamente recomendado por diretrizes de consenso, já que essa informação pode alterar as recomendações de tratamento e o resultado do paciente.[42]

Terapia sistêmica é indicada como adjuvante após ressecção de GIST, para o tratamento de GIST metastático e para a terapia neoadjuvante de tumores não passíveis de ressecção ou localmente avançados. Imatinibe, o mais estudado entre esses agentes sistêmicos, é um inibidor tirosinoquinase de c-kit de administração oral. Em geral, a presença de uma mutação *KIT* está altamente associada à resposta a essa medicação oral. Novamente, devido às similaridades com c-kit e *PDGFRαs*, alguns pacientes com *KIT* do tipo selvagem são sensíveis ao imatinibe. Dasatinibe foi associado a sobrevida livre de progressão em pacientes com GIST resistente a imatinibe, incluindo a mutação PDGFRα D842V.[43] Outros agentes disponíveis capazes de inibir GIST relacionado a tirosinoquinase incluem sunitinibe e regorafenibe. O terceiro grande grupo molecular de GIST é caracterizado por mutações *SDH*. Pacientes com essas mutações são geralmente mais jovens, têm múltiplos GISTs gástricos e apresentam uma resposta insatisfatória a imatinibe. Embora não seja universalmente aceito como padrão de tratamento, a análise molecular avançada deve ser considerada para todos os pacientes. Isso pode afetar a escolha e a dose do inibidor de tirosinoquinase para pacientes com mutações *KIT* ou *PDGFRα* e naqueles com GISTs com *KIT* do tipo selvagem e *PDGFRα*; uma avaliação molecular mais aprofundada pode identificar mutações *SDH* ou *BRAF* clinicamente significativas.

Imatinibe foi o primeiro a ser desenvolvido para o tratamento de leucemia mieloide crônica positiva ao cromossomo Filadélfia. Logo depois, sua eficácia foi demonstrada no contexto de GIST metastático, terapia adjuvante para GIST ressecado e terapia neoadjuvante para GIST não passível de ressecção. Imatinibe demonstrou estar associado a uma melhora significativa da sobrevida global média de GIST metastático de 20 para 57 meses.[44] No contexto adjuvante após ressecção cirúrgica completa, dois estudos randomizados demonstraram melhora da recidiva livre de doença.[45,46] Pelo fato de esses estudos variarem em seus critérios clínico-patológicos de inclusão e no delineamento do estudo, ainda há controvérsias em relação a quais pacientes devem receber imatinibe e por quanto tempo.

O ACOSOG Z9001 foi um estudo duplo-cego que randomizou pacientes com ressecção macroscópica negativa de GIST a receber imatinibe ou placebo por 1 ano. De acordo com a imuno-histoquímica, todos os tumores eram maiores de 3 cm e positivos para c-kit. Um ano de imatinibe adjuvante foi associado a uma melhora estatisticamente significativa na sobrevida livre de doença em relação ao placebo (98 *versus* 83%, respectivamente).[45] O estudo subsequente de seguimento Z9001 demonstrou uma melhora persistente na sobrevida livre de doença, mas não conseguiu demonstrar nenhuma melhora da sobrevida global.[47] Em um estudo separado, os pacientes foram randomizados a 1 ou 3 anos de imatinibe adjuvante após ressecção de GIST c-kit-positivo. Esse estudo estipulou que os pacientes deviam ter doença de alto risco de acordo com os critérios consensuais do NIH. A terapia de 3 anos de duração foi associada a melhoras não apenas na sobrevida livre de doença como também na sobrevida global.

Joensuu et al.[48] publicaram os primeiros dados descrevendo os parâmetros associados à recidiva do tumor após ressecção em pacientes já tratados com imatinibe adjuvante. Conjuntos de dados de dois dos três estudos randomizados mencionados anteriormente foram usados para criar e validar um escore de estratificação de risco. Dois desses escores foram desenvolvidos. O escore de cinco parâmetros inclui contagem mitótica, órgão de origem, ruptura do tumor e duração da terapia com imatinibe; o escore de dois parâmetros inclui contagem mitótica e órgão de origem. Esses dados defendem a terapia de 3 anos de duração com imatinibe e indicam que órgão de origem não gástrico e altas contagens mitóticas afetam adversamente a sobrevida livre de doença. Pelo fato de que os esquemas de avaliação de risco anteriores foram desenvolvidos utilizando coortes que nunca haviam sido tratadas com imatinibe adjuvante, esse escore de estratificação pode se provar clinicamente relevante. Mais recentemente, um estudo clínico de braço único de fase 2 (Avaliação Pós-ressecção da Sobrevida Livre de Doença de Tumores Estromais Gastrintestinais com 5 Anos de Imatinibe Adjuvante [PERSIST-5, na sigla em inglês]) demonstrou que, dos 46 pacientes que completaram o tratamento de 5 anos com imatinibe adjuvante, nenhum paciente com mutações sensíveis sofreu recidiva do tumor.[49]

Leiomiossarcoma

Leiomiossarcoma é um tumor maligno de músculo liso que pode se originar praticamente de qualquer parte do corpo. Os locais mais comumente afetados são o retroperitônio e a cavidade peritoneal, ou seja, o útero; cerca de 25% surgem no tronco e nas extremidades. No total, depois do lipossarcoma, o leiomiossarcoma é o segundo subtipo de sarcoma de partes moles mais frequente.[1] O pico de incidência do leiomiossarcoma ocorre na sexta e na sétima década de vida. Leiomiossarcoma retroperitoneal e uterino é mais comum em mulheres, mas há uma predominância masculina em leiossarcomas em outros locais. Os fatores de risco que predispõem ao leiomiossarcoma incluem exposição prévia à radiação e imunossupressão combinada com promoção de tumor relacionado ao vírus Epstein-Barr. O leiomiossarcoma não surge de um leiomioma degenerado, que é um tumor benigno de tecido mole.

O leiomiossarcoma é, em geral, um tumor heterogêneo bem circunscrito normalmente com uma área central cística ou necrótica. Na avaliação histopatológica, esse tumor é positivo para desmina e actina de músculo liso. Ele apresenta uma ampla variedade de aberrações citogenéticas, mas nenhum marcador confiável ou patognomônico. Antes da descrição das mutações *KIT*, os tumores que hoje são considerados representativos de GIST eram descritos como leiomiossarcoma.

A primeira linha de terapia para leiomiossarcoma é ressecção cirúrgica com margens livres. Para leiomiossarcoma uterino, indica-se histerectomia abdominal total e ooforectomia bilateral. A ressecção de tumores que invadem ou estão intimamente associados à veia cava inferior (VCI) necessitam de planejamento especial. Dependendo do tamanho e da posição do tumor, uma abordagem que inclui radioterapia neoadjuvante pode ser uma consideração. As opções intraoperatórias incluem ressecção do tumor com ligadura de VCI, reconstrução da VCI e enxerto interposicional da VCI. Tumores que envolvem a VCI normalmente já apresentam uma grande quantidade de colateralização. Para um tumor que exija ressecção segmentar da VCI infra-hepática, se as colaterais puderem ser preservadas, ligadura sem reconstrução pode ser uma manobra aceitável, já que edema pós-operatório de extremidade inferior é bem tolerado. Devido à raridade de leiomiossarcoma de VCI, é improvável que seja feito um estudo randomizado no futuro avaliando mais profundamente essas manobras.

Independentemente do órgão de origem, terapia adjuvante não é recomendada atualmente, embora esse seja o objeto de estudos em andamento, principalmente para leiomiossarcoma uterino. Ao afetar 44% dos pacientes, a metástase é normalmente de natureza hematógena, principalmente no pulmão e fígado. Historicamente, doxorrubicina, ifosfamida, docetaxel e gencitabina têm sido usados no contexto metastático, mas, recentemente, olaratumabe com doxorrubicina foi aprovado para sarcoma de partes moles avançado não passível de ressecção. Olaratumabe é um anticorpo monoclonal humano recombinante que se liga a PDGFRα. Em combinação com doxorrubicina, esse agente demonstrou melhora da sobrevida global e da sobrevida livre de progressão para pacientes com sarcoma de partes moles avançado não passível de ressecção. Na análise de subgrupo, a melhora da sobrevida foi maior para pacientes com leiomiossarcoma do que com outros subtipos histológicos.[50]

RESUMO

Sarcoma de partes moles é um aspecto fascinante da oncologia cirúrgica que exige conhecimento de vários tipos de tumores. Para tratar pacientes de sarcoma de partes moles com eficácia, o cirurgião deve ter um sólido conhecimento da biologia do tumor, das consequências fisiológicas de diversas estratégias de ressecção e a capacidade de trabalhar efetivamente dentro do contexto de uma equipe oncológica multidisciplinar. Recentes descobertas relacionadas a princípios moleculares e genéticos demonstram que, embora sejam raros, esses tumores podem oferecer oportunidades para o desenvolvimento de novas terapias-alvo.

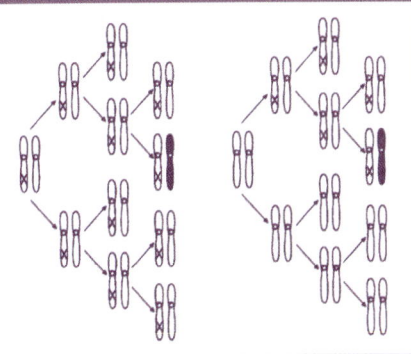

33

Tumores Ósseos

Herbert S. Schwartz, Ginger E. Holt, Jennifer L. Halpern

VISÃO GERAL DO CAPÍTULO

Visão geral
Microambiente ósseo
  Terapias medicamentosas
Macroambiente ósseo
Biopsia
Estadiamento
Ressecção oncológica
Reconstrução esquelética
  Estabilização esquelética utilizada em ressecções intralesionais
  Reconstrução esquelética utilizada em ressecções amplas

Tumores ósseos benignos
  Encondroma
  Osteocondroma
  Osteoma osteoide
  Tumor de células gigantes
Sarcomas esqueléticos
  Osteossarcoma
  Sarcoma de Ewing
  Condrossarcoma
Metástases ósseas
Conclusão

VISÃO GERAL

Oncologia ortopédica é uma disciplina cirúrgica complexa que envolve o diagnóstico, manejo e monitoramento de malignidades mesenquimais primárias (sarcomas), massas benignas ósseas e de tecidos moles e neoplasias secundárias de ossos e tecidos moles. As qualidades estruturais exclusivas do osso, assim como seu complexo microambiente, devem ser consideradas quando da formulação de estratégias para manejo de tumores ósseos. Este capítulo discute a complexa biologia do microambiente ósseo no que se refere à progressão tumoral, estabilidade esquelética e possíveis opções de tratamento. Também se apresenta aqui uma abordagem geral para diagnóstico, manejo e triagem adequada de tumores ósseos primários e secundários, tanto benignos quanto malignos. Embora a determinação de um diagnóstico seja fundamental, a restauração da função no contexto de comprometimento/instabilidade esquelética também é crucial para o manejo de tumores ósseos. Portanto, o conhecimento complexo do que o tumor está fazendo com o osso, do que o osso está fazendo com o tumor, de onde a lesão está localizada e do que a lesão está fazendo impacta como os tumores ósseos são tratados (Tabela 33.1).

MICROAMBIENTE ÓSSEO

O conhecimento sobre o microambiente ósseo impacta o manejo macroscópico dos tumores esqueléticos. Na ausência de tumor, o osso é um órgão dinâmico e simbiótico, ativamente mantido por células que respondem a estímulos como ferimentos, estresse ou necessidades metabólicas. Os osteoblastos representam uma diferenciação terminal de uma célula-tronco mesenquimal. Eles geram uma matriz de colágeno, que é então mineralizada. Quando os osteoblastos ficam cercados pela matriz que criaram, eles são considerados osteócitos – que servem para manter o ambiente ósseo. Osteoclastos são células multinucleadas derivadas de uma linhagem hematopoética (macrófagos), que reabsorvem o osso. A interação constante dessas células (osteoblastos, osteócitos, osteoclastos) é

Tabela 33.1 Quatro perguntas a se fazer para avaliar tumores ósseos.

	Pergunta	Resposta	Relevância clínica	Exemplo
1	Onde se localiza a lesão – em que osso e em qual parte dele?	Qual osso? (p. ex., fêmur)	Algumas lesões ocorrem com mais frequência em um osso específico	Fibroma condromixoide – tíbia
		Onde no osso? (p. ex., epífise, metáfise, diáfise)	Há um diferencial específico para lesões que ocorrem em regiões específicas no osso	Diagnóstico diferencial de lesões epifisárias inclui tumor de células gigantes, condroblastoma, infecção e gânglio
2	O que a lesão está fazendo com o osso?	Destrutiva	Se uma lesão basicamente elimina o osso, isso implica que a lesão é agressiva e, portanto, provavelmente maligna	Carcinoma metastático de pulmão basicamente elimina o córtex, desestabilizando o osso

(continua)

	Pergunta	Resposta	Relevância clínica	Exemplo
3	O que o osso está fazendo com a lesão?	Nenhuma alteração na morfologia geral	Se a lesão não deforma, distorce ou destrói o osso, isso sugere que a lesão é benigna	Um encondroma é um depósito de cartilagem excêntrico dentro do canal intramedular. Se recoberto, o osso parece normal
		Não está conseguindo contê-la	Se o osso não consegue reagir às ofensivas do tumor, é porque o tumor é agressivo	Osteossarcoma irrompe do osso e eleva o periósteo
		Expandindo e afinando	Se a lesão está crescendo, mas o osso está tentando contê-la, o osso pode parecer expandido e mais fino. Pode se encaixar no diferencial agressivo benigno	Cistos ósseos aneurismáticos, tumores de células gigantes
		Criando uma borda esclerótica ao redor da lesão	Quando o osso forma um rebordo esclerótico ao redor de uma lesão, esta é normalmente benigna	Fibroma não ossificante, gânglio intraósseo
4	O que a lesão está fazendo?	Matriz-cartilagem, osso, tecido fibroso	A matriz que um tumor produz faz parte de sua classificação inerente	Osteoma osteoide formador de osso, osteoblastoma, osteossarcoma

Tabela 33.1 Quatro perguntas a se fazer para avaliar tumores ósseos. (*continuação*)

necessária para manter a saúde dos ossos. O espaço medular também é lar de outras populações de células significativas, como as células-tronco mesenquimais. A homeostase ativa e contínua do osso e seus habitantes intramedulares gera um microambiente rico em fatores de crescimento e moléculas sinalizadoras, tornando-o um terreno ideal para tumores osteofílicos.

No contexto de metástase de neoplasias ósseas, as células tumorais intravasculares são atraídas ao microambiente ósseo tanto porque estão pré-condicionadas à chegada de células tumorais pelos fatores circulantes quanto porque ele é inerentemente atrativo devido às proteínas, às moléculas sinalizadoras e às células nele contidas (Figura 33.1). Esse conceito foi definido pela primeira vez como teoria de "semente e solo" pelo Dr. Stephen Paget, em 1889.[1] Por exemplo, as células-tronco mesenquimais retornam (em parte) à medula óssea devido a uma via de sinalização envolvendo a quimiocina CXCL12 e o receptor CXCR4. Células-tronco mesenquimais intramedulares secretam CXCL12, e as células-tronco circulantes que expressam o receptor correspondente CXCR4 são recrutadas para o espaço medular. Da mesma forma, no contexto de câncer de mama metastático, por exemplo, as células tumorais expressam o receptor CXCR4 e, portanto, podem também ser recrutadas para o espaço medular pela quimiocina CXCL12.[2] Em geral, as moléculas de sinalização celular produzidas no espaço medular são reconhecidas por receptores baseados no tumor e representam um exemplo de como o microambiente ósseo influencia o depósito de tumor. Outros agentes envolvidos no processo de abrigar células tumorais no osso incluem, entre outros, exossomos/oncossomos, moléculas de adesão, plaquetas e células-tronco circulantes.[3]

Uma vez no microambiente ósseo, o que é considerado "círculo vicioso", as células tumorais invadem as células endógenas do osso criando um ambiente que fomente seu próprio crescimento. Normalmente, o equilíbrio de lise e formação óssea no osso é mantido por meio da produção estratégica de proteínas sinalizadoras. Por exemplo, o ativador do receptor do ligante nuclear fator κB (RANKL) é gerado pelos osteoblastos e reconhecido por seu receptor osteoclástico (RANK). Quando lidado, o RANKL estimula a osteoclastogênese.[4] Osteoprotegerina é um receptor chamariz secretado pelos osteoblastos, que inibe a ligação de RANKL e, portanto, a osteoclastogênese.[5] As células tumorais podem atrapalhar a homeostase óssea de várias maneiras. As células tumorais podem estimular diretamente os osteoblastos a gerar RANKL, que é a citocina indutora de osteoclastogênese de maior proeminência.[6,7] Por outro lado, a metaloproteinase 7 da matriz secretada pelo tumor pode dividir a matriz extracelular onde se encontra RANKL ligado e inativo, dessa forma liberando a forma ativa de RANKL.[8] Uma vez iniciada a osteoclastogênese superativa, o crescimento tumoral é alimentado por essa degradação óssea agressiva, que libera uma abundância de fatores de crescimento que podem gerar a proliferação do tumor.

Este capítulo não pretende cobrir todos os aspectos da interação com o microambiente ósseo nativo do tumor. No entanto, é importante uma apreciação dessas complexas relações. As terapias médicas podem objetivar não apenas as células tumorais (a semente) como também o solo – basicamente prevenindo o crescimento tumoral ao tornar o ambiente menos favorável. Em pacientes com metástases ósseas, e até mesmo no contexto de tumores líticos/saturados de osteoclastos benignos, porém localmente agressivos, medicações sistêmicas destinadas a limitar a função osteoclástica já estão sendo utilizadas. O objetivo desses medicamentos é reduzir o número de eventos relacionados ao esqueleto (EREs), incluindo hipercalcemia da malignidade, dor óssea, fraturas patológicas, compressão da medula espinal ou necessidade de radioterapia paliativa.

Terapias medicamentosas

Bisfosfonatos são uma classe de medicamentos que inibem a reabsorção óssea e podem reduzir o número de EREs.[9] Bisfosfonatos que contém nitrogênio se ligam a enzimas importantes da via do mevalonato intracelular e as inibe, dessa forma prevenindo a prenilação e a ativação de pequenos trifosfatos de guanosina que são essenciais para a atividade de reabsorção óssea e para a sobrevivência dos osteoclastos. Os bisfosfonatos são captados apenas por osteoclastos ativos. Ácido zoledrônico (Zometa®) é comumente usado em pacientes oncológicos como uma forma de prevenção de EREs.[10]

Denosumabe (Xgeva®) é um anticorpo monoclonal gerado contra RANKL. Esse medicamento imita a ação natural da osteoprotegerina, que impede que o RANKL se ligue ao RANK, dessa forma prevenindo a maturação dos osteoclastos. Contudo, ele também não bloqueia o ligante indutor de apoptose relacionada ao fator de

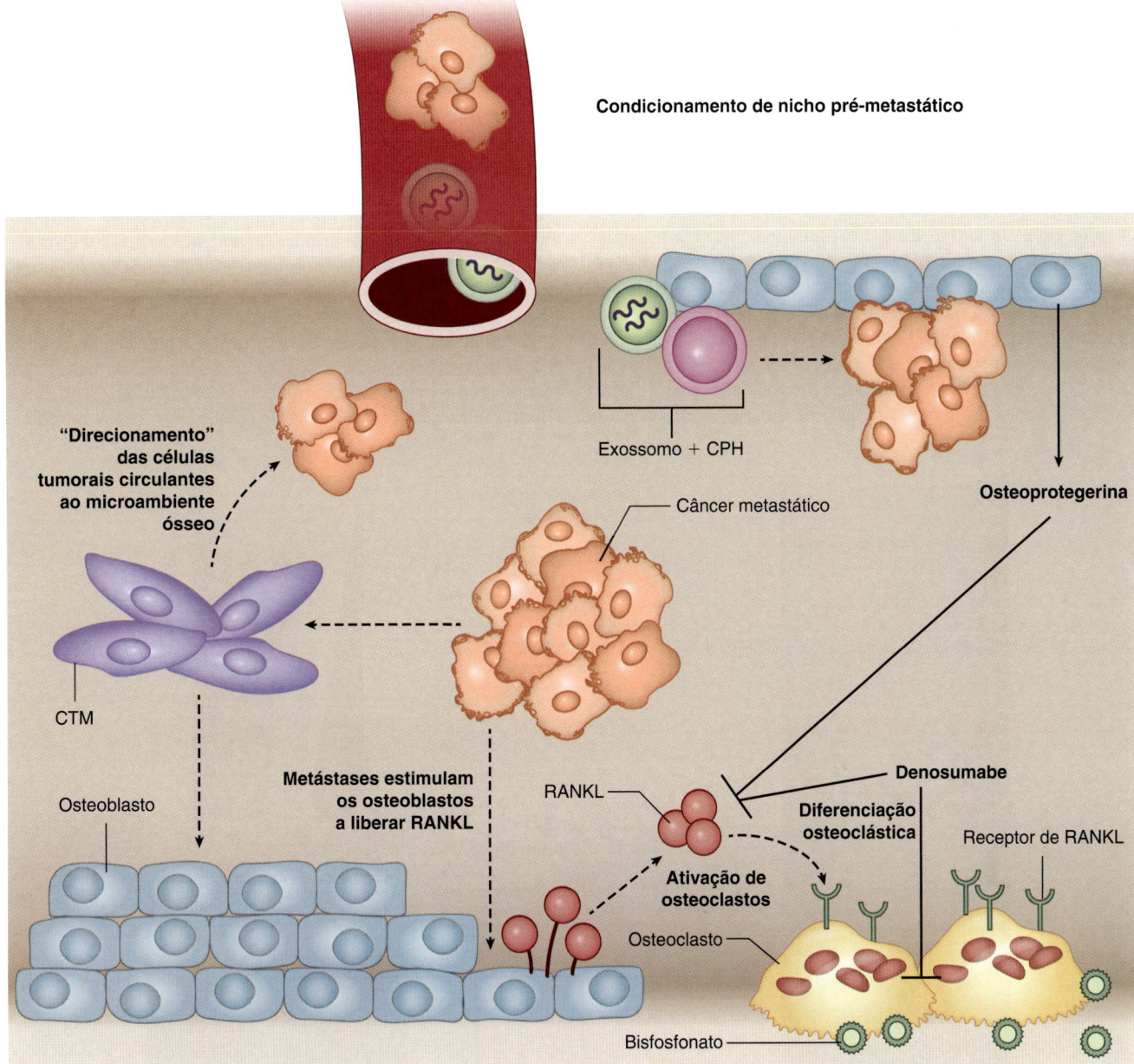

Figura 33.1 Células de câncer metastático circulantes encontram o microambiente ósseo por meio de uma complexa série de passos. Antes de sua chegada, fatores circulantes otimizam o osso (condicionamento de nicho pré-metastático). As células são então recrutadas no osso por moléculas sinalizadoras denominadas quimiocinas (orientação). Uma vez no osso, as células tumorais invadem o metabolismo ósseo normal (círculo vicioso). Terapias médicas usadas no tratamento de cânceres ósseos metastáticos exploram o conhecimento sobre o círculo vicioso. Denosumabe é um anticorpo monoclonal humano que se liga ao ativador do receptor do ligante nuclear fator-κB (*RANKL*) e inibe diretamente a osteoclastogênese. Ácido zoledrônico é um bisfosfonato que é captado e que subsequentemente inibe os osteoclastos ativados. *CPH*, célula progenitora hematopoética; *CTM*, célula-tronco mesenquimal. (Adaptada de Cook LM, Shay G, Araujo A, et al. Integrating new discoveries into the "vicious cycle" paradigm of prostate to bone metastases. *Cancer Metastasis Rev*. 2014;33:511-525.)

necrose tumoral, que é o principal mediador da morte de células tumorais pelas células humanas hospedeiras.[11] Denosumabe inibe o recrutamento, a maturação e o funcionamento dos osteoclastos e, por fim, induz a apoptose dos osteoclastos ativados e, portanto, interrompe a reabsorção óssea.[12] O exame histológico de um osso tratado com denosumabe mostra ausência de osteoclastos.[13] Denosumabe foi comparado ao ácido zoledrônico por meio de um estudo randomizado duplo-cego em homens com câncer de próstata metastático e demonstrou ser mais eficaz na prevenção de EREs do que o ácido zoledrônico.[14] Denosumabe também demonstrou superioridade em relação ao ácido zoledrônico na postergação dos intervalos entre EREs em pacientes com câncer de mama metastático.[15] Embora os estudos mencionados anteriormente sugiram que denosumabe é superior ao ácido zoledrônico no tratamento de lesões ósseas metastáticas no caso de câncer de mama e de próstata, esse medicamento não é universalmente utilizado atualmente para o tratamento de metástases ósseas. O fato provavelmente está relacionado a questões econômicas e de disponibilidade, bem como à necessidade de estudos que avaliem um período mais longo de seguimento e protocolos posológicos ideais.[13]

MACROAMBIENTE ÓSSEO

Tumores primários nos ossos, tanto benignos quanto malignos, tendem a se formar em regiões topográficas específicas do osso (Figura 33.2). O diagnóstico diferencial primário de tumores epifisários inclui tumor de células gigantes, condroblastoma, infecção ou gânglio intraósseo. Condrossarcoma de células claras é uma lesão epifisária menos comum. Lesões diafisárias comuns incluem adamantinoma, sarcoma de Ewing, infecção, osteoma osteoide/osteoblastoma e displasia fibrosa. O osteossarcoma mais comumente se forma na metáfise óssea do fêmur distal, tíbia proximal e úmero proximal. Doença óssea metastática pode ocorrer em todas as regiões do osso, embora certos locais sejam considerados mais típicos de determinados cânceres. Metástases acrais e metástases intracorticais são tipicamente de carcinomas de pulmão. Os locais comuns de tumores, a integridade estrutural e as demandas do osso nessas localizações são fatos importantes a se considerar ao formular planos para biopsia e reconstrução. Por exemplo, biopsia de uma lesão intraóssea da diáfise do fêmur por meio de abordagem transcortical, mesmo com uma agulha de diâmetro grande (biopsia de fragmento com agulha ou *core biopsy*), pode elevar o risco de fratura no local da biopsia (Figura 33.2). Uma alternativa, dependendo da proximidade da lesão em relação ao trocânter maior, é realizar uma biopsia intramedular por um ponto de partida trocantérico maior, utilizando rugina de hipófise para se apoderar de osso intramedular de um local predeterminado (Figura 33.2). Esse ponto de entrada da biopsia, além de não desestabilizar o osso, ainda pode ser ressecado como parte de uma ressecção tumoral ampla, se necessário. De modo alternativo, lesões no *flare* metafisário podem, em geral, ser submetidas a biopsia diretamente, pois o estresse biomecânico nessa área causa um risco muito menor de fratura, mesmo que seja criada uma pequena janela óssea para obtenção de tecido.

A relevância da localização do tumor se reflete nos critérios de Mirels, que permitem uma avaliação mais objetiva do risco de fratura patológica em pacientes com tumores ósseos (Tabela 33.2). Nesse sistema, um escore numérico é designado às lesões metastáticas

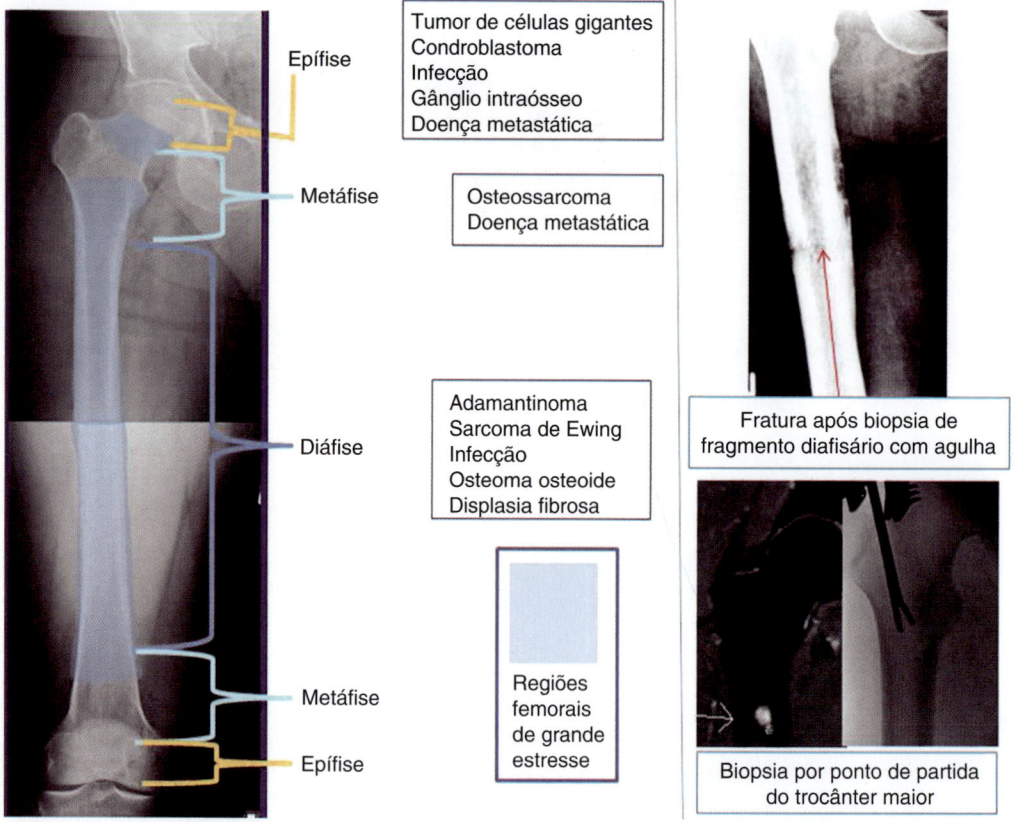

Figura 33.2 A localização dos tumores ajuda a limitar o diagnóstico diferencial. Biopsia em certos locais pode elevar o risco de fratura em ossos longos. Aqui apresentamos um exemplo de fratura criada na diáfise femoral após biopsia de fragmento com agulha. Biopsia através do trocânter maior, um ponto de partida de haste intramedular, é uma opção mais segura em termos biomecânicos.

Tabela 33.2 Sistema de escore de Mirels.

Escore	Local da lesão	Tamanho da lesão	Tipo da lesão	Dor
1	Membro superior	> 1/3 do córtex	Blástica	Leve
2	Membro inferior	1/3 a 2/3 do córtex	Mista	Moderada
3	Trocânter	> 2/3 do córtex	Lítica	Funcional

O sistema de escore de Mirels permite a avaliação do risco de fratura. Há quatro fatores (local, tamanho, tipo da lesão, dor) para os quais se confere uma pontuação numérica de 1 a 3. Os quatro escores são somados. Se o escore total for de mais de 9, é indicada fixação profilática. Um escore de menos de 7 geralmente pode ser tratado com radioterapia e terapias médicas. Apesar da utilidade do sistema de pontuação, os critérios clínicos devem sempre ser levados em consideração para cada paciente específico.[16]

observadas no osso.[16] As lesões são classificadas por local, tamanho e natureza (lítica ou blástica). Com base em um escore total, podem ser feitas recomendações para profilaxia cirúrgica. Esse sistema de classificação/pontuação se destina a auxiliar na tomada de decisão, mas de forma alguma substitui avaliações clínicas considerando cada paciente individualmente. Porém, ele não capta o fato de que lesões em áreas de grande estresse e de sustentação de peso do esqueleto, como o trocânter do fêmur, apresentam maior risco de fratura.

BIOPSIA

Biopsia é uma habilidade cognitiva complexa no esqueleto por dois motivos principais. O primeiro, conforme mencionado anteriormente, é que se deve estar atento a quais abordagens poderiam desestabilizar ainda mais o osso em questão. O segundo é que se deve colocar o trajeto da biopsia em um local que permita a futura ressecção ampla. Especificamente, se for realizado um diagnóstico de malignidade primária, a ressecção ampla deve incluir o trato da biopsia, o qual abriga células malignas. Se houver formação de hematoma significativo após a biopsia óssea, então pode ser necessária uma ressecção maior para obter margens adequadas (Figura 33.3).

Existem diferentes modalidades de biopsia óssea. Punção com agulha fina é raramente usada, a menos que exista um componente de tecido mole extraósseo significativo que esteja acessível ou lise óssea significativa. Biopsia de fragmento com agulha, geralmente realizada com orientação de imagem de tomografia computadorizada (TC), pode ser realizada por meio de córtices intactos (com uso adjuvante de uma combinação de biopsia/sistema de perfuração) ou de áreas de extensão de tecido mole. Biopsia incisional é um procedimento cirúrgico durante o qual uma pequena incisão cuidadosamente planejada é feita em linha com o tumor, em relação às estruturas neurovasculares e à biomecânica óssea. Biopsia aberta permite a aquisição de maior quantidade de tecido em comparação a outras técnicas. Se o córtex estiver intacto, uma broca de alta velocidade é geralmente usada para criar uma janela de diâmetro menor que uma moeda de um centavo no osso.

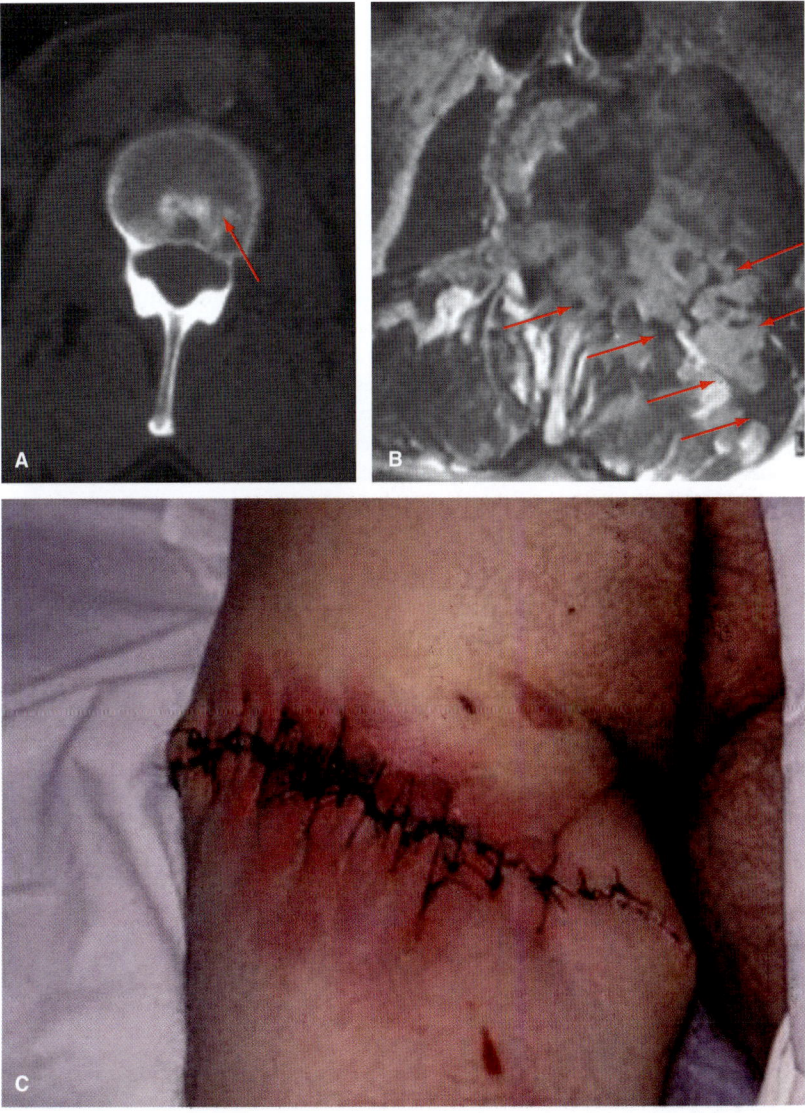

Figura 33.3 Durante o planejamento do local da biopsia, deve-se considerar que o trato da biopsia estará contaminado e, no caso de tumores malignos, necessitará de ressecção. **A.** Um trato de biopsia guiado por tomografia computadorizada é demonstrado pela *seta*. **B.** As *setas* indicam a extensão da recorrência do trato da biopsia. **C.** Excelente exemplo de uma biopsia inadequada, que obrigou a fazer uma amputação desnecessária no paciente. As biopsias devem ser realizadas em linha com a incisão, que poderá ser eventualmente necessária para ressecar um tumor. Todo o trato da biopsia deve ser ressecado. Portanto, a incisão da biopsia é normalmente pequena e estrategicamente posicionada.

Deve-se obter hemostasia meticulosa para prevenir contaminação dos tecidos adjacentes. Em geral, os defeitos criados no componente extraósseo do tecido mole do tumor são preenchidos com Surgicel® e Gelfoam® e então a cápsula do tumor e as camadas superficiais são fechadas meticulosamente. Se tiver havido violação do córtex, geralmente cera para osso ou um pequeno tampão de cimento ósseo é usado para evitar extravasamento intramedular de sangue e tumor no trato da biopsia.

Tratos de biopsia posicionados incorretamente podem alterar a natureza da cirurgia necessária – alterando até mesmo um potencial candidato a cirurgia conservadora de membro em um paciente que necessitará de amputação. O posicionamento e a execução da biopsia são fundamentais. Foi conclusivamente demonstrado em vários estudos que cirurgiões inexperientes nos princípios da oncologia musculoesquelética têm uma taxa de complicação de três a quatro vezes maior devido ao mal posicionamento do local da biopsia.[17-19]

O resultado da biopsia é o fator mais importante para guiar o cuidado do paciente. O tecido obtido permite que se chegue a um diagnóstico e que se crie uma via de tratamento. Assim sendo, quando a biopsia é realizada, é fundamental que o cirurgião tenha um conhecimento básico de como fazer um diagnóstico correto. A verificação de tecido patológico cirúrgico inclui avaliação histológica e imuno-histoquímica. O desafio no cuidado do sarcoma já foi anteriormente a confiabilidade interobservador em relação ao diagnóstico. A patologia molecular dos tumores ósseos – identificação de assinaturas genéticas que se correlacionam com a neoplasia esquelética – permite que se tenha consistência nos diagnósticos e está surgindo como uma poderosa ferramenta no cuidado de pacientes com tumor ósseo. A Tabela 33.3 documenta as mutações patognomônicas associadas a diversos tumores ósseos.[20]

ESTADIAMENTO

Uma parte crucial do planejamento da biopsia inclui conhecimento global da natureza de um tumor – seja ele localizado, seja parte de um processo mais sistêmico. Histórico do paciente e exame físico são partes vitais da avaliação. O exame físico deve incluir exame de mama de acompanhamento ou exame de próstata em pacientes que potencialmente podem estar em processo metastático nos ossos. Uma série de exames radiológicos é então realizada para caracterizar o escopo do processo da doença.

Quando um paciente apresenta uma lesão óssea isolada que pode representar uma malignidade, principalmente sem histórico prévio de câncer, os seguintes exames de imagem ou laboratoriais são geralmente solicitados:

1. Imagem de ressonância magnética (RNM) de todo o osso afetado com contraste – identifica um componente de tecido mole do tumor que, se presente, pode ser mais fácil de coletar para amostra e também ajuda a identificar metástases salteadas.
2. Exame de TC do tórax, abdome e pelve com e sem contraste intravenoso e oral – verificação de carcinomas osteofílicos comuns, incluindo de mama, pulmão, renal, de tireoide e próstata, e também ajuda a determinar se existem metástases de órgãos sólidos.
3. TC com reconstruções bidimensionais do osso afetado – permite um conhecimento tridimensional melhor de como o tumor afetou o osso.
4. Varredura de todos os ossos do corpo – identifica outros possíveis locais ósseos/metástases.
5. Radiografias simples do osso afetado – mostram em que parte do osso o tumor está localizado (epífise, metáfise, diáfise), o que o tumor está fazendo com o osso (lítico, blástico), o que o osso está fazendo com o tumor (contenção *versus* falha de contenção) e a matriz da lesão (osso, cartilagem, fibrosa etc.) (Tabela 33.1).
6. Avaliação laboratorial, incluindo antígeno prostático específico, eletroforese sérica, cálcio para descartar hipercalcemia da malignidade, lactato desidrogenase, fosfatase alcalina, hemograma completo com diferencial, painel metabólico abrangente, taxa de sedimentação e proteína C reativa.

Há dois sistemas de estadiamento principais usados para descrever sarcoma esquelético. No Sistema de Estadiamento da Sociedade de Tumores Musculoesqueléticos, ou sistema Enneking,[21] o estágio I se refere a sarcoma esquelético de baixo grau, o estágio II, a sarcoma esquelético de alto grau e o estágio III representa doença metastática, tanto regional quanto distante. A letra A se refere à localização intracompartimental do tumor, enquanto a letra B, à extensão extracompartimental. Um exemplo de extensão extracompartimental inclui osteossarcoma com massa extraóssea de tecidos moles ou uma fratura patológica por um osteossarcoma, resultando em contaminação do hematoma. O sistema de estadiamento do American Joint Committee on Cancer foi atualizado.[22]

Tabela 33.3 Alterações de DNA em neoplasias esqueléticas.

Tumor	Gene supressor	Oncogene	Translocações	Perda de cromossomo	Ganho de cromossomo	Alteração proteica
Osteossarcoma	RB, p53 INK4A, INK2A	CDK4, FOS, cMYC MDM2, MET		6q, 13q, 15q, 17p, 18q	1q, 5p, 6p, 7q, 8q, 12q, 17p, 19q	
Sarcoma de Ewing	KCMF1	CD99	t(11;22)(q24;q12) EWS-FLI1 t(21;22)(q22;q12) EWS-ERG			
Condrossarcoma		IDH1, IDH2		1p, 5q, 6p, 9p, 14q, 22q	7p, 12q, 21q	
Osteocondroma	EXT1, EXT2					
Encondroma					12q	IHH-PTHrP
Cisto ósseo aneurismático			t(16;17)(q22;p13) CDH11-USP6			
Displasia fibrosa		GNAS1		20q		G_s
Tumor de células gigantes		TPX2 H3F3	Fusões teloméricas	1q	20q	RANKL Histona

G_s, mutação na subunidade alfa da proteína estimuladora G_s que leva à ativação e à produção inadequada de monofosfato cíclico de adesonina (cAMP); *IHH-PTHrP*, proteína relacionada a PHT de *hedgehog* indicano; *RANKL*, receptor ativador do ligante do fator nuclear κB.

Os tumores são descritos por graus (I, baixo; II, alto; III, tumor de qualquer grau com metástase salteada; IV, tumor de qualquer grau com metástase à distância) e tamanho (< 8 cm, A; > 8 cm, B). Os sistemas de estadiamento em geral se destinam a refletir o prognóstico e, dessa maneira, guiar os algoritmos de tratamento.

Enneking também desenvolveu um sistema de estadiamento para tumores ósseos benignos.[23] No sistema de Enneking, os tumores são caracterizados como latentes (1), ativos (2) ou agressivos (3). Tumores benignos agressivos geralmente apresentam risco mais elevado de recidiva local. Embora os tumores benignos agressivos ainda possam ser tecnicamente ressecados de maneira intralesional, a ressecção deve ser meticulosa, geralmente utilizando brocas de alta velocidade e outros adjuvantes. O fator mais importante para a prevenção de recidiva é provavelmente a adequação da ressecção.[24]

RESSECÇÃO ONCOLÓGICA

Há quatro tipos de ressecção oncológica: (1) intralesional, (2) marginal, (3) ampla e (4) radical. O tipo de margem reflete o plano de dissecção cirúrgica em relação ao tumor ou à cápsula do tumor. Ressecções intralesionais consistem na realização de uma incisão na substância tumoral. Ressecções intralesionais em ossos são tipicamente executadas por curetagem ou citorredução. Elas são usadas no contexto de tumores ósseos benignos e de tumores ósseos metastáticos. Ressecções marginais teoricamente consistem na ressecção do tumor ao redor de sua cápsula e, por definição, deixam um pouco da doença microscópica para trás. Ressecções amplas consistem na ressecção do tumor com uma borda de tecido normal em seu redor, que se destina a remover todo o tumor. Ressecções radicais incluem não apenas o tumor e uma borda de tecido normal como também a totalidade do compartimento no qual o tumor se encontra. Ressecções amplas são mais comumente utilizadas no tratamento de sarcomas esqueléticos, ao contrário de ressecções radicais.

RECONSTRUÇÃO ESQUELÉTICA

O tipo de reconstrução necessária geralmente depende do tipo de ressecção indicado e também muito do potencial de reparação do osso. Por exemplo, crianças podem regenerar ossos a uma maior taxa do que os adultos, e, portanto, no contexto de tumores benignos como cisto ósseo aneurismático, enxerto ósseo pode ser utilizado em uma criança, enquanto, em um osso adulto, pode-se usar cimento. Outro fator importante é o impacto pós-tratamento de um tumor ósseo. Por exemplo, uma lesão lítica causada por mieloma múltiplo tem melhor chance de cicatrização após terapias médicas do que uma lesão lítica causada por câncer de pulmão. O potencial de regeneração óssea no local do tumor está de várias formas relacionado ao conteúdo estromal do tumor. Linfoma ósseo é predominantemente celular, enquanto carcinoma de pulmão apresenta um componente estromal significativo. A pegada do tumor não pode ser apagada em tumores excessivamente estromais.

Estabilização esquelética utilizada em ressecções intralesionais

Existem várias formas de estabilização/reconstrução esquelética. Placas e parafusos que atravessam defeitos podem ser usados após curetagem das lesões. A força do osso pode ser aumentada por meio da inserção de polimetilmetacrilato (cimento ósseo) em defeitos esqueléticos junto a placas e parafusos (placa-ponte) (Figura 33.4). Fixação com haste intramedular é uma estratégia comum para profilaxia de lesões diafisárias, principalmente no fêmur (Figura 33.5). No contexto de doença metastática com objetivo de paliação, a estratégia de reconstrução selecionada deve proporcionar estabilidade imediata e potencial de sustentação de peso total sempre que possível.

Reconstrução esquelética utilizada em ressecções amplas

No caso de ressecção ampla (sarcomas esqueléticos), grandes segmentos de osso são ressecados (Figura 33.5 B e C). Nesses casos, a reconstrução geralmente consiste no uso de aloenxertos intercalares ou componentes metálicos, aloenxertos osteoarticulares, compostos de aloenxerto-prótese, artroplastia utilizando megaprótese ou artrodese. Transferência de tecido não vascularizado autólogo, como fíbulas não vascularizadas, também pode ser uma opção. Amputação também é sempre uma alternativa em casos seletos.

Aloenxerto

Quando se identifica que um paciente precisará de um grande volume de aloenxerto, as devidas radiografias-padrão do osso (ou do osso contralateral se houver deformidade excessiva) são obtidas. Bancos de tecidos aprovados extraem materiais com esterilidade meticulosa e então podem avaliar se qualquer aloenxerto cadavérico em estoque corresponde ao osso que está sendo solicitado.[25] Aloenxertos podem ser extraídos com anexos de tecidos moles, e, nesse caso, os tendões do hospedeiro podem ser costurados nos pontos anexos do aloenxerto. Aloenxertos podem ser fortificados com o acréscimo de cimento, se possível, e então fixados no osso nativo utilizando placas e parafusos (Figura 33.6). Aloenxertos são obviamente uma plataforma inviável, e, portanto, a cicatrização final na interface osso nativo-aloenxerto depende de o osso nativo utilizar o aloenxerto como plataforma por meio da qual um novo osso transitório é formado. Aloenxertos intercalares são essencialmente guardadores de lugar ósseos e podem geralmente ser fixados *in situ* com o uso de estabilização intramedular. Aloenxertos osteoarticulares incluem implante de uma nova superfície articular. Em articulações de sustentação de peso, fratura e colapso do aloenxerto osteoarticular são comuns com o tempo. No entanto, especialmente em crianças em fase de crescimento, eles permitem postergar a artroplastia e gerar estoque ósseo adicional.

A forma de reconstrução é geralmente ditada pelas demandas de sustentação de peso do osso em questão. Por exemplo, um aloenxerto osteoarticular é uma boa opção para o úmero proximal – tecnicamente, um membro que não sustenta peso. Um aloenxerto com anexos de tecidos moles permite que os tendões do manguito rotador sejam costurados ao implante, dessa forma potencializando um pouco da mobilidade suplementar. Um aloenxerto osteoarticular no fêmur distal pode ser mais problemático devido às demandas de sustentação de peso. Portanto, artroplastia pode ser preferível.

Artroplastia

Artroplastia é uma estratégia comum de reconstrução utilizada após ressecções de tumores que incluem porções de uma articulação (Figura 33.7). A denominada megaprótese recebe esse nome porque grandes implantes metálicos modulares são combinados para restaurar o comprimento do membro e reparar grandes defeitos ósseos. Essas próteses metálicas são inseridas dentro do osso utilizando cimento ósseo ou encaixadas por pressão no canal de ossos longos. Cimento ósseo oferece estabilidade imediata, porém mais chance de soltura asséptica com o tempo.[26] Hastes de encaixe por pressão exigem crescimento de osso hospedeiro para dentro ou superficial com o tempo ao redor da periferia da haste. No caso do úmero proximal e do fêmur proximal, normalmente não é feita nenhuma repavimentação do acetábulo ou glenoide.

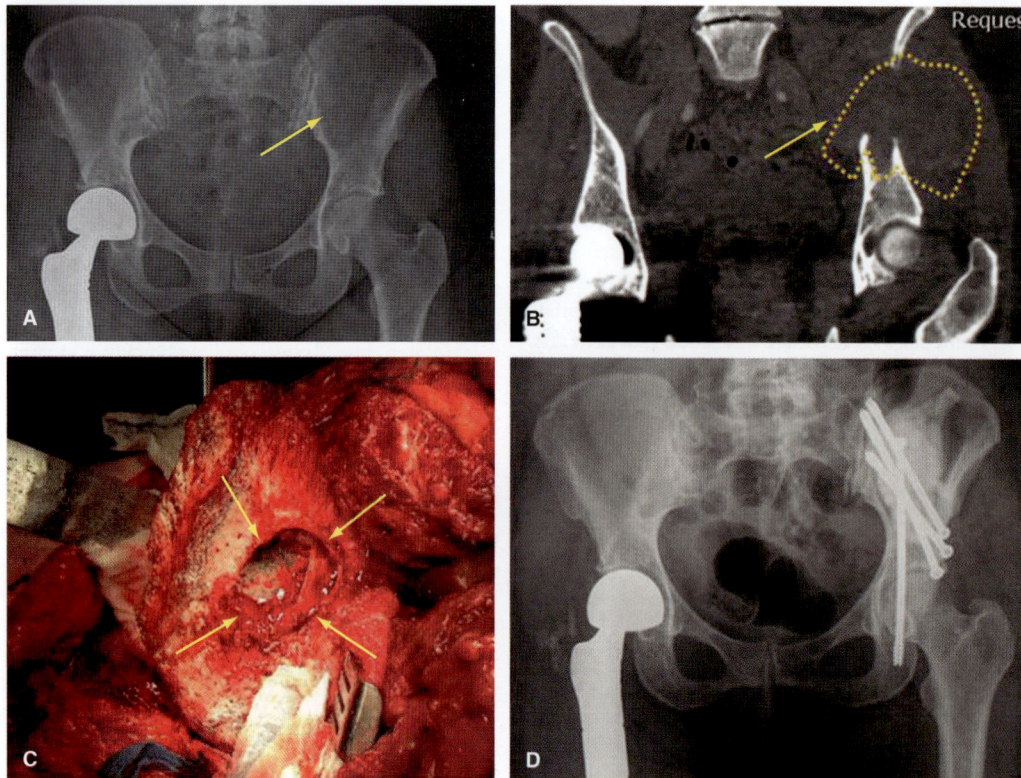

Figura 33.4 A paciente tinha uma lesão metastática prévia no fêmur proximal direito tratada com ressecção do fêmur proximal e megaprótese. Posteriormente, ela desenvolveu uma lesão grande, lítica e dolorosa na asa ilíaca esquerda, que exigiu ressecção intralesional e reconstrução utilizando cimento e parafusos canulados de 7,3 mm. **A.** Radiografia anteroposterior da pelve mostrando o defeito lítico (*seta*). **B.** A imagem da tomografia computadorizada com visualização bidimensional da reconstrução coronal mostra não apenas o defeito ósseo, como também a massa de tecidos moles associada (*seta e linha pontilhada*). **C.** Visualização intraoperatória do defeito ósseo (*setas*). **D.** Pelve anteroposterior pós-operatória.

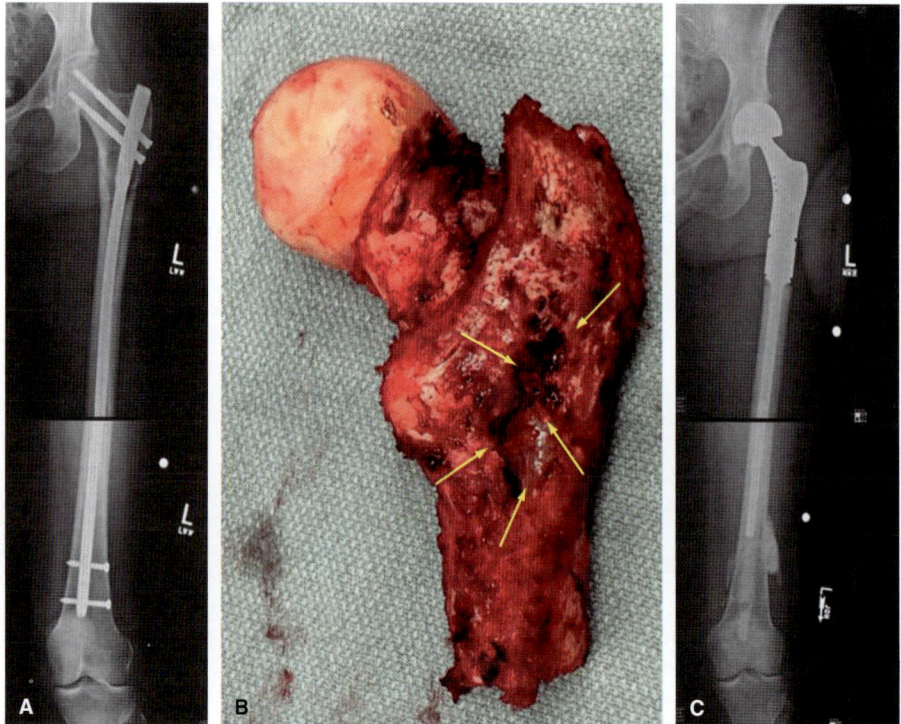

Figura 33.5 Essa paciente foi submetida a estabilização com haste intramedular e radiação paliativa do fêmur esquerdo para tratamento de uma lesão de carcinoma de células renais metastático peritrocantérico. **A.** Apesar da tentativa adequada de estabilização e das terapias adjuvantes, ela tinha dores persistentes. Foi realizada uma ressecção femoral proximal esquerda e inserção de megaprótese de fêmur proximal. **B.** A amostra macroscópica revelou lise óssea persistente (*setas*). **C.** Uma endoprótese femoral proximal com pedúnculo cimentado longo foi utilizada para reconstrução.

Capítulo 33 Tumores Ósseos

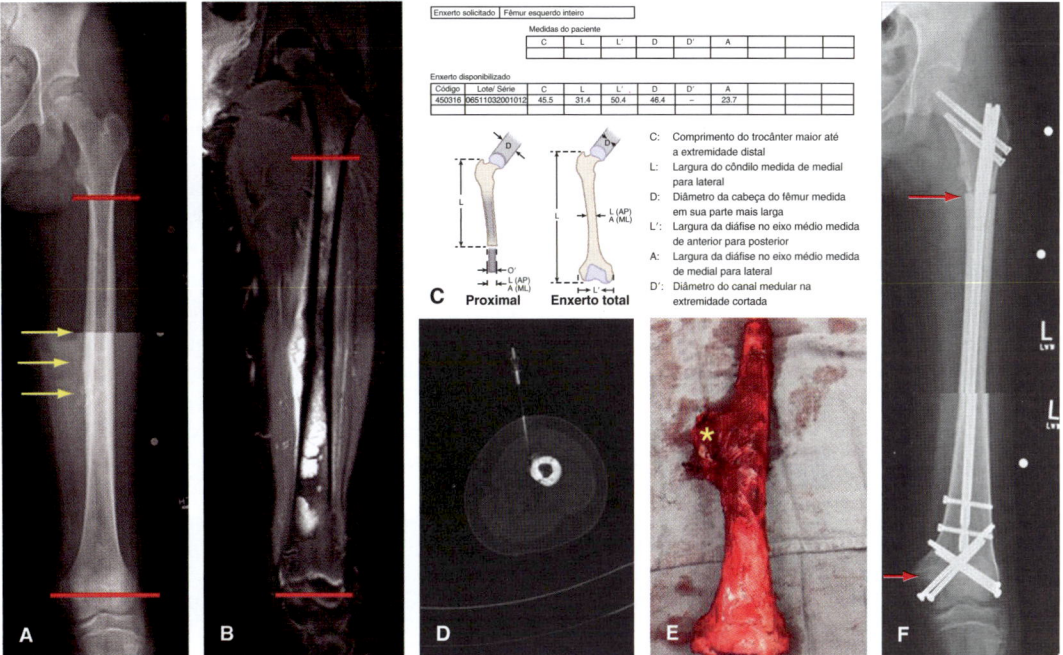

Figura 33.6 Reconstrução com aloenxerto pode ser usada em reconstruções osteoarticulares, intercalares ou de aloenxerto-prótese compostas. Criança de 11 anos de idade com osteossarcoma diafisário femoral esquerdo extenso com múltiplas metástases salteadas. **A.** A radiografia anteroposterior do fêmur demonstra reação periosteal (*setas amarelas*). A ressecção prevista é representada pelas *linhas vermelhas*. **B.** A imagem de ressonância magnética (RM) mostra a extensão do tumor, que não se estende distalmente em relação à fise. A extensão proximal do tumor vai até o aspecto inferior do trocânter menor. A RM permite o planejamento da ressecção femoral intercalar. **C.** Aloenxerto compatível. **D.** Trato da biopsia. **E.** Ressecção realizada com margens livres, incluindo o trato medial da biopsia (*asterisco*). **F.** Radiografia anteroposterior do fêmur após a ressecção. As *setas vermelhas* indicam as interfaces aloenxerto-osso nativo.

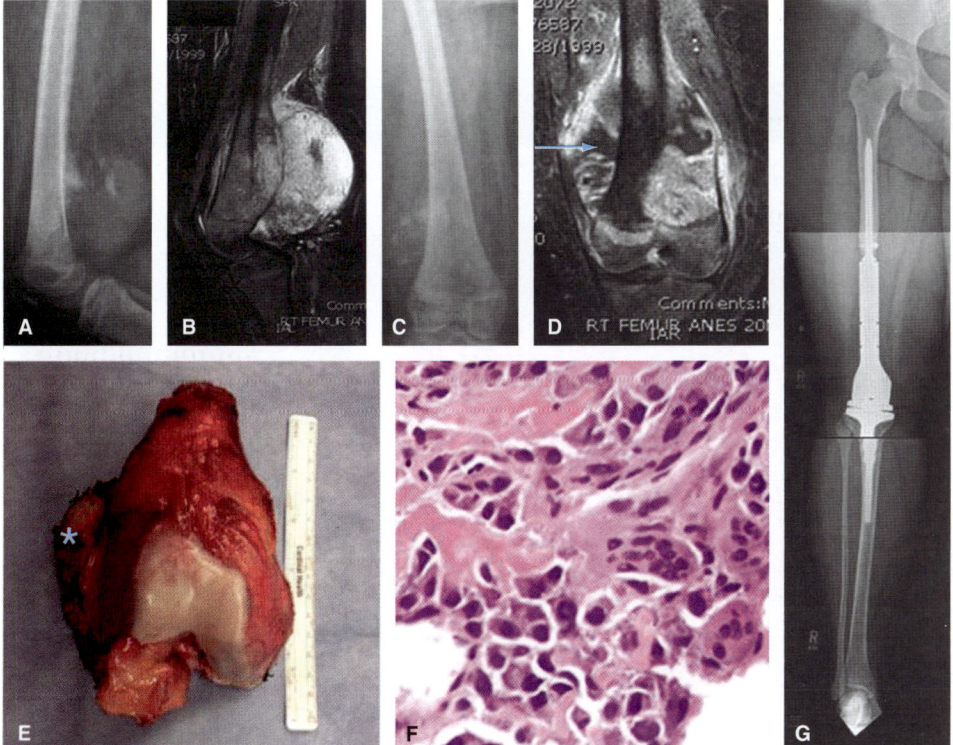

Figura 33.7 Endopróteses são usadas para reconstruir tumores malignos periarticulares. **A.** A radiografia do fêmur distal em plano lateral mostra um tumor ósseo agressivo com grande extensão de tecidos moles. **B.** A Imagem de ressonância magnética (RM) em T2 sagital mostra a verdadeira extensão do envolvimento ósseo e a massa de tecidos moles. **C.** A radiografia anteroposterior do fêmur distal demonstra matriz osteoblástica. **D.** RM em T2 coronal mostra a trajetória planejada da biopsia – lateral para ter acesso à massa de tecido mole (*seta*). **E.** Amostra da ressecção com trato da biopsia (*asterisco*). **F.** A análise histológica mostra células malignas com matriz osteoide de aspecto rendado. **G.** Endoprótese femoral distal direita utilizando fixação por encaixe de pressão no canal femoral.

Para tumores de fêmur distal ou de tíbia proximal, o lado da articulação não afetado pelo tumor necessita de repavimentação para acomodar um mecanismo articulado.

Amputação

Amputação é indicada no contexto de tumores primários quando não se pode obter uma margem adequada com o uso de resgate de membro ou quando o resultado funcional com ele obtido é pior do que o alcançado com a amputação, que pode ser indicada no contexto de cânceres metastáticos ou avançados para fins paliativos.

TUMORES ÓSSEOS BENIGNOS

A incidência de tumores ósseos benignos supera em muito a de sarcomas esqueléticos. De acordo com a experiência clínica dos autores, há pelo menos cinco tumores ósseos para cada neoplasia óssea maligna primária. Cinquenta e quatro por cento dos tumores ósseos benignos são condrogênicos (encondroma ou osteocondroma).[27] A real prevalência desses tumores é desconhecida, pois muitos passam despercebidos e não relatados. Tumores ósseos benignos agressivos, como o tumor de células gigantes e os cistos ósseos aneurismáticos, têm uma taxa de recidiva local de até 30% e necessitam de ressecção intralesional meticulosa utilizando ressecção com broca de alta velocidade e outros adjuvantes.[28]

Encondroma

Encondromas são proliferações benignas de cartilagem hialina normalmente encontrados no esqueleto apendicular, menos provavelmente detectados no esqueleto axial, que são centralizados na metáfise. Eles são normalmente achados acidentais descobertos durante avaliações radiográficas devido a outros sintomas, exceto nas falanges, onde podem causar fratura patológica (Figura 33.8 A).

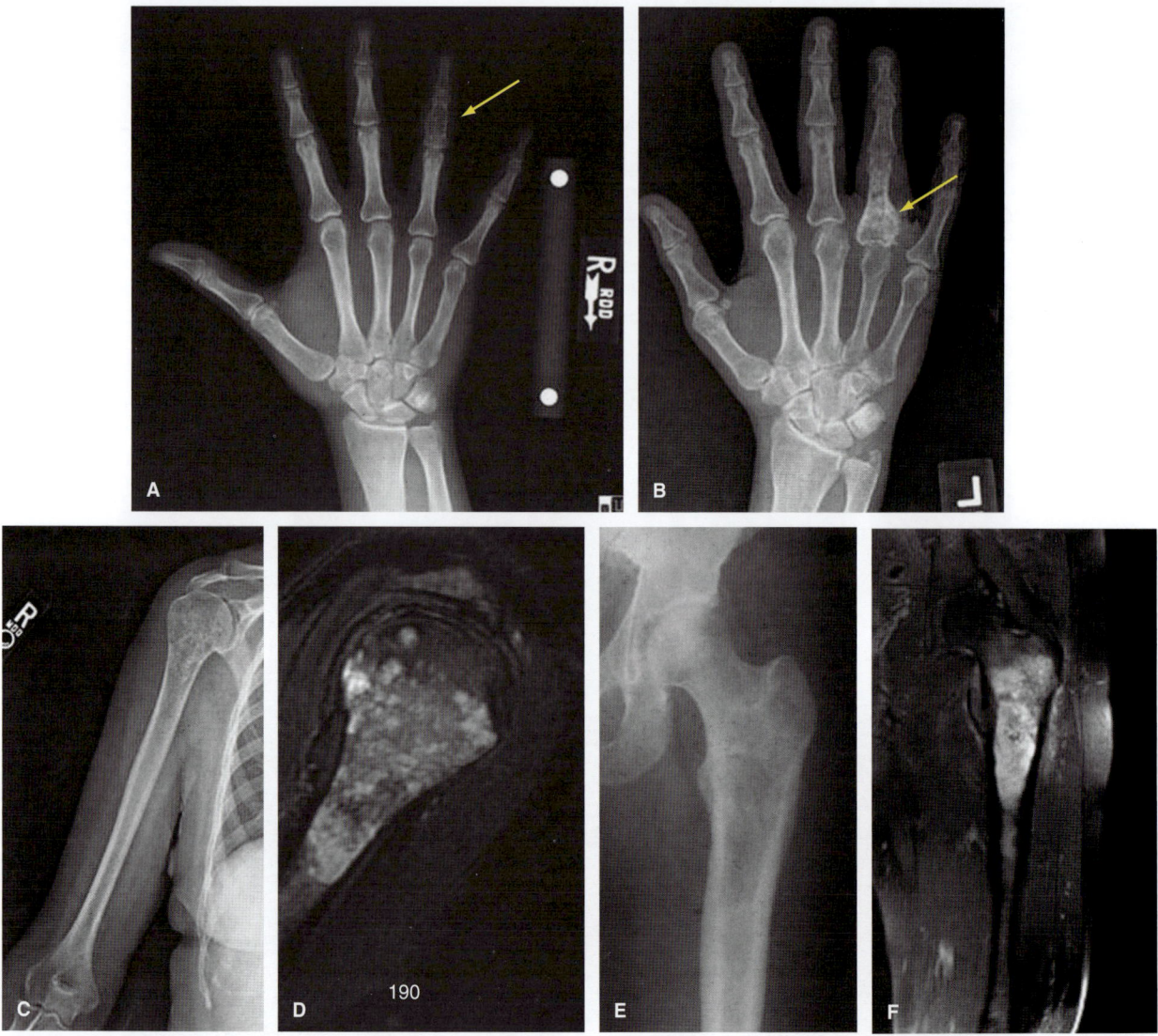

Figura 33.8 O diagnóstico diferencial de lesões de cartilagem depende das informações clínicas e radiográficas. **A.** Lesão expansiva da falange média com calcificação interna com apresentação em fratura patológica é uma apresentação típica de encondroma. **B.** Embora quanto mais distal uma lesão for da cartilagem, menor a probabilidade de que seja maligna, outra paciente apresentou uma lesão de falange proximal agressiva, marcada por dor, reação periosteal e calcificação interna, tendo sido diagnosticada como portadora de condrossarcoma. **C.** A paciente tem uma lesão de cartilagem do úmero proximal com calcificação esperada na radiografia anteroposterior do úmero proximal sem destruição do córtex adjacente. **D.** A lesão é de natureza lobular conforme mostra a RM. A paciente está sendo monitorada radiograficamente. **E.** Em compensação, outro paciente tinha uma lesão de aparência agressiva no fêmur proximal esquerdo, causando distorção óssea, que, na RM, se mostrava associada a edema ósseo adjacente (**F**). O paciente foi diagnosticado com condrossarcoma de alto grau e tratado com ressecção femoral proximal e megaprótese.

Encondromas representam ilhas de cartilagem lobular, que retêm características condroides e continuam a crescer até atingir a maturidade esquelética, momento em que começam a sofrer calcificação. Sua atividade fisiológica prolongada é o motivo pelo qual eles permanecem cintilograficamente ativos décadas mais tarde em uma varredura óssea. Lesões isoladas não causam deformidade progressiva do osso. Transformação maligna é rara.

Contudo, em pacientes com múltiplos encondromas, como na doença de Ollier ou na síndrome de Maffucci (Ollier com hemangiomas subcutâneos), o risco de deformidade óssea progressiva é maior, assim como o de transformação maligna em um condrossarcoma secundário. O interessante é que indivíduos com a síndrome de Maffucci também têm maior risco de desenvolver carcinomas ocultos.[29]

O tratamento de encondromas permanece sendo conservador, e avaliação radiográfica serial é a maneira principal de monitoramento ritmado. Intervenção cirúrgica somente é necessária se houver questão de transformação maligna. Nesse contexto, embora raro, toda a lesão é curetada e submetida a patologia cirúrgica. Lesões de cartilagem têm áreas de heterogeneidade; portanto, no caso de transformação maligna, geralmente somente uma pequena porção da lesão parece maligna. A interpretação histopatológica de lesões de cartilagem depende das informações radiográficas e das informações clínicas. Por exemplo, um encondroma submetido a biopsia do dedo parecerá hipercelular, mas, devido à sua localização, será chamado de encondroma. O mesmo material, porém, se submetido a biopsia da pelve, seria chamado de condrossarcoma de alto grau. O contexto clínico é vital para a avaliação adequada de lesões de cartilagem (Figura 33.8). Se houver dúvida a respeito do diagnóstico de encondroma e for realizada uma biopsia aberta, o ponto de entrada da biopsia, junto à lesão, é geralmente preenchido com cimento ósseo e o osso é estabilizado com placa e parafusos. Enxertia óssea da lesão ressecada também é uma opção. Se as lesões forem denominadas condrossarcoma, então, a depender do grau do tumor, pode ser indicada ressecção adicional ou ressecção ampla.

Osteocondroma

Embora discutido como tumor ósseo benigno, um osteocondroma é mais bem descrito como um hamartoma do osso. Ele se desenvolve a partir do crescimento aberrante de cartilagem e radiograficamente parece uma "projeção óssea coberta de cartilagem na superfície externa do osso", de acordo com a Organização Mundial da Saúde (Figura 33.9). Normalmente detectado na segunda década de vida, apresenta-se como uma massa indolor, ou uma massa associada a dor devido a sintomas mecânicos. Há dois tipos radiográficos distintos de osteocondroma: pediculado e séssil. Em análises de imagens tridimensionais, o componente intramedular de um osteocondroma deve ser confluente com o canal intramedular do osso afetado. A lesão em si é coberta por cartilagem e, portanto, cresce ao longo do desenvolvimento esquelético e para de crescer ao atingir a maturidade esquelética. Se uma lesão continua crescendo após a maturidade esquelética, ou se radiograficamente a capa de cartilagem exceder a espessura de 2 cm após a maturidade esquelética, então há preocupação em relação a possível transformação maligna. A maioria dos osteocondromas é solitária, e, nesses casos, a probabilidade de transformação maligna é de menos de 1%.

No entanto, osteocondromas podem se desenvolver de forma poliostótica – como na exostose osteocondral múltipla hereditária ou na osteocondromatose. A exostose osteocondral múltipla hereditária é uma condição autossômica dominante. Três *loci* separados estão envolvidos em seu desenvolvimento: 1) *EXT1* (8q24.1), 2) *EXT2* (11p11-12) e 3) *EXT3* (19p).[30,31] Crianças acometidas se apresentam com lesões em forma de massa e anomalias de crescimento esquelético, incluindo baixa estatura, discrepâncias de comprimento de membros, deformidade angular dos joelhos e tornozelos, encurvamento radial e desvio do punho e subluxação da articulação radiocapitelar.[32] Nesse cenário, o risco de transformação maligna de um osteocondroma ao longo do tempo varia de 10 a 30%. Osteocondromas que se transformam são chamados de condrossarcomas secundários.

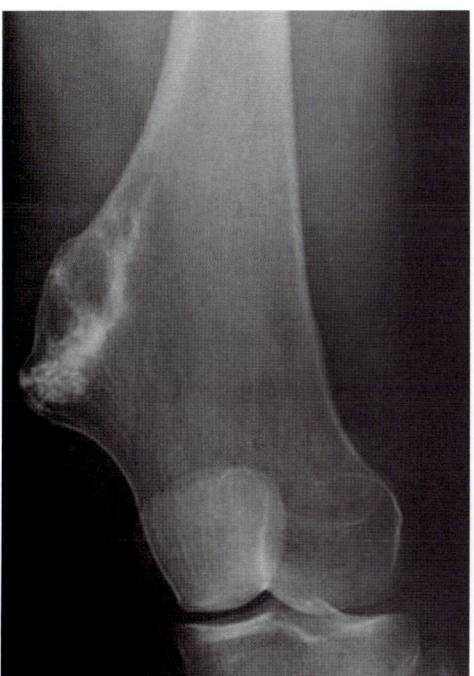 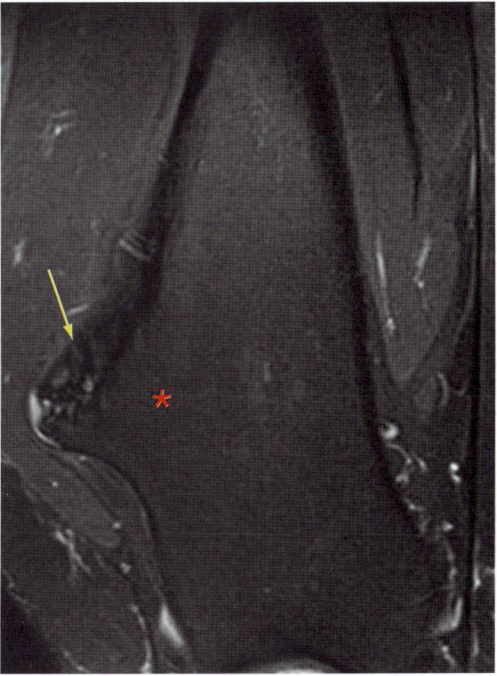

Figura 33.9 Osteocondromas são considerados mais como um crescimento aberrante do que como um tumor. Características típicas em um indivíduo esqueleticamente maduro são pequena capa de cartilagem, de menos de 2 cm (*seta*), e canal intramedular da lesão confluente com o canal intramedular do osso afetado (*asterisco*).

Osteoma osteoide

Osteoma osteoide é um tumor osteoblástico benigno (Figura 33.10). Embora autolimitados, os sintomas gerados por essa lesão de menos de 1 cm de diâmetro podem ser debilitantes. Osteomas osteoides normalmente ocorrem na diáfise de ossos longos, mas podem se dar em qualquer lugar, como nos elementos posteriores da coluna. Osteoblastomas são basicamente osteomas osteoides gigantes que ocorrem principalmente na coluna. Ambas as condições podem levar a escoliose se ocorrerem na coluna – relacionadas a dor e espasmos musculares ou dor articular e derrame simpático se próximas a uma articulação. Radiograficamente, essas lesões apresentam nicho radiolucente, cercado por uma área de osso cortical espessado e esclerose. Na RNM, geralmente há edema extenso ao redor das lesões. O histórico obtido do paciente é clássico, no sentido de que a dor piora à noite e é aliviada com anti-inflamatórios não esteroides. Embora essas lesões autolimitadas possam ser controladas por um período de anos com terapia com anti-inflamatórios não esteroides, somente aguardar e monitorar é inaceitável para a maioria dos pacientes devido aos profundos sintomas associados. O osteoma osteoide pode ser tratado com ablação por radiofrequência utilizando técnicas percutâneas guiadas por TC. Nesse cenário, uma lesão pode ser localizada em três dimensões, submetida a biopsia para obtenção de tecido definitivo para diagnóstico e então submetida a ablação utilizando ondas de rádio de alta frequência que basicamente aquecem o tecido adjacente ao redor da sonda. Em áreas não suscetíveis a ablação por radiofrequência, como as que são subcutâneas demais ou próximas a estruturas vitais como a medula espinal, a ressecção cirúrgica da lesão, incluindo o nicho, ainda é realizada.

Tumor de células gigantes

O tumor de células gigantes, que representa aproximadamente 20% dos tumores ósseos benignos, é o tumor ósseo benigno mais agressivo que existe (Figura 33.11). O tumor de células gigantes ocorre na parte epifisária de um osso longo ou ossos planos como a pelve ou o sacro em indivíduos entre os 20 e os 40 anos de idade. Os pacientes apresentam dor, normalmente resultante de fraturas patológicas subcondrais periarticulares. Além da biopsia eventual para descartar malignidade, a avaliação pré-operatória também inclui imagens do tórax e do local. O manejo cirúrgico exige a exposição do osso afetado e a criação de uma janela óssea grande que permita acesso a toda a cavidade tumoral. As taxas de recidiva

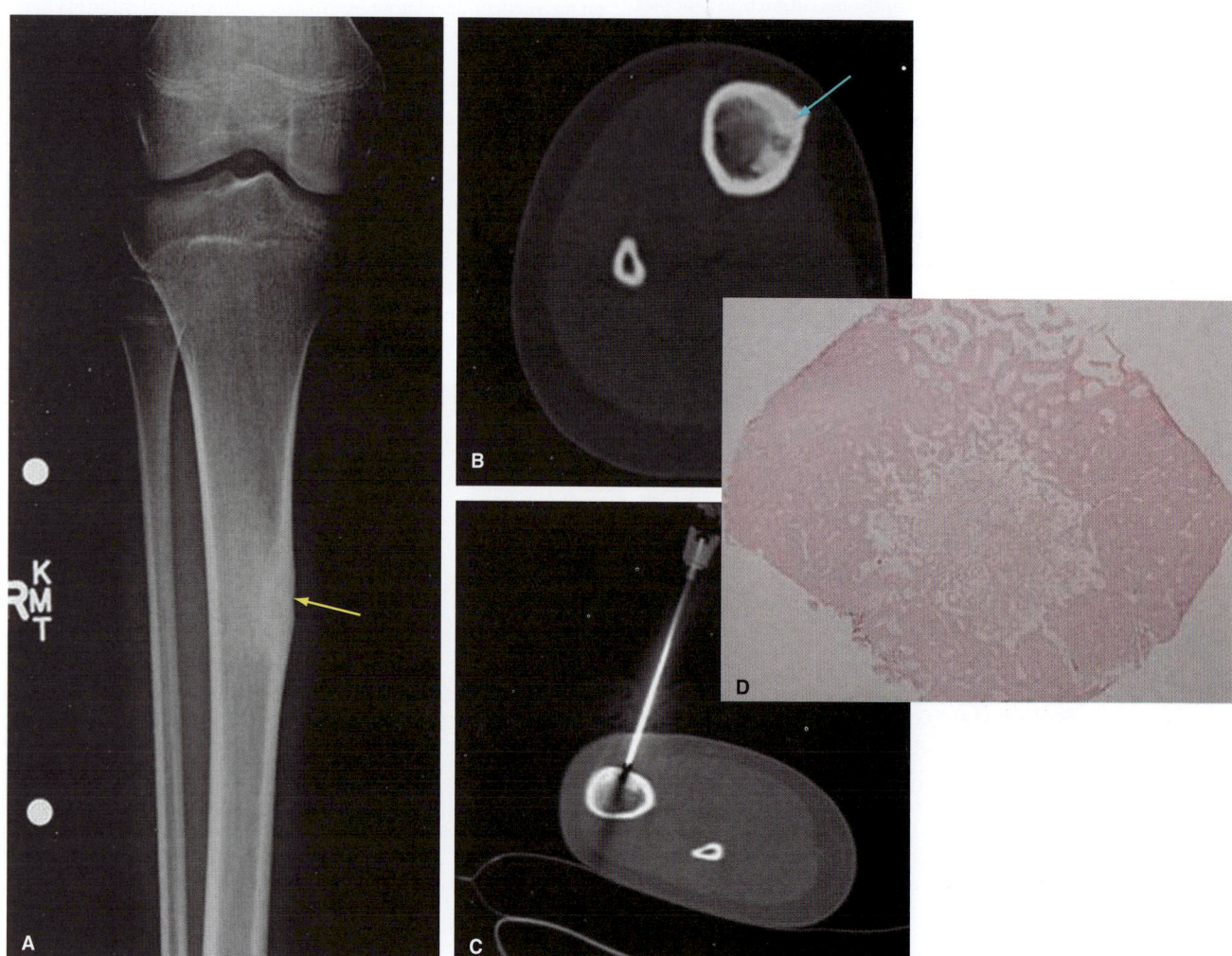

Figura 33.10 Osteomas osteoides são lesões benignas formadoras de osso, que, apesar de seu tamanho pequeno, podem causar dor significativa. **A.** A radiografia anteroposterior da tíbia mostra formação de osso novo e espessamento cortical (*seta*). **B.** A imagem de tomografia computadorizada axial mostra córtex espessado com um nicho central (*seta*). **C.** Nas lesões apropriadas, biopsia guiada por tomografia computadorizada para diagnóstico pode ser seguida por ablação com radiofrequência para tratamento definitivo. **D.** Um osteoma osteoide excisado com nicho vermelho-cereja e osso adjacente.

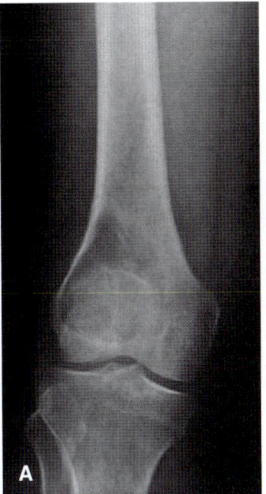 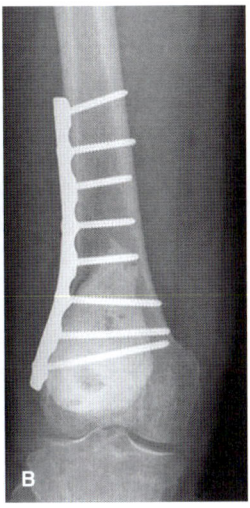 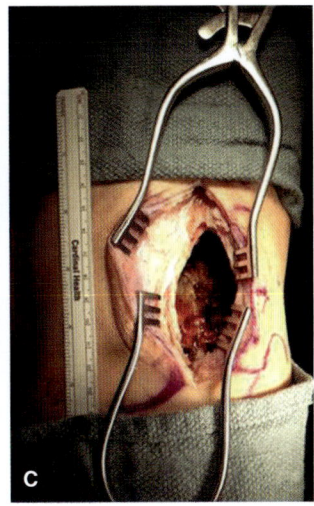 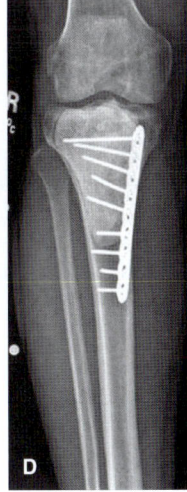

Figura 33.11 Tumores de células gigantes são lesões epifisárias destrutivas que podem causar comprometimento da superfície articular. **A.** Apresentam-se como lesões líticas no osso epifisário como nessa radiografia anteroposterior do fêmur distal. **B.** Ressecção intralesional e tratamento adjuvante são realizados, seguidos por reconstrução usando cimento, placa e parafuso. **C.** Embora sejam usados adjuvantes, a parte mais importante da limitação de recidiva é a realização de ressecção meticulosa. Para cumprir esse objetivo, uma janela óssea geralmente do tamanho da própria lesão deve ser criada, de forma que todos os aspectos da lesão possam ser alcançados. **D.** A reconstrução com cimento permite estabilidade imediata, bem como uma maneira de monitorar radiograficamente sinais de recidiva.

local após o tratamento do tumor de células gigantes em um osso podem ser de até 40% e, portanto, a ressecção deve ser meticulosa e geralmente inclui o uso de adjuvantes. Depois da ressecção macroscópica com o uso de curetagem, uma broca de alta velocidade é usada para ressecar o tumor pelas fossas ósseas características. Adjuvantes adicionais, como cimento ósseo de polimetilmetacrilato, nitrogênio líquido, fenol ou *laser* de argônio, são então usados para tentar diminuir as taxas de recidiva.[28] Por fim, é realizada a estabilização periarticular, normalmente com uma combinação de cimento e ferragens. Nesses casos, enxertia óssea é geralmente inadequada para restaurar a estabilidade. Cimento periarticular oferece estabilidade imediata, mas pode estar associado a danos térmicos na cartilagem articular.[33] Tumores de células gigantes na coluna, sacro e pelve apresentam maiores desafios cirúrgicos. Muitas vezes, é necessária embolização pré-operatória, pois a hemorragia tumoral intraoperatória pode ser significativa caso o tumor tenha um componente de cisto ósseo aneurismático.

Apesar de sua descrição benigna, há episódios de metástases pulmonares de tumores de células gigantes, os quais ocorrem em aproximadamente 1 a 2% dos casos.[34] Neles, o foco metastático no pulmão histopatologicamente não atende ao critério de malignidade, sendo idêntico em aparência ao tumor ósseo benigno no esqueleto. As taxas de sobrevida são de aproximadamente 80% com tratamento agressivo. Os pacientes precisam de seguimento a longo prazo, já que podem se desenvolver recidivas muitos anos depois da cirurgia. Terapias médicas, como bisfosfonatos e anticorpos RANKL monoclonais humanos (denosumabe), podem ser úteis também em tumores de células gigantes refratários.[35,36] Esses medicamentos objetivam o papel dos osteoclastos no desenvolvimento do tumor e reduzem a função destes. Contudo, sua eficácia não é completa, já que o denosumabe não afeta a proliferação de células estromais neoplásicas.[37] O tratamento com radiação pode desempenhar um papel em tumores primários de células gigantes do esqueleto axial ou em tumores refratários recidivantes de células gigantes em um osso longo. Há fortes evidências, no entanto, de que a irradiação de tumores de células gigantes aumenta a probabilidade de transformação maligna em um sarcoma de células gigantes franco décadas depois.[38]

SARCOMAS ESQUELÉTICOS

A Sociedade Americana do Câncer estimou que 3.500 novos casos de cânceres ósseos primários seriam diagnosticados em 2019.[39] Em adultos, 40% dos cânceres primários de ossos são condrossarcomas, 28% são osteossarcomas, 10% são condromas, 8% são sarcomas de Ewings e 4% são sarcomas esqueléticos de ossos não especificados. Em crianças, o osteossarcoma é o tumor ósseo primário mais comum (56%), seguido por sarcoma de Ewing (28%) e condrossarcoma (6%). A incidência de sarcomas esqueléticos é aproximadamente igual entre as populações pediátricas e adultas.

O algoritmo moderno para tratamento de sarcomas ósseos, que inclui quimioterapia neoadjuvante, ressecção cirúrgica ampla e quimioterapia adjuvante, foi uma descoberta insólita nos anos 1970.[40] Naquela época, quimioterapia intensiva era administrada a vários adolescentes com osteossarcoma não metastático das extremidades após biopsia, enquanto eles aguardavam a fabricação de uma endoprótese customizada. Depois de vários meses, o tumor era cirurgicamente removido, e o implante, inserido para preservar o membro. O osso ressecado era então examinado histopatologicamente quanto a evidências do efeito da quimioterapia. Um benefício foi observado na sobrevida de crianças que receberam quimioterapia. Essa observação evoluiu até o algoritmo de tratamento dos dias atuais para sarcoma esquelético, que inclui quimioterapia neoadjuvante, ressecção cirúrgica ampla e subsequente quimioterapia adjuvante.

Ressecções cirúrgicas amplas são obrigatórias em sarcomas esqueléticos. O objetivo cirúrgico é uma taxa de recidiva local de menos de 7%. Estudos iniciais conduzidos por Simon et al.[41] e Link et al.[42] documentaram taxas de recidiva local e sobrevida equivalentes entre resgate de membro e amputação em casos de osteossarcoma femoral distal. As taxas de cura são de aproximadamente 67% para sarcomas de extremidade, enquanto tumores axiais na pelve ou coluna têm um prognóstico menos favorável (33%) para um tipo semelhante de tecido.[43,44]

Foi demonstrado que o resgate de membro é mais efetivo em termos de custo ao longo de décadas do que a amputação imediata na população adolescente.[45] A sobrevida do implante é complicada a curto prazo por infecção (aloenxertos) e a longo prazo por soltura asséptica (metal).[46] As taxas de sobrevida do implante em 10 anos para próteses metálicas variam de 50 a 80% na tíbia proximal, fêmur distal e fêmur proximal, respectivamente.[47] A cicatrização da ferida, principalmente durante o período de administração de quimioterapia, é melhorada com retalhos locais saudáveis. Retalhos rotacionais são geralmente usados ao redor do joelho para melhorar a cobertura da prótese. Por exemplo, em ressecções da tíbia proximal, um retalho de gastrocnêmio medial é necessário para cobrir a prótese e reconstruir o mecanismo extensor.

Osteossarcoma

Osteossarcoma, ou sarcoma osteogênico, é definido como um tumor maligno que produz um osteoide neoplásico. Cartilagem neoplásica ou tecido fibroso podem estar presentes. Há vários tipos de osteossarcoma, que variam em termos de localização (intraósseo, superficial ou extraesquelético), grau ou etiologia. Osteossarcomas espontâneos são mais comuns, mas alguns osteossarcomas ocorrem nas síndromes genéticas de Li-Fraumeni, retinoblastoma hereditário e em cenários pós-radiação. Há uma idade bimodal de ocorrência do tumor. Osteossarcomas convencionais ocorrem nas primeiras duas décadas de vida, enquanto osteossarcomas pós-tratamento ou secundários (transformação maligna), muito tempo depois. A sobrevida é mais bem projetada pelo grau de necrose induzida pela quimioterapia.[48] Osteossarcoma não metastático de extremidades com mais de 90% de necrose induzida por quimioterapia tem taxas de sobrevida de 80% em 5 anos. Osteossarcoma pélvico com menos de 90% de necrose induzida por quimioterapia tem uma taxa de sobrevida de aproximadamente 30%.[43,44]

Sarcoma de Ewing

Sarcoma de Ewing e tumor neuroectodérmico primitivo são malignidades de células pequenas e azuis (aparência microscópica) dos ossos que representam citogeneticamente a mesma entidade. Eles compartilham uma translocação comum, a t(11;22)(q24;q12), em 85% dos casos. A clonagem molecular da translocação revela fusão entre a terminação 5′ do gene *EWS* do cromossomo 22q12 e a terminação 3′ do gene 11q24 *FLI1*.[49] Este tumor é extremamente sensível a tratamento com quimioterapia e radioterapia. Entretanto, nenhuma modalidade isoladamente ou em combinação é suficiente para maximizar a taxa de cura. Extirpação cirúrgica, em conjunto com quimioterapia, é o tratamento preferencial. As opções de reconstrução são as mesmas que para outros sarcomas esqueléticos.

Condrossarcoma

Condrossarcoma é uma neoplasia esquelética maligna que produz cartilagem hialina (Figura 33.8 D1 e D2). Existem vários subtipos patológicos nos quais as células neoplásicas produzem matrizes incomuns. A histopatologia sozinha não prediz o comportamento biológico. Em vez disso, uma combinação de histopatologia, idade, localização e aparência radiográfica produz o melhor preditor de agressividade tumoral. Um tumor de cartilagem de baixo grau da falange pode ter a mesma aparência microscópica que a de um condrossarcoma pélvico. Seria excepcionalmente raro morrer em decorrência de um tumor de cartilagem da falange. No entanto, controle local é notoriamente difícil de ser obtido em condrossarcomas pélvicos, e as taxas de cura a longo prazo necessitam de ressecção massiva. Condrossarcomas secundários ocorrem após transformação maligna de tumores de cartilagem benignos, como encondromas ou osteocondromas.

METÁSTASES ÓSSEAS

Metástases esqueléticas são aproximadamente 500 vezes mais comuns do que os sarcomas esqueléticos; 1,2 milhão de novos casos de carcinoma são diagnosticados todos os anos nos EUA. Os carcinomas osteofílicos mais comuns incluem os carcinomas de próstata, tireoide, mama, pulmão, bexiga e rins.

Conforme as terapias oncológicas melhoram, a prevalência de pacientes que vivem com câncer metastático também aumenta. Fraturas patológicas deslocadas e fraturas patológicas iminentes representam problemas comuns para o oncologista ortopédico. Os testes que devem ser feitos para verificação de carcinoma esquelético metastático de origem primária desconhecida incluem exame físico detalhado, incluindo exame de mamas e próstata. Os exames radiográficos solicitados incluem tomografia computadorizada axial do tórax, abdome e pelve; varredura óssea de reseecção intra; eletroforese de proteína sérica; e ensaio de antígeno prostático específico.[50] Se for estabelecido o diagnóstico de metástase de carcinoma ósseo, então há certas terapias médicas que podem ser usadas para diminuir o número de EREs em um paciente (ou metástases ósseas clinicamente significativas).

Ressecção intralesional após confirmação tecidual do diagnóstico e estabilização das lesões ósseas podem proporcionar excelente paliação dos sintomas e melhora da qualidade de vida. Quando da consideração de estabilização cirúrgica, geralmente é feita profilaxia óssea utilizando implantes metálicos e expansão cimentícia. A radioterapia pós-operatória deve incluir aplicação em todo o osso, de articulação a articulação. Um objetivo cirúrgico de uma taxa de recidiva local de menos de 15% é preferível. Metástases isoladas, como as de carcinoma de células renais ou de melanoma, podem ser tratadas de maneira agressiva se forem de fato isoladas e ocorrerem após um longo hiato (vários anos) do diagnóstico inicial. Curas, nesses casos, não são raras.

Os objetivos reconstrutivos consistem em escolher um implante suficientemente durável para toda a vida do paciente e entender qual capacidade de cicatrização, se houver, o osso pode ter. Uma variedade de técnicas cirúrgicas é usada para reconstruir o esqueleto (Figuras 33.5 e 33.6). Alívio paliativo da dor e maximização da função são os objetivos da cirurgia.

CONCLUSÃO

O manejo de tumores ósseos necessita de *expertise* e conhecimento do microambiente ósseo combinados com o conhecimento da biomecânica óssea macroscópica. Ressecções de tumores no esqueleto exigem planos concomitantes para a sua reconstrução estável. No caso de tumores ósseos primários malignos, estudos demonstram que os pacientes têm melhores resultados quando tratados em estabelecimentos de cuidados terciários especializados em oncologia ortopédica. Em relação ao manejo de malignidades ósseas secundárias, múltiplos fatores – a natureza do tumor, a localização da lesão e as demandas de locais específicos dos ossos – podem afetar as decisões referentes a ressecção e reconstrução. Tumores ósseos benignos geralmente não exigem intervenção cirúrgica, apenas monitoramento. Tumores benignos agressivos podem ser ressacados de maneira intralesional, mas tal ressecção deve ser meticulosa, e os pacientes devem ser acompanhados em relação a evidências de recidiva. Sarcomas esqueléticos são tratados com excisão ampla e reconstrução apropriada. A evolução do conhecimento do microambiente ósseo se traduz em melhores opções farmacêuticas para o tratamento de lesões de tumores ósseos e em uma melhor compreensão das demandas específicas do osso e específicas do tumor na reconstrução tumoral.

Parte 6

Cabeça e Pescoço

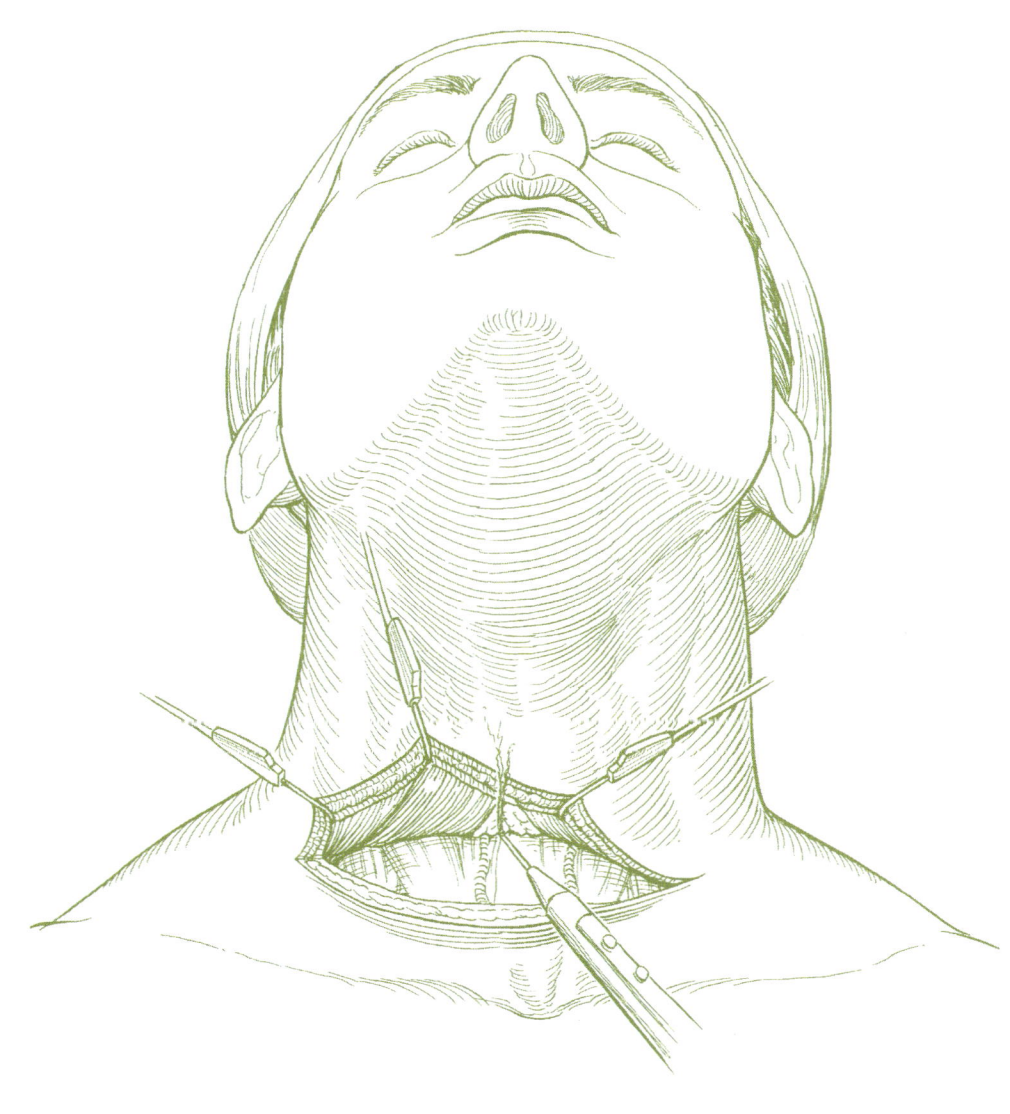

34

Cabeça e Pescoço

Wendell G. Yarbrough, Adam Zanation, Samip Patel, Saral Mehra

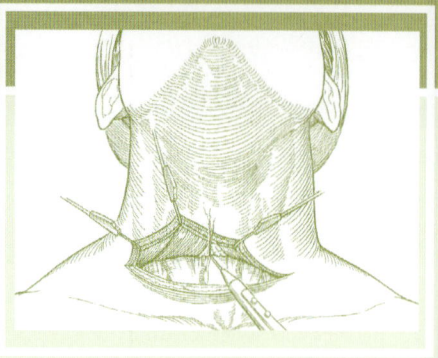

VISÃO GERAL DO CAPÍTULO

Histologia normal
Epidemiologia
Carcinogênese
Estadiamento
Visão clínica
    Avaliação
    Disseminação linfática
    Opções terapêuticas
Locais anatômicos
    Pescoço
    Cavidade oral
    Orofaringe

    Hipofaringe
    Laringe
    Glândulas salivares
    Cavidade nasal
      e seios paranasais
    Nasofaringe
    Orelha e osso temporal
Reconstrução de cabeça e pescoço
    Objetivo reconstrutivo 1: separação do trato aerodigestório superior dos compartimentos estéreis
    Objetivo reconstrutivo 2: otimização da função
    Objetivo reconstrutivo 3: otimização de forma/estética
    Opções reconstrutivas em cirurgia de cabeça e pescoço

▶ Os vídeos deste capítulo se encontram *online* no Ambiente de aprendizagem do GEN.

HISTOLOGIA NORMAL

A histologia normal do trato aerodigestório superior varia de acordo com células, tecidos e funções exigidas de cada local. Uma revisão completa das glândulas tireoide e paratireoide está além do escopo deste capítulo. Define-se que o trato aerodigestório superior começa nas aberturas do nariz e da boca. A forma do vestíbulo nasal é mantida pelas cartilagens septal subjacente, lateral superior e lateral inferior, e é uma estrutura cutânea revestida por epitélio escamoso queratinizado que tem glândulas sebáceas e sudoríferas, além de folículos pilosos. O límen nasal, ou junção mucocutânea, é onde o epitélio muda para um epitélio pseudoestratificado colunar (respiratório) ciliado que reveste o seio e as cavidades nasais, com exceção do epitélio olfatório no teto da cavidade nasal. O epitélio olfatório é um tecido especializado composto por células de sustentação e células neurais olfatórias bipolares com receptores odoríferos nos cílios voltados para a cavidade nasal e axônios que coalescem para formar o nervo olfatório (NC I) e passam pela placa cribriforme na superfície profunda. Assim como a cavidade nasal, os seios paranasais também são revestidos por epitélio respiratório, mas tende a ser mais fino e menos vascular que o da cavidade nasal. O revestimento nasofaríngeo varia de epitélio escamoso a respiratório de maneira inconsistente. A adenoide é um tecido linfoide que contém centros germinativos sem cápsulas ou sinusoides e, como as tonsilas palatinas e linguais, contém um linfoepitélio especializado com membrana basal descontínua e mistura de células estromais, imunes e epiteliais. A cavidade oral é revestida por epitélio escamoso estratificado não queratinizado com glândulas salivares menores em toda a submucosa e dentro do tecido muscular da língua. A cavidade bucal transita para a orofaringe na junção entre os palatos duro e mole e no pilar tonsilar anterior. O anel de Waldeyer é formado por tecidos linfoides das tonsilas palatinas, adenoides, tonsilas linguais e linfáticos submucosos adjacentes. Semelhante às adenoides, as tonsilas palatinas contêm centros germinativos sem cápsulas ou sinusoides, mas, ao contrário das adenoides, as tonsilas apresentam criptas revestidas por epitélio escamoso estratificado com células linfoepiteliais que residem na base das criptas. A junção entre a orofaringe e a hipofaringe é uma linha horizontal na parte superior do osso hioide. A hipofaringe é revestida por epitélio escamoso estratificado não queratinizado. As glândulas seromucosas são encontradas em toda a submucosa da hipofaringe, nos dois terços inferiores da epiglote e no espaço potencial entre as pregas vocais verdadeiras e falsas conhecido como ventrículo. O revestimento da laringe transita do epitélio escamoso estratificado não queratinizado da epiglote e pregas vocais verdadeiras para o epitélio respiratório pseudoestratificado e ciliado da prega vocal falsa, ventrículo e subglote. As cartilagens tireóidea, cricóidea e aritenóidea são compostas por cartilagem hialina, enquanto as cartilagens epiglote, cuneiforme e corniculada são compostas por cartilagem do tipo elástico.

    A orelha externa é uma estrutura cutânea revestida por epitélio escamoso queratinizado e estruturas anexiais associadas. O terço externo do canal auditivo externo é único por conter glândulas apócrinas modificadas que produzem cerume. A orelha média é revestida por epitélio respiratório.

    Numerosas alterações não malignas no epitélio escamoso podem ser observadas no trato aerodigestório superior. *Leucoplasia*, que descreve qualquer lesão de mucosa branca, e *eritroplasia*, que descreve qualquer lesão de mucosa vermelha, são descrições clínicas e não devem ser usadas como termos diagnósticos (Figura 34.1). A *eritroplasia* é mais preocupante do que a leucoplasia, uma vez

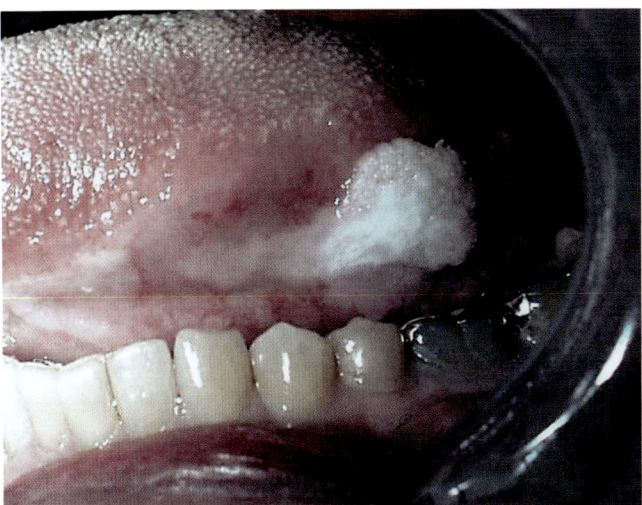

Figura 34.1 Lesão leucoplásica na porção móvel da língua à esquerda. Na biopsia, esta lesão foi determinada como hiperqueratose sem câncer invasivo.

que está mais frequentemente associada a uma lesão maligna subjacente. A *hiperplasia* refere-se ao espessamento do epitélio, enquanto a *paraqueratose* é a presença anormal de núcleos nas camadas de queratina, e a *disqueratose* refere-se a qualquer queratinização anormal das células epiteliais e é encontrada em lesões displásicas.

EPIDEMIOLOGIA

O sistema de estadiamento do American Joint Committee on Cancer (AJCC) divide os locais de malignidade originados no trato aerodigestório superior (ou seja, cabeça e pescoço) em oito locais principais: lábio e cavidade bucal, orofaringe, hipofaringe, laringe, cavidade nasal e seio etmoidal, seio maxilar, glândulas salivares maiores e tireoide.[1] Excluindo glândula salivar e tireoide, esses cânceres historicamente têm sido fortemente associados à exposição à carcinogênese do tabaco. Na última parte do século XX, o papilomavírus humano (HPV) foi identificado como causa de câncer de orofaringe e nasofaringe e, também, está associado a uma parcela dos cânceres nasossinusal e nasofaríngeo. O vírus Epstein-Barr (EBV) é responsável por um subconjunto de cânceres de nasofaringe. Embora ainda exista uma preponderância masculina em dados de doenças malignas do trato aerodigestório associadas ao tabagismo, a proporção entre homens e mulheres vem diminuindo devido à associação direta entre o tabaco como agente causador e o aumento da incidência de mulheres tabagistas. Por motivos que não são totalmente compreendidos, o carcinoma espinocelular de cabeça e pescoço associado ao HPV (CCECP) tem uma preponderância masculina de 4:1.[2] O risco aumentado associado ao abuso combinado de álcool e tabaco é multiplicador. Em 2012, o HPV causou mais cânceres orofaríngeos do que os cânceres de colo do útero e, em 2015, os cânceres orofaríngeos associados ao HPV representaram mais de 40% de todos os cânceres associados ao HPV nos EUA.[2] O câncer de orofaringe associado ao HPV afeta indivíduos mais jovens e não está associado ao uso de álcool ou tabaco.

De acordo com o National Cancer Database, o carcinoma de células escamosas (CCE) é o tumor de cabeça e pescoço mais comum dos principais sítios de cabeça e pescoço (88,9%), o adenocarcinoma é o mais comum das glândulas salivares maiores (56,4%), o CCECP é o mais comum do trato nasossinusal (43,6%) e o linfoma é o mais comum dos sítios classificados como "outros" (82,5%).[4]

CARCINOGÊNESE

A exposição ao tabaco está associada a muitos cânceres humanos e é o principal carcinógeno dose-dependente que causa cânceres de cabeça e pescoço (CCPs) que não estão associados ao HPV. A infecção pelo HPV, atualmente, é a principal causa de carcinoma orofaríngeo nos EUA. As evidências acumuladas exigem que os CCECPs HPV-positivos e HPV-negativos sejam considerados dois cânceres distintos.[5] Os tipos de HPV de alto risco suprimem a apoptose e ativam o crescimento celular por meio de ações dos oncogenes do HPV, E6 e E7. A transformação maligna requer a expressão das proteínas oncogênicas E6 e E7 do HPV que inativam os supressores tumorais p53 e retinoblastoma, respectivamente.[6] E6 liga-se à proteína celular associada a E6 e esse complexo tem como alvo p53 para ubiquitinação e degradação, contribuindo para o crescimento celular desregulado. Da mesma forma, o E7 se associa ao retinoblastoma e tem como alvo o retinoblastoma para a degradação proteassômica.[6]

O Cancer Genome Atlas (TCGA, Atlas Genômico do Câncer) contribuiu imensamente para a compreensão da carcinogênese. Os perfis de mutação foram atribuídos com base no tipo de mutação e a análise de CCPs revelou que existem dois padrões principais. Os CCECPs HPV-negativos estão associados a perfis mutacionais associados a carcinógenos do tabaco e aqueles associados à atividade do polipeptídeo catalítico da enzima de edição de mRNA da apolipoproteína B (APOBEC), enquanto os cânceres HPV-positivos têm perfis mutacionais associados a APOBEC.[7] As APOBECs são enzimas de edição de DNA que desaminação citosina para formar uracila no DNA de fita simples, criando assim uma incompatibilidade de DNA. As APOBECs, sobretudo APOBEC3B, são importantes na imunidade inata, sendo a A3B regulada positivamente em resposta ao HPV, provavelmente contribuindo para níveis mais altos de mutações APOBEC nos CCECPs associados ao HPV. A atividade APOBEC em CCECP HPV-positivo tem sido associada ao aumento da porcentagem de mutações PIK3CA nesses tumores.[8]

Muitos anos depois que Slaughter propôs a cancerização de campo, a base molecular do CCECP começou a ser definida. O ganho e a perda cromossômica foram inicialmente estudados, revelando que a perda de heterozigosidade em 9p21 e 3p21 estava entre os primeiros eventos detectáveis que levam à displasia, com alteração genética adicional em 11q, 13q e 14q associada ao carcinoma *in situ*.[9] A alta taxa de recorrência, em parte, resulta de epitélio de células escamosas histopatologicamente benigno abrigando uma população clonal com alterações genéticas. Pacientes com CCECP têm uma incidência anual de 3 a 7% de lesões secundárias no trato aerodigestório superior, esôfago ou pulmão. Uma segunda lesão primária sincrônica é definida como um tumor detectado dentro de 6 meses do tumor índice. A ocorrência de uma segunda lesão primária mais de 6 meses após a lesão inicial é chamada de metacrônica. Uma segunda primária se desenvolve no trato aerodigestório de 14% dos pacientes com CCECP de cabeça e pescoço ao longo de sua vida, com mais da metade dessas lesões ocorrendo nos primeiros 2 anos do tumor índice.

Muitos estudos individuais identificaram importantes defeitos genéticos que impulsionam o CCECP ou a manutenção do tumor. Esses estudos culminaram em um esforço liderado pelo National Cancer Institute – TCGA – para caracterizar molecularmente mais de 500 CCECPs por meio de sequenciamento de RNA, sequenciamento de exoma inteiro, análise de metilação e análise de proteína de fase reversa. A caracterização TCGA do CCECP identificou claramente que os CCECPs HPV-positivos e os HPV-negativos eram molecularmente distintos. Apesar dessa distinção, muitas alterações no número de cópias foram compartilhadas entre CCECPs HPV-positivos e HPV-negativos, incluindo perdas de 3p e 8p e ganhos de 3q e 8q. Algumas variantes do número de cópias eram exclusivas do CCECP HPV-negativo, como a amplificação de CCND1 (ciclina D1) e perda de CDKN2A (p16INK4a), enquanto a amplificação de FGFR 3 foi observada principalmente no CCECP associado ao HPV. Comparado a muitos outros tipos de tumores, o número de alterações estruturais foi alto no CCECP, com média de 141 amplificações ou deleções e 62 fusões cromossômicas por genoma tumoral. A análise de mutação genética confirmou defeitos em muitos supressores de tumor e oncogenes conhecidos, incluindo p53, CDKN2A, PIK3CA, EGFR e HRAS. Embora o direcionamento de alguns oncogenes frequentemente mutados (MYC, HRAS) e genes supressores de tumor (*TP53*, *CDKN2A*, *NOTCH*) ainda não tenha sido bem-sucedido para CCECP, a mutação combinada e a análise do número de cópias revelaram que vários receptores de tirosinoquinases para os quais existem inibidores (EGFR, FGFR1, ERBB2, IGF1R, FGFR2, FGFR3, MET) foram alterados em cânceres HPV-negativos. Infelizmente, esses potenciais alvos terapêuticos no CCECP não avançaram para uso clínico.

Um novo achado do TCGA foi a identificação de deleções e mutações truncadas do fator 3 associado ao receptor do fator de necrose tumoral (TNF) (TRAF3), que anteriormente era encontrado apenas em malignidades hematológicas. Esses defeitos foram encontrados apenas no CCECP HPV-positivo, e uma análise mais aprofundada dos dados do TCGA revelou que uma parte dos CCECPs HPV-positivos também abrigava defeitos no CYLD (cilindromatose lisina 63 deubiquitinase), com cerca de 30% desses tumores apresentando um defeito em um desses genes. TRAF3 e CYLD compartilham funções comuns para inibir o fator nuclear-κB (NF-κB) e ativar a imunidade inata, e CCECPs HPV-positivos contendo defeitos e TRAF3 ou CYLD tiveram expressão aumentada de genes regulados por NF-κB e regulação negativa de genes imunes.[11] CCECPs com defeitos TRAF3 ou CYLD não tinham HPV integrado e tinham perfis distintos de metilação, expressão gênica de HPV e expressão gênica somática. Curiosamente, nenhum outro tumor sólido carrega níveis tão altos de defeitos de inativação em TRAF3 ou CYLD, exceto o câncer de nasofaringe associado ao EBV.[11] É surpreendente que os cânceres do colo do útero, que também são causados pelo HPV, não abriguem um defeito nesses genes e que as mutações somáticas não sejam amplamente compartilhadas entre o CCECP associado ao HPV e o câncer do colo do útero.[12] As diferenças clínicas entre câncer uterino e cervical e CCECP HPV-positivo são destacadas pela resposta ao tratamento e taxa de cura, que são maiores nos CCPs. Juntos, esses dados sugerem que o câncer do colo do útero e o CCP associado ao HPV são distintos. A alta taxa de HPV epissomal, juntamente com defeitos na imunidade inata encontrados no CCECP, sugere que a integração do HPV, conforme descrito no câncer de colo uterino, não é necessária no CCECP, sugerindo que o HPV pode causar câncer por um mecanismo diferente na orofaringe. Os Centers for Disease Control and Prevention relataram que, em 2012, os CCPs eram mais comuns do que o câncer do colo do útero e eram o câncer associado ao HPV mais comumente relatado nos EUA,[2] destacando que o CCP é um problema de saúde pública a par do câncer do colo do útero.

Alterações no reconhecimento imunológico são comuns em CCECPs HPV-positivos e HPV-negativos com defeitos no antígeno leucocitário humano (HLA)-A/B observados em ambos os tipos de tumor, e está ficando claro que os tumores alteram muitos processos normais para evitar o reconhecimento imunológico. Ao longo dos últimos anos, os medicamentos direcionados ao eixo do receptor de morte celular programada 1 (PD-1)/ligante PD-1 (PDL1) foram aprovados para uso em CCECP recorrente e metastático. As taxas de resposta nesses ensaios iniciais foram de aproximadamente 20% e, de maneira promissora, algumas respostas persistiram por anos. Houve maior taxa de resposta em pacientes com maior porcentagem de células tumorais ou células inflamatórias no tumor que expressavam PDL1. Outros marcadores associados à resposta aos inibidores do eixo PD incluem carga mutacional, infiltrado de células imunes e expressão de neoantígenos.[13] Aproveitar o sistema imunológico para controlar o CCECP tem despertado grande entusiasmo com muitas terapias imunológicas novas e combinadas surgindo e sendo testadas.

A compreensão dos *drivers* mutacionais dos CCECPs HPV-positivo e HPV-negativo, bem como os moduladores do reconhecimento imunológico, oferece uma grande promessa para futuros avanços no tratamento. Atualmente, não temos ferramentas adequadas para combinar tratamentos ideais com o tumor de cada paciente. Essa deficiência destaca a necessidade urgente de identificação de biomarcadores prognósticos confiáveis à medida que avançamos em direção à terapia personalizada do CCECP.

ESTADIAMENTO

O AJCC cria critérios para o estadiamento do tumor com base nas características do tumor primário (T) e metástases linfonodais (N), bem como na presença de metástases à distância (M), cumulativamente TNM. Todos os tumores podem ter estadiamento clínico TNM (cTNM), e cânceres que são tratados cirurgicamente podem ter estadiamento patológico designado pTNM.[1] A classificação T refere-se à extensão do tumor primário e é específica para cada um dos seis locais de origem, com subclassificações dentro de cada local. A classificação N identifica o padrão de disseminação linfática para os linfonodos cervicais. O estadiamento clínico do pescoço é baseado na palpação em busca de linfonodos aumentados e avaliação radiográfica do pescoço. Usando os critérios de tomografia computadorizada (TC) para identificação de metástases nodais, necrose central ou tamanho maior que 1,0 cm (> 1,5 cm para nível II), 7% dos linfonodos patologicamente positivos são classificados erroneamente como negativos com base na imagem de TC, e esses linfonodos menores são mais frequentemente encontrados em pescoços com doença mais extensa. Tomografia por emissão de pósitrons com ^{18}F-fluorodesoxiglicose (^{18}F-FDG PET)/varredura de TC e técnicas avançadas de informática estão sendo exploradas para melhorar a detecção de metástases nodais do CCECP, sobretudo para os pescoços classificados clinicamente como N0 (cN0). A doença metastática é relatada como Mx (não pode ser avaliada), M0 (nenhuma metástase à distância está presente) ou M1 (metástase presente). Os locais mais comuns de disseminação à distância são os pulmões, enquanto as metástases hepáticas, ósseas e cerebrais ocorrem com menos frequência. O risco de metástases à distância depende mais do estadiamento nodal do que do tamanho do tumor primário.

A classificação de metástases nodais para tireoide, nasofaringe, melanoma de mucosa e pele difere consistentemente do CCECP devido às diferenças no comportamento desses tipos distintos de tumores. Até a oitava edição do manual de estadiamento da AJCC, os cânceres HPV-positivos e HPV-negativos usavam critérios idênticos para classificação TNM e tinham a mesma grade de estadiamento. Como reconhecimento de que CCECP HPV-positivo e HPV-negativo são doenças distintas, atualmente há uma classificação T e N distinta na oitava edição do manual de estadiamento AJCC (Figuras 34.2 e 34.3). Pela primeira vez, as classificações patológicas e clínicas T e N do CCECP são baseadas em critérios diferentes (dados não mostrados e Tabelas 34.1 e 34.2). Por fim, os CCECPs HPV-positivos e HPV-negativos têm critérios de estadiamento diferentes, sendo um exemplo que o estágio IV no CCECP HPV-positivo se aplica apenas a pacientes com metástases à distância, enquanto no CCECP HPV-negativo, o estágio IV também abrange todos os pacientes com T4, N2 ou doença N3 (Figuras 34.2 e 34.3).

Na oitava edição do *AJCC Cancer Staging Manual*,[1] foi adicionado um descritor como ECS+ ou ECS−, dependendo da presença ou ausência de disseminação extracapsular nodal (ECS).

Após a ressecção completa da doença primária e nodal, o estadiamento patológico pode ser relatado como pTNM. A classificação patológica T e N permite que a disseminação oculta ou doença microscópica seja considerada e é útil na determinação do prognóstico.

O estadiamento de CCPs muda à medida que identificamos com mais precisão os determinantes do resultado. A oitava edição do *AJCC Cancer Staging Manual* destaca que o sistema de classificação TNM para CCPs está em constante evolução à medida que novas terapias e conhecimentos que afetam os resultados avançam.

Tabela 34.1 Classificação clínica metastática de linfonodos regionais (cN).

Categoria	Descrição	
	HPV-positivo	HPV-negativo
cNX	Linfonodos regionais não avaliados	Linfonodos regionais não avaliados
cN0	Sem linfonodo regional	Sem linfonodo regional
cN1	Linfonodo 1+ ipsilateral, ≤ 6 cm	Linfonodo ipsilateral único, ≤ 3 cm
cN2	Linfonodos bilaterais todos ≤ 6 cm	
cN2a		Linfonodo ipsilateral único > 3 a 6 cm
cN2b		Vários linfonodos ipsilaterais ≤ 6 cm
cN2c		Linfonodos bilaterais/contralaterais com todos ≤ 6 cm
cN3	Qualquer linfonodo > 6 cm	
cN3a		Qualquer linfonodo > 6 cm
cN3b		Qualquer linfonodo mais ENE+

ENE, extensão extranodal; *HPV*, papilomavírus humano.

Tabela 34.2 Classificação metastática patológica de linfonodos regionais (pN).

Categoria	Descrição	
	HPV-positivo	HPV-negativo
pNX	Linfonodos regionais não avaliados	Linfonodos regionais não avaliados
pN0	Sem linfonodo regional	Sem linfonodo regional
pN1	Até quatro linfonodos com metástase	Linfonodo ipsilateral único, ≤ 3 cm
PN2	Cinco ou mais linfonodos com metástase	
pN2a		Linfonodo ipsilateral único > 3 a 6 cm ou linfonodo único ipsilateral ≤ 3 cm, ENE+
pN2b		Vários linfonodos ipsilaterais ≤ 6 cm
PN2c		Linfonodos bilaterais/contralaterais com todos ≤ 6 cm
pN3a		Qualquer linfonodo > 6 cm
pN3b		Qualquer linfonodo não pN1, ENE+

ENE, extensão extranodal; *HPV*, papilomavírus humano.

	N0	N1	N2	N3
T1	I	III		
T2	II		IV-A	IV-B
T3	III			
T4a	IV-A			
T4b	IV-B			
M1	IV-C			

Figura 34.2 Estadiamentos padrão (carcinoma de células escamosas de cabeça e pescoço negativo para papilomavírus humano) patológico e clínico são idênticos.

	pN0	pN1	pN2
pT0			
pT1	I		II
pT2			
pT3		II	III
pT4			
M1	IV		

Figura 34.3 Estadiamento patológico positivo para papilomavírus humano.

VISÃO CLÍNICA
Avaliação

O tratamento adequado do CCP requer avaliação cuidadosa das características do tumor e do paciente, bem como estadiamento clínico e radiográfico preciso. Pacientes com CCP são avaliados inicialmente de maneira semelhante, independentemente do local do tumor. As anamneses dos pacientes concentram-se nas manifestações do tumor, incluindo duração dos sintomas, detecção de massas, localização da dor e presença de dor referida. Atenção especial é dada a dormência, fraqueza dos nervos cranianos, disfagia, odinofagia, rouquidão, comprometimento das vias respiratórias, trismo, obstrução nasal e sangramento. Histórico de uso de álcool e tabaco é pesquisado. O exame ambulatorial inclui inspeção visual direta da cavidade bucal e orofaringe superior, visualização por fibra óptica de nasofaringe, orofaringe inferior, laringe e hipofaringe, bem como palpação de tumores acessíveis e pescoço para detectar potencial disseminação nodal. O examinador deve estar especialmente vigilante para segundos tumores primários e não deve se preocupar com a lesão primária óbvia. TC com contraste e/ou ressonância magnética (RM) de cabeça e pescoço são realizadas para avaliação do tumor e detecção de linfadenopatia clinicamente não detectada. A TC é melhor para avaliar a destruição óssea, enquanto a RM pode determinar o envolvimento dos tecidos moles e a disseminação neural e é excelente na avaliação de tumores dos espaços parotídeo e parafaríngeo. A TC de tórax é realizada para descartar lesões pulmonares sincrônicas, sejam elas secundárias primárias de lesões metastáticas. Alternativamente, a imagem PET ^{18}F-FDG pode ser usada para o estadiamento e detecção de metástases à distância, mas o detalhamento anatômico no local primário e as metástases nodais frequentemente não são adequados para determinar a extensão da disseminação do tumor. Para CCP, excluindo cânceres de tireoide, atualmente não existem marcadores sanguíneos que sejam usados para diagnóstico ou prognóstico de CCP. O DNA circulante do EBV é usado para acompanhar a resposta tumoral para câncer de nasofaringe EBV-positivo e o DNA do HPV está sendo testado como um marcador potencial para seguir a resposta tumoral no CCECP HPV-positivo.

A laringoscopia direta e o exame sob anestesia são comumente realizados como parte da avaliação do CCP. Esses procedimentos permitem ao médico avaliar tumores sem desconforto do paciente e com paralisia muscular que auxilia na detecção de tumores em áreas de difícil palpação ou visualização. O exame sob anestesia melhora a avaliação de orofaringe, hipofaringe e laringe e facilita a obtenção de amostras de biopsia. A confirmação patológica do câncer é obrigatória antes de iniciar o tratamento, mas isso pode ser feito por uma biopsia com congelação durante o mesmo procedimento sob anestésico antes do planejamento de uma ressecção completa. A broncoscopia e a esofagoscopia concomitantes têm sido historicamente recomendadas para a detecção de segundos tumores primários sincrônicos do trato aerodigestório, que ocorrem em 4 a 8% dos pacientes com uma neoplasia maligna de cabeça e pescoço. Com uma TC ou PET normal, a broncoscopia e a esofagoscopia têm um baixo rendimento para descobrir segundos tumores primários, mas são úteis para determinar a disseminação direta do tumor para o esôfago superior, subglote ou traqueia.

Aumentos no CCECP HPV-positivo aumentaram a porção de pacientes que se apresentam sem um sítio primário óbvio. Esses *carcinomas primários desconhecidos* geralmente apresentam câncer nos linfonodos cervicais, mas o local primário não pode ser identificado clínica ou radiograficamente. Como as biopsias excisionais devem ser o último recurso para o diagnóstico de linfonodos cervicais, as punções aspirativas por agulha fina (PAAF) e a citologia podem identificar CCECP em linfonodos cervicais. O teste de HPV de PAAF de linfonodos cervicais pode ser muito útil, tanto para identificação de metástases nodais quando a amostra é acelular quanto para direcionar a busca do sítio primário do câncer, a orofaringe.

Disseminação linfática

As bacias linfáticas cervicais contêm de 50 a 70 linfonodos de cada lado e são divididas em sete níveis (Figuras 34.4 e 34.5).

O nível I é subdividido:

- O nível IA é limitado pelo ventre anterior do músculo digástrico, osso hioide, linha média e mandíbula
- O nível IB é limitado pelos ventres anterior e posterior do músculo digástrico e pela borda inferior da mandíbula. O nível IB contém a glândula submandibular.

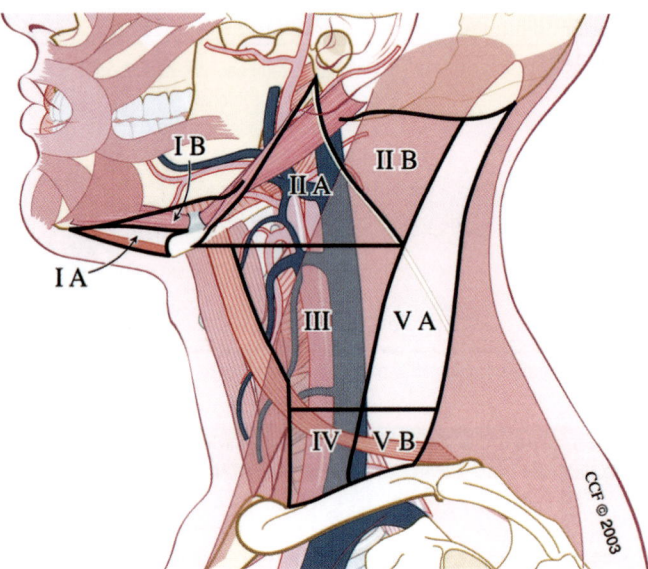

Figura 34.4 Diagrama dos níveis de linfonodo cervical I a V. Nível II é dividido em regiões A e B pelo nervo acessório espinal. (Cortesia Cleveland Clinic Foundation, 2003.)

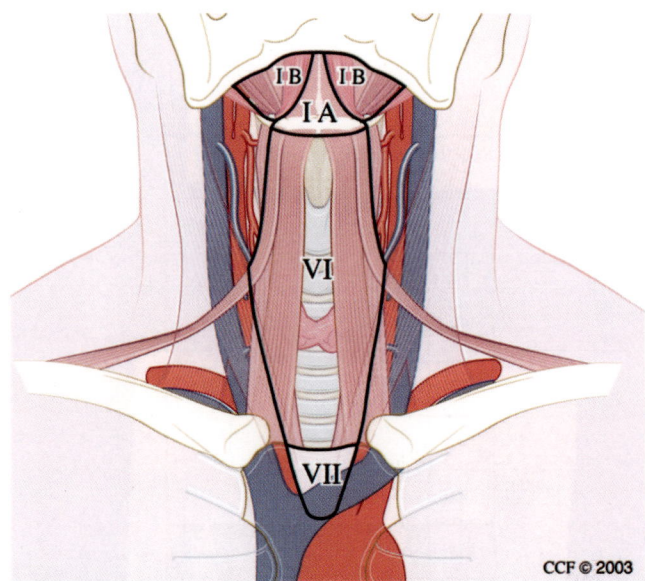

Figura 34.5 Diagrama dos níveis de linfonodo anterior I, VI e VII. Embora grande em área, a maioria dos linfonodos de nível VI estão confinados à região paratraqueal. (Cortesia Cleveland Clinic Foundation, 2003.)

O nível II é limitado superiormente pela base do crânio, anteriormente pelo músculo estilo-hióideo, inferiormente por um plano horizontal que se estende posteriormente a partir do osso hioide e posteriormente pela borda posterior do músculo esternocleidomastóideo. O nível II é ainda subdividido:

- O nível IIA é anterior ao nervo acessório espinal
- O nível IIB, ou o chamado trígono submuscular, é posterior ao nervo.

O nível III começa na borda inferior do nível II e é delimitado pelos músculos da cinta laríngea anteriormente, pela borda posterior do músculo esternocleidomastóideo posteriormente e por um plano horizontal que se estende posteriormente a partir da borda inferior da cartilagem cricóidea.

O nível IV começa na borda inferior do nível III e é limitado anteriormente pelos músculos da cinta, posteriormente pela borda posterior do músculo esternocleidomastóideo e inferiormente pela clavícula.

O nível V é posterior à borda posterior do músculo esternocleidomastóideo, anterior ao músculo trapézio, superior à clavícula e inferior à base do crânio.

O nível VI é limitado pelo osso hioide superiormente, pelas artérias carótidas comuns lateralmente e pelo esterno inferiormente. Embora o nível VI seja grande em área, os poucos linfonodos que ele contém estão principalmente nas regiões paratraqueais próximas à glândula tireoide.

O nível VII (mediastino superior) situa-se entre as artérias carótidas comuns e é superior ao arco aórtico e inferior à borda superior do esterno.

A drenagem linfática geralmente ocorre na direção superior para inferior e segue padrões previsíveis com base no local primário. Tumores primários de lábio e cavidade bucal geralmente metastatizam primeiro para linfonodos nos níveis I, II e III. O lábio superior metastatiza primariamente ipsilateralmente, enquanto o lábio inferior tem drenagem ipsilateral e contralateral. Tumores de orofaringe, hipofaringe e laringe geralmente metastatizam para os níveis ipsilaterais II, III e IV, com exceção da laringe supraglótica e subsítios da base da língua que podem se espalhar bilateralmente. Os tumores da nasofaringe se espalham para os linfonodos retrofaríngeos e parafaríngeos, bem como para os níveis II a V. Outros locais que metastatizam para os linfonodos retrofaríngeos são palato mole, orofaringe posterior e lateral e hipofaringe. Os cânceres de couro cabeludo, orelha e pele da face posterior também podem metastatizar para o nível V. Os tumores de subglote, tireoide, hipofaringe e esôfago cervical se disseminam para os níveis VI e VII.

Opções terapêuticas

As opções terapêuticas para pacientes com CCECP recém-diagnosticados incluem cirurgia, radioterapia, quimioterapia e regimes combinados. Em geral, a doença em estágio inicial (estágio I ou II) é tratada por cirurgia ou radioterapia. A doença em estágio avançado (estágio III ou IV) é mais bem tratada por uma combinação de cirurgia e radioterapia pós-operatória, com quimioterapia e radioterapia concomitantes iniciais, ou todas as três modalidades, dependendo do local da metástase primária, nodal, status de HPV e características histopatológicas do tumor. Como os benefícios e efeitos adversos dos tratamentos variam de acordo com as características do paciente e do tumor, ter uma equipe integrada de especialistas com experiência em cirurgia, radioterapia e quimioterapia é fundamental para alcançar a melhor sobrevida e qualidade de vida.[14] Embora as generalizações da prática atual sejam descritas neste capítulo, elas não devem ser consideradas como uma declaração de que os autores as endossam como padrão de tratamento. A consideração das características individuais do paciente e do tumor por equipes multiespecializadas pode resultar em recomendações personalizadas que variam das generalizações descritas aqui. Devido à amplitude da experiência necessária e à intensidade da terapia, ficou claro que o resultado é melhorado quando os pacientes são tratados em centros que tratam um grande número de pacientes com CCECP de cabeça e pescoço.[14]

Como o maior risco de falha do CCECP de cabeça e pescoço é por recorrência no sítio primário ou nos linfáticos cervicais regionais, as características do tumor primário e das metástases nodais devem ser consideradas para decisões terapêuticas. O pescoço geralmente é tratado quando há linfonodos clinicamente positivos ou o risco histórico de doença oculta em um pescoço N0 se aproxima ou é superior a 20%, com base na localização e classificação da lesão primária. As bacias nodais em risco podem ser tratadas com esvaziamento cervical, radioterapia ou quimioterapia e radioterapia concomitantes. Se a terapia não cirúrgica for recomendada, a adição de quimioterapia à radioterapia é influenciada pelo *status* de HPV do tumor e a classificação T e N com tumores maiores ou doença cervical mais avançada tratada com mais frequência com radioterapia e quimioterapia concomitantes e doença em estágio inicial com T e classificação N baixa mais frequentemente tratada apenas com radioterapia. Para lesões primárias tratadas cirurgicamente, o esvaziamento cervical é comumente realizado se a doença nodal estiver presente ou se o risco histórico de doença nodal oculta se aproximar ou for superior a 20%. Para cânceres orais, a dissecção nodal pode ser recomendada para todos os pacientes ou considerando a profundidade do tumor primário, o que modifica o risco de disseminação nodal.[15,16]

A irradiação de fótons é eficaz para erradicar o CCECP microscópico e é uma alternativa à cirurgia para muitas lesões em estágio inicial e de baixo volume. Subconjuntos de tumores primários da amígdala, base da língua e nasofaringe são responsivos sobretudo à irradiação de fótons, particularmente aqueles dirigidos por vírus oncogênicos. A irradiação de nêutrons e prótons é usada com muito menos frequência em cabeça e pescoço, embora a experiência tenha crescido com seu papel em malignidades das glândulas salivares (irradiação de nêutrons) e cânceres da base do crânio (irradiação de prótons). Os elétrons não são comumente usados na cabeça e pescoço para tumores não cutâneos. Radioterapia de intensidade modulada, que pode reduzir a dosagem de fótons para o tecido normal circundante por meio de planejamento tridimensional (3D) por computador, foi amplamente implementada na cabeça e no pescoço na tentativa de minimizar os efeitos colaterais da radioterapia. A radioterapia não é tão eficaz no tratamento de neoplasias ou tumores de grande volume e baixo grau envolvendo osso ou cartilagem ou nas proximidades da mandíbula.

Um estudo de quimioterapia de referência para CCECP foi o estudo de laringe do Department of Veterans Affairs, publicado em 1991.[17] Este estudo estabeleceu que a resposta à quimioterapia de indução no câncer de laringe pode ser usada para prever a sensibilidade à radiação. Dois terços dos pacientes tratados com quimioterapia de indução conseguiram manter a laringe. Com o resgate cirúrgico usado para falhas de radiação nesse estudo, a sobrevida foi igual entre os pacientes tratados com laringectomia e radioterapia.

Esse sucesso da preservação da laringe por terapia não cirúrgica levou a mais estudos avaliando a quimioterapia e a radiação para o tratamento primário do CCP. A ideia de usar a quimioterapia como sensibilizador de radiação foi testada pelo Radiation Therapy Oncology Group (RTOG) e pelo Head Neck Intergroup no estudo RTOG 91-11. Este estudo descobriu que a preservação de órgãos e o controle locorregional para câncer de laringe em estágio avançado foram melhores com quimioterapia e radiação concomitantes em comparação com a radiação isolada ou o regime de indução usado no estudo de laringe do Veterans Affairs.[18] A superioridade da quimioterapia concomitante à radioterapia em comparação com a quimioterapia de indução seguida pela radioterapia amorteceu o entusiasmo pela terapia de indução, que atualmente está sendo explorada para redução de tumores antes da cirurgia para preservar órgãos vitais. O French Head and Neck Oncology and Radiotherapy Group fortaleceu o argumento da quimioterapia como um sensibilizador de radiação ao descobrir que a quimioterapia concomitante à radioterapia melhorou a sobrevida global e o controle locorregional em comparação com a radioterapia isolada para câncer de orofaringe avançado.[19] Combinados, esses estudos e outros estabeleceram a cisplatina e a radioterapia como uma alternativa à cirurgia, seguida por radioterapia para tratamento primário de CCECP de cabeça e pescoço.

A melhora a curto prazo na sobrevida livre de progressão, controle locorregional e sobrevida global contribuiu para o estabelecimento de quimioterapia concomitante à base de platina com radiação como uma opção terapêutica padrão para terapia de câncer de cabeça e pescoço não tratada anteriormente. Os resultados de 10 anos do estudo RTOG 91-11 revelaram que, embora a quimioterapia concomitante à radioterapia tenha mantido a superioridade para o controle locorregional, a sobrevida global e livre de laringectomia a longo prazo foi melhor para pacientes tratados com quimioterapia de indução seguida de radiação.[20] Da mesma maneira, análises usando bancos de dados de abrangência nacional indicaram que, em relação à terapia não cirúrgica, a laringectomia total melhora a sobrevida para câncer de laringe em estágio avançado. Essas constatações indicam que, no caso de alguns tumores de cabeça e pescoço, quimioterapia e radioterapia concomitantes podem estar associadas a piores resultados devido ao fato de a terapia ser menos adequada ou por conta de mortalidade em longo prazo não relacionada à recorrência do câncer. O equilíbrio entre preservação de órgãos, sobrevivência e efeitos adversos das modalidades terapêuticas é outra razão para a personalização da terapia e apoia ainda mais o modelo de equipe multiprofissional que é empregado em centros de alto volume.

A eficácia da quimioterapia como sensibilizador de radiação para o tratamento primário do CCECP levou aos testes que avaliaram a adição de quimioterapia à radioterapia pós-operatória. Devido ao aumento da morbidade a curto prazo, quimioterapia e radioterapia concomitantes foram reservadas para pacientes pós-operatórios com alto risco de recorrência com base na classificação T e N ou características patológicas ruins, como disseminação perineural, margens positivas ou extensão extracapsular de metástase linfática. O European Organization for Research and Treatment of Cancer (EORTC) Trial 22931 e o RTOG Trial 9501 compararam o tratamento pós-operatório de CCECP em estágio avançado e alto risco com radioterapia isolada ou cisplatina e radioterapia concomitantes. No estudo RTOG, a taxa de controle locorregional de 2 anos foi de 82% no grupo que recebeu quimiorradioterapia *versus* 72% no grupo de radioterapia isolada. A sobrevida livre de doença foi significativamente maior no grupo de pacientes que receberam quimiorradioterapia, embora a sobrevida global não tenha sido significativamente diferente entre os grupos. No estudo EORTC, o controle locorregional, a sobrevida livre de doença e a sobrevida global foram superiores para pacientes tratados com quimioterapia e radioterapia concomitantes no pós-operatório em comparação com a radioterapia isolada. Como esperado, mais toxicidade e morbidade do tratamento foram observadas no grupo de tratamento combinado, e mais indicadores prognósticos para determinar quais pacientes estão em alto risco de falha são necessários para prever quais grupos justificam essa terapia adjuvante mais intensiva.

A terapia padrão para CCECP recorrente ou metastático tem sido quimioterapia citotóxica, e o estudo EXTREME estabeleceu a combinação de cisplatina, 5-fluorouracila e o anticorpo anti-EGFR cetuximabe como o mais eficaz dos regimes citotóxicos.[21] Embora a taxa de resposta do regime EXTREME seja próxima de 40%, a sobrevida global mediana dos pacientes com EXTREME foi de aproximadamente 10 meses e o regime é muito tóxico, com altas porcentagens de pacientes apresentando toxicidades graves. Apesar da atividade razoável, a toxicidade e o aumento relativamente modesto da sobrevida limitaram a adoção do regime EXTREME e levaram os pesquisadores a buscar alternativas. O sucesso da terapia para reativar o sistema imunológico em uma série de tumores sólidos levou a testes de terapia imunológica no CCECP. A inibição do eixo PD-1/PD-L1, que normalmente inibe a resposta imune adaptativa, foi inicialmente testada para terapia de segunda linha de CCECP recorrente/metastático após falha de regimes contendo platina. Nesses ensaios, os anticorpos direcionados ao PD-1 melhoraram a sobrevida global com quase o dobro da taxa de resposta em comparação com um inibidor de EGFR de agente único, metotrexato ou terapia com taxano.[22] Em comparação com outras terapias para CCECP recorrente ou metastático, alguns pacientes tratados com imunoterapia mantiveram o *status* livre de tumor a longo prazo. Infelizmente, a resposta na população de pacientes recorrentes ou metastáticos a esta terapia promissora tem sido baixa, 13 a 20%, indicando que são necessários melhores marcadores prognósticos ou terapias adicionais. Marcadores prognósticos, incluindo infiltrado imunológico, expressão de PD-L1 em células tumorais, expressão de PD-L1 em células imunes infiltrantes de tumor e carga mutacional estão sendo explorados atualmente.

Atualmente, os anticorpos do eixo PD-1 estão sendo testados na terapia de primeira linha para pacientes com carcinoma de cabeça e pescoço recorrente/metastático, tanto como agente único quanto em combinação com quimioterapia citotóxica padrão ou outras terapias. Os resultados iniciais são promissores, com taxas de resposta à imunoterapia ligeiramente inferiores às observadas com EXTREME, mas em pacientes com expressão ainda modesta de PD-L1 em células tumorais ou imunológicas, a sobrevida global foi superior com imunoterapia.[23] Quando os dados são totalmente analisados, a imunoterapia pode se tornar o tratamento de primeira linha preferido para CCECP de cabeça e pescoço recorrente e metastático.

LOCAIS ANATÔMICOS

Pescoço

O pescoço não é um sítio anatômico para tumores primários no trato aerodigestório superior; no entanto, os linfonodos cervicais devem ser tratados se envolvidos por CCP metastático e normalmente são tratados se o risco de linfadenopatia metastática for superior a 20%. O CCECP tem uma propensão relativamente baixa para disseminação metastática à distância, mas comumente se dissemina para os linfonodos dentro das cadeias cervicais anteriores, tornando o tratamento da doença locorregional de extrema importância para a cura. As dissecções cervicais foram categorizadas com base nas estruturas não linfáticas que são removidas e com base nos níveis de linfonodos que são excisados. A dissecção cervical radical (RND) é o procedimento mais abrangente com remoção dos níveis I a V, bem como da veia jugular, músculo esternocleidomastóideo e nervo acessório espinal (nervo craniano XI). As dissecções cervicais laterais removem o tecido linfático dos níveis II a IV, enquanto o tecido linfático excisado com a dissecção cervical supraomo-hióidea é limitado aos níveis I a III. O pescoço anterior é uma área compacta repleta de nervos somáticos e cranianos, vasos nomeados e não nomeados, linfáticos incluindo o ducto torácico especializado, glândulas salivares, órgãos endócrinos e estruturas dos tratos respiratório, digestivo e aerodigestório combinado. A excisão de linfonodos cervicais requer a identificação de muitos nervos, vasos e outras estruturas que podem e devem ser preservadas, a menos que as características do tumor exijam sua remoção.

A RND foi atribuída a Crile em 1906 e, por muitos anos, foi a única técnica descrita para remoção oncológica de metástases nodais (Figura 34.6). Todas as modificações do esvaziamento cervical são descritas em relação à RND padrão, que remove os níveis linfonodais I a V e o músculo esternocleidomastóideo, a veia jugular interna, o XI nervo craniano, o plexo cervical e a glândula submandibular. A preservação do músculo esternocleidomastóideo, veia jugular interna ou nervo craniano XI em qualquer combinação é denominada como uma RND modificada e as estruturas preservadas são especificadas para nomenclatura. Uma dissecção cervical modificada também pode ser denominada como esvaziamento cervical de Bocca, em homenagem ao cirurgião que demonstrou que não apenas a RND modificada é tão eficaz no controle da doença cervical quanto a RND, mas também os resultados funcionais dos pacientes após a RND modificada são superiores aos resultados funcionais após a RND.[24] Embora a ressecção do músculo esternocleidomastóideo ou de uma veia jugular interna seja relativamente não mórbida, a perda do nervo craniano XI deixa um músculo trapézio desnervado, o que pode causar um ombro congelado crônico doloroso; no entanto, a fisioterapia pode prevenir ou limitar a dor e maximizar a mobilidade. A documentação de que o controle do tumor era equivalente à RND modificada, poupando estruturas não envolvidas no pescoço, levou a uma adoção mais ampla de RND modificada e dissecções cervicais seletivas para CCP.

A dissecção cervical seletiva é um esvaziamento cervical que preserva qualquer nível (I-V) e baseia-se no reconhecimento dos padrões de disseminação metastática regional para os linfáticos cervicais. Os cânceres da cavidade oral provavelmente envolvem os níveis I a III, enquanto os de faringe e laringe provavelmente envolvem os níveis II a IV. Os esvaziamentos cervicais seletivos são frequentemente usados para pescoços clinicamente negativos (cN0) para poupar grupos de linfonodos com menos de 20% de chance de estarem envolvidos com doença metastática. Radioterapia cervical pós-operatória ou quimioterapia concomitante com radioterapia podem ser adicionadas com base no estadiamento patológico dos linfonodos excisados removidos durante a dissecção cervical seletiva. O movimento em direção a cirurgias mínimas para pescoços clinicamente negativos (cN0) progrediu para a exploração da biopsia do linfonodo sentinela, que tenta prever o estado da doença do pescoço com base em remoção e exame patológico do primeiro escalão de linfonodos de drenagem tumoral. Embora a biopsia do linfonodo sentinela tenha sido amplamente utilizada para o melanoma, seu uso no CCECP tem sido dificultado por questões técnicas, incluindo dificuldades com a injeção do sítio primário e proximidade do câncer primário aos linfonodos de interesse. Um estudo do American College of Surgeons Oncology Group examinou os estágios I e II de CCEs orais, com achados de que a biopsia do linfonodo sentinela e o exame patológico aprimorado dos linfonodos sentinela de pescoços N0 previram corretamente metástase cervical patologicamente negativa em 96% dos pacientes.[25] A tecnologia para linfonodos sentinela continua avançando, com detecção mais específica agora sendo explorada no CCECP.

O pescoço é o local de metástases do CCECP e é anatomicamente complexo, com muitas estruturas críticas. As dissecções do pescoço são usadas para eliminar a doença nodal ou para estadiar o pescoço para determinar se o tratamento pós-operatório for necessário. Se o pescoço não contiver doença metastática ou apenas um único linfonodo cervical estiver envolvido e se não houver características de mau prognóstico, o paciente pode ser poupado da terapia pós-operatória.

Cavidade oral

Existem muitas doenças da cavidade oral e uma série de doenças sistêmicas podem se manifestar com lesões na cavidade oral. Lesões orais persistentes devem ser adequadamente avaliadas com anamnese, possível biopsia e/ou acompanhamento para avaliar lesões orais pré-malignas ou malignas. Lesões que vêm e vão, ou se deslocam para locais diferentes, são menos preocupantes para o câncer. A biopsia para estabelecer um diagnóstico deve ser realizada com uma pequena pinça no consultório, punção ou biopsia incisional, para permitir a investigação adequada se o carcinoma for identificado. A leucoplasia oral é uma mancha branca na cavidade oral que tem um risco baixo, mas clinicamente significativo, de ser câncer ou progredir para câncer. O risco de uma lesão vermelha (eritroplasia) na boca ser maligna é maior em comparação a leucoplasia.[26]

As lesões da mucosa da cavidade oral podem ser diagnosticadas na biopsia como displasia, que é um diagnóstico histopatológico baseado em uma série de alterações arquitetônicas e celulares. A classificação da displasia inclui leve, moderada, grave e carcinoma *in situ*. Displasia grave e carcinoma *in situ* são lesões pré-malignas e tratadas de modo semelhante por excisão cirúrgica completa, enquanto displasia leve e moderada pode ser observada ou excisada. Existem várias lesões da mucosa oral que podem parecer carcinoma, mas são autolimitadas ou tratadas clinicamente, como líquen plano, glossite da linha média, hiperplasia pseudoepiteliomatosa e sialometaplasia necrosante.

Além do epitélio escamoso estratificado que reveste a cavidade oral, a boca tem cerca de 1.000 glândulas salivares menores submucosas, duas glândulas salivares sublinguais, ossos, dentes e estruturas neurovasculares, todas as quais podem levar a patologias congênitas, infecciosas, inflamatórias e neoplásicas. Exemplos de algumas lesões raras, mas destrutivas ou deformantes da cavidade oral que devem ser distinguidas do câncer da cavidade oral incluem malformações linfovasculares (Figura 34.7), tumores de células

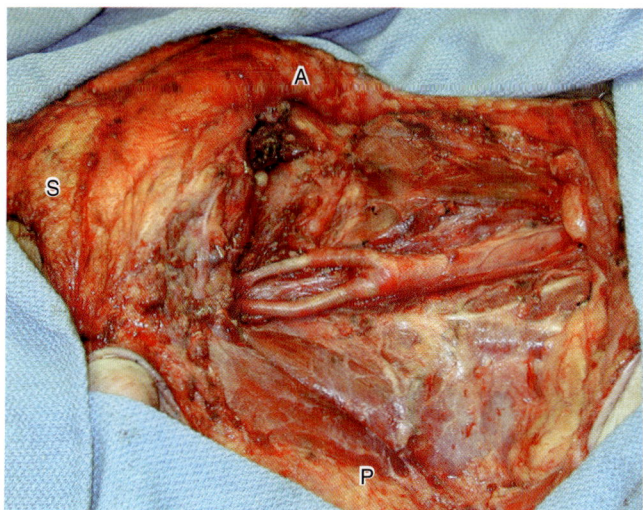

Figura 34.6 Aparência adequada do pescoço direito após uma dissecção radical do pescoço. Além de todo o tecido linfático, foram ressecadas as três estruturas da veia jugular interna, músculo esternocleidomastóideo e nervo acessório espinal. *A*, anterior; *P*, posterior; *S*, superior.

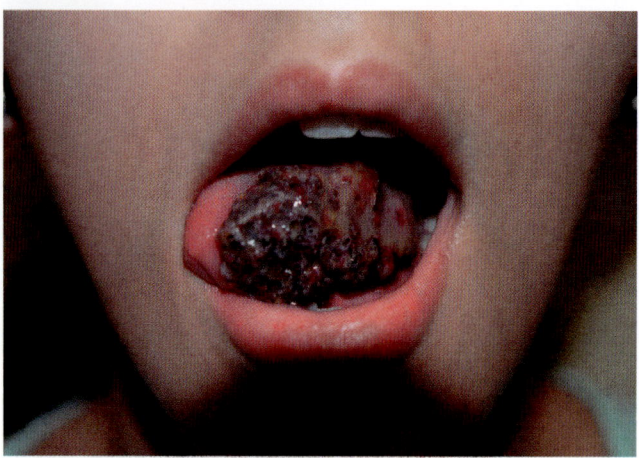

Figura 34.7 Malformação vascular da língua.

granulares (sendo a língua o local mais comum), hemangiomas, neuromas, neurofibromas e leiomiomas. Há também vários tumores e cistos ósseos ou dentários benignos, como ameloblastoma, tumor odontogênico ceratocístico e cisto dentígero, que são tratados cirurgicamente por curetagem ou ressecção segmentar mandibular ou maxilar, dependendo de vários fatores.

Malignidade da cavidade oral

A cavidade oral é o local mais comum de tumores malignos de cabeça e pescoço, e mais de 90% dos cânceres de cavidade oral são CCEs. Tipos adicionais de malignidades incluem glândula salivar menor, melanoma da mucosa, sarcomas (incluindo sarcoma de Kaposi) e linfoma. Os fatores de risco específicos para o câncer de células escamosas da cavidade oral incluem produtos de tabaco, álcool, noz-de-areca (também conhecida como noz-de-bétel) e (para câncer de lábio) exposição à luz ultravioleta. A predisposição familiar para CCECP, incluindo câncer de cavidade oral, ocorre em pacientes com mutações CDKN2A (p16^{INK4a}) que também são predispostos ao melanoma e em pacientes com anemia de Fanconi, que são aproximadamente 700 vezes mais propensos a desenvolver CCECP e podem fazê-lo em uma idade mais jovem.[27,28]

O estadiamento do câncer de cavidade oral é baseado no tamanho do tumor e na profundidade de invasão (DOI) além da membrana basal: T1, menor que 2 cm e DOI menor que 5 mm; T2, 2 a 4 cm e DOI menor que 10 mm ou menor que 2 cm e DOI 5 a 10 mm; T3, maior que 4 cm ou qualquer tamanho de DOI superior a 10 mm; T4a, invadindo estruturas adjacentes, como osso da mandíbula/maxila (erosão superficial isolada do osso ou alvéolo dentário por tumor primário gengival não conta como invasão óssea), músculo profundo da língua ou pele facial; e T4b, invadindo o espaço mastigador, placas pterigoides, base do crânio, envolve a artéria carótida interna. Para câncer de lábio, T4a é definido como invasão pelo osso cortical e envolvimento do nervo alveolar inferior, assoalho da boca ou pele da face.[1] As malignidades das glândulas salivares menores são estadiadas de acordo com o local de origem do tumor.

Tratamento do câncer de cavidade bucal

A cirurgia inicial continua sendo o tratamento inicial preferencial para o carcinoma da cavidade oral.[29] A cirurgia para malignidade da cavidade oral deve incluir ampla ressecção local do tumor primário com margens negativas. Na maioria dos casos, margens positivas na cavidade oral na patologia final devem ser ressecadas novamente, se possível. A cirurgia reconstrutiva deve ser parte integrante da decisão do tratamento, pois a maioria dos tumores da cavidade oral é ressecável, com resultado funcional e estético adequado se todas as opções reconstrutivas forem consideradas.

O manejo do pescoço para câncer de cavidade oral depende da presença ou risco de metástases regionais; em geral, para CCE de cavidade oral em estágio inicial, quando o DOI é maior que 3 mm, indica-se dissecção cervical eletiva. A extensão da dissecção cervical pode ser um esvaziamento cervical supraomo-hióideo seletivo (níveis I-III) para um pescoço clinicamente N0 ou até uma RND modificada (poupando todas as estruturas musculares e neurovasculares, se possível) para doença cN+. Se o tumor primário cruzar a linha média, o tratamento cervical bilateral deve ser realizado. Embora não seja uma prática comum nos EUA para câncer bucal em estágio inicial, existem dados para apoiar a dissecção cervical eletiva em todos os pacientes com CCE de cavidade oral lateralizado de T1 a T2[15] e biopsia de linfonodo sentinela em câncer de cavidade oral em estágio inicial.[25] A recomendação para radioterapia adjuvante depende de fatores patológicos particulares, incluindo a presença de invasão perineural ou linfovascular, estágio T e doença nodal regional. Tumores em estágio avançado geralmente são tratados com radioterapia adjuvante; a quimioterapia é reservada para extensão extranodal, margens próximas ou positivas (que não possam ser ressecadas) e, em alguns casos, alta carga nodal ou estágio T avançado.

Subsítios da cavidade oral

Existem sete subsítios na cavidade oral (Figura 34.8), e cada um deve ser entendido separadamente porque as considerações cirúrgicas e reconstrutivas podem ser bastante distintas. É importante ressaltar que base da língua, amígdalas, pilares tonsilares, palato mole e parede posterior da faringe fazem parte da orofaringe (não da cavidade oral) e têm funções distintas e muitas vezes patologias

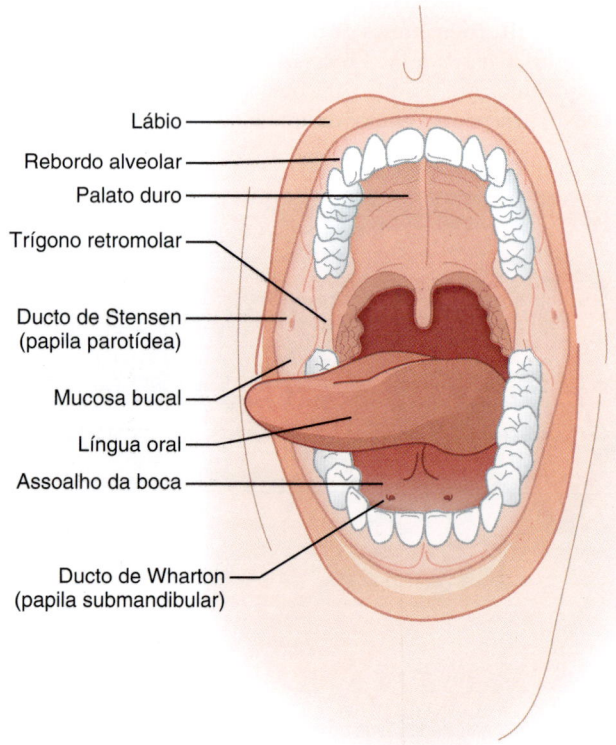

Figura 34.8 Anatomia da cavidade oral e seus subsítios.

diferentes daquelas da cavidade oral. Embora os CCPs relacionados ao HPV tenham visto um aumento notável na incidência, acredita-se que o HPV não contribua significativamente para o CCE da cavidade oral neste momento.

Lábio. O lábio começa na junção da pele facial com a borda do vermelhão e termina no ponto onde os lábios superior e inferior se encontram quando a boca está fechada. As comissuras orais são as extremidades mais laterais do lábio e são considerações anatômicas importantes, pois o tamanho e a posição são importantes para a competência oral e a abertura da boca. Nos EUA, as taxas de câncer de lábio diminuíram nos últimos 40 anos, estabilizando em aproximadamente 0,7 por 100 mil habitantes, com homens caucasianos tendo a maior incidência por pessoa.[30] A incidência de câncer de lábio é muito maior em países com taxas mais altas de câncer de pele (como a Austrália) e em países onde o uso do tabaco é mais prevalente. Os fatores de risco para câncer de lábio são semelhantes a outros locais de câncer da cavidade oral, com a adição de exposição ultravioleta da luz solar e camas de bronzeamento (semelhante aos cânceres de pele). Aproximadamente 90% dos tumores de lábio envolvem o lábio inferior (Figura 34.9), e o tipo mais comum de câncer de lábio é o CCE, mas outros cânceres podem incluir carcinoma basocelular (CBC), melanoma e tumores de glândulas salivares menores. Nos EUA, a sobrevida global em 5 anos para câncer de lábio de 2008 a 2014 foi de 88,4%.[30] As principais considerações reconstrutivas após a cirurgia do lábio são a manutenção da competência oral e da aparência. Os métodos reconstrutivos para os lábios podem variar desde o fechamento primário, retalhos de avanço da mucosa, retalhos estagiados, transferência de tecido adjacente, retalhos nasolabiais e retalhos livres para casos de reconstrução total do lábio.

Língua oral. A língua oral se estende do assoalho da boca até as papilas circunvaladas posteriormente. A base da língua (e as tonsilas linguais) não faz parte anatomicamente da língua oral ou da cavidade oral. A língua é um órgão muscular formado por quatro músculos intrínsecos e quatro músculos extrínsecos, que estão inseridos ao osso e/ou aponeurose. As lesões na língua podem ser descritas por localização, incluindo borda lateral, língua dorsal ou língua ventral. A língua oral desempenha uma função crítica na articulação da fala e na fase oral da deglutição. A glossectomia parcial é uma cirurgia apropriada para malignidade da língua, e tumores maiores podem exigir ressecção de subsítios adjacentes, como assoalho da boca, mucosa alveolar, mandíbula ou maxila.

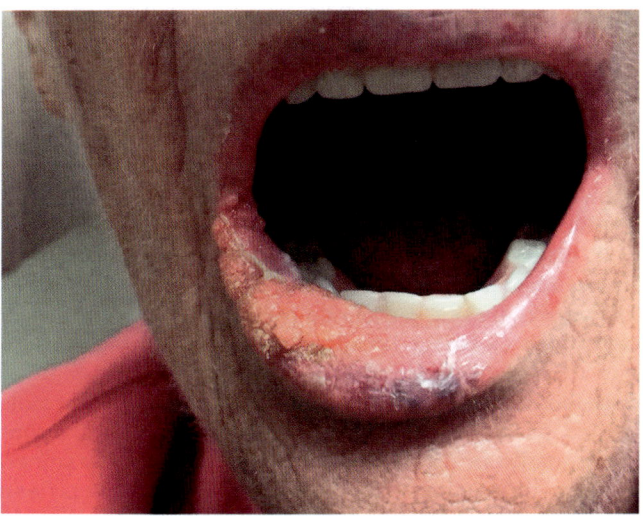

Figura 34.9 Câncer de lábio.

Se as artérias linguais bilaterais e/ou os nervos hipoglossos forem sacrificados como parte da excisão tumoral, a vascularização e a função ficarão comprometidas; portanto, se a extensão do tumor permitir, deve-se fazer um esforço para manter a integridade neurovascular de um lado da língua. Se a glossectomia total for necessária para a excisão adequada do tumor, o risco de aspiração é muito maior e os pacientes podem necessitar de uma laringectomia total para evitar pneumonia por aspiração. A reconstrução após a glossectomia considera a otimização da mobilidade da língua para fala e deglutição, manutenção de volume oral adequado para propulsão dos bolos alimentares e minimização do risco de aspiração. Nos casos em que os músculos extrínsecos da língua são separados do osso hioide, um procedimento de suspensão do hioide e/ou laringe deve ser considerado para diminuir o risco de aspiração.

Assoalho da boca. O assoalho da boca estende-se da superfície lingual da mandíbula para a porção ventral da língua anteriormente, e para o sulco glossotonsilar (ou pilares tonsilares anteriores) posteriormente. Os lados esquerdo e direito estão separados pelo frênulo lingual, e lateralmente ao frênulo de cada lado está a papila do ducto submandibular (ducto de Wharton). A papila do ducto submandibular deve ser canulada e protegida nas cirurgias que envolvem o assoalho da boca sempre que possível e o redirecionamento com sialodocoplastia pode ser realizado para manter o fluxo salivar da glândula submandibular. O ducto submandibular no assoalho da boca também é o local mais comum de cálculos salivares, que muitas vezes podem ser removidos endoscopicamente com sucesso. Além disso, o nervo lingual (ramo do nervo craniano trigêmeo V3) atravessa o assoalho da boca de modo bastante superficial e é atravessado pelo ducto. Por fim, a glândula sublingual fica no assoalho da boca e pode ser a fonte de uma rânula ou malignidade. O assoalho da boca desempenha um papel importante na separação da língua da mandíbula, o que é necessário para a mobilidade da língua e uma consideração importante na reconstrução da cavidade oral.

Mucosa bucal. A mucosa bucal se estende das superfícies internas dos lábios superior e inferior até a face labial da maxila e mandíbula. Mascar tabaco, incluindo rapé, está especialmente associado a displasia e carcinoma da mucosa bucal. Além disso, a fibrose submucosa oral comumente envolve a mucosa bucal e está associada ao consumo de noz-de-areca (comumente chamada de noz-de-bétel), que é um fruto da palmeira-areca. A fibrose submucosa oral é uma condição inflamatória pré-maligna que leva a cicatrizes e fibrose significativas nesta região e trismo resultante. As considerações cirúrgicas para a mucosa bucal incluem o ducto parotídeo (ducto de Stensen) e a papila parotídea, que se abre na mucosa bucal adjacente ao segundo molar superior. Manter a abertura bucal adequada para evitar o trismo é uma importante consideração reconstrutiva após a cirurgia ablativa da mucosa bucal, e o uso de exercícios de abertura bucal e fisioterapia como adjuntos cirúrgicos podem ajudar a melhorar a função.

Palato. O palato duro é a área medial às cristas alveolares maxilares e se estende posteriormente ao palato mole (que faz parte da orofaringe). O palato duro forma o "céu da boca", que separa a boca do nariz. Profundamente ao revestimento da mucosa, o palato duro é formado pelo processo palatino do osso maxilar e pelo osso palatino. Para lesões erosivas, submucosas e invasivas do palato duro, a cavidade nasal e os seios devem ser examinados porque uma pequena lesão no palato duro pode ser apenas a ponta de uma patologia nasal ou dos seios paranasais mais substancial (Figura 34.10). Por exemplo, em pacientes imunocomprometidos, a sinusite fúngica invasiva pode se apresentar como uma erosão palatina e, embora não seja um câncer, acarreta alta mortalidade e deve ser tratada rapidamente. Existem várias condições benignas do palato com algumas que imitam massa ou câncer. O toro palatino é um crescimento ósseo comum e benigno no

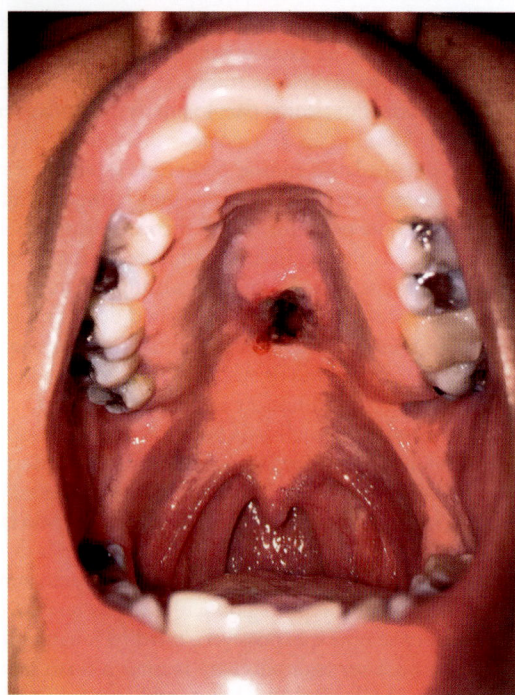

Figura 34.10 Câncer de palato duro com erosão na cavidade nasal.

centro do palato duro, que só requer remoção cirúrgica se interferir na função, como o encaixe adequado de próteses superiores. A sialometaplasia necrosante é uma lesão inflamatória ulcerativa autolimitada de glândulas salivares menores que pode mimetizar carcinoma ao exame físico e requer suspeita clínica para diagnóstico adequado e evitar tratamento inadequado.

Os tumores do palato duro podem surgir da mucosa escamosa estratificada, sendo a neoplasia mais frequente o CCE ou as glândulas salivares menores. Devido a um mucopericôndrio espesso que é fixado ao osso, as malignidades do palato duro geralmente requerem a remoção do osso para margem adequada, e as abordagens cirúrgicas incluem maxilectomia de infraestrutura ou maxilectomia total, dependendo da extensão do tumor. As principais considerações reconstrutivas são a separação das cavidades oral e nasal para otimização da fala e deglutição, restauração dentária para mastigação e aparência, bem como reconstrução do arco alveolar superior para a forma do terço médio da face. A reconstrução de defeitos de maxilectomia pode incluir obturação dentária, retalhos regionais/livres de tecidos moles para defeitos posterolaterais ou retalhos livres contendo osso com possibilidade de implante dentário subsequente.

Alvéolo. O alvéolo (ou rebordo alveolar) e a gengiva que o acompanha se estendem do sulco gengivovestibular lateralmente até o assoalho da boca e palato duro e compõem as superfícies dentárias da maxila e da mandíbula. O CCE é o tumor maligno mais comum do alvéolo e é muito mais comum na gengiva inferior. Os tumores primários gengivais superiores geralmente se estendem até o palato duro e muitas das considerações cirúrgicas são as mesmas para ambos. A ressecção adequada do tumor requer a ressecção da mucosa do rebordo alveolar e do periósteo subjacente. O periósteo da mandíbula é uma forte barreira tumoral e tumores adjacentes ao osso podem ser ressecados apenas com o periósteo adjacente. Tumores aderentes ao periósteo devem ser submetidos à excisão com mandibulectomia marginal, que envolve a ressecção das porções corticais superior ou interna da mandíbula, com preservação de um rebordo contínuo. Se houver mais do que erosão cortical superficial da mandíbula, o espaço medular corre o risco de abrigar malignidade e, portanto, uma mandibulectomia segmentar é necessária para controle de margem adequado. Em muitos casos de tumores primários alveolares, a extração dentária é necessária tanto para exposição quanto para osteotomias. As considerações reconstrutivas do alvéolo incluem a manutenção da mobilidade da língua se o assoalho da boca adjacente também for ressecado, a altura do vestíbulo se a mucosa bucal adjacente/lábio interno for ressecado e a restauração dentária com prótese ou implantes, se possível. Para defeitos marginais de mandibulectomia envolvendo assoalho de boca adjacente, em muitos casos, abaixar a altura da mandíbula pode permitir o fechamento por solapamento e mobilização do assoalho de boca sem prender a língua. Para defeitos segmentares da mandíbula (Figura 34.11), a obturação não é uma opção reconstrutiva adequada e retalhos ósseos vascularizados (ou apenas ósseos) livres são a reconstrução preferida.

Trígono retromolar. O trígono retromolar é a região definida pelo ramo ascendente da mandíbula começando em cada lado imediatamente posterior ao último dente molar e terminando adjacente à tuberosidade da maxila. Numerosos subsítios adjacentes da cavidade oral (mucosa bucal, rebordo alveolar superior e inferior) e orofaringe (pilar tonsilar anterior e palato mole) são imediatamente adjacentes ao trígono retromolar, dificultando a identificação exata do sítio primário. Além disso, a gengiva inserida nessa região é extremamente fina, e o nervo alveolar inferior entra na mandíbula pelo forame mandibular próximo a essa região da mandíbula. Por essas razões, os tumores do trígono retromolar têm maior propensão à invasão óssea, e o nervo alveolar inferior tem maior risco ao realizar mandibulectomia marginal nessa região. As considerações reconstrutivas são as mesmas para a reconstrução do rebordo mandibular ou alveolar inferior, questões inerentes ao envolvimento de múltiplos subsítios e trismo. O retalho de gordura bucal pode ser colhido de maneira rápida e fácil para reconstruir defeitos do trígono retromolar com tecido vascularizado.

Orofaringe

Anatomia

Até a epidemia de CCP associado ao HPV atingir os EUA, a orofaringe era um local de baixo volume para CCECP, com câncer de laringe e câncer de cavidade oral superando em muito os da orofaringe. Desde a epidemia, o CCE orofaríngeo positivo para HPV (OPSCC, do inglês *oropharyngeal squamous cell carcinoma*) aumentou cerca de 225%, enquanto o OPSCC HPV-negativo diminuiu 50%. Da mesma maneira, da década de 1990 até o momento, houve uma diminuição constante da incidência de câncer de cavidade oral e laringe.[32] Desde 2012, a incidência de OPSCC positivo para HPV tem sido maior do que a incidência de câncer do colo do útero, tornando o câncer de orofaringe o câncer associado ao HPV mais comumente diagnosticado nos EUA.[2] Em 2015, o OPSCC HPV-positivo foi mais comum do que os cânceres vulvar, vaginal, anal e de pênis associados ao HPV.[33]

As bordas anatômicas da orofaringe incluem as papilas circunvaladas anteriormente, o plano da superfície superior do palato mole superiormente, o plano do osso hioide inferiormente, os constritores da faringe lateralmente e posteriormente e a face medial da mandíbula lateralmente. Os subsítios dentro da orofaringe incluem base da língua, superfície inferior do palato mole e úvula, pilares tonsilares anterior e posterior, sulcos glossotonsilares, tonsilas faríngeas e paredes laterais e posteriores da faringe. Ao contrário de outros locais no trato aerodigestório superior e outros subsítios da orofaringe, a amígdala e a base da língua estão predispostas ao desenvolvimento de cânceres associados ao HPV.

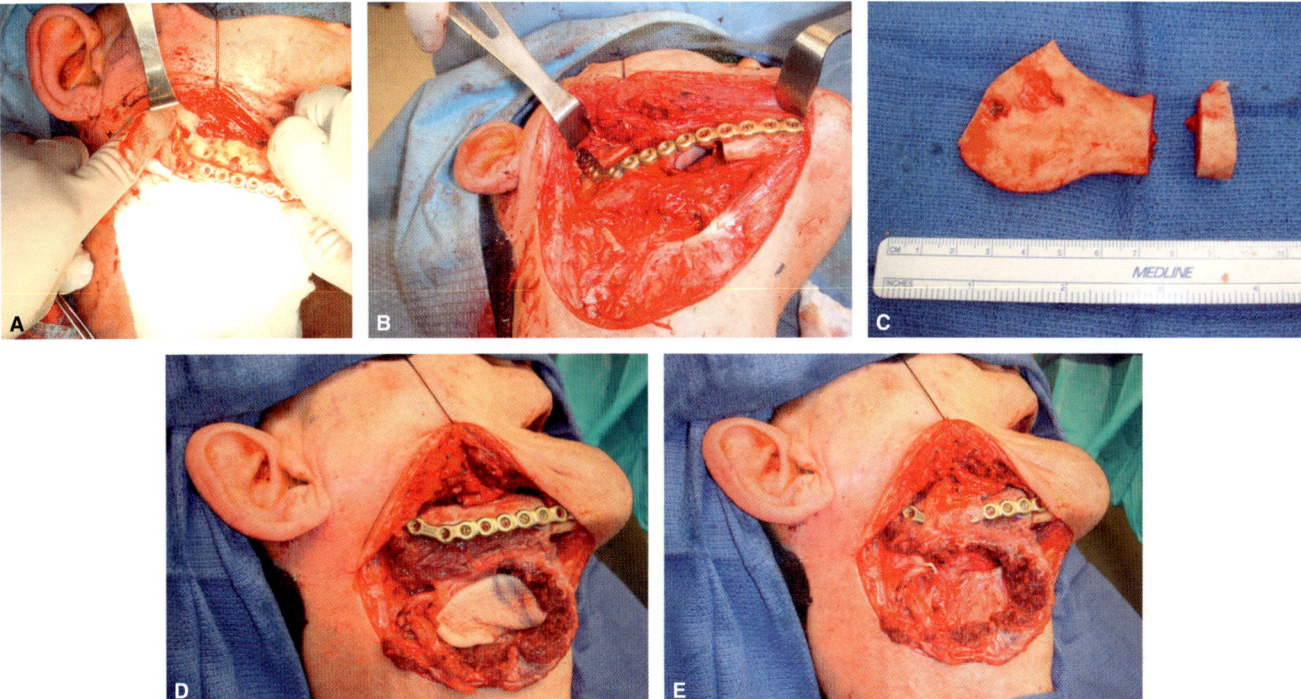

Figura 34.11 Ressecção segmentar de mandíbula e reconstrução com retalho osteocutâneo livre de fíbula para carcinoma primário de rebordo alveolar. **A.** Exposição da mandíbula com pré-flexão da placa antes da ressecção. **B.** Defeito mostrando mandíbula ressecada junto com defeito do assoalho da boca na cavidade oral. **C.** Mandíbula direita ressecada com peça adicional para melhora da margem. **D.** Retalho livre de fíbula colocado sob placa de titânio antes de verter a pele dentro da boca. **E.** Retalho de pele vertido sobre a placa para fechamento do defeito intraoral.

A seletividade do HPV para a base da língua e da tonsila provavelmente está relacionada ao epitélio reticular especializado que está intimamente associado ao tecido linfático, denominado linfoepitélio. As células linfoepiteliais são especializadas para apresentação de antígenos e, relacionadas a essa função, encontram-se nas profundezas das criptas tonsilares, onde entram em contato direto e se misturam com células linfáticas e apresentadoras de antígenos profissionais em uma área onde há uma membrana basal descontínua (Figura 34.12). Embora pouco compreendido, tem sido sugerido que características moleculares únicas de células linfoepiteliais ou sinalização com células linfáticas circundantes permitem ou aceleram a carcinogênese do HPV. Independentemente disso, as tonsilas faríngea e lingual dentro da orofaringe são os locais que respondem pela maioria dos CCECPs HPV-positivos.

Câncer de orofaringe e tratamento

Dos tumores da orofaringe, 90% são CCEs. Outros tumores incluem linfoma das tonsilas faríngeas ou tonsilas linguais na base da língua ou neoplasias das glândulas salivares decorrentes de glândulas salivares menores no palato mole, base da língua ou, menos frequentemente, nas paredes da faringe. Os sintomas iniciais do câncer de orofaringe incluem dor de garganta, sangramento, disfagia e odinofagia, otalgia referida, sensação de *globus* e alterações na voz, incluindo uma qualidade abafada ou voz de "batata quente". Os cânceres HPV-positivos são mais propensos a serem assintomáticos e a apresentarem massa no pescoço como único sinal. Trismo sugere disseminação fora da orofaringe com envolvimento da musculatura pterigoide. Para a tomada de decisão do tratamento, são realizados exames de imagem para avaliar invasão pelos constritores da faringe, envolvimento ósseo das placas pterigoides ou mandíbula, invasão do espaço parafaríngeo, relação do tumor com a artéria carótida, relação da artéria carótida com a parede da faringe, envolvimento da fáscia pré-vertebral e extensão laríngea.

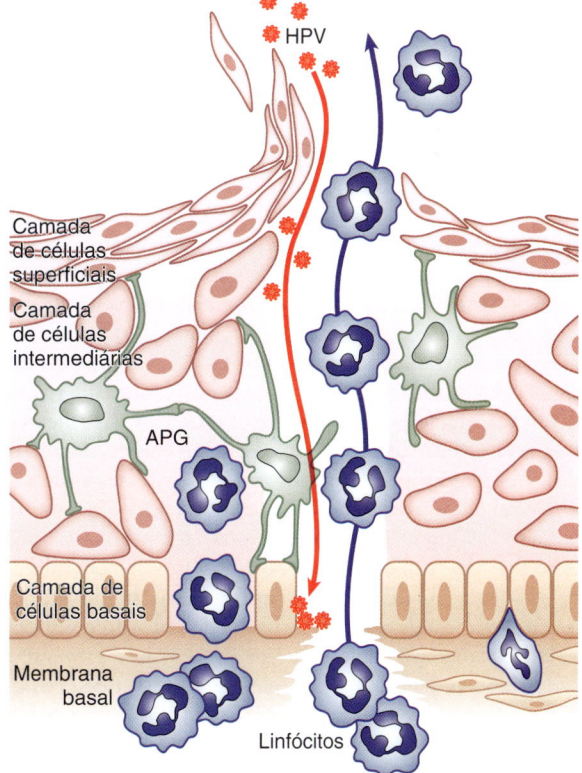

Figura 34.12 O epitélio reticulado especializado que reveste as criptas tonsilares. As camadas basal, intermediária e superficial são interrompidas pela migração de células não epiteliais, incluindo linfócitos e células apresentadoras de antígenos. A destruição da membrana basal causa contato com partículas virais. *APG*, grupo apresentador de antígeno; *HPV*, papilomavírus humano. (Desenho de T. Phelps.)

Se presentes, as metástases linfonodais geralmente ocorrem nos níveis II a IV da cadeia jugular de linfonodos. Nódulos metastáticos císticos são frequentemente observados no OPSCC HPV-positivo e metástases bilaterais são mais comuns quando há envolvimento da base da língua, especialmente quando os cânceres se aproximam da linha média.

Quimioterapia e radioterapia concomitantes padrão proporcionam excelente controle local e sobrevida global para não tabagistas com OPSCC HPV-positivo, mesmo para pacientes com metástases linfáticas regionais. Para pacientes semelhantes com OPSCC HPV-positivo que fumam mais de 10 maços de cigarro, a sobrevida após quimiorradiação não é tão favorável quanto pacientes com histórico mínimo de tabagismo, mas ainda é equivalente a pacientes com câncer HPV-negativo em estágio inicial.[34] CCE associado ao HPV é responsável por mais de 75% dos cânceres de orofaringe nos EUA e a alta taxa de cura aliada à toxicidade da terapia nesses pacientes tem despertado o interesse na desintensificação da terapia. As razões e o suporte para a desaceleração das abordagens são que a resposta e a sobrevida são altas com as terapias padrão, mas as terapias agressivas atualmente usadas para o tratamento do CCECP foram desenvolvidas para melhorar a sobrevida dos pacientes com CCECP HPV-negativo e acarretam morbidade significativa. Pacientes com OPSCC HPV-positivo são mais saudáveis, fumam menos, são mais jovens e têm uma sobrevida esperada mais longa em comparação aos pacientes com CCECP HPV-negativos, o que estimula os pesquisadores a buscar terapias menos agressivas com o objetivo de diminuir as morbidades a longo prazo. Além da desintensificação por meio da limitação da quimioterapia ou da diminuição dos campos de radiação ou dosagem, a cirurgia robótica transoral (TORS) tem um papel com excelentes resultados como modalidade única para doença em estágio inicial. A TORS também pode ser usada para evitar quimioterapia concomitante e está sendo explorada como um meio de diminuir a dose de radiação. Um estudo de grupo cooperativo usou estratificação patológica após TORS e esvaziamento cervical para atribuir radiação desintensificada para OPSCC associado ao HPV, mas os resultados ainda não estão prontos. Outros ensaios de descalonamento para CCECP HPV-positivo em estágio avançado não tratado usaram a resposta à quimioterapia de indução para estratificar os pacientes para doses mais baixas de radiação, mas os resultados não estão maduros para determinar se essa estratégia é vantajosa.[35] Um ensaio de grupo cooperativo randomizado (RTOG 1016) comparou radioterapia e cetuximabe concomitantes *versus* cisplatina para pacientes com OPSCC HPV-positivo e metástase nodal.[36] O objetivo do estudo era determinar se os efeitos colaterais e a morbidade associados à cisplatina poderiam ser evitados com segurança pela substituição do cetuximabe. Infelizmente, o estudo descobriu que cetuximabe e radioterapia eram inferiores à terapia padrão, porém mais tóxica, de cisplatina e radioterapia. Ensaios exploratórios direcionados ao CCECP HPV-positivo em estágio avançado testaram a eficácia de doses mais baixas de radiação combinadas a cisplatina semanal concomitantemente e encontraram uma alta taxa de resposta patológica completa.[37] Muitos desses estudos iniciais de redução de escala para OPSCC HPV-positivo têm sido promissores, com resultados que sugerem que a terapia para CCECP HPV-positivo possa ser desintensificada, mas os resultados do único estudo randomizado (RTOG 1016) são cautelosos, mostrando que algumas estratégias projetadas para diminuir os efeitos adversos também diminuirão a eficácia e afetarão negativamente a sobrevida. Uma questão central que dificulta os estudos de descalonamento é a incapacidade de selecionar pacientes com CCECP HPV-positivo de baixo risco.

O único marcador usado clinicamente para prever a resposta e a sobrevida em pacientes com CCECP HPV-positivo é o histórico de tabagismo dos pacientes. Aqueles pacientes com história de tabagismo mais extensa apresentam pior resposta e sobrevida do que aqueles que fumaram menos. A razão de o histórico de tabagismo se correlacionar com a sobrevida para CCECP HPV-positivo é desconhecida, especialmente porque o tabagismo não é um fator de risco para esse subconjunto de CCECP. Novos biomarcadores preditivos, especialmente marcadores moleculares, são necessários para escolher adequadamente pacientes de baixo risco com OPSCC HPV-positivo para desintensificação terapêutica, ao mesmo tempo que identifica pacientes que precisam de terapia agressiva. Recentemente, defeitos em *TRAF3* e *CYLD*, genes que regulam a imunidade inata e NF-κB, foram encontrados em aproximadamente 30% dos CCECPs HPV-positivos, mas não nos HPV-negativos.[11] Pacientes cujos tumores abrigavam defeitos nesses genes tiveram melhor sobrevida em comparação com pacientes cujos tumores não tinham esses defeitos. Esses resultados sugerem que defeitos em *TRAF3* ou *CYLD* podem ser usados como biomarcador preditivo; no entanto, estudos e ensaios confirmatórios adicionais são necessários antes que possam ser usados para a tomada de decisões clínicas.

Independentemente do *status* do HPV, a cirurgia geralmente é recomendada para doenças primárias que envolvam estruturas ósseas, como mandíbula ou placas pterigoides, bem como para doenças recidivantes após falha da radioterapia. No entanto, alguns centros estão individualizando o tratamento e recomendando terapia não cirúrgica para invasão óssea precoce. Radioterapia, quimiorradioterapia e cirurgia, com ou sem tratamento adjuvante, cada uma tem um papel para o manejo do OPSCC e a terapia é comumente personalizada com base nas características do tumor, risco de recorrência, idade do paciente e comorbidades e efeitos colaterais esperados da terapia. A cirurgia extensa da base da língua pode prejudicar significativamente a deglutição e, nos casos que requerem excisão de mais da metade da base da língua, a quimiorradioterapia é frequentemente recomendada como terapia inicial. Por outro lado, os cânceres laterais da base da língua, paredes da faringe ou amígdalas geralmente apresentam boa recuperação das funções de deglutição e fala após excisão cirúrgica e cicatrização secundária ou reconstrução. Resultados semelhantes e recuperação funcional após cirurgia ou terapia não cirúrgica para câncer de orofaringe lateralizado tornam os tratamentos cirúrgicos e não cirúrgicos razoáveis.

O desenvolvimento e a adoção da TORS revitalizaram as terapias cirúrgicas de OPSCC. Endoscópios ópticos angulados ou flexíveis, combinados a instrumentos articulados ou flexíveis, são inovações que permitem que os cirurgiões se sintam seguros e adotem a ressecção transoral dos cânceres de faringe. A visualização de grande angular e de alta qualidade, juntamente com afastadores e instrumentos para exposição e retração na área confinada da faringe, foi necessária para garantir ressecções de margem negativa para a maioria dos tumores faríngeos. Com a TORS, um assistente fica na cabeceira do leito com o cirurgião controlando o robô a partir de um console (Figura 34.13). A principal vantagem da TORS em relação às abordagens tradicionais de divisão mandibular é que a TORS evita a divisão e o reparo de tecidos moles e ósseos e, portanto, tem vantagens para estética, recuperação funcional, tempo de cicatrização e taxa de complicações. Por outro lado, a reconstrução do retalho é difícil sem uma exposição mais ampla fornecida pelas abordagens tradicionais de divisão de lábio e mandíbula e, após a maioria das excisões TORS, a cicatrização é por intenção secundária. À medida que os cirurgiões se tornaram mais familiarizados com a TORS, sua utilidade se expandiu, sendo atualmente usada ou testada para excisão de tumores maiores, bem como para identificação do local de tumores primários desconhecidos.

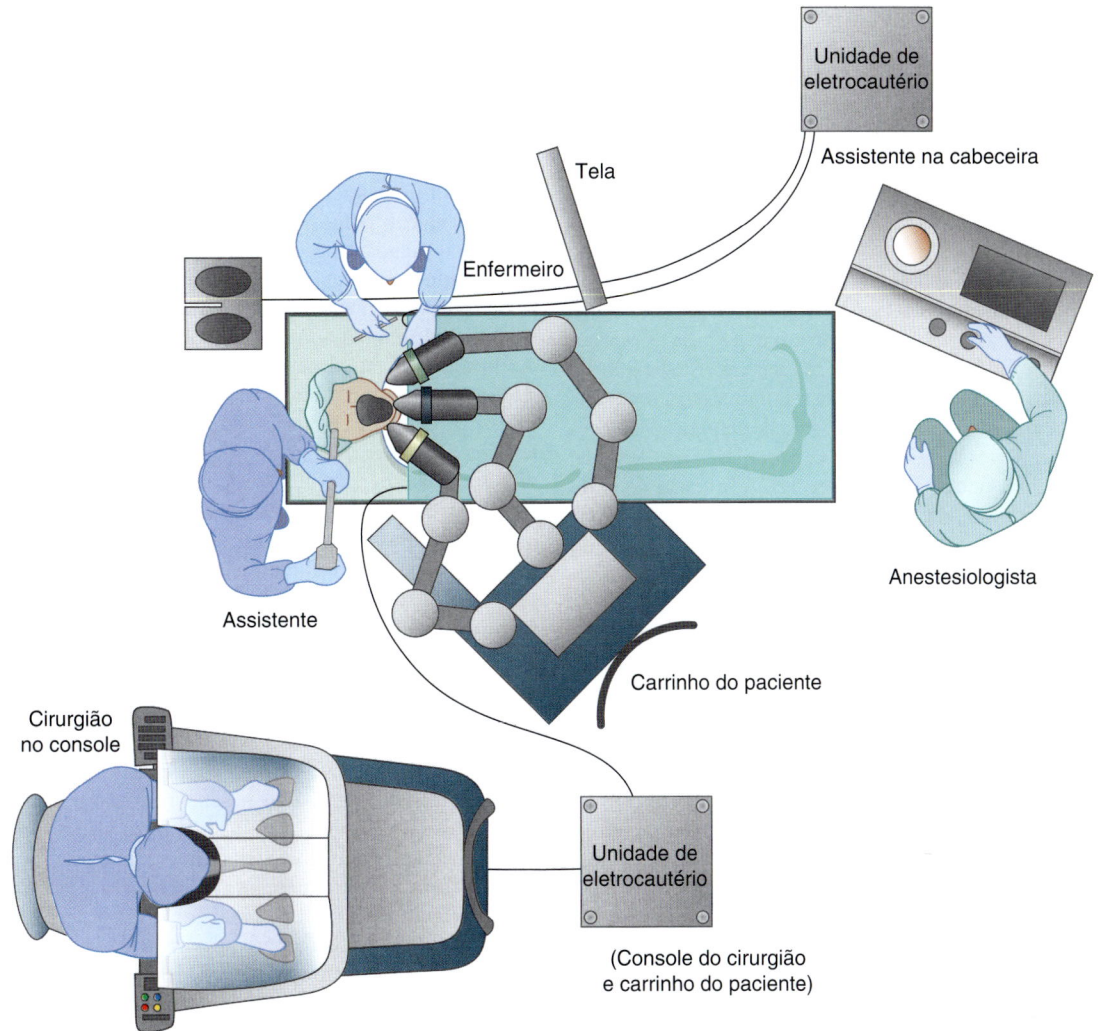

Figura 34.13 Conformação de sala cirúrgica para cirurgia robótica transoral da Vinci.

Hipofaringe

Anatomia

A hipofaringe é posterior e lateral à laringe e estende-se inferiormente do plano horizontal da parte superior do osso hioide até um plano horizontal que se estende posteriormente a partir da borda inferior da cartilagem cricóidea. A hipofaringe é composta por três subsítios distintos e inclui os seios piriformes bilaterais, a parede posterior da hipofaringe e o espaço pós-cricóideo. A área pós-cricóidea estende-se inferiormente das duas cartilagens aritenóideas até a borda inferior da cartilagem cricóidea, conectando os seios piriformes e formando a parede anterior da hipofaringe. Os seios piriformes são espaços potenciais invertidos, em forma de pirâmide, mediais à lâmina tireoidiana; eles começam nas pregas faringoepiglóticas e se estendem até o esôfago cervical na borda inferior da cartilagem cricóidea.

Câncer de hipofaringe e tratamento

O câncer de hipofaringe é um câncer raro de cabeça e pescoço, com aproximadamente 2.500 a 3 mil novos casos diagnosticados anualmente nos EUA. É mais comum em homens mais velhos com histórico de abuso de álcool e tabagismo. A exceção está na área pós-cricóidea, na qual os cânceres são mais comuns em mulheres em todo o mundo; isso está relacionado à síndrome de Plummer-Vinson, uma combinação de disfagia, teias hipofaríngeas e esofágicas, perda de peso e anemia ferropriva que geralmente ocorre em mulheres de meia-idade. Em pacientes que não são submetidos ao tratamento que consiste em dilatação, reposição de ferro e terapia com vitaminas, o carcinoma pós-cricóideo pode se desenvolver próximo à teia. Mais de 95% de todos os cânceres que surgem na hipofaringe são CCEs e os cânceres de hipofaringe são frequentemente diagnosticados em estágios posteriores e apresentam o pior prognóstico de todos os cânceres de células escamosas de cabeça e pescoço.

O papel do HPV na carcinogênese do câncer de hipofaringe não está estabelecido, sendo o HPV detectado em menos de 30% dos casos. No entanto, um grande estudo de coorte de base populacional recente que analisou os dados do National Cancer Database revelou um grande benefício para sobrevida de pacientes com câncer de hipofaringe HPV-positivo (52,2% *versus* 28,8%), semelhante ao benefício para pacientes com orofaringe HPV-positiva, sugerindo que o HPV seja um agente etiológico em parte desses cânceres.[38]

Os tumores hipofaríngeos manifestam-se mais comumente com disfagia, rouquidão, massa cervical, perda de peso, dor de garganta, otalgia referida e hemoptise, em ordem decrescente. Um alto índice de suspeita deve ser mantido porque sintomas semelhantes podem ser observados na doença do refluxo gastresofágico mais comum. Na doença avançada, a rouquidão pode se desenvolver a partir do envolvimento direto das cartilagens aritenóideas, nervos laríngeos recorrentes ou espaços paraglóticos. Os vasos linfáticos ricos que drenam a região hipofaríngea contribuem para a metástase linfática precoce, com 70% dos pacientes apresentando linfadenopatia palpável na apresentação. Pacientes com câncer de hipofaringe têm a maior taxa de malignidades sincrônicas e a maior taxa de desenvolvimento de segundo CCECP primário de qualquer um dos locais de cabeça e pescoço. O estadiamento do câncer de hipofaringe é baseado no número de subsítios envolvidos ou no tamanho do tumor.

O exame físico para lesões hipofaríngeas inclui endoscopia flexível de fibra óptica em consultório. Fazer o paciente soprar contra os lábios fechados e fechar o palato ou tampar o nariz infla os espaços potenciais dos seios piriformes e pode auxiliar na visualização do tumor. Mover a laringe para frente e para trás enquanto a pressiona contra a coluna pode demonstrar uma perda de crepitação laríngea e uma laringe fixa sugere extensão posterior para a fáscia pré-vertebral e indica que o tumor pode não ser ressecável. A ingestão de bário pode demonstrar anormalidades da mucosa associadas a um tumor exofítico e é útil para determinar a extensão do envolvimento do esôfago cervical se a esofagoscopia não for possível. Também auxilia na determinação da presença e da quantidade de aspiração. A TC ou a RM são comumente realizadas para determinar extensão local do tumor, presença de invasão da cartilagem tireóidea, disseminação extralaríngea, extensão direta para o pescoço e linfadenopatia patológica (Figura 34.14). Laringoscopia direta e biopsia sob anestesia geral são geralmente necessárias para obter material diagnóstico, e a esofagoscopia pode determinar diretamente a extensão inferior do tumor.

A área mais comum de disseminação linfática são os linfonodos jugulares superiores, mesmo com tumores inferiores. Outras regiões linfáticas em risco são os linfonodos laterais e os linfonodos paratraqueais e retrofaríngeos. A presença de metástases cervicais contralaterais ou envolvimento de nível V é um indicador de mau prognóstico. Com exceção dos tumores hipofaríngeos associados ao HPV, os resultados para os cânceres hipofaríngeos são piores do que os resultados para outros locais na cabeça e pescoço. Não está claro como alterações moleculares do tumor, diferenças na densidade linfática ou outras características anatômicas da hipofaringe contribuem para o prognóstico relativamente ruim do CCE hipofaríngeo. Para lesões precoces confinadas à parede medial da parede piriforme ou posterior da faringe, a radioterapia ou quimiorradioterapia é eficaz como modalidade de tratamento primário. Devido à alta incidência de aspiração pós-operatória, a faringectomia parcial poupadora de laringe raramente é possível para câncer de hipofaringe. Tumores pequenos da parede piriforme medial ou prega faringoepiglótica podem ser passíveis de cirurgia conservadora, mas não devem envolver o ápice piriforme, e o paciente deve ter pregas vocais móveis e reserva pulmonar adequada.

A quimioterapia concomitante com radioterapia para câncer de hipofaringe, atualmente, é o tratamento inicial mais comum e resulta em taxas reduzidas de laringofaringectomia.[39] A cirurgia é recomendada para o estágio avançado do tumor quando a função laríngea já estiver comprometida ou quando a aspiração pós-tratamento for esperada. A cirurgia de câncer de hipofaringe geralmente requer laringofaringectomia, esvaziamento cervical bilateral e esvaziamento cervical central, seguido de radioterapia adjuvante mais ou menos quimioterapia concomitante. A sobrevida para pacientes cuja terapia inicial foi quimiorradioterapia ou cirurgia seguida de radioterapia pós-operatória ou quimiorradioterapia é inferior a 40% em 5 anos.[39]

Após laringectomia total e faringectomia parcial, o fechamento primário pode ser possível se pelo menos 4 cm de mucosa faríngea viável permanecerem. O fechamento primário com menos de 4 cm de mucosa geralmente leva a estenose e incapacidade de deglutir efetivamente. Um retalho regional pediculado, como retalho miocutâneo de peitoral maior ou retalho fasciocutâneo supraclavicular, ou retalhos livres podem ser usados para aumentar qualquer mucosa remanescente nesses casos. Quando a laringofaringectomia total com esofagectomia for realizada, um *pull-up* gástrico pode ser usado para reconstrução, mas métodos mais contemporâneos para reconstruir o defeito da faringectomia total incluem cobertura por retalho livre a partir de retalhos entéricos (jejunais) ou retalhos cutâneos tubulares.

Laringe

Anatomia

A laringe desempenha funções críticas para a respiração, proteção das vias respiratórias e voz. Para entender a patologia e as abordagens cirúrgicas da laringe, é necessário um conhecimento profundo da anatomia 3D da laringe e seus subsítios (Figura 34.15). Usando a estrutura cartilaginosa da laringe como limites, o conceito de "caixa de voz" torna-se aparente. A borda anterior da laringe é composta pela superfície lingual da epiglote, membrana tíreo-hióidea, comissura anterior e parede anterior da subglote (que consiste em cartilagem tireóidea, membrana cricotireóidea e arco anterior da cartilagem cricóidea). Os limites posterior e lateral da laringe são as aritenóideas, a região interaritenóidea, as pregas ariepiglóticas e a parede posterior da subglote (que é a mucosa que cobre a superfície da cartilagem cricóidea). O limite superior anterior é formado por extremidade e bordas laterais da epiglote, lateralmente são as pregas ariepiglóticas e posteriormente são as aritenóideas e a área interaritenóidea. O limite inferior é definido como o plano que passa pela borda inferior da cartilagem cricóidea.

O nervo laríngeo superior inerva a laringe com um ramo externo que supre os músculos cricotireóideo e constritor inferior e um ramo interno com fibras sensitivas aferentes da mucosa das pregas vocais falsas e dos seios piriformes. O nervo laríngeo recorrente fornece inervação motora a todos os músculos intrínsecos da laringe e sensibilidade à mucosa das pregas vocais verdadeiras, região subglótica e mucosa esofágica adjacente.

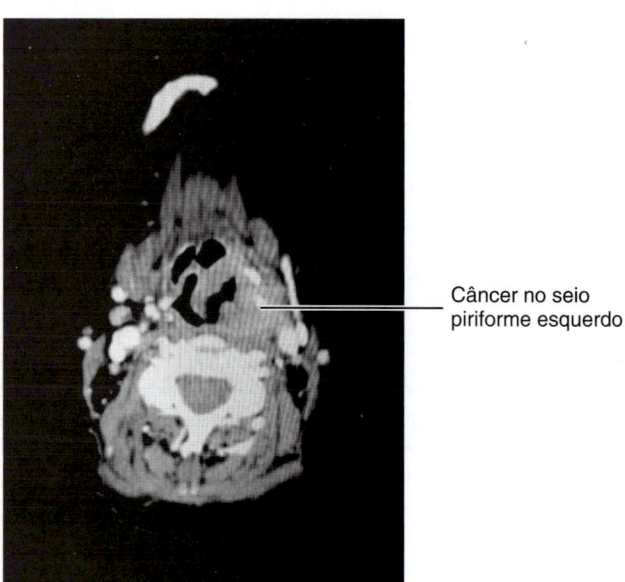

Figura 34.14 Tomografia computadorizada para revisar extensão local do tumor, presença de invasão da cartilagem tireóidea, disseminação extralaríngea, extensão direta para o pescoço e linfadenopatia patológica.

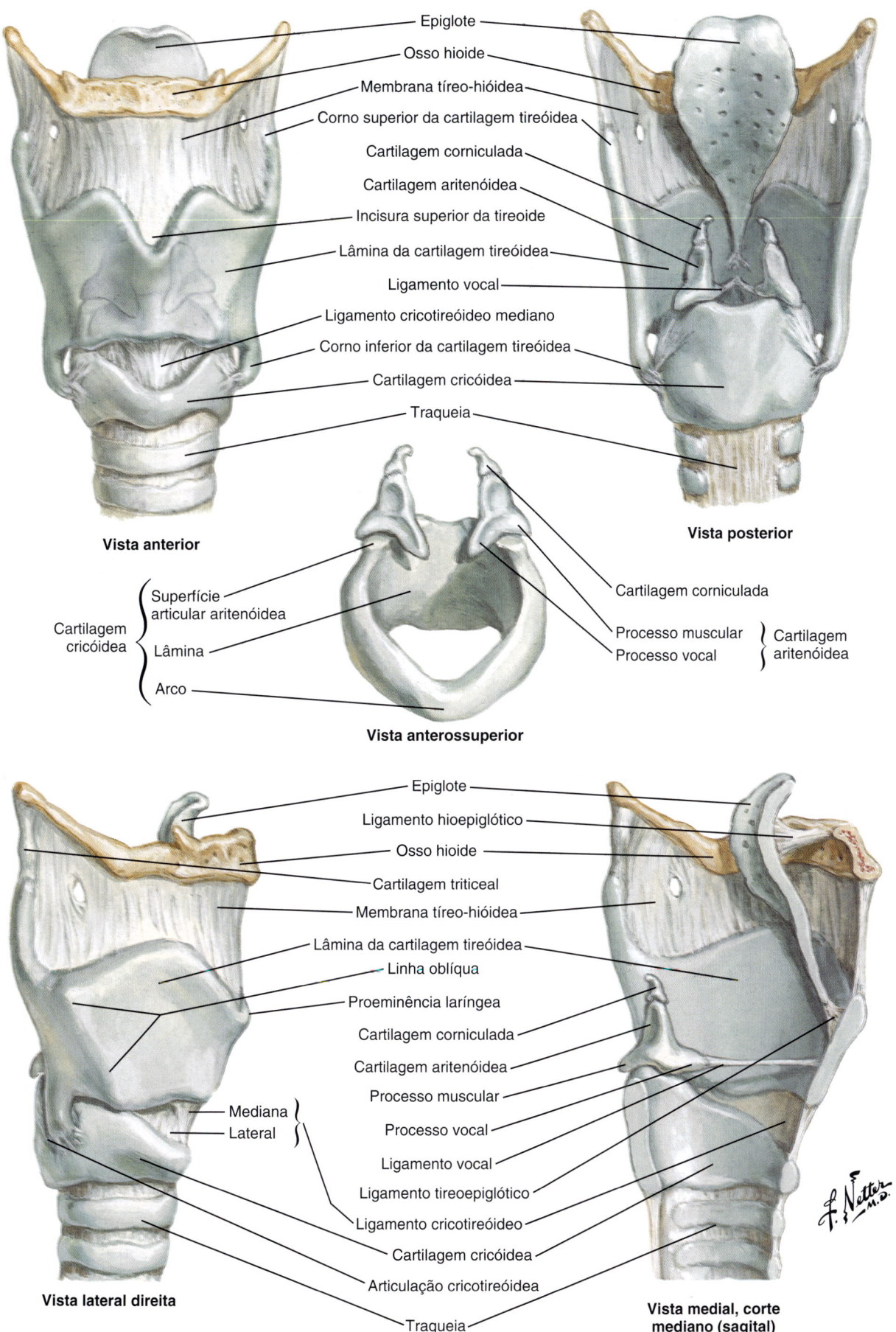

Figura 34.15 Anatomia estrutural da laringe demonstrando os limites.

As funções normais da laringe são proporcionar permeabilidade das vias respiratórias, proteger a árvore traqueobrônquica da aspiração, fornecer resistência às manobras de Valsalva e tosse e facilitar a fonação. Portanto, a patologia laríngea geralmente se manifesta com queixas de voz, respiração e, às vezes, deglutição. Tumores que envolvem a laringe prejudicam essas funções em grau variável, dependendo de localização, tamanho e DOI. A disfonia que persiste por mais de 4 a 6 semanas deve ser avaliada por laringoscopia direta ou indireta (Figura 34.16).

A imobilidade das cordas vocais é identificada na laringoscopia flexível e pode estar relacionada a uma patologia central ou uma patologia periférica ao longo do trajeto do nervo laríngeo recorrente que se estende da base do crânio ao tórax e volta à laringe. A avaliação da paralisia vocal deve ser realizada antes de atribuí-la a causas virais ou idiopáticas. Além da patologia laríngea primária, doenças malignas primárias de tireoide, timo, pulmão e base do crânio podem se manifestar como paralisia das cordas vocais. Os cânceres metastáticos para os pulmões, mediastino e pescoço central ou lateral também podem levar à paralisia das cordas vocais. A patologia benigna da laringe inclui papilomatose respiratória, cistos laríngeos, nódulos e pólipos nas pregas vocais, úlceras de contato, estenose subglótica e doenças sistêmicas como amiloidose e sarcoidose. Neoplasias benignas como tumores de células granulares, neoplasias de glândulas salivares menores e condromas também afetam a laringe. A exposição a agentes cancerígenos (p. ex., tabaco) pode causar uma série de alterações mucosas no epitélio da laringe, clinicamente denominadas como leucoplasia (qualquer lesão branca da mucosa) ou eritroplasia (uma lesão vermelha), que consiste em hiperplasia, metaplasia, ou graus variáveis de displasia, que são diagnosticados por biopsia.

Câncer de laringe e tratamento

Enquanto a lesão maligna mais comum da laringe é o CCE derivado do revestimento epitelial, glândulas mucosas dentro da mucosa podem dar origem a neoplasias malignas associadas àquelas com origem em glândula salivar menor, como adenocarcinoma, carcinoma adenoide cístico e carcinoma mucoepidermoide. Outros tumores encontrados na laringe incluem carcinoma neuroendócrino, carcinoma adenoescamoso, condrossarcoma, sarcoma sinovial e, raramente, metástases distantes em outros órgãos. Os cânceres invasivos da tireoide também podem estar associados à invasão laríngea direta.

Para classificação e estadiamento dos cânceres, a laringe é separada em supraglote, glote e subglote, refletindo diferenças no potencial metastático, tratamento e prognóstico.[39a] A supraglote inclui todas as estruturas superiores ao ventrículo laríngeo, incluindo a epiglote supra-hióidea e infra-hióidea, prega ariepiglótica, aritenóideas e cordas vocais falsas. A laringe glótica é formada pelas cordas vocais verdadeiras, incluindo as comissuras anterior e posterior. A subglote se estende da glote até o fundo da cartilagem cricóidea. A laringoscopia flexível é comumente realizada na clínica para avaliar a extensão do envolvimento do tumor e o movimento das cordas vocais. A biopsia é frequentemente realizada na sala de cirurgia sob anestesia geral via laringoscopia direta, em que a extensão do tumor é determinada para o estadiamento clínico preciso e para planejar a excisão cirúrgica. A extensão e a localização do tumor determinam se a laringectomia parcial é possível e se abordagens endoscópicas transorais são viáveis. Para tumores T1 com alta suspeita de neoplasia maligna no pré-operatório, os pacientes podem ser orientados sobre a possibilidade de biopsia com diagnóstico por congelação seguida de excisão transoral durante a mesma anestesia.

TC ou RM com cortes finos pela laringe são úteis para determinar a extensão da doença local e regional. A imagem do tórax é realizada para identificar o segundo câncer primário e a doença metastática. Se as cirurgias conservadoras da laringe estiverem sendo consideradas, o paciente deve ter reserva pulmonar adequada, devido ao aumento do risco de aspiração após a laringectomia parcial. Testes formais de função pulmonar (TFP) podem ser realizados, mas as diretrizes não foram validadas; portanto, a necessidade de TFPs é considerada individualmente.

Tratamento do câncer de laringe

A tomada de decisão sobre o tratamento do câncer de laringe é complexa porque opções concorrentes podem produzir resultados oncológicos semelhantes e porque os riscos para a função da fala e da deglutição com diferentes terapias podem ser difíceis de prever. Portanto, as recomendações de tratamento são melhor feitas com avaliação multidisciplinar, levando em consideração os resultados funcionais, a preferência do paciente, a experiência cirúrgica e várias características do paciente e do tumor. Por exemplo, a função pulmonar ruim pode diminuir o engajamento por procedimentos de laringectomia parcial, enquanto uma laringe não funcional na apresentação (p. ex., tubo gástrico e dependente de traqueotomia) sugere que as opções de tratamento de preservação da laringe podem não beneficiar o paciente.

Existem muitas opções de tratamento para tumores que não requerem laringectomia total para tratamento cirúrgico. Para câncer de laringe em estágio inicial (T1 a T2 N0, estágio I a II), há um debate sobre a diferença nos resultados de voz e deglutição após tratamento cirúrgico *versus* tratamento não cirúrgico. T1 a T2 N0 (e tumores T3 selecionados) podem ser tratados com

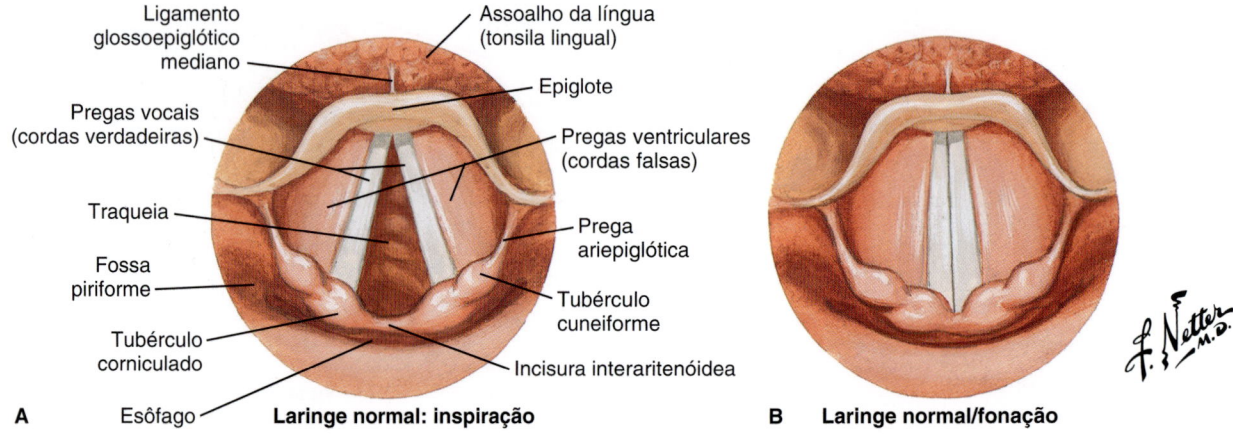

Figura 34.16 Visão endoscópica da laringe durante inspiração (**A**) e fonação (**B**).

radioterapia ou laringectomia parcial (+/− dissecção cervical) com tratamento adjuvante guiado por características patológicas ou presença de doença nodal.

Tumores T1 a T2 N+ (e T3N1 selecionados) podem ser tratados com cirurgia, radioterapia ou quimiorradioterapia concomitante. Para tumores T3 que exigiriam laringectomia total para excisão do tumor, uma abordagem de preservação de órgãos com quimio e radioterapia é frequentemente recomendada, reservando a laringectomia total para falhas no tratamento. As opções de quimioterapia de indução também podem ser consideradas em circunstâncias específicas, avaliando a resposta à terapia como um prenúncio para o tratamento definitivo como cirúrgico *versus* não cirúrgico.

A invasão da cartilagem ou o envolvimento extralaríngeo (ou seja, tumores T4a) sugere que a função da laringe não pode ser preservada, indicando que a laringectomia total pode ser preferida como terapia inicial com radiação adjuvante ou quimiorradiação guiada pelos resultados da patologia.

Complicações e morbidade após tratamento não cirúrgico

Embora as vantagens do tratamento de preservação de órgãos para certos cânceres de laringe em estágio III a IV sejam óbvias, há vários problemas pós-tratamento. Os regimes de quimiorradiação concomitantes ao padrão baseiam-se em cisplatina, que está associada a perda auditiva e lesão renal, e a falha da quimiorradiação como tratamento primário geralmente exclui a preservação da laringe para cirurgia de resgate. Além disso, a quimioterapia com radiação em altas doses pode causar disfunção laríngea por condronecrose, fibrose ou linfedema extenso, mesmo na ausência de tumor recorrente. A estenose faringoesofágica é outra complicação do tratamento não cirúrgico do câncer de laringe. A estenose parcial pode ser tratada com dilatações seriadas, enquanto o raro paciente com estenose total requer combinação de procedimentos percutâneos, endoscópicos e cirúrgicos anterógrados/retrógrados, procedimentos cirúrgicos abertos com aumento do lúmen ou procedimentos cirúrgicos abertos com reconstrução faringoesofágica circunferencial com retalhos cutâneos tubulares, retalhos viscerais como jejuno ou levantamento gástrico.

Tratamento cirúrgico

Laringectomia parcial. Se as características do câncer permitirem a cirurgia de preservação da laringe, fatores do paciente, como função pulmonar e estado cardiovascular, são avaliados, pois esses pacientes geralmente precisam tolerar alguma quantidade de aspiração ou comprometimento das vias respiratórias.

Os procedimentos modernos de laringectomia parcial incluem abordagens abertas e endoscópicas. Na era atual, os procedimentos laríngeos endoscópicos (ou transorais) são muito mais comuns do que os procedimentos de laringectomia parcial aberta. A cirurgia laríngea transoral é tipicamente feita com laringoscopia de microssuspensão e uso do *laser* de CO_2, chamada de microcirurgia a *laser* transoral. A TORS também é uma ferramenta promissora para laringectomia parcial, mas com os problemas atuais de instrumentação, exposição e acesso, a TORS é limitada devido aos excelentes resultados com microcirurgia a *laser* transoral. Atualmente, a maioria dos procedimentos de laringectomia parcial é realizada por via endoscópica, mas o cirurgião deve estar atento aos procedimentos de laringectomia parcial aberta, pois existem situações específicas em que estes continuam sendo boas opções para os pacientes.

Para tumores T1 da glote, uma laringoscopia de microssuspensão e ressecção do tumor com margens negativas com aço frio (*cold steel*) ou *laser* de CO_2 são as abordagens mais comuns.

Os procedimentos de laringectomia parcial aberta para tumores glóticos T1 podem incluir cordectomia aberta e laringectomia parcial frontolateral anterior aberta, enquanto tumores glóticos maiores podem ser excisados com hemilaringectomia vertical aberta. A reconstrução da hemilaringectomia vertical requer o músculo da cinta ou retalho livre fascial para fornecer volume contra o qual a corda vocal não afetada pode entrar em contato para evitar a aspiração e para produção de voz. As contraindicações para a laringectomia parcial vertical incluem extensão subglótica maior que 10 mm anteriormente ou 5 mm posteriormente, a maioria dos cânceres glóticos T3, envolvimento de toda a corda vocal e mais de um terço da corda vocal contralateral.

Para tumores supraglóticos, procedimentos de laringectomia horizontal aberta podem ser feitos, incluindo laringectomia parcial horizontal supraglótica e laringectomia parcial horizontal supracricóidea para tumores supraglóticos que se estendem até a glote. Cada um desses procedimentos requer reconstrução com crico-hioidoepiglotopexia ou crico-hioidopexia para suspender a laringe o mais alto possível para diminuir o risco de aspiração pós-operatória. Laringectomias parciais horizontais abertas têm maior impacto na deglutição, sendo necessária reabilitação prolongada para maximizar a recuperação pós-operatória. A traqueotomia perioperatória é uma necessidade para as abordagens abertas mais extensas, com o objetivo de decanulação dentro de 2 a 4 semanas após a cirurgia.

A laringectomia quase total é um procedimento raramente realizado, deixando os pacientes dependentes da traqueotomia para respirar, mas lhes dá capacidade de voz laríngea por meio de um conduto traqueoesofágico. Pode ter valor em partes do mundo onde a reabilitação da fala após a laringectomia total seja difícil de obter.

Laringectomia total. A laringectomia total requer a remoção de toda a laringe (Figura 34.17) e a criação de um traqueostoma permanente suturando circunferencialmente a parte superior da traqueia à pele do pescoço. A preservação da mucosa faríngea permite o fechamento primário da faringe. Procedimentos adjuntos no momento da laringectomia total podem incluir esvaziamento cervical, miotomia cricofaríngea, neurectomia do plexo faríngeo, hemitireoidectomia no lado do tumor (preservando a tireoide contralateral para proteger as glândulas paratireoides), punção traqueoesofágica primária (com ou sem colocação de prótese) e dividindo as cabeças esternais do músculo esternocleidomastóideo

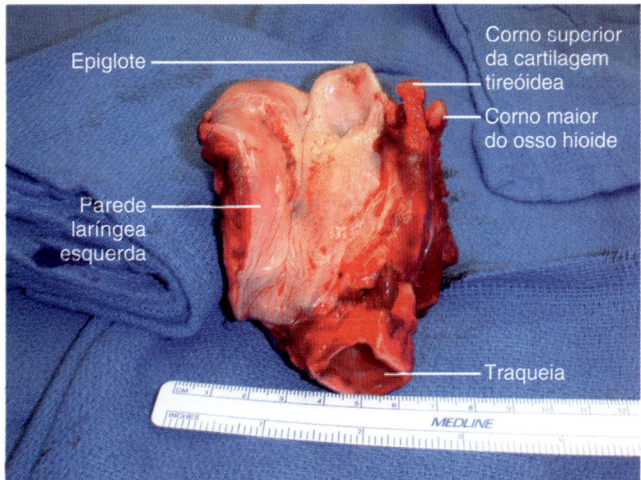

Figura 34.17 Peça de laringectomia total com seio piriforme esquerdo e parede da faringe também removidos.

para evitar um estoma profundo e auxiliar na colocação do aparelho pós-operatório. Os riscos pós-operatórios imediatos incluem fístula faringocutânea e hipocalcemia. Todos os profissionais da saúde devem estar cientes de que pacientes que fizeram laringectomia não podem ser intubados por via transoral; a via respiratória pode ser segurada ou intubada apenas por meio do traqueostoma em pacientes que foram submetidos à laringectomia. Problemas a longo prazo após a laringectomia podem incluir hipotireoidismo e perda de paladar e olfato. A estenose estomal e faringoesofágica é aumentada se radiação ou quimiorradiação pós-operatória for necessária, mas geralmente pode ser tratada com estomoplastia e dilatação da faringe, respectivamente.

A laringectomia total também pode ser realizada no quadro de resgate para tumor persistente/recidivante após radioterapia, quimiorradiação ou para laringe não funcional. No cenário de tratamento prévio com radioterapia com ou sem quimioterapia, há maior risco de fístula faringocutânea e estenose faringoesofágica, e esses riscos podem ser melhorados com o uso de retalhos *onlay* ou sem aumento ou pediculados (p. ex., anterior lateral da coxa, antebraço radial ou retalho peitoral maior).

Reabilitação da fala e da deglutição

A reabilitação fonoaudiológica é parte integrante do tratamento do câncer de laringe, necessitando de planejamento pré-operatório. Antes de realizar a laringectomia total, a reabilitação da fala deve ser explicada pelos cirurgiões e/ou fonoaudiólogo e, se possível, os pacientes podem discutir as implicações no estilo de vida de um traqueostoma cervical permanente e alterações na comunicação com um paciente laringectomizado.

Atualmente, existem várias opções de reabilitação da fala após a laringectomia total. A criação da fala requer um gerador de ar (p. ex., expiração pulmonar ou esofágica), uma fonte sonora (p. ex., uma superfície vibratória) e um conjunto de ressonadores e articuladores dentro de uma cavidade para transformar o som em fala inteligível (p. ex., trato vocal incluindo língua, boca, cavidade nasal). As principais opções de reabilitação fonoaudiológica após laringectomia total incluem eletrolaringe, fala esofágica e punção traqueoesofágica com prótese.

Com a eletrolaringe, um gerador de ondas sonoras vibratórias é colocado diretamente na área submandibular, bochecha ou cavidade oral e o som gerado dessa maneira é transformado no trato vocal para criar a fala. O paciente pronuncia palavras para produzir um discurso monótono e com som eletrônico que pode levar um tempo considerável, treinamento e prática para maximizar a inteligibilidade da fala.

A fala esofágica é produzida pela deglutição de ar no esôfago e expulsão do ar de volta pela faringe, que vibra à medida que o ar passa. A capacidade de dominar a fala esofágica requer um paciente motivado que possa controlar a liberação de ar pelo esfíncter esofágico superior.

Por fim, a punção traqueoesofágica é um conduto criado cirurgicamente entre o estoma da traqueia e da faringe que é realizada no momento da laringectomia ou secundariamente. Este conduto é equipado com uma válvula unidirecional que permite a passagem de ar posteriormente da traqueia para a faringe, mas impede que alimentos e líquidos passem para as vias respiratórias. Ao ocluir a abertura do estoma com o polegar durante a expiração, o paciente pode passar o ar da traqueia para a faringe, que vibra e permite notável clareza da fala. Mecanismos "livres de mãos" que não requerem oclusão manual do estoma são preferidos por muitos pacientes. Existem custos e manutenção associados à limpeza e à troca da prótese regularmente.

Glândulas salivares

Anatomia

Existem três pares de glândulas salivares maiores: as glândulas parótidas, as glândulas submandibulares e as glândulas sublinguais. Existem também até 1.000 glândulas salivares menores localizadas na submucosa de toda a cavidade oral, faringe e laringe, conforme ilustrado (Figura 34.18). Dada a ampla localização das glândulas salivares, tumores e lesões de glândulas salivares podem ser encontrados em quase qualquer localização na região da cabeça e pescoço e parte superior do trato aerodigestório.

As glândulas parótidas são as maiores glândulas salivares e as secreções salivares são direcionadas para a cavidade oral pela abertura do ducto parotídeo (Stensen) na mucosa bucal próximo ao segundo molar superior. Embora não haja separação capsular ou fascial, a glândula parótida é praticamente separada em lobos superficial e profundo com a separação definida como o plano do nervo facial. Uma característica única da parótida entre as glândulas salivares maiores é a presença de linfonodos dentro do envelope fascial. O tratamento de linfonodos intraparotídeos deve ser considerado para o câncer de parótida, bem como para câncer de pele da face, têmpora, pálpebra, orelha e couro cabeludo. As glândulas submandibulares são as segundas maiores glândulas salivares e secretam saliva pelo ducto submandibular (Wharton), que se abre no assoalho anterior da boca adjacente ao frênulo lingual. O par final de glândulas salivares maiores, as glândulas sublinguais, são encontradas no assoalho da boca, superficialmente ao nervo lingual e ao músculo milo-hióideo e drenam para o assoalho da boca pelos ductos de Rivinus, alguns dos quais também drenam para o ducto de Wharton. As glândulas salivares menores drenam individualmente pela mucosa sem ductos nomeados.

Doença salivar não neoplásica

As doenças não neoplásicas são mais comumente obstrutivas, infecciosas ou inflamatórias e geralmente se manifestam como aumento e sensibilidade da(s) glândula(s) afetada(s). Vírus e/ou bactérias aeróbicas/anaeróbicas são as causas infecciosas mais comuns e estão associadas com início agudo e rápida resolução após terapia apropriada. Infecções granulomatosas mais persistentes e indolentes podem ser causadas por tuberculose típica ou atípica, toxoplasmose, actinomicose e *Bartonella henselae* (doença da arranhadura do gato). A sialadenite bacteriana é tipicamente unilateral e dolorosa, e a purulência pode ser expressa com frequência a partir da abertura ductal com palpação profunda e, às vezes, alterações cutâneas são evidentes (Figura 34.19). As infecções bacterianas das glândulas salivares estão associadas à desidratação (ou obstrução ductal) e são mais comuns em pacientes idosos ou enfermos que podem estar sob medicação desidratante. O edema súbito e agudo de uma única glândula salivar principal geralmente indica obstrução ductal e pode ser causado por cálculos salivares, estenoses, saliva espessa ou infecção bacteriana. A sialadenite viral é tipicamente bilateral e pode ser causada pelo vírus da caxumba, bem como uma série de outras infecções virais mais comuns que afetam o trato aerodigestório superior. Cistos múltiplos, grandes e bilaterais das glândulas parótidas (cistos linfoepiteliais) podem ser observados na infecção pelo HIV mal controlada.

Uma das principais causas de obstrução salivar são os cálculos salivares (sialolitíase) que causam inchaço da glândula ao comer. Pequenos cálculos no ducto parotídeo ou submandibular podem ser tratados com endoscopia salivar (Vídeo 34.3). A sialadenite obstrutiva ou inflamatória também pode ser manifestação de doenças sistêmicas, como síndrome de Sjogren, sarcoidose ou

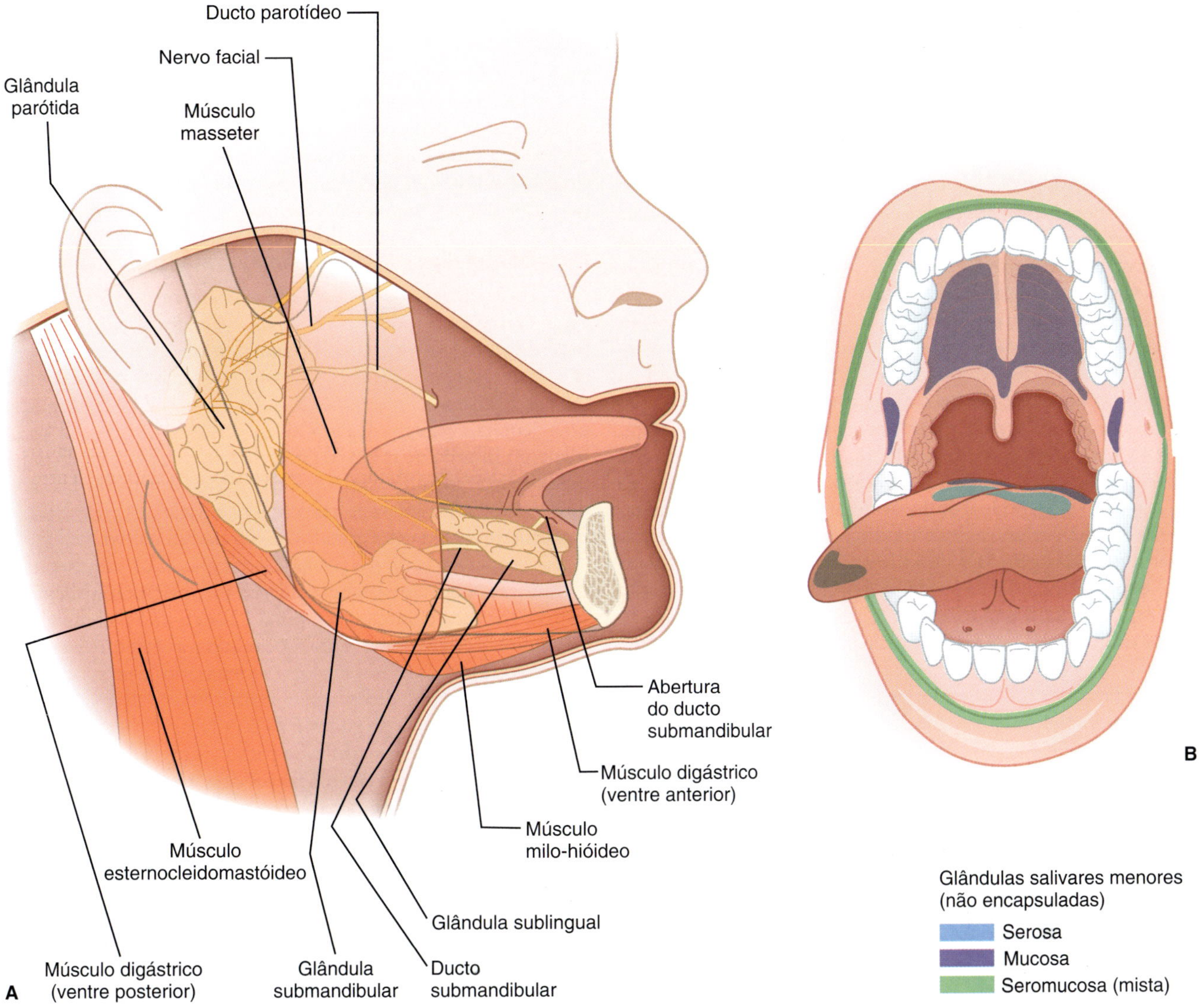

Capítulo 34 Cabeça e Pescoço 777

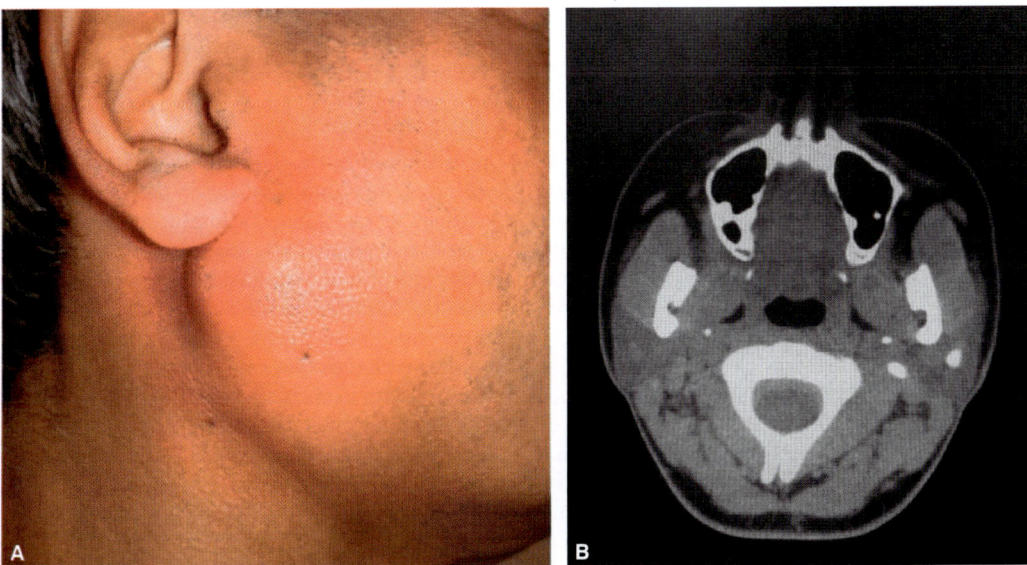

Figura 34.18 Distribuição anatômica das glândulas salivares maiores (**A**) e glândulas salivares menores (**B**).

Figura 34.19 A. Parotidite aguda direita com infecção causada por obstrução do ducto de Stensen por cálculo salivar. **B.** Tomografia computadorizada mostrando cálculo da parótida dentro do ducto esquerdo (não durante infecção ativa).

doença relacionada à imunoglobulina G4 (IgG4). Além disso, pacientes tratados com iodo radioativo para câncer de tireoide são muito mais propensos a desenvolver sialadenite obstrutiva que pode estar imediatamente associada ao tratamento ou até 1 ano após o término da terapia.

Neoplasias das glândulas salivares

As neoplasias das glândulas salivares manifestam-se como massas dentro de uma das glândulas salivares maiores ou na submucosa quando se originam de uma glândula salivar menor. Tumores de lobo profundo da parótida podem se apresentar com uma deformidade que se assemelha a uma hipertrofia unilateral da tonsila ou abaulamento do palato mole que, na verdade, é causado pelo efeito de massa dentro do espaço parafaríngeo que desloca a tonsila palatina medialmente dentro da orofaringe. Os tumores de lobo profundo da parótida podem não apresentar sinais ou sintomas externos e são frequentemente encontrados incidentalmente em exames de imagem. Os tumores de Warthin são a segunda neoplasia salivar benigna mais comum e são ávidos por ^{18}F-FDG na imagem PET devido ao alto conteúdo mitocondrial de oncócitos dentro do tumor. Quando os tumores de Warthin são encontrados pelo estadiamento ou reestadiamento da imagem PET de pacientes com câncer, eles levantam a preocupação de metástase ou segunda neoplasia maligna primária.

Neoplasias salivares benignas. A avaliação pré-tratamento de massas de glândulas salivares pode incluir imagens de corte transversal (TC ou RM) e/ou PAAF. A PAAF com palpação direta ou sob orientação por imagem (ultrassom ou TC) pode ajudar a identificar tumores salivares benignos *versus* malignos. O benefício da PAAF na investigação de tumores de glândulas salivares é controverso, pois a precisão citopatológica varia de acordo com a experiência do citopatologista e não é definitiva, apresentando sensibilidade para diferenciação entre tumores benignos e malignos de aproximadamente 80%.[40] Além disso, a maioria dos tumores de parótidas é benigna, e a remoção cirúrgica é recomendada para quase todos, independentemente da patologia. Os defensores da PAAF ressaltam seu valor na identificação de uma neoplasia maligna antes da cirurgia para melhorar o aconselhamento do paciente, as expectativas do paciente e o planejamento cirúrgico (ou seja, a probabilidade de sacrifício do nervo facial, a extensão da parotidectomia e a necessidade de dissecção cervical concomitante). Além disso, a análise patológica do tumor por congelação intraoperatória pode ajudar a orientar a extensão da cirurgia e evitar a necessidade de reoperação após o diagnóstico patológico.

A maioria das neoplasias salivares (cerca de 75%) é encontrada na glândula parótida, e a maioria dos tumores salivares da parótida é benigna. Como regra geral, quanto maior a glândula salivar, maior a probabilidade de um tumor dentro dessa glândula ser benigno; por exemplo, a probabilidade de um tumor ser maligno nas glândulas parótidas, submandibulares e salivares sublinguais/menores é de aproximadamente 25, 50 e 75%, respectivamente. A neoplasia benigna mais comum é o adenoma pleomórfico, seguido pelo tumor de Warthin (também conhecido como cistadenoma linfomatoso papilar).

O tratamento para tumores salivares benignos é a remoção cirúrgica, seja parotidectomia, excisão da glândula submandibular ou excisão local ampla da glândula salivar menor com controle de margem. A remoção de tumores benignos das glândulas salivares após a detecção melhora a precisão do diagnóstico histopatológico, evita dissecção mais difícil e reduz o risco de morbidade do paciente (p. ex., lesão do nervo facial, preocupações estéticas) pela remoção do tumor antes que ele aumente. A remoção de tumores benignos também previne a transformação maligna que pode ocorrer com algumas histologias, particularmente a transformação do adenoma pleomórfico em um câncer agressivo, carcinoma ex-adenoma pleomórfico. Por outro lado, alguns tumores benignos podem ser observados com base na preferência do paciente, adequação do paciente para cirurgia, expectativa de vida do paciente e histopatologia. Pacientes com tumores de Warthin que não estejam aumentando ou que tenham sido encontrados incidentalmente ou que ocorram em pacientes com câncer metastático ou em pacientes com contraindicação para cirurgia podem ser apropriados para observação, pois esse tumor não tem potencial maligno.

Neoplasia maligna das glândulas salivares e tratamento

A neoplasia maligna da glândula salivar é rara, mas pode ser encontrada em quase qualquer parte da cabeça e do pescoço devido à localização diversificada das glândulas salivares maiores e menores. A apresentação mais comum é a massa na localização da glândula salivar. Sintomas como paralisia do nervo facial podem indicar uma neoplasia maligna de parótida no contexto de massa de parótida e/ou história de câncer de pele de cabeça e pescoço. Estudos populacionais identificaram um risco relativo aumentado de câncer de glândula salivar em pacientes com histórico de câncer de tireoide, particularmente aqueles tratados com iodo radioativo.[41]

As neoplasias malignas primárias das glândulas salivares mais comuns são carcinoma mucoepidermoide, carcinoma adenoide cístico, adenocarcinoma, carcinoma ex-adenoma pleomórfico e carcinoma de células acinares. O carcinoma secretor (anteriormente carcinoma secretor análogo ao mamário) é uma neoplasia salivar recentemente descrita com uma mutação de translocação que resulta na fusão de genes *ETV6-NTRK3*.[42] No passado, o carcinoma secretor era classificado como outros carcinomas, mais comumente o carcinoma de células acinares. Os linfonodos dentro da glândula parótida são locais comuns de metástase da orelha, face e couro cabeludo, CCE ou melanoma. Linfoma e metástases de outros locais (rim, pulmão, mama, próstata) também podem ser encontrados na glândula salivar parótida. Uma lista completa de tumores salivares (malignos e benignos) com base na Classificação 2017 da Organização Mundial da Saúde (OMS) de tumores de glândulas salivares é mostrada na Tabela 34.3.[43]

A neoplasia maligna salivar primária é estadiada de acordo com a localização das glândulas salivares. O estágio T para as glândulas salivares maiores (parótida, submandibular e sublingual) baseia-se principalmente no tamanho: T1, menor que 2 cm; T2, 2 a 4 cm; T3, mais de 4 cm e/ou extensão extraparenquimatosa; T4a, invasão de pele, mandíbula, conduto auditivo e/ou nervo facial; e T4b, invadindo a base do crânio, as placas pterigoides e/ou envolvendo a artéria carótida.[1] O estadiamento da neoplasia maligna da glândula salivar menor baseia-se no estadiamento sistêmico da localização anatômica da glândula salivar menor; por exemplo, um carcinoma de glândula salivar do palato duro é estadiado usando o sistema de estadiamento do câncer da cavidade oral.

Após o estadiamento adequado, o tratamento para quase todos os cânceres primários de glândula salivar é a cirurgia com ressecção completa do tumor. Existe alguma controvérsia quanto à extensão da parotidectomia que deve ser realizada para o tratamento dos tumores malignos. No mínimo, a ressecção total do tumor é o objetivo. Para neoplasia maligna do lobo profundo da parótida, uma parotidectomia total (lobo superficial e profundo) geralmente é necessária e inclui a remoção de todos os linfonodos da parótida e mobilização dos ramos do nervo facial. Para outros tumores malignos da parótida, a lobectomia superficial total da parótida e a parotidectomia total têm sido defendidas. Se possível, o nervo facial e seus ramos devem ser preservados, exceto em casos de grande invasão tumoral (Figura 34.20). Parotidectomia radical, ou parotidectomia radical estendida para incluir ressecção de pele, nervo facial ou osso temporal, pode ser necessária para a excisão total do tumor. Para tumores submandibulares, sublinguais e de glândulas salivares menores, a ressecção total do tumor com margens negativas também é o objetivo. Mais uma vez, os principais nervos cujo sacrifício causaria déficits funcionais (lingual, hipoglosso, ramo mandibular marginal do facial etc.) devem ser poupados, a menos que o tumor não possa ser completamente removido sem a remoção dos nervos.

O esvaziamento cervical geralmente é recomendado para pescoços clinicamente positivos para linfonodo, tumores primários de alto grau e tumores T3 a T4. Para tumores incompletamente ressecados ou aqueles com doença residual macroscópica, a ressecção cirúrgica deve ser oferecida, se possível. A radioterapia adjuvante normalmente é recomendada para doença residual macroscópica e/ou características adversas, como margens intermediárias ou de alto grau, próximas ou positivas, invasão neural/

Tabela 34.3 Classificação da OMS de 2017 de tumores primários de glândulas salivares.

Tumores malignos	Tumores benignos

Carcinoma de células acinares
Carcinoma secretor
Carcinoma mucoepidermoide
Carcinoma adenoide cístico
Adenocarcinoma polimorfo
Carcinoma epitelial-mioepitelial
Carcinoma de células claras
Adenocarcinoma basocelular
Adenocarcinoma sebáceo
Carcinoma intraductal
Cistadenocarcinoma
Adenocarcinoma, NOS
Carcinoma de ducto salivar
Carcinoma mioepitelial
Carcinoma ex-adenoma pleomórfico
Carcinossarcoma
Carcinoma pouco diferenciado
   Carcinoma indiferenciado neuroendócrino e não neuroendócrino
   Carcinoma neuroendócrino de grandes células
   Carcinoma neuroendócrino de pequenas células
Carcinoma linfoepitelial
Carcinoma de células escamosas
Carcinoma oncocítico
Sialoblastoma (tumor limítrofe)
	Adenoma pleomórfico
	Mioepitelioma
	Adenoma de células basais
	Tumor de Warthin
	Oncocitoma
	Linfadenoma
	Cistadenoma
	Sialadenoma papilífero
	Papilomas ductais
	Adenomas sebáceos
	Adenoma canalicular e outros adenomas ductais
	
	Tumores de tecidos moles
	Hemangioma
	Lipoma/sialolipoma
	Fascite nodular
	
	Tumores hematolinfoides
	   Linfoma de zona marginal extranodal de MALT
	
	Outras lesões epiteliais
	Adenose policística esclerosante
	Hiperplasia oncocítica nodular
	Lesões linfoepiteliais
	Hiperplasia do ducto intercalado

MALT, tecido linfoide associado a mucosa; *NOS*, não especificado de outra forma; *OMS*, Organização Mundial da Saúde. (De El-Naggar AK, Chan JKC, Takata T, et al. The fourth edition of the head and neck World Health Organization blue book: editors' perspectives. *Hum Pathol*. 2017;66:10-12.)

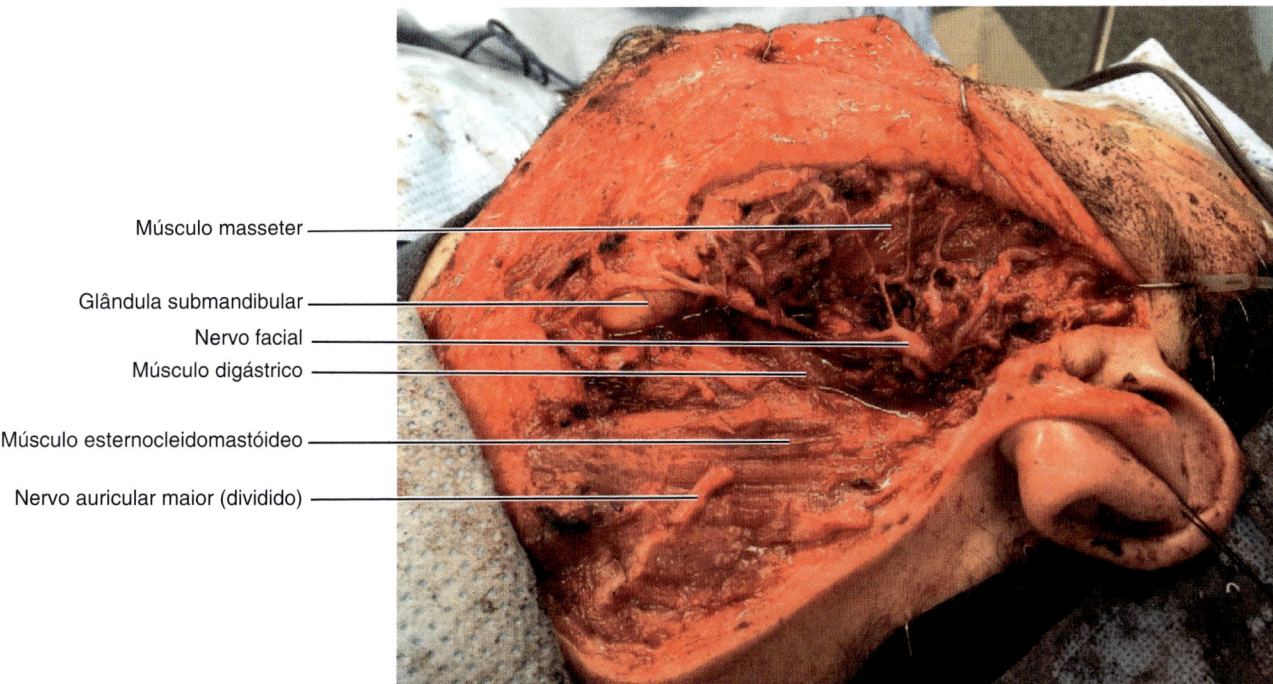

Figura 34.20 Campo de parotidectomia total com identificação, mobilização e preservação de todos os ramos do nervo facial.

perineural, metástases linfonodais, invasão linfática/vascular e tumores T3 a T4. A radioterapia normalmente é recomendada após a remoção de carcinomas adenoides císticos com campos de radiação estendidos para cobrir nervos adjacentes ou envolvidos devido à sua alta propensão à invasão e à disseminação perineural. O papel da terapia sistêmica na neoplasia maligna salivar é menos estudado, mas pode ser considerada para casos de doença residual macroscópica ou características patológicas adversas.

Técnica cirúrgica

A excisão da glândula submandibular é classicamente realizada por meio de uma incisão transcervical, levantando retalhos subplatismais e protegendo o ramo mandibular marginal do nervo facial. A manobra de Hayes-Martin de dividir a veia facial na face inferior da glândula e levantá-la com a fáscia glandular pode proteger o ramo do nervo facial que percorre superficialmente essa veia. A parte superior da glândula é então dissecada de forma livre (com divisão da artéria facial), a parte inferior da glândula é dissecada do ventre anterior do músculo digástrico, e a glândula é liberada da borda posterior do músculo milo-hióideo, que é retraído medial-superiormente, revelando o nervo lingual, o gânglio submandibular e o ducto submandibular. O nervo hipoglosso pode ser identificado com retração médio-inferior do músculo milo-hióideo. Por fim, a glândula é dissecada livre posteriormente e a artéria facial é novamente seccionada ao longo da face posterior da glândula.

A parotidectomia é demonstrada no Vídeo 34.2. A incisão mais comum é a incisão cervicomastoide descrita por Blair em 1912 e modificada por Bailey em 1941. Retalhos cutâneos são levantados em um plano subplatismal no pescoço e sobre a fáscia parotídea na face. A glândula parótida é liberada do músculo esternocleidomastóideo, muitas vezes requerendo a divisão do nervo auricular maior e da veia jugular externa, e o ventre posterior do músculo digástrico é identificado. Em seguida, a glândula parótida é dissecada a partir da cartilagem tragal, seguindo profundamente aos ossos timpânico e mastoide e a face lateral da linha de sutura timpanomastóidea. O tecido entre a dissecção digástrica e a mastoide é cuidadosamente dividido e a glândula parótida retraída medialmente. O tronco principal do nervo facial é identificado na linha de sutura timpanomastóidea, no nível do músculo digástrico aproximadamente 1 cm anterior, inferior, profundamente ao ponteiro do trágus. O nervo e seus ramos são seguidos distalmente, dividindo o tecido parotídeo sobrejacente para expor o nervo. O tumor é removido em bloco com visualização e dissecção dos ramos nervosos. A mobilização de ramos nervosos é necessária para tumores de lobos grandes ou profundos, conforme mostrado na Figura 34.21. O monitoramento eletromiográfico do nervo facial pode ser usado, se disponível, de acordo com a preferência do cirurgião.

O defeito da parotidectomia, que pode ser deformante dependendo da extensão da parotidectomia, da necessidade de ressecção de pele, osso temporal ou nervo facial, pode ser reconstruído considerando as características do tumor e os desejos do paciente. Para defeitos de parotidectomia padrão, os principais objetivos da reconstrução são cobrir o nervo facial, evitar o contato do parênquima parotídeo com as glândulas sudoríferas da pele facial e preencher os defeitos de contorno. Como a maioria dos métodos reconstrutivos cria uma barreira entre o tecido parotídeo remanescente e a pele, eles reduzem o risco de síndrome de Frey (sudorese gustativa). As opções reconstrutivas incluem o uso de matriz dérmica acelular, lipoenxertia livre, retalho do músculo esternocleidomastóideo, retalho do músculo digástrico, outros retalhos regionais mergulhantes ou retalhos livres mergulhantes. Os dois últimos são mais usados no caso de defeitos totais da parotidectomia, principalmente se o esvaziamento cervical for realizado concomitantemente.

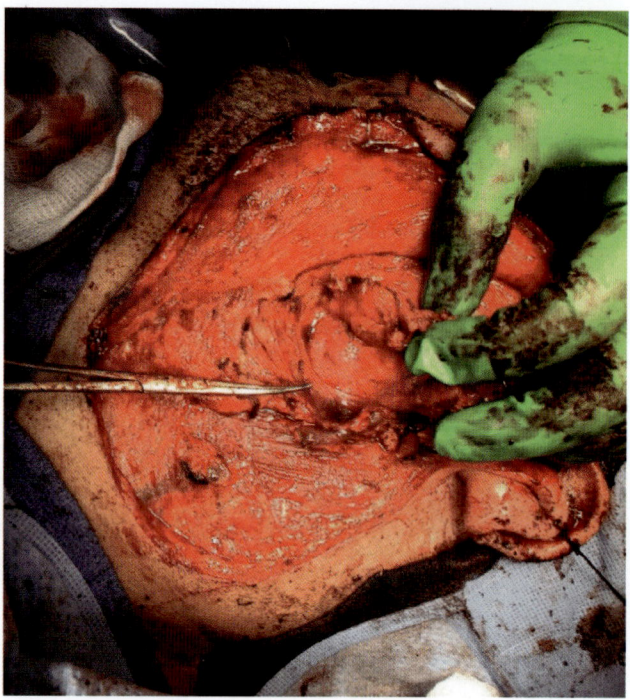

Figura 34.21 Tumor do lobo profundo da parótida com mobilização do nervo facial inferiormente para expor e remover o tumor.

Cavidade nasal e seios paranasais

Anatomia

A cavidade nasal e os seios paranasais compreendem uma estrutura tridimensional complexa que confina estruturas críticas, incluindo a órbita, o crânio e a base do crânio. Os limites anatômicos são o palato e a cavidade oral inferiormente, os tecidos moles da face ou nariz anteriormente e a base do crânio ou órbitas lateral, superior e posteriormente. A cavidade nasal inicia nos vestíbulos nasais anteriores e contém o septo nasal ósseo e cartilaginoso, estruturas da parede nasal lateral e fenda olfatória. Os seios paranasais são divididos em seios maxilares e etmoidais pareados e os seios centrais esfenoidal e frontal que geralmente são completamente separados por septos em metades direita e esquerda. As estruturas da parede nasal lateral incluem os cornetos inferior, médio e superior, e os meatos superior, médio e inferior, assim denominados em função do corneto superior a eles. Os seios maxilar, etmoidal anterior e frontal drenam pelo infundíbulo para o meato médio, enquanto o ducto nasolacrimal drena para o meato inferior.

Os quatro seios paranasais pareados situam-se lateral e superiormente à cavidade nasal. Os seios frontais são as cavidades aéreas mais anteriores e superiores que se encontram dentro do osso frontal e drenam para a cavidade nasal pelos recessos frontais no meato médio. Os seios etmoidais são labirintos ósseos em forma de favo de mel que estão localizados medialmente às órbitas e inferiormente à fossa anterior do crânio. A lâmina papirácea é a fina parede lateral do seio etmoidal que constitui a parede medial da órbita. As cavidades etmoidais anterior e posterior são separadas pela lamela basal do corneto médio com os etmoides anteriores drenando para o meato médio e os etmoides posteriores drenando pelo recesso esfenoetmoidal para a cavidade nasal posterior. O seio esfenoidal situa-se no meio do osso esfenoide e é o mais posterior e central dos seios. As estruturas vitais dos nervos ópticos, artérias carótidas e seios cavernosos são imediatamente adjacentes às paredes laterais do seio esfenoidal, enquanto a sela turca e o quiasma óptico são imediatamente superiores ao teto do seio superior central e posterior. Além disso, os limites muito laterais do seio esfenoidal são adjacentes à segunda divisão dos nervos trigêmeos (V2) e aos nervos vidianos. Os seios maxilares drenam para o meato médio e são limitados posteriormente pela fossa pterigopalatina, lateralmente pelo processo zigomático da maxila, superiormente pelo assoalho da órbita e inferiormente pelo palato.

Patologia da cavidade nasal e dos seios paranasais

As doenças mais comuns da cavidade nasal e seios paranasais são de natureza inflamatória relacionada a alergias ou infecções por vírus ou bactérias. Embora essas doenças inflamatórias possam causar sintomas graves ou mesmo ameaçar a vida, na maioria das vezes são intermitentes, leves ou autolimitadas quando tratadas com anti-inflamatórios e/ou antibióticos. A maioria das infecções sinusais se resolve sem tratamento ou com um curto regime de antibióticos; no entanto, algumas infecções requerem várias semanas de antibioticoterapia combinada a esteroides sistêmicos. Em raras ocasiões, as infecções sinusais podem se disseminar para a órbita ou para dentro do crânio, resultando na necessidade de antibióticos intravenosos e procedimentos cirúrgicos para abrir e drenar o seio infectado.

Os tumores da cavidade nasal e dos seios paranasais apresentam-se mais frequentemente em fases tardias, porque sintomas comuns de congestão nasal, cefaleia e dor facial associados são atribuídos a doenças mais comuns, como alergias e sinusites. Os tumores também podem apresentar envolvimento de estruturas ao redor dos seios paranasais, como as órbitas, a fossa infratemporal e a fossa craniana. Proptose, dor orbital, diplopia, epífora e perda de visão são sintomas de invasão orbital, enquanto o envolvimento do nervo sensorial é anunciado por dormência facial na distribuição do nervo infraorbitário ou do palato. Tumores que envolvem a fossa infratemporal frequentemente apresentam trismo por envolvimento dos músculos pterigoides e dormência na distribuição da terceira divisão do nervo trigêmeo (V3). Finalmente, os tumores envolvendo a fossa craniana anterior podem causar vários sintomas do sistema nervoso central, como convulsões, alterações de personalidade ou meningite.

Tanto os tumores benignos quanto os malignos se originam dentro da cavidade nasossinusal, sendo a maioria a partir do revestimento epitelial. O papiloma schneideriano (também chamado de papiloma nasossinusal) é o tumor benigno mais comum da cavidade nasal,[44] e os pacientes apresentam congestão nasal unilateral e/ou epistaxe. Este tumor benigno está associado à destruição local e tem potencial para transformação maligna. O papiloma schneideriano deve ser o diagnóstico diferencial de qualquer massa nasossinusal unilateral (Figura 34.22). O papiloma nasossinusal é classificado em três grupos:

1. Papiloma septal. Esses tumores geralmente começam a crescer no septo; são exofíticos e não estão associados à degeneração maligna.
2. Papiloma invertido (mais comum). Os tumores geralmente surgem ao longo da parede lateral do nariz e têm um padrão de crescimento invertido com destruição local. Os papilomas invertidos têm uma taxa de degeneração maligna de aproximadamente 10 a 15%.
3. Papiloma de células cilíndricas (muito raro). Uma variante oncocítica, assim como o papiloma invertido, esses tumores originam-se mais comumente da parede lateral do nariz. Esses tumores têm potencial igual ou ligeiramente maior para transformação maligna em comparação ao papiloma invertido.

O tratamento de escolha para papilomas nasossinusais é a ressecção completa com margens negativas. No caso de papiloma invertido e papiloma cilíndrico, a remoção do osso na base do tumor é importante para prevenir a recorrência. Com a remoção completa do papiloma nasossinusal, as taxas de recorrência são baixas. As abordagens aberta e endoscópica são seguras e eficazes para a ressecção desses tumores; entretanto, as abordagens endoscópicas endonasais são preferidas quando possível, pois evitam a rinotomia lateral e a cicatriz facial associada.

Outras lesões nasais benignas incluem hemangioma, histiocitoma fibroso benigno, fibromatose, leiomioma, ameloblastoma, mixoma, fibromixoma e lesões fibro-ósseas e ósseas, como displasia fibrosa, fibroma ossificante e osteoma. O crescimento de tumores, a fraqueza da base do crânio ou a combinação pode permitir que tumores intracranianos ou tecidos normais se estendam para a cavidade nasal apresentando-se como encefaloceles, meningoceles, dermoides ou tumores hipofisários.

A TC e a RM são exames de imagem importantes a serem realizados para avaliação sinonasal de tumores da base do crânio, pois fornecem informações complementares. Em conjunto, esses exames de imagem ajudam os médicos a estreitar os possíveis diagnósticos diferenciais, pois também auxiliam na identificação de conexões intracranianas, envolvimento ou impacto em estruturas críticas (p. ex., órbita, nervos cranianos) e vascularização do tumor. Imagens de RM ponderadas em T2 são mais sensíveis para diferenciar tumores de secreções obstruídas dentro das cavidades nasais ou sinusais (Figura 34.22), enquanto as imagens de TC ajudam a identificar a destruição óssea. A identificação das estruturas envolvidas ou adjacentes ao tumor auxilia no diagnóstico, tratamento e planejamento cirúrgico. É particularmente importante determinar se o tumor abre a base do crânio, uma vez que o envolvimento intracraniano pode aumentar o risco de vazamento de líquido cefalorraquidiano (LCR), mesmo com biopsia diagnóstica.

As neoplasias da cavidade nasossinusal são extremamente raras, representando menos de 1% de todos os cânceres e menos de 5% dos CCPs. Há uma leve predominância do sexo masculino e o pico de incidência varia de acordo com a histologia do tumor, mas a idade do paciente varia mais frequentemente entre os 40 e os 60 anos. Como o epitélio respiratório pode se diferenciar em histologia escamosa ou glandular, CCE e adenocarcinoma representam dois dos cânceres nasossinusais mais comuns.[45] Os fatores de risco para câncer nasossinusal são marcenaria ou exposição ao pó de madeira ou metal/níquel mais comumente de fundição comercial. Outras neoplasias malignas nasossinusais incluem neuroblastoma olfatório, carcinoma neuroendócrino, carcinoma indiferenciado nasossinusal (SNUC), histiocitoma fibroso maligno, osteossarcoma, condrossarcoma, melanoma da mucosa, linfoma, fibrossarcoma, leiomiossarcoma, angiossarcoma, teratocarcinoma, hemangiopericitoma e metástases de outros sistemas orgânicos (p. ex., carcinoma de células renais). Além do tumor que surge nas cavidades nasal e sinusal, tumores do sistema nervoso central e tumores primários da base do crânio como cordomas, adenomas hipofisários invasivos, condrossarcomas e meningiomas podem romper barreiras anatômicas para se apresentar na cavidade nasossinusal.

Na oitava edição do manual de estadiamento do AJCC, a cavidade nasal, os seios etmoidais e os seios maxilares são distinguidos como locais primários separados. O sistema de estadiamento aplica-se apenas a carcinomas epiteliais, excluindo patologias neuroendócrinas e primárias da base do crânio. Além disso, o estadiamento atualmente não inclui os seios frontal ou esfenoidal como locais separados. O estadiamento do local primário (estágio T) depende

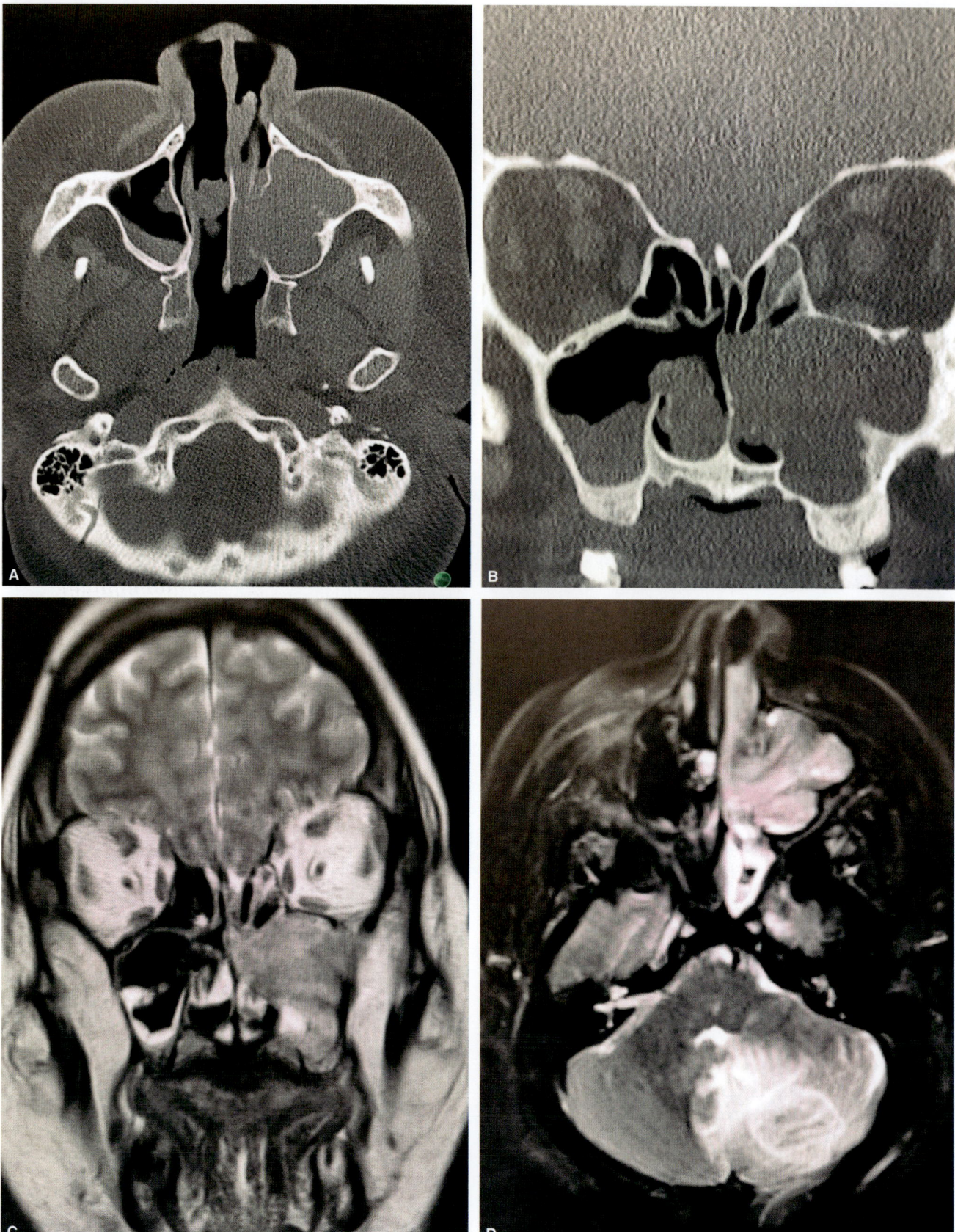

Figura 34.22 A. Tomografia computadorizada (TC) axial de um papiloma invertido mostrando a base do tumor na parede lateral da maxila com hiperostose observada. **B.** TC coronal de um papiloma invertido mostrando a base do tumor na parede lateral da maxila com hiperostose observada. **C.** Ressonância magnética (RM) coronal em T1 mostrando limites de tecido mole do tumor preenchendo o seio maxilar, adjacente à parede orbital, mas sem invasão de tecido mole orbitário. **D.** RM axial em T2 mostrando o tumor de partes moles preenchendo o seio maxilar, mas com hipersinal em T2 no seio esfenoidal mostrando muco em vez de tumor no esfenoide.

da extensão do tumor, sendo a principal distinção a invasão das estruturas nasossinusais adjacentes *versus* a invasão de órbita, tecidos moles da face, palato ou placa cribriforme/cérebro.

Metástases linfonodais são incomuns (5 a 15%) e o esvaziamento cervical eletivo para carcinomas nasossinusais primários geralmente não é recomendado. No entanto, se um carcinoma que surge na cavidade nasal ou sinusal se estender para a cavidade oral ou existir a preocupação de que o tumor surgiu na cavidade oral antes de se estender para as cavidades nasossinusais, deve-se considerar um esvaziamento cervical eletivo de I a IV. Além disso, a dissecção do pescoço pode ser realizada se a cirurgia do pescoço for necessária para controle do vaso ou para identificar vasos para reconstrução de retalho livre. A radioterapia eletiva primária para as bacias nodais superiores do pescoço é frequentemente incluída na terapia adjuvante pós-operatória. Os grupos nodais envolvidos podem incluir os linfonodos retrofaríngeos, parafaríngeos, submentuais e jugulodigástricos superiores.

Avaliação e tratamento do câncer nasossinusal

Os cânceres nasossinusais podem envolver ou aproximar-se de órbitas, base do crânio, artérias carótidas, seio cavernoso, múltiplos nervos cranianos, palato, cérebro ou outras estruturas críticas. A complexidade da ressecção, reconstrução e planejamento de radioterapia é difícil de exagerar, falando em vantagem de equipes multiprofissionais experientes para tratamento, reconstrução e reabilitação.

A avaliação pré-operatória consiste em imagens do local primário, muitas vezes TC e RM, bem como estadiamento local, regional e distante com TC ou PET/TC. A biopsia do sítio primário é necessária para estabelecer o diagnóstico patológico. Uma vez estabelecido o diagnóstico e concluído o estadiamento, estabelece-se um plano de tratamento multidisciplinar.

O tratamento da maioria das neoplasias malignas nasossinusais depende de uma ressecção cirúrgica com margem negativa. A radioterapia pós-operatória é considerada para doença de alto estágio ou patologias de alto grau. Para a maioria dos cânceres nasossinusais, a utilidade da quimioterapia como sensibilizador de radiação pós-operatória não é clara; no entanto, a quimioterapia concomitante com radiação é considerada para o tratamento de tumores com características patológicas de alto risco (p. ex., margens positivas, doença nodal, extensão nodal extracapsular) ou para aqueles com histologia de alto grau (p. ex., SNUC ou carcinoma de células pequenas). Ensaios clínicos estão em andamento para avaliar a utilidade da quimioterapia pré-operatória neoadjuvante para reduzir tumores antes da cirurgia para ajudar na preservação de estruturas críticas.

O planejamento pré-operatório é particularmente importante para tumores nasossinusais para identificar estruturas envolvidas ou adjacentes ao tumor, planejar a reconstrução, montar a equipe cirúrgica e informar os pacientes sobre os riscos cirúrgicos que podem alterar a aparência ou a função.

Os exames pré-operatórios também identificam tumores altamente vasculares, permitindo a embolização pré-operatória para diminuir a perda sanguínea intraoperatória e auxiliar na remoção completa do tumor. A identificação de tumores que ultrapassam a dura-máter alerta a equipe de tratamento para a potencial necessidade de drenagem lombar perioperatória e de reparo dural. A colocação de uma traqueotomia para cirurgia craniofacial para reduzir o risco de pneumoencéfalo pós-operatório é controversa; no entanto, dependendo da reconstrução planejada, pode ser considerada se houver risco de edema oral, grandes defeitos da base do crânio ou em pacientes obesos ou com apneia obstrutiva do sono.

As técnicas endoscópicas continuam a evoluir e permitem o controle das margens de ressecção para muitas neoplasias etmoidais primárias, bem como da base anterior do crânio. O carcinoma maxilar primário que envolve a parede medial também pode ser abordado por via endoscópica; no entanto, se o palato ou a maxila lateral estiverem envolvidos, é preferível uma maxilectomia radical com abordagens tradicionais. As técnicas endoscópicas evoluíram além da dissecção dentro das cavidades nasossinusais e agora incluem a dissecção de lâmina orbital, tumores periorbitais e intraorbitais. Além disso, as ressecções da base óssea do crânio, dura-máter e tratos olfatórios intradurais podem ser realizadas por via endoscópica endonasal (Figura 34.23). Os cânceres nasossinusais que envolvem a pele, o palato ou a órbita intraconal e que têm extensão muito lateral ou extensão intracraniana excessiva não são ideais para ressecção endoscópica. O avanço na reconstrução com técnicas endoscópicas tem impulsionado ressecções endoscópicas mais agressivas e tem se baseado cada vez mais no retalho nasosseptal pediculado.[46] Esse retalho é baseado na artéria

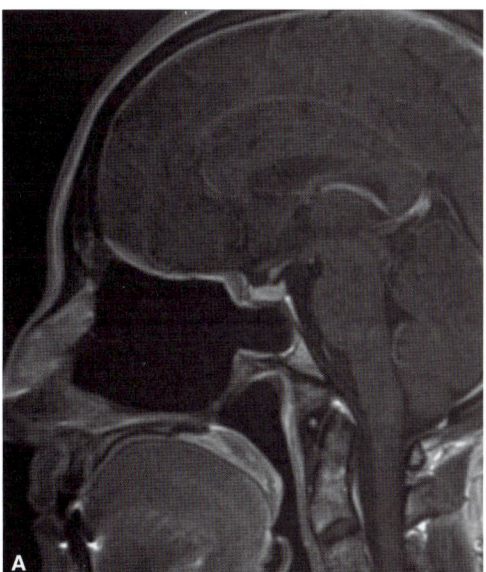
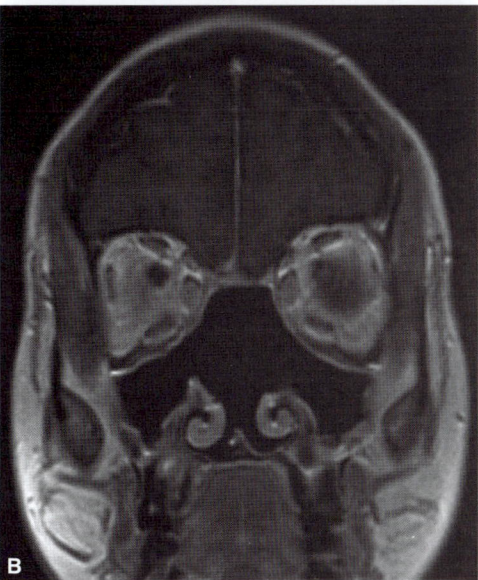

Figura 34.23 Ressonância magnética craniofacial em T1 endoscópica pós-operatória (5 anos) sem evidência de doença recidivante e reconstrução da base do crânio com retalho nasosseptal saudável.

nasal posterior que é um ramo confiável da artéria esfenopalatina. O aumento do uso do retalho nasosseptal de base posterior resultou em diminuição acentuada das taxas de fístula liquórica para menos de 5% após a ressecção endoscópica de patologias intracranianas, como craniofaringeomas, meningiomas e outros tumores neurais primários. No entanto, o septo nasal é frequentemente envolvido com carcinomas nasossinusais e as margens não devem ser comprometidas para preservar o suprimento sanguíneo para o retalho septal nasal. Nas situações em que o retalho nasosseptal pediculado não puder ser utilizado, um retalho pericraniano tunelizado poderá ser utilizado para reconstrução endonasal da base do crânio. Esse retalho é colhido com uma incisão coronal ou com técnicas endoscópicas antes de tunelizá-lo pelo násio.[47] Para defeitos mais laterais, retalhos fasciais temporoparietais tunelizados também são úteis. As técnicas de ressecção e reconstrução endoscópica foram notavelmente avançadas e agora oferecem uma opção de tratamento menos mórbida, com resultados comparáveis à cirurgia aberta para muitos cânceres nasossinusais.

A radioterapia primária com quimioterapia concomitante para neoplasias nasossinusais continua a ser estudada e essas terapias não cirúrgicas são usadas para tumores irressecáveis e tumores cuja excisão causaria morbidade inaceitável. Além disso, quimioterapia neoadjuvante ou terapia de quimiorradioterapia desempenha um papel integral para algumas histologias agressivas (p. ex., SNUC, rabdomiossarcoma e reticulocitose da linha média). Dados recentes sugerem que a quimiosseleção pode ser usada para identificar pacientes com câncer indiferenciado nasossinusal que são melhor tratados cirurgicamente ou não cirurgicamente.

Dada a baixa incidência de câncer nasossinusal, os ensaios para o avanço da terapia para esta doença órfã têm sido difíceis de concluir; no entanto, a análise molecular desses tumores está fornecendo informações sobre a carcinogênese nasossinusal que está mudando a categorização do tumor com implicações futuras no tratamento. A análise retrospectiva dos cânceres nasossinusais revelou que um em cada cinco está associado ao HPV de alto risco. A maioria dos tumores associados ao HPV são CCEs, mas o HPV também é detectado em tumores com características adenoides císticas. A identificação do HPV em tumores nasossinusais está associada a melhor sobrevida global e livre de doença, possivelmente relacionada ao aumento da sensibilidade a agentes prejudiciais ao DNA.[48] A análise de SNUCs ou CCE não queratinizante encontrou perda de expressão de SMARCB1 (relacionado a SWI/SNF, associado a matriz, regulador dependente de actina da cromatina, subfamília B, membro 1). Esses tumores apresentam prognóstico ruim e, atualmente, não há tratamento visando à perda de SMARCB1. O mau prognóstico também é característico de tumores nasossinusais de células escamosas indiferenciados ou pouco diferenciados que contêm genes de fusão de NUT (proteína nuclear no gene do testículo) e BRD4 ou BRD3 (bromodomínio contendo 4 ou 3). Embora, atualmente, não existam terapias direcionadas para o carcinoma NUT, os inibidores de bromodomínio constituem uma escolha lógica para pacientes que falham na terapia padrão. Por fim, mutações de *hotspots* IDH2 (isocitrato desidrogenase 2) foram identificadas em uma porção significativa (cerca de 50%) dos SNUCs. A identificação desta mutação em grande parte dos SNUCs tem implicações terapêuticas, uma vez que os inibidores da IDH mutante estão disponíveis.

Nasofaringe

Anatomia

A nasofaringe está posicionada na face posterior da cavidade nasal e na face superior da faringe, é anatomicamente distinta da cavidade nasal e dos seios da face e, ao contrário do complexo nasossinusal, contém tecido linfático e células linfoepiteliais. Superiormente, a nasofaringe é definida pela cóana óssea coberta pela mucosa e pelo rostro esfenoidal. A partir dessa borda superior, a nasofaringe se estende inferiormente até o palato mole, composto em grande parte pelo coxim adenóideo, delimitada posteriormente pelo clivo e pela parte superior da coluna. As paredes laterais incluem as fossas de Rosenmuller, bem como os orifícios da tuba auditiva (tuba de Eustáquio).

Patologia da nasofaringe

A doença inflamatória da nasofaringe é centrada principalmente no tecido linfático e nas células linfoepiteliais das adenoides. Infecções bacterianas e virais que causam amigdalite também infectam as adenoides e podem levar à obstrução nasal. Adenoides persistentemente aumentadas podem contribuir para a apneia obstrutiva do sono em pacientes pediátricos e, devido à proximidade das adenoides aos orifícios da tuba auditiva, as adenoides infectadas contribuem para a disfunção da tuba auditiva, resultando em otite média com efusão, otite média aguda ou crônica. O tratamento da otite média aguda ou crônica recorrente pode incluir a remoção do tecido da adenoide, além da inserção do tubo de equalização da pressão.

Os tumores da nasofaringe originam-se das estruturas que ela compreende, incluindo o epitélio, as adenoides (tecidos linfoides e epiteliais) e tecidos mais profundos, incluindo fáscia, cartilagem, osso e músculo. Embora todos os tumores da nasofaringe sejam raros, papilomas, teratomas e fibromas estão entre os tumores benignos mais comumente diagnosticados nessa área. O angiofibroma, um tumor vascular benigno que afeta pacientes jovens do sexo masculino, é o tumor benigno mais comum da nasofaringe em crianças (Figura 34.24). Embora esses tumores frequentemente envolvam a nasofaringe, os angiofibromas nasofaríngeos juvenis (ANJs) originam-se das células que circundam a artéria esfenopalatina e se estendem para o espaço pterigomaxilar, empurrando a parede posterior do seio maxilar anteriormente. A análise molecular do ANJ mostra mutações ativadoras frequentes na betacatenina, e mutações no gene da polipose adenomatosa *coli* (APC) também são descritas, possivelmente explicando por que esses tumores ocorrem até 25 vezes mais frequentemente em adolescentes acometidos por polipose adenomatosa familiar. O cisto de Thornwaldt é uma massa na linha média da nasofaringe inferior que se origina de um remanescente da notocorda caudal contendo um material gelatinoso que pode se tornar cronicamente inflamado. Raramente os tumores do sistema nervoso central e da parte superior da coluna também podem envolver a nasofaringe.

Os tumores nasofaríngeos causam sintomas de obstrução nasal, otite serosa com efusão (geralmente unilateral) e perda auditiva condutiva associada, epistaxe e drenagem nasal. Achados como linfadenopatia cervical, dor, trismo e envolvimento de nervos cranianos sugerem malignidade. O diagnóstico é auxiliado pelo exame clínico da nasofaringe usando nasofaringoscópios flexíveis ou rígidos sob anestesia tópica. Se a massa for facilmente visualizável, exofítica e não vascular ou pulsátil, então biopsias clínicas podem ser consideradas com epistaxe sendo o principal risco. Caso contrário, a biopsia é realizada na sala de cirurgia. A TC pode identificar alargamento dos forames dos nervos cranianos, indicando envolvimento do nervo e destruição óssea, especialmente ao redor do clivo e da parte superior da coluna, e o contraste pode dar uma indicação da vascularização do tumor. A RM é complementar para avaliar o envolvimento dos tecidos moles, extensão intracraniana, disseminação perineural, extensão do seio cavernoso e envolvimento carotídeo.

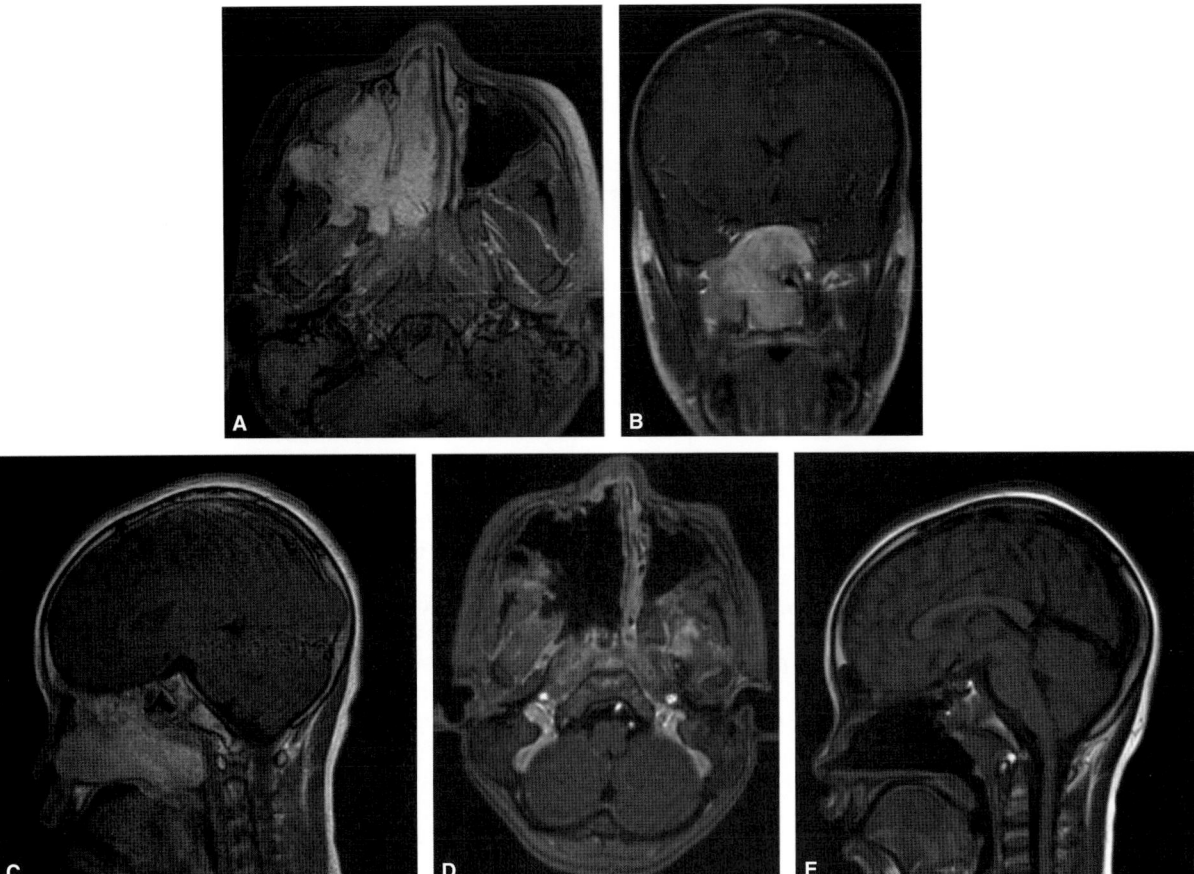

Figura 34.24 A. Ressonância magnética (RM) axial em T1 de um angiofibroma nasofaríngeo juvenil (ANJs) mostrando envolvimento da fossa infratemporal. **B.** RM coronal em T1 de um ANJ mostrando envolvimento da fossa infratemporal. **C.** RM sagital de um ANJ mostrando envolvimento clival e nasofaríngeo. **D.** RM axial em T1 pós-operatória de um ANJ após ressecção da fossa infratemporal. **E.** RM sagital em T1 pós-operatória de um ANJ após ressecção clival e nasofaríngea.

A cirurgia é o tratamento primário para tumores benignos da nasofaringe. As técnicas endoscópicas evoluíram para permitir ressecções de margem negativa completa da maioria das patologias nasofaríngeas benignas sem a necessidade de divisão palatina ou incisões faciais. O ANJ é um excelente exemplo de tumor cujo tratamento mudou de abordagens abertas para endoscópicas (Figura 34.24). Se os tumores forem embolizados, a excisão dos ANJs é realizada 1 a 2 dias após a embolização do suprimento arterial, que mais frequentemente se origina da artéria maxilar interna.

Além dos tumores benignos, os cânceres surgem na nasofaringe, incluindo carcinoma nasofaríngeo, adenocarcinoma papilar nasofaríngeo de baixo grau, linfoma, plasmocitoma, rabdomiossarcoma, schwannoma maligno, lipossarcoma, condrossarcoma e cordoma. O sistema de estadiamento de tumores malignos da nasofaringe só se aplica a tumores epiteliais e é baseado no confinamento do tumor dentro da nasofaringe ou disseminação para estruturas vizinhas.[1] Embora o carcinoma de nasofaringe represente muito menos de 1% dos cânceres diagnosticados na América do Norte, ele representa entre 15 e 20% de todas as neoplasias malignas na China e na África Subsaariana. Há forte correlação com EBV nesses países, mas a associação de EBV e carcinoma de nasofaringe nos EUA é menos frequente. O sistema de classificação histopatológica da OMS descreve três tipos de câncer de nasofaringe:

I. CCE de queratinização.
II. CCE não queratinizante.
III. Carcinoma indiferenciado (subtipo mais comum).

O tipo I da OMS é responsável por 20% dos tumores nos EUA e está associado à exposição ao tabaco e ao álcool, e não ao EBV. Os tipos II e III da OMS representam o restante dos casos nos EUA, bem como a forma endêmica observada no Sudeste Asiático. Além do EBV, outro vírus, o HPV, foi encontrado em até 20% dos cânceres de nasofaringe. Tumores de nasofaringe HPV-positivos têm uma tendência a melhorar a sobrevida global, mas as análises têm sido difíceis devido à incapacidade de controlar o *status* de EBV desses tumores.

O sinal de apresentação mais comum de um câncer de nasofaringe primário são as metástases nos linfonodos cervicais, particularmente no nível V e no trígono cervical posterior. A radioterapia de alta dose com quimioterapia concomitante ao tumor primário e colos bilaterais, incluindo as bacias nodais retrofaríngeas, é o tratamento primário. A radioterapia de intensidade modulada tornou-se um padrão para o tratamento do carcinoma de nasofaringe, pois resulta em menor incidência de xerostomia e pode proporcionar melhor qualidade de vida em comparação com a radioterapia convencional 3D ou 2D. Um estudo RTOG de fase II (RTOG-0225) mostrou a viabilidade da radioterapia de intensidade modulada em um ambiente multi-institucional com impacto positivo na xerostomia marcada por baixas taxas de xerostomia grau III e IV.[49]

A cirurgia é mais comumente usada para doença cervical persistente e para casos selecionados de recorrência local. A cirurgia para tumores recidivantes pequenos e/ou de linha média pode ser realizada por meio de técnicas endoscópicas endonasais; no entanto, as técnicas endoscópicas podem ser limitadas pela incapacidade de controlar os vasos de alimentação, incapacidade de obter margens adequadas e acesso limitado à fossa infratemporal (ver adiante). Além disso, as opções reconstrutivas vascularizadas após radiação e/ou reirradiação são limitadas dentro do nariz. As cirurgias transfaciais do tipo balanço maxilar são preferidas para tumores maiores ou laterais, pois fornecem acesso muito mais amplo para excisão e reconstrução do tumor com transferência de tecido livre não irradiado.

A massa nasofaríngea em pacientes pediátricos deve ser perseguida agressivamente, uma vez que a nasofaringe é o segundo local mais comum de rabdomiossarcoma. O rabdomiossarcoma é o sarcoma de partes moles mais frequente em pacientes pediátricos e é o sarcoma mais comum de cabeça e pescoço. A radioterapia associada à quimioterapia multiagente é a base do tratamento, sendo a cirurgia reservada para lesões recalcitrantes ou recorrentes.

Embora a cirurgia da nasofaringe seja realizada principalmente para neoplasias benignas, inúmeras abordagens abertas são descritas para excisão de tumores malignos da nasofaringe e região da base do crânio circundante. Transoral transpalatina e transfacial com rinotomia lateral são abordagens diretas que podem ser estendidas para balanço da face anterior da maxila e palato ou mobilização da órbita. Como adjuvantes da abordagem transoral, osteotomias transmandibulares ou LeFort I com desenluvamento médio-facial e queda palatina podem aumentar o acesso e visualização. Por fim, as abordagens laterais que incluem as abordagens transmandibular e transparotídea, bem como as abordagens laterais distantes pelo osso temporal e pela fossa jugular, podem ser usadas para tumores envolvendo o clivo, sincondrose petroclival e ápice petroso.

A cirurgia endoscópica de tumores situados no crânio da nasofaringe evoluiu significativamente na última década e as indicações para seu uso continuam a se expandir. As abordagens endoscópicas exibem vantagens de iluminação e visualização ampliada, permitindo ressecções curativas de nasofaringe benignas e taxas de controle para patologias malignas que frequentemente equivalem a abordagens abertas. Uma chave para o controle de tumores nasofaríngeos benignos e malignos com abordagens endoscópicas é a adesão aos princípios oncológicos de obtenção de margens negativas.

Cirurgia da base do crânio parasselar e hipofisária

No fim do século XX e início do século XXI, as abordagens para a excisão de tumores hipofisários e hipofisários evoluíram de transeptal/transesfenoidal com visualização microscópica para transesfenoidal endonasal com visualização endoscópica. As abordagens endoscópicas são mais rápidas e menos invasivas, com menor morbidade. Programas de base de crânio altamente funcionais contam com a colaboração multidisciplinar entre otorrinolaringologia e neurocirurgia para o manejo de doenças das áreas selar e parasselar. As patologias primárias que envolvem a sela e a região parasselar são adenomas hipofisários, cisto de fenda de Rathke, craniofaringeoma e meningiomas. Além de serem menos invasivas, as técnicas endoscópicas proporcionam melhor visualização das áreas suprasselar e do seio cavernoso. A reconstrução com tecido vascularizado, como o retalho septal nasal, reduziu as taxas de fístula liquórica pós-operatória após cirurgia endoscópica selar ou parasselar para menos de 3%.[50] Com acompanhamento otorrinolaringológico adequado e cuidados pós-operatórios, a função nasossinusal pode ser mantida equivalente à anterior à cirurgia.

Orelha e osso temporal

Anatomia

A orelha externa é composta por pele e cartilagem da aurícula ou pavilhão auricular e pelo conduto auditivo externo cartilaginoso e ósseo até a membrana timpânica. A orelha média é um espaço que se inicia medialmente à membrana timpânica e vai até as estruturas labirínticas e orifício da tuba auditiva. Contém a cadeia ossicular e o nervo facial. A orelha interna está contida na porção petrosa do osso temporal e consistem em cóclea, canais semicirculares e órgãos de equilíbrio. A orelha interna se estende até o canal auditivo interno, pelo qual os nervos cranianos VII e VIII passam para o mesencéfalo.

Patologia da orelha e do osso temporal

A doença inflamatória e infecciosa da orelha interna é muito comum, particularmente na população pediátrica, devido à frequência de disfunção da tuba de auditiva e infecções virais recorrentes. As infecções virais e bacterianas causam otite média e geralmente são autolimitadas ou facilmente tratadas com os antibióticos disponíveis; no entanto, bactérias adquiridas na comunidade mais resistentes estão se tornando mais comuns. Infecções resistentes, recorrentes ou crônicas são tratadas com inserção de tubo de ventilação que pode ser acompanhada de adenoidectomia para infecções recalcitrantes. As diretrizes para colocação de tubos de ventilação em crianças são publicadas pela American Academy of Otolaryngology Head and Neck Surgery (https://www.entnet.org/sites/default/files/July2013_TubesFactSheet.pdf).

Os tumores da orelha interna podem envolver as estruturas da orelha externa, do canal auditivo, da orelha média ou da orelha interna. Progressivamente, os tumores tornam-se de estágio mais elevado e estão associados a pior sobrevida, pois envolvem estruturas internas mais profundas. As neoplasias primárias do pavilhão auricular e da orelha externa são, na maioria das vezes, cânceres de pele, sendo a exposição solar o principal fator de risco. Os CCEs apresentam um prognóstico geral pior do que os CBCs. No meato acústico externo, adenocarcinomas de glândulas ceruminosas e carcinomas de glândulas salivares menores também podem surgir, mas são raros.

Dentro do osso temporal, as neoplasias benignas incluem adenoma, tumores ósseos, schwannomas, paragangliomas, neuroma acústico e meningioma. O câncer de células escamosas é a neoplasia maligna primária mais comum do osso temporal, sendo outras histologias o adenocarcinoma de origem da orelha média ou saco endolinfático e os osteossarcomas. O osso temporal também pode ser invadido por câncer de parótida adjacente e doença metastática de fontes distantes.

Avaliação de tumores da orelha interna e do osso temporal

A avaliação de cânceres primários da orelha interna e osso temporal geralmente inclui análise patológica e imagem para estadiamento anatômico. Ao avaliar os cânceres de pele da orelha externa, o canal auditivo externo deve ser avaliado quanto ao envolvimento. A avaliação dos cânceres da orelha frequentemente inclui a análise audiométrica da função auditiva em ambas as orelhas afetadas e não afetadas, uma vez que tratamentos como cirurgia, quimioterapia e radiação podem afetar negativamente a audição. As TCs de corte fino, incluindo as orelhas internas e os ossos temporais, são excelentes para determinar o envolvimento ósseo, e as RMs com gadolínio podem detectar disseminação perineural e envolvimento intracraniano. Embora apenas 10% dos tumores primários de orelha interna e osso temporal apresentem linfonodo ou metástase à distância, o estadiamento com TC de parótida, pescoço e tórax ou PET/TC é o padrão. Dependendo da localização e da extensão do câncer dentro da orelha interna ou osso temporal, a drenagem nodal primária pode ser para os linfonodos parotídeos e/ou parte superior do pescoço.

Tratamento de tumores da orelha interna e do osso temporal

O tratamento primário de tumores da orelha interna e osso temporal envolve cirurgia com objetivos cirúrgicos de obtenção de tecidos moles e margens ósseas negativas, mantendo a preservação funcional do nervo facial e estruturas auditivas potenciais. O envolvimento do canal auditivo por um tumor de orelha externa geralmente altera o planejamento cirúrgico de auriculectomia para uma auriculectomia com ressecção lateral primária do osso temporal, mas o envolvimento mínimo ou envolvimento do canal auditivo bem circunscrito pode ser removido com segurança com uma ressecção em manga. Parotidectomia e esvaziamento cervical ou radioterapia pós-operatória devem ser considerados para CCEs extensos envolvendo o trágus ou canal auditivo externo anterior para controlar a disseminação direta ou linfática para os linfonodos parotídeos ou parótida e para avaliar a necessidade de terapia adjuvante.

A radioterapia é usada com menos frequência como tratamento primário para malignidades primárias da orelha e do osso temporal; no entanto, é eficaz para neoplasias malignas da pele do pavilhão auricular sem envolvimento ósseo. A radioterapia adjuvante pós-operatória deve ser considerada para doença em estágio III e IV, bem como para prognósticos patológicos ruins de disseminação perineural ou disseminação metastática para múltiplos linfonodos. A quimiorradiação pode ser considerada para pacientes com margens positivas ou ECS de seus linfonodos envolvidos.

A reconstrução de defeitos da orelha e osso temporal varia de fechamentos primários locais a retalhos temporoparietais fasciais ou temporais pediculados a reconstruções extensas de retalhos livres microvasculares. Se o nervo facial tiver que ser sacrificado, a reconstrução primária, bem como os objetivos de harmonização facial, devem ser considerados. A consideração primordial após o sacrifício do nervo facial é proteger o olho ipsilateral do paciente de abrasões da córnea. O planejamento da reconstrução deve incluir cobertura de estruturas ósseas e neurovasculares expostas, potencial fechamento de extravasamento de LCR e estética.

RECONSTRUÇÃO DE CABEÇA E PESCOÇO

A cirurgia reconstrutiva de cabeça e pescoço (trato aerodigestório superior e tecidos moles) apresenta desafios cirúrgicos únicos, embora tenha mostrado grande melhora nas últimas décadas. Avanços em tecnologia, habilidades e treinamento deram aos cirurgiões mais liberdade nos procedimentos ablativos para controle locorregional de neoplasias de cabeça e pescoço e na realização de procedimentos de resgate após falha da radioterapia.

Os objetivos da cirurgia reconstrutiva para defeitos criados pela cirurgia oncológica de cabeça e pescoço, em ordem de prioridade, são: (1) separação da contaminação do trato aerodigestório superior de outros compartimentos críticos, como conteúdo intradural, mediastinal e cervical profundo; (2) maximização da função, incluindo respiração, fala, deglutição, visão e audição; e (3) otimização da forma ou estética.

Objetivo reconstrutivo 1: separação do trato aerodigestório superior dos compartimentos estéreis

Sem cirurgia reconstrutiva planejada e avançada, a contaminação do trato aerodigestório superior após a excisão do tumor pode levar a complicações com risco à vida, como meningite, encefalite, mediastinite, infecção cervical profunda persistente, hemorragia, fístula faringocutânea e ruptura da artéria carótida. Portanto, a reconstrução do trato aerodigestório superior deve priorizar o fechamento das feridas mucosas e, em alguns casos (especialmente áreas de alto risco de vazamento), a cobertura de segunda camada de *onlay*.

Objetivo reconstrutivo 2: otimização da função

Desses três principais objetivos reconstrutivos, talvez o mais desafiador seja planejar um método reconstrutivo que maximize a função. Os problemas funcionais mais comuns após a excisão do CCP estão relacionados à fala e à deglutição. A ressecção de tecidos da cavidade oral, orofaringe, hipofaringe, laringe ou esôfago cervical frequentemente altera a função da deglutição. A cirurgia para câncer oral ou câncer de faringe pode impedir o movimento da língua, a abertura da boca e a competência oral. A perda de inervação – sensorial ou motora, localmente ou na base do crânio – também pode prejudicar gravemente a deglutição. Para complicar ainda mais, a reabilitação da deglutição e da fala está intimamente relacionada às vias respiratórias (incluindo a permeabilidade das vias respiratórias e a aspiração). Outras questões como posição da órbita, permeabilidade do meato acústico externo, fluxo de lágrimas no nariz e permeabilidade da tuba auditiva são questões funcionais que também devem ser consideradas.

Objetivo reconstrutivo 3: otimização de forma/estética

O terceiro objetivo importante da reconstrução de cabeça e pescoço é restaurar a forma e a aparência. A ressecção de alguns CCPs causa desfiguração estética que pode ter um grande impacto na qualidade de vida dos pacientes. Compreender todas as opções de reconstrução disponíveis, incluindo a transferência de tecido livre, permite que os cirurgiões reconstrutores escolham um local doador que otimize todos os três objetivos.

A priorização dos objetivos reconstrutivos auxilia na otimização dos planos reconstrutivos. É claro que o tamanho, a forma e a localização do defeito esperado são importantes na tomada de decisões; no entanto, as comorbidades do paciente, a experiência do cirurgião e a necessidade de tratamento pós-operatório também influenciam a tomada de decisão reconstrutiva. Por exemplo, a reconstrução de um defeito do couro cabeludo com osso exposto resultante da excisão de uma malignidade agressiva pode ser realizada de maneira otimizada com cobertura de cabelo por expansão do tecido com transferência tardia do tecido adjacente; no entanto, o cirurgião reconstrutor deve estar ciente do impacto que isso pode ter no atraso do tratamento adjuvante, como a radioterapia e, portanto, nos resultados potencialmente oncológicos. Assim, os cirurgiões reconstrutores devem ser parte integrante da equipe multiprofissional envolvida no planejamento do tratamento para pacientes com CCP.

Opções reconstrutivas em cirurgia de cabeça e pescoço

Para reconstrução em muitas partes do corpo, o método mais simples costuma ser o melhor. Consequências funcionais inerentes à reconstrução de cabeça e pescoço frequentemente determinam que o método reconstrutivo mais simples pode não ser a melhor opção. A estrutura da escada reconstrutiva e do elevador reconstrutivo organizam sistematicamente várias opções reconstrutivas. O conceito do elevador é particularmente importante para o planejamento da reconstrução de defeitos de cabeça e pescoço, sugerindo que técnicas reconstrutivas mais avançadas que levem a melhora da função ou resultado oncológico podem ser preferidas.[51]

Fechamento por segunda intenção

A cicatrização por segunda intenção é uma excelente opção em diversos quadros clínicos em cabeça e pescoço. Defeitos da mucosa com uma camada subjacente de músculo vascularizado, gordura ou osso que não se contrai ao ponto de impedir a função podem ser deixados para fechar por segunda intenção. Uma grande vantagem de muitos procedimentos transorais, incluindo microcirurgia transoral a *laser* e TORS, é que defeitos significativos da laringe e faringe cicatrizam por segunda intenção com bons resultados funcionais. Se a cicatrização por intenção secundária for planejada após a ressecção de tumores orofaríngeos, os principais vasos, incluindo as artérias carótidas internas e externas e os principais ramos, devem ser cobertos. Além disso, não deve haver conexões entre a faringe e o pescoço se for realizado um esvaziamento cervical concomitante. A cicatrização por segunda intenção é frequentemente usada para defeitos de tamanho pequeno a moderado da parede lateral da faringe, palato duro, base da língua, língua superficial, nariz externo, couro cabeludo e laringe.

Fechamento por primeira intenção

Fechamento por primeira intenção é uma opção para reconstrução de defeitos cutâneos e defeitos selecionados da cavidade oral e faringe. Para reconstrução facial com fechamento primário, deve-se tentar manter as incisões dentro das linhas de tensão da pele relaxada. As incisões paralelas a essas linhas respeitam as unidades estéticas faciais e podem ser fechadas com menor tensão para diminuir a cicatrização. A plastia em Z pode ser usada para reorientar uma linha de fechamento desfavorável em uma linha de tensão da pele relaxada. Na reconstrução da cavidade oral e orofaringe, deve-se atentar para o risco de deiscência associado à mobilidade e às forças musculares. Evitar a diminuição do movimento da língua é uma preocupação primária na reconstrução oral, pois pode levar a dificuldades na deglutição ou na fala. Além da pele, o fechamento primário pode ser usado para ressecções em cunha sem qualquer envolvimento significativo do assoalho da boca, defeitos mínimos laterais da língua e ressecções alveolares, particularmente se a altura mandibular for diminuída por uma mandibulectomia marginal.

Enxertos não vascularizados

Enxertos não vascularizados, incluindo enxertos de pele de espessura parcial e total, enxertos de cartilagem e enxertos ósseos podem ser usados em situações selecionadas em que haja tecido vascularizado saudável subjacente ou circundante. A radioterapia prévia na área receptora limita o uso de alguns enxertos não vascularizados, principalmente enxertos ósseos e cartilaginosos. Os enxertos de pele são completamente dependentes da nutrição do leito tecidual subjacente e podem cicatrizar bem sobre o músculo, pericôndrio e periósteo. Eles não se adaptam bem ao osso ou cartilagem ou ao tecido que tenha sido irradiado ou que esteja infectado ou hipovascular. Enxertos de pele geralmente são usados para defeitos superficiais da cavidade oral, orelha ou maxilectomia.

Os enxertos de pele de espessura parcial contêm a epiderme e uma porção da derme e são colhidos com um dermátomo com aproximadamente 0,012 polegada a 0,018 polegada de espessura. Enxertos mais finos requerem menos nutrientes para permanecerem viáveis, mas também se contraem mais durante a cicatrização. Uma almofada impregnada com antibiótico não aderente é comumente usada para manter a estabilidade entre o enxerto de pele de espessura parcial e o leito receptor por 5 dias para permitir a transmissão de nutrientes e crescimento capilar durante a cicatrização. Os locais de coleta incluem as faces anterior e lateral das coxas e nádegas.

Os enxertos de pele de espessura total são caracterizados por melhor combinação de cores, textura, contorno e menos contratura, mas as taxas de sucesso são menores do que com enxertos de pele de espessura parcial devido ao aumento da espessura necessária para a difusão. Os locais doadores comumente usados incluem pele retroauricular, pálpebra superior, pescoço e fossa supraclavicular.

Ocasionalmente, são necessários enxertos compostos para reconstrução de cartilagem e pele da asa nasal e podem ser colhidos da taça conchal sem afetar significativamente a aparência do pavilhão auricular. Da mesma forma, enxertos ósseos não vascularizados do quadril ou costela podem ser usados em aumentos laríngeos, nasais ou mandibulares altamente selecionados, mas normalmente não no cenário de radioterapia prévia ou antecipada. A derme humana cadavérica acelular que foi preparada pela remoção de células imunogênicas, deixando a matriz de colágeno intacta, pode ser usada como substituto do enxerto de pele e evita a morbidade da área doadora.

Transferência de tecido adjacente e retalhos locais

Os retalhos cutâneos locais podem ter uma excelente compatibilidade tecidual devido à sua proximidade com o defeito. Desenhos comumente usados incluem retalhos de avanço, rotação, transposição, romboides e bilobados (Figura 34.25). Semelhante ao fechamento primário, os retalhos locais devem ser projetados para serem incorporados nas linhas de tensão da pele relaxada. Embora a maioria dos retalhos locais dependa do plexo subdérmico dos capilares, existem retalhos locais interpolados de base axial, como retalho paramediano da testa, retalho nasolabial, retalho miomucoso da artéria facial e retalhos nasosseptais que podem ser usados para uma variedade de defeitos da face, nariz, cavidade oral e base do crânio.

Retalhos regionais

Os retalhos regionais baseiam-se no fluxo sanguíneo axial e estão localizados a uma distância significativa da área doadora. A coleta do retalho requer manutenção do suprimento sanguíneo axial e o alcance do defeito frequentemente requer a criação de um túnel subcutâneo. O grau de dissecção dos vasos de alimentação depende de mobilidade e alcance necessários e deve-se tomar cuidado para evitar dobras ou compressão do suprimento sanguíneo.

Apesar de muitos avanços na reconstrução de cabeça e pescoço nos últimos 40 anos, o retalho miocutâneo regional do peitoral maior descrito pela primeira vez para reconstrução de cabeça e pescoço em 1979 continua sendo uma importante opção reconstrutiva devido à sua facilidade de coleta, longo alcance para muitas partes da cabeça e pescoço e componentes saudáveis do músculo e da pele. O retalho peitoral pode ser coletado como retalho musculocutâneo ou apenas músculo e baseia-se no ramo peitoral da artéria toracoacromial, que entra no músculo pela superfície profunda e perfurantes da pele por meio do músculo para suprir a pele. Após a retirada do retalho, um túnel subcutâneo é criado da área doadora, sobre as clavículas, até o defeito. A divisão dos ramos do nervo peitoral garante a atrofia do músculo para reduzir a protuberância sobre a clavícula ao longo do tempo.

Os retalhos regionais comumente usados na reconstrução de cabeça e pescoço são mostrados na Tabela 34.4, alguns dos quais também estão representados na Figura 34.26. Atualmente, os retalhos regionais menos utilizados na reconstrução de cabeça e pescoço incluem retalho deltopeitoral, retalho em ilha da artéria infraclavicular, retalho de trapézio, retalho de platisma, entre outros.

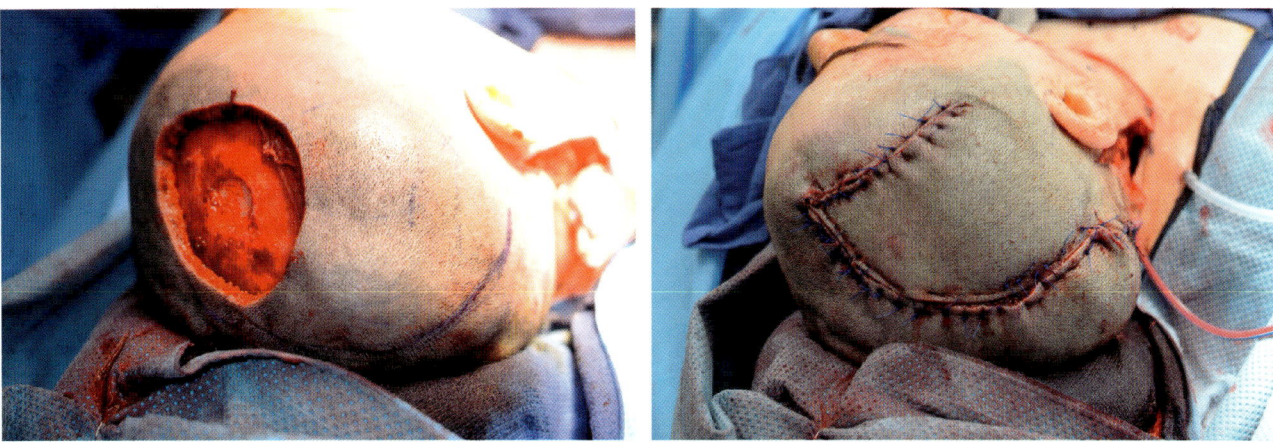

Figura 34.25 Transferência de tecido adjacente usada para grande defeito no couro cabeludo em um paciente jovem não irradiado.

Tabela 34.4 Retalhos regionais comumente usados na reconstrução de cabeça e pescoço.

Nome do retalho	Suprimento vascular	Componentes
Peitoral maior	Ramo peitoral da artéria toracoacromial	Músculo Musculocutâneo
Ilha da artéria supraclavicular	Ramo supraclavicular da artéria cervical transversa	Fasciocutâneo
Ilha da artéria submentoniana	Ramo submentoniano da artéria facial	Fasciocutâneo
Temporal profundo	Artéria temporal	Músculo
Fáscia temporoparietal	Artéria temporal superficial	Fáscia Fasciocutâneo
Latíssimo do dorso	Artéria toracodorsal	Músculo Musculocutâneo
Retalho deltopeitoral	Perfurantes intercostais da artéria mamária interna	Fasciocutâneo

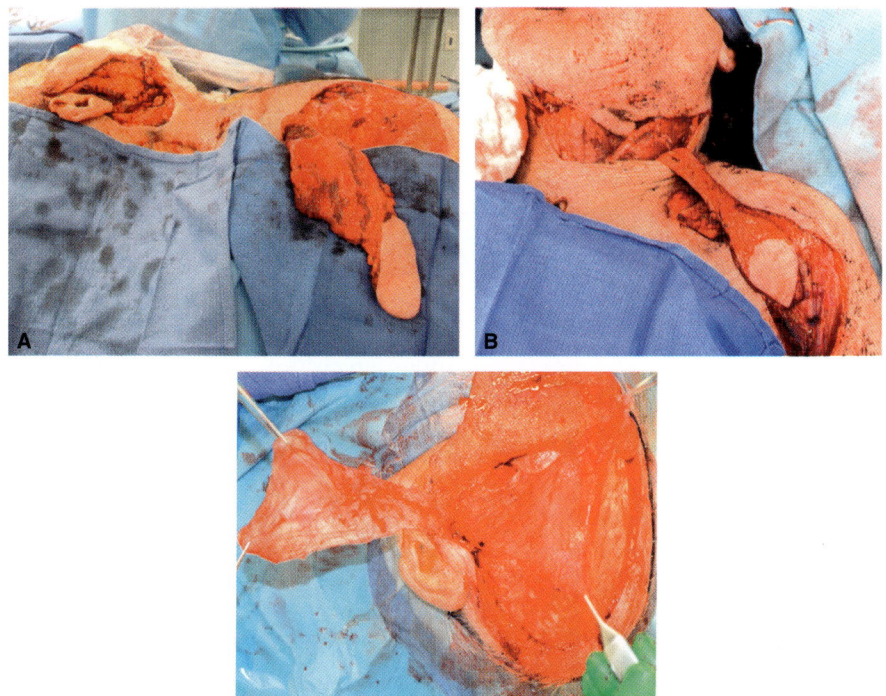

Figura 34.26 Exemplo de retalhos regionais utilizados na reconstrução de cabeça e pescoço. **A.** Retalho miocutâneo de peitoral maior. **B.** Retalho em ilha da artéria supraclavicular. **C.** Retalho de fáscia temporoparietal e retalho de músculo temporal.

Transferência de tecido livre

A transferência de tecido livre envolve a remoção de tecido composto de um local distante, com seu suprimento sanguíneo, e a revascularização por meio de anastomose microvascular de uma ou mais artérias e veias dentro ou próximas ao campo reconstrutivo. As taxas contemporâneas de sucesso do retalho livre microvascular de cabeça e pescoço são superiores a 95% em centros de alto volume, refletindo melhorias incrementais em tecnologia, vigilância, treinamento e experiência. A transferência de tecido livre permite a reconstrução de praticamente qualquer defeito de cabeça e pescoço, e a escolha do local doador depende da característica do tecido necessário para a reconstrução (p. ex., tamanho, osso, volume, revestimento epitelial), bem como considerações do paciente e do cirurgião.

Os retalhos livres comumente usados na reconstrução de cabeça e pescoço são o antebraço radial, o braço lateral e a coxa anterolateral quando houver necessidade de tecido mole e revestimento epitelial. Retalhos livres de fíbula e escápula são frequentemente usados quando são necessários tecidos moles, revestimento epitelial e osso. Reto e latíssimo do dorso podem ser úteis para grandes defeitos que requeiram apenas músculo ou músculo com pele. Devido à complexidade da reconstrução em cabeça e pescoço e porque a primeira escolha para a reconstrução de um defeito com retalho livre pode não ser possível devido a terapia prévia ou considerações do paciente, o cirurgião reconstrutor deve ter conhecimento de muitos locais doadores potenciais, conforme indicado na Tabela 34.5. As Figuras 34.27 e 34.28 descrevem alguns dos retalhos e inserções comumente usados. Retalhos adicionais também foram descritos em séries de casos, como o retalho livre de perfurante da artéria sural medial, o retalho livre osteomiocutâneo da coxa anterolateral e vários retalhos de pele do tipo perfurante.

Além das características e composição do defeito que orientarão a seleção do retalho, as considerações do paciente e do local doador incluem cirurgias anteriores, testes pré-operatórios (como teste de Allen para retalho livre do antebraço radial e imagem arterial para retalho livre de fíbula), comprimento do pedículo, calibre do pedículo, morbidade da área doadora, preferência do paciente e expectativa de implantes osteointegrados no osso. A idade em si não é uma contraindicação para a reconstrução com

Tabela 34.5 Retalhos livres comumente usados na reconstrução de cabeça e pescoço.

Fascial e/ou fasciocutâneo	Músculo e/ou miocutâneo	Retalhos livres contendo osso	Visceral
Antebraço lateral	Reto do abdome	Fíbula	Jejunal
Coxa anterolateral	Latíssimo do dorso	Escápula (borda lateral ou ponta)	Omento
Braço lateral	Grácil	Antebraço radial	Gastro-omento
Antebraço ulnar	Coxa anterolateral com vasto lateral	Crista ilíaca/oblíquo externo	
Fáscia temporoparietal			
Coxa lateral			

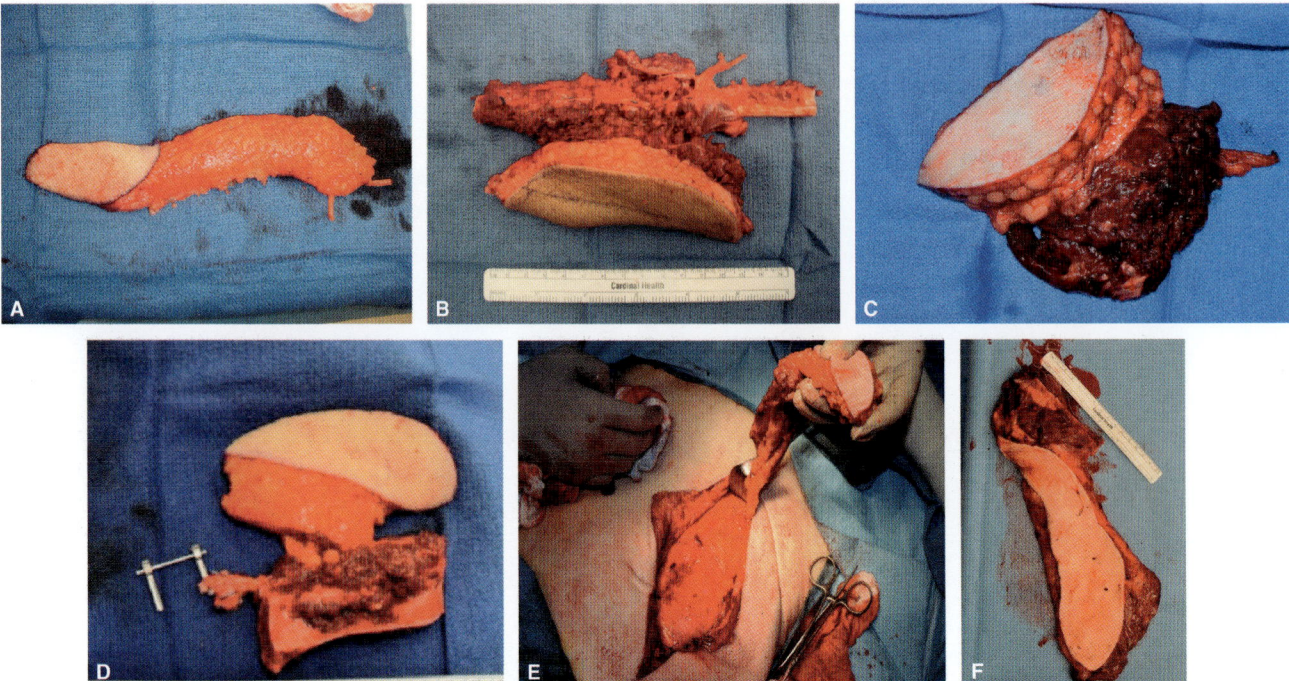

Figura 34.27 Retalhos livres comumente usados na reconstrução de cabeça e pescoço. **A.** Retalho livre do antebraço radial. **B.** Retalho livre de fíbula. **C.** Retalho livre anterolateral da coxa (neste caso com grande manguito do músculo vasto lateral). **D.** Retalho livre de escápula. **E.** Retalho livre de reto abdominal. **F.** Retalho livre de escápula e latíssimo do dorso.

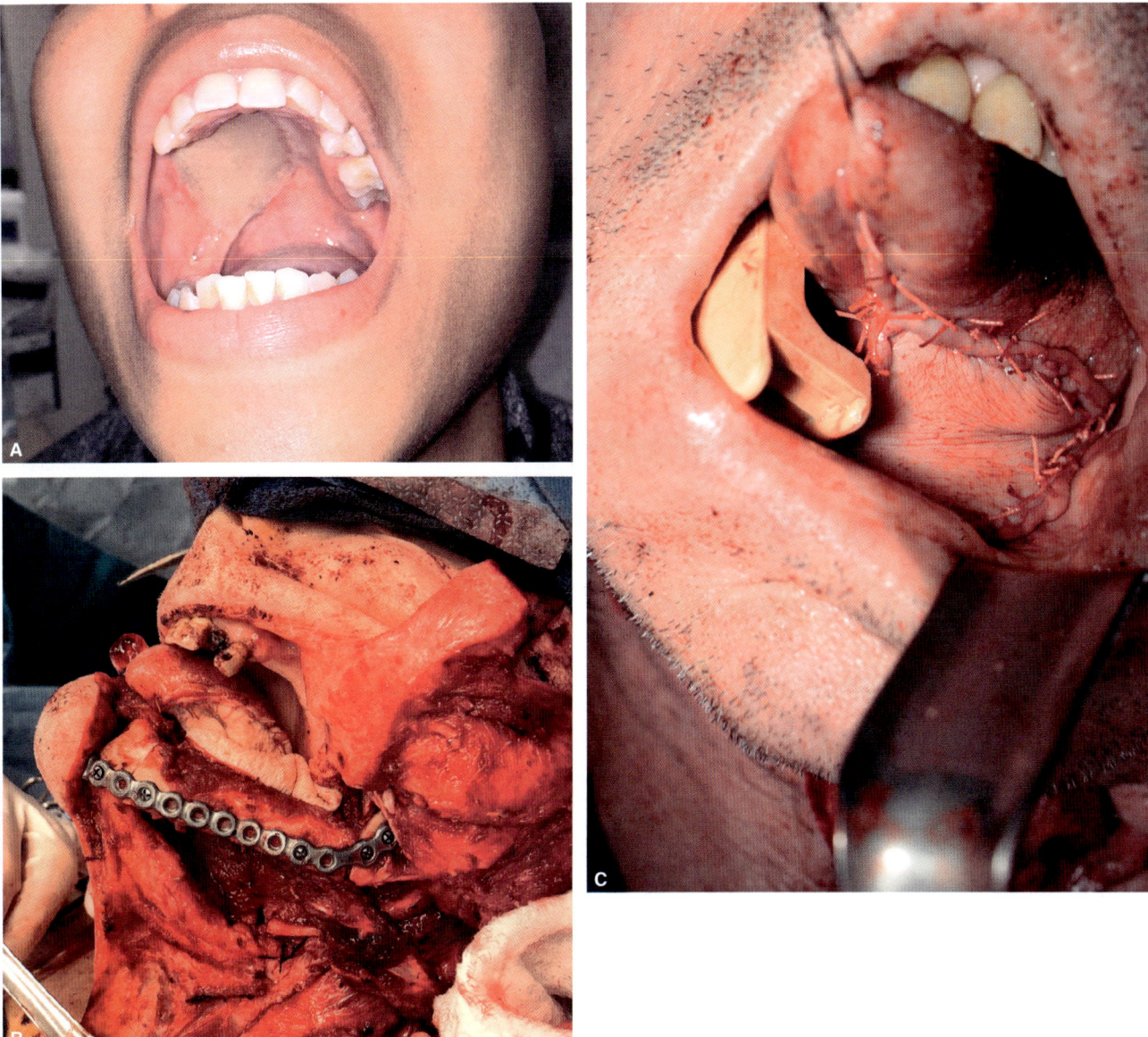

Figura 34.28 **A.** Inserção de retalho livre do antebraço radial para defeito posterolateral do palato duro. **B.** Inserção de retalho em ilha de artéria supraclavicular (regional) para assoalho de boca e língua. **C.** Inserção de retalho livre de fíbula e defeito no assoalho da boca/língua.

retalho livre, embora uma história anterior de retalhos livres fracassados, distúrbios de coagulação ou doença vascular deva levantar cautela.

Talvez o sítio doador mais versátil para reconstrução com retalho livre de cabeça e pescoço seja o sistema de retalhos do sistema vascular subescapular.[52] A artéria subescapular, da artéria axilar, tem vários ramos e pode, assim, permitir múltiplos componentes de tecidos moles e duros que têm uma boa quantidade de mobilidade independente, mas uma única anastomose arterial e venosa (Figura 34.29). A partir da artéria e veia subescapular pediculada, o cirurgião reconstrutor pode obter um grande número de retalhos baseados em ramos: artéria toracodorsal e artéria escapular circunflexa (Tabela 34.6). Esse sistema de retalhos tem ainda a vantagem de raramente ser afetado por aterosclerose e ter morbidade mínima da área doadora, especialmente em pessoas com claudicação, muito idosas ou frágeis, nas quais a coleta da fíbula pode afetar gravemente a deambulação precoce e é importante para uma recuperação pós-operatória saudável.

Planejamento cirúrgico virtual para reconstrução do esqueleto facial

O planejamento cirúrgico virtual (VSP) para reconstrução maxilomandibular é cada vez mais utilizado, embora as indicações exatas, vantagens e desvantagens ainda sejam debatidas. Existe um consenso geral de valor para a reconstrução de defeitos esqueléticos faciais se eles estiverem muito distorcidos por traumatismo ou patologia para pré-dobrar uma placa. Nesses casos, a VSP otimiza a oclusão e a projeção por meio de pré-dobra ou impressão 3D de placas de reconstrução e fornece guias de corte de osteotomia. O valor do planejamento 3D tem sido exaltado para todas as reconstruções maxilomandibulares para diminuir o tempo operatório e aumentar a precisão na oclusão e no contato osso-osso. As principais desvantagens da VSP são o custo adicional e, em casos de malignidade, o aumento do tempo necessário para planejar a cirurgia, bem como a possibilidade de não aderir ao plano pré-operatório devido a achados intraoperatórios relacionados a extensão tumoral não reconhecida e/ou *status* da margem. A Figura 34.30 mostra o VSP para reconstrução mandibular.

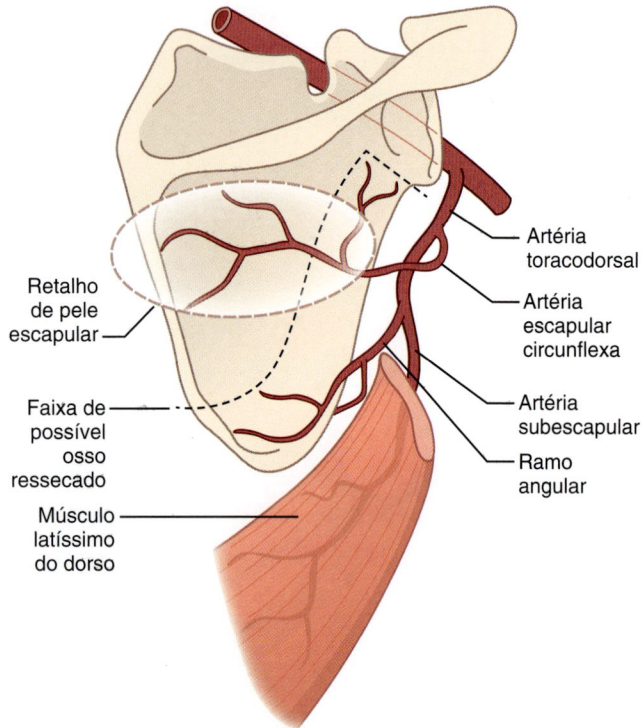

Figura 34.29 Sistema de retalhos subescapular.

Tabela 34.6 Retalhos individuais baseados em artéria e veia subescapulares.

Componentes do retalho	Suprimento sanguíneo (todos da artéria subescapular)
Retalho fasciocutâneo escapular	Escapular circunflexo (ramo transverso)
Retalho fasciocutâneo paraescapular	Escapular circunflexo (ramo vertical)
Retalho osteofasciocutâneo escapular-paraescapular	Escapular circunflexo (perfuradores ósseos)
Retalho osteofasciocutâneo da ponta da cápsula	Toracodorsal (ramo da artéria angular)
Músculo latíssimo do dorso ou retalho miocutâneo	Toracodorsal
Retalho osteomusculocutâneo do latíssimo do dorso	Componente toracodorsal e ósseo
Retalho muscular do serrátil anterior	Toracodorsal
Retalho musculocutâneo do serrátil anterior	Toracodorsal
Serrátil anterior com retalho de costela	Toracodorsal

Esses retalhos individuais podem ser combinados em um megarretalho com múltiplos componentes revascularizados com uma única anastomose arterial e venosa única da artéria e veia subescapulares.

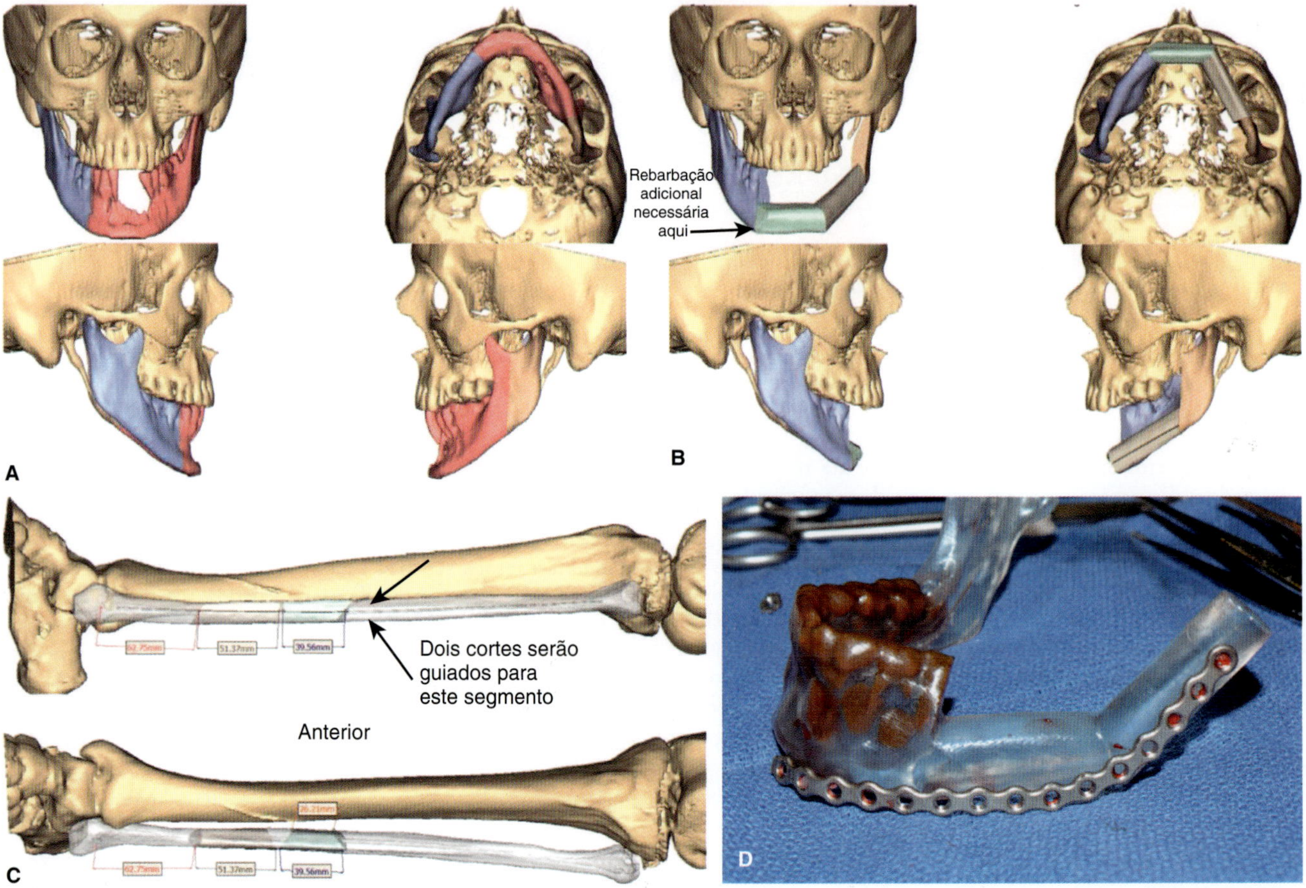

Figura 34.30 Um plano cirúrgico virtual para reconstrução de mandíbula. **A.** Plano para ressecção cirúrgica. **B.** Plano de reconstrução da fíbula. **C.** Plano de corte de fíbula específico do paciente para ostectomia e osteotomias. **D.** Modelo tridimensional e placa pré-curvada prontos antes da cirurgia (caso diferente).

Parte 7

Mama

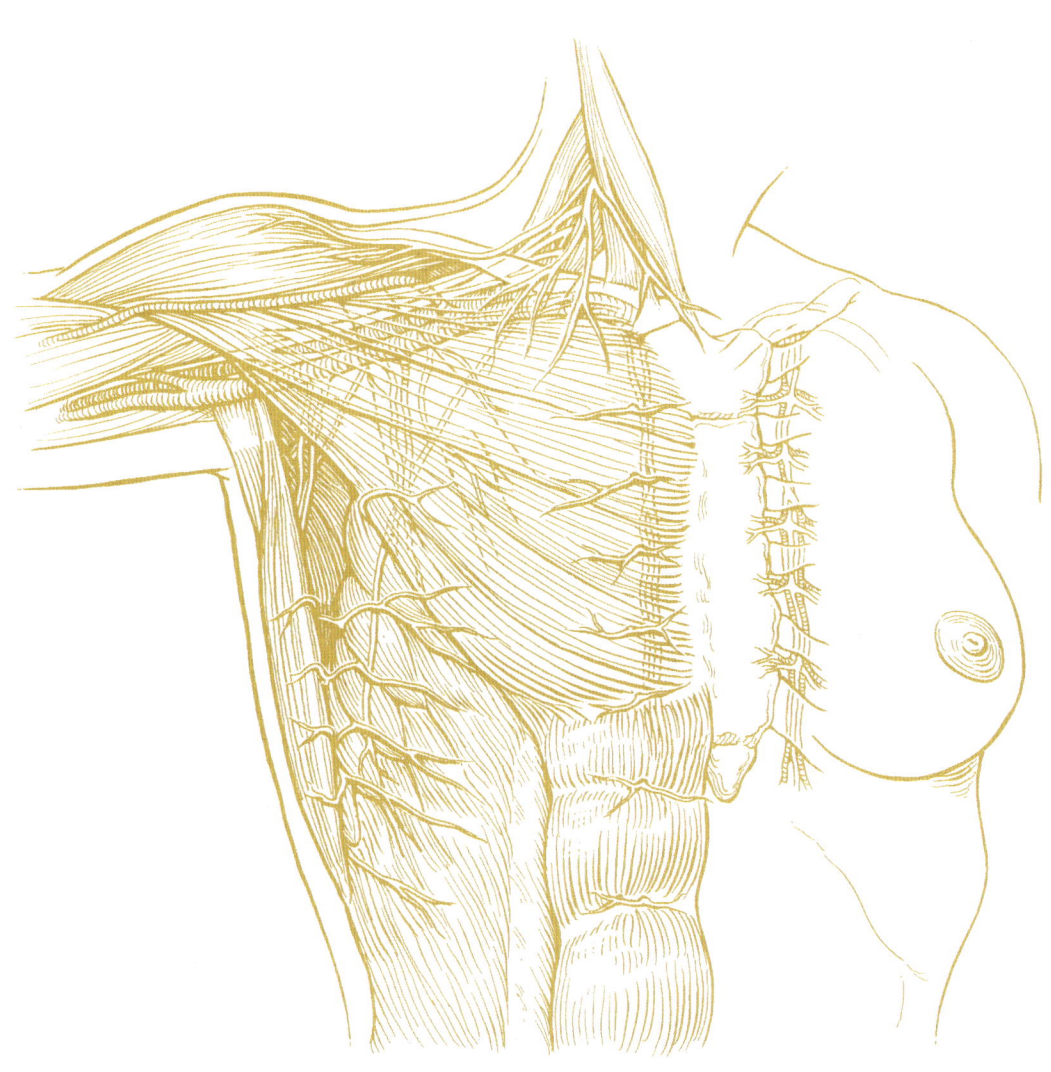

35

Doenças da Mama

V. Suzanne Klimberg, Kelly K. Hunt

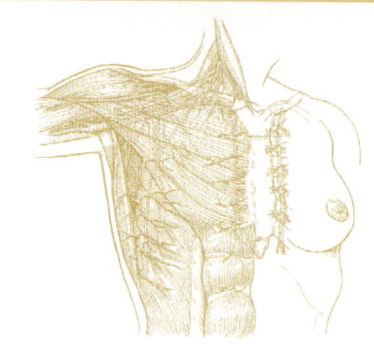

VISÃO GERAL DO CAPÍTULO

Anatomia
Anatomia microscópica
Desenvolvimento e fisiologia da mama
  Desenvolvimento e fisiologia normais
  Alterações fibrocísticas e dor mamária
  Desenvolvimento e fisiologia anormais
Diagnóstico de doença mamária
  Histórico da paciente
  Exame físico
  Biopsia
Exame de imagem da mama
  Mamografia de rastreamento
  Ultrassonografia
  Ressonância magnética
  Anormalidades não palpáveis na mamografia
  Excisão cirúrgica localizada por imagem de lesões mamárias não palpáveis
Identificação e cuidado de pacientes de alto risco
  Fatores de risco para câncer de mama
  Avaliação de risco
  Cuidados com pacientes de alto risco
  Resumo: avaliação e manejo de risco
Tumores benignos e doenças relacionadas à mama
  Cistos mamários
  Fibroadenomas e outros tumores benignos
  Hamartomas e adenomas
  Infecções e abscesso da mama
  Papilomas e papilomatose
  Adenose esclerosante
  Cicatrizes radiais
  Necrose gordurosa (esteatonecrose)
Epidemiologia e patologia do câncer de mama
  Epidemiologia
  Patologia

Estadiamento do câncer de mama
Tratamento cirúrgico do câncer de mama
  Perspectivas históricas
  Ensaios cirúrgicos de terapia local para câncer de mama operável
  Planejamento de tratamentos cirúrgicos
  Seleção da terapia cirúrgica
  Fatores que influenciam a elegibilidade para a conservação da mama
  Cirurgia conservadora da mama
  Mastectomia
  Estadiamento do linfonodo
Tratamento do carcinoma ductal *in situ*
  Mastectomia
  Terapia de conservação da mama
  Papel do tamoxifeno e dos inibidores da aromatase
  Cirurgia de linfonodo sentinela
Radioterapia para câncer de mama
  Radioterapia após cirurgia conservadora da mama
  Radioterapia pós-mastectomia
Terapia sistêmica para câncer de mama
  Objetivos da terapia e avaliação de potenciais benefícios e riscos da terapia
  Quimioterapia
  Terapia direcionada baseada em HER-2
  Terapia endócrina
  Terapia sistêmica neoadjuvante para câncer de mama operável
Tratamento do câncer de mama localmente avançado e inflamatório
Tratamento de condições especiais
  Câncer de mama em idosas
  Doença de Paget
  Câncer de mama em homens

ANATOMIA

A mama se encontra entre a camada de tecido adiposo subcutâneo e a fáscia peitoral superficial (Figura 35.1). O parênquima mamário é composto por lobos formados de múltiplos lóbulos. Existem faixas fibrosas chamadas *ligamentos suspensores de Cooper* que fornecem suporte estrutural e se inserem perpendicularmente na derme. Entre a mama e o músculo peitoral maior encontra-se o espaço retromamário, uma fina camada de tecido areolar frouxo que contém canais linfáticos e pequenos vasos. Localizado profundamente ao músculo peitoral maior, o músculo peitoral menor está envolvido pela fáscia clavipeitoral, que se estende lateralmente para se fundir com a fáscia axilar.

Os linfonodos axilares, agrupados por localização, são mostrados na Figura 35.2. Em geral, eles são descritos como três níveis anatômicos de acordo com sua relação com o músculo peitoral menor. Os linfonodos do nível I estão localizados lateralmente à borda do músculo peitoral menor. Os linfonodos de nível II estão localizados posteriormente ao músculo peitoral menor, bem como anteriores ao músculo peitoral menor e posteriores ao peitoral

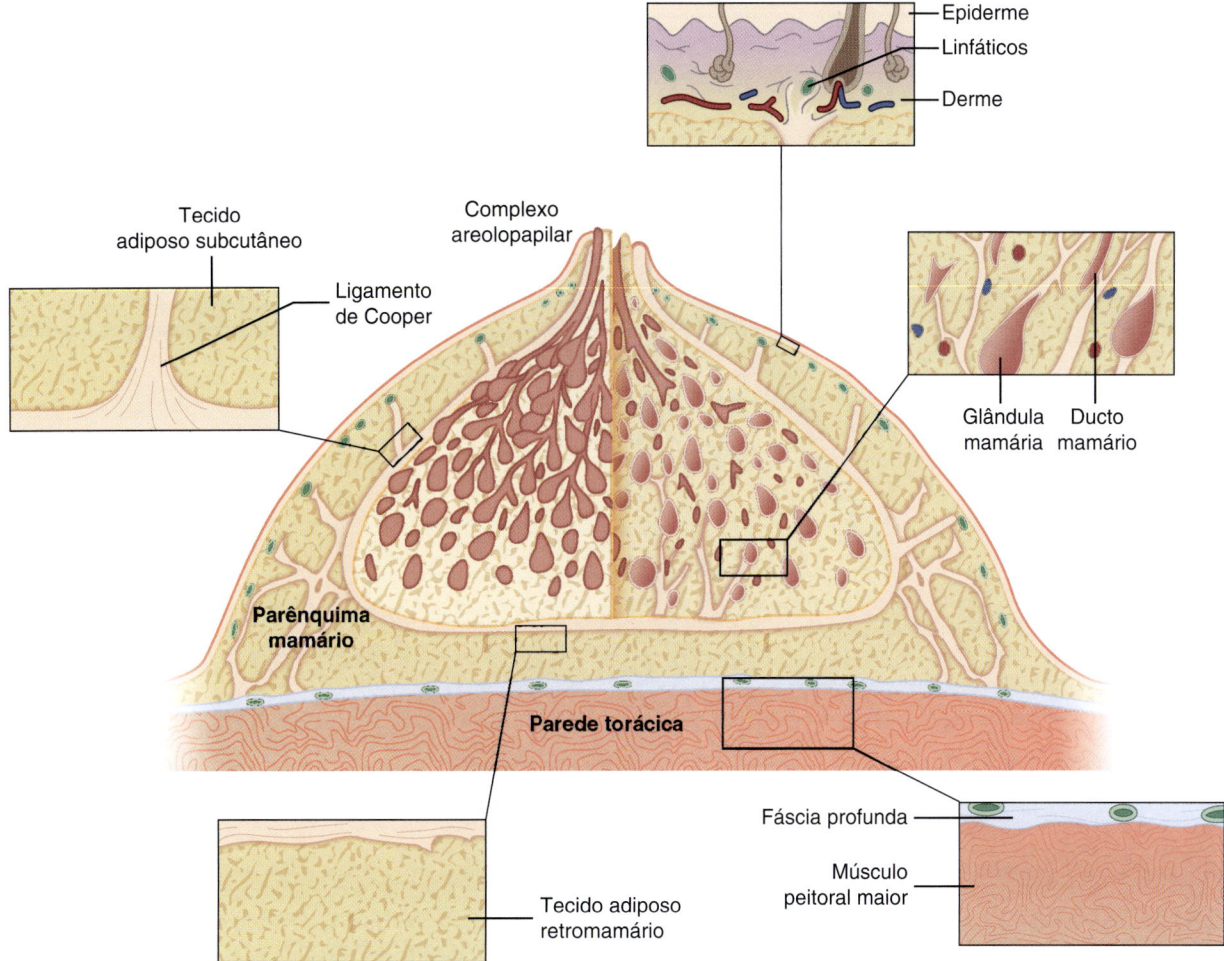

Figura 35.1 Corte diagramático da mama adulta em repouso. A mama se encontra envolvida em tecido adiposo entre a pele sobrejacente e o músculo peitoral maior. Tanto a pele quanto o espaço retromamário sob a mama são ricos em vasos linfáticos. Os ligamentos de Cooper, ligamentos suspensores da mama, fundem-se à fáscia superficial sobrejacente logo abaixo da derme, coalescem com a fáscia interlobular no parênquima mamário e, então, unem-se à fáscia profunda da mama sobre o músculo peitoral. O sistema ductal na mama é configurado como uma árvore invertida, com ductos maiores sob a papila e ductos sucessivamente menores na periferia. Após inúmeras gerações de ramificações, pequenos ductos na periferia adentram o lóbulo mamário, que é a unidade glandular formadora de leite pela mama.

maior (linfonodos Rotter ou interpeitorais). Os linfonodos do nível III estão localizados medialmente ao músculo peitoral menor e incluem os linfonodos subclaviculares. O ápice da axila é definido pelo ligamento costoclavicular (ligamento de Halsted), ponto em que a veia axilar penetra no tórax e se torna a veia subclávia. No entanto, funcionalmente, os linfonodos da axila são compostos por linfáticos da extremidade superior, das costas e da mama. Boneti et al.[1] descreveram a drenagem anatômica dos linfáticos do braço dentro da axila (Figura 35.3), incluindo a posição tradicional logo abaixo da veia, acima da veia ou indo diretamente para a subclávia, um padrão tipo *sling* bem abaixo da axila, um padrão de avental medial ou lateral e um padrão de fio. Em 4% das vezes, os linfonodos da mama se fundem com aqueles que drenam a extremidade superior no nível I. A anatomia funcional desses linfonodos é importante na prevenção do linfedema durante a linfadenectomia para o câncer de mama.

Canais linfáticos são abundantes no parênquima mamário e na derme. Canais linfáticos especializados se acumulam sob o mamilo e a aréola e formam o plexo de Sappey, que recebeu esse nome em homenagem ao anatomista que os descreveu em 1885. A linfa flui da pele para o plexo subareolar e depois para os linfáticos interlobulares do parênquima mamário. A valorização do fluxo linfático é importante para a realização bem-sucedida da cirurgia do linfonodo sentinela (consulte "Estadiamento do linfonodo" mais adiante). Do fluxo linfático da mama, 75% são direcionados para os linfonodos axilares. Uma quantidade menor do fluxo linfático da mama passa pelo músculo peitoral e para os grupos de linfonodos mais mediais (Figura 35.2). A drenagem linfática também ocorre pelos linfonodos mamários internos como drenagem predominante em 5% das pacientes e como via secundária em combinação com drenagem axilar em aproximadamente 20% das pacientes. Uma das principais vias de metástase do câncer de mama é através dos canais linfáticos; a compreensão dos padrões de disseminação regional do câncer é importante para fornecer o controle locorregional ideal da doença.

Percorrendo profundamente e próximo à parede torácica no lado medial da axila está o nervo torácico longo (Figura 35.2), também conhecido como nervo respiratório externo de Bell, que inerva o músculo serrátil anterior. Esse músculo é importante para a fixação da escápula na parede torácica durante a adução do ombro e a extensão do braço. A secção desse nervo pode resultar na deformidade da escápula alada. Por essa razão, o nervo torácico longo é preservado durante a cirurgia axilar. O segundo nervo principal encontrado durante a dissecção axilar é o nervo toracodorsal, que

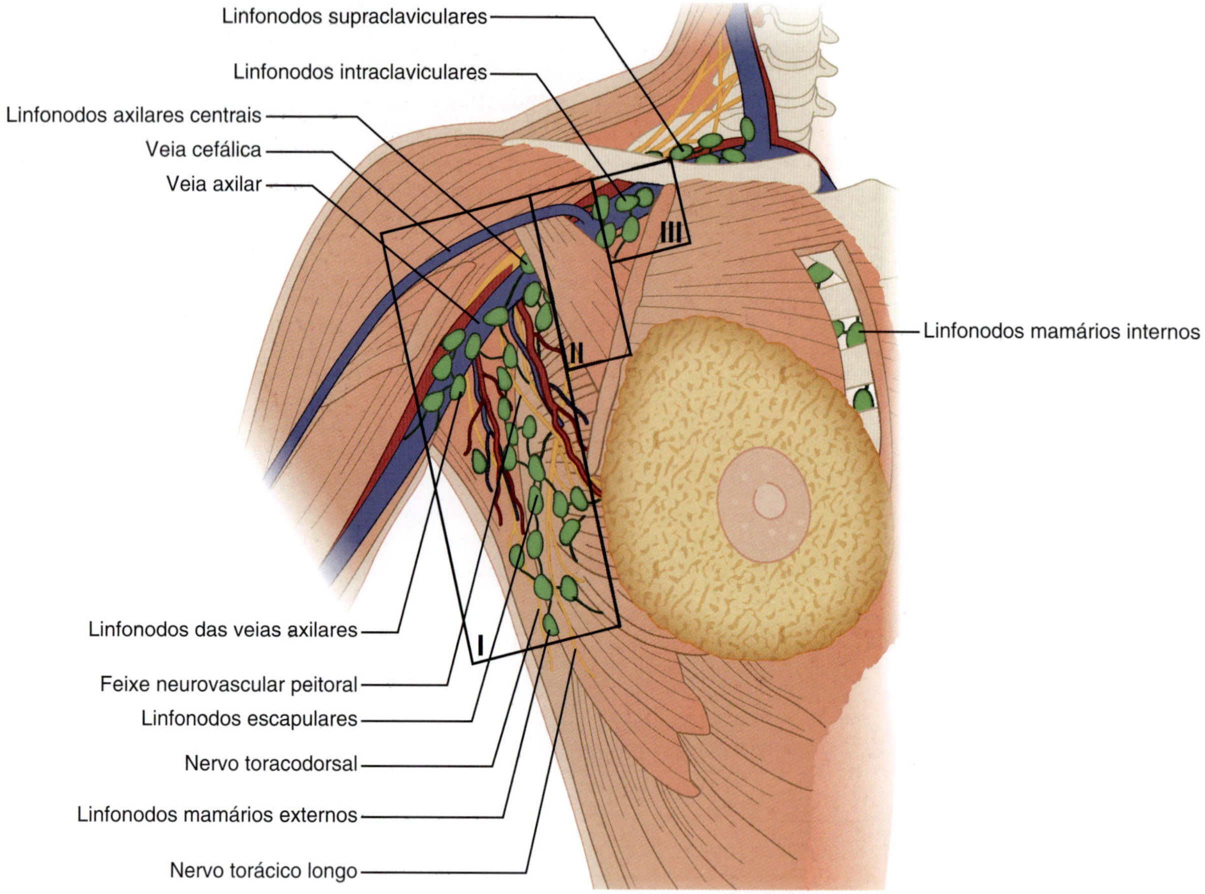

Figura 35.2 Conteúdo da axila. Neste diagrama existem cinco agrupamentos nomeados e contíguos de linfonodos na axila. A dissecção axilar completa, como realizada na mastectomia radical, remove todos esses linfonodos. No entanto, os linfonodos subclaviculares na axila são contínuos aos linfonodos supraclaviculares no pescoço e linfonodos entre os músculos peitorais maior e menor, chamados *linfonodos interpeitorais* neste diagrama (também conhecidos como *linfonodos de Rotter*). O linfonodo sentinela é funcionalmente o primeiro linfonodo da cadeia axilar e, anatomicamente, costuma ser encontrado no grupo mamário externo. As posições relativas dos nervos torácico longo, toracodorsal e peitoral medial são mostradas. Esses nervos principais, juntamente com o feixe neurovascular peitoral, devem ser preservados durante a cirurgia.

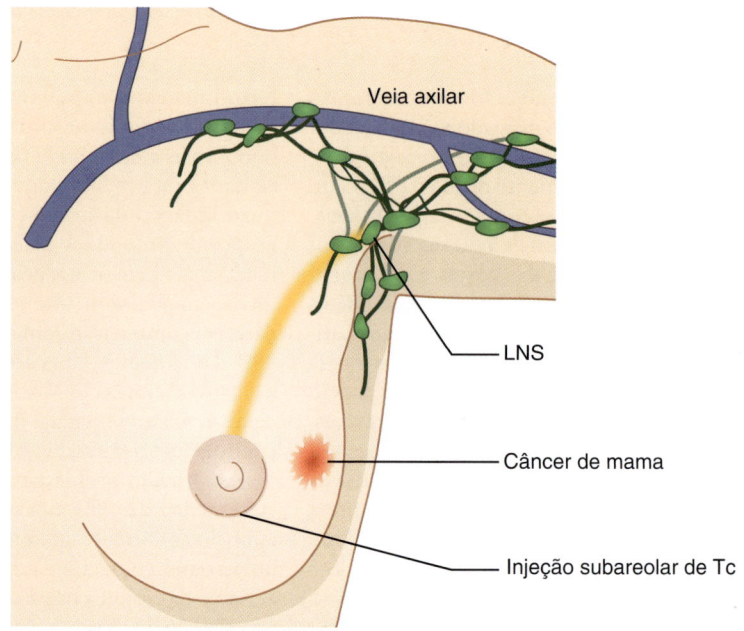

Figura 35.3 Anatomia axilar dos vasos linfáticos que drenam o braço. *LNS*, linfonodo sentinela. (Adaptada de Boneti C, Korourian S, Diaz Z, et al. Scientific Impact Award: axillary reverse mapping (ARM) to identify and protect lymphatics draining the arm during axillary lymphadenectomy. *Am J Surg*. 2009;198:482-487.)

inerva o músculo latíssimo do dorso. Ele se origina do fascículo posterior do plexo braquial e entra no espaço axilar sob a veia axilar, próximo à entrada do nervo torácico longo. O nervo toracodorsal cruza a axila até a superfície medial do músculo latíssimo do dorso. O nervo toracodorsal e os vasos são preservados durante a dissecção dos linfonodos axilares. O nervo peitoral medial, assim nomeado por derivar do fascículo medial do plexo braquial, inerva o músculo peitoral maior e situa-se dentro de um feixe neurovascular que envolve a borda lateral do músculo peitoral menor. O feixe neurovascular peitoral é um ponto de referência útil porque indica a posição da veia axilar, que é apenas cefálica e profunda (superior e posterior) ao feixe. Esse feixe neurovascular deve ser preservado, se possível, durante qualquer linfadenectomia.

Existem três a cinco nervos sensitivos intercostais braquiais ou cutâneos braquiais que cruzam a axila horizontalmente e fornecem sensação à superfície inferior da superfície interna superior do braço e à pele da parede torácica ao longo da margem posterior da axila. Os linfáticos também correm ao longo desses nervos. A secção desses nervos resulta em anestesia cutânea nessas áreas, e a possibilidade desse desfecho deve ser explicada às pacientes antes da dissecção axilar. A denervação das áreas supridas por esses nervos sensitivos causa síndromes dolorosas crônicas e desconfortáveis em uma pequena porcentagem de pacientes. A preservação do nervo mais superior mantém a sensibilidade na face posterior da parte superior do braço sem comprometer a dissecção axilar na maioria das pacientes. Retirar esses nervos com seus linfáticos associados pode levar a linfedema da parede torácica.

ANATOMIA MICROSCÓPICA

A mama madura é composta por três tipos principais de tecidos: (1) epitélio glandular, (2) estroma fibroso e estruturas de suporte e (3) tecido adiposo. A mama também contém linfócitos e macrófagos. Em adolescentes, os tecidos predominantes são o epitélio e o estroma. Em mulheres na pós-menopausa, as estruturas glandulares involuem e são amplamente substituídas por tecido adiposo. Os ligamentos de Cooper fornecem forma e estrutura à mama à medida que percorrem a pele sobrejacente até a fáscia profunda subjacente. Como esses ligamentos estão ancorados na pele, a infiltração desses ligamentos pelo carcinoma geralmente produz fixação, que pode causar ondulações ou deformidades sutis na superfície lisa da mama.

O componente glandular da mama é composto por um sistema ramificado de ductos, organizados em padrão radial que se estende para fora do complexo areolopapilar (Figura 35.1). É possível canular ductos individuais e visualizar os ductos lactíferos com agentes de contraste. A Figura 35.4 mostra a arborização de ductos ramificados, que terminam em lóbulos terminais. O corante de contraste opacifica apenas um único sistema ductal e não entra em ramos adjacentes e entrelaçados de ramos ductais funcionalmente independentes. Cada ducto principal tem uma porção dilatada (seio lactífero) abaixo do complexo areolopapilar. Esses ductos convergem através de um orifício constrito para a ampola mamilar.

Cada um dos ductos principais apresenta gerações progressivas de ramificações e, basicamente, termina nos ductos terminais ou ácinos (Figura 35.5). Os ácinos são as glândulas formadoras de leite da mama lactante e, com seus pequenos ductos eferentes ou ductos, são conhecidos como *unidades lobulares* ou *lóbulos*. As unidades lobulares do ducto terminal estão envolvidas por um tecido conjuntivo frouxo especializado que contém capilares, linfócitos e outras células mononucleares migratórias. Esse estroma intralobular é claramente distinguido do estroma interlobular mais denso e menos celular e do tecido adiposo no interior da mama.

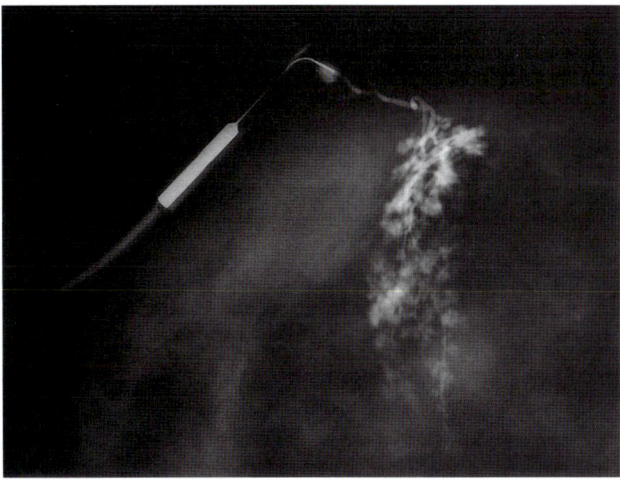

Figura 35.4 Injeção de material de contraste em um único sistema ductal (ductograma). Ocasionalmente usada para avaliar a secreção mamilar cirurgicamente significativa, a ductografia é realizada por canulação de um orifício individual do ducto e injeção de material de contraste. Esse ductograma opacifica toda a árvore ductal, desde o ducto retroareolar até os lóbulos no fim da árvore. Também demonstra a independência funcional de cada sistema de ductos; não há comunicação cruzada entre sistemas independentes.

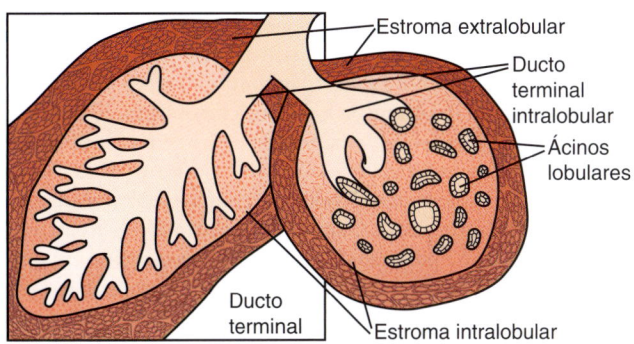

Figura 35.5 Unidade lobular em repouso madura. Na extremidade distal do sistema ductal está o lóbulo, que é formado por múltiplos eventos de ramificação na extremidade dos ductos terminais, cada um terminando em um saco cego ou ácino, e é revestido com estroma especializado. O lóbulo é uma estrutura tridimensional, mas é visto em duas dimensões em um corte histológico fino, mostrado embaixo, *à direita*. O ducto terminal intralobular e os ácinos são revestidos por tecido conjuntivo frouxo contendo um número modesto de linfócitos infiltrantes e plasmócitos. O lóbulo é distinto do estroma interlobular mais denso, que contém ductos mamários maiores, vasos sanguíneos e gordura.

Todo o sistema ductal é revestido por células epiteliais, circundadas por células mioepiteliais especializadas que têm propriedades contráteis e servem para impulsionar o leite formado nos lóbulos em direção ao mamilo. Fora das camadas epitelial e mioepitelial, os ductos da mama são circundados por uma membrana basal contínua contendo laminina, colágeno tipo IV e proteoglicanos. A camada da membrana basal é um importante limite na diferenciação *in situ* do câncer de mama invasivo. A continuidade dessa camada é mantida no carcinoma ductal *in situ* (CDIS), também denominado *câncer de mama não invasivo* (ver "Patologia" mais adiante). O câncer de mama invasivo é definido pela penetração da membrana basal por células malignas que invadem o estroma. A invasão ou infiltração da parede do ducto dá às células tumorais acesso aos vasos linfáticos e sanguíneos que se entrelaçam na parte externa dos ductos.

DESENVOLVIMENTO E FISIOLOGIA DA MAMA

Desenvolvimento e fisiologia normais

No útero, o broto lactífero se desenvolve a partir do espessamento ectodérmico na área peitoral e se estende como a linha de leite (crista mamária) da axila até a área inguinal. Com 9 semanas de gestação, a linha de leite começa a regredir para formar normalmente um único par de glândulas bilaterais. Quando há menos atrofia normal da linha de leite, ocorre polimastia e/ou politelia. Raramente, a amastia congênita ocorre como resultado da falha do broto lactífero.

Noventa por cento dos recém-nascidos terão secreção mamária, comumente chamada de "leite de bruxa", resultado de níveis elevados de hormônios maternos e níveis de prolactina. Se a secreção for sequestrada dentro do mamilo, pode causar massa ou lactocele que se resolverá sozinha em 3 a 4 semanas, assim como a secreção.

Antes da puberdade, a mama é composta principalmente por estroma fibroso denso e ductos dispersos revestidos por epitélio. Nos EUA, a puberdade, medida pelo desenvolvimento das mamas e o crescimento dos pelos pubianos, começa entre 9 e 12 anos, e a menarca (início dos ciclos menstruais) começa por volta dos 11 a 14 anos. Esses eventos são iniciados por pulsos de baixa amplitude de gonadotrofinas hipofisárias, que aumentam as concentrações séricas de estradiol. Na mama, essa maturação hormônio-dependente (telarca) acarreta o aumento da deposição de gordura, a formação de novos ductos por ramificação e alongamento e o primeiro aparecimento de unidades lobulares. Esse processo de crescimento e divisão celular está sob o controle de estrogênio, progesterona, hormônios suprarrenais, hormônios hipofisários e os efeitos tróficos da insulina e do hormônio tireoidiano. Há evidências de que as redes locais de fatores de crescimento também são importantes. Em pacientes individuais, o momento exato desses eventos e o desenvolvimento coordenado de ambos os botões mamários podem variar da média. O termo *ginecomastia pré-puberal* refere-se ao aumento e à projeção simétrica do broto mamário em uma menina antes da idade média de 12 anos, desacompanhado das outras alterações da puberdade. Esse processo, que pode ser unilateral, não deve ser confundido com crescimento neoplásico e não é indicação de biopsia.

A mama pós-púbere madura ou em repouso contém gordura, estroma, ductos lactíferos e unidades lobulares. Durante as fases do ciclo menstrual ou em resposta a hormônios exógenos, o epitélio mamário e o estroma lobular sofrem estimulação cíclica. O processo predominante parece ser hipertrofia e alteração da morfologia em vez de hiperplasia. Na fase lútea tardia (pré-menstrual), há acúmulo de líquido e edema intralobular. Esse edema pode produzir dor e ingurgitamento mamário.

Essas alterações fisiológicas podem levar ao aumento da nodularidade e podem ser confundidas com tumor maligno. Massas mal definidas em mulheres na pré-menopausa são geralmente observadas ao longo do ciclo menstrual, antes de qualquer intervenção ser realizada. Na gestação, há diminuição do estroma fibroso e formação de novos ácinos ou lóbulos, denominados *adenose gestacional*. Após o nascimento, há perda súbita de hormônios placentários, que, combinados com níveis elevados contínuos de prolactina, são o principal gatilho para a lactação. A expulsão real do leite está sob controle hormonal e é causada pela contração das células mioepiteliais que circundam os ductos mamários e os ductos terminais. Não há evidência de inervação dessas células mioepiteliais; sua contração parece ocorrer em resposta ao peptídio derivado da ocitocina hipofisária. A estimulação do mamilo parece ser o sinal fisiológico para a secreção hipofisária continuada de prolactina e a liberação aguda de ocitocina. Quando a amamentação cessa, o nível de prolactina diminui e não há estímulo para a liberação de ocitocina. A mama volta ao estado de repouso e às mudanças cíclicas induzidas quando a menstruação recomeça.

A menopausa é definida pela interrupção do fluxo menstrual por pelo menos 1 ano; nos EUA, geralmente ocorre entre 40 e 55 anos, com idade média de 51 anos. A menopausa pode ser acompanhada por sintomas como distúrbios vasomotores (ondas de calor), ressecamento vaginal, infecções do trato urinário e comprometimento cognitivo (possivelmente secundário à interrupção do sono pelas ondas de calor). A menopausa resulta em involução e diminuição geral dos elementos epiteliais da mama em repouso. Essas alterações incluem aumento da deposição de gordura, diminuição do tecido conjuntivo e desaparecimento das unidades lobulares. Persistência de lóbulos, hiperplasia do epitélio ductal e formação de cistos podem ocorrer sob a influência de hormônios ovarianos exógenos, geralmente na forma de terapia de reposição hormonal pós-menopausa (TRH). Os médicos devem perguntar sobre o histórico menstrual, idade de início da menstruação e interrupção da menstruação e registrar o uso de TRH, pois todos esses fatores podem influenciar o risco de desenvolvimento de câncer de mama na mulher. A TRH pode levar ao aumento da densidade mamária, o que pode diminuir a sensibilidade da mamografia.

Alterações fibrocísticas e dor mamária

A condição anteriormente denominada *doença fibrocística* representa um espectro de achados clínicos, mamográficos e histológicos e é comum durante a quarta e quinta décadas de vida, geralmente durando até a menopausa. Uma resposta exagerada do estroma e do epitélio mamário a vários hormônios e fatores de crescimento circulantes e produzidos localmente é frequentemente caracterizada pela constelação de dor mamária, sensibilidade e nodularidade. Sintomaticamente, a condição se manifesta como mastalgia cíclica pré-menstrual, com dor e sensibilidade ao toque. Essa mastalgia pode ser preocupante para muitas mulheres; no entanto, a dor mamária geralmente não é um sintoma de câncer de mama. Dor sem outros sinais ou sintomas de câncer de mama é incomum, ocorrendo em apenas aproximadamente 7% das pacientes com câncer de mama. Em mulheres com dor mamária e massa palpável associada, a presença da massa é o foco de avaliação e tratamento. As influências hormonais ovarianas normais sobre os elementos glandulares mamários frequentemente produzem mastalgia cíclica, dor geralmente em fase com o ciclo menstrual. A mastalgia não cíclica é mais provavelmente idiopática e difícil de tratar. Mulheres com 30 anos ou mais com mastalgia não cíclica devem ser submetidas a exames de imagem da mama com mamografia e ultrassonografia (US), além de exame físico. Se o exame revelar massa, ela deve se tornar o foco da avaliação subsequente (ver "Biopsia" mais adiante). Ocasionalmente, um cisto simples pode causar dor mamária cíclica ou não cíclica, e sua aspiração geralmente resolve a dor. No caso de cistos grandes, que recidivarão rapidamente após a aspiração, a excisão percutânea com dispositivo a vácuo será definitiva. A maioria das pacientes com cistos simples não necessita de avaliação adicional. Pacientes com cistos complexos com componentes intracísticos sólidos requerem avaliação adicional, incluindo biopsia dos componentes sólidos. O tratamento com danazol, leuprorrelina e tamoxifeno é eficaz, mas tem efeitos adversos significativos. A dor referida pode ser uma causa significativa de dor mamária, cuja fonte mais comum é a bursite escapulotorácica. Pode ser cíclica, mas na maioria das vezes não é. Pela confluência de sinais aferentes do ombro e do corno dorsal da medula espinal, pode-se obter dor referida do ombro na distribuição dos nervos intercostais ao longo da axila, da mama e do braço. A injeção de ponto-gatilho ao longo da borda escapular medial para acessar a bolsa escapulotorácica é diagnóstica e terapêutica para essa doença. Calor e anti-inflamatórios não esteroides ajudarão a aliviar a inflamação.[2]

Pacientes com alterações fibrocísticas apresentam achados clínicos mamários que variam de leves alterações na textura a tecido mamário denso e firme com massas palpáveis. O aparecimento de grandes cistos palpáveis completa o quadro. As alterações fibrocísticas são geralmente vistas na mamografia como tecido radiologicamente denso difuso ou focal. Na US, os cistos são vistos em um terço de todas as mulheres de 35 a 50 anos; a maioria desses cistos não é palpável. Cistos palpáveis ou múltiplos pequenos cistos são típicos de doença fibrocística. Cistos com ou sem doença fibrocística são incomuns em mulheres na pós-menopausa.

Histologicamente, além de macrocistos e microcistos, em mulheres com alterações fibrocísticas podem ser identificados elementos sólidos, incluindo adenose, esclerose, metaplasia apócrina, fibrose estromal e metaplasia e hiperplasia epitelial. Dependendo da presença de hiperplasia epitelial, as alterações fibrocísticas são classificadas como não proliferativas, proliferativas sem atipias ou proliferativas com atipias. Todos os três tipos de alterações podem ocorrer isoladamente ou em combinação e em grau variável; na ausência de atipia epitelial, essas alterações representam o espectro histológico do tecido mamário normal. No entanto, a atipia epitelial (hiperplasia ductal atípica [HDA]) é fator de risco para o desenvolvimento do câncer de mama. Proliferações atípicas de células epiteliais ductais conferem risco aumentado para câncer de mama; no entanto, a alteração fibrocística por si só não é fator de risco para o desenvolvimento de doença maligna da mama.

Desenvolvimento e fisiologia anormais

Ausência de tecido mamário ou tecido mamário acessório

Ausência de tecido mamário (amastia) e ausência de mamilo (atelia) são anomalias raras. Desenvolvimento mamário rudimentar unilateral é mais comum, assim como hipertrofia adolescente de uma das mamas com menor desenvolvimento da outra. A síndrome de Poland é considerada distúrbio genético que se apresenta como perda variável unilateral do tecido mamário, músculos peitoral maior e menor e serrátil anterior, bem como várias costelas.

Tecido mamário acessório (polimastia) e mamilos acessórios (mamilos supranumerários) são comuns como resultado da persistência do rebordo mamário. Os mamilos supranumerários geralmente são rudimentares e ocorrem em homens e mulheres ao longo da linha do leite, da axila ao púbis. Eles podem ser confundidos com um pequeno nevo. Os mamilos acessórios geralmente são removidos apenas por motivos estéticos. A verdadeira politelia refere-se a mais de um mamilo servindo uma única mama, o que é raro. O tecido mamário acessório está comumente localizado acima da mama na axila. Desenvolvimento rudimentar do mamilo pode estar presente, e a lactação é possível com um desenvolvimento mais completo. O tecido mamário acessório pode ser observado como massa crescente na axila durante a gestação e persiste como excesso de tecido na axila após o término da lactação. O tecido mamário acessório pode ser removido cirurgicamente se for grande ou esteticamente desfigurante ou para evitar seu aumento durante gestação futura. Deve-se ter cuidado para evitar a remoção de linfonodos axilares.

Ginecomastia

A hipertrofia do tecido mamário em homens é entidade clínica para a qual muitas vezes não há causa identificável. A hipertrofia puberal ocorre em meninos entre os 13 anos e o início da idade adulta, e a hipertrofia senescente é diagnosticada em homens com mais de 50 anos. A ginecomastia em adolescentes é comum e pode ser bilateral ou unilateral. A menos que seja unilateral ou dolorosa, pode passar despercebida e regredir com a idade adulta. A hipertrofia puberal geralmente é tratada por observação sem cirurgia. A excisão cirúrgica pode ser discutida se o aumento for unilateral, não regredir ou for esteticamente inaceitável. A hipertrofia em homens mais velhos também é comum. O aumento é frequentemente unilateral, embora a mama contralateral possa aumentar com o tempo. Muitas substâncias comumente usadas, como digoxina, tiazidas, estrogênios, fenotiazinas, teofilina e *cannabis*, podem exacerbar a ginecomastia senescente. Além disso, a ginecomastia pode ser manifestação sistêmica de cirrose hepática, insuficiência renal ou desnutrição. Nas ginecomastias puberal e senescente, a massa é lisa, firme, em forma de pires e distribuída simetricamente sob a aréola. É frequentemente sensível, o que muitas vezes é o motivo de procurar atendimento médico. As ginecomastias puberal e senescente podem ser tratadas de maneira não cirúrgica e podem ser totalmente caracterizadas com US. Há pouca confusão com o carcinoma que ocorre na mama. O carcinoma geralmente não é doloroso, localiza-se assimetricamente abaixo ou ao lado da aréola e pode estar fixado à derme sobrejacente ou à fáscia profunda. Massa suspeita de carcinoma deve ser examinada com biopsia com agulha central (CNB, do inglês *core needle biopsy*). Mamografia e US também podem ser ferramentas úteis para discriminar entre ginecomastia e suspeita de malignidade da mama em homens mais velhos. Mastectomia poupadora de mamilo pode ser realizada para remover a mama aumentada. Uma rosquinha de pele desepitelizada ao redor do mamilo é então dobrada para remover o excesso de pele, como se faria para mamoplastia redutora de Benelli.[3]

Secreção mamilar

O aparecimento de secreção mamilar (Figura 35.6 A) em mulher não lactante é condição comum e raramente está associado a carcinoma subjacente. Em uma revisão de 270 biopsias subareolares por secreção de ducto único e sem linfonodo associado, carcinoma foi encontrado em apenas 16 pacientes (5,9%). Nesses casos, o fluido era sanguinolento ou testou fortemente positivo para hemoglobina oculta. Em outra série de 249 pacientes com secreção de um único ducto identificável, carcinoma de mama foi encontrado em 10 pacientes (4%). Em oito dessas pacientes, além da secreção, foi identificada lesão de massa. Na ausência de massa ou nódulo palpável ou achados suspeitos na mamografia, a secreção raramente está associada ao câncer.

É importante estabelecer se a secreção é proveniente de uma das mamas ou de ambas, se é proveniente de múltiplos orifícios de ductos ou de apenas um, e se a secreção é muito sanguinolenta ou contém sangue. Uma secreção leitosa de ambas as mamas é denominada *galactorreia*. Na ausência de lactação ou histórico de lactação recente, a galactorreia pode estar associada ao aumento da produção de prolactina. Radioimunoensaio para prolactina sérica é diagnóstico. No entanto, a verdadeira galactorreia é rara e é diagnosticada apenas quando a secreção é leitosa (contém lactose, gordura e proteínas específicas do leite). A secreção unilateral de um orifício do ducto é frequentemente tratada cirurgicamente quando há quantidade significativa de secreção. No entanto, a causa subjacente raramente é um tumor maligno da mama.

A causa mais comum de secreção mamilar espontânea de um único ducto é o papiloma intraductal solitário (60 a 80%) em um dos grandes ductos subareolares sob o mamilo. Ectasia do ducto subareolar produzindo inflamação e dilatação de grandes ductos coletores sob o mamilo é comum (20%) e geralmente envolve secreção

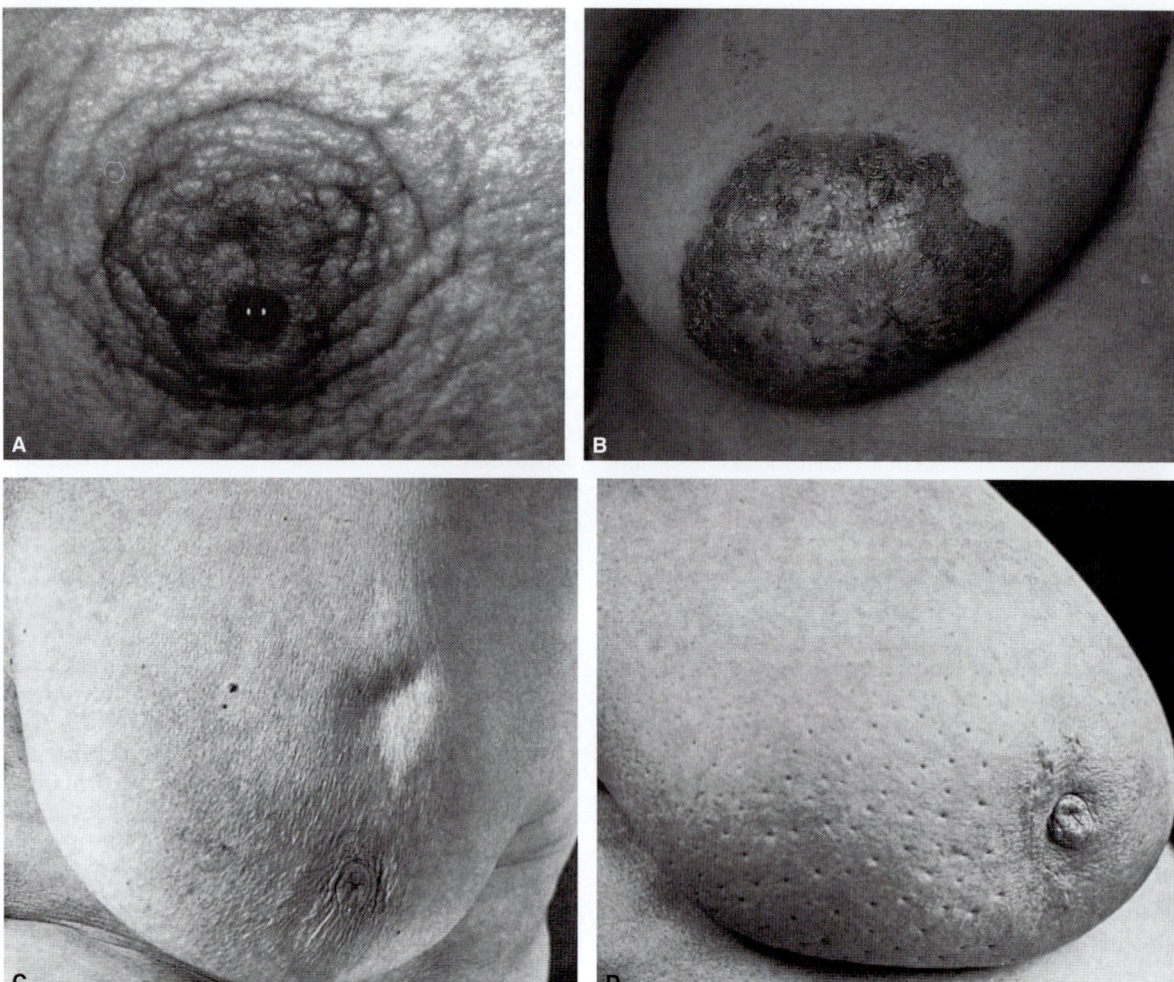

Figura 35.6 Achados físicos comuns durante o exame das mamas. **A.** Secreção mamilar. Secreção de múltiplos ductos ou secreção bilateral é achado comum em mamas saudáveis. No caso mostrado, a secreção é proveniente de um único orifício do ducto e pode significar doença subjacente no ducto secretor. Nessa paciente, um papiloma foi a fonte de seus sintomas. **B.** Doença de Paget do mamilo. As células ductais malignas invadem a epiderme sem atravessar a membrana basal do ducto subareolar ou da epiderme. A doença aparece como erupção psoriásica que inicia no mamilo e se espalha para a aréola e para a pele da mama. **C.** Ondulações na pele. A tração nos ligamentos de Cooper por um tumor cirroso distorce a superfície da mama e produz uma covinha mais bem visualizada com iluminação indireta angulada durante a abdução dos braços para cima. **D.** *Peau d'orange* (casca de laranja) ou edema da pele da mama. Esse achado pode ser causado por dependência da mama, bloqueio linfático (por cirurgia ou radiação) ou mastite. A causa mais temida é o carcinoma inflamatório, no qual células malignas obstruem os vasos linfáticos dérmicos – a marca patológica da doença.

de múltiplos ductos. Câncer é causa muito incomum de secreção na ausência de outros sinais. No entanto, papilomas localizados longe do complexo areolopapilar apresentam maior risco de malignidade (20%). O papiloma é o tumor benigno mais comumente associado ao desenvolvimento de câncer de mama, principalmente CDIS.

Em geral, a secreção mamilar bilateral e proveniente de vários ductos não é motivo para tratamento cirúrgico. Secreção sanguinolenta de um único ducto geralmente requer excisão cirúrgica para estabelecer o diagnóstico e controlar a secreção. Secreção espontânea sanguinolenta bilateral provavelmente é de natureza endócrina e está associada à gestação e ao hipotireoidismo.

Galactocele

A galactocele é um cisto cheio de leite, arredondado, bem circunscrito e móvel à palpação da mama. Em geral, ocorre após a interrupção da lactação ou quando a frequência de mamadas diminuiu significativamente, embora as galactoceles possam ocorrer 6 a 10 meses após a interrupção da amamentação. A patogênese da galactocele é desconhecida, mas acredita-se que o espessamento do leite dentro dos ductos seja o responsável. O cisto geralmente está localizado na porção central da mama ou sob o mamilo. Na aspiração por agulha visualiza-se material espesso e cremoso que pode estar tingido de verde-escuro ou marrom. Embora pareça purulento, o fluido é estéril. O tratamento é aspiração com agulha de grande calibre, e a retirada de secreção leitosa espessa confirma o diagnóstico; a cirurgia é reservada para cistos que não possam ser aspirados ou que estejam infectados.

DIAGNÓSTICO DE DOENÇA MAMÁRIA

Histórico da paciente

Em mulher com suspeita de doença da mama, é importante que o examinador determine a idade da paciente e obtenha seu histórico reprodutivo, incluindo idade da menarca, idade da menopausa e histórico de gestações, inclusive idade da primeira gestação completa. História prévia de biopsias de mama deve ser obtida, incluindo os achados patológicos. Se a paciente realizou histerectomia, é importante determinar se os ovários foram removidos. Em mulheres na pré-menopausa, história recente de gestação e lactação deve ser observada. O histórico deve incluir qualquer uso de TRH ou de hormônios para contracepção. O histórico familiar deve detalhar quaisquer anormalidades genéticas conhecidas, bem como qualquer câncer, mas especialmente de mama e ovários e o estado de menopausa de qualquer parente afetada.

Com relação à queixa específica da mama, a paciente deve ser questionada sobre histórico de massa, mastalgia, secreção mamilar e quaisquer alterações na pele. Se houver massa presente, deve-se perguntar à paciente há quanto tempo ela está presente e se houve crescimento ou alteração com o ciclo menstrual. Se houver suspeita de diagnóstico de câncer, a investigação sobre sintomas constitucionais, dor óssea, perda ponderal, alterações respiratórias e indicações clínicas semelhantes pode direcionar investigações que possam revelar evidências de doença metastática.

Exame físico

O exame físico começa com a paciente na posição sentada com as costas ereta. As mamas são inspecionadas visualmente para avaliação de massas óbvias, assimetrias e alterações na pele. Os mamilos são examinados e comparados quanto à presença de retração, inversão ou escoriação da epiderme superficial, como a observada na doença de Paget (Figura 35.6 B). O uso de iluminação indireta pode desmascarar ondulações sutis da pele ou do mamilo causadas por carcinoma que coloque os ligamentos de Cooper sob tensão (Figura 35.6 C). Manobras simples como esticar os braços acima da cabeça ou tensionar os músculos peitorais podem acentuar assimetrias e ondulações. Se procuradas com cuidado, ondulações da pele ou retração do mamilo são sinal sensível e específico de câncer subjacente.

O edema da pele produz um sinal clínico conhecido como *peau d'orange* (casca de laranja) (Figura 35.6 D). *Peau d'orange* e dor, calor e edema da mama são as características do carcinoma inflamatório, mas podem ser confundidos com mastite aguda. As alterações inflamatórias e o edema são causados pela obstrução dos canais linfáticos dérmicos por êmbolos de células cancerígenas. Ocasionalmente, um tumor volumoso pode produzir obstrução dos canais linfáticos que resulta em edema da pele sobrejacente. Esse não é tipicamente o caso do carcinoma inflamatório, no qual geralmente não há massa palpável discreta, mas alterações difusas em todo o parênquima mamário. Em 40 pacientes com carcinoma inflamatório descrito por Haagensen, eritema e edema da pele estavam presentes em todos os casos, massa palpável ou enduração localizada foi observada em 19 pacientes e nenhum tumor localizado estava presente em 21 pacientes. O carcinoma inflamatório também tem início rápido (menos de 3 meses) em comparação com apresentação semelhante para câncer localmente avançado, que pode estar presente há anos e ter sido negligenciado.

O envolvimento do mamilo e da aréola pode ocorrer no carcinoma de mama, principalmente quando o tumor primário está localizado na posição subareolar. O envolvimento direto pode resultar em retração do mamilo. O achatamento ou a inversão do mamilo podem ser causados por fibrose em certas condições benignas, especialmente ectasia do ducto subareolar. Nesses casos, o achado é frequentemente bilateral e o histórico confirma que a condição está presente há muitos anos. A retração unilateral ou a retração que se desenvolve ao longo de semanas ou meses é mais sugestiva de carcinoma. Tumores de localização central que passam despercebidos por muito tempo podem invadir e ulcerar diretamente a pele da aréola ou do mamilo. Tumores periféricos podem distorcer a simetria normal dos mamilos por tração nos ligamentos de Cooper.

A doença de Paget é uma condição do mamilo comumente associada a câncer de mama subjacente. Descrita pela primeira vez por Paget em 1874, a doença de Paget produz alterações histologicamente distintas na derme do mamilo. Frequentemente há carcinoma intraductal subjacente nos grandes seios logo abaixo do mamilo (Figura 35.6 B). As células carcinomatosas invadem através da junção epidermoepitelial e ductais e penetram na camada epidérmica da pele do mamilo. Clinicamente, ocorre dermatite que pode parecer eczematoide e úmida ou seca e psoriásica. Começa no mamilo, embora possa se espalhar para a pele da aréola. Muitas condições benignas da pele que afetam a mama, como eczema, frequentemente começam na aréola, enquanto a doença de Paget se origina no mamilo e envolve a aréola secundariamente.

A inspeção visual deve ser seguida pela palpação dos linfonodos regionais e do tecido mamário. Enquanto a paciente ainda está sentada, o examinador sustenta seu braço e palpa cada uma das axilas a partir da parte posterior para detectar a presença de linfonodos axilares aumentados. Os espaços supraclavicular e infraclavicular são igualmente palpados em busca de linfonodos aumentados. Em seguida, a paciente se deita e a mama é palpada. A palpação da mama é sempre realizada com a paciente em decúbito dorsal sobre superfície de exame sólida, com o braço esticado acima da cabeça. A palpação da mama enquanto a paciente está sentada costuma levar a uma interpretação imprecisa porque o tecido mamário sobreposto pode parecer uma massa, ou uma massa pode passar despercebida dentro do tecido mamário. A mama é mais bem examinada com compressão do tecido em direção à parede torácica, com palpação de cada quadrante e do tecido sob o complexo areolopapilar. As massas palpáveis são caracterizadas de acordo com seu tamanho, forma, consistência e localização e se estão fixadas à pele ou à musculatura subjacente. Tumores benignos, como fibroadenomas e cistos, podem ser tão firmes quanto os carcinomas; em geral, essas condições benignas são distintas, bem circunscritas e móveis. O carcinoma é tipicamente firme, porém menos circunscrito, e sua movimentação gera o arraste do tecido adjacente. Cistos e alterações fibrocísticas podem ser sensíveis à palpação da mama; entretanto, a sensibilidade raramente é um sinal diagnóstico útil. A maioria das massas palpáveis é autodescoberta pelas pacientes durante o autoexame casual ou intencional. A US pode ser usada como extensão do exame físico delineando sulcos normais de massas preocupantes e císticos de sólidos (ver "Ultrassonografia", mais adiante).

Biopsia

Aspiração por agulha fina de biopsia

Historicamente, a punção aspirativa por agulha fina (PAAF) era uma ferramenta comumente usada no diagnóstico de massas mamárias. A PAAF pode ser realizada com uma agulha de calibre 22, uma seringa de tamanho apropriado e uma compressa de preparação de álcool. A agulha é repetidamente inserida na massa enquanto uma pressão negativa constante é aplicada à seringa. Dessa maneira, várias áreas da massa podem ser amostradas. Libera-se a sucção, e a seringa é retirada. O fluido e o material celular dentro da agulha são colocados em uma solução de soro fisiológico ou fixados imediatamente em lâminas com álcool etílico a 95%. As lâminas são enviadas para avaliação citológica do material aspirado. Uma limitação da PAAF na avaliação de massas sólidas é que a avaliação citológica não diferencia lesões não invasivas de lesões invasivas se células malignas forem identificadas. Se a PAAF demonstrar malignidade, uma CNB ainda é necessária para o diagnóstico histológico definitivo antes da intervenção cirúrgica.

Um quadro clínico em que a PAAF ainda tem utilidade é na avaliação de uma segunda lesão suspeita na mama ipsilateral de paciente com malignidade conhecida. Nesse caso, a PAAF pode ser usada para determinar se a segunda lesão é maligna e confirmar o diagnóstico de câncer de mama multifocal. Essas informações podem auxiliar na determinação do plano cirúrgico adequado. Um segundo quadro clínico em que a PAAF é comumente utilizada é na avaliação de linfonodos suspeitos no exame físico ou de imagem, principalmente na US de alta resolução de cadeias de linfonodos regionais. Linfonodos suspeitos podem ser avaliados por PAAF para determinar se a doença metastática está presente. Nessa situação, a PAAF tem sensibilidade relatada de aproximadamente 90% e especificidade de até 100%. Determinar se o tumor se espalhou para os linfonodos é um passo importante no estadiamento inicial do câncer de mama que fornece informações prognósticas e ajuda a determinar estratégias de manejo adequadas. No cenário em que a terapia neoadjuvante será utilizada, um clipe deve ser colocado no nódulo positivo.

Biopsia com agulha central

O biopsia com agulha central (CNB) é o método de escolha para amostras de lesões mamárias. As biopsias podem ser realizadas com dispositivos de gatilho, que requerem múltiplas entradas, ou com dispositivos assistidos a vácuo, que requerem apenas uma única inserção. O tamanho de uma CNB varia de 8 a 14 G. A CNB pode ser realizada sob orientação de mamografia (estereotáxica), US ou ressonância magnética (RM). Lesões de massa que são visualizadas na US podem ser amostradas sob orientação ultrassonográfica; calcificações e densidades que são mais bem observadas na mamografia são amostradas sob orientação estereotáxica. Durante a CNB estereotáxica, a mama é comprimida, geralmente com a paciente em decúbito dorsal na mesa de biopsia estereotáxica. Um braço robótico e um dispositivo de biopsia são posicionados por triangulação de imagens mamográficas. Após a injeção do anestésico local, uma pequena incisão na pele é realizada e uma agulha de biopsia é inserida na lesão para obter a amostra de tecido com auxílio de vácuo. Existem padrões para o número apropriado de amostras enucleadas a serem obtidas para cada tipo de anormalidade biopsiada. Um clipe deve ser colocado para marcar o local da lesão, particularmente para pequenas lesões que podem ser difíceis de encontrar após extensa amostragem ou quando a terapia neoadjuvante for realizada. As amostras devem ser examinadas para confirmar que a lesão-alvo tenha sido biopsiada adequadamente. Uma abordagem semelhante é usada para biopsia de lesões guiada por US e por RM.

A radiografia dos espécimes excisados é realizada para confirmar que a lesão foi amostrada para direcionar a avaliação patológica do tecido. Mamografia obtida após biopsia confirma que um defeito foi criado na lesão-alvo e que o clipe de marcação está na posição correta. A localização guiada por imagem e a excisão cirúrgica são necessárias se a lesão não puder ser adequadamente amostrada pela CNB ou se houver discordância entre a anormalidade da imagem e os achados patológicos.

As pequenas amostras obtidas pela CNB exigem uma interpretação adequada dos resultados patológicos. A maioria das pacientes submetidas a CNB apresenta achados benignos e pode retornar à triagem de rotina sem necessidade de outra intervenção. Se for detectada malignidade, o subtipo histológico, o grau e o estado do receptor devem ser determinados a partir da amostra de CNB. A paciente pode prosseguir para o tratamento definitivo do câncer se for um câncer de mama em estádio inicial. Pacientes com câncer de mama agressivo, localmente avançado ou inflamatório devem ser tratadas com quimioterapia sistêmica antes da intervenção cirúrgica. Dependendo do tamanho e do grau de anormalidade da imagem, aproximadamente um terço das pacientes com diagnóstico de CDIS na CNB apresentam algum carcinoma invasivo na cirurgia definitiva.

Biopsia excisional

O uso de procedimento minimamente invasivo, como a CNB, é a abordagem preferencial para o diagnóstico de lesões da mama. A biopsia excisional de mama como procedimento diagnóstico aumenta os custos e resulta em atrasos na cirurgia definitiva para pacientes com câncer.[4] Menos de 10% das pacientes submetidas a CNB têm resultados inconclusivos e necessitam de biopsia cirúrgica para diagnóstico definitivo. Os resultados da biopsia que não estão de acordo com a lesão-alvo (p. ex., massa espiculada na imagem e tecido mamário normal na CNB) necessitam de excisão cirúrgica. Quando HDA é encontrada na CNB, a excisão cirúrgica revela CDIS ou carcinoma invasivo em 20 a 30% dos casos em decorrência da dificuldade de distinguir HDA e CDIS em amostra limitada de tecido. A descoberta de fibroadenoma celular na CNB requer excisão para descartar tumor filoides.

EXAME DE IMAGEM DA MAMA

Os exames de imagem da mama são usados para detectar pequenas anormalidades mamárias não palpáveis, avaliar achados clínicos e orientar procedimentos diagnósticos. A principal modalidade de imagem para triagem de mulheres assintomáticas é a mamografia. Durante esse exame, a mama é comprimida entre as placas para reduzir a espessura do tecido pelo qual a radiação deve passar, separar as estruturas adjacentes e melhorar a resolução. Na mamografia de rastreamento, são obtidas duas incidências de cada mama, oblíqua mediolateral e craniocaudal, e lidas posteriormente, geralmente em lotes. Para avaliação adicional de anormalidades identificadas em mamografia de rastreamento ou de achados ou sintomas clínicos, é indicada a mamografia diagnóstica, que é lida no momento da realização para que visualizações adicionais possam ser realizadas. As visualizações de ampliação são obtidas para avaliar calcificações e as visualizações de compressão são usadas para fornecer detalhes adicionais para lesões de massa.

A sensibilidade da mamografia é limitada pela densidade da mama, e 10 a 15% dos cânceres de mama clinicamente evidentes não apresentam anormalidades visíveis na mamografia. A mamografia digital adquire imagens digitais e as armazena eletronicamente, permitindo a manipulação e o aprimoramento das imagens para facilitar a interpretação. A mamografia digital parece ser superior à mamografia tradicional com filme para detectar câncer em mulheres mais jovens e mulheres com mamas densas. A mamografia em mulheres com menos de 30 anos, cujo tecido mamário é denso com estroma e epitélio, pode produzir imagem sem muita definição. À medida que as mulheres envelhecem, o tecido mamário involui e é substituído por tecido adiposo. Na mamografia, a gordura absorve relativamente pouca radiação e fornece um fundo contrastante que favorece a detecção de pequenas lesões. Foi demonstrado que o diagnóstico assistido por computador aumenta a sensibilidade e a especificidade da mamografia e da US em relação à revisão apenas pelo radiologista.

Mamografia de rastreamento

A mamografia de rastreamento é realizada em mulheres assintomáticas com o objetivo de detectar câncer de mama oculto. Essa abordagem pressupõe que os cânceres de mama identificados por meio de rastreamento serão menores, terão melhor prognóstico e exigirão tratamento menos agressivo do que os cânceres identificados por palpação.

Os benefícios potenciais da triagem são ponderados em relação ao custo da triagem e ao número de exames falso-positivos que levam a exames adicionais, biopsias e ansiedade da paciente.

Oito estudos prospectivos randomizados de mamografia de rastreamento foram realizados, com quase 500 mil mulheres participantes. Nesses estudos, entre mulheres de 39 a 49 anos, a mamografia de rastreamento reduziu o risco de morte por câncer de mama em 15% (risco relativo [RR], 0,85; intervalo confiável [CrI], 0,75 a 0,96). Nos seis estudos que incluíram mulheres de 50 a 59 anos, a mamografia de rastreamento reduziu o risco de morte por câncer de mama nessa faixa etária em 14% (RR, 0,86; CrI, 0,75 a 0,99). Dois ensaios incluíram mulheres de 60 a 69 anos, e a mamografia de rastreamento reduziu o risco de morte por câncer de mama nessa faixa etária em 32% (RR, 0,68; CrI, 0,54 a 0,87). Apenas um estudo incluiu mulheres com mais de 70 anos, e os dados foram insuficientes para recomendar o rastreamento de rotina nessa faixa etária. Com base nesses resultados, o relatório mais recente da U.S. Preventive Services Task Force recomendou a mamografia de rastreamento bienal para mulheres de 50 a 74 anos e recomendou contra o rastreamento para mulheres de 40 a 49 anos ou mais de 75 anos.[4] As recomendações foram baseadas na redução do risco, no número de mulheres que precisam ser convidadas para a triagem a fim de evitar uma morte por câncer de mama e no potencial de danos causados por testes e biopsias adicionais (Tabela 35.1).

Atualmente, a American Cancer Society continua recomendando a mamografia de rastreamento anual para mulheres com mais de 40 anos e sugere que essa prática continue enquanto a mulher estiver em boas condições de saúde. Recomenda-se triagem com RM para mulheres mais jovens com câncer de mama anterior, histórico familiar significativo de câncer de mama ou fatores de risco histológicos para câncer de mama igual a um risco vitalício de 20%. Embora os ensaios randomizados de mamografia de rastreamento não tenham inscrito mulheres com mais de 74 anos, o risco de câncer de mama aumenta com a idade, e a sensibilidade e a especificidade da mamografia são maiores em mulheres mais velhas, cujo tecido mamário geralmente foi substituído por gordura. É razoável continuar a triagem mamográfica em mulheres mais velhas em bom estado geral de saúde que seriam consideradas candidatas apropriadas para cirurgia.

Avanços recentes no rastreamento do câncer de mama incluem a tomossíntese (mamografia tridimensional [3D]). A tomossíntese adquiriu cortes finos de tecido com a principal vantagem de separar os tecidos mamários sobrepostos, diminuir os retornos de chamada e encontrar doenças menores e significativas. O estudo prospectivo *Screening With Tomosynthesis or Standard Mammography-2* (STORM-2) comparou mamografia bidimensional (2D) e 3D. Nesse estudo, 9.672 pacientes foram randomizadas e mostraram detecção significativamente maior de câncer de mama, mas registro de falso-positivos ligeiramente maior.[5] A tomossíntese se destaca em delinear pequenas e múltiplas massas, microcalcificações e distorção decorrente de ductos e vasos. A questão é se o exame deve ser utilizado para triagem de maneira ajustada ao risco em razão do aumento modesto da dose de radiação para a paciente.

Ultrassonografia

A US é útil para determinar se uma lesão detectada pela mamografia é sólida ou cística. Também pode ser útil para discriminar lesões em pacientes com mamas densas. No entanto, não se mostrou útil como ferramenta de rastreamento do câncer de mama porque é altamente dependente do operador que realiza o rastreamento à mão livre e não há protocolos de rastreamento padronizados. O American College of Radiology Imaging Network (ACRIN) realizou um estudo (ACRIN 6666) em mulheres de alto risco nas quais mamografia e US foram realizadas e foram randomizadas para comparar sensibilidade, especificidade e rendimento diagnóstico da US mais mamografia em comparação com apenas mamografia.[6] Os pesquisadores descobriram que a combinação de mamografia e US resultou na detecção de 4,2 cânceres adicionais por 1.000 mulheres. No entanto, o uso de US resultou em mais eventos falso-positivos e exigiu mais retornos e biopsias. Não há dados disponíveis mostrando que o uso da US de rastreamento possa reduzir a mortalidade por câncer de mama. A US mamária automatizada supera alguns dos problemas da US à mão livre, mas ensaios randomizados ainda precisam ser realizados.

Ressonância magnética

A RM está sendo cada vez mais usada para avaliação de anormalidades mamárias. O exame é útil para identificar o tumor primário na mama em pacientes que apresentam metástases linfonodais axilares sem evidência mamográfica de tumor primário de mama (tumor primário desconhecido) ou em pacientes com doença de Paget do mamilo sem evidência radiográfica de tumor primário. A RM também pode ser útil para avaliar a extensão do tumor primário, particularmente em mulheres jovens com tecido mamário denso; extensão da doença residual após mastectomia com margens positivas; para avaliar a presença de câncer multifocal ou multicêntrico; para rastreamento da mama contralateral; e para avaliar cânceres lobulares invasivos. Alguns cirurgiões usam RM no pré-operatório para determinar a elegibilidade para a conservação da mama; no entanto, não há dados de alto nível mostrando que o uso de RM para orientar a tomada de decisão sobre a terapia local melhore as taxas de recidiva local ou a sobrevida.

Tabela 35.1 Efeito sobre a mortalidade por câncer de mama e mamografias falso-positivas por faixa etária em estudos de triagem do câncer de mama.

Faixa etária (anos)	Nº de ensaios	Mortalidade por câncer de mama, RR (CrI 95%)	Nº necessário para convidar para triagem para evitar um óbito por câncer de mama (CrI 95%)	Mamografias falso-positivas/triagem*
39 a 49	8	0,85 (0,75 a 0,96)	1.904 (929 a 6.378)	97,8
50 a 59	6	0,86 (0,75 a 0,99)	1.339 (322 a 7.455)	86,6
60 a 69	2	0,68 (0,54 a 0,87)	377 (230 a 1.050)	79,0
70 a 74	1	1,12 (0,73 a 1,72)	Não disponível	68,8

*Por 1.000 rastreados. *CrI*, intervalo confiável; *RR*, risco relativo. (Adaptada de Nelson HD, Tyne K, Naik A, et al., U.S. Preventive Services Task Force: Screening for breast cancer: systematic evidence review update for the U.S. Preventive Services Task Force. *Ann Intern Med.* 2009;151:727.)

Outras indicações diagnósticas incluem avaliação da resposta ao tratamento após quimioterapia neoadjuvante. RM também pode ser considerada para avaliar a ruptura do implante ou avaliar a mama quando injeções de silicone tiverem sido usadas.

A sensibilidade da RM é superior a 90% para a detecção de câncer invasivo, mas apenas 60% ou menos para a detecção de CDIS. A especificidade da RM é apenas moderada em comparação com a mamografia ou US; há sobreposição significativa na aparência na RM de lesões benignas e malignas. Uma metanálise de 22 estudos relatando a detecção de câncer de mama contralateral por RM revelou taxa de detecção de câncer incremental média de 4,1% e valor preditivo positivo de 47,9%. Essa alta taxa de detecção pode resultar, em parte, do viés de seleção; no entanto, é uma preocupação significativa que mais de 50% das anormalidades detectadas na RM representem achados falso-positivos, o que resulta na necessidade de exames de imagem e biopsias adicionais.

O estudo *Comparative Effectiveness of MRI in Breast Cancer* (COMICE) foi um estudo multicêntrico que recrutou 1.623 mulheres com 18 anos ou mais com câncer de mama recém-diagnosticado para avaliar a eficácia clínica da RM com contraste.[7] As pacientes tiveram exames clínicos e radiológicos padrão e foram aleatoriamente designadas para passar por RM ou nenhuma imagem adicional. O desfecho primário foi a proporção de pacientes submetidas a outro procedimento cirúrgico (reexcisão ou mastectomia) em 6 meses. Não houve diferença estatisticamente significativa nas taxas de reoperação entre as pacientes que fizeram ou não RM. A taxa de detecção de câncer de mama contralateral no estudo COMICE foi de 1,6%, significativamente menor do que a relatada em outros estudos. Esse estudo foi criticado porque a biopsia guiada por RM não estava disponível em todos os centros para avaliar achados suspeitos identificados na RM. Essa situação levou a inúmeras mastectomias sem verificação patológica de que os achados adicionais eram de malignidade.

Com relação ao uso de RM para triagem de rotina, a American Cancer Society recomendou um modelo ajustado ao risco. A triagem anual por RM é recomendada a partir dos 30 anos para mulheres com alto risco de desenvolver câncer de mama ao longo da vida (aproximadamente 20 a 25% ou mais) (Boxe 35.1). Mulheres com risco de vida moderadamente aumentado (15 a 20%) são aconselhadas a discutir com seus médicos os benefícios e as limitações de adicionar a triagem por RM. A RM não é recomendada para mulheres com risco vitalício de desenvolver câncer de mama inferior a 15%. Quando a RM é considerada para triagem, ela deve ser usada além da mamografia de triagem. Embora a RM seja mais sensível que a mamografia, ela ainda pode perder algumas malignidades que uma mamografia detectaria.

Anormalidades não palpáveis na mamografia

Anormalidades na mamografia que não podem ser detectadas pelo exame físico incluem microcalcificações agrupadas e áreas de densidade anormal (p. ex., massas, distorções arquiteturais, assimetrias) que não produziram um achado palpável (Figura 35.7). O Breast Imaging Reporting and Data System (BI-RADS) é usado para categorizar o grau de suspeita de malignidade para uma anormalidade mamográfica (Tabela 35.2). Para evitar biopsias desnecessárias para achados mamográficos de baixa suspeita, as lesões provavelmente benignas são designadas BI-RADS 3 e são monitoradas com mamografias com intervalo de 6 meses durante um período de 2 anos. A biopsia é realizada apenas para lesões que progridem durante o acompanhamento. Como 75 a 80% das pacientes para os quais a biopsia diagnóstica de uma lesão mamográfica não palpável é recomendada têm achados benignos, a abordagem CNB guiada por imagem menos invasiva e menos onerosa é preferida sempre que possível.

Excisão cirúrgica localizada por imagem de lesões mamárias não palpáveis

As lesões mamárias não palpáveis devem ser avaliadas com CNB guiada por imagem, conforme apropriado, de acordo com o tipo de anormalidade. Se o diagnóstico não for concordante com os achados de imagem ou se houver HDA em um campo de microcalcificações que possam representar CDIS, a maioria das pacientes deve realizar biopsia excisional para o diagnóstico definitivo.

Para garantir que a anormalidade seja completamente excisada, ela deve ser localizada por vários métodos diferentes. Se visível com US, a US intraoperatória pode evitar a dor pré-operatória, eventos vasovagais e atrasos da antiga biopsia de mama com localização por agulha padrão. Se for usado um fio, ele é colocado por meio de uma agulha de introdução e tem um gancho que se prende no parênquima da mama na anomalia ou perto dela, a fim de mantê-lo em posição após se retirar o introdutor. Imagens com o fio posicionado são disponibilizadas na sala de cirurgia para orientar o cirurgião. Dependendo do tamanho da mama e do comprimento do fio de localização, o gancho pode estar a uma longa distância do local de entrada na pele. A excisão cirúrgica pode ser realizada diretamente sobre a lesão ou por meio de diversas técnicas oncoplásticas para melhorar o aspecto estético. Dependendo do tamanho da lesão e do grau de suspeita de malignidade, alguns cirurgiões excisarão as margens raspadas ao redor da cavidade de ressecção para garantir melhor chance de remoção completa com margem negativa.[8] Após a excisão, uma radiografia do espécime confirma que a lesão-alvo foi removida. Pacientes com diagnóstico de achados benignos na excisão devem ser submetidas a nova mamografia entre 4 e 6 meses após o procedimento cirúrgico.

Outras técnicas foram desenvolvidas para facilitar a ressecção de lesões não palpáveis, incluindo a localização de sementes radioativas, que envolve o posicionamento de uma semente de ^{125}I de 4,5 mm no tecido mamário, a maioria das quais requer um segundo procedimento. As sementes radioativas são pré-carregadas em agulhas que avançam sob orientação da mamografia ou da US até a lesão de interesse, e em seguida as sementes são implantadas. Imagens com a semente posicionada são disponibilizadas na sala de cirurgia para orientar o cirurgião. Na sala de cirurgia, uma sonda gama, que

---

Boxe 35.1 American Cancer Society.

Mulheres com risco alto (critério de risco para triagem por ressonância magnética da mama ≈ 20 a 25% ou maior) de câncer de mama ao longo da vida

- Mutação conhecida do gene *BRCA1* ou *BRCA2*
- Familiar de primeiro grau com mutação do gene *BRCA1* ou *BRCA2*, mas em que as próprias não fizeram teste genético
- Risco de câncer de mama ao longo da vida de ≈ 20 a 25% ou mais alto
- Radioterapia no tórax entre os 10 e 30 anos
- Síndrome de Li-Fraumeni ou síndrome de Cowden ou familiar de primeiro grau com uma dessas síndromes

Mulheres com risco moderadamente aumentado (15 a 20%) ao longo da vida

- Risco de câncer de mama ao longo da vida de 15 a 20% de acordo com ferramentas de avaliação do risco baseadas, sobretudo, no histórico familiar
- História pessoal de câncer de mama, carcinoma ductal *in situ*, carcinoma lobular *in situ*, hiperplasia ductal atípica ou hiperplasia lobular atípica
- Mamas extremamente densas ou mamas com densidades assimétricas quando observadas na mamografia

Capítulo 35 Doenças da Mama

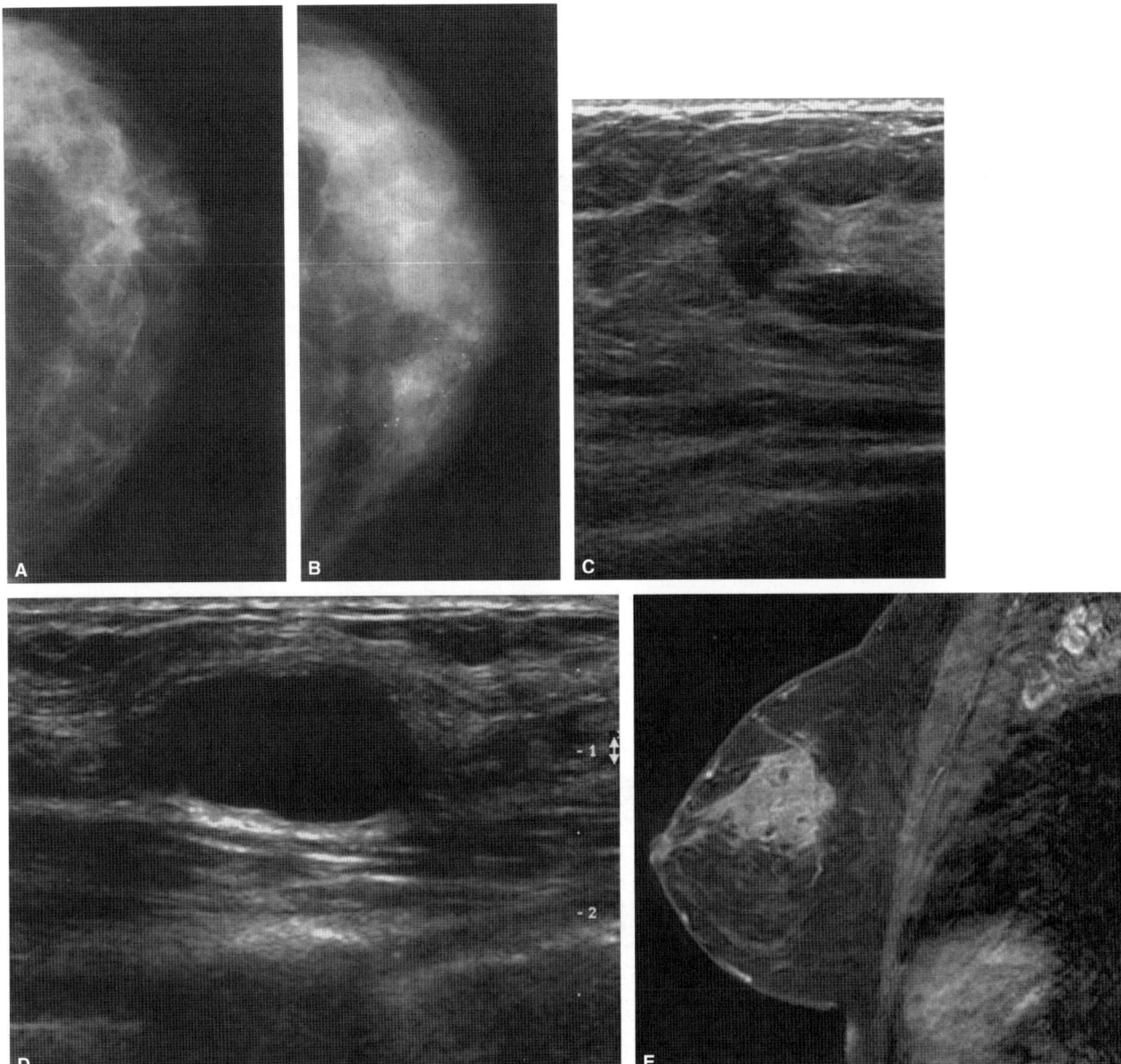

Figura 35.7 Mamografia, ultrassonografia (US) e achados da ressonância magnética (RM) no câncer de mama. **A.** Massa estrelada na mama. A combinação da densidade com bordas espiculadas e distorção da arquitetura da mama adjacente sugere malignidade. **B.** Calcificações agrupadas. Calcificações finas, pleomórficas e lineares agrupadas sugerem o diagnóstico de carcinoma ductal *in situ*. **C.** Imagem de US do câncer de mama. O nódulo é sólido, contém ecos internos e apresenta bordas irregulares. A maioria das lesões malignas é mais alta do que larga. **D.** Imagem de cisto simples na US. Pela US, o cisto apresenta bordas lisas, existindo rarefação de ecos internos e aumento na transmissão de ecos posteriores. **E.** Imagem de RM da mama mostrando captação de gadolínio por um câncer de mama. A captação de gadolínio rápida e intensa reflete o aumento na vascularização do tumor. O contorno e o tamanho da lesão também podem ser observados pela RM.

Tabela 35.2 Sistema de dados e relatório de imagem de mama: categoria de avaliação final.

Categoria	Definição
0	Avaliação incompleta – necessita de avaliação adicional de imagem ou mamografias anteriores para comparação
1	Negativo – nada para comentar; geralmente recomenda triagem anual
2	Achado benigno – geralmente recomenda triagem anual
3	Achado provavelmente benigno (< 2% de malignidade) – sugerido acompanhamento inicial de curto intervalo
4	Anormalidade suspeita (2 a 95% de malignidade) – biopsia deve ser considerada
5	Altamente sugestivo de malignidade (> 95% de malignidade) – devem ser tomadas medidas adequadas
6	Biopsia conhecida – comprovada a malignidade

Adaptada de Liberman L, Abramson AF, Squires FB, et al. The Breast Imaging Reporting and Data System: positive predictive values of mammographic feature and final assessment categories. *AJR Am J Roentgenol.* 1998;171:35; e Liberman L, Menell JH. Breast Imaging Reporting and Data System (BI-RADS). *Radiol Clin North Am.* 2002;40:409.

detecta tecnécio-99m (Tc^{99m}), comumente usado apenas para dissecção do linfonodo sentinela (DLNS) e ^{125}I pode ser usada para guiar a ressecção da mama. Após a excisão, a amostra é enviada para ser radiografada e confirmar que a lesão-alvo e a semente radioativa foram excisadas. Uma técnica mais recente, detecção intraoperatória fluoroscópica de neoplasia ou linfonodo, utiliza a fluoroscopia para encontrar o clipe radiopaco colocado no momento da CNB original. Evita quaisquer outros procedimentos enquanto a paciente estiver acordada e pode ser usada de maneira interativa no momento da cirurgia.

IDENTIFICAÇÃO E CUIDADO DE PACIENTES DE ALTO RISCO

Fatores de risco para câncer de mama

A identificação dos fatores associados à maior incidência de desenvolvimento de câncer de mama é importante na triagem de saúde geral para mulheres (Boxe 35.2). Fatores de risco para câncer de mama podem ser divididos em sete categorias – idade e sexo, histórico pessoal de câncer de mama, fatores de risco histológicos, histórico familiar de câncer de mama e fatores de risco genéticos, fatores de risco reprodutivos e uso de hormônio exógeno.

Idade e sexo

Idade é provavelmente o fator de risco mais importante para desenvolvimento de câncer de mama. A incidência de câncer de mama ajustada por idade continua a aumentar com o avanço da idade da população feminina. Câncer de mama é raro em mulheres com menos de 20 anos, as quais constituem menos de 2% do total. Daí em diante, a incidência aumenta para 1 em 255, dos 30 a 39 anos; 1 em 69, dos 40 a 49 anos; 1 em 44, dos 50 a 59 anos; 1 em 29, dos 60 a 69 anos, e 1 em 8, aos 80 anos (American Cancer Society, Breast Cancer Facts & Figures). Em outras palavras, atualmente as mulheres apresentam risco médio de 12,2% de serem diagnosticadas com câncer de mama em algum momento de suas vidas.

O sexo também é fator de risco importante, porque a maioria dos cânceres de mama ocorre em mulheres. Cânceres de mama ocorrem em homens; no entanto, a incidência em homens representa menos de 1% da incidência em mulheres. De 235.030 casos de câncer de mama invasivo antecipados em 2014, era esperado que 2.360 casos ocorressem em homens. Nódulos na mama nos homens têm maior probabilidade de serem benignos e serem resultado de ginecomastia (ver anteriormente) ou outros tumores não malignos, e não de serem câncer de mama.

Histórico pessoal de câncer de mama

Histórico de câncer em uma das mamas aumenta a probabilidade de um segundo tumor primário na mama contralateral. A magnitude do risco depende da idade no diagnóstico do primeiro câncer primário, estado do receptor de estrogênio (RE) do primeiro câncer primário e uso de quimioterapia sistêmica adjuvante e terapia endócrina. Em termos absolutos, o risco atual varia de 0,5 a 1% ao ano em pacientes mais novos a 0,2% ao ano em pacientes mais idosos.[6] Em pacientes com outros tipos de câncer que requeiram irradiação do manto, especialmente antes dos 30 anos, o risco de câncer de mama é estimado em duas a quatro vezes.

Fatores de risco histológicos

Anormalidades histológicas diagnosticadas por biopsia de mama constituem importante categoria de fatores de risco para câncer de mama. Essas anormalidades incluem carcinoma lobular *in situ* (CLIS) e alterações proliferativas com atipia. CLIS é condição incomum observada predominantemente em mulheres pré-menopáusicas mais jovens. É tipicamente um achado incidental na biopsia para outra condição e não se manifesta como massa palpável ou microcalcificações suspeitas na mamografia. Em um relato de mais de 5.000 biopsias realizadas para doença benigna, CLIS foi encontrado em 3,6% dos casos. Em uma revisão de 297 pacientes com CLIS tratadas por biopsia e observação cuidadosa, foi determinado que a probabilidade de desenvolvimento de carcinoma ao fim de 35 anos era de 21,4%. Usando dados do Connecticut Tumor Registry, foi determinado que a razão de risco para pacientes com CLIS (proporção de casos esperados para casos observados de câncer de mama invasivo) era de 7:1. Significativamente, 40% dos carcinomas que se desenvolveram posteriormente em pacientes com CLIS eram puramente lesões *in situ*. Os carcinomas invasivos que se desenvolveram foram predominantemente ductais e não lobulares de acordo com histologia, e 50% dos carcinomas ocorreram na mama contralateral. CLIS não é considerado câncer de mama, mas um marcador histológico para aumento do risco de câncer de mama, que é estimado em pouco menos de 1% ao ano, longitudinalmente.

Para a maioria das pacientes com diagnóstico de CLIS, uma abordagem conservadora é preferida. As três opções que podem ser discutidas com a paciente são observação atenta; quimioprevenção com tamoxifeno, raloxifeno ou anastrozol; ou mastectomia bilateral. O CLIS predispõe ao carcinoma subsequente e o risco é por toda a vida e igual para ambas as mamas. A administração de tamoxifeno por 5 anos proporciona uma redução de 56% no

---

Boxe 35.2 Fatores de risco para câncer de mama.

Fatores de risco que não podem ser modificados
- Aumento da idade
- Sexo feminino
- Fatores menstruais
- Idade precoce da menarca (início da menstruação antes dos 12 anos)
- Idade avançada na menopausa (início além dos 55 anos)
- Nuliparidade
- Histórico familiar de câncer de mama
- Predisposição genética (portadores de mutação em *BRCA1* e *BRCA2*)
- Histórico pessoal de câncer de mama
- Raça, etnia (mulheres caucasianas têm maior risco em comparação com mulheres de outras raças)
- Histórico de exposição à radiação

Fatores de risco que podem ser modificados
- Fatores reprodutivos
- Idade ao primeiro parto vivo (gestação completa depois dos 30 anos)
- Paridade
- Ausência de aleitamento materno
- Obesidade
- Consumo de álcool
- Tabagismo
- Uso de terapia de reposição hormonal
- Diminuição da atividade física
- Alterar turno de trabalho (turnos noturnos)

Fatores de risco histológicos
- Doença proliferativa da mama
- Hiperplasia ductal atípica
- Hiperplasia lobular atípica
- Carcinoma lobular *in situ*

risco de câncer de mama.[9] Para pacientes que optam por cirurgia em vez de observação, a mastectomia bilateral total com preservação da pele do mamilo é o procedimento de escolha.

A doença benigna da mama produz um espectro de lesões histológicas que são amplamente divididas em alterações epiteliais não proliferativas e proliferativas. As alterações não proliferativas incluem hiperplasia leve a moderada de células luminais dentro dos ductos mamários; essas mudanças não aumentam significativamente o risco de uma mulher ao longo da vida desenvolver câncer de mama. Alterações proliferativas no sistema ductal mamário estão associadas a risco aumentado de desenvolver câncer de mama. Dupont e Page dividiram as lesões proliferativas em lesões com atipia e lesões sem atipia; lesões proliferativas sem atipia às vezes são denominadas *hiperplasia grave*.

Estudos subsequentes adotaram essa classificação – lesões não proliferativas, alterações proliferativas sem atipia (hiperplasia grave) e alterações proliferativas com atipia. A HDA e a hiperplasia lobular atípica (HLA) são classificadas como alterações proliferativas com atipia. O risco para desenvolver câncer de mama em mulheres com HDA ou HLA é aproximadamente quatro a cinco vezes o risco de desenvolvimento de câncer de mama na população em geral. Um histórico familiar de câncer de mama e hiperplasia atípica aumenta o risco para quase nove vezes o da população em geral. O risco anual de desenvolvimento de câncer de mama em mulher com HDA ou HLA é de 0,5 a 1% ao ano. As estimativas de risco de câncer de mama de acordo com fatores de risco histológicos são influenciadas pela idade ao diagnóstico, estado de menopausa e histórico familiar. Os fatores de risco histológicos estão listados na Tabela 35.3.

Histórico familiar de câncer de mama e fatores de risco genéticos

Muitos estudos examinaram a relação entre o histórico familiar de câncer de mama e o risco de câncer de mama. Parentes de primeiro grau (mães, irmãs e filhas) de pacientes com câncer de mama têm risco duas a três vezes maior de desenvolver a doença. O risco é muito maior se parentes de primeiro grau afetados da mãe ou do pai tiveram início na pré-menopausa e câncer de mama bilateral. Em famílias com múltiplos membros afetados, particularmente com câncer bilateral e de início precoce, o risco absoluto em parentes de primeiro grau se aproxima de 50%, consistente com um modo de herança autossômica dominante nessas famílias.

Tabela 35.3 Fatores de risco histológicos para o desenvolvimento de câncer de mama.

Diagnóstico histológico	Estimativas, RR*
Doença não proliferativa[†]	1,0
Doença proliferativa sem atipia[‡]	1,3 a 1,9
Doença proliferativa com atipia[§]	3,7 a 4,2
e forte histórico familiar	4 a 9
CLIS	> 7

*Taxa de incidência observada sobre a incidência em mulheres sem doença proliferativa. [†]Mudança fibrocística sem hiperplasia usual ou hiperplasia leve. [‡]Mudança fibrocística com hiperplasia maior que leve ou usual, papiloma, papilomatose, adenose esclerosante, cicatriz radial e outros achados. [§]Qualquer diagnóstico de hiperplasia ductal ou lobular atípica, ou ambas. *CLIS*, carcinoma lobular *in situ*; *RR*, risco relativo. (De Hartmann LC, Sellers TA, Frost MH, et al. Benign breast disease and the risk of breast cancer. *N Engl J Med*. 2005;353:229; London SJ, Connolly JL, Schnitt SJ, et al. A prospective study of benign breast disease and the risk of breast cancer. *JAMA*. 1992;267:1780; e Dupont WD, Parl FF, Hartmann WH, et al. Breast cancer risk associated with proliferative breast disease and atypical hyperplasia. *Cancer*. 199371:1258.)

Estima-se que os fatores genéticos sejam responsáveis por 5 a 10% de todos os casos de câncer de mama, mas podem ser responsáveis por 25% dos casos em mulheres com menos de 30 anos. Em 1990, King et al. identificaram uma região no braço longo do cromossomo 17 (17q21) que continha um gene de suscetibilidade ao câncer. O gene *BRCA1* foi descoberto em 1994; sabe-se atualmente que as mutações no *BRCA1* são responsáveis por até 40% dos cânceres de mama familiares. Um segundo gene de suscetibilidade, *BRCA2*, foi descoberto em 1995. Além de apresentarem risco aumentado para câncer de mama, mulheres com mutações em *BRCA1* ou *BRCA2* têm risco aumentado para câncer de ovário (45% de risco ao longo da vida para portadoras de *BRCA1*).

Mutações deletérias em *BRCA1* ou *BRCA2* são raras na população geral. A frequência de mutações é de aproximadamente 1 em 1.000 (0,1%) na população dos EUA. Certas populações relativamente fechadas podem ter taxas de prevalência mais altas e mostrar preferência por certas mutações, denominadas *mutações iniciais* (em inglês, *founder mutations*), incluindo as mutações 185delAG e 5382insC em *BRCA1*, que são encontradas em 1,0% da população judaica asquenaze (judeus de descendência do Leste Europeu) e a mutação C4446T encontrada em famílias franco-canadenses. *BRCA1* é um gene grande com 22 éxons codificantes e mais de 500 mutações; muitas deles são únicas e limitadas a determinada família, o que torna os testes genéticos tecnicamente difíceis. *BRCA1* é um gene supressor de tumor de herança autossômica dominante com suscetibilidade à doença herdada. Mutações germinativas inativam um único alelo herdado de *BRCA1* na célula, e isso precede um evento somático nas células epiteliais da mama que elimina o alelo remanescente e causa o câncer. O produto do gene pode gerar regulação negativa do crescimento celular e também está envolvido no reconhecimento e reparo de danos genéticos. Se uma paciente apresenta câncer de mama triplo-negativo, há risco de cerca de 20% de uma mutação *BCRA1*. Se houver histórico familiar de câncer de mama e ovário em diferentes parentes de uma paciente com câncer de mama, então há risco de aproximadamente 40% de um gene *BRCA*. Se uma parente tem câncer de mama e de ovário, o risco pode chegar a 80%.

O gene *BRCA2* está localizado no cromossomo 13 e é responsável por 30% dos cânceres de mama familiares; ao contrário do *BRCA1*, o *BRCA2* está associado ao aumento do risco de câncer de mama nos homens. Mulheres com mutação no *BRCA2* também têm risco de câncer de ovário de 20 a 30% ao longo da vida. As mutações iniciais do *BRCA2* incluem a mutação 617delT, presente em 1,4% da população asquenaze; mutação 8765delAG, presente na população franco-canadense, e mutação 999del15, encontrada na população islandesa. Na Islândia, 7% das mulheres não selecionadas com câncer de mama e 0,6% dos indivíduos da população geral carregam a mutação 999del15.

A penetrância de um gene refere-se à probabilidade de que portadores de mutações no gene realmente desenvolvam câncer de mama. As estimativas iniciais da penetrância das mutações *BRCA1* e *BRCA2* eram altas, mas a penetrância das mutações *BRCA1* e *BRCA2* mais recentemente foi estimada em 56% (intervalo de confiança [IC] de 95%, 40 a 73%). É razoável citar taxas de câncer de mama ao longo da vida entre 50 e 70% para portadores de mutações *BRCA1* ou *BRCA2*.

A histopatologia do câncer de mama associados ao *BRCA1* é desfavorável em comparação ao câncer associado ao *BRCA2* e inclui tumores de alto grau, receptores hormonais negativos e aneuploidias, com aumento da fração de fase S. Existe forte associação entre subtipo de câncer de mama tipo basal e mutações *BRCA1*. Mulheres que carregam uma mutação *BRCA1* e desenvolvem câncer de mama são altamente propensas a ter câncer de mama tipo basal, e 10% dos tumores tipo basal surgem em mulheres com uma mutação *BRCA1*. O mesmo não é verdade para cânceres associados ao *BRCA2*, mais comumente positivos para receptores hormonais. Os índices gerais de mortalidade em pacientes com câncer de mama associado ao *BRCA1* ou associado ao *BRCA2* são semelhantes aos índices de mortalidade em mulheres com câncer de mama esporádico. Como o risco de desenvolvimento de câncer de mama é alto em portadoras de uma mutação do gene *BRCA*, a cirurgia profilática é considerada a abordagem mais racional. A RM é recomendada para mulheres que preferem triagem intensiva em vez de cirurgia profilática. A eficácia da quimioprevenção em portadores da mutação *BRCA* é incerta, especialmente em mulheres com mutações *BRCA1*, que tendem a desenvolver câncer de mama RE-negativo.

Fatores de risco reprodutivos

Acredita-se que os marcos reprodutivos que aumentam a exposição ao estrogênio de mulheres ao longo da vida aumentam o risco de câncer de mama. Esses incluem início da menarca antes dos 12 anos, primeiro parto vivo após os 30 anos, nuliparidade e menopausa após os 55 anos. Há uma redução de 10% no risco de câncer de mama para cada atraso de 2 anos na menarca; o risco dobra com a menopausa após os 55 anos. Uma primeira gravidez a termo antes dos 18 anos está associada a metade do risco de desenvolvimento de câncer de mama de uma primeira gestação a termo após os 30 anos. Aborto induzido não está associado ao aumento do risco de câncer de mama. Foi relatado que a amamentação reduz o risco de câncer de mama, e esse efeito pode ser secundário à diminuição no número de ciclos menstruais ao longo da vida. Comparados com sexo, idade, fatores de risco histológicos e genética, os fatores de risco reprodutivos são relativamente leves em termos de sua contribuição para o risco (RR, 0,5 a 2,0). No entanto, em contraste com o histórico familiar ou fatores histológicos, os fatores de risco reprodutivos têm grande influência na prevalência do câncer de mama nas populações.

Uso de hormônio exógeno

Estrogênio e progesterona terapêuticos ou suplementares são usados para várias condições; os dois quadros mais comuns constituem a contracepção em mulheres na pré-menopausa e a TRH em mulheres na pós-menopausa. Outras indicações para uso de hormônios exógenos incluem irregularidades menstruais, ovários policísticos, tratamento de fertilidade e estados de insuficiência hormonal. Estudos sugeriram que o risco de câncer de mama aumenta em usuárias atuais ou anteriores de contraceptivos orais, mas que o risco diminui à medida que o intervalo após a interrupção do uso aumenta.

O uso da TRH foi investigado na Women's Health Initiative, um estudo prospectivo e controlado randomizado em que mulheres saudáveis na pós-menopausa de 50 a 79 anos receberam vários suplementos alimentares e vitamínicos e TRH na pós-menopausa. O estudo avaliou os benefícios e riscos associados a TRH, dieta com baixo teor de gordura e suplementação de cálcio e vitamina D e seus efeitos nas taxas de câncer, doenças cardiovasculares e fraturas relacionadas à osteoporose. Durante o período de 1993 a 1998 em 40 centros nos EUA, 16.608 mulheres foram aleatoriamente designadas para receber estrogênios equinos conjugados combinados (p. ex., Premarin®, 0,625 mg/dia) mais acetato de medroxiprogesterona (2,5 mg/dia) ou placebo. Mamografia de rastreamento e exames clínicos de mama foram realizados no início do estudo e anualmente a partir de então. O estudo atingiu um critério de interrupção em 5,2 anos de acompanhamento, momento em que havia 245 casos de câncer de mama (invasivo e não invasivo) no grupo de TRH combinada *versus* 185 casos no grupo placebo. Comparado ao placebo, a combinação de estrogênio e progesterona, especificamente Prempro™, aumentou o risco de desenvolver câncer de mama em mulheres na pós-menopausa com útero intacto. De maior preocupação era que o câncer de mama era mais provável de ser diagnosticado em estádio mais avançado em mulheres que receberam estrogênio mais progesterona, e essas mulheres eram substancialmente mais propensas a ter mamografias anormais.

Também na Women's Health Initiative, 10.739 mulheres que foram submetidas a histerectomia foram aleatoriamente designadas para estrogênios equinos conjugados (p. ex., Premarin®) na dose de 0,625 mg/dia ou placebo. Após 7 anos de acompanhamento, os dois grupos apresentaram taxas semelhantes de câncer de mama (RR para o grupo de estrogênio, 0,80; IC 95%, 0,62 a 1,04). Houve diferença estatisticamente significativa entre os grupos de tratamento e de controle quanto à necessidade de exames de acompanhamento mamográfico de curto intervalo, que foi maior no grupo que recebeu Premarin® (36,2% *versus* 28,1%).

Esses dados mostram que as mulheres que recebem TRH combinada com estrogênio e progesterona por 5 anos têm risco aproximadamente 20% maior de desenvolver câncer de mama. Mulheres que tomam formulações apenas com estrogênio (por causa de histerectomia anterior) não parecem ter risco significativo de câncer de mama.

Avaliação de risco

Um modelo para avaliar o risco de câncer de mama, conhecido como *modelo de Gail*, foi desenvolvido a partir de dados de caso-controle no Breast Cancer Detection Demonstration Project (esse modelo está disponível para uso clínico em http://www.cancer.gov/bcrisktool). No desenvolvimento do modelo, os fatores que influenciam o risco de câncer de mama foram identificados como idade, raça, idade da menarca, idade do primeiro parto vivo, número de biopsias mamárias anteriores, presença de doença proliferativa com atipia e número de parentes de primeiro grau do sexo feminino com câncer de mama. O modelo não inclui informações detalhadas sobre os fatores genéticos e pode subestimar o risco em portadoras da mutação *BRCA1* ou *BRCA2* e superestimar o risco em não portadoras. O modelo não deve ser usado em mulheres com diagnóstico de CLIS ou CDIS. O modelo de Gail para risco de câncer de mama foi usado no projeto do *Breast Cancer Prevention Trial*, que determinou aleatoriamente mulheres de alto risco (> 1,67%) para receber tamoxifeno ou placebo, e no projeto do *Study of Tamoxifen and Raloxifene* (*STAR*), que determinou aleatoriamente mulheres de alto risco para receber tamoxifeno ou raloxifeno.

O modelo de Gail avalia o risco populacional usando fatores não genéticos, enquanto os modelos hereditários e familiares avaliam fatores genéticos e familiares do câncer de mama. O modelo de Gail não é preciso para afro-americanos e um modelo específico, CARE, foi desenvolvido. O modelo de Claus é baseado em suposições sobre a prevalência de genes de suscetibilidade ao câncer de mama de alta penetrância. Ele fornece estimativas individuais de risco de câncer de mama de acordo com a década de vida com base no conhecimento de parentes de primeiro e segundo graus com câncer de mama e suas idades ao diagnóstico. Muitos outros modelos foram desenvolvidos para populações específicas, todos com poder discriminatório semelhante aos modelos tradicionais inespecíficos. A densidade mamográfica está associada ao alto risco de câncer de mama. No entanto, os modelos que incluem a densidade mamária têm apenas um poder discriminatório mínimo. Outros fatores de risco bem conhecidos não incluídos na maioria, senão em todas as ferramentas de avaliação de risco, são consumo de álcool, peso corporal e atividade física.

Vários modelos foram projetados para avaliar o risco de abrigar uma mutação em *BRCA1* ou *BRCA2*. Esses modelos podem ser úteis para determinar se o teste genético é necessário. O modelo de Couch prediz o risco de uma mutação no gene *BRCA1*. O modelo BRCAPro, desenvolvido pela Myriad Genetics Laboratories, estima o risco de mutações *BRCA1* e *BRCA2*. O modelo Tyrer-Cuzick incorpora fatores de risco pessoais e análise genética para fornecer uma avaliação de risco mais abrangente e individual. Esses modelos estimaram que a incidência de mutações clinicamente significativas de *BRCA1* ou *BRCA2* na população geral é de aproximadamente 1 em 300 a 500. As indicações para consideração de testes genéticos incluem câncer de mama diagnosticado antes dos 50 anos, câncer de mama bilateral, câncer de mama e ovário no mesmo indivíduo e câncer de mama em homens. Outros fatores que podem ser indicações para o teste são histórico familiar (materno ou paterno) de dois ou mais indivíduos com câncer de mama e ovário, um parente próximo do sexo masculino com câncer de mama, um parente próximo com início precoce (< 50 anos) de câncer de mama ou ovário e mutação *BRCA1* ou *BRCA2* conhecida na família. Calculadoras de risco estão disponíveis *online*.

Além de *BRCA1* e *2*, existem muitos outros genes reconhecidos e síndromes familiares com risco menor, mas significativo, de câncer de mama. O desenvolvimento e o custo reduzido dos testes de painel de múltiplos genes tornam significativa a triagem desses outros genes. Esses testes incluem avaliação para síndrome de Li-Fraumeni (mutação TP53), síndrome de Cowden (mutação PTEN) e portadores de PALB2, CHEK2, CDH1, STK-11, NF1 e ATM. A American Society of Breast Surgeons desenvolveu recomendações para triagem e tratamento de genes menos conhecidos nas *Consensus Guidelines on Hereditary Genetic Testing for Patients With and Without Breast Cancer* (https://www.breastsurgeons.org/docs/statements/Consensus-Guideline-on-Genetic-Testing-for-Hereditary-Breast-Cancer.pdf, acessado em 27 de dezembro de 2018). No processo de teste genético, os indivíduos com Variante de Significância Incerta serão identificados, mas não deverão ser tratados.

Cuidados com pacientes de alto risco

Na prática, os médicos avaliam os fatores de risco e consideram aqueles que sejam importantes para cada paciente ao fazer recomendações sobre o rastreamento e a prevenção do câncer de mama. O aumento do risco de câncer de mama é definido como risco calculado em 5 anos de 1,66% ou mais usando a calculadora de risco do National Cancer Institute (NCI), que é baseada no modelo de Gail. Esse é o risco médio para uma mulher de 60 anos; foi usado na concepção dos ensaios de prevenção dos EUA. Essa calculadora de risco não se aplica a mulheres com histórico de câncer de mama invasivo, CDIS ou CLIS ou afro-americanas. O modelo não faz ajustes para um parente de primeiro grau com câncer de mama na pré-menopausa ou bilateral e não considera mutações genéticas. O médico deve entender que o risco pode ser significativamente subestimado se esses fatores estiverem presentes, e o risco deve ser calculado dentro do contexto do histórico geral pessoal e familiar da paciente. No entanto, mesmo com essas limitações, o modelo de Gail fornece um valioso ponto de partida para a avaliação do risco de câncer de mama. Essa avaliação de risco pode fornecer um contexto para recomendações de estratégias de prevenção primária e triagem apropriadas ao nível de risco do indivíduo. Para mulheres consideradas de alto risco para o desenvolvimento de câncer de mama, as opções incluem vigilância cuidadosa com exame clínico da mama, mamografia e RM da mama (com risco por toda a vida > 20%) e intervenções para reduzir o risco, como quimioprevenção ou mastectomia profilática bilateral e/ou salpingo-ooforectomia.

Acompanhamento

Em 2002, foram estabelecidas pela National Comprehensive Cancer Network e pelo Cancer Genetics Studies Consortium diretrizes de vigilância para indivíduos com alto risco de câncer de mama. Essas diretrizes baseiam-se principalmente na opinião de especialistas; diretrizes de triagem para indivíduos de alto risco não são estabelecidas por estudos prospectivos. As recomendações para mulheres em uma família com síndrome de câncer de mama e ovário incluem autoexame mensal das mamas a partir dos 18 a 20 anos, exame clínico semestral das mamas a partir dos 25 anos e mamografia anual a partir dos 25 anos ou 10 anos antes da idade mais precoce de aparecimento do câncer de mama em um membro da família. Apesar disso, estudos de mulheres com mutações conhecidas de *BRCA1* ou *BRCA2* descobriram que 50% dos cânceres de mama detectados foram diagnosticados como câncer de intervalo; ou seja, eles ocorreram entre os episódios de triagem e não durante a triagem de rotina. Essa observação levou muitos grupos a adicionar a RM de rastreamento anual à mamografia de rastreamento, com alguns grupos recomendando fazer os dois exames simultaneamente e outros recomendando alterná-los. Para mulheres com forte histórico familiar de câncer de mama e ovário de início precoce que não foram submetidas a aconselhamento genético, é oferecido aconselhamento genético; isso inclui uma discussão de painel de testes genéticos para múltiplos genes.

Quimioprevenção do câncer de mama

Os fármacos atualmente aprovados para reduzir o risco de câncer de mama são os moduladores seletivos do RE, tamoxifeno e raloxifeno e os inibidores da aromatase (IAs). O tamoxifeno provou ser benéfico para o tratamento do câncer de mama RE-positivo (ver "Terapia endócrina" mais adiante). O tamoxifeno tem sido usado como tratamento adjuvante para câncer de mama há várias décadas e é conhecido por reduzir a incidência de um segundo câncer de mama primário na mama contralateral de mulheres que recebem o fármaco como terapia adjuvante para um primeiro câncer de mama primário. A maior análise abrangente dos benefícios do tamoxifeno foi feita pelo Early Breast Cancer Trialists' Collaborative Group (EBCTCG). Esse grupo se reúne a cada 5 anos para revisar dados de resultados de estudos de câncer de mama realizados em todo o mundo. Os resultados da análise geral do EBCTCG demonstraram que o tamoxifeno adjuvante reduz o risco de um segundo câncer de mama na mama não afetada em 47%. Quatro estudos prospectivos randomizados foram concluídos e avaliaram o tamoxifeno para quimioprevenção em mulheres saudáveis com risco aumentado de câncer de mama.

No estudo *National Surgical Adjuvant Breast and Bowel Project* (NSABP) P-1, 13.388 mulheres de 35 a 59 anos com diagnóstico de CLIS, que apresentavam risco moderadamente aumentado de câncer de mama (RR, 1,66 em um período de 5 anos), ou que tinham 60 anos ou mais foram aleatoriamente distribuídas em grupos que receberam tamoxifeno ou placebo. As estimativas de risco foram baseadas no modelo de risco de Gail (ver anteriormente). Nesse estudo, o tamoxifeno reduziu o risco de câncer de mama invasivo em 49% em 69 meses de acompanhamento; a redução do risco foi de 59% em mulheres com CLIS e 86% em mulheres com HDA ou HLA. A redução no risco foi observada apenas para cânceres RE-positivos. O tratamento com tamoxifeno por 5 anos não foi isento de efeitos adversos e complicações. No grupo de tratamento com tamoxifeno, os cânceres de endométrio resultantes de efeitos semelhantes ao estrogênio do medicamento no endométrio foram aumentados por um fator de aproximadamente 2,5. Embolia pulmonar (RR, 3) e trombose venosa profunda

(RR, 1,7) também foram mais comuns em mulheres que receberam tamoxifeno. Os dados sobre a eficácia do tamoxifeno para redução do risco de câncer de mama em portadoras de mutação *BRCA1* e *BRCA2* foram limitados porque o teste de mutação não foi realizado rotineiramente nas participantes do estudo P-1. O tamoxifeno é mais eficaz na redução da incidência de câncer de mama RE-positivo; portanto, seu papel em portadores da mutação *BRCA1* (que mais frequentemente desenvolvem câncer de mama RE-negativo) é questionável.

Três outros estudos de prevenção de tamoxifeno foram conduzidos aproximadamente ao mesmo tempo em que o estudo NSABP P-1, incluindo o *Italian Tamoxifen Prevention Study*, o *Royal Marsden Hospital Pilot Tamoxifen Chemoprevention Trail* e o *International Breast Cancer Intervention Study I* (IBIS-I). Os estudos italianos e *Royal Marsden* não mostraram nenhum benefício do tamoxifeno em relação ao placebo em termos de redução da incidência de câncer de mama. Houve algumas diferenças nas populações de estudo e desenhos de ensaios, o que pode explicar os resultados negativos em comparação com o ensaio P-1. O estudo IBIS-I mostrou redução de 33% na incidência de câncer de mama com tamoxifeno, ligeiramente inferior à redução de risco em P-1, mas confirmando o benefício de redução de risco do tamoxifeno. Posteriormente, uma metanálise de todos os ensaios de prevenção de tamoxifeno descobriu que o tamoxifeno reduziu o risco de câncer de mama em 38%. Essa análise também confirmou os riscos aumentados de câncer endometrial e eventos tromboembólicos venosos observados com o uso de tamoxifeno.

O estudo NSABP P-2 (ensaio STAR) comparou o tamoxifeno com o raloxifeno em mulheres na pós-menopausa. Essa comparação foi baseada nos resultados do estudo MORE, que incluiu mais de 10 mil mulheres que receberam placebo *versus* raloxifeno para prevenção e tratamento da osteoporose. No estudo MORE, em uma média de 3 anos de acompanhamento, houve redução de 54% na incidência de câncer de mama e nenhum aumento na de câncer de útero. O estudo STAR envolveu 19.747 mulheres com risco aumentado de câncer de mama e demonstrou que o tamoxifeno e o raloxifeno reduziram o risco de câncer de mama invasivo em aproximadamente 50%. O raloxifeno apresentou perfil de toxicidade mais favorável. O número de cânceres de útero foi reduzido em 36% no grupo raloxifeno em comparação com o grupo tamoxifeno, e as mulheres que tomaram raloxifeno tiveram 29% menos episódios de trombose venosa e incidência reduzida de embolia pulmonar em comparação com o grupo tamoxifeno.

Como os estudos mostraram que os IAs previnem mais cânceres de mama contralaterais do que o tamoxifeno em mulheres na pós-menopausa com câncer de mama em estádio inicial, os IAs foram avaliados para quimioprevenção. O NCI do Canada Clinical Trials Group concluiu o estudo *Mammary Prevention 3* (MAP.3) investigando o IA exemestano. Nesse estudo, 4.560 mulheres na pós-menopausa que tinham pelo menos um dos vários fatores de risco de câncer de mama (≥ 60 anos; escore de risco de 5 anos do modelo Gail > 1,66%; HDA, HLA ou CLIS prévio; ou CDIS prévio com mastectomia) foram aleatoriamente designadas para exemestano ou placebo. Após acompanhamento médio de 35 meses, o exemestano foi associado a redução relativa de 65% na incidência anual de câncer de mama invasivo, com 11 cânceres invasivos detectados no grupo exemestano e 32 detectados no grupo placebo. Eventos adversos ocorreram em 88% dos indivíduos do grupo exemestano e em 85% dos indivíduos do grupo placebo ($P = 0,003$), com diferenças significativas observadas no desenvolvimento de sintomas endócrinos, gastrintestinais e musculoesqueléticos. O exemestano não foi aprovado pela Food and Drug Administration dos EUA como agente quimiopreventivo; no entanto, tem recomendação de categoria 1 para prevenção do câncer de mama nas diretrizes de prática clínica da National Comprehensive Cancer Network.

Mastectomia profilática

A mastectomia profilática demonstrou reduzir em 90% a chance de desenvolvimento de câncer de mama em mulheres de alto risco. Hartmann et al. realizaram uma revisão retrospectiva de 639 mulheres com histórico familiar de câncer de mama submetidas à mastectomia profilática. As mulheres foram divididas em grupos de risco alto (n = 214) e moderado (n = 425), com mulheres de alto risco definidas como mulheres com histórico familiar sugestivo de predisposição autossômica dominante para câncer de mama. Para mulheres de risco moderado, o número de cânceres de mama esperados foi calculado de acordo com o modelo de Gail. Com base nesse modelo, esperava-se que 37,4 cânceres de mama se desenvolvessem, mas apenas quatro cânceres ocorreram, para uma redução do risco de incidência de 89%. Para as mulheres da coorte de alto risco, o modelo de Gail subestimaria o risco de desenvolvimento de câncer de mama. O número esperado de câncer de mama foi calculado usando três modelos estatísticos diferentes de um estudo de controle dos probandos de alto risco (irmãs). Três cânceres de mama se desenvolveram após a mastectomia profilática, reduzindo o risco de incidente em pelo menos 90%.

Vários grupos relataram estudos prospectivos em portadoras de mutações *BRCA1* e *BRCA2* tratadas com mastectomia profilática *versus* vigilância e mostraram que a mastectomia é altamente eficaz na prevenção do câncer de mama. Mais recentemente, resultados de mastectomia redutora de risco e salpingo-ooforectomia redutora de risco foram relatados nas portadoras de mutação *BRCA1* e *BRCA2* acompanhados em 22 centros como parte do consórcio PROSE. Nenhuma das participantes que se submeteu à mastectomia para redução de risco desenvolveu câncer de mama subsequente em comparação com 7% das mulheres que não se submeteram a essa cirurgia. O uso de salpingo-ooforectomia redutora de risco reduziu a incidência de câncer de ovário de 5,8% para 1,1% e a incidência de câncer de mama de 19,2% para 11,4%. A salpingo-ooforectomia com redução de risco foi associada a redução significativa na mortalidade específica por câncer de mama, mortalidade específica por câncer de ovário e mortalidade por todas as causas. Os dados disponíveis sugerem que as portadoras da mutação *BRCA* devem ser aconselhadas a considerar cirurgias de redução de risco como estratégia para reduzir a incidência de câncer e melhorar a sobrevida.

As mulheres que se submetem ao rastreamento por mamografia anual têm uma chance geral de 80% de sobreviver ao câncer de mama após a detecção. Dada a penetrância na faixa de 50 a 60% para portadoras da mutação *BRCA1* ou *BRCA2*, a chance de uma portadora da mutação *BRCA1* ou *BRCA2* morrer de câncer de mama é de aproximadamente 10% se ela optar por não se submeter à cirurgia de redução de risco.

A cirurgia de redução de risco em mulheres nas quais não são conhecidas mutações deletérias em *BRCA1* ou *BRCA2* é controversa. As tendências sugerem que mais mulheres com câncer de mama recém-diagnosticado estão optando pela mastectomia profilática contralateral como estratégia para reduzir o risco de câncer de mama contralateral, mas isso também reduz a qualidade de vida. A American Society of Breast Surgeons não recomenda o uso rotineiro da mastectomia contralateral na paciente com câncer esporádico, mas como muitas mulheres solicitam tais procedimentos, favorece um modelo de decisão compartilhada.[10]

Resumo: avaliação e manejo de risco

A compreensão dos fatores de risco para o desenvolvimento da doença fornece pistas para a patogênese e identifica pacientes que provavelmente se beneficiarão de estratégias de redução de risco. Embora o câncer de mama possa se desenvolver em ambos os sexos, o risco de desenvolver câncer de mama é muito maior nas mulheres; câncer de mama em homens é incomum. A idade é um forte determinante do risco e faz parte da ferramenta de avaliação de risco do NCI. Histórico familiar é mais significativo quando o câncer de mama afeta parentes de primeiro grau (mães, irmãs e filhas) em idade jovem e quando casos de câncer de ovário são encontrados no mesmo lado da família. Esse tipo de histórico familiar pode impedir o uso da ferramenta para avaliação de risco precisa do NCI. Os fatores de risco histológicos mais significativos para o desenvolvimento de câncer de mama são CLIS, HDA e HLA. Histórico pessoal de câncer de mama predispõe ao câncer de mama contralateral, embora a terapia adjuvante (terapia endócrina e quimioterapia) reduza esse risco.

TUMORES BENIGNOS E DOENÇAS RELACIONADAS À MAMA

Cistos mamários

Os cistos mamários são cavidades revestidas por epitélio, repletas de líquido, que variam de tamanho, desde microscópicos até volumosos nódulos palpáveis contendo 20 a 30 mℓ de líquido. Um cisto palpável desenvolve-se em pelo menos uma em cada 14 mulheres, e 50% deles são múltiplos ou recorrentes. A patogênese da formação dos cistos não é bem compreendida; todavia, eles parecem se originar da destruição e dilatação de lóbulos e ductos terminais. Estudos microscópicos mostraram que fibrose no lóbulo ou próximo a ele, combinada à secreção contínua, resulta no desdobramento do lóbulo e expansão da cavidade revestida por epitélio contendo líquido.

Os cistos são influenciados por hormônios ovarianos, fato que explica seu surgimento durante o ciclo menstrual. A maioria dos cistos ocorre em mulheres com mais de 35 anos; a incidência aumenta progressivamente até a menopausa e declina bruscamente daí em diante. Novas formações císticas em mulheres mais idosas são comumente explicadas pelo uso de TRH exógena.

Carcinoma intracístico é muito raro. Rosemond relatou que apenas três cânceres foram identificados em mais de 3.000 aspirações de cistos (0,1%). Outros pesquisadores têm confirmado essa baixa incidência. Não há evidência de risco aumentado para câncer de mama associado à formação de cisto.

Um nódulo palpável pode ser confirmado como cisto por aspiração direta ou US. O conteúdo do cisto pode ser de cor de palha, opaco ou escuro e pode conter resíduos sólidos (debris). Dado o baixo risco de malignidade dentro do cisto, se parecer um cisto simples sem perturbação interna e bordas lisas, não é preciso aspiração. Se a massa for complexa, a aspiração pode ser necessária. Se o cisto se resolver após a aspiração e o conteúdo do cisto não for muito sanguinolento, o líquido não precisa ser enviado para análise citológica. Se o cisto se repetir várias vezes (mais de duas vezes é uma regra razoável), a CNB deve ser realizada para avaliar quaisquer elementos sólidos. Toda a estrutura cística pode ser removida por via percutânea com um dispositivo de agulha central a vácuo.[11] Em geral, a remoção cirúrgica de um cisto não é indicada, mas pode ser necessária se o cisto se repetir várias vezes ou se a biopsia por agulha revelar achados de atipia, remoção incompleta ou se o cisto for grande e doloroso para a paciente.

Fibroadenomas e outros tumores benignos

Os fibroadenomas são tumores sólidos benignos compostos por elementos estromais e epiteliais. O fibroadenoma é o segundo tumor mais comum na mama (depois do carcinoma) e é o tumor mais comum em mulheres com menos de 30 anos. Ao contrário dos cistos, os fibroadenomas surgem mais frequentemente no fim da adolescência e nos primeiros anos reprodutivos. Raramente são vistos como novos nódulos em mulheres após os 40 ou 45 anos. Clinicamente, os fibroadenomas se manifestam como massas firmes que são facilmente móveis e podem aumentar de tamanho ao longo de vários meses e aumentar e diminuir conforme o ciclo menstrual. Eles deslizam facilmente sob os dedos examinadores e podem ser lobulados ou lisos. Na excisão, são massas bem encapsuladas que podem se desprender facilmente do tecido mamário circundante. A mamografia é de pouca ajuda na discriminação entre cistos e fibroadenomas; no entanto, a US pode facilmente distingui-los porque cada um tem características específicas.

Os fibroadenomas são tumores benignos, embora uma neoplasia maligna possa se desenvolver nos elementos epiteliais no interior deles. O câncer em um fibroadenoma recém-descoberto é extremamente raro (0,2%); 50% dos achados em fibroadenomas são CLIS, que de acordo com a oitava edição do sistema de estadiamento da American Joint Committee on Cancer (AJCC) não é mais considerado câncer de mama estádio 0, mas significa alto risco para o desenvolvimento de câncer de mama; 35% são carcinomas invasivos; e 15% são carcinomas intraductais. Quando um diagnóstico histopatológico confirma que a massa mamária é um fibroadenoma, a paciente pode ser tranquilizada e a excisão cirúrgica não é necessária. Se a paciente se incomoda com a massa ou se ela continua a aumentar de tamanho, pode ser removida com biopsia excisional aberta ou via percutânea.[11]

São reconhecidos dois subtipos de fibroadenomas. *Fibroadenoma gigante* é um termo descritivo aplicado a um fibroadenoma que atinge tamanho incomumente grande (geralmente > 5 cm). O termo *fibroadenoma juvenil* refere-se a um grande fibroadenoma que ocasionalmente ocorre em adolescentes e adultos jovens e histologicamente é mais celular do que o fibroadenoma usual. Embora essas lesões possam apresentar crescimento notavelmente rápido, a remoção cirúrgica é curativa.

Hamartomas e adenomas

Hamartomas e adenomas são proliferações benignas de quantidades variáveis de epitélio e tecido de suporte estromal. Um hamartoma é um nódulo discreto que contém lóbulos compactados e ductos extralobulares proeminentes e ectásicos. No exame físico, mamografia e inspeção macroscópica, um hamartoma é indistinguível de um fibroadenoma. Page e Anderson descreveram um adenoma ou adenoma tubular como neoplasia celular benigna de ductos agrupados de modo que formam uma camada de pequenas glândulas sem estroma de suporte. Durante a gestação e a lactação, os adenomas podem aumentar de tamanho, e o exame histológico evidencia a diferenciação secretora. A biopsia é necessária para estabelecer o diagnóstico.

Infecções e abscesso da mama

Existem duas categorias gerais de infecções da mama: infecções lactacionais e infecções subareolares crônicas associadas à ectasia do ducto. Acredita-se que as infecções lactacionais sejam decorrentes da entrada de bactérias através do mamilo no sistema de ductos e são caracterizadas por febre, leucocitose, eritema e sensibilidade. As infecções da mama são mais frequentemente causadas por *Staphylococcus aureus* e podem se manifestar como celulite com inflamação e tumefação do parênquima mamário, denominada *mastite*, ou como abscessos. O tratamento requer antibióticos e esvaziamento frequente da mama. Os abscessos verdadeiros necessitam de drenagem. As tentativas iniciais de drenagem devem incluir aspiração por agulha; incisão cirúrgica e drenagem devem ser reservadas para abscessos que não se resolvem após aspiração e tratamento com antibióticos. Nesses casos, os abscessos geralmente são multiloculados. A avaliação ultrassonográfica pode auxiliar na caracterização de um abscesso da mama e ajudar a orientar a aspiração por agulha.

Em mulheres que não estão amamentando, uma forma crônica recidivante de infecção pode se desenvolver nos ductos subareolares da mama, também conhecida como *mastite periductal* ou *ectasia ductal*. Esta condição parece estar associada a tabagismo e diabetes. As infecções são na maioria das vezes infecções mistas que incluem flora cutânea aeróbica e anaeróbica. Uma série de infecções com alterações inflamatórias e cicatrizes resultantes pode levar a retração ou inversão do mamilo, nódulos na área subareolar e, ocasionalmente, uma fístula crônica dos ductos subareolares para a pele periareolar. Massas palpáveis e alterações na mamografia podem resultar da infecção e da cicatrização; essas podem tornar o acompanhamento do câncer de mama mais desafiador.

As infecções subareolares podem se manifestar inicialmente como dor subareolar e eritema leve. Compressas quentes e antibióticos orais podem ser um tratamento eficaz nessa fase. O tratamento com antibióticos geralmente requer cobertura para organismos aeróbicos e anaeróbios. Se um abscesso se desenvolver, a aspiração com agulha é necessária, além dos antibióticos. A incisão cirúrgica e a drenagem são reservadas para abscessos que não se resolvem com as medidas mais conservadoras. As infecções de repetição são tratadas pela excisão de todo o complexo do ducto subareolar após a resolução completa da infecção aguda, com cobertura antibiótica intravenosa. Raramente, as pacientes têm infecções recorrentes que requerem excisão do mamilo e da aréola.

Uma pressuposta infecção da mama geralmente desaparece imediata e completamente com antibioticoterapia. Se o eritema ou o edema persistirem, um diagnóstico de carcinoma inflamatório deve ser considerado e a biopsia da pele, bem como do tecido mamário subjacente, será necessária.

Papilomas e papilomatose

Os papilomas intraductais solitários são pólipos verdadeiros de ductos mamários revestidos por epitélio. Os papilomas solitários estão mais frequentemente localizados perto da aréola, mas podem estar presentes em locais periféricos. A maioria dos papilomas mede menos de 1 cm, mas pode crescer até 4 ou 5 cm. Papilomas maiores podem parecer surgir dentro de uma estrutura cística, provavelmente representando um ducto muito expandido. O papiloma é o tumor benigno mais associado ao desenvolvimento de CDIS.

Os papilomas localizados perto do mamilo são frequentemente acompanhados por secreção papilar sanguinolenta. Menos frequentemente, eles são descobertos como massa palpável sob a aréola ou como densidade detectada na mamografia. O tratamento é a excisão por meio de uma incisão circum-areolar. Para papilomas periféricos, o diagnóstico diferencial é entre papiloma e carcinoma papilífero invasivo.

É importante distinguir papilomatose de papilomas solitários ou múltiplos. A papilomatose refere-se à hiperplasia epitelial, que comumente ocorre em mulheres mais jovens ou está associada a alterações fibrocísticas. A papilomatose não é composta de papilomas verdadeiros, mas sim por epitélio hiperplásico que pode preencher ductos individuais de maneira semelhante a um pólipo verdadeiro, mas não apresenta pedúnculo de tecido fibrovascular.

Adenose esclerosante

Adenose refere-se a um número aumentado de pequenos ductos terminais ou ácinos. A adenose está frequentemente associada a proliferação de tecido estromal que desencadeia lesão histológica, adenose esclerosante, que pode ser confundida com carcinoma macroscópica e histologicamente. A adenose esclerosante pode estar associada à deposição de cálcio, que pode ser detectada na mamografia em um padrão indistinguível das microcalcificações do carcinoma intraductal. Em muitos estudos seriados, adenose esclerosante é o diagnóstico patológico mais comum em pacientes submetidas a biopsia de microcalcificações dirigida por agulha. Adenose esclerosante frequentemente é listada como uma das lesões componentes da doença fibrocística; é comum e não se acredita que tenha potencial maligno significativo.

Cicatrizes radiais

As cicatrizes radiais pertencem a um grupo de anormalidades conhecidas como *lesões esclerosantes complexas*. As cicatrizes radiais podem parecer mamograficamente semelhantes aos carcinomas, pois criam espículas irregulares no estroma circundante. As cicatrizes radiais contêm microcistos, hiperplasia epitelial e adenose e têm uma exibição proeminente de esclerose central. A anormalidade grosseira raramente tem mais de 1 cm de diâmetro. Lesões maiores podem formar tumores palpáveis e aparecer como massas espiculadas com distorção arquitetural proeminente na mamografia. Esses tumores podem causar ondulações na pele, produzindo tração nos tecidos circundantes. As cicatrizes radiais geralmente requerem excisão para descartar carcinoma subjacente. Elas estão associadas a risco moderadamente aumentado de câncer de mama.

Necrose gordurosa (esteatonecrose)

A necrose gordurosa pode se assemelhar ao câncer na mamografia, produzindo massa ou densidade palpável que pode conter calcificações. A necrose gordurosa pode ocorrer após um episódio de trauma na mama ou estar relacionada a um procedimento cirúrgico prévio ou radioterapia. As calcificações são características da necrose gordurosa e muitas vezes também podem ser visualizadas na US. Histologicamente, a necrose gordurosa é composta por macrófagos carregados de lipídios, tecido cicatricial e células inflamatórias crônicas. Essa lesão não tem potencial maligno.

EPIDEMIOLOGIA E PATOLOGIA DO CÂNCER DE MAMA

Epidemiologia

Estimava-se que 266.120 casos de câncer de mama invasivo e 63.960 casos de câncer de mama *in situ* seriam diagnosticados em 2018 nos EUA. O câncer de mama é a segunda principal causa de mortes relacionadas ao câncer, perdendo apenas para o câncer de pulmão, com aproximadamente 40.920 mortes causadas por câncer de mama anualmente. O câncer de mama também é um problema de saúde global, com diagnóstico de mais de 2 milhões de casos em todo o mundo a cada ano. A incidência geral de câncer de mama estava aumentando até aproximadamente 1999 em decorrência do aumento da expectativa de vida média, mudanças no estilo de vida que aumentam o risco de câncer de mama e melhores taxas de sobrevivência para outras doenças. A incidência de câncer de mama diminuiu de 1999 a 2006 em aproximadamente 2% ao ano. Essa diminuição pode ser atribuída a uma redução no uso de TRH após a publicação dos primeiros resultados da

Women's Health Initiative, mas também pode ser resultado de uma redução no uso da mamografia de triagem (70,1% das mulheres ≥ 40 anos foram rastreadas em 2000 *versus* 66,4% em 2005). Durante os anos de 2006 a 2010, as taxas de incidência de câncer de mama se mantiveram estáveis.

Os índices de sobrevida em mulheres com câncer de mama têm melhorado constantemente nas últimas décadas, com taxas de sobrevida em 5 anos de 63% no início da década de 1960, 75% durante os anos de 1975 a 1977, 79% durante 1984 a 1986 e 90% durante 1995 a 2005. As maiores diminuições nas taxas de mortalidade por câncer de mama ocorreram em mulheres com menos de 50 anos (diminuição de 3,2% ao ano), embora as taxas de mortalidade por câncer de mama também tenham diminuído em mulheres com mais de 50 anos (em 2% ao ano). Acredita-se que a diminuição da mortalidade por câncer de mama seja o resultado da detecção precoce por meio de rastreamento mamográfico, diminuição da incidência de câncer de mama e melhorias na terapia. A taxa de sobrevivência para o câncer de mama estádio I é de 98,7%. O tratamento atual é guiado pela patologia, estadiamento e dados mais recentes sobre a biologia do câncer de mama. Há uma ênfase crescente na definição da biologia e do *status* da doença em pacientes individuais, com a subsequente adaptação das terapias.

Patologia

Câncer de mama não invasivo

As neoplasias não invasivas da mama eram, anteriormente, amplamente divididas em dois tipos principais, CLIS e CDIS (Boxe 35.3). Na oitava edição do sistema de estadiamento AJCC, o CLIS não é mais considerado neoplasia da mama, mas fator de risco para o desenvolvimento de câncer de mama. O CLIS é reconhecido por sua conformidade com o contorno do lóbulo normal, com ácinos expandidos e preenchidos (Figura 35.8 A). Uma variante de CLIS, o CLIS pleomórfico, foi reconhecida mais recentemente como um subtipo histopatológico distinto e mais agressivo. O CLIS pleomórfico exibe pleomorfismo nuclear acentuado em comparação com o CLIS clássico. Um ou mais lóbulos são distendidos por células pouco coesas com núcleos de alto grau e forma irregular. O CLIS pleomórfico pode ou não estar associado a comedonecrose e calcificações. Se CLIS pleomórfico estiver associado a calcificações, pode ser detectado na mamografia. A história natural do CLIS pleomórfico é desconhecida e há um debate sobre seu tratamento; muitos especialistas sugerem que o CLIS pleomórfico seja tratado com excisão cirúrgica semelhante ao CDIS.

O CDIS é uma lesão morfologicamente mais heterogênea do que o CLIS, e os patologistas reconhecem quatro tipos principais de CDIS: papilar, cribriforme, sólido e comedão. Os três últimos tipos são mostrados na Figura 35.8. O CDIS é reconhecido como espaços discretos preenchidos por células malignas, geralmente com uma camada de células basais reconhecível composta por células mioepiteliais presumivelmente normais. Os quatro tipos morfológicos de CDIS raramente são vistos como lesões puras; as lesões do CDIS geralmente são de morfologia mista. Os CDIS tipos papilar e cribriforme, em geral, são lesões de baixo grau e podem levar mais tempo para se transformar em câncer invasivo. Os CDIS tipos sólido e comedão geralmente são lesões de alto grau.

À medida que as células dentro da membrana ductal crescem, elas tendem a sofrer necrose central. Os restos necróticos no centro do ducto coagulam e finalmente se calcificam, levando às formas minúsculas, pleomórficas e frequentemente lineares de microcalcificações que podem ser observadas nas mamografias. Em algumas pacientes, uma árvore ductal inteira pode estar envolvida na malignidade, e a mamografia exibe calcificações típicas que podem abranger o mamilo e estender-se posteriormente para o interior da mama (denominadas *calcificações segmentares*). Se não for tratado, o CDIS pode se transformar em câncer invasivo, geralmente recapitulando a morfologia das células dentro do ducto. Em outras palavras, o CDIS cribriforme de baixo grau tende a estar associado a lesões invasivas de baixo grau que mantêm algumas características cribriformes. O CDIS frequentemente coexiste com cânceres invasivos e, quando é esse o caso, as duas fases da malignidade geralmente são morfologicamente semelhantes.

Câncer de mama invasivo

Os cânceres de mama invasivos são reconhecidos pela falta de organização da arquitetura geral com infiltração desordenada de células em quantidade variável de estroma, ou formação de camadas de células contínuas e monótonas sem respeito pela forma e função de um órgão glandular. Os patologistas dividem amplamente o câncer de mama invasivo em tipos histológicos ductal e lobular, o que provavelmente não reflete a histogênese e prediz imperfeitamente o comportamento clínico. O câncer ductal invasivo tende a crescer como massa coesa; aparece como anormalidades discretas nas mamografias e muitas vezes é palpável como nódulo discreto na mama. O câncer lobular invasivo tende a permear a mama em fila única, o que explica por que permanece clinicamente oculto e muitas vezes escapa à detecção na mamografia ou no exame físico até que a doença esteja extensa. Os padrões de crescimento de carcinomas ductais e lobulares invasivos são mostrados na Figura 35.9.

O câncer ductal invasivo, também conhecido como *carcinoma ductal infiltrativo*, é a forma mais comum de câncer de mama; é responsável por 50 a 70% dos cânceres de mama invasivos. O carcinoma lobular invasivo é responsável por 10% dos cânceres de mama, e os cânceres ductais e lobulares mistos têm sido cada vez mais reconhecidos e descritos em laudos de histopatologia.

Boxe 35.3 Classificação do câncer de mama primário.

Cânceres epiteliais não invasivos
Carcinoma lobular *in situ*
Carcinoma ductal *in situ* ou carcinoma intraductal
- Tipos papilar, cribriforme, sólido e comedão

Cânceres epiteliais invasivos (porcentagem do total)
Carcinoma lobular invasivo (10%)
Carcinoma ductal invasivo
- Carcinoma ductal invasivo, não especificado (50 a 70%)
- Carcinoma tubular (2 a 3%)
- Carcinoma mucinoso ou coloide (2 a 3%)
- Carcinoma medular (5%)
- Carcinoma cribriforme invasivo (1 a 3%)
- Carcinoma papilar invasivo (1 a 2%)
- Carcinoma adenoide cístico (1%)
- Carcinoma metaplásico (1%)

Tumores epiteliais e conjuntivos mistos
Tumores filoides benignos e malignos
Carcinossarcoma
Angiossarcoma
Adenocarcinoma

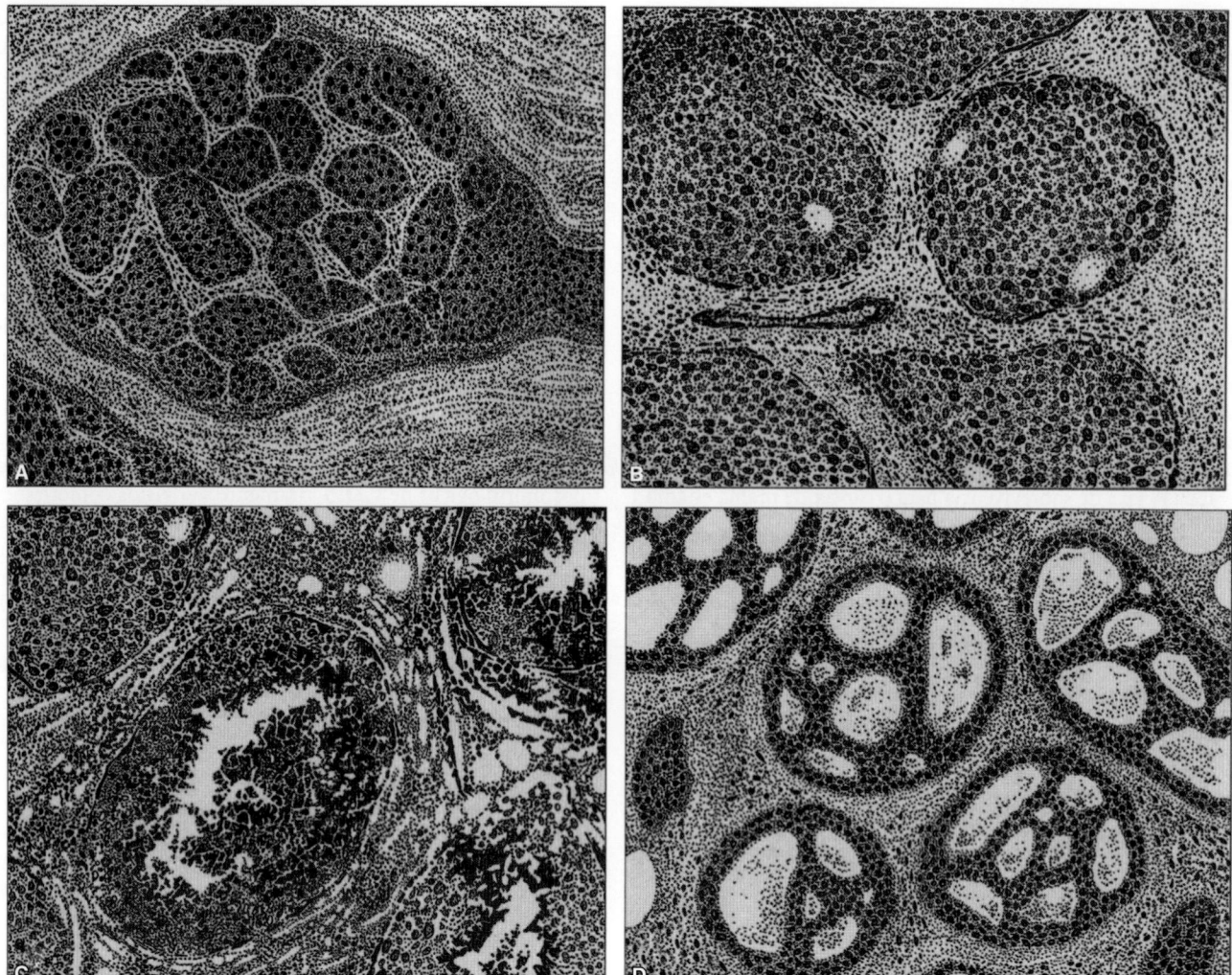

Figura 35.8 Câncer de mama não invasivo. **A.** Carcinoma lobular *in situ* (CLIS). As células neoplásicas são pequenas com núcleos compactos e uniformes e distendem os ácinos, mas há preservação da arquitetura da unidade lobular no corte transversal. **B.** Carcinoma ductal *in situ* (CDIS), tipo sólido. As células são maiores do que no CLIS e estão preenchendo os espaços ductais em vez dos espaços lobulares. No entanto, as células estão contidas na membrana basal do ducto e não invadem o estroma mamário. **C.** CDIS, tipo comedão. No CDIS tipo comedão, as células malignas no centro sofrem necrose, coagulação e calcificação. **D.** CDIS, tipo cribriforme. Nesse tipo, as pontes de células tumorais atravessam o espaço ductal e deixam espaços arredondados e vazios.

Quando os carcinomas ductais invasivos assumem características diferenciadas, eles são nomeados de acordo com as características que apresentam. Se as células infiltrativas formam pequenas glândulas revestidas por uma única fileira de epitélio brando, as lesões são chamadas de *carcinoma tubular infiltrativo* (Figura 35.9 C). As células infiltrantes podem secretar grandes quantidades de mucina e parecem flutuar nesse material. Essas lesões são chamadas de *tumores mucinosos* ou *coloides* (Figura 35.9 D). Tumores tubulares e mucinosos geralmente são lesões de baixo grau (grau I); cada um desses tumores é responsável por aproximadamente 2 a 3% dos carcinomas de mama invasivos.

O câncer medular é caracterizado por células invasivas bizarras com características nucleares de alto grau, muitas mitoses e falta de um componente *in situ* (Figura 35.9 E). A neoplasia maligna forma camadas de células de maneira quase sincicial, cercadas por um infiltrado de pequenos linfócitos mononucleares. As bordas do tumor empurram a mama circundante em vez de infiltrar ou permear o estroma. Em sua forma pura, o câncer medular representa apenas aproximadamente 5% dos cânceres de mama; entretanto, alguns patologistas descreveram uma chamada *variante medular* que apresenta algumas características da forma pura do câncer. Esses tumores são uniformemente de alto grau, negativos para receptor de estrogênio (RE) e receptor de progesterona (RP) e negativos para o receptor do fator de crescimento epidérmico humano 2 da superfície celular (HER-2/neu; HER-2).

Outro subtipo raro de câncer de mama que é tipicamente de alto grau e negativo para RE, RP e HER-2 é o carcinoma metaplásico. A maioria dos carcinomas metaplásicos é linfonodo-negativo, mas tem alto potencial de disseminação metastática e 10% das pacientes apresentam doença metastática *de novo*. Mesmo as pacientes que apresentam carcinoma metaplásico localizado têm prognóstico ruim: aproximadamente 50% apresentam recidiva local ou à distância.

Tumores sem expressão de RE, RP e HER-2 são frequentemente chamados de *câncer de mama triplo-negativo*. O perfil de expressão gênica e a análise de microarranjos de cânceres de mama revelaram que os cânceres de mama triplo-negativos são distintamente diferentes de outros cânceres de mama ductais e também podem expressar marcadores moleculares encontrados em células basais ou mioepiteliais. Pode haver alguma sobreposição entre o

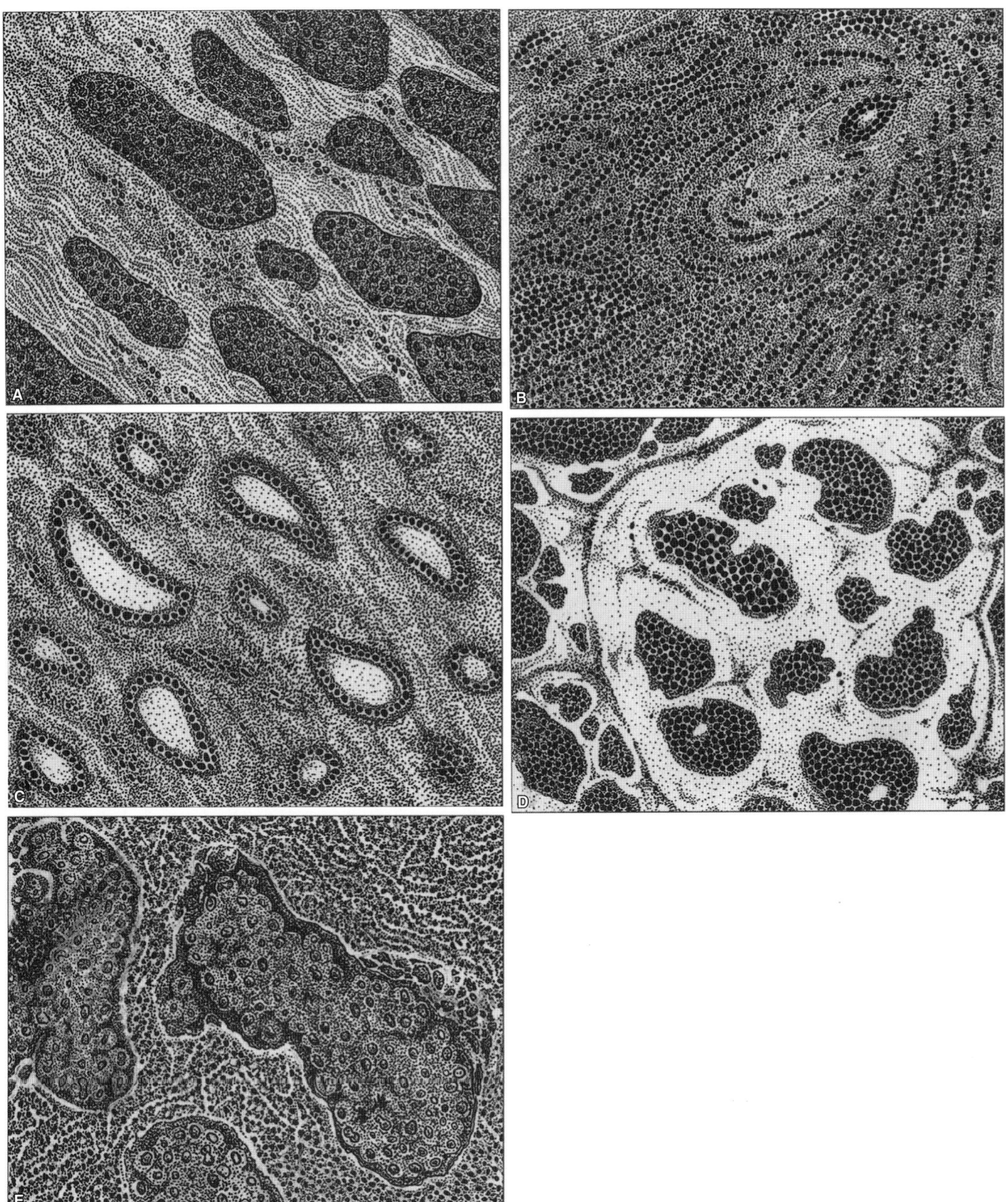

Figura 35.9 Câncer de mama invasivo. **A.** Carcinoma ductal invasivo, sem outra especificação. As células malignas invadem o estroma em grupos aleatórios e isoladamente. **B.** Carcinoma lobular invasivo. As células malignas invadem o estroma em um padrão característico de fila única e podem formar círculos concêntricos de células de fila única ao redor dos ductos normais (padrão em alvo). **C.** Carcinoma tubular invasivo. O câncer invade como pequenos túbulos, revestidos por uma única camada de células bem diferenciadas. **D.** Carcinoma mucinoso ou coloide. As células tumorais parecem flutuar como ilhas em lagos de mucina. **E.** Carcinoma medular. As células tumorais são grandes e muito indiferenciadas com núcleos pleomórficos. As características distintivas desse tumor são o infiltrado de linfócitos e as camadas de células tumorais com aparência de sincício.

câncer de mama triplo-negativo e o câncer de mama basal, mas essas categorias foram desenvolvidas usando tecnologias diferentes e as duas categorias não se sobrepõem exatamente. O termo *câncer de mama basal-like* descreve um subtipo específico de câncer de mama definido por análise de microarranjos, enquanto o câncer de mama triplo-negativo é definido pela falta de detecção imuno-histoquímica de RE, RP e HER-2.

Os diferentes subtipos histológicos de câncer de mama têm alguma relação com o prognóstico, embora esse seja influenciado por tamanho do tumor, grau histológico, *status* do receptor hormonal, *status* HER-2, *status* dos linfonodos e outras variáveis prognósticas. O prognóstico do carcinoma ductal invasivo, sem outra especificação, é variável, modificado pelo grau histológico e expressão de marcadores moleculares. O câncer de mama basal é comumente agressivo e, por ser negativo para receptor triplo, não há tratamentos direcionados para essa forma de câncer. Os cânceres de mama lobulares invasivos têm prognóstico intermediário, e os cânceres tubulares e mucinosos apresentam o melhor prognóstico geral. Essas generalizações sobre o prognóstico associadas a diferentes subtipos histológicos são úteis apenas no contexto do tamanho do tumor, grau e *status* do receptor. Esquemas de classificação modernos baseados na determinação de marcadores moleculares e subtipo de câncer de mama por análise de microarranjos estão substituindo essas descrições morfológicas mais antigas.

Marcadores moleculares e subtipos de câncer de mama

Numerosos marcadores moleculares têm sido relatados como fatores que afetam os resultados do câncer de mama, incluindo moléculas na via do receptor de hormônio esteroide (RE e RP), moléculas na via HER (família HER), moléculas relacionadas à angiogênese, moléculas relacionadas ao ciclo celular (p. ex., quinases dependentes de ciclina), moduladores de apoptose, proteassomas, ciclo-oxigenase-2, receptor γ ativado por proliferador de peroxissomo, fatores de crescimento semelhantes à insulina (família de fatores de crescimento semelhantes à insulina), fator de crescimento transformador γ, fator de crescimento derivado de plaquetas e *p53*. A maioria desses marcadores não é testada rotineiramente em amostras de câncer de mama no momento do diagnóstico; esses testes não seriam viáveis. Categorizar o câncer de mama de acordo com a expressão de alvos moleculares de tratamentos é prático, e as classificações resultantes parecem concordar com classificações não tendenciosas baseadas na expressão gênica. Os esquemas de classificação refletem a biologia e predizem a eficácia do tratamento.

A incorporação de marcadores preditivos nos testes de rotina de câncer de mama pode ajudar a prever quais pacientes teriam maior probabilidade de se beneficiar de terapias direcionadas a esses marcadores. O melhor exemplo disso é o teste para RE. Antes da descoberta do RE, todos os cânceres de mama eram considerados potencialmente sensíveis à terapia endócrina. A avaliação patológica do RE atualmente é realizada em todos os tumores primários e prediz quais pacientes podem se beneficiar e devem receber terapia endócrina. Pacientes cujos tumores são RE-negativos podem ser poupadas da terapia endócrina.

Um segundo fator preditivo importante no câncer de mama, descoberto em 1985, é o HER-2. Essa proteína é o produto do gene *erb-B2* e está amplificada em aproximadamente 20% dos cânceres de mama humanos. O domínio extracelular do receptor está presente na superfície das células de câncer de mama e uma enzima tirosinoquinase intracelular liga o receptor à maquinaria interna da célula. HER-2 é um membro da família de receptores do fator de crescimento epidérmico de receptores tirosinoquinases. A tirosinoquinase de HER-2 é ativada quando o receptor HER-2 heterodimeriza com outros membros da família que foram ligados por fatores de crescimento ou quando o receptor HER-2 se homodimeriza. Não há nenhum ligante conhecido que se ligue ao receptor HER-2. A superexpressão da proteína HER-2 é medida clinicamente por imuno-histoquímica e pontuada em uma escala de 0 a 3+. Alternativamente, a hibridização *in situ* de fluorescência, que detecta diretamente o número de cópias do gene *HER-2*, pode ser usada para detectar a amplificação do gene. A inibição da função do receptor HER-2 retarda o crescimento de tumores HER-2-positivos em modelos de laboratório e em ensaios clínicos. Trastuzumabe e pertuzumabe são anticorpos direcionados contra o domínio extracelular do receptor de superfície HER-2 e constituem um tratamento eficaz para câncer de mama HER-2-positivo (ver "Terapia direcionada baseada em HER-2" mais adiante). Atualmente, o teste de HER-2 faz parte do relatório padrão patológico do tumor primário e é um marcador preditivo para terapias direcionadas a HER-2.

Um esquema de classificação lógica para câncer de mama invasivo baseia-se na expressão do *status* RE e HER-2. Essa classificação tem a vantagem de direcionar as escolhas de tratamento. Pacientes com tumores RE-positivos recebem terapias endócrinas, e pacientes com tumores HER-2-positivos recebem terapia direcionada a HER-2 geralmente com quimioterapia sistêmica. No entanto, o câncer de mama é uma doença heterogênea, e diferentes tipos de câncer de mama se comportam de maneiras distintas. Por exemplo, alguns tumores RE-positivos são indolentes e não ameaçam a vida, enquanto outros tumores RE-positivos são muito agressivos. Em uma tentativa de subclassificar ainda mais a doença, os pesquisadores estão se voltando para a avaliação global da expressão gênica usando microarranjos; esses são compostos de sondas oligonucleotídicas para quase todas as sequências de DNA expressas conhecidas no genoma humano. Tecnologias semelhantes baseadas em polimorfismos de nucleotídio único no DNA do câncer e perfis de proteínas expressas estão sendo desenvolvidas para subclassificar cânceres e direcionar o tratamento.

Um experimento típico de microarranjos, comumente conhecido como *mapa de calor*, é mostrado na Figura 35.10; as cores indicam níveis de expressão gênica. Esse retrato da doença mostra como os tumores RE-positivos são diferentes dos tumores RE-negativos e ressalta o conceito moderno de que a subclassificação é necessária não apenas para definir diferentes grupos de câncer de mama, mas também para orientar o tratamento. Na Figura 35.10, os tumores HER-2-positivos formam dois agrupamentos (*em verde na parte superior*), embora esses agrupamentos estejam fundidos em muitas representações. Os tumores HER-2-positivos agrupam-se de modo semelhante e respondem a inibidores do receptor HER-2 (p. ex., trastuzumabe e pertuzumabe). Uma descoberta inesperada é a singularidade de tumores que são negativos para RE e negativos para HER-2. Esses tumores, também negativos para RP, são chamados de *cânceres triplo-negativos*. Eles expressam proteínas em comum com as células mioepiteliais na base dos ductos mamários e também são chamados de *cânceres do tipo basal* (ver anteriormente). Mulheres que carregam mutação deletéria no *BRCA1* (mas não no *BRCA2*) são muito mais propensas a desenvolver câncer do tipo basal (triplo-negativo) do que outros subtipos.

Além de serem empregados para classificar os subtipos de câncer de mama, os marcadores moleculares são usados para selecionar pacientes para tratamento sistêmico (p. ex., quimioterapia, terapia endócrina) e para prever a resposta do tumor a esses tratamentos farmacológicos. O exemplo mais simples é o uso do estado de RE ou HER-2 para prever a resposta ao tratamento endócrino ou trastuzumabe. Experimentos de microarranjos usam milhares de transcritos de genes (RNAs mensageiros) para fornecer um

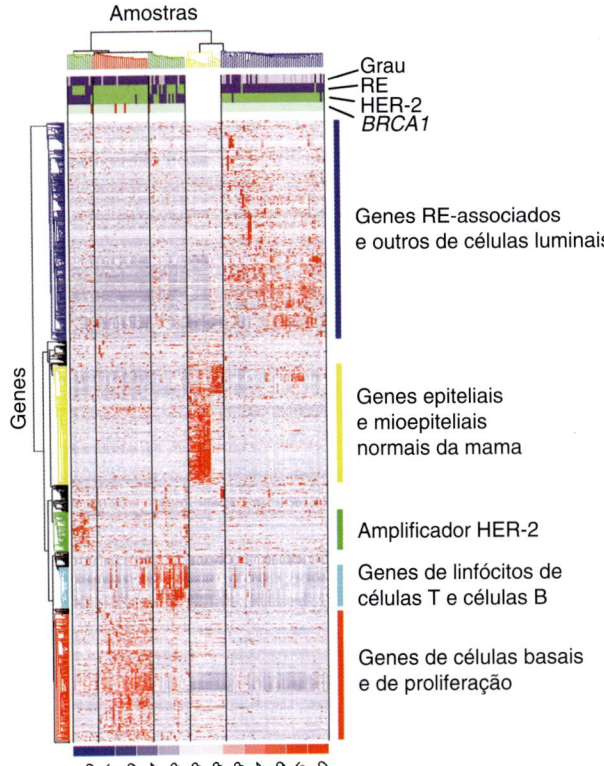

Figura 35.10 Representação de microarranjos de câncer de mama humano. Esse retrato da expressão gênica global é chamado de *mapa de calor*, com tons de vermelho indicando alta expressão gênica e tons de azul indicando baixa expressão gênica em relação a uma média entre amostras de tecido. As amostras de tecido estão apresentadas no topo em colunas, e genes individuais estão em linhas ao lado; a interseção é um gene individual em uma amostra particular. Um algoritmo de agrupamento por computador alinha amostras com expressão gênica semelhante e genes com padrões de expressão semelhantes nas amostras (agrupamento bidirecional). Esta ilustração fornece uma visão imparcial do câncer de mama de acordo com a expressão gênica. O dendrograma na parte superior mostra o grau de similaridade das amostras de tecido: *amarelo*, epitélio mamário normal; *azul*, cânceres predominantemente RE-positivos; *vermelho*, câncer do tipo basal ou triplo-negativos; e *verde*, câncer positivo para HER-2 (em dois grupos definidos pelo grau de infiltrado linfocitário). As *hastes* na parte superior indicam grau (tons de roxo mais escuro são graus mais altos), expressão de RE (roxo é positivo; verde é negativo) e HER-2 (roxo é positivo; verde é negativo). A mutação *BRCA1* foi determinada por outras razões neste experimento. HER-2, receptor 2 do fator de crescimento epidérmico humano; RE, receptor de estrogênio. (Cortesia da Dra. Andrea Richardson, Department of Pathology, Brigham and Women's Hospital, Boston, MA.)

instantâneo do fenótipo molecular de um câncer individual. Para adaptar essa tecnologia à aplicação clínica, os pesquisadores selecionaram conjuntos críticos de produtos genéticos que fornecem a mesma capacidade preditiva de uma análise não enviesada de todo o genoma. O mais utilizado nos EUA é um teste de 21 genes que pode ser empregado em material tumoral embebido em parafina de espécimes cirúrgicos de mama (ensaio Oncotype DX®, um ensaio de pontuação de recorrência de 21 genes). Originalmente projetado para prever a recidiva de câncer de mama RE-positivo e linfonodo-negativo tratado com terapia endócrina adjuvante, o ensaio de pontuação de recorrência de 21 genes fornece um escore de recorrência para câncer de mama RE-positivo que é usado clinicamente para determinar se mulheres com alto risco de câncer de mama RE-positivo devem receber quimioterapia adjuvante além de tamoxifeno ou outras terapias endócrinas (ver "Terapia endócrina" mais adiante). Outro ensaio multigênico para determinar o prognóstico é o ensaio MammaPrint®, que analisa dados de 70 genes para desenvolver um perfil de risco. O teste fornece uma leitura simples de doenças de baixo ou alto risco. Essa ferramenta pode ser usada para avaliação de risco em pacientes com tumores RE-positivos ou RE-negativos. Testes baseados em combinações críticas de genes provavelmente serão cada vez mais usados para orientar a tomada de decisões clínicas em relação ao tratamento do câncer de mama.

Outros tumores da mama

Tumores filoides. Os tumores mistos de tecido conjuntivo e epitélio constituem um importante grupo de tumores primários de mama incomuns. Em uma extremidade do espectro estão os fibroadenomas benignos, caracterizados por uma proliferação de tecido conjuntivo e um componente variável de elementos ductais que podem parecer comprimidos pelos redemoinhos de crescimento fibroblástico. Clinicamente mais desafiadores são os tumores filoides, que contêm uma proliferação bifásica de estroma e epitélio mamário. Primeiramente chamados de *cistossarcoma filoides*, esses tumores atualmente são chamados de *tumores filoides* em reconhecimento a sua evolução geralmente benigna. No entanto, com celularidade crescente, margem invasiva e aparência sarcomatosa, esses tumores podem ser classificados como tumores filoides malignos. Os tumores filoides benignos são massas lobuladas firmes que podem variar em tamanho, com média de aproximadamente 5 cm (fibroadenomas maiores que a média). Histologicamente, os tumores filoides benignos são semelhantes aos fibroadenomas, mas o estroma espiralado forma fendas maiores revestidas por epitélio que se parece com aglomerados de estruturas semelhantes a folhas. O estroma é mais celular do que em um fibroadenoma, mas as células fibroblásticas são brandas e as mitoses são infrequentes.

Os tumores filoides são visualizados na mamografia como densidades arredondadas com bordas lisas e são indistinguíveis dos fibroadenomas. A US pode revelar estrutura discreta com espaços císticos. O diagnóstico é sugerido pelo tamanho maior, história de rápido crescimento e ocorrência em pacientes mais velhas. A análise citológica não é confiável para diferenciar um tumor filoides de baixo grau de um fibroadenoma. A CNB é o exame preferido, embora seja difícil classificar os tumores filoides com potencial maligno, benigno ou intermediário com base em amostragem limitada. O diagnóstico final é mais bem estabelecido por biopsia excisional seguida de cuidadosa análise patológica.

A excisão local de um tumor filoides benigno, semelhante à excisão local de um fibroadenoma, é curativa. Os tumores intermediários, também chamados de *tumores filoides limítrofes*, são tumores aos quais é difícil atribuir uma classificação benigna. Eles são tratados por excisão com margens negativas (muitas vezes sugeridas em pelo menos 1 cm) para prevenir a recidiva local. As pacientes afetadas apresentam algum risco de recidiva local, mais frequentemente nos primeiros 2 anos após a excisão. O acompanhamento próximo com exames e imagens permite a detecção precoce de recidiva.

Na outra extremidade do espectro de tumores de tecido conjuntivo misto e epitélio estão os sarcomas estromais francamente malignos. Os tumores filoides malignos são caracterizados por atipia celular, elevado número de mitoses e supercrescimento estromal, cuja extensão é o principal preditor de sobrevida. Esses tumores são tratados de modo semelhante aos sarcomas de tecidos moles que ocorrem no tronco ou extremidades. Recomenda-se a excisão cirúrgica completa de todo o tumor com margem de tecido normal. Quando o tumor é grande em relação ao tamanho da mama, mastectomia total pode ser necessária. Se a mastectomia for realizada e as margens forem negativas, a radioterapia não é recomendada. Se as margens forem relativas ou próximas, se o tumor envolver a fáscia ou a parede torácica, ou se o tumor for muito grande (> 5 cm), a irradiação da parede torácica é considerada. Se apenas a excisão local ampla for realizada, a radioterapia adjuvante é recomendada. Tal como acontece com outros sarcomas de tecidos moles, a dissecção dos linfonodos regionais não é necessária para o estadiamento ou controle locorregional. As metástases de tumores filoides malignos ocorrem por disseminação hematogênica; locais comuns de metástase incluem pulmão, osso, vísceras abdominais e mediastino. Agentes terapêuticos sistêmicos usados para sarcomas resultaram em sucesso mínimo.

Angiossarcoma. O angiossarcoma, um tumor vascular raro (1% de todos os tumores de mama), pode ocorrer *de novo* no parênquima mamário ou na derme da mama após irradiação para câncer de mama. O angiossarcoma também foi observado no membro superior de pacientes com linfedema, historicamente 10 a 15 anos após mastectomia radical e irradiação. Os angiossarcomas que surgem na ausência de radioterapia ou cirurgia prévia (angiossarcomas primários) geralmente formam massa mal definida dentro do parênquima da mama. Em contrapartida, angiossarcomas causados por radioterapia prévia (angiossarcomas secundários) surgem na pele irradiada como proliferações vasculares arroxeadas que podem passar despercebidas por um tempo. O desenvolvimento de angiossarcoma no braço ipsilateral à cirurgia é chamado de síndrome de Stewart-Treves e é secundário ao linfedema de longa data. O diagnóstico diferencial frequentemente é entre angiossarcoma maligno e proliferações vasculares atípicas na pele irradiada. Histologicamente, o angiossarcoma é composto por um emaranhado de vasos sanguíneos anastomosados na derme e gordura subcutânea superficial. Os vasos atípicos e apinhados invadem a derme e a gordura subcutânea. Esses tumores são classificados pela aparência e pelo comportamento das células endoteliais associadas. Núcleos pleomórficos, mitoses frequentes e empilhamento das células endoteliais que revestem os vasos neoplásicos são características observadas em lesões de alto grau. A necrose, raramente vista em hemangiomas, é comum em angiossarcomas de alto grau. Clinicamente, o angiossarcoma induzido por radiação é identificado como erupção cutânea marrom-avermelhada a roxa dentro dos portais de radiação e na pele da mama ou da parede torácica. À medida que a doença progride, os tumores que se projetam da superfície da pele podem predominar.

A mamografia não é reveladora na maioria dos casos de angiossarcoma. Na ausência de doença metastática na avaliação inicial, a cirurgia é realizada para garantir margens negativas da pele e geralmente envolve mastectomia total. Um enxerto de pele de espessura parcial ou retalho miocutâneo pode ser necessário para substituir um grande defeito de pele criado pela ressecção. A metástase para linfonodos regionais é extraordinariamente rara, e a dissecção axilar não é necessária.

As pacientes permanecem em alto risco de recidiva local após a ressecção do angiossarcoma. Para aquelas que apresentam angiossarcoma primário de mama, a radioterapia é benéfica no tratamento locorregional. A disseminação metastática ocorre por via hematogênica, mais comumente para os pulmões e ossos e menos frequentemente para as vísceras abdominais, cérebro e mama contralateral. Em geral, a quimioterapia adjuvante é recomendada e pode melhorar os resultados. Os angiossarcomas podem ser divididos em lesões de baixo, intermediário e alto grau, com sobrevida proporcional de 91%, 68% e 14%, respectivamente.

ESTADIAMENTO DO CÂNCER DE MAMA

O estádio do câncer de mama é determinado clinicamente por exame físico e estudos de imagem antes do tratamento, e patologicamente determinado pelo exame histopatológico do tumor primário e linfonodos regionais após o tratamento cirúrgico definitivo. O estadiamento é realizado para agrupar os pacientes em categorias de risco que definem o prognóstico e orientam as recomendações de tratamento para pacientes com prognóstico semelhante. O câncer de mama é classificado de acordo com o sistema de classificação tumor-nodo-metástase (TNM), que agrupa os pacientes em quatro grupos de estádios com base no tamanho do tumor primário (T), estado dos linfonodos regionais (N) e presença ou ausência de metástase a distância (M). O sistema mais utilizado é o da AJCC. Esse sistema é atualizado a cada 6 a 8 anos para refletir a compreensão atual do comportamento do tumor. A classificação TNM é mostrada na Tabela 35.4.[12] O estadiamento de acordo com a oitava edição do AJCC tornou-se muito mais complexo, pois inclui T, N e M, bem como marcadores biológicos (RE, RP e HER-2), grau histológico e, quando aplicável, pontuação Oncotype DX®. Por exemplo, um tumor com o mesmo estadiamento TNM e marcadores moleculares, mas com diferentes pontuações Oncotype DX®, pode ter diferentes estádios. Um *site* de teste é mais bem utilizado para determinar o estádio (https://cancerstaging.org/About/news/Pages/Updated-Breast-Chapter-for-8th-Edition.aspx). A metástase para linfonodos axilares ipsilaterais prediz o resultado após o tratamento cirúrgico mais concretamente do que o tamanho do tumor. Antes da incorporação de terapias sistêmicas no manejo do câncer de mama, quando o tratamento era apenas cirúrgico, a taxa de sobrevida diminuía quase linearmente em relação ao aumento do envolvimento linfonodal.

Embora o estadiamento seja parte considerável da avaliação inicial de pacientes com câncer de mama, ele tem sido tradicionalmente baseado em variáveis anatômicas sem outros fatores prognósticos importantes. O novo formulário de estadiamento tem um local para registrar outras variáveis, incluindo grau do tumor, *status* RE, *status* RP, *status* HER-2, células tumorais circulantes, células tumorais disseminadas (na medula óssea), pontuação de recorrência multigênica e resposta à quimioterapia.

Alguns prefixos e sufixos são usados com os sistemas de estadiamento cTNM (clínico) e pTNM (patológico) para designar casos especiais. Eles não afetam o grupo de estádio, mas indicam que devem ser analisados separadamente. Esses prefixos e sufixos incluem o sufixo "m", que significa múltiplos tumores primários, pT(m)NM; o prefixo "y", que denota pacientes que receberam terapia sistêmica antes da cirurgia, ypTNM; e o prefixo "r", que indica um tumor recorrente, rTNM. Na prática clínica, os médicos usam o agrupamento de estádios anatômicos, além de fatores biológicos importantes para determinar o risco e orientar as recomendações de tratamento.

TRATAMENTO CIRÚRGICO DO CÂNCER DE MAMA

Perspectivas históricas

Até meados do século XX, acreditava-se que o câncer de mama surgisse na mama e progredisse para outros locais em grande parte por meio de disseminação centrífuga. Nesse modelo, esperava-se que procedimentos cirúrgicos mais extensos reduzissem a mortalidade ao ressecar a doença locorregional antes que ela pudesse se espalhar para locais distantes. Esse modelo foi apoiado, em parte, pelos resultados da mastectomia radical de Halsted, o primeiro procedimento que demonstrou melhorias na sobrevida

Tabela 35.4 Classificação TNM para câncer de mama (estadiamento patológico).

Tumor primário (T)

TX	Tumor primário não pode ser avaliado
T0	Nenhuma evidência de tumor primário
Tis	Carcinoma *in situ*
Tis (CDIS)	CDIS
Tis (Paget)	Doença de Paget do mamilo não associada a carcinoma invasivo ou carcinoma *in situ* (CDIS) no parênquima da mama subjacente
T1	Tumor ≤ 20 mm em sua maior dimensão
T1mi	Tumor ≤ 1 mm em sua maior dimensão
T1a	Tumor > 1 mm, mas ≤ 5 mm em sua maior dimensão
T1b	Tumor > 5 mm, mas ≤ 10 mm em sua maior dimensão
T1c	Tumor > 10 mm, mas ≤ 20 mm em sua maior dimensão
T2	Tumor > 20 mm, mas ≤ 50 mm em sua maior dimensão
T3	Tumor > 50 mm em sua maior dimensão
T4	Tumor de qualquer tamanho com extensão direta à parede torácica e/ou à pele
T4a	Extensão à parede torácica, não incluindo apenas aderência ou invasão do músculo peitoral
T4b	Ulceração e/ou nódulos satélites ipsilaterais e/ou edema da pele
T4c	Ambos T4a e T4b
T4d	Carcinoma inflamatório

Linfonodos regionais (N)

pNX	Os linfonodos regionais não podem ser avaliados (p. ex., não foram removidos para exame patológico ou foram removidos anteriormente)
pN0	Nenhuma metástase em linfonodo regional identificada ou CTIs somente
pN0(i+)	CTIs somente (células malignas não maiores que 0,2 mm) em linfonodo(s) regional(is)
pN0 (mol+)	Achados moleculares positivos por reação em cadeia da polimerase reversa (RT-PCR); sem CTIs detectadas
pN1	Micrometástases; ou metástases em um a três linfonodos axilares; e/ou em linfonodos mamários internos clinicamente negativos com micrometástases ou macrometástases por biopsia de linfonodo sentinela
pN1mi	Micrometástases (aproximadamente 200 células, maiores do que 0,2 mm, mas nenhuma maior do que 2,0 mm)
pN1a	Metástases em um a três linfonodos axilares, pelo menos uma metástase maior que 2,0 mm
pN1b	Metástases em linfonodo-sentinela mamários internos ipsilaterais, excluindo CTIs
pN1c	pN1a e pN1b combinados
pN2	Metástases em quatro a nove linfonodos axilares; ou linfonodos mamários internos ipsilaterais positivos por exame de imagem na ausência de metástases em linfonodos axilares
pN2a	Metástases em quatro a nove linfonodos axilares (pelo menos um depósito tumoral maior que 2,0 mm)
pN2b	Metástases em linfonodos mamários internos clinicamente detectados com ou sem confirmação microscópica; com linfonodos axilares patologicamente negativos
pN3	Metástases em 10 ou mais linfonodos axilares; *ou* em linfonodos infraclaviculares (axilares de nível III); *ou* linfonodos mamários internos ipsilaterais positivos por imagem na presença de um ou mais linfonodos axilares positivos de nível I, II; *ou* em mais de três linfonodos axilares e micrometástases ou macrometástases por biopsia de linfonodo sentinela em linfonodos mamários internos ipsilaterais clinicamente negativos; *ou* em linfonodos supraclaviculares ipsilaterais
pN3a	Metástases em 10 ou mais linfonodos axilares (pelo menos um depósito tumoral maior que 2,0 mm); *ou* metástases para os linfonodos infraclaviculares (linfonodos axilares de nível III)
pN3b	pN1a ou pN2a na presença de cN2b (linfonodos mamários internos positivos por imagem); *ou* pN2a na presença de pN1b
pN3c	Metástases em linfonodos supraclaviculares ipsilaterais

Metástases a distância (M)

M0	Nenhuma evidência clínica ou radiográfica de metástases a distância
cM0(i+)	Nenhuma evidência clínica ou radiográfica de metástases a distância, mas depósitos de células tumorais detectadas molecular ou microscopicamente no sangue circulante, medula óssea ou outro tecido nodal não regional que não sejam maiores que 0,2 mm em paciente sem sintomas ou sinais de metástases
M1	Metástases detectáveis a distância determinadas por meios clínicos e radiográficos clássicos e/ou histologicamente comprovadas maiores que 0,2 mm

CDIS, carcinoma ductal *in situ*; CTI, célula tumoral isolada; RT-PCR, reação em cadeia da polimerase com transcriptase reversa pN afirmando que (LSN) ou (f) podem ser adicionados para denotar o estadiamento apenas por linfonodo sentinela ou agulha fina ou apenas biopsia central. (De Giuliano AE, Connolly JL, Edge SB et al. Breast Cancer – Major Changes in the American Joint Committee on Cancer Eighth Cancer Staging Manual. *CA Cancer J Clin* 2017;67(4):290-303.)

do câncer de mama em relação à excisão local de tumores. Introduzida na década de 1890, a mastectomia radical incluía a remoção da mama, da pele sobrejacente e dos músculos peitorais subjacentes em continuidade com os linfonodos regionais ao longo da veia axilar até o ligamento costoclavicular. O procedimento muitas vezes exigia um enxerto de pele para cobrir o grande defeito de pele que havia sido criado. Essa abordagem era bem adequada à biologia do câncer de mama da época, quando a maioria dos tumores era localmente avançada, frequentemente com envolvimento da parede torácica ou da pele e extensa doença nodal axilar. A mastectomia radical proporcionou melhor controle local e levou a um aumento da população de sobreviventes a longo prazo. A prática continuou a ser a base da terapia cirúrgica na década de 1970.

Inúmeras mulheres continuaram a morrer de câncer de mama metastático após mastectomia radical e mesmo após procedimentos cirúrgicos mais extensos, incluindo mastectomia radical com ressecção em bloco dos linfonodos mamários internos e supraclaviculares. Essa situação acabou levando à mudança na teoria da disseminação centrífuga primária para a teoria mais moderna de que o câncer de mama se espalha centrifugamente para estruturas adjacentes e via vasos linfáticos e sanguíneos para locais distantes.

Na era moderna, o tratamento do câncer de mama inclui abordagens locais e regionais (cirurgia e radioterapia), além de terapias clínicas destinadas a tratar doenças sistêmicas. As abordagens de tratamento multimodal foram as primeiras a mostrar melhorias significativas no controle locorregional e na sobrevida. Como o câncer de mama estava sendo reconhecido em estádios iniciais, a mastectomia radical foi abandonada em favor de abordagens cirúrgicas mais conservadoras em combinação com radioterapia. O resultado mostrou reduções dramáticas na extensão da cirurgia necessária para o controle local do câncer de mama e diminuição da morbidade relacionada ao tratamento. O câncer de mama é uma doença heterogênea, e o tratamento atual é guiado pelas propriedades moleculares do tumor de cada paciente, bem como pelo tamanho e localização do tumor.

Ensaios cirúrgicos de terapia local para câncer de mama operável

Mastectomia radical versus mastectomia total com ou sem radioterapia

No estudo NSABP B-04, pacientes com linfonodos clinicamente negativos foram aleatoriamente designadas para mastectomia radical, mastectomia total com irradiação da parede torácica e linfonodos regionais, ou mastectomia total isolada com dissecção axilar tardia se os linfonodos se tornassem clinicamente aumentados. As pacientes não receberam terapia sistêmica. Aquelas com linfonodos clinicamente positivos foram aleatoriamente designadas para mastectomia radical ou mastectomia total com irradiação da parede torácica e linfáticos regionais. Aos 25 anos de acompanhamento, a sobrevida global (SG) e a sobrevida livre de doença (SLD) foram equivalentes em todos os grupos de tratamento dentro dos grupos linfonodo-positivo e linfonodo-negativo. Das pacientes com linfonodos clinicamente negativos submetidas à mastectomia radical, 38% apresentaram metástases linfonodais na cirurgia, mas apenas 18% das pacientes submetidas à mastectomia total sem dissecção axilar ou radioterapia desenvolveram recidiva axilar que exigiu dissecção tardia. Aquelas com recidivas no leito axilar e ressecção tardia do linfonodo axilar se saíram muito mal. No entanto, a SG foi equivalente em todos os três grupos.

Mastectomia versus terapia conservadora da mama

Seis ensaios clínicos prospectivos que incluíram mais de 4.500 pacientes compararam mastectomia versus terapia conservadora da mama (Tabela 35.5). Em todos eles, não houve vantagem de sobrevivência para o uso da mastectomia sobre a preservação da mama. O maior desses estudos, NSABP B-06, envolveu 1.851 pacientes com tumores de até 4 cm de diâmetro e linfonodos clinicamente negativos. As pacientes foram aleatoriamente designadas para serem submetidas a mastectomia radical modificada, lumpectomia isolada ou lumpectomia com irradiação

Tabela 35.5 Ensaios randomizados comparando conservação da mama versus mastectomia.

Ensaio	Nº de pacientes	Tamanho máximo do tumor (cm)	Terapia sistêmica	Acompanhamento (anos)	% de sobrevida lumpectomia + RXT	% de sobrevida mastectomia	Recorrência local (TCM) (%)
NSABP B-06[a]	1.851	4	Sim	20	47	46	14*
Milan Cancer Institute[b]	701	2	Sim	20	44	43	8,8*
Institute Gustave-Roussy[c]	179	2	Não	14	73	65	13
National Cancer Institute[d]	237	5	Sim	10	77	75	16
EORTC[e]	868	5	Sim	10	65	66	17,6
Danish Breast Cancer Group[f]	905	Nenhum	Sim	6	79	82	3

[a]Fisher B, Anderson S, Bryant J, et al. Twenty-year follow-up of a randomized trial comparing total mastectomy, lumpectomy, and lumpectomy plus irradiation for the treatment of invasive breast cancer. *N Engl J Med.* 2002;347:1233. [b]Veronesi U, Cascinelli N, Mariani L, et al. Twenty-year follow-up of a randomized study comparing breast-conserving surgery with radical mastectomy for early breast cancer. *N Engl J Med.* 2002;347:1227. [c]Arriagada R, Le M, Rochard F, et al. Conservative treatment versus mastectomy in early breast cancer: Patterns of failure with 15 years of follow-up data. *J Clin Oncol.* 1996;14:1558. [d]Jacobson J, Danforth D, Cowan K, et al. Ten-year results of a comparison of conservation with mastectomy in the treatment of stage I and II breast cancer. *N Engl J Med.* 1995;332:907. [e]van Dongen J, Voogd A, Fentiman I, et al. Long-term results of a randomized trial comparing breast-conserving therapy with mastectomy: European Organization for Research and Treatment of Cancer 10801 Trial. *J Natl Cancer Inst.* 2000;92:1143. [f]Blichert-Toft M, Rose C, Andersen J, et al. Danish randomized trial comparing breast conservation therapy with mastectomy: six years of life-table analysis. Danish Breast Cancer Cooperative Group. *J Natl Cancer Inst Monogr.* 1992;11:19. *Inclui apenas mulheres cujas margens de excisão foram negativas. *EORTC*, European Organization for Research and Treatment of Cancer; *NSABP*, National Surgical Adjuvant Breast and Bowel Project; *RXT*, radioterapia; *TCM*, terapia conservadora da mama.

pós-operatória da mama sem irradiação extra para o local da lumpectomia. Todas as pacientes com linfonodos axilares histologicamente positivos receberam quimioterapia. Em 20 anos de acompanhamento, SG e SLD foram as mesmas nos três grupos de tratamento.

O NSABP B-06 forneceu informações valiosas sobre as taxas de recidiva de câncer de mama ipsilateral após lumpectomia, com ou sem irradiação da mama. Aos 20 anos de acompanhamento, as taxas de recidiva local foram de 14,3% em mulheres tratadas com lumpectomia e radioterapia e 39,2% em mulheres tratadas apenas com lumpectomia ($P < 0,001$). Para pacientes com linfonodos positivos que receberam quimioterapia, a taxa de recidiva local foi de 44,2% para lumpectomia isolada e 8,8% para lumpectomia mais radioterapia.

Outro estudo importante que avaliou a terapia de conservação da mama foi o Milan I, que recrutou pacientes com tumores menores e usou cirurgia e radioterapia mais extensas do que o NSABP B-06. O Milan I contou com 701 mulheres com tumores de até 2 cm e linfonodos clinicamente negativos aleatoriamente designadas para se submeter a mastectomia radical ou quadrantectomia com dissecção axilar e irradiação pós-operatória. Pacientes com linfonodos patologicamente positivos receberam quimioterapia. A SG aos 20 anos não diferiu entre os dois grupos. As taxas de falha locorregional diferiram entre os grupos: recorrência da parede torácica acometeu 2,3% das mulheres submetidas à mastectomia radical, e recorrência do tumor de mama ipsilateral acometeu 8,8% das mulheres submetidas a quadrantectomia e radioterapia (20 anos de acompanhamento). Após quadrantectomia, as taxas de falha local foram maiores em mulheres mais jovens, com taxas de 1% ao ano em mulheres com menos de 45 anos e 0,5% ao ano em mulheres mais velhas.

Três outros ensaios randomizados em pacientes com câncer de mama operável não encontraram benefício de sobrevida da mastectomia sobre a terapia de conservação da mama. No estudo EORTC 10801, da European Organization for Research and Treatment of Cancer (EORTC), no qual 868 mulheres foram aleatoriamente designadas para mastectomia radical modificada ou lumpectomia e irradiação, não houve diferença na sobrevida em 10 anos. Esse estudo incluiu pacientes com tumores de até 5 cm; 80% das mulheres inscritas tinham tumores maiores que 2 cm. Margens positivas foram permitidas, e os resultados mostraram menores taxas de recorrência local com margens claras *versus* margens envolvidas.

No estudo do Institut Gustave-Roussy, 179 mulheres com tumores menores que 2 cm foram aleatoriamente designadas para mastectomia radical modificada ou lumpectomia com margem de 2 cm de tecido normal ao redor do câncer. Não foram observadas diferenças entre os dois grupos cirúrgicos no risco de morte, metástases, câncer de mama contralateral ou recorrência locorregional em 15 anos de seguimento.

No estudo do National Cancer Institute (EUA), 237 mulheres com tumores de 5 cm ou menores foram aleatoriamente designadas para mastectomia com dissecção axilar e radioterapia ou mastectomia radical modificada. Não foram observadas diferenças nas taxas de SG ou SLD em 10 anos.

Planejamento de tratamentos cirúrgicos

É fundamental estabelecer o diagnóstico de câncer de mama com firmeza antes do início do tratamento cirúrgico definitivo. A CNB de uma lesão palpável ou detectada por imagem é a abordagem preferencial para o diagnóstico. A biopsia cirúrgica aberta é reservada para lesões não elegíveis para CNB e casos em que a CNB provou não ser diagnóstica. O exame do material de biopsia deve fornecer informações sobre o tipo e o grau histológico do tumor, *status* de RE, RP e HER-2. Oncotype DX® é indicado para pacientes com doença RE-positiva e linfonodo-negativa.

Histórico e exame físico, além de exames de imagem apropriados, são importantes para estabelecer a extensão da doença e atribuir um estádio clínico. Os locais mais comuns de metástases do câncer de mama a distância são os ossos, o fígado e os pulmões, seguidos pelo cérebro. A National Comprehensive Cancer Network fornece diretrizes sobre o uso de exames laboratoriais e radiológicos em pacientes para o diagnóstico inicial com base no estadiamento clínico. Tomografias computadorizadas, cintilografias ósseas e outros estudos de imagem geralmente são reservados para pacientes com linfonodos clinicamente positivos, anormalidades nos exames bioquímicos sanguíneos ou radiografias de tórax e para pacientes com câncer de mama localmente avançado ou inflamatório. O estudo de imagem minucioso da mama ipsilateral e contralateral é realizado para observar áreas suspeitas, diferentes da lesão-índice. A RM da mama pode ser usada em casos selecionados para definir a extensão do tumor e procurar lesões mamárias adicionais ou para documentar a resposta à quimioterapia neoadjuvante; no entanto, não há evidências de alto nível que demonstrem que o uso da RM para orientar as decisões sobre a terapia local melhore as taxas de recorrência local ou a sobrevida.

Na ausência de doença metastática, a primeira intervenção para pacientes com câncer de mama em estádio inicial é a cirurgia para exérese do tumor e estadiamento cirúrgico dos linfonodos regionais. A avaliação do tamanho do tumor primário e dos linfonodos regionais define o estádio patológico e fornece uma estimativa do prognóstico para informar as decisões sobre a terapia sistêmica. Pacientes com câncer de mama localmente avançado e inflamatório devem receber terapia sistêmica antes da cirurgia (ver "Terapia sistêmica neoadjuvante para câncer de mama operável" mais adiante).

A seleção dos procedimentos cirúrgicos leva em consideração as características da paciente e outras variáveis clínicas e patológicas. As características da paciente, incluindo idade, histórico familiar, estado da menopausa e saúde geral, são avaliadas. Algumas pacientes podem ser submetidas a testes genéticos para *BRCA* ou outras mutações genéticas no momento do diagnóstico. Pacientes com mutação do *BRCA* conhecida geralmente são aconselhadas a fazer mastectomia bilateral para tratamento da mama-índice e redução do risco de câncer de mama contralateral. A localização do tumor dentro da mama e o tamanho do tumor em relação ao tamanho da mama são avaliados. As preferências da paciente para preservação da mama *versus* mastectomia são determinadas. Para as que consideram mastectomia, as opções para reconstrução imediata são discutidas.

Seleção da terapia cirúrgica

Mastectomia e terapia conservadora da mama têm se mostrado equivalentes em termos de sobrevida da paciente; a escolha do tratamento cirúrgico deve ser individualizada. Pacientes que desejem cirurgia conservadora da mama devem estar dispostas a participar de sessões de radioterapia pós-operatória e a ser submetidas a acompanhamento pós-operatório da mama tratada. A consulta com um rádio-oncologista pode ser agendada antes da cirurgia planejada. As pacientes são orientadas sobre riscos e sequelas da radioterapia a longo prazo. Em geral, a mastectomia é recomendada para pacientes que tenham contraindicações para a radioterapia (Boxe 35.4). Embora a gestação seja contraindicação absoluta à radioterapia, qualquer paciente gestante ao diagnóstico pode completar sua gestação e receber radioterapia após o parto.

> **Boxe 35.4** Contraindicações para radioterapia.
>
> Absoluta
> - Gravidez
>
> Relativa
> - Esclerodermia sistêmica*
> - Lúpus eritematoso sistêmico ativo*
> - Radiação prévia na mama ou na parede torácica
> - Doença pulmonar grave
> - Doença cardíaca grave (se o tumor for do lado esquerdo)
> - Incapacidade de deitar em decúbito dorsal
> - Incapacidade de abduzir o braço no lado afetado
> - Mutação *p53*[†]

*Outras doenças vasculares do colágeno não são contraindicações à radiação, embora as pacientes não devam tomar imunossupressores, como o metotrexato, porque são radiossensibilizadores. [†]Pacientes com mutações de *p53* são altamente suscetíveis a cânceres induzidos por radiação.

Um fator significativo para determinar se a terapia conservadora da mama é viável é a relação entre o tamanho do tumor e o tamanho da mama. Em geral, o tumor deve ser pequeno o suficiente em relação ao tamanho da mama para que possa ser ressecado com margens adequadas e resultado estético aceitável. Em pacientes com tumores grandes para as quais a quimioterapia sistêmica adjuvante (pós-operatória) provavelmente será recomendada, o uso de quimioterapia pré-operatória pode ser considerado. A quimioterapia administrada antes da cirurgia pode diminuir o tamanho do tumor o bastante para permitir a cirurgia conservadora da mama em pacientes que de outra maneira não parecem ser boas candidatas. Outra estratégia é considerar a cirurgia oncoplástica da mama com rearranjo tecidual local ou retalhos miocutâneos pediculados (latíssimo do dorso) para preencher o defeito resultante da cirurgia conservadora da mama.[13] Pacientes com tumores multicêntricos geralmente são mais bem atendidas pela mastectomia porque é difícil realizar mais de uma cirurgia conservadora da mama na mesma mama com estética aceitável, embora ensaios clínicos estejam em andamento para determinar a viabilidade de múltiplas ressecções seguidas de radioterapia. Embora o alto grau nuclear, a presença de invasão linfovascular e o *status* negativo do receptor de hormônio esteroide tenham sido associados ao aumento das taxas de recorrência local, nenhum desses fatores é considerado contraindicação para a conservação da mama.

Fatores que influenciam a elegibilidade para a conservação da mama

Ensaios randomizados demonstraram a eficácia da terapia conservadora da mama para inúmeros tumores malignos da mama e definiram critérios de elegibilidade para a conservação da mama. Com esses critérios e as atuais abordagens cirúrgicas e de radioterapia, as taxas de recidiva local após mastectomia e radioterapia são inferiores a 5% em 10 anos em muitos grandes centros.

Tamanho do tumor

Tumores menores que 5 cm com linfonodos clinicamente positivos e tumores com histologia lobular e ductal foram incluídos nos estudos randomizados de mastectomia *versus* terapia conservadora da mama. Na prática atual, a mastectomia é considerada quando o tumor, independentemente do tamanho, pode ser excisado com margens claras e resultado estético aceitável.

Margens

A largura de margem apropriada para espécimes de lumpectomia tem sido debatida. Embora o estudo NSABP B-06 tenha definido margem negativa como "sem corante no tumor", outros estudos que avaliaram a terapia de conservação da mama não especificaram uma largura de margem necessária ou não avaliaram margens microscópicas. A largura ideal da margem está aberta à interpretação, resultando em variabilidade substancial no tratamento e recomendações sobre a necessidade de reexcisão para margens mais amplas. A Society of Surgical Oncology e a American Society for Radiation Oncology reuniram um painel multidisciplinar para abordar a questão de qual largura de margem é necessária para minimizar o risco de recorrência de tumor de mama ipsilateral.[14] O painel usou metanálise de extensão da margem e recorrência ipsilateral de tumor da mama de uma revisão sistemática de 33 estudos incluindo 28.162 pacientes. Eles descobriram que as margens positivas, definidas como tinta no carcinoma invasivo ou CDIS, estavam associadas a um aumento de duas vezes no risco de recorrência do tumor de mama ipsilateral em comparação com as margens negativas. O risco não foi afetado por nenhuma característica clinicopatológica específica, incluindo biologia favorável, uso de terapia endócrina ou administração de um reforço de radiação. Além disso, margens mais largas do que "sem nenhum corante no tumor" não diminuíram significativamente o risco de recorrência do tumor de mama ipsilateral, inclusive em pacientes com biologia desfavorável, câncer lobular ou câncer com um componente intraductal extenso. O painel concluiu que "sem corante no tumor" deve ser usado como padrão para margem adequada no câncer de mama invasivo. Os grupos de consenso europeus variam em suas recomendações para largura de margem variando de 2 mm a 5 mm.

Histologia

Tumores malignos lobulares invasivos e tumores malignos com componente intraductal extenso podem ser tratados com lumpectomia se margens claras puderem ser garantidas. Hiperplasia atípica (ductal e lobular) e CLIS nas margens de ressecção não aumentam as taxas de recorrência local.

Idade da paciente

As taxas de recorrência local após cirurgia conservadora da mama são maiores para mulheres mais jovens do que para mulheres mais velhas. As taxas de recorrência local são reduzidas em pacientes de todas as idades com o uso de radioterapia. Demonstrou-se que aumento de radiação no leito tumoral reduz as falhas locais após mastectomia com margens negativas, particularmente em mulheres mais jovens.

Cirurgia conservadora da mama

Aspectos técnicos

A excisão do tumor primário com preservação da mama tem sido referida por muitos termos, incluindo *lumpectomia*, *mastectomia parcial*, *mastectomia segmentar*, *segmentectomia*, *tilectomia* e *excisão local ampla*. A cirurgia conservadora da mama remove a malignidade com uma borda circundante de parênquima mamário macroscopicamente normal. Esse procedimento é mostrado na Figura 35.11, que mostra a lumpectomia completa e a incisão da pele para o componente axilar do procedimento.

A amostra de mama que é removida é orientada e suas bordas são pintadas antes do corte. A radiografia do espécime deve ser realizada para todas as lesões não palpáveis ou se houver microcalcificações associadas ao tumor palpável. Se a margem parecer

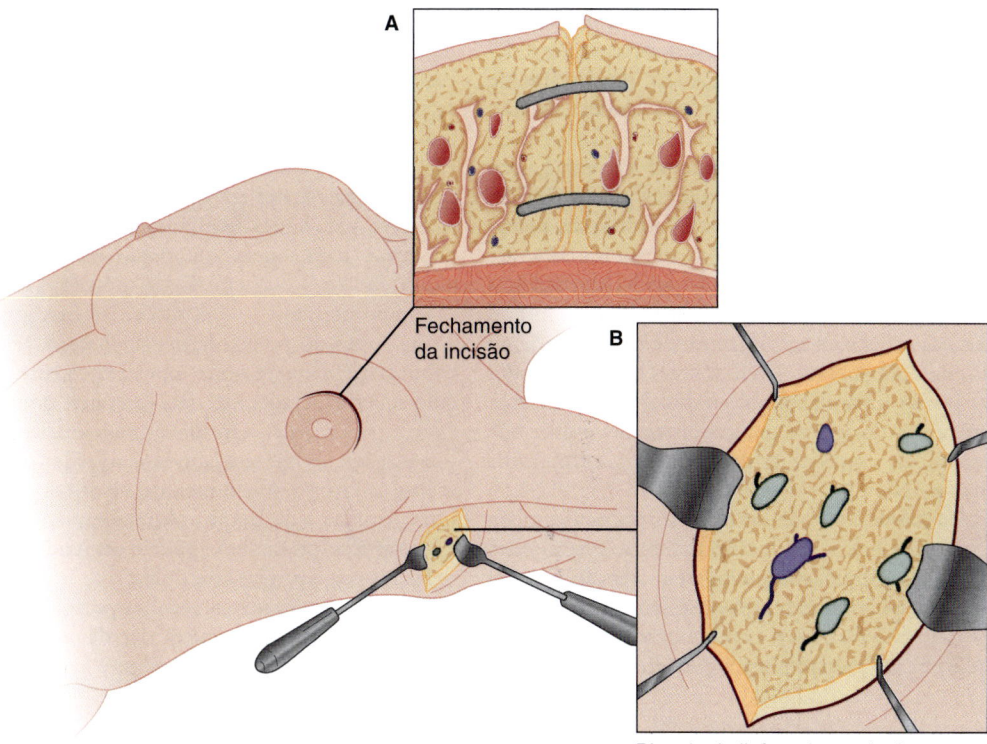

Figura 35.11 Cirurgia conservadora da mama. **A.** As incisões para remover tumores malignos são feitas diretamente sobre o tumor ou ao redor da aréola. Após a conclusão da mastectomia parcial, o defeito parenquimatoso é fechado (*inserção*) para evitar deformidade estética. **B.** Uma incisão transversal abaixo da linha do pelo axilar é usada para biopsia do linfonodo sentinela ou dissecção axilar. Os limites da dissecção axilar são a veia axilar superiormente, o músculo latíssimo do dorso lateralmente e a parede torácica medialmente. A dissecção inferior entra na cauda de Spence (a cauda axilar da mama). Na biopsia do linfonodo sentinela, é feita uma incisão transversal semelhante, que pode ser localizada por mapeamento percutâneo com a sonda gama para detectar um ponto quente do coloide radiomarcado. Ela é estendida através da fáscia clavipeitoral e a axila verdadeira é penetrada. O linfonodo sentinela é localizado por coloração com corante azul (*caixa*), radioatividade ou ambos e é dissecado como uma única amostra.

estar próxima ou for histologicamente positiva na avaliação intraoperatória, a reexcisão para remover mais tecido frequentemente atinge uma margem clara e permite a conservação da mama. A orientação da peça cirúrgica permite a reexcisão focal das margens envolvidas em vez da reexcisão global e melhora o resultado cosmético ao reduzir a quantidade de parênquima mamário normal que é excisado.

Há evidência de nível I de que as margens raspadas no momento da mastectomia reduzem a necessidade de reexcisão.[15] Quanto maior o volume da excisão, mais livre a margem; porém, pior o resultado estético. O defeito cirúrgico criado após a lumpectomia é fechado de forma estética. Há um interesse crescente no uso do fechamento do retalho de avanço e outras técnicas cirúrgicas oncoplásticas para maximizar o resultado estético.

O estadiamento cirúrgico da axila é realizado por meio de uma incisão separada na maioria das pacientes submetidas à conservação mamária. A DLNS (Figura 35.11) substituiu a dissecção anatômica do linfonodo axilar em pacientes com linfonodos axilares clinicamente negativos. Para pacientes que necessitam de dissecção axilar, a extensão da dissecção é idêntica ao componente axilar da mastectomia radical modificada (Figura 35.11).

Desafios estéticos

O termo *cirurgia oncoplástica* foi popularizado para enfatizar a importância de se obter o melhor resultado estético possível no contexto da ressecção do tumor com margens oncológicas adequadas. O objetivo é reter o máximo possível do tamanho e contorno natural da mama para fornecer estética e simetria ideais com a mama oposta. Quando o tumor primário é ressecado com incisão diretamente sobre o tumor e fechamento da pele sem reaproximação de qualquer tecido mamário, várias deformidades podem ocorrer, incluindo deformidade volumétrica de uma grande ressecção de parênquima (deformidade de retração quando o seroma é reabsorvido no local da cirurgia); deformidade de aderência pele-músculo peitoral, em que a pele adere ao músculo peitoral subjacente; e deformidade do polo inferior com rotação do mamilo para baixo (deformidade em bico de pássaro) causada pela excisão de um tumor no hemisfério inferior da mama. Essas deformidades podem dificultar o uso de roupas justas pelas pacientes, pois uma assimetria significativa pode ser evidente. É importante corrigir essas deformidades antes da radioterapia, pois a irradiação pode acentuar ainda mais qualquer assimetria e dificultar a correção do defeito no futuro. O cirurgião deve considerar as técnicas oncoplásticas nas seguintes situações: (1) uma área significativa de pele deve ser ressecada com o tumor, (2) uma ressecção de grande volume é esperada, (3) o tumor está em uma área associada a resultados estéticos (p. ex., hemisfério inferior abaixo do mamilo) ou (4) a ressecção pode levar a mau posicionamento do mamilo.

Extensão da ressecção mamária. Quando as técnicas de cirurgia oncoplástica são consideradas, não é o volume absoluto da mama que será ressecado, mas sim a razão do defeito previsto para o volume do parênquima mamário remanescente e o tipo de parênquima presente (substituído por gordura *versus* denso) que é importante. Em geral, a cirurgia oncoplástica deve ser considerada quando o tamanho do defeito cirúrgico for provavelmente maior que 20 a 30% do volume mamário e para qualquer ressecção de tumor na parte inferior da mama.

Tamanho da mama e constituição corporal. Pacientes com mamas grandes costumam ser boas candidatas para ressecção tumoral e mamoplastia redutora bilateral. A redução da mama pode permitir melhores resultados estéticos após a ressecção de grandes volumes de tecido mamário em qualquer local. Pacientes obesas devem ser consideradas para essa abordagem porque muitas vezes são candidatas ruins para reconstrução de tecido autólogo após a mastectomia, e os implantes muitas vezes não são grandes o bastante para recriar uma mama proporcional em tamanho à mama contralateral. A cirurgia de redução de mama é uma boa opção, pois pode aliviar os sintomas da macromastia e permitir resultados melhores após a irradiação da mama.

Localização do tumor. Tumores situados diretamente sob o complexo areolopapilar e tumores localizados entre o complexo areolopapilar e o sulco inframamário requerem atenção especial para evitar distorção do complexo areolopapilar e deformidade do contorno. Em geral, a pele e o parênquima mamário bem vascularizado devem ser ajustados para corrigir a remoção do tecido mamário nessas áreas. Conforme observado, as deformidades no contorno serão exacerbadas pela radiação e podem ser mais difíceis de corrigir posteriormente. A Figura 35.12 mostra as várias incisões para tumores localizados em diferentes partes da mama. As lesões do polo superior podem ser atendidas por uma variedade de técnicas (Figura 35.12 A), incluindo bloco redondo (uma ou mais lesões em qualquer quadrante, mas especialmente agradável para lesões do quadrante interno superior), mastopexia crescente (para aquelas que precisam de um pequeno *lifting*), e asa de morcego ou hemiasa de morcego (para quem precisa de mais sustentação).

As lesões do polo inferior (Figura 35.12 B) podem utilizar técnicas que requerem mastopexia com base em retalho de pedículo superior. Lesões externas inferiores podem exigir plastia em J ou V para manter a forma da mama. Uma Benelli inclui desepitelização circunferencialmente ao redor da aréola e é especialmente útil para o quadrante interno inferior da mama, bem como uma pequena redução no volume mamário.

Essas técnicas também podem ser usadas para corrigir defeitos deixados por cirurgias anteriores.

O acompanhamento a curto prazo mostra que as técnicas oncoplásticas têm maior satisfação da paciente, menos complicações e menos recorrência local.[16]

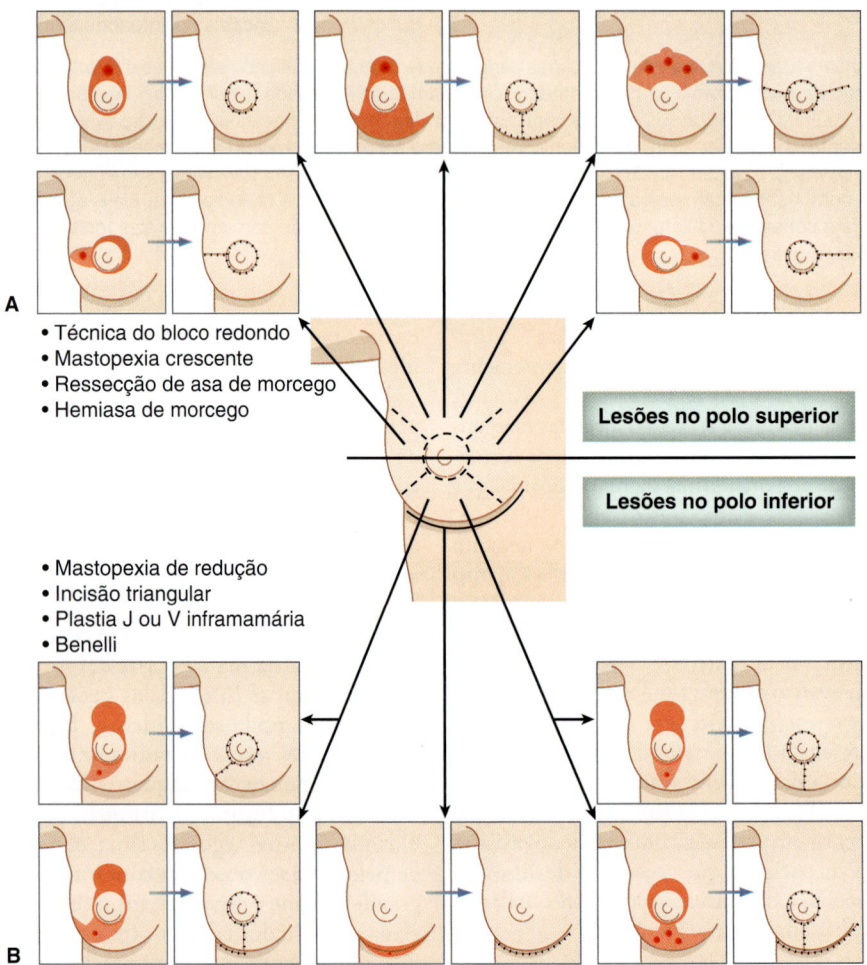

Figura 35.12 As várias incisões para tumores localizados em diferentes partes da mama. **A.** As lesões do polo superior podem ser atendidas por uma variedade de técnicas, incluindo bloco redondo, mastopexia crescente e asa de morcego ou hemiasa de morcego. **B.** As lesões do polo inferior podem utilizar técnicas que requerem mastopexia com base em retalho de pedículo superior. Incluindo mastopexia redutora, incisão triangular, plastia em J ou V e Benelli. (Adaptada de Fitoussi A, Berry MG, Couturaud B, et al. *Oncoplastic and reconstructive surgery for breast cancer: The Institut Curie Experience*. Paris: Springer; 2008.)

Momento da cirurgia oncoplástica

O reparo imediato de um defeito de mastectomia parcial é quase sempre preferível a uma abordagem tardia. Técnicas oncoplásticas, como avanço tecidual e rearranjo tecidual local no momento do procedimento cirúrgico inicial, tendem a fornecer a solução ideal. Essa abordagem não foi associada a atraso na administração de terapia sistêmica adjuvante ou radiação. Em geral, a transferência de tecido local e a cirurgia de redução de mama não podem ser realizadas na mama irradiada; é preferível realizar o procedimento antes da radioterapia. Expansores de tecido e implantes não são recomendados para preencher defeitos parciais de mastectomia porque a radiação pode levar a contratura capsular, distorção e infecção.

Se ocorrer um defeito estético após a cirurgia conservadora da mama e a radioterapia, a reconstrução da mama tratada geralmente não é recomendada por 1 a 2 anos após a conclusão da radioterapia. No tecido adiposo substituído e irradiado, há maior taxa de necrose tecidual, formação de seroma e infecção. O uso de tecido vascularizado de fora do campo de radiação é a abordagem preferida. Se a deformidade principal for causada por assimetria com a mama contralateral, pode-se considerar mastopexia da mama contralateral. Em geral, os procedimentos cirúrgicos na mama irradiada devem ser minimizados, pois a cicatrização e a recuperação são prejudicadas mesmo quando a pele parece saudável.

Mastectomia

Indicações

Certos tumores ainda requerem mastectomia, incluindo tumores grandes em relação ao tamanho da mama, tumores com calcificações extensas na mamografia, tumores para os quais não é possível obter margens claras na excisão local ampla e tumores em pacientes com contraindicação à irradiação mamária (ver Boxe 35.4). A preferência da paciente pela mastectomia ou o desejo de evitar a radiação também são indicações válidas para a mastectomia.

Reconstrução mamária pós-mastectomia

A reconstrução da mama pode ser realizada imediatamente – ou seja, no mesmo dia da mastectomia – ou como reconstrução tardia, meses ou anos depois. A reconstrução imediata tem as vantagens de preservar o máximo de pele da mama para uso na reconstrução, combinando o período de recuperação para ambos os procedimentos e evitando um período de tempo sem a mama. A reconstrução imediata não tem efeito prejudicial na sobrevida a longo prazo, nas taxas de recorrência local ou na detecção de recorrência local. A reconstrução pode ou não ser atrasada em pacientes que possam necessitar de radioterapia pós-mastectomia. As opções de reconstrução incluem expansor/implante de tecido e reconstruções de tecido autólogo, mais frequentemente com retalhos transversos do músculo reto do abdome, retalhos do latíssimo do dorso ou retalhos abdominais perfurantes com preservação muscular.

Detalhes técnicos

A mastectomia simples ou total refere-se à remoção completa da glândula mamária, incluindo o mamilo e a aréola. A mastectomia radical modificada refere-se à remoção de glândula mamária, mamilo e aréola, com a adição de uma dissecção linfonodal axilar completa (DLNA) (Figura 35.13). Para mastectomia total ou mastectomia radical modificada, uma incisão elíptica na pele é planejada a fim de incluir o mamilo e a aréola e, geralmente, quaisquer cicatrizes de biopsia excisional anteriores (Figura 35.13). Retalhos de pele são levantados para separar a glândula subjacente da pele sobrejacente ao longo do plexo subdérmico (Figura 35.13). Se a reconstrução imediata não for planejada, é retirada pele suficiente para permitir o fechamento suave dos retalhos cutâneos sem dobras cutâneas redundantes; isso facilita o uso confortável de uma prótese mamária.

Se a reconstrução imediata for planejada, uma mastectomia poupadora de pele pode ser realizada na qual apenas o complexo areolopapilar é removido e a quantidade máxima de pele é deixada para uso na reconstrução. A mastectomia poupadora de aréola do mamilo tem sido usada com frequência crescente para pacientes selecionadas com câncer de mama. Vários estudos mostraram a segurança e a viabilidade dessa abordagem, com muitas séries mostrando taxas de recorrência comparativamente baixas em pacientes submetidas à mastectomia com preservação da aréola (Tabela 35.6). A mastectomia poupadora de aréola mamilar também demonstrou ser segura em pacientes submetidas a mastectomia profilática para redução de risco, incluindo portadoras de mutação genética *BRCA1* e *BRCA2*.[17]

O tecido mamário é separado do músculo peitoral subjacente, e a fáscia peitoral é geralmente retirada com a amostra da mama. Na mastectomia total (Figura 35.13), o tecido mamário é separado do conteúdo axilar e todo o tecido mamário superficial à fáscia da axila é removido. Na mastectomia radical modificada, os linfonodos axilares de nível I e II são removidos com o tecido mamário axilar (Figura 35.13). Os linfonodos de nível I são linfonodos inferiores à veia axilar e laterais ao músculo peitoral menor, e os linfonodos de nível II são linfonodos anteriores ou posteriores ao músculo peitoral menor.

Estadiamento do linfonodo

O estado patológico dos linfonodos axilares é um dos fatores prognósticos mais importantes em pacientes com câncer de mama. A identificação de focos tumorais metastáticos nos linfonodos axilares indica pior prognóstico e muitas vezes leva à recomendação de tratamento sistêmico e locorregional mais agressivos.

Perspectiva histórica

Historicamente, a DLNA era um componente rotineiro do manejo cirúrgico do câncer de mama. Ela fornece informações prognósticas sobre o estado linfonodal axilar e desempenha papel terapêutico na remoção da doença axilar em pacientes com linfonodos positivos. O procedimento cirúrgico inclui a remoção do tecido portador de linfonodos entre os músculos peitoral maior e latíssimo do dorso, da borda do tecido mamário na região axilar inferior até a veia axilar e remoção dos linfonodos posteriores ao músculo peitoral menor. A dissecção axilar é a principal fonte de morbidade em pacientes com câncer de mama em estádio inicial. Os problemas imediatos incluem dor aguda e parestesias, necessidade de hospitalização, redução da amplitude de movimento na articulação do ombro e necessidade de dreno no leito cirúrgico por 7 a 10 dias. Problemas a longo prazo resultantes da dissecção axilar incluem linfedema do braço ipsilateral, dormência, dor crônica e redução da amplitude de movimento na articulação do ombro.

Dissecção do linfonodo sentinela

A identificação do primeiro linfonodo sentinela que drena a área do tumor primário na mama permite uma abordagem mais seletiva da axila. O linfonodo sentinela é o linfonodo mais provável de conter doença metastática, se presente, e o patologista pode focar o exame no(s) linfonodo(s) sentinela sem o custo e o tempo adicionais necessários para examinar todo o conteúdo axilar. A técnica de DLNS foi desenvolvida para reduzir a morbidade associada à cirurgia axilar, ao mesmo tempo que fornece informações precisas de estadiamento. Muitas pacientes atualmente

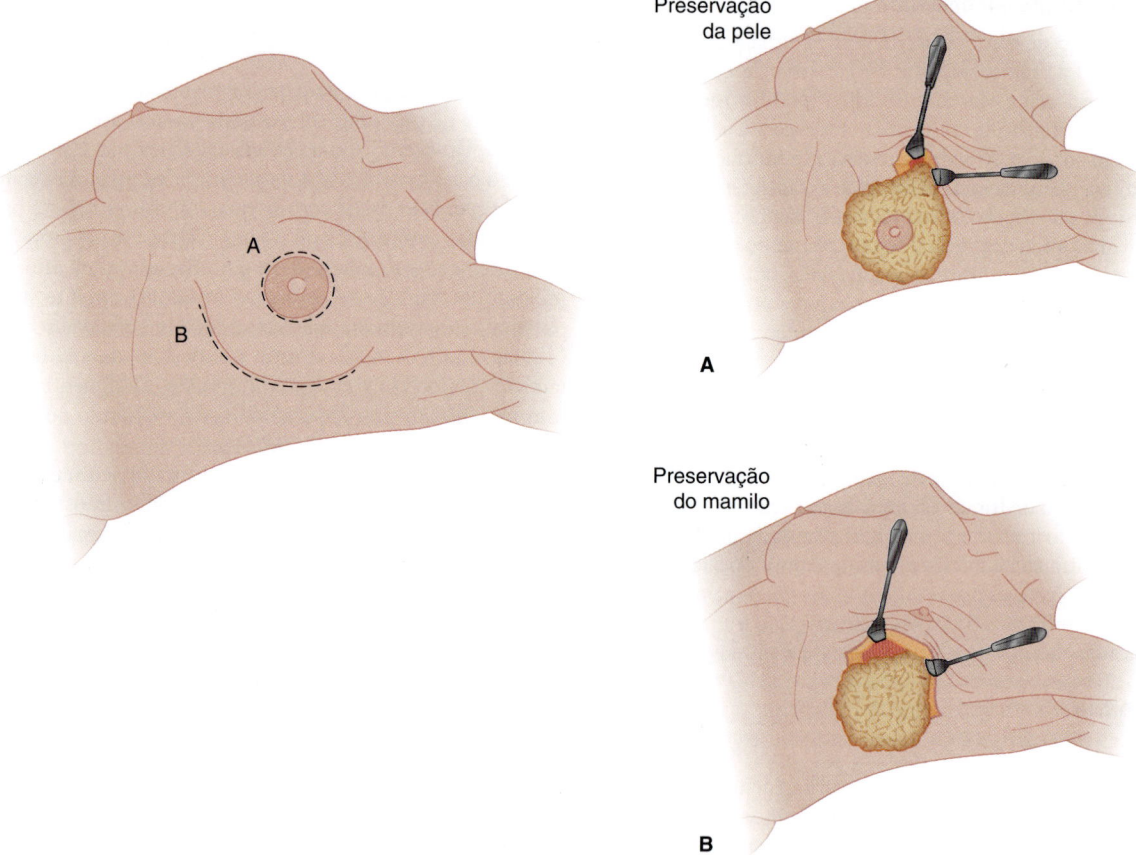

Figura 35.13 Mastectomia total com e sem dissecção axilar. Para pacientes submetidas à mastectomia sem reconstrução, as incisões na pele são geralmente transversais e circundam a mama central e o complexo areolopapilar. **A.** As incisões circum-areolares são mais comuns em pacientes submetidas à mastectomia poupadora de pele com reconstrução imediata. Retalhos de pele são levantados para separar a glândula da pele sobrejacente e, em seguida, a glândula do músculo subjacente. A mastectomia simples divide a mama do conteúdo axilar e termina na fáscia clavipeitoral. Se o estadiamento axilar for planejado, isso geralmente é realizado por meio de uma incisão axilar transversal separada. **B.** Uma incisão inframamária é mostrada para mastectomia poupadora do mamilo.

apresentam doença com linfonodo negativo, e a DLNS pode identificar aquelas pacientes com doença com linfonodo positivo que podem se beneficiar da conclusão da DLNA. Pacientes com linfonodos sentinela negativos podem evitar a morbidade da dissecção axilar. Na cirurgia do linfonodo sentinela, coloide radiomarcado, corante azul ou ambos são injetados no tecido mamário no local do tumor primário; o material passa pelos linfáticos até o(s) primeiro(s) linfonodo(s) de drenagem, onde se acumula. O procedimento também pode ser realizado com injeção dos agentes de mapeamento que podem ser injetados na posição subareolar ou em local subdérmico sobrejacente ao local do tumor primário. O linfonodo sentinela é identificado como um linfonodo azul, radioativo, fluorescente ou magnético ou uma combinação desses. Se a análise patológica do linfonodo sentinela for negativa para evidência de metástase, a probabilidade de que outros linfonodos estejam envolvidos é suficientemente baixa para que DLNA não seja necessária.

O NSABP B-32 foi um estudo crítico que avaliou DLNS.[18] Nesse estudo, 5.611 pacientes com câncer de mama com linfonodo negativo foram aleatoriamente designadas para serem submetidas a DLNS mais DLNA ou DLNS com DLNA somente se o linfonodo sentinela fosse positivo. O linfonodo sentinela foi positivo em 26% das pacientes em ambos os grupos. Para pacientes com linfonodo sentinela patologicamente negativo (n = 3.986), nas quais a análise primária foi realizada, não houve diferença nas taxas de SG, SLD ou controle regional, demonstrando que, quando o linfonodo sentinela é negativo, DLNS isolada sem DLNA adicional é apropriada, para pacientes com linfonodos clinicamente negativos. Um estudo randomizado realizado no European Institute of Oncology e vários relatórios de instituições isoladas confirmaram os resultados do estudo NSABP B-32, mostrando que a técnica é precisa. A identificação do linfonodo sentinela permite uma análise mais detalhada do linfonodo com maior probabilidade de resultado positivo.

Em geral, os patologistas seccionam o linfonodo sentinela ao longo de seu eixo curto e enviam todos os cortes para inclusão em parafina dos tecidos. Os blocos de parafina podem ser cortados e examinados com coloração de hematoxilina-eosina de cortes de cada bloco. Alguns patologistas realizam análises mais detalhadas dos linfonodos sentinela por meio de cortes seriados dos blocos de parafina e coloração imuno-histoquímica para citoqueratina, o que aumenta a sensibilidade ao permitir a detecção de micrometástases. No entanto, a relevância clínica dessas micrometástases e pequenos depósitos tumorais detectados por técnicas imuno-histoquímicas tem sido questionada. O estudo NSABP B-32 proporcionou uma oportunidade para investigar o significado clínico da doença metastática oculta. Para pacientes com linfonodos sentinela negativos pela coloração de hematoxilina-eosina, cortes adicionais foram avaliados por imuno-histoquímica para identificar metástases ocultas. A taxa de SLD em 5 anos foi de

Tabela 35.6 Estudos sobre taxas de recidiva mamilar e local em pacientes submetidas à mastectomia poupadora de aréola mamilar.

Autor	Ano	Nº de procedimentos	Acompanhamento (meses)	Recorrências CAP (%)	Recorrência local (%)
Crowe[a]	2004	54	NA	10*	NA
Margulies[b]	2005	50	7,9	0	0
Boneti[c]	2011	281	25,3	0	7
Filho[d]	2011	157	10	0	0
Jenson[e]	2011	127	60	0	0
Peled[f]	2012	412	28	0	2
Loshiriwat[g]	2012	934	64	0	0
Coopey[h]	2013	156	22	0	2,6
Krajewski[i]	2015	226	24	0	1,7
Orzalesi[j]	2016	755	36	0,6	2,9
Smith[k]	2017	2.182	51	0	3,7
Radovanovic[l]	2018	441	108	5,4*	7,3
Galimberti[m]	2018	1.989	94	1,8	5,3

[a]Crowe JP Jr, Kim JA, Yetman R, et al. Nipple-sparing mastectomy: technique and results of 54 procedures. *Arch Surg.* 2004;139:148-150. [b]Margulies AG, Hochberg J, Kepple J, et al. Total skin-sparing mastectomy without preservation of the nipple-areola complex. *Am J Surg.* 2005;190:907-912. [c]Boneti C, Yuen J, Santiago C, et al. Oncologic safety of nipple skin-sparing or total skin-sparing mastectomies with immediate reconstruction. *J Am Coll Surg.* 2011;212:686-693; discussion 693-685. [d]Alcantara Filho P, Capko D, Barry JM, et al. Nipple-sparing mastectomy for breast cancer and risk-reducing surgery: the Memorial Sloan-Kettering Cancer Center experience. *Ann Surg Oncol.* 2011;18:3117-3122. [e]Jensen JA, Orringer JS, Giuliano AE. Nipple-sparing mastectomy in 99 patients with a mean follow-up of 5 years. *Ann Surg Oncol.* 2011;18:1665-1670. [f]Warren Peled A, Foster RD, Stover AC, et al. Outcomes after total skin-sparing mastectomy and immediate reconstruction in 657 breasts. *Ann Surg Oncol.* 2012;19:3402-3409. [g]Lohsiriwat V, Martella S, Rietjens M, et al. Paget's disease as a local recurrence after nipple-sparing mastectomy: clinical presentation, treatment, outcome, and risk factor analysis. *Ann Surg Oncol.* 2012;19:1850-1855. [h]Coopey SB, Tang R, Lei L, et al. Increasing eligibility for nipple-sparing mastectomy. *Ann Surg Oncol.* 2013;20:3218-3222. [i]Krajewski AC, Boughey JC, Degnim AC, et al. Expanded indications and improved outcomes for nipple-sparing mastectomy over time. *Ann Surg Oncol.* 2015;22:3317-3323. [j]Orzalesi L, Casella D, Santi C, et al. Nipple sparing mastectomy: surgical and oncological outcomes from a national multicentric registry with 913 patients (1006 cases) over a six year period. *The Breast.* 2016;25:75-81. [k]Smith BL, Tang R, Rai U, et al. Oncologic safety of nipple-sparing mastectomy in women with breast cancer. *J Am Coll Surg.* 2017;225:361-365. [l]Radovanovic Z, Ranisavljevic M, Radovanovic D, et al. Nipple-sparing mastectomy with primary implant reconstruction: surgical and oncological outcome of 435 breast cancer patients. *Breast Care (Basel).* 2018;13:373-378. [m]Galimberti V, Morigi C, Bagnardi V, et al. Oncological outcomes of nipple-sparing mastectomy: a single-center experience of 1989 patients. *Ann Surg Oncol.* 2018;25:3849-3857. *Complexo areolopapilar (CAP) envolvido no momento da cirurgia e excisado.

86,4% para pacientes com metástases ocultas em comparação com 89,2% para pacientes sem metástases ocultas (diferença absoluta = 2,8%), e a taxa de SG em 5 anos foi de 94,6% para pacientes com metástases ocultas em comparação com 95,8% para pacientes sem metástases ocultas (diferença absoluta = 1,2%). Essas diferenças foram estatisticamente significativas em decorrência do grande número de pacientes incluídas no estudo; no entanto, como as diferenças absolutas eram pequenas, os pesquisadores do NSABP concluíram que a presença de metástases ocultas não era clinicamente significativa. Essa conclusão foi confirmada pelo estudo ACOSOG Z0010 do American College of Surgeons Oncology Group (ACOSOG), projetado para avaliar a significância das micrometástases do linfonodo sentinela e da medula óssea em pacientes com câncer de mama em estádio inicial submetidas à terapia de conservação da mama.[19] Nesse estudo, as taxas de SLD em 5 anos para pacientes com linfonodos sentinela positivos e imuno-histoquímica negativa foram de 90% e 92%, respectivamente ($P = 0,82$), enquanto as taxas de SG em 5 anos foram de 95% e 96%, respectivamente ($P = 0,64$).

Técnica de mapeamento linfático e seleção de pacientes para dissecção de linfonodo sentinela

O mapeamento linfático pode ser realizado com uma combinação de coloide de enxofre marcado com ^{99m}Tc e um corante azul vital, azul isossulfano (linfazurina), fluorescência, partículas magnéticas ou com um único agente para localização do(s) linfonodo(s) sentinela(s). Estudos indicam que o uso da técnica de combinação pode resultar na menor taxa de falso-negativos possível.

A linfocintilografia pré-operatória pode fornecer informações sobre as bacias nodais específicas que drenam o tumor primário. Utilizando a técnica de injeção peritumoral, aproximadamente 70% dos pacientes têm drenagem para a axila, 20% têm drenagem para axila e bacia nodal da mama interna, 2 a 3% têm drenagem apenas para a bacia nodal da mama interna e 8% não apresentam drenagem para as bacias nodais regionais. Se for usada técnica de injeção subareolar ou subdérmica, a drenagem é vista quase exclusivamente nas bacias nodais axilares. Uma dose de 2,5 mCi de coloide de enxofre marcado com ^{99m}Tc pode ser injetada no dia anterior à cirurgia para linfocintilografia pré-operatória; isso permite que a atividade adequada permaneça nos linfonodos sentinela para o procedimento de mapeamento linfático intraoperatório no dia seguinte sem a necessidade de reinjeção. Alternativamente, para cirurgiões que não usam linfocintilografia pré-operatória, 0,5 a 1,0 mCi de coloide de enxofre marcado com ^{99m}Tc pode ser injetado na sala de cirurgia e evita dor pré-operatória e eventos vasovagais.

Na sala de cirurgia, 3 a 5 mℓ de corante azul podem ser injetados peritumoralmente, e o local da injeção é massageado para facilitar a passagem do corante pelos linfáticos. Uma sonda gama portátil é usada para localizar transcutaneamente a área de radioatividade aumentada; isso ajuda a orientar o posicionamento da incisão para o procedimento do linfonodo sentinela. Depois que a incisão é realizada, uma área de radioatividade aumentada é localizada com a sonda gama manual, e o cirurgião visualiza os canais linfáticos azuis que levam ao linfonodo sentinela. A dissecção é realizada para evitar a ruptura prematura dos vasos linfáticos aferentes.

Se um canal linfático corado de azul ou uma área específica de radioatividade ("ponto quente") não puder ser identificada, o tumor primário pode ser ressecado para remover o local da injeção, diminuindo a radioatividade do brilho de fundo. O linfonodo sentinela pode ser identificado e removido, e então a rede nodal é verificada novamente para confirmar que o nível de radioatividade diminuiu. Se o nível de radioatividade permanecer alto, linfonodos sentinela adicionais podem ter permanecido na rede nodal e a dissecção adicional deve ser concluída para remover todos os linfonodos sentinela. Estudos publicados demonstraram média de dois ou três linfonodos sentinela por paciente.

Cirurgiões experientes em DLNS podem identificar um linfonodo sentinela em mais de 95% dos pacientes. A taxa de falso-negativos para cirurgia de linfonodo sentinela varia de 0 a 11%, conforme relatado no estudo NSABP B-32.[18] Os cirurgiões devem ser treinados em DLNS antes de usar esse procedimento como ferramenta de estadiamento. Pacientes que apresentam linfonodos clinicamente palpáveis devem ser avaliadas com US axilar e PAAF dos linfonodos. Se for confirmada metástase axilar, as pacientes podem prosseguir diretamente para a dissecção do linfonodo axilar padrão ou ser consideradas para quimioterapia pré-operatória. Se não for confirmada metástase axilar pela PAAF, as pacientes podem proceder à cirurgia do linfonodo sentinela para estadiamento.

Alguns estudos mostraram que pacientes que foram submetidas a biopsia excisional prévia do tumor primário são mais propensas a ter um linfonodo sentinela falso-negativo.[18] Os linfáticos podem ser interrompidos pela biopsia, o que pode afetar os padrões de drenagem da área ao redor da biopsia excisional local. Para evitar esse quadro, a CNB é a abordagem diagnóstica preferencial em pacientes com suspeita de câncer de mama.

Em estudos mais antigos, a DLNS foi relatada como menos precisa em pacientes tratadas com quimioterapia pré-operatória. Uma metanálise dos estudos publicados sobre cirurgia de linfonodo sentinela após quimioterapia sugeriu que essa técnica é precisa; uma comparação mais recente mostrou que as taxas de falso-negativo após a quimioterapia se comparavam favoravelmente às taxas de falso-negativo observadas em pacientes submetidas à cirurgia primeiramente.[20]

Resultados da dissecção do linfonodo sentinela

As taxas de morbidade são substancialmente mais baixas com DLNS do que com DLNA. Outra vantagem é que a DLNS pode ser realizada como procedimento ambulatorial e não requer dreno. As pacientes têm retorno mais rápido à mobilidade total e são capazes de retornar ao trabalho e outras atividades semanas mais cedo do que após a dissecção axilar. A morbidade a longo prazo, incluindo linfedema, dormência e dor crônica, é bastante reduzida.

A DLNS demonstrou fornecer estadiamento patológico confiável da axila, com taxas de falso-negativo geralmente inferiores a 5% em mãos experientes. As taxas de recorrência axilar demonstraram ser extremamente baixas após uma biopsia negativa do linfonodo sentinela sem dissecção axilar. Atualmente, é amplamente aceito que um linfonodo sentinela negativo é suficiente para estabelecer a doença linfonodo-negativa em uma paciente, sem necessidade de tratamento axilar adicional.[18]

Quando o linfonodo sentinela contém doença metastática, a probabilidade de linfonodos adicionais estarem envolvidos é diretamente proporcional ao tamanho do tumor primário de mama, presença de invasão vascular linfática e tamanho da metástase linfonodal. Embora a DLNA tenha sido a prática padrão para pacientes com linfonodo sentinela positivo, a necessidade de DLNA em todas as pacientes com linfonodo sentinela positivo foi questionada porque muitas pacientes têm metástases de pequeno volume e o linfonodo sentinela é frequentemente o único linfonodo positivo. Uma metanálise de estudos que avaliaram pacientes com linfonodos sentinela positivos mostrou que 53% das pacientes têm linfonodos positivos adicionais na DLNA. No caso de doença micrometastática nos linfonodos sentinela, a taxa de envolvimento do linfonodo não sentinela é de 20% e, para pacientes com células tumorais isoladas, é inferior a 12%. Esses achados levaram a uma tendência de omissão de DLNA em pacientes selecionadas com linfonodo sentinela positivo. Uma análise dos dados do SEER dos anos de 1998 a 2004 revelou que 16% das pacientes com doença positiva para linfonodo sentinela não foram submetidas a DLNA. Essas pacientes eram mais comumente mais velhas, com tumores RE-positivos de baixo grau. Nesse período, a proporção de pacientes com micrometástases no linfonodo sentinela que não realizaram DLNA aumentou de 21% para 38%. Uma revisão dos dados do National Cancer Data Base dos anos de 1998 a 2005 revelou achados semelhantes, com 20,8% das pacientes com doença positiva para linfonodo sentinela evitando DLNA. Não houve diferenças nas taxas de recorrência axilar ou sobrevida entre as pacientes que tiveram apenas cirurgia do linfonodo sentinela e aquelas submetidas a DLNA.

O ACOSOG iniciou um estudo prospectivo randomizado em 1999 projetado especificamente para avaliar o impacto da DLNA na recorrência locorregional e na sobrevida em pacientes com câncer de mama em estádio inicial.[21,22] Depois de 10 anos de acompanhamento, o estudo ACOSOG Z0011, incluiu pacientes com câncer de mama clínico T1 ou T2 com um ou dois linfonodos sentinela positivos que estavam planejando se submeter a cirurgia conservadora da mama e irradiação total de mama total (WBI, do inglês *whole breast irradiation*). As pacientes foram aleatoriamente designadas para serem submetidas a DLNA de conclusão ou nenhuma cirurgia adicional (somente cirurgia de linfonodo sentinela). O desfecho primário do estudo Z0011 foi SG; desfechos secundários foram recorrência locorregional e linfedema. As pacientes incluídas no estudo Z0011 tinham características de doença relativamente favoráveis: idade média de 55 anos, 70% das pacientes tinham tumores T1, 82% tinham tumores RE-positivos, 71% tinham apenas um linfonodo sentinela positivo e 44% tinham micrometástases. Em um acompanhamento médio de 9,3 anos, a SG de 10 anos foi de 86,3% no grupo DLNS somente e 83,6% no grupo DLNA ($P = 0,02$). A SLD de 10 anos foi de 80,2% no grupo DLNS isolada e 78,2% no grupo DLNA ($P = 0,32$). A recorrência regional em 10 anos não diferiu significativamente entre os dois grupos. Os pesquisadores do estudo Z0011 concluíram que DLNA pode ser omitida com segurança em pacientes com câncer de mama em estádio inicial com linfonodo sentinela positivo que estejam sendo submetidas à cirurgia de conservação da mama (CCM), tenham um a dois linfonodos positivos e recebam radiação de mama inteira e terapia sistêmica. Esse estudo não incluiu pacientes mastectomizadas. Ensaios estão em andamento para determinar a viabilidade de omitir DLNA em pacientes com mastectomia. Deve-se notar, no entanto, que não houve diferença significativa no linfedema observado entre os grupos. Isso pode ser porque o Z0011 incluiu WBI, que na maioria das pacientes incluiu linfonodo axilar nível I ou superior.

O conhecimento convencional ensina que os linfáticos residem justapostos à veia, e se o cirurgião puder evitar a esqueletização da veia, o risco de linfedema pode ser minimizado ou evitado (Figura 35.2). Se fosse esse o caso, a DLNS deveria ter curado o problema do linfedema cirúrgico. De fato, os linfáticos são vistos a partir da incisão do linfonodo sentinela quase um terço das vezes.

Nos mais de 10 estudos randomizados de DLNS *versus* DLNA para câncer de mama, a taxa de linfedema varia entre 0 e 13% para DLNS e 7 e 77% para DLNA. A partir dessas taxas variáveis, é óbvio que nem todos estão realizando o mesmo procedimento. Klimberg et al. desenvolveram o procedimento de mapeamento reverso axilar (ARM, do inglês *axillary reverse mapping*) para reconhecer no intraoperatório a drenagem linfática da extremidade superior e preservá-la. O procedimento consiste em radioatividade na mama e corante azul no braço (*split mapping*) para identificar e proteger os linfáticos que drenam a extremidade superior. Em um acompanhamento médio de 26 meses de um estudo de fase II de 654 pacientes recebendo DLNS ou DLNA com ARM, a taxa de linfedema foi inferior a 1% e 6%, respectivamente.[23] Quando qualquer corte linfático foi reaproximado, a taxa de linfedema foi nula para qualquer um dos grupos. Alliance 221702 é um estudo randomizado que determinará ainda mais a eficácia do ARM.

DLNA continua sendo o padrão de atendimento para pacientes com câncer de mama localmente avançado ou câncer de mama inflamatório, pacientes com linfonodo sentinela positivo com mastectomia programada, pacientes com linfonodo sentinela positivo com irradiação parcial acelerada da mama (IPA) programada e pacientes com linfonodo clinicamente positivo, bem como linfonodo sentinela positivo após quimioterapia neoadjuvante.

TRATAMENTO DO CARCINOMA DUCTAL *IN SITU*

O CDIS, ou câncer intraductal, é responsável por aproximadamente 25% de todos os cânceres de mama recém-diagnosticados. Previa-se que mais de 63.960 novos casos de CDIS seriam diagnosticados em 2016. A maioria dos casos de CDIS é detectada como uma área de calcificações agrupadas na mamografia de rastreamento sem anormalidade palpável associada. Raramente, o CDIS se manifesta como massa palpável ou como secreção mamilar unilateral de ducto único.

Achados na mamografia em pacientes com CDIS incluem calcificações agrupadas sem densidade associada em 75% das pacientes, calcificações coexistindo com densidade associada em 15% e densidade isolada em 10%. As calcificações visualizadas na mamografia geralmente correspondem a áreas dentro do ducto central envolvido em que muitas vezes há necrose e detritos. As calcificações do CDIS tendem a se agrupar, são pleomórficas e podem ser lineares ou ramificadas, sugerindo sua origem ductal.

O CDIS é visto como precursor do câncer ductal invasivo, e o tratamento visa remover o CDIS para prevenir a progressão para doença invasiva. Como a prevalência de doença metastática em pacientes com CDIS sem invasão demonstrável é baixa (< 1%), a quimioterapia sistêmica não é necessária. Terapia hormonal pode ser considerada para prevenção de novos tumores primários e para melhorar o controle local após terapia de conservação da mama, mas geralmente é recomendada apenas quando o CDIS é positivo para RE na imuno-histoquímica.

As recomendações de tratamento para paciente com CDIS são baseadas na extensão da doença na mama, no grau histológico, no estado do RE e na presença de microinvasão, bem como na idade e preferência da paciente. As opções de tratamento para CDIS incluem mastectomia, cirurgia conservadora da mama com irradiação e cirurgia conservadora da mama isolada. Quando a paciente é tratada com conservação da mama ou mastectomia unilateral, há também a opção de terapia hormonal adjuvante com tamoxifeno para reduzir o risco de recidiva local ou câncer de mama contralateral.

Mastectomia

A recorrência local do CDIS é de aproximadamente 1 a 2% ao ano quando tratada com CCM *versus* 1 a 2% ao longo da vida quando tratada com mastectomia. As taxas de sobrevivência com qualquer tratamento são as mesmas, 98 a 99%.

As razões para selecionar a mastectomia total para o tratamento do CDIS incluem:

1. Calcificações suspeitas difusas sugestivas de doença extensa na mamografia.
2. Incapacidade de obter margens claras com cirurgia conservadora da mama.
3. Probabilidade de resultado estético ruim após a cirurgia conservadora da mama.
4. Paciente não motivada a cumprir os exames de imagem de acompanhamento.
5. Escolha da paciente.
6. Contraindicações à radioterapia (Boxe 35.4).

Terapia de conservação da mama

Quanto ao câncer de mama invasivo, a terapia de conservação da mama para CDIS requer ressecção para limpar microscopicamente as margens. A descrição da Consensus Conference on DCIS[24] de que margens mais amplas não diminuem significativamente a recorrência do tumor de mama ipsilateral em comparação com margens de 2 mm foi baseada em metanálise de 20 estudos.[25] O uso de radioterapia adjuvante de mama total foi demonstrado em estudos prospectivos randomizados para diminuir o risco de recidiva local. A terapia hormonal em pacientes com CDIS RE-positivo pode diminuir ainda mais o risco de recorrência local e reduz o risco de desenvolvimento de novos cânceres de mama contralaterais e ipsilaterais.

O uso de radioterapia após lumpectomia foi investigado em quatro estudos prospectivos randomizados (Tabela 35.7), cujos resultados são notavelmente consistentes. No estudo NSABP B-17, 818 mulheres com CDIS foram aleatoriamente designadas para lumpectomia *versus* lumpectomia mais 50 Gy de WBI pós-operatória. A adição de radiação à cirurgia diminuiu a taxa de recidiva ipsilateral de 30,8% para 14,9% ($P < 0,000005$), conforme demonstrado por dados de recorrência atuarial de 12 anos. A adição da radioterapia também diminuiu a incidência de câncer de mama invasivo, de 16,4% para 7,1% ($P < 0,00001$) e produziu menor diminuição na incidência de recorrência *in situ*, de 14,1% para 7,8% ($P < 0,001$) (Tabela 35.7). No estudo EORTC 10853, 1.010 mulheres com CDIS foram aleatoriamente designadas para lumpectomia isolada *versus* lumpectomia mais 50 Gy de radioterapia. A radiação reduziu a taxa de recorrência de mama em 10 anos de 26% para 15% ($P < 0,0001$) e reduziu a taxa de recorrências invasivas de 13% para 8% ($P < 0,0011$). O UK ANZ (Reino Unido, Austrália e Nova Zelândia), que incluiu 1.701 pacientes, foi um grande estudo randomizado que avaliou simultaneamente os benefícios da radioterapia e do tamoxifeno após a cirurgia conservadora da mama para pacientes com CDIS. Esse estudo também demonstrou que a radioterapia reduziu o risco de recidiva do câncer de mama (*hazard ratio* [HR], 0,38; $P < 0,0001$) e recidiva de câncer de mama invasivo (HR, 0,45; $P = 0,01$). Por fim, o estudo SweDCIS incluiu 1.067 pacientes com CDIS. Após seguimento médio de 5 anos, a incidência cumulativa de recidiva mamária foi de 22% no grupo submetido à cirurgia apenas *versus* 7% no grupo submetido à cirurgia mais radioterapia ($P < 0,0001$).

Foram feitas tentativas para identificar subconjuntos de CDIS para os quais a excisão ampla sem irradiação forneceria controle local suficiente. Silverstein[26] derivou os critérios de Van Nuys para

Tabela 35.7 Ensaios randomizados de lumpectomia para o carcinoma ductal *in situ*: impacto da radioterapia e do tamoxifeno.

Ensaio	Nº de pacientes	Acompanhamento (anos)	Taxas de recorrência local (%)			Valor de p
			Lumpectomia	Lumpectomia + RXT	Lumpectomia + RXT + tamoxifeno	
NSABP B-17[a]	818	12	30,8	14,9		< 0,000005
EORTC 10853[b]	1.010	4,25	16	9		< 0,005
UK ANZ	1.701	5	20	8	6	< 0,0001
SweDCIS	1.067	5	7	22		< 0,0001
NSABP B-24[c]	1.804	7		9	6	0,04

[a]Fisher B, Dignam J, Wolmark N, et al. Lumpectomy and radiation therapy for the treatment of intraductal breast cancer: findings from National Surgical Adjuvant Breast and Bowel Project B-17. *J Clin Oncol*. 1998;16:441. [b]Julien JP, Bijker N, Fentiman IS, et al. Radiotherapy in breast-conserving treatment for ductal carcinoma in situ: first results of the EORTC randomised phase III trial 10853. EORTC Breast Cancer Cooperative Group and EORTC Radiotherapy Group. *Lancet*. 2000;355:528. [c]Fisher B, Land S, Mamounas E, et al. Prevention of invasive breast cancer in women with ductal carcinoma in situ: an update of the National Surgical Adjuvant Breast and Bowel Project experience. *Semin Oncol*. 2001;28:400. *EORTC*, European Organization for Research and Treatment of Cancer; *NSABP*, National Surgical Adjuvant Breast and Bowel Project; *RXT*, radioterapia; *SweDCIS*, Swedish Ductal Carcinoma In Situ trial; *UK ANZ*, Reino Unido, Austrália e Nova Zelândia.

classificar o CDIS de uma série de pacientes com CDIS tratadas por excisão ampla com e sem radioterapia. Foi proposto um sistema para identificar pacientes que não necessitam de radioterapia por apresentarem baixo grau nuclear de CDIS, lesão pequena (< 1,4 cm), idade avançada (> 60 anos) e margens cirúrgicas amplas (> 1 cm). Silverstein relatou baixas taxas de recorrência de mama apenas com cirurgia para pacientes com escores de Van Nuys favoráveis. No entanto, em um estudo prospectivo testando essa abordagem, pesquisadores de Harvard inscreveram 158 pacientes do subgrupo Van Nuys mais favorável (CDIS de grau baixo ou intermediário < 2,5 cm, com margem mínima de 1 cm na excisão) e não conseguiram reproduzir os resultados; os pesquisadores de Harvard interromperam o estudo mais cedo porque as taxas de recorrência excederam as regras de interrupção predefinidas. Mais recentemente, os pesquisadores do Eastern Cooperative Oncology Group relataram o primeiro resultado de um estudo prospectivo de cirurgia de grupo único relativamente grande com margens negativas de pelo menos 3 mm sem radioterapia para pacientes com subgrupos favoráveis de CDIS.[27] Pacientes com grau baixo ou intermediário CDIS medindo 2,5 cm ou menor tiveram taxa de 5 anos de recorrência de mama ipsilateral de apenas 6,1%. Em contraste, pacientes com doença de alto grau tiveram taxa de recorrência de mama ipsilateral muito maior em 5 anos, de 15,3%.

Em conjunto, os dados desses ensaios de tratamento para CDIS sugerem que a WBI após mastectomia deve ser recomendada para a maioria dos pacientes com CDIS. O único subgrupo que parece ter resultados favoráveis sem radiação são pacientes com lesões de grau mínimo, baixo ou intermediário.

Papel do tamoxifeno e dos inibidores da aromatase

O uso de tamoxifeno demonstrou reduzir o risco de desenvolvimento de novos cânceres de mama em mulheres de alto risco, incluindo mulheres com câncer de mama anterior (ver "Quimioprevenção do câncer de mama" anteriormente). O protocolo NSABP B-24 avaliou o benefício do tamoxifeno para pacientes com CDIS. Nesse estudo, 1.804 mulheres submetidas a mastectomia e radioterapia para CDIS foram aleatoriamente designadas para uso de 5 anos de tamoxifeno ou placebo. Os critérios do estudo permitiram a inclusão de pacientes com margens positivas e o RE não foi medido. Aos 7 anos de acompanhamento, a adição de tamoxifeno a lumpectomia e radioterapia diminuiu a incidência de câncer de mama ipsilateral recorrente de 9% para 6% e reduziu o risco de um novo câncer de mama contralateral em 47% (redução absoluta de 2%) (Tabela 35.7).

Para os estudos NSABP B-17 e NSABP B-24 combinados, em 7 anos de acompanhamento, a taxa total de recorrência de câncer de mama (ipsilateral e contralateral) foi de 30% para excisão isolada; 17% para excisão com radioterapia; e 10% para excisão, irradiação e tamoxifeno. Análises subsequentes demonstraram que o benefício do tamoxifeno é visto apenas em mulheres com CDIS RE-positivo. As pacientes com maior risco de recorrência local – e com maior probabilidade de se beneficiar do tamoxifeno – foram as que apresentaram margens positivas, comedonecrose, massa ao exame físico e idade inferior a 50 anos. Para pacientes individuais, os benefícios do tamoxifeno são pesados em relação a seus efeitos adversos, incluindo risco de carcinoma endometrial, eventos tromboembólicos, ondas de calor e catarata.

O IBIS-II recrutou 2.980 mulheres na pós-menopausa em um estudo randomizado comparando tamoxifeno *versus* anastrozol. Não houve diferenças entre os grupos nas taxas de recorrência ou efeitos adversos.[28]

Cirurgia de linfonodo sentinela

O CDIS, por definição, representa o câncer de mama contido em uma membrana basal intacta e sem acesso a canais linfáticos ou vasculares. No entanto, quando DLNA foi realizado durante a mastectomia para CDIS, linfonodos positivos foram encontrados em 3,6% dos casos, conforme indicado por uma revisão de mais de 10 mil pacientes no National Cancer Data Base. Esses linfonodos positivos provavelmente resultam de doença microinvasiva no tumor primário que não foi detectada na análise patológica de rotina.

Atualmente, a cirurgia do linfonodo sentinela é recomendada para pacientes submetidas à mastectomia para CDIS porque 20 a 30% dos pacientes com CDIS em uma CNB diagnóstica apresentam câncer invasivo na avaliação detalhada da amostra de mastectomia. A adição da cirurgia do linfonodo sentinela à mastectomia adiciona morbidade mínima e evita a necessidade de DLNA se o câncer invasivo for identificado (o mapeamento do linfonodo sentinela não é possível após a mastectomia). Para pacientes submetidas à cirurgia conservadora da mama para CDIS, a cirurgia do linfonodo sentinela pode ser considerada para pacientes com áreas maiores de CDIS, particularmente pacientes com histologia de alto grau ou com alta suspeita de microinvasão.

RADIOTERAPIA PARA CÂNCER DE MAMA

Radioterapia após cirurgia conservadora da mama

Para pacientes com câncer de mama invasivo tratadas com cirurgia conservadora da mama, a irradiação adjuvante da mama demonstrou conclusivamente reduzir a probabilidade de recorrência da mama e melhorar o resultado. O EBCTCG publicou metanálise dos dados de 7.300 mulheres que participaram de estudos randomizados de cirurgia conservadora da mama com ou sem WBI. Nessa análise, a radioterapia reduziu a taxa de 10 anos de recorrência na mama de 29% para 10% para pacientes com linfonodos negativos e de 47% para 13% para pacientes com linfonodos positivos. Essa melhora no controle local levou a uma redução na taxa de mortalidade por câncer de mama em 15 anos e na taxa de mortalidade geral. Com base nesses dados, a radioterapia após a cirurgia conservadora da mama deve ser considerada padrão. A maioria dos estudos que tentam definir subgrupos de pacientes que poderiam evitar a radioterapia após a mastectomia não teve sucesso. O único grupo identificado que pode ter sido capaz de evitar a irradiação com segurança é o de pacientes com mais de 70 anos que se submetem a mastectomia e terapia hormonal adjuvante para câncer de mama RE-positivo estádio I. No entanto, em 10 anos, 98% das pacientes que receberam tamoxifeno e radioterapia em comparação com 90% daquelas que receberam apenas tamoxifeno estavam livres de recorrências locorregionais.[29]

Historicamente, a radioterapia após a mastectomia consistiu em um tempo de tratamento de 6 a 8 semanas, o que pode ser uma dificuldade para as pacientes. Um importante estudo canadense comparou com sucesso esse cronograma histórico com um cronograma de radioterapia mais abreviado. Com base nos resultados a longo prazo desse estudo, é razoável tratar uma paciente na pós-menopausa com câncer de mama estádio I não de alto grau, RE-positivo, com um tempo de tratamento de 16 frações, o que reduz o tempo total de tratamento para aproximadamente 3 semanas.

Também tem havido interesse significativo em encurtar o curso do tratamento para 1 semana ou menos por meio de uma abordagem que foca a radioterapia exclusivamente na área ao redor do leito tumoral. Essa abordagem, chamada *irradiação parcial da mama*, pode ser realizada com cateteres de braquiterapia, cateteres-balão ou radiação de feixe externo.

O estudo NRG (NSABP B-39/RTOG 0413) designou aleatoriamente 4.216 mulheres que haviam sido submetidas recentemente à mastectomia para receber WBI ou IPA da mama. As mulheres inscritas no estudo tinham zero a três linfonodos axilares positivos na entrada no estudo. Vinte e cinco por cento do grupo tinham CDIS, 65% tinham câncer de mama em estádio I e 10% tinham doença em estádio II. A maioria das mulheres também tinha tumores positivos para receptores hormonais. As mulheres que foram designadas para radioterapia total da mama após quimioterapia adjuvante receberam tratamento diário com 2,0 Gy/fração de radiação totalizando 50 Gy com um reforço sequencial no sítio cirúrgico.

Aquelas designadas para IPA antes da quimioterapia adjuvante receberam um total de 10 tratamentos administrados 2 vezes/dia com 3,4 a 3,85 Gy administrados como braquiterapia ou radiação de feixe externo 3D. A incidência cumulativa de 10 anos de recorrência do tumor de mama ipsilateral foi muito baixa em ambos os grupos, em 4,6% para pacientes que realizaram IPA *versus* 3,9% para aquelas que realizaram WBI, mas não atingiu equivalência. Não houve diferenças no intervalo livre de doença à distância, SG ou SLD.

A American Society for Radiation Oncology publicou uma declaração de consenso destacando os critérios de seleção apropriados que devem ser considerados se as pacientes forem tratadas com IPA fora do contexto de um ensaio clínico (Tabela 35.8).[30]

Tabela 35.8 Diretrizes da American Society for Radiation Oncology para a irradiação da mama parcial acelerada.

Fator	Grupo "adequado"	Grupo "cauteloso"	Grupo "não adequado"
Fatores da paciente			
Idade (anos)	≥ 60	50 a 59	< 50
Fatores do tumor			
Tamanho do tumor (cm)	≤ 2	2,1 a 3,0	> 3
Estádio T	T1	T0 ou T2	T3 ou T4
Margens	Negativas por pelo menos 2 mm	Próximas (< 2 mm)	Positivas
Histologia	Carcinoma ductal invasivo ou outros subtipos favoráveis	Carcinoma lobular invasivo	NA
CDIS puro	Não permitido	≤ 3 cm	> 3 cm
Grau	Qualquer	NA	NA
ILV	Nenhuma	Limitada/focal	Extensa
Estado RE	Positivo	Negativo	NA
Multicentricidade	Unicêntrica	NA	Se presente
Multifocalidade	Clinicamente unifocal com tamanho total ≤ 2 cm	Clinicamente unifocal com tamanho total de 2,1 a 3 cm	Clinicamente multifocal ou microscopicamente multifocal > 3 cm
Fatores dos linfonodos			
Estádio N	pN0	NA	pN1-3
Fatores de tratamento			
Quimioterapia neoadjuvante	Não permitida	NA	Se utilizada

CDIS, carcinoma ductal *in situ*; *ILV*, invasão linfovascular; *NA*, não disponível; *RE*, receptor de estrogênio. (Adaptada de Smith BD, Arthur DW, Buchholz TA, et al. Accelerated partial breast irradiation consensus statement from the American Society for Radiation Oncology (ASTRO). *J Am Coll Surg.* 2009;209:269.)

Radioterapia pós-mastectomia

Para pacientes com câncer de mama T1N0 ou T2N0, a mastectomia e a DLNS fornecem controle local eficaz e a radioterapia não é necessária. Em contrapartida, pacientes com câncer de mama em estádio III têm altas taxas de recidiva locorregional após o tratamento com mastectomia radical modificada e quimioterapia adjuvante ou neoadjuvante. Dados de ensaios clínicos indicam que a radioterapia pós-operatória pode melhorar significativamente o prognóstico das pacientes que têm risco esperado de 20 a 40% de recorrência locorregional sem radioterapia.

Três estudos prospectivos randomizados abordaram o papel da irradiação pós-mastectomia. Nos estudos dinamarqueses, mulheres na pré-menopausa com câncer de mama estádio II ou III foram aleatoriamente designadas para quimioterapia isolada ou quimioterapia mais irradiação da parede torácica e linfonodal (protocolo 82b); mulheres na pós-menopausa foram aleatoriamente designadas para tamoxifeno sozinho ou tamoxifeno mais radioterapia (protocolo 82c). No estudo da Colúmbia Britânica, mulheres na pré-menopausa com câncer de mama com linfonodo positivo foram aleatoriamente designadas para quimioterapia isolada ou quimioterapia mais irradiação da parede torácica e linfonodal (Tabela 35.9).

Em 2005, o EBCTCG publicou os resultados de metanálise de ensaios de radioterapia pós-mastectomia, que incluiu dados de 9.933 pacientes tratadas com mastectomia ou desobstrução axilar com ou sem radioterapia pós-mastectomia. A radioterapia pós-mastectomia diminuiu a taxa de recorrência locorregional isolada em 15 anos para pacientes com doença linfonodal positiva de 29% para 8% e reduziu a taxa de mortalidade por câncer de mama em 15 anos de 60% para 55%. A análise mais recente desse grupo sugeriu que os benefícios da radioterapia pós-mastectomia são semelhantes para pacientes com um a três linfonodos positivos e pacientes com quatro ou mais linfonodos positivos.[32]

Há consenso de que as pacientes com quatro ou mais linfonodos positivos ou outras características da doença em estádio III devem ser aconselhadas a se submeter à radioterapia. No entanto, o uso de radioterapia pós-mastectomia para pacientes com doença em estádio II é controverso porque muitos estudos seriados norte-americanos indicaram que as taxas de recidiva locorregional após mastectomia radical modificada padrão e quimioterapia adjuvante são de apenas 12 a 15%, muito mais baixas do que as taxas relatadas no estudo clínico de radioterapia pós-mastectomia e a metanálise do EBCTCG. Com base nessa disparidade, é razoável considerar a radioterapia pós-mastectomia apenas para pacientes selecionadas com doença em estádio II, como aquelas com extensão extracapsular, invasão linfovascular, 40 anos ou menos, margens cirúrgicas próximas/positivas ou positividade linfonodal (relação de linfonodos positivos e o total de linfonodos examinados) de 20% ou mais e pacientes que foram submetidas a menos de uma dissecção axilar padrão de nível I ou II.

TERAPIA SISTÊMICA PARA CÂNCER DE MAMA

Apesar dos avanços na terapia locorregional, uma proporção significativa de mulheres com câncer de mama desenvolve doença metastática dentro de 5 a 10 anos após o diagnóstico. A maioria das pacientes que desenvolvem câncer de mama metastático morre por sua doença. A doença metastática é a principal causa de morte por câncer de mama.

A terapia sistêmica é usada para tratar e prevenir a recorrência do câncer de mama metastático microscópico. Para mulheres com câncer de mama em estádio IV, a terapia sistêmica é administrada para aliviar os sintomas do câncer e potencialmente prolongar a sobrevida. Atualmente, acredita-se que a metástase ocorra precocemente na progressão do câncer de mama, provavelmente antes da avaliação clínica inicial na maioria das pacientes. Esse conceito defende a administração de terapia sistêmica para câncer de mama em conjunto com tratamento local. O que está faltando no momento é a capacidade de detectar com precisão a doença metastática oculta e selecionar as pacientes apropriadas para receber tratamento sistêmico.

Os primeiros ensaios prospectivos de terapia sistêmica para câncer de mama combinaram a ooforectomia, para privar as pacientes de estrogênios, com a mastectomia radical. Desde esses primeiros ensaios, centenas de estudos prospectivos de terapia sistêmica foram realizados, envolvendo milhares de mulheres. Os medicamentos usados para tratar o câncer de mama inicial têm como fundamento o tratamento da doença avançada.

Tabela 35.9 Ensaios de terapia sistêmica com ou sem radioterapia após mastectomia.

Ensaio	Nº de pacientes			Taxa de recorrência local (%)			SG (%)		
	Terapia sistêmica + RXT	Terapia sistêmica isolada	Total	Terapia sistêmica + RXT	Terapia sistêmica isolada	Valor de *p*	Terapia sistêmica + RXT	Terapia sistêmica isolada	Valor de *p*
DBCG 82b (10 anos; quimioterapia)[a]	852	856	1.708	9	32	< 0,001	54	45	< 0,001
DBCG 82c (10 anos; tamoxifeno)[b]	686	689	1.375	8	35	< 0,001	45	38	0,03
DBCG 82c (18 anos combinados)[b]	1.538	1.545	3.083	14	49	< 0,001	37	27	
British Columbia Trial (20 anos)[c]	164	154	318	13	25	0,003*	64	54	0,003*

[a]Overgaard M, Hansen Per S, Overgaard J, et al. Postoperative radiotherapy in highrisk premenopausal women with breast cancer who receive adjuvante chemotherapy. *N Engl J Med*. 1997;337:949. [b]Overgaard M, Jensen MB, Overgaard J, et al. Postoperative radiotherapy in highrisk postmenopausal breast cancer patients given adjuvant tamoxifen: Danish Breast Cancer Cooperative Group DBCG 82c randomized trial. *Lancet*. 1999;353:1641. [c]Ragaz J, Jackson S, Le N, et al. Adjuvant radiotherapy and chemotherapy in nodepositive premenopausal women with breast cancer. *N Engl J Med*. 1997;337:956. *Valor de P agregado de comparações em vários intervalos de seguimento; este é o resultado em 10 anos. *DBCG*, Danish Breast Cancer Group; *RXT*, radioterapia; *SG*, sobrevida global.

Em geral, estima-se que os tratamentos usados efetivamente para melhorar os resultados de pacientes com câncer de mama incurável tenham maior impacto nos resultados de pacientes com estádios iniciais de câncer de mama, que tenham volumes menores de doença e potencialmente menos resistência à terapia. Quando são identificados medicamentos que melhoram os resultados para pacientes com câncer de mama incurável em estádio IV, eles geralmente são apresentados em estudos clínicos para estádios iniciais da doença.

Objetivos da terapia e avaliação de potenciais benefícios e riscos da terapia

Para pacientes com câncer de mama invasivo estádio I a III, o objetivo do tratamento é a cura. Ao selecionar o tratamento, os benefícios potenciais da terapia (redução do risco de recorrência) são considerados juntamente com os danos potenciais do tratamento. As preferências da paciente, particularmente as preferências em relação à terapia adjuvante, são cuidadosamente consideradas. Algumas pacientes acreditam que a redução do risco de recorrência com a terapia adjuvante não compense os efeitos adversos da terapia, principalmente no caso da quimioterapia. Com frequência, várias longas discussões com as pacientes são essenciais para determinar o tratamento mais adequado para cada uma.

O risco de recorrência sistêmica aumenta conforme o aumento do estádio da doença. As características biológicas de um tumor individual também influenciam o risco de recorrência sistêmica. Os biomarcadores de câncer de mama mais usados – RE, RP e HER-2 – não apenas afetam o prognóstico, mas também predizem a resposta a diferentes terapias sistêmicas. Em termos gerais, tumores sem expressão de RE ou RP e tumores com altos níveis de HER-2 estão associados a piores resultados de câncer do que tumores fortemente positivos para RE e RP e com níveis negativos ou normais de HER-2. Para a maioria das pacientes, o risco de recorrência é estimado com base em estatísticas populacionais. As diretrizes federais e internacionais atuais usam características biológicas e de estádio no desenvolvimento de recomendações de tratamento para orientar as decisões sobre terapia sistêmica para câncer de mama (Tabela 35.10).

Ensaios multigênicos, como o ensaio de pontuação de recorrência de 21 genes (Oncotype DX® Breast Cancer Assay, Genomic Health, Inc., Redwood City, CA), foram desenvolvidos na tentativa de identificar um fenótipo molecular específico de um tumor em paciente individual e usar o fenótipo para prever a resposta à terapia ou fornecer informações sobre o prognóstico. O ensaio Oncotype DX® foi desenvolvido a partir de um conjunto de 250 genes candidatos e reduzido a um painel específico de 21 genes com base em três estudos independentes dos genes candidatos. Esse ensaio foi validado primeiro em pacientes com câncer de mama RE-positivo, linfonodo-negativo (NSABP B-14). O Oncotype DX® foi considerado prognóstico para SG e preditivo dos benefícios de diferentes terapias sistêmicas, com pontuações de recorrência mais altas prevendo maior benefício da quimioterapia e pontuações mais baixas prevendo menor benefício da quimioterapia e maior benefício da terapia endócrina. Esse ensaio foi validado em estudos subsequentes. O Oncotype DX® pode ajudar os médicos a estimar os benefícios da terapia para pacientes com câncer de mama com linfonodo negativo e RE-positivo. Para pacientes com baixos escores de recorrência, a quimioterapia parece ter benefício marginal em termos de redução do risco de recorrência a distância, mas para pacientes com altos escores de recorrência, a quimioterapia oferece benefícios marcantes. Um estudo de grupo cooperativo, TAILORx, foi realizado para determinar o benefício da quimioterapia em pacientes com escores de recorrência intermediários. Esse estudo foi recentemente relatado envolvendo 9.719 mulheres com câncer de mama positivo para receptor hormonal, HER-2 negativo e linfonodo axilar negativo.[33] Pacientes com pontuação de recorrência inferior a 11 receberam terapia endócrina. Pacientes com pontuação de recorrência superior a 25 receberam quimioterapia. Havia 6.711 pacientes que tiveram escores de recorrência de médio porte de 11 a 25 e foram

Tabela 35.10 Tomada de decisão para terapia sistêmica.

Estádio	Terapia sistêmica	Comentários
I (< 1 cm)		
Receptor hormonal positivo	Terapia endócrina ± quimioterapia	Considerar teste genômico
Receptor hormonal negativo	Considerar quimioterapia	
HER-2 positivo	Considerar fortemente trastuzumabe e quimioterapia	
I (> 1 cm)		
Receptor hormonal positivo	Terapia endócrina ± quimioterapia	Considerar teste genômico
Receptor hormonal negativo	Quimioterapia	
HER-2 positivo	Trastuzumabe e quimioterapia	
II (linfonodos negativos)		
Receptor hormonal positivo	Terapia endócrina ± quimioterapia	Considerar teste genômico
Receptor hormonal negativo	Quimioterapia	
HER-2 positivo	Trastuzumabe e quimioterapia	
II (linfonodos positivos), III		
Receptor hormonal positivo	Quimioterapia + terapia endócrina	A terapia endócrina deve ser recomendada para todas as pacientes
Receptor hormonal negativo	Quimioterapia	A tomada de decisão sobre quimioterapia pode ser influenciada pelos resultados de estudos em curso
HER-2 positivo	Trastuzumabe e quimioterapia	Considerar quimioterapia neoadjuvante com terapia duplamente dirigida ao HER-2

HER-2, receptor do fator de crescimento epidérmico humano 2.

aleatoriamente designadas para receber terapia quimioendócrina ou terapia endócrina sozinha. A terapia endócrina não foi inferior à terapia quimioendócrina na análise de SLD invasiva, recorrência da doença invasiva, segundo câncer primário e SG em 9 anos de acompanhamento. Algum benefício da quimioterapia foi encontrado em mulheres com 50 anos ou menos com escore de recorrência de 16 a 25. Portanto, a quimioterapia não é recomendada para pacientes com doença de receptor hormonal positivo, HER-2 negativo e linfonodo negativo e pontuações de recorrência de menos de 25 para mulheres com mais de 50 anos ou pontuações de recorrência de menos de 16. Isso representa a maioria das pacientes que se apresentam para tratamento de câncer de mama atualmente.

Quimioterapia

As principais classes de fármacos usados para tratar o câncer de mama em estádio inicial incluem antraciclinas (p. ex., doxorrubicina, epirrubicina) e taxanos (p. ex., paclitaxel, docetaxel). As antraciclinas, que atuam como inibidores da topoisomerase II e antimetabólitos, apresentam altos níveis de atividade no tratamento do câncer de mama. Quando as antraciclinas são administradas como agentes únicos para o tratamento do câncer de mama metastático, as respostas à terapia geralmente são observadas em 45 a 80% das pacientes. A análise EBCTCG de 2005[32] observou que, em comparação com as terapias do tipo não antraciclinas, CMF (ciclofosfamida, metotrexato, 5-fluoruracila), as antraciclinas estão associadas a redução de 16% no risco de morte e redução de 11% no risco de recorrência. As antraciclinas estão associadas ao potencial efeito tóxico a longo prazo da cardiomiopatia, que pode levar à insuficiência cardíaca congestiva, muitas vezes muitos anos após o tratamento. O risco de disfunção cardíaca resultante das antraciclinas é dose-dependente, e os atuais regimes de quimioterapia contendo antraciclinas estão associados a risco de disfunção cardíaca de 1,5 a 3%. Risco adicional perigoso da quimioterapia à base de antraciclina é o de desenvolver leucemia (< 1%).

Os taxanos (inibidores de microtúbulos) têm atividade significativa no tratamento do câncer de mama metastático e são ativos não apenas em tumores previamente não expostos à quimioterapia, mas também em tumores resistentes à antraciclina. Numerosos ensaios clínicos avaliaram o uso de taxanos para o tratamento de câncer de mama em estádio inicial. Uma metanálise do uso de taxanos em 13 trabalhos diferentes do Intergroup Trial C9741/Cancer and Leukemia Group B (CALGB) trial 9741 encontrou melhora na SLD (HR, 0,83; IC 95%, 0,79 a 0,87; *P* < 0,0001) e SG (HR, 0,85; IC 95%, 0,79 a 0,91; *P* < 0,0001). A atividade antitumoral do paclitaxel depende do momento do tratamento: a administração mais frequente de paclitaxel melhora os resultados. A atividade do docetaxel depende menos do tempo de tratamento, e o docetaxel geralmente é administrado a cada 3 semanas. Os dois taxanos, quando administrados em sua dose e esquema ideais, produzem resultados equivalentes. Os taxanos estão associados ao potencial efeito tóxico permanente da neuropatia periférica, mas não causam aumento do risco a longo prazo de disfunção cardíaca ou segundo câncer.

A quimioterapia geralmente é administrada com combinações de medicamentos em um esforço para aproveitar os efeitos tóxicos não sobrepostos e maximizar os diferentes mecanismos de ação no direcionamento das células tumorais. A maior análise abrangente dos benefícios da poliquimioterapia para o câncer de mama até o momento é a análise EBCTCG publicada em 2012. Ela resumiu dados de estudos randomizados iniciados entre 1973 e 2003. Os autores apresentaram dados de pacientes de estudos que compararam um regime baseado em taxano mais antraciclina *versus* um regime sem taxano com doses iguais ou maiores cumulativas de cada componente não taxano (*n* = 44.000), estudos comparando um regime à base de antraciclina *versus* outro (n = 7.000) ou *versus* CMF (n = 18.000), e ensaios comparando poliquimioterapia *versus* nenhuma quimioterapia (n = 32.000). Com base nas dosagens do medicamento e na antraciclina usada (ou doxorrubicina [A] ou epirrubicina [E]), os regimes foram definidos como incluindo CMF padrão, doxorrubicina/citoxina (AC), citoxina/doxorrubicina/fluoruracila (CAF) padrão, ou citoxina/epirrubicina/fluoruracila (CEF). Uma metanálise mostrou que, em comparação com nenhuma quimioterapia, o uso de CMF ou AC padrão reduziu a taxa de recorrência em um terço em 8 anos e produziu redução de 20 a 25% na mortalidade por câncer de mama. A adição de mais quimioterapia (*i. e.*, CAF ou CEF em comparação com CMF ou AC) resultou em redução proporcional adicional de 15 a 20% na mortalidade por câncer de mama. Em média, os regimes de controle baseados em taxano mais antraciclina foram superiores ao AC padrão, mas não foram superiores aos regimes de antraciclina com ciclos extras (*i. e.*, CAF ou CEF). Em análises comparando regimes baseados em taxanos e baseados em antraciclinas, as reduções de risco proporcionais não foram significativamente afetadas por idade, tamanho do tumor, estado linfonodal, grau do tumor ou estado de RE. Em conjunto, esses dados sugerem que, independentemente da idade ou das características do tumor, um regime de quimioterapia que inclua um taxano ou regimes de antraciclina com dosagens cumulativas mais altas reduziu a mortalidade por câncer de mama em aproximadamente um terço.

Terapia direcionada baseada em HER-2

A amplificação do gene HER-2 ou a superexpressão da proteína ocorre em aproximadamente 20 a 25% dos cânceres de mama. A amplificação leva à superexpressão de proteínas, medida clinicamente por imuno-histoquímica e pontuada em uma escala de 0 a 3+. Alternativamente, a hibridização *in situ* por fluorescência detecta diretamente a quantidade de cópias do gene *HER-2*; o número normal de cópias são duas (ver "Marcadores moleculares e subtipos de câncer de mama" anteriormente).

O trastuzumabe é um anticorpo monoclonal humanizado desenvolvido para atingir o domínio extracelular do receptor HER-2. Quando o trastuzumabe é usado como agente único para o tratamento do câncer de mama metastático, a resposta é observada em aproximadamente 30% das pacientes. O trastuzumabe combinado com quimioterapia é ainda mais eficaz, com sinergia observada com vários agentes. Os regimes de quimioterapia à base de trastuzumabe melhoram a SLD e a SG para pacientes com doença metastática. Dada a atividade promissora do trastuzumabe contra a doença metastática, foram conduzidos numerosos ensaios de trastuzumabe para terapia adjuvante e neoadjuvante; esses ensaios demonstraram melhores resultados para pacientes com câncer de mama em estádio I a III. O estudo HERA (HERceptin Adjuvant) (*N* = 5.090) recrutou pacientes com câncer de mama HER-2 positivo e as designou aleatoriamente para tratamento com trastuzumabe (por 1 ou 2 anos) *versus* observação após a conclusão da quimioterapia. Em uma comparação de 1 ano de tratamento com trastuzumabe *versus* observação, o trastuzumabe reduziu o risco de evento relacionado ao câncer de mama em 46% (HR, 0,54; IC 95%, 0,43 a 0,67; *P* < 0,001) e melhorou a SG em 34% (HR, 0,66; IC 95%, 0,47 a 0,91; *P* < 0,0115). O tratamento com trastuzumabe por 2 anos não foi mais eficaz que 1 ano de tratamento, e 6 meses foi inferior, o que estabeleceu 1 ano de tratamento como padrão de atendimento.

O acompanhamento a longo prazo dos ensaios adjuvantes NSABP B-31 e NCCTGN9831, que foram semelhantes no desenho do estudo, demonstram que o benefício inicial observado com trastuzumabe adjuvante persiste com melhora na SG de 10 anos de 75,2% para 84%.[34] As pacientes que receberam terapia à base de trastuzumabe em NSABP B-31 (AC seguido de paclitaxel-trastuzumabe) tiveram risco aumentado de disfunção cardíaca, com taxa de eventos de 3 anos de 4,1% *versus* 0,8% no grupo controle.[34] Pacientes com menor fração de ejeção no início da terapia, idade avançada ou hipertensão estavam em maior risco de disfunção cardíaca.

O estudo BCIRG 006 usou regime sem antraciclina como um de seus grupos de tratamento e mostrou equivalência no resultado entre AC seguido de docetaxel-trastuzumabe (ACTH) e docetaxel combinado com carboplatina e trastuzumabe (TCH).[35] Ambos os tratamentos contendo trastuzumabe foram superiores em termos de SLD para o tratamento controle de AC seguido de docetaxel, com HR de 0,61 (IC 95%, 0,48 a 0,76; $P < 0,001$) para o grupo AC-TH e HR de 0,67 para o grupo TCH (IC 95%, 0,54 a 0,83). As taxas de efeitos tóxicos cardíacos foram marcadamente mais baixas no grupo TCH (0,37%) do que no grupo AC-TH (1,87%).

Fármacos adicionais direcionados ao HER-2 em combinação com trastuzumabe estão sendo avaliados, incluindo o inibidor de tirosinoquinase lapatinibe; o conjugado de fármacos trastuzumabe e entansina; neratinibe e pertuzumabe, um anticorpo monoclonal que inibe a dimerização de HER-2 com outros receptores HER-2. A combinação de trastuzumabe e pertuzumabe é aprovada em todos os cenários de doença, enquanto trastuzumabe/neratinibe é aprovado no cenário adjuvante e trastuzumabe/lapatinibe em doença metastática. Os ensaios estão em andamento com outras combinações com inibidores de PI3/AKT/mTOR, inibidores de CDK4/6, anticorpos anti-PD(L)1, terapia endócrina e novos agentes anti-HER-2.[36]

Terapia endócrina

Uma das abordagens originais de terapia direcionada foi o uso de ooforectomia para reduzir a produção sistêmica de estrogênio como tratamento para o câncer de mama. A maioria dos cânceres de mama (> 60%) expressa RE ou RP ou ambos; a interrupção da produção de estrogênio ou a capacidade do estrogênio de interagir com o RE tem sido associada à melhora da SLD e SG para mulheres com câncer de mama metastático. Essa abordagem terapêutica está associada a um perfil de efeitos adversos geralmente favorável em comparação com os efeitos adversos da quimioterapia.

Tamoxifeno

O tamoxifeno é um modulador seletivo do RE que tem efeitos antagonistas e agonistas fracos. Geralmente é bem tolerado; o efeito colateral mais comum são ondas de calor ou sintomas vasomotores, que ocorrem em menos de 50% das pacientes. Efeitos potencialmente graves, mas raros, incluem aumento do risco de doença tromboembólica e câncer uterino.

Os ensaios clínicos de tamoxifeno como tratamento para câncer de mama em estádio inicial começaram na década de 1970. Em 2005, a metanálise EBCTCG relatou dados de mais de 80 mil mulheres tratadas em estudos clínicos.[32] O tamoxifeno administrado por 5 anos reduziu o risco de recorrência de câncer de mama para pacientes com doença positiva para receptores hormonais em 41% (taxa de recidiva, 0,59; erro padrão [EP], 0,03). O risco de morte por câncer de mama foi reduzido em aproximadamente um terço (taxa de mortalidade, 0,66; EP, 0,04). O tamoxifeno mostrou ser benéfico para mulheres na pré-menopausa e pós-menopausa e teve magnitude semelhante de benefício para pacientes com doença linfonodo-positiva e linfonodo-negativa. A duração da terapia com tamoxifeno também foi avaliada; 5 anos de terapia foram superiores a apenas 1 a 2 anos de terapia em termos de recorrência do câncer de mama (redução proporcional de 15,2%; $P < 0,001$) e morte por câncer de mama (redução proporcional de 7,9%; $P = 0,01$).

A terapia com tamoxifeno por mais de 5 anos tem sido investigada, e os resultados dos dois maiores estudos de maior tempo de acompanhamento foram relatados recentemente. O estudo *Adjuvant Tamoxifen: Longer Against Shorter* (ATLAS) mostrou redução de aproximadamente 25% na taxa de recorrência e de aproximadamente 3% no risco de mortalidade em mulheres que tomaram 10 anos de tamoxifeno *versus* 5 anos, com o benefício mais pronunciado após o ano 10.[37] Esses achados foram confirmados no *Adjuvant Tamoxifen–to Offer MDore?* (aTTom), no qual as pacientes também foram aleatoriamente designadas para 5 anos *versus* 10 anos de tamoxifeno. Houve diminuição nas taxas de recorrência de câncer de mama e taxas de mortalidade por câncer de mama em pacientes tratadas por mais tempo. À luz desses achados, a American Society of Clinical Oncology (ASCO) atualizou suas diretrizes sobre terapia endócrina adjuvante. Para mulheres na pré-menopausa ou na perimenopausa, o tamoxifeno por 5 anos é recomendado. Após 5 anos, se a paciente ainda estiver na pré-menopausa, ela deve receber mais 5 anos de terapia com tamoxifeno.[38]

Inibidores de aromatase

Os IAs bloqueiam a conversão do hormônio androstenediona em estrona pela inibição da enzima aromatase. Essa enzima está presente nos tecidos adiposo e mamário, nas células tumorais da mama e em outros locais. Várias gerações de medicamentos que bloqueiam a enzima aromatase foram avaliadas, agentes menos específicos, como a aminoglutetimida, também suprimem a produção de outros hormônios, e isso está associado a efeitos adversos inaceitáveis. Os IAs seletivos ou de terceira geração bloqueiam puramente a etapa final da conversão de hormônios em estrogênio e não estão associados à ampla supressão hormonal observada nos IAs anteriores. Os IAs seletivos, que incluem anastrozol, exemestano e letrozol, são incapazes de suprimir completamente a função ovariana em mulheres na pré-menopausa ou na perimenopausa e são restritos para uso em mulheres na pós-menopausa. Os IAs seletivos como um grupo têm efeitos adversos semelhantes, incluindo ondas de calor, sintomas vasomotores, sintomas articulares, mialgias, perda óssea e secura vaginal.

Vários desenhos de ensaios diferentes foram usados para avaliar IAs como terapia adjuvante. Comparações diretas de 5 anos de IA seletiva *versus* 5 anos de tamoxifeno demonstraram melhora nos resultados de câncer para anastrozol e letrozol.[39] O estudo *Arimidex, Tamoxifen, Alone or in Combination* (ATAC) demonstrou que 5 anos de anastrozol melhoraram significativamente a SLD em 17% em comparação com 5 anos de tamoxifeno (HR, 0,83; IC 95%, 0,73 a 94; $P = 0,05$). Além de reduzir o risco de recorrência a distância (SLD à distância, HR, 0,86; IC 95%, 0,74 a 0,99; $P = 0,04$), o anastrozol reduziu o risco de desenvolvimento de câncer de mama contralateral em 42%.[39]

A administração de IAs seletivos por 2 a 3 anos após tamoxifeno por 2 a 3 anos foi comparada com 5 anos de tratamento com tamoxifeno.[40] O uso de todos os três IAs modernos após 2 a 3 anos de tamoxifeno foi associado a melhores resultados de câncer do que o uso de tamoxifeno sozinho. Além disso, terapia adjuvante estendida com 5 anos de letrozol IA após 5 anos de tamoxifeno mostrou melhorar o resultado em comparação com placebo após 5 anos de tamoxifeno. O uso de letrozol *versus* placebo reduziu o risco de eventos de câncer de mama em 43% ($P < 0,008$).

Nas diretrizes mais recentes da ASCO, se as mulheres estiverem na pré ou perimenopausa e tiverem recebido 5 anos de tamoxifeno adjuvante, elas devem receber 10 anos de duração total de tamoxifeno. Se as mulheres estiverem na pós-menopausa e receberam 5 anos de tamoxifeno adjuvante, deve ser oferecida a opção de continuar com tamoxifeno ou mudar para um IA por 10 anos de terapia endócrina adjuvante total.[41]

Ablação ovariana

A metanálise EBCTCG avaliou mulheres na pré-menopausa que foram tratadas com ablação ou supressão ovariana e constatou que esse tratamento reduziu o risco de recidiva e morte por câncer de mama.[32] Comparado ao uso de quimioterapia CMF, o uso de ablação ovariana com gosserrelina como tratamento para câncer de mama estádio II linfonodo-positivo em mulheres na pré-menopausa resultou em achados equivalentes em termos de SLD (HR, 1,01; $P = 0,94$) e SG (HR, 0,99; $P = 0,94$). Mesmo com esse alto nível de atividade, o papel ideal para adição de ablação ovariana é desconhecido.

Os resultados foram relatados em dois estudos de fase III que avaliaram o uso de um IA com supressão ovariana em pacientes na pré-menopausa com câncer de mama inicial positivo para receptores hormonais. Esses estudos foram *Tamoxifen and Exemestane Trial* (TEXT) e *Suppression of Ovarian Function Trial* (SOFT).[42] O TEXT foi projetado para avaliar o uso por 5 anos do IA exemestano mais supressão ovariana com um agonista do hormônio liberador de gonadotrofina *versus* tamoxifeno mais o hormônio liberador de gonadotrofina agonista. O SOFT foi projetado para avaliar o uso por 5 anos do IA exemestano mais supressão ovariana *versus* tamoxifeno mais supressão ovariana *versus* tamoxifeno sozinho. A análise combinada inicial analisou IA mais supressão ovariana *versus* tamoxifeno mais supressão ovariana; o grupo que usou tamoxifeno isolado não foi incluído no SOFT. Após acompanhamento médio de 68 meses, a adição da supressão ovariana à supressão hormonal não mostrou benefício clínico geral, mas mostrou benefício nas pacientes com a doença de maior risco. Portanto, as diretrizes de consenso afirmam que, se a paciente tiver doença de alto risco, a supressão ovariana deve ser considerada além da supressão hormonal.[43]

Terapia sistêmica neoadjuvante para câncer de mama operável

A quimioterapia é mais comumente administrada como terapia adjuvante após a conclusão da cirurgia. A terapia neoadjuvante, a administração de quimioterapia sistêmica ou terapia endócrina antes da cirurgia, pode resultar em redução significativa do tamanho do tumor e converter tumores inoperáveis em operáveis, tornar tumores que exigiriam mastectomia passíveis de tumorectomia e diminuir tumores maiores para permitir um resultado estético melhor com a cirurgia conservadora da mama.

Vários estudos prospectivos randomizados avaliaram a eficácia da quimioterapia e terapia endócrina administrada como terapia neoadjuvante (antes da cirurgia) *versus* adjuvante (após a cirurgia). Todos esses estudos demonstraram aumento das taxas de conservação da mama com o uso de terapia sistêmica neoadjuvante. O estudo NSABP B-18 incluiu 1.523 pacientes e não encontrou vantagem de sobrevida (ou prejuízo) em pacientes que receberam quimioterapia pré-operatória com doxorrubicina e ciclofosfamida *versus* o mesmo regime administrado no pós-operatório. A taxa de conservação da mama foi maior em mulheres que completaram a quimioterapia neoadjuvante, e a taxa de recidiva nas mamas em mulheres submetidas à terapia neoadjuvante seguida de lumpectomia não foi significativamente diferente da taxa de recorrência nas mamas em mulheres submetidas à lumpectomia antes da quimioterapia adjuvante.

A administração de quimioterapia antes da cirurgia apresenta outras vantagens teóricas, incluindo o potencial de diminuir o volume da doença metastática microscópica, diminuir a resistência aos medicamentos tratando tumores antes que a resistência se desenvolva, aumentar a eficácia do tratamento porque o sistema vascular não foi interrompido pela cirurgia e permitir avaliação da resposta ao tratamento *in vivo*. Em teoria, a capacidade de avaliar a resposta à terapia *in vivo* pode ajudar a evitar a administração de terapia ineficaz e permitir que o médico adapte a terapia ao paciente individual. Além disso, foi demonstrado que a resposta à quimioterapia neoadjuvante se correlaciona com os resultados de sobrevida. No estudo NSABP B-18, após 9 anos de acompanhamento, a taxa de SLD em pacientes que atingiram resposta patológica completa no grupo que usou terapia neoadjuvante (sem evidência de tumor na cirurgia) foi de 75% em comparação com 58% em pacientes que tiveram qualquer doença invasiva residual após quimioterapia. Uma metanálise de 12 ensaios randomizados avaliando quimioterapia neoadjuvante descobriu que 18% das pacientes tiveram resposta patológica completa, definida como ausência de doença invasiva residual na mama ou axila, e 13% tiveram resposta patológica completa definida como ausência de doença invasiva residual ou *in situ*. Uma resposta patológica completa por qualquer definição foi associada a melhor sobrevida livre de eventos e SG.[44] A associação entre resposta patológica completa e resultados a longo prazo foi mais forte em pacientes com subtipos de tumor agressivos, incluindo aquelas com câncer de mama triplo-negativo e pacientes com câncer de mama HER-2-positivo receptor hormonal-negativo que receberam trastuzumabe como parte de seu regime neoadjuvante.

Existem várias considerações cirúrgicas para pacientes que recebem quimioterapia neoadjuvante. Ao fim da terapia sistêmica, uma porcentagem de pacientes tem resolução completa de seus tumores no exame clínico e de imagem, mas pode ter doença residual microscópica. Essa porcentagem varia de 10 a 15% em pacientes com tumores positivos para receptores hormonais a aproximadamente 50% em pacientes com tumores HER-2-positivos recebendo trastuzumabe em combinação com quimioterapia como terapia neoadjuvante. Consequentemente, um clipe metálico é colocado no local do tumor primário sob orientação da imagem antes do início da quimioterapia neoadjuvante a fim de permitir a identificação do local do tumor original para excisão após a terapia.

O manejo da axila em pacientes submetidas à terapia neoadjuvante evoluiu. O momento da DLNS tem sido debatido e alguns centros realizam DLNS antes da terapia neoadjuvante em pacientes com linfonodos clinicamente negativos para informar decisões sobre terapia sistêmica e radioterapia. Os defensores da DLNS antes da quimioterapia neoadjuvante citam preocupações acerca das taxas de mapeamento bem-sucedidas mais baixas e taxas de falso-negativo mais altas após a terapia neoadjuvante. Outros centros favorecem a DLNS após terapia neoadjuvante para qualquer paciente cuja axila seja clinicamente negativa após a terapia a fim de obter mais informações sobre o estado dos linfonodos após a terapia neoadjuvante. Duas metanálises de estudos multicêntricos e de uma única instituição foram conduzidas e concluíram que a DLNS é viável e precisa após quimioterapia neoadjuvante, resultando em taxas de identificação de linfonodo sentinela de aproximadamente 91%.[45] Ambas as metanálises incluíram pacientes com doença nodular clínica negativa e positiva. Em uma delas, os autores avaliaram estudos que incluíram apenas pacientes com doença clinicamente negativa para linfonodo, e encontraram uma taxa de identificação de linfonodo sentinela de 93%. Essas duas metanálises também examinaram a precisão da DLNS em pacientes que receberam quimioterapia neoadjuvante, e relataram taxas de falso-negativo de 10,5 a 12%.

Além disso, a quimioterapia neoadjuvante erradica a doença microscópica nos linfonodos regionais em 40% dos pacientes, reduzindo a necessidade de DLNA completa no momento da intervenção cirúrgica. A DLNA completa continua sendo o padrão para todas as pacientes que recebem terapia neoadjuvante que tenham doença com linfonodo positivo comprovada por biopsia na apresentação inicial; no entanto, há um interesse significativo em identificar pacientes nos quais a DLNS possa ser apropriada após a quimioterapia neoadjuvante. O ACOSOG relatou os resultados do Z1071, um estudo de fase II no qual pacientes com doença clinicamente linfonodal positiva (doença clínica N1) recebendo quimioterapia neoadjuvante foram submetidas a DLNS seguidas de DLNA de conclusão planejada. Esse estudo permitiu a determinação do índice de falso-negativo para DLNS, que foi de 12,6% – maior do que o ponto final pré-especificado de 10%.[46] A taxa de falso-negativo foi menor quando traçadores duplos foram usados para mapeamento (taxa de falso-negativo, 10,8%) e quando três ou mais linfonodos sentinela foram identificados (taxa de falso-negativo, 9,1%). Esses dados são consistentes com dois outros estudos que avaliaram DLNS em pacientes com doença clinicamente positiva para linfonodo, o *Sentinel Neoadjuvant* (SENTINA) e o *Sentinel Node Biopsy Following Neoadjuvant Chemotherapy* (SN FNAC) (em biopsia de mama com linfonodo positivo). Os resultados desses estudos sugerem que a técnica cirúrgica é fundamental na redução da taxa de falso-negativos para DLNS em pacientes com doença que apresenta linfonodos positivos clinicamente recebendo quimioterapia neoadjuvante. Se um clipe tiver sido deixado no linfonodo axilar positivo antes da quimioterapia e esse clipe e o linfonodo sentinela forem recuperados no momento da cirurgia axilar (dissecção axilar direcionada), então a taxa de falso-negativo foi reduzida em um estudo de uma única instituição para 1,4%.[47] Ensaios estão em andamento para determinar se, no cenário neoadjuvante, é seguro omitir DLNA se o linfonodo sentinela for negativo.

Alguns conceitos-chave foram adquiridos a partir dos resultados de ensaios de terapia neoadjuvante. O uso da quimioterapia neoadjuvante como plataforma de pesquisa levou à identificação de características da paciente e do tumor que podem predizer a resposta à terapia. Essas informações permitem que os médicos definam melhor a população de pacientes com maior probabilidade de se beneficiar da quimioterapia neoadjuvante. Terapias direcionadas, como trastuzumabe, podem ser administradas com segurança em combinação com quimioterapia para tratamento neoadjuvante em pacientes com câncer de mama HER-2-positivo, resultando em taxas marcadamente aumentadas de resposta patológica completa. Mais recentemente, estudos mostraram o benefício do direcionamento duplo de HER-2. No estudo NeoSphere, pacientes com câncer de mama operável e HER-2-positivo foram aleatoriamente designadas para um dos quatro regimes neoadjuvantes: (1) trastuzumabe mais docetaxel, (2) pertuzumabe e trastuzumabe mais docetaxel, (3) pertuzumabe e trastuzumabe, ou (4) pertuzumabe mais docetaxel.[48] O estudo incluiu 417 pacientes, e o desfecho primário foi a resposta patológica completa, observada em 46% dos pacientes no grupo que usou pertuzumabe e trastuzumabe mais docetaxel *versus* 29% dos pacientes no grupo de trastuzumabe mais docetaxel. Com base nesses resultados, a Food and Drug Admistration (FDA) concedeu uma aprovação acelerada do pertuzumabe como o primeiro medicamento aprovado para tratamento neoadjuvante do câncer de mama. Uma resposta patológica completa foi mostrada em 17% dos pacientes no grupo que usou trastuzumabe mais pertuzumabe, sugerindo que algumas pacientes com câncer de mama HER-2-positivo poderiam ser tratadas apenas com terapia direcionada sem quimioterapia.

No contexto da terapia direcionada, pacientes com doença RE-positiva podem ser tratadas com terapia endócrina como terapia neoadjuvante, e essa abordagem produz taxas de resposta significativas e taxas aumentadas de cirurgia conservadora da mama. Essa abordagem é ideal em mulheres na pós-menopausa com tumores RE-positivos, para quem a terapia endócrina fornece mais proteção do que a quimioterapia padrão contra o risco de recorrência e morte causada por câncer de mama. Por fim, como regimes novos e mais direcionados levaram a uma população crescente de pacientes com resposta clínica completa à terapia neoadjuvante, avaliar com precisão a carga tumoral residual na mama e nos linfonodos regionais será vez mais importante em termos de definição de prognóstico e determinação de qual terapia é necessária. A quimioterapia neoadjuvante tem desvantagens potenciais em termos de perda de informações prognósticas pré-quimioterapia (p. ex., *status* dos linfonodos axilares, tamanho real do tumor invasivo), o que pode ter impacto na tomada de decisão em relação à radioterapia pós-mastectomia.

TRATAMENTO DO CÂNCER DE MAMA LOCALMENTE AVANÇADO E INFLAMATÓRIO

Pacientes com câncer de mama localmente avançado incluem pacientes com grandes tumores primários (> 5 cm), tumores envolvendo a parede torácica, envolvimento da pele, ulceração ou nódulos de pele satélite, carcinoma inflamatório, linfonodos axilares volumosos ou fixos e linfonodos mamários internos ou supraclaviculares clinicamente aparentes (estádios IIB, IIIA e IIIB da doença). O conceito fundamental está no fato de a doença estar avançada na parede torácica e/ou nos linfonodos regionais, não incluindo metástases a distância. Essas pacientes são reconhecidas como de risco significativo para o desenvolvimento de metástases subsequentes, e o tratamento deve abordar o risco de recidiva local e sistêmica. A experiência anterior à década de 1970 demonstrou que a cirurgia sozinha proporcionava controle local deficiente, com taxas de recidiva local de 30 a 50% e taxas de mortalidade de 70%. Resultados semelhantes foram relatados quando a radioterapia foi a única modalidade de tratamento. O manejo atual inclui cirurgia, radioterapia e terapia sistêmica, com a sequência e a extensão do tratamento determinadas pelas especificidades das circunstâncias da paciente.

Embora o câncer de mama inflamatório seja raro, representando aproximadamente 1 a 5% de todos os tumores de mama, é o subtipo mais agressivo de câncer de mama. A marca do câncer de mama inflamatório é o envolvimento tumoral difuso dos canais linfáticos dérmicos dentro da mama e da pele sobrejacente, muitas vezes sem tumor subjacente. O câncer de mama inflamatório se manifesta clinicamente como eritema, edema e calor da mama como resultado da obstrução linfática. Pode não haver anormalidade na mamografia além do espessamento da pele, e massa palpável não é necessária para o diagnóstico. O termo *peau d'orange* (casca de laranja) é usado para descrever a aparência de casca de laranja da pele resultante do edema e ondulações nos locais dos folículos pilosos (Figura 35.6 D). A anamnese deve revelar início rápido da doença, com progressão ao longo de semanas a 3 meses. Tumores de mama primários negligenciados que levam a alterações inflamatórias secundárias na mama não devem ser classificados como câncer de mama inflamatório. O câncer inflamatório é um diagnóstico clínico e pode ocorrer com tumores de histologia ductal ou lobular. A marca patológica do câncer inflamatório é a presença de células tumorais nos vasos linfáticos dérmicos, mas isso muitas vezes é perdido por erro de amostragem e não é pré-requisito para o diagnóstico. Metástases linfonodais axilares são comuns e há risco significativo de metástases a distância. A biopsia do linfonodo sentinela não é realizada para câncer de mama inflamatório, pois a DLNA deve sempre ser realizada.

As abordagens de tratamento atuais enfatizam o uso agressivo do tratamento de modalidade combinada, incluindo quimioterapia neoadjuvante, mastectomia e radioterapia, com terapia endócrina para tumores RE-positivos e trastuzumabe para tumores HER-2-positivos. Com o tratamento multimodal, as taxas de sobrevida livre de recidiva são de 50% ou mais em 5 anos; em contrapartida, uma série histórica de uma única instituição mostrou taxa de sobrevida em 5 anos de 7% em pacientes que receberam tratamento menos agressivo.[49]

TRATAMENTO DE CONDIÇÕES ESPECIAIS

Câncer de mama em idosas

Vários estudos exploraram opções que reduzem a extensão da cirurgia e radioterapia para mulheres idosas com câncer de mama. Em dois ensaios, mulheres mais idade foram aleatoriamente designadas para lumpectomia com ou sem radioterapia. No estudo CALGB 9343, 636 mulheres com 70 anos ou mais com tumores RE-positivos de 2 cm ou menores e linfonodos negativos clinicamente foram submetidas a lumpectomia e uso de tamoxifeno e foram aleatoriamente designadas para realização ou não de radioterapia.[29] Em 10 anos, a taxa de recidiva na mama foi de 9% no grupo que não realizou radioterapia versus 2% no grupo da radioterapia. Essa diferença na recorrência na mama não se traduziu em benefício de sobrevida: as estimativas de sobrevida específica de câncer de mama em 10 anos foram de 98% no grupo sem radioterapia e 97% no grupo da radioterapia.

Fyles et al. relataram os resultados de um estudo canadense com critérios de elegibilidade mais inclusivos em que 769 mulheres com 50 anos ou mais com tumores de até 5 cm e status de RE positivo ou negativo foram incluídas. Todas as pacientes foram submetidas a excisão ampla e receberam tamoxifeno e foram aleatoriamente designadas para realizar ou não radioterapia. As taxas de recidiva foram significativamente maiores, em geral, nas pacientes que não receberam radioterapia. No entanto, em uma análise não planejada de um subgrupo de 193 mulheres com mais de 60 anos, a taxa de recorrência local foi de apenas 1,2% sem radioterapia e não houve recorrências com radioterapia. Essas baixas taxas de recidiva local e as taxas significativas de morte por outras comorbidades levaram à aceitação da excisão ampla e terapia endócrina sem radioterapia para pacientes idosas selecionadas com pequenos tumores RE-positivos e linfonodos axilares clinicamente negativos. A cirurgia axilar foi omitida em tais pacientes no passado; entretanto, a DLNS pode ser facilmente incorporada, com morbidade mínima.

Doença de Paget

A doença de Paget é responsável por 1% ou menos das malignidades da mama. Caracteriza-se clinicamente por eritema e irritação mamilar com prurido associado e pode evoluir para crostas e ulceração. A condição pode se espalhar do mamilo para a aréola e pele ao redor da mama (Figura 35.6). O diagnóstico diferencial de descamação da pele e eritema do complexo areolopapilar inclui eczema, dermatite de contato, dermatite pós-radioterapia e doença de Paget. Uma biopsia da pele do mamilo deve ser realizada; uma amostra contendo células de Paget confirma o diagnóstico.

Histopatologicamente, a célula de Paget é uma célula grande, de coloração pálida, com núcleos arredondados ou ovais e grandes nucléolos localizados entre os ceratinócitos normais da epiderme do mamilo. As células de Paget se espalham nos seios lactíferos sob o mamilo e para cima para invadir a epiderme sobrejacente do mamilo. As células de Paget não invadem a membrana basal dérmica e são classificadas como carcinoma *in situ*. Mais de 95% das pacientes com doença de Paget têm carcinoma de mama subjacente. A doença de Paget pode ser acompanhada por massa palpável em pouco mais de 50% das pacientes. O câncer de mama invasivo é identificado em mais de 90% das pacientes com massa palpável e doença de Paget.

O tratamento da doença de Paget inclui mastectomia com estadiamento axilar ou excisão local ampla do mamilo e da aréola para obter margens claras, estadiamento axilar e radioterapia. Para muitas pacientes, a lumpectomia e a irradiação proporcionam aparência estética aceitável e eliminam a necessidade de mastectomia e reconstrução da mama. A reconstrução areolopapilar pode ser realizada 4 a 6 meses após a radioterapia ou por meio de tatuagem 3D (Figura 35.14). Para pacientes que consideram a lumpectomia, é necessária uma avaliação pré-operatória completa para descartar doença multicêntrica oculta.

Câncer de mama em homens

O câncer de mama que ocorre na glândula mamária dos homens é pouco frequente; é responsável por 0,8% de todos os cânceres de mama, menos de 1% de todos os cânceres recém-diagnosticados em homens e 0,2% das mortes por câncer em homens. Nos EUA, são relatados anualmente 1.500 novos casos de câncer de mama em homens e 400 mortes por essa doença. A idade mediana ao diagnóstico é de 68 anos, 5 anos a mais do que nas mulheres. Os fatores de risco incluem aumento da idade, exposição à radiação e fatores relacionados a anormalidades no equilíbrio de estrogênio e andrógeno, incluindo doença testicular, infertilidade, obesidade e cirrose. Fatores de risco relacionados à predisposição genética incluem síndrome de Klinefelter (cariótipo 47,XXY), histórico de família e mutações do gene *BRCA*, particularmente mutações *BRCA2*. Ginecomastia não é fator de risco.

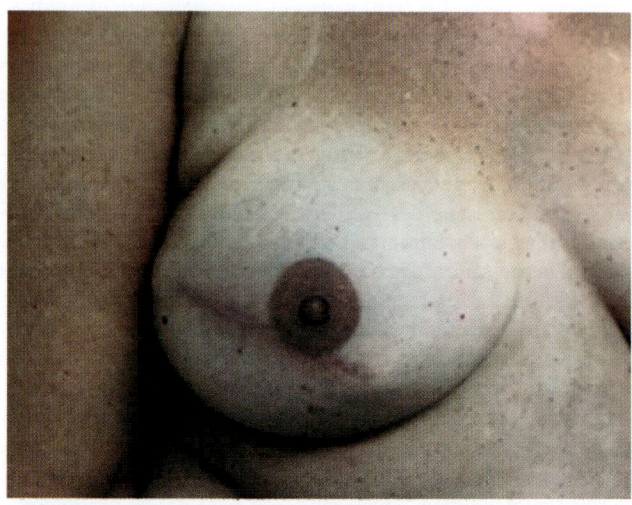

Figura 35.14 Tatuagem tridimensional do complexo areolopapilar.

Histopatologicamente, 90% dos cânceres de mama em homens são carcinomas ductais invasivos. Aproximadamente 80% são positivos para RE, 75% são positivos para RP e 35% superexpressam HER-2. Os 10% restantes são CDIS. Dada a ausência de lóbulos terminais na mama normal em homens, raramente é observado carcinoma lobular invasivo e *in situ*.

A maioria dos homens com câncer de mama tem massa mamária. O diagnóstico diferencial inclui ginecomastia, carcinoma mamário primário, metástase mamária de carcinoma em outro local, sarcoma e abscesso mamário. Além de dor local e adenopatia axilar, os sintomas iniciais podem incluir retração do mamilo, ulceração, sangramento e secreção. A avaliação inclui estudos de imagem da mama e CNB diagnóstico. Fatores prognósticos para câncer de mama em homens são os mesmos que fatores prognósticos para câncer de mama em mulheres e incluem envolvimento do linfonodo, tamanho do tumor, grau histológico e *status* do receptor. A sobrevida em homens com câncer de mama é semelhante à sobrevivência em mulheres com câncer de mama pareadas por idade e estádio.

O tratamento do carcinoma de mama em homens depende do estádio e da extensão local do tumor, com opções de tratamento semelhantes às opções para mulheres. Tumores pequenos podem ser tratados por excisão local e irradiação ou por mastectomia. A biopsia do linfonodo sentinela mostrou-se eficaz para o estadiamento do câncer de mama em homens. Os tumores de mama em homens envolvem mais comumente o músculo peitoral maior, provavelmente porque o tecido mamário nos homens é escasso. Se o músculo peitoral subjacente estiver envolvido, a mastectomia radical modificada com excisão da porção do músculo envolvida é o tratamento adequado, mas pode ser combinada com radioterapia pós-operatória. A terapia sistêmica adjuvante para câncer de mama em homens é a mesma que em mulheres. A maioria dos cânceres de mama em homens é receptor hormonal-positivas. A terapia endócrina adjuvante com tamoxifeno ou IAs é indicada para pacientes com doença com linfonodo positivo e pacientes de alto risco com doença com linfonodo negativo. A quimioterapia adjuvante é usada em homens com risco substancial de doença metastática.

36

Reconstrução da Mama

Stefanos Boukovalas, Shana S. Kalaria, Julie E. Park

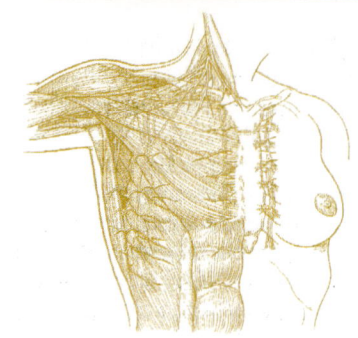

VISÃO GERAL DO CAPÍTULO

Terapia de conservação da mama – técnicas oncoplásticas
Reconstrução após mastectomia
   Mama contralateral
   Radiação
   Medidas de qualidade e resultados
   Reconstrução com aloplásticos
   Tempo – reconstrução imediata *versus* tardia

Localização do implante – pré-peitoral *versus* subpeitoral
Reconstrução autóloga da mama
Combinação de técnicas de reconstrução
   com ou sem implantes
Reconstrução areolopapilar
Cirurgia de revisão – estética da reconstrução da mama
Conclusão

Entre as mulheres nos EUA, o câncer de mama é o câncer mais comum e a segunda causa mais comum de morte por câncer. Da década de 1980 a 2015, as taxas de mortalidade por câncer de mama diminuíram e a sobrevida em 5 anos aumentou para quase 90%.[1,a] A American Cancer Society (ACS) ajustou suas diretrizes de rastreamento de câncer de mama em 2015 e atualmente recomenda fortemente mamografias anuais a partir dos 45 anos. Mulheres de 40 a 44 anos devem ter a oportunidade de iniciar a triagem mais cedo, de acordo com a recomendação qualificada. Mulheres com 55 anos ou mais podem mudar para a triagem bienal, mas devem ter a opção de continuar a triagem anual, se preferirem. A recomendação da ACS é que a mamografia de rastreamento deve continuar enquanto a mulher estiver saudável e a expectativa de vida for de 10 anos ou mais.[2,b]

O American Joint Committee on Cancer (AJCC) publicou recentemente o *Eighth Edition Cancer Staging Manual*, que descreve um novo sistema de estadiamento do câncer de mama que combina o tradicional sistema de estadiamento anatômico do tamanho do tumor, status linfonodal e metástase (estadiamento TNM) com marcadores biológicos – receptor de estrogênio, receptor de progesterona, receptor do fator de crescimento epidérmico humano 2 (HER 2), grau e análises multigênicas. O tratamento depende do diagnóstico clínico e do estadiamento do câncer de mama e geralmente é projetado para tratar o câncer local com terapia conservadora da mama com radioterapia ou mastectomia, e abordar o câncer sistêmico com quimioterapia e terapia endócrina.

TERAPIA DE CONSERVAÇÃO DA MAMA – TÉCNICAS ONCOPLÁSTICAS

Enquanto a lumpectomia combinada com radioterapia adjuvante confere os mesmos benefícios de sobrevivência que a mastectomia, a contratura pós-radioterapia pode causar deformidades do contorno mamário e desvio do complexo areolopapilar para o lado da lumpectomia. A reconstrução mamária oncoplástica, termo cunhado na década de 1980, previne essas deformidades e oferece menor morbidade, maior qualidade de vida e um resultado estético mais natural do que as técnicas tradicionais de reconstrução mamária após mastectomias.[3] Isso dá às mulheres múltiplas opções conservadoras, caso optem por terapia conservadora mamária, além de oferecer cirurgia na mama contralateral para obter um resultado simétrico ou se não estiver satisfeita com a mama não afetada. Uma coordenação cuidadosa e comunicação entre os cirurgiões oncológicos de mama e os cirurgiões plásticos é importante para o planejamento pré-operatório ideal das incisões a fim de alcançar ambos os resultados: oncológico e estético.

Os objetivos da reconstrução mamária oncoplástica são a obliteração do espaço morto, o suporte vascular para o mamilo e a adaptação dos tecidos locais para colocar o complexo areolopapilar e a pele e o parênquima remanescentes em uma forma esteticamente aceitável, de modo que as forças contráteis pós-radiação sejam concêntricas para evitar distorções. Isso abrange três técnicas principais: redução/mastopexia, rearranjo tecidual intrínseco e transferência de tecidos adjacentes/retalhos locorregionais.

Certas considerações sobre a radioterapia adjuvante afetam o planejamento e a técnica cirúrgica. O fato de a paciente precisar ou não de um reforço durante a radioterapia pode afetar o tipo de reconstrução a ser realizada, a fim de minimizar o grau em que as margens da cavidade da cirurgia conservadora são rearranjadas dentro da mama. Como o espaço morto é obliterado, não haverá formação de seroma para orientar o radioterapeuta sobre as margens da lumpectomia. Portanto, o oncologista cirúrgico ou o cirurgião plástico devem definir claramente as margens com clipes antes de qualquer rearranjo. Também é preferível evitar o uso de clipes para hemostasia a fim de evitar confusão. Eletrocautério ou laços de sutura/ligaduras são outras opções para controle hemostático. Deve-se considerar também a quantidade de rearranjo de tecido que será necessária no caso de margens positivas ou próximas exigirem reabordagem com reexcisão. Da mesma maneira, todo tecido excisado, especialmente ao redor das margens da lumpectomia, deve ser orientado e claramente marcado. Existem várias

---
[a] N.R.T.: No Brasil, segundo o Instituto Nacional de Câncer (INCA), o câncer de mama é o mais prevalente e o de maior mortalidade entre as mulheres.
[b] N.R.T.: O Ministério da Saúde brasileiro recomenda mamografia de rastreio na faixa etária de 50 a 69 anos, independente de outros fatores de risco, realizada a cada 2 anos.

estratégias para lidar com a questão do *status* das margens, incluindo o estadiamento da porção de reconstrução oncoplástica após o conhecimento das margens finais ou proceder à reconstrução imediata e a possibilidade de radioterapia. Reuniões multidisciplinares são o local ideal para discutir essas opções.

As estratégias de redução de mama são usadas para tratar pacientes com mamas grandes e/ou com ptose associado a doença unifocal nas quais a terapia de conservação da mama é apropriada. Várias estratégias de redução de mama podem ser usadas, mas deve haver uma discussão com o cirurgião de mama antes da cirurgia sobre as incisões da mastectomia segmentar planejada. As reduções de pele de padrão Wise (T invertido) oferecem maior flexibilidade no planejamento da incisão para o cirurgião de mama, mas têm uma carga cicatricial maior sobre a qual a paciente deve ser aconselhada. Elas podem ser usadas em combinação com vários pedículos, dependendo da localização e tamanho do tumor, bem como da área planejada e quantidade de ressecção. Do mesmo modo, as reduções mamárias verticais podem ser usadas para atingir os objetivos combinados de reconstrução e redução em mamas menores e com menos ptose e são especialmente eficazes para lesões na região das 6 horas. Independentemente da técnica específica escolhida, os princípios subjacentes são os mesmos citados anteriormente, com a localização da lumpectomia segmentar incorporada ao tecido que seria ressecado em uma redução regular (Figura 36.1).

Quando o tecido adjacente deve ser recrutado para o defeito sem diminuir o tamanho da mama ou levantar o mamilo, retalhos locais e regionais podem ser usados para recriar a forma da mama. Os retalhos locais incluem retalhos parenquimatosos intrínsecos para apoiar a vascularização do complexo areolopapilar ou para preencher o espaço morto. Os retalhos regionais incluem retalhos perfurantes da artéria intercostal lateral, medial e anterior (LICAP, MICAP e AICAP), bem como os retalhos perfurantes da artéria torácica lateral (LTAP, do inglês *lateral thoracic artery perforator*), perfurante da artéria toracodorsal (TDAP, do inglês *thoracodorsal artery perforator*) e perfurante da artéria mamária interna (IMAP, do inglês *internal mammary artery perforator*).[3] Esses retalhos podem ser escolhidos e adaptados com base no tamanho da mama da paciente, localização do tumor, tamanho planejado da ressecção/defeito previsto e compreensão dos efeitos da radiação nesse retalho local, que inclui principalmente o conhecimento dos efeitos da radiação no tecido autólogo, mais comumente necrose gordurosa.[4]

A lipoenxertia tornou-se uma técnica coadjuvante popular na reconstrução da mama em decorrência de seu baixo perfil de complicações, fácil disponibilidade de área doadora, possibilidade de ser realizada ambulatorialmente e capacidade de melhorar a qualidade da pele e da derme, principalmente nos campos irradiados.[5] A preocupação com a recorrência local do câncer de mama após a lipoenxertia surgiu depois que foi demonstrado que um subgrupo de mulheres com menos de 50 anos, com tumores *in situ*, Ki-67 ≥ 14 e pós-quadrantectomia, teve risco aumentado de desenvolver evento de recorrência local após enxerto de gordura.[6] Embora vários estudos tenham mostrado que não há risco aumentado de câncer de mama recorrente quando comparados com mamas que não são enxertadas com gordura,[7,8] eles não apresentam elementos suficiente para responder às perguntas sobre esse subconjunto específico. Portanto, é importante uma discussão cuidadosa com a paciente durante a obtenção do consentimento total e vigilância e acompanhamento oncológico a longo prazo. As complicações típicas após a lipoenxertia incluem cistos oleosos, infecção, reabsorção e necrose gordurosa.[8]

RECONSTRUÇÃO APÓS MASTECTOMIA

A reconstrução da mama após a mastectomia normalmente utiliza um dispositivo aloplástico (expansor ou implante de tecido), tecido autólogo ou uma combinação dos dois. Os diferentes métodos de reconstrução mamária são descritos nos parágrafos seguintes e resumidos no Boxe 36.1. Cada técnica apresenta vantagens e desvantagens, e a escolha final deve levar em conta a extensão da ressecção de pele, necessidade de radioterapia e quimioterapia neoadjuvante ou adjuvante, hábitos da paciente, desejos de estética e nível de atividade diária (Boxe 36.2).

Blondeel et al.[9] descreveram um método para abordar a mama em uma cirurgia estética e reconstrutiva, analisando o *footprint* mamário ou interface com a parede torácica, cone ou forma e volume da glândula mamária, e envelope ou pele e tecido subcutâneo. Esses fatores devem ser analisados criticamente para decidir sobre as opções reconstrutivas. A simetria deve ser abordada com a paciente e assumida como fator primordial de expectativa, pois leva a melhores resultados relatados pela paciente, maior satisfação e mais autoconfiança.

Mama contralateral

A reconstrução da mama não deve se limitar à mama afetada e atingir simetria com a mama nativa, mas deve considerar os objetivos da paciente e a satisfação de ambas as mamas.[10] A Women's Health and Cancer Rights Act (WHCRA, "Lei dos Direitos da Saúde e do Câncer da Mulher" em tradução livre) de 1998 exige

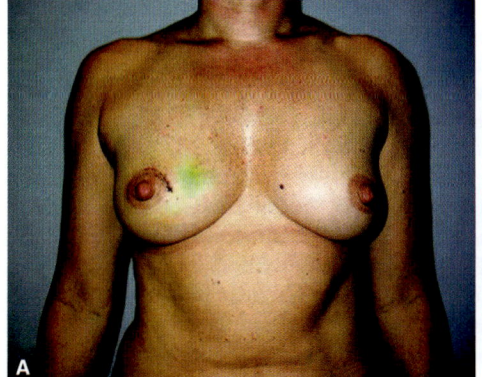 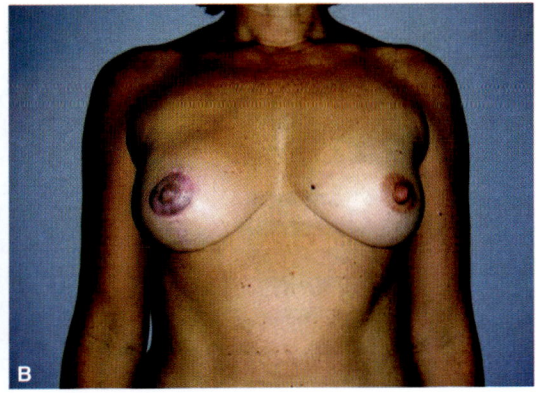

Figura 36.1 Paciente com câncer de mama direita antes (**A**) e depois (**B**) de reconstrução unilateral da mama direita com retalho transverso do grácil superior. **A.** Antes da reconstrução. **B.** 33 meses após a reconstrução. (De Schoeller T, Huemer GM, Wechselberger G. The transverse musculocutaneous gracilis flap for breast reconstruction: guidelines for flap and patient selection. *Plast Reconstr Surg*. 2008;122:29-38.)

> **Boxe 36.1** Opções para reconstrução da mama.
>
> Autógeno
> - Retalhos abdominais
> - Retalho transverso do músculo reto do abdome (TRAM, do inglês *transverse rectus abdominis muscle*)
> - Pedículo único
> - Bipediculado
> - Retalho livre*
> - Retalho de perfurante da epigástrica inferior profunda (DIEP, do inglês *deep inferior epigastric perforator*)*
>
> Retalho musculocutâneo do latíssimo do dorso
> Retalho glúteo*
> - Com pedículo superior
> - Com pedículo inferior
>
> Retalho de Rubens*
> Retalho toracoepigástrico
> Retalho lateral da coxa*
> Procedimento de transposição de mama†
> Aloplástico
> - Implante de gel de silicone
> - Implante de silicone com solução salina
> - Parede lisa
> - Parede texturizada
> - Redondo
> - Formato anatômico
>
> Combinação de procedimentos
> - Retalho de grande dorsal com implante
> - Retalho TRAM com implante
>
> *Requerem procedimento microcirúrgico. †Apenas como nota histórica.

> **Boxe 36.2** Reconstrução com implante.
>
> **Indicações**
> Reconstrução bilateral
> Paciente solicitando aumento além da reconstrução
> Paciente não candidata para cirurgia longa
> Falta de tecido abdominal adequado
> Paciente não deseja cicatrizes adicionais nas costas ou no abdome
> Mama de volume pequeno com ptose mínima
>
> **Contraindicações relativas**
> Idade jovem (pode precisar de várias substituições do implante)
> Paciente não disposta a aderir ao acompanhamento
> Mama muito volumosa
> Mama muito ptótica
> Alergia ao silício
> Medo do implante
> Implantes anteriores com falha
> Necessidade de radioterapia adjuvante

por lei federal nos EUA[c] que planos de saúde coletivos ou individuais paguem todas as etapas da reconstrução mamária do lado da mastectomia, bem como reconstrução da mama contralateral, próteses e tratamento de complicações da mastectomia, incluindo linfedema. Algumas mulheres estão essencialmente preocupadas

---

[c]N.R.T.: No Brasil, há leis que garantem o direito das pacientes na reconstrução mamária no lado afetado e no lado contralateral, tanto pelas operadoras de plano de saúde como no Sistema Único de Saúde (SUS).

com a erradicação do câncer e podem optar por cirurgias mais agressivas, incluindo mastectomias profiláticas contralaterais, especialmente em pacientes com alto risco de câncer de mama contralateral ao longo da vida, por exemplo, aquelas com mutação patogênica do gene *BRCA* na linhagem germinativa. Na avaliação pré-operatória, deve-se perguntar às pacientes se elas se sentem confortáveis com a cirurgia da mama contralateral e se algo as incomoda nessa mama. Em seguida, elas devem ser cuidadosamente aconselhadas sobre as opções de tempo, cicatrizes, riscos, benefícios e complicações da cirurgia na mama contralateral. Entre as pacientes submetidas à reconstrução unilateral autóloga ou com implante, o procedimento contralateral mais comum é a redução mamária seguida de mastopexia e aumento.[11]

Radiação

Qualquer discussão sobre cirurgia oncoplástica da mama seria incompleta sem explicar os efeitos da radiação na reconstrução autóloga e baseada em implantes e os efeitos do tempo da radioterapia. A radiação pré-cirúrgica danifica o campo receptor e os vasos intramamários, aumentando o risco de complicações vasculares intraoperatórias, complicações menores, perda de pele e infecção na reconstrução autóloga.[12] O risco elevado de falha na reconstrução (com taxas relatadas maiores que 50%), complicações totais, contratura capsular, infecção, necrose do retalho de mastectomia e seroma levaram a reconstrução baseada em implante a cair em desuso no quadro de radiação prévia.[12] A reconstrução autóloga é o método ideal de reconstrução em uma paciente com irradiação prévia da parede torácica. Embora a radiação após a conclusão da reconstrução com implante tenha menos complicações do que a radiação antes da reconstrução com implante, nunca é aconselhável atrasar o tratamento do câncer para fins reconstrutivos. Os efeitos da radiação são mais profundos nos expansores teciduais do que sobre os implantes, e estudos mostraram taxas de falha reconstrutivas mais altas quando os expansores teciduais são irradiados em comparação com os implantes permanentes.[12–14] Por fim, os efeitos da radiação adjuvante na reconstrução autóloga são menores e incluem risco aumentado de necrose gordurosa, mas sem complicações adicionais do retalho ou aumento no número de cirurgias de revisão, tornando a radioterapia pós-operatória da reconstrução autóloga mais favorável do que a radioterapia e reconstrução com implante.[4]

Medidas de qualidade e resultados

Mulheres submetidas à reconstrução da mama após mastectomia demonstraram ter índices de satisfação significativamente maiores em comparação às mulheres sem reconstrução. Beugels et al.[15] avaliaram a qualidade de vida após reconstrução imediata ou tardia com retalhos livres de base abdominal usando o BREAST-Q. Os resultados de seu estudo demonstraram taxas de satisfação altas e comparáveis após 1 ano pós-reconstrução, independentemente do momento da reconstrução. Em outro estudo, Santosa et al.[16] compararam a qualidade de vida de 2.013 mulheres de 11 centros nos EUA após reconstrução autóloga e baseada em implante. Os índices de satisfação foram avaliados por meio do BREAST-Q e verificou-se que, 2 anos após a reconstrução, as mulheres submetidas à reconstrução com retalho livre apresentaram maior bem-estar psicossocial e sexual, relatando maiores índices de satisfação. Ao comparar os índices de satisfação entre as diferentes técnicas autólogas, a reconstrução com retalho do perfurante da epigástrica inferior profunda (DIEP, do inglês *deep inferior epigastric perforator*) parece fornecer as maiores taxas de bem-estar.[17] Análises custo-efetivas foram realizadas para comparar técnicas autólogas e baseadas em implantes. Matros et al.[18] sugerem que a reconstrução com retalho DIEP é custo-efetiva quando comparada com implantes, principalmente em casos unilaterais. Dado o maior custo do procedimento, a relação custo-efetividade é maximizada nas pacientes mais jovens, com bom prognóstico e maior expectativa de vida. Existem alguns dados que sustentam que a reconstrução com retalho pediculado transverso do músculo reto do abdome (TRAM, do inglês *transverse rectus abdominis muscle*) esteja associada a menores custos hospitalares totais; no entanto, os resultados a longo prazo e a necessidade potencial de cirurgia de revisão ou reconstrução da parede abdominal tornam essa comparação menos confiável.[19]

Reconstrução com aloplásticos

A reconstrução mamária baseada em implantes se popularizou nos anos 1970 e envolve tanto expansão tecidual quanto colocação de implantes, podendo ser realizada de maneira imediata ou tardia. Geralmente é uma opção melhor para mulheres magras com mamas pequenas que desejam reconstrução bilateral e têm cobertura tecidual satisfatória dos implantes.[20] Não é opção de primeira escolha para uma paciente que fez uso ou vai precisar de radioterapia.[12,21] Esses procedimentos são mais rápidos, menos mórbidos e têm menor tempo de recuperação em comparação com a reconstrução autóloga (Boxe 36.2).

Tempo – reconstrução imediata *versus* tardia

O momento da cirurgia de reconstrução da mama evoluiu de opções tardias para imediatas e imediatas-retardadas. O momento ideal para a reconstrução mamária após a mastectomia continua sendo um tópico controverso e uma decisão difícil, em decorrência de fatores adicionais, como radioterapia e várias opções reconstrutivas adjuvantes, como enxerto de gordura e uso de matriz dérmica acelular. Os fatores que pesam muito para as pacientes nessa decisão são o resultado final da reconstrução, o número de cirurgias envolvidas para a reconstrução e as complicações pós-operatórias.

Tardia

No passado, a reconstrução mamária era tipicamente realizada tardiamente, após a cicatrização dos retalhos de mastectomia. A reconstrução tardia no cenário de reconstrução baseada em implante é classicamente realizada com dois estágios, usando um expansor de tecido para expandir gradualmente os retalhos de mastectomia e uma loja mamária seguida pela troca por implante permanente. O uso de expansor de tecido requer visitas semanais para expansão e requer uma paciente aderente que, de preferência, resida próximo à clínica. Esse método tradicionalmente inclui o uso de matriz dérmica acelular para suporte do expansor ou implante de tecido e pode ser realizado no plano subpeitoral ou, mais recentemente, pré-peitoral. Muitos cirurgiões adiam a reconstrução em até 6 meses após a conclusão da radioterapia, a fim de minimizar a chance de problemas de cicatrização de feridas.

Imediata

A reconstrução imediata da mama, um conceito mais recente, significa que a modalidade reconstrutiva final é realizada no momento da mastectomia. As vantagens da reconstrução mamária direta com implante são o conceito "mama em um dia", com menor número de cirurgias, retorno mais rápido ao trabalho, melhor resultado estético e benefício psicológico.[22] A reconstrução mamária imediata não atrasa a detecção de uma recorrência em parede torácica nem altera os resultados oncológicos e, portanto, é considerada método seguro de reconstrução.[23] Muitos cirurgiões relutam em colocar um peso adicional e o estresse da expansão direta na pele já comprometida pela mastectomia, particularmente nos casos de retalhos de mastectomia finos ou danificados e quando a necessidade de radioterapia ainda não é conhecida. Além disso, o método direto ao implante apresenta riscos de necrose da pele, necrose do mamilo, seroma, infecção e exposição do implante, levando a um aumento dos custos, principalmente em pacientes mais velhas com implantes grandes.[22] Essa pode ser a escolha adequada de reconstrução para uma paciente jovem, magra, saudável, não tabagista, com mamas pouco volumosas, que deseja ter aproximadamente o mesmo tamanho, que tem retalhos de pele de mastectomia espessos e bem perfundidos.[20]

Imediata-retardada

A reconstrução imediata-retardada foi descrita pela primeira vez em 2004 e referia-se à colocação imediata de expansores teciduais no momento das mastectomias poupadoras de pele seguida de reconstrução tardia no caso de radioterapia e reconstrução imediata (implantes ou autóloga) no caso de ausência de radioterapia (Figura 36.2).[24] Como a radiação faz uma diferença tão profunda nas taxas de complicações e resultados estéticos, especialmente ao usar implantes, o método de reconstrução imediata-retardada geralmente é preferido. Esse método permite que aquelas pacientes que não necessitam de radioterapia alcancem resultados estéticos semelhantes aos submetidos à reconstrução imediata e permite que aquelas que necessitam de radioterapia evitem complicações associadas à irradiação de um implante colocado imediatamente.[24]

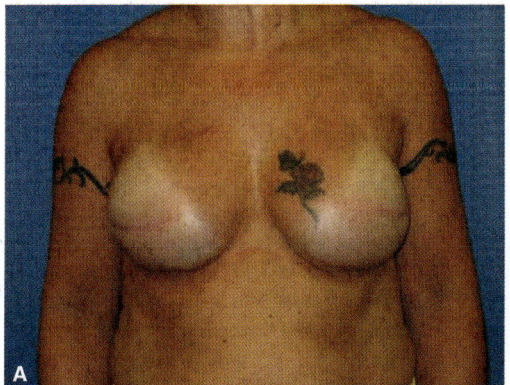
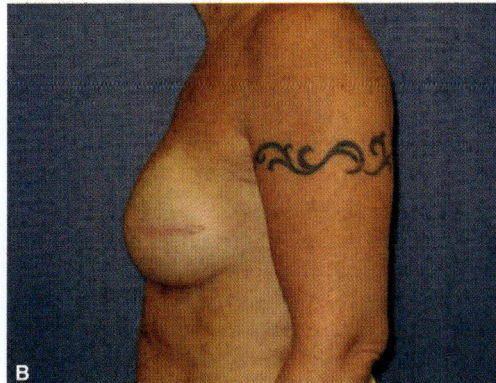

Figura 36.2 Mulher de 41 anos com câncer de mama esquerda submetida à mastectomia bilateral com colocação imediata de expansores teciduais bilaterais com *slings* bioprotéticos. A reconstrução final foi realizada com a troca dos expansores por próteses mamárias de gel de silicone de 533 mℓ. (De Roehl KR. Breast reconstruction. *Open Breast Cancer J.* 2010;2:25-37. Cortesia das fotos do Dr. John D. Bauer.)

Localização do implante – pré-peitoral *versus* subpeitoral

A reconstrução mamária tradicional baseada em implantes em dois estágios envolveu a maximização da cobertura muscular em uma bolsa músculo-fascial total e evoluiu para cobertura subpeitoral parcial com uso de matriz dérmica acelular como apoio na borda inferior do peitoral maior.[25,26] Acreditava-se que a cobertura muscular do expansor de tecido e implante final era necessária no campo irradiado para proteger contra deiscência da ferida, infecção e complicações na cicatrização da ferida (Figuras 36.3 e 36.4).

Assim como o pêndulo oscilou de subglandular para subpeitoral e agora potencialmente de volta para mamoplastia de aumento subglandular, o mesmo aconteceu com a posição do implante na reconstrução mamária. A mamoplastia de aumento pré-peitoral, utilizada pela primeira vez em 1971, vem sendo modificada em decorrência dos avanços na técnica cirúrgica e principalmente do refinamento dos expansores e implantes de tecidos de última geração.

O foco na recuperação rápida após protocolos de cirurgia e limitação da dor e prescrição de analgésicos afasta ainda mais os cirurgiões da dissecção subpeitoral mais invasiva, que traz consigo riscos aumentados de deformidade, espasmos musculares, dor pós-operatória e tempo operatório prolongado. A reconstrução mamária pré-peitoral apresenta maior risco de infecção do local cirúrgico quando comparada à subpeitoral na mama irradiada, mas também apresenta menor risco de complicações gerais, contratura capsular, hematoma e falha reconstrutiva.[27] A reconstrução pré-peitoral é realizada com a criação de uma nova loja anterior ao músculo peitoral e pode ser feita de maneira imediata ou tardia, em um ou dois estágios, com solução salina ou ar no expansor tecidual, e com ou sem matriz dérmica acelular (Figura 36.5). A reconstrução pré-peitoral deve ser desencorajada em pacientes com alto risco de infecção ou com retalhos cutâneos de mastectomia pouco perfundidos.[28] As vantagens de menor dor, espasmos musculares e complicações gerais com a reconstrução pré-peitoral devem ser pesadas contra as desvantagens do aumento de infecção de sítio cirúrgico quando comparado à reconstrução subpeitoral.[27]

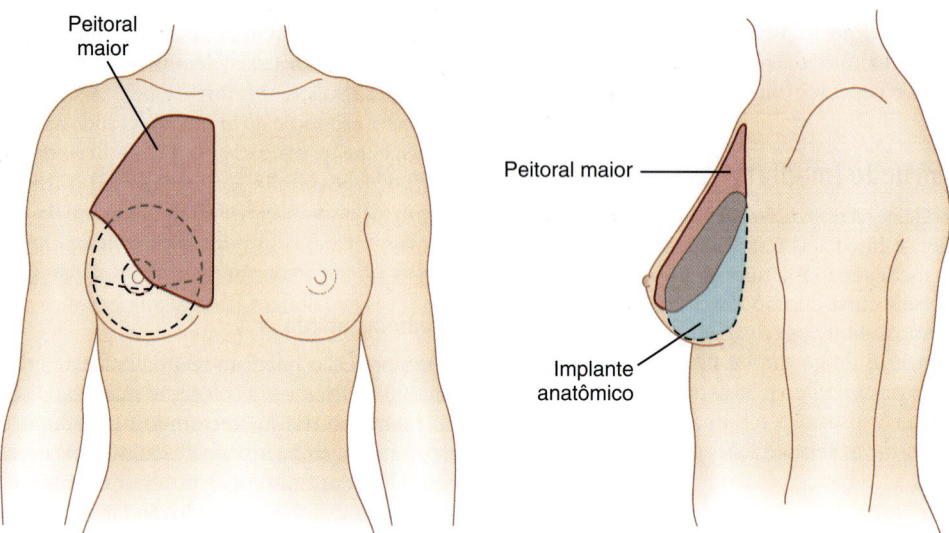

Figura 36.3 Representação esquemática da posição do implante, posição do peitoral e parede torácica. O músculo peitoral não pode cobrir o polo inferior da mama, sendo necessário material bioprotético na área de maior expansão. (De Breuing KH, Warren SM. Immediate bilateral breast reconstruction with implants and inferolateral AlloDerm slings. *Ann Plast Surg*. 2005;55:232-239.)

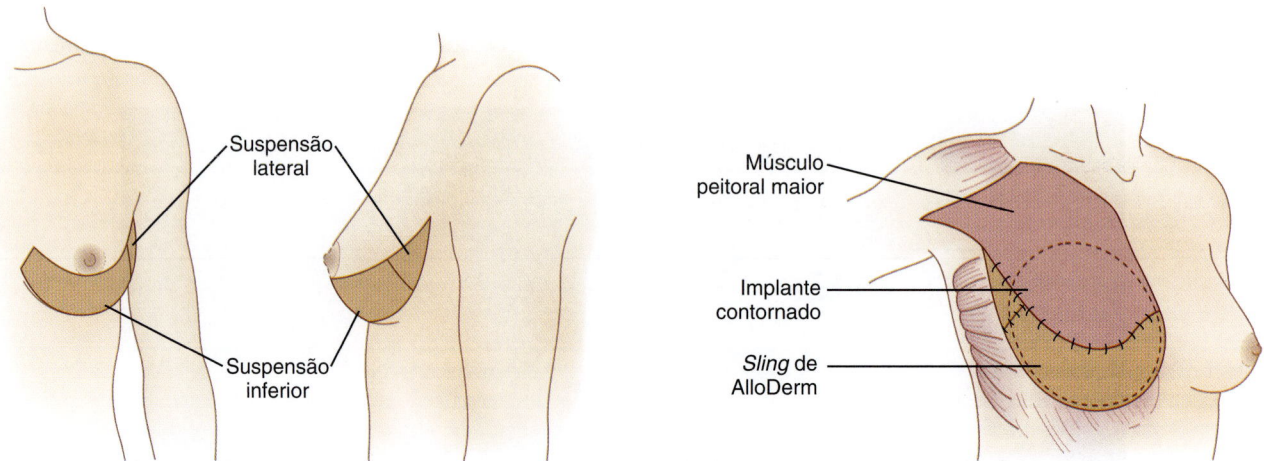

Figura 36.4 Representação esquemática da parede torácica, mama, músculo peitoral, *sling* bioprotético e implante. O material bioprotético é suturado na borda inferior do músculo peitoral superiormente, no sulco inframamário inferiormente e curvado lateralmente ao longo da parede torácica para recriar o *footprint* da mama para expansão. (De Breuing KH, Warren SM. Immediate bilateral breast reconstruction with implants and inferolateral AlloDerm slings. *Ann Plast Surg*. 2005;55:232-239.)

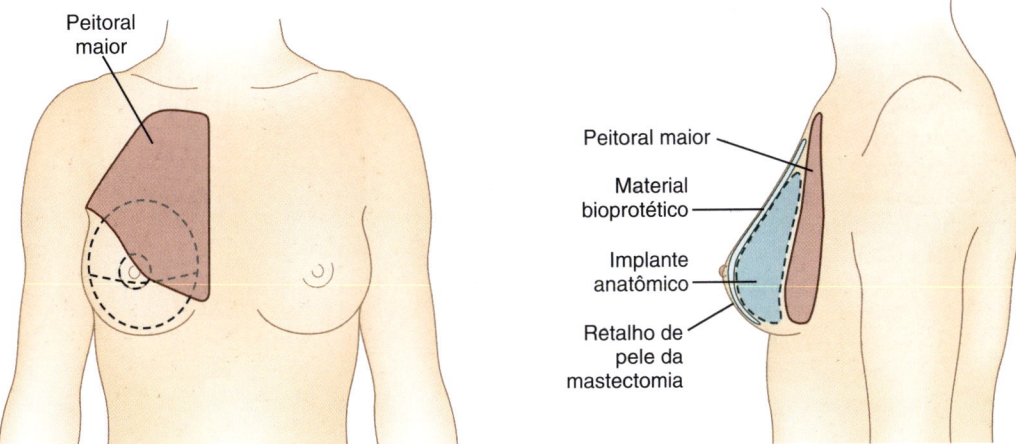

Figura 36.5 Representação esquemática da posição do implante, posição do peitoral e parede torácica. O músculo peitoral permanece fixado à parede torácica e o implante é colocado no plano pré-peitoral, com ou sem reforço de material bioprotético. (Adaptada de Breuing KH, Warren SM. Immediate bilateral breast reconstruction with implants and inferolateral AlloDerm slings. *Ann Plast Surg*. 2005;55:232-239.)

Complicações

As complicações na reconstrução baseada em implantes incluem hematoma, deiscência da ferida, mau posicionamento, deflação, cicatrizes adversas, contratura capsular, necrose do retalho cutâneo da mastectomia, infecção, seroma, extrusão, falha reconstrutiva e eventos tromboembólicos venosos.[12,29] O risco total de complicações é mais alto particularmente no quadro de radioterapia pré-operatória (taxa de complicações de 25% *vs.* taxa de complicações de 13,9% sem radioterapia), radioterapia pós-operatória (*odds ratio* 6,4), obesidade (*odds ratio* 1,8), mama volumosa (*odds ratio* 2,89) e tabagismo (*odds ratio* 2,2 a 3,07).[12,29] Muitas pacientes ainda têm a impressão de que os implantes devem ser trocados a cada 10 anos. Elas devem ser informadas de que isso não é necessário, mas as complicações devem ser explicadas minuciosamente para que as pacientes possam identificar prontamente quaisquer problemas com seus expansores de tecido ou implantes. O tabagismo e a obesidade (índice de massa corporal [IMC] > 25) provaram aumentar o risco de complicações e falha reconstrutiva, especialmente na reconstrução com implante, e podem impedir a cirurgia.[29] Complicações nas reconstruções mamárias são extremamente importantes de serem evitadas e identificadas e tratadas imediatamente, porque além do ônus financeiro para a paciente, podem causar atraso nos tratamentos quimioterápicos, afetando os resultados oncológicos. O resultado estético ruim e a necessidade de cirurgias de revisão são riscos adicionais que podem ser limitados pelo planejamento cirúrgico meticuloso e pela seleção de paciente.

Reconstrução autóloga da mama

A reconstrução autóloga da mama utiliza tecido da própria paciente em vez de dispositivos protéticos. Isso oferece as vantagens de não rejeição do tecido e a capacidade de refazer o envelope da pele se estiver deficiente, danificado ou ausente. Além disso, proporciona forma e textura mais naturais, mudanças proporcionais no tamanho e contorno da mama com o resto do corpo após as mudanças de peso, além de potencial melhora no contorno de outras partes do corpo que servem como áreas doadoras. História de radioterapia e/ou infecção é indicação comum para reconstrução autóloga da mama, dada a lesão frequentemente extensa por radiação na pele e tecidos moles. Por outro lado, a reconstrução mamária autóloga geralmente requer maior tempo operatório, envolve sítios cirúrgicos adicionais e está associada ao risco potencial de perda parcial ou total do retalho (Boxes 36.3 e 36.4).

Boxe 36.3 Reconstrução com retalho transverso do músculo reto do abdome.

Indicações
Mamas de todos os tamanhos
Ptose mamária

Contraindicações relativas
Tabagismo
Lipoaspiração abdominal
Cirurgia abdominal prévia
Doença pulmonar
Obesidade

Contraindicações
Abdominoplastia anterior
Paciente incapaz de tolerar período de recuperação de 4 a 6 semanas
Paciente incapaz de tolerar procedimento mais longo

Boxe 36.4 Reconstrução com músculo grande dorsal (latíssimo do dorso).

Indicações
Mamas pouco volumosas
Pouca ptose mamária
Local doador abdominal indisponível
 (p. ex., cicatrizes, falta de tecido)
Salvamento de reconstrução mamária anterior

Contraindicações relativas
Radioterapia pós-operatória planejada
Reconstrução bilateral
Ptose mamária significativa

Contraindicações
Toracotomia lateral anterior
Mama muito volumosa em paciente
 que não deseja redução

Retalhos pediculados (TRAM, grande dorsal)

Os retalhos pediculados mantêm seu suprimento sanguíneo enquanto permanecem aderidos à área doadora, em contraste com os retalhos livres, nos quais o pedículo vascular é dividido e reconectado aos vasos receptores no tórax pela técnica microcirúrgica. Os retalhos pediculados oferecem as vantagens da reconstrução tecidual autóloga utilizando tecido adjacente à mama. Os retalhos pediculados mais confiáveis incluem o retalho TRAM e o retalho do músculo grande dorsal (GD).

A primeira descrição do retalho do músculo reto do abdome (RAM, do inglês *rectus abdominis muscle*) para reconstrução mamária foi publicada em 1979 por Robbins, que incluía um retalho vertical de pele. A técnica evoluiu e um pedículo de pele transversal foi descrito pela primeira vez por Hartrampf em 1982.[30] O retalho TRAM coloca a cicatriz em um local mais aceitável, semelhante a uma cicatriz de abdominoplastia. A região abdominal inferior fornece tecido mole de consistência semelhante à mama com resultados favoráveis. Nesse cenário, o retalho TRAM recebe suprimento sanguíneo dos vasos epigástricos superiores. Estes se conectam com os vasos epigástricos inferiores profundos (EIP) através de um rico circuito conhecido como *choke vessels*, geralmente ao nível do umbigo. Todo o retalho TRAM com vários padrões de ilhas de pele pode ser colhido de modo confiável com base nos vasos epigástricos superiores após a ligadura do sistema epigástrico inferior. Para a reconstrução mamária unilateral, geralmente o TRAM contralateral é utilizado para facilitar a inserção, diminuindo o arco de rotação e, consequentemente, o risco de comprometimento vascular por pressão no pedículo. A perfusão da ilha de pele do retalho TRAM foi avaliada por vários estudos. Existem quatro zonas distintas: a perfusão é mais confiável sobre o TRAM do lado do pedículo (Zona I), seguido pela área do TRAM contralateral (Zona II). Segue-se a região lateral ao TRAM ipsilateral (Zona III) e, por último, a região lateral ao TRAM contralateral (Zona IV) (Figura 36.6). No caso de reconstrução mamária bilateral, ambos os TRAMs podem ser colhidos e usados para o lado contralateral com os músculos e pedículos vasculares cruzando na região epigástrica. A ilha de pele é bipartida na linha média. Deve-se ter o cuidado de criar espaço adequado para ambos os retalhos na região epigástrica, muitas vezes levando em conta possível edema pós-operatório e evitando pressão sobre os pedículos. As desvantagens do retalho TRAM pediculado incluem abaulamento epigástrico, potencial para perda parcial do retalho ou necrose gordurosa quando as demandas metabólicas do tecido não são atendidas, especialmente em grandes retalhos, além de maior período de recuperação com risco de fraqueza da parede abdominal, abaulamento ou hérnia.[31] Pacientes obesas ou com histórico de tabagismo e múltiplas comorbidades apresentam maior risco de complicações. Abdominoplastia prévia é considerada contraindicação absoluta, enquanto lipectomia assistida por sucção (lipoaspiração) prévia ou cirurgias abdominais são contraindicações relativas, nas quais a avaliação do suprimento vascular com angiotomografia computadorizada (ATC) pode ser justificada. Em uma paciente de alto risco ou quando a confiabilidade do suprimento vascular do retalho TRAM é questionável, o procedimento pode ser realizado com ligadura dos vasos EIP e reconstrução final tardia 2 a 3 semanas depois, na tentativa de reduzir o risco de complicações.[32,33] Alternativamente, dois pedículos vasculares podem ser utilizados (retalho TRAM *supercharged*) ou os vasos EIP podem ser anastomosados no tórax com os vasos mamários internos ou toracodorsais utilizando a técnica microcirúrgica (retalho TRAM *turbocharged*), o que melhora o suprimento vascular do retalho (Boxe 36.3).[34]

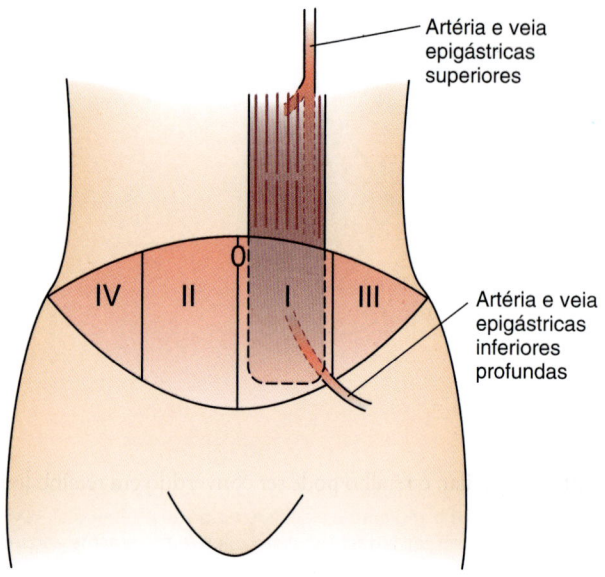

Figura 36.6 Áreas vasculares da parede abdominal fornecidas por um retalho unilateral pediculado do músculo reto abdominal transverso (conforme determinado por Moon e Taylor). O fluxo sanguíneo é melhor na zona I, seguido pelas zonas II, III e IV. (De Moon HK, Taylor GI. The vascular anatomy of rectus abdominais musculocutaneous flaps based on the deep superior epigastric system. *Plast Reconstr Surg*. 1988;82:815-832.)

O músculo GD ou o retalho miocutâneo é outra alternativa para reconstrução autóloga com retalho pediculado. Foi descrito pela primeira vez por Tansini no final de 1800 para cobertura de defeitos de mastectomia radical e, desde então, várias modificações foram desenvolvidas para melhorar a confiabilidade e o volume do retalho.[31,35,36] O GD é um músculo largo e plano no dorso com inserções na coluna vertebral medialmente e na crista ilíaca posteroinferiormente e se insere no úmero. O retalho GD é feito com base nos vasos toracodorsais, ramificando-se do eixo subescapular. Uma grande ilha de pele pode ser incluída no retalho, o que permite a cobertura do envelope de pele da mama. A ilha de pele geralmente fica centralizada sobre o músculo e projeta-se em uma orientação oblíqua ou horizontal para permitir o fechamento sem tensão, bem como a permanência dentro da linha do sutiã (Figura 36.7). O retalho GD fornece cobertura adequada da região anterior do tórax e pode ser usado isoladamente para reconstrução de mulheres que desejam uma mama de tamanho pequeno. Várias técnicas foram descritas para aumentar o volume do retalho GD, incluindo a retirada da gordura supramuscular e subescapular (conhecida como retalho GD estendido), lipoenxertia em um ou vários estágios, ou adição de um implante (ver posteriormente; reconstrução combinada).[36,37] As vantagens do retalho GD incluem anatomia confiável e localização favorável próxima à mama. A dissecção axilar da inserção muscular e do pedículo pode ser desafiadora em pacientes com radiação prévia na área e deve ser realizada com cautela. Além disso, limitar a dissecção na região axilar e lateral do tórax é essencial para um resultado estético agradável e para evitar abaulamento torácico lateral por pedículo proeminente. Em relação à morbidade da área doadora, o seroma é uma complicação comumente relatada; seu risco pode ser minimizado com o uso de suturas e drenos. A deformidade de animação pós-operatória de contrações musculares pode ser prevenida ou tratada em um estágio posterior pela desnervação do músculo GD e/ou desinserção do úmero (Boxe 36.4). Caso o pedículo toracodorsal tenha sido seccionado acidentalmente ou durante a dissecção

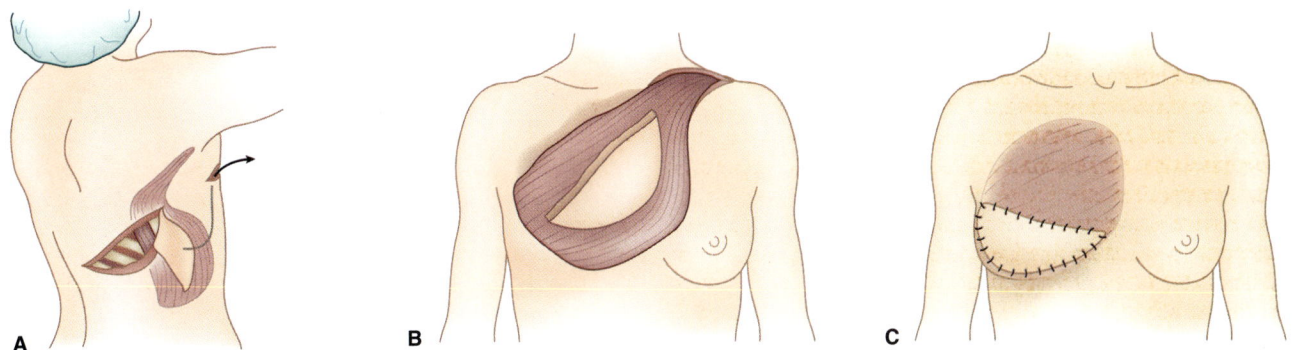

Figura 36.7 Representação esquemática do retalho do grande dorsal. **A.** Elevação do retalho. **B.** Transposição do retalho. **C.** Inserção do retalho.

do linfonodo axilar, o retalho pode ser convertido em retalho livre ou levantado sobre os ramos do músculo serrátil do pedículo toracodorsal, se a lesão for mais proximal. O retalho poupador de músculo TDAP tem sido descrito como alternativa ao retalho miocutâneo tradicional do GD, em que o músculo é dividido, mas não colhido com o retalho, minimizando a morbidade da área doadora e o risco de seroma.[38]

Retalhos livres (ms-TRAM, DIEP, SIEA, PAP/TUG, SGAP, IGAP, planejamento pré-operatório, SPY e monitoramento pós-operatório)

Retalhos de base abdominal. Tecidos moles e pele da parte inferior do abdome podem ser utilizados para reconstrução da mama como transferência de tecido livre.[31] O suprimento sanguíneo dominante da região é o pedículo DIE derivado do sistema ilíaco externo, incluindo a artéria DIE (DIEA) com suas veias comitantes. O DIEA fornece suprimento sanguíneo robusto para o RAM e tecido mole sobrejacente, o que diminui o risco de necrose parcial do retalho e necrose gordurosa quando o tecido é colhido como retalho livre em comparação com o pediculado. Além disso, a transferência de tecido livre evita a protuberância epigástrica que muitas vezes é resultado da rotação do pedículo em um retalho TRAM. A experiência com esse retalho permitiu avanços significativos na técnica cirúrgica nos últimos 20 anos. Em vez de colher toda a RAM, os cirurgiões plásticos estão atualmente buscando técnicas de preservação muscular. Os vasos mamários internos são comumente usados como vasos receptores, embora os vasos axilares, como o toracodorsal, possam ser utilizados de maneira confiável. A topografia das perfurantes DIEA foi analisada extensivamente, ilustrando os vasos de trajeto medial e lateral. As zonas de perfusão são diferentes em relação ao retalho TRAM pediculado. O suprimento sanguíneo é mais confiável sobre o músculo do lado ipsilateral ao pedículo (Zona I), seguido pela área lateral ao músculo ipsilateral (Zona II). Segue-se a região do RAM contralateral (Zona III) e, por último, a área lateral ao músculo contralateral (Zona IV) (Figura 36.8). A dominância dessas perfurantes varia entre as pacientes, mas estudos demonstraram que se espera que perfurantes confiáveis sejam encontradas 5 cm ao redor do umbigo.[31,39] Na tentativa de minimizar a morbidade da área doadora, o TRAM poupador de músculo (ms-TRAM, do inglês *muscle-sparing TRAM*) de retalho livre foi desenvolvido. Nessa abordagem, apenas a musculatura ao redor das perfurantes é colhida, preservando parte do RAM e da fáscia do reto. Avanços recentes nas técnicas microcirúrgicas e dissecção de perfurantes permitiram a coleta refinada de retalhos abdominais baseados em múltiplas perfurantes ou mesmo em uma perfurante única dominante, tornando-o um verdadeiro retalho perfurante (também conhecido

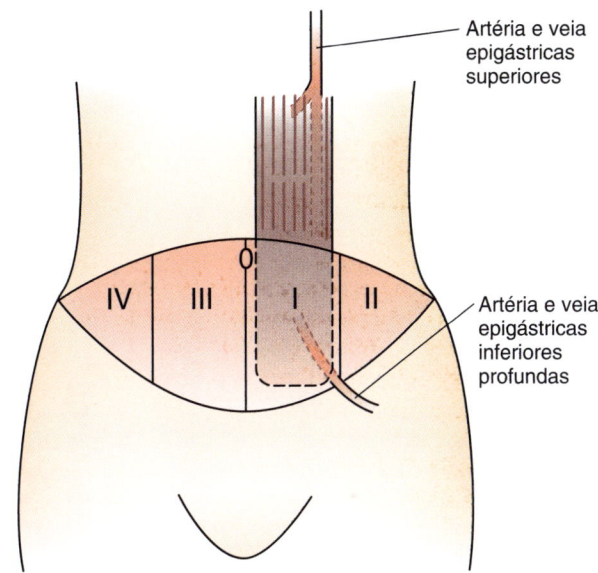

Figura 36.8 Territórios vasculares da parede abdominal fornecidos por um retalho transverso do músculo reto do abdome livre unilateral ou retalho unilateral da artéria epigástrica inferior profunda (conforme determinado por Moon e Taylor). O fluxo sanguíneo é melhor na zona I, seguido pelas zonas II, III e IV. (Adaptada de Holm C, Mayr M, Höfter E, et al. Perfusion zones of the DIEP flap revisited: a clinical study. *Plast Reconstr Surg.* 2006;117[1]:37-43.)

como retalho DIEP).[31,39] Essa abordagem permite a retirada do retalho poupando músculo e fáscia, preservando também a inervação, minimizando o risco de fraqueza da parede abdominal ou abaulamento e hérnia pós-operatórios, muitas vezes evitando o uso de tela durante o reparo da área doadora (Figuras 36.9 a 36.11).

Uma alternativa é utilizar os retalhos de artéria e veia epigástrica inferior superficial (SIEA e SIEV) ou a veia ilíaca circunflexa superficial, ramificando-se dos vasos femorais comuns. Esse pedículo existe em aproximadamente 30% das pacientes e é propenso a vasospasmos; no entanto, permite a retirada do retalho sem violar a bainha do reto, eliminando o risco de enfraquecimento da parede abdominal (Figura 36.12). Park et al.[40] apresentaram sua experiência com 145 retalhos SIEA em uma única instituição. Os autores sugerem identificar os vasos superficiais e realizar um teste de palpabilidade para determinar se o SIEA é confiável para suportar a perfusão do retalho. Mesmo quando o SIEA não é confiável para a coleta de retalhos, um comprimento adequado do SIEV deve ser colhido caso seja necessário fluxo venoso adicional, especialmente em retalhos volumosos. Nessa série de

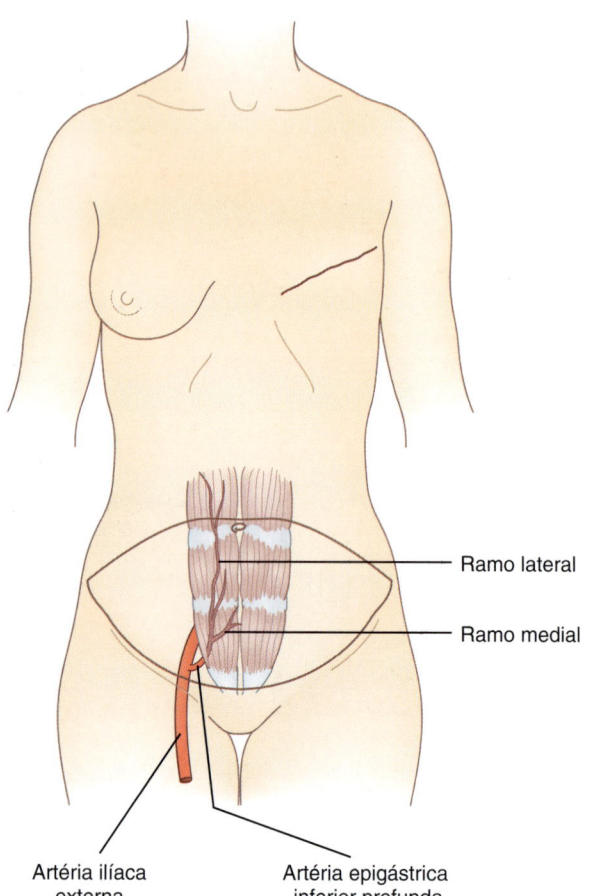

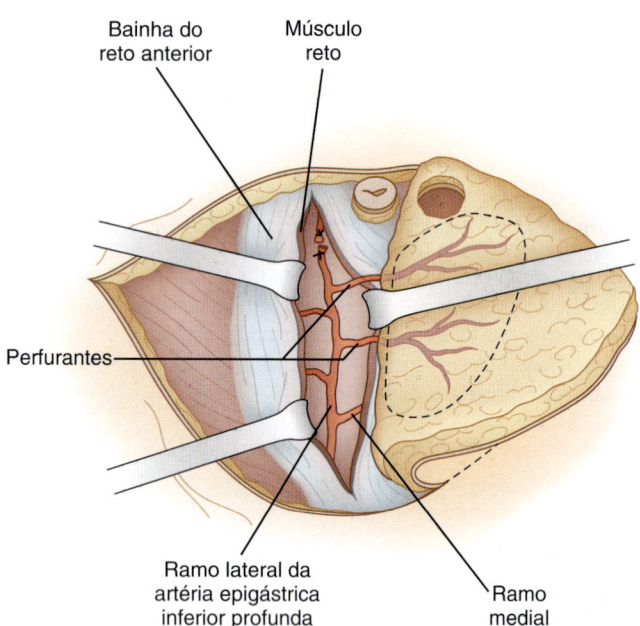

Figura 36.9 Representação esquemática das marcações do abdome inferior para reconstrução autóloga com base nas perfurantes na área medial e lateral, que são baseadas no sistema da artéria epigástrica inferior profunda.

Figura 36.10 Anatomia do retalho da artéria epigástrica inferior profunda. São mostrados os vasos perfurantes do ramo lateral, após a divisão do músculo reto do abdome, à medida que penetram na pele e no tecido subcutâneo.

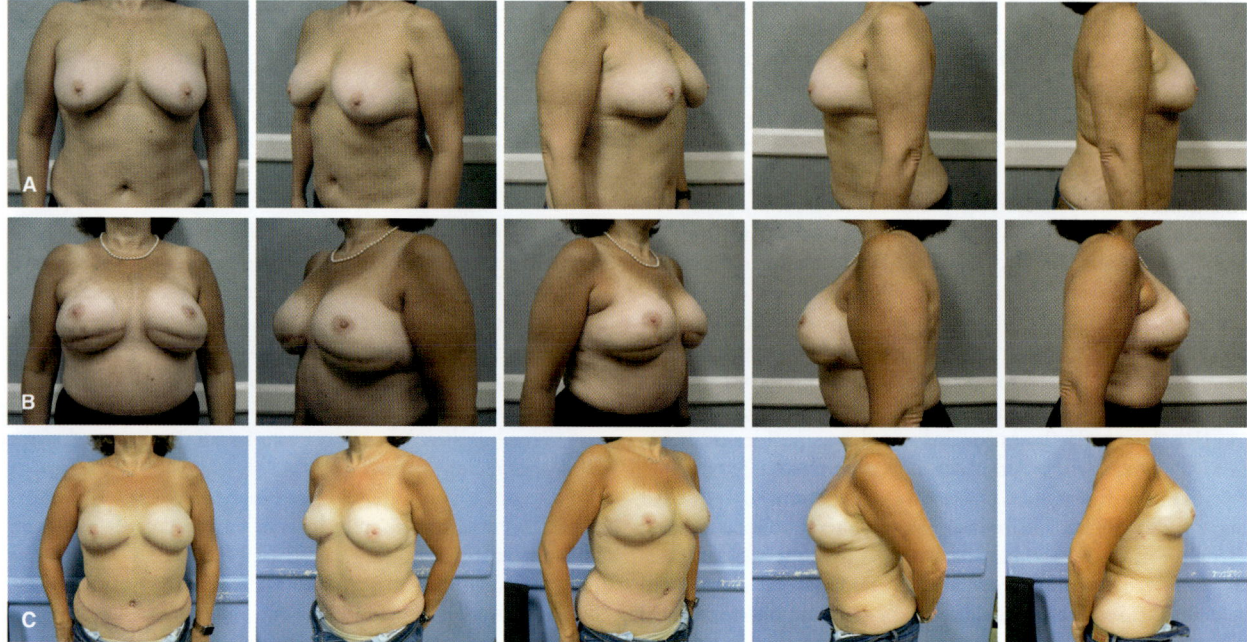

Figura 36.11 A. Imagens pré-cirúrgicas de uma paciente com câncer da mama direita submetida à mastectomia poupadora de mamilo (*nipple sparing*) com esvaziamento linfonodal e mastectomia *nipple sparing* profilática contralateral seguida de reconstrução imediata com retalhos bilaterais das perfurantes epigástricas inferiores profundas. **B.** Paciente 3 meses após a reconstrução inicial. **C.** Fotos pós-operatórias 6 semanas após a revisão bilateral, lipoenxertia e revisão da área doadora abdominal.

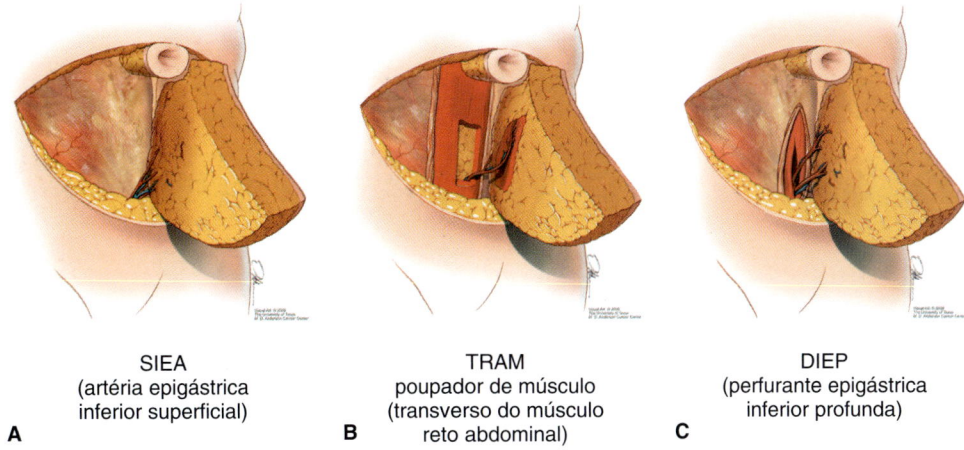

Figura 36.12 A. Representação esquemática do retalho da artéria epigástrica inferior superficial em que a fáscia da parede abdominal está intacta. **B.** Retalho transverso do músculo reto do abdome poupador de músculos, no qual uma pequena janela de músculo é feita ao redor das perfurantes de suprimento. **C.** Retalho de perfurante epigástrica inferior profunda, em que toda a musculatura é poupada. (©2009 The University of Texas M.D. Anderson Cancer Center.)

casos, os pacientes que sofreram trombose arterial pós-operatória ou necessitaram de revisões de anastomose intraoperatórias tiveram baixas chances de salvamento do retalho. O índice de perda total do retalho foi de 8%, dos quais 4,8% foram secundárias à complicação da anastomose; 10,3% dos retalhos apresentaram necrose parcial e não houve hérnias ou abaulamentos em 31 meses de acompanhamento médio.[40]

Como orientação geral, nos casos em que um SIEA confiável é identificado, o retalho pode ser baseado no SIEA e SIEV. Se as perfurantes robustas de DIEA forem identificadas com bom calibre e a dissecção puder ser realizada sem divisão do músculo, o retalho DIEP é preferível. Caso contrário, se forem encontrados perfuradores de pequeno calibre e não alinhados sobre a fileira medial ou lateral, um retalho ms-TRAM é realizado para garantir a viabilidade do retalho.

Uma metanálise recente realizada pelo American Society of Plastic Surgeons (ASPS) Breast Reconstruction Work Group demonstrou que os retalhos TRAM pediculados têm taxa maior de hérnias em comparação com os retalhos DIEP (3,50% *vs.* 0,74%), mas taxas ligeiramente menores de abaulamento (3,50% *vs.* 4,62%).[39] Este último pode ser explicado pela maior probabilidade de uso de tela na reconstrução do retalho TRAM pedicular. Nos retalhos TRAM pediculados, a taxa de perda total do retalho variou de 0 a 0,2%, e taxa de perda parcial de até 8,5%, enquanto os retalhos DIEP tiveram taxa de perda total de 0 a 4,7% e de perda parcial de 1,8 a 4,7%.[39] Em outro estudo analisando 3.310 retalhos de base abdominal para reconstrução mamária unilateral imediata, as taxas de reoperação para revisão de anastomose vascular para retalhos pediculados TRAM, TRAM livre, DIEP e SIEA foram de 0,0, 1,72, 2,66 e 5,64%, respectivamente.[19] Outros estudos concordam com esses resultados.[17,31] Chang et al.[41] compararam os resultados da reconstrução mamária autóloga bilateral em uma única instituição. A reconstrução bilateral teve maior taxa de perda de retalho, mas taxas de complicações equivalentes em comparação com a unilateral. Pacientes submetidas a reconstrução bilateral imediata/tardia tiveram taxas aumentadas de cirurgia de revisão no lado contralateral da mastectomia profilática para obter simetria.

Pacientes com histórico de abdominoplastia ou ausência de excesso de tecido abdominal inferior não são candidatas a esse procedimento. Para aquelas submetidas à reconstrução mamária bilateral, deve ser fornecido aconselhamento realista sobre o tamanho esperado da mama reconstruída no pós-operatório, muitas vezes limitado pela quantidade de tecido disponível.

Retalhos da coxa. A área doadora medial da coxa é outra opção de transferência de tecido livre para reconstrução mamária que ganhou mais popularidade recentemente.[42–44] Em geral, é considerada para mulheres com cicatrizes abdominais anteriores ou tecido abdominal inferior inadequado. Esses retalhos podem ser baseados no suprimento vascular do grácil, colhidos como retalho miocutâneo ou como retalho perfurante verdadeiro baseado na perfurante da artéria femoral profunda (PAP). A orientação do pedículo de pele pode ser transversal (grácil superior transversal [TUG, do inglês *transverse upper gracilis*]), um retalho vertical (VUG, do inglês *vertical upper gracilis*) ou diagonal (DUG, do inglês *diagonal upper gracilis*) (Figuras 36.1 e 36.13). A cicatriz do retalho TUG fica escondida na parte interna superior da coxa, em comparação com o retalho PAP, que resulta em uma cicatriz mais posterior. As coxas bilaterais podem ser utilizadas para reconstrução mamária unilateral ou bilateral, dependendo da quantidade de tecido disponível. Nas reconstruções mamárias unilaterais que requerem grande volume para simetrizar com o lado contralateral, retalhos de ambas as coxas podem ser utilizados com excelentes resultados. As anastomoses microvasculares podem ser realizadas para separar os vasos receptores (*i. e.*, anterógrados e retrógrados aos vasos mamários internos) ou conectando um retalho ao outro como fluxo contínuo. As complicações incluem problemas de cicatrização de feridas, cicatriz visível e linfedema, que podem ser minimizados com seleção cuidadosa da paciente e desenho do retalho.[44]

Retalhos dos glúteos. Como alternativa, o tecido glúteo pode ser utilizado para reconstrução mamária autóloga com base na artéria e veia glútea superior e inferior.[43] É considerado para pacientes que passaram por cirurgia abdominal prévia incluindo abdominoplastia ou que tenham tecido abdominal inadequado para suportar a reconstrução mamária. As coxas ou a parte lateral do glúteo geralmente fornecem tecido adiposo suficiente, e o posicionamento da cicatriz é favorável, escondida na cintura ou no sulco glúteo inferior. A consistência da gordura na região é firme, o que resulta em uma mama reconstruída menos mole, mas com projeção significativa, que muitas vezes se mantém ao longo do tempo. Esses retalhos foram inicialmente descritos como retalhos miocutâneos, com significativa morbidade da área doadora.

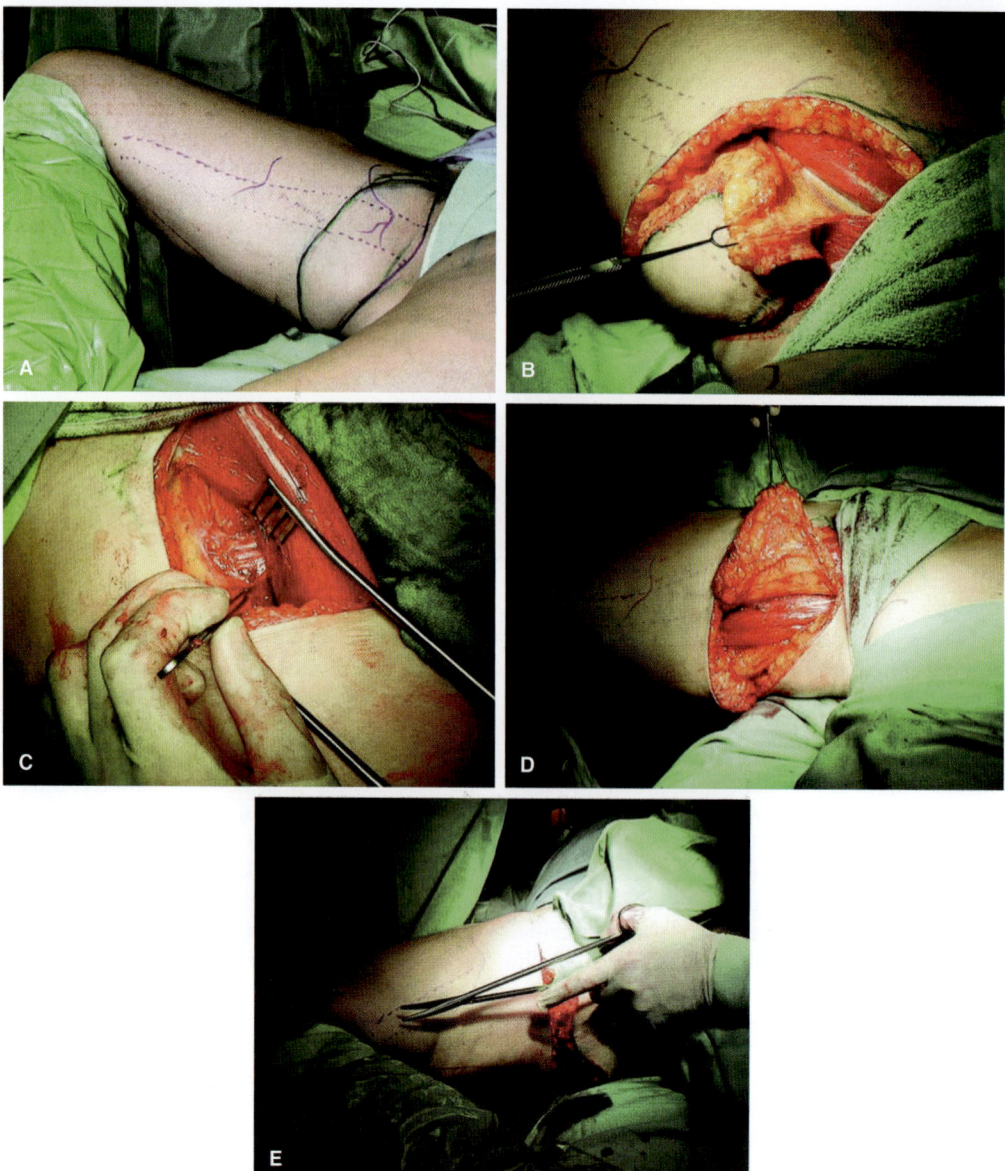

Figura 36.13 A. Marcação típica do retalho transverso do grácil superior. **B.** A porção anterior do retalho é dissecada primeiro do adutor longo subjacente. O pedículo, artéria femoral circunflexa medial, é identificado na borda dorsal deste músculo. **C.** A porção posterior da ilha de pele é levantada do músculo subjacente. A pele sobrejacente é suprida por múltiplas perfurantes que surgem a partir do grácil. **D e E.** Após a dissecção completa da pele, o músculo grácil é seccionado em sua junção tendínea. (De Schoeller T, Huemer GM, Wechselberger G. The transverse musculocutaneous gracilis flap for breast reconstruction: guidelines for flap and patient selection. *Plast Reconstr Surg.* 2008;122:29-38.)

Mais recentemente, esses retalhos são colhidos como retalhos poupadores de músculo ou perfurantes da artéria glútea superior ou inferior (SGAP, do inglês *superior gluteal artery perforator;* ou IGAP, do inglês *inferior gluteal artery perforator*), o que limita a deformidade do contorno, a fraqueza muscular e a dor ciática (Figuras 36.14 a 36.17). As desvantagens incluem dificuldade na retirada do retalho, necessidade de mudanças de posicionamento intraoperatórias, comprimento curto do pedículo, discrepância de tamanho entre a veia glútea e os vasos receptores comumente usados no tórax ou axila, bem como potencial deformidade do contorno da nádega. Apesar das dificuldades técnicas, em mãos experientes esses retalhos podem fornecer tecido suficiente para reconstrução com morbidade razoável da área doadora. No caso de reconstrução bilateral, isso é muitas vezes realizada em estágios, em decorrência das mudanças de posicionamento necessárias que podem prolongar significativamente o tempo operatório.

Imagem pré-operatória. A tomografia computadorizada (TC) tem sido proposta para facilitar o planejamento pré-operatório, embora não seja considerada padrão de cuidado e recomendada de acordo com o caso ou mediante experiência do cirurgião. A TC proporciona informações sobre a localização e o trajeto intramuscular das perfurantes. Em estudo recente, Vargas et al.,[45] avaliaram o impacto da TC pré-operatória nos resultados da reconstrução mamária autóloga com perfurante abdominal em uma única instituição por um período de 10 anos. O uso da TC aumentou significativamente com o tempo e foi associado a IMC elevado, história de cirurgia abdominal prévia e reconstrução bilateral. As complicações relacionadas à isquemia foram diminuídas no grupo com TC, mas isso não foi estatisticamente significativo. Dados os custos associados, a exposição à radiação e o impacto questionável nos resultados das pacientes, a TC deve ser reservada para pacientes selecionadas. Do mesmo modo, a

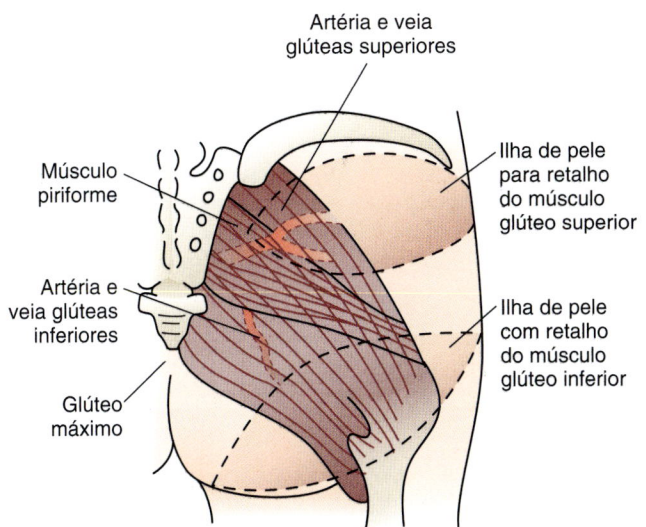

Figura 36.14 Localização da ilha de pele dos retalhos perfurante da artéria glútea superior (GAP, do inglês *gluteal artery perforator*) e GAP inferior. A ilha de pele pode ser orientada sobre a artéria glútea superior ou inferior.

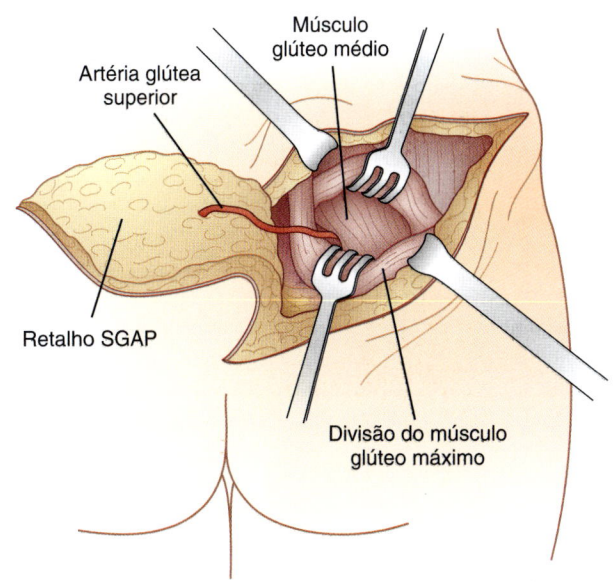

Figura 36.15 Dissecção do vaso do glúteo superior através do músculo glúteo máximo retraído. *SGAP*, perfurante da artéria glútea superior.

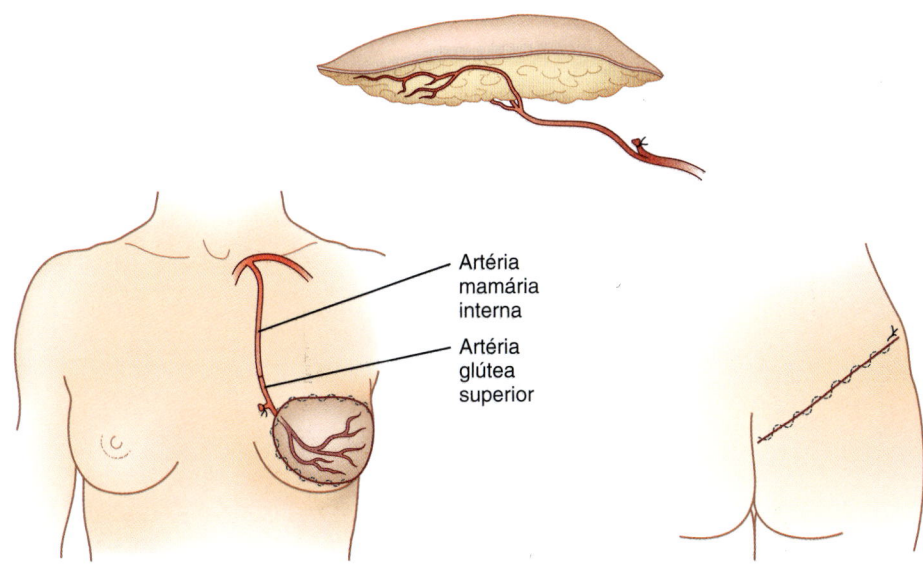

Figura 36.16 Representação esquemática do retalho da perfurante glútea, inserido no defeito pelos vasos mamários internos e fechamento da área doadora. (De Granzow JW, Levine JL, Chiu ES, et al. Breast reconstruction with gluteal artery perforator flaps. *J Plast Reconstr Aesthet Surg*. 2006;59:614-621.)

imagem pré-operatória não é necessária para retalhos miocutâneos baseados no músculo grácil (TUG, VUG, DUG), embora seja recomendado para retalhos PAP, que são realmente baseados nas perfurantes.[44] A TC para planejamento da reconstrução com retalho perfurante (DIEP, SIEA ou PAP) deve ser solicitada de acordo com o protocolo recomendado, que obtém cortes de 1 mm em vez dos cortes típicos de 3 mm de uma TC regular de abdome e pelve. A angiorressonância magnética (ARM), embora mais cara, é uma modalidade alternativa que tem proporcionado visualização precisa das perfurantes abdominais ou da coxa, evitando radiação ionizante.[46]

Monitoramento. No pós-operatório, o retalho pode ser monitorado avaliando-se cor, turgor, temperatura e enchimento capilar. Um retalho frio e pálido com sangramento mínimo ou nenhum da borda da ferida e enchimento capilar atrasado de mais de 2 a 3 segundos provavelmente está sofrendo de insuficiência arterial. Um retalho hiperêmico ou arroxeado, edematoso e quente com enchimento capilar rápido de menos de 2 segundos e/ou exsudação rápida e escura das bordas da ferida é indicativo de congestão venosa. Ambos os quadros requerem atenção e reexploração. Um dispositivo Doppler portátil é muito útil para avaliar sinais arteriais e venosos e pode fornecer informações valiosas.

A angiografia fluorescente também pode ser utilizada no intraoperatório para avaliar o suprimento vascular do retalho. Nessa técnica, o verde de indocianina é injetado por via intravenosa e uma sonda é utilizada para avaliar a perfusão do território cutâneo do retalho. O dispositivo está ligado a uma tela de computador, que exibe a perfusão do retalho em tempo real. Essa técnica também é útil para avaliar a perfusão dos retalhos de mastectomia ou do complexo areolopapilar na mastectomia *nipple sparing*.

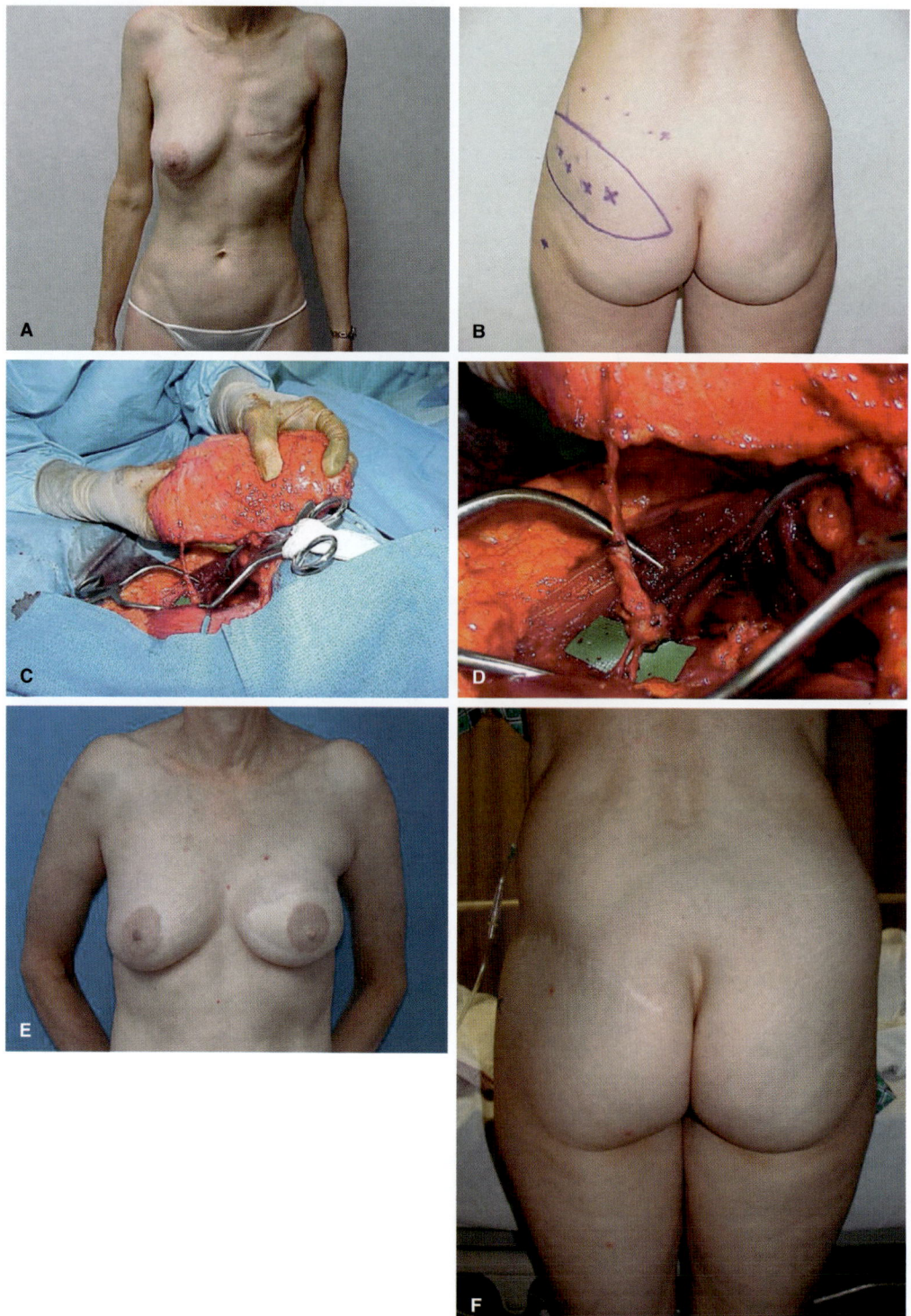

Figura 36.17 A e **B**. Imagem pré-operatória e marcações. **C** e **D**. Imagens intraoperatórias do retalho e vasos perfurantes das artérias glúteas superiores. **E** e **F**. Imagens pós-operatórias (anterior e posterior) 21 meses após a cirurgia. (De Granzow JW, Levine JL, Chiu ES, et al. Breast reconstruction with gluteal artery perforator flaps. *J Plast Reconstr Aesthet Surg*. 2006;59:614-621.)

No pós-operatório, o monitoramento do retalho fechado por um profissional experiente é fundamental e pode prever resultados bem-sucedidos. O exame físico continua sendo o método mais confiável de monitoramento. Cor da pele, turgor, temperatura, enchimento capilar e sinais no Doppler avaliados em uma unidade que permite verificações de enfermagem de hora em hora são fundamentais para a detecção precoce de falha do retalho. O tecido transferido é suscetível à isquemia em decorrência de congestão venosa ou insuficiência arterial, levando à necrose gordurosa, perda parcial ou total do retalho, a menos que uma intervenção imediata seja realizada.

A espectroscopia de infravermelho é um método contínuo para monitorar o retalho, geralmente usado em conjunto com o exame físico e verificações do retalho. Uma sonda é aplicada na ilha de pele do retalho e mede a oxigenação do tecido superficial, até 2 cm de profundidade. As leituras da sonda são exibidas em uma tela ao lado do leito com leituras contínuas, correlacionando-se ao fluxo sanguíneo e à perfusão tecidual. Uma queda súbita e persistente da oxigenação tecidual indica evento agudo que afeta a perfusão do retalho, que pode preceder alterações no exame físico, permitindo uma intervenção oportuna. As leituras do monitor agora podem ser transmitidas sem fio para o computador ou celular do cirurgião, possibilitando o monitoramento remoto do retalho.

Dispositivos Doppler implantáveis podem ser usados para monitorar retalhos livres que estejam completamente sepultados e não possuam um pedículo de pele externa. Uma sonda Doppler é acoplada ao pedículo vascular no nível ou logo distalmente à anastomose e é conectada a um dispositivo externo que monitora continuamente o fluxo da anastomose microvascular. Por exemplo, em pacientes submetidas a mastectomia *nipple sparing*, não é necessário nenhum pedículo de pele para recobrir o envelope mamário. Nesse caso, o retalho pode ser completamente inserido sob os retalhos da mastectomia, e dispositivos Doppler implantáveis podem ser usados para monitoramento do retalho. Frey et al.[47] compararam os resultados da reconstrução com retalho livre totalmente inserido *versus* retalho livre com pedículo de pele após mastectomia *nipple sparing*. Comparando os dois grupos, não houve diferenças nos índices de perda de retalho ou taxas de reoperação; entretanto, o número médio de revisões foi maior no grupo de reconstrução com retalho inserido.

Complicações

As complicações associadas à reconstrução mamária autóloga incluem perda parcial ou total do retalho e problemas relacionados à área doadora. A necrose gordurosa pode apresentar-se posteriormente como um nódulo firme. Os retalhos livres ms-TRAM ou DIEP apresentam índices mais baixos de perda parcial do retalho, necrose gordurosa e fraqueza, protuberância ou hérnia da parede abdominal em comparação com os retalhos TRAM pediculados. Por outro lado, os retalhos livres, em geral, apresentam taxas relativamente maiores de perda total do retalho.

A quimioterapia tem pouco efeito nos resultados da reconstrução mamária, desde que os procedimentos cirúrgicos sejam adiados após a terapia neoadjuvante e a quimioterapia adjuvante não seja realizada antes da cicatrização dos sítios cirúrgicos e da recuperação da paciente. Por outro lado, a radioterapia pode impactar na reconstrução autóloga. A reconstrução após a conclusão da radioterapia está associada a taxas mais altas de complicações em comparação com nenhuma radioterapia, e as pacientes devem ser advertidas adequadamente. No entanto, a reconstrução autóloga após a radioterapia ainda é o método de reconstrução preferido quando comparado a nenhuma reconstrução ou reconstrução autóloga imediata com radioterapia adjuvante pós-operatória, pois as taxas de complicações são aceitáveis e os resultados estéticos são superiores. Por outro lado, a reconstrução autóloga imediata seguida de radioterapia tem taxas de complicações de até 50% e os resultados estéticos são significativamente inferiores em decorrência dos efeitos da radiação ionizante nos tecidos moles, causando lesão celular e fibrose, com consequentes complicações na cicatrização de feridas, deformidades de contorno e firmeza do tecido.[12,39] Os dados comprovam que a reconstrução mamária imediata normalmente não atrasa o início de tratamentos adjuvantes, incluindo radiação e quimioterapia; no entanto, todos os sítios cirúrgicos precisam ser cicatrizados para evitar mais complicações.[39,48]

Combinação de técnicas de reconstrução com ou sem implantes

Em pacientes que desejam mamas reconstruídas de tamanho grande ou têm quantidades menores de gordura subcutânea, uma combinação de reconstrução mamária autóloga e implante pode ser considerada. Muitas vezes, a quantidade de tecido disponível na parte inferior do abdome, parte interna das coxas ou região glútea não é suficiente para fornecer o resultado desejado. Nesses casos, pode-se utilizar uma combinação de retalhos livres, anastomosados com vasos receptores separados no tórax e na axila ou anastomosados em continuidade, realizando anastomose intrarretalho (também conhecida como "retalhos empilhados").[42-44] Essa técnica requer *expertise*, uma equipe experiente e uma abordagem de dois cirurgiões, e a paciente deve estar clinicamente apta para uma cirurgia prolongada, bem como estar de acordo com vários locais doadores. A lipoenxertia secundária pode ser realizada para aumentar o volume se o tecido para reconstruir o envelope for suficiente. Como alternativa, a reconstrução da mama com tecido autólogo pode ser combinada com a colocação de implantes, com ou sem suporte de matriz dérmica acelular. A colocação do implante pode ser realizada de maneira imediata ou tardia, dependendo do tamanho do retalho e do tamanho desejado do implante. A matriz dérmica acelular pode ser utilizada como apoio fixada lateral, inferior e medial ou circunferencialmente, para fornecer suporte mais fixo, evitando deslocamento ou pressão sobre o retalho. O custo da reconstrução deve ser considerado nesses casos com a utilização criteriosa dessa técnica quando necessário.

RECONSTRUÇÃO AREOLOPAPILAR

A reconstrução areolopapilar é parte importante da reconstrução mamária. O objetivo é criar mamilos e aréolas simétricos em ambas as mamas de tamanho, localização, formato, cor e textura adequados, proporcionando um resultado esteticamente agradável. A projeção do mamilo é importante nessa fase. Na reconstrução mamária unilateral, a técnica ideal depende do tamanho e da posição da mama contralateral. Comumente, a técnica de redução areolopapilar melhora a estética da mama contralateral, oferecendo tecido que pode ser utilizado para reconstrução da mama afetada. Medidas de triangulação simples podem não ser aplicáveis, uma vez que o formato da mama reconstruída muitas vezes é diferente em relação à mama nativa contralateral, mesmo que tenha sido realizada mastopexia para simetrização.

O mamilo pode ser reconstruído por múltiplas técnicas, incluindo retalhos locais, enxertos, preenchimentos injetáveis, substitutos de tecidos projetados ou a combinações desses.[49] Vários retalhos locais foram descritos utilizando a pele do retalho mamário, como o T-, S –, skate, estrela, *wrap*, H-, hélice, C-V, flecha, rolo de cigarro, V-V e retalho dermogorduroso triangular. A contração pós-operatória deve ser antecipada para que o mamilo reconstruído seja projetado de 25 a 50% maior do que o tamanho final desejado. As técnicas de retalhos locais apresentam resultados e taxas de complicações semelhantes, e o processo de seleção depende da presença de cicatrizes prévias e da preferência do cirurgião. Perda de projeção, perda parcial do retalho e necessidade de pequenas revisões são complicações potenciais a serem consideradas. Na tentativa de evitar a perda de projeção e contração, o uso de enxertos para aumento tem sido descrito. Autoenxertos (*i. e.*, cartilagem costal, auricular ou gordura) não sofrem rejeição; entretanto, agregam área doadora e ainda podem sofrer degradação com perda de projeção ao longo do tempo. Enxertos alogênicos (*i. e.*, matriz dérmica acelular) incorporam-se aos tecidos locais e proporcionam manutenção adequada da projeção com resultados reprodutíveis, sem morbidade do local doador e baixas taxas de complicações. Enxertos sintéticos foram usados no passado, incluindo silicone, teflon e materiais à base de hidroxiapatita com alta extrusão e taxas gerais de complicações. O mamilo contralateral pode ser usado como sítio doador em mulheres com mamilos grandes. Parte do mamilo e potencialmente do complexo da aréola são usados como enxertos compostos, proporcionando excelente correspondência de cor e textura. Apesar da morbidade adicional da área doadora, estudos mostraram projeção papilar satisfatória a longo prazo com complicações mínimas.

A reconstrução da aréola pode ser feita com enxertos de pele ou tatuagem médica.[49] Os enxertos de pele podem ser colhidos da região da virilha, que é naturalmente mais hiperpigmentada, ou da aréola contralateral quando associada à mastopexia. A tatuagem médica demonstrou avanços notáveis, com grande variedade de cores para combinar com qualquer tipo de pele e capacidade de simular a aréola natural de forma tridimensional.

O componente mais importante da reconstrução areolopapilar é o tempo e o planejamento corretos.[49] Irradiação prévia, cicatrizes ou tentativas anteriores fracassadas devem ser levadas em consideração. Mais importante ainda, não deve ser realizada antes que a forma final, o tamanho e o contorno da mama sejam finalizados, uma vez que grandes revisões podem alterar a posição do complexo areolopapilar reconstruído. A reconstrução do mamilo geralmente é realizada como um procedimento de consultório após a conclusão da reconstrução da mama. Pode ser realizado na sala de cirurgia em conjunto com outros procedimentos de revisão menores, desde que não afetem a construção da mama reconstruída.

CIRURGIA DE REVISÃO – ESTÉTICA DA RECONSTRUÇÃO DA MAMA

A cirurgia de revisão após a reconstrução inicial tornou-se parte comum do caminho reconstrutivo para mulheres submetidas à mastectomia. Independentemente do tipo de reconstrução, as revisões mamárias baseadas em implantes *versus* autólogas podem otimizar os resultados finais e refinar os resultados, atingindo o objetivo da reconstrução mamária – devolver a sensação de "todo" e proporcionar um resultado estético e funcionalmente agradável. As técnicas disponíveis incluem lipoenxertia, revisão de cicatriz, lipoaspiração e mastopexia para simetrização, especialmente em casos unilaterais. Especificamente para pacientes com histórico de reconstrução baseada em implantes, troca de implantes, capsulotomia e capsulorrafia são procedimentos comumente realizados. Clarke-Pearson et al.[50] demonstraram índices de revisão semelhantes de aproximadamente 21% na reconstrução mamária direta com implante imediato em comparação com a reconstrução com expansor de tecido/implante em uma revisão retrospectiva de uma única instituição. Para pacientes com história de reconstrução autóloga, reposicionamento ou *debulking* (desbastamento) do retalho, lipoaspiração e cirurgia de revisão da área doadora são procedimentos comuns. Hanson et al.[51] realizaram análise retrospectiva de 139 pacientes submetidas à reconstrução mamária autóloga com retalho livre abdominal ou retalho pediculado do músculo GD. As taxas de revisão foram significativamente maiores no grupo GD (92% *vs.* 67%), embora as taxas de complicações fossem semelhantes. Em outro estudo comparando taxas de revisão em reconstrução unilateral e bilateral com retalho livre de mama, pacientes mais jovens e tabagistas foram mais propensas a serem submetidas à cirurgia de revisão.[41] Pacientes submetidas à reconstrução bilateral apresentaram maiores taxas de revisões em comparação às submetidas à reconstrução unilateral (69% *vs.* 64%, P = 0,03); as pacientes submetidas à reconstrução bilateral imediata retardada apresentaram os maiores índices de cirurgia de revisão. As taxas de revisões são maiores no pós-operatório recente para reconstrução autóloga; no entanto, a reconstrução baseada em implante geralmente requer várias operações de revisão posteriores em decorrência de contratura capsular, deslocamento do implante e mudanças no corpo da paciente. Em geral, os procedimentos de revisão devem ser oferecidos às pacientes não antes de 3 meses após o procedimento inicial ou cirurgia de revisão anterior.

CONCLUSÃO

A reconstrução mamária é um componente vital no tratamento do câncer de mama para muitas mulheres. Frequentemente, é a parte otimista de um diagnóstico devastador. A reconstrução diminui a carga psicológica e física do diagnóstico. Quando possível, a reconstrução imediata é preferida, pois não aumenta o risco oncológico nem retarda as terapias adjuvantes, proporciona melhores resultados estéticos e resulta em menos depressão, uma vez que as pacientes não experimentam os resultados da mastectomia. O planejamento e a tomada de decisão para a reconstrução devem ser individualizados para cada paciente a fim de alcançar seus desejos da maneira mais segura e razoável. Existem vantagens e desvantagens em cada procedimento; a tomada de decisão deve ser individualizada entre a paciente e seu cirurgião plástico para determinar o plano de tratamento mais racional. Na era das mudanças nas políticas de saúde e aumento dos custos de saúde, o cirurgião deve levar em consideração o parâmetro de custo-efetividade para garantir assistência de alta qualidade com utilização razoável dos recursos disponíveis.

Parte 8

Sistema Endócrino

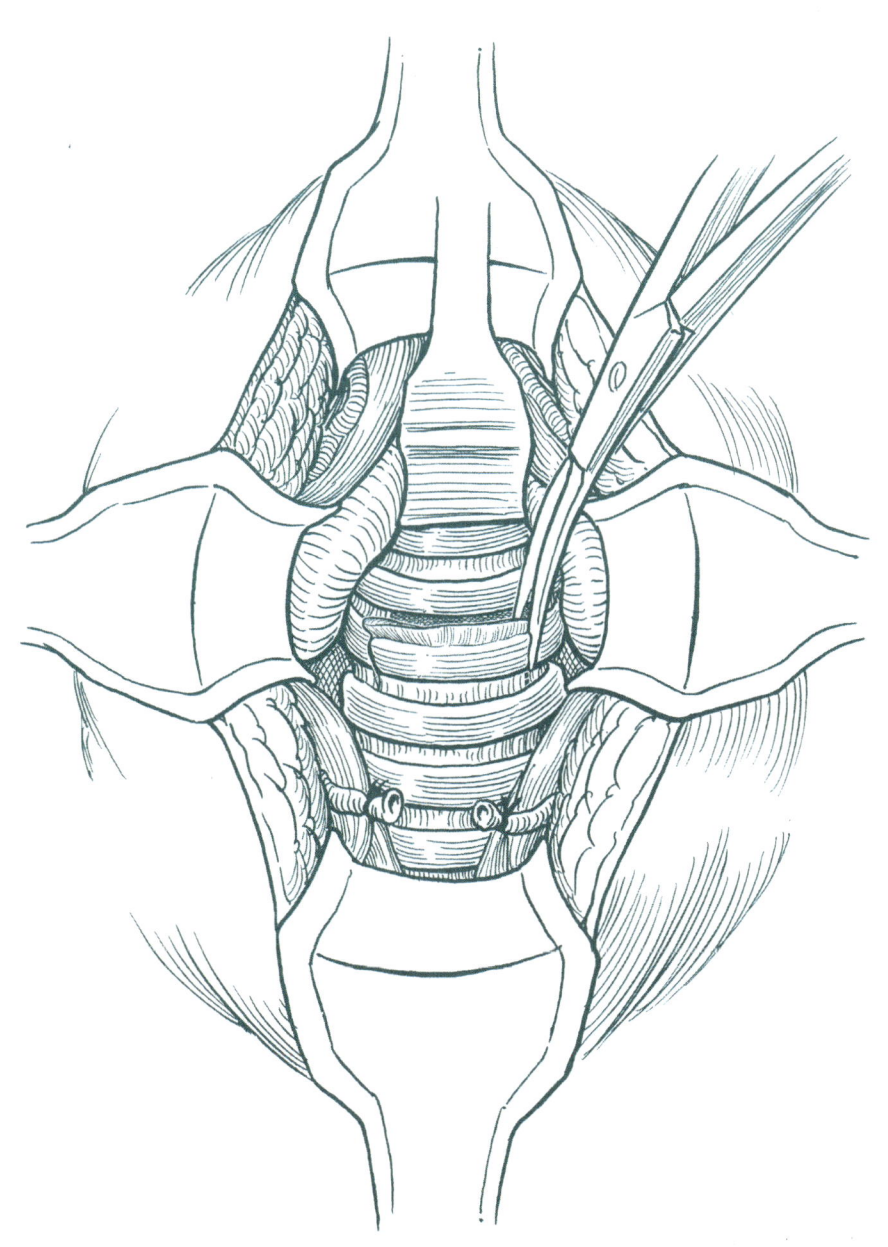

37

Tireoide

Insoo Suh, Julie Ann Sosa

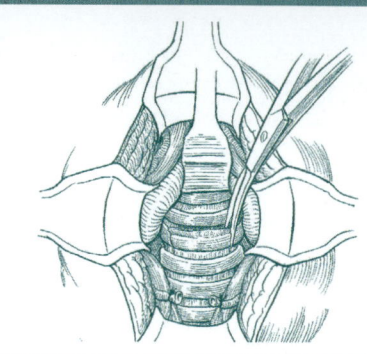

VISÃO GERAL DO CAPÍTULO

Declarações de afiliação
História da cirurgia de tireoide
Embriologia e anatomia da tireoide
    Embriologia
    Anatomia
Histologia e fisiologia da tireoide
    Histologia
    Fisiologia normal da tireoide
    Fisiologia da tireoide na gestação
    Fisiologia da tireoide em doenças não tireoidianas (síndrome do eutireoidiano doente)
Biomarcadores da tireoide
    Hormônio tireoestimulante
    Tetraiodotironina e tri-iodotironina
    Autoanticorpos da tireoide
    Tireoglobulina
    Calcitonina
Exames de imagem da tireoide
    Ultrassom de pescoço
    Cintilografia nuclear
    Imagens transversais
    Tomografia de emissão de pósitrons
Hipotireoidismo
    Tireoidite autoimune
    Tireoidite subaguda
    Tireoidite de Riedel
    Tireoidite supurativa aguda
    Hipotireoidismo iatrogênico
Hipertireoidismo
    Doença de Graves
    Bócio multinodular tóxico
    Adenoma tóxico solitário
    Tireotoxicose induzida por amiodarona
Bócio não tóxico
    Bócio endêmico (difuso)
    Bócio multinodular não tóxico
    Bócio subesternal
    Exames
    Manejo
Nódulo da tireoide
    Apresentação clínica e exames de estudo
    Avaliação ultrassônica de nódulos da tireoide
    Estratificação sonográfica dos riscos de nódulos de tireoide
    Citologia por PAAF
    Teste molecular de materiais da PAAF
Câncer de tireoide
    Incidência
    Câncer diferenciado de tireoide
    Câncer medular de tireoide
    Câncer anaplásico de tireoide
Tireoidectomia
    Indicações e nomenclatura
    Resultados da tireoidectomia
    Preparo pré-operatório
    Técnica
    Cuidados e complicações pós-operatórios
    Tecnologias adjuvantes durante a tireoidectomia
    Abordagens alternativas à tireoidectomia

DECLARAÇÕES DE AFILIAÇÃO

Insoo Suh é consultor da Medtronic e da Prescient Surgical. Julie Ann Sosa é membro do Data Monitoring Committee, pertencente ao Medullary Thyroid Cancer Consortium Registry, patrocinado pela GlaxoSmithKline, Novo Nordisk, Astra Zeneca e Eli Lilly.

HISTÓRIA DA CIRURGIA DE TIREOIDE

A história da cirurgia de tireoide começou há mais de mil anos.[1] A maioria dos registros aponta que a primeira tireoidectomia foi motivada por um caso de bócio endêmico e realizada pelo lendário cirurgião Abu al-Qasim, em 952 d.C., embora se diga que o paciente quase não tenha sobrevivido devido à expressiva perda de sangue durante o procedimento. Durante a maior parte do milênio seguinte, não foram testemunhados avanços encorajadores nem em termos de conhecimento da função da glândula tireoide nem de sua extirpação segura. Apenas no século XII, Roger Frugardii, da faculdade de Salerno, na Itália, descreveria um método mórbido de remoção da tireoide, que envolvia a inserção de setons (fios) de ferro quente na glândula, através da pele. Ocorria, então, um processo de gradual superficialização, até que o seton e o tecido da tireoide atravessassem a pele e pudessem ser removidos. Procedimentos como esse eram considerados pela antiga Igreja Católica como formas de brutalidade e aspereza cirúrgicas, o que levou à retirada da cirurgia do *mainstream* da medicina e da ciência durante grande parte da história medieval europeia.

A anatomia da tireoide foi descrita pela primeira vez no início do século XVI por Leonardo da Vinci; infelizmente, ele não compreendeu que a função da glândula tireoide ia além de preencher um espaço vazio no pescoço, entre as camadas musculares, com o objetivo de proteger a traqueia contra o esterno. No entanto, durante a Renascença, à medida que os estudos da anatomia e da cirurgia se tornaram culturalmente mais aceitáveis, ocorreram outros avanços no entendimento da anatomia da tireoide. Usado pela primeira vez em 1646 pelo anatomista Thomas Wharton, o termo *tireoide* consiste em uma derivação do vocábulo grego *thyreos*, ou "escudo".

Avanços na cirurgia de tireoide, entretanto, foram relativamente poucos e bastante espaçados até meados do fim do século XIX. Wilhelm Fabricius descreveu um caso, em meados dos anos 1600, de uma "erupção cutânea" e de um "médico audacioso" que teria realizado a primeira tireoidectomia usando bisturis; tratava-se de um caso de bócio em uma menina de 10 anos de idade, que veio a óbito na mesa de cirurgia; há relatos de que esse cirurgião foi preso por isso. A primeira tireoidectomia parcial bem-sucedida e suficientemente bem-documentada foi realizada em 1791, por Pierre Joseph Desault, durante a Revolução Francesa. Outros cirurgiões relataram uma pequena série de casos de tireoidectomias bem-sucedidas ainda nos cinquenta anos subsequentes. Entre eles estava o notável cirurgião alemão Johann Hedenus, cuja taxa de mortalidade de zero por cento após a remoção de seis bócios "sufocantes" foi considerada extraordinária para a época. Apesar disso, até metade dos anos 1800, as cirurgias de tireoide ainda eram associadas a uma taxa de mortalidade de, no mínimo, 40%, de forma que as principais figuras e associações profissionais de cirurgia da época recomendavam enfaticamente que não fossem realizadas. Liston as definia como "um procedimento que jamais deve ser considerado"; Diffenbach, como as "mais ingratas, mais condenáveis... temerárias performances"; e Gross, como "carnificina hedionda. Nenhum cirurgião honesto e sensato jamais deveria fazê-la". A Academia Francesa de Medicina baniu totalmente a cirurgia de tireoide durante essa época.

A partir de meados do século XIX até o início do século XX, o curso da cirurgia de tireoide evoluiu rapidamente, passando de empreendimento perigoso e mórbido para uma prática segura, refinada e moderna. Nesse momento, a prática da cirurgia como um todo havia avançado, graças ao desenvolvimento triplo da anestesia, antissepsia/profilaxia de infecções e instrumentação para a hemostasia. Tais inovações permitiram que os grandes cirurgiões da época pudessem estudar mais minuciosamente a tireoideologia cirúrgica, refinando-a. A incursão de Theodor Billroth na cirurgia de tireoide foi inicialmente marcada por 16 mortes de 36 tireoidectomias realizadas; contudo, depois de introduzir métodos mais novos de hemostasia e antissepsia em sua prática cirúrgica, ele conseguiu reduzir dramaticamente sua taxa de mortalidade para 8%. Theodor Kocher, que foi pupilo de Billroth, é amplamente considerado o "papa da moderna cirurgia de tireoide." Ele realizou mais de 5 mil tireoidectomias durante sua carreira, alcançando uma taxa de mortalidade de apenas 0,5%, atribuída a sua extrema meticulosidade nas técnicas de antissepsia e de hemostasia. Seus resultados cirúrgicos extraordinários, bem como suas contribuições para as pesquisas que levaram ao conhecimento da função da tireoide, fizeram com que ele recebesse o prêmio Nobel de Medicina e Fisiologia de 1909, o primeiro Nobel já concedido a um cirurgião. Já o cirurgião australiano Thomas Dunhill é reconhecido por seus excelentes resultados como pioneiro na realização de cirurgia bilateral segura de lobectomia de tireoide unilateral completa com ressecção subtotal da tireoide no lobo contralateral devido a tireotoxicose, uma cirurgia que até hoje leva seu nome.

A envergadura de William Stewart Halsted como "papa da cirurgia moderna" e como criador do atual programa de residência cirúrgica norte-americano pode, por vezes, ofuscar suas várias contribuições para a cirurgia de tireoide. Todavia, suas pesquisas foram responsáveis por elucidar o suprimento de sangue da paratireoide, bem como a "ultraligação" dos ramos da artéria da tireoide distal para evitar a desvascularização da glândula paratireoide e, consequentemente, a tetania pós-operatória. Ele também realizou experimentos que corroboraram a conexão mecânica entre hipoparatireoidismo e tetania e sua reversão por meio de suplementação de cálcio ou autotransplante de paratireoide. Halsted aperfeiçoou as técnicas que aprendeu com Billroth e Kocher, melhorando a instrumentação cirúrgica para hemostasia e introduzindo o uso de luvas cirúrgicas como técnica estéril. Dois de seus aprendizes, George Crile e Frank Lahey, também se especializaram profundamente em cirurgia de tireoide. Por fim, Halsted escreveu que a cirurgia de tireoide "caracteriza, talvez melhor do que qualquer outra cirurgia, o supremo triunfo da arte do cirurgião".

Charles Mayo e seu colega médico Henry Plummer demonstraram a realização segura de tireoidectomia para doença de Graves empregando iodo como preparação pré-operatória. O valor cirúrgico e os resultados excepcionais conquistados por Mayo excederam largamente os de seus contemporâneos e acabaram por construir sua reputação de "pai da cirurgia de tireoide norte-americana".

Inovações posteriores, sem dúvida, colaboraram para o aprimoramento da moderna cirurgia de tireoide, mas a influência dos eruditos mencionados, e especialmente de Kocher, perto da virada do século XX, permanece incomparável.

EMBRIOLOGIA E ANATOMIA DA TIREOIDE

Embriologia

A glândula tireoide se origina das partes mediana e lateral do primórdio da tireoide – tecidos embriológicos precursores –, as quais seguem caminhos separados antes de se fundirem e formarem uma única glândula.

Primórdio mediano da tireoide

A faringe primitiva começa a se formar a partir do primórdio mediano da tireoide, já na segunda semana de gestação. Essa estrutura surge como uma proliferação epitelial no assoalho da faringe, entre o tubérculo ímpar e a cópula, emergindo no nível do segundo arco branquial. Conforme ela desce em direção ao coração primitivo, o primórdio mediano da tireoide se transforma em um divertículo bilobado, dotado de uma estrutura tubária média denominada ducto tireoglosso, que mantém o conjunto inicialmente conectado à língua. O ducto tireoglosso se torna uma estrutura sólida na quinta semana, após a qual se fragmenta e desaparece. De seu desaparecimento, restam o forame cego, na base da língua e em posição superior e, quando presente, o lobo piramidal, em posição inferior. Até a sétima semana de gestação, a tireoide continua descendo em direção à sua posição final anterior. Por volta da décima semana, as células derivadas do primórdio mediano da tireoide se organizam para formar folículos e produzir o hormônio da tireoide.

Primórdio lateral da tireoide

O primórdio lateral da tireoide emerge da endoderme da faringe e se funde ao primórdio mediano na quinta semana de gestação. É composto, em parte, de células dos corpos ultimobranquiais, que se originam da quarta e quinta bolsas faríngeas. É desses corpos ultimobranquiais que as células C parafoliculares secretoras de calcitonina surgem (o primórdio mediano não contém essas células). O primórdio lateral da tireoide compreende aproximadamente um terço da massa total da eventual glândula tireoide desenvolvida.

Anomalias no desenvolvimento embriológico da glândula da tireoide podem levar a uma variedade de condições, inclusive algumas patológicas (Figura 37.1).

Cisto no ducto tireoglosso

O desenvolvimento normal e o subsequente desaparecimento do ducto tireoglosso estão relacionados ao osso hioide, que se forma a partir da sétima semana de gestação e divide funcionalmente o complexo tireoglossal em porções superior e inferior. Quando o ducto tireoglosso não desaparece completamente, havendo a permanência de suas células epiteliais, pode se formar um cisto no local, devido à constante conexão entre a glândula tireoide e o forame cego. Trata-se normalmente de uma massa indolor na linha média do pescoço ou na altura do hioide, embora possa ser encontrada perto da base da língua ou na própria glândula tireoide. Ocasionalmente, tais cistos podem infectar-se com bactérias orais da língua, além de formarem trajetos fistulosos para a pele.

O procedimento de Sistrunk, originalmente descrito em 1920, é o tratamento cirúrgico de escolha para cistos do ducto tireoglosso que se tornam cronicamente infectados. Embora tenham sido descritas diversas modificações, o principal componente do procedimento permanece sendo a extração integral do cisto e do sistema do ducto tireoglosso adjacente, incluindo a parte central do osso hioide. Na maioria dos casos, a ressecção de uma pequena porção da língua não é mais considerada necessária.

Tecido tireoidiano ectópico

É possível encontrar tecido tireoidiano anormal em qualquer lugar, ao longo da trajetória normal de desenvolvimento e descida da glândula tireoide, desde o forame cego até o mediastino anterior. O desenvolvimento de uma tireoide retida pode acarretar a formação de uma glândula tireoide lingual próxima da base do forame cego. Esse tecido tireoidiano anormal está geralmente associado à produção inadequada do hormônio da tireoide, com subsequente aumento da glândula (bócio), o que, por sua vez, pode levar a sintomas de compressão local da parte superior do pescoço, como obstrução das vias respiratórias e disfagia. Ocasionalmente, é necessária excisão cirúrgica nesses casos.

Os outros locais em que é comum o surgimento de tecido tireoidiano ectópico ficam ao longo do percurso do sistema tireotímico, que se origina na terceira bolsa faríngea e continua pelas glândulas paratireoide inferiores e pelos polos inferiores dos lobos da tireoide, descendo em direção ao timo. Focos de tecido tireoidiano normal ao longo desse trajeto são tipicamente chamados de fragmentos (restos) de tireoide. Podem ocorrer em até 50% das pessoas e geralmente não são considerados achados patológicos em si, embora possam ocasionalmente ser confundidos com linfonodos patológicos ou glândulas paratireoides. É possível que estejam conectados à própria glândula tireoide por um fino pedúnculo ou, ainda, que existam como estruturas completamente separadas. Acredita-se que bócios intratorácicos primários surjam do aumento de fragmentos intratorácicos de tireoide. O tratamento cirúrgico do resto tireoideano pode ocasionalmente ser indicado, se clinicamente relevante, como em casos de câncer de tireoide que requerem ressecção do fragmento de tireoide como parte da tireoidectomia ou por sintomas compressivos locais de um bócio intratorácico.

Anatomia

A glândula tireoide normal exibe cor vermelha-amarronzada e textura emborrachada; em adultos, normalmente pesa cerca de 20 g. Está geralmente situada atrás dos músculos esterno-hióideo e esternotireóideo e das camadas superficial e média da fáscia cervical profunda.

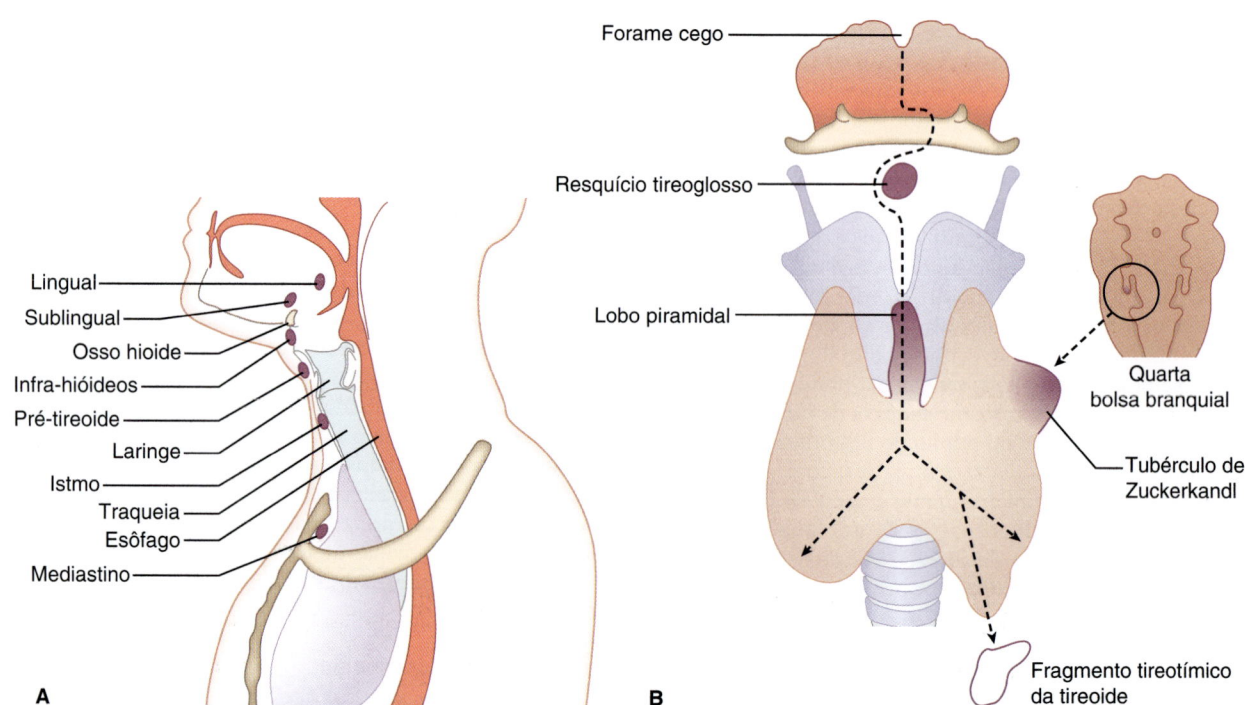

Figura 37.1 A. Esquema ilustrativo de alguns locais comuns para o surgimento de massas de tireoide ectópica de linha média. **B.** Um resumo dos principais elementos embriológicos medianos e laterais da glândula tireoide e suas potenciais consequências anatômicas adultas. (De Agarwal A, Mishra AK, Lomardi CP et al.: Applied embryology of the thyroid and parathyroid glands. In: Randolph GW, ed. *Surgery of the Thyroid and Parathyroid Glands*. 2nd ed. Philadelphia: Elsevier Saunders; 2013:18.)

Quando visualizada em plano anteroposterior, o formato da tireoide lembra a silhueta de uma borboleta, com dois lobos laterais conectados por um istmo, dispostos por cima da traqueia superior caudal em relação à cartilagem cricoide. Um lobo de tireoide de tamanho normal mede de 4 a 6 cm de altura e de 1,3 a 1,8 cm, tanto nas dimensões transversais quanto nas anteroposteriores. O istmo normalmente tem uma espessura de 2 a 3 mm. Entre três quartos e metade das pessoas apresentam um lobo piramidal que se estende superiormente a partir do istmo e que consiste em um resquício caudal do ducto tireoglosso. Os lobos direito e esquerdo da tireoide constituem a maior parte da glândula, e a altura de cada um se estende das porções média para superior da cartilagem tireoidiana, indo até o quinto ou sexto anel traqueal. Lateralmente, alcançam o músculo esternocleidomastóideo e a artéria carótida, formando uma pequena projeção ou caroço conhecido como tubérculo de Zuckerkandl. A cápsula que envolve a tireoide também forma "pseudolóbulos", separados dentro do parênquima da própria glândula; unidos, eles dão origem a uma estrutura ligamentosa sólida, localizada na região posterolateral da traqueia superior e denominada ligamento suspensor de Berry. O tubérculo de Zuckerkandl e o ligamento de Berry são referências anatômicas relativamente constantes para a identificação do nervo laríngeo recorrente (NLR) inferior distal, que normalmente se localiza atrás dessas estruturas.

Suprimento sanguíneo e linfático

A tireoide é uma glândula altamente vascularizada com suprimento sanguíneo abundante e redundante (Figura 37.2). O suprimento arterial da glândula tireoide geralmente deriva de dois pares bilaterais de artérias. As artérias tireóideas superiores se originam das artérias carótidas externas e se dividem dentro dos polos superiores dos lobos da tireoide. Já as artérias tireóideas inferiores são ramificações dos troncos tireocervicais das artérias subclávias. Por se ramificarem razoavelmente nas proximidades do tronco tireocervical, seguem uma trajetória cefálica e posterior à bainha da carótida antes de fazerem uma curva e entrarem nos lobos tireóideos médios. Em aproximadamente 2% das pessoas, uma terceira artéria chamada artéria tireóidea ima emerge diretamente da aorta ou da artéria inominada. Essa terceira artéria segue um percurso de linha média e entra no istmo da tireoide ou nos polos inferiores dos lobos da tireoide. A direção da artéria tireóidea inferior, ao entrar na glândula tireoide, é outra referência importante utilizada na identificação do NLR, que normalmente atravessa essa artéria perpendicularmente durante seu trajeto até a laringe.

Ramificações das artérias inferiores e superiores também alimentam a glândula paratireoide. Considera-se, tradicionalmente, que as artérias tireóideas inferiores supram tanto as glândulas paratireoides superiores quanto as inferiores. No entanto, é possível que haja variações anatômicas significativas no suprimento arterial das glândulas superiores, as quais podem ser alimentadas somente pela artéria tireóidea inferior, somente pela artéria tireóidea superior ou mesmo por ambas.

Há três principais rotas de drenagem venosa da glândula tireoide. As veias tireóideas superiores normalmente correm em paralelo às artérias tireóideas superiores, escoando nas veias jugulares internas. As veias tireóideas inferiores, por sua vez, correm em direção caudal, partindo dos polos inferiores dos lobos da tireoide e escoando nas veias inominadas. Por fim, as veias tireóideas médias são altamente variáveis, mas normalmente surgem da lateral dos lobos médios da tireoide e escoam nas veias jugulares internas.

Bem semelhante ao que ocorre com o suprimento sanguíneo, a rede linfática no interior e ao redor da glândula tireoide é rica e extensa. É de fundamental importância compreender corretamente o sistema linfático no manejo cirúrgico de doenças como câncer de tireoide. Os vasos linfáticos correm dentro da tireoide e escoam nos linfonodos cervicais regionais. Existe um método e uma nomenclatura padronizados para organizar os linfonodos cervicais em sete "níveis" distintos (Figura 37.3). Conhecer o padrão de drenagem linfática a partir da tireoide é particularmente relevante para entender o manejo cirúrgico do câncer de tireoide (ver a seção "Câncer de tireoide", adiante). A maior parte da drenagem linfática da tireoide se encaminha, primeiramente, para os linfonodos peritireoidianos no centro do pescoço, coletivamente reunidos como nível VI; esse grupo inclui os linfonodos entre as duas artérias carótidas, conectados, na parte superior, pelo osso hioide, e, na inferior, pelo manúbrio esternal. Os linfonodos jugulares na lateral do pescoço (IIa, III e IV), bem como os do triângulo posterior do pescoço (especialmente os do nível Vb), também atuam na drenagem linfática da tireoide, normalmente em trânsito pelos linfonodos do centro do pescoço. Metástases que saltam o nível VI e se estendem diretamente do tumor primário (tipicamente no polo superior da tireoide) para a lateral do pescoço são bastante incomuns e ocorrem em menos de 15% dos casos. Outros níveis do pescoço raramente estão associados a metástases regionais de câncer de tireoide.

Nervos associados à glândula tireoide

A tireoide é diretamente suprida por uma rede de minúsculos nervos autônomos, que emergem dos gânglios simpáticos cervicais superiores e médios e de fibras parassimpáticas derivadas do nervo vago. Entre eles, os dois nervos mais importantes para o cirurgião são o NLR e o ramo externo do nervo laríngeo superior (RENLS). É essencial, portanto, que o cirurgião de tireoide conheça profundamente as trajetórias normal e anômala desses nervos, de forma que possam ser suficientemente bem-preservados durante a tireoidectomia.

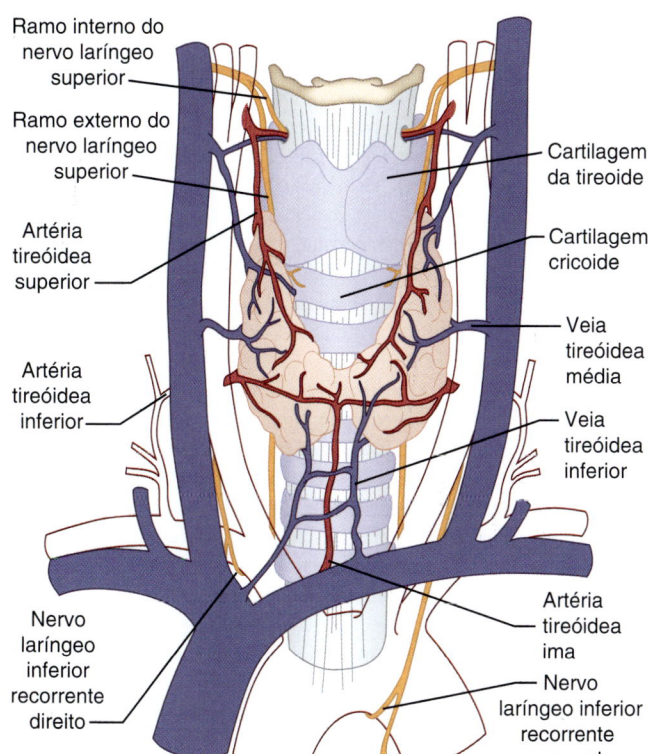

Figura 37.2 Anatomia da glândula tireoide e estruturas adjacentes. (De McHenry CR. Thyroidectomy for nodules or small cancers. In: Duh QY, Clark OH, Kebebew E, eds. *Atlas of Endocrine Surgical Techniques.* Philadelphia: Elsevier Saunders; 2010:7.)

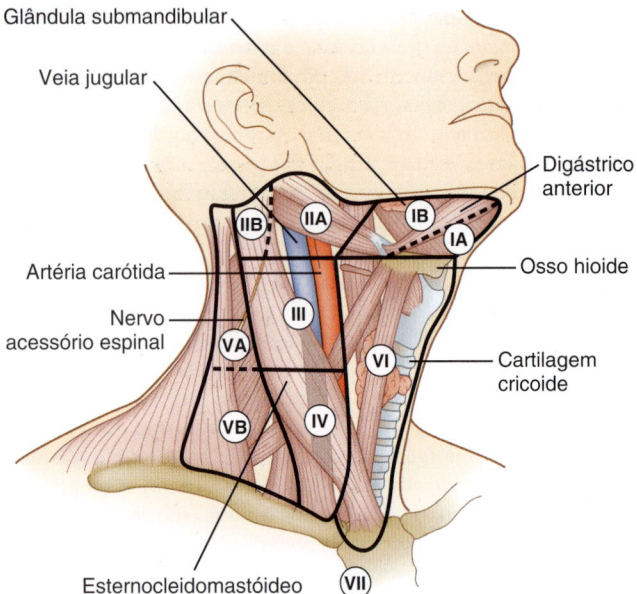

Figura 37.3 Grupos de linfonodos separados em níveis e subníveis. O nível VI contém a glândula tireoide e os nódulos adjacentes, limitados, na porção superior, pelo osso hioide; na inferior, pela artéria inominada (braquiocefálica); e, lateralmente, pelas bainhas da carótida. Nódulos de nível II, III, e IV concentram-se ao longo das veias jugulares, de cada lado, e estão limitados, anteromedialmente, pelo nível VI, e, lateralmente, pela borda posterior do músculo esternocleidomastóideo. Nódulos de nível III são limitados, na porção superior, pelo nível do osso hioide e, na inferior, pela parte inferior da cartilagem cricoide; os níveis II e IV ficam, respectivamente, acima e abaixo do nível III. O agrupamento de linfonodos de nível I inclui os nódulos submentais e submandibulares que ficam acima do osso hioide e anteriores à borda posterior da glândula submandibular. Os nódulos de nível V se encontram no triângulo posterior, lateralmente à borda lateral do músculo esternocleidomastóideo. Os níveis I, II e V podem, ainda, ser subdivididos conforme observado na figura. A extensão inferior do nível VI é definida como acima do manúbrio esternal. Muitos autores também incluem os linfonodos mediastinais superiores pré-traqueais e paratraqueais acima do nível da artéria inominada (às vezes chamado de nível VII) na dissecção do pescoço central.

O NLR e o RENLS são, ainda, os principais nervos responsáveis pela função da laringe. Ambos são pareados, ou seja, apresentam uma unidade direita e uma esquerda. O NLR é, indubitavelmente, o nervo mais importante, já que inerva a função motora de todos os músculos laríngeos intrínsecos, exceto o cricotireóideo. Ele contém fibras sensoriais da laringe inferior, bem como pequenas fibras motoras e sensoriais da traqueia e do esôfago. Uma lesão unilateral do NLR leva à paralisia da prega vocal ipsilateral, cujos sintomas típicos variam desde queixas relativas à voz, como rouquidão e fadiga vocal, até aspiração. Já uma lesão bilateral de tal nervo, com subsequente paralisia bilateral das pregas vocais, pode requerer traqueostomia para controle das vias respiratórias, caso as pregas vocais tenham ficado paralisadas em uma posição média, que impeça a adequada troca de ar; por outro lado, o risco de aspiração persistente e de infecções do sistema respiratório é muito alto se as pregas vocais paralisadas permanecerem em uma posição de abdução. O RENLS inerva os músculos cricotireóideos e contribui para o tom e a tensão da prega vocal. Sua lesão acarreta dificuldades de se alcançar tons altos e de projeção e volume vocal. Tornou-se foco de atenção histórico quando a famosa cantora de ópera Amelita Galla-Curci, após uma tireoidectomia, começou a sentir dificuldade para alcançar notas altas. Na época, o problema foi considerado como consequência de uma lesão durante a cirurgia, embora relatos históricos subsequentes contestem essa informação.

A anatomia dos NLRs esquerdo e direito difere devido ao seu desenvolvimento embriológico (Figura 37.4). Ambos são derivados dos sextos arcos branquiais, que ficam abaixo dos sextos arcos aórticos. Como os quintos e sextos arcos aórticos, acima dos NLRs, subsequentemente regridem durante a embriogênese, os dois nervos se fixam sobre as estruturas direita e esquerda dos quartos arcos aórticos, acompanhando-as; tais estruturas, por sua vez, transformam-se em artérias diferentes – a artéria subclávia direita e o arco aórtico, respectivamente. Quando o coração e os grandes vasos começam a descer para o tórax, ambos os nervos "recuam" dentro do pescoço, forçados pelo movimento para baixo dessas estruturas. O NLR esquerdo, então, passa por baixo do ligamento arterioso no arco aórtico e viaja pelo sulco traqueoesofágico, até chegar à tireoide. Já o NLR direito passa por baixo da junção da artéria carótida-subclávia direita e migra para a articulação cricotireóidea, na inserção da laringe. Devido à localização lateral da junção carótida-subclávia direita e ao menor comprimento do curso do NLR direito, o percurso desse nervo ocorre em um plano ligeiramente anterior e em uma direção oblíqua quando comparado ao do NLR esquerdo, que tende a permanecer relativamente profundo e reto dentro do sulco traqueoesofágico.

Há uma série de referências anatômicas que podem auxiliar na identificação e caracterização do NLR. Normalmente, o tubérculo de Zuckerkandl se localiza exatamente em posição anterior e lateral em relação a ele. Além disso, há uma íntima relação entre o NLR, o ligamento de Berry e a artéria tireóidea inferior, no nível da cartilagem cricoide. Nesse ponto, o nervo atravessa a artéria (normalmente por trás) e se encurva anteriormente, na direção do ligamento, antes de mergulhar posteriormente no ponto de inserção laríngeo, na articulação cricotireóidea. Existem, também, diversas variações anatômicas no curso do nervo e em sua relação com as três estruturas, especialmente no que diz respeito a quão anteriormente o nervo se posiciona. É possível, ainda, que o NLR se ramifique mais proximalmente em até 20 a 30% dos casos. Quanto a isso, a preservação de todos os ramos é importante para a manutenção da função do nervo, em especial a dos ramos anteriores, que fornecem predominantemente inervação motora.

O NLR também pode correr de forma não recorrente, ramificando-se em uma trajetória direta a partir do vago cervical (Figura 37.4). Quando atinge o nervo direito, essa alteração está associada e provavelmente é secundária à existência de uma artéria subclávia direita aberrante, que emerge diretamente do arco aórtico, em vez da artéria inominada (chamada de "artéria lusória"). Tal artéria assume uma posição distal em relação à artéria subclávia esquerda e atravessa a linha média posterior ao esôfago. Devido à ausência de uma junção normal entre a subclávia e a carótida direita, que pudesse "puxar" o NLR direito para baixo durante o desenvolvimento embriológico, o nervo segue um caminho reto do vago até a laringe. A ausência de NLR do lado direito ocorre em até 1% das pessoas, enquanto um nervo não recorrente do lado esquerdo pode ser encontrado em cenários extremamente raros, de pacientes que apresentam *situs inversus* e arco aórtico do lado direito.

Assim como o NLR, os nervos laríngeos superiores se originam do nervo vago. O RENLS se ramifica a partir do osso hioide e segue ao longo do músculo constritor inferior da faringe, antes de correr paralelamente à porção superior dos vasos do polo superior da tireoide e, então, terminar no músculo cricotireóideo. Embora, em geral, o RENLS fique relativamente bem acima do lobo da tireoide, deve-se tomar cuidado ao ligar e dividir os vasos do polo superior durante a tireoidectomia, já que as variações anatômicas do RENLS podem ocorrer bastante próximas dos vasos e do lobo superior da tireoide; por isso, devem ser ressecados à medida que o polo superior da glândula for sendo extraído (Figura 37.5).

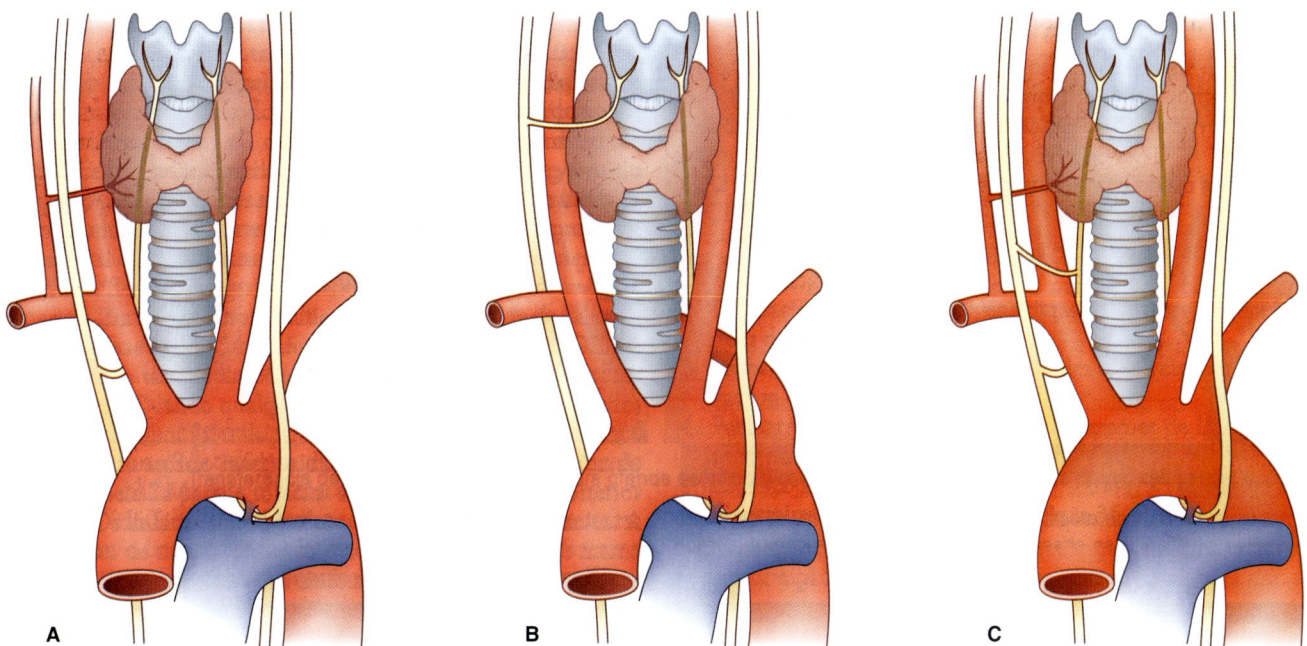

Figura 37.4 Variações anômalas no curso do nervo laríngeo recorrente direito. **A.** O curso normal do nervo laríngeo recorrente começa no vago depois de passar por baixo da artéria subclávia. **B.** Um nervo laríngeo não recorrente começa no vago e viaja medialmente para a laringe, no contexto de origem aberrante da artéria subclávia direita. **C.** A atípica coexistência de um nervo laríngeo não recorrente e de um nervo laríngeo recorrente forma um nervo distal comum.

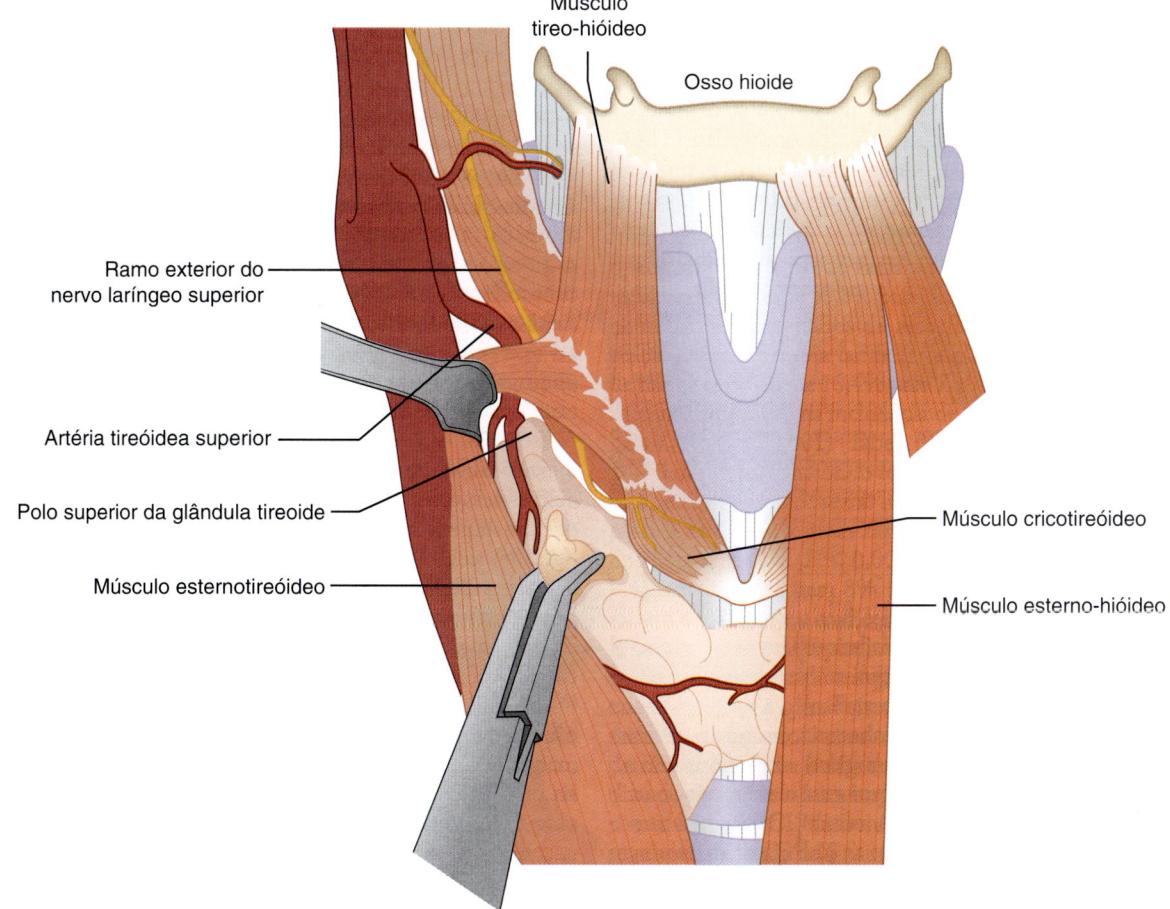

Figura 37.5 As dissecções e ligaduras dos vasos do polo superior da tireoide devem ser feitas o mais caudalmente possível na glândula tireoide, para evitar lesões no RENLS. (De Randolph GW. Surgical anatomy, intraoperative neural monitoring, and operative management of the RLN and SLN. In: Duh QY, Clark OH, Kebebew E, eds. *Atlas of Endocrine Surgical Techniques*. Philadelphia: Elsevier Saunders; 2010:105.)

HISTOLOGIA E FISIOLOGIA DA TIREOIDE

Histologia

A tireoide é composta basicamente de dois tipos de células epiteliais: as foliculares, que são predominantes e responsáveis pela produção e secreção do hormônio da tireoide (Figura 37.6); e as células C parafoliculares,, as quais secretam calcitonina. A arquitetura histológica da tireoide é organizada em folículos esféricos contendo coloide. Essa substância é composta de tireoglobulina (Tg), a precursora não iodada do hormônio da tireoide ativo, que age como um reservatório. As células C parafoliculares estão localizadas dentro do estroma interfolicular e são encontradas principalmente na lateral dos lobos médio e superior da tireoide.

Fisiologia normal da tireoide

Hormônio da tireoide

A síntese dos hormônios da tireoide ocorre dentro da unidade folicular dessa glândula. Consiste em um processo que depende da presença de iodo e que envolve vários passos, sobre os quais é importante destacar:

- As células foliculares transportam ativamente o ânion de iodo, através da membrana celular, da corrente sanguínea para o citoplasma via proteína de membrana simporte Na/I. Normalmente a concentração de iodo dentro das células foliculares é bem maior do que na circulação sistêmica, devido ao seu transporte ativo
- O iodo se movimenta, então, em direção à borda da célula folicular, a qual abriga estoques de coloide. Os ânions são oxidados, formando a molécula neutra I_2, que consegue atravessar a membrana celular e entrar no coloide
- O coloide armazena Tg, que contém uma profusão de resíduos de tirosina. Ele também engloba a enzima tireoperoxidase (TPO), que catalisa a iodização dos resíduos de tirosina na Tg, próximo e importante passo na síntese do hormônio da tireoide. Um resíduo de tirosina iodizado por uma única molécula de iodo leva à formação da molécula monoiodotirosina, a qual, iodizada por duas moléculas de iodo, forma a diiodotirosina (DIT)
- As moléculas de DIT e monoiodotirosina, unidas por ligações covalentes, compõem as formas ativas do hormônio da tireoide, a tetraiodotironina ou tiroxina (T_4), formada por duas DITs com quatro moléculas de iodo, e a triiodotironina (T_3), formada por uma DIT e monoiodotirosina com três moléculas de iodo. Quando estimuladas pelo hormônio tireoestimulante (TSH), as células foliculares transportam os hormônios da tireoide, já ativados, do centro de coloide para a corrente sanguínea (Figura 37.7).

Uma vez na corrente sanguínea, mais de 99% dos hormônios da tireoide circulantes se ligam a proteínas transportadoras, como albumina e globulinas de ligação com T_4; menos de 1% existe na forma livre. Essa dinâmica permite um grau relativamente rígido de controle da difusão do hormônio da tireoide nas células-alvo, já que os hormônios ligados serão liberados caso os níveis livres circulantes caiam. Embora normalmente haja uma concentração maior de T_4 em comparação a T_3, T_3 é a forma mais potente; além disso, vários órgãos-alvo, como cérebro, fígado, intestino, músculos esqueléticos e tireoide, são capazes de converter T_4 em T_3 por meio do mecanismo de desiodase, que remove uma das moléculas de iodo.

O iodo desempenha um papel primordial na fisiologia do hormônio da tireoide, e a esmagadora maioria dos estoques desse micronutriente fica armazenada, justamente, na glândula tireoide. Para que atue na fisiologia hormonal, porém, é fundamental que haja uma quantidade adequada de iodo presente no corpo (a necessidade diária média de iodo para adultos é de 0,1 mg, o que é suprido totalmente por meio da alimentação). Frutos do mar, como peixes, camarão e algas marinhas, são ricos em iodo. Desde 1924, os EUA usam sal iodado, medida que efetivamente eliminou a deficiência de iodo naquele país. No entanto, a despeito dos esforços mundiais de expandir o acesso ao sal iodado, várias regiões do mundo continuam em risco de deficiência de iodo; a Organização Mundial da Saúde estima que 54 países permaneçam deficientes em iodo.

O hormônio da tireoide é fundamental para o funcionamento normal do corpo. Em âmbito celular, T_4 e T_3 se ligam a receptores mitocondriais, levando ao aumento da produção de adenosina trifosfato (ATP), do consumo de oxigênio e da oxidação da glicose, em um processo térmico que libera calor. A função do hormônio da tireoide é, portanto, considerada primordial, já que ele atua como condutor primário da taxa metabólica basal. Há, inclusive, uma teoria de que, virtualmente, todas as células do corpo são alvos finais do hormônio da tireoide, sobretudo graças a sua atuação na estimulação do metabolismo de lipídios e de carboidratos. Além disso, o hormônio da tireoide é essencial para o crescimento e desenvolvimento normal do feto e da criança, principalmente no que diz respeito à função neurológica. O sistema cardiovascular é outro importante alvo de tal hormônio, uma vez que aumenta o débito cardíaco e a vasodilatação. A função reprodutiva normal é altamente dependente do hormônio da tireoide.

A regulação da produção do hormônio da tireoide é rigidamente controlada por interações entre o hipotálamo, a glândula pituitária e a glândula tireoide. Baixos níveis de T_4 e T_3 circulantes estimulam o hipotálamo a liberar hormônio de liberação de tireotrofina, o qual, por sua vez, estimula a liberação de TSH pela pituitária inferior. O TSH, então, estimula a formação de hormônios da tireoide, ligando-se a seu receptor nas células foliculares da tireoide e causando tanto o aumento do transporte de iodo quanto o transporte e a liberação, pelo coloide, de T_4 e T_3 na corrente sanguínea. Por outro lado, níveis elevados de hormônio da tireoide na circulação levam a um ciclo de feedback negativo, com infrarregulação do hormônio de liberação de tireotrofina e do TSH pelo hipotálamo e pela glândula pituitária, respectivamente.

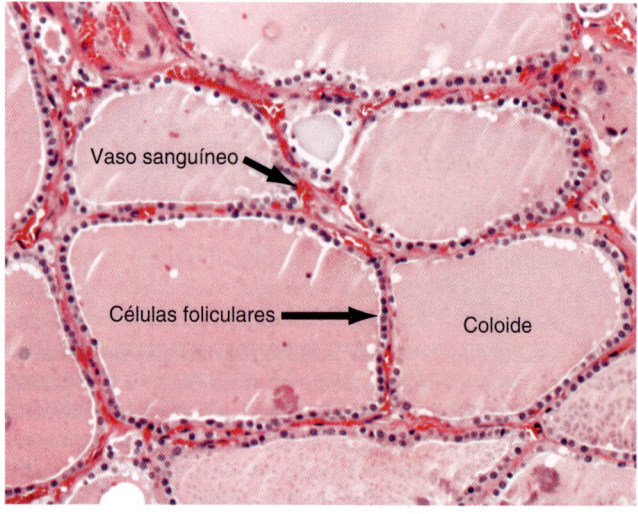

Figura 37.6 Microfotografia do parênquima normal da tireoide, com coloração de hematoxilina e eosina. A unidade folicular contém coloide no centro, e cada folículo é cercado por uma única camada de células foliculares bem-ordenadas e citologicamente normais. Os espaços parafoliculares abrigam vasos sanguíneos e células parafoliculares.

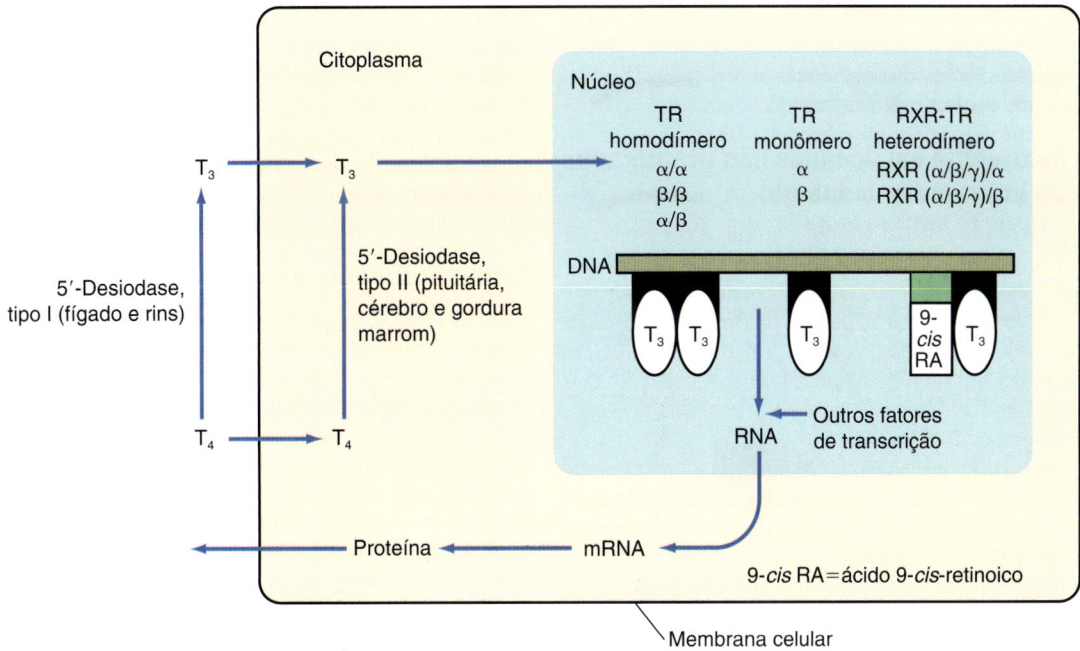

Figura 37.7 Eventos celulares e moleculares envolvidos na função do hormônio da tireoide. Na periferia e no citoplasma da célula, a tiroxina (T_4) é convertida em triiodotironina (T_3). A T_3 viaja até o núcleo, onde se liga a um receptor do hormônio da tireoide (TR) (homodímero, monômero ou heterodímero). Junto a outros fatores de transcrição, a ligação com o TR leva à transcrição do RNA; o RNA mensageiro é, então, expressado e transformado em proteína.

Calcitonina

A glândula tireoide também produz calcitonina, por intermédio das células C parafoliculares. Sua produção, porém, não é regulada pelos mesmos processos que governam a do hormônio da tireoide. A principal função conhecida da calcitonina é reduzir a concentração sérica de cálcio por meio de suas ações de efeito final sobre os ossos (aumentando a atividade dos osteoblastos e diminuindo a dos osteoclastos), intestino (diminuindo a absorção de cálcio) e rins (aumentando a excreção urinária de cálcio). Embora sua liberação seja estimulada por níveis elevados de cálcio no soro, a ausência de calcitonina não acarreta uma mudança perceptível na homeostasia do cálcio – como ocorreria com o hormônio da paratireoide (PTH) – e, portanto, sua importância definitiva para a função fisiológica normal permanece pouco conhecida.

Fisiologia da tireoide na gestação

A gestação normal induz alterações significativas na função do hormônio da tireoide, devido à sua importância fundamental para o desenvolvimento inicial do feto. Ainda que múltiplos processos fetais dependam do hormônio da tireoide, incluindo o crescimento geral, a regulação metabólica e a maturação óssea, o desenvolvimento neuronal e cerebral são os pontos mais sensíveis, como foi comprovado pelo achado de déficits neurocognitivos graves em bebês de mães com hipotireoidismo não tratado.

Durante o primeiro trimestre, a produção materna de hormônio da tireoide aumenta significativamente (as concentrações de T_4 total aumentam até 1,5× quando comparadas a antes da gravidez). Embora os detalhes não sejam compreendidos por completo, acredita-se que tal aumento deve-se, pelo menos em parte, à rápida elevação dos níveis de gonadotrofina coriônica humana, que tem em comum com o TSH uma subunidade alfa, atuando como seu agonista. Esse quadro pode, em alguns casos, levar a um fenômeno conhecido por tireotoxicose gestacional transitória, que ocorre somente no primeiro trimestre e se resolve espontaneamente.

A elevação da concentração de T_4 também é acompanhada de um concomitante aumento da concentração de globulina de ligação com T_4 na corrente sanguínea, o que resulta em uma maior ligação de T_4 circulante e em relativa estabilidade dos níveis de T_4 livre. Devido ao aumento da demanda de produção do hormônio da tireoide, a recomendação de ingestão diária de iodo durante a gestação também cresce. A T_4 materna é transportada para a circulação fetal via transportadores especializados de hormônio da tireoide localizados na placenta.

A produção materna de hormônio da tireoide aumenta e atinge seu pico durante o primeiro trimestre de gestação, declinando constantemente em seguida; tal cenário provavelmente coincide com o desenvolvimento e com o funcionamento inicial da tireoide fetal. Níveis fetais mensuráveis de hormônio da tireoide podem ser detectados até a décima primeira semana de gestação, mas a maturação de todo o eixo de feedback hipotálamico-pituitário-tireóideo não está completa até meados do segundo trimestre; dessa forma, a adequada regulação da função da tireoide materna continua sendo considerada importante, pelo menos até esse estágio.

A disfunção da tireoide se relaciona a consequências adversas tanto para a mãe quanto para o feto, de maneira que o monitoramento regular da função da tireoide deve ser um componente padrão do cuidado pré-natal de rotina. O hipotireoidismo é a disfunção da tireoide mais comum na gestação, ocorrendo em até 0,5% das mulheres grávidas. Sua causa mais comum é a deficiência de iodo, em regiões onde esse problema está instalado; em locais onde há suficiência de iodo, a motivação mais frequente é a tireoidite autoimune. O hipotireoidismo materno está associado a um aumento do risco de infertilidade e complicações perinatais, enquanto o hipotireoidismo fetal/neonatal por deficiência de iodo leva ao cretinismo, uma síndrome que se apresenta na forma de déficits graves de crescimento e cognição, surdez e falhas no desenvolvimento sexual. O hipertireoidismo, por sua vez, mais comumente causado pela doença de Graves, ocorre em aproximadamente 0,3% das mulheres gestantes; se não for tratado, aumenta o risco de complicações materno-fetais, incluindo aborto espontâneo, pré-eclâmpsia, parto prematuro e descolamento de placenta.

Fisiologia da tireoide em doenças não tireoidianas (síndrome do eutireoidiano doente)

Muitas doenças não tireoidianas agudas e crônicas podem afetar a avaliação da função da tireoide. Esse fenômeno, comumente denominado de "síndrome do eutireoidiano doente" ou "síndrome de doença não tireoidiana", leva ao achado de função anormal da tireoide nos exames, no contexto de doença não tireoidiana, em um paciente sem doença tireoidiana preexistente. O achado mais comum é a baixa concentração sérica de T_3, havendo também, em estados mais graves da doença, reduções de T_4. As concentrações de TSH permanecem relativamente normais a ligeiramente elevadas, mas não a ponto de serem consideradas como hipotireoidismo verdadeiro. Além disso, os pacientes não demonstram nenhum sinal de disfunção clínica de tireoide.

A fisiopatologia por trás da síndrome do eutireoidiano doente continua pouco elucidada, embora existam diversas teorias. Alguns acreditam que a conversão de T_4 em T_3 nos tecidos-alvo seja prejudicada graças à menor atividade das enzimas desiodase periféricas (particularmente, a desiodase tipo II). Outros investigaram o papel das citocinas, como o fator de necrose tumoral alfa e as interleucinas 1 e 6, na diminuição da produção de hormônio da tireoide entre as células foliculares dessa glândula. Levanta-se, ainda, a tese de que a inibição da ligação do hormônio tireoidiano com diversas proteínas de ligação da tireoide pode levar à avaliação incorreta dos verdadeiros níveis de hormônio livre. Independentemente da teoria, acredita-se, em geral, que os pacientes acometidos por esse fenômeno são, de fato, eutireóideos e não apresentam disfunção tireoidiana intrínseca.

Estados comuns associados à síndrome do eutireoidiano doente em pacientes cirúrgicos são sepse, jejum/inanição, trauma, lesão térmica e infarto do miocárdio. Vários medicamentos, como corticosteroides e amiodarona, também podem afetar a avaliação da função da tireoide. Não há tratamento para a síndrome do eutireoidiano doente além de tratar a própria condição subjacente, o que resolve as anormalidades constantes nos exames de função da tireoide.

BIOMARCADORES DA TIREOIDE

Hormônio tireoestimulante

O TSH é uma glicoproteína de 28-kDa secretada pela glândula pituitária anterior de forma pulsada; ela segue o ritmo circadiano. Suas ações sobre o receptor de TSH nas células foliculares da tireoide, como parte do eixo hipotálamo-hipófise-tireoide, fazem dela um fator regulador primário da secreção do hormônio da tireoide. A verificação dos níveis de TSH sérico é o exame mais comum e confiável para rastrear a disfunção da tireoide. Isso ocorre porque o ciclo de feedback negativo de T_4 e T_3, na secreção de TSH pela hipófise, segue uma relação logarítmica-linear, resultando em alterações mais significativas nas concentrações de TSH em relação a menores alterações nos níveis de hormônio da tireoide.

O TSH é atualmente medido por radioimunoensaios ultrassensíveis de terceira e quarta gerações, com graus de precisão associados a menos de 0,002 $\mu IU/m\ell$ e sensibilidade de até 97%. A faixa de TSH sérico hoje aceita como normal, em adultos, é de 0,4 a 4,12 mIU/ℓ, com pequenas variações a depender do ensaio específico que está sendo usado. A medição de TSH é indicada como parte da avaliação de suspeita de disfunção da tireoide, bem como para triagem e controle em contextos de alto risco, como na gestação. Apesar de sua elevada eficácia como exame de triagem, os valores de TSH devem ser interpretados com cautela, já que existe uma série de estados de saúde não tireoidianos que podem afetar sua aferição, como gestação, doença não tireoidiana (síndrome do eutireoidiano doente) e uso de medicamentos como glicocorticoides, furosemida, anticonvulsivantes e metformina.

Tetraiodotironina e tri-iodotironina

A dosagem de T_4 e T_3 no soro é bastante importante para a confirmação da disfunção da tireoide. Ambos os hormônios da tireoide presentes na circulação sistêmica estão, em sua vasta maioria, ligados a proteínas do plasma, como globulinas de ligação com T_4; menos de 0,2% deles está disponível em estados livres e biologicamente ativos. Por isso, a medição dos níveis de T_4 e T_3 livres é mais precisa em revelar a função da tireoide quando comparada à dosagem dos níveis de hormônio total, que podem ser falsamente afetados pela presença de várias proteínas transportadoras circulantes.

A medição conjunta de TSH e de T_4 livre são os exames mais pedidos, devido à sua interpretabilidade precisa na maioria dos cenários, incluindo no diagnóstico e monitoramento do tratamento da disfunção tireoidiana. As taxas de T_3 livre não são tão úteis para o diagnóstico de hipotireoidismo, mas podem servir para confirmação de outras condições, como hipertireoidismo e síndrome do eutireoidiano doente. Todas as formas dos hormônios da tireoide são medidas utilizando-se imunoensaios competitivos modernos, que podem exibir leves discrepâncias quanto aos valores de referência, dependendo do método e do fabricante, além da idade do paciente (existem diferentes parâmetros para as populações adultas e pediátricas).

Autoanticorpos da tireoide

A contagem de autoanticorpos da tireoide no soro é útil para o diagnóstico de várias doenças tireoidianas autoimunes, embora suas sensibilidades e especificidades variáveis exijam cautela na interpretação dos exames. Os três autoanticorpos mais comumente analisados atualmente são os receptores anti-TPO (TPOAb), anti-Tg (TgAb) e anti-TSH (TRAb).

A verificação de TPOAb é o exame de triagem mais preciso e mais comumente usado para a detecção de tireoidite autoimune. Ele é positivo em mais de 90% dos pacientes com essa condição, bem como em 80% dos que são acometidos por doença de Graves. No entanto, apresenta uma taxa de resultados falso-positivos de 10 a 15%. A medição de TgAb, por sua vez, é bastante solicitada e exibe sensibilidade de 80% para identificação de tireoidite autoimune e de 30% para doença de Graves; suas taxas de falso-positivos é semelhante às do TPOAb. Um fato importante é que a presença de TgAb interfere na interpretação da contagem de Tg para o monitoramento de câncer diferenciado da tireoide ([CDT], veja a seguir). Sobre os métodos de mensuração, o TPOAb é normalmente medido por ensaios imunorradiométricos ultrassensíveis; ainda que o TgAb também possa ser medido por tal método, existem outras técnicas aceitáveis, como o radioimunoensaio e o ensaio de imunoabsorção enzimática (ELISA). Esses dois exames são frequentemente solicitados em conjunto e costumam estar disponíveis na maioria dos laboratórios de análises clínicas.

A medição de TRAb normalmente é reservada para confirmação diagnóstica de doença de Graves, já que esse parâmetro é positivo em mais de 90% dos pacientes diagnosticados com tal condição. Costuma ser realizada de duas formas: 1) bioensaio de imunoglobulina inibitória de ligação do receptor de TSH, que detecta imunoglobulinas que inibem a ligação do TSH com o receptor de TSH recombinante; 2) bioensaio de imunoglobulina estimuladora da tireoide (TSI), que detecta mais especificamente o subtipo estimulador de TRAb, o qual ativa o receptor de TSH nas células foliculares da tireoide. Há teorias que sugerem que a medição de TSI se relacione, de forma mais estreita, à gravidade da doença de Graves ativa. Ambos os exames são, ainda, de custo elevado, demandando mais recursos; assim, sua utilização, para além de outros métodos diagnósticos da doença de Graves (histórico e exame físico, exames de função tireoidiana, medição dos outros autoanticorpos da tireoide, ultrassom de pescoço e varredura de captação da tireoide), continua sendo uma incógnita. Por isso, a maioria dos profissionais recomenda a realização desses testes apenas em situações especiais, como em desafios diagnósticos de pacientes com bócio nodular e hipertireoidismo, doença ocular e diagnóstico e monitoramento durante a gestação.

Tireoglobulina

A Tg é uma proteína glicosilada grande, de 660-kDa, que age como precursora das formas iodadas ativas de hormônio tireoidiano. Embora a maioria da Tg seja armazenada no coloide, dentro dos folículos da tireoide, uma pequena quantidade escapa para a circulação sistêmica durante o processo de conversão de T_4 e T_3, tornando-se detectável no sangue periférico. A Tg pode estar particularmente elevada em pacientes com CDT, embora tenha pouca utilidade diagnóstica para verificação de rotina ou antes da realização de tireoidectomia total. Por outro lado, sua dosagem sérica pós-tireoidectomia total causada por CDT continua sendo um dos biomarcadores oncológicos mais sensíveis existentes, com a ressalva de que sua precisão depende da ausência de TgAb.

Os métodos de imunoensaio mais utilizados para medição de Tg incluem o ELISA, o imunoensaio de enzimas multiplicadas, o imunoensaio de fluorescência polarizada e o ensaio imunoquimioluminométrico. Todos eles tornaram a contagem de Tg altamente sensível e específica, chegando a um limite inferior de detecção de 0,1 ng/mℓ. Para monitoramento pós-operatório de CDT, a sensibilidade da contagem de Tg pode ser ainda maior com a estimulação do TSH, tanto após a supressão do hormônio da tireoide quanto após uma injeção de TSH recombinante humano. Uma contagem de Tg estimulada de mais de 1 a 2 ng/mℓ é considerada como maior risco de doença persistente ou recorrente no contexto pós-tireoidectomia.

A precisão do exame de Tg sérica é bastante dependente da ausência de TgAb, cuja contagem pode ser obtida ao mesmo tempo. O TgAb está presente em 10 a 15% da população em geral e pode influenciar a interpretação da contagem de Tg pós-operatória. Mesmo nesses cenários, o TgAb normalmente pode ser usado como biomarcador substituto aproximado, já que os autoanticorpos tendem a desaparecer com o tempo, após o tratamento bem-sucedido do câncer de tireoide; dessa forma, um aumento dos níveis de TgAb é um possível indicador de recidiva da doença. Ensaios mais modernos de Tg, que utilizam espectrometria de massa, oferecem uma razoável capacidade de detecção mesmo na presença de TgAb, com sensibilidade de até 0,5 ng/mℓ, chegando perto da dos imunoensaios.

Calcitonina

A calcitonina é uma proteína formada por 32 aminoácidos e secretada pelas células C parafoliculares. Em geral, seus níveis séricos são mais elevados em lactentes, declinam rapidamente na primeira infância e permanecem relativamente estáveis durante toda a fase adulta (embora os níveis absolutos possam oscilar a cada minuto).

Ao que tudo indica, a calcitonina não desempenha uma função significativa na homeostase do cálcio, a despeito de seus conhecidos mecanismos de ação sobre os ossos, intestino e rins. A calcitonina sérica é o biomarcador mais sensível para a detecção e monitoramento de câncer medular de tireoide (CMT), que é uma malignidade das células C parafoliculares. O exame é realizado em pacientes com CMT ou em familiares em risco de desenvolver CMT ou neoplasia endócrina múltipla tipo 2 (MEN2; veja a seguir). Há controvérsias quanto à utilidade de se mensurar a calcitonina sérica como exame de triagem de rotina para a avaliação de nódulos na tireoide.[2] Sua dosagem é atualmente verificada por meio de métodos variados, que incluem os radioimunoensaios, o ELISA e o ensaio imunoquimioluminométrico, que exibem diferentes sensibilidades, especificidades e valores de referência.

EXAMES DE IMAGEM DA TIREOIDE

Ultrassom de pescoço

A ultrassonografia de pescoço é o exame de preferência para avaliação radiográfica de rotina da glândula tireoide. Ela oferece a visualização mais precisa da doença nodular tireoidiana e permite que se realize, ao mesmo tempo, a biopsia por punção aspirativa com agulha fina (PAAF) percutânea de lesões da tireoide. Além disso, fornece informações sobre o tamanho total e a vascularidade da tireoide, sobre a presença e a estratificação de risco de nódulos tireoidianos e sobre a presença ou suspeita de linfadenopatia cervical. Pode, ainda, ser utilizado para localizar focos de doença da paratireoide. As vantagens do ultrassom incluem o fato de não ser invasivo, ser portátil para a clínica e não estar associado à exposição à radiação.

Entre as desvantagens, podemos citar a dependência entre a qualidade do exame e a competência do operador, que é amplificada por questões relacionadas à prática e à instituição de quais especialidades realizam ultrassonografias, já que radiologistas, cirurgiões, patologistas e endocrinologistas clínicos podem ser treinados para realizar o procedimento. Tentativas de padronizar a qualidade da ultrassonografia de pescoço incluíram treinamento comum em ultrassom e processos de credenciamento para todas as especialidades, bem como modelos padronizados de laudos.

A aparência sonográfica normal da tireoide é homogeneamente ecogênica com ecotextura uniforme (Figura 37.8). Achados patológicos no ultrassom de tireoide são descritos nas respectivas seções a seguir.

Cintilografia nuclear

A cintilografia da tireoide é realizada utilizando-se pertecnetato tecnécio 99m ou um radionuclídeo de iodo (normalmente ^{123}I ou ^{131}I), que, dependendo das especificidades do exame, pode ser administrado por via intravenosa, oral ou por inalação. As imagens são obtidas a qualquer momento dentro de um prazo de 30 minutos (para injeção intravenosa [IV]) a 24 horas (para administração oral). A tireoide normalmente demonstra captação simétrica bilateral; já na doença nodular, há maior captação focal (o chamado nódulo "quente", Figura 37.9) ou não (nódulo "frio"). Em geral, nódulos "quentes", no hipertireoidismo, são considerados tóxicos benignos, havendo risco extremamente baixo de malignidade. Já no caso de nódulos "frios", esse risco é de 15%.

Nas últimas décadas, estudos de imagem transversais e aperfeiçoamentos na ultrassonografia tornaram a cintilografia de tireoide obsoleta em quase todos os cenários, com poucas exceções. Para o diagnóstico diferencial de hipertireoidismo, uma varredura de captação da tireoide continua sendo útil, por determinar se o

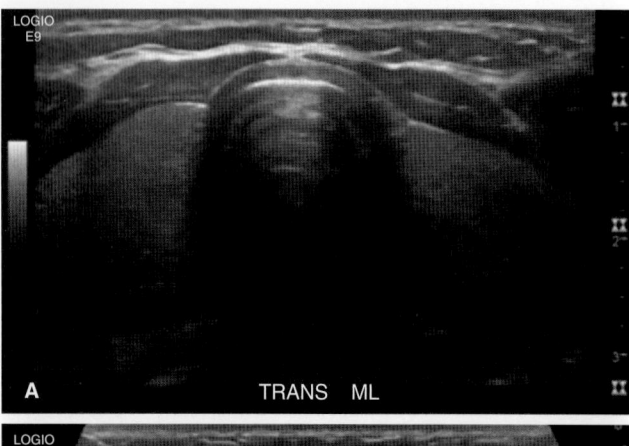
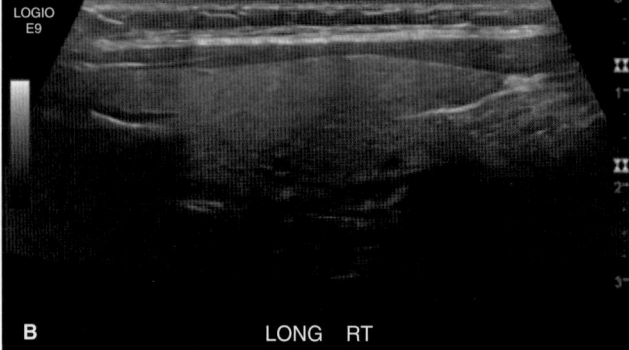

Figura 37.8 Aparência normal da glândula tireoide na ultrassonografia de pescoço. Observe a ecogenicidade homogênea com ecotextura uniforme da glândula. **A.** Visualização transversa da linha média, com os dois lobos de cada lado da traqueia. **B.** Visualização longitudinal do lobo direito da tireoide.

aumento da captação do marcador radiográfico ocorre difusamente por toda a glândula, como no caso da doença de Graves, ou em nódulos "quentes" mais distintos, em caso de adenoma tóxico solitário ou bócio multinodular tóxico (BMT). Além disso, varreduras com radiomarcadores de iodo (normalmente conhecidas como varreduras de iodo radioativo [IRA]) são comumente realizadas para avaliar e tratar doença persistente/recorrente ou metastática nos casos de CDT.

Imagens transversais

Varreduras de tomografia computadorizada (TC) ou imagens de ressonância magnética (RM) podem ser adjuvantes do ultrassom em situações específicas, já que elas promovem uma avaliação anatômica transversal precisa da glândula tireoide em relação às outras estruturas do pescoço, incluindo a laringe e a traqueia, o esôfago, os músculos e as principais estruturas vasculares. Essas modalidades são úteis particularmente em dois cenários: bócio subesternal (intratorácico) e câncer de tireoide avançado (Figura 37.10). Quando comparadas ao ultrassom, a TC e a RM

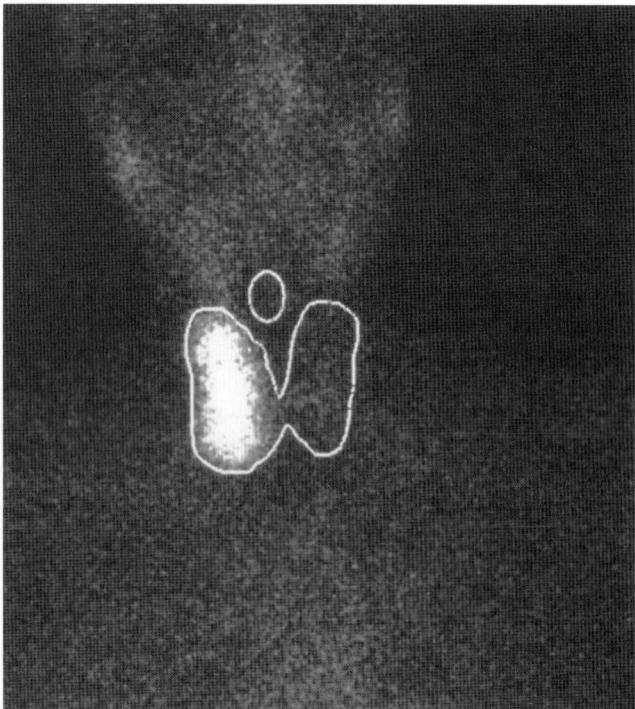

Figura 37.9 Imagem de cintilografia, em que foi empregado ^{131}I, de uma mulher de 32 anos que apresentava nódulo palpável e cujo exame de função da tireoide marcava valores elevados. Nela, podemos ver uma área de maior captação no lobo direito, consistente com nódulo tóxico ou hiperfuncional.

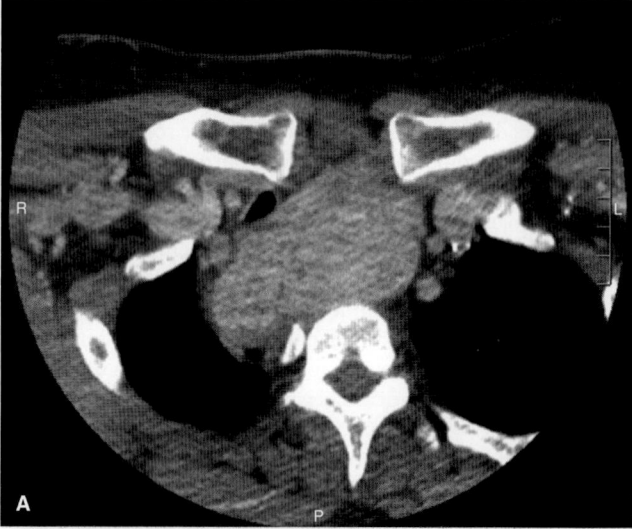
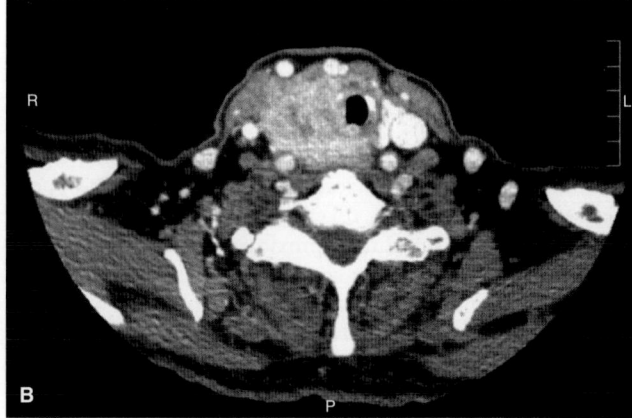

Figura 37.10 Exames de tomografia computadorizada (TC) fornecem informações anatômicas úteis sobre a tireoide em determinados cenários. **A.** Imagem de TC, realçada com contraste, na qual visualizamos um bócio subesternal do lado esquerdo, que se estende até o mediastino posterior e atravessa até o lado direito; observa-se, ainda, compressão traqueal e desvio tanto da traqueia quanto do esôfago. **B.** Imagem de TC, realçada com contraste, de um volumoso câncer folicular de tireoide localmente avançado, que se origina no lobo direito e invade a parede traqueal lateral e o esôfago, obliterando a veia jugular interna direita.

têm maior capacidade de visualizar o mediastino infraclavicular. Além disso, as imagens transversais detectam mais prontamente anomalias vasculares, como a artéria lusória, que podem alertar o cirurgião sobre situações anatômicas complexas (p. ex., presença de nervo laríngeo não recorrente), auxiliando no planejamento perioperatório. Muitos cirurgiões preferem a TC à RM devido à sua facilidade de interpretação e superioridade na detecção de metástases de linfonodos cervicais.

Se solicitado, os exames de imagens transversais da tireoide devem avaliar, além do pescoço, as áreas que se localizam, na direção craniocaudal, desde a base do crânio até a bifurcação traqueal, com o objetivo de precisar a extensão do bócio intratorácico ou da malignidade. Tanto a TC quanto a RM podem ser feitas com ou sem contraste intravenoso (IV), dependendo do cenário clínico. Para avaliação de bócio subesternal, sua realização sem contraste já é suficiente. Por outro lado, o uso de contraste IV é indicado quando há suspeita clínica de câncer de tireoide avançado, tais como diante de tumores localmente avançados ou de tumores com metástases de linfonodo múltiplas e/ou volumosas. Imagens realçadas com contraste são melhores para avaliar invasão local de estruturas adjacentes, principalmente do sistema aerodigestivo.

Na varredura de TC sem contraste, a tireoide parece homogênea e levemente hiperatenuada em comparação aos músculos circundantes, enquanto a administração de contraste iodizado leva a um realce difuso razoavelmente claro. Já na RM, a glândula pode estar levemente hiperintensa nas imagens ponderadas tanto em T1 quanto em T2, apresentando destaque claro mediante a administração de contraste à base de gadolínio. É possível encontrar nódulos incidentais da tireoide em até 9% dos exames de TC ou RM de pescoço. Em geral, o iodo é eliminado dentro de 4 a 8 semanas após a administração de contraste à base de iodo, o que geralmente não causa um atraso clinicamente significativo na administração pós-operatória de iodo radioativo (RAI) para CDT.

Tomografia de emissão de pósitrons

A tomografia de emissão de pósitrons (PET scan, geralmente combinada com TC ou RM) é mais frequentemente realizada com a administração do radiomarcador [^{18}F]-fluorodesoxiglicose, que é captado em tecidos com elevado metabolismo de glicose. A tireoide normal capta tal marcador em quantidades semelhantes à absorvida pelos músculos esqueléticos circundantes. O emprego do PET scan com [^{18}F]-fluorodesoxiglicose é limitado a cânceres de tireoide que apresentam maior risco, como estratégia de monitoramento e estadiamento de CDT refratário à terapia com RAI.

O PET scan não é recomendado para avaliação de rotina da doença tireoidiana. Contudo, com a intensificação do seu uso, junto a outras modalidades transversais, para fins de acompanhamento oncológico, tem sido cada vez mais frequente a detecção de doença nodular incidental da tireoide; até 3% dos exames de PET scan os identificam. Nódulos PET-positivos estão geralmente associados a um risco elevado de malignidade (de até 35% em média), o que não dispensa a avaliação padrão por meio de ultrassom de pescoço e biopsia por PAAF antes de se considerar tratamento cirúrgico.

HIPOTIREOIDISMO

O hipotireoidismo é um transtorno caracterizado pela produção e/ou disponibilidade (em tecidos-alvo periféricos) de hormônio da tireoide em níveis inadequados. Embora seja comum em todo o mundo, suas motivações específicas variam geograficamente. Em geral, a causa mais comum é a deficiência de iodo, uma situação ainda frequente nos países em desenvolvimento, devido à insuficiência de ingestão de iodo pela alimentação; a mesma fisiopatologia leva a um risco elevado de desenvolvimento de bócio endêmico. Já nos países desenvolvidos, as causas mais comuns incluem tireoidite autoimune e hipotireoidismo iatrogênico – em consequência de tireoidectomia ou de tratamento com RAI cuja suplementação ou reposição de hormônio tireoidiano tenha sido insuficiente.

Em relação ao eixo hipotálamo-hipófise-tireoide, a esmagadora maioria de razões para o hipotireoidismo é primária: a insuficiência na produção de hormônio da tireoide se deve a características dessa própria glândula. Uma pequena porcentagem de casos está associada à secreção inadequada de TSH pela hipófise ou de hormônio de liberação de tireotrofina pelo hipotálamo, condições que são denominadas hipotireoidismo secundário e terciário, respectivamente.

Os sinais e sintomas de hipotireoidismo podem variar de inexistentes ou leves até a clássica apresentação de intolerância ao frio, fadiga, inchaço e ganho de peso, pele seca e perda de cabelo. A instalação de mixedema representa um extremo do hipotireoidismo sintomático, no qual os pacientes desenvolvem uma miríade de achados graves, como estado mental alterado ou coma, hipotermia, bradicardia e anormalidades eletrolíticas, levando ao aumento do risco de cardiomegalia, derrame pericárdico, ascites e choque. Esse quadro normalmente ocorre em decorrência da descompensação do hipotireoidismo crônico, causada por um estressor fisiológico agudo, como trauma, infecção ou evento cardiovascular agudo.

Exames de função da tireoide, particularmente de TSH, são bastante sensíveis para triagem de hipotireoidismo. Em adultos, suspeita-se de hipotireoidismo primário quando os níveis de TSH séricos estão acima de 4,12 mIU/ℓ, embora os valores de normalidade sejam diferentes conforme a idade do paciente e os estágios da gestação (quando houver).[3] Outro exame frequentemente realizado é a contagem de hormônios da tireoide, incluindo os níveis de T_4 e T_3 livres. A elevação do TSH em paralelo a níveis reduzidos de T_4 e T_3 funciona como diagnóstico de hipotireoidismo primário. Níveis elevados de TSH associados a dosagens relativamente normais de hormônios da tireoide indicam hipotireoidismo subclínico ou leve.

O tratamento para hipotireoidismo é simples e envolve o uso de agentes farmacológicos como levotiroxina (LT_4) ou liotironina (LT_3), que são versões sintéticas de T_4 e T_3, respectivamente. A LT_4 é recomendada como primeira linha de terapia para a maioria dos pacientes e está disponível nas apresentações oral, intramuscular e IV. Sua recomendação está fundamentada na capacidade que o corpo humano tem de converter T_4 administrado exogenamente em T_3, por meio das desiodases presentes nos tecidos periféricos. Outras estratégias terapêuticas incluem a combinação de LT_4 e LT_3, o uso isolado de LT_3 e de excertos dissecados de tireoide; todas as estratégias foram concebidas sob a hipótese de que a administração exclusiva de LT_4 pode ser insuficiente para replicar o estado eutireóideo normal, seja devido à conversão inadequada *in vivo* em T_3 ou à ausência de alguma(s) outra(s) molécula(s) não descrita(s) até o momento. Atualmente, nenhuma dessas opções é recomendada de rotina como primeira linha de terapia. Quanto à terapia combinada de LT_4 e LT_3, diversos estudos randomizados controlados não conseguiram demonstrar sua superioridade em relação à monoterapia com LT_4 em vários contextos, como para o alcance do nível-alvo de TSH e em situações referentes a sintomas específicos da tireoide e relacionadas à saúde dessa glândula. Outras pesquisas serão necessárias para avaliar o possível benefício da terapia combinada em pacientes com baixos níveis de T$_3$ sérico ou com sintomas persistentes perante monoterapia. Tanto a monoterapia com LT$_3$ quanto o uso de excertos de tireoide apresentaram algumas evidências preliminares que corroboram resultados a curto prazo e como opção de preferência; há, porém, carência de dados a longo prazo que validem sua alta qualidade quanto à segurança e à equivalência de eficácia.

Tireoidite autoimune

A tireoidite autoimune é a causa mais frequente de hipotireoidismo em populações sem deficiência de iodo. Entre seus tipos, a tireoidite linfocítica crônica, também conhecida como tireoidite de Hashimoto, é a mais comum. Esse transtorno predomina em mulheres, atingindo a razão de até 10 mulheres para cada homem. Exibe um forte componente hereditário – parentes de primeiro grau de pacientes com Hashimoto têm risco nove vezes maior de também desenvolver a doença. A etiologia da tireoidite de Hashimoto se explica pela presença, na circulação sanguínea, de autoanticorpos a antígenos da tireoide, acarretando um processo autoimune destrutivo crônico, que leva à formação de complexos e complementos imunes na membrana basal das células foliculares. Como efeito, ocorre a infiltração de linfócitos nos folículos da tireoide, com consequente fibrose, o que reduz o número efetivo de folículos necessários para produzir os hormônios da tireoide.

A análise bioquímica da tireoidite de Hashimoto inclui a realização dos exames de função da tireoide, bem como os de autoanticorpos da tireoide presentes na circulação, incluindo TPOAb e TgAb (ver na seção anterior), que estão presentes em 95% e 60% dos pacientes, respectivamente. Pacientes eutireóideos e subclinicamente hipotireóideos que exibam títulos elevados de autoanticorpos estão mais propensos a progredir para hipotireoidismo patente. A medição de autoanticorpos da tireoide é recomendada, ainda, para pacientes sob maior risco de desenvolver hipotireoidismo, inclusive portadores de outras doenças autoimunes ou que tomam medicamentos como lítio ou amiodarona.[3]

Em geral, estudos de imagem não são úteis para avaliação e diagnóstico da tireoidite de Hashimoto. No entanto, pacientes com tal transtorno com frequência relatam sintomas de desconforto, dor e sensação de nódulo no pescoço, o que pode levar à necessidade da realização de ultrassom de pescoço, para fins diagnósticos. As características sonográficas da tireoidite de Hashimoto incluem ecotextura irregular, heterogênea e hipoecoica do parênquima, que apresenta um aumento da vascularidade; há, geralmente, a presença de finos septos ecogênicos com aparência pseudonodular, às vezes confundida com discretos nódulos na tireoide (Figura 37.11). O tamanho da tireoide pode variar de difusa ou focalmente aumentada a pequena e atrófica; graças ao processo inflamatório autoimune, é possível encontrar, também, linfonodos um pouco aumentados e peritireóideos mais numerosos. A tireoidite de Hashimoto foi associada a um aumento do risco de câncer papilífero de tireoide (CPT), ainda que uma possível e ligeira melhora nesse prognóstico tenha sido apontada por diversas séries cirúrgicas de uma mesma instituição. Dessa forma, quaisquer nódulos ou linfonodos suspeitos na tireoide, na presença de tireoidite de Hashimoto, devem ser devidamente examinados através de biopsia tipo PAAF.

Entre as características citológicas da tireoidite de Hashimoto, encontra-se um modelo celular que exibe agregados de células foliculares com alterações oncocíticas/de Hürthle, coloide mínimo e infiltração de linfócitos maduros. Células gigantes, células do plasma, macrófagos, histiócitos e eosinófilos também podem ser observados. O linfoma primário de tireoide, uma malignidade

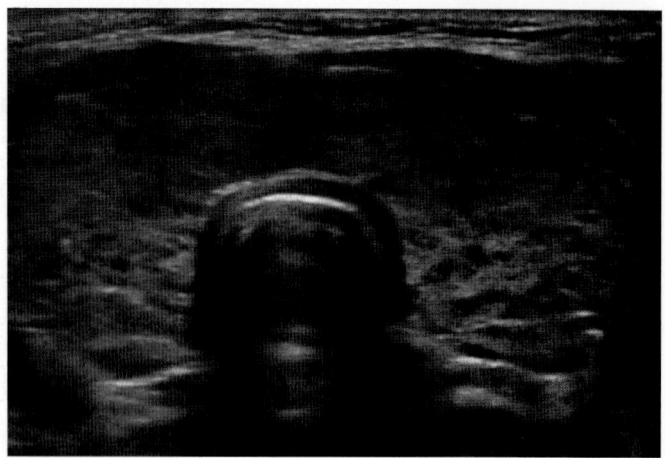

Figura 37.11 Características sonográficas da tireoidite de Hashimoto. Nesta imagem, a glândula tireoide está aumentada, predominantemente hiperecoica, e difusamente heterogênea, com ecotextura irregular e regiões hiperecoicas mal-definidas e separadas por filamentos fibrosos. (De Andrioli M, Valcavi R. Sonography of normal and abnormal thyroid and parathyroid glands. *Front Horm Res*. 2016;45:1-15.)

rara com incidência anual de 2 casos a cada 1 milhão de pessoas, está associado à tireoidite de Hashimoto; tendo como base a observação da citologia, a distinção entre linfoma primário e Hashimoto pode ser difícil, já que ambos se caracterizam por um grande número de células linfoides e de folículos linfoides com redução de coloide.

O segundo tipo mais comum de tireoidite autoimune é a pós-parto, que atinge até 10% das mulheres no intervalo entre os dois primeiros meses até 1 ano depois do parto. A patogênese da tireoidite pós-parto parece ter similaridades e paralelismos com a da tireoidite de Hashimoto: 1) o hipotireoidismo pode ser precedido por um curto estado tireotóxico; 2) em geral, há a presença de TPOAb na circulação; e 3) a tireoidite pós-parto está associada a um risco dez vezes maior de se desenvolver Hashimoto. O quadro que se instala após o parto, normalmente, tem curta duração, resolvendo-se dentro de 2 a 4 meses. A suplementação/reposição exógena de hormônio tireoidiano por um curto período pode ser necessária.

Tireoidite subaguda

A tireoidite subaguda, também conhecida como doença de Quervain ou tireoidite granulomatosa subaguda, é um tanto incomum, encontrada principalmente em países desenvolvidos. É predominante no sexo feminino, em uma proporção de 2 mulheres para cada homem, e ocorre tipicamente na quarta década de vida. Sua patogênese permanece pouco conhecida, mas a doença geralmente ocorre após um pródromo viral, como uma infecção do sistema respiratório superior. Quanto à sua apresentação clínica, sua marca registrada consiste em dor e inchaço na região da tireoide, acompanhados de febre baixa, disfagia e fadiga grave. Os achados bioquímicos podem apontar aumento na sedimentação de eritrócitos, que é diagnóstico da doença. Assim como no tipo autoimune, na tireoidite de Quervain, é possível encontrar um quadro de hipertireoidismo transitório, seguido por hipotireoidismo. As características citopatológicas da biopsia tipo PAAF incluem a presença de granulomas de células gigantes multinucleadas. Já a histopatologia revela evidências de alterações granulomatosas nos folículos da tireoide, que se mostram aumentados e com infiltração de células mononucleares, neutrófilos e linfócitos.

A tireoidite de Quervain costuma durar de 2 a 5 meses, e a ampla maioria dos pacientes retorna ao estado eutireóideo espontaneamente. Devido a seu curso autolimitado, não são indicados tratamentos específicos, exceto para alívio sintomático da dor e/ou tratamento temporário do hipotireoidismo clínico. No primeiro caso, é possível prescrever medicamentos anti-inflamatórios não esteroidais; para dores mais graves, no entanto, pode ser recomendado um ciclo de corticosteroides. Normalmente, não se recomendam procedimentos cirúrgicos para tratamento de tireoidite de Quervain, mas é importante que sejam oferecidos apoio e aconselhamento emocional, especialmente durante a fase dolorosa da doença.

Tireoidite de Riedel

A tireoidite de Riedel, também chamada de bócio de Riedel ou tireoidite fibrosa crônica, é um processo inflamatório extremamente raro e pouco entendido, que causa destruição e fibrose difusa da tireoide. As principais teorias para a etiologia dessa doença indicam que ela consiste em um processo autoimune ou em um transtorno fibrótico específico relacionado à fibroesclerose multifocal. O achado mais relevante da tireoidite de Riedel é a presença de uma glândula extremamente firme e asfixiante, que pode ser bastante desconfortável para os pacientes. O processo fibrótico geralmente se estende até as estruturas adjacentes, incluindo o sistema aerodigestivo e o NLR, o que pode causar obstrução clinicamente significativa das vias respiratórias, disfagia e disfonia.

Pacientes com esse quadro compartilham os marcadores biomecânicos do hipotireoidismo. Exames de imagem são necessários para descartar outras causas dos graves sintomas locais. As características do ultrassom geralmente demonstram uma glândula difusamente hipoecoica, cujas bordas se apresentam mal-definidas. A citologia por PAAF, por sua vez, revela alterações fibróticas densas, que não conseguem ser diferenciadas com segurança de alterações fibróticas geralmente associadas ao carcinoma anaplásico de tireoide (CAT).

O tratamento médico direcionado ao componente inflamatório da tireoidite de Riedel tradicionalmente se baseia em corticosteroides e tamoxifeno. Outros agentes, como micofenolato e rituximabe, também já foram usados. A suplementação ou reposição de hormônio da tireoide está indicada para tratamento do hipotireoidismo associado. Para descartar malignidades, como CAT ou linfoma primário de tireoide, ou para tratar a obstrução do sistema aerodigestivo, recomenda-se a ressecção cirúrgica. Esse procedimento costuma ser bastante desafiador, devido à firmeza da glândula e à obliteração ou planos e referências normais. A ressecção parcial, apenas dos componentes afetados, também pode ser indicada – a ressecção simples do istmo em cunha é a terapia cirúrgica mais comum para alívio de compressão traqueal. Por fim, não há evidências que sugiram que a tireoidite de Riedel esteja associada a um risco maior de malignidade da tireoide.

Tireoidite supurativa aguda

A tireoidite supurativa aguda é rara e definida como uma infecção piogênica aguda da glândula tireoide. Sua causa subjacente mais comum é a infecção de uma fístula congênita do seio piriforme, que acompanha e se comunica com a tireoide. A apresentação clínica de tireoidite aguda é idêntica à de uma infecção bacteriana: febre, dor unilateral grave e inchaço na glândula tireoide (normalmente, no lado esquerdo), além de linfadenopatia cervical. Entre as bactérias que mais frequentemente causam esse quadro, estão os *Estafilococos* e os *Estreptococos*, mas outras espécies aeróbicas e anaeróbicas também podem estar envolvidas. A tireoidite também pode levar à formação de abscesso na glândula; raramente, acarreta sequelas mais graves, incluindo abscesso retrofaríngeo, obstrução traqueal, mediastinite e trombose venosa jugular.

Testes de função da tireoide poucas vezes contribuem para o diagnóstico de tireoidite supurativa aguda; por outro lado, outros achados bioquímicos de doença sistêmica aguda e sepse se mostram mais úteis, como hemograma completo que demonstre leucocitose com desvio à esquerda. A realização de ultrassom com biopsia tipo PAAF pode ser útil para cultura bacteriana e especiação de qualquer líquido do abscesso. O tratamento consiste em antibióticos de espectro adequado, bem como de drenagem percutânea de quaisquer abscessos que sejam identificados. Esse quadro geralmente não leva a hipotireoidismo duradouro, que requeira terapia de suplementação de hormônio da tireoide.

Hipotireoidismo iatrogênico

Além do hipotireoidismo pós-tireoidectomia provocado pela ausência de parênquima suficiente da tireoide, a farmacoterapia é a principal causa de hipotireoidismo iatrogênico. São muitos e diversos os medicamentos e terapias associados ao desenvolvimento de hipotireoidismo (Boxe 37.1). Entre eles, os mais comuns são a terapia com RAI (^{131}I) e o uso de tionamidas antitireoidianas (como metimazol e propiltiouracila [PTU]), amiodarona, lítio, imunomoduladores e inibidores de quinase.

Boxe 37.1 Medicamentos que podem causar hipotireoidismo iatrogênico.

Inibição da síntese ou secreção de hormônio da tireoide
Aminoglutetimida
Lítio
Perclorato
Talidomida
Tionamidas (metimazol, propiltiouracila)
Medicamentos contendo iodo
  Amiodarona
  Contraste IV iodado
  Guaifenesina
  Kelp
  Iodeto de potássio
  Antissépticos tópicos

Desregulação imune
Interferona alfa
Interleucina-2
Alemtuzumabe
Ipilimumabe
Nivolumabe
Pembrolizumabe

Supressão de TSH
Dopamina

Tireoidite destrutiva
Sunitinibe

Aumento da atividade da desiodase tipo 3
Sorafenibe

Aumento do clearance de T_4 e da supressão de TSH
Bexaroteno

IV, Intravenoso; T_4, tetraiodotironina ou tiroxina; *TSH*, hormônio tireoestimulante.

A etiologia do hipotireoidismo induzido por medicamentos depende do agente específico. No caso da terapia com RAI, geralmente, o hipotireoidismo se deve à destruição direta das células foliculares da tireoide pelo agente radioativo administrado. Tionamidas, como metimazol e PTU, inibem diretamente a síntese de T_4 e T_3 (além de bloquearem a conversão periférica de T_4 em T_3, no caso do PTU). A amiodorona, um agente antiarrítmico, pode causar tanto hipotireoidismo quanto hipertireoidismo, devido a uma série de razões, entre as quais o efeito Wolff-Chaikoff, causado pela elevada quantidade de iodo no medicamento; a inibição da atividade da desiodase e da entrada do hormônio da tireoide na periferia; e a tireoidite citotóxica direta. O lítio age inibindo diretamente a via dependente de adenosina monofostato ciclíca (cAMP), o que leva à formação de hormônio tireoidiano no folículo da glândula. Inibidores da tirosinoquinase, como sunitinibe e vandetanibe, causam hipotireoidismo de maneiras diferentes, inclusive por tireoidite autoimune destrutiva direta, pela redução da vasculatura da tireoide, relacionada ao fator de crescimento endotelial vascular (VEGF), e pela redução da captação de iodo na glândula.

O tratamento de hipotireoidismo relacionado a medicamentos consiste em remover o agente ofensor, se possível, bem como na suplementação ou reposição de hormônio da tireoide, se necessário.

> **Boxe 37.2** Causas de hipertireoidismo.
>
> **Associadas à captação normal/elevada de RAI**
> Doença de Graves
> Bócio tóxico multinodular
> Adenoma tóxico
> Doença trofoblástica
> Adenoma hipofisário produtor de TSH
> Resistência a hormônio da tireoide
>
> **Associadas à captação inexistente/mínima de RAI**
> Tireoidite indolor
> Tireoidite induzida por amiodarona
> Tireoidite subaguda
> Tireotoxicose iatrogênica
> Struma ovarii
> Tireoidite aguda
> Metástases de câncer folicular de tireoide
> Tireoidite de palpação

RAI, iodo radioativo; *TSH*, hormônio tireoestimulante.

HIPERTIREOIDISMO

O hipertireoidismo é definido como um estado clínico marcado pela ação elevada do hormônio tireoidiano, normalmente devido à secreção constitutiva inapropriadamente alta desse hormônio pela tireoide. O grau de gravidade do transtorno, em geral, é dividido em dois grupos: patente (níveis de TSH suprimidos concomitantes a taxas elevadas de T_4 ou T_3 livres) e subclínico (TSH suprimido acompanhado de níveis normais de T_4 e T_3 livres). Tanto o grau patente quanto o subclínico podem causar sinais ou sintomas clinicamente significativos, embora a doença subclínica seja mais propensa a uma apresentação mais branda.

Os sinais e sintomas clínicos de hipertireoidismo são amplos, refletindo o fato de que o hormônio da tireoide afeta praticamente todos os sistemas do corpo humano. O grau patente pode causar uma série de efeitos, incluindo tremores, intolerância ao calor, taquicardia e fibrilação atrial, maior motilidade gastrintestinal, fraqueza muscular, ansiedade e eventos embólicos. Já o hipertireoidismo descontrolado, eventualmente, é capaz de acarretar complicações cardiovasculares graves, incluindo cardiomiopatia e insuficiência cardíaca congestiva, que podem até progredir para colapso cardiovascular e morte. Por fim, o grau subclínico costuma ter apresentações mais brandas, dentro dessa mesma sintomatologia.

A prevalência do hipertireoidismo nos EUA é de aproximadamente 1,2%. Suas causas mais comuns (doença de Graves, BMT e adenoma tóxico solitário) são aquelas em cujo tratamento a tireoidectomia desempenha um importante, senão primordial, papel – esses três estados de doenças serão discutidos com mais detalhes a seguir. Outras causas de hipertireoidismo estão listadas no Boxe 37.2; também será analisada, a seguir, a tireotoxicose induzida por amiodarona (TIA).

Doença de Graves

A doença de Graves, batizada em homenagem ao Dr. Robert J. Graves, que atuou durante os anos 1830, é uma doença autoimune caracterizada pela ativação constitutiva do receptor de TSH pelo TRAb, resultando em um aumento da síntese e da secreção de hormônio da tireoide. É a causa mais comum de hipertireoidismo nos EUA, alcançando uma incidência anual estimada de 30 casos para cada 100.000 habitantes. Predominante no sexo feminino, atinge uma proporção de 8 mulheres para cada homem e normalmente se apresenta em adultos jovens (a faixa etária típica dos pacientes é de 20 a 40 anos).

Devido à sua etiologia autoimune, a doença de Graves pode ter outras manifestações além dos sinais e sintomas clássicos do hipertireoidismo. O mais comum é a orbitopatia de Graves, que ocorre em até 25 a 30% dos pacientes. Nesse processo, reações autoimunes nos tecidos moles orbitais e periorbitais levam a uma gama de complicações: proptose, retração de pálpebras, quemose, edema periorbital e redução da mobilidade dos músculos oculares (Figura 37.12); se não tratada, a orbitopatia pode causar a perda da visão, decorrente de lesões na córnea ou da compressão do nervo óptico. Também é possível que ocorram manifestações cutâneas, incluindo mixedema pré-tibial e acropaquia (edemas nos dedos). Entre as outras condições autoimunes que foram associadas à doença de Graves, estão tireoidite de Hashimoto, lúpus, artrite reumatoide, anemia perniciosa e doença de Addison.

O estudo bioquímico para doença de Graves normalmente abarca exames de função da tireoide, incluindo contagens de TSH, T_4 e T_3 livres, bem como de TRAb (normalmente solicitada com a de TSI, mas também, em determinadas situações, com a dosagem da imunoglobulina inibitória da ligação com o receptor de TSH). A presença de TRAb é diagnóstica de doença de Graves. Os exames de imagem podem consistir em ultrassonografia de pescoço e/ou exames de imagem nuclear de captação da tireoide, dependendo das indicações. As características sonográficas costumam apontar uma glândula difusamente hipervascularizada, normalmente com ecogenicidade heterogênea; também pode ser identificada doença nodular da tireoide. A realização de cintilografia nuclear à base de pertecnetato tecnécio-99m ou de ^{123}I serve de auxílio na diferenciação entre doença de Graves negativa a TSI e doença nodular tóxica, com base no padrão de captação difuso *versus* nodular. Imagens transversais da cabeça podem ser úteis para avaliação da orbitopatia.

As três opções de manejo do hipertireoidismo de Graves são o uso de medicamentos antitireoidianos, a ablação por RAI e a tireoidectomia. Nos EUA, a ablação por RAI é a opção de tratamento mais comum, embora os medicamentos antitireoidianos estejam sendo cada vez mais usados como primeira opção; em média, um terço dos pacientes consegue a remissão a longo prazo apenas com o tratamento medicamentoso. Na verdade, cada uma das três opções tem suas vantagens e desvantagens, bem como

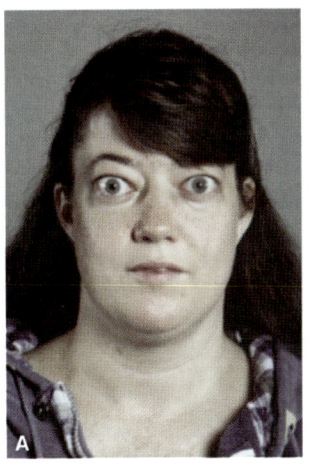 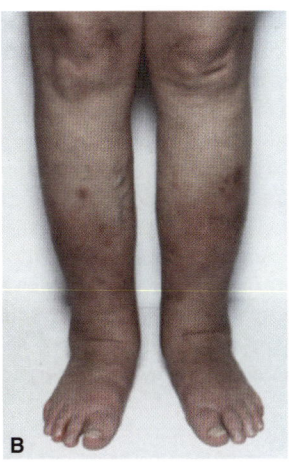 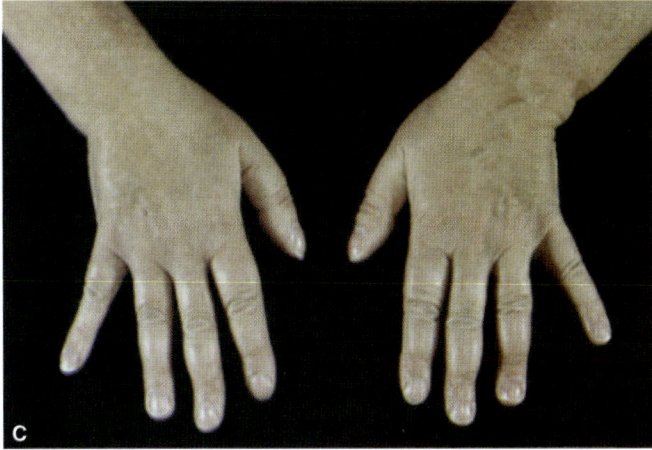

Figura 37.12 Manifestações extratireoidianas de doença de Graves. **A.** Orbitopatia. **B.** Dermopatia (mixedema pré-tibial). **C.** Acropaquia. (De Al-Shoumer KAS, Gharib H. Hyperthyroidism: toxic nodular goiter and Graves' disease. In: Randolph GW, ed. *Surgery of the Thyroid and Parathyroid Glands 2*. Philadelphia: Elsevier Saunders; 2013:53.)

indicações e contraindicações, que devem ser customizadas de acordo com os valores e preferências individuais do paciente. As diretrizes da Associação Americana de Tireoide (ATA) de 2016, referentes ao manejo do hipertireoidismo, oferecem um resumo útil, baseado em evidências, dos cenários clínicos que mais favoreceriam uma determinada opção de tratamento (Tabela 37.1).[4]

No geral, a tireoidectomia é a modalidade preferencial nas seguintes situações: presença de doença ocular grave, falha ou contraindicações a outras opções de tratamento, necessidade ou desejo de reversão rápida do hipertireoidismo, presença concomitante de nódulos tireoidianos suspeitos, grandes bócios com sintomas de compressão local e gravidez ou pós-parto/amamentação. Embora o procedimento cirúrgico seja uma opção de tratamento de primeira linha, geralmente é relegado a um papel secundário devido à percepção dos riscos associados à anestesia geral e à cirurgia.

Para os pacientes que optam pelo manejo cirúrgico, recomenda-se, quanto à extensão cirúrgica, a tireoidectomia total ou quase total, ambas associadas a um risco praticamente inexistente (próximo de 0%) de recidiva do hipertireoidismo. Em compensação, a tireoidectomia subtotal relaciona-se a um risco de recorrência de 5 a 10%, graças à presença de tecido tireoidiano residual. Embora a possibilidade de complicações específicas da tireoidectomia (incluindo hipoparatireoidismo permanente, lesão no NLR e hematoma de pescoço) seja maior na doença de Graves do que em outras indicações, seus riscos absolutos continuam sendo

Tabela 37.1 Situações clínicas que favorecem uma determinada modalidade de tratamento para hipertireoidismo de Graves.

Situações clínicas	Iodo radioativo	Medicamento antitireoidiano	Cirurgia
Gravidez	×	✓✓/!	✓/!
Comorbidades com maior risco cirúrgico e/ou expectativa de vida limitada	✓✓	✓	×
Oftalmopatia de Graves inativa	✓	✓	✓
Oftalmopatia de Graves ativa	!	✓✓	✓✓
Doença hepática	✓✓	!	✓
Grandes reações adversas a medicamentos antitireoidianos	✓✓	×	✓
Pacientes previamente submetidos a cirurgia ou radiação no pescoço	✓✓	✓	!
Falta de acesso a um cirurgião de tireoide experiente	✓✓	✓	!
Pacientes com grande probabilidade de remissão (principalmente mulheres, com doença leve, pequenos bócios, e TRAb negativo ou com baixos títulos de TRAb)	✓	✓✓	✓
Pacientes com paralisia periódica	✓✓	✓	✓✓
Pacientes com hipertensão pulmonar direita ou insuficiência cardíaca congestiva	✓✓	✓	!
Idosos com comorbidades	✓	✓	!
Malignidade de tireoide confirmada ou suspeita	×	–	✓✓
Um ou mais nódulos grandes na tireoide	–	✓	✓✓
Hiperparatireoidismo primário concomitante que requer cirurgia	–	–	✓✓

✓✓ = Terapia preferencial; ✓ = terapia aceitável; ! = uso com cuidado; – = não considerada como primeira linha de terapia, mas pode ser aceitável dependendo das circunstâncias clínicas; × = contraindicação. (De Ross DS, Burch HB, Cooper DS, et al. 2016. American Thyroid Association guidelines for diagnosis and management of hyperthyroidism and other causes of thyrotoxicosis. *Thyroid*. 2016;26:1343-1421.)

baixos, especialmente quando conduzidas por cirurgiões experientes; não existem diferenças, quanto aos riscos, entre a tireoidectomia total/quase total e a subtotal. Para tireoidectomia total realizada na presença de doença de Graves, a taxa de lesão de NLR permanente vai de 0 a 2%; a de hipoparatireoidismo permanente, de 0,6 a 6%; e a de hematoma de pescoço, de 0,3 a 0,7%. O risco de complicações na tireoidectomia corretiva é até dez vezes maior do que na tireoidectomia inicial, o que destaca ainda mais a não recomendação do procedimento cirúrgico subtotal, também associado a chances de recorrência da doença.

Antes da cirurgia, idealmente, os pacientes devem atingir a condição eutireóidea por meio do uso de medicamentos antitireoidianos; no cenário atual, o medicamento empregado é o metimazol, pois se constatou que o PTU estava associado à falência hepática, resultando na necessidade de transplante. Em associação, para pacientes que permaneçam em estado hipertireóideo e/ou taquicárdicos, é possível prescrever betabloqueadores. Por cerca de 7 a 10 dias antes da cirurgia, podem ser administradas soluções de altas concentrações de iodeto de potássio, incluindo solução de Lugol para iodeto de potássio supersaturado (IPSS); tais soluções são consideradas benéficas na redução do fluxo sanguíneo na tireoide e na vascularidade da glândula, bem como para alcançar rapidamente o estado eutireóideo, por meio do efeito Wolff-Chaikoff, embora seu uso não seja necessário em determinadas situações. Todas as demais comorbidades médicas e cirúrgicas devem ser otimizadas. Por fim, a otimização pré-operatória do status de cálcio e de vitamina D, inclusive a suplementação pré-operatória com calcitriol, demonstrou diminuir o risco pós-operatório de hipocalcemia transitória.

A tempestade tireoidiana é um estado raro de descompensação fisiológica que acomete pacientes com hipertireoidismo grave descontrolado; ela geralmente ocorre após um evento estressante incitador (incluindo a tireoidectomia). Seus sintomas podem ser rigorosos e intensos, entre os quais febre; efeitos cardíacos, incluindo hipertensão, taquicardia, arritmia e insuficiência cardíaca congestiva; alterações do estado mental, que contemplam agitação, estupor e coma; e falência hepática. O tratamento para essa condição é multimodal e consiste no uso de betabloqueadores, medicamentos antitireoidianos, iodeto de potássio, corticosteroides, terapias de resfriamento mecânico e em cuidados paliativos intensivos.

Bócio multinodular tóxico

O BMT é caracterizado por uma tireoide nodular aumentada por um ou mais nódulos, os quais atuam de forma autônoma, levando a um estado de hipertireoidismo. Essa condição também é conhecida como doença de Plummer, nome recebido em homenagem a Henry Plummer, da Mayo Clinic, em 1913. O BMT é a segunda causa mais comum de hipertireoidismo nos EUA, atrás apenas da doença de Graves. No entanto, entre idosos e habitantes de regiões onde há deficiência de iodo, ocupa o primeiro lugar. Predomina entre mulheres, na proporção de aproximadamente 5 mulheres para cada homem, e normalmente afeta adultos acima dos 50 anos.

Os nódulos de ação autônoma no BMT, em geral, resultam de mutações no gene receptor de TSH que levam à síntese e secreção constitutiva dos hormônios da tireoide. Esses nódulos, "quentes" ou "frios", raramente são malignos e costumam não demandar biopsia. Contudo, podem coexistir com outros nódulos não funcionais na mesma glândula, os quais devem ser avaliados isoladamente (ver a seção "Nódulo tireoidiano", a seguir).

O estudo do BMT consiste tanto em exames bioquímicos quanto radiográficos. Assim como na doença de Graves, avaliações da função da tireoide são obrigatórias para diagnosticar o hipertireoidismo. Além disso, para identificar a coexistência de tireoidite autoimune e descartar a presença de doença de Graves, faz-se necessária a pesquisa dos anticorpos da tireoide (incluindo de TRAb). Exame de imagem de primeira linha, a cintilografia nuclear, no caso do BMT, pode indicar a localização e a distribuição de nódulos e/ou regiões de funcionamento autônomo. Já o ultrassom é bastante recomendável como estudo correlativo para avaliar o tamanho total da tireoide e caracterizar quaisquer nódulos não funcionais que precisem passar por biopsia.

Ainda que as três opções de manejo do BMT – medicamentos antitireoidianos, terapia com RAI e a tireoidectomia – sejam as mesmas da doença de Graves, há algumas diferenças. Em primeiro lugar, como o BMT não é de natureza autoimune, os nódulos autônomos não sofrem remissão com terapia médica. Dessa forma, geralmente os medicamentos antitireoidianos não são recomendados como estratégia de manejo a longo prazo, exceto no caso de pacientes para os quais as outras duas opções sejam absolutamente contraindicadas, a exemplo de certos idosos ou de pacientes que tenham outras doenças, fragilidades e expectativa de vida limitada. Em segundo lugar, embora a terapia com RAI (^{131}I) seja o tratamento definitivo mais comum para BMT nos EUA, a dose de radiação utilizada costuma ser maior (e, por conseguinte, os riscos de falha do tratamento e da necessidade de retratamento também são maiores) do que na doença de Graves, devido à baixa captação de iodo no BMT. Em terceiro, tanto a terapia com RAI quanto a cirurgia devem ser precedidas de tratamento pré-operatório ideal do estado hipertireóideo, o que normalmente inclui o uso de metimazol, acompanhado ou não de um betabloqueador. Por outro lado, diferentemente do que acontece na doença de Graves, não são recomendados IPSS e solução de Lugol para tratar o BMT, já que a alta concentração de iodo pode impedir que se alcance um estado eutireóideo temporário, devido ao efeito Wolff-Chaikoff. Eles induzem hipertireoidismo graças ao fenômeno de Jod-Basedow.

Em geral, a tireoidectomia total ou quase total é o tratamento cirúrgico indicado para BMT. Assim como no caso da doença de Graves, a extirpação completa está associada a uma taxa igualmente baixa de complicações como na tireoidectomia subtotal, mas, ao mesmo tempo, virtualmente eliminando o risco de recorrência da doença.

Adenoma tóxico solitário

Um adenoma tóxico é um único nódulo de funcionamento autônomo existente dentro de uma glândula tireoide nodular normal ou não tóxica. A principal teoria relacionada à sua patogênese está centrada na existência de mutações constitutivamente ativadoras no gene receptor de TSH, embora a prevalência dessas mutações não seja universal, variando de acordo com a geografia. O transtorno é ligeiramente predominante em mulheres com idade média de 50 a 60 anos. Compartilha várias, se não a maioria, das abordagens e estudos diagnósticos do BMT; na verdade, em suas recomendações de tratamento, as diretrizes da ATA para manejo do hipertireoidismo abordam os dois grupos em conjunto.

A linha de tratamento do adenoma tóxico, em geral, segue os mesmos princípios que a de BMT – ou seja, que o uso de medicamentos antitireoidianos não é eficaz para remissão a longo prazo e que a terapia com RAI ou a tireoidectomia são os métodos preferíveis para tratamento definitivo. Nesse caso, a tireoidectomia é, em geral, limitada à lobectomia unilateral, no lado em que está o adenoma tóxico; essa estratégia costuma promover a cura quase universal do hipertireoidismo. Já a tireoidectomia quase total ou total é recomendada apenas na presença de outros fatores, como nódulos bilaterais com suspeita de câncer ou bócio grande e/ou sintomático.

Mais recentemente, foram descritas técnicas de ablação percutânea guiada por ultrassom, como uma opção de tratamento alternativo para o adenoma tóxico e para alguns tipos de BMT. Envolvem injeção de etanol ou aplicação de radiofrequência (ou outras fontes de energia destrutiva) sobre o nódulo de interesse. A maioria das experiências publicadas foi feita na Europa e na Ásia; nos EUA, atualmente, sua adoção ainda é limitada. Essas técnicas de ablação têm o benefício teórico de objetivar apenas a lesão-alvo e de reduzir o risco de hipotireoidismo inerente ao uso de RAI e à cirurgia. Entretanto, na prática, foram relatadas desvantagens, entre as quais dor e complicações incomuns, como tireotoxicose temporária e necrose de estruturas adjacentes. Ainda é necessário o estudo mais aprofundado dessas técnicas, já que a carência de evidências robustas impede sua recomendação generalizada, fora de centros de excelência.

Tireotoxicose induzida por amiodarona

A amiodarona é uma medicação antiarrítmica utilizada frequentemente para taquiarritmias atriais ou ventriculares. Quanto à composição molecular, trata-se de um composto rico em iodo (contém 37% de iodo por peso molecular) e apresenta similaridades estruturais com a T_4. Sua posologia habitual é capaz de proporcionar mais de 100 vezes a dose alimentar diária recomendada de iodo. Ocorre TIA em até 6% dos pacientes que tomam esse medicamento.

Há dois mecanismos distintos propostos para o desenvolvimento de TIA. A TIA tipo 1 é causada pelo fenômeno de Jod-Basedow, em que a alta carga de iodo potencializa a síntese e liberação excessivas de hormônio da tireoide; esse tipo é mais comum em pacientes com doença hipertireoidiana preexistente. Já a TIA tipo 2, em geral, ocorre em pacientes que apresentavam tireoides normais, as quais foram acometidas, posteriormente, por uma tireoidite destrutiva causada por toxicidade medicamentosa; essa toxicidade, por sua vez, incidiu diretamente nas células foliculares, levando à liberação do hormônio tireoidiano pré-formado. Também são possíveis formas mistas de TIA.

O tratamento médico da TIA normalmente consiste no uso de metimazol, que é combinado com corticosteroides para tratar a tireoidite na TIA tipo 2. A decisão de interromper o tratamento com amiodarona deve ser determinado com cautela, caso a caso, em consulta com o cardiologista, a fim de garantir a continuidade da terapia antiarrítmica nesses pacientes, que são, com frequência, de alto risco. A tireoidectomia total é recomendada para pacientes que não respondem à terapia clínica agressiva. Embora o procedimento cirúrgico esteja relacionado a maiores riscos de TIA, quando comparado à maioria das outras indicações (com uma mortalidade perioperatória de 9 a 10%), postergar a cirurgia acarreta um risco ainda maior de mortalidade.

BÓCIO NÃO TÓXICO

Um bócio não tóxico é definido como qualquer aumento benigno não inflamatório da glândula tireoide e não associado a hipertireoidismo. Normalmente, suas causas são divididas em aumento difuso e nodular, que conduz às respectivas entidades de bócio endêmico/difuso e esporádico multinodular, cada um com sua própria patogênese, fatores de risco e estratégias de manejo.

Bócio endêmico (difuso)

Considerando apenas os diagnósticos precisos, o bócio endêmico ocorre em mais de 10% de uma determinada população; contudo, sua única causa conhecida é a deficiência de ingestão alimentar de iodo, que predispõe principalmente ao bócio difuso, devido à estimulação persistente do TSH, que acarreta hiperplasia epitelial folicular difusa. Efetivamente, os termos "bócio endêmico" e "bócio difuso" acabaram se tornando sinônimos.

Estima-se que mais de 2 bilhões de pessoas em todo o mundo tenham dietas deficientes em iodo. Em populações com essa carência nutricional, é possível detectar bócio palpável em 40 a 90% dos indivíduos e hipotireoidismo em até 50%. É importante salientar que os riscos de bócio e hipotireoidismo aumentam conforme a gravidade dessa deficiência.

O bócio endêmico prevalece entre as mulheres (aproximadamente 2 a 3 vezes mais do que entre homens), e, graças à sua etiologia ambiental, sua incidência aumenta de acordo com a faixa etária. A morbidade e a mortalidade dessa doença estão associadas tanto à presença de hipotireoidismo crônico não tratado (e com cretinismo) quanto – se não mais – aos efeitos locais sobre o pescoço, causados por seu tamanho. A instituição de suplementação adequada de iodo em populações iododeficientes demonstrou ser uma estratégia eficaz para reduzir a incidência de tais transtornos.

Bócio multinodular não tóxico

O bócio multinodular esporádico é a causa mais comum de bócio não tóxico nos EUA e em outras nações desenvolvidas, cujas populações desfrutam de dietas ricas em iodo; sua incidência é de aproximadamente 5%. As causas da maioria dos bócios multinodulares esporádicos permanecem desconhecidas, embora já se saiba da existência de um processo fisiopatológico progressivo por trás do desenvolvimento desse tipo de bócio – durante o qual a deficiência de iodo causa hiperplasia folicular difusa e, subsequentemente, estimula a formação de nódulos. A incidência de bócio multinodular aumenta com a idade, do mesmo modo que se verifica para nódulos na tireoide em geral.

Bócio subesternal

No bócio subesternal (ou retroesternal), uma proporção significativa da tireoide se estende inferiormente pela entrada torácica, até alcançar o mediastino. Sua incidência é estimada em 0,02% da população em geral, e 60% dos casos acomete pacientes acima dos 60 anos. Há uma série de subtipos de bócio subesternal. O subtipo mais comum vai até o mediastino anterior. O segundo se estende posteriormente até os grandes vasos, traqueia e/ou NLR, às vezes atravessando até o outro lado do pescoço. O terceiro e menos comum subtipo é o bócio mediastinal isolado, que não se conecta à glândula ortotópica cervical normal e cujo suprimento sanguíneo provém exclusivamente do tórax.

Quando comparados aos bócios cervicais, existe uma maior probabilidade de que bócios subesternais estejam associados a sintomas compressivos locais, como falta de ar/ortopneia e disfagia. Isso ocorre porque sua extensão mediastinal empurra e comprime as estruturas normais da cavidade torácica (traqueia, esôfago e estruturas vasculares) dentro de um espaço ósseo fixo vinculado às costelas e vértebras. A compressão da traqueia é especialmente preocupante, já que um mínimo aumento do bócio e, por conseguinte, dos estreitamentos do diâmetro traqueal podem levar a reduções drásticas no fluxo ventilatório (lei de Poiseuille) em um curto período de tempo. Por outro lado, em geral, bócios primariamente cervicais são capazes de crescer de maneira dramática, sem que causem sintomas compressivos significativos, devido à capacidade de expansão dos tecidos moles cervicais ao redor. É interessante notar que a paralisia das cordas vocais por compressão do NLR é extremamente rara, e a presença de disfunção das cordas vocais deve suscitar preocupação sobre a malignidade do bócio.

Exames

O estudo do bócio não tóxico consiste na avaliação da função da tireoide, com o objetivo de descartar hipertireoidismo, e em exames de imagem para avaliar sua extensão e a presença de nódulos. Entre os exames de imagem, o ultrassom do pescoço é o pilar fundamental, pois proporciona a caracterização dos nódulos da tireoide, a identificação da presença ou ausência de tireoidite significativa, além da descrição de melhor resolução do tamanho/volume da glândula. De acordo com as diretrizes da ATA, qualquer nódulo de pelo menos 1 cm deve ser avaliado individualmente quanto a possíveis características sonográficas suspeitas; havendo desconfiança de malignidade, recomenda-se, preferencialmente, a realização de PAAF.

A análise de imagens transversais, obtidas por meio de TC ou ressonância magnética (RM), é essencial para a avaliação e planejamento pré-operatório do bócio subesternal, sendo indicada para qualquer paciente que exiba sintomas compressivos significativos e/ou evidências sonográficas de extensão inferior além da clavícula (Figuras 37.10A e 37.13). Imagens transversais são úteis pois fornecem informações sobre diversos fatores, entre os quais: grau de desvio/compressão traqueoesofágico, lateralidade do lobo subesternal dominante, extensão mais inferior, padrão anterior *versus* posterior da extensão, presença de atravessamento para o tórax contralateral e existência de um "fragmento" intratorácico separado. A menos que haja preocupação quanto à malignidade, não costuma ser necessário o realce com contraste.

Manejo

Em geral, as opções de manejo do bócio não tóxico consistem em monitoramento não cirúrgico, supressão de TSH com suplementação de hormônio da tireoide, ablação com RAI e tireoidectomia. Sobre pequenos bócios não tóxicos, é possível acompanhá-los atentamente por meio de exames periódicos de função tireoidiana e de exames de imagem do pescoço. Como primeira linha de tratamento, geralmente os endocrinologistas adotam a terapia de supressão de TSH acompanhada de LT_4, em especial no caso de bócios de menor porte. Os resultados de vários estudos em grande escala são, de certa forma, confusos, mas de fato parecem demonstrar uma redução de aproximadamente 30% nas dimensões do bócio com a adoção de terapia medicamentosa; contudo, tais resultados devem ser ponderados quanto às suas desvantagens, como a necessidade de supressão vitalícia e os efeitos a longo prazo do hipertireoidismo subclínico sobre o coração e os ossos. A ablação com RAI pode reduzir o tamanho do bócio em até 50% durante o período de 1 ano; tem se tornado uma opção de tratamento cada vez mais popular em muitos países em desenvolvimento, nos quais o acesso à tireoidectomia ainda é limitado. No entanto, algumas desvantagens do RAI estão em seu efeito gradual, na possibilidade de desencadear tireoidite aguda transitória – o que pode exacerbar os sintomas locais – e na sua ineficácia para bócios maiores.

As indicações absolutas de tireoidectomia no bócio não tóxico incluem sintomas compressivos locais, extensão subesternal (que geralmente apresenta sintomas compressivos), presença de nódulos suspeitos ou diagnosticados como malignos (cujo monitoramento por ultrassom prolongado seria impossível) e preferência do paciente (presumindo-se que seja um candidato elegível para cirurgia). A extensão do procedimento cirúrgico, no que se refere à decisão entre lobectomia unilateral ou tireoidectomia total, pode ser customizada para cada paciente e cenário de bócio. Em geral, a tireoidectomia total ou quase total é o procedimento de escolha, já que a versão subtotal alcança uma taxa de recorrência consideravelmente

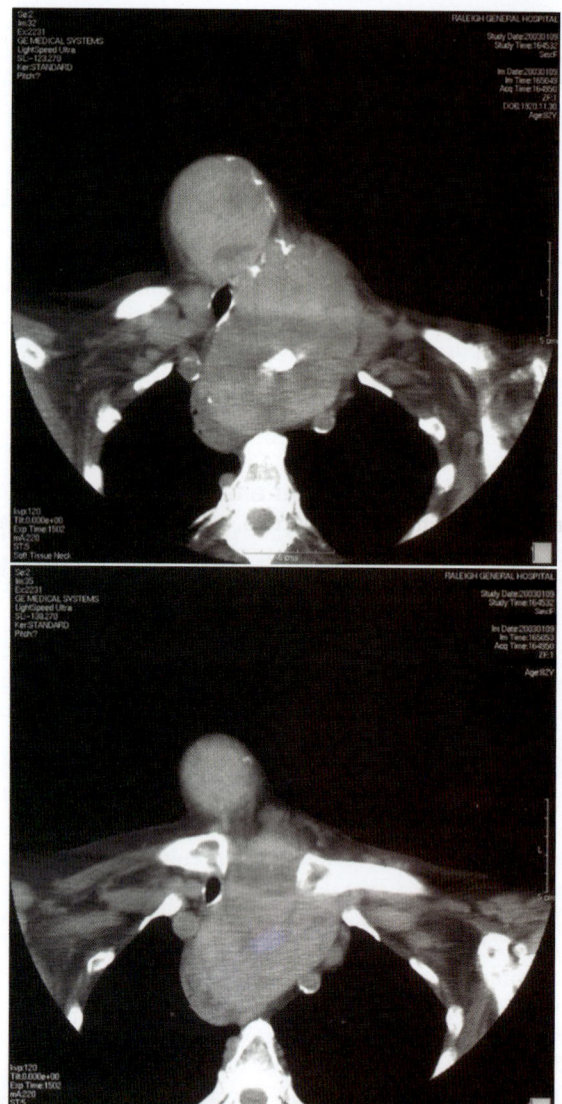

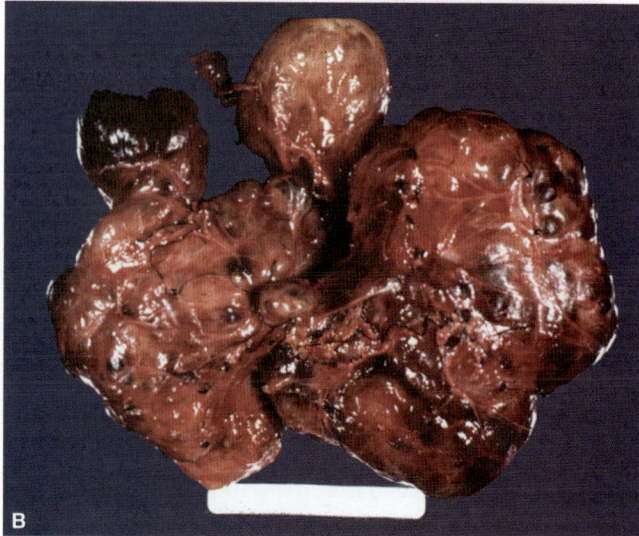

Figura 37.13 A. Imagem de tomografia computadorizada na altura da abertura torácica, demonstrando uma grande massa heterogênea na tireoide, que envolve ambos os lobos dessa glândula e desloca a traqueia. Essa massa se estende até o mediastino anterior. Tal paciente, por fim, foi diagnosticado com um grande bócio multinodular. **B.** Imagem geral do bócio multinodular ressecado.

alta a longo prazo (superior a 50% em alguns estudos). No entanto, a lobectomia unilateral pode ser suficiente em determinados cenários, como em casos de bócio dominante em um só lado, desde que o lobo contralateral permaneça relativamente normal, e, ainda, em pacientes que previsivelmente terão baixa adesão ao protocolo de reposição diária de hormônio da tireoide.

Dependendo do alcance e padrão da extensão intratorácica, a tireoidectomia para bócio subesternal se torna desafiadora, especificamente quanto à probabilidade de que se faça necessária uma esternotomia parcial ou completa. É possível ressecar a maioria dos bócios subesternais – que é anterior e se estende na direção inferior, alcançando, no máximo, a porção superior do arco aórtico, em uma imagem transversal – por meio de uma incisão de tireoidectomia cervical padrão. Esses bócios podem ser prontamente extraídos via cervicotomia diante do posicionamento apropriado do paciente e da correta extensão de seu pescoço. Por outro lado, bócios que se estendem ainda mais na direção inferior, indo além do arco aórtico, posteriormente e/ou atravessam a linha média do lado dominante são consideravelmente mais difíceis de se extrair; nesses casos, é provável que seja necessária a divisão do esterno e a realização de esternotomia média parcial ou até mesmo total. A assistência da cirurgia torácica é útil principalmente para os bócios subesternais que demandem esternotomia ou outro acesso mediastinal.

NÓDULO DA TIREOIDE

Um nódulo de tireoide é uma lesão distinta, identificada com frequência glândula tireoide. Até 5% das mulheres e 1% dos homens, em áreas sem deficiência de iodo, apresentam nódulos palpáveis na tireoide. Com o advento e constante aperfeiçoamento do ultrassom de alta resolução, que é capaz de detectar até mesmo nódulos de tireoide não palpáveis de forma incidental (chamados, por isso, de "incidentalomas"), foi possível estimar que os nódulos de tireoide estejam presentes em cerca de 19 a 68% dos casos. Embora bastante comuns, a maioria não requer exames extensivos, tampouco intervenção cirúrgica. Os principais motivos para intervenção cirúrgica em nódulos de tireoide são: 1) preocupação em relação à malignidade; 2) hiperfuncionamento; 3) sintomas compressivos locais.

O tratamento para nódulos, bem como para o câncer de tireoide, é alvo de pesquisas constantes e de controvérsias. Ao longo dos últimos 25 anos, várias organizações publicaram diretrizes de práticas clínicas, entre as quais a ATA. As recomendações dessa associação, publicadas pela primeira vez em 1996, têm sido atualizadas no decorrer dos anos (mais recentemente, em 2006, 2009 e 2015) e seguramente continuam sendo as mais abrangentes, atuais e mais frequentemente citadas entre especialistas em tireoide.[5] Grande parte desta seção refletirá as evidências e diretrizes contidas na versão mais recente publicada pela ATA.

Apresentação clínica e exames de estudo

A maioria dos nódulos de tireoide é benigna e assintomática; como dito anteriormente, muitos deles têm sido diagnosticados como "incidentalomas". Diversos achados clínicos no histórico ou no exame físico levam à suspeita de câncer de tireoide, entre os quais pacientes com menos de 20 e mais de 70 anos de idade, sexo masculino, sintomas compressivos ou infiltrativos locais, como rouquidão ou disfagia, nódulo firme e/ou imóvel, nódulos maiores que 3 ou 4 cm, linfadenopatia cervical, histórico de irradiação no pescoço e de câncer de tireoide em parentes de primeiro grau. Além disso, embora seja menos comum, deve-se levantar a suspeita de nódulo hiperfuncional ou de adenoma tóxico na presença de sinais ou sintomas de tireotoxicose, como palpitações, fibrilação atrial, ansiedade, insônia, perda de peso, intolerância ao calor, diaforese e aumento da defecação.

Entre os exames para estudo de nódulos da tireoide, estão a avaliação da função tireoidiana, cujo exame de triagem consiste na dosagem de TSH sérico, bem como o ultrassom de pescoço (Figura 37.14). A detecção de uma taxa reduzida de TSH pode motivar outras avaliações de hipertireoidismo, conforme detalhado anteriormente neste texto, incluindo o exame de anticorpos da tireoide e a cintilografia nuclear dessa glândula. Outros exames para verificação de malignidade sempre incluem biopsia tipo PAAF e, dependendo da preocupação com comportamento localmente avançado ou metastático, exames de imagens transversais.

A maioria dos nódulos de tireoide consiste em neoplasias benignas, entre as quais nódulos de coloide, cistos degenerativos, hiperplasia nodular e adenomas foliculares ou de células de Hürthle. O diagnóstico maligno mais comum é o CPT, seguido de, em ordem decrescente de frequência, câncer folicular de tireoide (FTC), câncer de células de Hürthle (CCH), CMT, câncer de tireoide pouco diferenciado (CTMD) e CAT. São possíveis, ainda, outras malignidades raras, como o linfoma de tireoide primário e a metástase de glândula tireoide (para mais detalhes, veja adiante a seção "Câncer de tireoide").

Avaliação ultrassônica de nódulos da tireoide

A ultrassonografia de pescoço é o exame radiográfico mais importante para a avaliação de nódulos de tireoide. Ela oferece a imagem de melhor resolução da glândula, por caracterizar com qualidade anormalidades nodulares e de parênquima, além de propiciar a avaliação radiográfica de linfadenopatia cervical mais sensível. É, ainda, um adjuvante essencial para a realização de biopsia por PAAF guiada por imagem de nódulos e linfonodos suspeitos. Outras vantagens do ultrassom incluem sua portabilidade, não uso de radiação ionizante e custo-efetividade geral, na avaliação inicial e no manejo a longo prazo dos nódulos da tireoide. Por fim, para determinados pacientes, a ultrassonografia de pescoço demonstrou ser uma importante ferramenta de avaliação não invasiva da função das cordas vocais, uma informação relevante quando pensamos em manejo cirúrgico.

Para pacientes com hipertireoidismo e nódulos de tireoide, tanto a cintilografia nuclear quanto a ultrassonografia de tireoide são recomendadas, com o objetivo de confirmar a presença de um possível nódulo tóxico, bem como de avaliar se há outros nódulos "frios" ou não funcionais.

À medida que foi se tornando mais acessível para os médicos e passou a ser considerado uma extensão do exame físico, o ultrassom de pescoço tem sido cada vez mais utilizado por cirurgiões e endocrinologistas, além dos radiologistas. No entanto, como, nesse caso, a performance do operador afeta imensamente a qualidade do exame ultrassonográfico, muitas iniciativas têm sido empreendidas, em escala nacional, para proporcionar métodos padronizados de educação e certificação especializados em ultrassonografia. Para cirurgiões, o Colégio Americano de Cirurgiões oferece um programa de treinamento de duas etapas em ultrassonografia avançada de pescoço.

A necessidade de educação e padronização corretas é vista como especialmente delicada se considerarmos o número e o grau de achados que devem ser avaliados e documentados em cada ultrassonografia. Tais achados incluem, no mínimo: 1) padrão do parênquima e tamanho total da glândula tireoide; 2) presença, tamanho, localização e características de quaisquer nódulos; e 3) presença/ausência, tamanho, localização e características de quaisquer linfonodos cervicais suspeitos. Sobre estes últimos, sua verificação é uma técnica bastante especializada e importante para a avaliação

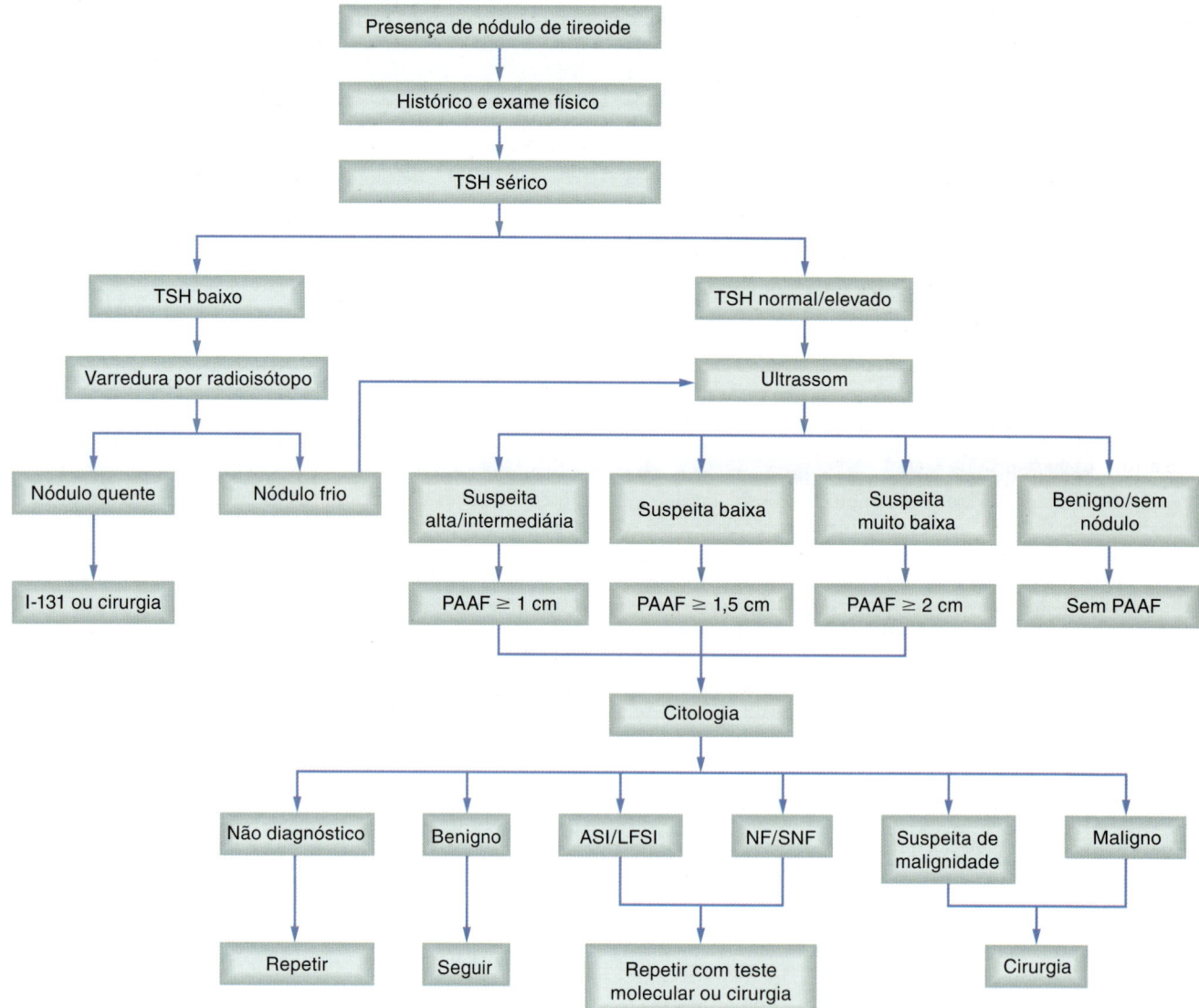

Figura 37.14 Estudo completo de um nódulo de tireoide. *ASI*, atipia de significado indeterminado; *LFSI*, lesão folicular de significado indeterminado; *NF*, neoplasia folicular; *PAAF*, biopsia por punção aspirativa com agulha fina; *SNF*, suspeita de neoplasia folicular; *TSH*, hormônio tireoestimulante.

de nódulos da tireoide. A Figura 37.3 mostra os níveis das estações nodais no pescoço, acompanhados da numeração inicialmente criada para dissecção do pescoço nos casos de cânceres de cabeça e pescoço. Deve-se realizar um exame minucioso, sobretudo dos gânglios pré-traqueais e paratraqueais do centro do pescoço e do mediastino (níveis VI e VII, respectivamente), bem como dos gânglios da cadeia jugular lateral (níveis IIa/IIb, III, IV e Vb).

Estratificação sonográfica dos riscos de nódulos de tireoide

As características sonográficas dos nódulos de tireoide que parecem indicar risco mais elevado de malignidade – especificamente de CPT – são: 1) presença de microcalcificações; 2) hipoecogenicidade; 3) margens irregulares; e 4) nódulo de maior extensão em altura do que em largura. Também são considerados preditores de malignidade o tamanho – embora ainda seja controverso considerá-lo como fator independente ou não – e a vascularização intranodular, a qual, provavelmente, está mais correlacionada ao carcinoma folicular (CFT) do que ao CPT. Dessa forma, a combinação proporciona mais especificidade para previsão de malignidade, já que cada característica ultrassonográfica tomada de forma isolada se mostra relativamente não confiável. Na extremidade oposta do espectro, características como padrão espongiforme ou aparência puramente cística diminuem drasticamente o risco de malignidade.

Tendo em vista que a interpretação sonográfica de malignidade baseia-se na sintetização de um grupo variado de características, têm sido criados sistemas de estratificação de risco graduados, segundo os quais nódulos de maior risco sonográfico devem ser recomendados para a realização de biopsia tipo PAAF, ainda que apresentem um limiar mais baixo quanto ao tamanho. Em suas diretrizes de 2015, a ATA propôs um sistema de classificação sonográfica em cinco graus, graficamente resumido na Figura 37.15. Somente os nódulos classificados nas categorias de maior risco – denominadas como suspeita alta, intermediária e baixa – constituem recomendações definitivas para a realização de biopsia tipo PAAF; já as duas categorias de risco mais baixo – denominadas suspeita muito baixa e benigno – podem normalmente ser observadas com segurança. A Tabela 37.2 resume as categorias sonográficas, seus riscos de malignidade estimados e as recomendações de biopsia baseadas em tamanho.

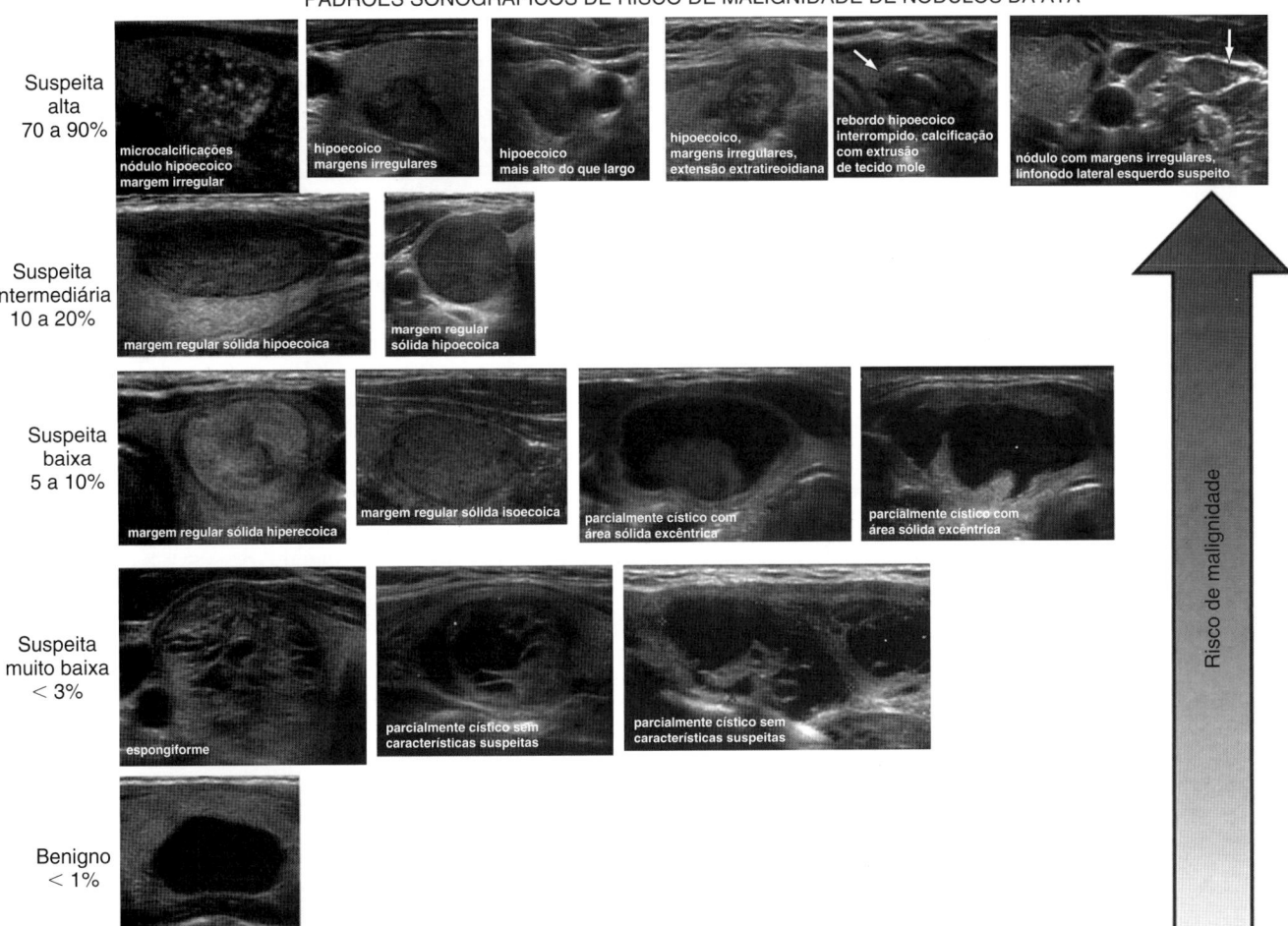

Figura 37.15 Padrões sonográficos de risco de malignidade de nódulos, segundo a Associação Americana de Tireoide *(ATA)*. (De Haugen BR, Alexander EK, Bible KC, et al. 2015. American Thyroid Association management guidelines for patients with thyroid nodules and differentiated thyroid cancer. *Thyroid*. 2016;26:1-133.)

Tabela 37.2 Padrões sonográficos, risco estimado de malignidade e orientação de punção com agulha fina para nódulos de tireoide.

Padrão sonográfico	Características sonográficas	Risco estimado de malignidade	Corte de tamanho para PAAF (maior dimensão)
Suspeita alta	Nódulo hipoecoico sólido ou componente hipoecoico sólido de um nódulo parcialmente cístico *com* uma ou mais das seguintes características: margens irregulares (infiltrativas, microlobuladas); microcalcificações; maior extensão em altura do que em largura; calcificações no rebordo com pequeno componente extrusivo de tecido mole; evidência de EET	> 70 a 90%	PAAF recomendada para nódulos ≥ 1 cm
Suspeita intermediária	Nódulo sólido hipoecoico com margens regulares *sem* microcalcificações, EET ou maior extensão em altura do que em largura	10 a 20%	PAAF recomendada para nódulos de ≥ 1 cm
Suspeita baixa	Nódulo sólido isoecoico, hiperecoico ou parcialmente cístico com áreas sólidas excêntricas *sem* microcalcificação, margem irregular, EET ou maior extensão em altura do que em largura	5 a 10%	PAAF recomendada para nódulos de ≥ 1,5 cm
Suspeita muito baixa	Nódulos espongiformes ou parcialmente císticos *sem* nenhuma das características sonográficas descritas nos padrões de suspeita baixa, intermediária ou alta	< 3%	Considerar PAAF se ≥ 2 cm; também recomenda-se observação sem a realização de PAAF
Benigno	Nódulos puramente císticos (sem componente sólido)	< 1%	Sem necessidade de biopsia; é possível considerar punção por motivos sintomáticos ou drenagem estética

EET, extensão extratireoidiana; *PAAF*, punção aspirativa com agulha fina. (De Haugen BR, Alexander EK, Bible KC, et al. 2015. American Thyroid Association Management guidelines for adult patients with thyroid nodules and differentiated thyroid cancer: the American Thyroid Association Guidelines Task Force on Thyroid Nodules and Differentiated Thyroid Cancer. *Thyroid*. 2016;26:1-133.)

A despeito da proeminência das diretrizes da ATA para a prática clínica, outras organizações e sociedades também propuseram sistemas de estratificação sonográfica de risco para nódulos de tireoide. Entre eles, a alternativa possivelmente utilizada com maior frequência é o sistema TI-RADS (Thyroid Imaging, Reporting and Data System), que foi originalmente descrito em 2005, mas formalizado pelo Colégio Americano de Radiologia apenas em 2015. O TI-RADS estratifica as características dos nódulos em cinco níveis de risco, que variam de TR1 (benigno) a TR5 (altamente suspeito). Seu método de categorização difere por associar padrões de características a um número distinto de pontos, relacionados a cinco aspectos (composição do nódulo, ecogenicidade, formato, margem e focos ecogênicos); o total de pontos acumulados determina o nível final do TI-RADS.[6] Tal nível, por sua vez, determina as recomendações baseadas em tamanho para a realização de biopsia ou monitoramento; os limites de tamanho também variam um pouco em relação aos da ATA. A Figura 37.16 apresenta um esquema resumido do sistema TI-RADS. Estudos comparativos até o momento sugeriram que os sistemas da ATA e o TI-RADS demonstram alta sensibilidade e valor preditivo negativo (VPN), representando um aperfeiçoamento significativo na padronização e completude dos laudos ultrassonográficos.[7]

Nenhum sistema recomenda a realização de biopsia tipo PAAF como rotina para nódulos menores que 1 cm. Essa opção assume o risco de não diagnosticar todos os cânceres de tireoide inferiores a 1 cm, face ao cenário atual de vários países (incluindo os EUA), que estão observando um significativo aumento no número de diagnósticos exagerados de microcarcinomas papilíferos de tireoide clinicamente insignificantes. Contudo, outros fatores, como a localização do nódulo na glândula, a presença de linfadenopatia e de fatores de risco genéticos ou ambientais, a faixa etária e mesmo a preferência do paciente podem ter um peso maior na decisão de se biopsiar ou não um nódulo de tireoide inferior a 1 cm.

TI-RADS do ACR

Composição (Selecione 1)
- Cístico ou quase completamente cístico — 0 ponto
- Espongiforme — 0 ponto
- Misto de cístico e sólido — 1 ponto
- Sólido ou quase completamente sólido — 2 pontos

Ecogenicidade (Selecione 1)
- Anecoico — 0 ponto
- Hiperecoico ou isoecoico — 1 ponto
- Hipoecoico — 2 pontos
- Muito hipoecoico — 3 pontos

Formato (Selecione 1)
- Mais largo do que alto — 0 ponto
- Mais alto do que largo — 3 pontos

Margem (Selecione 1)
- Regular — 0 ponto
- Mal-definidas — 0 ponto
- Lobulada ou irregular — 2 pontos
- Extensão extratireoidiana — 3 pontos

Focos ecogênicos (Selecione todas as opções que se aplicam)
- Nenhum ou grandes artefatos em cauda de cometa — 0 ponto
- Macrocalcificações — 1 ponto
- Calcificações periféricas (rebordo) — 2 pontos
- Focos ecogênicos pontilhados — 3 pontos

Somar os pontos de todas as categorias para determinar o nível do TI-RADS

0 ponto	2 pontos	3 pontos	4 a 6 pontos	7 pontos ou mais
TR1 Benigno — Sem necessidade de PAAF	**TR2** Não suspeito — Sem necessidade de PAAF	**TR3** Levemente suspeito — PAAF se ≥ 2,5 cm; Acompanhar se ≥ 1,5 cm	**TR4** Moderadamente suspeito — PAAF se ≥ 1,5 cm; Acompanhar se ≥ 1 cm	**TR5** Altamente suspeito — PAAF se ≥ 1 cm; Acompanhar se ≥ 0,5 cm*

Composição	Ecogenicidade	Formato	Margem	Focos ecogênicos
Espongiforme: Composto predominantemente (> 50%) de pequenos espaços císticos. Não somar mais pontos de outras categorias. *Nódulo misto (cístico e sólido)*: Designar pontos referentes ao componente sólido predominante. Marcar 2 pontos se não for possível determinar a composição devido à calcificação.	*Anecoico*: Aplica-se a nódulos císticos ou quase totalmente císticos. *Hiperecoico/isoecoico/hipoecoico*: Comparado ao parênquima adjacente. *Muito hipoecoico*: Mais hipoecoico do que os músculos em fita. Marcar 1 ponto se não for possível determinar a ecogenicidade.	*Mais alto do que largo*: Deve ser avaliado por meio de imagens transversais, com medições paralelas ao feixe de som, para altura, e perpendiculares, para largura. Essa avaliação, em geral, pode ser feita por inspeção visual.	*Lobulada*: Protrusões no tecido adjacente. *Irregular*: Recortada, pontiaguda ou com ângulos acentuados. *Extensão extratireoidiana*: Invasão óbvia = malignidade. Marcar 0 ponto se não for possível determinar a margem.	*Grandes artefatos em cauda de cometa*: Componentes císticos em forma de V > 1 mm. *Macrocalcificações*: Causam sombreamento acústico. *Periféricos*: Completos ou incompletos ao longo da margem. *Focos ecogênicos pontilhados*: Podem conter pequenos artefatos em cauda de cometa.

*Consulte a discussão sobre microcarcinomas papilíferos para nódulos TR5 de 5 a 9 mm.

Figura 37.16 Léxico do sistema TI-RADS (Thyroid Imaging, Reporting and Data System) do Colégio Americano de Radiologia (ACR), níveis de TR e critérios para biopsia tipo punção aspirativa com agulha fina. (De Tessler FN, Middleton WD, Grant EG, et al. ACR Thyroid Imaging, Reporting and Data System (TI-RADS): white paper of the ACR TI-RADS Committee. *J Am Coll Radiol*. 2017;14:587-595.)

A elastografia ultrassônica é uma técnica que mede a rigidez de um nódulo de tireoide, tendo sido originalmente desenvolvida para melhorar a avaliação de risco não invasiva de malignidades por ultrassom. Seu desempenho inicial foi promissor, embora os resultados de acompanhamento tenham sido mesclados durante os estudos de validação.[8] Por ser uma técnica altamente especializada e que demanda equipamentos exclusivos, além de demonstrar maior eficácia somente para um pequeno subconjunto de nódulos, atualmente, a elastografia não é recomendada como parte da avaliação de rotina dos nódulos de tireoide, podendo ser útil para casos seletos e em centros especializados.

Citologia por PAAF

A biopsia por PAAF é, entre os procedimentos invasivos, o mais preciso e com melhor custo-benefício para o estudo de nódulos tireoidianos. Sua sensibilidade média, para todos os tipos de nódulos de tireoide, é de mais de 80%, e sua especificidade média, de mais de 90%. Embora tecnicamente a PAAF possa ser realizada sem orientação ultrassonográfica, no caso de nódulos palpáveis, sua precisão geral se mostra superior quando acompanhada por ultrassom. A PAAF é feita com uma agulha de pequeno calibre (normalmente de 23 a 27 gauges) e pode ser executada por meio de técnicas capilares ou de sucção. Em situação ideal, é possível confirmar a adequação da amostra no momento do procedimento, valendo-se de avaliação citopatológica no local. Por sua excelente capacidade de diferenciação e por sua taxa extremamente baixa de complicações, a PAAF tornou outros métodos de biopsia, que se valiam de agulhas com maior diâmetro, obsoletos, como é o caso da biopsia com agulha grossa.

As indicações para biopsia por PAAF foram descritas detalhadamente em ponto anterior deste capítulo e são amplamente dependentes do perfil de risco do nódulo da tireoide que se apresenta ao ultrassom. Por exemplo, a PAAF seria recomendada para nódulos com padrão de alto risco, classificados como de suspeita alta, de acordo com a ATA, ou como TR5, de acordo com o TI-RADS. Dessa forma, nódulos sólidos hipoecoicos com microcalcificações de pelo menos 1 cm devem ser indicados para biopsia, enquanto os espongiformes, de muito baixo risco, têm limites de corte maiores para biopsia ou mesmo podem seguir apenas em observação. Além do perfil sonográfico, alguns fatores de risco são capazes de reduzir o liame para realização de biopsia por PAAF, como presença de câncer de tireoide na família, histórico de exposição significativa à radiação e PET scan positivo. A PAAF somente deve ser realizada se os resultados influenciarem o manejo do paciente; assim, nódulos de tireoide de tamanho pequeno a moderado em pacientes muito idosos, que apresentem risco cirúrgico proibitivo ou sem outras características preocupantes e que já estejam sendo submetidos à tireoidectomia, não requerem a PAAF.

Historicamente, os achados citológicos da PAAF eram classificados em três categorias amplas: benigno, maligno e indeterminado. Embora, em geral, tal sistema fosse válido para categorizar a maioria dos nódulos de tireoide com características benignas e malignas altamente preditivas, suas desvantagens incluíam: 1) variabilidade significativa na avaliação e laudo da patologia; e 2) incapacidade de discriminar de forma mais precisa as características dentro da categoria genericamente chamada de "indeterminado". Com o objetivo de solucionar essas limitações, o Instituto Nacional do Câncer dos EUA organizou, em 2007, uma Conferência de Estado da Ciência, que pretendeu desenvolver um consenso em relação à terminologia citológica conhecida como Sistema Bethesda para Laudos Citopatológicos de Tireoide; uma segunda versão atualizada foi publicada em 2017, a qual descrevemos aqui.[9] Esse sistema formalizou seis categorias diagnósticas para a citologia da PAAF, havendo, para cada uma delas, uma estimativa de risco de câncer baseada na revisão da literatura e na opinião de especialistas. Tais categorias, em ordem numérica crescente, são: 1) não diagnóstica/insatisfatória; 2) benigna; 3) atipia de significado indeterminado/lesão folicular de significado indeterminado (ASI/LFSI); 4) neoplasia folicular/suspeita de neoplasia folicular (NF/SNF), que também engloba neoplasia de células de Hürthle; 5) suspeita de malignidade; e 6) maligna (Figura 37.17). A Tabela 37.3 detalha esses agrupamentos e seus respectivos riscos de malignidade; aborda, ainda, as possíveis alterações que impactariam o risco de malignidade caso o novo diagnóstico histopatológico de neoplasia folicular não invasiva de tireoide com características nucleares tipo papilar (FNITP, veja a seguir) deixasse de ser classificado como maligno.

A adoção generalizada do sistema de classificação de Bethesda em quase todos os grandes centros levou a melhorias significativas na padronização do cuidado e na comunicação do risco de câncer com outros médicos e pacientes, além de promover trabalhos de pesquisa. Estudos de validação em um grande número de pacientes demonstraram boa concordância geral entre os padrões de laudos da PAAF e as taxas de malignidade. Entretanto, constatou-se uma variabilidade relevante quanto ao risco de malignidade em cada categoria, especialmente na de atipia de significado indeterminado ou lesão folicular de significado indeterminado.[10] Tal fato motivou a recomendação de que cada instituição defina individualmente os riscos de malignidade para cada uma das categorias de Bethesda, em seus próprios grupos de pacientes, correlacionando a citologia à histopatologia das amostras cirúrgicas.

Teste molecular de materiais da PAAF

Embora nenhuma citologia da PAAF possa descartar ou confirmar, em definitivo, a malignidade de um nódulo de tireoide, os diagnósticos citológicos de benigno (Bethesda II) e maligno (Bethesda VI) são altamente precisos, alcançando um índice de erro menor que 3%. Por outro lado, as categorias "indeterminadas" – especialmente a atipia de significado indeterminado/lesão folicular de significado indeterminado e a neoplasia folicular (Bethesda III e IV, respectivamente) – relacionam-se a um risco de câncer de 6 a 40% – nódulos da categoria III de Bethesda se enquadram na faixa dos 6 a 30%, enquanto os da categoria IV representam risco de 10 a 40%. Lesões categoria V de Bethesda (suspeita de malignidade) também são tecnicamente indeterminadas, mas, por estarem associadas a um risco de malignidade de 50 a 75%, costumam receber o mesmo manejo que se aplica à citologia maligna (Bethesda VI).

Tradicionalmente, o risco de malignidade associado à citologia de Bethesda III ou IV tem levado à recomendação de lobectomia diagnóstica de tireoide. Entretanto, considerando que, na patologia final, a maioria desses nódulos acaba por se revelar benigna, foram feitos trabalhos em genética molecular para melhorar a capacidade de previsão e reduzir o número de tireoidectomias desnecessárias. Avanços em genética molecular permitiram a criação de ensaios, baseados em DNA ou RNA, de alto rendimento e relativamente viáveis quanto ao aspecto econômico, com o objetivo de criar perfis moleculares ou assinaturas de amostras citológicas que proporcionassem uma avaliação mais precisa do risco de malignidade em nódulos de tireoide. Existem vários fabricantes de testes desse tipo, mas os dois mais proeminentes são o Afirma (Veracyte, San Francisco, CA) e o ThyroSeq (CBLPath, Rye Brook, NY).

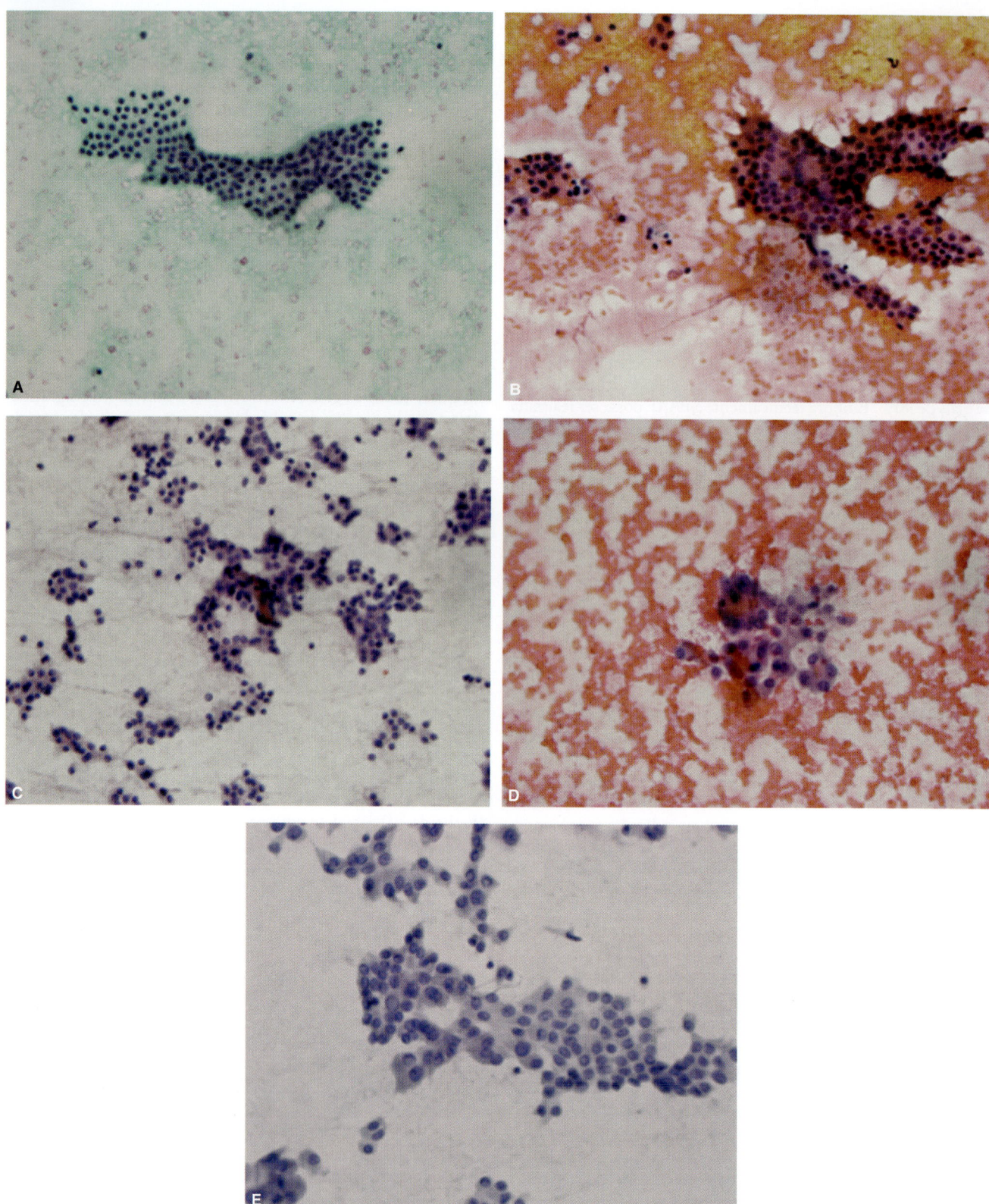

Figura 37.17 Características citológicas representativas de amostras de tireoide coletadas por punção aspirativa com agulha fina organizadas de acordo com a classificação Bethesda de projeção de malignidade. **A.** Categoria II: nódulo coloide benigno com células foliculares de aparência suave organizadas em um padrão macrofolicular com presença de coloide abundante ao fundo. **B.** Categoria III: atipia de significado indeterminado; células foliculares mostram aumento da maioria dos núcleos, havendo sulcos intranucleares ocasionais. **C.** Categoria IV: neoplasia folicular com aspirado altamente celular, composto por células foliculares uniformes organizadas em microfolículos. **D.** Categoria V: suspeita de câncer papilífero de tireoide; estes grupos microfoliculares mostram aumento nuclear e cromatina pálida e raros sulcos intranucleares e pseudoinclusões. **E.** Categoria VI: câncer papilífero de tireoide demonstrando uma grande camada de células neoplásicas com núcleos aumentados ovalados tipo "olho da Órfã Annie"; múltiplas pseudoinclusões intranucleares também estão presentes. (Cortesia de Elham Khanafshar, MD, MS, Department of Pathology and Laboratory Medicine, University of California, San Francisco.)

Tabela 37.3 Sistema Bethesda de 2017 para laudo citopatológico de risco implícito de malignidade da tireoide e manejos clínicos recomendados.

Categoria diagnóstica (número Bethesda)	Risco de malignidade se FNITP ≠ câncer	Risco de malignidade se FNITP = câncer	Manejo habitual
Não diagnóstica ou insatisfatória (I)	5 a 10%	5 a 10%	Repetir PAAF com orientação ultrassonográfica
Benigna (II)	0 a 3%	0 a 3%	Acompanhamento clínico e sonográfico
ASI/LFSI (III)	6 a 18%	~10 a 30%	Repetir PAAF, teste molecular ou lobectomia
NF/SNF (IV)	10 a 40%	25 a 40%	Teste molecular ou lobectomia
Suspeita de malignidade (V)	45 a 60%	50 a 75%	Tireoidectomia quase total ou lobectomia
Maligna (VI)	94 a 96%	97 a 99%	Tireoidectomia quase total ou lobectomia

ASI/LFSI, Atipia de significado indeterminado/lesão folicular de significado indeterminado; *FNITP*, neoplasia folicular não invasiva de tireoide com características nucleares tipo papilar; *NF/SNF*, neoplasia folicular/suspeita de neoplasia folicular; *PAAF*, punção aspirativa por agulha fina. (De Cibas ES, Ali SZ. The 2017 Bethesda system for reporting thyroid cytopathology. *Thyroid.* 2017; 27:1341-1346.)

O Afirma foi o primeiro teste molecular disponível no mercado nessa área. Seu ensaio de primeira geração, o Gene Expression Classifier, utilizava algoritmos de aprendizado, equivalentes aos que encontramos em máquinas, reunidos em um microarranjo de mRNA de 167 genes, com a finalidade de separar as assinaturas de expressão genética dos nódulos em categorias "benigna" e "suspeita". A precisão do teste Gene Expression Classifier foi avaliada pela primeira vez em 2012, por um estudo que analisou materiais cirurgicamente excisados de nódulos da tireoide, tendo demonstrado excelente sensibilidade e VPN (90 e ~95%, respectivamente). Para nódulos Bethesda III e IV, porém, sua especificidade se revelou relativamente insatisfatória, com valor preditivo positivo (VPP) de ~50 e 38%, respectivamente. Estudos subsequentes validaram amplamente os achados do estudo original, embora muitos tenham sido limitados pela ausência de um padrão de referência de fato negativo (ou seja, benigno).[10]

Para solucionar sua limitação como teste de "confirmação", relacionada à sua baixa especificidade e VPP, o teste Afirma mais recente, o Genomic Sequence Classifier (GSC), melhorou o algoritmo principal, de forma a abarcar um maior arranjo de expressão genética (com 10.196 genes), além de incluir outros sete componentes que permitem a avaliação de uma série de mutações genéticas altamente específicas de malignidade. O desempenho do GSC foi recentemente avaliado por um estudo de validação cego multi-institucional, que analisou 191 amostras citológicas de 183 pacientes. Para lesões Bethesda III e IV, o GSC demonstrou melhor desempenho quando comparado ao Gene Expression Classifier, com sensibilidade, especificidade, VPN e VPP de 91%, 68%, 96% e 47%, respectivamente, com base em uma prevalência de câncer de 24%. Neoplasias de células de Hürthle continuaram sendo um ponto frágil no GSC: o teste conseguiu antever a existência de adenoma e carcinoma de células de Hürthle com precisão em apenas 10/17 e 1/9 amostras, respectivamente.[11]

O produto ThyroSeq aborda a classificação molecular de uma forma diferente da do Afirma. Ele utiliza tecnologia de sequenciamento de DNA de última geração para detectar a presença ou ausência de uma lista determinada de mutações e de fusões genéticas associadas ao câncer de tireoide; essa tecnologia se baseia no trabalho descrito por Nikiforov e colegas[12], da Universidade de Pittsburgh. A segunda versão do produto (batizada de "v2"), que avalia 13 mutações e 42 fusões, demonstrou resultados promissores em estudos uni-institucionais, atingindo sensibilidade e especificidade na faixa dos 90%, VPP entre 60 e 80% e VPN acima de 95%. A princípio, esses dados iniciais geraram a expectativa de que, talvez, o ThyroSeq v2 pudesse oferecer características ideais de precisão, pois o VPP parecia se aproximar do da citologia da categoria V do Bethesda, ao mesmo tempo em que apresentava um excelente VPN; contudo, estudos subsequentes de validação demonstraram resultados menos impressionantes.[12]

A mais nova geração do ThyroSeq (chamada de "v3") amplia o número de genes de seu painel mutacional e incorpora outras informações genéticas, como mudanças no número de cópias do gene e alguns dados de expressão genética. Steward e colegas[13] conduziram um estudo multicêntrico prospectivo cego do ThyroSeq v3 que analisou 286 amostras de PAAF citologicamente indeterminadas com resultados de patologia cirúrgica conhecidos. Em nódulos Bethesda III e IV, o teste apresentou sensibilidade e especificidade de 94% e 82%, respectivamente, e VPN e VPP de 97% e 66%, respectivamente, com base em uma prevalência de câncer/FNITP de 28%. O importante é que o teste previu corretamente adenoma e carcinoma de células de Hürthle em 62% e 100% dos casos, respectivamente.[13]

Os dados iniciais referentes tanto ao Afirma GSC quanto ao ThyroSeq v3 sugerem evoluções promissoras em relação aos produtos de gerações anteriores. Dessa forma, é possível que as diretrizes subsequentes de manejo para nódulos de tireoide incorporem ainda mais os testes moleculares. Em última análise, é aconselhável que a decisão de usar ou não o teste molecular leve em consideração outras variáveis relacionadas. Primeiramente, a escolha de realizar ou não uma tireoidectomia deve se pautar em outros fatores, que vão além dos resultados de uma biopsia tipo PAAF, sobretudo de teste molecular. Em segundo lugar, o preço desses ensaios não é insignificante; portanto, seu valor incremental e custo-efetividade, especificamente no contexto institucional, precisam ser examinados. Por fim, é necessário que os pacientes sejam aconselhados sobre as incertezas naturalmente associadas à realização de testes moleculares, com suas implicações terapêuticas e clínicas a longo prazo.

CÂNCER DE TIREOIDE

Cânceres de tireoide são geralmente classificados como CDT, CTPD, CMT e CAT. Outras malignidades de tireoide, entre as quais linfoma primário, sarcoma e metástases, são raras. Os CDTs – que consistem em CPT, CFT e CCH – são considerados "bem diferenciados", pois se originam das células epiteliais foliculares da tireoide e geralmente retêm a capacidade de incorporar iodo. O CTPD e o CAT também são considerados originários de células foliculares, mas se comportam de forma clinicamente mais agressiva quando comparados ao CDT, devido à sua perda de diferenciação. O CMT, diferentemente dos outros tumores descritos, surge das células C parafoliculares neuroendócrinas.

O CDT representa a vasta maioria dos cânceres de tireoide, entre os quais o CPT e o CFT representam 84% e 11%, respectivamente, de todos os diagnósticos. O CMT e o CAT, por sua vez, totalizam, respectivamente, 2% e 1% de todos os casos. Em geral, o câncer de tireoide tem um excelente prognóstico, o que se deve, principalmente, à predominância do CPT; o CAT, pelo contrário, está entre os tumores sólidos mais agressivos e letais, chegando a uma taxa de mortalidade próxima de 100%.

Incidência

Cerca de 54 mil novos casos de câncer de tireoide são diagnosticados todos os anos nos EUA, com mais de 2000 óbitos por ano. A doença se mostra três vezes ou mais predominante em mulheres, tendo se tornado o tipo de câncer que mais cresce entre mulheres norte-americanas. Nos últimos 30 anos, a incidência de câncer de tireoide triplicou nos EUA; também foram observados aumentos semelhantes em outros países desenvolvidos e em desenvolvimento ao redor do mundo.[14] Essa elevação no número de diagnósticos resulta da transformação epidemiológica do CPT. Em um estudo de tendências sobre o câncer de tireoide, que analisou o período de 1975 a 2009 e foi feito a partir do banco de dados SEER (Surveillance, Epidemiology, and End Results), dos EUA, Davies e Welch verificaram que a mortalidade global da doença permaneceu estável em 0,5 óbitos para cada 100.000 casos, a despeito do número triplicado de incidência. Tal cenário levou os pesquisadores a concluírem que a nova epidemia de câncer de tireoide, na verdade, decorreu de uma onda de diagnósticos incorretos de tumores menores e clinicamente insignificantes.

No entanto, outros autores aconselharam cautela ao atribuir o aumento de incidência exclusivamente a diagnósticos excessivos. Nesse sentido, uma análise independente do banco de dados SEER revelou um crescimento substancial da incidência de CPTs de maior extensão e em estágio avançado, ao mesmo tempo em que demonstrou o aumento da frequência de tumores menores e provavelmente mais indolentes. Lim e colegas[15] verificaram, em outra análise do SEER, que a mortalidade baseada na incidência de fato cresceu, tanto em geral, considerando todos os CPTs, quanto, especialmente, nos tumores de estágio avançado, sugerindo que houve um aumento real na ocorrência de câncer de tireoide em relação às décadas passadas. As implicações de tais conclusões opostas serão importantes para determinar como otimizar a triagem e quais são os limites diagnósticos dos nódulos de tireoide, além de como individualizar regimes eficazes de tratamento que considerem tanto tumores indolentes quanto agressivos.

Câncer diferenciado de tireoide

Os cânceres primários originários de células epiteliais foliculares da tireoide são o CPT, o CFT e o CCH. Apesar de algumas diferenças no comportamento biológico e clínico, os CDTs são geralmente abordados e manejados de forma similar.

O CPT, conforme mencionado anteriormente, é o tipo mais comum de câncer de tireoide, compreendendo 84% de todos os casos. Há uma predominância de 3 mulheres para cada homem, e o pico da incidência se encontra entre a terceira e a quinta décadas de vida. Espalha-se, sobretudo, por meio da rota linfática, afetando os linfonodos cervicais nos compartimentos central e lateral; metástases distantes, por sua vez, ocorrem em 3 a 5% dos pacientes, normalmente no pulmão e nos ossos. Histologicamente, o CPT é caracterizado por papilas de ramificação complexas com pseudoinclusões, formação de sulcos nucleares e corpos psamomatosos (Figura 37.18A). A chamada variante folicular do CPT (fvCPT) apresenta prognóstico semelhante ao do CPT clássico; quanto à histologia, exibe folículos bem-definidos e com mínimas projeções papilares. Outros subtipos histológicos de CPT menos comuns, porém mais agressivos, são o de células altas (Figura 37.18B), em Hobnail (de trava), o esclerosante difuso e a variante de células colunares, que, juntos, compreendem menos de 1% de todos os CPTs.

O CFT é o segundo tipo mais comum de CDT. Ocorre em idosos, com pico de incidência entre a quarta e sexta décadas de vida. Assim como no CPT, a incidência de CFT é predominantemente feminina, na proporção de 3 mulheres para cada homem. Ao contrário do CPT, o padrão de disseminação do CFT é hematógeno, normalmente para os pulmões e para os ossos (Figura 37.19). Metástases nodais regionais ocorrem em menos de 10% dos casos. Citologicamente, a caracterização do CFT abarca desde células foliculares de aparência normal a células que acumulam diversas características anormais, incluindo atipia nuclear, descoesão, hipercelularidade e presença de microfolículos; consequentemente, não pode ser diagnosticado com segurança por PAAF. Na realidade, o diagnóstico definitivo de CFT só poderá ser feito mediante exame histológico baseado na presença de invasão capsular e vascular (Figura 37.20A).

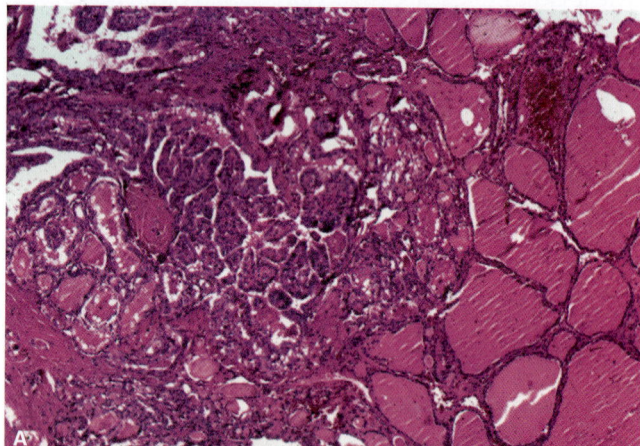
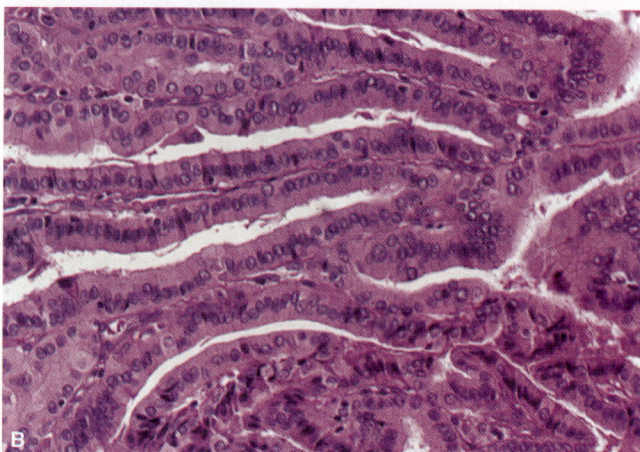

Figura 37.18 A. Massa de tireoide em que foi aplicada coloração com hematoxilina e eosina (H&E), relevando projeções papilares consistentes com câncer papilífero de tireoide (CPT). **B.** CPT, colorido com H&E, exibindo células com maior proporção de altura do que largura em uma única fileira de células. Essa é a chamada variante de células altas do CPT, que está associada a um prognóstico mais desfavorável do que o do CPT bem-diferenciado.

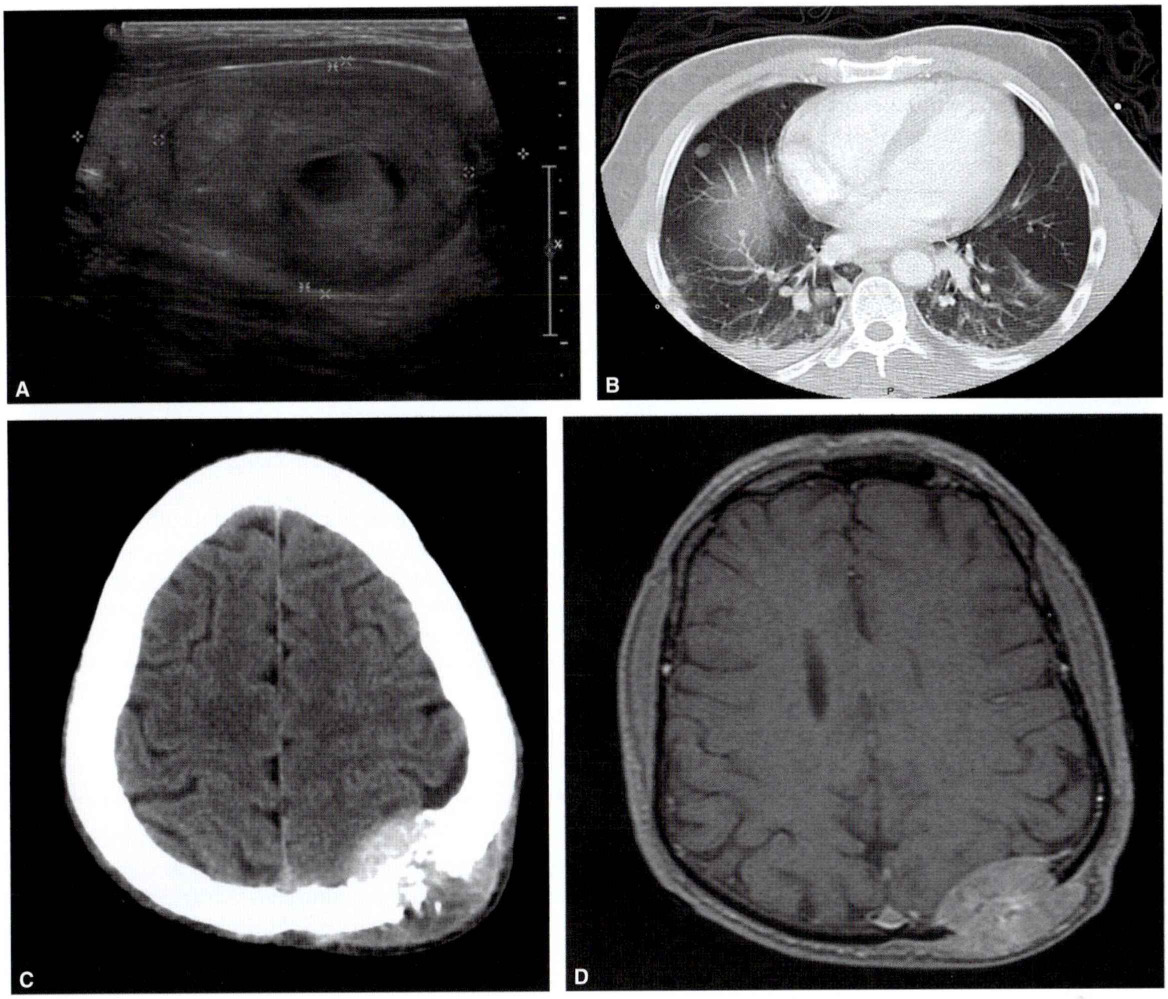

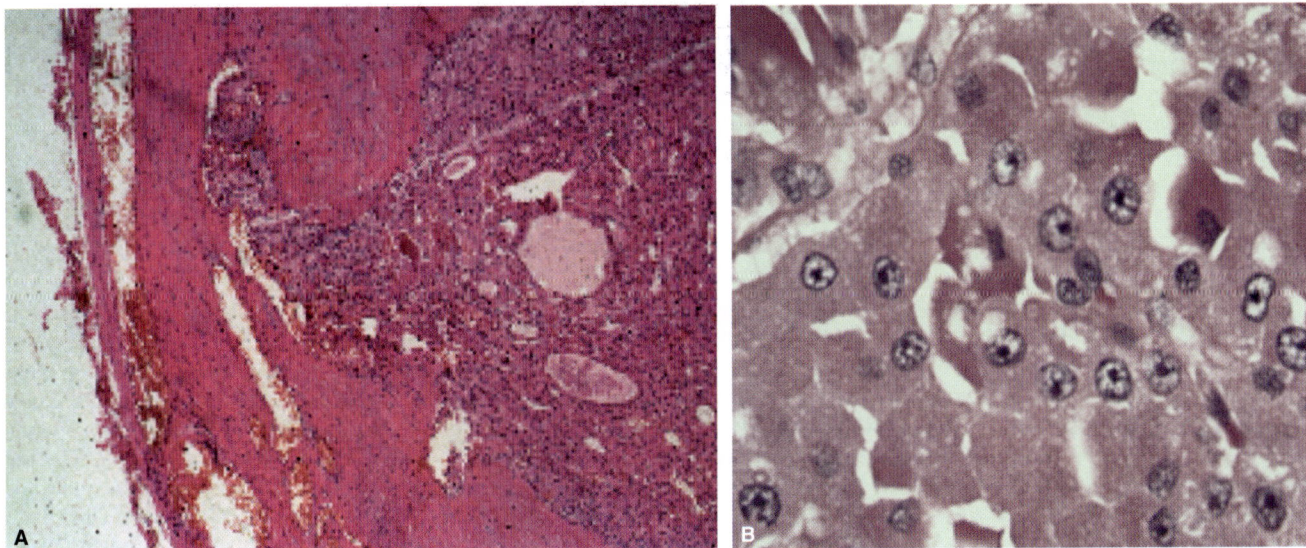

Figura 37.19 Câncer folicular metastático (todas as imagens são do mesmo paciente). **A.** O ultrassom pré-operatório demonstra uma massa de 6,7 cm no lobo esquerdo da tireoide; a análise patológica demonstrou câncer folicular. **B.** Imagem de tomografia computadorizada (TC) do tórax demonstrando múltiplas metástases pulmonares. **C.** Imagem de TC da cabeça indicando metástase no osso parietal esquerdo. **D.** Imagem de ressonância magnética da cabeça que revela metástase no osso parietal esquerdo, com componente epidural e efeito de massa no cérebro.

Figura 37.20 A. Coloração com hematoxilina e eosina (H&E) de uma lesão folicular. O exame de alta potência revela invasão capsular de células foliculares, o que é consistente com o diagnóstico de câncer folicular de tireoide. **B.** Coloração com H&E de câncer de células de Hürthle destacando núcleos vesiculares com macronucléolos irregulares. (De Freeman JL, Kim DS. Hürthle cell tumors of the thyroid. In Randolph GW, ed. *Surgery of the Thyroid and Parathyroid Glands 2*. Philadelphia: Elsevier Saunders; 2013:207)

O CCH é um tipo menos comum de CDT, que se comporta de forma distinta e mais agressiva. Acomete adultos mais velhos, com pico de incidência entre a sexta e a sétima décadas de vida. Metástases podem ocorrer tanto pela rota linfática quanto pela hematógena, estando presentes em até 20% dos pacientes quando do diagnóstico inicial. O CCH é menos ávido por RAI em comparação a outros CDTs: 38% dos tumores primários desse tipo apresentam essa característica. No entanto, o tratamento com RAI promove melhora da sobrevida em pacientes com nódulos de CCH de 2 a 4 cm. Histologicamente, o CCH se distingue do CFT pela presença de células de Hürthle oxifílicas (ou oncocíticas), as quais exibem um aumento celular característico com citoplasma granular eosinofílico abundante, devido ao aumento do número de mitocôndrias (Figura 37.20B).

Uma nova entidade: neoplasia folicular não invasiva de tireoide com características nucleares tipo papilar

O termo CPTvf entrou para a nomenclatura patológica nos anos 1970 e tem sido usado para descrever um tumor de folículos neoplásicos sem estruturas papilares, mas com características nucleares típicas de CPT, como aumento, aglomeração/sobreposição, alongamento, contornos irregulares, sulcos, pseudoinclusões e liberação de cromatina. Tradicionalmente, foram descritos dois subtipos principais de CPTvf: encapsulado e invasivo (não encapsulado). O primeiro deles foi objeto de intensos debates entre a comunidade de patologia, pois, na ausência de invasão capsular, o diagnóstico de câncer era totalmente dependente de achados nucleares bastante subjetivos e variáveis. Além disso, o comportamento clínico e o prognóstico de CPTvf encapsulado eram extremamente indolentes e distintos dos de sua contraparte invasiva.

Para solucionar tal problema, em 2016, um grupo multidisciplinar de líderes internacionais em tireoideologia realizou uma análise retrospectiva elementar de 109 pacientes com a variante encapsulada e 101 pacientes com CPTvf invasivo; o grupo da variante encapsulada foi acompanhado por um período médio de 13 anos (com variação de 10 a 26 anos), enquanto o de CPTvf invasivo foi seguido por 3,5 anos (com variação de 1 a 18 anos). Os autores verificaram que nenhum dos pacientes com CPTvf encapsulado morreu ou apresentou evidência da doença após o tratamento, face a um índice de 12% de desfechos oncológicos adversos na coorte de CPTvf invasivo. Com base nesses achados, propuseram uma mudança na terminologia de CPTvf encapsulado para "neoplasia folicular não invasiva de tireoide com características nucleares tipo papilar" ou FNITP (Figura 37.21), com o objetivo de refletir de forma mais precisa a natureza indolente desse tumor, bem como de retirar a ênfase das conotações de malignidade.[16]

A reclassificação desses tumores como FNITP leva a possíveis implicações de longo alcance, pois altera o risco estimado de malignidade das amostras citológicas examinadas por PAAF, ao mesmo tempo em que é capaz de modificar o nível de agressividade do tratamento e o monitoramento de pacientes afetados. A frequência de FNITP parece estar aumentando; alguns estimam que a incidência desse tipo de tumor (seja ele chamado de FNITP ou CPTvf encapsulado) cresceu até três vezes nas últimas três décadas. Em geral, a maioria dos estudiosos concordaria que as FNITPs são muito mais indolentes e menos preocupantes do que sua contraparte invasiva, mas vários autores já advertiram contra a reclassificação de FNITP como um tumor verdadeiramente "benigno", visto que está relacionado a um risco baixo, porém real, de recorrência de doença metacrônica e metástase.[17] Ainda são necessários mais estudos em FNITP com períodos mais longos de acompanhamento na realidade clínica.

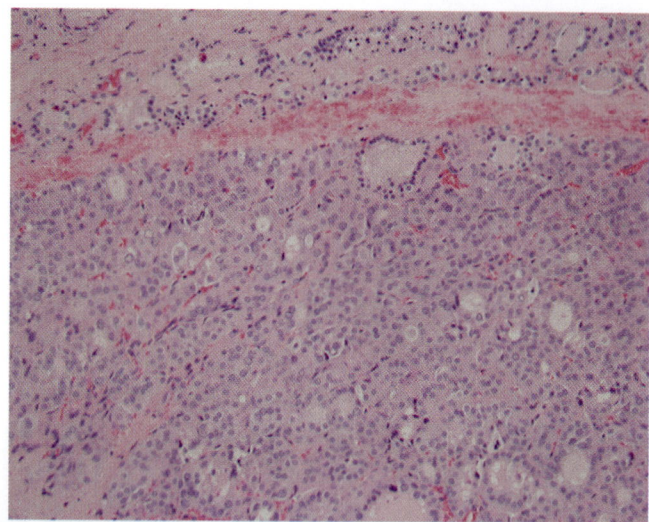

Figura 37.21 A neoplasia folicular não invasiva de tireoide com características nucleares tipo papilar (FNITP) é uma neoplasia bem circunscrita/encapsulada de padrão microfolicular sem invasão capsular ou vascular. As células neoplásicas demonstram características nucleares similares às do câncer papilífero de tireoide. (Cortesia de Elham Khanafshar, MD, MS, Department of Pathology and Laboratory Medicine, University of California, San Francisco.)

Neoplasia e oncogênese de células foliculares da tireoide

Os dois principais mecanismos que governam a oncogênese de células foliculares da tireoide são as vias de sinalização de proteinoquinases ativadas por mitógenos (MAPK) e a defosfatidilinositol 3-quinase/proteinoquinase B (PI3K/AKT) (Figura 37.22). Juntos, eles regulam a sobrevivência e a função das células normais da tireoide, de forma que alterações em múltiplos pontos dessas vias estão diretamente relacionadas à patogênese do câncer de tireoide.

A via de sinalização da MAPK é ativada pela ligação entre fatores de crescimento e receptores transmembrana de tirosinoquinase, que ocorre na superfície da célula. Esse processo desencadeia uma cascata de sinalizações no interior das células, que acaba regulando a transcrição intranuclear de genes responsáveis pelo crescimento/proliferação, diferenciação, migração e sobrevivência celulares. Mutações nos principais genes intracelulares da via MAPK – BRAF, RET/CPT, RAS e receptor da tropomiosina quinase neurotrófica (NTRK) – estão diretamente relacionadas ao desenvolvimento de CDT.

Assim como a MAPK, a via PI3K/AKT envolve uma série de reações de fosforilação, que se inicia com uma proteinoquinase transmembrana e acaba levando à ativação de AKT, que, por sua vez, fosforila proteínas tanto no citosol quanto no núcleo. Alvos a jusante de AKT regulam a apoptose, a proliferação, a progressão do ciclo celular, a integridade citoesquelética e o metabolismo energético. Parcialmente mediada, a via PI3K/AKT é tida como particularmente relevante para o desenvolvimento de CFT; essa teoria é, ainda, corroborada pela descoberta de que mutações no PTEN, um inibidor da ativação de AKT, são encontradas tanto no CFT esporádico quanto no tipo associado à síndrome de Cowden, um transtorno hereditário caracterizado por múltiplos hamartomas (principalmente de pele e membranas mucosas), macrocefalia e risco aumentado de câncer em órgãos sólidos, como é o caso dos cânceres de mama, de endométrio e colorretal.

Em 2014, o consórcio para o projeto Atlas Genômico do Câncer publicou os resultados de uma análise multiplataforma de sequenciamento genômico de última geração, que abrangeu 496 CPTs.

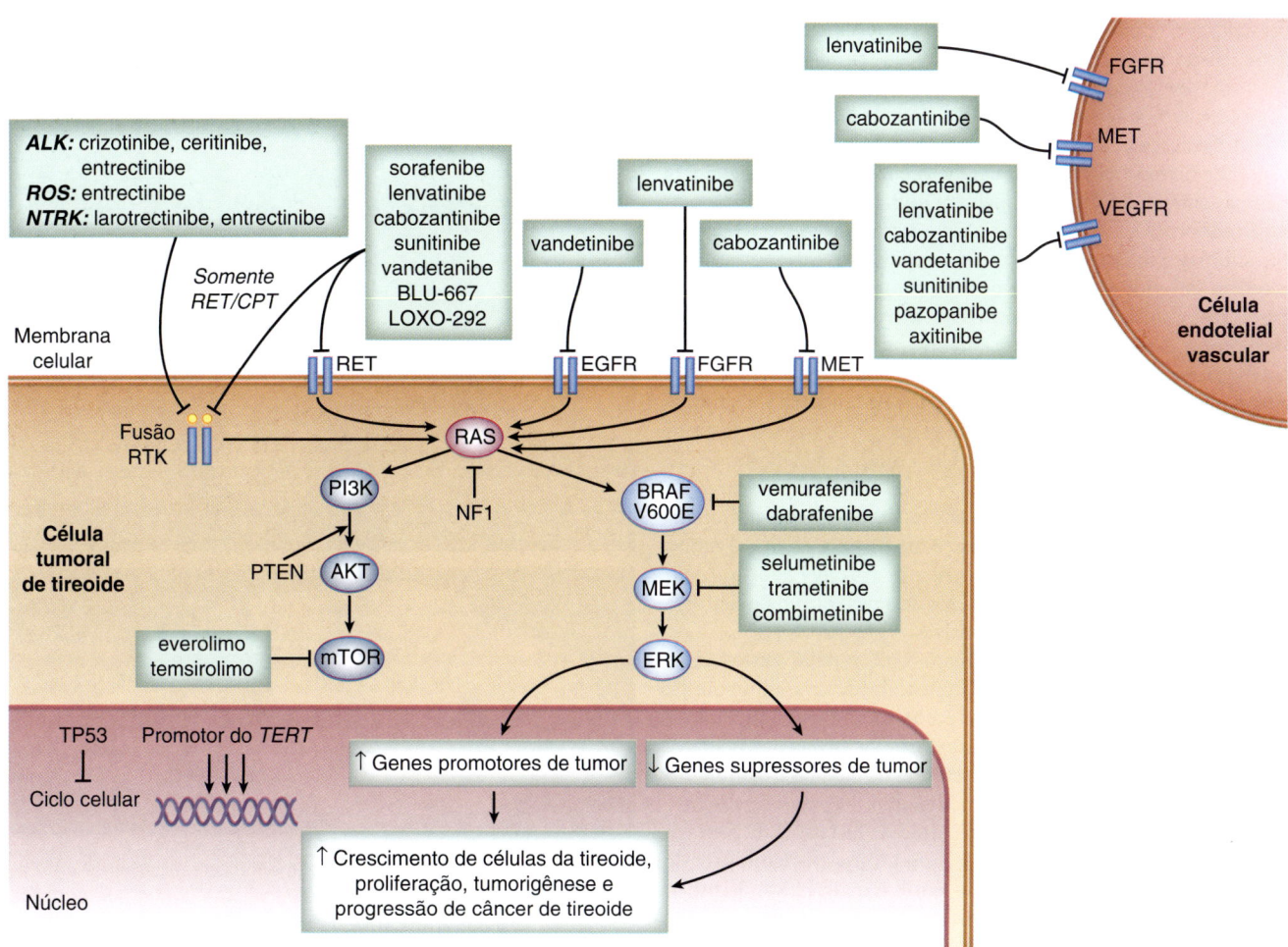

Figura 37.22 Ilustração esquemática das duas vias e alterações genéticas mais comuns associadas à oncogênese de células foliculares da tireoide, as vias MAPK e PI3 K-AKT. Também são apresentadas aqui as atuais terapias-alvo estudadas para câncer de tireoide. *AKT*, proteinoquinase B; *ALK*, linfoma quinase anaplásico; *CPT*, câncer papilífero de tireoide; *EGFR*, receptor do fator de crescimento epidérmico; *ERK*, quinase regulada por sinal extracelular; *FGFR*, receptor do fator de crescimento fibroblástico; *MAPK*, proteinoquinases ativadas por mitógenos; *mTOR*, alvo da rapamicina em mamíferos; *NTRK*, receptor da tropomiosina quinase neurotrófica; *PI3 K*, fosfatidilinositol 3-quinase; *RTK*, receptor da tirosinoquinase; *TERT*, telomerase transcriptase reversa; *VEGFR*, receptor do fator de crescimento endotelial vascular. (De Rao SN, Cabanillas ME. Navigating systemic therapy in advanced thyroid carcinoma: from standard of care to personalized therapy and beyond. *J Endocr Soc.* 2018;2:1109-1130.)

Tal estudo confirmou os papéis dominantes e mutuamente exclusivos da condução de alterações genéticas somáticas nas vias MAPK e PI3 K/AKT no CPT, revelando diferenças de sinalização nos tumores estimulados por RAS e por BRAF V600E. Além disso, o projeto identificou várias outras alterações, incluindo novas mutações influenciadoras em EIF1AX; genes individuais, como CHEK2, ATM e promotor do TERT; genes funcionalmente relacionados ao remodelamento da cromatina; e padrões alterados de expressão de micro-RNA (especialmente em miR-21 e miR-146b) que contribuem para a diferenciação dos subtipos clínicos de CPT. Estima-se que os resultados do Atlas Genômico do Câncer tenham aumentado de 75% para mais de 96%[18] a quantidade de CPTs que podem ser identificados pela assinatura molecular, utilizando, para tanto, a presente tecnologia de sequenciamento genômico. Esse avanço se traduziu no aperfeiçoamento dos métodos dos testes moleculares, o que facilitou o diagnóstico pré-operatório de câncer de tireoide (ver as seções anteriores).

Fatores de risco

Os dois fatores de risco para o CPT mais estudados e validados são a exposição prévia à radiação ionizante e o histórico familiar de CDT.

A associação entre exposição à radiação ionizante na infância e na adolescência e o desenvolvimento de câncer é evidente, em particular, nos casos de CPT e talvez de CAT.[19] Nesse sentido, exposições ambientais agudas provocadas por eventos catastróficos, como o acidente nuclear de Chernobyl e os bombardeios nucleares de Hiroshima e Nagasaki, servem como provas do impacto da radiação na oncogênese das células foliculares da tireoide. Verificou-se que os sobreviventes da bomba atômica no Japão tinham risco aumentado de desenvolver nódulos de tireoide e CPT por até 50 anos após o incidente, como uma resposta linear à carga de radiação recebida. Fontes médicas de irradiação, como a radioterapia de feixe externo sobre a cabeça e o pescoço, além de práticas históricas – entre as quais a radioterapia para acne e amidalite, aplicada durante os anos 1950 e 1960 – também se revelaram associadas ao desenvolvimento posterior de CPT. Quanto à faixa etária, crianças e adolescentes são mais vulneráveis à influência da radiação, mesmo em baixas doses (como a encontrada em um simples raios X de tórax); o risco de CPT cresce de forma dose-dependente.

Um histórico familiar marcado pela presença de CDT também se revelou fator de risco importante para o desenvolvimento desse tipo de câncer. Isso pode ocorrer em síndromes hereditárias causadoras de câncer em que há mutações específicas em um único gene, como na síndrome de Gardner (que predispõe ao CPT), síndrome de Cowden (associada ao CFT e, ocasionalmente, ao CPT), complexo de Carney (CPT e CFT) e síndrome de Werner (CPT e CFT). Foi criada, ainda, uma condição isolada conhecida como câncer de tireoide não medular familiar, com o objetivo de descrever famílias em que haja dois ou mais parentes de primeiro grau diagnosticados com CDT na ausência de outras síndromes oncológicas hereditárias. Tumores desse tipo são considerados mais agressivos e recebem um pior prognóstico quando comparados às suas contrapartes esporádicas.[20] O exato padrão de hereditariedade e a genética inerente a eles permanecem, no entanto, pouco conhecidos.

Além dos já citados, a obesidade tem sido identificada com frequência como fator de risco de CDT.[19] As tendências de prevalência de obesidade e de incidência de câncer de tireoide tiveram um aumento paralelo próximo. Uma análise agrupada de 22 estudos prospectivos revelou que o risco de câncer de tireoide estava associado a múltiplos marcadores de obesidade, incluindo circunferência abdominal, índice de massa corporal (IMC) e ganho de IMC entre adultos jovens e a linha de base do estudo. Além disso, os CPTs em pacientes obesos se revelaram associados a características tumorais mais agressivas.

Outras exposições ambientais foram conjecturadas como fatores de aumento de risco de CDT. Um estudo de caso-controle de pacientes com CPT, publicado recentemente por Hoffman e colegas[21], demonstrou haver relação entre os níveis domiciliares de certos produtos químicos retardadores de chamas e o aumento da probabilidade de desenvolvimento de CPT, principalmente éter de decabromodifenil e tris(2-cloroetil) fosfato. Também foi relatado aumento do risco de CDT em grupos de habitantes de áreas vulcânicas ao redor do mundo, entre as quais Havaí, Islândia, Polinésia Francesa, Nova Caledônia e Sicília; tal aumento se deve, em parte, à exposição a metais pesados e outros compostos tóxicos liberados pelas emissões de gás, cinzas e lava dos vulcões, que acabam por contaminar os lençóis freáticos e as fontes de alimento.[22] Os mecanismos subjacentes desses possíveis carcinógenos ambientais permanecem obscuros e requerem mais estudos.

Apresentação clínica

A apresentação clássica de CDT consiste em um nódulo de tireoide assintomático e palpável, que é descoberto pelo paciente ou pelo médico durante exames de rotina. Nódulos de tireoide palpáveis estão presentes em aproximadamente 5% da população, sendo a maioria deles, benigna. Com os aperfeiçoamentos da ultrassonografia de alta resolução e de outras modalidades de exames de imagem, os nódulos tireoidianos – e, por conseguinte, o câncer de tireoide – tornaram-se mais diagnosticados com maior frequência em indivíduos assintomáticos, conforme descrito anteriormente.

Em geral, os CDTs crescem devagar, são indolores e assintomáticos. A presença de dor aguda é mais característica de um processo benigno, como a tireoidite ou um sangramento agudo em um cisto benigno. Entretanto, a existência de dor também pode ser indicativa de cânceres de tireoide menos comuns e mais agressivos, como CMT, linfoma primário de tireoide e CAT. Características preocupantes incluem crescimento rápido do nódulo e sintomas como rouquidão, tosse ou disfagia, que sinalizariam invasão local de estruturas adjacentes, como o NLR e o sistema aerodigestivo (Figura 37.23).

No exame físico, a textura de um CDT palpável varia de mole a firme à palpação. Massas firmes e fixas costumam sugerir doença localmente avançada. Os pacientes podem apresentar, ainda, linfadenopatia cervical palpável ou detectada por imagem.

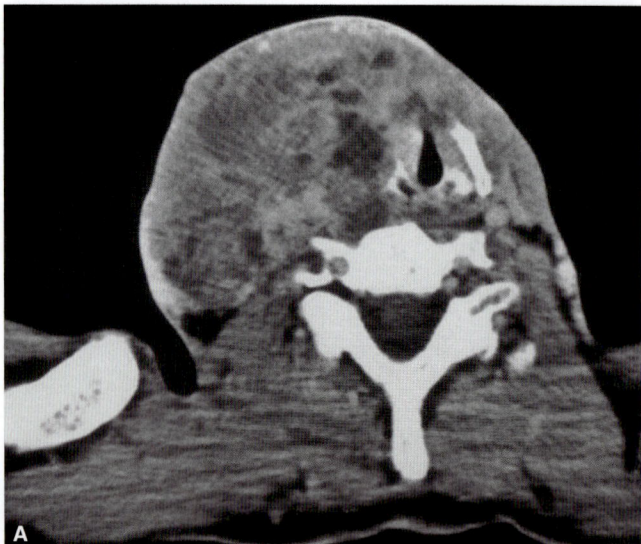

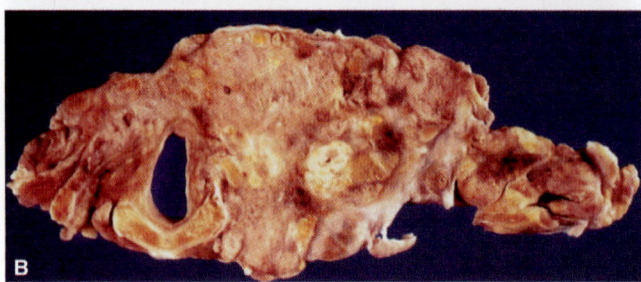

Figura 37.23 Massa de tireoide aumentando rapidamente em um homem de 70 anos. A imagem de tomografia computadorizada demonstra deslocamento da laringe e envolvimento lateral de ambas as veias jugulares. O paciente veio a óbito em 6 meses pela rápida progressão de câncer folicular.

Exames de imagem

Para definir adequadamente o tratamento cirúrgico inicial, a qualidade das imagens pré-operatórias é fundamental. A modalidade de imagem mais importante para o planejamento cirúrgico é a ultrassonografia completa da tireoide, acompanhada do mapeamento dos linfonodos do pescoço central e lateral bilateralmente. Trata-se do exame mais sensível para a caracterização dos nódulos de tireoide, bem como para a identificação de linfadenopatia patológica; seus resultados influenciam, em mais de 30% dos casos, a extensão da terapia cirúrgica inicial.

Imagens transversais (TC com contraste ou IRM do pescoço e tórax) e imagem intraluminal (laringoscopia, broncoscopia ou esofagoscopia) podem ser necessárias em pacientes com doença local e regional potencialmente mais avançada. Algumas manifestações clínicas preocupantes fazem com que o médico prescreva esses exames adicionais, entre as quais alterações na voz, disfagia, sintomas respiratórios, como tosse ou hemoptise, bem como evidência palpável de massa de crescimento rápido, volumosa e/ou fixa ao exame físico. Entre as indicações sonográficas, estão evidência de doença volumosa, extensão até o tórax ou posterior e extratireoidiana.

O uso rotineiro de PET scan no planejamento pré-operatório não é recomendado.

Estadiamento

Ao longo dos anos, diversos sistemas de estadiamento foram propostos, com a finalidade de estimar a mortalidade específica do CDT. Entre eles, o sistema de classificação Tumor-Nódulo-Metástase (TNM), da American Joint Committee on Cancer (AJCC) e da Union for International Cancer Control, consagrou-se como o mais amplamente aceito e de fácil compreensão. Essa edição apresenta uma série de alterações importantes, que otimizam ainda mais a projeção e a estratificação da sobrevida dos pacientes, entre as quais:

1. O limite de idade para estadiamento, que foi originalmente estabelecido como forma de refletir o benefício de sobrevida no caso de pacientes mais jovens, aumentou de 45 para 55 anos no momento do diagnóstico.
2. A presença de mínima extensão extratireoidiana detectada somente no exame histológico – ao contrário de extensão extratireoidiana generalizada – foi removida da definição de doença T3, eliminando efetivamente esse fator do estadiamento.
3. Doença N1 (nodal regional) não eleva a classificação de um paciente de 55 anos ou mais para o estágio III.
4. T3a é uma nova categoria que abrange tumores de mais de 4 cm limitados à glândula tireoide.
5. T3b é uma nova categoria que abrange tumores de qualquer tamanho, que demonstrem extensão extratireoidiana generalizada nos músculos pré-tireoideanos.
6. Linfonodos nível VII foram reclassificados como linfonodos centrais do pescoço (N1a), e não como linfonodos laterais, para fins de maior consistência anatômica.
7. A presença de metástases distantes em pacientes de 55 anos ou mais foi reclassificada de estágio IVC para estágio IVB.

O efeito maior das mudanças promovidas pela oitava edição consiste em reduzir o nível de estadiamento de vários pacientes; consequentemente, aqueles acometidos por doença em estágio mais avançado recebem prognósticos piores. Assim, esse novo sistema discrimina de forma mais precisa o prognóstico entre os estágios, refletindo o menor risco geral de mortalidade por câncer de tireoide. Na oitava edição, a sobrevida estimada para pacientes jovens é calculada entre 98 e 100%, para estágio I, e 85 a 95%, para estágio II; em pacientes mais velhos, acima de 55 anos, está entre 98 e 100%, 85 a 95%, 60 a 70% e abaixo de 50%, para os estágios I, II, III e IV, respectivamente.[23]

Embora sistemas como o TNM sejam importantes para a realização de estimativas iniciais de mortalidade específica pela doença, a ampla maioria dos pacientes terá uma excelente sobrevida a longo prazo. Dessa forma, o que, sem dúvida, é mais relevante clinicamente para pacientes com CDT é o risco de recorrência da doença, desfecho que sistemas como o TNM não foram projetados para mensurar. Em resposta a essa lacuna, a ATA propôs, em suas diretrizes de 2009, um método para estimar o risco de recorrência da doença, que se baseava em uma série de características clinicopatológicas e definia uma classificação em três níveis: categorias de risco baixo (−3%), intermediário (−21%) e alto (−68%).[24] Nas diretrizes atualizadas em 2015, reconheceu-se que, mesmo considerando esses três níveis, o grau de risco depende de diversas características individuais do tumor e que ele se desenvolve, de fato, em um contínuo (Figura 37.24). Teste e perfilamento moleculares provavelmente ainda trarão aperfeiçoamentos para os sistemas de estadiamento clínico.

As diretrizes da ATA propuseram um sistema que muda drasticamente as estimativas de risco iniciais, com base no curso clínico da doença e da resposta à terapia.[5] As quatro categorias de resposta à terapia inicial desse sistema são as seguintes:

1. "Excelente resposta": sem evidência clínica, bioquímica ou estrutural de doença (que se traduz em um risco de recorrência de 1 a 4%).
2. "Resposta bioquímica incompleta": níveis anormais de Tg ou elevados de anticorpo anti-Tg, na ausência de doença localizável (que se traduz em um risco de recorrência de 50%, alcançando *status* de sem evidência de doença tanto espontaneamente quanto com terapia adicional, e um risco de 20% de desenvolver doença estrutural).

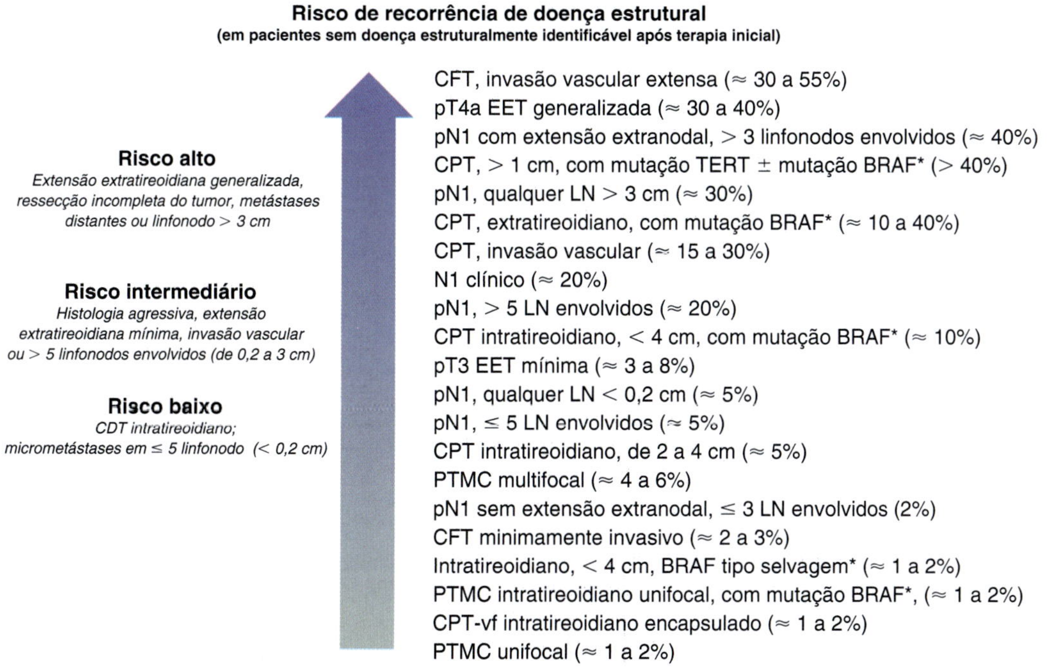

Risco de recorrência de doença estrutural
(em pacientes sem doença estruturalmente identificável após terapia inicial)

Risco alto
Extensão extratireoidiana generalizada, ressecção incompleta do tumor, metástases distantes ou linfonodo > 3 cm

Risco intermediário
Histologia agressiva, extensão extratireoidiana mínima, invasão vascular ou > 5 linfonodos envolvidos (de 0,2 a 3 cm)

Risco baixo
CDT intratireoidiano; micrometástases em ≤ 5 linfonodo (< 0,2 cm)

- CFT, invasão vascular extensa (≈ 30 a 55%)
- pT4a EET generalizada (≈ 30 a 40%)
- pN1 com extensão extranodal, > 3 linfonodos envolvidos (≈ 40%)
- CPT, > 1 cm, com mutação TERT ± mutação BRAF* (> 40%)
- pN1, qualquer LN > 3 cm (≈ 30%)
- CPT, extratireoidiano, com mutação BRAF* (≈ 10 a 40%)
- CPT, invasão vascular (≈ 15 a 30%)
- N1 clínico (≈ 20%)
- pN1, > 5 LN envolvidos (≈ 20%)
- CPT intratireoidiano, < 4 cm, com mutação BRAF* (≈ 10%)
- pT3 EET mínima (≈ 3 a 8%)
- pN1, qualquer LN < 0,2 cm (≈ 5%)
- pN1, ≤ 5 LN envolvidos (≈ 5%)
- CPT intratireoidiano, de 2 a 4 cm (≈ 5%)
- PTMC multifocal (≈ 4 a 6%)
- pN1 sem extensão extranodal, ≤ 3 LN envolvidos (2%)
- CFT minimamente invasivo (≈ 2 a 3%)
- Intratireoidiano, < 4 cm, BRAF tipo selvagem* (≈ 1 a 2%)
- PTMC intratireoidiano unifocal, com mutação BRAF*, (≈ 1 a 2%)
- CPT-vf intratireoidiano encapsulado (≈ 1 a 2%)
- PTMC unifocal (≈ 1 a 2%)

Figura 37.24 O risco de recorrência de doença estrutural de câncer diferenciado de tireoide, após a terapia inicial, existe em um contínuo de estimativas de risco. O sistema modificado de estratificação de risco inicial de três níveis, proposto pela Associação Americana de Tireoide, encontra-se na coluna esquerda. (De Haugen BR, Alexander EK, Bible KC, et al. 2015. American Thyroid Association Management guidelines for adult patients with thyroid nodules and differentiated thyroid cancer: the American Thyroid Association Guidelines Task Force on Thyroid Nodules and Differentiated Thyroid Cancer. *Thyroid*. 2016;26:1-133.)

3. "Resposta estrutural incompleta": metástases, locorregionais ou distantes, persistentes ou recém-identificadas (mortalidade específica pela doença de até 11%, na doença locorregional, e de 50%, quando há metástases distantes).
4. "Resposta indeterminada": achados bioquímicos ou estruturais inespecíficos, que não podem ser seguramente classificados como benignos ou malignos, inclusive pacientes com níveis estáveis ou decrescentes de anticorpos anti-Tg e sem evidência estrutural definitiva de doença (entre 15 e 20% deles serão identificados como portadores de doença estrutural durante o acompanhamento).

Manejo cirúrgico

A cirurgia é o pilar fundamental do tratamento de CDT. Com a escolha adequada do procedimento cirúrgico e nas mãos de um cirurgião experiente, a tireoidectomia é bastante segura e eficaz. Sua extensão correta depende de vários fatores, incluindo a extensão da doença e o risco perioperatório para o paciente; sobre isso, as recomendações oficiais têm evoluído ao longo dos últimos anos.

No passado, a tireoidectomia total era o tratamento tradicionalmente recomendado para a maioria dos CDTs de pelo menos 1 cm. No entanto, a lobectomia ipsilateral da tireoide se tornou uma alternativa aceitável à tireoidectomia total, nos casos de CDTs unilaterais de baixo risco que medem de 1 a 4 cm e sem extensão extratireoidiana ou evidência de doença metastática; para CDTs com menos de 1 cm, a opção cirúrgica segue sendo indicada. Essa mudança nas recomendações resultou de novos dados, extraídos de amplos estudos observacionais de bancos de dados, os quais demonstraram sobrevida equivalente entre pacientes submetidos à tireoidectomia total e à lobectomia, para CDTs entre 1 e 4 cm.[25] Dessa forma, a tireoidectomia total é, hoje, a abordagem baseada em evidências recomendada apenas para CDTs com maior risco de recorrência e/ou de mortalidade específica pela doença. Esses cenários incluem os seguintes:

- Tumor de pelo menos 4 cm
- Extensão extratireoidiana generalizada
- Evidência de doença metastática
- CDT induzido por radiação
- Câncer de tireoide não medular familiar
- CDT multifocal bilateral.

Para CDTs que apresentem evidência clínica e/ou radiográfica de metástases nos linfonodos cervicais, recomenda-se a dissecção terapêutica dos linfonodos dividida por compartimentos (os do pescoço seguem uma nomenclatura padronizada, que é mostrada na Figura 37.3). As estações nodais mais relevantes para o câncer de tireoide são o compartimento central (nível VI e VII) – que consiste do tecido linfoadiposo peritireoidiano limitado lateralmente pelas artérias carótidas, pelo osso hioide, na parte superior, e pela artéria inominada, na inferior – e os compartimentos laterais, que abrigam os grupos jugulares (níveis II, III e IV) e o triângulo inferior posterior (nível Vb). A dissecção terapêutica de linfonodos deve ser realizada em pacientes com evidência radiográfica ou clínica de doença metastática, conforme determinado durante o processo pré ou intraoperatório. A presença de envolvimento linfonodal do compartimento central ipsilateral requer dissecção em nível VI (+/–VII); já a identificação de metástases linfonodais no pescoço lateral exige dissecção dos compartimentos central e lateral do pescoço, mesmo nos 12% de pacientes em que as metástases migraram para a parte lateral do pescoço (*skip metástase*), ou seja, "pularam" os linfonodos da parte central do pescoço. Por fim, o esvaziamento radical do pescoço causa muitas morbidades para o paciente e é raramente necessário por motivos oncológicos.

Devido ao fato de que, em até 80% dos pacientes com CPT, podem ocorrer metástases de linfonodos microscópicas, alguns investigadores sugeriram a dissecção profilática do compartimento central do pescoço como rotina, durante o procedimento inicial de tireoidectomia. No entanto, considerando que a doença nodal microscópica raramente tem significância clínica, tal sugestão permanece controversa. A maior parte de suas evidências se baseia em dados observacionais seguramente mistos; alguns estudos revelaram, nesse sentido, um modesto benefício da dissecção profilática do pescoço central para a redução de recorrência locorregional a longo prazo. Contudo, o esvaziamento central do pescoço foi associado a um maior risco de hipoparatireoidismo temporário e permanente, embora tal efeito seja reduzido quando a operação é realizada por cirurgiões experientes.[26] Atualmente, as diretrizes da ATA sugerem que a dissecção profilática do pescoço central deve ser considerada para certos pacientes de maior risco, acometidos por carcinomas papilíferos de tireoide cN0 com tumores primários mais avançados (T3 ou T4) e linfonodos laterais do pescoço clinicamente envolvidos, e/ou quando informação for útil para orientar terapias adicionais.

Para tumores primários localmente invasivos, que envolvem estruturas como músculos pré-tireoideanos, traqueia, esôfago, laringe e NLR, é fundamental um planejamento pré-operatório cuidadoso, baseado em imagens transversais e, com menor frequência, em estudos endoscópicos. Para tumores complexos que requeiram ressecção laringotraqueal ou esofágica segmentar, são recomendados, ainda, o acompanhamento em consulta e a assistência de especialidades relacionadas, entre as quais cirurgia torácica, cirurgia de cabeça e pescoço e otorrinolaringologia. O objetivo ideal da ressecção total de todos os tumores visíveis deve ser definido levando em conta a possível morbidade das ressecções radicais, que podem transformar a vida dos pacientes.

Monitoramento ativo não cirúrgico de câncer papilífero de tireoide

A despeito dos avanços no tratamento de cânceres de maior risco, conforme descrito anteriormente, o mais importante deles, quanto ao manejo do CDT, na última década, foi a significativa redução do grau de tratamento de cânceres de tireoide de menor tamanho; atualmente, recomenda-se o monitoramento ativo não cirúrgico para microcarcinomas papilíferos de tireoide menores de 1 cm.

Tal opção de tratamento foi mais bem-estudada na população japonesa. O relatório inicial, publicado em 2010 por Ito e colegas[27], acompanhou 340 pacientes com microcarcinomas unilaterais papilíferos de tireoide, que haviam sido submetidos a monitoramento/observação por meio de ultrassonografia anual ou bianual por um período médio de 74 meses. A porcentagem de pacientes em que os tumores cresceram 3 mm ou mais foi de 16% em 10 anos; aqueles nos quais novas metástases linfonodais cervicais foram detectadas perfizeram 3,4% nesse mesmo intervalo.[27] Um relatório subsequente do mesmo grupo, que analisou 1235 pacientes em observação, demonstrou que os que tinham mais de 60 anos exibiam uma progressão extremamente lenta de qualquer forma de doença clínica, alcançando uma taxa geral de 2,5% em 10 anos. Em compensação, até 23% dos pacientes mais jovens progrediram para doença clínica no mesmo período. Há que se destacar que tais pacientes, que, a princípio, foram submetidos à observação e eventualmente sofreram ressecção cirúrgica, não tiveram nenhuma consequência negativa perioperatória ou oncológica detectável, por terem aguardado pelo resgate cirúrgico.

Com base nos resultados dos estudos de referência feitos no Japão, centros de outros países começaram a pesquisar o papel do monitoramento ativo em suas populações específicas de pacientes.

O maior estudo prospectivo em andamento nos EUA está sendo conduzido no Memorial Sloan-Kettering Cancer Center; nele, pacientes com CPTs unifocais maiores que 1,5 cm e com microcarcinomas papilíferos de tireoide são incluídos em um programa de monitoramento ativo regimentado. Um estudo de coorte prospectivo multicêntrico também está em andamento na Coreia.

Quando avaliamos se o monitoramento ativo é apropriado para um paciente e para um local de tratamento específicos, vários atributos devem ser avaliados, como as características do tumor e o perfil de risco, dados demográficos do paciente, adesão a longo prazo, preferências do paciente e, por fim, a experiência da equipe médica/cirúrgica que está conduzindo o programa de monitoramento. Além disso, uma significativa e controversa preocupação são as implicações de custoefetividade específicas para a área geográfica do monitoramento a longo prazo *versus* a realização de cirurgia.[28] São necessárias mais pesquisas para identificar de forma mais precisa os pacientes de risco mais baixo, para os quais o monitoramento ativo seria mais benéfico, possivelmente com a incorporação de teste molecular.

Supressão pós-operatória do hormônio tireoestimulante

Em muitos pacientes pós-tireoidectomia por CDT, são recomendadas doses supressoras do hormônio da tireoide (TSH), com o objetivo de prevenir hipotireoidismo e de reduzir o risco de crescimento e recorrência de tumores estimulados por esse hormônio. A supressão de TSH demonstrou melhorar a sobrevida global em pacientes dos estágio II, III e IV; porém, o grau de supressão necessário para se alcançar o benefício de sobrevida permanece um ponto controverso, e, no geral, tem havido uma tendência em relação à supressão menos agressiva com o tempo.[29]

Os objetivos em relação ao TSH dependem tanto do risco de recorrência após tratamento inicial quanto da presença de comorbidades que possam aumentar os riscos de hipertireoidismo, como idade avançada, fibrilação atrial e osteoporose. Para pacientes com risco baixo a intermediário de tumores, os níveis de TSH séricos podem, inicialmente, ser mantidos entre 0,1 e 0,5 mU/ℓ; já no caso de pacientes com tumores de alto risco, esses níveis devem ser mantidos inicialmente abaixo de 0,1 mU/ℓ, se possível. Também é possível permitir que o nível de TSH se aproxime dos limites da faixa normal, em pacientes que apresentem uma excelente resposta à terapia.

Iodo radioativo

A terapia com RAI (131I) para CDT se baseia no fato de que as células foliculares da tireoide têm uma capacidade única de captar iodo (ver a seção "Fisiologia da tireoide", anteriormente neste texto). O CDT é geralmente bastante ávido por iodo, pelo menos inicialmente, embora em menor grau do que as células foliculares normais da tireoide, devido à redução da expressão do transportador sódio-iodo. Consequentemente, a terapia com RAI é um adjuvante útil no tratamento de CPT e CFT – bem como de certos casos de CCH, a despeito de sua ausência de avidez por iodo. Não apresenta, porém, qualquer utilidade para outros cânceres que não captam iodo, como CTMD, CMT e CAT.

No CDT, a terapia com RAI costuma ser administrada após a tireoidectomia. Há normalmente duas indicações gerais para o uso de RAI; a primeira delas diz respeito à ablação de qualquer tecido normal de tireoide remanescente após a tireoidectomia. O fundamento para tanto envolve três fatores: 1) a eliminação do tecido normal da tireoide aumenta a especificidade tanto do Tg sérico pós-operatório quanto da subsequente varredura de 131I para detecção de doença recorrente; 2) a ablação de resquícios previne a subsequente formação de um novo câncer de tireoide a partir do tecido remanescente; e 3) a ablação pode ser usada em doses mais altas para tratar doença microscópica, como terapia adjuvante na prevenção de recorrências clínicas. A segunda indicação de RAI é tratar doença clinicamente detectável em casos nos quais a cirurgia não é possível.

Ao longo da última década, o papel do RAI pós-tireoidectomia se tornou muito mais seletivo, principalmente devido a evidências robustas de que seu uso não apresenta benefícios em casos de CDT de baixo risco – como ocorre em pacientes com tumores intratireoidianos menores de 4 cm e sem características histológicas de alto risco ou com pequenos cânceres multifocais. Diversos grandes estudos de bancos de dados e revisões sistemáticas indicaram que o RAI não demonstrava nenhum benefício para tais pacientes, tanto em relação à recorrência da doença quanto à mortalidade. A literatura sugere alguma vantagem do RAI para pacientes de risco intermediário; nesse sentido, por exemplo, um estudo com 21.870 pacientes do National Cancer Database apontou uma redução de 29% no risco de morte em pacientes com câncer de tireoide de risco intermediário, revelando um benefício ainda maior em pacientes mais jovens.[30] No entanto, são necessárias mais pesquisas para determinar os subgrupos específicos da categoria de risco intermediário que seriam mais beneficiadas. Para cânceres de alto risco, a terapia com RAI é rotineiramente recomendada.

O RAI deve ser administrado em pacientes com status de deficiência de iodo e na presença de altos níveis de TSH, de forma que se possa estimular a máxima captação de iodo pelo tecido da tireoide. Existem dois métodos para estimulação do TSH: administração de TSH humano recombinante e suspensão do hormônio da tireoide. A dose administrada de RAI depende do perfil de risco do câncer de tireoide e da(s) indicação(ões) do RAI. Geralmente, as doses de ablação de resquícios ficam na faixa de 30 a 50 mCi, enquanto as de tratamento normalmente variam de 100 a 150 mCi. Enquanto houver evidências de que o câncer de tireoide permanece ávido por iodo, são recomendados tratamentos de repetição com RAI, presumindo-se níveis de toxicidade aceitáveis. Também é possível utilizar a dosimetria para auxiliar na orientação de posologias que otimizem a atividade terapêutica e que, ao mesmo tempo, minimizem a toxicidade. Os efeitos adversos do RAI incluem sialoadenite actínica, obstrução de ductos salivares e do ducto nasolacrimal, inchaço passageiro do tumor/tireoide, infertilidade e desenvolvimento de malignidades secundárias (especialmente leucemia); os riscos de todas essas ocorrências dependem da dose. A máxima exposição cumulativa ao RAI ao longo da vida é um tanto controversa, mas geralmente se aproxima de 600 mCi. Gestação e lactação são contraindicações absolutas à terapia com RAI.

Terapias adjuvantes

A radioterapia de feixe externo (RTFE) desempenha uma função paliativa limitada, mas importante em determinadas situações do CDT. Não há nenhum estudo clínico randomizado a respeito; as práticas de RTFE variam, de forma que muitas das recomendações se baseiam em opiniões de especialistas e em estudos de uma única instituição. Entre suas principais indicações, está o controle local de doença residual (macroscópica ou microscópica) localmente avançada e não passível de ressecção pós-tireoidectomia (especialmente em tumores considerados não ávidos por RAI e que afetam o sistema aerodigestivo), além do tratamento de focos metastáticos distantes e sintomáticos que não sejam ávidos por RAI.

Existem outras opções de tratamento para o controle local de doença recorrente e/ou metastática que atinge um número limitado de pontos, entre as quais o uso de etanol percutâneo ou ablação por radiofrequência, para metástases nodais cervicais; a ablação por radiofrequência de metástases pulmonares ou ósseas; e a embolização paliativa de metástases ósseas. Além disso, há muitas frentes de pesquisa em torno de novas terapias-alvo sistêmicas para doença refratária a RAI.

Câncer medular de tireoide

O CMT é uma malignidade de tireoide incomum, compreendendo apenas 2% de todos os casos de cânceres de tireoide nos EUA.[15] Hazard e colegas foram os primeiros a dar o nome de "medular", em 1959, para descrever um tumor exclusivo de tireoide com características não foliculares e estroma de conteúdo amiloide. Diferentemente do CDT, o CMT se origina das células C parafoliculares neuroendócrinas, que secretam o polipeptídeo calcitonina (Figura 37.25). Normalmente ocorre como tumor esporádico; em cerca de 25% dos casos, porém, está associado à existência de síndromes hereditárias vinculadas a mutações de linhagens germinativas que incidem sobre o proto-oncogene *RET*, como os subtipos 2A e 2B de MEN (MEN2A e MEN2B, respectivamente), bem como à síndrome de CMT familiar.

Apresentação clínica

A apresentação clínica do CMT depende do perfil da doença, que pode ser esporádica ou hereditária. O CMT esporádico normalmente se manifesta entre a quarta e a sexta décadas de vida; sua apresentação mais comum (ocorrendo em até 50% dos casos) consiste em uma massa palpável no pescoço, que pode ser o próprio tumor primário ou causada por linfadenopatia associada. Esses tumores são, em geral, unifocais e, considerando a distribuição das células C na tireoide, geralmente surgem nos lobos laterais superiores da glândula. Em pacientes com CMT esporádico e nódulo palpável de tireoide, são identificadas metástases nodais cervicais em até 70% ou mais dos casos, enquanto metástases à distância estão presentes em 10 a 15% das ocorrências. Os locais mais frequentemente afetados por metástases à distância são o fígado, o mediastino, os pulmões e os ossos.

O CMT hereditário, por seu turno, costuma se manifestar mais cedo, em comparação ao esporádico. Pacientes com CMT ou MEN2A familiar normalmente apresentam a condição durante a terceira década de vida; já aqueles com MEN2B a exibem antes ainda da segunda década. Além disso, dependendo da mutação RET específica, o CMT hereditário pode se manifestar mais cedo ainda, surgindo desde os primeiros meses até 1 ano de vida. Diferentemente do CMT esporádico, o hereditário, em geral, apresenta-se como doença multifocal. Felizmente, a maioria dos pacientes com CMT hereditário já é identificada de forma mais precoce, por meio de triagem genética de familiares em risco. Ele pode, ainda, ser descoberto durante o diagnóstico e a realização de exames relacionados a uma doença correlata, como feocromocitoma ou hiperparatireoidismo primário.

Tanto no CMT esporádico quanto no hereditário, os níveis levados de calcitonina na circulação podem causar diarreia, rubor e perda de peso. Excepcionalmente, também pode levar à produção de uma série de outros hormônios, como antígeno carcinoembrionário (CEA), hormônio adrenocorticotrófico, cromogranina e somatostatina, as quais podem acarretar síndromes paraneoplásicas, como a síndrome de Cushing e síndromes carcinoides.

RET e câncer medular de tireoide

O proto-oncogene *RET* é o gene mais importante associado ao CMT. Ele está localizado no cromossomo 10q11.2 e codifica um receptor transmembrana de tirosinoquinase, que atua na regulação do crescimento e sobrevivência celulares. Em tese, todos os pacientes acometidos por uma forma hereditária de CMT possuem uma das mais de 100 mutações de linhagem germinativa de *RET*; cada mutação define um perfil exclusivo para a agressividade do CMT e para a frequência de outras manifestações sindrômicas (p. ex., feocromocitoma, hiperparatireoidismo primário, amiloidose de líquen cutâneo e doença de Hirschsprung). Mutações do códon C634 são as mais comuns.

Quanto ao manejo do CMT, as diretrizes da ATA, revisadas em 2015, propuseram um sistema modificado de classificação de risco para a agressividade do CMT hereditário, com base, sobretudo, no tipo de mutação do *RET* identificada. Essa nova classificação tinha como finalidade prestar melhores informações sobre o momento ideal para a realização de tireoidectomia profilática nos familiares afetados.[2] Ela elenca três categorias de risco: "risco mais alto", "risco alto" e "risco moderado". A categoria de risco mais alto inclui pacientes com mutações de MEN2B e do códon M918T,

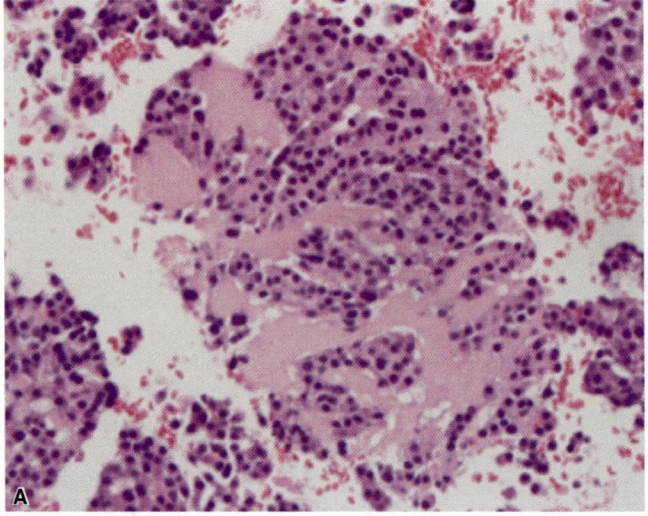
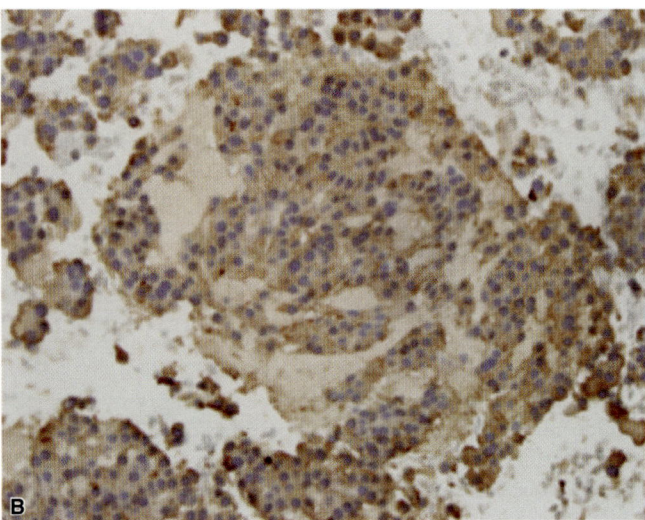

Figura 37.25 Câncer medular de tireoide (CMT). **A.** Coloração com hematoxilina e eosina de uma amostra de CMT demonstrando morfologia plasmacitoide com núcleos arredondados excêntricos, cromatina "sal e pimenta", pequenos nucléolos e infiltrado amiloide. **B.** O CMT demonstra positividade citoplasmática mediante coloração da calcitonina. (Cortesia de Elham Khanafshar, MD, MS, Department of Pathology and Laboratory Medicine, University of California, San Francisco.)

nos quais podem se manifestar, já durante o primeiro ano de idade, CMT macroscópico e metástases nodais; nesses pacientes, a tireoidectomia total é recomendada assim que possível, ainda que nos primeiros meses de vida. A categoria de risco alto compreende os pacientes com as mutações de códon C634 e A883F, para os quais a tireoidectomia é recomendada até os 5 anos de idade ou antes, na presença de níveis séricos elevados de calcitonina. A categoria de risco moderado reúne os pacientes que apresentam todas as outras mutações, para os quais são recomendados o monitoramento anual ou a realização de tireoidectomia. A Figura 37.26 apresenta o algoritmo de manejo da ATA para pacientes com mutações de linhagem germinativa RET.

A realização do teste de RET para casos de CMT esporádico também é importante por dois motivos. Primeiramente, CMTs aparentemente esporádicos podem, na verdade, ser a manifestação inicial de uma síndrome hereditária. Dessa forma, todos os pacientes diagnosticados com CMT ou hiperplasia de células C devem ser submetidos a testes genéticos para descartar doença hereditária. Em segundo lugar, aproximadamente 50% dos CMTs esporádicos têm mutações RET somáticas, que estão associadas a uma maior incidência de metástases nodais, doença persistente e mortalidade específica pela doença. Eles requerem, portanto, monitoramento e tratamento mais agressivos.

Exames de estudo

O CMT é diagnosticado em definitivo por meio de biopsia tipo PAAF, cuja citologia pode demonstrar a presença de amiloide estromal e a ausência de células foliculares da tireoide. A verificação de níveis elevados de calcitonina no líquido de enxágue da PAAF aumenta a precisão de tal exame para 98%. Uma vez que o CMT é diagnosticado, recomenda-se mensurar a calcitonina e o CEA séricos, com o objetivo de se estabelecer uma linha de base pré-tratamento; entretanto, tais medições são controversas apenas como parte dos exames de triagem, quando não há CMT citologicamente confirmado. As diretrizes da ATA recomendam que níveis séricos de calcitonina iguais ou superiores a 100 pg/mℓ devem ser considerados como suspeitos na investigação de CMT. Além disso, valores de calcitonina iguais ou acima de 500 pg/mℓ antes do início do tratamento podem indicar a presença de metástases distantes. Há que se notar, ainda, que a elevação da calcitonina sérica se relaciona a múltiplos estados além do CMT, entre os quais tireoidite autoimune, hiperparatireoidismo, câncer de pulmão e em pacientes com idade inferior a 3 anos. O CEA sérico não é um biomarcador específico de CMT; portanto, é mais útil como exame adjuvante. Em geral, ele se demonstra mais elevado em CMTs mais agressivos, em que se perdeu a função secretória da calcitonina, agindo, então, como um marcador de desdiferenciação.

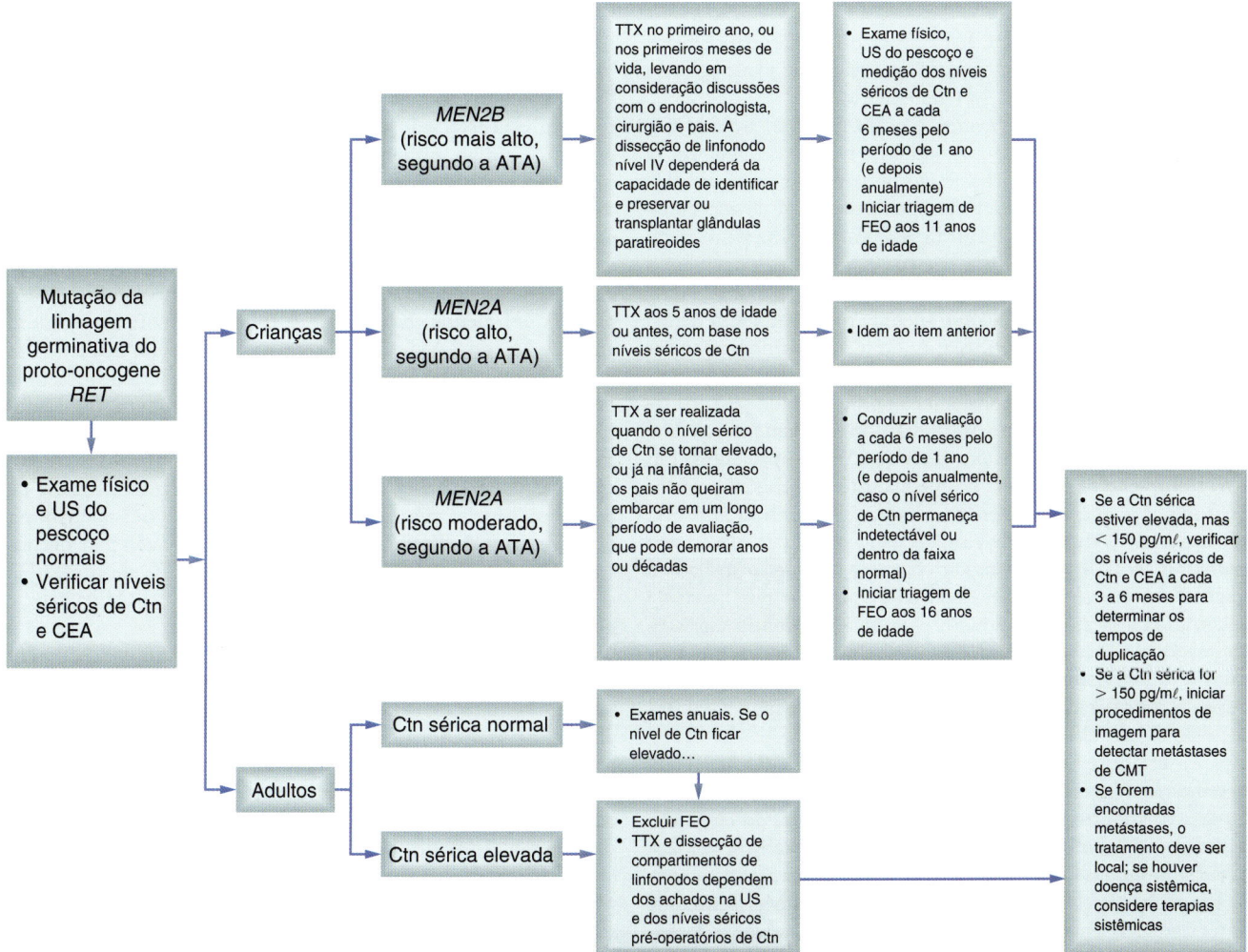

Figura 37.26 Manejo recomendado para pacientes com risco de desenvolvimento de câncer medular de tireoide *(CMT)* hereditário, com base na positividade de mutação da linhagem germinativa do *RET*, detectada durante a triagem genética. (De Wells SA Jr, Asa SL, Dralle H, et al. Revised American Thyroid Association guidelines for the management of medullary thyroid carcinoma. *Thyroid*. 2015;25:567-610.)

Como dissemos anteriormente, a medição tanto da calcitonina quanto do CEA séricos é recomendada para estabelecer uma linha de base pré-tratamento, além de ser útil para rastrear a progressão da doença.

A ultrassonografia de pescoço é o exame de imagem pré-operatório mais importante para o CMT, pois fornece uma caracterização apurada das lesões da tireoide e dos linfonodos cervicais. Imagens transversais do pescoço e tórax (preferencialmente por TC com contraste IV) podem ser indicadas, caso haja suspeita de doença volumosa ou localmente avançada. Em pacientes de mais alto risco, como os que têm doença de alta carga cervical, sintomas suspeitos de metástases distantes ou níveis de calcitonina sérica de pelo menos 500 pg/mℓ, devem ser realizadas pesquisas radiográficas de metástases distantes. Os exames mais comuns incluem TC multifásica ou RM do fígado, RM axial e cintilografia óssea.

É necessário que todos os pacientes com CMT hereditário sejam examinados bioquimicamente quanto à presença de feocromocitoma e hiperparatireoidismo primário. Se for identificada feocromocitoma, o tratamento para essa condição deve preceder o de CMT em, virtualmente, todos os casos. O hiperparatireoidismo primário pode ser tratado por procedimento cirúrgico no momento da tireoidectomia devido ao CMT, se simultaneamente presente.

Tratamento cirúrgico

O tratamento cirúrgico do CMT segue duas linhas: para doença clinicamente evidente e como medida profilática em idade precoce, no caso das síndromes de CMT hereditário.

O CMT clinicamente evidente é, no mínimo, tratado por tireoidectomia total e pelo esvaziamento central do pescoço, já que metástases nodais centrais estão presentes em mais de 70% dos casos de tumores palpáveis, independentemente de seus tamanhos. Por outro lado, a utilidade do esvaziamento cervical lateral de rotina (níveis II–V) é controverso. Uma linha de raciocínio defende o esvaziamento cervical lateral, pelo menos no lado ipsilateral do tumor primário, como medida profilática; essa defesa se baseia no fato de que diversos estudos uni-institucionais demonstraram incidência de metástases superior a 70 e 40%, respectivamente, nas zonas ipsilateral e contralateral do pescoço lateral. A opinião oposta cita a morbidade do esvaziamento cervical lateral, associada ao fato de que mais de 65% dos pacientes com CMT apresentam evidência de doença sistêmica mesmo após os esvaziamentos cervicais central e lateral. Reconhecendo essa controvérsia, as atuais diretrizes da ATA recomendam que o esvaziamento cervical lateral profilático, tanto da porção ipsilateral quanto da contralateral, seja analisado com base nos níveis de calcitonina sérica; por exemplo, em pacientes com metástases laterais de pescoço ipsilateral observadas no ultrassom pré-operatório, o esvaziamento cervical lateral profilático contralateral deve ser considerado caso o nível de calcitonina sérica basal seja de, pelo menos, 200 pg/mℓ.

Para crianças que tenham síndromes associadas ao CTM hereditário e apresentem risco de desenvolver câncer, recomenda-se a tireoidectomia total profilática. A progressão do CMT hereditário geralmente segue a sequência: hiperplasia de células; CMT; linfonodos locorregionais; e, por fim, metástases distantes. O propósito da tireoidectomia profilática é remover a tireoide antes que se desenvolva o CMT, ou, se o câncer já tiver se desenvolvido, que permaneça restrito à tireoide, de forma que o esvaziamento cervical central seja desnecessário e que a cura seja garantida. Conforme descrito anteriormente, o momento ideal para a realização da tireoidectomia profilática depende da mutação da linhagem germinativa específica do RET que está envolvida; essa mutação, inclusive, pode prever a idade esperada da manifestação do CMT, bem como a agressividade da doença. Em crianças e bebês, todo esse cenário deve ser ponderado em relação ao risco de complicações da tireoidectomia, que são elevadas em comparação a adolescentes e adultos, mesmo nas mãos de cirurgiões experientes.[31]

Em pacientes com MEN2A, o manejo das glândulas paratireoides durante a tireoidectomia é especialmente cuidadoso, devido à penetração de 20% do hiperparatireoidismo primário. Como mencionado anteriormente, a triagem de hiperparatireoidismo primário deve ser feita antes da tireoidectomia. Para casos bioquimicamente diagnosticados, no momento da tireoidectomia, deve-se explorar as quatro glândulas, operando a ressecção intencional somente das que se mostrarem aumentadas. A maioria dos casos de hiperparatireoidismo primário em MEN2 envolve um único adenoma de paratireoide. Se uma glândula paratireoide normal for desvascularizada durante a cirurgia, ela deve, então, ser autotransplantada em um local heterotópico (p. ex., no antebraço não dominante ou região peitoral) para facilitar o acesso devido ao risco de desenvolvimento posterior de hiperparatireoidismo primário no tecido transplantado.

Para pacientes com CMT familiar, MEN2B ou CMT esporádico submetidos à tireoidectomia, paratireoides desvascularizadas podem ser autotransplantadas no esternocleidomastóideo, pois tais pacientes não apresentam risco aumentado de hiperparatireoidismo primário.

Monitoramento pós-operatório e terapias adjuvantes

O CMT está associado a uma taxa global de 50% de recorrência; portanto, um atento monitoramento pós-operatório precisa ser iniciado a partir de 3 meses após a cirurgia, valendo-se da verificação dos níveis de calcitonina sérica e do CEA. Se tais valores forem negativos ou estiverem dentro da faixa normal, os exames devem ser repetidos a cada 6 meses, no primeiro ano, e uma vez por ano, subsequentemente. O tempo de duplicação da calcitonina (e, em menor grau, do CEA) é uma estimativa precisa do crescimento do CMT, além de um indicador prognóstico. Um intervalo menor que 6 meses relaciona-se a uma taxa de sobrevida de 25%, em 5 anos, comparada a 92% se os tempos de duplicação forem maiores ou iguais a 6 meses.[32] Níveis elevados de calcitonina levantam suspeita de recorrência e devem ser avaliados de forma mais precisa por meio de exame físico e de ultrassonografia de pescoço; níveis significativamente elevados de calcitonina ($>$ 150 pg/mℓ) indicam exames de imagem adicionais para doença recorrente ou distante persistente, incluindo TC de tórax, TC multifásica ou RM de fígado, cintilografia óssea e RM da pelve e do esqueleto axial.

As terapias adjuvantes desempenham papéis limitados, porém importantes no manejo do CMT. Regimes tradicionais de quimioterapia sistêmica são geralmente ineficazes, e o RAI não é captado pelas células parafoliculares. Atualmente, duas terapias de receptores de tirosinoquinase estão aprovadas nos EUA para o tratamento de CMT avançado. RTFE no pescoço e mediastino é eficaz para o controle locorregional, em pacientes com tumores incompletamente ressecados ou naqueles com alto risco de recorrência local, embora não haja nenhum benefício para a sobrevida global. Metástases distantes e isoladas no fígado, ossos e cérebro podem ser tratadas com terapias locais, como ressecção cirúrgica, ablação e RTFE. Pacientes com carga tumoral significativa e metástases distantes à apresentação inicial devem ser considerados para terapia sistêmica antecipada, em conjunto com terapias locais, se for indicado.

Estadiamento e prognóstico

Embora as definições das categorias T, N e M sejam as mesmas encontradas para o CDT, os agrupamentos de estadiamento prognóstico são diferentes. A sobrevida global de 10 anos em pacientes com CMT é de aproximadamente 80%. A verificação de doença restrita à glândula tireoide, no momento da apresentação, confere um excelente prognóstico a longo prazo, com uma sobrevida global de 5 anos em aproximadamente 95% dos casos. Por outro lado, a presença de metástases nodais cervicais está associada a uma redução da sobrevida para aproximadamente 75%, enquanto metástases distantes se relacionam a uma queda ainda maior, para 35%.

A despeito de seu uso disseminado, o atual sistema de estadiamento TNM do AJCC foi definido posteriormente ao utilizado para CDT. Contudo, o CMT é inerentemente distinto do CDT, de forma que a capacidade de generalização de um sistema de estadiamento para outro, em geral, não é adequada. Adam e colegas propuseram uma revisão dos grupos de estadiamento, com base em uma análise de segmentação recursiva que utilizou o Banco de Dados Nacional de Câncer dos EUA e o banco de dados SEER; o objetivo era dividir de forma mais adequada os pacientes de CMT em quatro grupos, organizados pelo critério de sobrevida global semelhante. A revisão proposta levou a uma progressão gradual descendente e mais útil das estimativas de sobrevida, quando em comparação ao sistema TNM existente; seus resultados chegaram a uma sobrevida global em 5 anos de 92 para 94%, de 86 para 87%, de 69 para 81%, e de 33 para 35% para os estágios I, II, III e IV, respectivamente.

Câncer anaplásico de tireoide

O CAT consiste em um tumor indiferenciado extremamente agressivo e de origem celular folicular. Incomum, compreende aproximadamente 1% de todos os cânceres de tireoide. A média de idade no momento do diagnóstico é de 65 anos, havendo incidência de 2 mulheres para cada homem. Em até 50% dos pacientes há histórico de bócio multinodular e tireoidectomia anterior. Acredita-se que o CAT surja do CDT de origem celular folicular (particularmente o CPT), tendo em vista que verificamos a coexistência de CPT em pelo menos 30% dos casos. Além disso, estudos de caso longitudinais têm demonstrado a desdiferenciação e a transformação de câncer diferenciado em CAT ao longo do tempo. Em nível molecular, o evento de desdiferenciação no CAT pode envolver mutações nos genes p53, 16 p, catenina, beta 1 e PIK3CA.

Em geral, pacientes com CAT apresentam uma massa no pescoço que cresce rapidamente. Ao contrário de outros tumores de tireoide, os sintomas cervicais locais são frequentes e graves, entre os quais dor no pescoço, dispneia, tosse/hemoptise, disfagia e rouquidão. Mais da metade dos pacientes exibe linfadenopatia cervical, enquanto de 15% a 50% têm metástases distantes no momento da apresentação. Os locais em que mais frequentemente encontramos essas metástases são os pulmões, os ossos e o cérebro; entre os outros locais possíveis estão pele, fígado, rins, pâncreas, coração e glândulas suprarrenais.

O diagnóstico de CAT deve ser confirmado por PAAF, cuja precisão diagnóstica é de 95%, para malignidade em geral, e de 90%, especificamente para CAT. Em geral, a realização de biopsia incisional não é necessária. As características citológicas do CAT incluem padrões mistos e células fusiformes, pleomórficas gigantes e escamoides com figuras mitóticas, mitoses atípicas e necrose extensiva. Os CATs normalmente não secretam ou mudam de cor na presença de Tg, embora componentes diferenciados de tumores possam fabricar Tg (Figura 37.27).

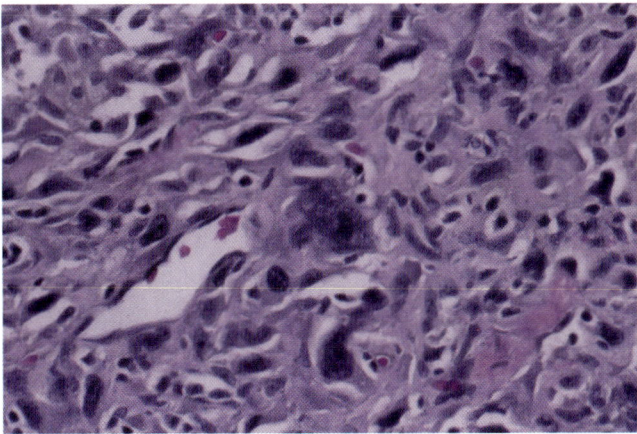

Figura 37.27 Câncer anaplásico de tireoide. Coloração com hematoxilina e eosina demonstrando pleomorfismo nuclear acentuado, células de formato oval a fusiformes e célula tumoral multinucleada. (De Baloch ZW, Livolsi VA. Surgical pathology of the thyroid gland. In: Randolph GW, ed. *Surgery of the Thyroid and Parathyroid Glands 2*. Philadelphia: Elsevier Saunders; 2013:420.)

Os exames e manejo do CAT devem ser feitos com celeridade devido à rápida progressão da doença. É necessário que sejam prescritos, entre eles, ultrassonografia de pescoço e imagens transversais do pescoço e do mediastino, para avaliar a extensão da doença locorregional. Diferentemente do que ocorre em CDTs ou CMTs, a realização de PET scan é recomendada para o CAT, para pesquisa de metástase já na avaliação inicial, tendo em vista a sua intensa avidez por PET.

De acordo com o sistema TNM do AJCC, todos os CATs são considerados doença de estágio IV; seu prognóstico geral é sombrio, tendo em vista que a mortalidade específica pela doença é de praticamente 100%. A sobrevida média dos pacientes sem metástases distantes no momento do diagnóstico é de 6 meses. Por ser uma doença de rápida letalidade e relativamente rara, há poucos estudos randomizados que avaliam estratégias de tratamento para o CAT. Dessa forma, as recomendações de tratamento existentes se baseiam, sobretudo, em séries de casos e experiências clínicas uni-institucionais. Os benefícios da tireoidectomia, da quimioterapia e da radioterapia para esses tumores são bastante similares, e o regime de tratamento é normalmente decidido caso a caso. O tratamento multimodal, com RTFE e terapia sistêmica, é indicado para casos de doença localmente avançada e metastática. Terapias sistêmicas mais novas, direcionadas à mutação, parecem, de alguma forma, promissoras; nesses casos, se possível, deve-se realizar uma análise mutacional do tumor para otimizar a seleção do tipo específico de terapia. A tireoidectomia é uma opção a ser considerada para doença localizada passível de ressecção, desde que restrita à tireoide, bem como para tumores anteriormente não passíveis de ressecção cujo estadiamento tenha sido rebaixado por meio de outras terapias. A terapia com RAI normalmente não é indicada, exceto em casos nos quais exista um grande componente de CDT. Todos os pacientes portadores de CAT devem se consultar com especialistas em cuidados paliativos. Além disso, é importante ponderar entre todas as opções de tratamento buscando o equilíbrio entre as morbidades do tratamento e a do curso natural da doença.

Terapias sistêmicas para cânceres avançados de tireoide

Embora a maioria dos cânceres de tireoide seja do tipo CDT, que apresenta lenta evolução e excelente prognóstico, menos de 10% dos casos demonstram um comportamento mais agressivo, representando maiores dificuldades de tratamento. Na verdade, esse grupo é formado por uma série de diferentes tumores, incluindo CDT/CTMD localmente avançado, de progressão rápida ou metastático, CMT e CAT. Tais cânceres requerem uma estratégia de tratamento multimodal, que deve conter algum tipo de terapia sistêmica alternativa.

Atualmente, existem quatro medicamentos inibidores de tirosinoquinase sistêmicos e multidirecionados que passaram pela aprovação da autoridade sanitária dos EUA – Food and Drug Administration (FDA) – para o tratamento de câncer de tireoide nos EUA.[33] Lenvatinibe e sorafenibe foram aprovados para o tratamento de CDT refratário à terapia com RAI, enquanto vandetanibe e cabozantinibe se destinam ao CMT progressivo e avançado. Cada agente possui um perfil exclusivo de alvos multiquinase; por exemplo, os alvos do lenvatinibe são as vias de sinalização do receptor de VEGF 1 a 3, do receptor do fator de crescimento de fibroblastos 1 a 4, do receptor α do fator de crescimento derivado de plaquetas, de RET e c-Kit. O vandetanibe, por sua vez, objetiva seletivamente a via de sinalização de RET, do receptor de VEGF e do receptor do fator de crescimento epidérmico. Sorafenibe e vandetanibe foram os primeiros agentes aprovados pela FDA para o tratamento, respectivamente, de CDT e CMT avançados refratários a RAI. Suas aprovações foram baseadas em estudos randomizados controlados abertos de fase 3, que demonstraram melhora significativa na sobrevida livre de progressão, conforme avaliada pelos critérios do Response Evaluation Criteria in Solid Tumors (RECIST) e definida como o tempo compreendido entre a randomização e o momento da progressão radiológica ou da morte. Reações adversas são comuns diante do uso desses agentes, ocorrendo em até 70% dos pacientes. Devido a seus mecanismos multidirecionados, cada um deles é (ou já foi) estudado quanto à eficácia em cânceres de tireoide avançados além daqueles para os quais foram especificamente aprovados. As diretrizes da ATA recomendam o uso de tais inibidores de quinase para casos de doença avançada, metastática, de progressão rápida, sintomática e/ou iminentemente fatal, que não sejam suscetíveis a controle local por meio de outras abordagens. No entanto, também indicam que os pacientes sejam bem-informados sobre os riscos e benefícios desses medicamentos, considerando seu significativo perfil de efeitos colaterais e inexistência atual de evidências de benefícios para a sobrevida global ou para a qualidade de vida.

Há uma série de novos medicamentos promissores que inibem de maneira mais seletiva moléculas e vias específicas à oncogênese da tireoide. Os inibidores seletivos de BRAF e MEK dabrafenibe e trametinibe foram aprovados pela FDA como terapia de combinação para CAT avançado e não passível de ressecção, associado à mutação BRAF V600E. Tal aprovação teve como base um estudo aberto internacional de fase 2, que examinou 16 pacientes com CAT; seus resultados revelaram uma taxa de resposta de 69%, com sobrevida de 80% em 1 ano. Os agentes também foram avaliados para CDT avançado. É possível que, por trás da eficácia desses medicamentos, esteja a capacidade de redirecionar as células de câncer de tireoide, de maneira que elas possam novamente responder ao tratamento com RAI. O primeiro a demonstrar tal efeito foi o selumetinibe, em 2013, embora estudos subsequentes tenham falhado em demonstrar benefício, levando à remoção do medicamento de outros estudos clínicos de CDT. No entanto, diversas pesquisas pré-clínicas e clínicas de fase inicial indicaram que os tumores se tornavam capazes de captar RAI após o tratamento com outros inibidores de BRAF ou MEK.

Outra classe de medicamentos inibidores seletivos que foi estudada é o alvo da rapamicina em mamíferos, incluindo everolimo e temsirolimo, os quais bloqueiam a via PI3 K/Akt, que está a jusante de RAS. O everolimo foi avaliado em um estudo de cânceres de tireoide avançados, entre os quais CDT, CMT e CAT, mostrando-se aparentemente bastante eficaz em determinados pacientes, embora a taxa de resposta geral seja baixa. Outros inibidores seletivos que estão atualmente em avaliações pré-clínicas e clínicas de fase inicial são os que atuam sobre RET, NTRK, ALK e ROS1. O loxo-292, um inibidor seletivo de RET, foi recentemente considerado como terapia inovadora pela FDA; no momento, segue em estudos clínicos sob revisão acelerada. Por fim, graças à implementação bem-sucedida para melanoma e outros cânceres de órgãos sólidos, a imunoterapia está atualmente em investigação clínica ativa para cânceres avançados de tireoide. Pembrolizumabe, spartalizumabe e nivolumabe são os agentes imunoterápicos disponíveis, hoje, no mercado – todos eles são inibidores da proteína 1 da morte celular programada das células T.

A doxorubicina é o único agente quimioterápico citotóxico aprovado pela FDA para tratamento de câncer de tireoide nos EUA. Parece desempenhar um modesto benefício para o CAT, mas não demonstrou evidências consistentes de benefício para CDT ou CMT avançados. Existem evidências preliminares de seu potencial benefício em pacientes que não respondem a outras terapias.

TIREOIDECTOMIA

Indicações e nomenclatura

Em geral, as indicações para tireoidectomia são:

1. Hipertireoidismo para o qual o tratamento clínico tenha falhado ou não seja a opção mais recomendada
2. Bócios com ou sem sintomas compressivos locais
3. Nódulos e câncer de tireoide.

A extensão da ressecção da tireoide foi um tema amplamente discutido ao longo do tempo. Na prática moderna, a grande maioria das ressecções de tireoide se encaixa em duas categorias: *tireoidectomia total*, na qual toda ou quase toda a glândula visível é excisada, e a *lobectomia de tireoide* (também chamada de hemitireoidectomia), na qual toda a tireoide visível de um lado é excisada, em conjunto com o istmo e, se presente, com o lobo piramidal. A *tireoidectomia quase total*, na qual o cirurgião deixa menos de 1 g de tecido da tireoide remanescente no ligamento de Berry, também é frequentemente realizada. Já a *tireoidectomia subtotal*, na qual de 3 a 5 g de tecido da tireoide são preservados, é menos comum no cenário atual. O fundamento lógico para tais ressecções lobares de menor extensão é proteger o NLR e o suprimento de sangue nas glândulas paratireoides, bem como preservar a função da tireoide para que não seja necessária a reposição hormonal. Por fim, a *istmectomia* é a ressecção somente do istmo de tireoide e do lobo piramidal.

Resultados da tireoidectomia

Mais de 130.000 tireoidectomias são realizadas todos os anos nos EUA; dessa forma, consiste em um dos procedimentos cirúrgicos mais comuns. O número de tireoidectomias provavelmente aumentará, acompanhando o crescimento do número de biopsias de tireoide e dos diagnósticos de câncer nessa glândula.[34] O procedimento evoluiu, no decorrer da história, de uma cirurgia perigosa e mórbida (ver anteriormente neste texto) para uma prática bastante segura, podendo frequentemente ser realizada em ambiente ambulatorial (*day hospital*).

A despeito de sua segurança, a tireoidectomia está associada a um certo risco de complicações, entre as quais lesão de NLR e RENLS, hipoparatireoidismo e hematoma de pescoço (ver a seguir). Embora raras, quando ocorrem, podem causar morbidade e deficiência significativa nos pacientes. Vários esforços têm sido feitos para minimizar essas complicações e otimizar os resultados da tireoidectomia – entre eles, a padronização do ensino e da prática da técnica de tireoidectomia, como a que encontramos na iniciativa *Operative Standards for Cancer Surgery*, do Colégio Americano de Cirurgiões, cujo objetivo é minimizar os possíveis efeitos prejudiciais de desvios significativos na técnica em relação às normas baseadas em evidências.[35]

Outros esforços para estudar e aperfeiçoar a tireoidectomia consistem em concentrar expertise e padrões de referência em mãos mais experientes, já que a experiência do cirurgião – mensurada pela quantidade de cirurgias realizadas por ele – foi claramente estabelecida como um determinante importante e modificável dos resultados da tireoidectomia. Um grande número de publicações demonstrou que cirurgiões de grande volume estão ligados a menos complicações, custos menores e pacientes hospitalizados por períodos mais curtos de tempo. As definições do que seria um cirurgião de "grande volume" foram extensivamente analisadas; um recente estudo com 16.954 pacientes submetidos à tireoidectomia total entre 1998 e 2009, que se valeu do banco de dados Nationwide Inpatient Sample, demonstrou, em uma análise de splines cúbicos restritos, que os resultados dos pacientes se tornavam melhores quanto mais experiente fosse o cirurgião, dentro de um limite de até 26 casos por ano.[36] Dados como esses serão importantes para estabelecer referências do que seria uma quantidade mínima de casos para credenciamento em sociedades profissionais e iniciativas de encaminhamento baseadas em volume/quantidade.

Preparo pré-operatório

Todos os pacientes submetidos à tireoidectomia devem passar por avaliação bioquímica da função da tireoide, bem como realizar os devidos exames de imagem, principalmente ultrassonografia do pescoço. Como descrito em mais detalhes anteriormente, para doença nodular ou malignidade da tireoide, recomenda-se a avaliação por biopsia do tipo PAAF. No caso de cirurgias realizadas devido a hipertireoidismo, a princípio, os pacientes devem alcançar o estado eutireóideo até o momento da cirurgia, fazendo uso de medicamento antitireoidiano associado ou não a betabloqueadores; para doença de Graves, também podem ser administrados solução de Lugol ou IPSS 10 dias antes da cirurgia, de acordo com a preferência do cirurgião para correção rápida da função da tireoide. A verificação dos níveis séricos de cálcio deve ser realizada em pacientes com risco concomitante de hiperparatireoidismo primário, como os que têm MEN2A.

Avaliação da voz e da função da laringe

A avaliação da voz é fundamental antes da tireoidectomia, já que uma das complicações mais importantes da cirurgia de tireoide é justamente a disfunção das cordas vocais, que pode levar a uma queda significativa na qualidade de vida do paciente e é uma das causas mais frequentes de processos jurídicos médicos. Todas as avaliações pré-operatórias de voz devem incluir o levantamento do histórico detalhado do paciente sobre alterações e anormalidades vocais, do histórico prévio de cirurgia que possa estar associada ao risco de lesão do nervo vago ou do NLR e a avaliação objetiva da voz pelo cirurgião.

A laringoscopia é uma ferramenta indispensável na avaliação pré-operatória objetiva da função das cordas vocais. Deve ser realizada em pacientes com maior risco de paralisia das cordas vocais, como os que têm histórico de alterações na voz e/ou de cirurgia prévia relevante, além daqueles que tenham sofrido cânceres de tireoide caracterizados por massas fixas, com extensão extratireoidiana posterior ou metástases volumosas. A função da laringoscopia pré-operatória de rotina para todos os pacientes, independentemente da avaliação de risco, é controversa. Defensores da realização indistinta de laringoscopia de rotina mencionam: 1) sua capacidade de confirmar disfunção pré-operatória das cordas vocais em até 3,5% dos pacientes com doença benigna de tireoide e em até 8% dos pacientes com câncer de tireoide; 2) a importância de sua capacidade de diagnosticar em definitivo a disfunção pré-operatória para o manejo cirúrgico desses casos; e 3) o fato de que a paralisia de cordas vocais pode estar associada à normalidade da voz em até 20% dos casos.[37] Por outro lado, defensores da laringoscopia seletiva afirmam que a verdadeira incidência de disfunção pré-operatória das cordas vocais, em pacientes cuja avaliação de risco seja verdadeiramente negativa tomando como base o histórico e os exames físicos, está mais próxima de 0,5%,; além disso, sustentam que sujeitar todos os pacientes de cirurgia de tireoide à laringoscopia não é um procedimento com bom custo-benefício.[38]

A ultrassonografia transcutânea de laringe surgiu recentemente, como alternativa não invasiva à laringoscopia, para avaliação da função das cordas vocais em determinados pacientes submetidos à tireoidectomia. Estudos tanto em pacientes asiáticos quanto em ocidentais demonstraram uma elevada precisão da ultrassonografia de laringe na detecção de paralisia de cordas vocais (sensibilidade e especificidade, respectivamente, de 93% a 100% e de 97% a 100%), bem como ampla aplicabilidade nas práticas de cirurgia de tireoide – mais de 74% dos exames conseguiram visualizar adequadamente as cordas vocais para avaliação.[39] Além de não ser invasiva, outras vantagens dessa modalidade são seu baixo custo, curva de aprendizagem rápida e maior eficiência, se realizada como parte de outro exame de ultrassonografia. É menos confiável em pacientes idosos e do sexo masculino, basicamente devido à incapacidade do transdutor de penetrar além da calcificação da cartilagem da tireoide.

As diretrizes atuais da ATA recomendam que todos os pacientes que serão submetidos à cirurgia de tireoide devem passar por avaliação pré-operatória da voz por meio de métodos não invasivos e como parte do exame físico. Entre esses métodos, está o uso seletivo de laringoscopia, recomendada para pacientes com anormalidades pré-operatórias de voz, histórico de cirurgia cervical ou da parte superior do tórax, ou, ainda, câncer de tireoide comprovado com extensão extratireoidiana posterior ou metástases nodais extensivas. A ultrassonografia de laringe não foi incorporada nas atuais diretrizes da ATA, embora seu uso seja indicado por outras diretrizes cirúrgicas para determinados pacientes.

Técnica

Anestesia e posicionamento

A maioria das tireoidectomias é realizada sob anestesia geral, com intubação endotraqueal. Caso haja planejamento de neuromonitoramento intraoperatório (NMIO) (ver a seguir), é possível utilizar um tubo endotraqueal específico para neuromonitoramento, dotado de eletrodos de contato para as cordas vocais. Quanto ao posicionamento, o paciente deve ser colocado em posição supina, com os dois braços ao longo do corpo e ancorados. Elevam-se, então, as costas em 20°; com a ajuda de um rolo macio colocado sob a escápula e estando a cabeça apoiada em um anel de espuma ou gel, o pescoço é estendido. Esses mecanismos elevam a tireoide, favorecendo seu posicionamento mais anterior e superior no pescoço, o que é particularmente útil para glândulas que apresentam extensão subesternal. A cabeça deve ficar bem-apoiada para prevenir hiperextensão do pescoço e dor pós-operatória em sua parte posterior.

A realização de ultrassonografia intraoperatória do pescoço, antes da incisão, pode ser útil para confirmar os achados dos exames de imagem pré-operatórios e identificar quaisquer outros possíveis, bem como para avaliar a anatomia geral da tireoide, facilitando o posicionamento da incisão e o planejamento cirúrgico.

Incisão e exposição inicial da tireoide

Faz-se uma incisão transversal ao centro, entre o manúbrio esternal e a cartilagem cricoide, na tentativa de posicioná-la sobre uma linha de pele já existente no pescoço, para fins estéticos (Figura 37.28). O tamanho dessa incisão normalmente é de 4 a 5 cm, mas sua extensão deve ser calculada com precisão considerando o volume da glândula a ser excisado, bem como fatores relacionados ao paciente, como trejeitos corporais e grau de extensão do pescoço. Estende-se até o músculo platisma; retalhos subplatismais são, então, levantados até a cartilagem da tireoide, na parte superior, e até o manúbrio esternal, na inferior. É necessário ter cautela e identificar as veias jugulares anteriores, que ficam cobertas entre o platisma e os músculos pré-tireoideanos.

Os músculos pré-tireoideanos são separados na linha média por intermédio de uma incisão, que atravessa a camada superficial da fáscia cervical profunda, começando no manúbrio esternal e estendendo-se cefalicamente até a cartilagem da tireoide. Em cirurgias de câncer, a dissecção da glândula tireoide é geralmente iniciada pelo lado do tumor suspeito. O esterno hióideo, o mais superficial dos pré-tireoideanos, é apartado do músculo esternotireóideo mais profundo por uma dissecção romba. Tal dissecção pode avançar lateralmente ao máximo, até que a alça cervical esteja visível na borda lateral do esternotireóideo; essa manobra se revela útil para mobilização da tireoide, especialmente em bócios maiores. O esternotireóideo é, então, dissecado da cápsula da tireoide subjacente; com a glândula firmemente retraída e em posição anteromedial, a bainha da carótida pode ser identificada lateralmente (Figura 37.29). Para mobilização de glândulas maiores, o esternotireóideo pode ser parcial ou completamente dividido, próximo de sua inserção superior à cartilagem da tireoide, para ser reaproximado durante o fechamento. A veia tireóidea média é identificada lateralmente e, então, ligada e dividida.

Dissecção e liberação do polo superior

As fixações do polo superior são separadas dos músculos adjacentes e expostas basicamente de forma romba, utilizando-se um pequeno chumaço de esponja. Essas manobras de exposição são realizadas nas porções superolateral e posterior, com contratração inferior e lateral da tireoide realizada por pinças Kelly ou Allis grandes (Figura 37.30).

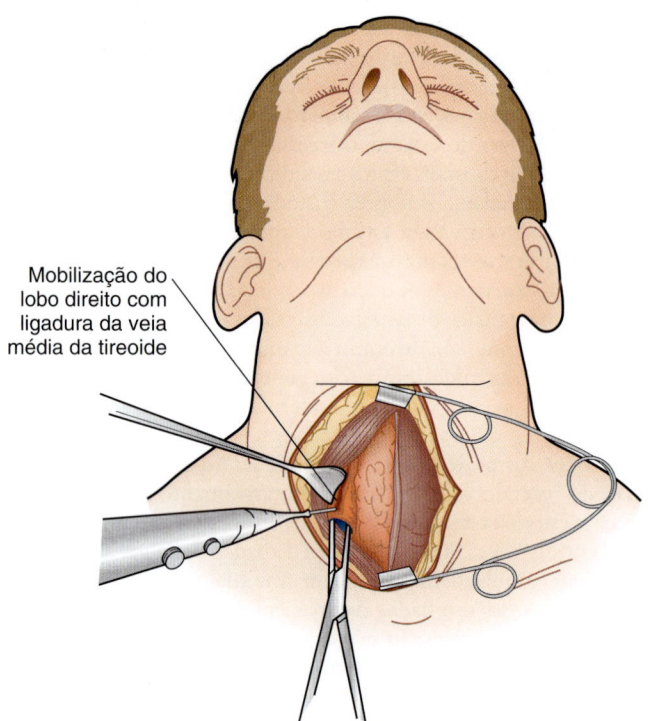

Figura 37.28 Imagem mostrando uma incisão de cervicotomia para facilitar a exposição. Após a criação de um plano subplatismal, os músculos pré-tireoideanos (esterno hióideo e esternotireóideo) são separados, dividindo-se os tecidos no plano médio avascular desde a cartilagem da tireoide até o manúbrio supraesternal. Com o afastamento dos músculos pré-tireoideanos por meio de retração lateral, o lobo da tireoide é exposto. A veia média, então, uma vez exposta, é dividida e ligada. (De Sabiston DC Jr, ed. *Atlas of General Surgery*. Philadelphia: Saunders; 1995.)

Isso expõe os vasos do polo superior da tireoide, bem como um pouco do tecido conjuntivo lateral ao polo superior. Os tecidos laterais são, então, cuidadosamente mobilizados para abaixo do nível do músculo cricotireóideo, enquanto o NLR atravessa o ligamento de Berry e mergulha profundamente no ponto de inserção da laringe no nível da cartilagem cricoide.

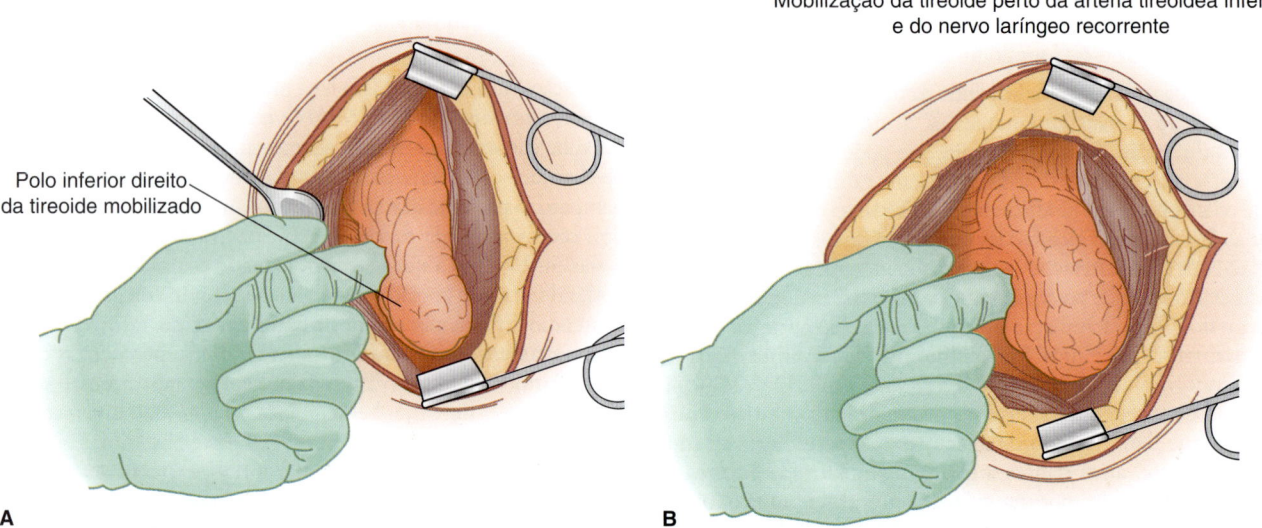

Figura 37.29 O lobo da tireoide é retraído medialmente para permitir que a superfície posterolateral seja exposta. (De Sabiston DC Jr, ed. *Atlas of General Surgery*. Philadelphia: Saunders; 1995.)

e removida, de forma progressiva, pela incisão em direção anteromedial. Os tecidos linfoadiposos imediatamente adjacentes ao aspecto lateral da glândula são dissecados por uma combinação de dissecção cortante, dissecadores de ponta fina e ligadura de pequenos vasos, bem como de remoção romba e esponja dissecadora.

Em geral, a paratireoide inferior é encontrada durante essas manobras, à medida que a tireoide posterolateral é exposta. A localização da glândula paratireoide inferior é menos constante do que a da glândula superior, mas está invariavelmente localizada no plano anterior ao NLR e inferior à artéria tireóidea inferior, enquanto tal vaso sanguíneo cruza o NLR. Em sua localização típica, a glândula inferior está geralmente aderida à superfície posterolateral do lobo inferior da tireoide. Todas as paratireoides normais devem ser cuidadosamente dissecadas e removidas da tireoide no mais amplo pedículo vascular possível, a fim de prevenir desvascularização.

Identificação do NLR e conclusão da lobectomia

Uma vez que as estruturas de fixação, tanto as superiores quanto as inferiores, do lobo da tireoide forem liberadas, a maior parte da glândula, além de suas fixações traqueais, pode ser retirada por meio de incisão caracterizada por rotação e retração anteromedial. Uma retração criteriosa deve utilizar uma esponja dissecadora ou mesmo dedo enrolado em gaze. A essa altura, é preciso cuidado para não se aplicar força excessiva ao retrair a tireoide, já que isso poderia estirar o NLR nos pontos em que se une ao ligamento de Berry e à laringe, o que aumentaria o risco de lesão por neuropraxia.

A trajetória dos NLRs direito e esquerdo varia consideravelmente. O NLR esquerdo é, em geral, mais profundo e situado mais medialmente, além de correr em uma direção cefalocaudal mais reta ao longo do sulco traqueoesofágico. Já o NLR direito faz um trajeto mais superficial e oblíquo e pode correr tanto no plano anterior quanto no posterior em relação à artéria tireóidea inferior (Figura 37.31). Duas regras práticas são comumente usadas para identificar o NLR: 1) está localizado em um espaço de 1 cm anteromedial em relação à paratireoide superior, no nível em que o nervo cruza a artéria tireóidea inferior; e 2) sua trajetória ao longo do ligamento de Berry também está situada medialmente e por baixo do tubérculo de Zuckerkandl, a pequena protuberância posterior do lobo médio da tireoide. Deve-se tomar absoluto cuidado para não transeccionar nenhuma estrutura ou tecido importante nessa área até que o NLR, a artéria tireóidea inferior e o suprimento sanguíneo das glândulas paratireoides sejam dissecados e identificados com certeza (Figura 37.32).

Uma vez que as paratireoides e o NLR foram identificados e preservados, o restante da tireoide pode ser dissecado de forma mais superficial, longe da traqueia, incluindo o ligamento de Berry. O trajeto do NLR, aqui, pode variar bastante, passando por baixo, por dentro ou até mesmo em posição anterior ao ligamento de Berry; isso requer mobilização cuidadosa do nervo, enquanto a tireoide é destacada da área (Figura 37.33). Recomenda-se a dissecção fina dos tecidos associada ao uso criterioso de pressão manual, pinças pequenas, suturas e pinça bipolar, já que essa área contém minúsculos vasos que podem sangrar e obscurecer o campo cirúrgico. Em certas situações, é aconselhável preservar uma quantidade bem pequena de tecido da tireoide, com o intuito de proteger o nervo. O restante das fixações na traqueia anterior é, então, dividido; todo o lobo da tireoide deve ser, por fim, completamente mobilizado e liberado (Figura 37.34).

Se o planejado for realizar uma lobectomia unilateral, o istmo será dividido lateralmente em relação à linha média, a fim de minimizar o risco de hipertrofia subsequente da glândula remanescente (como alternativa, o istmo também pode ser dividido antecipadamente, antes da dissecção do lobo, de acordo com a

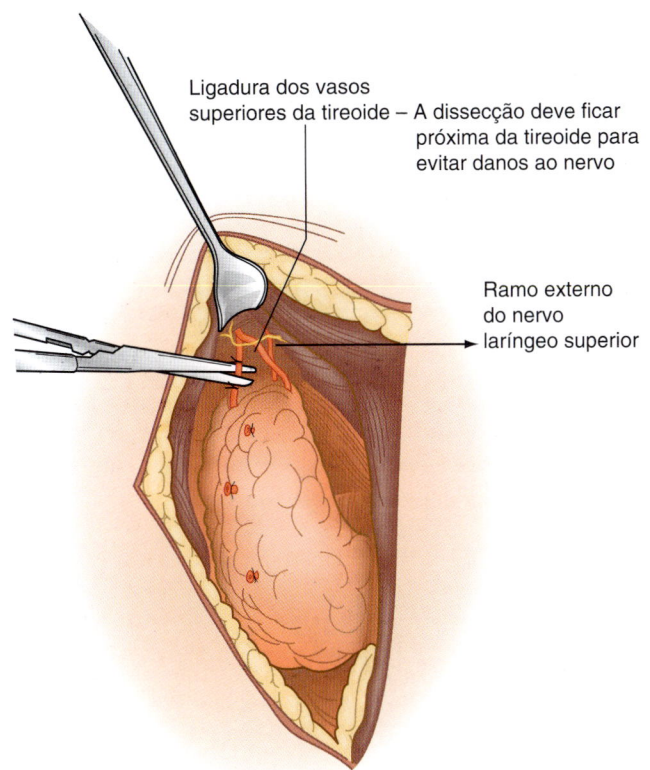

Figura 37.30 A tração para baixo e para o lado expõe os vasos do polo superior, incluindo os ramos da artéria tireóidea superior. O ramo esterno do nervo laríngeo superior corre ao longo do músculo cricotireóideo em posição exatamente medial em relação aos vasos do polo superior. Para evitar lesões nesse nervo, os vasos do polo superior são divididos individualmente o mais próximo possível do ponto em que eles se inserem na glândula tireoide. (De Sabiston DC Jr, ed. *Atlas of General Surgery*. Philadelphia: Saunders; 1995.)

O polo superior é separado da mesma forma do músculo cricotireóideo: medialmente e com dissecção contusa delicada. Há um espaço avascular entre o polo superior medial e o músculo cricotireóideo, frequentemente chamado de espaço de Reeves, que é útil para dissecção progressiva dos vasos do polo superior. Esses vasos são individualmente isolados, ligados e divididos; o uso de dispositivos energéticos de selagem pode substituir ou aumentar a ligadura manual. Deve-se tomar cuidado ao executar essa divisão pela proximidade com a superfície da tireoide, a fim de prevenir lesões no RENLS; o neuromonitoramento também pode auxiliar na sua identificação e preservação (ver a seguir). A divisão e liberação dos vasos do polo superior permite a fácil remoção dos finos tecidos remanescentes da porção posterior do polo superior, o que é feito por meio de dissecção contusa. Nesse ponto da dissecção, a glândula paratireoide superior geralmente é percebida atrás do polo médio-superior, mais ou menos no nível da cartilagem cricoide.

Mobilização do polo inferior e rotação medial do lobo da tireoide

A mobilização dos aspectos lateral e inferior do lobo da tireoide pressupõe a identificação da glândula paratireoide inferior. Deve-se prender o lobo inferior da tireoide preso com uma pinça Allis ou Kelly tamanho grande, para que fique retraído anteromedialmente; em seguida, os vasos do polo inferior que entram na superfície traqueal anterolateralmente são ligados e divididos. A retração dos músculos pré-tireoideanos expõe, então, a artéria carótida lateralmente; a tireoide é girada

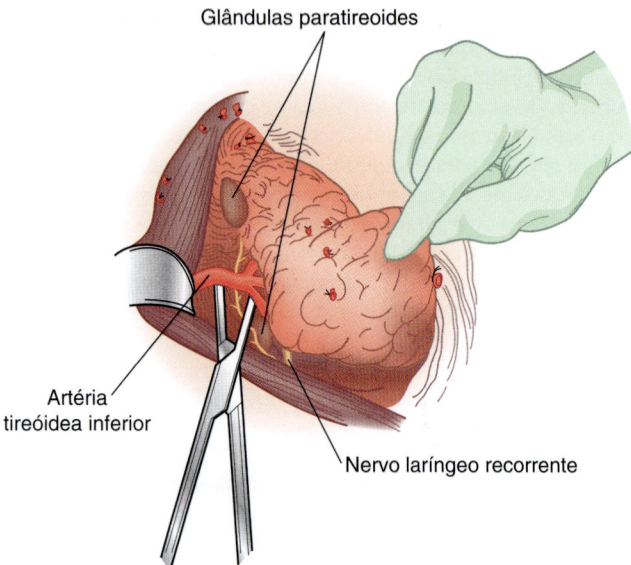

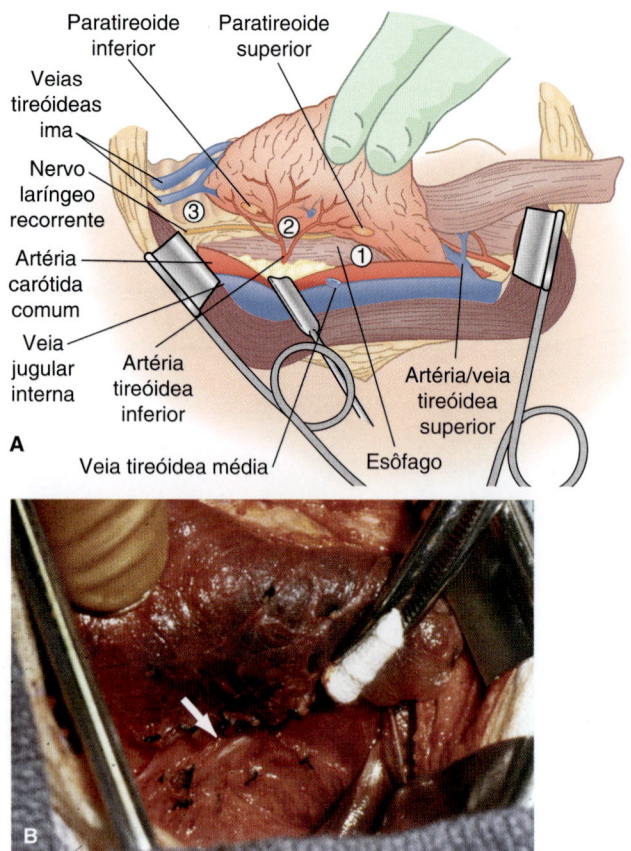

Figura 37.31 À medida que a tireoide for retraída medialmente, utiliza-se dissecção delicada para expor as glândulas paratireoides, a artéria tireóidea inferior e o nervo laríngeo recorrente. O nervo recorrente, em geral, corre profundamente em relação à artéria tireóidea inferior, mas pode se encontrar em uma posição anterior à mesma. É melhor localizado por meio de dissecção cuidadosa exatamente abaixo da artéria. O nervo, então, pode ser rastreado em direção ascendente, de forma que sua posição em relação à tireoide seja determinada. Glândulas paratireoides que se encontram na superfície da tireoide podem ser mobilizadas junto a seu suprimento vascular e preservadas. (De Sabiston DC Jr, ed. *Atlas of General Surgery*. Philadelphia: Saunders; 1995.)

Figura 37.33 A. Durante a tireoidectomia, o nervo laríngeo recorrente está sob maior risco de lesão no ligamento de Berry *(1)*, durante a anastomose dos ramos da artéria tireóidea inferior *(2)* e na entrada torácica *(3)*. **B.** Fotografia intraoperatória do nervo laríngeo recorrente no sulco traqueoesofágico *(seta)*. (**A.** De Kahky MP, Weber RS. Complications of surgery of the thyroid and parathyroid glands. *Surg Clin North Am.* 1993;73:307-321.)

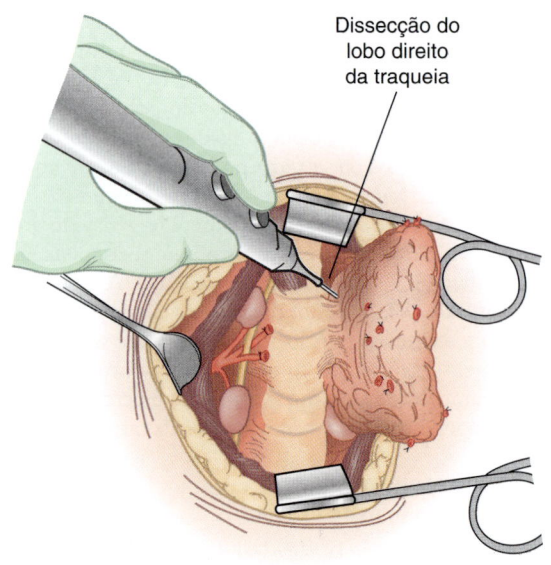

Figura 37.32 Para concluir a lobectomia, ramos da artéria tireóidea inferior são divididos na superfície da glândula tireoide. As veias tireóideas inferiores podem, então, ser ligadas e divididas. Superiormente, o tecido conjuntivo (ligamento de Berry), que liga a tireoide aos anéis traqueais, é dividido com cuidado. Diversos pequenos vasos acessórios estão normalmente presentes, e o nervo recorrente está mais próximo da tireoide e mais vulnerável neste ponto. A divisão do ligamento permite que a tireoide seja mobilizada medialmente. (De Sabiston DC Jr, ed. *Atlas of General Surgery*. Philadelphia: Saunders; 1995.)

Figura 37.34 A dissecção das fixações traqueais mediais é minimamente vascular. Estende-se sob o istmo; o material, então, é dividido, de forma que o istmo seja incluído com o lobo ressecado. O lobo piramidal também é incluído, se presente. (De Sabiston DC Jr, ed. *Atlas of General Surgery*. Philadelphia: Saunders; 1995.)

preferência do cirurgião com o objetivo de facilitar a mobilização). A glândula em si pode ser dividida de duas formas: por meio de um dispositivo energético de selagem ou sendo grampeada e costurada, a depender da escolha do cirurgião (Figura 37.35). O lobo piramidal, presente em até 80% dos pacientes, cobre em direção cefálica do istmo bem à direita (mais comumente) ou à esquerda da linha média e pode se estender até o osso hioide. Isto pode ser dissecado até que o tecido da tireoide se afunile em uma faixa fibrosa, antes da divisão e anastomose.

O material de amostra é devidamente demarcado por meio de suturas, além de verificado, com a finalidade de garantir que nenhum tecido da paratireoide tenha sido inadvertidamente removido antes de ser encaminhado para exame patológico.

Fechamento

É necessária hemostasia meticulosa antes do fechamento, a fim de minimizar o risco de hematoma pós-operatório de pescoço (ver a seguir). Alguns cirurgiões utilizam a manobra de Valsalva, realizada sob anestesia, como forma de verificação da hemostasia venosa quando submetida a uma maior pressão venosa intratorácica e cervical. Para o fechamento, reaproximam-se os músculos esternotireóideo e esterno hióideo por meio de suturas absorvíveis 3.0; uma pequena abertura é, então, deixada na linha média inferior, para facilitar a saída de qualquer volume de sangue que emerja do leito mais profundo da ressecção, assim como sua entrada nos espaços superficiais. Reaproxima-se o platisma, mediante o mesmo tipo de sutura; por fim, a pele é fechada com sutura subcuticular 5.0. Não é necessário dreno na maioria dos casos.

Cuidados e complicações pós-operatórios

No pós-operatório, os pacientes são colocados em posição de Fowler baixa, com a cabeça e os ombros elevados a, no mínimo, 10 a 20°, a fim de manter uma baixa pressão venosa no pescoço. Assim que cessam os efeitos da anestesia, a dieta avança rapidamente.

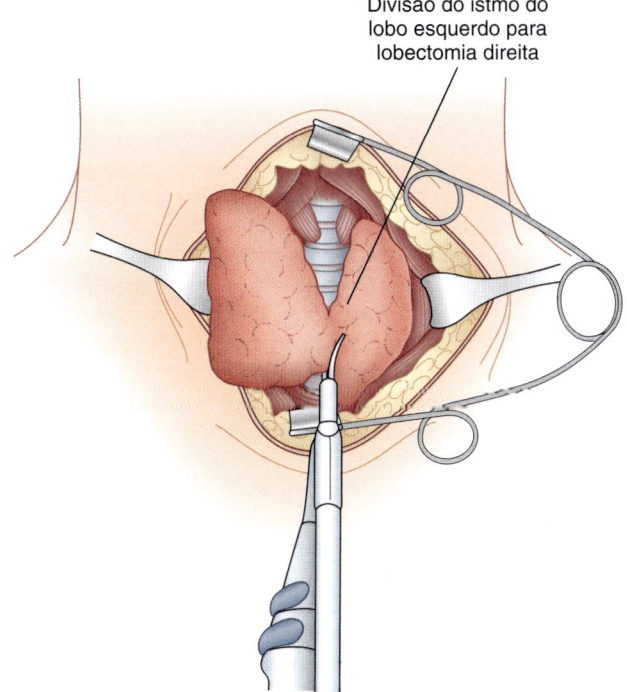

Figura 37.35 A tireoide pode, então, ser dividida por meio de um dispositivo energético, para que o istmo seja incluído na amostra. (De Sabiston DC Jr, ed. *Atlas of General Surgery*. Philadelphia: Saunders; 1995.)

Para pacientes que foram submetidos à tireoidectomia total, é recomendado o rastreio periódico dos níveis de cálcio sérico durante a permanência no hospital. Podem ser administradas suplementação oral profilática de cálcio e suplementação adicional, para hipocalcemia sintomática. Em pacientes com maior risco de hipocalcemia pós-operatória, como os que têm doença de Graves, o uso de calcitriol profilático também se configura como opção no pós-operatório. Alguns médicos verificam o PTH intraoperatório, antes do fechamento, ou, ainda, os níveis de PTH após 4 horas de cirurgia, como embasamento para a posologia da suplementação de cálcio/calcitriol. Existem diversas variações dessas estratégias com respaldo na literatura baseada em evidências, e qualquer uma delas seria útil na prevenção e tratamento de hipocalcemia pós-operatória. Pacientes que foram submetidos pela primeira vez à lobectomia unilateral não requerem nenhuma avaliação bioquímica ou suplementação de cálcio.

A maior parte dos procedimentos é realizada em ambiente ambulatorial, de maneira que a ampla maioria dos pacientes recebe alta entre 2 e 24 horas após a cirurgia. Os que foram submetidos à tireoidectomia total recebem prescrição de reposição de hormônio da tireoide, cuja dose é definida pelo peso. Alguns médicos prescrevem tratamento de suplementação profilática de cálcio por um período limitado. Em tese, o uso de analgésicos opioides nunca se faz necessário no pós-alta. A maioria dos pacientes pode voltar a trabalhar ou a exercer suas atividades normais em cerca de 1 semana; em geral, agenda-se o retorno pós-operatório, com revisão dos exames patológicos, para 2 semanas após o procedimento.

A duração da hospitalização após a tireoidectomia evoluiu. No passado, pacientes submetidos a esse procedimento cirúrgico eram observados por uma noite, de forma que quaisquer complicações, especialmente hematoma de pescoço (ver a seguir), pudessem ser identificadas e tratadas com celeridade. Durante a última década, porém, a tireoidectomia ambulatorial se tornou uma alternativa segura para vários tipos de pacientes submetidos à tireoidectomia de rotina, já que as taxas de ocorrência de hematoma de pescoço e de suas sequelas se provaram aceitáveis e semelhantes às dos que eram submetidos à tireoidectomia e que ficavam pelo menos uma noite no hospital. Poderíamos sugerir que a tireoidectomia ambulatorial é adequada para pacientes que 1) moram a uma distância curta de carro do hospital; 2) contam com transporte confiável e com a ajuda de adultos em casa, por pelo menos 24 horas; 3) não têm comorbidades perioperatórias significativas ou não tomam anticoagulantes; e, por fim, 4) não têm doença de Graves.

Complicações

A tireoidectomia está associada a três grandes complicações: paralisia das cordas vocais por lesão do NLR, hipoparatireoidismo e hematoma pós-operatório de pescoço.

Paralisia das cordas vocais. As taxas de lesão temporária e permanente de NLR durante a tireoidectomia são de 4 a 10% e de 0,5 a 2%, respectivamente;[40] estima-se que as taxas entre a população pediátrica sejam, ainda, quatro vezes mais altas.[31] A lesão unilateral do NLR e com consequente paralisia das cordas vocais pode causar um espectro de problemas na voz ou na deglutição, devido à mistura de fibras motoras e sensoriais dentro do nervo. Entre os sintomas, é possível encontrar voz rouca e ofegante, fadiga vocal, disfagia e aspiração. Raramente, a lesão bilateral do NLR, com consequente posição de repouso das cordas vocais na linha média, acarreta o comprometimento das vias respiratórias, requerendo traqueostomia temporária ou permanente. Os fatores de risco de lesão desse nervo incluem inexperiência do cirurgião, revisão de cirurgia de tireoide, cirurgia mais extensa devido à malignidade, doença de Graves e bócio subesternal de grande extensão.

A lesão do RENLS também pode causar anormalidades pós-operatórias na voz, por inervar o músculo cricotireóideo e por contribuir para o tônus muscular das cordas vocais. Entre os sintomas da lesão desse nervo, encontramos fadiga vocal e menor capacidade de alcançar tons altos e de projetar a voz. O diagnóstico definitivo desse quadro é desafiador, já que a laringoscopia se mostra geralmente normal, requerendo, possivelmente, a realização de estudos eletromiográficos; assim sendo, as estimativas referentes às taxas de lesão são imperfeitas e variam de 2,5 a 28%.[40]

Hipoparatireoidismo. É a complicação mais comum da cirurgia de tireoide. Estima-se que a taxa de hipoparatireoidismo temporário seja de até 5 a 15%; a ampla maioria desses casos, porém, resolve-se em cerca de 6 meses, de forma que a ocorrência de hipoparatireoidismo permanente vai de 1 a 3%.[41] A grande variação nas taxas se deve, em parte, a diferenças quanto à definição de hipoparatireoidismo na literatura publicada, que podem ser baseadas em evidências bioquímicas da redução do cálcio sérico e/ou dos níveis de PTH, ou na presença de hipocalcemia sintomática que exija suplementação de cálcio ou de vitamina D. Entre os fatores de risco para o desenvolvimento desse quadro, estão exploração bilateral do pescoço, dissecção extensa do pescoço central, reoperações, tireoidectomia por doença de Graves e faixa etária pediátrica.

O suprimento de sangue para as glândulas paratireoides é bastante delicado e pode ser facilmente lesionado; portanto, é fundamental realizar uma dissecção meticulosa e preservar as glândulas. Todas as amostras de tireoidectomia devem ser checadas para conferir se algum tecido da paratireoide foi inadvertidamente ressecado; se for detectada a presença de tecido da paratireoide, confirmada por congelação ou por aspiração de PTH intraoperatória, é possível preservá-lo em gelo, para que seja, posteriormente, cortado e autotransplantado no músculo esternocleidomastóideo antes do fechamento. Algumas unidades cirúrgicas endócrinas de grande porte administram cálcio profilático, com ou sem suplementação de calcitriol, em pacientes submetidos à tireoidectomia total; as populações de risco mais alto (p. ex., portadores de doença de Graves e pacientes pediátricos) também costumam receber suplementação pré-operatória de calcitriol.[41]

Hematoma pós-operatório de pescoço. Ocorre em 0,1 a 1,1% dos pacientes submetidos à tireoidectomia. Vários estudos identificaram uma série de fatores de risco distintos para o desenvolvimento de hematoma, principalmente sexo masculino, idade avançada, operação bilateral, doença de Graves e uso de anticoagulantes.[42] O perigo não está no impacto da perda sanguínea para o volume de sangue em circulação, mas sim no efeito compressivo local sobre a traqueia, que pode levar ao rápido comprometimento das vias respiratórias. Em geral, o hematoma de pescoço se manifesta por dor, exsudação pela incisão, equimose, inchaço firme sobre o leito da ressecção e incisão. Os pacientes podem desenvolver estridor com rápido colapso das vias respiratórias.

A ampla maioria dos hematomas ocorre nas primeiras 6 horas após a cirurgia; 20% dos casos, entre 6 e 24 horas, e pouquíssimos, depois disso.[43] A chave para o manejo é o reconhecimento e tratamento rápidos. Dependendo do estado clínico, o paciente pode ser transferido imediatamente de volta para o centro cirúrgico, para abrir a incisão sob condições controladas e com disponibilidade de anestesia; no entanto, se exibir sinais de colapso iminente das vias respiratórias, a incisão deve ser aberta imediatamente, não importando onde o paciente esteja. Devido a tal possibilidade, instrumentos para abertura emergencial da incisão devem estar dispostos à beira do leito, em todos os momentos. Após o corte, é necessário abrir todas as três camadas (pele, platisma e músculos em fita), até atingir o leito da tireoidectomia, permitindo a máxima descompressão.

Tecnologias adjuvantes durante a tireoidectomia

Dispositivos energéticos de selagem e agentes hemostáticos

Tecnologias para minimizar o risco de sangramento após a tireoidectomia geralmente se enquadram em duas categorias: dispositivos de energia de selagem, que são utilizados como adjuvantes ou como substitutos dos tradicionais métodos de grampos/ligaduras ou clipagem para ligadura de vasos hemorrágicos; e agentes hemostáticos, que são tipicamente colocados no leito da ressecção da tireoide como métodos adjuvantes, principalmente para controle de sangramento do tipo exsudato. Os dispositivos de energia de selagem vedam com força os vasos sanguíneos, aplicando sobre eles um de dois tipos de energia – radiofrequência bipolar ou vibração ultrassônica – para fundi-los um ao outro. Em geral, são usados para ligadura de grandes estruturas, como os vasos do polo superior, embora alguns médicos os utilizem também para dissecção de vasos mais finos ao redor do NLR e das glândulas paratireoides. Suas principais limitações consistem na dispersão radial de energia térmica e na possibilidade de causar danos às estruturas adjacentes; por esse motivo, deve-se tomar cuidado ao usá-los nas proximidades dessas estruturas críticas. Múltiplas meta-análises demonstraram que os dispositivos de energia de selagem estão associados a desfechos equivalentes aos de métodos de ligadura tradicionais, no que se refere à perda de sangue intraoperatória e às taxas de ocorrência de hematoma pós-operatório de pescoço, juntamente com melhores tempos cirúrgicos.[43]

Agentes hemostáticos também se encaixam em vários grupos mecânicos: hemostatos tópicos, que facilitam a coagulação em uma superfície hemorrágica; selantes, que previnem o extravasamento dos vasos; e adesivos, que colam os tecidos uns aos outros. Diferentes produtos podem ter mecanismos coincidentes. Uma meta-análise recente, que agrupou estudos de todos os agentes hemostáticos em conjunto, demonstrou avanços em relação aos métodos hemostáticos convencionais no que concerne à produção de material de drenagem e duração da hospitalização pós-operatória, mas não foram observadas diferenças significativas quanto ao risco de formação de hematoma.[44]

Neuromonitoramento intraoperatório

Os sistemas de NMIO para o NLR consistem no uso de sondas estimuladoras que enviam uma corrente elétrica ao nervo vago ou ao NLR; essa corrente, então, causa um sinal eletromiográfico sobre as cordas vocais, que é detectado por eletrodos de contato incorporados à superfície do tubo endotraqueal. Todos os sistemas de NMIO utilizam estimulação direta e intermitente do nervo vago e do NLR, o que acontece antes, durante e depois da ressecção da tireoide e é causada por uma corrente elétrica conduzida por sonda de contato. Alguns cirurgiões também adotam a estimulação contínua do nervo vago, utilizando um eletrodo flexível tipo manguito, com o objetivo de monitorar as flutuações da qualidade e da integridade do sinal nervoso em tempo real, durante a dissecção. Os sistemas NMIO também podem ser usados para estimular e testar a integridade do RENLS.

A adoção do NMIO aumentou nos últimos 15 anos, e, em alguns países, seu uso rotineiro é obrigatório. A despeito da adoção disseminada, o benefício adicional desse método para a redução do risco de lesão de NLR continua sendo motivo de controvérsia. Múltiplas revisões sistemáticas e meta-análises não conseguiram demonstrar um significativo benefício do uso rotineiro do NMIO na redução das taxas de lesão de NLR durante a tireoidectomia, embora essas conclusões tenham sido limitadas pela qualidade dos dados, oriundos basicamente de estudos observacionais não randomizados.[45] Defensores do NMIO citam seu benefício em cenários de maior risco cirúrgico, como re-operações, cirurgia de malignidades, tireotoxicoses, bócio subesternal[46] e na redução do risco de lesão bilateral de NLR.

As diretrizes de 2018 do International Neural Monitoring Study Group recomendam práticas padronizadas de NMIO durante a tireoidectomia, que incluem os seguintes passos:

1. Estimulação inicial do nervo vago, que deve confirmar se a função do NLR está intacta e checar a posição do eletrodo
2. Identificação visual e estimulação direta do NLR no decorrer da lobectomia de tireoide
3. Reconfirmação final da função intacta do NLR, em conjunto com a estimulação do nervo vago, após a conclusão da lobectomia de tireoide.

Destacam, ainda, o quanto é importante que os cirurgiões pratiquem e se familiarizem com o NMIO para que possam resolver, de forma abrangente, quaisquer problemas do equipamento por perda real de eventos de sinalização de NLR.[47]

Imagens fluorescentes auxiliares para identificação da paratireoide

Como a identificação da paratireoide durante a tireoidectomia se mostra fundamental para a prevenção do hipoparatireoidismo, o interesse por novas tecnologias de imagem intraoperatória da paratireoide tem se renovado. As tecnologias mais proeminentes que estão hoje em investigação são as que detectam fluorescência da paratireoide.

O tecido da paratireoide autofluoresce no espectro perto do infravermelho, quando exposto a *laser* de comprimento de onda de 285 nm. Desde essa descoberta, em 2011, estudos subsequentes têm demonstrado que a autofluorescência dessa glândula pode ser detectada com confiança tanto *ex vivo* quanto *en vivo*. A detecção pode ocorrer por espectroscopia, usando uma sonda de contato, ou por câmeras especializadas de espectro próximo ao infravermelho; nesses casos, é possível localizar as glândulas paratireoides em 76 a 100% dos casos.[48] Entre as possíveis vantagens dessa tecnologia, está o fato de não ser invasiva, além de evitar a administração de um fluoróforo exógeno. Suas atuais desvantagens incluem penetração limitada, de somente alguns milímetros de profundidade, imagens de fluorescência sutis e subjetivas (considerando as câmeras e softwares de processamento de imagens da atual geração) e a exigência de se desligar ou minimizar a luz branca (espectro visível) para que o sinal seja detectado.

Fluoróforos de administração exógena podem ser úteis no processo de identificação das glândulas paratireoides, por conferirem uma fluorescência mais evidente. Atualmente, o fluoróforo de maior interesse é a indocianina verde, um corante tricarbocianina hidrossolúvel que se liga rapidamente a proteínas no plasma, após sua injeção por via IV. Frequentemente usada, é caracterizada pela pouca toxicidade e se aplica a uma variedade de usos clínicos em outros procedimentos cirúrgicos; sua aplicação tem sido estudada tanto para a tireoidectomia quanto para a paratireoidectomia.

Abordagens alternativas à tireoidectomia

As técnicas detalhadas acima descrevem a tireoidectomia convencional, executada por abordagem aberta, de cervicotomia anterior, que se tornou o padrão de tratamento em todo o mundo. À medida que as técnicas vão se refinando, e as tecnologias, sendo aperfeiçoadas, vários esforços têm sido aplicados na tentativa de minimizar o efeito estético causado por uma incisão visível no pescoço. De uma perspectiva histórica, o meio mais direto e prático para tal fim era reduzir o tamanho da incisão padrão de cervicotomia, de 6 a 8 cm para de 3 a 4 cm, usando instrumentos tradicionais, e para 1,5 a 2,5 cm, caso fossem utilizados instrumentos endoscópicos. Foi descrita uma série de variações com diferentes terminologias, incluindo *minimamente invasiva*, *videoassistida*, *videoscópica/endoscópica* e *miniaberta*, sendo que todas demonstraram viabilidade e segurança razoáveis em pacientes selecionados.

Além disso, vários investigadores descreveram técnicas não tradicionais que transferem as incisões para locais ocultos, fora das partes visíveis do pescoço, por meio de dissecção subcutânea e/ou subplatismal e de instrumentos cirúrgicos minimamente invasivos na área de interesse da tireoidectomia. Essas abordagens, chamadas de "acesso remoto", foram basicamente desenvolvidas e amplamente adotadas na Ásia; em momento posterior, estabeleceram um pequeno, porém crescente nicho nos EUA e na Europa. Todas elas requerem o uso de instrumentos laparoscópicos ou robóticos; em tese, é possível executá-las por meio da insuflação de um espaço fechado com gás CO_2 ou, ainda, por uma técnica sem gás que utiliza afastadores longos em formato de túnel e feitos sob medida.

Há várias abordagens de acesso remoto descritas na literatura, as quais são diferenciadas pelo local onde a incisão "oculta" é posicionada; os locais mais comuns são axila; complexo mamilo-aureolar ou tórax; área retroauricular, mais precisamente, na linha do cabelo (a chamada abordagem de "lifting facial"); e cavidade oral. Entre elas, as mais comuns nos EUA são a axilar e a transoral.

A tireoidectomia transaxilar, que utilizou instrumentos laparoscópicos via três pequenas incisões, foi descrita pela primeira vez no Japão, no ano 2000, mas ganhou ímpeto primeiro nos EUA, em 2007, graças aos excelentes resultados da Coreia do Sul. Nesse país, aplicou-se uma técnica robótica, sem gás, com uma única incisão na axila (Figura 37.36). A experiência inicial americana foi marcada por uma escalada de complicações, incluindo lesão do plexo braquial e traqueoesofágica, extravasamento de linfas e hematoma, que eram exacerbadas por uma combinação de treinamento inadequado do cirurgião e marketing agressivo por parte da indústria de dispositivos médicos. Após a divulgação de advertências pela FDA nos EUA, em 2013, os fabricantes do sistema cirúrgico robótico da Vinci (Intuitive Surgical, Sunnyvale, CA)

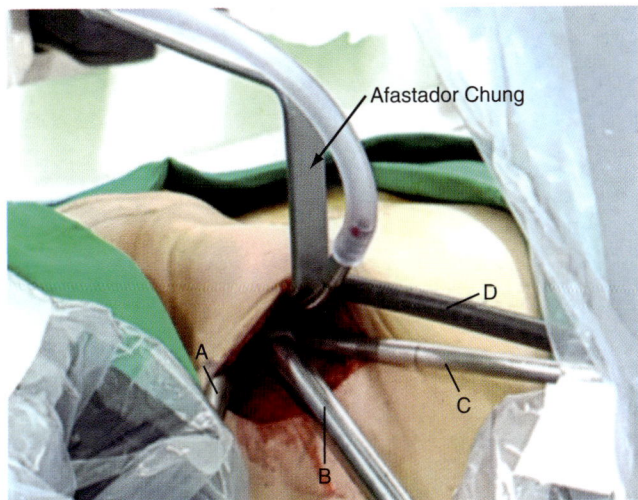

Figura 37.36 Tireoidectomia transaxilar robótica direita com uma única incisão e abordagem sem gás. O afastador Chung eleva o espaço de trabalho tunelizado da axila até o pescoço. A câmera é colocada na *entrada B*, e os instrumentos robóticos são inseridos nas *entradas A, C e D*. (De Chang EHE, Kim HY, Koh YW, et al. Overview of robotic thyroidectomy. *Gland Surg*. 2017;6:218-228.)

interromperam sua atuação em apoio à tireoidectomia robótica, o que levou a uma abrupta estabilização no número de cirurgias de tireoide que envolviam essa modalidade. Uma vez superada essa situação inicial turbulenta, a tireoidectomia transaxilar robótica foi beneficiada por estudos sistemáticos e pela reintrodução mais estável apenas em alguns poucos centros mais experientes. Uma recente experiência com 301 casos, nos EUA, revelou excelente viabilidade técnica (uma conversão para tireoidectomia aberta) e segurança (1,3% de lesão permanente do NLR; 1,1% de hipoparatireoidismo permanente; 0,3% de hematoma de pescoço); somente um paciente apresentou complicação especificamente causada pela abordagem (linfedema de braço, que se resolveu com tratamento conservador). Além disso, não foi registrada nenhuma recorrência entre os 133 pacientes nos quais se identificou, histologicamente, câncer.[49]

Entre todas as abordagens de acesso remoto, somente a rota transoral oferece a possibilidade de se evitar qualquer tipo de incisão cutânea. Contudo, houve várias preocupações teóricas quanto à remoção da tireoide pela boca, sobretudo pelo risco de infecção pela flora oral, bem como de lesões em outras estruturas da cavidade oral e do queixo. A técnica mais adotada foi popularizada na Tailândia; utiliza instrumentos laparoscópicos e insuflação de gás por meio de três pequenas incisões de entrada no vestíbulo oral (Figura 37.37). A experiência mais ampla já publicada é a de uma série de casos de 425 pacientes da Tailândia, que revelou zero casos de lesão permanente de NLR ou de hipoparatireoidismo permanente, um único caso de hematoma de pescoço que necessitou de tireoidectomia aberta e três casos de conversão intraoperatória para tireoidectomia aberta. Em relação a complicações específicas da abordagem, três pacientes (0,7%) tiveram paralisia transitória do nervo craniano e nenhum paciente apresentou infecção pós-operatória.[50] Outros grupos replicaram tais resultados.

Esses excelentes resultados levaram à adoção inicial da técnica nos EUA. No entanto, com as lições aprendidas de experiências anteriores com a implementação da tireoidectomia transaxilar, hoje existem esforços mais contundentes para que essa técnica

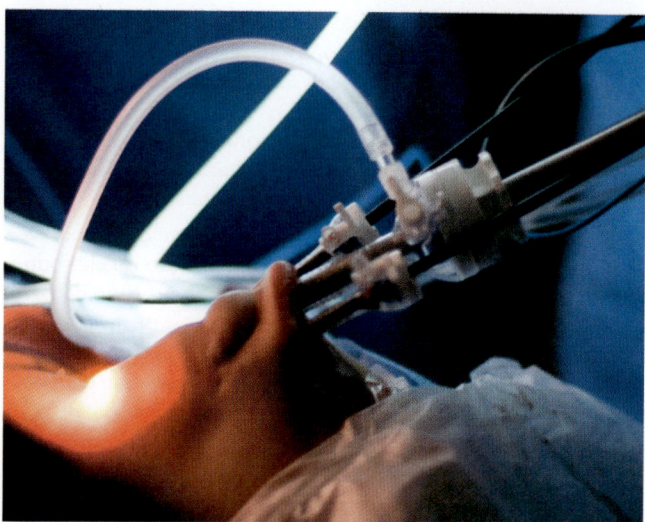

Figura 37.37 Abordagem de tireoidectomia vestibular transoral endoscópica. Três entradas laparoscópicas são feitas no vestíbulo oral, e a dissecção é realizada até o plano subplatismal no pescoço (à *esquerda da imagem*).

seja introduzida de uma maneira mais organizada e responsável. Agora, há uma maior ênfase em assegurar treinamento adequado e credenciamento para os cirurgiões, além da supervisão de resultados dos procedimentos realizados por eles; por enquanto, a técnica está sendo adotada principalmente por instituições de maior porte e de grande experiência cirúrgica. Com base no consenso, os critérios de seleção para tireoidectomia transoral permanecem relativamente limitados nessa fase inicial de adoção. É por meio de tais esforços de controle de qualidade que a tireoidectomia transoral – e outras inovações futuras – será introduzida, de forma que tanto a promoção da inovação quanto a segurança dos pacientes estejam garantidas.

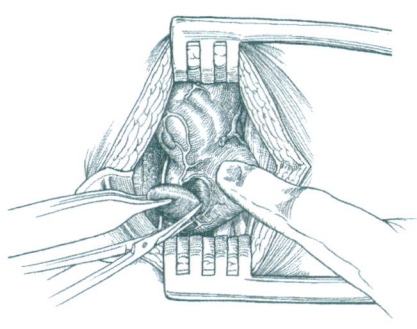

38

Glândulas Paratireoides

Iuliana Bobanga, Christopher R. McHenry

VISÃO GERAL DO CAPÍTULO

História das glândulas paratireoides
Embriologia das glândulas paratireoides
Anatomia cirúrgica das glândulas paratireoides
Histologia das glândulas paratireoides
Fisiologia da paratireoide
Hiperparatireoidismo primário
    Etiologia, fisiopatologia e fatores de risco
    Manifestações clínicas
    Diagnóstico e avaliação
    Manejo

Hiperparatireoidismo secundário e terciário
    Hiperparatireoidismo secundário, 14
    Hiperparatireoidismo terciário
    Calcifilaxia
Crise hipercalcêmica induzida por hiperparatireoidismo
Câncer de paratireoide
Hiperparatireoidismo primário familiar
Reoperação no pescoço devido a hiperparatireoidismo persistente ou recorrente

HISTÓRIA DAS GLÂNDULAS PARATIREOIDES

As glândulas paratireoides foram as últimas glândulas endócrinas a serem descobertas. A referência mais antiga às glândulas paratireoides é a descrição de Sir Richard Owen de um pequeno corpo glandular amarelo compacto que ficava anexado à glândula tireoide em rinocerontes indianos.[1] Ivar Victor Sandstrom, um sueco de 25 anos, estudante de Medicina na Universidade de Uppsala, é considerado o primeiro a identificar as glândulas paratireoides em cadáveres humanos, em 1880, chamando-as de *glandulae parathyreoideae* e proporcionando uma descrição detalhada de sua anatomia macroscópica e microscópica.[2]

Anton Wolfer foi o primeiro a descrever tetania pós-operatória, em 1879, no primeiro sobrevivente de tireoidectomia total de Theodore Billroth.[3] Eugene Gley, um professor de fisiologia do College de France em Paris, foi o primeiro a reconhecer a associação de tetania com as glândulas paratireoides. Em 1891, ele reportou tetania e morte em coelhos e ratos após tireoidectomia e remoção das glândulas descritas por Sandstrom.[3,4]

Também em 1891, Friedrich von Recklinghausen, um professor de Patologia em Estrasburgo, reportou um paciente com múltiplas fraturas, arqueamento dos ossos longos, fibrose, alterações císticas e tumores marrons. Esta miríade de achados foi denominada *osteíte fibrosa cística de von Recklinghausen*.[3,5] Em 1904, a associação de osteíte fibrosa cística e doença de paratireoide foi identificada por Max Askanazy, um patologista suíço-alemão que reportou dois pacientes com alterações ósseas graves e tumor de paratireoide.[6] Naquela época, conjecturava-se que as alterações nas glândulas paratireoides eram resultantes de doença óssea primária, e os pacientes com doença óssea grave eram tratados com extrato de paratireoide.

Foi somente em 1915 que a doença óssea grave foi considerada como resultante de alterações nas glândulas paratireoides. Dr. Friedrich Schlagenhaufer, um professor de patologia em Viena, reportou resultados de necropsias em dois pacientes com osteomalacia em quem se descobriu um tumor solitário na paratireoide.[4] Foi daí que, então, o aumento da glândula paratireoide passou a ser considerado como evento primário no desenvolvimento de doença óssea, e Schlagenhaufer sugeriu que alguns pacientes poderiam se beneficiar da excisão do tumor da paratireoide.[3]

Em 1905, William MacCallum, um patologista do Hospital Johns Hopkins, demonstrou que a administração de cálcio ou de extrato de hormônio da paratireoide poderia reverter ou prevenir a tetania pós-operatória.[7] Possivelmente influenciado pelo trabalho de MacCallum, William Halstead utilizou gliconato de cálcio intravenoso para tratar tetania em pacientes após tireoidectomia, e enfatizou a importância da prevenção de lesões nas glândulas paratireoides no momento da tireoidectomia para a prevenção de tetania.[3] No entanto, a visão prevalecente naquela época era de que a função primária das glândulas paratireoides era desintoxicar o sangue, bem parecido com o fígado.

Somente em 1925, James B. Collip, um bioquímico canadense da Universidade de Alberta, utilizou extração de ácido a quente para produzir extratos de paratormônio (PTH) que eram usados para reverter com sucesso a tetania em animais paratireoidectomizados.[3-5] Collip et al. também relataram que injeções repetidas de extrato de paratireoide em cães produziam hipercalcemia, vômito, desidratação, atonia e, finalmente, morte. Collip postulou que a função das glândulas paratireoides era regular o metabolismo do cálcio.

Um dos eventos mais importantes da história das glândulas paratireoides ocorreu em Viena, em 1925, quando Felix Mandl, um cirurgião vienense, tratou Albert Jahne, um maquinista de 38 anos que tinha doença óssea grave devido a hiperparatireoidismo primário (HPT). Mandl, influenciado pelo achado de Friedrich Schlagenhaufer de um tumor isolado de paratireoide em dois pacientes com osteíte fibrosa cística, realizou uma exploração do pescoço de Albert sob anestesia local em 30 de julho de 1925, e excisou uma glândula paratireoide de 2,5 cm, o que resultou em melhora excepcional de sua doença óssea.[3]

Esse foi um evento épico, pois estabeleceu a relação entre osteíte fibrosa cística e aumento da glândula paratireoide, e ajudou a dissipar a crença de que doença óssea grave era resultado de deficiência da paratireoide.

Nos EUA, o Capitão Charles Martell foi o primeiro e mais reconhecido caso de HPT primário.[8] Ele era um capitão da marinha mercante que apresentou doença óssea progressiva grave manifestada por perda de altura, múltiplas fraturas, desmineralização generalizada e cistos. Além disso, ele tinha pedras nos rins, letargia, e fadiga, e verificou-se que ele apresentava níveis séricos de cálcio elevados, níveis séricos de fósforo baixos e hipercalciúria. Martell foi submetido a seis explorações cervicais mal-sucedidas antes de Edward Churchill, com assistência de Oliver Cope, realizou uma exploração do mediastino no Hospital Geral de Massachusetts, em 1932, e removeu um tumor de paratireoide de 3 cm exatamente medial em relação à veia cava superior.[3]

Em 1929, Barr, Bulger e Dixon do Barnes Hospital, em St. Louis, introduziram o termo *hiperparatireoidismo* para descrever uma síndrome caracterizada por rarefação óssea e tumores ósseos císticos, cálculos renais, fraqueza muscular, hipotonia e altos níveis de cálcio no soro e na urina.[9] Este foi o resultado direto do atendimento desses profissionais a Elva Dawkins, que foi diagnosticada com HPT e submetida à primeira paratireoidectomia bem-sucedida nos EUA, realizada por Isaac Y. Olch no Barnes Hospital, em St. Louis, em 1º de agosto de 1928.[3]

Nos anos 1930, Fuller Albright, um médico de Harvard, observou que 80% dos pacientes com osteíte fibrosa cística apresentavam nefrocalcinose e nefrolitíase, que eram as marcas registradas de HPT primário.[5] Ele definiu melhor o HPT primário como "uma condição na qual o PTH é mais elevado que o necessário" e identificou adenoma isolado, múltiplos adenomas, hiperplasia difusa e câncer como causas de HPT primário. Ele também descreveu HPT secundário e terciário e diferenciou essas entidades do HPT primário.

A era moderna da história da paratireoide começou com a invenção do autoanalisador, em 1951, por Leonard Skeggs, um bioquímico norte-americano.[5] Os autoanalisadores multicanal foram colocados em uso clínico nos anos 1970, e isso acabou levando a análises séricas e diagnósticos de hipercalcemia mais rápidos. Com o tempo, um número cada vez maior de pacientes com HPT era incidentalmente diagnosticado com hipercalcemia em exames de sangue de rotina, e eram menos propensos a ter doença óssea grave.

O segundo grande desenvolvimento consistiu na purificação e no isolamento bem-sucedidos do PTH por Auerbach, e, mais tarde, por Rasmussen e Craig.[8] Um processo mais eficaz de mensuração do PTH sérico surgiu na segunda metade do século XX, e resultou em melhora do diagnóstico de HPT. Em 1963, Berson et al. relataram o uso de um imunoensaio para analisar o PTH humano.[7] Depois disso, ocorreram o sequenciamento e a síntese bem-sucedidos do PTH no início dos anos 1970 por Potts et al., na Universidade de Harvard.[3] Outros refinamentos no diagnóstico de HPT ocorreram em consequência do desenvolvimento de radioimunoensaios por Rosalyn Yalow para análise de hormônios peptídios, pelo qual ela recebeu o Prêmio Nobel, em 1977.[3,4,7] Em 1987, Nussbaum et al. desenvolveram um ensaio imunorradiométrico de dois pontos que mensurava o PTH intacto ativo.[7]

Inicialmente, eram necessárias pelo menos 24 horas para mensurar o PTH intacto utilizando o ensaio imunorradiométrico de dois pontos. Reconhecendo que a meia-vida do PTH era, em média, de 3 a 5 minutos, não demorou para que um ensaio "rápido" de PTH intraoperatório (PTHIO) fosse desenvolvido por meio da modificação dos reagentes e da redução do tempo de incubação que poderia produzir um resultado de PTH intacto em 10 minutos. Isso levou ao desenvolvimento e ao uso do monitoramento de PTHIO para determinar a paratireoidectomia curativa, a qual foi postulada por Irvin et al. no início dos anos 1990.[10] Isso, combinado aos avanços na localização da paratireoide, abriu os caminhos para a paratireoidectomia minimamente invasiva ou focada.

EMBRIOLOGIA DAS GLÂNDULAS PARATIREOIDES

As bolsas faríngeas no embrião humano dão origem a face, pescoço e estruturas adjacentes (Figura 38.1). Os dois pares de glândulas paratireoides se desenvolvem a partir do endoderma das terceiras e quartas bolsas branquiais e do mesênquima da crista neural. O par inferior das glândulas paratireoides e o timo se desenvolvem a partir da terceira bolsa branquial. O par superior das glândulas paratireoides se desenvolve a partir da quarta bolsa branquial ao longo dos lobos laterais da glândula tireoide e dos corpos ultimobranquiais (Figura 38.2).

Na quinta semana do desenvolvimento embrionário, os aspectos dorsal e ventral da terceira bolsa faríngea se diferenciam em glândulas paratireoides inferiores e timo, respectivamente. Na sexta semana do desenvolvimento embrionário, as glândulas paratireoides inferiores e os primórdios do timo se desligam da faringe e migram em direção caudal. As glândulas paratireoides inferiores finalmente se localizam na superfície dorsal dos polos inferiores da glândula tireoide.

O aspecto dorsal da quarta bolsa faríngea forma as glândulas paratireoides superiores. A quarta bolsa faríngea também é considerada como ponto de origem dos lobos laterais da glândula tireoide. Quando as glândulas paratireoides superiores se desconectam da faringe, elas se aderem à tireoide, migrando na direção caudal.

A migração embriológica mais extensa das glândulas paratireoides inferiores é a explicação para sua localização ectópica mais frequente. A migração embriológica das glândulas paratireoides superiores é mais limitada, e, consequentemente, mais provavelmente, serão encontradas em sua localização anatômica previsível.

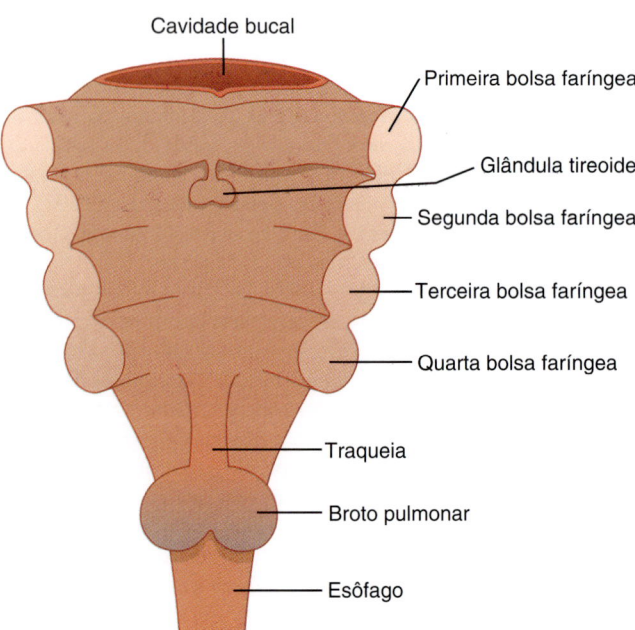

Figura 38.1 As quatro bolsas faríngeas na quarta semana do desenvolvimento embrionário. A glândula tireoide pode ser observada como uma evaginação endodérmica originando-se do ceco foraminal.

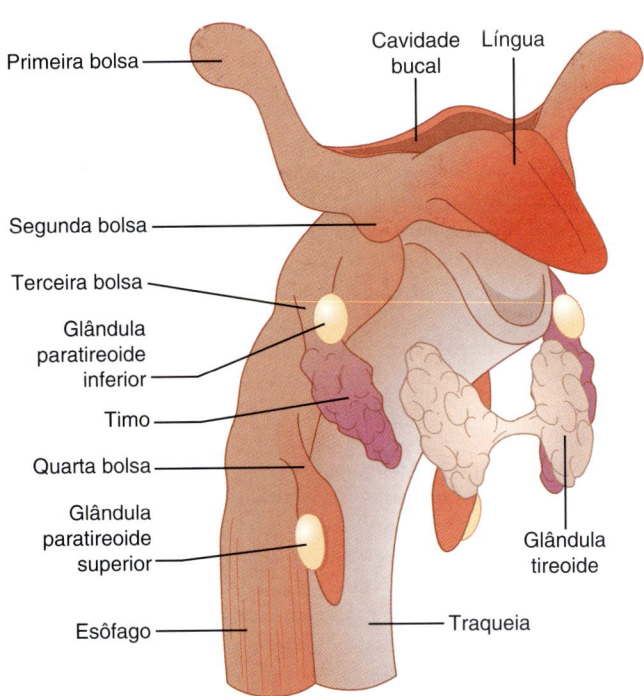

Figura 38.2 A faringe e as estruturas adjacentes são apresentadas entre a sexta e a sétima semana de desenvolvimento embrionário. A glândula tireoide já desceu para seu local normal no pescoço. As glândulas paratireoides inferiores e o timo são observados originando-se das terceiras bolsas faríngeas. As glândulas paratireoides superiores são observadas originando-se das quartas bolsas faríngeas.

O homólogo mamífero do gene ausente das células gliais de Drosophila (*GCM2*) foi identificado como um importante gene regulador da diferenciação e desenvolvimento da paratireoide. O *GCM2* demonstrou atividade de regulação da expressão de importantes genes funcionais, incluindo PTH, e pode estar envolvido na regulação da expressão do gene do PTH. Os fatores envolvidos na suprarregulação do *GCM2*, além dos fatores de transcrição e vias de sinalização que estão envolvidos no desenvolvimento embrionário das glândulas paratireoides, ainda necessitam ser esclarecidos.[11] Mutações no gene *GCM2* também foram associadas a HPT isolado familiar e a um maior risco de desenvolvimento de câncer de paratireoide.

ANATOMIA CIRÚRGICA DAS GLÂNDULAS PARATIREOIDES

A maioria das pessoas tem pares de glândulas paratireoides superiores e inferiores, embora já tenham sido relatados números maiores e menores do que quatro glândulas em necropsias. Aproximadamente 84% dos indivíduos têm quatro glândulas, 13% têm mais que quatro glândulas e 3% têm três glândulas. As glândulas paratireoides normais são ovais, esféricas ou têm formato de feijão; suas cores variam de amarelo-escuro a marrom-avermelhado, e medem, em média, 5 × 3 × 2 mm e pesam de 35 a 40 mg (Figura 38.3).[12,13] As glândulas paratireoides são normalmente circundadas por tecido adiposo anterior, lateral e posteriormente, e o pedículo vascular se encontra em posição medial.

A artéria tireóidea inferior é o suprimento vascular predominante nas glândulas paratireoides superiores e inferiores em 80% dos casos. A artéria tireóidea inferior é uma ramificação do tronco tireocervical que se origina da artéria subclávia. Alternativamente,

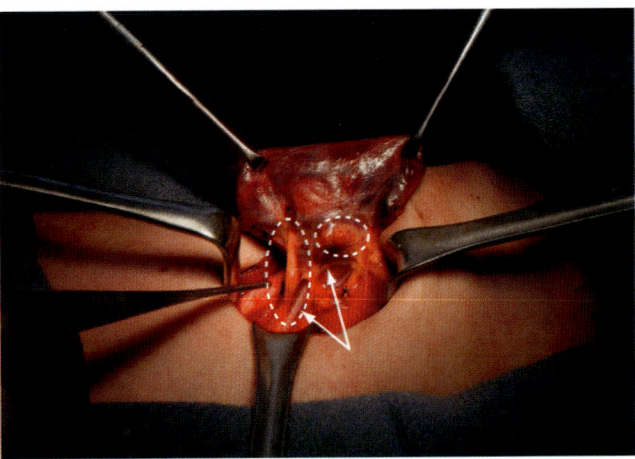

Figura 38.3 Fotografia intraoperatória demonstrando glândulas paratireoides superiores e inferiores esquerdas normais cercadas por tecido adiposo e sua relação com a tireoide e com o nervo laríngeo recorrente (o *lado direito* da imagem está no sentido rostral, o *lado esquerdo*, no sentido caudal; as *linhas tracejadas* circundam as glândulas paratireoides, e *as setas* apontam para o nervo laríngeo recorrente esquerdo).

as glândulas paratireoides podem receber suprimento de sangue pela artéria tireóidea superior ou de pequenos ramos arteriais diretamente da glândula tireoide. Cada glândula paratireoide possui um ou mais ramos arteriais de terminação fina que são sensíveis à desvascularização durante o procedimento cirúrgico de paratireoide e de tireoide. Em 70 a 80% dos casos, as glândulas paratireoides ipsilaterais e contralaterais estão localizadas em posições simétricas no pescoço. Aproximadamente 16% dos pacientes com HPT primário terão as glândulas paratireoides em uma localização ectópica.[14]

As glândulas paratireoides normalmente se encontram em um espaço de 5 mm em relação às margens superior e inferior do tubérculo de Zuckerkandl ao longo da cápsula posterior dos lobos laterais da glândula tireoide. As glândulas paratireoides superiores estão mais comumente localizadas na superfície posterior do polo superior da glândula tireoide, posterior e superior em relação ao nervo laríngeo recorrente (Figura 38.4). Devido à sua migração embriológica mais curta em comparação às glândulas paratireoides inferiores, elas têm localização anatômica mais previsível e menor probabilidade de se encontrarem em uma posição ectópica. Oitenta por cento das glândulas superiores se encontram em sua localização anatômica esperada, aproximadamente 1 cm acima do cruzamento da artéria tireóidea inferior e do nervo laríngeo recorrente no nível da cartilagem cricoide, em que o nervo laríngeo recorrente entra na laringe. As glândulas paratireoides superiores normalmente se encontram dentro da cápsula da glândula tireoide.

A dificuldade de identificar as glândulas paratireoides superiores no momento do procedimento cirúrgico geralmente se deve à ausência de mobilização e rotação anteromedial adequadas do lobo da tireoide para acessar sua localização posterior. Nessas situações, ligadura e secção dos vasos do polo superior podem ser úteis para otimizar a exposição de uma glândula paratireoide superior anormal. Localizações ectópicas das glândulas paratireoides superiores incluem sulco traqueoesofágico, atrás do esôfago ou da faringe, no mediastino posterior e dentro da tireoide.[13]

As glândulas paratireoides inferiores são mais comumente encontradas 1 cm abaixo do cruzamento da artéria tireóidea inferior e do nervo laríngeo recorrente, em uma posição anterior e

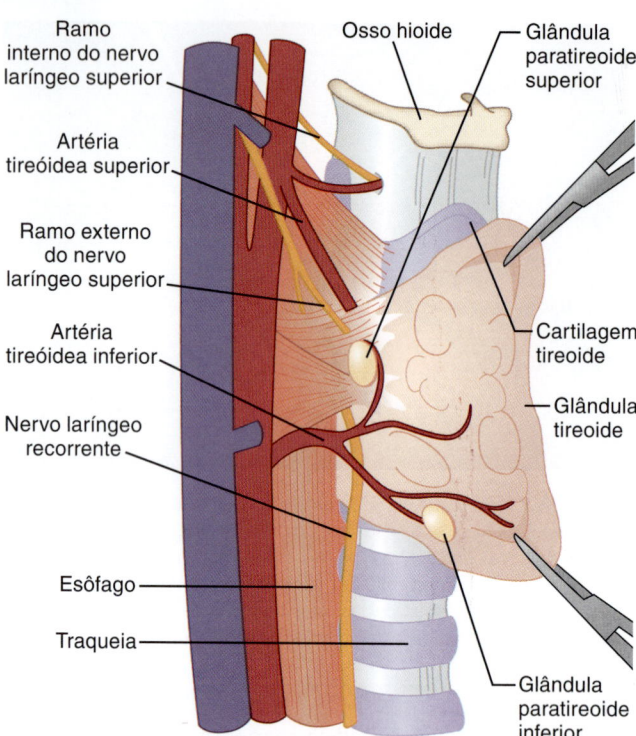

Figura 38.4 As glândulas paratireoides superiores e inferiores e suas relações anatômicas normais são retratadas com o lobo direito da glândula tireoide retraído anterior e medialmente.

medial em relação ao nervo laríngeo recorrente no aspecto posterolateral do polo inferior do lobo da tireoide (Figura 38.4). As glândulas paratireoides inferiores são menos frequentemente encontradas em uma localização subcapsular. Devido à sua migração embrionária mais extensa, as glândulas paratireoides inferiores são mais comumente ectópicas e podem ser encontradas em qualquer lugar desde o ângulo da mandíbula até o pericárdio. A localização ectópica mais comum de uma glândula inferior é dentro do timo (Figura 38.5). Outros locais ectópicos de uma glândula paratireoide inferior incluem o mediastino superior anterior, a bainha da carótida, dentro da tireoide, e em uma posição submandibular, quando não descem.[13] Glândulas paratireoides ectópicas dentro da tireoide ocorrem em 0,7 a 3,6% dos pacientes com HPT primário.[12]

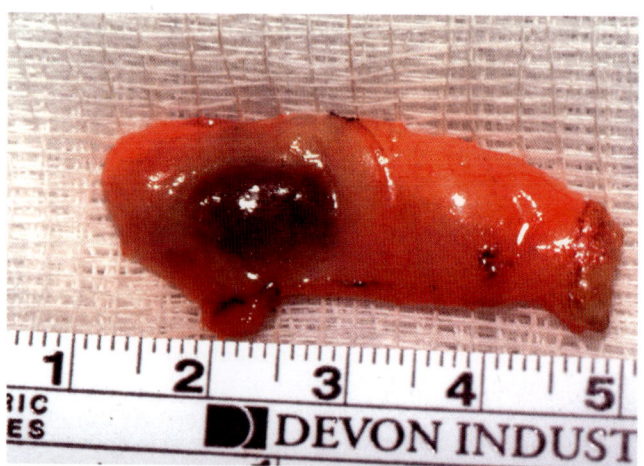

Figura 38.5 Adenoma ectópico intratímico de paratireoide.

HISTOLOGIA DAS GLÂNDULAS PARATIREOIDES

Cada glândula paratireoide tem uma cápsula de tecido conjuntivo através da qual septos fibrosos se desenvolvem e que sustentam e separam agrupamentos de células parenquimatosas. Um número variável de células adiposas fica intercalado entre os agrupamentos de células parenquimatosas. Uma glândula paratireoide normal consiste em aproximadamente 25 a 40% de células adiposas. Com a idade, a porcentagem de células adiposas dentro da glândula paratireoide aumenta. A cor das glândulas paratireoides é afetada pela quantidade de gordura. Em pacientes idosos, a cor das glândulas paratireoides é geralmente amarelo-claro ou escuro devido à maior porcentagem de gordura, enquanto, em pacientes jovens, as glândulas paratireoides são mais escuras, de cor marrom-avermelhada, em virtude de menor porcentagem de gordura.

As células parenquimatosas da glândula paratireoide consistem em dois tipos principais de células: as células principais e as células oxifílicas. As células claras são um terceiro tipo de célula, que pode ocasionalmente ser observado, e estão mais frequentemente presentes na hiperplasia de paratireoide. As células principais são as que estão presentes em maior número na glândula paratireoide e são responsáveis pela síntese e secreção do PTH. O citoplasma das células principais contém grânulos secretórios observados na microscopia eletrônica que contém PTH.

As células oxifílicas são maiores que as células principais e podem ser distinguidas por seus grânulos grandes e acidófilicos em seu citoplasma. Na microscopia eletrônica, os grânulos acidofílicos correspondem a uma grande concentração de mitocôndrias. O número de células oxifílicas na glândula paratireoide aumenta com a idade. A função das células oxifílicas é desconhecida. Postulou-se anteriormente que o sucesso ou o fracasso do exame de imagem com tecnécio-99m sestamibi na identificação de um adenoma de paratireoide pode, em parte, estar relacionado ao conteúdo de células oxifílicas no tecido anormal de paratireoide.

É importante reconhecer que a avaliação histológica é incapaz de diferenciar definitivamente um adenoma de paratireoide de hiperplasia de paratireoide, e até mesmo um tecido de paratireoide normal de um anormal. A única expectativa que o cirurgião deve ter da avaliação patológica intraoperatória é determinar se o tecido submetido se trata ou não de tecido da paratireoide. Às vezes, é importante garantir que o tecido excisado, supostamente sendo da paratireoide, na realidade, não seja da tireoide, de nódulos ou do timo. O exame patológico intraoperatório de uma glândula paratireoide excisada normalmente não é necessário se estiver utilizando monitoramento de PTHIO.

FISIOLOGIA DA PARATIREOIDE

A concentração de cálcio extracelular é o regulador predominante da síntese e secreção de PTH pelas células principais das glândulas paratireoides. O cálcio se liga a receptores sensores de cálcio (CaSRs) na superfície das células principais e inibe a secreção de PTH e a expressão do gene do PTH. Cálcio elevado também intensifica a degradação do PTH em fragmentos. Ao contrário, quando o cálcio é reduzido, a expressão genética e a secreção de PTH aumentam. 1,25-di-hidroxivitamina D (1,25[OH]2D), a forma ativa de vitamina D, se liga a receptores de vitamina D nas células principais e inibe a expressão genética do PTH e a proliferação de células da paratireoide. Outros reguladores da secreção de PTH incluem lítio, fator de crescimento transformador alfa, prostaglandinas, fosfato inorgânico e fator de crescimento de fibroblastos 23.[15]

A síntese de PTH começa com a produção de um polipeptídio pré-pró-PTH contendo 115 aminoácidos, que é decomposto nas células principais como o peptídio ativo de PTH intacto contendo 84 aminoácidos. O terminal NH2, um resíduo de 34 aminoácidos e a parte biologicamente ativa do peptídio de PTH intacto, que se liga ao receptor de PTH/PTHrP tipo 1 (PTHR1) acoplado à proteína G. PTHR1 tem grande expressão nos ossos e nos rins.

PTH é essencial na regulação do metabolismo do cálcio e do fosfato. A concentração extracelular de cálcio é o principal estímulo para a regulação da secreção de PTH. Há uma relação sigmoidal inversa entre a concentração de cálcio extracelular e a secreção de PTH (Figura 38.6). A secreção máxima de PTH ocorre com baixas concentrações de cálcio extracelular e a supressão máxima ocorre com altas concentrações extracelulares de cálcio. Os níveis de cálcio extracelular são mantidos rigorosamente em um valor de referência, que é definido como a concentração de cálcio extracelular na qual a secreção de PTH é suprimida até metade de seu máximo. O valor de referência de cálcio ocorre na porção íngreme da curva de PTH, de modo que grandes aumentos na secreção de PTH ocorrem em resposta a pequenas reduções na concentração de cálcio extracelular, e grandes reduções na secreção de PTH ocorrem com pequenos aumentos da concentração de cálcio extracelular detectados pelo CaSR nas células principais da paratireoide.

O PTH age na porção ascendente da alça de Henle e no túbulo contorcido distal dos rins para aumentar a reabsorção do cálcio, inibir a reabsorção de fosfato e aumentar a excreção de fosfato, causando fosfatúria. Também nos rins, o PTH estimula a conversão de 25-hidroxivitamina D (25[OH]D) no metabólito ativo 1,25[OH]$_2$D através da ativação do gene que codifica a enzima hidrolase da 25-hidroxivitamina D-1α (Figura 38.7). 1,25[OH]$_2$D

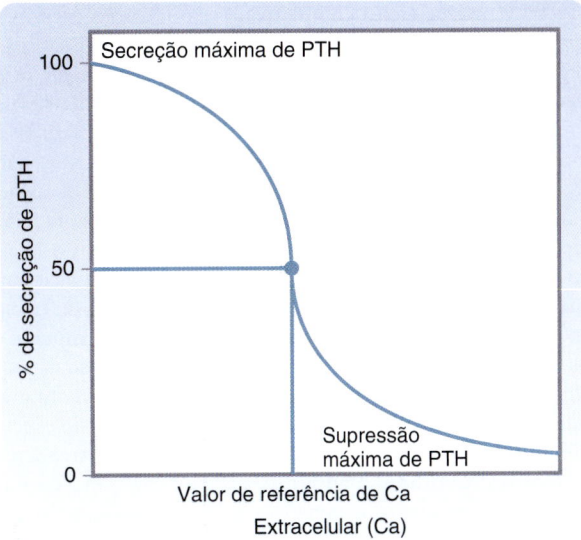

Figura 38.6 A relação sigmoidal inversa do hormônio da paratireoide (*PTH*) às alterações na concentração de cálcio extracelular e no valor de referência de cálcio. *Ca*, cálcio.

aumenta a absorção intestinal de cálcio alimentar no intestino delgado (Figura 38.7). O PTH aumenta a remodelação óssea e a liberação de cálcio e fosfato pelo esqueleto. Os efeitos renais mediados pelo PTH para manter a homeostasia do cálcio são rápidos, demorando de minutos a horas, em comparação aos efeitos esqueléticos, que demoram de horas a dias.

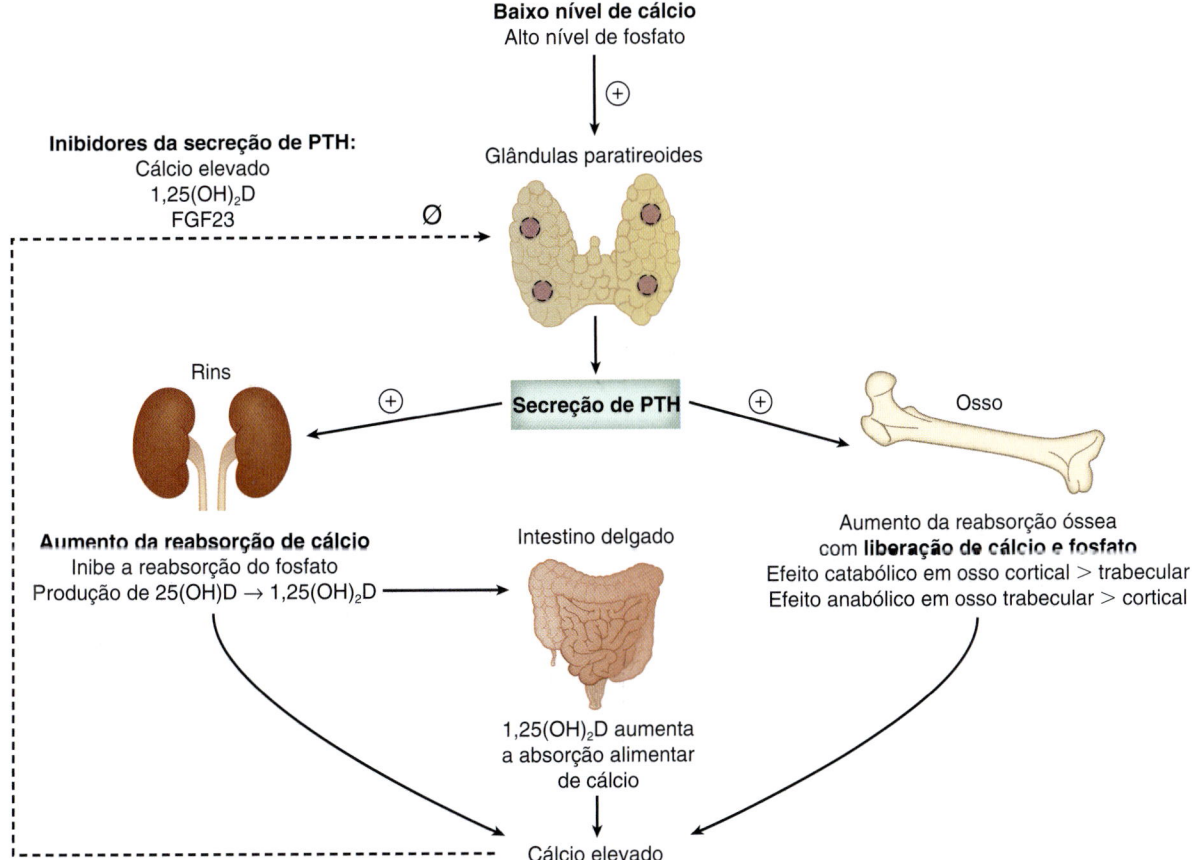

Figura 38.7 Reguladores da secreção do hormônio da paratireoide (*PTH*) e os efeitos do PTH na homeostasia do cálcio. *FGF23*, fator de crescimento de fibroblastos 23; *25(OH)D*, 25-hidroxivitamina D; *1,25(OH)$_2$D*, 1,25-di-hidroxivitamina D.

O PTH exerce efeito completo na remodelação óssea, com efeitos tanto anabólicos quanto catabólicos. O PTH se liga ao receptor PTHR1 que é encontrado nas células de linhagem osteoblástica, o que acaba levando à formação de uma nova matriz óssea e mineralização. Contudo, as células de linhagem osteoblástica também produzem reguladores da formação de osteoclastos, como o receptor ativador do fator nuclear κB, o ligante receptor ativador do fator nuclear κB e a osteoprotegerina. O PTH aumenta a atividade osteoclástica indiretamente através dos efeitos do ligante receptor ativador do fator nuclear kB e da osteoprotegerina, levando a aumento da reabsorção óssea com liberação de íons de cálcio e fosfato pela hidroxiapatita, o principal componente mineral do osso. O efeito obtido do PTH nos ossos varia com base na gravidade e cronicidade do excesso de PTH.[15] Em pacientes com níveis cronicamente elevados de PTH, como no HPT primário e secundário, o efeito obtido é reabsorção óssea, levando a osteopenia e osteoporose. Contudo, a administração intermitente de PTH recombinante humano demonstrou estimular a formação óssea mais que a reabsorção, e está atualmente em uso clínico para tratamento da osteoporose.[16]

A meia-vida do PTH é de 3 a 5 minutos, embora isso possa variar de 1 a 21 minutos. Fragmentos de PTH são produzidos no fígado e nas células da paratireoide e são excretados pelos rins. O *clearance* renal dos fragmentos de PTH é mais lento que a decomposição do PTH em fragmentos. Portanto, 80% do PTH circulante consistem em fragmentos que são inativos, enquanto somente 20% é o peptídio intacto biologicamente ativo de PTH.

HIPERPARATIREOIDISMO PRIMÁRIO

HPT refere-se à síntese e secreção excessiva de PTH por glândulas paratireoides anormais. Dependendo da causa subjacente do excesso de PTH, o HPT é classificado como primário, secundário ou terciário. HPT primário é causado pela superprodução autônoma de PTH por uma ou mais glândulas paratireoides anormais. A maioria dos pacientes com HPT primário apresenta hipercalcemia e níveis elevados ou inadequadamente altos-normais de PTH (não suprimidos). A condição afeta 1 em cada 500 mulheres e 1 em cada 2.000 homens. Ocorre mais comumente em mulheres pós-menopáusicas de 50 a 60 anos. A incidência de HPT primário aumenta com a idade, e sua prevalência é de cerca de 1% em mulheres pós-menopáusicas, e de 0,86% na população em geral.[17]

HPT primário e malignidade são as causas mais comuns de hipercalcemia em adultos, representando aproximadamente 80% de todos os casos de hipercalcemia. Causas menos comuns são responsáveis pelos outros 20% (Tabela 38.1). Diferentemente do HPT primário e terciário, a maioria das outras causas de hipercalcemia está associada a baixos níveis séricos de PTH, com exceção de terapia prolongada com lítio e hipercalcemia hipocalciúrica familiar (HHF). Pacientes em terapia prolongada com lítio podem desenvolver HPT induzido por lítio.

HHF é um transtorno autossômico dominante raro que afeta o CaSR renal que resulta em um valor de referência mais alto de excreção de cálcio renal, hipocalciúria, hipercalcemia assintomática e níveis normais a levemente elevados de PTH. Os pacientes com HHF não apresentam nenhuma das manifestações clínicas de HPT primário. Pelo fato de que HHF tem uma alta penetração, os pacientes normalmente desenvolvem níveis de cálcio séricos cronicamente elevados antes dos 30 anos; portanto, é incomum que uma mulher pós-menopáusica seja ineditamente diagnosticada com HHF sem um histórico de hipercalcemia leve crônica.[18,19] Não é necessário tratamento para HHF.

Tabela 38.1 Causas de hipercalcemia.

Endócrinas	Hiperparatireoidismo primário
	Hiperparatireoidismo terciário
	Hipercalcemia hipocalciúrica familiar
	Hipertireoidismo
Malignidades	Tumores que produzem PTHrP (CCE de pulmão, câncer de bexiga, carcinoma de células renais)
	Metástase óssea osteolítica
	Malignidades hematológicas (linfoma, leucemia, mieloma múltiplo)
Doença granulomatosa	Sarcoidose
	Tuberculose
	Infecção fúngica
Medicamentos	Cálcio
	Diuréticos à base de tiazida
	Lítio
	Intoxicação por vitamina A e D
	Síndrome láctea alcalina
Diversas	Doença de Paget e outras doenças ósseas com imobilização prolongada

CCE, carcinoma de células escamosas; *PTHrP*, peptídio relacionado ao hormônio da paratireoide.

Etiologia, fisiopatologia e fatores de risco

HPT primário ocorre quando uma ou mais glândulas paratireoides anormais aumentam de tamanho e secretam PTH inadequadamente em relação aos níveis séricos de cálcio. As três condições patológicas que resultam em HPT primário são adenoma, hiperplasia e carcinoma de paratireoide. O aumento dos níveis séricos de cálcio ocorre em consequência de aumentos na reabsorção óssea induzidos por PTH, reabsorção renal de cálcio, e indiretamente por aumento da absorção alimentar de cálcio pelo trato gastrintestinal. Sob condições normais, um nível alto de cálcio sérico deve inibir a produção excessiva de PTH (Figuras 38.6 e 38.7). Contudo, as células da paratireoide em um adenoma de paratireoide têm sensibilidade abaixo do normal à ação inibitória do cálcio, com um valor de referência de cálcio mais alto, de forma que um nível mais alto de cálcio circulante seja mantido. Na hiperplasia de paratireoide, há aumento geral do número de células da paratireoide, que produzem PTH excessivamente, mas mantêm sua sensibilidade normal ao cálcio.[20] Ambas as condições dão origem ao HPT primário e causam hipercalcemia.

A frequência de doença multiglandular (adenoma duplo ou hiperplasia das quatro glândulas) é variável e depende de como é definida. Historicamente, doença multiglandular é definida com base em tamanho, morfologia e histologia da glândula. Mais recentemente, doença multiglandular foi definida como uma elevação persistente dos níveis de PTHIO a despeito da remoção de uma única glândula paratireoide hipersecretante ou de HPT pós-operatório persistente após a remoção de uma única glândula paratireoide. Doença multiglandular ocorre em aproximadamente 10 a 15% de todos os pacientes com HPT primário, variando de 4 a 33% na literatura, enquanto um adenoma único de paratireoide ocorre em aproximadamente 85 a 90% dos pacientes com HPT primário. Câncer de paratireoide é encontrado em menos de 1% dos casos.[18,19]

Exposição à radiação ionizante na região cervical é um fator de risco para o desenvolvimento de HPT primário. Isso inclui radiação de feixe externo para condições benignas e malignas, exposição durante acidentes nucleares e ablação de iodo radioativo para doença de tireoide. O período de latência é de aproximadamente 25 a

40 anos.[17] Terapia com lítio é uma causa bem conhecida de hipercalcemia e HPT. Até 15% dos pacientes que tomam lítio cronicamente por mais de 10 anos desenvolvem HPT. O lítio diminui a sensibilidade das células da paratireoide ao cálcio e altera o valor de referência de cálcio para secreção de PTH. HPT associado a lítio também está relacionado com uma incidência comparativamente alta de hiperplasia de paratireoide. Diuréticos à base de tiazida, embora não sejam um fator de risco de HPT primário, podem revelar HPT preexistente por causar aumento da reabsorção renal de cálcio e aumento dos níveis séricos de cálcio. Pacientes com HPT primário que estão descontinuando tiazidas permanecem hipercalcêmicos.[19]

HPT primário é mais comumente uma doença esporádica. Em aproximadamente 3 a 5% dos pacientes, HPT primário ocorre como parte de uma síndrome familiar incluindo neoplasia endócrina múltipla (MEN) 1, MEN2A, MEN4, síndrome de hiperparatireoidismo associado a tumor de mandíbula (HPT-JT) e HPT familiar isolado (Tabela 38.2). Algumas das mutações que causam HPT primário esporádico coincidem com mutações encontradas no HPT familiar. Pacientes com HPT hereditário são normalmente mais jovens, podem ter histórico familiar de endocrinopatias e podem apresentar outros achados associados de uma determinada síndrome (ver seção "HPT primário familiar").

Tabela 38.2 Anormalides genéticas associadas às formas esporádica e hereditária de HPT primário: transtorno, genes, hereditariedade, fenótipo e abordagem cirúrgica recomendada.

Trastorno	Genes	Hereditariedade	Fenótipo	Idade*	Abordagem cirúrgica†
Esporádico					
Adenoma e hiperplasia de paratireoide	PRAD1, CCND1 (20 a 40%), MEN1 (12 a 35%), CDC73, CDKN1B, AIP	Esporádica	pHPT isolado com adenoma único, adenoma duplo ou hiperplasia das quatro glândulas	> 45	Paratireoidectomia minimamente invasiva com PTHIO ou exploração bilateral
Carcinoma de paratireoide	RB1, CDC73, MEN1, microRNA-296	Esporádica	pHPT secundário a carcinoma de paratireoide	> 45	Ressecção em bloco
Hereditário					
MEN1	MEN1	AD	pHPT (95%) na terceira década, pNETs (40%), adenomas pituitários (30%), tumores adrenocorticais e de tireoide, meningioma, angiofibromas faciais, lipomas	25 a 45	Paratireoidectomia subtotal e timectomia transcervical
MEN2A	RET	AD	pHPT (15 a 35%), CMT (99%), feocromocitoma (50%), líquen plano, amiloidose, doença de Hirschsprung	38	Ressecção somente de glândulas paratireoides visivelmente aumentadas. Tratar ou descartar feocromocitoma primeiro
MEN4	CDKN1B	AD	pHPT (80%), adenoma pituitário (40%), pNETs, tumores adrenais, de tireoide, gônadas e renal	50	A mesma que para MEN1
HPT isolado familiar	MEN1, CDC73, CASR, GCM2, CDKN1B	AD	pHPT isolado, carcinoma de paratireoide (mutação GCM2)	39	Exploração bilateral do pescoço com ressecção somente de glândulas aumentadas versus paratireoidectomia subtotal. Ressecção em bloco para câncer de paratireoide
HPT-JT	CDC73	AD	pHPT na segunda ou terceira década, carcinoma de paratireoide (35%), fibromas ossificantes de mandíbula e maxila, cistos renais, hamartomas e tumor de Wilms, e tumores de útero	32	Paratireoidectomia minimamente invasiva com PTHIO ou exploração bilateral. Ressecção em bloco para câncer de paratireoide

*Idade = média de idade (em anos) quando da manifestação de HPT primário. †Abordagem cirúrgica para HPT associado ao transtorno. AD, autossômica dominante; CMT, câncer medular de tireoide; HPT, hiperparatireoidismo; HPT-JT, síndrome de hiperparatireoidismo associado a tumor de mandíbula; MEN, neoplasia endócrina múltipla; pHPT, hiperparatireoidismo primário; pNET, tumores neuroendócrinos pancreáticos; PTH, hormônio da paratireoide; PTHIO, hormônio da paratireoide intraoperatório. (Adaptada de Silva BC, Cusano NE, Bilezikian JP. Primary hyperparathyroidism. Best Pract Res Clin Endocrinol Metab. 2018;32:593-607; Bilezikian JP, Cusano NE, Khan AA, et al. Primary hyperparathyroidism. Nat Rev Dis Primers. 2016;2:16033; Wilhelm SM, Wang TS, Ruan DT, et al. The American Association of Endocrine Surgeons guidelines for definitive management of primary hyperparathyroidism. JAMA Surg. 2016;151:959-968; e El Lakis M, Nockel P, Gaitanidis A, et al. Probability of positive genetic testing results in patients with family history of primary hyperparathyroidism. J Am Coll Surg. 2018;226:933-938.)

Manifestações clínicas

Até 80% dos pacientes com HPT primário são diagnosticados em consequência de hipercalcemia incidental encontrada em exames de sangue de rotina. Contudo, pacientes com HPT primário podem ter diversos sintomas, que são o resultado dos efeitos do cálcio em múltiplos sistemas orgânicos, incluindo os sistemas renal, esquelético, gastrintestinal, cardíaco e neuromuscular (Tabela 38.3). Em um recente estudo de coorte com mais de 9.000 pacientes, 35% dos pacientes tinham achados objetivos de efeitos em órgãos-alvo no momento do diagnóstico, incluindo osteoporose, nefrolitíase ou hipercalciúria. Além disso, 62% dos pacientes desenvolveram efeitos em órgãos-alvo em um prazo de 5 anos após o diagnóstico.[21] Até 20% dos pacientes com HPT primário têm nefrolitíase sintomática, 10% dos pacientes têm cálculos renais recorrentes, e até 12% dos pacientes têm "nefrolitíase silenciosa" quando são submetidos a exames de imagem abdominais.[17,18]

HPT primário resulta em perda de massa óssea, que é mais pronunciada em locais de osso cortical no terço distal do rádio e no colo do fêmur. Contudo, estudos recentes utilizando TC quantitativa periférica de alta resolução (HRpQCT) demonstraram que tanto ossos corticais quanto trabeculares são afetados pelo HPT primário, sendo observadas mais fraturas nos corpos vertebrais de pacientes com HPT primário do que na população de controle.[19,20] Até 15% dos pacientes com HPT têm osteopenia na coluna lombar.[18] Em um estudo observacional longitudinal, pacientes com HPT primário não tratado que foram acompanhados por 15 anos apresentaram uma redução de 35% da densidade mineral óssea no rádio distal e de 10% no colo do fêmur.[22] Todos os pacientes com HPT primário devem ser examinados para controle de osteopenia e osteoporose com verificação da densidade mineral óssea do terço distal do rádio, coluna lombar, colo do fêmur e quadril.

Sintomas neuromusculares e neuropsiquiátricos são geralmente relatados por pacientes com HPT primário. Muitos desses sintomas podem melhorar com intervenção cirúrgica, entre eles cansar-se facilmente, fraqueza generalizada, depressão, ansiedade, perda de memória e incapacidade de se concentrar. Três estudos randomizados controlados mostram benefícios neurocognitivos do procedimento cirúrgico em relação à observação em pacientes com HPT primário.[17]

Diagnóstico e avaliação

A avaliação diagnóstica do HPT primário deve incluir análises de cálcio total sérico, PTH intacto, creatinina e níveis de 25(OH)D (Tabela 38.4). Os níveis de fósforo sérico, fosfatase alcalina e de cálcio e creatinina urinárias em 24 horas também podem ser de valor. O HPT primário clássico é definido por hipercalcemia associada a um nível de PTH intacto elevado ou um nível inadequadamente normal de PTH intacto. Pacientes com hipercalcemia devido à maioria das outras causas têm níveis baixos (suprimidos) de PTH. Em um paciente com hipercalcemia, se o nível de PTH estiver acima de 25 pg/mℓ, HPT primário continua sendo uma consideração. Esses pacientes devem ser questionados quanto à suplementação com biotina, que deve ser interrompida algumas semanas antes do exame de PTH, visto que a biotina pode diminuir falsamente os resultados do exame de PTH.[19] As medições de cálcio devem ser repetidas para garantir que a elevação seja persistente. Os níveis de cálcio total sérico devem ser corrigidos para albumina sérica anormal utilizando a seguinte equação: cálcio corrigido (mg/dℓ) = (0,8[4,0 − albumina do paciente (g/dℓ)] + cálcio total (mg/dℓ).[17]

Em pacientes com HPT primário, a deficiência de vitamina D está associada a hipercalcemia mais significativa, doença óssea mais grave e adenoma mais pesado de paratireoide.[17] A avaliação do nitrogênio ureico no sangue, da creatinina sérica e da taxa de filtração

Tabela 38.3 Sinais e sintomas de hiperparatireoidismo primário.

Órgão ou sistema-alvo	Sintomas	Comentários
Renal	Nefrolitíase, nefrocalcinose, poliúria, polidipsia, insuficiência renal	De 15 a 20% dos pacientes têm cálculos renais
Esquelético	Fraturas por fragilidade	Não relacionadas a trauma significativo
	Osteopenia/osteoporose	Osso cortical > osso trabecular (o terço distal do rádio é o mais afetado)
	Dor nos ossos	Comum
	Osteíte fibrosa cística	Rara, mas pode ocorrer na doença avançada, caracterizada por dor nos ossos e múltiplas deformidades esqueléticas, incluindo aparência salpicada do crânio, cistos ósseos e tumores marrons dos ossos
Neuromuscular	Fraqueza muscular proximal, atrofia muscular, transtornos de marcha	Raro
	Cansa-se facilmente, fraqueza generalizada	Comum
Gastrintestinal	Refluxo gastresofágico, constipação intestinal, dor abdominal, doença de úlcera péptica	Comum Raro
	Náuseas, vômito, pancreatite aguda	Raro; pode ser observado em casos de hipercalcemia grave
Neuropsiquiátrico	Fadiga, depressão, ansiedade, instabilidade emocional, transtornos do sono, letargia, perda de memória, incapacidade de se concentrar, alterações do estado mental, psicose, obnubilação e coma	Relatados com frequência
Cardiovascular	Exacerbação da hipertensão, doença valvular, calcificações no miocárdio, aterosclerose prematura, hipertrofia ventricular esquerda, intervalo QT reduzido, anormalidades de condução e bloqueio cardíaco	Dados conflitantes sobre melhora dos parâmetros cardíacos após paratireoidectomia

Tabela 38.4 Avaliação de pacientes com diagnóstico suspeito ou confirmado de HPT primário.

Exames	Comentários
Exames de laboratório	
Cálcio total sérico	Exames laboratoriais de base para diagnóstico de HPT primário e para descartar a maioria das causas comuns de HPT secundário
PTH intacto	
Creatinina, TFG	
25-hidroxivitamina D	Para pacientes com HPT primário normocalcêmico
Cálcio ionizado	
Albumina	Se estiver baixa, calcular o cálcio corrigido (mg/dℓ) = (0,8 [4,0 − albumina do paciente (g/dℓ)] + cálcio total (mg/dℓ)
Fosfato sérico	Baixo em aproximadamente 50% dos pacientes com HPT primário
Fosfatase alcalina	Marcador de remodelação óssea, indica a extensão da doença óssea
Exames de urina	
Cálcio e creatinina urinários em 24 h	Triagem para risco aumentado de cálculos renais e de hipercalcemia hipocalciúrica familiar
Se o cálcio na urina for < 100 mg/24 h, calcular o CCCR	CCCR = (cálcio urinário em 24 h/cálcio sérico)/(creatinina urinária em 24 h/creatinina sérica)
Exames de imagem	
DXA	Determinação da densidade mineral óssea na coluna lombar, quadril, colo do fêmur e rádio distal
Imagem abdominal para verificação de cálculos renais ou nefrocalcinose	Radiografia simples de abdome, US de abdome, TC sem contraste
Avaliação da coluna vertebral	Radiografia simples, TC ou DXA
Exames genéticos	
Indicações	Pacientes de menos de 40 anos portadores de pHPT com doença multiglandular e pacientes com histórico familiar de pHPT ou síndromes associadas a pHPT

CCCR, taxa de *clearance* de creatinina para cálcio; *DXA*, absorciometria por dupla emissão de raios X; *HPT*, hiperparatireoidismo; *pHPT*, hiperparatireoidismo primário; *PTH*, hormônio da paratireoide; *TFG*, taxa de filtração glomerular; *TC*, tomografia computadorizada.

---

glomerular (TFG) é essencial, pois insuficiência renal é uma conhecida complicação do HPT primário, além de servir para descartar doença renal crônica, que está associada a aumento secundário dos níveis de PTH. Avaliações de cálcio e creatinina na urina durante 24 horas são realizadas para verificar a presença de níveis de cálcio acima de 400 mg, que estão associados a um aumento do risco de nefrolitíase, além de ser uma indicação estabelecida para paratireoidectomia, e de ajudar a descartar HHF, que pode imitar o HPT primário. Pacientes com HHF têm uma contagem de cálcio na urina em 24 horas de menos de 100 mg, e uma taxa de *clearance* de creatinina para cálcio (CCCR) de menos de 0,01 (Tabela 38.4). A utilidade da avaliação de rotina da CCCR para diferenciar HPT primário de HHF foi recentemente questionada em um estudo de grande porte com mil pacientes com HPT primário cirurgicamente confirmado. Dos pacientes com HPT primário, 19% tinham uma CCCR de menos de 0,01, 63% tinham uma CCCR de menos de 0,02%, e nenhum deles tinha HHF. Portanto, o cálculo de CCCR para diferenciar HHF de HPT primário não deve ser priorizado nos exames de HPT primário, a menos que haja grande suspeita clínica de HHF.[23]

HPT primário normocalcêmico é uma conhecida variante do HPT primário que apresenta altos níveis de PTH e níveis séricos de cálcio total e ionizado normais na ausência de causas secundárias de HPT. A maioria dos pacientes com HPT primário normocalcêmico é diagnosticada como consequência de avaliação de cálculos renais ou osteoporose. Há maior reconhecimento dessa variante, especialmente em centros em que todos os pacientes com osteopenia ou osteoporose são rastreados quanto a HPT primário.[19] Até 16% dos pacientes podem evoluir com o tempo para HPT primário hipercalcêmico.[17] Deve-se obter o nível de cálcio ionizado em todos os pacientes com suspeita de HPT primário normocalcêmico, mas não é necessário fazer o diagnóstico de HPT primário em pacientes hipercalcêmicos. Em pacientes com níveis normais de cálcio sérico e nível elevado de PTH, devem ser investigadas outras causas para o aumento do nível de PTH, incluindo deficiência de vitamina D, insuficiência renal, hipercalciúria primária, síndromes de má absorção e medicamentos como bifosfonatos e denosumabe. HPT primário normocalcêmico está associado a complicações semelhantes às do HPT hipercalcêmico; portanto, o tratamento não é diferente para HPT primário normocalcêmico do que é para HPT primário clássico.[24]

HPT primário normo-hormonal é outra variante do HPT primário caracterizada por hipercalcemia e níveis normais, porém inadequadamente altos, dos níveis de PTH intacto (> 30 pg/mℓ). Raramente, os pacientes com HPT primário normo-hormonal podem exibir níveis de PTH de menos de 30 pg/mℓ, o que se considera ser devido a fragmentos de PTH não detectados por ensaios atuais de PTH ou uma forma inicial de HPT primário.[17] Outras teorias sobre a ausência de elevação do PTH incluem um valor de referência de cálcio mais elevado, secreção pulsátil de PTH e presença de fragmentos não mensurados, porém ativos, de PTH.[25] A incidência de HPT normo-hormonal varia de 0,3 a 18% na literatura,[25] mas, no geral, é incomum de acordo com a experiência da maioria dos cirurgiões. Um diagnóstico definitivo de HPT primário normo-hormonal é desafiador, sendo geralmente um diagnóstico de exclusão, visto que outras causas de hipercalcemia precisam ser descartadas. A obtenção de quantificações bioquímicas em múltiplos momentos pode ser útil. Pode ser uma população de pacientes difícil para se tomar uma decisão de quem operar ou não. A localização de estudos, quando positivos, acrescentam um nível a mais de respaldo para a recomendação de intervenção cirúrgica nesses pacientes. A despeito da faixa atípica de valores de PTH, pacientes com HPT primário normo-hormonal têm os mesmos sinais e sintomas esperados no HPT primário típico, com índices de cura semelhantes após o procedimento cirúrgico.[25]

Todos os pacientes com HPT primário devem ser submetidos à avaliação de densidade mineral óssea com absorciometria por emissão dupla de raios X. A Organização Mundial da Saúde define osteopenia como uma pontuação de T de −1,0 a −2,5, e osteoporose como uma pontuação de T de menos de −2,5. O terço distal do rádio é afetado de forma mais significativa pelo HPT primário, que é um osso cortical. A coluna lombar, que se trata basicamente de osso trabecular, é a menos afetada.[17] Devido à associação entre HPT primário e fraturas vertebrais e nefrolitíase silenciosa, exames de imagem dos rins e da coluna devem ser considerados na avaliação de pacientes com HPT primário (Tabela 38.4).

Aconselhamento genético e testes genéticos devem ser considerados em pacientes com diagnóstico de HPT primário que tenham menos de 40 anos e tenham doença multiglandular com forte histórico familiar de manifestações sindrômicas.

Manejo

Indicações para paratireoidectomia

Paratireoidectomia é o único tratamento curativo para HPT primário e, por esse motivo, deve-se apresentar a todos os pacientes com HPT primário a opção de tratamento cirúrgico definitivo. Osteoporose, nefrolitíase, nefrocalcinose, função renal comprometida (TFG < 60 mℓ/min), cálcio urinário acima de 400 mg/24 horas, e fraturas por compressão vertebral no exame de imagem da coluna ou fratura por fragilidade são indicações estabelecidas para paratireoidectomia (Boxe 38.1). Idade acima de 50 anos, níveis totais de cálcio sérico de mais de 1 mg/dℓ acima do limite máximo do normal, ou impossibilidade ou recusa de participar de acompanhamento ativo a longo prazo são outras indicações estabelecidas para paratireoidectomia em pacientes com HPT primário, independentemente da presença ou ausência de sinais ou sintomas.

Pacientes com menos de 50 anos e que não optam pela intervenção cirúrgica necessitarão de monitoramento a longo prazo e terão maior propensão a desenvolver progressão do HPT primário com complicações ao longo da vida.[17,26] Paratireoidectomia é mais custoefetiva quando comparada à observação a longo prazo para progressão da doença em pacientes com HPT primário assintomático. Há relatos de que pacientes com sintomas neurocognitivos e até mesmo aqueles considerados como portadores de HPT primário assintomático apresentaram melhora dos índices de qualidade de vida após a paratireoidectomia.[27]

Localização da paratireoide

Exames de imagem da paratireoide não são úteis para confirmar ou excluir o diagnóstico de HPT. Imagens das paratireoides são reservadas para pacientes com diagnóstico estabelecido de HPT, a fim de localizar as glândulas paratireoides anormais para planejamento cirúrgico. O objetivo dos exames de imagem da paratireoide é ajudar a indicar a exploração e identificar glândulas paratireoides ectópicas. Estudos de imagem negativos não alteram a recomendação de exploração cirúrgica. Em um estudo recente, a cura cirúrgica foi obtida em mais de 97% dos pacientes com estudos pré-operatórios não localizadores, a despeito de uma maior incidência de doença multiglandular e da necessidade de intervenção cirúrgica mais abrangente.[28] Imagens da paratireoide são significativamente menos precisas para doença multiglandular do que para adenoma único ou duplo, provavelmente devido ao menor tamanho da glândula e da diferente fisiopatologia dessas glândulas.

As modalidades de imagem mais comuns utilizadas para a localização de glândulas paratireoides anormais são a ultrassonografia (US) e a cintilografia com sestamibi (Tabela 38.5). Não há nenhum algoritmo claro para imagem de paratireoide, e a escolha de uma só ou de uma combinação de estudos depende de sua disponibilidade, preferências e *expertise* institucional. A US é geralmente usada como modalidade inicial de imagem por estar prontamente disponível, ter baixo custo e ser não invasiva, além de poder ser realizada por cirurgiões em seus consultórios. Na US, uma glândula paratireoide anormal aparece como uma massa hipoecoica arredondada ou oval com uma cápsula ecogênica hipervascular bem-definida, normalmente localizada posteriormente em relação ao polo superior ou inferior do lobo da glândula tireoide (Figura 38.8). US cervical é realizada com uma sonda de alta frequência, e tanto o compartimento central quanto o lateral do pescoço são visualizados, com avaliação de anormalidades da tireoide e paratireoide. A precisão da US depende da habilidade e da experiência do ultrassonografista. Uma recente metanálise documentou sensibilidade geral de 76% para US, com sensibilidade de apenas 35% para a identificação de doença multiglandular (Tabela 38.5).[29,30] As desvantagens da US incluem sua incapacidade de detectar glândulas paratireoides ectópicas no mediastino, na região retrofaríngea ou em localidades retroesofágicas, e sua menor sensibilidade em doenças multiglandulares. Outro desafio é discernir diferenças de aparência entre linfonodos, nódulos de tireoide e glândulas paratireoides anormais na US. Estudos recentes avaliaram o método de elastografia por US como técnica para quantificar a rigidez dos tecidos. Nódulos malignos de tireoide são mais rígidos que adenomas de paratireoide, que são mais rígidos que nódulos de tireoide e glândulas paratireoides hiperplásicas. Dados iniciais sugerem que essa modalidade possa ser um adjuvante útil para as imagens ultrassonográficas de paratireoide, mas serão necessários mais estudos.[31]

Sestamibi é o radioisótopo dominante usado para exames de imagem da paratireoide; as imagens por sestamibi se baseiam na captação e retenção diferencial do radiomarcador em células ricas em mitocôndrias de tecidos metabolicamente ativos. Glândulas paratireoides hiperfuncionais, preferencialmente, captam e retêm o radiomarcador. Cintigrafia com sestamibi pode ser realizada por meio de técnica de fase dupla utilizando um único isótopo ou técnica de fase única utilizando dois isótopos. Ambas as técnicas podem ser combinadas com TC por emissão de fóton único (SPECT) e imagens de SPECT/TC. Os diversos protocolos de medicina nuclear têm suas vantagens e desvantagens. SPECT gera imagens tridimensionais (3D) e proporciona melhor localização de lesões de paratireoide, enquanto a adição de imagens de TC proporciona mais detalhes anatômicos.[29] Os principais benefícios das imagens por sestamibi incluem sua capacidade de identificar glândulas ectópicas no mediastino ou em regiões cervicais profundas, e apresentam detalhes anatômicos de glândulas anormais (Figura 38.9). A sensibilidade do sestamibi-SPECT é de 79% para localização de um adenoma de paratireoide, e de 44% para doença multiglandular.[29,30] A combinação de US e imagem de sestamibi aumenta a precisão da localização da paratireoide, com sensibilidade combinada significativamente maior que qualquer uma das técnicas de imagem isoladamente. Trata-se de uma prática comumente utilizada pela maioria dos médicos.

Boxe 38.1 Indicações estabelecidas para paratireoidectomia em pacientes com hiperparatireoidismo primário.

- Todos os pacientes sintomáticos (sintomas renais, ósseos, neurocognitivos ou neuropsiquiátricos)
- Cálcio sérico > 1 mg/dℓ acima do limite máximo de normalidade
- Idade < 50 anos
- Pontuação T na DMO de < −2,5 (osteoporose) ou redução significativa da DMO
- Fratura por compressão vertebral mediante exame de imagem da coluna
- Função renal comprometida, com TFG < 60 mℓ/min
- Nefrolitíase ou nefrocalcinose
- Hipercalciúria com aumento do risco de cálculos (cálcio urinário > 400 mg/24 horas)
- Quando o monitoramento ativo e o acompanhamento de rotina em longo prazo não são uma boa opção

DMO, densidade mineral óssea; *TFG*, taxa de filtração glomerular.

Tabela 38.5 Características dos estudos de imagem pré-operatórios em pacientes com hiperparatireoidismo.

Imagem	Achados de imagem	Sensibilidade, PPV	Vantagens	Limitações	Atualizações
US	Nódulo hipoecoico com cápsula ecogênica hipervascular bem-definida	76%, 93%	Não invasivo, baixo custo, e pode ser realizado rapidamente pelo cirurgião com avaliação simultânea da tireoide	Incapaz de visualizar glândulas ectópicas no mediastino, retroesofágicas ou retrofaríngeas; menor sensibilidade em doença multiglandular e em glândulas pequenas; nódulos de tireoide e linfonodos podem causar falso-positivos	Elastografia por US
Sestamibi-SPECT	Maior captação focal e retenção prolongada do tecnécio – 99m sestamibi	79%, 90%	Detecta glândulas ectópicas e posteriores; menos radiação do que com 4D-TC, independente do operador	Exame demorado; custo maior que US e 4D-TC, exposição à radiação; menor sensibilidade em doença multiglandular e pequenas glândulas; falso-positivos (linfonodos, tecido de tireoide, doença granulomatosa)	PET *scan* com vários radiofármacos em investigação
4D-TC	Nódulo de tecido mole com pico de realce na fase arterial e *washout* na fase venosa com vaso polar	81 a 89%, 93%	Tempo rápido de aquisição, superior informação anatômica, sensibilidade superior a outras técnicas, consegue localizar melhor pequenos adenomas e doença multiglandular	Alta dose de radiação, uso de contraste intravenoso, pode ocorrer algum artefato de contraste nas veias do pescoço	Protocolos com menos fases ou menos contraste para diminuir a dose de radiação e de contraste
RM	Aparência homogênea ou marmorizada com alta intensidade em imagens ponderadas em T2, intensidade intermediária a baixa em imagens ponderadas em T1	43 a 94%	Sem radiação, sem necessidade de contraste, superior informação anatômica	Alto custo, demora na aquisição das imagens de estudo, não pode ser usada em pacientes com implantes metálicos, baixa especificidade	Método de Dixon de supressão de gordura
PET/TC com 18F-fluorocolina	Captação de marcador focal	93%, 90%	Menor dose de radiação e tempo de aquisição em comparação a alguns protocolos com sestamibi, maior sensibilidade	Dados limitados sobre novo marcador, disponibilidade limitada	Capacidade de diferenciar entre adenoma e hiperplasia de paratireoide com base nos valores máximos padronizados de captação

PET/TC, tomografia por emissão de pósitrons/TC; *RM*, ressonância magnética; *SPECT*, TC por emissão de fóton único; *TC*, tomografia computadorizada; *4D-TC*, TC quadridimensional; *US*, ultrassonografia.

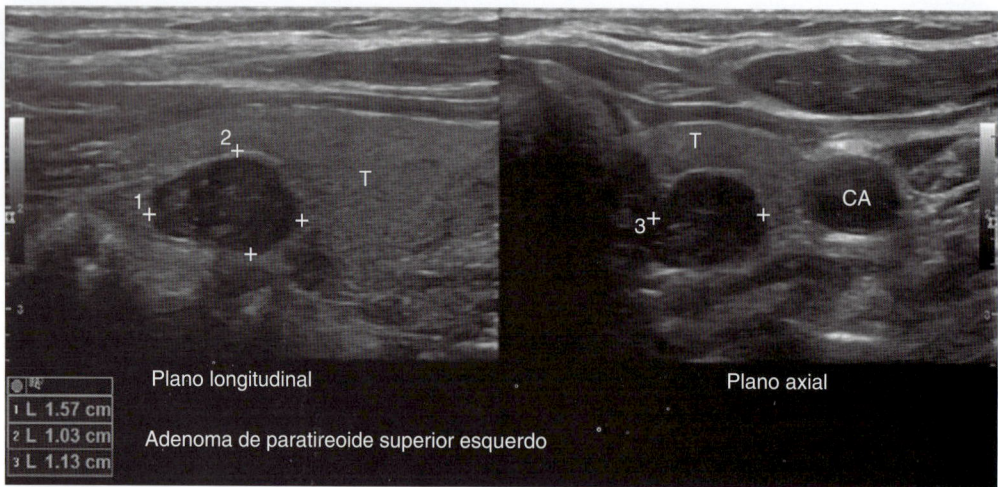

Figura 38.8 Imagens de ultrassonografia de alta resolução demonstrando uma massa hipoecoica de 1,57 × 1,03 × 1,13 cm posterior ao polo superior do lobo esquerdo da glândula tireoide nos planos longitudinal e axial, que correspondia a um adenoma de paratireoide superior esquerdo. Glândula paratireoide marcada pelos pontos de medição. CA, artéria carótida; T, tireoide.

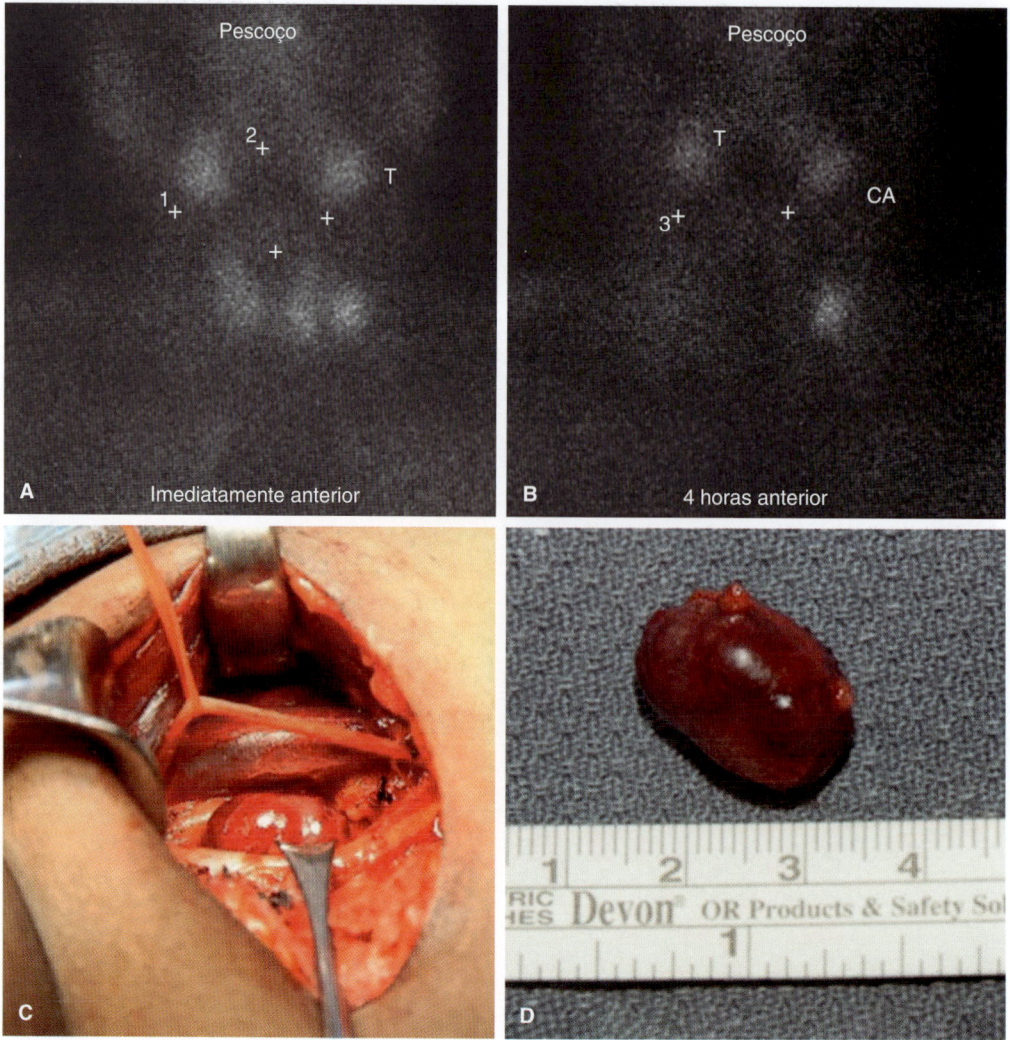

Figura 38.9 A. Área focal de acúmulo anormal de radiomarcador lateral à glândula tireoide em uma imagem imediata de tecnécio-99m sestamibi. **B.** Imagem tardia de 4 horas. **C.** Fotografia intraoperatória de uma glândula paratireoide ectópica na bainha da carótida esquerda presente entre a veia jugular interna e a artéria carótida comum. O nervo vago é retraído com vessel loop (cadarço vascular) anteromedialmente, e a artéria carótida comum é retraída lateralmente. **D.** Adenoma de paratireoide ectópico ex vivo excisado da bainha da carótida esquerda.

TC dinâmica quadridimensional (4D-TC) é uma modalidade mais nova utilizada para identificar glândulas paratireoides anormais (Tabela 38.5). Aproximadamente 10% das instituições já a adotaram como modalidade de imagem inicial para localização da paratireoide.[29] As quatro dimensões se referem à fase sem contraste, uma fase arterial inicial (45 segundos após a injeção do contraste intravenoso), uma fase tardia (75 segundos após a injeção do contraste) e uma avaliação da alteração na perfusão com o tempo. Um adenoma de paratireoide tem valor de atenuação menor em comparação às imagens da glândula tireoide ou não otimizadas; uma média de 45 unidades Hounsfield em comparação a 90 unidades Hounsfield, respectivamente. Na fase arterial inicial, um adenoma de paratireoide demonstra rápido realce do contraste com valores de atenuação máximos de aproximadamente 130 unidades Hounsfield. Na fase tardia, há uma falha rápida do material de contraste. Uma sensibilidade geral de 81 a 89% foi relatada para imagens de 4D-TC e sensibilidade de 55% para doença multiglandular. Sugeriu-se que a 4D-TC era particularmente útil para a localização de pequenos adenomas e glândulas anormais em casos de reoperação. As limitações da 4D-TC incluem alta dose de radiação e uso de contraste intravenoso.[29]

A imagem de ressonância magnética (RM) é raramente usada como exame de paratireoide, sendo normalmente reservada como modalidade de segunda ou terceira linha em casos desafiadores ou reoperação. Sua sensibilidade é menor do que em outras modalidades, com uma faixa de 43 a 94% relatada na literatura. Adenomas têm aparência homogênea ou marmorizada, com alta intensidade em sequências ponderadas em T2 e com intensidade intermediária a baixa em sequências ponderadas em T1. Há pesquisas em andamento na tentativa de desenvolver novas sequências de supressão de gordura que podem melhorar a utilidade da RM em paratireoide.[29]

Recentemente, o papel da tomografia com emissão de pósitron/TC (PET/TC) foi avaliado na localização de glândulas paratireoides anormais utilizando marcadores específicos para PET. PET/TC utilizando o marcador 18F-fluorocolina, um marcador de proliferação celular, demonstrou resultados promissores para localização da paratireoide.[32] É uma técnica de imagem híbrida, que combina dados metabólicos com localização anatômica para aperfeiçoar a resolução espacial. Em um recente estudo comparando PET/TC com 18F-fluorocolina a SPECT/TC com 99mTc-MIBI/tetrofosmina em 100 pacientes que participaram de ambos os estudos, PET/TC com 18F-fluorocolina foi superior a SPECT/TC, com sensibilidades de 93 e 61%, respectivamente. Além disso, PET/TC com 18F-fluorocolina foi capaz de detectar um adenoma de paratireoide em 23 pacientes nos quais o exame de SPECT/TC com sestamibi havia sido negativo. Também foi eficaz para localizar pequenos adenomas de paratireoide.[33] Embora ainda esteja sendo pesquisada, esta é uma técnica potencialmente promissora para localização da paratireoide. Outras modalidades como amostragem seletiva venosa de PTH, amostragem de PTH da veia jugular bilateral pré-operatória e biopsia por punção aspirativa com agulha fina guiada por US podem ter uma função em casos altamente selecionados de HPT persistente ou recorrente que requer reoperação.

Opções cirúrgicas e adjuvantes intraoperatórios

O tratamento definitivo de HPT primário consiste na remoção de todas as glândulas paratireoides hiperfuncionais, e isso pode ser feito por meio de paratireoidectomia seletiva ou por exploração bilateral do pescoço. Uma paratireoidectomia seletiva, geralmente chamada de paratireoidectomia minimamente invasiva (PMI), é normalmente um procedimento ambulatorial, que pode ser realizado sob anestesia local ou geral através de uma pequena incisão (de 3 a 4 cm), e consiste em uma dissecção seletiva normalmente limitada a apenas uma glândula que tenha sido localizada nas imagens pré-operatórias. A visualização da outra glândula paratireoide ipsilateral depende da preferência e da prática do cirurgião. A exploração bilateral do pescoço é realizada para visualizar todas as quatro glândulas paratireoides com subsequente remoção de uma ou mais glândulas anormais.

O monitoramento PTHIO é um adjuvante comumente utilizado, que orienta o cirurgião sobre quando parar a exploração da paratireoide. Ele ajuda a confirmar que não há tecido hiperfuncionante residual da paratireoide. O PTHIO melhora os índices de cura em pacientes com HPT primário e doença bem localizada submetidos a MIP de 96% sem PTHIO para 97 a 99%.[17] O sangue é retirado de uma veia periférica, acesso arterial, veia jugular anterior, ou veia jugular interna em pontos específicos de tempo antes e durante a operação com base no protocolo seguido. O nível de PTH deve cair depois que a(s) glândula(s) patológica(s) for(em) excisada(s) devido à meia-vida curta do PTH (de 3 a 5 minutos). Embora as práticas locais variem, os níveis de PTH são avaliados nos seguintes momentos: (1) pré-incisão (em uma data anterior à intervenção cirúrgica ou antes de começar o procedimento no dia do procedimento); (2) pré-excisão (depois de ter exposto a glândula anormal, mas antes de ligar o suprimento sanguíneo da glândula); (3) 5 minutos após a remoção da glândula; e (4) 10 minutos após a remoção da glândula. Com base nos Critérios de Miami, um declínio de mais de 50% no PTH 10 minutos após a remoção da glândula paratireoide em comparação ao nível basal mais alto, tanto pré-incisão quanto pré-excisão, sugerem cura, e o procedimento pode ser concluído. Critérios duplos são comumente usados para decidir quando encerrar a exploração da paratireoide, que requer uma diminuição de mais de 50% do PTH em relação ao nível pré-incisão mais um nível final de PTH que esteja dentro da faixa normal. Estudos utilizando ambos os protocolos bem validados reportam índices de cura de 97 a 99% com taxas de recorrência de menos de 3%.[17,34,35] Níveis adicionais de PTH podem ser obtidos se o nível de PTH em 10 minutos não cair mais que 50% ou não cair até a faixa normal esperada (em 15 ou 20 minutos após a excisão da glândula) e/ou após a realização de dissecção adicional e excisão de outra(s) glândula(s). As vantagens da MIP incluem menor incisão, menor tempo de intervenção cirúrgica e dissecção limitada a um lado do pescoço, com menores índices de hipocalcemia transitória em comparação à exploração bilateral.

Indicações para exploração bilateral incluem preferência do cirurgião, insucesso de exploração seletiva (PTH não cai de acordo com o protocolo esperado), hiperplasia de paratireoide conhecida ou identificada no intraoperatório, alta suspeita de doença multiglandular (HPT secundário e terciário, HPT induzido por lítio, HPT familiar) e estudos de localização pré-operatória discordantes ou negativos. Durante uma exploração bilateral, todas as glândulas são identificadas e comparadas para decidir se o paciente tem um único adenoma, adenoma duplo ou hiperplasia das quatro glândulas. Glândulas paratireoides ectópicas podem ser um desafio, tendo em vista que aproximadamente 16% dos pacientes têm glândulas ectópicas e 13% dos pacientes têm glândulas paratireoides supranumerárias.[14] Locais ectópicos devem ser avaliados quando não é possível identificar uma glândula paratireoide anormal. A localização ectópica mais comum para uma glândula inferior faltante é no timo (Figura 38.5). Outros locais ectópicos de glândula inferior faltante são: ligamento tireotímico, mediastino superior anterior, janela aortopulmonar, glândula que não desceu e permaneceu em uma localização submandibular, bainha da carótida (Figura 38.9) e dentro da tireoide. A localização ectópica mais comum de uma glândula paratireoide superior faltante é o sulco traqueoesofágico. Outros locais ectópicos de glândulas paratireoides superiores faltantes incluem espaços retroesofágicos, retrofaríngeos, mediastino posterior e dentro da tireoide.

Se todas as quatro glândulas parecem ser anormais, uma paratireoidectomia subtotal é realizada, que engloba a remoção de três glândulas completamente e parte da quarta, deixando um fragmento de aproximadamente 1 a 2 vezes o tamanho de uma glândula normal. O fragmento deve ser moldado antes da remoção das glândulas remanescentes, marcado com uma pinça cirúrgica, e deve ser reverificado quanto à viabilidade antes de remover as outras glândulas paratireoides. Uma timectomia transcervical também é feita, pois o timo é o local mais comum de uma glândula paratireoide supranumerária, o que ocorre em 13% dos pacientes. O uso adjuvante de PTHIO pode ser considerado e é, às vezes, utilizado rotineiramente durante a exploração bilateral do pescoço para confirmar a cura, especialmente quando não se consegue identificar nenhuma das quatro glândulas paratireoides. Embora as taxas de complicação sejam semelhantes às da MIP, exploração bilateral do pescoço está associada a uma taxa mais elevada de hipocalcemia transitória.

Pelo fato de o tecido da paratireoide poder lembrar gordura, linfonodos, tecido da tireoide ou timo, a identificação intraoperatória pode ser confirmada com análise de corte congelado ou raramente por punção *ex vivo* e determinação do nível de PTH. A punção é realizada extraindo uma pequena quantidade de tecido da paratireoide com uma agulha fina e enxaguando-a em 1 cc de solução salina normal, seguida pela medição do PTH na amostra. Nem o exame de corte congelado nem a determinação da quantidade de PTH no tecido são necessários quando os resultados da verificação do PTHIO confirmam que todo o tecido da paratireoide hipersecretante foi removido.

Um adjuvante intraoperatório adicional para ajudar a melhorar a visualização da glândula paratireoide é o uso de corante indocianina verde e autofluorescência próxima ao infravermelho. Outros adjuvantes que podem auxiliar na localização intraoperatória da glândula paratireoide incluem US, amostragem venosa bilateral da jugular e paratireoidectomia radioguiada utilizando uma sonda gama. Monitoramento do nervo laríngeo recorrente é usado menos frequentemente na paratireoide em comparação à intervenção cirúrgica de tireoide, mas pode ser considerado em casos de revisão cirúrgica.

Abordagens cirúrgicas únicas para o pescoço central surgiram na última década. Alguns centros especializados oferecem paratireoidectomias endoscópicas ou robóticas para pacientes selecionados que desejam evitar uma incisão no pescoço. O acesso ao pescoço central é obtido por meio de uma incisão axilar ou uma abordagem vestibular transoral. Os tempos cirúrgicos são mais longos, com maior dificuldade técnica e dados limitados de resultados a longo prazo.[36]

Durante o procedimento cirúrgico de paratireoide, deve-se realizar dissecção meticulosa para prevenir rompimento da cápsula de uma glândula paratireoide anormal, o que pode levar a paratireomatose. Paratireomatose se refere a múltiplos implantes de paratireoide no tecido mole do pescoço, que causam hipercalcemia crônica intratável. Da mesma forma, deve-se tomar cuidado para evitar a desvascularização das glândulas paratireoides normais. Se uma glândula paratireoide for desvascularizada, ela deve ser autotransplantada no músculo esternocleidomastóideo ipsilateral, em um músculo infra-hióideo, ou no antebraço, e sua localização deve ser marcada com grampos para identificação futura.

Manejo pós-operatório

Após a paratireoidectomia, os pacientes são observados em relação a hematoma cervical ou sintomas de hipocalcemia. Dependendo da extensão da intervenção cirúrgica e da preferência do cirurgião, os pacientes recebem alta após recuperação normal na unidade de tratamento pós-anestesia ou passam a noite no hospital para observação. Hematoma cervical é uma complicação rara, porém potencialmente fatal, com uma taxa de ocorrência de 0,3% após paratireoidectomia.[37] Pacientes sob maior risco de sangramento pós-operatório, como aqueles que tomam medicamentos anticoagulantes ou fazem hemodiálise ou, então, que comprovadamente são portadores de alguma coagulopatia devem ser considerados para observação durante a noite. Hipocalcemia é incomum após a remoção de um único adenoma, e os pacientes normalmente não precisam de suplementação de cálcio. Hipocalcemia é mais comum após paratireoidectomia subtotal. Os sintomas de hipocalcemia incluem dormência e parestesias acrais e periorais, cãibras musculares, fraqueza, e são tratados com gliconato de cálcio intravenoso e/ou carbonato de cálcio oral com ou sem suplementação de vitamina D depois da intervenção cirúrgica. Pacientes com hipocalcemia grave podem sofrer tetania com espasmos carpopedais ou trismos. Os pacientes são educados em relação aos sintomas de hipocalcemia no pré-operatório e instruídos a manter suplementos de cálcio e vitamina D disponíveis em casa caso não seja dada uma prescrição específica.

Pacientes com HPT primário que têm deficiência de vitamina D devem receber suplementação de vitamina D no pós-operatório com reavaliação dos níveis de 25(OH)D em 3 meses. Os níveis de cálcio são normalmente checados no primeiro dia de pós-operatório, 2 semanas após a intervenção cirúrgica, e novamente em 6 meses depois do procedimento para confirmar a cura do HPT primário, que é definida como eucalcemia em até 6 meses após a intervenção cirúrgica.

Manejo médico do hiperparatireoidismo primário

Pacientes com HPT primário que não são submetidos a paratireoidectomia devem ser monitorados quanto a sinais e sintomas de progressão da doença. Diretrizes recomendam verificações anuais dos níveis séricos de cálcio, creatinina e TFG. A densidade mineral óssea da coluna, quadril e antebraço deve ser monitorada a cada 1 ou 2 anos. Avaliação de fratura vertebral deve ser realizada caso haja suspeita clínica devido a novas dores nas costas ou perda de altura. Da mesma forma, reavaliação de cálculos renais deve ser realizada se surgirem sintomas sugestivos.[20,26] Durante o período de monitoramento, os pacientes que eram originalmente assintomáticos devem ser encaminhados para avaliação cirúrgica caso a concentração de cálcio sérico fique mais de 1 mg/dℓ acima do limite máximo ou do normal; caso a TFG caia para menos de 60 mℓ/min, quando há perda significativa de densidade mineral óssea ou desenvolvimento de osteoporose, ou se os pacientes desenvolverem novos cálculos renais ou fraturas vertebrais.[26]

Os objetivos do manejo médico do HPT primário são controlar a hipercalcemia e a hipercalciúria e prevenir a progressão de doença renal e óssea. Deve-se encorajar hidratação para prevenir a progressão da hipercalcemia e de nefrolitíase. Cinacalcete é um ativador alostérico dos CaSR, que tem sido usado no tratamento de hipercalcemia em pacientes com câncer de paratireoide recorrente ou metastático, crises de hipercalcemia (CH) e HPT secundário. Esse produto sensibiliza o CaSR no cálcio sérico, que suprime a secreção de PTH. Esse medicamento não foi aprovado para uso rotineiro em pacientes com HPT primário que sejam candidatos a intervenção cirúrgica, mas foi aprovado pela FDA para pacientes com HPT primário impossibilitados de serem operados.[20] Em um estudo randomizado controlado, depois de 1 ano de tratamento com cinacalcete, tanto os valores de cálcio quanto de PTH foram reduzidos em 19% dos pacientes com HPT primário que receberam cinacalcete em relação aos que receberam placebo. Contudo, cinacalcete não causa nenhum efeito na perda óssea, que continua ocorrendo na mesma taxa sem intervenção cirúrgica.[18] Para pacientes com HPT primário, o procedimento cirúrgico é mais eficaz em tratar e prevenir complicações do HPT além de ser mais custoefetiva em relação à terapia médica.[17]

Terapia com bifosfonato pode ser usada para melhorar a massa óssea em pacientes com HPT primário e osteoporose. Os bifosfonatos não alteram os níveis de cálcio ou PTH. Em pacientes com HPT primário que necessitam tanto de redução dos níveis séricos de cálcio quanto melhora da densidade mineral óssea, mas que não podem ser submetidos a paratireoidectomia, a combinação de cinacalcete e terapia com bifosfonato pode ser considerada, mas são poucos os estudos disponíveis, e estes são retrospectivos.[20] Diuréticos à base de tiazida podem ser usados para diminuir os níveis de cálcio na urina em pacientes com HPT primário e hipercalciúria, o que pode reduzir o risco de cálculos renais[18]

Resultados após a intervenção cirúrgica

Quando a paratireoidectomia é realizada por um cirurgião experiente, as taxas de cura de HPT primário esporádico são de 95 a 99%. Complicações incluem hipocalcemia transitória (5 a 47%), hipoparatireoidismo permanente (0 a 3%), lesão do nervo laríngeo recorrente (< 1%), hematoma cervical (0,3%), e infecção da ferida.[17,37] A cura cirúrgica de HPT primário é seguida por um aumento da massa óssea em incrementos de 2 a 4% no primeiro ano de pós-operatório.[18] Pacientes com ossos normais, osteopênicos ou osteoporóticos terão melhora na densidade mineral óssea com menor índice de fraturas. Em um estudo retrospectivo de 15 anos, os índices de fratura de quadril e de punho caíram em 50 a 64% em 10 anos em pacientes submetidos a paratireoidectomia curativa em relação a uma coorte comparativa que não havia sido submetida a intervenção cirúrgica.[38] Após a paratireoidectomia curativa, os pacientes apresentaram menor risco de cálculos renais recorrentes e uma diminuição dos níveis de cálcio urinário. Embora possa não haver nenhuma melhora da nefrocalcinose e da insuficiência renal, maiores declínios da função renal são prevenidos.[18] Os sintomas neurocognitivos atribuídos ao HPT primário demonstraram graus variáveis de melhora após a intervenção cirúrgica curativa.[17]

HIPERPARATIREOIDISMO SECUNDÁRIO E TERCIÁRIO

Hiperparatireoidismo secundário

HPT secundário, inicialmente, ocorre como uma reação fisiológica das glândulas paratireoides à hipocalcemia. É caracterizado por níveis elevados de PTH com níveis de cálcio sérico baixos ou normais. HPT secundário se deve mais comumente a doença renal crônica, deficiência de vitamina D e má absorção de cálcio intestinal. Outras causas de HPT secundário são relacionadas no Boxe 38.2. Deficiência de vitamina D e hipocalcemia pioram o HPT secundário por causar aumento da secreção de PTH e devem ser tratadas com suplementação de vitamina D e cálcio. Os pacientes devem tomar de 1.000 a 1.200 mg de cálcio por dia (pela alimentação ou suplementação) e suplementação de vitamina D para manter um nível sérico de 25(OH)D de mais de 30 ng/mℓ.[18]

A insuficiência renal crônica causa HPT secundário através de diversos mecanismos. Pacientes com insuficiência renal crônica têm excreção reduzida de fosfato e fosfato sérico mais elevado, que se liga ao cálcio e reduz os níveis de cálcio livre no soro. Eles também apresentam menor atividade da 1-hidroxilase no rim, o que resulta em redução da conversão renal de 25 (OH) vitamina D para 1, 25, (OH)$_2$ vitamina D (a forma biologicamente ativa de vitamina D) e redução da absorção intestinal de cálcio. O efeito líquido da hiperfosfatemia e de baixos níveis da forma biologicamente ativa de vitamina D é a hipocalcemia crônica, que causa: (1) infrarregulação do *CaSR* nas células da paratireoide e alteração do valor de referência de cálcio; (2) infrarregulação do receptor de vitamina D nas células da paratireoide; e (3) alterações na regulação do ciclo celular – tudo isso levando à hipersecreção de PTH, proliferação de células da paratireoide e hiperplasia da glândula paratireoide.[39]

Estima-se que 90% dos pacientes portadores de insuficiência renal crônica desenvolvem HPT secundário, e a maioria deles pode ser manejada medicamente com redução da ingestão alimentar de fosfato, quelantes de fosfato, suplementação oral de cálcio e calcitriol, análogos intravenosos da vitamina D, e diálise. Além disso, cinacalcete, um agente calcimimético, é utilizado para alterar a sensibilidade do *CaSR* das células da paratireoide e reduzir a secreção de PTH, ajudando a restaurar a homeostasia do cálcio e do fosfato.[39,40] Diretrizes internacionais do grupo de trabalho The Kidney Disease Improving Global Outcomes recomendam reduzir os níveis séricos de fósforo para a faixa normal e manter níveis de PTH intacto entre 2 e 9 vezes o limite máximo da faixa normal.[41]

Paratireoidectomia é indicada para pacientes fármaco-resistente (ou "refratários a medicação") ou com HPT renal complicado, representando 1 a 2% dos pacientes com HPT renal por ano.[40] Um consenso da European Society of Endocrine Surgeons recomenda as seguintes indicações para paratireoidectomia em pacientes com HPT renal: (1) PTH acima de 800 pg/mℓ, (2) hipercalcemia sustentada, (3) hiperfosfatemia refratária, (4) elevação do produto cálcio-fósforo acima de 55 mg^2/dL^2, (5) doença óssea sintomática grave e (6) calcifilaxia.[40] Outras possíveis indicações incluem calcificação ectópica extraóssea sintomática (calcinose), intolerância a cinacalcete, fraqueza muscular profunda e prurido intratável. A paratireoidectomia é importante devido à evidência de aumento da mortalidade por complicações cardiovasculares e calcificações ectópicas em pacientes com HPT renal refratários a medicação. Transplante de rim continua sendo a melhor opção para tratamento de desarranjos metabólicos associados a HPT renal refratário.

Boxe 38.2 Causas de hiperparatireoidismo secundário.

- Insuficiência renal crônica
- Deficiência de 25-hidroxivitamina D
- Síndromes de má absorção
  Doença celíaca
  Fibrose cística
  Síndrome do intestino curto
  Procedimentos bariátricos
- Medicações
  Lítio
  Diuréticos (p. ex., hidroclorotiazida, furosemida)
- Anormalidades metabólicas
  Hipermagnesemia
  Hiperfosfatemia
- Transtornos congênitos
  Hiperparatireoidismo neonatal transitório
  Síndrome de DiGeorge

As opções cirúrgicas-padrão para tratamento de HPT renal são paratireoidectomia subtotal ou paratireoidectomia total com autotransplante. Ambas as opções cirúrgicas incluem uma timectomia transcervical para remover possíveis glândulas supranumerárias, que se encontram mais frequentemente no timo. Ao realizar uma paratireoidectomia subtotal, um fragmento de paratireoide *in situ* bem vascularizado, de 40 a 80 mg, é elaborado inicialmente, seguido da remoção de todas as glândulas paratireoides remanescentes depois de confirmada a viabilidade do fragmento. Este é marcado com um grampo largo ou uma sutura não absorvível para ajudar a facilitar a identificação no caso de uma futura recorrência no fragmento.

Em pacientes submetidos a paratireoidectomia total e autotransplante, o autotransplante é preferencialmente realizado no músculo braquiorradial do antebraço não dominante. Isso pode ajudar a evitar reoperação no pescoço e permite a medição diferencial de PTH nos antebraços sem e com enxerto para ajudar a diferenciar o fragmento do pescoço como local de recorrência. Proponentes da paratireoidectomia total ou subtotal e autotransplante sugerem que há taxas mais altas de recorrência com a paratireoidectomia subtotal e taxas mais altas de hipoparatireoidismo com paratireoidectomia total e autotransplante. As taxas médias de recorrência após qualquer uma dessas técnicas cirúrgicas são de 7%, com uma taxa de 2% de hipoparatireoidismo permanente.[40]

Hiperparatireoidismo terciário

HPT terciário se refere à superprodução autônoma de PTH com o desenvolvimento de hipercalcemia em pacientes com insuficiência renal crônica e HPT secundário preexistente. HPT terciário também é usado para definir HPT que persiste ou que ocorre após transplante renal bem-sucedido.[40] Pacientes com HPT terciário têm níveis elevados de cálcio sérico e de PTH intacto. Enquanto o HPT secundário se resolve em muitos pacientes após o transplante, até 25% dos pacientes com HPT secundário terão HPT persistente (HPT terciário) 1 ano após o transplante na forma de hiperplasia difusa e nodular.[42] O aumento de PTH prolongado em transplantados renais está associado a aumentos do risco de perda óssea, redução da sobrevida do aloenxerto e menor sobrevida dos pacientes.

As duas opções de tratamento para HPT terciário são terapia médica com cinacalcete e paratireoidectomia. Foi demonstrado que a intervenção cirúrgica é superior a cinacalcete para a normalização dos níveis de cálcio e PTH em 1 ano após o procedimento cirúrgico, bem como por menores taxas de falha do aloenxerto.[42] A despeito dos melhores resultados com a intervenção cirúrgica, somente 7% dos pacientes com HPT terciário acabam sendo submetidos à paratireoidectomia.[42] Indicações para paratireoidectomia em HPT terciário incluem hipercalcemia ou hipercalciúria persistente, perda de fósforo renal, baixa densidade mineral óssea, nefrocalcinose, doença sintomática e paratireoides aumentadas nos exames de imagem.[42] Em pacientes que são candidatos a aloenxertos e têm HPT terciário com níveis elevados de PTH e cálcio, deve-se considerar paratireoidectomia pré-transplante, visto que isso foi associado a um melhor funcionamento do enxerto.[40]

Hipocalcemia pós-operatória grave é comum após paratireoidectomia para HPT renal. A hipocalcemia pós-operatória é atribuída a osteodistrofia renal e "síndrome do osso faminto", e ocorre devido a um declínio súbito dos níveis de PTH na circulação após a intervenção cirúrgica, causando um pico de captação de cálcio no osso em consequência da remineralização.[43] Cinacalcete também pode contribuir para a hipocalcemia pós-operatória. Os pacientes podem sentir ou não sintomas relacionados à hipocalcemia, que incluem dormência e parestesias acrais e periorais, cãibras musculares, irritabilidade neuromuscular com espasmos carpopedais ou trismos, e arritmias cardíacas. Os pacientes normalmente requerem internação hospitalar por 3 a 5 dias após a paratireoidectomia, para tratamento da hipocalcemia com reposição de cálcio oral e intravenoso e administração de calcitriol. Correção da hipomagnesemia associada também é geralmente necessária. Pelo fato de que o calcitriol pode precisar de até 48 horas para funcionar, estudos recentes avaliaram a utilidade da oferta pré-operatória de calcitriol. Tratamento pré-operatório com calcitriol iniciando 5 dias antes da intervenção cirúrgica resultou em redução da necessidade de cálcio intravenoso pós-operatório e em diminuição de 50% do tempo de hospitalização.[43]

Calcifilaxia

Calcifilaxia, também chamada de arteriolopatia urêmica calcificante, é uma doença rara manifestada por lesões cutâneas violáceas dolorosas associadas a ulceração, isquemia, necrose e formação de escara (Figura 38.10). Calcifilaxia é caracterizada por calcificação microvascular, proliferação da íntima, fibrose e oclusão trombótica de pequenos vasos subcutâneos. Afeta predominantemente pacientes com doença renal de estágio final e HPT secundário, mas também pode ocorrer em transplantados renais e, raramente, em pacientes com HPT primário. Feridas dolorosas que não cicatrizam com áreas de necrose cutânea se desenvolvem, nesses pacientes, com infecção secundária, gangrena, sepse e morte. São relatadas taxas de mortalidade de 50 a 80% em pacientes com calcifilaxia. Entre os fatores que foram implicados na patogênese da calcifilaxia estão a hiperfosfatemia refratária à medicação, produto cálcio-fosfato elevado, altos níveis de PTH, uso de varfarina, deficiência de proteína C e proteína S, e outras causas de trombofilia. O diagnóstico de calcifilaxia é feito em um paciente com doença renal crônica e HPT secundário que apresente uma combinação de lesões de pele dolorosas, violáceas e sensíveis, e uma biopsia de pele demonstrando calcificações vasculares e extravasculares na ausência de achados histológicos de vasculite.

A relação entre HPT e calcifilaxia não é totalmente compreendida, visto que a maioria dos pacientes com HPT grave não desenvolve calcifilaxia e muitos pacientes com doença renal de estágio final e calcifilaxia não têm HPT. No entanto, em pequenos estudos, verificou-se que pacientes com níveis elevados de PTH e calcifilaxia se beneficiavam da paratireoidectomia. As opções de tratamento para calcifilaxia incluem tiossulfato de sódio, quelantes de fosfato, banhos com baixa concentração de cálcio no dialisado,

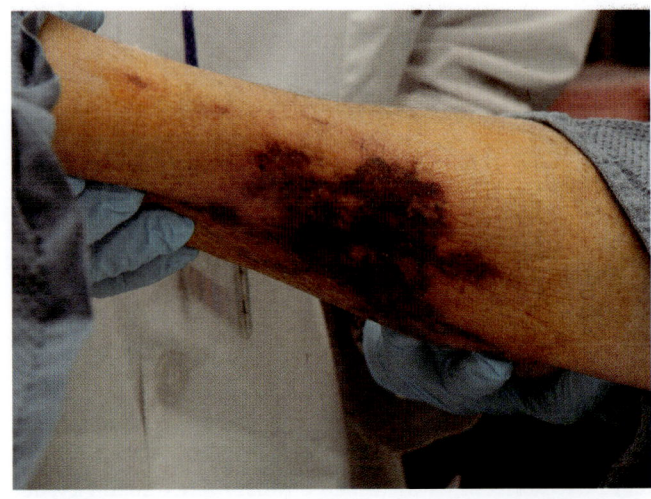

Figura 38.10 Lesão de pele violácea e formação de escara decorrente de calcifilaxia.

bifosfonatos, calcimiméticos e paratireoidectomia. Devido à alta mortalidade associada à calcifilaxia e ao potencial de progressão após paratireoidectomia subtotal, paratireoidectomia total com timectomia transcervical é a intervenção cirúrgica de preferência. Pode ser necessário desbridamento para controle de sepse na ferida, mas deve-se evitar desbridamento de escaras secas, tendo em vista que isso pode levar à progressão da calcifilaxia.

O papel da paratireoidectomia urgente é controverso no manejo da calcifilaxia, visto que somente um número limitado de pequenos estudos demonstrou vantagem de sobrevida em pacientes de paratireoidectomia, mas esses estudos provavelmente foram afetados por vieses de seleção. Um estudo retrospectivo caso-controle não conseguiu demonstrar uma vantagem de sobrevida entre pacientes com doença renal de estágio final com calcifilaxia que foram submetidos à paratireoidectomia em relação aos que não haviam sido submetidos à intervenção cirúrgica.[44] Por outro lado, várias pequenas séries demonstraram um benefício de sobrevida em pacientes com doença renal de estágio final, calcifilaxia, e HPT grave (PTH > 400) que foram submetidos à paratireoidectomia em comparação aos que não foram operados.[45] São necessários outros estudos para delinear melhor a fisiopatologia e o tratamento ideal da calcifilaxia.

CRISE HIPERCALCÊMICA INDUZIDA POR HIPERPARATIREOIDISMO

CH é uma condição rara e potencialmente fatal. HPT e malignidade avançada são as duas causas mais comuns, representando 90% ou mais de todos os casos. CH induzida por HPT (CHIH) é uma das poucas emergências endócrinas. Em 1932, Lowenburg e Ginsburg relataram um caso de CH em um menino que estava recebendo extrato de paratireoide para tratamento de púrpura hemorrágica.[46] Em 1939, Hanes descreveu a síndrome clínica da CHIH e informou o primeiro óbito por CHIH. Mais recentemente, em 2001, Ziegler reportou assistolia intraoperatória e óbito por assistolia pós-operatória após a remoção de um adenoma de paratireoide de 8,3 g em um paciente com CHIH.[47]

A definição de CHIH não foi padronizada, e existem várias definições na literatura médica e cirúrgica. Uma definição clinicamente útil é um nível de cálcio sérico corrigido por albumina de 14 mg/dℓ ou mais com disfunção orgânica associada. Como resultado das várias definições que já foram usadas para definir CHIH, sua incidência entre todos os pacientes com HPT é variável. São relatados índices de 2 a 7% de CHIH na literatura.

CHIH é normalmente caracterizada por uma manifestação aguda após algumas doenças intercorrentes ou evento precipitador com desidratação. Os pacientes geralmente apresentam sintomas relacionados à disfunção dos sistemas gastrintestinal, renal, cardíaco e nervoso central, e alguns deles podem ser potencialmente fatais. Manifestações gastrintestinais incluem anorexia, náuseas, vômito, pancreatite aguda e doença de úlcera péptica grave. Pancreatite aguda é mais comum em pacientes com CHIH do que em pacientes com HPT sem crise. As manifestações renais incluem nefrocalcinose, nefrolitíase, poliúria e polidipsia, lesão renal aguda, oligúria e anúria. As manifestações cardíacas incluem encurtamento do intervalo QT, bradicardia, bloqueio cardíaco completo, calcinose do miocárdio e desenvolvimento de taquiarritmias ventriculares. Desarranjos neurocognitivos são comuns, como exacerbação de doença psiquiátrica subjacente, letargia, sonolência, confusão, obnubilação e coma.

Pacientes com CHIH apresentam maior probabilidade de ter uma massa palpável no pescoço do que pacientes com HPT sem CH. Na avaliação laboratorial em pacientes com CHIH, além de níveis de cálcio mais elevados, são notáveis os níveis significativamente maiores de PTH intacto, cloro e fosfatase alcalina, e significativamente menores de fósforo do que seus pares com HPT sem CH. Os pacientes também podem apresentar evidência de depleção de volume, hipopotassemia e lesão renal aguda.

O manejo da CHIH consiste em intervenções para reduzir rapidamente os níveis de cálcio sérico seguidas por paratireoidectomia urgente. Faltam grandes estudos clínicos bem desenhados avaliando o manejo adequado da CHIH. O fundamento lógico para abaixar os níveis de cálcio sérico antes da intervenção cirúrgica é reduzir a possibilidade de arritmias cardíacas potencialmente fatais, insuficiência de múltiplos sistemas orgânicos e choque refratário, que já foram documentados como causas de mortalidade perioperatória em pacientes com CHIH.

Pacientes com CHIH devem ser submetidos à rápida expansão de seu volume de fluido extracelular com solução isotônica de cloreto de sódio intravenosa para promover a calciurese. Uma vez corrigido esse déficit de volume, pode-se administrar furosemida para aumentar ainda mais a calciurese. Medicamentos à base de bifosfonato, que inibem a função dos osteoclastos, são considerados como primeira linha de tratamento para CHIH em combinação com expansão do volume intravenoso. Pamdrionato ou ácido zoledrônico são altamente eficazes em reduzir os níveis de cálcio sérico. Ácido zoledrônico é preferível devido à sua maior potência e facilidade de administração. Quatro miligramas de ácido zoledrônico administrados como infusão intravenosa por 5 a 15 minutos produzem redução do cálcio sérico em 24 a 48 horas. Enquanto aguarda uma resposta ao agente bifosfonato, calcitonina, que também inibe a função dos osteoclastos, pode ser administrada como agente temporizador. Ela tem rápido início de ação, em 12 a 24 horas, e pode ser usada efetivamente em combinação com bifosfonatos. Seu efeito no cálcio sérico é modesto, reduzindo o cálcio em aproximadamente 1 mg/dℓ. Contudo, seu efeito é passageiro, e taquifilaxia se desenvolve em questão de 48 horas. Em determinadas circunstâncias, outras modalidades podem ser usadas para o tratamento de CHIH refratária a bifosfonato, incluindo: (1) denosumabe, um anticorpo monoclonal que inibe a função dos osteoclastos; (2) cinacalcete, um agente calcimimético que se liga ao receptor de cálcio na célula da paratireoide e reduz a secreção de PTH; e (3) hemodiálise com baixo cálcio ou hemodiafiltração venovenosa contínua, principalmente para pacientes com insuficiência renal que não conseguem tolerar carga de volume.

Redução rápida dos níveis de cálcio sérico e otimização da função orgânica com expansão do volume de líquido extracelular utilizando cloreto de sódio isotônico intravenoso, calciurese induzida por furosemida, e a combinação de calcitonina e um agente bifosfonato para inibir a função dos osteoclastos é uma ponte bastante eficaz para a paratireoidectomia. Isso dá tempo para que se corrijam anormalidades fluídicas e eletrolíticas e o tratamento de outros problemas médicos. A paratireoidectomia deve ser realizada com urgência, mas somente após a condição do paciente ter sido otimizada.

A localização da paratireoide com US e sestamibi com SPECT deve ser realizada assim que o paciente estiver estável clinicamente e pode ser realizada concomitantemente com a correção da hipercalcemia. Imagem utilizando sestamibi com SPECT é importante, pois os pacientes com CHIH apresentam maior probabilidade de ter um adenoma ectópico de paratireoide.

Pacientes com CHIH têm glândulas paratireoides significativamente maiores e são mais propensos a ter glândulas ectópicas no mediastino. Câncer de paratireoide ocorre em 5% dos pacientes com CHIH. No pós-operatório, pacientes com CHIH podem desenvolver hipocalcemia sintomática, requerendo cálcio intravenoso e oral, terapia com vitamina D e monitoramento de cálcio com o paciente hospitalizado. "Síndrome do osso faminto" é a principal causa de hipocalcemia, mas bifosfonatos e agentes calcimiméticos também podem contribuir para a hipocalcemia pós-operatória.

CÂNCER DE PARATIREOIDE

Fritz DeQuervain reportou o primeiro caso de câncer de paratireoide em 1909. Câncer de paratireoide é um dos cânceres humanos mais raros, com uma prevalência de 0,005% e uma incidência estimada de 11 casos em 10 milhões de habitantes por ano.[48] É responsável por menos de 1% de todos os pacientes com HPT primário. Ao contrário de todos os pacientes com HPT primário, com uma proporção de 4 mulheres para cada homem, o câncer de paratireoide afeta homens e mulheres em uma distribuição igual. O câncer de paratireoide ocorre mais frequentemente na forma esporádica, mas também pode ocorrer em pacientes com HPT familiar, em especial no HPT-JT e no HPT isolado familiar. Mutações inativadoras no gene supressor de tumor do ciclo de divisão celular 73 (CDC73) (também conhecido como HRPT2) e mutações CGM2 são frequentemente observadas em pacientes com câncer de paratireoide familiar associados a HPT-JT e HPT isolado familiar, respectivamente. Mutações somáticas no gene supressor do CDC73 também ocorrem em câncer de paratireoide esporádico.

Câncer de paratireoide é praticamente um tumor uniformemente funcional. Pacientes com câncer de paratireoide normalmente apresentam HPT primário grave, e a média de idade no momento do diagnóstico é de 57 anos. A maioria dos pacientes é sintomática, com uma alta prevalência de manifestações esqueléticas, nefrolitíase e insuficiência renal, ao contrário de outros pacientes com HPT primário, em quem é rara a ocorrência concomitante de nefrolitíase e doença óssea. Pacientes com câncer de paratireoide também têm maior probabilidade de apresentar CH.

Até 50% dos pacientes com câncer de paratireoide apresentam uma massa palpável no pescoço. Deve-se suspeitar de câncer de paratireoide em pacientes com HPT, rouquidão e paralisia unilateral das cordas vocais. Pacientes com câncer de paratireoide geralmente apresentam níveis séricos de cálcio acima de 14 mg/dℓ, níveis séricos de PTH intacto que são de 3 a 10 vezes acima do normal e níveis mais elevados de fosfatase alcalina.

Existem relatos raros de cânceres de paratireoide não funcionais. A maioria dos pacientes com câncer de paratireoide não funcional apresenta uma massa palpável no pescoço. Os níveis de cálcio e PTH são normais. O prognóstico é geralmente pior devido ao fato de a condição ser detectada em um estágio avançado.

O diagnóstico definitivo de câncer de paratireoide é fechado com base na invasão de tecido adjacente ou metástases regionais ou sistêmicas. Consequentemente, o câncer de paratireoide é geralmente diagnosticado no momento da intervenção cirúrgica, e pode não haver suspeita no pré-operatório. Características microscópicas associadas ao câncer de paratireoide, incluindo trabéculas fibrosas espessas, atipia nuclear e pleomorfismo, mitoses, um padrão de crescimento trabecular e invasão capsular não são específicas, e podem ser observadas em pacientes com adenoma de paratireoide benigno. Cânceres de paratireoide são tumores grandes, mais comumente de mais de 3 cm em sua dimensão maior.

No procedimento cirúrgico, o câncer de paratireoide é identificado como uma massa firme sólida com aparência branca acinzentada e consistência firme. Os planos de tecido normais entre a massa da paratireoide e o lobo da tireoide são ausentes, e há invasão das estruturas adjacentes, mais comumente da glândula tireoide e dos músculos infra-hióideos, mas o nervo laríngeo recorrente, a traqueia e o esôfago também podem estar envolvidos. Por outro lado, um adenoma benigno de paratireoide é um tumor mole que tem um plano de tecido conjuntivo definido separando-o da glândula tireoide, permitindo a dissecação fácil do tumor de seus tecidos adjacentes.

O tratamento de pacientes com câncer de paratireoide consiste em manejo médico da hipercalcemia grave antes da operação em pacientes com CH para reduzir o risco de arritmias cardíacas e outras disfunções orgânicas. A terapia cirúrgica consiste em uma ressecção em bloco do câncer e de quaisquer estruturas adjacentes envolvidas, incluindo o nervo laríngeo recorrente quando o mesmo é invadido pelo câncer. Deve-se tomar cuidado para não romper a cápsula do tumor. Se o nervo laríngeo recorrente for ressecado, pode-se considerar reconstrução imediata com reparo primário ou enxerto de alça cervical. Invasão da traqueia é tratada através de ressecção local em bloco e ou traqueostomia, reparo primário, ou cobertura muscular para tratar o defeito na traqueia. Para invasões de esôfago confinadas às camadas musculares, é efetuada ressecção parcial da parede esofágica. Pode ser necessária uma pequena ressecção esofágica de espessura total com reforço de retalho muscular.

Metástases de linfonodos cervicais são incomuns, ocorrendo em aproximadamente 3% dos pacientes com câncer de paratireoide.[48] Dissecção de linfonodo cervical, seja nos compartimentos centrais ou laterais do pescoço, é reservada para pacientes com metástases de linfonodos identificadas no exame físico pré-operatório, na avaliação sonográfica ou na intervenção cirúrgica. Dissecção de linfonodo orientada por compartimento somente é necessária quando os linfonodos estão envolvidos com doença metastática. Não há motivo para dissecção profilática de compartimento central ou lateral do pescoço, a qual está associada a um aumento da morbidade, e não resulta em melhora da sobrevida.

As taxas de recorrência são altas, ocorrendo em aproximadamente 40 a 70% dos pacientes, normalmente em questão de 2 a 5 anos a contar da intervenção cirúrgica inicial. Margens positivas estão correlacionadas a taxas de recorrência mais elevadas, destacando a importância de se obter margens livres e evitar rompimento da cápsula do tumor. Recorrência locorregional é mais comum, mas metástases sistêmicas não são infrequentes, afetando mais comumente os pulmões e os ossos. Recorrências locais e regionais e metástases sistêmicas devem ser ressecadas sempre que possível. Isso é importante para ajudar a controlar a hipercalcemia.

Em geral, o câncer de paratireoide é resistente à radiação, e quimioterapia é ineficaz. A média de sobrevida específica à doença é de 75 meses para todos os pacientes com câncer de paratireoide; a sobrevida global específica ao câncer é de 89% em uma média de 4,5 anos de acompanhamento, e as taxas de sobrevida global em 5 e 10 anos para câncer de paratireoide são de 82 e 66%, respectivamente.[48] Pacientes com metástases persistentes têm sobrevida média de apenas 2,5 meses.

Pacientes com câncer de paratireoide morrem ou de doença metastática ou de complicações da hipercalcemia crônica intratável. O manejo médico da hipercalcemia por câncer de paratireoide normalmente consiste em um agente bifosfonato ou cinacalcete. Agentes calcimiméticos foram aprovados pela FDA em 2004 para tratamento de hipercalcemia secundária a câncer de paratireoide.

HIPERPARATIREOIDISMO PRIMÁRIO FAMILIAR

HPT primário é uma condição familiar em 3 a 5% dos pacientes.[17,19] As formas sindrômicas de HPT primário incluem MEN1, MEN2A, MEN4 e HPT-JT. A forma familiar não sindrômica de HPT primário é o HPT familiar isolado (Tabela 38.2). Para triagem de HPT familiar, todos os pacientes devem ser indagados quanto ao histórico familiar de HPT e outras endocrinopatias que compõem as formas sindrômicas de HPT primário, bem como sobre intervenção cirúrgica prévia de pescoço e cálculos renais em outros membros da família.[17]

As diretrizes para paratireoidectomia da American Association of Endocrine Surgeons (AAES) recomendam aconselhamento genético e testes em pacientes com HPT primário com idade abaixo de 40 anos e doença multiglandular, e em pacientes com manifestações clínicas ou histórico familiar que sejam sugestivos de síndrome familiar.[17] A European Society of Endocrine Surgeons recomenda teste genético de MEN 1 em pacientes com HPT primário de menos de 40 anos com doença multiglandular ou HPT primário persistente ou recorrente. Um estudo recente avaliou a probabilidade de um teste genético positivo em pacientes com histórico familiar de HPT primário e sexo masculino, idade abaixo de 45 anos ou presença de doença multiglandular.[49]

MEN1 é a forma familiar mais comum de HPT primário, afetando de 2 a 4% dos pacientes com HPT primário. MEN1 é um transtorno autossômico dominante que ocorre devido a uma mutação germinativa de perda de função no gene de supressão tumoral *MEN1*. HPT é a característica mais comum de MEN1, e a maioria dos pacientes de MEN1 desenvolve HPT em sua terceira década de vida.[17] Praticamente todos os pacientes de MEN1 desenvolvem HPT primário até os 50 anos e têm maior probabilidade de desenvolver doença multiglandular. O HPT primário ocorre em associação a um microadenoma da glândula pituitária anterior e tumores neuroendócrinos pancreáticos e, menos comumente, tumores adrenocorticais e de tireoide; tumores neuroendócrinos do timo, brônquio e estômago; meningioma; angiofibroma facial; e múltiplos lipomas (Tabela 38.2).[49] MEN4 é uma síndrome hereditária rara com manifestações clínicas semelhantes a MEN1, mas os pacientes não têm a mutação do gene *MEN1* e, em vez disso, têm mutações no gene *CDKN1B*.[17] Paratireoidectomia subtotal (ou paratireoidectomia total e autotransplante heterotópico) e timectomia transcervical são recomendadas para o tratamento de HPT primário em pacientes com MEN1 ou MEN4 devido à alta incidência de doença multiglandular.

MEN2A ocorre devido a uma mutação germinativa de ganho de função no proto-oncogene *RET*. O HPT primário no MEN2A tem uma penetração de 15 a 35%, em comparação a > 90% no câncer medular de tireoide e a 40 a 50% no feocromocitoma.[17,49] HPT primário em MEN2A ocorre como um único adenoma (de 30 a 50%) ou hiperplasia difusa. Mutações *RET* específicas correspondem a diferentes taxas de HPT primário. Em pacientes com mutação comprovada no RET, a triagem de HPT primário e feocromocitoma deve ocorrer anualmente. Em pacientes com mutações de *RET* nos códons 634 e 883 ("alto risco"), a avaliação deve ocorrer aos 11 anos, enquanto em pacientes com outras mutações de *RET* ("risco moderado"), a avaliação de HPT primário deve ocorrer até os 16 anos.[17]

O manejo cirúrgico de HPT no MEN2A é desafiador devido à heterogeneidade das glândulas paratireoides e geralmente à maior dificuldade cirúrgica associada a tireoidectomia anterior e esvaziamento cervical central para câncer medular da tireoide. As opções cirúrgicas incluem (1) ressecção de glândulas paratireoides visivelmente aumentadas, (2) paratireoidectomia subtotal ou (3) paratireoidectomia total com autotransplante heterotópico imediato. As diretrizes de paratireoidectomia da AAES, preferencialmente, recomendam a ressecção somente das glândulas visivelmente aumentadas no HPT associado a MEN2.[17] Feocromocitoma deve ser descartado ou tratado antes da intervenção cirúrgica para HPT primário associado a MEN2.

HPT-JT é um transtorno autossômico dominante que consiste em HPT primário, fibromas ossificantes da mandíbula e maxila, cistos renais, hamartomas, tumores de Wilms e tumores uterinos. É causado por uma mutação do gene *CDC73*. HPT primário ocorre na segunda ou terceira década e é resultante de doença de uma só glândula em aproximadamente 90% dos pacientes. Carcinoma de paratireoide se desenvolve em 15 a 20% dos pacientes com HPT-JT.[17,49] Devido à predominância de doença uniglandular, os pacientes com HPT-JT podem ser tratados com paratireoidectomia seletiva guiada por medição do PTHIO quando o tumor é localizado no pré-operatório. Pacientes com câncer de paratireoide são tratados com ressecção em bloco do tumor e de tudo o que o tumor estiver invadindo. Avaliação genética e teste do gene *CDC73* são recomendados para todos os pacientes com carcinoma de paratireoide, para pacientes com HPT primário e fibromas ossificantes da mandíbula e da maxila, e em pacientes jovens com HPT primário e doença multiglandular na ausência de mutação do gene *MEN1*.[17]

HPT familiar isolado é um transtorno autossômico dominante caracterizado por histórico familiar de HPT primário e ausência de manifestações sindrômicas. Existem diversas possíveis mutações genéticas causadoras (Tabela 38.2), incluindo o gene *MEN1*, que mais provavelmente está associado à doença multiglandular, e o gene *CDC73*, que está mais frequentemente associado à doença uniglandular. Aproximadamente 18% dos pacientes com HPT familiar isolado têm uma mutação no proto-oncogene *GCM2*, que também está associado a doença multiglandular e maior risco de câncer de paratireoide.[49] A extensão da paratireoidectomia em pacientes com HPT familiar isolado é controversa. Devido à alta incidência de doença multiglandular, deve-se considerar a realização de exploração bilateral do pescoço. É nossa preferência realizar uma exploração bilateral do pescoço e somente ressecar glândulas aumentadas e usar monitoramento de PTHIO como adjuvante, enquanto outros profissionais defendem a realização rotineira de paratireoidectomia subtotal ou paratireoidectomia total e autotransplante.

Ao contrário do HPT primário esporádico, o HPT primário familiar está associado a uma taxa mais elevada de recorrência após paratireoidectomia e a uma taxa de cura global mais reduzida. As taxas de recorrência após a paratireoidectomia variam de 17 a 46% em MEN1, de 6 a 11% em MEN2A, de 15 a 20% em HPT-JT, e 11% em HPT familiar isolado, com um intervalo esperado de 5 a 15 anos de normocalcemia antes da recorrência.[17] Devido à maior incidência de recorrência, pacientes com HPT familiar sindrômico ou não sindrômico requerem acompanhamento vitalício.

REOPERAÇÃO NO PESCOÇO DEVIDO A HIPERPARATIREOIDISMO PERSISTENTE OU RECORRENTE

Falha cirúrgica resultando em HPT persistente ocorre em 1 a 5% dos casos de HPT primário esporádico e a uma taxa mais elevada em HPT familiar e renal.[17] HPT persistente é definido como a falha em alcançar normocalcemia em 6 meses após paratireoidectomia. HPT primário recorrente é definido como hipercalcemia recorrente após um intervalo de níveis normais de cálcio por pelo menos 6 meses após a paratireoidectomia. Uma exploração cervical que é realizada em um paciente previamente submetido a paratireoidectomia, tireoidectomia, traqueostomia, endarterectomia de carótida, ou discectomia cervical por abordagem anterior constitui reoperação no pescoço. Reopreração por HPT persistente ou recorrente é desafiadora devido à formação de cicatriz, perda de planos tissulares normais e distorção da anatomia normal. As taxas de hipoparatireoidismo e lesão de nervo laríngeo recorrente são mais altas após a reexploração da paratireoide.

Antes da reoperação, o diagnóstico de HPT primário deve ser confirmado, e um histórico completo deve ser obtido a fim de determinar a extensão e a gravidade dos sintomas do paciente. Histórico familiar é importante para ajudar a compreender se o paciente tem mais probabilidade de ter doença uniglandular ou multiglandular. Exames de imagem anteriores e os laudos cirúrgicos e patológicos devem ser analisados para determinar a extensão da intervenção cirúrgica anterior e a localização das glândulas que foram removidas e das que permaneceram. Os pacientes apresentam maior probabilidade de ter múltiplas glândulas anormais caso tenham sido removidas duas glândulas paratireoides anormais na intervenção cirúrgica inicial ou se menos de três glândulas paratireoides anormais tiverem sido removidas devido a HPT secundário, terciário ou familiar.

Estudos pré-operatórios de localização para reoperação de paratireoidectomia são importantes para o sucesso da intervenção cirúrgica. É útil ter dois estudos de imagem positivos que sejam concordantes, mas é essencial ter pelo menos um estudo de imagem positivo antes da reoperação, de acordo com as recomendações. Dois ou mais exames não invasivos padrões de imagem são feitos inicialmente, incluindo US, sestamibi, ou 4D-TC. 4D-TC demonstrou ter maior sensibilidade (88%) do que imagens de sestamibi (54%) antes da revisão cirúrgica. RM e PET/TC também podem ser feitas quando necessário.[50] Amostragem venosa seletiva é reservada quando a localização por imagem não invasiva não é bem-sucedida. Amostragem venosa seletiva é feita por radiologistas intervencionistas através de um cateter inserido na veia femoral, permitindo a coleta de amostra e a testagem de sangue venoso cervical e mediastinal para verificação dos níveis de PTH. O mapeamento dos níveis de PTH nas respectivas veias ajuda a determinar um gradiente que sugere a localização da glândula anormal. Se não for possível localizar glândulas anormais, recomenda-se tratamento não cirúrgico e monitoramento contínuo.

Na maioria dos casos, reoperação para HPT persistente ou recorrente consiste em uma exploração seletiva baseada na revisão dos laudos cirúrgicos e patológicos da intervenção cirúrgica inicial e/ou no ponto localizado no pré-operatório para minimizar o risco de complicações. Monitoramento de PTHIO e monitoramento nervoso são adjuvantes úteis durante a reoperação. Além disso, a criopreservação das glândulas removidas pode ser realizada em centros onde esse recurso está disponível. O tecido ressecado da paratireoide é congelado com nitrogênio líquido e armazenado; pode ser descongelado e autotransplantado nos raros casos de hipoparatireoidismo permanente. Além da revisão da paratireoidectomia, a criopreservação também é usada no momento da intervenção cirúrgica inicial quando se realiza paratireoidectomia subtotal ou total, e há maior risco de hipoparatireoidismo permanente. Contudo, é um processo trabalhoso que está disponível em poucos centros especializados, e o uso de tecido criopreservado de paratireoide para reimplante é infrequente.[17]

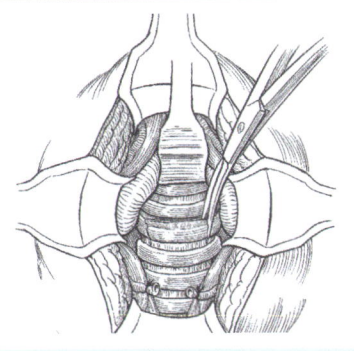

Pâncreas Endócrino

Amanda K. Arrington, Taylor S. Riall

VISÃO GERAL DO CAPÍTULO

Embriologia do pâncreas endócrino
Histomorfologia das ilhotas
Fisiologia endócrina
  Homeostase da glicose: insulina e glucagon
  Somatostatina
  Polipeptídeo pancreático
  Outros hormônios peptídeos
Tumores neuroendócrinos do pâncreas
  Visão geral e histórico
  Histopatologia e estadiamento
  Princípios gerais de diagnóstico e tratamento de TNEPs
  Doença metastática
  Diagnóstico e tratamento de tumores neuroendócrinos de pâncreas funcionais específicos
  Tumor neuroendócrino de pâncreas associado à neoplasia endócrina múltipla tipo 1
Síndrome da hipoglicemia pancreatogênica não insulinoma
Complicações endócrinas da terapia cirúrgica
  Insuficiência endócrina após ressecção cirúrgica
Tratamento cirúrgico do diabetes
  Transplante autólogo de células de ilhotas
  Transplante de pâncreas e alotransplante de ilhotas

Identificado pela primeira vez há mais de 400 anos por anatomistas gregos, o pâncreas está localizado no retroperitônio, e sua cabeça, adjacente à alça em C do duodeno (Figura 39.1 A e B). O pâncreas tem funções hormonais (endócrinas) e digestivas (exócrinas) distintas. As células endócrinas estão organizadas em agrupamentos distintos distribuídos por todo o pâncreas. Descritas pela primeira vez em 1869, pelo então estudante de medicina Paul Langerhans, as ilhotas de Langerhans (Figura 39.1 C) secretam hormônios diretamente na corrente sanguínea.

A função fisiológica primária do pâncreas endócrino é a regulação da glicose/insulina através da secreção de insulina e glucagon diretamente na corrente sanguínea em resposta aos níveis de glicose no sangue. Em 1889, através de um estudo de referência em cães, Minkowski e von Mering fizeram a associação entre diabetes e o pâncreas. Enquanto estudavam a absorção de gordura em cães após pancreatectomia total, eles observaram que a remoção cirúrgica do pâncreas originava glicosúria, cetonúria, coma e eventualmente morte. Baseados nesta descoberta, Frederick Banting e Charles Best, em 1822, identificaram o hormônio insulina em estudos em que o pâncreas atrofiado de cães com diabetes iatrogênico foi extraído, homogeneizado e injetado novamente no animal, revertendo temporariamente a condição diabética.

Neste capítulo, abordaremos a histomorfologia, a embriologia, a fisiologia e a fisiopatologia do pâncreas endócrino. Focaremos no diagnóstico e tratamento de doenças relevantes aos cirurgiões, incluindo tumores do pâncreas endócrino, diabetes e complicações endócrinas da terapia cirúrgica.

EMBRIOLOGIA DO PÂNCREAS ENDÓCRINO

No feto humano, ilhotas pancreáticas inicialmente compõem aproximadamente um terço da massa pancreática. A formação pancreática começa durante a quinta semana de gestação como brotos pancreáticos endodérmicos dorsais e ventrais, que se formam na junção do tubo digestivo anterior e intermediário. Os brotos dorsais e ventrais são constituídos de endoderme recoberta de mesoderme esplâncnico. Tanto as células acinares quanto as células das ilhotas se diferenciam das células endodérmicas encontradas nos brotos embrionários enquanto o mesoderme esplâncnico acaba se desenvolvendo em mesentério dorsal e ventral. As primeiras células produtoras de glucagon (células A) aparecem em embriões de 3 semanas de idade e as primeiras ilhotas organizadas aparecem em aproximadamente 10 semanas. A formação de células B ocorre essencialmente antes do nascimento, com uma eclosão de proliferação até os primeiros 2 anos de vida. A proporção de células B para A duplica no período neonatal, refletindo maior crescimento de células B.

HISTOMORFOLOGIA DAS ILHOTAS

O pâncreas adulto consiste em células endócrinas organizadas em ilhotas de Langerhans (Figura 39.1 C) e de células acinares digestivas contidas em agrupamentos que drenam para um sistema de ductos centralizado. As células endócrinas constituem menos de 2% da massa pancreática total no pâncreas adulto. O pâncreas adulto contém cerca de 1 milhão de ilhotas, sendo que cada ilhota contém aproximadamente 3000 células que variam de 40 μm a 1 mm de diâmetro. As ilhotas pancreáticas têm uma arquitetura complexa e são compostas por quatro tipos de células: A (alfa), B (beta), D e células F. Os quatro tipos de células não são distribuídos uniformemente dentro das ilhotas ou pelo pâncreas. A Tabela 39.1 apresenta os tipos de células, seus produtos hormonais e suas localizações dentro da ilhota e do pâncreas.

As células A, localizadas na periferia, secretam glucagon e constituem aproximadamente 10% da massa de células da ilhota. As ilhotas consistem primordialmente (até 70%) em células B, que secretam o hormônio insulina e estão localizadas centralmente dentro da ilhota. Em comparação, as células F constituem

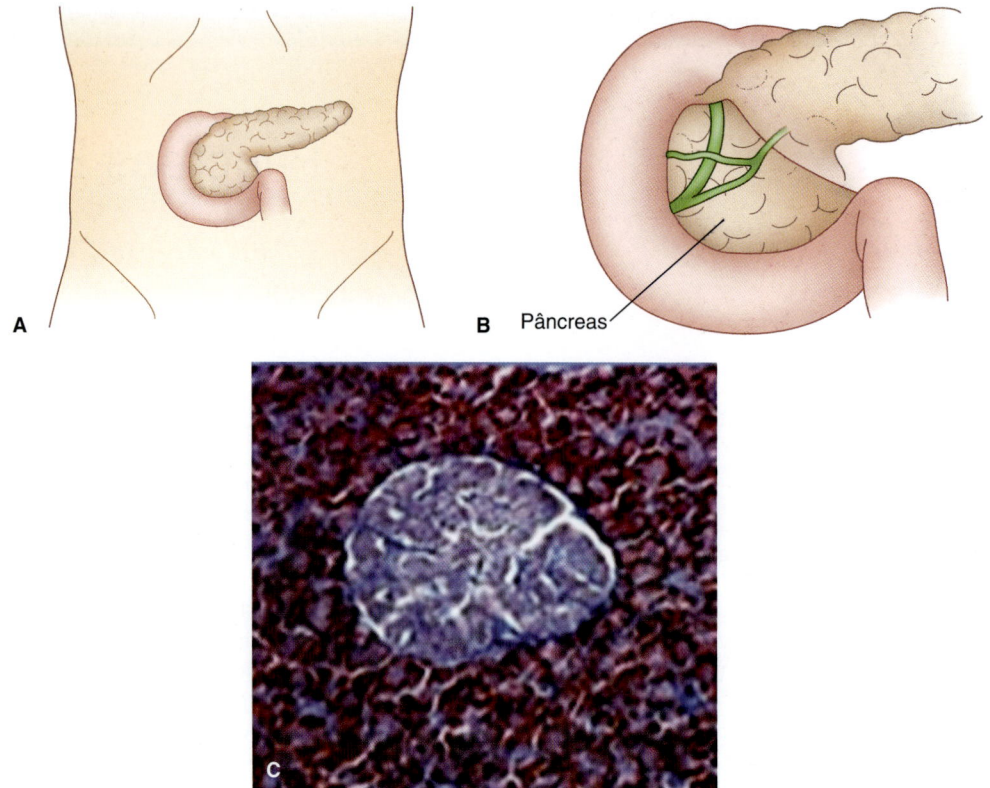

Figura 39.1 A. O pâncreas pode ser observado em sua posição retroperitoneal no nível da segunda vértebra lombar. **B.** Relação da cabeça do pâncreas com a alça em C do duodeno, com o ducto pancreático e o ducto biliar comum desembocando na ampola de Vater. **C.** Visão microscópica: as células endócrinas ficam localizadas em pequenos agrupamentos, chamados de ilhotas de Langerhans, que se distribuem por todo o pâncreas (corante tricromo, ×10).

aproximadamente 15% da massa de células na ilhota e secretam o hormônio polipeptídeo pancreático (PP). As células D são distribuídas uniformemente por toda a ilhota e constituem aproximadamente 5% da massa de células na ilhota. As células D secretam somatostatina e as células D2 secretam peptídeo intestinal vasoativo (VIP). No parênquima pancreático, as células B e D estão concentradas no corpo e cauda do pâncreas, enquanto as células F estão intensamente concentradas no processo uncinado, e as células A são distribuídas uniformemente por toda a glândula.

A rica microcirculação portal das ilhotas pancreáticas permite a sinalização de células endócrinas para células endócrinas necessária para a regulação hormonal. As arteríolas aferentes entram na ilhota da periferia para seu centro, que consiste em células B. A ordem de perfusão e interação celular na ilhota é do centro da célula B em direção ao exterior, propagando-se inicialmente para as células A e depois para as células F mais distais/periféricas. Isso permite que as células B inibam a secreção de células A e estimulem a secreção de células D.

Tabela 39.1 Células endócrinas do pâncreas e síndromes tumorais.

Tipo de célula	% de massa de célula na ilhota	Localização dentro da ilhota	Localização dentro do pâncreas	Principais (minoritários) hormônios secretados	Síndrome tumoral associada	Níveis hormonais diagnósticos
A (Alfa)	10%	Periférica	Distribuição uniforme	Glucagon (glicentina, TRH, CCK, endorfina, PP, pancreastatina)	Glucagonoma: eritema migratório necrolítico, diabetes, hipoaminoacidemia	Normal = < 150 pg/mℓ Tumor = glucagon de jejum > 1000 pg/Mℓ
B (beta)	70%	Central	Corpo/caudal	Insulina (TRH, CGRP, amilina, pancreastatina, prolactina)	Insulinoma: hipoglicemia e sintomas associados	> 5 µU/mℓ mediante hipoglicemia
D	5%*	Distribuição uniforme	Distribuição uniforme	Somatostatina (metencéfalo)	Somatostatinoma: diabetes, cálculos biliares, esteatorreia	Normal = 10 a 25 pg/mℓ Tumor = > 160 pg/mℓ
D2	5%*	Distribuição uniforme	Distribuição uniforme	PIV	VIPoma: diarreia secretora de grande volume, hipopotassemia, acidose metabólica, hipocloridria	Normal = < 200 pg/mℓ Tumor = 225 a 2000 pg/mℓ

(continua)

Tabela 39.1 Células endócrinas do pâncreas e síndromes tumorais. (*continuação*)

Tipo de célula	% de massa de célula na ilhota	Localização dentro da ilhota	Localização dentro do pâncreas	Principais (minoritários) hormônios secretados	Síndrome tumoral associada	Níveis hormonais diagnósticos
F	15%	Periférica	Cabeça e processo uncinado	PP	Tratamento direcionado aos sintomas apresentados	NA
E	< 1%	Distribuição uniforme	Distribuição uniforme	Substância P, serotonina	Nenhuma	NA
C						
G	Não presente em estado fisiológico normal	Não se aplica	Cabeça, processo uncinado, duodeno	Gastrina, peptídeos relacionados a ACTH	Gastrinoma: hipersecreção ácida, úlceras gástricas/ duodenais, diarreia	Normal < 100 pg/mℓ Suspeita: > 1000 pg/mℓ com teste de secretina, um aumento de > 200 pg/mℓ é diagnóstico

*Massa de células D e D2 combinadas na ilhota. *ACTH*, hormônio adrenocorticotrófico 2; *CCK*, colecistoquinina; *CGRP*, peptídeo relacionado ao gene da calcitonina; *NA*, não se aplica; *PP*, polipeptídeo pancreático; *TRH*, hormônio liberador de tireotrofina; *VIP*, peptídeo intestinal vasoativo; *VIPoma*, XXX. (Adaptado de Bonner-Weir S. Anatomy of the islet of Langerhans. In: Samols E, ed. *The Endocrine Pancreas*. New York: Raven Press; 1991:16; e Marx M, Newman JB, Guice KS, et al. Clinical significance of gastrointestinal hormones. In: Thompson JC, Greeley GH Jr, Rayford PL, et al, eds. *Gastrointestinal Endocrinology*. New York: McGraw-Hill; 1987:416.)

A secreção pancreática endócrina regula a secreção pancreática exócrina através do eixo ilhota-acinar do pâncreas. Embora as ilhotas constituam menos de 2% do volume pancreático, o suprimento de sangue arterial para o pâncreas flui predominantemente primeiro para as ilhotas e depois através das mesmas para a porção exócrina da glândula. A distribuição do fluxo sanguíneo é importante para as possíveis interações fisiológicas. A insulina das células B estimula a secreção pancreática exócrina, o transporte de aminoácidos e a síntese de proteínas e enzimas. Por outro lado, o glucagon das células A das ilhotas age contrarregulando esses processos, inibindo-os.

FISIOLOGIA ENDÓCRINA

Homeostase da glicose: insulina e glucagon

A função primordial do pâncreas endócrino é a regulação da homeostase da glicose. Em resposta aos níveis de glicose no sangue, a secreção de insulina e glucagon é rigorosamente regulada através de uma variedade de mecanismos reguladores e de retroalimentação. Secretada pelas células B dentro das ilhotas de Langerhans, a função da insulina é armazenar energia ao promover o transporte da glicose para as células, inibindo a glicogenólise e a decomposição de ácidos graxos, e estimular a síntese de proteínas. O glucagon é o principal hormônio contrarregulador da insulina, aumentando os níveis de glicose sanguínea através da estimulação da glicogenólise, lipólise e gliconeogênese.

Insulina

A insulina é um hormônio anabólico que promove o transporte de glicose para todas as células, exceto para as células B, para os hepatócitos e para as células do sistema nervoso central. A insulina é um polipeptídio composto por 56 aminoácidos com um peso molecular de 6 kDa, que é sintetizada como proinsulina, seu peptídeo precursor. Em resposta à estimulação das células B pancreáticas pela glicose, a proinsulina é sintetizada no retículo endoplasmático e transportada para o complexo de Golgi, onde é clivada em insulina e no peptídeo C residual (Figura 39.2). A molécula resultante de insulina consiste em duas cadeias de polipeptídeos (A e B) unidas por duas pontes dissulfeto. O peptídeo C e a insulina são secretados em quantidades equimolares. Após a clivagem do peptídeo C, a insulina é transportada por meio de microtúbulos para os grânulos secretórios, onde é liberada diretamente na corrente sanguínea via exocitose.

A célula B é altamente sensível a alterações na concentração de glicose e sua estimulação máxima ocorre em concentrações de 400 a 500 mg/dℓ. Em resposta à glicose, as ilhotas de Langerhans imediatamente reagem com um pequeno disparo de insulina armazenada (de 4 a 6 minutos), seguido por uma secreção sustentada de insulina, que requer a síntese ativa do hormônio dentro da célula da ilhota. A insulina se liga a um receptor específico na superfície celular de uma glicoproteína de 300-kDa, e a estimulação desse receptor de insulina depende da concentração da mesma. Após a estimulação do receptor de insulina, a glicose é ativamente transportada através das membranas celulares de todo o corpo por transportadores de glicose vinculados à membrana. Existem várias classes de transportadores de glicose, com afinidades variáveis à glicose. A resistência à insulina, presente no diabetes tipo 2, pode ser resultante de uma diminuição da quantidade de receptores ou da diminuição da afinidade desses receptores com a insulina.

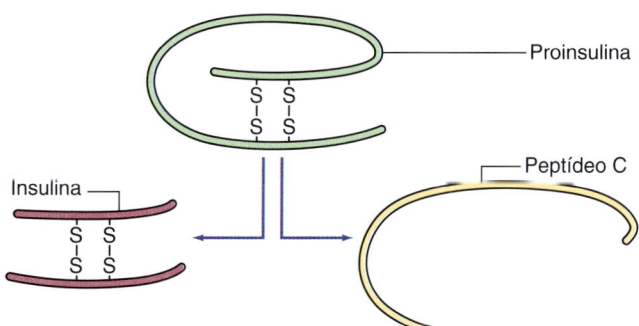

Figura 39.2 Diagrama da síntese da insulina. A proinsulina, sintetizada pelo retículo endoplasmático, é armazenada dentro dos grânulos secretórios da célula beta, onde é clivada em insulina e peptídeo C. Quantidades equimolares de insulina e peptídeo C são secretadas na corrente sanguínea. (De Andersen DK, Brunicardi FC. Pancreatic anatomy and physiology. In: Greenfield LJ, Mulholland MW, Oldham KT, et al., eds. *Surgery: Scientific Principles and Practice*. 2nd ed. Philadelphia: Lippincott-Raven; 1997:869.)

Glucagon

O glucagon é um polipeptídeo de cadeia linear com 29 aminoácidos com peso molecular de 3,5 kDa. Secretado pelas células A dentro das ilhotas, a função primordial do glucagon é elevar os níveis de glicose no sangue através da estimulação da glicogenólise e da gliconeogênese nos hepatócitos. As células A e B das ilhotas respondem basicamente à concentração de glicose sérica, mas de maneira recíproca. Como a epinefrina, o cortisol e o hormônio de crescimento, o glucagon é considerado um hormônio de estresse, pois ele aumenta o combustível metabólico na forma de glicose durante o estresse. A glicose possui um forte efeito supressivo na secreção do glucagon. O excesso de glucagon pode acarretar a hiperglicemia, enquanto o glucagon insuficiente pode ocasionar a hipoglicemia profunda. A secreção disfuncional de glucagon pode desempenhar um papel na elevação dos níveis de glicose sanguínea no diabetes.

Outras influências na homeostasia da glicose

Hormônios peptídeos entéricos liberados pelo trato gastrintestinal proximal também influenciam a homeostase da glicose através do eixo enteroinsular. Portanto, glicose administrada por via oral tem maior efeito sobre a secreção de insulina do que uma quantidade equivalente de glicose administrada intravenosamente, muito embora os níveis de glicose no sangue possam ser semelhantes. Fatores insulinotrópicos, denominados incretinas, agem diretamente nas células B estimulando a liberação de insulina. As incretinas como o polipeptídeo insulinotrópico dependente de glicose e o peptídeo semelhante a glucagon 1 são hormônios intestinais que são liberados em resposta à ingestão de nutrientes, especialmente carboidratos. Eles têm uma série de efeitos biológicos importantes, que incluem liberação de insulina, inibição de glucagon e somatostatina, manutenção da massa de células beta, retardamento do esvaziamento gástrico e inibição da alimentação. Em comparação à estimulação de insulina pelas incretinas, inibidores humorais da secreção de insulina incluem somatostatina, amilina, leptina e pancreastatina.

A grelina é um hormônio peptídeo de 28 aminoácidos produzido por células grelina do trato gastrintestinal. Descoberta em 1999, verificou-se que a grelina exerce uma série de efeitos metabólicos, incluindo a regulação do metabolismo da glicose. A grelina inibe principalmente a liberação de insulina pelo pâncreas, aumenta a produção hepática de glicose e previne a eliminação da glicose nos tecidos musculares e adiposos, o que coletivamente leva a hiperglicemia e tolerância à glicose prejudicada. Na obesidade induzida por alimentação, a grelina exacerba a hiperglicemia; na inanição ou restrição acentuada de calorias, a grelina aumenta as concentrações de glicose no sangue a fim de manter a homeostasia da glicose.

A leptina é um hormônio peptídeo produzido nas células adiposas. A leptina é liberada no sistema circulatório com base nos estoques de energia e funciona como mecanismo de retroalimentação que sinaliza aos centros reguladores no cérebro para inibir a ingestão de alimento e regular o peso corporal. Em resposta a estoques adequados de gordura, a leptina inibe a secreção de insulina. Em humanos obesos, os níveis de leptina são elevados, exacerbando a hiperglicemia. No estado obeso, acredita-se que haja resistência à leptina, com ausência de inibição da ingestão de alimentos.

Tanto a secreção de insulina quanto a de glucagon também estão sob controle neuronal. Estimulação vagal (colinérgica) leva à liberação de insulina. A liberação de insulina é estimulada pelo nervo peptidérgico autônomo de peptídeo liberador de gastrina, colecistoquinina (CCK), gastrina, encefalina e VIP, além de estimulação do nervo simpático β. Por outro lado, a liberação de insulina é inibida pela neurotensina, substância P, somatostatina, e pela estimulação do nervo simpático α. Em comparação, a secreção de glucagon é estimulada por neurotransmissores simpáticos, epinefrina e pelos aminoácidos arginina e alanina.

Somatostatina

Somatostatina é um polipeptídeo de 14 aminoácidos de peso molecular 1,6 kDa secretado pelas células D das ilhotas. Embora a administração exógena de somatostatina tenha demonstrado a capacidade de inibir a liberação de insulina, glucagon e PP, e de inibir a secreção gástrica, pancreática e biliar, não foi comprovada a influência direta da somatostatina endógena sobre a secreção de outros hormônios de ilhota. Foram desenvolvidos octapeptídeos sintéticos tanto de longa quanto de curta ação que imitam a ação farmacológica da somatostatina. Estes peptídeos sintéticos têm uma meia-vida mais longa no soro do que a somatostatina endógena e são inibidores mais potentes da secreção de hormônio de crescimento, glucagon e insulina do que o hormônio natural. O potente efeito inibitório dos análogos sintéticos da somatostatina tem sido usado para tratar transtornos exócrinos e endócrinos do pâncreas, incluindo diarreia secretora, fístulas intestinais, fístulas pancreáticas e síndromes hipersecretoras endócrinas.

Polipeptídeo pancreático

O PP é um polipeptídeo de 36 aminoácidos com peso molecular de 4,2-kDa secretado pelas células F das ilhotas. O PP pertence à família de peptídeos YY/neuropeptídeos Y dos polipeptídeos. A infusão de PP em humanos causava perda de apetite e menor ingestão de alimentos. Como seu verdadeiro papel fisiológico ainda não foi esclarecido, a utilidade clínica do PP é limitada a seu papel como marcador de outros tumores endócrinos do pâncreas. Como a inervação colinérgica predominantemente regula a secreção do PP, vagotomia cirúrgica elimina o aumento da resposta do PP normalmente observado após as refeições. No diabetes e no processo normal de envelhecimento, a secreção de PP é aumentada, resultando em maiores níveis circulantes de PP. A ausência de PP pode desempenhar um papel no diabetes observado após pancreatectomia total ou após pancreatite atrófica crônica.

Outros hormônios peptídeos

Além dos principais hormônios secretados pelas células das ilhotas, outros hormônios peptídeos secretados incluem VIP, amilina, galanina e serotonina. VIP é um polipeptídeo de 28 aminoácidos cujo peso molecular é 3,3 kDa que estimula a liberação de insulina e inibe a secreção gástrica no nível fisiológico. É encontrado não apenas no trato gastrintestinal, como também no trato respiratório, onde causa vasodilatação e broncodilatação. A amilina, um polipeptídeo de 36 aminoácidos, é secretada pelas células B e inibe a secreção e a captação da insulina. Os depósitos de amilina no pâncreas de pacientes com diabetes tipo 2 foram implicados na patogênese da doença. A pancreastatina faz parte de uma molécula onipresente maior, a cromogranina A, que inibe a secreção de insulina. Células produtoras de gastrina estão presentes no pâncreas fetal, mas não no pâncreas adulto normal. Vários outros peptídeos, incluindo o hormônio liberador de tireotrofina, glicentina, CCK, peptídeo YY, fator liberador de gastrina (GRF), peptídeo relacionado ao gene da calcitonina, prolactina, hormônio adrenocorticotrófico (ACTH), proteína relacionada ao hormônio da paratireoide, e grelina foram relatados em ilhotas normais e em tumores de células de ilhotas.

TUMORES NEUROENDÓCRINOS DO PÂNCREAS

Visão geral e histórico

Os tumores neuroendócrinos do pâncreas (TNEPs) são responsáveis por menos de 3% das neoplasias pancreáticas. A incidência de TNEPs aumentou mais do que sete vezes nas últimas duas décadas. Em um estudo utilizando o banco de dados Surveillance, Epidemiology, and End Results (SEER), a incidência geral de tumores neuroendócrinos gastroenteropancreáticos (TNEs) era de 1,00 caso em 100.000 pessoas entre 1973 e 1977 e aumentou para 3,65 casos em cada 100.000 pessoas entre 2003 e 2007.[1] TNEPs constituíam 7% de todos os TNEs gastroenteropancreáticos. O aumento de incidência observado é provavelmente multifatorial e inclui maior conscientização entre os médicos, uso mais frequente de tomografia computadorizada (TC) e imagem de ressonância magnética (IRM), e maior sensibilidade de exames diagnósticos imuno-histoquímicos e radiológicos.[1] TNEPs são amplamente classificados como funcionais ou não funcionais. A secreção de hormônios pelos tumores funcionais leva às síndromes características e aos desarranjos fisiológicos associados a estas raras neoplasias (Tabela 39.1). O uso de imunocorantes geralmente identifica vários produtos hormonais, mesmo na ausência de secreção hormonal clinicamente relevante. Embora múltiplos hormônios possam ser secretados por um único tumor, o termo "funcional" deve ser reservado para tumores associados a sintomas clínicos.

Os tumores não funcionais historicamente se apresentam com sintomas locais relacionados ao crescimento do tumor, incluindo dor, efeito da massa ou obstrução biliar, semelhante ao câncer de pâncreas exócrino. Contudo, mais frequentemente, tumores não funcionais estão sendo identificados incidentalmente em exames de imagem feitos para outras finalidades e são assintomáticos no momento do diagnóstico.

Histopatologia e estadiamento

A incidência de malignidade nestes tumores varia de aproximadamente 10% em TNEPs secretores de insulina (insulinoma) para praticamente 100% em tumores secretores de glucagon ou somatostatina (Tabela 39.1). No entanto, diferentemente da maioria dos outros tumores sólidos, que são classificados como benignos ou malignos com base na histopatologia do tumor primário, a malignidade em TNEPs somente pode ser definitivamente determinada pela presença de metástase.

O sistema de estadiamento de 2010 da Organização Mundial da Saúde (OMS) é o mais frequentemente usado para TNEs.[2] Ele inclui todos os TNEs independentemente do seu local de origem ou da secreção de hormônio funcional, e sua classificação é baseada em diferenciação e graduação. A graduação tumoral em TNEs é classificada como baixo grau (grau 1, G1), grau intermediário (grau 2, G2) ou alto grau (grau 3, G3) com base na aparência, índices mitóticos, invasão de outros órgãos, angioinvasão, e no índice proliferativo Ki-67 (Tabela 39.2). Tumores G1 e G2 são considerados bem diferenciados, e os tumores G3 são mal diferenciados, sendo que este é, de longe, o indicador prognóstico mais importante. TNEPs de grau alto e mal diferenciados são às vezes chamados de "carcinoma neuroendócrino" e são responsáveis por menos de 3% dos TNEPs. Porém, é importante enfatizar que tumores bem diferenciados ainda têm potencial de malignidade e as diferenças de comportamento persistem, mesmo em pacientes com doença metastática.

O American Joint Committee on Cancer (AJCC) e a Sociedade Europeia de Tumores Neuroendócrinos (ETNES) também propuseram esquemas de estadiamento para TNEPs. Nenhum desses sistemas inclui graduação tumoral, e ambos aplicam estadiamento semelhante ao de cânceres pancreáticos exócrinos aos TNEPs (Tabela 39.3). Em outro estudo, um sistema de estadiamento de tumor, grau e metástases (TGM) foi proposto como uma ferramenta prognóstica mais precisa.[3] Em um recente estudo utilizando os bancos de dados Surveillance, Epidemiology, and End Results, a 8ª edição do sistema de estadiamento do AJCC demonstrou boa diferenciação prognóstica entre os graus tanto em pacientes submetidos à ressecção quanto naqueles não submetidos ao procedimento.[4]

Genética molecular dos TNEPs

Embora a maioria dos TNEPs ocorra esporadicamente, alguns podem estar associados a síndromes genéticas. A síndrome genética mais comumente associada a TNEPs é a neoplasia endócrina múltipla tipo 1 (MEN1), caracterizada por TNEPs, adenomas ou hiperplasia de paratireoide, e adenomas pituitários. A MEN1 é causada por mutações ou deleções de alelos no gene supressor tumoral, menin, no cromossomo 11q13 e é herdada de maneira autossômica dominante. Menin é um componente do complexo histona metiltransferase e está envolvida no controle da progressão do ciclo celular de G1 para a fase S. Mutação ou deleção de alelo causa perda da função supressora de tumor e predispõe os pacientes ao crescimento de neoplasias na paratireoide, glândula pituitária e no tecido endócrino pancreático.

Síndrome de Von Hippel-Lindau (VHL) também está associada a TNEPs. Os pacientes com mutações hereditárias no gene VHL estão em risco de desenvolver carcinoma de células renais, feocromocitoma, tumores benignos do sistema nervoso central, da retina,

Tabela 39.2 Sistema de estadiamento de tumores neuroendócrinos desenvolvido pela Organização Mundial da Saúde.

	Bem diferenciado		Mal diferenciado
	Grau baixo (G1)	Grau intermediário (G2/G3)	Grau alto (G3)
Aparência	Pequenas células arredondadas homogêneas com expressão abundante de marcadores neuroendócrinos		Células pleomórficas com irregularidade nuclear, necrose
Índice mitótico	< 2 mitoses/10 HPF	G2 2 a 20 mitoses/10 CAP G3 > 20 mitoses/10 CAP	> 20 mitoses/10 CAP
Índice Ki-67	< 3%	G2 3 a 20% G3 > 20%	> 20%
Comportamento	Indolente		Agressivo

CAP, campo de alta potência.

Tabela 39.3 Estadiamento do American Joint Committee on Cancer (AJCC) e a Sociedade Europeia de Tumores Neuroendócrinos (ETNES) para tumores neuroendócrinos do pâncreas.

	8ª Edição do AJCC	ETNES
Tumor primário (T)		
T1	Diâmetro máximo do tumor < 2 cm	Tumor limitado ao pâncreas < 2 cm
T2	Diâmetro máximo do tumor > 2 mas < 4 cm	Tumor limitado ao pâncreas, de 2 a 4 cm
T3	Diâmetro máximo do tumor > 4 cm	Tumor limitado ao pâncreas, > 4 cm, ou invadindo o duodeno ou o ducto biliar comum
T4	O tumor envolve o eixo celíaco ou a artéria mesentérica superior	O tumor invade estruturas adjacentes
Metástases nodais (N)		
N0	Sem metástase de linfonodo regional	Sem metástase de linfonodo regional
N1	Metástase em um a três linfonodos regionais	Metástase de linfonodo regional
N2	Metástase em quatro ou mais linfonodos regionais	
Doença metastática (M)		
M0	Sem metástases distantes	Sem metástases distantes
M1	Metástase distante	Metástase distante
Estágio		
I	T1, N0, M0 (Ia) T2, N0, M0 (Ib)	T1, N0, M0 (Ia) T2, N0, M0 (Ib)
II	T3, N0, M0 (IIa) T1-3, N2, M0 (IIb)	T3, N0, M0 (IIa) T1-3, N2, M0 (IIb)
III	Qualquer T, N2, M0 T4, qualquer N, M0	T4, qualquer N, M0
IV	Qualquer T, qualquer N, M1	Qualquer T, qualquer N, M1

Adaptada de Li X, Gou S, Liu Z, et al. Assessment of the American Joint Commission on Cancer 8th edition staging system for patients with pancreatic neuroendocrine tumors: a surveillance, epidemiology, and end results analysis. *Cancer Med*. 2018;7:626-634.)

lesões de epidídimo, orelha interna e do pâncreas, incluindo TNEs, adenomas microcísticos e cistos simples. Da mesma forma que a MEN1, o tratamento dos TNEPs pode ser desafiador, já que eles geralmente são multifocais e associados a tumores em outros órgãos. Os TNEPs associados a VHL em geral se comportam de maneira indolente, tendo sido sugerido que estes tumores podem ser observados até que atinjam um tamanho de pelo menos 2 a 3 cm. No entanto, mutações de linhagem germinativa específicas no éxon 3 do gene VHL podem estar associadas a um fenótipo mais agressivo e requerem tratamento mais precoce e monitoramento atento.[5]

A maioria dos TNEPs, entretanto, não está associada a uma síndrome genética conhecida e ocorre esporadicamente. Além do histórico familiar, os fatores de risco para TNEPs não são bem definidos. Assim como em outros processos neoplásicos, a tumorigênese dos TNEPs envolve um acúmulo de uma série de eventos genéticos. As mutações genéticas comuns e as vias de transdução de sinal impactadas nos TNEPs são mostradas na Figura 39.3. O sequenciamento completo dos éxons de um conjunto descoberto de 10 TNEPs esporádicos revelou mutações em 149 genes, dos quais 6 foram selecionados para análises mais aprofundadas em um conjunto de validação de 58 TNEPs.[6] Mutações inativadoras em MEN1 foram observadas em 44% dos tumores esporádicos. Mutações na proteína associada ao domínio da morte (DAXX) e na ATRX (*alpha thalassemia-mental retardation syndrome X-linked*), cujos produtos proteicos estão envolvidos no reparo de danos de DNA mediados por p53, foram observadas em 25% e 18%, respectivamente. Pacientes com mutações em MEN1 ou DAXX/ATRX tinham uma sobrevida mais longa em comparação aos que não tinham essas mutações. Análises de expressão anteriores sugeriram uma desregulação da via do alvo da rapamicina em mamíferos (mTOR) em uma grande proporção de tumores.[7,8] A proteína mTOR é uma serina/treonina quinase e um elemento fundamental de uma via celular que desempenha um papel importante na regulação do crescimento e proliferação celular. mTOR é suprarregulado em vários tumores, incluindo os TNEPs. Isto tem possíveis implicações clínicas desde que o inibidor de mTOR everolimo foi aprovado pela autoridade sanitária dos EUA (FDA) para TNEs avançados. Potencialmente, o teste mutacional permitirá a seleção de pacientes com maior probabilidade de se beneficiarem desta terapia-alvo. No geral, a análise mutacional foi mais impressionante na verificação de quão distintas eram as anormalidades genéticas daquelas observadas em um estudo semelhante de adenocarcinoma de pâncreas (Tabela 39.4).[9] Não foram observadas mutações de KRAS nos TNEPs e as mutações no P53 foram observadas apenas raramente, pelo menos mínimas nesses tumores bem diferenciados.

Em um estudo separado comparando TNEPs bem e mal diferenciados, a expressão de MEN1 e DAXX/ATRX por imunohistoquímica era anormal em aproximadamente metade dos tumores bem diferenciados. Por outro lado, a coloração de DAXX/ATRX era normal em tumores mal diferenciados, mas houve uma alta incidência de expressão anormal de p53 e retinoblastoma, bem como uma superexpressão da proteína antiapoptótica Bcl2, implicando-a como alvo para terapia nesses tumores.[10]

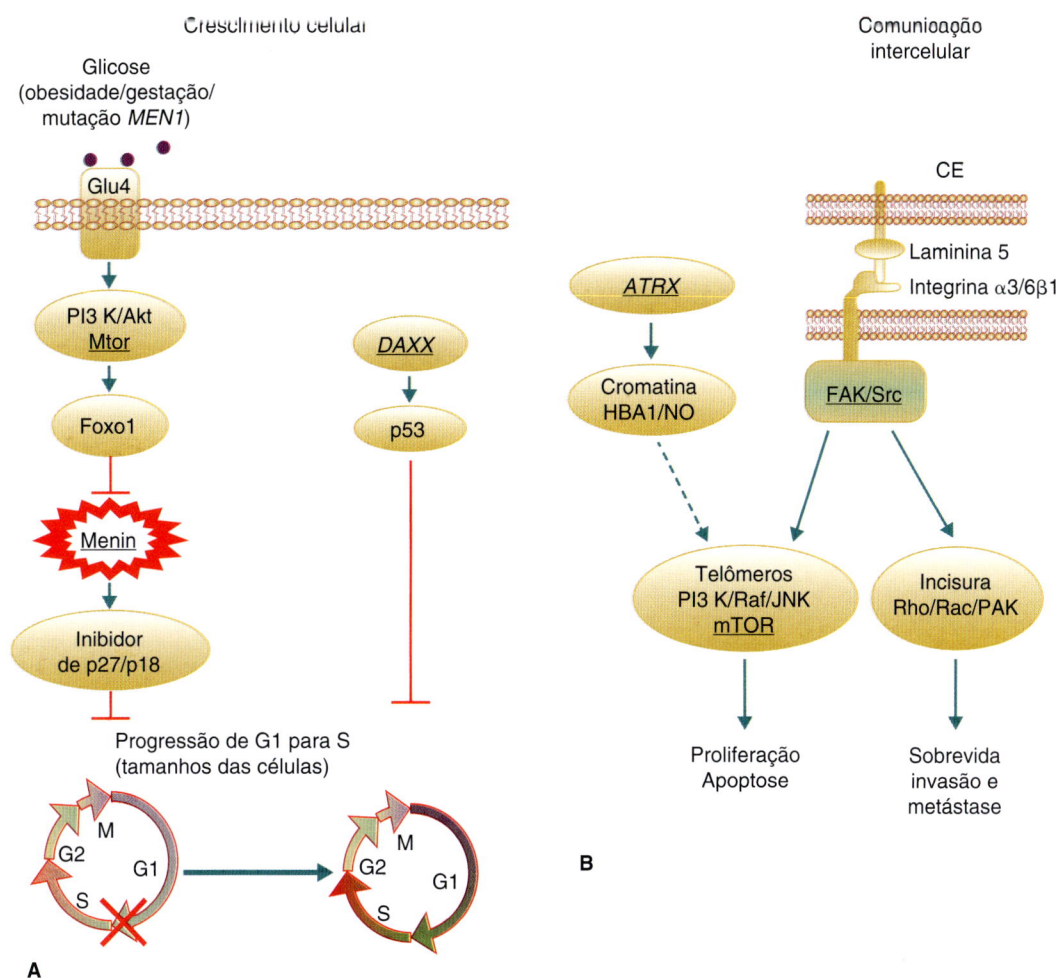

Figura 39.3 Mutações genéticas comuns e vias de transdução de sinal impactadas nos tumores neuroendócrinos de pâncreas (TNEPs). **A.** Crescimento celular. Mutações em MEN1 diminuem a expressão de p27/p18 regulada pelo menin, que anula o sensor de glicose. Mutações em DAXX reduzem os níveis de p53, diminuindo o ponto de controle de danos celulares/de DNA. Mutações tanto em MEN1 quanto em DAXX promovem a progressão do ciclo celular da fase G1 para a fase S, independentemente dos níveis de glicose e dos danos. **B.** Comunicações intercelulares. Células endócrinas, como as células beta ou alfa, se revezam no endotélio para fornecer matriz extracelular, que desativa o requisito de ligação necessário para que as células cancerosas invadam e migrem. A modificação da cromatina modulada pela mutação na ATRX pode desempenhar um papel na ativação anormal das vias FAK/Src e mTOR no TNEP. Os sublinhados indicam os genes que sofreram mutação ou as proteínas ativadas. *CE*, Célula endotelial; *FAK*, quinase de adesão focal; *HBA1*, hemoglobina α; *JNK*, quinase c-Jun N-terminal; *MEN1*, neoplasia endócrina múltipla tipo 1; *mTOR*, alvo da rapamicina em mamíferos; *NO*, óxido nítrico; *PAK*, quinase ativada por p21; *PI3K/Akt*, fosfoinositídeo-3-quinase/proteinoquinase B. (Com permissão de Zhang J, Francois R, Iyer R, et al. Current understanding of the molecular biology of pancreatic neuroendocrine tumors. *J Natl Cancer Inst*. 2013;105:1005-1017, p 1008.)

Tabela 39.4 Comparação dos genes que comumente sofrem mutações nos TNEP e ACDP.

Genes	TNEP	ACDP
MEN1	44%	0%
DAXX, ATRX	43%	0%
Genes na via mTOR	15%	0,8%
TP53	3%	85%
KRAS	0%	100%
CDKN2A	0%	25%
TGFBR1, SMAD3, SMAD4	0%	38%

ACDP, adenocarcinoma do ducto pancreático; *mTOR*, alvo da rapamicina em mamíferos; *TNEP*, tumor neuroendócrino do pâncreas. (Adaptada de Jiao Y, Shi C, Edil BH, et al. DAXX/ATRX, MEN1, and mTOR pathway genes are frequently altered in pancreatic neuroendocrine tumors. *Science*. 2011;331:1199-1203.)

Princípios gerais de diagnóstico e tratamento de TNEPs

Diagnóstico e avaliação

O diagnóstico e a avaliação de TNEPs são dependentes do histórico, sintomas e exames de imagem disponíveis no momento da apresentação. O quadro clínico do paciente pode variar bastante, incluindo um achado incidental em um paciente assintomático; síndromes hormonais funcionais, sintomas abdominais devido ao efeito da massa ou da doença metastática, como dor no abdome ou nas costas, icterícia, anorexia e perda de peso. Até que os tumores não funcionais cresçam até um tamanho suficiente para causar sintomas relacionados ao efeito da massa, eles geralmente têm sintomas vagos ou inexistentes e se apresentam já em um estágio mais avançado. Finalmente, com o aumento do número de TNEPs identificados incidentalmente em exames de imagem realizados por outros motivos, os pacientes podem ser totalmente assintomáticos.

Todos os pacientes com suspeita de TNEPs, independentemente do quadro clínico apresentado necessitam de, pelo menos: 1) uma anamnese cuidadosa verificando a presença de sintomas de tumor funcional, com confirmação bioquímica, se indicado; 2) imagens de cortes transversais ou exames mais avançados quando necessários para localizar o TNEP; 3) avaliação de doença metastática, e; 4) histórico familiar minucioso para descartar síndromes genéticas associadas. Um algoritmo geral para o manejo de pacientes com suspeita de TNEP é apresentado na Figura 39.4.

Triagem de tumores funcionais

O diagnóstico de TNEPs funcionais pode ser detectado por níveis séricos elevados do peptídeo suspeito baseado nos sintomas (Tabela 39.1). Em pacientes que apresentam uma massa pancreática hiper-realçada nas imagens com cortes transversais sugestiva de TNEP, a anamnese deve focar a verificação de sintomas neuroglicopênicos, diarreia, diátese ulcerosa, erupções cutâneas e outros sintomas sugestivos de uma síndrome hormonal clássica. O histórico familiar também deve ser obtido para descartar a possibilidade de TNEP associado a MEN1. Na ausência de sintomas, uma avaliação hormonal completa não é necessária.

Os TNEPs geralmente produzem peptídeos gastrintestinais distintos incluindo cromogranina A, neurotensina e PP. Embora esses peptídeos não estejam associados a sintomas clínicos ou síndromes, eles podem ajudar a confirmar o diagnóstico. Foi demonstrado que os níveis de cromogranina A estavam relacionados à presença de tumor tanto em TNEPs funcionais quanto não funcionais. Da mesma forma que outros biomarcadores, a cromogranina A

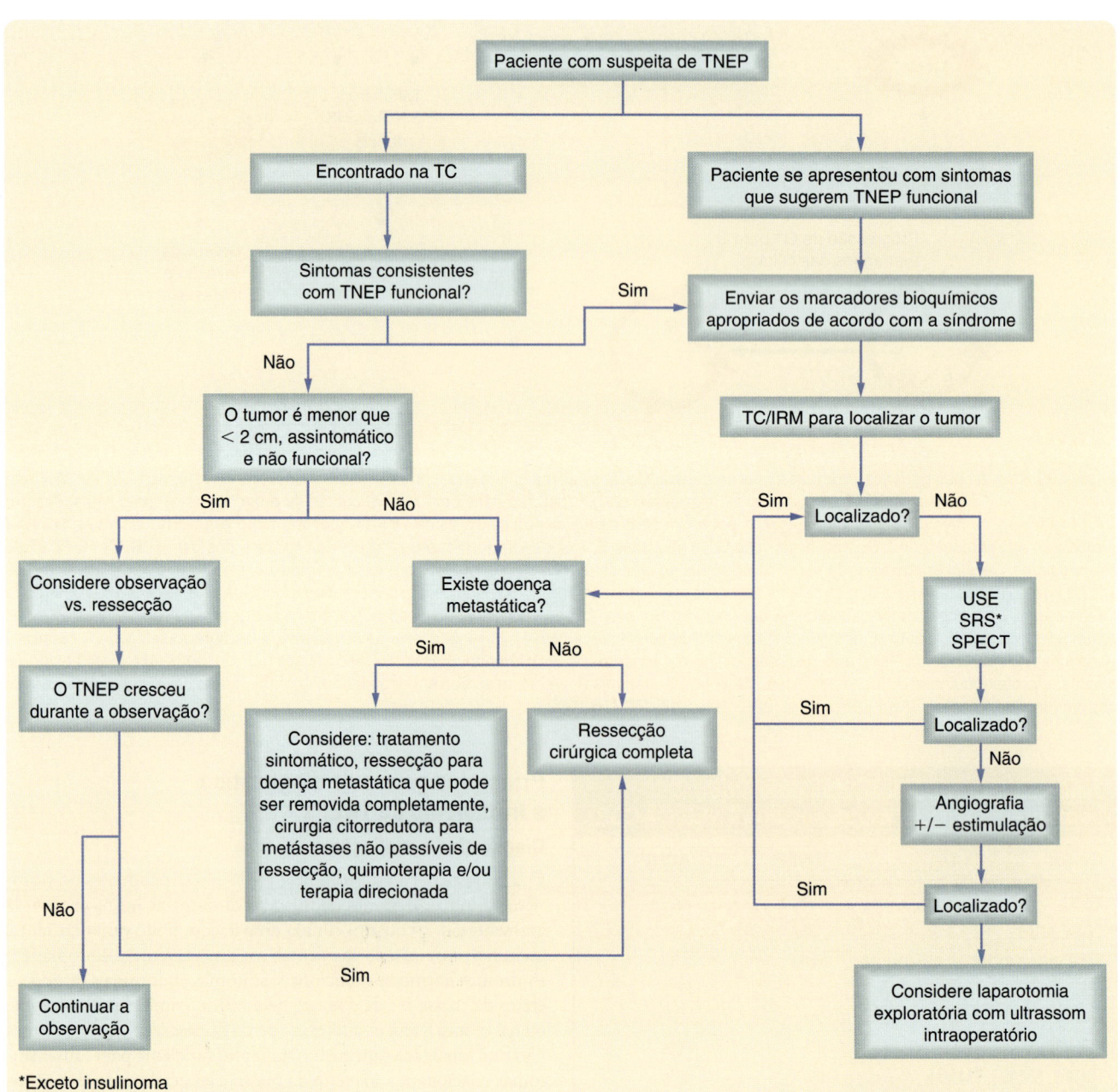

Figura 39.4 Algoritmo geral para diagnóstico, localização e tratamento de pacientes com suspeita de tumor neuroendócrino de pâncreas (*TNEP*). *IRM*, imagem de ressonância magnética; *SPECT*, tomografia computadorizada por emissão de fóton único; *SRS*, cintilografia de receptores da somatostatina; *TC*, tomografia computadorizada; *USE*, ultrassom endoscópico.

é útil tanto para confirmação do diagnóstico em um paciente com suspeita de TNEP nos exames de imagem como também para monitoramento de recorrência pós-tratamento. Os níveis de cromogranina A também podem estar elevados em pacientes que tomam inibidores de bomba de prótons (IBPs), com gastrite atrófica, e em pacientes com insuficiência hepática ou renal.

Localização

A ampla maioria dos tumores endócrinos de pâncreas, exceto os insulinomas e gastrinomas, é identificada através de imagens em cortes transversais. Uma vez definido o diagnóstico de TNEP funcional, o exame com imagens com cortes transversais de TC e IRM é o primeiro passo para a localização do tumor. Devido ao seu rico suprimento vascular, os TNEPs são hiperatenuantes se comparados ao tecido pancreático adjacente na TC multidetectora realçada por contraste (TCMD; Figuras 39.5 A e 39.6 A a D). Os insulinomas e gastrinomas menores podem ser mais difíceis de localizar durante o exame. A técnica de TC, incluindo colimação mais delgada (cortes de 1,25 mm) e imagens multifásicas, é crítica para aumentar a sensibilidade da TC nessas pequenas lesões. Capturar o rubor vascular na fase arterial é fundamental para a identificação e diferenciação em relação a outros tipos de tumores de pâncreas, o qual é menos pronunciado na fase venosa. Além disso, o uso de água em vez de contraste oral pode auxiliar na identificação de pequenos gastrinomas duodenais. A sensibilidade da TCMD na localização de TNEPs, no geral, é de 73% a 96% e está diretamente relacionada ao tamanho e localização do tumor.[11]

A IRM também pode ser usada para localização (Figura 39.5 B). Tumores endócrinos do pâncreas demonstram sinal de baixa intensidade em imagens ponderadas em T1 e sinal de alta intensidade em imagens ponderadas em T2. Assim como na TC, o tamanho está diretamente relacionado à sensibilidade. Em uma série maior de insulinomas, a IRM realçada com contraste identificou todas as lesões maiores que 3 cm, 50% das lesões de 1 a 2 cm, e nenhuma lesão de menos de 1 cm.[12] A sensibilidade geral da IRM na detecção de TNEPs está na faixa de 80% a 90%.[11,13]

Se não for possível localizar um tumor endócrino do pâncreas na TC ou na IRM, deve-se utilizar ultrassom endoscópico (USE). O USE possui uma sensibilidade geral de aproximadamente 90% para tumores de todos os tamanhos e uma sensibilidade para detectar tumores de menos de 3 cm superior à da TC ou IRM.[13] O USE tem o melhor desempenho diagnóstico para detecção e localização de insulinomas. Porém, o USE tem uma capacidade limitada de detectar pequenos tumores duodenais, com uma sensibilidade de apenas 50% neste contexto. O USE também permite a aspiração por punção, com agulha fina, de tumores para diagnóstico patológico. Isto é especialmente útil para tumores não funcionantes sem uma aparência clássica de tumores endócrinos de pâncreas na TC (Figura 39.6 A a D).

A abundância e receptores da somatostatina na maioria dos TNEPs faz com que a cintilografia de receptores da somatostatina (SRS) seja um adjuvante útil para a localização, caso os tumores não estejam evidentes na TC ou na IRM. A sensibilidade da SRS é de mais de 80% para todos os tumores endócrinos do pâncreas,

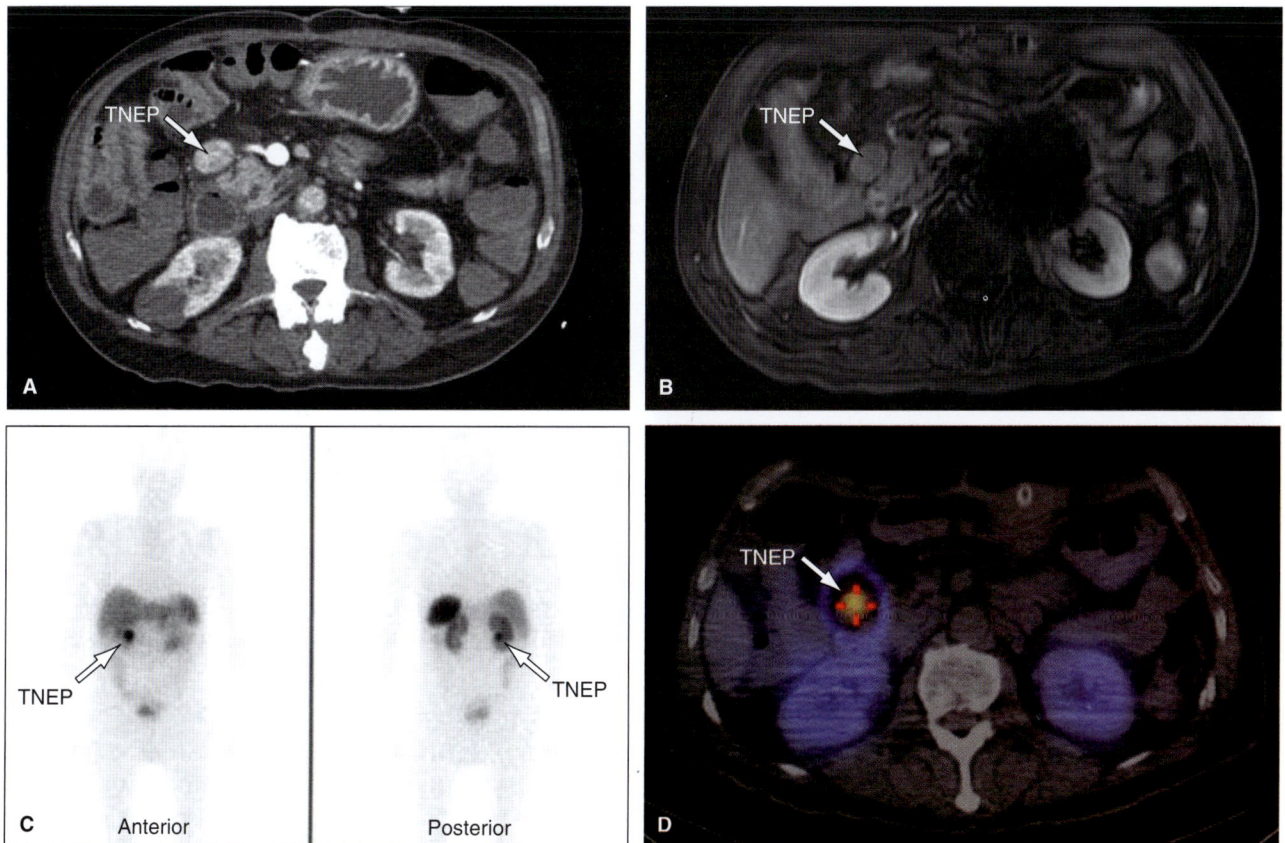

Figura 39.5 Paciente com um tumor neuroendócrino de pâncreas (*TNEP*). **A.** Varredura com tomografia computadorizada (TC) demonstrando uma lesão hiper-realçada adjacente à cabeça do pâncreas (*seta*). **B.** Mesma lesão retratada na imagem de ressonância magnética. **C.** Mesma lesão mostrada na cintilografia de receptores da somatostatina, planos anterior e posterior; observe a localização anatômica imprecisa e a captação fisiológica do marcador nos rins, fígado e baço. **D.** Mesma lesão visualizada por TC por emissão de fóton único/TC; observe a melhor localização anatômica e a clara identificação da captação não fisiológica do marcador.

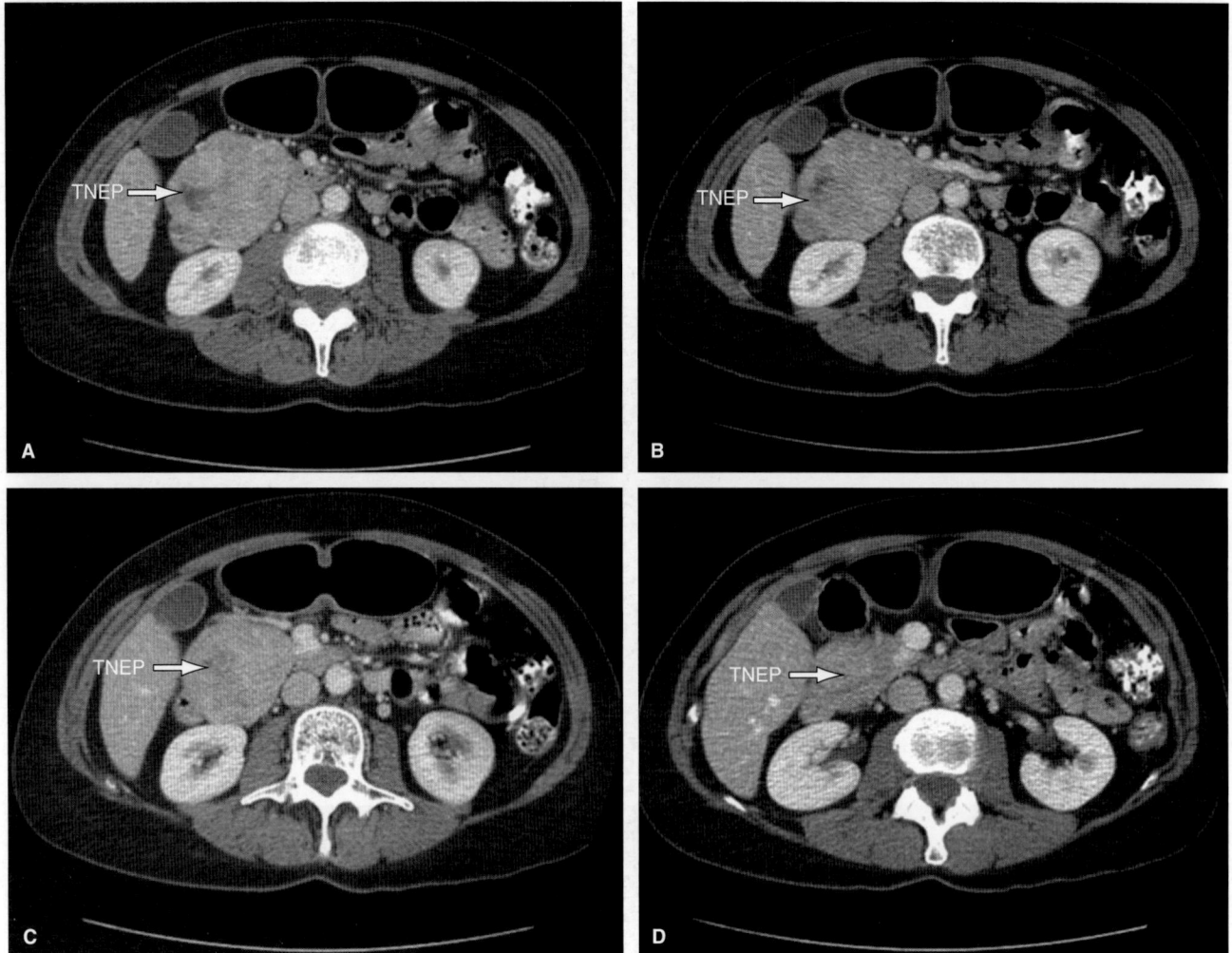

Figura 39.6 Protocolo de varredura com tomografia computadorizada tridimensional espiral de pâncreas demonstrando uma lesão hiperatenuante de 5,0 cm na cabeça do pâncreas (*seta*) em um paciente com histórico de 7 anos de hipoglicemia sintomática episódica. Em um jejum monitorado de 72 horas, o paciente apresentou hipoglicemia sintomática e níveis elevados de insulina e peptídeo C associados. *TNEP*, tumor neuroendócrino de pâncreas.

excluindo insulinomas. A SRS tem uma sensibilidade geral de 80% a 100% e especificidade acima de 90% para gastrinomas, já que os receptores da somatostatina estão presentes em mais de 90% dos TNEPs secretores de gastrina. Receptores da somatostatina também estão presentes em uma porção significativa de TNEPs secretores de glucagon e não funcionais. Em compensação, TNEPs secretores de insulina e adenocarcinomas de pâncreas não possuem receptores de somatostatina. SRS também é útil para detectar metástases hepáticas de TNEPs, exceto os insulinomas.

A SRS é limitada em termos de locais fisiológicos ou condições benignas que podem demonstrar captação do marcador e não possui precisão anatômica de localização (Figura 39.5 C). Embora sensível, a SRS pode não mostrar a localização exata de um tumor, mas somente indicar seus arredores gerais dentro de poucos centímetros. As desvantagens da SRS, principalmente as relacionadas à resolução espacial limitada e à ausência de referências anatômicas, podem ser compensadas pelo uso de imagem híbrida de TC por emissão de fóton único (SPECT)/CT. SPECT/CT proporciona maior valor diagnóstico em relação à SRS, principalmente devido à localização anatômica precisa que ajuda a discriminar entre lesões tumorais e captação fisiológica (Figura 39.5 D).[14] Em um estudo recente envolvendo 281 pacientes com TNEP G1 e G2, a SPECT/CT apresentou uma sensibilidade de 96% e uma especificidade de 97% para diagnóstico e estadiamento inicial bem como de acompanhamento.[15]

Se os exames anteriores não conseguirem localizar o tumor, pode-se utilizar a angiografia. Para insulinomas, geralmente os mais difíceis de localizar, a angiografia detecta aproximadamente 70% dos insulinomas maiores que 5 mm, demonstrando um aspecto vascular característico que corresponde à natureza intensamente vascular dos insulinomas (Figura 39.7). Se as técnicas radiográficas padrão não forem bem-sucedidas, a amostragem venosa portal para verificação dos níveis de insulina ou gastrina pode permitir a localização em uma região do pâncreas (cabeça, corpo ou cauda) para auxiliar no planejamento cirúrgico. A amostragem venosa portal não localiza com certeza o tumor, mas fornece informações corretas sobre a região do pâncreas de onde os níveis elevados de hormônios são liberados. O cálcio estimula a liberação de insulina pelos insulinomas, enquanto a secretina estimula a liberação de gastrina pelos gastrinomas. A estimulação arterial, através da injeção de cálcio ou secretina nas artérias celíaca e mesentérica superior, pode aumentar ainda mais a probabilidade de localização com amostragem venosa portal simultânea para verificação dos níveis adequados de hormônios. A amostragem

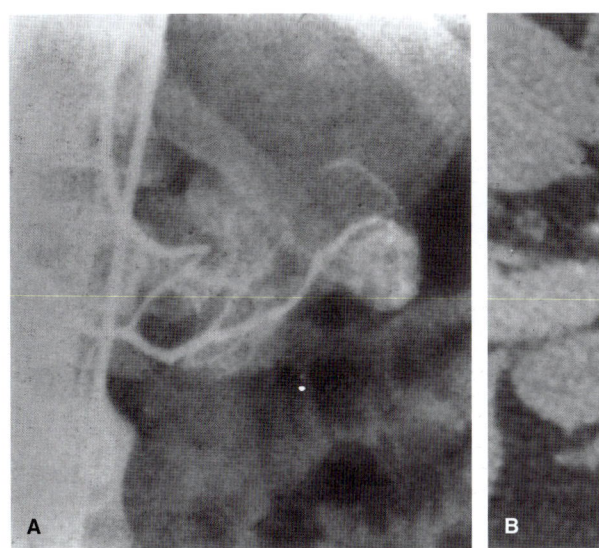 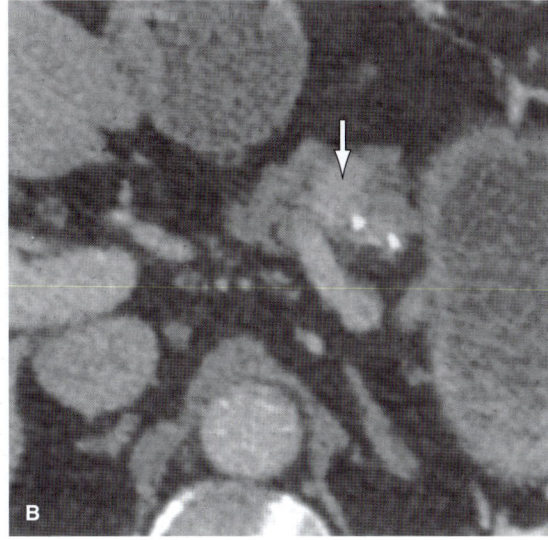

Figura 39.7 Demonstração arteriográfica de um insulinoma. **A.** Injeção seletiva na artéria pancreática dorsal específica demonstra, precisamente, o tumor. **B.** Insulinoma com realce trifásico na tomografia computadorizada. A massa no corpo do pâncreas (seta) demonstra realce inicial e prolongado esvaziamento durante a fase venosa portal; observe que a diferença máxima no realce entre o tumor e o pâncreas normalmente ocorre durante a fase pancreática (como mostra a imagem).

venosa com estimulação arterial tem uma sensibilidade maior que 90%. Contudo, com as modernas técnicas de localização, isso é raramente necessário.

Tratamento de TNEPs sintomáticos não metastáticos localizados no pré-operatório

Na ausência de doença metastática, o tratamento primário de TNEPs sintomáticos e funcionais é a ressecção cirúrgica. A abordagem e a extensão da ressecção são ditadas pelo status funcional ou tipo de tumor, localização, estágio, grau e características do paciente. Na maioria dos casos, uma ressecção parcial do pâncreas é realizada (ressecção da cabeça do pâncreas, ressecção do pâncreas distal, ou enucleação), que pode ser feita através de uma abordagem minimamente invasiva ou por laparotomia. O objetivo do procedimento na maioria dos pacientes é remover o tumor primário e os linfonodos regionais. Na maioria dos TNEPs, o pâncreas normal adjacente tem uma textura mole, aumentando o risco de fístula pancreática após pancreatectomia parcial. Embora geralmente menos problemáticos do que extravasamentos após pancreaticoduodenectomia, extravasamentos após pancreatectomia distal e enucleação são mais comuns.

Embora a enucleação preserve o parênquima pancreático, uma das desvantagens teóricas da enucleação em relação aos procedimentos mais radicais é que os linfonodos regionais não são evidenciados. O conhecimento do status dos linfonodos permite uma melhor determinação do prognóstico, embora não haja valor terapêutico comprovado para a remoção de linfonodos. Da mesma forma, há controvérsias quanto à importância da esplenectomia com pancreatectomia distal, já que técnicas que preservam o baço têm menos ressecção de linfonodos.

TNEPs não funcionais, pequenos e achados incidentalmente

Historicamente, todos os TNEPs eram considerados como possivelmente malignos, e, quando identificados, recomendava-se ressecção. Contudo, o uso crescente de exames diagnósticos com imagens de alta resolução nos EUA levou a um aumento da identificação de TNEPs assintomáticos incidentais, com possível exagero de diagnósticos e tratamentos. Em séries de necropsia, TNEPs ocorrem com uma prevalência de 1% a 10%, dependendo do número de secções realizadas. Muito menos do que a prevalência documentada da doença ao redor do mundo, isto sugere que a maioria dos TNEPs pode nunca se tornar clinicamente relevante e não avançaria a ponto de causar sintomas ou morte. Devido à alta morbidade associada à ressecção de pâncreas, muitos estudos recentes avaliaram o papel da observação em pequenos TNEPs não funcionantes. Ainda há bastante controvérsia quanto à observação de pequenos TNEPs não funcionantes.

De acordo com as diretrizes da ETNES de 2016 para o manejo de TNEPs, a observação de tumores de menos de 2 cm é segura no contexto de tumores G1 e G2 baixos (índice Ki-67 < 10%) segundo a classificação da OMS e na ausência de achados malignos nos exames de imagem para estadiamento.[16] Da mesma forma, as diretrizes mais recentes da National Comprehensive Cancer Network (NCCN) citam a observação como opção de tratamento para TNEPs não funcionantes menores que 2 cm.[17] A ETNES recomenda USE e IRM obrigatoriamente, que devem ser repetidos a cada 6 meses se for optado pela observação, passando para um intervalo de 12 meses caso não sejam demonstradas mudanças de tamanho. Se ocorrer um aumento de 0,5 cm (ou mais) do tamanho da lesão, o paciente deve ser reavaliado para o tratamento cirúrgico.[16] A recomendação da NCCN para o intervalo de monitoramento é semelhante, a cada 6 a 12 meses, e eles recomendam histórico e exame físico, TC ou IRM do abdome, e TC do tórax quando indicado.

Estas diretrizes são baseadas em dados de múltiplos estudos observacionais. Uma revisão de 143 TNEPs demonstrou que tumores encontrados incidentalmente tinham uma taxa de sobrevida em 5 anos livre de progressão de 86% em comparação a 59% entre tumores sintomáticos ($P = 0,007$). A melhor taxa de sobrevida foi verdadeira em todos os estágios, corroborando o tratamento não cirúrgico de lesões encontradas incidentalmente.[18] Lee e colegas[19] avaliaram 131 pacientes portadores de pequenos TNEPs assintomáticos não funcionais, sendo 77 apenas observados; o tamanho médio do tumor (1 cm; variação: 0,3 a 3,2 cm) não se alterou durante o período médio de acompanhamento de 45 meses, e não houve progressão da doença ou mortalidade específica à doença.

Além disso, no grupo cirúrgico (n=56; tamanho médio do tumor: 1,8 cm; variação: 0,5 a 3,6 cm), 46% tiveram uma complicação, a maioria deles devido a um extravasamento pancreático clinicamente significativo.[19] Sadot e colegas[20] conduziram um estudo retrospectivo observacional comparando 104 pacientes com TNEPs de menos de 3 cm a 77 pacientes submetidos a ressecção com tumores de tamanho equivalente. Todos os pacientes estavam nos estágios I e II da doença e haviam sido diagnosticados entre 1993 e 2013. Na última consulta de acompanhamento, nenhum paciente do grupo de observação desenvolveu doença metastática ou teve alteração do tamanho do tumor. Embora 25% dos pacientes tenham sido submetidos à ressecção, somente em oito pacientes foi feita ressecção devido ao aumento do tamanho do tumor, sendo os demais basicamente por opção do paciente ou do cirurgião. Vários estudos corroboram a observação em tumores de menos de 2 cm.[21–24] Gaujoux e colegas[21] acompanharam 46 pacientes com TNEPs assintomáticos de menos de 2 cm. Em um período médio de acompanhamento de 38 meses, nenhum paciente desenvolveu metástases distantes ou nodais. Seis pacientes desenvolveram um aumento de 20% do tamanho do tumor, com uma média de crescimento tumoral de 0,12 mm/ano.[21] Um estudo de menor porte conduzido por Rosenberg e colegas[23] com 35 pacientes também não demonstrou progressão em pacientes acompanhados por um período médio de 28 meses. Um estudo uni-institucional conduzido por Zhang e colegas[24] demonstrou que a ressecção de TNEPs de mais de 1,5 cm melhorava a sobrevida, mas o valor da ressecção em TNEPs de menos de 1,5 cm não estava claro. O estudo de Sadot e colegas[20] evidenciou taxas mais elevadas de cirurgia de resgate, possivelmente devido ao maior nível de corte, mas também porque a maioria das ressecções em pacientes inicialmente observados ocorreu por opção do paciente ou do médico.

Estes dados corroboram a observação em pacientes com tumores incidentais menores que 2 cm. Contudo, quando se escolhe o tratamento conservador, deve-se realizar um monitoramento cuidadoso de acordo com as diretrizes da NCCN ou da ETNES. O monitoramento cuidadoso permite a observação da história natural e da intervenção no caso de tumores mais agressivos (Figura 39.4).

Tumores neuroendócrinos de pâncreas não metastáticos – não localizados no pré-operatório

Com os modernos exames de imagem, esta deve ser uma ocorrência rara. Contudo, nos casos em que não dá para localizar o TNEP no pré-operatório, ultrassonografia intraoperatória é essencial, sendo que vários relatórios já atestaram seu alto grau de precisão. Para realizar adequadamente a ultrassonografia em paciente com tumor não localizado, todo o pâncreas precisa ser mobilizado. Os transdutores de alta resolução (de 7,5 a 10 MHz) são usados para o pâncreas; devido à sua maior profundidade de penetração, um transdutor de 5 MHz é melhor para o fígado. Tumores em ilhotas são detectados como massas sonolucentes, geralmente de consistência uniforme. A acoplagem de Doppler colorido permite a detecção de vasos adjacentes e auxilia na identificação do sistema de ductos pancreáticos, que se destaca como um tubo luminoso sem fluxo. A identificação do sistema de ductos é útil para prevenir a formação de fístulas pancreáticas após a enucleação.

Doença metastática

Metástases são detectadas no momento do diagnóstico em aproximadamente 40% a 80% dos pacientes com TNEPs, sendo o fígado o local mais frequentemente afetado. Embora a presença de metástases distantes seja um indicador prognóstico ruim em TNEPs, os resultados a longo prazo de pacientes com metástases neuroendócrinas do fígado são muito mais favoráveis do que os de pacientes com metástases de fígado por adenocarcinoma de pâncreas ou outros tumores gastrintestinais. Com os avanços na terapia-alvo de fígado, quimioterapia citotóxica e terapia direcionada, há uma ampla variedade de opções de tratamento para esses pacientes, e devido à natureza indolente da doença mesmo no contexto metastático, é necessária terapia agressiva. O tratamento de doença metastática requer cuidados multidisciplinares coordenados, incluindo cirurgiões, oncologistas e radiologistas intervencionais. Isto foi bem resumido em uma recente revisão sistemática feita por Nigri e colegas.[25] Embora cada um dos diferentes tipos de tratamentos isolados seja discutido a seguir, abordagens combinadas, incluindo ressecção cirúrgica agressiva, terapia-alvo com ablação de fígado e quimioterapia citotóxica ou direcionada, podem ser utilizadas para aumentar a sobrevida e melhorar a qualidade de vida.

Cirurgia de fígado por doença metastática

Ressecção de fígado no contexto de TNEP metastático pode ser curativa ou paliativa. A ressecção potencialmente curativa é possível em apenas 10% a 25% dos pacientes com metástases de fígado. A ressecção é recomendada se mais que 90% da doença puder ser removida. A ressecção pode ser concomitante com o tumor primário ou gradativa. As metástases bilobares podem requerer uma abordagem por etapas, com embolização da veia porta para promover hipertrofia do fígado e ressecção por etapas de lesões em cada lado. Critérios específicos prenunciam um prognóstico melhor e podem auxiliar na seleção dos pacientes para ressecção curativa ou paliativa; os fatores incluem tumores G1/G2, ausência de metástases distantes de linfonodos e ausência de metástases extra-hepáticas ou peritoneais. Após a ressecção, mesmo que curativa, as taxas de recorrência em 5 anos são de 80%. No entanto, a despeito desta alta taxa de recorrência, a sobrevida global em 5 anos é de 85%.[25]

Não foi feito nenhum estudo randomizado comparando a ressecção hepática a outros tratamentos para tumores endócrinos metastáticos. Comparações da sobrevida a longo prazo após ressecção cirúrgica com outras terapias direcionadas ao fígado são melhores em estudos observacionais. Elias et al. relataram uma taxa de sobrevida em 5 anos de 71% para 47 pacientes que foram submetidos a hepatectomia parcial *versus* 31% de 65 pacientes tratados com quimioembolização. A cirurgia citorredutora para doença metastática não passível de ressecção continua sendo controversa, porém é razoável no contexto de doença G1/G2 localizada no fígado em um bom candidato cirúrgico. O atual consenso é que a cirurgia citorredutora precisa ser feita se mais de 90% do tumor puder ser ressecado. Isto foi debatido mais recentemente por Morgan e colegas,[27] sugerindo um limiar de 70%, já que os resultados a longo prazo eram semelhantes quando 70%, 90% e 100% eram ressecados. Além disso, a cirurgia citorredutora melhora o efeito do tratamento locorregional subsequente.[28]

Terapia direcionada ao fígado para doença metastática

Alternativas à ressecção de fígado incluem outras terapias direcionadas ao fígado, como ablação por radiofrequência, crioablação, embolização transarterial, quimioembolização transarterial e radioembolização. Estas modalidades não são consideradas curativas e podem estar associadas à morbidade significativa (p. ex., abscesso, colicistite e insuficiência hepática). Assim sendo, elas são geralmente reservadas para pacientes com doença sintomática que não é passível de ressecção cirúrgica.

A ablação por radiofrequência é segura e pode ser usada para tratar metástases irressecáveis menores de 5 cm, e é eficaz para controlar sintomas relacionados à secreção de hormônio. Devido à sua natureza geralmente multifocal e acentuadamente vascularizada, as metástases endócrinas de fígado são particularmente adequadas para terapias transarteriais transcateter. A embolização transarterial utiliza lipiodol, partículas de espuma gel, espuma de álcool polivinílico ou microesferas suaves para embolização, enquanto a quimioembolização transarterial adiciona agentes quimioterápicos, que mais frequentemente são doxorubicina, melfalana e estreptozocina. As concentrações intratumorais na quimioembolização transarterial ultrapassam 20 vezes a concentração alcançada na quimioterapia sistêmica. Terapias intra-arteriais foram associadas a taxas elevadas de resposta parcial e em taxas ainda mais altas de melhora sintomática em pacientes com tumores funcionais. Técnicas de suavização e quimioembolização são populares há anos, mas esferas de liberação de medicamentos e microesferas de yttrium-90 (Y90) estão sendo cada vez mais usadas com potencial de respostas mais duradouras. A radioterapia intra-arterial seletiva consiste em embolização com microesferas de Y90 e tem demonstrado uma taxa de resposta de 55%, com uma taxa geral de controle de 88,9% em 3 meses.[29]

Terapia sistêmica citotóxica e terapia-alvo

Paralelamente aos avanços na terapia direcionada ao fígado, tem havido melhoras significativas na terapia sistêmica de TNEs metastáticos. Análogos da somatostatina são eficazes no controle tanto da secreção de hormônios quanto na estabilização do crescimento do tumor em TNEP metastático. Existem cinco subtipos diferentes de receptores da somatostatina (SSTR1, SSTR2, SSTR3, SSTR4, e SSTR5). Octreotida e lanreotida têm grande afinidade com SSTR2 e se ligam a SSTR5, enquanto pasireotida se liga com maior afinidade a SSTR1, SSTR2, SSTR3 e SSTR5.[30] Dessa forma, o conhecimento dos tipos de receptores de somatostatina expressados pelo tumor pode orientar a terapia. No estudo prospectivo, randomizado, duplo-cego, controlado por placebo, que avaliou o efeito do octreotida de liberação prolongada no controle do crescimento tumoral em pacientes com tumores neuroendócrinos metastáticos do tubo digestivo intermediário (estudo PROMID), um análogo da somatostatina de ação prolongada demonstrou aumentar o tempo até a progressão em pacientes com TNEPs metastáticos bem diferenciados.[31] Esta injeção mensal é bem tolerada, embora colelitíase possa se desenvolver com o uso crônico. Por este motivo, colecistectoma deve ser considerada em pacientes com TNEPs avançados. Contudo, o estudo PROMID incluiu somente pacientes com envolvimento hepático limitado (≤ 10%) e tumores primários já ressecados.

O estudo controlado de resposta antiproliferativa da lanreotida em tumores neuroendócrinos (CLARINET, na sigla em inglês) foi um estudo de referência que avaliou lanreotida autogel *versus* placebo em pacientes com TNEPs metastáticos G1/G2 baixo (índice de proliferação Ki-67, até 10%) positivos a receptores de somatostatina e outros TNEs de origem primária desconhecida ou intestinal com doença anterior estável. A lanreotida prolongou a sobrevida livre de progressão em relação ao placebo. Isto foi verdadeiro independentemente do volume do tumor hepático.[32]

Os carcinomas neuroendócrinos mal diferenciados se comportam mais agressivamente e respondem melhor à quimioterapia citotóxica do que TNEPs bem diferenciados, mas ainda há um papel para a quimioterapia em TNEPs de baixo grau não passíveis de ressecção, geralmente em combinação com outras modalidades terapêuticas. Vários agentes citotóxicos são utilizados para tratar TNEPs não passíveis de ressecção, incluindo estreptozotocina, cisplatina, dacarbazina, doxorubicina e 5-fluoruracila. Taxas de resposta de 20% a 45% foram documentadas em TNEPs G1/G2 com regimes baseados em estreptozotocina ou com 5-fluoruracila e/ou epirubicina.[25,33] O agente alquilante temozolomida isoladamente ou em combinação com capecitabina foi eficaz em TNEPs G1/G2 com taxas de resposta parciais de 70%, média de sobrevida livre de progressão de 18 meses e sobrevida de 92% em 2 anos.[34] Para tumores de grau elevado com má diferenciação, regimes baseados em platina são preferíveis. Foram obtidas taxas de resposta de 42% a 67% quando se combina cisplatina e etoposida.[35]

O recente conhecimento da patogênese dos TNEPs permitiu o desenvolvimento de terapias-alvo. Everolimo é um inibidor oral de mTOR, que é suprarregulado em muitos TNEPs. Em um estudo randomizado controlado por placebo, a sobrevida global média foi de 44,0 meses (intervalo de confiança [IC] 95%, de 35,6 a 51,8 meses) para os que foram aleatoriamente designados a everolimo e de 37,7 meses (intervalo de confiança [IC] 95%, de 29,1 a 45,8 meses) entre os designados ao grupo de placebo (razão de risco, 0,94; IC 95%, 0,73 a 1,20; P = 0,30). Os pacientes do grupo de everolimo tiveram uma sobrevida livre de progressão mais longa (11 meses vs. 4,6 meses) do que os pacientes que receberam placebo.[36] Sunitinibe é um inibidor de tirosinoquinases do receptor do fator de crescimento derivado de plaquetas (PDGFR), do receptor do fator de crescimento endotelial vascular (VEGFR)-1, VEGFR-2, proto-oncogene CD117 (c-KIT) e CD135 (FLIT3). Os TNEPs frequentemente têm superexpressão de fator de crescimento endotelial vascular (VEGF) ou VEFGR. O sunitinibe foi bem tolerado e eficaz em um estudo randomizado controlado de fase III,[37] com uma sobrevida livre de progressão de 11,1 meses no grupo tratado com sunitinibe em relação a 5,5 meses no grupo do placebo. Ambas as terapias-alvo foram aprovadas pela FDA e – juntamente com os análogos de somatostatina – substituíram amplamente a quimioterapia citotóxica no manejo de TNEPs bem diferenciados avançados.

Os análogos radiomarcados de somatostatina representam uma nova opção de tratamento em pacientes com intensa captação de radiomarcador nos receptores de somatostatina. A terapia com radionuclídeo receptor de peptídeo com análogos radiomarcados de somatostatina permite a administração de radioterapia direcionada ao tecido tumoral e suas metástases. Os radiomarcadores mais usados são o Y90 e o 177 Lutécio. A resposta completa do tumor é rara com este tratamento (0 a 6%), mas os resultados são animadores, com regressão parcial do tumor em 7% a 37% dos pacientes e estabilização em 42% a 86% usando análogos de somatostatina marcados com Y90.[38] A terapia com radionuclídeo receptor de peptídeo é uma opção terapêutica promissora, mesmo que ainda em fase de pesquisas.

Transplante de fígado para TNEPs metastáticos

Os TNEPs tendem a metastizar no fígado, e a doença geralmente não se espalha além do fígado. Mesmo após o tratamento de metástases no fígado, a maioria dos pacientes desenvolve recorrência da doença no fígado remanescente em questão de 2 anos, demonstrando a intensa predileção dos TNEPs em metastizar no fígado e à natureza geralmente indolente desta doença. Portanto, hepatectomia total com transplante de fígado foi proposta como opção de tratamento potencialmente curativo para metástases neuroendócrinas não passíveis de ressecção. De fato, as metástases neuroendócrinas irressecáveis constituem a única indicação metastática de transplante. O mesmo grupo de Milão que criou os critérios comumente usados para transplante em carcinoma hepatocelular também propôs critérios para transplantes em metástases neuroendócrinas, que incluem idade abaixo de 55 anos, tumor bem diferenciado, índice de proliferação Ki-67 de menos de 5%, tumor primário completamente ressecado com drenagem portal, menos de 50% de envolvimento do fígado e ausência de doença extra-hepática.[39] Utilizando estes critérios relativamente rígidos, foram obtidas taxas de sobrevida global em 5 anos de 90%. Contudo, nem todos os centros aderiram a esses critérios, levando a resultados amplamente variáveis. Em um estudo multicêntrico sobre 213 transplantes por metástases neuroendócrinas, o maior estudo já publicado neste sentido, a sobrevida global em 5 anos foi de 52%. A presença de hepatomegalia, tumores de graus altos e ressecção de tumor extra-hepático de maior ou menor porte no momento do transplante de fígado foram associados a resultados piores em um modelo multivariável.[40] Embora estas taxas de sobrevida sejam equivalentes às de transplantes em casos de carcinoma hepatocelular, elas podem não ser significativamente maiores do que as taxas de sobrevida com terapia não cirúrgica de metástases neuroendócrinas. Devido à escassez de órgãos, o papel do transplante em metástases neuroendócrinas permanece sendo um assunto controverso.

Diagnóstico e tratamento de tumores neuroendócrinos de pâncreas funcionais específicos

Tumores neuroendócrinos de pâncreas secretores de insulina (insulinoma)

O insulinoma é o TNEP funcional mais comum, com uma incidência de 1 a 2 por milhão de habitantes anualmente nos EUA. Em 1935, Whipple e Frantz documentaram a síndrome clínica definida por: 1) sintomas neuroglicopênicos consistentes com hipoglicemia, 2) baixa concentração plasmática de glicose mensurada quando da presença dos sintomas e 3) alívio dos sintomas mediante a administração de glicose. Esta síndrome tornou-se conhecida como tríade de Whipple.

Os sintomas podem variar em pacientes com TNEPs secretores de insulina. Alguns têm sintomas relacionados ao excesso de atividade do sistema nervoso simpático em resposta à hipoglicemia, incluindo fadiga, fraqueza, fome, tremores, diaforese e taquicardia. Em outros, problemas do sistema nervoso central predominam, com apatia, irritabilidade, ansiedade, confusão, agitação, perda de orientação, visão embaçada, delírio, estupor, coma e/ou convulsões. Em muitos pacientes, os sintomas já estavam presentes por anos antes do diagnóstico. Os pacientes geralmente relatam aumento significativo do peso coincidindo com o início dos sintomas, já que eles compensam comendo frequentemente para prevenir a hipoglicemia.

A média de idade no momento do diagnóstico é de 45 anos. Os insulinomas são distribuídos igualmente por todo o pâncreas apesar da predominância de células beta no corpo e na cauda. Raramente, eles ocorrem no duodeno, hilo esplênico ou ligamento gastrocólico. Geralmente, os insulinomas são pequenos, com um tamanho médio de 1,0 cm a 1,5 cm. A ressecção cirúrgica do insulinoma é normalmente curativa, pois a maioria dos tumores tende a ser pequena, benigna (de 85% a 95%) e solitária. Embora a maioria dos insulinomas seja esporádica, 5% estão associados a MEN1, e estes têm maior probabilidade de serem múltiplos e malignos.

Diagnóstico. Em qualquer paciente em quem a tríade de Whipple é documentada, outras avaliações são necessárias para determinar a causa subjacente e guiar o tratamento adequado. O diagnóstico diferencial de hipoglicemia sintomática inclui insulinoma, síndrome de hipoglicemia pancreatogênica não insulinoma (NIPHS), administração de insulina exógena ou agente hipoglicêmico oral (sulfonilureias, meglitinidas), hipoglicemia autoimune a insulina e hipoglicemia mediada por fator de crescimento semelhante à insulina (Tabela 39.5). Se houver suspeita de hipoglicemia, a glicose sanguínea deve ser precisamente verificada não usando um reflectômetro doméstico, já que estes não são suficientemente confiáveis na faixa baixa.

Um primeiro passo crítico é rever o histórico do paciente em detalhes, especialmente o momento do surgimento dos sintomas em relação a refeições, medicamentos tomados pela pessoa e por membros da família, histórico familiar e social. O diagnóstico de insulinoma requer demonstração de concentrações inadequadamente altas de insulina sérica durante um episódio espontâneo ou induzido de hipoglicemia. Quando ocorre a hipoglicemia, o médico deve medir os níveis plasmáticos de glicose, insulina, peptídeo C, proinsulina, beta hidroxibutirato e verificar o uso de agentes hipoglicêmicos orais.

O padrão ouro para o diagnóstico de insulinoma é o jejum monitorado de 72 horas. Contudo, nos casos em que os episódios hipoglicêmicos são observados e os exames laboratoriais mencionados anteriormente podem ser obtidos, o jejum monitorado não é necessário. Os exames devem ser guiados pelo histórico, principalmente em relação ao momento da ocorrência dos sintomas. O jejum de 72 horas pode ser iniciado em casa após uma refeição noturna, exceto para pacientes em quem a hipoglicemia ocorre após um curto período de jejum. A data e horário da última refeição devem ser anotados. Todas as medicações não essenciais devem ser interrompidas. Os pacientes podem ingerir bebidas sem calorias e sem cafeína. Amostras de sangue para avaliação dos níveis plasmáticos de glicose, insulina, peptídeo C, proinsulina e beta hidroxibutirato devem ser coletadas a cada 6 horas até que a concentração de glicose esteja abaixo de 60 mg/dℓ. Depois disso, a amostragem de sangue deve ocorrer a cada 1 a 2 horas. Insulina, peptídeo C e proinsulina somente precisam ser medidos em amostras correspondentes a uma concentração de glicose plasmática de 60 mg/dℓ ou menos. Os anticorpos anti-insulina devem ser verificados, mas não precisam ser medidos durante a hipoglicemia. O jejum é interrompido e a glicose será administrada quando o nível de glicose no sangue estiver abaixo de 55 mg/dℓ ou se o paciente se tornar sintomático. Durante o jejum, aproximadamente dois terços a três quartos dos pacientes com insulinomas terão sintomas hipoglicêmicos nas primeiras 24 horas, e 95% terão sintomas nas 72 horas.

Quando a hipoglicemia é documentada, os níveis plasmáticos de insulina, peptídeo C e proinsulina estão elevados em pacientes com insulinomas, mas também estão elevados em outras condições. A hipoglicemia induzida por agente hipoglicêmico oral pode ser diferenciada por sulfonilureia ou meglitinidas no plasma. A hipoglicemia autoimune a insulina pode ser diferenciada pela presença de insulina ou de anticorpos de receptores da insulina. A diferenciação de insulinoma e NIPHS pode ser difícil na ausência de um tumor de pâncreas documentado consistente com um insulinoma. Este último ocorre mais comumente no contexto pós-prandial. A avaliação da proporção de insulina para glicose também é útil. Uma proporção maior que 0,3 ocorre com insulinoma ([μU/mℓ de insulina/mg]/[dℓ de glicose]). Menos comumente, uma razão de 0,3 pode ocorrer em pacientes obesos em consequência da resistência a insulina, mas esses pacientes não devem ser hipoglicêmicos. Níveis de peptídeo C acima de 1,2 μg/mℓ com um nível de glicose abaixo de 40 mg/dℓ também são altamente sugestivos de insulinoma.

Tabela 39.5 Interpretação dos resultados laboratoriais e diagnóstico diferencial em pacientes com tríade de Whipple.

Dignóstico	Glicose (mg/dℓ)	Insulina (mIU/mℓ)	Peptídeo C (nmol/ℓ)	Proinsulina (pmol/ℓ)	Anti-insulina ou anticorpo anti-insulina (+/−)	Agentes hipoglicêmicos orais circulantes (sulfonilureias, meglitinidas)	Beta-hidroxibutirato	Massa pancreática (tumor de célula de ilhota)	Momento da hipoglicemia
Insulinoma	< 55	≥ 3	≥ 0,2	≥ 5	−	Não	≤ 2,7	Sim*	Em jejum
NIPHS, hipoglicemia após derivação gástrica	< 55	≥ 3	≥ 0,2	≥ 5	−	Não	≤ 2,7	Não	Pós-prandial
Administração sub-reptícia de insulina	< 55	>>> 3	< 0,2	< 5	−	Não	≤ 2,7	Não	Com administração inadequada de insulina
Administração de hipoglicemiciante oral	< 55	≥ 3	≥ 0,2	≥ 5	−	Sim	≤ 2,7	Não	Com a administração de agentes orais
Síndrome autoimune da insulina	< 55	>>> 3	>>> 0,2	>>> 5	+	Não	≤ 2,7	Não	Em jejum
Mediada por IGF	< 55	< 3	< 0,2	< 5	−	Não	≤ 2,7	Não	Em jejum
Mediada por IGF	< 55	< 3	< 0,2	< 5	−	Não	> 2,7	Não	Em jejum

*Achados laboratoriais consistentes com insulinoma devem motivar avaliação de tumor de célula de ilhota. Na minoria dos casos, o tumor de célula de ilhota do pâncreas pode ser difícil de ser localizado no pré-operatório. IGF, fator de crescimento semelhante à insulina; NIPHS, síndrome de hipoglicemia pancreatogênica não insulinoma.

Em pacientes nos quais a insulina é administrada de maneira sub-reptícia, os valores plasmáticos de insulina são maiores do que os níveis observados em pacientes com insulinoma, mas os valores plasmáticos de peptídeo C e proinsulina são baixos ou indetectáveis. Devido ao efeito anticetogênico da insulina, todos os pacientes com insulinoma devem ter níveis séricos de beta hidroxibutirato abaixo de 2,7 mmol/ℓ ao final do jejum. Um nível de beta hidroxibutirato no plasma acima de 2,7 mmol/ℓ e uma resposta rápida da glicose plasmática ao glucagon intravenoso corroboram o diagnóstico de insulinoma em casos de níveis limítrofes de insulina/peptídeo C ou sugerem um processo mediado pelo fator de crescimento semelhante à insulina quando os níveis de insulina são baixos. A hipoglicemia no contexto de baixas concentrações plasmáticas de insulina, peptídeo C e proinsulina sugere hipoglicemia não relacionada à insulina ou hipoglicemia mediada por fator de crescimento semelhante à insulina, o que é raro.

Localização e tratamento. Os princípios gerais para o tratamento de TNEPs se aplicam aos insulinomas. Em pacientes com evidência bioquímica de insulinoma, o algoritmo para localização e tratamento é apresentado na Figura 39.4. A única diferença no insulinoma é que SRS não é indicada, já que raramente eles expressam receptores de somatostatina. A ressecção do tumor é a base do tratamento, sendo a única opção curativa para insulinoma. Tendo em vista que mais de 90% dos insulinomas são benignos, a enucleação é normalmente preferível, quando possível, para preservar a massa pancreática funcional. A enucleação não deve ser realizada caso o tumor se encontre em uma área de 2 mm do ducto pancreático principal, o que pode ser identificado na ultrassonografia intraoperatória. A ressecção anatômica (pancreatectomia distal, pancreatectomia central ou pancreaticoduodenectomia) pode ser necessária para tumores próximos do ducto pancreático principal ou para grandes tumores.

No pré-operatório, é importante prevenir ataques hipoglicêmicos graves. As infusões de glicose devem ser utilizadas no período pré-operatório, principalmente quando os pacientes não estão ingerindo nada por via oral. A administração de diazoxido reduz a liberação de insulina pelas células beta (normalmente 3 mg/kg/dia, divididos em duas ou três doses diárias) e deve ser usada para prevenir ou atenuar os sintomas de hipoglicemia antes da intervenção cirúrgica uma vez confirmado o diagnóstico.

Com os recursos modernos de imagem, é raro que os exames de imagem pré-operatórios não consigam localizar o insulinoma. Neste raro caso, exploração às cegas com ultrassom intraoperatório, combinada com palpação cuidadosa e exploração de todo o pâncreas e duodeno, identificará a maioria dos tumores. A realização eficaz da ultrassonografia pancreática intraoperatória requer mobilização completa do pâncreas. No improvável evento em que o tumor não conseguir ser localizado com técnicas pré-operatórias e intraoperatórias, devem ser coletadas amostras da cauda do pâncreas para biopsia a fim de avaliar a presença de nesidioblastose. A pancreatectomia distal deve ser considerada neste contexto, mas continua sendo controversa (ver a seção sobre "Síndrome da hipoglicemia pancreatogênica não insulinoma").

A expectativa de vida deve ser normal após a excisão completa de um insulinoma benigno. As ressecções mais extensas são necessárias para excisão completa de insulinomas malignos. A cirurgia citorredutora do tumor no paciente com insulinoma metastático pode resultar em cura bioquímica porque alguma doença residual pode não ser funcionante. O hiperinsulinismo persistente após a ressecção de tumores metastáticos de células de ilhotas pode ser tratado com análogos de somatostatina, por embolização da artéria hepática, por diazoxido ou por estreptozotocina e 5-fluoruracila. Mesmo na doença metastática, a sobrevida média após a ressecção é de aproximadamente 5 anos.

Tumor neuroendócrino de pâncreas secretor de gastrina (gastrinoma)

O TNEP secretor de gastrina (gastrinoma) é o segundo tumor endócrino funcional de pâncreas mais comum, com uma incidência de 1 a cada 2,5 milhões de habitantes, tendo sido descrito pela primeira vez em 1955 por Zollinger e Ellison. A média de idade dos pacientes no momento do diagnóstico é de aproximadamente 50 anos. Os gastrinomas são ligeiramente mais comuns em homens (60%), são esporádicos em 75% dos pacientes e estão associados a MEN1 em 25%. A gastrina produzida pelos tumores de células de ilhotas não está sujeita à estimulação normal por aminoácidos e peptídeos no estômago ou por distensão gástrica. Além disso, estes tumores não são suprimidos por um pH alto no lúmen gástrico e podem ser estimulados (em vez de inibidos) pela secretina.

Os pacientes com gastrinoma (ou síndrome de Zollinger-Ellison [ZES]) têm uma doença de úlcera péptica fulminante, hipersecreção ácida e tumores de células não beta de ilhotas do pâncreas. Hipergastrinemia resulta em hipersecreção ácida péptica e doença de úlcera péptica refratária. As úlceras duodenais são as mais comuns, mas ulceração jejunal também pode ocorrer; a presença de úlceras jejunais deve levantar suspeita de TNEP secretor de gastrina. Aproximadamente 75% dos pacientes apresentam dor abdominal; praticamente dois terços destes indivíduos têm diarreia, e em 10% a 20%, diarreia é o único sintoma. Esta diarreia induzida por ácido é interrompida por aspiração nasogástrica de secreções, diferenciando-a de outras diarreias secretórias. Mais de um terço dos pacientes apresenta sinais e sintomas de doença de refluxo gastresofágico, e este número parece estar crescendo.

Noventa por cento dos gastrinomas estão localizados dentro do triângulo dos gastrinomas, delimitado pelas linhas que conectam o ducto cístico, a junção entre a segunda e a terceira parte do duodeno, e a junção entre o colo e o corpo do pâncreas (Figura 39.8). Mais de 60% estão localizados no duodeno (Figura 39.9 A), sendo que a maioria surge na sua primeira porção. Ocasionalmente, os gastrinomas são localizados nos linfonodos desta região, e não está claro se os linfonodos podem ser um verdadeiro local primário de gastrinomas ou se eles representam metástases de tumores primários ocultos no duodeno ou no pâncreas (Figura 39.9 B).

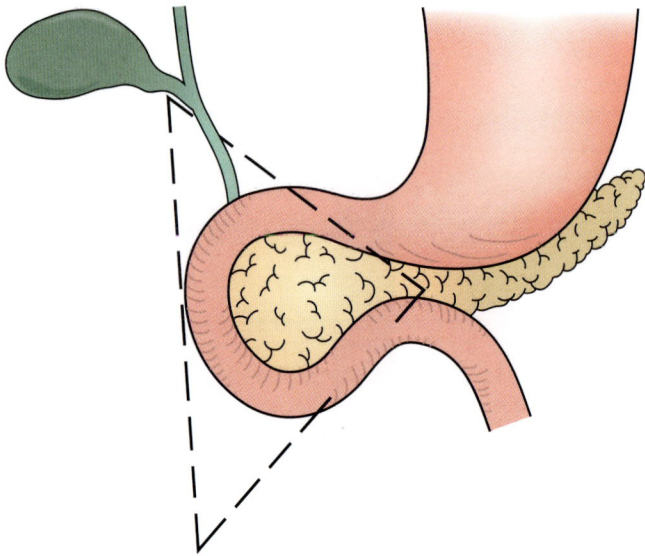

Figura 39.8 Triângulo anatômico no qual aproximadamente 90% dos gastrinomas são encontrados. O triângulo é delimitado pelas linhas que conectam o ducto cístico, a junção entre a segunda e a terceira porções do duodeno, e a junção entre o colo e o corpo do pâncreas.

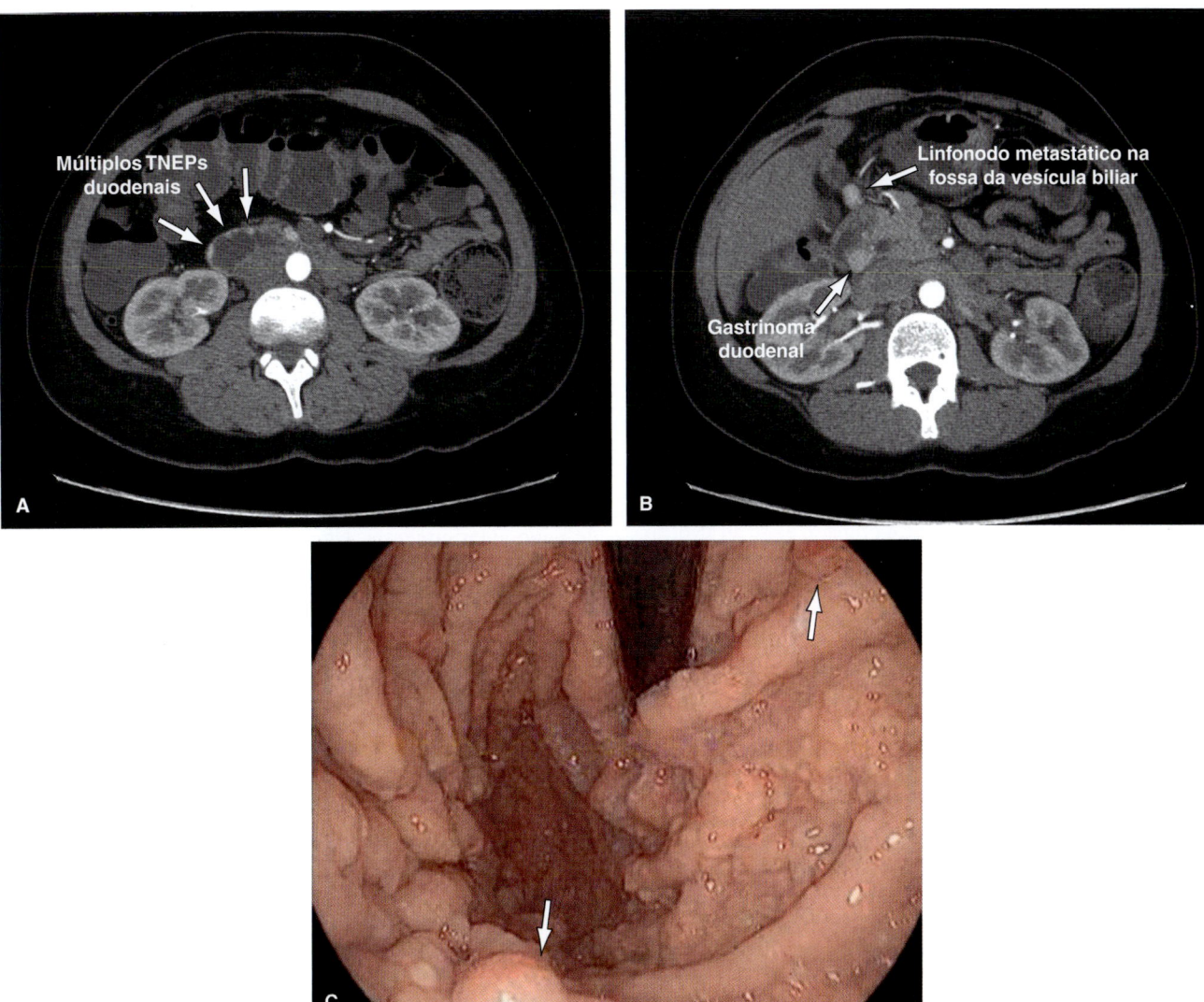

Figura 39.9 A. Tomografia computadorizada (TC) mostrando múltiplos pequenos tumores neuroendócrinos de pâncreas (*TNEPs*) duodenais (em um paciente com neoplasia endócrina múltipla tipo 1 (MEN1). **B.** TC mostrando gastrinoma metastático em um linfonodo na fossa da vesícula biliar e um grande gastrinoma duodenal primário no mesmo paciente. **C.** Esofagogastroduodenoscopia mostrando múltiplos TNEPs na submucosa duodenal em um paciente com MEN1; duas grandes lesões (*setas*) foram removidas endoscopicamente e eram consistentes com TNEP.

Diagnóstico. O TNEP secretor de gastrina (ZES) deve ser considerado em todos os pacientes com úlceras pépticas intratáveis (principalmente úlceras jejunais), esofagite grave ou diarreia secretória persistente. O diagnóstico depende da presença de hipergastrinemia e aumento da secreção de ácido gástrico. A maioria dos laboratórios tem um limite máximo normal de 100 pg/mℓ para os níveis de gastrina em jejum. Níveis de 100 a 1000 pg/mℓ são ocasionalmente observados em pacientes sem gastrinoma, e níveis acima de 1000 pg/mℓ são altamente sugestivos de gastrinoma, desde que o paciente tenha demonstrado aumento da secreção de ácido gástrico. Os pacientes com anemia perniciosa e aqueles que tomam IBPs têm níveis altíssimos de gastrina no abscessocistos de hipersecreção de ácido gástrico. Nos exames de triagem de ZES, todos os IBPs devem ser interrompidos 2 semanas antes do exame dos níveis de gastrina. Um nível sérico elevado de gastrina combinado com um pH de menos que 2 no aspirado gástrico constitui diagnóstico de gastrinoma. Um pH gástrico acima de 3 sem medicamentos supressores de acidez ou operações anteriores para redução de ácidos sugere claramente que ZES não é a causa da hipergastrinemia.

Se o diagnóstico permanecer duvidoso, a despeito dessas medições, um teste de estimulação de secretina pode ser útil. Neste teste, o nível de gastrina em jejum é mensurado antes da administração intravenosa de secretina (2 UI/kg), coletando-se subsequentemente amostras em 2, 5, 10 e 20 minutos após a administração da secretina. Níveis de gastrina acima de 200 pg/mℓ após a administração de secretina são observados em 87% dos pacientes, sem resultados falso-positivos. Resultados falso-negativos podem ser causados pela presença de *Helicobacter pylori*. Outras causas de hipergastrinemia devem ser excluídas; o diagnóstico diferencial pode ser subdividido mais uma vez em hipergastrinemia associada a alta e baixa produção de ácido gástrico (Tabela 39.6).

Localização e tratamento. Uma vez estabelecido o diagnóstico, o objetivo principal é prevenir a secreção de ácido e aliviar os sintomas. Os melhores resultados são obtidos com IBPs; no entanto, doses mais altas do que as usadas para úlcera péptica simples ou doença de refluxo gastresofágico são normalmente necessárias. Os IBPs já demonstraram ser seguros e eficazes em altas doses e devem ser prescritos na posologia necessária para suprimir a secreção de ácido gástrico.

Tabela 39.6 Causas de hipergastrinemia.	
Alta produção de ácido gástrico	**Produção normal, baixa ou ausente de ácido gástrico**
ZES (gastrinoma)	Terapia com antagonista dos receptores de H2
Obstrução do esvaziamento gástrico	Terapia com IBP
Hiperplasia de células G	Procedimento prévio para redução de ácido
Antro gástrico residual	Gastrite atrófica, anemia perniciosa, câncer gástrico, vitiligo, acloridria, vagotomia, insuficiência renal

IBP, inibidor de bomba de próton; *ZES*, síndrome de Zollinger-Ellison.

Da mesma forma que todos os TNEPs, para pacientes com ZES bioquimicamente confirmada, o primeiro passo do algoritmo para localização de um gastrinoma deve incluir TC ou IRM. Deve-se usar água como contraste oral em varreduras de TC para permitir uma melhor visualização de pequenas lesões duodenais hiper-realçadas. Se o tumor não for localizado através de TC ou IRM, SRS deve ser realizada, pois praticamente todos os gastrinomas expressam receptores de somatostatina. A USE pode ser útil para detectar pequenas lesões pancreáticas. Se a localização ainda não foi encontrada, angiografia com ou sem estimulação deve ser então realizada. Se todas estas medidas não forem bem-sucedidas e houver forte suspeita de ZES, pode ser razoável proceder com exploração cirúrgica para localizar e tratar o tumor.

O tratamento cirúrgico de gastrinomas é indicado quando a ressecção curativa parece ser possível com base nas imagens pré-operatórias ou para citorredução paliativa para controle dos sintomas. A presença ou ausência de doença maligna é o indicador prognóstico mais importante. Em 5% a 8% dos casos, o cirurgião não consegue localizar um gastrinoma no intraoperatório. Se não for localizado antes da operação, encontrar os tumores no pâncreas e no duodeno pode ser difícil. A exploração inclui todo o abdome, desde a superfície inferior do diafragma até o assoalho pélvico, prestando-se especial atenção ao fígado, área sub-hepática direita e paraduodenal, e recesso pélvico e ovários. Todo o intestino delgado e cólon são examinados cuidadosamente, sendo que o cirurgião deve verificar linfonodos no mesentério ou aderidos à parede do intestino. O cirurgião deve inspecionar cuidadosamente o triângulo dos gastrinomas (Figura 39.8) para confirmar a localização do tumor. O ultrassom intraoperatório deve ser realizado rotineiramente para identificar pequenas lesões pancreáticas ou metástases no fígado. A transiluminação do duodeno com endoscopia intraoperatória pode ajudar a identificar pequenas lesões submucosas. Após a transiluminação do duodeno com endoscopia intraoperatória, a parede do duodeno pode ser delicadamente palpada entre os dedos do cirurgião através de uma duodenectomia de 3 cm na superfície anterolateral da segunda porção do duodeno, permitindo a detecção de gastrinomas menores que 1 cm. A duodenectomia detectará de 25% a 30% dos tumores não observados nas imagens pré-operatórias.

A maioria dos gastrinomas requer ressecção segmentar, incluindo pancreatectomia distal ou pancreaticoduodenectomia. A pancreaticoduodenectomia pode aumentar a sobrevida livre de doença dos pacientes com MEN1 pois, após a excisão local, tumores recorrentes são mais comumente encontrados no duodeno.[41] Uma inspeção detalhada dos linfonodos peripancreáticos, periduodenais e porto-hepáticos deve ser efetuada, pois a ressecção de disseminações linfáticas macroscopicamente positivas pode melhorar a sobrevida livre de doença. Infelizmente, com acompanhamento a longo prazo, praticamente 50% dos pacientes inicialmente livres da doença apresentam recorrência sintomática ou bioquímica (ou seja, resultado positivo de exame de secretina) em 5 anos.

Infelizmente, mais de 50% dos pacientes com gastrinomas já têm doença metastática no momento do diagnóstico. Para pacientes com doença metastática sintomática não passível de ressecção, o tratamento deve ser focado no controle dos sintomas (ou seja, redução da produção de ácido). O controle farmacológico da secreção de ácido com IBPs tornou a gastrectomia, citorredução, e outros procedimentos cirúrgicos de redução da produção de ácido desnecessários. Os sintomas são controlados em mais de 90% dos pacientes, começando por posologias de 60 a 80 mg de pantoprazol diariamente, embora doses mais altas possam ser necessárias. A dosagem dos IBPs deve ser titulada para manter a produção basal de ácido abaixo de 10 mEq/hora (ou < 5 mEq/hora se o paciente já tiver sido submetido a um procedimento de redução de ácido anteriormente). Uma das poucas indicações restantes para gastrectomia total em pacientes com ZES é a presença de tumores carcinoides gástricos, que podem se originar de hipergastrinemia prolongada. A gastrectomia também pode ser indicada para pacientes que não conseguem tolerar IBPs e não conseguem obter controle da secreção de ácido através de outros meios. A gastrectomia total cura todos os sintomas produzidos pelo excesso de ácido, mas não tem nenhum efeito na progressão da doença ou na sobrevida em doença metastática. Os análogos da somatostatina, utilizados para reduzir a liberação de gastrina e a subsequente secreção de ácido, são raramente eficazes em suprimir ácidos sem o uso concomitante de IBPs.

A terapia cirúrgica agressiva é indicada, pois sabe-se que os pacientes podem viver mais de 20 anos com doença residual. O gastrinoma pode ter um curso clínico agressivo ou relativamente benigno. A forma agressiva, observada em aproximadamente 25% de todos os pacientes, está associada a tumores maiores de pâncreas, metástases no fígado e sobrevida mais insatisfatória a longo prazo; 90% dos tumores agressivos estão localizados no pâncreas. a taxa de sobrevida em 10 anos é de 30% na forma agressiva, em relação a mais de 90% em pacientes com a forma não agressiva. O melhor preditor de sobrevida em pacientes com gastrinoma é a presença de metástases de fígado, enquanto metástases de linfonodos não são preditivas.[42] A ressecção de toda a doença macroscópica e das metástases pode proporcionar atenuação dos sintomas, tendo sido associada a taxas de sobrevida a longo prazo de mais de 50%, mas as curas são raras.

Tumor neuroendócrino de pâncreas secretor de peptídeo intestinal vasoativo

O VIP é um pequeno peptídeo normalmente encontrado no cérebro, nas células G do antro, na medula suprarrenal, na mucosa intestinal, nos neurônios pancreáticos e nas células D2 do pâncreas. Descrito pela primeira vez por Verner e Morrison em 1958, os TNEPs secretores de VIP (VIPomas) normalmente se originam de células D2 da ilhota pancreática e liberam altos níveis de VIP. Esta síndrome também é conhecida como síndrome da diarreia líquida, hipopotassemia, acloridria (WDHA) ou cólera pancreática. No geral, estes tumores são raros, com uma incidência de 1 em cada 10 milhões de habitantes.

Mais de dois terços são malignos (Tabela 39.1), e, no momento da apresentação, mais de 70% dos pacientes têm doença metastática. Noventa por cento das lesões se encontram no pâncreas, e 10% foram descritas no cólon, brônquio, fígado, glândula suprarrenal e gânglios simpáticos. A maioria dos pacientes é diagnosticada com VIPomas na meia-idade, mas aproximadamente 10% dos pacientes são diagnosticados antes dos 10 anos de idade. Níveis elevados de VIP nestes pacientes jovens são mais comumente causados por ganglioneuromas, ganglioblastomas ou neuroblastomas, em vez de tumores pancreáticos.

Os tumores são geralmente solitários, maiores que 3 cm no momento do diagnóstico e facilmente identificados em imagens transversais. VIPomas são encontrados no corpo e cauda do pâncreas em 75% dos pacientes. Noventa e cinco por cento são esporádicos, e 5% estão associados a MEN1.[43]

Diagnóstico e tratamento. O VIP age diretamente nas células do epitélio intestinal ativando a adenilato ciclase, desta forma aumentando os níveis de monofosfato cíclico de adenosina dentro dos colonócitos, o que estimula a hipersecreção de fluidos no lúmen, resultando em diarreia líquida. A diarreia secretória profusa, líquida e iso-osmótica é o sintoma mais comumente apresentado e pode exceder o volume de 3 a 5 ℓ/dia. O diagnóstico de VIPoma é improvável se o volume das fezes for de menos de 700 mℓ/dia. A diarreia é ainda mais exacerbada porque o monofosfato cíclico de adenosina inibe a reabsorção do sódio e estimula a secreção de cloro, causando aumento dos fluidos e alterações eletrolíticas no lúmen intestinal. A diarreia persiste a despeito de jejum, o que a qualifica como diarreia secretória, e a despeito da aspiração nasogástrica, que a diferencia da diarreia observada na hipersecreção de ácido na ZES. As condições a serem consideradas no diagnóstico diferencial são abuso de laxantes, diarreia bacteriana e parasitária, síndrome carcinoide, que está associada a níveis elevados de ácido 5-hidroxindoleacético na urina, e gastrinoma. O diagnóstico é confirmado pelos níveis de VIP. Os níveis normais de VIP são inferiores a 200 pg/mℓ; os pacientes com VIPoma têm níveis que variam de 225 a 2000 pg/mℓ. Os níveis de VIP devem ser mensurados após jejum noturno.

A perda de peso, cólica abdominal, desidratação, anormalidades eletrolíticas e acidose metabólica (por perda de líquidos e bicarbonato) são comuns em VIPomas. A hipopotassemia pode ser profunda, pois os pacientes podem perder mais de 400 mEq de potássio por dia, o que pode causar alterações de ritmo cardíaco e até mesmo morte súbita em casos extremos. Praticamente 75% dos pacientes têm hipocloridria ou acloridria, e níveis reduzidos de magnésio e fósforo estão geralmente presentes. As profundas anormalidades eletrolíticas e a desidratação precisam ser corrigidas antes do tratamento cirúrgico definitivo.

O tratamento de VIPomas começa com hidratação pré-operatória intensa e correção das anormalidades eletrolíticas e alterações acido-básicas. Os análogos de somatostatina são comumente usados no pré operatório para reduzir o volume da diarreia e facilitar a reposição de líquidos e eletrólitos. Se a diarreia persistir a despeito da terapia com análogos da somatostatina, a adição de um glicocorticoide pode ser útil. Devido ao alto índice de doença maligna, é necessária ressecção anatômica formal (não enucleação) com margens negativas e incluindo linfadenectomia no contexto de doença não passível de ressecção. Não há evidência que corrobore a realização de cirurgia citorredutora no contexto de doença metastática. A expectativa de sobrevida em 5 anos para pacientes com VIPomas é de aproximadamente 68% após a ressecção, sendo que a presença de doença metastática representa um fator preditivo insatisfatório.[43]

Tumor neuroendócrino de pâncreas secretor de glucagon (glucagonoma)

Os glucagonomas são raros, com uma incidência estimada de 1 em cada 20 milhões de habitantes.[44] Eles são de duas a três vezes mais comuns em mulheres. Em comparação a outros tumores endócrinos de pâncreas, eles tendem a ser maiores, em média de 5 a 10 cm de tamanho no momento do diagnóstico. Esses tumores quase sempre têm como origem o pâncreas, sendo que de 65% a 75% estão localizados no corpo ou na cauda, correspondendo à distribuição normal de células alfa no pâncreas. Os glucagonomas são malignos em 50% a 80% dos casos; 80% dos pacientes com glucagonomas malignos têm metástases no fígado no momento do diagnóstico. A maioria dos glucagonomas é esporádica; porém, de 5% a 17% estão associados a MEN1.[44]

A síndrome de glucagonoma é uma síndrome rara, com uma apresentação clássica dos "4 Ds": diabetes, dermatite, depressão e trombose venosa profunda ("*deep vein thrombosis*"). Também é caracterizada por um estado catabólico acentuado com perda de peso, depleção dos estoques de gordura e proteína, e deficiências vitamínicas associadas. A lesão de pele característica é o eritema migratório necrolítico (Figura 39.10), que é observado em aproximadamente dois terços dos pacientes e geralmente aparece antes dos outros sintomas da síndrome. Acredita-se que a causa seja uma deficiência acentuada de aminoácidos, embora a deficiência de oligoelementos e a desnutrição generalizada provavelmente contribuam para o quadro. Verificou-se que a administração parenteral de aminoácidos resultava em desaparecimento das lesões cutâneas. O diabetes se desenvolve em 76 a 94% dos pacientes com glucagonoma em algum ponto no decorrer da doença, porém é geralmente leve. O diagnóstico do glucagonoma é feito medindo-se os níveis de glucagon; os níveis normais de glucagon em jejum são menores que 100 pg/mℓ. Um nível de glucagon em jejum acima de 1000 pg/mℓ é considerado diagnóstico.

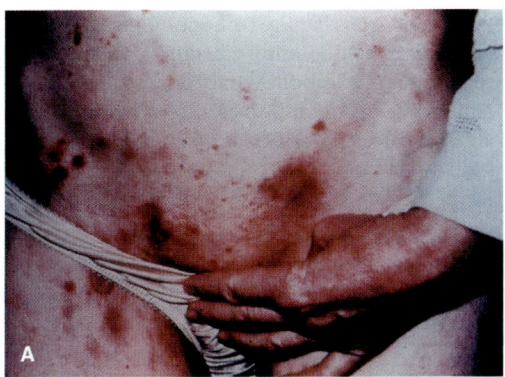 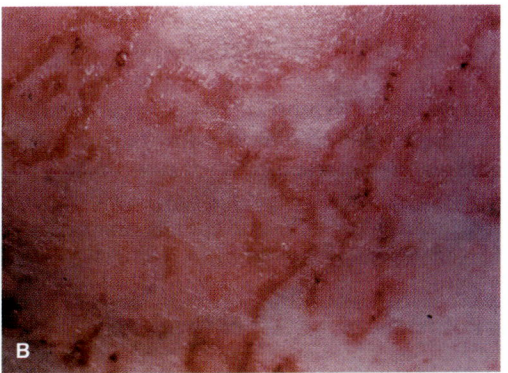

Figura 39.10 Dermatite eritematosa migratória necrolítica, lesão característica da síndrome de glucagonoma. **A.** Manchas confluentes com necrose superficial. **B.** Imagem aproximada demonstrando margens serpiginosas.

Devido ao seu tamanho e comportamento maligno, os glucagonomas são facilmente localizados. O tratamento começa com terapia médica para melhorar o estado nutricional com nutrição enteral suplementar excedendo as necessidades calóricas básicas. Octreotida geralmente é necessária em conjunto com a nutrição enteral para reverter o estado catabólico. As infusões intravenosas de aminoácidos podem ser necessárias para reverter os sintomas e melhorar a dermatite. A profilaxia do tromboembolismo deve ser instituída logo no início do período de hospitalização para prevenir trombose venosa profunda perioperatória e embolia pulmonar, que ocorrem comumente e são causas importantes de morbidade e mortalidade nesses pacientes. Assim como em outros TNEPs, ressecção anatômica completa é indicada para doença passível de ressecção. Após a ressecção, a sobrevida em 5 anos de pacientes com glucagonoma é de praticamente 85% se não houver metástases presentes. A sobrevida em 5 anos é de aproximadamente 60% nos pacientes com doença metastática.

TNEP secretor de somatostatina (somatostatinoma)

Os somatostatinomas são extraordinariamente raros, com menos de 100 casos relatados na literatura. Descrita pela primeira vez em 1977, a síndrome completa dos sintomas inclui esteatorreia, diabetes melito, hipocloridria e cálculos vesiculares. A inibição da secreção de enzima e hormônio pancreáticos através da hipersecreção desregulada de somatostatina causa esteatorreia, diabetes, má absorção e colelitíase causadas pela redução do esvaziamento da vesícula biliar.[45] Pelo fato de os sintomas não serem específicos, o diagnóstico de somatostatinoma raramente é feito no pré-operatório. Em um paciente com diabetes, cálculos biliares e esteatorreia com ou sem o achado de massa pancreática ou duodenal nos exames radiográficos, deve-se mensurar o nível plasmático de somatostatina em jejum. Uma concentração acima de 160 pg/mℓ é sugestiva do diagnóstico.

Os somatostatinomas normalmente são solitários, e 85% têm mais de 2 cm. Mais de 60% são encontrados no pâncreas, geralmente na cabeça, sendo que o restante costuma ser encontrado no duodeno ou em outro local do intestino delgado. Os pacientes geralmente estão na faixa de 50 a 60 anos de idade no momento do diagnóstico. Noventa por cento são malignos, com metástases no fígado ou linfonodos comumente observadas no momento do diagnóstico. Somatostatinomas raramente estão associados a MEN1 mas estão associados à doença de von Recklinghausen e feocromocitomas. Devido à sua natureza rara, há escassez de dados de resultados, mas há relatos de sobrevida em 5 anos de 30% a 60% de pacientes com doença metastática após a ressecção.

Outros tumores endócrinos do pâncreas funcionais

Os tumores endócrinos do pâncreas que produzem outros hormônios já foram descritos, porém são também extremamente raros. São relatados casos de tumores endócrinos de pâncreas que secretam GRF, peptídeo relacionado ao hormônio da paratireoide, PP, ACTH, calcitonina, enteroglucagon, CCK, peptídeo inibitório gástrico, hormônio luteinizante, neurotensina ou grelina. GRFomas estão invariavelmente associados a MEN1 e somente 30% se originam no pâncreas. Os pacientes com tumores secretores de ACTH são portadores de síndrome de Cushing e normalmente têm outras síndromes endócrinas, mais comumente ZES. Geralmente malignos, os neurotensinomas causam hipopotassemia, perda de peso, hipotensão, cianose, rubor e diabetes. PPomas estão associados a níveis elevados de PP na circulação, porém sem nenhuma síndrome clínica associada. A menos que associados a MEN1, estes tumores são grandes e solitários. Além disso, níveis elevados de PP são geralmente observados em outras síndromes de tumores endócrinos. Tumores secretores de PP, neurotensina, e calcitonina são às vezes classificados como não funcionais, pois os produtos hormonais têm pouca consequência biológica e raramente causam sintomas.

Tumor neuroendócrino de pâncreas associado à neoplasia endócrina múltipla tipo 1

Os tumores endócrinos de pâncreas ocorrem em 30% a 80% dos pacientes com MEN1 e são a causa mais comum de morte relacionada a tumor nestes pacientes. Pacientes com tumores endócrinos de pâncreas associados a MEN1 tendem a ser mais jovens, mais propensos a ter doença maligna, e mais propensos a ter doença multicêntrica do que os pacientes com tumores esporádicos. Aproximadamente 50% dos pacientes com TNEs associados a MEN1 se apresentarão com doença metastática.[22] O gastrinoma é a síndrome endócrina pancreática mais frequente em pacientes com MEN1 (54%), seguido pelo insulinoma (21%), glucagonoma (3%) e VIPoma (1%). PPomas, que não estão associados a uma síndrome funcional, ocorrem mais comumente em mais de 80% dos casos de MEN1.

A conduta para os pacientes com MEN1 e tumores endócrinos de pâncreas exige identificação, tratamento e estadiamento dos tumores associados. Pacientes com suspeita de MEN1 devem ser submetidos a exames bioquímicos de triagem de gastrina, insulina e proinsulina, PP, glucagon e cromogranina A (um marcador tumoral elaborado pela maioria dos tumores endócrinos de pâncreas). Todos os pacientes com suspeita de MEN1 devem ser submetidos à dosagem do nível de cálcio e, se este estiver elevado, do nível de hormônio da paratireoide. Quando houver hiperparatireoidismo, a cintilografia da paratireoide com sestamibi deverá ser realizada para identificar um adenoma ou hiperplasia de paratireoide (Figura 39.11). O hiperparatireoidismo, se presente, deve ser tratado primeiramente, pois a correção da hipercalcemia melhorará o resultado do tratamento do tumor endócrino de pâncreas.

É especialmente importante considerar o diagnóstico de MEN1 em pacientes com ZES, pois 20% dos pacientes portadores desta síndrome têm doença associada a MEN. A média de idade em que a doença se inicia é normalmente de 5 a 10 anos antes com gastrinomas associados a MEN. Os gastrinomas em pacientes com MEN1 são mais frequentes no duodeno e provavelmente múltiplos, complicando seu tratamento (Figura 39.9 B e C). Dentre os pacientes com MEN1, 60 a 80% têm gastrinomas duodenais, com metástases nos linfonodos em 85% dos casos na primeira consulta (Figura 39.9 B). Eles tendem a não metastizar para o fígado, embora tumores esporádicos de mais de 3 cm tenham esta tendência.

Em pacientes com MEN1, é indicado monitoramento atento com esofagogastroduodenoscopia anual e remoção das lesões duodenais maiores; a ressecção cirúrgica está indicada para lesões que parecem malignas, seja por seu rápido crescimento ou por aparecimento de nova lesão.

SÍNDROME DA HIPOGLICEMIA PANCREATOGÊNICA NÃO INSULINOMA

O insulinoma é a causa mais comum de hipoglicemia hiperinsulinêmica. Porém, NIPHS, ou nesidioblastose, pode causar sintomas semelhantes. NIPHS é caracterizada pelo funcionamento excessivo das células B do pâncreas, com alterações patológicas associadas incluindo hiperplasia e displasia de ilhotas do pâncreas, com identificação histológica de brotamento de células B a partir de e em

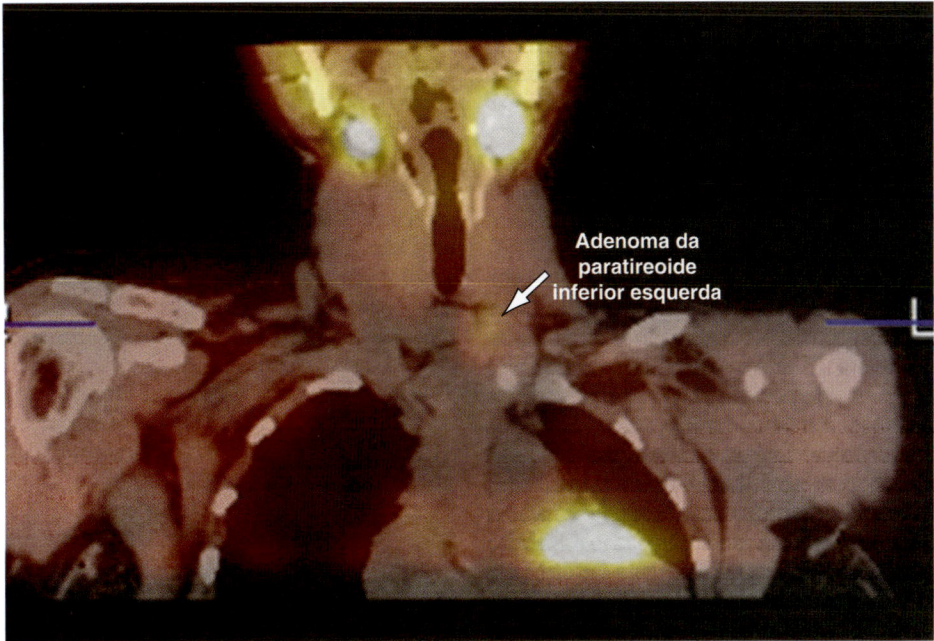

Figura 39.11 Varredura com sestamibi no paciente com gastrinoma associado a MEN1 apresentado na Figura 39.9. O paciente apresentava níveis elevados de cálcio e hormônio da paratireoide. O sestamibi mostra um adenoma da paratireoide inferior.

aposição às estruturas do ducto pancreático. A nesidioblastose é normalmente uma doença da infância, mas, em casos raros, foi identificada em adultos. No paciente adulto, pode ser difícil diferenciar esta NIPHS de insulinoma. Contudo, é fundamental fazê-lo, já que o tratamento cirúrgico é diferente.

A hipoglicemia pós-prandial, em até 4 horas após uma refeição, é a marca registrada da NIPHS e pode ajudar a diferenciá-la de insulinoma, quando isto de fato ocorre. No entanto, como no insulinoma, pacientes com NIPHS podem ter um jejum positivo de 72 horas, com episódios de hipoglicemia associada à elevação inadequada dos níveis de insulina, peptídeo C e proinsulina. Nesidioblastose é um diagnóstico clínico de exclusão e é baseado na exclusão de insulinoma conforme descrito anteriormente. O diagnóstico final somente pode ser confirmado mediante exame anatomopatológico do pâncreas e pela resposta clínica ao tratamento. O tratamento de NIPHS inclui pancreatectomia, mais comumente 95% de pancreatectomia distal, controle alimentar e terapia médica com diazóxido e análogos da somatostatina.

COMPLICAÇÕES ENDÓCRINAS DA TERAPIA CIRÚRGICA

Síndrome da hipoglicemia pancreatogênica não insulinoma pós-derivação gástrica

A NIPHS foi reconhecida como uma complicação da cirurgia bariátrica, principalmente da derivação gástrica em Y de Roux (RYGB). A NIPHS inclui uma constelação de sintomas neuroglicopênicos pós-prandiais semelhantes a insulinoma, mas em muitos casos mais graves, com sintomas variando desde confusão, desorientação, inconsciência, síncope, instabilidade, tremores, comportamento anormal, ansiedade, fraqueza, visão embaçada e convulsões. Embora relativamente incomum devido ao aumento dos procedimentos de RYGB e ao fato de que eventos hipoglicêmicos podem na verdade ser subestimados, o reconhecimento desta complicação tem relevância clínica. Para fundamentar a indicação da RYGB, conjectura-se que a real etiologia da nesidioblastose seja devida à hipertrofia de células B induzida pela obesidade que não é revertida após a RYGB, liberação inadequada de fator de crescimento, ou sinalização hormonal intestinal alterada persistente.

A primeira linha de tratamento para NIPHS pós-RYGB é modificação da dieta e da medicação. Com a adição de estratégias de tratamento médico, incluindo monitoramento contínuo da glicemia, acarbose, bloqueio do canal de cálcio, diazóxido e análogos da somatostatina, os episódios hipoglicêmicos são geralmente controlados. A reversão da RYGB e a pancreatectomia distal devem ser consideradas em casos refratários ponderando-se: risco perioperatório, resultado a longo prazo, potencial de reganho de peso e efeitos da comorbidade relacionada à obesidade. Quando o tratamento cirúrgico é necessário, ressecção pancreática é o procedimento cirúrgico mais comumente utilizado. Contudo, a extensão adequada da ressecção é controversa e os sintomas geralmente recidivam.

Insuficiência endócrina após ressecção cirúrgica

A destruição ou remoção de 85% da massa de células de ilhotas é necessária antes que a disfunção endócrina se torne clinicamente aparente na forma de diabetes tipo 1 (insulinodependente). Aproximadamente 20% a 50% dos pacientes desenvolverão diabetes após ressecção de pâncreas. A pancreatectomia, mais comumente realizada para câncer de pâncreas/periampular ou pancreatite crônica, é geralmente precedida por insuficiência endócrina pancreática. É difícil prever quem desenvolverá insuficiência endócrina pancreática após a pancreatectomia, embora estudos sugiram que os níveis de hemoglobina A1c possam servir como prognosticadores.[46] Em pacientes com pancreatite crônica existente, o diabetes é muito comum no pós-operatório. Contudo, com cirurgia de câncer de pâncreas, os dados são mais polarizados, sendo que alguns estudos reportam uma alta incidência de diabetes após ressecção oncológica, enquanto outros reportam melhoras no controle da glicemia atribuídas principalmente ao alívio da obstrução do ducto pancreático ou outros fatores mediados pelo tumor.

A pancreatectomia total inquestionavelmente leva a diabetes descompensada. Devido à ausência de glucagon endógeno para equilibrar a insulina administrada exogenamente, o diabetes resultante é difícil de controlar. Com o advento de formulações de insulina de ação prolongada, o manejo do diabetes após pancreatectomia total melhorou significativamente.

TRATAMENTO CIRÚRGICO DO DIABETES

Transplante autólogo de células de ilhotas

O transplante autólogo de células de ilhotas tem uma função em pacientes com pancreatite crônica grave. A ressecção cirúrgica de todo ou parte do pâncreas devido a esta doença pode melhorar significativamente a qualidade de vida por eliminar ou reduzir a dor intratável, permitindo o retorno do apetite normal com subsequente ganho de peso, e reduzindo o número de internações hospitalares. Mesmo sem ressecção de pâncreas, um número significativo de pacientes com pancreatite crônica desenvolverá diabetes ou intolerância a glicose. Devido à perda de insulina, glucagon e PP, o tipo de diabetes que se desenvolve em pacientes com pancreatite crônica é semelhante ao desenvolvido após a ressecção pancreática.

A pancreatectomia total ou parcial com autotransplante de ilhotas está sendo realizada em diversos centros. Esta opção tem o potencial de tratar os sintomas da pancreatite crônica definitivamente através de ressecção do pâncreas, ao mesmo tempo prevenindo a manifestação de diabetes em certos pacientes com o autotransplante. Outros pacientes continuam ou se tornam insulinodependentes mas mantêm uma secreção significativa de insulina e glucagon e os benefícios da produção endógena de peptídeo C, desta forma fazendo com que o diabetes resultante seja mais fácil de controlar. Uma representação diagramática do processo de isolamento de ilhota é demonstrada na Figura 39.12. Os pacientes são submetidos à pancreatectomia; o tecido pancreático é imediatamente digerido com o uso de soluções enzimáticas contendo colagenase e proteases neutras, e as células das ilhotas são purificadas. Estas células de ilhotas são então devolvidas ao paciente via infusão pela veia porta. Isto pode ser feito no momento da pancreatectomia ou percutaneamente após a ressecção. As células das ilhotas se enxertam no fígado e produzem insulina e peptídeo C. Os níveis de glicose são mensurados para avaliar o funcionamento das ilhotas transplantadas.

Dependendo da expertise e experiência do centro, são relatados resultados variáveis após autotransplante de ilhotas pancreáticas. Com mais de 1500 pacientes tratados desde o ano 2000, a independência de insulina é de até 40% a 80% inicialmente em alguns pacientes, mas há um declínio acentuado na função da ilhota com o tempo, com maior necessidade de insulina nos 10 anos após o transplante. Somente cerca de 10% dos pacientes permanecem independentes de insulina. Embora a independência de insulina nem sempre seja obtida, a maioria dos pacientes é positiva para o peptídeo C e tem diabetes mais controlável (ou seja, menos descompensada). Além disso, a maioria dos estudos demonstra melhora da dor e outros sintomas de pancreatite crônica.[47–49] Os índices de sucesso dependem do número de ilhotas isoladas e transplantadas bem como da causa da doença pancreática. Os pacientes que não são diabéticos antes do autotransplante, aqueles que nunca foram submetidos a operações pancreáticas e os pacientes mais jovens (especialmente pré-adolescentes) conseguem os melhores resultados. A complicação mais temida relacionada ao procedimento é a trombose da veia porta, que ocorre em menos de 1% dos casos.

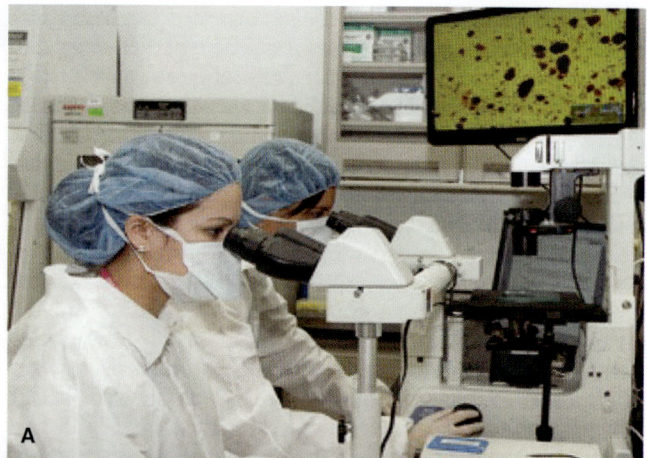

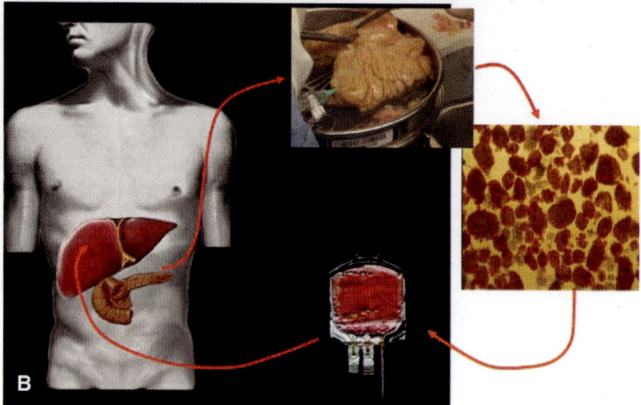

Figura 39.12 A. Área de isolamento de ilhota no Departamento Médico da Universidade do Texas. A tela no canto superior direito mostra ilhotas coradas de vermelho de um paciente submetido à pancreatectomia total e autotransplante de ilhotas. **B.** Este diagrama retrata um autotransplante de ilhota pancreática. O paciente é submetido a pancreatectomia parcial ou total. O tecido pancreático é imediatamente digerido com o uso de soluções contendo colagenase e proteases neutras, e as células das ilhotas são purificadas. As células das ilhotas são então devolvidas ao paciente através de infusão na veia porta.

Transplante de pâncreas e alotransplante de ilhotas

O diabetes tipo 1 resulta da destruição autoimune das ilhotas pancreáticas. Para um seleto grupo de pacientes com diabetes tipo 1 de difícil controle que não respondem bem a abordagens convencionais ou a bombas de insulina, transplante integral de pâncreas continua sendo o padrão ouro de tratamento. De 1966 até 2008, mais de 40.000 transplantes de pâncreas foram documentados no Registro Internacional de Transplante de Pâncreas. Imediatamente após o transplante, os receptores apresentam níveis normais de glicose de jejum e pós-prandial, e os níveis de hemoglobina A1c também retornam ao normal. As taxas de sobrevida do enxerto em 1 ano nos EUA melhoraram para 85% para transplantes simultâneos de pâncreas e rim, 78% para transplante de pâncreas pós transplante de rim, e 76% nos casos de transplante somente de pâncreas. Com a redução observada na morbidade e na mortalidade, transplantados que se tornam independentes de insulina reportam uma melhora da qualidade de vida, a despeito da necessidade de imunossupressão. Eles também apresentam estabilização ou melhora da retinopatia, nefropatia, neuropatia e de doenças microvasculares e macrovasculares normalmente associadas a controle insuficiente da glicose.

Comparado ao transplante de pâncreas, o transplante alogênico de ilhotas é um método menos invasivo, embora menos eficaz, de alcançar independência de insulina. Atualmente, a independência de insulina a longo prazo continua sendo inatingível para pacientes submetidos a transplante alogênico de ilhotas. Os dados apontam que mesmo em pacientes que recebem múltiplas infusões, poucos permanecem normoglicêmicos com o passar do tempo. Dados do Registro Colaborativo de Transplantes de Ilhotas (ou CITR, na sigla em inglês) demonstraram que 70% dos pacientes alcançam independência de insulina no primeiro ano (inclusive pacientes com múltiplas infusões), mas, no terceiro ano, a porcentagem dos pacientes que permanecem independentes de insulina se aproxima dos 35%.[50] A função endócrina parcial do pâncreas confere algum benefício, com redução da ocorrência de eventos hipoglicêmicos graves, redução de inconsciência hipoglicêmica, níveis persistentes de peptídeo C, melhora do controle da glicemia e estabilização das complicações diabéticas. Além disso, o transplante de ilhotas requer dois doadores por receptor para manter a função do enxerto. A terapia com células-tronco oferece a possibilidade de produzir uma fonte ilimitada de células, e um número crescente de estudos evidenciou, *in vitro*, uma diferenciação bem-sucedida e expansão de células embrionárias, de origem murina e humana, de ductos pancreáticos que produzem insulina e respondem à estimulação da glicose.

40

Glândulas Suprarrenais

Michael W. Yeh, Masha Livhits, Quan-Yang Duh

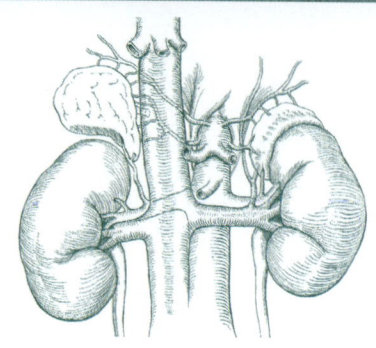

VISÃO GERAL DO CAPÍTULO

História
Anatomia e embriologia
  Aspectos gerais e
    de desenvolvimento
  Conexões
  Vasculatura
Histopatologia normal
Bioquímica e fisiologia
  Biossíntese de esteroides suprarrenais
  Fisiologia e metabolismo
    dos hormônios esteroides
  Biossíntese e fisiologia
    das catecolaminas
  Clearance de catecolaminas
Insuficiência suprarrenal
  Tipos de insuficiência suprarrenal
  Diagnóstico e tratamento
  Administração perioperatória de esteroides

Doenças do córtex suprarrenal
  Hiperaldosteronismo primário
  Síndrome de Cushing
  Excesso de esteroides sexuais
  Carcinoma adrenocortical
Doenças da medula suprarrenal
  Feocromocitoma
Outras doenças suprarrenais
  Massa suprarrenal descoberta
    incidentalmente (incidentaloma)
  Metástases na glândula suprarrenal
Aspectos técnicos da adrenalectomia
  Escolha da abordagem cirúrgica
  Adrenalectomia transabdominal
    lateral laparoscópica
  Adrenalectomia retroperitonioscópica posterior
  Complicações e cuidados pós-operatórios
  Adrenalectomia transabdominal anterior aberta

HISTÓRIA

As glândulas suprarrenais (ou adrenais) foram descritas pela primeira vez pelo anatomista italiano Bartolomeo Eustachi em 1563. O anatomista comparativo alemão Albert von Kölliker (1817–1905), que notou a presença das suprarrenais em uma série de espécies vertebradas, é considerado o primeiro a identificar duas porções distintas da glândula suprarrenal: o córtex e a medula. Embora Thomas Addison tenha descrito as características clínicas da insuficiência suprarrenal primária em 1855, foi praticamente um século depois que os hormônios suprarrenais foram totalmente isolados e caracterizados. A adrenalina (ou epinefrina) foi isolada pela primeira vez de extratos da suprarrenal na virada do século. Hormônios esteroides foram cristalizados do extrato cortical ("cortina") por pesquisadores suíços e norte-americanos nos anos 1930, mas suas estruturas extremamente semelhantes tornaram o isolamento dos compostos individuais desafiador. Edward Kendall, Tadeus Reichstein e Philip Hench receberam conjuntamente o Prêmio Nobel de Fisiologia ou Medicina de 1950 por seu trabalho vanguardista sobre os hormônios adrenocorticais. O endocrinologista austríaco Hans Selye descreveu pela primeira vez a reação ao estresse em mamíferos em 1936 e fez grandes contribuições para o conhecimento do eixo hipotálamo-hipófise-suprarrenal (HPSR). Roger Guillemin, Andrew Schally e Rosalyn Yalow receberam o Prêmio Nobel em 1977 pela caracterização dos hormônios peptídicos do cérebro que subjazem o eixo HPSR como o conhecemos atualmente.[1,2]

ANATOMIA E EMBRIOLOGIA

Aspectos gerais e de desenvolvimento

As glândulas suprarrenais são um par de estruturas de coloração amarelo-mostarda que estão posicionadas acima e ligeiramente mediais aos rins no espaço retroperitoneal (Figura 40.1). Elas são achatadas e têm uma aparência mais ou menos piramidal (direita) ou de meia-lua (esquerda), pesando aproximadamente 4 g cada. As suprarrenais estão entre os órgãos mais perfundidos do corpo, recebendo 2.000 mℓ/kg/min de sangue, perdendo apenas para o rim e a tireoide. Em muitos aspectos, o córtex e a medula podem ser considerados dois órgãos completamente distintos que ocorrem de estar localizados juntos durante o desenvolvimento. As duas partes têm origens embriológicas díspares. O córtex primordial se origina do tecido mesodérmico celômico próximo da extremidade cefálica do mesonefro durante a quarta à quinta semana de gestação. A atividade biossintética pode ser detectada já desde a sétima semana. A massa de células corticais domina a suprarrenal fetal aos 4 meses de desenvolvimento, e a esteroidogênese é máxima durante o terceiro trimestre. A medula suprarrenal origina-se dos tecidos ectodérmicos da crista neural embrionária. Ela se desenvolve em paralelo ao sistema nervoso simpático, começando na quinta ou sexta semana de gestação. A partir de sua posição original adjacente ao tubo neural, as células da crista neural migram ventralmente até ocuparem uma posição para-aórtica próxima do córtex suprarrenal em desenvolvimento. Lá elas se diferenciam em células cromafins que compõem a medula suprarrenal.

Capítulo 40 Glândulas Suprarrenais

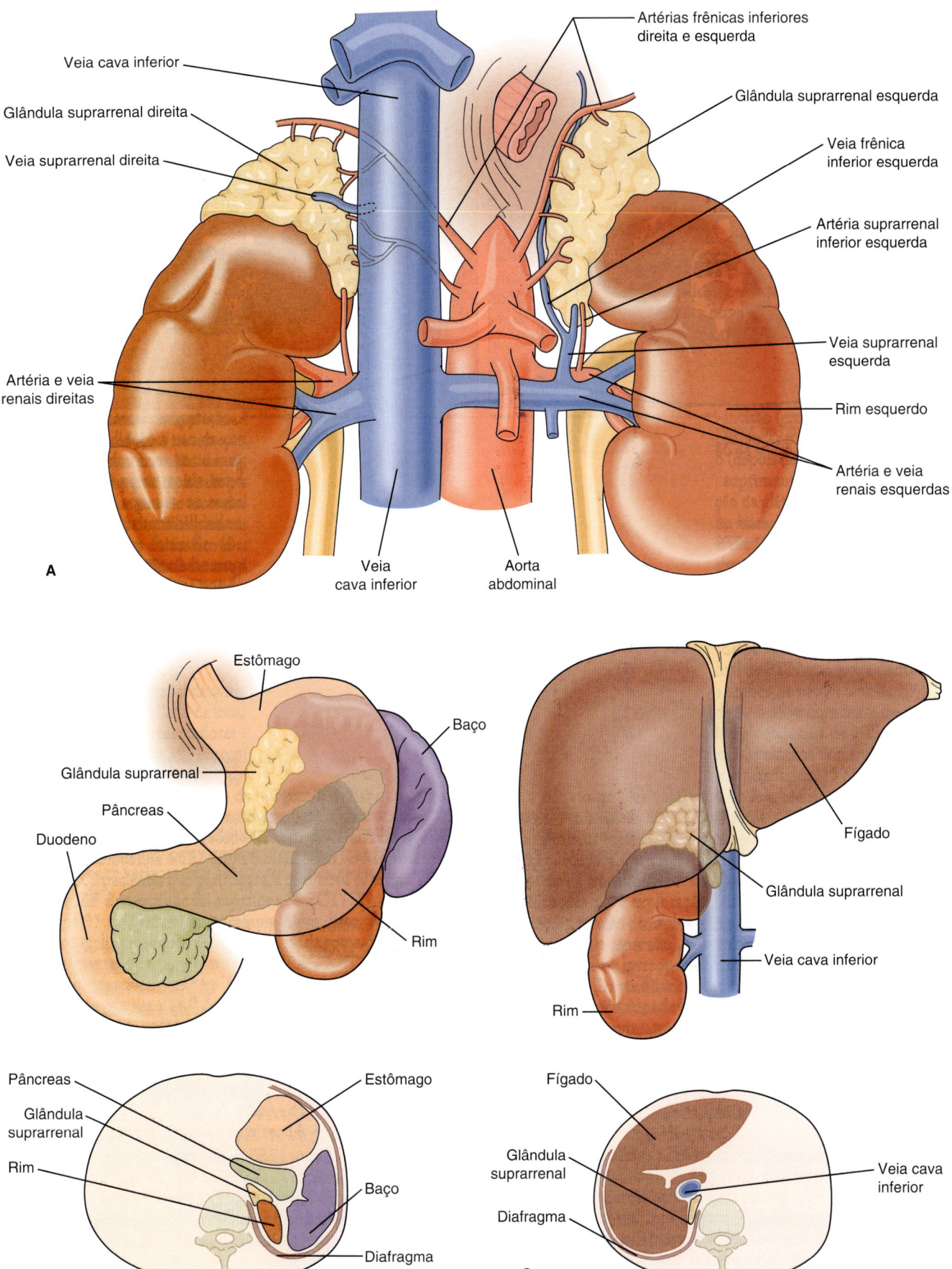

Figura 40.1 Anatomia das glândulas suprarrenais. **A.** Glândulas suprarrenais direita e esquerda *in situ*. **B.** Conexões da glândula suprarrenal esquerda. **C.** Conexões da glândula suprarrenal direita.

Este curso de desenvolvimento embrionário deixa algumas sequelas cirurgicamente relevantes. Tanto tecido cortical quanto medular podem ser encontrados em locais fora das suprarrenais (Figura 40.2). A variedade de locais é mais ampla para tecido de cromafínico do que para tecido cortical. Feocromocitomas podem surgir em locais extrassuprarrenais mais comumente do que se imaginava anteriormente. Quando se localizam fora da suprarrenal, os feocromocitomas também são chamados de "paragangliomas."

Conexões

A glândula suprarrenal direita é limítrofe em relação à superfície posterolateral da veia cava retro-hepática. A fossa suprarrenal direita é demarcada pelo rim direito inferolateralmente, pelo diafragma posteriormente e pela área nua do fígado no aspecto anterossuperior. A glândula suprarrenal esquerda situa-se entre o rim esquerdo e a aorta, com seu membro inferior se estendendo mais além em direção caudal ao hilo renal do que a suprarrenal direita. As outras conexões da glândula suprarrenal esquerda são o diafragma posteriormente e a cauda do pâncreas e hilo esplênico em seu aspecto anterior. Cada glândula suprarrenal é envolvida em sua própria cápsula, além de compartilhar a fáscia de Gerota com os rins. As cápsulas suprarrenais estão imediatamente associadas à gordura perirrenal.

Vasculatura

O conhecimento da anatomia vascular macroscópica das glândulas suprarrenais é essencial para o manejo cirúrgico adequado. É importante conceitualizar que, embora o suprimento arterial seja *difuso*, a drenagem venosa de cada glândula é normalmente *solitária*. O suprimento arterial origina-se de três vasos distintos – artérias suprarrenais superiores das artérias frênicas inferiores, pequenas artérias suprarrenais intermediárias da aorta justacelíaca, e artérias suprarrenais inferiores das artérias renais. Destas, o vaso inferior é o mais proeminente e comumente o único identificável. A veia suprarrenal esquerda tem aproximadamente 2 cm de comprimento e escoa para a veia renal esquerda depois de se juntar à veia frênica inferior.[3] A veia suprarrenal direita é normalmente tão curta quando larga (0,5 cm) e escoa diretamente na veia cava. Esta configuração apresenta um desafio cirúrgico que é discutido em mais detalhes mais adiante neste capítulo. Em até 20% dos indivíduos, a veia suprarrenal direita pode escoar em uma veia hepática direita acessória ou na veia cava, ou na confluência ou perto da confluência dessa veia. Atenção em relação a esta variante e a outras (Figura 40.3) pode reduzir a probabilidade de hemorragia venosa intraoperatória durante uma adrenalectomia direita.

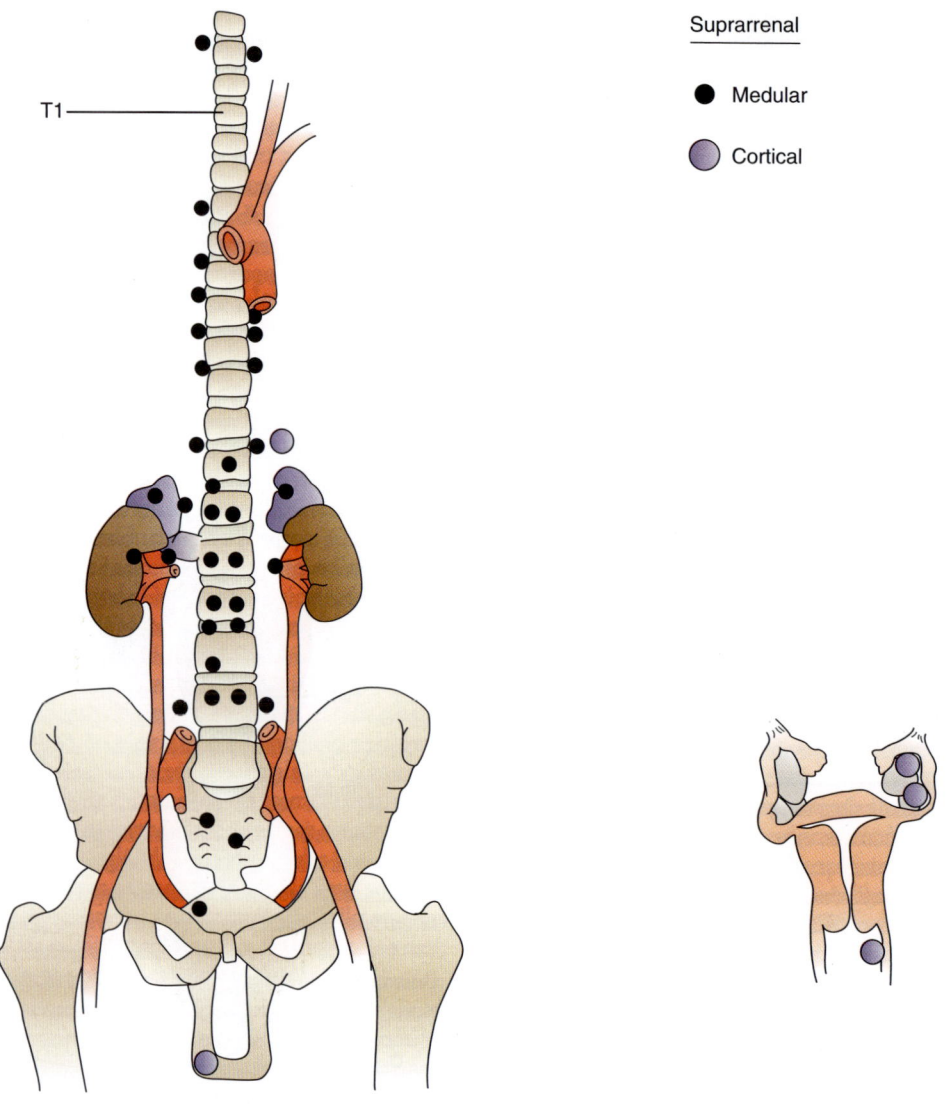

Figura 40.2 Locais de tecido cortical e medular extrassuprarrenal.

Capítulo 40 Glândulas Suprarrenais 949

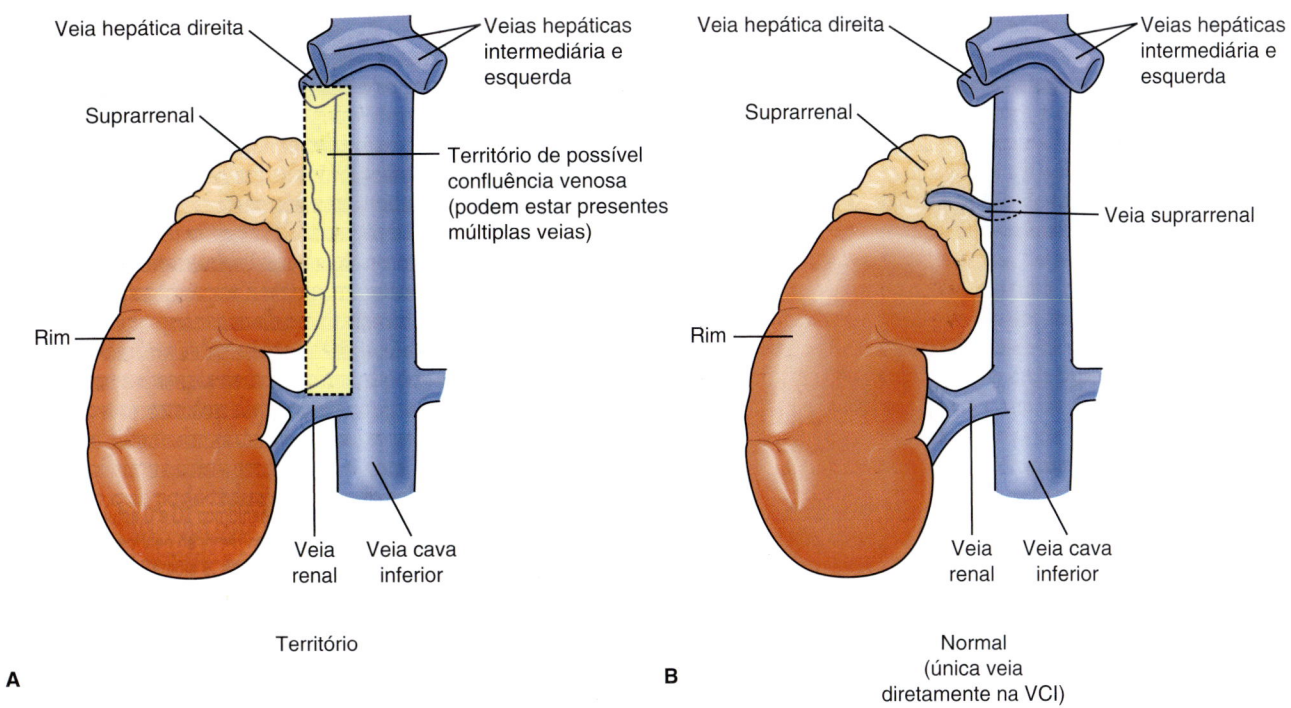

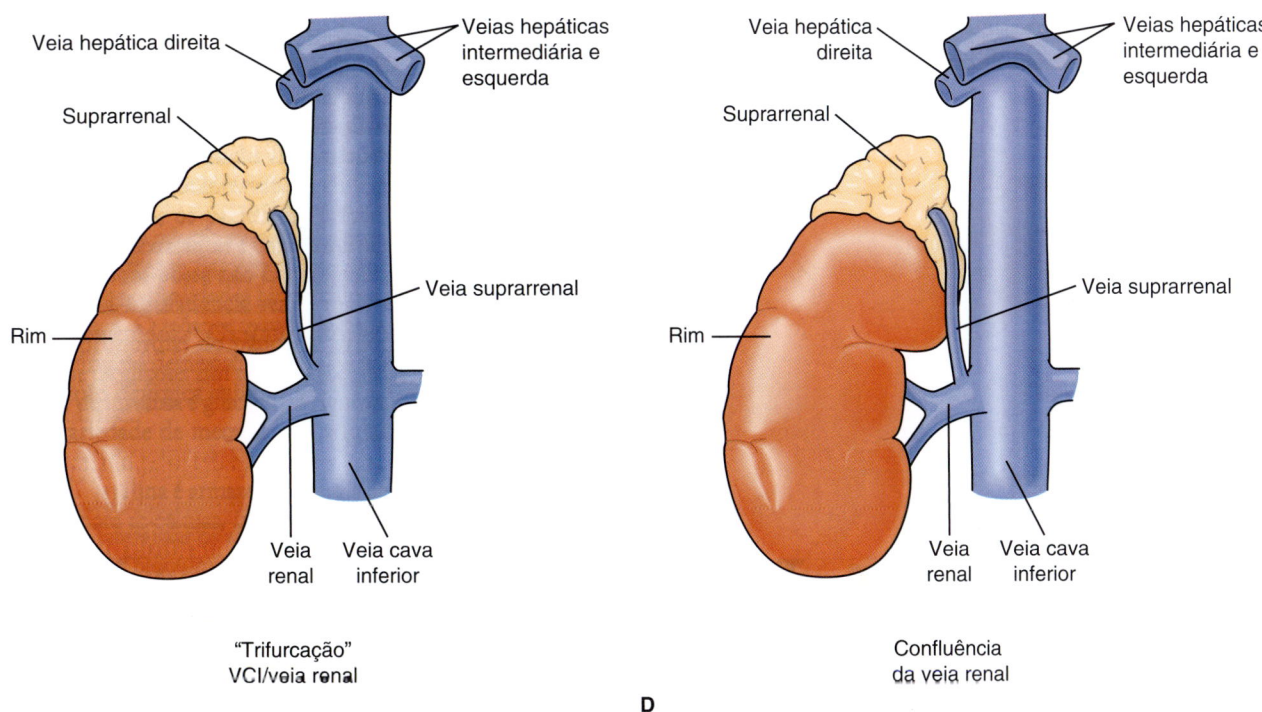

Figura 40.3 Variações anatômicas da veia suprarrenal direita. **A.** Território de possível confluência da veia suprarrenal direita. **B.** Normal (> 80%); uma única veia diretamente na veia cava inferior (*VCI*). **C.** Trifurcação VCI-veia renal. **D.** Confluência da veia renal. (*continua*)

HISTOPATOLOGIA NORMAL

O córtex tem aproximadamente 2 mm de espessura e compõe mais de 80% da massa da glândula. É composto por três camadas (Figura 40.4). A *zona glomerulosa* externa é uma fina camada de células relativamente pequenas com citoplasma moderadamente eosinofílico e pobre em lipídios. Apresenta uma borda interna ondulada e normalmente não forma uma camada circunferencial completa.

A maior parte do córtex suprarrenal é formado pela *zona fasciculada*, uma camada intermediária composta por longas colunas radiais de células grandes, claras e repletas de lipídios. A *zona reticular* interna é formada de pequenos ninhos de células compactas eosinofílicas. A medula suprarrenal consiste em agrupamentos e cordões curtos de células cromafins, que são grandes, poliedrais e envolvidos por grânulos secretórios basofílicos. Catecolaminas dentro destes grânulos produzem uma reação marrom quando

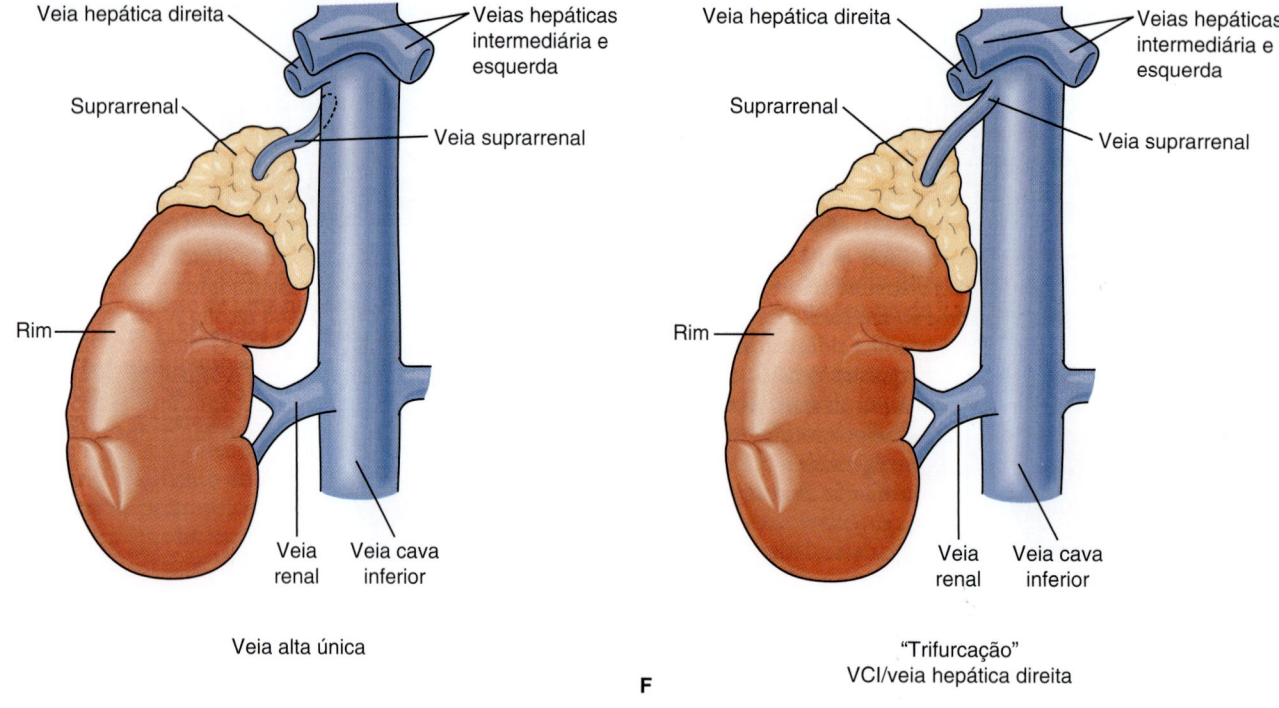

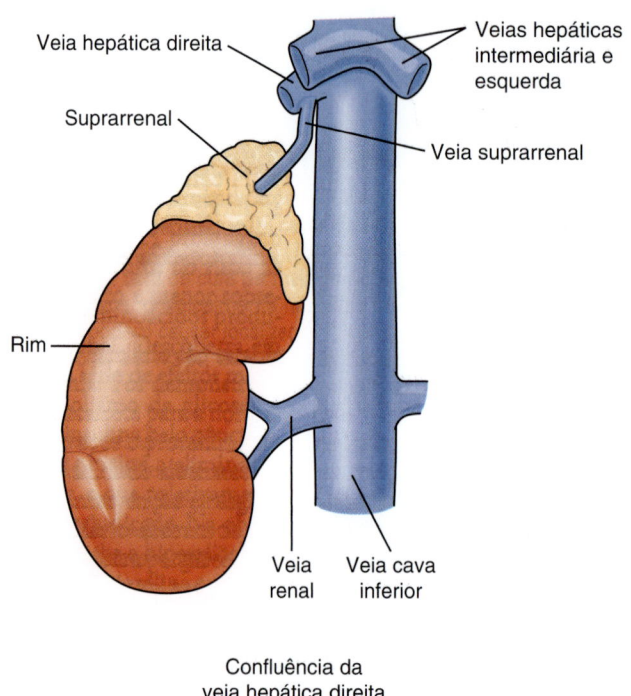

Figura 40.3 (*Continuação*) **E.** Veia alta única na VCI. **F.** Trifurcação VCI-veia hepática direita. **G.** Confluência da veia hepática direita.

tratadas com sais de cromo, que dá nome a elas. Ao contrário do córtex, a medula suprarrenal é ricamente dotada de fibras nervosas autônomas e células ganglionares. As fibras simpáticas fazem sinapse diretamente com as células cromafins, constituindo uma interface entre os sistemas nervoso e endócrino.

A microvasculatura da glândula suprarrenal unifica funcionalmente o córtex e a medula. As artérias suprarrenais ramificam-se extensivamente antes de entrarem na cápsula para formar um plexo subcapsular. O sangue flui por força centrípeta através dos capilares na zona glomerulosa e na zona fasciculada antes de formar um plexo profundo dentro da zona reticular. De lá, o sangue pós-capilar enriquecido de esteroides entra na medula, onde o cortisol guia a expressão de feniletanolamina *N*-metiltransferase. A feniletanolamina *N*-metiltransferase é responsável pela conversão de norepinefrina em epinefrina. Este arranjo microvascular é essencialmente um sistema de portal entre o córtex e a medula.

Capítulo 40 Glândulas Suprarrenais

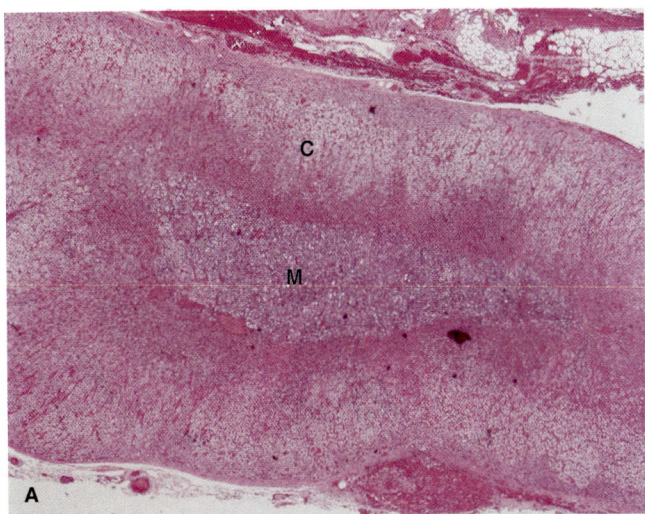

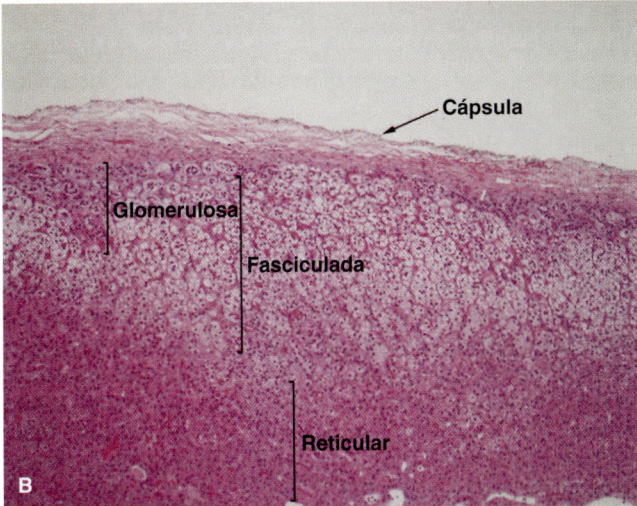

Figura 40.4 Histopatologia suprarrenal normal. **A.** Visualização de baixa potência mostrando o córtex suprarrenal (*C*) e a medula (*M*). **B.** Visualização de média potência demonstrando as camadas individuais do córtex suprarrenal. A espessura da zona glomerulosa varia ao longo de seu comprimento (corantes hematoxilina e eosina). (Cortesia do Dr. Anthony Gill.)

BIOQUÍMICA E FISIOLOGIA

Biossíntese de esteroides suprarrenais

A biossíntese de esteroides suprarrenais começa pelo transporte do colesterol para a membrana mitocondrial interna pela proteína reguladora aguda da esteroidogênese (Figura 40.5). O colesterol então passa por uma série de reações oxidativas catalisadas predominantemente por enzimas associadas à membrana pertencentes à família do citocromo P450 (CYP). A clivagem da cadeia lateral do colesterol produz o composto hormonalmente inativo pregnenolona, o precursor imediato dos hormônios esteroides suprarrenais. A oxidação serial pelo CYP17 converte a pregnenolona e a progesterona nos principais esteroides sexuais suprarrenais desidroepiandrosterona (DHEA) e androstenediona. Passos enzimáticos adicionais confinados às gônadas geram testosterona, estrona e estradiol através da androstenediona. A oxidação da 17-hidroxipregnenolona pela 3β-hidroxiesteroide desidrogenase seguida pela ação de CYP21A2 e CYP11B1 produz cortisol, o hormônio glicocorticoide ativo nos seres humanos. A aldosterona é gerada pela oxidação da corticosterona pelo CYP11B2 dentro da zona glomerulosa. A expressão de CYP17 é confinada à zona fasciculada e à zona reticular, sendo responsável pela síntese de glicocorticoides e de esteroides sexuais suprarrenais nestas regiões.

Fisiologia e metabolismo dos hormônios esteroides

Os hormônios esteroides pertencem a uma classe geral de moléculas sinalizadoras lipofílicas de baixo peso molecular que agem entrando nas células e se ligando a receptores intracelulares. Este grupo de hormônios também inclui hormônio da tireoide, retinoides e vitamina D. A ligação do hormônio resulta em alterações na expressão de genes que demonstram uma resposta atrasada e prolongada em comparação a alterações induzidas por hormônios peptídicos, que agem se ligando a receptores na superfície celular. Na circulação, hormônios esteroides endógenos são em grande parte ligados a glubulinas de ligação altamente específicas. Os níveis séricos destas proteínas – e, portanto, dos níveis de hormônio livre – podem ser alterados por determinados estados fisiológicos e patológicos, como gestação, síndrome nefrótica e cirrose. O metabolismo tanto de esteroides endógenos quanto farmacológicos geralmente ocorre por meio de hidroxilação, sulfonação ou conjugação com ácido glicurônico no fígado, seguido por excreção urinária. A regulação e as ações fisiológicas de cada hormônio esteroide serão discutidas aqui.

Glicocorticoides

A liberação de fator liberador de corticotrofina no sistema porta-hipotalâmico-hipofisário por neurônios hipotalâmicos resulta na secreção de hormônio adrenocorticotrófico (ACTH) pela adeno-hipófise. O ACTH liga-se a um receptor conjugado à proteína G na superfície da célula adrenocortical e estimula a secreção de glicocorticoide. A esteroidogênese é perfeitamente suprarregulada pelo transporte de colesterol mediado pela proteína reguladora aguda da esteroidogênese e pela síntese de pregnenolona pelo CYP11A1. ACTH é liberado de forma pulsada que normalmente apresenta um ritmo circadiano. Os níveis mais elevados de ACTH e, portanto, de cortisol são geralmente detectados ao despertar, e estes níveis declinam gradativamente ao longo do dia até atingir um nadir no início da noite. Este padrão deve ser considerado ao avaliar a presença de deficiência ou excesso de glicocorticoides nos pacientes.

Hormônios glicocorticoides têm uma ampla gama de efeitos em praticamente todos os sistemas orgânicos do corpo. Como regra, eles geram um estado catabólico que caracteriza a resposta do corpo ao estresse. Os hormônios recebem este nome porque eles causam alterações no metabolismo dos carboidratos, proteínas e lipídios que têm o efeito líquido de aumentar as concentrações de glicose no sangue. A produção de glicose hepática é elevada pela suprarregulação da gliconeogênese, ocorrendo o depósito de glicogênio líquido. A captação da glicose pelos tecidos periféricos é diretamente inibida. Os glicocorticoides estimulam a lipólise com liberação de ácidos graxos livres na circulação, e um estado geral de resistência à insulina é induzido, resultando em catabolismo proteico. Ácidos graxos e aminoácidos servem como fontes de energia e substratos para a gliconeogênese. No sistema cardiovascular, os glicocorticoides exercem um efeito permissivo e de aumento da sinalização da catecolamina ao sensibilizar as células arteriais de músculos lisos à estimulação beta-adrenérgica e aumento das concentrações de catecolamina nas junções neuromusculares. A contratilidade cardíaca e o tônus vascular periférico são, portanto, mantidos, o que explica por que o colapso hemodinâmico que acompanha a insuficiência suprarrenal aguda pode ser corrigido por meio da administração de glicocorticoides.

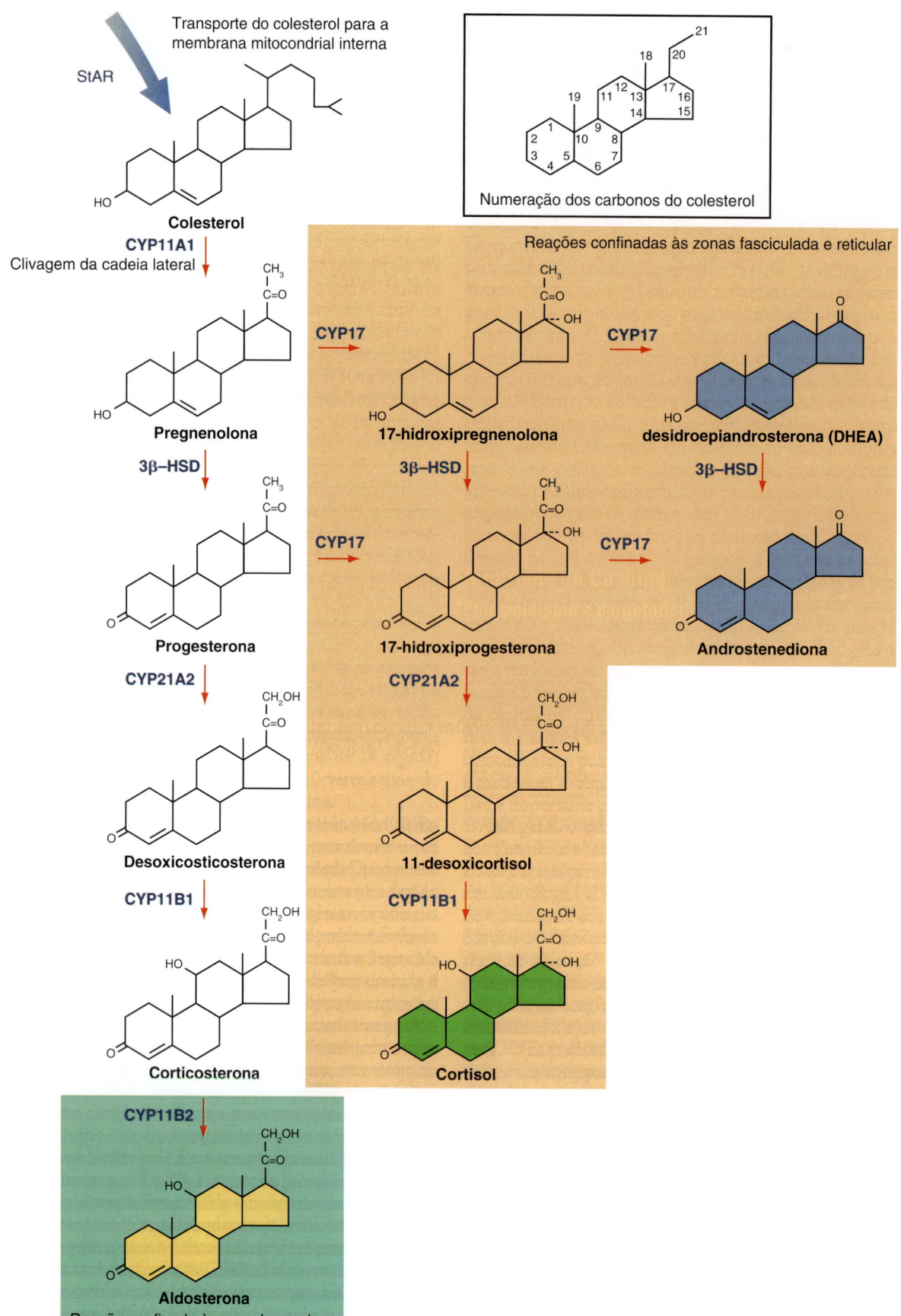

Figura 40.5 Biossíntese de esteroides suprarrenais. Reações confinadas à zona glomerulosa são destacadas em *turquesa*, e as confinadas à zona fasciculada e reticular são destacadas em *laranja*. Mineralocorticoides humanos são indicados em *amarelo*, glicocorticoides, em *verde*, e esteroides sexuais, em *azul*. 3β-HSD, 3β-Hidroxiesteroide desidrogenase; StAR, proteína reguladora aguda da esteroidogênese.

Os glicocorticoides são potentes agentes anti-inflamatórios e imunossupressores. De forma aguda, os glicocorticoides reduzem as contagens de linfócitos e eosinófilos na circulação enquanto aumentam as contagens de neutrófilos. A apoptose dos linfócitos é promovida, a produção de citocinas e imunoglobulinas é reduzida e a liberação de histamina é suprimida. Os glicocorticoides também reduzem a síntese de prostaglandina por meio da inibição da fosfolipase A2.

Mineralocorticoides

A liberação de aldosterona pela zona glomerulosa é regulada principalmente pela angiotensina II e pelo nível de potássio no sangue. O eixo renina-angiotensina-aldosterona responde à distribuição de sódio no túbulo convoluto distal do rim. Pouca distribuição de sódio, que ocorre em estados como hipovolemia, choque, vasoconstrição arterial renal e hiponatremia, estimula a liberação de renina pelo aparelho justaglomerular. O pró-hormônio angiotensinogênio é sintetizado pelo fígado e clivado em angiotensina I inativa pela renina. Mais clivagem da angiotensina I pela enzima conversora da angiotensina nos pulmões e em outros lugares produz angiotensina II, um potente vasoconstritor e estimulador da liberação de aldosterona. A hipopotassemia reduz a liberação de aldosterona pela supressão da secreção de renina e também por agir diretamente na zona glomerulosa. A hiperpotassemia causa o efeito oposto.

A aldosterona regula o volume de líquidos circulantes e o equilíbrio eletrolítico ao promover a retenção de sódio e cloro pelo túbulo distal. Íons potássio e hidrogênio são secretados na urina. No contexto agudo, a expansão do volume de líquido extracelular e um aumento na pressão arterial são observados após a infusão de aldosterona. Ocorre *feedback* negativo principalmente por meio de um aumento da distribuição de sódio no túbulo distal, suprimindo a liberação de renina.

Esteroides sexuais suprarrenais

A secreção dos androgênios suprarrenais androstenediona, DHEA e DHEA-S (o derivado sulfonado da DHEA, sintetizado na suprarrenal e no fígado) é regulada pelo ACTH e outros mecanismos não completamente compreendidos. Dos três, a androstenediona é produzida nas menores quantidades. Os efeitos fisiológicos dos esteroides sexuais suprarrenais são geralmente fracos em comparação aos esteroides sexuais gonadais, especialmente nos homens. Nas mulheres, a conversão periférica de DHEA e DHEA-S em androgênios mais potentes, incluindo androstenediona, testosterona e di-hidrotestosterona, promove o crescimento normal de pelos pubianos e axilares e pode desempenhar um papel na manutenção da libido e do senso de bem-estar.

Biossíntese e fisiologia das catecolaminas

A síntese de catecolaminas na medula suprarrenal começa pela hidroxilação da tirosina, um passo limitador de ritmo que gera di-hidroxifenilalanina (L-dopa) no citosol (Figura 40.6). A descarboxilação da L-dopa gera dopamina, que é então β-hidroxilada para formar norepinefrina. A epinefrina é criada pela ação da feniletanolamina N-metiltransferase, que, diferentemente das outras enzimas envolvidas na síntese das catecolaminas, está localizada nas células cromafins da medula suprarrenal e no órgão de Zuckerkandl. A estimulação simpática da medula suprarrenal resulta na liberação na circulação de catecolaminas armazenadas. Os níveis basais de secreção de catecolamina suprarrenal são normalmente baixos, embora grandes aumentos (de até 50 vezes) nos níveis possam ser observados em resposta a importantes estressores fisiológicos e psicológicos. Reações em tecidos-alvo são mediadas por receptores alfa e beta-adrenérgicos. Os receptores alfa-adrenérgicos demonstram maior afinidade com a norepinefrina do que com a epinefrina, e o contrário é verdadeiro para os receptores beta-adrenérgicos. A estimulação dos receptores β_1-adrenérgicos no miocárdio resulta em aumento da frequência e contratilidade cardíaca. A estimulação de receptores β_2-adrenérgicos resulta em relaxamento dos músculos lisos como o útero, brônquios e arteríolas musculoesqueléticas. Os receptores α_1-adrenérgicos mediam a vasoconstrição em tecidos como a pele e o trato gastrintestinal. Os receptores α_2-adrenérgicos existem em locais pré-sinápticos no sistema nervoso central, onde eles mediam a atenuação da vazão simpática. O efeito líquido da liberação de catecolamina suprarrenal é o aumento do fluxo sanguíneo e do aporte de oxigênio no cérebro, coração e músculos esqueléticos, que são essenciais para a reação de luta ou fuga, à custa de outros sistemas orgânicos.

Clearance de catecolaminas

As catecolaminas são compostos potentes e de curta ação, com meia-vida plasmática da ordem de 1 minuto. Sua presença nas sinapses e na circulação demonstra uma regulação negativa rígida tanto por recaptação quanto por degradação. As vias de degradação merecem ser discutidas, pois elas geram os metabólitos comumente verificados na avaliação bioquímica de feocromocitoma (ver adiante). A epinefrina e a norepinefrina são inativadas por uma ou ambas as enzimas monoamina oxidase e catecol-*O*-metiltransferase (Figura 40.6). A metilação inicial pela catecol-*O*-metiltransferase produz metanefrina e normetanefrina, que podem ser detectadas no plasma e na urina. Seus níveis plasmáticos relativamente estáveis, que contrastam com as flutuações de grande amplitude observadas nos níveis plasmáticos de epinefrina e norepinefrina, os tornam marcadores diagnósticos atraentes.[4] A ação sequencial da monoamina oxidase e da catecol-*O*-metiltransferase gera o principal produto final, o ácido vanilmandélico. Metabólitos da catecolamina são excretados na urina, às vezes após sulfonação ou conjugação com ácido glicurônico no fígado.

INSUFICIÊNCIA SUPRARRENAL

Tipos de insuficiência suprarrenal

Insuficiência suprarrenal primária (doença de Addison)

Originalmente descrita em pacientes com destruição tuberculosa das glândulas suprarrenais, a doença de Addison é uma doença que se manifesta com fraqueza e fadiga, anorexia, náuseas ou vômito, perda de peso, hiperpigmentação, hipotensão e transtornos eletrolíticos (hiponatremia e hiperpotassemia). A hiperpigmentação, que antes era considerada resultante de níveis elevados de pró-opiomelanocortina e de seu produto de clivagem hormônio estimulante de α-melanócitos, agora é considerada resultante de melanogênese induzida por ACTH.[5] A insuficiência hormonal causada por doença suprarrenal intrínseca se origina de três mecanismos gerais – disgenesia/hipoplasia suprarrenal congênita, esteroidogênese defeituosa e destruição suprarrenal. Destes, a destruição suprarrenal por causas autoimunes é a mais comum, seguida por adrenalite infecciosa (p. ex., tuberculosa, fúngica, viral), substituição suprarrenal por tumor metastático e hemorragia suprarrenal (síndrome de Waterhouse-Friderichsen). Esta última ocorre no contexto de septicemia causada por meningococos ou outros organismos e é mais comum em pacientes pediátricos e asplênicos.

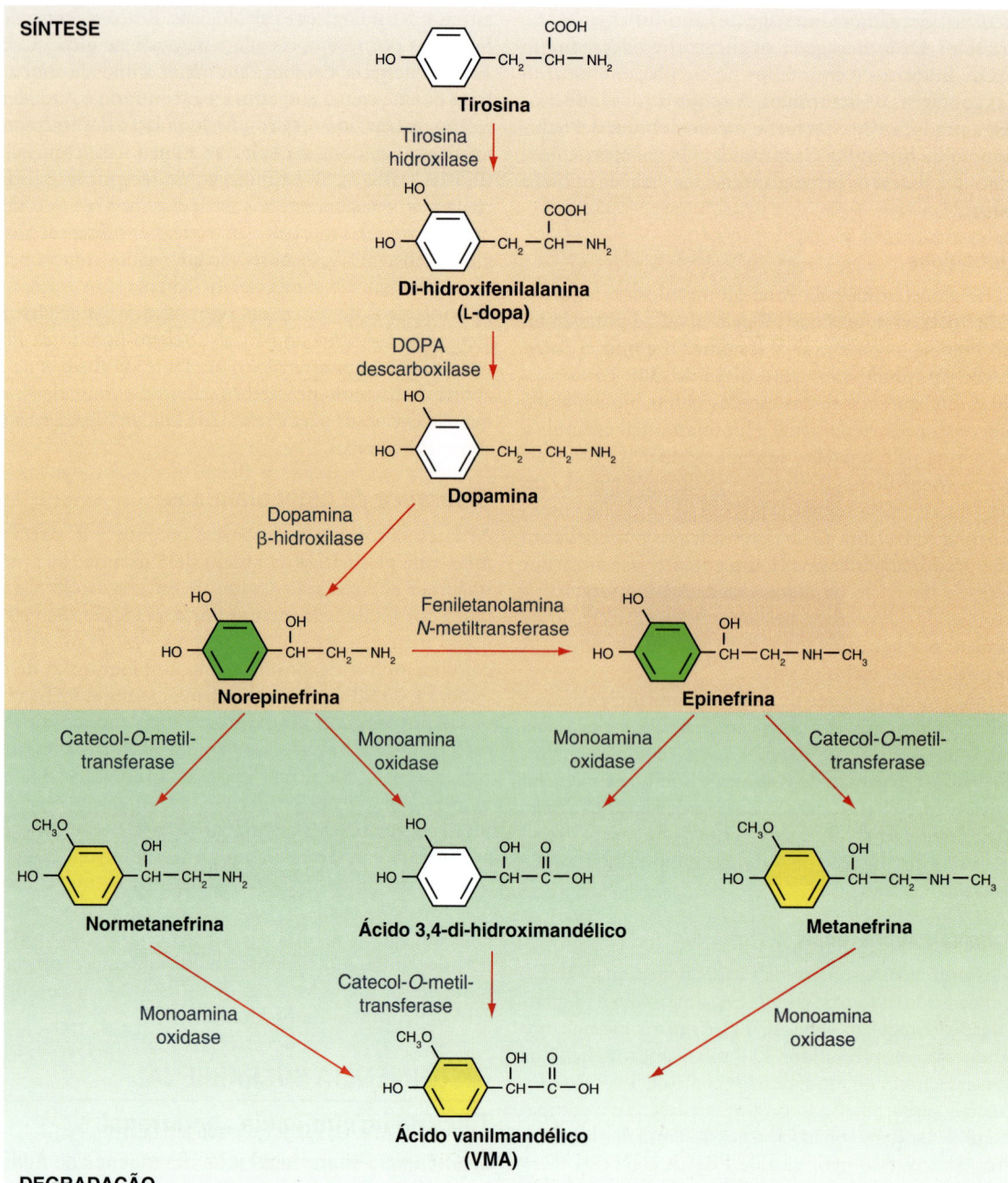

Figura 40.6 Biossíntese e metabolismo das catecolaminas. Os passos da síntese são destacados em *laranja*, e os passos da degradação são destacados em *turquesa*. As principais catecolaminas estão indicadas em *verde*, e os principais metabólitos em *amarelo*.

Insuficiência suprarrenal secundária

Insuficiência suprarrenal secundária é um distúrbio relativamente comum resultante de deficiência de ACTH, que geralmente ocorre no contexto de interrupção da administração de esteroides farmacológicos. Pacientes que recebem altas doses suprafisiológicas de glicocorticoides (mais do que o equivalente a 20 mg de prednisona por dia; Tabela 40.1) por mais de 5 dias e os que recebem baixas doses suprafisiológicas por mais de 3 semanas estão sob risco de supressão do eixo HPSR. A cura cirúrgica da síndrome de Cushing da mesma maneira resulta em déficit de glicocorticoide. O índice de recuperação de supressão do eixo HPSR varia de acordo com a duração e gravidade do excesso de glicocorticoide prévio, e a necessidade de suplementação com glicocorticoide pode durar vários anos.[6]

Outras causas menos comuns de insuficiência suprarrenal secundária incluem pan-hipopituitarismo causado por substituição neoplásica ou infiltrativa, doença granulomatosa e hemorragia ou infarto hipotalâmico. Infarto hipotalâmico pode ocorrer no contexto de hemorragia pós-parto grave (síndrome de Sheehan).

Insuficiência suprarrenal em doentes críticos

Estudos sugerem que pacientes criticamente doentes com sepse ou síndrome de reação inflamatória sistêmica podem ser afetados por disfunção aguda reversível do eixo HPSR. A incidência do distúrbio é de aproximadamente 30% em pacientes criticamente doentes, embora este número possa ser maior naqueles com choque séptico. Ainda não está definido se a maior mortalidade se deve à

Tabela 40.1 Propriedades de glicocorticoides endógenos e farmacológicos comumente usados.

Composto	IV/VO*	Nome comercial comum	Potência relativa	Dose fisiológica diária	Intervalo de administração
Cortisol = hidrocortisona	Ambos	Cortef® (VO) Solu-Cortef® (IV)	1×	20 mg	A cada 8 a 12 h
Cortisona	VO	–	0,8×	25 mg	A cada 8 a 12 h
Prednisona	VO	–	4×	5 mg	24 h
Prednisolona	VO	–	4×	5 mg	24 h
Metilprednisolona	Ambos	Medrol® (VO) Solu-Medrol® (IV)	5×	4 mg	24 h
Dexametasona[†]	Ambos	Decadron®	25×	1 mg	24 h

*As dosagens orais e intravenosas são semelhantes. [†]Não tem reação cruzada com o ensaio de cortisol. *IV*, via intravenosa; *VO*, via oral.

insuficiência suprarrenal ou não. Entre os mecanismos propostos de disfunção reversível do eixo HPSR estão resistência do ACTH suprarrenal e menor responsividade dos tecidos-alvo aos glicocorticoides. A suplementação com glicocorticoide em pacientes sépticos foi o tópico de pelo menos 42 estudos controlados randomizados. Nesses estudos, a administração de corticosteroides foi associada a uma pequena redução da mortalidade em 30 dias (redução do risco absoluto de 1,8%) e reversão mais rápida do choque. Parece haver uma relação inversa entre o benefício de sobrevida e a dose do glicocorticoide, sendo que doses fisiológicas (ou seja, reposição) produzem um possível benefício e altas doses suprafisiológicas demonstram malefícios significativos. Os efeitos adversos da administração de corticosteroides nessa população de pacientes incluem hipernatremia, hiperglicemia e fraqueza muscular. Estudos anteriores sugerem que pacientes com choque séptico grave, principalmente os que requerem vasopressores, podem se beneficiar de cursos de 5 a 7 dias de glicocorticoides de até 300 mg/dia ou menos de hidrocortisona ou equivalente. Pelo fato de que dados recentes não confirmaram um benefício significativo de sobrevida, o uso de glicocorticoides deve ser individualizado em pacientes criticamente doentes.[7]

Crise adrenal

Insuficiência suprarrenal aguda, ou crise adrenal, é uma condição potencialmente fatal que normalmente ocorre em pessoas já com funcionamento adrenocortical marginal que estão sujeitas a um estressor fisiológico agudo significativo, como infecção ou trauma. Perda súbita e completa da função adrenal, como ocorre na síndrome de Waterhouse-Friderichsen e em certos estados de hipercoagulação, pode também se manifestar com crise adrenal. Entre os achados clínicos estão choque, dor abdominal, febre, náuseas e vômito, distúrbios eletrolíticos e, ocasionalmente, hipoglicemia. Deficiência de mineralocorticoide, resultando na incapacidade de manter o volume de sódio e intravascular, é o mecanismo patogênico primário, embora a redução da responsividade cardiovascular às catecolaminas causada por deficiência de glicocorticoide também desempenhe um papel. O tratamento para suspeita de crise adrenal não deve ser postergado enquanto se aguardam os resultados dos exames diagnósticos. O tratamento de crise adrenal está centralizado em reanimação intravenosa de grande volume (1 a 2 ℓ) de solução salina isotônica e administração de glicocorticoide na forma de hidrocortisona (100 mg em *bolus* intravenoso seguidos por 75 mg a cada 8 horas) ou dexametasona (4 mg por via intravenosa a cada 24 horas). A dexametasona tem ação prolongada e tem a vantagem de não interferir nos ensaios bioquímicos de produção de glicocorticoides endógenos.

Ironicamente, a reposição de mineralocorticoides não é uma prioridade inicial, pois os efeitos de retenção de sódio e fluidos dos mineralocorticoides não se manifestam até vários dias depois da administração. O equilíbrio fluídico e eletrolítico pode ser rapidamente alcançado com infusão de solução salina.

Diagnóstico e tratamento

Diagnóstico

Como é fato para a maioria dos distúrbios endócrinos, o diagnóstico de insuficiência suprarrenal depende de manter suficiente suspeita clínica da doença. As manifestações clínicas já foram discutidas anteriormente. Há maior probabilidade de que os cirurgiões encontrem pacientes com insuficiência suprarrenal na unidade de terapia intensiva, na baia de traumatologia, ou no centro cirúrgico quando estão tratando de pacientes com doenças crônicas dependentes de esteroides. Exames bioquímicos de rotina e de provocação são necessários para confirmar o diagnóstico (Figura 40.7). O primeiro passo é documentar a produção inadequada de cortisol, o que pode ser feito mensurando-se os níveis matutinos de cortisol no soro ou na saliva. Na maioria dos pacientes, concentrações matutinas de cortisol sérico acima de 15 µg/dℓ ou concentrações matutinas de cortisol salivar acima de 5,8 ng/mℓ excluem efetivamente insuficiência suprarrenal. Pacientes cujos níveis ficam bem abaixo destes limites devem ser submetidos a teste de provocação. Um teste de estimulação de alta dose de cosintropina é realizado administrando-se 250 µg de cosintropina e medindo os níveis de cortisol no soro depois de 30 a 60 minutos. Um resultado positivo do teste (ou seja, um nível estimulado de cortisol abaixo de 18 µg/dℓ) é altamente sugestivo de insuficiência suprarrenal. Depois de fechado o diagnóstico de insuficiência suprarrenal, o nível de ACTH matutino é determinado para diferenciar a insuficiência suprarrenal primária da secundária.

Tratamento

O tratamento de crise adrenal já foi discutido. O objetivo da terapia de manutenção para insuficiência suprarrenal crônica é repor os níveis fisiológicos de glicocorticoides e mineralocorticoides. A produção de cortisol diária em adultos está na faixa de 10 a 20 mg, que podem ser repostos pelo agente oralmente biodisponível de longa ação prednisona a uma dosagem de 5 mg/dia. A reposição típica de mineralocorticoides consiste em 0,1 mg de fludrocortisona por dia. Maiores dosagens proporcionais de glicocorticoides são necessárias durante períodos de estresses fisiológicos de menor ou maior porte, como em infecções e traumas leves (menores), infecções significativas, queimaduras ou cirurgias eletivas (maiores).

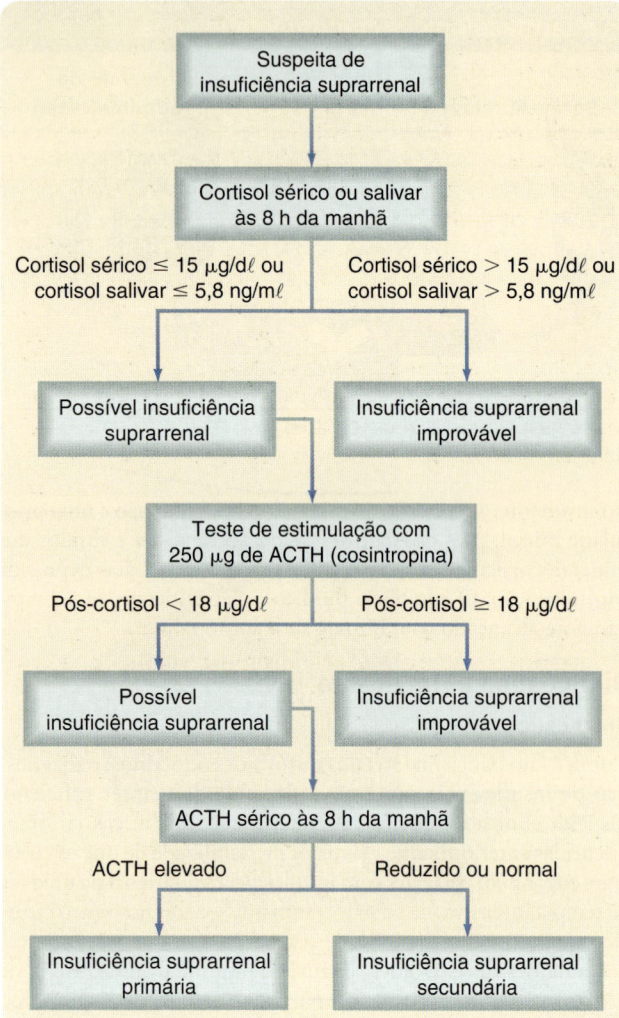

Figura 40.7 Algoritmo para diagnóstico de insuficiência suprarrenal. A adequação da produção de cortisol é inicialmente avaliada por meio da medição do nível de cortisol matutino. Pacientes com valores baixos ou *borderline* são submetidos a teste de estimulação provocativa de hormônio adrenocorticotrófico (*ACTH*), com os níveis de cortisol sérico medidos antes e 30 a 60 minutos depois da administração de ACTH. A incapacidade de formar uma resposta adequada ao ACTH normalmente estabelece o diagnóstico de insuficiência suprarrenal. A causa de insuficiência suprarrenal é então investigada por meio da medição do nível de ACTH pela manhã.

Administração perioperatória de esteroides

As recomendações referentes à administração de glicocorticoides durante cirurgias eletivas são baseadas, principalmente, em estudos retrospectivos não controlados. A necessidade de doses suprafisiológicas de glicocorticoides neste contexto foi exagerada no geral. Pacientes com insuficiência suprarrenal primária (doença de Addison) estão sob maior risco de crise adrenal perioperatória devido à sua incapacidade de aumentar a produção de cortisol endógeno em resposta ao estresse. Eles geralmente requerem 100 mg de hidrocortisona por via intravenosa exatamente antes da indução da anestesia. Pacientes com insuficiência suprarrenal secundária causada por tratamento crônico com glicocorticoides para condições autoimunes ou inflamatórias têm apenas de 1 a 2% de risco de crise hipotensiva sem cobertura de glicocorticoide perioperatório. Para prevenir esta complicação rara, porém perigosa, usuários crônicos de glicocorticoides devem, no mínimo, ser mantidos em sua dosagem usual de glicocorticoide durante todo o período perioperatório. Suplementação acima deste nível deve ser administrada em cursos mais rápidos de acordo com as diretrizes relacionadas na Tabela 40.2.[8] Pacientes submetidos a adrenalectomia unilateral devem receber glicocorticoides suplementares somente se o diagnóstico subjacente for síndrome de Cushing.

DOENÇAS DO CÓRTEX SUPRARRENAL

Hiperaldosteronismo primário

Epidemiologia e características clínicas

Hiperaldosteronismo primário, que é a liberação desregulada de excesso de aldosterona de uma ou ambas as glândulas suprarrenais, foi descrito pela primeira vez por Jerome Conn em 1954. O hiperaldosteronismo primário classicamente se manifesta com hipertensão resistente e hipopotassemia, embora estudos tenham revelado que a maioria dos pacientes pode ser normocalêmica, dependendo da população estudada. Hipopotassemia é provavelmente manifestação de doença grave ou de estágio avançado. A prevalência de hiperaldosteronismo primário tem sido assunto de debates consideráveis. Geralmente, acredita-se que ele afete aproximadamente 1% dos hipertensos. A aplicação disseminada da relação aldosterona para renina como exame de verificação em certos centros levou a relatos de prevalência de 10 a 40% de hiperaldosteronismo primário entre pacientes hipertensos. Há um certo consenso de que estes números mais elevados refletem um forte viés de encaminhamento e que a real prevalência em pacientes hipertensos não selecionados provavelmente seja de 7% ou menos.[9]

Tabela 40.2 Regimes perioperatórios de glicocorticoides para pacientes com insuficiência suprarrenal secundária.*

Grau de estresse cirúrgico	Exemplos	Dosagem intraoperatória de glicocorticoide	Ajuste da dose do glicocorticoide
Menor	Procedimentos sob anestesia local, maioria dos procedimentos ambulatoriais, correção de hérnia inguinal	Nenhuma (tomar a dose usual matutina de esteroide)	Nenhum (continuar tomando a dose normal)
Moderado	Cirurgia abdominal vascular periférica ou ortopédica de rotina	Hidrocortisona 50 mg ou equivalente antes do procedimento	Hidrocortisona 25 mg a cada 8 h por 24 h; depois, voltar à dose usual
Maior	Ressecção de câncer gastrintestinal. derivação cardiopulmonar	Hidrocortisona 100 mg ou equivalente antes do procedimento	Hidrocortisona 50 mg a cada 8 h por 24 h, depois reduzir pela metade a cada dia até chegar à dose usual

*Causada por uso crônico de esteroides farmacológicos.

Sabe-se que o uso não seletivo da relação aldosterona para renina para identificar pacientes com hiperaldosteronismo primário reduz significativamente a fração de pacientes com doença cirurgicamente corrigível (aldosteronoma unilateral), embora o número absoluto de casos cirurgicamente tratáveis tenha aumentado.

A média de idade no momento do diagnóstico de hiperaldosteronismo primário é de aproximadamente 50 anos, e a doença tem uma ligeira predileção pelo sexo masculino. A maioria dos pacientes é assintomática, embora pacientes com hipopotassemia grave possam se queixar de cãibras musculares, fraqueza ou parestesias. Os pacientes normalmente têm hipertensão moderada a grave que é refratária à terapia médica. É comum que eles necessitem de dois a quatro medicamentos anti-hipertensivos. A responsividade à espironolactona pode ser observada, uma característica que é preditiva de uma boa resposta ao tratamento cirúrgico.

Hiperaldosteronismo primário é uma causa potencialmente curável de doença cardiovascular significativa. Um estudo comparando 270 indivíduos com hiperaldosteronismo primário bioquimicamente confirmado a controles hipertensos de casos equivalentes revelou que o hiperaldosteronismo primário está associado a um risco significativamente maior de acidente vascular encefálico, infarto do miocárdio, arritmias, incluindo fibrilação atrial e ventricular, e insuficiência cardíaca.[10] Esses resultados se unem às evidências existentes que indicam que as sequelas cardiovasculares adversas do hiperaldosteronismo primário são mais pronunciadas do que as causadas somente pela elevação da pressão arterial. A remoção bem-sucedida de um aldosteronoma leva à regressão de várias destas alterações fisiológicas adversas.

As causas mais comuns de hiperaldosteronismo primário são adenomas produtores de aldosterona unilaterais (aldosteronomas; Figura 40.8) e hiperplasia suprarrenal bilateral (também chamada de hiperaldosteronismo idiopático; Tabela 40.3). Antigamente, o aldosteronoma estava presente em mais de 60% dos casos, mas este número diminuiu substancialmente com a aplicação da triagem não seletiva com a relação aldosterona para renina. Este fenômeno pode refletir aumento da detecção de hiperplasias, que são caracterizadas por anormalidades bioquímicas mais leves do que as de aldosteronoma. O recente sequenciamento de nódulos suprarrenais produtores de aldosterona revelou mutações somáticas no gene do canal de potássio, que podem ser a causa de até 40% dos aldosteronomas.[11]

Diagnóstico e localização

Diagnóstico bioquímico. O objetivo do exame diagnóstico é identificar e lateralizar os aldosteronomas. Há um certo consenso de que a triagem bioquímica deve ser realizada em todos os pacientes com hipertensão e hipopotassemia inexplicada bem como naqueles com hipertensão suficientemente resistente à terapia clínica para justificar uma investigação de hipertensão secundária. O estabelecimento do diagnóstico de hiperaldosteronismo primário começa com a determinação da relação entre a concentração de aldosterona no plasma e a atividade da renina no plasma (aqui expressa como ng/dℓ divididos por ng/[mℓ • h]; Figura 40.9). Este exame deve ser realizado após interrupção de medicações interferentes, como espironolactona, inibidores da enzima conversora de angiotensina, diuréticos e bloqueadores beta-adrenérgicos. Já foram usados valores de corte variáveis para a relação aldosterona para renina na literatura, sendo que o valor mais comumente citado é o de 30, alcançando uma sensibilidade de aproximadamente 90%. Alguns centros defendem um limite mais baixo, de 20; isto aumenta a sensibilidade de certa forma à custa da especificidade e conceitualmente reflete o reconhecimento de gravidade clínica de se falhar em diagnosticar hiperaldosteronismo cirurgicamente corrigível.[12] Um subconjunto de pacientes com hipertensão essencial terá níveis suprimidos de renina, o que pode resultar em elevações falsas da relação aldosterona para renina. Assim, a inclusão de uma concentração de aldosterona absoluta acima de 15 mg/dℓ aumenta a especificidade da triagem inicial. Pacientes que têm o teste positivo e menos de 30 anos devem ser submetidos a testes genéticos de aldosteronismo corrigível com glicocorticoide (hiperaldosteronismo familiar tipo I), principalmente se tiverem histórico familiar de hipertensão precoce. Esta rara condição autossômica dominante resulta na regulação anormal da síntese de aldosterona pelo ACTH e pode ser tratada clinicamente.

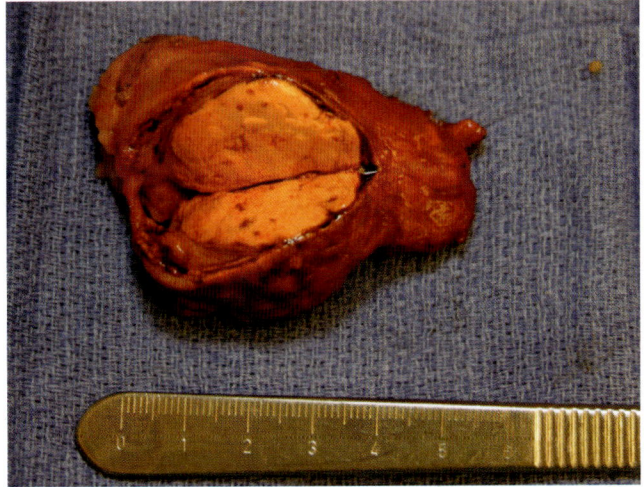

Figura 40.8 Clássico aldosteronoma amarelo-canário.

Tabela 40.3 Causas de hiperaldosteronismo primário.

Causa	Triagem* Seletiva (%)	Triagem* Não seletiva (%)
Adenoma produtor de aldosterona	60	30
Hiperplasia suprarrenal bilateral (hiperaldosteronismo idiopático)	35	65
Carcinoma adrenocortical produtor de aldosterona	< 1	< 1
Hiperaldosteronismo familiar		
Tipo I (aldosteronismo corrigível com glicocorticoide)	< 1	< 1
Tipo II (aldosteronismo não corrigível com glicocorticoide)	< 1	< 1

*Os índices de processos patológicos específicos são altamente dependentes do padrão de triagem (seletiva *versus* não seletiva).

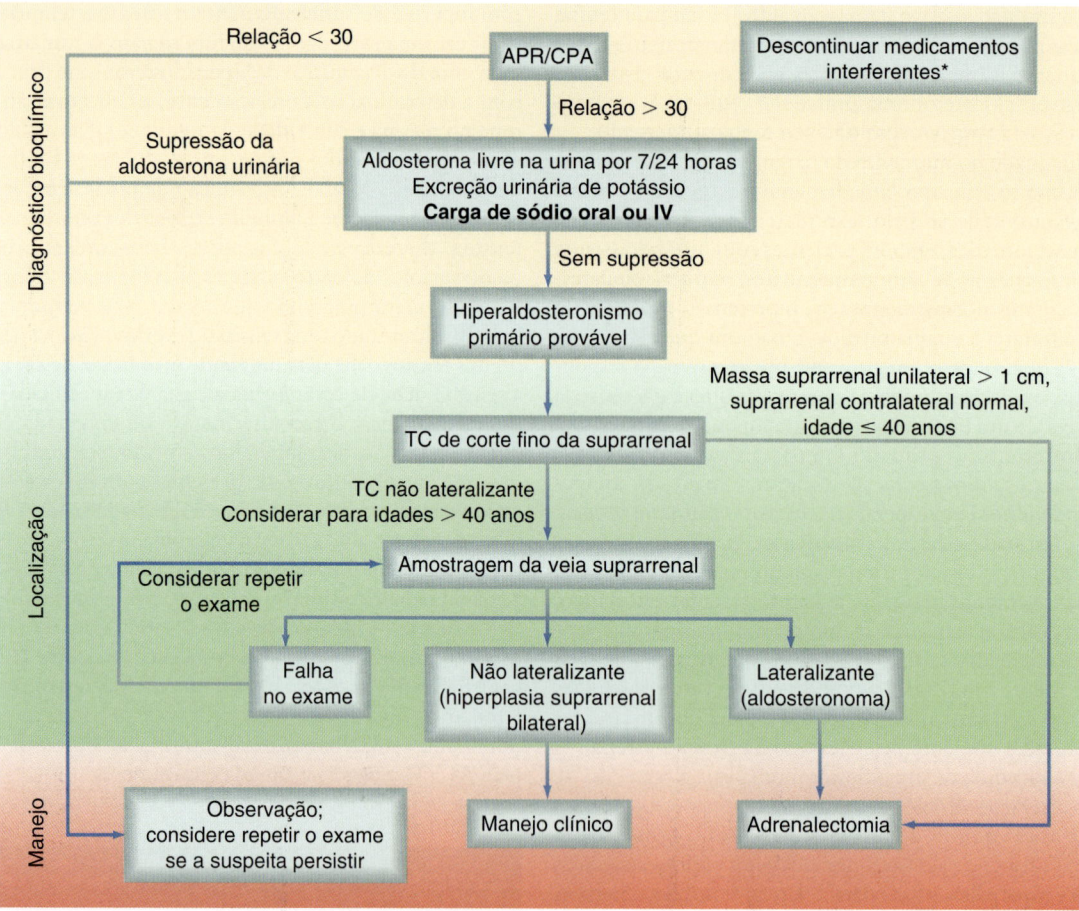

Figura 40.9 Algoritmo para diagnóstico, localização e manejo de hiperaldosteronismo primário. A triagem inicial é feita por meio da determinação da relação CPA/APR, seguida por exames confirmatórios com carga de sódio. Depois de fechado o diagnóstico bioquímico, é feita uma tentativa não invasiva de localização com tomografia computadorizada (TC). Pacientes com evidência clara na TC de uma anormalidade unilateral podem ser submetidos a adrenalectomia com uma taxa de cura de mais de 90%. Amostragem da veia suprarrenal é feita em pacientes com achados questionáveis na TC e em pacientes idosos, principalmente naqueles acima de 60 anos, pois adenomas corticais não funcionais são encontrados em 4% ou mais desta população e podem causar localização falso-positiva na TC. *APR*, atividade plasmática da renina, em ng/(mℓ • h); *CPA*, concentração plasmática de aldosterona, em ng/dℓ; *ECA*, enzima conversora da angiotensina; *IV*, via intravenosa.

O exame bioquímico confirmatório visa demonstrar níveis inadequadamente altos (não suprimíveis) de aldosterona criando um estado de hipervolemia-excesso de sódio. Isto é feito por meio de uma carga de solução salina intravenosa (de 2 a 3 ℓ de solução salina isotônica administrados durante 4 a 6 horas, seguida pela verificação da aldosterona no plasma) ou carga de sal por via oral (200 mEq = 5.000 mg de sódio por dia, seguidos pela verificação da excreção de aldosterona na urina por 24 horas). Alguns centros administram altas doses de fludrocortisona (0,1 mg a cada 6 horas) durante a carga oral de sal para aumentar a especificidade do teste de supressão, mas este método não foi amplamente adotado.

Localização. Depois de confirmado o diagnóstico, é realizada a localização com exames de imagem anatômica, amostragem venosa seletiva e, às vezes, varredura funcional. O fato de a maioria dos aldosteronomas ser menor que 15 mm em sua dimensão máxima impõe alguns desafios para sua localização. Varredura de tomografia computadorizada (TC) de corte fino (3 mm) da suprarrenal é o exame inicial preferencial para localização (Figura 40.10).

O próximo passo no algoritmo de localização é a amostragem venosa seletiva (AVS). Este exame se baseia na medição simultânea dos níveis de cortisol e aldosterona na circulação periférica e nas veias suprarrenais direitas (Figura 40.11). Uma elevação de mais de cinco vezes a concentração de cortisol em uma amostra em relação ao sangue periférico indica canulação bem-sucedida de uma veia suprarrenal (controle positivo). A lateralização é indicada por uma relação desequilibrada de aldosterona para cortisol nas veias suprarrenais esquerda e direita, sendo que a relação de um dos lados deve ser quatro vezes maior do que do outro para identificar a glândula responsável. Existe grande controvérsia sobre quais pacientes devem ser submetidos a AVS, um procedimento invasivo com uma taxa de sucesso técnico de 90% em mãos experientes. Há consenso de que a AVS deve ser aplicada em todos os casos nos quais o diagnóstico bioquímico de hiperaldosteronismo primário foi confirmado e a TC de corte fino da suprarrenal não revela nenhuma anormalidade ou anormalidades bilaterais. Dos pacientes restantes que têm massa unilateral de acordo com a varredura de TC, uma fração pequena, porém não insignificante (de 2 a 10%) representarão localização falso-positiva e terão hiperaldosteronismo persistente após adrenalectomia unilateral. Nesses pacientes, a massa suprarrenal representa um adenoma cortical não funcional, e o verdadeiro diagnóstico subjacente é um microaldosteronoma contralateral ou hiperplasia suprarrenal bilateral, sendo que esta última não pode ser corrigida cirurgicamente.

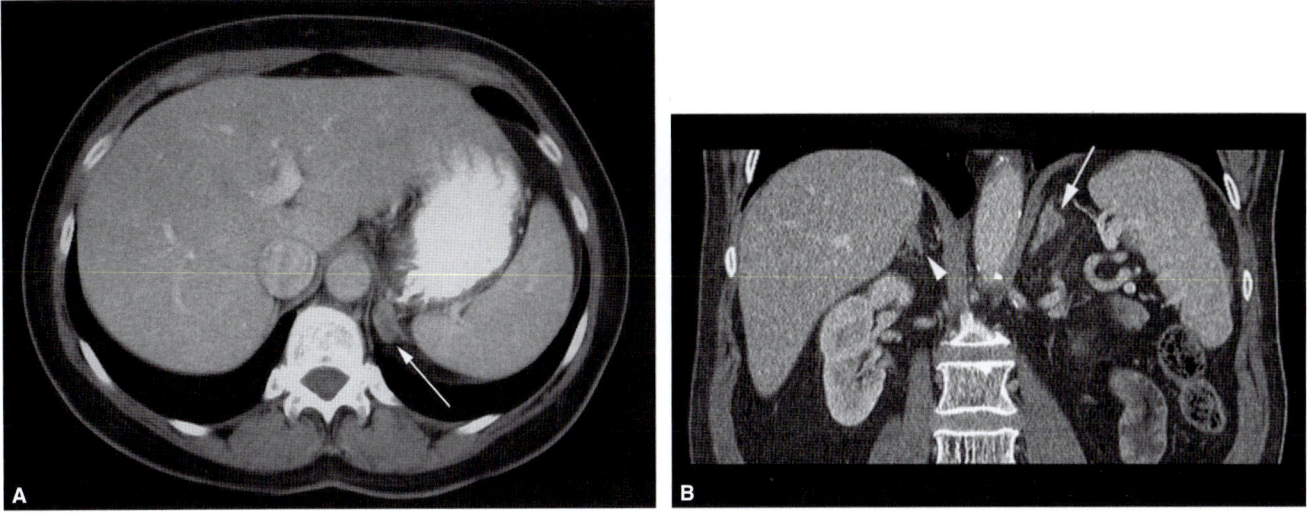

Figura 40.10 Aparência de um aldosteronoma no exame de imagem anatômica. **A.** Tomografia computadorizada (TC) de fase venosa realçada com contraste demonstrando um aldosteronoma de 2 cm à esquerda (*seta*). **B.** Varredura de TC coronal de fase arterial tardia demonstrando um aldosteronoma de 1,7 cm à esquerda (*seta*) e uma glândula suprarrenal direita normal (*ponta de seta*).

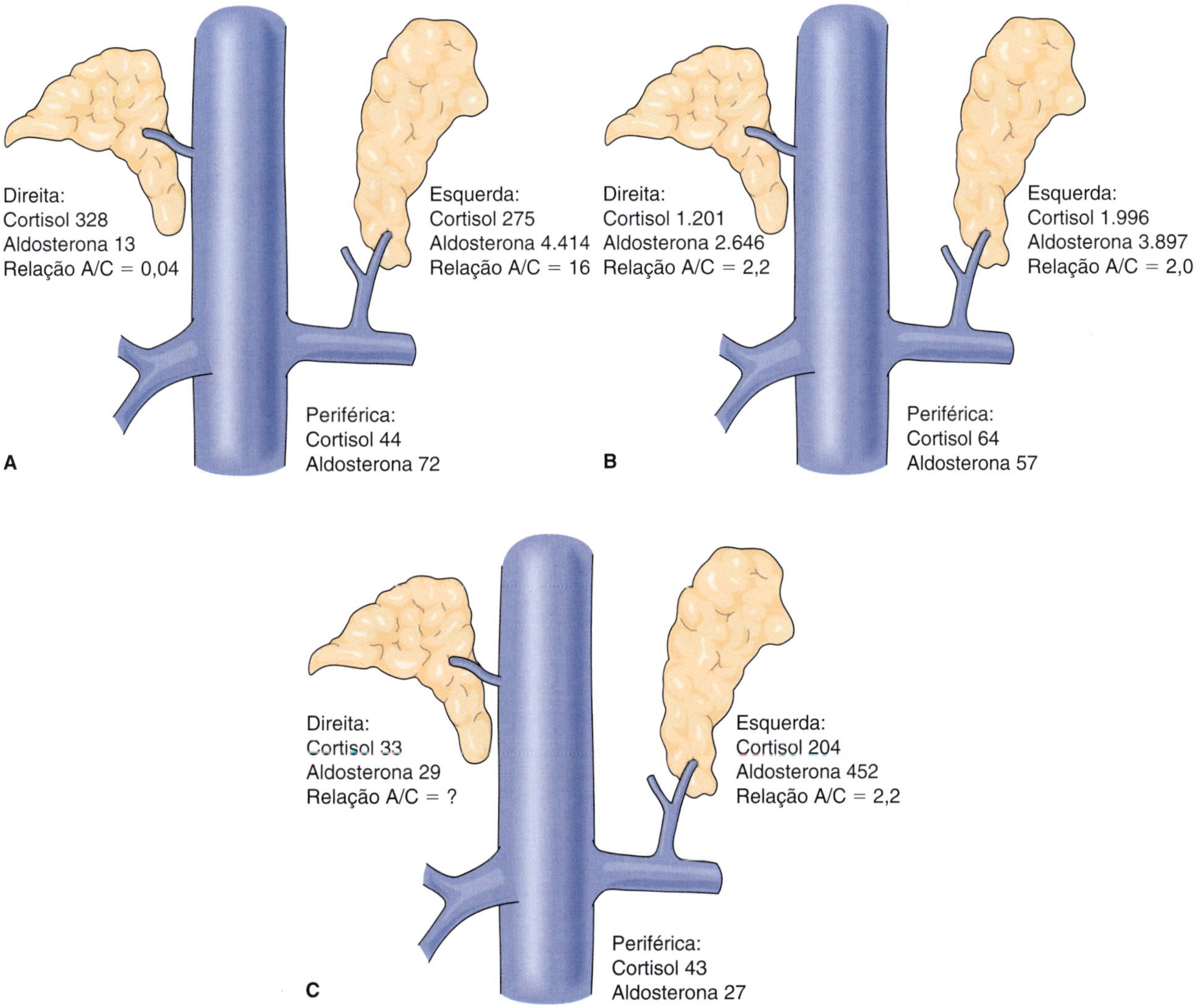

Figura 40.11 Possíveis desfechos da amostragem venosa suprarrenal para hiperaldosteronismo primário. A aldosterona é expressa em ng/dℓ, o cortisol, em µg/dℓ. **A.** Exame bem-sucedido lateralizando intensamente para a suprarrenal esquerda. **B.** Exame bem-sucedido, não lateralizando. A estimulação com hormônio adrenocorticotrófico produziu altos níveis de cortisol na veia suprarrenal. **C.** Falha do exame. A veia suprarrenal direita não foi canulada.

Pelo fato de pacientes de 40 anos ou mais serem mais propensos a ter adenomas corticais suprarrenais não funcionais, alguns autores defendem a realização de AVS em todos os pacientes mais velhos, e outros recomendam a aplicação universal deste exame na avaliação de hiperaldosteronismo primário.[12] Nossa prática tem sido realizar AVS seletivamente. Pacientes nos quais se encontram massas corticais suprarrenais unilaterais maiores que 1 cm de diâmetro e glândula suprarrenal contralateral normal na TC podem ser encaminhados diretamente para adrenalectomia, já que seu tratamento é raramente alterado pelos resultados da AVS, ao passo que os pacientes não têm uma localização definitiva na TC são submetidos a AVS.[13] Considerando as evidências na literatura, nós defendemos uma aplicação mais liberal da AVS para pacientes a partir de 40 anos.

Na prática, aproximadamente 30 a 40% dos pacientes avaliados em relação a hiperaldosteronismo primário são submetidos à AVS quando aplicada a pacientes selecionados. A utilidade do exame é limitada por sua baixa taxa de sucesso na maioria dos relatórios (40 a 80%), sendo que o motivo mais comum de AVS incompleta é a falha em canular a veia suprarrenal direita. Frequentemente, no entanto, informação suficiente de lateralização é fornecida durante a AVS para orientar o tratamento cirúrgico, mesmo quando o exame não é bilateralmente seletivo.[14]

Manejo cirúrgico e desfechos

Adrenalectomia laparoscópica é o procedimento de preferência para o tratamento de aldosteronoma e da maioria dos outros tumores da suprarrenal.[15] A cura do hiperaldosteronismo primário é definida por desfechos clínicos e bioquímicos. Reduções na pressão arterial, requisitos de medicações anti-hipertensivas e níveis de aldosterona no plasma e na urina, além da resolução da hipopotassemia (se presente anteriormente), são observadas já desde 24 horas após a cirurgia bem-sucedida. Os índices gerais de cura variam de 75 a 95% em centros de subespecialidades, dependendo dos critérios específicos de cura que são utilizados. O estudo PASO (Primary Aldosteronism Surgical Outcome) estabeleceu um consenso internacional para desfechos pós-adrenalectomia.[15] Sucesso clínico é definido como completo (normalização da pressão arterial sem medicamento anti-hipertensivo), parcial (redução do uso de medicamento anti-hipertensivo ou redução da pressão arterial com a mesma medicação) ou ausente. O sucesso bioquímico é definido como completo (correção da hipopotassemia e normalização da relação aldosterona para renina), parcial (correção da hipopotassemia e redução ≥ 50% do nível de aldosterona plasmática, mas relação aldosterona para renina persistentemente elevada) ou ausente. Em geral, mais de 80% dos pacientes podem esperar ou normalização da pressão arterial ou uma redução significativa da necessidade de medicamento anti-hipertensivo (normalmente, diminuição de três a quatro medicamentos para um). Em alguns pacientes, dependendo do grau de sobrecarga de sódio pré-operatória, pode demorar várias semanas até que a pressão arterial melhore. Nossa conduta é interromper todos os medicamentos anti-hipertensivos imediatamente após a cirurgia, com exceção de betabloqueadores e clonidina, cujas doses devem ser gradativamente reduzidas para evitar um fenômeno de rebote. Para aqueles pacientes que continuam sendo hipertensos a curto prazo, os medicamentos podem ser retornados temporariamente, conforme a necessidade, até que a pressão arterial alcance gradativamente um novo equilíbrio com o tempo.

Pacientes com hiperaldosteronismo têm maior incidência de doença renal crônica em comparação aos controles hipertensos. Hiperfiltração glomerular causada por hiperaldosteronismo pode artificialmente elevar o *clearance* de creatinina e mascarar insuficiência renal. Depois da adrenalectomia, a redução dos níveis de aldosterona pode diminuir a filtração glomerular e desmascarar o verdadeiro grau de doença renal crônica. Além disso, hiperpotassemia decorrente da supressão passageira da glândula suprarrenal contralateral pode ocorrer em 5 a 10% dos pacientes após adrenalectomia por hiperaldosteronismo.[16] Insuficiência renal e supressão da secreção de aldosterona pela glândula suprarrenal contralateral na AVS são preditores de hiperpotassemia. Hiperpotassemia ocorre em um prazo de 1 a 3 semanas após a cirurgia; portanto, os pacientes devem ser monitorados com níveis de potássio sérico semanais durante 1 mês após a ressecção. Hiperpotassemia persistente pode ser tratada com terapia de reposição de mineralocorticoide (fludrocortisona).

Um subconjunto de pacientes com as seguintes características pré-operatórias são menos beneficiados pelo tratamento cirúrgico e continuam requerendo medicamentos anti-hipertensivos após a cirurgia: homens acima de 45 anos, histórico familiar de hipertensão, hipertensão duradoura, necessidade de mais de dois medicamentos anti-hipertensivos e ausência de resposta à espironolactona. Estas características indicam um componente de hipertensão essencial e, em alguns casos, alterações cardiovasculares irreversíveis causadas por doença crônica. Com base nessas características, os pacientes devem ser devidamente aconselhados sobre o que eles devem esperar da cirurgia.

Síndrome de Cushing

Epidemiologia e características clínicas

As características clínicas de excesso de glicocorticoides foram documentadas pela primeira vez por Harvey Cushing em 1912. Ele descreveu uma mulher jovem de "aparência extraordinária" que desenvolveu obesidade, hirsutismo, amenorreia, facilidade de desenvolvimento de hematomas e extrema fraqueza muscular. O principal diagnóstico diferencial a ser considerado ao avaliar pacientes em relação a síndrome de Cushing é obesidade, uma condição cada vez mais comum. Um subconjunto de sinais e sintomas, incluindo facilidade de desenvolver hematomas, fraqueza muscular, hipertensão, pletora (face de aparência avermelhada causada por afinamento da pele) e hirsutismo, pode permitir a discriminação entre síndrome de Cushing e obesidade com base nas características clínicas (Figura 40.12). A patogênese genética de adenomas suprarrenais produtores de cortisol não é bem compreendida. O recente sequenciamento de última geração do exoma completo do DNA revelou uma mutação específica da proteinoquinase A que está presente em adenomas produtores de cortisol, especialmente em pacientes com síndrome de Cushing manifesta.[17]

A causa mais comum de síndrome de Cushing é o uso de glicocorticoides farmacológicos para o tratamento de distúrbios inflamatórios. A síndrome de Cushing endógena é rara, afetando de 5 a 10 indivíduos por milhão. Destes, as pessoas mais afetadas (75%) terão *doença* de Cushing, ou seja, excesso de glicocorticoide causado por um adenoma hipofisário hipersecretor de ACTH. O restante se divide entre síndrome de Cushing suprarrenal primária (15%) e síndrome de ACTH ectópico (< 10%), sendo esta última causada por tumores neuroendócrinos ou neoplasias malignas broncogênicas de origem torácica.

A síndrome de Cushing é uma doença letal. Os desarranjos fisiológicos resultantes do excesso de glicocorticoide, incluindo hipertensão (presente em > 70% dos casos), hiperglicemia e obesidade torácica, acabam causando mortalidade cinco vezes maior, principalmente devida a complicações cardiovasculares.[18] Sendo assim, todos os esforços devem ser feitos no sentido de identificar e tratar adequadamente os pacientes com síndrome de Cushing.

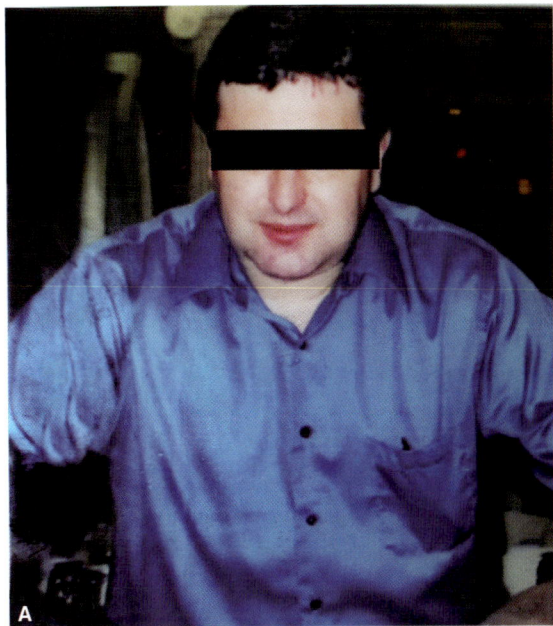
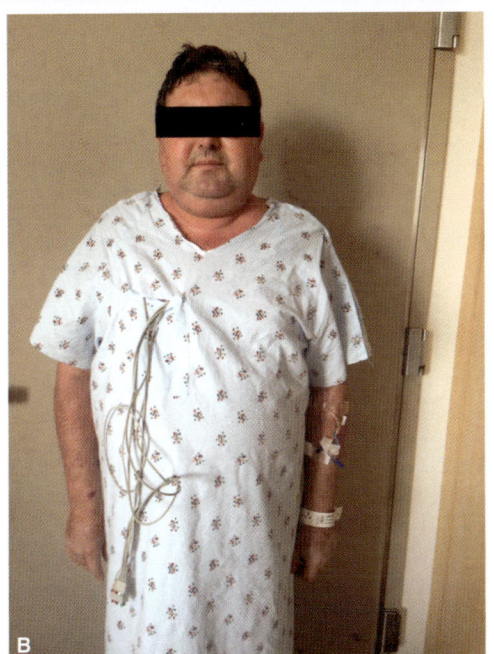
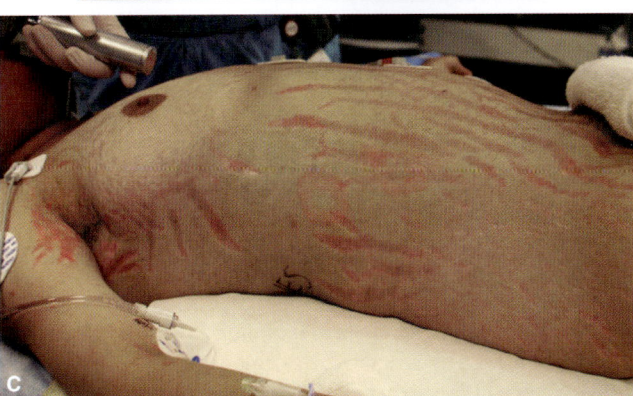

Figura 40.12 Manifestações clínicas de síndrome de Cushing. **A.** Aparência de um homem antes do desenvolvimento da síndrome de Cushing. **B.** Mesmo homem 1 ano depois do desenvolvimento da síndrome de Cushing. **C.** Estrias roxas abdominais e axilares em um homem com síndrome de Cushing.

Diagnóstico bioquímico e localização

O diagnóstico de síndrome de Cushing baseia-se na demonstração de secreção inadequada de cortisol ou na perda de *feedback* negativo fisiológico. Normalmente, a liberação de cortisol segue um ritmo circadiano previsível, cujo pico ocorre aproximadamente 1 hora depois do despertar e atingindo seu nadir perto da meia-noite. Assim, a secreção inadequada de cortisol pode ser detectada como liberação elevada de cortisol durante um período de 24 horas ou como um nível acima do esperado no fim da noite. Tradicionalmente, a ausência de *feedback* negativo é avaliada com teste de supressão de dexametasona e outros tipos de testes de provocação, muitos dos quais são incômodos e requerem hospitalização do paciente. O teste de supressão com 1 mg de dexametasona durante a noite é comumente usado para diagnosticar síndrome de Cushing, mas sua especificidade insatisfatória resulta em um grande número de testes falso-positivos. O desenvolvimento do teste de cortisol salivar no fim da noite proporcionou uma alternativa atraente e viável ao teste de supressão.

Mais de 90% do cortisol circulante estão ligados a proteínas do plasma. Cortisol livre pode ser detectado na urina e na saliva, e a avaliação desses fluidos corporais forma a base da triagem bioquímica de síndrome de Cushing (Figura 40.13). Deve-se coletar urina por 24 horas para verificação do cortisol livre na urina pelo menos duas vezes como triagem inicial. Níveis indubitavelmente elevados devem motivar outros exames imediatos para determinar a causa e o subtipo de síndrome de Cushing (ou seja, causa suprarrenal primária, causa hipofisária, e se é portador de síndrome de ACTH ectópico). Pacientes com níveis de cortisol elevados na urina de 24 horas devem ser submetidos a exames confirmatórios com duas medições de cortisol no fim da noite (antes de dormir). Um valor alto de corte de 550 ng/mℓ tem uma sensibilidade de 93% e especificidade de 100%.[19]

A síndrome de Cushing suprarrenal primária, também chamada de *síndrome de Cushing independente de ACTH*, é causada pela produção de cortisol suprarrenal autônoma e, portanto, está geralmente associada a um nível indetectável de ACTH (< 5 pg/mℓ) devido à inibição do *feedback*. O processo patológico subjacente é variável, com adenoma suprarrenal solitário encontrado em aproximadamente 90% dos casos, carcinoma adrenocortical em menos de 10% e hiperplasia micronodular ou macronodular bilateral em menos de 1%. Quase todas estas lesões, com exceção da hiperplasia micronodular, estão prontamente aparentes nas varreduras de TC.

Hipercortisolemia associada a níveis normais ou elevados de ACTH é indicativa de síndrome de Cushing dependente de ACTH, mais comumente causada por um microadenoma hipofisário corticotrófico (doença de Cushing). A suspeita de síndrome de Cushing dependente de ACTH deve motivar exames de imagem da hipófise e teste de supressão com altas doses de dexametasona, ou seja, medições do cortisol sérico ou urinário após a administração de 2 mg de dexametasona a cada 6 horas durante 48 horas. Dexametasona é o agente escolhido, pois ela não tem reação cruzada com ensaios bioquímicos de cortisol. Adenomas corticotróficos são comumente suprimidos em resposta à administração de altas doses de dexametasona, ao passo que fontes de ACTH ectópico estão completamente ausentes na inibição do *feedback*. Pouco mais de 50% dos microadenomas corticotróficos são visíveis nas imagens de ressonância magnética (RM) da hipófise. A detecção de massa hipofisária maior que 6 mm de diâmetro em um paciente com síndrome de Cushing dependente de ACTH que é suprimido com altas doses de dexametasona justifica a realização de cirurgia na hipófise.[20] Na ausência de massa perceptível, amostragem de ACTH do seio petroso inferior bilateral com

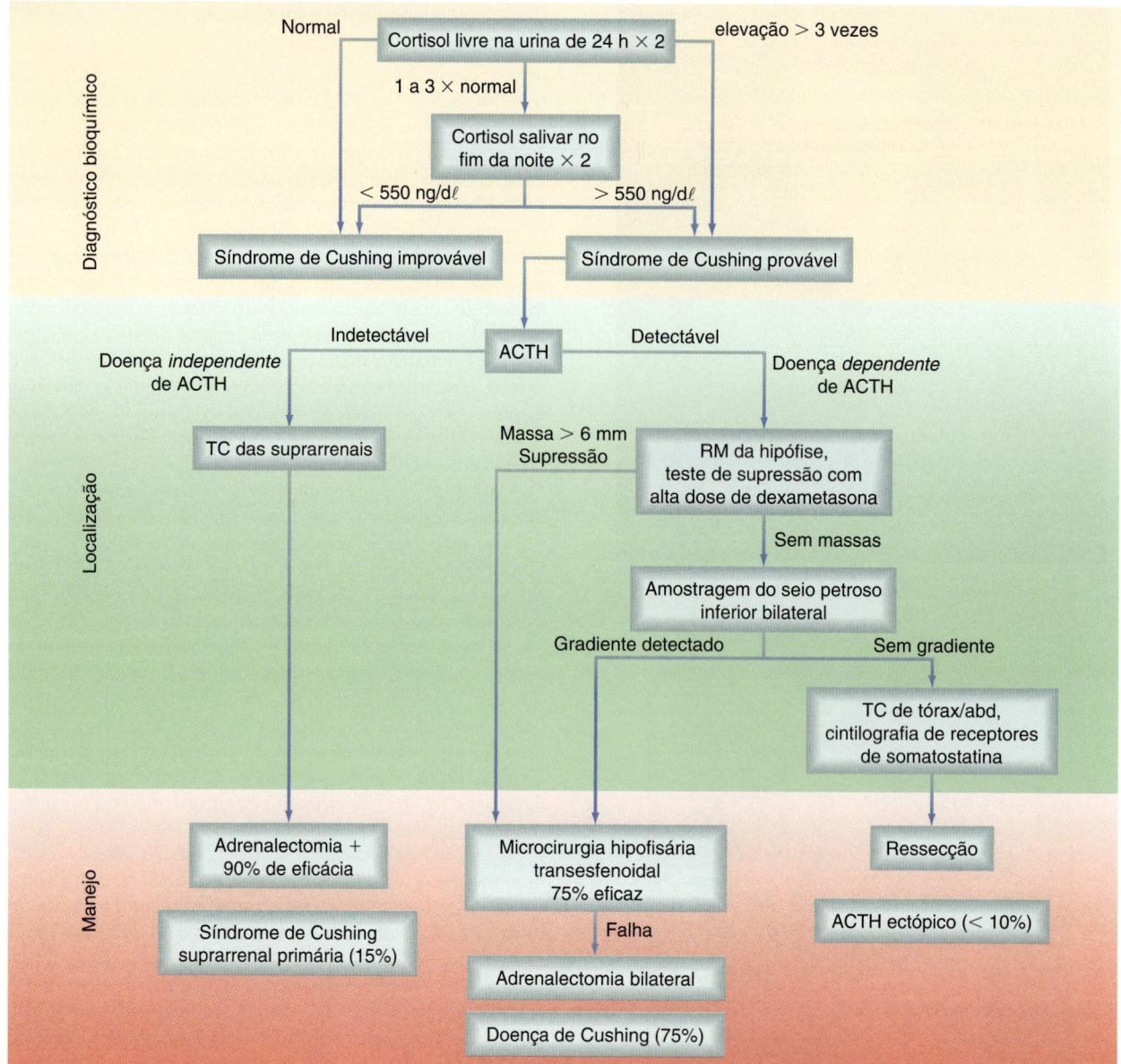

Figura 40.13 Algoritmo para diagnóstico, localização e manejo de síndrome de Cushing endógena. Pode-se estabelecer um diagnóstico bioquímico com um nível indubitavelmente elevado de cortisol livre na urina de 24 horas (elevação maior que três vezes) ou um nível elevado de cortisol salivar no fim da noite. A maioria dos casos de síndrome de Cushing é causada pela doença de Cushing (microadenoma hipofisário corticotrófico) no qual o nível plasmático de hormônio adrenocorticotrófico *(ACTH)* está elevado. Um nível indetectável de ACTH fecha o diagnóstico de síndrome de Cushing independente de ACTH e motiva a realização de exames de imagem da suprarrenal. Adrenalectomia bilateral é considerada para pacientes com doença de Cushing não curados por cirurgia transesfenoidal. *Abd*, abdome; *RM*, ressonância magnética; *TC*, tomografia computadorizada.

estimulação do fator liberador de corticotrofina deve ser realizada. A demonstração de um gradiente de ACTH central para periférico em um exame realizado por um médico habilidoso é suficiente para diagnosticar síndrome de Cushing. A ausência de um gradiente claro deve motivar a realização de imagem de TC do tórax e do abdome e, ocasionalmente, cintilografia de receptores da somatostatina para identificar uma fonte de ACTH ectópico.

Manejo cirúrgico e desfechos

A administração perioperatória e pós-operatória de glicocorticoide é obviamente essencial no cuidado de pacientes com síndrome de Cushing. Para pacientes submetidos a adrenalectomia devida a síndrome de Cushing, são recomendados esteroides perioperatórios em doses de estresse (p. ex., 100 mg de hidrocortisona a cada 8 horas por 24 horas). No cenário mais comum de ressecção de um adenoma de Cushing suprarrenal solitário, as doses dos esteroides podem normalmente ser reduzidas gradativamente até os níveis de reposição fisiológica durante o curso de várias semanas. No entanto, um subconjunto de pacientes com síndrome de Cushing de duração mais prolongada e maior gravidade demonstrarão supressão duradoura do eixo HPSR, requerendo suplementação com glicocorticoides por períodos mais longos, às vezes de mais de 1 ano.

O manejo de pacientes submetidos a cirurgia de hipófise por doença de Cushing é variável. Em alguns centros, os glicocorticoides são retirados durante o período pós-operatório imediato para proporcionar uma janela durante a qual a remissão inicial pode ser avaliada.[21]

Um nível de cortisol matutino abaixo do normal no 1º ou 2º dia de pós-operatório é indicativo de cura. A suplementação com glicocorticoides é então retomada até que o eixo HPSR se recupere, normalmente por pelo menos 6 meses. Devido ao grande risco de crise adrenal pós-operatória em pacientes com síndrome de Cushing de todos os subtipos, o controle de glicocorticoides é idealmente feito em conjunto com um endocrinologista experiente.

Adrenalectomia tem uma eficácia de mais de 90% no tratamento de síndrome de Cushing suprarrenal primária. A resolução dos sintomas normalmente leva meses a anos, e certos efeitos fisiológicos deletérios relativos a densidade óssea, composição corporal e inflamação são extremamente persistentes.[22] Podem ocorrer falhas de recorrência de tumor local, e ocasionalmente distante no caso de doença maligna. Microcirurgia hipofisária para doença de Cushing, geralmente realizada pela abordagem transesfenoidal transnasal, tem um índice de sucesso de aproximadamente 90% em mãos experientes. As taxas de remissão podem ser melhoradas com revisão cirúrgica ou irradiação hipofisária para pacientes cujos níveis de cortisol basais não caem adequadamente após a cirurgia inicial. Adrenalectomia bilateral laparoscópica deve ser considerada para pacientes nos quais a cirurgia não tenha sido bem-sucedida. Pacientes com síndrome de Cushing são hipercoaguláveis e têm risco de tromboembolismo venoso de até 5% após cirurgia hipofisária ou suprarrenal. Tromboprofilaxia química deve ser considerada, embora não haja dados suficientes para determinar a duração e a dosagem ideais.[23]

Caso especial: síndrome de Cushing subclínica

O termo *síndrome de Cushing subclínica* é usado para descrever pacientes com massas suprarrenais descobertas incidentalmente que apresentam evidência bioquímica de hipersecreção de cortisol sem sinais ou sintomas evidentes de síndrome de Cushing. Esta entidade patológica foi incompletamente caracterizada no que diz respeito a suas consequências fisiológicas e história natural. Não existem definições claras para o diagnóstico de síndrome de Cushing subclínica, como valores de corte de testes bioquímicos e diretrizes de avaliação objetiva da presença ou ausência de características clínicas. Um nível baixo de DHEA-S, a forma sulfatada do androgênio adrenal secretado DHEA regulada pelo ACTH hipofisário, pode ter a melhor precisão diagnóstica de hipercortisolismo subclínico.[24]

Hipertensão, dislipidemia e tolerância à glicose prejudicada parecem ser mais prevalentes entre indivíduos com síndrome de Cushing subclínica em comparação com os indivíduos normais. Estudos retrospectivos sugerem que este subconjunto de pacientes apresente melhora de obesidade, hipertensão, controle glicêmico e dislipidemia quando é tratado cirurgicamente.[25] Além disso, um estudo randomizado controlado comparando cirurgia a observação em 45 pacientes com síndrome de Cushing subclínica verificou resolução mais frequente da hipertensão e de outras condições metabólicas no grupo tratado com cirurgia.[26] Nós observamos um contínuo de doença que varia desde síndrome de Cushing subclínica até patente, que se origina em função tanto da gravidade dos sintomas quanto da percepção do médico que atende o paciente. Pacientes ao longo de todo o espectro parecem se beneficiar da restauração da fisiologia normal do cortisol. Nós, portanto, recomendamos cirurgia para pacientes com síndrome de Cushing subclínica que sejam candidatos adequados à cirurgia, principalmente para pacientes com tumores maiores (de 3 a 4 cm) e naqueles cujos tumores aumentam em exames de imagens seriados.

Excesso de esteroides sexuais

Tumores adrenais que causam características clínicas de excesso de esteroides sexuais são raros. A maioria destes tumores é virilizante (ao contrário de feminilizante) e pode se manifestar em um estágio avançado em associação a uma neoplasia suprarrenal maligna avançada. Praticamente todos os tumores feminilizantes são malignos, enquanto aproximadamente um terço dos tumores virilizantes é maligno. Dos carcinomas adrenocorticais, 20% causam virilização, sendo que a maioria destes casos ocorre em crianças. Outros 24% dos carcinomas adrenocorticais apresentam características mistas de síndrome de Cushing e virilização.[27] Tumores virilizantes podem ser bioquimicamente detectados por meio de medições de testosterona, DHEA e DHEA-S na urina coletada durante 24 horas. Embora a adrenalectomia laparoscópica continue sendo o procedimento preferencial para a maioria dos tumores secretores de esteroide sexual, a alta probabilidade de malignidade merece inspeção radiográfica e intraoperatória atenta quanto a evidências de invasão ou metástase. Adrenalectomia aberta deve ser realizada para tumores obviamente malignos.

Carcinoma adrenocortical

Carcinoma adrenocortical é um tumor raro, cuja incidência anual é de aproximadamente 1 por milhão. Praticamente todos os casos ocorrem em pacientes de 40 a 50 anos, embora haja um pequeno pico de ocorrência entre crianças menores de 5 anos. Ele não demonstra nenhuma predileção significativa por gênero. No momento da apresentação, os carcinomas adrenocorticais tendem a ser bem grandes (tamanho médio do tumor de 9 a 13 cm) e normalmente já se espalharam além das fronteiras da glândula suprarrenal.[28] Historicamente, as taxas de sobrevida global de 5 anos têm ficado entre 15 e 20%. Entre pacientes submetidos à ressecção cirúrgica, a sobrevida em 5 anos é de aproximadamente 40%, um número que tem permanecido basicamente inalterado durante as últimas duas décadas.[29] Um risco maior de morte está associado ao avanço da idade do paciente, tumores mal diferenciados ou de alto grau, margens cirúrgicas positivas e presença de metástases distantes. Mais de 50% dos carcinomas adrenocorticais são funcionais. Síndrome de Cushing é a observação mais comum, seguida de virilização. A avaliação radiográfica é basicamente realizada com TC, que normalmente revela massa heterogênea com bordas irregulares ou indistintas, necrose central e invasão de estruturas adjacentes (Figura 40.14). Podem ser encontradas metástases de linfonodos, fígado e pulmões.

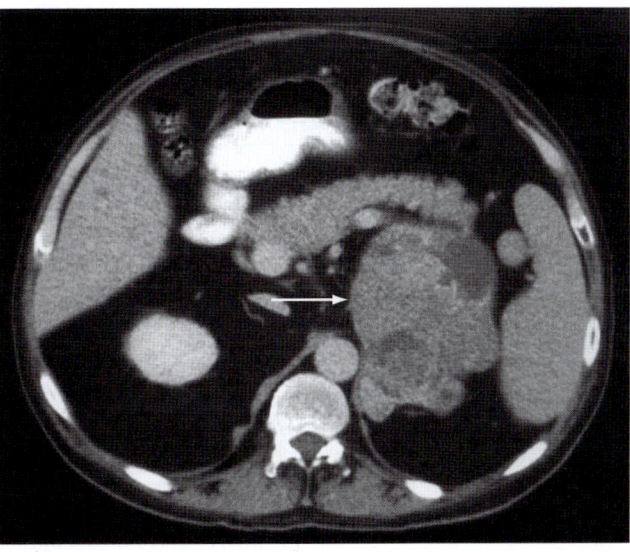

Figura 40.14 Varredura de tomografia computadorizada demonstrando um carcinoma adrenocortical esquerdo de 10 cm. Observe a área de necrose central (*seta*).

O tratamento de carcinoma adrenocortical requer ressecção radical, que é obtida por meio de uma abordagem aberta. A ressecção completa pode ser realizada em até 70% dos pacientes em mãos experientes. Isso frequentemente envolve ressecção em bloco de órgãos adjacentes ou linfadenectomia regional. Deve-se tomar cuidado especial ao lidar com carcinomas adrenocorticais do lado direito de mais de 9 cm, pois pode ser observada extensão do tumor até a veia cava inferior e às vezes do lado direito do coração. Tumores que demonstram extensão intravascular podem precisar ser ressecados enquanto o paciente estiver em *bypass* cardiopulmonar para reduzir a probabilidade de embolização intraoperatória letal do tumor.[30]

Pacientes submetidos à ressecção incompleta de carcinomas adrenocorticais têm uma expectativa de vida extremamente limitada (sobrevida média de < 1 ano). Mesmo aqueles que são operados com sucesso estão propensos a desenvolver recorrência local e metástases, que normalmente ocorrem em questão de 2 anos. O principal agente quimioterápico para o tratamento de carcinoma adrenocortical é o mitotano [*o,p*-DDD, ou 1,1-dicloro-2-(*o*-clorofenil)-2-(*p*-clorofenil)etano], um derivado do inseticida DDT que é uma toxina adrenocortical direta. O mitotano tem sido usado clinicamente como adjuvante cirúrgico e como terapia primária em indivíduos com doença não passível de ressecção ou metastática. Um estudo retrospectivo multinacional que examinou a eficácia do mitotano como adjuvante após cirurgia radical demonstrou melhora significativa da sobrevida livre de recorrência.[31] O uso de mitotano é limitado por sua significativa toxicidade gastrintestinal e neurológica dose-dependente. O estudo multinacional FIRM-ACT (abreviação em inglês para Primeiro Estudo Randomizado Internacional de Tratamento de Carcinoma Adrenocortical localmente Avançado e Metastático) randomizou 304 pacientes com carcinoma adrenocortical localmente avançado ou metastático a receber etoposídeo, doxorrubicina, cisplatina e mitotano ou estreptozotocina e mitotano. Houve melhora significativa da taxa de resposta e da sobrevida livre de progressão no primeiro grupo, mas a sobrevida global média continuou insatisfatória em ambos os grupos (14,8 *versus* 12,0 meses).[32] Uma série de outros estudos está examinando agentes direcionados, como inibidores do fator de crescimento epidérmico, inibidores do fator de crescimento semelhante à insulina I, agentes antiangiogênicos e inibidores de tirosinoquinase de amplo espectro. Também está surgindo interesse em terapia individualizada baseada no perfil genômico e de expressão dos tumores.

DOENÇAS DA MEDULA SUPRARRENAL

Feocromocitoma

Epidemiologia e características clínicas

O primeiro relato de feocromocitoma foi publicado em 1886 por Felix Frankel, que descreveu uma mulher jovem que sofria de ataques intermitentes de palpitações, ansiedade, vertigem e dores de cabeça. A necropsia revelou tumores suprarrenais bilaterais que assumiam uma coloração marrom mediante tratamento com sais de cromo. Pela característica reação positiva das células cromafins, esses tumores adrenomedulares são denominados *feocromocitoma* (tumores de cor escura, do grego *phaios*, escuro). O tratamento cirúrgico bem-sucedido de feocromocitoma foi inicialmente descrito em 1926 tanto por César Roux quanto por Charles Mayo.[33]

O feocromocitoma afeta aproximadamente 0,2% dos indivíduos hipertensos. Homens e mulheres são igualmente afetados. O pico de incidência em casos esporádicos se dá entre os 40 e 50 anos, enquanto casos familiares tendem a se manifestar mais cedo. Um subconjunto de pacientes apresenta a clássica tríade de dor de cabeça, diaforese e palpitações, embora praticamente todos os pacientes apresentem pelo menos um destes sintomas. Hipertensão está presente em 90% dos casos e pode ser episódica ou sustentada. O principal desafio para o estabelecimento do diagnóstico de feocromocitoma vem do fato de que hipertensão essencial é comum e que as características clínicas sugestivas de feocromocitoma são inespecíficas. Na verdade, somente 0,5% dos pacientes com hipertensão são comprovados portadores da doença. O diagnóstico diferencial de feocromocitoma é extenso, englobando diversos processos, como hipertireoidismo, hipoglicemia, doença da artéria coronária, insuficiência cardíaca, derrame, efeitos relacionados a medicamentos e transtorno de pânico. Feocromocitoma foi descrito como uma bomba-relógio biológica em virtude dos efeitos cardiovasculares potencialmente letais dos compostos bioativos secretados por esses tumores. Assim, a despeito dos desafios no diagnóstico, os médicos devem examinar a presença desta doença agressivamente e buscar tratamento adequado para os pacientes afetados.

Antigamente, o feocromocitoma era chamado de *tumor 10%*, sugerindo que 10% são bilaterais, 10% são malignos, 10% são extrassuprarrenais e 10% são familiares. Descobertas relativas aos princípios genéticos do feocromocitoma questionaram estes axiomas antigos.

Caso especial: feocromocitoma durante a gestação

Embora raro, o feocromocitoma durante a gestação é potencialmente fatal para a mãe e para a criança. Quando diagnosticado no período pré-natal, o feocromocitoma resulta em 12% de mortalidade fetal. Contudo, se o diagnóstico for postergado até o parto ou pós-parto, a taxa de mortalidade fetal e materna aumenta para 29%.[34] Se o diagnóstico for obtido dentro das primeiras 24 semanas de gestação, recomenda-se adrenalectomia no segundo trimestre, porém a cirurgia deve ser postergada para depois do parto caso o diagnóstico seja feito no terceiro trimestre.

Diagnóstico bioquímico e localização

A realização de um diagnóstico bioquímico de feocromocitoma é baseada na detecção de níveis elevados de catecolaminas e seus metabólitos nos fluidos corporais. Medidas dos níveis desses compostos na urina de 24 horas há muito tempo vêm sendo a pedra angular dos exames bioquímicos e ainda são os testes mais confiáveis que existem até hoje. Em 2002, a medição de metanefrinas livres (não conjugadas) no plasma foi introduzida como uma ferramenta alternativa de triagem de feocromocitoma. O exame de metanefrina plasmática livre tem uma sensibilidade extremamente alta, de quase 99%, e, por ser um exame de sangue feito uma só vez, é mais conveniente do que o exame de urina de 24 horas. Contudo a especificidade do exame de metanefrina plasmática livre é de, no máximo, 89%, sendo que a especificidade na maioria dos laboratórios provavelmente estará na faixa de 85% ou menos. Pelo fato de o feocromocitoma ser um diagnóstico raro verificado em um vasto grupo de indivíduos hipertensos, resultados falso-positivos de exames são um grande problema. Estima-se que os resultados falso-positivos de exames ultrapassem os resultados realmente positivos dos testes em uma proporção de até 30 para 1 quando o exame de metanefrina plasmática livre é usado como principal ferramenta de triagem.[35]

Portanto, a utilidade principal do exame de metanefrina livre no plasma é excluir feocromocitoma quando o resultado do exame é negativo (Figura 40.15). Quando o resultado do exame é positivo, testes confirmatórios por meio dos níveis de catecolaminas e seus metabólitos na urina de 24 horas são recomendados. Muitos fármacos e condições são capazes de confundir o exame

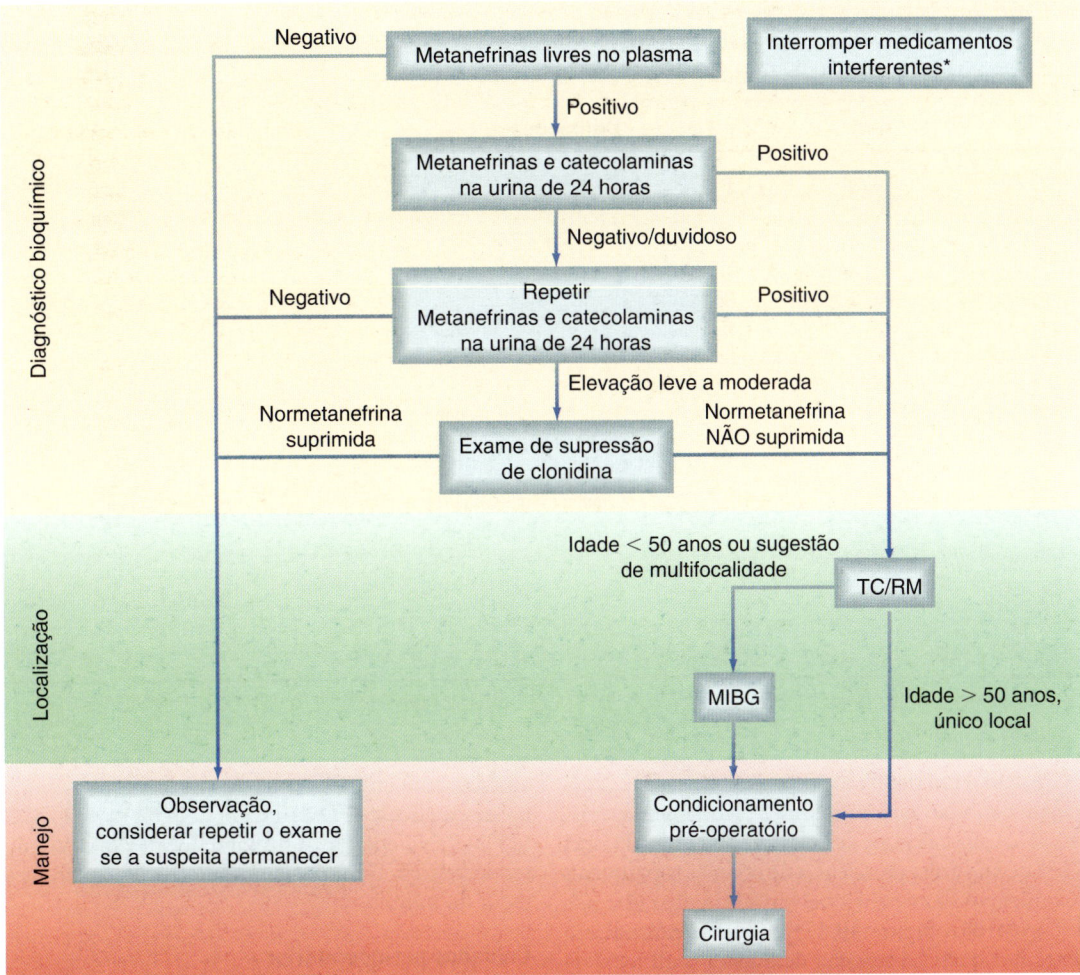

*Incluindo simpatomiméticos, fenoxibenzamina, paracetamol, vários medicamentos psicotrópicos.

Figura 40.15 Algoritmo para diagnóstico, localização e manejo de feocromocitoma. O exame inicial de metanefrina livre no plasma pode efetivamente excluir o diagnóstico se o resultado for negativo. A coleta de urina por 24 horas para verificação dos níveis de catecolaminas e seus metabólitos é geralmente feita 2 vezes, sendo que limites de aproximadamente 2 vezes o nível máximo normal constituem critério de positividade (Tabela 40.4). O exame de supressão de clonidina pode ser usado em uma pequena fração de pacientes em quem o diagnóstico permanece sendo uma incógnita após o exame de urina. Imagens de tomografia computadorizada (*TC*) ou de ressonância magnética (*RM*) são feitas após a confirmação bioquímica do diagnóstico, com varredura de metaiodobenzilguanidina (*MIBG*) sendo realizada em pacientes mais jovens e em outros pacientes que de outro modo apresentam risco de doença multifocal. Fenoxibenzamina é administrada em doses crescentes por pelo menos 2 semanas antes da cirurgia.

baseado em catecolaminas, contribuindo ainda mais para o problema dos resultados falso-positivos. Entre eles estão os simpatomiméticos (presentes em vários medicamentos para resfriados), fenoxibenzamina (frequentemente introduzida quando se levanta suspeita de feocromocitoma), paracetamol (que interfere no ensaio de metanefrina livre no plasma) vários medicamentos psicotrópicos (especialmente os antidepressivos tricíclicos), e grandes estressores físicos ou psicológicos. Os resultados dos exames realizados durante episódios de dor aguda, doença crítica ou hospitalização urgente podem ser incorretos. A presença de fatores de confusão é extremamente comum na população que está sendo verificada, pois eles representam manifestações ou tratamentos de diagnósticos concorrentes. Claramente, o exame bioquímico deve ser realizado, de maneira ideal, quando o paciente está o mais livre possível de todos os fatores de confusão.

As características operatórias dos exames de catecolamina no plasma e na urina são relacionadas, juntamente com seus respectivos valores limites, na Tabela 40.4. Os valores limites para os exames de urina de 24 horas são deliberadamente determinados como altos para maximizar a especificidade; estes valores são de aproximadamente o dobro dos 95% superiores da faixa de referência na maioria dos laboratórios. A amostra de urina coletada deve ser considerada positiva caso o total de metanefrinas ou de qualquer fração de catecolamina individual (p. ex., epinefrina, norepinefrina e dopamina) esteja elevado acima do valor limite. Esta abordagem mantém uma alta especificidade e proporciona uma sensibilidade aceitável de 88%.[36] O importante é que ela leva em consideração o fato de que os feocromocitomas sintetizam e metabolizam catecolaminas e que os tumores podem ter perfis secretórios heterogêneos, dependendo de sua expressão relativa de enzimas sintéticas e degradantes (Figura 40.6).

Duas coletas de 24 horas para exame das catecolaminas e seus metabólitos são suficientes para confirmar (ou excluir) o diagnóstico de feocromocitoma em praticamente todos os casos. O exame de supressão de clonidina, a medição dos níveis de normetanefrina livre do plasma após a administração oral de 0,3 mg de clonidina, pode ajudar a esclarecer resultados duvidosos de exames, mas é raramente usado. A localização anatômica pode ser feita por meio

Tabela 40.4 Valores limites para diagnóstico bioquímico de feocromocitoma.

Exame*	Valor limite		Definições	Sensibilidade (%)	Especificidade (%)
	mol	g			
Metanefrina livre no plasma	0,3 nmol/ℓ	59 µg/ℓ	Teste pareado, resultado positivo se um ou ambos os valores estiverem elevados	99	85 a 89
Normetanefrina livre no plasma	0,6 nmol/ℓ	110 µg/ℓ			
Metanefrinas urinárias totais	6,6 µmol/dia	1,3 mg/dia		71	99,6
Epinefrina urinária	191 nmol/dia	35 µg/dia		29	99,6
Norepinefrina urinária	1.005 nmol/dia	170 µg/dia		50	99,6
Dopamina urinária	4.571 nmol/dia	700 µg/dia		8	100
Metanefrinas e catecolaminas urinárias totais	–		Teste agrupado, resultado positivo se qualquer um dos três valores urinários estiver elevado: metanefrinas totais, epinefrina, norepinefrina, dopamina	88	99
Ácido vanilmandélico urinário	40 µmol/dia	7,9 mg/dia		64	95
Exame de supressão de clonidina			Resultado positivo = nível elevado após clonidina e queda de < 40	96	100
Normetanefrina livre no plasma	0,61 nmol/ℓ	112 µg/ℓ			

*Quando é realizado duas vezes, o exame das metanefrinas e catecolaminas urinárias totais (teste agrupado) é altamente sensível e altamente específico.

de RM ou TC. A RM é um pouco mais sensível, mas a TC geralmente tem melhor definição anatômica para o planejamento cirúrgico (Figura 40.16). A especificidade de cada uma dessas modalidades é de apenas 70% devido à alta prevalência de nódulos suprarrenais incidentais. Cintilografia com metaiodobenzilguanidina marcada com ^{131}I ou ^{123}I (MIBG; Figura 40.17) pode ser realizada em pacientes seletos nos quais há suspeita de doença multifocal ou maligna. A varredura de MIBG é altamente específica para feocromocitoma mas tem sensibilidade de apenas 77 a 90%. Tomografia com emissão de pósitrons (PET) e PET/TC utilizando novos radionuclídeos, como ^{18}F-L-di-hidroxifenilalanina (^{18}F-DOPA; Figura 40.18) e ^{18}F-dopamina são altamente sensíveis e superiores à varredura de MIBG para mostrar as imagens de um feocromocitoma.[37] Atualmente, o melhor radiofármaco de PET/TC para localização de feocromocitoma é o ^{68}Ga-DOTATATE, que apresenta um índice de detecção de lesão equivalente ao da ^{18}F-fluorodesoxiglicose (FDG) PET/TC (49%) e ^{18}F-DOPA PET/TC (75%).[38] No entanto, a disponibilidade destas técnicas continua sendo restrita a um pequeno número de centros acadêmicos ao redor do mundo.

Cuidados perioperatórios

Ao longo da primeira metade do século XX, as taxas de mortalidade perioperatórias no tratamento de feocromocitoma variaram de 26 a 50%. Atualmente, a taxa de mortalidade na maioria dos centros especializados é de aproximadamente 1%. Essa melhora expressiva pode ser, em grande parte, consequente a avanços em farmacologia, fisiologia, anestesia e cuidados médicos perioperatórios. As alterações hemodinâmicas perioperatórias adversas mais comumente observadas em casos de feocromocitoma são hipertensão intraoperatória

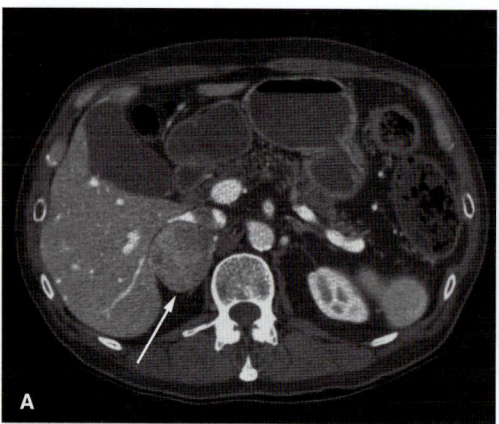
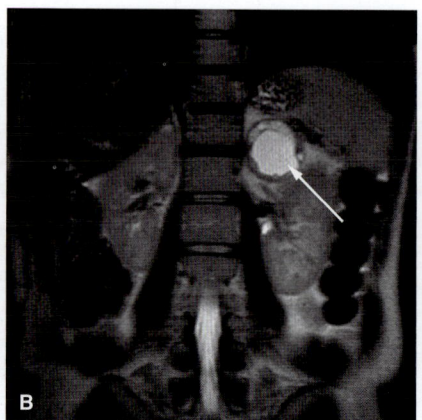
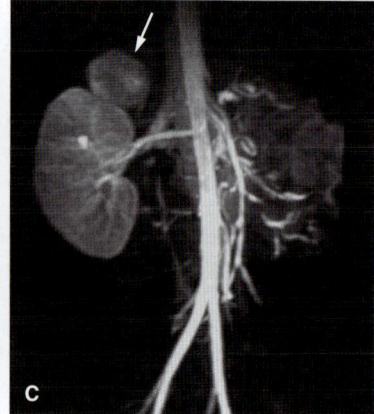

Figura 40.16 Aparência da imagem anatômica de um feocromocitoma. **A.** Tomografia computadorizada de fase venosa realçada com contraste demonstrando um feocromocitoma suprarrenal direito (*seta*). A heterogeneidade na veia cava inferior representa o redemoinho de material de contraste, e não trombo ou invasão tumoral. **B.** Imagem de ressonância magnética coronal ponderada em T2 demonstrando um feocromocitoma suprarrenal esquerdo com alteração cística central (*seta*). **C.** Reconstrução angiográfica na ressonância magnética oblíqua anterior esquerda demonstrando um feocromocitoma suprarrenal direito (*seta*).

Capítulo 40 Glândulas Suprarrenais

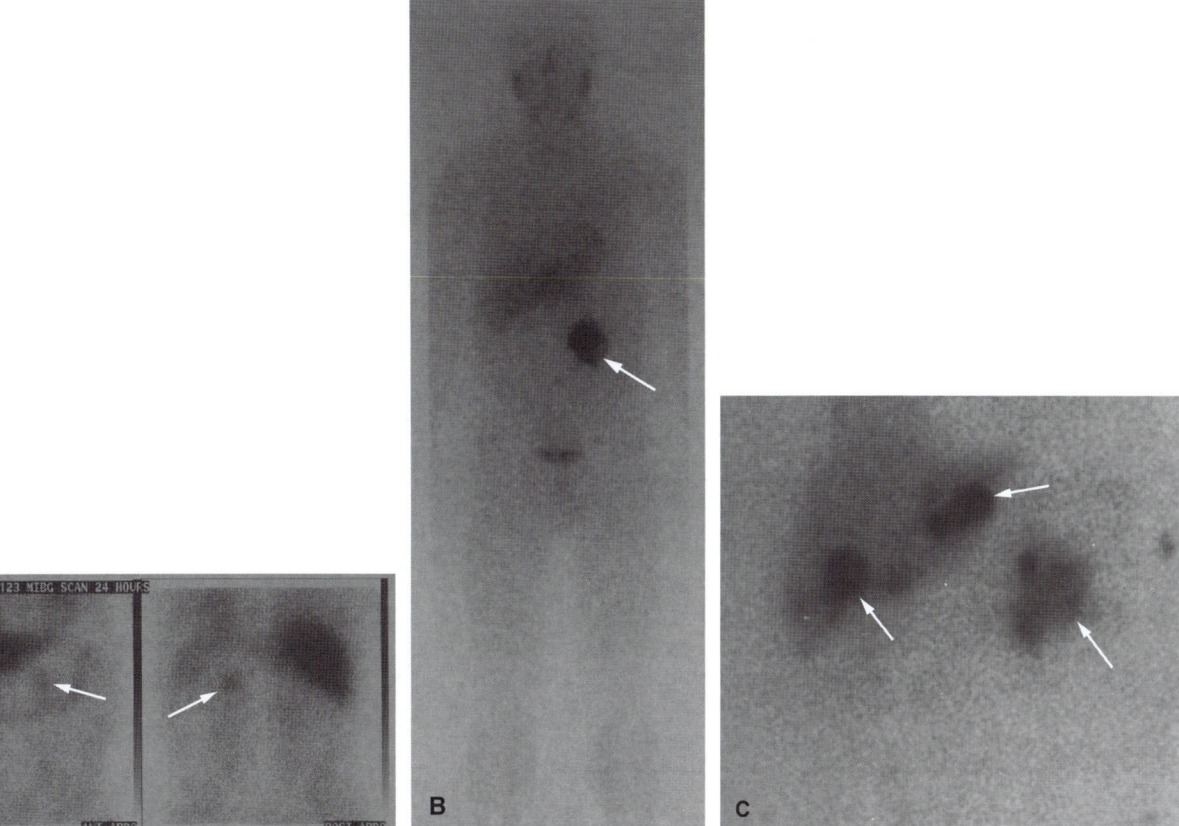

Figura 40.17 Aparência de um feocromocitoma na imagem funcional (varredura com metaiodobenzilguanidina [MIBG]). **A.** Varredura com ^{123}I-MIBG do abdome demonstrando um feocromocitoma suprarrenal esquerdo isolado (setas). A captação do radiomarcador fisiológico é observada no fígado, cólon direito e cólon transverso. **B.** Varredura de corpo inteiro com ^{131}I-MIBG demonstrando um grande feocromocitoma extrassuprarrenal para-aórtico esquerdo (seta). A captação do radiomarcador fisiológico é observada no fígado, nas glândulas salivares e na bexiga. **C.** Varredura com ^{131}I-MIBG do abdome demonstrando um feocromocitoma maligno, com recorrência local no leito suprarrenal esquerdo e metástases hepáticas (setas).

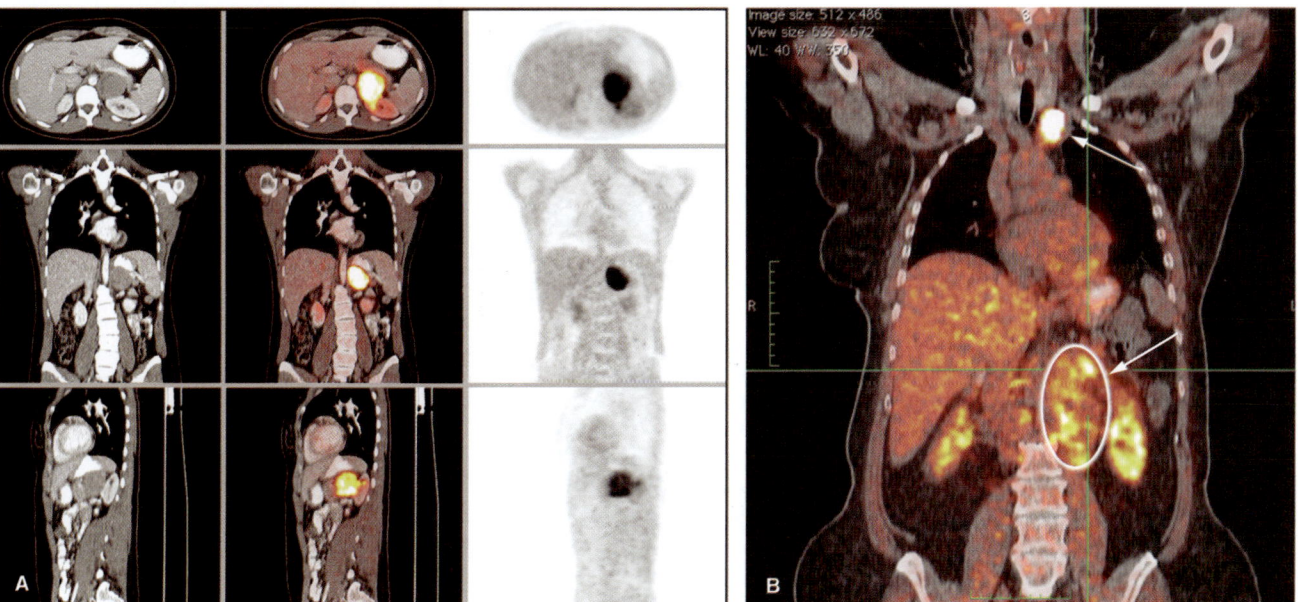

Figura 40.18 A. Aparência de um feocromocitoma na imagem funcional (^{18}F-L-di-hidroxifenilalanina [^{18}F-DOPA]). **B.** Varredura de tomografia com emissão de pósitron/tomografia computadorizada com ^{18}F-DOPA em um paciente com feocromocitoma multifocal maligno. Captação difusa acima do fundo é observada na região da glândula suprarrenal esquerda e na região periaórtica esquerda, onde um tumor localmente invasivo foi identificado durante a cirurgia (seta). Uma segunda área de intensa captação do radiomarcador é observada na região paratraqueal, onde foi encontrado um paraganglioma da bainha da carótida (seta). O paciente é portador de uma mutação SDHB.

e hipotensão pós-operatória. Hipertensão intraoperatória pode ser causada por estimulação da liberação de catecolamina por agentes indutores de anestesia, bem como por manipulação direta do tumor. A hipotensão pós-operatória pode ser profunda. Ela resulta de um estado de hipovolemia criado pela presença de excesso de catecolaminas na circulação. A interrupção súbita deste estímulo após a remoção do tumor leva a vasodilatação arteriolar periférica e a um aumento expressivo da capacitância venosa, que, juntas, podem precipitar um colapso cardiovascular. Em seu relatório inicial de uma grande série de casos de sucesso, investigadores da Mayo Clinic descreveram o uso de bloqueio alfa-adrenérgico intraoperatório seguido por repleção agressiva de volume e administração de agonistas alfa-adrenérgicos no período pós-operatório imediato.[39]

Os princípios do cuidado perioperatório continuam sendo praticamente os mesmos. Assim que o diagnóstico bioquímico de feocromocitoma é confirmado, o bloqueio alfa-adrenérgico deve ser iniciado para proteger contra labilidade hemodinâmica. É nossa conduta iniciar com 10 mg de fenoxibenzamina 2 vezes/dia. A dosagem pode ser titulada para cima a cada 2 ou 3 dias, até, no máximo, 40 mg 3 vezes/dia para alcançar normalização da frequência cardíaca e da pressão arterial. O período de condicionamento pré-operatório deve durar pelo menos 2 semanas para permitir a devida reversão da infrarregulação dos receptores alfa-adrenérgicos. Isto restaura a sensibilidade a agentes vasopressores, que podem então ser usados para tratar o paciente no pós-operatório. Fenoxibenzamina é um antagonista alfa-adrenérgico não específico, não competitivo (irreversível) e de ação prolongada (meia-vida de 24 horas). Embora seu uso esteja associado aos efeitos colaterais de hipotensão postural e congestão nasal significativa, este agente é geralmente preferível em relação a agentes α_1-adrenérgicos seletivos, como prazosina e doxazosina. A congestão nasal pode na verdade servir como um indicador útil de bloqueio adequado. Além disso, a fenoxibenzamina proporciona o bloqueio alfa mais completo entre os agentes disponíveis, e sua farmacocinética permite que os níveis séricos do fármaco caiam paralelamente aos níveis de catecolamina no pós-operatório. Bloqueadores do canal de cálcio podem ser adicionados para pacientes cujo controle da pressão arterial é inadequado após a titulação de um bloqueador alfa. O custo e a disponibilidade da fenoxibenzamina nos EUA se tornou altamente variável nos últimos anos, tornando-a uma opção impraticável para um grande número de pacientes. Por esse motivo, bloqueadores alfa seletivos ganharam popularidade como medicação preferida para condicionamento pré-operatório em alguns centros. Em virtude da possibilidade de aumento da oscilação hemodinâmica intraoperatória com esta abordagem, a experiência e a comunicação entre as equipes cirúrgica e de anestesia são fundamentais para garantir a segurança do paciente.

Betabloqueadores podem ser administrados depois que o bloqueio alfa adequado é obtido no subconjunto de pacientes com taquicardia persistente, que, em geral, têm predominantemente tumores secretores de epinefrina. Betabloqueadores jamais devem ser o primeiro agente administrado, pois uma redução da estimulação dos receptores beta vasodilatadores periféricos resulta em tônus alfa-adrenérgico sem oposição, o que pode exacerbar a hipertensão. Antigamente, defendia-se a expansão pré-operatória do volume com fluidos isotônicos. Contudo, em nossa experiência, a necessidade dessa expansão é significativamente reduzida quando se alcança um bloqueio alfa pré-operatório agressivo, pois o resultante aumento da capacitância venosa restaura gradualmente a euvolemia por meio da estimulação da sede. A suspeita clínica de hipovolemia deve permanecer alta no período pós-operatório, e os pacientes devem ser reanimados agressivamente caso se tornem hipotensos ou oligúricos. Alguns pacientes podem necessitar de vasopressores após a remoção do tumor, principalmente se o bloqueio alfa pré-operatório for incompleto.

Manejo cirúrgico e desfechos

O sucesso do tratamento cirúrgico de feocromocitoma depende da comunicação direta entre o cirurgião e o anestesiologista. É necessário monitoramento hemodinâmico invasivo, e o controle de fluidos deve ser meticuloso. A manipulação do tumor deve ser minimizada, e a equipe de anestesia deve estar preparada para administrar bloqueadores alfa e beta intravenosos suplementares, bem como vasopressores quando necessário.

A cirurgia é curativa em mais de 90% dos casos de feocromocitoma. Embora esses tumores sejam altamente vasculares e tendam a aderir a estruturas adjacentes (Figura 40.19), a maioria deles pode ser removida com sucesso através de abordagem laparoscópica. Ressecção laparoscópica é contraindicada quando as imagens

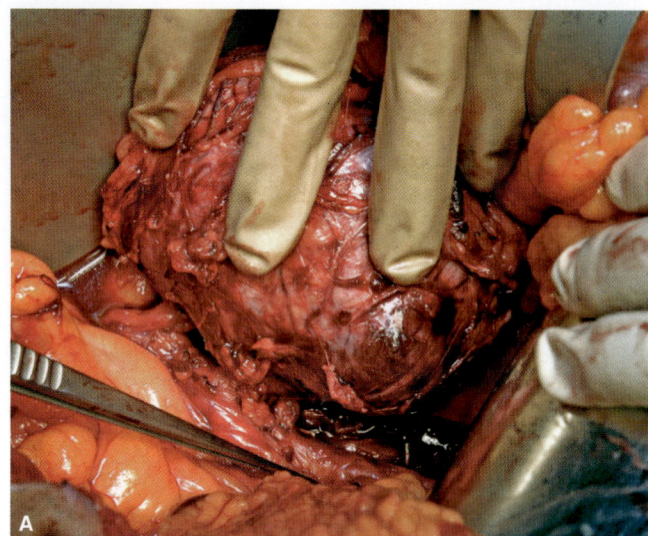

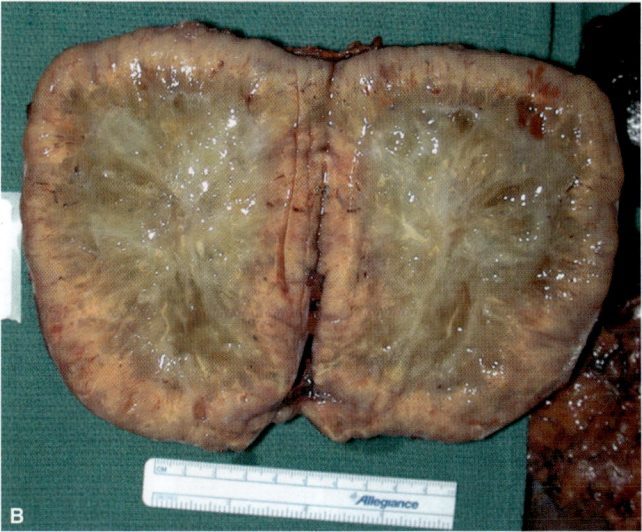

Figura 40.19 Aparência macroscópica de um feocromocitoma. **A.** Ressecção aberta de um feocromocitoma extrassuprarrenal para-aórtico esquerdo (apresentado na Figura 40.17 B) por meio de uma abordagem infracólica. A cabeça do paciente está à direita. O tumor está sendo girado medialmente pela mão do cirurgião para revelar o ureter esquerdo, indicado pela pinça. **B.** Feocromocitoma suprarrenal esquerdo. (**A.** Cortesia do Dr. Stan Sidhu.)

pré-operatórias demonstram invasão local. Ressecção aberta deve ser considerada para feocromocitomas maiores (> 6 cm) dependendo da experiência do cirurgião para prevenir ruptura do tumor, o que pode levar a recorrência local mesmo em casos benignos.[40] Avanços na técnica cirúrgica resultaram em menores taxas de complicações operatórias. Especificamente, a exploração focada funcional guiada por imagem substituiu a exploração suprarrenal bilateral e retroperitoneal, levando a menores taxas de ferimentos em órgãos sólidos.

Genética molecular dos feocromocitomas

Uma série de relatórios descrevendo novas mutações de linhagem germinativa demonstrou que feocromocitomas familiares são muito mais comuns do que se acreditava anteriormente. Antes do ano 2000, sabia-se que o feocromocitoma estava associado a síndromes de neoplasia endócrina múltipla tipo 2 (de 40 a 50% penetrantes), síndrome de von Hippel-Lindau (de 10 a 20% penetrantes) e neurofibromatose tipo 1 (de 1 a 5% penetrantes). A descoberta de que células neuroendócrinas do corpo carotídeo proliferam em resposta a estímulos hipóxicos levou à identificação de mutações na família do gene succinato desidrogenase em parentes afetados por feocromocitoma ou paraganglioma. A succinato desidrogenase, que é formada por quatro subunidades, está localizada nas mitocôndrias e catalisa passos essenciais na fosforilação oxidativa. Mutações da linhagem germinativa nas subunidades B e D, herdadas de forma autossômica dominante, foram identificadas em aproximadamente 10% dos casos de feocromocitoma aparentemente esporádicos. Assim sendo, há consenso de que pelo menos um terço dos pacientes com feocromocitoma carrega uma mutação de linhagem germinativa.[41]

Os casos familiares se manifestam em idades mais jovens e são mais propensos a serem multifocais (Tabela 40.5). Os portadores da mutação B da succinato desidrogenase apresentam índices mais elevados de feocromocitomas extrassuprarrenais (abdominais ou torácicos) e de doença maligna, enquanto os portadores da mutação D da succinato desidrogenase tendem a apresentar múltiplos tumores e paragangliomas hormonalmente inativos de cabeça e pescoço. Estima-se que a penetração vitalícia de mutações da succinato desidrogenase seja de mais de 75%. O aconselhamento genético deve ser considerado para todos os pacientes, especialmente com menos de 45 anos, e para os que apresentam múltiplos tumores, localização extrassuprarrenal, e em casos prévios de paraganglioma de cabeça e pescoço. A descoberta de uma mutação de linhagem germinativa pode influenciar o prognóstico e o acompanhamento, motivar investigações adicionais e permitir a identificação rápida de membros da família afetados. Adrenalectomia poupadora de córtex deve ser considerada em casos de feocromocitoma familiar nos quais o risco de feocromocitoma contralateral é alto. A preservação de pelo menos um terço de uma glândula suprarrenal é necessária para o funcionamento cortical adequado sem necessidade de esteroides exógenos.[40]

Feocromocitoma maligno

Dependendo do genótipo subjacente, 2,5 a 40% dos feocromocitomas são malignos. A sobrevida em 5 anos varia de 20 a 45%.[42] Nenhum critério histopatológico para determinação de malignidade demonstrou a capacidade de prever com precisão o curso clínico. Assim, a malignidade é definida pelo desenvolvimento de metástases (ou seja, implantes tumorais distantes da massa primária em locais nos quais tecidos neuroectodérmicos não são normalmente encontrados). O último critério distingue doença metastática de uma possível doença multifocal primária. Os locais mais comuns de metástase são o esqueleto axial, os linfonodos, o fígado, os pulmões e os rins. O tratamento da doença primária e recorrente baseia-se em ressecção cirúrgica, a qual, mesmo na ausência de cura, pode trazer benefícios paliativos significativos em termos de controle do efeito da massa em locais anatômicos críticos e de redução do impacto sistêmico do excesso de catecolamina.[43]

Feocromocitomas malignos apresentam mínima resposta a radioterapia e quimioterapia. Em um recente estudo de fase 2, demonstrou-se que a terapia com altas doses do radionuclídeo ^{131}I-MIBG alcançava uma taxa de resposta completa ou parcial de 22% em pacientes selecionados com feocromocitoma metastático.[44] Toxicidades hematológicas significativas foram observadas, e o benefício a longo prazo continua sendo incomum. O tratamento clínico crônico do excesso de catecolamina deve ser realizado com bloqueadores seletivos α_1-adrenérgicos pelo seu perfil favorável de efeitos colaterais.

OUTRAS DOENÇAS SUPRARRENAIS

Massa suprarrenal descoberta incidentalmente (incidentaloma)

Epidemiologia e diagnóstico diferencial

Massas suprarrenais descobertas incidentalmente, também denominadas *massas suprarrenais clinicamente não aparentes* ou *incidentalomas*, são descobertas em exames de imagem realizados para

Tabela 40.5 Síndromes hereditárias associadas a feocromocitoma.

Síndrome	Mutação genética	Fenótipo
Neoplasia endócrina múltipla tipo 2A	RET	Câncer medular de tireoide, hiperparatireoidismo primário
Neoplasia endócrina múltipla tipo 2B	RET	Câncer medular de tireoide, hábito marfanoide, neuromas de mucosa
Neurofibromatose tipo 1 (doença de von Recklinghausen)	NF1	Neurofibromas, manchas café com leite, nódulos de Lisch (hamartomas benignos da íris)
von Hippel-Lindau	VHL	Angioma de retina, hemangioblastoma do sistema nervoso central, câncer de células renais, tumor neuroectodérmico primitivo, cistos pancreáticos e renais
Síndrome de paraganglioma familiar	SDHA, SDHB, SDHC, SDHD, SDHAF2	Tumor estromal gastrintestinal. SDHB pode estar associada a câncer de células renais
Feocromocitoma hereditário	TMEM127	Possivelmente outros tumores
Feocromocitoma hereditário	MAX	Possivelmente outros tumores
Feocromocitoma hereditário	HIF2A	Policitemia familiar, somatostatinomas

doenças não relacionadas à suprarrenal. Sua existência como entidade clínica é um subproduto da tecnologia moderna de imagem. Os incidentalomas foram descritos pela primeira vez no início dos anos 1980, quando os equipamentos de TC se tornaram mais prevalentes em nações desenvolvidas, e se tornaram um problema clínico comum à medida que o uso de TC e RM se tornou mais difundido. Incidentalomas foram encontrados em até 8% das necropsias e em 1 a 4% dos exames de imagem do abdome. A prevalência aumenta para até 10% em pacientes acima de 60 anos.[45]

O diagnóstico diferencial de incidentaloma suprarrenal é amplo e inclui neoplasias secretoras e não secretoras (Figura 40.20). Em pacientes com histórico de doença maligna, doença metastática é a causa mais provável de massas suprarrenais, especialmente quando são bilaterais (ver adiante "Metástases na glândula suprarrenal"). Naqueles sem histórico claro de doença maligna, pelo menos 80% dos incidentalomas acabam sendo adenomas corticais não funcionais ou outras lesões benignas que não requerem tratamento cirúrgico. Portanto, na maioria dos pacientes, o aspecto mais importante do manejo é distinguir o subconjunto de massas suprarrenais que provavelmente terão um impacto clínico da grande proporção das que não têm esta propensão.

Avaliação clínica e manejo cirúrgico

Os procedimentos diagnósticos de incidentaloma suprarrenal integra a avaliação hormonal com os critérios de tamanho. Os princípios e métodos da avaliação hormonal foram discutidos nas seções específicas ao tumor (ver anteriormente) e são geralmente aplicáveis aos incidentalomas. Contudo, uma diferença conceitual é que os limites bioquímicos que motivam o tratamento cirúrgico são de certa forma mais baixos em pacientes com uma apresentação radiográfica inicial (incidentalomas) do que naqueles com uma apresentação clínica inicial. Isso porque o tamanho do tumor, que tem forte correlação com o risco de malignidade, contribui como efeito aditivo em favor do manejo cirúrgico.

A avaliação começa pela anamnese, com foco em doença maligna prévia, hipertensão e sintomas de excesso de glicocorticoides ou esteroides sexuais. Investigações bioquímicas de tumores hormonalmente ativos são seguidas por considerações dos critérios de tamanho (Figura 40.21). De modo geral, recomenda-se cirurgia para tumores hormonalmente ativos com risco significativo de malignidade. Carcinomas adrenocorticais representam menos de 2% dos tumores suprarrenais de 4 cm ou menos e aproximadamente 6% dos que medem de 4 cm a 6 cm. Tumores maiores que 6 cm carregam um risco de mais de 25% de malignidade. Como estudos verificaram consistentemente que a TC e a RM subestimam o tamanho dos tumores suprarrenais em aproximadamente 20%, um efeito exagerado em tumores menores, nossa conduta é remover todos os incidentalomas de 4 cm ou mais em pacientes com baixo risco cirúrgico. Nós damos especial consideração à remoção de tumores que medem entre 3 e 4 cm, especialmente em pacientes mais jovens que desejam evitar o fardo de exames de imagem de monitoramento.

Os fatores que devem ser considerados na tomada de decisão cirúrgica para este último grupo incluem características de imagens suspeitas, idade do paciente e seu risco cirúrgico, crescimento na imagem de intervalo e preferência do paciente. Características sugestivas de uma lesão benigna na TC incluem aparência homogênea, bordas bem definidas, abundante conteúdo lipídico, *washout* rápido do material de contraste e baixo grau de vascularidade. Características que são preocupantes de malignidade incluem bordas irregulares ou mal definidas, necrose, calcificações internas ou hemorragia e alta vascularidade. A PET com ^{18}F-FDG é geralmente reservada para casos suspeitos e tem altas sensibilidade e especificidade para distinção entre lesões suprarrenais benignas e malignas, embora não consiga diferenciar uma metástase de um carcinoma adrenocortical primário. Se a decisão for pela observação, os pacientes devem ser submetidos a repetidos exames de imagem em 6 e 12 meses e então anualmente por mais alguns anos, pois 5 a 25% das massas suprarrenais podem aumentar de tamanho.

É preciso ressaltar que punção com agulha fina guiada por TC é raramente útil na avaliação de massas suprarrenais, além de poder ser perigosa. O diagnóstico de malignidade suprarrenal primária não pode ser confiavelmente confirmado com base apenas em critérios citológicos. Portanto, o uso de punção com agulha fina é geralmente restrito a pacientes com histórico de malignidade extrassuprarrenal nos quais o médico busca estabelecer o diagnóstico de doença metastática. Em todos os casos, feocromocitoma deve ser excluído antes de tentar realizar este tipo de procedimento para evitar a precipitação de uma crise hipertensiva potencialmente fatal.

Assim como em outros processos patológicos que já foram discutidos, a maioria dos incidentalomas suprarrenais pode ser removida laparoscopicamente, exceto aqueles que demonstram características malignas óbvias nas imagens. Não foi estabelecido nenhum limite máximo para esta abordagem, sendo que tumores de 15 cm já foram removidos com sucesso por meio de laparoscopia feita por cirurgiões experientes. Nosso limite usual é de cerca de 8 cm para a glândula suprarrenal direita e de 10 cm para a esquerda.

Metástases na glândula suprarrenal
Epidemiologia e características clínicas

As glândulas suprarrenais são locais comuns de metástases em virtude do seu rico suprimento vascular. Estudos de necropsias revelaram que aproximadamente 25% dos pacientes com carcinomas acabam tendo envolvimento das suprarrenais. Em 50% desses casos, a doença metastática é bilateral. Os cânceres primários que mais frequentemente se

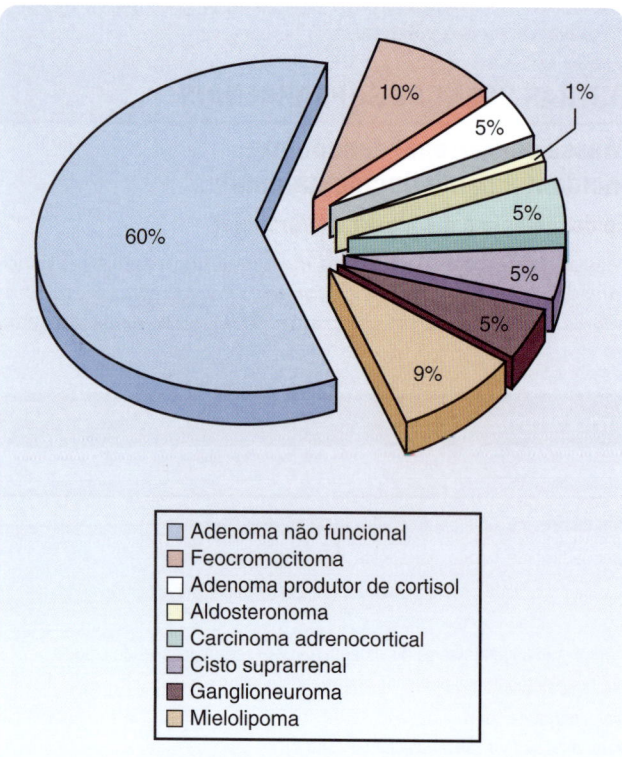

Figura 40.20 Diagnóstico diferencial de incidentaloma suprarrenal em pacientes sem histórico de doença maligna. Aqui são apresentadas proporções aproximadas dos diversos processos patológicos.

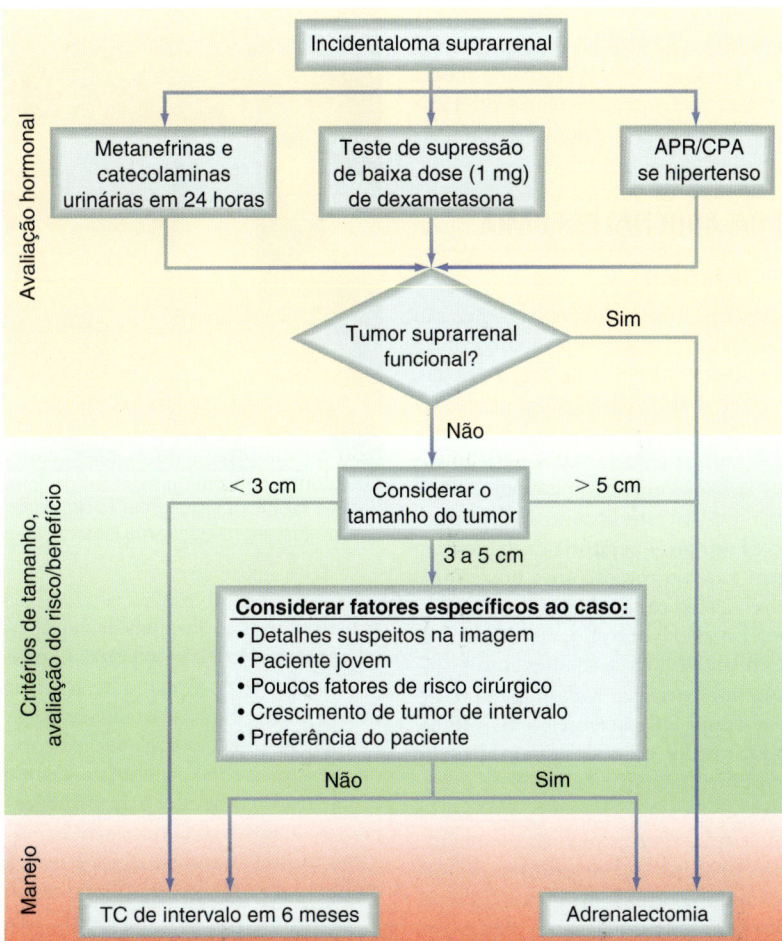

Figura 40.21 Algoritmo para manejo de um incidentaloma suprarrenal. Adrenalectomia é recomendada para todos os pacientes com tumores funcionais. Para tumores não funcionais, o risco de malignidade é avaliado de acordo com o tamanho. Tumores de mais de 5 cm na tomografia computadorizada têm um risco de mais de 25% de malignidade e precisam ser removidos. Os de menos de 3 cm podem ser observados com segurança. Fatores específicos a cada caso devem ser considerados em tumores de tamanho intermediário. *APR*, concentração de aldosterona no plasma, em ng/dℓ; *CPA*, atividade plasmática da renina, em ng/(mℓ • h); *TC*, tomografia computadorizada.

espalham para as suprarrenais são os de pulmão, trato gastrintestinal, mama, rim, pâncreas e pele (melanoma). Pacientes com metástases suprarrenais isoladas representam um subconjunto bastante pequeno em relação ao total. Contudo, essas pessoas são de particular interesse para o cirurgião e para o oncologista, pois a ressecção de metástases suprarrenais isoladas pode aumentar a sobrevida. Dependendo da doença subjacente, taxas de sobrevida em 5 anos de 25% podem ser obtidas após adrenalectomia por metástase.

Avaliação clínica e manejo cirúrgico

A avaliação de pacientes que apresentam metástases suprarrenais isoladas deve envolver exclusão cuidadosa de doença extrassuprarrenal por meio de TC ou RM (incluindo a cabeça, em casos de câncer de mama ou melanoma, e avaliação do fígado por TC trifásica realçada com contraste mais cortes de 3 mm dos pulmões para neoplasias gastrintestinais malignas), além de varreduras de PET dos ossos, quando apropriado. Pacientes que apresentam metástases suprarrenais bilaterais isoladas (Figura 40.22) devem ser avaliados quanto a insuficiência suprarrenal em razão da substituição de todo o tecido suprarrenal normal pelo tumor, o que pode ocorrer em até 30% desses pacientes. A melhor maneira de fazer isso é medindo os níveis de cortisol matutino e ACTH. Insuficiência cortical deve ser devidamente tratada antes da cirurgia para evitar crise suprarrenal perioperatória.

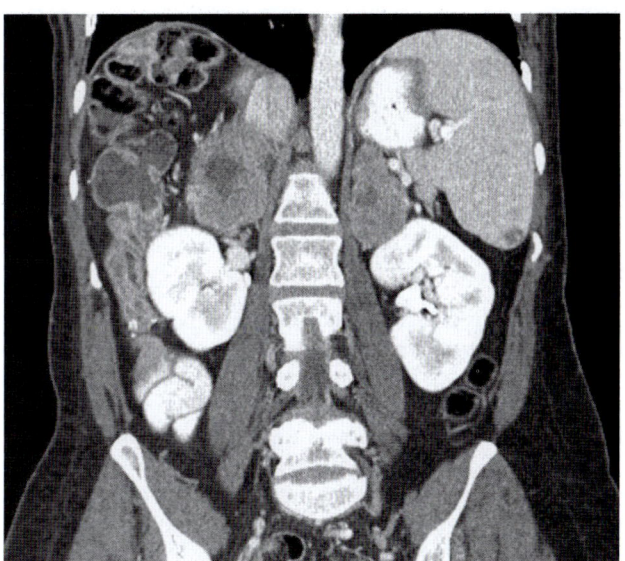

Figura 40.22 Metástases suprarrenais bilaterais isoladas de 7 cm devidas a um câncer colorretal que está causando insuficiência suprarrenal. O paciente já havia sido submetido previamente a colectomia direita e hepatectomia direita. A metastasectomia suprarrenal bilateral foi realizada laparoscopicamente.

A maioria das metástases suprarrenais é bem encapsulada e é, portanto, passível de ressecção laparoscópica. Metastasectomia suprarrenal completa já proporcionou taxas de sobrevida média de até 3 anos em comparação a 12 meses para pacientes submetidos a ressecção incompleta e 6 meses para pacientes não submetidos a terapia cirúrgica.[46]

ASPECTOS TÉCNICOS DA ADRENALECTOMIA

Escolha da abordagem cirúrgica

Em nossa clínica, aproximadamente 90% das adrenalectomias são realizadas por via laparoscópica. A adrenalectomia laparoscópica oferece várias vantagens, incluindo menor tempo de hospitalização, menos dor, menor perda de sangue durante a cirurgia e menor taxa de complicações pós-operatórias, em comparação com a cirurgia aberta convencional. Graus semelhantes de benefícios são observados com abordagens laparoscópicas transabdominais e retroperitonioscópicas posteriores. Um estudo controlado randomizado demonstrou redução da dor pós-operatória e recuperação mais rápida após a abordagem retroperitonioscópica posterior.[47] Nós atualmente usamos ambas as técnicas e achamos que a abordagem retroperitonioscópica é mais favorável para tumores de menos de 6 cm, para tumores bilaterais e em pacientes com histórico de cirurgia abdominal anterior extensiva. A abordagem retroperitonioscópica é mais desafiadora em pacientes mais velhos, obesos e do sexo masculino em virtude da maior quantidade de gordura retroperitoneal, o que dificulta a entrada inicial e a orientação. Obesidade grave (índice de massa corporal > 35) resulta em compressão do retroperitônio pelas vísceras abdominais quando o paciente se encontra em decúbito dorsal e é uma contraindicação relativa à abordagem retroperitonioscópica, dependendo da experiência do cirurgião. A técnica transabdominal lateral oferece um campo cirúrgico mais amplo e maior versatilidade, sendo adequada para tumores maiores e pacientes obesos. A taxa geral de conversão para adrenalectomia aberta é de menos de 5% com cada uma dessas técnicas em grandes séries.[48]

Conforme observado, a adrenalectomia aberta deve ser realizada em casos de tumores suprarrenais primários que demonstrem características sugestivas de malignidade, como tamanho grande (> 8 cm), feminização clínica, hipersecreção de múltiplos hormônios esteroides, ou qualquer um dos seguintes atributos de imagem: invasão local ou vascular, adenopatia regional e metástases. Para adrenalectomia aberta, nós preferimos uma abordagem transabdominal, que é realizada através de uma incisão subcostal (ver adiante).

Adrenalectomia transabdominal lateral laparoscópica

Preparação e posicionamento do paciente

Lençóis de transferência e almofadas de corpo inteiro são colocados antecipadamente na mesa cirúrgica. É importante que a mesa possa ser fletida e que tenha um apoio para o rim que possa ser elevado. O paciente é inicialmente posicionado em decúbito dorsal para indução da anestesia e passagem da sonda urinária. Dispositivos de compressão pneumática intermitente são aplicados nas pernas. A inserção de uma sonda orogástrica ou nasogástrica para descompressão gástrica é normalmente útil, especialmente quando se trata de lesões do lado esquerdo. O paciente é então colocado de lado (decúbito lateral em 80°), com o lado da lesão virado para cima (Figura 40.23). Neste ponto, o paciente é cuidadosamente colocado em posição cefalocaudal de modo que a 10ª costela esteja diretamente sobre o ponto de trava da mesa. A mesa é fletida e a almofada é enrijecida em uma posição que apoie

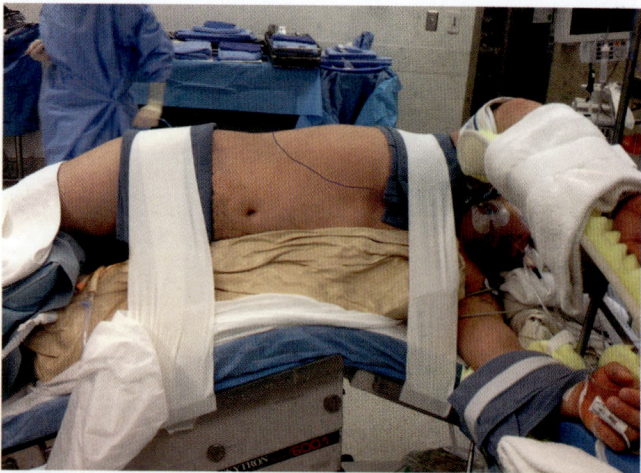

Figura 40.23 Posicionamento do paciente para adrenalectomia transabdominal lateral esquerda laparoscópica.

as nádegas e as costas, mas deixando o umbigo – uma importante referência superficial – exposto. O objetivo de fletir a mesa e elevar o apoio do rim é ampliar o espaço entre a margem costal e a crista ilíaca e afastar bem a crista ilíaca do plano dos instrumentos laparoscópicos. Uma tira larga de tecido é usada para segurar o paciente na mesa pelo tórax, quadris e extremidades inferiores. Deve-se tomar muito cuidado para proteger as proeminências ósseas e pontos de possível compressão de nervos periféricos nas extremidades. A preparação cirúrgica é realizada da linha do mamilo até o púbis e do umbigo até a linha média das costas.

O posicionamento cuidadoso é essencial para o sucesso técnico na adrenalectomia laparoscópica. Como discutiremos adiante, o cirurgião se baseia na gravidade agindo como afastador para proporcionar a exposição necessária. Manter o paciente firmemente seguro na mesa permite o posicionamento geralmente extremo em relação a inclinação (Trendelenburg, Trendelenburg inversa) e rotação (tombando para a esquerda, para a direita) que são necessárias durante a cirurgia.

Técnica

Suprarrenal esquerda. O acesso peritoneal inicial é feito 2 cm abaixo da margem costal na linha medioclavicular (ponto de Palmer). Isso pode ser feito por meio da técnica de Veress ou utilizando um trocarte óptico na maioria dos casos. Nós geralmente usamos três trocartes de dilatação radial, e um quarto pode ser adicionado em casos nos quais o baço e a cauda pancreática requerem retração adicional. Os pontos de entrada são igualmente distribuídos ao longo da margem costal, sendo que o ponto de entrada posterior deve ficar na posição mais lateroposterior permissível pela posição do cólon (Figura 40.24). É aconselhável deixar pelo menos 5 cm (4 dedos) entre cada ponto de entrada para minimizar interferências externas dos instrumentos laparoscópicos. Para dissecção do tecido, nós utilizamos o cautério monopolar em gancho e um dispositivo elétrico de selagem ou divisão de tecido.

As fixações laterais do baço são afastadas primeiro, com o objetivo de girar as vísceras do quadrante superior esquerdo anteromedialmente. Deve-se tomar cuidado para evitar rompimento de cápsula do baço, o que pode ocorrer devido a tensão indevida ou banda de aderência congênita ou adquirida. A mobilização esplênica continua até que a maior curvatura do estômago seja visualizada em seu ápice; neste ponto, pode-se deixar o baço e a cauda do pâncreas caírem anteriormente com inclinação para a direita da mesa e uso delicado

Capítulo 40 Glândulas Suprarrenais

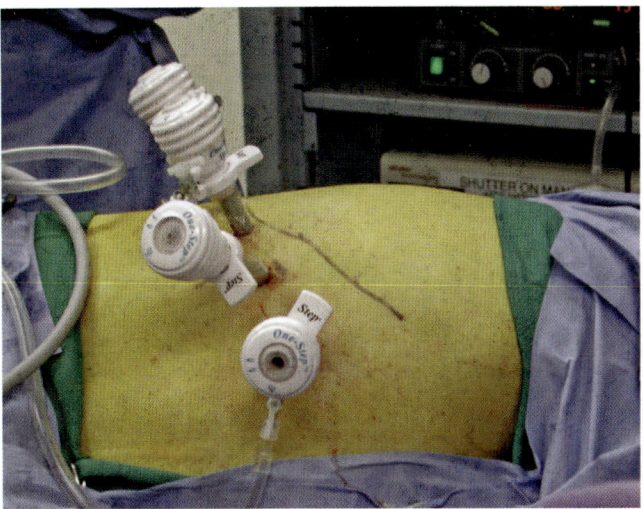

Figura 40.24 Posicionamento dos pontos de entrada para adrenalectomia laparoscópica. O paciente está posicionado com o lado direito para cima, com a cabeça virada para a direita. A *linha traçada* representa a margem costal. Os pontos de entrada são colocados aproximadamente 2 cm abaixo da margem costal, espaçados por cerca de quatro dedos de distância.

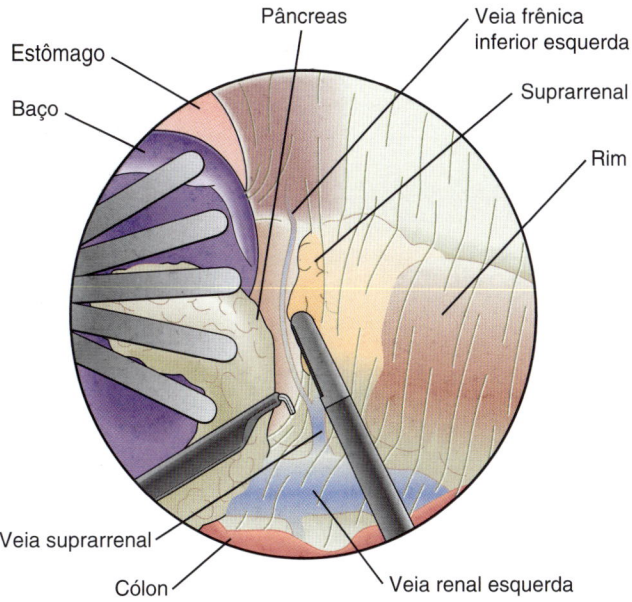

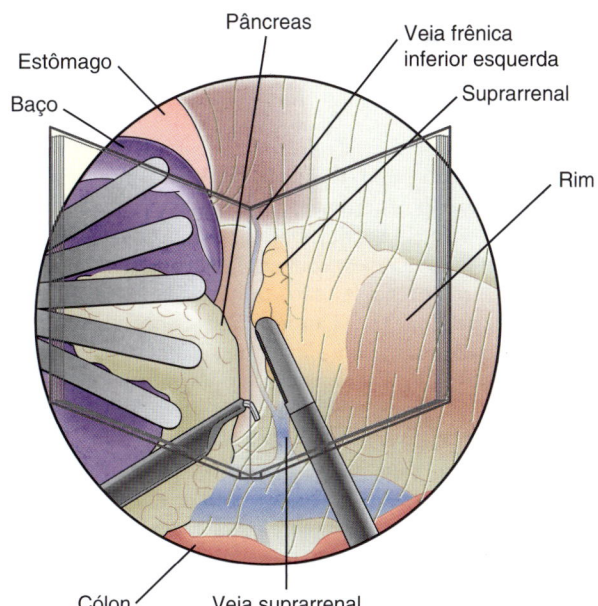

Figura 40.25 Técnica para adrenalectomia laparoscópica esquerda. O baço e a cauda do pâncreas foram mobilizados e afastados anteromedialmente para expor a glândula suprarrenal. A fenda do livro aberto é feita na direção superior para inferior para identificar a veia frênica inferior e a veia suprarrenal.

do afastador tipo leque, se necessário. É fundamental alcançar o plano correto de dissecção precisamente durante esta parte do procedimento, pois a cauda do pâncreas e os vasos do baço são potencialmente vulneráveis a lesões. Em pacientes com tumores grandes ou posicionados inferiormente, a flexão do cólon deve ser mobilizada caudalmente dividindo-se o ligamento esplenocólico. Nós utilizamos uma técnica de livro aberto, que envolve o desenvolvimento do plano tipo fenda exatamente medial em relação à glândula suprarrenal e lateral à aorta (Figura 40.25). A página esquerda do livro é composta por baço, cauda do pâncreas e curvatura maior do estômago. A página da direita do livro é formada pelo rim e pelo tumor suprarrenal. O pilar esquerdo do diafragma é um ponto de referência útil que direciona o cirurgião à veia frênica inferior esquerda.

Conforme mencionado na seção de anatomia neste capítulo, a veia frênica inferior esquerda corre ao longo do aspecto medial da glândula suprarrenal esquerda antes de se juntar à veia suprarrenal esquerda. Desenvolvendo-se a fenda do livro aberto, movendo de cima para baixo, a veia suprarrenal é encontrada no aspecto inferomedial da glândula suprarrenal. As pequenas artérias suprarrenais que se encontram dentro deste plano podem ser manuseadas com coagulação elétrica. A veia suprarrenal esquerda é cuidadosamente dissecada, agressivamente coagulada ou pinçada, e dividida. A ponta inferior da glândula suprarrenal esquerda pode ir mais para baixo, aproximando-se do hilo renal em questão de milímetros. No entanto, como a veia suprarrenal esquerda é bastante longa (2 cm), geralmente não é necessário expor a vasculatura renal durante uma adrenalectomia esquerda. Muitos pacientes têm um ramo da artéria renal no polo superior que se aproxima do aspecto inferior da glândula suprarrenal esquerda. Deve-se ter cuidado para evitar ferir essa estrutura mantendo a dissecção próxima da cápsula suprarrenal enquanto a amostra é levantada do aspecto medial do polo superior do rim esquerdo.

A glândula suprarrenal é liberada com a conclusão da dissecção circunferencial e posterior, retirando a amostra do polo superior do rim e da parede abdominal. Essas fixações são deliberadamente divididas por último, pois elas auxiliam a suspender a glândula suprarrenal na parede laterossuperior do campo cirúrgico, proporcionando exposição do plano vascular medial durante a parte

inicial crítica do procedimento. O tumor é colocado em dispositivo de captação resiliente, morcelado e extraído. Se forem usados trocartes sem corte, somente a pele precisará ser fechada.

Suprarrenal direita. A adrenalectomia laparoscópica direita é, em alguns aspectos, uma imagem espelhada do procedimento que acabamos de descrever. Durante a adrenalectomia direita, a página esquerda do livro aberto é formada pelo rim e pelo tumor suprarrenal, e a página direita do livro aberto é composta pela área nua do fígado (Figura 40.26). Para obter acesso ao plano adequado, o ligamento triangular direito do fígado deve ser primeiro totalmente mobilizado e o fígado deve poder ser girado anteromedialmente. Ao desenvolver o espaço entre a glândula suprarrenal e a veia cava inferior de cima para baixo, o cirurgião deve levar em conta as variantes da veia suprarrenal, conforme ilustrado na seção de

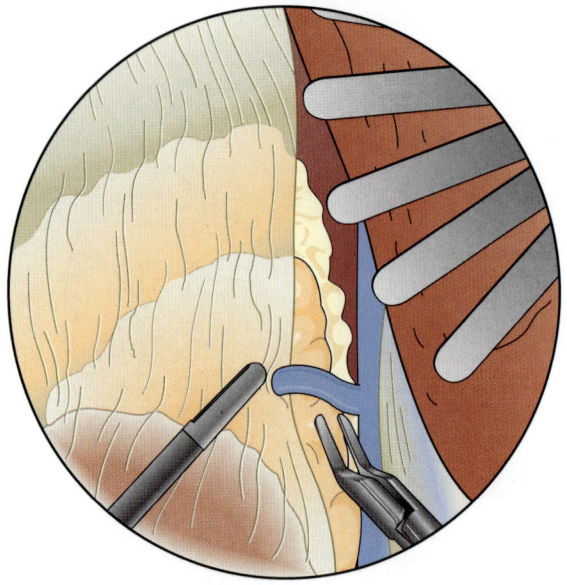

Figura 40.26 Técnica de adrenalectomia laparoscópica direita. O fígado foi mobilizado e retraído medialmente de modo a expor a glândula suprarrenal e a veia cava inferior. O espaço exatamente medial em relação à glândula suprarrenal é desenvolvido para identificar a vasculatura suprarrenal.

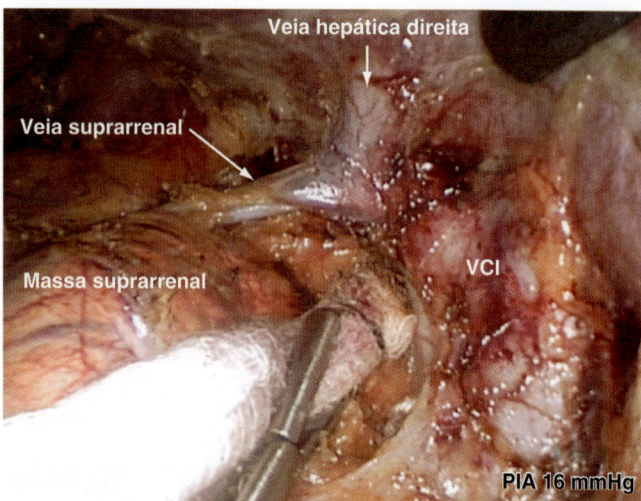

Figura 40.27 Variante da veia suprarrenal direita. Esta veia suprarrenal solitária se origina do ápice superior da glândula e escoa na confluência da veia cava inferior (*VCI*) com a veia hepática direita, conforme mostra a Figura 40.3 F.

anatomia neste capítulo (Figura 40.3). A veia suprarrenal direita é uma estrutura potencialmente arriscada de se manejar por ser curta, larga, variável e confluente com vasos de grande capacitância e de paredes finas (a veia cava inferior em mais de 80% dos casos, seguida pela veia renal, e, não comumente, pela veia hepática direita) que pode sangrar vigorosamente se diretamente lesionada (p. ex., pelo cautério), lacerada por tração indevida em estruturas adjacentes ou cisalhada por pinças. Uma segunda veia suprarrenal significativa pode ser encontrada em até 10% dos pacientes. Pela dissecção metódica de uma camada por vez e do movimento de cima para baixo, todas as possíveis variantes da veia suprarrenal podem ser encontradas de maneira controlada (Figura 40.27). A veia suprarrenal deve ser dissecada delicadamente, ligada definitivamente (normalmente com duas pinças do lado do paciente) e então dividida. A perda do controle do coto da veia suprarrenal deve ser evitada; caso isso ocorra, pode ser necessário converter para procedimento aberto. Um contraste conceitual entre a adrenalectomia esquerda e direita é que a adrenalectomia esquerda se centraliza na identificação do plano correto de dissecção e a adrenalectomia direita está voltada a evitar sangramento venoso.

É importante observar que a junção da veia cava inferior com a veia renal direita é geralmente difícil de identificar. *In vivo*, a transição é mais uma curva gradual do que o arranque de 90° ilustrado nos textos de anatomia. Portanto, ela pode ser utilizada como uma referência anatômica confiável para a identificação da veia suprarrenal. Depois de controlar a veia, o restante da mobilização da glândula suprarrenal direita é simples, pois o membro inferomedial geralmente não chega tão embaixo até o hilo renal como ocorre no lado esquerdo.

Adrenalectomia retroperitonioscópica posterior

A adrenalectomia retroperitonioscópica posterior tornou-se popular em 1994 com Walz et I.[49] A técnica passou por uma série de aperfeiçoamentos de modo que atualmente um subconjunto de pacientes magros com tumores de menos de 4 cm de diâmetro podem ser tratados com uma nova técnica de acesso único.[50]

A abordagem retroperitoneal apresenta várias vantagens, entre elas evita a mobilização de órgãos sólidos que é necessária nas abordagens transabdominais, elimina a necessidade de reposicionamento durante a adrenalectomia bilateral e evita aderências anteriores em pacientes que já sofreram cirurgias abdominais prévias. Uma desvantagem é o espaço de trabalho relativamente pequeno, o que torna a técnica retroperitoneal mais adequada para tumores de menos de 7 cm de diâmetro.

O paciente é colocado em decúbito dorsal, com a colocação de suportes sob a parte inferior do tórax e a cintura pélvica de modo que o abdome fique em posição anterior (Figura 40.28 A). Três pontos de entrada são feitos abaixo da 12ª costela (Figura 40.28 B) utilizando uma técnica de corte direto para acesso inicial. Pressões de insuflação relativamente altas, de 20 a 28 mmHg, são usadas e não causam complicações em relação a embolismo aéreo, hipercapnia ou enfisema de tecido mole clinicamente significativo. O espaço de trabalho é inicialmente criado por meio de dissecção romba dos conteúdos retroperitoneais anteriormente distante dos pontos de entrada. O polo superior do rim é mobilizado e refletido inferiormente para expor a glândula suprarrenal. A mobilização da glândula suprarrenal começa perto dos músculos paraespinais, no aspecto inferomedial da glândula. É nesse ponto que a veia suprarrenal esquerda quase sempre é encontrada no início do procedimento (Figura 40.29 A). Do lado direito, a veia é encontrada ligeiramente à medida que a dissecção prossegue superiormente (Figura 40.29 B). As pequenas artérias suprarrenais que correm dentro do espaço vascular medial são coaguladas. Depois de mobilizar o ápice superior da glândula suprarrenal, a dissecção prossegue circunferencialmente de modo a incluir a gordura periadrenal.

Complicações e cuidados pós-operatórios

Possíveis complicações técnicas incluem hemorragia venosa e sangramento por lesões capsulares de órgãos sólidos. Um pequeno sangramento geralmente pode ser controlado com coagulação ou pressão direta utilizando-se rolos de gaze de Kittner. Ferimentos em vísceras ocas são incomuns, mas podem estar associados a procedimentos realizados em pacientes previamente submetidos a cirurgia abdominal. Lesões e fístulas de pâncreas foram relatadas em procedimentos do lado esquerdo; estas são complicações raras,

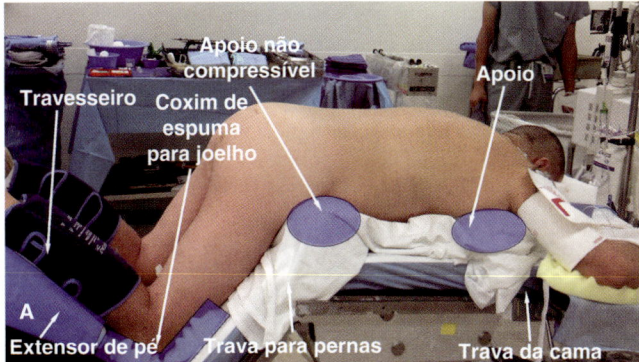

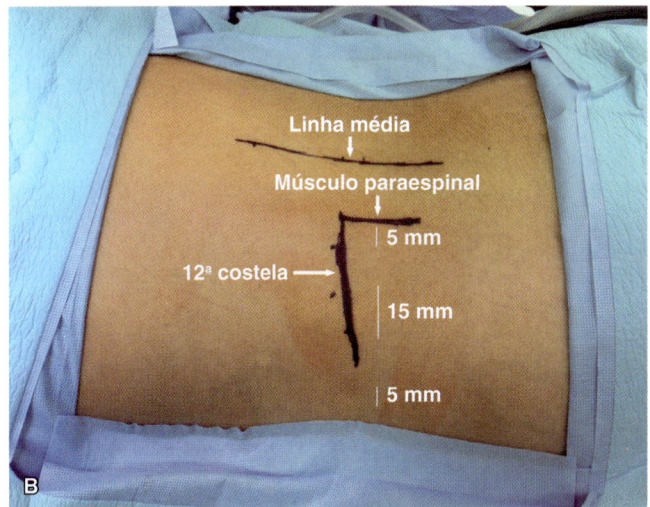

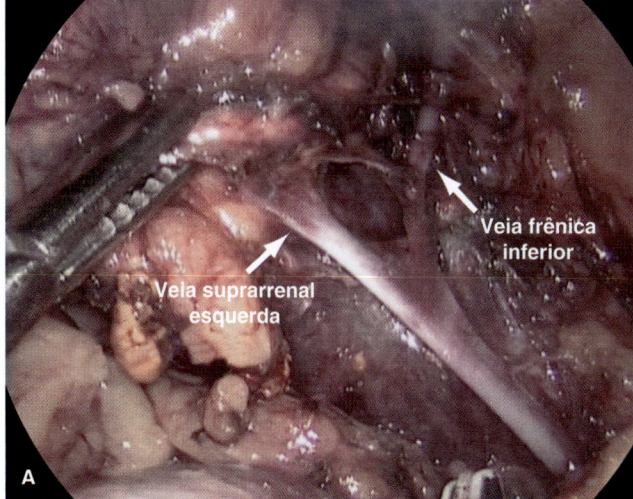

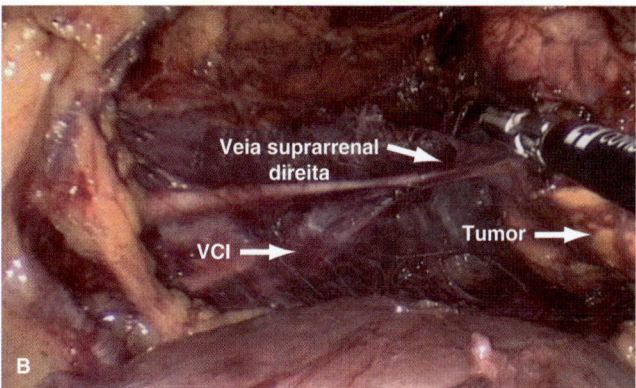

Figura 40.28 A. Posicionamento do paciente para adrenalectomia retroperitonioscópica posterior. **B.** Colocação dos pontos de entrada para a adrenalectomia retroperitonioscópica posterior.

Figura 40.29 A. Visão posterior da veia suprarrenal esquerda. **B.** Visão posterior da veia suprarrenal direita. *VCI,* veia cava inferior.

assim como as hérnias de ponto de entrada e metástases nos pontos de entrada nos casos de doença maligna. Violação da cápsula tumoral e derrame tumoral podem levar a recidiva do tumor, principalmente no caso de feocromocitoma. Pacientes submetidos a adrenalectomia laparoscópica para síndrome de Cushing estão em risco de desenvolver infecções no local da cirurgia em razão do seu estado catabólico e imunossuprimido. Entre elas estão infecções nos pontos de entrada em 5% dos pacientes e, raramente, abscessos subfrênicos requerendo drenagem por cateter. Uma complicação específica da abordagem retroperitoneal é a lesão do nervo subcostal causando relaxamento ou hipoestesia da parede abdominal, o que ocorre em 8% dos casos, sendo geralmente temporária.

Pacientes submetidos a adrenalectomia laparoscópica recuperam-se rapidamente. A maioria dos pacientes, incluindo aproximadamente 50% dos tratados de feocromocitoma, podem receber alta hospitalar já no primeiro dia de pós-operatório. No tratamento de tumores suprarrenais, o sucesso dos desfechos depende tanto de um excelente manejo médico pré-operatório quanto de habilidade técnica, especialmente em casos de feocromocitoma e síndrome de Cushing. Essas considerações já foram discutidas anteriormente.

Adrenalectomia transabdominal anterior aberta

Preparação e posicionamento do paciente

Bloqueio neuroaxial (uso de um cateter epidural) é rotineiramente usado no manejo anestésico ou analgésico intraoperatório e pós-operatório. O paciente é posicionado em decúbito dorsal, com o lado ipsilateral ligeiramente elevado sobre um apoio (Figura 40.30).

São colocadas sondas urinárias, orogástricas ou nasogástricas, além de dispositivos de compressão pneumática intermitente. A preparação cirúrgica é realizada desde a linha do mamilo até o púbis, e em direção à mesa em cada lado.

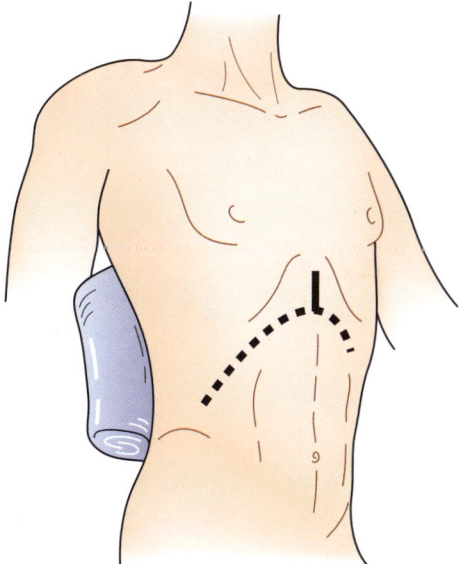

Figura 40.30 Posicionamento do paciente para adrenalectomia aberta direita.

Técnica

Suprarrenal esquerda. É nossa preferência usar uma incisão subcostal, que pode ser estendida além da linha média (divisa), com ou sem uma extensão da linha média superior vertical, para obter exposição ampla. A suprarrenal esquerda pode ser exposta adentrando-se o saco menor através do ligamento gastrocólico e incisando o retroperitônio abaixo da cauda do pâncreas ou girando o baço, a cauda do pâncreas e o estômago anteromedialmente, conforme descrito anteriormente na seção de adrenalectomia laparoscópica. Em nossa clínica, nós utilizamos esta última abordagem. A flexão esplênica do cólon é mobilizada inferiormente, e o plano medial em relação à glândula suprarrenal é desenvolvido. A veia suprarrenal é isolada, amarrada em continuidade e dividida. As pequenas artérias suprarrenais podem ser ligadas ou eletrocoaguladas, e a amostra é removida após a conclusão da dissecção circunferencial.

Suprarrenal direita. A adrenalectomia aberta direita começa com a mobilização completa do lobo direito do fígado, incluindo as fixações laterais e o ligamento falciforme. A suprarrenal pode ser exposta girando o fígado medialmente ou, mais comumente, retraindo os segmentos inferoposteriores em direção cefálica usando afastadores longos acolchoados (dos tipos hepático, venoso renal, Deaver ou Harrington). Entra-se no retroperitônio por meio da realização da manobra de Kocher (Figura 40.31), e a veia cava inferior é exposta por reflexão medial do duodeno. O plano entre a glândula suprarrenal e a veia cava inferior é desenvolvido primeiro.

Estruturas vasculares, que podem ser numerosas em tumores altamente angiogênicos, são ligadas sequencialmente. A veia suprarrenal é isolada, firmemente ligada e dividida. A perda de controle do coto da veia suprarrenal pode ser resolvida com a aplicação de uma pinça vascular atraumática (Satinsky). Conforme observado, a adrenalectomia aberta é geralmente realizada em casos de suspeita ou comprovação de doença maligna (Figura 40.32). Tumores suprarrenais do lado direito localmente invasivos podem ser difíceis de manejar em virtude da sua frequente invasão de estruturas venosas adjacentes (Figura 40.33 A). Nossa conduta é envolver um cirurgião vascular ou hepático experiente no tratamento de tumores com extensiva invasão venosa. Órgãos localmente invadidos, mais comumente os rins, devem ser ressecados em bloco com a massa primária. Ressecção radical completa é um determinante crítico de sobrevida em pacientes com tumores suprarrenais malignos; em alguns casos, isso pode ser feito somente se for realizada reconstrução venosa imediata (Figura 40.33 B).

Figura 40.31 Adrenalectomia aberta direita. O lobo direito do fígado e a flexura hepática do cólon foram completamente mobilizados. Entra-se no retroperitônio, e o duodeno e a cabeça do pâncreas são refletidos medialmente (manobra de Kocher) para expor a glândula suprarrenal e a veia cava inferior.

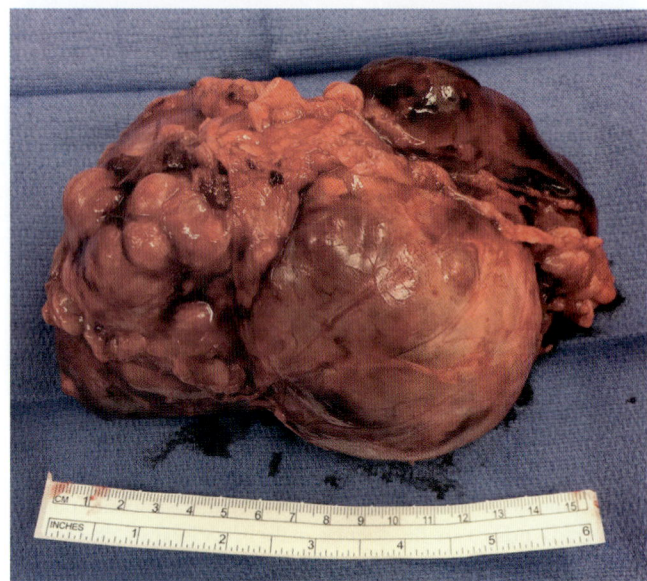
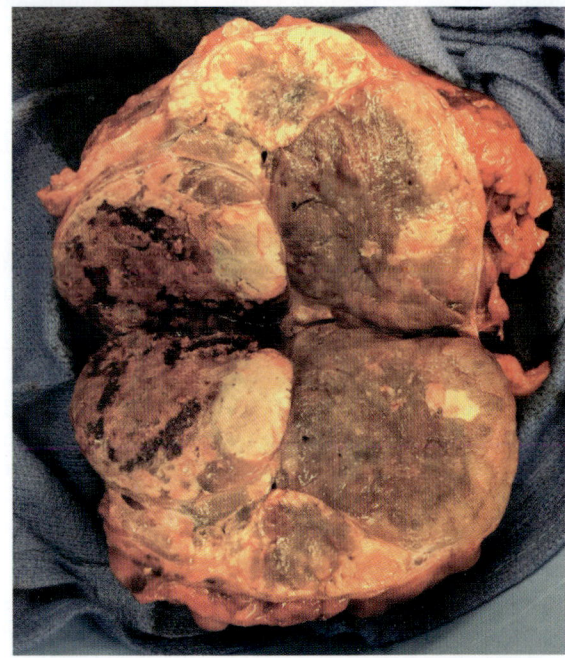

Figura 40.32 Aparência macroscópica de um carcinoma adrenocortical.

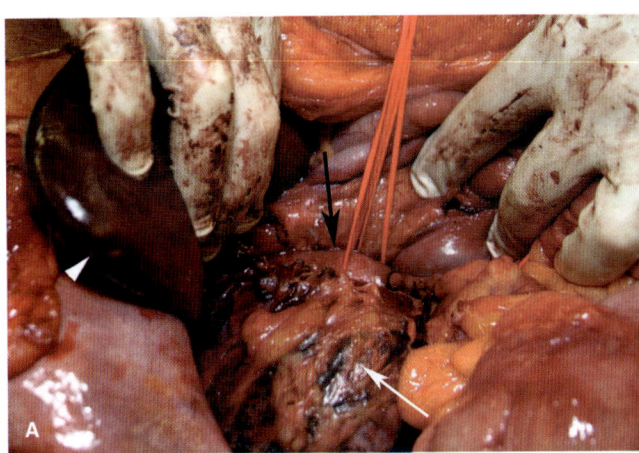
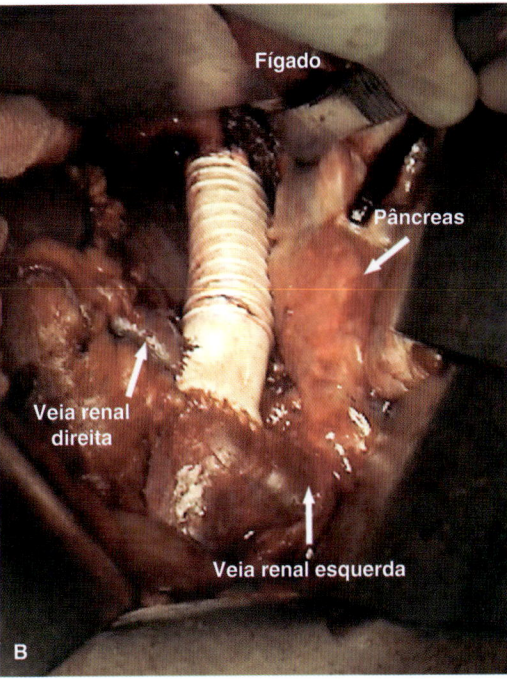

Figura 40.33 **A.** Ressecção aberta de um carcinoma adrenocortical direito invadindo a veia cava inferior. A cabeça do paciente está à esquerda. O fígado (*ponta de seta*) é retraído para a direção cefálica. A *seta branca* indica o tumor; a *seta preta* indica a veia cava inferior, que é cingida por alças vasculares. **B.** A veia cava inferior infra-hepática foi substituída por um enxerto de politetrafluoroetileno.

Complicações e cuidados pós-operatórios

Complicações técnicas da adrenalectomia aberta incluem hemorragia venosa, embolização do tumor em casos com extensão tumoral intravascular e lesões em órgãos sólidos. As complicações pós-operatórias são semelhantes às associadas a outros procedimentos abdominais de grande porte. A maioria dos pacientes experimenta retorno da função intestinal em questão de 3 a 4 dias e pode receber alta hospitalar no 5º ao 7º dia de pós-operatório.

41

Síndromes de Neoplasia Endócrina Múltipla

Amanda M. Laird, Steven K. Libutti

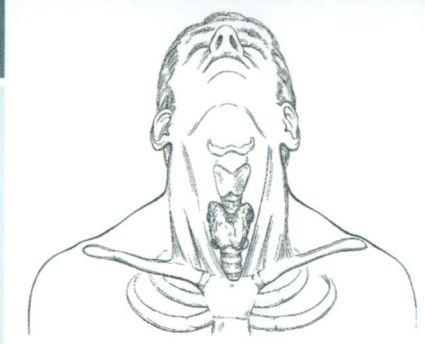

VISÃO GERAL DO CAPÍTULO

Neoplasia endócrina múltipla tipo 1
　Incidência e epidemiologia
　Genética
　Características clínicas e manejo
　Glândulas paratireoides
　TNEs enteropancreáticos
　Glândula hipofisária
　Outros tumores
Neoplasia endócrina múltipla tipo 2
　Proto-oncogene *RET*
　Neoplasia endócrina múltipla tipo 2A e câncer medular de tireoide familiar

Neoplasia endócrina múltipla tipo 2B
Teste genético para neoplasia endócrina múltipla tipo 2
Câncer medular de tireoide
Feocromocitoma
Hiperparatireoidismo primário
Conclusão

As síndromes de neoplasia endócrina múltipla (NEM) decorrem em decorrência de uma alteração genética que leva ao desenvolvimento de tumores em órgãos e tecidos endócrinos. Alterações no gene *menin*, um gene supressor de tumor, resultam em NEM tipo 1 (NEM1), enquanto NEM tipo 2 (NEM2) ocorre como resultado de alterações no proto-oncogene *RET*. Isso resulta em tumores endócrinos tanto benignos quanto malignos, e o indivíduo portador de mutação de qualquer um desses tipos apresenta risco vitalício de desenvolver esses tumores. Cada uma das síndromes de NEM é clinicamente caracterizada pela expressão fenotípica de tumores específicos. Estratégias de manejo incluem a investigação da presença de mutação em alguns casos, bem como acompanhamento e tratamento direcionado especificamente à estrutura ou órgão envolvido. Isso pode incluir cirurgia profilática, no caso de câncer medular de tireoide (CMT) no contexto de NEM2, ou monitoramento, por exemplo, para tumores neuroendócrinos do pâncreas (TNEPs) em casos de NEM1.

O tipo de tumor endócrino que se desenvolve segue um padrão específico a cada síndrome. *NEM1* é caracterizada pela presença de adenomas de paratireoide em múltiplas glândulas, tumores neuroendócrinos (TNEs) do sistema gastrintestinal e pâncreas e adenomas de hipófise. Embora esses sejam os tumores de ocorrência mais frequente na síndrome, seus portadores também podem desenvolver tumores carcinoides do timo, angiofibromas faciais, adenomas suprarrenais, lipomas e colagenomas.[1] NEM2 é ainda subdividido em tipos A e B. Pacientes com NEM2A têm CMT ou hiperplasia de células C da tireoide, feocromocitomas e tumores da paratireoide. Os portadores de NEM2B também têm CMT ou hiperplasia de células C da tireoide e feocromocitomas, além de neuromas de mucosa, glanglioneuromatose do sistema gastrintestinal e uma aparência distinta, denominada marfanoide.

NEOPLASIA ENDÓCRINA MÚLTIPLA TIPO 1

Incidência e epidemiologia

Assim como outras síndromes genéticas, NEM1 é relativamente rara entre a população geral, ocorrendo em 1:30.000 pessoas. Em pacientes com hiperparatireoidismo primário (HPTP), ela ocorre em 1 a 18%, enquanto pacientes com adenomas hipofisários têm NEM1 em menos de 3% das vezes. A presença de NEM1 varia em pacientes com TNEs, dependendo do tipo.[1] Ela está distribuída entre todas as idades, de 9 até 77 anos. Normalmente, as manifestações clínicas de NEM1 já terão se desenvolvido aos 29 anos. A sobrevida global em portadores é de 82% com uma sobrevida específica à doença de 88% em 30 anos e média de idade de óbito de 50 a 55 anos.[2]

Genética

NEM1 é uma síndrome de câncer hereditária transmitida de maneira autossômica dominante. Antes da descoberta da anormalidade genética responsável pelo desenvolvimento da síndrome de NEM1, também chamada de síndrome de Wermer, o diagnóstico era clínico. Testes comerciais para a mutação estão disponíveis há pouco mais de 30 anos. A síndrome de NEM1 se desenvolve em consequência de mutação na linhagem germinativa e de perda de heterozigose no gene *MEN1* no tecido-alvo, levando ao desenvolvimento de tumores. O gene codifica a proteína menin, que age como supressora de tumor em tecidos-alvo. Por definição, genes supressores de tumor codificam proteínas que regulam o crescimento e a proliferação de células. A perda de função de um gene supressor de tumor resulta em proliferação celular e, por sua vez, transformação neoplásica. A proteína menin normalmente participaria da regulação da transcrição, reparo do DNA e sinalização celular, e mutações levam ao não funcionamento da proteína. Na hipótese dos "dois golpes" no desenvolvimento de um tumor, uma mutação é herdada como mutação da linhagem germinativa, tornando assim os tecidos ou órgãos envolvidos suscetíveis ao crescimento de neoplasias. O restante do gene normal ou funcional então sofre mutação somática, ou um "segundo golpe", resultando no desenvolvimento de câncer (Figura 41.1). Esse processo é descrito como perda de heterozigose por meio da qual uma célula com a mutação da linhagem germinativa recebe um segundo golpe na cópia funcional, tornando-se homozigótica e resultando em interrupção da função da proteína normalmente produzida.

Para identificar a mutação específica, famílias portadoras de *MEN1* se submeteram a análise genética, e tumores associados a *MEN1* foram especificamente estudados até finalmente se localizar o gene supressor de tumor no cromossomo 11q13.[3] A clonagem do gene levou à identificação do produto proteico do gene, a menin, uma proteína formada por 610 aminoácidos.[4] Menin é expressa em células endócrinas e não endócrinas, com níveis variáveis de expressão, e está localizada basicamente no núcleo celular. A função da menin foi esclarecida por meio de métodos de interação proteína-proteína. Esses estudos indicam que a menin apresenta múltiplas funções na regulação da transcrição tanto como correpressora ou coativadora, reparação de DNA, sinalização celular, estrutura citoesquelética, divisão celular, aderência celular ou motilidade celular. Além de seu papel nos tecidos endócrinos, verificou-se que a menin desempenha função como fator pró-oncogênico na leucemia de linhagem mista (*LLM*) por interagir com proteínas de fusão *LLM-1*, causando a leucemia. Também foi identificado que ela exerce uma função na regulação dos receptores de estrogênio, e mulheres com *MEN1* apresentam maior risco de desenvolver câncer de mama.[5]

Um banco de dados de mutações conhecidas de *MEN1* foi publicado em 2008, com pouco mais de 1.300 mutações identificadas.[6] Outras 208 foram identificadas depois de uma revisão da literatura e dos bancos de dados genéticos existentes. A distribuição das mutações em *MEN1* inclui de 20 a 25% de mutações *missense*, de 14 a 23% de mutações *nonsense*, 42% de mutações de mudança de quadro de leitura (*frameshift*), 10,5% de deleção na região do éxon, 9% de mutações no *splicing* de RNA, e de 1 a 2,5% de deleções grandes.[7] Alterações genéticas ocorrem em toda a sequência de codificação. Mutações somáticas ocorrem frequentemente em tumores endócrinos não sindrômicos.

Mutações somáticas em *NEM1* são relatadas em 60% dos glucagonomas, 57% dos VIPomas, 44% dos TNEPs não funcionais, 38% dos gastrinomas, 35% dos carcinoides brônquicos, 35% dos adenomas de paratireoide, até 19% dos insulinomas, 3,5% dos tumores hipofisários anteriores e 2% dos tumores adrenocorticais de outro modo considerados esporádicos. Isso sugere que a perda do gene *MEN1* também desempenha um papel no desenvolvimento e tumores endócrinos não hereditários.

O teste de DNA de pessoas que têm parentes com NEM1 confirmada pode ser feito para identificar a presença da mutação e informar o monitoramento e intervenção para tumores endócrinos conhecidos por afetar esses pacientes. Diretrizes de práticas clínicas recomendam teste genético de pacientes índice com NEM1 bem como de seus parentes em primeiro grau.[1] O teste de mutação na linha germinativa de *MEN1* também deve ser oferecido a parentes assintomáticos, já que suas manifestações podem surgir desde os 5 anos. Pelo fato de que a chance de herdar a mutação é de 50%, a identificação de uma mutação evita possíveis investigações desnecessárias em indivíduos sem nenhuma mutação. Famílias recém-identificadas com *MEN1* devem ser submetidas a exames; no entanto, de 10 a 20% não terão mutação identificável por meio de exames convencionais.[7] Por esse motivo, o diagnóstico de NEM1 é feito ou clinicamente em pacientes com dois ou mais tumores associados a NEM1 ou em pacientes com um tumor associado a NEM1 e um parente de primeiro grau portador de *MEN1*, cenário que ocorre em 5 a 10% dos pacientes,[6] ou em um indivíduo com mutação *MEN1* comprovada, porém sem manifestações clínicas.[1] A todos os pacientes diagnosticados com NEM1, tanto clinicamente quanto por meio de teste genético, deve-se oferecer uma combinação periódica de investigações clínicas, biológicas e radiológicas.[1] Não foi estabelecida nenhuma correlação genótipo-fenótipo para NEM1. Existem, no entanto, dados que identificam mutações direcionadas ao domínio da interação JunD do gene como associadas a aumento do risco de morte.[8] Além disso, algumas alterações podem predispor o paciente somente a HPTP familiar. Apesar da identificação mais recente dessas mutações específicas, o teste genético não pode ser usado para prever o curso ou a gravidade da doença nos pacientes afetados.

Recentemente, mutações na linhagem germinativa do gene *CDKN1B* foram associadas ao desenvolvimento de adenomas da paratireoide, adenomas hipofisários e TNEPs, conhecidas como NEM4.[9] Clinicamente semelhantes à NEM1, essas mutações podem ser responsáveis por aquelas pessoas que atendem aos critérios clínicos de NEM1 sem ser portadoras da mutação do gene *MEN1*. Até o momento, foram encontradas poucas mutações patogênicas do gene *CDKN1B* e sua prevalência permanece desconhecida.

Características clínicas e manejo

Adenomas da paratireoide ocorrem em 95% dos pacientes de NEM1, e HPTP é a primeira manifestação clínica de NEM1 em 90% dos pacientes. Indivíduos com NEM1 também desenvolvem tumores do pâncreas e duodeno, carcinoides brônquicos e tímicos e adenomas da glândula hipofisária anterior. Além disso, os pacientes são mais propensos a desenvolver adenomas suprarrenais e tumores não endócrinos, como angiofibromas, colagenomas e meningiomas.[1] Em praticamente todos os pacientes com NEM1 que são submetidos a exame *post mortem*, há envolvimento de todo o tecido endócrino.

NEM1 ocorre igualmente em pacientes de ambos os sexos, com um padrão autossômico dominante de hereditariedade sem predileção racial aparente. Pacientes com NEM1 que não são tratados têm menor expectativa de vida, com probabilidade de morte de 50% aos 50 anos. A causa da morte é ou por progressão e disseminação de um tumor maligno que ocorre no contexto da síndrome, mais comumente um TNE gastrenteropancreático ou carcinoides tímicos, ou por outras sequelas da doença.

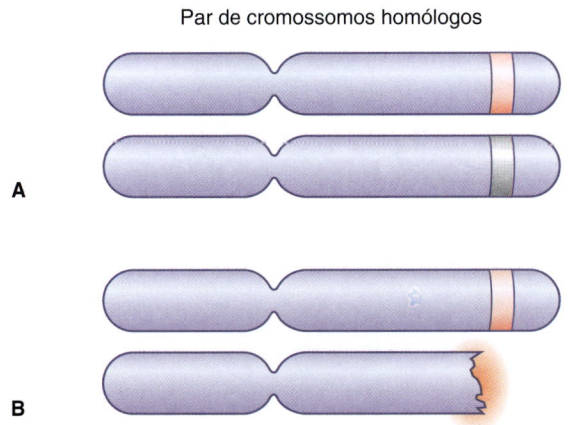

Figura 41.1 Ilustração de mutação somática que leva à perda de função do gene *menin* em indivíduos heterozigóticos. **A.** Alelo normal. **B.** A mutação somática afeta o alelo normal.

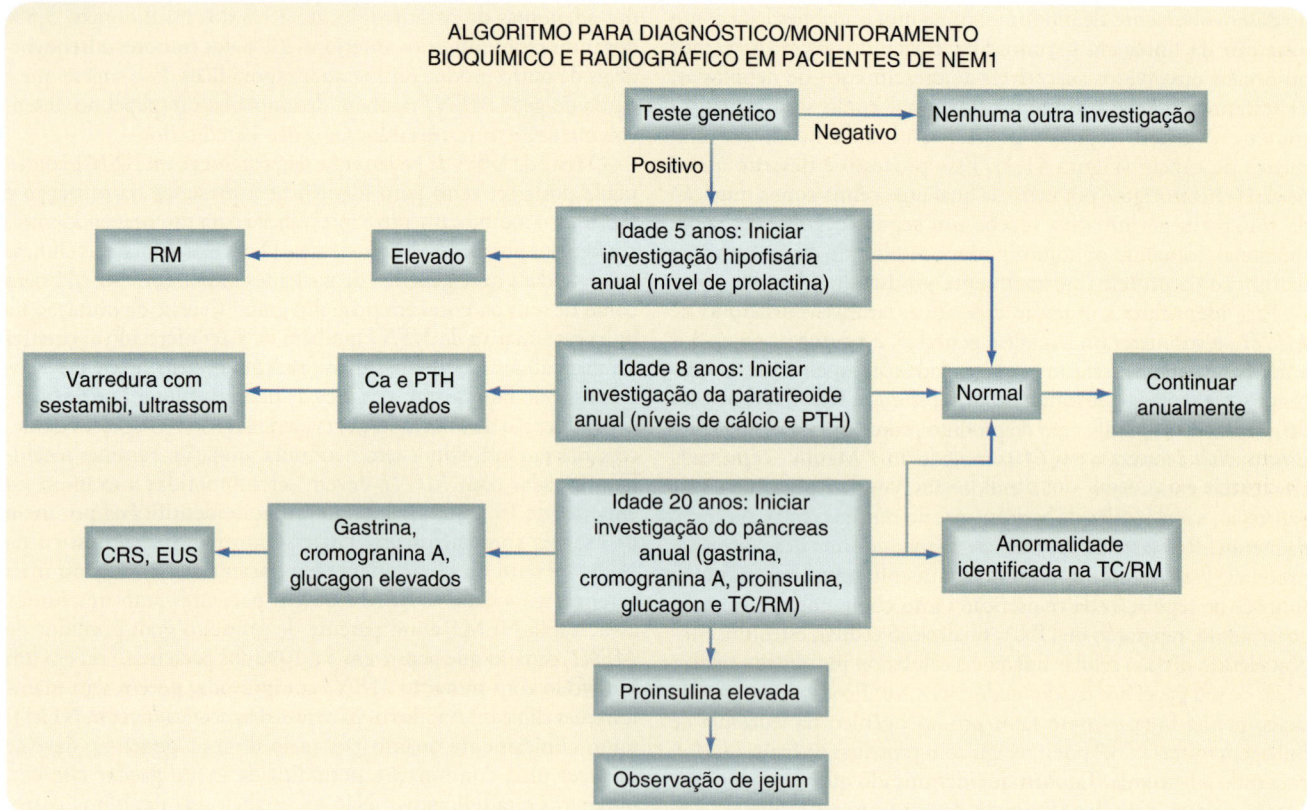

Figura 41.2 Algoritmo para investigação e manejo de síndromes de neoplasia endócrina múltipla tipo 1 (NEM1). CRS, cintilografia de receptores da somatostatina; EUS, ultrassom endoscópico; PTH, hormônio da paratireoide; RM, ressonância magnética; TC, tomografia computacional.

Historicamente, úlceras consequentes de síndrome de Zollinger-Ellison (ZES) levam a morbidade e mortalidade significativas; contudo, isso melhorou com a introdução de tratamento de supressão de ácidos.

Os sinais e sintomas de NEM1 são atribuídos ao envolvimento de uma glândula endócrina ou outro tecido específico. Eles são o resultado direto ou da produção excessiva de hormônios ou do efeito local do tumor ou de progressão maligna de tumores. Mais comumente, HPTP é a primeira manifestação clínica, seguida por tumores de células das ilhotas pancreáticas e outros TNEs. Investigação é oferecida a parentes conhecidos e aos que têm mutações comprovadas; intervenção cirúrgica é oferecida àqueles com confirmação de envolvimento de tecidos e excesso de hormônio. Um algoritmo para diagnóstico e monitoramento é apresentado na Figura 41.2. Os objetivos da terapia, portanto, são o controle do excesso de hormônio e a prevenção da disseminação do tumor.

Glândulas paratireoides

HPTP é a característica mais comum de NEM1, ocorrendo em mais de 90% dos pacientes, e, de acordo com a experiência dos autores deste texto, todos os pacientes com NEM1 têm HPTP. Assim como no HPTP esporádico, os pacientes podem ter a forma assintomática da doença, osteoporose, nefrolitíase, ou sintomas que incluem fadiga, mal-estar, poliúria, polidipsia e constipação intestinal. O diagnóstico é fechado bioquimicamente mediante níveis elevados de cálcio e inadequadamente não suprimidos de hormônio da paratireoide (PTH). Comparado aos casos esporádicos, o HPTP ocorre no contexto de NEM1 mais cedo na vida (entre 20 e 25 anos versus 55 anos) e em uma proporção igual de mulheres e homens (1:1 versus 3:1). Uma das marcas registradas do HPTP em NEM1 em relação à sua forma esporádica é a presença de doença multiglandular; ou seja, todas as glândulas paratireoides apresentam igual risco de envolvimento e hiperplasia assimétrica (Figura 41.3). As glândulas paratireoides afetadas no contexto de NEM1 são normalmente benignas, embora casos raros de carcinoma de paratireoide sejam relatados.

Cirurgia é o tratamento de escolha para HPTP na NEM1. Embora imagens pré-operatórias sejam utilizadas no controle do HPTP esporádico, incluindo ultrassonografia (US), cintilografia de paratireoide com sestamibi e tomografia computadorizada (TC) quadridimensional, elas podem ser menos úteis no HPTP familiar.

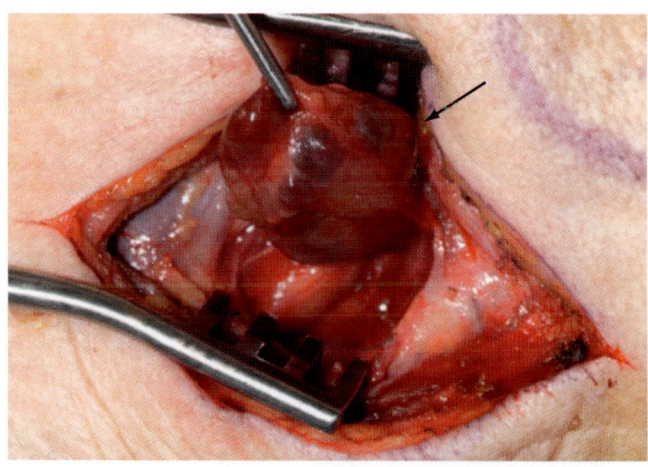

Figura 41.3 Adenoma de paratireoide com hiperplasia assimétrica, indicada pela seta.

Cintilografia de paratireoide com sestamibi pode ser útil para investigar glândulas paratireoides que sejam ectópicas em relação à localização anatômica esperada no pescoço. A abordagem cirúrgica recomendada pelas Diretrizes de Práticas Clínicas em NEM1 de 2012 é explorar ambos os lados do pescoço por meio de uma abordagem aberta padrão com o objetivo de identificar todas as glândulas paratireoides.[1] Essa é a cirurgia adequada, pois normalmente todas as quatro glândulas são afetadas.

Dois procedimentos cirúrgicos são opções de tratamento: paratireoidectomia subtotal com remoção de 3,5 glândulas paratireoides em relação à paratireoidectomia total com remoção de todas as quatro glândulas juntamente com um autotransplante de tecido da paratireoide do próprio paciente em um local fora do pescoço, normalmente no músculo braquiorradial do antebraço. Exame intraoperatório de PTH também pode ser usado para guiar a extensão da cirurgia em operações de menos do total. O objetivo da cirurgia é o controle dos níveis hormonais dentro de uma faixa normal pelo maior período de tempo, com morbidade limitada. A vantagem de uma paratireoidectomia subtotal de 3,5 glândulas é que é menos provável a ocorrência de um período de hipocalcemia pós-operatória. Aproximadamente 20 a 30% dos pacientes têm hipercalcemia recorrente ou persistente após esse procedimento em questão de 10 a 12 anos, com um índice de hipoparatireoidismo de 26 a 45%.[10] A vantagem de uma paratireoidectomia total com autotransplante de paratireoide é que as taxas de recidiva são menores, variando de 4 a 20%, mas hipoparatireoidismo permanente mais provavelmente ocorrerá entre 40 e 60%.[10] Em qualquer um dos casos, a taxa de cura bioquímica inicial é alta quando realizada em grupos experientes (98%), equivalente aos resultados cirúrgicos em pacientes com HPTP esporádico.[10] Um estudo prospectivo randomizado com 32 pacientes de NEM1 submetidos à cirurgia de HPTP comparou a paratireoidectomia subtotal à paratireoidectomia total com autotransplante. As taxas de recidiva foram estatisticamente semelhantes, embora ligeiramente mais altas no grupo de paratireoidectomia subtotal; as taxas de hipoparatireoidismo foram similares, e as taxas de revisão cirúrgica foram semelhantes.[11] Ambos os procedimentos, portanto, produziram excelentes resultados, mas a vantagem global da paratireoidectomia subtotal pode ser evitar um período pós-operatório inicial de hipocalcemia. Contudo, se acompanhados por um período suficiente, todos os pacientes de NEM1 acabam recidivando e, portanto, o hiperparatireoidismo relacionado a NEM1 nunca é curado e os pacientes com recidiva da doença podem precisar de revisão cirúrgica.

No HPTP esporádico, as imagens pré-operatórias são usadas para guiar revisões cirúrgicas focadas, mas em decorrência da etiologia do HPTP em NEM1, reexplorações focadas podem não ser viáveis. Utilizando uma combinação de PTH intraoperatório e imagens pré-operatórias, a normocalcemia pode ser alcançada em 92%. Uma estratégia de manejo do hipoparatireoidismo após cada uma dessas abordagens é criopreservar uma porção do tecido da paratireoide do paciente no momento da cirurgia inicial. O autoenxerto criopreservado pode então ser transplantado com 60% dos enxertos postergados, demonstrando alguma evidência de função com níveis normais de PTH, e 40% totalmente funcionais, fora da suplementação de cálcio e vitamina D.[12] Esses pacientes com recidivas e falhas cirúrgicas ou nos quais a cirurgia é contraindicada podem ser tratados com calcimiméticos como última opção. Transplante vital também pode proporcionar níveis pós-operatórios melhores ou normais de cálcio, evitando a hipocalcemia. O transplante vital pode ser necessário em casos em que uma paratireoidectomia total é realizada na cirurgia inicial, ou quando um paciente é submetido a uma revisão cirúrgica e todo o tecido remanescente da paratireoide é removido do pescoço. Autotransplante no músculo braquiorradial do antebraço produz função completa em um terço dos autoenxertos, enquanto outros 20% ficam pelo menos parcialmente funcionais.

TNEs enteropancreáticos

Depois da doença da paratireoide, o próximo tipo mais comum de tumor que ocorre em pacientes de NEM1 são os TNEs enteropancreáticos. Eles ocorrem em cerca de 30 a 80% dos pacientes, dependendo do estudo.[1] TNEs enteropancreáticos podem ser funcionais ou não funcionais, ou seja, alguns tumores podem secretar hormônios em excesso, causando sintomas exclusivos ao tipo do tumor, enquanto outros não. Qualquer tipo apresenta potencial de malignidade, e o tratamento cirúrgico, dependendo da situação, visa controlar o excesso de hormônio, prevenir potencial progressão metastática e prevenir invasão local. Os tumores podem secretar gastrina, insulina ou peptídio intestinal vasoativo (VIP) e são denominados de acordo com o tipo de hormônio secretado, por exemplo, gastrinoma. Já foi comprovado que os hormônios também são ótimos marcadores para acompanhamento. Embora tumores não funcionais possam não secretar hormônios em excesso, marcadores tumorais como a cromogranina A ou o polipeptídio pancreático podem ser úteis para acompanhamento. Ao contrário dos TNEs esporádicos, os TNEs associados a NEM1 podem mais frequentemente ser múltiplos, e qualquer tratamento e acompanhamento deve levar isso em consideração. Diretrizes sugerem investigação em indivíduos com diagnóstico bioquimicamente comprovado de NEM1 com medições dos níveis de gastrina, glicose de jejum, insulina, cromogranina A, polipeptídio pancreático, glucagon e VIP realizados a cada 6 ou 12 meses.[1] Qualquer elevação desses parâmetros motivaria, então, maiores investigações por meio de estudos radiográficos.

Houve muitos avanços nos exames de imagem de TNEs enteropancreáticos nos últimos anos, não somente à medida que a qualidade das imagens de TC e de ressonância magnética (RM) melhorou, mas também pelo uso de métodos alternativos de imagem, como a cintilografia de receptores da somatostatina (CRS) e a recente introdução da tomografia por emissão de pósitron com análogo da somatostatina com gálio-68 (^{68}GaSA-PET). Além de possibilitar o diagnóstico inicial, os exames de imagem também são fundamentais para o planejamento da cirurgia a fim de determinar a possibilidade de ressecção e a adequação da cirurgia no contexto de metástases em linfonodos e em órgãos distantes. O ultrassom endoscópico (EUS) é útil para obter um diagnóstico do tecido e para permitir a classificação correta do tumor, além de também poder desempenhar um papel no acompanhamento. Há variabilidade de sensibilidade e especificidade em cada modalidade, mas todas desempenham importante papel na avaliação e no tratamento.

A CRS é uma cintilografia nuclear que costumava ser o padrão-ouro das imagens de TNEs. A octreotida, análoga da somatostatina, é administrada como octreotida marcada com índio, que se liga aos receptores da somatostatina. A sensibilidade varia de 70 a 90%, com especificidade próxima dos 100%.[13] Ao contrário das imagens anatômicas, a CRS tem a vantagem de ser um exame de corpo inteiro e também está amplamente disponível, mas é limitada por sua resolução e capacidade de detectar lesões menores que 1 cm.[13] A TC é provavelmente a modalidade de imagem mais amplamente usada, com sensibilidade semelhante à da CRS para detecção tanto de lesões primárias quanto de metástases, ao mesmo tempo ligeiramente melhor do que a CRS na detecção de metástases extra-hepáticas. Em pacientes com suspeita de TNE enteropancreático, a TC deve ser realizada como TC de fase arterial precoce. Isso demonstra as características típicas de imagem, em que as lesões são isodensas em imagens pré-contraste, e depois realçadas na fase arterial, com *washout* do contraste na fase venosa portal. Em comparação com outras modalidades, no entanto, a TC fornece a maior parte das informações no que diz respeito à relação do tumor com as estruturas adjacentes, além de auxiliar no planejamento cirúrgico. A RM é parecida com a TC no sentido de que as relações anatômicas são demonstradas, mas essa modalidade tem a vantagem de não expor o paciente à radiação ionizante, o que pode ser uma preocupação em casos de períodos longos de acompanhamento. A RM feita com gadolínio com imagens pré-contraste, de fase arterial, e fase venosa portal tem sensibilidade semelhante à da TC. Na RM, TNEs enteropancreáticos são hipo ou isodensos nas imagens em T1 pré-contraste, e são hiperdensos nas imagens em T2 com realce após a administração do contraste. O EUS pode ser bastante útil para avaliação de TNEPs. Uma punção com agulha fina realizada no momento do EUS fornece informações que confirmam o tipo do tumor e estabelece a graduação ao obter tecido que pode ser tingido e cujo índice Ki-67 pode ser determinado. Embora o EUS não forneça informações sobre doença metastática distante, ele pode demonstrar detalhes adicionais não observados nem na TC nem na RM para ajudar a determinar a possibilidade de ressecção, já que permite melhor visualização das margens com a artéria mesentérica superior e outras estruturas adjacentes. Gastrinomas duodenais são difíceis de visualizar no EUS, e, nessa situação, a endoscopia visual tradicional é mais vantajosa.

O ^{68}GaSA administrado como parte da PET *scan* é a novidade para exames de imagem de TNEs. Imagens de ^{68}GaSA-PET também são fundidas com a TC para aumentar a sensibilidade. A sensibilidade de é aproximadamente 80%, com especificidade de 90%;[14] a especificidade chega a quase 100% para metástases quando utilizada para avaliar doença além do pâncreas. A ^{68}GaSA-PET/TC detecta maior número de lesões primárias e metastáticas em comparação à CRS. Além de fornecer informações anatômicas úteis, o ^{68}GaSA também pode informar a tomada de decisão terapêutica, já que os TNEPs que captam ^{68}GaSA podem prever os pacientes que respondem a análogos da somatostatina. A sensibilidade pode ser limitada pelo acúmulo de ^{68}GaSA no processo uncinado do pâncreas ou por inflamação, o que pode levar a resultados falso-positivos.

Aproximadamente 50% dos TNEs enteropancreáticos que se desenvolvem no contexto de NEM1 são tumores secretores de gastrina, chamados de gastrinomas. Por outro lado, 20% dos pacientes com gastrinomas serão portadores de NEM1.[15] Isso produz uma síndrome clínica denominada ZES, e os pacientes apresentam múltiplas úlceras pépticas recorrentes, dor abdominal e esofagite. Deve-se suspeitar dessa doença em pacientes com múltiplas úlceras que acometem locais atípicos, que não conseguem responder à terapia usual, e/ou recorrentes, ou que cursam no contexto de HPTP. Isso deve motivar uma avaliação da presença de um gastrinoma. Hipergastrinemia atribuída a gastrinoma é diagnosticada por níveis elevados de gastrina sérica em jejum maiores que 10 vezes o normal obtidos depois de pelo menos 2 semanas sem uso de inibidores da bomba de prótons. Se os níveis de gastrina em jejum não forem diagnósticos, teste de provocação pode ser realizado com estimulação de secretina, que é mais sensível e específica do que a estimulação de cálcio. Até 90% dos gastrinomas diagnosticados no contexto de NEM1 são malignos, e mais da metade apresenta metástases de linfonodos.[16] O desenvolvimento de metástases hepáticas e/ou metástases de linfonodos tende a ser dependente do tamanho, com maior probabilidade de ambos quando o tumor primário é maior.[16] A sobrevida de pacientes com NEM1 chega a quase 100% em 15 anos, independentemente do tamanho do tumor primário e do *status* nodal, mas essa estimativa é reduzida para 52% no contexto de metástases hepáticas.

Não há consenso sobre o papel da cirurgia no tratamento de ZES em pacientes de NEM1. Pacientes com gastrinomas nesse contexto raramente alcançam eugastrinemia a longo prazo, conforme evidenciado por revisão de uma série de pacientes com a doença tratados cirurgicamente.[17] Além disso, a disponibilidade de inibidores da bomba de prótons tornou possível uma terapia médica para controle dos sintomas, já que a doença é incurável. Em pacientes com HPTP, a correção cirúrgica melhora os níveis de gastrina em jejum e reduz a produção de ácido basal. Portanto, o restante da controvérsia gira em torno da utilidade da cirurgia em decorrência do potencial maligno do tumor a despeito da probabilidade de cura bioquímica a longo prazo. Pelo fato de que a maioria dos gastrinomas é duodenal, recomendações de manejo incluem gastroduodenoscopia endoscópica, duodenotomia e exploração transduodenal, além de ressecção de qualquer linfonodo de aparência maligna. A aparência típica de um gastrinoma e de uma duodectomia com palpação da parede duodenal é demonstrada na Figura 41.4. Metástases hepáticas são raras quando o tamanho do tumor é menor que 2 cm.[17] Diretrizes clínicas recomendam que a abordagem cirúrgica seja adaptada à situação individual incorporando a preferência do paciente na tomada de decisão.[1] O raciocínio para essa abordagem é feito com base na probabilidade de recorrência pela presença de metástases no momento do diagnóstico bem como no potencial de desenvolvimento de múltiplos tumores,

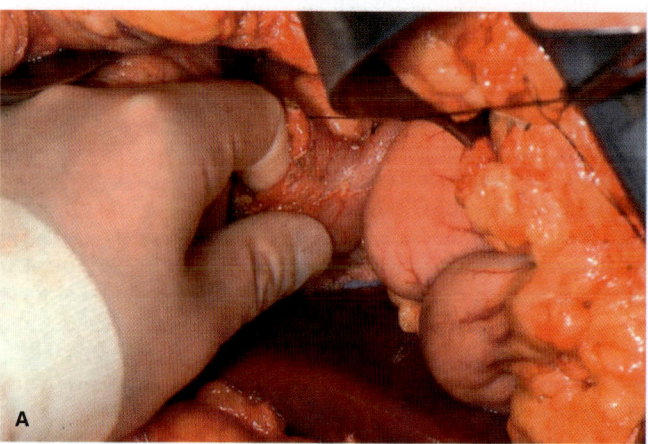
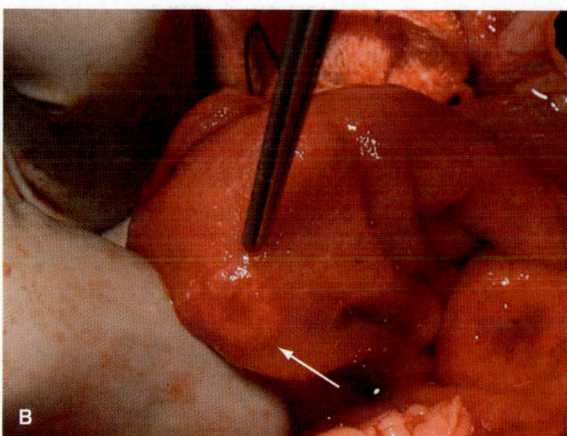

Figura 41.4 Gastrinoma, achados intraoperatórios. **A.** Duodenotomia e palpação da parede duodenal. **B.** Aparência típica de um gastrinoma na parede duodenal, indicado pela *seta*.

além da alta morbidade associada à ressecção pancreática de grande porte. Os pacientes também estão sob risco de carcinoides gástricos tipo 1, que se desenvolvem em decorrência de hipergastrinemia e estimulação das células enterocromafins. Eles estão presentes em até um terço dos pacientes com ZES e podem ser tratados antecipadamente com observação e ressecção endoscópica, embora seja necessário monitoramento endoscópico a longo prazo.

Insulinomas, que são tumores de células beta das ilhotas pancreáticas que secretam insulina, representam até 30% dos TNEPs em pacientes com NEM1, enquanto 4% dos pacientes com insulinoma têm NEM1. Eles apresentam uma miríade de sintomas conhecidos como "tríade de Whipple", incluindo níveis de glicose em jejum abaixo de 50 mg/dℓ, sintomas de hipoglicemia e resolução dos sintomas mediante administração de glicose. Esses sintomas incluem sudorese, tontura, confusão e síncope. Historicamente, o diagnóstico era feito durante um período de jejum supervisionado e monitorado por 72 horas, no qual os níveis plasmáticos de glicose, insulina e de peptídio C eram verificados a cada 6 horas. Um nível elevado de insulina com um nível baixo de glicose é diagnóstico.[1] Contudo, hoje há informações que sugerem que um jejum de 48 horas é adequado e tão preciso quanto, devendo substituir o jejum de 72 horas. O uso de agentes hipoglicêmicos orais deve ser excluído durante o período do jejum supervisionado. Os insulinomas podem ser multifocais e ocorrer por todo o pâncreas, e podem ser mais bem visualizados em imagens de TC e EUS, embora possam ser difíceis de localizar e podem, em última análise, ser identificados mediante exploração cirúrgica com ou sem US intraoperatória. Exames de imagens anatômicas, como TC, RM e EUS, têm sensibilidades variáveis, todas abaixo de 50%.

A estimulação do cálcio arterial ultrapassa os 90%, é útil para regionalização da lesão antes da cirurgia e é mais precisa do que exames de imagens anatômicas quando utilizada no intraoperatório.[18] US intraoperatória utilizada em uma exploração aberta tradicional ou laparoscópica é empregada para guiar a exploração intraoperatória com taxas de sucesso de 86%. Uma vez que o insulinoma suspeito seja identificado no intraoperatório, punção da lesão e utilização de um teste rápido de insulina confirmam ou descartam a lesão identificada como insulinoma e podem ser utilizados adicionalmente.[19] Muitas lesões são passíveis de enucleação, mas tumores maiores ou os que parecem ser malignos com invasão de estruturas adjacentes podem requerer ressecção pancreática anatômica,[17] embora aproximadamente 10% sejam malignos. A Figura 41.5 demonstra a aplicação de US intraoperatória para a exploração cirúrgica na identificação e ressecção de um insulinoma no corpo posterior do pâncreas. Pacientes com doença não passível de ressecção em decorrência de um tumor localmente invasivo ou, mais provavelmente, de metástases distantes podem ser tratados com quimioterapia, incluindo análogos da somatostatina.

Outros tumores funcionais incluem glucagonomas, VIPomas e somatostatinomas, embora compreendam menos de 5% dos TNEPs funcionais em NEM1. Os sintomas de glucagonomas incluem uma erupção cutânea conhecida como eritema necrolítico migratório, perda ponderal, anemia e estomatite, apesar de um glucagonoma poder ocorrer na ausência de sintomas. Eles ocorrem mais comumente na cauda do pâncreas, e cirurgia é o tratamento de escolha. Glucagonomas são frequentemente malignos, e de 50 a 80% dos pacientes têm metástases no momento do diagnóstico.[1] VIPomas são infrequentes e se apresentam com sintomas de

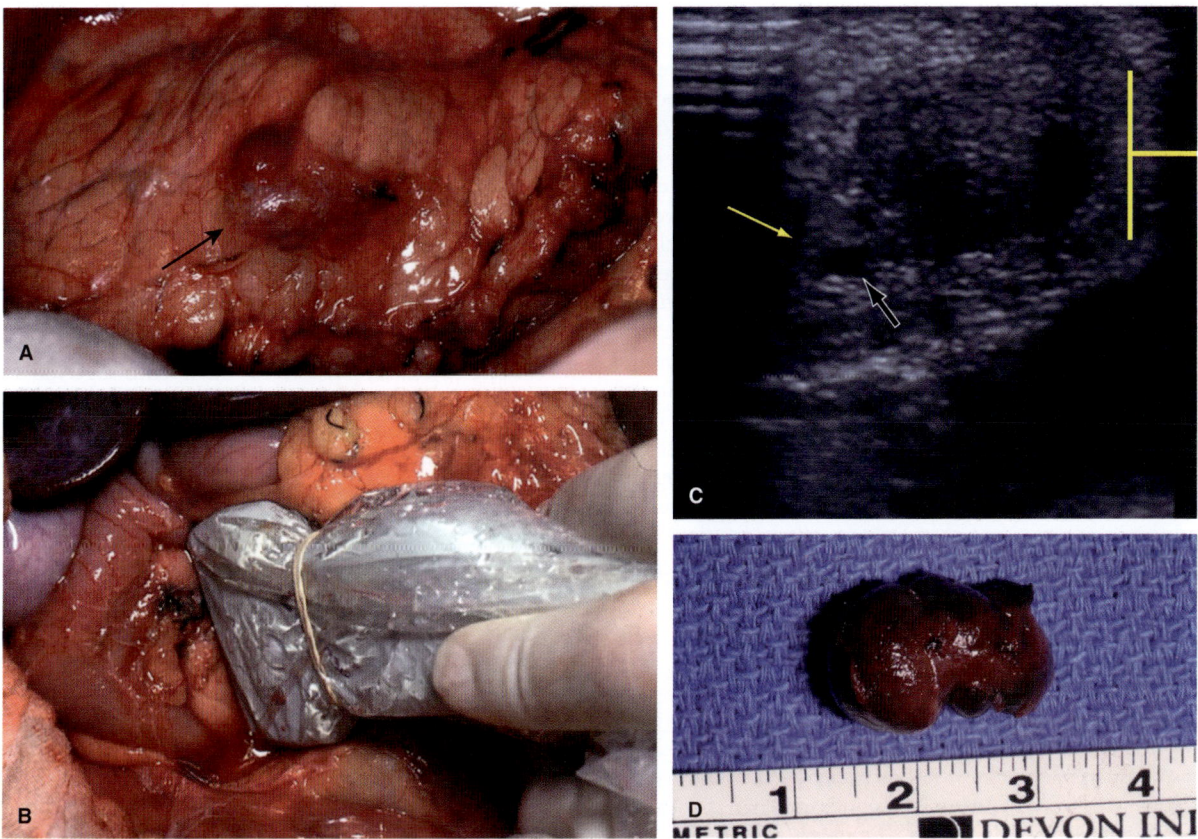

Figura 41.5 Insulinoma. **A.** Insulinoma, de aparência avermelhada no corpo posterior do pâncreas, indicado pela *seta*. **B.** Ultrassonografia intraoperatória utilizada para identificar um insulinoma e definir sua relação com os vasos e ducto pancreático. **C.** Imagem ultrassonográfica de um insulinoma. **D.** Insulinoma ressecado.

diarreia líquida grave intermitente, hipopotassemia, acloridria, acidose, rubor e hipotensão. Estão geralmente localizados na cauda do pâncreas e quase sempre são malignos. Quando viável, são tratados mais eficientemente com cirurgia. Somatostatinomas também ocorrem com pouca frequência, e apresentam sintomas de colelitíase, diabetes e esteatorreia. Eles são diagnosticados bioquimicamente e seu tratamento é cirúrgico.

A maioria dos TNEs enteropancreáticos em pacientes de NEM1 é de TNEPs não funcionais, que são hormonalmente inativos. Eles não são associados a uma síndrome clínica e, portanto, são diagnosticados mediante exames de imagem de monitoramento ou investigação realizados em decorrência do desenvolvimento de sintomas relacionados a efeitos locais do tumor. A investigação de TNEs enteropancreáticos em geral deve se iniciar aos 10 anos em pacientes nos quais haja confirmação de mutações *MEN1*.[1] Dados mais recentes indicam correlação entre mutações no éxon 2 e desenvolvimento de TNEPs não funcionais mais cedo na vida, possivelmente identificando um grupo que seria beneficiado por investigações mais frequentes e mais precoces.[20] As recomendações para intervenção cirúrgica são feitas incorporando duas questões na tomada de decisão: a possibilidade de desenvolvimento de múltiplos tumores e, portanto, a necessidade de múltiplas cirurgias, e o potencial de malignidade dos TNEPs. Muito semelhante às recomendações para manejo de TNEPs não funcionais esporádicos, o tratamento de TNEPs não funcionais familiares é baseado no tamanho e na graduação de acordo com o índice mitótico e com o índice Ki-67. Estudos observacionais revelam um índice crescente de existência de metástases à medida que o tumor aumenta de tamanho. Em um grupo de 108 pacientes de NEM1 com TNEPs não funcionais tratados cirurgicamente, aqueles com tumores menores que 1 cm apresentavam metástases em 4% das vezes, tumores de 1,1 cm a 2 cm tinham metástases em 10% das vezes, tumores de 2,1 cm a 3 cm tinham metástases em 18% das vezes, e, naqueles com tumores de mais de 3 cm, metástases estavam presentes em 43% dos casos.[21] Uma avaliação mais recente de uma população de pacientes de NEM1 indica risco relativamente maior de metástases em tumores que excedem 2 cm.[22] Em pacientes com tumores maiores que 3 cm, o tratamento conservador está associado a um índice mais elevado de mortalidade e de desenvolvimento de metástases em relação aos que foram tratados cirurgicamente, enquanto o benefício para aqueles com tumores de 2 cm a 3 cm era menos claro. Aqueles com tumores menores que 2 cm não apresentaram nenhum benefício claro com a cirurgia.[23] A atual recomendação consensual é que tumores menores que 2 cm devem ser observados com exames de imagem em intervalos regulares.[24] A decisão de prosseguir com a cirurgia deve também ser tomada em pacientes com tumores que demonstram crescimento significativo entre o último e o atual exame de imagem, com aparente desenvolvimento de metástases, ou se fatores específicos ao paciente tornarem a observação menos desejável. Observação e tratamento expectante devem ser recomendados para pacientes com tumores menores que 2 cm em decorrência da morbidade que envolva a cirurgia pancreática.

Glândula hipofisária

A presença de um adenoma hipofisário anterior em pacientes com NEM1 varia de 15 a 50% e normalmente ocorre entre os 20 e 40 anos.[1] Aproximadamente 1% dos pacientes com adenomas hipofisários têm NEM1. Adenomas hipofisários não costumam ser a manifestação inicial da doença. Tumores hipofisários podem causar sintomas tanto pela secreção de hormônios quanto por efeitos locais do tumor, que podem resultar em defeitos do campo visual. A maioria secreta hormônios incluindo prolactina, hormônio de crescimento ou corticotropina. Além disso, eles tendem a ser benignos e unifocais. Em um grupo de pacientes holandeses, adenomas hipofisários identificados em pacientes de NEM1 ou eram não funcionais e tendiam a permanecer com seus tamanhos estáveis ou, se funcionais, respondiam à terapia médica.[25] A investigação bioquímica de adenomas hipofisários deve começar aos 5 anos, com avaliação por RM a cada 3 anos.[1] O tratamento de tumores hipofisários em NEM1 utiliza terapias semelhantes àquelas para adenomas esporádicos. Isso inclui terapia tanto clínica quanto cirúrgica. A terapia clínica tem como objetivo controlar o excesso de hormônio, bem parecido com outros tumores endócrinos. Há dados que sugerem que a gravidade da doença possa ser maior em pacientes com NEM1 do que naqueles com tumores esporádicos; porém, há poucas séries que se concentram em comparações desses dois grupos.

Outros tumores

Uma variedade de outros tumores pode ocorrer no contexto de NEM1. Entre eles, incluem-se carcinoides do timo, brônquios e sistema gastrintestinal; tumores adrenocorticais; e tumores cutâneos, como lipomas, angiofibromas faciais e colagenomas. Tumores carcinoides tímicos são os que têm maior propensão a malignidade, tendem a ser agressivos e têm prognóstico ruim. Eles ocorrem com frequência duas vezes maior em homens e têm sobrevida de 45% em 10 anos, bem como associação com tabagismo.[26] Não existe um método ideal de triagem; no entanto, TC e RM são recomendadas a cada 1 ou 2 anos para detecção precoce.[1] Cirurgia é o tratamento de preferência quando factível. Timectomia transcervical era utilizada no passado como maneira de remover tecido adicional da paratireoide e já chegou até a ser considerada um modo de prevenir carcinoides tímicos. No entanto, em uma série de pacientes operados em decorrência de HPTP com paratireoidectomia total e timectomia transcervical planejada, nenhum carcinoide tímico foi identificado. Desse modo, não há recomendação para timectomia transcervical preventiva. Tumores da suprarrenal são comuns; aproximadamente 20% dos pacientes têm algum tipo de hiperplasia suprarrenal.[27] Em uma grande coorte de pacientes de NEM1, foi identificada uma série de tumores suprarrenais, tanto funcionais quanto não funcionais, benignos e malignos. Em comparação com tumores suprarrenais esporádicos, os pacientes de NEM1 tinham carcinoma adrenocortical e hiperaldosteronismo primário mais frequentemente.[27] Não há diretrizes estabelecidas para o manejo de tumores suprarrenais nesse contexto; portanto, o tratamento sugerido segue o de massas suprarrenais diagnosticadas fora do contexto de NEM1. Tumores de 4 cm ou mais, aqueles com características radiológicas suspeitas de malignidade, os que produzem hormônios em excesso e os que demonstram crescimento significativo durante um intervalo de tempo de pelo menos 6 meses devem ser tratados cirurgicamente. Os demais tumores, incluindo lipomas, angiofibromas faciais e colagenomas podem ser úteis para auxiliar o diagnóstico de NEM1, mas ocorrem com pouca frequência e geralmente não requerem nenhum tipo de tratamento.

NEOPLASIA ENDÓCRINA MÚLTIPLA TIPO 2

Síndromes de NEM2 incluem NEM2A e CMT familiar (CMTF). Todas elas têm em comum um CMT, que ocorre em praticamente 100% dos pacientes. CMTF é uma entidade dentro da NEM2A, mas diferente no sentido de que os pacientes somente terão potencial de desenvolvimento de CMT. Clinicamente, NEM2A e NEM2B, assim como a NEM1, são definidas pela ocorrência de outros tipos de tumores (Figura 41.6).

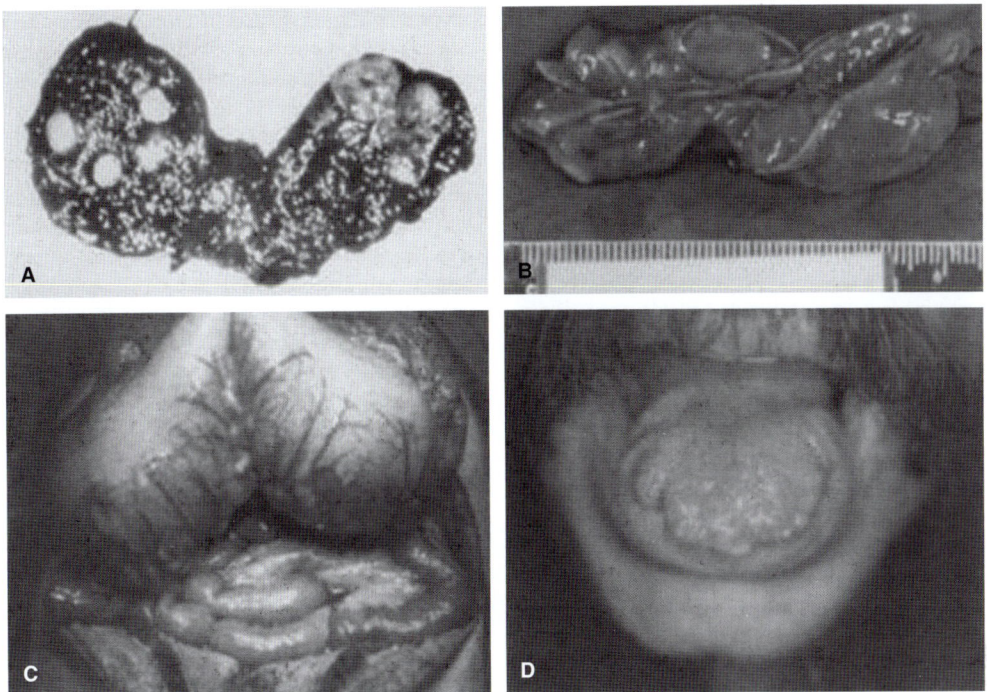

Figura 41.6 Manifestações clínicas de síndromes de neoplasia endócrina múltipla tipo 2 (NEM2). **A.** Câncer medular de tireoide multifocal. **B.** Hiperplasia medular suprarrenal. **C.** Megacólon na doença de Hirschprung. **D.** Neuromas de mucosa encontrados na NEM2B.

Em ambas, os pacientes têm hiperplasia medular suprarrenal e desenvolvem feocromocitomas. Na NEM2A, os pacientes também podem desenvolver HPTP. Pacientes com NEM2B podem ser portadores de outras condições que lhes conferem uma aparência física distinta. Síndromes de NEM2 são decorrentes de mutações no proto-oncogene *RET*, o qual é transmitido de maneira autossômica dominante, embora algumas sejam adquiridas como novas mutações. A penetrância dos tumores, com exceção do CMT, depende do tipo de mutação *RET* que o indivíduo carrega. Diferentemente de NEM1, há uma correlação genótipo-fenótipo distinta baseada no tipo de mutação de *RET* identificada; portanto, isso se torna um preditor útil do comportamento tumoral e pode dar informações tanto para monitoramento quanto para intervenção. Assim, o tratamento é baseado na identificação da mutação *RET* específica, e o cuidado é ajustado de acordo com características e comportamento conhecidos. Além disso, tireoidectomia precoce em portadores confirmados pode prevenir CMT e aumentar a sobrevida. Estima-se que sua prevalência seja de 1 para cada 35 mil pessoas.[28] Nas seções a seguir, serão apresentados detalhes sobre a genética, características clínicas e manejo.

Proto-oncogene *RET*

O proto-oncogene *RET* (RE*arranged during* T*ransfection*) é assim chamado por seu ensaio de transfecção original e codifica um receptor na membrana com atividade de tirosinoquinase. Está localizado no cromossomo 10q11.2. Cada uma das síndromes de NEM2, bem como o CMTF, ocorrem em consequência de uma mutação no proto-oncogene *RET*, que é transmitido de maneira autossômica dominante. Mutações que resultam no desenvolvimento de CMT são mutações *missense* que alteram um único aminoácido. Isso causa mutação ativadora, ou de ganho de função. A proteína *RET* é formada por um domínio extracelular de ligação ao ligante, um domínio transmembrana e um domínio citoplasmático de tirosinoquinase. Os subdomínios intracelulares de tirosinoquinase estão envolvidos em vias de transdução de sinais intracelulares. Isso, por fim, desempenha um papel no crescimento e na sobrevivência das células e, portanto, mutações no gene *RET* resultam em crescimento celular desregulado.

RET participa de uma série de vias de sinalização celular e é expresso em múltiplos tecidos que se originam da crista neural, incluindo as células parafoliculares da tireoide (células C), glândulas paratireoides, células cromafins da tireoide, gânglios entéricos e neurônios periféricos e centrais. Cobaias com mutações nos genes *RET* têm agenesia renal e ausência de neurônios em todo o sistema gastrintestinal, sugerindo que a proteína *RET* também desempenhe uma função no desenvolvimento de ambas as estruturas. Por fim, descobriu-se que mutações inativadoras em *RET* estavam associadas à doença de Hirschprung em seres humanos, um defeito no desenvolvimento de neurônios entéricos resultando em megacólon e constipação intestinal na infância.

Diferentemente da NEM1, existem fortes correlações genótipo-fenótipo na NEM2. Portanto, a presença ou ausência de mutações específicas no *RET* podem projetar o curso da doença. A idade prevista de manifestação da doença pode ser estimada e a agressividade da doença pode ser prevista; a cirurgia profilática é então oferecida na tentativa de melhorar a sobrevida. Pacientes com CMT aparentemente esporádico podem ser portadores de mutações no *RET*, e a todos eles também devem ser oferecidos testes.

Neoplasia endócrina múltipla tipo 2A e câncer medular de tireoide familiar

A síndrome de NEM2 foi descrita pela primeira vez por Sipple e Steiner nos anos 1960 mediante o reconhecimento da associação de câncer de tireoide com feocromocitoma e HPTP.[29] NEM2A é o subtipo mais comum das síndromes de NEM2, compreendendo a maioria dos casos. A característica mais marcante da NEM2A é o desenvolvimento de CMT, com penetrância de mais de 90%. Além de CMT, feocromocitoma também se desenvolve em 50 a 60% dos pacientes, além de HPTP em até 30%, e ambas as glândulas suprarrenais e todas as glândulas paratireoides estão em risco.[30]

O grau de penetrância de cada tipo de tumor está associado a mutações de códons específicos, e todos os pacientes apresentam risco de desenvolver múltiplos tumores dentro de cada órgão endócrino, incluindo CMT multifocal. Pacientes com NEM2A têm aparência física e constituição corporal normais, diferentemente dos que têm NEM2B, que estão associados a uma aparência marfanoide e a neurofibromas de língua.

Outras condições que ocorrem na NEM2A incluem amiloidose de líquen cutâneo e doença de Hirschsprung. Amiloidose de líquen cutâneo é incomum e normalmente ocorre com mutações no códon 634. É caracterizada pelo sintoma de prurido e acredita-se que coçar repetidamente a pele leve ao depósito de amiloide na derme papilar da pele. Consequentemente, os pacientes desenvolvem placas cutâneas, geralmente localizadas nas costas. A doença de Hirschsprung também pode ocorrer em pacientes com NEM2A ou com CMTF. Essa doença é caracterizada pela ausência congênita de células ganglionares dentro do plexo mioentérico e submucoso do cólon distal. Sintomas em recém-nascidos incluem distensão abdominal e constipação intestinal, com megacólon como consequência de obstrução distal relativa em decorrência de aganglionose. Mais frequentemente, há mutações nos códons 609, 618 e 620 em pacientes de NEM2A/doença de Hirschsprung. Entre seus parentes, aproximadamente 20% terão doença de Hirschsprung; pacientes com NEM2A devem ser aconselhados quanto à possibilidade da doença em seus descendentes. Doença de Hirschsprung que ocorre fora do contexto de NEM2A é resultante de mutações *RET* inativadoras, ou de perda de função. A doença de Hirschsprung afeta aproximadamente 7% dos pacientes com NEM2A, enquanto de 2 a 5% dos pacientes de doença de Hirschsprung terão NEM2A.[31]

CMTF é considerado mais uma variante da NEM2A do que uma entidade clínica distinta. A condição foi caracterizada pela primeira vez em 1986 em parentes de pacientes com CMTF, porém sem evidência de feocromocitoma ou HPTP. CMTF é caracterizado pela identificação de mutação *RET* em famílias com CMT e sem histórico de feocromocitoma ou HPTP. Embora eventualmente todos os pacientes tenham desenvolvido CMT, em média, eles são diagnosticados na casa dos 40 anos, aproximadamente 20 anos depois que o CMT associado a NEM2A. Assim, o CMTF pode ser entidade menos agressiva do que o CMT que se desenvolve em parentes de portadores de NEM2A.[32] O médico deve ser aconselhado, no entanto, a categorizar cuidadosamente aqueles com CMTF e não como NEM2A, já que um diagnóstico incorreto poderia levar à desconsideração da presença de um feocromocitoma.

A maioria dos pacientes com NEM2A tem mutações *RET* nos códons 609, 611, 618 ou 602 do éxon 10 ou no códon 634 do éxon 11. Praticamente todos desenvolvem CMT, mas há uma variabilidade de penetrância da presença de feocromocitoma ou HPTP, dependendo da mutação.[31] Assim como na NEM1, o diagnóstico clínico de NEM2A pode ser fechado em famílias com características da síndrome, mas que não apresentem nenhuma mutação *RET* identificável.

Neoplasia endócrina múltipla tipo 2B

Assim como na NEM2A, a característica mais marcante de NEM2B é o desenvolvimento de CMT. Aproximadamente 50% dos pacientes de NEM2B desenvolvem feocromocitomas, mas, diferentemente dos pacientes de NEM2A, HPTP não faz parte da síndrome. Além disso, eles têm uma aparência característica de faces alongadas e constituição corporal marfanoide, pálpebras evertidas, anormalidades oftalmológicas, anormalidades esqueléticas incluindo peito escavado (*pectus excavatum*), escoliose e neuromas de mucosa nos lábios e na língua.[31] Os pacientes também têm ganglioneuromatose por todo o sistema gastrintestinal, levando a dismotilidade esofágica, inchaço abdominal, constipação intestinal intermitente e diarreia. Ao contrário de NEM2A, o CMT na NEM2B geralmente se desenvolve desde o início da infância e tende a ser agressivo, com o surgimento rápido de metástases; portanto, tireoidectomia precoce nesses pacientes é fundamental. A maioria dos pacientes de NEM2B apresenta mutações de linhagem germinativa no éxon 16, códon 918, ao passo que menos de 5% têm mutações no códon A883F. Aqueles com mutações A883F podem ter uma forma mais branda e menos agressiva de CMT.[33] Aproximadamente 50% dos casos são decorrentes de mutações *de novo*.

Teste genético para neoplasia endócrina múltipla tipo 2

Antes da identificação do gene *RET*, o diagnóstico de NEM2 era feito clinicamente em pacientes com os tipos característicos de tumores presentes bem como por meio de triagem via teste de calcitonina estimulada por pentagastrina. O padrão de tratamento atualmente é o sequenciamento do gene *RET* para identificar mutações na linhagem germinativa. A recomendação para o teste é o sequenciamento das regiões de codificação suspeitas de envolvimento relacionadas ao tipo de NEM2 conhecido nos familiares ou com base em achados clínicos. Todos os descendentes de parentes confirmados devem ser recomendados a passar por aconselhamento genético e teste genético idealmente na infância, da mesma maneira que os parentes de primeiro grau de pacientes com CMTF.[31]

Em alguns casos, o tumor presente que é conhecido por ocorrer em portadores de NEM2 pode ser a primeira evidência da síndrome. Até 7% dos pacientes com CMT aparentemente esporádico têm mutações *RET* e, portanto, deve-se oferecer aconselhamento genético e teste genético aos mesmos.[34] Além disso, elas podem ocorrer como mutações *de novo*, e a ausência de histórico familiar não deve ser empecilho para a realização do teste. Aproximadamente um quarto dos pacientes com feocromocitoma aparentemente não sindrômico terão mutação genética identificável; desses, aproximadamente 5% são decorrentes de mutação *RET*.[35] Recomendações adicionais para testagem incluem bebês ou crianças pequenas com doença de Hirschsprung, pais cujos filhos bebês ou crianças tenham o fenótipo físico de NEM2B e pacientes com amiloidose de líquen cutâneo.[31]

Câncer medular de tireoide

O CMT representa menos de 2% de todos os cânceres de tireoide com base em informações atualizadas do banco de dados Surveillance, Epidemiology, and End Results.[36] Diferentemente de cânceres papilares e foliculares de tireoide, o CMT se origina das células C parafoliculares, que produzem calcitonina; portanto, tratamentos tradicionais, como supressão do hormônio tireoestimulante e iodo radioativo (IRA) não são usados, já que as células C não são sensíveis a essas terapias. Aproximadamente 25% dos casos de CMT são familiares, e a hiperplasia de células C precede o desenvolvimento de CMT. Embora o CMT seja malignidade relativamente indolente, há diferenças distintas nos resultados entre CMT esporádico e CMT no contexto de NEM2A e NEM2B. Em um banco de dados italiano de pacientes com CMT, a sobrevida global em 10 anos era de 84,4%; contudo, a sobrevida era pior em pacientes de NEM2B, com 60%, em comparação a CMT esporádico e em portadores de NEM2A, com 80,4% e 94%, respectivamente. Preditores independentes de resultados mais insatisfatórios incluíam sexo masculino, tumores maiores que 1 cm e metástases de linfonodos laterais do pescoço.[37]

Uma vez clinicamente aparente, o CMT pode se apresentar como massa no centro do pescoço. Sintomas de efeitos locais como compressão ou rouquidão podem estar presentes em decorrência da invasão do tumor. O CMTF tende a ser multifocal, necessitando de tireoidectomia em todos os casos. O diagnóstico pode ser feito por meio de biopsia por punção com agulha fina e, além da presença de células parafoliculares e corantes para calcitonina, o tecido tem propriedades de coloração semelhantes a amiloide, uma característica que é marca registrada. Praticamente metade dos pacientes tem metástases de linfonodos se o diagnóstico for feito clinicamente em vez de baseado nos níveis de calcitonina. Deve-se avaliar a presença de doença de linfonodos, incluindo o compartimento central (nível VI) e o compartimento lateral (níveis II, III, IV e V). CMT com metástases distantes (fora do pescoço) é incurável, e as metástases podem estar ocultas, com elevações da calcitonina sérica constituindo o único sinal.[31] Locais frequentes de metástases incluem fígado, ossos e pulmões. A presença de metástases piora o prognóstico, com sobrevida de 51% em 1 ano, 26% em 5 anos e 10% em 10 anos.[38] Até 20% dos pacientes de CMT com massa clinicamente evidente e palpável no pescoço já terão metástases no momento do diagnóstico.

As células C secretam calcitonina, que se torna um marcador alternativo útil tanto do diagnóstico quanto de recidiva, já que a calcitonina é produzida por virtualmente todos os CMTs. Historicamente, teste de provocação de calcitonina com pentagastrina era realizado como exame de triagem; porém, este teste já não está mais disponível nos EUA. Após o tratamento cirúrgico de CMT, os níveis de calcitonina podem ser usados para determinar a presença de doença persistente ou recorrente, tanto regional quanto distante. Alguns CMTs produzem antígeno carcinoembrionário (CEA), e embora seja menos útil para o diagnóstico, uma vez que se comprova que um indivíduo tem CMT, esse parâmetro é útil para monitorar pacientes em relação à recidiva pós-tireoidectomia.[31]

US é o método de imagem mais sensível para o pescoço em pacientes com CMT primário, persistente ou recorrente, e é utilizada para obter biopsias por punção com agulha fina tanto de nódulos da tireoide quanto de linfonodos de aparência suspeita no pescoço. TC de pescoço também pode ser útil para o planejamento da cirurgia com doença aparentemente volumosa, já que o contraste iodado não causa problemas para o CMT, uma vez que não se usa IRA no tratamento. A TC pode ser mais útil como método de imagem para doença metastática no tórax e abdome. RM é útil para determinar a presença ou a ausência de metástases de fígado ou para caracterizar melhor lesões hepáticas identificadas na TC. Em alguns casos de CMT, o tumor expressa receptores da somatostatina; ^{68}GaSA-PET/TC foi proposta como adjuvante aos métodos de imagem tradicionais não apenas para detecção da lesão, mas possivelmente para o planejamento terapêutico.[39]

Cirurgia para câncer medular de tireoide

Cirurgia para CMT em pacientes com NEM2 ocorre em uma dentre duas situações. A cirurgia é feita ou em caso de doença já clinicamente aparente, diagnosticada por meio do achado de um nódulo na tireoide ou linfadenopatia cervical mediante exame físico ou de imagem, ou é feita como medida preventiva em uma tentativa de limitar possíveis disseminações do tumor e aumentar a sobrevida.

Para aqueles com doença clinicamente evidente, a preparação para a cirurgia inclui avaliação bioquímica, bem como exames de imagem a fim de determinar a extensão do envolvimento do tumor não apenas no pescoço mas, dependendo do nível de calcitonina pré-operatória, também pode incluir imagens transversais do tórax, abdome e pelve para avaliar a presença de metástases distantes. Diretrizes recomendam verificar os níveis pré-operatórios de calcitonina e CEA aos quais os marcadores tumorais pós-operatórios obtidos possam ser comparados a fim de avaliar a integralidade da ressecção.[31] Além disso, um elemento importante do planejamento pré-operatório de uma cirurgia de CMT é verificar as metanefrinas no plasma ou na urina de 24 horas para excluir a possibilidade de um feocromocitoma concomitante. US do pescoço é a modalidade mais sensível de imagem tanto para tumores primários da tireoide quanto das cadeias linfonodais da lateral do pescoço, embora seja menos sensível para linfonodos centrais do pescoço em razão da tireoide sobrejacente. TC de pescoço realçada com contraste pode ser útil no contexto de um tumor primário grande ou de metástases linfonodais laterais volumosas para calcular a extensão no mediastino e invasão de estruturas vasculares. RM com contraste ou TC incluindo fases arterial e venosa portal são recomendadas em pacientes com níveis de calcitonina acima de 500 pg/mℓ para avaliar a presença de doença metastática distante,[31] embora isso possa não impactar a decisão de ressecar o tumor primário e as metástases regionais de linfonodos.

No mínimo, deve-se realizar tireoidectomia total em todos os pacientes com CMT, já que praticamente 90% dos pacientes com a forma familiar de CMT terão doença multifocal bilobar. A cirurgia inicial também deve sempre incluir uma dissecção bilateral central de linfonodos (nível VI) orientada ao compartimento, ou seja, uma remoção de todo o tecido dos linfonodos em bloco no compartimento ligado pelo osso hioide superiormente, pela veia inominada inferiormente, pelas bainhas da carótida lateralmente, e anterior à traqueia, nervos laríngeos recorrentes e camada mais profunda da fáscia cervical, quer pareçam estar clinicamente envolvidos ou não. O índice de metástases de linfonodos no nível VI é excessivamente alto, encontradas tanto no compartimento ipsilateral quanto contralateral e variando de 50 a 80%.[40] Mesmo nódulos aparentemente normais devem ser removidos, já que a inspeção intraoperatória realizada pelo cirurgião tem baixas sensibilidade e especificidade para detecção de nódulos envolvidos, de 65% e 47%, respectivamente.[41] Tanto o compartimento nodal lateral ipsilateral quanto contralateral, de níveis II a V, também estão frequentemente envolvidos. Os índices de ocorrência de metástases de nódulos laterais dependem do tamanho do tumor primário bem como da extensão de envolvimento do compartimento central, e os níveis pré-operatórios de calcitonina e CEA têm correlação positiva com a presença de metástases de nódulos laterais.[31] Idealmente, o compartimento central deve ser tratado no momento da operação inicial, já que revisões cirúrgicas no nível VI são mais arriscadas, com maiores taxas tanto de lesão no nervo laríngeo recorrente quanto de hipoparatireoidismo permanente em revisões cirúrgicas. US tem altas sensibilidade e especificidade, de 83,5% e 97,7%, respectivamente, para o compartimento lateral do pescoço. Além disso, os compartimentos laterais do pescoço são anatomicamente separados do pescoço central, e as implicações do aumento do índice tanto de lesão do nervo laríngeo recorrente quanto de hipoparatireoidismo não se aplicam como para o compartimento central. Portanto, diretrizes recomendam uma abordagem personalizada para cada paciente ao considerar dissecção lateral do pescoço no momento da cirurgia inicial. Deve-se prestar especial atenção à identificação das glândulas paratireoides na cirurgia a fim de manter sua função. Idealmente, elas devem ser mantidas *in situ*, mas em situações em que isso não for possível, elas podem ser autotransplantadas ou no músculo esternocleidomastóideo ou no músculo braquiorradial do antebraço, dependendo do contexto familiar e da probabilidade de desenvolvimento de HPTP.

O objetivo da cirurgia preventiva nos que comprovadamente são portadores de mutações *RET* é limitar o potencial de disseminação metastática do CMT e aumentar a sobrevida global, já que essencialmente todos os pacientes de NEM2 desenvolverão CMT em algum momento da vida. O aumento da sobrevida está vinculado à realização da tireoidectomia e da dissecção do nódulo central quando os níveis de calcitonina forem ou indetectáveis ou quando não houver CMT clinicamente aparente. Portanto, a tireoidectomia preventiva ou "profilática" é recomendada em bebês, crianças e adolescentes, e as recomendações são estratificadas de acordo com a mutação presente.

Com a publicação das diretrizes da American Thyroid Association (ATA) de 2015, o manejo de CMT foi atualizado. Nas edições anteriores, as categorias A, B, C e D eram utilizadas para definir o risco, em que o risco está relacionado à agressividade do CMT; A é a categoria mais baixa e D é a mais alta. Com a edição revisada, essas categorias passaram a ser denominadas categorias de risco moderado (ATA-MOD), alto (ATA-H), e o mais alto (ATA-HST). Todos os pacientes com NEM2B são classificados como risco ATA-HST, antigamente chamado de D, em decorrência da manifestação precoce de CMT nesses pacientes e do curso mais agressivo da doença. A categoria C é agora ATA-H e inclui pacientes com mutações nos códons C634 e A883F. As categorias A e B agora foram combinadas na categoria ATA-MOD e incluem pacientes com todas as demais mutações *RET*, exceto M918T, C634, e A883F.[31] As recomendações de tratamento são então estratificadas com base na categoria de risco, resumidas na Tabela 41.1. As recomendações são semelhantes às publicadas por outras sociedades.

Pacientes na categoria de risco ATA-MOD devem iniciar suas triagens anuais com exames físicos e ultrassonográficos bem como com medições dos níveis de calcitonina realizados a intervalos de 6 a 12 meses a partir dos 5 anos. O momento da tireoidectomia pode então ser determinado pelo uso dos níveis de calcitonina.[31] Em uma série de banco de dados de pacientes jovens, os que foram operados com níveis de calcitonina abaixo de 30 pg/mℓ não apresentaram doença persistente ou recorrente durante o período de acompanhamento.[42] Em outra série de pacientes submetidos à cirurgia preventiva, a média de idade no momento da detecção de ausência de metástases nodais era de 10 anos.[43] Portanto, para essa categoria, o tipo de cirurgia pode ser individualizado com base nos níveis de calcitonina e na idade no momento da cirurgia; a extensão da cirurgia pode somente ser tireoidectomia total em vez de tireoidectomia total com dissecção de linfonodo central. O período de acompanhamento nesse grupo pode se prolongar por vários anos, e há possibilidade de perda de continuidade. Esses fatores devem ser considerados ao programar uma cirurgia preventiva.[31]

Pacientes que se encontrem na categoria de risco ATA-H devem ser submetidos à tireoidectomia preventiva aos 5 anos ou antes se os níveis de calcitonina determinarem o contrário. A inclusão de dissecção de linfonodo central no momento da tireoidectomia total é baseada nos níveis pré-operatórios de calcitonina, bem como na inspeção intraoperatória dos linfonodos.[31]

A recomendação para crianças incluídas na categoria de risco ATA-HST, limitada aos portadores de NEM2B e mutação M918T, é que elas devem ser submetidas à tireoidectomia total no primeiro ano de vida. A decisão de realizar dissecção de linfonodo central no momento da cirurgia é determinada com base na presença de linfonodos nível VI clinicamente suspeitos e na capacidade do cirurgião de identificar e preservar as glândulas paratireoides.[31] Crianças operadas em idade mais precoce são mais propensas a obter cura bioquímica, com níveis indetectáveis de calcitonina e aumento da sobrevida. A maioria desenvolverá CMT até os 16 anos

Mutação RET	Síndrome clínica	Categoria de risco ATA	Idade na TT	FEO	HPTP	Idade de início de triagem, anos	Outras condições
M918T	NEM2B	HST	< 12 meses	S	N	11	-
C634	NEM2A	H	< 5 anos	S	S	11	ALC
A883F	NEM2A	H	< 5 anos	S	S	11	-
G533C	NEM2A	MOD	> 5 anos*	S	N	16	-
C609	NEM2A	MOD	> 5 anos*	S	S	16	HD
C611	NEM2A	MOD	> 5 anos*	S	S	16	HD
C618	NEM2A	MOD	> 5 anos*	S	S	16	HD
C620	NEM2A	MOD	> 5 anos*	S	S	16	HD
C630	NEM2A	MOD	> 5 anos*	S	S	16	-
D631	NEM2A	MOD	> 5 anos*	S	N	16	-
K666E	NEM2A	MOD	> 5 anos*	S	N	16	-
E768D	CMTF	MOD	> 5 anos*	N	N	16	-
L790F	NEM2A	MOD	> 5 anos*	S	S	16	-
V804L	NEM2A	MOD	> 5 anos*	S	S	16	-
V804M	NEM2A	MOD	> 5 anos*	S	S	16	ALC
S891A	NEM2A	MOD	> 5 anos*	S	S	16	-
R912P	CMTF	MOD	> 5 anos*	N	N	16	-

Tabela 41.1 Resumo das recomendações para tireoidectomia profilática e triagem em NEM2.

*A triagem se inicia aos 5 anos, e o momento da TT pode ser estabelecido com base nos níveis de calcitonina. Categorias da American Thyroid Association (ATA): *HST*, mais alto; *H*, alto; *MOD*, moderado. *ALC*, amiloidose de líquen cutâneo; *Feo*, feocromocitoma; *HD*, doença de Hirschprung; *HPTP*, hiperparatireoidismo primário; *NEM2*, síndromes de neoplasia endócrina múltipla tipo 2; *TT*, tireoidectomia profilática. (Adaptada de Wells SA Jr, Asa SL, Dralle H, et al. Revised American Thyroid Association guidelines for the management of medullary thyroid carcinoma. *Thyroid*. 2015;25:567-610.)

e provavelmente apresentará as características físicas associadas a NEM2B. Portanto, a triagem de NEM2B ou CMT deve ser considerada em crianças com o fenótipo físico típico.

Os desfechos para as formas familiares de CMT dependem amplamente da idade e do estágio no momento do tratamento cirúrgico. Em uma população de pacientes com CMT associado a NEM2, a sobrevida global em 5 e 10 anos era de 100% e 94%, respectivamente, e a sobrevida livre da doença em 5 e 10 anos era de 92,9% e 71,6%, respectivamente, com média de idade no momento do diagnóstico de 43,9 anos. Idade, níveis pré-operatórios de calcitonina e presença de invasão vascular eram todos preditores de sobrevida.[44] Em outra série de pacientes, aproximadamente um terço alcançou cura bioquímica, ou normalização da calcitonina, com o tratamento cirúrgico adequado,[45] o qual foi relacionado a aumento da sobrevida. Em última análise, porém, portadores de mutações *RET* requerem acompanhamento vitalício não apenas para detecção de CMT recorrente, mas, após tireoidectomia total, os pacientes necessitam de reposição de hormônio da tireoide para chegar aos níveis fisiológicos. Os níveis de calcitonina e CEA devem ser verificados a cada 3 meses depois da cirurgia, ou, se indetectáveis após a cirurgia, o intervalo pode ser prolongado para 6 a 12 meses.

Doença recorrente e metastática

Aproximadamente 50% dos pacientes com CMT terão doença persistente ou recorrente após a cirurgia inicial. Esses pacientes são identificados ou por massa palpável no pescoço após a cirurgia ou como evidenciado pelos níveis de calcitonina. Dependendo do grau de elevação da calcitonina, ou se seu nível estiver subindo, deve-se considerar e avaliar a presença de doença metastática distante, conforme comentado anteriormente. Recidivas regionais, ou seja, as que se limitam ao pescoço, são mais bem manejadas com revisão cirúrgica. Os benefícios da revisão cirúrgica no pescoço incluem possibilidade de alcançar a cura bioquímica, a qual é conhecida por sua correlação com a sobrevida, bem como possivelmente identificar pacientes que possam ter elevações de calcitonina como consequência de metástases distantes, uma vez que o pescoço está livre de doença. A cirurgia de revisão no pescoço deve ser focada no tratamento de compartimentos com doença não passível de visualização nos exames de imagem ou comprovada por biopsia; a cirurgia é realizada de maneira orientada ao compartimento. Além da cirurgia, existem poucas opções de tratamento. IRA pós-operatório não é indicado, já que as células C não absorvem o iodo. Radioterapia por feixe externo é de pouca utilidade para o tratamento de doença recorrente no pescoço, além de não melhorar a sobrevida. Ela pode desempenhar um papel como paliativo em metástases ósseas. Quimioterapias citotóxicas de agente único ou de combinação têm pouca resposta ao tratamento e normalmente não são usadas como primeira linha de terapia.[31] Compreender a genética do CMT possibilitou o desenvolvimento de terapias-alvo que se encaixam principalmente na classe de agentes conhecida como inibidores da tirosinoquinase. Vandetanibe é o principal agente utilizado, e em estudos clínicos foram observadas respostas tanto parciais quanto totais. Também demonstrou melhorar a sobrevida livre de progressão, e seu uso em CMT metastático foi aprovado pela agência reguladora de medicamentos dos EUA, a Food and Drug Administration (FDA).[46]

Feocromocitoma

Feocromocitomas são tumores que se originam das células cromafins da medula suprarrenal. Essas células secretam catecolaminas, que são produzidas em excesso no contexto de um feocromocitoma. Sintomas típicos de feocromocitoma incluem sudorese, tremores, dores de cabeça, rubor, palpitações e ansiedade. A idade típica de diagnóstico é entre 30 e 40 anos, embora feocromocitomas também possam ser detectados em crianças e adolescentes. A identificação de um feocromocitoma antes do manejo cirúrgico de CMT é fundamental para evitar crise hipertensiva intraoperatória e óbito, e sua avaliação é feita por meio de contagem de metanefrinas plasmáticas ou urinárias de duração específica antes da cirurgia. Se for identificado um feocromocitoma antes da tireoidectomia, então, em quase todas as situações, deve-se primeiro realizar uma adrenalectomia para normalizar os níveis de catecolamina.

Comparado a pacientes com feocromocitoma esporádico, feocromocitomas associados a NEM2 ocorrem em pacientes mais jovens, geralmente são bilaterais e contêm níveis mais elevados de metanefrina basal. Em uma série de pacientes, os que tinham feocromocitoma associado a NEM2 eram mais de 10 vezes mais jovens em média e tinham tumores bilaterais em aproximadamente 50% das vezes.[47] Em outra série de pacientes, feocromocitoma foi diagnosticado concomitantemente com CMT em 34% dos pacientes, destacando a importância da triagem de feocromocitoma anteriormente à tireoidectomia. No mesmo grupo, a sobrevida foi equivalente em pacientes com CMT com e sem feocromocitoma.[48] A mutação mais comumente identificada em pacientes com feocromocitoma é uma mutação no códon 634 seguida por mutações no códon 918.[47,48] Em pacientes com mutação no códon 634, a penetrância é de 25% até os 30 anos, 52% aos 50 anos, e de 88% aos 77 anos, enquanto todos os pacientes com mutação no códon 918 (NEM2B) desenvolveram um feocromocitoma até os 56 anos. Em todas as demais mutações, a penetrância é de 32%.

Feocromocitoma associado a NEM2 tende a ser benigno, mas, pela possibilidade de recorrência e bilateralidade, os pacientes necessitam de monitoramento vitalício. Eles podem ser malignos, embora seja incomum, ocorrendo em menos de 5% das vezes.

Todos os pacientes com NEM2A ou NEM2B devem ser investigados quanto à presença de feocromocitoma. As recomendações de triagem são estratificadas de acordo com as categorias de risco da ATA, nas quais pacientes HST, H e MOD começam a ser triados nas idades de 11, 11 e 16 anos, respectivamente.[31] Contagens de metanefrinas e normetanefrinas livres no plasma e de metanefrinas e normetanefrinas urinárias de 24 horas devem ser feitas no mínimo anualmente. Se houver qualquer anormalidade nos exames, ou seja, níveis elevados de qualquer um desses parâmetros, devem-se realizar outros exames de imagem com TC ou RM do abdome para avaliar a presença de massa suprarrenal.

Pacientes com confirmação de feocromocitoma devem ser submetidos à ressecção cirúrgica. O procedimento de escolha para o tratamento cirúrgico é a adrenalectomia laparoscópica ou retroperitonioscópica, e a seleção do procedimento depende da *expertise* do cirurgião (Figura 41.7). A segurança de qualquer um desses procedimentos é bem estabelecida, e eles são equivalentes entre si. Adrenalectomias minimamente invasivas estão associadas a períodos mais curtos de hospitalização e menos dor pós-operatória em comparação à adrenalectomia aberta. Adrenalectomia transabdominal laparoscópica pode ser melhor para lesões maiores; no entanto, ainda é opção adequada para feocromocitomas maiores também. Se houver qualquer evidência radiológica de invasão de órgãos ou estruturas adjacentes, deve-se presumir então que se trate de um feocromocitoma maligno, e é preferível, nesse caso, uma adrenalectomia aberta.

Uma grande preocupação em torno da cirurgia de remoção de feocromocitoma associado a NEM2 é a probabilidade de que ele seja bilateral ou recidive com o tempo, e que os pacientes possivelmente necessitarão de múltiplas cirurgias. Por isso, quando

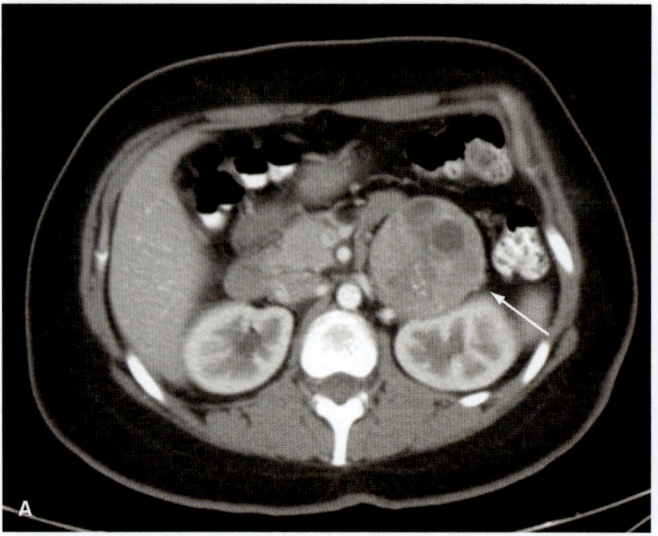
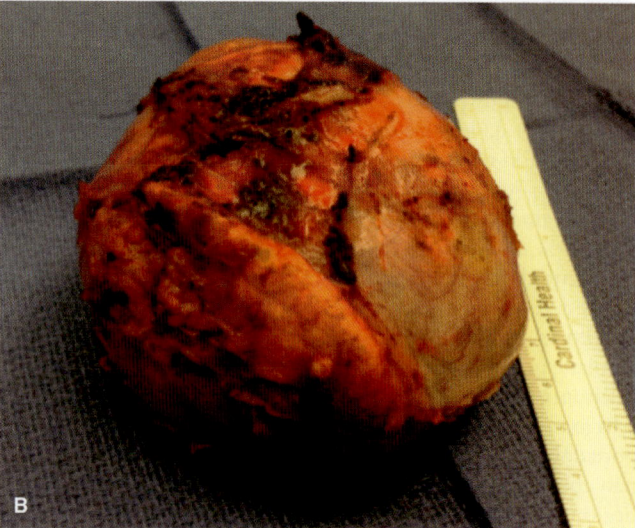

Figura 41.7 A. Aparência típica de um feocromocitoma na tomografia computadorizada, indicado pela *seta*. **B.** Feocromocitoma suprarrenal ressecado.

viável, uma adrenalectomia parcial ou poupadora de córtex deve ser realizada. A segurança desse procedimento está estabelecida; ele é feito na tentativa de evitar insuficiência suprarrenal. Situações em que a preferência é pela realização de adrenalectomia poupadora de córtex incluem pacientes cuja glândula suprarrenal contralateral tenha sido removida e pequenos tumores nos quais exista uma porção de glândula suprarrenal de aparência normal que poderia potencialmente ser deixada *in situ*. Aproximadamente 90% dos pacientes após adrenalectomia poupadora de córtex permanecerão independentes de esteroides.[49] A decisão de realizar uma adrenalectomia poupadora de córtex deve ser ponderada em relação aos riscos de desenvolvimento de outro feocromocitoma ao longo da vida do paciente, e as decisões de tratamento devem ser individualizadas com base em detalhes específicos do paciente. Todos os pacientes submetidos à cirurgia em decorrência de um feocromocitoma devem receber a preparação pré-operatória apropriada com um alfabloqueador ou um bloqueador do canal de cálcio.

Hiperparatireoidismo primário

Até um terço dos pacientes com NEM2A pode desenvolver HPTP, e a probabilidade de desenvolvimento pode ser projetada com base em qual mutação está presente. HPTP não é encontrado em pacientes com NEM2B ou com CMTF; portanto, triagem e monitoramento não são indicados. O HPTP tende a ocorrer mais precocemente e é mais comumente encontrado em pacientes com mutações no códon 634, categoria ATA-H.[50] A idade recomendada para início da triagem e monitoramento anual deve seguir as mesmas recomendações para feocromocitoma. Pacientes das categorias ATA-H e ATA-MOD devem iniciar os exames anuais de níveis de cálcio e PTH aos 11 e 16 anos, respectivamente.[31]

Opções para manejo cirúrgico incluem paratireoidectomia subtotal, deixando uma porção de uma glândula *in situ*, paratireoidectomia total com autotransplante no músculo braquiorradial do antebraço, ou paratireoidectomia com remoção apenas de glândulas de aparência anormal guiada pelas contagens intraoperatórias de PTH a fim de determinar se o paciente foi bioquimicamente curado. Com o tempo, o manejo cirúrgico de HPTP no contexto de NEM2A evoluiu para este último procedimento, no qual somente as glândulas de aparência anormal são removidas no momento da cirurgia. O índice de doença tanto persistente quanto recorrente é baixo, mesmo com paratireoidectomia focada ou guiada por imagem. Para o planejamento de uma paratireoidectomia focada, devem-se obter imagens pré-operatórias de acordo com o conforto e a experiência do cirurgião com a interpretação do exame. Pacientes que desenvolvem HPTP após tireoidectomia para CMT devem fazer novos exames de imagem antes de serem submetidos à cirurgia de revisão do pescoço a fim de localizar a glândula ou glândulas anormais.[31]

CONCLUSÃO

O manejo de NEM evoluiu com o tempo e foi intensamente impactado tanto pelo maior conhecimento sobre a história natural da doença quanto pela descoberta e caracterização das mutações genéticas relacionadas. A identificação de mutação no gene *MEN1* ou no gene *RET* oferece um modo de o cirurgião prever o curso da doença com o tempo e elaborar o cuidado personalizado de cada paciente. Pode-se oferecer cirurgia preventiva a pacientes com NEM2 e eles podem ser curados do CMT. Os que têm NEM1 podem ser devidamente monitorados para evitar sequelas de progressão maligna de TNEs. A exclusão da presença de mutação em familiares conhecidos pode evitar testes vitalícios desnecessários. O monitoramento e o tratamento continuarão sendo personalizados com o tempo à medida que se aprende mais sobre a patogênese dessas doenças, resultando em melhores desfechos para as pessoas afetadas.

Parte 9

Esôfago

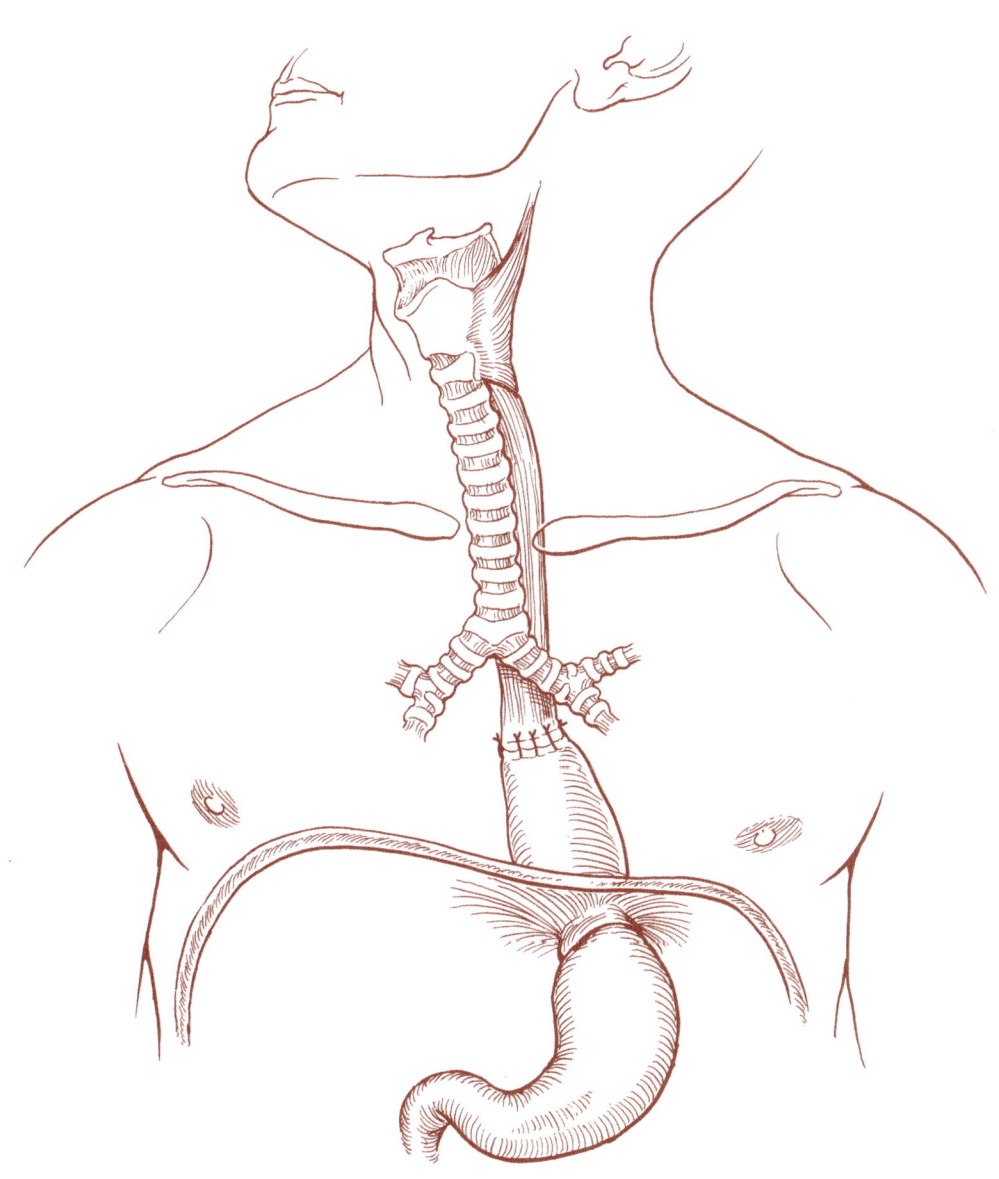

42

Esôfago

Ravi Rajaram, Jonathan D. Spicer, Rajeev Dhupar, Jae Y. Kim, Boris Sepesi, Wayne L. Hofstetter

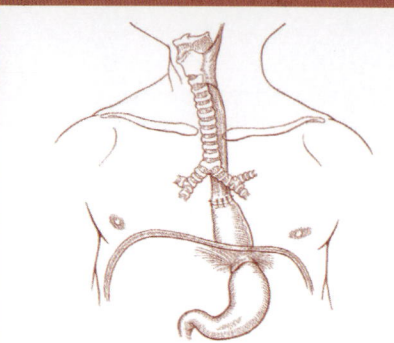

VISÃO GERAL DO CAPÍTULO

Anatomia
  Abertura esofágica
  Camadas esofágicas
  Estreitamento anatômico
  Junção gastresofágica
  Vasculatura
  Vasos linfáticos
  Inervação
Fisiologia
  Deglutição
  Mecanismo de refluxo
Diagnóstico e tratamento de distúrbios de motilidade esofágica
  Diagnóstico
  Distúrbios de motilidade do corpo esofágico
  Distúrbios de motilidade do esfíncter esofágico inferior
  Distúrbios de motilidade que afetam tanto o corpo esofágico quanto o esfíncter esofágico inferior
Distúrbios diverticulares
  Divertículo faringoesofágico (Zenker)
  Divertículos medioesofágicos
  Divertículos epifrênicos

Doença do refluxo gastresofágico
  Tratamento clínico
  Exames investigativos
  Terapia cirúrgica
Distúrbios benignos adquiridos do esôfago
  Doença esofágica adquirida
Tumores benignos e raros do esôfago
  Tumores benignos do esôfago
  Tumores malignos raros do esôfago
Câncer de esôfago
  Epidemiologia do câncer de esôfago
  Diagnóstico e estadiamento de câncer de esôfago
  Abordagem em casos de câncer de esôfago em estádio inicial
  Displasia de grau elevado e cânceres superficiais
  Câncer de esôfago localmente avançado
  Papel da cirurgia na terapia trimodal e cirurgia de resgate
  Seguimento
  Opções paliativas para câncer de esôfago
Resumo

Um órgão que ocupa a distância desde o pescoço até o estômago, o esôfago, por toda sua simplicidade como tubo, é, na verdade, um órgão complexo e relativamente resistente. Ele atravessa o mundo externo e passa pelo precioso território do mediastino. O esôfago funciona em áreas que se alternam em termos de alterações de pressão, indo desde a pressão atmosférica até o vácuo. Ainda assim, a precisão de um esôfago normal é virtualmente irreconhecível. Nós engolimos sem esforço, dor ou consciência; mas com a introdução de doença no órgão, incorremos em graus variados de afecções, algumas bastante graves e invariavelmente crônicas. Ainda precisamos encontrar soluções perfeitas para a maior parte da disfunção que descreveremos nesta seção, e a substituição do esôfago neste ponto é obtida somente por meio da substituição de tecidos, e não por sua renovação. Em última análise, entre os "consertos" que são descritos, nada funciona tão bem quanto o órgão original saudável. Contudo, avanços nos cuidados perioperatórios, na segurança cirúrgica e técnicas minimamente invasivas bem como endoscópicas têm melhorado os desfechos dos pacientes em várias patologias esofágicas. No entanto, as futuras gerações de esofagologistas têm a oportunidade de inovar ainda mais e contribuir para o manejo deste complexo órgão. Nossa esperança é que este capítulo sirva como uma introdução ao esôfago e seus diversos tipos de função e disfunção. Pode-se passar uma vida inteira mergulhado em cada uma dessas áreas.

ANATOMIA

O esôfago é um tubo muscular de duas camadas revestido por mucosa que atravessa o pescoço, o tórax e o abdome, apoiado discretamente no mediastino posterior. Ele começa na base da faringe, na altura da vértebra C6, e termina no abdome, onde se une à cárdia do estômago na altura da vértebra T11 (Figura 42.1). Ao longo de seu curso de 25 a 30 cm, ele vai percorrendo um caminho sinuoso, dando passagem a estruturas vitais. O esôfago cervical começa como uma estrutura de linha média que se desvia ligeiramente para a esquerda da traqueia conforme passa pelo pescoço em direção à abertura torácica. No nível da carina, ele se desvia para a direita para acomodar o arco da aorta. Ele então serpenteia de volta sob o brônquio principal esquerdo e permanece ligeiramente desviado para a esquerda conforme adentra o diafragma pelo hiato esofágico no nível da décima primeira vértebra torácica. No pescoço e no tórax superior, o esôfago está fixado entre a coluna vertebral posteriormente e a traqueia anteriormente. No nível da carina, o coração e o pericárdio ficam encostados diretamente em posição anterior em relação ao esôfago torácico. Imediatamente antes de entrar no abdome, o esôfago é empurrado anteriormente pela aorta torácica descendente que acompanha o esôfago do diafragma até o abdome, separado pelo ligamento arqueado mediano.

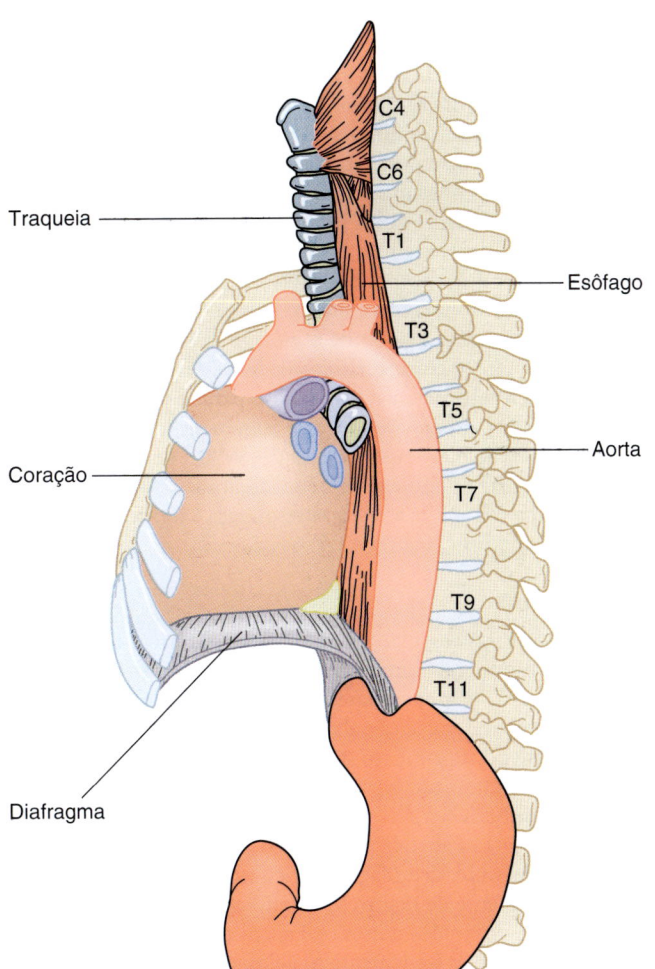

Figura 42.1 Trajeto do esôfago.

A jornada do esôfago muscular começa e termina com duas zonas distintas de alta pressão, o esfíncter esofágico superior (EES) e o esfíncter esofágico inferior (EEI). Depois de passar pelo EES, são encontrados quatro segmentos esofágicos: os esôfagos faríngeo, cervical, torácico e abdominal. O EEI é a saída por onde a passagem para o estômago é então realizada.

Abertura esofágica

A zona de alta pressão na abertura do esôfago é o EES, que marca anatomicamente o fim de uma configuração complexa de músculos que começa na laringe e faringe posterior e termina no pescoço. Os músculos constritores da faringe são três músculos consecutivos que começam na base do palato e que terminam na crista do esôfago. Os músculos constritores superiores e médios da faringe, bem como os músculos oblíquo, transverso e cricoaritenóideo posterior, se encontram imediatamente proximais ao EES e servem para ancorar a faringe e a laringe a estruturas na boca e palato. Estes músculos também auxiliam na deglutição e fala, mas não são responsáveis pelas altas pressões observadas no EES. O músculo constritor inferior da faringe é a ponte final entre a musculatura da faringe e do esôfago.

Inserindo-se na rafe faríngea média, o músculo constritor inferior da faringe é composto por dois leitos musculares consecutivos – o tireofaríngeo e o cricofaríngeo – que se originam bilateralmente das porções laterais das cartilagens tireóidea e cricóidea, respectivamente. A transição entre as fibras oblíquas do músculo tireofaríngeo e as fibras horizontais do músculo cricofaríngeo cria um ponto de potencial fragilidade, conhecido como triângulo de Killian (local onde se origina o divertículo de Zenker). O músculo cricofaríngeo é responsável por gerar uma zona de alta pressão que marca a posição do EES e do introito esofágico. Sua distinta disposição curvada das fibras musculares é exclusiva e serve como transição para a musculatura esofágica circular. Este ponto da transição é flanqueado pelos músculos esofágicos longitudinais que se estendem superiormente até se fixarem à porção média da superfície posterior da cartilagem cricóidea e formarem a área de Laimer em forma de V.

Camadas esofágicas

O esôfago é constituído de duas camadas próprias, a mucosa e a muscular própria. Ele se distingue das outras camadas do trato alimentar por sua falta de uma camada serosa. A mucosa é a camada mais interna e consiste em epitélio escamoso na maioria de seu trajeto. Os 1 ou 2 cm distais da mucosa esofágica apresentam a transição para a mucosa cárdica ou epitélio colunar de junção em um ponto conhecido como linha Z (Figura 42.2). Dentro da mucosa, há quatro camadas distintas: o epitélio, a membrana basal, a lâmina própria e a camada muscular da mucosa. Bem embaixo da camada muscular da mucosa está a submucosa (Figura 42.3). Dentro dela há uma rede felpuda de estruturas linfáticas e vasculares, bem como glândulas mucosas e o plexo nervoso de Meissner.

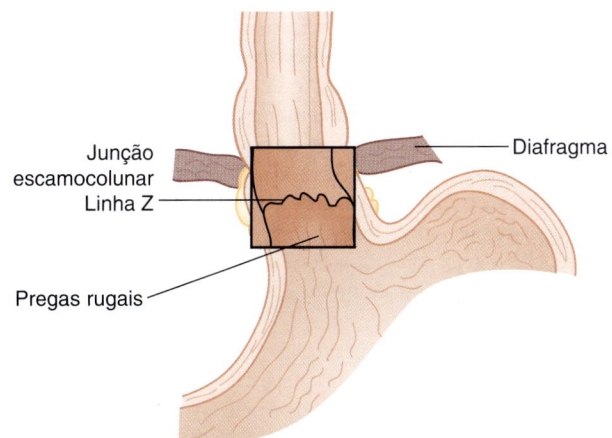

Figura 42.2 Linha Z.

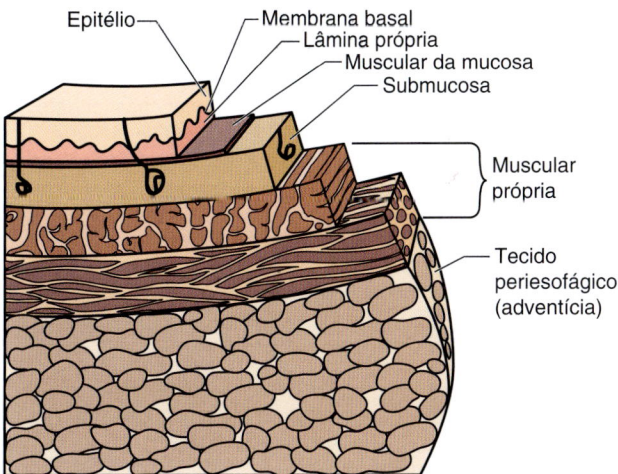

Figura 42.3 Camadas do esôfago. (Adaptada de Pearson FG, Cooper JD, Deslauriers J, et al. *Esophageal surgery*. 2nd ed. New York, NY: Churchill Livingstone; 2002:124.)

Envelopando a mucosa, diretamente adjacente à submucosa, se encontra a muscular própria. Abaixo do músculo cricofaríngeo, o esôfago é composto por dois feixes musculares concêntricos: o circular interno e o longitudinal externo (Figura 42.4). Ambas as camadas do terço superior do esôfago são estriadas, enquanto as camadas dos dois terços inferiores são de músculo liso. Os músculos circulares são uma extensão do músculo cricofaríngeo e atravessam a cavidade torácica em direção ao abdome, onde se tornam os músculos circulares medianos da curvatura menor do estômago. O colar de Helvetius marca a transição dos músculos circulares do esôfago para os músculos oblíquos do estômago na incisura (incisura cárdica). Entre as camadas do músculo esofágico se encontra um fino septo constituído de tecido conjuntivo, vasos sanguíneos e uma rede interconectada de gânglios conhecida como plexo de Auerbach. Encobrindo a camada circular interna, os músculos do esôfago começam na cartilagem cricóidea e se estendem até o abdome, onde se unem à musculatura longitudinal da cárdia do estômago. O esôfago é então envolvido por uma camada de adventícia fibroalveolar.

Estreitamento anatômico

A silhueta esofágica lembra uma ampulheta. Há três áreas distintas de estreitamento que contribuem para seu formato. Medindo 14 mm de diâmetro, o músculo cricofaríngeo é o ponto mais estreito do trato gastrintestinal e marca a porção mais superior do esôfago em formato de ampulheta. Localizada exatamente abaixo da carina, onde o brônquio principal esquerdo e a aorta encostam no esôfago, a constrição bronquioaórtica no nível da quarta vértebra torácica cria o estreitamento central e mede de 15 mm a 17 mm. Finalmente, a constrição diafragmática, que mede de 16 mm a 19 mm, marca a porção inferior da ampulheta, e está localizada no ponto em que o esôfago atravessa o diafragma. Entre essas três áreas distintas de constrição anatômica existem duas áreas de dilatação conhecidas como dilatação superior e dilatação inferior. Dentro dessas áreas, o esôfago volta a ter seu diâmetro normal de adulto e mede aproximadamente 2,5 cm.

Junção gastresofágica

O EES e o EEI marcam a entrada e a saída do esôfago, respectivamente. Estes esfíncteres são definidos por uma zona de alta pressão, mas podem ser difíceis de serem identificados anatomicamente. O EES corresponde fielmente ao músculo cricofaríngeo, mas o EEI é mais complexo para discernir. Existem quatro pontos anatômicos que identificam a junção esofagogástrica (JEG): dois endoscópicos e dois externos. Endoscopicamente, há duas considerações anatômicas que podem ser usadas para identificar a JEG. A junção escamocolunar do epitélio (linha Z) pode marcar a JEG desde que o paciente não tenha o esôfago distal substituído por epitélio colunar, conforme observado no esôfago de Barrett. A transição do revestimento esofágico liso para as pregas rugais do estômago pode também identificar precisamente a JEG. Externamente, o colar de Helvetius (ou alça de Willis), onde as fibras do músculo circular do esôfago se unem às fibras oblíquas do estômago, e o coxim de gordura gastresofágica são identificadores consistentes da JEG (Figura 42.5).

Vasculatura

As ricas estruturas vasculares e linfáticas que nutrem e drenam o esôfago servem como uma rede de segurança cirúrgica e como uma via expressa para metástases. A vasculatura é dividida em três segmentos: cervical, torácica e abdominal. O esôfago cervical recebe a maior parte do suprimento sanguíneo das artérias inferiores da tireoide, que se ramificam a partir do tronco tireocervical à esquerda e da artéria subclávia à direita (Figura 42.6). O músculo cricofaríngeo, que marca a abertura do esôfago, é alimentado pela artéria superior da tireoide. O esôfago torácico recebe seu suprimento de sangue diretamente de quatro a seis artérias esofágicas originadas da aorta, bem como dos ramos esofágicos das artérias brônquicas direita e esquerda. É suplementado pelos ramos descendentes das artérias inferiores da tireoide, artérias intercostais e ramos ascendentes do par de artérias frênicas inferiores. O esôfago abdominal recebe seu suprimento de sangue da artéria gástrica esquerda e do par de artérias frênicas inferiores. Todas as artérias que levam sangue ao esôfago terminam em uma fina rede de capilares antes de penetrarem na parede muscular do esôfago. Depois de penetrar e alimentar as camadas musculares, a rede de capilares continua pela extensão do esôfago dentro da camada submucosa.

A drenagem venosa ocorre em paralelo à vasculatura arterial e é tão complexa quanto. Em todas as partes do esôfago, o rico plexo venoso submucoso é a primeira bacia de drenagem venosa do esôfago.

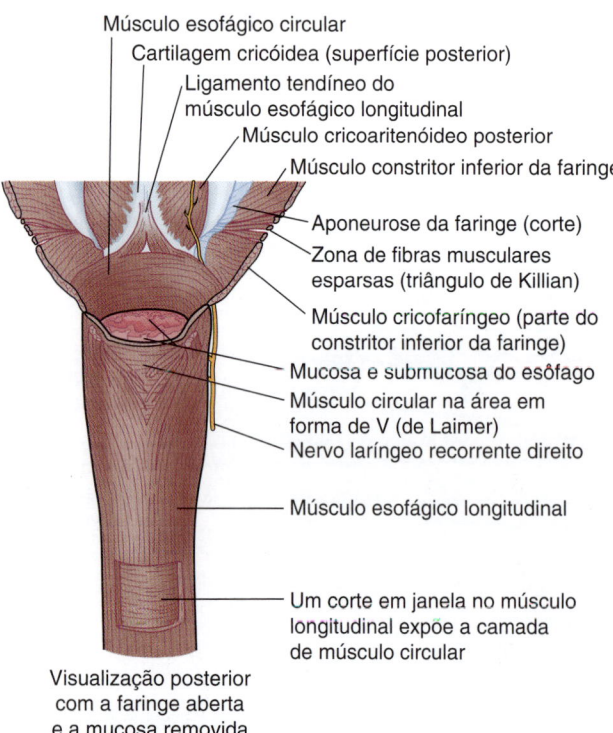

Figura 42.4 Músculos do esôfago.

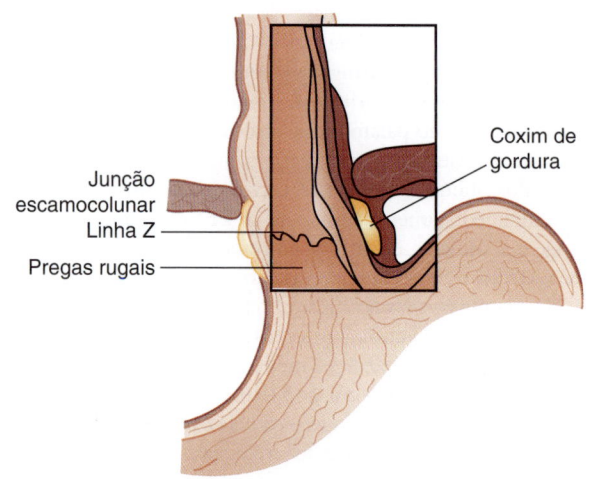

Figura 42.5 Identificadores da junção gastresofágica.

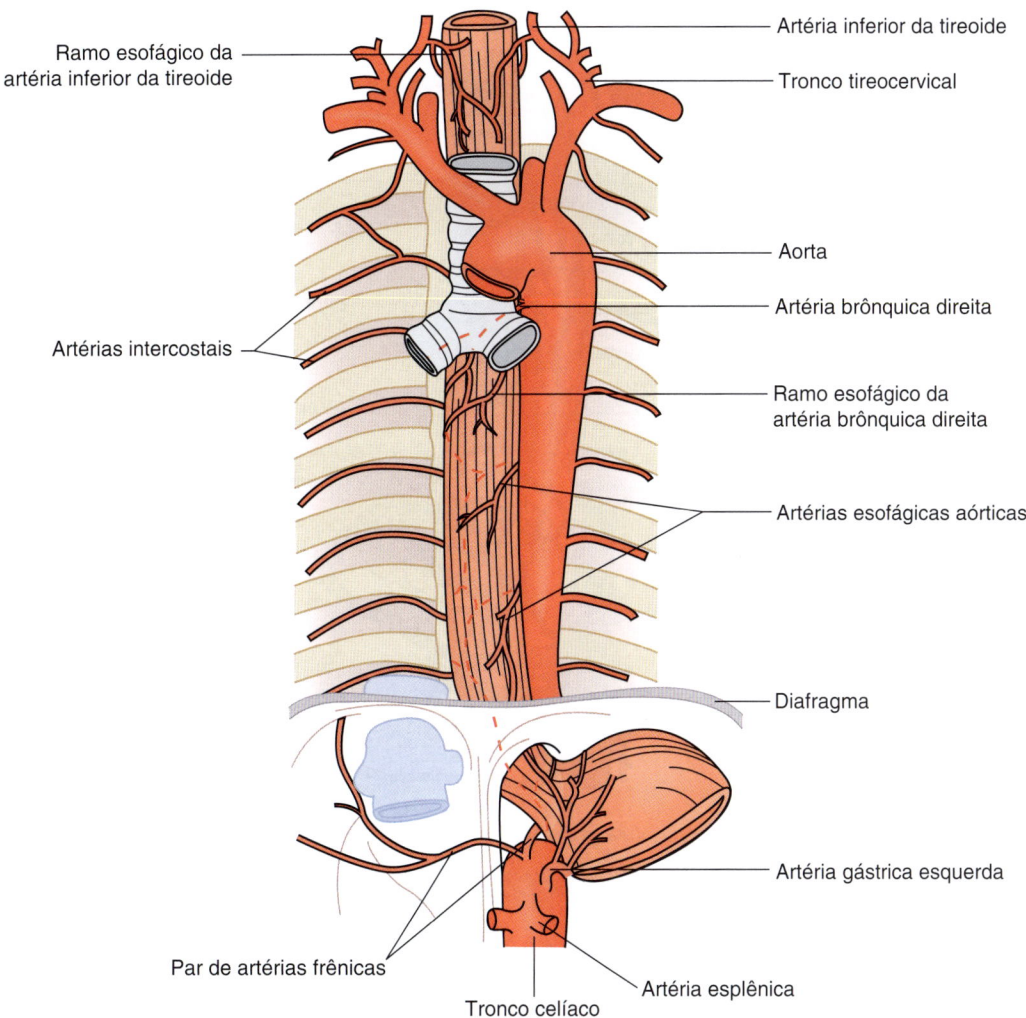

Figura 42.6 Suprimento arterial do esôfago.

No esôfago cervical, o plexo venoso submucoso drena para as veias inferiores da tireoide, que são afluentes da veia subclávia esquerda e da veia braquiocefálica direita (Figura 42.7). A drenagem do esôfago torácico é mais intrincada. O plexo venoso submucoso do esôfago torácico se une ao plexo venoso esofágico mais superficial e às veias comitantes que envolvem o esôfago neste ponto. Este plexo, por sua vez, drena para as veias ázigo e hemiázigo dos lados direito e esquerdo do tórax, respectivamente. As veias intercostais também drenam no sistema venoso ázigo. O esôfago abdominal drena nos sistemas venoso sistêmico e portal por meio das veias frênicas esquerda e direita e da veia gástrica (coronária) esquerda e das veias gástricas curtas, respectivamente.

Vasos linfáticos

A drenagem linfática do esôfago é extensa; ela consiste em dois plexos linfáticos interconectados que se originam das camadas submucosa e muscular. Os vasos linfáticos submucosos penetram na muscular própria e escoam no plexo que corre longitudinalmente na parede esofágica. Eles então saem e drenam nos leitos dos linfonodos regionais. Nos dois terços superiores do esôfago, o fluxo linfático é ascendente, enquanto no terço distal, o fluxo tende a ser descendente. Os vasos linfáticos esofágicos começam no pescoço com drenagem para os linfonodos paratraqueais anteriormente e para os linfonodos cervical lateral profundo e jugular interno lateral e posteriormente. Uma vez dentro do tórax, os vasos linfáticos formam uma matriz de canais interconectados que drenam nos linfonodos do mediastino e no ducto torácico. Anteriormente, todos os linfonodos paratraqueais e subcarinais e os linfonodos paraesofágicos, retrocardíacos e infracardíacos drenam o esôfago.

Outras estações mediastinais, como os linfonodos para-aórtico e do ligamento pulmonar inferior, também podem receber drenagem do esôfago torácico. Posteriormente, linfonodos ao longo do esôfago e das veias ázigo são os locais primários de drenagem (Figura 42.8). A intrincada rede linfática do esôfago permite a disseminação rápida de infecção e tumor para três cavidades corporais. É evidente que o rico suprimento arterial no esôfago o torna um dos órgãos mais resistentes do corpo no que diz respeito à manipulação cirúrgica, enquanto sua drenagem venosa e linfática abrangente criam um desafio oncológico para o controle da migração celular. Estas complexidades anatômicas levam a desafios cirúrgicos no tratamento do câncer de esôfago e outras doenças esofágicas.

Inervação

A inervação do esôfago é simpática e parassimpática (Figura 42.9). O tronco simpático cervical se origina do gânglio superior no pescoço. Ele corre ao lado do esôfago na cavidade torácica, onde termina no gânglio cervicotorácico (estrelado). Ao longo do caminho, ele deriva ramos para o esôfago cervical. O tronco simpático torácico continua desde o gânglio estrelado, derivando ramos

Parte 9 Esôfago

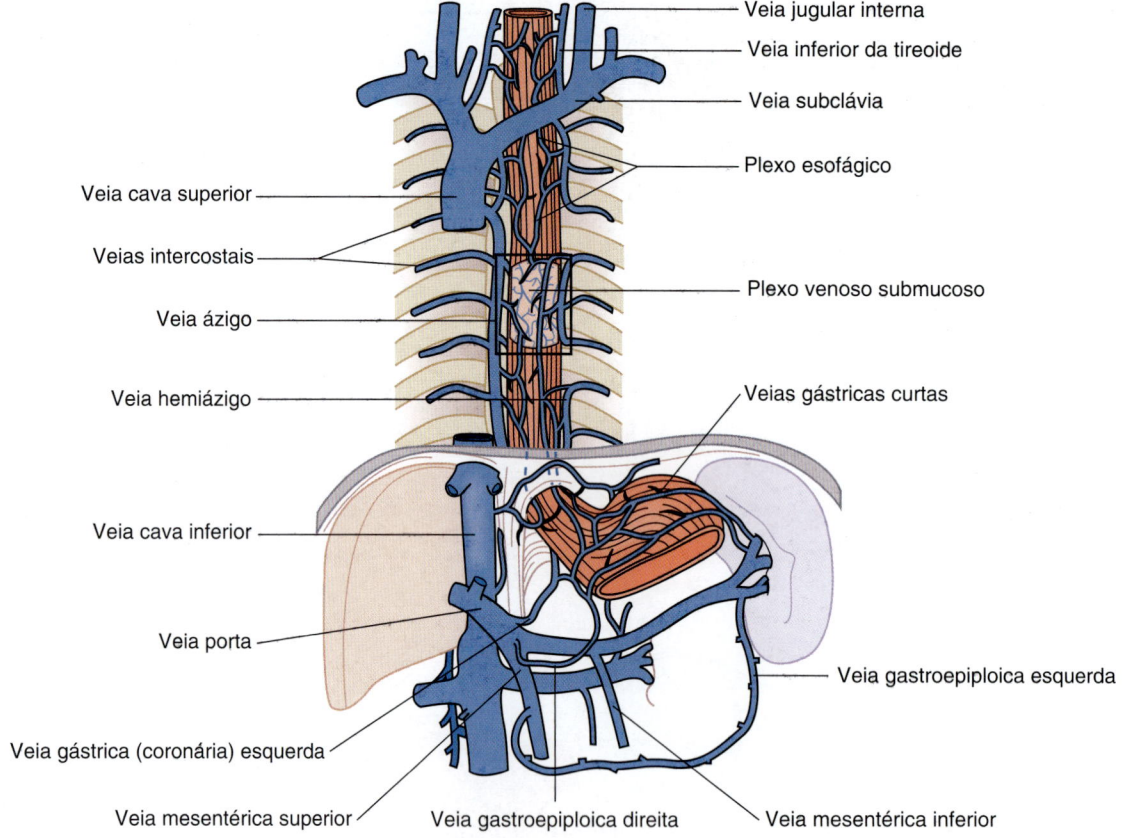

Figura 42.7 Drenagem venosa do esôfago.

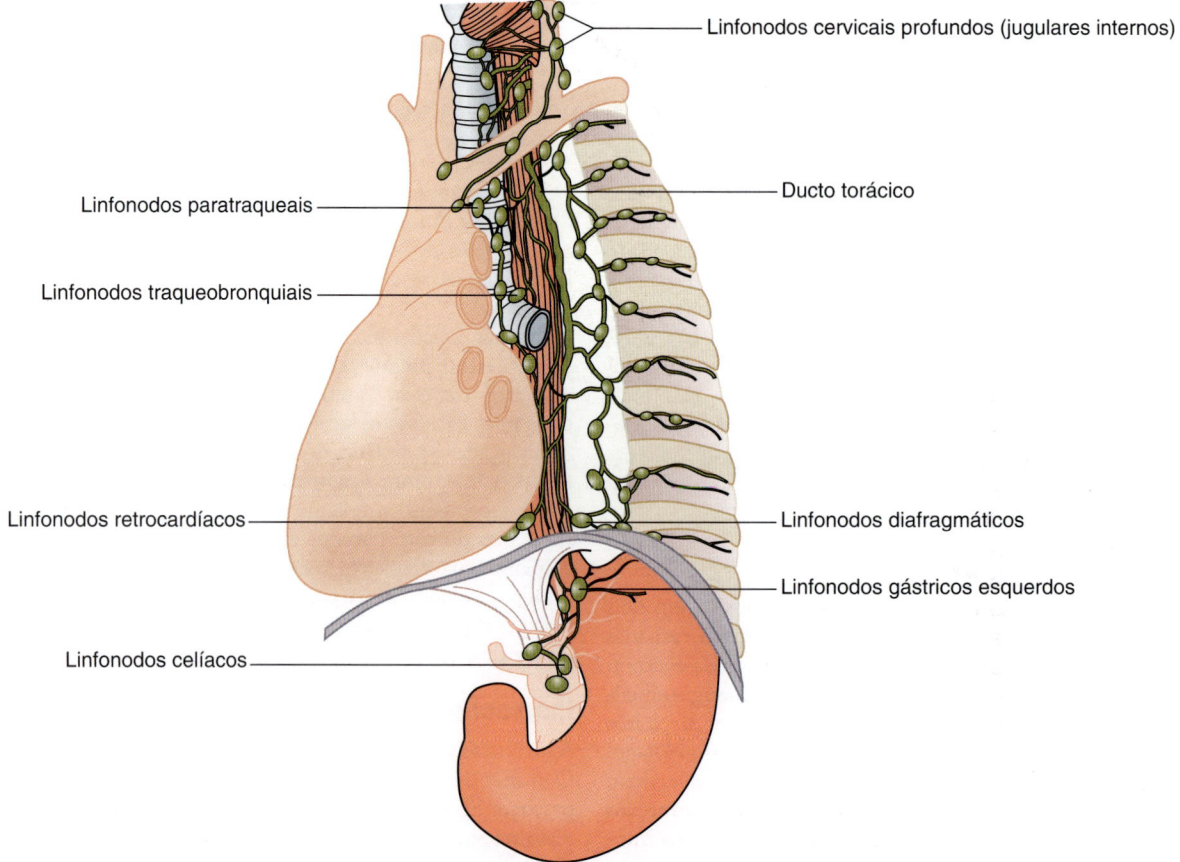

Figura 42.8 Drenagem linfática do esôfago.

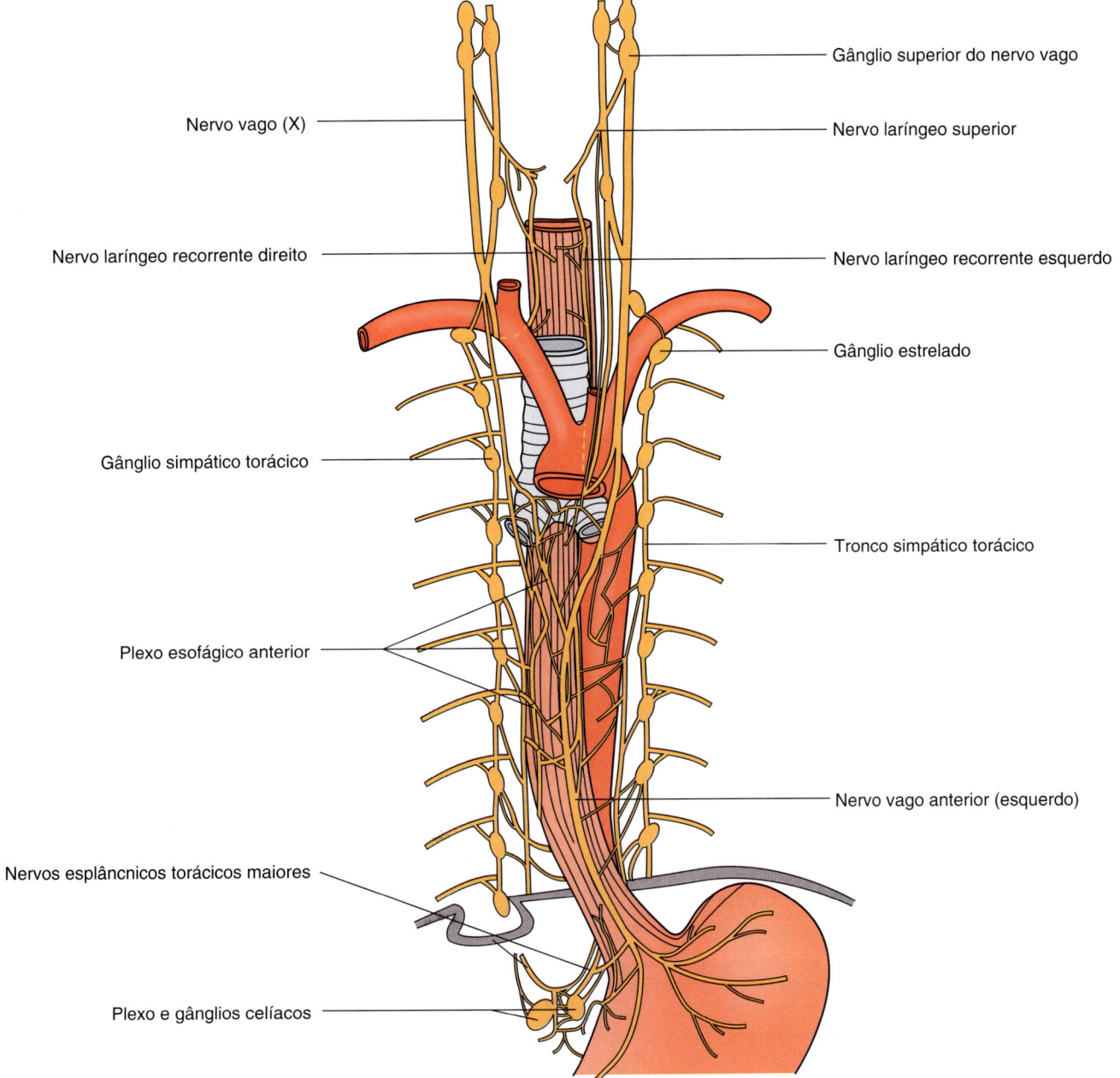

Figura 42.9 Inervação do esôfago.

para o plexo esofágico, que envolve o esôfago torácico anterior e posteriormente. Inferiormente, os nervos esplâncnicos maior e menor inervam o esôfago torácico distal. No abdome, as fibras simpáticas se estendem posteriormente, juto da artéria gástrica esquerda.

As fibras parassimpáticas se originam do nervo vago, que dá origem aos nervos laríngeos superior e recorrente. O nervo laríngeo superior se ramifica nos nervos laríngeos externo e interno que alimentam a inervação motora do músculo constritor inferior da faringe e o músculo cricotireóideo e a inervação sensorial da laringe, respectivamente (Figura 42.10). Os nervos laríngeos recorrentes direito e esquerdo originam-se do nervo vago e fazem uma volta na artéria subclávia direita e no arco aórtico, respectivamente. Eles então correm para cima no sulco traqueoesofágico, entrando na laringe lateralmente, embaixo do músculo constritor inferior da faringe. Ao longo do caminho, eles inervam o esôfago cervical, incluindo o músculo cricofaríngeo. Lesão unilateral no nervo laríngeo superior ou recorrente resulta em rouquidão e aspiração por disfunção da laringe e do EES. No tórax, o nervo vago envia fibras para os músculos estriados e fibras pré-ganglionares parassimpáticas para o músculo liso do esôfago. Um plexo nervoso semelhante a uma teia envolve o esôfago por toda sua extensão torácica. Essas fibras simpáticas e parassimpáticas penetram pela parede muscular, formando redes entre as camadas musculares, transformando-se no plexo de Auerbach, e, dentro da camada submucosa, transformando-se no plexo de Meissner (Figura 42.11). Elas fornecem um sistema nervoso autônomo intrínseco dentro da parede esofágica que é responsável pelo peristaltismo. As fibras parassimpáticas coalescem 2 cm acima do diafragma nos nervos vagos esquerdo (anterior) e direito (posterior), que descem anteriormente sobre o fundo e curvatura menor e posteriormente sobre o plexo celíaco, respectivamente.

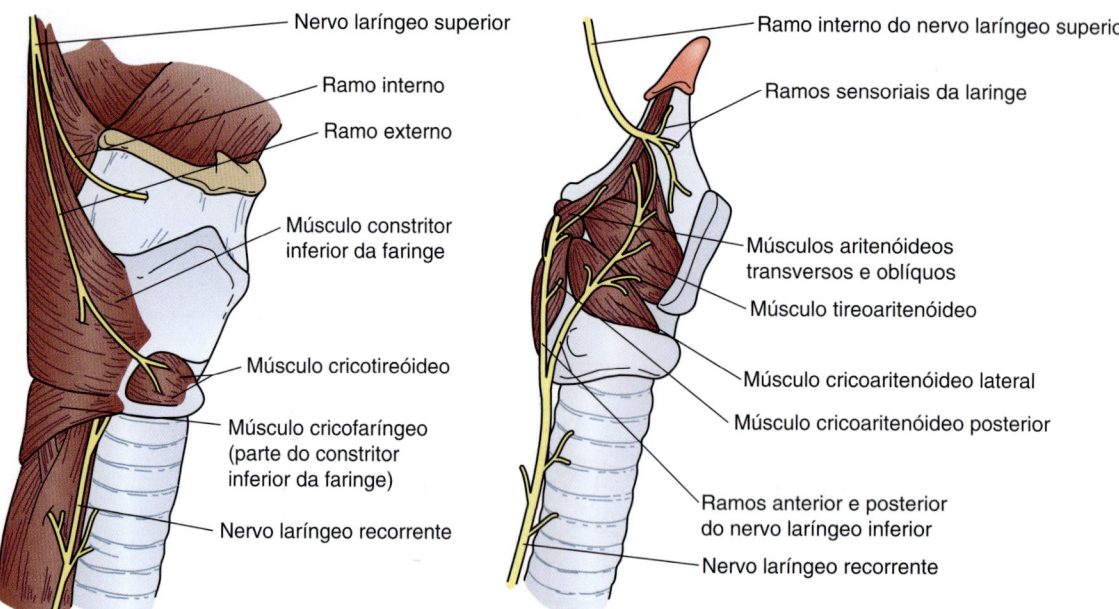

Figura 42.10 Inervação da laringe.

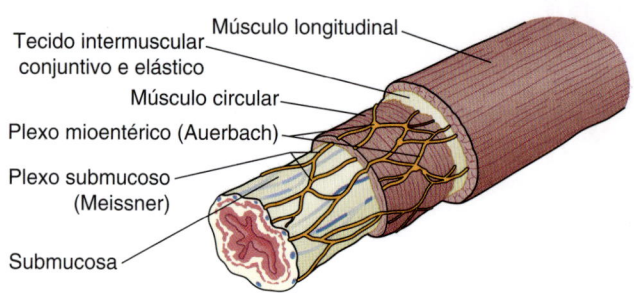

Figura 42.11 Inervação esofágica intrínseca.

Tabela 42.1 Valores manométricos normais.	
Parâmetro	**Valor**
Esfíncter esofágico superior	
Comprimento total	4,0 a 5,0 cm
Pressão em repouso	60,0 mmHg
Tempo de relaxamento	0,58 s
Pressão residual	0,7 a 3,7 mmHg
Esfíncter esofágico inferior	
Comprimento total	3 a 5 cm
Comprimento abdominal	2 a 4 cm
Pressão em repouso	6 a 26 mmHg
Tempo de relaxamento	8,4 s
Pressão residual	3 mmHg
Contrações do corpo do esôfago	
Amplitude	40 a 80 mmHg
Duração	2,3 a 3,6 s

FISIOLOGIA

O arquiteto de Chicago Louis Sullivan é bem conhecido por sua filosofia progressista na qual a forma deve seguir a função. Na anatomia, isso é frequentemente demonstrado, e não há melhor ilustração deste princípio no corpo humano do que o esôfago. A função principal do esôfago é transportar material da faringe para o estômago. Em segundo lugar, o esôfago precisa limitar a quantidade de ar que é engolido e a quantidade de material que retorna como refluxo. Sua forma evoluiu muito bem para permitir que ele funcionasse perfeitamente. O esôfago normalmente mede 30 cm, estendendo-se desde a faringe até a cárdia do estômago. Sob condições fisiológicas ideais, a configuração muscular concêntrica permite o fluxo unidirecional de material sem esforço de cima para baixo do esôfago. O EES, que tem de 4 a 5 cm de comprimento, permanece em constante estado de tônus (ou seja, 60 mmHg), prevenindo o fluxo constante de ar para dentro do esôfago, enquanto o tônus do EEI (ou seja, 24 mmHg) permanece elevado somente o suficiente para prevenir que excesso de material volte na forma de refluxo ao esôfago (Tabela 42.1). O transporte do bolo alimentar da boca pelo esôfago até o estômago começa com a deglutição e termina com a contração pós-relaxamento do EEI, exigindo contrações peristálticas coordenadas no trânsito. O material em trânsito pode se mover facilmente, pois a forma neuromuscular do esôfago realiza todas as funções necessárias para empurrar o bolo alimentar por três cavidades do corpo.

Deglutição

A deglutição ocorre em três fases: oral, faríngea e esofágica. Seis eventos ocorrem durante a fase orofaríngea da deglutição (Figura 42.12). Esta rápida série de eventos dura cerca de 1,5 segundo, e, uma vez iniciada, é completamente reflexa.

1. Elevação da língua. O alimento entra pela boca e é misturado com saliva para preparar um bolo mole para transporte. A língua empurra o bolo para a orofaringe posterior.
2. Movimento posterior da língua. A língua se move posteriormente e empurra o bolo alimentar para a hipofaringe.
3. Elevação do palato mole. Simultaneamente, conforme a língua movimenta o bolo alimentar para a hipofaringe, o palato mole é elevado a fim de fechar a passagem para a nasofaringe.
4. Elevação do hioide. Para ajudar a posicionar a epiglote embaixo da língua, o osso hioide se move anteriormente e para cima.

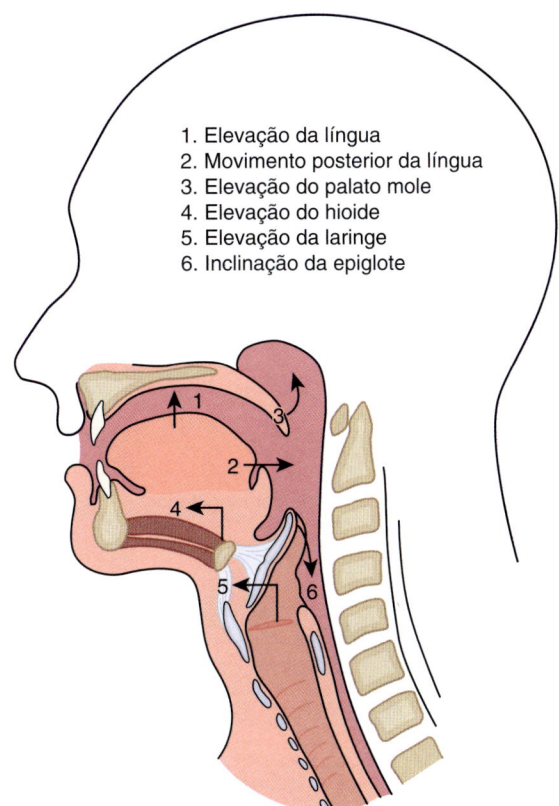

Figura 42.12 Fases da deglutição orofaríngea. (Adaptada de Zuidema GD, Orringer MB. *Shackelford's surgery of the alimentary tract.* 3rd ed. Philadelphia, PA: WB Saunders; 1991:95.)

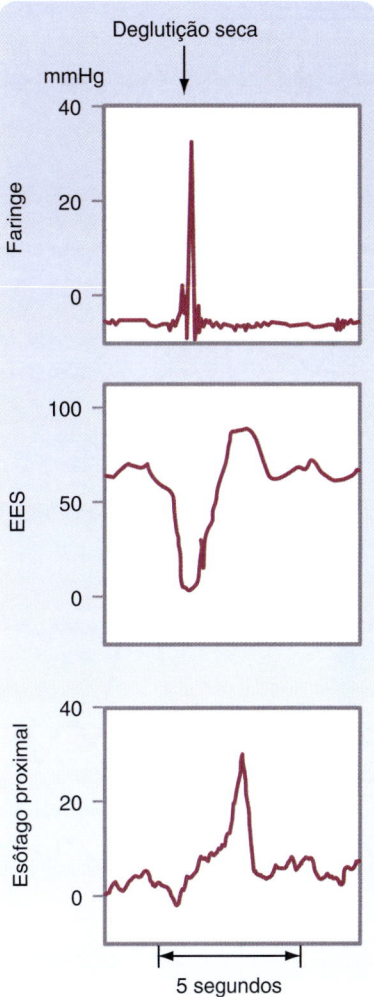

Figura 42.13 Manometria do esfíncter esofágico superior (*EES*). (Adaptada de Pearson FG, Cooper JD, Deslauriers J, et al. *Esophageal surgery.* 2nd ed. New York, NY: Churchill Livingstone; 2002:480.)

5. Elevação da laringe. A mudança na posição do hioide eleva a laringe e abre o espaço retrolaríngeo, facilitando ainda mais o movimento da epiglote sob a língua.
6. Inclinação da epiglote. Finalmente, a epiglote se inclina para trás, cobrindo a abertura da laringe de modo a prevenir aspiração.

Fase esofágica

Esfíncter esofágico superior. A fase esofágica da deglutição é iniciada pelas ações que ocorrem durante a fase faríngea. Para permitir a passagem do bolo alimentar, o EES relaxa e as contrações peristálticas dos constritores posteriores da faringe impulsionam o bolo para dentro do esôfago. O diferencial de pressão produzido entre a pressão positiva no esôfago cervical e a pressão intratorácica negativa suga o bolo para dentro do esôfago torácico. Em questão de 0,5 segundo após o início da deglutição, o EES se fecha, chegando próximo a 90 mmHg. Esta contração pós-relaxamento dura de 2 a 5 milissegundos, inicia o peristaltismo e previne o refluxo do bolo de volta para a faringe. A pressão do EES retorna à pressão de repouso (60 mmHg) conforme a onda viaja pelo meio do esôfago (Figura 42.13).

Peristaltismo. Existem três tipos de contrações esofágicas: primária, secundária e terciária. As contrações peristálticas primárias são progressivas e se movimentam para baixo no esôfago a uma taxa de 2 a 4 cm/s e alcançam o EEI cerca de 9 segundos após o início da deglutição (Figura 42.14). Elas produzem uma pressão intraluminal de 40 a 80 mmHg. Deglutições sucessivas seguirão com a mesma onda peristáltica, a menos que a deglutição seja repetida rapidamente, em cuja ocasião o esôfago permanecerá relaxado até que a última deglutição ocorra, e o peristaltismo seguirá. As contrações peristálticas secundárias também são progressivas, mas são produzidas mais pela distensão ou irritação do esôfago do que pela deglutição voluntária. Elas podem ocorrer como reflexo local independente para limpar o esôfago de materiais que tenham sido deixados para trás após a progressão da onda peristáltica primária. As contrações terciárias são ondas não progressivas, não peristálticas, monofásicas ou multifásicas que podem ocorrer após a deglutição voluntária ou espontaneamente entre as deglutições por todo o esôfago. Elas representam contrações descoordenadas do músculo liso que são responsáveis pelo espasmo esofágico.

Esfíncter esofágico inferior. A fase final do trânsito esofágico do bolo alimentar ocorre no EEI. Embora este não seja um esfíncter verdadeiro, há uma zona de alta pressão distinta que mede de 2 a 5 cm de comprimento e produz uma pressão de repouso de 6 a 26 mmHg. O EEI está localizado no tórax e no abdome. Um comprimento total mínimo de 2 cm, com pelo menos 1 cm de comprimento intra-abdominal, é necessário para o funcionamento normal do EEI. A transição do esfíncter intratorácico para o intra-abdominal é observada em um rastreamento manométrico e é conhecida como ponto de inversão respiratória (PIR; Figura 42.15). Neste ponto, a pressão do esôfago passa de negativa para positiva na inspiração e de positiva para negativa na expiração.

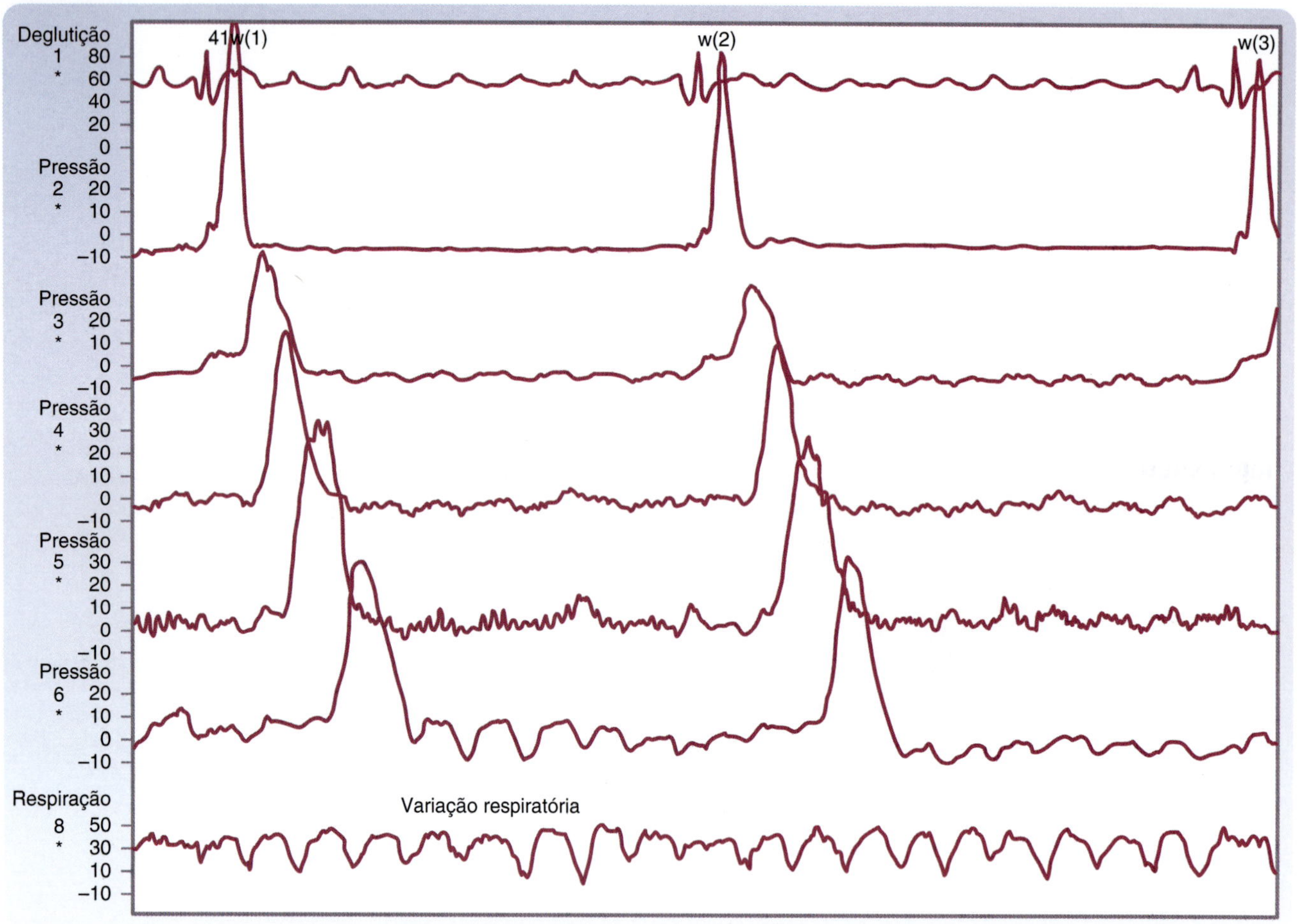

Figura 42.14 Peristaltismo esofágico normal. (De Bremner CG, DeMeester TR, Bremner RM, et al. *Esophageal motility testing made easy*. St Louis: Quality Medical Publishing; 2001:35.)

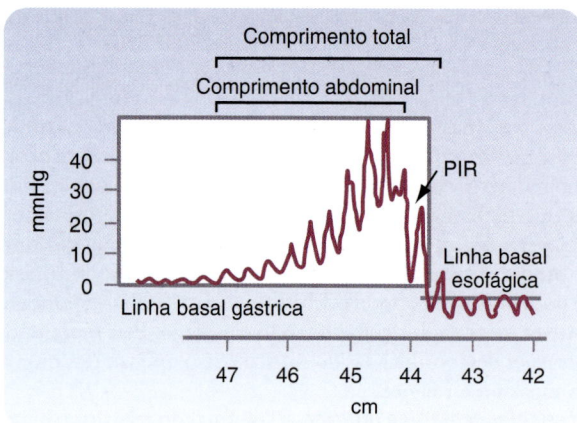

Figura 42.15 Esfíncter esofágico inferior normal. *PIR*, ponto de inversão respiratória. (De Bremner CG, DeMeester TR, Bremner RM, et al. *Esophageal motility testing made easy*. St Louis: Quality Medical Publishing; 2001:15.)

As contrações peristálticas sozinhas não produzem força suficiente para abrir o EEI. O relaxamento do EEI mediado pelo nervo vago ocorre 1,5 a 2,5 segundos após a deglutição faríngea e dura de 4 a 6 segundos. Esse relaxamento perfeitamente temporizado é necessário para permitir o transporte eficiente de um bolo alimentar para fora do esôfago e para dentro do estômago. Uma contração pós-relaxamento do EEI ocorre depois que a onda peristáltica passa pelo esôfago, permitindo que a pressão do EEI retorne ao seu valor basal (Figura 42.16), restabelecendo a barreira contra o refluxo.

Mecanismo de refluxo

Nem todo refluxo é anormal. Indivíduos saudáveis têm episódios ocasionais de refluxo gastresofágico que são resultantes da abertura espontânea do EEI. A competência do EEI e sua capacidade de criar uma barreira para o refluxo dependem de vários fatores: pressão e comprimento adequados, simetria radial e motilidade

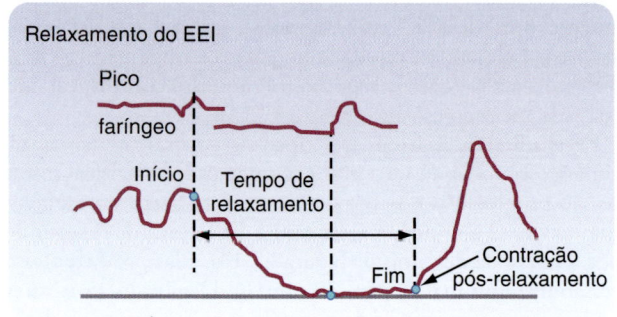

Figura 42.16 Relaxamento do esfíncter esofágico inferior (*EEI*). (De Bremner CG, DeMeester TR, Bremner RM, et al. *Esophageal motility testing made easy*. St Louis: Quality Medical Publishing; 2001:24.)

do esôfago e do estômago. Um esfíncter competente tem pelo menos 2 cm e sustenta uma pressão entre 6 e 26 mmHg. Assimetria radial e peristaltismo anormal evitam o fechamento adequado e permitem o refluxo livre de material gástrico para o esôfago distal. Motilidade esofágica anormal e esvaziamento gástrico insatisfatório resultam em limpeza esofágica inadequada que também estimula o refluxo. Finalmente, neurotransmissores, hormônios e peptídeos que regulam o EEI podem aumentar ou diminuir o tônus. Todos esses distúrbios anatômicos e fisiológicos podem resultar em refluxo pelo EEI e estão implicados no desenvolvimento da doença do refluxo gastresofágico (DRGE).

DIAGNÓSTICO E TRATAMENTO DE DISTÚRBIOS DE MOTILIDADE ESOFÁGICA

Diagnóstico

Distúrbios de motilidade esofágica constituem um grupo relativamente raro de condições, cujas causas subjacentes permanecem muito pouco compreendidas. Pacientes com estas condições apresentam uma variedade de sintomas, incluindo disfagia, dor no peito, azia, regurgitação e perda de peso. Por definição, os distúrbios de motilidade esofágica são diagnosticados quando os achados manométricos excedem dois desvios padrões do normal. Infelizmente, a gravidade do sintoma nem sempre está bem correlacionada à manometria, que é de fundamental importância para o planejamento da intervenção cirúrgica nesses pacientes geralmente complicados. Os distúrbios de motilidade esofágica são mais bem categorizados por meio da classificação de Chicago, que foi derivada de dados obtidos por manometria de alta resolução (MAR) com topografia de pressão esofágica (Tabela 42.2).[1]

Pelo fato de esta classificação ser puramente baseada em padrões de diferenciação dos achados manométricos, a exata utilidade clínica de classificação continua sendo investigada. No entanto, os achados de modalidades diagnósticas ultramodernas apresentam uma boa correlação com os da manometria convencional de perfusão líquida. De um ponto de vista prático, a principal diferença entre MAR e manometria convencional é que, na MAR, os sensores de pressão têm uma distância de no máximo 1 cm uns dos outros, em vez de serem distribuídos a cada 3 a 5 cm. Até 36 sensores podem ser encontrados em posições radiais e longitudinais, permitindo traçar um mapeamento de pressão espacial tridimensional durante a deglutição. A representação gráfica disso é o que chamamos de topografia de pressão esofágica.

Embora a manometria seja diagnóstica para pacientes com distúrbios específicos de motilidade esofágica, as queixas que eles apresentam são geralmente vagas e inespecíficas. Portanto, uma bateria completa de exames, incluindo a exclusão cuidadosa de outros sistemas orgânicos (cardíaco, respiratório, doença ulcerosa péptica e doença pancreaticobiliar) como fonte dos sintomas é fundamental. Além disso, é imprescindível prestar atenção especial a sintomas sistêmicos de distúrbios do tecido conjuntivo, como esclerodermia, já que o manejo cirúrgico desses pacientes requer modificações específicas para evitar resultados desastrosos. No que diz respeito à parte esofágica dos exames, um esofagograma baritado continua sendo um guia bastante útil para orientar outras investigações. Um esofagograma baritado temporizado no qual as imagens são captadas em 1, 2, e 5 minutos após a deglutição inicial pode caracterizar ainda mais o esvaziamento esofágico e ser particularmente útil para a avaliação de pacientes com suspeita de acalasia. Quando o esôfago é considerado como causador dos sintomas do paciente, endoscopia digestiva alta é necessária para

Tabela 42.2 Classificação de Chicago de motilidade esofágica, v. 3.0.

	Critérios
Acalasia e obstrução do fluxo de saída da junção gastresofágica	
Acalasia tipo I (clássica)	PRI médio > 15 mmHg, 100% de falha do peristaltismo (ICD < 100 mmHg·s·cm); contrações prematuras com ICD < 450 mmHg·s·cm satisfazem os critérios de peristaltismo defeituoso
Acalasia tipo II (com compressão esofágica)	PRI médio > 15 mmHg, 100% de falha do peristaltismo, pressurização pan-esofágica com ≥ 20% de deglutições
Acalasia tipo III (acalasia espástica)	PRI médio > 15 mmHg; sem peristaltismo normal, contrações espásticas com ICD > 450 mmHg·s·cm com ≥ 20% de deglutições
Obstrução do fluxo de saída da junção gastresofágica (acalasia em evolução)	PRI médio > 15 mmHg; evidência suficiente de peristaltismo para não atender aos critérios dos tipos I-III
Grandes distúrbios do peristaltismo	
Ausência de contratilidade	PRI médio normal, 100% de falha do peristaltismo
Espasmo esofágico distal	PRI médio normal; ≥ 20% de contrações prematuras com ICD > 450 mmHg·s·cm
Esôfago hipercontrátil (quebra-nozes ou *jackhammer*)	Pelo menos 2 deglutições com ICD > 8.000 mmHg·s·cm
Pequenos distúrbios do peristaltismo	
Motilidade esofágica ineficaz	≥ 50% de deglutições ineficazes
Peristaltismo fragmentado	≥ 50% de contrações fragmentadas com ICD > 450 mmHg·s·cm
Motilidade esofágica normal	Não atende a nenhum dos critérios acima

Pressão de relaxamento integrada *(PRI)* é a média dos 4 segundos de relaxamento máximo da deglutição na janela de 10 segundos começando com o relaxamento do esfíncter esofágico superior relacionado à pressão gástrica; integral de contração distal *(ICD)* é a amplitude × duração × distância (mmHg·s·cm) da contração esofágica distal que excede 20 mmHg desde a zona de transição até a margem proximal do esfíncter esofágico inferior. (Dados de Roman S, Gyawali CP, Xiao Y, et al. The Chicago classification of motility disorders. *Gastrointest Endosc Clin N Am.* 2014; 24:545-561.)

descartar anormalidades da mucosa e para fornecer melhor visualização dos defeitos em questão (estenose, hérnia, divertículo, esofagite, massas). Um exame de tomografia computadorizada (TC) do tórax e do abdome não é uniformemente necessário, mas pode ser útil especialmente quando houver suspeita de uma causa extrínseca para os sintomas apresentados. A adição de um teste de pH no contexto de um distúrbio documentado de motilidade esofágica é necessária somente quando o distúrbio de motilidade é considerado resultante de DRGE de estágio terminal como forma de documentar tal fato.

Classicamente, distúrbios de motilidade esofágica têm sido classificados como apresentando causas primárias e secundárias. Distúrbios primários se enquadram em cinco categorias de distúrbios motores: acalasia, espasmo esofágico difuso (EED), esôfago quebra-nozes (*jackhammer*), EEI hipertenso e motilidade esofágica ineficaz (MEI). Condições secundárias resultam de danos progressivos induzidos por um distúrbio vascular ou neuromuscular de colágeno subjacente; entre eles se encontram esclerodermia, dermatomiosite, polimiosite, lúpus eritematoso, doença de Chagas e miastenia *gravis*. Embora essa classificação seja baseada na etiologia básica desta coleção de doenças, ela não é de muita ajuda na interpretação dos resultados, nem é útil como guia para estratégias de tratamento. Por este motivo, sugerimos uma abordagem anatômica para a classificação de distúrbios de motilidade esofágica com base no envolvimento do corpo esofágico ou do EEI, já que esta é a base para compreender a manometria esofágica básica e geralmente é a chave para a orientação da terapia cirúrgica.

Distúrbios de motilidade do corpo esofágico

Espasmo esofágico difuso

EED é um distúrbio de hipermotilidade do esôfago que é pouco compreendido. Pela classificação de Chicago, atualmente, tal condição é chamada de *espasmo esofágico distal*. Embora se manifeste de maneira semelhante à acalasia, este distúrbio é cinco vezes menos comum. É observado com maior frequência em mulheres e é geralmente verificado em pacientes com múltiplas queixas médicas. A causa da fisiologia neuromuscular não está clara. A patologia básica está relacionada a uma anormalidade motora do corpo esofágico que é mais notável nos dois terços inferiores do esôfago. São observadas hipertrofia muscular e degeneração dos ramos do nervo vago no esôfago. Por conseguinte, diferentemente das contrações peristálticas em geral organizadas observadas tipicamente na deglutição (Figura 42.14), as contrações esofágicas do EED são repetitivas, simultâneas e de alta amplitude.

A apresentação clínica de EED é normalmente a de dor no peito e disfagia. Esses sintomas podem estar relacionados a alimentação ou esforço físico e podem imitar os sintomas de angina. Os pacientes se queixarão de uma pressão esmagadora no peito que pode se irradiar para maxilar, braços e parte superior das costas. Os sintomas são geralmente pronunciados durante momentos de estresse emocional elevado. Regurgitação de conteúdos esofágicos e saliva é comum, mas refluxo ácido, não. Contudo, o refluxo ácido pode agravar os sintomas, assim como líquidos frios. Outras queixas gastrintestinais funcionais, como síndrome do intestino irritável e espasmo pilórico, podem acompanhar o EED, enquanto outros problemas gastrintestinais, como cálculos vesiculares, doença de úlcera péptica e pancreatite desencadeiam EED.

O diagnóstico de EED é feito por meio de exames radiográficos e manométricos. O quadro clássico de esôfago em saca-rolha ou pseudodiverticulose em um esofagograma é causado pela presença de contrações terciárias e indica doença avançada (Figura 42.17). Um estreitamento distal do esôfago tipo bico de pássaro e peristaltismo normal também podem ser observados. Achados da MAR em EED são pressão de relaxamento integrada (PRI) média normal, uma medida do relaxamento da JEG com a deglutição, além de pelo menos 20% de contrações prematuras. Adicionalmente, a integral de contração distal, que é uma medida composta da contração esofágica distal, é de mais de 450 mmHg·s·cm no EED (Tabela 42.2).[1] A correlação de queixas subjetivas com evidência de espasmo (induzido por um medicamento vagomimético, o betanecol) nos rastreamentos manométricos é uma evidência convincente desta doença instável.

O tratamento de EED está longe do ideal, já que o alívio dos sintomas é geralmente parcial. Tradicionalmente, a base do tratamento para EED é não cirúrgico, sendo preferível intervenção farmacológica ou endoscópica. Todos os pacientes são avaliados em relação a condições psiquiátricas, incluindo depressão, queixas psicossomáticas e ansiedade. O controle desses transtornos e a tranquilização do paciente quanto à natureza esofágica da dor no peito que o paciente está sentindo geralmente alivia sua angústia. Se disfagia fizer parte dos sintomas de um paciente, deve-se tomar medidas para que alimentos ou bebidas que atuem como gatilho sejam eliminadas da dieta. Da mesma maneira, se refluxo for um componente, medicamentos antiácidos são úteis. Nitratos, bloqueadores do canal de cálcio, sedativos e anticolinérgicos podem ser efetivos em alguns casos, mas a eficácia relativa desses medicamentos não é conhecida. Hortelã também proporciona alívio sintomático temporário. Dilatação do esôfago com sonda tipo *bougie* de até 50 ou 60 Fr oferece alívio para disfagia grave e tem uma efetividade de 70 a 80%. Também já foram experimentadas injeções de toxina botulínica com algum sucesso, mas os resultados não são sustentáveis.

Cirurgia é indicada para pacientes com dor no peito ou disfagia incapacitante que não tenham respondido à terapia clínica e endoscópica ou na presença de um divertículo de pulsão do esôfago torácico. Historicamente, uma esofagomiotomia longa é realizada por meio do abdome, de uma toracotomia esquerda ou então uma

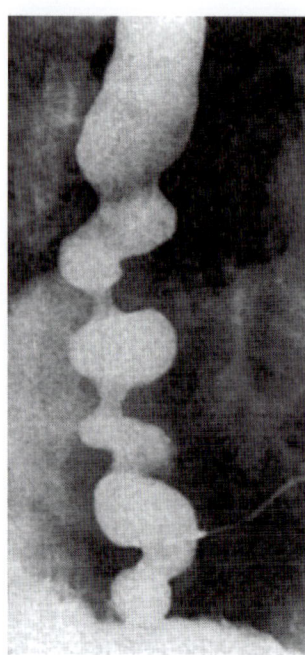

Figura 42.17 Esofagograma baritado de espasmo esofágico difuso. (Adaptada de Peters JH, DeMeester TR. Esophagus and diaphagmatic hernia. In: Schwartz SI, Fischer JE, Spencer FC, et al., eds. *Principles of surgery*. 7th ed. New York, NY: McGraw-Hill;1998.)

abordagem toracoscópica assistida por vídeo é utilizada. Embora alguns cirurgiões defendam estender a miotomia até a abertura torácica, a maioria concorda que a extensão proximal geralmente deve ser suficientemente alta para englobar todo o comprimento da motilidade anormal, conforme determinado pelas verificações manométricas. A porção distal da miotomia é estendida para baixo, até o EEI, mas a necessidade de incluir o estômago não é um consenso uniforme. Uma fundoplicatura de Dor é recomendada para proporcionar proteção contra refluxo, já que a cirurgia em si interrompe o ligamento frenoesofágico e estimula o refluxo. Os resultados de esofagomiotomia longa para EED são variáveis, mas os relatos são de que o procedimento proporciona alívio dos sintomas em até 80% dos pacientes.

Recentemente, vários autores relataram suas experiências com o uso de miotomia endoscópica peroral (POEM) no tratamento de distúrbios de motilidade do corpo esofágico. Nessa abordagem por meio de um orifício natural, um endoscópio cirúrgico é usado para realizar a abertura da mucosa, e um túnel submucoso é criado. Nesse túnel, a camada muscular circular do esôfago é visualizada e dividida, realizando com efetividade uma miotomia endoscópica. Em uma série, 73 pacientes com distúrbios de motilidade do corpo esofágico clinicamente refratários, incluindo 9 com EED, foram submetidos a POEM e tiveram uma resposta clínica de 93%.[2] Além disso, nos 44 pacientes com manometria repetida disponível após a POEM, todos demonstraram resolução dos achados manométricos anormais observados no exame inicial. Embora a POEM tenha sido mais frequentemente descrita em distúrbios de motilidade do EEI, particularmente na acalasia (ver seção Acalasia adiante), esta tecnologia representa uma nova abordagem cirúrgica para a realização de esofagomiotomia longa em pacientes de EED com resultados iniciais promissores.

Esôfago quebra-nozes

Reconhecido no fim dos anos 1970 como uma entidade distinta e conhecido como esôfago hipercontrátil na classificação de Chicago, o esôfago quebra-nozes ou britadeira (*jackhammer*) é um distúrbio caracterizado por contratilidade excessiva. É descrito como esôfago com peristaltismo hipertenso ou contrações peristálticas de grande amplitude. É observado em pacientes de todas as idades, com predileção equivalente de gênero, sendo o mais comum de todos os distúrbios de hipermotilidade esofágica. Como no EED, o processo patológico não é bem compreendido. Está associado à musculatura hipertrófica que resulta em contrações de grande amplitude do esôfago, sendo o mais doloroso de todos os distúrbios de motilidade esofágica.

Pacientes com esôfago quebra-nozes se apresentam de maneira semelhante aos que têm EED e frequentemente se queixam de dor no peito e disfagia. Odinofagia também é observada, porém regurgitação e refluxo são incomuns. Um esofagograma pode ou não revelar qualquer anormalidade, dependendo de o quão "comportado" fique o esôfago durante o exame. A classificação de Chicago caracteriza o diagnóstico de esôfago quebra-nozes como queixa subjetiva de dor no peito com pelo menos duas deglutições demonstrando uma integral de contração distal de mais de 8.000 mmHg·s·cm com contrações de pico único ou picos múltiplos na MAR. A pressão do EEI é normal, e o relaxamento ocorre a cada deglutição úmida. Monitoramento ambulatorial pode ajudar a distinguir este distúrbio de EED.

Semelhante ao EED, o tratamento inicial principal para esôfago quebra-nozes é clínico. Bloqueadores do canal de cálcio, nitratos e antiespasmódicos podem oferecer alívio temporário durante espasmos agudos. Dilatação com sonda pode oferecer algum alívio temporário do desconforto grave, porém não proporciona benefício a longo prazo. Pacientes com esôfago quebra-nozes podem ter gatilhos, e são aconselhados a evitar cafeína e alimentos gelados ou quentes. Embora a cirurgia não tenha sido historicamente incluída no tratamento desta doença, resultados iniciais com POEM que demonstram excelentes respostas clínicas levaram gastrenterologistas e cirurgiões a repensar este conhecimento convencional.[2]

Distúrbios de motilidade do esfíncter esofágico inferior

Esfíncter esofágico inferior hipertenso

EEI hipertenso foi renomeado pela classificação de Chicago como obstrução do fluxo de saída da JEG, sendo definido na MAR como PRI média acima de 15 mmHg (relaxamento ineficaz da JEG com a deglutição). Considerado por alguns como uma acalasia em evolução, o diagnóstico difere por evidência de peristaltismo eficiente que não está presente na acalasia. EEI hipertenso pode ser observado em pacientes que apresentam disfagia, dor no peito e, menos frequentemente, azia e regurgitação. O diagnóstico é feito por manometria mediante um esfíncter hipertenso, com pouco relaxamento. A localização do EEI pode ser auxiliada pela identificação do PIR (Figura 42.15). A motilidade do corpo esofágico pode ser hiperperistáltica ou normal. Um esofagograma pode demonstrar estreitamento na JEG com retardamento do esvaziamento e anormalidades na contração esofágica; no entanto, estes achados não inespecíficos. Cerca de 50% das vezes, o peristaltismo no corpo esofágico é normal. No restante, observa-se que as contrações anormais são peristálticas hipertensas ou ondas simultâneas. Sua patogênese não é bem compreendida.

O tratamento de EEI hipertenso é por meio de intervenção endoscópica e cirúrgica. Injeções de toxina botulínica aliviam temporariamente os sintomas, e dilatação com balão hidrostático pode proporcionar alívio duradouro dos sintomas. Cirurgia é indicada em pacientes que não conseguem responder aos tratamentos interventivos e naqueles com sintomas significativos. Historicamente, a esofagomiotomia laparoscópica de Heller é a cirurgia de escolha. Em pacientes com motilidade esofágica normal, um procedimento antirrefluxo parcial (p. ex., fundoplicatura de Dor ou Toupet) é acrescentado para prevenir refluxo pós-operatório. Adicionalmente, o uso de POEM nesses pacientes também foi descrito, com vários estudos corroborando seu uso.

Distúrbios de motilidade que afetam tanto o corpo esofágico quanto o esfíncter esofágico inferior

Acalasia

O significado literal do termo *acalasia* é "incapacidade de relaxar". É o mais conhecido de todos os distúrbios de motilidade esofágica. A incidência é de 6/100 mil pessoas por ano, com predileção por mulheres jovens. Presume-se que sua patogênese seja idiopática ou por degeneração neurogênica infecciosa. Estresse emocional grave, trauma, perda drástica de peso e doença de Chagas (infecção parasitária por *Trypanosoma cruzi*) também foram implicados. Independentemente da causa, os músculos do esôfago e do EEI são afetados. As teorias prevalecentes defendem o modelo de que a destruição dos nervos no EEI é o processo patológico primário e que a degeneração da função neuromuscular do corpo do esôfago é secundária. Esta degeneração resulta em hipertensão do EEI e incapacidade do EEI de relaxar na deglutição faríngea bem como pressurização do esôfago, dilatação esofágica e consequente perda do peristaltismo progressivo.

A tríade clássica dos sintomas apresentados na acalasia consiste em disfagia, regurgitação e perda de peso. Azia, engasgo pós-prandial e tosse noturna são comumente observados. A disfagia que os pacientes sentem geralmente começa com líquidos e progride para sólidos. A maioria dos pacientes descreve que alimentar-se é um processo trabalhoso durante o qual eles precisam prestar atenção especial ao processo. Eles comem lentamente e usam grandes quantidades de água para ajudar a levar a comida para dentro do estômago. Como a água aumenta a pressão, eles sentem dor no peito retroesternal, a qual pode ser grave até que o EEI se abra, o que proporciona alívio rápido. Regurgitação de alimentos não digeridos e de odor ruim é comum e, com a progressão da doença, a aspiração pode se tornar potencialmente fatal. Pneumonia, abscesso pulmonar e bronquiectasia geralmente resultam de acalasia de longa duração. A disfagia progride lentamente por anos, e os pacientes adaptam seus estilos de vida para acomodar as inconveniências que acompanham a doença. Os pacientes geralmente não procuram cuidados médicos até que seus sintomas estejam avançados e se apresentem com distensão acentuada do esôfago.

Acalasia também é conhecida como uma condição pré-maligna do esôfago. Durante um período de 20 anos, um paciente terá uma chance de até 8% de desenvolver carcinoma. Carcinoma de células escamosas, também conhecido como carcinoma escamocelular (CEC) é o tipo mais comumente identificado, sendo considerado como resultante de alimento fermentado não digerido mantido por muito tempo no corpo do esôfago, causando irritação da mucosa. Se a histologia for de adenocarcinoma, ela tende a aparecer no terço médio do esôfago, abaixo do nível ar-líquido, onde a irritação da mucosa é maior. Em contraste com estas teorias de carcinogênese, parece que, mesmo em pacientes com acalasia tratada, há um contínuo risco de incidência de câncer. Embora nenhum programa de vigilância específico para pacientes com acalasia tratada tenha sido aprovado por nenhuma sociedade de gastrenterologia, vigilância a longo prazo é veementemente recomendada para monitorar acalasia recorrente e câncer.

O diagnóstico de acalasia é normalmente feito a partir de um esofagograma e de um estudo de motilidade. Os achados podem variar, dependendo do grau de avanço da doença. O esofagograma geralmente mostrará esôfago dilatado com uma estenose distal chamada de aparência clássica de bico de pássaro do esôfago cheio de bário (Figura 42.18). Espasmo de esfíncter e esvaziamento retardado pelo EEI bem como dilatação do corpo esofágico são observados. Nota-se ausência de ondas peristálticas no corpo e falha de relaxamento do EEI (o sinal *sine qua non* desta doença). Ausência de uma bolha de ar gástrica é um achado comum na porção superior do esofagograma e é resultante do estreitamento do EEI, impedindo que o ar passe facilmente para o estômago. No estágio mais avançado da doença, dilatação esofágica massiva, tortuosidade e esôfago com aspecto sigmoide (megaesôfago) são observados (Figura 42.19).

Manometria é o "padrão-ouro" dos exames de diagnóstico, que diferencia acalasia de outros possíveis distúrbios de motilidade esofágica (Figura 42.20). Acalasia é definida por PRI média acima de 15 mmHg (incapacidade de relaxamento do EEI na deglutição) e ausência de peristaltismo normal. Achados manométricos adicionais associados a acalasia incluem pressurização do corpo esofágico por evacuação incompleta do ar, contrações simultâneas repetidas sem evidência de peristaltismo progressivo e ondas de baixa amplitude indicando ausência de tônus muscular. A classificação de Chicago ainda subdivide a acalasia em três tipos baseados em achados característicos na MAR (Tabela 42.2).[1] Na acalasia tipo I (clássica), a PRI média está acima de 15 mmHg e há 100% de falha do peristaltismo com pressurização esofágica mínima.

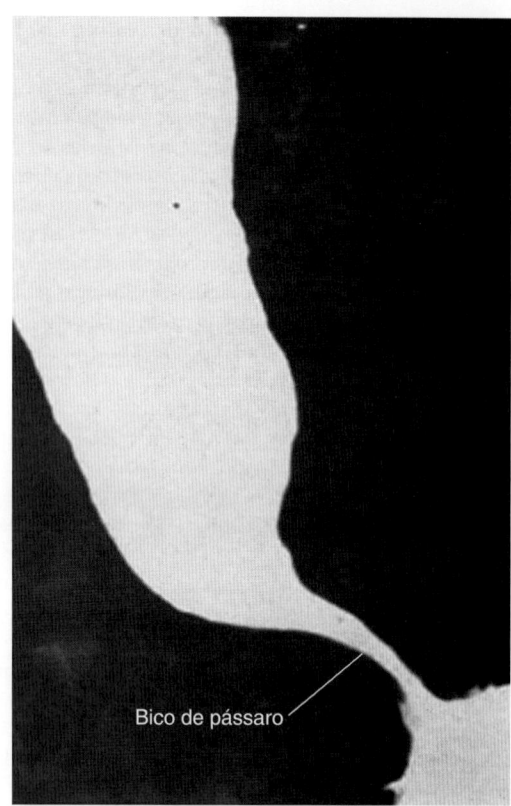

Figura 42.18 Deglutição de bário mostrando acalasia. (Adaptada de Dalton CB. Esophageal motility disorders. In: Pearson FG, Cooper JD, Deslauriers J, et al., eds. *Esophageal surgery*. 2nd ed. New York, NY: Churchill Livingstone; 2002.)

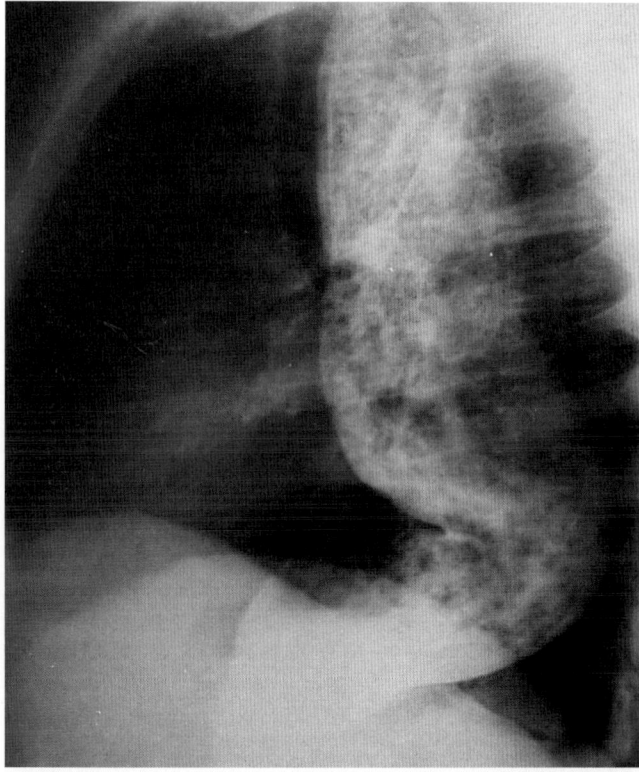

Figura 42.19 Deglutição de bário mostrando megaesôfago. (De Orringer MB. Disorders of esophageal motility. In: Sabiston DC, ed. *Textbook of surgery*. 15th ed. Philadelphia, PA: WB Saunders; 1997.)

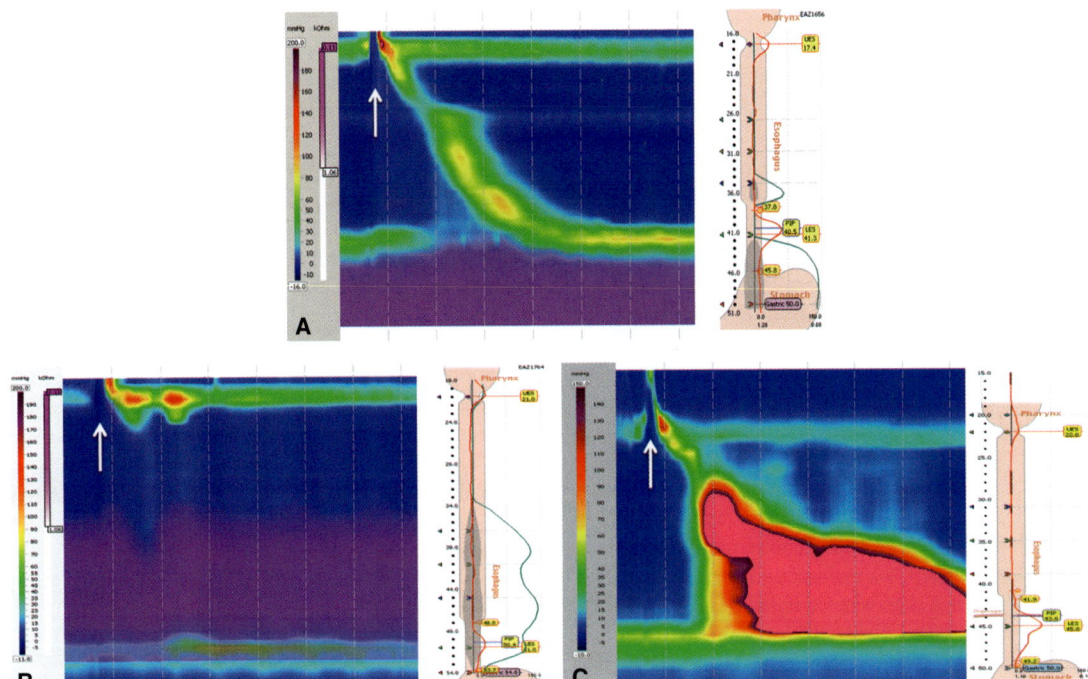

Figura 42.20 Manometria esofágica de alta resolução. **A.** Padrão normal de deglutição. **B** e **C.** Acalasia clássica (tipo I) e acalasia espástica ou vigorosa atípica (tipo III). As *setas* indicam o início da deglutição.

Na acalasia tipo II, a PRI média está acima de 15 mmHg, há 100% de falha do peristaltismo e pressurização pan-esofágica com pelo menos 20% das deglutições. Na acalasia tipo III (espástica ou vigorosa), a PRI média está acima de 15 mmHg, sem peristaltismo normal, e há contrações espásticas (integral de contração distal > 450 mmHg·s·cm) com pelo menos 20% das deglutições (Figura 42.20). A amplitude das contrações em resposta à deglutição é normal ou alta, e os pacientes frequentemente apresentam dor no peito. Postula-se que pacientes nas fases iniciais da acalasia podem não ter anormalidades no corpo esofágico que são observadas nos estágios mais avançados da doença. Pacientes que apresentam acalasia espástica podem estar nesta fase inicial e seguirão até desenvolver contrações anormais do corpo esofágico baseadas na presença de obstrução do fluxo de saída do esôfago. Também se deve realizar endoscopia em todos os pacientes com suspeita de acalasia para avaliar a mucosa quanto à presença de esofagite e descartar causas secundárias de estreitamento esofágico distal ("pseudoacalasia") como tumores da JEG, neuropatia e estenoses.

Existem opções cirúrgicas e não cirúrgicas de tratamento para pacientes com acalasia; todas elas são direcionadas ao alívio da obstrução causada pelo EEI. Pelo fato de nenhuma delas ser capaz de resolver a questão da diminuição da motilidade no corpo esofágico, todas elas constituem tratamentos paliativos. Opções de tratamento não cirúrgico incluem medicamentos e intervenções endoscópicas, mas normalmente são apenas uma solução a curto prazo para um problema vitalício. No estágio inicial da doença, tratamento médico com nitroglicerina sublingual, nitratos ou bloqueadores do canal de cálcio podem oferecer horas de alívio da pressão torácica antes ou depois de uma refeição. Dilatação pneumática demonstrou proporcionar excelente alívio dos sintomas, embora frequentemente requeira múltiplas intervenções e com um risco de perfuração esofágica. Injeção de toxina botulínica diretamente no EEI bloqueia a liberação de acetilcolina, previne a contração do músculo liso e relaxa efetivamente o EEI. Com a repetição dos tratamentos, a toxina botulínica pode oferecer alívio sintomático por anos, mas os sintomas recorrem mais de 50% das vezes em questão de 6 meses. Comparando-se a dilatação com balão às injeções de toxina botulínica, a remissão dos sintomas ocorreu em 89% *versus* 38% dos pacientes em 1 ano, respectivamente.

Esofagomiotomia cirúrgica oferece excelentes resultados de longa duração. A atual técnica é uma modificação da miotomia de Heller que foi originalmente descrita durante uma laparotomia, em 1913. Foram efetuadas várias mudanças no procedimento descrito originalmente, mas a miotomia laparoscópica de Heller modificada é agora a cirurgia de escolha. Uma abordagem assistida por robótica também pode ser realizada. A decisão de se fazer um procedimento antirrefluxo continua sendo controversa. A maioria dos pacientes que são submetidos a miotomia experimentam uma certa quantidade de refluxo, sintomático ou não. A adição de um procedimento antirrefluxo parcial, como fundoplicatura de Toupet ou Dor, restaura a barreira contra o refluxo e diminui os sintomas pós-operatórios. Estudos que compararam a dilatação com balão à cirurgia demonstraram índices de perfuração de 4% e 1%, e taxas de mortalidade de 0,5% e 0,2%, respectivamente. Os resultados foram historicamente considerados excelentes em 60% dos pacientes submetidos à dilatação com balão e em 85% dos submetidos à cirurgia. No entanto, um estudo randomizado controlado de European Achalasia Trial Investigators verificou que a dilatação pneumática era equivalente à miotomia laparoscópica de Heller e à fundoplicatura de Dor, com índices de sucesso terapêutico de 86% *versus* 90% em 2 anos.[3] Perfuração ocorreu em 4% dos pacientes durante dilatações pneumáticas e rupturas de mucosa ocorreram em 12% durante a miotomia laparoscópica de Heller, mas todas foram reparadas no intraoperatório. Há que se notar que os pacientes na coorte de dilatação pneumática tiveram uma taxa de 25% de nova dilatação para alcançar sucesso do tratamento. Os médicos precisam continuar cautelosos e atentos em relação aos pacientes com acalasia, mesmo após uma intervenção "bem-sucedida". Obstrução contínua assintomática do fluxo de saída leva à dilatação. É adequado monitorar atentamente esses pacientes.

O uso de POEM no tratamento de acalasia foi bem descrito. No túnel submucoso, a camada muscular do esôfago distal, o EEI e a cárdia são visualizados e divididos. Embora ainda exista preocupação quanto à ausência de um procedimento antirrefluxo e à possibilidade de permanência do refluxo sintomático, os resultados até agora têm sido animadores. Esta é uma nova técnica promissora, e seus resultados até o momento sugerem equivalência em relação à miotomia de Heller a curto prazo.[4] Contudo, ainda não foi comprovado se os resultados da POEM se comparam favoravelmente a longo prazo aos excelentes resultados relatados em múltiplas grandes séries de pacientes de miotomia de Heller.

Esofagectomia é considerada em qualquer paciente sintomático com esôfago tortuoso dilatado (megaesôfago), esôfago sigmoide, falha de mais de uma miotomia ou estenose de refluxo não passível de dilatação. Menos de 60% dos pacientes submetidos a repetidas miotomias se beneficiam da cirurgia, e fundoplicatura para tratamento de estenoses de refluxo produz resultados ainda mais desanimadores. Além de tratar definitivamente o paciente de acalasia em estágio terminal, a ressecção esofágica também elimina o risco de carcinoma na área ressecada. Uma esofagectomia trans-hiatal com ou sem preservação do nervo vago oferece bons resultados a longo prazo. Contudo, no contexto de megaesôfago, uma esofagectomia total incorporando uma dissecção transtorácica pode ser mais segura, devido à dificuldade de se palparem as bordas do esôfago com uma abordagem trans-hiatal. Há que se notar que também há relatos de POEM em pacientes de acalasia de estágio terminal com esôfago sigmoide. Em um estudo recente, resultados de 2 anos após POEM demonstraram sucesso do tratamento em 96,8% dos pacientes.[5] O uso de POEM pode evitar a necessidade de esofagectomia nessa população de pacientes desnutridos e geralmente de alto risco.

Motilidade esofágica ineficaz

MEI foi reconhecida pela primeira vez como distúrbio distinto de motilidade por Castell, no ano 2000. É definida como uma anormalidade de contração do esôfago distal e está normalmente associada a DRGE. Pode ser secundária a lesões inflamatórias do corpo esofágico devido ao aumento da exposição a conteúdos gástricos. Motilidade amortecida do corpo esofágico leva a eliminação insatisfatória dos ácidos no esôfago inferior.

Os sintomas de MEI são mistos, mas os pacientes normalmente apresentam sintomas de refluxo e disfagia. Azia, dor no peito e regurgitação são observados. O diagnóstico é feito por manometria. MEI é definida quando mais de 50% das deglutições são consideradas ineficazes (integral de contração distal < 450 mmHg·s·cm). Um esofagograma baritado demonstra anormalidades inespecíficas da contração esofágica, mas não diferencia mais a MEI de outros distúrbios motores.

O melhor tratamento para MEI é a prevenção, que está associada ao tratamento efetivo de DRGE. Uma vez que ocorre alteração na motilidade, ela parece ser irreversível. Da mesma maneira, esclerodermia pode se manifestar na MAR como MEI, sendo melhor tratada resolvendo-se a condição subjacente. Em casos nos quais o distúrbio de motilidade se tornou irreversível e intratável, a abordagem cirúrgica deve ser individualizada de acordo com os achados manométricos. Contudo, deve-se tomar muito cuidado ao abordar a terapia cirúrgica nesta coorte de pacientes, já que a probabilidade de um resultado favorável permanece pequena.

DISTÚRBIOS DIVERTICULARES

Atualmente, está bem estabelecido que a maioria dos divertículos é resultante de um problema motor primário ou de uma anormalidade do EES ou do EEI. Divertículos eram originalmente classificados de acordo com sua localização e, como convenção, estas são classificações que ainda seguimos. Os três locais mais comuns de ocorrência são o faringoesofágico (Zenker), parabronquial (medioesofágico) e epifrênico (supradiafragmático). Divertículos verdadeiros envolvem todas as camadas da parede esofágica, incluindo a mucosa, a submucosa e a muscular. Um divertículo falso consiste somente em mucosa e submucosa. Divertículos de pulsão são divertículos falsos que ocorrem devido ao aumento das pressões intraluminais que decorrem de distúrbios de motilidade anormal. Essas forças causam a herniação da mucosa e submucosa ao longo da musculatura esofágica. Tanto divertículos de Zenker quanto divertículos epifrênicos se enquadram na categoria de falsos divertículos de pulsão. Divertículos de tração, ou verdadeiros, resultam de linfonodos mediastinais inflamatórios externos que aderem ao esôfago à medida que eles cicatrizam e contraem, puxando o esôfago durante o processo. Com o tempo, todas as camadas da parede esofágica herniam, formando uma bolsa externa, resultando em um divertículo verdadeiro. Estes são mais comuns na região medioesofágica, ao redor dos linfonodos carinais.

Divertículo faringoesofágico (Zenker)

Originalmente descrito por Zenker e von Ziemssen, o divertículo faringoesofágico (divertículo de Zenker) é atualmente o divertículo esofágico mais comumente encontrado (Figura 42.21). Geralmente, ele se manifesta em pacientes idosos, na sétima década de vida, e foi considerado como resultante da perda de elasticidade dos tecidos e do tônus muscular com a idade. É especificamente encontrado em herniação a partir do triângulo de Killian, entre as fibras oblíquas do músculo tireofaríngeo e as fibras horizontais do músculo cricofaríngeo. À medida que o divertículo se expande, as camadas mucosa e submucosa são dissecadas para o lado esquerdo do esôfago dentro do mediastino superior, posteriormente ao longo do espaço pré-vertebral. O divertículo de Zenker é geralmente chamado de acalasia cricofaríngea e é tratado como tal.

Até que o divertículo de Zenker comece a se expandir, os pacientes são geralmente assintomáticos inicialmente. É comum que os pacientes se queixem de algo entalado na garganta. Uma tosse persistente, salivação excessiva e disfagia intermitente são geralmente sinais de doença progressiva. À medida que o saco aumenta de tamanho, regurgitação de material não digerido e de odor desagradável é comum. Halitose, alterações na voz, dor retroesternal e infecções respiratórias são especialmente comuns em idosos. A complicação mais grave de um divertículo de Zenker não tratado é pneumonia por aspiração ou abscesso pulmonar. Em um paciente idoso, isso pode ser mórbido e, às vezes, fatal.

O diagnóstico é feito por esofagograma baritado. Na altura da cartilagem cricotireóidea, o divertículo pode ser observado preenchido com bário e apoiado posteriormente juntamente com o esôfago (a "barra cricofaríngea"). Visualizações laterais são críticas, pois esta é normalmente uma estrutura posterior. Nem manometria esofágica nem endoscopia são necessárias para diagnosticar um divertículo de Zenker.

Correção cirúrgica ou endoscópica de um divertículo de Zenker é o padrão-ouro de tratamento. Tradicionalmente, defendia-se uma correção em campo aberto pelo lado esquerdo do pescoço. No entanto, a exclusão endoscópica ganhou popularidade em vários centros. São realizados dois tipos de correção cirúrgica aberta: ressecção ou fixação do divertículo. A diverticulectomia e a diverticulopexia são realizadas por meio de uma incisão no lado esquerdo do pescoço. Em todos os casos, uma miotomia dos músculos tireofaríngeo e cricofaríngeo proximal e distal é realizada. Em casos de pequenos divertículos (< 2 cm), somente miotomia é geralmente suficiente. Na maioria dos pacientes com

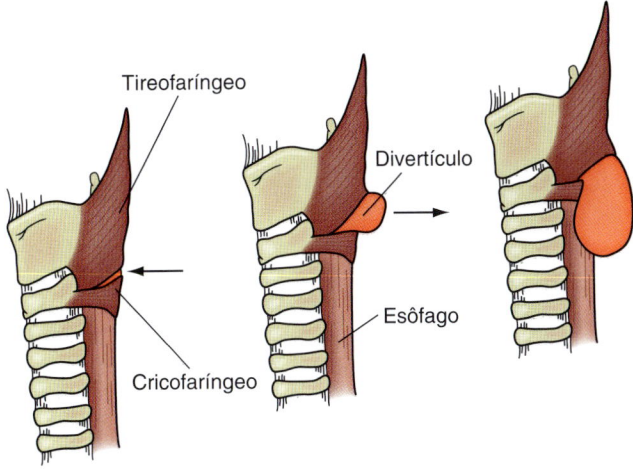

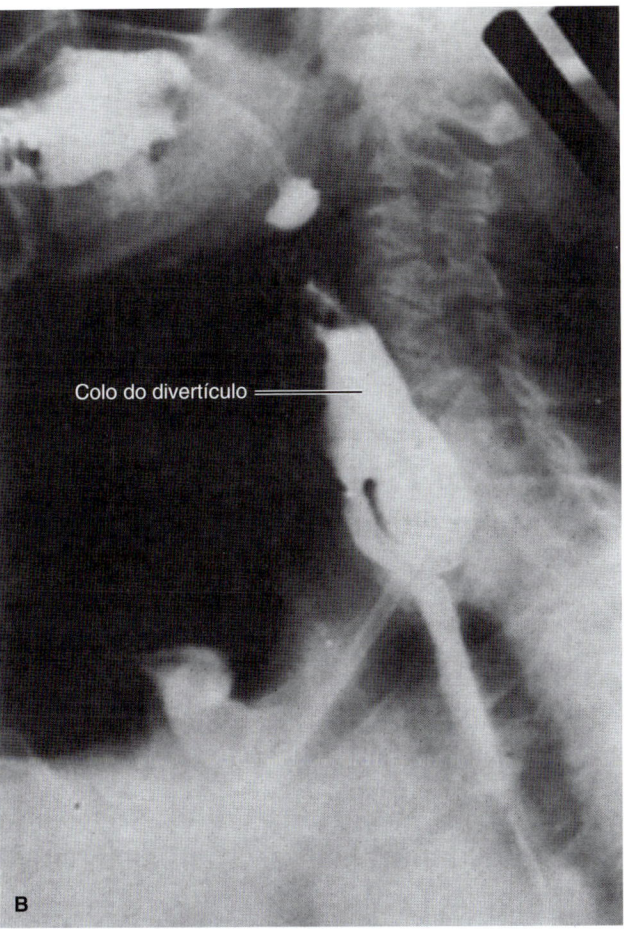

Figura 42.21 A. Divertículo de Zenker. **B.** Deglutição com bário mostrando um divertículo de Zenker. (Adaptada de Trastek VF, Deschamps C. Esophageal diverticula. In: Shields TW, Locicero J III, Ponn RB, eds. *General thoracic surgery*. 5th ed. Philadelphia, PA: Lippincott Williams & Wilkins; 1999.)

tecido bom ou saco maior (> 5 cm), é indicada excisão do saco. Caso seja realizada uma diverticulopexia, é importante suturar o divertículo à faringe posterior, ao contrário da fáscia pré-vertebral, para permitir a livre movimentação vertical da faringe durante a deglutição. O tempo de hospitalização pós-operatória é de aproximadamente 2 a 3 dias, durante o qual o paciente permanece incapaz de comer ou beber.

Uma alternativa à cirurgia de correção aberta é o procedimento endoscópico de Dohlman, que tem se tornado mais popular. A divisão endoscópica da parede em comum entre o esôfago e o divertículo utilizando *laser*, eletrocautério ou dispositivo grampeador tem sido similarmente bem-sucedida. Devido à configuração do grampeador em linha, esta abordagem é defendida para divertículos maiores. O risco de uma miotomia incompleta aumenta com divertículos de menos de 3 cm. Este método divide o músculo cricofaríngeo distal enquanto oblitera o saco. O esôfago e o divertículo por fim formam um canal comum. A técnica requer extensão máxima do pescoço e pode ser difícil de realizar em pacientes idosos com estenose cervical. Por este motivo, muitos têm defendido o uso de *needle knife* por endoscopia flexível para a realização da miotomia. No geral, o período de pós-operatório é ligeiramente menor para abordagens transorais, nas quais os pacientes ingerem líquidos já no dia seguinte e requerem apenas uma única noite de hospitalização. Assim, estas técnicas ganharam preferência e são defendidas para pacientes com divertículos entre 2 e 5 cm. Uma recente metanálise demonstrou que o tratamento endoscópico de divertículo de Zenker é bem tolerado, com baixas taxas de eventos adversos e recidiva.[6] Independentemente do método de correção, os pacientes passam bem e os resultados são excelentes.

Divertículos medioesofágicos

Divertículos medioesofágicos foram descritos pela primeira vez no século XIX. Historicamente, linfonodos mediastinais inflamados devido a uma infecção de tuberculose eram responsáveis pela maioria dos casos. Infecções de histoplasmose e consequente mediastinite fibrosante agora se tornaram mais comuns. A inflamação dos linfonodos exerce tração na parede do esôfago e leva à formação de um divertículo verdadeiro no medioesôfago. Este continua sendo um importante mecanismo para os divertículos de tração, mas atualmente se acredita que alguns podem ser causados por um distúrbio de motilidade primário, como acalasia, EED ou outros distúrbios de motilidade esofágica.

A maioria dos pacientes com um divertículo medioesofágico é assintomática. Eles são geralmente encontrados incidentalmente durante exames relativos a outras queixas (Figura 42.22). Disfagia, dor no peito e regurgitação podem estar presentes, e são geralmente indicativas de um distúrbio de motilidade primário subjacente. Pacientes que apresentam tosse crônica estão sob suspeita de desenvolvimento de fístula broncoesofágica. Raramente, hemoptise pode ser um sintoma apresentado, indicando erosão infecciosa dos linfonodos na vasculatura principal e na árvore brônquica. Neste caso, o divertículo é um achado incidental de menor importância.

O diagnóstico da estrutura anatômica bem como do tamanho e localização de um divertículo esofágico é feito por meio de esofagograma baritado. Divertículos medioesofágicos ficam normalmente à direita devido à superabundância de estruturas na região mediotorácica do lado esquerdo do tórax. Imagens de TC são úteis para identificar qualquer linfadenopatia mediastinal e podem ajudar a lateralizar o saco. Endoscopia é importante para descartar anormalidades de mucosa, incluindo câncer, que possam estar ocultas no saco. Além disso, a endoscopia pode auxiliar na identificação de fístulas. Estudos manométricos são realizados em todos os pacientes, sintomáticos ou não, para identificar um distúrbio motor primário. O tratamento é guiado pelos resultados dos achados manométricos.

Determinar a causa dos divertículos medioesofágicos é fundamental para orientar o tratamento. Em pacientes assintomáticos que tenham linfonodos mediastinais inflamados, o tratamento da causa subjacente é o manejo de escolha. Se o divertículo for menor que 2 cm, ele pode ser observado. Se os pacientes progredirem até

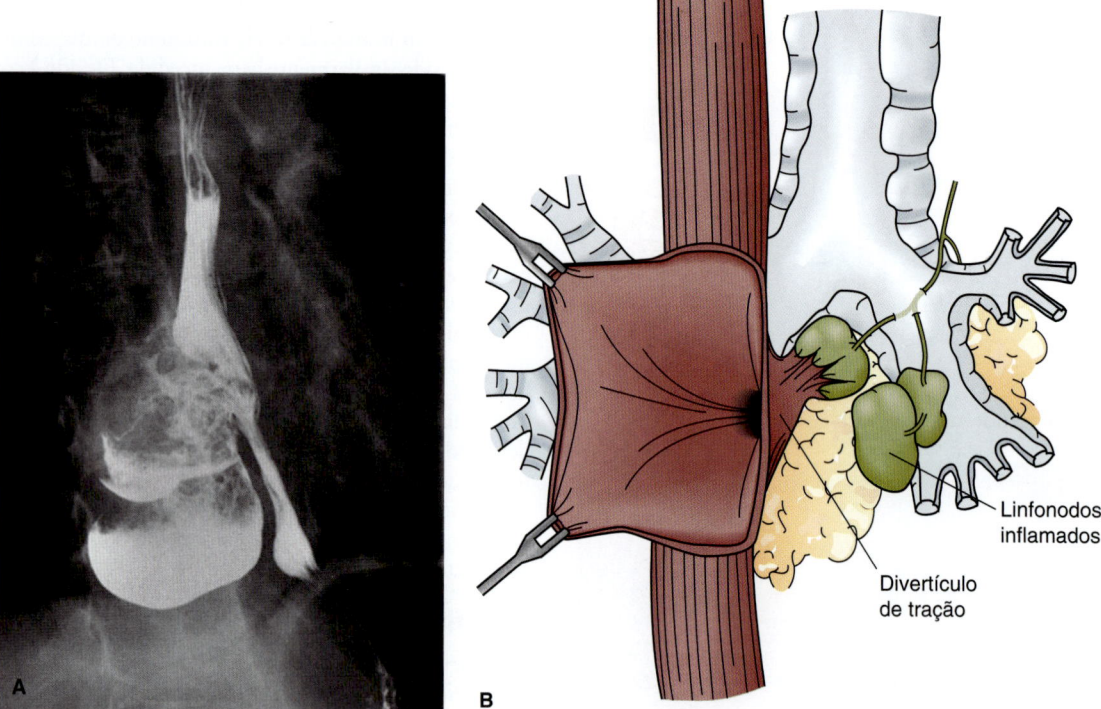

Figura 42.22 A. Esofagograma baritado demonstrando um divertículo medioesofágico gigante. **B.** Divertículo medioesofágico. (Cortesia do Dr. Lorenzo E. Ferri.) (Adaptada de Peters JH, DeMeester TR. Esophagus and diaphragmatic hernia. In: Schwartz SI, Fischer JE, Spencer FC, et al., eds. *Principles of surgery*. 7th ed. New York, NY: McGraw-Hill; 1998.)

se tornarem sintomáticos ou se o divertículo tiver 2 cm ou mais, intervenção cirúrgica é indicada. Normalmente, divertículos medioesofágicos têm um colo grande e repousam perto da coluna. Portanto, uma diverticulopexia pode ser realizada, na qual o divertículo é suspenso da fáscia vertebral torácica. Alternativamente, uma diverticulectomia pode ser realizada tomando-se cuidado para não estreitar o lúmen esofágico. Em pacientes com dor no peito ou disfagia grave e anormalidade motora documentada, uma esofagomiotomia longa também é indicada.

Divertículos epifrênicos

Divertículos epifrênicos são encontrados adjacentes ao diafragma no terço distal do esôfago, a 10 cm da JEG. Eles estão mais frequentemente relacionados a um espessamento da musculatura esofágica distal ou aumento da pressão intraluminal. São divertículos de pulsão, ou falsos divertículos, que geralmente estão associados a EED, acalasia, ou distúrbios de EEI hipertenso. Em pacientes nos quais não se consiga identificar uma anormalidade de motilidade, uma causa congênita (síndrome de Ehlers-Danlos) ou traumática é considerada. Assim como com os divertículos medioesofágicos, os divertículos epifrênicos são mais comuns do lado direito e tendem a ter um colo amplo.

A maioria dos pacientes com divertículos epifrênicos é assintomática. Eles podem apresentar disfagia ou dor no peito, o que indica um problema de motilidade. O diagnóstico é geralmente feito durante exames de investigação de um distúrbio de motilidade, e o divertículo é encontrado incidentalmente. Outros sintomas como regurgitação, dor epigástrica, anorexia, perda de peso, tosse crônica e halitose são indicativos de anormalidade de motilidade avançada, resultando em um divertículo epifrênico considerável.

Um esofagograma baritado é a melhor ferramenta diagnóstica para detecção de um divertículo epifrênico (Figura 42.23). O tamanho, a posição e a proximidade do divertículo em relação ao diafragma podem todos ser claramente delineados. O distúrbio de motilidade subjacente também é geralmente identificado; porém, estudos

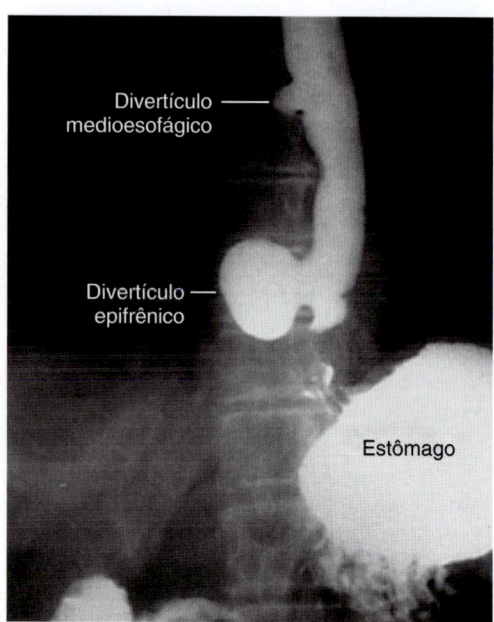

Figura 42.23 Deglutição com bário demonstrando divertículos esofágicos médio e distal. (Adaptada de Pearson FG, Cooper JD, Deslauriers J, et al. *Esophageal surgery*. 2nd ed. New York, NY: Churchill Livingstone; 2002.)

manométricos precisam ser realizados para avaliar a motilidade geral do corpo esofágico e do EEI. Endoscopia é realizada para avaliar lesões na mucosa, incluindo esofagite, esôfago de Barrett e câncer.

O tratamento de um divertículo epifrênico é semelhante ao de um divertículo medioesofágico. Esses tipos de divertículo também têm um colo grande e ficam próximos da coluna. Divertículos pequenos (< 2 cm) também podem ser suspensos da fáscia vertebral e não precisam ser excisados. Se for realizar uma diverticulopexia, uma miotomia é iniciada no colo do divertículo e estendida até o EEI. Se a intenção for fazer uma diverticulectomia, um dispositivo de grampeamento vertical é colocado ao longo do colo e o divertículo é excisado. É essencial durante este processo utilizar uma sonda esofágica para evitar estreitamento do lúmen esofágico enquanto grampeia. O músculo é fechado sobre o local da excisão e uma miotomia longa é realizada na parede esofágica oposta, estendendo-se desde a altura do divertículo até o EEI. Se uma hérnia de hiato grande também estiver presente, o divertículo é excisado, uma miotomia é realizada, e a hérnia de hiato é corrigida. A não correção da hérnia resulta em alta incidência de refluxo pós-operatório. É essencial aliviar a obstrução do fluxo de saída em pacientes com divertículos; a falha em efetuar isso pode resultar em complicações significativas de extravasamento ou recorrência. Uma experiência recente demonstrou que divertículos esofágicos torácicos, especialmente divertículos epifrênicos, podem ser abordados com segurança utilizando técnicas minimamente invasivas (laparoscopia e toracoscopia) com excelentes resultados, incluindo melhoras significativas da qualidade de vida do paciente.

DOENÇA DO REFLUXO GASTRESOFÁGICO

DRGE é a condição benigna mais comum do esôfago, afetando milhões de pessoas em todo o mundo. Ela ocorre quando há um fluxo retrógrado de conteúdos gástricos pelo EEI, sendo que os sintomas típicos desta doença incluem mais comumente azia, além de regurgitação e disfagia. A doença é caracterizada pela piora progressiva dos sintomas até que se tornem frequentes, persistentes e incômodos, e possivelmente resultem em complicações primárias ou secundárias. Algumas destas complicações incluem estenoses, úlceras, metaplasia, displasia, carcinoma e doença pulmonar (asma, tosse crônica, fibrose).

O tratamento de DRGE evoluiu muito nas últimas décadas com a melhora da eficácia de medicamentos antissecretores e com o refinamento dos procedimentos cirúrgicos. Para muitos, os sintomas podem ser controlados somente com medicação e modificação do estilo de vida. Contudo, algumas pessoas terão sintomas que serão refratários a esses tratamentos ou sofrerão complicações que não são clinicamente tratáveis e que requerem intervenção cirúrgica. As seções a seguir exploram os exames investigativos e o tratamento cirúrgico da DRGE no contexto do insucesso do tratamento clínico.

Tratamento clínico

Embora alguns pacientes queiram se submeter a cirurgia antirrefluxo para evitar ter que tomar medicamentos, a maioria dos encaminhamentos para os cirurgiões se deve a sintomas descontrolados e persistentes de azia ou regurgitação a despeito de medicação. Comumente, os pacientes já tentaram inibidores da bomba de prótons (IBPs) 1 vez/dia e passaram a tomá-los 2 vezes/dia. Frequentemente, os pacientes já tentaram várias marcas de IBPs e já combinaram vários tipos de medicamentos antiácidos. A cessação dos IBPs geralmente resulta em azia ou regurgitação incompatíveis com o funcionamento normal. Pacientes para os quais a terapia medicamentosa jamais aliviou os sintomas ou naqueles que apresentam sintomas atípicos, como tosse crônica, rouquidão, asma ou dor no peito, devem ser investigados em relação a outras causas antes de oferecer-lhes a opção de cirurgia. Observou-se que os pacientes com a maior probabilidade de sucesso com a terapia cirúrgica são aqueles que têm sintomas típicos e uma boa resposta à terapia antissecretora.

Modificações de estilo de vida raramente eliminam os sintomas de DRGE, mas podem reduzir a gravidade e a duração, além da possibilidade de resultar em maior eficácia da medicação. As modificações incluem perda de peso (caso o paciente tenha sobrepeso), cessação do tabagismo, eliminação de alimentos incitadores, refeições menores e mais frequentes, cessação da ingestão de álcool e eliminação da constipação intestinal. A terapia medicamentosa é normalmente de uma posologia máxima de IBP 2 vezes/dia.

Exames investigativos

Há diversos componentes dos exames investigativos para o manejo cirúrgico de DRGE que promoverão a seleção bem-sucedida da terapia. Eles permitem personalizar o procedimento cirúrgico de acordo com as necessidades do paciente e evitar eventos imprevistos durante a cirurgia. Os exames padrão incluem teste de pH, manometria esofágica, videoesofagograma e endoscopia digestiva alta com biopsia. Exames adicionais podem incluir esvaziamento gástrico ou varredura de TC.

Devido ao fato de que os conteúdos gástricos são ácidos, a medição do pH age como marcador da presença do refluxo ácido. Não apenas este teste documenta a exposição do esôfago inferior ao conteúdo do refluxo gástrico, como também correlaciona os sintomas a esta exposição. O teste é realizado inserindo-se uma sonda descartável no esôfago distal (normalmente por endoscopia) e permitindo que um gravador remoto colete dados por 24 a 48 horas. É fundamental documentar a exposição ao refluxo anormal, pois outros processos patológicos podem desencadear sintomas semelhantes aos da DRGE. Além disso, vários estudos já correlacionaram teste de pH anormal com resultados cirúrgicos bem-sucedidos. O paciente não deve estar tomando nenhum medicamento antissecretor ou antiácido no momento do exame (normalmente, deve-se interromper o uso dos medicamentos com antecedência de 5 dias a 2 semanas). Um escore de DeMeester acima de 14,72 confirma o diagnóstico de DRGE patológica.

O exame de motilidade esofágica permite que o cirurgião avalie se as contrações peristálticas são fortes e eficazes, se há um distúrbio de motilidade e se há um EEI incompetente. Não apenas isso é importante para a diferenciação da DRGE em relação a outros distúrbios (como, por exemplo, acalasia ou esclerodermia), como também permite a personalização da cirurgia para pacientes com DRGE e distúrbio de motilidade concomitantes. Por exemplo, um paciente com motilidade levemente prejudicada no contexto de um teste positivo de pH deve estar apto a receber um procedimento de fundoplicatura com folga ou parcial em vez de um envelopamento completo. Geralmente, pacientes portadores de DRGE duradoura terão dismotilidade esofágica, e os mesmos devem ser aconselhados sobre disfagia pós-operatória após fundoplicatura. Pacientes com dismotilidade grave devem ser considerados para a realização de mais exames ou terapia não cirúrgica.

O videoesofagograma mostra tanto a estrutura quanto a função. Com este exame, pode-se diagnosticar anormalidades que modificariam o tratamento cirúrgico, como estenoses, massas, hérnia de hiato, esôfago encurtado ou divertículos. Funcionalmente, o videoesofagograma confirma refluxo e pode mostrar imagens sugestivas de distúrbios de motilidade ou acalasia. É considerado o "roteiro" antes da cirurgia, pode ser obtido imediatamente após a cirurgia e é útil para o acompanhamento a longo prazo.

Finalmente, a endoscopia permite que o cirurgião avalie o formato e o trajeto do esôfago, avalie sinais de refluxo como esofagite e metaplasia, e descarte massas e estenoses como causas dos sintomas. Um esôfago particularmente dilatado e sinuoso pode ser indicativo de distúrbios de motilidade, e hérnias de hiato não visualizadas no esofagograma podem ser observadas com a manobra de retrovisão no estômago. A biopsia de achados anormais avalia a presença de metaplasia, displasia e carcinoma, que podem alterar os planos cirúrgicos e de monitoramento.

Se houver inconsistências entre os achados dos exames e os sintomas do paciente, é importante revisar o diagnóstico, continuar investigando, ou obter segundas opiniões. Procedimentos cirúrgicos quando o diagnóstico é incorreto podem resultar em novos sintomas adicionais sem resolução da queixa inicial, levando a um resultado insatisfatório. Em pacientes com sintomas atípicos ou histórico de não responder a IBPs, o cirurgião deve ficar especialmente atento. Recomendamos confirmação do refluxo ácido patológico com pelo menos dois exames objetivos antes de oferecer cirurgia antirrefluxo a estes pacientes. Exames adjuvantes a serem considerados incluem TC do tórax e abdome, exame de trânsito do intestino delgado, estudo de esvaziamento gástrico e colonoscopia.

Terapia cirúrgica

Várias operações denominadas procedimentos "antirrefluxo" foram desenvolvidas ao longo dos anos à medida que os cirurgiões as personalizavam em relação aos sintomas dos pacientes. Esta seção não discutirá as abordagens transtorácicas, pois estas são raramente indicadas como procedimentos primários para refluxo. Em vez disso, destacaremos os conceitos básicos do procedimento de fundoplicatura transabdominal mais comumente realizado e algumas de suas variações.

Depois de se confirmar que os sintomas do paciente se devem ao refluxo ácido (ver anteriormente) e que o paciente é considerado um candidato seguro para a cirurgia, o cirurgião dispõe de várias opções. Independentemente do procedimento escolhido, os princípios básicos da cirurgia antirrefluxo permanecem os mesmos: (1) preservar os planos e revestimentos naturais dos tecidos, (2) identificar e preservar ambos os nervos vagos, (3) identificar a verdadeira JEG para posicionamento do envoltório de fundo gástrico criando a fundoplicatura, (4) ter comprimento suficiente de esôfago intra-abdominal e (5) restabelecer o ângulo de His.

A fundoplicatura de Nissen, descrita pela primeira vez nos anos 1950, tornou-se o padrão de cirurgia antirrefluxo (Figura 42.24 A). Conceitualmente, é a recriação de um esfíncter ao redor da JEG, feita envolvendo-se completamente o envoltório de fundo gástrico 360° ao redor do esôfago distal. Seja por laparoscopia ou laparotomia, o procedimento é o mesmo. O ligamento gastro-hepático é incisado até que o ligamento frenoesofágico seja visualizado, tomando-se cuidado para evitar artérias hepáticas acessórias. O esôfago é mobilizado circunferencialmente, com muito cuidado para preservar ambos os nervos vagos e o revestimento peritoneal ao longo dos pilares. Os vasos gástricos curtos são liberados e o ligamento gastresplênico é mobilizado para encontrar a dissecção ao longo do pilar esquerdo, tomando-se cuidado para permanecer longe do hilo esplênico. Qualquer hérnia de hiato requererá dissecção no mediastino para trazer comprimento suficiente de esôfago abdominal. O coxim de gordura é então mobilizado a partir do estômago anterior ou do esôfago para visualizar a verdadeira JEG e para poder excluir ambos os nervos vagos do envoltório. Pelo menos de 2 a 3 cm de esôfago intra-abdominal devem estar presentes para minimizar a probabilidade de hérnia de hiato pós-operatória. O hiato diafragmático é avaliado e os pilares fechados com sutura não absorvível anterior e posteriormente ao esôfago, assegurando-se que os mesmos não fiquem dobrados ou se choquem com o esôfago. Normalmente, a passagem fácil dos instrumentos pelo hiato garante que o mesmo não esteja demasiadamente apertado.

Com mobilização esofágica e gástrica suficiente bem como com exposição da verdadeira JEG, a ponta do fundo gástrico ao longo da linha dos gástricos curtos pode ser passada atrás do esôfago (excluindo os nervos vagos no coxim de gordura) para criar o envoltório. Uma "manobra de engraxate" garante a mobilidade adequada e a ausência de tensão. Uma sonda de 50 a 54 Fr é colocada normalmente no esôfago enquanto as bordas do envoltório são suturadas juntas com a incorporação de uma parte do esôfago anterior. Depois de removida a sonda, o fechamento do pilar e a fundoplicatura são reavaliados para garantir a tensão adequada. No pós-operatório, é importante administrar antieméticos liberalmente para evitar regurgitação ou êmese, já que isso pode estragar a correção.

Alguns cirurgiões têm defendido o uso de tela no hiato como "reforço" ou se houver tensão excessiva no fechamento do pilar. Normalmente, não há necessidade de tela se os revestimentos peritoneais naturais forem preservados ao longo do pilar. Se houver tensão no fechamento, a quantidade de insuflação de dióxido de carbono pode ser diminuída, o que reduzirá o deslocamento cefálico do diafragma e normalmente permitirá um fechamento livre de tensão. Adicionalmente, incisões de relaxamento no diafragma, normalmente laterais em relação ao pilar direito, também foram descritas.

A fundoplicatura pode ser individualizada de acordo com os sintomas do paciente. Envoltórios completos de 360° são particularmente importantes quando o refluxo causar comprometimento respiratório, como na população de transplantados de pulmão. Mesmo em envoltórios completos, deve haver espaço para a passagem de um instrumento entre o estômago e o esôfago para reduzir a disfagia e a formação de gases.

Existem variações deste procedimento clássico que permitem que a operação seja individualizada de acordo com as necessidades do paciente. A fundoplicatura de Toupet envolve o envelopamento parcial posterior de 270°, com suturas adicionais para fixação do estômago aos pilares no abdome (Figura 42.24 B). A fundoplicatura de Dor é mais comumente usada no contexto de miotomia esofágica, mas consiste em um envoltório anterior de 180 a 200° (Figura 42.24 C). Pelo fato de disfagia pós-operatória ser uma das principais causas de cirurgia de revisão em pacientes de Nissen, envoltórios parciais são preferíveis em pacientes com histórico de disfagia pré-operatória ou peristaltismo insatisfatório na manometria. Independentemente do envoltório escolhido, a taxa de recidiva de DRGE não é insignificante, sendo que um estudo populacional recente reportou recidiva de refluxo em 17,7% dos pacientes durante um período mediano de acompanhamento de 5,6 anos.[7] Estes achados destacam a fundamental importância da seleção adequada de pacientes e da terapia médica antes de se aventurar em uma cirurgia antirrefluxo.

Um dispositivo mais novo conhecido como LINX™ pode ser usado em pacientes com mínima ou sem hérnia de hiato.[8] Trata-se de uma série de esferas magnéticas que são colocadas ao redor da JEG que se estendem mediante uma leve pressão no esôfago, deste modo imitando o EEI natural. Em um estudo prospectivo, aproximadamente dois terços dos pacientes de LINX™ tiveram reduções significativas na exposição a ácidos esofágicos em 1 ano e mais de 90% tiveram melhoras significativas na qualidade de vida, além de reduções no uso de IBPs.[8] Em um estudo de monitoramento que apresentou resultados de 5 anos, nenhuma erosão ou migração de dispositivo foi verificada, e os pacientes continuaram tendo excelente controle de seus sintomas de refluxo.[9] Em outro

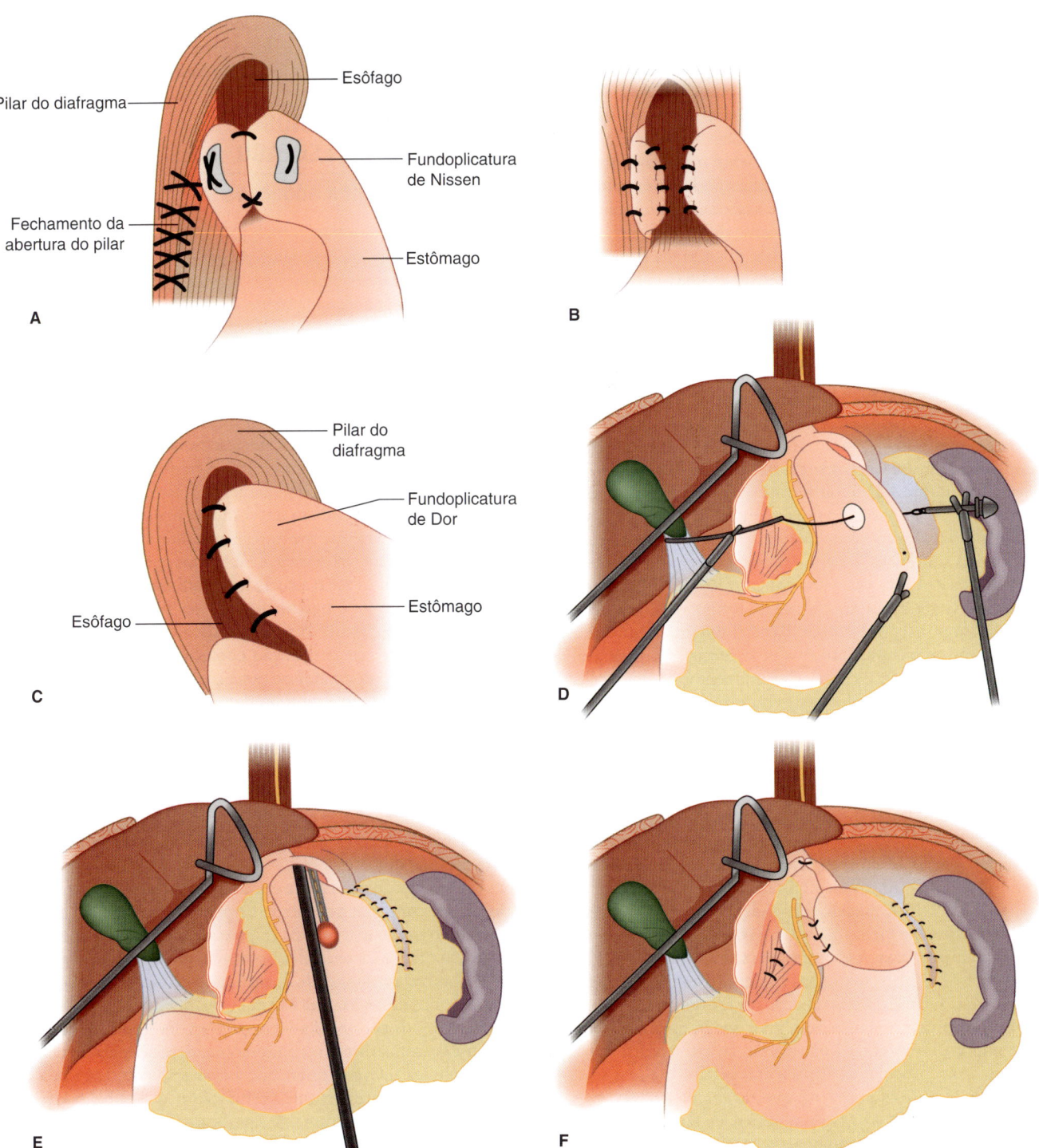

Figura 42.24 **A.** Fundoplicatura de Nissen. **B.** Fundoplicatura de Toupet. **C.** Fundoplicatura de Dor. **D** a **F.** Gastroplastia de Collis.

estudo multicêntrico recente, pacientes de LINX™ tiveram melhoras semelhantes na qualidade de vida pós-operatória relacionada à DRGE às dos pacientes de fundoplicatura e sofreram muito menos regurgitação, formação de gases e uso de IBPs em 1 ano.[10] Adicionalmente, o uso desse dispositivo foi relatado em pacientes com hérnias de hiato maiores que 3 cm com excelentes resultados. São necessários estudos a longo prazo para caracterizar melhor os resultados em pacientes submetidos a LINX™ com ou sem grandes hérnias de hiato, bem como para definir o papel que a fundoplicatura desempenha à luz desta nova tecnologia.

Uma consideração para pacientes com refluxo gástrico ou biliar, obesidade mórbida, diabetes, ou dismotilidade esofágica é a reconstrução em Y de Roux. Uma quase esofagojejunostomia (com uma pequena bolsa gástrica) permite a passagem de praticamente todos os conteúdos gástricos e biliares a jusante bem longe do esôfago, desta forma prevenindo sintomas relacionados ao refluxo. Nesta população, haverá benefícios adicionais de impacto para obesidade e diabetes. Esta também é uma opção em cirurgias de revisão nas quais há muita formação de cicatriz ou quando a integridade dos nervos vagos for questionável.

Finalmente, o paciente que, durante a realização da fundoplicatura, apresentar esôfago intra-abdominal curto com extensão abaixo do adequado poderá requerer um procedimento de alongamento esofágico, ou gastroplastia à Collis (Figura 42.24 D a F). Esse procedimento envolve grampear o fundo do estômago ("ressecção em cunha do fundo") com uma sonda no esôfago para criar alguns centímetros de comprimento de esôfago abdominal adicional ao redor do qual o estômago pode ser envolto. Tanto abordagens transtorácicas quanto transabdominais foram descritas, e, embora esta manobra tecnicamente difícil deva ser abordada com cautela, é imperativo perceber quando ela deve ser feita. Pacientes de Collis devem continuar em terapia a curto prazo com IBPs no pós-operatório devido à presença de mucosa gástrica secretora de ácido acima da fundoplicatura.

Doença do refluxo gastresofágico complicada

Refluxo de longa duração causa complicações no esôfago que requerem tratamento que vai além de cirurgia antirrefluxo. No paciente com esofagite, amostras coletadas endoscopicamente para biopsia podem revelar problemas que podem ser tratados clinicamente, como candidíase ou processos infiltrativos eosinofílicos. Geralmente, esses pacientes podem obter alívio dos sintomas sem intervenção cirúrgica, sendo que a intervenção cirúrgica pode não aliviar seus sintomas. Todas as estenoses devem ser submetidas a biopsia para descartar processos malignos e podem frequentemente ser tratadas com dilatação, caso sejam benignas. Alterações metaplásicas intestinais (esôfago de Barrett) devem ser submetidas a biopsia em quatro quadrantes a cada centímetro para avaliar a presença de displasia e câncer. Procedimentos de fundoplicatura ainda podem ser realizados nesse contexto, sendo que há evidências que sugerem regressão histológica de Barrett a longo prazo, embora isso seja controverso.[11] Independente disto, o monitoramento deve continuar a intervalos regulares por endoscopistas experientes na maioria dos pacientes com esôfago de Barrett para avaliar a possibilidade de progressão para doença maligna.[12]

Alguns pacientes com azia ou disfagia terão um estômago intratorácico parcial ou completo. Os exames e a terapia cirúrgica desses pacientes podem ser significativamente diferentes dos de pacientes de DRGE padrão, dependendo do grau de herniação diafragmática. Pequenas hérnias, nas quais a JEG se encontre acima do hiato diafragmático, podem se manifestar com sintomas clássicos de DRGE, e os exames requeridos e a terapia podem ser os mesmos. Quando a hérnia de hiato for moderada ou grande, deve-se levar em consideração o grau dos sintomas relacionados ao componente mecânico em relação ao refluxo. Este pode ser um quadro confuso, pois os pacientes geralmente têm sintomas de ambos, mas se as principais queixas forem disfagia, sensação de comida entalada na garganta, saciedade rápida, regurgitação, dor no peito e vômito, o componente mecânico pode ser o processo patológico dominante. Isso é particularmente verdadeiro para estômagos intratorácicos. Os exames podem incluir testes de função pulmonar devido ao comprometimento da função pulmonar e uma avaliação cardíaca completa devido a sintomas coincidentes. Geralmente não é possível verificar a manometria em hérnias grandes.

Durante a redução da hérnia, o esôfago pode ser encurtado, e as opções de gastropexia *versus* fundoplicatura ou gastroplastia à Collis/fundoplicatura terão de ser ponderadas. Com sintomas mecânicos dominantes, os pacientes obtêm alívio com o retorno do estômago para a cavidade abdominal com a gastropexia. Contudo, eles podem subsequentemente sofrer de sintomas de refluxo e requerer medicação antissecretora a partir de então. A maioria dos pacientes provavelmente se beneficiará de um procedimento de fundoplicatura parcial, lembrando que a motilidade esofágica provavelmente será desconhecida. Outras avaliações sobre DRGE e hérnia de hiato são abordadas em outras partes deste livro.

DISTÚRBIOS BENIGNOS ADQUIRIDOS DO ESÔFAGO

Doença esofágica adquirida

Perfuração

Perfuração esofágica é uma condição potencialmente letal que pode ter resultados insatisfatórios caso haja demora em diagnosticá-la ou seja tratada inadequadamente. Historicamente, a maioria das séries relatou mortalidade global entre 15 e 30%, geralmente com fortes correlações com a etiologia e intervalo de tempo desde o evento até a intervenção.[13,14] As causas mais comumente reconhecidas são perfuração iatrogênica durante endoscopias e vômito forçado (síndrome de Boerhaave), além de lesões traumáticas, ingestão de corpo estranho e perfuração tumoral.[13] Em uma recente série multicêntrica, verificou-se que a perfuração era isolada ao esôfago torácico em aproximadamente dois terços dos pacientes, sendo que os demais tinham um componente abdominal.[13] Geralmente se considera que melhores resultados são possíveis caso a intervenção ocorra em questão de 24 horas após o evento, e resultados insatisfatórios estão associados a perfurações relacionadas ao câncer. A chave para o tratamento e sobrevivência do paciente é o reconhecimento precoce com diagnóstico e terapia oportunos.

Uma suspeita de perfuração começa com sintomas de dor epigástrica ou no peito, dor no pescoço ou de garganta, e disfagia. Entre os achados do exame podem estar crepitação no tórax, pescoço ou rosto; inchaço no pescoço; dor epigástrica; voz nasalada; ou, às vezes, achados normais nos exames. Outras evidências iniciais podem incluir radiografia de tórax com ar mediastinal ou cervical, ar livre no abdome ou derrame pleural. Um exame de TC pode demonstrar ar no mediastino e ar ou líquido periesofágico. Obviamente, o mecanismo da lesão pode ser a melhor dica para motivar outros exames.

Uma vez que uma suspeita exista, os exames diagnósticos devem prosseguir com base no grau de suspeita. Esofagograma baritado é o padrão para o diagnóstico (Figura 42.25), mas TC com administração oral de material de contraste também pode ser aceitável se não houver possibilidade de realização de um esofagograma. Se os resultados desses exames forem normais, mas o grau de suspeita for elevado, os pacientes podem precisar ser avaliados por meio de laringoscopia direta ou endoscopia, dependendo da circunstância clínica. Deve-se notar que a avaliação com esses procedimentos pode converter uma perfuração pequena ou parcial em um processo mais clinicamente significativo; portanto, deve-se ter cuidado com sua indicação. Uma vez fechado o diagnóstico, há várias opções terapêuticas que devem ser consideradas individualmente por uma equipe de cirurgiões experientes já que as sutilezas do manejo impedem o uso de um algoritmo de tratamento. A determinação da gravidade da lesão para definir o prognóstico da morbidade e a mortalidade pode ser feita por meio de um escore de gravidade clínica proposto pelo grupo de Pittsburgh (Tabela 42.3).[15] Esse escore foi correlacionado a morbidade, mortalidade e permanência no hospital, e pode ser usado para guiar o tratamento (Tabela 42.4).[15,16]

Os princípios de manejo após o diagnóstico incluem: (1) tratamento da contaminação, (2) ampla drenagem local, (3) controle da origem e (4) acesso para alimentação enteral. Na hipótese de pequenas perfurações com extravasamentos contidos e sem coleção de líquidos no mediastino ou no tórax, a contaminação deve ser mínima.

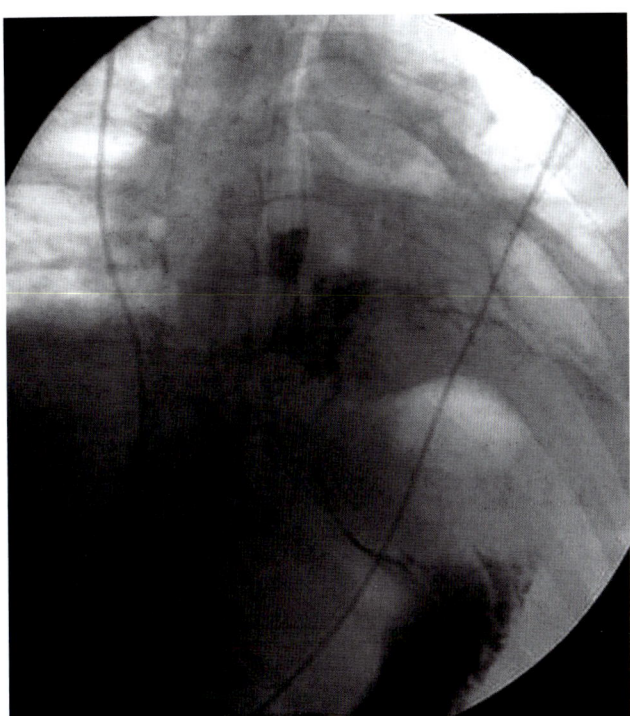

Figura 42.25 Esofagograma baritado demonstrando uma perfuração esofágica.

Tabela 42.3 Critérios do escore de gravidade de perfuração esofágica de Pittsburgh.

Variável	Escore
Idade > 75 anos	1
Taquicardia (> 100 bpm)	1
Leucocitose (> 10.000 leucócitos/mℓ)	1
Derrame pleural	1
Febre (> 38,5°C)	2
Extravasamento não contido (deglutição com bário ou varredura de TC)	2
Comprometimento respiratório (frequência respiratória > 30, aumento do consumo de oxigênio, ou ventilação mecânica)	2
Tempo até o diagnóstico > 24 h	2
Presença de câncer	3
Hipotensão	3

Os escores variam de 0 a 18, sendo que os valores mais altos indicam maior morbidade e pior prognóstico. TC, tomografia computadorizada. (Dados de Abbas G, Schuchert MJ, Pettiford BL, Pennathur A, Landreneau J, et al. Contemporaneous management of esophageal perforation. Surgery. 2009;146:749-755.)

Tabela 42.4 Escore de gravidade de perfuração esofágica de Pittsburgh.

Escore	< 3	3 a 5	> 5
Morbidade (%)	53	65	81
Mortalidade (%)	2	6	27
Tempo mediano de hospitalização (dias)	10	16	28

Os escores variam de 0 a 18, sendo que os valores mais altos indicam maior morbidade e pior prognóstico. (Dados de Abbas G, Schuchert MJ, Pettiford BL, et al. Contemporaneous management of esophageal perforation. Surgery. 2009;146:749-755.)

No geral, porém, uma perfuração é tratada com antibióticos de amplo espectro, incluindo antifúngicos, com durações que variam de acordo com o controle da infecção e com a condição do paciente. Drenagem da área com dreno torácico é mais comum, sendo que quantidade, localização e duração variam de acordo com o grau de extravasamento. Em determinados casos, drenos guiados por radiologia também podem ser usados. Cirurgia torácica videoassistida (VATS) ou lavagem torácica aberta com decorticação pode ser necessária, dependendo da duração do extravasamento e da quantidade de material contaminado no espaço pleural.

O controle da origem também vai depender da condição do paciente, da gravidade e da localização da perfuração, e da experiência do cirurgião. Terapia endoluminal com *stents* revestidos se tornou mais amplamente popularizada e pode proporcionar bons resultados quando utilizada na população adequada de pacientes.[17] Contudo, migração de *stent* é uma preocupação, e normalmente são realizadas radiografias frequentes de tórax para avaliar a posição do *stent*. Em uma revisão sistemática, *stents* de plástico apresentavam os maiores índices de migração e requeriam mais intervenções, embora com menores taxas de estenose, quando comparados aos *stents* metálicos.[17] Embora os critérios ainda sejam discutidos, os *stents* podem ser considerados em pacientes com pequenas perfurações iniciais, com contaminação mínima em um local passível de receber um *stent*. Adicionalmente, se houver atrasos entre a lesão e o diagnóstico, então os *stents* ainda continuam sendo uma opção devido à possibilidade de se encontrar tecido de baixa qualidade durante a abordagem cirúrgica. Contudo, nesses pacientes, VATS é também geralmente usada para drenagem e decorticação do pulmão, além da colocação do dreno torácico. O uso de *stents*, com ou sem VATS, em perfurações esofágicas pode ser tão eficaz quanto a cirurgia aberta, com evidências que sugerem menor morbidade, períodos mais curtos de hospitalização e menos custos associados à abordagem endoluminal.

Se for tomada uma decisão no sentido de intervir cirurgicamente, a abordagem depende da localização do extravasamento. No geral, perfurações altas são abordadas por meio de uma incisão no lado esquerdo do pescoço; as medioesofágicas, de toracotomia direita; e as esofágicas distais, de uma toracotomia esquerda ou de uma abordagem toracoabdominal. Exames radiográficos que demonstram um extravasamento do lado direito ou esquerdo podem modificar a abordagem. Abordagens minimamente invasivas são factíveis, dependendo da preferência do cirurgião.

Depois que a área da perfuração é identificada, a avaliação continua com miotomia para expor toda a extensão da lesão da mucosa, desbridamento de tecidos desvitalizados, avaliação da lesão e considerações para correção. Qualquer sinal de obstrução (acalasia, estenose, tumor) deve ser corrigido no momento da cirurgia inicial, caso contrário, a perfuração não cicatrizará. No contexto de acalasia ou de EEI hipertenso, miotomia contralateral deve ser realizada para aliviar a obstrução distal. Pequenas lesões em tecidos saudáveis podem ser reparadas de modo primário com cobertura de retalho de tecido (músculo intercostal, gordura pericárdica, pleura, omento), mas lesões extensivas com áreas desvitalizadas podem ser tratadas com formação de fístula controlada por sonda T. Defeitos muito grandes ou desvitalizados requerem exclusão esofágica com criação de uma esofagostomia cervical e sonda de gastrostomia, com planos para futura reconstrução por esofagectomia com normalmente um conduto subesternal gástrico, de cólon ou intestino delgado. Sondas de gastrostomia e jejunostomia na primeira cirurgia são importantes para proporcionar descompressão e drenagem perto da perfuração bem como acesso para nutrição enteral.

Recentemente, a terapia endoscópica a vácuo (TEV) surgiu como uma opção para os cirurgiões no tratamento de perfuração esofágica.[18] Tomando emprestado princípios tradicionais de cicatrização de feridas na terapia a vácuo para defeitos cutâneos e de tecidos moles, há descrições de uso de TEV tanto para perfuração esofágica quanto para extravasamento de anastomose após esofagectomia. Esta técnica envolve a inserção endoscópica de uma esponja no local da lesão esofágica. A partir da esponja, uma sonda é conectada externamente ao dispositivo de vácuo aplicando pressão negativa contínua no local da perfuração. Endoscopias seriadas são então realizadas em intervalos de vários dias a semanas para examinar o local da lesão e avaliar a adequação do tecido de granulação e troca da esponja. Uma vez que a mucosa tenha cicatrizado o suficiente, a esponja é removida e a dieta é liberada. Outra opção endoscópica recente para perfuração esofágica, especialmente aquelas identificadas na forma aguda, é a colocação de *over-the-scope clips* para vedar o local da lesão.[18] O uso de TEV e de *over-the-scope clips* ainda exige que os princípios básicos da perfuração esofágica sejam seguidos, a saber: ampla drenagem local, decorticação e acesso para alimentação. No entanto, evidências iniciais sugerem que estas terapias podem ser opções seguras e viáveis, com bons resultados em pacientes devidamente selecionados.[18]

A mortalidade por perfuração esofágica pode estar diminuindo com o tempo.[14] O uso de técnicas minimamente invasivas e endoluminais, além de melhorar as imagens e o cuidado perioperatório, é um importante fator contribuinte. Além disso, a regionalização da perfuração esofágica a centros de grande volume também pode se traduzir em aumento da sobrevida.[14]

Ingestão de substâncias cáusticas

A maioria dos casos de ingestão de substâncias cáusticas ocorre quando crianças pequenas acidentalmente engolem pequenos volumes de produtos de limpeza domésticos. Em adultos, isso é mais comum em tentativas de suicídio, quando se ingerem grandes volumes, e, portanto, normalmente há lesões de maior extensão. O padrão da lesão pode variar desde superficial em um pequeno segmento até necrose de espessura total do trato gastrintestinal proximal. Existem vários fatores que afetam a extensão da lesão (pH, volume, duração da exposição), e a avaliação e o manejo após a ingestão são desafiadores e requerem experiência e bom senso.

A avaliação inicial deve envolver um cirurgião imediatamente. Os achados do exame físico de comprometimento de via respiratória superior (dispneia, sialorreia, estridor, rouquidão) provavelmente irão requerer intubação endotraqueal. Contudo, isso deve ser feito com orientação broncoscópica e preparação para a realização de cricotireoidotomia, já que existe perigo de impossibilidade de manter a segurança da via respiratória ou de perfuração iatrogênica. Sondas nasogástricas e orogástricas não devem ser inseridas às cegas. Avaliações subsequentes devem incluir exames radiográficos para guiar o primeiro procedimento, idealmente uma varredura com TC do tórax e do abdome com administração intravenosa e oral de material de contraste, seguida por um exame de deglutição com bário.

A avaliação continua na sala de cirurgia. Com raras exceções, a maioria desses pacientes deverá passar por uma avaliação endoscópica em relação ao grau e à extensão da lesão. Recomenda-se que isso seja feito precocemente durante a hospitalização já que o risco de perfuração aumenta depois de 48 horas. Endoscópios pediátricos são úteis para minimizar a insuflação e o estresse mecânico. A doutrina tradicional é que a endoscopia não deve ir além de uma área de lesão circunferencial; no entanto, um endoscopista experiente pode cuidadosamente prosseguir até completar a avaliação caso se considere que o manejo será diferente com informações adicionais. É importante observar a gravidade e o grau da lesão em todos os locais, pois avaliações subsequentes são frequentemente necessárias. Um sistema de classificação para graduação endoscópica de lesões por ingestão de substâncias cáusticas foi descrito (Tabela 42.5).

Todos os pacientes devem ser tratados com antibióticos de amplo espectro. Dependendo do curso clínico, os pacientes podem se beneficiar de endoscopias repetidas 48 a 72 horas após o evento para avaliar sinais de piora da lesão. De fundamental importância é a reavaliação clínica frequente, já que deterioração em qualquer momento deve motivar a retomada dos exames e de intervenção cirúrgica, conforme indicado. A intervenção cirúrgica pode variar de somente endoscopia até colocação de sondas de gastrostomia ou jejunostomia ou esofagectomia, gastrectomia e ressecção de intestino delgado com desvio proximal e sonda de alimentação. A reconstrução pode ser complicada, às vezes requerendo vários meses de recuperação e uso de condutos de cólon ou intestino delgado. A longo prazo, os pacientes podem desenvolver estenoses que requerem dilatação repetida ou eventual ressecção, fístulas que requerem intervenções cirúrgicas, ou câncer de esôfago (risco > 1.000 vezes maior). O uso rotineiro de corticosteroides não é mais preconizado. Dilatação precoce, *stents* esofágicos e outras medidas adjuvantes devem ser consideradas caso a caso.

Ingestão de corpo estranho, fístula traqueoesofágica benigna e anel de Schatzki

O paciente com ingestão de corpo estranho pode requerer *expertise* técnica para prevenir perfuração iatrogênica. Se o objeto estiver alojado no esôfago, endoscopia cuidadosa sob anestesia geral é preferível. Empurrar forçosamente o objeto para que ele se movimente em direção ao estômago pode resultar em perfuração. Relaxamento total, lubrificação com água e pressão leve podem às vezes ser suficientes. Para trazer o objeto proximalmente é preciso grandes pinças endoscópicas especiais, redes ou laços, além de paciência e visualização total enquanto o objeto é removido para prevenir lesões no esôfago e na orofaringe. Sondas externas são frequentemente usadas neste contexto, assim como esofagoscopia rígida. Se não for possível recuperar o objeto, laparoscopia ou laparotomia com gastrotomia podem ser necessárias. A avaliação de todo o trato gastrintestinal é recomendada por meio de radiografias e TC antes de uma intervenção. Para pacientes com ingestões repetidas de corpos estranhos, ou aqueles que ingerem objetos com o objetivo de se autoflagelar, é necessário fazer uma avaliação psiquiátrica ambulatorial.

Tabela 42.5 Esquema de classificação para ingestão de substâncias cáusticas.

Achado endoscópico	Grau
Normal	0
Edema/eritema superficial	1
Ulceração de mucosa/submucosa	2
Edema/eritema superficial	2A
Profunda ou circunferencial	2B
Ulcerações transmurais com necrose	3
Necrose focal	3A
Necrose extensa	3B
Perfuração	4

Dados de Zargar SA, Kochhar R, Mehta S, et al. The role of fiberoptic endoscopy in the management of corrosive ingestion and modified endoscopic classification of burns. *Gastrointest Endosc.* 1991;37:165-169.

Fístulas traqueoesofágicas benignas podem ser observadas em pacientes com múltiplos procedimentos ou corpos estranhos no mediastino superior. Um exemplo clássico de fístula traqueoesofágica benigna é a que ocorre em um paciente com um tubo endotraqueal (ou traqueostomia) e sonda nasogástrica. Manifesta-se mais comumente com infecção respiratória recorrente ou persistente e conteúdos biliosos ou salivares emanando da traqueostomia. Varredura com TC e deglutição com bário podem ser úteis para determinar o diagnóstico. Mais avaliações são feitas por meio de broncoscopia e endoscopia, desde que a broncoscopia seja feita de modo que toda a via respiratória seja avaliada. O balão de traqueostomia terá de ser desinflado e, em geral, temporariamente removido durante a avaliação para fins de visualização. Se for identificada uma fístula traqueoesofágica, os princípios de tratamento são: (1) eliminar o agente causador, (2) considerar a exclusão da fístula com uso de *stent* ou derivação, e, finalmente, (3) correção ou cicatrização postergada. Em um paciente estável, o reparo definitivo pode eliminar a necessidade de exclusão temporária ou derivação. Se a fístula foi causada por um balão de traqueostomia, será necessária uma traqueostomia mais longa ou sem balão. Antibióticos também são normalmente utilizados. Acesso enteral e descompressão gástrica podem ser realizados por meio de sondas de gastrostomia e jejunostomia. O reparo pode ser feito quando o paciente estiver clinicamente apto tanto por toracotomia quanto por abordagem cervical, com ressecção da fístula, possível reparo primário ou ressecção e interposição de tecido vascularizado. Tentativas de realização de reparo definitivo em um paciente comprometido não são ideais. A cicatrização tardia pode ocorrer se os agentes ofensores forem removidos e a derivação for bem-sucedida. *Stents* esofágicos podem ocasionalmente ser usados também neste contexto, embora isso deva ser determinado com base em cada caso individual. A inserção de *stents* esofágicos e de via respiratória simultaneamente ("beijo de *stents*") é normalmente reservada somente para os pacientes mais moribundos, já que eles têm potencial de aumentar o tamanho da fístula devido a forças radiais. A terapia endoscópica a vácuo também já foi descrita no tratamento de fístula traqueoesofágica, embora a experiência clínica com esta aplicação seja ainda relativamente nova.

Um anel de Schatzki é um espessamento e estreitamento fibroso concêntrico não maligno da JEG formado por epitélio escamoso em cima e por células colunares embaixo (Figura 42.26). Sua causa é desconhecida, tendo alguma relação com a doença de refluxo. A maioria dos pacientes que têm anéis de Schatzki apresenta o achado concomitante de hérnia de hiato. A presença de um anel não é patológica, mas estes podem ser observados em pacientes que sofrem de disfagia ou obstrução. No paciente sintomático, seja o diagnóstico feito por esofagograma ou endoscopia, o tratamento é normalmente por dilatação (sonda ou balão). A área deve sempre ser submetida a biopsia para descartar malignidade. Dilatação repetida é geralmente necessária e é uma maneira razoável de manejar anéis sintomáticos, já que existem poucas opções cirúrgicas permanentes. Estenoses persistentes devem sempre levantar suspeita de doença maligna.

TUMORES BENIGNOS E RAROS DO ESÔFAGO

Tumores benignos do esôfago

Tumores benignos do esôfago são menos comuns do que câncer de esôfago. Entre as lesões benignas, tumores da submucosa e da muscular própria ocorrem com mais frequência do que os tumores de mucosa. A maioria destas lesões é assintomática e é identificada incidentalmente em endoscopias. Esofagograma baritado caracteristicamente demonstra um defeito uniforme no lúmen.

Tumores benignos de mucosa incluem tumores de células granulares e pólipos fibrovasculares. Os tumores de células granulares podem ser encontrados em uma variedade de locais, inclusive na pele, trato respiratório, trato gastrintestinal, mamas e língua. Estes tumores derivam de células de Schwann originárias da bainha nervosa e, mais frequentemente, surgem da mucosa ou submucosa.[19] Dentro do trato gastrintestinal, o terço distal do esôfago é o local mais comum. Eles podem parecer lesões sésseis ou cinza-esbranquiçadas

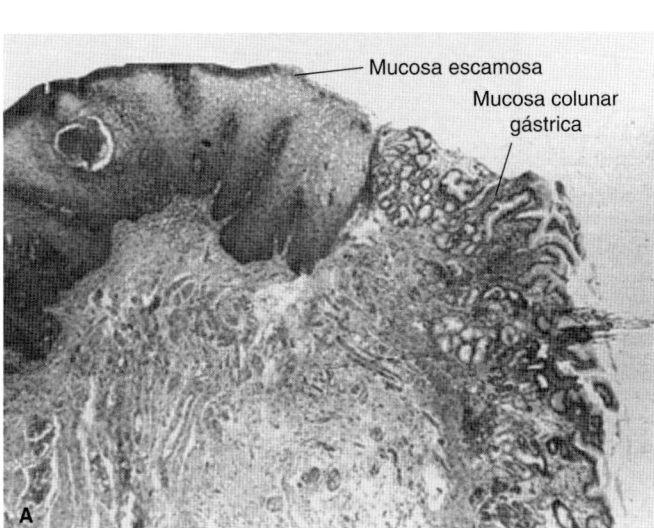
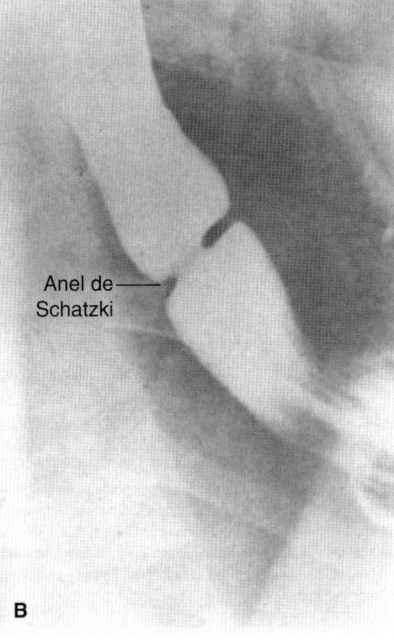

Figura 42.26 A. Histologia de um anel de Schatzki. **B.** Esofagograma baritado de um anel de Schatzki. (Adaptada de Wilkins EW Jr. Rings and webs. In: Pearson FG, Cooper JD, Deslauriers J, et al., eds. *Esophageal surgery*. 2nd ed. New York, NY: Churchill Livingstone; 2002.)

salientes geralmente com mucosa de aparência normal. Até 11% dos pacientes podem ter múltiplos tumores.[19] No ultrassom endoscópico (EUS), as lesões normalmente têm bordas regulares e surgem da primeira e segunda camadas ultrassonográficas. Pelo fato de que estas lesões são normalmente cobertas por uma camada de epitélio escamoso normal, biopsias padrão podem não ser diagnósticas. Biopsias tunelizadas revelarão grânulos eosinofílicos. Os tumores são positivos à coloração para S100, corroborando ainda mais sua origem nas células de Schwann. Tumores de células granulares são lesões majoritariamente benignas, sendo que somente 1 a 2% são descritas como malignas. Características atípicas no EUS, tamanho grande (> 2 cm) e presença de sintomas são indicações razoáveis para excisão. Ressecção endoscópica será uma ferramenta valiosa para essas lesões quando o diagnóstico estiver em questão e para descartar malignidade.

Pólipos fibrovasculares são um grupo heterogêneo de tumores de tecido mole mais frequentemente encontrados no esôfago cervical ou próximo do cricofaríngeo. Eles têm aparência cilíndrica ou alongada, com uma haste. Sintomas são raros, mas grandes tumores podem causar disfagia e alguns podem até mesmo prolapsar na hipofaringe, causando obstrução de via respiratória. Mesmo tumores grandes podem normalmente ser ressecados endoscopicamente depois de garantir a via respiratória.

Papilomas escamosos ocorrem mais frequentemente no esôfago distal e estão normalmente associados a alguma inflamação subjacente. Eles parecem projeções exofíticas incolores, com projeção semelhante a uma verruga.[20] Além disso, eles são geralmente observados com um vaso atravessado na superfície da lesão. Também há evidências que sugerem uma ligação entre os papilomas escamosos e o papilomavírus humano (HPV).[20] Deve-se realizar uma excisão completa para descartar carcinoma, a qual pode ser normalmente realizada endoscopicamente, com baixo índice de morbidade.

Tumores benignos da submucosa incluem lipomas, hemangiomas e tumores neurais. Os lipomas têm uma aparência característica, homogênea, hiperecoica e uniforme no EUS. Sintomas são raros mesmo com tumores grandes. Ressecção é raramente obrigatória. Os hemangiomas têm uma aparência típica de um nódulo roxo ou avermelhado. O EUS demonstrará massa submucosa uniforme e hipoecoica. A maioria dos tumores é assintomática. Lesões que causam disfagia ou sangramento podem normalmente ser tratadas endoscopicamente. Tumores neurais, incluindo neurofibromas e schwannomas, são raros no esôfago. A maioria é benigna, com alguns relatos de caso de schwannoma esofágico maligno.[21] Tumores sintomáticos podem normalmente ser ressecados por enucleação. Tumores grandes podem requerer esofagectomia.

Leiomiomas são os tumores benignos mais comuns do esôfago. Eles têm uma predominância no sexo masculino de 2:1. Embora normalmente sejam assintomáticos, tumores grandes podem causar disfagia ou desconforto (Figura 42.27). Os tumores surgem na muscular própria e são geralmente encontrados entre o esôfago médio e distal. Assim como a maioria dos outros tumores esofágicos benignos, eles demonstram um defeito de preenchimento uniforme no esofagograma baritado. A aparência endoscópica é de uma protrusão arredondada no lúmen do esôfago com mucosa uniforme normal. No EUS, os leiomiomas são hipoecoicos, têm bordas regulares, e surgem da quarta camada endossonográfica. Tumores com características no EUS que sugerem um leiomioma não devem ser submetidos a biopsia, já que isso complicaria tentativas subsequentes na enucleação. Lesões pequenas e assintomáticas podem ser enucleadas, e mesmo as lesões grandes podem normalmente ser removidas com uma abordagem por VATS. Além disso, há relatos de ressecção endoscópica com criação de um túnel submucoso para leiomiomas de até 5,5 cm. Os resultados oncológicos parecem ser semelhantes aos da VATS, com os benefícios agregados de menor tempo de hospitalização e menos custos.[22] À medida que a tecnologia continua sendo aperfeiçoada, muitos tumores esofágicos benignos poderão ser abordados endoscopicamente no futuro. Independentemente da abordagem cirúrgica, deve-se manter em mente o diagnóstico diferencial de um tumor esofágico uniforme grande, incluindo leiomiossarcoma, tumor estromal gastrintestinal (GIST) e leiomioma.

Tumores malignos raros do esôfago

Embora CEC e adenocarcinoma representem a esmagadora maioria dos cânceres de esôfago, uma variedade de outros tipos histológicos malignos pode ser encontrada. Carcinomas de células pequenas do esôfago representam 0,6% dos cânceres de esôfago. Estes tumores têm o mesmo fenótipo agressivo e aparência histológica de outros cânceres neuroendócrinos mal diferenciados. Os tumores tipicamente se apresentam com envolvimento de linfonodos e em estádio avançado.[23] A sobrevida a longo prazo é possível em tumores de estádios iniciais tratados com cirurgia, embora o prognóstico geral seja ruim. Quimioterapia sistêmica é geralmente empregada para impactar a sobrevida. O estádio no momento do diagnóstico é o fator prognóstico mais importante.[23]

Melanoma primário de esôfago é ainda mais raro do que o carcinoma de células pequenas, representando de 0,1 a 0,2% das neoplasias esofágicas malignas. Semelhantes ao carcinoma de células pequenas, a maioria dos tumores se manifesta em um estádio tardio, e o prognóstico é geralmente insatisfatório.

Sarcomas e GISTs do esôfago são muito menos comuns do que leiomiomas benignos. Embora leiomiossarcomas bem diferenciados sejam difíceis de distinguir de leiomiomas, estes são tumores raros que geralmente corroem a mucosa, surgindo como massa ulcerada ou exofítica na endoscopia. EUS pode demonstrar bordas mais irregulares ou uma aparência heterogênea que não é característica de leiomioma. Em geral, esofagectomia com linfadenectomia radical é o tratamento de escolha para leiomiossarcomas.[24] GISTs têm aparência semelhante à de leiomiomas, mas

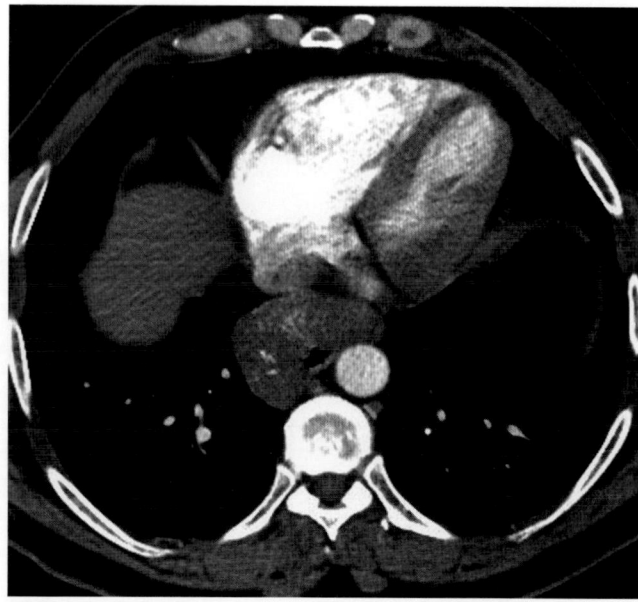

Figura 42.27 Imagem de tomografia computadorizada de um leiomioma de 8 cm que estava causando disfagia. A lesão foi enucleada por via toracoscópica, e a disfagia do paciente foi resolvida.

podem ser distinguidos histologicamente por positividade à coloração CD117 (c-kit) e CD34. Além disso, em comparação com os leiomiomas, os GISTs tendem a ser maiores, com captação de contraste intravenoso na TC, e geralmente têm grande avidez na tomografia por emissão de pósitrons (PET).[25] GISTs podem ser enucleados desde que se possam obter margens negativas. Contudo, se persistirem as preocupações quanto ao *status* da margem ou de recorrência do tumor, esofagectomia formal deve ser realizada.[26] Imatinibe deve ser considerado para qualquer GIST de mais de 3 cm ou com outras características de alto risco. Imatinibe também pode ser considerado no contexto neoadjuvante para tumores localmente avançados. Comparados aos GISTs gástricos mais comumente encontrados, os GISTs esofágicos tendem a ter piores sobrevidas livre de doença e global.[26] Outros sarcomas do esôfago também já foram relatados, porém são muito mais raros.

CÂNCER DE ESÔFAGO

Epidemiologia do câncer de esôfago

Aproximadamente 18 mil casos de câncer de esôfago ocorrem anualmente nos EUA e cerca de 572 mil casos ocorrem em todo o mundo.[27,28] Infelizmente, o câncer de esôfago normalmente se manifesta em estádios avançados, sendo que, atualmente, a sobrevida em 5 anos é de apenas aproximadamente 19%, e a maioria dos pacientes morre da doença.[28] Adenocarcinoma é a histologia mais comum em países ocidentais, inclusive nos EUA. Durante várias décadas, tem havido um declínio concomitante na incidência de CEC tanto nos EUA quanto no restante do mundo (Figura 42.28).[29] Considera-se que essas mudanças histológicas estejam refletindo o aumento da epidemia de obesidade e DRGE que contribuem para o adenocarcinoma, juntamente com reduções globais do tabagismo, um importante fator de risco de CEC.[27] Esse parece ser uma verdadeiro aumento na incidência de adenocarcinoma, e não excesso de diagnóstico, já que a distribuição global de estádio não mudou de maneira significativa durante este tempo. Outros tipos de tumores esofágicos, incluindo tumores mesenquimais, cânceres neuroendócrinos e tumores benignos são muito mais raros.

Tabaco e álcool são grandes fatores de risco para CEC, e eles causam um efeito sinérgico sobre o risco.[27] A doença é de três a quatro vezes mais prevalente em homens, e raça também parece ser um fator.[28] A incidência de CEC é muito maior entre afro-americanos em comparação a suas contrapartes caucasianas, mesmo após ajustes de *status* socioeconômico, consumo de tabaco e álcool. Em todo o mundo, partes do Oriente Médio, Ásia central e China têm as taxas mais altas de CEC, após ajustes relativos ao consumo de tabaco e álcool, indicando que pode haver alguma predisposição genética ou outros fatores ambientais. O reconhecimento da importância do HPV na patogênese do CEC em outros órgãos gerou um interesse em seu papel no CEC esofágico. Atualmente, parece que CEC relacionado a HPV representa somente um pequeno subconjunto de casos de CEC esofágico. Naqueles tumores que estão relacionados ao HPV, as implicações clínicas dessa associação não estão claras. CEC está associado a certos distúrbios intrínsecos do esôfago, como síndrome de Plummer-Vinson e acalasia. Outras síndromes oncológicas hereditárias associadas a CEC esofágico incluem tilose e anemia de Fanconi. Pacientes com histórico de ingestão de substâncias cáusticas ou acalasia têm um risco muito maior de desenvolver CEC.

A incidência de adenocarcinoma esofágico aumentou drasticamente nas últimas quatro décadas, estando entre as mais altas entre quaisquer tipos de câncer nos EUA. É agora o tipo histológico mais comum de câncer de esôfago nos EUA.[30] Embora as taxas de incidência de adenocarcinoma tenham estabilizado ou diminuído nos últimos 10 a 15 anos, entre a subpopulação de brancos jovens não hispânicos a incidência está aumentando.[30] A condição continua sendo relativamente incomum em afro-americanos. Adenocarcinoma geralmente se desenvolve no contexto de esôfago de Barrett. A frequência e a duração dos sintomas de DRGE estão significativamente associadas ao risco de desenvolver adenocarcinoma. Assim como no CEC, há uma predominância do sexo masculino. Também há formas familiares de esôfago de Barrett que elevam o risco de adenocarcinoma.

CEC pode surgir em qualquer parte do esôfago, mas a maioria dos casos aparece no esôfago proximal e médio. Em compensação, a maioria dos adenocarcinomas surge no esôfago distal ou na JEG. De acordo com as atuais diretrizes de estadiamento do American Joint Committee on Cancer (AJCC) e da National Comprehensive Cancer Network (NCCN), adenocarcinomas na JEG são estadiados e classificados como cânceres de esôfago, com exceção de tumores Siewert III (tumores cujo epicentro se encontra a 2 a 5 cm abaixo da JEG) que são classificados como cânceres gástricos.[31,32]

A maioria dos cânceres de esôfago é sintomática no momento do diagnóstico. Disfagia é o sintoma mais comum, sendo que a maioria dos pacientes relata dificuldade de engolir no momento da apresentação. Geralmente, os pacientes relatam disfagia progressiva, começando por um episódio inicial após ingerir alimentos sólidos. Depois do episódio inicial de disfagia, muitos pacientes se adaptam mastigando melhor os alimentos, evitando alimentos duros ou bebendo líquidos a cada deglutição. Assim, somente depois que a disfagia piora muito é que os pacientes procuram ajuda médica, sendo que, neste ponto, a maioria já apresenta perda de peso. Muitos pacientes com adenocarcinoma confirmam um longo histórico de sintomas de refluxo, incluindo azia e regurgitação. Outros achados associados podem incluir fadiga, dor retroesternal e anemia. Tumores localmente avançados podem se manifestar com envolvimento do nervo laríngeo causando rouquidão ou com fístula traqueoesofágica. Um exame físico minucioso deve ser realizado prestando-se atenção especial a linfonodos cervicais e supraclaviculares. Tumores de estádio inicial são geralmente assintomáticos e são às vezes descobertos durante uma endoscopia feita para investigação de esôfago de Barrett.

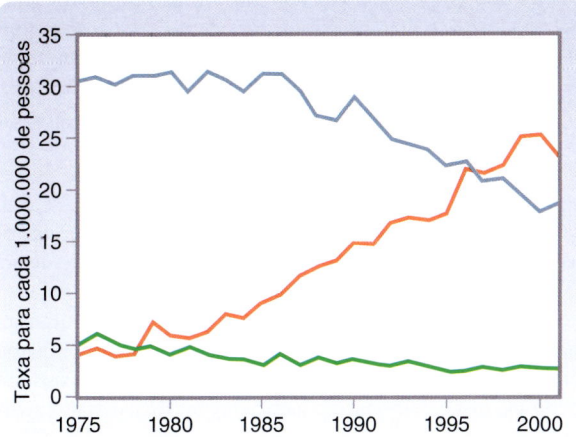

Figura 42.28 Tendências na incidência de tipos histológicos de câncer de esôfago (1975-2001). *Linha vermelha*, adenocarcinoma; *linha azul*, carcinoma de células escamosas; *linha verde*, não especificado em contrário. (De Pohl H, Welch HG. The role of overdiagnosis and reclassification in the marked increase of esophageal adenocarcinoma incidence. *J Natl Cancer Inst*. 2005;97:142-146.)

Diagnóstico e estadiamento de câncer de esôfago

Esofagograma baritado pode demonstrar estreitamento ou ulceração irregular (Figura 42.29). O clássico defeito de preenchimento tipo "miolo de maçã" será observado somente se houver estreitamento simétrico circunferencial. Caso contrário, há quase sempre uma protuberância assimétrica observada com aparência infiltrativa.

O diagnóstico de câncer de esôfago é quase sempre feito por biopsia endoscópica. Qualquer paciente com disfagia deve ser submetido a endoscopia, mesmo que o esofagograma baritado seja sugestivo de um distúrbio de motilidade. Classicamente, cânceres de esôfago parecem massas ulceradas quebradiças, mas a aparência endoscópica pode ser variada. Tumores de estádio inicial podem parecer como ulcerações ou pequenos nódulos. Tumores mais avançados são mais prováveis de serem massas friáveis, mas também podem parecer estenoses ou ulcerações. Em muitos casos, o endoscopista inicial pode não reconhecer a presença de câncer e uma única biopsia pode não ser diagnóstica. Portanto, múltiplas biopsias devem ser feitas em caso de qualquer lesão suspeita. Durante a endoscopia, a localização do tumor em relação aos dentes incisivos e à JGE deve ser anotada, bem como o comprimento do tumor e o grau de obstrução. A extensão mais proximal e a extensão circunferencial de qualquer esôfago de Barrett também devem ser anotadas de acordo com os critérios de Praga.[12] Para pequenos tumores ou nódulos, um endoscopista experiente deve realizar ressecção endoscópica de mucosa (EMR) para obter uma amostra que avalie precisamente a profundidade da invasão.

Uma vez que um diagnóstico de câncer de esôfago seja fechado, é essencial realizar o estadiamento correto para orientar a terapia apropriada e para antecipar o prognóstico. A oitava edição do sistema de estadiamento do AJCC reconhece diferenças na biologia do adenocarcinoma e do CEC, criando agrupamentos de estadiamento separados para os dois tipos histológicos (Tabelas 42.6 a 42.11). Além disso, esta é a primeira edição a separar o estadiamento entre os grupos clínico, patológico e pós-neoadjuvante.[32]

A inclusão de estadiamento de tumor pós-neoadjuvante, nódulo e metástase (ypTNM) é uma resposta à crescente proporção de pacientes operáveis submetidos à terapia de indução antes da ressecção. O estádio patológico é incluído para aqueles pacientes submetidos à ressecção mas que não passaram por terapia neoadjuvante. A localização do tumor afeta o estádio patológico do CEC, mas não do adenocarcinoma (Figura 42.30). O esôfago cervical começa na hipofaringe e se estende até a abertura torácica, que é a altura da incisura esternal. Na endoscopia, isso corresponde a aproximadamente 15 a 20 cm dos incisivos. O esôfago torácico superior começa na abertura torácica e vai até a veia ázigo. Isso fica a aproximadamente 20 a 25 cm dos incisivos. Tumores mediotorácicos se originam da borda inferior da veia ázigo até a veia pulmonar inferior. Isso está a aproximadamente 25 a 30 cm distante dos incisivos. Tumores inferiores surgem no plano distal em relação à borda inferior da veia pulmonar inferior até a JGE. Esse ponto está a mais de 30 de distância dos incisivos. O grau do tumor é incluído na classificação de estádio patológico para tumores de estádio inicial tanto de adenocarcinoma quanto de CEC.[32] Em ambas as histologias, o estadiamento clínico e pós-neoadjuvante inclui somente a classificação TNM, sem o uso da localização ou grau do tumor.

A classificação linfonodal é baseada no número total de linfonodos envolvidos. A oitava edição do sistema de estadiamento introduz um mapa de linfonodos regionais específico ao esôfago para fins descritivos.[32]

A profundidade da invasão tumoral define o *status* T (Figura 42.31). Displasia de grau elevado inclui células malignas confinadas ao epitélio pela membrana basal, sendo, por definição, não invasiva (Tis). Tumores T1a invadem a lâmina própria ou a muscular mucosa, enquanto tumores T1b invadem a submucosa. Tumores T2 invadem a muscular própria e tumores T3 invadem a adventícia, mas não as estruturas adjacentes. Tumores T4a invadem estruturas adjacentes que normalmente são passíveis de ressecção (diafragma, pleura e pericárdio). Tumores T4b invadem estruturas adjacentes que normalmente não são passíveis de ressecção (traqueia e aorta).

Pequenas lesões superficiais que são avaliadas por um endoscopista experiente podem ser ressecadas por EMR. Nesse contexto, EMR geralmente proporciona estadiamento correto quanto à profundidade de penetração (*status* T) e pode fornecer informações adicionais sobre o risco de metástase nodal, como um achado de invasão linfovascular. EUS é menos preciso para doença superficial e raramente evitará a necessidade de EMR.[33] Para tumores T1a ressacados por EMR, o risco de metástase de linfonodo é muito baixo, não necessitando de exames adicionais de estadiamento.

A maioria dos tumores, porém, se manifestará como lesões maiores. Para estes, outros exames de estadiamento com TC realçada por contraste do tórax e do abdome e PET/TC para avaliar a presença de doença metastática distante devem ser realizados. Se não houver evidência de doença metastática distante, deve-se fazer um EUS para avaliar o *status* T e os linfonodos regionais. O uso conjunto de EUS e punção com agulha fina de quaisquer linfonodos suspeitos aumenta ainda mais a precisão deste exame.[31] Fazer a PET/TC antes do EUS traz várias vantagens. A varredura de PET/TC pode demonstrar doença metastática distante, eliminando a necessidade de o paciente ser submetido a EUS. A PET/TC também pode identificar um linfonodo suspeito que pode ser examinado e amostrado especificamente durante o procedimento de EUS (Figura 42.32). EUS é superior a TC ou PET *scan* para avaliação tanto do *status* de T quanto de N. Tem alta acurácia para *status* nodal celíaco, embora ligeiramente menor para outros linfonodos regionais devido à dificuldade de acessar o nódulo sem

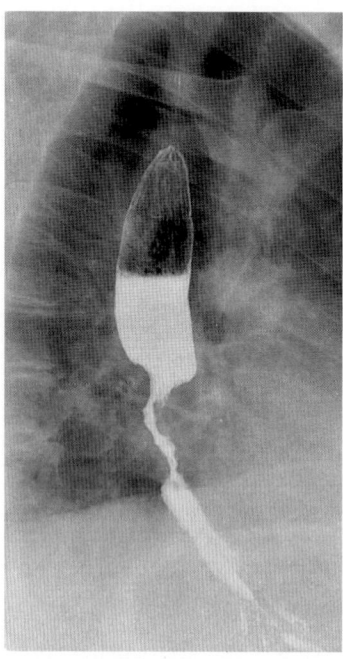

Figura 42.29 Esofagograma baritado demonstrando carcinoma avançado com estreitamento irregular abrupto no esôfago distal com dilatação e nível ar-fluido mais proximal.

Tabela 42.6 Classificações de estádio de carcinoma de esôfago.

Tumor primário (T)

TX	Não é possível avaliar o tumor
T0	Sem evidência de tumor
Tis	Displasia de grau elevado
T1a	Tumor invadindo a lâmina própria ou a muscular mucosa
T1b	Tumor invadindo a submucosa
T2	Tumor invadindo, mas não ultrapassando a muscular própria
T3	Tumor invadindo a adventícia
T4a	Tumor invadindo estruturas adjacentes que são normalmente passíveis de ressecção (diafragma, pleura, veia ázigo, peritônio ou pericárdio)
T4b	Tumor invadindo estruturas que não são normalmente passíveis de ressecção (aorta, corpo vertebral ou traqueia)

Linfonodos regionais (N)

NX	Não é possível avaliar os linfonodos regionais
N0	Sem metástase de linfonodo regional
N1	Metástase em 1 a 2 linfonodos regionais
N2	Metástase em 3 a 6 linfonodos regionais
N3	Metástase em ≥ 7 linfonodos regionais

Metástase distante (M)

M0	Sem metástase distante
M1	Metástase distante

Graduação histológica (G)

GX	Não é possível avaliar o grau
G1	Bem diferenciado
G2	Moderadamente diferenciado
G3	Mal diferenciado ou não diferenciado

Localização (L) – aplicável somente para carcinoma de células escamosas

LX	Localização desconhecida
Superior	Do esôfago cervical à borda inferior da veia ázigo
Média	Da borda inferior da veia ázigo à borda inferior da veia pulmonar inferior
Inferior	Da borda inferior da veia pulmonar inferior ao estômago, incluindo a junção esofagogástrica

Adaptada de Rice TW, Ishwaran H, Ferguson MK, et al. Cancer of the esophagus and esophagogastric junction: An eighth edition staging primer. *J Thorac Oncol.* 2017;12:36-42.

Tabela 42.7 Agrupamentos de estadiamento clínico (cTNM) para adenocarcinoma esofágico.

	T	N	M
Estádio 0	Tis	N0	M0
Estádio I	T1	N0	M0
Estádio IIA	T1	N1	M0
Estádio IIB	T2	N0	M0
Estádio III	T2	N1	M0
	T3	N0-1	M0
	T4a	N0-1	M0
Estádio IVA	T1-4a	N2	M0
	T4b	N0-2	M0
	Qualquer T	N3	M0
Estádio IVB	Qualquer T	Qualquer N	M1

M, metástase; *N*, *status* dos linfonodos; *T*, *status* do tumor. (Adaptada de Rice TW, Ishwaran H, Ferguson MK, et al. Cancer of the esophagus and esophagogastric junction: An eighth edition staging primer. *J Thorac Oncol.* 2017;12:36-42.)

Tabela 42.8 Agrupamentos de estadiamento patológico (pTNM) para adenocarcinoma esofágico.

	T	N	M	G
Estádio 0	Tis	N0	M0	N/A
Estádio IA	T1a	N0	M0	G1
	T1a	N0	M0	GX
Estádio IB	T1a	N0	M0	G2
	T1b	N0	M0	G1-2
	T1b	N0	M0	GX
Estádio IC	T1	N0	M0	G3
	T2	N0	M0	G1-2
Estádio IIA	T2	N0	M0	G3
	T2	N0	M0	GX
Estádio IIB	T1	N1	M0	Qualquer
	T3	N0	M0	Qualquer
Estádio IIIA	T1	N2	M0	Qualquer
	T2	N1	M0	Qualquer
Estádio IIIB	T2	N2	M0	Qualquer
	T3	N1-2	M0	Qualquer
	T4a	N0-1	M0	Qualquer
Estádio IVA	T4a	N2	M0	Qualquer
	T4b	N0-2	M0	Qualquer
	Qualquer T	N3	M0	Qualquer
Estádio IVB	Qualquer T	Qualquer N	M1	Qualquer

G, grau; M, metástase; N, status dos linfonodos; T, status do tumor. (Adaptada de Rice TW, Ishwaran H, Ferguson MK, et al.: Cancer of the esophagus and esophagogastric junction: An eighth edition staging primer. J Thorac Oncol. 12:36-42, 2017.)

Tabela 42.10 Agrupamentos de estadiamento patológico (pTNM) para carcinoma de células escamosas do esôfago.

	T	N	M	G	L
Estádio 0	Tis	N0	M0	N/A	Qualquer
Estádio IA	T1a	N0	M0	G1	Qualquer
	T1a	N0	M0	GX	Qualquer
Estádio IB	T1a	N0	M0	G2-3	Qualquer
	T1b	N0	M0	G1-3	Qualquer
	T1b	N0	M0	GX	Qualquer
	T2	N0	M0	G1	Qualquer
Estádio IIA	T2	N0	M0	G2-3	Qualquer
	T2	N0	M0	GX	Qualquer
	T3	N0	M0	Qualquer	Inferior
	T3	N0	M0	G1	Superior/média
Estádio IIB	T3	N0	M0	G2-3	Superior/média
	T3	N0	M0	GX	Qualquer
	T3	N0	M0	Qualquer	Localização X
	T1	N1	M0	Qualquer	Qualquer
Estádio IIIA	T1	N2	M0	Qualquer	Qualquer
	T2	N1	M0	Qualquer	Qualquer
Estádio IIIB	T2	N2	M0	Qualquer	Qualquer
	T3	N1-2	M0	Qualquer	Qualquer
	T4a	N0-1	M0	Qualquer	Qualquer
Estádio IVA	T4a	N2	M0	Qualquer	Qualquer
	T4b	N0-2	M0	Qualquer	Qualquer
	Qualquer T	N3	M0	Qualquer	Qualquer
Estádio IVB	Qualquer T	Qualquer N	M1	Qualquer	Qualquer

G, grau; L, localização; M, metástase; N, status dos linfonodos; T, status do tumor. (Adaptada de Rice TW, Ishwaran H, Ferguson MK, et al. Cancer of the esophagus and esophagogastric junction: An eighth edition staging primer. J Thorac Oncol. 2017;12:36-42.)

Tabela 42.9 Agrupamentos de estadiamento clínico (cTNM) para carcinoma de células escamosas do esôfago.

	T	N	M
Estádio 0	Tis	N0	M0
Estádio I	T1	N0-1	M0
Estádio II	T2	N0-1	M0
	T3	N0	M0
Estádio III	T3	N1	M0
	T1-3	N2	M0
Estádio IVA	T4a	N0-2	M0
	Qualquer T	N3	M0
Estádio IVB	Qualquer T	Qualquer N	M1

M, metástase; N, status dos linfonodos; T, status do tumor. (Adaptada de Rice TW, Ishwaran H, Ferguson MK, et al.: Cancer of the esophagus and esophagogastric junction: An eighth edition staging primer. J Thorac Oncol. 12:36-42, 2017.)

Tabela 42.11 Agrupamentos de estadiamento de terapia pós-neoadjuvante (ypTNM) para adenocarcinoma esofágico e carcinoma de células escamosas.

	T	N	M
Estádio I	T0-2	N0	M0
Estádio II	T3	N0	M0
Estádio IIIA	T0-2	N1	M0
Estádio IIIB	T3	N1	M0
	T0-3	N2	M0
	T4a	N0	M0
Estádio IVA	T4a	N1-2	M0
	T4a	NX	M0
	T4b	N0-2	M0
	Qualquer T	N3	M0
Estádio IVB	Qualquer T	Qualquer N	M1

M, metástase; N, status dos linfonodos; T, status do tumor. (Adaptada de Rice TW, Ishwaran H, Ferguson MK, et al.: Cancer of the esophagus and esophagogastric junction: An eighth edition staging primer. J Thorac Oncol. 12:36-42, 2017.)

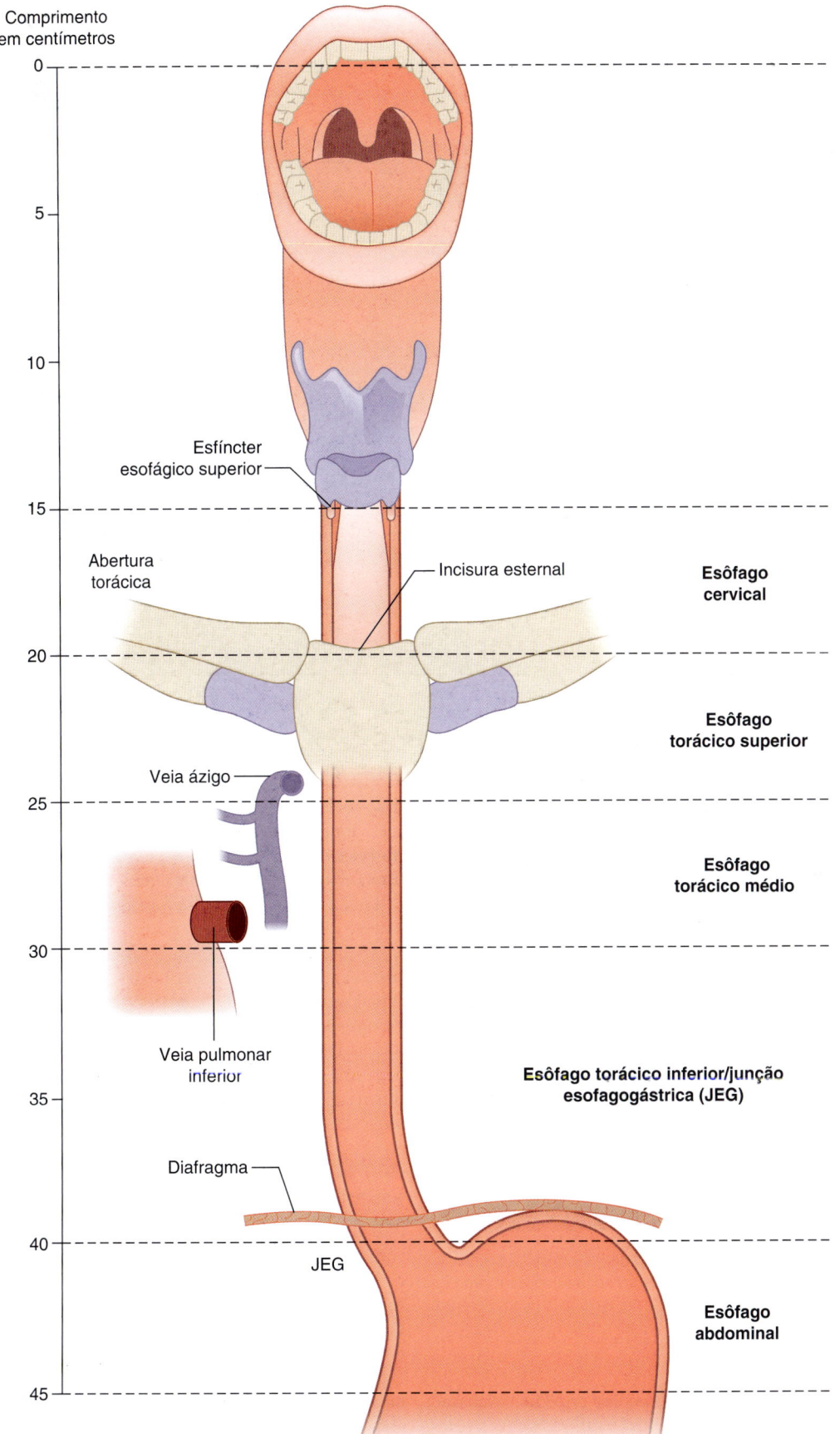

Figura 42.30 Regiões do esôfago. O esôfago cervical se estende do esfíncter esofágico superior até a abertura torácica. O esôfago torácico superior se estende da abertura torácica até a veia ázigo. O esôfago mediotorácico se estende da borda inferior da veia ázigo até a veia pulmonar inferior. O esôfago torácico inferior se estende da borda inferior da veia pulmonar inferior até a junção gastresofágica.

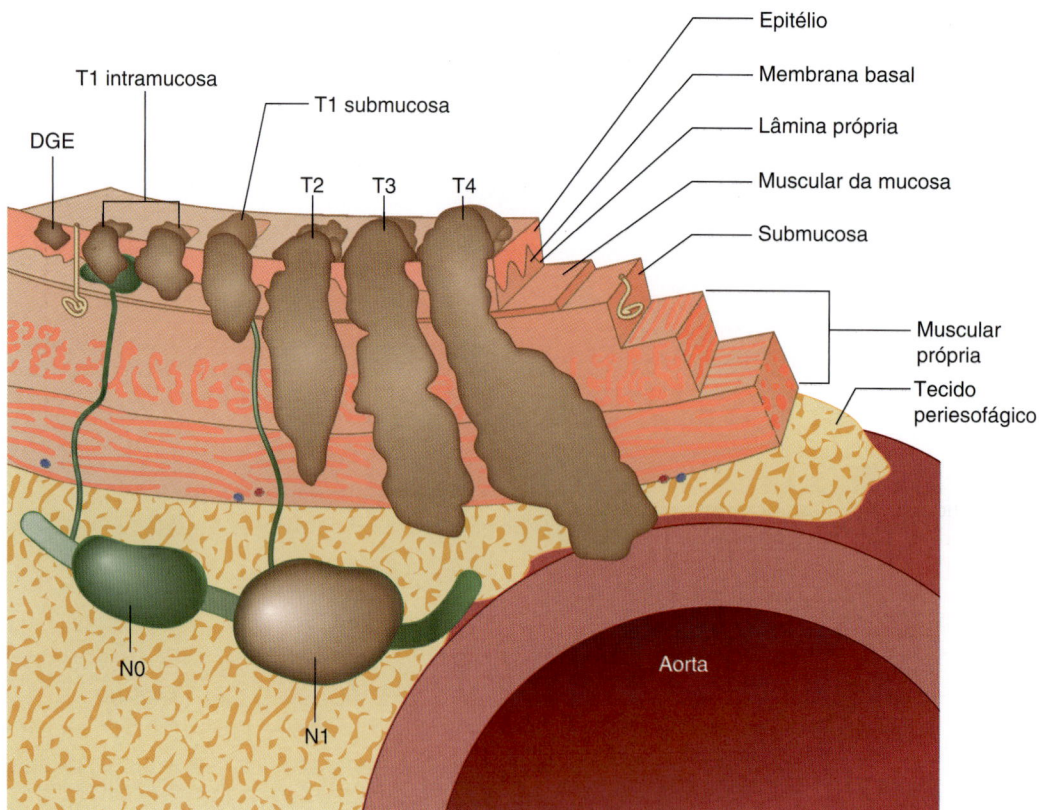

Figura 42.31 Classificação tumoral para carcinoma esofágico conforme definição da profundidade da invasão. *DGE,* displasia de grau elevado.

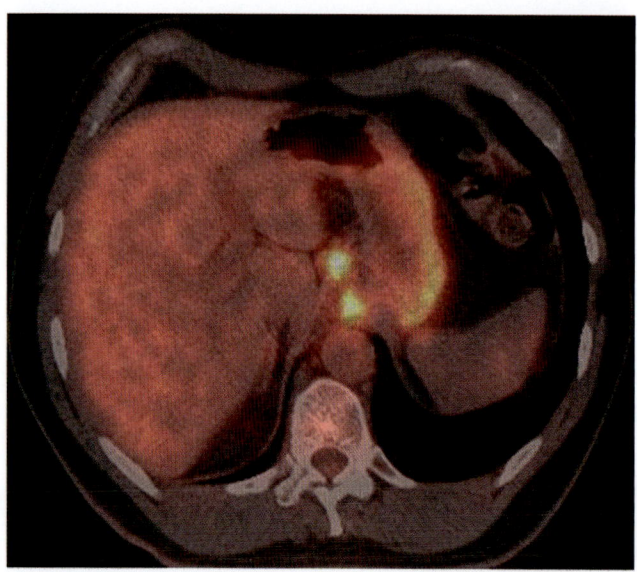

Figura 42.32 Imagem transaxial com fusão de tomografia por emissão de pósitrons/tomografia computadorizada demonstrando aumento da atividade da fluorodesoxiglicose em um tumor da junção gastresofágica e linfadenopatia celíaca.

atravessar o tumor. Lesões obstrutivas podem impedir a avaliação por meio de EUS. Nesses casos, a dilatação utilizada para a realização do exame de EUS está associada a risco de perfuração. Esses riscos devem ser ponderados em relação aos benefícios de se obterem informações adicionais de estadiamento. A maioria dos tumores com tais estenoses graves é localmente avançada e deve provavelmente ser tratadas com terapia multimodal. Embora o EUS forneça informações sobre invasão de estruturas adjacentes, também deve-se realizar broncoscopia para tumores proximais e do terço médio do esôfago para avaliar se há invasão traqueal direta. É importante lembrar que, para tumores mais superficiais (T1a–T2), a precisão do EUS é significativamente menor e EMR oferece as informações de estadiamento mais precisas.[31,33]

O estadiamento correto é fundamental para as decisões de tratamento. Tumores superficiais T1a podem normalmente ser tratados com EMR. Tumores localmente avançados (tumores T3 ou tumores T2 com envolvimento nodal) requerem terapia multimodal. Doença de estádio IV requer terapia sistêmica ou paliativa. Sem um estadiamento correto, os pacientes correm o risco de serem subtratados ou supertratados, levando a reduções da sobrevida e da qualidade de vida.

Abordagem em casos de câncer de esôfago em estádio inicial

Nos últimos 15 anos, houve uma mudança significativa na maneira com que os cânceres de esôfago são tratados. Aperfeiçoamentos na tecnologia endoscópica, bem como o aumento do conhecimento sobre a biologia dos tumores de estádio inicial, levaram a um aumento do uso de terapias endoscópicas para diagnóstico, estadiamento e tratamento de cânceres de esôfago de estádio inicial. É provável que a cirurgia venha a desempenhar um papel menor em cânceres superficiais à medida que as terapias endoscópicas e ablativas continuam evoluindo e os biomarcadores prognósticos são refinados. Devido à natureza evolutiva desses tratamentos, cuidados multidisciplinares envolvendo cirurgiões, gastrenterologistas e patologistas são essenciais para oferecer aos pacientes os melhores resultados a longo prazo.

Displasia de grau elevado e cânceres superficiais

Esôfago de Barrett é um fator de risco significativo para o desenvolvimento de adenocarcinoma esofágico. Contudo, o risco absoluto anual de desenvolvimento de câncer em um paciente com esôfago de Barrett foi calculado como sendo de apenas 0,12%.[34] Dessa forma, tem se prestado cada vez mais atenção aos pacientes com achados de displasia e a terapias de erradicação para prevenir o desenvolvimento de malignidade invasiva nesta subpopulação. Displasia originária de esôfago de Barrett é caracterizada por alterações citológicas malignas, incluindo núcleos atípicos, aumento de mitoses e ausência de maturação superficial. Displasia de grau elevado é diferenciada da displasia de grau baixo por desarranjos citológicos ou arquitetônicos mais proeminentes. Desde que as células estejam confinadas ao epitélio sem invasão da membrana basal, a patologia deve ser descrita como displasia, independentemente do grau de anormalidade. Isso engloba o que era antigamente chamado de carcinoma *in situ*. Historicamente, esofagectomia era geralmente recomendada para pacientes com displasia de grau elevado por uma série de motivos. No passado, as biopsias endoscópicas eram relativamente imprecisas e, em até 50% dos pacientes que eram submetidos à esofagectomia devido à displasia de grau elevado, descobria-se câncer invasivo no material cirúrgico. Da mesma forma, não havia disponibilidade de terapias para reverter ou interromper a progressão da displasia para câncer invasivo. Embora a esofagectomia tenha produzido altos índices de cura para displasias de grau elevado, o procedimento estava associado a morbidade significativa.

Excesso de tratamento também é uma questão. A despeito dos dados históricos de que vários pacientes com displasia de grau elevado têm câncer invasivo detectado na esofagectomia, há evidências de outros grupos que relatam que apenas uma minoria dos pacientes com displasia de grau elevado plana desenvolve câncer invasivo, de acordo com as endoscopias subsequentes. Parte do conflito pode ser devido à variação entre observadores no diagnóstico de displasia de grau elevado *versus* adenocarcinoma invasivo em amostras de biopsia e à prática da busca diligente por câncer em algumas instituições. Qualquer amostra para biopsia com displasia de grau elevado ou adenocarcinoma invasivo deve ser analisada por um patologista especializado com experiência em esôfago de Barrett e câncer de esôfago. Em contraste com as altas taxas de desenvolvimento de câncer em pacientes com displasia de grau elevado, a incidência de câncer com esôfago de Barrett não displásico parece ser baixa. O maior estudo de monitoramento endoscópico em pacientes com esôfago de Barrett revelou que o risco anual de desenvolvimento de câncer era de 0,39% em pacientes sem displasia *versus* 0,77% em pacientes com displasia de grau baixo.[35]

O protocolo de biopsia de Seattle ainda é amplamente aceito para mapeamento de esôfago de Barrett com displasia de grau elevado. Isso envolve biopsias nos quatro quadrantes a uma distância de 1 cm entre si por toda a extensão do esôfago de Barrett, além de biopsias direcionadas de todas as lesões visíveis. Novidades em técnicas de imagens endoscópicas aumentam a sensibilidade de detecção de displasia. Muitos centros especializados usam rotineiramente endoscopia de alta resolução e algum tipo de cromoendoscopia ou cromoendoscopia simulada, como *narrow-band imaging* (NBI) (Olympus), para avaliar esôfago de Barrett. As imagens de NBI usam filtros de luz para permitir comprimentos de onda de luz mais estreitos. Os comprimentos de onda penetram somente superficialmente e são bem absorvidos pela hemoglobina, revelando melhor padrões vasculares mucosos irregulares (Figura 42.33). O uso de NBI está associado a maior precisão no diagnóstico de displasia.[36] Outras tecnologias incluem endoscopia de autofluorescência e tomografia de coerência óptica. Especialmente, a endomicroscopia confocal demonstrou em um estudo randomizado a capacidade de reduzir a necessidade de biopsias aleatórias e de melhorar a produtividade diagnóstica e a precisão na identificação de displasia em pacientes com esôfago de Barrett.[37] Estas técnicas prometem proporcionar uma resolução ainda maior, mas requerem treinamento e equipamentos mais especializados em comparação à tecnologia relativamente fácil de usar da endoscopia de alta resolução e das imagens de NBI.

Abordagens terapêuticas para câncer de esôfago

Ablação. Várias técnicas endoscópicas de ablação e ressecção foram desenvolvidas e suplantaram amplamente o papel da esofagectomia para displasia de grau elevado. A tecnologia mais comumente usada atualmente é a ablação por radiofrequência (RFA). RFA é muito mais efetiva do que a terapia fotodinâmica, com um índice menor de estreitamento (e de complicação em geral). A RFA pode ser aplicada com um balão circunferencial ou uma placa elétrica utilizando um eletrodo bipolar que transmite energia de radiofrequência, que gera calor e destrói o tecido superficial (Figura 42.34). A mucosa tratada é substituída por mucosa neoescamosa. O programa padrão de ablação usa dois pulsos duplos de 12 J/cm². O balão é então reposicionado distalmente e o

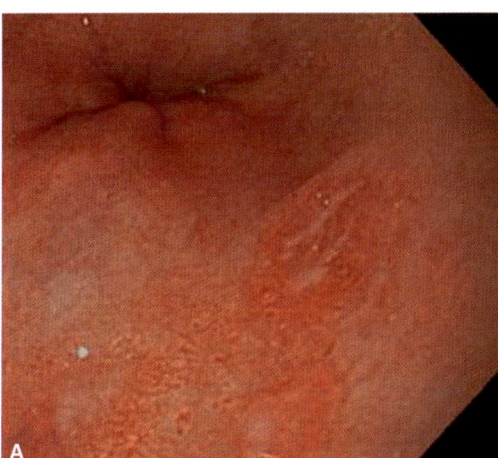 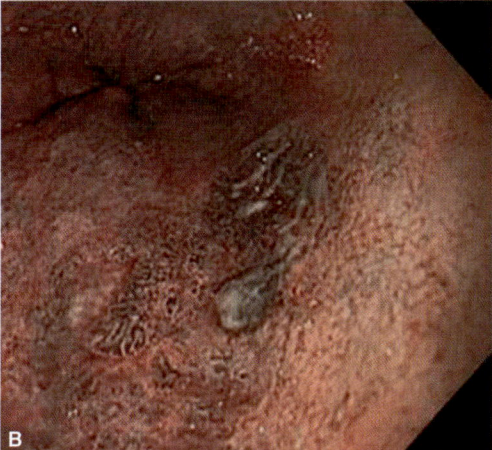

Figura 42.33 Visão tradicional em luz branca de esôfago de Barrett com displasia de grau elevado (**A**) e imagem de NBI da mesma área (**B**).

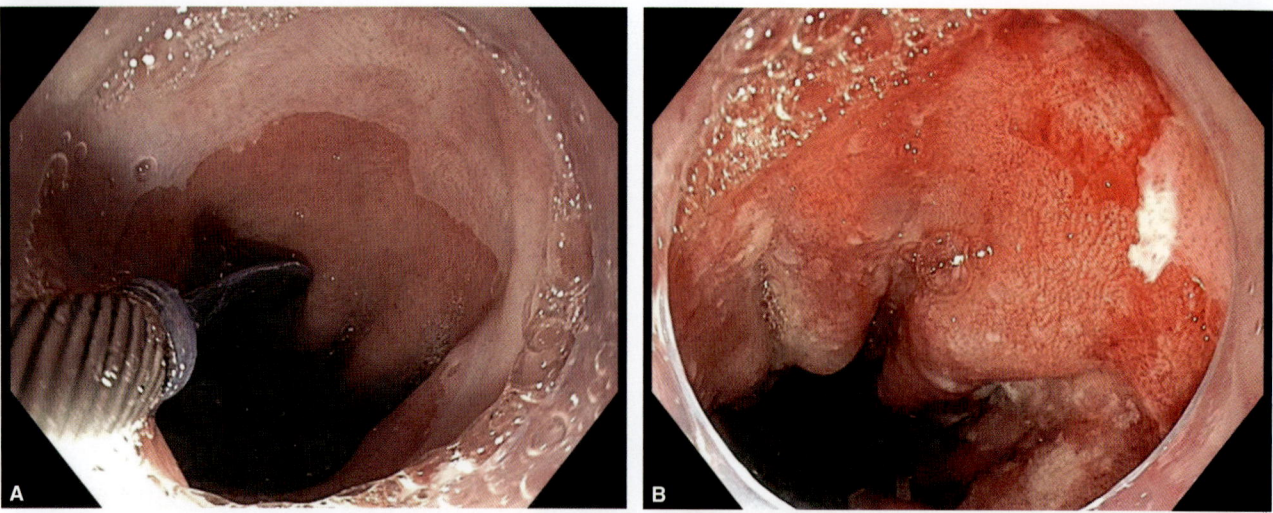

Figura 42.34 Ablação por radiofrequência realizada em um paciente com esôfago de Barrett. **A.** Pré-ablação com cateter observado adjacente à área de doença metaplásica. **B.** Pós-tratamento após ablação por radiofrequência. (De Rajaram R, Hofstetter WL. Mucosal ablation techniques for Barrett's esophagus and early esophageal cancer. *Thorac Surg Clin*. 2018;28:473-480.)

procedimento é repetido até que todo o segmento do esôfago de Barrett seja tratado. Se houver áreas de esôfago de Barrett residual na endoscopia de acompanhamento, esses segmentos podem ser tratados com ablação mais focal.

Vários estudos já demonstraram a eficácia da RFA para erradicação de esôfago de Barrett e displasia. No estudo Ablation of Intestinal Metaplasia (AIM-II), 81% dos pacientes com displasia de grau elevado e 90% dos pacientes com displasia de grau baixo experimentaram erradicação da displasia.[38] Somente 4% dos pacientes sofreram progressão da displasia para um grau mais elevado ou para câncer. Em um estudo europeu com pacientes portadores de esôfago de Barrett e displasia de grau baixo, 136 pacientes foram randomizados a tratamento com RFA *versus* monitoramento. Apenas 1,5% dos pacientes tratados com ablação progrediram para câncer *versus* 8,8% no braço do monitoramento.[39] RFA conseguiu erradicar a displasia em 92,6% dos pacientes. Por fim, em um estudo utilizando um registro de pacientes submetidos a RFA devido a esôfago de Barrett, somente 2% desenvolveram câncer e apenas 0,2% morreram da doença.[40] O American College of Gastroenterology recomenda que todos os pacientes com displasia de grau baixo sejam submetidos à terapia de erradicação endoscópica, com monitoramento endoscópico anual sendo uma alternativa aceitável.[12] Todos os pacientes com displasia de grau elevado devem ser submetidos à terapia endoscópica se clinicamente capazes de tolerar o procedimento.

Crioterapia. Crioterapia é uma técnica de ablação alternativa que usa frio extremo em vez de calor para destruir tecidos (Figura 42.35). A crioterapia é geralmente bem tolerada, com pouca dor e baixas taxas de estreitamento. Uma vantagem da crioterapia em comparação à RFA é que a crioterapia não necessita que uma sonda esteja em contato com o tecido. Endoscopistas normalmente usam um cateter com *spray* endoscópico ou, em alguns casos, um balão endoscópico, para aplicar nitrogênio líquido gelado (−196°C). Um tubo de descompressão é normalmente necessário para prevenir distensão excessiva do estômago e do intestino com gás. Em uma grande série de registros, a crioterapia erradicou displasia de grau baixo e elevado em 91% e 81% dos pacientes, respectivamente.[41] Em outro estudo, o uso da crioterapia, em conjunto com EMR, para pacientes com displasia de grau elevado e adenocarcinoma intramucoso resultou em índices de erradicação da displasia de aproximadamente 90% em 5 anos.[42] Além disso, a crioterapia tem sido usada como terapia de salvamento após falha anterior da RFA. Não há comparações diretas disponíveis entre crioterapia e RFA, mas há relatos que indicam eficácia semelhante à da RFA.

Independentemente de qual tecnologia de ablação seja usada, os pacientes devem ser monitorados atentamente e seguir uma terapia a longo prazo de supressão de ácidos após a ablação. Em pacientes com displasia de grau elevado, uma nova endoscopia deve ser realizada 3 meses depois que terapia de ablação tiver erradicado completamente sua displasia/esôfago de Barrett, preferencialmente com endoscopia de alta resolução e alguma forma de cromoendoscopia.[12] Naqueles com displasia de grau baixo, a primeira endoscopia de monitoramento deve ser feita 6 meses após a completa erradicação de seu esôfago de Barrett/displasia.[12] Muitos pacientes precisarão de mais de uma sessão de ablação para erradicar todo o esôfago de Barrett. Também há um pequeno risco de que áreas de epitélio de Barrett possam estar ocultas em áreas abaixo do novo epitélio escamoso, conhecidas como glândulas sepultadas. Pode ocorrer desenvolvimento de malignidades nessas glândulas sepultadas, e estes cânceres podem ser mais difíceis de identificar durante a endoscopia. A relevância clínica deste fenômeno é desconhecida, e a incidência de desenvolvimento de malignidade dentro dessas áreas de glândulas sepultadas parece ser bastante baixa. No entanto, as possíveis implicações de não se reconhecer uma erradicação incompleta justificam o monitoramento futuro de pacientes submetidos à ablação.

Ressecção endoscópica de mucosa (EMR). Uma limitação das terapias ablativas é a profundidade limitada de penetração. Outra desvantagem é a ausência de uma análise patológica definitiva. Portanto, pacientes com esôfago de Barrett nodular ou elevado ou com outras anormalidades sugestivas de câncer invasivo superficial devem ser submetidos a EMR em vez de ablação. EMR fornece amostras maiores para determinar precisamente a profundidade da invasão. A EMR resseca a espessura total da mucosa, entrando na submucosa (Figura 42.36). Sendo assim, é uma boa opção terapêutica para lesões superficiais, com baixo risco de metástases nodais. Em um estudo envolvendo 1.000 pacientes com adenocarcinoma de mucosa, considerou-se que o uso de EMR obtinha taxas de erradicação a longo prazo de 93,8% em um acompanhamento médio de 5 anos.[43]

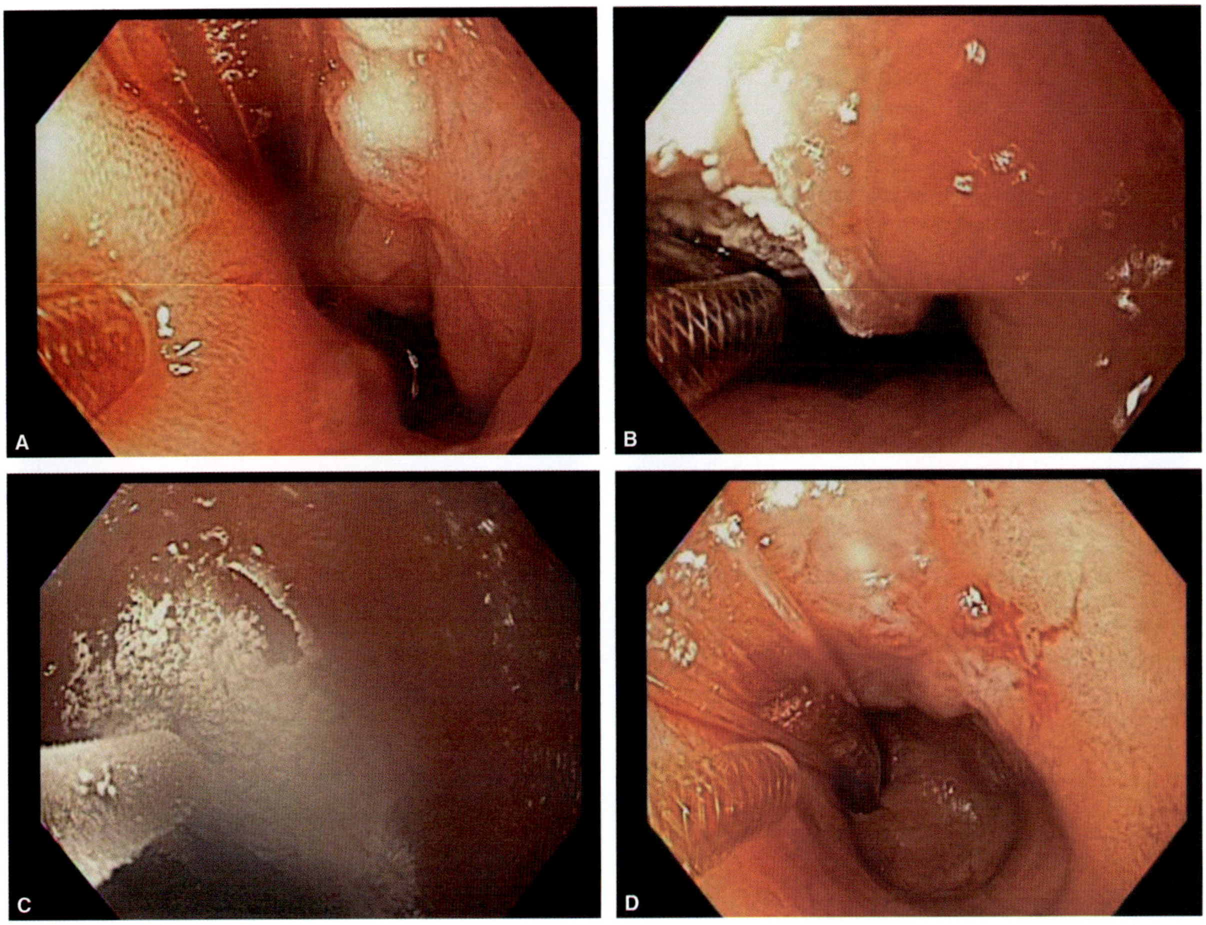

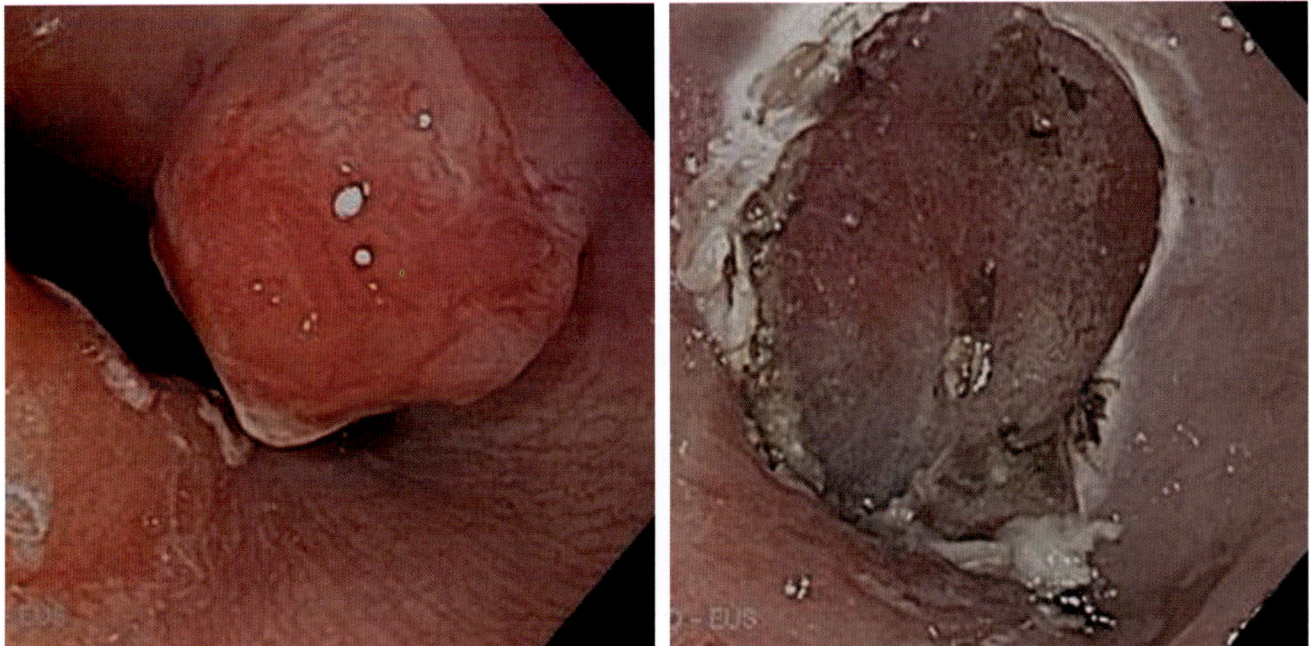

Figura 42.35 Crioterapia com *spray* de nitrogênio líquido realizada em um paciente com esôfago de Barrett e displasia. **A.** Segmento displásico no fundo do esôfago de Barrett observado anteriormente. **B** e **C.** Aplicação direcionada de crioterapia com *spray* de nitrogênio líquido. **D.** Após tratamento de crioterapia com *spray* de nitrogênio líquido. (De Rajaram R, Hofstetter WL: Mucosal ablation techniques for Barrett's esophagus and early esophageal cancer. *Thorac Surg Clin.* 2018;28:473-480.)

Figura 42.36 Um adenocarcinoma T1a superficial surgindo no contexto de esôfago de Barrett (*esquerda*) e defeito submucoso após ressecção endoscópica de mucosa (*direita*).

Contudo, o uso de EMR precisa ser individualizado, já que ela não aborda o potencial de doença nodal. Dependendo do tamanho da lesão (> 2 cm), grau de diferenciação (intermediária/alto grau) e de invasão linfovascular, o risco global de metástase nodal para lesões confinadas à mucosa (T1a) varia de menos de 2% a mais de 15% (Tabela 42.12).[44] Para determinadas lesões T1a, EMR é altamente efetiva (Figura 42.37). Embora a EMR possa tecnicamente remover lesões envolvendo a submucosa (T1b), o risco de envolvimento de linfonodos aumenta com a profundidade da invasão da submucosa. Portanto, geralmente não se considera EMR adequada para tumores que envolvam a submucosa mais profunda. No entanto, lesões envolvendo apenas o terço mais superficial da submucosa (SM1) têm índices relativamente baixos de metástases nodais, possivelmente abaixo de 10%. Por outro lado, lesões envolvendo os dois terços mais profundos da submucosa (SM2/SM3) podem ter envolvimento nodal em aproximadamente 40% dos casos, sendo que alguns estudos verificam taxas significativamente mais altas de doença nodal.[45] Cânceres T1b com histologia de células escamosas também parecem ter um risco mais elevado de metástase nodal em comparação ao adenocarcinoma (45% *versus* 26%).[46] EUS tem pouca precisão para a avaliação do *status* T em tumores superficiais; portanto, pacientes com lesões T1 suspeitas devem ser submetidos a EMR realizada por um endoscopista qualificado para obter o estadiamento preciso. Avaliação patológica completa e precisa é fundamental para a elaboração dos planos de tratamento. As diretrizes da NCCN atualmente recomendam o uso de EMR ± ablação em pacientes com tumores Tis e T1a como terapia preferencial em relação à esofagectomia.[31] Além disso, em pacientes de T1b superficial (SM1) com adenocarcinomas e características de baixo risco, a erradicação endoscópica é uma alternativa razoável à cirurgia.

Complicações da EMR incluem sangramento, estreitamento, dor e perfuração. O risco de estreitamento é maior para pacientes que requerem ressecção circunferencial. Em um estudo do uso de EMR em displasia de grau elevado e câncer de esôfago inicial, aproximadamente um terço dos pacientes precisaram de dilatação, embora muito poucos tivessem disfagia prolongada.[47] Embora seja possível realizar EMR em todo o segmento do esôfago de Barrett, as taxas de complicação são menores se a EMR for focada em áreas específicas e combinada com ablação para esôfago de Barrett residual.

EMR pode ser feita com uma técnica de elevação da submucosa, na qual a lesão-alvo é erguida com uma injeção de líquido na submucosa, embaixo da lesão. Isso faz com que a lesão seja empurrada mais facilmente para cima, criando um pseudopólipo, permitindo sua ressecção com uma alça. Outra técnica utiliza sucção para elevar a lesão, permitindo que uma tira seja colocada na base do pseudopólipo que é criado e então usando uma alça para ressecá-lo. Uma desvantagem da EMR é que lesões maiores são normalmente removidas em fragmentos. Relatos descrevem a eficácia da dissecção endoscópica da submucosa usando uma agulha endoscópica de corte que permite maior dissecção da submucosa e ressecção em bloco de lesões maiores.[48] A segurança dessa técnica fora de alguns centros especializados é desconhecida.

Monitoramento é um importante componente do tratamento de cânceres de esôfago superficiais. Os pacientes devem receber terapia de alta dose de supressão de ácidos com um IBP para ajudar na cicatrização dos pontos onde foram realizadas a EMR e a ablação. Vários pacientes precisam ser submetidos a múltiplos procedimentos para erradicar completamente o epitélio de Barrett. Acompanhamento endoscópico em intervalos curtos de tempo deve ser realizado 3 meses após a conclusão do tratamento endoscópico. Qualquer epitélio de Barrett residual pode ser submetido à ablação focal nesse momento. Endoscopias de monitoramento devem ser realizadas com frequência (ou seja, a cada 3 meses) durante o primeiro ano após o tratamento endoscópico de displasia de grau elevado ou câncer intramucoso, podendo subsequentemente diminuir a frequência da realização das endoscopias de monitoramento.[12] Para lesões superficiais tratadas endoscopicamente, imagem radiológica, como PET com fluorodesoxiglicose (FDG), não tem nenhum valor.

Esofagectomia. O papel da esofagectomia como modalidade única de tratamento para câncer de esôfago está sendo reduzido. A maioria dos tumores é encontrada após o surgimento dos

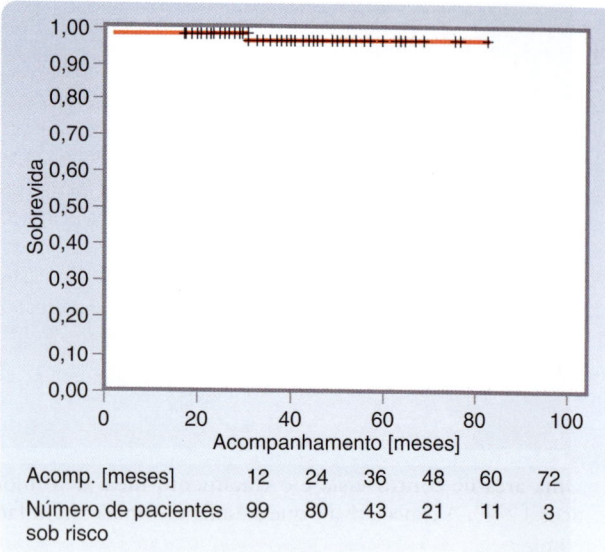

Figura 42.37 Curva de sobrevida de pacientes submetidos à ressecção endoscópica de mucosa para adenocarcinoma de esôfago superficial de baixo risco. (De Ell C, May A, Pech O, et al. Curative endoscopic resection of early esophageal adenocarcinomas [Barrett's cancer]. *Gastrointest Endosc.* 2007;65:3-10.)

Tabela 42.12 Nomograma para previsão de metástases de linfonodos em câncer de esôfago de estádio inicial.

Variável	Pontos
Tamanho, por cm	+ 1 (por cm)
Profundidade	
T1a	+ 0
T1b	+ 2
Diferenciação	
Bem	+ 0
Moderada	+ 3
Pouco	+ 3
Invasão linfovascular	+ 6

Categoria de risco	Pontos	Risco previsto de metástases de linfonodos (%)
Baixo	0 a 1	≤ 2
Moderado	2 a 4	3 a 6
Alto	5+	≤ 7

Adaptada de Lee L, Ronellenfitsch U, Hofstetter WL, et al. Predicting lymph node metastases in early esophageal adenocarcinoma using a simple scoring system. *J Am Coll Surg.* 2013;217:191-199.

sintomas, sendo que, neste ponto, eles normalmente já estão localmente avançados ou metastáticos. Tumores localmente avançados devem ser tratados com terapia multimodal. Tumores assintomáticos são geralmente detectados durante monitoramento de esôfago de Barrett. Esses tumores são tipicamente superficiais e podem ser tratados com EMR com taxas mais baixas de complicação do que com a esofagectomia. Isso deixa um subconjunto relativamente limitado de tumores que são tratados adequadamente apenas com cirurgia. Conforme discutido anteriormente, tumores T1b envolvem um risco significativo de metástase nodal, e, com exceção de alguns tumores SM1, a maioria deve ser tratada com esofagectomia. Lesões T1a de alto risco (tumores maiores ou lesões com invasão linfovascular) também podem ser consideradas para esofagectomia. Lesões multifocais extensas e tumores ulcerados também podem ser difíceis de erradicar endoscopicamente, e seriam candidatos adequados à esofagectomia.

Uma área de controvérsia é o tratamento ideal de tumores clínicos T2N0. A expectativa é que a esofagectomia com linfadenectomia adequada confira uma sobrevida global em 5 anos de algo entre 40 e 65% em um câncer patológico T2N0, dependendo de histologia, grau e localização do tumor.[31] Infelizmente, um estádio clínico T2N0 é incorreto na maioria dos casos, e vários pacientes são considerados como portadores de doença nodal positiva na patologia final após a esofagectomia.[49] Pacientes T2N0 clínicos foram incluídos no estudo Chemoradiotherapy for Oesophageal Cancer Followed by Surgery Study (CROSS), que comparou a quimiorradioterapia neoadjuvante seguida de cirurgia isoladamente para câncer de esôfago e JEG. Embora o estudo tenha demonstrado um benefício de sobrevida no braço de quimiorradioterapia neoadjuvante, pacientes T2N0 clínicos representavam somente um pequeno subgrupo da coorte do estudo, e não ficou claro quanto de benefício estes pacientes em particular obtiveram.[50] Está claro que muitos pacientes com doença T2N0 clínica são subestadiados, mas análises retrospectivas indicam que pode não haver uma vantagem de sobrevida com terapia neoadjuvante neste grupo.[51] Uma estratégia de manejo pode ser oferecer seletivamente terapia neoadjuvante a pacientes com doença T2N0 clínica com base na probabilidade pré-exame do paciente de elevação do estadiamento. Em uma recente análise de decisão, os autores verificaram que, se o risco de aumento de estadiamento for de mais de 48,1%, haverá uma vantagem de sobrevida com a quimiorradioterapia de indução.[52] Além disso, eles identificaram que tumores grandes (> 3 cm), presença de invasão linfovascular e grau elevado eram fatores associados ao alcance deste limiar e que estes casos seriam beneficiados pela terapia de indução. Também é importante observar que um número igual de pacientes com cT2N0 são, na verdade, sobrestadiados; portanto, o uso liberal de EMR para diagnóstico é apropriado.[49]

O advento da EMR também influencia o tipo de esofagectomia que deve ser realizada em câncer de esôfago de estádio inicial. Devido ao potencial de menos complicações e melhores resultados fisiológicos, esofagectomia poupadora do vago tem sido preconizada por alguns para casos de adenocarcinoma intramucoso e displasia de grau elevado. Contudo, a maioria das lesões de baixo risco é atualmente ressecada por meio de EMR.

Quanto à técnica cirúrgica, um estudo randomizado de esofagectomia trans-hiatal comparada a uma abordagem transtorácica estendida com linfadenectomia em bloco revelou menor morbidade perioperatória no grupo trans-hiatal com uma tendência em relação ao aumento da sobrevida global e livre da doença em pacientes transtorácicos.[53] O benefício da abordagem transtorácica é a capacidade de realizar uma linfadenectomia extensiva, sendo que alguns sugerem que no mínimo 23 linfonodos devem ser removidos para maximizar o benefício de sobrevida.[54] Esofagectomia minimamente invasiva (MI) também é uma abordagem que está ganhando espaço. O uso de esofagectomia MI está associado a períodos menores de hospitalização com mortalidade em 30 dias e resultados de sobrevida em 3 anos semelhantes aos da esofagectomia aberta.[55] Ao passo que a cirurgia MI envolve uma abordagem totalmente minimamente invasiva, uma esofagectomia híbrida é aquela na qual a porção abdominal é abordada laparoscopicamente e uma toracotomia direita aberta é realizada (esofagectomia de Ivor Lewis). Em um recente estudo randomizado controlado, a esofagectomia híbrida de Ivor Lewis foi associada a praticamente metade das complicações maiores da cirurgia aberta, sendo que diferenças nos eventos pulmonares representam um fator contribuinte.[56] Adicionalmente, a sobrevida global e livre de doença em 3 anos era semelhante nos dois grupos. Os cirurgiões também relataram o uso de abordagem assistida por robótica para esofagectomia MI com excelentes resultados oncológicos, embora exista uma curva de aprendizado significativa associada a esta tecnologia.

Resultados perioperatórios após esofagectomia foram relatados pelo Society of Thoracic Surgeons General Thoracic Surgery Database.[57] A taxa de mortalidade em 30 dias de pós-operatório era de 3,4% e a de morbidades maiores era de 33,1%, incluindo retorno ao centro cirúrgico (15,6%), extravasamentos anastomóticos (12,9%), reintubação (12,2%) e pneumonia (12,2%). Na tentativa de resolver a morbidade perioperatória, vários centros implementaram programas aperfeiçoados de recuperação ou de via rápida com resultados que sugerem menos dias de UTI, menores períodos de hospitalização, redução de custos e menos complicações pós-operatórias.[58]

Os pacientes têm cada vez mais opções endoscópicas e cirúrgicas para o tratamento de cânceres de esôfago de estádio inicial. O cuidado precisa ser individualizado, de modo que os pacientes possam tomar decisões informadas, ponderando a eficácia das terapias em relação a seus riscos e impactos para a qualidade de vida.

Câncer de esôfago localmente avançado

A despeito do aumento da conscientização quanto à crescente tendência de adenocarcinoma de esôfago e à detecção mais frequente de adenocarcinoma esofágico inicial nas endoscopias de monitoramento, a maioria dos pacientes portadores de câncer de esôfago ainda se apresenta com doença localmente avançada ou metastática. Normalmente, somente depois que os pacientes começam a sofrer de disfagia, o que geralmente significa envolvimento transmural do tumor (T3), é que o câncer de esôfago é diagnosticado. Nesse contexto, a probabilidade de metástases de linfonodos chega a 80%; portanto, a maioria dos pacientes se apresenta no estádio clínico T3N1–3, de acordo com a oitava edição das diretrizes do AJCC para estadiamento de câncer de esôfago. Deve-se reiterar que a oitava edição dos critérios de estadiamento inclui não somente o estadiamento clínico e patológico, como também o estadiamento ypTNM.[32] A inclusão do estádio da terapia pós-neoadjuvante reflete o importante benefício de sobrevida que os pacientes com câncer de esôfago localmente avançado receberam com a terapia multimodal na atualidade.[50]

O estadiamento atual reconhece o valor prognóstico no número de linfonodos metastáticos e grupos de pacientes em três categorias: N1 (de 1 a 3 nódulos positivos), N2 (de quatro a seis nódulos positivos), e N3 (sete nódulos positivos ou mais). A localização anatômica da doença nodal regional em relação ao tumor primário não é um fator envolvido no estadiamento. Porém, evidências recentes sugerem que a localização nodal, como eixo celíaco ou mediastino superior, pode afetar significativamente a sobrevida.[59] Na prática clínica, a localização da doença nodal continua influenciando as decisões de tratamento. Esta confusão é parcialmente devida à ausência de consenso e definição de quais estações nodais representam doença metastática regional *versus* distante. Na era da terapia multimodal e da cirurgia seletiva, a rigorosa definição de câncer de esôfago localmente avançado é necessária para guiar as decisões pré-tratamento terapêutico antes de se comprometer com terapia locorregional agressiva ou com a instituição de tratamento sistêmico.

Para adenocarcinoma esofágico, principalmente localizado no esôfago distal ou na JEG, consideramos doença nodal localizada na área desde o eixo celíaco até a região paratraqueal como representativa de doença regional; doença nodal localizada fora destes limites é considerada doença distante. Para CEC esofágico, que surge principalmente no esôfago médio ou proximal, linfadenopatia cervical periesofágica ainda é considerada doença regional. Enquanto o atual sistema de estadiamento leva em consideração a diferenciação do tumor, é basicamente a carga da doença que determina as decisões sobre a estratégia de tratamento, e as decisões terapêuticas são mais bem discutidas em um contexto multidisciplinar.

Princípios da terapia multimodal para câncer de esôfago localmente avançado

A ressecção cirúrgica do esôfago era o pilar do tratamento de câncer de esôfago no passado. Porém, aprendemos que mesmo as ressecções mais radicais com extensas dissecções de linfonodos não eram adequadas para doença locorregional avançada na maioria dos casos. Recidiva distante ou doença metastática continua sendo a principal causa de óbito em pacientes com câncer de esôfago.

Nosso conhecimento e o tratamento de câncer de esôfago evoluíram bastante nos últimos 100 anos. O reconhecimento inicial de que um câncer de esôfago localizado pode ser curado com ressecção cirúrgica vem desde a primeira esofagectomia bem-sucedida realizada por Franz Torek, em 1913. Apesar dos resultados perioperatórios um tanto quanto insatisfatórios naquela época, a cirurgia se tornou um suplemento para radiação como tratamento de escolha para câncer de esôfago localizado no início do século XX. Com o tempo, ressecções esofágicas em bloco mais extensas e linfadenectomia se tornaram favoritas com a esperança de que a ressecção radical da doença resultaria em curas mais frequentes. Contudo, da mesma forma que a mastectomia radical de Halstead, aprendemos que, embora a esofagectomia estendida possa levar a um controle locorregional melhor, ela não consegue proporcionar cura em pacientes destinados a morrer de doença metastática. Atualmente, os aspectos técnicos da esofagectomia ainda são debatidos calorosamente à medida que os avanços tecnológicos nos permitem realizar estes procedimentos com segurança, mesmo com técnicas menos invasivas ou roboticamente assistidas. Do ponto de vista oncológico, porém, a terapia cirúrgica tem seus limites no que diz respeito à sua capacidade de contribuir para a taxa de cura do câncer de esôfago. Além do mais, continua havendo uma tremenda variabilidade na realização de ressecção cirúrgica do esôfago entre os cirurgiões, sendo que alguns favorecem a abordagem transtorácica enquanto outros favorecem a abordagem transabdominal, com extensões variáveis de dissecções de linfonodos. Esta falta de padronização do procedimento confunde a análise dos resultados do tratamento do câncer de esôfago.

O aumento do conhecimento sobre a biologia do câncer levou ao desenvolvimento de estratégias de tratamento não cirúrgicas para neoplasias malignas de órgãos sólidos, incluindo carcinoma esofágico. Quimioterapia era combinada concomitantemente com radioterapia para melhorar a eficácia locorregional e potencialmente para efeito sistêmico. Intuitivamente, esta estratégia tem como alvo tanto a doença local quanto micrometástases sistêmicas. A eficácia demonstrada deste paradigma de tratamento subsequentemente estimulou o interesse em combinar cirurgia, radiação e quimioterapia para maximizar o efeito do tratamento. A combinação dessas modalidades de tratamento se tornou o foco de vários estudos clínicos que investigaram o papel e a oportunidade de cada método.

Modalidades de tratamento utilizadas em câncer de esôfago localmente avançado

Radioterapia. Radiação foi usada como primeira modalidade de tratamento para câncer de esôfago. Experiências iniciais com sondas de rádio e radiação de feixe externo demonstraram regressão do tumor esofágico com ocasionais respostas completas do tumor. Com a evolução do cuidado cirúrgico, radiação se tornou parte de uma abordagem multidisciplinar na terapia do câncer de esôfago com o objetivo de esterilizar áreas dentro ou ao redor do campo cirúrgico. Estudos randomizados iniciais de radiação neoadjuvante administraram doses de 20 a 40 Gy antes da ressecção na tentativa de diminuir a recorrência local e melhorar os índices de sobrevida. Todos esses estudos, com exceção de um, incluíram pacientes somente com CEC, e nenhum dos estudos demonstrou benefício significativo de adicionar radioterapia à ressecção.

Embora as doses mais baixas de radiação (20 a 40 Gy) possam ter sido inadequadas, os médicos eram cautelosos em combinar altas doses de radiação antes da cirurgia devido aos riscos de toxicidade (observe que a radiação aplicada e as partículas usadas na terapia eram muito diferentes no passado em comparação com a terapia atual). Não obstante, altas taxas de recorrência locorregional após a cirurgia levaram à consideração da radioterapia adjuvante para câncer de esôfago. A lógica para esta abordagem era a capacidade de aplicar doses mais altas (40 a 60 Gy) de radiação no pós-operatório sem piorar as complicações pós-operatórias. Radioterapia pós-operatória para câncer de esôfago pareceu ser potencialmente benéfica em vários estudos, embora existam dados conflitantes e sujeitos a vieses de seleção.

Quimioterapia. A causa de morte por câncer de esôfago se deve principalmente à doença metastática. Intuitivamente, a quimioterapia sistêmica tem o potencial de abordar depósitos micrometastáticos. Mesmo no contexto de uma doença aparentemente localizada, ela normalmente regride tumores marginalmente passíveis de ressecção, permitindo melhores índices de ressecção total (R0), e reduz a incidência de recidiva locorregional. O efeito sinérgico da quimioterapia com a radiação fortalece o argumento para seu uso. É importante observar que, quando administrada adequadamente, a resposta biológica pode ser avaliada e quantificada patologicamente em termos da viabilidade histológica do tumor residual, e o grau de sua resposta foi correlacionado como um indicador do resultado. Os atuais regimes quimioterápicos são baseados em compostos de platina (cisplatina e carboplatina) em combinação com 5-fluoruracila ou taxanos como dupla. Em vários estudos prospectivos randomizados, os pesquisadores compararam quimioterapia seguida de cirurgia a cirurgia isoladamente tanto para adenocarcinoma esofágico como para CEC (Tabela 42.13).[60] O estudo de referência conduzido por Roth et al. demonstrou durações mais prolongadas de sobrevida mediana em pacientes com resposta significativa ou completa à quimioterapia, o que destacou a diversidade biológica dos cânceres de esôfago e sua suscetibilidade variada à quimioterapia.[61] Em um estudo de fase 3 conduzido pelo Medical Research Council (MRC) do Reino Unido, pacientes com câncer de esôfago localmente avançado randomizados a quimioterapia mais cirurgia *versus* cirurgia isoladamente obtiveram um benefício de sobrevida.[62]

Tabela 42.13 Estudos randomizados comparando quimioterapia e cirurgia *versus* somente cirurgia.					
Estudo	N	Histologia	Quimioterapia	R0 (%)	Sobrevida
MRC		CEC, ADC	Cisplatina, 5-FU		Mediana (meses)
QT-Cir	400			60	17
Cir	402			54	13
RTOG 8911		CEC, ADC	Cisplatina, 5-FU		Mediana (meses)
QT-Cir	213			63	14,9
Cir	227			59	16,1
MAGIC		ADC	Epirrubicina, cisplatina, 5-FU	NA	5 anos (%)
QT-Cir	250				36*
Cir	253				23
FFCD		ADC	Cisplatina, 5-FU		5 anos (%)
QT-Cir	113			84	38*
Cir	111			74	24

*P < 0,05. ADC, adenocarcinoma; CEC, carcinoma de células escamosas; Cir, cirurgia; 5-FU, 5-fluoruracila; MRC, Medical Research Council; QT, quimioterapia. (Adaptada de Cools-Lartigue J, Spicer J, Ferri LE. Current status of management of malignant disease: Current management of esophageal cancer. *J Gastrointest Surg*. 2015; 19:964-972.)

Sendo o maior estudo de seu tipo, o estudo do MRC incluiu 802 pacientes randomizados a receber quimioterapia mais esofagectomia *versus* somente esofagectomia. O benefício de sobrevida proporcionado pela quimioterapia persistiu ao longo do período de acompanhamento mediano atualizado de 6 anos, com taxas de sobrevida em 5 anos de 23% com quimioterapia mais cirurgia e de 17% com cirurgia apenas ($P = 0,03$). Tanto os pacientes com adenocarcinoma quanto os com CEC tiveram benefícios. Outro estudo comumente mencionado que demonstrou vantagem de sobrevida e melhor taxa de ressecção R0 da quimioterapia neoadjuvante e cirurgia em relação à cirurgia isoladamente foi o estudo MRC Adjuvant Gastric Infusional Chemotherapy (MAGIC), conduzido por Cunningham et al.[63] A maioria dos pacientes inscritos no estudo tinha carcinoma gástrico, e somente um subgrupo tinha tumores esofágicos ou da JEG.

No contexto adjuvante, os resultados da quimioterapia não foram convincentes. A maioria dos estudos ocorreu no contexto de CEC esofágico, como o estudo multicêntrico de fase 3 do Japan Clinical Oncology Group (JCOG 9907), que randomizou 330 pacientes comparando os efeitos da quimioterapia neoadjuvante (164 pacientes) e adjuvante (166 pacientes) em CEC esofágico de estádio II e estádio III.[64] Os pacientes receberam dois ciclos de cisplatina e 5-fluoruracila antes ou depois da ressecção radical. A análise interina demonstrou uma duração mediana significativamente melhor ($P = 0,044$) da sobrevida livre de progressão no grupo neoadjuvante (três anos) do que no grupo adjuvante (dois anos) e uma diferença na estimativa da sobrevida global em 5 anos de 60% *versus* 38% nos braços neoadjuvante e adjuvante, respectivamente ($P = 0,013$). Com base nesses achados, recomendou-se encerrar o estudo.

Quimiorradiação definitiva. Quimiorradiação pode ser administrada no contexto pré-operatório ou pós-operatório, como terapia bimodal definitiva, ou como parte de uma terapia trimodal quando combinada com cirurgia. A administração concomitante de quimioterapia e radiação tem um efeito sinérgico com maior citotoxicidade tumoral em baixas doses. A validade do uso da quimiorradiação para todos os locais de câncer de esôfago é baseada em resultados animadores de quimiorradiação definitiva para CEC esofágico cervical. Estudos randomizados de quimiorradiação *versus* somente radiação incluem o RTOG 85-01, conduzido por Herskovic et al., o qual estabeleceu que um grupo de pacientes com CEC ou adenocarcinoma esofágico poderiam ser curados somente com terapia bimodal. Para melhorar os resultados já favoráveis observados no estudo RTOG 85-01, os pesquisadores tentaram elevar os índices de controle da doença locorregional no subsequente estudo Intergroup 0123/RTOG 94-05 modificando a intensidade da radioterapia para a alta dose de 64,8 Gy administrada concomitantemente com a quimioterapia. Infelizmente, com uma duração mediana de acompanhamento de 16 meses, as taxas de sobrevida e doença locorregional com a dose mais alta de radiação não diferiram significativamente das encontradas no estudo RTOG 85-01, mas a toxicidade e os óbitos relacionados ao tratamento foram maiores no grupo de radioterapia de dose alta. Esse estudo estabeleceu que uma dose de radiação de 50,4 Gy utilizada concomitantemente com a quimioterapia é tanto uma dose neoadjuvante quanto potencialmente definitiva.[65]

Quimiorradiação e cirurgia. Quando usadas separadamente, cada modalidade de tratamento para câncer tem suas limitações, que vão desde efeito terapêutico inadequado até toxicidade excessiva. O efeito sinérgico da quimiorradiação combinada com ressecção cirúrgica maximiza as chances de tratar efetivamente tanto a doença locorregional quanto possíveis metástases indetectáveis (Tabela 42.14). Estudos clínicos iniciais que verificaram um paradigma de tratamento trimodal não demonstraram vantagem de sobrevida em relação à cirurgia isoladamente. Muitos desses estudos tinham poder baixo e misturaram histologias de CEC e adenocarcinoma esofágico bem como uma variedade de regimes de radioterapia e quimioterapia. Alguns estudos não conseguiram contabilizar pacientes suficientes ou tiveram resultados cirúrgicos inconsistentes.

No entanto, no câncer de esôfago localmente avançado, o efeito da terapia trimodal em populações bem selecionadas de pacientes parece ser significativo. O estudo mais notável e frequentemente citado que comparou a quimiorradiação seguida por cirurgia em relação a somente cirurgia para câncer de esôfago e de JEG foi o estudo CROSS.[50] Este estudo incluiu o impressionante número de 368 pacientes durante um período de 4 anos, sendo que 366 pacientes foram incluídos na análise final. O grupo de cirurgia isoladamente consistia em 188 pacientes, enquanto 178 foram submetidos a quimiorradiação seguida por cirurgia. A maioria (75%) dos pacientes tinha adenocarcinoma, e 22% tinham CEC. O regime de quimiorradiação consistia em um curso de 5 semanas

Tabela 42.14 Estudos randomizados comparando quimiorradiação e cirurgia versus somente cirurgia.

Estudo	N	Histologia	Quimioterapia	RT (Gy)	pCR (%)	R0 (%)	Sobrevida
Walsh		ADC	Cisplatina, 5-FU	40	25	ND	3 anos (%)
QT-RT-Cir	58						32*
Cir	55						6
Bosset		CEC	Cisplatina	37	26	ND	Mediana (meses)
QT-RT-Cir	143						18,6
Cir	149						18,6
Urba		CEC, ADC	Cisplatina, 5-FU, vimblastina	45	28	90	3 anos (%)
QT-RT-Cir	50					90	30*
Cir	50						16
Lee		CEC	Cisplatina, 5-FU	45,6	43		Mediana (meses)
QT-RT-Cir	51					100	27,3
Cir	50					87,5	28,2
Burmeister		CEC, ADC	Cisplatina, 5-FU	35	16		Mediana (meses)
QT-RT-Cir	128					80*	22,2
Cir	128					59	19,3
Tepper		CEC, ADC	Cisplatina, 5-FU	50,4	33	NR	5 anos (%)
QT-RT-Cir	30						39*
Cir	26						16
CROSS		CEC, ADC	Carboplatina, paclitaxel	41,4	29		5 anos (%)
QT-RT-Cir	178					92*	47*
Cir	188					69	34
Mariette		CEC, ADC	Cisplatina, 5-FU	45	33,3		3 anos (%)
QT-RT-Cir	98					93,8	47,5
Cir	97					92,1	53
Yang		CEC	Cisplatina, vinorelbina	40	43,2		Mediana (meses)
QT-RT-Cir	224					98,4*	100,1*
Cir	227					91,2	66,5

*P < 0,05. ADC, adenocarcinoma; CEC, carcinoma de células escamosas; Cir, cirurgia; CROSS, Chemoradiotherapy for Oesophageal Cancer Following Surgery Study; 5-FU, 5-fluoruracila; ND, não disponível; NR, não relatado; pCR, resposta patológica completa; QT, quimioterapia; RT, radioterapia. (Adaptada de Cools-Lartigue J, Spicer J, Ferri LE. Current status of management of malignant disease: Current management of esophageal cancer. J Gastrointest Surg. 2015;19:964-972.)

de carboplatina e paclitaxel administrados concomitantemente com radioterapia a uma dose de 41,4 Gy administrada em 23 frações 5 dias por semana. A esofagectomia era realizada em 4 a 6 semanas no grupo de tratamento e imediatamente após a randomização no grupo de controle. A taxa de ressecção completa (R0) era maior no grupo trimodal do que no grupo de cirurgia isoladamente (92% versus 69%; P < 0,001). Pacientes com CEC submetidos à terapia trimodal tiveram uma resposta patológica completa (ypT0N0M0) significativamente maior que os pacientes com adenocarcinoma (49% versus 29%; P < 0,001). Conforme esperado, positividade nodal era maior em pacientes submetidos somente à cirurgia quando comparados ao grupo trimodal (75% versus 31%; P < 0,001). Em uma duração mediana de acompanhamento de 45 meses, os pacientes que receberam terapia trimodal tinham mediana de duração de sobrevida global significativamente maior (49,4 meses) do que os pacientes submetidos apenas à cirurgia (24 meses; razão de risco [RR]=0,65; intervalo de confiança [IC] 95%: 0,49 a 0,87; P = 0,003). A taxa estimada de sobrevida em 5 anos no grupo da terapia trimodal era de 47% em comparação a 34% (RR=0,65; IC 95%: 0,49 a 0,87; P = 0,003) no grupo de cirurgia. O interessante é que a terapia trimodal não beneficiou significativamente os pacientes com histologia de adenocarcinoma (RR= 0,74; IC 95%: 0,53 a 1,02; P = 0,07) na análise inicial. Contudo, em um estudo subsequente com acompanhamento mais longo, o benefício de sobrevida com a terapia trimodal tanto em CEC quanto em adenocarcinoma foi confirmado.[50,66]

Papel da cirurgia na terapia trimodal e cirurgia de resgate

Posteriormente à publicação do relatório do estudo CROSS, vários centros ocidentais adotaram a terapia trimodal como padrão de cuidado para o tratamento de carcinoma esofágico. Porém, esse estudo ainda deixou muitas perguntas não respondidas sobre a estratégia de tratamento para carcinoma esofágico locorregional. Embora tenhamos observado que a quimiorradiação neoadjuvante melhora a ressecção R0 e as taxas de recorrência locorregional e os resultados das respostas patológicas completas em vários pacientes, outros subgrupos de pacientes claramente não conseguem obter nenhum benefício somente com cirurgia. Igualmente, pacientes que são "curados" pela quimiorradiação neoadjuvante não obtêm nenhum benefício adicional de sobrevida de maiores extirpações cirúrgicas do esôfago. Atualmente, não estamos aptos a identificar esses grupos de pacientes e devemos procurar por marcadores substitutos simples, reprodutíveis e validados preditivos do resultado do tratamento. Até o momento, somente a resposta tumoral histopatológica após a terapia neoadjuvante surgiu como preditor de sobrevida em pacientes de câncer de esôfago.[67] Ressecção cirúrgica e avaliação da resposta histopatológica do tumor continuarão, portanto, desempenhando um papel no tratamento do câncer de esôfago nos próximos anos.

Foram publicados estudos comparando quimioterapia pré-operatória *versus* quimiorradiação pré-operatória. Em um estudo randomizado de pacientes com adenocarcinoma da JEG, a terapia trimodal tinha taxas de resposta patológica completa significativamente mais altas e maior probabilidade de linfonodos livres de tumor em comparação à quimioterapia de indução.[68] Além disso, pacientes em terapia trimodal tinham uma sobrevida muito maior em 3 anos em comparação aos pacientes de quimioterapia de indução (47,4% *versus* 27,7%; $P = 0,07$). Porém, esses resultados não alcançaram significância estatística devido à contabilização insuficiente e devido ao encerramento antecipado do estudo. Metanálise que incluiu 24 estudos e 4.188 pacientes focando a sobrevida após quimioterapia adjuvante ou quimiorradioterapia para carcinoma esofágico passível de ressecção apresentou sólidas evidências de benefício de sobrevida com a terapia multimodal em relação à cirurgia isoladamente.[69] Os resultados desta metanálise também sugeriram uma redução na mortalidade com a terapia trimodal em comparação à quimioterapia de indução, embora isso não tenha alcançado significância estatística (RR= 0,88; IC 95%: 0,76 a 1,01; $P = 0,07$).

Alguns autores debateram o valor da cirurgia após terapia bimodal. Murphy et al. subsequentemente demonstraram que ressecção cirúrgica e diferenciação tumoral eram os únicos preditores independentes de sobrevida em uma análise retrospectiva.[70] Está claro que resultados perioperatórios impecáveis são necessários para demonstrar o benefício oncológico da terapia cirúrgica. Portanto, uma estratégia é usar a ressecção esofágica seletivamente, somente no contexto de persistência ou recorrência da doença após quimiorradiação definitiva. Este paradigma de tratamento foi o foco do estudo de fase 2 RTOG 0246 conduzido por Swisher et al.[71] O estudo se destinava a detectar melhora na sobrevida em 1 ano em pacientes submetidos à esofagectomia seletiva ou de resgate. Mais de 70% dos pacientes admitidos tinham doença de estádio T3 ou N1. Quarenta e um pacientes foram incluídos na análise e foram submetidos à quimiorradiação. Subsequentemente, 21 (51%) passaram por esofagectomia de resgate devido a doença residual ou recorrente; um paciente solicitou ressecção. Pacientes com resposta clínica completa após quimiorradiação definitiva tiveram uma sobrevida global de 53%, com resposta clínica incompleta de 33% e resposta clínica incompleta resgatada por cirurgia de 41%. A sobrevida estimada em 1 ano era de 71% e o estudo não conseguiu alcançar a sobrevida pré-especificada de 77,5% em 1 ano. Porém, estudos mais recentes sugerem que esofagectomia de resgate pode conferir uma sobrevida que se aproxima da terapia trimodal planejada, embora com mais morbidade e mortalidade pós-operatória.[72] Parece haver diferenças nos resultados quando a cirurgia de resgate é feita para casos de doença persistente *versus* recorrente, possivelmente refletindo a biologia do tumor. O papel da esofagectomia de resgate após quimiorradiação definitiva pode ser uma estratégia de tratamento potencialmente viável, sendo necessária a realização de estudos prospectivos para identificar os pacientes mais adequados a esta abordagem.

Seguimento

Pacientes que receberam quimiorradioterapia definitiva (terapia bimodal) para câncer de esôfago continuam sofrendo com o medo de que a doença possa reaparecer como recidiva locorregional ou metastática distante. O propósito por trás do seguimento periódico de pacientes que concluíram a terapia bimodal definitiva é possivelmente implementar terapia de resgate para falha locorregional. Não há algoritmos disponíveis para seguimento de alto nível baseado em evidências. Contudo, de acordo com as diretrizes da NCCN e da opinião de especialistas, os médicos devem considerar observar os pacientes a cada 3 a 6 meses com exames clínicos, endoscopias e uma variedade de estudos de imagem (TC de tórax/abdome ± PET *scan*).[31] Esta estratégia é geralmente cara e provoca ansiedade nos pacientes, além de poder não alterar o resultado final do paciente. Considerando o fato de que mais de 98% das recorrências locais acontecem nos primeiros 36 meses, a maioria dos autores sugere seguimento atento durante este período após a terapia bimodal para possivelmente detectar recidivas suficientemente cedo para fazer com que a cirurgia de resgate seja uma estratégia plausível.

Opções paliativas para câncer de esôfago

Pacientes em estado de desempenho insatisfatório ou com doença metastática distante no momento do diagnóstico não são candidatos à terapia locorregional agressiva. O objetivo do tratamento nessas circunstâncias é ou amenizar os sintomas existentes ou potencialmente evitar futuras complicações relacionadas à extensão da doença. Carcinoma esofágico metastático pode se manifestar com uma variedade de sintomas, dependendo da disseminação da doença; no entanto, disfagia, odinofagia, dor no peito, fadiga e perda de peso estão provavelmente entre os sintomas mais comuns. O tratamento paliativo é sempre individualizado com base no *status* fisiológico do paciente, seus sintomas, extensão da doença e seus desejos. Opções de paliação variam desde o melhor cuidado de apoio para controle dos sintomas até o uso de quimioterapia ou radiação, colocação de *stent* esofágico e suporte nutricional enteral. Com os avanços dos procedimentos percutâneos e endoscópicos guiados por imagens, os procedimentos cirúrgicos para paliação de carcinoma esofágico se tornaram excepcionalmente raros. Recentemente, imunoterapia na forma de *check point inhibitors* foi usada em pacientes com carcinoma esofágico avançado e demonstrou resultados promissores.[73] Outros usos experimentais de imunoterapia estão em andamento e podem representar uma nova abordagem de tratamento em pacientes com doença metastática.

RESUMO

Terapia multimodal utilizando uma combinação de quimioterapia neoadjuvante normalmente com radiação concomitante seguida por cirurgia é atualmente considerada como o padrão de tratamento tanto para adenocarcinoma quanto para CEC esofágicos localmente avançados. Embora alguns pacientes se beneficiem dessa estratégia de tratamento locorregional agressiva, muitos continuam desenvolvendo doença metastática distante, a qual, atualmente, é incurável. À medida que a busca por preditores moleculares e terapias-alvo para este câncer continua, teremos que testar rigorosamente novos agentes para determinar suas posições no arsenal terapêutico. Cuidados perioperatórios padronizados em estudos clínicos bem desenhados serão imprescindíveis para que o possível benefício terapêutico da cirurgia não seja anulado por taxas de mortalidade perioperatórias inaceitavelmente altas. Abordagens minimamente invasivas e híbridas de esofagectomia podem mitigar ainda mais o risco perioperatório, ao mesmo tempo, preservando os benefícios oncológicos da ressecção cirúrgica. A heterogeneidade do câncer de esôfago irá requerer novas estratégias de tratamento para personalizar e aperfeiçoar os resultados dos tratamentos de futuros pacientes.

43

Doença do Refluxo Gastroesofágico e Hérnias de Hiato

Robert B. Yates, Brant K. Oelschlager

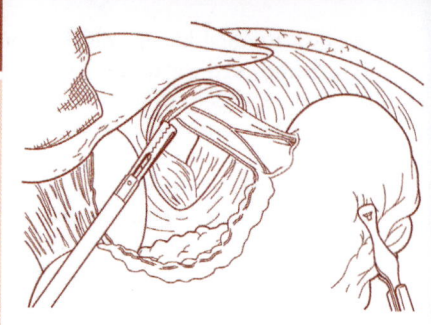

VISÃO GERAL DO CAPÍTULO

Doença do refluxo gastroesofágico
  Fisiopatologia
  Apresentação clínica
  Testes diagnósticos pré-operatórios
  Considerações adicionais pré-operatórias
  Tratamento da doença do refluxo gastroesofágico
  Terapêuticas cirúrgicas alternativas para doença do refluxo gastroesofágico

Hérnia paraesofágica
  Fisiopatologia
  Apresentação clínica
  Avaliação pré-operatória
  Reparo cirúrgico
  Vólvulo gástrico agudo

Resumo

▶ Os vídeos deste capítulo se encontram *online* no Ambiente de aprendizagem do GEN.

A doença do refluxo gastroesofágico (DRGE) é a condição médica benigna mais comum do estômago e esôfago. Em pacientes com DRGE que apresentem sintomas limitantes de qualidade de vida persistentes apesar de terapia clínica otimizada, deve-se fortemente considerar a abordagem cirúrgica do refluxo. O emprego da cirurgia laparoscópica antirrefluxo diminuiu a morbidade perioperatória, o tempo de internação hospitalar e o custo, comparando-se à cirurgia aberta. Conceitualmente, a cirurgia laparoscópica antirrefluxo (LARS) é adequada; entretanto, a construção correta da fundoplicatura requer experiência cirúrgica significativa, bem como habilidades complexas de laparoscopia. Pacientes com complicações tardias da cirurgia antirrefluxo, incluindo DRGE recorrente e disfagia, podem ser reabordados cirurgicamente com sucesso. Comparando-se com as primeiras abordagens, entretanto, reoperações são mais tecnicamente desafiadoras, associadas a mais riscos de complicações perioperatórias e seus resultados são menos duráveis em termos de melhoras sintomáticas. Consequentemente, os cirurgiões devem ter um limiar maior para realização de reabordagens de cirurgias antirrefluxo e as reoperações devem ser realizadas por cirurgiões experientes, com grande volume prévio de cirurgias gastroesofágicas realizadas. Para diminuir o risco perioperatório e maximizar o alívio a longo prazo dos sintomas de DRGE, os cirurgiões devem estar familiarizados com todos os aspectos da avaliação pré-operatória e o manejo cirúrgico dos pacientes com DRGE.

Hérnias de hiato incluem o espectro de pequenas hérnias de deslizamento às grandes hérnias paraesofágicas. De modo semelhante, os sintomas de hérnias paraesofágicas podem variar de DRGE leve e sintomas obstrutivos gastroesofágicos até complicações graves e agudas, como vólvulo gástrico, que requer avaliação imediata por um cirurgião. O reparo de grandes hérnias paraesofágicas é desafiador, mas quando realizado em grandes centros, por cirurgiões experientes, hérnias de hiato e hérnias paraesofágicas podem ser seguramente reparadas, promovendo controle duradouro dos sintomas gastroesofágicos.

Avanços tecnológicos no manejo cirúrgico de doenças gastroesofágicas benignas incluem a aplicação de cirurgia robótica laparoscópica e implantação de esfíncteres magnéticos (MSADs) no esfíncter esofágico inferior (EEI). Essas opções são promissoras para a evolução do cuidado dos pacientes com essas condições; entretanto, elas não suplantam a necessidade da compreensão dos processos patológicos, do manejo perioperatório dos pacientes e da experiência técnica na correção cirúrgica dessas doenças.

DOENÇA DO REFLUXO GASTROESOFÁGICO

Fisiopatologia

Os mecanismos endógenos antirrefluxo incluem o EEI e o *clearance* esofágico espontâneo. A DRGE resulta da falha desses mecanismos endógenos antirrefluxo.

O EEI tem como função primária a prevenção do refluxo do conteúdo gástrico para o esôfago. O EEI é uma zona de alta pressão localizada na porção distal do esôfago, em vez de uma estrutura anatômica distinta. O EEI pode ser identificado pela manometria esofágica.

O EEI é formado por quatro estruturas anatômicas:

1. A *musculatura intrínseca do esôfago distal* está em estado de contração tônica. Dentro de 500 milissegundos do início da deglutição, essas fibras musculares relaxam para permitir a passagem de líquidos ou alimentos para o estômago, retornando, então, a um estado de contração tônica.
2. *Fibras musculares oblíquas (sling fibers) da cárdia gástrica* estão orientadas diagonalmente da junção cárdia-fundo até a pequena curvatura do estômago. Localizada na mesma profundidade anatômica das fibras musculares circulares do esôfago, as fibras oblíquas contribuem significativamente para a zona de alta pressão do EEI (Figura 43.1).
3. O *pilar diafragmático* envolve o esôfago ao passar pelo hiato esofágico. Durante a inspiração, a pressão intratorácica diminui relativamente à pressão intra-abdominal, favorecendo o movimento dos conteúdos gástricos intra-abdominais para o esôfago, localizado no mediastino posterior. Para compensar essa

Capítulo 43 Doença do Refluxo Gastroesofágico e Hérnias de Hiato

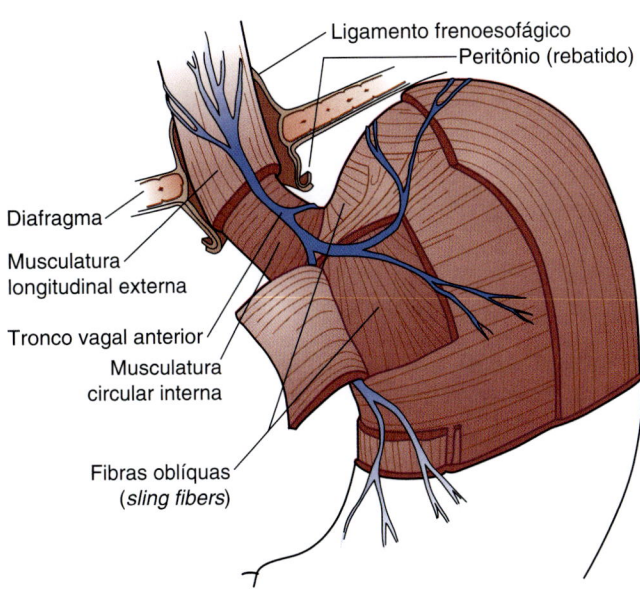

Figura 43.1 Representação esquemática das camadas musculares na junção gastroesofágica. A musculatura intrínseca do esôfago, diafragma e fibras oblíquas contribuem para a pressão do esfíncter esofágico inferior. As fibras musculares circulares do esôfago estão à mesma profundidade das fibras oblíquas da cárdia.

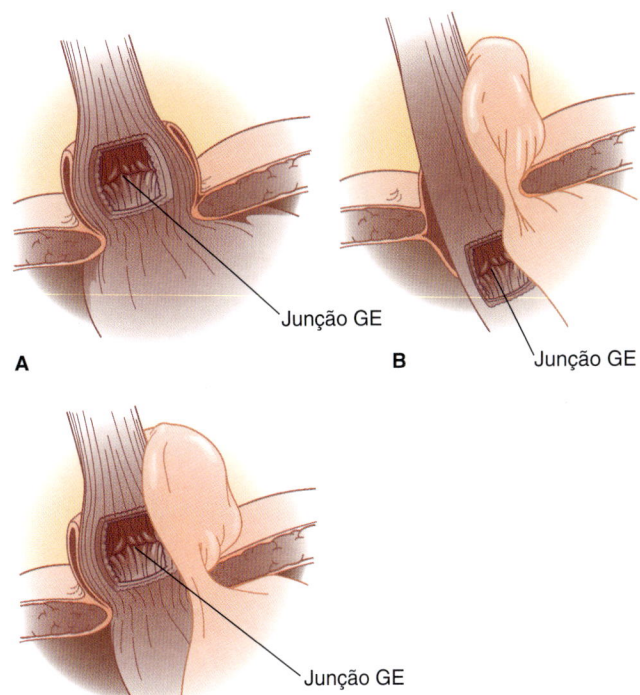

Figura 43.2 Os três tipos de hérnias de hiato. **A.** Tipo I, também chamada de hérnia por deslizamento. **B.** Tipo II, conhecida como hérnia de rolamento ou paraesofágica. **C.** Tipo III ou hérnia mista. *GE*, gastroesofágico.

diferença de pressão durante a inspiração, o diâmetro anteroposterior da abertura crural é diminuído, comprimindo o esôfago e aumentando a pressão medida no EEI. Por essa flutuação de pressão no EEI, é importante medir a pressão no EEI durante a expiração média ou final.

4. Quando a junção gastroesofágica (JGE) está firmemente ancorada na cavidade abdominal, uma *maior pressão intra-abdominal* é transmitida para a JGE, o que aumenta a pressão no esôfago distal e previne o refluxo espontâneo dos conteúdos gástricos.

O refluxo gastroesofágico (RGE) ocorre quando a pressão intragástrica supera a zona de alta pressão do esôfago distal. Isso pode ocorrer por duas condições: ou a pressão de repouso do EEI é muito baixa (*i. e.*: EEI hipotenso), ou o EEI com pressão de repouso normal inapropriadamente relaxa na ausência de contrações peristálticas do esôfago (*i. e.*: relaxamento espontâneo do EEI). O EEI hipotenso está frequentemente associado às hérnias de hiato pelo deslocamento da JGE para o mediastino posterior. Entretanto, o EEI hipotenso pode ocorrer em sua posição anatômica normal, e até mesmo pequenas mudanças em sua zona de alta pressão podem comprometer sua efetividade.

Nem todo RGE é patológico – na realidade, trata-se de um processo fisiológico normal que ocorre até com um EEI sem alterações. O RGE fisiológico nos permite rapidamente eliminar o ar aprisionado no estômago que poderia causar distensão ou flatos indesejados. A distinção entre o refluxo fisiológico (ou seja, RGE) e o patológico (ou seja, DRGE) reside no total de exposição ácida do esôfago, sintomatologia do paciente e presença de danos à mucosa esofágica.

Hérnias de hiato são comumente associadas com DRGE pois tal anormalidade anatômica compromete a efetividade do EEI. Hérnias de hiato são classificadas em quatro tipos (I a IV). Hérnias de hiato tipo I (Figura 43.2 A), também chamadas de hérnias por deslizamento, são as mais comuns. Uma hérnia tipo I se apresenta quando a JGE migra cefalicamente para o mediastino posterior. Isso ocorre pela fragilidade da membrana frenoesofágica, uma continuação do peritônio endoabdominal que se rebate no esôfago à altura do hiato esofágico (Figura 43.3). Uma pequena hérnia por deslizamento não necessariamente implica um EEI incompetente, porém, quanto maior seu tamanho, maior o risco de RGE anormal. Ademais, a presença de hernia hiatal por de deslizamento (tipo I) isoladamente não constitui indicação para reparo cirúrgico. Na realidade, muitos pacientes com hérnias de hiato tipo I pequenas não apresentam sintomas e não requerem tratamento.

Hérnias de hiato tipos II a IV, também conhecidas como paraesofágicas (HPE), são frequentemente associadas com sintomas obstrutivos gastroesofágicos (p. ex., disfagia, saciedade precoce e dor epigástrica). Entretanto, elas também podem ser associadas com DRGE. Uma hernia tipo II (Figura 43.2 B) ocorre quando a JGE está ancorada no abdome, e o fundo gástrico migra para o mediastino pelo defeito hiatal. Uma hérnia tipo III (Figura 43.2 C) é caracterizada pelo fato de a JGE e o fundo gástrico estarem localizados no mediastino. Finalmente, uma hérnia tipo IV ocorre quando o estômago e qualquer outra estrutura visceral (p. ex., cólon, baço, pâncreas ou intestino delgado) migra cefalicamente para o hiato esofágico e, então, para o mediastino. Para mais informações sobre HPE, veja a última seção deste capítulo.

Apresentação clínica

Sintomas típicos de doença do refluxo gastroesofágico

A prevalência de sintomas entre 1.000 pacientes com DRGE está representada na Tabela 43.1. Pirose retrosternal, regurgitação e sialorreia são três sintomas esofágicos típicos de DRGE. Pirose retroesternal e regurgitação são os sintomas mais comuns. A pirose retroesternal é específica da DRGE e descrita como uma sensação cáustica ou em pontadas na região retroesternal ou epigástrica. Tipicamente, não irradia para as costas e não é descrita como sensação em pressão, que são características mais ligadas às pancreatites ou síndromes coronarianas agudas, respectivamente.

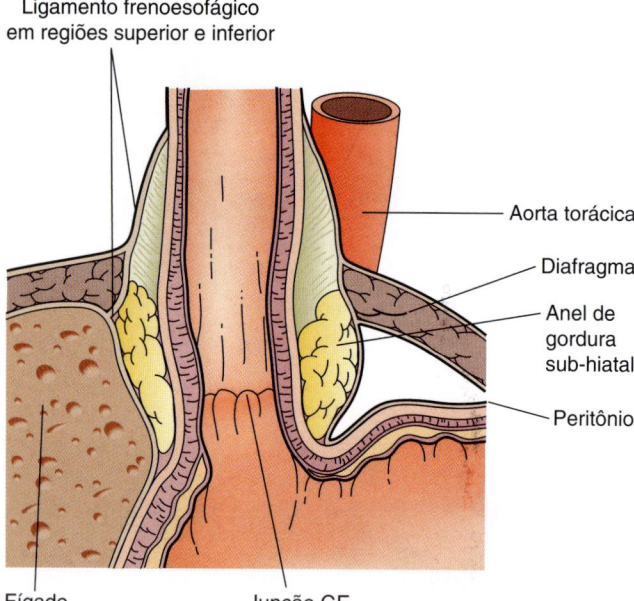

Figura 43.3 Seção da junção gastroesofágica (GE) que mostra a relação entre o peritônio e a membrana frenoesofágica. A membrana frenoesofágica continua como uma estrutura separada para o mediastino posterior. O peritônio parietal continua como peritônio visceral ao se rebater para o estômago.

É importante perguntar ao paciente sobre seus sintomas para diferenciar pirose típica de sintomas de úlcera péptica, colelitíase ou doença arterial coronariana.

A presença de regurgitação frequentemente indica a progressão da DRGE. Em casos graves, os pacientes não serão capazes de se inclinar ou se deitar em posição supina sem apresentar regurgitação. A regurgitação de conteúdos gástricos para a orofaringe e boca pode produzir um gosto azedo descrito como ácido ou bilioso. Esse fenômeno está relacionado à sialorreia. Em pacientes que referem regurgitação como sintoma frequente, é importante distinguir entre regurgitação de comida não digerida ou digerida. A regurgitação de comida não digerida não é comum na DRGE e sugere a presença de outro processo patológico, como um divertículo esofágico ou acalasia.

Sintomas extraesofágicos da doença do refluxo gastroesofágico

Os sintomas extraesofágicos da DRGE advêm do trato respiratório e incluem tanto sintomas laríngeos quanto pulmonares (Boxe 43.1). Dois mecanismos podem levar aos sintomas extraesofágicos da DRGE. Primeiramente, o refluxo esofágico proximal e microaspiração de conteúdos gastroduodenais podem levar a lesões cáusticas diretas da laringe e trato respiratório inferior; esse é o mecanismo mais comum. Além disso, a exposição ácida ao esôfago distal leva a um reflexo vagal que resulta em broncospasmo e tosse. Esse último mecanismo deve-se à inervação vagal da traqueia e do esôfago.

Diferentemente dos sintomas típicos de DRGE (ou seja, pirose e regurgitação), sintomas extraesofágicos de refluxo não são específicos de DRGE. Antes que a LARS seja considerada para pacientes com sintomas primariamente extraesofágicos, deve-se determinar se esses sintomas são devidos ao RGE anormal ou são primariamente laríngeos, brônquicos ou pulmonares, o que pode ser desafiador. A falta de resposta dos sintomas extraesofágicos à terapêutica com inibidores de bomba de próton (IBP) não pode confiavelmente excluir a DRGE como causa desses sintomas. Apesar da terapêutica com IBP poder melhorar ou resolver completamente os sintomas *típicos* de DRGE, pacientes com *sintomas extraesofágicos* apresentam respostas variadas ao tratamento. Isso pode ser explicado por evidências recentes sugerindo que o ácido não é o único agente cáustico que leva às lesões laríngea e pulmonar.[1] A terapia com IBP irá suprimir a produção de ácido gástrico, porém a microaspiração dos conteúdos não ácidos do refluxo, que contém sais de bile cáusticos e pepsina, pode continuar a lesão e causar os sintomas. Dessa forma, em pacientes com sintomas extraesofágicos de DRGE, uma barreira mecânica ao refluxo (ou seja, fundoplicatura esofagogástrica) pode ser necessária para a prevenção de lesões já iniciadas da laringe, traqueia ou brônquios.

Em pacientes que se apresentam com sintomas atípicos de RGE ou sintomas extraesofágicos incômodos, uma avaliação minuciosa deve ser realizada para excluir distúrbios primários dos tratos respiratórios superior ou inferior. Isso deve ser realizado tanto em casos em que sintomas típicos de DRGE estejam presentes, quanto em casos que não estejam. No Centro para Cirurgias Esofágicas e Gástricas da Universidade de Washington, nós frequentemente encaminhamos pacientes com DRGE e sintomas extraesofágicos

Tabela 43.1 Prevalência dos sintomas ocorrendo mais de 1 vez/semana em 1.000 pacientes com doença do refluxo gastroesofágico.

Sintoma	Prevalência (%)
Pirose retroesternal	80
Regurgitação	54
Dor abdominal	29
Tosse	27
Disfagia para sólidos	23
Rouquidão	21
Eructações	15
Distensão abdominal	15
Aspiração	14
Sibilância	7
Globus	4

Boxe 43.1 Sintomas extraesofágicos da doença do refluxo gastroesofágico.

Sintomas laríngeos de refluxo
Rouquidão ou disfonia
Pigarros
Dor de garganta
Globus
Engasgos
Gotejamento pós-nasal
Estenoses laríngea ou traqueal
Laringospasmo
Úlceras de contato

Sintomas pulmonares de refluxo
Tosse
Dispneia
Sibilância
Doenças pulmonares (asma, fibrose pulmonar idiopática, bronquite crônica e outras)

para otorrinolaringologistas ou pneumologistas para determinar se uma condição não gastrintestinal está causando tais sintomas. Se não for possível identificar uma causa não relacionada ao refluxo para os sintomas extraesofágicos, a cirurgia antirrefluxo pode ser realizada. Nós indicamos a tais pacientes uma probabilidade de 70% de melhora dos sintomas extraesofágicos após realização de LARS.[2] Se os sintomas laríngeos ou pulmonares de um paciente não estiverem ligados ao RGE anormal, não se realiza a cirurgia.

Doença pulmonar, doença do refluxo gastroesofágico e cirurgia antirrefluxo

Uma quantidade crescente de evidências indica que a DRGE é um fator contribuinte para o mecanismo fisiopatológico de diversas doenças pulmonares. Em sua revisão extensa, Bowrey et al.[3] examinaram terapêuticas clínicas e cirúrgicas antirrefluxo em pacientes com DRGE e asma. Nesses pacientes, o uso de medicações antissecretivas esteve associado com a melhora dos sintomas respiratórios em apenas 25 a 50% dos pacientes com asma induzida por DRGE. Ademais, menos de 15% desses pacientes obtiveram melhoras objetivas na função pulmonar. Uma explicação para esses resultados é que a maioria desses estudos durou 3 meses ou menos, período potencialmente muito curto para que vejamos qualquer melhora na função pulmonar. Adicionalmente, em diversos estudos a secreção gástrica ácida foi incompletamente bloqueada pela terapia de supressão ácida, e os pacientes continuaram a ter sintomas de DRGE.

Em pacientes com asma e DRGE, a cirurgia antirrefluxo parece ser mais efetiva do que a terapêutica clínica para o manejo de sintomas pulmonares. A cirurgia antirrefluxo está associada com a melhora dos sintomas respiratórios em quase 90% das crianças e 70% dos adultos com asma e DRGE. Diversos ensaios clínicos randomizados compararam antagonistas do receptor H2 da histamina e cirurgia antirrefluxo para o manejo de asma associada à DRGE. Comparando-se pacientes com o tratamento farmacológico, pacientes tratados com a cirurgia antirrefluxo foram mais propensos à melhora dos sintomas de asma e a descontinuar a terapêutica com corticoides sistêmicos, bem como melhoraram a taxa de pico de fluxo expiratório.

A fibrose pulmonar idiopática (FPI) é uma doença pulmonar grave, crônica e progressiva, que geralmente resulta em morte dentro de 5 anos do diagnóstico. O refluxo esofágico proximal com microaspiração de conteúdos gástricos ácidos e não ácidos foi implicado como uma possível causa da lesão do epitélio alveolar que pode levar à FPI. A incidência de DRGE em pacientes com FPI chega a alcançar 94%.[4] Já que os sintomas típicos de DRGE não são sensíveis para prever refluxo anormal em pacientes com FPI, o limiar para testar pacientes com FPI para DRGE deve ser baixo.

O tratamento clínico da DRGE em pacientes com FPI está associado a um aumento da sobrevida e a um menor declínio de função pulmonar.[5] Mesmo isso sendo promissor, a terapia com IBP não previne o refluxo de conteúdos gastroduodenais não ácidos, algo que pode contribuir para a lesão pulmonar em curso em alguns pacientes. Dessa forma, em pacientes com FPI e DRGE significativa, pode-se argumentar que uma barreira mecânica tanto ao refluxo ácido quanto não ácido (ou seja, LARS) é mais apropriada do que a terapêutica com IBP. Apesar de pouquíssima literatura existente sobre LARS em pacientes com FPI, a abordagem parece ser segura, além de promover controle efetivo à exposição ácida do esôfago distal, e pode mitigar o declínio da função pulmonar.[6]

Cirurgia antirrefluxo laparoscópica para o tratamento da fibrose pulmonar idiopática (WRAP-IPF) é um estudo multicêntrico, controlado de fase 2 e o único estudo randomizado comparando LARS à IBP para pacientes com FPI e DRGE confirmada por pHmetria de 24 h.[7] Dos 72 pacientes elegíveis, 58 foram igualmente randomizados para grupos de abordagem cirúrgica e não cirúrgica (29 para cada grupo). O desfecho primário foi a mudança na capacidade vital forçada (CVF) após 48 semanas do tratamento. Mesmo nessa população de pacientes com doença sistêmica grave, a LARS foi vista como segura e bem tolerada de forma geral. A análise da intenção de tratar falhou em demonstrar diferença entre os dois grupos para CVF em 48 semanas ($P = 0,28$), que configurava o desfecho primário. Entretanto, uma análise mais minuciosa dos dados se faz necessária. O grupo cirúrgico apresentou um óbito, enquanto o grupo não cirúrgico apresentou quatro óbitos, e todos os óbitos foram precedidos por exacerbação aguda da FPI. O método de análise estatística especificado assume que qualquer dado faltante (aqueles sobre os pacientes que faleceram durante o estudo) é aleatório. Entretanto, dado que esses óbitos pareceram diretamente ligados à progressão da doença de base, os dados faltantes não parecem aleatórios. Consequentemente, uma análise a posteriori foi realizada com uma abordagem aos dados que assume que os dados faltantes não são aleatórios e podem ser informativos para o desfecho do estudo (análise worst-rank de Lachin). Realizar a análise com essa abordagem revelou uma diferença significativa no declínio da CVF ($P = 0,017$) a favor do grupo da LARS. Ademais, o grupo cirúrgico mostrou menor progressão da doença pulmonar ao se medir declínio de 10% da CVF, exacerbações agudas ou óbitos ($P = 0,048$). Ao serem somados, esses resultados sugerem que a LARS pode ainda ter um papel importante na mitigação do declínio pulmonar em pacientes com FPI e DRGE. A falha para demonstrar uma diferença estatisticamente significativa de intenção de tratar pode ter resultado de um estudo sem poder, de uma escolha inapropriada de método de análise estatística ou da demasiada ênfase no declínio da CVF. Esforços futuros para elucidar o papel da LARS na FPI devem levar em consideração esses fatores durante seu planejamento e análise.

Exame físico

Exceto em pacientes com doenças avançadas, o exame físico raramente contribui para a confirmação do diagnóstico de DRGE. Em tais pacientes, diversas observações podem sugerir a presença de DRGE. Por exemplo, um paciente que bebe água constantemente durante a consulta pode estar tentando facilitar o *clearance* esofágico, o que pode significar refluxo frequente. Outros pacientes com doenças avançadas podem se sentar inclinando-se para frente, mantendo seus pulmões inspirados até quase a capacidade vital durante a consulta. Essa manobra retifica o diafragma, diminui o diâmetro anteroposterior do hiato e aumenta a pressão do EEI para diminuir o RGE. Pacientes com refluxo esofágico proximal grave e regurgitação de conteúdos gástricos para a boca podem desenvolver erosão da dentição (levando a dentes amarelados pela perda de dentina), mucosa orofaríngea hiperemiada ou sinais de sinusite crônica.

Apesar dos achados de exame físico geralmente não serem específicos de DRGE, o exame físico pode ser útil na determinação da presença de outros processos patológicos. Por exemplo, linfadenopatia supraclavicular em um paciente com pirose e disfagia pode ser sugestiva de câncer gástrico ou esofágico. Semelhantemente, se a dor retrosternal do paciente é desencadeada pela palpação, uma fonte musculoesquelética da dor deve ser investigada. Além desses extremos de apresentação, o exame físico geralmente não é útil na confirmação ou exclusão do RGE como entidade patológica.

Testes diagnósticos pré-operatórios

Geralmente, o diagnóstico de DRGE é baseado na presença de sintomas típicos e melhora desses sintomas com terapia com IBP. Entretanto, quando um cirurgião avalia um paciente para cirurgia antirrefluxo, quatro testes diagnósticos são úteis para estabelecer o diagnóstico de DRGE e identificar anormalidades na anatomia e funcionalidade gastroesofágicas que podem ter um impacto na performance da LARS.

pHmetria e impedanciometria esofágicas

A pHmetria ambulatorial quantifica a exposição ácida do esôfago distal e é considerada como "padrão ouro" para o diagnóstico de DRGE. A pHmetria de 24 horas é realizada com um fino cateter passado pelo esôfago pelas narinas do paciente. O cateter mais simples é uma sonda dupla de pH que contém dois eletrodos de estado sólido espaçados em 10 cm que detectam flutuações no pH entre 2 e 7. Para assegurar resultados válidos no estudo, o eletrodo distal deve ser posicionado 5 cm proximalmente ao EEI; a localização do EEI é identificada pela manometria esofágica (ver próxima seção). Alternativamente, uma pHmetria de 48 horas pode ser realizada utilizando-se um monitor de pH sem fios posicionado endoscopicamente.

A pHmetria gera uma grande quantidade de dados relacionados à exposição ácida esofágica, incluindo o número total de episódios de refluxo (pH < 4), o episódio mais longo de refluxo, número de episódios com duração superior a 5 minutos e porcentagem de tempo em que ocorreu refluxo nas posições supina e de ortostase. Uma fórmula confere um peso para cada um desses parâmetros de acordo com sua capacidade de causar lesão esofágica, e o índice de DeMeester é calculado. A exposição ácida esofágica anormal é definida como um índice de DeMeester de 14,7 ou mais.

Adicionalmente a esses dados objetivos, o paciente pode registrar sintomas associados ao refluxo ao apertar um botão no gravador eletrônico. Durante a interpretação da pHmetria, o índice de sintomas e a probabilidade de associação de sintomas são calculados com base na relação temporal entre o evento sintomático e os episódios de exposição ácida ao esôfago distal (Figura 43.4). Um episódio sintomático que ocorre dentro de 2 minutos de um episódio de refluxo é definido como sendo de correlação temporal próxima e sugere, mas não confirma, uma relação de causa e efeito entre RGE e os sintomas do paciente. Ao se interpretar esses estudos, deve-se lembrar que os pacientes nem sempre mantêm suas atividades habituais e padrões alimentares cotidianos quando estão com o cateter implantado. Consequentemente, seus sintomas podem não ser tão prevalentes durante o período do estudo. Apesar de a decisão da realização de LARS não dever se basear na correlação sintomática, esta pode prever a melhora sintomática após a LARS.[8]

O monitoramento da impedância esofágica identifica episódios de refluxo não ácido. De modo semelhante à pHmetria de 24 h, a impedância esofágica é realizada com um cateter delgado e flexível, posicionado nas narinas do paciente até o esôfago. Cateteres de impedância se utilizam de eletrodos posicionados a intervalos de 1 cm para detecção de mudanças na resistência ao fluxo de corrente elétrica (ou seja, impedância). A impedância aumenta na presença de ar e diminui na presença de um bolo líquido. Dessa forma, essa tecnologia pode detectar tanto a movimentação de gases quanto de líquidos no esôfago.

Alguns cateteres de impedância também têm um ou mais sensores de pH, permitindo a detecção simultânea de refluxos ácidos e não ácidos. Quando cateteres de impedanciopHmetria são utilizados, é possível determinar a direção do movimento da exposição ácida esofágica e, desta forma, diferenciar eventos

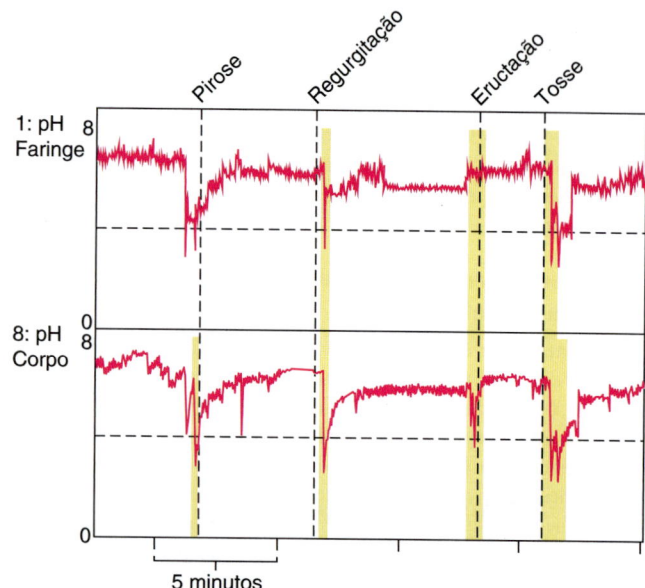

Figura 43.4 Um trecho de 1 hora de uma pHmetria de 24 h. O tempo está indicado no eixo x, e o pH está marcado no eixo y. Eventos sintomáticos estão indicados na parte superior do traçado. (Cortesia do Centro de Cirurgia Esofágica e Gástrica da Universidade de Washington, Seattle.)

anterógrados (como deglutições) de retrógrados (como RGE). Também existe um cateter especializado de impedanciopHmetria com um sensor de pH bastante proximal que detecta refluxo ácido faríngeo. Esse cateter pode ser útil na avaliação de pacientes com sintomas extraesofágicos, como tosse, pigarro, rouquidão e sibilância. Uma desvantagem da tecnologia de impedância, entretanto, é que o software analítico automatizado é muito sensível, tendendo a superestimar o número de episódios de refluxo não ácido, tornando-se necessária a revisão e edição manuais de cada estudo, o que pode demandar um tempo considerável.

Observou-se maior sensibilidade para identificação de episódios de refluxo com impedanciopHmetria combinada em relação à pHmetria isolada.[9] Apesar de não haver consenso se a impedanciopHmetria deve ser realizada em vigência ou não de terapia de supressão ácida, nossa prática é de realização de todas as pHmetrias e impedanciopHmetrias na ausência de tal terapia. Ademais, não se sabe como a impedanciopHmetria poderia guiar o manejo da DRGE. Patel et al.[10] tentaram determinar os parâmetros da impedanciopHmetria esofágica que predigam a resposta dos sintomas de DRGE a ambos os tratamentos clínico e cirúrgico. Eles demonstraram que o tempo de exposição ácida, e não o número de eventos de refluxo não ácido, melhor prediziam a melhora sintomática com ambas as terapêuticas clínica e cirúrgica. Apesar da adição da impedanciometria ter aumentado a sensibilidade do estudo, as medidas de refluxo não ácido isoladamente não foram capazes de prever acuradamente a resposta sintomática às terapêuticas clínica e cirúrgica para DRGE.

Manometria esofágica

A manometria esofágica é a forma mais eficaz de avaliar a função do corpo esofágico e do EEI. A manometria esofágica padrão fornece traçados lineares das ondas de pressão do corpo esofágico e EEI (Figura 43.5). A manometria esofágica de alta resolução une dados de um cateter de 32 canais com sensores de pressão dispostos a intervalos de 1 cm, posicionado no esôfago pelas narinas; o estudo é conduzido em aproximadamente 15 minutos, e o paciente realiza 10 deglutições nesse período. Um gráfico

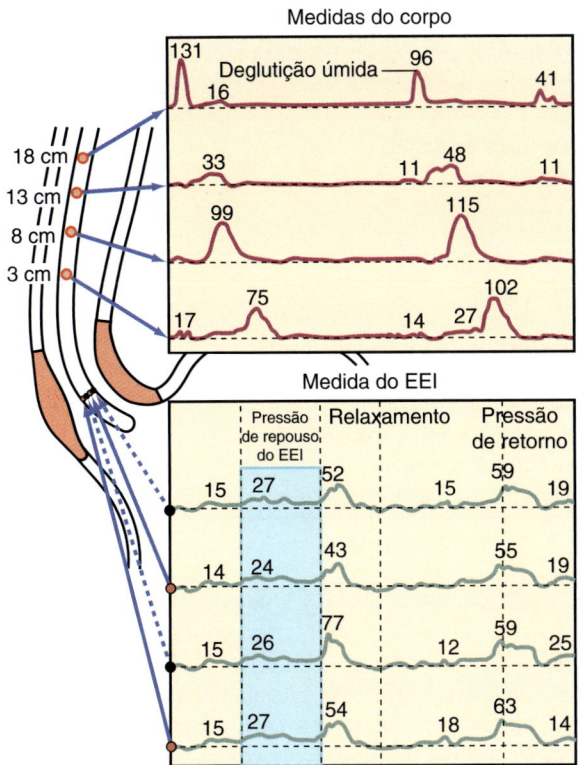

Figura 43.5 Traçado linear representativo de manometria esofágica padrão. Uma deglutição úmida inicia tanto o peristaltismo quanto o relaxamento do esfíncter esofágico inferior (*EEI*).

colorido é gerado, mostrando a resposta do esfíncter esofágico superior e EEI, bem como do corpo esofágico; o tempo fica no eixo x, o comprimento esofágico no eixo y, e a pressão é representada por uma escala graduada de cores. (Figura 43.6). Em pacientes sendo triados para DRGE, a manometria esofágica pode excluir calasia e identificar pacientes com peristalse inefetiva do corpo esofágico. A exposição contínua do esôfago ao refluxo gástrico pode levar a distúrbios de motilidade esofágica; em um estudo, 25% dos pacientes com esofagite leve apresentaram dismotilidade esofágica, enquanto 48% dos pacientes com esofagite grave apresentaram motilidade reduzida na manometria.[11] Em pacientes com dismotilidade esofágica significativa que estiverem sendo submetidos a LARS, o cirurgião deve considerar uma fundoplicatura parcial para diminuir a probabilidade de disfagia pós-operatória. Uma discussão completa das implicações da dismotilidade esofágica no tipo de fundoplicatura é apresentada em uma seção posterior deste capítulo. A manometria esofágica também mede a pressão de repouso do EEI e avalia o EEI quanto ao relaxamento apropriado na deglutição. Pelo fato de o EEI constituir a maior barreira ao RGE, um EEI disfuncional é comum em pacientes com DRGE.

Esofagogastroduodenoscopia

A endoscopia é um exame essencial na avaliação de pacientes com DRGE que estão sendo indicados para LARS. O esôfago deve ser examinado em busca de evidências de lesão da mucosa devida ao RGE, incluindo ulcerações, úlceras pépticas e esôfago de Barrett. A esofagite pode ser descrita de acordo com diversos sistemas de escores, como as classificações de Savary-Miller e Los Angeles (LA).[12] Ambas úlceras pépticas e esofagites classes C e D de Los Angeles podem ser consideradas como patognomônicas de DRGE. Consequentemente, a pHmetria não se faz necessária para tais pacientes. Entretanto, devido à variabilidade significativa entre examinadores para as classes A e B de LA, essas formas leves de esofagites não podem ser consideradas como marcadores confiáveis para DRGE.[13] Dessa forma, pacientes com esofagites LA A e B devem passar por pHmetrias para confirmar a exposição ácida anormal ao esôfago distal.

A avaliação endoscópica também deve incluir uma avaliação da válvula da JGE. Para isso, o endoscópio é retrofletido a 180° no estômago para que se visualize a JGE a partir de baixo. A válvula é graduada de 1 a 4, de acordo com seu comprimento e quão firmemente ela adere ao endoscópio. O endoscopista deve se ater à presença de hérnias de hiato, e a hérnia deve ser medida tanto craniocaudalmente quanto laterolateralmente. Em pacientes sendo avaliados por sintomas gastroesofágicos persistentes ou recorrentes após cirurgias antirreflexo ou reparo de hérnias paraesofágicas, recomenda-se que o cirurgião que estiver acompanhando o caso realize a endoscopia. Isso permite que o cirurgião correlacione os achados endoscópicos com os sintomas do paciente e seus dados obtidos durante a pHmetria de 24 h, manometria esofágica e estudo contrastado de esôfago-estômago-duodeno para determinar se uma anomalia funcional ou anatômica existe e se esta pode ser corrigida em uma reoperação.

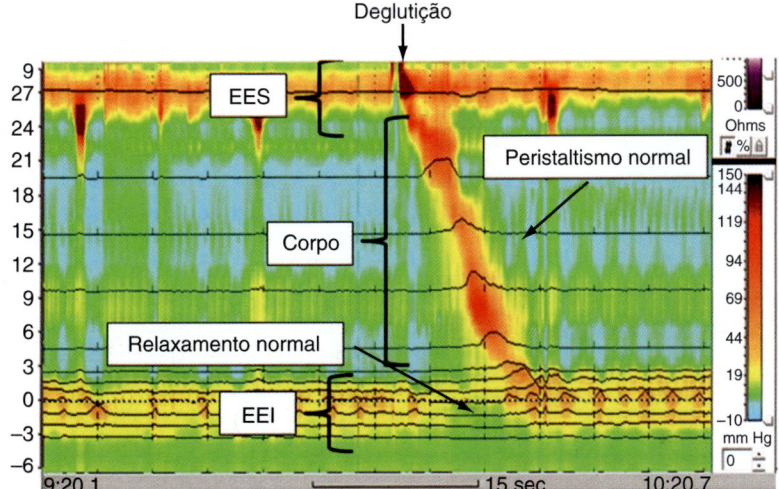

Figura 43.6 Manometria esofágica de alta resolução. A iniciação da deglutição está associada com o relaxamento simultâneo do esfíncter esofágico superior (*EES*) e do esfíncter esofágico inferior (*EEI*), bem como o início do peristaltismo no corpo esofágico.

Esofagograma contrastado

O esofagograma contrastado fornece uma avaliação anatômica detalhada do esôfago e do estômago e é útil durante a avaliação pré-operatória dos pacientes com DRGE. São de particular importância a presença, tamanho e características de hérnias de hiato ou paraesofágicas (Figura 43.7). Por exemplo, a JGE que está fixada no mediastino posterior em um esofagograma pode indicar uma cirurgia mais complexa que requeira uma maior mobilização intratorácica do esôfago. Apesar da sua capacidade de identificar episódios de RGE, que podem ocorrer espontaneamente ou em resposta ao posicionamento do paciente durante o estudo, o esofagograma contrastado não confirma ou exclui o diagnóstico de DRGE. Oportunamente, pacientes que se apresentam à clínica cirúrgica para avaliação de DRGE podem já ter passado por tomografias computadorizadas do tórax ou abdome para avaliação de sintomas atípicos de DRGE (p. ex., dor torácica ou abdominal). Imagens transversais, bem como reconstruções coronais ou sagitais podem fornecer informações sobre as relações anatômicas do estômago e esôfago com outras estruturas abdominais e torácicas. Entretanto, ainda preferimos o esofagograma contrastado à tomografia, pois esta frequentemente falha em identificar doença gastroesofágica anatômica ou funcional importante.

Considerações adicionais pré-operatórias

Disfagia

Pacientes com DRGE ocasionalmente sofrem de disfagia. As causas de disfagia estão listadas no Boxe 43.2. Em pacientes com DRGE, a causa mais comum de disfagia é por um processo inflamatório

> **Boxe 43.2** Possíveis causas de disfagia em pacientes sendo avaliados para doença do refluxo gastroesofágico.
>
> **Obstrução esofágica**
> Estenoses pépticas
> Anel de Schatzki
> Neoplasia maligna
> Neoplasia benigna
> Corpo estranho
>
> **Transtornos de motilidade esofágica**
> Motilidade esofágica ineficaz
> Espasmo esofágico difuso
> Esôfago hipercontrátil ("Jackhammer")
> Peristaltismo fragmentado
> Acalasia

da parede esofágica associado ao refluxo. Essa inflamação pode se manifestar como um anel de Schatzki, uma inflamação distal difusa do esôfago, ou uma estenose péptica. Apesar de relativamente raras desde a difusão do uso de IBPs, estenoses pépticas são patognomônicas de refluxos prolongados, e se desenvolvem de uma inflamação crônica da mucosa que decorre da DRGE. Quando as estenoses resultam em disfagia significativa, os pacientes podem perder peso ou sofrer de desnutrição calórico-proteica. Adicionalmente, as estenoses podem estar associadas a encurtamentos esofágicos, o que dificulta a medida adequada do comprimento intra-abdominal esofágico (vide "Manejo intraoperatório do esôfago curto").

Em pacientes com estenoses pépticas, pode ser desafiador documentar RGE anormal na pHmetria. A presença de uma estrutura rígida pode prevenir o refluxo ácido, resultando em uma pHmetria falso-negativa. Em pacientes com sintomas típicos de DRGE e estenoses pépticas, é razoável dispensar a pHmetria, pois a presença de estenose péptica é patognomônica de RGE grave. A pHmetria será idealmente completada após a dilatação da estenose para aumentar a validade do teste, caso seja realizado. De forma importante, pela associação com RGE de longa data, estenoses pépticas devem ser biopsiadas para descartar metaplasia intestinal, displasia e malignidade.

A maioria das estenoses pépticas é efetivamente tratada com dilatação e terapia com IBP. Dilatações de sucesso podem ser realizadas tanto com balão dilatador quanto com dilatador Savary, e não existem dados que indiquem superioridade de uma técnica em relação à outra. Estenoses pépticas refratárias são definidas como estenoses que recorrem apesar da dilatação e terapia com IBP. Apesar de raras, estenoses refratárias podem constituir um desafio significativo aos cirurgiões e gastroenterologistas. Nesses pacientes, deve-se considerar fortemente a realização de LARS. Para pacientes que não são elegíveis ou não desejam ser operados, injeções de corticoides nas estenoses mostraram necessidade de menos dilatações.[14]

Outra causa de disfagia em pacientes com DRGE é o anel de Schatzki. De modo similar às estenoses pépticas, estes estão localizados no esôfago distal. Entretanto, os anéis de Schatzki são bandas fibróticas submucosas (diferentemente de estenoses de mucosa). Tipicamente, estenoses pépticas e anéis de Schatzki podem ser diferenciados pela endoscopia. Ambos devem ser dilatados para alívio da obstrução, mas como os anéis de Schatzki se desenvolvem no espaço submucoso; portanto, na ausência de outras alterações de mucosa à endoscopia, não há necessidade de realização de biopsias.

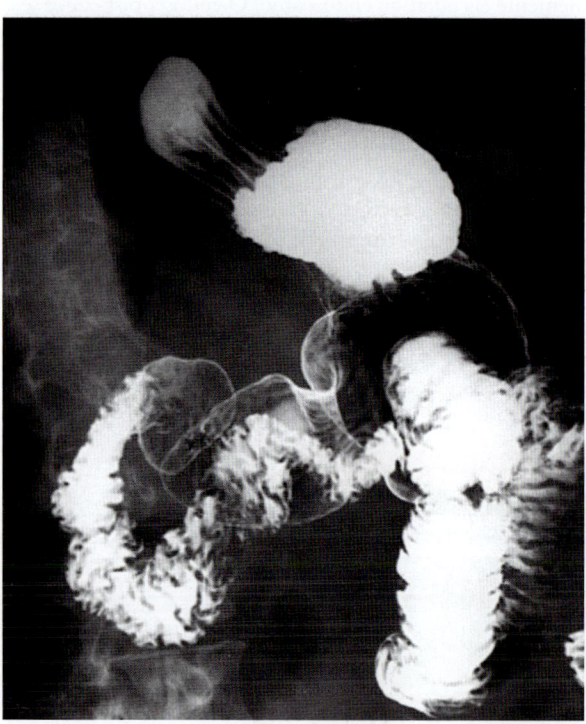

Figura 43.7 Estudo contrastado de esôfago-estômago-duodeno mostrando grande hérnia de hiato. As pregas gástricas claramente ultrapassam a sombra do hemidiafragma esquerdo. Condições gastroesofágicas adicionais que podem ser identificadas pelo esofagograma contrastado incluem divertículos, tumores, estenoses pépticas, acalasia, dismotilidade e gastroparesia. Se algum desses for encontrado em pacientes sendo avaliados para DRGE, a LARS deve ser postergada até o término da avaliação apropriada dos achados inesperados.

Ademais, os anéis de Schatzki não são patognomônicos para DRGE, então a exposição ácida anormal ao esôfago distal deve ser documentada por pHmetria para que se confirme a presença de RGE anormal antes da realização da LARS.

A disfagia em pacientes com DRGE pode não ter uma causa anatômica óbvia, e a disfagia leve nesses pacientes pode simplesmente ser devida à inflamação esofágica que resulta de RGE persistente. Esse tipo de disfagia tende a se resolver após o controle do refluxo anormal. Em pacientes que se apresentam com disfagia e DRGE, outras causas de disfagia devem ser afastadas, incluindo tumores, divertículos e distúrbios motores esofágicos. Apesar dessas condições serem muito menos comuns do que estenoses pépticas e anéis de Schatzki, elas requerem tratamento completamente distintos. Em pacientes que referem disfagia recente simultaneamente para sólidos e líquidos, deve-se levantar grande suspeita para distúrbios neuromusculares ou autoimunes como etiologia. Finalmente, alguns pacientes com DRGE grave apresentam disfagia sem exibir anormalidades anatômicas ou fisiológicas no esôfago. Acredita-se que isso seja causado pela inflamação associada ao refluxo, e nós concluímos que tais pacientes normalmente apresentam melhora da disfagia após a LARS.

Obesidade

A DRGE é uma comorbidade comum com a obesidade. Comparando-se aos pacientes com peso normal, os pacientes obesos têm diversos fatores que aumentam seus riscos para DRGE, incluindo pressão intra-abdominal aumentada, menor pressão no EEI, peristalse do corpo esofágico comprometida e mais frequentes relaxamentos transitórios do EEI. De forma importante, em pacientes obesos a avaliação dos sintomas isoladamente não é adequada para a determinação de DRGE. Até 45% dos pacientes sendo avaliados para cirurgia bariátrica têm evidência de refluxo silencioso (assintomático).[15] Pacientes obesos com DRGE e não aderentes à terapêutica clínica representam um desafio para os cirurgiões. Apesar de ser claro que a LARS pode ser realizada com segurança em pacientes obesos, a literatura se divide na capacidade de a LARS prover controle a longo prazo dos sintomas de DRGE. Em pacientes apropriadamente selecionados, o bypass gástrico em Y de Roux (BPGYR) configura um método duradouro de perda de peso, controle de comorbidades relacionadas à obesidade e melhora durável da DRGE. O BPGYR é extremamente eficiente no tratamento da DRGE por dois motivos: primeiro, ele exclui a maioria das células parietais produtoras de ácido da continuidade com o esôfago; segundo, a alça de Roux previne o refluxo de conteúdos duodenais não ácidos para o esôfago. Por esses motivos, em pacientes gravemente obesos com DRGE, deve-se considerar fortemente a realização de BPGYR em vez da fundoplicatura; entretanto, a decisão de realização de bypass gástrico em vez da fundoplicatura deve incluir a ponderação dos interesses do paciente em cirurgia bariátrica, presença de outras comorbidades e disponibilidade do cirurgião para realizar a operação. A fundoplicatura em pacientes com índice de massa corpórea (IMC) acima de 40 raramente deve ser considerada.

Motilidade esofágica ineficaz

A motilidade esofágica ineficaz é definida pela Classificação de Chicago de Distúrbios de Motilidade Esofágica v3.0 como pelo menos 50% de deglutições peristálticas fracas ou falhas em uma manometria de alta resolução.[16] Em pacientes com DRGE e motilidade esofágica ineficaz, sugeriu-se que fundoplicaturas parciais (de Toupet ou Dor) sejam realizadas pela preocupação de que uma fundoplicatura à Nissen pudesse levar a um maior grau de disfagia pós-operatória. Apesar de ensaios clínicos randomizados[14,15] e duas metanálises[16,17], ainda há conflitos de evidências sobre qual tipo de fundoplicatura proveria o controle mais durável do refluxo e teria o melhor perfil de efeitos colaterais. Isso é provavelmente devido à heterogeneidade desses estudos, pelas características dos pacientes, seleção dos pacientes e técnica cirúrgica. Atualmente, o único achado consistente nesses estudos é que fundoplicaturas anteriores proporcionaram controle menos durável de DRGE em relação às posteriores parciais ou totais. A fundoplicatura total resulta em maior disfagia no primeiro ano. Após o primeiro ano, a incidência de disfagia é semelhante entre as duas técnicas. Sintomas como distensão, eructações e flatulência incômoda parecem seguir a mesma tendência. Também parece que o controle de DRGE a longo prazo (5 anos ou mais) favorece a escolha da fundoplicatura total. Juntamente, a comparação parece ser entre incidência aumentada de efeitos colaterais a curto prazo *versus* melhor controle de sintomas de DRGE a longo prazo. O ponto em que a motilidade esofágica é baixa o suficiente para que se escolha uma fundoplicatura total em detrimento de uma parcial ainda é de julgamento do cirurgião, apesar de a maioria dos cirurgiões realizar fundoplicaturas parciais quando a motilidade esofágica mostrar ausência de contratilidade do corpo esofágico (100% de deglutições ineficazes).

Esôfago de Barrett

O refluxo ácido e alcalino de longa data pode resultar em alterações histológicas da mucosa distal do esôfago mudando o seu epitélio escamoso normal para uma configuração colunar. Essa alteração histológica é chamada de metaplasia intestinal ou esôfago de Barrett. Em avaliações endoscópicas, o esôfago de Barrett aparece como uma mucosa hiperemiada com aspecto aveludado que se estende cranialmente a partir da JGE. Baseando-se em medidas endoscópicas, pode ser classificado como longo (≥ 3 cm) ou curto (< 3 cm). Se houver suspeita de esôfago de Barrett pela aparência endoscópica da mucosa esofágicas, múltiplas biopsias devem ser realizadas para avaliação histológica de metaplasia ou displasia intestinal. Quando houver presença de displasia, há um risco aumentado de evolução para adenocarcinoma. Apesar de a incidência de adenocarcinoma em pacientes com esôfago de Barrett ser cerca de 40 vezes maior em relação à população geral, a incidência geral de câncer nesses pacientes ainda é muito baixa.

Pelo fato de o esôfago de Barrett resultar de lesões repetidas na mucosa pelo RGE, esperaria-se que a cirurgia antirrefluxo resultasse na resolução da metaplasia intestinal. Entretanto, em nossa experiência na Universidade de Washington e em outro estudo,[18] a regressão da metaplasia intestinal após cirurgia antirrefluxo ocorreu em apenas um pouco mais de 50% dos pacientes. Um dos motivos para esses resultados variáveis pode estar relacionado à durabilidade da cirurgia antirrefluxo. Knight et al.[19] avaliaram 50 pacientes com um diagnóstico pré-operatório de esôfago de Barrett a uma média de 12 anos após a realização de LARS. A regressão endoscópica do esôfago de Barrett foi encontrada em 32 (64%) dos pacientes, e a regressão histológica do esôfago de Barrett foi encontrada em 20 (40%) dos pacientes. Comparando-se aos pacientes sem regressão do esôfago de Barrett, os pacientes com regressão, seja endoscópica ou patológica, foram relatados como tendo exposição ácida distal esofágica reduzida na avaliação BRAVO de 48 horas do pH. Ademais, pacientes sem regressão do Barrett tiveram maiores incidências de hérnias de hiato e evidência de fundoplicatura ausente à endoscopia no acompanhamento, ambos fatores que podem contribuir para o RGE e a lesão esofágica.

Devido à variabilidade na regressão do esôfago de Barrett após cirurgia antirrefluxo, este não deve constituir indicação para tal cirurgia. Ademais, é importante continuar a vigilância endoscópica pós-operatória de acordo com as diretrizes aceitas.

Tratamento da doença do refluxo gastroesofágico

Tratamento clínico

Para pacientes com sintomas típicos de DRGE, um tratamento com IBP por 8 semanas é recomendado.[20] Entretanto, antes de prescrever IBPs empiricamente, é necessário garantir que o paciente não apresenta sintomas que possam indicar a presença de neoplasias malignas gastroesofágicas ou outros diagnósticos que não DRGE, incluindo disfagia rapidamente progressiva, regurgitação de alimentos não digeridos, anemia, sintomas extraesofágicos de DRGE e perda de peso. Se os sintomas melhorarem com o uso de IBPs, o teste é considerado diagnóstico e terapêutico ao mesmo tempo. Se os sintomas persistirem após o teste terapêutico, uma avaliação mais extensiva, como descrita anteriormente, está indicada. Apesar de mudanças de estilo de vida terem sido defendidas como adjuntas ao tratamento clínico, a eficácia de tais mudanças para o tratamento da esofagite permanece sem comprovação.[21]

Os IBPs revolucionaram o tratamento farmacológico da DRGE. Sendo um dos fármacos mais prescritos mundialmente, os gastos anuais com IBPs chegaram a aproximadamente US$24 bilhões.[19] Esses fármacos reduzem a produção de ácido gástrico ao se ligarem irreversivelmente às bombas de prótons nas células parietais do estômago. O efeito máximo ocorre aproximadamente em 4 dias após o início da terapêutica, e os efeitos duram para o resto da vida da célula parietal. Por esse motivo, os pacientes devem suspender a terapia com IBPs 1 semana antes da pHmetria para que se evitem falso-negativos.

Os IBPs são medicações bem toleradas. Efeitos colaterais imediatos são relativamente raros e geralmente leves, incluindo cefaleia, dor abdominal, flatulência, constipação intestinal e diarreia. Esse perfil de efeitos colaterais relativamente seguro e sua efetividade no controle de sintomas de DRGE levou à superprescrição desses medicamentos tanto ambulatorialmente quanto nosocomialmente.[22] Apesar de haver publicações baseadas em evidências que indicam como limitar a superprescrição, incluindo doses conforme demanda e desmames, os médicos costumam não seguir essas diretrizes.

Apesar de sua segurança a curto prazo, diversos estudos recentes com grande volume de dados de pacientes geraram preocupações a respeito do uso prolongado de IBPs.[23] Especificamente, o uso de IBPs foi associado com os seguintes: perda de densidade óssea e risco de fraturas, demência, infarto agudo do miocárdio, deficiências de micronutrientes (magnésio, ferro, B12), infecções por *Clostridioides difficile*, doença renal e interações com antiaderentes plaquetários. Esses achados chamaram atenção dos pacientes e da mídia e, frequentemente, os médicos entram em discussões longas e detalhadas com os pacientes sobre os riscos potenciais do uso de IBPs. Entretanto, análises minuciosas desses estudos mostraram que a maioria deles tem evidências fracas ou muito fracas (de acordo com o sistema GRADE), e o número necessário para causar danos é alto. No caso de infecções por *Clostridioides difficile*, por exemplo, uma revisão sistemática de 51 estudos verificou que o risco relativo global de infecção em vigência do uso de IBPs aumentou para 1,51, e o número necessário para causar danos foi de 3935.[24] Em comparação, o número necessário para causar danos aos pacientes em antibioticoterapia por 2 semanas foi de 50. Enquanto vastas análises desses dados identificaram associações estatisticamente significativas, essas associações não implicam causalidade, e fatores de confusão podem ocorrer. Por exemplo, pacientes em uso de IBPs têm mais condições comórbidas em relação à população geral. O que mais se tira dessa literatura é que, apesar de os IBPs serem geralmente seguros, não há terapias sem riscos, e a prescrição advertida de IBPs para indicações bem estabelecidas é prudente.

Tratamento cirúrgico

Para pacientes com exposição ácida esofágica distal elevada e sintomas típicos persistentes de DRGE, apesar de terapêutica clínica otimizada, a cirurgia antirrefluxo deve ser considerada. A aplicação da laparoscopia à cirurgia antirrefluxo diminui a morbidade dos pacientes e o tempo de internação, e diversos estudos mostraram que a LARS é uma medida custoefetiva em comparação à terapêutica prolongada com IBPs.[12]

Técnica cirúrgica

Nós realizamos todas as cirurgias laparoscópicas antirrefluxo com o paciente em posição de litotomia baixa. Isso auxilia na ergonomia do cirurgião ao se colocar entre as pernas do paciente; o auxiliar se posiciona à esquerda do paciente. Adicionalmente, o paciente é posicionado em posição de Trendelenburg invertido, o que auxilia na visualização do hiato esofágico. Coxins são devidamente posicionados para que se evitem úlceras e neuropatias. Antibióticos profiláticos são administrados para que se reduza o risco de infecção de sítio cirúrgico, e medidas profiláticas de eventos venosos tromboembólicos como heparina subcutânea e profilaxia mecânica são instituídas.

O acesso ao subcutâneo é obtido com uma agulha de Veress no ponto de Palmer no quadrante superior esquerdo do abdome. Três trocartes adicionais são posicionados. O cirurgião opera por meio das duas porções mais cefálicas, e o auxiliar, das duas mais caudais. Um retrator hepático de Nathanson não requer trocartes e é posicionado por meio de uma pequena incisão epigástrica (Figura 43.8).

Iniciamos nossa dissecção pelo pilar esquerdo por meio da divisão da membrana frenogástrica, entrando então na bolsa omental ao nível da borda inferior do baço. Isso permite a ligadura precoce dos vasos gástricos curtos e mobilização do fundo gástrico (Figura 43.9). Após a mobilização do fundo, a membrana frenoesofágica é dividida para expor o comprimento total do pilar esquerdo (Figura 43.10).

A dissecção do pilar direito é, então, realizada. O ligamento hepatogástrico é dividido, e a membrana frenoesofágica é aberta para que se exponha o pilar direito (Figura 43.11). Uma janela retroesofágica é, então, criada. Deve-se tomar cuidado para que se preserve o nervo vago anterior e posterior durante essa mobilização. Um dreno de Penrose é posicionado em volta do esôfago para facilitar a dissecção do mediastino posterior e auxiliar na criação da fundoplicatura.

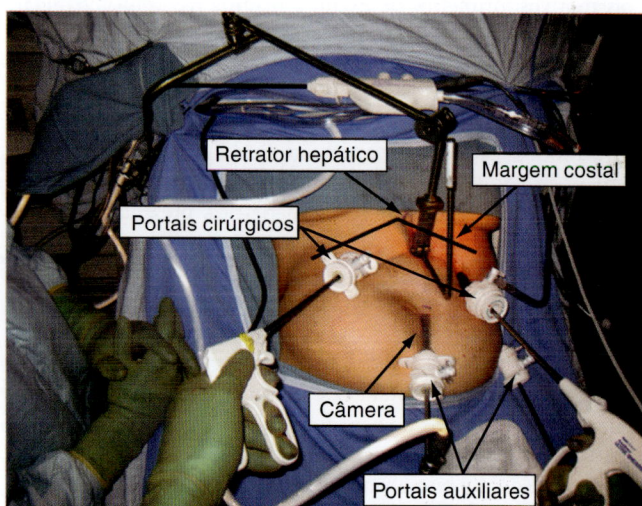

Figura 43.8 Posicionamento de portal para cirurgia laparoscópica antirrefluxo. O cirurgião opera por meio das duas porções mais cefálicas, e o auxiliar, pelas duas mais caudais.

Capítulo 43   Doença do Refluxo Gastroesofágico e Hérnias de Hiato

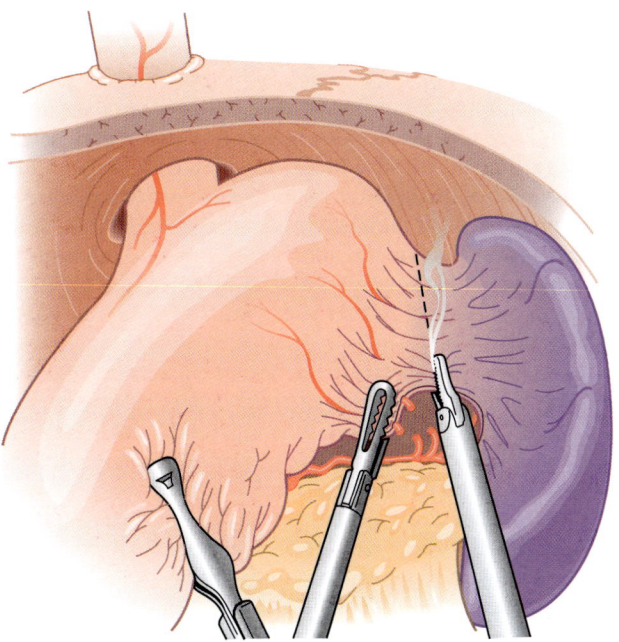

Figura 43.9 Na abordagem pelo pilar esquerdo ao hiato esofágico, o fundo do estômago é mobilizado precocemente durante a cirurgia para proporcionar a visualização precoce do baço, o que previne lesões esplênicas.

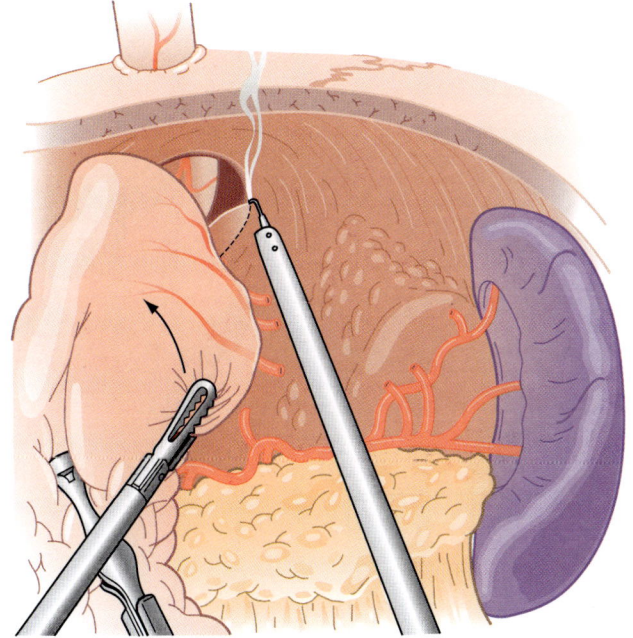

Figura 43.10 Após a mobilização do fundo, a membrana frenoesofágica é incisada no pilar esquerdo, tomando-se cuidado para não lesar o esôfago, o nervo vago posterior e a aorta.

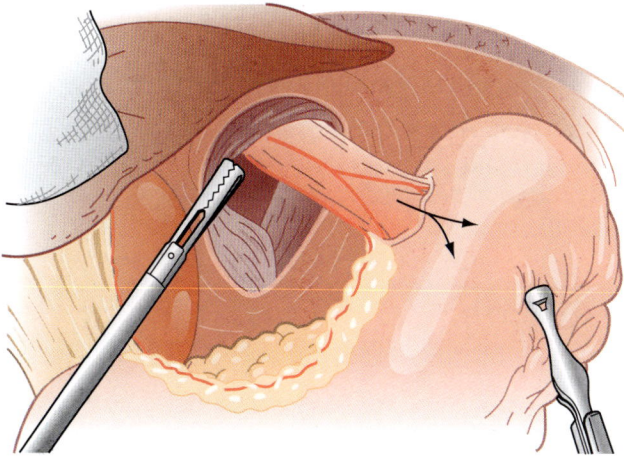

Figura 43.11 A membrana frenoesofágica é incisada no pilar direito para expor completamente o hiato. Realizar a dissecção imediatamente adjacente aos pilares diminui a chance de lesão de estruturas adjacentes.

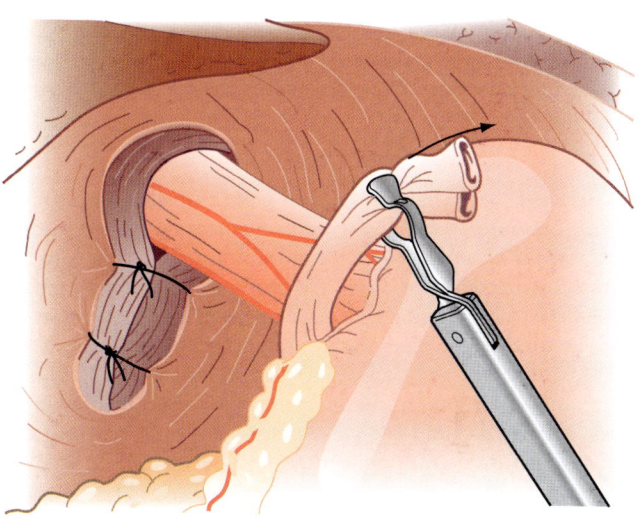

Figura 43.12 O fechamento posterior dos pilares é realizado com uma sutura não absorvível de grosso calibre. Note como o peritônio sobre os pilares é incorporado ao fechamento. A exposição é facilitada pelo deslocamento do esôfago anteriormente e para a esquerda.

Criação de uma fundoplicatura de 360 graus

A falha técnica mais comum durante a realização de uma fundoplicatura à Nissen é a incapacidade de criar uma anatomia apropriada para a fundoplicatura. Essa descrição que se segue explica claramente nosso método de realização de uma fundoplicatura à Nissen correta, efetiva e reprodutível. Para manter a orientação apropriada do fundo durante a criação da fundoplicatura, a porção posterior do fundo é marcada com uma sutura 3 cm distal à JGE, e a 2 cm da grande curvatura (Figura 43.13). O fundo posterior é, então, passado por trás do esôfago da esquerda para a direita do paciente. O fundo anterior no lado esquerdo do esôfago é alcançado a 2 cm da grande curvatura e a 3 cm da JGE, e ambas as porções do fundo são posicionadas na porção anterior do esôfago. É de suma importância que esses dois pontos em que o fundo é alcançado sejam equidistantes da grande curvatura (Figura 43.14). A criação da fundoplicatura dessa forma diminui a chance de confecção da fundoplicatura com o corpo do estômago, algo que cria uma porção posterior

O esôfago é mobilizado no mediastino posterior para que se obtenha um mínimo de 3 cm de esôfago intra-abdominal. Então, os pilares são aproximados posteriormente com suturas permanentes (Figura 43.12). O esôfago deve manter uma orientação longitudinal sem angulações, e um bougie 52-Fr deve passar facilmente pelo hiato esofágico até o estômago. Nesse ponto, a fundoplicatura é criada.

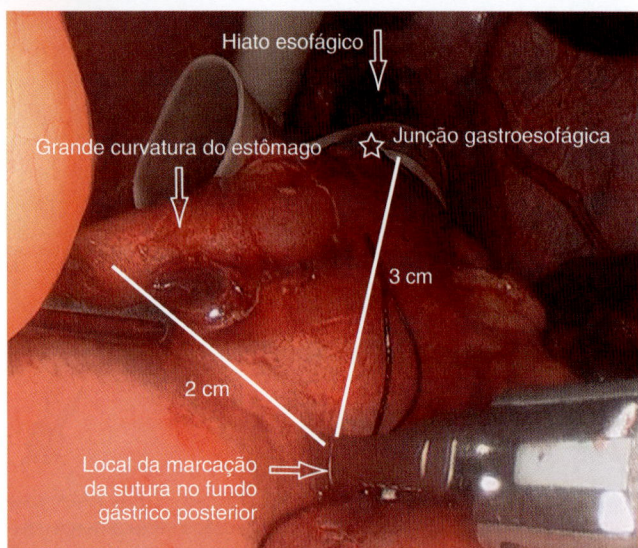

Figura 43.13 Uma sutura gástrica posterior de marcação é útil para garantir uma configuração geométrica adequada da fundoplicatura. Com a grande curvatura do estômago rotacionada para a direita do paciente, o estômago posterior é exposto, e um ponto de marcação é passado no fundo posterior a 3 cm da junção gastresofágica (☆) e 2 cm da grande curvatura do estômago.

redundante no fechamento e que pode impactar no esôfago distal, causando disfagia. Com o uso de três ou quatro suturas interrompidas permanentes, a fundoplicatura é criada com um comprimento de 2,5 a 3 cm. De modo semelhante ao reparo dos pilares, a fundoplicatura completa deve permitir a passagem fácil de um bougie 52 Fr. Após a remoção do bougie, o fechamento é ancorado ao esôfago e aos pilares (Figura 43.14, *detalhe*) para auxiliar na prevenção de herniação para o mediastino e deslizamento da fundoplicatura para o corpo do estômago. A linha de sutura da fundoplicatura deve permanecer paralela à porção anterior direita do esôfago.

Criação de uma fundoplicatura parcial

Há diversos tipos de fundoplicaturas parciais. A mais comumente realizada é a fundoplicatura à Toupet. Nessa cirurgia, as dissecções gástrica e esofágica, bem como o reparo dos pilares, são iguais à fundoplicatura de 360°. Além disso, a fundoplicatura deve ser criada com o fundo, não com o corpo, do estômago. A diferença chave é que o estômago é envolvido em 180 a 270° (comparativamente a 360°) ao redor da porção posterior do esôfago (Figura 43.15 A e C). Em ambos os lados do esôfago, as estruturas mais cefálicas da fundoplicatura incorporam o fundo, os pilares e o esôfago; as suturas remanescentes ancoram o fundo aos pilares ou ao esôfago.

Se uma fundoplicatura anterior será realizada (p. ex., Thal ou Dor), não há necessidade de liberar a fixação posterior do esôfago, e o fundo é envolvido sobre a porção posterior do esôfago e ancorado no hiato e no esôfago (Figura 43.15 B).

Manejo intraoperatório do esôfago curto

O comprimento esofágico normal existe quando a JGE se posiciona no hiato esofágico ou abaixo dele. Conforme a JGE se desloca cefalicamente para o hiato esofágico, o esôfago efetivamente se encurta. Ao momento da LARS, deve-se obter um mínimo de 3 cm de esôfago intra-abdominal. Quando a JGE é levemente deslocada cefalicamente à JGE, um comprimento intra-abdominal adequado pode ser obtido com a mobilização distal do esôfago no mediastino posterior. Entretanto, se a JGE migra muito para o mediastino superior, como ocorre em grandes hérnias de hiato ou paraesofágicas, o comprimento efetivo do esôfago pode diminuir significativamente. Além disso, esse processo leva ao desenvolvimento de aderências entre o esôfago e o mediastino que ancoram o esôfago contraído ao tórax. Quando isso ocorre, deve-se realizar uma extensiva mobilização esofágica, chegando às vezes ao nível das veias pulmonares inferiores. Até mesmo nos casos de grandes hérnias de hiato ou paraesofágicas, na maioria dos pacientes, a dissecção mediastinal isolada pode levar ao retorno da JGE à cavidade abdominal.

Em alguns casos, apesar de extensa mobilização mediastinal do esôfago, o comprimento esofágico intra-abdominal ainda parece inadequado. Nesses raros casos, uma vagotomia unilateral pode resultar em 1 a 2 cm adicionais de comprimento esofágico, e a divisão de ambos os nervos vagos resulta em 3 a 4 cm adicionais de esôfago. Muitos cirurgiões hesitam em seccionar eletivamente os nervos vagos devido à preocupação com o desenvolvimento de atraso do esvaziamento gástrico no pós-operatório. Entretanto, nós demonstramos que esse não é o caso. Em nosso estudo com 102 pacientes que passaram por reabordagens com LARS ($n = 50$) ou reparo de hérnia paraesofágica ($n = 52$), nós realizamos vagotomia em 30 pacientes (29%) para aumentar o comprimento esofágico intra-abdominal após extensa mobilização mediastinal.[25] Comparativamente aos pacientes que não sofreram vagotomia, os pacientes vagotomizados relataram intensidade similar de dor abdominal, distensão, diarreia e saciedade precoce.

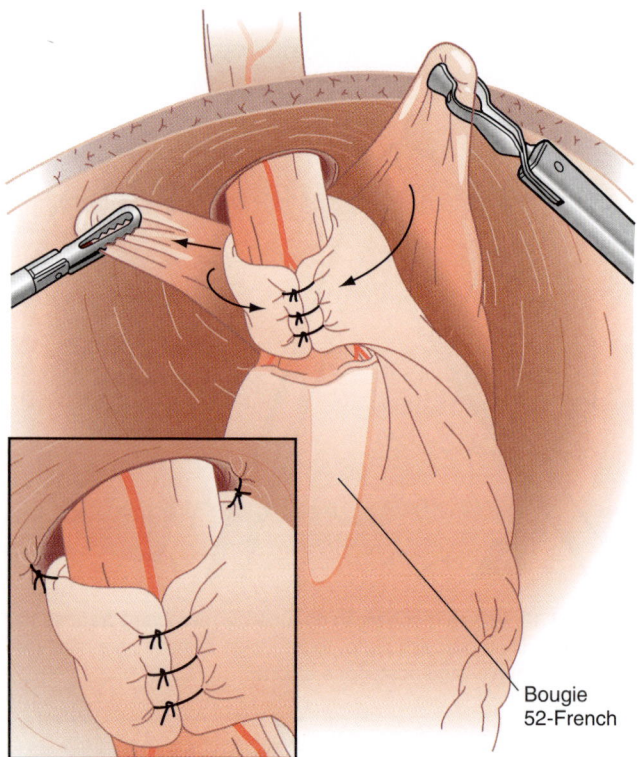

Figura 43.14 Criação da fundoplicatura à Nissen 360°. Os fundos anterior e posterior devem ser alcançados de modo equidistante da grande curvatura, posteriormente ao esôfago. Após a realização da primeira sutura da fundoplicatura, um bougie 52 Fr é passado pelo estômago, e a fundoplicatura é completada. Com o bougie fora do paciente, a fundoplicatura é fixada ao diafragma com suturas coronais à direita e à esquerda (*inserção*) e uma única sutura posterior (não mostrada).

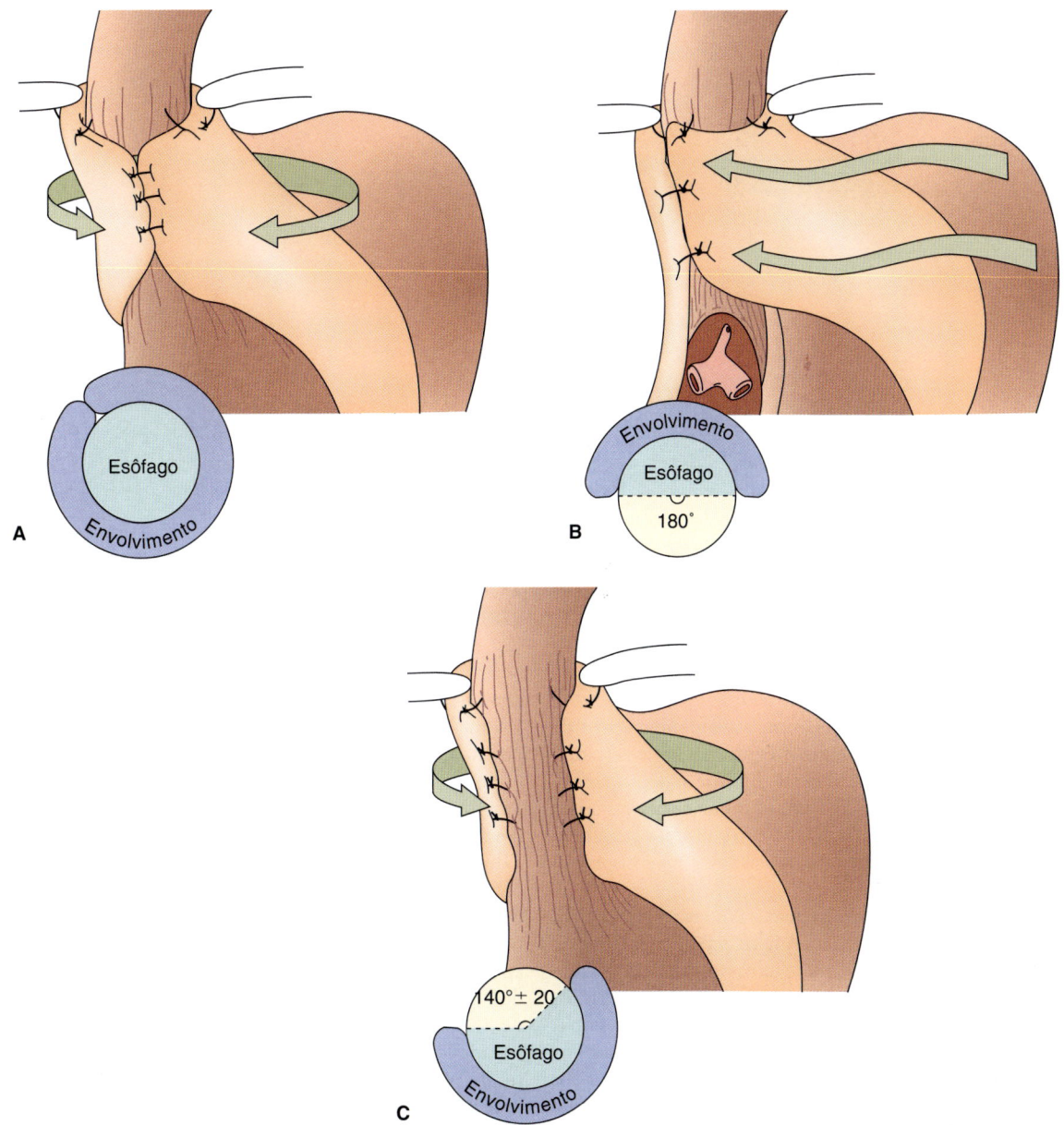

Figura 43.15 Três tipos de fundoplicatura. **A.** Fundoplicatura de 360°. **B.** Fundoplicatura parcial anterior. **C.** Fundoplicatura parcial posterior.

A outra opção para atingir um comprimento esofágico intra-abdominal adequado é a gastroplastia em cunha (*stapled-wedge*) (Figura 43.16). Desde a difusão do uso da laparoscopia no manejo da DRGE e HPE, a gastroplastia em cunha superou, de forma geral, a gastroplastia a Collis que se utilizava de uma técnica de grampeamento duplo (grampeamento circular e linear). Deve-se notar, entretanto, que as técnicas previamente mencionadas de aumento do esôfago (mobilização mediastinal posterior e, caso necessária, vagotomia) conseguem atingir um comprimento esofágico intra-abdominal adequado na maioria dos pacientes. Dessa forma, a gastroplastia em cunha tem seu uso reservado para aqueles pacientes em que as outras técnicas falharam na obtenção do comprimento esofágico intra-abdominal adequado.

Cuidados pós-operatórios e recuperação

Exceto quando o paciente apresenta alguma condição médica comórbida que indique o contrário, os pacientes são admitidos na enfermaria cirúrgica no pós-operatório sem monitoramento cardíaco ou pulmonar. Os pacientes recebem dieta de líquidos claros no dia da cirurgia e progridem para dieta líquida no primeiro pós-operatório. Requerimentos para a alta incluem tolerância à dieta para que se mantenham hidratados e nutridos, controle de dor adequado com analgésicos orais e capacidade de urinar sem necessidade de sonda vesical. Após a alta, os pacientes podem lentamente reintroduzir suas dietas, e espera-se que a dieta volte ao normal, sem limitações, em 4 a 6 semanas.

Desfechos clínicos da cirurgia antirrefluxo

O sucesso da cirurgia antirrefluxo pode ser medido pelo alívio sintomático, melhora na exposição ácida ao esôfago, complicações e falhas. Diversos ensaios clínicos randomizados com acompanhamento a longo prazo compararam as terapias clínica e cirúrgica para DRGE (Tabela 43.2). A LARS é uma cirurgia segura que fornece melhoras duradouras nos sintomas típicos de DRGE refratários ao tratamento clínico.

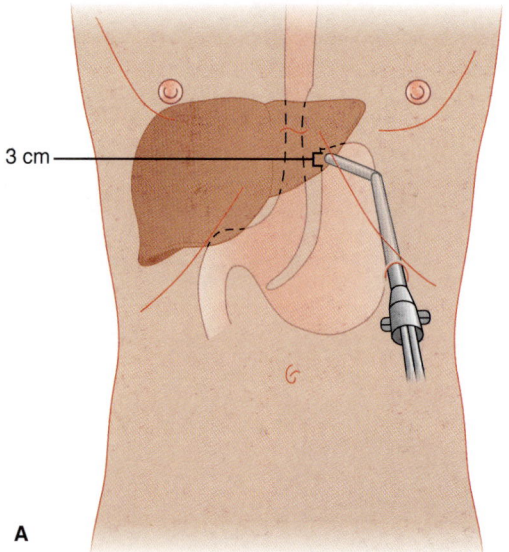 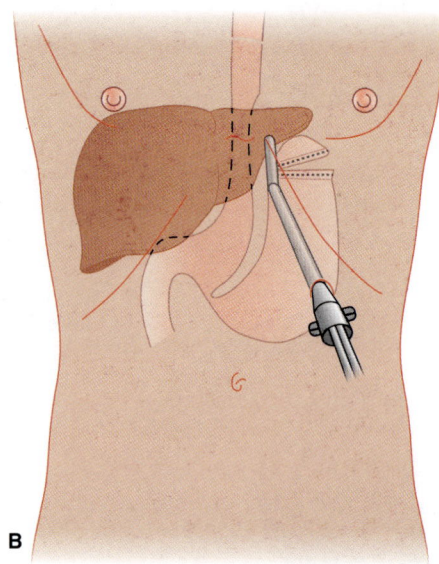

Figura 43.16 Gastroplastia em cunha (*stapled wedge*) laparoscópica para aumento do esôfago. **A.** Com um bougie 48-Fr posicionado entre a junção gastroesofágica e o estômago, um grampeador linear é utilizado para seccionar o fundo perpendicularmente ao bougie a aproximadamente 3 a 4 cm distalmente ao ângulo de His. **B.** Um segundo grampeador linear é utilizado para ressecar a porção do fundo gástrico paralela ao bougie.

Spechler et al.[26] observaram que a terapia cirúrgica resulta em bom controle sintomático após um acompanhamento de 10 anos. Apesar de 62% dos pacientes no grupo cirúrgico estarem em uso de medicações antissecretórias durante o acompanhamento, os sintomas de DRGE não foram indicações para o uso dessas medicações em todos os pacientes, e os sintomas de refluxo não mudaram significativamente nesses pacientes após a suspensão de seu uso.

Lundell et al.[27] randomizaram pacientes com esofagite erosiva para tratamento clínico ou cirúrgico. A falha terapêutica foi definida como presença de sintomas moderados ou graves de pirose, regurgitação, disfagia ou odinofagia; reintrodução da terapêutica com IBP; reoperação; ou esofagite grau 2. Durante um acompanhamento de 7 anos, foram vistas menos falhas terapêuticas nos pacientes que passaram por fundoplicatura do que os apenas em uso de omeprazol (33% vs. 53%; $P = 0,002$). Em pacientes que não responderam à dose inicial de omeprazol, a dose foi escalonada ao máximo; entretanto, a intervenção cirúrgica permaneceu superior. Pacientes tratados com fundoplicatura sofreram mais sintomas de obstrução e distensão gasosa (p. ex., disfagia, flatulência e incapacidade de eructar) comparando-se aos tratados clinicamente da coorte. Durante um acompanhamento de 12 anos, a duração desses resultados se manteve; pacientes que passaram por fundoplicatura tiveram menor falha terapêutica em comparação aos tratados clinicamente (47% vs. 55%; $P = 0,022$).[28]

Durante os últimos 25 anos, a experiência dos cirurgiões com LARS aumentou drasticamente. Com maior experiência, a durabilidade da melhora sintomática aumentou, e as complicações perioperatórias diminuíram. Isso é especialmente verdadeiro em grandes centros. Em um estudo realizado em uma instituição única que acompanhou 100 pacientes por 10 anos após LARS, 90% dos pacientes permaneceram livres de sintomas de DRGE.[29] Nós publicamos nossa experiência em uma coorte de 288 pacientes que passaram por LARS. Com um acompanhamento mediano de mais de 5 anos, a melhora sintomática foi de 90% para pirose e 92% para regurgitação.[30] Esses resultados confirmam que a LARS pode promover um alívio excelente e durável da DRGE quando os pacientes são apropriadamente selecionados e a técnica ideal é aplicada. É importante ter em mente que esses resultados são provenientes de cirurgiões gastroesofágicos experientes, com conhecimento significativo no manejo e tratamento da DRGE.

Tabela 43.2 Ensaios clínicos randomizados comparando as terapias clínica e cirúrgica para doença do refluxo gastroesofágico.

Estudo	Grupos estudados	Acompanhamento	Desfecho
Anvari, 2011	IBP, $n = 52$ CAR, $n = 52$	3 anos	CAR e IBP promoveram controle sintomático semelhante; CAR promoveu mais dias livres de pirose
Grant, 2008	IBP, $n = 179$ CAR, $n = 178$	1 ano	Escore de refluxo: IBP, 73; CAR, 85; $P < 0.05$
Lundell, 2009	Omeprazol, $n = 71$ CAR, $n = 53$	12 anos	Falha terapêutica: omeprazol, 55%; CAR, 47%; $P = 0.022$
Lundell, 2007	Omeprazol, $n = 119$ CAR, $n = 99$	7 anos	Falha terapêutica: omeprazol, 53%; CAR, 33%; $P = 0.002$

CAR, cirurgia antirrefluxo; IBP, inibidor de bomba de prótons.

Complicações cirúrgicas e efeitos colaterais da cirurgia antirrefluxo

A LARS é uma cirurgia segura quando realizada por cirurgiões experientes. Utilizando-se do American College of Surgeons National Surgical Quality Improvement Program, Niebisch et al.[31] analisaram mais de 7.500 pacientes submetidos a fundoplicaturas laparoscópicas entre 2005 e 2009. De modo geral, a mortalidade em 30 dias foi rara (0,19%). Em pacientes acima de 70 anos, a mortalidade foi significativamente maior estatisticamente (0,8%; $P < 0,0001$). Complicações também foram mais frequentes em pacientes mais idosos (2,2% em pacientes < 50 anos e 7,8% em pacientes > 70 anos; $P < 0,0001$) e em pacientes com classificação da American Society of Anesthesiologists (ASA) maior (2% na classe 2 e 14% na classe 4).

Complicações da LARS são normalmente pontuais e não relacionadas especificamente à cirurgia antirrefluxo; elas incluem retenção urinária, infecção de ferida operatória, trombose venosa e íleo pós-operatório. Complicações específicas à cirurgia antirrefluxo incluem pneumotórax, lesão gástrica ou esofágica, esplênica ou hepática. Adicionalmente, a LARS pode gerar efeitos adversos pós-operatórios como distensão e disfagia. Complicações em 400 pacientes que passaram por LARS na Universidade de Washington estão relacionadas na Tabela 43.3.

Complicações cirúrgicas

Pneumotórax. Pneumotórax é uma das complicações intraoperatórias mais comuns, mas ainda assim ocorre em menos de 2% dos pacientes.[32] Apesar de não serem feitas radiografias de tórax pós-operatórias em todos os pacientes, o pneumotórax não deve ser passar despercebido devido à importância de se identificar violações pleurais que causem pneumotórax no intraoperatório. A violação pleural resulta em difusão intratorácica de dióxido de carbono, que é absorvido rapidamente. Pelo fato de não existir outra lesão pulmonar subjacente, o pulmão irá se reexpandir sem problemas. Quando a violação pleural é identificada no intraoperatório, a pleura deve ser fechada com uma sutura, e uma radiografia de tórax pós-operatória deve ser realizada. Se houver pneumotórax nessa radiografia, o paciente pode ser deixado em oxigenoterapia até sua resolução. A não ser que o pacientes se queixe de dispneia ou necessite de oxigenoterapia para manter a saturação de oxigênio, não há necessidade de realização de mais radiografias.

Lesões gástricas e esofágicas. Lesões gástricas e esofágicas ocorrem em aproximadamente 1% dos pacientes que passam por LARS.[32] Normalmente, essas lesões resultam da manipulação agressiva desses órgãos ou do momento de passagem do bougie para o estômago. Lesões gástricas e esofágicas são mais propensas a ocorrer em reabordagens e devem ser raras em primeiras abordagens. Se forem identificadas no intraoperatório, essas lesões podem ser reparadas com suturas (mais comumente) ou com grampeadores (se a lesão envolver o estômago), sem que fiquem sequelas. Se a lesão não for identificada no intraoperatório, o paciente provavelmente necessitará de uma reabordagem para reparar a víscera, a não ser que o extravasamento seja pequeno e tamponado.

Lesões e sangramentos hepáticos e esplênicos. A incidência de sangramentos do parênquima esplênico durante a cirurgia antirrefluxo é de cerca de 2,3%; lesões graves hepáticas são raramente relatadas.[33] Mais comumente, lesões esplênicas ocorrem durante a mobilização do fundo e da grande curvatura do estômago. Por esse motivo, nós preferimos iniciar a fundoplicatura laparoscópica com a abordagem do pilar esquerdo, promovendo visualização precoce e direta dos vasos curtos gástricos e do baço. Deve-se tomar cuidado durante a mobilização do fundo para que se evite tração excessiva do ligamento esplenogástrico. Se ocorrer sangramento, geralmente pode-se tamponá-lo com pressão direta e agentes hemostáticos, já que a corrente elétrica é inefetiva. Muito raramente faz-se necessária esplenectomia por sangramentos. Um segundo tipo de lesão é o infarto esplênico parcial, que pode ocorrer durante a transecção dos vasos gástricos curtos e coagulação inadvertida do ramo superior da artéria esplênica principal.[33] O infarto esplênico parcial raramente causa sintomas. Finalmente, lacerações e hematomas subcapsulares da porção lateral esquerda do fígado podem ser evitados pela retração cuidadosa dessa região para fora do campo operatório com um afastador fixo.

Efeitos adversos

Distensão. O ato normal de deglutição de ar é o maior fator que leva à distensão gástrica, e o mecanismo fisiológico para remoção desse ar é a eructação. A eructação ocorre por meio do relaxamento transitório do EEI por estímulo vagal. Após a cirurgia antirrefluxo, os pacientes têm menores taxas de relaxamento transitório do EEI e, dessa forma, menos eructações. Consequentemente, podem sofrer de distensão abdominal. Kessing et al.[34] investigaram o impacto de sintomas relacionados a gases nos desfechos objetivos e subjetivos de ambas as fundoplicaturas à Nissen e à Toupet. De forma interessante, eles demonstraram que eructações e deglutições de ar pré-operatórias não eram preditivas de sintomas pós-operatórios relacionados aos gases, incluindo distensão. Eles concluíram que os sintomas relacionados aos gases são, em parte, devidos à hipersensibilidade gastrintestinal à distensão gasosa. Nesse estudo, todos os pacientes normalizaram a exposição ácida ao esôfago no pós-operatório. Entretanto, esses autores descobriram que os pacientes que desenvolvem sintomas gasosos no pós-operatório ficaram menos satisfeitos com a LARS em comparação aos que não apresentaram tais sintomas.

Durante o período pós-operatório inicial, pacientes com náuseas persistentes e que não toleram dieta líquida devem ser triados com radiografia. Se há distensão gástrica significativa, uma sonda nasogástrica deve ser passada para descompressão do estômago por 24 horas. Poucos pacientes requerem mais intervenções para a distensão gástrica.

Disfagia. É esperado que os pacientes sofram de disfagia leve e temporária durante as primeiras 2 a 4 semanas do pós-operatório. Postula-se que isso advém do edema pós-operatório na fundoplicatura e no hiato esofágico. Na maioria desses pacientes, a disfagia se resolve de modo espontâneo. Uma segunda causa

Tabela 43.3 Complicações em 400 procedimentos laparoscópicos antirrefluxo realizados na Universidade de Washington.

Complicação	Nº de pacientes (%)
Íleo pós-operatório	28 (7)
Pneumotórax	13 (3)
Retenção urinária	9 (2)
Disfagia	9 (2)
Outras complicações menores	8 (2)
Trauma hepático	2 (0,5)
Herniação aguda	1 (0,25)
Perfuração visceral	1 (0,25)
Morte	1 (0,25)
Total	72 (17,25)

menos comum de disfagia no pós-operatório inicial é a presença de hematoma da parede gástrica ou esofágica que se desenvolve durante a realização das suturas para criação da fundoplicatura. Apesar do potencial para gerar disfagias mais graves, a resolução geralmente é espontânea em alguns dias. Em ambas as situações, os cirurgiões devem garantir que o paciente consiga manter seu aporte nutricional e hidratação com dieta líquida ou leve; entretanto, intervenções adicionais são raramente necessárias. Se o paciente não tolera líquidos, um estudo contrastado de esôfago-estômago-duodeno deve ser realizado para que se garanta que não há anormalidades anatômicas como uma hérnia de hiato. Assumindo que não há hérnias de hiato recorrentes e que o paciente tolera líquidos, deve-se observar o paciente por 3 meses. Se o paciente não consegue se hidratar ou se a disfagia persiste além de 3 meses, um estudo contrastado de esôfago-estômago-duodeno deve ser obtido para que se garanta que não há anormalidades anatômicas que possam explicar a disfagia. Se o estudo contrastado de esôfago-estômago-duodeno mostrar uma fundoplicatura devidamente posicionada abaixo do diafragma, deve-se realizar uma esofagogastroduodenoscopia com dilatação empírica da JGE.

Falha da cirurgia antirrefluxo. Pacientes que passaram por cirurgia antirrefluxo podem se apresentar ao médico com sintomas gastrintestinais recorrentes, persistentes ou completamente novos. Os sintomas mais comuns de LARS sem sucesso são os sintomas típicos de DRGE (ou seja, pirose, regurgitação e sialorreia) e disfagia. Durante os primeiros 2 meses da cirurgia, a maioria dos sintomas, sobretudo quando leves, é de pouca significância, e a maioria deles irá sumir com o tempo. Uma revisão de grande porte, com mais de 1.700 pacientes que passaram por cirurgia antirrefluxo, concluiu que apenas 5,6% dos pacientes necessitaram de reabordagem para sintomas de DRGE recorrentes ou disfagia.[35] Sintomas persistentes devem ser investigados pelo cirurgião para avaliação de distúrbios funcionais ou anatômicos associados à fundoplicatura ou ao fechamento do hiato. Distúrbios anatômicos após a fundoplicatura que causam sintomas incluem hérnia de hiato persistente ou recorrente, deiscência da fundoplicatura e construção incorreta da fundoplicatura.

Todos os pacientes que se apresentam com sintomas recorrentes ou persistentes de DRGE devem ser avaliados com manometria e pHmetria esofágicas. Se a pHmetria mostrar exposição ácida ao esôfago distal elevada, deve-se realizar uma endoscopia digestiva alta. Se o diagnóstico de DRGE persistente ou recorrente for confirmado, deve-se introduzir tratamento com IBP. A maioria desses pacientes relata resolução dos sintomas com reintrodução de IBPs. Se os sintomas do paciente não forem efetivamente manejados pela terapia clínica, deve-se reabordá-los cirurgicamente para a criação de uma nova válvula antirrefluxo.

O desenvolvimento tardio de disfagia após a LARS sugere obstrução esofágica. Nesse cenário, a obstrução esofágica resulta mais frequentemente de hérnia de hiato recorrente ou deiscência da fundoplicatura. Um estudo contrastado de esôfago-estômago-duodeno e uma esofagogastroduodenoscopia devem ser os estudos iniciais a serem realizados nesses pacientes. Se houver uma anormalidade anatômica clara (Figura 43.17), pode-se reabordar o paciente sem necessidade de investigações adicionais. Se sintomas de DRGE estiverem concomitantemente presentes, deve-se realizar manometria e pHmetria esofágicas. Para que os sintomas se resolvam nesses pacientes, a reabordagem é quase sempre necessária.

Alguns pacientes não apresentam melhoras ou até mesmo pioram após a primeira LARS. Nesses pacientes, deve-se rever a indicação para o procedimento inicial e a técnica da cirurgia, pois esses são os fatores mais importantes associados ao sucesso ou falha. Uma construção incorreta da fundoplicatura (geralmente

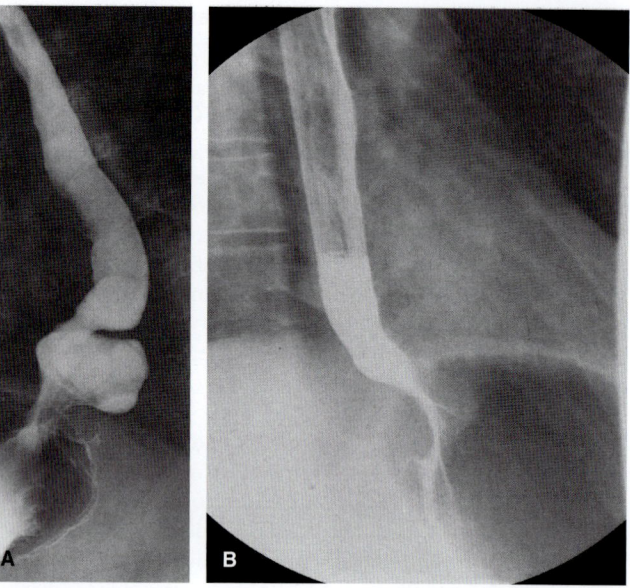

Figura 43.17 Um estudo contrastado de esôfago-estômago-duodeno fornece informações anatômicas valiosas em pacientes com sintomas pós-operatórios recorrentes ou persistentes. **A.** Estudo contrastado de esôfago-estômago-duodeno mostrando uma fundoplicatura a 360° que se soltou ao redor do estômago e herniou para o mediastino. **B.** Aparência anatômica normal da fundoplicatura de 360°. Observe o leve afunilamento do esôfago distal.

feita no corpo do estômago e não no fundo) não consegue prevenir o RGE e pode causar novos sintomas obstrutivos gastroesofágicos. A falha na excisão completa do saco da hérnia de hiato ou paraesofágica frequentemente leva à recorrência precoce da hérnia de hiato. Em nossa experiência, pacientes que se apresentam com sintomas persistentes ou recorrência precoce dos sintomas após LARS costumam requerer tratamento operatório. Após avaliação apropriada, com pHmetria, manometria, estudo contrastado de esôfago-estômago-duodeno e esofagogastroduodenoscopia, o paciente deve passar por uma cirurgia corretiva da anormalidade anatômica com construção de uma fundoplicatura apropriada.

É importante entender que a reabordagem da cirurgia antirrefluxo envolve mais riscos do que a primeira abordagem. Os tecidos são menos flexíveis, tornando mais desafiador aos cirurgiões a construção de uma válvula antirrefluxo efetiva. Adicionalmente, aderências e planos teciduais menos visíveis aumentam as taxas de lesões intraoperatórias do estômago e esôfago. Consequentemente, nós aumentamos o limiar para a realização de reabordagens cirúrgica antirrefluxo. Com as exceções descritas previamente, nós reservamos a reoperação para pacientes com sintomas significativos apesar do tratamento clínico otimizado.

Doença do refluxo gastroesofágico no cenário de cirurgia bariátrica prévia. O BPGYR pode promover excelente controle da DRGE; entretanto, pacientes que passaram por BPGYR ainda podem desenvolver refluxo sintomático. Em 10.766 pacientes que passaram por cirurgia após 1 ano de acompanhamento de BPGYR, 43,8% continuaram com o uso pré-operatório de medicações de supressão ácida e 19,2% iniciaram o uso dessas medicações durante o ano que se seguiu ao BPGYR.[32] A DRGE após BPGYR pode resultar de um *pouch* gástrico grande demais, fístula gastrogástrica e desenvolvimento de hérnia de hiato.

A gastrectomia vertical (GV) é uma alternativa segura em relação ao BPGYR para o controle da obesidade e condições associadas. Na literatura atual, a relação entre GV e DRGE é inconsistente;

entretanto, há evidência que a GV pode piorar DRGE previamente existente e até mesmo causar uma recidiva da DRGE. Os mecanismos por trás do surgimento da DRGE após GV são diversos; menor complacência gástrica, dilatação do *pouch* gástrico proximal, menor contratilidade esofágica distal, ruptura das fibras oblíquas gástricas e comprometimento da membrana frenoesofágica.

A avaliação inicial dos pacientes com um histórico de cirurgia bariátrica que se apresentam com sintomas de DRGE deve seguir o mesmo paradigma previamente descrito para os pacientes que não passaram por cirurgias bariátricas. De modo semelhante, o tratamento inicial deve incluir um teste terapêutico com terapia de supressão ácida por um mínimo de diversos meses com avaliação próxima do controle sintomático. Em pacientes com cirurgias bariátricas prévias e DRGE não responsiva ao tratamento clínico otimizado, devem ser consideradas estratégias cirúrgicas para o manejo.

Estratégias de manejo cirúrgico da DRGE em pacientes após GV e BPGYR são limitadas devido à falta de fundo gástrico suficiente para confecção da fundoplicatura. Para pacientes pós-BPGYR, as cirurgias abordam os mecanismos subjacentes da DRGE e incluem o fechamento de fístulas gastrogástricas, correção de hérnia de hiato e revisão de um *pouch* gástrico aumentado. Em pacientes após GV, opções incluem a conversão para BPGYR e correção de hérnia de hiato. Apesar de essas estratégias poderem ser efetivas no controle de DRGE nessa população, elas constituem reabordagens cirúrgicas gastroesofágicas complexas, estando associadas com riscos de extravasamento por anastomoses, lesão gastroesofágica e conversão para cirurgias abertas. Em uma série, a conversão de GV para BPGYR foi associada com um risco de 31,5% de complicações pós-operatórias precoces (< 30 dias), incluindo extravasamento por anastomoses, infecção de sítio cirúrgico, infecções profundas, enterotomias inadvertidas e extravasamento gástrico por linhas de grampo remanescentes.[33]

Como alternativa às cirurgias previamente mencionadas, temos a implantação de um MSAD. Atualmente, o único dispositivo disponível no mercado (LINX, Torax Medical, Shoreview, MN) é composto de uma série de esferas magnéticas posicionadas ao redor do esôfago distal para aumentar a pressão de repouso do EEI (Para mais informações sobre MSAD, ver a próxima seção deste capítulo, "Terapêuticas cirúrgicas alternativas para DRGE"). Apesar de uma contraindicação à implantação de MSAD ser abordagem cirúrgica esofágica ou gástrica prévia, alguns cirurgiões têm utilizado o dispositivo fora das especificações de bula, inclusive em pacientes com DRGE refratários à terapêutica clínica pós-bariátrica.

Há dois relatos do uso de LINX em pacientes com DRGE por enterotomia após BPGYR. Em um relato de caso, a paciente havia passado por BPGYR há 8 anos, e mantinha sintomas típicos de DRGE não aliviados por medicações.[36] Ela apresentava exposição ácida ao esôfago distal elevada, motilidade esofágica normal e uma pequena hérnia de hiato. Após o reparo sem complicações da hérnia de hiato via laparoscópica e posicionamento do LINX, a paciente foi liberada no primeiro pós-operatório e a terapêutica com IBPs foi descontinuada após 1 semana. Seis semanas após a cirurgia, seu escore de qualidade de vida relacionada à saúde pela doença do refluxo gastroesofágico (QVRS-DRGE, ou GERD-HRQL) caiu de 21/75 no pré-operatório para 0/75, e uma nova pHmetria mostrou normalização do escore de DeMeester.

Munoz-Largacha et al.[37] descreveram sua experiência com dois pacientes em status pós BPGYR com DRGE. Ambos os pacientes exibiam sintomas típicos e extraesofágicos de DRGE com refluxo confirmado na impedanciopHmetria. A implantação de LINX foi realizada via laparoscópica e os pacientes foram de alta no primeiro pós-operatório. O QVRS-DRGE, ou GERD-HRQL, melhorou no primeiro paciente de 38/75 (pré-operatório) para 4/75 (em 6 meses) e, no segundo paciente, de 22/75 (pré-operatório) para 2/75 (em 11 meses). Adicionalmente, o paciente relatou melhora dos sintomas extraesofágicos e da disfagia após a implantação do LINX.

A implantação de esfíncter magnético também parece ser um tratamento aceitável para DRGE após GV. Na maior série até o presente momento, Hawasli et al.[38] analisaram retrospectivamente gráficos de 13 pacientes com DRGE refratária ao tratamento clínico após GV que se recusaram à conversão para BPGYR. Todos os pacientes passaram por avaliação gastroesofágica e se comprovou ausência de refluxo anormal na pHmetria. O IMC médio foi de 33 ± 6 kg/m2. Todas as cirurgias foram laparoscópicas e incluíram piloroplastia posterior. Não houve complicações intraoperatórias, e a média de tempo de internação foi de 1,1 ± 0,3 dias. Um paciente perdeu acompanhamento e outro solicitou a remoção do LINX no 18º pós-operatório devido a disfagia. Para os 11/13 (91,7%) pacientes remanescentes, a média de acompanhamento foi de 26 ± 12 meses, e o QVRS-DRGE, ou GERD-HRQL, melhorou significativamente de 47/75 ± 17/75 para 12/75 ± 14/75 ($P = 0,0003$). Entretanto, 6/11 (54,5%) dos pacientes apresentaram algum sintoma recorrente de DRGE; três pacientes necessitaram de IBPs transitoriamente, e três pacientes necessitaram de IBPs diários, iniciados em 7 ± 6 meses após a implantação do LINX. Mesmo com mais de 50% de recorrência de DRGE, o LINX foi associado com significativos sintomas relatados de DRGE. Um fator contribuinte para a recorrência decepcionante de DRGE pode ser o IMC dos pacientes ao momento da implantação do LINX.

Kuckelman et al.[39] compararam os resultados do manejo da DRGE com LINX para pacientes com indicações pela agência de vigilância sanitária dos EUA (FDA) e pacientes pós-bariátrica. De 28 pacientes, 10 haviam sido submetidos a cirurgia bariátrica prévia (8 GV, 1 BPGYR e 1 derivação biliopancreática após GV). Todos os pacientes apresentavam DRGE confirmada por pHmetria. Todas as cirurgias foram realizadas por via laparoscópica, e não houve complicações intraoperatórias ou no pós-operatório imediato. Quatro pacientes relataram disfagia prolongada (> 3 meses); um paciente com bariátrica prévia necessitou da remoção do LINX por disfagia. Dilatação endoscópica teve sucesso no manejo da disfagia de outros três pacientes. Ambos os grupos mostraram melhora significativa do QVRS-DRGE, ou GERD-HRQL, sem diferenças significativas em disfagia (10% pós-bariátrica; 12,5% padrão), em satisfação (100% pós-bariátrica; 94% padrão) e uso de IBP (10% pós-bariátrica; 6% padrão). De forma geral, esse pequeno estudo retrospectivo observacional sugere que o uso de LINX para o manejo de DRGE em pacientes pós-bariátrica fornece desfechos semelhantes em pacientes que cumprem as indicações padrão da FDA para esse dispositivo.

Terapêuticas cirúrgicas alternativas para doença do refluxo gastroesofágico

Apesar do fato de a LARS promover alívio sintomático com um excelente perfil de segurança, novas terapias para DRGE têm sido buscadas na última década. Esses esforços focaram o aumento do EEI por modalidades como energia de radiofrequência (Mederi Therapeutics Inc., Greenwich, CN), injeção de biopolímeros inertes (Enteryx; Boston Scientific, Natick, MA), criação de gastroplicaturas (EndoCinch, Bard, Warwick, RI; EsophyX, EndoGastric Solutions, Redmond, WA; Plicator, NDO Surgical, Mansfield, MA), e implantação de um MSAD (LINX, Torax Medical, Shoreview, MN). As duas terapias mais estudadas atualmente disponíveis clinicamente são a fundoplicatura transoral endoscópica sem incisão (TIF) e MSAD.

Fundoplicatura transoral sem incisão

A TIF é realizada com um dispositivo endoluminal flexível, multicanal, que se utiliza de fixadores para a construção de uma plicatura gástrica total e a confecção de uma válvula antirrefluxo na JGE. A fundoplicatura endoluminal pode ser confeccionada com até 4 cm de comprimento e 270°. O procedimento é realizado sob anestesia geral; o dispositivo é inserido por um gastroscópio, e pelo fato de múltiplos fixadores estarem carregados no fim do dispositivo, uma válvula antirrefluxo completa pode ser criada durante uma única inserção de tal dispositivo.

Desde a publicação dos estudos iniciais, que avaliaram a segurança da TIF em 2008, investigações adicionais mostraram que a TIF aumenta a qualidade de vida ligada à DRGE, resulta em satisfação por parte dos pacientes no controle sintomático da DRGE e está associada à redução do uso de IBPs, bem como menos efeitos adversos.[40] Entretanto, apesar da TIF estar associada com a *redução* significativa da exposição ácida e melhora dos sintomas de DRGE, a *normalização* da exposição ácida esofágica e completa cessação do uso de IBPs não foram demonstradas nesses estudos a curto prazo. Em um estudo de acompanhamento a longo prazo (3 anos), Muls et al.[41] mostraram resultados semelhantes. Os pacientes relataram melhoras duráveis na qualidade de vida relacionada à DRGE e redução significativa do uso de IBPs; entretanto, apenas 48% dos pacientes apresentaram normalização da pHmetria. Ademais, 12 dos 66 pacientes necessitaram de procedimentos revisionais (11 novas TIFs e 1 Nissen) pelo controle inadequado dos sintomas de DRGE associados à esofagite (92%), uso de IBPs (83%) e válvula antirrefluxo Hill graus III ou IV (92%).

O estudo TIF 2.0 *versus* Medical PPI Open label (TEMPO) relatou um acompanhamento de 5 anos dos dados de TIF *versus* terapia com IBPs em 44/63 (70%) randomizados no início do estudo.[42] O sintoma principal avaliado foi regurgitação, que estava presente em 43/44 (98%) dos pacientes. Nos 5 anos de acompanhamento da TIF, a eliminação da regurgitação foi alcançada em 37/43 (86%) dos pacientes, e melhoras significativas foram vistas no Índice de Sintomas de Refluxo (6,3 *versus* 22,2 no início), escore de regurgitação média (0,7 *versus* 3 no início) e no escore QVRS-DRGE, ou GERD-HRQL (6,8 *versus* 26,4 no início). De forma importante, esses escores de sintomas foram avaliados em pacientes em vigência de terapia de supressão ácida utilizada nos 5 anos de acompanhamento, e 54% dos pacientes utilizavam IBPs diariamente (34%) ou ocasionalmente (20%). Um total de 3/60 (5%) requereram reabordagem (1 Dor e 2 Nissen) para sintomas recorrentes de DRGE apesar da terapia com IBP.

Ampliação por esfíncter magnético

A MSAD constitui uma série de esferas magnéticas posicionadas ao redor do esôfago distal para aumentar a pressão de repouso do EEI, de modo a contrabalancear o RGE. Durante deglutições peristálticas, o bolo de líquido ou alimento propagado separa as esferas, abrindo a JGE e permitindo sua passagem para o estômago, retornando as esferas para sua posição original após, para que se aumente a pressão de repouso do EEI. O posicionamento laparoscópico da MSAD é mais facilmente reprodutível do que a criação de uma fundoplicatura, o que pode reduzir a variabilidade de técnicas cirúrgicas entre cirurgiões.

Em 2016, Ganz et al. relataram desfechos de 5 anos em 85 pacientes que passaram pela inserção de MSAD.[41] Melhoras significativas foram observadas em pirose autorreferida (89 a 11,9%; $P < 0,001$), regurgitação (57 a 1,2%; $P < 0,001$) e insatisfação com a DRGE (95 a 7,1%; $P < 0,001$). Além disso, o uso diário de IBPs estava presente em 15,3% dos pacientes em 5 anos (comparando-se aos 100% iniciais), enquanto 75,3% dos pacientes relataram cessação completa do uso de IBPs. Melhoras na esofagite também foram observadas nessa coorte. Recuperação completa foi verificada em 26 de 34 pacientes com esofagite pré-operatória; dos 8 pacientes remanescentes, 6 apresentavam esofagite grau A, e 2, grau B. Ademais, essas melhoras ocorreram na ausência de efeitos adversos significativos. Todos os pacientes relataram capacidade de eructações ou vômitos, se necessários, e a disfagia não foi pior nos 5 anos quando comparada ao basal (6% vs. 5%; $P = 0,739$). Por último, uma preocupação inicial no uso de MSAD era de erosão do dispositivo, migração ou mal funcionamento. Nesse estudo, não foram relatados tais eventos. Em um total de sete pacientes, o dispositivo foi removido por disfagia de quatro pacientes, de um devido a vômitos, de outro devido à dor torácica e de outro devido a sintomas persistentes de refluxo.

Bell et al.[43] conduziram um estudo prospectivo randomizado para comparar a efetividade do uso 2 vezes/dia de IBPs à MSAD em pacientes com regurgitação moderada a grave não resolvida com uso 1 vez/dia de IBPs. Dentre os 152 pacientes com DRGE e regurgitação, apesar de IBPs diários, foram randomizados para IBPs 2 vezes/dia (102 pacientes) ou MSAD (50 pacientes). Em um acompanhamento de 6 meses, comparando-se aos pacientes que ingeriram IBPs 2 vezes/dia, os pacientes que passaram por MSAD apresentaram resolução significativamente maior da regurgitação (89% vs. 10%; $P < 0,001$), melhora superior nos escores QVRS-DRGE, ou GERD-HRQL (24-6 vs. 25-24; $P < 0,002$), e maior satisfação geral com sua condição (81% vs. 2%). Quando avaliados por uma impedanciopHmetria de 24 horas, o grupo da MSAD mostrou um menor número total de eventos de refluxo, maior chance de número de episódios de refluxo normal, e normalização mais frequente da exposição ácida esofágica distal total, bem como índice de DeMeester comparativamente aos pacientes que fizeram uso de IBP 2 vezes/dia. O efeito colateral mais comum foi disfagia (15 pacientes, 32%), relatado por pacientes que passaram por implantação da MSAD. Nove pacientes não requereram qualquer tratamento; outros tratamentos foram empregados para os pacientes remanescentes, como dilatação endoscópica (3 pacientes), uso de corticoides sistêmicos (3 pacientes) e reparo de hérnia de hiato (1 paciente).

Um melhor controle da regurgitação com o uso de MSAD em relação à terapia com IBPs não é algo surpreendente. A regurgitação resulta de uma barreira mecânica ineficiente ao refluxo, enquanto a pirose resulta de um conteúdo ácido gástrico em contato com a mucosa esofágica. Os IBPs alcalinizam o conteúdo gástrico, sendo muito efetivos no controle da pirose, porém não agem de modo algum no controle do refluxo em si; dessa forma, a regurgitação frequentemente não melhora com o uso de IBPs. Por outro lado, a MSAD cria uma barreira mecânica ao refluxo, contrabalanceando a regurgitação. Comparando-se ao uso de IBPs, a melhora na regurgitação após implantação de MSAD não surpreende, pois a terapia isolada com IBPs apenas reduz a acidez de conteúdos regurgitados, não agindo diretamente no contrabalanço do RGE. Uma comparação mais balanceada das modalidades terapêuticas envolveria MSAD *versus* o padrão-ouro cirúrgico para refluxo, ou seja, uma terapia que atue tanto na pirose, quanto na regurgitação: a fundoplicatura.

Aiolfi et al.[44] publicaram a única revisão sistemática e metanálise comparando MSAD à fundoplicatura laparoscópica. Eles identificaram sete estudos publicados entre 2014 e 2017 com um total de 1.211 pacientes (tamanho da amostra 24-415); todos os estudos eram observacionais, de coorte. Em última análise, tanto a fundoplicatura laparoscópica quanto MSAD pareceram seguras e efetivas no controle sintomático da DRGE, melhorando o escore

QVRS-DRGE, ou GERD-HRQL, e exposição ácida ao esôfago distal em 1 ano de acompanhamento. A vantagem mais significativa da MSAD foi a preservação da capacidade de eructação e vômito, bem como redução na distensão gasosa. Disfagia requerendo dilatação e reabordagem foi igualmente comum em cada grupo. Apesar da pouca heterogeneidade entre os estudos e da grande robustez das análises, seria benéfico aos cirurgiões a existência de um estudo randomizado comparando MSAD à fundoplicatura para melhor entendimento das vantagens e desvantagens de cada terapia.

As taxas de disfagia pós-operatória parecem semelhantes entre MSAD e fundoplicatura à Nissen; entretanto, a necessidade de dilatação é mais frequente na MSAD. Isso provavelmente se dá pela compressão extrínseca do esôfago pelo dispositivo, ou pela formação de uma banda fibrótica ao redor do esôfago distal.

A erosão do dispositivo constitui uma complicação temida na implantação da MSAD. Alicuben et al.[45] encontraram 29 relatos de caso de erosão de MSAD em meio a 9.453 dispositivos implantados (0,31%). A erosão foi mais comum entre dispositivos menores (12 ímãs – 18 erosões em 365 dispositivos implantados; incidência de 4,93%). Isso sugere que o desequilíbrio de tamanho ou subdimensionamento do dispositivo são fatores de risco para erosão devido à compressão excessiva do esôfago distal por um dispositivo subdimensionado.

Pacientes com erosão do dispositivo se apresentam, mais comumente, anos após a inserção do dispositivo com nova dor torácica ou disfagia. Apesar de o esofagograma contrastado poder excluir causas alternativas a esses sintomas, a endoscopia confirma o diagnóstico de erosão do dispositivo. Quando a erosão é identificada, a remoção do dispositivo pode ser realizada seguramente com mínima morbidade. A maioria dos dispositivos foi removida inicialmente com uma abordagem endoscópica seguida de remoção laparoscópica tardia do restante do dispositivo.

HÉRNIA PARAESOFÁGICA

As definições anatômicas da HPE são discutidas em uma seção prévia e podem ser revistas na Figura 43.2. A HPE é frequentemente associada com sintomas obstrutivos e, menos frequentemente, sintomas típicos de DRGE. Ocasionalmente, a HPE é identificada incidentalmente em exames de imagem com outro propósito, e o paciente é assintomático. Uma indicação para o reparo cirúrgico da HPE é o tamanho da hérnia e a presença/gravidade dos sintomas. Pode-se advogar pelo reparo de grandes HPEs pouco sintomáticas para a prevenção de vólvulo gástrico agudo e estrangulamento gástrico. De outra forma, a presença de hérnias de hiato pequenas e assintomáticas ou HPE não constituem indicações para correção cirúrgica.

Fisiopatologia

Os dois eventos-chave que facilitam a formação de HPE são a dilatação dos pilares diafragmáticos no hiato esofágico e a distensão da membrana frenoesofágica. Conforme a hérnia aumenta, a membrana frenoesofágica se desloca para o mediastino posterior como um paraquedas. Após episódios repetidos das vísceras entrando no saco herniário, aderências se desenvolvem entre a parede do saco e as estruturas torácicas adjacentes, prevenindo, dessa forma, o retorno dos conteúdos abdominais às suas posições anatômicas na cavidade peritoneal. A estrutura mais comum a se herniar pelo hiato esofágico é o fundo do estômago; entretanto, o estômago inteiro, bem como outros órgãos abdominais, incluindo baço, cólon, pâncreas, intestino delgado e omento podem migrar para o tórax.

O vólvulo gástrico ocorre pela frouxidão dos ligamentos peritoneais do estômago e subsequente rotação do fundo gástrico no eixo organoaxial ou mesentérico do estômago (Figura 43.18). A frequência com que isso ocorre é debatível. Historicamente, os cirurgiões acreditavam que grandes HPEs inevitavelmente resultariam em vólvulo, encarcerariam, e resultariam em estrangulamento gástrico; a mera presença de uma HPE era indicação para reparo cirúrgico. Entretanto, evidências mais recentes sugerem que o risco de estrangulamento agudo é de aproximadamente 1% ao ano.[46] Nós recomendamos o reparo cirúrgico de grandes hérnias assintomáticas apenas em pacientes jovens (< 60 anos) e sem outras comorbidades.

Apresentação clínica

Os sintomas de HPE são diversos e não específicos. Os sintomas mais comuns atribuídos às HPE são os sintomas obstrutivos gastroesofágicos, como disfagia, odinofagia e dor torácica pós-prandial, bem como saciedade precoce. Quando torção ou distensão viscerais intermitentes ocorrem, dores torácica ou epigástrica podem surgir pela isquemia resultante dos conteúdos herniários. A redução espontânea, então, promove alívio desses sintomas. Sangramentos gastrintestinais podem resultar da isquemia da mucosa ou ulceração mecânica da mucosa gástrica. Sintomas respiratórios, principalmente dispneia, podem ser explicados pelo efeito de massa

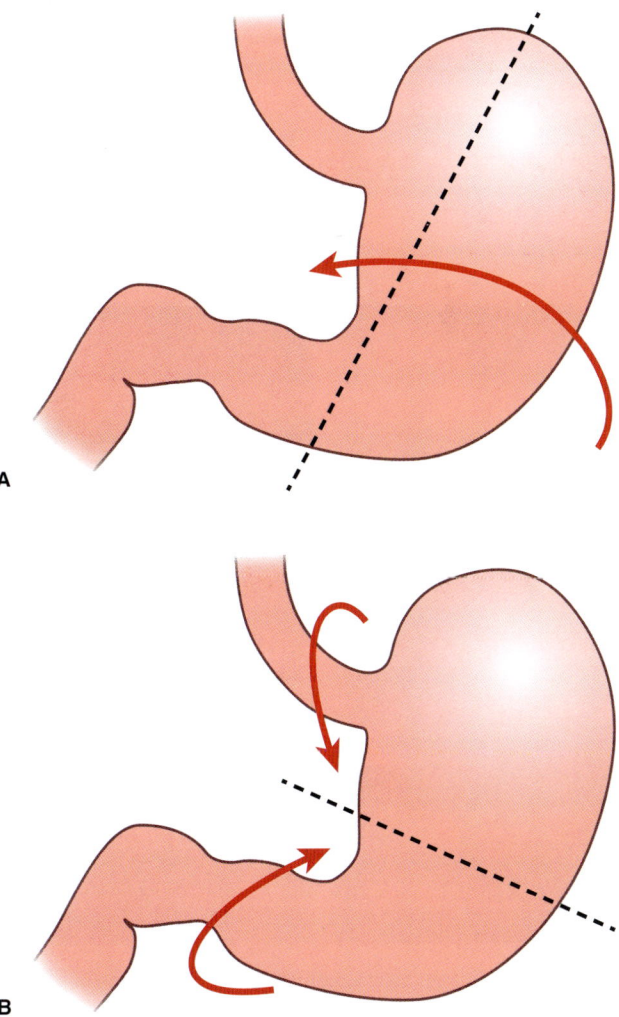

Figura 43.18 O vólvulo ocorre pela frouxidão dos ligamentos peritoneais do estômago e subsequente rotação do fundo gástrico no eixo **A.** organoaxial ou **B.** mesenteroaxial do estômago.

dos conteúdos herniários no tórax. Finalmente, pirose e regurgitação também são relatadas pelos pacientes com HPE. Esses sintomas podem estar presentes individualmente ou combinados. Pela variabilidade desses sintomas, o diagnóstico de HPE é frequentemente feito apenas após a realização de um esofagograma contrastado ou esofagogastroduodenoscopia.

Avaliação pré-operatória

A investigação clínica de pacientes com HPE é semelhante à dos pacientes em investigação de DRGE. Um esofagograma contrastado fornece ao cirurgião a imagem mais precisa da anatomia gastroesofágica (Figura 43.19). A endoscopia avalia a mucosa gástrica e esofágica buscando erosões mecânicas da mucosa gástrica (ou seja, úlceras de Cameron) que podem causar sangramentos gastrintestinais e esôfago de Barrett, que requer endoscopia pós-operatória para vigilância. A manometria é necessária para a determinação da função motora do corpo esofágico, que pode afetar o tipo de cirurgia antirrefluxo a ser realizada para o reparo da HPE. Mesmo que haja uma grande HPE que impeça a passagem do cateter de manometria pelo EEI, geralmente é possível determinar o grau de peristalse esofágica. Finalmente, em pacientes com sintomas típicos de DRGE, a pHmetria é indicada para documentar a presença de exposição ácida anormal ao esôfago distal. Apesar dos resultados da pHmetria raramente mudarem a decisão de reparo cirúrgico da HPE, a documentação pré-operatória de DRGE é particularmente útil como linha de base para comparação em pacientes que apresentam sintomas recorrentes no pós-operatório.

Reparo cirúrgico

A HPE pode ser corrigida pelo lado esquerdo do tórax ou abdome com técnicas abertas ou minimamente invasivas. A laparoscopia diminuiu a morbidade perioperatória associada com o reparo eletivo de HPE, e a maioria dos reparos de HPE é atualmente realizada por via laparoscópica. Isso é de particular importância pois a HPE ocorre frequentemente em pacientes mais idosos, com múltiplas comorbidades clínicas. Independentemente da abordagem cirúrgica, há quatro passos-chave para o reparo das HPE: (1) redução dos conteúdos herniários para a cavidade abdominal; (2) excisão completa do saco herniário do mediastino posterior; (3) mobilização do esôfago distal para que se alcance ao menos 3 cm de comprimento esofágico intra-abdominal; e (4) uma cirurgia antirrefluxo.

Nossa abordagem preferida é o reparo laparoscópico da HPE. Apenas em casos raríssimos é necessário realizar cirurgias abdominais abertas ou toracotomias. O posicionamento do paciente e dos trocartes para o reparo laparoscópico de HPE é o mesmo da LARS. Entretanto, diversas variações importantes na técnica cirúrgica devem ser realizadas pela anatomia única das HPE.

A cirurgia se inicia com a redução dos conteúdos herniários para a cavidade abdominal utilizando-se de suave tração, apenas até onde os conteúdos possam facilmente ser reduzidos. Frequentemente, entretanto, os conteúdos herniários não podem ser totalmente reduzidos por aderências entre o saco herniário e o mediastino posterior. Isso dificulta a visualização clara do pilar esquerdo. Consequentemente, nós dividimos os vasos gástricos curtos para mobilizar o fundo do estômago e expor com segurança o pilar esquerdo.

Quando o pilar esquerdo é exposto, é necessário entrar no mediastino posterior externamente ao saco herniário, o que facilitará a excisão completa do saco herniário do tórax. Esse plano se localiza entre a membrana frenoesofágica e o pilar esquerdo. A visualização das fibras musculares no pilar esquerdo confirma que o cirurgião está no plano correto. Nesse ponto, o saco peritoneal deve ser dividido anteriormente, paralelamente ao pilar esquerdo. A dissecção posterior do saco de suas aderências mediastinais liberarão o estômago e permitirão seu retorno à cavidade peritoneal. Durante essa mobilização, o cirurgião e o auxiliar deverão evitar trações vigorosas ao saco, que ainda está aderido ao esôfago, podendo resultar em rupturas esofágicas. Após o retorno dos conteúdos herniários à cavidade peritoneal, o saco herniário deve ser ressecado circunferencialmente ao hiato.

O ponto mais desafiador da dissecção do saco ocorre durante a mobilização do saco posterior. O esôfago e o nervo vago posterior estão intimamente associados ao saco posteriormente, e podem ser facilmente lesados durante essa dissecção. Um bougie com luz pode auxiliar a identificar a localização exata do esôfago. Uma vez que o esôfago for claramente identificado, o bougie deve ser retraído para que se evite afilamentos desnecessários da parede esofágica, maximizando o espaço mediastinal posterior para facilitar o resto da dissecção. Após a liberação do saco do hiato, um esforço é feito para a remoção do máximo do saco herniário do mediastino possível. Entretanto, a pleura, o esôfago, o pericárdio, a aorta e as veias pulmonares inferiores estão intimamente relacionadas ao saco herniário, e essas estruturas vitais podem ser lesadas durante a dissecção. O desejo do cirurgião de remover todo o saco herniário deve ser contido pela possibilidade de lesão de tais estruturas vitais. Uma vez que o saco for excisado do mediastino, o esôfago será mobilizado para que se obtenha ao menos 3 cm de comprimento intra-abdominal. Então, os pilares são reaproximados com suturas interrompidas não absorvíveis.

O fechamento livre de tensão do hiato esofágico é um passo-chave no reparo da HPE. Em alguns pacientes, a falta de distensibilidade dos pilares diafragmáticos torna o fechamento livre de tensão do hiato impossível. Em nossa experiência, o tamanho da hérnia não prediz acuradamente a capacidade de fechamento sem tensão do hiato. Entretanto, pilares pouco distensíveis e cicatrizados costumam ser encontrados durante o reparo de hérnias de hiato recorrentes.

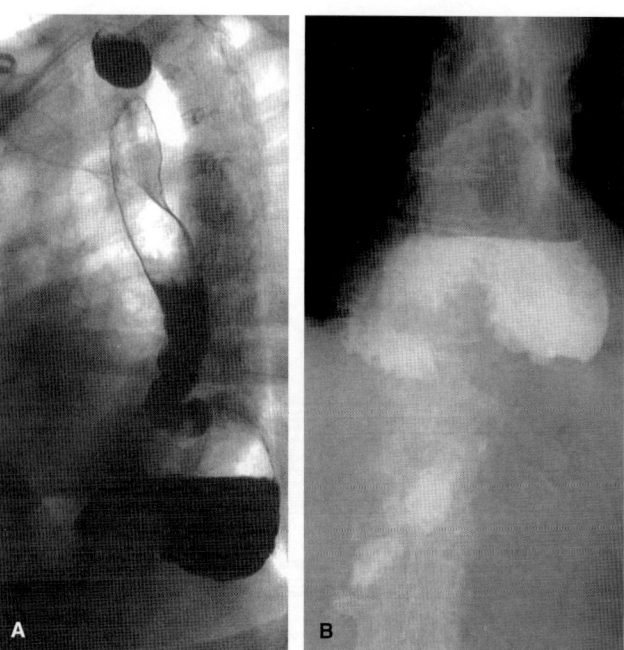

Figura 43.19 Exame contrastado de esôfago-estômago-duodeno é essencial para a compreensão da anatomia da hérnia paraesofágica. **A.** Visão oblíqua mostrando um estômago distendido com nível hidroaéreo anterior ao esôfago e adentrando o mediastino. **B.** Visão anteroposterior mostrando vólvulo organoaxial com um estômago inteiramente intratorácico e o piloro no hiato.

Se um fechamento livre de tensão não for possível, duas opções podem ser tentadas: (1) fechamento do hiato sob tensão e reforço do fechamento com tela biológica; e (2) realização de uma incisão relaxadora no diafragma para permitir o fechamento livre de tensão primário do hiato e reforço da incisão relaxadora e fechamento hiatal com uma tela biológica. O importante é que telas sintéticas permanentes nunca devem ser utilizadas no hiato esofágico, pois estão associadas a erosão e estenose esofágicas.

Se o hiato puder ser fechado primariamente, porém sob algum grau de tensão, uma tela biológica deve ser posicionada para reforço do fechamento. Para isso, uma peça de tela biológica de 7 × 10 cm é cortada no formato de uma ferradura. A tela, então, é posicionada no hiato. Isso pode ser realizado em uma configuração em U, com a base recobrindo o fechamento posterior do hiato, ou em uma configuração em C, com a base recobrindo o pilar direito e os braços da tela repousando anterior e posteriormente ao esôfago. A configuração em C possui a vantagem de reforçar o hiato anterior e posterior. A orientação do posicionamento da tela deve ser escolhida com base na preferência do cirurgião. A tela é suturada ao diafragma, e uma cola de fibrina é utilizada para reforçar seu posicionamento (Figura 43.20).

Diversos estudos investigaram o uso da tela para reforço do fechamento hiatal no reparo das HPE (Tabela 43.4). Um ensaio clínico randomizado multi-institucional comparou o fechamento primário do hiato ao reforço do fechamento primário com tela biológica. Em 6 meses do acompanhamento, a taxa de recorrência de hérnia de hiato foi significativamente melhor quando o hiato foi reforçado com a tela biológica em relação ao fechamento primário isolado (9% vs. 24%; $P = 0,04$).[47] Entretanto, no acompanhamento em 5 anos, não houve diferenças significativas na taxa de recorrência de hérnias entre pacientes com ou sem telas.[48] Isso sugere que o reforço da tela biológica no reparo de HPE diminui recorrências precoces, porém não tardias. Nesse ensaio randomizado utilizando telas biológicas, não houve complicações relacionadas à tela.

Ocasionalmente, a distensibilidade dos pilares diafragmáticos é tão baixa que o hiato não pode ser fechado primariamente. Nessa situação, uma incisão relaxadora nos pilares é realizada para facilitar o fechamento. As incisões relaxadoras foram descritas nos pilares direito e esquerdo. Nós preferimos a realização da incisão relaxadora no pilar direito (Figura 43.21) e o uso da tela na configuração em U, como descrito previamente. Em pouquíssimos pacientes, quando o hiato não fecha com a incisão à direita, uma incisão relaxadora à esquerda é realizada, o que facilita medializar o pilar esquerdo e realizar o fechamento primário. Em nossa experiência, a cobertura da incisão esquerda com tela biológica está associada ao desenvolvimento de hérnias diafragmáticas e necessidade de reabordagem. Dessa forma, nós agora reparamos tal defeito com telas sintéticas permanentes de politetrafluoroetileno (Figura 43.22). Nós não encontramos quaisquer complicações com o posicionamento de telas permanentes nesse sítio.

Após o fechamento do hiato, um procedimento antirrefluxo é realizado. Uma fundoplicaura à Nissen é realizada em todos os pacientes, exceto naqueles com motilidade esofágica severamente ineficaz ou esôfago aperistáltico. Nesses pacientes, uma fundoplicatura à Toupet é realizada. Apesar da necessidade de um procedimento antirrefluxo ser controversa, muitos pacientes com HPE sofrem de refluxo anormal, e a fundoplicatura irá selar o hiato, prevenindo o acesso a outras vísceras. O cuidado pós-operatório é o mesmo para os pacientes que passaram por LARS.

Vólvulo gástrico agudo

De ocorrência relativamente rara, o vólvulo gástrico agudo é uma emergência clínica. Pacientes se apresentam com dor epigástrica ou torácica súbita, com reflexos de vômitos sem capacidade de vomitar. O aparecimento de febre, taquicardia e leucocitose sugere estrangulamento gástrico e perfuração iminente. O vólvulo gástrico é necessário, porém não suficiente, para o desenvolvimento de isquemia gástrica. Mais frequentemente, os pacientes se apresentam com vólvulo gástrico recorrente subagudo ou crônico, que causa sintomas obstrutivos gastrintestinais, porém nunca resulta em isquemia gástrica.

O manejo inicial do vólvulo gástrico agudo inclui a passagem de uma sonda nasogástrica para descompressão. Se esse procedimento não puder ser realizado à beira leito, a esofagoscopia pode auxiliar na descompressão gástrica e passagem da sonda nasogástrica.

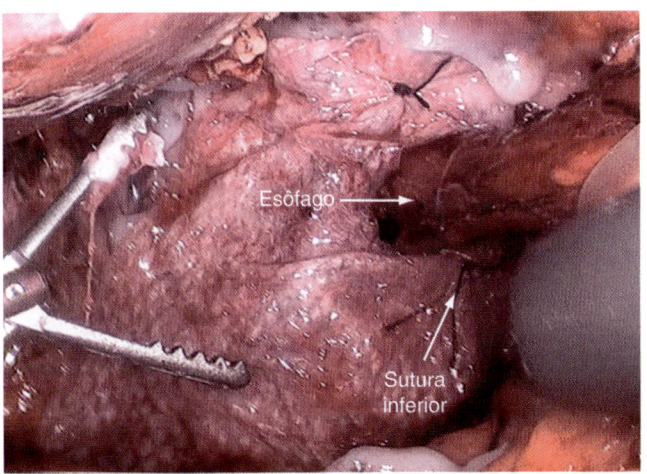

Figura 43.20 Quando há tensão de leve a moderada no fechamento do hiato esofágico, reposiciona-se uma tela biológica de 7 × 10 cm para reforçar tal fechamento.

Tabela 43.4 Estudos de telas biológicas em pacientes submetidos a reparos de hérnias paraesofágicas.				
Estudo	Desenho do estudo	Braços	Acompanhamento médio	Recorrência
Oelschlager, 2011[48]	ECR	Surgisis, $n = 26$; sem tela, $n = 34$	59 meses	Surgisis, 54%; sem tela, 59%; $P = 0.7$
Oelschlager, 2006[47]	ECR	Surgisis, $n = 51$; sem tela, $n = 57$	6 meses	Surgisis, 9%; sem tela, 24%; $P = 0.04$
Ringley, 2006	Retrospectivo	Alloderm, $n = 22$; sem tela, $n = 22$	7 meses	Alloderm, 0%; sem tela, 9%; $P < 0.05$
Jacobs, 2007	Retrospectivo	Surgisis, $n = 127$; sem tela, $n = 93$	38 meses	Surgisis, 3%; sem tela, 20%; $P < 0.01$

ECR, estudo clínico randomizado.

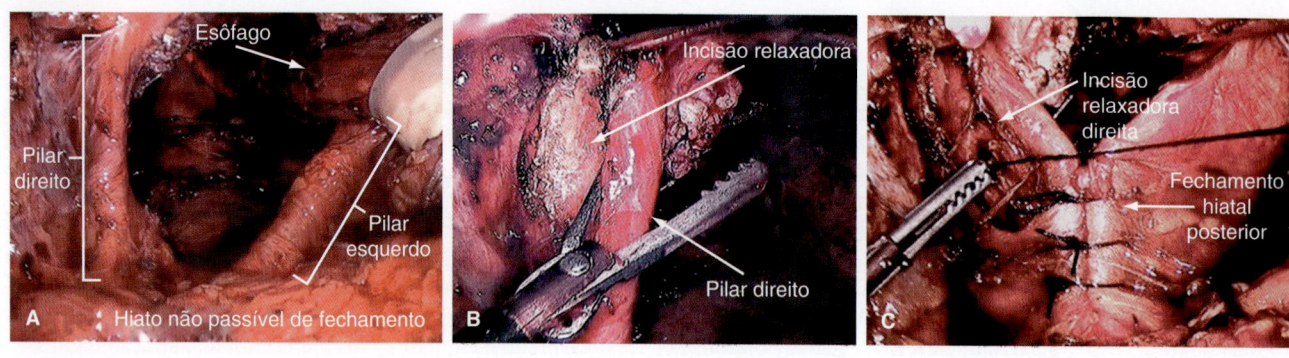

Figura 43.21 Quando pilares pouco distensíveis impedem o fechamento primário do hiato esofágico (**A**), uma incisão relaxadora é realizada no pilar direito (**B**) para facilitar o fechamento (**C**).

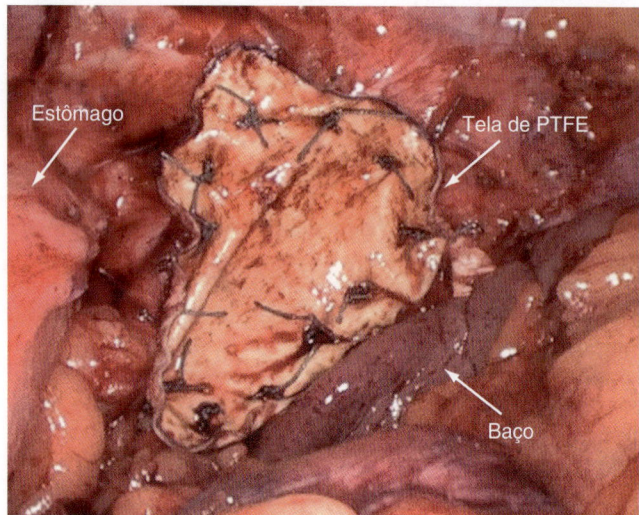

Figura 43.22 Quando incisões relaxadoras bilaterais são necessárias para facilitar o fechamento hiatal, a incisão esquerda é recoberta com uma tela permanente para evitar o desenvolvimento de hérnia de hiato. *PTFE*, politetrafluoroetileno.

Ocasionalmente, a redução endoscópica do vólvulo é possível. A endoscopia também permite a avaliação da mucosa gástrica; se houver isquemia gástrica, indica-se cirurgia de emergência.

O manejo cirúrgico do vólvulo gástrico agudo deve seguir os mesmos princípios do reparo de HPE. Em pacientes sem comorbidades, um reparo laparoscópico formal da HPE deve ser realizado. Em pacientes de alto risco cirúrgico, que podem não tolerar anestesia geral prolongada necessária para o reparo da HPE, deve-se considerar redução laparoscópica do vólvulo gástrico e gastropexia pela parede abdominal anterior.

RESUMO

O tratamento da DRGE e HPE se tornou mais comum na era dos procedimentos laparoscópicos. A seleção cuidadosa dos pacientes baseada na avaliação dos sintomas, resposta à terapia clínica e exames pré-operatórios irá otimizar as chances de controle sintomático efetivo e durável no pós-operatório. Complicações da LARS e de reparo da HPE são raras e geralmente podem ser manejadas sem reabordagens cirúrgicas. Quando a reoperação se faz necessária por falhas cirúrgicas, o cirurgião selecionado para a reabordagem deve possuir grande experiência.